CLINICAL TRIAL METHODOLOGY
OF MEDICINAL PRODUCTS

药物临床试验方法学

第二版

刘 川 主编

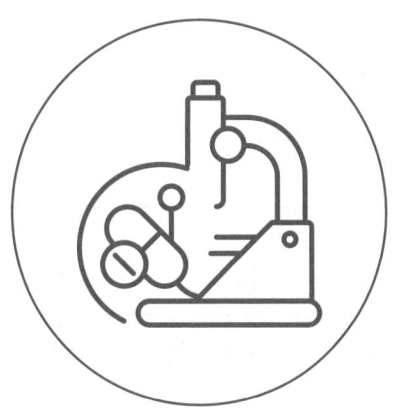

化学工业出版社
·北京·

内 容 简 介

本书是一部全面、系统论述药物临床试验中各个环节的实用专业著作，第一版广受好评，已被业内人士认为是该领域的重要参考书。本版继续结合主编多年的国际临床试验经验和操作实践，依据相关国际规范，对药物临床试验涉及的各个环节进行了详尽介绍。本版对近年来药物临床试验的新进展进行了全面更新，除了实操性篇幅外，也增加了临床试验设计和操作的思维导图描述，新增了一些过去没有论述的细分领域，旨在为药物临床试验有关研究提供更实用的指导。阅读中可扫描二维码查看相关彩图、规范表格和大型流程图，这些图表供读者在实操管理中参考。

本书适用于从事药物研究与开发的技术人员及管理者。

图书在版编目（CIP）数据

药物临床试验方法学/刘川主编．—2 版．—北京：化学工业出版
社，2022.12（2024.6 重印）
ISBN 978-7-122-42207-1

Ⅰ.①药… Ⅱ.①刘… Ⅲ.①临床药学-药效试验 Ⅳ.①R969.4

中国版本图书馆 CIP 数据核字（2022）第 171243 号

责任编辑：杨燕玲　余晓捷　孙小芳　　　　　　　　文字编辑：朱　允
责任校对：宋　玮　　　　　　　　　　　　　　　　装帧设计：张　辉

出版发行：化学工业出版社（北京市东城区青年湖南街 13 号　邮政编码 100011）
印　　装：河北鑫兆源印刷有限公司
880mm×1230mm　1/16　印张 88¾　插页 2　字数 3226 千字　2024 年 6 月北京第 2 版第 2 次印刷

购书咨询：010-64518888　　　　　　　　　　　　售后服务：010-64518899
网　　址：http://www.cip.com.cn
凡购买本书，如有缺损质量问题，本社销售中心负责调换。

定　　价：298.00 元

编写人员名单

主　　编　刘　川

编写人员（以姓氏拼音为序）

陈学愚　高　蓉　刘　川　史青梅　孙华龙

王　楠　张晓光　朱鸿波　朱元根

主编简介

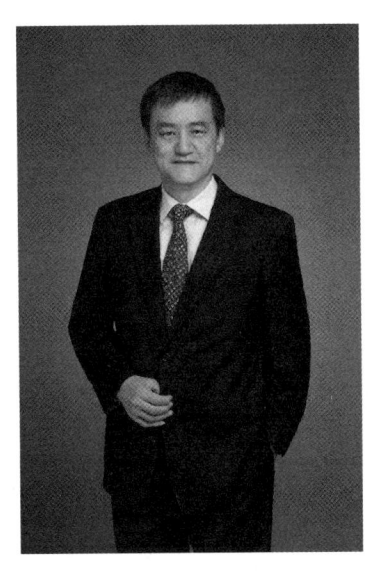

刘川（Daniel Liu） 美国伊利诺伊大学药学院博士，中国药科大学学士和硕士，从事全球临床试验运营管理近30年，曾先后任职于位于美国的诺华（Novartis）、辉瑞（Pfizer）、赛诺菲（Sanofi-Synthelabo）、先灵葆雅（Schering-Plough）、强生（Johnson&Johnson）、医药数据解决方案（Medidata）等国际知名制药和临床研究电子系统公司，在全球临床试验项目管理、临床监查、药物警戒、临床试验质量管理和药政申报支持辅助等方面均有第一手工作经验。现就职于科林利康医药科技有限公司，担任董事长兼首席科学官。此外，他还支持和参与一些社会志愿者工作，先后担任过国家药品监督管理局高级研修学院客座教授、中国药科大学基础医学和临床药学学院客座教授、中国临床研究数据标准化工作指导组核心成员、中国临床数据管理学组专家成员、ICH E6（R3）附录2（干预性临床试验的其他注意事项）制定和修订专家小组成员、中国 ICH M2 和 ICH E6（R3）工作组专家成员、DIA 中国顾问委员会理事会成员、SCDM 中国顾问委员会理事会核心成员等；作为主要作者和参与者，出版过若干临床研究专著，涉足若干临床试验数据管理指南和指导原则、国家临床研究领域科学专项研究课题和学术共识的撰写和研究，在专业学术刊物上发表临床研究相关论文数十篇。

专业知识/专长

- GCP 领域（包括药物、生物药物、医疗器械临床研究质量体系建设和维护）。
- 临床试验：临床试验全生命周期项目管理和实施（包括方案及相关试验项目文件设计、试验项目全生命周期规程建立和运营维护、试验项目运营操作管理、试验药物供应管理、外包服务商管理、试验项目质量和数据可信性监控管理、药物安全性和药物警戒管理、临床试验电子化/数字化系统技术规程及运营管理、临床试验数据管理、临床研究报告完成等）。
- 药政申报辅助（包括 IND 和 NDA）。

近年主要书籍

1. 主编：药物临床试验方法学．化学工业出版社，2011（第一版），2023（第二版）．
2. 合作作者：Key Data Management Elements in Clinical Trials for Oncological Therapeutics. In：Frontier of Clinical Drug Research-Anti-Cancer Agents. Bentham Science Publishers，2021.
3. 副主编：临床试验数据管理学．人民卫生出版社，2020．
4. 特聘合作作者：Good Clinical Practice：A Question and Answer Reference Guide，Chapter 20 Clinical and GCP GCP standards in selected countries/regions：Latin America，China，Russia，India and Canada. Barnett International Press，2008-2020.
5. 主编：实用药物临床研究 A—Z. 化学工业出版社，2019.

6. 合作作者：Computerized Systems in Clinical Research: Current Quality and Data Integrity Concept, DIA, 2011.

7. 合作作者：定量药理学与新药评价，先进的 ECDM 技术在临床药理研究中的应用. 人民军医出版社，2011.

8. 合作作者：New Drug Approval Process, The Current State of GxP in China, 6th Ed. Marcel Dekker, 2009.

序

　　在我国，医药企业的发展模式正由过去的仿制药向创新药研发转变，因而要求在临床研究的理念、知识和管理规程等方面必须达到国际先进的技术水平和 GCP 规范要求。自中国加入国际人用药品注册技术协调会（ICH）组织并成为核心药监管理成员国以来，国家更是将生物医药作为战略性新兴产业重点发展领域之一。遵循中国药品监督管理部门近几年发布的一系列临床研究质量管理规范相关指南和指导原则要求，临床试验在从方案设计到临床研究报告完成的全生命周期应符合试验质量和数据真实完整性的国际 GCP 规范要求，正在成为临床研究领域的行为准则，而参与人员的专业素质和实际操作水平与国际规范标准的差距亦日益缩小。鉴于此，新版《药物临床试验方法学》一书的推出，对于促进和推动我国药物临床研究规程管理和操作向国际标准看齐，以及促进实际操作中运营和管理的药物临床试验项目满足国际 GCP 要求，具有重要的指导意义，也有助于我国创新药临床试验数据及其研究结果走出国门，被国际同行及各国监管机构所接受。

　　本书主编在国外从事新药临床试验全生命周期全球运营管理十余年，回国后多年也一直致力于我国临床试验规范化管理发展，十分了解国际临床试验质量标准和运营实践的指导原则及要求，也拥有第一手国内外药物临床试验管理的实践经验，可以说本书是他多年临床试验领域的工作总结和经验分享。本书首版于 2011年出版，首版发行以来深受临床试验领域同行的青睐，并成为了临床试验实操工具参考书。此次新版《药物临床试验方法学》不仅保留了首版中临床试验全过程的管理及操作规范上的要点和方法描述，还拓展和强化了"质量源于设计"的理念及其在临床试验各阶段、各职责领域的规程管理理念，并对操作规范和方法予以透彻解析。本书围绕药物临床试验方案的设计与不同角色对管理思维和方法做出的较为系统的细节描述，有助于临床试验细分领域中不同角色知悉如何更好地监控和管理各相关参与者的分工协同职责，有助于更有效地在项目管理计划中确保各角色满足方案及核心数据设计、获取、处理、分析和报告全过程的质量监控及其职责管理要求。

　　临床试验数据结果的科学性和可靠性直接关系到试验药物的有效性和安全性结果是否可以被作为药品批准上市的科学依据。要达到这一目标，试验数据标准化和试验文档流程的质量规范管理实践就十分关键。国际 GCP 标准及各 ICH 成员国药政法规对此都有成熟的经验可供借鉴。本书对全球 ALCOA 原则进行了详尽解析，并对其在临床试验过程中应如何贯穿执行进行了深入阐述，相信对于我国遵循国际临床研究数据标准规范实践，并执行中国药监部门对临床试验数据质量标准的要求将有极大的帮助。随着电子化技术的发展，计算机系统在临床研究中的应用日益普遍。从项目管理的角度，本书详尽阐述了现代数字化技术应如何在临床试验中应用实施，采用数字化技术采集和管理试验数据的规范监控要求，使得新型电子技术应用于临床试验时做到既高效又满足 GCP 标准成为可能。

　　本书描述的药物临床试验规程管理和操作在发达国家大多已成为标准流程。鉴于我国法规要求和实际运营环境，国内有些临床研究运营管理环节还有待改善和提高。只有按照规范化的程序保质保量完成的临床研究数据结果才较容易被各国药政部门所认可，做好这些，中国创新药走出国门指日可待。相信本书的出版对药物临床试验从业人员专业知识和技能的提高将产生积极的促进作用。

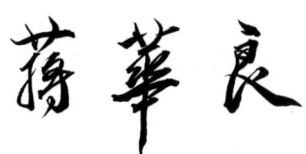

中国科学院院士

中国科学院上海药物研究所研究员

2022 年 5 月

第一版序

新药的临床试验是关系到药物研发能否成功的关键环节，也是药物获取上市资格的必经之路。近年来，我国的药物临床试验管理和操作开始走向规范化，但是离国际 GCP 的药物临床试验要求还有很大的差距，了解如何规范药物临床试验方案和操作，以使我国的药物临床数据能被国际权威机构认可，对于我国医药产业与世界接轨至关重要，同时这也是我国制药产业在与国际同行竞争中能否生存发展的关键之一。

本书作者在国外从事新药临床试验管理工作十几年，十分了解发达国家医药管理机构对药物临床研究的指导原则和各项具体要求，这本书可以说是其多年工作的总结。本书内容涉及临床试验全过程的管理和设计细节，反映了临床试验项目的实际技术操作手段和核心程序，对操作规范要点和方法讲解透彻，在写作风格上避免了繁琐复杂的理论推导和介绍，切合国内读者需求。

由于任何临床试验的发生都涉及到申办方和研究者两个方面，这二者之间的管理和操作重点和策略由于他们本身所担负的角色的不同而存在着明显的差异。本书能够根据临床试验角色的变化及其相关的职责分别予以阐述，使得临床试验的各个参与者都能从本书得到直接具体的指导。

规范的数据记录是临床试验管理和操作的重要基础和原则。在国外，大多数的临床试验管理和操作程序已成为标准化过程。按照这些程序获得临床试验数据很容易被各国药政当局所认可。而在国内，临床试验在这些方面的规范程度和操作还较为薄弱。本书对如何进行规范的试验数据设计与记录提供了非常详细的指导，对于改善国内临床研究当中这一薄弱环节有重要意义。相信本书对国内相关研究水平的提高必将产生重要的推动作用。

中国工程院院士

前　言

　　自中国加入国际人用药品注册技术协调会（ICH）组织并成为核心药监管理成员国以来，遵循国际 GCP 标准和要求运营与管理药物临床研究已成为中国药政监管部门药政监控规范的核心标准。从近几年中国 GCP 的发展趋势来看，临床试验管理和操作方法已经逐渐融入全球临床试验管理和操作规范理念和实践。若想临床试验管理方法真正成为医药研究系统工程体系，临床试验从业人员，尤其是项目管理者不仅要掌握医学和药学领域的相关知识，还要了解和灵活应用药政规范，伦理学，数据及安全性监控管理，数字化技术，财务、法律和商务项目管理的原理。临床试验项目质量及其运营成败取决于对试验方案设计和理解能力的高低，不良的临床试验设计就如同建筑在沙滩上的房屋，极易被水冲垮，而精良的临床试验设计如果被配置不规范或无知的项目监管和操作方法，不仅使临床试验设计的努力毁于一旦，而且也使试验结果的质量和可信性备受质疑。尽管近年来中国的药物临床试验规程管理和操作正逐步走向规范化，但如何切实按照国际化临床试验标准，以及在实际操作中满足国际 GCP 要求去运营药物临床试验项目及其管理仍面临着巨大的挑战。这直接关系到临床试验数据及其研究结果能否走出国门，并被国际同行及监管机构所接受。所以，向中国有志于从事或已经从事这方面的人员提供一套全面和系统的临床试验专业操作和管理方法是本书写作的目的之一。

　　本书在第一版的基础上，保留了原来的临床试验全过程的管理与设计细节，操作规范上的要点和方法，增补了近年来发展并已逐步成熟的临床试验法规标准和要求，以及试验项目管理的思维导图式的细节描述，例如，项目经理应如何理解临床试验方案设计要素，并能有机地在项目管理计划中体现方案核心数据的监控程序及角色职责要求。试验项目管理者必须清晰地意识到试验项目的管理不应仅停留在研究机构选择及项目运营操作绩效跟踪管理的层面上，跨临床运营部门的多功能协同成效对于试验质量和数据结果的可信性至关重要。其中涉及了试验项目启动阶段多功能程序的细致规划和准备，相关配套服务和事务的协调与把控，如电子化系统的合规性应用管理、合同研究组织的管理、中心实验室的监督和协调、医学事务的介入和支持、药物警戒的监控、数据与统计管理环节的把关和衔接、各类科学事务委员会的建立和监督、项目财务预算和里程碑工时的效益监控，以及药政事务的付诸实现等。众所周知，临床试验项目大多涉及申办方和研究者两个角色，其中合同研究组织承担着申办方的全部或部分职责。对申办方而言，医学事务对方案的设计的科学性和试验项目运营中核心数据的设定与监控，项目所涉人员认真阅读方案描述和理解方案要求，项目经理对试验项目全生命周期的 GCP 规程管理和操作的细节把控能力，非临床运营的功能部门人员（如数统管理、药物警戒、质控和药物供应等）的介入与协作支持，临床监查员对项目数据质量监查的细致度与责任心，电子/数字化系统合规性建立、维护应用管理等，对于试验项目质量与成败都有贡献和关联性。对于研究者而言，在遵循试验方案设计要求在试验项目执行中的伦理管理行为、招募合格受试者、临床评价与安全性/有效性监控、源数据采集和试验项目执行行为与文件记录的合规性等方面，都担负着不可推卸的责任。作为研究者重要助手之一的临床协调员，对于 GCP 的理解和掌握，在试验项目操作中的专业知识/能力和行为规范直接影响着试验项目的质量和结果可信性。从某种意义上来说，无论是申办方还是研究者都是临床试验数据管理的践行者，即所有临床试验角色都在围绕着试验项目数据质量和可信性而辛勤付出着。一些角色（如临床监查员、研究者、临床协调员等）在前台为数据质量与可信性管理负责，另一些角色（如数据管理员、药物警戒员、药物供应管理员等）在后台对试验数据质量与可信性把关，还有一些角色（如项目经理、医学事务人员、质量控制和质量保证人员）必须兼顾和协调前台和后台间的管理职责，承担着试验数据质量和可信性管理的领导或监控职责。所有角色的目标或宗旨都是使支持药物有效性和安全性数据及其结果满足药政申报和未来上市的标准和要求。显然，临床试验各个利益相关者之间的行为规范、操作管理重点和运营质量管理策略，由于他们本身所担负的角色职责的不同而存在着明显的差异。为此，本书充实了各利益相关者角色与职责分工的描述，对跨部门间的协作分工和项目经理在其中的重要性亦做了详尽描述。纵观临床试验全生命周期，最重要的事务之一就是试验数据链的记录和数据文件的真实完整性，并能在日后的稽查和复核过程中可以再现原有的试验过程。"没有记录就没有发生"是临床试验管理和操作必须遵循的数据链记录的重要基础，也是药政监管关注的要素之一，应贯穿在试验项目全生命周期实践中。数据质量和可信性的全球 ALCOA 原则是实现数据链真实完整性的重要工具。本书在这些方面的补充对于试验项目相关利益者提升临床试验运营及其结果信誉管理思维与实践必不可少。在国内，临床试验项目管理在这些方面的规范程度和操作似乎还较为薄弱，国内有些不规范的试验项目运营操作行为和文档管理方式并不符合国际普遍接受的理念与实践。只有真正遵循全球统一的 GCP 标准和要求，通过试验项目中所建立和维护的程序所获得的试验数据及其结果才可能被各国药政部门所认可。作为临床试验领域的新成员，中国在未来的临床试验项目管理实践中毋庸置疑要学会和适应国际临床试验操作行为和管理规范。

从某种意义上来说，临床试验的项目管理和操作其实是经验的积累和发挥。就像医生给患者诊疗一样，接触的病例越多，所掌握的医学知识和处理手段就越丰富和灵活。本书基于本人从事全球临床试验项目管理和操作的经验，并邀请相关领域的专家加盟，力求阐述和反映临床试验项目的实际技术操作手段、核心程序和管理的思维模式，并从操作工具的角度对理论知识和专业技能做出推导和介绍。从实操角度出发，对涉及临床试验的各个主要环节尽量做出详尽概述，使从事临床试验领域人士在方案设计，试验项目操作及管理规程建立、维护与实践等环节都能有所借鉴。概念的理解、掌握和灵活应用要远比机械地模仿和盲目地跟从更重要，只有对书中方法学深刻理解并能举一反三地融会贯通于实操管理中，才能使其在试验项目运营的实践中显现更大的功效。从本书的介绍中可以看出，临床试验规程管理属于多重性试验项目管理领域。鉴于本书读者背景知识、专业技能和技术培训需求的差异性，对书中临床试验不同阶段及其管理方法的介绍，相应专题的多层次讨论，以及相关方法和工具的总结和介绍，建议读者和专业人士应本着各取所需和殊途同归的学习方法做出取舍，也欢迎各位读者对本书中存在的不足之处进行批评指正。本书所介绍的临床试验管理和操作的概念属于通用型试验设计的方法和规程实践，还未能涉及或反映相关医学治疗领域特殊临床操作程序和要求，如眼科、皮肤科等。需要指出的是本书的临床试验实践和方法的概述是建立在全球 GCP 标准的基础上。目前中国国内的某些临床试验程序有着其地域特殊性，特别是涉及一些专门的法律法规要求，还需要读者根据国家药品监督管理局的药政要求在实际工作中予以考虑。随着全球 GCP 和各国药政法规的不断完善和更新发展，书中的某些内容有可能与后续新颁布的法规标准和程序有所出入，读者在今后实际工作中还需要根据最新的国际 GCP 和各国药政法规在参考本书相关内容的基础上加以调整或修正。

最后，感谢多位专家对若干临床试验细分领域章节的撰写，感谢我的家人对我完成本书的支持。本书的编著不仅有助于我可以对自己近三十年的临床试验管理和操作经验做出全面的梳理，也使我可以有机会与大家一起分享临床试验管理和操作的秘诀与心得。真诚地期待本版《药物临床试验方法学》可以对准备入门的、新入门的和已经入门的同行都有所启发和帮助。如果本书还可以对中国的临床试验管理和操作进一步迈向国际化标准有所帮助的话，将会使我更加欣慰。

刘川 博士

2023 年 4 月

目　录

第1章　临床试验中的规范标准和质量要求 / 1

1.1　医药产品临床试验质量管理规范 ……………… 4
 1.1.1　GCP 的重要性及其对临床试验的意义 ……… 4
 1.1.2　GCP 的历史发展 ……………………… 4
 1.1.3　GCP 原则要点 ……………… 10
 1.1.4　临床试验相关人员和部门的 GCP 职责 … 12
1.2　药品生产质量管理规范 ……………… 20

 1.2.1　GMP 原则 ……………………… 20
 1.2.2　GMP 和 GCP 的关系 ……………… 21
1.3　药物非临床研究质量管理规范 ……… 21
 1.3.1　GLP 原则 ……………………… 21
 1.3.2　GLP 和 GCP 的关系 ……………… 23
1.4　标准操作规程 ……………………… 23

第2章　临床试验的伦理因素和实践 / 29

2.1　临床试验的双重性 ……………… 29
2.2　临床试验中的伦理学考量 ……… 30
 2.2.1　尊重 ……………… 30
 2.2.2　受试者的自主权 ……………… 30
 2.2.3　受益与风险 ……………… 31
 2.2.4　公正性 ……………… 32
 2.2.5　安慰剂的应用 ……………… 32
 2.2.6　统计学的应用 ……………… 33
2.3　临床试验中伦理学的实践 ……… 33

 2.3.1　研究者的职责和利益 ……………… 33
 2.3.2　受试者隐私权 ……………… 34
 2.3.3　知情同意 ……………… 36
 2.3.4　涉及遗传物质检测的知情同意管理 … 43
 2.3.5　独立伦理审查委员会 ……………… 44
2.4　特别受试群体的临床试验伦理学因素 …… 46
 2.4.1　涉及儿童的临床试验 ……………… 46
 2.4.2　涉及老年人的临床试验 ……………… 48
 2.4.3　涉及女性受试者的临床试验 ……… 49

第3章　临床试验中试验项目文档质量管理规范 / 51

3.1　临床 GDP 的监管要求 ……………… 51
 3.1.1　全球 GDP 监管要求 ……………… 51
 3.1.2　GDP 原则 ……………… 52
3.2　文档管理的质量属性 ……………… 59
 3.2.1　文档管理质量保证的定义 ……………… 59
 3.2.2　文档管理的变更控制 ……………… 61
3.3　临床试验主文档参考模式 ……………… 63
 3.3.1　临床试验主文档模式架构 ……………… 63
 3.3.2　临床试验主文档模式的内涵 ……………… 65

 3.3.3　电子临床试验主文档 ……………… 66
3.4　GDP 与临床试验 ……………… 67
 3.4.1　试验文件的类别管理 ……………… 67
 3.4.2　试验文件记录质量原则 ……………… 78
 3.4.3　试验文件记录的最佳实践 ……………… 79
 3.4.4　临床试验中电子档案的质量保证 ……… 81
3.5　临床试验项目文档的存储 ……………… 83
 3.5.1　试验文档的存储和销毁 ……………… 83
 3.5.2　试验文档长期存储的标准实践 ……………… 85

第4章　临床试验数据质量与可信性 / 89

4.1　临床试验数据管理药政法规和指导原则
  概述 ……………… 89
 4.1.1　临床试验数据质量和可信性管理相关的
   医学通则规范 ……………… 89

 4.1.2　与动物研究相关的 GLP ……………… 92
 4.1.3　与人体临床试验有关的 ICH-GCP 和
   指导原则 ……………… 92
 4.1.4　临床数据交换标准概念及其应用简介 …… 95

4.1.5 全球临床试验数据管理行业标准和相关国际
指南 ·············· 101
4.2 临床数据质量和可信性管理 ·············· 115
4.2.1 临床数据质量和可信性的概念 ·············· 116
4.2.2 临床试验质量和数据可信性的全球标准和
要求——ALCOA＋原则 ·············· 117
4.3 临床研究中的计算机化系统：目前电子数据
质量和可信性的理念 ·············· 128
4.3.1 计算机化系统生命周期中的质量和可信性
要素 ·············· 128
4.3.2 电子记录与电子签名的质量和可信性
规范要求 ·············· 132
4.3.3 电子系统的电子记录质量和可信性
规范要求 ·············· 134

4.4 临床试验中试验质量和数据可信性规范操作
的审核要点 ·············· 136
4.4.1 临床试验项目角色和职责与数据及其数据文件
的质量和可信性 ·············· 136
4.4.2 临床试验数据管理环节的质量和可信性 ·············· 142
4.4.3 临床试验受试者招募环节的数据质量和
可信性 ·············· 145
4.4.4 临床试验方案依从性监查环节的质量和
可信性 ·············· 147
4.4.5 试验药物管理数据及其文件完整性的质量和
可信性 ·············· 150
4.4.6 生物样本管理数据及其文件完整性的质量和
可信性 ·············· 153

第5章 临床试验的阶段目标和角色职责 / 159

5.1 药物研发阶段 ·············· 159
5.1.1 临床前实验 ·············· 159
5.1.2 人体临床试验周期 ·············· 173
5.1.3 试验新药申报阶段 ·············· 185
5.2 临床试验的计划 ·············· 186

5.3 临床试验项目团队 ·············· 188
5.3.1 临床试验团队职责和管理 ·············· 188
5.3.2 临床试验主要角色的职责 ·············· 194
5.3.3 临床试验团队在临床试验各阶段的
主要活动 ·············· 199

第6章 临床试验的设计方法 / 207

6.1 临床试验的设计原则 ·············· 207
6.1.1 随机法 ·············· 208
6.1.2 对照法 ·············· 210
6.1.3 盲态法 ·············· 214
6.1.4 开放法（非盲法/开盲法） ·············· 217
6.1.5 非随机法 ·············· 217
6.1.6 重复法 ·············· 218
6.2 临床试验的设计方法 ·············· 218
6.2.1 平行设计法 ·············· 219
6.2.2 交叉法 ·············· 219
6.2.3 析因设计法 ·············· 222
6.2.4 单组设计 ·············· 222
6.2.5 剂量梯度法 ·············· 225
6.2.6 富集法 ·············· 233

6.2.7 机动法 ·············· 238
6.2.8 激将法 ·············· 241
6.2.9 其他 ·············· 242
6.3 综合临床试验设计趋势 ·············· 244
6.3.1 篮式试验设计 ·············· 244
6.3.2 伞式试验设计 ·············· 245
6.3.3 平台复合式试验设计 ·············· 246
6.3.4 主方案设计 ·············· 247
6.3.5 无缝试验设计 ·············· 249
6.4 研究者倡导的临床试验 ·············· 251
6.5 桥接研究 ·············· 253
6.6 真实世界研究 ·············· 255
6.7 上市后药物的临床再研究设计 ·············· 259

第7章 临床试验项目的文件准备和培训 / 263

7.1 药政管理申请文件 ·············· 263
7.2 伦理委员会审批文件 ·············· 263
7.3 临床试验项目主档案的建立 ·············· 266
7.3.1 临床试验项目中心和地方文档 ·············· 266

7.3.2 研究机构临床试验项目文档 ·············· 266
7.4 临床试验项目管理和监督专用报表 ·············· 270
7.4.1 管理事务报表 ·············· 270
7.4.2 临床事务报表 ·············· 273

7.4.3　药政监管报表 ……………………… 282
7.5　临床试验项目交流计划 ……………… 286
7.6　临床试验研究者手册 ………………… 286
7.7　临床试验项目监查员会议和研究者启动
　　会议 …………………………………… 290
　　7.7.1　会议的计划和准备 ……………… 291
　　7.7.2　会议议程和评价 ………………… 292

第8章　临床试验的前期准备和操作 / 299

8.1　临床试验研究者和研究机构的选择 ……… 299
　　8.1.1　临床研究环境 …………………… 300
　　8.1.2　选择研究者和研究机构的标准 …… 301
　　8.1.3　临床试验研究者和研究机构的选择过程 …… 302
　　8.1.4　研究者和研究机构的初步评价 ……… 305
8.2　临床试验的可行性研究 ……………… 307
8.3　试验前临床研究机构资质监查访问 …… 313

第9章　临床试验项目合同研究组织的选择和管理 / 321

9.1　试验项目合同研究组织选择的一般原则 …… 322
9.2　临床试验项目合同研究组织的角色和
　　管理 …………………………………… 329
　　9.2.1　临床试验监查和数据管理组织 …… 330
　　9.2.2　生物样本检测实验室 …………… 330
　　9.2.3　中心心电图或其他专项检测技术组织 …… 342
　　9.2.4　互动语音/网络应答系统技术组织 …… 343
　　9.2.5　临床结果评价 …………………… 351
　　9.2.6　中心医学影像评价或专业人士的介入和
　　　　　管理程序 ……………………… 363
　　9.2.7　临床试验保险服务公司 ………… 368
　　9.2.8　文件翻译公司 …………………… 370

第10章　临床试验的监查规范管理 / 373

10.1　临床试验全生命周期与临床监查 ……… 373
　　10.1.1　临床试验中的主要监查活动 …… 373
　　10.1.2　临床监查员对试验方案的解读要求 …… 375
　　10.1.3　临床试验流程中现场监查主要环节 …… 376
　　10.1.4　常见临床流程节点监查要素分析 … 378
10.2　试验项目的监查访问 ………………… 404
　　10.2.1　启动监查访问 ………………… 404
　　10.2.2　试验项目中期监查活动 ………… 408
　　10.2.3　监查访问的准备 ……………… 409
　　10.2.4　监查访问的频率和时间 ………… 410
　　10.2.5　监查访问的进行 ……………… 411
　　10.2.6　监查访问的后续活动 …………… 423
10.3　临床试验监查报告 …………………… 428
　　10.3.1　监查报告内容要求 ……………… 428
　　10.3.2　监查报告撰写技术要素 ………… 430
10.4　临床试验项目监查计划 ……………… 432
10.5　临床试验涉及生物样本流程环节规范管理
　　的监查 ………………………………… 435
　　10.5.1　试验项目分析测试仪器运营质量的监查
　　　　　管理 ……………………………… 435
　　10.5.2　临床试验实验室原始记录的监查要素和
　　　　　管理 ……………………………… 439
　　10.5.3　临床试验冷链运输的监查要素和管理 … 442
　　10.5.4　试验项目样本检测数据过程及其文件完整性
　　　　　的监查要素和管理 ……………… 445

第11章　依据风险的临床试验监查技术及其规范管理 / 449

11.1　依据风险的临床监查的药政监管基础 … 449
11.2　风险管理的基本原理 ………………… 451
　　11.2.1　选择关键数据和流程 …………… 453
　　11.2.2　风险甄别 ……………………… 453
　　11.2.3　风险评估 ……………………… 454
　　11.2.4　风险监控 ……………………… 461
　　11.2.5　风险交流沟通管理 ……………… 465
　　11.2.6　风险审核管理 ………………… 466
　　11.2.7　风险报告管理 ………………… 467
11.3　依据风险的临床监查规范管理 ……… 470
　　11.3.1　远程监查 ……………………… 470
　　11.3.2　现场监查 ……………………… 471
　　11.3.3　中心监查 ……………………… 473
　　11.3.4　风险指标和风险阈值 …………… 478

11.4 依据风险监查的通用实施流程 ………… 482
  11.4.1 针对方案的风险评估计划 ………… 483
  11.4.2 核心数据变量或流程的确定 ………… 486
  11.4.3 RBM监查计划的制订 ………… 488
11.4.4 风险监督和评估 ………… 489
11.5 依据风险的适应性临床监查管理 ………… 489
11.6 依据风险监查规程体系管理范畴要素 ……… 497

第12章 临床试验项目的结束操作和管理 / 501

12.1 临床试验项目结束的类别 ………… 501
12.2 临床试验项目结束中的监查活动和程序 … 502
  12.2.1 研究机构关闭监查访问 ………… 502
12.2.2 申办方试验项目的结束程序 ………… 504
12.3 临床试验项目结束后文件的存档 ………… 506

第13章 受试者的招募、留置和依从性策略与管理 / 507

13.1 受试者的招募 ………… 507
  13.1.1 受试者招募常见方法 ………… 507
  13.1.2 预测招募受试者人数 ………… 514
13.2 受试者的留置 ………… 519
  13.2.1 受试者留置的常见挑战 ………… 520
13.2.2 受试者留置计划和策略 ………… 520
13.2.3 受试者脱落风险和管理 ………… 523
13.3 GCP规程的依从性 ………… 524
  13.3.1 试验方案偏离的起源和后果 ………… 524
  13.3.2 试验方案依从性的管理 ………… 528

第14章 临床试验方案的撰写和管理 / 535

14.1 建立临床试验方案的步骤 ………… 535
  14.1.1 研发产品总体研发规划和市场策略理念 … 535
  14.1.2 试验方案筹备程序 ………… 545
  14.1.3 建立临床方案纲要和概念表的管理 ………… 546
  14.1.4 临床试验方案的管理 ………… 547
  14.1.5 临床试验方案修正的管理 ………… 549
14.2 临床试验方案设计要素 ………… 553
  14.2.1 试验药物/器械属性与试验目标 ………… 556
  14.2.2 研究因素与试验方法设计 ………… 558
  14.2.3 试验药物/器械临床评价偏倚的控制 ………… 561
  14.2.4 试验药物/器械临床评价干扰因素的控制 …… 561
14.2.5 试验样本量大小与实施管理关联性 ………… 563
14.2.6 试验疗程和数据采集的管理 ………… 565
14.2.7 试验疗效和观察指标 ………… 566
14.2.8 试验评价指标的设立和选择 ………… 570
14.2.9 试验伦理和法律因素概述 ………… 577
14.2.10 临床试验的统计学要求管理 ………… 577
14.3 临床试验项目方案纲要内容要素 ………… 578
14.4 临床试验方案内容和框架格式 ………… 580
  14.4.1 Ⅰ期临床试验方案内容简述 ………… 580
  14.4.2 Ⅱ/Ⅲ期临床试验方案内容简述 ………… 583
14.5 临床试验方案修正书 ………… 592

第15章 临床试验病例报告表的设计和管理 / 595

15.1 CRF建立程序管理 ………… 595
  15.1.1 数据管理计划与CRF在试验管理文件中的地位 ………… 595
  15.1.2 CRF的设计审批 ………… 596
  15.1.3 CRF质量控制评价 ………… 601
  15.1.4 CRF的印刷、装订和运送 ………… 601
  15.1.5 CRF的完成 ………… 603
15.2 CRF的设计 ………… 604
  15.2.1 CRF的设计原则 ………… 604
  15.2.2 CRF的结构要素 ………… 608
  15.2.3 CRF的数据指标分类 ………… 609
15.2.4 CRF的设计技巧 ………… 610
15.2.5 CRF的版本控制 ………… 617
15.2.6 受试者日志的设计和管理 ………… 617
15.3 注释CRF ………… 622
  15.3.1 注释CRF的类别和药政要求 ………… 622
  15.3.2 注释CRF设计的审批管理 ………… 623
  15.3.3 遵循CDASH标准的CRF注释简介 ………… 624
  15.3.4 遵循SDTM标准的CRF注释简介 ………… 629
15.4 CRF设计实例 ………… 633
15.5 CRF填写指南 ………… 653

第16章　生物利用度和生物等效性临床试验 / 661

16.1　生物利用度 ………………………… 661
16.2　人体生物等效性试验 ……………… 662
　16.2.1　人体生物等效性临床试验设计 … 663
　16.2.2　生物等效性临床试验中对受试者的要求 … 663
　16.2.3　生物等效性临床试验中受试者的例数 …… 664
　16.2.4　生物等效性临床试验设计中的其他要点 … 665
　16.2.5　特殊药物的人体生物等效性临床试验设计要点 …… 666
　16.2.6　药动学参数 ………………… 676
16.3　药物的生物药剂学分类 …………… 676
16.4　生物等效性临床试验的其他应用 … 677

16.4.1　生产场地的变化 ……………… 678
16.4.2　生产规模的改变 ……………… 678
16.4.3　生产设备和工艺的变化 ……… 679
16.4.4　其他研究生物利用度和生物等效性的方法 …………………… 679
16.5　生物等效性临床试验的预试验 … 679
16.6　生物等效性临床试验的运营管理要点 … 680
　16.6.1　临床试验前准备阶段关键管理要素 …… 680
　16.6.2　生物等效性临床试验实施中的关键管理要素 …………… 681
　16.6.3　临床试验结束阶段关键管理要素 … 689

第17章　首次人体临床试验 / 691

17.1　临床前动物实验 …………………… 691
17.2　药政管理部门对临床试验的审批 … 691
17.3　首次人体临床试验设计 …………… 692
　17.3.1　首次人体临床试验起始剂量的选择 …… 693
　17.3.2　首次人体临床试验中剂量递增方法 …… 694

17.3.3　首次人体临床试验中受试者人数 ………… 695
17.3.4　剂量限制性毒性、最大耐受剂量、推荐 II 期临床试验剂量 …………… 695
17.3.5　首次人体临床试验终点评估 … 696

第18章　群体药动学应用与试验设计 / 697

18.1　非线性混合作用模型法应用于群体药动学数据分析 ……………… 697
18.2　群体药动学和药效学在新药研发中的应用 …………………… 698
　18.2.1　在临床前动物实验中的应用 … 698
　18.2.2　鉴别人体药动学偏差的起源 … 698
　18.2.3　群体药动学在特殊患者群体中的应用 … 698
　18.2.4　评价人种对药动学的影响 …… 699

18.2.5　评价性别对药动学的影响 ……… 700
18.2.6　吸烟状况对药动学的影响 ……… 700
18.2.7　同期服用的药物对受试药的药动学的影响 …… 700
18.3　群体药动学临床试验设计 ……… 700
　18.3.1　凭经验来确定取样点 ……… 701
　18.3.2　用数学模型计算最佳样本点 … 701
　18.3.3　受试者数量 ………………… 701

第19章　研究药物相互作用的临床试验设计与方法 / 703

19.1　药物相互作用的种类 …………… 703
　19.1.1　以代谢酶为基础的相互作用 … 703
　19.1.2　以转运蛋白为基础的相互作用 … 704

19.2　药物相互作用研究策略 ………… 705
　19.2.1　体外实验 ………………… 706
　19.2.2　人体临床试验 …………… 710

第20章　临床试验安全性警戒监督运营管理 / 715

20.1　试验药物警戒术语定义及其管理……… 715

20.1.1　不良事件 ……………… 716

20.1.2 严重不良事件 ……………… 721

20.1.3 不良事件的特性归类和监督 ……… 723

20.1.4 临床试验的风险-受益比 ……… 727

20.2 药物安全性监督、报告和管理 ……… 729

20.2.1 临床试验阶段的药物/器械安全性监督机制及其管理 ……… 729

20.2.2 不良事件的记录和报告的要求和方法 …… 734

20.2.3 严重不良事件数据的核对 …… 737

20.3 临床试验医学事件和药物名称的归类编码管理 ……… 740

20.3.1 医学事件术语归类编码 ……… 740

20.3.2 同期服用药品的归类编码管理 ……… 759

20.4 临床试验安全性监督实施和管理 ……… 763

20.4.1 临床试验安全性监督计划 …… 763

20.4.2 核心安全性信息的管理 …… 768

20.4.3 设立药物安全性风险管理委员会 …… 771

20.5 新药的心脏安全性监测规范 ……… 774

20.6 安全性数据的报告与质量管理 ……… 776

20.7 临床试验数据监督委员会 ……… 778

20.7.1 数据安全监督委员会 …… 778

20.7.2 终点评价和判定委员会 …… 786

第21章 上市后药品安全性风险管理及其安全性数据分析 / 793

21.1 全球药物警戒管理及其主要安全性监督和报告要求 ……… 793

21.1.1 全球药物警戒管理及其主要指南要求 …… 793

21.1.2 美国上市药品安全性风险评价和减缓策略概述 …… 795

21.1.3 欧盟药物警戒管理规范指南概述 …… 798

21.1.4 上市后药品安全性监督及其报告要求 …… 801

21.2 上市后药物警戒的功能架构和质量体系 … 803

21.3 上市后药物警戒体系中安全性信息管理 … 804

21.3.1 自发案例报告的管理 ……… 804

21.3.2 药物警戒协议与上市后重点监测 ……… 809

21.3.3 定期安全性更新报告管理 ……… 810

21.4 安全性信号检测和数据挖掘 ……… 813

21.4.1 信号检测 ……… 814

21.4.2 信号数据挖掘 ……… 820

21.5 临床试验的药物安全性数据的评价及其解析要点概述 ……… 827

21.5.1 实验室检测对安全性评估的意义 ……… 827

21.5.2 心电图参数对安全性评估的意义 ……… 831

21.5.3 安全性分析中的常用参数 ……… 833

21.5.4 安全性数据常用分析和展现形式 ……… 838

第22章 临床试验的数据管理和分析 / 843

22.1 数据管理体系的建立 ……… 843

22.1.1 数据和信息的概念 ……… 843

22.1.2 数据质量管理体系的建立 ……… 843

22.2 临床数据管理项目的准备 ……… 844

22.3 临床试验数据管理和统计分析主要文件的准备 ……… 845

22.3.1 数据管理计划书 ……… 845

22.3.2 统计分析计划书 ……… 848

22.3.3 数据核查计划书 ……… 850

22.4 数据库的创建和测试 ……… 852

22.4.1 数据库的创建 ……… 852

22.4.2 数据库的测试 ……… 852

22.5 数据输入和核查 ……… 854

22.5.1 数据输入 ……… 854

22.5.2 数据逻辑核查 ……… 855

22.5.3 外部数据核查 ……… 855

22.5.4 严重不良事件的一致性核查 ……… 857

22.6 数据库的锁定和数据的发布 ……… 858

22.6.1 数据库锁定前的数据管理工作计划 …… 858

22.6.2 数据库锁定前的数据质量评估 …… 859

22.6.3 数据库锁定前的准备会议 …… 859

22.6.4 数据审核会议及数据库锁定 …… 859

22.6.5 数据库解锁 ……… 861

22.7 数据标准 ……… 862

22.8 随机代码的管理 ……… 865

22.9 临床数据管理的质量评估指标 ……… 867

22.10 数据质量的跨部门合作与统计分析 ……… 869

第23章　电子临床试验管理和操作 / 871

23.1　电子临床系统的应用及其管理 ……… 871
　23.1.1　计算机系统软硬件类别 …… 873
　23.1.2　电子临床系统生命周期的应用管理 … 874
　23.1.3　电子临床系统设计审核管理 …… 879
　23.1.4　电子系统开发追踪管理 …… 880
　23.1.5　电子临床系统的风险管理 …… 881
　23.1.6　电子临床系统的变更管理 …… 882
23.2　电子系统的技术要求和验证管理 …… 884
　23.2.1　系统技术指标/配置和编程 …… 884
　23.2.2　电子临床系统的验证文件 …… 886
23.3　非传统电子系统程序验证要求简述 …… 897
　23.3.1　定制化电子应用系统的用户接受验证简介 … 897
　23.3.2　电子应用表格软件的用户接受测试 …… 898
　23.3.3　其他电子系统的验证基本要求 …… 901
23.4　计算机辅助的临床数据收集和管理 …… 901
　23.4.1　电子数据采集系统的特性分析 …… 902
　23.4.2　电子数据采集系统的验证规范管理 …… 905

　23.4.3　电子数据采集系统运营的质量管理 …… 912
　23.4.4　安全性措施的实施和管理 …… 912
23.5　电子数据采集系统的试验项目应用规程和管理 …… 913
　23.5.1　EDC系统的使用管理和角色的责任 …… 915
　23.5.2　电子数据采集系统试验项目应用的准备阶段 …… 916
　23.5.3　电子数据采集系统试验项目应用的实施阶段 …… 920
　23.5.4　电子数据采集系统试验项目应用的结束阶段 …… 921
23.6　电子临床数据管理的发展趋势 …… 922
　23.6.1　电子源文件系统在临床试验中的应用 …… 922
　23.6.2　适应性临床试验对电子临床系统的要求 … 923
　23.6.3　可视化技术在临床试验中的应用 …… 924
　23.6.4　智能化数字技术在临床试验中的应用展望 …… 941

第24章　临床试验受试样本的随机化方法和管理 / 961

24.1　完全随机化方法 …… 961
24.2　变更区组随机化方法 …… 961
24.3　分层区组随机化方法 …… 962
24.4　动态适应随机化方法——极小化程序 …… 962

24.5　如何在临床试验中应用随机化方法及实现它的步骤 …… 963
24.6　随机分配方案的存档与管理 …… 964
24.7　随机分配方案的揭盲过程 …… 964
24.8　应用实例 …… 964

第25章　样本的规模与可行性 / 969

25.1　离散型样本大小的估计 …… 970
　25.1.1　离散型单样本大小的估计 …… 970
　25.1.2　离散型多样本大小的估计 …… 971
25.2　连续型样本大小的估计 …… 971

　25.2.1　连续型单样本大小的估计 …… 972
　25.2.2　连续型多样本大小的估计 …… 972
25.3　生存时间型样本大小的估计 …… 973

第26章　临床研究报告格式和管理 / 975

26.1　临床研究报告的准备和管理流程 …… 975
　26.1.1　临床研究报告的启动 …… 978
　26.1.2　临床研究报告初稿撰写 …… 978
　26.1.3　临床研究报告初稿审阅及修改 …… 978
　26.1.4　临床研究给报告的质量保证要素 …… 979
　26.1.5　临床研究报告的批准 …… 979
26.2　临床研究报告的内容及格式要求简介 …… 979
　26.2.1　临床研究报告内容简介及其主要参考指南 …… 979

　26.2.2　临床研究报告具体结构和内容要求 …… 980
26.3　临床研究报告常见形式 …… 984
　26.3.1　完整版临床研究报告 …… 984
　26.3.2　简要版临床研究报告 …… 984
　26.3.3　纲要性临床研究报告 …… 985
26.4　临床研究报告常见种类 …… 985
　26.4.1　临床研究报告的药政管理目的 …… 985
　26.4.2　临床试验阶段的各类临床研究报告 …… 986

第 27 章　临床试验用药物供应的准备和管理 / 989

27.1　临床试验用药物的常规生命周期及其管理
概述 ························· 989
27.1.1　临床试验用药物生产准备阶段 ······· 989
27.1.2　临床试验用药物物流阶段 ········· 990
27.1.3　研究机构管理临床试验用药物阶段 ··· 991
27.1.4　回收 IP 管理 ················ 994
27.2　管理试验药物的计划和准备 ········· 994
27.2.1　临床试验药物供应计划 ········· 994
27.2.2　试验药物的标签制作规范管理 ······ 1000
27.2.3　试验药物包装与贴签规范管理 ······ 1004

27.3　试验药物的运送、收讫和储藏 ········· 1009
27.3.1　运送和放行文件的准备 ········· 1009
27.3.2　运送和收讫过程的监控 ········· 1011
27.3.3　试验药物的储藏监督 ·········· 1012
27.4　试验药物的管理 ··············· 1014
27.4.1　试验药物管理手册的准备 ········· 1014
27.4.2　试验药物的保管和分发管理 ······· 1014
27.4.3　试验药物的计量清点监查和稽查 ···· 1017
27.4.4　试验药物的转运、回收和销毁 ······ 1020
27.5　生物样本和试验物资的管理 ········· 1026

第 28 章　临床试验经费预算和管理 / 1029

28.1　公平市场价值原则 ············· 1029
28.2　临床试验项目成本预算规划的一般
考虑 ····················· 1032
28.3　临床试验财务计划的管理 ········· 1033

28.4　临床试验项目经费的策划和管理 ······· 1034
28.4.1　研究者经费的预算策划和管理 ······ 1035
28.4.2　试验项目经费的总预算策划和管理 ··· 1039
28.4.3　项目过程中的费用管理 ········· 1044

第 29 章　临床试验的质量保证和质量控制管理 / 1047

29.1　临床试验质量管理体系概述 ········· 1047
29.1.1　戴明环的要素和管理 ·········· 1049
29.1.2　质量管理体系的基本要素 ········· 1051
29.1.3　质量控制的运行原则和管理 ······· 1057
29.1.4　质量保证的运行原则和管理 ······· 1058
29.1.5　临床试验过程的质量保证要素 ······ 1061
29.2　质量保证技术及其活动的基本方式和
策略 ····················· 1063
29.2.1　申办方的稽查 ·············· 1066
29.2.2　伦理委员会对研究机构的稽查 ······ 1072
29.2.3　药政部门对申办方和伦理委员会的
稽查 ····················· 1072
29.3　质量保证中的纠正和预防措施及管理 ···· 1080
29.3.1　纠正和预防措施的一般概述 ······· 1080
29.3.2　根源分析方法概述 ············ 1081

29.3.3　质量保证中的稽查报告管理 ······· 1087
29.4　电子临床试验系统的稽查/检查 ······ 1090
29.5　临床试验中数据管理质量评估指标
概述 ····················· 1096
29.5.1　试验项目启动阶段的数据管理质量
评估 ····················· 1096
29.5.2　试验项目实施阶段的数据管理质量
评估 ····················· 1101
29.5.3　试验项目结束阶段的数据管理质量
评估 ····················· 1107
29.6　质量源于设计的理念和实施管理 ······· 1109
29.6.1　质量源于设计的药政法规基础 ······ 1110
29.6.2　质量源于设计的规范管理 ········· 1111
29.6.3　质量源于设计的应用例证 ········· 1112

第 30 章　临床试验国际药政事务管理和申报要求 / 1119

30.1　ICH 的通用技术文件 ············ 1119
30.1.1　CTD 模块格式和内容介绍 ········ 1120
30.1.2　CTD/eCTD 的药政运营管理主要要素
简述 ····················· 1133
30.2　欧盟临床试验药政监管体系简述 ······ 1143
30.2.1　欧盟的药政监督管理架构 ········· 1143

30.2.2　欧盟药政监管规范体系 ········· 1144
30.2.3　欧盟临床试验登记网站 EudraCT 数据库
简介 ····················· 1149
30.2.4　与欧盟药政部门的沟通和交流程序 ··· 1150
30.2.5　欧盟临床试验申报流程和活动 ······ 1156
30.2.6　欧盟新药市场授权审批程序和活动 ······ 1158

  30.2.7 欧盟申报资料递交要求简述 ·········· 1164
  30.2.8 欧盟特殊上市审批简述 ·············· 1166
  30.2.9 欧盟上市后上市许可持有人的药政义务和
     责任 ······························ 1167
30.3 美国 FDA 临床试验药政监管体系简述 ··· 1169
  30.3.1 美国 FDA 药政监管架构 ············ 1169
  30.3.2 FDA 临床试验药政监管规范 ········ 1171
  30.3.3 美国临床试验注册网站简述 ········ 1173
  30.3.4 与 FDA 的沟通和交流程序 ········· 1175
  30.3.5 美国临床试验申请程序 ·············· 1184
  30.3.6 美国新药上市批准管理 ·············· 1191
  30.3.7 简要和补充新药申请的要求 ········ 1202
  30.3.8 生物药物许可申请 ·················· 1211
  30.3.9 非处方药的上市管理 ················ 1213
  30.3.10 药品专利保护和市场专营保护 ····· 1213

30.4 日本药政监管体系简述 ················· 1214
30.5 医疗器械申请 ·························· 1222
  30.5.1 美国医疗器械的监管和法规体系 ···· 1222
  30.5.2 美国医疗器械上市审批规程简述 ···· 1223
  30.5.3 医疗器械申报文件内容基本要求 ···· 1227
  30.5.4 医疗器械临床试验申报及其药政管理
     要求 ······························ 1231
  30.5.5 医疗器械上市后监管 ················ 1232
30.6 孤儿药申请 ···························· 1233
30.7 试验药物早期接触计划 ················· 1234
  30.7.1 欧盟药物早期接触计划管理简述 ···· 1234
  30.7.2 美国药物早期接触计划管理简述 ···· 1235
30.8 药政注册策略计划简介 ················· 1238
30.9 基因治疗药物的全球药政法规简述 ········ 1241

第 31 章 临床试验的项目管理和运营操作 / 1247

31.1 临床试验项目管理和操作的特性和
  范畴 ································· 1247
  31.1.1 项目管理的主要角色作用 ·········· 1247
  31.1.2 项目经理的基本知识要求 ·········· 1250
  31.1.3 项目管理的实践技能与素质 ········ 1252
  31.1.4 项目管理中的分工合作模式 ········ 1255
31.2 项目管理计划制订方法概述 ············ 1258
  31.2.1 项目管理中的工作包管理规划 ······ 1258
  31.2.2 项目管理中的时间分解管理规划 ···· 1261
  31.2.3 项目管理计划中的逻辑关系网络图 ··· 1263
  31.2.4 时间顺序逻辑关联性管理和关键路径的
     控制 ······························ 1264
  31.2.5 项目里程碑和重要事件管理 ········ 1269
31.3 试验项目的人力资源计划管理 ·········· 1271

  31.3.1 试验项目人力资源需求分析 ········ 1271
  31.3.2 临床试验团队章程和资源管理 ······ 1273
31.4 临床试验项目管理和操作的控制 ········ 1274
  31.4.1 对试验方案的理解和把握 ·········· 1275
  31.4.2 试验项目启动和计划管理 ·········· 1282
  31.4.3 试验项目实施和监控管理 ·········· 1285
  31.4.4 项目管理与项目完成/交付结果数据 ··· 1299
  31.4.5 试验项目结束或关闭管理 ·········· 1302
  31.4.6 临床试验中跨部门的项目管理 ······ 1308
31.5 临床试验中的项目管理计划 ············ 1314
31.6 试验项目的外包服务管理 ·············· 1319
31.7 项目管理的交流及其项目会议管理 ······· 1324
  31.7.1 项目管理中的交流管理 ·············· 1324
  31.7.2 项目管理中的主要会议管理 ········ 1326

第 32 章 临床试验的医学监察 / 1329

32.1 医学监察在临床试验各个阶段的作用和
  职责 ································· 1329
  32.1.1 临床试验计划和准备阶段 ·········· 1330
  32.1.2 临床试验实施阶段 ·················· 1330
32.2 医学监察员职责的具体执行 ············ 1331
  32.2.1 医学监察计划 ······················ 1331
  32.2.2 医学相关问题的沟通 ················ 1333

  32.2.3 临床数据的医学审核 ················ 1333
  32.2.4 受试者入选资格审核 ················ 1339
  32.2.5 方案偏离的医学监察 ················ 1340
  32.2.6 相关实验室检测值审核及其警示监察 ··· 1340
  32.2.7 严重不良事件的医学监察 ·········· 1342
  32.2.8 医学编码的医学监察 ················ 1344
  32.2.9 其他要素的医学监察 ················ 1344

第 33 章 医疗器械和体外诊断试剂的临床试验药政要求和管理 / 1345

33.1 医疗器械的定义和分类 ················· 1345
33.2 医疗器械临床试验药政要求和管理 ······· 1348

　　33.2.1　临床试验的必需文件和步骤 ················· 1348
　　33.2.2　临床试验方案设计的一般考量 ········· 1349
33.3　医疗器械和药物临床试验的主要区别 ······ 1354
33.4　体外诊断试剂临床试验的药政要求和
　　　　管理 ··· 1355
　　33.4.1　体外诊断试剂临床试验分类及样本

　　　　　　要求 ··· 1355
　　33.4.2　体外诊断试剂技术文件的要求 ············· 1356
　　33.4.3　体外诊断试剂临床试验的设计原则 ······· 1356
　　33.4.4　体外诊断试剂临床试验程序的特点和
　　　　　　要求 ··· 1358

参考文献 / 1360

附录 1　临床试验招募策略计划总结表 / 1367

附录 2　世界各国和地区临床试验药监和伦理委员会审批程序和时间一览表 / 1370

附录 3　医疗器械产品分类方法流程图 / 1375

中英文术语对照 / 1378

中英文术语对照

索引 / 1395

图目录

图目录

表目录

表目录

第1章

临床试验中的规范标准和质量要求

临床试验中的"试验"一词寓意着通过正规医学途径对不同药物/医疗器械治疗或方法进行比对，包括研发、测试、评价和观察等手段，观察药物临床效益和安全性的性能和结果，以便获得新药/器械或治疗措施的全面知识。其主要目的是验证新药/器械的安全性和有效性而展开的一系列研究，为医疗"战场"上"新弹药"的诞生做论证和准备。通常所说的"实验"是为了检验某种科学理论或假设而进行某种操作或从事的研究活动。例如，动物实验研究通常是为了证明或探索药物的药理作用机制或假设。药物临床试验领域包含临床试验设计、研究机构筛选及其管理、试验操作管理、试验物资或药品管理、受试者管理、试验质量管理、风险防范管理、文档管理等诸多方面，其中临床试验设计涵盖伦理设计、医学设计、科学设计、统计分析设计和项目管理设计等部分。按照现行GCP术语定义，作为试验用药物的接受者或作为对照参加一项临床试验的个人应视为参与者，通常又称之为受试者。作为临床试验最重要的组成部分，临床试验设计不仅涉及诸多的理论知识和基础方法，还需要在实施设计目标的过程中严格遵循各类基本原则和法规要求，包括对运营操作时的项目管理和风险管理等，所有这些方面相加形成了临床试验方法学的寓意。

临床试验概念和方法发展伴随着人们对医药的认识、科学新方法与新技术的建立而发展（刘雅莉等，2016）。人类第一次临床试验记载在《但以理书》中。公元前605—562年有一位颇有想法的军事领袖尼布甲尼撒国王（King Nebuchadnezzar），好奇当时所在国家人民的健康状况，他要求大众在三年里，只能吃肉和喝酒。一些人不干，就让他们吃豆子和喝水。经过10天的试验，国王发现素食的营养更好，因此允许素食。古代的这次试验不是唯一的，同样的试验还有好几个。学者费舍尔认为，《旧约圣经》中拒食御用酒膳的故事是有史以来记载的首次临床试验，但以理可称得上是最早的临床试验学家。其他若干临床试验的发展案例包括但不限于：

（1）第一个效益对照试验　1061年，宋代《本草图经》中记载了鉴别人参的方法，原文如下："相传欲试上党人参者，当使二人同走，一与人参含之，一不与，度走三、五里许，其不含人参者必大喘，含者气息自如者，其人参乃真也。"选择两人做对照，一人口含人参，另一人不含人参，步行三五里路，不含人参者大喘，口含人参者呼吸自如，从而判断后者为口服上党人参产生的作用。这一个含人参奔跑的故事记载被认为是中国古代开展的朴素的对照效益试验。

（2）第一个病症临床试验　历史上第一个对病症进行科学临床试验的案例可以追溯到17世纪。当时，远航的船员们经常患上一种当时的人们都认为是无法治愈的病症，后来被称为坏血病。患上这种病的人大多脸色苍白浮肿、浑身软弱无力，然后逐渐出现慢性疼痛、皮肤淤血、内出血、牙齿松软出血甚至脱落、咳嗽、胸痛、呼吸困难、大出血和严重的腹泻，使得船员们身体极度虚弱，最后只得在痛苦中死去。直到1747年5月20日，苏格兰海军军医James Lind进行了著名的坏血病临床试验：他选出12名患病的海员（都出现疲乏无力、牙床溃烂和皮肤瘀斑等症状），将他们分为6组，大家都吃完全相同的食物——麦片粥、羊肉汤、布丁、饼干、大麦、葡萄干、米饭、甜面包和酒，同时不同的组别增加不同的食物——苹果酒，硫酸丹剂，醋，海水，大蒜和芥子混合物，橘子和柠檬。6天后，2名接受橘子和柠檬治疗的海员，其中一人已经可以正常工作，而另一人也已经恢复到可以照顾其他患病海员。这说明橘子和柠檬有可能治好坏血病。此后James Lind持续不断地进行研究，写出了《论坏血病》和《保护海员健康的最有效的方法》等论文来大力推广他的饮食疗法，使得越来越多的患者被治愈，坏血病患病率也大幅降低。随着医学的发展，科学家们发现水果蔬菜中富含的维生素C可以治疗坏血病，坏血病才退出历史舞台。尽管James Lind的坏血病试验并没有弄明白坏血病的发病机制及为什么橘子和柠檬可以治疗坏血病，但是该试验记录完整，具有设计对照、控制、前瞻性的特点，被认为开创了临床试验的先河，这项研究奠定了循证医学的基石，为纪念这一历史性事件，欧洲临床研究基础网络（ECRIN）联合美国和加拿大，提议将每年的 5 月 20 日定为国际临床试验日。2005 年 5 月 20 日是第一个国际临床试验日。

（3）第一个单盲临床试验　德国医生 Franz Anton Mesmer 提出了一种催眠术，又称为动物磁疗法，宣称可以治疗各种各样的疾病。为验证动物磁疗的疗效，由 Benjamin Franklin 牵头的委员会展开了调查。委员会做测试时要求接受动物磁疗的受试者蒙住眼睛，试验过程中告诉患者他们是否正在接受动物磁疗，但可能被告知是否接受磁疗的信息与事实相反。受试者只有当被告知他们正在接受治疗时才会感觉到"动物磁力"，并非真正实施"动物磁疗"的效果，应是心理暗示在起作用。本试验通过科学的方法否定了动物磁疗的治疗作用。在试验过程中，被试者并不知道自己是否接受了真正的"动物磁疗"，用蒙面的方法实现了对受试对象采用的"盲法"，因而被认为是第一个单盲临床试验。

（4）第一次统计分析尝试用于临床试验　随着科学技术稳步发展，从 19 世纪开始，数据计量方法逐渐受到重视。1806 年，一位名叫 Dilaver 的法国科学家在巴黎用统计学分析方法证实，天花病毒疫苗可以降低人群死亡率，在揭示疾病流行病学特征方面起到了重要作用。虽然这些早期统计学应用在评价疗效时尚存在很大的缺陷，并不能对结果自圆其说，这可能也与临床研究的关键数据可信性尚且存疑有关，但仍被视为人类第一次尝试应用科学的统计学方法于临床试验中。

（5）第一次采用病例对照方法于临床试验中　1855 年，一位名叫 Whitehead 的官员对当地霍乱暴发细节信息展开调查。他询问收集事发当年 8 月 30 日至 9 月 8 日期间饮用宽街井水的居民信息，包括向有霍乱死亡病例的家属询问死者生活习惯，询问霍乱传染病的生存者以及 336 名未发生疾病的当地居民是否饮用了宽街井水。Whitehead 发现，饮用井水和不饮用井水居民的发病比例为 4∶1（80∶20），而在未发病人群中此比例则大约为 1∶4.9（57∶279），饮用污染的宽街井水的相对患病危险度比值 OR（odds ratio）= 19.6（$p < 0.01$），提示饮用宽街井水大大增加了人群的发病危险。这一研究开启了病例对照研究的雏形设计，即设立病例组和对照组，回顾调查既往可能的危险因素暴露史，并对两组的暴露比例进行比较等。

（6）第一次随机对照临床试验　19 世纪末有关血清治疗白喉疗效的证据尚存在争议。为了验证血清疗法治疗白喉的临床疗效，Fibiger 设计了一项较为严谨的临床对照试验。Fibiger 收集了 1896 年 5 月 13 日至 1897 年 5 月 13 日期间丹麦哥本哈根一家医院收治的白喉患者（检查出白喉杆菌），根据患者入院的日期将之分为两组（隔日交替），一组在标准治疗基础上接受每天两次皮下注射白喉血清，另一组仅进行标准治疗。所有患者都使用硝酸银或沥青油的方案擦洗喉咙，主要结局指标是病死率，其他的指标还有体温、蛋白尿等。试验结果提示血清治疗白喉可降低白喉的病死率。隔天交替的方式是早期采用的随机分组方法之一，现代临床试验中已被更为严谨的随机分配方法所替代。本试验被认为是第一个尝试随机分配的临床对照试验。

（7）第一个考虑混杂因素的临床试验　1920 年，一位名叫 Goldberger 的科学家发表了一篇糙皮病研究论文。他比较了糙皮病患者和非糙皮病患者的饮食结构，试图分析糙皮病与哪些因素有关。在这项研究中，他选择了糙皮病高发的春末开展研究，时限为两周，对南卡罗来纳的 7 个村庄居民逐户排查，经过严格的临床诊断标准收集，确诊所有糙皮病患者。该研究结果提示，糙皮病发病与家庭的新鲜肉和奶制品摄入不足有关。这项研究设计不仅关注疾病的临床诊断标准，并注意病例组和对照组样本选择的匹配，还考虑了病例组、对照组间混杂因素（家庭经济收入）对其的影响。

（8）第一位将现代统计学应用于临床研究的统计学家　英国统计学家 Ronald A Fisher 被称为现代统计学的奠基人。他先后提出多种用于临床研究的统计分析方法，如 1921 年提出方差分析（ANOVA）；1924 年提出 F 发布；1925 年给出了用于研究的统计方法（如 $p = 0.05$ 等）；1935 年建议随机化、无效假设、拉丁方等用于研究设计；1938 年与其他统计学家合作做出了统计学用表等。他倡导的统计设计方法，如随机法、重复、区组化等，是现代临床试验的统计学理论和实践的基础。

（9）第一个具现代科学意义的病例对照临床试验　1926 年英国卫生部在《公共卫生和医学学科》发表了一篇探究生殖因素与乳腺癌间关系的研究，被认为是现代模式下第一个病例对照研究。研究者 Lane Claypon 从英国伦敦和格拉斯哥当地医院的住院和门诊患者中选择了 500 例就诊的乳腺癌患者和 500 例非乳腺癌患者（其他特征与病例组相似）作为病例组和对照组，并对两组妇女的职业、新生儿病死率、国籍、婚姻状态、年龄等因素进行了分析，很好地控制了两组妇女在年龄和社会地位上的相似性，排除了绝经前乳腺癌的特殊情况，减少了其他因素对该研究产生的影响。研究结果认为乳腺癌与绝经年龄、首次妊娠年龄、分娩次数、哺乳等因素相关。尽管该研究并不是第一次证明低生育是乳腺癌的高危因素，但在病例对照研究的历史上却有着里程碑的意义。

（10）具有较大影响的回顾性队列临床试验　美国流行病学家 Frost 于 1933 年开展了一项家庭接触史与结核病传播的研究。本试验选择了美国田纳西州某小镇黑人人群的 132 个家庭作为研究对象，涉及对未成年人的计算，观察连续 5 年的数据（未依据性别分析），记录每个人进入或离开家庭的时间。依据是否存在结核病家庭接触史来计算两组结核病年发病率，结果提示有结核病家庭接触史的人群结核病发病率是无结核病家庭接触史的人群的 2 倍。它被认为是有意识地应用回顾性队列研究设计的较早研究之一。

（11）第一个多中心大规模对照临床试验　著名科学杂志《柳叶刀》于 1943 年报告了一种新的抗生素——棒曲霉素。为了验证棒曲霉素是否具有抗感冒作用，在医学研究委员会（Medical Research Council，MRC）的支持下开展了覆盖英国的一项多中心对照临床试验，不同中心采用设计一致的试验方案。研究结果提示棒曲霉素并不能缓解由感冒造成的痛苦与负担。该试验被认为是第一个多中心大规模对照临床试验。

（12）第一个随机双盲对照临床试验　1948 年，英国 MRC 牵头开展了一项覆盖整个英国的多中心随机对照临床试验，旨在验证链霉素是否对肺结核有效。该试验研究对象为经细菌学检查确诊的急性进展性双侧肺结核患者共 107 例，随机分为 2 组，采用随机数字表产生随机序列号进行随机分配，并通过密闭信封保存随机序列号；试验组 55 例接受链霉素治疗加卧床休养的方案，对照组 52 例只卧床休养。该研究由协调中心确定并安排符合入选标准的受试者到下一个有空床位的医院参加临床试验，医院按照事先用随机数字排序的注明"S"或"C"的密封信封来安排治疗，同时以性别来区分。每月的 X 线影像评价和细菌学检查均由两名不了解分组安排的医生进行。研究结果提示：随访 6 个月后，链霉素组病死率（7%）低于卧床休息组（27%）；链霉素组患者临床症状、影像学检查改善率以及结核杆菌阴转率均高于卧床休息组。本试验结果证明链霉素治疗结核病有效。本研究详细描述了试验设计方法，被视为第一个随机双盲对照临床试验。

（13）第一个现代意义的系统临床评价研究　20 世纪 80 年代的欧洲，对于有早产倾向的妊娠妇女是否应该应用糖皮质激素存有较大争议，临床实践中是否给早产妊娠妇女使用糖皮质激素多基于医师自身的临床经验和分散的临床研究证据。Chalmers 教授研究组试图全面收集所有发表的糖皮质激素治疗有早产倾向妊娠妇女的 RCT，并用荟萃分析的方法对其结果进行合并，其综合效应量结果提示给早产妊娠妇女使用这种短疗程、低价格的糖皮质激素可以有效地降低早产儿呼吸窘迫综合征的并发症及其病死率。该系统评价结果被欧洲产科医师广泛采纳后，使欧洲新生儿病死率下降 30%～50%。其成果被写入 1989 年出版的《妊娠和分娩领域的有效治疗》一书。这项研究被认为是现代意义的第一篇基于随机对照试验的系统评价，成为系统评价的里程碑事件。

由此可见，医学的进步是以研究为基础的，这些临床研究在一定程度上最终有赖于以人作为受试者的基于病史和病程改变状况的临床评价，并与建立在计划中的数据采集的统计分析密切结合。众所周知，任何医药产品的生命周期均受到若干领域药政法规标准和要求的监管（图 1.1）。从医学实践角度来说，临床试验就是一种个人或人群（患者或健康志愿者）参与的系统性医疗研究，目的在于评价医药治疗对健康或疾病过程的影响或作用，验证新药的安全性和有效性，不良反应及/或试验药物在人体内的吸收、发布、代谢和排泄等。这种探索行为可以是多方面或多层次的研究，可以是一种比较，也可以是多重比较，所涉及的不仅仅是新药，还可能包括任何类型的医学治疗手段或措施，如医疗器械、外科手术技术、放射治疗、心理治疗、行为矫正、医学保健实践等。有研究证据表明，在临床试验中，乡村居民和城镇居民的生存率几乎没有任何差异。在 17 个队列分析中，仅 1 类雌激素和孕酮受体阴性的乳腺癌患者有差异，其余 16 个癌种的两个地区患者均没有死亡率差异。由此研究者认为临床标准化的治疗策略，以及其可及性的推广，对弥合城乡癌症患者之间的生存率显著差异是非常重要的。而实施这种标准化治疗策略的重要方式之一，就是临床试验（Henley et al.，2017）。在有人体受试者参与的临床试验中，良好规范（GxP）是一种保证设计、操作、记录和报告临床试验能满足国际伦理和科学质量的标准。遵循这些标准意味着临床试验申办方对公众承诺临床试验受试者的权利、安全和福利将会得到保护，所进行的临床试验的一切原则均与人用药品注册技术要求国际协调会议（ICH）所要求的标准一致，以及临床试验数据的真实完整性。本章中所概述的 ICH-GCP 原则是全球化的统一标准，在这一标准下所产生的临床试验数据结果，在欧盟、日本和美国以及其他国家进行的临床试验，均可获得各国药政管理部门的相互认可和药物上市申请批准。

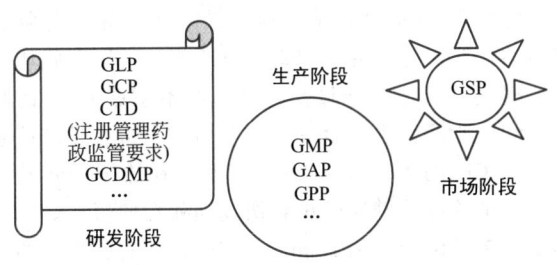

图 1.1　医药产品生命周期中的主要药政监管 GxP

1.1 医药产品临床试验质量管理规范

1.1.1 GCP 的重要性及其对临床试验的意义

药物临床试验质量管理规范（GCP）是一项临床试验设计、行为、实施、监查、稽查、记录、分析和报告的国际伦理和科学质量标准。它为临床试验过程的规范，相关数据及其所报告的结果的真实可靠性和准确性，参与临床试验的受试者的权利、安全和保密受到尊重和保护提供了保障。它规范参与临床试验各方的角色、要求和职责，要求在试验过程的各项活动中按照一定的行为准则行事，从而达到其要求的最终目的。GCP 在 1996 年由 ICH 首次向全球推出，1997年正式开始实施，但当时并未在各国成为法律条文要求。随着时代的发展和各国药政部门对临床试验行为规范的不断加强，遵循 GCP 标准不仅已成为各国药政部门的共识，而且大都形成专门的法规条文，并已变成临床试验过程的行为准则。

国际上违背 GCP 的事件时有发生，而这些事件往往对公众的保健利益危害极大。2000 年 1 月发生在南非的使用高剂量化疗药物致使许多乳腺癌患者死亡的事件就是违背 GCP 的事件之一。当时南非医药研究委员会对一位南非癌症学家 Werner Bezwoda 博士所进行的一项临床研究结果产生怀疑。当时，该项试验是第一个较高剂量化疗药物治疗乳腺癌患者的随机临床试验。许多乳腺癌患者从过去较为安全的低剂量化疗药物转为使用高剂量化疗药物治疗，导致死亡率大大提高。该委员会随之要求美国委派一个独立研究顾问小组或稽查员对这项使用高剂量化疗药物治疗乳腺癌患者的临床试验数据进行稽查。结果发现在这项研究中，90 位受试者没有一位签署过临床试验知情同意书，其中 30 位受试者的参与试验资料无法找到，还有许多其他所报告的资料不符合规范。虽然 Bezwoda 博士声称并报告该项临床试验未有死亡事件的发生，但稽查员们却发现了 3 例使用高剂量化疗药物死亡的事件。该项试验中仅有 7 位受试者治疗后的存活超过 5 年。这一事件表明一旦有虚假的临床试验数据影响着日常的医疗实践，全球公众的健康保障就会处于危险之中。为此，各国政府对任何有 GCP 严重违规行为的个人和事件都严惩不贷。一旦发现严重和恶意 GCP 违规者，他们应该被永久剥夺进行临床试验的权利，并追究法律责任，所报告的医药临床试验数据也应当被拒绝接受。另一例不遵循 GCP 的科学性和试验运营中的合规性，从而给受试者带来严重安全性风险的案例就是 2016 年发生在法国的新药早期临床试验导致健康受试者伤残和死亡的事件。2016年 1 月 7 日位于法国 Rennes 的 Biotrial 实验室开始一种新型口服药物（脂肪酸酰胺水解酶抑制剂）的 I 期

临床试验，多名 25～49 岁的健康受试者多次口服给药后，10 日陆续出现严重不良反应症状而被紧急送往雷恩大学医疗中心抢救，其中一名男性受试者死亡，五人住院受试者中有三人造成不可逆的身体伤残。分析造成悲剧的原因发现，研究者对临床试验认识不足，该 I 期临床试验的爬坡间隔的设计未能严格遵循 Fibonacci 递增法进行。试验中同步入组一次多达 8 人，且在多剂量递增研究中递增剂量速率过快，导致试验药物体内蓄积或剂量过大而脱靶。为了加强药物临床试验风险管理，一些国家政府，如美国食品药品管理局（FDA），对严重 GCP 违规者和事件采取公布于众的方式登载在有关可供公共查询的网站上，如 FDA 网站上的禁止命令和临床试验资格丧失名录（www.fda.gov）。

总之，GCP 的宗旨就是要保护临床试验受试者的权益和确保临床试验数据的可信度。严重的 GCP 违规会导致受试者处于威胁生命和健康的处境，延缓公众早日获得应得的医学成果，即使造假蒙混获得批准，必将给患者带来风险。

1.1.2 GCP 的历史发展

了解 GCP 的历史背景十分重要，这有助于理解人类为什么在进行临床研究时要求 GCP 行为规范。纵观历史，GCP 的起源和发展与人类进行临床研究时所造成的严重违反人权事件有关。图 1.2 列出了人类历史上与 GCP 有关的规则、法规和指南以及发生的影响人类安全的主要临床事件。

（1）《纯食品与药品法案》（Pure Food and Drug Act，1906） 这是第一部美国联邦药品法律，也称为威利法案（Wiley Act）。1906 年，一本名为《丛林》（Jungle）的书，揭露了芝加哥肉类加工时恶劣的卫生环境，进而引起公众到美国国会群起抗议示威。因此，当时的美国政府决定建立食品药品管理局（FDA），并通过《纯食品与药品法案》。这是国际上第一部由政府主导的监管食品和药品的法案。该法案规定销售的任何食品、饮料和药品都必须附有正确的标签，任何以次充好的食品或有毒专利药品都不准被生产、销售或流通。该法案在保护公众免遭药品、食品或饮料生产商的不实或欺诈宣传方面迈出了第一步，并授权美国食品药品管理局（FDA）一旦发现药物标签有不实标识时有权从市场上将其撤销。但这一法案并未要求对食品或药品进行安全性检测。

（2）塔斯基吉（Tuskegee）梅毒研究（1932—1972） 在该项研究中，399 名感染梅毒的黑人男子和 201 名没有感染梅毒的黑人男子在不知情的情况下成为"试验品"。在此期间，研究者既未告诉受试者身患何病，也不提供任何治疗，甚至到了 1947 年发现了有效治疗梅毒的青霉素后，仍不对他们施予治

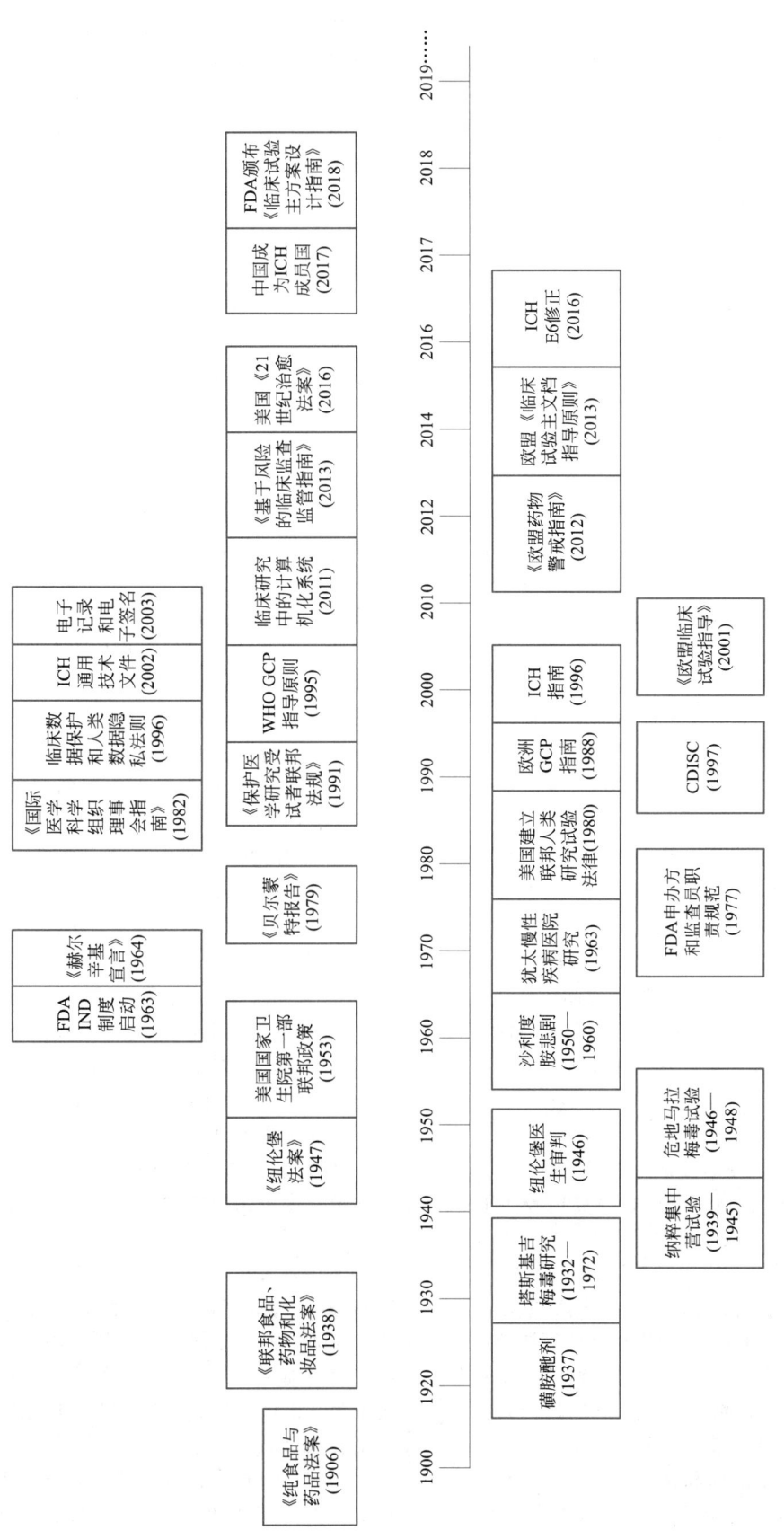

图1.2　GCP发展历史里程碑

疗。这些人被告知将被免费治疗所患有的梅毒，而实际上他们根本没有被给予任何治疗。这些人在未知情的状况下被跟踪观察梅毒自然病程的恶化情况达 40 年。截至 1972 年美国媒体首次披露这段丑闻时舆论哗然，塔斯基吉梅毒试验很快就被正式终止了。经过 40 年的时间，参与实验的患者中有 28 人直接死于梅毒，大约 129 人因梅毒并发症而死亡，40 人的妻子受到传染，19 名子女在出生时就染上梅毒。此后，悲剧还在不断上演。1997 年 5 月 16 日，时任美国总统克林顿代表美国政府，对塔斯基吉试验中的受害者及家属正式道歉。此时，距离试验开始已经过去了 65 年，仅有 8 名受试者幸存于世。这个塔斯基吉梅毒研究是过去不良医疗行为和在人体研究试验中极度地漠视人权的典型事件。

（3）磺胺酏剂事件　1937 年，美国田纳西州的马森吉尔药厂，未经有关政府部门批准，采用工业溶剂二甘醇代替酒精，生产出一种磺胺酏剂，名为抗链球菌奇药（strep elixir）的药物，用于治疗感染性疾病。该产品的标签标明磺胺原药粉与酒精混合，而实际上该药被溶解于一种有毒的抗凝剂 1,2-亚乙基二醇中。当年 9～10 月间美国南方发现大量患肾功能衰竭者与该公司生产的磺胺酏剂有关，共发现 358 名患者，死亡 107 人。FDA 认为磺胺酏剂生产商标签不实，因而从市场上撤销了该产品。如若不然，生产商则可继续合法销售该有害药物制剂，那么将会造成更多的人死亡。

（4）《联邦食品、药物和化妆品法案》（Federal Food，Drug & Cosmetic Act，1938）　1937 年，磺胺酏剂事件显示出 1906 年的《纯食品与药品法案》未能避免公众接触标签正确但有致命危害的药物的风险。为此美国国会立法通过了《联邦食品、药物和化妆品法案》。这项法案要求任何药物在上市前应有安全性的科学证据，进而开启了药品上市前须经过审批的体系。

（5）纳粹集中营试验（1939—1945）　第二次世界大战期间，在纳粹德国设在波兰的奥斯威辛集中营内，纳粹医生曾强迫数十万名犹太人参加非人道的残忍试验，受害者包括妇女与儿童，其中一些人甚至被活体解剖。结果造成数以万计的被试验者死亡，数以千计的被试验者遭到毁容或永久性残疾。20 世纪 40 年代早期，公众知道了这些人体试验并对纳粹医生的行为表示了极大的愤慨。之后这些纳粹医生在纽伦堡国际军事法庭被宣判有罪，而对他们的宣判被称为"医生审判"（1946）。这个"医生审判"出示了大量的有关人犯的证词和保存良好的实验记录。法官判处 23 位被告中的 16 位医生绞刑或终身监禁。

（6）危地马拉梅毒试验（1946—1948）　美国在 1946—1948 年间为检验青霉素治疗梅毒的效果，在参加者不知情的情况下在危地马拉进行了一系列人体试验。试验主要在危地马拉的监狱、一所精神病患收容所和一处军营进行，对象包括监狱内的囚犯、危地马拉军人、精神病患者等，通过让参与者与带有梅毒的娼妓发生性关系和直接将病毒接种在试验者手臂、脸或阴茎上等方式传播病毒。感染者还被鼓励将该病传染给其他人。试验者感染病毒后将使用青霉素进行治疗，从而了解青霉素治疗该病的效果。该试验中有 696 名感染者，其中约三分之一的感染者未得到有效治疗。

（7）《纽伦堡法案》（1947）　《纽伦堡法案》是第一个提出研究者应向临床研究的受试者提供知情书的文件。1946 年对纳粹医生的审判导致了保护人体研究受试者的《纽伦堡法案》的颁布。《纽伦堡法案》的主要精神包括：

① 临床试验的受试者自愿参加是绝对必需的前提条件。这意味着所有参与研究的受试者应当被详细地告知研究的内容，使他们能有充分的时间和机会考虑是否参加该研究。所有受试者必须了解研究的性质、周期、危害、不利性和目的。受试者有权利在试验中的任何时候退出所参与的试验。

② 试验应当以有利于社会福祉为目的，而不是随意或不必要的研究，并应当采取适当的保护措施，避免对受试者造成生理或心理上的伤害。

③ 试验应当在有科学依据的基础上进行，包括动物实验结果，并对疾病的性质有所了解。

④ 没有试验在预先相信会造成死亡或致残的情况下被允许进行。

⑤ 试验所涉及的风险决不能超过所要解决的医学人伦问题。

⑥ 试验只能由具备科学资历的人员来承担。

⑦ 试验过程中，负责的研究者必须准备随时终结试验的进行，如果他/她凭着良好的医学训练和技能有理由相信试验的继续进行有可能会伤及受试者的健康、福祉或生命的话。

《纽伦堡法案》后来被联合国人权宣言所采纳，并被融合进美国国立卫生院（NIH）在 1953 年制定的联邦政策中。

（8）美国国立卫生院第一部联邦政策（1953）　NIH 颁布了第一部美国联邦政策，要求在开始 NIH 的临床研究前，必须对临床研究项目进行独立审查。该法律对临床研究的受试者提供了保护。这一政策奠定了独立伦理审查委员会（简称伦理委员会）审查临床试验项目的基础。

（9）沙利度胺（thalidomide）悲剧（1950—1960）　又称反应停事件，20 世纪 50 年代早期该药被生产合成，中期在 300 人中进行了上市前研究，但并未发现毒性作用。之后，欧洲和加拿大等 51 个国家批准该药用于治疗妊娠妇女的晨吐症状。美国FDA 认为该药的人体安全性数据不足，因此当时未批准该药上市。据估计，原联邦德国、澳大利亚、加拿大、日本以及拉丁美洲、非洲的共 28 个国家，发现服用该药的妊娠妇女生出畸形新生胎儿 12000 余例（其中西欧就有 6000～8000 例，日本约有 1000 例），畸胎症状包括无肢、短肢、肢间有蹼、心脏畸形等先天性异常，呈海豹肢畸形等。该药在 1962 年被禁止在世界各地销售。公众对该事件的关注影响到美国国会。为此，1962 年 FDA 颁布了一项新法律，即《Kefauver-Harris 修正案》，对新药的批准制定了更严格的安全与疗效方面的要求。

（10）犹太慢性疾病医院研究（1963）　犹太慢性疾病医院给患有慢性疾病且身体衰弱的者注射肝癌细胞，以研究人体器官移植排斥过程。但患者被告知只是在接受皮试，有关试验的情况也只是口头被告知，知情同意书没有很好地被存档或签名。该事件的主要研究者后来被判刑，并被控以欺诈和非专业行为罪。

（11）FDA IND 制度的启动（1963）　由于磺胺酏剂和反应停事件，FDA 修正了相关药物审评制度。1963 年在这些修正案的基础上，进一步明确研究药物在开始人体试验前，必须有临床前的证据表明其进入人体试验时是安全的，并需要提供相关的资料供 FDA 审核批准，进而开启了研究新药（IND）申请监管制度。在 IND 下获得的资料信息可以成为之后新药申请（NDA）资料的组成部分。按照 IND 监管制度，如果申办方期望对主要的药物标签声称、服用剂量或途径、可能改变风险-受益比的任何已获批准的药物属性作出变更的话，也可以通过 IND 流程来进行新的研究，以收集数据支持这些变更。

（12）《赫尔辛基宣言》（1964）　1964 年，出席第 18 届医学世界大会的医生们起草了规范临床试验伦理和行为的《赫尔辛基宣言》。这一文件修正但仍然保留了《纽伦堡法案》的基本原则，即在临床试验中医生的第一职责就是要保护患者的生命和健康。该宣言围绕医学运用人体研究，提出了最著名的人体生物医学研究的国际管理规范，并提出了研究方案由独立伦理委员会批准、研究者应对受试者的医疗照顾负责和书面知情同意的理念。其中有关知情同意的原则主要包括：

① 受试者需要在清醒状态下同意；
② 受试者需要对试验有概括了解；
③ 试验目的是为将来寻求医疗方法；
④ 试验前须先有实验室或动物实验；
⑤ 由于为将来寻求方法，若试验对人体身心有伤害，需立即停止试验；
⑥ 要先拟好试验失败的补偿措施，才可能在合

法机关的监督下，再由具有资质的研究者进行试验。

作为指导医生进行人体临床试验的原则，该宣言与临床试验有关的基本精神包括：
① 研究应当建立在科学背景知识的基础上；
② 仔细评估风险和受益，只有在研究目的重要性大于病患承担的风险的前提下才能进行；
③ 对被研究人群有合理的研究可行性，并由受过训练的研究者进行；
④ 医生可以根据自己的判断来作出新的诊断/治疗措施是否对恢复健康有利；
⑤ 医生有义务对所发表的数据结果准确性负责；
⑥ 采用被批准的试验方案，受到独立伦理审查并由相应的专门委员会监督；
⑦ 试验方案应当强调伦理问题，并指出它符合本宣言；
⑧ 如果获得的信息表明原来的考量已不再令人满意，研究应当被终止；
⑨ 研究的信息应当公布于众；
⑩ 伦理运用应扩展到结果的公布和任何潜在的利益冲突的考量，科学利益绝不应当置于受试者福利之上；
⑪ 任何新的治疗方法都应当与最好的现行治疗方法进行比较，安慰剂只有在没有可行的治疗方法存在时方可适用；
⑫ 研究结束后受试者的利益应当是整个伦理评估的部分，包括他们对已被证明是最佳医护方法的使用权；
⑬ 在可能没有被证实的情况下，应当在所做的研究可能有效益的合理信念下进行研究。

虽然这个宣言贯穿于临床研究的每一步骤，但对它的争议一直未断。其中备受争议的一点就是即使在对照组，每位受试者都应被确保他们正在接受最好的诊断和治疗措施，但实际上虽然有一个可行的治疗方法存在，临床试验中还是会采用安慰剂或假性治疗组的方法招募受试者。《赫尔辛基宣言》在之后的许多年中先后被不断补充和修订过。

（13）《美国药物联邦管理法典》（1977）　虽然美国 FDA 颁布了一些针对临床试验的监管制度，但临床试验过程的不规范、临床试验方案及其结果分析缺乏科学性等问题依旧存在。为此，1974 年美国国会任命了一个国家委员会，以保护参加临床研究的受试者，FDA 在 1977 年又提出了临床试验质量管理规范和数据"完整性"的理念，并对申办方及监查员的角色和职责都予以了规范。这些都为之后 ICH-GCP 的建立奠定了基础。

（14）《贝尔蒙特（Belmont）报告》（1979）　这是一份在医学伦理领域中的重要历史性文件，1979

年 4 月 18 日由美国卫生、教育和福利部签署，提出了为保护参加生物医学和行为学研究的人体试验对象的道德原则和准则。由于该文件是在位于美国马里兰州 Elkridge 市 Smithsonian 研究所的贝尔蒙特会议中心起草，因而被称为《贝尔蒙特报告》。这份文件确立了所有人体研究中应遵循的尊重人、受益和公正三个基本伦理原则，即

① 尊重人的原则。把人看成独立自主的个体，尊重人的自主性，有权选择是否参加试验，对弱势群体要给予保护，如儿童、妊娠妇女和因犯等。

② 受益的原则。研究者要尽量减少受试者的伤害，让受试者或/和公众受益。

③ 公正的原则。公平待人，研究方案要使每个受试者承担的风险和受益得以公平地分配。

这些原则是当今独立伦理审查委员会（IRB/IEC）审批临床人体试验时必须参考的基本标准。

（15）美国联邦人体研究试验法律（1980）　根据《贝尔蒙特报告》所提出的原则，美国 FDA 把保护人体受试者在临床试验中的权益写进了联邦法律文件，以确保在美国进行的临床试验符合 GCP 的要求，所收集的数据可靠和准确，受试者的权利、安全和隐私都能得到保障。

（16）《国际医学科学组织理事会指南》（CIOMS，1982）　该理事会于 1982 年颁布了与人体受试者参加生物医学研究有关的国际伦理指南，其规定了在发展中国家进行这类研究和涉及文化差异时所应考虑的伦理标准。之后，该理事会还先后颁布了多项指导全球临床试验伦理和安全性监管管理规范的文件。

（17）欧洲 GCP 指南（1988）　1988 年英国药物工业协会公布了欧洲 GCP 指南，它是第一部被欧洲自觉接受的政策性指南。它要求在进行临床试验时必须遵从 GCP 原则。

（18）《保护医学研究受试者联邦法规》（1991）　1991 年美国联邦卫生与人类服务部与其他 15 个部和机构联合发表了修改后的《保护医学研究受试者联邦法规》。法规的主要内容为：

① 接受联邦政策资助或者指导的医学和行为学研究项目必须遵守这个法规。受试者在研究中承受的身体上、精神上、社会上和经济上的风险必须是最小的，并且风险应当与可预见的利益相关，研究的目的是增进人体健康，有益于受试者和社会。

② 研究人员必须为受试者提供保护措施。在选择受试者时应当公平、平等，考虑易受伤害人群的利益。在选择儿童、因犯、智力低下者以及经济条件差、受教育程度低的人作为受试者时，不应当让他们承担比健康、正常人更多的风险和危害。

③ 受试者在参加试验前必须清楚了解试验的目

的及风险并且自愿同意参加，不受任何利益驱使和压力。

④ IRB 的组成、审查标准及工作程序。

（19）人用药品注册技术要求国际协调会议（ICH）　作为世界制药工业与药品市场最发达的三个经济体，1990 年，欧共体、美国、日本的政府药品注册管理部门和制药行业协会，包括欧洲药品评价局（EMEA）、欧洲制药工业协会联合会（EPPIA）、日本卫生部（MHW）、日本制药工业协会（JPMA）、美国食品药品管理局（FDA）和美国药物研究和制造商协会（PHRMA），正式发起了人用药品注册技术要求国际协调会议（ICH）。1990 年，ICH 第一届会议在比利时的布鲁塞尔召开，此后每两年召开一届。ICH 的核心议题是进行药物研发和注册技术规范的国际协调，以统一标准，避免不必要的重复研发和验证实验，降低药物研发成本，提高注册审批效率，最终目的是实现 ICH 的口号："把优秀的药品尽快送到患者手中。"必须指出的是，ICH 成立之初，就明确提出"一切从患者利益出发"是 ICH 讨论和协商的基础，并把更快地为患者提供安全有效的药物作为决定技术文件的准则。因此，ICH 对各方药品质量监控和注册技术的协调不是简单的低层次的调和，而是统一在以安全、有效、质量可控的基础之上的代表当今国际最高制药工业水平的高水平协调标准。经过几十年的发展，ICH 系列技术指导文件已经在下列四个方面建立了高水平的国际药品质量和注册要求标准：

① 质量（Quality，包括稳定性、验证、杂质、规格等），文件以"Q"表示；

② 安全性（Safety，包括药理、毒理、药动学实验），文件以"S"表示；

③ 有效性（Efficacy，包括临床试验中的设计、研究报告、GCP 等），文件以"E"表示；

④ 综合学科（Multidisciplinary，包括术语、管理通信、系统应用等），文件以"M"表示。

ICH 成立以来，已经制定了很多注册技术规范性文件，其中 1996 年 5 月颁布的 ICHE6，得到了世界各国的广泛认可，代表了国际公认的临床试验操作规范标准。2016 年，ICH 发布了最新版的 ICHE6（R2），加入了关于依据风险的质量管理理念以及电子化数据管理的规范化操作要求的规定，反映了全球的药品注册法规新理念与技术革新的新趋势。有关 ICH 文件的详述可以参见 4.1.3 节。

（20）世界卫生组织（WHO）GCP 指导原则（1995）　世界卫生组织的对规范药物产品临床试验所颁布的《生物医学研究国际伦理指导原则》应作为全球性的有关人体受试者参与生物医学科学研究的行为标准。来自不同国家的 150 多位代表（包括中国代

表）审核并共同签署了这份指导原则。这些原则不仅规范研究者行为，还对伦理委员会、药物公司、其他研究申办方及其药政管理部门提出了相应要求。这一指导原则要求在进行临床试验时，应当将科学和伦理学结合在一起并贯穿于整个研究中，对研究所做的有效观察和发现都应合理地记录在案。这样不仅可以满足研究各方的利益，还可保护受试者的权益和安全，并确保临床研究有利于促进公共健康的发展。这一指导原则适用于药品上市前和上市后的各个发展阶段，也可以作为生物医学研究的总体规范。

（21）ICH 指南（ICH-GCP，1996） ICH-GCP 指南是国际社会普遍遵循的临床试验质量管理规范的基石，其目的在于对设计、实施、记录和报告涉及人体参加的临床试验的国际伦理和科学质量提出全球的统一标准规范，以促进各国相互间接受临床研究的结果。这一指南的主要原则包括：

① 保护临床试验中作为受试者的人类权利，即受试者的安全性、知情权、自愿参与权、不参与权、隐私保护权、随时退出权等；

② 提出要有临床试验的科学依据，为新药研发提供安全性和有效性保障，并保护公众免受虚假或欺诈性的药物安全性和有效性的宣传；

③ 建立应当如何进行研究药物有效性和安全性评价的明确标准，这些数据的准确性应当有充足的原文件得以查证，使临床试验数据的质量、科学性和结果的真实可靠性都同时得到保障；

④ 规范临床试验参与各方的角色和职责，如申办方、临床研究者、伦理委员会、临床研究监查员（CRA）和药政监管部门等。

2016 年，在经历了 20 年的实践和时代变迁之后，特别是电子临床系统的普遍应用，依据风险的临床试验中心化监查模式的发展趋势，ICH 颁布了 GCP 修正版，使之更加顺应当前临床试验现实世界的规范和国际监管趋势，继续确保受试者的安全和权益不会受到损害，试验结果更加可靠。

（22）《临床研究数据保护和人类数据隐私法则》（1996） 又称《健康保险携带和责任法案》（HIPPA）。1996 年由美国签署批准的 HIPPA 在国际上已经逐步成为医疗信息安全与隐私保护，即保护患者个人医学记录隐私性的标准规范。之后，这个法则又经过了若干次修改。医疗保健信息系统的广泛应用，不可避免地要在不同的系统之间进行数据的共享和交换。在该法案的相关标准中，有关医疗信息隐私和安全的条例是两个极其重要的组成部分。在临床试验中任何形式的涉及个人健康或医疗记录信息（又称保护健康信息，PHI）的存储、维护和传输，无论以何种媒介存储，如纸质、电子或口头等，都必须严格遵循 HIPPA 的规定（参见 4.1.1.3）。按照这一法则，需

要制定数据隐私保护的行为指南，其中应明确涉及数据采集、目的、使用、质量、公开性、参与各方及其相关责任性，规范数据使用目的细则、用途限制和公开性范畴。

（23）国际临床数据交换标准协会（CDISC，1997） 国际临床数据交换标准协会于 1997 年开始一直在试图发展和支持全球化的独立数据标准平台，使得全球电子信息系统能相互兼容以改善医药研究和卫生保健相关领域的药政监管和交流。如今，CDISC 已经在国际临床研究数据标准化方面起着主导性的作用，它已经成为 ICH 指南下的全球临床研究模式的标准。目前，它的成员涉及的领域有医药工业、学术研究领域、医疗器械行业、生物制药领域和信息技术产业等。欧美和日本明确表示只有药政申请数据都必须符合 CDISC 标准方可受理（参见 4.1.4 节）。

（24）《欧盟临床试验指导》（2001） 欧盟临床试验指导的主要目的是统一和协调欧盟的监督医药临床试验的管理规定和批准程序，为欧盟按照 GCP 进行人体临床试验提供法律性框架性文件，并使受试者的需求和权利在临床研究中都得到充分的保护（参见表 30.16）。

（25）ICH 通用技术文件（CTD，2002） 通用技术文件是 ICH 为统一世界各国药监审批程序和文件所作出的国际新药申请标准化努力的结果，为药政电子申报的文件标准格式要求打下了基础。为此，ICH 专门颁布了 M4 和 M8 作为 CTD 和 eCTD 的全球指导原则。从 2003 年 7 月起，这个通用技术文件已成为欧洲、日本、美国和加拿大药政部门要求必须采用的药政申报文件模式。目前，它已成为全球临床试验新药申请内容格式的标准模板（参见 30.1 节）。

（26）电子记录和电子签名（2003） 这是美国 FDA 建立的用于电子临床系统文件记录和签名的规范要求。对于电子记录而言，要求做到有时间标记的稽查痕迹，能独立记录操作行为，数据和系统操作行为有监控和逻辑核查痕迹。对于所有电子记录的签名而言，要确保电子数据记录及其签名的完整、有效和诚信，并与相应的文件信息有紧密的关联性，存储时会生成相应的记录文件，必要时可供检查和复制。所有这些电子记录和电子签名标准应当以书面标准操作规程（SOP）的方式予以监管（参见 4.3.2 节）。这个规范要求已经成为全球普遍遵循的电子临床系统标准管理模式。

（27）临床研究中的计算机化系统目前的质量和数据完整性概念（2011） 与 20 世纪 90 年代发布 GCP 的环境相比，计算机技术已经极为深刻地影响了人们所生活的世界，其中计算机化系统和电子数据管理在临床研究领域中的运用发展尤为迅猛。这种运用直接与患者安全性有关的临床数据的质量、完整性

和可靠性有密切的关系。这个文件的起草和颁布就是为规范计算机化系统在临床研究中运用的要求和标准作出努力。这个文件概述了临床研究中运用的计算机化系统设计、测试、运营和退役的良好临床规范标准，也为指导临床研究中的计算机化系统的验证程序，对计算机化系统的可靠性验证、安全性保障和可靠性依据提出了标准（参见4.3节）。同时，这个文件提出了计算机化系统应用在受试者伦理实践和数据隐私与安全性时应关注的要点，以及计算机化系统对数据验证、真实可靠性的检验标准，并明确指出数据质量和真实完整性标准ALCOA＋原则在临床试验实践中应作为监管要求予以实施（参见4.2节）。

（28）《欧盟药物警戒指南》（2012）　欧盟于2012年颁布的药物警戒指南是在国际医学科学组织委员会（CIOMS）的工作框架下建立的，并遵循WHO和ICH对药物警戒的统一协调指导，在国际上是第一个药政监管部门为落实药物警戒管理而颁布的监管性文件，其对于临床试验中和药物批准上市后的安全性监督管理，以及安全性信号监测、评价、理解和预防的科学与活动有积极的指导意义（参见21.1.3节）。

（29）《基于风险的临床监查监管指南》（2013）FDA颁布的《基于风险的临床监查监管指南》是基于电子化系统普遍运用于临床试验的数据管理之中而制定，其对于传统临床试验监查方式的改变具有深远影响。按照这个监查原则，现代临床试验监查将由过去单一的监查员在研究机构的现场监查活动变为双重监查模式，即

① 中心监查。中心监查是申办方人员或代表（如数据管理人员、统计师或临床监查员）不在临床研究机构现场，而是根据临床试验进展和绩效远程评价临床试验数据质量和程序风险程度。

② 现场监查。在远程评价的基础上，申办方选择性地选择重点监查目标，通过现场监查活动进一步评价临床研究的关键数据和程序质量及其可靠性，并评价主要风险及其可能存在的研究机构非GCP依从性的行为。

FDA的《基于风险的临床监查监管指南》改变了临床试验质量风险管理的方法，反映了电子技术发展所带来的临床试验管理流程的简化和变革。通过制定详尽的监查计划，包括各种监查方法的运用和关键指标数据的监督管理，能更有的放矢地监督受试者的安全性和进行试验质量的管理，有助于应用生物统计评价方法来建立风险监查策略和减缓风险方法，以及提高监查效率和更合理地分配监查资源（参见4.1.3节）。欧盟和日本药政部门也先后颁布了基于风险的监查指南。

（30）《临床试验主文档指导原则》（2013）　欧盟药政监管部门在全球率先建立临床试验主文档（TMF）监管的专属性指南，用于支持和满足药政规范和GCP要求的中心文档管理的标准规范。临床试验中无论药物公司或研究机构都需要存储各种形式的文件资料，其文件格式和内容存在着极大的变异和不一致性。这给临床试验程序化管理和后期的监管审评标准化规程造成困难。要使得临床试验的行为和所产生的数据质量的评价成为可能，规范化的文档管理能显示研究者和申办方都已经遵循良好临床规范的原则和指导方针，及其相关要求，并为申办方的独立稽查员和药政监管部门的检查提供依据（参见3.1节）。目前，许多国家临床试验文件记录程序以欧盟的TMF指南为标准，建立了临床药政稽查文件记录的基本要求目录。

（31）美国《21世纪治愈法案》（2016）　这个法案对推动未来10年或更长时间内生物医学创新研发、疾病治疗及大健康领域发展有着积极的指导作用。此外，这个法案也向生物制药企业发出了明确信号，即药政监管部门（如FDA）对真实世界的数据感兴趣，且支持在合适情况下使用真实世界数据（参见6.6节），进而为真实世界的临床研究法规和应用打下了基础。这个法案鼓励FDA药品审评制度改革，如扩大生物标记物的应用等，将患者意见和建议更多地纳入药品审评决定中，准许具有重大创新的医疗器械产品纳入FDA加快审评通道（参见表30.28），并将罕见病的新适应证独占期延长6个月等。

（32）中国成为ICH成员国（2017）　中国正式成为ICH的成员国，使得中国药品监管体系真正融入国际社会认可的监管体系中。

（33）FDA颁布《临床试验母方案设计指南》（2018）　随着生物科学研究的日新月异，特别是生物标志物的不断开拓，抗肿瘤等药物的试验设计也日趋复杂。适应性临床试验和无缝连接试验设计正逐步成为临床试验设计和实施的新宠。主方案指南的出台使得科学地设计一个临床试验去验证单一药物治疗多种肿瘤，或多种治疗药物治疗单一靶点肿瘤等成为可能（参见6.3.4节）。同时，主方案设计指南也为根据Ⅱ期剂量探索（RP2D）推荐Ⅲ期试验剂量提供了药政基础。此外，这一指南还概述了在进行主方案试验项目时应注意的临床运营要素，如生物标志物的协调开发和统计分析考虑等。

1.1.3　GCP原则要点

ICH-GCP在《赫尔辛基宣言》的基础上予以了扩展，使其具有更广泛的代表性和临床试验的适用性。表1.1比较了二者之间的细微差异。

表1.1　《赫尔辛基宣言》与ICH-GCP比较

《赫尔辛基宣言》	ICH-GCP
伦理原则强调伦理性和科学性	伦理原则侧重伦理学、科学性，以及设计、实施、分析、报告、记录临床试验的运营合规性

续表

《赫尔辛基宣言》	ICH-GCP
着重于医生参加的医学研究	适用于参加临床研究的申办方、研究者和伦理委员会
代表性：国际医学协会负责	代表性：工业界、监管部门、公共卫生代表
指导性：广泛推荐的指南	指南性文件，但已被多国采纳后变成法规

ICH-GCP 的目的就在于为涉及人类参与的临床试验设计、实施、记录和报告建立全球统一标准。GCP 由 8 个部分所组成，即 ICH-GCP 原则、伦理委员会、研究者、申办方、临床试验方案和方案修正案、研究者手册、临床试验的基本文档要求和术语解释。每一部分都对各个角色和职责有明确的定义和描述，对试验方案和研究者手册所含内容有清晰的定义。其宗旨就是要求运用质量体系来确保临床试验程序达到一致性、可靠性和合规性。遵循 GCP 原则可以使受试者得到良好保护，试验设计、操作和结果具有良好的科学性、缜密性和可信性，并可获得各国药政部门的接受和认可。反之，则会使受试者得不到保护而处于风险之中，所得到的数据结果缺乏可信性，并导致药政部门对试验结果和新药上市申请的否决。临床试验需要团队的共同努力并遵循 GCP。所以，GCP 的每一项原则都不是单一方的责任，所涉各方与每项原则目标都相关。有关 ICH-GCP 的主要原则归纳如下：

（1）伦理原则

• 原则 1：涉及人体的临床试验应当按照基于《赫尔辛基宣言》的基本伦理原则进行，并遵循 GCP 和药政法规。基本的伦理原则包括对人的尊重、医德效益和公正。这有助于所有受试者都被视为具有独立人格的个体，而不会出现在临床试验中被选择性治疗或对待。同样，弱势群体保护得以实现，如儿童、妊娠妇女、老人、囚犯、精神病患者、智力障碍者、贫穷或教育程度不高的人等。这一原则不仅要求申办方要有科学合理的试验设计和对试验程序监督，伦理委员会要用伦理的标准审视和监督临床试验的进行，研究者也要保护受试者的权利和安全性，并用自己的医学技能和对伦理的尊重参与临床试验。

• 原则 2：临床试验开始前，需要对效益和风险或不适作出评估，任何可预见的效益都应当与人体受试者和社会的效益相权衡。只有在可预见的效益优于风险时才能启动和继续临床试验。这意味着对试验药物及其试验程序要有一个全面科学的了解，包括做过的检测、动物实验结果和过去的人体经验，使试验项目的风险-受益比的评估成为可能。任何可能造成伤害的风险，如心理、生理、社会、法律或经济层面等，都不应当被忽视。此外，临床试验开始前，申办

方、研究者和伦理委员会都需要对试验方案进行认真细致的评估。在试验进行期间，申办方、研究者和伦理委员会等需要密切关注和监督受试者的安全性。特别是研究者需要根据自己坚定的专业信念、高超的专业技能和精准的医学判断，有合理的理由认为试验的继续进行也许不利于受试者的安全，使受试者可能受到伤害、生命威胁或死亡的情况下，随时准备终止试验。

• 原则 3：虽然应当考虑试验结果有益于科学和社会，但最优先需要考虑应当与受试者的权利、安全和健康有关。这意味着相对于比较可预见的效益而言，每一项涉及人体的医学研究项目都应当优先仔细考量可预见的风险和不良因素。

（2）科学原则

• 原则 4：试验产品或程序的批准和临床试验的开展应当有充分的科学和合理的非临床和临床信息的支持。这意味着人体临床试验的开展必须建立在真实可靠的前期动物、药理、毒理和其他药物相关研究的基础之上，而这些研究不应当是随机或任意进行的，都应当有系统的、科学的和合理的设计、程序操作、数据收集、分析管理和记录，以确保结果的可靠性。同样，不能产生科学、可靠结果的人体临床试验亦不准许开展。

• 原则 5：临床试验应当具有充分的科学依据，并应清楚和详尽地描述在试验方案中。这意味着试验方案应当设计精良，书写清晰，符合伦理和医学实践的要求。试验方案的撰写也应当有相应的规范要求，按照科学的流程和模板，由专业人员完成。

（3）责任原则

• 原则 6：临床试验应当按照试验方案要求进行，并在实施前收到伦理委员会批准。这意味着所有的临床试验项目都应当准确地按照批准的试验方案进行。伦理委员会在试验启动前需要对方案的科学性和伦理性作出判断。申办方需要针对方案的实施制定严格的操作规程并监督其执行。研究者有责任监督所有临床试验人员的行为并遵循试验方案的要求完成试验程序。监查员有责任监查所有试验步骤和数据与方案的一致性。一旦出现不合规和非依从方案的行为，必须立即采取措施予以修正，以确保试验过程和结果的有效性。

• 原则 7：有资质的医生和参与临床试验的医护人员始终应当对受试者的医疗护理负责，并从受试者的利益出发作出医疗决策。这意味着参与临床试验项目的医生的专业知识和技能应当与试验方案和试验药物的治疗领域相匹配，支持和辅助研究者的试验项目成员也需要有一定的医药背景知识和技能来完成试验方案及其试验药物所要求的医学诊疗程序，受试者应当在具有一定医疗保障的环境中受到有资质的医护人员的诊疗、医护和监督。这一原则能确保受试者在临

床试验中出现生理或心理等医药问题时能及时得到合适的符合医药护理标准规范的治疗和看护，使受试者的安全性和权益能得到真正的保障。这一原则强调的是医疗责任人的权威性，并能对出现医药问题时作出的医药决定负责。

• 原则8：每一位参与临床试验的人员都应当具备与其所担任的职责相匹配的学历、培训和经验，并有能力胜任目前的职责。这意味着参与临床试验项目的其他团队辅助成员也需要经过挑选和培训，他们需要有一定的专业知识、技能和接受过相应的培训。申办方对参与试验项目的人员，包括外包服务商，研究者对研究机构试验项目成员都有责任保证他们的角色和职责的匹配性，以及对承担的项目程序结果质量与可信性负责。包括研究者在内的所有试验项目成员对GCP和试验方案亦需要经过培训，这对于保证试验过程和结果的可信性，以及保护受试者的安全性与权益十分重要。

（4）知情同意原则

• 原则9：在参与临床试验前，按照国家文化和要求，每位受试者都应当在无干预的情况下完成知情同意程序。当受试者有智力或身体缺陷时，知情同意应当获得法律监护者或代表认可。这意味着在获得知情同意书签署前，没有任何一位受试者应当受到临床试验项目的科学或医学检查。自由意志下的知情同意由3个要素组成，即信息、理解力和自愿。这只有通过耐心解释和反复宣讲，回答受试者的每一个问题，确保受试者理解试验项目的每一个程序和应该担负的责任，受试者被给予充分的时间来理解和考虑，并在没有任何干扰的情况下做出决定来实现。这个原则有助于受试者不会受到来自于研究者或他人的胁迫和影响，包括操纵他人的意志和选择，威胁不予提供其他医疗措施等，以避免不当压力下做出选择。

（5）数据质量和可信性原则

• 原则10：所有临床试验信息都应当以能准确报告、解析和核对的方式予以记录、加工和存储。这个原则适用于任何媒介支持的临床试验项目的开展。这意味着临床试验在数据收集、处理和记录保存方面应当建立严格的管理规程。对数据的解析、分析和报告应当建立在真实和可靠的基础之上。科学的方法和手段对数据结果进行分析，试验数据链的完整性、数据及其数据系统得到可靠的验证，试验数据和数据文档的完整性管理对于实现这一原则都至关重要。

• 原则11：能鉴别受试者的记录应当按照相关药政要求和隐私与保密原则受到保护。这意味着无论是申办方还是研究者都应当建立适当的数据及其数据文件的监控程序，以保护受试者的隐私性、文档的安全性与保密性。对于这一原则需要以知情同意的形式告知受试者，使他们了解临床试验的数据及其数据记录受到隐私性的保护，但在不违背安全和保密原则

下，相关试验数据及其数据记录在隐去受试者个人识别标识后，出于研究目的的需要可能会向监查员、稽查员和监管部门披露，而这种披露会受到权限监控的管理。这对于保护人类受试者的生命、健康、隐私和尊严十分必要。

（6）试验用药物原则

• 原则12：试验药物应当按照《药品生产质量管理规范》（GMP）予以生产、加工和存储，并应当按照所批准的试验方案予以使用。这意味着试验药物应当按照产品和生产的质量标准予以生产和监控，这对于确保临床试验用的药物批次之间的一致性，与未来商用药物质量之间的一致性而保障试验结果的可靠性十分必要。此外，试验药物还应当按照临床试验方案和监管的要求进行专属包装和标签，在转运、发送和存储试验药物时亦需要按照试验方案的要求和监管标准予以管理，受试者的服药依从性需要予以监督。这样可以使临床试验有效性和安全性结果与未来相应市售药物的相关性得到保证，并降低受试者使用不良质量药物的风险。

（7）质量控制和质量保证原则

• 原则13：应当建立并实施能使临床试验各个方面质量都得到保障的程序体系，以确保受试者的保护和试验数据的可靠。这意味着临床试验必须在可以监控的规程下进行，确保试验行为、数据和记录的质量、可靠性和合规性。这一原则可以通过建立和实施界定角色及其职责的标准操作规程（SOP），明确需要记录和维护数据及其数据记录和文件，确立开展试验相关活动所需的方法和程序标准来实现。这一原则对于保障试验数据及其记录的质量和真实完整性、试验结果的可靠性必不可少，有助于监管部门对试验结果的接受和药物上市申请的批准。

1.1.4 临床试验相关人员和部门的GCP职责

ICH-GCP对进行临床试验的相关人员的角色和职责有着明确的定义。在临床试验中，确保人体受试者受到保护和试验结果可信性应成为GCP质量管理体系的重点。ICH-GCP所提出的临床试验质量和数据可信性标准适合于所有介质类型（如纸质、电子或混合型）的临床试验。本节将从GCP的角度，对申办方、监查员、研究者和独立伦理审查委员会的角色及其职责给予概述。

1.1.4.1 申办方

申办方是指负责发起、管理和资助某一临床试验的个人、公司、研究所或组织。按照ICH-GCP的要求，申办方是临床试验质量的最终责任人，其临床试验所涉项目的某些环节任务的职责（accountability）可以转包给他人或第三方执行，如合同研究组织（CRO）或研究机构的研究者，但监督管理责任

（responsibility）不能转包。从 GCP 的角度来看，申办方的责任主要包括：

（1）临床试验的质量保证和控制　申办方应当建立一个标准操作规程体系来执行和维护临床试验全生命周期的质量保证和质量控制，包括但不限于受试者的保护、设计科学的临床试验方案、试验过程的所有活动、试验设计、工具和数据收集和处理程序、临床试验决策和必须收集的信息等。当把临床试验项目外包给 CRO 时，应当明确各自的职责范围。虽然申办方是最终质量的责任人，但 CRO 也必须建立相应的质量管理体系，确实按照申办方的质量要求管理和监督临床试验。需要注意的是用于确保和控制试验质量的方法应与试验固有的风险和所收集信息的重要性相称。如果发现显著影响或可能显著影响人类受试者保护或试验结果可信性的不合规情况，申办方应进行根源分析并采取适当的纠正和预防措施。

（2）基于风险的试验管理规程　质量管理体系的建立应当采用基于风险的监查管理方法，预设相应风险评估规程和应对措施，如防范和降低策略。申办方有责任确定核心和关键试验流程和数据的风险，建立其风险标识阈，并贯彻在系统级别（如标准操作程序、计算机化系统和人员）和临床试验级别（如试验设计、数据收集和知情同意程序）的设计和管理中。对于风险监控管理，申办方需要建立以下监控流程：

① 风险识别。申办方应该确定关键试验流程和数据的风险。在方案制定过程中，申办方应确定那些对确保人体受试者保护和试验结果可靠性至关重要的过程和数据。在系统级别和临床试验级别中应考虑有哪些风险可能存在和发生。

② 风险评估。首先需要关注：a. 发生错误的可能性；b. 这种问题或风险在多大程度上可以被察觉；c. 这些问题、风险或由此导致的错误对人体保护和试验结果可信性的影响。

③ 风险控制。需要明确减少哪些风险和/或接受哪些风险。用于将风险降低至可接受水平的方法应该与风险的重要性成比例。减少风险活动可纳入协议设计和实施、监测计划、确定角色和责任的各方之间的协议，确保遵守标准操作程序的系统性保障措施以及流程和程序方面的培训。此外，还应考虑到变量的医疗和统计特征以及试验的统计设计，建立预定的质量容限，以确定可能影响试验结果安全性或可靠性的系统性问题。若检测偏离预定义质量容限的偏差时应立即进行评估以确定是否需要采取措施。

④ 风险监督。需要建立定期审查风险控制措施的机制，以确定实施的质量管理活动是否保持有效和遵循相关的管理制度，同时考虑新出现的知识和经验对后续风险管理的作用和意义。

⑤ 风险沟通。任何质量管理活动都需要记录留痕。申办方应将质量管理活动传达给参与或受此类活动影响的人员，以促进风险评估和临床试验期间的持续改进。

⑥ 风险报告。需要定期或针对试验中实施的具体质量管理方法做出书面总结，必要时明确根据预设的质量容限对重要偏差所采取的纠偏防偏措施，并反映在临床研究报告中。

（3）临床试验设计和管理　申办方应侧重于确保人类受试者保护和试验结果可靠性的试验活动。质量管理包括设计科学和可执行的临床试验方案、工具和数据收集及处理程序，以及收集决策所必需的信息。申办方有责任监督临床试验各个阶段的进行，包括但不限于试验方案设计、病例报告表设计、数据管理计划和统计分析计划及其实施，试验报告的完成也应由专业人员承担。在方案制定过程中，申办方应明确那些对人体受试者保护和试验结果可信性至关重要的过程和数据。申办方应当对受试者采用明确的识别代码，便于每一位受试者的数据可以被核实。如果申办方或临床试验数据所有者打算将临床试验数据作为申请新药的依据，或者所进行试验药物已在当地被批准，那么他们应当按照所在国的法规要求，保留所有相关的原始文件。

（4）试验过程的监查和管理　申办方应制定系统的、优先的、基于风险的方法来监查临床试验。其监查范围和性质的灵活性旨在允许各种方法提高监查的有效性和效率。监查方式可以选择现场监查、现场监查和中心化监查相结合，集中监查，或在合理的情况下进行中心化监查。所选监查策略的基本原理应包括在监查计划中。现场监查在正在进行临床试验的地点进行。集中监查是对累积数据进行定期或及时远程评估，并由符合资质标准且受过培训的人员提供支持，例如数据管理员、生物统计学家等。中心化监查流程提供了额外的监控功能，可以补充和减少现场监控的范围和/或频率，并帮助区分可靠数据和潜在不可靠数据。从中心化监控累积数据的统计分析可用于：

① 识别缺失数据、不一致数据、数据异常值、意外缺乏变异性和协议偏差；

② 检查数据趋势，例如数据库内部和数据库之间数据的范围、一致性和可变性；

③ 评估一个地点或跨地点数据收集和报告中的系统或重大差错，或潜在的数据操纵或数据完整性问题；

④ 分析数据库或网络特征和性能指标；

⑤ 选择用于现场监查的场所和/或过程的目标数据或记录。

（5）试验管理、数据处理与记录保存　申办方应当建立与试验管理和数据管理相关的质量管理体系，明确定义、规定和分配所涉各方角色应承担的责任，包括试验财务协议和试验保险等。在各类管理计划基础上落实和监督计划的实施。申办方应确保试验的各个方面在操作上可行，并应避免不必要的复杂性，程序和数据收集方案、病例报告表格和其他操作文件应该清晰、简洁并且一致。对于试验数据及其记录的监查、数据处理和核查、数据分析和报告应按照质量管理规范的要求完成。必要时可以成立数据安全监督委员会（DSMB）来监督试验的进展，包括安全性数据和关键有效性数据的终点。数据安全监督委员会也应当有质量管理规程予以管理。如果涉及电子临床系统管理试验数据及其数据记录，申办方有责任完成系统的验证，确保系统处理的数据的完整、准确、可靠和一致性，以及系统本身功能符合监管要求。当出现试验不依从问题时，应当及时分析原因，采取适当的纠正和预防措施。需要注意的是申办方应确保研究者控制并能持续登录向申办方报告的病例报告表（CRF）数据系统，任何申办方不应对其中的试验数据拥有排他性的控制权。

（6）电子临床系统的监督管理　申办方有责任确保采用的任何电子临床系统符合系统验证的药政标准和要求，并建立质量管理体系（包括SOP）以确保电子临床系统满足ALCOA原则，确保数据的完整性，包括描述背景、内容和结构的任何数据。在对计算机化系统进行更改时，这一点尤其重要，例如软件升级或数据迁移。建立的SOP应涵盖系统设置、安装和使用，以及描述系统验证和功能测试、数据收集和处理、系统维护、系统安全措施、变更控制、数据备份、恢复/应急计划和退役等。申办方、研究人员和其他利益相关者在使用电子临床系统方面的责任应当明确，并且应向用户提供使用培训。申办方还应根据药政监管要求及其预设管理方法来验证电子临床系统的风险评估，即系统的预期用途和系统对人类受试者保护以及试验结果的可信性的潜在影响。

（7）试验信息的提供　临床试验项目启动前，申办方应当有足够的非临床信息资料和/或临床研究安全性与有效性证据来支持临床试验项目的开展。当有重要的新的信息资料时，有责任及时更新研究者手册供研究者和试验团队人员学习。当试验项目出现暂停、提前终止或完成时，应当及时通报伦理委员会并说明缘由。试验完成时需要将临床试验报告提供给监管部门。

（8）试验文档的管理　申办方有责任建立和实施临床试验文档管理系统，保存其试验基本文件的位置记录，包括源文件。电子文档系统需要满足药政监管标准和要求。在使用和归档过程中使用的存储系统（不论所用介质的类型如何）应提供文件识别、版本历史记录、搜索和检索。当使用复制副本替换原始文档（如源文档、CRF）时，复制副本应满足核证副本的要求。

（9）研究者选择　申办方必须保证参加临床试验的研究者都具备从事临床试验的资质，并且具有能完成申办方的试验所必备的资源。同时，申办方应当向研究者提供试验方案和研究者手册，以便研究者有足够时间对将承接的项目作出评估。此外，申办方还应获得研究者的承允：①按照GCP、计划书和药政法规要求进行临床试验；②遵守不良反应报告程序；③保留所有的基本原文件，直到被申办方告知这些文件不再需要；④确保可以直接接触所有试验研究机构、原始数据/文件和报告。

（10）安全性评价和药物不良反应报告　申办方需要担负药物警戒的职责，不仅要建立药物警戒的标准操作规程，还应负责对所研究药物不断地进行安全性评估，并及时向参加临床试验的研究者、独立伦理审查委员会和药政部门通报该研究药物的严重和未预料的不良反应报告，按照监管要求递交安全性更新或定期报告。

（11）独立伦理审查委员会的审批确认　申办方应确保参与研究的研究者或研究机构在开始临床试验项目前已获得独立伦理审查委员会的书面批准。此外，任何修正的临床试验计划书、需要提供给受试者的书面知情书以及任何其他书面材料或程序都应获得独立伦理审查委员会的书面批准。

（12）生产、包装、标签和编码临床试验药物　申办方只向被独立伦理审查委员会和药政部门批准的研究者或研究机构提供临床试验药物，并保证足够的试验用药物供应量和在整个临床试验期间的稳定性。申办方应确保试验药物，包括有效的对照药物或安慰剂的生产符合药品生产质量管理规范（GMP）的要求，药物的编码和包装符合临床试验盲法的要求和相应的药政规范。申办方还应确认临床试验所用药物的储藏、运输、发放、接收、从受试者处的回收，或研究机构退还给申办方或其他处置方法都满足试验方案、GCP和监管规定的要求。

（13）临床试验的监查和稽查　申办方应制定适合相关临床试验项目的人体受试者保护和监控数据完整性风险的监查计划和/或稽查计划。这些计划应描述监查策略、所有相关方的监查责任、使用的各种监查方法以及采取的基本原理，并强调核心或关键数据和流程的监控要点，特别是涉及那些不是常规临床实践并需要额外培训的方面，以确保受试者的权利和福祉未受侵害，确保所递交的试验数据准确性和完整性，以及完成数据的源文件核对，并保证试验的确按照所批准的计划方案和相应的法规要求在进行。制定监查或稽查计划时应参考适用的政策和SOP，特别要考虑试验特定的受试者保护和数据完整性的风险及其监查策略和监查责任。在需要试验任务外包的情况下，申办方应确保并监督所涉各方都遵循任何与试验有关的职责和职能开展工作，包括由申办方签约的CRO分包给另一方的试验相关职责和职能。

1.1.4.2　研究者

研究者是指负责具体执行临床试验项目和保护试验受试者的权利、健康和福祉的有资质的医事人员。研究者对所做的与试验相关的医学决定负责。研究者对被独立伦理审查委员会和药政部门批准的临床试验在研究机构按照试验方案和GCP进行负责。如果某一临床试验是由临床研究机构的小组成员集体完成，这个小组的负责人则被视为研究者。按照GCP的要求，研究者的职责包括：

(1) 研究者资质　应当具有承担和实施临床试验项目的资质和医学专业知识与技能，了解和遵循GCP与监管要求，愿意督导临床试验项目的研究机构团队成员并承担相应责任，建立和带头执行临床试验的质量管理规程，并接受和配合申办方的监查与稽查，以及监管部门的药政检查。

(2) 试验职责的监督　研究者有责任监督参与临床试验的授权研究团队人员在试验过程中履行与试验有关的职责和职能，并确保相关人员有资格履行这些与试验有关的职责和职能，并按照SOP和方案要求执行程序，确保所执行的试验相关职责和职能的质量以及所产生的任何数据的可信性。研究者负责领导和监督研究人员在试验场所进行与试验有关的职责和职能的任何个人或一方。

(3) 确保适当的资源　研究者应当：①有能力在规定的招募期限内招募到符合试验要求的一定数量的受试者；②有充裕的时间履行和完成临床试验项目；③在试验项目进行期间，有足够的有资质的（也有充裕的时间）工作人员和相应的设备，以便及时和顺利地完成试验项目；④确保所有参与试验项目的研究机构团队人员在试验方案、试验用药物和他们在试验项目中的职责及功能方面受到充分的培训，并能遵照执行。

(4) 理解试验用药物的性质及其管理　研究者应当对临床试验方案、研究者手册或产品信息介绍中药物性质的描述有所熟悉从而理解试验药物的用途。对试验药物的不良反应、剂型、作用机制、供应办法、试验药物的稳定性、储存条件、制备和/或服用要求也要加以熟悉并遵循试验方案要求执行。研究者要确保试验用药物的使用按照试验方案的要求执行，并担负起整个试验期间试验药物的分发、回收和使用计数的职责。研究者或其指定的研究机构试验团队成员也要求向受试者解释试验药物的服用或使用方法，并适时监查受试者服药的依从性。

(5) 遵循临床试验方案和GCP　研究者应当遵循GCP和当地的法规要求，严格按照伦理委员会批准的临床试验方案完成试验项目。遵循批准的试验方案开展临床试验的承诺可以通过合约或签署同意方案声明的形式来确认。试验过程中，研究者不应偏离或擅自改变批准的试验方案的规定来完成临床试验项目，除非必须立即采取措施排除对受试者有害的状况。研究者及其相关人员对临床试验方案书的任何行为都应记录存档，并及时报告给伦理委员会和申办方。

(6) 试验质量和数据可信性　研究者/研究机构应维护管理足够准确的源文件和试验记录，包括对每位受试者的所有相关医疗记录。所产生的源数据应该符合ALCOA原则，即可溯源性、清晰性、同时性、原始性、准确和完整性。即使源数据发生更改，也应当确保更改的源数据的可溯源性，不应掩盖原始条目，即维护好数据的稽查轨迹。必要时，需要对记录或更改予以说明。当需要复制副本替换原始文档时，复制副本应满足核证副本的要求。研究者/研究机构应该能够控制研究者/研究机构在试验之前、试验期间和试验之后生成的所有重要文件和记录。

(7) 试验文档管理　保证研究机构试验文档的真实完整性，源文件记录和报告的及时性和可靠性，与病例报告记录的一致性、清晰性和准确性等也是研究者的职责所在。研究者/研究机构对试验期间和试验之后生成的所有重要试验文件和记录应当进行绝对的监控管理。对于临床试验中产生的基本文件，研究者/机构不仅要行使维护和管理的责任，还应建立和维护好其基本文件的位置记录，包括源文件。在文件流通使用和归档过程中采用的存储系统，不论所用介质的类型如何，都应建立文件识别、版本历史记录、搜索和检索的质量管理体系。

(8) 受试者医疗保健职责　研究者需要担负与临床试验有关的医药事务决策的职责，并尊重受试者参与或退出临床试验的权利。除非试验方案或其他文件，如研究者手册，对不用立即报告的严重不良事件有所定义，任何不良反应都应记录在案，严重不良事件都应以书面或口头的形式（视药政法规或申办方的要求而定），立即向伦理委员会和申办方报告，并向他们提供任何所要求的后续信息，如尸检报告或最终医学报告等。研究者还应确保经历了不良事件的受试者得到及时医治。

(9) 确保所要进行的临床试验获得伦理委员会和申办方的审批　研究者只有在获得伦理委员会和申办方的批准后方可开始临床试验。如果被要求的话，还应得到药政部门的批准。伦理委员会批准的试验方案、知情同意书及其修正版、任何与受试者相关的试验文件等都需要存档备查。每年应按照当地监管要求向伦理委员会递交试验进展书面总结报告。试验项目终结或有显著影响试验项目进行的变化或增加受试者风险的结果，也都应当及时向伦理委员会、申办方或按照要求向药政部门报告。此外，在临床试验项目结束后，研究者有责任向申办方或药政部门递交所要求的报告，并向伦理委员会递交试验结果报告。

（10）确保受试者的知情权 研究者应当：①制定和记录知情同意书的执行过程；②一旦有与受试者的知情同意书相关的重要的试验药物或试验方案的新信息，要及时修正书面的知情同意书；③不以不当的方式影响受试者参与或继续参与临床试验项目的意愿；④确保书面或口头临床试验知情同意书所用语言的简洁性和非技术性，使受试者、受试者的法定代表和公证人能理解知情同意书所述内容。

（11）试验程序管理 研究者有责任监督试验流程的合规性和依从性，特别是试验团队成员对试验方案的执行的依从性。在盲态试验项目中，研究者要遵循随机程序来招募和管理受试者。除非出于医学紧急情况的需求，试验中研究者要确保试验盲态的合规性。如果需要或意外破盲，应当及时向申办方报告，并做好记录存档。

1.1.4.3 监查员

监查员是指由申办方指定的负责监督和报告临床试验的进程和试验行为与数据的质量审核的人员。监查员是申办方和研究者之间的主要交流纽带，可以直接受雇于申办方，或服务于申办方雇用的临床研究组织（CRO）。监查员在上岗前需要接受 GCP、监管法规和试验方案的培训，需确保临床试验过程和行为是按照试验方案、标准操作程序、GCP 和相关药政法规的要求进行。按照 ICH-GCP 的要求，监查员的职责主要包括如下几个方面：

（1）遵守临床监查标准程序 监查员进行临床试验监查职责时，必须按申办方建立的标准操作程序以及相关要求行事。

（2）参与临床试验项目的管理和操作 作为临床试验项目小组的成员之一，监查员可以被要求参加临床试验方案、临床病例研究报告表、知情同意书、临床试验监查指南和源文件材料的准备，并协助、准备和参与临床试验项目研究者启动会议。

（3）确保研究机构人员、设备和资源稳定 监查员应当核实研究机构的人员、设备和资源，包括实验室、诊疗室、仪器和人员资质都满足临床试验项目的要求，并保证特定的试验程序由授权的人员完成和研究机构与中心实验室的文件齐全和存档。

（4）监查研究机构的试验药物和物品 监查员必须核对研究机构试验药物供应充足，储存适当，分发、保留和退还步骤正确，对所有试验药物的监查应记录在案。监查员还必须协调和监督临床试验项目的其他物品的齐全和充足。

（5）报告不良反应和严重不良事件 监查员应当检查是否所有不良事件都按照 GCP 和 ICH 临床安全数据管理指南的要求被及时记录和报告。

（6）确证临床试验文件齐全 监查员必须检查并确证研究者已收到和正在使用所必需的临床试验基本文件和报告，如最新的研究者手册、临床病例研究报告、最新的已被伦理委员会批准的临床试验知情同意书，以及其他相关的试验指南、报表、申请和批准文件等。

（7）监督研究者的行为和试验过程的合规性 监查员必须确证研究者和试验过程按照 GCP 和试验方案书的要求进行临床试验，所有药政部门和研究机构或当地伦理委员会所要求的批准都已获得，并确证每位受试者加入临床试验项目之前都经过严格的知情同意书过程。一旦发现行为或过程偏差应当告知研究者，并指出应采取的纠正措施和跟踪偏差直至解决。所有试验文件的变更都应由授权的研究机构人员签署和注明变更日期。必要时监查员需要就某些试验程序对研究机构人员进行培训或再培训。

（8）确保临床试验数据的完整和准确 在监查访问中，监查员核查和评价受试者的招募和试验数据与源文件记录的一致性，并对疑问数据质疑，以确保数据的真实性、完整性、溯源性和准确性。同时，要确认试验文档的完整性、准确性和合规性。

（9）完成临床试验监查报告 鉴别和评价研究者和研究机构参加申办方临床试验项目的资质是监查员的职责之一。监查员负责对研究机构进行监查访问。每次研究机构监查访问后，监查员应当完成监查报告，及时向申办方通报有关监查中发现的重大事件、违规行为以及所采取的相应纠正措施。申办方代表和监查员应当审阅并跟踪监查报告中有关后续纠正行为的完成。监查员应当在监查报告中详尽记录监查活动及其相关检查结果，以确保试验项目的质量和依从性符合试验方案和 GCP 的要求。

因此，要想成为一个资质和能力皆优的临床研究监查员（CRA），并为日后升任项目经理做准备，需要在日常临床监查事务中努力学习相关知识和技能，在不失原则的前提下灵活管理动态试验项目的运营，所涉及的主要知识和技能包括但不限于：

① 沟通技巧 CRA 的沟通技巧是所有技能中最为重要的职业素质之一。因为在临床监查中，CRA的日常工作就是与不同的试验项目相关人员打交道，如主要研究者（PI）、次要研究者（sub-I）、研究护士、临床研究协调员（CRC）、项目经理（PM）、研究机构人员、伦理办公室人员、第三方服务商项目人员等。这些人在试验项目中的角色和职责各不相同，因而他们的诉求、主要关注点、工作习惯都不一样。为此，沟通技巧在监查和解决各种试验项目绩效指标和/或问题方面对于 CRA 来说至关重要。要想具备良好的沟通技巧，CRA 本身的诚信、开诚布公、精练

准确、语言友好、亲和度和对试验项目知识的掌握与应用十分关键。如果 CRA 对要沟通的事本身准备不充分，或对试验项目要求不清楚，那么与任何人的沟通都不可能达到预期效果。特别是 CRA 若对自己要沟通的内容要点不清楚，再好的沟通技巧也无济于事。此外，与相关人员的交流时间和分寸的把握亦十分重要。在他们繁忙的时候，CRA 要给对方一些空间，盯而不烦，也许才能达到长期的良好效果。专业、耐心和精准的对话或话术让对方感到诚意，有助于在试验项目的长期过程中达到默契配合的效果。

良好的沟通技巧有助于与研究者、CRC 等的关系变得融洽。试验项目的准备和启动阶段，CRA 要做到不厌其烦地与研究者和 CRC 就项目的各项要求进行充分交流和培训，让 CRC 成为临床研究合作伙伴，这样 CRA 的后续监查工作就能达到事半功倍的效果。

② 一定的医学背景知识　一位 CRA 可能会负责若干试验项目。全面了解所有试验项目领域的医学知识显然并不现实，但具备一定的医学基础知识有助于读懂和理解方案的相关主要内容，包括入选排除标准、合并或同期用药、剂量调整、疗效评估等界限的标准和原因，使得在与研究者交流某些方案的相关内容，特别是试验流程要求时，能给予一定程度的基本解答。CRA 自己不清楚的医学问题，需要及时咨询试验项目团队的医学人员、项目经理等，获得解答后也必须做到及时反馈给提问的研究者。这有助于与研究者建立良好的互信互动合作关系。

③ 对方案要素设计的掌握　深入理解方案要素及其医学设计原理是 CRA 实现自我价值的前提，对于 CRA 的长期职业发展至关重要。众所周知，临床试验本质上是一种医学行为，方案设计的基础建立在扎实的医学知识和临床实践基础之上。临床试验过程中的医学判断贯穿着试验项目执行的始终，而评定一个临床试验项目成功与否，与研究设计的科学性、严谨性、可操作性及创新性是分不开的。对一个 CRA 而言，深入理解方案设计的医学逻辑和理念，才会明白试验中每一个数据采集，尤其是关键数据及其流程要求的含义，不至于在试验项目监查中只是机械地进行数据核查。因此，邀请试验项目医学专员和临床专家对方案的深度解读和培训方案设计理念对 CRA 了解本项研究的主要目的及次要目的，以及提高对方案数据要求的理解和掌握十分必要。CRA 对方案的解读主要抓住的核心要素例证有但不限于：

- 治疗的适应证和对照药的选择；
- 涉及的核心或关键数据及其流程，其中包括试验项目汇总涉及的源文件类别；
- 适应证在临床诊疗中需要注意的关键因素；
- CRF 采集的评价数据及其指标的设定及其重

要意义；

- 常见的实验室和/或临床评价异常值和导致出现异常值的因素；
- 方案设计中涉及的受试者诊治疗程，会涉及的科室、诊疗顺序、诊疗方法或措施；
- 受试者的病史或适应证病症属性、用药方式等原因对于方案依从性产生的影响或潜在风险问题；
- ⋯⋯

只有从方案实施的操作层面对方案进行解读和了解，才能使 CRA 在试验数据的质量和可信性监督中更好地发挥出主观能动性，并在监查过程中结合实际操作多加思考而发挥更大的价值。当 CRA 在进行源数据核查（SDV）时，尽管所有病例报告表（CRF）数据与原始病历均一致，但有时这并不意味着数据不存在医学逻辑问题。例如，原始病历的数据记录产生了问题，诸如实验室异常值临床意义与否判断的逻辑错误、不良反应事件与试验药物关联性判断与 IB 的描述不一致等，此外，受试者自身的异常、研究者的笔误等都可能造成原始病历记录数据的不合理性或错误。CRA 如果能在 SDV 中发现一些问题，并及时提出数据质疑，可以减少数据管理员的数据质疑量。如果 CRA 对方案的医学设计有充分了解，除了核对 CRF 与原始病历数据的一致性以外，是可能发现这些隐藏在数据背后的异常或问题原因的。例如，CRA 基于医学理解发现某例受试者可能出现方案背离（PD）后，立即与研究者积极沟通，就有可能及时获得妥善处理和补救。也许是数据录入时发生了笔误，PD 并未发生；或是诊疗过程有所偏差，可以通过修正避免受试者退出，也避免了重新入组一例的损失和资源的浪费。这对试验入组的质量和提升研究者的信心起到促进作用。反之，如果被动等待数据管理员发出数据质疑，CRA 需要反复查看并敦促研究者解决数据质疑，将花费几倍的时间，甚至出现数据质疑过了很久都还未能及时解决和处理，或可能因为受试者脱落等各种原因，已经不具备补救或解决的条件，不得不放弃，再补入一例。即使问题还能补救，更多的数据质疑量也必定对试验项目的质量和进度产生不良影响，无形中也增加项目后期数据清理的时间和降低效率。显而易见，CRA 的专业化素质及技能，特别是对方案的理解和执行力，在试验质量和数据问题中发挥的预判作用至关重要，而当发现异常后如何积极而专业地与研究者沟通，并及时正确解决是提高临床试验效率与质量的保障。

④ 对 SOP/GCP 和项目流程的理解和应用　对 CRA 的监查工作而言，SOP 是 GCP 和法规的体现。要成为一名优秀的 CRA，熟悉和灵活应用 GCP，以及掌握试验项目的各个流程手册，并在执行过程中与 SOP 相结合予以实践十分关键。有关满足 GCP 的临

床监查知识和技能要求可以参见第10章。

⑤研究机构试验项目执行流程的了解　监查员的主要应对对象是研究机构及其研究者、临床研究协调员等。了解所负责的研究机构的GCP管理体系和工作流程，特别是一些方案所需的操作流程，对规划好试验项目在研究机构执行过程中的相关监查工作会有极大帮助。诸如研究机构的HIS或LIS的记录和登录查阅要求、医学影像系统的管理要求、关键医学影像或数据的转录或刻盘程序要求、研究者撰写患者病历记录的要求（如及时性以及撰写内容的细节、审核和签字要求）、临时医嘱或长期医嘱的执行要求、研究护士的护理记录与研究者病历记录的差异、现有研究机构采用表格与方案项目管理设计的表格有无重复和如何跟踪管理、研究机构药房对试验药物的管理要求和流程（特别是涉及注射药物需要中心配制时）、相关仪器设备的温控记录流程和要求、试验药物在研究机构短期和长期存储管理规程、生物样本在研究机构的管理和处理规程及其要求等。这些流程细节直接关系到试验方案的执行和监查数据点及其流程的设置等。监查员只有根据方案设计的医学和临床流程，在进行研究机构资质监查访问和后续相关监查方案中，结合方案的需求以及所了解的关键数据及其流程方面的研究机构的管理和操作，才能更好地监督和促使研究机构在方案操作层面能达到GCP、法规和方案的要求。

⑥时间管理技能和意识　做好时间管理其实就是做好工作计划。每个试验项目的临床监查，无论是现场或远程监查，时间都不是无限的，因此，监查工作计划不应被随意更改或无故打乱，即使有所打乱也应尽快拉回轨道。例如，试验项目监查频次、每次监查的时间安排、监查项目顺序安排、每次监查之间适当的空余时间备用等都是时间管理的组成部分。对每次监查内容所需时间的预计十分关键。对于负责多项试验项目的CRA来说，安排好每个项目的监查工作计划尤其重要。

负责多个试验项目的监查员可能面对的项目经理有多位，因而需要和项目经理们沟通和预设好工作计划，便于有条不紊地在项目之间切换监查目标和时间计划。当有多项临时指令有可能打破工作计划时，需要学会如何分辨时间四象限，即a.既重要又紧急；b.重要但不紧急；c.不重要但紧急；d.不重要也不紧急。按照重要和紧急的先后顺序酌情处理，例如：可能需要自己立即亲自完成；可能需要自己做但可以缓一下再做；可以在自己没有时间的情况下，咨询或请求外援；可能可以委托他人完成；或在有时间的情况下再做等。收到与监查计划时间相冲突的"紧急"指令，可以保持一颗"怀疑"的心，确认其重要性和紧急性，在备用的时间内调整。如果实在无法调整，

可以请求直属领导去协调，或请求相关干系人予以支援，无原则的"唯命是从"而让某位项目经理的临时指令无故严重扰乱预设的总体多项目月度和周计划，不仅不能保质保量地完成项目各项监查任务，也会使CRA本人陷入无法克服的窘境。项目经理也需要对多项目的监查员的总体工作计划有所了解，只有相互配合和理解才能让监查员充分发挥好其潜能和价值。

1.1.4.4　独立伦理审查委员会

独立伦理审查委员会（简称伦理委员会）是一个负责监督涉及人体受试者的研究活动的独立团体。该委员会由科学成员和非科学成员组成，其责任就是确保参加临床试验的受试者的权利、安全和健康得到保障，特别要关注参与试验的弱势群体。伦理委员会必须按照国家和地方的药监规范建立自己的标准操作程序，并审阅、批准和阶段性地审阅临床试验方案或方案修正书，用于获得和记录受试者知情同意书的方法和材料，以及任何与受试者招募和用于受试者自我评价的试验文件等。该委员会的主要职责包括：

（1）审阅递交的研究及其相关文件　伦理委员会审查和批准研究机构递交的临床试验方案书、方案修正书、受试者知情同意书及其修改、任何需要给受试者使用的研究材料（如受试者日记、受试者问卷等）、研究者的资质简历、研究机构的有关伦理申请资料文件、研究机构或申办方为临床试验所做的广告宣传、研究机构与受试者之间的财务安排、研究者手册、申办方的药政申报状况信息文件等。

伦理委员会可以对研究机构递交的文件做出批准，要求修改和不批准的书面决定。任何临床试验只有被伦理委员会批准后才能开始进行（表1.2）。任何不批准决定应当提供书面解释，以便研究者或申办方对相关问题作出解答或修正。伦理委员会给出的批准应当附有有效时间长度。任何超过批准有效期的试验项目应当在过期之前向伦理委员会递交延续申请批准。

（2）不断审阅临床试验材料　伦理委员会应阶段性地不断审阅临床试验材料，以确保受试者的安全不会受到威胁，直至试验结束。这种审阅应当定期进行，每年至少要有一次这样的审阅。所接受的定期审阅的材料有：①试验项目阶段性或年度进展报告，这些报告的内容可以包括招募受试者人数、受试者经历总结性描述（如疗效、不良事件等）、受试者脱落人数和原因、所了解的研究结果、风险-受益评价、任何未递交过的信息等；②严重不良事件报告；③试验方案偏离事件报告；④研究药物安全性报告等。

（3）确保有正确的受试者知情同意书程序　伦理委员会应确证研究机构有相应的受试者知情同意书程序，包括适宜的存档、解释和签名知情书，以

及知情同意书表达了试验方案的主要要素等。

（4）遵循操作规范　伦理委员会应当按书面的标准操作规程（SOP）行使它的职能。这些操作程序如下：

① 有委员会成员名册，并且每一位成员都有审评和评价科学、医学和所讨论的试验伦理学方面问题的资质和经验。

② 有预设的会议日程和议题，以及对试验申请初评和续评的程序。

③ 不断审阅临床试验的频率明确。

④ 对进行中的试验有加速审阅和批准的机制。

⑤ 对未经预先书面批准的研究计划不得更改或偏离有明细规定，除非这种更改有助于根除对受试者的即刻危害，但事后必须获得伦理委员会的追认。

表 1.2　伦理委员会批准信示例

伦理委员会名称
伦理委员会地址
日期

收件人:研究者姓名/当地申办方代表姓名
主题:临床试验项目方案名称/编号

伦理委员会参考号:
特殊地方文件号[如欧盟临床试验指导指南申请号(EudraCT)]:
试验方案编号:

以下所列文件已被<伦理委员会>于<日期>召开的伦理委员会会议上审核。

序号	文件	版本	版本日期
01			
02			
03			
04			
05			
06			

本伦理委员会对该临床试验项目的审阅意见为:

□ 批准/赞成　　　　　(本准许有效期自签发本文件之日起一年内有效)

□ 不批准,其理由为:_____

□ 终止/暂停先前批准/赞成的意见,其理由为_____

□ 暂缓批准,需补交以下材料或说明后,重新审阅再作决定:
_____
_____

我们要求您在发生任何严重不良事件时立即向我们提出书面报告。您对遵循药政监管部门的临床试验规范和报告要求负有全部的责任。不能做到这一点将有可能导致这一批准的撤销。

任何对本批准试验方案或其他文件的修正都应当在实施前重新递交审批。除非在特别紧急情况下,可以作出例外,即事后递交申请以获得批准。

本伦理委员会的成员
出席本次会议的伦理委员会成员名单列于所附附件中。

伦理委员行为声明
本委员会按照药物临床试验质量管理规范所列标准从事一切活动。

本委员会依照<国家名称>法律要求注册组成,并完全符合伦理委员会的标准操作程序。

此致

敬礼
<签名>
<伦理委员会主席姓名>
<职务>

附件:出席本次讨论会议并给出书面评语的伦理委员会成员姓名和专业名单

⑥ 对研究者有明文规定。未收到伦理委员会的批准不可开始招募受试者参加临床试验，不得任意修改或偏离未经批准的试验方案，除非有必要排除对受试者的直接危害。

⑦ 需要向伦理委员会及时报告任何偏离或更改试验方案书的行为，以及增加受试者风险的改变或明显影响试验实施的改变；报告所有严重和未知药物不良事件；报告任何可能影响受试者安全或试验进行的新信息。

⑧ 迅速书面通知伦理委员会有关试验的决定/意见及其理由。

⑨ 保留所有记录。伦理委员会应当保留所有相关记录，比如书面程序、成员名册、成员学历、职业和附属单位名册、审阅的文件和报告、会议纪要以及来往交流记录。会议纪要应当尽可能地记录详情，如出席会议的人员、讨论的问题、采取的行动、表决结果，对有争议问题的讨论和结论应有总结。这些记录在试验项目完成后至少要保留 3 年以上。一旦任何药政监管部门要求，这些记录应当可以随时被提供。研究者、申办方或药政监管部门可以要求伦理委员会提供书面程序和成员名册复印件。

显而易见，GCP 原则贯穿于临床试验的各个环节。每个公司和部门都应当根据 GCP 的要求，建立其本身的标准操作规程（SOP）。同时，申办方还必须了解各国所在地政府的法规和要求，并在当地的实际操作中融会贯通。

1.2　药品生产质量管理规范

1.2.1　GMP 原则

药品生产质量管理规范（GMP）是全球药物生产必须遵守的基本标准。遵守这些标准可以保证减少错误和预防药物或原料间的相互混淆，从而确保药品质量的安全。违反这些标准不仅对患者安全造成威胁，而且使患者和市场对药品的接收度下降，还会造成药政部门对生产商的行政和法规处罚，如对其发出特别警告信、药政违规通告、不批准新药申请、罚款、司法行动等。临床试验药物的生产也必须遵守 GMP，这样才能保证高质量标准临床试验药物的生产，使临床试验药物在安全、品种、规格、生产过程质控、纯度和稳定性方面得到保障。

GMP 基本原则包括：

（1）培训　从事生产过程的个人应当具有一定的教育背景和工作经验，并针对他们各自职责进行针对性培训。

（2）书面程序　每一道生产工序和环节都应明文规定应该怎样做和做什么。

（3）文件和记录　药品文件质量管理规范（GDP）可以确保生产和发放的临床试验药物在安全和纯度等方面有章可依和有案可循（参见第 3 章）。

（4）程序监控　为保证生产高质量药品的过程持续稳定，应做到以下几点：

① 每一批生产的药品都应分别存放；

② 所用原材料必须遵循先进货先使用的原则；

③ 每道工序完成后必须完成清洁步骤；

④ 每批药品需要进行检测以确保所有关键数据均符合标准规范；

⑤ 每批药品包装标签必须清晰和规范。

（5）生产仪器　生产设备的良好维护可确保生产出的药品符合所期待的规范，为此应做到以下几点：

① 生产商应当建立和维护常规校对仪器程序，并定期校对和检查所使用的仪器；

② 生产商应当确立使用仪器规格认证程序，即在某种仪器要被用于生产药品前，必须确认该仪器的规格和设定参数符合使用要求；

③ 有专人进行常规维护，工作在生产间或实验室的人员都有责任确保仪器运转正常；

（6）生产设备　要保证所用生产临床试验药物的设备产生交叉污染的可能性最低，应当做到以下几点：

① 有足够的空间来保证临床试验药物不会被污染和混杂；

② 在可能的情况下，尽量做到分隔或制定区域进行不同工序的操作；

③ 对每个区域进行分别清洁和有序管理；

④ 用相应要求的水质生产临床试验药物；

⑤ 监控生产环境以满足临床试验药物生产所要求的空气质量、湿度和温度的要求。

（7）检验监控　要使所进行的检验或化验程序满足行业标准并采用最好的科技方法，应注意以下几点：

① 使用所制定的标准操作规程来控制检测药物样本的取样过程；

② 所有检测过程都按照药品规范要求进行。任何不符合规范要求的药品应当被报废或返工；

③ 所生产的临床试验药物需要留样待查，留样存放地应当由专人控制和管理，并定期检测其稳定性，以观察药品的质量、纯度和含量的变化；

④ 在临床试验药物发生事故时，应当尽量保留可以被用作确认临床试验药物规格品种的证据的样本；

（8）临床试验药物包装标签　虽然临床试验药物包装和标签与市售包装不同，但也要求符合 GMP 标准，提供独特的内含物用途和识别标示是防止混淆或可能交叉污染的手段；

（9）质量控制和质量保证　专门人员从事独立监

控职责，以确保只有安全有效和符合规范标准的临床试验药物被提供给临床试验使用。

① 质检/质控人员有权批准或拒绝临床试验药物的发放、包装和标签。

② 质检人员起草、批准和执行符合 GMP 的临床试验药物生产程序和药品规范。

1.2.2　GMP 和 GCP 的关系

GMP 是指导现行生产实践的法规和指南，它规范生产、加工、包装、存储和运输药物的方法、设备和质量控制。执行这些法规和指南有助于确保生产药物的质量，以及使药物能满足安全性、均匀性、剂量和纯度的要求。在临床试验中，GMP 法规的遵循可确保临床试验药物质量的稳定和提高临床试验结果的可信度。不安全或质量低劣的临床试验药物可危害受试者健康和使临床试验结果无法被接受。临床试验药物的生产比市售药物的生产要复杂得多，其原因在于：①生产程序随每次新药的规格要求不同而变化；②药物要求随临床试验设计而变化；③临床试验药物包装设计与市售药品不同；④随机和盲性要求使药物更易被混淆；⑤新药的特性使人们对临床试验药物效价和毒性的认识不足；⑥临床试验药物的生产程序的确认在正式药物生产程序被确立之前无法完成。

由此可见，贯穿于临床试验药物生产和供应各个环节中的 GMP 体现在：①临床试验药物生产线人员的培训；②质量控制；③各个生产环节的监控，这些环节包括灌装、空气过滤、加热、冷却、水管线、清洗和灭菌设备、厂房等；④生产和检验设备、仪器和计算机系统的验证和校正；⑤各个程序方法 SOP 的建立；⑥供应商和其他中间商的选择和管理；⑦原料药生产线的标准化和管理；⑧稳定性实验；⑨包装和标签；⑩存储和运输；⑪不合格药物的处理、回收和销毁；⑫文件记录。

即使临床试验用药物完成生产程序，GMP 要求并未结束。GMP 继续贯穿于临床试验的各个阶段，并与 GCP 在某些方面有一定程度的重叠（图 1.3）。

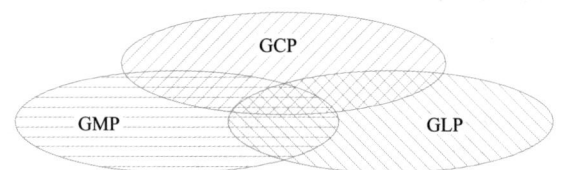

图 1.3　GCP、GMP、GLP 关联图

在临床试验中，GMP 和 GLP 的要求在某些
方面也有所体现，融会贯通

如图 1.4 所示，GMP 和 GCP 相互融汇的领域有：①试验用药物运输到研究机构；②研究机构确认收到试验用药物；③按照申办方提供的要求，存储试

验用药物；④专人专管和接触试验用药物；⑤未使用试验用药物的处理（存储/调换）；⑥试验用药物的销毁；⑦试验用过期药物的处理；⑧从受试者和/或研究机构召回或收回试验用药物；⑨临床试验用药物包装及标签要求；⑩保留文件和记录等。

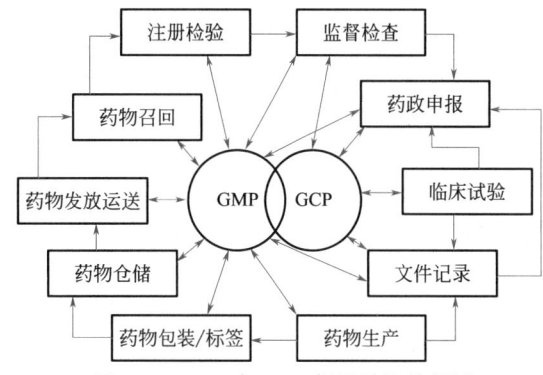

图 1.4　GMP 与 GCP 相互融汇的领域

从这些共同适用领域的特点看，临床试验药物离开生产线后，还必须按照 GMP 的要求对临床试验药物的运输、发放和存储进行管理。临床试验药物的质量管理好坏直接关系到受试者的安全，任何不遵循 GMP 来管理临床试验药物的行为都影响临床试验项目的质量，将试验项目置于违背药政法规的境地。任何影响 GMP 管理的违规行为必须严格记录在案。临床试验监查员还应当评估违规行为是否对临床试验项目质量和受试者安全有影响。任何违背 GMP 事件必须按照当地伦理委员会的要求，及时报告涉及临床试验药物的违规事件，例如受试者服用过期研究药物等。如果涉及标签或包装事件的违规，申办方应当主动召回临床试验药物重新包装和/或标签。必要时，监查员、申办方或研究者应当对 GMP 和/或 GCP 的违规事件就违规纠正计划及其实施情况提出相应的报告。

1.3　药物非临床研究质量管理规范

1.3.1　GLP 原则

国际经济合作与发展组织（OECD）曾在 20 世纪 90 年代针对化学物质检验的安全性问题发表了一系列指导性文件，其中的药物非临床研究质量管理原则逐步被制药行业所认可，并发展出药物非临床研究质量管理规范（good laboratory practice，GLP），以指导建立非临床研究机构运行管理和非临床研究项目实施的质量管理体系。按照 ICH 的定义，非临床研究是指任何不用人体为试验对象或载体的生物医学研究（ICH E6 1.41），泛指任何运用动物、植物、微生物及其组成部分构成的实验系统对实验物质在实验室的条件下进行体内或体外实验的行为，以确定实验物质的安全性、活性及其作用机制、含量检测标准等。在评价药物安全性时，有些药物安全性属性和生物例证检测必须在非临床条件的实验室中进行，如用实验系统进行的各种毒性试验，包括安全药理试验、单次给药的毒性试验、重复给药的毒性试验、生殖毒性试验、遗传毒性试验、致癌性试验、局部毒性试验、免疫原性试验、依赖性试验、毒代动力学试验及分析血液样本的检测等。

GLP 的基本原则包括如下。

（1）组织机构和人员的职责和要求

① 实验室应建立完善的组织管理体系，配备资质人员和相应的管理负责人员、质量保障及其管理体系。所有相关人员都应当遵循 GLP 原则，并根据其角色和职责接受相应的专业、实验方案和/或临床试验质量管理规范培训。

② 确保建立适当的、符合技术要求的标准操作规程和质保人员的职责规范，并确保实验过程严格遵守标准操作规程，包括主计划方案的制定与执行、标本/受试物和对照品的监控与管理、数据及其数据文件的存档、计算机化系统的验证及其管理，以及实验报告的真实完整与可信等。

（2）质量保障体系

① 实验室在每个项目中应当建立 GLP 保障计划，并记录质量保障计划的行为，以确保所有实验工作都是按照 GLP 原则进行。

② 质量保障计划应当落实到每一个人，或被指派的并熟悉规程的小组成员。

③ 从事质量保障（QA）的人不应当是涉及项目运行的人。

④ 需要进行质量保障稽查的范畴包括项目稽查、设施稽查和流程稽查等。

（3）测试设施管理

① 根据所从事的非临床研究的需要建立相应的设施，并确保设施的环境条件满足工作的需要，包括温湿度管理、通风照明环境和空气洁净度的监控、生物危害物质的管理、清洗消毒设施和流程的要求、受试物与对照物的交叉干扰防范等，把可能对实验过程造成干扰的影响降到最低。

② 各种设施应布局合理、运转正常，并具有必要的功能划分和区隔，以有效地避免可能对实验造成的干扰，并对实验废弃物的处理建立规范管理规程。

③ 建立档案保管设施的安全性、保密性、权限监控、灾难防范和恢复措施。

（4）仪器设备和实验材料

① 根据研究工作的需要配备相应的仪器设备，包括配置的计算机化系统管理，其性能必须满足使用目的，放置地点合理，并依照标准操作规程（SOP）定期进行清洁、保养、测试、校准、确认或验证。这些活动都需要记录在案备查。

② 建立受试物和对照品的使用和管理的标准操作规程，包括保管、接受、分发和存储等，以避免污染和变质。所有受试物和对照品都应当清晰地标明品名、有效期、特殊存储条件等。如果适用，还应当标注浓度、来源、制备日期和稳定性等信息。

③ 受试物或对照物需要配制时，应当确保稳定性和均一性。

（5）实验系统

① 所有产生生理化数据的设备都应当固定适宜，设计和功能与实验项目匹配，并建立完善的实验系统质量管理体系，对实验过程的记录应当做到可溯源、清晰、及时、真实完整和准确。

② 所有生物实验系统都应当建立并维护好存放、饲养、处理和维护规程，并建立实验系统的环境控制标准，确保实验结果的可靠性。

③ 实验过程的环境应当符合实验方案要求，原始数据及其记录需要实时存档保留。

（6）标准操作规程　需要制定的标准操作规程通常包括但不限于：

① 标准操作规程的制定、修订和管理；

② 质量保证程序，包括 QA 人员在计划、行程安排、实施、记录和报告稽查中的质量保证操作规程；

③ 受试物和对照品的接收、标识、保存、处理、配制、领用及取样分析；

④ 材料、试剂和溶液的制备与标识；

⑤ 动物房和实验室的准备及环境因素的调控；

⑥ 实验设施和仪器设备的建立、维护、保养、校正、使用和管理；

⑦ 计算机化系统的安全、验证、使用、管理、变更控制和备份；

⑧ 实验动物的运输、接收、检疫、编号及饲养管理；

⑨ 实验动物的观察记录及实验操作；

⑩ 各种实验样本的采集、各种指标的检查和测定等操作技术；

⑪ 生物危害物质的处理和监控；

⑫ 动物的解剖、组织病理学检查；

⑬ 标本的采集、编号和检验；

⑭ 各种实验数据的管理和处理；

⑮ 工作人员的健康管理制度；

⑯ 实验废弃物的处理；

⑰ 实验记录的保存、报告存档和恢复。

任何对标准操作规程违背的事件和活动都需要记录在案。

（7）实验工作的实施

① 每个实验项目在启动前都应当有一个已获批

准的书面计划。

② 规范实验方案的内容、撰写、验证和实施过程，其包括但不限于：

- 研究的名称或代号及研究目的；
- 所有参与研究的研究机构和委托方的名称、地址和联系方式；
- 专题负责人和参加实验的主要工作人员姓名，多场所研究的情况下应明确负责各部分实验工作的实验场所、主要研究者姓名及其所承担的工作内容；
- 研究所依据的实验标准、技术指南或文献以及研究所遵守的非临床研究质量管理规范；
- 受试物和对照品的名称、缩写名、代号、批号、稳定性、浓度、含量、纯度、组分等有关理化性质及生物特性；
- 实验系统及选择理由；
- 实验系统的种、系、数量、年龄、性别、体重范围、来源、等级以及其他相关信息；
- 实验系统的识别方法；
- 实验的环境条件；
- 饲料、垫料、饮用水等的名称或代号、来源、批号以及主要控制指标；
- 研究用的溶剂、乳化剂及其他介质的名称、批号、有关的理化性质或生物特性；
- 受试物和对照品的给药途径、方法、剂量、频率和用药期限及选择的理由；
- 各种指标的检测方法和频率；
- 数据统计处理方法；
- 文档的保存管理。

（8）实验结果报告　每项实验都需要有最终报告，并需要建立对这些报告的审批程序。最终递交的报告应当符合监管递交的要求，即无法对报告进行修改、增加或更正等。

（9）资料档案

① 建立实验文档全生命周期的管理体系，确保文档的真实性、准确性和完整性。需要存档的记录和材料包括研究计划、源数据、受试物和对照品的留样样品、标本、最终报告等。

② 作为注册申报材料递交的研究，其档案保存期应在药物上市后至少五年。

③ 档案保存期满时，可对档案采取包括销毁在内的必要处理，所采取的处理措施和过程应依照标准操作规程进行，并有完整、准确的记录。在可能的情况下，研究档案的处理应得到研究委托方的同意。

④ 对于质量容易变化的档案，如组织器官、电镜标本、血液涂片或样本、受试物和对照品留样样品等，其保存期应以能够进行有效评价为期限。对于电子数据，需要保证其安全性、有效性和完整性，应当建立数据备份与恢复的操作规程，以确保存储的数据可供调用，其保存时间与文字档案保存时限的要求一致。

需要指出的是，当研究的部分工作被委托给第三方实验机构时，委托方仍需对整个研究的质量和真实完整性负责，包括原始数据和总结报告的有效性的责任，并建立委托方委托非临床研究时对第三方实验机构的考察资质评估管理体系，以确认研究机构能够遵守本规范的要求进行研究。同时，第三方实验机构对于实验过程的质量要求也应当遵循药物非临床研究质量管理规范的标准和要求。

1.3.2　GLP 和 GCP 的关系

与 GMP 和 GCP 有一定程度的兼容性一样，所有在药物非临床安全性评价研究机构（简称为实验室）为申请药品注册而进行的非临床研究和程序，都需要遵循 GLP 原则，与 GMP 也有一定程度的交叉（图 1.3）。换句话说，任何涉及药物安全性研究的实验室，无论是政府、大学或工业界，以及提供支持性数据（临床前和临床）的实验室（病理学、分析、临床化学、药学等）都需要同时遵循 GLP 和 GCP 原则。显然，除了临床前动物研究和理化实验外，在人体临床试验阶段，由于 GLP 法规适用于所有的分析仪器和分析工作，从事检测或评价人体样本的分析检测实验室，如血/尿液样本、组织样本、生物等效性分析、PK/PD 分析等，必须遵循和实施 GLP，或按照类似 GLP 的规定进行研究，以确保递交的分析数据结果具备科学性、规范性和可靠性而被监管部门接受。这些环节和工作包括但不限于仪器的建立、装配、校验、运行和维护；计算机化系统的验证和维护验证状态；实验计划的建立、审批和执行；生物样本的收集、转运、存储和留样；受试样本和对照品的制备、标示、存放和使用；数据的收集、存储、处理和分析；文档的存档和恢复；生物危险品的处理和保管；生物样本的丢弃处理；实验人员的资质审核和培训等。

临床试验过程中的非临床研究数据通常是药物药政申报资料的重要组成部分。所以，药物非临床评价质量的好坏直接关系到药物试验数据的质量和可靠性，也直接影响到药物的有效性和安全性的真实可信度。只有严格遵循 GLP 原则的非临床研究数据和结果才能被药政部门接受和批准。因此，对非临床评价的数据质量和真实完整性需要按照 GCP 的要求，监查员和/或稽查员应按照国际通用的数据质量和真实完整性原则（ALCOA 原则），严格对其进行数据核查，以确保其合规性和可靠性。

1.4　标准操作规程

标准操作规程（standard operating procedure，

SOP），是为达到均一性，完成一个特定职责而制定的详细书面说明。制定 SOP 的意义在于尽可能控制各种主、客观因素对临床试验结果的影响，尽可能降低临床试验的误差或偏差，并确保研究资料的真实可靠，以提高临床试验结果的质量。在质量管理体系（quality management system，QMS）中（图 1.5），质量体系文件用于界定业务流程的标准和规范，以确保其符合法规、申办方要求和项目方案需要。其中质量手册规定了组织质量管理中的质量方针、质量管理体系范围、质量管理体系的程序（如流程图、关联性等）、所涉管理层及其人员的职责等，其为指导和协调质量体系的运行，同时为评价和审核质量体系提供了依据。临床试验的质量管理手册应包括的内容要素有总概述、临床试验质量方针和目标、临床试验组织运营结构与职责权限、临床试验质量管理体系要素、质量管理手册管理等。

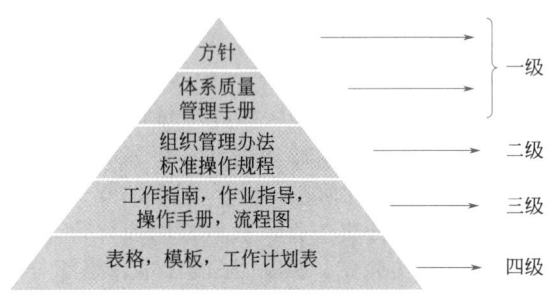

图 1.5　质量管理体系文件架构示意

SOP 是其中第二级阶层的管理性文件。SOP 必须不断根据 GCP 和其他法律法规要求及时和定期更新，并以实际操作要求为依据，考虑自身的能力和可用资源，说所要做、做所要说的事和规程。同时，需要不断改善和提高，不断提升运行规范标准。ICH-GCP 明确指出申办方的首要责任就是"建立详尽的标准操作规程（SOP）来满足 GCP 的要求"。其中的 SOP 文件内容应当包括目的、范畴、定义、角色和权责、程序、相关文件等。撰写 SOP 需遵循 5W 原则，即需要对规程目的（why）、范畴（where）、角色和权责（who）、做什么（what）、何时做（when）和怎样做（how）做出概述。图 1.6 演示了临床试验整个过程或阶段中 SOP 所涉范畴。

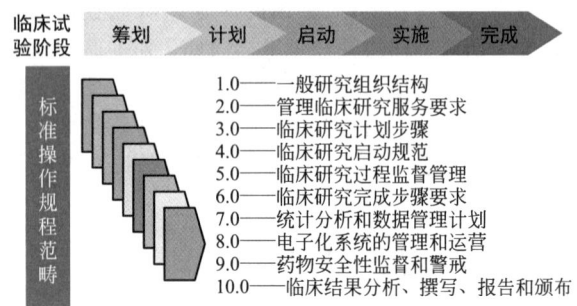

图 1.6　SOP 的范畴

因此，申办方必须备有详细描述如何执行临床试验的标准操作规程，便于从事药物临床试验的人员遵循。例如，如何选择研究者、评估研究机构、进行试验项目管理、监查访问和原始资料的核对等具体试验的执行步骤，甚至有的标准操作规程还就监查员发现可疑问题时应如何处理做出明确规定。在稽查过程中，稽查员将检查标准操作规程是否更新，以及申办方的药物研究人员是否严格依照标准操作程序进行操作。此外，研究机构也需要建立临床和实验室研究的标准操作规程，以确保执行临床试验方法的统一标准和结果的可重复性，增加申办方对研究者的信任，以及药政部门对所获得结果的信心。伦理委员会的标准操作规程规定了其成员的组成、审阅程序、归档要求等内容。图 1.6 展示了 SOP 的通用管理流程。制定和实施 SOP 的宗旨是要规范药物发展和生产过程，使临床研究能更科学、有效和安全地进行。显然，标准操作规程就是将 ICH 和 GCP 标准具体落实到申办方和研究机构的日常实践中的规范化措施之一，使所获得的研究数据通常在全球范围内都可以获得各国药政部门的认可。SOP 通过书面的形式将 ICH-GCP 指南详尽而具体地转化为申办方或研究机构特殊职能行为和程序的恒定步骤，从而不仅确保实际临床研究中高标准行为和程序的稳定性和延续性，而且也降低临床试验人为操作行为的不可重复性。评价 SOP 的健全与否与实施状况是衡量申办方和研究机构临床试验申报结果质量和可靠性的标准之一，也是药政稽查或药政检查的内容之一。

ICH-GCP 和法规只是给临床试验提出了需要遵循的基本规范，但临床试验过程中涉及利益相关者众多、操作复杂、环境多变等因素。如何保证临床试验既能满足法规要求，又有标准操作能执行，就需要建立具体的 SOP。因此，合理、完备且可操作的 SOP 对保证临床试验结果的可靠性和增强利益相关者的执行力非常重要。建立 SOP 的意义在于在临床试验准备、计划、操作、管理和监督过程中，能够使各方利益相关者做到：

① 有章可循，并能满足法规要求，不致发生违背法律法规的重大问题；

② 经培训 SOP 后，能了解并掌握相关的操作如何进行、工作如何开展、要求和标准如何确立；

③ 无论在试验过程中发生任何变更，不同人员在对试验规程的操作能保持一致，在不同环节中的操作都有统一标准，不会因人员、时间和环境的变化而对预期的稳定试验结果造成影响；

④ 当监管部门或第三方看见相关 SOP 的内容要求和执行记录时，可以增加对试验结果的认可度和信心。

由此可见，从法规要求及管理要求两个角度出发，在撰写 SOP 时关注点需要建立在撰写的 SOP 内容应当在实际工作中能切实操作执行，并且所写的操作规范就是要准备要求在日常工作中执行的标准，而不是写一些做不到或"装门面"的标准。在 SOP 中，通常会列出操作流程图，流程图的设计需要注意视觉美观。流程图中的文字说明或标注需要与 SOP 正文的文字描述相对应，且直切主题。例如，流程图的岗位角色应当与 SOP 术语表或职责中的岗位角色相匹配。最重要的是撰写的 SOP 正文中的角色与职责描述既要做到标准规范统一，又要做到简洁明确并达意，如程序目标或工作任务直接用谓宾结构简洁描述，以及明确并描述关键步骤，即与目的相关的主要步骤。一份撰写清晰的 SOP 除了能将工作流和信息流标准化外，更要让相关员工和读者不仅能看得懂，还能达到理解一致，没有歧义，不能出现学习后仍不明白该如何去做的情况。如果无法满足这些要求，在执行过程中会出现对 SOP 的功能了解不全面，或其内容无法操作，进而达不到建立 SOP 的目的，会出现许多违背 SOP 和法规要求的问题。当涉及某些流程场景时，应尽可能按照 6W 原则进行阐述（参见31.2.1 节），即明确人、时间、地点、事件及其相应关系，在这个关系下，人员应该干什么，或需要怎么干。如果阐述模糊不清、抽象的信息过多，读者很难建立清晰职责目标认知和产生共鸣，更不可能在实际工作中付诸行动。例如，对于 SOP 违背管理，如果SOP 只是简单描述成："任何情况下都应当遵循试验方案。但当出现方案偏离时，需要记录违背的方案偏离事件，并批准该项方案偏离。"这里的方案偏离管理描述只涉及如何管理计划性的方案偏离，并缺少几大元素（人物、时间、地点、事件及其相互关系），而这几大元素则是构成场景式流程描述的必要条件。正确的描述应当包括但不限于：

① 计划性方案偏离通常在什么情况下发生；

② 由谁来记录方案偏离的具体内容；

③ 通过什么方式记录；

④ 后续方案偏离的跟踪流程或解决措施；

⑤ 由谁批准并且如何批准计划性的方案偏离（如适用）；

⑥ 批准的时间节点；

⑦ 该流程产生的记录如何保管。

这些方案偏离的具体规程也可以在专项作业指导中予以描述。如若如此，SOP 中应当交叉引述相关的 SOP 或其他作业指导。此外，需要考虑 SOP 与相关法规的适应性，所规定的 SOP 操作条款不应比法规要求低，但也没有必要无意义地高出法规的要求。例如，法规要求临床试验文档应当保存至临床试验项目结束后的 5 年，SOP 的文档保存则不应当要求 4年，也不需要规定 6 年的保存期，以免增加管理和实际操作的成本。有些 SOP 要求在每一项临床试验项目开始前，都必须对 GCP 和相关的 SOP 进行全面培训，显然也是不切实际的。

在建立 SOP 时，还必须确立流程和/或数据标准化方面的要求。这些标准可以在 SOP 中体现。对于那些可能随着试验方案不同而变化的标准化规程或数据标准，可以通过三级配套文件进行管理。也就是说，GCP 规范除了要求建立 SOP 文件和程序外，还需要申办方建立与 SOP 相配套的三级文件，即作业指导（work instructions，WI）和/或工作指南（work guidelines，WG），以确保临床研究中产生的试验数据的质量和完整性。三级文件是二级 SOP 文件的延伸，与 SOP 密不可分，其架构通常依据具体工作内容撰写，可不用描述目的、范畴和权责。WG是具体执行和操作的方法说明。如临床试验监查计划书管理、电子数据采集系统的构建管理等。WI 主要用于涉及操作、过程和管理等具体专用技术要求时，针对标准、方法中总体概述性部分加以细化明确，有时候也叫作实施细则。如病例报告表完成指南、临床试验监查计划、电子采集系统的用户验证计划标准等。但这种等级分类并没有一个绝对标准，通常在不同公司对它们的划分要求也不尽相同。例如，有的公司三级文件只采用 WI 一种形式。四级文件通常包括SOP、指南或作业指导中涉及的模板、表格或工作计划等。这一整套文件程序构成了临床试验的质量管理构架或质量管理体系。对于那些法规要求的必须执行的规程，且基于管理目的不会经常发生变动的流程，需要建立具有指导性的且可操作的 SOP。临床试验监查是每个临床试验必需的环节，因而有必要建立监查管理制度的 SOP。但由于 SOP 通常是框架性文件，对于监查中的某些具体操作环节，如启动监查访问、中期监查访问和关闭监查访问的流程有一定差异性，Ⅰ期临床试验与Ⅱ/Ⅲ期临床试验的监查重点不尽相同。从管理的灵活性的角度看，可以在监查 SOP 的框架下，对各类监查访问的具体细节操作要求制定与之相配套的条理清晰的三级文件，即 WI或 WG。对可供具体操作执行各类监查访问报告则作为四级文件模板形式构建。这样可以形成临床试验监查的 SOP 系统文件，便于临床试验的项目管理和监查执行。又例如，临床监查 SOP 要求临床项目经理（PM）需确认研究机构已达到试验项目启动条件，但由于没有相应的启动条件的具体数据标准，则项目经理在实际工作中无法进行"确认"。在这种情况下，确认启动条件流程达不到标准化的要求。因此，需要在 SOP 增加具体的达标条件，或有相应三级启动放行条件/标准或建立研究机构批准审核清单（案例参见表 7.18），以支持这一确认研究机构达标启动条件的行为。为了保证临床试验的高质量和数据的真实完整性，需要完善的临床试验监管事务至少应包括但不限于：

（1）人员培训和资历

① 人员的教育背景、培训经历和综合素质。

② 新雇员的上岗前教育和岗位培训。

③ 继续教育和培训要求（与 GCP 有关），包括定期重复已完成的培训内容，以强化和更新相关规范和技能。

④ 项目相关的专项培训，如试验方案培训、研究项目定向程序或医学知识培训等。

（2）文件管理

① 文件版本的管理和及时发布。

② 建立审阅和批准程序。

（3）各项标准操作程序的建立　以明确监管和程序的定义和相关人员的职责。

（4）相关验证程序的建立　以确保试验管理程序和试验结果的可重复性。

① 计算机化系统的验证。

② 仪器或设备的校正、操作人员的培训和定期维护活动及其记录的完善。

③ 系统的变更监管程序。

（5）纠正和防御措施系统的建立　以确保任何教训和错误可以及时得到总结和纠正，并防止其再次发生。

（6）记录保留和存档程序

（7）质量审查

① 质量控制程序。

② 质量保证程序。

③ 行为评判程序。

对计算机系统在临床研究中的运用而言，应该建立的基本 SOP 包括：①系统的建立和安装；②系统的运行操作程序；③验证和功能检测；④数据采集和处理；⑤系统的维护；⑥系统安全性措施；⑦系统变更监控；⑧数据备份、恢复和应急计划；⑨系统退役；⑩替代记录方法；⑪质量控制和质量保证；⑫计算机程序和系统的使用培训；⑬申办方、临床研究机构和其他机构的角色和职责；⑭系统服务商的管理，包括遴选、评判和稽查等。

对于临床研究而言，在临床试验的过程中需要使用一些医疗器械设备来完成诊断和治疗步骤。为了保证这些设备在最佳的状态下服务于临床研究，需要建立必要的质量管理系统。有关计算机系统的管理能确保设备的运用和管理保持不变和理想的状态。所涉及的质量管理体系会影响设备装置、调试、维护或转移电子数据。管理医疗或诊断设备的 SOP 通常可以分为两类。第一类是针对设备系统管理的 SOP，其包括：①系统建立和装置的描述；②系统的安全性；③操作程序或工作手册；④数据采集和存储，包括存档或编辑轨迹要求；⑤系统维护；⑥系统的备份和恢复；⑦系统的认证程序和要求；⑧变更控制和配置管理。第二类是规范设备系统使用的 SOP，其包括：①操作人员的角色和职责；②人员使用程序和手册；③行为准则和事务延续性保障，包括修改记录的方法；④培训，包括使用人员和管理人员的培训；⑤记录存档和检索；⑥数据转移程序和数据接触管理。

在临床试验中，由于试验方案的复杂性和多变性，SOP 无法完美地对所有操作细节提出规程要求。所以，可以根据方案的要求对一些具体的操作流程采取灵活的质量管理措施，并建立依据项目要求的临时性操作规程要求。例如，某临床试验项目有影像学需求，假若对于临床试验仪器操作的管理已经建立了总体 SOP 制度，但对于具体的影像学仪器的操作和相应的数据管理仍需要在试验方案的框架下建立专属性的操作规程，而这种影像学的操作规程只是一次性地用于相应的试验项目中。

在建立 SOP 过程中，应当注意的是每一个 SOP 应该给出一个编号。SOP 的一般纲要内容如下：

① SOP 的序号、编号和题目。

② 目的（若干行的简单总结）。

③ 适用范围。

④ 定义（给出相关术语和人员的定义或职责）。

⑤ 其他需同时涉及的程序（相关的其他 SOP 编号和标题）。

⑥ 所涉及的人员和过程：

• 谁负责进行程序；

• 何时和如何进行程序；

• 具体步骤及其要求。

⑦ 版本日期以及取代过去的×××版本。

⑧ 作者和批准本版本者的姓名。

为了增强 SOP 的系统性和指导性，同类 SOP 制度和操作指南应当采用相同系列的文件编号。除了 SOP 系统文件外，如果还涉及与之相配套的模板或表格，这些 SOP 系统的配套文件也应当采用相同系列的编号规则，便于项目操作人员的查询和运用。

SOP 必须定期审核并更新。SOP 中的流程或数据标准化通常是按照当前要求的标准而制定的。随着药政法规的变革或 SOP 不能满足未来的操作或者管理，就需要变更 SOP 了。为此，当第一版 SOP 启用时，应当过若干月即按照实施结果进行必要的修正。一旦 SOP 被认为符合实际工作要求，SOP 可固定审阅期限，如每 1~2 年左右进行一次审核，看是否需要修订。无论是增加、销毁还是变更一份 SOP，都应根据管理 SOP 的 SOP 规定的流程，进行一系列的撰写、修改、撤销或批准流程管理。这些管理流程赋予了 SOP 的权威性，绝对不能省，还需要有专人负责 SOP 的管理，并且，SOP 文件也要让所有员工能随手可得。表 1.3 列出了 SOP 准备、批准和修改步骤清单范本。

表 1.3　标准操作规程准备、批准和修改步骤清单范本

公司名称			
建议的新 SOP 题目：			
将完成该新 SOP 的人员姓名：		草稿完成预计日期：	
审核草稿人员名单：			
要求审核完成日期：		负责接收审核草稿人员姓名：	

审核人	评语	审核人	评语

针对下列评语需采取的行动总结：

进一步修改与否：□ 是　　　□ 否	如是，重复上述审核程序和评论
SOP 完成日期：	SOP 批准日期：
完成后第一次复审日期：	复审负责人姓名：
复审后，SOP 需修改与否：□ 是　　　□ 否	如是，重复上述审核程序和评论

SOP 年审计划日程				
SOP 序号	**SOP 标题**	**审核者**	**修改否(是/否)**	**修改日期**
SOP01	SOP 准备、批准和审核			
SOP02	研究组织和计划			
SOP03	研究团队——职责定义			
SOP04	研究档案和存档			
SOP05	研究方案审核和批准			
SOP06	临床病例研究报告表审核			
SOP07	研究者手册			
SOP08	伦理委员会			
SOP09	研究前监查访问			
SOP10	患者招募和入组			
SOP11	知情同意书			
SOP12	研究药物			
SOP13	研究机构资质和启动			
SOP14	研究过程的监查访问			
SOP15	不良反应和严重不良反应			
SOP16	数据收集和管理			
SOP17	电子化数据管理			
SOP18	随机和分类入组			
SOP19	盲性：编盲和破盲			
SOP20	研究结束监查访问			
SOP21	数据库数据清理和锁定			
SOP22	试验结果报告			
SOP23	试验文件和数据存档			
SOP24	稽查和药政检查			
SOP25	合同研究组织			

SOP 修改建议清单			
SOP 序号：	版本号：		版本日期：
发现的问题和缺陷细节：			
建议者姓名：		建议日期：	
修改复议者：		复议日期：	
修改讨论结论	□ 同意修改	修改负责人姓名：	修改开始日期：
	□ 不同意修改	理由：	
修改完成日期：		修改批准日期：	

申办方和研究机构必须对所有工作人员进行有关新的或修正 SOP 的培训，并要求通过相应的 SOP 理解测试。不仅这种 SOP 培训完成后必须记录在案，而且任何形式的 GCP 培训都最好完成记录存档程序。这种记录应当清楚地显示所培训的 SOP/GCP 标题或内容、培训日期等。相关 GCP 培训员完成这些培训后，在培训证书或记录上还应标明培训员的姓名或签名。无论是个人或申办方部门在被药政监管部门稽查或药政检查时，可以被要求出示这些培训证书或记录，以表示申办方和有关从业人员都符合有关培训 GCP/SOP 的要求。

当申办方雇佣合同研究组织承担临床试验项目的管理和监督任务时，申办方必须检查合同研究组织是否有相应的 SOP 和合同研究组织的 SOP 是否符合申办方的标准或要求。一旦发现合同研究组织的 SOP 与申办方的 SOP 有不一致之处时，申办方必须明确指示要遵循哪一个 SOP。即使合同研究组织的 SOP 与申办方的 SOP 没有不一致之处，申办方也应当明确合同研究组织在试验项目管理和监督中必须遵循申办方的哪些 SOP，哪些可以按照合同研究组织的 SOP 行事。申办方有责任管理和确保合同研究组织按照 ICH/GCP/SOP 的标准完成申办方的临床试验项目。

显然，GCP 的重要性就在于在临床试验中人们常问的"为什么"和"怎样"做才能合规。纵观 GCP 的发展历史，不能看出 ICH-GCP 是在不断提高公众对涉及人类参与的临床试验的监控和管理的意识的进程中形成的。了解监管临床试验的 GCP 规程的历史背景，有易于达到 ICH 的使命并实现传承。在 GCP 的框架下，SOP 的建立为注释 GCP 的具体操作要求、统一法规标准的实施和确保临床试验运行合规和结果可靠提供了保障。作为临床试验"圣经"的 ICG-GCP 已经成为全球从事临床试验必须遵循的、捍卫人类尊严和安全的法规基础。

（刘　川）

第 2 章

临床试验的伦理因素和实践

从伦理道德的角度看,理解临床试验的行为与探讨医药领域的许多未知问题的关系十分重要。从一般研究行为的本身来看,药物临床试验研究过程涉及了许多特殊的伦理因素,其中包括新药研究的风险-受益比有时不能通过试验本身来加以衡量、研究信息的知情过程在某些情况下不完善等。对某些疾病领域来说,如癌症,受试者本身疾病状况是无法治愈的,或供他们选择的治疗资源又十分有限,这些常被视为"弱势者"的受试者群体参与临床试验的权利需要受到同样的保护和对待。本章拟就现代临床试验实践中的伦理学原则,包括团队合作、临床试验的科学价值、研究者的伦理道义、受试者选择和他们权益的尊重、临床试验风险-受益评估、独立伦理审查和知情同意交流程序等几个方面展开讨论,并就其中的某些重要原则的具体实际操作予以描述。

2.1 临床试验的双重性

从广义上讲,临床试验研究是科学和伦理的共同体,即临床研究本身具有科学性,但临床试验的实施和操作涉及伦理道义。在临床试验中,研究者承担着双重角色,即他们既是治病救人的医生又是从事科研的研究者。例如,当临床试验中受试者需要紧急干预治疗时,作为医生,必须遵循医院急救标准操作规程对患者采取急救措施,必要时还需要通知相关医生会诊治疗,并在病史记录中做好治疗记录;作为研究者,必须按照方案和 GCP 要求,做好详尽的不良事件(AE)记录,包括诊疗措施、预后结果等,并需要判断是否属于严重不良事件(SAE)。必要时,还需遵循方案风险控制计划要求对受试者采取相应的毒性控制措施,或出于安全性风险考虑,中止受试者继续参与试验项目。在这个事件中,无论作为医生或研究者,其对受试者的诊疗和急救措施记录都应当作为试验项目的源数据及其文件。患者参加临床试验与是否信赖研究机构和研究者有很大关系,他们甚至有时还会同意参加一些个人利益并不是很大的临床试验。所以,临床试验研究者必须学会如何平衡既保护患者或受试者的权益,又满足申办方利益,使患者或受试者能继续对研究者的医德行为充满信心,申办方能继续提供给研究者从事研究的优先权。医生的服务对象是患者个人,但得到的临床知识却能对社会文明有所贡献。患者通过参加临床试验也有可能使自己的疾病得到治疗和生活质量得到改善。由于人们对有些疾病的了解还不够,或最好的治疗措施还未能被确定和被广泛认可,所以当今的医疗环境并不是所有的患者都能得到最好的治疗。在这种环境中,医药工作者所能做的就是从这个无法回避的现实中有效而仁慈地兼顾个人权利和社会整体效益。临床试验就是最好的使医药工作者能做到这一点的方式。当临床试验被科学地设计和操作,并将详情充分告知参加试验的受试者,那么从伦理角度看,它可以被用来获得新的临床知识。进一步说,参加临床试验的医生有义务正视临床试验的不确定性,并在受试者参加临床试验前与其进行仔细而明确的沟通,在进行临床试验的过程中采取必要的措施监督和及时解决出现的一些新问题。因此,设计完善和管理科学的临床试验比从医疗事故中获得经验更符合伦理道义。

一个设计和监督得当的临床试验给社会和个人带来的益处往往使人们对它的风险度的接受变得更加理性。临床试验的社会受益包括:

① 得到的研究成果可以直接或间接地使有相同疾病的人群获益;

② 新的治疗手段有时会降低某些疾病治疗的费用;

③ 被证明的治疗方法可以取代那些看似风险较低但却无效的治疗方法;

④ 通过控制风险-受益比,可以发展新的治疗方法。

与社会受益相比,临床试验的个人受益包括:

① 增加个人在新的治疗方法中的安全性;

② 使受试者的疾病和生活治疗直接得到改善;

③ 使受试者得到更多的医疗照顾;

④ 给无望的受试者个人的疾病治疗带来新的希望。

严格地讲,没有风险的临床试验并不存在。临床试验在管理风险-受益比、知情患者、消除违背个人意愿的治疗和吸取经验教训等方面比一般的医疗研究要好得多。许多临床试验管理措施，如临床试验研究计划的专家评审、伦理委员会的审查、不良反应的报告体制、独立试验数据监督委员会的指导，使受试者在临床试验中得到的安全性保障比普通医疗实践也要完善得多。

2.2　临床试验中的伦理学考量

国际上，有许多规范临床试验伦理行为和保护受试者利益的标准和条令，如《纽伦堡法案》（1947）、《赫尔辛基宣言》（1964）和《国际协调会议药物临床试验质量管理规范指南》等。所有这些规范都强调对人的尊重（受试者的自主权、知情权和利益保护）、疗效优先（最大的可能益处和最小的危害）和公正（平等对待所有研究参与者和研究风险-受益的平等承担）等。

2.2.1　尊重

尊重应当位于所有生命权利的首位，其主要内涵包括但不限于：

① 尊重患者及其家属即是尊重生命；

② 尊重不同选择和对健康照顾做决策的权利，例如手术与否、选择医生或医院等；

③ 尊重个人的信仰、价值观和风俗习惯；

④ 尊重患者/护理对象及其家属的意愿，对疾病治疗和健康护理采取适当行为或行动，积极维护权利和尊严，鼓励和协助他们计划的实施与管理。

2.2.2　受试者的自主权

患者的自主权是指患者在没有任何外在压力环境或影响下有权自己决定在他们生病期间应该怎么办。这些决定是建立在获知医疗信息的基础上而做出的。患者应当被告知不同的治疗选择及其相关的风险和受益关系。这种患者的自主权原则不仅存在于日常的医疗实践中，在临床试验中更应如此。在患者或受试者无法对被告知的选择作出自行判断的情况下，比如儿童、智力障碍者或精神病患者，这种自主权原则可以由他们最亲近的人来行使，如父母或法定监护人。一旦发现存在治疗风险时，则应立即排除这些人参加某些临床试验研究项目的可能性。

在临床试验研究中，受试者的这种自主权可能会被削弱。比如，在随机或双盲试验的情况下，受试者无法对接受何种治疗作出真正的选择，受试者还会被要求参加一些可能对他们而言无用且不便的受益评价程序。在这些临床试验中，受试者可以充分了解所参加的试验项目治疗组别的风险和受益，但不能确定自己会有何种的风险或受益。所以，让受试者有充分的保留权和进一步的知情权十分重要，即：

① 一旦研究者知道有关被研究药物新的疗效或副作用信息，受试者应当以"补充知情同意书"的形式被同时告知。

② 一旦研究者认为受试者进一步参加某一试验项目对其健康不利或已不是该受试者的最好利益，则应立即终止受试者参与其所在的临床试验项目。

③ 受试者可以在任何情况下或以任何理由撤销知情同意书，并退出临床试验项目。

④ 受试者应当被事先承诺，一旦他们退出所参与的临床试验项目，他们的疾病治疗不会受到影响。医生会采取现有的医疗技术和手段对他们继续实行人道主义救援。

患者自主权原则在针对囚犯为研究对象的临床试验中的运用颇有争议。人体试验的根本原则是知情同意，但由于监狱是一个带有强制性管制人身自由的地方，囚犯所处的特殊地位以及试验者对待囚犯可能出现的心理上的微妙变化会影响他们对试验的认知。即使能够做到知情，囚犯们也可能由于悔罪、急于立功、希望获得减刑、假释等原因接受人体试验，其动机与人体试验的初衷不符。因而，很难判断囚犯参与人体试验究竟是自愿，还是出于外部因素。虽然囚犯因实施了危害社会的行为必须受到一定的惩罚，包括限制人身自由，但不能以此为借口强迫囚犯必须接受人体试验并以此作为惩罚方法或诱惑手段，如减刑作为交换条件，不参加而使其刑期加重，或狱中待遇有所改变等。虽然国际现有的一些临床试验原则和法规并未对这种情况有所说明，但在人权保护日益受到重视的今天，囚犯参加临床试验的权利应得到充分的尊重。囚犯是否允许作为志愿者参与临床试验或他们的权益如何在监狱的环境中得到保护，这些是在设计有关临床试验项目时需要谨慎对待的问题。

对于一些重病患者来说，他们抱着治愈希望同意参加临床试验的决定往往会引起人们的争议，认为他们应当受到伦理委员会或其他团体的特别对待。事实上，我们应当认识到这些有各种严重病症的患者每天都面临着对他们本身疾病治疗做出抉择的情况。如果这些决定是在充分知情和自己清醒的状态下做出的，那么可以认为这些患者有能力为他们本身的治疗做出选择。一些观点认为重症患者同意参加某项临床试验并认为他们的疾病治疗有可能从中获益，是因为他们受到了不正确知情交流，或他们不能正确判断他们自己做出的选择。其实不然，并没有任何证据支持这种观点。现实的临床试验知情同意交流过程要求向每一位可能的受试者展现已知的治疗相应适应证的有效性和安全性数据。由于这些重病患者本身的状态，他们会更明智地判断参加临床试验项目的风险和受益。否定这些他们有能力做出自己医疗选择或参加临床试验的权利也违背一些临床试验的指导原则，如《纽伦堡法案》或《赫尔辛基宣言》等。作为一个健康的人应当理解自己与严重疾病患者并无内在的区别，这些患者做出参加某项临床试验的决定意味着他们并不是弱势群体，他们有能力对自己的医疗选择做出判断。

此外，在有些情况下，特殊和弱势人群参与临床试验项目，研究者和伦理委员都需要确定试验项目有足够的安全保障来保证他们的公平性和适当性。弱势人群包括儿童、妊娠妇女、残疾和精神失常者、急性或严重精神病患者和经济状况差或教育程度不高者、无知情同意能力的人等。在任何情况下，研究者的作用至关重要。如果有其他可以带来疗效的治疗途径存在，研究者有义务一并与弱势者交流。对于任何治疗方法中存在的风险程度，研究者应该用明确的定义或数据，而不是只用"高风险"或"低风险"这样的术语去加以描述。对疗效的解释也应该采用同样的标准。

2.2.3　受益与风险

基于《赫尔辛基宣言（2013 年版）》第 4 条规定，一般而言参加临床试验的受试者所面临的风险包括以下几类：

① 身体生理伤害　医学研究经常涉及侵入性医疗手段所造成的轻微疼痛、不适，甚至明显损伤，以及来自药物可能出现的不良事件（包括 SAE）所造成的伤害。

② 心理精神危害　参与研究可能导致思维过程和情感方面发生某些变化，如药物引发的抑郁症、精神错乱或幻觉、紧张、内疚和丧失自尊的感觉等。

③ 受试者隐私被侵犯　在研究中，对受试者隐私进行观察时，应该采取适当方式确认不侵犯受试者隐私，伦理委员会应该审查认可，必要时要求研究者对研究设计进行修改，以使研究在不侵犯受试者隐私的情况下展开。

④ 福利或经济危害　某些侵犯隐私和违反保密规定的情况会导致受试者在社区生活中处境尴尬，在这些情况下，保密措施一定要确保。

并没有一个适用于临床试验风险-受益评估的统一标准。这里所指的受益是指受试者在疾病治疗中收到有益的疗效。从另一个角度讲，它也意味着医生有避免危害或降低危害风险的职责。任何临床试验，特别是早期临床试验都存在着不可预知的风险。有时这种潜在的风险可能使受试者因看不到立即且直接的受益而拒绝参与试验。但在风险-受益比较高的情况下，人们可能不得不做出其他的选择。比如，罕见病患者要求试用民间流传的可能有效但未被证实的治疗某种疑难杂症的药物。在缺乏这种民间药物知识的情况下，临床试验可以成为一种最适当的对其获取第一手资料的途径，虽然对它的未知可能在将进行的临床试验中引发未知的风险。显然，在

临床试验中这种受益原则由于与风险共存有时会显得略有冲突。所以，研究者有义务对临床试验研究中的风险和受益及时做出有效的判断，以化解可能的风险对后来受试者的危害，并保证有益结果对未来患者群体的帮助。

有些临床试验药物的受益在早期阶段并不明朗，但根据Ⅰ期临床试验或临床前研究结果对受益做出预测的做法已被人们所接受。这种受益的评估是建立在测定临床试验的客观疗效反应的基础上。比如，抗癌药物的临床疗效反应根据患者的存活率或肿瘤的缩小率来衡量。许多国家也普遍接受这种应用测定客观疗效变化作为临床试验结果来申请新药。除了这些被视为外部标准的客观受益之外，还有一些其他因素促使患者参加临床试验项目。比如，受试者可以通过参加临床试验得到心理上的疗效。某些临床试验，例如治疗关节炎药物的临床试验，可以使得受试者的生活质量得到改善，但就这些试验本身的设计而言，有时并不能判断这种改善是由研究药物所造成的，还是由不断的医疗互动使受试者的希望信念增强而造成的。无论所观察到的这种生活质量的改善是否是研究药物所造成的，受试者参与临床试验有助于改善他们的生活品质应当是可能达成的疗效。

对于首次进入临床试验的新药而言，受试者可能的严重不良反应风险是另一个需要考虑的风险-受益因素。这类研究的主要目的常常是造成不良事件，患者的疗效却是研究的第二目的。由于新药第一次进入Ⅰ期临床试验阶段，这种不良反应风险无法被准确地量化。但充分的临床前安全性数据和良好的试验设计，比如保守的起始剂量、安全的剂量梯度设计、"停止规则"的运用和试验期间安全性的监督，可以使这种风险大大降低。有资料显示Ⅰ期抗癌药物临床试验的研究药物所造成的毒性死亡率为 0.5%，在 1999—2002 年间进行的这类临床试验中，总毒性死亡率风险只有 0.06%，患者对新药治疗的反应率达 17%，表明真正的毒性死亡风险在现今的临床试验中并不是很高（Horstmann et al.，2005）。此外，当没有其他可选择治疗措施时，患者参与新药临床试验可能给他们带来新的希望。患者知情同意书通常会仔细地对这种情况加以描述。所以，适当的设计和管理临床试验可以使所预测的风险-受益比达到人们可接受的程度。正是这种不良反应的未知性，通常Ⅰ期临床试验所招募的受试者人数很少，并且招募这些受试者的入组标准应当严格建立在合理的医学和生理参数，而不是社会、经济或其他参数上。只有在对新药安全性和有效性有所了解后，对它的临床试验才能被扩展到更多的人群中。为了体现 GCP 使受试者安全性得到保护，需要在临床试验中做到：①尊重受试者的知情权，让他们重复了解药物临床试验的目的、意义和

过程要求；②保证受试者的自愿参加和退出权；③受试者的个人隐私不被随意披露；④在临床试验中发生不良事件时能获得及时治疗权；⑤受试者有临床试验引起的伤害的补偿权，即当受试者发生由试验药物引起的 ADR/AE/SAE 时，申办方承担需要的补偿，或受试者发生由研究者（或医护人员）操作或处理不当造成的 ADR/AE/SAE，研究机构相关责任人员承担补偿。

此外，即使是有利的风险-受益比也并不能保证受试者不会经历风险或一定得到疗效。对风险耐受性的承受力有时会随着疾病严重程度的增加而增加。在某些致命性疾病中，即使存在可能有致命风险但却有很小概率改善症状的可能性，患者或受试者都会愿意尝试。还必须指出虽然历史性的临床试验数据并不能绝对预测未来的临床试验中受试者可能经历什么风险，但历史性的数据总结确实可作为资源性的信息，在知情同意讨论中应该与受试者充分交流。

2.2.4　公正性

公正性原则是指公平地分担临床研究中的疗效、风险和责任，以及科学设计的临床试验使适宜的受试者被平等地招募入临床试验中。申办方为临床试验受试者的投保制或由于临床试验所造成的受伤赔偿就是这种风险和责任原则公正性的具体例证之一。早期的临床试验的受试者大多是住在公共病房的穷苦患者，而得到的疗效却由住在专门病房的富有患者所享受。显然，这种做法违背了公平性原则。如前所述，临床研究应当主要在成人而不是儿童中进行。因犯只有在直接与他们本身的状况有关和没有其他受试者可以替代他们的情况下，如戒毒药物的临床试验，在真正自愿和无其他前提或利诱的条件下才能被允许参加有针对性的临床试验。伦理委员会在审核因犯参加的临床试验项目时，需要建立一个特殊的伦理委员会来讨论。其成员组成至少要有一位因犯代表或因犯权利维护者，其他成员必须与监狱没有任何关联。

在现代的临床试验实践中，临床试验的设计、监督和研究结果的利用一般是在团队协作的环境下完成的，如建立顾问委员会、研究方案审阅或安全监督委员会等。这种合作形式是确保临床试验按照伦理公正的标准进行的基础。在临床试验的初期阶段，受试者自愿原则也是临床试验公正的基础。临床试验进行过程中，申办方制定适宜的受试者入组标准和研究者及时终止某些受试者的参与也符合这种公正性原则。一旦获得临床试验结果，无论是"正"或"副"结果，都应该予以公布和发表，这样才能使临床试验的公正性和科学价值有所体现。

2.2.5　安慰剂的应用

《赫尔辛基宣言》是世界公认的临床研究伦理准则。临床试验固然以伦理性为最高原则，但临床试验的本质是科学研究，伦理原则与科学目的必须兼顾。按照《赫尔辛基宣言（2013 年版）》的描述，一种新干预措施的获益、风险、负担和有效性，必须与已被证明的最佳干预措施进行对照试验，但下列情况下除外：①在缺乏已被证明有效的干预措施的情况下，在研究中使用安慰剂或无干预处理是可以接受的；②有强有力的、科学合理的方法论支持使用任何比现有最佳干预低效的干预措施、安慰剂或无干预处理对于确定一种干预措施的有效性和安全性是必要的，并且接受任何比现有最佳干预低效的干预措施、安慰剂或无干预处理的患者，不会因未接受已被证明的最佳干预措施而遭受额外的、严重或不可逆伤害的风险。要特别注意，对这种选择必须极其谨慎以避免滥用。因此，临床试验中在特定条件下，应用安慰剂作为对照是合理的。

从科学的角度分析，被善意欺骗或自我欺骗都能产生生物学效应，这是利用现代科学技术证明的医学效应，并逐渐被临床医学接受和应用。这一成功欺骗效果的确认，不仅构成了安慰剂应用的基础，也能解释临床上一些服用安慰剂的患者似乎也自感有一定程度的治疗效果。只要有效果，且是安全的方法，即使对患者进行欺骗和安慰，尽管不符合科学的求真精神，但也能符合医学伦理学的规范。安慰剂效应的想法最早是美国医生 Henry Beecher 在 1955 年提出的。他对 15 项研究结果进行分析发现，大约 1/3 的患者显示出对安慰剂产生响应（Beecher，1955）。安慰剂效应现在已经被广泛接受，尤其是像疼痛这些依靠患者主观判断的效应。这些被医学界广泛认可的安慰剂效应不仅对分析药物研究结果，而且对理解生物现象也有意义。安慰剂通常用乳糖、淀粉、生理盐水等成分制成，不加任何有效成分，但外形、颜色、剂型、重量、大小、气味和味道与试验药物极为相似，仅凭肉眼不能区分，是一种没有试验用药物有效药理作用成分的虚拟制剂，常被称为"糖剂"。安慰剂对病情和预后没有影响。但由于暗示性的作用，它有时也会产生称之为安慰剂效应的医疗作用。安慰剂用于医疗实践已有数百年历史。安慰剂效应临床上通常局限于一些与自主神经系统有关的功能性症状，如血管收缩、消化道蠕动、支气管痉挛等。这是因为情绪在自主神经系统中有着激活性作用。例如，有研究发现安慰剂对疼痛的作用可能与内吗啡肽分泌有关。功能性症状的改善可以增加患者的健康状态，使他们感到疾病的自然好转或使他们更愿意依从有效的同步治疗措施。但没有任何证据显示安慰剂有着药物一样的治疗作用。所以，进行神经药理学或疼痛临床试验时，这种功能性效应尤其要注意避免。与临床试验药物相比，安慰剂起效更快但持续时间较短。约 10% 服用过安慰剂的患者常抱怨的副作用包括眩晕、疲乏、头痛或恶心等。并不是所有患者服用安慰剂后都会产生安慰剂效应。即使有安慰剂效应，患者有时也会随着服用时间和环境的不同产生不同的效应。实际上，安慰剂的应用和效应涉及较复杂的文化、医生与患者关系等因素。

在临床试验中，安慰剂的应用是为了比较临床试验药物和安慰剂之间的效应差别。在试验用药组中，受试者经历的治疗效应为试验用药物和安慰剂效应的组合；但在安慰剂组中，患者只有安慰剂效应。安慰剂的应用一般都采用随机和双盲的方式，单独或者与其他标准治疗药物混合服用。然而，它的应用一直是人们争论的焦点。临床试验中安慰剂的应用意味着受试者的有效及及时治疗被暂时搁置一旁，因此受试者被置于风险之中。一些临床试验设计安慰剂的应用必须考虑研究药物适应证的性质及其相应治疗效应的程度。大多情况下最好用标准治疗药物作为安慰剂来比较新的研究药物的疗效。世界卫生协会在 2002 年对安慰剂在对照临床试验中的使用明确指出，安慰剂对照试验的应用必须特别谨慎，一般情况下，这一方法只有在缺乏有效治疗方法，且不会对受试者造成安全风险时才能使用。然而，在下列情况下，即使存在有效治疗方法，伦理上也还是可以采用安慰剂对照试验：

① 出于科学或不得已的合理的方法学原因，必须应用安慰剂来确定治疗、诊断或防治方法的有效性。

② 在没有危险的情况下，防治、诊断或治疗方法可以用安慰剂对照的方法进行研究，并且接受安慰剂的受试者不会受到任何严重或不可逆伤害的风险，或者停用或延迟有效治疗不会给受试者造成较大的健康风险时，即使可能会导致患者感到不适，但只要他们参加临床试验是非强迫性的，而且他们对可能有的治疗及延迟治疗的后果完全知情，要求受试者参加安慰剂对照试验可以认为是合乎伦理的。

③ 标准治疗对某一特殊试验项目来说不适合。

④ 用于轻症或功能性疾病患者。在急性、重症或有较严重器质性病变的患者，通常不用安慰剂进行对照；当已知一种现行治疗可以防止受试者疾病继续发展时，一般也不宜用安慰剂进行对照。

⑤ 一种新药用于尚无已知有效药物可以治疗的疾病进行临床试验时，对新药和安慰剂进行比较试验通常是符合伦理的，可以选择以安慰剂作为对照药。

对新药选择安慰剂进行对照是否能被受试者和研究者接受是一个由研究者、受试者和独立伦理委员会判断的问题。在某些情况下，有效药物作为对照药物的使用必须被遵循，这些情况包括但不限于：

① 使用纯粹安慰剂不道德或不可能的情况下。

② 一些可恶化的威胁生命的疾病的临床试验。

③ 可以找到有作用的对照物。在这种情况下，即使研究药物的临床结果被视为与对照物等效，也可以认为研究药物治疗疾病有效。

无论采用何种方式应用安慰剂，《赫尔辛基宣言》所有条款都必须遵守，特别是必须经过伦理和科学审查，必须严格按照临床试验方案的要求进行操作，并在知情同意交流中向受试者明示安慰剂治疗组别的存在。如果临床试验中必须使用纯粹安慰剂，必须确保这种安慰剂的应用不会造成受试者任何功能性或器官性的永久受损。接触安慰剂的人数也应该严格控制。此外，临床试验方案应当清楚地描述使用安慰剂的原因，并注意所在国对安慰剂使用的法规和要求。

2.2.6　统计学的应用

统计学在临床试验中的作用至关重要。一般说来，统计师有责任维护临床试验设计的完整性，严防个人兴趣不适当地干扰统计知识在临床试验设计中的应用。统计师应当诚实和客观地讨论他们的发现和论点，揭示他们的利益冲突，并避免发表不真实、虚假和记录不全的声明。

2.3　临床试验中伦理学的实践

临床试验伦理学原则意味着临床试验的实践必须按照伦理要求行事。在临床试验中，这些伦理学的实践是由多个因素组合而实现的，如研究者行为的监督、受试者的隐私权规范、受试者知情交流和同意书的签署过程、伦理审查委员会的运作等。然而，并没有一个固定的公式可以保证这些伦理实践的实现。多数情况下，伦理实践还需要依靠人们的科学努力、判断和信念。

2.3.1　研究者的职责和利益

参加临床试验的医生，也称为研究者，有义务确保受试者的安全。一旦发现受试者继续参与临床试验有损他们的健康或最佳利益，研究者应当主动中断该受试者的临床试验，并积极用其他可行的治疗方法向退出临床试验的受试者提供最佳医疗服务。研究者也必须不断注意了解临床研究的动向，并从所获得的信息中判断新的临床研究信息是否足以影响临床试验中受试者或其他患者的医疗实践。

参与临床试验的研究者是否与注册试验申办方有利益冲突是临床试验伦理必须关注和避免的要素之一。所谓利益冲突是指在试验过程中，研究者对某种主要利益的判断（如受试者的健康和安全等），会不合宜地受到次要利益（如经济收入等）的影响。这些经济利益可能包括但不限于申办方或与试验药物有关的股票或期权、专利使用费、礼物或额外不正当收入、不合理的资助或赞助、未来上市销售相关的酬劳等。因此，造成的不利影响可能包括但不限于对试验方案设计、试验项目执行和数据采集等会产生偏倚，有可能对受试者安全、权益和健康造成不必要的危害，对试验结果的科学性、客观性和可靠性带来不利影响，因而失去或削弱药政部门和公众对试验药物效益和安全性的信心。显然，对参与临床试验执行和判断的研究者是否与试验药物利益相关方存在利益冲突，应当成为临床试验伦理和科学审核的重要方面。临床试验中，利益冲突审核的方法通常为要求研究者自觉事先报告或澄清其相关利益冲突的信息。隐瞒或虚假报告利益冲突信息会导致研究者被药政部门列入信誉不佳的禁忌参与者名单中。此外，如果一位医生对某种治疗方法有着较强的偏好，这位医生则不适合参加临床试验的研究，因为较强的偏好行为很有可能影响这位医生对临床试验研究方法的认同。同样，医生进行比较临床试验时，如果他对试验项目中的某一种治疗方法有偏见，则其也不适合参加临床试验的研究，因为这种偏见很可能造成医生对临床试验结果的误判。

研究者如果同时参加多项由不同申办方赞助的临床试验项目，有可能发生自生竞争研究利益冲突。特别是当这些临床试验项目有着相同或近似的适应证或入组标准时，这种冲突会更加明显。如果研究项目还受到研究经费多寡的驱动，研究者很可能在推荐受试者参加某个临床试验项目时会不自觉地受到报酬因素、自我抉择或其他压力的影响。显然，临床试验研究项目中受试者质量、项目进展程度和最后试验结果等都会受到不同程度公正性的挑战。因此，申办方在选择研究者参加临床试验项目时，应该慎重评估研究者是否同时参加其他临床试验项目，以及其他项目与申办方项目间的关系。

参加临床试验的研究者是否与临床试验项目的申办方有任何利益冲突也是一个值得考虑的因素，因为这种利益冲突关系很可能造成研究者对研究结果的偏爱。这里所说的利益冲突主要是指财政利益关系，即是否领取申办方的工资、作为顾问领取顾问咨询费、非正常的酬金、拥有可观数量的申办方股票或拥有所研究药物的知识产权或专利等。这种财政利益不包括参加公共或非营利组织举办的讲座、培训或教学所获取的收入等。这种财政利益关系不局限于本人，还应包括其配偶及子女的利益关系。因此，临床试验开始前，应该要求研究者就是否有财政利益关系提出书面说明。美国食品药品管理局和一些国家的伦理委员会

要求研究者的财政利益公开表必须作为研究者申报的临床试验药政管理文件之一（表 2.1）。按照美国现行递交财政利益公开表要求，研究者需至少递交两次财政利益公开表，临床试验开始前和临床试验结束后或结束一年后。如果研究者拥有超过一定价值的财政利益，申办方应当限制或禁止其参加临床试验项目的研究，以避免临床试验结果的不公正性。

在这个财政利益公开表中，附属或次要研究者的界定需要审慎自行判断。凡涉及实施试验方案重要评估、重大试验活动或对数据进行直接或重大贡献者需要作为附属或次要研究者列出。例如，按照试验规定，内科医生而非研究者本人对受试者进行体检，以评估该受试者是否适合入组试验项目。那么，这位内科医生就需要作为附属或次要研究者写在这份财政利益公开表中。在某些情况下，任何研究机构人员，包括研究护士、临床研究协调员或住院医师等，若提供了辅助的和间歇性的照顾而并非对临床数据做出直接和重大贡献的，并不需要被写在这个财政利益公开表中。但当执业护士或临床研究协调员涉及为受试者做出医疗决定、给受试者用药、招募受试者、记录原始数据、收集和评估研究数据、维护研究记录等时，如果这些行为应当被认为是承担了一定的研究者责任，并属于为研究数据做出直接和重大贡献者，则这些人员有可能需要作为次要研究者填写在财政利益公开表中。

2.3.2　受试者隐私权

从事临床试验的研究者较关心的问题是受试者的私人健康信息保护与他们的研究活动的关系应怎样处理，即个人数据与试验数据主体相关的一切信息。所谓数据主体是指一个已识别（identified）或可以被识别（identifiable）的自然人。可被识别的自然人是指可以直接或间接通过参考信息，如姓名全名、电子邮件、身份证号码、驾照号码、电话号码、位置数据、汽车牌照号码、医疗病历号码、健康保险号码、携带医疗器械设备号码、未加掩饰的正面照片、有特殊标志的特征代码、指纹图、银行账号、在线识别标记或符号等信息，或以机体、生理、遗传、精神、文化或社会身份等一个或多个特定因素或信息识别的自然人。所有这些识别号码或标志在临床试验的受试者记录中都应当消去。某些基因数据或生物识别数据等需要在试验过程中经过特殊的数据主体处理或试验结束后的永久去名化等才能使用。为此，临床试验的申办方作为数据主体的控制者或数据处理者负有直接责任，研究者和合同研究组织负有支持和遵循数据主体管理合规性的重要责任。

在临床试验中，医生有着双重身份。作为医生，保护患者信息的责任早就成为法定的道德准则。作为

表 2.1　财政利益公开表示例①

以下部分由申办方完成
项目申办方:[列出申办方公司名称]
项目代号:[列出申办方设定的临床试验项目编号]
主要研究者姓名:
附属/次要研究者姓名:
研究基地地址:[单位名称] 　　　　　　　[单位地址,包括所在地城市、省份、国家和邮编]
本财政利益信息收集时间:□研究前　　□研究结束后　　□研究结束一年后　　□其他
以下部分由主要研究者或次要研究者完成
您是否为临床试验项目申办方的半日制或全日制雇员? □是。请完成本表最后的签名和签名日期 □否。请继续完成本表的其余部分,并签名和注明签名日期
对于以下各项财政利益或安排,请指出是否适用于您本人、您的配偶或您的子女

是 □	否 □	**相当数量的本临床试验项目[申办方名称]的股票。** 比如,任何形式的股票或利息、股票授权书,或其他无法用公共价格参考标准衡量的股份价值,或股票价值超过[列出规定的现金价值]。 如是,请说明:
是 □	否 □	**相当数量的其他形式财政支援,其总数超过[列出规定的现金价值],不包括进行本临床试验或其他临床试验的经费。** 比如,财政资助本研究者或其研究单位进行研究活动(如资助研究项目,以设备、顾问费或酬金等形式给予的补偿)。 如是,请说明:
是 □	否 □	**对本研究产品有知识产权或财政利益,如专利、商标权、版权或许可证协议。** 如是,请说明:
是 □	否 □	**拥有可影响本试验结果的其他价值的财政补偿。** 比如,得到某种明显大于物质本身价值的补偿,或以申办方拥有的股息的形式补偿研究者,或与产品销售挂钩的财政补偿,如销售红利。 如是,请说明:

以我的名义和信念,我申明本表所提供的信息真实、准确和完全。此外,一旦我、我的配偶或子女的财政利益在本试验进行过程中或在本试验完成一年内发生任何与本公开表信息不符的变化,我将随时告知申办方。 签名:　　　　　　　　　　日期(年/月/日):

① 主要研究者和次要研究者应当分别完成本表。

研究者,需要了解出于研究目的的受试者的信息如何被有限度地披露的准则。这里所指的受试者个人健康信息包括受试者的一些原始医疗记录、化验或检验结果或个人的医疗账务信息等。这些信息有可能在临床试验中由于试验计划的需要,被除了医生和患者之外的第三者审阅或存档,如申办方、临床试验监查员或稽查员、伦理委员会或药政监管部门人员等。这种有限度的披露受试者个人健康信息给第三者的做法在一些必要的前提条件或情况下才能被允许。世界各国对于保护个人健康信息免遭不适宜的滥用或披露都有各自的规定,如美国食品药品管理局的有关人类受试者保护条例(45 CFR parts 46 或 21CFR parts 50、56)、美国国会1996年颁布的《健康保险携带和责任法案》(HIPAA)等。

按照国际上通用的有关保护个人健康信息原则,临床试验中第三者接触受试者健康信息的前提条件包括:

① 研究者在临床试验开始前应当明确告知受试者,其与临床试验项目有关的个人健康信息有可能由于试验项目的要求被第三者审阅或收集。受试者本人应当就此议题签署授权书,同意第三者由于临床试验项目的要求,使用和审阅与自己有关的个人健康信息。

② 一旦这种授权被获得,第三者必须承诺对个人健康信息的使用和征求授权书中所指明的目的及用途一致。

③ 研究者在转录与临床试验有关的受试者个人健康信息给第三者前,应当隐去可以明确鉴别受试者个人身份的资料,如只保留姓名缩写和去除家庭住址或联络方式等。

④ 如果第三者打算转载,使用或收集与临床试验有关的受试者个人健康信息,应当略去受试者的姓名和联络方式。

⑤ 有些个人健康信息样本可能会被收录于相关

临床试验常用表1

研究数据库中，如个人血样本被用来提取 DNA，用于鉴别疾病的遗传密码或基因特征。在这种情况下，受试者的个人信息必须被经过"再去识别"程序，即在完成临床试验所要求的信息收集后，由第三方完全去除受试者的任何个人识别信息，如姓名缩写等，并重新给予样本新的无识别编号。再去识别的任何样本不再拥有个人健康信息特征，可以被永久性地用于任何目的的研究或收录于相关研究数据库中。

⑥ 任何要求受试者签署或阅读的文件，包括授权同意书需要经过伦理委员会的批准后方可实施。

⑦ 受试者有权撤销授权同意书。一旦受试者撤销授权同意书，研究者不得继续披露受试者的信息给第三者。但在撤销授权同意书之前被第三者接触或使用的受试者信息，则不在个人健康信息被保护范围内。

⑧ 第三者可以使用和审阅受试者的去识别个人健康信息，但不应与受试者发生直接联系。研究者可以作为第三者的代表，在临床试验项目的要求下，与受试者交流和接触。

表 2.2 列出了临床试验中披露和使用个人健康信息前需要告知受试者权利的要点。这里所指的授权同意书与临床试验知情同意书有所不同。前者是同意由于临床试验研究的要求而使用和披露个人健康信息。后者则是个人同意以受试者的身份参加临床试验项目。授权同意书的内容可以并入知情同意书中，经受试者审阅后签名。它也可以和知情同意书分开而单独成为一份文件，经受试者分别审阅后再分别签名（**临床试验常用表 1**，二维码）。

表 2.2 个人隐私健康信息披露和使用授权要点

1. 个人健康信息的定义
2. 使用和披露的目的
3. 可能无法控制的条件，披露和使用对补偿、被招募和治疗的益处
4. 何人可以使用和披露信息
5. 何人可以接受信息
6. 是否有使用和披露的授权有效期
7. 个人签名和日期的要求
8. 撤销授权的权利
9. 接收信息者的再披露可能不受法律的保护

2.3.3 知情同意

知情同意是临床试验中既复杂又重要的药政管理实践和法规，其目的是更好地保护受试者的权益。知情同意书的内容既有伦理道义和法律条例，又有临床试验项目的具体描述。任何同意参加临床试验的患者或志愿者都必须签署知情同意书。但是做出是否参加

一项临床试验的决定并不容易，这需要受试者在做出决定前考量诸多因素，包括受试者对疾病治疗的期盼、对医生的信任、对未知风险-受益的不安和恐惧等情感色彩。为了帮助受试候选者做出不是建立在期盼和恐惧等感情因素基础上的决定，知情同意书的语言描述应当尽量做到通俗易懂。考虑到参加临床试验的受试者的广泛性，知情同意书的文字描述应以中等阅读水准为宜，并避免使用过于专业的术语。知情同意书是研究者和受试候选者交流临床试验项目内容的基础，所以对临床试验项目的风险和受益信息必须清楚无误地予以表达。

按照《赫尔辛基宣言》的要求，受试者要有充分的知情权，即有知情同意能力的个体作为受试者参加医学研究必须是自愿的。尽管同其家人等进行商议可能是合适的，除非他自由表达同意，否则不得将有知情同意能力的个体纳入研究中。临床试验过程中，由于试验方案的修改或试验进程新的试验药物信息的获得，往往需要修改知情同意书。因此，对于知情同意书版本号的监控是试验质控的重要组成部分。要注意避免伦理审批的与实际使用的知情同意书版本号不同、受试者签字的与伦理审批的知情同意书版本号不同、多中心伦理审批的和使用的知情同意书版本号不同等情况。若知情同意书的频繁修改造成版本太多，而临床试验时间较久时，则知情同意书新版本签署不合规或遗漏的情况就会增多。当出现新的且与受试者的同意相关的信息时，应对知情同意书进行修订，并在使用前获得伦理委员会的批准。如果知情同意书的修订包括新的安全信息，或包括新程序，或影响受试者是否继续参与的决定时，则需要及时告知所有受试者或其代理人，且所有受试者（已经招募的和新招募的）都需要重新签署知情同意书；如果修改仅包括新的筛选程序，则只是新招募的受试者需要签署新的知情同意书。所以，对于新版知情同意书来说，要注意新版本不是受试者本人而是由家属代签、版本签署记录时间不规范、未进行知情再告知、知情过程不合规未与伦理委员会报告等问题的质控。

临床试验中使用电子知情同意书是电子临床试验的发展趋势之一。电子知情同意是以电子化形式提供试验项目相关信息，其中电子知情同意书系统是电子知情同意过程的重要工具。电子知情同意书可以是包含多媒体成分的数字化受试者招募过程的组成部分，采取的技术手段包括但不限于录像、录音、图像、电子签名、远程系统通话平台应用（如含有知情同意书浏览、知识教育、总结文档查阅、评注及其标注文件夹等功能模块）、报告/日期/时间注册系统应用等。电子知情同意书系统应该能贯穿临床试验生命周期中所有受试者参与的时期，其功能需要包括但不限于：

① 各步骤的时间记录或时间提示功能。

② 能识别登录者的身份，以确保进行电子签名的用户就是今后的受试者或其法定代表。

③ 能够支持研究者或授权的研究人员回答潜在受试者有关材料的问题或讨论（远程场景）的互动功能。也就是说，无论电子知情同意书是远程还是现场完成，整个知情同意过程仍然需要确保受试者有足够的时间和机会来充分考虑是否需要参加试验项目。

④ 交互式交流或问答功能，即需要确保研究者有时间和方法在与受试者在签署电子知情同意书之前和试验过程中的任何时间与受试者讨论任何试验参与问题，这些讨论途径或方式可以是电子信息、电话、视频会议或远程实时聊天等。特别要注意在视频会议和实时聊天时，研究者需要提醒受试者在私人或隐私环境下讨论电子知情同意书，以确保受试者的隐私性和保密性。

⑤ 支持电子化签署知情同意修正案。

⑥ 具备一定的质疑功能，即能够记录受试者的提问，以及研究者相应的回复。

⑦ 支持多媒体技术应用，即融入数字化或智能化信息功能。为了帮助受试者理解试验项目资料信息，可以采用交互式电子技术，以便有多种方式来呈现试验项目信息，其中包括但不限于图表、图像、图形、视频、叙述或选择性问题问卷等。这些材料和技术需要强调关键试验项目内容，并考虑目标受众的适应性，如受试者的年龄、文化程度、语言理解力等，并需要配合口头交流工具和方法，以及随时评估受试者的理解程度。

需要注意的是电子知情同意过程并不能取代研究者与受试者之间重要的交流和讨论，包含充分告知、完全理解、自愿同意、完成签署四个环节。与传统知情同意书过程一样，仍然应由研究机构/研究者负责知情同意过程。由此看见，电子知情同意书系统绝不是简单的电子签名系统，而是包含了知情同意全过程各个要素的系统，能够提供知情同意实际操作的模板，使其最大限度地符合相关法规，规范相关进程。

2.3.3.1　知情同意的程序

按照 GCP 对知情同意程序定义，其包含了充分告知、完全理解、自主同意和完成签署几个环节（参见 10.1.4.1 节）。研究者对充分告知负责，需要充分告知试候选者有关试验设计、试验用药物和治疗适应证属性、潜在的受益与风险、其他替代疗法的选择、财务相关事宜、受试者应承担的义务与依从性要求、保密性和受试者权益等。研究者通过通俗易懂的语言和表达方式使受试候选者完全了解和知悉试验项目相关信息，并详尽解答受试者的任何问题。受试者有充分的时间考虑，并在没有外界干扰、利诱和胁迫下自愿同意参加临床试验项目，并完成知情同意书的

签署。受试者在被告知拟决定参与的所有相关临床试验信息后，自愿确认其愿意参加特定试验的过程。知情同意作为一个过程贯穿于受试者参与的临床试验全过程中。知情同意应当以书面、签名并注明签署日期的知情同意书的方式记录在案。在这个定义中，最重要的两个词"自愿"和"告知"构成了临床试验的伦理基石，并体现了受试者在临床试验中的权益和安全性得到保护。在这一过程中，研究者的态度和作用十分重要。受试者敢于说"不"并不惧怕可能带来的影响是知情同意过程中应该做到的另一方面。受试者有时并不理解研究者的双重作用，他们可能会顾虑不同意参加临床试验项目而得不到医生的积极治疗。研究者本身需要了解自己的角色和懂得如何消除受试者的这种犹豫，并在知情交流中尽量让受试候选者理解即使他们不同意参加临床试验项目，也可以同样得到良好的医疗照顾。知情交流的过程不应当匆忙，受试者应当被给予充足的时间评估并讨论所获得的试验项目信息。必要时，研究者可以鼓励受试者和家庭成员讨论后再做出决定。研究者应当被鼓励备有一份如何进行知情交流的书面程序要点。

知情同意是一个过程，并且书面的知情同意是该过程的一部分。知情同意涉及提供给候选受试者充足的信息，以便其对参与临床试验项目做出明智决定；加强潜在受试者的信息理解；提供给候选受试者足够的机会考虑是否参与研究；获得潜在受试者参与研究的自愿同意；随着临床研究进展或受试者/试验情况需要持续提供信息。为了确保有效，这个过程必须为受试者提供足够的机会考虑是否参与研究。获得知情同意的人与受试者应交流信息，并对知情同意书的内容进行讨论。这项程序必须在最小化胁迫或不正当影响的前提下进行。因此，在临床试验过程中，最好能做到在受试者研究文件中对知情同意过程及何时签署知情同意书的进行过程均有一些描述，即不仅仅要有签字和注明日期，还要有如何完成知情过程的描述。如果申办方和/研究机构的研究计划中对记录知情同意过程的特定信息有要求，那么临床监查中应当在研究文件中看到这些信息。无论是否在实际的研究方案或其他研究文件中明确规定，这些信息记录都应被认为是试验项目计划的组成部分，相关知情同意利益相关者必须遵守相关试验项目计划的要求。总之，知情同意过程的宗旨是使受试者应当能够理解试验项目的目的、程序、风险、受益、其他治疗选择的可能、他们的隐私和退出试验项目自由的权利等，并在没有任何压力的环境中做出决定和签署知情同意书，以示他们同意参加试验项目的意愿。知情同意的做法是为了保护参与者免于非伦理的做法，允许受试者有平等的机会参与以及无理由和自愿退出临床试验，并需要通过知情同意过程披露参与临床研究的风险和受益，使

受试者能自主做出决定。显然，维护受试者的权利、安全和受益比科学研究更重要。

准备和批准知情同意书的程序涉及诸多步骤（图2.1），参与临床试验的角色在整个过程中所起的作用和职责各不相同（表2.3）。在受试者自愿同意参加临床试验项目后，签署知情同意书的过程依受试者对象不同而有所区别（图2.2）。在理解图2.2知情同意签署流程之前，需要对其中的若干法律术语做出定义。

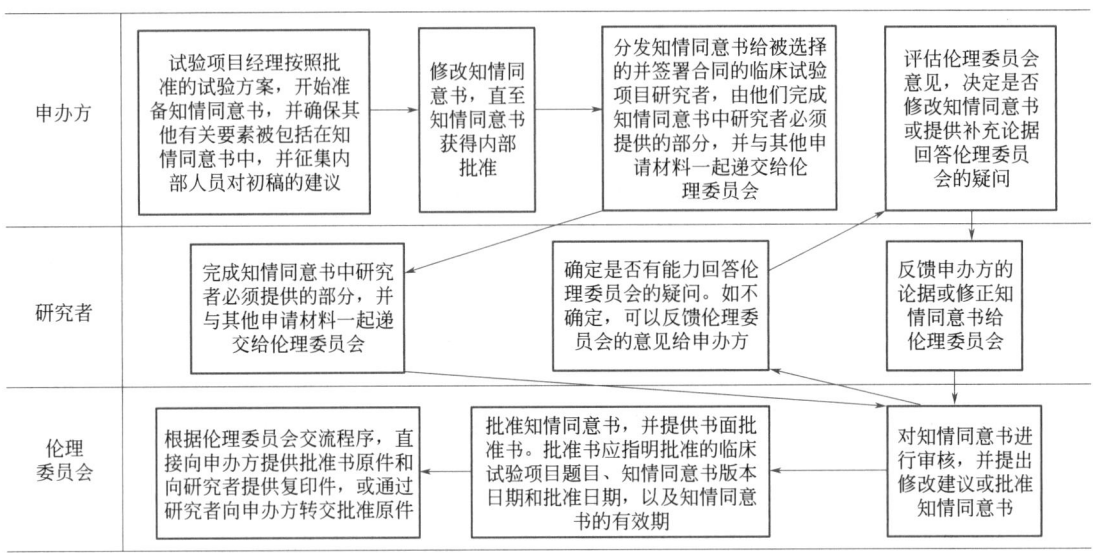

图 2.1　临床试验知情同意书准备和批准流程

表 2.3　知情同意程序中的角色与职责

角色	作用和职责
申办方项目经理	• 根据临床试验计划书的内容，起草知情同意书 • 确保GCP所要求的相关要素和所在国家或地区的有关法规要求被包括在知情同意书中 • 获得申办方有关主管对知情同意书的批准
伦理委员会	• 按照ICH-GCP的标准，审评知情同意书，以确保： 　- 知情同意书符合当地的有关法规 　- 知情同意书内容与临床试验方案书的一致性 　- 知情同意书含有其他GCP所要求的相关要素及其完整性 　- 知情同意书含有必需的个人隐私权和保密性声明 　- 知情同意书的语言为当地受试者能认识的文字 • 批准知情同意书，其中包括批准的知情同意书的有效期
研究者	• 使用被伦理委员会批准的知情同意书，向受试候选者本人或他们的法人代表充分讲解并强调有关试验内容的重点和程序、风险和要求，随时询问受试候选者是否有疑问并回答他们的疑问，以帮助他们做出是否参加临床试验项目的决定，但不试图说服他们参加临床试验项目 • 确证受试候选者在开始任何临床试验项目程序之前，在正确版本的知情同意书上签名并注明签名日期 • 将签完名的知情同意书原件存入临床试验文件档案中，并将一份受试者完成签署的知情同意书复印件交给受试者
受试者	• 在同意参加临床试验项目前，仔细聆听研究者对试验项目内容、风险和要求的解说，并充分提出自己的疑问 • 给自己充分的时间考虑是否自愿参加试验项目 • 做出自愿参加试验项目的决定后，在知情同意书上签署姓名和日期 • 保留自己签完名的知情同意书复印件
监查员	在监查访问中，审阅有关知情同意书程序的记录和文件，以确保知情同意书过程符合GCP： 　- 确认研究者使用的知情同意书版本与伦理委员会最后批准的版本一致，受试者的签名日期在伦理委员会批准的知情同意书有效期之内 　- 确认知情同意书的签署日期在受试者接受临床试验项目之前 　- 确认研究基地签署知情同意书的人员及其职责记载在临床试验项目基地人员名录上 　- 确认签署知情同意书的受试者信息与受试者病例或登录资料一致 　- 确认研究者保留原始知情同意书和受试者收到过所签署的知情同意书复印件

• 法定代理人　是全权代理，其法律地位相当于当事人，其代理权限不受限制，可以行使被代理者

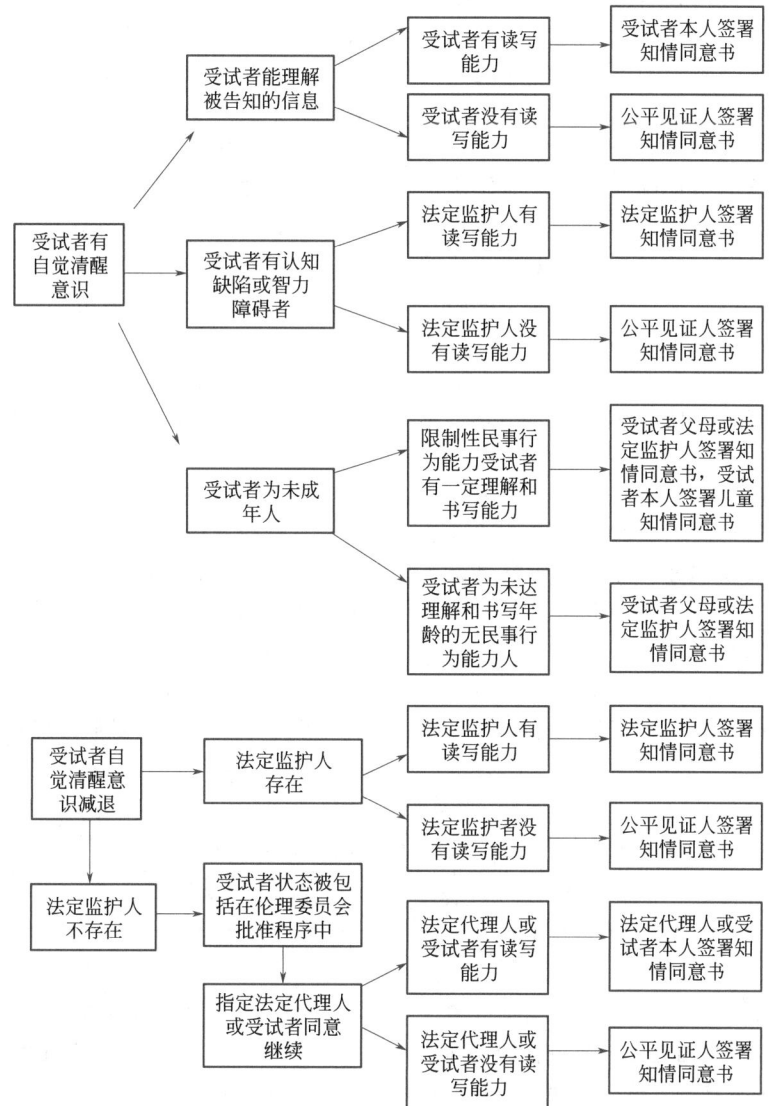

图 2.2　临床试验知情同意书签署程序示意

享有的全部权利。需要有法定代理证明来证明其代理能力。法定代理人可以代表受试者签署知情同意书，例如儿童、无行为能力的人，由法定代理人来代替签署知情同意书。

• 法定监护人　是对无民事行为能力和限制民事行为能力人的人身、财产和其他一切合法权益负有法定监护职责的人。

• 公平见证人　属于自然人，指与临床试验无关及与当事人无利害关系的人，不受临床试验相关人员不公正影响的个人。在受试者或者其监护人无阅读能力时，作为公平见证人，可以阅读知情同意书和其他书面资料，并见证知情同意，或可以来见证整个知情同意的过程，又称独立或在场见证人。

• 完全民事行为能力人　可以独立实施民事法律行为的成年人，或以自己的劳动收入为主要生活来源的十六周岁以上的未成年人。

• 限制民事行为能力人　不能完全辨认自己行为的成年人，或八周岁以上的未成年人。

• 无民事行为能力人　指不能辨认自己行为的成年人，八周岁以上不能辨认自己行为的未成年人，不满八周岁的未成年人。

作为未成年人，其监护人法定地位的顺序通常为父母、祖父母/外祖父母、兄弟姐妹、其他愿意担任监护且经有关利益干系人同意的个人或组织等。作为有精神病或严重精神障碍的人的监护人法定地位顺序一般为配偶、父母/子女、其他近亲属、其他愿意担任监护且经有关利益干系人同意的个人或组织等。按照 ICH-GCP 要求，对无行为能力的受试者，如果伦理委员会原则上同意、研究者认为受试者参加临床试验符合其本身利益时，则这些患者也可以进入试验，同时应经其法定监护人同意并在知情同意书上签名及注明日期。另外 ICH-GCP 中有提及：对于不具备阅读能力的患者，需要公平见证人来签署。未成年或者无行为能力的受试者，如果伦理委员会原则上同意、研究者认为受试者参加临床试验符合本身利益时，则这些患者可以进入试验，并需要法定代理人来代替签署。虽然法定代理人可以代替受试者签署知情同意书，但在一切可能情况下，都应该由受试者本人来签署。例如十几岁的未成年，如果本人坚决反对参加临床试验，即使法定代理人签署，也无效。还有昏迷的受试者，在昏迷的时候，法定代理人签署知情同意书，受试者清醒后，还需要征求他本人的意见，再次签署知情同意书。如果受试者或其法定代理人不能阅读时，需要公平见证人签字。如果受试者或其法定代理人不能阅读，在整个知情同意讨论期间必须有一位公平见证人，即受试者和代理人能够理解研究者的解释，但无法给出书面的同意意见（如文盲），需要公平见证人。公平见证人应尽可能不要邀请与临床试验有利益相关的参与者的朋友担任，如临床研究协调员（CRC）的朋友、研究者的家人等。公平见证人应独立于研究之外，并不意味着独立于研究机构、医院或科室之外，但应不受研究人员影响。比如同一个医院的护士，只要其独立于试验之外，不受研究者

影响，是可以作为公平见证人的。公平见证人只是作为知情过程和受试方自愿表示同意的证明人，而不是代替患者决定参加试验的人，知情同意的主体仍是受试者或其代理人。对于知情同意书的签字，公平见证人需要签字，公平受试者或代理人也需要签字。总之，在对受试者进行知情同意时，首要的是使受试者享有充分知情的权利，要保证他们是在自愿的情况下参与临床试验的。电子知情同意程序如图2.3所示。电子知情同意书系统管理需要满足GCP和药政法规对电子临床系统的规范标准和要求，包括系统验证、构建、UAT、登录权限和稽查轨迹管理、维护验证状态、系统退役、电子文档管理等要求（参见第23章相关内容）。电子知情同意书过程中的受试者与研究者的交流形式可以有多种，诸如在线远程视频或音频对话、短信或邮件沟通、电子媒介工具交流等。所有交流过程都应记录在案并归档备查。电子签名的方式也可以根据实际环境状况灵活应用，诸如纸质文件签名后电子上传至电子知情同意书系统保存、电子设备上的手写签名、电子签名、指纹录入、声音采集、影像录制、用户名/密码应用等。

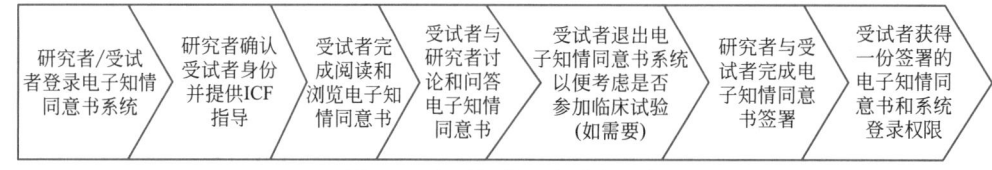

图 2.3   电子知情同意过程示意

一般来说，申办方在准备知情同意书方面起着主导作用。研究机构可以根据当地伦理委员会的特殊要求加入相关的条目。但这种加入应当在递交伦理委员会前获得申办方的审阅和批准。任何伦理委员会要求的知情同意书的修正都必须在重新递交给伦理委员会之前获得申办方的批准。所有被批准的知情同意书的原件和修正件应当按照批准的版本顺序保留在申办方的主档案和研究机构的项目档案中。知情同意书在临床试验过程中也可以根据实际环境的要求被更改或修正。这种更改或修正往往伴随着试验项目方案的修正、新的安全性信息、新的研究药物信息或治疗适应证被批准的信息等的发表而发生。任何知情同意书的更改和修正必须重新经过知情同意书的批准程序，并获得伦理委员会的批准方可实施。在实际的试验项目中，必须使用最新批准版本的知情同意书。

2.3.3.2　知情同意书的内容要素

研究者和受试候选者交流知情同意有口头描述和书面文字等不同方式，其宗旨是向受试者传达试验项目的目的、过程、风险、受益、其他治疗选择、保护隐私的权利和退出试验的自由等信息。ICH-GCP要求知情同意书的要点内容必须包括以下几项：

（1）研究项目的声明

① 研究目的，试验的过程与期限，受试者预期可能的受益和风险，告知受试者可能被分配到试验的不同组别，每一治疗组别的随机概率，受试者参与的时间周期，试验项目流程和检查操作的描述（包括所有侵入性程序），约需招募多少受试者，受试者的义务。

② 任何属于实验性质的程序的描述。

③ 试验的内容与方法的描述，如试验步骤、所需时间、可能被分配的组别、服药方法、访问次数、检查项目和频度、留取血/尿标本量/次等。

④ 研究者可以在不征求受试者同意的情况下终止其继续参与试验项目。

⑤ 受试者一旦退出研究项目，可以得到其他相应的医疗服务。

⑥ 受试者参加试验项目完全是自愿，拒绝参加不会给受试者带来任何惩罚或利益损失。受试者在试验的任何阶段都可以任何理由退出所参与的试验项目，且这种退出不会给自己带来任何惩罚或利益损失。

⑦ 试验结束后的安排，以及任何与研究有关的

其他信息等。

⑧ 受试者将被及时告知在研究过程中获得的有意义的与受试者继续参与试验项目愿望有关的新发现。

⑨ 说明如果对研究项目有疑问，受试者可以与谁联系以获得解答；受试者的权益，以及一旦出现与研究项目有关的伤害，受试者是否可以和/或如何获得相关保险赔偿，应与谁联系。

⑩ 研究人员的机构隶属关系。

（2）声明可能造成的风险和受益

① 特殊治疗或程序可能给受试者造成的不可预见的风险或不便之处，如对胎儿、哺乳妇女或妊娠妇女的风险（如果适用）。

② 受试者可能遭遇的任何可预见或不可预见的风险或不适；预测参加试验对缓解或治愈原有疾病的可能性、可能出现的不良反应及程度、承担的风险、风险过大终止试验、购买保险等。对于风险的表述尽量客观，对不良反应的叙述应尽量完整和详细。

③ 有关从研究项目中可以获得的对受试者或他人的受益的描述，包括研究预期的受益和潜在的风险比。

④ 是否有其他可能对受试者有益的替代治疗方法或过程。

⑤ 参加试验的义务和带来的不便，如饮食配合、合并用药限制、需要节育等。

⑥ 在受到相关伤害的情况下，受试者可获得的赔偿和/或治疗。

⑦ 如果有与受试者继续参加试验意愿有关的信息，将及时告知受试者或其法定代理人。

（3）阐明试验项目的有关费用

① 试验项目的资金来源和任何利益冲突。

② 临床试验中使用的试验药品和对照药品均为免费，试验所涉实验室检查和仪器设备诊疗检查均为免费。

③ 解释参加试验项目是否有任何补偿。

④ 一旦出现伤害，是否可以有或有什么样的医疗举措可以被实施，以及如何进一步得到相关信息。

⑤ 受试者参与试验项目是否需付出额外的费用。

（4）声明受试者的隐私权和保密权

① 受试者的病历信息保密程度，且不应暗示任何信息的绝对保密性。

② 由于确证临床试验程序和数据的需要，药监部门、试验项目监查员、伦理委员会和申办方代表可能查阅受试者原始医疗记录，以核实临床试验程序和/或数据，这并不违反该受试者的保密原则。

③ 能识别受试者身份的记录仍是保密的，并且不会在超越适用的法律和法规允许的范围内公开。

④ 一旦试验结果被发表，任何受试者信息仍不会被公开。

欧洲议会投票通过的《通用数据保护法案》（general data protection regulation，GDPR）是目前国际上对临床试验数据要求最为严苛的标准之一［参见 4.1.5.3（2）内容］。GDPR 中规定对于数据主体来说，知情同意是自由给出的、具体的、充分被告知的，是数据主体个人愿望的明确表示，其强调同意是指"数据主体通过书面声明或经由一个明确的肯定性动作，表示同意对其个人数据进行处理"。同时撤回同意的方式应该与表达同意同等便利。需要注意的是按照这一指导原则，在知情同意中用预勾选框是无效的。因为数据主体的沉默或不活跃，不能认为是一种主动的有指向性的选择。GDPR 对知情同意所需要信息提出的最低要求包括：

临床试验常用表 1

临床试验常用表 2

① 数据控制者的身份；

② 每一项需要征得同意的数据处理操作的目的；

③ 将被收集和使用的数据类型；

④ 有权撤回知情同意；

⑤ 使用数据进行自动决策的信息；

⑥ 数据转移过程中由于缺乏充分的考虑和适当的保护措施而可能产生的风险。

受试者在签署知情同意前，必须被给予充分的时间考虑是否愿意参加试验，对无能力表达同意的受试者，应向其法定代理人提供上述介绍与说明。知情同意过程应采用受试者或法定代理人能理解的语言和文字。试验期间，受试者可随时了解与其有关的信息资料。为了避免受试者在临床试验中出现风险时得不到及时医护，或及时反馈试验中遇到的问题，知情同意书应当清楚地标明研究者的 24 小时联系方式和信息，以及伦理委员会的联系信息等。在有些试验项目（如 PK 采血等）中，受试者通过参加临床试验可获得一定的补偿可被视为参加临床试验的一项福利。如果有这种补偿计划，知情同意书应当概述这种补偿的额度、条件、付讫时间和发放方式。伦理委员会在审查这种补偿条件和额度时应当确定它的合理性，以及这种补偿不足以成为影响受试者志愿参加和留置在试验项目中的主要因素。此外，如果有需要受试者支付但可以免费的费用也需要在知情同意书中予以说明。这些都是保证受试者权利的体现。

为了确保所有知情同意药政要求要点都被纳入知情同意书，需要对知情同意书质量进行检查。对于涉及个人健康信息的披露，可以建立独立的个人信息披露合规性检查表予以检查（**临床试验常用表 1**，二维码），也可以包含在知情同意书的质量保证检查表中予以确认（**临床试验常用表 2**，二维码）。在知情同意书被交付批准之前，逐条认证知情同意书条目检查表中每一条要点都已被概括在知情同意书中，以确保知情同意书内容符合 ICH-GCP 和当地药政法规要求。

2.3.3.3　知情同意的撤回

临床试验数据所有者必须确保知情同意可以被数据主体在任何时间撤回。但是否给予和撤回同意必须始终通过相同的行动来完成并没有统一的标准。如果知情同意被撤回，所有在同意撤销之前进行的数据处理操作仍然是合法的。但数据所有者必须停止后续的数据处理操作。如果没有其他合法理由支持数据的进一步处理（如需进一步存储），则应该删除它们。目前，临床试验主文档（trial master file，TMF）大多以电子形式存储在云端，数据的可控性减弱。一旦数据实现共享并在不同的地方备份，从每个地方撤回数据几乎是不可能的。作为数据所有者，申办方负责在内部以及在共享数据内查找并删除数据。也包括删除数据分析师、医生、医疗机构、CRO 中共享的所有的电子邮件以及通过可视化工具共享的数据等。当通过任何可能的处理方式，数据都不能被重新追溯到个人时，那么去识别化的受试者数据可以保留用于科学研究。

2.3.3.4　免除知情同意程序的情况

在有些情况下，患者可以使用临床试验药物而不用经过知情同意过程。这种情况通常包括紧急情况下只对单个患者一次性使用某种试验研究药物，或在某种可预期的急症情况下，所有受试者都不可能在被治疗前预先获得知情同意书。

（1）单个患者的例外　在某种突发情况下，研究者感到某位患者可能会对正在试验研究的药物有疗效反应，但这个人不是该试验药物的受试者或可能不符合入组标准。例如，受到严重感染的且濒临死亡的患者已对所有市售抗生素都有耐药性。该受试者不符合正在进行的某种抗生素临床试验项目的入组标准。在这种特例中，该患者可以被这种新的有效抗生素治疗其感染病症。虽然这种情况下研究者可以用这种临床试验药物治疗患者，但他还是必须遵循一定的药政法规要求。

这里所讨论的例外情况中，没有参加某项临床试验研究的医生或者研究者必须用书面形式记录所发生的事情经过，并说明：①患者正遭受威胁生命的病症，所以必须使用试验研究药物；②由于患者失去交流能力，所以不能完成知情同意过程或获得法律有效的知情同意书；③时间不允许联系患者法定代理人获得知情同意书；④没有一种已批准的或可替代的治疗方法可产生相等或更大可能疗效来挽救患者生命。

在这种情况下，研究者可以做出决定使用临床试验药物，并在使用后的 5 个工作日内，邀请一位没有参加临床试验项目的医生对其使用情况作出书面评估。所有书面文件都必须在使用临床试验药物的 5 个工作日内递交给伦理委员会。如果研究者想对同一位患者再次或多次使用该试验研究药物，那么他必须向伦理委员会提出申请，并获得批准后方可再次使用。

（2）急症试验研究的例外　在有些情况下，不可能完成预先向受试者征求知情同意的过程。这些情况包括受试者处于威胁生命的昏迷状态，如头部受损或心脏病发作。在这些紧急状况下，受试者不仅不可能在治疗前签署知情同意书，也没时间在治疗开始前联络受试者法定代理人。这类试验研究往往有相对较短的可治疗窗口，如治疗必须在受伤后 2 小时内开始。这类特殊临床试验研究的知情同意程序的豁免必须预先得到伦理委员会的批准。研究者或申办方无权擅自决定是否可以免除知情同意程序。这种伦理委员会的批准还应当获得一位职业医生的认可，这位医生可以是也可以不是伦理委员会的成员，但必须与所要进行的该临床试验项目无关。

在紧急情况下，缺乏已有被证实的抢救患者的有效治疗方法，而试验药物有望挽救患者的生命、恢复健康或减轻病痛时，可以征得法定代理人的同意，签署知情同意书后纳入其药物研究试验。这种紧急情况下无法取得本人或其法定代理人知情同意的情形，试验方案和相关文件中应当已经清楚地描述了接受这些受试者的条件和方法，并事先已取得伦理委员会的同意和批准，并且最好要有两名或以上的研究人员在场。

为了使伦理委员会对这种紧急状况的临床试验研究做出审批，申办方和研究者应当递交下列文件或说明：

① 所有受试者都处于生命垂危状态，现有治疗方法未获证实或并不十分有效。所以必须通过临床试验收集科学证据以确定某特殊治疗措施的安全性和有效性。

② 知情同意过程由于以下原因无法完成：

• 受试者由于自身的昏迷状况无法完成知情同意过程；

• 处于研究中的治疗措施必须在获得受试者法定代理人的知情同意前开始进行；

• 没有方法可以预先决定哪位受试者符合入组标准。

③ 参与试验研究可以使受试者有直接疗效：

• 必须采取措施改变受试者生命垂危状况；

• 已有的临床前和/或临床数据都提示试验研究的治疗措施对受试者有直接帮助；

• 已知试验研究项目对某类受试者可能带来什么样的危险和受益。

④ 如果没有预先知情同意书的豁免，所要进行

的临床研究无法进行。

⑤ 临床试验方案书给出治疗窗口长短。研究者同意在允许的治疗窗口时间内尽量联络受试者法定代理人或家属以获取知情同意书的签名。研究者需向伦理委员会递交所试图联络法定代理人或家属的过程的总结。

⑥ 如果在治疗完成后才联络到受试者法定代理人或家属，整个治疗过程和风险-受益应当向他们补充解释。

⑦ 伦理委员会已批准所采用的知情同意书和程序计划，包括联络法定代理人和家属的企图。

⑧ 其他保护受试者权利和福祉的方面还包括：

• 在试验项目开始前，向公众公布试验研究的风险和受益；

• 建立独立数据监督委员会来管理和监督研究者和试验数据。

在这种临床试验中，如果受试者继续失去知觉，受试者法定代理人或家属必须被不断告知进展，并被明确告知受试者可以不受任何惩罚或受益损失地随时退出临床试验项目。总之，知情同意交流体现了保护受试者权益、安全或福祉。知情同意过程是进行临床试验中复杂而又重要的步骤之一。

2.3.4　涉及遗传物质检测的知情同意管理

对涉及遗传物质检测的临床试验知情同意可以包括在临床研究的同意书中或单独获得。这类临床试验必须根据适用的当地法律进行并在知情同意的范围内进行，其中包括收集和储存遗传物质样本和数据。除了上述知情同意书的基本要素和管理流程外，涉及遗传物质生物样本检测的知情同意书还应当包括的要素有：

① 药物基因或人类基因研究的学术价值与合理性及其研究目的。

② 如果试验可能获得某些效益，受试者是否会有其他权益，或试验结果依法可能衍生的权益和所有权（专利、学术、商业用途等）。

③ 涉及基因研究的流程基本描述，包括涉及的人数、检测步骤，如收集何种检验标本、采血次数和采血量、标本采集部位、采集组织大小、采集时间、采集的间隔时间、采集频率等。

④ 采集生物标本可能对身体带来的影响，如痛感、瘀青、红肿、采集部位感染等。

⑤ 受试者是否需要担负遗传物质样本检测分析的额外费用。

⑥ 参加个人遗传物质研究可能对心理方面造成的影响，如得知本受试者遗传信息后，可能造成个人和人际关系的困惑或紧张。

⑦ 参加个人遗传物质研究可能产生的社会方面风险，如是否会出现无法预测的遗传物质测试资料外泄，如果出现可能会造成的受试者的社会权益的影响

（就业、就学、就医等）；研究者对避免受试者基因资料外泄的承诺。

⑧ 对涉及遗传物质生物样本的处理及保存管理描述，如用于 DNA 或 RNA 检测的生物样本检测与处理的方式或方法、生物样本保存地点信息、生物样本保存期限等。

⑨ 对遗传物质生物样本研究结束后生物样本处理方法的描述，以及个人遗传信息的保管、处理或销毁方式。包括剩余样本是否愿意继续提供其他试验的其他基因检测分析，或是否需要归还给受试者本人，以及如果归还剩余的生物样本，受试者个人保存携带易于感染的危险，或无特殊需要可以建议由专属部门统一销毁等。

⑩ 说明产生的遗传物质数据信息的归属、保存和管理规程，包括受试者是否有可能和何时可以撤销遗传物质的知情同意。如果可以，遗传物质生物样本该怎样处理；如果不行，其原因是什么等。

⑪ 如果检测标本损坏或遗失，受试者是否愿意重新提供一份遗传物质试验标本。

知情同意应以简单的语言描述遗传物质生物样本的采集、处理、管理流程和要求，以及撤销基因组数据的立场。如果常规临床试验项目中本身包含了基因和/或遗传物质的检测，这种基因/遗传物质检测的知情同意可以和常规临床试验的知情同意书合在一起描述，也可以分成两份知情同意书予以管理。一份只针对常规临床试验的知情同意，另一份专门为遗传物质检测的知情同意准备。知情同意也需要征得受试者本人或其法定代理人或监护人的同意。在采集遗传物质生物样本和检测之前，受试者身份的随机编码会与其生物样本相关联，样本本身会被统编与受试者相连的易于识别样本的代码，以便能将受试者与检查结果相关联，同时也是为受试者和研究者诊断信息保密所采取的措施，确保受试者隐私。当遗传物质信息，如 DNA 信息进入公共数据库时，所有与受试者相关联的代码信息都将被删除，因而无法识别遗传物质（如基因）信息与受试者的关联性，其数据库中的遗传信息（如 DNA）将永久留存。根据临床试验项目对参加基因检测部分的要求，受试者按照知情同意书程序可以选择签署或不签署有关基因检测的知情同意书。

① 如果试验项目规定受试者必须参加基因检测项目，那么不同意参加基因检测意味着受试者丧失入组资格。

② 如果试验项目规定受试者可以选择性参加基因检测项目，那么签署基因检测知情同意书意味着他们同意参加基因检测部分。如果不签署基因检测知情同意书，则表示他们不同意参加基因检测，但不影响他们参加试验项目入组筛选资格。

在同时含有遗传物质检测的临床试验中，有关遗传物质检测知情同意书需要含有分别询问受试者是否自愿参加遗传物质监测和同意将自己的遗传物质检测结果经"无名化"程序后放入基因库中，为今后研究其他治疗此类疾病药物提供基因密码基础。在上述规定受试者必须参加遗传物质检测的情况中，如果受试者同意参加基因检测部分但不同意存储基因样本，则他仍然拥有入组筛选资格。表2.4显示了基因检测知情同意书中有关这两部分声明的范本。

一旦人体基因样本被分析完毕，会生成一个或多个原始数据文件。经过数据处理并转换为准备与临床或生物数据整合的格式后，完成含有基因数据分析的临床研究报告。在临床试验数据保留过程中，除了最终处理的数据集外，保存基因数据文件及其原始数据的完整性十分必要，这些可以是原始数据文件或派生的分析准备文件以及工作流程文档，并有可能是将基因组数据与其他临床数据联系起来的数据轨迹，从而可以实现整个试验数据的溯源。基因组数据文件应存储在具有长期功能的安全介质中。不论分析的时间如何，用于收集和使用基因组样品的知情同意政策应允许对样本进行广泛分析，如基因组、转录组分析或全基因组测序等。理想情况下，知情同意的做法应该允许广泛使用样本，如化验开发、疾病研究、药物反应或药物警戒，也应遵守和尊重所在地区和国家的法规和政策。

2.3.5 独立伦理审查委员会

在第1章中，有关伦理委员会的GCP实践已被充分地讨论。本节中将从伦理学的角度对伦理委员会的作用予以概述。受试者安全永远是临床试验的首要考评要点，而临床试验的两项重要保护受试者安全的实践就是知情同意书和独立伦理审查委员会。伦理委员会是一个独立的团体，由医学、科学专家和非医学、科学专家组成。它的主要目的是审查和批准涉及人体生物研究的进行，以保护受试者的权益、安全和福祉。有些伦理委员会对试验项目只提出赞同意见，而不是给出实际的批准，从实践角度来讲，这种赞同意见可以被等同于批准。

2.3.5.1 研究者与伦理委员会

向伦理委员会提出有关临床试验项目申请和批准是临床研究者的责任，而不是申办方的职责。但申办方有责任准备所有有关临床试验项目的书面材料。研究者除了递交申办方准备的临床试验项目材料外，按照伦理委员会的要求，还必须完成伦理委员会要求的申请表、所在国要求的药政法规表格（如美国食品药品管理局的1572表）、研究者简历和受试者补偿方法及金额等。任何临床研究机构启动试验项目之前首先必须得到伦理委员会的书面批准。试验项目启动后，研究者应当每年向伦理委员会至少呈交一次试验项目进展报告和安全性报告。伦理委员会的批准文件需要附有参加审阅并做出决定的伦理委员会成员名单。临床试验过程中所发生的任何严重不良事件，研究者都必须及时向伦理委员会报告。研究者必须保存所有与伦理委员交流以及伦理委员会的批准文件。

2.3.5.2 伦理委员会的类型和成员组成

伦理委员会的形式有两种，即附属于某研究机构或研究单位的伦理委员会和不属于任何研究机构或研究单位的独立伦理委员会，又称为中心伦理委员会。前者一般只服务于与本研究机构有关的研究者，如一般附属大学的医院或研究所的研究者。后者可服务于任何可自由选择伦理委员会的研究者。独立伦理委员会审批临床试验项目通常较快，而附属伦理委员会有时较慢。所以，申办方在进行多中心临床试验项目时，在条件允许的情况下，所选择的临床试验研究机构大多为可选择独立伦理委员会的研究机构，这样整个临床试验项目的启动进程可大大加快。按照GCP的要求，伦理委员会必须有书面的操作规范程序。药政部门必要时可以对伦理委员会进行稽查。伦理委员会所作出的任何决议都必须存档备案。

表 2.4　基因检测知情同意书中有关声明范本

我×××已详细阅读了遗传物质生物样本收集分析须知部分内容，得知此项临床试验是经×××批准立项的研究项目。我完全了解了此项目遗传物质生物样本采集后进行分析的目的、样本采集检测的步骤。了解了在试验中我的权利和受益及需要承担的风险。了解生物样本是授权检测，个人的隐私和医疗诊断是保密的。同时，我了解遗传物质生物样本信息是以无记名形式纳入数据库中；了解如果我不同意遗传物质生物样本（如DNA）的检测，不影响我参加其试验，不会由此遭受歧视报复和不公正待遇……因此，

第一部分：我自愿同意(_____)/ 不同意(_____)我的DNA样本可以被用来在本试验项目中检测特殊基因。
　　　　　　　　（姓名缩写）　　　　（姓名缩写）
　　　　我的同意是因为我相信这些基因可将[加入研究药物名称或代号]和[加入适应证或疾病名称]相关联。我的DNA样本在本试验基因检测中将和我的受试者编码相关联。

第二部分：我自愿同意(_____)/ 不同意(_____)我的DNA样本被分析后的信息以无记名形式纳入数据库中存储。
　　　　　　　　（姓名缩写）　　　　（姓名缩写）
　　　　我的同意是因为我相信这样做可以使得将来更多的有关DNA研究可以被进行。这种研究只能限于[加入研究药物或代号]和相关疾病的治疗。我的DNA样本将以无记名的形式出现，并不会和我的受试者编码相关联。

伦理委员会对申请的临床试验项目进行表决时，委员会成员在任何讨论会前递交的信函、电话、传真或电子邮件表决不应当予以接受。缺席请假的成员的意见可以委托出席成员代为转达。对于因故不能亲自参加伦理委员会的会议现场讨论和表决的成员，可以允许其通过视频会议、电话会议或其他远程方式出席伦理委员会讨论。

人们通常认为监督伦理委员会对药监规范的依从性是申办方的职责。其实不然，在临床试验项目申请中研究者直接和伦理委员会接触。所以，由研究者来监督伦理委员会是否依照药监规范行事更为妥当。但大多数情况下，研究者并未很好地行使他们的监督职责。但由于伦理委员会在保证临床数据的严谨性和受试者的安全性方面作用重大，许多申办方往往直接介入涉及他们研究项目的伦理委员会行为规范的监督。

伦理委员会的表决会议的成员组成至少需要 5 位。其代表性应当体现多元化的特点，如有专业背景、伦理学和法学背景，有科学和非科学成员，有男性也有女性等。成员一般要求有一定的专业知识，以满足审阅各种类型的临床试验项目的要求。大多数伦理委员会有候补成员，这样可以保证一旦常务成员因事不能出席审评会时，其成员组成仍然满足法定人数。在进行临床试验项目审评时，参加表决的成员至少有一位应与研究机构无任何关系，以及有一位成员的兴趣和背景必须是非科学性，也可以一位成员同时满足这两个条件。此外，审批新药临床试验项目时至少有一位成员为医生。

此外，如果任何一位伦理委员会的成员与审批的临床试验或申办方存在着利益冲突，则该成员不允许参加初审和续审的工作。承担试验项目的研究者可以出席伦理委员会的会议，以便对伦理委员会的问题作出相应的答辩。但研究者不应当参加表决讨论或旁听表决过程。伦理委员会的会议纪要应当对研究者的出席状况有所记载，以避免有关利益冲突的争议。

2.3.5.3　伦理委员会的职责

按照 ICH-GCP，伦理委员会负责审查和批准的方面可以概括如下：

（1）研究者资质　伦理委员会应当根据参加试验项目的研究者的简历和其他相关文件就研究者资质进行审查。试验基地递交给伦理委员会的申请材料中除了申办方所提供的试验方案等文件外，还应当包括研究者所属的单位、申办方提供给研究者进行试验项目的资金和其他报酬以及其他与利益冲突有关的文件。

（2）试验项目目的的可行性　伦理委员会应判断试验项目可能对受试者造成的风险-受益比，并确保试验项目目的的可行性。伦理委员会必须确认试验项目的科学性，也就是说试验项目的设计合理。受试者选择过程和标准不会造成受试者被不合理地接纳或排

除。伦理委员会不需负责判断试验项目的科学价值所在。比如，决定是否需要研发另一个抗心律失常药物不是伦理委员会的职责，但决定试验项目所采用的研究方法是否适用于抗心律失常药物或心律失常受试者的研究则是伦理委员会的职权。

（3）受试者的风险和受益　任何临床试验研究总是存在着风险。伦理委员会应审查试验项目的设计是否使受试者的风险尽可能降到了最低，以及受试者的受益和从整个研究中所获得的知识均比风险要大。在评估试验项目时，伦理委员会仅需要考虑直接从试验项目的程序中受试者可能遇到的风险和受益，而受试者在试验项目外可能遇到的风险和受益，即标准治疗状态下的风险和受益不应与试验项目混在一起予以评价。

（4）知情同意文件　伦理委员会必须审阅知情同意书和其他受试者会接触到的试验项目材料，如受试者日志、患者自报疗效等级量表等，以确保所有这些文件的准确性和完整性，以及这些材料的易理解性。伦理委员会还应确认受试者的隐私保护以及研究数据的保密得到良好的实施。如果知情同意书涉及实质修正，需要重新获得伦理委员会的批准后才能实施。因此，伦理委员会对知情同意书的批准需要标明所批准的版本和版本日期。

（5）包括招募广告在内的受试者招募计划　伦理委员会应评估受试者招募方法和知情同意书签署过程。如果招募广告被允许并将用于招募自愿受试者，伦理委员会应当确保所有广告内容的准确性、适宜性、非促销性以及不含有误导或失真性的声称。

（6）受伤或死亡补偿或治疗规定　伦理委员会应评估由临床试验项目引起的伤害或死亡的赔偿或治疗方法条文。必要时，应审阅研究者和申办方的责任保险或赔偿文件。有关由试验引起的伤害可否收到赔偿的信息应当被写在知情同意书中。

（7）受试者补偿　受试者的补偿与试验项目广告均被视为知情同意过程的一部分。伦理委员会应当审阅临床试验项目中是否涉及受试者补偿及其付给方法，以确保受试者不会因受到胁迫或不当影响而影响他们参与试验项目的决定。最重要的是，受试者的参与不会因为补偿而忽略临床试验的风险因素。如果受试者会收到一定的补偿，则该信息必须包括在知情同意书或其他提供给受试者的书面文件中。

在临床试验项目进行的过程中，伦理委员会有责任监督被批准试验项目的进程和受试者的安全性。为了保证这一点，伦理委员会应当做到以下几点：

（1）审阅所有严重、未知和与研究药物有关的不良反应　伦理委员会必须要求申办方及时报告试验药物在世界各地临床试验中所出现的任何严重不良事件，包括过去未发现及未列在研究者手册中的不良事

件和与研究药物有关的不良事件。承担试验项目的研究机构也必须被要求及时向伦理委员会通报出现在该研究机构的严重不良事件。

（2）审阅所有临床试验方案修正书和知情同意修正书　在申办方和/或研究者完成被批准的试验方案书和知情同意书的修正后，伦理委员会必须要求申办方和研究者在实施相应修正书前递交临床试验方案修正书和/或知情同意修正书重新审批。如果试验项目的伦理方面需要被重新评估，伦理委员会应当给出书面建议。

（3）试验项目的完成或终止　一旦试验项目被提前终止或暂停，伦理委员会应当要求申办方或研究者按照伦理委员会工作程序，递交书面说明，包括停止的原因和停止日期。同样，试验项目的完成也应当及时向伦理委员会做出书面通告。

（4）违反试验项目方案规定和违背 GCP 的行为　伦理委员会必须要求研究者及时通报任何违反试验项目方案规定或违背 GCP 的行为，包括事件的内容、发生时间、涉及的受试者及其安全性随访结论，以及事件的修正行为和结果。

（5）年度试验项目复审和批准　伦理委员会应当每年至少审查一次已批准的试验项目，包括试验项目的进展（如招募进度）、受试者退出研究状况、不良事件和未预料问题，以及研究者违规行为事件，以确定是否同意试验项目继续进行，并给出书面结论。伦理委员会的书面文件必须清楚地指出对试验项目申请或复审决定的日期、试验项目方案书和知情同意书等的版本及日期（表 1.2）。如果试验项目未被批准，伦理委员会应允许研究者个人以书面形式答复伦理委员会的疑虑或提出复议。

研究者和申办方要注意的是每项伦理委员会的批准一般都有有效期的限制。研究者和申办方必须确保试验项目在有效期限到期之前获得伦理委员会的重新批准书面文件。如果重新批准文件在有效期到期后还未收到，则试验项目的继续进行将被视为严重违背 GCP 或药政法规事件。

2.4　特别受试群体的临床试验伦理学因素

2.4.1　涉及儿童的临床试验

按照 ICH-GCP，儿童作为受试者，必须征得其法定监护人的知情同意并签署知情同意书，当儿童能做出同意参加研究的决定时，还必须征得其本人同意。当涉及儿童、青少年或无自治能力的受试者时，特别需要注意的是：

①　如果受试者或其法定代理人不能阅读，在整个知情同意讨论期间必须有一位公平见证人。

②　如果受试者无阅读能力，但有听力和理解力，在进行知情同意时，最好能录音整个知情解析过程作为证据，之后确认受试者理解试验风险和要求后，受试者本人仍然需要签署知情同意书。需要时，可以让其监护人或公平见证人同时签署知情同意书。无论哪种方式，其操作流程都应当获得伦理委员会的认可。

③　如果临床试验项目的受试者涉及未成年人或无自治能力者或神志意识不清者，该受试者的父母或法定监护人可以代表受试者签署知情同意书。

④　如果未成年人有一定的交流和书写能力，除其父母或法定监护人必须代表受试者签署知情同意书外，该未成年人也要求签署儿童知情同意书。

从法律定义上来说，凡尚未达到行使同意权的法定年龄都被视为儿童。目前虽然市场也存在着少数针对儿童使用的药物，如抗生素类、抗组胺类或抗癫痫类药物等，但大多数情况下医生和家长不得不按照成年人的药物剂量外推到儿童的使用剂量。比如，将成年人的药物片剂分成一半或碾碎后，取出部分与糖或蜂蜜混合后给儿童服用等。这种非标签指南使用药物的现象使得儿童更应该被视为弱势群体。药物公司在发展新的药物过程中，应该考虑到儿童的特质和需求，将儿童用药纳入临床研究的战略计划之中。ICH 曾公布过儿童临床试验指南，对儿童药物剂型、研发、伦理、地区和文化问题、药监要求、研究的周期和类型、年龄范围等都有明确的规范。按照美国 FDA1998 年发布的《儿童药物临床试验原则指南》，如果一个药物的年处方量≥100000 张，这表明它需要开发儿童制剂和适合儿童服用的临床研究；如果一个药物的年处方量≤5000 张，FDA 可以豁免儿童使用数据的要求。虽然许多成年人的药物有效性和安全性临床数据可以外推到儿童，但药动学/药效学研究通常需要针对儿童进行。根据儿童的发育阶段的性质，儿童年龄的临床数据可以被分为五类，即出生前胎儿、新生儿（0～1 个月）、婴儿（1～2 岁）、儿童（2～12 岁）和青少年（12～18 岁）。按照这个儿童组别的分类，药政部门（如 FDA）可以要求申办方进行一项或多项一定规模的儿童用药有效性和安全性的临床研究，特别是当药物或疾病性质在儿童组中存在着差别或涉及药物代谢途径的差异时，比如，某些成年人拥有的代谢酶在儿童中并不存在或存在量较低。如果寻求与成年人不同的药物适应证，申办方需要在 1～2 个年龄组的儿童中进行一定规模的儿童用药安全性和有效性临床研究，这些研究可能不仅仅局限在药动学方面。

儿童的生理性质变化与成年人显著不同，这是在设计临床试验时必须考虑的一个主要因素。比如，新生儿的胃液 pH 在出生后的前几天呈碱性状态，直到出生后的 30 天胃液 pH 开始下降，其他一些生理功能也在 5～12 岁期间逐渐发育成熟（Signer et al.，1975）。某些重要的生物酶在成年人中可能是不需要考虑的，但在儿童中却是必须重视的代谢途径问题，比如甲基化途径或乙酰化代谢等，这在某些情况下与药物是否产生毒性有很大的关系（Rane，1992）。不同年龄阶段的儿童肝肾功能的成熟度存在着很大的不同，比如，肾小球滤过率胎儿为 2～4mL/min，新生儿为 25mL/min，1～1.5 岁为 25mL/min（与成年人相同）（Arant，1978）。显然，儿童药动学数据对于确保儿童用药的安全性和有效性有着十分重要的作用。不成熟的儿童器官更需要进行儿童药物的毒性研究。一般情况下，新生儿的急性和亚急性毒性研究需要在至少两个动物品种中完成。在设计临床试验的儿童用药剂量时，虽然根据体重可以推算出儿童用药剂量，但如果按照体重换算，对于新生儿可能会造成剂量过多，对于婴儿或儿童可能造成剂量过低的情形。体表面积外推儿童用药剂量的方法也许更有科学依据，因为体表面积通常随年龄的增长而呈线性增加，也与心脏输出功能和肾脏功能有较好的相关性（Nahata，1993）。在设计儿童用药剂型时，应当考虑儿童的生理和接受特点。比如，7 岁以下儿童口服剂型最好考虑液体或糖浆剂。但任何新的儿童剂型的发展，都应当通过相应的临床试验验证生物利用度、有效性和安全性等特殊的药物属性。此外，液体药物的稳定性也是一个必须考察的方面。

鉴于上述儿童生理和心理的特点，他们参加医学研究，由于认知和理解能力尚未成熟，除了满足普通受试者保护的要求外，还需要遵循一般保护原则：

① 优先选择年长儿童。只有当无法在成年人进行可比研究时，或者临床试验与未成年人所患疾病直接相关，或者这种研究只能在未成年人中开展，才能以儿童为对象来进行研究。一般情况下，最好征募年龄较大的儿童，因为他们的理解能力要强一些，最好不要征募年龄较小的参与者。值得指出的是年幼的孩子对待疾病和治疗的反应，可能与年长的儿童存在差别。

② 儿童理解能力的完善与提高。获得知情同意不是一个单一事件，而是一个过程。进行长期研究时，随着孩子们逐渐成熟并且有能力自己做出决定时，可能有必要间断性地通过正规的方法来重新征求他/她们的同意。儿童可能会在其他领域的能力形成之前，先行了解自身某项长期疾病。进行研究相关内容告知时，最好采用儿童能够接受的资料图表，包括适当的插图说明，例如对项目用漫画进行叙事性说明。

③ 始终尊重儿童明确表达或拒绝参加研究的意愿。对未成年人应该有明确表示诸如拒绝参加或者试验过程中任何时间均可退出试验。若出现明显的不安迹象可以视为孩子的有效拒绝。儿童的知情同意是指儿童做出的参与研究的肯定同意。任何缺乏肯定同意的意向不能被视为同意。

因此，儿童临床试验的伦理学考量必须在临床试验开始前充分予以评估。与普通临床试验程序一样，知情同意书程序是同样不可缺少的环节之一。患者家长或法定监护人必须在没有胁迫的情况下被充分告知试验的受益和风险。对于有阅读和理解能力的儿童受试者来说，研究者应当与家长和儿童分别进行充分的沟通，并要求他们分别签署相关的监护人知情同意书和儿童知情同意书（见 2.3.3 节）。在评判儿童是否被允许参加某项临床试验时，可以依据下列风险的大小和是否直接受益的原则：

（1）不大于最低风险且直接受益原则

① 不大于最低风险的研究　一般认为是研究中能预见的风险或不适发生的可能性和程度不高于受试者在日常生活、常规体检或心理学检查检验中的风险或不适。对于儿童而言，最低风险为一个正常健康儿童日常生活可能遇到的风险；或是一个正常健康的、居住在安全环境中的儿童，其日常生活或常规生理、心理检查过程中遇到的风险。

② 不超过最低风险的研究　不会给儿童带去超过最低风险水平的医学研究，且以伦理委员在征求孩子同意以及孩子父母或者监护人许可方面已做了符合 SOP 规定为必要条件。

③ 虽超过最低风险，但有望使个体受试者直接受益的研究要求　伦理委员会认为有望使个体受试者直接受益的干预或者研究过程使儿童面临的风险超过了最低风险水平，或者那些有可能使受试者受益的监测过程使儿童面临的风险超过了最低风险水平，但却满足若干前提，即

• 儿童受试者风险与预期受益合理化。

• 相对于风险的预期利益，至少应与可替代方法呈现给儿童受试者的利益持平。

• 在征求儿童同意以及儿童父母或者监护人许可方面已符合相关规定。

（2）大于最低风险且无直接受益原则

① 虽研究风险超过最低风险水平，且个体受试者无直接受益，但有可能获得关于受试者疾病知识能使社会受益的研究。

② 无望使个体受试者直接受益的干预或者研究过程，或者那些监测过程不可能使个体受试者福利情况改善，使儿童面临的风险超过了最低风险水平，但

• 风险只是在最低风险水平上略有增加。

• 干预或者过程给儿童受试者带去的体验，应该与他们实际或者预期的医疗、心理、社会或者教育情况固有的体验合理相称。

• 干预或者过程有可能产生关于儿童受试者疾

病知识的认知，而这些知识对于理解或者改善儿童患者的疾病或者病症具有至关重要的作用；研究提供一个合理的机会，从而能够进一步理解、预防或者减轻影响儿童健康或者福利的严重问题。

- 在征求儿童受试者同意以及儿童父母或者监护人许可方面已符合相关规定。

按照上述最低风险的原则，儿童临床试验的风险程度国际上一般分为四类：

① 不会超过最低风险的临床研究（Ⅰ类）。

② 超过最低风险，但可能给儿童受试者本人带来直接效益的临床研究（Ⅱ类）。这类临床研究在预期下有合理的风险或风险-受益比至少与替代方法一样。

③ 超过最低风险，且不可能给儿童受试者带来直接效益的临床研究，但却可以给同类受试者的疾病或状况产生有用的知识（Ⅲ类）。这类临床研究风险略超过最低风险，并且与儿童受试者日常经验（医学、心理、社会或教育）相当，但所产生的结果有助于了解和治疗同类疾病。

④ 不符合Ⅰ/Ⅱ/Ⅲ类，故无法获得伦理直接批准的临床研究，但有可以了解、预防或缓解影响儿童健康或幸福的严重病症或问题的可能性（Ⅳ类）。这类临床研究需要进一步的信息做出评估，必要时需要邀请相关领域专家组成特别审核委员会做出审评决定。

伦理委员会有责任确保上述原则和研究价值的确有助于儿童的健康和疾病治疗，并对受益和风险进行充分评估，特别是需要建立最低风险和直接/间接效益的明确标准。在某些情况下，如儿童受试者年龄、成熟程度、心理状态和状况等，如果伦理委员会认为部分或者全部儿童的能力都有限（如<7 岁），以至于无法合理地向其告知研究方案中相关研究活动的性质和目的、儿童受试者面临的风险和预期的受益，或者研究中涉及的干预措施或者流程有望给儿童身体健康或者福利带来非常重要的直接受益，而且这种受益只能在研究的环境下获得，那么在这种情况下儿童的同意不是开展此项研究的必要条件。

GDPR 指出由于儿童可能不了解相关的风险、后果和保障措施及其权利以及处理个人数据的关系，需要对儿童的知情同意做出明确规定。具体要求包括：

① 如果直接向儿童提供信息社会服务，对 16 周岁以上的儿童的个人数据处理合法。儿童未满 16 周岁时，只有当对儿童具有父母监护责任的主体同意或授权，此类处理才是合法的。

② 对于年满 13 周岁的儿童，成员国的法律可以降低年龄要求。

③ 数据控制者应当采取合理的努力，结合技术可行性，确保此类情形中对儿童具有父母监护责任的

主体已经授权或同意。对于上述 16 周岁左右儿童知情同意管理要求应遵循成员国的一般合同法，例如非常规语言儿童的合同有效性、形成与效力的规则。

为了获得儿童的知情同意，数据控制者必须用清晰的语言向儿童进行解释是如何处理收集到的数据的。如果是获得监护人知情同意，就需要数据控制者能够提供协助成年人做出明智的决定的信息。显然，征求儿童临床试验的知情同意的基本原则国际上一般归纳为：

① <7 岁，无法得到儿童本人的赞同（assent）；

② 7~12 岁，虽然可以表示赞同，但不一定需要有书面文件来确认，视情况和国情而定；

③ >12 岁，有能力参与知情同意的全过程，即签署知情同意书，并对决定有书面文件的签署要求。

原则上来说，对于第Ⅰ/Ⅱ类临床研究，除了儿童本人的赞同外，只要父母一方做出同意就行；对于Ⅲ/Ⅳ类临床研究，除了儿童本人的赞同外，父母双方都必须做出他们的同意表示，除非父母一方死亡、未知、无能力或者无法找到，或者只有父母一方对孩子负有看护和监护的法律责任。在审批儿童临床试验的研究方案时，特别是Ⅳ类临床研究，伦理委员会应当邀请儿科专家、心理学家和社会学家参与讨论，以评价临床研究对儿童疾病治疗、心理和社会需求的必要性和重要性。虽然儿童药物临床研究目的是发展满足儿童疾病治疗的市场需要，但在首次临床人体毒性和安全性的研究中，一般应当招募健康成年人作为受试者对象。但从这些试验中获得的临床数据有些可能并不适合儿童特点，可能需要发展和设计一些特殊的或新的测定或试验终点指标来弥补这种不足，这些特殊的或新的测定或终点方法可能需要经过认证才能被认可。此类儿童临床试验最好邀请顾问委员会和药监部门一起讨论，以确定研究方案的终点目的和检测措施的合理性。

2.4.2 涉及老年人的临床试验

老年医学问题随着人口年龄结构的老化正日益成为世界医学的热门话题。传统上来说，老年人通常被排除在临床试验以外，除非临床试验项目是专门针对老年患者群体的。排除老年人在临床试验之外的原因在于这个群体通常患有较多的其他疾病、有较多的合并用药要求、可能的不良事件较为敏感和脆弱等。所有这些都可能使药物在普通人群体中的临床运用数据的真实性受到影响。从年龄定义上来说，65 岁以上的群体一般被视为老年人。但这只能是一个年龄定义，并不能代表生理指标，因为衰老并不一定是线性和一成不变的过程。有些 80 岁的人其健康状况不比 65 岁的人差。随着社会生活质量的提高和人们健康

状况的改善，这个老年年龄的定义以后也许会改变。此外，老年人在生理和病理方面与年轻人群体有差异。比如，老年人的疾病恶化率本身就比年轻人要高得多。老年人的神志有时也处于不清楚状态，这会增加知情同意书理解和依从试验方案程序的难度。

在设计老年人参加的临床试验项目时，试验药物的相互作用影响和伴随疾病对试验药物疗效和安全性的影响是两个特别需要注意的伦理学因素。美国FDA 曾于 1990 年发表过老年人用药发展指南（FDA，1990），ICH 于 1994 年也发表了有关支持老年药物研究的指南（ICH，1994），ICH 于 1997 年还针对处方药物的老年人使用的标签用语和格式做出了补充要求。这些指南都指出如果新的药物对于老年群体来说十分重要，或治疗的疾病在老年人中也十分普遍，那么应当进行老年人群体的临床试验，以确定有效性和安全性与年龄的关系。FDA 指南鼓励临床试验招募对象的年龄扩展到 75 岁。此外，还应该进行针对老年人生理特点的临床研究，比如老年人肾排泄功能下降或肝功能不足的情形。新药对老年人的药动学或药效学的影响也是需要研究的方面。比如，在进行老年人群体药动学研究时，剂量、服药时间和抽取血样时间应当记录在案，血样测定应当直到受试者血药浓度达到"稳定态"为止。对于肾代谢或肝代谢药物来说，必须进行肾功能或肝功能失调受试者的药动学研究，这样就可以避免老年患者群体的再研究。对于镇静催眠类药物或有显著中枢神经作用的药物来说，如果临床试验结果显示有与年龄有关的疗效或安全性差异，最好进行老年人群体的血浆药效学分析。可能的药物相互作用研究是老年人群体的另一个临床研究重点。在进行常规临床试验中，如果老年人群体被包括在其中，需要进行按照年龄组分类的老年人群体的有效性和安全性数据分析。对于有狭窄疗效和安全性窗口的药物来说，应该进行其他药物对其血药浓度改变影响的研究。对于肝代谢药物来说，药物肝酶诱导剂或抑制剂的作用应当予以评价。比如，P450 酶作用途径的药物与试验药物之间协同性或拮抗性相互作用的评价等。

对老年受试者进行的临床试验程序与其他受试者没有差别。在签署知情同意书的过程中，考虑到老年人的智力、视力和听力衰退的可能性，知情同意书字体必要时应当放大，解释过程尽量做到通俗和清晰。除了与老年受试者进行沟通外，研究者最好与法律监护人或老年患者家属或子女进行必要的交流，并充分解释临床试验项目的目的，及其受益和风险等，以确保老年患者的权益得到充分的保护和减少不必要的伦理纠纷。老年受试者往往存在着试验程序的依从性，特别是药物服用和/或研究日志的依从性问题，这可能影响试验药物对老年受试者有效性和安全性的结果。改善老年受试者依从性的方法有许多，但关键在于研究者应当把这类受试者的药物服用作为自己关心受试者健康和安全的优先事宜，鼓励监护人、家属或子女配合有时显得十分必要。在需要合并用药的临床试验中，最好与老年受试者及其监护人或家属就各种药物的名称、剂量、服用方法和服用原因进行充分沟通，并设计友善的"提醒卡"发给受试者或其监护人或家属。老年受试者及其监护人或家属应当被鼓励及时报告和咨询任何不适反应。临床研究协调员需经常通过电话与老年受试者或其监护人或家属沟通，并提醒他们服用药物和完成日志，安排车辆协助其前来研究机构进行研究访问等都是对老年受试者予以关心的具体体现。

2.4.3　涉及女性受试者的临床试验

女性对药物的反应是否与男性有所差别？如果有，这些差别表现在哪些方面以及临床意义是什么？纵观文献记录发现在药物反应，特别是集中在某些类别的药物上，生理脂肪的差异、胃排空时间的不同（Majaverian et al.，1988）、药物代谢效率的差别（Walle et al.，1989）等因素致使对药物反应存在着一些性别差异，尽管这种差异并没有在治疗上存在显著意义的差别（Edwards，1991）。妇女与经期激素水平有关的生理变化和育龄可能性等导致临床试验方案不得不增加特别的招募标准来限制女性对临床试验的参与，或在某些试验中分类女性受试者的试验组别。

20 世纪 60 年代初期发生的沙利度胺（thalidomide）事件致使全球药监部门对药物对育龄妇女的致畸胎问题采取更加严格的监管措施。然而，具有讽刺意义的是，当限制育龄或哺乳妇女参加的临床试验被批准上市后，有时会由于没有治疗药物可供选择，女性患者不得不冒着安全性的风险服用没有致畸信息的药物，或被告知在服药期间严格执行避孕或禁止哺育等措施，使女性患者和新生儿的生活产生一定的风险并受到一定的限制。即使临床试验项目对育龄妇女参加临床试验设定了一定的前提条件，如不得在试验进行期间妊娠和采取严密的避孕措施等，但由于女性受试者的不经意或避孕失败，还是有可能导致她们在参加临床试验期间妊娠。假设避孕失败的情形只有0.5% 的概率，在 5000 位参加试验项目的受试者中有1/5 的育龄妇女的话，5 个胚胎有可能被暴露在试验药物或对照药物下。这种情形在Ⅲ期临床试验环境中更有可能发生。显然，临床试验进行中妊娠事故的及时报告和追踪是研究者和申办方不可推卸的责任。在药监部门的监督下，申办方应当制定有效的追踪措施，即参加临床试验妇女从不慎怀孕，到这些事故婴儿出生并生长成人（12～14 岁或以上）的措施。同样的监督防范和监督措施也应该在男性受试者中予以宣导和实施，这也是为什么大多数试验方案的招募标准中都列出在临床试验过程中要求女性受试者及其性伴侣均采取严格的避孕措施。目前的药物研发过程中，很少有研究注意药物对男性精子的影响。一旦服用了试验药物的男性患者致使性伴侣妊娠，监督和追踪胎儿的健康也是十分必要的。美国 FDA 在 1993 年版的《招募有生育可能的妇女在临床试验中的政策修正指南》中曾指出，在知情同意书中，对于试验药物可能的胚胎毒性和致畸胎风险应该予以阐明。即使没有获得这类相关信息，有关动物实验的结果，或者表明这些风险程度不详应该在知情同意书中予以表达。如果在临床试验结果分析中发现，试验药物在疗效和安全性方面有性别差异的话，申办方应当在药物标签中予以注明，并最好将结果以论文的形式予以发表。

由于女性的特殊生理特点和疾病性质，有些药物公司已经开发出专门针对妇科病的药物，并成立专门研究妇女保健治疗药物的部门。另一个需要注意的方面是申办方是否允许育龄妇女采取服用避孕药的方法来避孕。服用避孕药的女性受试者体内的人工激素水平通常较高，这种人为高水平的激素状态对试验结果是否有影响，或是否会诱导在正常经期状态下不可能发生的药物相互作用等，在试验方案设计中应该加以考虑。

总之，临床试验的伦理学涉及的因素是多方面的。申办方在设计和监督临床试验项目过程中，研究者在进行临床试验的过程中，以及药监部门和伦理委员会在审批药物的过程中，都必须以维护受试者权益和安全性为宗旨，根据具体状况切实监督和实施临床试验项目的伦理原则。

（刘　川）

第 3 章

临床试验中试验项目文档质量管理规范

药品文档质量管理规范（GDP）是一个标准体系，在 GMP、GLP 和 GCP 指导的领域中都是必须遵循的准则之一，其可以确保临床试验数据记录、修正及递交都以支持数据质量和真实完整性的方式进行。文件准确性和完整性的评估非常重要，可以确保其满足基本文件要求（ICH E6），即各个和整体文件记录使得对临床试验的行为和产生的数据质量的评价成为可能，以及高质量文件是成功通过药政检查的关键。GDP 要求试验过程中任何文件内容完整、准确、清晰明了、条理分明等。文档管理是指文件的设计、制定、修订、审核、批准、撤销、复制、发放、回收、培训、执行、保管和销毁等一系列过程的管理活动。临床试验过程中产生的高质量合规临床试验主文档（TMF）可用来证明临床试验的真实性、准确性和可靠性，是临床试验期间和结束之后再现临床试验的全过程和对有关试验做出主要决策与流程监督结果的依据。试验文档质量的好坏可以显示临床试验参与各方是否遵循药物临床试验质量管理规范的原则和指南，并依从相应的监管要求行事。从文档管理的目的来说，TMF 可以实现对试验中各种类型的文档分别管理，主要包括一般文档、存档文档和申报文档等，并且详细记录对文档的操作信息。所以，试验文档是一整套建立和收集的文件档案，其能如实反映试验项目各职能相关活动的合规过程和可信结果，是评价试验的实施以及所完成的试验及其数据质量的基础，即记录临床试验行为、反映试验数据可信性和对 GCP 依从性的文件集，而这套文件集从监管的角度看，应当能做到无须申办方或研究者额外解释就能说明试验过程合规性和真实完整性。本章节从药政监管和试验运营的角度来剖析临床试验中 GDP 的基本要求。

3.1 临床 GDP 的监管要求

任何一个临床试验项目的文件都来源于几个层面（图 3.1），其中最高的试验管理文件是 ICH-GCP/国家药政监管的法规要求；其次是依照 ICH-GCP 要求制定的临床试验方案及其他相关重要的试验项目规范执行文件；再有就是具体承担和执行临床试验项目的合同研究组织（CRO）或研究机构制定的符合 ICH-

GCP 和国家法规要求的临床运营管理文件，如临床监查或受试者招募/样本采集管理标准操作规程等；最后是申办方制定的规划、质量管理体系文件和管理药物/器械研发（包括临床试验项目管理）、标准操作规程等，如临床试验外包服务管理、项目管理计划、统计分析计划等。

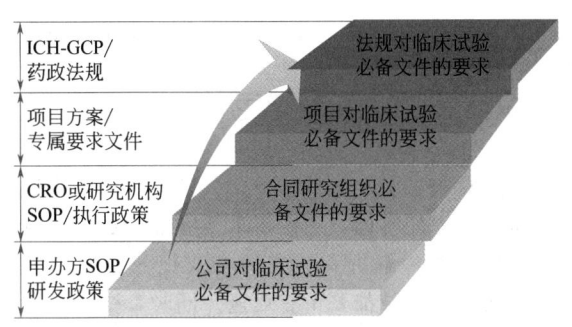

图 3.1　临床试验文件组成要求

3.1.1 全球 GDP 监管要求

临床试验的计划、实施和报告会产生大量的文件，包括由 SOP 的要求产生的内部文件，也包括试验方案和监管要求建立的项目文件，以及外部规程管理和交流所必需的外部文件等。欧盟是国际上第一个以监管指南的形式发表 TMF 专属指南（EMA，536/2014）的地区。2018 年，EMA 针对欧盟法规（536/2014）和 ICH E6 中对 TMF 的要求发布进一步的具体指导性文件（EMA/INS/GCP/856758/2018）。这些 TMF 指南对 TMF 的要求给出了详尽的描述，包括但不限于：

① 申办方和研究者维护 TMF，并做到临床试验中记录和保存的及时性；

② 应与 CRO 或第三方服务商就 TMF 的详尽职责签署合约；

③ 应当总是包含与临床试验相关的基本文件；

④ TMF 应当能"允许对临床试验的行为和产生的数据质量进行核查，这涉及临床试验所有方面的记录和数据"；

⑤ TMF 的保存位置应当明确，做到安全保密，版本轨迹清晰，并做到易于获取和直接接触；

⑥ 研究者和申办方的 TMF 可以有不同的内容，其按照研究者和申办方在临床试验中的不同责任属性而定；

⑦ 电子 TMF 系统应当满足验证和可靠要求，并有权限控制和稽查轨迹功能，确保保存的数据及其文件不会出现丢失、改变、损坏等问题；

⑧ 申办方或研究者在临床试验结束后应当保存 TMF 内容至少 5 年，除非其他欧盟法规或申办方/研究机构要求更长存档时间；

⑨ 受试者的医疗文件应当按照国家法律规定存档；

⑩ 文档媒介应当确保一经允许，药政部门便易于获取和接触；

⑪ TMF 内容的拥有者进行文件转移时应当记录在案；

⑫ 申办方应当指派文档管理员，其文档内容接触应当由该人员控制；

⑬ TMF 文档媒介应当确保整个试验期间和保存期间文档的完整性和清晰性；

⑭ TMF 内容的修改应当是可追溯的。

这些欧盟试验主文档指导文件已经成为临床试验文档质量管理的基础，明确要求所有临床试验信息都应以准确报告、解析和核实的方式记录、处理和储存，任何修改记录都要留有痕迹。同时，受试者的记录的保密性仍得以保障。TMF 亦应当时刻更新，及时将临床试验中的文件存档保留，使所有的试验文档随时能成为评价临床试验行为过程和产生可供评价的数据质量的监查或稽查成为可能。因此，完整的 TMF 是稽查和药政检查的基础，所有的试验文件都必须向稽查人员开放，这包括任何电子文档和电子邮件，以显示临床试验正在或已经按照相关要求进行。如果临床试验申办方外包一些试验活动给 CRO，那么 CRO 需要提供所负责的 TMF 及其相关文件。对于试验主文档的存储，必须做到基本文件记录要以一旦要求就可以容易获取并提供给管理部门的方式予以存档。用于储存基本文件的媒介要能使那些被保留的文件记录在被保留的整个时期保持完全性和可读性。

虽然美国 FDA 并没有像欧盟一样建立专属试验主文档（TMF）的指南，但要求 ICH-GCP 中有关申办方和研究者的文档职责应当予以遵守和维护，以确保试验文件记录的合规性和准确性。临床记录作为电子申报的一部分，必须符合 FDA 21 CFR Part 11 电子记录认证和稽查的要求，其中需具备一定的系统功能，如稽查轨迹、安全性、文档输出和使用目的管理等，建立系统验证、服务商的资质审查和培训的 SOP，有灾难恢复、记录保存、备份和验证的规范管理规程等。

中国药政部门在中国版的《药物临床试验质量管理规范（2020 年修订）》中也对临床试验文档有明确的要求。

按照 ICH-GCP 的定义，临床试验的基本文件就是那些个别或整体获得的可以允许对试验行为和产生的数据质量予以评价的、单独的、集成的、质量可控的文件。这些文件能显示出研究者、申办方、伦理委员会和监查员等在临床试验过程中的行为方式、规程和监督管理都满足 GCP 标准和所在国的相关药政监管要求（ICH 8.1）。这些文件应当以产生的时间顺序分门别类地予以归档，并及时更新，使之成为能随时接受稽查的状态。试验文档的建立需要遵循以下 3 个主要 GCP 原则，即

① 证据链的完整性是保证可溯源的基础；

② 所有的临床试验信息都应当以可被准确报告、解析和验证的方式予以记录、处理和存储，同时受试者的保密性还能得以实现；

③ 所有临床试验质量得以确保的必要环节都必须遵循 GCP 对文件的要求。

根据试验文件在试验不同阶段的产生时间，可将试验基本文件分为三个部分，即在临床试验开始之前、临床试验进行期间和完成或终止临床试验后。每一份文件都要说明其目的，以及相关文件应归入研究机构或申办方或双方的文档中。临床试验开始时，研究者及其供职的医疗机构、申办方双方均应按照档案管理标准规程建立试验项目的基本文件体系。试验结束时，监查员必须审核确认研究者及研究机构、申办方各自的基本文件的准确性、一致性和合规性，并确保这些文件被妥善地保存在各自的临床试验档案卷宗内。按照 ICH-GCP 的要求，试验前、试验中和试验后的文档应当产生和保存的基本文件如下。

① 试验前：研究者手册、试验方案/修正案、知情同意书、受试者招募广告、保险协议、合同、药政审批和伦理审批文件、研究机构文件等。

② 试验中：上述文件的修正件、监查访问报告和记录、各类交流记录和文件、记录的病例报告表、不良事件记录和报告、受试者数据等。

③ 试验后：药物清点/销毁记录和报告、关闭监查和伦理文件、临床研究报告等。

从 GCP 的角度出发，各国药政部门目前都要求申办方和 CRO 在管理试验文档方面能建立清晰而全面的 TMF 目录，及其相配套的 TMF 管理流程，其中包括与所有临床试验运营相关的 TMF 建立、收集和管理的各类角色和职责，TMF 在临床试验期间和结束后的存放地点等。

3.1.2　GDP 原则

GCP 的文件由标准文件和记录文件两部分组成（图 3.2）。其中标准操作规程（SOP）的定义和要求

可以参见 1.4 节描述。各类技术文件的要求取决于所涉临床试验的职能范围，如临床监查、医学监察、药物警戒、数据管理、项目管理等。有关记录文件的类别涉及临床试验源数据和文件记录、研究机构现场监查记录、会议纪要等，临床试验的报告形式也存在于临床试验的各个阶段，如监查报告、SAE 报告、试验项目进度报告、药政申报的 CTD 报告、临床试验有效性和安全性结果报告等。这些在相关章节都已分别有所描述，不再赘述。

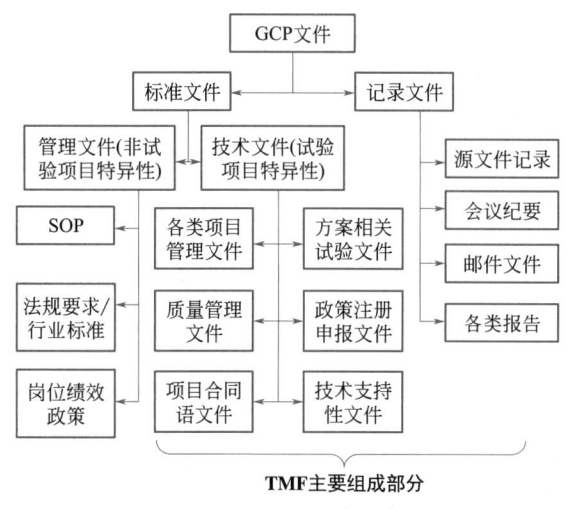

图 3.2　GCP 文件分类

3.1.2.1　申办方和研究者的文档

临床试验主文档（TMF）中，申办方和研究者的文档体系在试验启动前就应当已经建立，在试验过程和结束时，项目经理需要对申办方的文档进行质量控制（简称质控，QC），监查员需要审核研究者/研究机构，并确保与申办方文档的一致性，以保证所有

必要的文件都在适宜的档案卷宗内。在临床试验开启前，需要根据标准操作规程制定文件存储规则和文件列表目录。对于每一份文件都要说明其目的，以及是否将其列入研究者/研究机构或申办方文档中。如果需要一份文件同时储存在双方档案中，则需说明原件和复印件各自应该归属申办方还是研究者的文档中。表 3.1 给出了文档储存规则范本。因此，申办方和研究者的卷中文档既有相同部分，也有不同的内容，二者的文档需要根据各自的标准文档管理规程分别管理。一些研究者产生的试验文件由于涉及受试者的隐私，不能提供给申办方予以保存。例如，受试者签署的知情同意书或受试者识别列表等。此外，研究者文档还含有一些源数据及其相关文件。为了避免申办方在未经授权和监控的情况下修改或编辑这些源数据及其数据文件，研究者需要对其有直接的监控权而不能提供给申办方保存。申办方有责任监督其赞助的临床试验项目的 TMF 的准确性、完整性、时宜性和合规性。

申办方的文档有时会较为复杂，特别是在多中心的临床试验时。以涉及国际多中心临床试验的情形为例，一般申办方文档可以分为三级结构（参见 3.3.2 节），即

① 全球试验层面　含有所有临床试验项目层面共有临床试验相关文件，如研究者手册、试验方案等，通常由全球项目经理统筹负责。

② 国家试验层面　除了全球项目共有文件外，含有相关参与国家层面专属的试验文件。例如，各国药政审评文件、相关国家专属试验方案、知情同意书等。这些涉及国家专属试验特殊文件也需要保存在全球试验主文档中，由国家所属项目经理负责管理和

表 3.1　TMF 保存规则说明范本

类别	一级主题	二级主题	文件全名	文件所有者/编写者	1＝主档案 2＝其他	中心档案	地方文档	研究机构	试验项目启动前	试验项目进行中	试验项目结束后	评注
1.1	试验管理	受试者招募	试验方案豁免	项目医生	1	核证副本		原件		×		存档任何审核和批准的豁免文件。核证副本保留在主档案中
1.1	试验管理	受试者招募	每个国家或地区研究机构名单	全球项目经理		原件	核证副本		×			
1.1	试验管理	受试者招募	全球试验项目可行性报告	临床试验项目主管/项目经理		原件			×			
1.1	试验管理	受试者招募	受试者招募表	监查员	1	核证副本		原件		×		核证副本在主档案中
1.1	试验管理	受试者招募	受试者筛选登记表	监查员	1	核证副本		原件		×		核证副本在主档案中

维护。

③ 研究所在地试验层面　按所涉相关国家、CRO 和/或研究机构排序的专属性试验项目文件。例如，研究者签署的试验方案遵循声明、伦理委员会批文、严重不良事件报告、外包服务的监查报告等。通常由研究机构监查员、所在地区项目经理或专职项目文档员管理和维护。研究机构文档与试验层面主文档有所不同（参见 3.4.1 节）；CRO 试验项目文档在试验服务支持结束后，通常需要全部移交给申办方后，纳入试验主文档中。

在单一国家或单中心临床试验中，上述文档结构可以兼并或简化。无论何种文档结构，申办方都需要首先建立标准文档管理规程和明确在试验项目启动前确立各类文档应当存放在哪一个 TMF 内。虽然每一个试验文件并不一定要求每次都保存在相同的文件夹中，但清晰的 TMF 流程指导或索引有助于标注其归属，以便在需要时能方便和及时地获取。例如，SAE 报告可能会存放在总体试验层面的卷宗内，也可能保存在相应研究机构试验层面的卷宗中，或不是在临床试验运营部门的试验卷宗内，而是保存在药物警戒部门的试验项目安全性数据库中。与小型或单一组织架构相比，大型组织机构的试验文档管理有时也可能分散在各个职能部门中。

3.1.2.2　合同研究组织的文档

合同研究组织（CRO）支持和协助申办方完成临床试验项目，在很多情况下管理和运营临床试验的过程。所以，CRO 必须像申办方一样建立和实施 GDP。CRO 在临床试验过程中的职责就是按照与申办方的协议管理试验数据及其文件，并需要承担在试验结束后将完整和合规的文档转交给申办方的职责。CRO 在试验项目中的职责首先需要以书面协议文件的形式予以确认，其中应当明确哪些职责和职能由 CRO 承担，包括试验文件的要求。之后，CRO 需要依据申办方的要求建立文档目录和结构，并在试验过程中管理和监督文档的准确和完整。要承担好这一职责，CRO 需要制订正式的 TMF 管理计划，其中应当包括申办方和 CRO 间如何就文档管理进行有效交流的规程，并获得申办方的批准。在制订相应 TMF 管理计划时，需要特别关注的管理要点包括：

① 试验过程中试验正式文档收集和管理的责任归哪一方承担；

② TMF 的收集和存档流程；

③ 便于有关各方检索和审阅文档的规程；

④ TMF 的架构和目录；

⑤ 如果采用电子 TMF，对有关电子系统的描述；

⑥ 相应需遵循的程序和培训需求的要点；

⑦ 往来邮件或信函的处理方法；

⑧ 需要所涉各方都应当在试验项目中保存的文件目录；

⑨ 涉及稽查时文档调阅的管理规程；

⑩ 试验项目结束后，TMF 文件的转交或存档责任归属和规程管理；

⑪ TMF 质量控制和质量保证的规程要求，并有记录支持这些规程行为的执行报告，如稽查报告等。

CRO 被授予的 TMF 管理职责应当在申办方与 CRO 的服务合约中有章可循。在支持申办方的临床试验项目中，不仅需要对研究机构的文件夹的完整性进行管理，在收到研究机构的试验项目文件时还必须有核对的监控流程，以确保未来转交给申办方的研究机构文档内容与研究机构的实际文档内容吻合。当试验结束时，CRO 会将所有的试验文件移交给申办方，包括 CRO 所做的 TMF 内部 QC 文件记录，以确保当申办方接受药政检查时亦能显示 TMF 的质量监管是按照申办方或 CRO 的 SOP 进行的。CRO 本身也需要保留对申办方 TMF 的内部质控记录的核证副本备查。当 CRO 的试验记录及其文件转移给申办方接受药政检查时，CRO 应当建立一个规程能显示申办方接受药政检查的试验记录及其文件与 CRO 转交给试验记录及其文件相同。只有这样，当药政检查发现试验记录及其文件有问题，特别是 CRO 转交的文件部分出现问题时，CRO 才可以清楚地知道这些有问题的文件是否在不知情的情况下受到不同程度的修改。因此，从某种意义上来说，除了移交给申办方外，CRO 保存关键试验文件的核证副本十分必要。但这种 CRO 保存核证副本的安排需要在 TMF 管理计划合约中做出规范，以确保申办方同意 CRO 保存关键文件的核证副本。

3.1.2.3　文档管理流程的规范化

从某种意义上来说，文档管理就像是一种知识结构不断积累的管理。在临床试验开始前，首先需要做的是根据试验需求设定 TMF 目录标准，再根据自身的条件确立 TMF 的系统架构（如纸质或电子系统）。随着试验文件的不断产生和收集，需要对收集到的文件进行质量把控，使 TMF 系统的知识库质量不断得到完善和丰富，便于对依据结果的决策有更好的信心。在这个知识结构建立的过程中，需要根据试验项目的进程变化不断调整系统目标和策略，在架构中的利益相关者，即产生文件信息的所有者，都需要按照一个文件质量标准承担各自应有的质控责任。其中涉及培训和不断改善的努力。表 3.2 归纳了临床试验中各类文件产生、收集和管理的角色，文件格式类型及其存放方式要点。

表 3.2　临床试验文件管理

临床试验文件建立/收集/管理所涉角色	TMF 格式和形式	试验文件存放地方
项目管理人员(项目经理、监查员、项目助理等)、数据管理员、合同研究组织、第三方服务商、伦理委员会、试验物资供应员(发放、质检、生产、包装、标签等)、实验室(临床和生物分析)、影像服务商、药政事务、药政部门、培训师、合同管理员、法务部门、财务部门、医学撰写、研究者及其机构人员、涉及药物供应的机构药剂师、安全监督员、数据安全监督委员会、医学事务人员(Ⅳ期)、生物统计员、编程员、质量管理员、质量保证员、生物分析人员(PK/PD 等)、临床医学监督员、外包选择员、信息技术支持员(电子系统验证)、合作伙伴、受试者等	各类纸质文件、各类电子文件、电子邮件及其附件、DVD、CD、USB、STP、数字文件、SAS 数据集、编程文件、数据集及其数据转移集、数据列表、微缩胶卷、音响记录、图片、门户信息、CTMS、元数据、数据稽查轨迹、留言条、信函、X 光片及其报告、医院记录和报告、实验室报告和记录、验证文件和用户接受测试文件、专业委员会报告/批文/记录、安全性记录和报告、各种试验记录和报告、受试者自我报告和评价记录等	验证过的电子数据库(eTMF、EDC、电子申报文件、安全警戒系统等)、邮件系统和电话录音系统、服务商数据库(IVRS、化验单据等)、伦理委员会档案、中心纸质文件档案库、长期档案库、备份文件和记录、电子档案和退役系统、文件夹、文件柜、书桌、书架、公文包、计算机袋、邮件商(在转运途中)、硬盘、合作机构系统和门户系统、DVD、CD、USB、研究机构、网络系统/云系统、CTMS、质控/质保系统、人员记忆中等

TMF 管理的生命周期随着临床试验项目管理的生命周期变化而变化。在试验准备阶段，申办方项目负责人需要根据试验的具体情况建立临床试验主文档目录和研究机构文档目录，之后确保按照目录建立申办方和研究机构的文档管理流程，并根据监查计划做好试验实施中的文档维护管理的准备。监查员还需要根据研究机构的立项文档目录协助研究机构完成伦理递交文件的准备和收集管理，其中包括对递交文件质量的核查确认无误。同时，研究机构项目团队人员需要对申办方递交的机构和伦理立项申请文件等资料进行质控审核。申办方项目负责人员需要对试验相关人员进行包括试验文档规程管理在内的试验相关内容的培训，确保试验开始后试验相关人员能够按照方案和SOP 要求完成试验文档的收集和管理(图 3.3)。

在临床试验实施阶段，监查员在试验进行过程中对 TMF 质量控制的责任是按照试验方案、监查计划、TMF 管理计划(项目管理计划组成部分)的要求，定时对监查和收集的试验文件进行质量核查，确保存档试验文件的正确性、保存的完整性以及归档的及时性，并对需要收集归档申办方的试验文件实时收集。研究机构对试验文档质控管理涉及研究者、临床研究协调员(CRC)、机构 GCP 办公室、伦理委员会、中心药房等；CRO 对试验文档质控管理涉及 CRO 的项目经理、项目事务操作人(如监查员、中心实验室的分析员等)。项目经理对申办方内部试验项目文件质控负责。申办方的主要文档管理责任人员涉及项目助理、监查员、项目经理以及文档管理员(图 3.4)。

试验项目结束后，监查员对来自研究机构或任何CRO 尚未收集的试验文件进行收集与核查，确认无误后，按照 SOP 分别移交给研究机构和试验项目负责人进行文件质控(图 3.5)。有些研究机构文件需

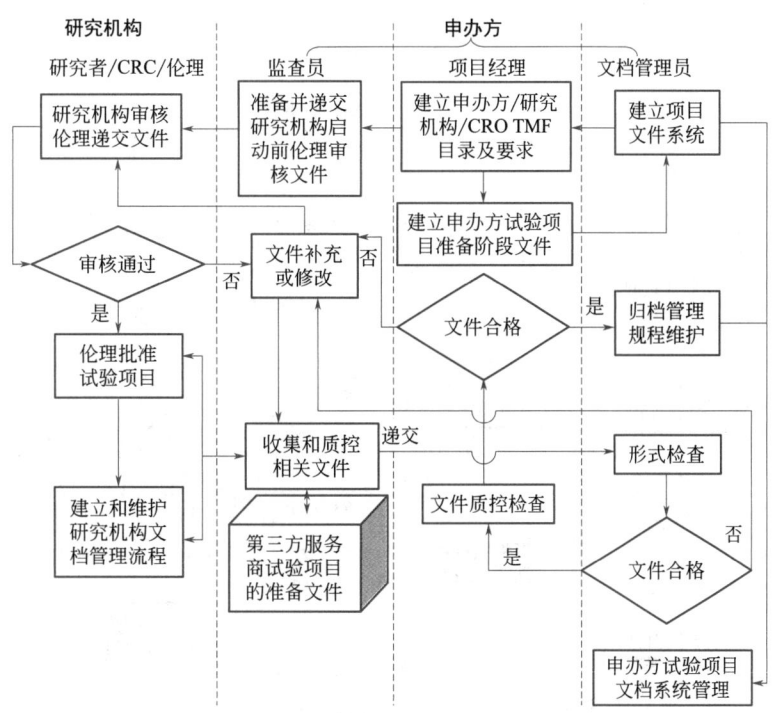

图 3.3　试验准备阶段 TMF 质量保证体系的管理流程示意

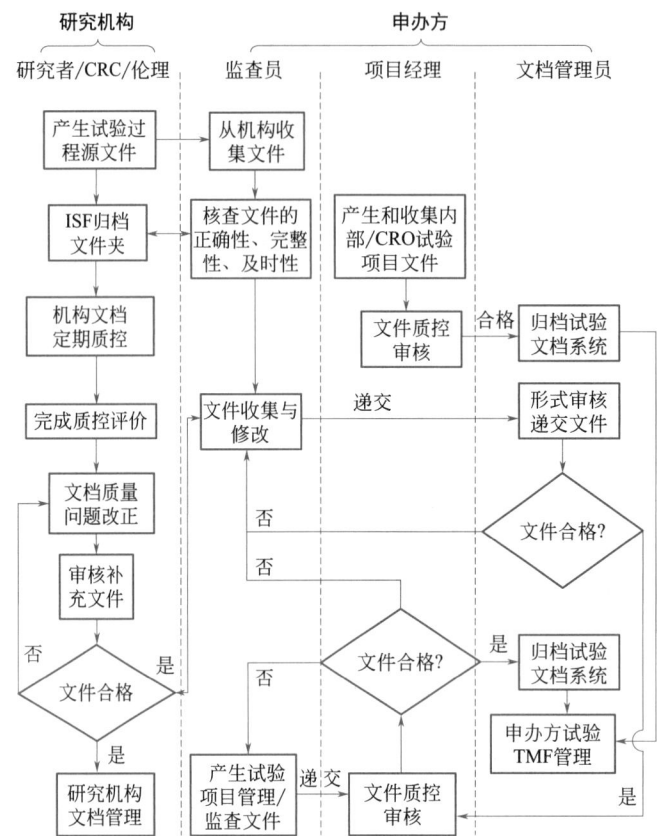

图 3.4　试验进行阶段 TMF 质量保证体系的管理流程示意

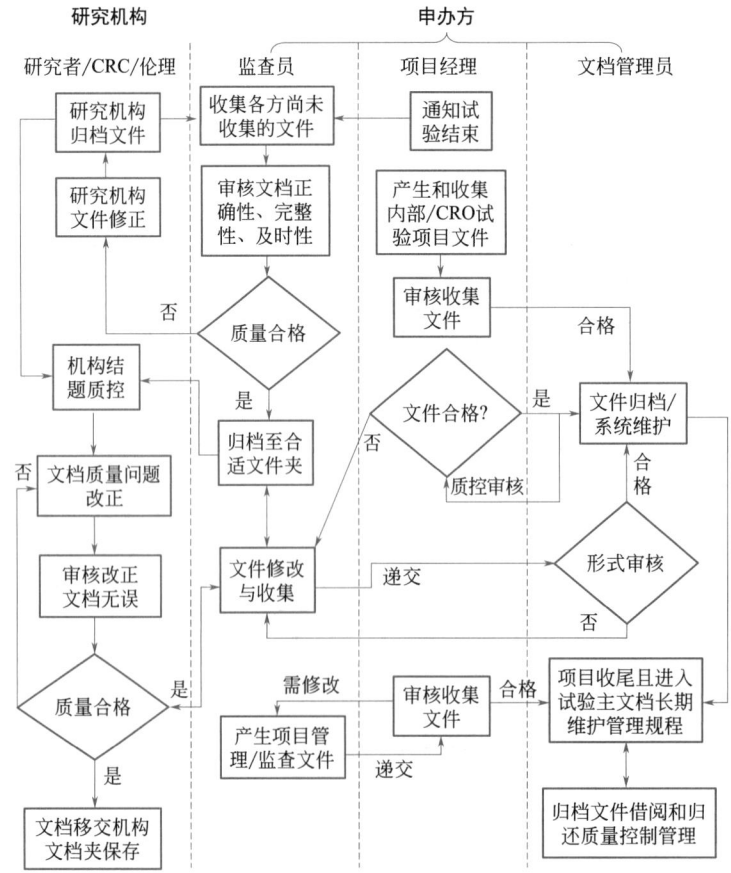

图 3.5　试验结束阶段 TMF 质量保证体系的管理流程示意

要在试验结束时完成研究者签名确认，如研究机构人员职责分工表。研究机构对试验文档进行结题质控，并形成质控报告。任何质控中发现的问题应要求相关人员立即解决或更正，直到试验文档满足 GCP 和方案要求，并达到可以移交研究机构文档进行保存的要求。如果 CRO 需要移交试验文档给申办方，其试验项目经理应在移交前进行质控审核。移交给申办方后，申办方的项目经理和文档管理员需分别再次进行质量审核，确认无误后完成文档入库、后期维护和管理工作。任何在项目收尾阶段发现的遗漏或者存在问题文件，质控人员都应及时反馈给临床研究监查员（CRA），CRA 需要立即积极跟踪处理。如此循环，直至试验文件质量确认无误后满足归档保存管理标准。试验文档保存期间，任何文件借阅应遵循归档文件借阅流程管理（见 3.5.1 节）。

简而言之，试验文档涉及各个角色的参与。在文档管理的每一步都需要做好质量控制。图 3.6 概括了当试验文件被汇集到申办方或 CRO 的项目组后，试验文件内部质控管理的一般流程。

在纸质 TMF 存档的过程中有时会涉及扫描纸质文件，使之产生电子文件副本的需要。当纸质 TMF 转换成电子格式或其他媒介时，其转移结果需要经过质控程序，以确保文件的扫描内容不会缺失，扫描件与原件内容之间呈 1∶1 映射，扫描文件的清晰度和可阅性达到要求等。若需要对扫描图像进行调整使之

增加可阅性，则应当在正式的规程计划文件中预先予以标明。保证 eTMF 中文件的完整性和可阅性是扫描质控的基本要求。如果涉及电子化的扫描和存档系统，转移至存档系统中已得到充分验证的记录文件应当保留备查。对于纸质 TMF 的质控检查需要评价的扫描存档质量包括但不限于：

① 归属于文件的标识符的准确性；
② 扫描图像的质量（如可阅读性、清晰度）；
③ 文件的准确性与否，即是否如预期所料；
④ 文件仍有正确的页数；
⑤ 文件的稽查轨迹可与 eTMF 相关联；
⑥ 上载文件进入 eTMF 系统的时间性和监控链；
⑦ 批准程序的遵循（如果适用）。

值得提出的是，应当避免通过扫描流程删除或增加文件及其内容的做法。例如，不应当允许除去传真页的页眉而只保留文件本身，或在原纸质文件中人为地进行"删减和复印"或采用修正液修改文件后再扫描或复印等行为。如果原文件或手工已经产生文件版本，转化成电子文件后更改为新的电子版本，并取代原版本或扫描版本的做法也是不可取的。当纸质文件转移至第三方进行扫描存档时，整个文件转移流程、文件的收讫、入库和上机扫描等流程都需要有监控规程，如采用 TMF 记录传递表等。在文件直接存档或扫描文件存档之前，评估 TMF 内容避免文件不必要

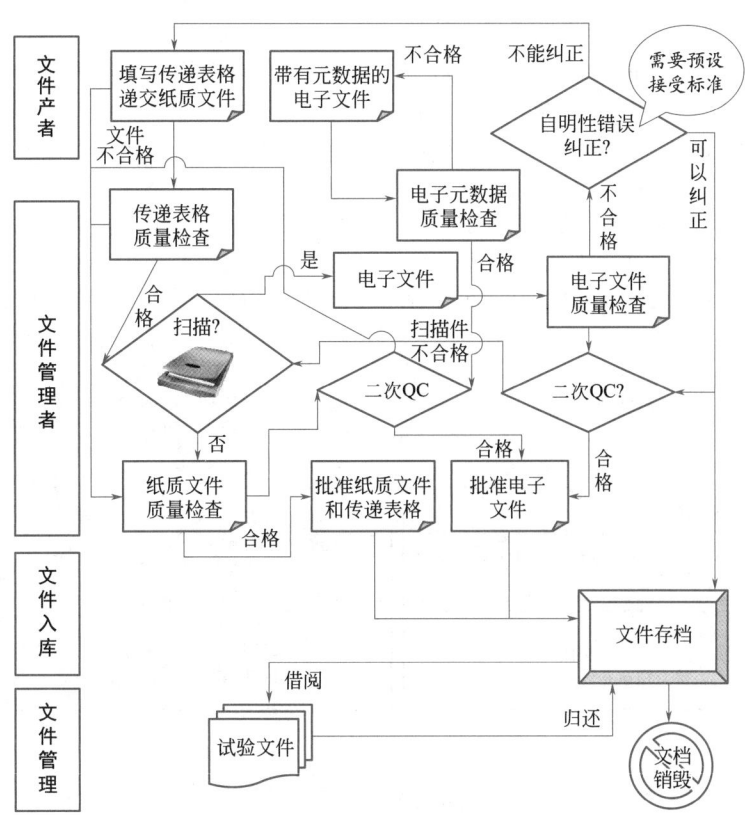

图 3.6　临床试验文档内部质控管理一般流程示意

的重复存档，对那些文档容易变质，或有特殊保存要求的文档做好技术处理（如需要转移到其他媒介中）十分重要，这有助于对存档文件的管理方式做出更好的安排。这些需要特殊关注的存档文件包括但不限于：

① 热敏纸打印报告（会随着时间字迹消退，无法辨认或阅读）；

② 电子媒介，如 CD、移动硬盘等；

③ 电磁磁带；

④ 照片和胶片；

⑤ 仿制试验物资/医疗器械样本/包装；

⑥ 可能更易变质或损毁的受染纸质文件，如受真菌或虫害侵蚀、受水浸湿过等。

试验主文档有合宜的文件系统命名规则十分重要，这可以确保文件能准确地被分类和归档，有助于日后的管理、检索和稽查。在一个文件夹中，文件的存放通常以日期先后为序（常见的是最新日期在前）。文件本身的命名可以是文档类型＋项目编号＋（国家编号或标识，如果是国际多中心试验）＋（申办方编号，如果是研究机构或合同研究组织）＋研究中心编号＋文件序号，中间可以用特殊符号 a～z、A～Z、0～9、一、＋、空白、/、\、# 或点（·）等连接。日期格式根据不同国家或地区的习惯而定，可以是年月日型（yyyymmdd），或日月年型（mmddyyyy）等。一般来说，申办方会对文件命名原则作出统一标准规范。

扫描后形成电子文件或无须扫描转化为电子文件的纸质文件也可能需要递交纸质原件归档。为此，项目经理应建立纸质文件递交质控管理程序，并指定专人负责接收、质控检查、入库和维护等系列纸质文档管理任务。对于 CRO 来说，需要把项目文档在试验进行中或结束后转交给申办方。通常，这种转交的形式有 3 种：

① 纸质文件→申办方 申办方在收到纸质文件后，完成如图 3.6 所示的纸质文档管理流程。这种方式的风险在于文件递交需要经过传递表格的管理流程；成本较高的邮寄过程中有可能因不可控因素使文件受损或丢失；扫描文件入库耗时耗力；CRO 在完成递交后仍需要有文件递交的跟踪体系来追溯文件的流向。CRO 也可以根据申办方的要求先行将纸质文件扫描保存在本地文件库后再转交给申办方。

② 电子文件→保存电子文件在非官方文件库（如 CRO 的文件库）中→申办方 申办方在收到电子文件后，按照图 3.6 所示的流程完成电子文档管理流程。这种方式有可能使 CRO 和申办方对文件进行双重 QC；CRO 同样需要电子文档转移跟踪体系来追溯文件流向；申办方无法做到在第一时间可以看见或审阅文件的内容和质量。在递交过程中，申办方需要关注与双方转移的电子文件库之间文件格式匹配和识别的问题。

③ 电子文件→直接在申办方的文件库中进行保存，并在完成前完成第一次的 QC 流程 CRO 和申办方都在同一个文件库中同步交流文档的情况，但申办方在收到电子文档入库的告知后，需要进行第二次的 QC 流程管理。

显然，正是由于文档管理过程中各方利益相关者在所建立的规程目标下，不断奉献和分享各自的责任和信息积累，才能使试验结果的知识得以呈现（图 3.7）。因此，文档管理中利益相关者的经验和信息的汇集奠定了临床试验知识和结果的基础。

在规范文档管理的流程中，临床试验文档管理质量保证的有效途径可以从以下几个方面得以实现：

（1）文档管理环境和设备的专业化 无论是申办方或 CRO，都应建立专用的、足够空间的档案室，档案室内配备档案柜来保存这些临床试验的基本文件，具备防止光线直接照射、防火、防水、防潮、防盗、防虫蛀、防霉、防污染、避光、控温、控湿等档案保存条件，以利于文件的长期保存。必要时，应用

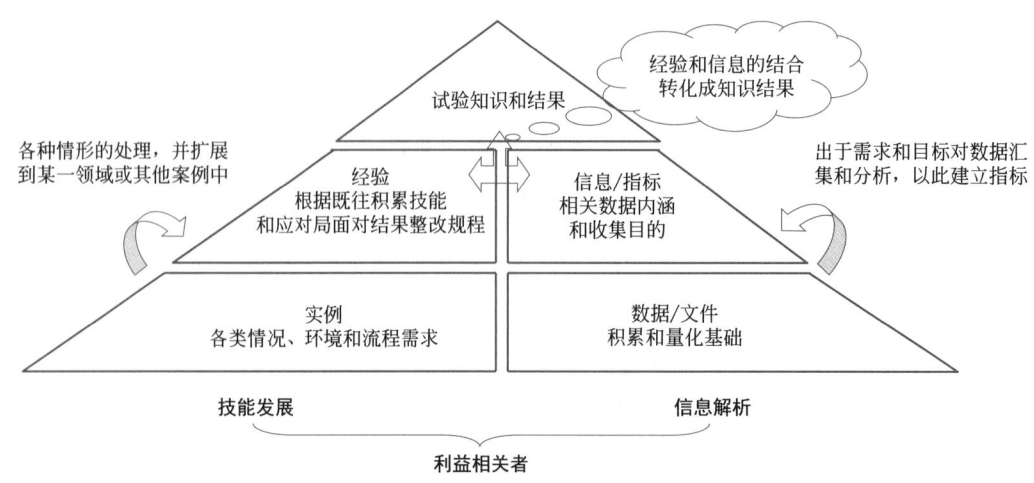

图 3.7 试验文档管理对试验结构积累的关联性示意

刻录、扫描、缩微等技术使档案管理电子化。保存文件系统应当建立检索系统、档案信息化处理，以方便被存档文件的识别、查找、调阅和归位。做好数据整理归档和备份工作，纸质档案和电子档案并存，确保电子档案的安全，实现计算机化管理。未来以数据库为主体的信息存储系统是药物临床试验档案管理的必然趋势。

（2）文档管理系统的科学性和制度化　文档管理体系的科学性和文档管理制度的健全性是保证临床试验文件和资料归档规范性和安全性的关键。建立从试验项目的申请、审批、协议签订到项目的实施、完成、归档全过程的文件管理标准操作程序，加强利益相关者的协作，落实岗位职责制度，以便形成阶梯式文档层级管理体系。

对于申办方/CRO 来说，临床试验项目经理指定具备较强责任心和良好文档管理技能的文档管理员，文档入库前都需经过相关项目负责人（如 CRA、CRC 等）的质控后，再由文档管理员按建立的文档管理流程统一整理、收集和入库；在项目结束，项目经理和文档管理员完成文档整体 QA 后，按照 SOP 移交相关文件最终归属者。

对于研究机构而言，机构文档管理员接收经质控审核后的原始资料后，按照研究机构文档目录对各类试验文件进行全面的分类归档、审核登记并有序编码后入库。任何缺失文件资料都应详细记录在案。试验文档应基于试验项目建立目录、编码和设计文档封页。涉及的归档病历应设立检索路径，所有文档应按照统一的格式予以分门别类，以方便查询和溯源。

（3）文档入库程序的规范化　无论临床试验进行中或结束后，文档入库后都需要精确记录归档文件数量，并建立严格的查阅、借阅、保密管理规范，尤其要避免归档后经借阅造成文件遗失、更换或增减。任何纸质文件的借阅，如现场核查、资料查阅等，需要借阅申请规程，阐明借阅理由，经相关人员审核同意，登记备案，并要求到期归还。归还文件再次入库前需要按照入库规程进行文档质控，确保归还文件的完整性。电子文件的借阅可以在线借阅权限管理的方式管理，文档管理员根据批准的借阅范围期限授权账号及权限。通过对电子借阅临时账号的管控，如激活或失效，可以在方便借阅的同时确保试验文件的安全。

由此可见，临床试验的文档管理是一个复杂的动态过程，涉及各方角色及其职责分工。文档管理人员的专业性和职业操守对文档的责任心和保密意识尤其重要。文件内容形式可以各种格式出现并存档，所以，试验文档的质量管理体系应当综合各方面的因素加以制定和监控。

3.2　文档管理的质量属性

3.2.1　文档管理质量保证的定义

在试验文档生成的过程中，要确保及时、真实、完整、准确、可靠和合乎逻辑的原则。所以 TMF 管理质量保证体系就是为保证临床试验文档的产生、维护和报告管理质量符合临床试验质量管理规范和使用管理要求所采取的一系列具体措施。这些措施在试验开始前就需要有具体的实施计划，以保障后期的试验操作顺利进行，以及试验结束后试验文档能满足药政申报的要求。为了达到这一目标，试验文档质量保证体系涉及的角色和具体职责包括但不限于：①项目经理建立试验文档目录和质控管理目标要求，并在试验生命周期中维护试验文档质量标准；②CRA 在常规监查中对文件进行质量控制核查并收集质控合格的文件；③研究机构研究者对试验文件的准确性、完整性和及时性实施质控管理；④项目经理或文档管理员对收集且准备汇总入文档库的质控合格文件进行质量保证审核；⑤项目组成员对内部产生的其他来源的试验文件进行质控管理；⑥项目经理或文档管理员严格把控试验文档的归档流程，并落实质量保证措施；⑦建立和维护存档文件的维护机制，包括借阅、再入库、长期保存和需要时的销毁管理流程。

确立 TMF 模式的文件命名原则后，首先要做的就是建立 TMF 标准文件目录，其中需要考虑进行中的试验文件需求，或按照申办方或 CRO 的 SOP 要求确立文档架构目录。一旦目录和架构确立后，由文档管理员负责 TMF 的管理，包括构建文档系统文件夹、收集、扫描入库、归档、质控和存档等一系列环节。鉴于试验项目的复杂性，试验项目经理或负责人应当对文件本身质量控制负有责任。试验过程中，随着文件的不断增加和修改，还会涉及 TMF 的变更控制管理。TMF 的质控和质保机制是保障 TMF 质量的关键。在 TMF 质量保障中，三个质量属性，即正确性、完整性和时限性，是全球 TMF 质量监管标准（图 3.8）。

在建立这些质量标准的过程中，如何确立其中的衡量指标是关键。切实可行的质量衡量指标对文档管理的运营才有指导意义。衡量指标的确立需要考虑的因素包括但不限于：

① 指标的类型　时间、完整性或正确性。

② 指标的衡量标准定义　随类型的要求而不同。例如，对于完整性指标而言，其衡量标准为那些已经完成所有必需审核、批准和 QC 流程的最终文件却没有及时递交的百分比。

③ 指标衡量的单位　百分比（％）、时间（月、周或天）等。

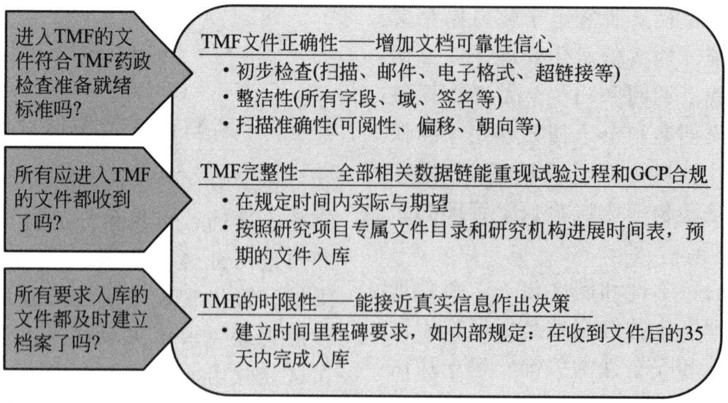

图 3.8　TMF 质量标准注释

④ 指标的适用目标　商务、临床运营、数据管理等。

⑤ 指标的评判点　提前或滞后。

⑥ 指标与试验过程的关联性　准备阶段、实施阶段、关闭阶段。

⑦ 指标衡量的计算公式或方法　根据不同类型和评判要求而定。例如，按照截至某日完成的文件递交数来计算。

⑧ 指标报告细则　报告目标（申办方、研究者、CRO、项目经理等）、报告节点（重要事件时间节点、每月底、职能规定……）、文件类型要求（文本描述、表格、纸质、电子……）、报告流程、报告频率（月度、周度、每个重要事件达到……）等。

⑨ 指标驱动力或意义说明　阐述各指标的意义和驱动力，或从质量衡量中可以带来哪些益处。例如，TMF 的完整性有益于决策和随时准备好接受核查。

⑩ 指标未完成的原因分析　可以预设若干缘由供"有因"分析未达指标的因素，以利于改善 TMF 的管理。

⑪ 指标达标的阈值　根据实际环境和要求而定。

⑫ 指标的匹配标准　与每一衡量指标相呼应的其他指标。

表 3.3 为试验文档质量评判指标示例。其中 T 代表了时间指标，C 代表了完整性指标，Q 代表了文件 QC 指标。

表 3.3　试验文档质量评判指标示例

指标♯	指标类别	指标名称	指标归属	指标评判点	研究阶段
TMF01	T	存档及时性	所有职能部	滞后	进行中
TMF02	C	研究机构文件收讫完整性	临床运营部	缺失状况	关闭
TMF03	Q	文件 QC 质量	文件归档部门或人员	不合规	进行中

指标定义	指标衡量公式	报告细则	衡量单位
T：从文件收讫并完成 QC 后存档所需时间	从收到开始传递日期时计算＜35 天	每份文件或平均整体文件	日历天数
C：试验结束时应收到的研究机构文件状况	根据预设的研究机构文档目录，（实际收到的文件数/预期收到的文件数）×100	每个研究机构	份数和收到的百分比（%）
Q：待存档文件首次 QC 通过率（%）	（通过 QC 的文件数/总文件处理数）×100 或（发现问题的文件数/处理的文件总数）×100	月度文件 QC 数	%

指标意义	其他"有因"分析	报告频率	阈值目标
T：有助于评价 TMF 及时性标准的依从性。及时存档意味着能及时完成 QC，进而保证更早地发现、纠正并防范可能的文件问题	与项目团队就速率限制环节进行沟通，评价文件问题是否与获取或 QC 或存档有关	每个月最后一个周四	90%的文件能在 35 天内完成存档流程
C：有助于确认每个研究机构文件完整性，建立存档文件缺失率的风险意识，为药政核查随时做好准备	核对研究机构文件夹中的文件完整性，列出缺失文件或需要追踪的文件状况	研究机构关闭时（以收到关闭监查报告为准）	100%（或需要考虑可以接受的百分率。如果达不到目标，应当如何处理）
Q：QC 有效性或效率的衡量标准，有助于评价是否对文件产生的质控需要加强培训，或流程需要改善	QC 失败率的趋势分析和 QC 人员效率的个人能力分析	每个月的第二个周二	90%（或需要考虑可以接受的百分率，如果超过可接受的百分率，应当如何处理）

匹配指标	T：TMF 的完整性
	C：TMF 的 QC 指标——文件需要存在，通过 QC，在需要时每份存档文件都能检索获得等
	Q：每个月 TMF 处理的效能

文档管理的主要活动在于质量、效率和效益，其中的绩效指标来源于实践过程中的需求驱动。由此可见，文档质量指标有助于洞察试验过程可能出现的风险和改善管理流程的效益，并且这一切都取决于预设良好的衡量指标，在实施中有驱动职能绩效的动力，以及为决策提供信息的需求。无论采取何种方式建立文档管理规程，不要只关注所采取的文件规程的技术手段，而是首先需要理解建立这些规程能给试验项目的合规性和可靠性带来什么益处。然后才是何种技术手段有助于实现这些质量指标。只有做到了这些才能提高文档管理的有效性和增加依从性。如果文档管理不能对试验项目的合规和质量带来任何益处，那么这种管理活动就需要重新考虑其存在的价值和意义。

3.2.2　文档管理的变更控制

在临床试验文档管理的实施中，组织结构的变化、试验流程和/或试验方案的改变、人员角色及其职责的调整，以及职责要求与工作习性的波动都可能对文档管理的质量产生影响。这些变更因素可以发生在文档管理的实施之前、进行中或结束后。表 3.4 概括了一些变更因素的风险、防范措施和控制要素。无论这些变更因素出现在哪一个阶段，积极的防范和改善措施的设置和落实对降低风险十分必要。同时实施过程中的控管方法的得当亦可以尽量减少风险对试验质量的影响。

在形成或修改文件的过程中，其管理程序应当从下面若干方面加以考量：

① 在形成任何正式发表的文件前，为使文件充分和适宜，需要在发布前得到评审和批准；

② 需要对文件进行修正或评审时，应再次有批准流程；

③ 确保文件的现行修订状态和更改得到识别；

④ 确保在使用时可获得适用文件的有关版本；

⑤ 确保文件保持清晰、易于识别；

⑥ 确保按照质量管理体系对外来文件的识别，

表 3.4　文档管理变更因素的影响和控制案例

影响风险因子	防范/改善措施	控制要素
文档管理实施前		
• 团队成员或服务商的确立	• 预设明确且清晰的职责分工、资源分配要求和任务列表计划，加强培训和交流，确立验收指标	• 尽可能稳定已介入项目的团队成员和服务商的职责变动
• 对变更的不满或不适	• 加强培训和交流，强化变更益处和愿景描述	• 尽量降低变更的冲击和压力
• 核心团队成员的变故或工作量的暴增	• 提高透明性，及时调整岗位职责要求，增加工余时间的娱乐活动，尽量减少超额日程工作量，提高奖励和认可度，适当启用第二梯队的支持	• 关注动力和参与度的积极性
• 范畴不明，预算偏低	• 优化目标和要求，明确投资效益比（ROI）	• 费用分析，阶段策略，要求上级管理部门的支持
文档管理实施中		
• 项目预算减少	• 积极主动明确预算需求，确保预算增加	• 完善规划项目范畴，以确保合理的预算
• 系统软件升级或流程问题	• 加强验证规程，强化交流计划，要求 IT 服务商或团队的支持	• 非工作时间对系统的升级和测试，技术支持的及时性和精准性
• 对培训和新技能学习的抵触	• 改善培训方式和培训的亲和力，加强上岗测试要求，增加奖励，采用午餐培训的方式	• 最大化地利用体系培训的潜能
• 不会或不熟悉电子系统的使用，或系统使用不当	• 提供培训，增加利益相关者的专属操作练习和竞赛，与绩效评价挂钩	• 建立系统使用标准和合规性要求，消除系统使用盲点
文档管理实施后		
• 不能通过核查：递交的文件不完整和质量低下	• 加强培训和 QC 流程与指标，强化错误阈值水平	• 以通过核查为验收标准
• 缺乏与其他流程的统一标准，同步变更和组织流程	• 匹配系统和流程同步性	• 定期对匹配性进行测试和检查，并征询反馈
• 递交的 TMF 质量不佳	• 加强和改善 QC 流程，并按照 TMF 管理计划，改善与利益相关者的沟通	• 人员培训和对流程的考核，增加 QA 环节和纠偏与防偏措施
• 不适技术环节或系统变故导致产能下降	• 加强交流，透明性和适应性调试	• 维护和增加系统利益相关者意识，减少其挫折感

并控制其分发；

⑦ 防止文件的损坏或丢失；

⑧ 防止过期或作废文件的非预期使用，并对这些文件做出适当的标识。

从某种意义上来说，文档管理规程是一个依随试验进程而渐变的过程。因此，需要从变更管理的角度来理解文档的渐变规程。依据试验项目管理的原则，文档管理规程的质量保障可以用以下四个变更计划标度来衡量（图3.9），也称之为骰子（DICE）标准：

① 文件审阅间期（Duration） 经常性地审阅项目文档比不常审阅对质量的把控更好。试验质量的问题可以通过审阅文档质量尽早地被察觉，使得防范和纠正措施能够有效地实施。对于大型或复杂的试验项目来说，一般的审阅间期通常可设为2周左右；常规的文档审阅间期则在4~8周为宜（视试验项目的需求而定）。

在设置间期衡量标准时，可以采取1~4的量化尺度来评价间期因素（D）的项目变更计划等级。例如，根据试验项目的属性，如果对文档审阅的间期设定为一个月或以内的话，则项目变更计划为1；1~2个月为2；2~3个月为3；4个月以上则为4。其计划结果的等级尺度越低越好。

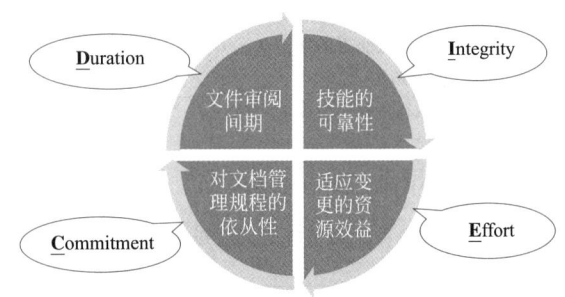

图 3.9 文档变更管理质量标准示意

② 技能的可靠性（Integrity） 文档管理规程的成功少不了高技能团队成员的介入。解决问题的技能往往离不开结果导向思维，因而需要能系统分析且灵活行事的人才。对试验流程和组织架构有较深的领悟力，且愿意担当决策职责的成员对变更过程更具把控力。

在设置可靠性衡量标准时，可以采取1~4的量化尺度来评价可靠性因素（I）的项目变更计划等级。如果项目成员的技能较高，或成员的技能和动力可以确保在规定的时间内完成变更目标，或至少50%的团队成员都用在了项目管理上，则可以视项目变更计划为1；如果缺乏上述因素则为4；介于二者之间则为2或3。其计划结果的等级尺度越低越好。

③ 对文档管理规程的依从性（Commitment）团队成员对项目文档管理支持的主动性十分重要，其中高层管理的支持态度起着驱动性的作用。否则，有

可能采取不依从的态度对待变更管理。在变更实施前，进行中和结束后要不断交流需要变更的意义和对项目成员意味着什么，并确保相关变更信息的一致性和清晰性。必要时，管理层需要采取一对一的形式与项目成员进行对话，以获得成员的支持承诺。一般来说，只有当感觉到讨论变更需求的效益超过了实际需求的努力时，才能确保变更实施的执行力。

在设置依从性衡量标准时，可以采取1~4的量化尺度来评价依从性因素（C）的项目变更计划等级。如果管理层清晰地传递变更需求和必要性（C_1），则可以给予项目变更计划为1；如果管理层对变更持中立态度，可以认为项目变更计划等级为2或3；如果管理层似乎对变更不支持，则需要将项目变更计划等级归为4。对于团队成员而言（C_2），如果其主动参与变更实施，则可以给予项目变更计划等级为1；如果成员只是愿意变更，但参与度并不很强，则项目变更计划等级为2；如果成员不愿意或极力反对变更实施，则项目变更计划等级为3或4。其计划结果的等级尺度越低越好。

④ 适应变更的资源效益（Effort） 如果项目成员感到文档管理规程结果有可能过多增加他们的工作负担或压力时，往往会采取不合作的态度。因此，在衡量团队资源效益时必需考量他们现有的职责对变更实施的可行性。一般衡量变更资源量的增加最好不要超过已饱和的现有资源量的10%左右。必要时，应当考虑减少在变更项目中承担主要职责的成员已有的不重要的常规工作，并聘请后备人员或临时人员来补充不足，或外包某些流程任务，以缓解变更可能带来的工作压力。

在设置效益衡量标准时，可以采取1~4的量化尺度来评价效益因素（E）的项目变更计划等级。如果变更实施增加工作量不到10%，则给予项目变更计划等级为1；如果变更实施增加工作量是10%~20%，则等级为2；如果变更实施增加工作量为20%~40%，则等级为3；如果变更实施增加工作量超过40%，则等级为4。其计划结果的等级尺度越低越好。

如果汇总上述各标度等级的总和，可以得出DICE的等级分数。从等级分数的高低可以比较直观地预测质量管理变更计划的成功与否（表3.5）。

表 3.5 变更质量因素成功预测分数表

分数	成功等级
7~14	变更计划很可能成功
14~17	变更计划不成功的风险升高,特别是接近分数17
17~19	变更计划风险极大,不成功风险很高
>19	变更计划很可能不成功
DICE 分数＝D＋(2×I)＋(2×C_1)＋C_2＋E	

变更管理计划是变更控制管理不可缺失的重要文件之一。在变更计划中，除了对试验项目及其目的作出简介外，还应当制定出变更计划目标和成功变更的验收标准，以及各类变更管理计划及其实施的利益相关者。对于其中变更风险和相关风险程度，以及风险减缓策略需要在管理计划中予以阐述。此外，变更管理计划还应当明确变更范畴及其变更项目涉及的组织架构、交流计划、培训、实施方法和时间表、实施监控和结果报告流程等。

3.3　临床试验主文档参考模式

3.3.1　临床试验主文档模式架构

随着全球临床试验药政法规对 TMF 要求的日益提高，经过欧美药政部门和制药企业自发组织并参与的 TMF 标准小组若干年的努力，已经推出临床试验主文档参考模式（TMF reference model），作为建立临床试验文档架构和标准的参考依据（图 3.10）。

纵观这个 TMF 参考模式，在建立 TMF 模式时，需要考虑的四个主要方面是：

① 标准的安全管控　在试验前和进行中，TMF 系统安全性管理需要防止偶然或过失删除、修改或销毁文件，包括文件或系统的迁移、文件扫描加入等，这里面涉及用户的账户和权限管控、使用监管和备份等措施。电子系统的稽查轨迹要求，即识别文件创建、上载、批准、删除和变更的用户和时间记录要求，同样也适用于 eTMF。

② 标准命名　需要根据 ICH-GCP 的建议和业界接受的术语建立命名规则。

③ 标准架构　需要考虑 TMF 的架构既适用于纸质文件，也可以用于电子文件。架构中标准目录、适宜的索引、电子文件标准命名体系和文件存储位置是 TMF 模式的基础质量要求之一。

④ 标准元数据　需要考虑电子 TMF 系统中，系统本身的基本元数据和人为需求的元数据管理。这些元数据通常包括但不限于基本文件、新修改或替换文件、书信往来文件（重要的再现试验关键管理行为活动和决策证据）等，所有这些元数据及其文件必须符合 ALCOA 的质量原则。

上述 4 个方面中，第一个要素可以通过 GDP 体系文件和管理/维护沟通记录、文件接触和修改权限监控，以及文件签名规范性等体现，后三个要素会涉及版本控制和版本日期、文件说明、文件翻译、文件格式和文件注释的标准化。

从 TMF 参考模式中的文件类别来看，临床试验的基本文件就是一套可以重建试验过程和行为的记录及其文件。按照国际通用的试验文档参考模式的设置，试验记录及其文件类别可以分为 11 个模块，各模块的试验记录及其文件范畴包括但不限于：

① 试验管理（trial management）　记录试验项目的设计、管理和监督的一般信息，如试验团队、项目管理和跟踪、项目管理计划、各类委员会和专业团队的章程、培训记录等。

② 中心试验文件（central trial documents）　包括研究者手册、试验方案及其修正案、CRF 样本、知情同意书、临床研究报告、受试者主要文件、受试者日志、试验广告、各类研究报告（如 PK 总结报告）、监查报告，以及任何与上述文件有关附录或附

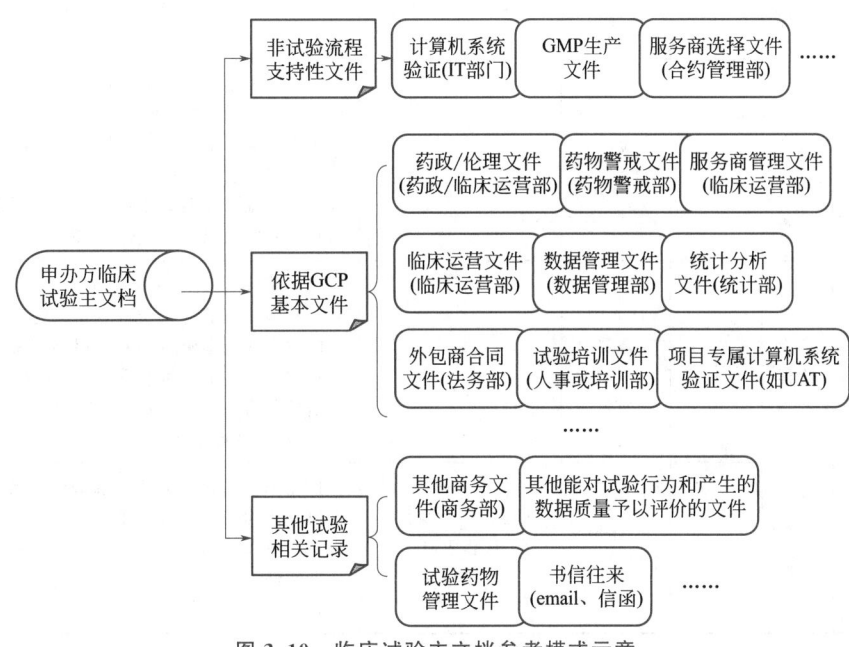

图 3.10　临床试验主文档参考模式示意

文等。

③ 药政事务（regulatory affairs）药政申报和批准的有关记录及其文件，如申报和注册信息、药政通告等。

④ 伦理和其他批准（IRB/IEC and other approval）与伦理委员会的交流、申报和批准记录与文件，如伦理委员会的会议纪要、人员组成、文件收讫确认、伦理委员会监督管理通告等。

⑤ 研究机构管理（site management）研究机构选择、准备和管理记录及其文件，如培训和监查记录和报告、邮件和信函往来、试验通信等。没有选择的研究机构信息也应当予以保存。申办方和研究机构对试验项目的某些细节信息记录和文件会有所不同。

⑥ 研究物资和试验供应（IP and trial supply）与试验药物有关的产品记录和报告，包括对照品/安慰剂。例如，试验物资供应计划书、物资生产、购买、运输、存储、处理、包装、标签、收回、销毁、药政特殊要求、质量证书、治疗编码和揭盲记录、库存信息、相关交流信息等。

⑦ 安全性报告（safety reporting）与试验项目有关的安全性和药物警戒管理记录及其报告，如安全管理计划书、安全数据库列表、各类 SAE 记录和报告、相关交流记录和文件（如邮件、电话记录）等。

⑧ 中心检测（central testing）中心或地方实验室的 SOP 记录、资质审查记录和报告、实验室证书、实验规程手册、正常值范围、实验室负责人简历等。

⑨ 第三方（third parties）与申办方/服务商（第三方供应商）关系建立和维护的记录和报告，如合同、协议、资质审查记录及其报告、验证文件等。

⑩ 数据管理（data management）与试验数据管理活动有关的记录和报告，如数据管理计划书、数据核查计划书、受试者数据（CRF 数据集）、数据标准记录和报告、数据质疑记录、数据库文件、数据总结报告等。

⑪ 统计（statistics）与试验生物统计和统计编程有关的任何记录和文件，包括编程计划及其验证记录、统计分析计划书、统计分析报告等。

在每一个模块（一级主题目录）中，每个主题设置一个区域名称（二级主题目录），如临床监督；在每个主题下的文件带有具体的文件名称（三级专题目录），如试验管理计划书、试验项目下适用的 SOP 列表等，每级目录依次编号。对于每个具体文件的定义或文件目的在 TMF 模式中也要求明确予以描述（表 3.6）。

表 3.6　TMF 模式设置名称架构范本

一级主题	二级主题	文件全名	文件别名	定义/目的
1　试验管理	1.1　试验监管	1.1.1　临床试验文档管理计划	记录管理计划 中心文件维护计划 文档说明 文件和存档计划	记录试验期间以及试验后试验相关记录如何管理和存储，包括存档和销毁规程以及文件记录，临床试验申办方使用的文件夹的归档结构，如 TMF 目录列表、文档结构和保管记录的规程。计划文件可以包括但不限于任何计划实施的依据，如计划、报告、清单列表等
1　试验管理	1.1　试验监管	1.1.2　试验管理计划书	项目管理计划	描述试验总体的时间、管理和实施战略，通常可借鉴其他文件，其中可包括含有研究机构启动计划在内的应急计划细节
1　试验管理	1.1　试验监管	1.1.3　质控计划	—	概述在质量保证体系内进行的运营技术和活动，以确保试验相关活动的质量符合要求。相关部分可以包括但不限于书面试验质量管理内部监管计划书、稽查计划书、数据核查步骤以及发生质量问题时的升级流程和决定的所有纠偏和预偏措施。计划文件可以包括但不限于任何计划实施的依据，如计划、报告、清单列表等
1　试验管理	1.1　试验监管	1.1.4　试验中必需 SOP 列表	—	记录哪些 SOP 及其版本适用于试验项目中，哪些需要针对试验项目需求建立专属的规程规范，包括申办方和第三方的适用或需遵循的 SOP。但不需要将 SOP 文本本身包含在列表文件中。如果适用，也可以注明由于项目的特殊需求从已有的 SOP 或工作规程中可以偏离的项目专属 SOP，并给出允许偏离的理由
1　试验管理	1.1　试验监管	1.1.5　操作规程手册	研究项目参考手册 规程手册 工作指导	描述采用的 SOP 没有涵盖的试验项目流程，包括要提供给研究机构的但无须伦理委员会批准的手册，项目服务商提供给研究机构的项目专属手册，或项目相关的工具等。计划文件可以包括但不限于任何计划实施的依据，如计划、报告、清单列表等

从 ICH-GCP 的要求出发，这个 TMF 参考模式对每一份文件是否应该作为核心文件或推荐文件做出了标注，同时，亦对文件与 ICG-GCP 的相关性做出了说明。此外，TMF 参考模式对于哪些文件应该在申办方的文件夹中，哪些文件研究者应该保存做出了明确的选择。药物和医疗器械的临床试验的文件要求的差异性在这个 TMF 参考模式中可以体现。更值得一提的是对于研究者倡导的临床试验（IIT）来说，TMF 参考模式明确了哪些文件是必备的，哪些是选择性的，哪些取决于项目的需求（表 3.7）。

表 3.7　TMF 参考模式文件存档选择标识范本

一级主题	二级主题	文件全名	核心(C)或推荐(R)	ICH编码	药物临床试验		医疗器械临床试验		研究者倡导的临床试验(IIT)
					申办方文档	研究者文档	申办方文档	研究者文档	
试验管理	试验监管	临床试验文档管理计划	R	5.5.7	X(需要)	NO	X(需要)	NO	R(推荐)
试验管理	试验监管	试验管理计划	R		X(需要)	NO	X(需要)	NO	R(推荐)
试验管理	试验监管	质控计划	R		X(需要)	NO	X(需要)	NO	R(推荐)
试验管理	试验监管	试验中必需SOP列表	C	5.1.1	X(需要)	NO	X(需要)	NO	M(必需)
试验管理	试验监管	操作规程手册	R	5.1.1	X(需要)	XG(所有机构需要)	X(需要)	XG(所有机构需要)	R(推荐)

3.3.2　临床试验主文档模式的内涵

在实际运用和管理临床试验主文档模式中，可以建立的通用规程包括但不限于：

① 按照临床试验流程的需要，给出每一份文件在试验流程中出现的顺序和关联性；

② 对于全球多中心临床试验而言，将文件适用性分为 3 个层面，即全球试验主文档、国家层面的文档和研究机构的文档；

一级主题	二级主题	文件全名	试验流程相关性		TMF 层面		
			流程序号	流程名称	试验主层面文件	国家/地区层面文件	研究机构层面文件

③ 对于各个层面的试验文件而言，可以根据实际状况进一步细分各层面文件的类别和名录，便于电子化文档管理的实施；

④ 建议对各种文件增加文件所有者、存放地点、审批签名链接、适用的 SOP、是否要求翻译、生效日期和其他等信息，便于文件的归类和检索。

这里的试验主层面文件包含那些适用于全球临床试验的任何文件，如试验方案或研究者手册等。国家/地区层面文件，通常是指特定国家或地区要求或设置的试验相关的文件，如国家专属的修正试验方案、特定国家的药政批准文等。研究机构层面文件通常是特定研究机构相关的试验项目文件，如研究者对试验方案声明的签字、伦理委员会的批准件、试验规程文件等。如果不是全球多中心临床试验，TMF 层面文件只包含申办方和研究机构两个层面的试验文件。需要注意的是在同一层面的文档中，应当尽可能地避免不必要的文件重复存档。例如，申办方通常需要将药物定期安全性更新报告（PSUR）分别递交给药政部门和伦理委员会，药物警戒部门也需要保存一份。这意味着同一份报告需要有三个复制文件。在药政文件和伦理委员会文档中，只保存 PSUR 递交证明文件，并说明实际的 PSUR 报告保存在药物警戒部门的文档中。

按照 ICH-GCP 的原则，从试验过程中产生的试验必备记录及其文件，以及与试验行为相关的那些指导性文件能展现保证试验每一过程的质量所必需的规程都符合 GCP 要求，所有临床试验信息都是以能准确报告、解析和验证的方式予以记录、处理和存储。同时，受试者记录信息的保密性也能够得到实施。对于试验基本文件而言，旧版本的文件应当保留在 TMF 中，因为这是再现早期临床试验活动的必要证据。有些文件草案及其批准文件能够显示产生这些文件流程的合规性。

临床试验过程中的书信往来（correspondence）属于重要的文档组成部分，但却往往容易被人们忽略，如电子邮件、信函、会议纪要、电话记录、备忘录等。这些书信往来可以是申办方、研究机构或CRO 的内部交流，也可以是这些利益相关者之间的相互交流。在某些情况下，只有书信往来可以证明试验过程中某些环节、步骤或文件的审批和决策。例如，咨询和讨论有关服用禁忌药物的情况，并获得申办方或研究者特许的邮件往来。但并不是所有的书信往来都有必要保存在临床试验的文档中。例如，商议研究者方案讨论会的行程安排等。所以，明确临床试验中书信往来的标准和范畴，规范书信往来的流程管理，有助于参与试验的利益相关者对书信往来是否有利于再现临床试验过程做出迅速和准确的评估。当书信往来涉及电子邮件的附件时，除了电子邮件本身外，附件也应当包括在内，除非附件在其他文件夹中也有保存。书信往来可以采取依据内容或利益相关者类别按照时间顺序实施存档管理，并在文档管理计划中予以明确。例如，不良事件的讨论保存在药物安全性的文档中，或保存在相关研究机构的文档中。

3.3.3　电子临床试验主文档

随着电子化技术的日益普及，电子临床试验已成为大势所趋。实际上，电子临床试验在不同的环节有不同的分工需求，如电子数据采集（EDC）系统、临床数据管理系统（CDMS）、临床试验管理系统（CT-MS）等，其中电子临床试验主文档（eTMF）管理系统可用于药物临床试验生命周期中对试验文件进行专业管理。由于日趋严格的药物临床试验监管要求，以及降低文档管理不当造成的风险，临床试验纸质TMF 已逐步被 eTMF 所取代（表 3.8）。与 TMF 参考模式相同，eTMF 是基于 ICH E6 原则，遵循其中对行业术语和命名的要求和试验过程需要保存的文件内容标准，以电子化的形式建立系统及其子文档类型级别的最基本元数据标准，并可以最标准合规的文件夹结构提供试验记录、数据及其文件的归档。所以，与临床试验中运用的所有电子系统相同，eTMF 系统需要符合电子记录及其电子签名的药政监管要求。同时，系统投入使用前也需要经过验证和在运用过程中维护验证状态（参见第 23 章）。

纸质 TMF 的过程是一个试验文档被动的活动过程，其中大多数的纸质文件需要经过扫描的过程将其转化为电子文件形式予以保存。eTMF 的过程是一个试验文档的主动活动过程，其中所有的文件都是直接以电子文件的形式出现并予以保存。TMF 与 eTMF 的比较可见表 3.8。此外，eTMF 的最大益处体现如下：

① 可供随时药政检查　有利于提高临床试验文档的质量和完整性，自动更新 TMF，向药政部门、试验申办方、合同研究组织（CRO）和研究机构提供来源唯一的试验文档。

② 便利系统监控管理　由于系统的封闭属性，比较容易实现对系统开发、维护或使用人员的培训、操作监控、执行、电子签名、合规监控等。

③ 访问不受地域限制　使所有研究合作者能随时在网络安全措施下跟踪临床试验文件的进度，确保试用期间和之后快速、安全地访问文件，使其免受设备和地域限制，减少试验记录存储成本。

④ 提高生产力　使用更为高效、准确的电子化流程代替劳动密集型的人工操作模式，降低临床试验成本，增加授权知识共享，并能建立申办方、CRO 和其他第三方的无缝协作，以获得更高的临床试验的效率。

⑤ 加快研究启动　能简化和加快复杂临床试验文件的规划，管理和追踪关键绩效指标，加速临床试验启动。由于研究结果准确性的提高，不仅节省申办方和研究者的时间，也提高临床试验效率。

⑥ 提高合规性　大大改善试验过程记录的质量，有助于药政检查重视试验过程理念的实现。例如，重复试验记录和文件保存、错误归档试验文件、试验记录及其文件不完整、过期文件的使用和试验记录缺失等问题可以及时发现和改正。同时，也有利于对文档版本与历史记录进行监控，以及实现电子签名。

表 3.8　纸质 TMF 和 eTMF 系统比较

功效	纸质 TMF	eTMF
不同地点存取同一份文件	×	√
环保效益	×	√
试验团队所有成员对 TFM 的直接存取	×	√
一个监控口管理文件的官方版本	×	√
便于检索,包括整个或相关试验的所有文件	×	√
更好的权限监控和编辑轨迹	×	√
与其他电子系统互动(如 CTMS 的交换)	×	√
关键绩效指标(KPI)监控管理	×	√
易于建立备份和存取备份	×	√
易于编辑通用技术文件(CTD)	×	√
需要广泛的培训	×	√
安全性和保密性好	×	√
要求扫描设备	√	×
不要求计算机化和网络	√	×
无须计算机化系统验证	√	×
对于小型临床试验简便易行①	√	×
药政检查准备就绪	√	√

① 除非 eTMF 已经准备就绪。

纵观 eTMF 的功效要求，eTMF 系统应具备文档创建、质量控制到审批的流程监控管理，使能够完成文档全文检索机制、文件清单和必要的文档跟踪，提供完整的报告汇总和项目整体导出，权限控制和稽查轨迹功能有助于自动同步文件的修改，并使大型或复杂的可交付成果的虚拟文档编辑成为可能。根据 TMF 参考模式原则，eTMF 系统可以完成正式的文件夹结构和命名规范，并建立依据客户需求配置的工作流程和文档目录。在 eTMF 系统的实际运用中，任何登录的用户通常都可以无限制地接触到系统中的文件。因此，文档系统的权限控制、登录监控和编辑轨迹尤其关键，这有助于系统中文件的上载、移动、删除、转移、批准、修改、质控、锁定存档或新旧版本交替的管控。

与纸质 TMF 不同，上载在 eTMF 中的文件需要加载文件单元标识符，便于文件在系统中的识别。与文件相关的标识符（不是文件本身）一般可用于识别文件归属于什么试验项目、研究机构或试验药物等。这种标识符应当预设清晰，并确保在所有文档流程中的一致性。目前，国际上已经建立和逐步完善 eTMF 交换机制标准（exchange mechanism standard，EMS），其主要用于 TMF 的内容、元数据、稽查轨迹和电子签名信息的传输。

3.4 GDP 与临床试验

GDP 的实施是临床试验质量和数据可信性的基础。按照全球数据质量和可信性 ALCOA＋原则，临床数据和记录的规范性实践贯穿在试验项目生命周期中。有关临床试验质量和数据可信性原则及其要求可参见第 4 章。

3.4.1 试验文件的类别管理

临床试验主文档架构对于试验文件类别已经有了较为清晰的分类。就具体试验项目分析，可以将试验项目的文件划分为三个层面，即项目层面的主要文件、研究机构层面的研究者文件和监查员层面的监查文件。

① 作为项目管理来说，项目层面的主要文件（也称为试验主文档）是临床试验的核心文件，其贯穿于整个试验过程中，可用于评价整个试验的进行过程及其质量的文件，其中有些文件对于试验具有指令性和不可违背性的意义，如临床试验方案等。这个层面的文件要求申办方的项目经理要做到亲自掌控，妥善保存，及时更新，以求能够反映试验过程的真实、准确、完整、可靠和有序的信息。

② 对于研究者文件，通常以记录性文件为主，从首位受试者签署知情同意书开始，直至最后一位受试者完成试验过程为止，包括了知情、筛选、检查、诊断、入组、治疗、评价、给药、观察、同期用药、不良反应和诊疗与安全性评价等环节。虽然所有权归研究者所有，其内容与申办方的试验主文档亦有所区别，但项目管理必须对其加以认真管控，确保其及时性、真实性、准确性、再现性、逻辑性、溯源性、合规性、完整性和源文件的一致性，以及与试验主文档相匹配的完整性。

③ 监查文件是监查员建立的试验文件，是监控和证实临床试验全过程的合规性、真实完整性和依从性的重要依据。众所周知，代表了申办方的监查员是临床试验质量把控的首道防线。对监查文件的监控管理是项目经理、监查员和研究者/临床研究协调员的共同职责。从某种意义上来说，它是申办方主文档不可或缺的组成部分。它既体现了申办方对临床试验行为规范的要求、期许和责任，也是研究者对临床试验项目执行的合规性、科学性和伦理学检验的证据。监查文件的专业性和规范性对保证临床试验监查质量至关重要，是重塑临床试验全程行为规范和质量保证的关键。通过各种方式，如项目例会、现场核查、监查报告审核、项目质控流程等，可以对监查文件的质量和记录的临床试验行为与问题做出实时监督管理。

表 3.9 为了上述各类层面的文件示例，以及产生这些文件与各临床试验角色的关联性。表中 RACI 的责权定义可参见 31.1.2 节。按照试验前、中和后的阶段，试验文件质量管理的最终目的是要确保药政检查能高效率、无异议地溯源临床试验全过程，并能使试验文档随时都处于可以接受药政检查的状态。药政检查试验文档的主要关注点大多集中在文件所记录的真实存在性、记录的完整性、与源文件的一致性、数据和观察记录的连贯性、自释性和有序性。因此，试验监查文件的设计必须满足试验方案的要求，所有以记录形式出现的数据链必须合乎逻辑，满足稽查轨迹的原则。项目经理和研究者应当从数据链的要求来设计、记录和保存试验文件。从上述目的出发，在试验文件设计和文件使用风险关联性管理上需要注意的要点包括但不限于：

① 文件设计的可操作性；

② 文件设计的逻辑性；

③ 文件设计的关联性；

④ 文件设计和使用的一致性；

⑤ 文件使用的合规性；

⑥ 文件使用的连贯性；

⑦ 文件使用的准确性。

表 3.9　GCP 文档类别与临床试验角色关联性

类别	文件	文件目的	项目经理	CRO	研究者	协调员	伦理委员会	监查员	受试者
申办方 TMF									
		临床试验准备阶段							
试验计划指导类文件	临床试验主文档管理计划	为规划如何科学、有效、系统和及时产生、收集、存储和维护试验过程中产生的相关储存文件而制定的管理性文件	R	A	I	I		A/C	
	项目管理计划	项目管理的总体规划性文件，是临床执行过程中对项目管理的大纲和指导。它确定了试验执行的过程、监控和结束项目的方式和方法，包括项目目的、范畴，需要执行的过程是项目生命周期，重要事件和阶段划分等全局性内容。项目管理计划是其他各子计划制定的依据和基础，从整体上指导工作的有序进行	R	A	I	I		A/C	
	操作程序手册	界定试验项目中应遵循或选用的标准操作程序和其他试验相关程序的文件，包括提供给研究机构的方案专员评价或管理规程、手册或供应商操作手册等	R	A	A/C	C/I	C/I	C	
	招募计划	规划试验期间受试者招募目标和时间节点的文件，给试验过程中受试者招募的进度监督和评估提供依据	R	A/C	C	C/I		C	C
	风险管理计划	计划项目中如何发现、分析、规划、监督和控制风险管理活动，用以识别试验相关的潜在危害，包括对这些可能存在危害因素会导致的危害的评估与研究药物相关的受试者的安全风险，以及与试验方案和实施过程中的所有其他风险	R	A/C	C/I	C/I		C	
试验团队管理类文件	试验团队人员信息表	按照试验项目团队人员角色和职责，分别列出申办方、研究机构、CRO 试验项目团队人员信息，包括各成员姓名、角色、职责、联络信息等	R	A/C	A/C	C	C	C	
	试验团队人员简历	相关申办方、研究者和 CRO 项目团队人员的简历，外聘专家执照、外聘专家顾问资质证明、简历需要当事人签名和日期确认	R	A/C	A/C	C	I	A/C	
	公司资质文件	所选择第三方试验品管服务公司（如 CRO）资质审查文件	R	A/C	C			A/C	
	保密协议	所涉及试验项目外包服务公司（如 CRO）或外聘专家顾问签署生效的保密协议	R	A/C	A/C			A/C	
	研究概要/参考文献	过去的研究文献和研究概要文件	R	A/I	I	I		C/I	
	研究机构人员职责分工表	列出研究机构试验团队成员姓名、角色、授权职责、姓名缩写、签名（全名或姓名首字母）、样板，项目参与起始和结束时间等；研究机构需要研究结束后需要签字确认	R	A/C	A/C	C		C	

续表

类别	文件	文件目的	项目经理	CRO	研究者	协调员	伦理委员会	监查员	受试者
试验管理类文件——运营操作	试验方案/修正案	阐明试验的背景资料、目的、试验访问流程设计、有效性和安全性评价标准和流程、试验终点指标设计、统计学考虑等	R	A/C	A/C	C	C/I	C	
	研究者手册	综述试验药物在进行人体临床试验时已知的所有临床和非临床的研究结果信息，有助于研究者及其他试验人员更好地理解和执行试验方案。特别是获得正式核准的标志，也可用于新药临床试验或药物上市许可证的申请	R	C	C/I	I	C/I	I	
	试验方案签字页	一份研究者签字和日期的同意遵循试验方案并参照执行的声明文件	R	C/I	A	I		I	
	项目知情同意书	供研究机构告知每位受试者有关试验项目性质、试验目的、可能的受益和风险，可供选用的其他治疗方法以及符合《赫尔辛基宣言》规定的受试者的权利和义务等。使受试者充分理解了这些信息后，在没有强迫、不正当压力和引诱的情况下，自愿做出是否参与试验项目，并签署同意的试验文件	R	A/C	A/C	C	C/I	C/I	C/I
	试验源文件或各类管理报表	申办方按照方案和试验流程要求设计的试验源文件记录表或各类管理报表	R	A/C	C	I		I	
	招募广告	招揽受试者的广告文件。需经过伦理委员会的批准	R	A	C	I	C	C/I	
	保险文件	与专门注临床试验保险公司签署的针对受试者试验损害赔偿或承保的保险凭证文件，包括保险单、保险条款和索赔条件	R	A/C	C	I	I	I	C
	非试验药物类物资供应计划文件	按照供应方案的要求，对非试验药物类物资的供应计划文件、包括供应数量、时间、规格等的计划，如急救药物、辅助用药、温度计、血压计等	R	A/C	I	C/I	I	C/I	
	各类质检报告类文件	试验药物质检报告	R	A/C	C/I	I	I	I	
试验管理类文件——审批文件	药政递交文件	递交给药监局的所有申请临床试验文件	R/A	C	C	I	C	I	
	药政审批文件	来自药监局的批准临床试验文件	R	C	C	I	I	I	
	伦理审批文件	由伦理委员会发出的批准临床试验项目或受试者任何试验相关的批准函	I	C/I	A/I	C/I	R	I	
	伦理委员名单	参与审批试验项目的伦理委员会委员名单	I	I	I	I	R	I	

续表

类别	文件	文件目的	项目经理	CRO	研究者	协调员	伦理委员会	监查员	受试者
合同/协议	保密协议	在试验项目信息交换前，申办方和所有其他项目利益相关者（研究者，CRO，中心实验室、物流公司等）签署的对试验的保密相关信息进行保密，并不会将保密信息用于协议以外任何用途的文件	R	A/C	C			C/I	
	研究机构合同	申办方与研究机构签署的试验合同	R	A/C	R/A	C	I	C/I	
	各类第三方服务公司受托书	申办方完成合同签署后，提供给第三方服务公司（如CRO）的项目职责范畴委托说明或说明	R	A/C				C/I	
	合同协议	试验项目外包服务公司（如CRO）或外聘专家顾问签署生效的服务合同文件，其对CRO有关试验的义务和权利作出明确规定，包括具体服务范畴、职责分工和相关公平市场交易的服务费用等	A	A	C				
	保险/补偿协议	申办方签署的涉及研究机构/研究者/CRO的临床试验保险协议，其中规定了对试验中受试者受到损害的赔偿条约	R	A/C	A/C	C/I	I	C/I	C/I
	合同批准件和经费往来记录	任何与合同签约相关的审批文件和记录，按照合约履行费用支付的凭证往来记录等	R	A/C	A/C	C	I	C/I	C/I
试验统计分析/数据管理类文件①	病例报告表	按试验方案要求设计的一种文件，用以记录每一名受试者在试验过程中产生的有效性和安全性评价信息和数据	R	A/C	C	C	C/I	C	
	计算机程序用户认可测试报告	所涉电子临床系统的验证文件。在做UAT时，会涉及相关试验数据输入、处理、质疑和电子签名各自角色职责测试	R	A/C	C	C		C	
	数据管理计划	依据临床试验方案撰写的一份动态文件，包括用户测试报告。它详细、全面地规定某一特定临床试验的数据管理任务，包括人员角色、工作内容、操作规范等，是数据管理单位根据其SOP而制定的工作文件	R	A/C				I	
	CRF填写指南	对CRF每个数据点如何规范填写的说明与要求，便于数据的正确收集与统计	R	A/C	I	I		C/I	
	数据核查计划	针对数据库中收集到的数据进行核查的整体计划	R	A/C				I	
	外部数据传输计划	对外部数据整合入临床试验数据库的计划，包括传输流程验证等	R	A/C					
	数据库激活批准	审核批准数据库可正式开始上线运行，表示数据库已经建立完整并已通过测试	R	A/C	I	I		I	

续表

类别	文件	文件目的	项目经理	CRO	研究者	协调员	伦理委员会	监查员	受试者
试验统计分析/数据管理类文件①	统计分析计划	依据临床试验方案撰写的一份动态文件,它详细、全面地规划试验数据的分析方法、数据统计分析的处理要求,包括缺失数据根据其处理、工作内容、操作规范,是统计分析单位根据其 SOP 而制定的工作文件	R						
	主随机表	项目统计师为试验设计的随机编码与治疗组别配对列表文件	R	A/C					
	随机化编程	统计编程员为随机编码设计的计算机编程代码	R	A/C					
	患者日志/报告结果(PRO)	依据方案的要求,在试验启动前完成受试者报告结果表格的设计,并报伦理批准,供受试者在临床试验中使用	R	A/C	C	C	C/I	C/I	C
	电子签名授权书	供研究者签署的确认其电子签名等同于纸质签名的声明文件	R	A/C	C			C	
	盲底/揭盲文件	在设计病例报告表的同时,需要统计师完成受试者随机编码和盲底文件,并由临床运营部门建立进行中揭盲程序	R	A/C	C/I	I		C/I	I
实验室文件	检测方法学方案	各类试验项目相关的生物样本检测方法的建立和完成	R	A/C	I	I		C/I	
	实验室资质证书	经过官方检测机构审批,出具的说明中心或本地实验室具有试验实施涉及的检测项目的生物样本检测资质和能力的文件	R	A/C	C/I			C/I	
	实验室正常值范围	所涉中心或本地实验室根据检测物的正常值范围,用于受试者在试验中化验指标和检测结果的评价。需要实验室负责人的签字确认	R	A/C	C/I			C/I	
	实验室操作手册	由中心或本地实验室提供的解析实验室样本采集、预处理、转运,存储药物的说明文件,包括各类样本的类别和使用说明	R	A/C	I	C/I		C/I	
	仪器计算机系统验证文件	所涉实验室计算机系统的验证文件,是实验室仪器使用的资质文件之一	R	A/C	C/I	I		C/I	
	临床试验协议	由申办方和第三方检测单位/研究机构/主要研究者中心实验室关于试验相关检测服务的协议,包括双方对检测方法建立和验证的职责 实验室对检测方法建立和验证的职责	R	A/C	I	I		C/I	

续表

类别	文件	文件目的	项目经理	CRO	研究者	协调员	伦理委员会	监查员	受试者
试验药物	试验药物供应计划书	试验项目药物供应计划文件，包括供应量，首次和再次供应阈值，试验药物存储，物流要求，包装和标签要求等	R	A/C				C/I	
	试验药物包装设计文件	试验药物包装设计图和说明文件	R	A/C				C/I	
	试验药物标签设计文件	试验药物标签设计图和说明文件	R	A/C				C/I	
	试验药物标签样本	试验药物标签签范本	R	A/C	I	I	I	I	
	进出口许可证申请	开展国际多中心临床试验项目时，向一个或多个国家药政机构要求申请进口或出口试验药物和临床应用许可申请文件	R	A/C				C/I	
	进出口许可证	开展国际多中心临床试验项目时，获得的一个或多个国家药政部门签发的授权进口或出口试验药物进出相应国家口岸的许可批准文件	R	A/C				I	
	试验产品核查声明	由质量保证部门的质控专员签发的试验药物质量检验合规性可予以放行的书面文件	R	A/C				I	
	盲态随机信封	在纸质盲态随机临床试验中，记录每位受试者治疗分配组别的文件，只在紧急揭盲或破盲时使用	R	A/C	C	I		C/I	I
	试验药物稳定性实验文件	证明试验药物有效期的试验药物稳定性实验报告及其结果报告文件	R	A/C				I	
	试验药物编码确认表	试验药物包装编码文件，供确认研究机构的药物分配属于随机系统控制和配对研究机构盲态分配受试者的试验药物	R	A/C	C	I		C/I	I

研究者试验项目文件（除了上述有些文件与申办方试验主文档相同外，有些受研究者持有的试验文件）

类别	文件	文件目的	项目经理	CRO	研究者	协调员	伦理委员会	监查员	受试者
伦理文件	伦理委员会申请文件和递交文函	递交给伦理委员会审批的一系列试验信息和文件	I	C/I	R	A/C	C/I	C/I	
	伦理递交申请回执	伦理接受试验项目文件递交审批的公函	I	I	I	C/I	R/A	I	
	伦理批准文件	伦理委员会批准研究者递交的有关开展试验项目的申请文件	I	I	A/C	I	R	C/I	

续表

类别	文件	文件目的	项目经理	CRO	研究者	协调员	伦理委员会	监查员	受试者
试验项目管理文件	主要研究者简历	主要研究者的个人简历，医师资格证书等。需要研究者本人签名和日期确认	I	C/I	R	A/C	I	C/I	
	研究资质证明文件	研究机构试验项目相关人员除了简历外的证明其资质与能力的文件，例如 GCP 证书，医疗许可证等	I	C/I	R	A/C	I	C/I	
监查文件（部分文件已在申办方主文档中举例）									
监查管理类文件	项目质控计划	规划试验质量保证实施和管理的方法和流程，以确保试验质量符合要求，相关部分可以包括基于内部的检查计划书，稽查计划以及发生问题之后的纠正和预防措施	R	A	C/I	C/I	I	A/C	
	监查计划	描述试验期间监查具体实施的计划，包括监查范围，工具，预次，源文件类别，具体源数据核查的方法，方案偏离管理策略，监查员发现问题的记录和跟踪规范，监查试验项目数据质量和可信任监督质量提供参考和进行评价指导	R	A/C	C	C		A/C	
	安全监督管理计划	界定试验实施期间试验药物安全事件监督，收集，评价和报告过程的流程，包括不良事件和严重不良事件的定义，报告的时限，工具，途径，报告对象，联络方式与信息等	R	A	A/C	C		A/C	
	独立数据监查委员会章程	独立数据监查委员会运营章程，包括工作的目的和操作模式的文件（如果需要建立的话）	R	A/C	A/C	C	I	C/I	
临床试验实施阶段									
申办方 TMF									
试验项目计划类文件	试验方案修正	任何在实施过程中出现的方案更新文件	R	A/C	C/I	I	C/I	C/I	
	知情同意书修正	任何在实施过程中出现的知情同意书更新文件	R	A/C	A/I	C/I	C/I	C/I	
	研究者手册修正	任何在实施过程中出现的研究者手册更新文件	R	A/C	C/I	I	I	C/I	
试验项目管理类文件	各类定期进度报告	试验实施过程中各类监督和管理试验进程的报告，如中期进度报告，中期报告，年度报告	R	A/C	I	C		A/C	
	试验项目交流	与研究人员交流试验过程进展，问题及其解决方案，方案问答等相关的试验项目交流文件	R	A/C	I	I		A/C	
	严重不良事件报告	由研究者报告给申办方的 SAE 报告，及申办方递交给药监部门的 SAE 报告，包括递交给相关监管部门回执	R	A/C	A/C	C	I	C	
	妊娠报告	报告参与试验的女性受试者发生妊娠或男性受试者配偶妊娠情况的报告文件（如果方案要求的话）	R	A/C	A	C	I	A/C	

续表

类别	文件	文件目的	项目经理	CRO	研究者	协调员	伦理委员会	监查员	受试者
试验项目管理文件	破盲记录文件	试验项目进行中，当需要揭盲受试者随机编号时，相关破盲活动的记录文件	R	A/C	A/C	C	I	C/I	
	试验项目相关会议或管理文件	各类试验项目管理文件，如启动会议材料、中心培训材料及其进展记录，项目会议议程及其纪要等	R	A/C	C/I	C		C	
	书信往来	申办方与项目相关各方就试验项目交流的各类邮件、书信和电话往来记录	R	A/C	A/C	C/I		C/I	
试验药物管理文件	试验药物运输文件	试验药物中心存储、派送、运输、温控追踪、收讫签收等记录，包括发票、快递文件、库存清单等	R	A/C		C/I		C/I	
	试验药物标签重置文件	当试验药物有效期延长时，试验药物标签需要重新设计或更新有效期的文件，及其管理或粘贴记录	R	A/C	I	C/I	I	A/C	
	试验药物跟踪管理文件	试验项目过程中，试验药物配送给研究机构，仓储量、回收等详细记录	R	A/C		C		C	
实验室检测管理文件	实验室检测结果报告	中心实验室检测方案要求的生物样本检测结果报告。本地实验室检测报告有可能保存在研究机构	R	A/C	C	I		C/I	
	仪器校正/维护记录	中心或本地实验室检测仪器记录维护管理文件	R	A/C	A/I	C		A/C	
	仪器操作记录	中心或本地实验室检测仪器运营管理文件	R	A/C	A/I	C		C	
	仪器测试原始记录	中心或本地实验室检测原始记录	R	A/C	A/I	C		C	
	试验样本转运/存储/使用记录	试验项目相关生物样本使用、储存和物流记录，包括运输时间、运输温控、交接记录等	R	A/C	A	C		C/I	
	病例报告表及其质CRF	已完成并回收的纸质CRF	R	A/C		CI		A/C	
	数据质疑表	试验项目过程中，对记录在CRF中的数据，经源文件核查和逻辑核查发现数据问题后，发出的数据质疑表	R	A/C	C/I	C		A/C	
统计分析/数据管理文件	中心实验室数据传输文件	当需及中心实验室的情况下，中心实验室数据需要定期进行数据传输/数据传输验证报告及其他传输过程管理和临管记录文件	R	A/C	C/I	C		C/I	
	中期统计报告	根据方案规定，在试验进行过程中对数据集进行中期统计分析及其结果报告和管理的文件	R	A/C				I	
	中期数据管理文件	当需要进行中期统计分析时，数据管理进行中期数据导出及其清理等用的记录文件	R	A/C				I	

续表

类别	文件	文件目的	项目经理	CRO	研究者	协调员	伦理委员会	监查员	受试者
研究者试验项目文件（有些与申办方需要存档的文件相同）									
	完成的病例报告表	研究机构根据源文件记录完成的 CRF 文件	I	A/C	R	C		A/C	
	完成的受试者日志/PRO	研究机构收集的按照试验方案要求，并经伦理委员会批准的受试者日志或 PRO	I	A/C	R	A	C	C	C
	化验或检测报告	中心或本地实验室样本检测结果报告及其研究者的评价	R	A/C	A/C	C/I		C	
	受试者招募记录表	研究机构按照试验方案人排标准招募合格受试者入组的记录	I	A/C	R	A		C	
	受试者筛选记录表	研究机构按照试验方案筛选受试候选者的记录表	I	A/C	R	A		C	
	受试者代码鉴认代码表	研究机构记录的所有筛选受试候选者的详细个人信息记录，包括受试者全名、身份证号、住址等，受试者入组鉴认代码表涉及受试者隐私信息，只能保存在研究中心			R	A/C			C
试验进展记录和管理文件	试验物资递送/收讫单	研究机构收讫试验药物或任何试验物资供应的交接记录表	I	A/C	R	A		C	
	药物/试验物资存储温控记录	研究机构按照试验方案要求储存试验药物和生物样本的温控记录	I	A/C	R	A		C	
	试验药物处理/加工记录	研究机构对需配置的临床试验药物配置和管理的过程记录	.I	A/C	R	C		C	
	试验药物清点管理文件	研究机构分发、回收、存储清点计量管理记录文件	I	A/C	R	A		C	
	受试者生物样本采集记录	研究机构涉及受试者血液、尿液或组织采集时的采集和预处理记录，包括时间、地点、方式和温控等	I	A/C	R	A		C	
	生物样本接收/运输/温控文件	研究机构对受试者生物样本运输管理记录，包括温控、交接、运输方式	I	A/C	R	A		C	
	生物样本存储温控记录	研究机构对受试者生物样本本地存储保管记录，包括温控、存放地点等	I	A/C	R	A		C	
	相关受试者原始诊疗记录	研究机构入选受试者进行相关方案要求诊疗和评价原始记录	I	A/C	R	A		C	C
	紧急破盲记录	研究机构对 SAE 的受试者做盲的过程记录	I	C	R/A	C	I	C	C
	SAE 记录和报告	研究机构对 SAE 的及时记录和报告文件，及其相关证据链的维护管理（包括首报和后续报告）	I	C	R/A	C	I	C	C

类别	文件	文件目的	项目经理	CRO	研究者	协调员	伦理委员会	监查员	受试者
试验进展和管理记录文件	试验药物回收/销毁文件	研究机构退回未发放和使用的试验药物给申办方的记录	I	C	R	A		C	
	各种测试受试者疗效的图/像/表	研究机构获得的受试者诊疗图像源文件及其评价记录	I	C	R/A	C		C	C
	伦理审批文件	研究机构递交给伦理委员会的年度进展报告、或试验批准文件及其批准文件修改审批文件	I	A/C	R	C	A	C	
	试验经费往来记录	研究机构与申办方的研究经费往来管理文件	R	A/C	A	C	I	I	
	签署的 ICF	所有自愿参与临床试验项目并签署伦理委员会批准的知情同意书原件		A/C	R	A		C	C
	门诊病历	研究者记录的受试者诊疗或评价原始记录		A/C	R/A	C		C	C
	受试者访问记录	与方案要求相关的试验访问原始记录		A/C	R/A	C		C	C
	医院信息系统（HIS）记录	研究者在 HIS 中记录的受试者诊疗或评价记录		A/C	R/A	C/I		C	C
	方案偏离记录	研究者在试验项目过程中出现的任何未按照方案要求操作而导致的方案偏离记录	I	A/C	R	A	I	C	
	实验室检测结果评价	研究者对受试者的实验室检测结果，特别是超出正常值范围的检测结果做出意义或做出临床意义判断的记录文件		A/C	R/A	C/I		C	
监查管理类文件（部分包含申办方在研究机构研究文件案例中）									
监查管理类文件	监查报告文件	试验项目实施过程中，监查员对研究机构试验项目实施行为合规性和数据质量与可行性进行监查结果报告	R	A/C	C/I	C/I		A	
	监查访问记录表	监查员对研究机构进行监查访问时的登记记录，其中包含所有参加监查访问的人员签名（监查员、研究机构人员等）	R	A/C	C	C		A	
	研究者安全信息通告	申办方就试验药物出现的与试验相关的可疑非预期严重不良反应（SUSAR）通报	R	A/C	A/I	C/I	I	C	
	稽查报告	申办方出于 QA 目的对研究机构进行的稽查访问，并产生的稽查报告	R	A/C	C/I	C/I		I	
	源文件核对等记录	监查员对研究机构监查访问中记录的任何与源文件核实、方案偏离核实、试验药物清点核对等记录	R	A/C	C/I	C/I		A	

续表

类别	文件	文件目的	项目经理	CRO	研究者	协调员	伦理委员会	监查员	受试者
试验项目结束阶段									
申办方 TMF									
试验项目结果报告	临床试验结果报告	总结概述临床试验项目研究结果的书面报告，包括数据统计分析结果和结果意义解析。其中分中心分析结果需要分别发送给参与临床试验的研究机构	R	A/C	C/I	C/I	I	C/I	
	药动学/药效学报告	总结和概述与药动学或药效学相关的统计分析结果报告（如果涉及的话）	R	A/C				C/I	
	试验终止通知	当试验发生终止时，通报试验项目终止的备忘录	R	A/C	I	C/I	I	C	
	数据管理总结报告①	总结试验项目过程中所有与数据管理有关的执行过程，操作规范及管理结果，以实际的与计划的绩效指标相比较，反应数据管理过程的质量和可信性	R	A/C				I	
	统计分析报告	统计师完成的试验结果分析报告	R	A/C					
	盲审会议记录及其报告	数据库锁定前进行的试验数据盲审会议，以检查数据集是否存在需要剔除或不合规的数据，以及如何处理这些数据	R	A/C					
	研究机构的总结报告	涉及各研究机构的总结或概述报告	R	A/C	C/I	C/I		C	
	数据库锁定和解锁相关文件	涉及试验项目数据库锁定或解锁的清单/再锁定和管理文件	R	A/C	I		I	I	
研究者试验项目文件（除了上述有些文件与试验主档重复外，有些是研究者独有的试验文件）									
项目管理文件	伦理申报文件/回执	通知伦理委员会试验项目结束的报告及伦理委员会收到报告的回执	C	A/C	R	A	C/I	C	
	各类试验项目管理文件	试验项目过程中的各类管理文件都要求研究者签署确认后归档	C	A/C	R	C		C	
	源文件/CRF	所有相关试验项目源文件记录和完成的 CRF 存档保管		A/C	R	A		C	
监查文件（部分文件已在试验主档和研究者档案中举例）									
	试验项目关闭访问报告	监查员关团研究机构的监查访问报告	R	A/C	C	C		A	
	试验源文件核查记录	监查员在试验项目过程中所做的所有源文件核查记录文档	R	A/C	C/I	C		A	

R—最终责任人，负责起草、监督、实施和质量保证；
A—任务责任人，负责具体实施、撰写、审批、完成、质控或授权等；
C—参与/实施者，负责具体落实、执行，参与文件的产生、签署、接受、管理、储存、处理或执行过程；
I—知情人，需要被告知、使其了解，理解或知晓等，不一定参与实施或执行过程。
① 数据管理团队负责，包括统计师。

3.4.2 试验文件记录质量原则

任何临床试验活动没有记录在案，则药政部门和申办方将认为所述临床活动从未发生，有关研究结果会由于未满足药政法规要求而被视为无效。所以，所有与临床研究有关的活动包括临床研究电子系统的建立过程遵循 GDP 的益处在于：

① 证明申办方积极确保参加临床试验的受试者的安全和提供优质服务和产品；

② 显示一切临床试验活动依从药政法规、指南和标准操作实践；

③ 允许质控稽查员或药政部门检查员可以重建所完成的活动，为产生准确的临床报告提供基础；

④ 证明某事件的确发生过，有助于争议或不一致数据或事件的复核和调查；

⑤ 支持申办方专利的成功保护；

⑥ 有利于对受试者造成不良影响的药品的结论做出迅速和正确的决定。

不好的文档实践可造成的结果包括：

① 增加药品和受试者不安全性的风险；

② 使药品的申请批准被拒绝；

③ 不利的药政检查结果，如收到非依从性检查结果报告；

④ 可能丢失关键性数据或信息；

⑤ 不利于或拖延临床试验方案偏离、偏差和豁免行为的调查；

⑥ 易被列在药政违规观察名录上；

⑦ 不利于所建立的临床研究电子系统通过必不可少的认证程序，从而导致利用该系统所获得的数据不能被认可或接受。

从临床试验操作质控层面上说，所有递交的文件都应当能够在文档追踪记录中呈现，并制定定期质控检查的规程要求。例如，每个临床试验过程中，至少不应少于 3 次 TMF 质控检查（开始前、第一例受试者完成后 1 个月左右、最后一位受试者入组完成后等）。所有 TMF QC 报告应当与试验文件一起存档备查。显然，临床试验中遵循文档规范的行为可以向人们显示相关项目的管理和操作是在有条不紊的状态下展开，所有的原始数据和手写记录都是可辨认的、有迹可循和具有可再现性的，任何项目的进行都经过严格监控下的计划、审阅、核实和批准程序，以利于在稽查要求出现时，可以向有关部门和人士呈现完整的项目过程，包括任何变更轨迹。因而，项目数据、记录和结果的可信度和质量可以得到保证。所以，GDP不仅是保证业务活动质量规程的重要组成部分，也是药政规范必不可少的环节之一。

临床试验中 GDP 的基本原则是没有记录就没有发生，所有的文件都必须是实时性的。纸质数据和电子数据在数据真实完整性方面的要求是一致的，都需要保证质量和可信性的规范管理。在进行临床试验实践时，四个"何"字是做好文件记录的必备要素，即文档应清楚记载是由何人在何时、何地做出的何事，即整个记录应当尽量做到能显示谁做了什么、如何做、什么时间做，甚至包括为什么做。所有这些文件都应当存放在临床试验项目主文档中，在临床试验项目结束或药物被批准上市后保存至少 5 年以上，或按照所在国文档保存时间要求保存。在记录和产生文件时，下列一些基本原则应当遵循：

① 试验项目管理计划中规定试验文档的存档形式，如 eTMF 需刻录在光盘（CD 或 DVD）或 U 盘上，或表明 eTMF 的存档位置等，采用统一的文件夹及其文件的命名和编号方法。按照要求在试验结束后保存一定年限，如 5 年以上，或到药物上市后 2 年等。

② 试验记录的填写要遵循药品数据和记录质量管理规范原则（见 4.1.5.2 节），从记录的形成到最后的删除的整个生命周期中，都需要保证数据的真实完整性、准确性和可靠性，并能经得住核查或验证。

③ 不管是纸质还是电子试验记录的方法和系统，都应该遵循法规要求进行设计，以保证数据完整性和可靠性。其中纸质文档在原文件被保存的同时，需要扫描并进行电子存档。所有需要确保药品数据和记录质量管理规范的实践，都应当建立对纸质和电子记录的质量要求和监控。

④ 试验数据收集和记录都应遵循药品数据和记录质量管理规范，实施并应用依据风险的监控原则来保护和确认关键数据和流程。

⑤ 所有试验数据记录应同时伴有稽查轨迹功能，特别对于关键数据的记录/报告/事件，任何修改/删除均应可追踪。

⑥ 所有电子记录文件应当符合政府制定的电子文件记录法规要求，如 21 CFR Part11、经济共同体制定的 OECD10。

⑦ 试验数据的形成、采集、录入、存储、备份、转移、计算、处理、输出等必须满足 ALCOA＋原则，涉及仪器仪表及自动化设备产生的记录必须经过确认和验证。

⑧ 所有产生的数据应当直接、及时和清楚地用永久性笔墨记录（由自动数据收集系统产生的数据除外）。

⑨ 文件记录应清晰而详尽，以便于数据和事件顺序可以被复原。手写体应当使任何人都能容易地辨认。

⑩ 细心地完成每一次文件记录，并遵循书写、审阅和存档步骤。

⑪ 只签署自己完成的工作原文件。

⑫ 观察和结果记录应当清楚，并确保完成后立即记录。

⑬ 文件记录应当做到可复核性、有轨迹性和及时更新性，即包括在总结报告中的信息应能够通过审阅支持性文件而加以证实；审阅者应当能将所有输入数据与原始仪器、设备或方案相关联；文件应当清楚显示事件的顺序，如版本号、页数等；记录应当在事件发生后及时完成，并在规定的时间内完成。

⑭ 一旦文件被审核和批准，不应当随意不经告知地更改。这种更改必须获得专门批准方可进行。

⑮ 试验数据记录要及时备份和存档，以免造成意外丢失和损坏，数据的存档要遵循长久保存、易恢复、可获取、可使用的原则。

3.4.3 试验文件记录的最佳实践

在记录与数字有关的文件时，应当参阅有关申办方制定的标准操作规范规定。通常可遵循的原则包括：

① 如果适用的话，应包括测量单位，如 10mg。

② 当涉及计算时，应当清楚地写下用于计算最后结果的公式。如果这个公式没有写在相应的方案程序中，它必须与原始数据本身记录在一起。

③ 有效数字指保留末一位不准确数字，其余数字均为准确数字。有效数字的最后一位数值是可疑值，当涉及测量时，有效数字的精确性应当与用于测试的仪器所给出的有效数字一致。由于有效数字最末一位是可疑值，而不是准确值。因此，计算过程中，计算的结果应比标准极限或技术指标规定的位数多保留一位，最后的报出值应与标准对应的位数相一致。

a. 1g 和 1.000g 其所表明的量值虽然都是 1，但其准确度是不同的，其分别表示为准确到整数位、准确到小数点后第三位数值。因此有效数值不但表明了数值的大小，同时反映了测量结果的准确度。

b. 如果改变测试仪器的敏感度，有效数字的位数也应当相应地增加。如 1.5m 有 2 个有效数字，0.920cm 有 3 个有效数字（小数点前的 0 在有效数字中无意义）。

c. 如果分析天平的分辨率为 0.1mg（即万分之一天平），则称取的量是 10.4320g 时，实际的称取结果为（10.4320±0.0002）g（万分之一的天平误差）。因为再精确的仪器设备都有误差，因此，在重量法中，如果检验方法中要求直至恒重，即前后两次差不大于 0.0002g 即为恒重了（即考虑电子天平的准确度）。

d. 在制备化学试剂标准滴定溶液时，要求保留 4 位有效数字，因此在标定计算结果中，应保留 5 位有效数字，最后再修约到 4 位有效数字（如果直接保留 4 位有效数字，实际上是保留了三位有效数字，因最后一位是可疑值，则标准溶液的浓度不准确，会引入系统误差）。

④ 当用不同准确度和精度混合测量（+/-/×/÷）时，最后答案的准确度不应大于最小准确度数字的有效数。如 150.0g（H_2O）+ 0.507g（盐）= 150.5g（溶液）。

⑤ 当涉及数字进位时，不用每一步计算都进行数字进位。只要在最后的结果中遵循 4 舍 5 入的原则即可。

a. 如果最后一位数字小于 5，则结果保持不变，如 123.63kg→123.6kg。

b. 如果最后一位数字大于 5，则结果应加 1，如 123.65kg→123.7kg。

在记录文件时，应当建立边完成边记录的程序，因为这样不会忘记所做过的事情的细节。等到有时间再记录或预先记录即将完成的可预知事件的行为都是不可接受的。此外，还需要注意有些特殊的文件格式，申办方对它们应有专门的规范和在产生文件时注明，以避免不必要的误解或混淆。

（1）日期　记录日期的格式要求应当予以注明。各国在记录日期的方式上各有不同，如美国的习惯格式为月/日/年，欧洲为日/月/年，中国为年/月/日。如果用英文形式记录日期，月份应避免使用数字形式，而使用月份的前三个字英文母来代表，日一律采用双数制，即 DD/MMM/YYYY。例如，日期记录为 8/12/2008。这个例子中如果没有特殊的注明，无法知道是指 8 日还是 12 日，8 月还是 12 月，但如果写成 08/Dec/2008 则一目了然。此外，任何文件的签署日期应要求即时完成，不应当允许事前填写或事后补充日期。

（2）签名　在每一项要求签名的文件页上，签名和签名日期必须同时存在和完成。如果要求签名的文

签名				日期(年/月/日)

个人签名识别登记表				
公司/部门	职责	姓名	签名	
			全签名	缩写签名

图 3.11　文件签名和签名日期

件内容超过一页，是否每一页都要签名和签名日期则应视申办方的要求而定。如果使用缩写签名（如姓氏的第一个字母和名的第一个字母）代替全签名，则这种缩写签名必须预先记录在案（图3.11），以便审阅人可以追溯确认缩写签名的拥有者。

如果使用电子签名，使用电子签名的人必须签署电子签名同意书（见4.3.2节）。一旦同意书生效，电子签名应等同于法律手写签名，任何人不能共享他人的电子签名。如果计算机系统用于收集原始数据，则每一位使用者都必须有独特的系统登录识别码和密码。识别码不能重复使用或转派给他人。密码应当定期更新。使用他人登录识别码和密码进入系统进行数据输入应被视为欺诈行为。借用电子签名给他人在系统中代表自己实施电子签名，一旦出现违规或伪造数据事件，电子签名拥有者也应当对所造成的不良后果承担相应的法律责任。

（3）空白处　一份文件或表格的所有部分应当按照要求完全填满。除非有专门说明，如果某一部分不适用或没有资料可填入，未填充文件部分通常应当划一斜杠，并签名和注明日期。此外，需要附上更改注解或不适用字样（图3.12）。

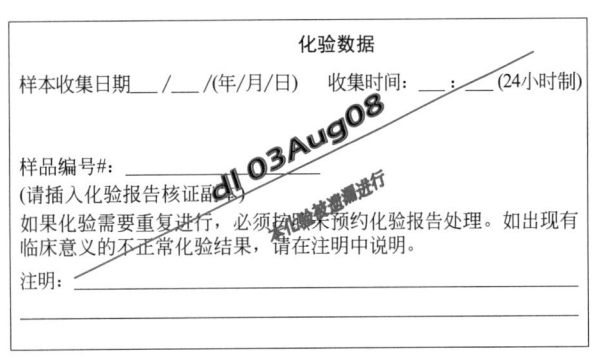

图3.12　未填写处的处理方式

（4）文件打印　如果所产生的文件不是在永久性保留纸张上被打印出（如热敏纸），则该文件应当被复印并验证。原打印件和核证副本同时与实验记录或仪器记录保存在一起。

（5）更改文件　如果需要更改原文件的记录（图3.13），必须做到用一线条在修改段落的中央划掉不正确的记录，并在旁边写出更改后的记录，包括更改原因。更改者的签名或简写签名及其签名日期应当同时予以记录。任何试图涂抹记录或错误记录的行为都是不可取的。

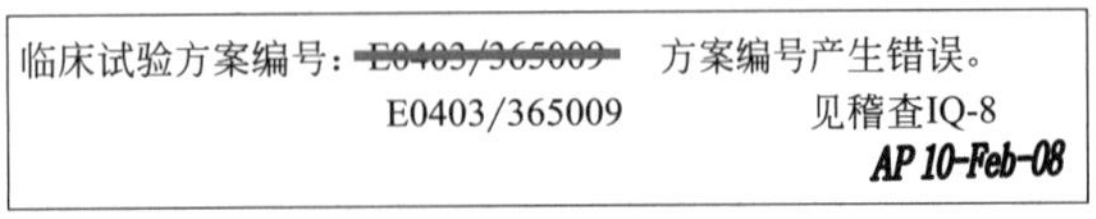

临床试验方案编号：~~E0403/365009~~　方案编号产生错误。
　　　　　　　　　　E0403/365009　　　见稽查IQ-8
　　　　　　　　　　　　　　　　　　　AP 10-Feb-08

图3.13　更改文件方式

（6）文具选择　文件的建立必须使用含有永久性不易褪色墨汁的圆珠笔或钢笔。一些文具或作法不应

当用来建立文件档案，比如铅笔、非永久性墨汁（如水性记号笔）、橡皮、涂改液、易粘便条或纸巾、图章代替手写签名、用胶带纸把不要的数据或其他信息盖住、直接在错误的文字或数据上复写修正、用新的标签盖住旧的标签等。

（7）符号标示　在记录文件时，不要用同上符号、箭头记号或括号等来表示重复信息（图3.14）。所有相同内容的答案都应当逐一记录或记录在指定的专栏内。避免使用非指定的便签或草稿纸来记录GMP或GCP的数据。任何记录和文件都应保存完好，而不应当随意丢弃。

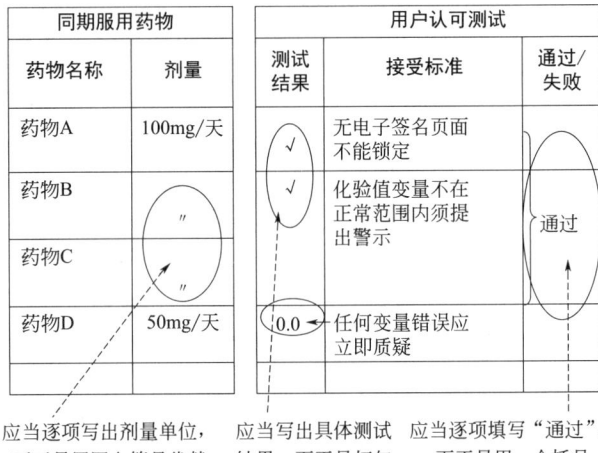

图3.14　不规范符号标示示例

（8）扫描文件　一旦重要文件获得批准，应当尽可能快地扫描原文件，以便存档原文件，并在平时工作中使用扫描核证副本。

（9）文件完整性　对文件中的每一部分应当予以逐项完成，或需要时可用"不适用""未知"（N/A）等字样表示。手写字迹应当做到清晰可读和记录人的可追溯性。当进行项目记录或创造文件时，应当从阅读者的角度去质控完成的记录和文件，是否能使不知情的读者从中得到有用的文件信息、理解相关重要细节、再现现场情形，不会根据记录得出错误结论或误解任何记录信息，并能使所得的结论被认同。

（10）关键标示信息　在建立相关重要文件时，如SOP或计划书等，文件的每一页注脚或抬头处应当包括与封面信息相关联的关键标示信息，如标题、公司名称、版本或联系信息等。

良好记录的重要性在于可以建立完善的临床试验项目文件夹，以便把不同的记录分门别类地予以存放。项目文件夹包含了所有项目进展的细节文件、要求和标准、目标和变更监控、质控交流和风险记录、计划和实施过程等。项目文件夹的建立和维护通常是

项目团队负责人或指定人员的职责。临床试验中如果涉及实验室数据记录，应当做到下述记录属性的各个方面，才能保证实验室记录的真实性，即

① 记录的原始性　实验室记录不允许做任何形式的涂改、增减或修改。如果需要修改实验室数据，则应当按照图 3.13 描述的方式进行。实验室记录可以补充，但不应撕页。如果需要重复实验获得新的数据记录，重复实验数据应当重新记录在案，但不能无理由地取代或修正前面的实验数据。此外，实验记录尽可能手工记录，电子文档记录只作为手工记录的补充。

② 记录的及时性　实验过程一旦获得就应立即记录在案，避免回忆性记录以防数据记录的偏差或遗漏。有时记录的不真实性并非故意为之，多数情况是由不自觉的遗漏所造成。

③ 记录的完整性　实验室检测条件记录应尽可能地完整，如实验条件和过程操作顺序、温湿度、试剂配制、试剂厂家和等级、所用仪器基本参数（厂家、型号、精密度等）、存在的干扰或影响因素及其排除方法、观察的现象或测量的数据等。实验室记录的不详尽和不真实是事后无法数据溯源的主要原因。此外，实验记录如有缺页或漏页应说明并记录原因。当保存电脑记录在网盘中时，需要在实验记录本注明文档途径、编号、文件名等，并做好备份。

④ 记录的系统性　实验室流程和/或数据应当按照发生的时间轴连续性进行记录。即使在短时间内没有观察到变化，按照实验室检测记录要求也应当记录在案。

⑤ 记录的客观性　实验室记录应当按照发生的情形和结果进行交流，而不是依照需求取舍性记录。

用于数据的收集、存储、处理、分析、审核、报告、转移、备份、归档及检索的系统可以是纸质或计算机化的，且至少都应当满足以下条件：

① 能够防止并发现对数据有意或无意篡改、删除、丢失、缺失、替换、誊写等不规范的操作。

② 当纸质和电子数据同时产生并被保存时，应当尽可能以电子数据作为原始数据，并为此做出明文规定。

③ 易于现场操作人员填写或输入数据。

④ 应当建立数据处理的规程，采用经验证、确认或核实的方案、过程、方法、系统和设备处理数据。应当建立原始数据收集和记录的规程，明确步骤和预定目标。

文件归档的流程和要求应当规范化。文件档案的分类方式和管理文档的人员的分工和职责也应当以 SOP 的形式予以确定。无论是文字记录、电子化系统或程序、SOP、工作手册、数据库构建等，都需要标明版本和生效日期。文件或程序的审阅和批准程序等应当作为认证的证据存放在档案中。同样的原则适

用于建立电子化文件夹的流程和管理。在电子记录或文档被允许的情况下，电子化文件夹的建立及其相关构架配置需要有专业人士予以配合。总之，试验记录的最佳实践的关键要点为：

① 诚实性　只记录真实发生过的事件，并只签署本人完成的工作。

② 完整性　所有步骤和事件都应尽可能在源文件中详尽记录，以便它们可以被重现。

③ 及时性　在事件发生或完成后立即记录结果。

④ 可读性　确保书写能易于被他人识别和认读。

⑤ 精确性　确保所有记录数据的准确性。

⑥ 直接性　在适宜的文件或纸张上记录事件或过程。

⑦ 永久性　确保在不会褪色或消失的文件纸上记录数据，必要时将有关原始记录附属存档。

⑧ 清晰性　确保记录内容和意思明晰。

3.4.4　临床试验中电子档案的质量保证

随着药政管理电子化的普及，临床数据在线记录的保存要求日益增加。因此，电子档案正在变成稽查和药政检查新的关注点。申办方传统临床研究记录通常都是以纸质记录的方式保留。当这些记录电子化并被保留在计算机中后，电子医疗档案如何符合药政要求成为信息技术部门新的挑战，并正在形成一个新兴技术领域。从信息技术的角度来看，电子记录的特性在于：

① 内容　以各种方式传达和记录信息内容，如文字、数据、符号、数字、图像、音频、视频等。

② 结构　以有序的方式表现和保存内容，如文档中各文件夹架构和区域的关系、文档的文字、格式、字体/型、页数、段落、行距和其他编辑方式等。

③ 文档关系　可理解电子记录的技术和实际记录活动环境间的关系，即要求电子记录能再现实际状况发生时的情形。

在讨论电子档案的稽查要点之前，有必要对电子源记录、电子记录、档案和电子档案保管的定义作出如下说明（OECD，2007），即

① 电子源记录是指所有原始的实验室记录和文件，包括通过仪器直接输入计算机的数据。这些数据是临床研究中原始观察和活动的结果记录，也是研究结果评价和重建研究过程的必要基础。

② 电子记录所包含的范畴除了电子源记录外，还涉及任何将纸质记录转录成电子形式的记录和文件，或电子源记录文件汇总或转移后形成的任何形式的电子记录和文件。

③ 档案保管是指将文件保存在特定的具备安全性条件的区域或设备中，如文件柜、档案房间或计算机系统等，这些区域和设备需符合文档保存安全的药政要求。

④ 电子档案保管是指能按照药政要求对电子记

录进行保存的设备和系统规程。

任何形式的电子档案保管条件都必须满足环境设计合理、实际接触和操作的安全性有所保障和规范程序、整个保存环境都在可控制范围内、具备保证灾难或突发事件下的迅速恢复能力等。需要注意的是电子记录所用的媒介随着保存环境（温度和湿度）的不同，其生命周期的长短有很大的不同，这一点在保存过程中需要根据媒介的特性予以相应的调整和规范。美国国家标准和技术研究所 1995 年指出磁带的最佳保存温度和相对湿度分别为（65±3）℉❶和（40±5）％。不当的温度和湿度都可能毁坏磁带的质量，反复复制磁带和磁性环境也可能降低磁带的质量。

对于计算机化系统中的电子档案而言，任何电子记录应当可以从实际操作区域迁移到同一系统中的另一个安全和孤立的档案区域。这些处于档案区域的电子记录应当能够被锁定，并必须能在指定的档案管理员的控制下被监督和管理。同时，电子档案系统中的电子记录应当能够从采集和分析的计算机中被迁移到不同的特定档案系统中。所有与研究有关的数据都应当能够被同时迁移并能实现试验结果的再现，这包括原始数据、元数据、稽查轨迹、电子签名和其他相关允许数据未来再现的软件系统。显然，建立电子档案的途径有三种：

① 在相同计算机化系统中建立单独的安全区域，使得文件和数据能从实际操作环境中转移到这一安全档案区域中。

② 在联网的计算机化系统中指定特定的计算机系统的后台数据库作为其他相关系统的档案保存系统。

③ 联系外部专业公司提供电子档案保存服务。申办方在签约这种外部专业公司前，应当对其系统和服务进行稽查，以确保满足药政要求和数据的安全可靠性。

所以，能满足电子文档系统的药政检查主要关注要素包括但不限于：

① 除了可搜索的元数据之外，需要提供试验主文档夹结构，便于识别各个文件；

② 文件夹以规范和常规的方式命名，且易于理解和与文件夹内容关联，检查员不必打开多个文档来查找需要的文件；

③ 可以同时打开多个文档，便于相互比对；

④ 易于查阅所有项目中的同一类文件；

⑤ 电子文档系统具有可靠和快速的响应时间；

⑥ 系统用户权限的设置及维护管理记录和轨迹健全；

⑦ 所有系统及其保存的文件都具有稽查轨迹。

此外，还应当特别注意数据在系统中的完整性和长期保存后数据的恢复能力的管理监控。需要注意的是在这种电子档案的管理监控过程中，信息管理部门的职能和中心档案管理部门的职能重点有所区别，前者负责提供电子档案文件的区域划分和逻辑监控程序，后者对电子文档的保存、恢复和文件的图书馆功能管理的药政规范程序负有责任。建有电子档案的申办方有必要对信息管理人员和档案员的职责重点和范畴做出规范和 SOP。信息管理人员构建档案系统，他们知道如何建立电子文件的调阅和归档程序，但并不应该被要求对档案内容的性质有所了解或掌握。档案管理员知道如何建立文件夹目录检索和分类电子数据文件，并在需要时能准确快速地调阅和归类电子文档，他们的主要责任包括：

① 确保档案的接触在掌控范围内；

② 确保文档的保存顺序和恢复都通过系统检索来管理；

③ 确保文档进出档案馆或区域都受到严格的监控和文件记录追踪；

④ 相关的任务、职责和程序都有相应的 SOP 来规范。

在建立电子数据的电子档案时，首先需要对电子文件的类别按照预定的分类规范进行分类。在递交电子档案时，电子档案管理员应当根据递交的文件目录对电子记录的完整性进行检查，这种检查在电子文件被调阅和退还时也应当进行。档案管理员对入库的电子文档类别需要建立检索系统，以便电子记录能被快速调阅和归档。图 3.15 展示了电子数据文档管理简要方式。

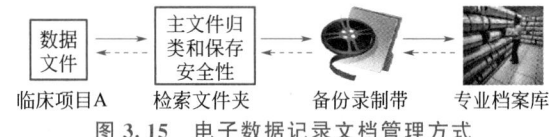

图 3.15　电子数据记录文档管理方式

从某种意义上来说，文档库应被视为电子记录的法定居留地。在这个居留地中，所有文件都应享有"法律"的权利受到保护，任何的递交、入库、调阅和归还都应当按照严格的程序完成。因此，对电子记录的档案轨迹的稽查通常着眼于：

① 电子记录转入档案区域；

② 转入的电子记录经过档案员的监督认可；

③ 建立被转入的电子记录的检索目录；

④ 保存电子记录到指定的区域；

⑤ 保存的电子记录被要求查阅；

⑥ 电子记录经过恢复程序递交给要求者查阅；

⑦ 电子记录退还和认可程序的完成；

⑧ 电子记录被调阅和退还到保存区域的记录。

---

❶ $t_F = 1.8t + 32$，t_F 为华氏温度（℉），t 为摄氏温度（℃）。

从上面的质量保证稽查要点可以看出，电子档案的管理也要求具备样本或数据收集、处理、分析、报告相同的轨迹记录，即谁、何时和为什么接触电子档案的证据。从另一个角度来说，这些要求可以被视为电子档案生命周期的状态记录。

对于备份电子档案系统的管理和建立需要遵循与常规系统相同的程序进行，也要求对它的管理程序建立 SOP。它的不同要点包括：

① 收集的记录是以被批准的格式存在；

② 应采用便于保存的媒介系统复制，如磁带或光盘；

③ 遵循应急和灾难防护的目的，任何关键文件记录应有核证复制备份，并被保存在异地档案库中；

④ 保存记录的时间与常规文档库相同或更长；

⑤ 对存放备份媒介的环境进行监督；

⑥ 按照要求对备份媒介进行定期更新或功能检查；

⑦ 在可能的情况下以安全的方式对记录进行销毁。

电子文档建立过程的标准规范也是稽查员常常关注的方面，这些标准规范包括：

① 任何文件都需要附有适当的描述，如作者、产生日期、主题等；

② 电子信息的记录与相关纸质文件的对应性和一致性；

③ 电子文档的入库、管理（温度、湿度、安全性、标签、分类和环境等）、调阅和退还等程序需要有严格的 SOP；

④ 定期完成备份文件的媒介保存，至少要有一份核证副本件被保存在不同地点的档案库中；

⑤ 进行压缩格式记录的保存时需要保护好解压缩文件的软件，以确保随时可以进行压缩电子文件的恢复和恢复后的电子文件与原文件的一致性；

⑥ 进行加密保存时，需要保护好加密软件，以确保随时能恢复加密电子文件和恢复的电子文件与原文件的一致性；

⑦ 需要使用密码来保护电子记录文档时，应当确保密码的保存和可接触环境的监控；

⑧ 当进行混合式电子文档保存（如图像、文字和数据库并存）时，所有可再现电子记录的相关应用条件或软件都必须保护良好，以确保随时恢复混合式电子文档的内容。

对于退役的计算机化系统来说，系统文件的全部结果和相关全部文档的归档是必须的。如果需要在以后的某天再次对退役系统中所记录的访问数据/记录进行调阅，以便再现研究项目中发生的一切的话，应当按照计算机化退役系统管理的 SOP 程序予以实施。

总之，全球许多药政规范对于电子文档的保留和稽查管理都围绕着四个主要的共同方面加以分类，即管理控制、系统可靠性、数据完整性和稽查质量。这些方面是计算机化系统验证（CSV）的核心概念，也适用于电子文档及其相关药政监管的应用。稽查员在检查电子文档中应当着重于相关申办方和/或研究机构如何实施和保证长期电子文档和档案的管理控制；用于电子文档的技术系统可靠性；数据完整性和保密性的保护措施和与档案实践有关的 SOP 的建立及其工作指南的内部培训和监督等。只要按照正确的药政监管实践，一定能够保证电子文档质量与传统的纸质文档质量相当，甚至更好。

3.5　临床试验项目文档的存储

3.5.1　试验文档的存储和销毁

试验文档的存储地点应当能使试验记录及其文件在保存期间可以随时供需要时查阅。临床试验的文件属于保密文件，不得让项目以外人员随意借阅，不得随意复印。文档的借阅或调阅应该以文档管理 SOP 的形式加以管理。常见的归档文件需借阅流程包括但不限于首先需要向项目负责人递交相关文档借阅申请，在获得批准后方可通过文档专职管理员借出，且由文档管理员做好借阅登记记录，留下借阅人姓名与借出时间，并要求及时归还借出文件。文件管理员对于借阅后归还的文件应再次进行质量和完整性审核，确认无误后方可完成归档保存，并做好归还记录。图 3.16 展示了常见文档借阅管理流程。

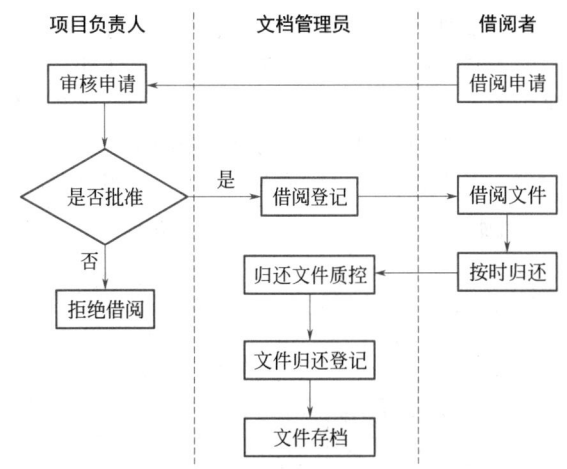

图 3.16　试验项目文档借阅管理流程示意

文件的长期存放应当尽可能地保证文件集的完整性、保密性和可检索性。在试验期间的文件存储需要考虑存放试验文件的存储柜做到安全可控。各国对文档保存期限的要求不尽相同。如有些国家规定研究机构应在安全的环境中保存试验文档至临床试验终止后 5 年，医疗器械的文档应保存至临床试验结束后 10 年，或根据和申办方之间的合同约定期限，按最长的保存期限要求进行存储。申办方需要对试验文档的销毁建立管理规程，制定允许试验文档销毁的时限，即申办方或研究者在试验结束若干年后，若认为试验文档无存储价值，经批准后方可销毁。当研究者准备在存放一定时间后或保存到规定年限后销毁试验文件时，必须事先征得申办方的同意，以免在试验结束后的若干年后，当有药政检查需求时，由于试验文件的销毁而无法再现试验的过程和试验结果的质量可靠性。

到达规定保存时间前，应做好文档延时保存或者文档销毁的准备工作。一个完整的 TMF 文档管理体系应该包括销毁文档的工作在内，TMF 销毁制度和相关 SOP 应提前制定完善，所有满足销毁条件的文档需要提前告知对应试验项目主要研究者、药物临床试验机构管理者及申办方负责人。按照约定，若有要求超过原规定保存年限的相关文档，需做好详细目录登记，按照原条件要求继续进行保存。对于不需要继续保存的文件，由专人把需要销毁的文件资料按照国家保密文件处理办法送至有资质的档案资料回收销毁公司，或按照相关规程自行销毁处理，同时做好登记，销毁过程中也应注意到试验文档的保密性。试验文档销毁可委托第三方统一管理销毁（图 3.17）。销毁前，有条件的申办方或研究机构可扫描纸质项目文件，销毁时摄像留存销毁过程记录，或建立完整的审批销毁文件的证明文件或记录文件，并保存相关记录及影像文件备查。申办方或研究者必须意识到临床试验文件记录了临床试验全过程，是药政部门进行新药审批的第一手资料和关键依据。文件销毁后即无法溯源，扫描文件为第二手资料，只能作辅助资料。此外，eTMF 系统文件具有不可预知的可破坏性，一旦破坏亦有可能不可逆转。这些试验文档的存储和销毁要求应当在申办方和研究者的试验合约中予以约定。

对于长期存放试验纸质文件来说，应当对存放环境的风险进行评估。需要考察的文档存储环境要求包括但不限于：

① 安全性　接触文件和存储间的进出需要有监控规程，文件柜和存储间的门需要装配安全锁，对于非授权人员接触文件的风险需要进行评估，存储间内的监控装置和存储间窗台离地面的高度需要进行检查，特别是窗台能否防范外力的恶意破坏并进入存储间。

② 存储地条件　水患风险防范措施及其自动预警能力需要进行认真评估，如水管爆裂、洪水的风险等。同时，也需要注意抽水装置和大型鼓风/吹干装置的配备，以备水患发生时能及时排干。这些装置需要定期检查其功能的运营正常，并做好维护记录。防火设施的完备性应当仔细检查，包括存储柜和存储间隔壁、楼上和楼下空间的活动和环境的风险及其影响，天花板和地面空隙处的风险及其影响等。

③ 存储空间大小　文档设备应当能够容纳所有试验文档的存放，对同一申办方及其试验文档记录/文件的长期存储应尽可能地集中放置，便于检索和监控。此外，如果未来还有其他文档会移交到相同地点进行存储的话，需要注意是否有备用存储柜或存储空间供使用。

④ 存储环境　需要检查长期存储环境的温湿度控制措施及其预警规程，防止文件的受潮和霉变，并避免阳光直射和灰尘/油烟的危害。也需要做好防盗和未经授权的接触、复制和阅读文件。

⑤ 虫害防范　需要防止啮齿类动物和昆虫类对文档的损毁。

对于纸质文档的存储来说，应按归档目录排放纸质文件顺序，用统一的资料盒编号包装整理，或放入指定的文件框中，精确记录文件存放位置。入库纸质文件按目录顺序扫描存档，如按照试验主文档参考模式的细分目录。必要时，建立电子扫描质控管理，保证电子版与纸质版的一致性，并做到定期同步更新。同时保存纸质和电子文件有助于防范纸质文件意外损毁后仍留有电子文本档案。对于 eTMF 而言，意味着试验记录、数据及其文件存储在服务器或便携式媒介载体上，如 USB、CD 或磁盘/带等。这类试验记录及其文件应当至少异地保存双份，如数据保存在某一服务器内，同时在不同地点亦有备份服务器存储着相同的试验记录、数据及其文件。此外，对于电子文档的接触监控和防止未经授权的人为修改，确保其唯一性和权威性是电子文档良好规范的必备要求。维护未来对试验记录及其文件的恢复十分重要。这包括系统（软件和硬件）能以原存储格式恢复试验记录、数据及其文件，或新的系统的使用能再现陈旧软件的记录，或能将数据转换成新的数据格式，以确保新的软件系统能实现不间断的原试验记录、数据及其文件的展现。由于电子技术的发展和存放媒介的多样化，需

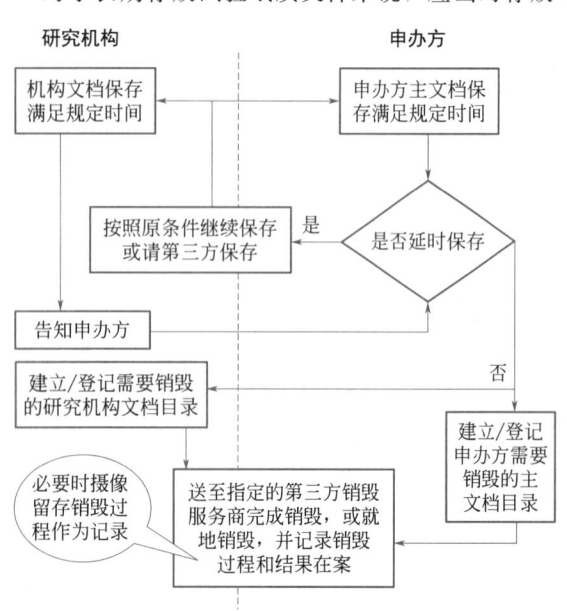

图 3.17　试验项目文档销毁管理流程示意

要注意不同媒介载体的文件格式的差异，或服务器对存储文件格式要求的差异，确保未来需要时文件的恢复。当需要将这些数据记录、数据及其文件迁移至新的媒介载体或转换为新的格式时，这种迁移流程需要进行合规性验证，并对验证过程做好记录报告，以便能在需要时可以显示这些迁移不会发生存储试验记录、数据及其文件或元数据的丢失、改变或损坏，以及整个过程的严谨性和可靠性能得到保障。这些要求和预期应当以书面标准规程的形式予以明确。

试验文档的保存需要根据每一试验项目的具体需求做好规划，在最后的试验结束阶段后的保存过程中做出详尽的记录。例如：

① 试验数据管理文件类别以及管理方式

• 所有纸质文件保存于×××公司×××办公室的档案室，其具备安全访问控制和烟雾报警装置；

• 所有纸质文件同时应扫描成电子文件归档；

• 电子文件保存地点与原纸质文件相同，保存位置为 F:\ Project 12345678；

• 试验文件夹目录结构参照：TMF Reference Model 3.0；

• 项目结束后所有电子文件刻录成光盘，各研究机构的受试者数据光盘将分别分发给相关研究机构，总体电子文件光盘保存在×××公司×××办公室的档案室的 YY 试验项目主文档中；

• 文档管理的责任人：Cathy Lucy（主文档管理经理）；

• 文档质控时间节点：FPI 后 1 个月以内、LPI 后 1 个月以内、数据库锁库后、试验结果报告完成和递交后。

② 保管方式　纸质和刻录光盘电子保管并存。

③ 保管期限　上市后 5 年。

存储试验数据的媒介载体有可能发生不自觉的损毁或退化。例如，某临床试验项目结束后，过去保存在 3.5 英尺❶软磁盘上的随机编码可能由于计算机技术的更新，现在已无法或很难被打开检查。未来对目前存储媒介载体的阅读功能也可能出现类似的情形。因此，除了维护这些存储媒介载体的良好存储条件外，定期转移试验数据、记录和文件到替代媒介载体的方法需要予以重视。同时，应当进行定期测试存储媒介载体的试验记录、数据及其文件的恢复和还原功能，以确保数据不间断再现能力的维持。

3.5.2　试验文档长期存储的标准实践

临床试验项目完成后，建立长期存储文档规程时需要的要素包括但不限于：

① 明确文档规程标准和要求；

② 建立文档检索和恢复流程，特别要关注在需要时能及时准确地查询和借阅；

③ 确保归档后仍然能产生可以供人员阅读的记录，特别涉及长期保存的电子记录、影像或图片时；

④ 存档的记录仍能保持记录的内容和所有关键属性；

⑤ 需要针对记录内容和性质，选择合宜的物理存储地点和存储条件的控制；

⑥ 归档后能够监控和及时发现记录可能出现的任何降解的现象，需要建立相关的定期检查和测试规程；

⑦ 档案记录的维护措施需要明确实施，以确保文档的持久性，如根据媒介的生命周期或 IT 技术发展，定期复制或迁移记录到新的数据保存媒介中；

⑧ 需要将电子记录转成纸质记录长期保存时，需要考虑转换规程的合规性、转换记录的准确性和完整性、转换后的保存持久性等。

鉴于数据转录或迁移对数据完整性和可信性的可能影响，数据迁移或转录过程必须严格计划、实施和验证，并做好迁移后的核查和记录工作。当电子记录被打印或存储为纸质形式时，需要注意电子记录的所有原始数据要素能被完整和准确地保存，包括元数据和稽查轨迹。因此，作为记录保存的质量管理操作规范，电子记录转成纸质记录保存时，需要对其中的核实和验证过程仔细计划并实施，以确保记录仍能保持原有质量和可信性。为了达到上述长期存档的基本要求，可以考虑的最低管理标准实践应包括：

① 指定专人负责，除了管理内部的文档外，还应协调文档在原地或由合同专门储存公司储存。

② 专门存储库专储和长期存档记录文件最好保存在统一尺寸和质量标准的文件箱内。

③ 同一项目研究文件信息应尽可能地集中存放。

④ 每个文件箱内都应含有档案目录。这份目录应一式两份，一份由文档员保管，一份留在专储文件箱内（表 3.10）。档案目录的信息应当包括以下内容：

• 试验项目名称和内含文件的种类，如中心档案、地方档案或研究机构档案；

• 标示文件箱编号和共有多少箱文件档案，如 3/25；

• 试验项目完成日期和存档日期；

• 内容物描述，如临床病例研究报告、受试者编号 0001—0025；

• 准备和装箱人员的姓名、签名和完成日期；

• 审核文件箱内容人员的姓名、签名和批准日期。

---

❶ 1 英尺 = 0.3048 米。

表 3.10　临床试验项目主档案存档目录表

临床试验项目名称：				
临床试验项目编号：		文件档案箱总数：　　　　盒	申办方名称	
研究项目完成日期：		试验项目文件存档日期：		
文件档案专用箱内容物				
箱号： 内容物：			文件类别： 评语：	
箱号： 内容物：			文件类别： 评语：	
箱号： 内容物：			文件类别： 评语：	
装箱人			**批准人**	
姓名：	装箱日期：		姓名：	审核日期：
签名：	签名日期：		签名：	批准日期：
本主档案目录一式两份，申办方和合同存储库各执一份			版本：原版 版本日期：2006/4/20	

⑤ 每个专储箱必须有独特的识别编号或标记。

⑥ 文件档案专储箱外必须贴有标签，标示申办方的名称和地址、档案协理员的联系方式和信息，以及存档日期。

⑦ 如果需要将文件档案专储箱转移至外部专门存储库储藏，应当建立转运程序及其相关的转运登记制度（表 3.11）。

⑧ 每个专储箱内应当有一份登记录，无论谁借阅或归还专储箱内文件，或接收专储箱文件都应在此记录上登记并签名。

⑨ 在稽查或检查要求下，文件从档案库中取出并送交稽查员的时间从要求文件时算起，不应超过 24 小时。紧急情况下可以要求在若干小时内送达。

⑩ 任何存储库的文档审阅的要求，都必须完成借阅或归还登记程序。

⑪ 如果有新文件加入专储箱内，登记目录必须更新。

表 3.11　专门存储库主文档登录表

临床试验项目名称：								
临床试验项目编号：					申办方名称：			
存储库名称和地址：								
箱号	试验项目编号	试验完成日期	入库日期	状态①	责任人姓名	保存结束日期	文件箱内容物	评语
117	BCA-201	1985/1/1	1985/4/5	D	×××	2001/4/30	研究机构＃001(×××博士)文档(4/4)	销毁证明存于库存档案夹中
102	ABC-12	2006/4/14	2006/6/12	A	×××	2015/5/15	临床病例研究报告(受试者2001—2015)	
120	XYZ-200	1995/1/1	1995/4/5	A	×××	2006/4/30 2010/4/30	研究机构＃003(×××博士)文档(4/4) 中心文档(15/15)	保存结束日期延长至2010/4/30
115	H-2003	2000/11/11	2000/12/15	A/S	×××	2015/11/11	美国地方文档(10/12)	1.1和2.3部分应申办方要求借阅(2007/4/5)

① 用以下标记标示存储状态：A（入库），S（退还申办方），D（存档文件销毁）。

版本：第一版
版本日期：2006/5/20

研究机构的文档长期存储应当比照上述标准实施。如果研究机构批准将试验文档转运至外部专门存储，档案协理员或临床试验助理有责任准备文件档案存储箱、标识标签和研究机构文档目录表（表3.12）以及存储协议，并在监查员或项目经理的协助下将上述存储物件交予研究机构，以便他们完成装箱封存程序。存储协议必须要求研究者代表研究机构，监查员或项目经理代表申办方签名，并清楚地表明研究者仍然是文件档案箱的拥有者，申办方人员不被允许随意开启文件箱的封条。研究者在完成文件档案的装箱后，必须保存一份文档目录，以便必要时可以答复申办方、稽查员或检查员的文档要求。研究机构对于文件存储要求应当建立标准操作规程。监查员有责任教导和培训研究者和研究机构对上述建立、维护和存储临床试验项目文件档案的程序。

总之，GDP 贯穿于临床试验的日常工作中。遵循它的原则和规范有助于保障受试者的安全性和提高数据记录的可靠性。如果在实践中对于特殊的文档要求不清楚或有疑问，应当咨询原文件的制造者或参考所在公司的有关药品文档标准操作规程。

表 3.12　研究机构文档专储库登录表

临床试验项目名称：			
临床试验项目编号：	文件档案箱总数：　　盒		申办方名称：
研究项目完成日期：		试验项目文件存档日期：	
研究者姓名：		研究机构编号：	
文件档案专用箱内容物		**如果文件箱需要被打开**	
箱号： 内容物：		开启者： 开启日期： 文件档案箱是原封吗？　□是　　□否 责任人签名：	
箱号： 内容物：		开启者： 开启日期： 文件档案箱是原封吗？　□是　　□否 责任人签名：	
档案存储协议			
• 上述临床试验项目文件档案由＜申办方名称＞协助存入＜专储库名称＞,但文件档案归属权仍属研究者所有 • 研究文件档案将在特定的专门存储库的适宜环境下存放。研究者需要索取或转移档案箱时,需通知申办方的监查员知晓 • ＜申办方名称＞无权擅自开启封条,取阅文件箱内的内容物,除非研究者或研究机构的代表同意这样做 • 在稽查或检查情况下,研究者应当在稽查或检查前尽快联络＜申办方名称＞,以便协调文件档案箱能尽快返回研究机构 • 任何开启返回文件档案都应当记录在案,并且开启责任人需要在上述签名处签名 • 重新封闭和退还文件档案箱应当完成新的研究机构存档表 • 如果研究者不再继续在原研究机构工作,但文件档案箱被要求返回研究机构时,研究机构负责人或继承者可以向申办方提出书面申请			
＜研究机构名称＞ 研究者姓名： 研究者签名：　　　　　　　　　　签名 日期：		＜申办方名称＞ 监查员姓名： 监查员签名：　　　　　　　　　　签名 日期：	
本临床试验档案登记表一式三份,研究机构、监查员和档案库各执一份		版本:修正版 2 版本日期:2006/4/15	

（刘　川）

第 4 章
临床试验数据质量与可信性

一个药品/器械能被批准上市，至少有两个方面的条件，即在整个药品/器械的生命周期中显示着有益的风险-受益比，以及药品/器械研发和上市后都满足相关药政法规和质量要求。显然，要达到这些条件，临床试验质量（quality）和数据可信性（integrity）是对试验药物/器械有效性和安全性进行科学和公正评价的基础。这里的可信性是指真实可靠性。临床试验过程的规范化和标准化，可以保证临床试验及其数据的质量，而规范化和标准化的实践反过来又可推动和提高实际工作的效率和可靠性。目前，国际上针对临床试验质量及其数据可信性管理的标准规范较为完备，对试验数据管理规程指南或条例，以及执行力度都较为成熟。所谓法规标准和指导原则是人们在专业工作中必须遵循或普遍被接受作为行为或过程的借鉴基础。在临床试验中，它可以保障数据的采集、存储、报告、分析和存档过程在不同临床研究实践中都保持一致性，并使得药政部门在评价临床试验行为和数据结果时能最大限度地对所有申办方和申报数据保持恒定的评判标准。近年来，随着电子技术的不断发展和完善，越来越多的临床试验数据质量管理新理念及其实践、电子临床系统新技术也日渐介入临床试验数据管理领域。为此，国际社会和各国监管部门都在不断出台不少新的法规、政策和指导原则，以使临床试验数据管理规程更加标准化，为保障临床试验中受试者的权益和试验数据的质量与真实完整性提供了良好的环境，也为临床试验数据管理的未来发展更加规范做好了准备。本章节将从临床试验质量管理及其数据可信性规范的角度，对临床数据质量管理及其真实完整性法规和标准予以概述，以使临床试验从业人员能对临床数据质量监管要求的基础有所了解和应用。

4.1 临床试验数据管理药政法规和指导原则概述

4.1.1 临床试验数据质量和可信性管理相关的医学通则规范

众所周知，伦理原则来源于《赫尔辛基宣言》，而《赫尔辛基宣言》是世界医生协会对医护职业伦理

道德的根本要求，是全球救死扶伤医务工作者共同遵循的职业准则。临床试验实施的主要场所是医院（即研究机构），由医生兼任研究者在医疗环境下，依据试验方案完成患者试验药物/器械治疗的有效性和安全性的评价。因此，伦理原则和规范原则相辅相成，构成了 GCP 的原则，并成为临床试验行为准则的基础（图 4.1）。

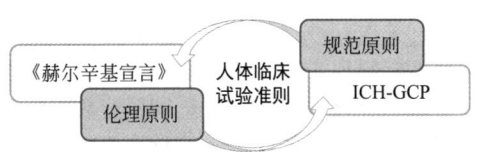

图 4.1 临床试验实施行为准则的基础

4.1.1.1 《赫尔辛基宣言》

1964 年第一次颁布的《世界医学协会赫尔辛基宣言》制定了涉及人体的医学研究的道德原则，以后又经多次修改。其是一份以人体作为受试对象的生物医学研究的伦理原则和限制条件，也是全球关于人体临床研究伦理道德规范的基石（World Medical Association，2013）。任何不遵循该宣言而产生的临床试验数据及其结果都是不被认可和接受的。该宣言认为医学的进步是以研究为基础，这些研究在一定程度上最终依赖于以人体作为受试者的临床试验。《赫尔辛基宣言》的核心概念包括 3 个方面，即研究方案由独立伦理审查委员会（IEC）批准、研究者应对受试者的医疗负责和受试者的书面知情同意书规程。规范的 6 项基本原则是：①受试者的利益高于一切，即接受试验者需要在清醒下同意；②接受试验者需要对试验的概括有了解；③试验目的是寻求新的医疗方法；④试验前须先有实验室或动物实验的安全有效证据；⑤由于为将来寻求方法，若试验使人身心受损需立即停止；⑥要先拟好试验失败的补偿措施，才可能在合规机制的监督下实施，再由有资质的研究者开展临床试验。

4.1.1.2 数据隐私和数据保护药政监管要求

出于道德与法律原因，临床试验受试者的隐私必须得到保护。ICH E6 指南规定："能识别受试者身份的记录的保密性应按照适用监管要求的隐私与保密原则予以保护。"按照欧盟的定义（参见 4.1.5.3 节，

图 4.6），个人和私密信息指任何直接或间接已识别或可识别的自然人（数据对象）的信息；可识别个人即指可以通过一两个识别码或一个或多个与身体、心理、精神、经济、文化或社会身份有关的具体要素等，被直接或间接识别的个人。在美国《健康保险携带和责任法案》（Health Insurance Portability and Accountability Act，HIPPA）（US, 1996）的相关标准中，其包括健康信息的子集，即从个人身上采集的人口学统计信息。

① 这些信息是由医护人员、医护计划、雇主或医护相关公司所创建的。

② 这些信息是与个人的过去、现在或将来身体或精神健康有关的信息，或过去、现在或将来因向个人提供健康护理而支付的费用，并

- 可识别出个人。
- 可合理认为该信息用于识别个人。

这些有关医疗数据信息安全和隐私数据信息都需要遵循个人资料保护的相关标准，即保护任何可确定受试者身份的直接或间接的信息。虽然数据隐私的要求各国不尽相同，但对受试者的数据采集与管理的最低标准应包括但不限于：

① 所有研究人员（包括供应商）接受适当培训；

② 资料采集工具带有最低限度的受试者识别符，如 CRF 设计、数据转入要求；

③ 确保个人资料不可识别；

④ 维持审查流程，确保符合当前的监管环境；

⑤ 采取常规的和电子化的安全措施，电子系统必须按照相应使用目的经过验证，并在试验中保持验证状态。

在临床试验中任何形式的个人健康或医疗记录信息的存储、维护和传输，都必须严格遵循个人/私密信息隐私性和保密性的条例规定。这些规定应当贯穿在相关领域的数据隐私质量管理体系中，包括但不限于：

① 能获取数据的供应商；

② 实验室（临床与生物分析）数据；

③ 数据迁移/转移；

④ 计算机与网络安全；

⑤ 数据采集，特别是涉及遗传信息。

个人隐私条例规定了涉及个人健康或医疗信息数据的内容（参见 2.3.2 节），又称保护健康信息（protected health information，PHI），无论以何种媒介存储，如纸质、电子或口头，都需要严格监控相关他人或机构对数据信息的使用，其隐私保护的具体实践表现为：

① 受试者的个人健康或医疗记录数据信息不能通过直接的身份信息或间接的推断识别出；

② 所涉个人有权了解和控制自己的信息是如何被使用和披露的；

③ 任何涉及数据所有权的个人有权知道他们的什么信息会被收集，谁拥有权力接触到这些数据，他们的数据如何被使用或披露，包括检查和获得他们健康记录的权利和要求修正的权利；

④ 受试者需要被告知他们的个人信息在移除了个人身份信息的前提下，只用于相关试验药物或医学研究的目的，以及哪些情况下他们的个人信息可以被授权的他人和监管部门披露或使用。

值得指出的是，试验数据安全和隐私是两种不同内容，不能被混为一谈。在 HIPPA 涉及安全的条例中，将安全标准分为 3 种，以保护信息数据系统的保密性、一致性和可用性，即

① 管理上的防护（administrative safeguard）建立和落实安全的管理策略。

② 物理设备上的防护（physical safeguard）保护计算机系统及其运营环境和设备免受自然灾害或人为破坏的措施。

③ 技术上的防护（technical safeguard）保护和监控数据的访问技术或手段的落实。

无论纸质或电子临床系统的临床试验，这些安全标准都应当在临床试验数据源及其数据库的管理中加以实施。任何涉及个人信息隐私原则都需要通过知情同意的方式告知受试者，并要求他们在知情同意书上签字表示同意或允许其敏感个人健康或医疗信息有条件地被使用或披露。

从数据保护的角度看，临床试验过程中主要涉及数据保密和安全保护、数据接触访问控制和数据隐私保护三个方面。根据这些数据隐私和数据保护的全球药政监管要求，临床试验中相关数据隐私及保护实践的基本原则可以归纳如下：

（1）数据采集与应用目的明确 试验方案和试验项目知情同意书应当明确个人资料信息收集应用的目的和范围，且不应超过界定范围应用。例如，受试者需要被告知他们的 PHI 在移除了个人身份信息的前提下，只用于相关试验药物或医学研究的目的，以及哪些情况下这些 PHI 可以被授权的他人和药政部门披露或使用。

（2）数据处理和存储中的安全性 所有采集的试验数据均应确保其保密和安全性，这要求采取适当的安全措施和方法对数据进行处理，包括合宜的技术或措施手段应用，以防范数据未经授权的接触或未有监控的处理，在不知情的情况下的丢失或被篡改等。例如，电子临床系统的验证和维护验证状态、系统的登

录权限控制等措施。

（3）数据接触参与主体责任　任何临床试验的数据所属权及其接触主体必须符合 GCP 原则和规范要求，如研究机构的受试者数据申办方不应具有排他性的拥有权，数据主体的接触者应明确具有不同意、质疑、访问、修改、记录、更正、留痕删除、限制处理、撤销、提取 PHI 数据权益等。例如，不同申办方或研究者之间的方案、项目合约条款、采集的数据等信息不应在未经授权的情况下无限制地披露、分享、泄露或交换。即使在被允许交换或分享的情况下，也应注意信息的扩散范围，分享文件的格式以不宜或未经许可/知悉不得接触或修改等形式，如采用禁止修改的 PDF 版本、密码打开文件限制性条件等。

（4）数据最小化采集原则　当采集的试验数据超出方案需求量，或与方案无关联性，则应限制或禁止试验数据的采集。也就是说，试验项目应允许仅采集 PHI 使用目的相关的必要数据。例如，某方案要求进行受试者组织切片的提取和分析。从临床实践来看，制作 3 张组织切片足以分析或评估出方案所要求的疗效或安全性阈值结果。此时，申办方在方案实验室检查计划中却提出需要制作五张组织切片，且无法给出多出的两张组织切片的应用目的及与方案需求关联性的科学依据，或给出的说明不足以支持药政或伦理批准基础。此时可以被认为超出数据采集最小化原则。

（5）数据管理流程公开透明　试验项目的数据管理流程应按照公开透明的标准操作规程行事，有助于再现试验 PHI 数据流过程是以合法、公平和透明的方式进行的。例如，涉及 PHI 基因分析的知情同意需要包含两个方面的样本处理流程说明，使受试者了解其样本识别号码或标志在临床试验受试者记录中何时或进展到哪一步需要匿名化和去名化，这些样本编码后的接触、处理、应用或撤回的权益或要求都有哪些（参见 2.3.4 节）等。

（6）维护试验数据的准确性　试验数据的准确性对试验结果科学性和可信性意义重大。ALCOA 原则亦要求试验相关 PHI 数据应保持准确和真实完整性。必要时数据更新十分必要，但更新的方式和过程应当遵循合规的操作规程进行，不准确的 PHI 数据在进行必要的更新处理后，如何满足溯源性要求是申办方和研究者必须关注和执行的关键环节之一。例如，试验源数据核查（SDV）、数据管理的数据质疑和研究者的病史记录的准确性等都是维护数据准确的规程实践。

（7）数据管理的权责清晰　临床试验数据的溯源性要求可以较好地诠释权责的数据流管理标准。对试验数据申办方和研究者而言，数据持有者应对数据流中职责负责，并有证据表明在各自的数据流中切实符合数据隐私保护的原则及其要求，对造成的 PHI 主体合法权益的非伦理或违规损害必须承担相应的责任。例如，在临床试验过程中，数据流管理的权责分工可以简单地概述为：

① 数据保护官（DPO）　这个角色是欧盟 GDPR 中提出的（参见 4.1.5.3（2）⑤），可以由申办方最高管理负责人或 QA 负责人承担。其负责数据隐私保护管理规程的制定，培训和教育申办方试验项目干系人对规程实施的义务，并监督和跟踪相关规程的实施与问题整改。

② 临床试验职能部门负责人　引导和监督数据隐私与保护规程在职能部门的执行，并为职能部门对相关规程的实践制定和执行相应的绩效管理和评估体系。

③ 项目经理　管理试验项目数据隐私与保护在试验项目实施中的执行，并在相关项目管理计划和临床监查计划中对数据隐私与保护的具体要求做出规定要求，确保项目团队人员、第三方服务商、研究机构项目团队人员等都了解和执行数据隐私与保护的要求，特别应关注试验项目中相关规程培训、数据采集、系统应用、传输、处理和报告的数据隐私与保护标准实践满足药政法规要求。

④ 临床监查员　进行 SDV 时，确保数据的准确性和可靠性，并在需要收集相关试验证据文件时注意数据脱敏或隐私手工处理的程序要求。

⑤ 数据管理员　确保 CRF 及相关数据采集目标和系统设计/建立中符合数据最小化采集原则，数据系统接触的权限管理控制，以及数据传输与存储中的保密性和安全性得到保障。

⑥ 统计师　对受试者入组编码负责，以最大限度地确保受试者隐私信息和数据采集不会违反 GCP，并能满足方案数据收集的要求。

⑦ 数据编程员　采取必需的数据处理技术对收集入数据库的数据进行数据脱敏处理，并保证数据库个人数据的保密和安全性。

⑧ 医学撰写者　按照数据最小化采集原则，设计方案中临床采集数据量、实验室检测数据点和所需受试者有效性临床评估表（COA/PRO）。

⑨ 伦理委员会　确保试验相关流程权责分工与文件（如 ICF 等）满足数据采集公开、透明和符合试验目的等药政法规要求，监督和管理数据隐私保护实践的合规性。

⑩ 临床研究者和临床协调员　确保受试者记录的准确性和真实完整性，并在与申办方项目经理和/或监查员的数据及文件交换中做好数据脱敏管理。

⑪ 第三方服务商　对试验项目中数据采集、交接、传输、处理、存储和报告的准确性，系统工具可靠性，数据隐私保护负责。

（8）电子系统的数据隐私与保护　电子受试者 PHI 数据的处理原则与纸质试验数据要求相同，不能披露能够关联受试者个人身份的信息，通过编码形式呈现等。对于电子临床系统而言，需要满足药政法规对电子临床系统的数据保护基本原则，从系统验证、维护验证状态、变更管理，到系统下线后的数据存储监控等各环节都实施数据隐私保护的规范管理。

为了满足上述数据隐私和数据保护的药政要求，申办方和研究者在临床试验中都应首先建立试验数据隐私保护的 SOP，并做好相关干系人的培训，以便在项目执行过程中实施与监控，使临床试验项目干系人明白和了解数据隐私与保护政策要求以及受试者数据采集关系中的职责所在。在项目管理中，需关注的因素包括但不限于：

① 试验项目启动阶段建立数据流的隐私保护风险评估，如数据采集、传输、处理、维护、报告等环节的风险，第三方服务商介入可能增加的风险等。

② 在项目管理计划或临床监查计划中，对涉及 PHI 的数据信息应明确数据/文件收集、传输、处理、访问和维护的隐私保护要求，包括对电子临床系统应用和电子数据的隐私保护应用措施等。

③ 在试验生物样本采集和设计 CRF 数据采集表和数据库设计中遵循数据最小化原则。

④ 在传输或收集外部数据及受试者源数据文件时，注意做好受试者 PHI 数据的预处理，或采取一些物理层面技术和措施尽可能减少个人信息的收集。

⑤ 建立和实施所涉电子临床试验的访问权限控制和留痕监控规程。

⑥ 在建立数据采集、收集和传输流程准备阶段，建立数据脱敏管理规程，并在试验项目过程中切实按照数据脱敏管理流程行事。可以采取的数据脱敏方法包括但不限于数据文件编码或再编码、自由文本信息重新自由编辑、替换受试者相关原始信息和关键原始或日期信息（如出生日期）、删除或编辑修改关键个人识别信息、加密措施、个人信息或文件（如影像记录、记录媒介、数据库数据等）设置屏蔽或去标识、不透明胶带或其他手工方法覆盖敏感 PHI 数据，并赋予编码或代码信息（匹配目的）、关闭数据文件间超链接等。

⑦ 涉及数据存储和传输时，建立和实施数据加密保护和数据访问权限控制措施。

⑧ 试验项目过程中，建立数据隐私与保护问题日志制度，及时报告和跟踪数据隐私与保护的违规事件，必要时启动相关 CAPA 流程。一旦发生数据隐私和保护违规事件，项目管理人员和质量保证部门需要及时做好违规问题的严重性及其根源分析，并按照风险管理计划实施应对措施。

⑨ 试验结束时，切实做好相关数据隐私与保护的经验教训总结和文档保存，并按照风险管理的 SOP，对数据隐私与保护总结报告与项目团队和申办方内部人员进行分享，以促使试验项目干系人形成数据隐私与保护的意识和管理习惯。

总之，随着 GCP 的不断发展和药政法规要求的持续提高，数据隐私与保护在临床试验项目全生命周期中的地位和管理规程建立与实施，必须得到申办方与研究者的高度重视。

4.1.2　与动物研究相关的 GLP

《药物非临床研究质量管理规范》（good laboratory practice，GLP），又称《标准实验室规范》（OECD，2007）。1972 年新西兰和丹麦首先提出 GLP 的概念，之后美国于 1978 年针对国内一系列非临床研究欺诈和不合规行为开始采纳这一概念。1992 年国际经济合作和发展组织（OECD）正式开始推行 GLP 原则，并逐步被世界各国所接受。GLP 是就实验室研究从计划、实验、监督、记录到报告等一系列管理规范，针对实验室组织架构、工作方法和硬件条件所提出的法规要求，涉及实验室工作的所有方面。GLP 旨在严格控制化学品安全性评价实验的各个环节，即严格控制可能影响实验结果准确性的各种主/客观因素，降低试验误差，确保试验结果的准确性、真实性和可靠性，促进试验质量的提高，加强登记、药政评审的科学性、准确性和公正性，更好地保护人类健康和环境安全。有关 GLP 的详尽概述参见 1.3 节。简而言之，由于 GLP 适用于所有的分析仪器和分析工作，在临床试验中从事检测或评价人体样本的分析检测，如血/尿液样本、组织样本、生物等效性分析、PK/PD 分析等，必须遵循和实施 GLP，并建立相关 SOP，以确保递交的分析数据结果具备科学性、规范性和可信性而被药政部门接受。

4.1.3　与人体临床试验有关的 ICH-GCP 和指导原则

与临床试验数据管理相关的国际监管法规、规范和指导原则都是围绕着国际协调会议提出的《人用药品注册技术要求国际协调会议-药物临床试验质量管理规范》（ICH-GCP）的原则建立的。ICH-GCP 对临床试验数据管理质量提出了数据的追溯性、清晰性、及时性、原始性和准确性的原则。本节就几个主要的普遍被各国药政部门和行业同仁借鉴并遵循的监管法规、指导原则和标准要求予以概述。

4.1.3.1　GCP

GCP 的原则要求任何临床试验都必须建立在伦理、科学和合规的基础上，其目标是保护受试者，即保护他们的安全性、知情权、隐私保护权、拒绝权和任何时候都具有退出权等；提倡研究数据的真实完整性来确保数据的可靠性，即任何临床试验研究必须有良好的科学性，研究过程的合规性和研究结果的准确性等；要求运用质量体系来确保所有研究程序的一致性，涉及临床试验过程的所有角色，如研究者、申办方和伦理委员会，都必须有明确的职责定位，并建立完善的 SOP 等。GCP 包括了 13 个国际认可的伦理和质量原则（参见 1.1.3 节）。遵循了 GCP 原则，临床试验受试者可以得到充分的保护，试验过程和结果都具有良好的科学性；不遵循 GCP 原则会导致受试者不能得到保护，且处于危险之中，试验得到的数据资料也缺乏可信性，从而导致药政部门不会接受和认可在违背 GCP 环境中得到的试验结果的申报。

4.1.3.2　ICH-GCP

ICH-GCP（ICH，2016）是在《赫尔辛基宣言》基础上进一步提出的国际普遍遵循的临床试验指导原则，它对临床试验中申办方、研究机构和伦理委员会的伦理行为和数据质量管理规范都提出了具体的标准和要求，是全球临床试验质量管理和规范评价试验药物安全性和有效性的基础。ICH-GCP 共由三个文件组成，即 E6（临床试验质量管理规范）、E6A 附录（研究者手册）和 E6B 附录（临床试验的基本文件要求）。这些文件要求临床试验必须符合《赫尔辛基宣言》要求的伦理原则，临床试验方案必须具备科学性和合理性，以确保人体临床试验的安全性。ICH-GCP 要求在临床试验数据质量和科学性都同时得到保障时，数据的准确性也应当有充足的源文件支持以供查验，所有试验信息必须正确记录、保存并妥善管理，受试者的信息必须被正确地保管且不可外泄。

ICH-GCP 指出在产生用于药政申报为目的的临床试验数据时都应当遵循这个指南，其目的是建立全球普遍认可的临床试验统一标准，使各国的药政部门能相互认可临床数据。根据 ICH-GCP，临床试验的

有效性评价必须包含有效性参数的详细内容，并对评价、记录和分析有效性参数的方法和时机制定详尽的计划。临床试验的安全性评价也必须对安全性参数予以详述，同样对评价、记录和分析安全性参数的方法和时机也制定计划，特别对安全性报告和记录、不良事件、内在自身疾病记录、受试者不良事件后的随访类别和时间长度做出相应的规定。依据 ICH E9，临床试验中需要建立数据安全监督委员会（data and safety monitoring board，DSMB），以评价临床试验进展中有效性和安全性数据和主要疗效终点，并根据试验数据信息的评判向申办方推荐是否继续、修正或终止进行中的临床试验。

4.1.3.3　临床试验安全性数据管理系列文件

药物安全性一直是药物临床研发过程乃至上市后的临床运用中人们密切关注的重要问题。为此，ICH 针对临床研究药物安全性的监督管理制定了一系列指导性文件（表 4.1）。在临床试验和上市药物的安全性监督、报告和管理方面，遵循这些规范和要求已成为国际医药领域的共识。

4.1.3.4　临床试验有效性数据管理系列文件

ICH 有效性指导原则是一套完整的指南，涵盖临床研究的设计、实施、分析和报告。除了 ICH E6 外，ICH 在若干国际临床试验指导性文件中都有涉及临床试验有效性数据管理要求的明确阐述。表 4.2 对这些临床试验有效性数据管理的标准和要求作出了总结。实际上，其中的许多标准和要求已经在欧美国家和我国参照执行。

表 4.1　临床试验安全性数据管理的 ICH 指南

ICH 号	文件	用途
E1	用于长期治疗非威胁生命状况的药物临床安全性	提出用于对长期或反复服用治疗非致命性慢性病（>6 个月）药物的安全性评价原则。在临床药物开发阶段的安全性数据评价需要识别和量化药物在合理的时间周期中（相当于长期服用期）的安全性
E2A	临床安全性数据管理：加速报告制度的定义和标准	综合了与 CIOMS I 和 II 递交安全性报告和处理加速报告机制的标准定义和术语有关的许多概念，提出不良事件或经历（AE）、不良药物反应（ADR）、未知不良药物反应、严重不良事件或药物反应的定义以及在临床试验中加速报告这些事件或反应的程序、时间、方式、最小报告要素，SAE 报告的盲态管理程序，试验药物或对照药物的管理流程和试验项目后追踪不良事件的时长等
E2B（R3）	临床安全性数据管理：个案安全性报告递交的数据要素（ICSR）	描述在报告和评价临床试验不良事件或药物不良反应时，需要考察哪些与试验药物有关的数据参数
E2B（R3）	临床安全性数据管理：个案安全报告的电子递交	这是一个目前仍在起草中的 E2B 的工作指导文件。主要针对电子临床系统对安全性报告的规范和管理
E2C（R2）	周期性风险-受益评价报告（PBRER）	描述周期性风险-受益评价报告的规范标准，包括报告格式、内容、递交的概述要点等。适用于已上市药物，包括打算批准上市药物的安全性监督管理规程的建立
E2D	上市后安全性数据管理：加速报告的定义和报告	相对于 E2A 针对上市前要求安全性数据管理标准而言，E2D 主要针对上市后药物安全性信息的报告和管理，并给出了加速报告的定义和标准，进而与 E2A 一起构成了对药物全生命周期的安全性数据管理。E2A 的一些概念同样也适用于上市后的药物安全性的加速报告

ICH 号	文件	用途
E2E	药物警戒计划	用于上市药品或待上市药物制定药物警戒活动的安全性专属指导性文件。其中涉及的安全规程和药物警戒计划的要素可以在递交的通用技术文件（CTD）中体现。该文件描述了如何总结重要的药物可识别风险，重要的潜在风险和重要的缺失信息，包括潜在的处于危险的人群和药物批准前尚未研究的安全风险情形。但该文件并未涉及减少药物风险的方法
E2F	建立安全性更新报告（DSUR）	描述了研发阶段药物（包括上市药品）年度定期安全性报告的标准，包括 DSUR 的格式和内容要求等
E14	QT/QTc 间隙延长的临床评价	详见 20.5 节
E19	优化安全性数据采集	提出在上市前后期临床试验和上市后临床研究中采用安全性数据采集统一标准方法，以及如何实施这些方法的指导建议；确认患者权益保护尤为关键。通过制定安全性数据采集目标，可以减轻患者负担，更有效地扩大临床试验规模，更好地服务于公众保健。这些与依据风险的临床研究原则应用相吻合
M1	监管活动医学词典（MedDRA）	用于编码归类不良事件的医学术语，用于临床试验结果报告的安全性数据的收集、分析和交流
M3	非临床安全性研究用于支持药物人体临床试验和上市申报指南	这个指南目的是促进新药安全和符合伦理的开发，提出非临床安全性研究用于支持药物人体临床试验及其上市申报的统一标准，以降低不同地区之间可能存在的大量差异要求对临床试验和申报的影响
M5	药物词典的数据元素和标准	这个指南打算将医药产品术语，及其相关受控词汇，如使用方法、测量单位、电子交换标准、技术信息属性等采用统一的全球标准，结合 ICH、HL-7 和 ISO 的已有全球标准，使药政和业界的相互交流和报告途径更为顺畅

表 4.2　临床试验有效性数据管理的 ICH 指南

ICH 号	文件	描述
E3	临床研究报告的结构和内涵	描述了临床研究报告中应如何将临床有效性和安全性数据，如人口学属性数据、关键有效性指标分析、药物和对照组受试者的有效性观察比较等，及其统计分析方法和结果展现在报告的表格、列表和图表中；试验方案、病例报告表、相关研究者信、试验药物和对照药物信息，以及统计文件等包含在报告的附录中
E4	支持药品注册的剂量-效应信息	• 描述了临床试验中如何确定和管理试验药物剂量、血药浓度和临床受益的关系 • 阐述了不同临床试验设计方法中药物剂量及其血药浓度/临床受益的管理和数据分析方法
E5	接收国外临床数据的种族因素	• 定义临床试验数据种族适用性的监管要求，以及如何进行和管理桥接临床试验数据以支持跨种族试验药物应用的药政策略和实施标准 • 对国外临床试验数据用于支持其他申请国的药政考量要素，以减少临床试验数据的重复性验证，使国外临床数据在他国更易被接受
E8	临床试验的一般考虑	• 全面介绍了临床研发、临床研究中的质量设计，并将重点放在那些对研究质量至关重要的因素上。应以综合、整体的方式考虑和使用指导原则，而不是将一个指导原则或小节单独孤立于其他指导原则 • 明确临床试验相关术语、一般原则和方法，便于国外临床试验数据评估和接收有依可循 • 提出 ICH 对临床安全性和有效性文件审核的要求 • 总结临床试验中常用临床安全性和有效性的术语，便于对所含这些术语的文件的理解
E9	临床试验的统计学指导原则	• 这是对 ICH E6 临床试验质量规范指导原则应用于临床试验数据统计分析及其管理领域的延展性指导文件，并对统一化的试验数据统计方法原则应用于临床试验设计、实施、分析、评价和报告作出了详尽的阐述。已被国际临床试验行业（包括我国）普遍采纳并实施 • 提出的两类临床试验数据监督原则具有重要的现实意义，即：①通过鉴别逻辑或数据质量问题，即招募、慰留、试验方案偏离问题等，鉴别澄清数据终点的证据的必要性，鉴别用于计划和设计试验方案的研究假设的问题，如样本规模的合理性等，监督临床试验的质量；②监督治疗组别实效结果的比较来管理临床试验的风险和受益，即有效性和安全性的比较，监督试验参与者的伦理职责，如中期分析显示试验对参与者有害，试验必须终止，中期分析显示试验对治疗有非常显著的优势益处，试验亦可以终止

续表

ICH 号	文件	描述
E17	计划/设计国际多中心临床试验的一般考虑	• 本指南适用于化学药物和生物药物相关的整个临床研发的生命周期,但有些部分可能不适用于所有产品项目,如预防性疫苗剂量探索的药动学研究等提出一个试验方案用于国际多中心试验应遵循的原则 • 提出国际多中心试验(MRCT)应考虑试验数据递交多国药政部门时应同时满足各国监管要求的指导原则,需要考虑上市后各国对药品的药政要求及其临床研究 • 给出 MRCT 实施的基本考虑要素,并建议 MRCT 规划和计划时的一般考虑要点
M2	监管信息转录的电子标准(ESTRI)	• 针对规范临床试验数据电子标准的文件,通过评价、推荐、公开和非专利的方式尽可能地来促进国家药政申报数据转移和交流的电子标准规程 • 详尽说明: 　- 个人病例安全报告(ICSR) 　- 电子通用技术文件(eCTD) 　- 研究标签文件(STF)规格要求
M4	通用技术文件(CTD)	为全球各国统一药政申报程序和文件要求所制定的国际新药申请文件标准。我国已开始采纳该文件标准用于药政申报。其中的第 5 模块列出了临床试验数据的具体要求,如临床 PK/PD 和相关体外数据的管理及其评价分析、临床微生物或免疫学研究的数据管理和分析,以及临床安全性和有效性数据管理和分析等
M8	电子通用技术文件(eCTD)	这是 ICH M4 的延展性文件。主要针对电子递交 CTD 的情况下,如何对临床试验数据管理及其分析结果作出相应调整的规范要求,并对电子系统的验证标准提出了要求

依据 ICH E8 有关临床试验一般考虑因素指南,临床试验全生命周期的考量要素分别在若干 ICH E 系列中予以了概述,即

（1）临床设计与结果分析

① ICH E4——剂量-效应研究;

② ICH E9——临床试验统计学原则;

③ ICH E10——临床试验对照组别的选择;

④ ICH E17——多区域临床试验。

（2）临床试验运营和报告

① ICH E3——临床研究报告;

② ICH E6——临床试验质量管理规范。

（3）临床试验安全性报告

① ICH E1——用于长期治疗的药物临床安全性;

② ICH E2A-E2F——药物警戒;

③ ICH E14——临床对 QTc 的评价;

④ ICH E19——安全性数据收集。

（4）临床试验受试者管理

① ICH E5——种族因素;

② ICH E7——老年人群的临床试验;

③ ICH E11-E11A——儿童人群的临床试验;

④ ICH E12——按照治疗药物类别进行临床评价。

（5）遗传/基因学管理

① ICH E15——药物基因组的资质认定;

② ICH E16——基因标志物特性;

③ ICH E18——基因取样。

表 4.3 总结了 ICH 涉及的临床试验关键质量因素标准及其要求（ICH E8，2019）。随着新的 ICH 的不断更新，相信这些专属性临床研究指南涵盖领域将会不断变化。

4.1.4 临床数据交换标准概念及其应用简介

自 1997 年以来，国际临床数据交换标准协会（Clinical Data Interchange Standards Cortisium，CDISC）一直致力于开发全球数据标准支持生物医学研究数据和元数据的电子获取、交换、管理、递交和归档，提高数据质量和优化医药开发与研究流程。经过多年的努力和完善，CDISC 已经成为 ICH 下的全球临床研究数据标准模式的同义词（图 4.2），并继续努力开发和支持全球化、跨平台、信息互联互通的数据标准，提高医学研究和医疗保健相关领域研究的效率和科学性。

CDISC 中主要有若干数据标准模块，每一个都有着不同的目的和针对不同类别的数据。这些标准模块已经被各国药政部门确认为新药申请的数据标准模型。还有其他一些补充或新的标准模型，目前正在研究中并已经或将要陆续加入 CDISC 的标准中。

（1）操作数据模型（operational data model，ODM）其是一种全球统一的数据交换标准和归档化模块。它是针对临床试验数据长期存档和重建而设立的，也可用于申办方、合同研究组织和药政部门间在不同电子应用系统中临床试验数据的共享或相互交换。这个模块能满足药政要求存储临床试验不同数据在相应的数据水平层面中，包含的变量有:

表 4.3　ICH 指南有关有关关键临床试验质量要素总结

关键质量要素		E1	E2	E3	E4	E5	E6	E7	E8	E9	E10	E11	E12	E14	E15	E16	E17	E18	E19
方案设计	资质标准							×	×	×		×	×	×	×		×		
	随机化				×		×	×	×	×	×	×	×	×	×		×	×	
	盲法/遮蔽				×		×		×	×	×			×			×		
	对照组类型	×			×					×	×			×			×		
	数据质量	×	×							×					×				
	试验终点				×	×		×	×	×	×	×	×	×			×		×
	支持数据终点和完整性程序			×		×	×		×	×	×	×	×				×	×	
	试验产品处理和管理					×	×				×								
可行性	试验项目和研究机构可行性						×			×		×		×			×	×	
	入组						×					×	×	×			×	×	
	知情同意			×			×		×			×	×	×				×	×
	退出试验标准和受试者保留			×			×							×					
	信号检测和安全性报告			×			×						×	×			×	×	×
	DSMB/终止试验原则			×			×		×	×	×		×	×			×		
项目实施	培训		×	×															
	数据记录和报告		×	×	×		×			×		×		×			×	×	×
	数据监控与管理		×	×	×		×			×			×	×			×	×	×
	统计分析			×	×	×				×				×			×		
研究报告	研究结果发布		×	×															
第三方	申办方责任/授权						×										×	×	×
	研究者责任						×										×	×	
	伦理委员会责任						×										×		×
	合作						×												

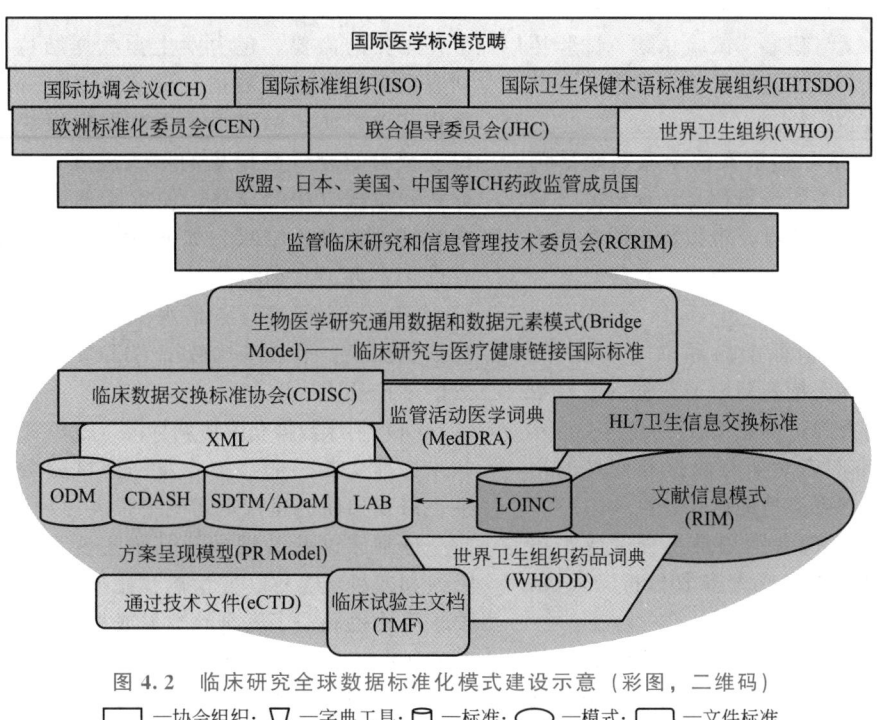

图 4.2　临床研究全球数据标准化模式建设示意（彩图，二维码）

☐—协会组织；▽—字典工具；⬭—标准；◯—模式；⬡—文件标准

① 临床数据　包括编辑稽查轨迹、电子签名、数据注解和数据活动类别归属等，如受试者数据、试验访问数据、表格数据等；

② 研究数据　包括试验方案概述、基本测量单位、元数据的明细说明等；

③ 参考数据　包括实验室正常值范围、术语归类列表等；

④ 管理数据　包括用户和研究机构信息等。

ODM 基于 XML 而建立，因而可以与任何临床试验数据匹配。表 4.4 列出了这个模式中临床原始数据的各个次级层次数据水平的内涵。

表 4.4　操作数据模型临床原始数据水平内涵

受试者	参加某一试验项目的受试者
研究事件	受试者访问或一些其他需收集数据的事件（比如，不良事件报告）。每一研究事件均可归属于研究中的一些受试者
表格	类似于试验报告中的某一页。表格一般用于收集一套逻辑上暂时有关联的信息。一系列表格可作为某一研究事件的一部分而加以收集
条目组别	条目收集。一个条目组通常是由一些密切相关的可放在一起加以分析的条目组成。条目组可以累积成表格
条目	单个临床变量，比如一次舒张压测定

（2）实验数据交换标准（LAB）　实验数据交换标准是操作数据模块的特殊形式，它具有原始数据域（data domain）标准、数据归类列表、日期/时间模式、交换格式标准等。它可以直接与 SAS、ASCII 或 XML 等系统连接，也可以和 CDISC 其他标准，如 SDTM LB 域等，进行映射和对接。这个交换标准将使中心实验室或合同研究组织的实验数据较容易地转移给申办方。

（3）研究数据列表模型（SDTM）　是一种用来规范向监管部门递交原始临床研究数据内容与结构的电子数据交换标准。这个模型由两个方面功能所组成，即

① 申报数据标准（SDS）　申报数据标准对新药申请中数据的结构、元数据和归属都作了定义。其创建有助于加快新药审评、研究数据整合、交换及相应软件与工具系统开发。在这个模型中，所有的试验变量阈及其变量包括的类别如下：

• 干预变量　为受试者受到的试验性治疗或其他可能必要的实际或期望生理效果的治疗流程信息，也可以是试验方案规定而接触到的治疗、试验期间的同期用药或治疗，或受试者自我服用的其他物质（如酒精、烟草或咖啡因等）信息。

• 事件变量　为方案实施前或过程中发生的独立于试验计划的事件，如不良事件、方案偏离、病史等，或按照方案计划发生的某些重要事件，如随机化、研究进展或完成情况等。

• 发现变量　为试验项目进行中，按照方案计划所进行的评估或观察所获得的受试者状态，有效性或安全性结果，如实验室检查、ECG 检查、生活质量或疗效问卷等。

• 特殊目的变量　其他与试验项目有关的与受试者属性数据阈（data threshold）信息，如人口学情况、评注、受试者状态和访问信息等。

- 试验设计变量　用于采集试验项目计划的事件序列、属性、治疗方案与程序、试验总结、试验招募标准等基本标准信息，如试验项目基本参数、入选和排除标准、试验总结等。

- 特殊目的关系变量　包含其他一些药政部门需要的与原始数据记录相关的变量信息，或申办方自定义的变量阈及其变量命名信息，申报数据间存在关联性的信息等，如相关记录、补充资质信息等。

表4.5列举了申报数据标准内涵的基本定义。SDS的建立将有助于确保支持新药申请数据的原始数据可以直接被药政部门查阅，其意义在于：

- 使药政部门的审阅者对所有数据和变量的用途、结构、内涵和归属有更清楚的认识；

- 允许药政部门的审阅者运用最小程度或不用转型、拼接或连接手段就能完成大多数分析、表格、图表和列表的重建；

- 使得药政部门的审阅者不需要复杂的编程就可以容易地阅读和分组用于产生任何分析、表格、图表或列表的数据。

表4.5　部分申报数据标准内涵的基本定义

表格数据集	每条记录包含了一位受试者的单一观察结果
分析数据集	支持不被其他数据集包含的特殊分析记录（比如,不被表格、列表或图表包含的数据）
数据列表数据集	每一个记录包括了对一位受试者或研究中每次访问观察所收集到的一系列数据,这些数据由不同的区域分类
原始数据文件	能使药政部门运用相关工具可以建立数据集、档案和总结表和图像
受试者档案	包括了单一受试者按时间顺序排列的所有研究数据的PDF文件

有关SDTM在CRF注释中的应用可以参见15.3.4节。此外，临床试验总结性数据过去通常都是以列表和图表的形式申报的，其中的数据报告在很大程度上都有重复。采用SDS后，这些总结性数据可以以正常的形式被申报，进而便于审阅者运用标准工具对它们进行评价。

②分析数据集模型（ADaM）　分析数据集模型是一种基于原始数据及其他外部数据创建分析数据集和相关元数据时要遵循的基本原则和标准，便于支持分析结果高效地生成、再现和审阅，其可以很少的编程甚至不需要编程即可实现相关统计分析。ADaM建立在ODM数据库的基础上，采用分析数据集及其元数据的基本结构和标准，可用于建立支持临床试验中所用特殊统计方法的分析数据集。SDS与ADaM的区别在于前者向药政部门提供了试验中采集到的临床原始数据，但不足以支持统计分

析；后者可用于支持临床研究数据统计分析与相关审评工作的需要，包含发生类数据结构、基本研究列表数据集及其元数据、受试者水平分析数据集和数据清单。换句话说，分析数据集模块并不是以每位受试者的分析数据集的形式出现，而是采用标准分析元数据方法的描述，使审阅者可以根据SDS中的数据再建分析结果。如同SDTM一样，ADaM也有助于申办方、研究机构、监管机构、合同研究组织（CRO）之间进行包括观察数据与衍生数据在内的数据交换。表4.6比较了STDM与ADaM应用场景的不同要点。

（4）临床数据获取协调标准（CDASH）　是CDISC技术标准中的核心，为收集临床试验数据的基本标准，以及如何创建特定病例报告表的数据标准。其含有全球临床试验数据域及其采集变量的基本标准定义，如变量域名称、变量点和元数据的域定义和完成要求等，也涵盖了安全性数据或板块的内涵标准。有关CDASH数据域及其变量命名原则，以及在注释CRF（aCRF）中的应用可参见15.3.3节。CDASH建立了一种标准方法，使数据采集格式和结构能够提供清晰且可追溯的数据到SDTM中。显然，CDASH位于临床试验数据流程的上游阶段，起到衔接位于下游阶段的数据列表标准SDTM的作用，规范临床试验病例报告表中大部分必然存在的数据域的域名或域值标准定义。CDASH数据采集域或变量与SDTM结构相呼应。当两个数据模块（SDTM和CDASH）的数据域值或域名标准相同时，CDASH通常遵循STDM中的变量名称标准。当两个数据模块出现不一致的数据域时，CDASH往往可能采用新的数据变量名称。

从上述数据标准模块不难看出，CDISC贯穿于整个临床试验过程。图4.3展示了CDISC主要数据标准模块间的关系及其在电子临床研究过程中的地位。从图4.3中可以看出ODM不仅有助于试验报告数据和稽查轨迹数据的记录和转移，还能够支持与互动语音应答系统（IVRS）、电子受试者日志和EDC之间的数据交换，未来电子化医疗记录（HER/EMR）也能以ODM模式与EDC系统完成源文件的交换和核查；包含了ADaM的SDTM可以给审阅者提供随时分析受试者数据之用，并且还可以通过SAS编程工具对递交的演绎变量和数据表述进行分析；CDASH含有病例研究报告表格式标准，为实现临床研究数据标准化和各系统之间的有效交流提供了基础。

CDISC数据标准不仅需要直接应用在临床试验实施过程的数据采集和处理过程中，也体现在试验项目结果报告的数据文件夹中（图4.4，中国国家药品监督管理局药品审评中心，2020）。因此，CDISC数据标准已经成为临床试验数据的标准配置工具。

表 4.6　SDTM 和 ADaM 的比较

SDTM	ADaM
• 主域中不允许申办方自定义变量 • 数据结构、变量及变量名称都应预先定义 • 强调其"原始数据"属性 • 数据可来源于纸质 CRF、EDC、电子数据传输，外部数据，如中心实验室数据、PK/PD 等 • 最低限度的数据重复 • 极少衍生变量，仅限于研究日、参考日期等 • 主要为垂直数据结构（相对于水平结构） • 不允许对缺失值进行填补 • 绝大多数以文本数据格式存储和递交	• 可包括申办方衍生变量或观测记录 • 可包括来源于 SDTM 变量及其观测记录 • 可包括重复变量信息，便于实现最低程序编程的统计分析 • 受试者水平下分析数据集（ADSL），每一受试者仅允许一条记录 • 分析数据集基本数据结构（BDS），也是一种垂直数据结构，但允许灵活地通过增加变量来支持所需分析及确保数据的可追溯性 • 包括对缺失数据用不同方法进行填补 • 包括统计分析时所必需的数值型变量（相对于文本型变量而言）

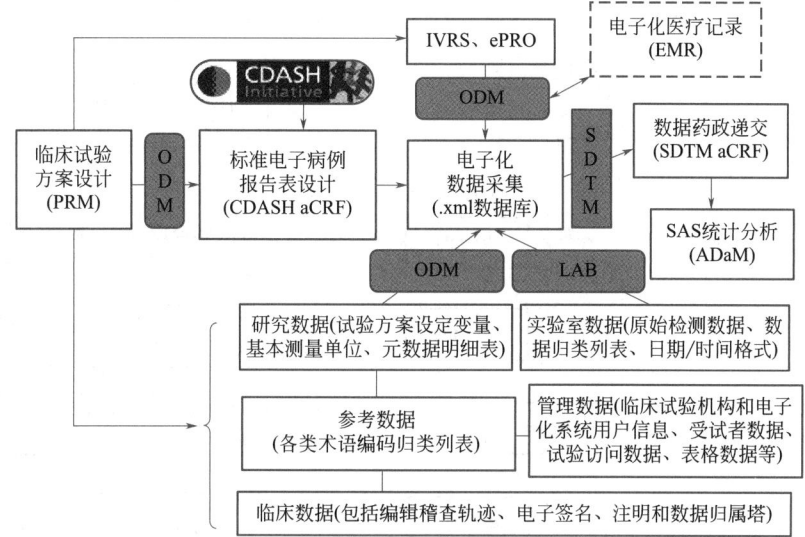

图 4.3　CDISC 主要数据标准模型与临床试验流程关系示意

除了上述主要数据标准模型外，CDISC 含有的其他数据标准或模块包括但不限于：

（1）非临床数据交换标准（SEND）模型　这是针对非临床数据阈的结构及其变量的申报而建立的模型。它集中在动物毒理研究数据的收集，目前包含有单剂量、多剂量和致癌性研究的数据标准模式。它可以与申报数据标准模块相连接。

（2）病例报告表格数据定义细则（CRT-DDS）也称为 define.xml。这个数据集结构是基于 ODM 元数据标准，规范了以 XML 形式递交 SDTM、SEND 和 ADaM 等数据集给药政部门（如美国 FDA）的标准。

（3）生物医学研究综合域小组（BRIDG）模型　这个模型主要是一种针对方案驱动的生物基础医学、临床前、临床试验和转化医学的数据阈分析模型。它的宗旨是为了统一临床研究领域与生物医学/临床研究和卫生领域之间医学、疾病标准及其诊疗标准在不同信息系统间的精准融合，包含了通用理念、方案呈现模型、试验实施、不良事件、生物样本、分子生物学、实验研究、统计分析和药政事务等各阈组。采用试验方案计算机化的描述标准，进而实现各主题专家对数据语义都能达到互联互通性。Bridge 模型采用的是 CDISC、HL7 和 ISO 标准。

（4）试验方案展现模式（protocol model，PRM）基于 BRIDG 模型来表述标准临床试验方案关键要素和数据阈及其变量关系的工具。目前仍在不断完善中。

（5）受控术语（controlled terminology，CT）临床试验 CDISC 界定数据集中用于数据条目的代码列表和有效变量标准值列表，用于支持符合 CDISC 标准数据集的药政申报，包括 SDTM、CDASH、ADaM、Protocol、SEND、glossary 和 CFAST 治疗领域标准等。这些受控术语并不是为了指导需要采集哪些数据，而是指导申报者如果采集了特殊数据条目，应当如何以电子数据集的形式递交。目前仍在不断拓展整合中。

（6）医疗器械数据标准　针对医疗器械临床试验的特殊性，CDISC 也制定了相应的数据标准。CDISC-医疗器械试验数据标准涵盖的领域不仅涉及医疗器械试验数据，也可以广泛用于药械联合的临床试验，包括医学影像设备等方面。目前，医疗器械特殊数据阈及其变量标准包括但不限于：

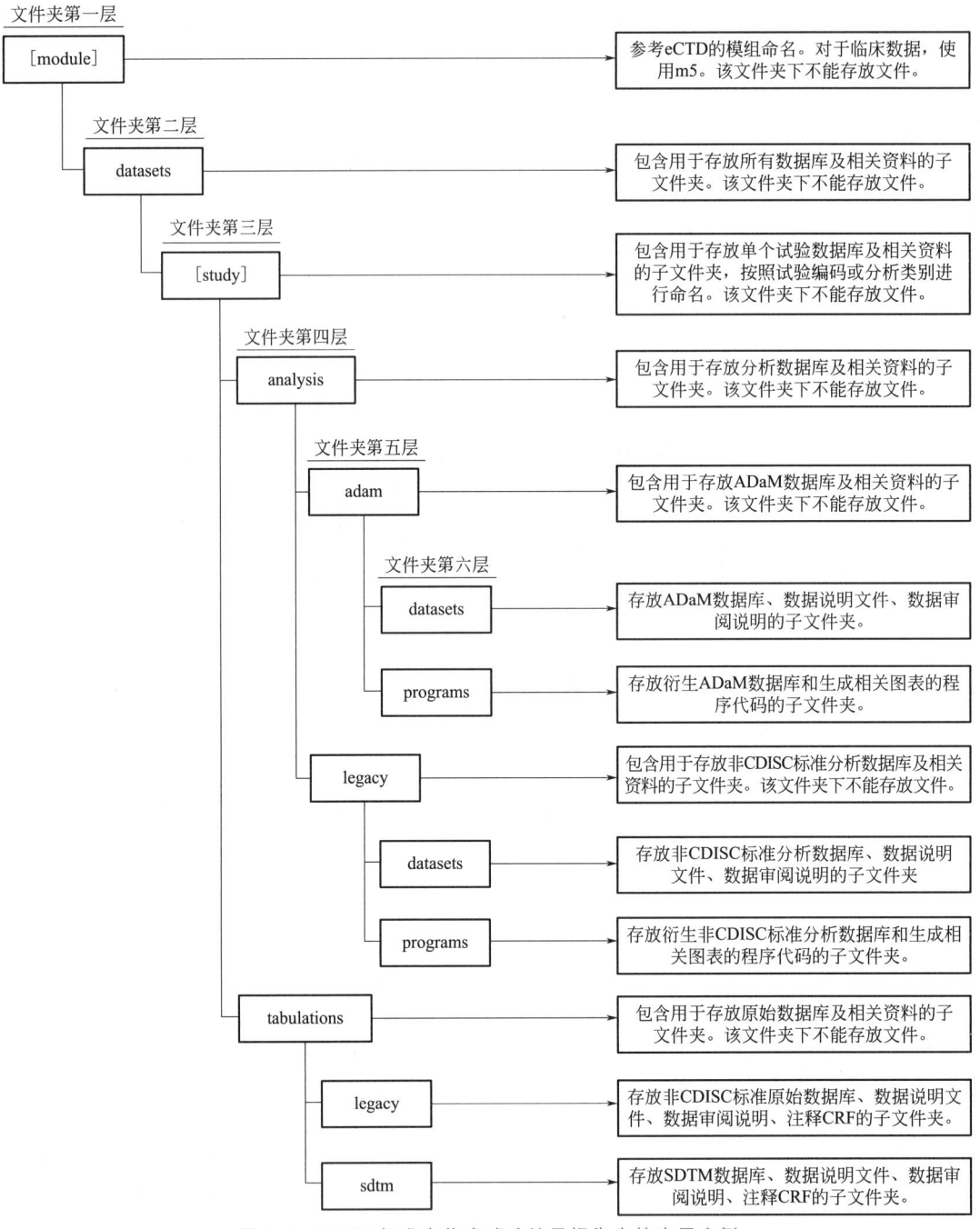

图 4.4　CDISC 标准在临床试验结果报告中的应用实例

① 特殊目的变量
- 器械标识（DI）
- 器械-受试者关系（DR）

② 干预类：一般观察
- 器械接触（DX）

③ 事件类：一般观察
- 器械事件（DE）
- 器械追踪（DT）

④ 发现类：一般观察
- 器械使用（DU）

- 器械性能（DO）

这些器械 CDISC 特殊数据标准和其他数据标准一起，可用于医疗器械临床试验的药政申报。以上各 CDISC 数据标准模型详解可以参阅 CDISC 网站（www. CDISC. org）。图 4.5 简要归纳了以上各 CDISC 数据标准在药政数据递交中的要求和与临床试验数据的关联性。需要注意的是各个国家和区域药政部门对其中的数据递交标准及其要求不尽相同。

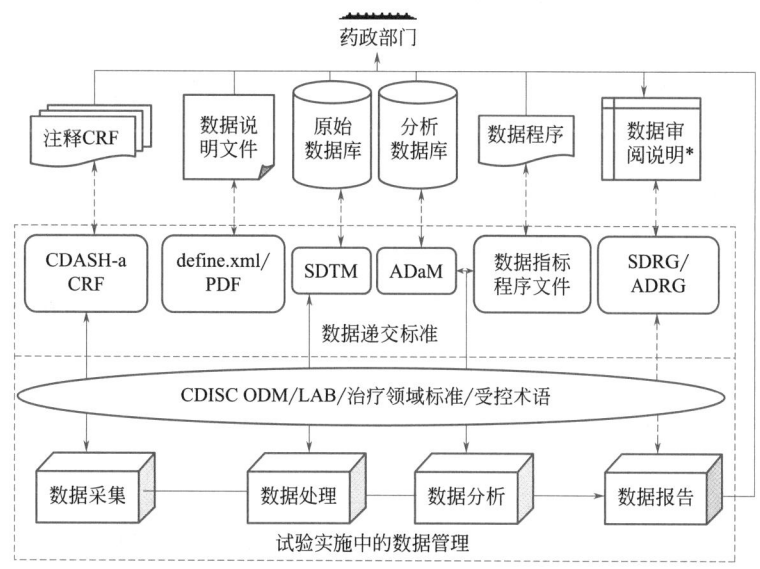

图 4.5　临床试验数据管理和递交标准示意

图中 ＊ 表示非必须项，取决于药政部门要求与否

4.1.5　全球临床试验数据管理行业标准和相关国际指南

除了上述医学准则和 ICH 数据管理规范、标准和要求外，具有影响力的涉及临床试验数据管理的专业协会和欧美药政部门也提出了一系列有关试验数据管理的行业标准和要求。这些主要的试验数据质量管理的标准和要求不仅弥补了 ICH 没有触及的专业细分领域，对于保证临床试验质量和数据真实完整性也有着积极的推动和示范意义。

4.1.5.1　GCDMP

药品临床数据质量管理规范（good clinical data management practice，GCDMP）是美国临床数据管理协会（Society of Clinical Data Management，SCDM）提出的系列临床数据管理规范指导文件（SCDM，2013）。其不仅为临床数据管理领域提供了现有其他法规和指南没有涵盖的与临床数据管理有关的工作流程指南，也为临床试验数据规程提供了已证明是行之有效的最佳实践准则。临床试验数据管理规程包含专业知识和技术两个方面。所以，质量标准的掌握和应用有助于保证试验数据的质量管理，提高试验数据管理的效率。新技术的不断出现并介入临床试验数据管理，促使数据管理专业人员不仅要用前瞻性的思维来规范数据管理的流程和效率，还要用创新性的理念来优化试验数据管理的流程。GCDMP 正是从技术和专业技能两个角度来引导数据管理行业的标准化和规范化进程。GCDMP 共由 29 个章节组成，即

- 数据保密
- 数据管理计划
- 针对临床数据员的项目管理

- 临床数据的项目管理要求
- 供应商的选择和管理
- 临床研究中的数据管理标准
- 数据收集工具的设计和开发
- 逻辑核查设计原理
- 电子数据采集——概念和研究启动
- 电子数据采集——研究实施
- 电子数据采集——研究收尾
- CRF 填写指南
- CRF 印刷和供应商选择
- 数据库验证、编程和标准
- 实验室数据处理
- 外部数据传输
- 患者报告结果
- CDM 在研究者会议上的陈述
- 培训
- 临床数据管理的评价指标
- 数据质量保证
- 数据质量评价
- 数据存储
- 数据录入流程
- 医学编码词典的管理和维护
- 安全性数据管理和报告
- 严重不良事件数据一致性核查
- 数据库关闭
- 临床数据归档
- 术语

（1）数据保密

① 最低标准

• 确保临床试验所涉人员对数据隐私性保护理念、法规和要求都受到适当的培训。

• 所有数据采集工具都符合受试者隐私性的监管要求。

• 所有递交给数据管理的个人试验数据及其记录都不含有可识别受试者身份的信息。

• 定期审核和更新数据管理流程，以确保符合现行数据隐私性 SOP 和监管要求。

② 最佳实践

• 建立和维护个人信息和数据隐私性及其使用的工作规程和责任制。

• 实施数据转移或迁移前的检查规程，以确保所有隐私性因素都得到考量。

• 实施用于数据超出原先知情同意范畴的管理规程。

• 强制实行个人数据调阅的基本审核流程，以确保在特殊科学的原因下，所有隐私性因素能得到兼顾。

• 对特别敏感数据（如遗传信息）实施严格的安全转移、存储、接触、加工和报告规程。

③ 主要关注点　包括服务商对数据的接触，实验室/化验室数据，报告给中心委员会数据，数据转移或迁移，计算机和网络安全性，个人识别信息数据的适当模糊化。

（2）数据管理计划

① 最低标准

• 在首位受试者入组前完成数据管理计划（DMP）的草案。

• 确保 DMP 符合相关法规要求。

• 确定涉及数据采集、处理、质量控制和决策人员的角色和职责。

• 确保从研究开始直至数据库关闭整个过程中数据管理流程的健全和明确。

② 最佳实践

• 与临床试验所涉及各方共同完成 DMP 的建立，以确保所有责任各方在整个试验过程中都理解并遵循各自的角色和职责。

• 确保和维护 DMP 与所有项目的要求和标准一致。

• 确保根据每个试验项目要求及时更新 DMP，包括适当的版本控制，所涉各方都知晓并同意现行 DMP 的要求。

• 确保 DMP 所涉工作内容在其启动实施前得到相应的批准执行。

③ 主要关注点　包括所涉人员的角色、职责及其培训，DMP 所涉文件、内容和步骤的时间表，病例报告表（CRF）管理，数据库的设计、建立、维护和存档以及安全性管理，数据输入和加工管理，数据

验证和用户接受测试，安全性数据的核对，质量控制和质量保证，外包数据的转移管理，数据编码管理。

（3）针对临床数据员的项目管理

① 最低标准

• 采用任何数据的最新版本标准。

• 采用项目进行所在国家监管要求的数据标准。

• 不会修改发表的数据标准。

② 最佳实践

• 尽可能地采用普遍接受的数据标准，以促进数据的兼容性。

• 在试验项目进行的国家采用监管部门推荐的所有数据标准。

• 审阅任何数据标准的实施指南。

③ 主要关注点　包括如何有效地把项目管理原则应用到临床数据管理中去，诸如临床试验管理部门的特定管理活动和承担项目管理职责的数据管理员所需具备的能力等。

（4）临床数据的项目管理要求

① 最低标准

• 尽可能早地明确临床试验团队成员，所涉各方责任人的角色及其职责，并对相关信息定期做好记录。

• 明确和建立所有试验项目专属流程及其目标要求。

• 建立清晰、全面和技术可行的任务时间表。

• 监督、跟踪和记录项目计划和预算，以及实际进度和花费。

• 建立风险和信号的识别机制和预防与应急措施。

• 建立项目团队成员的交流计划。

• 实时全面评价项目组成员对项目流程、要求和职能的熟悉程度，并做好相应的培训。

• 确保所涉各方人员及其资源的调配合理，并能保证项目所需任务的及时和合规地完成。

② 最佳实践

• 建立试验项目过程中开展各项活动的责任关系图。

• 与项目团队成员定期举行项目沟通交流会。

• 不断评估项目进程，必要时修改试验流程使之更加有效合理。

• 确保出现项目流程或任务变更时，及时与项目团队人员进行交流，并做好相关记录和版本控制。

• 建立和及时更新试验主文档，以便建立清晰的稽查轨迹。

③ 主要关注点　包括人事管理、范畴管理、费用管理、时间管理、质量管理、交流管理、风险管理、外包管理、整合管理。

（5）供应商选择和管理

① 最低标准

- 建立申办方和所需外包服务职能的范畴。
- 在建立外包服务商合约之前，考察和评价服务商的资质、能力、合规性和质量系统的完善性。
- 在交换项目信息前确保与服务商签署保密协议。
- 建立服务商对等成员的联络列表。
- 确定和记录需遵循申办或服务商的 SOP 清单。
- 清楚地界定服务商的期许、任务目标和职责。
- 对服务商的项目活动进行监督和管理，并及时评价其绩效。

② 最佳实践
- 在可行的情况下，评估聘用数据外包服务商的利弊和风险。
- 建立和维护内部批准的优选服务商列表。
- 根据外包服务范畴，建立其职能稽查计划。
- 利用外部专家监督服务商，以建立服务商评价流程，以及问题解决与升级程序。
- 明确和记录服务商的工作计划，审阅服务商的各种报告，以及建立服务商评价工具或流程。
- 鉴别在服务过程中可能的风险和应急措施。
- 明确和记录交流计划。
- 如果涉及计算机化系统的服务，确保系统支持性文件的到位，特别是在系统失效或灾难发生的情况下，数据库的备份计划以及确保商务延续的计划。

③ 主要关注点　包括服务商在所需服务领域的经验，区域服务能力、财务稳定状况和质量管理体系的完善性，人员资质、能力和支持项目数量的匹配性，人员培训及其培训记录，服务领域所要求的证书，自身 SOP 的健全和遵循申办方 SOP 的灵活性，变更控制流程的文件系统，质量系统及其合规性的证据（如计算机化系统、CDMS、数据库等），数据转移流程的健全，服务商所在位置的安全性，服务器和文档室的管理条件和状况，保护商务运营的灾难/应急计划的健全，涉及二级外包时的服务商对二级外包的管理流程，既往客户的反馈。

（6）临床研究中的数据管理标准
① 最低标准
- 使用最新版本的标准（如适用）。
- 使用研究实施国监管机构要求使用的标准。
- 不要修改已经公布的标准。

② 最佳实践
- 只要条件允许，都应使用公认的标准，并力求实现互操作性。
- 使用研究实施地监管机构所推荐的全部标准。
- 对于任何有实施指南的标准，核查实施指南。

③ 主要关注点　包括临床数据管理的相关标准，

及其每一种标准的更为详尽的信息。

（7）数据收集工具的设计和开发
① 最低标准
- 根据试验方案设计采集数据的 CRF。
- 记录 CRF 设计、建立、批准和版本控制的程序。
- 在受试者招募前培训研究机构人员试验方案，CRF 完成指南和数据递交程序，并做好培训记录。
- 核实 CRF 中采用的评价量化工具已得到使用许可，并遵循其模板或版权要求。
- 确保研究机构人员在试验启动收到可供填写的 CRF。

② 最佳实践
- 建立和维护标准表格及其相关编辑核查数据库。
- 听取项目团队各方对 CRF 设计和审核流程的建议，以优化 CRF 的完成。
- 确保所需安全性和有效性流程终点都设计在 CRF 中。
- 保持 CRF 问题、注释和指南清晰、准确并符合 CDISC CDASH 标准。
- 从完成 CRF 人员的数据流程角度设计 CRF。
- 尽可能避免在 CRF 中收集参考性的、重复性的或不必要的数据，如果出于评价数据有效性的目的要采集重复性数据，其检测应当通过独立的途径来获得。
- 用无碳复写纸或其他方法来确保纸质采集工具的可复制性。

③ 主要关注点　包括 CRF 设计的布局，用字和词的准确、清晰和专属，多重数据答案选择预先编码，减少数据的重复性收集，质量控制和保障程序用于 CRF 的设计和使用前审核上，CRF 设计及其注释的标准，CRF 变更和版本控制，数据的隐私性，CRF 完成指南及其培训。

（8）逻辑核查设计原理
① 最低标准
- 在设计逻辑核查前，完成试验方案和初版数据库参数指标的定案。
- 根据 CRF 上的参数和试验方案的有效性/安全性参数来建立逻辑核查。
- 如果适用，对外部数据建立专属逻辑核查。
- 确保所有逻辑核查的编程、验证和记录均符合已建立的 SOP。
- 确保所有逻辑核查技术说明文件有适当的版本控制。
- 对输入和管理临床数据的人员进行逻辑核查的培训。

② 最佳实践

• 如果适用，比对逻辑核查程序与入排和可能显示方案偏离的数据。

• 设计逻辑核查参数指标，使得逻辑核查运行时不会出现重复结果。

• 由相关统计和数据管理人员审核逻辑核查程序，以确保该编程满足研究需要，并有助于鉴别出研究终点的差异。

• 详述所有研究终点以及支持安全性数据和研究终点数据的逻辑核查编程。

• 根据所用标准，如 CDASH 或公司专属标准，建立标准 CRF 和逻辑核查库。

• 在开展逻辑核查用户接受测试（UAT）之前，进行逻辑核查设计和参数指标的质量控制审核。

• 评价上线后的逻辑核查程序的效率，并根据需求进行适当的逻辑核查修订、删除或者补充。

③ 主要关注点

• 建立逻辑核查程序参数说明。

• 逻辑核查程序质量控制检查：一般数据（终点/安全性）检查、方案依从性检查、程序检查、手工检查、列表检查、外部检查。

• 标准 CRF 和逻辑核查程序库。

• 逻辑核查参数说明文件一致性。

• 逻辑核查类别：缺失数据、缺失 CRF 页、数值范围、重复数据、逻辑非一致性、外部数据、方案违背。

• 逻辑核查程序验证。

• 逻辑核查培训。

（9）电子数据采集——概念和研究启动

① 最低标准

• 确保遵循 21 CFR Part 11。

• 标明的质量标准支持用于自动数据采集、管理和存档。

• 确保数据转移和其他系统整合的要求明确。

• EDC 系统项目实施前完成软件系统的验证。

• 确保系统投入运行前完成 UAT。

• 为所有 EDC 用户提供必需的培训。

• 核查数据接触只限于授权人员。

• 确定数据审核和质疑管理的角色及其职责。

• 为用户提供应用软件的技术支持，建立客户咨询服务台。

• 确保研究机构在数据库锁定前都可以登录系统，并能对数据监控。

② 最佳实践

• 用商务流程分析方法建立 EDC 专属工作流程，并鉴别出当前流程所需的过渡要点。

• EDC 研究中避免使用纸质研究流程。

• 明确现行流程中所涉各方角色和职责。

• 规划研究项目，避免对 EDC"最后 1 分钟"的系统修改。

• 邀请监查、数据管理、统计、药政事务、医学人员参与 CRF 或数据采集系统的构建。

• 确保系统的数据输入界面友善和应用简便。

• 确保逻辑核查程序和质疑管理工具被构建在 EDC 系统中。

• 确保 EDC 系统不会限制研究机构人员提供任意答案。

• 在研究项目开始前，设置完成锁定表格和/或 CRF 的条件，如源数据核查（SDV）完成、数据审核完成、无缺失或未答数据质疑等。

• 当在 EDC 系统编码时，建议研究机构用户端不能看见编码术语。

• 确保数据有稽查轨迹，并能方便地查询或打印其稽查轨迹结果。

• 在 EDC 投入运行前测试数据转移功能，以确保所有数据转移质量和便利性。

• 在用 EDC 系统启动试验项目前，测试 EDC 与数据库的整合性，以便其能在需要时与其他数据库的整合。

• 确保实验室数据和其他非 CRF 数据整合已确立。

• 确保所有 UAT 都记录在案。

• 确保变更控制规程包括完成文件。

• 确保要提供给研究机构使用的文件在递交给研究机构前已被审核。

• 如果没有全天候技术支持，咨询台应涵盖研究机构所在地区的工作时间。

• 建立和遵循 EDC，数据验证和数据存档的 SOP。

• 评估现行 SOP 对 EDC 工作流程的可能影响，必要时予以更新 SOP。

③ 主要关注点　包括软件应用程序的验证，电子签名，支持库功能，电子 CRF 存档，与其他系统的整合，系统和服务商评价，变更控制，灾难恢复，应急计划。

（10）电子数据采集——研究实施

① 最低标准

• 确保建立研究中需要的其他逻辑核查和列表。

• 记录所有逻辑核查和数据审核变更。

• 维护更新和准确的系统权限。

• 做好系统使用和维护培训。

• 监督项目团队人员的变更，以确保相关人员的系统登录权限和使用培训的及时性，并记录在案。

• 指导研究机构人员数据输入和数据质疑答复的时间表。

• 确保项目团队人员能定期收到和审阅系统使用报告。

- 及时沟通研究机构系统使用问题。
- 观察自动和收到质疑的频率。
- 通过报告监督未答和已答数据质疑状态。
- 确保持续审核数据列表，以鉴别质疑产生的任何数据差异。
- 监督和交流数据质量趋势。

② 最佳实践
- 记录研究进行过程中的培训活动。
- 用所有信息来鉴别培训的不足或需求。
- 在项目团队中设立系统质量综合目标和交流计划。
- 强制实施数据输入和答疑时间表。
- 尽早编制方案偏离报告。
- 数据管理人员负责所有数据质疑的关闭的时效性。
- 尽早和经常提供和审核有关的合规性和安全性报告。
- 与项目团队及时沟通交流所遇问题的解决方案。

③ 主要关注点　包括交流计划，管理目标和计划，进展报告，用户管理，培训计划，系统支持管理。

(11) 电子数据采集——研究收尾

① 最低标准
- 确保所有数据源文件核查和数据审核完成。
- 确保所有研究者签名已完成。
- 确保遵循已建立的数据域或表格的锁定规程。
- 进行数据列表的最后审核，以确保无任何未解决的数据质疑存在。
- 确保遵循数据库锁定的规程，必要时遵循数据库解锁的规程。
- 确保遵循数据库锁定后人员对数据库登录权限的限制和消除。
- 确保遵循稽查计划和后稽查数据转移流程的规定。
- 明确格式化受试者数据文件的参数指标，以及产生和审核这些文件的流程。
- 确保研究机构在项目解释后能获得其机构的 CRF 数据。
- 确保提供给研究机构的任何硬件设备按照 SOP 的要求收回。
- 决定是否需要其他媒介工具来取代数据库的要求。

② 最佳实践
- 培训研究者及其机构人员知晓项目关闭后签名破解程序的原则，即任何数据库锁定后的数据更改都意味着原签名的无效，必须重新签名，以避免任何对此原则的混淆。

- 实施核查规程来确保数据库收到或提取的数据与输入的 CRF 一致，特别在需要进行外部编程输出的情况下。
- 当末位受试者完成某次访问及其数据输入后与监查员核实源文件核查的时间表。
- 确保所有医学编码活动按要求进行。
- 采用逐步锁定经审核的数据表的方式来减少项目结束时数据审核和锁定的工作量。
- 确保 DMP 中的所有任务都完成。
- 数据库锁定前建立数据审核检查任务清单。
- 建立行之有效的交流计划，以确保数据管理按时间表进行。
- 建立数据管理人员在数据关闭期间的外出和度假时间表，以确保数据审核能有充足的人员完成锁库活动。
- 遵循监管标准和要求完成数据文件报告。
- 决定采用何种媒介来报告受试者数据文件。

③ 主要关注点。数据文件终审活动；数据库锁定活动，包括软锁定和硬锁定；研究机构数据文件的建立管理。

(12) CRF 填写指南

① 最低标准
- 记录 CRF 指南创建、核查、批准、更新和传播的流程。
- 至少要为每一个研究机构研究方案编写 CRF 填写指南。
- 为研究机构协调员和 CRA 提供 CRF 填写指南，在第一个患者就诊或是招募之前，培训研究机构项目人员理解这些指南的功能。记录这些培训，转送这些记录给合适的研究团队成员来保留。
- 提供 CRF 填写指南给数据管理、生物统计、医学写作及其他临床研究团队成员，这样他们就可以了解研究机构是如何被指引来填写 CRF 的。
- 从研究机构协调员和 CRA 的角度来设计 CRF 填写指南，他们才是需要使用这些指南的人。要考虑到研究机构的临床治疗流程，比如管理病历的部门、获得测量的方法。
- 包括一般指引以及逐页指引两部分。
- 确保指南对于用户来说很容易阅读和获取。确保指引是简洁的、容易理解的，并不会给填表的用户建议答案。
- 如果 CRF 有更新并会影响到其填写，亦要更新 CRF 填写指南。在更新的文档上包括版本控制。

② 最佳实践
- 与来自临床研究、编程、数据管理、生物统计、安全性和医学写作团队的代表合作，制定指南。
- 建立一个 CRF 填写指南的正式书面审批流程，这个流程要与实际的 CRF 审批流程一致或者成为其一部分。记录关于这个文档任何变更，并做好版本控制。

· 与带领核查和培训的数据管理团队成员一起，在研究者会议（或类似的形式）上展示 CRF 填写指南。在培训的时候，提供给研究机构人员和 CRA 一份正确填写的 CRF 样本以及 CRF 填写指南。

· 强调完成所有必填字段的重要性。如果一个数据项是不可用或是未知的话，指导用户录入一些可接受的符号来指示缺失值（比如，"N/A"表达不适用，"UNK"表达未知）。清晰地定义在什么情况下使用什么符号（比如，区分好"UNK"和"N/A"）。

· 包含一个可被接受的缩写语的列表（如适用），并附上在填写该 CRF 时这些缩写的定义。

· 包含对于正确填写每一页 CRF 页面的详细指引。对于纸质研究，把 CRF 填写指南打印在一页空白 CRF 的对向页面上（也就是 CRF 填写指南的背面是下一页 CRF）在实践中被证明是最有效的。

· 定期核查数据质量，需要的话重新培训研究机构的人员和修改 CRF 填写指南，特别是对于长期的研究。

· 对于 EDC 研究项目，要使得 CRF 填写指南可被使用（例如：在线文档、复印文档或者是打印文档），也可以在 EDC 研究项目中通过编程将 CRF 填写指南作为屏幕显示的一部分。

· 制定标准的 CRF 填写指南，使其可以用于不同的研究。

③ 主要关注点　包括培训各研究机构准确填写 CRF 的指南，以及这类指南的格式、设计和内容。同时，还有一般指南和针对具体的 CRF 或页面的特定指南的建议。

（13）数据库验证、编程和标准

① 最低标准

· 建立明确检测方法、范畴、问题报告及其解决方案、测试数据、验收标准和验证团队成员的验证计划。

· 确保 CDMS 符合用户/功能和监管要求，并在临床使用过程中持续维护这些要求。

· 按照参数说明完成 CDMS 的测试，记录所有测试和问题，并确保测试目标证据。

· 建立处理变更控制问题的流程，清晰地确立变更后重新验证的必要性。

· 在实施前记录所有验证细节，包括相关审核和批准签名。

· 确保文档及时更新和完整。

· 确保只有有资质的人员开发、维护和使用系统。

② 最佳实践

· 鉴定所有需要的用户需求。

· 按照制定的标准准备研究项目专属的编程方案。

· 按照制定的标准记录编程行动。

· 如有可能，采用编码库。

· 确认研究专属编程运用平台按照客户要求执行（如数据管理计划要求、CRF 要求、数据库参数说明、编辑核查参数说明、验证计划等）。

· 做好验证活动记录。

· 确保记录完整和实时，并利于今后使用完毕或存档后的检索。

· 确认加工的准确、可靠、一致和有效，并能鉴别出无效或修改的记录，可通过记录或测试来确认这些方面。

· 确认系统有可关联所需试验案例的追溯轨迹。

· 确认正确配置研究专属运用程序。

③ 主要关注点　包括编程验证和验证标准。

（14）实验室数据处理

① 最低标准

· 建立和维护所有实验室数据采集、转移和验证流程的 SOP。

· 建立数据上载和数据可行性的验证流程。

· 尽可能早地选择服务研究项目的实验室。

· 使用标准的实验室检测和单位名称。

· 确保收到实验室数据之前明确并收到实验值参比范围。

· 确保实验室值参比范围的及时更新。

· 当需要电子转移数据时，全面记录所有数据转移的参数要求。

· 在检测数据转移前选定处理数据的软硬件，并确保数据媒介格式的匹配性。

② 最佳实践

· 尽可能采用普遍接受的数据标准，如 CDISC。

· 在开始数据采集前定义所有的数据标准。

· 确保明确明显不同的或特殊的试验亚组的实验值参比范围。

· 建立和维护采集和存档参比范围数据的标准流程。

· 建立和维护地方实验室数据审核和中心实验室数据核对的标准方法。

· 建立电子数据转移的数据转移协议，并进行检测值转移的质量控制。

· 在签署接受所有数据转移参数说明前记录和确认数据变量的可信性。

· 采用转换因子表来标准化常规实验室单位转换成国际单位系统（SI）。

· 根据实验室数据来定义入选和排除的逻辑核查和确立团队成员审核流程。

· 采用标准单位，使得对转换数据的逻辑核查能有更恒定的审核结果。

- 通过正式的流程完成实验室数据更正的要求。
- 建立和维护超出试验方案参数数据收集的管理流程。

③ 主要关注点　包括中心实验室和地方实验的管理区别，数据标准和名称，数据单位，数据正常值范围，实验室数据的清理，实验室数据的转移流程验证。

（15）外部数据传输

① 最低标准

- 建立通过申办方和服务商合作进行外部数据收集、转移、上传、验证和编辑的流程。
- 尽可能早地确立服务商，并确立与服务商的交流方式。
- 提供上传外部数据到申办方数据库的书面技术要求说明。
- 在上传数据前，就必须对数据域或关键变量做出决定并达成协议。
- 维护交流文件轨迹。
- 确保所涉各方都有 SOP，以及遵循这些 SOP 的执行记录。
- 当由外部收集主要有效性数据时，需要建立保护盲态的书面流程。
- 对数据处理的每一环节或步骤进行 QC 检测，确保所有数据都是可靠的，并被正确地处理。

② 最佳实践

- 定期和资质稽查外部数据服务商。
- 建立和维护处理数据不一致和更新的数据清理流程。
- 在临床研究环境中验证所有处理和加工试验数据的程序和系统（参见数据库验证、编程和标准章节要求）。
- 给服务商提供专属培训，明确各种在质量和临床研究效率方面需承担的主要职责。

③ 主要关注点　包括常见外包数据如化验数据、PK/PD 数据、仪器检测数据（如 EDC）、电子患者日志等，外部数据转移，外部数据的关键变量和必需域的定义，数据编辑和核实流程，记录格式和文档格式的差异，数据转录，数据库更新，数据存档和更新。

（16）患者报告结果（PRO）

① 最低标准

- 向受试者提供完成 PRO 问卷的详尽说明。
- 建立严格的 PRO 版本控制管理，每一个问题用词和顺序的变动都可能使结果变得无效。
- 如果 PRO 数据采集工具涉及多种语言，确保所有翻译语言的一致性。
- 建立确保 ePRO 数据的保护和拥有权符合监管要求的管理流程。

- 确保 ePRO 网络工具应用的安全性和保密性。
- 确保 ePRO 系统的验证符合监管标准。

② 最佳实践

- PRO 只用于无法直接测量的变量数据。
- 采用标准化的经过验证的 PRO 问卷。
- 记录新的 PRO 问卷创建流程。
- 记录任何出现的针对研究项目的 PRO 修改。
- 进行受试者使用 PRO 的培训或再培训。
- 采用预设的标准采集受试者数据的方式，如电话采访、电子装置、问卷布局、面试语言等。
- 确保 PRO 问题都已经过全面心理学测试。
- 避免缺失或不一致数据的事后数据采集质疑，因为其可能无法反映受试者事发当时的感受或情形。

③ 主要关注点　PRO 使用的方法管理如面试、电话问答、纸质问卷、日志等。

（17）CDM 在研究者会议上的陈述

① 最低标准

- 数据管理员应为会议准备好所分配的陈述和材料。
- 材料应包括病例报告表（CRF）样本、CRF 填写指南、数据质疑和自明性修正（参见 22.5.2 节）。
- 数据管理员应准备一个关于数据收集全流程的可视化报告，包括非 CRF 数据，比如实验室、ECG 和影像数据。
- 给所有参与数据清理过程的项目团队成员提供指南，指南内容应基于各成员所承担的工作。
- 要记录关于填写 CRF 和完成数据质疑的培训。
- 数据管理员应展示在项目中如何进行不良事件（AE）和严重不良事件（SAE）的数据收集。在一些申办方中，SAE 收集流程可能会由来自于药物安全或是药物警戒小组的代表来展示。
- 准备一个关于 AE 和同期用药的编码展示。
- 如果在试验中可以进行自明性修正，应在陈述中讨论其流程，包括各研究机构的签批，以及如何使用这种修正方式的例子。

② 最佳实践

- 避免使用缩略词。如果必须使用缩略词，在第一次提到的时候给出全称，之后再使用缩略词。
- 给所有与会者提供一份陈述材料。
- 录制好相关的部分（音频或视频）以供将来培训使用。
- 会议中预留充足的时间来回答 CRF 相关的问题。
- 组织一个单独的环节进行 CRF 的填写练习并评价常见错误。
- 如果在研究其他适应证的项目中用过类似的 CRF，提供关于每一个部分的问题数据的有针对性的培训，介绍每一个数据集的差异指标。同时提供核查流程的培训来解决最常见的错误。

• 针对会议类型，提供或是帮忙准备最合适的材料。比如，幻灯片和流程图适用于发言或网络会议。其他陈述方式对于自学更合适。最好是咨询专家来决定陈述信息的最佳方式。

③ 主要关注点　包括数据管理员在为这类会议准备陈述时应遵循的步骤，如展示病例报告表样稿、讨论不同类型的误差检查、审核数据管理员的角色，以及强调数据澄清表的合理使用。

（18）培训

① 最低标准

• 记录每项培训科目的内容和学习目的。

• 定期审核和更新培训课程，包括相应 SOP。

• 确保培训所有数据管理人员有关其角色和岗位职责的要求和规程。

• 确保建立培训记录规程，至少包括课程名称、课程目的、培训师姓名、课程日期等、受训者姓名等，培训记录也应包含外包培训。

② 最佳实践

• 记录每一岗位角色专属性培训课程。

• 确保定期审核和修改主要培训计划。

• 进行岗位需求分析和培训分析，以指导培训计划的建立。

• 按照职员的职业目标和个人发展需求制定和记录每一位员工的培训发展计划。

• 对培训课程进行评价，以确保课程培训形式和内容的适用性和有效性。

• 确保在线培训的必要支持。

• 确保培训内容与培训教程的一致性，培训传达的主要内容能使受训者了解和掌握目标概念和技能。

• 确认培训师所培训内容和知识的时效性。

• 确保培训能模拟数据管理的真实工作环境。

• 确保员工有时间参加培训课程。

③ 主要关注点　包括数据管理培训主要计划和内容，数据管理培训内容包括 SOP、计算机软件和技术技能、监管和行业标准、专业职能、交流与其他部门的交接流程等。

（19）临床数据管理的评价指标

① 最低标准

• 确保数据管理指标与项目或公司的主要绩效指标（KPI）一致，如试验项目里程碑事件、时间表、交付成果等。

• 确保所有指标定义明确、可量化、记录在案并获得批准。

• 在项目之内与所有有关人员交流和培训批准的指标。

• 确保有充足的资源（软硬件工具、人员）进行相应和全面的指标评价和报告。

• 确保指标数据的质量是建立在准确和及时的数据基础之上。

• 如果出现指标偏离目标，有流程对其进行修正并记录在案。

② 最佳实践

• 要求所有各方共同建立指标参数体系。

• 在实施指标体系前，征得所有各方的理解和同意。

• 必要时，将指标体系目标与项目/公司标准、行业标准和利益各方协议挂钩。

• 在项目和组织架构内采用统一的术语和参数使标准化指标度量定义成为可能。

• 在项目启动前批准指标，并在整个项目运行期间实施指标的评价。

• 考虑选择若干关键指标对所有项目进行评价，并对其结果进行比较。

• 在实施指标参数时综合考虑费用、质量、属性、时间和绩效要求等因素。

• 确保对指标数据的采集和报告进程的效益，可能的话，采用指标数据的自动化采集，并建立在现有主要数据的基础上，如稽查轨迹、追踪体系等。

• 确保采集指标的工具或体系得到全面验证，并符合 21 CFR Part 11 的监管要求。

• 运营报告体制使有关各方对指标评价发现的问题有所了解，做好后续根源分析，纠偏防偏措施的落实。

• 对采集、报告和交流指标评价过程做好记录。

• 对指标采集和报告流程评价常态化。

• 根据实际需要及时对指标及其流程进行修正。

③ 主要关注点　包括量化属性或目标指标，时间/里程碑评价，费用分析，质量导向，单个或多个指标的分别或综合评估，主要标准的关联性、评价的持续性、验证有效性、专属性、可操作性和可行性。

（20）数据质量保证

① 最低标准

• 按照质量体系要求建立和维护数据处理规程。

• 保证有充分的数据加工文件信息利于最终数据分析从源数据的再现性。

• 对递交的数据进行质量评估。

• 确保数据最终分析的质量。

② 最佳实践

• 有健全的公司质量管理政策和体系，并得到公司高层管理的支持，所有员工对正常和体系的理解和遵循。

• 采用标准化的数据采集和处理规程。

• 采纳尽可能少的数据采集和加工步骤，以减少数据错误的概率。

• 只采集试验结果报告和解析所需的数据。

• 在 QA 方面，着眼错误的预防、QC 关注流程的监督，最终结果不应成为 QA 和 QC 关注的重点。

• 进行数据质量的稽查，包括规程对监管要求和 SOP 的合规性和依从性、与源数据的一致性。

③ 主要关注点　包括书面 SOP、质量手册和计划、数据管理流程的全过程和步骤的质量保障政策、标准化程度。

（21）数据质量评价

① 最低标准

• 采用统计抽样的稽查方法。

• 在项目数据管理/质量计划中记录数据质量评价的方法和频率。

• 在数据库锁定前至少进行一次数据质量的评定。

• 必要时记录数据质量评定的问题和纠偏防偏措施。

• 制定试验项目有效性和安全性变量的错误可接受率标准。

② 最佳实践

• 采用可量化的方法进行数据质量的评定。

• 比较试验初期、中期和接受各阶段的试验数据和流程。

• 与临床运营团队合作，根据监查报告来开展研究机构质量比较。

• 对关键有效性和安全性变量进行 100% 的质量控制。

• 监督递交的累积数据来检测具有显著数据差异的研究机构，以便采取纠偏和防偏措施。

• 在用于决策的数据结果公布之前进行质量控制流程。

③ 主要关注点　数据错误率的量化方法，错误率＝发现的错误数/评定的数据数。

（22）数据存储

① 最低标准

• 在一项临床研究过程中，所有收集到的原始数据（例如病例报告表和电子实验室数据）都要存放在安全的地方，比如有访问控制（例如锁定）的房间或文件柜中。这些原始文档是回溯来源数据的稽查轨迹的一部分，应与数据库修改或备份程序的电子稽查轨迹一样被严格地保护和控制，以确保所收集的所有数据和数据文件保存的安全性和保密性。

• 记录数据库或数据源接触人员的系统控制和分配密码的授权流程，以及对数据库服务器的访问权限标准。在原始数据是通过电子方式收集并且没有纸质资料作为备份的研究中，这个流程显得尤为重要。

② 最佳实践

• 用便于随时进行备份的方式存储临床数据。例如，纸质文档应当以扫描后电子归档的方式存储。

• 尽可能使用开放的格式来归档、存储和传输数据（比如，ASCII、SAS Transport、PDF 和 CDISC ODM 模式）。遵循该操作可以实现当前和今后不同的系统或核查人员对数据的访问。

③ 主要关注点　物理存储（如数据库）的安全性，管理存储的措施，技术防护措施，包括数据存储时应考虑的问题，无论是使用电子或纸质方式存储，以及安全存储数据的指南，重点强调避免那些会损害研究完整性的非法访问，对数据收尾阶段的数据库锁定和存档给出详细建议。

（23）数据录入流程

① 最低标准

• 建立数据流程、数据输入、数据加工的书面规范和所需质量标准。

• 确保有足够的专一性且能再现来源于源文件记录的数据库分析。

• 对有关各方就所用系统、规程、指南、工作规范和相关工具进行培训。

• 确保数据输入或管理的人员登录权限的管理。

• 维护好有数据更改的授权人员名单。

• 在数据输入和加工的每一环节加强质量控制，以确保数据可信性和加工的适宜性。

② 最佳实践

• 在每项研究项目的数据输入培训场合强调数据输入和加工的目的、特性和复杂性。

• 在正式输入/加工数据前，对输入和加工环节实际环境进行测试核查，以保证输入/加工功能能按照设计进行。

• 对 CRF 完成指南和相关数据输入指南进行全面用户培训。

• 对数据收讫、数据追踪、数据输入、数据质疑回复、文档转移和数据库递交的时间要求向有关各方提出明确标准。

• 建立全面的数据收讫和表格的追踪机制。

• 建立数据库质量标准，包括对主要有效性和安全性数据的质量控制计划。

• 监督试验过程中数据输入功能质量的稳定和可接受，并符合项目要求。

• 建立和维护全面的变更控制流程。

③ 主要关注点　包括纸质和电子数据输入、加工管理及规程的不同，数据审核清理要求的建立。

（24）医学编码词典的管理和维护

① 最低标准

• 选择符合项目和监管要求的词典。

• 建立和遵循词典装置和维护的安全规程。

• 确保获得词典使用许可，并在使用期间保持许可的更新。
- 管理词典或列表变更/更新的稽查轨迹。
- 不要修改已发表的商业用途的编码词典。
- 在研究总结报告和综合总结中引述所用词典的版本和名称。
- 保存所有可用的词典版本，供以后参考。
② 最佳实践
- 选择编码工具，保证词典使用的一致性。
- 考虑所用词典版本作为元数据的部分。
- 确保数据管理和其他词典用户可以对所用编码词典版本和内容做出评判。
- 建立词典术语或类别改变的评价流程，以及使用不同版本词典时对过去编码数据的影响的评价流程。
- 建立不同版本词典重新编码的能力。
- 确保编码人员的培训和词典编码专业匹配能力，培训需要记录在案。
- 培训涉及记录、监督、审核、分析和报告编码数据的人员有关所用词典功能和性能。
- 利用词典变更要求申报流程向负责维护词典的公司递交要求变更词典的申请。
- 确保建立词典版本变更控制流程。
③ 主要关注点　MedDRA、WHODD、常用不良事件术语标准（CTCAE）。

（25）安全性数据管理和报告
① 最低标准
- 确保安全性数据采集、管理、分析和报告的监管合规性。
- 建立质量控制标准支持数据的运用。
- 确保试验药物安全性数据的结论较容易从数据库中检出。
- 确保准确鉴别和报告安全性风险。
- 确保实验室数据具有实验室检测数据正常值范围，特别要关注正常值范围的更新和调整。
② 最佳实践
- 涉及试验监查、数据管理、统计、药政事务和医学人员参与 CRF 的设计，以确保安全性数据采集的完全性。
- 考虑在研究项目中采集安全性数据的等级精准度，以及随后对其进行的精准分析，选择采集 AE 记录在 CRF 中的记录格式。
- 明确定义严重度，理解其使用和限制。
- 注意检查相关类别改变，幅值变化，个体显著实验室检测值异常或变化造成的实验室列表值的变化，并考虑修改参数变化对特殊生理系统可逆的毒性影响。
- 考虑采用不同正常检测值范围或正常值范围变化时对试验项目整体数据可比性技术。

- 邀请数据管理人员、统计师共同管理、构建、报告和分析安全性数据，并建立相应 SOP。
- 记录安全性数据的状态和质量。
- 建立对照数据的明确关联性。
- 考虑安全性数据收集和报告的精确性，以减少过度解析或误解的可能性。
- 理解时间-事件分析只有在事件的时间点可靠时才有意义。
- 考虑检测值类别和幅度变化时对安全性数据分析和报告的意义。
- 采用数据库报告安全性数据时，考虑采用数据库中结果的标准化描述功能。
③ 主要关注点　包括采集、管理和报告 AE 时，考察精准度和严重度，编码词典的采用和管理，安全性数据库的清理和核对。

（26）严重不良事件数据一致性核查
① 最低标准
- 建立 SAE 输入和编辑规程，包括删除和变更控制流程。
- 标准化临床数据库和安全性数据库 SAE 数据元素的采集要求。
- 进行事件术语的核对，确保起码两个数据库的术语相似。
② 最佳实践
- 建立对项目数据库核对的时间表，尤其是中期分析或安全性数据报告的机制。
- 确立需要核对的数据条目。
- 可能的话，在不影响数据库或应用软件可信性的前提下，编程待核对数据库数据域的核对程序。
- 在核对开始前，数据管理人员需确认所有要核对的数据都已输入并验证过。
- 数据管理人员、安全员和临床运营人员应当就研究、提取、核对和修正 SAE 数据差异的流程时间规程达成一致。
- 建立数据库安全性数据的输入、审核/核对、修改的权限。
③ 主要关注点　包括安全性数据库的建立、维护和验证，严重不良事件核对规程及其管理。

（27）数据库关闭
① 最低标准
- 确保数据库管理流程已建立。
- 在数据库关闭前，所有要求任务和标准文件已完成。
- 在关闭启动时，确保所涉所有人员都已知晓，并取消所有数据库人员的编辑权限，记录在案。
- 数据库锁定后，建立清晰地解锁数据库的书面 SOP。
② 最佳实践

- 建立并实施数据库管理质量管理清单。

③ **主要关注点**　包括锁定和关闭研究数据库的流程、清单和文件，重新打开一个已被锁定的数据库进行的评价和纠错，以及在这个过程中应当处理的重要因素、决定和必须遵循的程序和生成的文档核查。

（28）临床数据归档

① **最低标准**

- 存档的临床数据应当包含一个中心目录列表。
- 电子临床数据存档记录的可用性在每次电子管理系统发生重大升级时需要进行测试。
- 对纸质 CRF 来说，原始签署的完成 CRF，CRF 修正原文件都应当保存在申办方的文档库中。
- 临床数据文档应当可以在合理的时间内随时索取。
- 对于每一项研究项目而言，文档应当能鉴别其所用的软硬件及其版本。

② **最佳实践**

- 所有临床数据、元数据、管理数据、参考数据都应当按照行业标准，以开放式格式予以保存，如 CDISC ODM。
- 电子仓储系统应当能连接所有研究项目内容，包括临床数据、CRF 扫描或 PDF 版本、编程文件、验证记录和监管文件等。
- 逻辑核查轨迹应当以开放式的文件保存在安全系统中。
- 所有系统用户和系统用于采集或管理临床数据的应用文件或其核证副本都应当保存在公司的文库或文档设施中。
- 描述元数据和研究元数据验证，包括数据结构、逻辑核查描述，以及电子数据上载参数说明等，应当保存在临床数据文档中。
- 系统安全管理报告，包括用户列表、权限和授权日期应当打印或存档保存。
- 文档应当包括所有逻辑核查、功能和次级规程的编程编码，以及版本控制文件和验证文件信息。
- 纸质 CRF 应当扫描并建立检索档案，如果采用 EDC，输入页码应当以便利可见格式（如 PDF）保存。
- 记录和可查外部数据管理供应商的文档信息，申办方应当确保任何与服务商签署的合约包括其存档的内容目录。

③ **主要关注点**

- 存档内容包括：临床数据、外部数据、数据库元数据、编码词典、实验室参考数据、核查轨迹、逻辑核查/演绎数据/变更数据列表、差异管理登记表和数据处理指南、数据质疑表、编程代码、CRF 的扫描文件（PDF 格式）、数据管理计划（DMP）、数据验证文件、临床文件/备忘录等。

- 临床数据文档的理想技术标准和格式包括：CSV、XML、SAS 转移文件、PDF 等。

由此可见，GCDMP 均从最低标准和最佳实践两个方面予以阐述。最低标准是要确保临床试验数据是完整的、可靠的和准确的，也称之为数据的真实完整性；最佳实践除了要保证真实完整性外，还要求临床数据管理要做到高效、高质量、高功能和低风险。从这些章节的目录可以清楚地看出，GCDMP 不仅对临床数据管理人员具有规范数据管理流程的作用，对申办方的监查员和研究机构的研究者/临床研究协调员同样也有指导意义。所以，从事临床试验的所有人员都应当遵循 GCDMP 的标准和实践要求。

4.1.5.2　世界卫生组织关于药品数据和记录质量管理规范概述

世界卫生组织（WHO）于 2016 年发布了数据可信性指南：药品数据和记录质量管理规范（WHO，2016）。与美国 FDA 数据可信性指南偏重实际问题的指南不同，WHO 的指南涵盖从管理体系到质量审计，从外部（供应商、服务商）到内部（人员培训），从数据生命周期到管理的原则性要求，再到问题处理的完整框架，因而更受到业界关注。在这个指南中，除了对 ALCOA＋原则做出详尽的解析外，以下几点对临床数据规范管理影响深远，即

① 强调归档（archival）要结合元数据（metadata）和电子签名（electronic signatures）；

② 明确档案管理员（archivist）的职能和定位；

③ 重申计算机化系统（computerized system）理念，及人员角色的作用和职责，包括使用者和 IT 技术人员；

④ 对质量控制和质量保证策略、CAPA 和质量量度（quality metrics）做出了全新注释；

⑤ 提出 GDRP 概念及其实践标准，强调记录和数据的管理应一样受到重视；

⑥ 重新定义数据生命周期（data life cycle），加入了传输（transmission）和销毁（disposal）环节，提出应考虑数据储存载体的寿命和环境；

⑦ 提出质量文化的内涵及其重要性。

GDRP 是指为确保数据和记录是安全、可溯源、清晰、可追踪、永久、同步记录、原始和准确的而总体或单独采取的有计划的措施行动。这些措施行动如果不能稳健地实施，则会对数据可靠性和完整性产生不良影响，并也使根据相关数据记录所做的决策的可信度受到损害。WHO 指出 GDRP 是制药行业质量体系的关键要素，应在产品生命周期中建立并实施质量保证系统，以确保所有 GxP 记录和数据是完整和可靠的。在实施数据管理程序中，无论是纸质或电子数据程序都应当建立质量监控方针和要求，以保证对数

据有效性的稳健控制。这要求从建立 GDRP 机制做起，其中包括但不限于的 GDRP 原则有：

① 遵循数据有效性、完整性和可靠性的现代质量风险管理原则和良好数据管理原则的应用，以确保数据的有效性、完整性和可靠性；

② 合宜的质量量度监控标准的应用；

③ 保证所涉人员不会受到可能对他们工作的质量和可信性有负面影响的来自商业的、政治的、财务的和其他组织上的压力或诱因；

④ 配备足够的人力和技术资源，以确保负责数据生产和记录维护的人员工作量、工作时间和工作压力不会因过多而造成错误；

⑤ 确保涉及数据管理活动的人员了解其在确保数据可信性方面的重要作用，以及他们的活动与确保产品质量和保护患者安全密切相关。

申办方和研究机构的质量文化至关重要。质量文化要求建立和维护质量保证体系来最大限度地降低不合规数据记录和错误数据记录的风险，其中重要的纠正和防范措施是任何偏差、错误、遗漏和异常数据记录结果在质量文化体系中，无论所处层级，或不管层级关系高低，都应当是透明和公开报告的，并能采取必要步骤纠正和预防数据管理程序中那些可能导致数据错误的薄弱环节，以便持续改善体系内部科学稳健的管理规程和决策。这种有效的持续性改善的数据管理规范应当贯穿在数据创建、记录、处理、传播、审核、报告、保存、归档和检索中，并需要在整个管理过程中定期审核所有阶段的数据可信性风险及其管理措施，并向管理层定期递交审核报告。为了确保数据质量文化管理体制的实施，数据的实时性和解析能为药物研发决策提供循证和可靠信息，数据管理体系必须明确数据加工和数据生命周期风险管理中的责任和权利。

GDRP 对于数据记录的要求亦是依据数据可信性标准而提出的。不论纸质或电子数据记录，都应当建立合宜的管理记录的方法和系统规程。例如：

① 限制用于记录事件时间的任何时钟的修改或调拨，如电子系统和检测或生产仪器仪表的系统时钟；

② 确保用于记录 GxP 数据的受控表格，如纸质批记录、纸质事件报告表和试验工作表等，在事件发生的地点和发生的时间点可以随时获取使用，避免临时数据记录和之后转录情形发生；

③ 监控 GxP 活动中数据记录的空白纸质模板发放，以便所有有关印制表格能审核和计数；

④ 限制电子系统的用户访问权限，避免非授权或无理由的数据修改，或建立稽查跟踪功能监控数据修改；

⑤ 确保所用仪器设备配置、连接和启动自动化数据采集仪或打印机，比如电子天平、色谱积分仪等，以确保独立和实时数据记录；

⑥ 确保打印机放置在相关活动场所附近；

⑦ 确保取样点存取位置的便捷性，例如，实验室样本检测取样点，使得操作人员取样便利和高效成为可能，因而可以降低简化或伪造样本的风险；

⑧ 确保执行数据检查人员有权限访问原始电子数据；

⑨ 数据和记录媒介应该是持久的。对于纸质记录，墨水应该是不褪色的。不应使用温度敏感或光敏感性墨水盒，或其他可抹除的墨水。纸张也不应该是温度敏感、光敏性或容易氧化的。如果这个不可行或受限制，如在质量控制试验室，天平的其他仪器的自带打印机的打印记录纸可能是热敏纸，那么应该考虑遵循核证副本的质量管理流程，并注意相应设备退役或被替换时仍然有清晰的追踪记录可循。

4.1.5.3　欧美国家数据管理规范和标准

在 ICH-GCP 的基础上，欧美等国家也发展形成了值得借鉴的完善试验数据管理法规体系和技术规范体系。近年来，他们发布的一些试验数据管理标准和法规分别从数据管理系统的计算机化系统、软件认证、数据的采集、电子文档、电子签名、电子申报、电子源数据等方面规定了电子数据管理的基本原则和操作规范，从而有力地推动了电子化工具在临床研究中的普及和运用。这些规范和标准弥补了现有临床数据管理指导文件对这些特殊细分领域的空缺，已经成为全球临床数据管理规程的重要标准和实践要求。

（1）美国 FDA

①《临床试验数据电子记录和电子签名的规定》又称 21 CFR Part 11，其阐述了有关电子系统生命周期的监管规范和管理标准，确立了所有使用计算机化系统流程规范管理临床试验的角色和责任要求，适用于任何用于药物和医疗器械生产、临床研究、质量监控、药政记录保存和申报的计算机化系统和电子记录系统，包括作为医疗器械配件的应用程序软件系统；对电子系统的验证标准、电子签名和系统保密及安全性提出了严格的监管规程。按照这个指南要求，用于文件记录和签名的电子系统规范应符合的主要要求包括但不限于：

- 有时间标记的稽查痕迹；
- 独立地记录操作；
- 稽查痕迹的建立应当是递增的，按时间顺序排列；
- 要确保数据的电子记录和电子签名的完整、有效和诚信；
- 储存时会生成一个记录条文；
- 必要时可供检查和复制。

此外，该指南对任何临床试验中建立、修改、保存、存档、恢复或转移的电子记录数据也做出了明确的规范要求（FDA，2001a）。这份文件为电子申报打下药政监管基础，使得电子技术和数据标准化广泛推广应用成为可能。

② 建立和实施临床试验数据安全监督委员会　对临床试验数据安全监督委员会的设立、运营和标准操作规程做出了监管要求，对如何监督、管理、评价和保障临床试验安全性数据和受试者的权益也给出了监管标准（FDA，2006）。

③《临床试验中采用计算机化系统的指导原则》鉴于临床源数据在再现和评价药物安全性和有效性的过程中起着十分重要的作用，FDA 提出的这份监管文件就是要保证采用计算机化系统的电子源数据和源文件的可靠性、质量和真实完整性。2007 年重新颁布的这个监管文件适用于任何打算用于建立、修改、维护、存档、恢复或转移以监管申报为目的临床数据的电子临床系统，也是 21CFR Part 11 的补充指南（FDA，2007）。

④ 临床研究中的电子源文档　这份监管文件对临床研究中的源数据和源文件做出了明确的定义和管理规范，因而有助于消除不必要的数据重复收集和保存，减少转录错误，提高受试者数据的及时录入，确保数据的准确性和完整性。FDA 指出这份文件应当和 21CFR Part 11、计算机化系统的指导原则和软件认证指导原则一起使用（FDA，2013）。

⑤《软件验证的通用原则（FDA）——用于临床研究中的计算机化系统》　这份监管文件要求实施电子系统的生命周期的质量和风险管理，即系统的开发、测试、实施、操作、维护和下线等活动都必须满足药政监管的要求。特别是对如何进行规范的电子临床系统验证做出了详尽的阐述。这份文件应当和 21CFR Part 11、计算机化系统的指导原则和电子源文件指导原则一起作为整体监管文件加以解读（FDA，2002a）。

⑥《临床试验依据风险的监查方法》　这份指导性文件表明其支持依据风险的监查目的是提高临床试验质量，更好地保障受试者的安全，并对支持使用详尽的监查计划来概括不同监查方法的运用及关键数据的识别作出了规范要求。这份文件充分反映了目前药物研发中数据管理的技术变更要求和趋势（如电子技术）。FDA 要求通过使用中心化监查或远程监查，对试验方案要求的关键数据必须进行 100% 的监查；远程数据监查将起着越来越大的中心监查的作用（FDA，2013）。

⑦《标准化研究数据指导原则》　这份监管文件对于任何打算递交 FDA 的研究药物申请（IND）、新药上市申请（NDA）、某些生物药物上市申请（BLA）和补充新药申请（ANDA）的试验数据（临床和临床研究数据）的电子申报格式和标准提出了具体的要求。任何不符合标准化格式的试验数据将不会被 FDA 接受审阅（FDA，2014）。

⑧《供药物审评中心药政检查用的研究机构临床试验数据总结》　FDA 要求所有 NDA/BLA 申请的临床试验申办方必须按照这份指南的要求在递交临床试验数据分析结果报告时，也需要递交研究机构的详尽试验数据总结，包括参与临床试验的各研究机构信息、按照各研究机构层面总结的受试者数据列表和试验方案及其注释 CRF，以审阅试验数据真实完整性；根据研究机构及其受试者数据的总结列表，基于风险的监查管理原则，作为选择研究机构依从性、试验行为和受试者合规性药政检查的依据。这份指南对如何总结研究机构及其受试者数据信息提出了详尽的建议（FDA，2012a）。

（2）欧盟药政部门（EMA）

① 试验主文档　依据 ICH-GCP 的要求，欧盟在国际上率先提出了试验主文档的监管规范。其目的是树立临床试验数据及其数据文件记录的 GDP 的基础，使临床试验的行为过程和产生的数据质量都能得到很好评价。这份文件对临床试验前、进行中和结束后的试验数据及其管理文件记录的范畴、标准、文档结构、文档保存和销毁标准都提出了明确的要求。根据这个监管要求，目前在欧盟任何 NDA 申报时，除了需要递交试验数据集和数据库外，还必须递交试验主文档。欧美在临床试验的药政检查中，试验主文档是必须审查的内容之一（EMA，2012）。

② 电子数据采集　根据欧盟的 GCP 监管要求，所有的临床试验数据及其信息必须以可精准报告、解析和核查的方式记录、处理和储存，同时受试者记录的保密性和隐私性需要得到保护（EMA，2007a）。

③《临床试验中的电子源数据和转录到电子数据采集工具中的数据》　这份监管文件对电子源数据和转录数据应遵循的 GCP 原则和国际数据标准要求提出了指导性建议。文件所提出的指导原则适用于任何用于临床试验中的数据采集、管理、评价、报告和申报的工具，系统和仪器设备，以及医学记录系统，包括患者报告结果（PRO）系统（EMA，2010）。

④《临床试验中的依据风险的质量管理》　针对如何在临床试验设计、实施、评价和报告过程中识别潜在和发生的风险，以及减少这些风险对临床试验质量带来的危害，提出在临床试验管理中建立依据风险的质量管理体系的方法，以及在这个体系中可以运用的评估、监控、管理和交流风险的策略和工具（EMA，2013）。

⑤《通用数据保护法》（GDPR）　其目标是保护欧盟公民免受隐私和数据泄露的影响。GDPR 的效力

层级在欧盟是"条例"，编号为 EU-DSGVO，其效力仅次于宪法。该法案已经于 2018 年 5 月 25 日生效，替代之前欧盟使用的数据保护指令 Dir. 95/46/EC。但是 GDPR 不影响《健康保险携带和责任法案》（health insurance portability and accountability act，HIPAA）的适用性。GDPR 特别指出，关于欧盟公民的所有数据，即使它不储存在欧盟，仍然具有与欧盟内储存的数据相同的管理严格性和要求。欧盟的 GDPR 拥有治外法权，也就是说并不是只有欧洲企业才受其监管。按照 GDPR 规定，这个法令适用于：

• 在欧盟内部设立的数据控制者或处理者对个人数据的处理，不论其实际数据处理行为是否在欧盟内进行。

• 相关活动中的个人数据处理，即使数据控制者或处理者不在欧盟设立，即

　- 为欧盟内的数据主体（定义参见 2.3.2 节）提供商品或服务——不论此项商品或服务是否要求数据主体支付对价；

　- 对发生在欧洲范围内的数据主体的活动进行监控。

• 在欧盟之外设立，但基于国际公法成员国的法律对其有管辖权的数据控制者的个人数据处理。对于临床试验而言，这意味着

　- 受试者在欧洲　无论申办方和 CRO 是否在欧洲，也不论数据在哪里处理，以及递交给哪个国家，只要受试者在欧洲，那么 GDPR 就适用于该临床试验；若申办方不在欧洲，那么它还需要以书面的形式来指定一名在欧洲的代表以履行 GDPR 相关的责任。这里的受试者并不一定是欧洲公民，而是说数据收集时该受试者刚好在欧洲，那么就适用 GDPR。

　- 申办方在欧洲　只要是在欧洲的公司，哪怕它只是在非欧洲国家做一个 local 试验，进入的都是该非欧洲国家的公民，那么 GDPR 也适用。

　- 申办方不在欧洲　需要视情况作出相应调整。即：若申办方在欧洲有办公室，哪怕只是个代表处，且它们参与临床试验，那么 GDPR 适用；若打算在欧洲递交申请，则所递交的临床试验数据可能需要遵循 GDPR，否则有可能受到欧盟的质疑。

• 如果在欧洲的 CRO 被授权进行的临床试验，那么该试验同样适用 GDPR。

欧盟 GDPR 对某些传统临床试验的数据管理方式提出了更为严苛的要求（图 4.6），其中主要包括：

① 受试者权益　GDPR 扩大了受试者数据主体权益，包括知情同意书应包含的隐私授权内容、数据访问权、数据纠正权、数据的会计权、删除（被遗忘）权、限制处理权、可携带权、自主决定权以及拒绝权等。其中，影响最大的删除权，即数据主体有权利随时要求撤销知情，并要求申办方删除所有的相关信息，且不能延迟删除。而且这些撤销知情的方式，要像当时获得知情时一样容易；通过这些权利，数据主体可随时向企业要求个人数据备份，或要求其提供个人数据的使用目的，并可对相关数据进行更正、删除、导出、转移等多项操作。同时，用户也可向申办方明确提出要求，禁止申办方对其个人数据的某些处理及使用，以避免受到某些自动化决策的影响。此类来源于个人用户的限制甚至拒绝要求，也是 GDPR 中明确提出的重点内容。

② 数据最小化原则　所有涉及的临床数据必须按照数据最小化原则进行采集。例如，受试者不能收集其姓名缩写信息；对某些特殊类型的个人数据类别，如种族、政治观点、宗教信仰、工会，以及个人的基因数据、生物特征值、健康信息、性生活及取向等，做出了明确的规定。针对这些敏感的个人数据，申办方需将其与其他个人数据进行独立管理，并提供更加严密的安全保护措施。

③ 目的限定原则　在知情同意书中，应尽量避免采用"一般"或"可能会"等模糊不清的描述，因为 GDPR 要求明确数据的适用目的和处理方法。例如，某临床试验 ICF 里描述收集了受试者的若干样本，但并不是用于所签署的临床试验项目，而是可能用于未来的分析，但具体详情未知。按照当前 GDPR 原则，这一条不会获得批准。

④ 更严格的数据隐私保护政策　这些政策概括起来就是：

• 对于已收集的个人数据，若申办方已没有了收集数据时的使用目的，则需主动将相关数据进行清除；

• 若申办方发生了数据泄露事件，将在 72 小时内向监管机构披露个人数据方面的泄露问题，在某些影响用户安全的情况下，还需同时向受影响的个人进行披露；

• 需设立数据保护专员（data protection officer，DPO）负责企业的隐私保护工作，完善相关的管理制度、工作流程，开展基于业务的隐私影响评估，并根据企业自身情况，在欧盟境内设立相关代表人，全面并及时地响应用户需求，以确保申办方按照 GDPR 的要求进行数据管理活动。

⑤ 申办方的数据责任　在 GDPR 的第 89 条指出，为了实现公共利益、科学或历史研究或统计目的，申办方对数据删除有"豁免权"，并新增隐私保护要求。但前提是要数据最小化、匿名化，而对于那些"非必要"数据，申办方依然有义务要立即删除的。申办方作为数据控制者还有责任保证数据的接收

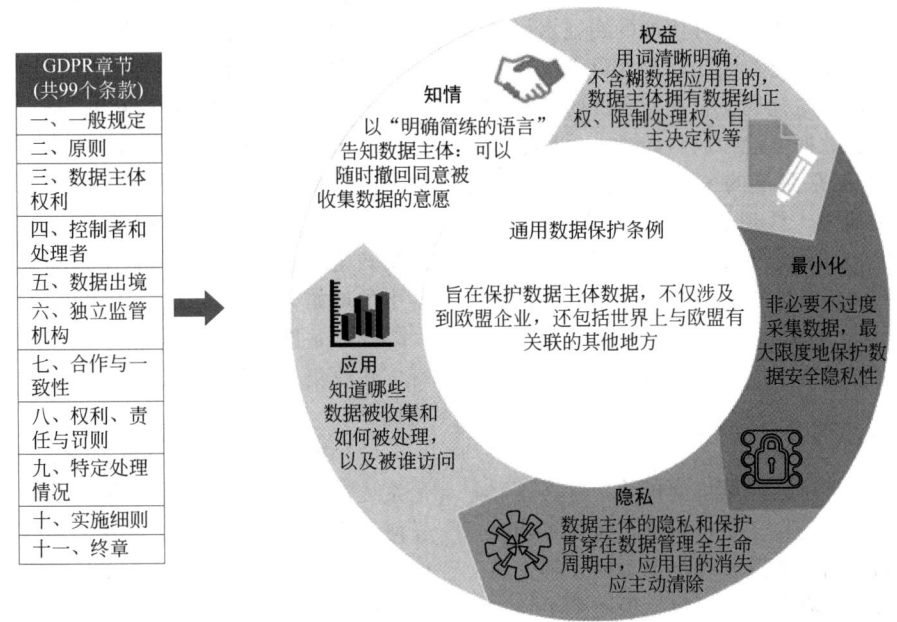

GDPR章节 (共99个条款)
一、一般规定
二、原则
三、数据主体权利
四、控制者和处理者
五、数据出境
六、独立监管机构
七、合作与一致性
八、权利、责任与罚则
九、特定处理情况
十、实施细则
十一、终章

图 4.6　欧盟 GDPR 主要要素

方，如医生、统计人员、CRO、实验室等，在需要时都删除了相应的数据。

在实施 GDPR 中，申办方需要特别关注数据脱敏（参见 4.1.1.2 相关内容）的规范实践，其直接关系到试验数据的合规性。显然，GDPR 保护的不仅仅是受试者，而是所有在欧洲的人员，包括研究者、申办方雇员等。在欧盟不遵循 GDPR 会受到巨额罚款。GDPR 虽然目前还只是在欧盟内实施，但对国际临床试验数据管理的保护实践，特别是知情同意书的受试者个人信息的收集要求，有着一定的影响。如果国际多中心临床试验涉及欧盟国家的受试者，需要特别注意其中对数据保护的标准（EMA，2016）。

（3）欧洲制药工业协会联盟（EFPIA）和美国药品研究制造商协会（PhRMA）临床试验数据共享共同原则：从 2014 年 1 月 1 日开始，来自美国和欧盟为批准药品而开展的临床试验的受试者数据、研究数据、完整的临床研究报告和数据传递协议，将依照"保护患者隐私和机密商业信息必要条款"，在符合条件的科学和医学研究人员提出申请后可以访问患者数据、临床试验方案以及美国和欧盟批准新药的临床研究报告。那些已发布研究成果的研究人员可获授权访问这些数据；递交至美国 FDA、欧盟药品管理局或欧盟成员国国家药品监管机构的临床试验报告摘要，一旦新药或新适应证获批，试验数据可以公开；无论研究成果如何，申办方应公布临床试验结果。根据原则，至少所有 Ⅲ 期研究结果和"有重大意义的医药"临床试验报告应公开发表。这一原则使得数据的透明度和标准化有了更高的要求（EFPIA/RPhMA，2013）。

4.2　临床数据质量和可信性管理

数据的质量保障只有通过试验过程的标准化建立和实施来实现，而标准化的实践反过来又可推动和提高实际工作的效率和可信性。所谓标准化是指在技术、科学和管理等社会实践中，通过研究、验证和发布行为或衡量准则或依据，使之达到统一标准，并要求人们在实践行为或实施过程中必须遵循、接受或共同遵守的标准。数据可信性（data integrity，DI）是质量量度的基石，而量度的基础是数据，因而数据必须可信。integrity 可译为诚信，即 DI 是数据真实完整性或诚信度的问题。质量量度是管理方和其他干系方采用的目标监测指标，用于监督临床试验活动、流程或试验实施行为的总体质量状态，包括评估质量体系监控和绩效的运行效能、试验药物质量和安全性状况和数据可信性的措施效应等。从法律的层面上来说，GCP 合规问题是民事问题，DI 问题则应当属于刑事问题。一旦药政部门对申办方或研究者的数据产生怀疑，其量度得分就可想而知了。只有"同步、原始、准确、完整、一致、清晰、可追溯"的数据，才是真实完整的数据，而临床试验中申办方和研究机构/研究者的诚信水平，则是数据可信性的根本。与其说申办方一味地对 DI 的辩解，例如，当事人无知但非恶意，管理人员并不知晓等，不如脚踏实地地用事实和文件去证明（不是说明）建立的或经过整改的质量管理体系及其实施过程不会或不再会出现 DI 问题。如果申办方和研究机构/研究者意识到其中的利害关系，就应当重视并投入人力、财力、物力资源到建立数据可信性的质量管理体系中。众所周知，药物和医疗器械是治病救人的产品，其风险等级自然也就处于必须严格监控的范畴。临床数据可信性的实施水平亦应与产品的风险等级相适应。因此，建立科学、完整和有效的质量体系，实施合规、合理、合适的管理规程和工作流程是控制数据可信性风险的唯一手段。需要指出的是，DI 不仅是简单的 QC/QA 监控和稽查问题，而是贯穿于研发、注册、试验、采集、存储、报告、分析、存档、质量、变更等整个试验药物/器械周期的质量体系的运行监控，这个过程中自然也涉及运行管理的人员行为和诚信。对试验过程 QC/QA 方面的着重检查，只是对 DI 关注行动措施的开始。

4.2.1　临床数据质量和可信性的概念

对临床数据质量和可信性做出剖析前，有必要对相关数据及其数据系统的含义予以界定，这样才能更好地对数据质量和可信性的意义有更深刻的理解。常见的与临床数据可信性有关的术语包括但不限于：

（1）数据（data）　是事实或观察的结果，是对客观事物的逻辑归纳，是用于表示客观事物的未经加工的原始素材。数据是信息的表现形式和载体，可以是符号、文字、数字、语音、图像、视频等。数据和信息是不可分离的，数据是信息的表达，信息是数据的内涵。数据本身没有意义，数据只有对实体行为产生影响时才成为信息。数据可以是连续的值，如声音、图像，称为模拟数据。也可以是离散的，如符号、文字，称为数字数据。在计算机系统中，数据以二进制信息单元 0 或 1 的形式表示。

（2）数据域（data domain）　数据域中的域意指一组具有共同主题并且逻辑相关的观测结果的数据集。其内在逻辑关系可能基于数据的科学属性或与其在试验中的角色有关。每个域通过对应的数据集进行呈现，通常每一域对应一数据集。域的结构是预先设定的，必要时自定义变量可存放于相应补充数据集中（SUPP--）。域概念适用于 CDASH 与 SDTM 模型〔参见 4.1.4（3）、（4）描述〕。

（3）信息（information）　经过加工处理之后的数据，即经过筛选、组织然后按照一定的格式整理后的数据就变成了信息。由源数据生成的数据库中的数据经过进一步加工处理或分析后的信息，可以被用于多种用途。

（4）元数据（metadata）　元数据是提供需要理解那些数据的语境信息的数据标识，包括结构性和描述性元数据。因此，元数据又被称为"数据的数据"，即其是描述数据结构、数据归属、数据要素、相互关系和其他数据特性的数据，它可以通过一组属性或元素来标识源数据特定的资源，而这些属性或元素就是该资源的元数据。它也可以提供源信息、信息的地位和/或分类，识别或归属属性。在 CDISC 的规范中，临床试验的源数据被要求以元数据的形式予以记录并分类。例如，当受试者的体重被记录在病例报告表时，体重数据表示了特定受试者的生理属性。当临床试验的不同电子系统进行数据采集、交换、报告和存档时，体重数据需要被归属在人口学的数据类别中，并有特殊的数据域符号来表示。

（5）电子源数据（e-source data）　按照 CDISC 给出的定义，电子源数据是指最早采集在永久电子记录中的原始数据。

（6）基准记录（base record）　指当采用多种平行方法收集或存储系统数据时，指定的作为判断依据的记录。

（7）电子记录（electronic record）　依靠计算机化系统进行创建、修改、维护、存档、恢复或发送的任何文字、图表、数字、声音、资料、图像，以及其他以电子数据形式存在的数据信息组合记录。

（8）电子签名（electronic signature）　经计算机编辑的由某人使用、承认或授权，与其手写签名在法律上具有同等地位的任何符号或符号串。通俗地说，电子签名就是通过密码技术对电子文档的电子形式的签名，并非书面签名的数字图像化，它类似于手写签名或印章，也可以说它就是电子印章。电子签名的两种常见形式为：

① 无生物特性的电子签名　例如，用户登录名和密码，其不受时间影响，具有唯一性。

② 具有生物特性的电子签名　例如，指纹、视网膜扫描、发声等，其特性与可量化的个人独特性有关。

（9）手写签名（handwriting signature）　个人的手迹签名或合法标志，其用书写或标志工具（如不褪色的签字钢笔或笔尖等）的签字行为可以被永久保存，并与签署的真实意图的合为一体的文件应反映签署人的个人意愿。手写签名或标志工具应当适用于书面上，也可以适用于其他获取名字（即标志）的设备。

（10）数据电文（data message）　指以电子、光学、磁或者类似手段生成、发送、接收或者储存的信息。数据电文应能够有形地表现所载内容，并可以随时调取查用的数据电文，视为符合法律、法规要求的书面形式。人们常用的电子邮件（email）是一种数据电文。

（11）数据管理（data management，DM）　不论临床数据产生形式如何，其为确保在整个数据生命周期内数据的记录、处理、保存和使用过程达到完整、一致和准确所采取的任何措施的总称。

（12）数据生命周期（data life cycle，DLC）　数据产生、记录（采集）、处理、回顾、分析、报告、传递、共享、储存、审核、使用（统计分析）、恢复、检索和持续监控直至销毁全过程的所有阶段。这个生命周期的各个阶段必须建立符合 ALCOA＋原则的监控管理计划和方法，以安全的方式采集和维护数据，使评估、监控和管理数据在某种程度上对患者安全性、产品质量和疗效的潜在影响，贯穿于数据生命周期阶段的所有潜在风险的管理，以及根据数据结果做的决策可靠成为可能。

（13）数据备份（data backup）　指除原始数据系统外，还有一个或多个电子数据文件创建的替代副本，其被定期复制备份，以在原始数据或系统丢失或变得不可用时，原始数据或系统仍可以恢复。例如，系统崩溃或磁盘损坏等情形的发生。重要的是注意备份不同于归档，电子记录的备份副本通常是临时储存的，可能会被定期覆盖。备份副本不应依靠归档机制管理。

（14）数据稽查轨迹和/或追踪（audit trail）　是临床试验数据管理规程必须具备的功能之一，无论是人工管理或电子系统管理，稽查轨迹是一种可以追溯和再现试验过程对应记录和文件的创建、更改或删除等相关行为信息的元数据的记录形式。稽查轨迹提供数据生命周期安全记录的细节，其要求做到在纸质或电子记录上创建、增加、删除或改变信息而不模糊或覆盖原始记录。稽查追踪有助于重现任何媒介的记录发生的时间历史，包括事件中的"谁、什么事、什么时候和为什么"。

纸质和电子临床数据管理流程和质量控制方面有共性，也有所不同。详尽的纸质和电子临床数据管理介绍，包括源数据及其文件、核证副本、数据单元等术语定义，可以参见 4.2.1 节和 10.1.3.9 节，以及第 22 章和第 23 章相关描述。

4.2.2　临床试验质量和数据可信性的全球标准和要求——ALCOA＋原则

数据可信性是指临床数据拥有的质量特质，其应当贯穿于第一个试验记录出现到试验结果的获得及其存储，直至最后的数据结果报告和归档全过程中的各个环节。所以，数据质量监控的缺失就意味着数据真实完整性的缺失。临床研究中的数据可信性简单地说就是要确保临床数据的可靠性和真实完整性。其是通过临床试验中规范程序的实施和遵循来达到的，只有这样才能确保数据全生命周期运营过程中，如采集、记录、输入、转录、转移、处理、储存、恢复、导出、分析、报告、决策、申报、检索、存档和销毁等，都能保持稳定不变的特质，以至于原数据值和输出数据值在整个研究过程中，乃至未来的任何时候都具有可匹配性。数据可信性通常具有两种属性，一种是物理可信性，例如，采取措施保护计算机系统的过热、自然灾害、人为篡改、物理损坏、非法入侵等，这些都可能造成数据的损失、损坏和失真；另一种是逻辑完整性，例如，稽查轨迹的存在、数据在各数据平台转移过程中不会发生丢失或变更等。临床数据的

本质就是受试者信息。所以，数据可信性与研究者对受试者检查和评估，以及化验数据来对受试者症状作出完全和准确的诊断有关。定量数据的案例包括目视体征检查、等级量表的症状评价等，定性数据有不良事件的报告等。临床源数据就是由这些定量和定性的数据所组成，并可以由专业服务公司（如中心实验室）、研究者、中心化评估医生和研究助理等采集和记录在临床试验原始记录中，并通过临床病例报告表的转录存储在临床数据库中。数据库中的临床数据可以被进一步处理、核查、分析、报告直至归档保存。只有在临床研究各个阶段的每个运营流程中对数据的可信性加以关注和维护，特别是当数据从一个系统或平台转到其他系统或平台时，才能不至于使数据质量及其可信性遭受挑战和风险。

4.2.2.1　临床试验及其数据质量原则

数据的可信性涉及手工操作程序、纸质和电子数据记录系统的规范管理。要想确保数据可信性必须对纸质和电子系统的运营流程和环境建立良好的质量规范管理体系（quality management system，QMS），这涉及依据风险的试验管理（RBM），即对关键数据和流程的潜在风险相关性的监督和应对、试验过程定期系统审核的有效性和数据集真实完整性的审评等。只有这样，所采集的临床试验数据才能反映现实生活的真实状态。为了达到这些要求，国际临床试验行业经过多年的实践经验总结，制定了一套行之有效的临床试验及其数据质量标准，被称为 ALCOA＋原则（图 4.7）。手动操作程序、纸质和电子数据记录管理规程都应当遵循 ALCOA＋原则（DIA，2009）来保证试验及其数据质量（data quality，DQ），其中临床试验干系人是实现试验质量过程的重要组成部分，而质量文化也对其有重要影响。值得注意的是数据质量的好坏并不能在临床试验进行过程和数据采集过程中被检测出，它只有通过对试验行为方式、产生数据过程及其结果的监查、稽查或验证的行为才能得以体现。

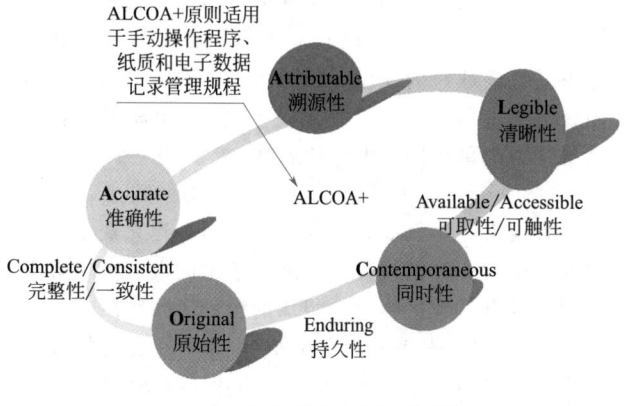

图 4.7　临床试验及其数据质量
标准——ALCOA＋原则

良好临床试验及其数据质量的基础是遵循ALCOA原则，这需要通过良好试验数据文件记录的质量规范管理来实现，并对试验数据生命周期内对数据的准确性、完整性、一致性和可靠性的风险进行管理。这些适用于手动操作程序、纸质和电子数据记录过程的质量原则的含义如下：

（1）溯源性（**A**ttributable）　可溯源的含义是指每一个数据的产生和修改：

① 都可追溯到该数据点的唯一受试者源文件记录，无论这个源文件记录是以何种形式建立的。

② 都可追溯到观察、创建、记录、输入和修改该原始数据的唯一可确定的执行者及其数据记录日期和时间，并且每一数据记录不能有多个原始数据源。

③ 数据点修改除了要保留原数据记录痕迹外，还必须有修改该数据点的唯一确定执行者识别名、修改日期和时间，以及修改原因记录。

④ 所有的电子记录的输入都应当由经过培训的人员完成，而这种培训必须有文件或证书证明它的发生。所以，必须制定相应的培训电子数据系统的SOP，并指出培训文件如何存档保留，稽查者应当定期检查。

⑤ 所有与数据有关的手写或电子签名都是唯一性的，并应有相应的手写或电子签署签名协议，这种签名协议和身份识别文件应当存档保留，并确保所有的签名行为都是在授权的相应时间和场合中完成。

⑥ 每个签名都与特定试验数据相关联。对纸质或电子记录采取的签名行动应当定期进行评估，以检查这些确认签名的行为都是由授权的责任人和拥有者所做出的符合规范的行为结果。

⑦ 试验数据递交标准SDTM可以通过CDASH映射追溯到原始数据库中的数据源。

在纸质和电子临床试验环境中，数据或文件确认签名的实施方法和要求略有差异，即

纸质数据记录	电子数据记录
(1)姓名的手写字母或字体 (2)完整的手写全签名或缩写签名 (3)个人印章 (4)签名包含日期和时间(需要时) (5)也有用指纹替代手写签名,但需要有文件证据支持 (6)不能找人代为手写签名或印章 (7)签名样本应该在职责分工表中留存	(1)与用户创建、修改或删除数据的行为相关联的唯一的用户登录名,需要定期更新和审核 (2)唯一的电子签名(生物识别或非生物识别) (3)应该获取用户ID、日期和时间标记的稽查追踪 (4)签名,必须是安全和永久性连接至被签的记录 (5)与手写签名有同等法律效力,并应经过验证 (6)不同用户不能共享登录账号,不能使用通用登录账号,或用他人登录账号行使他人职责 (7)权限控制与电子签名和职责挂钩

在实施文件确认签名规范管理流程时，应当确保签名行为和记录可追溯到唯一的个人，其管控规程风险管理通常应关注但不限于：

① 从签名法律约束力要求来看，在唯一和可识别的签名执行人的签名和签名的事件之间应该有一个可验证的和安全的关联性，即签名应永久性地绑定被签的数据记录或文件。当签署文件的应用程序系统与存储被签署文件的应用程序系统不同时，需要注意确保两个程序系统的同一性及其链接属性不会被破坏。

② 手写签名确认和个人印章签名应该与审核或记录某事件或行为发生时间同步，并同时签署签名日期；电子签名应该包含签名的时间/日期标记来记录签署行为与事件同时发生的属性。

③ 使用个人印章完成签署文件需要建立额外的风险管控流程，例如，配合手写日期，建立安全存放和保管个人印章的规程，只限于指定的人员可以存取使用，或有其他措施预防印章的滥用风险等。

④ 使用个人手写签名的数字图片签署文件通常是不可接受的。当这些储存的图片不能做到安全存放，只限于指定人员存取使用，或有其他措施预防可能的滥用时，这种图片保存的手写签名的权威性和真实性应受到质疑。在上述不当情形中，签名图片文件的保存方式或邮件很容易被复制，并被他人重复使用。

⑤ 当电子系统确实无法实施电子签名时，可以考虑采用手写签名的混合方法用于签署电子记录，但这种方法必须预先设立严格的管理规程，并建立在有足够安全保护的情况下使用。例如，手写确认签名作为电子数据记录的附件应明确其归属性和执行目标。在电子系统中与审核的数据集创建一个与书面程序相关联的超链接页面或受控表格链接。这个链接文件应该列出审核的电子数据集和递交审核的任何元数据，以及提供给数据集创建人、审核人和/或批准人去插入手写签名的域组清单。完成的手写签名的纸质记录应该是安全且可追溯地点击链接至被审核数据集。这种链接可以通过程序化的方法建立，如使用详细的检索索引，或技术方法解决，如将签名页的真实副本的扫描图片放入电子数据集中。完成的与电子记录关联的手写签名文件必须归档保存。但可行情况下尽可能推荐采用电子签名规程。

（2）清晰性（**L**egible）　清晰性指的是要求数据是可读易懂、可理解并允许记录中的步骤或事件有一

个清楚的顺序便于执行，以及日后可追溯。所有 GxP 活动都能通过审核这些记录及其记录者在相应 GxP 活动中记录的某个时间点完全重现 GxP 的现场情形和各干系人的角色与职责。要达到清晰性要求，需要关注的操作要素包括但不限于：

① 任何试验文件，特别是提供给受试者知情同意的文件，不应用枯涩的文字和语言，或难懂的医学术语撰写，而应用清晰和简明地描述试验的受益和风险，以达到真正意义上的知情同意效果。

② 不能被认读和理解的数据记录或术语缩写不应当被采用（与准确性和归属性无关），因为任何不能被清楚地认读的数据或术语缩写可能造成误解，导致数据录入员错误地输入数据系统中。

③ 只有易被认读的数据记录才能使任何不符合逻辑的数据可以实时地被监测出，并能及时予以纠正。

④ 任何不符合逻辑的数据点在输入时就可以被实时性地发现逻辑错误。一旦这些非逻辑的不一致性

数据错误出现，就必须通过 EDC 数据自动数据质疑的功能对输入人员质疑，使之能及时得到纠正，以增加数据的准确性和可信性。

⑤ 所有数据输入和修改都有迹可查，可以永久控制查阅，并能将所有执行人员与相关输入和修改数据清晰地相关联，包括输入和修改时间标记及其记录修改原因等。

⑥ 清晰可行地记录系统档案的访问权限监控，并教育和培训相关干系人其对权限做出的任何变更对数据可信性的影响尤其重要。

⑦ 在规定的保存期内，应能确保可清晰地重现数据产生的步骤。

⑧ CDISC 和 SDTM 标准使数据变量命名清晰统一，便于全球申报。

在纸质和电子临床试验环境中，数据或文件清晰性的要求略有差异，即

纸质数据记录	电子数据记录
(1)使用永久性的不会褪色的墨水记录 (2)不使用铅笔或其可擦除的方式记录 (3)修改记录时使用单横线划掉然后签名、日期和记录修改原因，这相当于纸质记录的稽查轨迹 (4)不使用不透明的涂改液或者其他模糊记录的方式修改或删除记录 (5)使用可以监控的装订成册的有连续页编号的记录本记录，也就是采用可发现缺页或跳页的记录本记录 (6)发放有连续编号的空白表格便于监控和清点发放的表格使用数 (7)为了达到纸质记录的清晰可追溯和可重现目的，必须确保没有数据可以被插入事件发生的顺序中，也没有数据在无法察觉的情况下被删除 (8)指派独立的档案管理员将纸质记录归档保存在安全受控的纸质档案室内。在 GCP 规范管理中，档案管理员起着文档质控的作用 (9)保存那些无法避免使用的会随时间褪色的纸张/墨水记录	(1)将日期/时间标记配置在计算机化系统的功能中，以实现自动追踪数据记录时间顺序 (2)计算机化系统稽查轨迹中的数据是按照时间顺序逐条存储的。只要保证系统硬软件日期/时间设置不能或不被改变，事件的日期/时间顺序就不会被改变 (3)根据要求设计和配置计算机系统和书面 SOP 来实施在进行试验活动的同时和下一系列事件步骤开始前保存电子数据，例如，禁止在临时媒介中产生、处理和删除数据，而必须在开始下一步骤前将进行活动同时记录的数据递交给永久媒介中保存 (4)使用安全的、有时间标记的稽查轨迹功能来独立地记录操作人员行为，并追溯行为至登录的个人 (5)系统配置登录权限来增强安全许可，如系统管理员角色不能关闭稽查轨迹功能，或不能覆盖/删除数据。也就是说，系统操作者不应该有修改或关闭稽查轨迹或能改变其行为追踪方法的能力 (6)必要时，用系统配置设置和建立 SOP 来失活和禁止覆盖数据的能力，包括禁止覆盖初始和中间处理的数据。必要的系统访问管理权限只能授予无试验数据记录利益冲突的合格相关人员 (7)严格控制配置和数据注释工具的使用，以防范数据在呈现和打印中被模糊化 (8)采用经过验证的电子数据备份程序，以确保灾难恢复 (9)指派独立的档案管理员采用经验证的归档系统，将电子记录归档到安全受控的电子记录档案室内

为了达到数据清晰性的要求，用于临床试验中的任何计算机化系统都必须具备合规的稽查轨迹功能的配置。在缺乏计算机生成稽查轨迹功能的计算化系统中，必须建立可行的替代方法来达到这一法规要求。例如，采用程序受控的记录本、变更控制、记录版本控制和其他符合 GxP 期望的纸质和电子混合记录的方式来追踪记录试验过程中谁、什么时候和为什么执行数据采集、处理、分析和报告任务。这种情况下，建立书面标准操作控制程序必不可少，包括相应的培训、记录控制程序审核和对管理过程本身的稽查及其质控报告。此外，要注意的是无论手动或自动归档的

纸质或电子记录都应该储存在安全受控的档案室，并限定只有指派的独立档案员或其委托人才能够访问或接触存档记录。任何借阅存档记录都必须按照文档检索和借阅规程行事。

(3) 同时性（Contemporaneous）　数据的实时记录伴随着数据的实时产生或观察获得而完成，因为任何延滞数据的记录都可能造成数据记忆的偏差和错误。要做到这一点，正式记录的时间标记很重要，对此需要关注的要素包括但不限于：

① 输入源数据至试验病例报告表或数据采集系统亦需要在规定的时间内完成，因为数据的实时审阅

和分析取决于数据的及时输入。这样做也有助于尽早发现试验项目的问题和对临床试验的状态和趋势早日做出决策。虽然药政监管条例并没有对数据输入病例报告表系统有明确的时间要求，但从行业的一般惯例来看，受试者完成试验访问后3~5个工作日，研究机构人员就应当完成数据输入至病例报告表系统；当数据质疑提出后的5~7个工作日，研究机构就应当完成质疑数据的回复，且回复数据质疑的质量能满足系统关闭相应数据质疑条目的要求。

② 任何数据的输入都应当伴有输入日期和时间，以便监查员和数据管理员能对试验数据输入日期和时间与实际产生的日期和时间进行比对，并对试验数据完整性与及时性做出审核和评估。

③ 系统必须始终保持最更新的数据信息，便于申办方和研究机构能实时了解试验进度。

④ 试验数据在输入电子数据采集系统时，就应当受到稳健的系统逻辑核查的监查，并完成系统对数据质量、完整性、逻辑一致性的自动评估，为监查员开展现场目标风险监查提供有力的支持。

⑤ 在试验记录中推迟填日期或提前填日期都是不可接受的。记录的日期应该是输入数据的实际日期。如果晚输入应该同时输入试验活动的实际日期和记录输入的实际日期，并说明延误记录的缘由。如果研究机构人员在纸质文件中填写错误，则应该在需要修改的数据上划一条删除线，而不是涂黑错误数据，并在旁边写上修改后的数据，同时签署修改者名字，填写日期，并表明修改的理由，整条修改数据条目记录需要保留在源文件中。

⑥ 数据在研究机构被输入电子记录中大多是通过手工转录纸质源文件数据过程完成。在当今依据风险的监查方法中，中心监控数据质量和真实完整性从数据输入时就已经开始。因此，整个输入过程的管理有着很强的时效性。显然，鼓励和管理研究机构对数据的及早输入是更大程度地实现数据可信性的关键。

⑦ 采集的试验数据在进入数据库之际就能同时满足CDASH aCRF数据标准，在导出进行数据分析同时也能完成SDTM aCRF的数据标准映射，这对于减少数据分析歧义、提高数据分析质量很有必要。

在纸质和电子临床试验环境中，同时性记录数据文件的要求略有差异，即

纸质数据记录	电子数据记录
(1)纸质环境下的同时记录规程取决于申办方和研究机构的质量文化和SOP的严格要求与培训到位，以及合格人员的责任心和良好的工作习惯的培养 (2)建立SOP并培训，监督和自查监控以确保研究机构人员在试验活动的同时直接在官方受控文件中输入受试者数据和信息，如实验室笔记本、病例报告表等 (3)需要建立规程要求来规定在纸质记录中记录试验活动时还需记录活动的日期和时间(如果试验活动是时间敏感的) (4)对记录文件的修改方式要求和修改规程需要有明确的规定，并培训研究机构人员熟知其规范操作行为 (5)确保良好的文件设计，鼓励良好的行为规范，包括文件设计得当，并在开展试验活动时确保有空白的表格/文件供记录用 (6)采用规定的同步时间源设备记录试验活动的日期和时间，如检查室或病房经校验过的挂钟，或计算机化的时钟。这些时钟不能被未经授权的人员随意调拨。可能的话，还应当能自动记录手工操作活动的日期和时间，如称重或心电图检测	(1)电子环境下的同时记录可以通过技术配置实现 (2)为了确保试验步骤或事件在其执行的同时产生永久记录，应确保配置系统设置,建立SOP和监控措施来确保在试验步骤或事件完成同时和进行下一步骤或事件开始前，记录在临时媒介中的数据记录能传输或转移到永久媒介中保存 (3)确保系统的日期和时间标记不能被任何人员调整或改变 (4)建立标准规程和维护程序来确保试验操作过程中日期/时间标记的同步管理要求 (5)在国际多中心临床试验中，注意不同时区的试验活动时间的差异和协调控制 (6)确认记录系统在试验活动进行的同时可以供记录者使用

按照药品数据和记录质量管理规范要求，先有意在非正式文件（如碎纸片上）中记录，然后转录到正式的文件（如实验记录本）上是不可接受的。原始数据应该在执行试验活动的同时立即直接记录在正式的文件上（如批准的源文件工作表格）。需要提醒的是有些计算机化系统允许用户在上载采集数据之前，可以暂时储存原始电子记录在本地计算机化系统或临时工作站操作系统中。这种情形下，如果操作者有可能拥有完全的管理员权限，操作者就有可能有不恰当的超级权限去重命名、复制、删除储存在本地系统中的文件夹和修改时间/日期标记。这种破坏数据同时性原则的行为极大地影响数据的可信性。因此，如果电子系统提供临时存储功能在本地系统，需要考虑在计算机化系统中设置安全限制来保护日期/时间的设置，并限制在本地系统中可以对数据任意修改，这种设置应当在投入运行前进行合宜的验证，以保证所有计算机化环境下数据的完整性和可信性，包括工作站操作系统、软件应用程序和任何其他应用的网络环境的安全性。

(4) 原始性（Original） 临床试验中第一时间或第一次被记录或采集的，未经加工处理的，能真实完整再现试验项目过程的数据或信息为原始数据，无论其采用什么形式的媒介或系统工具，都具有唯一和独特性。例如，当eCRF直接从受试者采集其试验治疗受益感受数据时，eCRF工具中就可以被视为这部分

数据的源。除非在临床试验中有特别的要求或说明，任何数据点不能有多重源数据。例如，知情同意书要求有签署原始文件，一份研究者保留，一份受试者本人保存，如果出现两个以上的源数据，最可能的情况就是其中一个并不是真正的源数据，或可能是数据副本。为了保证数据原始性质量和再现性，需要注意的要素包括但不限于：

① 大多数与试验项目执行有关的原始数据和文件来源于研究机构和研究者对受试者的诊疗评估和化验检查。有些原始数据和文件与申办方试验项目管理有关。产生原始数据的干系人和责任方必须对各自产生的原始数据的溯源性、清晰性、同时性、真实性、完整性、准确性、可靠性和持久性负责。

② 按照 ICH-GCP，临床试验各角色应由相应的有专业资质的经过相关培训的人员承担。因此，受试者诊疗或依方案要求的医疗原始数据或信息记录的产生是研究者的职责所在，不能由研究护士或临床研究协调员代笔或撰写。

③ 尽量减少从源数据输入至数据库的数据输入步骤，以减少数据出错的概率。对于原始数据和文件的记录与收集，需要建立标准操作规程，对其中涉及的步骤和标准做出统一规定。

④ 监查员有责任对输入数据库中的数据进行源数据/文件核查，以保证其可验证性、一致性、准确性和真实完整性。如果涉及核证副本数据，亦需要验证核证副本的真实性、一致性和准确性。数据管理员对数据库数据的逻辑合理性和正确性负责。临床研究协调员对输入病例报告表的数据真实完整性和准确性负责。

⑤ 在依据风险的监查方法中，需要试验团队成员的分工协作，加强对方案关键数据/流程的原始数据和文件的核查。

⑥ 当存在多种方法平行采集相同数据时，申办方或试验方案需明确首要源数据记录或文件。当源数据文件核查发现内容不一致时，以指定的源数据或文件记录为准。任何基准记录应当做到依据充足，指标明确。

⑦ 当涉及原始数据演绎或数据传输/转换时，必须保证其演绎、传输或转换方法或途径经过严格的验证并显示验证结果合格，以确保其结果的一致性、准确性、完整性、可靠性和可用性。数据传输通常涉及系统与系统之间的数据传递，需要建立和实施数据传输协议的管理规程和验证；常见转换形式包括：

- 复印（纸质—纸质），需要制成核证副本；
- 扫描（纸质—电子），需要第二人复核后成为核证副本；
- 拷贝（电子—电子，动态格式），需要验证规程管理。

转换后的文件需要按照转换后的文件格式管理，如果涉及签名审核和批准要求，需要按照各自文件格式的签名规程要求执行。

⑧ 原始记录应该在整个记录保持期间，同样也都是完整的、持久的和容易查阅和阅读的。

⑨ 保存的原始数据和/或保持了原始数据内容的经核实无误的核证副本可供数据审核。

⑩ 原始记录应当遵循同时性原则，在事件发生的同时予以记录，并确保其记录的完整性、持久性、清晰性和可读性。

⑪ 如果涉及 EDC 作为源数据采集工具，EDC 系统从受试者处直接采集数据信息的可靠性验证必须在投入使用前完成，验证合格报告应当存档备查。

⑫ 数据链的完整性对于数据可信性至关重要，其中有可能涉及来自于不同方或干系人的原始数据记录。监查员必须对数据链中的各方数据的原始性、真实完整性、可靠性和逻辑合理性做出监查和判断。例如，实验室检验报告中每个受试者的化验数据结果是否可接受，必须用结果导向的思维，以检验报告数据为起点，倒推产生报告的各个环节涉及哪些数据记录。如实验室样本收讫、检测分析方法验证、样本处理与存期、样本分析等；物流运输、冷链保障记录、样本交接记录等；研究机构样本采集、预处理、保存和交付运输等；研究机构试验项目立项、伦理审批和受试者真实性等。只有这些环节的原始数据记录都真实完整，并符合法规和方案要求的管理规范，监查员才能证明产生化验报告结果的数据链是真实完整可靠的，申办方和药政部门才能认可检测报告的可信性。

⑬ 注意原始数据/文件需要保留或销毁时，遵循建立的管理规范流程。

⑭ SDTM 和 CDASH 的注释数据都可溯源到原始数据和元数据。因此，数据的直接 CDISC 标准化，可以减少数据的处理错误。

在纸质和电子临床试验环境中，原始性记录数据文件的要求略有差异，即

纸质数据记录	电子数据记录
（1）建立纸质原始记录管理的 SOP，并做好培训，定期审核和自查纸质数据记录质量和流程合规性，以确保所涉人员对原始数据管理规程的执行力和责任心，并要求管理人员进行充分的审核和批准，包括用于同时记录原始数据或信息的纸张与预设表格	（1）建立电子原始记录管理的 SOP，并做好培训，定期远程和现场审核和自查电子数据记录质量和逻辑合理性，并确认所涉人员对电子原始记录的执行力和审核符合监管要求，包括对电子人工可读源记录、电子医学原始记录的责任人等管理

续表

纸质数据记录	电子数据记录
（2）对原始数据记录程序管理应当规定相关元数据的审核,包括正确纠正原始数据或信息错误的方法。例如,划掉(不是覆盖涂掉)待修改的数据或数据记录等,以确保这些修改被适当记录并有可溯源证据,供必要时核查备用 （3）对于纸质数据记录文件的审核通常以在纸质记录文件上签名的方式来表明记录文件已被审核。但记录批准应当是不同的规程,也同样需要签名确认。数据审核的 SOP 需要对审核和批准纸质记录文件建立规程标准,并阐明数据记录文件审核和/或批准签名的意义 （4）纸质原始记录文件管理规程应以 GxP 标准为基础,描述当原始数据审核发现错误或遗漏时需要采取的措施要求,以及数据需要纠正或说明时的正确做法,如按照 ALCOA 原则,原始记录和稽查轨迹的修改痕迹都清晰可见 （5）纸质数据记录文件的存档应确保安全和便于查阅或借阅,相关管理规程需要建立和遵照执行 （6）纸质文件记录转化成电子图像存档时,需要考虑依照电子数据管理规程管理转化后的电子图像,且源纸质文件记录仍需要存档备查	（2）电子原始数据或相关元数据记录修改的逻辑核查管理应当通过所具备的统一稽查轨迹功能完成,并按照数据产生和修改的时间顺序保存和报告。例如,经授权的研究机构人员对电子记录中原始数据或信息做出的修改,原始数据或信息并不会被删除,修改后的数据、修改者信息和电子签名/日期、修改原因等都按照时间顺序保存在稽查轨迹文件中 （3）电子系统数据对原始电子数据和相关元数据的审核应当从数据输入和保存至数据库时,运用系统配置的自动核查功能同步完成 （4）对电子原始数据记录的审核和批准通常为两个不同的管理流程,可以采用电子签名的方式完成审核和批准确认,并保存在电子系统记录文件中 （5）当打印输出电子原始数据记录,包括元数据记录文件,进行审核时,需要由第二人对打印输出文件进行复核确认 （6）电子数据系统中的数据必须备份和存档,相关备份和灾难恢复管理规程需要建立,并经验证合格后才能投入使用

数据原始性本身含义并不复杂,但围绕其规范实践的风险对临床试验数据质量的不利影响较大。例如,当监查员只凭借计算机化系统打印出来的原始记录的资料或 PDF 文件进行监查时,由于并没有对电子原始记录的合规性和完整性进行审核,即源数据和文件的可信性没有得到证实,就有可能出现数据质量可信性的风险。尽管原始数据和信息记录者对原始记录本身和基于原始记录做出的后续决定的真实完整性和可靠性负有完全的责任,依据风险的源数据/文件内容整体准确性、一致性和可信性的监查还是必不可少的,这包括了解和评估计算机化系统、数据和元数据及其数据流。

数据审核计划需要界定元数据审核的要求,如审核频率、范围、谁和做什么,包括对异常数据的处理、数据修改规程、对电子原始记录和元数据的系统权限等。质量保证部门也应当对相关稽查轨迹、源数据和元数据的稽查或自检规程做出要求。任何数据记录质量和可信性的重大偏离都需要记录在案,并有相应的 CAPA 和报告。

纸质数据记录和电子数据记录系统的最大不同点在于电子系统对输入的原始数据的自动逻辑核查和稽查轨迹功能,因而要求系统构建者和数据管理员在构建符合方案的数据采集系统（eCRF）及其数据库时,对元数据字段和命名逻辑核查（edit check）方法的设置成为关键。这关系到稳健的系统自动逻辑核查轨迹功能的配置和能否发挥真正的作用,也与数据管理员对数据生命周期的系统和数据流的知识以及应用管理经验密切相关。

数据备份和复原程序是保证数据质量和可信性的重要措施之一。数据备份的定义在 4.2.1 节中已有描述。备份数据应当被存放在安全和保密的状态下,最好不要和原数据库的数据存放在同一地点。备份数据库的维护及其数据复原测试记录是评估原数据库的数

据在系统出现失灵或灾难事件时,数据可以复原的程度或数据丢失严重度的重要手段之一。当出现计算机化系统变更情形时,如软件升级、安全或运营程序的补丁、设备或部件的更换或更新等,备份数据与新的变更后的系统数据的监控管理,可以确证数据的质量和可信性没有受到影响。要注意的是数据备份与数据归档不可混为一谈。备份是用经过验证的应用程序将原始数据记录及其相应的元数据传输到另一个远程数据库存储备用,形成一个"真实副本"。其目的是灾难事件发生时,能迅速恢复和延续临床试验数据记录。电子数据备份的频率应依风险管理原则而定,如定期传输或实时备份等。备份数据的本质是临时存储原始数据记录在另一个地点的远程数据库,而且随着备份的不断进行,其中的数据也会不断地被覆盖。在数据备份期间,其原始数据仍处于"活动状态",可以对数据进行正常的修改或处理等。数据归档意味着数据采集、处理、清理和分析等管理活动已经完成,且已经进入原始数据记录活动终止和/或数据库已经锁定。因此,归档就是要保证原始数据记录文件在保存期间,可以免于被进一步修改或删除,并将记录存储在独立的数据管理员或档案管理员控制下。归档的数据记录文件应当包括相关元数据、电子签名、稽查轨迹记录、注释数据表格等。归档后的数据记录,其原始数据不再处于"活动状态",也不可以对其进行任何操作。显然,不可用备份的数据代替数据的归档。

对于原始数据的拷贝和转移操作,需要制定数据备份恢复 SOP,并进行验证证明数据的备份恢复不影响数据的完整性。数据备份的频率应符合实际需求情况。对于数据的拷贝操作,需要尽可能做到三专原则,即专人、专机、专盘,并由档案管理员单独备份异地管理,以避免不必要的安全风险并符合数据完整性要求。软件升级前不仅需要对系统数据进行备份,

还应对软件升级后版本的数据可恢复性进行验证，防止升级后的数据丢失。数据转换格式或迁移时，应当确认数据的数值及含义没有改变。

保存在原始数据系统中的数据一旦被记录就必须随时间推移而始终处于持久可读状态，并保持一致性。一旦数据完成清理，及时归档十分必要，因为如果原始系统退役或停止运行，数据应当转移至其他系统或媒介中保存，此时需要遵循建立的数据归档和数据恢复的管理规程管理原始数据系统中的数据，并在需要时能重现数据的一致性。

（5）准确性（**A**ccurate）　准确性是指数据能正确、真实、有效和可靠地体现数据所记录的 GxP 活动。为了达到数据准确性的要求，申办方和研究机构都应当建立数据处理的规程，采用经验证、确认或核实的技术、方案、流程、方法、系统或设备处理试验数据。其中要注意的要素包括但不限于：

① 对于纸质和电子记录而言，建立质量管理体系十分必要。质量管理体系应适合试验活动的范围，并按照依据风险的质量管理体系实施。

② 临床试验运营中，干系人的角色和职责的合规性与产生的数据质量和准确性关系密切。

③ 产生数据的系统或设备应当经过校准、确认或维护。

④ 所记录或输入的数据应当真实地反映临床观察和评价所得出的结果。

⑤ 所有临床试验数据，特别是关键数据和流程，都应当经过审核。

⑥ 任何关键数据偏差、异常值、显著超标结果等都应当经过调查确认。

⑦ 在确保数据准确的基础上，实现依据风险的临床试验项目程序和数据质量的监查将成为可能。监查计划对于指导监查员进行试验项目数据和流程的源数据/文件准确性核查十分关键。在依据风险的监查方法中，需要对关键数据和流程的风险指标及其应对措施做出规定，以保证数据准确性、真实可靠性、完整性和一致性。

⑧ 产生、存储、分配、维护、处理、分析和归档的电子数据计算机化系统应当经过验证合格后才能投入使用，并在试验项目运行中，确保维护系统的验证状态。

⑨ 涉及生物样本检测分析时，分析方法应当经过验证，仪器操作规程的遵循和图谱结果可靠性应当经过查验。

⑩ 所有数据记录应当遵循 GDRP 要求，以减少差错的发生。

⑪ CRF 的数据注释采用了正确的 CDASH 变量命名规程和准确的 SDTM 映射原则。

在纸质和电子临床试验环境中，准确性数据记录质量要求略有差异，即

纸质数据记录	电子数据记录
（1）具备打印功能的设备在投入使用前应当经过确认、校验和维护，如心电图仪、天平等，并将相关报告或记录存档备查 （2）涉及演算或演绎的数据，其计算公式或工具需要经过校验、验证和确认，以确保其准确性和可靠性 （3）纸质 CRF 数据必须由经过授权的数据管理人员输入数据库，其手动输入的数据准确性需要进行额外检查，例如，由第二个经过授权的人或通过经过验证的电子方法复核数据输入的准确性，或采取双录入的方法自检准确性 （4）涉及手工编程演算数据结果时，其编辑程序应当经过验证，以确保编程计算结果的准确性 （5）实验开始前和实验过程中，需要关注和收集实验检测值正常范围文件，并设置在实验室检测值所需的核查工具或系统中	（1）电子化系统在实施运行前，都需要完成构建细节规划和步骤、测试和验证等程序，而这些程序记录应当存档保留。通过这些程序可以确保用于输入、加工、分发、审阅、咨询、编辑和修正数据记录的电子化系统功能的可重复性、可靠性和完整性 （2）系统的逻辑核查功能必不可少，其可以将输入错误数据的概率降至最低，并防止错误被不正确地修正或改变 （3）任何电子系统之间或内部的数据传输和转移必须在实施前经过系统和方法验证，以确保其准确性和可信性 （4）EDC 系统中本地或中心实验室检测值正常范围发生变更时，应当及时调整系统逻辑核查设置的正常值范围

需要指出的是当采用标准词典对数据进行编码时，应当遵循规定的编码规程进行（见 20.3 节），以确保数据归类及其分析结果的准确性；若涉及标准词典、辞海和表格（如单位和刻度）记录和/或编辑数据时，这些工具和表格应当处于受控状态。此外，任何从系统移进和移出数据的操作过程，都需要建立明确的计划，包括测试和控制规程，并注意所用数据文件格式或表格工具具备稽查轨迹或限定修改功能，以避免数据出现在不受控的情况下被有意或无意地修改或删除的风险。

ALCOA 原则隐含了数据完整性、一致性、持久

性、可取性和可触性的标准（简称为 CCEA 补充原则）。这是 ALCOA 原则的扩展，构成了 ALCOA＋原则，同样被视为全球临床试验数据质量的重要组成部分。这些要素的定义如下。

（1）完整性（**C**omplete）　这个原则包含的要点有但不限于：

① 与临床数据文档和记录相对应的源数据文件应当随时有案可查和真实完整（图 4.8）；

② 临床试验的所有数据文档（包括源数据记录）的保存都应当有相应的文档管理规程，以保障数据记录和文档的完整无误；

③ 数据链能反映试验过程管理的质量，需要建立安全控制规程来确保经核查过的试验数据记录在整个保存期内的完整性、一致性和持久性；

④ 人员培训、设备维护、仪器校准等，是试验项目日常运行中保证数据完整性的必要手段，不维护或校准，所产生的数据真实完整性和准确性的基础也就不存在；

⑤ 作为试验文档完整性的标准，无论采用何种文档保存系统，电子签名信息应该作为原始电子记录的一部分保留，并与相关记录有绑定关联性，保留期间电子签名也是可读的；

⑥ 数据链证据能反映过程管理质量。

（2）一致性（Consistent） 经过核查的试验数据与源数据/文件之间没有矛盾和差异，包括采用的数据标准也符合药政规范，元数据单位和刻度也一致无误。所有数据分析要素，如时间顺序和后续数据文件日期/时间也都符合预期。最重要的是试验结束后，试验结果报告中不仅满足试验方案的设计要求，所呈现的数据集和数据记录与所有相关数据链数据一致（图 4.8）。

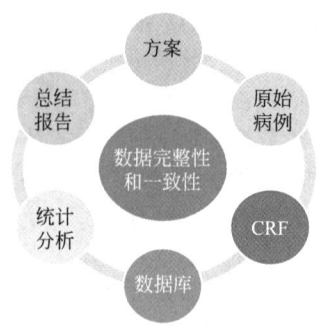

图 4.8 临床试验设计/产生/保存/报告的所有数据链

（3）持久性（Enduring） 持久性不仅涉及临床试验数据在试验结束后的长期存储标准规范，还有在需要时仍能恢复可读状态的要求。任何临床试验文档的保存时间应当依照国家有关临床试验记录文档保留时限的规定，或在销毁前咨询申办方的指示后方可采取继续保存或销毁的行动。

需要了解的是纸质和电子数据文档的保存规程和要求略有不同，即

纸质数据文档	电子数据文档
对原始纸质记录或其原始纸质记录的经确认无误的核证副本的保存管理措施包括但不限于以下几点： （1）保存在受控和安全的存放区域，包括档案室，同时需要建立防火、防水、防霉变、防潮湿、防虫蛀等体系，以便纸质文件的长期存放 （2）需要指派独立的专职纸质档案管理员，其负责纸质文档的存取、借阅、归档等系列文档管理，以及存取时的文件质量控制等 （3）需要建立能迅速检索的文档索引系统 （4）如果原始纸质记录已经作为核证副本复制成了缩微平片或缩微胶片来归档，需要配备适宜的读取设备，如缩微平片或缩微胶片读取器，便于需要时读取 （5）依据风险大小程度，制定定期测试规程来确认归档纸质或静态格式记录文件仍能恢复可读性 （6）对于原始记录格式文件或静态格式文件（如影像），在允许的情况下，尽量制作成核证副本，便于需要借阅时，借阅核证副本，且限制原始记录文件过于频繁的外借而造成可能无法弥补的损毁风险，便于原始文件的永久保存 （7）尽可能将原始文件与核证副本分开存放，做好灾难防护应急预案 （8）如果原始纸质记录的核证副本是通过扫描原始纸质记录而转换成一个电子图片保存，那么除了原始纸质文件需要予以维护管理外，还需要采取额外的措施来保护电子图片不会被进一步修改，诸如储存在安全的网络环境，对其实施访问权限控制，限制注释工具的未经授权使用等，以防止核证副本被进一步修改	对原始电子记录或其原始电子记录的经确认无误的副本的保存管理措施包括但不限于以下几点： （1）建立和实施异地备份归档规程，以降低原始电子数据丢失的风险 （2）电子记录应当保存在受控安全的数据库环境中，设置电子记录系统的登录权限控制，同时需要建立防病毒、防非法入侵、防黑客等安全保密措施 （3）电子文档管理应当由独立的专职档案管理员负责，其职责包括但不限于建立电子文档夹及其检索系统、电子文件的入库质控等 （4）定期测试电子记录的稳定性和可恢复性，包括确认检索储存文件夹及其文件的能力、长期存储文件的恢复可读性、再归档电子文件的能力、与第三方电子文档保管服务商的链接畅通能力等 （5）配置合适的读取设备，如软件应用程序、操作系统和虚拟化环境等，以便在需要时查看归档的特殊电子文件，如影像、特殊数据文件格式、动态格式文件等 （6）必要时，按照标准操作规程要求，制作原始电子数据集的副本，根据需要保存原始记录格式、动态格式电子文件 （7）电子记录经确认无误的副本可制成原始电子数据的动态格式保存。例如，保存在 eCRF 系统中的临床数据的动态格式允许进行数据搜索和查询，而 eCRF 转换成 PDF 文档，即使它包含了稽查追踪的 PDF，也将失去原始 eCRF 的动态搜索和查询功能。研究者和申办方都有权根据试验项目的需求，决定是在档案中保存电子数据的完整副本，还是电子数据的 PDF 打印件。对于药政申报和支持关键决策的需要，在保存了 PDF 打印版同时，电子数据的完整副本应该继续保存在文档中

任何形式的记录（手工记录、电子记录、人工介入的电子记录）都应当按照记录的要求进行有效管理，并保证记录的溯源性、安全性、完整性和持久性。对于采取人工记录的，需要考虑人工记录的数据来源。若数据来自计算机化系统的人机交互界面，因系统生成的电子记录才是真正的原始数据（人记录在电脑上的数据相当于一个誊抄的过程），因此仍需要遵循电子记录要求管理规范，即采用电子签名来审核和批准原始数据记录文件时，应采用已认证的和安全的电子签名来进行签发流程。所有审核批准且被电子签名确认的电子数据记录需要以其被审核的格式保存。对于电子数据和纸质打印文稿同时存在的情况，

应当有文件明确规定以电子数据为主数据还是以纸质打印文稿为主数据。而数据管理应当遵守归属至人、清晰可溯、同步记录、原始一致、准确真实的基本要求，确保数据可靠性。以电子数据为主数据时，应当满足的要求包括但不限于：

① 为满足质量控制的目的，存储的电子数据应当能够打印成清晰易懂的文件。

② 必须采用物理或者电子方法保证数据的安全，以防止故意或意外的损害。日常运行维护和系统发生变更（如计算机设备或其程序）时，应当检查所存储数据的可访问性及数据完整性。

③ 应当建立数据备份与恢复的操作规程，定期对数据备份，以保护存储的数据供将来调用。备份数据应当储存在另一个单独的、安全的地点，保存时间应当至少满足本规范中关于文件、记录保存时限的要求。

有关 GDP 要求已在第 3 章做过概述。原则上说，原始记录经确认无误的核证副本才可以代替原始记录保存在案，但需要按照核证副本的要求标注和签名确认。但原始记录不应当在核证副本同时保存期间被允许销毁或丢弃。需要提醒的是申办方记录的整套数据和文件（包括数据质疑和变更轨迹记录），无论是纸质或电子文件，在试验结束后需要向研究机构提供与其所招募的受试者有关的数据文件复制件，以便研究机构作为研究机构试验文件的组成部分长期保存。

（4）可取性（Available）　可取性指的是试验数据和文件随时都处于准备好接受监查/稽查或药政检查的状态，也可以用于数据分析。这就要求申办方的项目经理在试验进行过程中和研究机构共同实时规范管理试验数据和文件的产生、处理、存储、质控和归档等。从数据质量和管理的角度看，这个原则的要求包括但不限于：

① 试验项目启动前，项目经理/监查员和研究机构/研究者需要按照 ICH-GCP 要求建立完善的试验项目主文档和研究机构试验项目文档，以便试验项目启动后能随时和规范地存储试验数据文件；

② 试验数据和文件在采集后按照同时性原则及时记录和存储，并按照方案和药政法规要求准确无误地归档保存，研究机构人员在确保研究机构试验文件完整性、真实性和同时性等方面负有主要责任，监查员对监督研究机构试验项目文档的完整性、准确性、同时性、真实性负有责任，试验项目经理/监查员对申办方的试验主文档的规范管理负有责任，以便确保试验数据/文件随时准备好供试验监查和药政检查用；

③ 研究者收集的所有数据（包括数据质疑和数据稽查轨迹记录）在临床试验进行期间随时都可以被审阅和监查；

④ 经核查通过和整理完毕的试验数据和文件可以随时提供给申办方进行数据分析和/或药政部门检

查，即使归档保存也可以很快获取供监查或稽查用；

⑤ 在临床试验结束后的保存期限内，当药监部门和稽查人员需要审阅时能及时提供；

⑥ 数据以标准化格式输入和输出，便于申办方、研究机构和药政部门能较为方便地索取数据文件内容进行分析和审核。

需要注意的是只有经过验证的系统才可用于数据的储存；但每个数据储存的媒介并不是有无限的寿命，而媒介生命周期对其所承载的数据的可取性关系重大。申办方和研究机构都需要对媒介的寿命及其存放环境给予考虑。例如，缩微胶卷记录的褪色，光学媒介（如 CD 和 DVD）的涂层的可读性下降，这些媒介可能变得易碎，电子技术的进步使得原先可以阅读的媒介工具不再能够在新技术设备上显现等。同样，储存在磁性媒介上的历史数据也会随着时间推移由于磁性退化而变得不可读。这些对于试验数据的持久性、重现性和完整性都会产生关联性影响。因此，申办方和研究机构对存储在特殊媒介上的原始数据及其元数据的可取性需要从技术和媒介质量稳定性方面予以关注。

（5）可触性（Accessible）　HIPPA 规范着临床试验中受试者数据的保密性和安全性要求（见4.1.1.2）。其中的原则在临床试验具体体现但不限于以下方面：

① 临床试验数据文件不是可以随意提供给任何人员查看或处理的，对试验数据文件的权限控制管理规程应当在试验项目开始之前就已经制定完成。

② 受试者数据所有权归研究机构/研究者所有，因而研究机构/研究者可以对试验数据拥有直接输入、记录和修改的权利，但根据与申办方的临床试验协议，其通常没有随意发表试验数据的权利。

③ 申办方不应对研究机构/研究者产生的试验数据拥有排他性的试验数据的控制权，因而也没有对受试者试验数据记录和修改的权利。但根据与研究机构/研究者的临床试验协议，申办方可以采用试验数据作为其试验药物/器械药政申请材料的组成部分，并有权决定是否允许对外和由谁发表试验数据结果。

④ 由于电子数据和纸质数据载体的介质不同，因而需采取不同的安全防范措施保证数据的安全性，任何未经授权者许可对试验数据的访问都是不允许的。

⑤ 受试者数据的保密和披露原则需要在知情同意书中清楚地告知受试者。

4.2.2.2　临床试验及其数据可信性原则

试验数据可信性是指临床试验数据拥有可重复性、可证实性和可靠性的特质（图 4.9），即试验数据在采集、录入、转移、转录、存储、恢复、分析、报告、申报和存档等过程中都能保持质量稳定不变的特质，源数据和元数据在整个试验过程中乃至未来的任何时候都具有可匹配性和再现性。这些可信性要素的基础是 ALCOA 质量标准，也就是说只有质量与可信性都达到标准，临床试验结果才能获得认可。

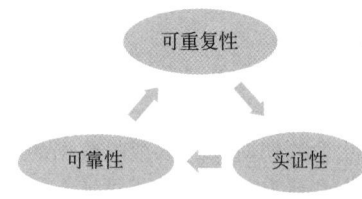

图 4.9　临床试验数据可信性

这些特质的含义包括但不限于：

（1）可重复性（reproductivity）　在保证质量的基础上，临床试验数据的实证链满足持久性的要求。即使若干年后，凭着归档的完整试验数据记录和文件的恢复，仍能再现既往临床试验过程中发生的情景。这一点对药政检查来说十分关键，也使药政部门对药物/器械有效性和安全性的审批决策有足够的信心。

（2）实证性（realistic）　在试验药物/器械上市申请的材料中，所有与临床试验有关的支持主要终点指标，和满足试验设计要求的数据和信息都来源于研究者采集的原始数据和产生的元数据。这些源数据信息应当都已经通过严格的监查和审核。以试验采集数据流为例，通过申办方自查和药政部门检查，可以证实从首次试验原始记录到最后经过核查的真实完整性数据用于统计分析而产生结果报告，即整个试验数据生命周期实证链，没有虚假或影响试验结果的严重或重要错误存在于关键数据和流程中，包括涉及的研究者，所用的工具和相关干系人的资质与行为方式都满足 ICH-GCP、当地法规和方案要求。

（3）可靠性（reliable）　在满足可重现性和实证性前提下，试验数据及其结果才能称得上是可靠的，所建立的试验记录文件的实证链可以显示在高度保障的合规试验程序和数据流规范管理下，试验结果能持续地产生满足预定规范和质量特质的数据结果，因而在结果、准确性和诚信方面，试验数据结果值得信任，即

可靠性的验证＝数据质量＋数据真实完整性

依据临床试验数据可信性原则，药政部门通常要求申请方的临床数据分析所使用的数据与递交给药政部门的数据必须是一致的，必须忠实于原始资料，做到数据库的可追溯性，即

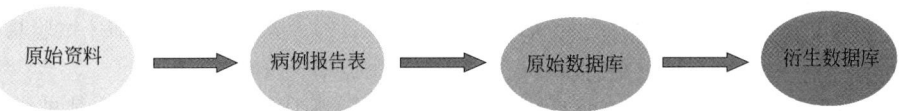

也就是说从原始资料到分析用数据，每一步的转化都必须有据可查；计算衍生的数据必须以原始数据为基础，原始数据必须与计算衍生的数据同时递交。在 ALCOA＋原则实施中，各方对临床数据链的真实完整性的责任主要体现在：

① 申办方　保证新药申请（NDA）中试验数据的真实、完整和规范，以及试验实施过程中的科学和合规，其需要依赖于严谨的质量保证体系建立及其实践。申办方对临床试验数据及其结果可靠性负有不可推卸和不可转让的法律责任。

② 研究者　确保试验数据采集、方案实施和试验行为符合 ICH-GCP、国家法规和方案的标准要求，特别是在数据规范性、可溯源性、同时性、原始性、准确性和实证性方面负有主要责任，并对试验数据的真实性负有主要的法律责任。

③ 伦理委员会　确保试验行为的科学性和合规性，并符合 GCP、国家法规和方案的要求，并对试验方案的科学性和清晰性，执行行为的合规性，以及受试者的伦理保障负有重要的监督责任。

④ 合同研究组织　作为申办方的临床试验具体实施的代表，与申办方一样对试验数据质量和可信性负责，并对所参与的相关试验方案和出具的相关试验报告及其数据结果可信性负有主要的连带责任。

无论涉及哪一个试验实施的相关方，数据可信性应当从第一个试验方案的数据要求开始，经过数据记录直至试验结果的获得和数据的存储全过程中的各个方面。数据可信性丧失的常见原因包括人为错误和篡改，数据要求和标准错误，数据储存和转移中出现差错，软件病毒，软件验证不合规，硬件功能故障或灾难发生，采用虚假或对照参比药物替代试验药物，隐瞒或不合理删除试验数据，瞒报安全性数据、同期或禁忌药物及其报告等。所以，数据质量监控的丧失就意味着数据可信性的丧失。数据质量并不能依靠数据结果的监查、稽查和验证的行为，而是取决于试验实施过程的质量控制行为的好坏。所以，建立质量保证体系的必要性显而易见。

从 ALCOA＋要素分析可以看出，系统类型、数据采集流程和数据流本身应当严格设计和控制，以防数据可信性受损。还有一些因素，虽然与系统和数据流无关，也应当仔细评估和监控。数据采集、管理和报告，无论是采用手工或电子系统，这些因素都是数据管理过程的组成部分，需要在试验监查或稽查中予以关注，例如：

① 登录及其行为

• 监控可以登录和接触数据和系统的人员，因为其有关安全性。

• 关注在数据流流程中的任何点对数据有控制权限的人员，监控接触数据或系统的人是否被授权。他们在系统中对数据的操作应合理并有迹可循。

• 关注不同的个人权限登录层级，并查看关于用户进入级别的历史信息。

• 设置账户锁定阈值，如 5 次输入错误锁定，密码过期前提示更改。

• 设置登录界面的用户的消息标题，如禁止使用他人账号登录；或用户的消息文本，如任何登录事件都将会被记录、滥用公司信息将受到处罚等。

• 有登录权限的人员应当是已经受过培训的人员。

② 追溯性

• 已经建立机制来保证原始观察记录或对原始观察记录的修改有稽查轨迹。

• 需要建立监控流程来确保数据和原始观察记录或数据修改可以被捕捉到，并都能被留存。

• 系统的稽查轨迹能显示谁审阅了数据以及对数据修改做出的决策。

③ 数据转移

• 需要建立监控流程和记录来确保数据从一个系统转移到另一个系统具备安全性、完整性和准确性。

• 数据转移前需要有验证规程管理及其验证合格报告。

④ 可靠性

• 在流程和系统设计与实施中确保数据的准确性所依靠的机制。

• 有管理规程措施和记录显示人员的确了解和掌握了系统使用和维护要求。

• 有培训记录证明人员受过相关系统使用和维护的培训。

• 已经建立质量监控规范管理系统，并有稽查、监查或核证活动实施的证据，这些证据都显示是为了核查监控措施对数据可信性保障的管理。

需要注意的是数据可信性和数据质量虽然有着密切的联系，但在概念上它们之间又是相互独立的。数据质量与数据可信性的关系既相辅相成，又互为印证。如果数据从采集到完成的全过程存在瑕疵，数据质量就无法得到保障。从另一方面而言，每一个数据点的质量保障与整个临床研究的数据可信性息息相关。如果从数据输入阶段开始，数据质量就存在问题，纵然拥有能保障数据可信性的设计良好和严格认证的方案和管理程序，也无法保证最后数据的高质量。所以，设计精良的临床试验方案和病例记录报告表是保证临床研究数据质量的前提，源数据/文件的准确性以及文档的健全化是数据质量的基础。例如，源数据采集和记录人员责任心不佳可能仍然可以得到

试验数据的完整性，但数据的质量则有大打折扣的风险。临床试验质量和数据可信性及其在临床试验过程中的关系见图 4.10。

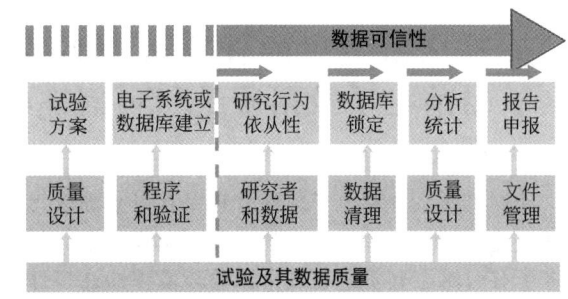

图 4.10　临床试验质量和数据可信性
在临床试验过程中的关联性

当数据输入记录系统时并不一定意味着能得到数据质量的结果。纸质或电子数据过程管理需要具备一定数据质量和可信性的基础。数据质量和可信性之间的关系见图 4.11。

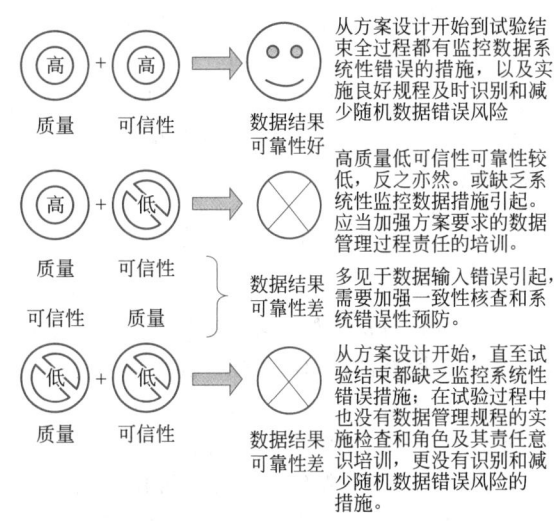

图 4.11　数据质量与可信性之间的关系

从图 4.11 可以看出，当开始阶段试验设计质量就存在问题，即使在后续试验过程中数据流质量控制得再好，系统验证状态维护得再好，也很难得到高质量的数据结果。同样，设计精美的试验方案，在后续操作过程中的数据采集和数据流规程不能达到高质量要求，最后也不可能达到数据可信性的目标。显然，只有高质量的试验设计开始，高质量的数据采集和数据流规范管理，加上维护经过验证的电子系统状态，试验数据结果的可信性才能得到保障，其中自然也涉及人员、规程、政策、运营环境等各方面的协调和保质保量。

所以，数据可信性其实并不复杂，只要建立完善的质量规范管理体系，并遵循数据标准原则行事，努力做到不作假、不伪装，真实、诚信，如实记录，完好保存，就能达到可信性的目的。最后，特别需要指

出的是无论是采用纸质或电子数据记录规程，临床试验质量和数据可信性原则已经成为各国药政部门评价申办方呈现的试验数据结果可靠性和完整性的重要依据。

4.3　临床研究中的计算机化系统：目前电子数据质量和可信性的理念

计算机化系统和电子数据管理一直以来都以飞快的增长速度融入在临床研究的各种应用环境中。但这种进步有时难于察觉。在临床试验环境中的许多计算机化系统的用户都知道数据质量和可信性的重要性，但却往往会低估电子应用程序的使用、计算机化系统的使用和受试者数据传输可能给数据质量和可信性的带来的影响，甚至可能给受试者安全性造成影响。众所周知，计算机技术在临床试验和手工流程中的作用日益增大，新的电子自动化技术正在逐步取代手工程序，变成临床试验计划、实施、关闭和风险报告的主要手段和工具。为此，临床试验的许多规程和流程也必须随之而调整和改变，以反映这些技术的应用。确保这些计算机化系统更好地适用于其规划的应用目的，电子临床系统本身就需要变得值得信赖、可靠和具有精准属性等。

4.3.1　计算机化系统生命周期中的质量和可信性要素

完整的计算机化系统生命周期包含了从系统概念建立到系统退役全部过程所涉活动的内涵和要求。从药政监管角度来看，药监部门对推动电子临床试验进程发挥着重要的作用。以美国食品药品管理局（FDA）为例，为了确保软件和计算机化系统参与临床试验的质量和信心，FDA 花了 6 年的时间研究并制定出了电子记录临床试验数据的规范，也就是联邦法规第 21 章第 11 款（21 CFR Part 11，1997）和临床试验中使用计算机化系统指南（FDA，1999a）。欧盟和 ICH 也有相关的规范条例出版。这些规范皆在鼓励临床研究使用计算机化系统，并通过制定处理电子记录系统的标准使计算机技术的有益性得以最大体现。此外，在药物信息协会的支持和协助下，全球 100 多位专业人士参加，包括北美、南美、欧盟和亚太地区的工业界，药政机构和学术机构从事临床研究的专业人员，共同起草和商议，并于 2011 年发表了"临床研究中的计算机化系统：目前数据质量和数据可信性理念"（DIA，2011）。这份计算机化系统在 GCP 领域应用的标准规范文件中，以"药品自动化生产质量管理规范（GAMP）"对计算机化系统的验证要求和程序，以及变更控制和风险监控的理念和标准要求为依据，详尽阐述了应用于临床试验过程中的计算机化系统的定义，并对试验数据采集和管理系统验证规程和实施管理给出了系统而详尽的指导。

任何电子临床系统生命周期（system life cycle，SLC）都应当从其本身的系统开发生命周期（system development life cycle，SDLC）的角度出发，直至系统退役全过程，即系统设计、实施、测试、运营、变更、维护和退役过程，来建立电子临床系统的质量管理体系（QMS），这代表了要达到计算机化系统质量和可信性要求的关键环节点，即

（1）系统开发生命周期　计算机化系统的运行和使用遵循其自己的生命周期。首先需要提出系统应满足哪方面的用户需求，然后解决系统该如何设计和运行的问题。根据需求和设计，计算机化系统被开发构建并接受测试。通过测试后系统可以按照客户设计的需求投入实际应用中。简单地说，计算机化系统生命周期的管理就是要求确保系统通过了验证（见第 23 章）。但这种验证不只是系统开发、编码或编程环节的质量控制，应当贯穿在整个系统开发生命周期中（表 4.7），适用于所有采购、自行开发或成熟的商业化系统（commercial-off-the shelf，COTS）。对计算机化系统的验证就是对计算机化系统的用户需求及其设计规格、安装、运行、性能的正确性以及对生产的适用性等进行全面的测试和确认，以证实该计算机化系统达到设计要求、技术指标以及用户要求。通过计算机化系统的验证，可确保系统在其整个生命周期中的质量保证得以建立，并始终处于风险可控制状态下。

在上述计算机化系统生命周期中，每个周期的文件对于证明系统合规都十分关键，必须存档备查，其中设计说明、构建实施和测试环节是系统开发商的责任。对于采购成熟的商用化系统的用户而言，在审查系统供应商资质时，需要确认在需要时商用系统开发商能够提供涉及这些周期环节的质量和可信性文件。

在所有的计算机化系统质量和可信性文件中用户需求文件是第一份，也是较为重要的计算机化系统文件，其明确用户功能的目标，为系统开发和运行设计指明了方向。用户需求文件需要根据系统将要应用的专业领域范围制定系统要求，常见的系统用户需求说明应包括但不限于：

① 系统性能要求　如应用时用户上线数、响应时间等；

② 接口要求　如网络、其他应用软件或硬件链接或对接等；

③ 迁移要求　如系统从旧版系统或应用软件版本迁移已有数据至新版本系统；

④ 安全要求　如用户登录、加密技术、超时设定等；

⑤ 稽查轨迹要求　如记录数据/事件发生过程、

表 4.7　计算机化系统生命周期目标范畴

周期	名称	范畴
1	项目启动	• 建立计算机化系统开发计划包括但不限于： 　- 动态文件，在每个周期可以根据实际情况更新 　- 确立相关责任人 　- 配置资源 　- 评估时间要求、费用和质量标准 　- 评估风险 　- 系统验证策略和流程计划 • 计划审批通过
2	系统要求	• 明确计算机化系统用户需求功能和使用目的
3	设计说明	• 建立与计算机化系统用户需求相匹配的系统技术说明书，以描述系统该如何实现其功能和目的期望 • 系统技术说明书多采用开发系统的 IT 语言或工具撰写，为后续编程代码做准备
4	构建实施	• 运用 IT 标准编写代码，软件配置控制管理工具和单元测试（IQ），即实施良好编程质量规范管理，或装配应用或支持性软件 • 注意源代码及其文件的保护和保存
5	测试	• 按照二期和三期中的要求完成测试，这包括测试脚本与用户需求和设计要素相匹配（OQ/PQ），称为"需求跟踪矩阵（traceability matrix）"
6	装配和接收	• 装配计算机化系统至"运营"实验环境 • 通过测试检查和确认计算机化系统运转正常 • 建立任何相关必需的 SOP • 采用模拟试验数据输入系统，检验系统的稳健性和运行正确性 • 投入试验项目 eCRF 数据采集前，需要完成 EDC 构建的用户接受测试（UAT） • 进行用户培训
7	运行和维护	• 一旦批准投入正式运行，系统必须在受控状态下，以维护需要的验证状态不变 • 系统的可靠性、质量和可信性，以及其产生的结果必须都处于可接受状态，即满足系统要求、说明和项目计划 • 必要时进行再培训或更新系统操作手册和 SOP • 发生任何变化需求时，必须实施变更控制规程，以维护计算机化系统的验证状态
8	退役	• 试验结束后，关闭试验系统，下线系统内保存的数据，用户不再有任何系统权限 • 试验项目结束后系统应有下线系统管理应用规程 • 迁移数据（存储或删除）

记录每一系统行为细节等；

⑥ 计算要求　如算术公式、演算功能、数据单位、有效数字标准等；

⑦ 药政要求　如电子记录和电子签名、保密协议（HIPPA）、隐私性等；

⑧ 功能要求　如输入、加工、输出、质疑等；

⑨ 报告要求　如报告类型、格式、报告格式库或客户自定义等；

⑩ 管理要求　如账户管理、密码、重新设置、语言变换、许可监控、信息贴条、激活、暂停、保存等；

⑪ 错误处理要求　如信息、任务列表、恢复设置、纠错认可等；

⑫ 其他能力要求　如维护需求等。

（2）计算机化系统（computerized system）应用基础　临床试验中的电子临床系统总体控制一个或多个自动化业务过程。其中计算机化系统中的"化系统"不仅包含着一个与临床试验过程有关的计算机系统（computer system），即各个功能性软件、硬件和配置固件本身，还涉及相关配置环境，包括与之相对应的人员资质及其操作技能培训、运营政策和程序，以及系统运营环境监控和安全性等（图 4.12）。众所周知，人们平时所用的计算机系统是由硬件和软件所组成。其中的硬件必须由生产商负责满足相关国际行业标准才能够投放市场。应用软件在构建完成和投入运营前，必须经过严格的系统验证。只有经过验证合格的应用软件才能用于其设计目的，其收集、分析或报告的数据才能被药政部门所接受。任何系统的操作都离不开人的介入，而自然人只有经过一定程度的培训才可能掌握其应用。从计算机系统本身来说，只有软硬件并不能在电子临床试验中展开应用，必须有具备计算机应用领域相关知识的资质人员和软硬件对接技术人员，如具备一定的试验方案治疗领域知识和医学治疗或护理技能，了解临床试验方案内容及其数据采集标准和要求的临床试验运营操作相关干系人、用户和信息技术支持人员等，并经过相关培训合格后才

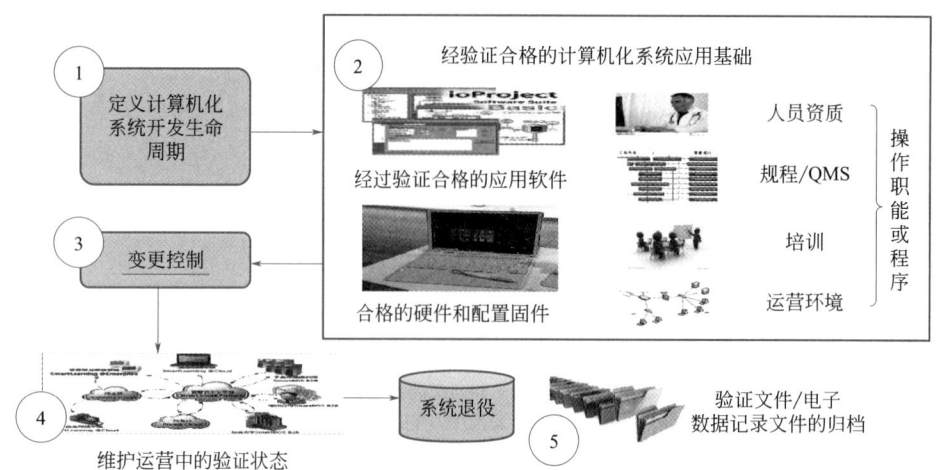

图 4.12　计算机化系统生命周期示意

其中计算机化系统包含经验证合规的应用软件、质量合格的硬件和固件、操作运营的人员及
其培训质量体系、操作运营的规范管理规程和政策，以及保证系统运营安全和
有效的网络和外围设备运营环境监控管理质量体系等

能被允许应用系统进行数据输入、处理、加工、分析和报告等功能任务。这些培训通常有 GCP 培训、试验方案培训、相关数据管理培训、监查技能培训、系统应用培训等，所有的培训合格证明文件需要存档保存备查。临床试验是一个监管严格的领域，任何系统及其在环节中的运营都必须建立质量管理体系（QMS）来确保质量和可信性，即要求临床试验的电子系统运用及其操作管理必须满足药政法规要求，并有一套 SOP 及其规范程序予以监控管理。此外，计算机系统在实际运营中，离不开网络环境的影响。如何保证网络环境的安全性和数据信息在其中的保密性始终是申办方、研究者和药政部门所关心的质量风险要素之一。为此，相关电子临床系统网络环境的监控管理及其质量体系是临床试验必须具备的前提条件。上述诸多要素的质量保障是电子临床系统应用于临床试验之中，其收集、分析或报告的数据及其结果能被接受的基本要求。从临床试验运营的角度来看，临床试验中的计算机化系统就是一个以电子表格的形式，在符合资质的人员操作和监控下，用于建立、修正、维护、存档、再现或转移临床数据的安全可靠体系，它与临床数据符合 ALCOA 原则的质量和可信性标准息息相关。

计算机具有控制一个或更多自动化业务过程的性能。其运行要求配备计算机硬件、软件、外围设备、互联网、人员配套文件（如手册和标准操作程序），以及与硬件和软件对接的人员、用户和信息技术支持人员。从某种意义上说，计算机系统的操作程序直接关系到其收集、处理、加工和存储的试验数据的质量和可信性。因此，除了系统和人员本身的素质外，应用系统 SOP 的建立和执行必不可少，诸如数据采集和输入规程、数据系统权限控制规程、数据加工处理

规程、数据分析和报告规程、系统操作手册等。在构建 eCRF 投入使用前，亦必须遵循电子系统政策要求，对构建的 EDC 系统是否能满足方案数据采集要求进行用户接受测试（UAT），以保证试验过程中数据输入、处理和保存功能的准确性、一致性、安全性、持久性和完整性等（参见 23.4.2 节）。此外，计算机系统在现实世界的运营中，不免会遭受网络非法侵入、病毒、系统崩盘等风险，也会涉及与外来其他系统的对接、数据交换传输等需求。因此，保护系统互联网运营环境的安全性、其中存储数据的保密性、系统间功能对接和外围设备运营正确监控、新构建应用系统功能测试及其操作管理规范要求等对于保障临床试验质量和数据可信性而言具有同样不可忽视的重要性。因此，人员、规程、设备、政策、环境和计算机系统（软硬件和配置固件）必须组合在一起构成计算机化系统，并施以规范质量管理，才能保证采集和管理的试验数据的质量和可信性。

（3）计算机化系统变更控制（change control）
临床试验的进程是动态的，其变化总是在试验本身和计算机化系统方面发生。这些变化的管理对于维护和监督试验及其数据质量和可信性必不可少。一旦计算机化系统验证完成并投入使用，最重要的是要记住验证并不能停滞不前。对每一个新开展的临床试验项目，电子系统都需要根据方案和病例报告表的需求设计、配置和测试，以确保其适用于新的试验项目中。任何时候在试验过程中的变化，如硬件升级、运营系统补丁、系统服务商应用软件补丁或升级、研究机构或实验室新项目团队成员加入、方案修改或 SOP 修改、需要输入数据至计算机化系统的实验室或研究机构签约加入试验项目等，都需要根据依据风险的监控方法，按照 SOP 来评估其对计算机化系统使用绩效

的影响，或确认针对这些变化是否需要对电子系统再验证，或需要采取什么验证质控措施来保证计算机化系统的运营仍然能够维护其设计目的，且对电子系统数据记录的质量和可信性不会有显著影响。

需要强调的是任何重要电子系统变更都应该经授权、充分再验证并批准后才能实施。任何形式的计算机化系统的变更，及其涉及的变化可能造成的影响或风险需要被充分评价并记录在案。当变更超出原先系统设计的运营标准和设计限度时还需要完成新的验证程序。变更中的更新文件是变更管理的重要组成部分。必要时，需要对变更后的系统和规程进行培训。

（4）计算机化系统维护运营（maintenance process）　任何涉及临床试验过程的申办方、合同研究组织、研究机构、中心实验室和受试者对通过电子化系统获得的数据质量及其可信性都应各自负有重要的连带责任。对于运行中的计算机化系统而言，需要建立和维护的系统验证状态质量体系涉及人员、程序监控、计算机化系统监控、信息技术监控和试验数据流监控五个方面。试验数据流的质量和可信性需要按照前述的 ALCOA＋原则管理。图 4.13 展示了其他四个计算机化系统质量要素含义。临床试验中凡涉及计算机化系统的流程，都应当对上述五个方面的质量要素予以监控，以保证试验结果的质量和可信性。

总之，计算机化系统的质量管理既是申办方自身临床试验质量管理的保障，也是法规、行业规范以及标准业务流程的要求。

（5）计算机化系统退役管理（decommissioning management）　计算机化系统在临床试验中的退役有两种情况，即试验项目结束后电子系统的下线，以及系统本身被淘汰不再使用。无论哪种情况，都会涉及其中存储的试验文件的转移和归档，其需要按照GDP 的要求执行（参见 3.4.4 节）。当迁移试验数据记录时，主要影响归档规程质量和可信性的要素包括但不限于：

① 临床试验数据应当怎样、何时和由谁将其从

拟下线系统转移成归档文件格式，如研究机构的受试者 eCRF 记录复制给研究机构、受试者记录入档保存、系统存档等；

② 所有归档文件和记录应做到准确性、证实性、持久性、处于受控状态和完整性；

③ 需要根据建立的书面临床试验记录保存规程行事，如果没有建立规程，应当立即按照 GDP 要求建立并遵照实施；

④ 如果试验档案需要归档或销毁，应当记录试验信息资料最终归档维护规程管理或销毁规程管理规范。

如果涉及系统分解淘汰，其过程也应当记录在案。所以，为了确保数据的完整性，临床研究中的电子化系统和程序必须被严格设计、测试、验证、归档和监督管理。

（6）计算机化系统与临床运营环境的关联性对数据质量和可信性的影响　确保临床试验过程中电子化系统的质量体系涉及整个系统的生命周期及其周围运营环境。从系统的构架来看，需要注意的要素包括计算机系统物理组件的认证和质量、硬件和软件兼容性、变更监控和内外在环境的安全性和保密性。其中数据信息的保密性实施及其细节措施应该加以特别重视，包括所采取的技术、程序和环境的管理面临的挑战和监控、药政规范标准的落实。如果涉及外包电子化系统专业服务，申办方必须意识到只是把系统的运营和管理的义务转移给了外包服务公司，但确保遵循相关电子化系统的规范运营和管理仍然是申办方的责任。外包服务公司需要在申办方的监督管理下确保电子化系统的运营和管理符合 GCP 和药政要求。所以，申办方需要认真评估外包服务公司的运营和管理能力，以及他们是否有能力协助申办方达到所期待的目标，并对其中的风险及其相应对策有所准备和掌控。

从电子化系统的程序语言角度来看，需要考虑程序语言的应用范围和使用频率的差异所要求的监管策略和管理方法有所不同，诸如一次性用于分析数据结

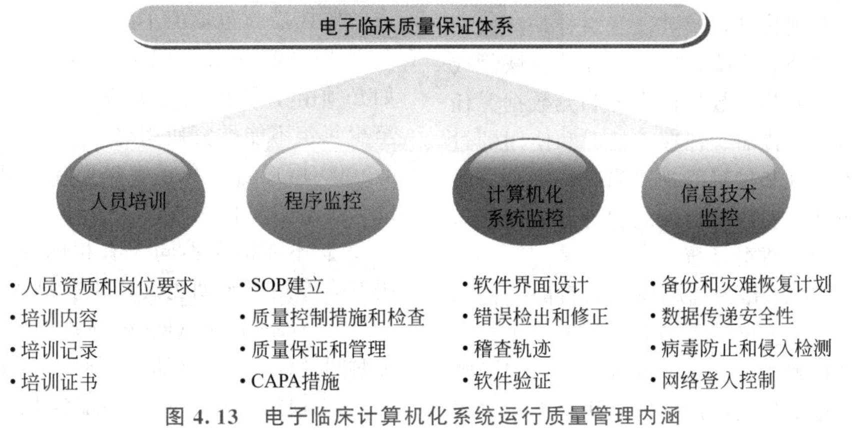

图 4.13　电子临床计算机化系统运行质量管理内涵

果的 SAS 分析编程，可多次反复使用的 EDC 或数据管理系统的语言编程及其工具等。其中涉及的程序员对 GCP 的把控、用户要求和系统服务商的资质、运营和监控环境状况等都是影响数据质量的重要环节因素。此外，数据采集技术的水平、电子数据采集的完整性、电子医药记录（EMR）和电子保健记录（EHR）与电子采集和管理系统的兼容或衔接性，以及与药政规范的一致性是申办方和/或服务商必须评价的方面。当涉及中心实验室数据的采集和数据兼容时，首先必须对实验室的资质和遵循 GCP 的能力予以全面评价，这种评价和监督应当在临床试验进行过程中继续定期进行，以确保实验室所提供的数据质量和可信性能始终得到维护。其次对实验室的数据类别及其转移途径需要建立数据传输计划。如果涉及电子化系统之间的数据转移程序，应当在正式开始接受实验室数据前进行充分的数据转移接受测试，以确保转移数据过程及其结果的质量和可信性。同样的评价和监控措施适用于临床试验中所采用的其他任何电子设备，包括系统验证和规范的数据采集或加工实践、数据保密性和安全性的举措、设备的定期校正及其记录等。

EDC 本身的逻辑核查功能作用的发挥，配合监查员审核输入数据与临床试验方案要求和与源文件的一致性和完整性是确保数据质量的另一些不容忽视的重要环节。除上述因素外，数据可信性还涉及某些临床研究程序中并不与数据采集系统直接关联的因素。比如，受试者签署知情同意书与否直接与临床研究的数据有效与否有关。尽管 EDC 系统的设计和管理过程高度严谨和可靠，但如果受试者没有签署知情同意书，相关的临床研究数据就不能加以利用。这样也失去了数据可信性的基础。因此，所有临床系统，程序和文件、都必须准确和可靠，这样才能保障临床研究数据的可信和质量具有实际意义。

4.3.2 电子记录与电子签名的质量和可信性规范要求

电子记录是指以数字形式代表的文本、图像、数据、音频、图片或其他信息，及其任意组合，这些都通过计算机化系统创建、修改、维护、存档、恢复或发布。电子记录承载着临床数据的内容和元数据。任何数据的产生、修改、传输、保存、处置和使用的过程都应当确保其安全性和接触管理得当，特别是需要具有稽查轨迹，包括谁、何时、何地和为何做出创建或修正，原始记录依旧清晰可辨。

美国 21CFR Part 11 作为药政规范的目的是使药政部门可以把电子记录、电子签名和运用于电子记录的手写签名视为可信赖的、可靠的和等同于纸记录和在纸记录上签名。这个规范适用于所有用于药政申报的电子记录，也就是按照药监规范产生、修正、维护、存档、复原、传输或递交的任何形式的电子表格（图 4.14）。这一规范不适用于借助于电子手段来传递的原本就是纸质的文件过程。

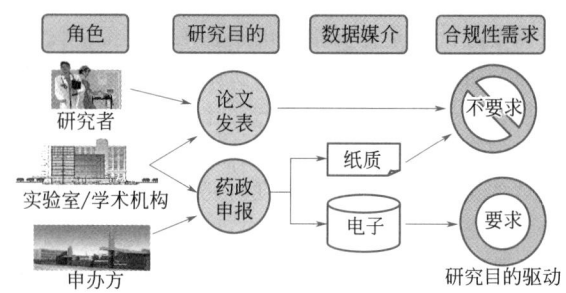

图 4.14 电子系统的电子记录和
电子签名的药政监管要求

临床试验中的计算机化系统和电子记录必须是能够产生记录的，或可精准复印的，可供药政检查用的，且符合药政监管标准和要求的电子系统和记录文件。以药政申报为目的的临床试验计算机化系统属于电子闭合系统，其访问控制和内容管理与电子开放系统完全不同。这两个系统的主要区别如下：

闭合系统	开放系统
• 由系统中负责电子记录的个人控制系统访问内容 • 要求个人 ID 和密码登录，即权限控制 　- EDC 　- 随机系统（如 IVRS） 　- CTMS 　- AE 报告系统 　- …… • 稽查轨迹 • 必须验证 • 使用过程需要维护验证状态	• 不是由负责内容的相同组织内的个人控制的系统访问 • 不要求个人登录的权限控制 　- CRF 收讫登记表 　- 任何不要求登录的网站 　- …… • 不要求完全验证

临床试验的闭合系统和电子记录必须满足的基本安全性标准是数据真实性、可信性、隐私性和系统授权性。为了满足系统和记录安全性的要求，需要对系统用户权限和在系统内的行为能够追踪，通常可以采取的监控措施包括但不限于：

① 系统登录密码的长度和复杂性需符合要求，如必须由字母和数字组成、至少每 90 天更换一次、至少每年不能重复使用等。

② 用户名称必须在屏幕上呈现，必须是唯一性的、不能重复使用等。

③ 不能接受不同人有相同登录名和密码，且密码专人专用，定期更换，能复制粘贴等。

④ 登录/退出（log on/log off）超时管理，即在一定时间没有活动后（如 10 分钟）系统自动退出系统等。

⑤ 锁定（lockout）功能监控，即当所有账户没有活动达 30 天或更长时必须注销，在试图登录多次

失败（最多 5 次）后自动锁定账号，电子邮件通知系统管理员。

⑥ 用户记录应包含所有使用活动。

对于电子记录而言，应当要求做到：

① 确保安全管理、备份与恢复、灾难恢复及业务连续性；

② 具有变更控制、验证、稽查轨迹、记录拷贝控制等管理；

③ 需要保留软件/硬件的控制记录；

④ 建立策略和流程文件；

⑤ 使用前必须经过培训，并培训合格。

电子签名是指任何符号或系列符号的电子化形式的数据组合，在法律上，用于识别签名人身份并表明签名人认可其中内容的数据电文等同于手写签名。与电子签名关联的数据电文是指以电子、光学、磁或者类似手段生成、发送、接收或者储存的信息。在临床试验中的合同或者其他文件，当事人可以约定使用或者不使用电子签名、数据电文。当事人约定使用电子签名、数据电文的文书，不得仅因为其采用电子签名、数据电文的形式而否定其法律效力。

美国 21 CFR Part 11 对电子签名含义有明确的界定，即签署的电子记录包含与签名关联在一起的信息，这些信息应该能够显示：①被授权签名人的完整名字；②签名的日期和时间；③签名代表的含义，如审核、批准、职责或者作者等。因此，只是单纯电子系统的单独登录步骤，无法表明签名人的身份、签名代表的含义或表明签名人认可其内容，所以一个单独的受限制的登录不足以成为一个电子签名。通常可接受的签名形式有三种：

① 数码化签名　这一类电子签名至少由两种"可识别身份"的独特组合构成。通常一个为登录识别号，另一个为密码。前者通常可以被其他人知晓，但后者应当是纯私人性的。

② 生物标志签名　这是另外一种电子签名的形式，它把个人可识别的生理特征或特殊的"可重复性的行为"与签名个人相关联。比如，瞳孔扫描、指纹或自动核对手写签名过程特征的系统等。

③ 手写签名　这是传统的签名形式，不属于电子签名范畴。所以它不能通过键盘和鼠标来实现，但触摸式屏幕或可保留用笔完成签名行为的模板装置可用来实现手写签名的电子化形式。

显然，用电子签名的形式来签署电子记录的主要目的就是要把电子签名与记录本身相关联。在纸质试验报告中，纸张的物理特性将签名墨迹本身与被签名的纸上的数据永久地保留在一起。运用电子签名时，也应当采取相同的关联将二者连在一起，也是研究者对数据的准确性和完成性的声明，使得电子签名与纸质签名一样拥有相同的可接受度。为了做到这一点，通常可运用的方法包括：

① 在运用电子签名于临床试验项目的 EDC 系统前，拟定一份研究者声明，表明研究者视电子签名等同于自己的手写签名，电子签名的密码将不会与他人共享，并对电子签名的行为负有与手写签名相同的法律责任。表 4.8 给出了这种电子签名运用声明的示例。

② 如果计算机化系统没有电子签名功能，则在 EDC 数据系统被锁定之前，需要拟定一份供研究者手工签名的声明，表明研究者已经审阅过电子系统中的临床数据，并通过手工签名表示接受 EDC 的数据系统记录和对数据的真实性负责。这种形式的声明与纸试验报告常用的声明形式相同。

表 4.8　电子签名认证表示例

＜申办方名称＞		试验方案编号：	
研究者姓名：	研究机构编号：	国家和地区：	
试验方案标题			
在运用电子数据采集系统进行临床试验时,研究者需要将数据直接输入电子数据采集表中并完成电子签名过程。因此,研究者必须懂得这些所必需的电子签名在法律上等同于手写签名的含义,将被适当地收集和存档保留。			
这份认证表确认您理解电子签名政策,并愿意遵循其法律原则和义务。			
我理解本表的实施等同于我承诺我收到了本临床试验项目将运用的电子数据采集系统的登录账号和密码,其中包括电子签名的要求。我接受我的电子签名法律上等同于我的手写签名。我理解对输入电子数据采集系统中的数据在完成了我的电子签名后,表示我对数据的完整性、真实性和可靠性负有责任。我知道电子数据采集系统的密码与他人分享是违法行为,并同意保护我的密码始终处于保密状态。我同意在获知任何可疑或欺诈行为使用电子签名后立即向申办方报告的义务。以上声明意味着我对电子签名的意义和责任已经充分了解。			
研究者姓名(请拼写)_____			
研究者签名：			
签名日期：			
送交:原件——保存在研究机构试验项目档案/电子临床病例报告 　　　复印件——保存在申办方试验项目主文档/研究机构子文档			
版本:V1		版本日期:2007 年 1 月 14 日	

电子签名的应用软件应该包含电子盖章、文档加密、签名者身份验证等多项功能，这对于签名者的身份确认、文档内容的完整性和签名不可抵赖性等问题的解决具有重要作用。应用软件的其他属性还可以包括：①支持多人多次签名，每个签名可以在文档中的任意位置生成，完全由签名者控制；②软件避免采用宏技术；③电子签名使用的数字证书可以存储在智能卡或 USB 电子令牌之类的硬件设备中。

在计算机化系统使用过程中，如 EDC，应当根据方案对数据电文的要求，对特定输入数据设置电子签名要求，如严重异常实验室检测数据的确认。在试验结束前，研究者应当对所有输入计算机化系统的数据认真审核其真实完整性、一致性和可靠性，并通过电子签名以示负责。对电子签名的监管要求应当做到：

① 制作数据用于电子签名时，属于电子签名人专有；

② 确保签名的唯一性的技术方法，即可以追溯到个人；

③ 签署时应明确电子签名的含义，并仅由电子签名人控制；

④ 签署后对电子签名的任何改动能够被发现，并防止删除签名相关的信息；

⑤ 签署后对数据电文内容和形式的任何改动能够被发现；

⑥ 当事人也可以选择使用符合其约定的可靠条件的电子签名；

⑦ 可靠的电子签名与手写签名或者盖章具有同等的法律效力；

⑧ 错误签名输入用户名或密码系统导致能拒绝访问系统；

⑨ 签名时所反映的信息，如姓名、日期和时间、与签名目的和或内容信息关联；

⑩ 签名和所对应电子记录间必须永久关联，不可被系统标准功能消除后重签；

⑪ 委托授权签名的流程合理；

⑫ 密码的储存方式得当。

电子签名并不总是必需的。在使用前电子记录和签名的两个重要方面应当已经成立，即必须经过验证和签名与签署文件相关联。这意味着验证测试必须确保电子数据和电子签名相互关联，也就是一旦电子签名完成，电子记录不可能再被修改。任何有电子记录和签名的行为都应当在稽查轨迹中呈现。需要再次强调的是任何进行电子签名的人都应当清楚地知道其签名的目的和含义。因此，签署一个书面声明来描述电子签名的目的和要求十分必要（参见表 4.8）。此外，建立、维护或执行电子签名或电子记录系统的人必须

有相应资质以及培训和执行相应任务的经验。

电子签名人应当妥善保管电子签名制作数据。电子签名人知悉电子签名制作数据已经失密或者可能已经失密时，应当及时告知有关各方，并终止使用该电子签名制作数据。伪造、冒用、盗用他人的电子签名从法律角度看属于犯罪行为，应依法追究刑事责任；给他人造成损失的，依法承担民事责任。

如同银行系统的个人财务账号的电子签名管理流程一样，当某人申请网上银行账号时，银行部门都要求申请人在书面或电子版的声明上签名，表明自己接受和遵循电子签名规范。一旦某人的银行密码泄露或滥用，银行部门并不会对该人的自身过失负责。所以，研究者对临床试验电子签名法则的密码运用应当像其对待自己的银行密码一样。

就数据电文而言，视为符合法律和法规要求的书面形式应符合下列条件：

① 能够有效地表现所载内容并可供随时调取查用数据电文。

② 能够可靠地保证自最终形成时起，内容保持完整、未被更改，或更改留痕。在数据电文上增加数据以及数据交换、储存和显示过程中发生的形式变化不影响数据电文的完整性。

③ 数据电文的格式与其生成、发送或者接收时的格式相同，或者格式不相同但是能够准确表现原来生成、发送或者接收的内容。

④ 能够识别数据电文的发件人、收件人以及发送、接收的时间。

从法律层面而言，数据电文不得仅因为其是以电子、光学、磁或者类似手段生成、发送、接收或者储存的数据而不被认可，只要符合药政法规要求，应当作为证据使用。在审核数据电文作为证据的真实性时，应当考虑的因素包括但不限于：

① 生成、储存或者传递数据电文方法的可靠性；

② 保持内容完整性方法的可靠性；

③ 用以鉴别发件人方法的可靠性；

④ 如果有电子签名涉及其中，电子签名符合药政法规要求；

⑤ 其他相关因素。

由此可见，临床试验中项目成员间经常用来进行项目信息交换、讨论、问答及决策的数据电文应当成为试验项目的重要文件信息加以存档备查。

4.3.3 电子系统的电子记录质量和可信性规范要求

电子记录可以通过系统工具功能的构建实现要求。如同纸质记录需要建立风险控制规程予以管理。临床试验数据生命周期所涉干系人都有责任对可能影响系统工具产生的电子记录的质量和可信性的风险予

以监控，以确保其符合 ALCOA＋原则，包括核查和管理电子记录规程的建立、置于计算机化系统的系统内监控要求，以及相关培训。在建立任何新的试验数据电子记录时，需要确认的要素包括但不限于：

（1）记录定义　需要明确记录内容、用途、适用标准、命名规则、格式和元数据；

（2）记录存储　存放地点和结构，以及存放数据库的设计；

（3）记录接触　需要关注隐私性、安全性、法律类别和接触方式；

（4）记录保护　涉及管理角色和职责、备份、获取和灾难恢复；

（5）记录保留　明确保存时长，短期和长期的存档管理和保护措施。

上述所涉数据质量和可信性风险基本上不外乎存在如下 5 个可能，即信息丢失、错误信息被恢复、信息改变、信息保存不符合监管要求，以及信息长久保存带来的潜在风险。在设计数据质量管理体系和计算机化系统设计和构建时就应当制订应对这些风险的措施。

电子元数据是需要正确解析和理解其内涵意义的数据，对元数据的管理必须包括在数据记录管理计划中，包括非常规或未预期的数据记录。对于数据记录的管理计划应当贯穿在整个临床试验生命周期中，不仅需要遵循现行药政和行业标准，如涉及数据交换、存储、归档和递交的 CDISC 标准，还要遵循其他相关标准，如 HL7、MedDRA、WHODrug、eCTD 等。在各种数据记录创建中，推荐建立和监控的方面包括但不限于：

（1）电脑应用软件工具　若数据记录由试验项目人员直接运用电脑应用软件工具创建，如 Word、Excel、数据库或 email，需要建立质控这些数据产生、保留和处置过程的规程，包括可信性、风险、质量和监控措施等。这些措施可能涉及一定程度的验证程序。例如，采用 Excel 产生的涉及数据操作或演算功能的数据记录，就需要有 Excel 数据结果质量和可信性的验证程序，包括验证 Excel 数据的精准度、公式正确性、输入有效性、多输入的耦合、打印表格与试验项目相关的附加信息的管理、偏离值状况等，并保存验证结果备查（参见 23.3.2 节）。对应用 Excel 的试验关键数据，还需要核查其安全性监控实践，如 Excel 数据及其应用的用户授权控制和宏应用的保护等。

（2）经验证的系统　若数据记录通过计算机化系统产生，如临床试验数据输入系统、不良反应报告系统、实验室信息管理系统（LIMS）、受试者日志系统等，对其中产生的数据记录的管理涉及记录生命周期的监控，包括系统要求及其验证，其中验证管理还可能涉及电子签名的使用（如果试验过程要求确认记录时实施电子签名）。

（3）决策支持和报告工具　若数据记录是由需要经过计算机化系统验证的决策支持或报告管理产生的，则管理规程不仅包括数据的创建、保存和处置的质量、可信性、风险和监控，还应当涉及一定程度的系统验证、数据核查和培训。

（4）纸质转化为电子记录　若涉及纸质记录转化为电子格式记录供保存用，或其他目的使用，应当按照相关电子记录生命周期的管理原则行事。整个纸质转化过程应当记录在案，包括实施转化的项目成员的培训，对质量、可信性、风险和监控的要求等。

临床试验记录的保存是另一个需要加强监控的环节。需要注意的是现行药政法规对试验记录的保存时长并不一致。设计试验文档保存时长的最简单方式是遵循最长保存记录原则。通常情况下，需要根据文档内容的重要性、药政申报的预期时间和产品整个开发生命周期等因素予以考虑。在临床试验启动前，就需要对试验记录保存方式和时长做出要求，这涉及试验结束后申办方和/或研究机构保存试验记录的要求，还可能涉及试验记录保存的费用。当研究机构签署试验协议时，试验记录保存要求和费用应当在协议中予以明确。同时，还需要注意一些特殊记录保存的监管要求，如涉及遗传信息的数据去名化、隐私性和欧盟的数据保护法等。此外，试验项目进行过程中，由于监查、稽查、伦理审核和药政检查的需要，试验记录的保存流程和方式与试验结束后的长期保存有所不同（参见 3.5 节），需要根据各自的确保保存过程中记录可信性和质量的要求制定相关措施和规程。临床试验项目的记录保存应当是项目管理计划的重要组成部分，需要在项目启动前制定并培训所有项目干系人，使试验进行和结束后的试验记录保存能够达到记录质量 ALCOA＋和可信性标准。

试验记录通常在保存后期会涉及处置需求。具体处置时间需要根据申办方和药政法规要求而定。电子记录的处置一般涉及记录删除及其过程核实，所有过程必须记录在案备查。需要注意的是仅仅从保存媒介中删除电子记录并不足以确保记录已被完全和不可逆地删除。完全处置涉及存储媒介的清空处理，无论是主存或备份记录，都需要根据记录的类别及其相关文件内容被不当接触后可能引起的风险程度而制定处置规程。

传输涉及记录从一个终端传输到另一个终端或两个不同计算机化系统拥有者之间的数据传递。在大多数情况下，传输过程会产生复制记录。当数据记录从一方传输到另一方，发送者无法做到对接受记录拥有者负责，因此双方都不应当对传输的数据记录做出任何形式的不符合规范要求的修改，除非这种修改有稽查轨迹监控，或有变更管理规程，例如，要求需要发送和接收双方都对保存记录进行修正和保存，或者只有发送方有权限重新修正记录，并在修正后定期重新发送修正过的记录给接收方保存和使用。建立这种数据传输质量和可信性规程时，必须明确哪一个记录是源，由谁、何地、何时和为何建立和修改等。只有在复制件能被责任方证明完全等同于原始记录的内容和含义，即产生核证副本的规程和记录清晰在案（见10.1.4.9）时，临床试验记录的复制件才可以完全取代原始或源记录。

临床试验数据记录的使用涉及相关试验结果的分析、评价、报告和宣讲。通常，新记录的产生也是数据试验活动的结果。因此，对数据使用的规范做出相应管理规程要求有利于维护试验记录的质量和可信性。

总之，按照ICH-GCP，申办方对整体临床试验记录的可信性、记录角色及其职责、记录管理规程负有最终责任，因而需要对所有产生数据的合作方进行核查、监控和交流。各个合作方和人员都有责任确保临床试验数据记录的产生、维护、传输、存储、使用和丢弃的质量和可信性。

4.4 临床试验中试验质量和数据可信性规范操作的审核要点

临床试验质量及其数据可信性与试验项目生命周期的实操质量管理密切相关。有关临床试验各流程节点的监查操作方法在第10章已有详述，本节从项目管理和质量保证的角度对试验质量和数据可信性应关注的要点予以综合概述。

4.4.1 临床试验项目角色和职责与数据及其数据文件的质量和可信性

国际公认的GCP是保证临床试验全过程，即方案设计、实施、监查、记录、分析和报告，能满足伦理、科学和合规质量标准规范的基础。只有GCP所涉各方（研究机构、研究者、申办方/CRO、项目经理、监查员、受试者、稽查员、医学监察员、伦理委员会、数据管理、编程和统计分析人员、安全监督官等）按照GCP要求尽职尽力，并有落实和执行标准规范的证据链，才能确保临床试验采集的数据、评判和分析结果的质量、科学性和可信性得到认可（参见5.3节）。从某种意义上来说，从事临床试验的干系人，如数据管理员、统计师、研究机构人员、临床研究者、稽查员、监查员、受试者、医学监察员、药政事务人员，以及任何需要依据试验数据做出决策的临床专业人员等，其实都是在为数据质量和可信性而努力着（表4.9）。有些干系人监控数据库后端的数据质量和可信性，如数据管理员、统计师、药政事务人员等，有些干系人在数据库前端为数据质量和可信性努力，如监查员、稽查员、研究机构人员、研究者、受试者等。只有数据前端和后端质量管理干系人齐心协力，共同监督和管理好数据质量和真实完整性，才能保证临床试验质量和结果可信性满足药政和ICH-GCP要求。

表 4.9 临床试验涉及数据质量及其合规性的主要干系人

角色	职责及其与试验数据质量的关联
临床研究协调员	• 影响试验数据录入的质量和及时性 • 在授权下协助研究者完成相关数据及数据文件管理工作 • 承担EDC数据输入前需要接受方案培训和电子数据采集系统培训 • 对数据质量和可信性、ALCOA+依从性等方面有影响 • 核实数据管理人员在数据核查清理过程中对疑问数据点发送的质疑，并经过确认或根据研究者意见协助回复数据质疑 • 支持和执行受试者登记、随访、病例报告表的数据录入或EDC输入 • 配合和协助监查员对研究机构的临床监查访问，严重不良事件报告，整理研究者文件夹 • 协助研究者及时处理文件收集数据，确保研究机构数据文件的存储质量和完整性符合法规要求 • 协助研究者维护受试者权益，确保临床试验的科学性，提高临床试验数据质量 • 协助和执行研究机构试验项目的伦理申报及其伦理数据文件维护
研究者	• 需要具备与试验项目适应证相符的医疗知识和临床技能 • 参与方案讨论会，从临床操作层面对方案的数据需求提出医学评注和建议 • 接受研究方案、电子数据采集系统使用等培训 • 对方案要求的源数据产生、记录文件质量、数据真实性负责 • 对受试者招募符合入排标准、经历安全性事件的受试者是否可以继续参与试验项目、实验室检测异常值临床意义判断、试验方案偏离对方案结果的医学意义判断等负责 • 研究机构试验项目团队及其方案执行的最高责任人，以及对试验项目成员进行方案相关的培训 • 确保试验伦理的合规性，包括知情同意规程的执行、伦理对方案问题的答复等 • 对受试者安全性及安全性数据质量负责

续表

角色	职责及其与试验数据质量的关联
受试者	• 通过知情同意规程充分理解试验项目的风险与受益,并愿意配合和承担试验项目规程要求 • 遵从参加临床试验期间的要求,依从方案控制饮食、服药时间表、血药浓度采集和诊疗评价等方面的数据要求等 • 临床试验源头数据的生产者,对数据真实可信有影响
项目经理	• 依据试验方案制定临床监查计划(MP),确保方案要求的关键数据及其流程的临床监查能满足方案及其临床研究结果报告的需求 • 审阅临床监查报告,并对监查报告发现的试验数据及其流程操作行为问题的跟踪和解决负责 • 跨部门间试验项目干系人的总协调人,确保各职能实施者能按照项目管理计划完成各自的试验项目工作 • 监督和汇总试验项目进度和数据质量,并及时与主要管理人员就项目风险问题进行沟通,采取应对措施,直至风险问题解决 • 试验项目外包服务监管主要负责人,确保外部数据的质量和可信性符合方案和法规要求
监查员	• 根据监查计划对试验数据源文件和源数据进行监查 • 在临床数据及其文件 ALCOA 依从性验证方面起着关键的 QC 作用 • 对研究机构试验研究者及其项目团队人员的项目操作行为合规性监管具有重要作用 • 提供研究机构人员的方案培训,以确保团队成员对方案执行的依从性 • 确保试验文档(ISF)的真实性、完整性、一致性和准确性 • 根据数据列表监控试验项目方案依从性、试验进度、试验文档的完善性、实验室检测值动态变化、研究机构人员变动等,并向项目经理提供相关项目质量和进展报告 • 与数据管理员的远程核查配合,监查员现场核查数据真实性,并根据数据管理员的核查清理现状,把握数据质量和确认现场核查目标
药物警戒员	• 对试验方案执行过程中出现的安全性事件报告负责 • 建立和维护临床试验项目安全性数据库,并确保其质量和符合法规要求 • 负责定期安全性数据报告的准备、递交和交流
医学监察员	• 依据方案要求制定医学监察计划(MMP),包括医学审核计划(MRP)等 • 负责试验项目医学数据的审核,如个人受试者数据列表、安全性数据列表和汇总数据列表等 • 为研究者对方案偏离医学判断、入排标准依从性、实验室检测异常值或警示值的临床意义判断及其通报、医学编码准确性等提供协助和支持
数据管理员	• 依据方案的数据及其流程要求,制定相应的数据管理计划(DMP) • 根据方案设计建立病例报告表(CRF),并完成 aCRF 的编辑工作 • 根据方案设计和 SAP 制定数据核查计划(DVP) • 根据方案和 CRF 设计,创建和维护临床试验数据库,并需要对授权使用数据库的人员进行培训 • 根据 CDASH 标准建立纸质或电子数据采集系统,撰写相关 CRF 完成指南,并培训研究机构人员 CRF 填写和 EDC 输入实施规程 • 根据研究机构 CRC 或研究者对 CRF 填写指南的熟悉程度,了解 CRF 设计或 CRF 填写指南本身的缺陷,以利于数据质量的提高 • 按照 GCDMP 执行试验项目要求的数据管理职责,如数据逻辑核查清理、外部数据一致性核查、数据库维护、数据库数据导出供统计分析应用等 • 为项目经理、医学监察员、监查员等提供所需的数据列表或总结 • 对临床数据的医学编码负责 • 依据 ALCOA 原则,确保存储和导出的试验数据的质量和可信性,为数据结果报告助力 • 负责临床试验数据库锁库规程的合规性 • 完成数据管理报告(DMR)的准备和递交 • 通过不同研究机构间质疑数的多少、入组速度、方案偏离数和内容等指标来评估研究机构执行临床试验的依从性、对方案或 CRF 填写指南的熟悉程度、研究者或 CRC 的专业性,进一步指导监查员对临床试验开展依据风险的临床监查,为项目经理评估研究机构绩效提供依据
医学撰写员	• 根据临床试验开发计划(CDP),制定试验方案 • 根据方案设计撰写知情同意书 • 根据既往药物研发数据撰写研究者手册(IB)文件 • 根据试验数据分析结果,撰写临床研究报告(CSR) • 根据法规要求,在试验结果报告基础上,完成 CTD 的撰写,供药政申报应用

续表

角色	职责及其与试验数据质量的关联
统计师	• 审核方案,确保其中的统计分析参数满足方案和法规要求 • 依据方案设计要求制定统计分析计划(SAP) • 对方案设计中生物样本采集时间点的设置、安全性指标、疗效评价指标、受试者剔除标准、数据集划分等给出专业意见 • 审核病例报告表、数据核查计划书、数据库结构,确保其符合临床数据结果分析的要求 • 应用统计学方法进行核查数据 • 根据试验数据及其结果分析,撰写统计分析报告(SAR),为试验结论提供科学支持 • 理解数据采集管理流程、数据质量管理步骤、数据管理时间节点,以便引导统计学的思维和方法融入数据管理的各个步骤,从而改善临床数据质量
数据统计编程员	• 根据方案和SAP设计,制定数据编程计划(DPP) • 依据数据编程计划建立TLF程序和其他相关列表程序,并确保相关数据列表符合数据标准(如CDISC等)要求 • 在试验过程和统计分析阶段,及时提供清理完毕的试验数据列表(TLF),供相关人员采用

　　作为ICH-GCP的基本要求,从事临床试验的各方都必须建立明确的临床试验组织架构及其相应的各自角色和职责的SOP,分工明确合理,并保留相应的培训、角色职责与质量保证(QA)执行的证据记录。同时,各相关责任方在临床试验项目执行过程中,必须按照ICH-GCP和所在国家有关临床试验管理规范的要求,建立相关质量管理体系(QMS),以确保试验项目的质量和数据可信性满足GCP及其监管要求。申办方或代表申办方负责试验项目的临床研究组织(clinical research organization,CRO)的临床运营部门应当建立完善的试验项目管理计划和实施记录,包括但不限于监查计划、交流计划、安全监督计划书、临床试验主文档(TMF)计划、项目管理会议纪要、项目监查报告制度、项目监查登记表、数据管理计划、统计分析计划等;在临床试验项目运营中执行这些计划的证据,以及项目问题整改跟踪记录和证据,对第三方(如中心实验室)执行监督指导的记录证据等。申办方对所选择的CRO和研究机构/研究者资质的审查,研究者资质监查访问及其相关监查/稽查报告的质量、准确性和完整性是体现申办方遵循ICH-GCP管理要求,保证试验质量和可信性的先决条件。试验项目启动前,申办方和CRO必须给研究机构/研究者提供试验项目培训,如方案流程要求、数据采集技术操作要求、不良事件报告要求、生物样本采集管理要求等。培训形式包括研究者启动会议、试验项目启动监查访问、现场方案研讨会等,所有培训记录应当存档备查。研究机构监查访问及其监查报告的完整和准确是衡量临床质量好坏的主要评价指标之一。试验过程中验证项目经理和CRA切实履行临床试验监查管理职责的文件记录证据包括但不限于:项目监查计划及其执行证据(如监查报告),与研究机构讨论监查安排及其发现问题解决方案的信件往来或电话交流记录,研究机构监查访问记录,源数据/文件核查(SDV)执行记录,伦理合规性监督的执行记录,进行中的试验文档准确性和真实完整性记录,数据清理质疑记录,安全性事件监查和报告的准确性、及时性和完整性,监查访问次数与合同约定和监查计划书的一致性证据,项目进度报告表,项目进展定期会议纪要等。申办方和CRO建立的试验项目安全监督计划(包括SAE监督报告规程),向研究机构提供有关安全风险管理的培训,在项目中设立安全监督员,其专职负责试验药物安全性的审阅,安全性报告和风险评估等也是ICH-GCP对试验安全监督管理的标准要求之一。当试验结束时,申办方和CRO的监查员对研究机构进行的合规试验关闭监查及其监查报告,以及相应的试验关闭规程,如伦理报告、财务结算、试验物资清点和处理、数据清理、数据发表计划等,都是检验临床试验关闭规程质量和可信性的重要因素。

　　临床试验数据管理和数据统计是两个职责截然不同的角色,同样重要且缺一不可,例如:

临床试验数据管理的内容案例

• 数据管理计划书的撰写
• 数据核查计划书的撰写
• 信息的录入和保存
• 数据的整理/清理
• 数据的排列格式变换
• 数据的拼接和/或拆分
• 数据的预处理
• 数据标准化注释
• 数据库建立、测试和锁定
• 数据编程管理
• 数据标准术语编码归类

- 外源性数据转移协议
- 系统验证计划及其报告

临床试验数据统计分析管理的内容案例

- 数据统计分析计划书的撰写
- 试验方案终点目标统计方法的设计
- 试验方案样本量和研究目标把握度设计
- 随机编码的设计
- 数据结果的统计和分析报告
- 数据列表统计数据的编程

从上述分工合作责任可以看出，他们各自的职责对于保障试验数据结果的真实完整、科学、质量、可靠和可信性都至关重要。如果临床试验需要建立数据安全监督委员会（DSMB），则应关注 DSMB 的组成、DSMB 章程及其对试验项目监督证据（如定期会议审阅试验数据及其结论报告）等是否满足 GCP 和监管规范要求。

临床试验过程中，研究者对试验方案执行质量和采集数据的可信性负有主要责任。这要求研究者需要掌握 GCP 知识和实践要求，熟知试验方案内容，其时间和资质与所承担的临床试验项目适应证、数量和工作量匹配；研究机构试验项目团队人员的角色和分工必须以能保障试验项目的运营质量和正常运转为判断标准，其中研究者和临床研究协调员的 GCP 和项目培训记录，研究者对受试者知情同意过程的执行记录，研究者对不良事件和严重不良事件的监管和报告的及时性、完整性和准确性，研究者和临床研究协调员真实、及时、完整、准确地评判和收集受试者数据的实证链，对于试验可重复性、试验数据的可靠性都有着直接的影响。

对伦理委员会来说，其 SOP 的完整性、组成和运营管理章程符合 ICH-GCP 和所在国家监管要求的证据是保证试验质量和可信性的基础。伦理委员会必须担负保障受试者权益、审查和监督试验方案科学性与风险-受益比的责任。方案在研究项目启动之前的审批、方案修改时的重新审批、持续追踪项目的安全性和质量动态的执行证据都是伦理委员会严格履行其职责的体现。伦理委员会产生的试验文件的规范性，如伦理批准文件（方案及其版本信息、批准日期、审批伦理委员会成员、批准的其他试验文件信息等）、年度伦理审查记录和报告等，是试验项目伦理数据文件的重要组成部分。

就试验项目的 QA 而言，稽查员进行有效的试验过程稽查，申办方、研究机构和 CRO 能按照稽查报告提出的非合规行为和问题进行及时整改和防范，则是试验质量保障的必要条件。

如果涉及临床试验项目外包服务，申办方和 CRO 在执行临床试验项目之前必须签署合规的服务合约，建立 GCP 责任授权协议和试验项目责任分工表（参见表 31.17）。合同任务条款和价目的合理性，特别是第三方外包服务合约执行的真实性和遵循服务公平价格交易（参见 28.1 节），是监查试验项目外包服务规范性的必要前提。任何临床试验流程都需要完成 ICH-GCP 要求的标准步骤才能保证试验过程和数据的质量及其真实完整性。不合理地低于公平价格交易的服务协议意味着其服务质量有可能无法满足质量标准要求（见 9.2 节）。对于合规的外包服务来说，项目经理应当建立各方联系和职责分工表，列出试验涉及的双方所有人员（PM、CRA、DM、医学人员、数据和统计员等），包括他们在本项目中开始的日期、结束的日期、项目角色、邮箱、联系方式等信息；在项目进行过程如有任何人员变动，职责分工表也需要及时作出相应的修改；同样的临床试验职责分工明细在研究机构的临床试验项目团队列表中也应当存在（见 7.4 节）。当项目组人员离开，离职人员与继任者间的项目交接记录质量对于继续保证试验质量和数据完整性十分重要（参见表 31.21）。

临床试验中的电子系统的合规性和质量保障是临床数据真实完整性的基础（见 4.3 节）。在电子临床试验项目中，电子临床系统（如 EDC）的合规性证据除了系统本身的验证合规文件证据外，还包括试验项目启动前系统运用于试验方案的 eCRF 验证计划（UAT）及其验证合格报告，系统的功能完整性证据，如稽查轨迹、权限控制、登录监督、修改痕迹、培训记录、系统安全性和保密性、系统数据库环境等，以及数据管理的匹配性都是电子临床系统的重要质量保证要素（参见图 4.13）。值得注意的是在实际临床试验运营中，入职或离职人员对数据库访问权限的及时开放或撤销管理规程应当建立，特别是离职人员的权限不能被他人继续使用，对于保证电子数据记录的安全性和保密性、数据权限监控的合规性至关重要，是电子数据和电子记录药政管理要求的重要组成部分。

上述所涉各个试验主要角色职责和环节，以及相应项目文件管理质量的落实，不仅可以保证临床试验项目每个阶段产生和管理的数据质量可信，也可以确认各个职能角色的过程监管和执行情况能满足 GCP 和试验方案的要求。只有这样才能再现临床试验的运营过程是真实可信的，由此获得的数据结果亦是完整和可靠的。有关临床试验中各干系人角色及其职责，以及试验过程各环节的质量和可信性监控实操管理在相关章节中已有详尽概述。表 4.10 总结了按照 GCP 要求临床试验中各个角色及其相关职责数据文件质量的推荐审核要点。

表 4.10　试验角色及其职责管理文件质量的推荐审核要点

类别	条目内容	有无/是否	要求水准
相关 SOP	研究机构的临床试验规程管理 SOP	□有且完整 □有但不完整 □无	必需
	申办方临床试验规程管理 SOP	□有且完整 □有但不完整 □无	必需
	合同研究组织试验规程管理 SOP	□有且完整 □有但不完整 □无	必需
	项目人员交接相关 SOP	□有且完整 □有但不完整 □无	必需
各方职责规定	研究机构:对临床试验项目进行监管和质量控制,如 • 受试者与临床试验相关的门诊病历记录或核证副本 • 研究机构 CRC 分发或给药受试者(如注射或输液)记录 • 受试者同期用药检查记录 • ……	□有且完整 □有但不完整 □无	必需
	伦理委员会:SOP 及其执行记录,对试验方案的审批记录,如保障受试者的权益,方案审批文件,方案修改的重新审批文件,对试验项目出现的 SAE 和质量问题以及项目进展状况或动态的持续追踪证据等	□有且完整 □有但不完整 □无	必需
	研究者:收集源数据的可溯源性、清晰性、同时性、原始性、准确性和完整性,研究者履行职责的证据记录等	□有且完整 □有但不完整 □无	必需
	申办方:组织管理,质量控制,经费提供,项目监督,项目报告等	□有且完整 □有但不完整 □无	必需
	合同研究组织:根据合同规定在符合 GCP 的条件下完成临床试验,QMS 及其 SOP 的健全和执行记录等	□有且完整 □有但不完整 □无	必需
	数据/统计管理员:数据安全性管理、数据录入、数据编码、数据分析计划、数据统计等	□有且完整 □有但不完整 □无	必需
	监查员:现场质量控制监查,监查记录,SDV 记录,SAE 核查记录,监查报告等	□有且完整 □有但不完整 □无	必需
	稽查员:现场对试验过程稽查,稽查记录,稽查报告等	□有且完整 □有但不完整 □无	必需
	DSMB(章程、组成、运营监督职责记录等)	□有且完整 □有但不完整 □无	选择
	安全监督员职责和执行记录	□有且完整 □有但不完整 □无	选择
人员培训记录	SOP 和项目相关文件的培训记录	□有且完整 □有但不完整 □无	必需

类别	条目内容	有无/是否	要求水准
质量体系	从事临床试验的申办方、CRO 和研究机构有明确和职责分工清晰的组织架构和 QA 职能部门,并有按照 SOP 执行的证据记录	□有且完整 □有但不完整 □无	必需
	各临床试验项目责任方建立 QMS,并有各职能部门执行证据和独立 QA 人员保证试验过程的合规性和质量 • 申办方 • 研究机构 • CRO • 第三方服务提供商	□有且完整 □有但不完整 □无	选择
项目人员	研究者职责分工与签名样张(包括人员加入项目的起止日期)	□有且完整 □有但不完整 □无	必需
	培训记录及项目执行记录中与在项目中起止日期的一致性	□有　□无	必需
	离职人员数据库的访问权限的移除记录	□有　□无	选择
	离职人员数据库的访问账号被人使用	□有　□无	必需
	离职人员和继任人员的项目交接记录	□有且完整 □有但不完整 □无	必需
	项目人员数据库的访问权限的起止日期和任命的起止日期的一致性	□有　□无	必需
项目执行记录	项目管理计划书:所有版本以及审批文件	□有　□无	必需
	项目团队人员角色和职责列表:相关人员的签名及其日期,参与试验的起始和离开时间	□有　□无	必需
	临床监查计划书:详细定义临床监查的频度、方式以及 SDV 的范围等	□有　□无	必需
	试验交流计划:所有版本以及审批文件	□有　□无	选择
	试验项目管理文档:所有版本以及审批文件,文档目录	□有且完整 □有但不完整 □无	必需
	试验项目安全监督计划书:所有版本及其审评文件	□有　□无	必需
	项目管理会议纪要	□有且完整 □有但不完整 □无	必需
	项目监查报告:所有版本以及审批文件	□有且完整 □有但不完整 □无	必需
	项目监查登记表:所有版本以及审批文件	□有且完整 □有但不完整 □无	必需
	项目问题整改跟踪记录:所有版本以及审批文件	□有　□无	必需
	数据管理计划:所有版本以及审批文件	□有　□无	必需
	统计分析计划:所有版本以及审批文件	□有　□无	必需
	数据核查计划:所有版本以及审批文件	□有　□无	必需
	试验稽查计划:所有版本以及审批文件	□有　□无	选择
	数据管理总结表:试验项目结束后	□有　□无	选择
	伦理批准文件:日期、伦理委员会成员、批准文件信息等,方案修改时的批准	□有且完整 □有但不完整 □无	必需
	SOP 违背记录:SOP 违背时是否有具体描述以及采取措施的详细记录	□有　□无	必需

续表

类别	条目内容	有无/是否	要求水准
外包服务合规	申办方和 CRO 间有服务协议和分工明确、合理的职责表	□有　□无	必需
	承担申办方临床试验服务的 CRO 人员有岗位职责书、SOP 及其培训记录、试验项目专业培训记录	□有　□无	必需
	CRO 承担申办方临床试验项目时的职责任务表符合 GCP 要求的公平价格交易，且能反映试验职能部门切实按照项目流程 GCP 和监管要求（如监查、数据管理、项目管理等）且有真实执行的证据	□有且合理并完整 □有且合理但不完整 □有但不合理 □无	必需
电子临床系统	EDC 的验证报告及其合规性证据	□有且完整 □有但不完整 □无	必需
	电子系统应用于试验项目中的验证（UAT）计划，测试报告及其合规证据	□有且完整 □有但不完整 □无	必需
	电子临床系统安全性环境证据	□有　□无	必需
	电子临床系统运营管理 SOP 及其培训记录	□有且完整 □有但不完整 □无	必需
	电子临床系统试验项目用户操作培训记录	□有　□无	必需

4.4.2　临床试验数据管理环节的质量和可信性

对试验质量的信心完全取决于试验过程中如何真正做到管理和及时记录全面且真实完整的数据。从数据管理的角度来看，核定原始数据记录、数据库存储的数据、统计分析以及总结报告所用的数据的一致性，是临床试验数据项目管理的重要关注点。为了达到这一规范管理目标，申办方首先需要按照 ICH-GCP 和所在国家药政监管要求，建立健全的数据质量管理体系（QMS），包括标准操作规程（SOP），定期检查这些 SOP 的执行程度与质量，并确保任何数据管理程序和行为都留有记录。在试验数据管理环节，统计分析计划、数据管理计划和试验结束后的数据管理总结报告是试验数据管理的重要文件。这些文件本身并不是一个独立的数据管理文件，相互之间不仅有关联性，还应附有支持性或辅助性的技术和质量保证记录、文件和/或报告等。例如，完备的统计分析计划书、统计分析报告、总结报告的质控（quality control，QC）记录、统计分析 SAS 程序的技术性 QC 和功能性 QC 记录，以及这些报告与事先制订的计划执行依从性记录等构成了较为完整的统计分析质量规范文件。

为确保数据管理的规范性和执行过程的真实可靠性，必须对病例报告表（CRF）设计、CRF 填写指南、数据管理和核查计划、数据库的建立和测试、数据的采集、数据的输入、临床监查、数据清理/核查、数据库锁定、数据库锁定后开库、数据从数据库的导出、数据盲态审核、数据备份/恢复和保存、统计分析及研究报告等环节的每个步骤制定相应的 SOP。在临床试验执行过程中，需要监查 CRF 原始记录、临床监查计划和报告、源文件、源数据/文件核查（SDV）记录等的一致性和可溯源性。必要时，应当对临床实验室（如化验室、影像室、病理切片室或其他检查室）的原始记录进行交叉比对核查，以确保数据的真实完整性。这些监查结果必须反映在监查报告中。无论临床试验使用纸质 CRF 或 EDC 系统，都需要对数据库系统或 EDC/CDMS 系统设置程序进行测试验证，即用户接受测试（user acceptance test，UAT）及其验证报告和结果声明。当有外部数据需要整合或导入临床试验数据库时，相关数据导入的流程和可靠性需要通过测试才能保证不同数据库之间的数据传输的可靠性。这种测试记录需要记录在案备查。此外，需要关注 CRF 或数据库数据的修改轨迹记录，确认是否所有的数据问题都发出质疑并得到可接受的回复，包括质疑的生成和处理记录，以及纸质 CRF 中数据质疑表及其研究者签署的答复原件的保存，以确认数据的真实完整性。此过程中，无论使用纸质或电子 CRF 进行数据采集或数据管理时，每个数据点的采集，或数据质疑以及修改必须留有记录痕迹。试验进行阶段以及数据库锁定前应当对数据录入质量，按照相关监管和 SOP 要求进行必要的数据质量保证（data quality assurance，DQA）稽查，并对 DQA 的稽查过程和结果记录在案备查。

临床试验数据质量和可信性是试验药物/器械能

否获得上市批准的关键。数据生命周期包含的若干数据环节如同试验运营环节一样，也存在着风险控制的必要性。所以，验证数据质量和可信性应该包括评估数据生命周期中的风险控制和应对措施计划，以及执行记录文件，这些应该包括在数据管理的系列步骤控制管理中，如数据生成和获取、数据传输、数据处理、数据审核、数据报告（包括无效和非典型）、数据加工处理、数据保存和归档、数据销毁等。为了确保数据完整性和可信性，数据生命周期质量和风险控制应该以客观的方式进行，如使用验证/确认或确证的方案、过程、方法、工具、系统、设备，按照批准的程序和培训程序等，尤其要关注关键数据/流程的质量审核和追踪。当发现试验数据有效性和可靠性存在问题时，申办方和研究者最优先重要的任务是弄清楚这些问题对于受试者安全和试验质量的影响，以及用来做决策的信息的可靠性和注册申请的潜在影响。

临床试验中，良好的数据流程设计质量管理应该考虑到所涉的数据流程的每个步骤对数据质量和可信性的保障与监控，这些确保每个步骤应采取的保障要素包括但不限于：

① 一致性、客观性、独立性和安全性；
② 简明易懂性；
③ 界定明确，易于遵循执行；
④ 尽可能自动化；
⑤ 科学和统计学的合理性；
⑥ 遵循 GCDMP 正确地进行试验记录。

数据库锁定是试验数据管理中极为严肃和重要的步骤。其中涉及的数据库质量规范控制和保证要素包括但不限于：①检查数据库锁定前清单、锁定前数据质量评价报告；②数据审核会议的会议记录；③数据库锁定声明；④锁定后访问权限移除记录；⑤开库的申请/批准（如果需要）；⑥开锁后数据修改记录；⑦开库的再锁定流程记录等。锁定后的数据库数据与 CRF 数据一致、统计分析的数据与锁定后的数据库数据和原始记录数据一致、试验总结报告数据与统计分析报告数据和原始记录数据一致等的审核也是检验数据质量的重要方面。有关临床试验数据规范管理的详尽实操概述可参见第 22 章。表 4.11 总结了临床试验中对数据质量应关注的推荐审核要点。

表 4.11　试验相关数据管理规范质量推荐关注要点

类别	条目内容	关注	要求水准
相关的 SOP	CRF 设计和数据库建立	□有　□无	必需
	数据采集和输入	□有　□无	必需
	数据库锁定和解锁	□有　□无	必需
	数据清理/核查流程要求	□有　□无	必需
	数据管理计划书的撰写	□有　□无	必需
	数据管理总结报告的准备	□有　□无	必需
	统计分析计划书的撰写	□有　□无	必需
	统计分析报告书的撰写	□有　□无	必需
	源文件核查	□有　□无	必需
人员培训记录	SOP 和项目相关文件的培训记录	□有且完整 □有但不完整 □无	必需
试验文件伦理审评	伦理审批相关文件，包括审查了什么版本的试验文件，如试验方案或 CRF 等	□有　□无	必需
病例报告表（CRF）	病例报告表填写说明及其审批文件	□有　□无	必需
	数据录入说明（适用于纸质 CRF）及其批准文件	□有　□无	选择
	aCRF	□有　□无	必需
	纸质 CRF 和质疑表的交接记录	□有　□无	较高
数据管理相关文件	统计分析计划书的版本及其审核批准文件	□有　□无	必需
	数据管理计划书的所有版本及其审核批准文件	□有　□无	必需
	数据核查计划书的所有版本及其审核批准文件	□有　□无	选择
	数据管理总结报告	□有　□无	选择（中国必需）
临床监查计划书	详细定义临床监查的频率、方式以及 SDV 的范围等	□有　□无	必需

类别	条目内容	关注	要求水准
数据库建库的相关文件	数据库建库的技术说明	□有　□无	选择
	数据库测试用的数据和测试脚本，包括： • 测试数据 • 测试记录 • 问题列表及更正记录 数据库的批准文件	□有且完整 □有但不完整 □无	必需
	数据库修订的申请表，数据库修订记录，相关的 QC 文件以及批准文件	□有　□无	选择
	数据库启动批准清单及审批表	□有　□无	选择
	外源数据库整合测试记录及其测试报告	□有　□无	选择
数据质量控制相关文件和记录	数据核查中发现的数据问题列表	□有　□无	必需
	数据质量控制评估：最终的数据 QC 记录，包括抽样比例、数据错误率等。适用于纸质 CRF 试验	□有　□无	选择
	外部数据的一致性核查：在试验过程中对外部数据传输进行详细记录，并做一致性核查的记录	□有　□无	选择
	临床监查报告	□有　□无	必需
	SDV 记录	□有　□无	必需
	数据录入质量保障稽查（DQA）及其报告记录	□有　□无	选择
数据稽查轨迹记录	数据库系统的数据稽查轨迹记录	□有　□无	必需
	数据管理系统访问控制记录，所有数据库、文件夹、应用、工具以及相关系统的权限记录，包括访问权限的授予和中止记录、用户名、生效日、权限等级	□有　□无	必需
实验室正常参考值范围	保存实验室提供的临床参考值范围、变更及变更日期	□有　□无	必需
数据库锁定和解锁	数据库锁定检查项目的清单和数据库锁定批准文件	□有　□无	必需
	数据库锁定的相关文件：数据库锁定后原有权限移除记录、数据库锁定的声明	□有　□无	必需
	锁库前数据质量评价报告	□有　□无	选择
	数据审核会议记录	□有　□无	必需
	已经锁定数据库要求解锁的申请及批准文件、修订部分的详细说明和 QC 记录、数据库再锁定的记录与批准等有关文件	□有　□无	必需
	临床试验揭盲记录	□有　□无	必需
	数据库数据导出流程管理记录	□有　□无	必需
	数据库锁定后修改数据记录（如果有的话）	□有　□无	必需
统计分析相关	试验项目统计分析计划书和统计分析报告	□有　□无	必需
	数据传输记录，包括数据统计和编程部门收到数据的有关确认文档	□有　□无	选择
	统计分析 SAS 程序的技术性 QC 和功能性 QC 记录等	□有且完整 □有但不完整 □无	选择
	统计分析报告与原数据之间的 QC 记录	□有　□无	必需
	研究总结报告与原数据之间的 QC 记录	□有　□无	必需
数据真实性、一致性抽样核查评价	抽样比例（关键数据 100% 核查以外，推荐样本量的 10%，最少不低于 5 例，最多不高于 30 例）、数据错误率及数据错误清单等，如错误率＞0.2%，建议逐步增加抽查率，直至 100% 核查	□有　□无	必需

4.4.3　临床试验受试者招募环节的数据质量和可信性

受试者的合格性直接影响着试验结果被药政部门的接受程度。对受试者招募质量的监督就是要确保受试者筛选、随机入组和剔除均符合方案要求，并无自行放宽入排标准、赶试验进度入组的情况发生。对受试者身份的真实性、随机入组规程的合规执行和保持在临床试验中的依从性的核查确认有助于验证临床试验进程符合 GCP 和监管要求规范，进而进一步为试验结果的可信性提供佐证。对受试者招募质量的关注点包括但不限于以下几个方面：

① 筛选和随机入组的受试者的合格性（各项入选/排除标准），及其与源文件的一致性，即确认受试者鉴认代码表、研究机构筛选和随机记录、病例报告记录、源文件核查（SDV）记录、临床监查报告、有关受试者合格性的数据核查质疑记录的一致性等。

② 对于随机入组的受试者的监查，要注意受试者是否按照预定的随机编码规则入组试验项目及其随机入组的原始记录，其中随机编码和药物盒编号设计和发放的合规性、随机编码和药物盒编号匹配性管理、受试者随机入组发放试验药物规程的监控记录等都与受试者招募质量管理息息相关。

③ 招募入组的受试者从试验数据中的剔除标准应当预先在试验方案或统计分析计划中有明确的定义。为了试图确保受试者数据的完美性而在试验过程中或试验结束后的受试者数据处理中，不按照方案或计划约定，自行拟定额外的剔除标准都是违背 GCP 的。因此，检查受试者剔除人数、剔除理由和方案中定义的一致性，以及相关记录的合规性等应当是临床试验质量和数据可信性监查要点之一。只有剔除的理由充分合理且符合剔除标准，才能判断试验数据质量和真实完整性不会受到影响。此外，对于错误入组的受试者核查则应注意其是否已被剔除，以及剔除的原因记录的及时性和准确性，必要时，需要注意交叉比较不良反应记录、化验结果、病史等。

④ 签署知情同意书的受试者人数与筛选和入选的受试者总人数的匹配性、受试者知情同意过程及其签署的合规性、受试者存在的真实性，以及入组试验项目后按照方案要求的受试者诊疗评估数据链的可溯源性和完整性等也是应当关注的招募数据质量和可信性要点。

⑤ 在临床试验过程中，受试者化验结果、生命体征检查、体检和病史与入排标准的比较，疾病诊断与试验方案适应证的一致性，是否有访问窗加减违规等情况也与试验数据结果的质量和可信性有关。例如，试验方案对受试者在入组前若干个月所服用的药物或试验中禁止服用的同期药物有所限定，招募时除了对入排标准或同期药物记录需要进行仔细审查评估外，临床监查也应当特别关注受试者病史记录与研究者评判记录的准确性和一致性。

⑥ 试验方案通常会对研究者主观评价指标有明确的标准。在监查这些评判标准时，应注意其在每个研究机构或研究机构间是由同一位评价者（如中心评价员）或是不同/多位评价者进行的。如果是不同/多位评价者进行评价，在项目启动前必须对评价人员进行统一的培训，并提供相关的评价操作书面规程，以确保试验总体评价的一致性。同时，在试验过程中，对不同评价者的判断质量也需要有统一标准的核查，即使评价者为同一人，也需要在评价开始前制定明确的评价标准和方法程序。必要时，对评价者培训后进行相应的评价标准测试。只有通过测试规定的合格分数线或比例才能准许执行评价职责。所有培训记录应存档备查。这样才能保证入组受试者数据结果的准确性、可靠性和一致性（参见 9.2.5.4）。

⑦ 在临床试验中，特别是 I 期临床试验招募时，有时会混杂一些"专业试药人"试图加入受试者行列的情况。对于这些"专业试药人"，应当在入组前通过调查访谈的形式进行排查。

⑧ 受试者招募数据进入数据库后，除了监查员现场源数据文件监查外，数据管理员（DM）应当按照已经建立的入排标准程序对其进行相关逻辑核查。如果数据库无法实现在线逻辑核查，DM 需要采用人工核查方法对相关入组标准数据点进行质量评判。对任何可疑数据需要通过数据质疑规程清理，以确保受试者筛选、随机入组和剔除数据均符合试验方案的标准，并在监查人员的协助下及时发现和纠正方案违背的受试者。

表 4.12 总结了受试者招募环节数据质量的推荐审核要点。

表 4.12　受试者招募环节数据质量的推荐审核要点

类别	条目内容	关注	要求水平
受试者筛选	入选/排除标准的确认记录	☐ 有且完整 ☐ 有但不完整 ☐ 无	必需
	入选/排除标准的源数据/文件核查记录	☐ 有且完整 ☐ 有但不完整 ☐ 无	必需
	入选/排除标准与化验值、生命体征和病史的一致性检查	☐ 有且完整 ☐ 有但不完整 ☐ 无	必需

续表

类别	条目内容	关注	要求水准
受试者筛选	受试者知情同意流程及其签署合规记录	☐ 有且完整 ☐ 有但不完整 ☐ 无	必需
	临床监查报告有关受试者筛选合格的监查记录	☐ 有且完整 ☐ 有但不完整 ☐ 无	必需
	数据核查计划中入选/排除标准的相关逻辑核查和离线核查的内容，如化验结果与入排标准的比较、受试者病史与入排标准的比较	☐ 有且完整 ☐ 有但不完整 ☐ 无	选择
	违规入选/排除标准入组的受试者人数		必需
	临床试验结果报告中违规入组的受试者列表	☐ 有且完整 ☐ 有但不完整 ☐ 无	必需
	受试者访问超窗违规记录	☐ 有且完整 ☐ 有但不完整 ☐ 无	必需
	受试者违规入排标准的后续纠正和防范措施	☐ 有且完整 ☐ 有但不完整 ☐ 无	选择
	受试者入组和终止参与临床试验项目的合规性监查记录	☐ 有且完整 ☐ 有但不完整 ☐ 无	必需
	受试者筛选失败率记录及其合理性	☐ 有且合理并完整 ☐ 有且合理但不完整 ☐ 有但不合理 ☐ 无	必需
	受试者早期退出试验项目比例及其合理性	☐ 有且合理并完整 ☐ 有且合理但不完整 ☐ 有但不合理 ☐ 无	必需
	合格性的数据核查质疑记录	☐ 有且完整 ☐ 有但不完整 ☐ 无	必需
	数据库受试者入排标准的自动逻辑核查程序无法建立时，是否进行手工数据点核查	☐ 是　☐ 否	必需
随机规程	受试者的随机编码是否预先建立	☐ 是　☐ 否	必需
	受试者的随机编码盲态保存管理记录	☐ 有且完整 ☐ 有但不完整 ☐ 无	必需
	临床试验中破盲规程是否预先建立	☐ 是　☐ 否	必需
	试验结束后盲态信封是否完好无损的记录	☐ 有　☐ 否	必需
	是否有受试者破盲事件？如有，破盲记录和破盲规程是否合规	☐ 有且合理并完整 ☐ 有且合理但不完整 ☐ 有但不合理 ☐ 无	必需
	随机编码和试验药物包装盒编号的匹配记录	☐ 有　☐ 无	必需
	受试者随机入组和药物盒发放匹配管理记录	☐ 有且完整 ☐ 有但不完整 ☐ 无	必需

续表

类别	条目内容	关注	要求水准
剔除病例	剔除的理由与方案或统计分析计划书中定义的一致性	□ 有　□ 无	必需
	符合预设标准或计划的剔除理由及相关记录	□ 有且合理并完整 □ 有且合理但不完整 □ 有但不合理 □ 无	必需
	在相关数据审核会议记录或会议纪要中采用符合方案数据集的记录及其决议	□ 有且完整 □ 有但不完整 □ 无	选择
抽查核实受试者合格性	抽样比例及数据错误清单等	□ 有列表且完整/合规 □ 有列表但不完整 □ 有列表但不合规 □ 无	必需
	全部的剔除病例	□ 合规　□ 不合规	必需
受试者评价	试验方案有效性主观评价指标的建立	□ 有　□ 无	必需
	主观评价指标评价者是由几人完成? 当评价者超过一人时,评价指标如何统一?是否有评价指标培训记录?是否有评价指标手册便于评价者查询	_____人 □ 有且合理并完整 □ 有且合理但不完整 □ 有但不合理 □ 无	选择
	是否依据试验方案检查受试者在入组前 X 个月所服用的药品与入排标准或方案禁止服用药物有不符	□ 有且完整 □ 有但不完整 □ 无 □ 不适用	必需
	对于"专业试药人",是否在入组前通过调查访谈的形式进行排查和保留谈话记录	□ 有且完整 □ 有但不完整 □ 无	必需

4.4.4 临床试验方案依从性监查环节的质量和可信性

临床试验方案依从性管理质量的好坏和真伪,如试验方案偏离例数、严重不良事件报告遗漏数、实验室化验异常值的医学判断的合规性数据等,对临床研究报告结论的可信度和准确性有着直接的影响。临床试验研究者和受试者对试验方案的依从性直接影响试验评价结果的准确性(见13.3节)。这里的方案非依从性是指任何改变和不遵循临床试验方案设计或流程的,且没有得到伦理委员会批准的行为。它直接影响到受试者的权益、安全性和获益,或研究数据的完整性、准确性和可靠性,在试验方案实施中通常是绝不允许的。

临床试验申办方和研究者都应建立临床试验方案偏离管理程序的 SOP 及其执行情况的记录规程。在临床试验方案准备阶段,申办方/CRO 的医学、统计师、数据管理员和项目经理应当就在执行过程中可能出现的方案偏离予以预定义,并反映在相关的试验文件中,如未签署知情同意、未服用试验药物、访问缺失、服用禁忌药物或治疗、访问超窗等。试验开始后,研究者对受试者招募标准的把握和疗效安全性判断的责任,监查员(CRA)能否通过试验监查辨认研究者对试验方案的偏离,包括招募方案偏离的受试者,收集偏离事件的证据链,并记录在监查报告中是检验试验方案依从性管理质量的标准之一。监查发现的每个方案偏离事件都应经研究者确认,以确定其是怎样发生的和如何处理的。在临床试验监查计划中,需要对方案偏离的定义、监查和处理方法做出明确要求;在数据管理计划中,应确定如何发现、怎么处理、如何在各个分析集中进行分析,以及按照方案偏离的定义做出数据处理的措施,并反映在数据总结报告中。DM 和医学监察人员在数据核查过程中对发现的方案偏离事件应当建立相应的清单和审核记录。对严重方案偏离,特别是对受试者安全性有影响的偏离事件,必须报告伦理委员会并做好相应的记录。在试验结束后,DM、统计师和医学监察人员对试验中方案偏离的受试者数据能否和如何纳入分析集,需要展开充分的讨论,按照预先制定的偏离数据集处理规程做好决议记录;在最后的临床研究报告中,应当含有偏离试验方案的受试者列表，包括 CRA 和 DM 对偏离事件做出的记录及其处理结果，以及有关偏离事件的审核做出的记录等，便于药政部门在审核临床研究报告时有依可循地判断偏离事件数据对试验药物/器械有效性和安全性的影响。但在递交临床研究报告给药政部门之前，以及在临床试验执行过程中，评价方案偏离受试者的人数和偏离后果是否足以对试验有效性和安全性统计结果造成影响是 DM 和医学监察人员的重要职责之一。

严重不良事件（SAE）管理质量的评判应当是建立在申办方、研究机构或 CRO 是否都建立了相关 SOP 及其规范管理的行为记录基础上，包括受试者不良事件报告的质量，即记录和报告的及时性、完整性、准确性和一致性，以及药政递交 SAE 时限的合规性等。当 SAE 发生后，研究者应在获知后的 24 小时内完成向相关部门和人员递交 SAE 报告的程序，如报告所在国药政部门、伦理委员会、国际通报、申办方等。有关 SAE 报告规程要求可参见 20.2 节。如果 SAE 抢救涉及破盲，需要记录破盲人、破盲原因和抢救治疗人等。SAE 的临床监查必须做到 100% 的源数据核查，即 SAE 报告记录与医疗记录是否一致，任何遗漏信息需要通过后续 SAE 报告的形式补充。SAE 的源文件核查大多需要通过研究机构的 EMR/EHR 或 HIS 直接查看源数据，确保受试者的信息、用药以及检查化验情况与原始病历以及数据库信息没有遗漏和完全一致。如果发现有漏报案例，应当在监查报告中予以列表分析。DM 和数据统计师在临床安全性数据分析时，亦需要建立 SAE 列表信息，在安全性数据管理总结报告中列出漏报但被监查出来的 AE/SAE 案例数。

不良事件的评判有可能涉及实验室化验值（血生化、血常规或尿常规等）与正常值范围或更新实验室检测正常值的比较，必要时需要对受试者疾病史进行交叉对比，对此研究者需要按照试验方案的要求对评判过程和结果记录在案；出现实验值异常时研究者还需要对其做出临床意义判断，包括实验值异常是否构成不良事件等，并对判断结果确认签字。确保不良事件没有被漏报和报告不完整是研究者和监查员的重要职责之一，对于评估试验项目伦理性的依从性和试验药物/器械安全性结果的可信性意义重大。此外，在仿制药的临床试验中，有可能涉及不良事件发生率和原研药或其他研究数据的安全性趋势比较是否呈现一致性等技术手段，这可以作为监查临床试验不良事件报告完整性和准确性的依据之一。对于任何严重的、未预期的和与研究药物相关的不良事件（serious, unexpected and associated adverse event，SUAAE）或不良反应（SUSAR）的监查除了 SUAAE/SUSAR 报告的及时性和合规性外，评价申办方是否及时通告试验项目的其他研究者和伦理委员会、研究者手册和知情同意书是否及时更新安全性信息等也是衡量安全性管理规范与否和试验安全性数据质量与可信性的标准之一。在试验结束后，DM 和统计师应当对试验过程中发生的 AE/SAE 与试验药物/器械相关性进行判断和分析，并记录在临床研究报告中。记录 SAE 在临床数据库的同时，申办方或 CRO 的药物安全警戒部门也应当建立专属试验药物/器械安全性数据库，DM 在数据锁定之前应当要求对所有安全性数据库，特别是 SAE 数据库与临床试验数据库进行一致性核查，其核查的结果应有相应的记录，这是药政检查安全性数据规范管理必须关注的要点之一。表 4.13 总结了试验方案依从性数据质量管理推荐审核要点。

表 4.13　试验方案依从性数据质量管理推荐审核要点

类别	条目内容	有无	要求水准
方案偏离	方案偏离和管理的 SOP	□有　□无	必需
	监查计划书，或在数据管理计划等试验管理文件中有方案偏离的相关描述和检查管理计划	□有　□无	必需
	方案偏离和管理 SOP 以及相关文件的培训记录	□有　□无	必需
	统计分析计划书有方案偏离的定义	□有　□无	选择
	监查员对方案偏离的 SDV 和监查报告中记录	□有且完整 □有但不完整 □无	必需
	DM 或医学审核时方案偏离发现记录	□有且完整 □有但不完整 □无	必需
	方案偏离的清单	□有　□无	必需
	临床试验方案偏离审核规程	□有　□无	必需

续表

类别	条目内容	有无	要求水准
方案偏离	方案偏离案例数及其分析列表	□有且完整 □有但不完整 □无	必需
	每个方案偏离研究者的确认记录	□有且完整 □有但不完整 □无	必需
	eCRF 中有方案偏离的标识	□有且完整 □有但不完整 □无	选择
	方案偏离的审核及管理记录	□有且完整 □有但不完整 □无	必需
	严重方案偏离给伦理委员会报告的记录	□有且完整 □有但不完整 □无	必需
	严重方案偏离漏报	□有　□无	必需
	重要偏离案例数		必需
严重不良事件	研究者手册中安全性描述完整和培训记录	□有　□无	必需
	严重不良事件的管理和报告 SOP	□有　□无	必需
	SAE 的管理和报告 SOP 的培训记录	□有　□无	必需
	SAE 发现后超过 24 小时未报的列数	□有　□无	必需
	报告 SAE 给所有相关方或个人（所在国家药政部门、伦理委员会、国际通报、申办方和/或 CRA 等）的记录	□有且完整 □有但不完整 □无	必需
	SAE 报告的完整性和准确性记录	□有且完整 □有但不完整 □无	必需
	SAE 漏报	□有　□无	必需
	SAE 报告记录是否与医疗记录一致性	□有　□无	必需
	SAE 的发生率是否与原研药或其他研究报告相一致	□是　□否	选择
	所有的 SAE 都有 CRA 的 100% SDV 记录证据	□是　□否	必需
	所有的 SAE 都被随访并报告至 SAE 的转归情况	□是　□否	必需
	SAE 如导致破盲,其破盲的合规性	□是　□否	必需
	试验项目不良事件、严重不良事件发生率和原研药发生率比较的一致性和合理性	□有且合理并完整 □有且合理但不完整 □有但不合理 □无	选择
	申办方或 CRO 建立安全性数据库	□有　□无	必需
	申办方或 CRO 的药物安全警戒部门持有另外的安全性数据库时 SAE 的一致性核查报告记录	□有　□无	必需
	申办方或 CRO 任何 SUAAE/SUSAR 都及时通报参与的各研究机构、申办方等	□有　□无	必需
	未知的 SUAAE/SUSAR 被更新到研究者手册	□有　□无	必需
	知情同意书有否因为新的 SUAAE/SUSAR 而及时更新,并要求受试者重新或补充签署	□有　□无	必需

续表

类别	条目内容	有无	要求水准
HIS 中相关信息的一致性比较	HIS 的 ISO015189 认证和执行记录	□有　□无	必需
	HIS 与受试者信息的匹配	□是　□否	必需
	HIS 记录受试者不良事件与病例报告表中事件是否一致	□有且合理并完整 □有且合理但不完整 □有但不合理 □无	必需
	实验室检查值正常范围的有效期记录完整性	□是　□否	必需
	实验室检查值异常并有临床意义时是否构成不良事件的判断依据及其记录	□是　□否	必需
	实验室检查值异常并有临床意义时研究者的确认签名和日期	□有　□无	必需

4.4.5 试验药物管理数据及其文件完整性的质量和可信性

作为试验药物安全性和有效性评价结果的基础，试验药物准备和管理质量的优劣可以从临床试验项目和文档管理质量的评价中得到体现。试验药物供应管理不仅涉及试验药物和对照药物的供应管理、受试者服用依从性的监督，还关系到其生产、购进、检验、包装、标签、运输、仓储、保存、返还与销毁环节的规范管理，以及相关票据、记录、留样等证据链的真实性和完整性的核查。其目的在于要确保试验和对照药物是在符合 GMP 的环境下生产，试验药物的运输和存储符合相应稳定性要求条件，受试者服用的药物是在效期内的合格药物，试验药物的发放、回收的数量和受试者的用量一致等。

按照 ICH-GCP 的要求，试验药物的生产规程必须符合 GMP 要求。所以，试验药物生产或委托生产厂商的 GMP 证书，包括生产、检验、留样试验药物等相关的 SOP，以及在需要时能提供相关符合 GMP 的生产、检验和留样记录或报告是体现试验药物生产符合药政要求的重要证据。如果是委托生产，申办方提供的 GMP 文件中是否包括管理委托加工的 SOP 和相应的委托加工技术合同，验证委托外部生产程序符合 GMP 要求的规程，并预先对被委托方进行 GMP 稽查及其结果报告也是试验药物生产管理规范必须关注的环节。无论哪种生产方式，每批次药物都应该有合格的质检报告。如果是直接购买对照药品，应当保存购买发票备查及其相关的质检报告。在临床试验开始前，申办方代表和研究机构都需要确认试验药物的批号与质检报告的一致性。在试验结束后，药政事务人员还需要注意临床试验总结报告中的试验药物的批号与试验总结报告和申报材料信息的一致性。监查员对研究机构监查时，需要核查受试者随机编号与药物编号的匹配性，并在监查报告中记录发现的药物服用依从性和研究机构管理试验药物的任何问题。

申办方对试验药物质量和可靠性负责。为此，申办方/CRO 需要建立试验用药物包装/标签、运输、保存、清点、回收以及销毁的 SOP（参见 27.2～27.4 节和 10.1.4.8），确保试验药物在满足 GCP 和 GSP 的环境中被运输和保存。试验药物包装/标签流程和标签内容的合规性是试验药物供应管理的主要环节之一。申办方应当对试验药物包装和标签规程的合规性负责。如果需要特殊条件保存，如低温等，需要对负责试验药物运输的冷链服务公司进行资质审查（参见 10.5.3 节），并保存审查报告备查。在实际运输过程中，需要确保试验药物经历的温度和湿度符合方案及其药物属性要求，即试验药物运输和保存的温度记录，特别是需要低温保存时温度监控记录（日期/时间、温度、记录人），以及发现和排除运输或保存出现异常的情况的记录等都需要递交给申办方作为试验药物运输合规的证据；如遇到运输冷链或保存用的冰箱故障，申办方需要确认冷链服务公司能及时提供和警示温/湿度异常实时情况和记录报告，以便从中发现故障的起止时间，使及时评价异常情况对试验药物稳定性的影响成为可能。

研究机构对试验药物在研究机构的供应管理负责，并应当建立试验药物接收、分发、保存、清点、退还给申办方的 SOP。研究者/临床研究协调员对每一批次的试验药物按照试验方案的要求发放给受试者和从受试者处回收未服用药物的执行记录（包括签字记录）的真实性和完整性负责。此类记录需要能够清晰地追溯到每个访问试验药物分发至各位符合入组资质的受试者的数量、批号或药物编号，受试者返还的药物数量、批号或药物编号等，并及时做好试验药物发放和回收的清点工作。监查员对研究机构进行试验药物供应管理监查时，需要查看试验药物编号与随机编码的匹配性、分发和回收数量的清晰性和吻合性、试验药物用法和总用量与受试者的用药记录一致性，以便确保无错发或漏发的情况，并能对受试者服用依从率评估提出真实完整的数据依据。受试者日志是记录受试者服药依从性的可靠证据之一。为此，研究协调员有责任培训受试者填写日志的及时性、准确性和完整性，并在每次受试者试验访问时，仔细审阅日志的完成质量，以便能及时纠正日志的任何错误和澄清日志记录的疑点。监查员在监查访问中应当核查研究机构培训受试者完成日志，以及在每次受试者访问时及时检查日志记录质量和完整性的证据。同时，监查员也应当监查日志的质量与病例报告表中受试者信息记录的一致性。此外，试验药物管理相关记录的完整、记录前后逻辑合理性监查，以及试验药物清点计量记录，即确认药物的回收数量与发放数量的匹配性、试验药物包装盒和对照药品的入库、出库与实际应用记录一致性等，都是评价试验药物供应管理和服用依从性文档质量的准确性和可靠性的手段之一。对于回收未用完的试验药物，监查员需要确认研究机构对其与未发放的试验药物分开登记保管，并建立了退还申办方的管理规程；任何退还申办方记录，包括责任人的签字验证（日期、责任人签字、数量、原因）清晰可查。总之，确认试验药物流向的相关文件和记录的真实完整性、及时性和准确性，及其与受试者的原始记录相关内容吻合的证据链与试验药物依从性管理的质量和可信性有关。

试验药物有效期的监督与受试者的安全性息息相关。药物有效期的标识是依据申办方的药物稳定性实验结果而制定的。作为药物有效期的证据链，申办方必须能提供药物稳定性研究的方案、稳定性检验记录、药物检验报告记录等。当需要延长药物有效期时，申办方同样需要提供一整套试验药物稳定性延长研究的文件证据。在临床试验中，申办方和研究机构都需要建立过期药物管理 SOP 和绝对禁止分发过期或即将过期试验药物给受试者的标准管理规程。研究者负责确保受试者服用的试验药物都是在有效期之内，监查员需要及时提醒研究机构何时停止发放库存的即将过期试验药物给受试者，指导研究机构做好过期药物装箱封存，并等待监查员下次监查访问时的清点和退还过期试验药物。WRS 系统可用于控制和禁止过期或即将过期药物发放给受试者的行为。如果需要对已获批准的试验药物新效期进行再标签更正，申办方需要按照相关 SOP 的要求，完成试验药物包装再标签更新药物效期的程序。项目经理负责审批再标签内容的合规性，监查员负责协助研究机构完成并确保其再标签流程的合规性。所有这些再标签过程需要记录在相关试验文档或监查报告中备查。如果出现试验即将过期状况，申办方和研究机构需要根据试验药物发放记录清楚地了解哪位受试者应当及时退换即将过期的试验药物，临床研究协调员负责通知受试者停止服用过期试验药物，并尽快返回研究机构退换即将过期的试验药物。在进行试验药物的数量清点时，监查员还应该注意药检报告、药物批号、药物有效期、药物剂型、使用量是否与方案要求和受试者使用一致，及其是否存在不合理的记录。如果试验方案设计有盲态和非盲的管理要求，非盲药物监查管理质量控制要点可以参见 10.1.4.8。表 4.14 概述了试验药物供应及其文件管理质量评价的推荐审核要点。

表 4.14　试验药物供应及其文件管理质量评价的推荐审核要点

类别	条目内容	有无/是否	要求水准
资质文件	试验药物生产厂商(包括委托加工)的有效 GMP 证书	□有　□无	选择
相关的 SOP	试验药物管理,包括运输、接收、保存、清点、回收、销毁和留样的 SOP	□有　□无	必需
	管理过期药物的 SOP	□有　□无	必需
	试验药物包装标签规范性操作管理的 SOP	□有　□无	必需
	试验剩余药物管理,包括退回申办方或销毁的 SOP	□有　□无	必需
人员培训记录	SOP 和项目试验药物管理相关文件的培训记录	□有且完整 □有但不完整	必需
药物生产记录	试验药物和对照药物在 GMP 环境中的批次生产记录	□有且完整 □有但不完整	必需
	试验药物的批号	□有　□无	必需
	对照药品的批号	□有　□无	必需
药物包装和标签	药物包装设计图纸	□有　□无	必需
	药物标签设计图纸	□有　□无	必需
	药物标签制作和入库记录	□有且完整 □有但不完整 □无	必需

续表

类别	条目内容	有无/是否	要求水准
药物包装和标签	药物包装现场合规贴标质控记录	□有且完整 □有不完整 □无	必需
	随机编码与药物编码匹配质控记录	□有且完整 □有但不完整 □无	必需
	IWRS 药物发放系统 UAT 记录和报告	□有且完整 □有但不完整 □无	必需
药品直接购买	各批次的购买发票	□有且完整 □有但不完整 □无	必需
药物检验报告	试验药物和对照药物的批次检验合格报告	□有且完整 □有但不完整 □无	必需
委托加工	委托加工的技术合同	□有　□无	必需
	对委托加工商的审查报告和整改报告	□有　□无	选择
委托检验	委托检验的技术合同	□有　□无	必需
	对委托检验商的审查报告和整改报告	□有　□无	选择
药物运输和保存	试验药物运输公司的审查报告和整改报告	□有　□无	选择
	试验药物运输记录,报告何时、谁、从哪里运输到哪里、什么药物、药物剂型、数量、批次、交接人	□有且完整 □有但不完整 □无	必需
	药物邮寄单据	□有且完整 □有但不完整 □无	必需
	药物运输和保存过程中的温湿度等保存条件相关的实时监控记录(日期/时间、温度、湿度、记录人)	□有且实时 □有但不实时 □无	必需
	运输冷链或保存用的冰箱故障记录	□有　□无	选择
	运输冷链或保存用的冰箱故障的起止时间记录	□有且完整 □有但不完整 □无	必需
	运输冷链或保存用的冰箱故障对试验药物造成的影响分析记录	□有　□无	必需
药物管理	试验药物有效期证据,如稳定性方案和检测规范性,实验过程记录、质检结论报告和有效期依据证明	□有且合理并完整 □有且合理但不完整 □有但不合理 □无	必需
	试验药物和对照药物临床试验专属包装和标签的产生和管理合规性	□有且完整 □有但不完整 □无	必需
	试验药物清点计量记录(研究机构和申办方)	□有且完整 □有但不完整 □无	必需
	药物的回收数量与发放数量的匹配性	□有　□无	必需
	试验药物包装盒和对照药品的入库、出库和实际应用记录及其一致性	□有　□无	必需

续表

类别	条目内容	有无/是否	要求水准
药物管理	试验药物的分发和返还记录,确认受试者用药信息的依从性	□有且完整 □有但不完整 □无	必需
	药物退回申办方或销毁的记录,包括日期、责任人签字、数量、原因	□有且完整 □有但不完整 □无	必需
	过期试验药物的管理记录	□有且完整 □有但不完整 □无	必需
	过期药物错误地发放	□有　□无	必需
	药物有效期延长的证据记录,如稳定性方案和检测规范性、实验过程记录、质检结论报告和延期依据证明	□有且合理并完整 □有且合理但不完整 □有但不合理 □无	必需
药物管理	药物有效性延长时,试验药物重新标签的合规性记录	□有且完整 □有但不完整 □无	必需
	药物留样记录	□有　□无	必需
SDV 核查和记录一致性	药物的流向相关的文件和记录是否真实和完整,是否与受试者的原始记录相关内容吻合	□有　□无	必需
	药检报告、药物批号、药物有效期、药物剂型、使用量是否与方案和受试者使用一致,是否存在不合理的记录	□有　□无	必需
	受试者日志是否完整,与受试者信息记录是否一致	□有　□无	必需
	CRA 对药物清点的监查报告	□有　□无	必需
	试验药物包装编号与随机编码是否匹配	□是　□否	必需
	受试者随机入组与药物供应是否匹配	□是　□否	必需
非盲药物管理	按照方案设计的非盲药物要求,设置非盲岗位的项目人员(如非盲 CRA、非盲 CRC、非盲药剂师等)	□有　□无	必需
	分别制定盲态和非盲临床监查计划	□有　□无	必需
	盲态与非盲项目成员有严格的信息分隔管理措施和方法,并有证据显示的确是按照分隔措施实施	□有且完整 □有但不完整 □无	必需
	非盲药物清点清点记录	□有　□无	必需

4.4.6　生物样本管理数据及其文件完整性的质量和可信性

临床试验生物样本检测不仅涉及检测样本规程、方法和数据结果的质量监控,与之相关联的样本处理过程和支持检测过程合规性的文件完整性管理也是 GCP 要求关注的方面。在全球"过程监管"理念和实践的环境下,只有准确和真实的检测数据并不能说明试验结果的可信和可靠,还必须证明获得这些结果的过程也是真实可靠和合规的,即这些样本处理全过程的规范管理和产生数据结果的过程的合规和可靠证据链的完整,才能证明检测结果的科学性和可信性。例如,实验室接收生物样本的场所或空间不应当有不同送检样本或其他研究方案的样本同时打开运输包装袋处理收讫样本,如果有的话,应当检查实验室对同一空间中的不同样本是否有清晰标识分割;研究机构在存储和分析生物样本时,也存在着不同样本或不同方案的样本同时在同一空间采集、处理或存储的情形,现场监查就需要确认这些样本的存储和分析采取了明确的措施被隔离,以防止不同研究、受试者和测试/参比药物样本的丢失或混淆。在Ⅰ期临床试验中,需要确保研究机构有适当的措施监督或防范未经试验方案许可的物质(如食物等)被带入样本采集区域或带给受试者等,以保证被采集样本不被混杂、混淆或污染。采集样本规程的合规性、样本预处理需要按照方案要求完成,样本在加工前后的存储条件,以及转移到实验室时的存储条件和温湿度的控制也是保证生物样本质量和检测结果可信性的重要因素。此外，生物检测数据文件质量，如样本采集过程及运送与交接记录、生物样本分析过程相关的记录以及样本留样情况等，都与生物样本检测结果的可靠性和检测过程文件真实完整性密不可分。

对生物样本分析方法验证和生物样本管理数据文件完整性的质量管理是为了确保生物样本从采集、预处理、保存、运输、交接、分析、存储到销毁的生命周期均符合 GLP 和 GCP，以及生物样本分析方法的科学性和验证合规性。这样才能证明不仅生物样本一直处于可控的环境下，而且样本分析结果的科学和准确性可以得到保障，所得到的结果可以真正实现可溯源和再现。采用实验室处理生物样本时，申办方或CRO 应当在生物样本分析服务商开始履行检测生物样本合约前，对其进行资质审查，并保存好相关审查报告记录和合格依据的文件。任何一个从事临床试验生物样本分析的实验室，除了首先必须符合国家规定的资质和建立符合 GLP 标准的 SOP 及其培训与执行记录完整外，还需要考察的方面包括但不限于：

① 实验室的设备符合试验项目的要求，设备的操作、日常维护保养以及校正都建立相关的标准操作规程，这些规程的执行记录，以及在实际运营环节中有异常情况发生时的处理方法记录应妥善保存。

② 受试者和样本识别的程序能有效地把研究项目、药物、受试者、取样/进样时间和检测数据结果等都联系在一起，标准曲线样本、QC 样本、未知生物样本的进样时间或采集时间与试验时间和仪器试验时间一致，并能提供既往相关的文件记录。

③ 对检测仪器的监查还应该关注设备操作有充足的空间、运营工作流程和操作分离监控的规程等，手动检测仪器的积分系统有操作手册、记录和分析说明，以及相关操作人员的培训记录。

④ 若实验室需要同时进行其他样本检测，建立不同样本间仪器检测运营转换监控的规程必不可少，其能有效地防范样本检测结果的交叉污染。

⑤ 样本处理过程的合规性对检测结果的质量和可信性影响很大。这涉及样本的采集、接收、运输和存储管理等环节，如

• 样本接受区域对不同批次的样本需要建立有效的分隔措施和区间；

• 样本运输到实验室途中储存时间和温湿度控制条件；

• 在实验室检测前后的存储条件符合方案和样本检测属性要求。

⑥ 样本送达实验室后，需要关注的方面包括实验室存储样本能力与样本数量的匹配性、警铃和温度控制/记录装置的设定值、检测仪器的校正和维护记

录、样本出现融化的记录报告、紧急电源被切断而导致异常存储条件出现的应急措施等。

无论采用中心实验室或本地实验室承担生物样本的分析检测，申办方和 CRO 都应要求分析实验室提供分析样本预处理的规程文件，并对研究机构样本采集人员进行培训。实验室相关检测人员的资质、培训和经验记录是评价实验室符合 GLP 与否的标准之一。此外，要注意当实验室或申办方对相同生物样本的不同临床试验，采用同一参比制剂进行多周期交叉等效性测试时，不应混淆或替代不同临床试验的样本检测数据结果。实验室提供的样本分析检测正常值范围文件应当保存在研究机构的试验项目文件中，作为研究者判断受试者样本检测指标是否超标和超标后有无临床试验意义的依据。如果有实验室正常检测值范围在试验项目进行过程中发生变化的情况，申办方和CRO 需要对调整的生物样本检测值的评价管理在试验项目启动前做出预设规定。监查员需要对调整前后的检测值的分析记录的合规性和存在的问题作出评判，并记录在监查报告中。DM 需要在数据管理计划中对调整前后样本检测值的数据管理和系统分析标准有所描述，确保样本分析检测值调整后的前后检测值分析和正常值标准的数据留痕。

对于生物样本在研究机构的采集记录，确保采集标本的标签信息以及采集具体时间、采集人等信息，采集后的处理、保存、运输等有文件规定及其相关记录的文件完整性，包括样本在研究机构和实验室能关联每一位筛选和/或入组的受试者的信息记录，能反映每一个样本的确切处理方法、存储地点和存储时间等的存储记录文件。在研究机构的内部交接或交接给物流公司和物流公司交接给分析实验室时，也需要有详细的交接记录，并能确保双方交予和收讫的样本信息一致。

生物样本分析方法验证（包括物种和基质），及其验证方案和过程方法符合生物分析方法的标准要求是确保生物样本分析结果具有科学性、稳定性、可靠性、精确性、重现性和准确性的重要基础。在生物样本检测中，首先要关注试验药物和参比药品获得的合法性，如具有完备的购买票据和质检报告。除了生物检测样本的检测方法验证外，对照物或内标选择的方法和质量控制也应当拥有相应的认证检测结果。未知生物样本如果需要重新测试，重新测试的次数、检测记录、原因及其分析报告应当成为重点监查的记录文件之一。在生物样本分析过程中，如使用相关应用软件或编程时，对这些软件或编程方法的验证及其验证合格报告应当遵循电子系统的药政监管要求管理和验收。对生物样本分析过程质量和可信性的检查，需要关注相关每个样本的可溯源性和分析记录的完整和准确性，包括记录与报告数据的一致性，或样本留样的

细节（试验药物和参比药物）等。此外，核查实际分析检测中的样本分析图谱及其测试图谱的相关技术性参数的记录、图谱记录的测试样本编号与相应受试者生物样本编号的溯源性和一致性是每一个试验项目必须质控的重点之一，以确保分析结果的可溯源性、准确性、完整性和一致性。有关临床试验中生物样本管理流程监查规范的详尽描述可参见 10.5 节。

采用物流服务商运送生物样本时，申办方或 CRO 应当在生物样本物流服务商开始履行生物样本运送合约前，对其进行资质审查，并保存好相关审查报告记录和合格依据的文件。承担样本运输的物流公司是否有运输生物样本的资质、运输过程中的保管条件（温/湿度等）、运输时限等能达到试验要求的能力，能够提供相关运输过程中的温/湿度记录仪等日常维护保养以及校正记录的完整性是申办方和 CRO 考察生物样本物流服务商资质的重要条件，其中运输中能否通过实时的温/湿度监测，以发现运输过程中保管条件的异常，包括异常发生的时间、持续的时间、异常的程度等，以评估异常对生物样本质量的影响程度并作出相应的判断的能力，则是申办方和 CRO 对物流公司的最佳管理规范要求。此外，物流服务商能提供准确的文件来显示样本受到多少次冷冻

和融化循环，包括由设备失灵导致的偶尔融化记录，是确认实验室和物流服务公司的质量管理体系健全与否的指标之一。表 4.15 总结了生物样本检测管理数据文件质量的推荐审核要点。

全球药物、医疗器械和生物药物的研发和监管为人类健康生活带来了巨大的变化。如何使临床试验的数据结果被各国监管部门所接受已成为一个国际性的药政话题，其中全球认可的试验数据规范和标准的制定和实施起着关键性的作用。因此，全面理解、掌握并执行全球试验数据药政法规和指南至关重要。当然，也必须意识到在实际操作过程中，只有高标准和前瞻性的质量要求才能使试验数据质量经得起动态变化中的全球规范和标准的监管，同时又符合所在国家药政规范的要求。

总之，临床试验质量和数据可信性是建立可靠、完整和准确研究结果的基石。数据质量和可信性依赖于人员的资质、培训和清晰可靠的标准和程序等。虽然数据的可信性不取决于所采取的技术，但对所采用技术的验证、控制和操作却十分关键。掌握和贯彻数据质量和可信性的 ALCOA 原则可以确保试验结果的有效性，有利于申办方数据的申报被全球药政部门认可和接受。

表 4.15　生物样本检测管理数据文件质量的推荐审核要点

类别	条目内容	有无	要求水准
资质文件	实验室符合国家规定的资质证明	□有　□无	必需
	样本物流公司运输生物样本的资质证明	□有　□无	必需
实验室相关 SOP	符合 GLP 的实验室管理 SOP	□有　□无	必需
	生物样本采集、处理、运输的 SOP	□有　□无	必需
	生物样本交接和保存的 SOP	□有　□无	必需
	生物样本分析方法或检测方法学验证 SOP	□有　□无	必需
	生物样本留样 SOP	□有　□无	必需
人员培训记录	SOP 和项目相关文件的培训记录	□有且完整 □有但不完整 □无	必需
生物样本管理记录	生物样本检测正常值的文件记录合规性	□有且完整 □有但不完整 □无	必需
	生物样本检测正常值变更管理的合规性	□有且完整 □有但不完整 □无	必需
	生物样本检测值变更的数据记录留痕	□有且完整 □有但不完整 □无	选择
	生物样本处理分隔管理以防止混杂和混淆的规程和操作记录	□有且完整 □有但不完整 □无	必需

续表

类别	条目内容	有无	要求水准
生物样本管理记录	生物样本采集记录，包括采集标本的标签信息以及采集具体时间、采集人等信息记录文件	□有且完整 □有但不完整 □无	必需
	生物样本采集后的处理记录	□有且完整 □有但不完整 □无	必需
	生物样本保存记录	□有且完整 □有但不完整 □无	必需
	生物样本运输记录	□有且完整 □有但不完整 □无	必需
	生物样本交接记录	□有且完整 □有但不完整 □无	必需
	生物样本留样记录	□有且完整 □有但不完整 □无	必需
	生物对照品的购买记录和证据	□有且完整 □有但不完整 □无	选择
	生物样本在采集、处理、保存、运输、交接过程中发生异常情况时的发生和处理记录	□有且完整 □有但不完整 □无	必需
生物样本运输	对生物样本物流公司的审查报告和整改报告	□有　□无	选择
	生物样本运输和保存过程中的温湿度等保存条件相关的实时监控记录（日期/时间、温度、湿度、记录人）	□有且实时 □有但不实时 □无	必需
	生物样本运输或保存过程中出现的保存条件异常	□有　□无	必需
	运输或保存条件异常的起止时间记录	□有且完整 □有但不完整 □无	必需
	运输或保存条件异常对生物制品的影响分析报告	□有　□无	必需
分析方法	测定物种分析方法的验证报告，包括检测方法的科学性、稳定性、准确性、精密性和重现性验证，对照物或内标选择的方法和质量控制	□有且完整 □有但不完整 □无	必需
	测定基质分析方法的验证报告，包括检测方法的科学性、稳定性、准确性、精密性和重现性验证，对照物或内标选择的方法和质量控制	□有且完整 □有但不完整 □无	必需
	生物样本测定的原始图谱和记录的完整性	□有　□无	必需
	生物分析基线检测批次记录	□有　□无	必需
	生物分析过程中如使用相关应用软件或编程时，软件或编程方法的测试证据及其报告	□有　□无	选择

续表

类别	条目内容	有无	要求水准
仪器设备和管理	生物样本贮藏或运输过程中的温/湿度记录仪等的日常维护保养以及校正记录	□有且完整 □有但不完整 □无	必需
	生物分析仪器操作人员的培训记录	□有　□无	必需
	生物样本分析用仪器设备的操作、日常维护保养以及校正记录	□有　□无	必需
SDV 核查和记录一致性	生物样本采集、处理、运输、交接和保存记录之间的一致性	□有　□无	必需
	生物样本分析和图谱的一致性监查报告记录	□有　□无	必需
	生物样本图谱检测配套技术参数的完全性和合理性	□有且完整 □有但不完整 □无	选择

（刘　川）

第 5 章

临床试验的阶段目标和角色职责

临床试验是指任何在人体（患者或健康志愿者）进行的药物系统性研究，以证实或揭示试验用药物/器械的作用、不良反应和/或试验用药物的吸收、分布、代谢和排泄，目的是确定试验用药物的疗效及安全性。它的前提是基于某一特殊的医疗物资、手段或技术在实验室和动物研究中显示了良好生物活性，因而可能有助于治疗或改善某种疾病状况。最常见的临床试验是在严格的科学对照设计中评价新的化学药物、医疗器械、生物制品、精神治疗或其他医疗措施的有效性和安全性，其目的是评估这些新的药物/器械是否比标准疗法更有效，或比较不同标准或现有医疗手段或措施的疗效差异。有关新药/器械临床试验需要获得有关药政部门的批准方可启动实施。

临床前的研究主要是通过动物实验提供新药的安全性和有效性的初步信息。这些信息的完成有助于药政部门和伦理委员会对于新药人体临床研究申请做出合理的判断和审批。在整个药物研发过程中，临床试验是一个遵循一定逻辑和步骤的临床研究过程，通常被分为 4 个周期，即 I 期、II 期、III 期和IV期。虽然早期的临床试验规模小，信息量有限，但作为规模更大、目标性更强的后期临床试验的基础必不可少。申办方应当根据所研究新药的目的和阶段来选择相应的研究周期。了解整个药物研发和临床试验的关系有助于申办方在制定临床试验计划时能更有的放矢，研究者和临床试验有关人员在执行临床试验时能更主动地配合动态的临床试验环境。

5.1 药物研发阶段

药物研发理论上是一个合乎逻辑、循序渐进的漫长过程。在这个过程中，来自小型早期研究的信息被用来支持和计划随后更大规模和更明确的研究。药物研发中大多数化合物都是半途折腰。图 5.1 表明了从筛选化合物至获得新药批准的研究药物成功比率。

众所周知，新药研发是一个漫长、昂贵和高风险的过程，平均需要超过 10～15 年的时间，每种新药获批临床使用的平均成本超过 10～20 亿美元。药物研发遵循的经典路径不外乎包括靶点验证、化合物筛选、药物优化、临床前疗效和毒性测试、临床 I 期试

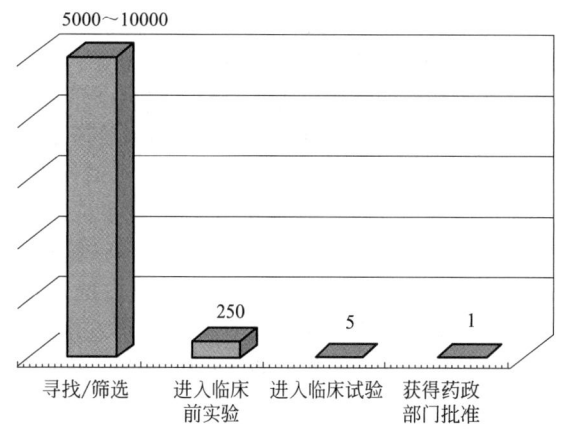

图 5.1　研究新药成功比率示意

验（安全性和药动学）、II 期试验（在少量患者群体中试验剂量/疗效/毒性），以及 III 期试验（在大量患者群体中试验剂量/疗效/毒性），最后获得药政部门批准上市进而造福患者健康。有数据表明即使生物活性化合物能达到临床试验阶段，90％左右候选药物会在 I／II／III 期临床试验或药物批准过程中失败，其失败的可能原因主要包括：①缺乏临床疗效（40％～50％）；②不可控的毒性（30％）；③成药性差（10％～15％）；④市场需求不足和产品规划策略不善（10％）。因此，为了提高临床药物研发的成功率，临床药物研发面临的挑战性有必要从生物活性化合物筛选开始，即选择和认真开展正确的候选药物治疗人类疾病的预期分子靶点验证。前三项的失败原因应对需要从药物结构-体内组织累积量/选择性-药效之间的关系的全面研究着手，在候选药物优化基础上，平衡临床药物剂量、药效、毒性的关系。最后一项失败原因表明有必要提高申办方对 TPP 和 CDP 规划的意识和能力（参见 14.1.1 节）。

5.1.1 临床前实验

新药研发从实验室的最初研发到最后的批准上市涉及许多项目管理、计划决策、资源调配和文档规范。临床试验处于整个新药生命周期的中间阶段，也是关系到药物能否被批准推入市场的关键阶段。新药临床研究费用一般约占整个新药研发总费用的三分之

二。图 5.2 显示了新药临床试验阶段在整个药物研发过程中的地位及其各个阶段意义。

新药早期发现阶段的目的是通过合成、半合成或植物活性单体化合物提取和纯化的方法制得活性化合物。常见的发现研究包括化合物的合成工艺、提取方法、理化性质、纯度、生物活性筛选等。常见的发现方法包括药物化学家设计合成新的化合物，植物活性成分筛选，再根据生物活性追踪实验发现有生物活性价值的新化合物，或对已知化合物进行结构改造，以期改善有效性和安全性，经改造的与母体化合物完全不同的化合物有可能成为全新化合物而获得专利（图 5.3）。一旦确定活性并有可能进入新药候选物，就可以进入新药的临床前研究阶段，同时也开始原料药及其制剂的工艺制备研究。从这个研发阶段到新药上市的过程，需进行的药物临床前研究有剂型选择、处方筛选、制备工艺、检验方法、质量指标、稳定性、动物药理和毒理、作用机制、动物药动学研究等。有些动物实验可能会延续到药物研发的后期阶段。完成临床前研究，并确立具有新药开发潜质后，需要完成的候选新药研发步骤包括申请研究药物临床

试验批件、进行临床试验（包括生物等效性试验）研究、新药申请、获得新药证书和药品批准文号、进行药品生产、上市后监测等。除了传统的化学方法外，还有其他新的发现手段研发有价值的新化合物。计算机技术使得许多分子结构设计成为可能。一些计算机联网的化学数据库提供了成千上万个化合物分子结构。根据数据库的化学结构信息，化学家们可以通过计算机技术进行构效模拟，再配合高产活性筛选技术，可以发现新化合物。现代分子生物技术借助于基因序列、基因载体传递、重组 DNA 和克隆等技术发掘新的活性化合物。天然产物研究是另一个发现新候选药物的手段，成功的例证包括从土壤中发现抗生素、从植物中发现抗癌药物、从动物资源中找到活性蛋白和多肽等。如青蒿素就是从植物中提取并发展成药品的成功案例。此外，偶然发现有时在开发新药中也起到了重要作用。例如，万艾可（Viagra，枸橼酸西地那非）原来被研发用于心血管病的治疗，临床试验中许多男性受试者服用该化合物后被发现有壮阳的作用，根据这一原先并未期待的作用，它最终被开发成轰动世界的治疗勃起功能障碍的药物。

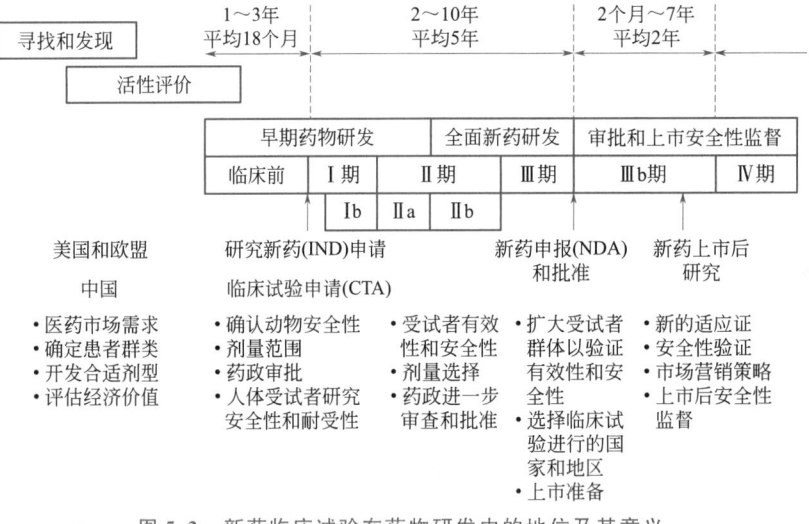

图 5.2 新药临床试验在药物研发中的地位及其意义

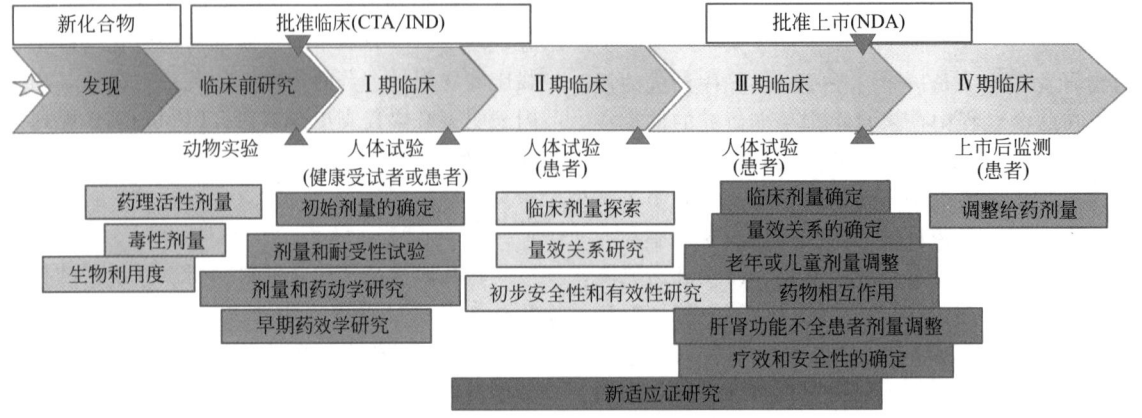

图 5.3 药物研发全生命周期示意

　　一旦化合物被确定有开发价值，它的药理活性和对人体的安全性就需要进一步被研究。这些临床前的研究主要集中在收集有关数据和信息，以避免新化合物进入早期临床研究阶段使受试者承受不必要的风险。图 5.4 展示了新化合物在进入研究新药申请前后所涉及的各主要研究领域。

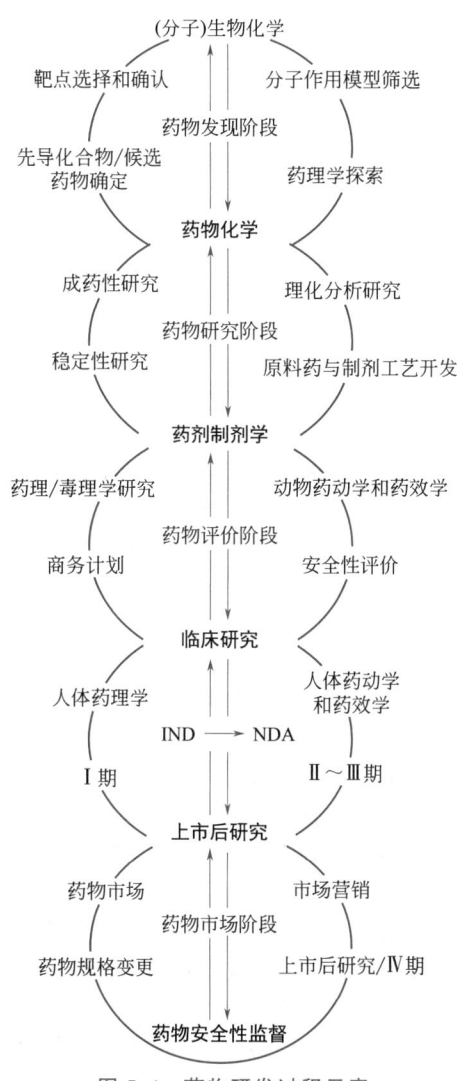

图 5.4　药物研发过程示意

5.1.1.1　非临床阶段研究的基本要求

　　药物研发的早期需要确定新化合物的基本理化和生物特性。这些研究的完成需要多学科的配合，也是新药申请所必须具备的内容。常见配合新药研发的相关研究包括以下几个方面：

　　(1) 药学研究　包括生物活性化合物结构属性测定、合成工艺、剂型选择、处方筛选、结构确证、质量研究和质量标准制定、稳定性研究等。

　　① 确证化学结构或组分　根据获取的化合物（药物候选物）的结构特征制定科学、合理、可行的研究方案，制备符合结构确证研究要求的样本，进行有关的研究，对研究结果进行综合分析，确证测试品

的结构，包括化合物的名称、样本的制备、理化常数的研究、样本的测试及综合解析等。常用的分析测试方法有紫外-可见吸收光谱、红外吸收光谱、核磁共振谱、质谱、比旋度、X 射线单晶衍射或/和 X 射线粉末衍射、差示扫描量热法、热重分析等。

　　② 原料药的制备研发及生产工艺研究　在建立候选化合物属性后，进行相关制备工艺的研究。

　　• 原料药制备研发过程一般包括以下 6 个阶段，即：确定目标化合物；设计合成路线；制备目标化合物；结构确证；工艺优化；中试研究和工业化生产。

　　• 原料药生产工艺的研究。包括工艺流程和化学反应式、起始原料和有机溶剂、反应条件（温度、压力、时间、催化剂等）和操作步骤、精制方法、主要理化常数及阶段性的数据积累结果等，并确定投料量和收率以及工艺过程中可能产生或引入的杂质或其他中间产物，以及工艺验证。

　　• 对于药物原料和制剂生产过程 GMP 而言，用于临床试验的药物生产程序，特别在药物后期临床试验阶段，如Ⅲ期临床试验，应当和将来新药申请的药物生产程序基本一致，生产过程的质控标准必须建立，原料药和制剂生产程序必须明确。

　　③ 质量研究　原料药的质量研究应在确证化学结构或组分的基础上进行，一般研究项目包括性状（外观、色泽、嗅、味、结晶性、引湿性等；溶解度；熔点或熔距；旋光度或比旋度；吸收系数等）、鉴别（化学反应法、色谱法和光谱法等）、检查（一般杂质；有关物质，是在生产过程中带入的起始原料、中间体、聚合物、副反应产物，以及贮藏过程中的降解产物等；残留溶剂；晶型；粒度；溶液的澄清度与颜色；溶液的酸碱度；干燥失重和水分；异构体等）和含量测定等几个方面。

　　④ 制剂处方及工艺研究　完成原料药制备及其工艺后，药物制剂研究对于药物疗效有着关键影响，这包括起始物料、处方筛选、生产工艺及验证。制剂研究的基本内容一般包括若干方面，即：剂型选择；处方研究；制剂工艺研究；药品包装材料（容器）的选择；质量研究和稳定性研究。

　　⑤ 药物制剂的质量研究　通常应结合制剂的处方工艺研究进行，质量研究的内容应结合不同剂型的质量要求确定。与原料药相似，制剂的研究项目一般亦包括性状（考察样本的外形和颜色）、鉴别（一般采用两种以上不同类的方法，如化学法和 HPLC 法等）、检查（含量均匀度；溶出度；释放度；杂质；脆碎度；pH 值；异常毒性；升压物质、降压物质；残留溶剂等）和含量测定等几个方面。

　　⑥ 方法学验证内容　在质量研究中，建立质量研究方案的科学性和可靠性极其关键，这包括研究方法的专属性、线性、范围、准确度、精密度、检测

限、定量限、耐用性和系统适用性等。

⑦ 建立药品质量标准　质量标准应当符合药政或药典要求，并使用相关术语和计量单位。所用试药、试液、缓冲液、滴定液等，应当采用已获认可的标准品种及浓度。若不同则应详细说明。标准品或对照品，需说明其来源、理化常数、纯度、含量及其测定方法和数据。药品标准的书面说明应当包括标准中控制项目的选定、方法选择、检查及纯度和限度范围等的制定依据。

⑧ 药物稳定性研究　稳定性研究内容可分为影响因素试验（一般包括高温、高湿、光照试验）、加速试验（在超常条件下进行）、长期试验（在上市药品规定的贮存条件下进行）等。通过对影响因素试验、加速试验、长期试验获得的药品稳定性信息进行系统的分析，确定药品的贮存条件、包装材料/容器和有效期等。临床试验用药物有效期取决于药物稳定性研究的结果。

（2）药理研究　临床前药理学研究是一门研究药物与机体相互作用及其规律和作用机制的学科，主要包括一般药理学、药效学、药动学和药理作用机制研究等内容。其目的是：a. 了解新药是否具有防治和诊断疾病的作用，与目前临床应用公认的已知有效药物的差别和特色；b. 观察新药在有效剂量范围内对机体其他系统重要生理功能的影响，如神经系统、心血管系统和呼吸系统等；c. 了解新药在体内的生物转化规律，如血药达峰浓度的时间、半衰期、生物利用度等；d. 探索和确定新药的作用靶点和机制。因此，新药的临床前研究将为新药申报临床试用时选择合适的适应证和治疗人群、有效安全剂量和给药途径提供可靠的实验依据。

① 一般药理学实验　一般药理学研究是研究药物主要药效作用以外的广泛药理作用的研究，包括次要药效学（secondary pharmacodynamics）和安全药理学（safety pharmacology）研究。前者是探讨药物非期望的，与治疗目的不相关的效应和作用机制。后者是研究药物治疗剂量以内或治疗剂量以上时，不期望出现的对生理功能有潜在不良影响。也就是评价药物在毒理学和/或临床研究中所观察到的药物不良反应和/或病理生理作用，以及研究所观察到的和/或推测的药物不良反应机制。选用的研究模型包括整体动物、离体器官及组织、体外培养的细胞、细胞片段、细胞器、受体、离子通道和酶等。整体动物常用小鼠、大鼠、豚鼠、家兔、犬等，动物选择应与实验方法相匹配。动物品系、性别及年龄等因素对研究结果有影响。安全药理学的核心组合实验用于研究受试物对重要生命功能的影响，包括对中枢神经系统、心血管系统、呼吸系统等重要系统的研究。

② 非临床药动学实验　药动学是研究机体对药物的作用反应规律，即药物进入体内后，经过吸收入血液，并随血流透过生物膜进入靶组织与受体结合，从而产生药理作用，作用结束后，还须从体内消除。创新药物一般应在重复给药毒性试验过程中进行毒代动力学研究。若涉及用拆分或合成等方法制得的已知药物中的光学异构体及其制剂，应当进行消旋体与单一异构体比较的药效学、药动学和毒理学（一般为急性毒性）等相关研究。若其消旋体安全范围较小、已有相关资料可能提示单一异构体的非预期毒性（与药理作用无关）明显增加时，还应当根据其临床疗程和剂量、适应证以及用药人群等因素综合考虑，提供与消旋体比较的单一异构体重复给药毒性（一般为3个月以内）或者其他毒理研究资料（如生殖毒性）。对于存在明显安全性担忧（如安全性范围比较小、给药剂量明显增加）的缓控释制剂，一般应当提供与已上市缓控释制剂或常释制剂比较的单次给药的动物药动学研究资料。非临床药动学研究就是通过体外和动物体内的研究方法，揭示药物在体内随时间改变发生的动态变化规律，获得药物的基本药动学参数，进而阐明药物的吸收、分布、代谢和排泄的过程和特征。在药物制剂学研究中，这个研究结果是评价药物制剂特性和质量的重要依据。在药效学和毒理学评价中，药动学特征可进一步深入阐明药物作用机制，同时也是药效和研究动物选择的依据之一。药物或活性代谢物浓度数据及其相关药动学参数是产生、决定或阐明药效或毒性学的基础，可提供药物对靶器官效应（药效或毒性）的依据。在临床试验中，这个研究结果能为设计和优化临床试验给药方案提供有用的参考信息。

非临床药动学研究一般采用成年和健康的动物，常用小鼠、大鼠、兔、豚鼠、犬、小型猪和猴等。动物选择的一般原则是首选动物尽可能与药效学和毒理学研究一致，并且是与人代谢性质相近的动物；尽量在清醒状态下进行实验，药动学研究最好从同一动物多次采样；创新性的药物应选用两种或两种以上的动物，其中一种为啮齿类动物，另一种为非啮齿类动物（如犬、小型猪或猴等）；其他药物，可选用一种非啮齿类动物；经口给药不宜选用兔等食草类动物。动物体内药动学研究应设置至少三个剂量组，其高剂量最好接近最大耐受剂量，中、小剂量根据动物有效剂量的上下限范围选取。主要考察在所给剂量范围内，药物的体内动力学过程是属于线性还是非线性，以利于解释药效学和毒理学研究中的发现，并为新药的进一步开发和研究提供信息。所用的给药途径和方式，应尽可能与临床用药一致。

非临床药动学的研究范畴通常包括：a. 血药浓度-时间曲线；b. 吸收（生物利用度）；c. 分布（选用大鼠或小鼠做组织分布试验较为方便，选择一个剂量给药后，至少测定药物在心、肝、脾、肺、肾、胃肠道、生殖腺、脑、体脂、骨骼肌等组织的浓度，以了解药物在体内的主要分布组织）；d. 排泄（记录药物自粪便、尿、胆汁排出的速率及总排出量）；e. 与血浆蛋白的结合（如平衡透析法、超过滤法、分配平衡法、凝胶过滤法、光谱法等，根据药物的理化性质及实验室条件，可选择使用一种方法进行至少 3 个浓度的血浆蛋白结合试验，每个浓度至少重复试验 3 次，以了解药物的血浆蛋白结合率是否有浓度依赖性）；f. 生物转化（创新性的药物，尚需了解在体内的生物转化情况，包括转化类型、主要转化途径及其可能涉及的代谢酶；对于新的前体药物，除对其代谢途径和主要活性代谢物结构进行研究外，尚应对原型药和活性代谢物进行系统的药动学研究）；g. 对药物代谢酶活性的影响（用底物法观察对动物和人肝微粒体 P450 酶的抑制作用，比较种属差异）。

候选药物的非临床药动学分析方法包括色谱法、放射性核素标记法、免疫学和微生物学方法，并需要根据受试物的性质，选择特异性好、灵敏度高的测定方法。

③ 主要药效学实验　主要研究药物对机体的作用及机制，其研究方法有阳性和阴性对照的实验系统，采用综合和分析法。前者是指在整体动物身上进行，是在其他若干因素综合参与下考察药物作用，根据实验动物情况不同，可分为正常动物法和实验治疗法。后者是采用离体脏器组织，例如离体肠管、离体心脏、血管、子宫及离体神经肌肉制备等，单一地考察药物对某一部分的作用。深入研究还包括在细胞/亚细胞水平、分子水平、基因水平等模型上的分析研究。通过药效学研究可以明确新药是否有效（有效性、优效性），药理作用的强弱和范围（量效关系、时效关系、构效关系）等。

对于作用机制基本明确的药物来说，动物的药效学参数是制定人体临床试验起始剂量的根本前提。为了确定首次人体临床试验的起始剂量和潜在的不良反应，临床前动物实验应当研究有关药物最高耐受剂量、不会引起毒性的最低有效剂量和所产生的不良反应是否具可逆性，从而为设计首次人体临床试验的剂量、给药途径和服用周期打下基础。

（3）药物毒理研究　在药物研发中作为药理学的分支，研究药物对生物体器官产生的不良或毒性作用。药物毒理研究基于药物的理化特性，运用毒理学的原理和方法，对药物进行全面系统的安全性评价并阐明其毒性作用机制，其目的是进行药物对机体毒性作用的定性和定量评价，探讨毒性/无毒性剂量反应、时间、严重程度、发生频率、症状、作用机制、靶器官及其可逆性等，为临床方案设计提供参考。化学毒性的主要评估标准是药物剂量，有些毒性是药物直接产生的，有些是通过体内代谢间接产生的。因此，药物毒理研究有助于指导临床合理用药，降低药物不良反应，减少因药物毒性导致的新药开发失败。其研究方法包括急性毒理、长期毒性、遗传毒性、致癌性、过敏性、生殖毒性、依赖毒性等。临床前毒理研究包括急性毒性、重复给药毒性、安全性药理、特殊毒性（遗传毒性、生殖毒性、致癌性）、毒代动力学、其他毒性（刺激性、过敏性、溶血性），以及免疫毒性和依赖性等。临床前的毒性研究就是为了确定人体临床试验的初始用药剂量。药物毒理学常用"半数致死量"来表述某化合物引起 50％ 动物死亡的剂量。毒性强度的定义为如下。

- 剧毒：$LD_{50} = 25 mg/kg$。
- 有毒：$LD_{50} = 25 \sim 200 mg/kg$。
- 有害：$LD_{50} = 200 \sim 2000 mg/kg$。
- 低度：$LD_{50} > 2000 mg/kg$。

总之，毒理学研究目标就是发现药物的毒性反应的症状、出现持续和结束的时间、无毒性反应的剂量水平、毒性反应的剂量与药效剂量的间距（即治疗窗或安全范围）有多大、毒性反应的性质与可逆性等。

① 急性毒性试验（acute toxicitytest）　研究动物机体（人或实验动物）一次或 24 小时内多次给予受试药物之后，一定时间内所产生的毒性反应，甚至引起死亡。其目的在于探讨对一种或几种实验动物的半数致死剂量（通常以 LD_{50} 为主要参数），以初步估计该化合物对人类毒害的危险性；阐明受试化合物急性毒性的剂量-效应关系与中毒特征，以及利用急性毒性试验方法研究化合物在机体内的生物转运和生物转化过程及其动力学变化。单剂量急性毒性研究通常是观察短时间内动物的用药效果，以确定毒性剂量，并观察毒性的临床表现症状。给药方式可以是一种或多种途径，如口服、皮下、皮内、吸入、鼻腔、腹腔、静脉、局部等，但其中之一必须是预期人体临床试验的给药途径，可以单次或多次给药，一般应选用一种啮齿类动物加一种非啮齿类动物，至少两种哺乳动物，至少 3 个剂量水平，每剂量组为 5 个雄性和 5 个雌性（即雌雄各半）。给药后，根据药性不同，观察天数不等，但一般连续观察至少 14 天，观察的间隔和频率应适当，以便能观察到毒性反应出现的时间及其恢复时间、动物死亡时间等。急性毒性试验的结果可作为提供单剂量给药后的 LD_{50}、确定最大耐受剂量（MID）和无效应剂量（NOEL）、鉴别潜在的毒性靶器官和潜在的毒性，以及毒性是否可逆，为后续毒理研究剂量选择做参考，也可提示一些后续毒性研究需要重点观察的指标。此外，根据不同途径给药时动物的反应情况，初步判断受试物的生物利用度，为剂型开发提供参考。

② 亚急性/亚慢性毒性试验（sub-acute toxicitytest）　亚急性毒性试验一般持续 3 个月以上，其目

的在于获得无效应剂量（NOEL）、反复用药后剂量-效应关系、多次给药后受影响的器官及其临床症状、预估慢性毒性研究中的合理剂量水平等。实验方法为采用两种哺乳动物，三个剂量水平，同一给药方式多次给药（3～4次），试验长短取决于预期的人体临床试验设计的时间、规模和适应证，一般为2周～6个月不等，但至少不得短于人体临床试验周期，最长不超过动物生命周期的10%。观察的试验结果数据包括 LD_{50}、中毒征兆、病理组织学检查、体重变化和临床症状等。

支持Ⅰ～Ⅲ期临床试验的重复剂量亚急性毒性试验推荐周期见表5.1。

表5.1 支持Ⅰ～Ⅲ期临床试验的重复剂量
亚急性毒性试验推荐周期

临床试验周期	重复给药最小周期	
	啮齿动物	非啮齿动物
Ⅰ～Ⅱ期临床试验		
单剂量	2～4周	2周
≤2周	2～4周	2周
≤1个月	1个月	1个月
≤3个月	3个月	3个月
≤6个月	6个月	6个月
>6个月	6个月	长期
Ⅲ期临床试验		
≤2周	1个月	1个月
≤1个月	3个月	3个月
≤3个月	6个月	6个月
>3个月	6个月	长期

大部分情况下并不强行要求亚急性/亚慢性毒性试验数据结果。因此，是否需要在临床试验前进行并申报亚急性毒性试验需要根据药物属性、适应证等因素考虑，并根据各国药政申报要求而定。

③ 长期毒性试验（long term toxicity test） 又称为慢性毒性试验（chronic toxicity test），是指连续多日给予受试动物较大剂量药物所引起的毒性反应。如果机体受到较长时间连续、反复给药，当给药时间间隔和剂量超过机体消除药物的能力，就会出现药物进入机体的速度或总量超过排出的速度或总量，此时药物就有可能在体内逐渐蓄积并储存起来，进而产生毒副作用。该毒性试验持续时间几周到几年不等，通常人体临床试验开始后，有些长期毒性试验有可能仍在进行中。长期毒性研究的目的在于：a. 预测受试药物可能引起的临床不良反应；b. 判断受试药物反复给药对靶器官或组织的毒性程度；c. 推测临床试验的起始剂量和重复用药安全剂量范围；d. 揭示临床

试验中需要重点监测的安全性指标；e. 停药后的恢复和发展情况为临床试验中的解毒或解救措施提供参考。长期毒性试验是临床前安全性评价的主要内容，它与急性毒性试验、生殖毒性和致癌性等毒理学研究有着密切联系，是新药报批临床时重点审评内容之一，被视为候选药物从药学研究进入临床试验的重要环节。长期毒性试验一般选用啮齿类（如大白鼠）和非啮齿类（如犬）两种实验动物，雌雄性别各半，常选择较年轻或正处于发育阶段的动物，起始动物体重应在体重均值±20%的范围内。当吸入给药时猴是首选动物；三个给药剂量，高剂量应能充分反映药物的毒性，低剂量不出现毒性反应。同时，应设溶剂（或赋形剂）对照组或已知药物毒性作为对照；给药途径应与临床拟用途径相同。长期毒性试验的给药周期通常依预期的人类用药长短而定，也与临床适应证和用药人群有关，一般超过6个月，如啮齿动物6～24个月，非啮齿动物12个月以上，但不超过动物生命周期的10%。ICH建议的非啮齿动物慢性毒性试验周期为9个月。试验期间，应对动物外观体征、行为活动、摄食量、体重、粪便性状、给药局部反应、血液学指标、血液生化学指标等进行观测。非啮齿类动物还应进行体温、心电图、眼科检查和尿液分析。给药结束后，应对动物（除恢复期观察动物）进行全面的大体解剖，主要脏器应称重并计算脏器系数。进行组织病理学检查。

④ 过敏性（局部、全身和光敏毒性）、溶血性和局部（血管、皮肤、黏膜、肌肉等）刺激性等特殊安全性试验 过敏性又称超敏反应，是异常或病理性免疫反应。过敏反应是免疫反应的一种特殊表现，当药物作为抗原或半抗原（半抗原在体内与蛋白质结合形成抗原）初次进入体内通过免疫机制，刺激机体产生相应的抗体。当同样的药物再次进入机体内，抗原与抗体形成抗原抗体复合物，导致组织细胞损伤、肥大细胞释放组织胺等物质，表现为组织损伤或生理功能紊乱的特异性免疫反应，如引起局部水肿、抓鼻、竖毛、呼吸困难、窒息、痉挛，甚至死亡等。光敏性包括光毒性（光刺激性）和光过敏性（光变态反应）两类，光毒性是由光诱导的非免疫性的皮肤对光的反应，药物可通过直接作用或通过血循环间接起作用。进行何种过敏性研究应根据药物自身特点（如化学结构等）、其他药理毒理的试验结果（特别是长期毒性试验的结果）、临床适应证及给药方式等确定。具体试验方法的选择应根据给药途径，以及需考察的过敏性可能的发生机制确定，并应阐明合理性。由于实验动物模型的局限性，如目前仍无理想的Ⅱ和Ⅲ型过敏反应的动物模型、光过敏性动物模型的临床意义尚不明确等，因此一些药物的过敏性临床前评价可采取灵活的方式，但应有充分的理由，并应在药物研究者手

册中详细描述其可能的毒性，供人体临床试验时进行相应的关注。

刺激性是指非口服给药制剂给药后对给药部位产生的可逆性炎症反应，若给药部位产生了不可逆性的组织损伤则称为腐蚀性。刺激性试验是观察动物的血管、肌肉、皮肤、黏膜等部位接触受试物后是否引起红肿、充血、渗出、变性或坏死等局部反应。一般每个试验选择一种动物进行评价。给药频率和期限应依据拟定临床应用的情况来决定。

溶血性是指药物制剂引起的溶血和红细胞凝聚等反应。溶血性反应包括免疫性溶血与非免疫性溶血。通常是红细胞膜破坏，致使血红蛋白从红细胞流出产生的反应。常见于输血反应及中毒。严重者可导致死亡。凡是注射剂和可能引起免疫性溶血或非免疫性溶血反应的其他药物制剂均应进行溶血性试验。

⑤ 遗传毒性试验　是指用于检测通过不同机制直接或间接诱导遗传学损伤的受试物的体外和体内试验，这些试验能检出 DNA 损伤及其损伤的固定。以基因突变、较大范围染色体损伤、重组和染色体数目改变形式出现的 DNA 损伤的固定，一般被认为是可遗传效应的基础，并且是恶性肿瘤发展过程的环节之一。染色体数目的改变还与肿瘤发生有关，可提示生殖细胞发生非整倍体的潜在性。在检测这些类别损伤的试验中呈阳性的化合物为潜在人类致癌剂和/或致突变剂。但要注意区别遗传毒性的假阳性和假阴性结果。已经确定生殖细胞突变与人类疾病有关，所以对可能引起可遗传效应的化合物与可能引起癌症的化合物亦应给予同样的关注。在药物筛选阶段，因为遗传毒性试验可用作鉴定体细胞诱变剂、生殖细胞诱变剂和潜在的致癌物，故在很大程度上遗传毒性试验结果将影响到药物开发的进程。目前，遗传毒性试验方法较多，所使用的生物材料多种多样，可以利用原核细胞到真核细胞直至高等哺乳动物细胞在体外进行添加或不添加代谢活化物质的试验，也可在整体动物上进行体内试验；根据试验检测的遗传终点可将检测方法分为四类，即检测基因突变（如 Ames 试验）、检测染色体畸变（如微核试验）、检测染色体组畸变（如体外 CHL 细胞染色体畸变）、检测 DNA 原始损伤（如单细胞凝胶电泳分析）。

遗传毒性试验方法有多种，但没有任何单一试验方法能检测出所有的遗传毒性物质，因此，通常采用体外和体内遗传毒性试验组合的方法，以减少遗传毒性物质的假阴性结果。这些试验相互补充，对结果的判断应综合考虑。推荐的标准试验组合是体外细菌基因突变试验、采用哺乳动物细胞进行的体外染色体损伤评估试验，或体外小鼠淋巴瘤 TK 试验和采用啮齿类动物造血细胞进行的体内染色体损伤试验。对于结果为阴性的受试物，完成上述试验组合通常可提示其无遗传毒性。对于标准试验组合得到阳性结果的受试物，根据其治疗用途，可能需要进行进一步的试验。

⑥ 致癌试验（carcinogenicity test）　可检验外来化合物及其代谢物是否具有诱发癌或肿瘤作用。致癌试验检验的对象包括恶性肿瘤（癌）和良性肿瘤。能诱发恶性或良性肿瘤的物质，称为致癌物。致癌研究通常为用两种动物（大鼠/小鼠）的终生试验（即 24 个月或以上），剂量和给药途径为临床使用的剂量和途径，或有科学依据的其他方法。该类试验一般不要求在临床研究前完成。如果存在下列因素，药政部门有可能要求在 NDA 前完成该类试验，即

- 临床预期连续用药 6 个月以上（含 6 个月），或治疗慢性复发性疾病而需经常间歇使用的药物，均应提供致癌试验或文献资料；
- 新药或其代谢产物的结构与已知致癌物质的结构相似；
- 药物本身或代谢物长期存留细胞内；
- 同类药物的数据表明有致癌性；
- 基因毒性结果显示有致突变作用；
- 在长期毒性试验中发现有细胞毒作用或者对某些脏器、组织细胞生长有异常促进作用；
- 致突变试验结果为阳性的药物，也需进行致癌试验。

目前常规用于临床前安全性评价的遗传毒性试验、毒代动力学试验和毒性机理研究的数据，不仅有助于判断是否需要进行致癌试验，而且对于解释研究结果与人体安全性的相关性也是十分重要的。致癌试验一般可分为长期致癌试验和短期快速筛检法。长期致癌试验多于哺乳动物中进行，一般多用大鼠、小鼠等啮齿类动物，如条件许可，尚可于犬或猴等一种非啮齿动物中进行。用完整哺乳动物进行的长期致癌试验结果可靠，但试验过程较长，既不能在较短时间内得出结论，也耗费大量时间和动物资源，只有当确实需要通过动物长期给药研究评价人体中药物暴露所致的潜在致癌性时，才进行长期致癌试验。短期快速筛检法的方法如下：

- 致突变试验法　在许多致突变试验方法中艾姆斯法最为常用，其理论根据为体细胞突变是致癌作用的基础。根据艾姆斯法试验结果，证实至少有 80% 的已知致癌物具有致突变作用，但也有不致突变的致癌物（如石棉纤维）和不致癌的致突变物。由于本法简便、灵敏、结果较为可靠，是目前最普遍使用的一种致癌物快速筛检法。
- 哺乳动物细胞体外转化试验　将哺乳动物细胞株于体外与受试物接触，如受试物有致癌作用，可使正常细胞在形态与生理特性方面发生变化并与癌细胞相似。此种过程称为转化，已发生转化的细胞称为

转化细胞。细胞转化并非形成肿瘤，但表示受试物可能具有致癌作用，并可用于致癌物的筛检。根据目前经验将艾姆斯试验与细胞体外转化试验结合使用，可筛检出98%以上的致癌物。

• DNA修复合成试验　常用方法有程序外DNA合成试验。

当需要进行致癌试验时，通常应在申请上市前完成。若对患者人群存在特殊担忧，在进行大样本临床试验之前需完成啮齿类动物的致癌试验。

⑦ 生殖毒性试验（reproductive toxicity test）是通过动物实验反映受试物对哺乳动物生殖功能和发育过程的影响，预测其可能产生的对生殖细胞、受孕、妊娠、分娩、哺乳等亲代生殖机能的不良影响，以及对子代胚胎-胎儿发育、出生后发育的不良影响。包括：生育力与早期胚胎发育毒性试验（Ⅰ段）、胚胎-胎仔发育毒性试验（Ⅱ段）、围产期毒性试验（Ⅲ段）。生殖毒性试验的受试物应能充分代表临床研究药物或上市药品。首选啮齿类动物为大鼠。在胚胎-胎仔发育毒性研究中，一般还需要采用第二种哺乳动物，家兔为优先选用的非啮齿类动物。

⑧ 药物依赖性试验（drug dependencetest）。药物依赖性是专用术语，又称药物成瘾性，也俗称"药瘾"，是指药物长期与机体相互作用造成的一种精神状态或躯体状态，使机体在生理机能、生化过程和/或形态学发生特异性、代偿性和适应性改变的特性，停止用药可导致机体的不适和/或心理上的渴求，表现出一种强迫性地要连续或定期用药的行为和其他反应。药物依赖性可分为躯体依赖性（其特点是一旦停药会发生戒断综合征）和心理依赖性（亦称为精神依赖性或习惯性，表现为对药物的强烈心理渴求）。需要进行药物依赖性试验的药物通常包括：

• 与已知具有潜在依赖性化合物结构相似的新的化合物；

• 作用于中枢神经系统，产生明显的镇痛、镇静、催眠及兴奋作用的药物；

• 复方中含有已知较强依赖性成分的药物；

• 直接或间接作用于中枢阿片受体、大麻受体、多巴胺受体、去甲肾上腺素受体、5-羟色胺受体、N-胆碱受体、γ-氨基丁酸受体、苯二氮䓬受体等受体的药物；

• 已知代谢物中有依赖性成分；

• 拟用于戒毒的药物；

• 原认为不具依赖性，而在临床研究或临床应用中发现有依赖性倾向的药物。

评价药物的依赖性潜力，对于预测新药在人群中的滥用倾向，被滥用后可能对个体或社会产生何种危害，以及如何加以控制管理等问题都具有一定的指导作用。因此，在新药报批中对于作用于中枢神经系统的药物，特别是镇痛药和精神药物，须报送药物依赖性试验资料，以评价该药的依赖性潜力。此类评价常用实验动物包括小鼠、大鼠、猴等，一般情况下选用雄性动物，必要时增加雌性动物。对于高度怀疑具有致依赖性潜能的药物，而啮齿类动物试验结果为阴性，则应选择灵长类动物。离体试验系统可用于支持性研究（如研究药物的活性特点和作用机制），常用离体试验系统主要包括：离体器官、组织、细胞、亚细胞器、受体、离子通道和酶等。

药物依赖性研究一般包括神经药理学试验，即利用神经药理学方法，对行为学效应和神经递质进行测定，初步判断受试物有无依赖性倾向，这些内容可通过药效学试验、一般药理学试验或毒理学试验进行观察；躯体依赖性试验，如自然戒断试验、催促戒断试验、替代试验和精神依赖性试验，即一种主观体验，只能间接用药物所导致的动物行为改变来反映，常选用的方法有：自身给药试验、药物辨别试验、条件性位置偏爱试验、行为敏化试验等三部分内容。为了获得足够的药物依赖性信息，药物依赖性研究内容的选择需要参考药效学、一般药理学及其他毒理学试验结果，同时至少应进行躯体依赖性试验（自然戒断和催促戒断）和一项精神依赖性试验。有强烈精神活性并拟用于改变精神神经活动的药物，应有灵长类动物试验数据。

（4）生物利用度（bioavailability）研究　生物利用度是用来评价药物制剂吸收度程度的指标，即药物制剂中的活性成分经血管外途径给药后，吸收进入全身血液循环的相对量和速度。前者为与标准品相比，药物试验品吸收药物重量的相对值；后者为与标准品相比，从药物试验品吸收药物速率的相对比值。影响生物利用度的因素有剂型因素和生理因素。剂型因素包括药物颗粒大小、晶型、填充剂的密度、赋形剂、脂溶性或水溶性状、pK_a值及生产工艺等。生理因素包括肠胃道内液体的作用和转运情况、吸收部位的表面积和局部血流、药物代谢影响、肠道菌株及某些生理疾病情况等。生物利用度可分为绝对和相对两类。绝对生物利用度即以静脉给药制剂为参比制剂所获得的试验制剂中药物吸收进入体循环的相对量，以口服、肺部、经皮、肌内注射给药等的试验制剂与静脉注射的参比制剂给药后的AUC比值来表示，反映了给药途径对药物吸收的影响，主要取决于药物的结构与性质。相对生物利用度是度量某一种药物较同一药物的其他处方的生物利用度，其他处方可以是一种已确定的标准，或是经由其他方式服用。当该标准包含有静脉注射的药物时，相对生物利用度就会是绝对生物利用度。显然，药物生物利用度是衡量不同药物制剂疗效的重要指标。对于同一药物制剂而言，动物和人的血药浓度和吸收速率存在着差异。临床前的动物生物利用度研究为人体生物利用度提供较好的预测基础。

用血药浓度-时间数据来评定生物利用度通常涉及三个参数，即最大（峰）血浆药物浓度（C_{max}）、达到最大血浆药物浓度的时间（达峰时间，T_{max}）和血药浓度-时间曲线下面积（area under concentration-time curve，AUC）。血浆药物浓度随着吸收分量的增加而提高，在药物消除率与吸收率相等时就达到血药浓度高峰。在这三个指标中，单用 C_{max} 来确定生物利用度会使人产生误解，因为药物一旦进入血流，立即就产生药的消除。单纯使用 T_{max} 值通常也不是一个好的统计指标，因为当吸收越慢，达峰时间越滞后，并且接近高峰时血药浓度相对平坦，是一个离散值，其值大小依赖于采血样的频率和测定的重现性。AUC 是评定生物利用度的最可靠的指标。它直接与进入体循环的原型药量成正比。为了精确测量 AUC，必须多次采取血样一直观察到药物在体内实际上完全消除为止。不同的药物制剂，如其血药浓度曲线基本上重叠就可认为它们在吸收分量和速率方面是生物等效的。如果不同的药物制剂具有相同的 AUC 值，而血药浓度-时间曲线的形状不同，那就可认为它们具有相同的吸收分量和不同的吸收速率。

单次和多次给药的方法可用于药物生物利用度的评定。单次给药可比多次给药获得更多的关于吸收速率的信息。而多次给药获得的血药浓度常高于单次给药，易于作药物分析，能确切地反映出通常的临床状况。以固定剂量、固定间隔时间作多次给药，经过 4～5 个消除半衰期血药浓度接近稳态（即在固定的间隔时间内吸收的药量相当于消除的药量）水平。通过测定一个给药间隔时间内的 AUC 即能测得吸收分量。但测定 AUC 的时间跨度达到 24 小时可能更适宜，因为生理功能存在着昼夜节律的差异，也因为给药间隔以及吸收速率不可能在一天内都是一样的。对于主要以原型经尿排出的药物，其生物利用度可以通过测量单次用药后尿药总量来评定。收集尿液时间若能长达 7～10 个消除半衰期使所吸收的药物全部出现在尿中则较理想。生物利用度也可在多次给药达到稳态的条件下通过测量 24 小时尿中出现的原型药来评定。有关生物利用度的人体临床研究方法可参见第 16 章。

因此，生物利用度是评价药品质量的重要标准。根据药物吸收测定和临床观察发现，尽管药物剂量相同，药物效应并不一定相同，药物含量不是决定疗效的唯一标准。除药物含量外还应考虑与吸收比率和吸收速率有关的问题，即生物利用度。对需要多次连续给予的药物，吸收比率常受到重视。但对于一次给药即能奏效的药物（尤其急救用药），其吸收速率比吸收比率更为重要，因为如果药物吸收过慢，即使最终 100% 被吸收，也往往不能达到有效血药浓度而起作用。说明药物效应的出现取决于吸收速率，集中表现在达峰时间和浓度上。显然，生物利用度与药物疗效密切相关，特别是治疗指数窄、剂量小、溶解度小和急救用的药物，其生物利用度的改变对临床疗效的影响尤为严重。生物利用度由低变高时，可导致中毒，甚至危及生命。反之则达不到应有疗效而贻误治疗。临床分析药物治疗无效、疗效差或中毒原因时，都应考虑生物利用度的影响。鉴于药物生物利用度的重要性，药物制剂配方发生修改时，必须完成生物利用度的研究，以表明制剂配方的变化不影响生物等效性。临床前动物给药途径应当配合人体临床试验的设计，如口服、局部给药或静脉注射。如果人体临床试验只用静脉注射途径，则动物实验不需要测试其他非静脉给药途径。

（5）临床药动学（pharmacokinetics，PK）和药效学（pharmacodynamics，PD）　临床药动学是用药动学原理研究人体对药物的作用，理解药物在人体内的吸收、分布、代谢和排泄的过程和随时间变化的规律，阐明内部因素（生理病理遗传）、外部因素（药物剂型、给药方式及食物）与药效之间的关系。在药物代谢过程中，药物要产生特有的效应，必须在作用部位达到适当浓度；要达到适当浓度，与药物剂量及药动学密切相关，它对药物的起效时间、效应强度、持续时间有很大影响。常见的药物代谢途径通常有两种，即一级消除动力学和零级代谢动力学。前者为单位时间内消除的药量与血浆药物浓度成正比，又称恒比消除。它的特点是血中药物消除速率与血药浓度成正比，属定比消除，即有恒定的半衰期，与药物初始浓度无关。大多数药物在常用剂量或略高于常用剂量时，都按一级动力学消除。后者为单位时间内体内药物按照恒定的量消除，又叫恒量消除，药物消除速率与血药浓度无关，但与初始药物浓度有关，属定量消除，即无恒定半衰期。当体内药量过大，超过机体最大消除能力时，多按零级动力学消除。一旦血药浓度降至机体具有消除能力时，则转换为一级动力消除。常见重要的药动学参数包括：

① 药物清除半衰期（half life）　血浆药物浓度下降一半所需要的时间。其长短可反映体内药物清除速率，表示为 $t_{1/2} = \ln2/2 = 0.693/2$（一级消除）或 $t_{1/2} = C_0/2k = 0.5C_0/2$（零级消除）。一般说来，经过 5 个半衰期，血浆中药物基本完全从体内消除，这种规律不因给药剂量、给药途径、消除途径而改变。半衰期的任何变化与器官的健康状况有关，可以反映人体的病理和生理状况。

② 清除率（clearance，CL）　机体清除器官在单位时间内清除药物的血浆容积，即单位时间内有多少毫升的血浆中所含药物被机体清除。

③ 表观分布容积（apparent volume of distribution，V_d) 当血浆和组织内药物分布达到平衡后，体内药物按此时的血浆药物浓度在体内分布时所需的体液容积，表示为 V_d＝体内药物总药量（X)/血药浓度（C)。从这个表示式中可以推算出当药物总量相同时，药物主要分布在血浆中（即血药浓度升高)，则 V_d 变小；药物主要分布在组织中（即血药浓度降低)，则 V_d 增加。

④ 稳态血药浓度（steady state concentration，C_{ss}) 药物以一级动力学消除时，恒速或多次给药将使血药浓度升高，当给药速率和消除速率达平衡时，血药浓度稳定在一定的水平状态。一般说来，药物多次给药后，如每一个半衰期给药一次，则 5 个半衰期后可达稳态血药浓度。分次给药的情况下，血药浓度有波动，有峰值 C_{max} 和谷值 C_{min}，单位时间内的药量不变。分割给药次数越多，波动越小。静脉滴注无波动。

⑤ 生物利用度（bioavailability，BA) 经任何给药途径给予一定剂量的药物后到达全身血液循环内药物的百分比，即以 AUC 为基础，反映药物在体内的吸收程度和速率。

在新药Ⅱ期或Ⅲ期临床试验中，药动学研究内容包括：

① 新药在相应健康志愿者或患者体内的药动学研究，包括单次给药或/和多次给药的药动学研究、进食对口服药物药动学影响的研究、药物代谢产物的药动学研究以及药物-药物的药动学相互作用研究。

② 药物进入机体后，经酶转化变成代谢产物，这个过程被称为生物转化或代谢。药物经过代谢后的结果不尽相同，有些药物代谢后的产物失去了原来的作用活性（即灭活)；有些药物代谢后的产物比原药活性更强，甚至产生新的毒性。药物经过代谢后就进入排泄过程。药物排泄的主要途径有肾排泄、胆汁排泄和其他途径（如汗液、唾液、泪液、乳汁或从肺呼出）排泄，代谢的程度需要通过代谢物动力学参数的测定予以评价。新药为前体药物或在人体内主要以代谢方式进行消除的药物，需进行其代谢途径、代谢结构及其药动学的研究，即采用药动学参数度量药物的药动学情况，如 PK 参数，理解在给定剂量下研究药物的原型药、活性代谢物或对映体的暴露量。

③ 根据新药管理学特点、临床用药应根据试验条件的可行性和需要，可选择如下目标进行研究：a. 目标适应证患者的药动学研究；b. 新药与其他药物相互作用中的药动学研究；c. 特殊人群药动学研究，包括肝、肾功能受损，老年患者或儿童患者等因素对药动学的影响；d. 不同种族的药动学研究；e. 体内血药浓度和临床药理效应相关性研究等。

临床药效学是定量描述药物随其浓度变化产生的药理效应，即药物浓度-效应关系，也就是研究药物对人体的作用、作用规律及作用机制，例如，研究药物与作用靶位之间相互作用所引起的生物化学、生理学和形态学变化，药物作用的全过程和分子机制等。临床药效学的研究内容包括：

① 药物对机体产生的作用。

② 药物对病原体产生的作用。

③ 药物对组织器官的作用。

④ 药物作用于机体的位点"受体"（receptor)。众所周知，所谓受体是位于细胞膜或细胞内的一种蛋白质，能同体内神经传导介质、激素及其他内源性活性物质或药物相结合，从而引起一系列生化反应，产生生物效应。受体具有高度特异性。已知的受体种类包括胆碱能受体、肾上腺素能受体、多巴胺受体、组织胺受体、各种激素受体、阿片受体等。当药物与受体结合后产生兴奋作用被称为受体激动剂。当药物与受体结合后产生功能抑制则被视为受体阻断剂。

⑤ 药物产生的不良反应，即新药或药品的新用途的临床试验中，其治疗剂量尚未确定时，所有有害而非所期望的、与药品应用有因果关系的反应（参见第 20 章)。

通过药效学参数度量药物的药效学情况，即 PD 参数研究，可以明确药物是否有效，即有效性和优效性，药物作用的强弱和范围，即量效关系、时效关系和构效关系等。其意义在于可以为临床筛选疗效高、毒性小的药物，避免毒副作用，达到安全、合理用药的目的。根据药物性质的不同，其 PD 参数可能也不尽相同。例如，中枢神经系统药物的 PD 参数主要包括脑电图、肌电图信号等；而心血管系统药物 PD 参数主要包括血压、心率和心功能等。在创新药物研制过程中，药动学研究与药效学研究、毒理学研究处于同等重要的地位，已成为药物临床前研究和临床研究的重要组成部分。

在药动学和药效学中目前常用的分析方法有：

① 色谱法 气相色谱法（GC)、高效液相色谱法（HPLC)、色谱-质谱联用法（LC-MS、LC-MS-MS、GC-MS、GC-MS-MS) 等，可用于大多数药物的检测。

② 免疫学方法 放射免疫分析法、酶免疫分析法、荧光免疫分析法等，多用于蛋白质多肽类物质检测。

③ 微生物学方法 可用于抗生素药物的测定。

从目前发展看，生物样本的分析一般首选色谱法。这类药动学分析方法必须建立在充分验证的基础上，一般应考察的方面包括特异性、标准曲线和定量范围、定量下限、精密度与准确度、样本稳定性、提取回收率、微生物学和免疫学方法确证、方法学质控等。

（6）生物药物制剂 在医药行业中，生物药物制剂具体指"免疫生物制剂"，即应用普通的或以基因工程、细胞工程、蛋白质工程、发酵工程等生物技术获得的微生物（细菌、立克次体、病毒等）及其代谢产物有效抗原成分、动物毒素、细胞及人源或动物的血液或组织、细胞及各种动物和人源的组织和液体等生物材料制备的，用于人类疾病预防、治疗和诊断的药品。生物制品不同于一般医用药品，它是通过刺激机体免疫系统，产生免疫物质（如抗体）才发挥其功效，在人体内出现体液免疫、细胞免疫或细胞介导免疫。采用 DNA 重组技术或其他生物新技术研制的蛋白质或核酸类药物也是生物药物，如单克隆抗体、干扰素、人体生长激素、血红细胞促进剂、攻击癌细胞的靶向抗体、预防性或治疗性疫苗等。显然，生物制剂不仅仅是原料与一般药品不同，生产工艺也不同。在研究病理、病理生理时发现许多疾病的过程中体内蛋白质或者多肽不平衡。因此，蛋白质和多肽在维持机体平衡、治疗疾病上受到了重视。传统的化学药物是在小分子的基础上通过调解蛋白质合成或者机体一些激素、细胞因子的分泌来治疗疾病。而生物制剂是直接补充所需要的蛋白质、激素、细胞因子等。但是这类药物非常不稳定，如何保持其在生产、运输、储藏及在人体中的稳定性是研究的重点。

医用生物制剂的生产工艺和流程决定了这类药品的质量，如疫苗、广谱生物制剂等的生产除具有像所有药物生产的要求外，还具有一系列其他的特点。如在生产上必然存在第一阶段——微生物、病毒、活体细胞的培养，随后进行后续加工取得的生物物质，同时还有洁净、钝化、提取、冷冻、冻干等特点。鉴定外来杂质或污染，以及产生生物原料的细胞株纯性的维护程序等在生物制剂研发中更是与传统药物不同的必须关注的环节。

上述各类非临床的药理和毒理研究有些是试验药物进入 IND 阶段必须完成的，有些是需要在 NDA 前完成的。表 5.2 对此做了简要归纳。

表 5.2　非临床药理和毒理研究的常见时间点

实验研究	通常要求完成时间节点
剂量范围找寻	首次人体体内毒理研究前
主要药理学	FIH 前
次要药理学	FIH 前
安全性药理学	FIH 前的核心要素
药动学	• FIH 前完成体外代谢和蛋白质结合全身暴露研究 • ADME 在 Ⅲ 期临床试验前必须全部完成
毒代动力学	与一般毒理学一起完成
急性毒理学	需要在 FIH 前，很少作为单独研究进行
重复给药毒理学	支持 Ⅰ 期临床试验相同给药周期或短期研究的临床试验

续表

实验研究	通常要求完成时间节点
局部耐受性	总体毒理学的一部分
遗传毒性	在 Ⅱ 期临床试验前完成
致癌试验	如果需要，在 NDA 递交前
生殖毒性	• 对生育和胚胎影响在 Ⅲ 期临床试验前 • 对婴儿出生前后的影响在 NDA 前
免疫原性	Ⅲ 期临床试验前

5.1.1.2　生物治疗的主要方法简述

目前的生物治疗共有四大类，即细胞免疫治疗法、细胞毒素治疗法、基因治疗法和抗体治疗法。

（1）细胞免疫治疗法（cellular immunotherapy）是一种新兴的、具有显著疗效的肿瘤治疗模式，是一种自身免疫抗癌的新型治疗方法。它是运用生物技术和生物制剂对从患者体内采集的免疫细胞进行体外培养和扩增后回输到患者体内，来激发、增强机体自身免疫功能，从而达到治疗肿瘤的目的。生物免疫治疗是继手术、放疗和化疗之后的第四大肿瘤治疗技术。当前，以特异性抗肿瘤免疫疗法为首的细胞生物治疗已经初露锋芒，成为肿瘤生物治疗中重要的发展方向。细胞免疫治疗法，其全称为过继性细胞免疫治疗法（adoptive cellular immunotherapy，ACI 或 AIT），是指向肿瘤患者转输具有抗肿瘤活性的免疫细胞（特异性和非特异性的），直接杀伤肿瘤或激发机体的免疫应答杀伤肿瘤细胞。临床上是指将体外激活的自体或异体免疫效应细胞输注给患者，以杀伤患者体内的肿瘤细胞的一种治疗方式。

（2）细胞毒素治疗法（cellular immunotoxin therapy）是利用植物、细菌或病毒的免疫毒素（也称之为抗毒素）来设计用于攻击肿瘤细胞的人造蛋白质抗体。这类免疫毒素选择性破坏具有某一特异性标记细胞的一类融合蛋白，即在抗体发现细胞被致敏时，就会附住细胞，释放其中的毒素并杀死细胞。传统的免疫毒素是单克隆抗体与毒蛋白的化学偶联物，混合了两种源自不同蛋白质的材料。新的重组免疫毒素系通过基因重组的方法，将载体与毒素的基因片段融合，并在原核或真核细胞中表达而产生，使其具有分子量小、穿透力强、免疫原性弱和易于大规模制备的特点。因而这类蛋白又常被叫作"重组免疫毒素"。免疫毒素专门针对肿瘤细胞，因此不会影响健康细胞，能起到防止肿瘤扩散或收缩肿瘤的作用。

目前免疫毒素的类型主要根据"弹头"和载体的不同来划分。前者可以分为：

① 细菌性毒素　某些细菌能产生强大的毒素蛋白，是目前用于构建重组免疫毒素弹头的一类最多的蛋白毒素。这些蛋白毒素被用于与抗体或生长因子等

靶向分子连接，以杀伤表面带有特定抗原或受体的细胞。因其具有靶向性和有效剂量小的特点（通常几个毒素分子就足以杀死一个细胞）而被应用于自身免疫疾病、移植排斥反应的治疗。

② 植物性毒素　这类毒素由 A 链和 B 链构成，有强烈的细胞毒性和抗肿瘤作用。

③ 人源性蛋白毒素　利用人体本身的一些具有生物学毒性的蛋白毒素作为免疫毒素的弹头。它可以避免免疫毒素在治疗过程中，在人体内产生人抗外源毒素的抗体而使治疗难以继续进行。

④ 双弹头或杂合弹头毒素　这种免疫毒素是通过转基因的方法，将 2 种或 2 种以上不同毒素的基因进行重组所制备的分子，以多种毒素不同的胞内运输途径相互协调，而有效地提高免疫毒素的细胞毒性。这种基因重组研究更有助于了解各种毒素的结构和功能的关系，同时也有助于研制新型的、更有效的免疫毒素弹头分子。

⑤ T 细胞型弹头　与常规的免疫毒素相比，T 细胞更有利于浸润和破坏实验瘤。将 T 细胞上嵌合表达具有抗肿瘤活性的单链抗体，即构成所谓的肿瘤特异性 T 细胞复合体。

根据载体的不同可将此类免疫毒素划分为：

① 完整单克隆抗体　它所制备的免疫毒素在血液系统肿瘤的治疗中应用较多，但因其分子量较大难以扩散并渗透到实体瘤内部，所以对实体瘤的治疗无明显的效果。

② 单链抗体（ScFv）　其分子量较小，由连接肽相连的单克隆抗体的轻、重链可变区（Fv）片段构成，与抗体相比，Fv 是能介导特异性结合的最小抗体亚单位。

③ 单域抗体　仅包括重链可变区，其分子量为单链抗体的 1/2，但保留了单链抗体的大部分的抗原结合能力。不论是单链抗体还是单域抗体，所构建的免疫毒素的半衰期都比较短，在体内容易被清除。

④ 人源化抗体　其设计尽量降低鼠源化抗体在人体内诱发免疫排斥反应。它既保持了抗体的亲和力，又不易引发免疫反应，而且在人体内的半衰期也较长。

⑤ 细胞生长因子　是一类由造血系统、免疫系统或炎症反应中产生的活化细胞，可调节和促进细胞生长的细胞因子，主要包括转化生长因子-β（TGF-β）、表皮生长因子（EGF）、血管内皮生长因子（VEGF）、成纤维细胞生长因子（FGF）、神经生长因子（NGF）、血小板衍生生长因子（PDGF）、肝细胞生长因子（HGF）等。许多未以生长因子命名的细胞因子也具有刺激细胞生长的作用。如 IL-2 是 T 细胞的生长因子，TNF 是成纤维细胞的生长因子。

某些生长因子在一定条件下可表现出对免疫应答的抑制效应，如 TGF-β 可抑制 Tc 细胞的成熟和巨噬细胞的激活。

（3）细胞基因治疗法（cell gene therapy，CGT）

指将外源正常基因导入靶细胞，以纠正或补偿基因缺陷和异常引起的疾病，以达到治疗目的。也包括转基因等方面的技术应用，即将外源基因通过基因转移技术插入患者的适当的受体细胞中，使外源基因制造的产物能治疗某种疾病。广义上说，基因治疗还可包括从 DNA 水平采取的治疗某些疾病的措施和新技术。基因治疗的靶细胞主要分为两大类——体细胞和生殖细胞，如今开展的基因治疗只限于体细胞。

① 生殖细胞基因治疗（germ cell gene therapy）　生殖细胞基因治疗是将正常基因转移到患者的生殖细胞（精细胞、卵细胞中早期胚胎）使其发育成正常个体。显然，这是理想的方法。实际上，这种靶细胞的遗传修饰至今尚无实质性进展。

② 体细胞基因治疗（somatic cell gene therapy）　体细胞基因治疗是指将正常基因转移到体细胞，使之表达基因产物，以达到治疗目的。干细胞和前体细胞都是理想的转基因治疗靶细胞。目前的体细胞基因疗法是先从患者身上取出一些细胞，然后利用对人体无害的逆转录病毒为载体，把正常的基因嫁接到病毒上，再用这些病毒去感染取出的人体细胞，让它们把正常基因插进细胞的染色体中，人体细胞就可以获得正常的基因，以取代原有的异常基因。

（4）抗体治疗法（antibody therapy）　又称为免疫治疗法，指通过免疫系统达到对抗疾病（如抗癌）的治疗方式。识别和杀死异常细胞是免疫系统的天然属性，但是癌症细胞经常有逃避免疫系统的能力。过去几年，癌症免疫领域的快速发展产生了几种治疗癌症的新方法，通过增强免疫系统中某些成分的活性或者解除癌症细胞对免疫系统的抑制来发挥作用。目前，广义上的免疫治疗法包括免疫检查点抑制剂、癌症疫苗（主动性免疫）、治疗性抗体（被动性免疫）、溶瘤病毒法和免疫系统调节剂。

① 免疫检查点抑制剂　免疫检查点抑制剂（如 PD-1、PD-L1 抗体等）的主要作用是解除癌症细胞对免疫细胞（主要是杀伤性 T 细胞）的抑制，属于非特异性的免疫激活治疗。癌症细胞包含大量的体突变，这些突变导致蛋白表达的改变，可能会被免疫系统认为是外来抗原进而启动免疫反应。尽管在动物模型和患者身上可以观察到内源性的抗肿瘤免疫反应，但这种免疫反应并不足以对抗癌症，因为肿瘤细胞可以引发肿瘤特异 T 细胞的免疫耐受。免疫检查点抑制剂即基于此而设计，阻断由癌症细胞发出的免疫抑制信号。近年来，免疫检查点（immune checkpoint）单抗药物与嵌合抗原受体 T（CAR-T）细胞免疫治疗

的效果逐渐获得认可，癌症免疫治疗的概念也越来越深入人心。目前 FDA 批准的三种免疫检查点抑制剂主要集中在 CTLA-4、PD-1 和 PD-L1 三个分子上。伊匹木单抗（ipilimumab，Yervoy）针对 CTLA-4，纳武单抗（nivolumab，Opdivo）和派姆单抗（pembrolizumab，Keytruda）针对 PD-1。CTLA-4 和 PD-1 同为免疫抑制剂，但肿瘤作用位点不同。CTLA-4 针对淋巴结，即癌症-免疫循环的第三步，即在树突细胞将捕获癌症抗原交给 T 细胞，以激活 T 细胞使其成为有杀伤力的效应 T 细胞。例如，伊匹木单抗作为抗 CTLA-4 抗体，使 T 细胞正常地激活。PD-1 作用点在肿瘤组织，即癌症-免疫循环的第七步，这里是免疫系统和癌症对抗的战场，研究提示癌症-免疫循环在进行到这一步之前往往都是顺利的，但却可能会被 PD-L1 和 PD-1 的结合阻止，抗 PD-1 或者抗 PD-L1 的抗体能够阻止 PD-1 与 PD-L1 结合，接触这种抑制，使得 T 细胞可以顺利杀伤癌症细胞。最新的研究表明抗 CTLA-4 抗体伊匹木单抗在癌症免疫治疗中的免疫检查点假说并不成立，即伊匹木单抗并没有通过阻断 CTLA-4/B7 相互作用而发挥抗肿瘤效果，而清除 Fc 受体介导的高表达 CTLA-4 的肿瘤局部调节性 T 细胞（Treg）则在有效的免疫治疗中至关重要（Du et al.，2018）。

②　治疗性抗体　治疗性抗体是在实验室设计合成的能够摧毁癌症细胞的抗体。有一类治疗性抗体称为抗体药物复合体（antibody-drug conjugate，ADC）。ADC 是将抗体和细胞毒药物或者有放射活性的药物连接在一起的复合物，抗体使得 ADC 连接到癌症细胞表面的靶向分子，一旦连接，细胞毒药物或者有放射活性的药物将杀灭肿瘤细胞。美国批准的几种 ADC 药物有曲妥珠单抗-美坦新偶联物（ado-trastuzumab emtansine，Kadcyla）、本妥昔单抗（brentuximab vedotin，Adcetris）和替伊莫单抗（ibritumomab tiuxetan，Zevalin）。其他治疗性抗体不携带毒性药物，有些抗体能够诱导癌症细胞凋亡，有些抗体连接到癌症细胞，这些抗体能够被免疫系统识别，引起癌症细胞的死亡［通过抗体依赖的细胞介导的细胞毒性作用（ADCC）或者补体依赖的细胞毒性作用（CDC）］。有时候这几种机制同时存在。

③　癌症疫苗　通过利用肿瘤细胞相关抗原，来唤醒人体针对癌症的免疫系统。治疗性疫苗通常是从患者的癌症细胞或者癌症细胞合成的物质出发进行设计，使得树突细胞（dendritic cell，DC）负载上肿瘤特异的抗原递呈给宿主 T 细胞，进而将 T 细胞激活，引发免疫应答。癌症细胞可以通过创造一个抑制免疫反应的微环境来引发免疫耐受，要打破免疫耐受，就要寻找高质量的抗原，再附载上合适的联合用药，使得这些抗原顺利地诱导免疫系统攻击携带同样抗原的

肿瘤细胞。树突细胞是最主要的抗原递呈细胞。目前全球唯一批准上市的治疗性疫苗 Sipuleucel-T（Provenge）就是 DC 疫苗。从患者的外周血单核细胞中提取树突细胞，负载上前列腺癌特异的抗原，回输至患者体内。患者的中位生存期延长了 4 个月。目前，癌症疫苗产品的主要分类有：

- 自身癌细胞疫苗（autologous tumor cell vaccines）　一种结合了患者自身的癌细胞与免疫增强因子，能够有效调动免疫系统对癌症发起攻击的疫苗。
- 树突细胞疫苗（DC-based vaccine）　一种通过采用患者自体的单核细胞在体外培养诱导生成 DC，然后负载相应的肿瘤抗原，制成负载肿瘤抗原的 DC，再将这些 DC 注入体内后刺激体内的肿瘤杀伤性淋巴细胞增殖，发挥长期肿瘤监视作用和肿瘤杀伤作用，达到消灭肿瘤的目的的疫苗。
- 基因改造的癌细胞疫苗（genetic-modified cell vaccine）　一种通过手术从患者身上取得部分癌细胞，然后对其进行基因改造，给癌细胞植入外来基因，最后获得的癌症疫苗。这种疫苗被注射到癌症患者体内后，会刺激人体免疫系统更好地辨别出癌细胞并对其进行攻击。
- 多肽疫苗（peptide-based vaccine）　通过收集每个患者的肿瘤组织，运用成熟的高通量三代测序技术和强大的分析软件，以及体外多肽亲和力实验，筛选出与该患者最能激发反应的新生抗原，合成多肽后，再与佐剂组合制成疫苗。这种多肽疫苗具有独特的个体性，是针对每个不同的癌症患者"量身定制"的产品。所谓新生抗原（neoantigen，nAg）是指由基因突变所导致的肿瘤特异性 HLA 结合肽。新生抗原具有高度免疫原性，因为它们是不存在于正常组织中的，因此可以绕过中枢免疫的监控。虽然新生抗原很早就被认为是最佳的抗肿瘤免疫应答靶点，但它们被系统性地发现和评估则是由于最近大规模高通量测序才变得可行。简言之，接种新生抗原可以扩大预先存在的新生抗原特异性 T 细胞库，并在癌症患者体内诱导更广泛的新的特异性 T 细胞，从而改变肿瘤内的平衡，有利于增强对肿瘤的控制。

④　溶瘤病毒法　溶瘤病毒并不是一种新型治疗方法，对病毒治疗癌症的研究已经有上百年的历史，却长久以来都没实现以毒攻毒的效果，直至可以使用基因工程对病毒进行改造，溶瘤病毒疗法才有了新的希望。目前 FDA 批准上市的溶瘤病毒只有一种，即 Imlygic（talimogene laherparepvec），也称为 T-VEC，是一种经过基因改造的单纯疱疹病毒，用于皮肤及淋巴结黑色素瘤的治疗，T-VEC 在欧盟也被批准上市。

⑤　免疫系统调节剂　是一类调节免疫系统活性的蛋白，包括细胞因子和某些生长因子。两种常用于癌症治疗的细胞因子是白介素和干扰素。免疫调节剂

可能通过多种不同的机制发挥作用。例如，干扰素可以激活包括自然杀伤细胞和树突细胞在内的白细胞，进而增强免疫系统对癌症细胞的杀伤能力。

（5）核酸药物（oligonucleotide） 又称寡核酸药物，是由少量核苷酸组成的短链核酸，通过干预靶基因表达，达到治疗疾病的目的。在创新药蓬勃发展的今天，核酸药被认为将带来除小分子药和抗体药之外的第三次制药浪潮。自 2006 年诺贝尔奖授予 RNA（核糖核酸）干扰机制发现者以来，目前已经获批上市或处于比较临床试验前沿的小核酸药物主要包括类别主要有：反义寡核苷酸（antisense oligodeoxynucleotides，AON）、小干扰 RNA（siRNA）、小激活 RNA（saRNA）、信使 RNA（mRNA）、微小 RNA（miRNA）、寡核苷酸适配子（aptamer）、CpG 寡核苷酸等。随着稳定性化学修饰和递送系统的技术突破，大幅改善了核酸药物的安全性和靶向性问题有助于加快这类药物的推出。在临床研究中，小核酸药物已广泛用于罕见病、肿瘤、中枢神经系统疾病、代谢紊乱等治疗领域，开发前景广阔。

反义核苷酸是一小段 mRNA 或 DNA 特异性结合并阻断其基因表达的人工合成的短核酸片段。目前全球有 7 款利用反义核酸的特异性来抑制某些基因表达技术的 AON 药物获批上市，有超过 50 个 ASO 药物处于临床研究阶段。例如，获批上市的戈罗迪生（golodirsen）用于治疗外显子 53 跳跃（exon 53 skipping）的杜氏肌营养不良症（DMD）患者。获得 EMA 批准上市的 Volanesorsen 用于对饮食控制和降甘油三酯疗法控制不佳、存在胰腺炎高风险，并且经基因检测证实的家族性乳糜微粒血症综合征（FCS）成人患者的治疗。

siRNA 是一类双链 RNA 分子，其作用机制为长链双 RNA 被剪切为 siRNA 后，与蛋白质结合形成 siRNA 干扰复合体，再与靶基因的 mRNA 结合，使 mRNA 降解并最终静默特定基因表达。2018 年 8 月 10 日获得 FDA 批准的全球第一款 siRNA 药物 Onpattro（patisiran）用于治疗成人患者因转甲状腺素蛋白淀粉样变性（hATTR，也称家族性淀粉样多发性神经病变）引起的神经损伤，也是第一个用于治疗 hATTR 的药物。在目前已上市的 siRNA 药物中，抗血脂效果极佳的英克西兰（inclisiran）和针对 PCSK9 的 siRNA 药物都获得了空前的成功。

mRNA（信使核糖核酸）是由 DNA 的一条链作为模板转录而来的、携带遗传信息能指导蛋白质合成的一类单链核糖核酸，其可以编码具有治疗活性的蛋白或激发免疫反应的抗原，从而治疗包括传染病、癌症、免疫疾病和遗传疾病在内的多种疾病类型。mRNA 技术用一个词概括就是蛋白替代技术。所有与蛋白有关的药物、疫苗等都可以用 mRNA 进行替代。

例如，FDA 于 2020 年 12 月 11 日授权一款运用 mRNA 技术研制的新冠疫苗的紧急使用许可。其作用机制是：①通过外源导入 mRNA 来纠正基因表达缺陷或异常；②将表达抗原蛋白的 mRNA 制成疫苗。由于 RNA 的疗法分子量较大，其携带的阴离子电荷，以及容易被 RNases 降解的特征，使这些分子难以进入细胞中行使它们的功能，因而研发多种基于病毒和非病毒 RNA 药物的递送系统十分必要。近年来，不同的 mRNA 疫苗平台在免疫原性和药效方面均取得巨大进展。RNA 序列工程技术使得人工合成的 mRNA 比以前的翻译功能更好，高效低毒的载体能够显著提高抗原的体内表达，一些疫苗中还加入了新型佐剂。mRNA 疫苗目前有两大应用领域，传染性疾病和癌症。目前处于临床研究阶段的 mRNA 疫苗疾病分布：

• 抗传染病的 mRNA 疫苗 无数临床前的动物实验已经证明了 mRNA 疫苗对抗传染性病毒的药效。动物实验中安全性良好，其快速制备的特点也适用于传染病爆发的灵活应对，相对简单的生产工艺也便于质量控制。与蛋白免疫接种不同，mRNA 疫苗能够引起强烈的 CD4＋或 CD8＋的 T 细胞应答。它们也与 DNA 免疫接种不同，在动物体内 mRNA 疫苗通过一两次低剂量接种就能够产生抗体。目前临床阶段开发的 mRNA 疫苗针对疾病包括 HIV、流感病毒和狂犬病毒等。

• 抗肿瘤的 mRNA 疫苗 抗肿瘤疫苗和其他免疫疗法被认为是非常有前途的治疗恶性肿瘤的方法。抗肿瘤疫苗可以设计成靶向肿瘤细胞选择表达的相关抗原，如生长因子等。也可以靶向恶性肿瘤细胞突变产生的特有抗原。抗肿瘤的 mRNA 疫苗一般起治疗作用，而不是传统的预防作用，目的是促使细胞介导的应答，比如典型的 T 淋巴细胞应答，从而达到清除或者减少肿瘤细胞的目的。

mRNA 临床给药途径为直接注射，包括皮内注射、肌内注射、皮下注射和鼻内给药，还有一些非传统方式，如节内注射、静脉给药、经脾给药和肿瘤给药。不同的给药方式对于 mRNA 疫苗的药效有很大影响，总体来讲，由于裸露的 mRNA 易于降解，存在血清蛋白聚合，所以不适用采用直接注射法。

适配体（aptamer）是一小段经体外筛选得到的寡核苷酸序列，其以独特的空间结构与相应的配体进行高亲和力和强特异性的结合，和其他核酸药物不同，适配体不是通过碱基配对来发挥作用，而是类似于抗体，依靠自身的三维结构与配体结合。与抗体相比，适配体获得难度和成本更低、免疫原性更低、组织穿透性好、靶标更广泛。目前有十余款适配体药物处于临床研究阶段。

目前，miRNA 药物主要包括两种形式：miRNA 类似物（miRNA mimics）和靶向 miRNA 药物（AntimiRs），

该领域的药物最快的处于Ⅱ期临床研究。

当前全球新药研发热点仍然是抗肿瘤药物的开发，约占新药临床试验申请的 60％以上。其中的热门抗肿瘤药物靶点大多集中在：

- 靶向蛋白酪氨酸激酶（tyrosinekinase），其中有 100 多种酪氨酸激酶、20 多个受体酪氨酸激酶家族蛋白、10 个非受体酪氨酸激酶家族蛋白等；
- 靶向 HER2/neu、VEGFR 和 EGFR，包括针对拮抗肿瘤生长信号和抑制肿瘤新生血管等；
- 靶向 PD-1 和 PD-L1，如免疫检查点和阻断 T 细胞抑制通路等。

其他进行中的靶点药物研究目标还包括但不限于靶向细胞内信号转导分子（如 P13K-AKT-mTOR 信号通路）、靶向细胞周期蛋白（如 cyclin、CKI）、组蛋白去乙酰酶抑制剂（如调控基因转录）、靶向泛素-蛋白酶体通路（如调控蛋白降解）、靶向 DNA 损伤修复系统、靶向肿瘤基质细胞（微环境）药物、靶向干细胞治疗策略（如溶瘤腺病毒、嵌合体-免疫毒素）、靶向肿瘤代谢策略、针对端粒末端转移酶的靶向治疗、miRNA 与肿瘤靶向治疗和若干靶向通路研究（如 DR 通路、BER 通路、HR 通路、NHEJ 通路等）。

如上所述，任何药物的研发都需要对药物靶点进行两种类型反复验证：①确认分子靶标确实是导致人类疾病的原因。虽然许多遗传或基因组方法在体外、动物疾病模型和人类疾病模型中都有用于靶点验证案例，但实际上对一个新靶点而言，在成功用于新药研发之前，分子靶点并不会被完全验证，这也是第一个新药（first-in-class）在研发中面临的挑战。②确认分子靶点确实是药物分子的预期靶点。但药物的药理作用（疗效和毒性）可能存在抑制其他未知分子靶点的可能性，进而导致药物成药性差。理想的候选药物应该对分子靶标有高效和特异性的抑制而不会产生脱靶效应。在疾病相关的靶组织中有高暴露量/选择性，以便在合适剂量下（最好为低剂量）也能达到足够的临床疗效，或在人体健康组织的暴露量/选择性低，在合适剂量下（即使在高剂量）有较小的毒性。此外，即使上述两个方面的靶点验证获得成功，许多候选药物在临床Ⅰ期、Ⅱ期和Ⅲ期试验中的失败率仍很高，因为在进入人体临床试验前，上述药物研发如果忽略了暴露量/选择性在疾病靶组织与健康组织中的平衡，有可能会导致不适的候选药物进入临床研发，并影响临床试验中剂量/疗效/毒性之间的平衡，进而造成临床研发的失败。此外，在临床试验过程中，根据市场策略和动物研究数据，制订出临床研究计划和临床试验的目标和方案尤为关键。临床试验计划或方案中的相关参数可以随着临床前研究的进行不断修正。在Ⅰ和Ⅱ期临床试验中，这些参数可以继续被调整。但最后的制剂配方和质量标准应当在Ⅲ期临床试验开始前定案。

5.1.2　人体临床试验周期

有研究指出，为了提高临床试验成功率，从候选药物对靶点选择性和活性角度分析，可以提高候选药物临床试验成功率（Sun et al.，2022），其中药物药学分类的四个维度为：

（1）Ⅰ类候选药物　对药物靶点具有高特异性/活性，且能达到靶组织暴露/选择性水平较高，这意味着低剂量有可能达到较好的临床疗效，毒性小，这一类药物通常具有较大的临床研发成功率。

（2）Ⅱ类候选药物　对药物靶点具有高特异性/活性，但靶组织暴露量/选择性水平较低。此类药物需要高剂量才能达到足够的临床疗效，但可能产生不可控的毒性。因此，这类药物需要密切关注和研究其临床剂量/疗效/毒性间的平衡。

（3）Ⅲ类候选药物　对药物靶点具有相对较低但足够的特异性/活性，且能达到较高的靶组织暴露量/选择性水平。这类药物可能只需低至中等剂量即可达到足够的临床疗效，其毒性也可控，因而这类药物的临床成功率可能会比较大。

（4）Ⅳ类候选药物　对药物靶点特异性/活性和靶组织暴露量/选择性均较低。这类药物即使给予大剂量也可能达不到预期临床疗效，且会因为临床毒性而导致临床试验失败。

从上述药学分类分析可以看出，候选药物准备启动临床试验前，申办方有必要对其选择性、暴露量风险和量效关系的基础数据有一个全面了解。任何药物进入人体临床试验后，其总体设计和实施都需要遵循 GCP 的伦理性、科学性和合规性原则，需要根据不同的适应证目标（如肿瘤的不同瘤种）、相应的受试者群体选择和差异要求、试验药物的给药方案的探索及其与疗效的关联性，以及安全性指标及其评估方法的选择和确定等方面予以考虑。值得指出的是，即使设计 0 期或Ⅰ期临床试验，也需要对于试验药物的未来市场目的和后期的试验方向做出整体性的策略计划，这涉及早期临床试验设计的灵活性，即试验目的的多样性、研究手段的多样性和设计方法的灵活性，也需要为临床试验生命周期的风险规避打下基础。按照 ICH 指南 E8，临床试验可以根据新药临床研究的性质被划分成若干周期。虽然这些划分相互独立，但实际操作上往往可能有所重叠，试验开展并不是固定的按试验周期顺序进行，可以是无缝连接，如无缝Ⅰ/Ⅱ期或无缝Ⅱ/Ⅲ期，也可以为交错式研究顺序，例如，Ⅰ期临床研究目的可能存在于Ⅲ期临床试验研究中，Ⅱ期临床试验耐受剂量研究可能会被作为Ⅰ期临床试验处理，完成Ⅲ期临床试验后再进行Ⅱ期的药物相互作用研究等。表 5.3 简述了药物研发的各个阶段。

表 5.3 药物研发周期示意表

期	设计	研究目的	受试者数目	试验时间
临床前动物实验	• 动物模型 • 体外实验室模型	• 发现有临床意义的生物活性的化合物后，进行动物实验来评价其安全性、药理性、生物活性和毒理性，如 - 评估动物药动学/药效学(PK/PD)参数 - 评估动物毒性参数 - 评估动物发育毒性 - 评估动物致突变性和致癌性 - 评估动物免疫原性和交叉反应性 • 制剂学研究 • 研究靶点作用机制 • ……	—	1～3 年
0 期临床试验(探索性新药研究)	• 微剂量研究 - 低于 1/100 动物实验数据的剂量值计算人体产生药理效果的剂量，且最大剂量不超过 100μg • 药理相关剂量研究 - 起始剂量为敏感物种 1/50 的 NO-AEL(无可见不良反应剂量，mg/m²)，最大剂量为 1/4 或 1/2 的 NOEAL 或出现靶向指标的变化，或副作用	• 在一个相对较小的受试者试验组中获得药物非毒性剂量以及可以帮助设计后续阶段试验方案、识别药物特征的信息 • 没有治疗或者诊断意图 • 通过识别最有前途候选药物或者比较有希望的候选药物实现，为候选药物建立 PK-PD 关联性 • 对试验结果应用"继续/停止"决策模型，提供未来临床开发的设计思路	少量健康志愿者或患者（通常为 6～15 人）	微剂量研究：常见 一次性 药理相关剂量研究：≤7 天
I 期临床试验(首次人体药理学或试验性研究)	• 健康志愿者或患者 • 开放式 • 非对照 • 单剂量或多剂量 • 剂量递增 • 单一或若干研究机构	• 代谢作用(如何吸收、分布、代谢和分泌) • 对各种器官和组织的药理作用和稳态参数（蓄积比或波动系数） • 起始剂量的确定和爬坡递增的方法选择 • 随剂量增高而变化的耐受性(MTD)、安全性和限制性毒性剂量的标准(DLT) • 评估活性和免疫原性 • 人体药动学和药效学评估 • 食物影响 • 单次或多次给药 • 寻找剂量范围(PK/PD 关联性) • 评估新药治疗时间 • 评估合并用药策略 • 评估肝肾/心脏毒性 • 生物等效性或生物利用度 • 药物相互作用 • ……	20～80 人	几个月
II 期临床试验(探索治疗性研究)	• 探索性和概念性研究(IIa) • 确证性和剂量-效应探索(IIb) • 受试者为患者 • 随机 • 安慰剂对照或有效药物对照 • 常为盲性试验 • 单剂量或多剂量 • 多研究中心	• 探索目标适应证可行性 • 评估给药剂量/方案可行性，包括最小/最大有效性剂量 • 研究药物治疗病症的有效性(小规模) • 最大耐受剂量(MTD) • 剂量-效应关系，即剂量-效应和暴露-效应等及其关联性 • 潜在研究终点评价 • 治疗方案评价 • 目标人群评价，如轻度与重度疾病比较 • 食物影响 • 药物相互作用 • 常见短期不良反应和风险 • 人体药动学 • 人体药效学 • 评估多模式治疗方案，为确证性研究设计提供依据，如临床终点、患者自报告结果、适应证人群、剂型/剂量、风险-受益比……	几十至几百人	几个月到 2 年

续表

期	设计	研究目的	受试者数目	试验时间
Ⅲ期临床试验（确证治疗作用试验）	• 确证大规模安全性和有效性验证研究 • 受试者为患者 • 遵循常规医疗实践环境 • 随机 • 安慰剂或市售治疗药物对照 • 盲态试验（可后续非盲性治疗） • 多中心	• 有效性（大规模） • 确认风险-受益比 • 长期不良反应（将作为标签依据） • 确定标签剂量 • 与现行医疗标准和其他治疗措施比较 • 不同患者群体药物服用安全性和有效性，如儿童、老年人、弱势群体等 • 建立目标人群明确的大量安全性参数 • 获取足够数据支持风险-受益比的药政批准 • 建立剂量-效应/暴露-效应/药物相互作用关系	几百至几千人	1~4 年
Ⅳ期临床试验（上市后临床应用试验）	• 上市后监测或延伸研究 • 受试者为患者 • 遵循常规医疗实践环境 • 随机 • 安慰剂或有效药物对照 • 多研究中心	• 药物促销手段 • 进一步安全性确证探索 • 为证明优于同适应证竞争药物或替代治疗药物而进行直接对比研究（注意：不适用新适应证） • 药物经济学研究 • 流行病学研究 • 生活质量认证试验 • 追踪观察式安全性研究（可能有条件批准要求） • 大样本、多元人群的受益研究 • 监督另外的未预料或罕见不良事件，以改进药物参数在普通人群、特殊人群和/或环境中的风险-受益比知识 • 改进剂量/剂型 • 非干预性或真实世界探索	几百至几千人	不定
上市后监督	• 受试者为患者 • 常规医疗实践环境	• 药物批准后，申办方或生产商有义务监督所批准药物的不良反应案例 • 上市后监督不需要在临床试验的环境中进行，而是通过医生、药剂师、卫生保健人员、患者及患者家属自发地向申办方、生产商或药政部门报告，或通过医疗文献或媒体等曝光方式来实现	—	存在于药物上市的整个生命周期，直到药物不再生产或销售

5.1.2.1　0 期临床试验

随着创新药物的研发体系的建立和发展，如何能够快速筛选、降低成本、减少风险，并寻找新方法来提高新药筛选效率，评估潜在新药和优化现有的开发策略已愈来愈受到关注。从某种意义上来说，传统的临床研究常由动物数据推测药物在人体进行临床试验的起始剂量，但人和动物间代谢酶种类及数量、代谢途径等均不同，药物在动物体内的吸收、分布、代谢及分泌与人体有很大差异，因此，这种简单的推断往往使临床试验（尤其是创新药物的临床试验）的风险增加，为此，美国 FDA 于 2006 年颁布了探索性新药研究指导原则（FDA，2006c），提出在进行传统的首次临床试验（FIH）——Ⅰ期临床试验之前，开展小规模人体"微剂量"研究的思路，又被称为 0 期临床试验，在美国被称为探索性新药临床研究（exploratory IND，eIND），在欧洲称为探索性临床试验。其

目的在于降低 FIH 临床试验中研究药物对人体接触的安全性风险，而这种风险的减少也有助于准备和正式递交 IND 前的临床前进一步验证，以求相关时间、费用和药物生产要求风险的减少，并提高拟开展的人体研究数据的探索价值（王进等，2014）。按照这些定义，0 期临床试验的专有术语也可以称为"模拟人体（in humano）"研究，即意味着是临床前的人体试验，不会产生临床受益或毒性。经过药政部门审批的 0 期临床试验的开展只为了改善申办方内部决策质量，并不具有人体接触史的任何信息，亦不是有治疗或者诊断意图的尝试性人体试验。这类试验可以有助于：

• 确定在临床前的实验系统中发现的作用机制是否可以在人体中也能呈现，如生物酶的结合或抑制作用；

• 提供重要的药动学初步信息；

• 依据 PK 或 PD 结果，在一系列候选化合物中

选择最有希望的分子实体设计一项以人体专向治疗为目标的探索性临床试验；

• 运用各种影像技术探索候选分子实体生物分布的性状。

由此可见，0 期临床试验是指在传统 I 期剂量递增、安全性和毒性研究等实质性投入前，通过化合物或制剂进行研究，尤其是对分子靶向药物的研究，以获得包含蛋白结合率、酶抑制率等的人体药动学数据和包含与靶点的结合情况相关的药效学数据，探索药物在人体的 PK/PD 特征，也可采用各种影像学研究手段获得人体组织分布情况，以便早期从候选化合物中确定最有研发价值的先导化合物，便于更好地预知 I 期临床试验及后续的研发设计，以及生物标志物的使用。另外，尽早了解先导化合物在人体的代谢特征，对于非临床安全性研究的动物选择、提高动物实验结果的预测价值也非常有意义。需要指出的是并不是所有属性的候选药物都可以尝试 0 期临床试验的，只有具备以下特点的需要进行临床前评价的新的生物活性分子实体，尤其是毒性较大的抗肿瘤创新药物，才可以考虑进行 0 期探索性新药临床试验：

• 具有可信任的抗肿瘤活性或靶点调制作用（靶指标的变化可产生预期的效果）；

• 治疗指数较宽；

• 有预期的血药浓度；

• 在预期的血药浓度下可实现低剂量、短暴露时间药效的靶点调制（用药时间≤7 天）；

• PD 检测分析方法验证确认，即验证靶点调制确认；

• 相对小样本的情况下（6～15 个）可评价药效的靶向效果。

当前，国际上统一的药政要求和监督微剂量及其 0 期临床试验的工作框架标准都是按照 ICH M3 指导原则中的概述而制定的（ICH M3，2009）。依据这一框架指导原则，0 期临床试验似乎是首次人体接触比 I 期预期更低的药物剂量，即比最大耐受剂量（MTD）还低的剂量，且没有治疗目的，也不打算评估耐受性。表 5.4 展示了 5 种 0 期临床试验常用的微剂量方法（Burt et al.，2016）。

上述微剂量或药理剂量筛选，使非常有限的人群暴露于生物活性化合物下（少量受试者，通常 6～15 位，≤7 天），收集必要的有关化合物安全性及药动学的试验数据后，若可以得到 PK/PD 数据结果并建立其关联性，则候选化合物具有进一步开发为新药或生物制剂的可能性；若无法或不能获得 PK/PD 数据结果，则不应当继续开发新药和生物制剂；如果只能获得 PK 数据，但无法获得 PD 结果，则需要结合其他临床前结果来进行综合分析判断，以决定是否有进一步的新药开发的可能性。对于可以确认进一步开发的新药来说，获得的药物非毒性剂量（NOEAL）信息有助于帮助设计后续阶段试验方案，识别药物特征和 PK-PD 关联性信息，进而为 I 期临床试验初始剂量提供更好的近似值。目前，0 期临床试验的研究方法主要包括以下两种：

（1）微剂量研究（micro-dose） 一种在人体中进行的探索性临床药物研究，其使用低于 1/100 动物实验数据的剂量值探索人体产生药理效果的剂量，以了解受试药物在人体药动学特点、评价其在人体的生物学分布及靶向效果、测定其的剂量范围和给药次数及

表 5.4 0 期临床试验常用方法

方法	服用次数/周期	最大剂量	临床前要求	遗传毒性/放射测定
1（微剂量）	1	$100\mu g$，或 NOAEL 的 1/100（取其中最低的那个剂量）	啮齿动物扩展性单剂量毒性；GLP 要求	无遗传毒性；PET 测定①
2（微剂量）	5（每次之间间隔 6 个半衰期）	每次：$100\mu g$ 或 NOAEL 的 1/100（取其中最低的那个剂量）	啮齿动物 7 天重复性剂量毒性研究；GLP 要求	无遗传毒性；PET 测定
3	1	起始于亚治疗剂量，并增加至期望治疗范围，但＜1/2 NOAEL	啮齿和非啮齿动物扩展性单剂量毒性；GLP 要求	Ames 试验；PET 测定
4	多次＜14 天	起始剂量＜1/50 NOAEL，AUC 在期望治疗范围内，但＜1/10 的临床前 AUC（如果没有毒性或＜NOAEL）	啮齿和非啮齿动物 14 天重复性剂量毒性研究；GLP 要求	Ames 试验＋染色体损害实验；PET 测定
5	多次＜14 天	起始剂量＜1/50 NOAEL，可以在期望治疗剂量范围，但＜非啮齿动物的 NOAEL AUC，或＜1/2 啮齿动物的 NOAEL AUC	啮齿和非啮齿动物 14 天重复性剂量毒性研究；GLP 要求	Ames 试验＋染色体损害实验；PET 测定

① PET：正电子发射断层显像（positron emission tomography）。

顺序、明确两种以上药物衍生物状态下的药动学和药效学，同时对开发新型的显影探针或显影技术有很大帮助。根据美国 FDA 和欧洲 EMA 指南，微剂量意味着低于通过临床前毒理学研究获得的动物安全性数据而推导出的拟用于人体可能产生临床药理学效应剂量的 1/100，且最大剂量不超过 100μg，对于蛋白类产品则剂量≤30nmol。

（2）**药理相关剂量**（pharmacologically relevant dose）**研究**　一种在人体内进行的探索性临床药物研究，其目的在于评价受试化合物的药理作用。这个研究要求依据敏感物种 2 周的毒理学试验结果作为临床试验前的安全数据。药理相关剂量研究通常连续用药不超过 7 天，起始剂量为敏感物种 NOEAL 的 1/50（mg/m^2），最大剂量（C_{max}）为 NOEAL 的 1/4 或 1/2，或出现靶指标的变化或副作用。其中若涉及生物标志物检测分析，其方法需要进行验证。这个研究方法不仅对了解受试化合物在人体的作用机制有极大的帮助，还能够在传统 I 期临床试验之前提供人体内药动学-药效学相关数据，为确定采用单制剂或混合制剂、评价作用于同一靶向的两种以上药物及衍生物的人体内药效提供了参考，为进一步研发有希望的先导化合物提供科学依据。

需要指出的是所有支持人体 0 期探索性临床试验的动物实验数据必须是在符合 GLP 标准和操作规程的实验室中获得的。由于 0 期临床研究是微剂量试验，因此需要有超灵敏和精确的检测手段来实现对化合物及其代谢产物浓度的测定、化合物与特定受体或酶的结合情况，以确定化合物 PK-PD 的特征、提供化合物与其靶点作用的信息、评定化合物的作用机制、通过对化合物生物分布的研究提供生物活性化合物初步的安全性和有效性的信息等。目前常用的主要分析方法有：

（1）**定量分析方法**　主要包括加速器质谱仪测定法（accelerator-mass spectrometry，AMS）、高效液相色谱串联质谱仪测定法（LC-MS-MS）和电感耦合等离子体发射光谱仪测定法（inductively coupled plasma-optic emission spectrometer，ICP-OES）。其中 AMS 是最灵敏的方法，可以测到 fg/mL 水平的血药浓度，其灵敏度是高效液相色谱质谱联用技术的 1000 倍，且受试者的射线暴露值非常低，在有条件情况下应作为首选，但因其需要标记同位素且设备数量少，限制了其广泛使用。LC-MS-MS 对大多数分析物有较高的灵敏度，其测定已可以达到 pg 水平，不涉及辐射保护要求，操作简便、可批量测定。

（2）**半定量分析方法**　主要包括正电子发射断层显像（positron emission tomography，PET）、免疫测定法（immunoassays）和分子印迹（molecular imprintingpolymer，MIP）。其中 PET 具有较高灵敏度，可对化合物进行实时组织分布和靶向分析，对揭示化合物的靶点药理作用特异性有意义。免疫测定法灵敏度比 LC-MS 法更高，但存在交叉反应和抗体产生滞后时间等问题。PET 的优势在于其能提供药物在人体和相关组织（包括目标受体结合和占有率）中的实时作用连续动态信息，但不能像 AMS 和 LC-MS/MS 一样，能区别代谢物与母体化合物间的作用。

有些情况下 0 期临床试验被视为首次早期人体临床研究。在这种情况下，可能会与 I 期临床试验混为一谈。表 5.5 比较了 0 期和 I 期临床试验的区别。

表 5.5　0 期与 I 期临床试验特点比较

设计指标	0 期临床试验	I 期临床试验
目的	无安全性和诊疗探索 临床研究企图	探索安全性和临床用药剂量
作用机制研究	可能，如 PET 探索受体结合和替换研究	可能
临床前要求	有限，变化大；取决于试验药物暴露程度和试验目的	完全要求
参与机构数量	单机构	单机构或多中心
总受试者人数	6～15 人	大于 20 人
开展项目周期	4～12 个月	12～24 个月
给药持续时间	有限剂量，最多 1～2 周（与药物半衰期有关）	多次循环重复给药，直到达到毒性上限，可能持续 6～60 天（与药物半衰期有关）
起始剂量	临床前毒性研究	标准 IND 临床前毒性研究
遗传毒性	无或有限	完全要求
试验药物 GMP	可能，取决于已有的临床前信息和服用途径（如灭菌要求的静脉注射给药）	完全要求
临床前生物标志物研究	靶点/生物标志物分析检验在开始试验前需要通过临床前模型验证	在试验开始前一般不进行

续表

设计指标	0 期临床试验	I 期临床试验
主要终点指标	为后续开展的临床试验确定调整靶点的剂量范围	确定剂量限制性毒性和最大耐受性
受试者	标准治疗失败后的严重恶性肿瘤或需立即处理的无痛性疾病	标准治疗失败后的严重恶性肿瘤
系统耐受性研究	无	有
MTD	＜MTD	MTD
试验前后洗脱时间	可能 2 周或更少	通常至少 4 周
剂量递增	在无限制性毒性下获得预期药物暴露和靶点调制作用	主要由毒性试验指导
治疗效果评价	无	通常定期评价治疗受益,直到增加剂量不再产生预期效果
生物标志物检测	PD 标志物综合应用在试验中,以建立作用机制和对受试者组织样本验证靶点/标志物检测	一般不做,因为大多数 I 期临床试验不强调 PD 标志物
肿瘤活检	至少给药前 1 次,给药后活检 1 次,以评价靶点药物活性	几乎都是可选择性的
PK/PD 分析	实时	样本通常批处理,并在后期计划时间点分析

微剂量研究通常可以评价人体 PK 效果,较少采用侵入性试验设计方式,但可以用成像或体液采样的方法。通过新型成像探针的微剂量途径来评估人体药物分布、结合特点和目标效果等。药理相关剂量研究通常可以评价人体 PK/PD 效果和关联性,更多采用入侵性试验设计,包括肿瘤组织和/或替代组织采样,因此,需要有严格的伦理把关。此外,通过 PK/PD 的研究,可以确定给药范围、给药顺序和靶点、序列相关的目标或生物标志物调制相关的 PK-PD 关联性。无论是微剂量还是药理相关剂量研究,都可以用于评价两个结构相似的分子实体的人体 PK 或 PD,以选择在后续开发最有前景的候选药物。

总之,即使 0 期临床试验没有疗效企图,但其所获知的关键信息仍然与药物研发继续与否有关。即使是很有限的单剂量暴露信息,仍然可以获知既往无法获知的一些有用人体应用信息,如:①血浆 PK 参数;②目标 PK 结果（有效性和毒性结果）;③受体结合和取代;④PD 参数（生物标志物和临床结果等）等。所有这些结果中只有长期药物暴露的临床结果无法从 0 期临床试验中获知。这些信息的获知有利于减少试验用药物的不确定性。

5.1.2.2　I 期临床试验

I 期临床试验的目的是检验候选新药的剂量和人体初步安全性评价,它所寻求的主要答案为:①药物的正确剂量是多少;②药物的不良反应和安全性怎样;③药物是如何被代谢的。所以,I 期临床试验的基本原则是要尽可能多地收集数据,以验证安全性［如 AE、全 QT（TQT）等］,PK/PD 基本信息（包括剂量比、种族差异等）,剂量爬坡（DE）探索［单剂量（SAD）或多剂量（MAD）］,以及其他数据信息,如药物相互作用（DDI）、生物利用度（BA）、生物等效（BE）、食物影响作用（FE）、生物标志物探索等。常见的 I 期临床试验典型设计有:

	DE	PK/PD	BE	BA	DDI	FE	TQT
单臂设计	√	√			√		
多臂设计	√	√	√	√	√	√	√
交叉设计			√	√	√	√	
平行设计		√	√	√	√	√	√

由于 I 期临床试验常为首次人体试验（first-in-human,FIH）,首先监督毒性或不良反应显得十分重要,因而需要针对身体的重要系统进行一系列的临床和实验室检查,其中一些检查还需要重复多次。它在试验设施配置、人员要求、试验流程和受试者处理等方面有着特殊的要求,因而与 II/III/IV 期临床试验在管理上存在着很大的不同。对于 FIH 来说,在确定是选择健康人还是患者作为受试者目标人选后,单次给药剂量渐升法（single ascending dose,SAD）是首先需要设计和完成的临床试验,其中主要针对安全性、耐受性、PK 和 PD 等机体与药物相互作用数据信息的收集,为下一步方案设计提供基础数据。其次需要设计和完成的 FIH 临床试验是多次给药剂量渐升法（multiply ascending dose,MAD）,主要探索药物在体内的蓄积效应、PK/PD 体内变化的关联性、受试者目标人群和体质差异的影响因素等。如果涉及食物对药物作用的影响因素,最好在 MAD 前进行食物对药物影响的临床试验,如高脂餐,或空腹或餐后的药物作用区别等。如果不涉及,则可以完成 SAD 后直接开展 MAD 的临床试验。FIH 临床试验的目的

是药物作用机制验证（proof of mechanism，POM）和概念验证（proof of concept）的科学性和可靠性（参见 14.1.1 节）。为了实现这些 FIH 的试验目标，需要对试验药物的各种信息有充分的了解，试验设计需要考虑的数据和信息包括但不限于：

① 试验药物本身的特性　对试验药物属性的了解尤其重要，这包括药物理化性质、剂型、毒性、作用机制、动物体内或人源细胞的初级和次级诱发机制（安全药理学研究数据）、动力学参数和稳定性等，如药动学的变化是否呈剂量依赖性、多次给药的体内药物浓度蓄积与药动学参数的关系、人体药动学的规律等。这些药物属性的临床表现往往可能从临床实验室评价信息中获得，如血液学、临床生化及尿常规检测评估等。此外，生命体征、体检发现、心电图及特殊安全性检查等变化观察也有助于评价试验药物的有效性和安全性结果及其信号变化趋势。

② 临床前的药效学数据在人体内的作用关联性　需要了解的数据结果和信息有必要的临床前研究是否都已完成、结果是否可靠、药物活性作用机制是否确定、作用靶点是否在不同人群中存在着差异性、试验药物的安全窗大小、临床前各动物模型的相关性、药物蓄积作用存在与否、潜在药效学/毒理学生物标志物的分析、首次人体内服用的吸收代谢过程等。

③ 药动学研究　药物吸收与体内分布特征、代谢特征和排泄途径、不同剂量新药单剂量和多剂量给药结果、暴露量与暴露程度，以及人体靶器官组织的分布特征等数据有助于药效和毒性剂量设计。

④ 起始剂量的估算和剂量递增间隔的确定　与选择和确定首次人体剂量的设计、剂量爬坡原则和方法、首次人体应用对新药的耐受程度和耐药程度范围等有关。

⑤ 受试者群体的选择　与选择的适应证目标有关，包括每组剂量及其递增的受试者人数及其监控、受试者类别（健康或病患者）等。根据药物性质特点和疾病类别，考虑入排标准的设计。

⑥ 安全性和评估指标选择和确定等　是Ⅰ期临床试验，特别 FIH 试验的首要目标，包括所有不良事件发生情况、剂量与不良事件发生的关联性和程度、潜在药物不良反应的严重性与可能毒性靶器官影响等，重点要关注严重不良事件、与药物相关或可能有关的不良事件、非预期的不良事件或不良反应，以及重要不良事件导致的受试者退出、需给予其他药物或手段治疗等事件。因此，风险最小化原则必须作为首选，其中如何选择和确定安全终点评价指标大多与药物 PK 特性密切相关，诸如确定起始给药剂量和剂量递增的增量、下一剂量组的选择、给药途径和速率、每剂量组的受试者人数、同一剂量组受试者给药顺序和给药间隔等，以及受试者人群目标、

终止剂量递增标准，决定受试者给药剂量和剂量增加的评估职责分配（参见 20.7.1 节）。这些方案设计因素是建立最大耐受剂量（MTD）和剂量限制性毒性（DLT）等监控试验药物风险因素的关键参数，也是试验药物Ⅱ期临床剂量和给药方式确定的重要基础（参见 6.2.5 节）。

相关临床前研究结果对 FIH 临床决策极为重要，同时还需要考虑所采用的动物模型与人体预估作用的关联性，如动物模型受体或靶点特征与人体的一致性、生物学效应或免疫原性的一致性等。因此，Ⅰ期临床试验的关键研究目标包括初始人体安全性和耐受性评估、起始剂量的确定和剂量爬坡方法的选择、药物最大耐受剂量（MTD）/剂量限制性毒性（DLT）和不良反应的监测、药动学研究、药效学评价、其药动学参数与药效学或毒性间的关系等；如果选择的受试者为病患，Ⅰ期临床试验的次要终点目标可以包括初步疗效观察等。此外，Ⅰ期临床试验也可以同步考察新药的人体药效学、食物影响、药物相互作用等。其试验设计可以分为单剂量耐受性或药物代谢，或多剂量耐受性或药物代谢临床试验。Ⅰ期临床试验通常是非治疗性的，因而可以在健康志愿者或者某类患者中进行。但若具有潜在毒性的药物，如细胞毒性药物，通常需要选择患者作为研究受试者，观察终点往往是受试者是否出现限制性毒性反应。非细胞毒的抗肿瘤药物需要结合评价肿瘤活性的指标或综合药物毒性和药物动力学剂量水平，不会单纯以肿瘤大小来判断。药效学评价是根据药物本身的特点和已有的治疗终点研究，药效学研究和血药浓度-效应关系研究（PK-PD 研究）可以在健康志愿者或患者中进行。若有恰当的方法，患者的药效学数据可以提供药物活性与潜在疗效的早期评估资料，而且可以指导后期研究的给药剂量和给药方案。对药物活性及潜在治疗受益的初步研究可以作为次要目的在Ⅰ期进行。生物等效性临床试验通常和Ⅰ期临床试验一样，也需要进行药动学和药效学的检测，因而一般说来，Ⅰ期临床机构也可以承接生物等效性的临床试验。Ⅰ期招募的受试者年龄差别最好在 10 岁之内，男女各半，如选择正常受试者应进行体格检查，无严重心、肝、肾、血液系统功能障碍，妊娠妇女和儿童应排除，除非儿科方面有特殊要求。图 5.5 展示了Ⅰ期临床试验的常见基本流程。

Ⅰ期临床试验设计大多是开放和与基线对照的，有时为提高观察结果的有效性，也可以采用随机化和盲法或安慰剂对照。新的未知药物和其他已知药物的混合可能造成不可预测的药物-药物相互反应，也不容易区分所发生的不良反应与新药还是组合成分药物或混合物有关。因此，新药Ⅰ期临床试验多只用单一试验药物。Ⅰ期临床试验的受试者人数通常在 20～

80人次左右。与Ⅱ/Ⅲ/Ⅳ期临床试验相比，试验周期较短，费用也相对少，主要关注点集中在药物安全性方面。图5.6列出了Ⅰ期临床试验项目从项目方案准备到试验结果报告完成所需的平均标准时间。

进行 FIH 临床试验时，主要风险控制点包括但不限于研究人群的给药和观察频率计划、血管内或血管外给药方式的不同风险等级管理的方法设计、起始剂量和爬坡等级的设计、安全性风险观察与管理计划等。确定Ⅰ期试验安全起始剂量的方法有几种，如3＋3法、改良 Fibonacci、NOAEL、MABLE、PK/PD 法等（见6.2.5节）。其中常用的初试剂量是根据动物药效学试验的结果、动物毒性试验的结果或同类产品应用的剂量来确定，但需要考虑到人与动物间存在着明显的种属差异。临床前实验中，老鼠被逐渐剂量

递增地给予研究药物直至确定死亡剂量。人体初期临床试验中，剂量递增应从小剂量组开始逐组进行，安全起始剂量一般以可使10％的老鼠致死的剂量的十分之一为起始剂量，也称为LD_{10}。这一起始剂量或之后的若干递增剂量有时可能不足以产生所期待的疗效反应，但人体的疗效剂量有时低于动物的疗效剂量，人体受试者的安全性必须始终位于首位。只有在确定前一剂量组安全耐受前提下，才能开始下一剂量组的给药。起始剂量的设计与Ⅰ期临床试验的成败和完成快慢密切相关。如果起始剂量高，会导致严重毒性反应出现快，甚至受试者死亡，进而有可能使具有很好潜力的有效药物不能得以继续研发。如果起始剂量低，会造成试验周期延长，资源浪费，而且从伦理的角度看，在保障安全和快速剂量递增的同时，不应

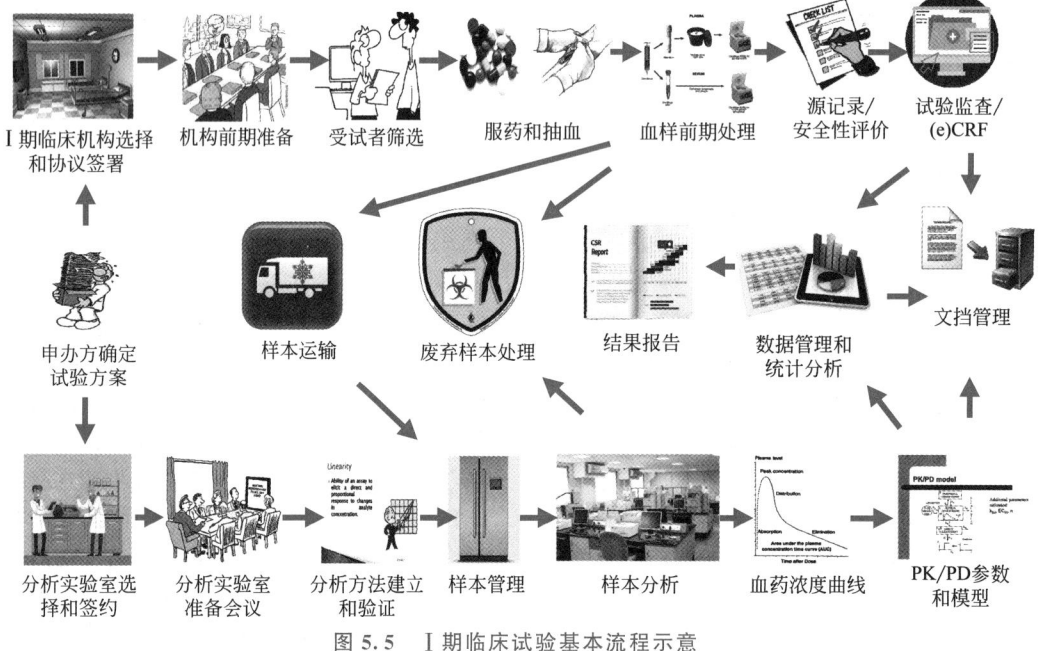

图 5.5 Ⅰ期临床试验基本流程示意

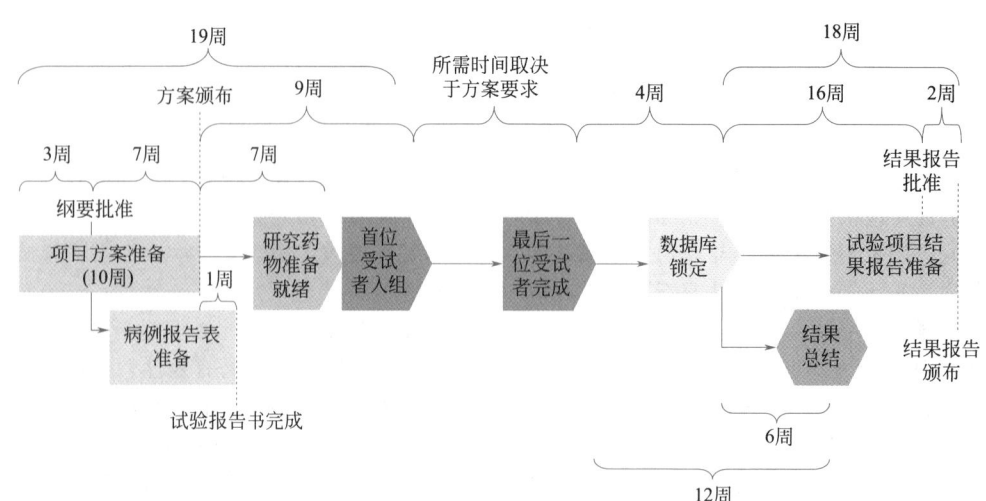

图 5.6 Ⅰ期临床试验平均标准时间表

使过多的受试者暴露在无效的剂量下。在典型的 I 期临床试验中，每一剂量单位的受试者人数往往为 3＋3 设计。经一个周期（通常为 3～4 周）的治疗后，如果未见严重毒性反应，则可以开始递增至下一剂量组，依次递增，继续以 3＋3 为递增剂量试验组，直至剂量限制性毒性（DLT）出现。要注意的是每位受试者只能接受一个剂量，不允许同一受试者中在单次给药剂量递增试验中接受多次给药。单剂量耐受的交叉试验亦是绝对不允许的。 I 期临床试验用药的给药途径需根据试验药的剂型、用药目的和参考临床前药理毒理试验的给药途径而定，最好与未来临床拟用药途径一致。在 I 期剂量探索过程中，需要事先规定最大剂量，最大剂量是根据动物毒性试验的结果或同类产品应用的剂量来确定，应起码相当于或略高于拟常用临床剂量的高限。当达到最大剂量仍无毒副反应一般即可终止试验，如在剂量递增过程中出现较重的不良反应，虽未达到规定的最大剂量也应终止试验。多剂量耐受性试验的研究时间，通常是短半衰期药物 1 周左右，长半衰期药物 2 周左右。

剂量递增的百分比范围通常为 33％～100％。根据前一组出现的毒性或不良反应状况来确定下一剂量组的剂量递增比例（见 6.2.5 节）。临床试验方案可以为此递增百分比做出规定。例如，当某一受试者经历毒性或不良反应时，研究者必须确定其原因是否可能与研究药物或内在疾病有关。如果与研究药物无关，则剂量可以继续 100％ 递增。如果出现可能与研究药物有关的二级（中等程度）毒性反应，则剂量递增幅度只能维持在 30％～40％ 的范围内。大多数的毒性反应在研究药物被停止服用后都会消失，并不会留有后遗症。一旦 DLT 被确定后，其 DLT 剂量的前一剂量组则可以被视为研究药物的最大耐受剂量（MTD）。MTD 被确定后，一般会再招募 6 位受试者，继续服用 MTD，以确保研究药物 MTD 的安全性。如果没有新的毒性反应出现，则可以终止招募受试者。预设的 I 期临床试验观察指标要全面，除了要注意一般的临床症状、体征和实验室检查外，还应该根据动物实验的毒性靶器官、可能出现或已经出现毒性的器官、同类药物的毒性靶器官来考虑增加一些特殊观察指标。试验中的剂量限制性毒性的临床表现不尽相同，轻者可以为严重头痛，重者可能出现死亡。一般说来，在出现严重死亡事件前，总是会预先出现某些临床警示现象，研究者应该仔细观察各种毒性反应临床表象，以避免死亡事件的发生。

Ib 期临床试验常出现在创新药物、抗癌药物或生物药物的研究中。它主要是研究药物剂量、耐受性或药动学/药效学参数，也包括药物代谢、药物构

效关系、作用机制的研究、食物影响和药物相互作用研究等。其目的是了解药物在人体内的吸收、分布、消除的动力学规律和特点，观察人体可耐受的剂量范围，为 II 期临床剂量选择、给药频率及给药时间提供依据。同时，也可以依据预期不良反应的性质及其与剂量范围的关系，为 II 期临床试验的合理给药方案设计和临床安全有效用药打下基础。在进行药动学（PK）研究时，受试者血液样本的收集和测定步骤十分重要。它有助于鉴定研究药物代谢途径或半衰期，或研究药物在体内消除所需要的时间。药动学研究可以理解研究药物如何在人体内发挥作用。有些药物本身不是活性化合物，或许多药物有多个代谢产物。有时代谢物生物活性比其母体化合物要强得多。

在进行单次或多次给药的 PK 研究中，设计详尽准确的受试者血样采集时间点计划尤为重要，特别是在血药峰值附近的采血点。对于静脉给药的试验药物，还需要考虑注射前、注射过程中和注射结束后的血药采集时间点。为了取得准确的研究药物 PK 信息，定时抽取受试者的血样十分关键。由于血样分析需要专门设备和技术，申办方往往可通过中心实验室来保证结果的一致性和准确性。受试者血样本的相应处理和运输也是确保测定结果准确性的关键。新药临床试验通常需要进行三个剂量组单剂量给药及多剂量给药的 PK 试验，如口服制剂应进行进食对药物吸收影响的研究。有关 PK 试验的设计、取样和测定的管理可参阅 18 章。这些研究对于理解研究药物如何代谢及其预测不良反应并建立其安全治疗窗口十分必要。例如，如果某一研究药物从人体内完全被排除需要若干小时，则该药物需要每天一次或多次服用；如果某一药物在人体内可滞留 3 周，则每周给药有可能造成药物在体内的累积并产生显著的毒性反应。这些剂量研究可以为 II 期临床试验的拟定受试人群、推荐剂量和给药方法提供依据。

ICH E3 对如何科学地进行安全性结论评价有较为详尽的描述，包括暴露量的考虑、不良事件分析、临床检验指标的评价、生命体征和体格检查中的发现，以及其他相关的安全性问题。因此， I 期临床试验的安全性评价计划需要对这些要点制定详尽的安全性评价要点，包括基线和后续观察点安全性数据的采集，其中的检查时间点和频率、与给药的时间关系等应当仔细设计。需要重点关注的 I 期安全性评价及其结果分析方式包括但不限于：

① 不仅对试验药物和对照药进行分类，还应当按照不同暴露量信息做出进一步分类，如给药剂量和给药序列等。

② 需要列出试验前、后所有受试者实验室检查

指标，其中对超出正常值范围和具有临床意义的指标不仅需要给予标示，还应当做出基本的描述性统计分析。这样做的益处在于当受试者数量较少时，比较容易进行数据检查复核；当数据量较大时，也可以清晰地呈现出超限的检验指标和有临床意义指标的情况。众所周知，实验室检测值的正常值范围及其临床意义指标的判断标准，不同研究机构或实验室差异较大，如有些肝功能检测指标超过其上限值的 1.5 倍，仍被认为无临床意义。如果检测结果没有标注标准的来源及其正常值范围，或对检验指标只进行有或无临床意义的区分，但未进行分级评价，如将检验指标分为四级，即正常、1 级、2 级、3 级，或提供医学判断依据，则可能对试验药物的安全性结果做出客观和科学的审评有不利影响。

③ 需要对不良事件（AE）和严重不良事件（SAE）分别做出列表分析，诸如：

a. 对不良事件发生的器官系统和术语运用 MedDRA 进行规范归类。没有进行规范医学术语归类的安全性分析不利于对临床试验中的不良事件做出科学和系统的比较及信息归一化积累。例如，疲乏（fatigue）在临床上有可能被描述成乏力、疲惫、疲劳、少动、倦怠及疲倦等。在安全性结果评价中，需要把不同描述的这些临床症状归结为统一的医学术语疲乏。

b. 按照不良事件发生率的高低进行排序，包括与试验药物之间的相关性判断的排序。

c. 对存在的非预期不良事件和/或药物不良反应（如 IB 中未有记载）及其严重程度，以及其他重要的不良事件需要在安全性数据分析的描述性统计中予以强调；在 I 期临床试验中，发现非期望的、重要的不良事件或药物不良反应对下一步扩大人群的临床试验设计有重要帮助。

d. 不仅按组别给出不良事件或不良反应发生率，还需要对基线及用药后实验室检查的均值、发生异常的情况等，提供详细情况分析，便于对试验药物的安全性进行全面评价。例如，出现严重安全性事件时，需要对每例受试者的具体情况，如不良事件的诊断/症状和体征、发生日期、严重程度、处理方法、因果关系及其转归、实验室检查结果的异常值及随访复查结果等做出列表及其分析描述。

④ 需要对生命体征、体检、心电图及特殊安全性检查等指标运用统计分析或图示方法进行结果分析。在临床试验中，这些指标往往会被多次检查。虽然多数情况下是正常值，对这些指标的分析有助于发现其中存在的时间变化趋势和安全性信号。

⑤ 安全性指标在 I 期临床试验中多为主要研究终点指标，有些方案设计中，除了简单的描述性的统计方法，如反应率、百分比等外，还需要根据方案设计的终点指标，合理地采用更有说服力的统计分析方法。例如，结合置信区间的计算，进行数据间的比较；也可用绘图描述个体间或治疗组内发生的不良事件；提供统计概率，用 P 值做提示性标志，以便对一些指标的显著变化做出标注。对于实验室检查指标的描述可以用定量，如均值、中位数或/和定性指标的方法，如大于或小于某一阈值的数量或百分比等。这些都离不开统计师的智慧和支持。

对于高风险患者和药物来说，还必须撰写独立的风险监控计划，并在方案中列出需要特别关注的不良事件/反应，或不良反应的类型，这需要综合临床前毒理研究、药理作用机制和同类药物的研究结果予以考虑。

5.1.2.3　Ⅱ期临床试验

Ⅱ期临床试验属于疗效初步评价和临床安全性概念验证的关键阶段，其目的在于获得有关药物能否对特定病症的患者群发挥疗效的初步数据；继续进行安全性的评价和短期副作用的研究；同时为Ⅲ期临床试验研究设计和给药剂量方案的确定提供依据，包括治疗剂量、给药途径与方法、给药频率等。它所寻求的解答包括研究药物在 I 期确证的安全剂量范围内，对在预先确定的某个患者群体中探索药物的临床活性或生物学活性，或药效学的评价，以及短期不良反应和风险是什么，以提供是否开展进一步研究的证据。在分子靶向治疗的时代，生物学活性必然要与临床受益结合起来。对于Ⅱ期临床试验而言，选择更有效的和可成为药物作用位点的研究靶点以验证早期临床受益/安全性概念尤为重要，也是药物研发的关键性早期环节之一。分子生物学、基因组学和蛋白质组学研究的不断深入，医学影像新技术的不断涌现，以及日益丰富的生物靶点和标志物库等，都有助于提高Ⅱ期临床试验的效率和成功概率。

一般说来，Ⅱ期随机化临床试验所需的样本量不足以对试验药提供明确的优效性、非劣效性或等效性进行推断。此外，迟发性毒性是Ⅱ期临床试验中的安全性风险之一，因而Ⅱ期临床试验应注意收集和观察毒性变量检测反应。在Ⅱ临床试验中，若采用试验药物与安慰剂对照，得到的疗效和安全性比较结果为绝对受益/安全率；若采用试验药物与阳性药对照，得到的为相对受益/安全率。Ⅱ期临床试验也包括进一步确立最大和最小有效剂量范围，产生疗效的血药浓度与药动学参数的关系，即药动学和药效学的关系。总体来说，Ⅱ期临床试验的方法可以分为单臂或随机两大类（图 5.7），其中随机类别通常采取对照和双盲法，招募有相同疾病或相同既往治疗史的患者。例如，患有肠癌且均接受过 5-氟尿嘧啶治疗的患者。常见受试者规模为 30 人至几百人左右，受试者被要求在相同的时间里服用同样剂量的研究药物。

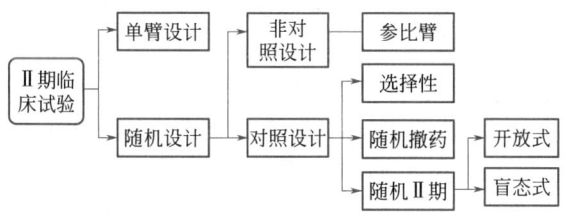

图 5.7　Ⅱ期临床试验设计常见类别

中期分析常常需要在Ⅱ期临床试验中进行。这样有助于申办方尽早判断是否有必要继续进行Ⅱ期临床试验。例如，在计划招募 40 位肿瘤受试者的试验中，当有 20 位受试者入组后，申办方暂时停止招募新的受试者。受试者的临床数据被快速分析，或对受试者再次进行有关测试，如 CT 扫描，以判断受试者的疾病状态是否稳定、改善或恶化。如果抗肿瘤临床试验的Ⅱ期临床试验中期分析发现至少有一位受试者的肿瘤缩小或部分改善，则应继续招募受试者。如果没有任何改善被发现，则应考虑终止研究试验。在整个Ⅱ期临床试验结束后，应当计算受试者获得病情稳定或改善的人数，以计算研究药物的治疗有效率。

若基于新药Ⅰ期临床试验尚不能很肯定地知道究竟采用什么剂量进行新药Ⅱ期临床试验时，需要选用若干个剂量开展新药Ⅱ期临床试验。Ⅱa期临床试验仍属于早期剂量探索性研究，观察研究药物对受试者的最佳服用剂量、患者类型、给药频率，以确定药物疗效关系、其他安全性或有效性的药物特征、MTD 和评估可能的研究终极目标或可能受试群体（轻微/严重疾病状态）对象，为Ⅱb提供更为精准的剂量和治疗方案。一般做法是依据新药Ⅰ期临床试验的结果，在其确定的较合适的剂量上、下各设一个剂量点，即低、中、高三个剂量或以上剂量的随机平行对照试验。这类可以为研究药物剂量适应证策略的确认打下基础的Ⅱ期临床试验被称为新药Ⅱa期临床试验。若基于新药Ⅰ期临床试验的结果，已经很有把握地知道此新药较合适的使用剂量，增大样本量后进行临床试验是为了评估药物的有效性和安全性，此时的临床试验被称为新药Ⅱb期临床试验。Ⅱb期临床试验属于早期对照研究，有时称为关键性试验，通常代表药物疗效的严格证实性研究。Ⅱb研究一般发生在研究药物的概念性探讨，如适应证策略、剂量-效应关系等，或最终研发方向已获得申办方主管部门批准后。它除了研究有效性和短期安全性外，也评估可能的研究终极目标、既往结果再确认、治疗药物的匹配（如同期可服用药物的组合）或可能受试群体（轻微/严重疾病

状态）对象等，为Ⅲ期临床试验设计提供依据。一般情况下，若不特别说明，新药Ⅱ期临床试验类似于新药Ⅱb期临床试验。

一般情况下，在Ⅱ期临床试验临近结束时，大多数申办方都应和药政部门举行一次联席会议，共同审议所得到的临床试验数据和商讨Ⅲ期临床试验计划。申办方只有在Ⅱ期临床试验的结果获得药政部门认可后，才应该启动Ⅲ期临床试验项目计划。否则，申办方应当根据药政部门的建议，决定是否继续补充Ⅱ期临床试验项目，或停止研究新药的临床试验计划。对于一个有独特活性的药物，如果可以明确其疗效优于标准治疗方案，则可以根据Ⅱ期试验结果去申请加速审批。显然，这种药物临床研究阶段性策略十分有助于临床研究的科学性和结果得到认可，从而使申办方在临床研究方面能更有效和合理地分配财力、物力和人力。

5.1.2.4　Ⅲ期临床试验

Ⅲ期临床试验是药物研发的关键性试验，属于试验药物临床治疗作用确证阶段。其是 NDA 之前进行的临床研究，目的在于进一步验证试验药物对目标适应证患者的治疗作用和安全性，也可能应用于特殊患者群体（如肾功能衰竭），评价风险-受益比，为试验药物注册申请上市获得批准提供充分的依据。相比较Ⅱ期临床试验，Ⅲ期临床试验的复杂性、管理和操作的难度风险亦增加，为上市后药品说明书或标签提供实质性所需大量数据信息作准备。Ⅲ期临床试验只有在Ⅰ期和Ⅱ期临床试验均获得令人满意的安全性和有效性结果后才能开始。如前所述，Ⅰ期/生物等效性临床试验不同于Ⅱ/Ⅲ期临床试验（图 5.8）。因此，在试验设计、试验周期、研究机构资源配置、人员资质要求和项目管理上都存在着很大不同。Ⅲ期与Ⅱ期临床试验的共同点是试验设计都遵循随机、对照、盲法、前瞻性原则。在图 5.9 列出了Ⅱ/Ⅲ期临床试验项目从项目方案准备到试验结果报告完成所需的平均标准时间。Ⅲ期临床试验需要有足够的样本量，故而通常有较大的目标患者群（数百至数千人），通过阳性药物对照的随机盲法试验方法，试验结果能够回答满足风险-受益比的问题。Ⅲ期临床试验较大的目标患者群一般在多个研究机构被招募入组。被招募的受试者通常被分为若干组，如随机用药组和对照组等。但由于研究试验的随机性和盲态属性，受试者本身并不能选择他们的治疗组别。Ⅲ期临床试验的疗效结果可以被推演为普通患者群体的疗效，所以可作为药政部门审批新药适应证的依据。在Ⅲ期临床试验中，生活质量问答常作为疗效数据的组成部分贯穿于各个试验访问中。受试者被要求回答一系列有关他们日常活动、疼痛或

日常感觉的问题。这一生活质量问题信息可用来定量评估新药是否有助于改善患者生活质量，而生活质量改善的有利结果在某些疾病治疗中是新药获得药政部门批准的基本依据。

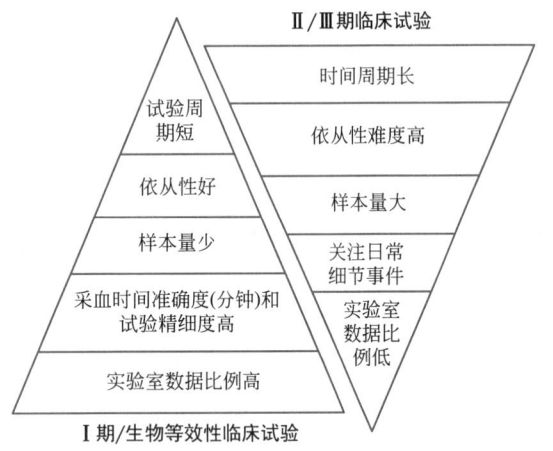

图 5.8　Ⅱ/Ⅲ期临床试验与Ⅰ期临床试验特点比较

一旦Ⅲ期临床试验产生了符合统计意义的阳性结果，申办方仍需要分析试验探索的相关研究目标及其问题是否已经令人满意地提供了试验证据，以解答有关安全性和有效性的问题，并达到新药上市申请的要求。如若不然，任何疑问或信息缺失仍需通过更多的试验数据结果来进一步完善证据的确立或问题的解答。即使试验结果出现阴性，亦需对阴性的原因做出深入分析，如受试者人数是否足够、试验设计及其终点设置是否合宜、试验管理是否到位、数据质量是否存疑、非劣性结果是否有价值、次要终点或亚组阳性是否存在、不同分析方法是否会导致试验结果的不同、

同类试验结果阳性证据是否存在等。对阴性结果的这些深入剖析有助于评估试验药物或治疗方案有无真正的临床价值，必要时可以修改或重新设计新的临床试验做进一步验证。

5.1.2.5　Ⅲb 和Ⅳ期临床试验

Ⅲb 期临床试验是指那些在新药申请已被递交之后开始或仍在进行的临床试验研究项目。它的结果不会被包括在最初新药申报材料中。其目的是进一步收集药物的安全性数据、治疗新的适应证信息或评估在特殊人群（如婴儿）中使用的可能性。它也有助于申办方获得更多的患者群体服用研究药物后的疗效数据。这类研究的试验方案往往有较宽松的入组或排除入组标准。

Ⅳ期临床试验是考察在广泛使用条件下的药物疗效和进一步的药物安全性，扩大使用适应证，评价在普通或者特殊人群中使用的受益与风险关系，以及改进给药剂量，或作为新药市场推广的策略之一。这类临床试验主要包括以下内容：

①　药政部门在做出有条件地批准新药申请时所要求的补充临床试验；

②　药政部门要求进行的长期安全性临床研究；

③　与市售药物进行疗效对比的药物临床研究；

④　为了使医生熟悉或了解获批新药而设计的临床试验；

⑤　一些药物经济学或流行病学方式（追踪观察）的研究。

Ⅱ/Ⅲ/Ⅳ期前瞻性临床试验的流程基本类似，大多为随机、双盲和对照型临床试验（图 5.10）。

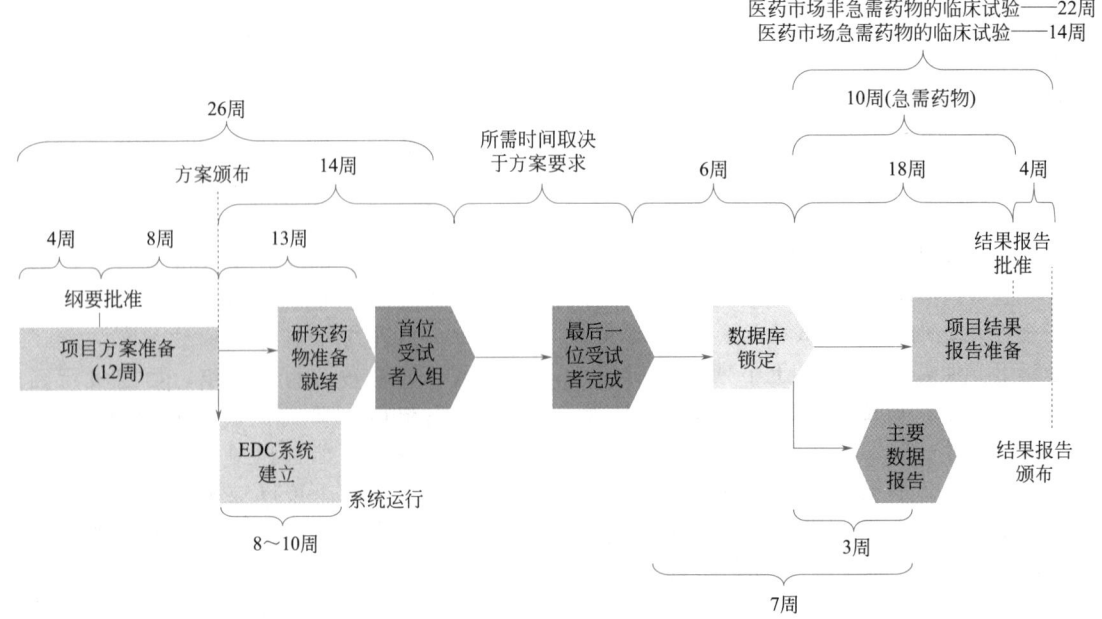

图 5.9　Ⅱ/Ⅲ期临床试验平均标准时间表

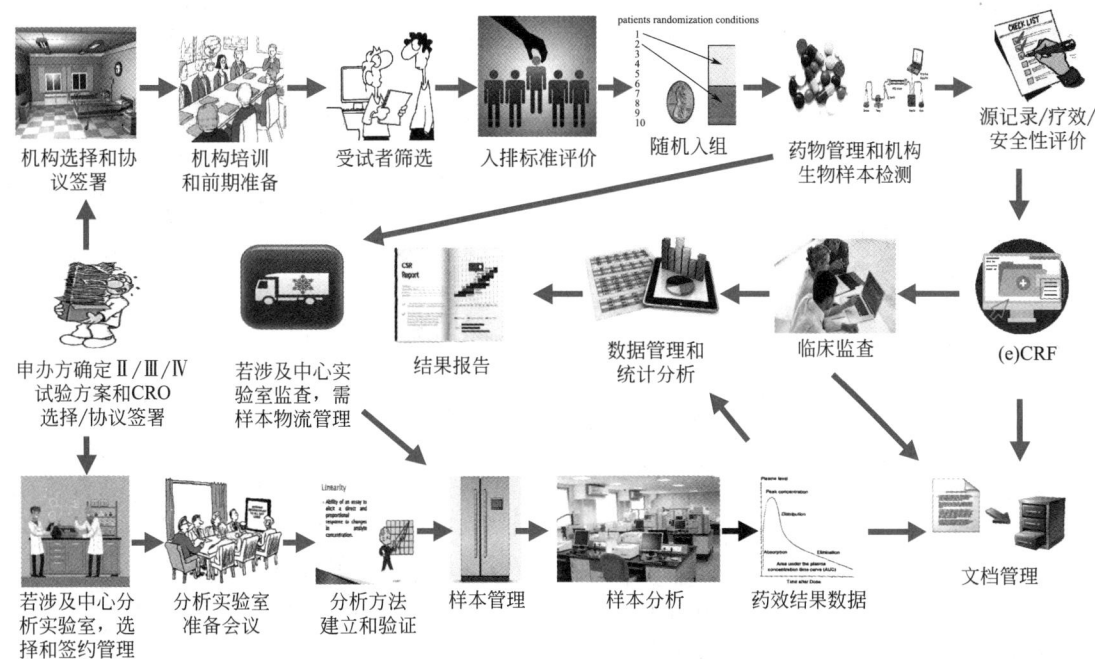

图 5.10　Ⅱ、Ⅲ、Ⅳ期临床试验基本流程示意

5.1.3　试验新药申报阶段

当申办方获得足够的临床前信息证明新药的安全性并准备开始人体临床试验时，向药政部门递交研究新药申请程序开始启动。它意味着新的化合物已转变成新的研究候选药物，所以必须符合药政法规要求。

美国的新药临床试验申请机制与中国存在着很大的区别。有关新药申请机制的详情可以参见第 30 章。一般说来，研究新药申请需要按照通用技术文件（common technique document，CTD）的要求完成（参见 30.1 节），其所要求的主要申请材料应包含：

（1）动物药理学研究

① 一般药理学研究　探讨药物作用机制。临床研究开始前，药物的作用机制必须被了解。

② 安全药理学研究　评价药物对主要器官功能的作用，如呼吸道、中枢神经系统、心血管系统的作用等。这一研究可以和毒理学研究结合在一起进行，也可以单独进行。研究的目的是探讨药物剂量大小与所产生的药理效应的关系，必须在Ⅰ期临床试验开始前完成。

③ 药动学和药效学研究　也称为 ADME 研究，即研究药物在动物体内吸收、分布、代谢和排泄的过程。这一研究需要在Ⅰ期人体临床试验研究开始前完成。临床试验中这些研究必须在人体中重复进行。

（2）动物毒理研究

① 遗传毒理研究　确定服用药物后是否会发生基因变异或染色体损害。这些体外实验必须在Ⅰ期临床试验前完成。如果获得正结果，意味着需要进行其他试验以进一步确认，也可能意味着药物有致癌性。

② 单剂量和多剂量毒理研究　单剂量毒性试验是指动物急性毒性研究，它要求至少要用两种非人类哺乳动物进行。单剂量毒性试验必须在Ⅰ期临床试验开始前完成。多剂量毒性试验是指亚急性和慢性毒理研究。它也要求用至少两种哺乳动物进行（一种为啮齿类动物，另一种为非啮齿类动物）。一般说来，多剂量毒性试验期限应当与人类在临床试验中接触研究药物的时间等同或更长。比如，如果多剂量毒性研究期限不超过 2～4 周，Ⅰ期临床试验研究的期限不应超过 2 周。最长的慢性毒性试验期限可以达 9～12 个月。

③ 致癌性研究　实验要求动物连续接触研究药物至少 6 个月或更长时间。除非有特殊的原因或考量，这类实验不需要在临床试验开始前完成。对于研究治疗高致死率的疾病（即 2～3 年可能致患者死亡的疾病）的药物来说，如抗癌药或较短疗效的药物（如麻醉药），致癌性研究一般不要求进行。如果研究新药的治疗窗口为 6 个月或更长，或患者可能需要间断性地服用研究新药达 6 个月或更长，致癌性试验应当在Ⅲ期临床试验开始或结束前完成，并作为新药上市申请材料的组成部分递交药政部门。

④ 生殖毒理研究　动物在受孕前、受孕期间和受孕后被多次给予研究药物，以便评估药物对受孕、生殖和胚胎毒性的影响。这类研究通常分为三类：第一类，对鼠类一般受孕和生殖作用的影响；第二类，对至少两种动物（鼠和兔类）的致畸作用；第三类，对至少两种动物的分娩前后胎盘或幼仔的作用。对于可能有生殖毒性的药物来说，动物雄性生殖研究应当在Ⅲ期临床试验前完成。所有三类生殖毒型研究应当

在递交新药申请前完成。对于无生殖能力的女性来说，她们可以无虑生殖毒性研究结果而被招募入临床试验。

（3）任何过去的人类使用记录（如果有）

（4）化学、生产和质量控制数据信息

（5）临床试验项目方案书

（6）临床试验研究药物研究者手册

（7）如果临床试验研究组织被委托，他们担负临床试验项目的管理和职责

（8）药物总体研发计划

动物实验研究必须在全球公认的 GLP 指导下完成。研究新药申请通常要求每年递交进展报告。在进展报告中，申办方应总结研究药物的新结果以及一年中仍在进行的或已经完成的临床试验项目结果，包括招募受试者数目、不良事件统计和总的研究概况，以及下一年度本药物的临床试验计划等。研究者和临床试验监查员有责任把临床试验项目的进展情况和不良事件及时地向申办方汇报，以便于他们能准确递交年度研究新药申请进展报告。

在美国，研究新药申请只需递交一次。当申办方开始对同一个药物进行新的临床试验项目时，他们只需向 FDA 递交研究新药申请修正，即把新的临床试验项目作为修正案补充项目增加到最初的研究新药申请中即可。欧盟把同一个药物的不同临床试验项目视为独立的研究新药申请，即每一个临床试验项目都必须单独向欧盟递交研究新药申请。

新药申请（NDA）是正式申请药物上市的申请。申办方在完成Ⅲ期临床试验，并获得药物有效和安全性证据后就可以向药政部门递交此类新药申请。新药申请数据必须包括所有Ⅰ期、Ⅱ期和Ⅲ期临床试验有关药物有效性和安全性的结果。申办方在若干项Ⅲ期临床试验项目完成后即可提出新药申请，而不必等待所有Ⅲ期临床试验完成后。新药申请与研究新药申请相同，申办方必须递交所有有关新药的研究信息，如试验计划方案、临床病例报告表、试验结果报告和药物说明书草案等。与研究新药申请不同的是新药申请批准必须获得正式的书面批准后，新药才能进入市场。最重要的是新药申请被批准后，药物只能按照被批准的适应证进行市场宣传和销售。

5.2　临床试验的计划

每一项临床试验项目都需要申办方投入大量的财力和人力。从开始计划临床试验项目起，申办方必须在至少 2 年或更长时间里，为所计划的临床试验项目准备充足的财力和人力资源。整个临床试验计划可以分为几个阶段，每个阶段的重点都有所不同。图 5.11 展示了临床试验涉及的各个阶段。本节将对

临床试验的筹划阶段进行详尽讨论，其他阶段的讨论将分别在后面的有关章节中进行。

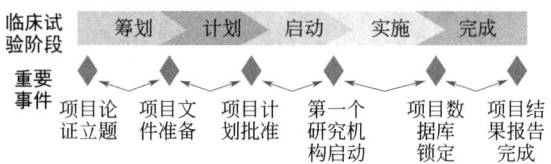

图 5.11　临床试验项目计划阶段示意

在开始每一项临床试验方案设计之前，必须首先对立题进行自我论证。一个考虑全面和组织严密的试验方案应包括研究目的、研究设计、患者选择标准、剂量时间、统计方法和其他医疗有关细节等。所以，"如何选择相关的研究的设计"和"如何用有效的统计方法分析所收集到的临床数据"是临床试验方案的两个重要方面。只有对论据有了初步的把握或信心，才能开始临床试验项目的设计和实施。常见的立题论点包括：

（1）临床试验项目的开始时机　申办方是准备开始大规模的临床试验，还是小规模的有更强针对性的探索性临床试验，完全取决于对新药的了解程度。比如，如果待研究的新药与其他常用药物的交叉相互作用的情况不清楚，或新药的作用机制不清楚，或不能确定用何种统计方法能更准确地反映新药临床试验有效性结果等，则应该只进行小规模的探索性临床试验。同样，最大耐受性剂量和最小有效性剂量未确证，或可能不良反应不确切，也不宜开始大规模的长期临床试验项目。

（2）研究目的　研究目的应该尽可能准确而不是含糊其词，并与未来药物针对的患者市场策略紧密相连，这样有助于研究方案设计有更强的针对性，也有易于获得药政部门的批准及其上市后的市场营销。所谓临床研究目的是指通过临床试验研究来回答有关待研究药物的临床或医疗问题。一旦这个目的被明确阐明，围绕它的有关受试者数目、研究周期、研究终极目标、所需设备、仪器及人员都可以被确定。计划研究目时常见的错误是在单一的临床试验中试图回答太多的临床或医疗问题。结果，研究目的变得模糊或太缺乏针对性，在临床试验结束后由于有限的临床数据而无法回答所提出的临床或医疗问题。所以，临床目标的定义应该清晰、准确、有科学性，和试验目标相关指标的验证结果可以被量化。

【举例】　① 本研究的目的是要显示研究药物 X 和对照药物 H 对骨质疏松妇女治疗的有效性和安全性。

② 本试验的目的是比较研究药物 X、有效对照药物 Y 和安慰剂在治疗糖尿病方面的有效性和安全性。

这里的研究目的并未给出评价研究药物有效性和安全性的研究终点目标。在第一个例子中，有效性的定义不是很明确，应当更特别地说明用什么指标来评价有效性。第二个例子中，有效性的评价涉及了两个目的，要证明有效对照药物 Y 的疗效比安慰剂强，还要证明研究药物 X 优于有效对照药物 Y 或与其等效。如果一项临床试验中有多个研究目标，可以通过主要终点目标和次要终点目标的形式加以区别。

（3）试验项目主要和次要终点目标　主要终点目标是评价有效性的重要指标。它的标准直接关系到所设计的临床试验的成败。制定主要终点目标的原则如下：

① 只用客观标准而不是主观标准。

② 在制定中期和后期或长期临床试验时，尽量用硬性终点目标，如死亡率或中风发生率降低，而不是用柔性反应变量，如肿瘤大小或血压高低。柔性反应变量在早期或短期的临床试验中较为合宜。从实践的角度看，模糊的终点目标结果将不利于药政部门的批准和以后的市场宣传。

③ 主要终点目标越少越好。临床试验项目最好设计成单一主要终点目标。多个主要终点目标有可能造成临床试验项目目的的分散，其中任一主要终点目标的负性结果有可能使临床试验项目失败，或不被批准。有时更多有效性数据的出现也会使结果显得主题不突出。在柔性终点目标被选用，市场策略以多适应证为目标，或竞争药品拥有多项适应证时，以上原则的应用可能会出现例外。

主要终点目标的定量标准的确定可以从两个方面考虑：一是疾病或症状持续时间的状态；二是治疗后在某一特定时间段内疾病或症状严重性的改善状况。这种改善可以用平均值，或治疗后研究人群中疾病或症状严重性低于预设值的百分比表示。

每一个终点目标都必须给出确切的定量标准。同时，也应当指出如何测定（主观标准还是客观标准）、谁来判断（研究者、独立实验室或独立第三者专业人员）和基线标准如何设定和何时测定。

所有这些有关终点目标的决定应当在临床试验方案设计前作出，而不是等到试验项目后期才考虑。这样可以避免临床试验过程中无法有效而规范地收集所必需的有效性数据。

次要终点目标常用来评估新药治疗的安全性。支持或辅助主要终点目标的有效性评估目标，以及其他有效性目标的评估。比如，评估治疗对生活质量的改善。为了确保能收集到所必需的数据，与相关治疗类似的药物的过去的临床和临床前数据应当仔细对比，以供目标设定参考。比如，虽然发现的不正常的细胞变化可能与研究的药物无关，但还是最好在临床试验的随访中增加相关的血液测试。临床试验开始后，必须记录所有不良事件的发生频率和与治疗药物的关系，特别是住院或急症事件，以及在每次试验项目访问之间的任何抱怨，以便对药物安全性和效益作出评价。

【举例】　主要目标　评价服用一定剂量的研究药物 X 后，骨质疏松妇女骨密度改善的有效性比对照药物 H 更好。

次要目标　① 评价研究药物 X 对脊椎骨折率改善的有效性；② 评价研究药物 X 对骨生长的生化标示物产生的有效性。

这是一个研究药物疗效优于对照药物的研究目标的表述。通过骨密度改善指标，研究药物的优化有效性被确立。此外，次要目标的声明表示研究药物的有效性可以根据另两个指标来评价。

（4）研究患者群体　前述的临床试验目的和目标为研究药物对目标患者进行精确和可靠的临床评价提供了基础。临床试验代表样本选择正确可以使医生能把研究结果的发现科学地普及化。因此，新药适应证对象和患者样本的选择与药物研发的命运关系密切。也就是说在临床试验项目计划早期就必须考虑在临床试验项目中选择什么病症类的患者或疾病情况，并且应尽可能精确定义入组标准。任何一种疾病都存在着患者群异源性的问题，即患者特质和疾病严重度不同。这种较大的患者异源性可能降低研究目标结果获得成功的概率。因此，临床试验最好要尽量定义准确患者的入组标准。这种提高患者群的同源性的措施可以降低试验结果的偏差和变异。比如，"排除舒张压高于 105mmHg 的患者入组"，而不是"排除严重高血压患者入组"。

临床试验的患者入排标准是由一组入选标准和一组排除标准组成。入选标准通常粗略地规定目标患者的入选标准，排除标准则更精细地列出排除可能产生变异来源或干扰效益判断的患者对象。入排标准应当根据患者的特质、诊断标准、治疗周期和疾病的严重度来制定。入排标准的选择面太窄可能会使申办方以后不得不补充一系列几乎重叠的临床试验项目来扩大药物适应证的覆盖面；选择面太宽可能会导致申办方在报批药物时不得不撤销某些患者群体，因为药政部门往往对患者群体的组别结果解析侧重点不同。比如，成人与儿童最好不要放在同一个临床试验项目中进行药物临床研究。此外，还应当根据药物的作用机制列出可能的禁忌证和可能发生药物相互作用的同期服用药物目录，并禁止这些药物的使用。比如，如果药物的代谢通过肝脏进行，有肝功能障碍的患者就应当排除在临床试验项目之外。入排标准尽可能地不要过于苛刻，这样有利于在临床试验项目期间招募更多的患者。但如果知道研究药物可能会对某类患者造成伤害，或某些患者在依从临床试验项目要求上会有困

临床试验常用表 3

难，则应明确排除他们的参加。从某种意义上说，受试者条件的制定可能略有一定的主观性，但任何药物研究都是由系列临床试验研究所组成的。最好的策略是先制定一组特定患者的临床试验研究，以便完成药政部门的审批程序。同时根据市场策略，筹划系列临床试验项目计划，并相继完成。

（5）项目进度时间表　临床试验项目计划时间表的制订有助于申办方管理部门对相关人事资源安排、药政申报时间和市场计划统筹兼顾。表 5.6 为常见时间计划表的格式。

表 5.6　临床试验项目主要事件时间进度表

临床试验项目事件	计划完成时间		
临床试验方案批准（纲要/方案）	年	月	日
可行性报告完成	年	月	日
研究研究机构选择完成	年	月	日
临床试验项目研究者会议	年	月	日
首位受试者入组	年	月	日
最后一位受试者入组	年	月	日
最后一位受试者完成末次试验项目访问	年	月	日
阶段数据库锁定日期	年	月	日
数据库锁定	年	月	日
临床试验结果报告完成	年	月	日

（6）项目财政计划　管理临床试验项目费用是一项十分庞大而耗时的精细工作。临床试验项目费用主要包括人力费用和项目事件管理费用，如临床试验项目管理人员的小时工资、各项化验费用、研究者经费等。有关临床试验经费的管理和算法可以参见第 28 章。

在完成各项基本调研和论证后，应该完成临床试验项目建议书（**临床试验常用表 3**，二维码）。作为申办方第一份重要的临床试验项目文件，建议书可以作为上级部门审评临床项目研究计划和相关部门制订人事和财务计划的重要依据。

总而言之，筹划临床试验的第一步需要考虑研究的目的、研究的时机和范畴、适应证的标准、主要和次要终点目标、基线数据收集、治疗数据的收集、谁将收集和解析每一项数据、试验项目的时间表等。

在有了上述初步设想的共识之后，可以开始临床试验筹划的第二阶段项目任务，包括但不限于：①确定如何进行各数据点的测定和记录；②确定各数据点的采集目标和范围；③项目参与角色（如受试者、研究者、试验研究机构协调员）在各试验项目访问期

（如基线访问、第一周访问等）对每一组数据采集的程序和职责；④发展监查和维护数据质量的程序；⑤确定必要的受试者样本数量和其他参数；⑥发展临床试验项目预算；⑦规范如何处理或是否允许出现临床试验方案偏差或偏离等。

5.3　临床试验项目团队

在完成各项临床试验项目筹划或签署临床试验协议后，组建临床试验项目团队是一项在开始正式临床试验项目计划前必须完成的任务。虽然在筹划阶段共同工作的同事可以成为新的临床试验项目团队的成员，但由于临床试验项目各阶段需要不同技能的人士协助，团队成员的调配显得十分必要。总体来说，试验项目团队的职责就是在预算范围内按时高质量完成临床试验项目，从方案概要设计开始直至临床试验结果报告的完成和递交，并确保其中全过程的行为和产生的数据及其文件符合 GCP、法规、SOP 和方案的要求。本节将对临床试验项目团队所需的各类人士和他们所必需的基本技能予以概述。

5.3.1　临床试验团队职责和管理

在进行临床试验项目的过程中，高效率的临床试验团队是取得高质量临床试验结果的重要前提之一。所以，组建项目团队是良好项目管理启动时的主要和关键任务之一。项目管理的成功与否完全是建立在团队成员的选择及其成员对试验项目的积极参与和贡献程度之上。由于临床试验项目涉及的领域较为广泛，其团队成员不可能只来自一个部门或小组。在通常情况下，临床试验团队是一个由多部门或小组成员代表组成的跨部门综合小组。领导这个综合小组的职责通常由项目经理负责，其作用就是要很好地协调各个职能小组的活动，并监督和管理整个试验项目能健康和顺利地向既定目标推进。在临床试验项目团队建立过程中，一些相关主题小组是常见的建制形式。每个小组都应当有自己的任务目标、负责人、成员和主要绩效指标等。应当提醒的是在不同的申办方组织结构中，下列主题小组的名称或组建形式可能并不相同。申办方需要根据自己的工作章程和环境建立符合自身 SOP 要求的临床试验项目综合团队。有关各种临床专业领域的具体临床试验过程操作和管理要求可参见相关章节。

5.3.1.1　医学/科学事务小组

建立医学/科学事务小组的目的是对临床研究计划活动提供科学指导和监督，并为发展药物公司的临床研究战略和科学方向的关键文件提供帮助。根据申办方的不同药物临床策略、开发策略和定位，医学事

务人员可能负责的工作范畴会有所不同。一般来说，医学/科学事务小组需要对研究者手册、试验方案、临床研究报告、统计分析计划等临床试验文件的撰写、审评、批准和交流负有责任。这些文件对申办方的公司利益和发展方向有着至关重要的建设性作用，是申办方层面所必须负责完成和发布的一些必要文件。他们的主要职责被列在表 5.7 中。医学/科学事务小组一般由申办方的医学/科学主管负责，如公司分管药物临床研发的副总裁，其成员组成可以有但不限于医学总监、医学撰写员、资深统计师、资深临床项目经理、药动学专家、资深药政事务人员和其他必要的与临床研发药物领域有关的专家或管理人员。高质量的研究设计和方案设计需要综合生物统计、医学、药剂、药理、管理学基础知识、技术原则、法规和运营实践的认识，在科学高度发达的今天，需要团队成员的协作，只具有单一背景经验和知识的个人去完成医学撰写事务是很难的。医学/科学事务小组对任何临床文件在发布前都应当广泛征求相关学科和部门专家和人员的建议，做到集思广益，使申办方的临床研究运营符合药监规范、GCP 要求和申办方自身的 SOP。

表 5.7　医学/科学事务小组主要职责总结

主题	主题目的
研究者手册	研究者手册是集申办方研发药物的临床和非临床数据于一体的重要文件，其中的数据与研究药物用于人体研究密切相关。研究者手册完成后，需要递交给药政部门、伦理委员会等审阅和批准。批准的研究者手册代表了申办方对研究药物的最新有效性和安全性研究成果，必须提供给参加临床试验的研究者参阅，研究者也被要求在收到文件后签名确认
研究方案	临床试验项目研究方案描述了试验项目的目的、方案设计、试验方法、统计考量和其他试验项目事宜。试验方案完成后需要递交给药政部门、伦理委员会和相关药品管理机构审阅和批准。也需要提供被批准的研究方案给研究者参阅，研究者要签署同意依从试验方案的文件
统计分析计划	统计分析计划包括（但不限于）样本规模，随机程序，数据集划分，数据分析程序和最后试验项目报告表格、列表和图表的要求和标准。特别是统计分析计划要明确指出主要、次要和附属数据终点需如何分析和报告，并指明要用的统计程序/语言和 QA 程序，以确保数据结果报告的质量。统计分析计划与未来递交给药政部门的新药结果报告和未来市场新药适应证疗效申明有密切关系
其他相关试验文件	临床总结报告，如临床药理研究总结、临床有效性总结、临床安全性总结等，临床综述，科学交流会议沟通材料（briefing document），种族敏感性分析报告等

主题	主题目的
研发产品的临床策略	研发药物/器械通常是申办方产品总体开发和未来市场营销计划的重要组成部分，涉及目标产品规划（TPP）及其临床开发计划（CDP）的准备和实施。申办方开发任何药物/器械都需要考虑未来产品市场的可触性，并与未满足的医疗市场需求，增添市场可用有效安全药物/器械、弥补临床诊疗不完善和不足等有关。医学和临床策略的早日介入有助于申办方能更好地决策研发产品的未来市场定位方向，确定临床适应证开发的优序排列，并为后续的临床试验的资源投入决策打下基础

从临床策略的角度分析，临床策略应参与和支持研发药物/器械产品市场及其适应证的医学需求和临床方向决策，包括但不限于研发药物/器械安全性、科学性、疗效及市场竞争分析、未满足医疗产品的开发策略和方向、上市后药物/器械的产品医学和临床应用培训支持等。在大多数情况下，临床策略的制定与 CDP 的总体规划和方案的设计需求密切相关。

5.3.1.2　医学监察小组

医学监察是医学事务的另一项重要职责。ICH E6 明确指出，申办方可以聘任有资质的医学专家对临床试验的相关医学问题进行咨询。必要时，可以聘任外部医学专家提供指导。从医学监察的职责来看，医学监察在临床试验过程中应承担试验方案相关问题的咨询解答、受试者合格性审核、方案偏离的医学判断、研究数据列表的医学监察和审核、试验方案实施中安全性问题的监督和应对、安全性数据的医学监察、SAE 列表医学编码的医学审核及 SMQ 分析、紧急医学事件的处理（24h）、严重实验室检测值超标警觉和安全信号监测、累积安全性数据的趋势分析和疗效趋势分析的医学支持等。常见的医学数据审核是建立在患者病史和诊疗列表、安全性数据列表、试验总结数据列表的基础之上（参见第 32 章）。其他医学监察可能涉及的支持性角色职责还包括一些临床文件和采集工具的构建审核，如 eCRF、DVP、SAP、PD 管理文件等，以确保这些试验重要文件和数据采集点包含了方案要求的重要医学评估需求，以及围绕方案医学需求的必要的医学与临床知识的培训。必要时，医学监察专家还需要对研究机构及其研究者资质可行性调查提供医学专业意见。表 5.8 列出了医学监察小组的主要职责。这个小组通常需要有资质的首席医学官或资深医学总监负责，成员应包括具有一定医学和临床经验，并有 GCP 知识的专业人员。由于医学监察小组成员的医学和临床背景，在临床试验项目中，应指导方案关键数据及其流程的识别、风险管理计划的制订，协助项目经理在方案入排标准方面做出临床判断，保证同期用药和治疗的符合方案依从性，对试验用药物/器械剂量调整或给药方式咨询等做出评估，并在需要时建立和维护研究机构或医学相关领域的专家顾问人员网络关系，向相关项目团队干系人（申办方、研究机构、CRO）提供试验方案适应证相关医学领域用药/治疗、疾病知识和诊疗技能的培训。

表 5.8　医学监察小组主要职责总结

主题	主题目的
关键流程和数据识别	首先需要建立识别方案关键数据及其流程的工作流程，并在每一个方案撰写完成后，判定试验主要目标及其重要、次要目标相关的关键数据点及其收集和管理这些数据点的流程，并需要培训所有试验项目团队成员，包括研究机构人员，以保证受试者保护、试验关键流程和数据的采集、处理和报告满足 GCP 和方案的要求
风险管理	建立风险管理计划是重要的临床试验项目管理文件之一。这个风险管理文件需要在两个层面予以关注试验项目中的潜在风险，即系统层面（如标准操作规程、计算机化系统、人员资质）和试验操作层面（如试验设计和执行、数据收集和处理、知情同意过程等）。对于影响关键数据及其流程的潜在风险点，应当制定预先识别错误发生可能性的风险应对措施；如果发生，按照风险评估机制应判断对试验质量和可信性，以及受试者安全性和伦理保护的风险影响程度；同时，在风险管理规划中，需要明确哪些风险必须降低，哪些风险可被接受，即建立质量风险容许极限。任何超越极限的质量风险或严重/重要的试验项目风险应立即启动对其的评估和跟踪规程，并确定是否需要和怎样采取应对措施，以降低其风险影响度。此外，识别和评估新发生不可预见的项目质量和受试者安全性风险也是医学监察的任务之一，这需要通过试验项目规程中的若干关键数据及其流程发现的问题予以监控和追踪，如方案偏离、受试者伦理和安全性报告、入排标准审核和数据合规性的医学审核等。在临床结果报告中，需要分析重要的方案偏离对试验结果质量和可信性的影响，以及在试验过程中对这些问题风险采取应对和补救措施后，对试验结果质量和可信性风险的减缓受益等
方案偏离	试验方案的依从性对于试验结果质量和药政审批的可接受性至关重要。一般说来，试验方案的偏离可能出现在影响关键数据及其流程的任何方面，包括但不限于入排标准依从性、同期服用药物和治疗依从性、知情同意规程执行、实验室检测分析、研究操作程序、严重不良事件的处理、随机化、访问窗安排、试验用药依从性、有效性和安全性评估、法规或伦理规程等。其中涉及的与医学判断相关的方案偏离事件，必须按照建立的方案偏离管理流程，医学监察人员需要积极和主动参与和支持。这需要在项目准备阶段就应当建立完善的相关方案偏离监控程序，包括医学监察在其中应承担的角色与职责

续表

主题	主题目的
不良反应管理	严重不良事件（SAE）与试验药物/器械因果关系的判定离不开医学监察的支持。临床试验中一旦发生严重不良事件，应当按照安全性事件报告流程，要求研究者或其授权人向申办方在规定的时间窗内报告，其中如果涉及受试者的安全性和医学事件关联性的判断应当由符合资质的医学监察员根据收集的与 SAE 相关的数据信息进行医学判断和/或审核。如果没有充足的背景信息，医学监察人员可以咨询研究者或其授权人，以便给出医学澄清而做出最终判断和评估，直至 SAE 及其报告满足药政报告要求。必要时，医学监察人员需要与研究者或其授权人直接进行沟通交流，便于迅速解决相关医学的问题
试验数据的医学审核	试验数据的医学审核不仅涉及试验过程中的受试者招募的合格性，研究者或研究机构人员对方案医学问题的咨询，方案偏离的风险等级评定，不良事件数据质量和完整性，不良事件医学编码正确性审核，以及对受试者安全性的医学评估，还有试验结束阶段的临床数据医学审核，如受试者数据集的划分是否满足方案的医学禁忌规定等。其中有些医学审核与试验项目管理计划有关，有些需要在试验项目风险管理计划中，并涉及跨部门的职能合作。大部分情况下，需要归结在项目经理对试验项目的统筹管理任务中

5.3.1.3　药政事务小组

药政事务小组通常由药政注册、药政策略和药政运营组成，其中药政策略负责指导临床研究计划活动的药政规范和药政策略与政策的指导。药政注册主导药政申报文件的撰写和/或审核，以及代表制药企业与药政部门、伦理委员会等临床试验管理部门进行有效交流。这个小组负责研究药物申请文件和药政事务管理部门信函或问题解答往来的写作、审评、批准和交流。随着新兴 eCTD 领域的发展，药政注册运营管理已成为药政事务不可或缺的重要组成部分。表 5.9 列出了药政事务小组的主要职责。药政事务小组通常由分管药政事务的副总裁负责，成员组成有资深药政事务经理、资深科学家、医学安全监督员、负责临床发展事务的负责人和其他必要的相关事务的负责人员。这个小组必要时需要就有关药政问题和策略广泛征求有关专家和学者的建议，为保证药物公司的临床试验活动能获得药政部门的认可，并符合 GCP 要求，药监规范和申办方 SOP 的切实遵循至关重要。药政运营小组成员通常由药政注册、医学撰写、药政策略和 IT 技术人员组成，其主要负责药政申报文件的递交规程管理，包括递交文件药政法规标准文件的配置、协调和实现，eCTD 系统的支持，药政递交文件的发布技术管理，新技术培训和支持，以及其他相关新技术的应用支持等（参见 30.1.2 节）。

表 5.9　药政事务小组主要职责总结　　　　　　　　　　　　　　　　　　　　　续表

主题	主题目的
新药研究申请	在任何临床试验项目启动和研究药物提供给研究机构之前,申办方必须准备和向药政部门递交新药研究申请。新药研究申请的内容和标准必须符合所在国药政事务的要求。申办方还必须按照所在国药政要求或 CTD 标准准备新药上市申请文件
数据和安全监督	在临床试验项目进行过程中,任何出现的药物严重不良事件报告都必须由药政事务小组在规定的时间内完成,并递交给药政部门。此外,这些安全性事件也必须按照要求及时报告给伦理委员会、参加试验项目的其他研究者等。这一工作也可以由安全监督小组负责完成
临床研究报告	任何临床试验项目结束后,都必须按照规定向药政部门递交临床研究报告。临床研究报告目前要求按照 CTD 格式撰写。这些报告是新药申请递交文件的组成或补充部分
药政运营管理	eCTD 递交文件和系统的技术支持,包括递交策略的规划、递交文件的准备、递交系统的文件架构建立和运营维护、递交文件的格式审核和发布、递交后文件的归档等

5.3.1.4　数据管理小组

　　数据管理小组负责建立数据采集系统、数据管理程序、数据库的编程和认证、数据转移程序的测试,以确保数据的完整性得到保障。任何外部数据的转移程序的建立和管理也是这个小组的职责之一。数据管理小组还负责完成数据管理计划书、CRF 及其完成指南和注释、研究数据库、数据转移协议,以及按照数据管理计划进行试验项目的数据清理和数据库锁定等。表 5.10 列出了数据管理小组的主要职责。数据管理小组通常由负责临床发展或数据管理的负责人领导,成员包括(但不限于)资深临床项目经理、药动学专家、数据管理负责人、技术信息系统负责人和其他相关人员。必要时,这个小组还需要就相关议题广泛征求有关专家和学者的建议和帮助。此外,数据统计师可以归属在数据管理小组内,也可以独立行事,负责完成试验方案的统计设计和统计分析计划书/统计分析编程计划书。试验项目结束后,在数据管理人员的协助下,完成临床试验结果的统计分析,供试验研究报告撰写者完成试验研究报告。

表 5.10　数据管理小组的主要职责总结

主题	主题目的
数据管理计划书	数据管理计划书的写作、审评和批准及其培训是数据管理小组需要担负的职责之一。数据管理计划书是临床试验的数据管理程序的指导性文件,它概述的内容包括(但不限于)数据安全性、数据备份要求和程序、数据输入程序、自动数据核查要求和程序、数据清理和疑问澄清要求和程序、数据库的授权标准和程序,以及数据库锁定程序等。按照数据管理 SOP 的要求,数据管理计划书应当进行全面的审阅,以确定是否有其他特殊程序需要补充或更新
EDC 程序的选择	在计划临床试验项目时,需要对纸质 CRF 和 EDC 的运用风险和受益进行评估。如果 EDC 的采集是必要的,那么在计划阶段需要完成 EDC 系统的建立、编程、测试和认证步骤
CRF	设计和发展 CRF 是数据管理小组的职责之一。CRF 的内容包括(但不限于)受试者的人口学情况、入选/排除标准、病史、同期用药、疗效评价程序、主要和次要治疗终点评价、不良反应记录、严重不良事件报告、研究结束/提前退出记录、研究者评注和研究者签名等
CRF 完成指南和注释	CRF 完成指南为研究者准确地完成试验报告书提供指导,以预防实验数据记录的常见错误的出现,确保数据的质量和可靠性。数据注释通常可将 CRF 中的每一数据变量按照 CDISC 标准作出定义,并直接与编程指南相关联
数据管理和清理	在进行试验项目过程中,按照数据管理的 SOP,试验数据的输入、清理、稽查和锁定等过程都需要数据管理小组予以监督、实施和管理。对于关键数据点,主要和次要研究终点通常需要进行 100% 的稽查,其他数据变量也应当以一定的比例予以稽查,以监测数据的系统错误、随机错误的概率,并保证整个数据库准确性的可行限。在试验项目进行过程中,数据管理人员应当向试验管理小组定期提供试验数据质量和数据按时输入或完成率的评估报告,并在需要时提供纸质 CRF 数据和 EDC 数据管理的支持和服务
数据库	试验项目数据库需要能将试验数据以适当格式文件导入 SAS 程序中,以便完成数据分析。数据库建立后需要进行正式的认证程序,并记录在案,包括系统的结果与数据输入细则的比对测试等。在进行特殊临床试验,如药动学临床试验、药物安全性监测试验时,专项检测数据转移入数据库系统的数据完整性必须予以保证。在这类临床试验的计划阶段,数据转移程序计划需要注明数据转移和数据核查程序中所用的格式和方法。在数据库锁定前,任何数据库数据的核对,包括安全性数据库数据的一致性,必须得到确认。任何确认结果必须有文件记录在案
外部数据库数据的导入	外部数据库数据导入临床试验主数据库是数据管理小组需要精心策划的程序之一。在外部数据导入程序实施前,为了保证数据的安全性和严谨性,必须制订数据转移计划程序和进行数据转移的测试,并将测试结果记录在案
安全性事件的医学编码	临床试验中与不良反应相关的医学术语必须在数据库锁库前完成医学编码程序,受试者服用的同期药物也需要按照药物编码词典的要求完成编码工作。这些都是临床试验结果报告递交时必须同时呈现的申报文件组成部分

主题	主题目的
统计分析计划书/统计分析编程计划书	统计分析计划书的要求在科学事务小组职责总结中已有描述。统计分析编程计划书是在统计分析计划书的基础上，由统计分析编程人员完成，其目的是建立统计分析的计算机化程序。试验结果的分析取决于统计分析编程质量的管理。所以按照统计分析编程计划书的编程过程,测试和认证等步骤需要予以完成,并有案可查

5.3.1.5　药物安全监督小组

药物安全监督小组负责建立快速和系统警觉在临床试验过程中出现任何不良事件的程序,并周期地审阅临床试验数据和重新评估研究受试者的风险程度。该小组需要在药物公司内部健全药物安全监督小组职责章程和程序,以及药物安全性监督程序,并对试验过程报告的严重不良事件实施跟踪、管理和报告。表5.11总结了药物安全监督小组的职责。药物安全监督小组一般由药物临床发展或安全性事务负责人领导,成员包括（但不限于）药物安全性监督专家、相关医学领域专家或医生、临床项目经理和其他必要的相关人员。必要时,该小组需要就有关药物安全性的问题咨询有关专家和学者。

表 5.11　药物安全监督小组主要职责总结

主题	主题目的
数据和安全性监督	药物安全监督小组章程和程序是药物安全监督小组必须首先建立的规范之一。其主要职责有周期性地审阅临床试验数据、不断评估受试者的风险和受益。安全监督小组需要向申办方就受试者是否安全和继续参加临床试验项目提供专业建议,并对试验项目的有效性和科学道义提出忠告。这种药物安全监督小组的建立及其工作程序需要遵循GCP标准和药监要求
药物安全监督程序	申办方的药物安全监督人员需要建立与研究项目有关的安全监督专项程序。这些程序包括评估出现的严重不良事件的种类,加工和管理这些事件报告给相关药监部门、伦理委员会和研究机构,明确跟踪严重不良事件要求,责任归属和文件记录程序,以及SUSAE的通报程序。安全监督数据库需要记录所有收讫的严重不良事件报告,并按照SOP建立追踪、数据质疑、数据核查、后续报告和数据归类编码制度。对严重不良事件需要做出适当的报告描述和医学评估
药物安全数据库	申办方的药物安全监督小组应建立和维护记录严重不良事件的药物安全数据库。在这些安全性数据被输入安全数据库前应当对数据进行必要的认证。此外,安全数据库的要求包括(但不限于)用户权限控制、变更数据控制、数据库数据质疑程序、数据转移程序。需要指出的是申办方有责任选择合适的医学术语归类字典（如 MedDRA）去归类同期服用药物和不良事件。数据管理程序包括对不熟悉的药物和/或模糊的医学术语解释建立数据质疑的程序。在试验项目结束和数据库锁定前,数据管理程序必须包括对安全监督数据库与主数据库数据一致性的核对,并将结果记录在案

5.3.1.6　项目管理小组

项目管理小组需要建立在临床试验项目过程中适用的与研究项目有关的程序,完善研究专属文件管理系统,并确保所有临床团队人员就试验项目的信息/程序和他们的职责都受到适当的培训。该小组负责发展研究程序手册、研究者程序手册、实验室操作手册、药房手册和试验项目主档案管理程序等。对所有参与研究的研究机构和合同研究组织人员提供针对试验方案、研究者手册、受试者保护和研究相关程序的培训也是该小组的工作范畴之一。项目管理小组还需要制定研究行为的所有操作规范,比如招募目标、临床供应程序和其他逻辑和操作程序,并确保试验项目的启动、进行和结束过程都遵循GCP、药监规范和相关法规要求。表5.12列出了项目管理小组的主要职责。项目管理小组一般由临床项目经理负责,成员包括（但不限于）研究机构研究者、资深药政事务人员、质量保证负责人、数据管理经理和其他相关人员。如果试验项目外包给合同研究组织,合同研究组织的项目经理应当成为申办方临床项目管理小组的成员之一。申办方项目经理管理合同研究组织并监督合同研究组织提供必要的试验程序指导文件,如 IVRS 用户手册、中心实验室程序手册、心电图检测程序手册、特殊检测和评估程序手册等。必要时,临床项目管理小组需要就有关重大临床试验程序议题请教科学指导小组、有关专家和学者等。

表 5.12　临床项目管理小组主要职责总结

主题	主题目的
受试者招募和留置	临床试验项目受试者招募和留置对于试验项目的成功至关重要,它的主要策略包括(但不限于): • 受试者招募广告的针对群体、群体居住区域和广告媒介的选择 • 知情同意书的写作,知情同意程序的建立 • 受试者数据和信息转录至临床试验病例报告表中的程序和要求 • 必要时,针对特殊人群,如儿童或老人的招募策略 • 招募和留置受试者的宣传材料和工具的运用 • 精心设计试验项目程序管理表格和工具
试验项目相关程序	研究程序手册将概述 SOP 要求和符合 GCP 的试验项目相关程序。这些程序包括(但不限于)研究机构的选择和合格鉴别程序、试验项目程序的监督、关键研究人员的指定和责任、临床研究的行为规范、试验项目的程序管理工具、试验项目主文档的准备和管理、培训需求的评价、文件储存和保留程序、试验方案偏离记录和豁免程序等。其他团队小组的程序的建立,如药物安全监督、数据管理、药动学、统计分析程序等不应当在研究管理小组的职责范围之内

续表

主题	主题目的
受试者权益保护程序	研究者程序手册应当反映 SOP 的要求和符合 GCP 的试验项目相关的程序。这些程序包括(但不限于)受试者权益保护原则、受试者信息隐私性要求、健康志愿受试者(包括弱势群体和妇女受试者)的招募、筛选受试者的最低标准、知情同意书准备、知情同意书的管理、药政文件的保存、源文件的管理、源文件数据转录至 CRF 的程序和要求、受试者不正常检测结果的知晓权、紧急医疗情况的处置和程序、严重不良事件报告的管理等。相关的表格和报告范本应当按照 SOP 的要求予以发展和实施
实验室操作手册	实验室操作手册需要概述实验室设备、检测物资供应、正常监测值标准、实验样本采集程序、样本储存要求和样本运输程序等。实验室操作手册通常由负责检测受试者样本的中心或地方实验室提供
药房手册	药房手册将提供试验项目有关的药物服用或配制(如果需要)指南,以及研究药物收讫、储藏、分发、清点计量、退还和销毁等程序
试验项目主文档程序	试验项目主文档程序需要确保所有必需的临床试验项目文件和记录都被有序地保存,以便能够方便地被药政部门、伦理委员会和申办方等检查。主文档通常由三个部分组成。一般部分包括与试验项目管理和监督有关的基本文件,这一部分需要能随时供药监部门检查。第二部分为研究机构文件,含有研究双方签署的协议或合同。这一部分也需要在药监检查时能够被随时查阅。第三部分为合同和财务文件,含有研究机构与申办方之间合同和财务安排有关的信息。这一部分通常不需要对药监检查开放(依国家法规而定)。研究管理小组有责任建立主文档建立和维护、内容要求、稽查和存档的职责和程序
试验项目要求培训	对所有参加临床试验项目人员必须予以必要的培训,在临床试验项目启动前必须完成 GCP 培训和受试者权益保护方面的培训。药物安全性监督职责的培训也是必须进行的培训项目之一。研究者启动会议准备和举行,以及监查员培训也是研究管理小组的职责
合同研究组织的监督和管理	研究管理小组,特别是项目经理对合同研究组织支持临床试验项目服务的监督和管理负有直接的领导责任。与合同研究组织定期举行试验项目进展会议或要求提供进展报告/总结是常用的管理手段之一,以确保合同研究组织的服务质量和行为符合申办方的要求,并及时解决试验过程中出现的问题和掌握试验项目的现状和趋势等

5.3.1.7　研究监查小组

研究监查小组负责制定对研究机构进行监查访问的目的、频率和访问时间,建立试验项目有关的监查访问报告范本和制度。该小组的主要工作对象是研究机构及其机构人员,协助他们确定筛选和招募受试者的方法和工具,并确保有关招募工具和材料在使用前获得伦理委员会的批准。监查小组需要完成试验项目监查计划,包括进行研究前研究机构资质评价监查访问、研究机构启动监查访问、常规监查访问以及结束试验项目监查访问的要求和程序(有些申办方要求监查计划应当由项目经理完成)。该小组也负责准备知情同意书和受试者招募战略,并协助这些材料在使用前获得伦理委员会的批准。最主要的是监查小组对临床试验的进行过程符合 GCP 和药监要求负有直接的监督和管理职责。表 5.13 总结了研究监查小组的职责。研究监查小组通常由资深临床项目经理负责,成员包括(但不限于)质量保证负责人、资深药政事务负责人、监查员和其他必要的相关人员。如果试验项目的监查工作外包给合同研究组织,合同研究组织的项目经理应当成为研究监查小组的成员之一。

表 5.13　临床研究监查小组主要职责总结

主题	主题目的
临床监查计划	临床监查计划需要明确每次研究机构监查访问的目的和频率、与核心数据及流程相关的源文件核查程序、解决数据疑问的程序、研究机构药政依从性稽查(如知情同意书文件、受试者权益保护、伦理委员会审批、实验检测程序、研究药物清点计量和管理、药政文件审核、研究文件审核和不良事件报告等)程序和要求等
研究机构选定	根据试验方案要求,鉴别临床试验研究机构,并进行资质审定和试验方案要求交流。对于符合要求的研究机构,协调研究合同的协商和批准签署,并完成必要的药政文件的收讫和研究机构的启动程序
受试者招募和留置	受试者招募战略将确定用于吸引参加临床试验项目目标人群的材料和方法,在首次筛选程序中所用的试验项目的背景介绍,研究机构所用的知情同意程序,并确保弱势群体和性别平等,受试者权益保护等原则在招募过程中得到很好贯彻。所有需要供受试者使用的材料和工具必须在使用前获得伦理委员会的批准
知情同意书	知情同意书用简洁的语言向受试者阐述试验项目的目的,参加试验项目的风险和受益,以及其他重要的受试者需要在决定参加试验项目前必须了解的信息。知情同意书的内容包括(但不限于)研究项目的总结和目的、程序、风险和不适方面、新的发现、受益、费用、参与补偿、替代参加试验项目的可能选择、受试者数据隐私性、使用和披露试验数据信息的规范、志愿原则、退出权利、研究经费来源等。监查小组还需要协助研究机构建立和监督知情同意程序的正确过程

续表

主题	主题目的
药政文件和受试者保护	监查员应当协助研究机构完成伦理委员会申请程序,包括(但不限于)提供必要的试验方案、研究者手册、知情同意书、受试者招募材料和工具、受试者疗效评价工具、研究者简历、必需的药监申请表格、财务声明(如果需要)等。此外,监查员还必须督促和管理新药申请安全性报告、出现的严重不良事件和试验方案偏离和豁免程序及报告等
试验项目过程的监督和管理	监查员对试验项目按照GCP进行有直接监督和管理职责。对研究机构的监查访问是检查研究机构承担临床试验行为规范的手段之一。每次监查访问后,监查员必须完成监查访问报告。在监查访问过程中,监查员需要检查(但不限于)研究者进行试验项目程序的规范和行为是否符合GCP、药监要求和试验方案的要求、严重不良事件的监督和报告是否及时完成、研究药物的分发和管理程序是否健全和正确执行、药物服用的数量是否准确、研究记录和源文件是否保留和准确、知情同意程序是否规范进行、伦理委员会程序的遵循和受试者疗效评价和数据收集程序的正确与否等
中心化监查管理	中心化监查需要不同角色职能的项目团队成员协同完成,如CRA、DM、统计师、医学监察员等。作为其中一员,监查员可以把中心化监查作为常规现场监查的补充,用于分析各个中心临床试验进行的情况。例如,高筛选失败率和脱落率、高方案偏离率等。监查员通过中心化监查也可以进行原始资料的远程核查(如果原始资料可以通过远程手段得到的话),但会涉及合规电子系统的应用及研究机构人员(如CRC/研究者的配合,参见11.3.3节)。

5.3.1.8　质量保证小组

质量保证小组或符合资质的质量保证员需要独立地对试验项目过程的行为规范和选择的主要合同研究组织或服务商进行稽查。这些稽查程序及其计划应当仔细制订,以确保申办方对研究行为的所有方面都能进行适宜的监督。表5.14列出了质量保证小组的职责。质量保证小组一般由公司质量保证部门负责人担任,成员包括质量保证人员、稽查员和其他相关人员等。特聘的质量保证员或独立的质量保证稽查员可以代表申办方承担这一职责。

表5.14　临床质量保证小组主要职责总结

主题	主题目的
研究机构和/或申办方质量保证计划	质量保证计划应当指明试验项目的行为规范,并确定临床试验项目进行过程中临床质量稽查的类别、次数和频率等。临床稽查包括(但不限于)数据库认证计划和报告的审查、试验项目主档案的管理、进行临床试验行为规范和程序的依从性等。稽查员在完成稽查后需要递交稽查报告,就稽查过程中发现的问题进行总结并指明修正问题的时间期限和行动要求等。申办方的临床发展SOP和质量保证SOP的监督也是质量保证小组或人员需要稽查的方面之一

续表

主题	主题目的
合同研究组织或服务商质量保证计划	对合同研究组织和服务商的资质稽查和临床试验项目进行过程中的行为稽查是质量保证小组或人员必须履行的职责之一。稽查包括(但不限于)对各项与试验项目有关的活动进行系统检查和观察,以确定质量系统和相关结果是否适宜、有效地实施和符合所有有关的药监规范条例。这类稽查的结果可能直接影响到聘请申办方对合同研究组织或服务商的决策,以及包括在合同研究组织或服务商合同或协议中的前提条件或条款。同样,这类稽查的类别、次数和频率,以及进行的方式和缘由需要清楚地写在稽查计划中

5.3.1.9　法律和财务事务小组

法律和财务事务小组负责协商和签署与合同研究组织、服务商和研究机构承担的试验项目责任的合同或协议。此外,法律事务小组需要保证在研究药物发放到研究机构之前和招募受试者之前获得有效的临床试验保险合同和协议。财务事务小组负责管理临床试验项目过程中所有与财务付讫、收讫和项目经费平衡有关的事务。表5.15列出了法律和财务事务小组的职责。法律事务小组一般由法律事务主要负责人负责,成员包括资深法律顾问、商务发展负责人、项目经理、合同事务专家、法律义务和风险管理专家（如果需要）,以及其他必要的相关人员。财务事务小组应当由负责财务管理的专职人员担任,成员包括资深会计师、财务分析和管理负责人、项目经理和其他必要的有关人员。

表5.15　临床法律和财务事务小组主要职责总结

主题	主题目的
合同和协议	法律事务小组需要确保合同研究组织/服务商和研究机构的承担临床试验项目的合同或协议在临床试验项目启动前完成协商、签署批准和生效。这类协议和合同应当最少包括任何责任和义务的转移、承担和安排,事故保护要求条款和财务补偿条款等
临床试验保险	在任何受试者被招募之前,临床试验保险协议必须生效。这是对受试者的权益和安全性负责的基本要求之一
合同协议的财务责任	财务事务小组需要就合同中有关研究费用的标准和安排提出建议并协助财务条款的实施。整个临床试验项目研究经费的计划、实施、收支平衡监督和管理是财务事务小组的主要职责之一

5.3.2　临床试验主要角色的职责

整个临床试验项目从开始到成功结束需要各方面角色的分工合作。从临床试验项目的广义上看,临床研究的团队应包括:

①申办方　临床主管、项目经理、项目助理、监查员、医学监察、稽查员、药政事务、财务事务、

合同事务的律师、药物供应事务、安全监督、质量控制/质量保证人员、统计师、数据管理、销售代表等；

② 临床研究组织　泛指为临床试验项目提供专业服务的组织或公司，人员组成与申办方基本相似，是申办方委托的法定代表，负责履行申办方在临床试验项目中的全部或部分职责和义务；

③ 研究机构　研究者、临床协调员、受试者、次要研究者、研究护士、研究助理、药剂师（非必需）、药政事务（非必需）、合同管理、中立证人等；

④ 伦理审查委员会（参见第 2 章）；

⑤ 药政部门；

⑥ 其他，如中心化验室、独立安全监督委员会等。

5.3.2.1　项目经理

一般说来，申办方临床试验项目经理是临床试验项目团队的核心，负责计划、组织、协调、管理和推动试验项目任务和活动的顺利进行和按时完成。项目经理负责建立、管理和追踪临床试验项目进程表和预算，鼓励团队人员的分工合作并监督，必要时向主管人士或部门汇报项目的进展情况。如果申办方准备进行跨国合作临床试验项目，则操作临床试验项目的团队管理组织最好为三层结构，由全球临床试验项目经理负责。如果临床试验项目只在本国进行，则只需有两层结构即可（图 5.12），由（当地）临床试验项目经理负责。为方便起见，全球临床试验项目经理和临床试验项目经理通称为项目经理。

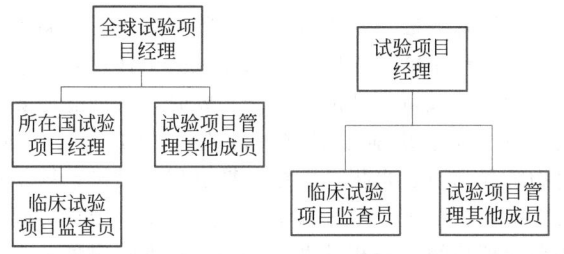

(a) 全球试验项目管理　　(b) 单一国家试验项目管理
图 5.12　临床试验项目操作管理组织结构示意

申办方项目经理职责主要包括但不限于：

① 征集相关人士提供临床试验计划的相关内容并负责完成，对临床试验项目按照临床试验计划的目标完成负有主要责任；

② 出席申办方主管部门召开的临床试验管理小组会议，并向小组成员汇报项目进展；

③ 协调、策划和主持申办方项目启动会议、专项临床研究组织服务项目启动会议、临床试验项目研究者启动会议等；

④ 根据可行性报告，选择研究机构和研究者资质；

⑤ 向项目财务管理经理交流项目预算的实际花费和调整预算平衡；

⑥ 向项目管理小组反馈临床试验管理小组对项目进程的建议和要求，以及修正项目方案计划；

⑦ 负责项目纸质和电子文件归档流程的建立和监督管理；

⑧ 建立各种项目进程和受试者入组和脱落追踪和分析方法，协调产生和维护项目中的各类问题及其解答（Q&A）汇集列表，并及时与项目医生、临床试验主管和项目管理小组沟通；

⑨ 主持项目管理小组会议，针对出现的问题提出相应的对策，并审视解决问题行动的结果。

当临床试验项目在多国进行时，所在各国的当地项目经理的设置十分必要。他们的主要职责包括：

① 组织和协调所在国的临床试验项目活动，包括研究机构的选择、当地研究项目预算、向伦理审查委员会申请临床试验方案的批准、研究项目进程的管理和监督等；

② 建立和实施所在国受试者招募数量和计划，以及受试者留置管理计划；

③ 代表所在国或地区出席全球项目管理小组；

④ 向全球项目管理小组建议所在国药政法规对临床试验项目申请的要求、时间表和可能遇到的挑战；

⑤ 协助完成项目可行性调查和论证，并支持和追踪管理所在国项目预算与核算；

⑥ 负责管理和追踪所在国试验项目进展，包括研究机构启动、相关试验团队人员培训、试验数据的清理和质控、识别和解决所在国研究机构和试验数据及其行为规范问题等，并确保在规定的时限内完成所在国的受试者招募人数指标；

⑦ 负责审核和批准所在国的临床监查报告，建立与维护所在国相关试验文件的收集与归档管理，以确保试验质量和数据的可信性；

⑧ 及时向全球项目管理小组递交所在国试验进程报告（招募状况、经费使用状况、方案批准进度状况等）；

⑨ 协助完成数据收集、疑问和复核；

⑩ 协助对研究机构的稽查和稽查质疑的答复。

5.3.2.2　项目医学专员

试验项目医学专员通常分为三类，即

（1）医学监察专员　是一位独立于研究者之外的具有医学背景的专业人士，是试验项目组内负责医学监察的重要成员，在试验进程中，主要负责与方案相关的医疗问题的解答，有效性和安全性数据评价的监督，医学支持并监测受试者可能发生的安全性问题。其主要任务包括但不限于：

① 确保受试者的安全与福祉；

② 个体受试者的入排标准合格性监评；

③ 临床试验方案的医学评估，可行性、潜在风险分析；

④ 制订医学监察或审阅计划，并进行试验中的累积试验数据、个案患者数据、安全性列表等医学审阅和评估；

⑤ 在试验项目风险管理中起着关键性的领导和决策作用；

⑥ 研究设计支持，如治疗方案的医学和临床建议或评价，并支持数据分析中有关医学问题的审核、解析和决策；

⑦ 与研究者互动，提供试验药物的信息，持续评估医学与安全性；

⑧ 为项目团队提供医学支持和治疗领域的培训；

⑨ 提供必要的医学或药物信息以帮助申办方和/或研究者决策，但不干预决策；

⑩ 在重要医学行业领头人（KOL）、研究者及其他项目团队成员间起着某种独特的桥梁作用；

⑪ 可以加入相关试验项目委员会，如独立数据安全监督委员会、中心医学影像委员会等，以提供必要的医学支持。

（2）医学事务专员　是临床试验项目团队中涉及医学撰写事务的重要成员，主要侧重于临床试验方案的撰写及其相关重要试验文件的设计。其主要职责包括但不限于：

① 负责组织、撰写和支持试验方案的设计；

② 研读、收集、整理、翻译国内外临床研究文献；

③ 撰写并审核临床研究方案及其修正版；

④ 撰写并审核其他相关试验文件及其修正版，如知情同意书、研究者手册、受试者日志卡等；

⑤ 撰写并审核临床总结报告，并确保临床研究报告中叙述部分描述符合医学标准；

⑥ 向申办方团队人员和研究机构人员解析和培训方案设计；

⑦ 协助试验项目可行性调研中研究机构/研究者医学资质的评估；

⑧ 与申办方项目经理和相关人员交流临床研究报告；

⑨ 负责医学相关专家的资源维护。

（3）医学安全监督专员　是试验项目团队中对不良事件处理和报告、不良事件因果关系的判断、安全性数据库建立和维护、医学编码和同期用药分类的主要管理人员，其职责包括但不限于：

① 个案严重不良事件的因果关系评估；

② 试验项目安全性管理计划的制订；

③ 临床试验中和上市后药物安全性年度报告的撰写和维护；

④ 试验项目安全性数据的审核，包括与临床试验数据库数据一致性核对；

⑤ 试验药物/器械安全性事件报告的管理。

项目医学专员对项目结果的有效性和安全性结论分别负有解释权、判定权和/或决策权，并根据需要应当在递交给药政部门的临床试验相关报告、文件或总结报告上签名以示负责。项目经理在项目医学专员的指导和支持下管理和实施临床试验项目方案涉及医学事务的工作。

5.3.2.3　生物统计师

生物统计师在试验设计阶段的参与至关重要，包括参与临床试验项目方案中的受试者样本量和把握度设计，如优效或劣效的方案类型、随机方法和/或分层原则、样本量规模、亚组分析方法、多重性分析等，也负责试验数据阶段性分析（如中期分析）和最后的数据结果的统计分析。生物统计师应当谨慎设计和审核样本量计算的假设参数，定期审核盲态数据，以便能及时发现可能的不合理数据问题。生物统计师是试验结束前盲态审核会议的主要参与者之一，或是根据方案设计要求及其数据医学或临床判断，数据分析集的数据归集决策和分析的重要执行者。在临床试验生命周期中，临床试验方案统计分析计划（SAP）文件和随机编码的制订、审核和批准是生物统计师在临床试验准备阶段的职责所在。在 SAP 中，应当对试验方案关键数据给予定义，包括定义和进行主要和次要终点指标关键数据的质量检查。同时，也需要关注早期退出试验治疗人数、方案偏离数量和人数、失去试验跟踪人数、缺失数据或删除数据等对试验关键数据及其结果的可能影响，以及试验中任何破盲事件对试验偏倚或可靠性的影响。必要时，有可能需要在试验数据库锁定前根据方案修改对 SAP 进行修改。生物统计师也负责指导数据计算机程序员设计满足项目方案要求的统计学分析程序。生物统计师负责起草和完成项目统计分析计划书，并与数据程序员一起完成数据管理计划书（参见18.2节）。其他统计师可能参与的试验项目活动还有参加数据审核会议，对有效性和安全性数据提供统计分析的评估或建议，对 EDC 涉及计算衍生的数据进行测试，根据 SAP 负责产生和维护试验数据分析图表或列表，对临床研究报告（CSR）中的统计分析图表及其结果描述进行审阅和批准等。

在临床试验中，尤其是Ⅲ期临床试验，有可能需要不止一位生物统计师的参与。例如，参与临床试验盲态统计分析的常规试验盲态统计师，其负责总体试验数据的分析职责，参与试验的设计、执行和最终分析，但通常不涉及中期统计分析（如需要）；独立非盲态统计师，其主要负责非盲态中期统计分析（如方案要求）（参见22.3节），也是唯一一位在试验揭盲前能接触非盲态数据的统计师，需要对试验项目数据的日常操作运营无涉；数据安全监督委员会（DSMB）（参见 20.7 节）的统计师，其不应是试验项目运营的团队成员（即是无任何试验项目利益相关者），负责在盲态或非盲态下审核和分析阶段性试验数据及其结果，以确定试验是否可以继续进行。

5.3.2.4　临床试验项目助理

临床试验项目助理协助项目经理主持项目管理小组等会议，负责做好会议纪要，并协调项目经理的日常工作安排。项目助理也应当承担所有临床试验项目档案建立，项目管理系统维护和管理的任务。

5.3.2.5　临床研究监查员

临床研究监查员（clinical research monitor or associate，CRA）涉及临床试验活动的许多质量控制和监督职责，应当具备相应的临床医学、药学、生物医学或医学护理等专业知识，并经过必要的试验方案培训，熟悉有关法规和 GCP，熟悉有关试验用药物/医疗器械的非临床和同类产品临床方面的信息、临床试验方案及其相关的试验项目文件。作为 CRA，需要的品质和专业素质要求包括但不限于：

（1）能适应长期出差　CRA 涉及临床研究活动的许多方面，大部分时间都需要离家去研究中心进行监查工作。因此，能适应长期出差且具备较强的抗压能力很重要。

（2）医药知识　最好拥有一定的医学科学背景训练和知识、数据管理基本知识、必要的财务和规划知识、不同学科领域内的专业知识，了解药物或器械产品的大致原理与适应证，掌握与理解试验药物或医疗器械的使用治疗方法等。在工作中良好的专业知识可以使人养成较强的逻辑思维能力，即做到善于观察、事务判断、承前启后等。

（3）法规知识　熟悉 GCP、临床试验的药政法规，具备维护临床试验过程的伦理道义的责任和能力，了解知情同意/受试者保护原则。申办方的标准操作程序是监查员的重要工具，因为标准操作程序可以作为监查员进行基本监查临床试验活动和解决问题措施的工作指南。

（4）注意细节　要有敏锐的直觉，有耐心和较强的责任心，学会注重细节，有灵活性，还要考虑周到等。对临床试验方案的熟悉和研究药物的了解有助于监查工作的完成。这样有助于监查出偏离研究方案的行为和程序，以及无效的试验数据。

（5）管理能力　学习过一定的项目管理知识，包括时间管理、成本管理、质量管理、风险管理、进度管理、培训管理知识等。试验项目的管理能包括试验文件管理、方案依从性管理、受试者知情管理、试验数据管理、病例随访管理、AE/SAE 记录追踪管理等，并有一定的分析和解决问题的能力。对研究机构的疑虑和咨询应当及时回复。每次进行研究机构检查前，应当预先告知研究机构人员在监查访问期间你将要做什么、你希望谁在场、你将会在研究机构逗留多长时间等，并制订好监查访问计划，做好帮助研究人员解决任何临时出现问题的准备。显然，活泼开朗、进取向上是必不可少的性格。

（6）沟通能力　懂得运用语言表达能力和研究机构维护良好的交际关系，做到交流主题清晰、简洁明了、亲和礼貌，如对研究机构人员应当做到有理有节、友善和蔼。能够在与研究者和临床研究协调员的交往中激发和保持他们的研究热情和理性思维。CRA 是申办方和研究者之间沟通的纽带，研究机构人员是监查员的工作基础，并能就临床出现的相关问题与试验团队和申办方保持密切的沟通，提高客户满意度。除了交流技巧，较强的通信写作能力亦很重要，能做到对监查问题交流和跟踪报告的文笔流畅、表达准确、没有歧义等。总之，善言好学、结交亲和是应具备的基本技能。

（7）协调能力　能协助项目经理进行试验进度协调、多中心事务协调、受试病例协调、AE/SAE 追踪与破盲协调、现场访问时间协调等。对所负责的研究中心进行全面的监查管理，以引导临床研究机构遵规守法，确保及时交付高质量的数据。培训研究机构对方案执行的能力，确保医院对于试验的管理符合 GCP、SOP 和方案的规定，确保 SAE 的报告（时限、内容、方式）符合法规和申办方的要求。

最重要的是 CRA 应该努力做到以看为主，记录偏差，不干扰研究者的判断。详尽的监查员职责将在 1.1.4.3 和第 10 章予以讨论。此外，CRA 的仪容仪表也很重要，应做到朴实端庄，举止有度，清雅淡妆，职业匹配，衣着正装，言语文明，礼貌亲和等。

不同试验周期的监查员的技能要求和工作量会有所不同。例如，Ⅰ期临床试验在短时间内会有超大量的受试者数据产生，且试验周期短，使得监查员需要能够快速反应且具备适应迅速变化的应对技巧；实验室监查和对产品熟知度的要求较高；通常需要 100%做 SDV，对监查员的技能和经验有较高的要求。Ⅱ～Ⅲ期临床试验的主要活动集中在招募上；试验周期长使得监查员有较多的时间能与研究机构建立良好的互动关系；监查员需要有较多的试验产品领域的医药知识和经验；由于参与研究机构数量增加，监查员也需要能应对更多的研究机构问题，数据质量和操作行为问题可能较多和复杂，因而交流技巧和组织能力，特别是对试验项目相关事务或问题的跟踪能力要求较高。

在依据风险的监查（RBM）中，中心监查员（central monitor）将会发挥越来越大的作用。中心监查员需要具备的特质包括但不限于：

① 应当是临床研发的专家，对试验方案有深刻的理解并掌握，能从风险识别和评估计划中敏锐地检出风险信号及其可能的影响。

② 具备前瞻性决策型思维能力，能够从复杂而迭代的数据模块或信息中提炼或分析出有用的风险数据，进而支持做出决策。这种能力要求通过观察大量数据版图，能准确地将重要和特殊问题变成需要评估和决策的关注点。

③ 具有数据管理和临床运营知识，能够识别和洞察出数据异常或风险趋势。

④ 交流技巧，不仅能撰写完善的风险分析报告，还能及时、准确和令人信服地向试验项目团队干系人交流风险评估和监控结果，特别是 CAPA 效益的跟踪。

⑤ 对相关可用的技术工具或系统有较好的掌握，使管理风险流程更加有效率和科学化成为可能。

有关依据风险的临床监查知识和技能要求可参见第 11 章。

5.3.2.6　数据管理人员

临床试验项目数据管理经理负责监督和管理临床试验数据的正确储存，并维护数据库的完整性和数据的备份及索取。其也负责外部数据与内部数据的整合，比如临床化验数据的导入等。数据管理经理的其他主要职责还包括：

① 负责起草和完成数据管理计划书（参见22.1.1 节）；

② 带领数据管理团队成员，确立和启动数据库构建、临床病例研究报告或电子临床病例研究报告设计、数据编辑核查程序检查、数据库用户接受测试（UAT）的时间表、SAS 工具、数据列表、医学审阅列表/图表、方案偏离编程等；

③ 管理数据管理活动，追踪并向项目管理小组报告数据收集和清理进程，以及相关数据问题和重要事件；

④ 负责在试验项目团队做决定和解决数据问题时提供数据管理方面的指导和建议；

⑤ 负责产生和追踪方案偏离列表，支持项目经理建立和管理识别与处理方案偏离的数据管理流程，并根据医学监察计划需求，支持相关医学审核的数据列表和数据分析工作；

⑥ 追踪并维护数据管理的文档；

⑦ 支持和协调医学编码流程所需的数据输出需求，以及解决其中涉及的数据问题；

⑧ 在安全性数据清理和核对过程中，准备和支持药物警戒部门对安全性数据库和临床数据库一致性核对工作；

⑨ 准备和管理数据库锁库计划与实施，与项目团队人员密切配合，完成数据库锁库的步骤要求；

⑩ 按照临床试验计划中的时间表要求，准备、完成并递交主要数据有效性和安全性统计表，包括完成最终数据有效性和安全性报告审核所需的数据管理支持工作，以及数据管理总结报告。

临床试验项目数据程序员在统计师的指导下进行工作，主要负责数据分析程序和数据输入终端的编制。临床试验数据分析程序的编制应当在临床试验项目正式开始前开始，在临床数据库锁定前完成。在统计师的指导下，程序员要求完成统计程序细则（参见22.1.2 节）。临床试验项目数据分析员负责临床数据被输入数据库后数据的校对、清理和复核，并在数据库锁定后根据预先编制的数据分析程序进行数据分析处理和完成相应的数据报告。当申办方要求编制程序和数据分析由一个人承担时，这个人是否具有数据程序和分析的双重知识和经验将直接关系到临床试验项目最后结果的完整性和可靠性。

5.3.2.7　临床试验药物供应管理员

临床试验药物供应管理员负责协调临床试验用药物生产线提供适量的试验用药物给临床试验项目。在条件许可的情况下，项目管理经理可以承担临床试验用药物供应的职责。详尽的临床试验用药物供应管理可参见第 27 章。药物供应管理员的职责包括：

① 负责确保试验药物供应链过程满足 GxP 和方案的规范要求。

② 起草和完成临床试验药物供应计划文件，提供并维护供应的范围和预算。试验项目启动后，对供应链的成本核算负责。

③ 和项目经理一起估算临床试验药物需求量，并向项目管理小组通报可能遇到的组织药物生产、包装和运输难题，特别是试验项目在多国进行时可能遇到的药物进出口问题。例如，各国供应组合、转运路径和价格、各类税务等。

④ 确定每批药物供应量的预计和实际日期，包括对照药物信息及其采购；试验项目在多国进行时，国外的供应时间还应考虑到所涉及的运输和海关验关时间。负责计划、监督和跟踪药物供应链运行状况。

⑤ 负责试验药物包装和标签的设计，标签内容的准确性，标签印制、发放和张贴的合规性。

⑥ 管理和监督药物包装和标签过程，负责完成标签批准程序，以及建立药物储运策略。

⑦ 负责研究机构供应和分发数量与状况管理，试验药物的再供应、再分配、召回、回收、销毁和有效期延长的管理，包括有效期延长的重新贴标的支持，以及支持和协助试验药物质量及其技术投诉处理。

⑧ 参与互动语音应答系统（IV/WRS）中药物管理程序的制订，确保随机编码与药物编码在系统中的

匹配，系统上线前的 UAT 和上线后的系统维护，研究机构在系统上的启动、失活和关闭管理。

⑨ 协助获得药物规格分析证书和报告的文件，并在药物供应准备就绪的情况下及时与项目管理小组交流，以期获得向研究研究机构发送药物的批准。

5.3.2.8　财务管理经理

临床试验项目中，财务管理是一项重要而烦琐的任务。财务管理经理的主要职责包括：

① 建议和管理临床试验研究经费的流通程序；

② 向临床试验建议书提供有关预算费用和资源的信息；

③ 在有研究方案修正、时间进程表调整和应急事件发生时，协助项目管理经理调整预算方案；

④ 在项目管理经理批准研究费用的报销时，协助复核费用收据，并完成实际财务转账业务和重新平衡预算；

⑤ 当临床试验项目在多国进行时，协调和向项目管理经理报告各国票据处理过程中出现的问题，并提出解决措施。

5.3.2.9　药政事务管理代表

临床试验过程中涉及许多药政法规。特别是在进行跨国临床试验时，各国对临床试验方案的批准过程不尽相同。药政事务管理代表负责按照药政部门的要求，在项目启动前完成药物临床试验的申请，项目完成后整理药物研究结果相关文件，进行新药上市申请的文件准备和递交过程并协调申办方与药政部门之间的联络。他/她还负责解释相关药政法规条文，以确保临床试验结果报告和新药申请依从药政标准完成。

5.3.2.10　合同和法律事务管理代表

临床试验项目的开展常需要临床专业公司的帮助，如互动语音应答系统、中心心电图实验室、中心实验室、临床试验组织、电子数据管理系统公司等。这些公司的联络、管理和合同签署是合同事务管理代表的职责。此外，合同事务管理代表在临床试验研究

临床试验常用表 5

机构同意参加临床试验项目后，也需要负责和他们签署相应的协议，以规范临床试验活动的行为和费用。合同事务管理代表的其他责任还包括：

① 在项目管理小组递交临床专业公司的要求后，协助项目经理一起完成临床试验项目职责分工表（**临床试验常用表 5**，二维码），并邀请相应的专业公司竞争投标临床试验项目。当收到竞标书后，协助项目经理分析竞标内容和召集项目管理小组开会讨论并选择中标专业公司。

② 对专业公司提供的语音或计算机系统，负责监督用户接受测试的按时完成，并向项目管理小组递交进度报告。

③ 当出现项目修正或项目时间变化时，根据变化内容，协商和完成相关合同和协议的更新。

④ 当专业公司的系统或服务出现问题时，协助项目经理制订和落实解决措施。

⑤ 当合同或协议完成后，递交合同或协议最后文本给项目经理或相关人士签名生效。

法律事务顾问负责起草与临床专业公司或临床试验研究机构的合同或协议。当收到专业公司或临床研究研究机构对合同或协议的修正建议时，审阅这些建议并给出是否同意或修正的建议。所有合同和协议在正式签署前，都应得到法律事务顾问的认可。

5.3.3　临床试验团队在临床试验各阶段的主要活动

5.3.3.1　项目团队成员的职责分工

临床试验从准备、实施到结束阶段涉及若干项目管理任务。按照 RACI 原则（参见 31.1.3 节），这些职责由某个角色负主要责任，其余角色起到辅助和支持职责。表 5.16 总结了临床试验团队的角色分工和主要职责。

图 5.13 展示了临床试验团队主要成员及其职能。根据临床试验目的的变化，团队成员可以作相应的调整。有些职能也可以由团队成员兼任。

表 5.16　临床试验团队成员主要职责分工

职责	项目经理	医学撰写	医学监察	研究者	监查员	数据管理	财务管理	药物管理	合同管理	安全性管理	临床研究协调员	药政管理	项目助理	稽查员
研究计划阶段														
撰写和完成临床试验方案	R	A	I	C	I	C		C		C	I	I	I	I
撰写和完成受试者知情同意书	R	A	C	C	I						I	I	I	I
选择和评价临床试验专业公司或组织	R		C			C		C	A	C			I	I
临床试验药物供应计划	R			I	I			A	I		I	I	I	I

续表

职责	项目经理	医学撰写	医学监察	研究者	监查员	数据管理	财务管理	药物管理	合同管理	安全性管理	临床研究协调员	药政管理	项目助理	稽查员
临床试验项目可行性报告	R			C	A						C		I	
临床试验项目计划	R/A		A	I	A	I	I						I	I
研究启动阶段														
临床试验研究机构选择	R			C	A			I			C		I	
撰写临床试验新药申请书	C	C										R	I	
设计和完成临床病例研究报告书(纸质或电子版)	C		C	I	C	R/A				C	I	I	I	I
撰写和完成临床试验项目研究者手册	R	A	I	I	I					I	I	I	I	I
准备和完成临床病例研究报告完成指南	C			I	I	R/A					I		I	I
准备和完成临床试验项目监督计划	R/A		C	I	A/C	C				C	I		I	
构建临床试验项目数据库						R/A								
完成各种电子数据系统的验证	R				I	A		A	C				I	A/I
准备和递交临床试验项目申请需要的报表和文件	C				C					C		R/A	A/C	
准备临床试验项目需要的各种监督报表	R/A			I	A					C	I		I	I
确定/订购/包装/运输/追踪研究药物供应	R/A			C	A			A		C			I	
评价和选择研究机构	R			I	A					I			C	
进行研究前研究机构访问	C			C	R/A						C		I	
筹划和参加研究者启动会议	R		C	I	A	√				C	I		C/I	
审阅研究者协议	R			C	C				A		C		C/I	
规划研究经费和费用发放时间表	R			C/I	A		C/I		C		I		I	
撰写和审阅方案修正书	R	A	C	C	C	C/I				C	I		I	I
向 IRB 提出申请	C			R	C							A	C/I	
研究实施阶段														
准备和审阅年度新药申请报告	C			A/C	C/I					C	C	R/A	C/I	
更新研究者手册	C/I	R/A	C/I	I	I						I	I	I	I
进行研究机构启动访问	R				C	A					C		C/I	I
进行研究机构常规监查访问	R				C	A					C		C/I	I
监督临床试验组织活动	R		C/I		C	A					C/I	C	I	I
保存和追踪研究数据/试验文档(入组、CRF 收集等)	R			I	C	A	A				I	C	C/I	

续表

职责	项目经理	医学撰写	医学监察	研究者	监查员	数据管理	财务管理	药物管理	合同管理	安全性管理	临床研究协调员	药政管理	项目助理	稽查员
协助数据审查和清理	I		C	C	A	R/A					C			
审阅、评价和解析研究数据		C				R/A				C			C/I	
试验数据库复核和锁定	C				C/I	R/A				C	C/I		C/I	
监查和报告不良反应	C		A	R/A	C					A	A			I
审阅药政文件	C		C		C							R/A	C/I	I
方案相关医学问题管理	R	I	R/A	I	C	C				I				I
招募和评价受试者	C		A/C	R/A	C					C			I	I
知情同意书交流和管理	C			R/A	C/I						A		I	I
确保临床数据的质量和完整性			A/C	A	A	R/A				C/I	C			I
研究药物的发放/回收/计数/转移/销毁	R				C	A		C			A		C/I	I
审阅和递交方案修正案	R			I	A	A				I	C			
研究费用单据的审核和发放	R				C	A	C/I		C/I		A			
确保临床试验按照批准的临床试验方案书进行	R				A	A					C		I	
向 IRB 递交进度报告和不良反应报告	I		C/I	R	I					A/C	A		I	I
稽查研究机构	C		I	C	C					I	C			R/A
协助研究机构稽查和回答稽查疑问	C			A	C	A/C					C		C/I	R/A

研究完成阶段

职责	项目经理	医学撰写	医学监察	研究者	监查员	数据管理	财务管理	药物管理	合同管理	安全性管理	临床研究协调员	药政管理	项目助理	稽查员
研究机构项目结束访问	R				C	A					C		C/I	I
进行研究后追踪	R/A				C	A					C			
主要数据总结表	I		A/C		I	R/A				C/I			I	
数据分析	I		A/C		I	R/A				C/I			I	I
撰写和审阅研究总结报告	R	A	C		I	C					C		I	I
存档研究文件	R												A	
向 IRB 递交研究机构研究最后报告	C/I			R	C/I						A		I	
协助撰写和审阅新药申请	C	A										R/A		
协助答复药政部门研究机构视察疑问	A			C	A	C				C	C			R
研究费用结算	R				C	A	A/C				A		I	

注：R—责任者；A—执行负责者；C—被咨询者；I—被告知者。详解参见 31.1.4 节。

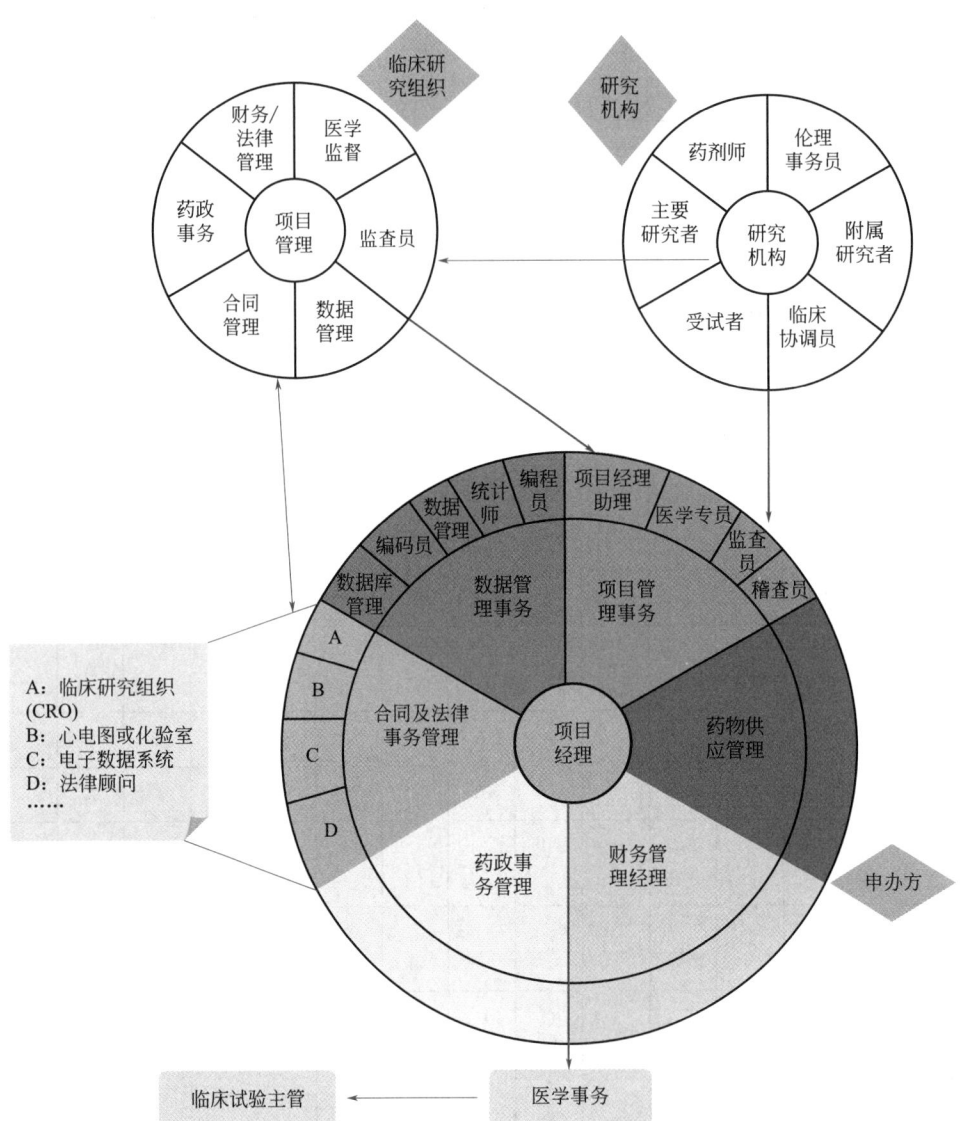

图 5.13　临床试验团队主要成员及其职能示意

5.3.3.2　申办方主要角色的分工职责

临床试验项目计划文件的制定虽然需要项目经理负责，但团队各成员的齐心协力和共同努力是完成计划文件的必然前提。表 5.17 列出了团队成员对计划文件内容的职责分工。

表 5.17　临床试验项目计划文件内容撰写职责分工

计划书章节	1	2	3	4	5	6	7	8	9	10	11	12	13
项目管理	√	√	√	√	√	√	√			√		√	√
数据管理							√		√			√	√
药物供应管理								√					
安全监督员										√			
合同事务											√		
临床主管			√	√	√					√			

临床试验项目计划文件涉及内容包括（**临床试验常用表** 4，二维码）：①研究计划书的目的；②全球可行性研究概述；③研究项目概述；④招募和应急计划；⑤适用的标准操作规范；⑥交流计划；⑦项目进展追踪和报告计划；⑧研究药物供应；⑨数据管理计划；⑩安全性监督计划；⑪专业外部临床组织管理；⑫监查员培训和会议；⑬项目研究者启动会议等。

在临床试验计划阶段，申办方项目经理负责召集团队成员召开项目启动会议。在启动会上，主要讨论的内容应包括：①研究项目的概述及其介绍；②项目可行性的调查结果；③研究项目计划内涵总结；④研究项目计划时间表商议；⑤各研究项目管理成员的分工及职责；⑥研究项目所需专项临床研究服务公司的确定，如中心心电图实验室、电子数据管理系统管理商、互动语音应答系统管理商、中心实验室等；⑦研究项目计划书的草拟和分工准备。

一旦临床试验项目计划完成并被批准，临床试验项目则被视为进入临床试验项目启动阶段。临床试验项目经理应服从临床试验项目医生的指导，并根据由项目医生主导的临床试验设计方案的要求协调和准备临床试验项目工程。在临床试验项目启动阶段，项目经理应计划至少每周一次召集团队成员审视项目进展状况。启动阶段的进展会议主要的议题包括：

① 第一次启动会议应审阅和讨论批准的计划。

② 确定研究项目时间表，并根据计划的时间进度要求，与各相关部门管理经理一起具体落实各项任务进度。

③ 研讨团队成员各自分工的任务进展：

• 专项临床研究服务公司的协议和协调进展，以及相应的时间进程表；

• 临床药物供应的准备和发放进展；

• 建立临床药物标签批准程序，必要时，确立临床试验药物进口许可程序和要求；

• 各地或各临床研究机构临床试验方案被药政部门或伦理委员会审阅或批准的可能日期，以及与临床试验研究机构签署承担临床试验项目协议的进展；

• 临床试验研究机构选择和启动进展；

• 临床试验项目经理对整体项目预算的审核；

• 临床试验项目研究者经费预算的计划或审核；

• 临床试验项目研究者启动会议计划；

• 临床试验项目病例报告表设计，数据管理系统选择，建立和程序试运行测试结果进展；

• 临床试验安全性监督计划和报告程序。

④ 必要时，应根据项目医学负责人或临床试验主管的要求，调整和协调各个项目活动进度，并反馈有关建议和讨论结果给项目医学负责人或临床试验主管。

从第一个临床试验研究机构的启动到临床试验项

目数据库的锁定为临床试验项目实施阶段。在这个阶段，项目经理应和相关人员一起至少每两周召开一次工作会议，以审视整个临床试验项目的进展情况，并及时商讨存在的问题和纠正的策略。在实施阶段应当监督管理会议的要点包括：

临床试验常用表 4

① 各地区和研究机构申报和批准项目方案，启动和招募受试者的进展及其问题；

② 前次会议所提出的纠正相关问题措施的实施结果；

③ 临床试验项目数据收集和管理进展和问题；

④ 各专项临床研究服务公司的行为表现及其有待改进的方面；

⑤ 临床试验项目进度指标统计和存在的问题；

⑥ 临床试验项目经费管理状况；

⑦ 必要时，阶段性数据分析计划的实施及结果讨论；

⑧ 任何后续的项目修正要求，以及安全性进展报告的递交和传达；

⑨ 临床试验项目稽查计划和纠正所发现问题的措施进展等。

临床试验项目的完成阶段的工作包括数据库的锁定、项目经费的核算、研究机构的关闭、专项临床研究服务公司的关闭及其审核、临床试验项目结果报告的完成等。这一阶段的管理要求和方法可参见第 12 章。

当在内部人力资源不足的情况下，申办方会将临床试验项目全部或部分外包给临床研究组织。一旦临床研究组织与申办方签署了承担临床试验项目协议，临床研究组织的角色就如同申办方一样，对临床试验项目具有直接监查和管理的职责。临床研究组织的项目经理必须定期向申办方的项目经理汇报和讨论临床试验项目的进展和问题，并将申办方项目经理的要求和建议及时反馈给临床研究组织中的相关成员，并负责解决所出现的任何问题。研究者和临床协调员在临床研究组织介入的情况下，他们的主要交流对象为临床研究组织指派的监查员。

5.3.3.3　研究机构主要角色的职责分工

临床试验研究机构的研究者是进行临床试验项目的核心。有关研究者的职责已在第 1 章中讨论（见1.1.4.2 节）。图 5.14 较好地概括了研究机构在临床试验项目中的主要职责范畴。

临床试验研究机构在被申办方批准为试验研究机构并签署临床试验项目协议后，除了研究者外，应指派一位有临床试验经验的医生助理或护士担任临床研究协调员（clinical research coordinator，CRC）。在药物临床研发过程中，CRC 的作用简单地说就是在研究者的指导和监督下，使研究机构对方案执行有更好的理解和实施，为研究机构的方案项目启动准备予以协助和支持，并培训受试者对方案实施的配合。CRC的工作性质实际上是研究者的项目助理，经主要研究者授权，在临床试验中协助研究者进行非医学判断的相关事务性工作，是临床试验的参与者、协调者，更是研究机构项目团队不可或缺的成员之一。在一定程度上，临床研究协调员的出现可以缓解临床试验机构研究者人手紧张、无法投入更多精力在临床试验上的现实困境，同时其专业性和全职工作对于提高临床试验的安全性和质量很有帮助。显然，规范管理 CRC及其职责，使其在药物临床试验中更好地发挥专业辅助职能十分必要。此外，临床研究者和协调员之间的职责分工需要明确，其工作范围涉及临床试验的各个方面，但不能直接对患者进行医学诊断、临床治疗或医学处置。按照 ICH-GCP 的要求，不能由于研究者临床诊疗责任的繁忙，而把研究者应该承担的职责都推给临床研究协调员执行。表 5.18 列出了研究者与临床研究协调员之间主要职责的不同点。

源文件记录是临床试验最重要的数据链证据之一。研究者和临床研究协调员对源文件记录质量满足ALCOA 原则起着至关重要的作用。按照 GCP 没有记录就没有发生的药政检查原则，任何临床试验活动和按照方案流程要求执行的有效性和安全性诊疗数据都必须清晰和准确地记录在案。临床试验源文件记录核心原则为：

① 如果不能辨别谁记录下来和记录谁，就没有发生（溯源性）；

② 如果记录不清晰可读，就没有发生（清晰性）；

③ 如果不能辨别是什么时间记录下来的，就没有发生（同时性）；

④ 如果不能辨别记录的内容是什么意思，就没有发生（原始性）；

⑤ 如果没有正确写下来，就没有发生（准确性）。

大多数临床试验研究的事务性活动需要临床研究协调员完成，他们对保证临床试验项目的质量和数据的完整性起着至关重要的作用。需要提醒的是源数据及其文件证据链完整性和准确性的缺失会严重影响的数据可信度，并有导致试验结果药政递交被拒绝接受的潜在风险。因此，作为一个合格的临床研究协调员，其基本技能和主要试验项目辅助职能应当做到：

① 确保 ICF 过程合规，特别要求注意相关 ICF交流、签署和保存过程合规性证明文件的维护；

② 入排标准合格，尤其要确保相关辅助证明病史或病例记录链完整性；

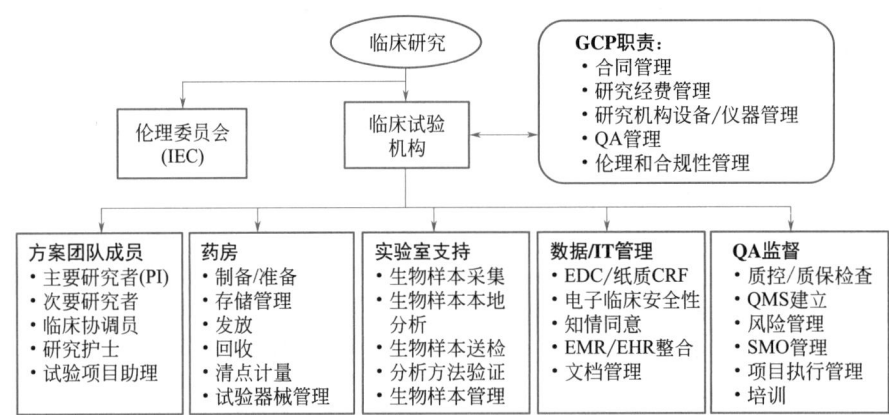

图 5.14　研究机构在临床试验项目中的主要职责范畴

表 5.18　研究者和临床研究协调员主要职责分工

研究者的职责	CRC 的职责
• 组织、实施临床试验，并对项目团队成员的试验实施责任质量负责	• 协助实施临床试验，保证数据真实完整
• 负责执行受试者的知情同意	• 协助进行知情同意
• 负责受试者临床诊断和治疗的决策	• 不参与医疗方面的决策
• 负责评价和处理 AE 和 SAE	• 协助处理，不做任何判断
• 负责原始资料记录的准确性和完整性，并做好受试者的诊疗记录	• 负责誊写数据
• 对安全性和有效性做出评价	• 对评价的结果进行记录
• 对电子临床记录有关医学判断和诊疗结果实施电子签名	• 无权对医学判断和诊疗结果
• 与申办方进行有关试验费用的商议	• 实施所负责部分的电子签名
• 确保试验总结报告与试验方案一致，以及与研究机构数据记录一致	• 协助研究者按照费用支付节点与申办方项目经理交流
	• 确保和维护所有试验源数据和文件的存档质量和完整性

③ 不良反应记录和报告完整，特别是 SAE 报告的完整性和及时性；

④ 实验室检测值甄别准确，特别是异常警示值管理满足 GCP 要求；

⑤ 确认源文件记录清晰，以及将源文件数据记录输入 CRF 时的准确性和及时性。

了解临床研究协调员是否被配备或有时间协助研究者进行临床试验的研究是选择临床试验研究机构的考量因素之一。从某种意义上来说，临床研究协调员被视为管理所有临床试验项目逻辑事务的主管专家。当申办方或监查员在进行相关临床试验项目可行性调查或安排监查访问时，他们通常需要临床研究协调员的协助。一般说来，临床研究协调员的任务随着临床试验项目进行程度的变化而变化。下面列举了临床研究协调员可能涉及的职责范围。由于研究机构的结构设置和试验方案的需求，临床研究协调员的职责可能并不局限于这些。

在进行临床试验项目可行性调查时，临床研究协调员可能会被提出如下要求：

① 递交正在进行的研究项目的总结

• 正在进行的每个研究项目的治疗领域或适应证和患者数；

• 正在进行的每个研究项目期待的完成日期；

• 鉴别哪些研究与新的研究会竞争受试者资源，提出如何确定受试者应该被招募入哪一研究项目的计划；

• 过去临床研究结果概述，如筛选/招募/完成受试者人数，完成研究项目招募目标的百分比，多长时间完成招募目标等；

• 所在机构患有代开展试验项目疾病治疗目标的受试者人数；

• 符合新的研究项目招募标准的受试者人数的估计；

• 列出可能的招募策略，如同行推荐资源、所在机构患者数据库、广告等。

② 提出任何可以明确证明研究机构能够有效进行试验项目的文件或证据。

在递交过去承担的研究项目信息时，临床研究协调员应当注意只能提供纲要性的概述或统计数据，而不应当披露过多的试验项目结果或内容本身的信息，以免违反有关保密协议。在临床试验的准备阶段，临床研究协调员需要完成的职责包括但不限于：

① 准备研究机构主要研究人员的简历和行医执照复印件。

② 确保保密协议被研究机构代表或研究者及时签署并返回给申办方。

③ 准备研究项目的手册和药政规范所要求的文件档案夹。

④ 熟悉申办方提供的与临床试验有关的资料与文献。

⑤ 列出研究机构主要研究人员的发表论文目录。

⑥ 过去被稽查的记录。

⑦ 过去临床试验项目完成情况评价信（如果有的话）。

⑧ 列出伦理审查委员会事宜：

• 伦理审查委员会会议频率和日期；

• 伦理审查委员会的费用；

• 伦理审查委员会对临床试验项目知情同意书要求的特殊语言或标准术语；

• 过去伦理审查委员会审查试验项目文件要求修改的平均数。

⑨ 准备和递交伦理审查委员会的申请表和有关试验项目文件：

• 在试验项目被递交给伦理审查委员会后，继续负责后续联络和进度督促，直至试验项目被批准；

• 收集和交流伦理审查委员会的问题和申办方或研究者的答复和批准文件。

⑩ 收集和交流研究机构对试验项目文件的问题和建议。

⑪ 协助按时完成所要求的药政规范表格和表格签名。

⑫ 如果使用本地实验室，收集和递交实验室证书、实验室负责人简历和实验室检测数据标准范围。

⑬ 按照申办方的主知情同意书样本准备研究机构的知情同意书。

⑭ 准备和讨论研究经费预算。

⑮ 接收和管理试验物资。

⑯ 协助研究合同的协商和签署。

⑰ 和研究机构研究者与其他项目成员一起，接受试验方案的培训。

⑱ 和研究者一起参加研究者启动会议，必要时协调机构启动会议。

⑲ 协助准备中心临床试验参与者的资质文件，如个人简历、GCP 证书、执业医师资格证等。

⑳ 其他研究者授权的工作任务。

在临床试验实施阶段，临床研究协调员的职责包括但不限于：

① 为受试者预约试验访问、引导受试者完成特殊检查、收集检查结果报告医生；

② 协助试验项目招募和管理受试者筛选和入组，如受试者访问前期资料准备、协调研究者和受试者的时间并按照方案规定安排受试者访问、安排受试者实验室各种检查并获取检查报告、协助跟踪受试者不良事件转归情况及合并用药使用情况、采取措施提高受试者的依从性；

③ 定期与试验负责的研究者召开有关临床试验的讨论，将发现的问题或方案的违背部分上报伦理委员会；

④ 作为第三方监督医生和试验申办方，保护患者利益不受侵害；

⑤ 协助研究者进行生物样本的管理，包括分离、分装、储存与转运等；

⑥ 协调和参与申办方代表或监查员的监查访问或稽查访问，并确保监查或稽查访问时，有关主要人员和研究者能有时间出席，并回答咨询；

⑦ 在监查或稽查访问期间，协助和带领申办方代表、监查员、稽查员或药政部门代表检查受试者会见室、休息室、实验室、药房、文件储存室和其他关键地方，确保他们可以方便地接触试验项目相关的医疗记录、文件和保留样本；

⑧ 准备和递交修正的试验项目文件、方案等给伦理审查委员会；

⑨ 组织受试者源文件材料，以确保研究数据信息的一致性和准确性；

⑩ 确保研究机构所有与试验项目相关人员都在人员职责表上签名；

⑪ 需要时，向申办方代表或监查员介绍到达研究机构的路线和附近旅店情况；

⑫ 列出研究机构的工作时间以及非工作时间时研究机构人员的联络方式；

⑬ 协助研究者对临床试验知情同意书的管理；

⑭ 协助完成某些临床试验项目的检查步骤，如体检和患者一般情况记录等；

⑮ 协助和实施临床试验项目的规定要求，协调其他相关检验或化验科室进行试验项目相关的任务的完成，如生物样本收集后的预处理等；

⑯ 协调和参与研究药物的发放、核实和记录；

⑰ 试验文件和物资管理，按照试验的项目，将试验实施的机构应当保存的文件文档进行收集、整理和归档；

⑱ 负责所提供的试验项目有关物品的签收，并检查它们的完整性和与货单上的一致性；

⑲ 确保所有试验项目药物和物资存放处的安全性和适宜的储存环境，在条件允许的情况下协助药物管理员管理研究药物，包括研究药物的接收、保存、分发、回收和归还，并完成相关记录；

⑳ 参与和管理试验用药物的清单；

㉑ 准备和参与受试者的试验访问；

㉒ 鼓励受试者坚持完成试验项目并关注他们的依从性；

㉓ 每次受试者访问后，完成所收集数据的整理、源文件的记录和临床病例填入病例报告表（CRF）或输入电子数据采集（EDC）系统，确保临床数据符合ALCOA原则；

㉔ 协助研究者进行相关试验记录工具表的填写；

㉕ 协助CRA的监查工作，提前准备各种文档供CRA监查；

㉖ 协助疑问数据答疑，包括CRF与原始资料的核对，发现问题并且与研究医生进行商讨和解决；

㉗ 解答临床试验数据疑问表；

㉘ 完成伦理审查委员会所要求的试验项目的各种报告或总结；

㉙ 及时完成和递交任何严重不良反应报告，在不进行医学判断和处置的情况下，协助研究者进行SAE报告和跟踪；

㉚ 监督和实施研究机构GDP；

㉛ 整理和存档受试者医疗记录、检查报告、工作记录和试验资料；

㉜ 回答和记录电话询问和信息要求；

㉝ 完成和递交申办方所要求的各种试验项目进展报表，维护试验项目研究机构文件档案夹的完整性；

㉞ 完成研究者授权的其他事宜。

在临床试验结束阶段，临床研究协调员的职责包括但不限于：

① 协助和完成临床试验项目结束任务和要求；

② 退还试验药物/器械和物资；

③ 清理试验数据；

④ 协助试验文档的存档；

⑤ 结算最后的试验项目费用；

⑥ 准备试验项目的结束访问；

⑦ 管理和完成试验结束的伦理交流；

⑧ 完成研究者授权的其他事宜。

从上面的CRC职责范畴简要概述中，可以看出研究者由于忙于医疗实践，很难有时间去管理和完成这些试验项目相关的具体而琐碎的事宜。临床研究协调员的角色在承担这些事务性工作方面的作用和重要性不言而喻。

如果同一研究机构中有一位以上的医生有资质和兴趣参加临床试验项目，则可以组成项目医生团队共同承担临床试验项目，其中总负责研究者为主要研究者，其余研究者称为次要研究者。当研究机构有两位主要研究者参与试验项目时，其中一位被视为主要研究者（PI），另一位则可以被视为共同主要研究者（co-PI）。在有条件或承担较多临床研究项目的研究机构中，还可以委派一位药政事务员，专门协调和完成有关药政事务的工作，如填写相关表格和与伦理委员会交流临床试验方案等。有些临床试验研究机构还聘请药剂师承担有关临床试验药物管理、配制和发放的工作。药政事务管理和临床试验药物管理和发放也可以由临床研究协调员承担。在临床试验项目进行期间，研究者和临床研究协调员主要和申办方指派的项目监查员有较多的联络和交流。总之，临床试验项目的完成需要有效和有序的团队成员分工合作。

（刘　川）

第6章

临床试验的设计方法

临床试验的目的是要验证有关研究药物治疗是有效和安全的科学或医学假设。当确定研究目标（即验证对象）后，如何合理地设计临床试验将成为至关重要的一环。设计错误或不足将导致临床试验失败或无法体现应有的价值。所以良好的临床试验设计是药物临床试验取得成功的必要前提。一般来说，当一个新的分子实体发展到临床研究阶段，意味着它的临床前药理/药代性状和动物有效性及安全性已被全面研究过，但这个新的分子实体的人体有效性和安全性却还未知。所以必须通过在药政法规范畴内的临床试验来严格和科学地对它进行评价。最早的Ⅰ期和Ⅱa期临床试验主要探讨新的分子实体的安全属性，也略微涉及其疗效评价，并为后期的试验研究设计奠定基础。由于没有人体安全性和有效性信息的存在，对临床试验进行有效的统计学设计十分关键。当计划一项临床试验项目时，临床试验的设计被最后确定前，应对各种可能的统计设计方法的优缺点进行对比，以找出能回答研究目的疑问的最佳设计方案。比如，是选择交叉设计还是平行设计来进行临床试验，必须了解这两种设计的性质。对于平行设计来说，每位受试者以随机的方式只接受一种治疗措施，但交叉设计使受试者接受一种以上的治疗措施。如果药物临床研究是想了解前后两种治疗措施可能的交叉疗效影响或前一种治疗对后一种治疗造成的残余效应，则交叉设计方案较为适用。如果临床试验是想显示研究药物的有效性和安全性，则平行设计较为适宜。一般说来，设计良好的临床试验可以有效地减少偏倚。临床试验功能和目的的不同，所应用的临床试验类型也不尽相同。本章将主要介绍临床试验的各种常见设计类别和方法。有关验证过程中如何收集和核查数据，解读数据结果并得出结论，可以参见本书临床监查、数据管理和研究报告等相关章节的介绍；有关验证过程中如何设置研究对象的参数指标、统计学考量、收集的数据如何分析和分析结果如何证明验证的有效性，可以参阅有关专业书籍内容（陈峰等，2018）。

6.1 临床试验的设计原则

当依据临床试验开发计划（CDP）决定试验研发

适应证方向后［参见14.1.2.1（5）］，最先面临的问题就是选择什么样的方案设计最为适合，即：①首先要知道选择什么样的临床试验设计最适合拟临床研发的药物；②涉及最适合适应证、选择非劣效或优效、单臂或对照、传统试验流程或调整性设计等诸多因素的考虑；③试验药物的适应证的选择与选择什么样的患者群来进行这个临床试验有关；④如何选择相应的适宜试验终点，并以此把控临床试验中可能存在的风险。有关试验终点选择和设计的考量要素可以参见14.2节。

无论采用何种试验设计方法（优效、非劣效、对照、单臂、平行、交叉等），其中最基本要点就是如何有效地控制随机误差或偏倚（非随机误差）。所谓偏倚（又称偏性）是指在设计临床试验方案、执行临床试验、分析评价临床试验结果时，试验相关干预或影响因素所致的系统误差，致使疗效或安全性评价偏离真值。偏倚会干扰临床试验得出正确的结论，在临床试验的全过程中均需防范其发生。

从临床试验设计的统计学角度看，临床试验设计的要素由三个部分组成：治疗设计、误差控制设计、样本和观察设计（Hinkelmann et al.，1994）。最简单的治疗设计通常是单一群组研究，即所有受试者都接受相同治疗。其他较复杂的治疗设计包括比较安全和有效性试验设计，或阶乘设计（$p \times q$）等。剂量确定研究由于涉及剂量升降规则，一般被认为属于较为复杂的试验设计。误差可能由任何涉及临床试验人员所造成。比如，研究者可以通过有目的地招募和划分受试者参加某一特定的治疗组别。偏倚也可能在临床试验设计、执行或分析评价过程中产生，包括试验方案的偏离，如由于对治疗的了解而有意或无意选择性分配受试者入组或评判受试者对药物反应过程中产生、受试者对治疗的态度、研究者对安全有效性的评价、对脱落的处理以及在结果分析中有意或无意剔除或选择数据等。所以，临床试验中消除偏倚的两项主要手段就是盲性和随机。常见的临床试验研究方法有盲法、随机化法、对照法、开放法（非盲法/开盲法）和非随机法。随机和对照是临床试验的"金标准"，随机加盲法是保证临床试验招募组别均衡，避免治疗评价和分析结果出现偏倚的重要手段。

6.1.1　随机法

随机化概念最早是由华裔科学家李景均提出的。20 世纪 50 年代美国退伍军人医院计划进行一项大型多中心血癌临床试验，用以弄清楚几种癌症化疗药物在白血病和霍金森瘤上的疗效。为此，负责这些临床试验生物统计的李博士提出了随机化的理念，即每个患者给予一个编号，之后按照编号给药，医生自己也不知道自己的患者是在服用药物的治疗组还是使用安慰剂的对照组。当时受到很多医生的反对。由于美国国立卫生研究院的支持，这个随机化方法才得以执行，并取得很好的试验效果。所谓随机法是指受试者有同等的机会被随机分配到试验组或对照组中，并不会受到研究者或受试者主观意愿的影响，避免在受试者的选择和分组时因处理分配可预测性而导致可能的偏倚。随机化通常是通过随机编码方案来实现。通过随机，在选择和分配受试者入组的过程中采取无章可循的隐匿方式，以均衡治疗组间混杂因素，同时避免或减小选择偏倚；亦可以使各种已知和未知的可能影响试验结果的因素具有可比性，包括试验组和对照组间已知和未知因素分布趋于相似，避免主观判断带来的误差，为疗效和安全性比较提供客观的基础。如果研究者事先知道了随机序列，可能会拒绝某类受试者入组，也可能通过调整受试者的入组顺序，把某个或具有某些特征的受试者分配到特定的治疗组中，这样也就不可避免地会产生选择偏倚。这里所指的随机包括三个方面的含义，即

（1）抽样随机　每一个符合条件的研究对象被收入研究范畴的机会相同，即总体中每个个体有相同的机会被抽到样本中来，这体现了代表性。

（2）分组随机　是将研究对象随机分配到试验组和对照组，使每个研究对象都有同等机会被分配到各组中去，以平衡两组中已知和未知的混杂因素，从而提高两组的可比性，避免造成偏倚，这代表了均衡性。

（3）实验顺序的随机　每个研究对象先后接受处理的机会相同，这意味着平衡实验顺序的影响。

在紧急情况下，这种随机编码技术也可以实现只揭示一位受试者的盲性状态，而无须妨碍其他受试者的盲性状态。常见的随机方法有：

（1）简单随机（simple randomization）　又称完全随机。每个受试单位以概率均等的原则，像抛掷硬币或排序的方式以预设比例，如 1：1、1：2 等，或无限制（每组受试者人数相等，没有区组分配，没有阶层分配等）的随机方式接受治疗或对照组别的分配。这种方法对随机序列不强加任何限制。目前，临

床试验中常用计算机程序来产生伪随机数作为顺序入组的依据。

（2）区组随机（block randomization）　又称均衡随机或限制性随机，是临床试验中较为常见的随机方法之一。其可以确保每一治疗组别受试者人群的均等，仅依据入组的时间先后依次随机入组，不受研究者或受试者的主观意愿分配入组。但这种方法的关键点在于区组的大小要适当，太大易造成组间不均衡，太小则易造成同一区组内受试者分组的可猜测性。研究者及其有关人员应对区组的大小保持盲态。这种随机以区组的形式出现意味着每一区组具有相同数量的和接受相同治疗药物的受试者。表 6.1 展示了随机治疗区组编码的形式。

表 6.1　随机治疗区组编码

受试者	1	2	3	4	5	6	7	8	9	10	11	12
试验药物	B	B	A	B	A	A	B	B	A	A	A	B

在这个案例中，每 6 位受试者可视为一个区组，每个区组分别接受两种药物的受试者各占一半。在这个由 12 位受试者组成的随机程序中，每 6 位受试者将接受相同的治疗药物。但每位随后受试者将接受何种药物治疗由于无规则可循而无法预测。研究者、受试者和监查员都不应该知道这种随机程序。一旦程序被披露，就有可能给招募受试者或对药物的评判及反应造成偏差。

（3）分层随机（stratified randomization）　所谓分层是根据临床试验目的和影响试验结果的因素来划分的，其根据研究对象的特点将患者分为若干试验层，然后在层内随机分配受试者到治疗组或对照组（图 6.1），如按照研究机构、疾病亚型或生活状态（如吸烟和不吸烟）人群来划分受试者人群亚层。在临床研究中，如研究不同药物对疾病治疗效果时，疾病的病理类型和分期等因素是影响患者预后的关键因素。有些情况下也需要考虑受试者生理状况对治疗效益的影响。为了避免这种研究中某些关键因素在各组间的分布差异较大而影响药物效果的评价，可以考虑采用分层随机的方法。在分层随机化临床试验中，受试者首先需要确定属于哪一个亚层，然后在亚层中再随机分配治疗组别。分层有助于保持层内群组的均衡性。需要注意的是分层不宜过多，特别是受试者人群较少时，以免亚层可供结果分析的人数不多，试验实施困难。与区组随机化相比，分层随机化的每层内的受试者人数可

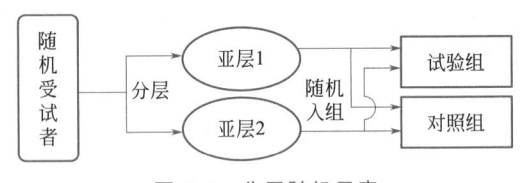

图 6.1　分层随机示意

以不同。所以，分到治疗组和对照组后，两组人数可以不同，而区组随机化人数肯定相同。

（4）中心随机（central randomization）　又称远程随机。在多中心临床试验中，由于区域跨度大，各研究机构在招募受试者的速度和试验用药物的消耗方面不尽相同，给试验实施管理带来一定挑战。这时采用中心随机可以有效地监控和管理那些人工管理不可能克服的困境。中心随机可以和试验用药物发放有机地结合在一起，进而实时监控药物发放和库存现状，亦可以将破盲管理融合其中。这种方法可以预先根据选择的随机方法预设好随机编码，当研究人员确定合格的研究对象后，通过电话或者网络将受试者的基本信息传递给中心随机系统，然后获得每个受试者的治疗分配方案。

（5）整群随机（group randomization）　指被随机的对象不是各个个体，而是由若干个个体组成的"群"，每个群内所包含的个体数可以相同也可以不同，但要求各个群体之间无重叠，总体中的每个个体必属于一个群，也只属于一个群（图 6.2）。例如，按照家庭、学校、团队、医院或社区等社会单位来作为随机群体单位。所以，整群随机法中的分析单位不一定与随机单位相同。由于治疗控制在群体水平之上，从而使整群随机临床试验易于管理和获得研究者的配合，也可增加受试者的依从性和避免治疗组的干扰和污染。整群随机试验设计和分析的主要挑战在于如何控制、设计和分析群内和群间变异。群体间的差异通常与医生选择加入群体的个体特质有关，如年龄、性别等。群体的协同变异对群体内的个体产生的影响相似，如季节的变化对某地区整群的呼吸道感染率有相同的作用。群体内的个体接受的治疗措施和相互间的信息交流保持在相近水平，因此他们的反应相近（Bland M，2004）。一般来说，为了改善整群随机临床试验的准确性，应采取的策略包括：

① 建立群体水平标准以减少群体之间的差异，如对区域选择的限制；

② 考虑增加随机群体数目；

③ 对可能重要的预后变量应保证基线值的测定；

④ 考虑对可能产生变异的基线点采取配对或分层设计法；

⑤ 对群体或不同群体的个体时常进行重复评价；

⑥ 制订详尽的试验方案以降低受试者的脱落率和增加他们的依从性。

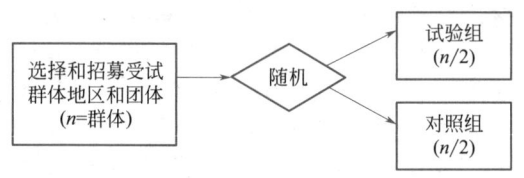

图 6.2　整群随机法示意

（6）动态随机（dynamic randomization）　在一些临床试验中，由于分层因素较多而样本量有限，需要在有限的时间和样本基础上，不断调整受试者入组优先排序，并尽可能地确保区间分配的均衡性，但分层随机显然无法做到，这时动态随机较为合适。这种方法以序贯原理为基础，临床试验中预期制定的随着研究进展利用累积的数据，在不影响试验完整性和合理性的前提下，对临床试验项目程序和招募设计以动态和连续性的方式进行及时调整。例如，随着研究的进行和结果的明朗，对招募进入治疗不同组别的受试者人数进行调整、改变招募的总受试者人数、增加或减少某个治疗组别或剂量组别、或提前停止试验项目等。这种设计在一种治疗似乎优于另一种治疗的情形下，随机入组受试者的比例可能会偏向于疗效更佳的组别。调整性临床试验设计就是在动态最小随机化原理的基础上而建立的。

无论一个随机化方案设计得有多完美，如果没有得到严格贯彻，或者没有考虑到实施条件的限制，都会降低随机化的效果，严重的甚至得出错误的结论。有关如何合理地编辑随机程式技术可参见第 24 章。当样本大小、分层因素及区组大小决定后，由统计师根据选择的随机方法，在计算机上使用统计软件产生随机分配表。产生和管理随机化过程需要注意的要点包括但不限于：

① 随机化的方法和过程应在试验方案中阐明。但使人容易预测分组的随机化的细节，如分段长度等不应包含在试验方案中。

② 试验用药物编码应根据统计师产生的随机分配表进行编码，以达到随机化的要求。参与试验用药物编码和随机编码的人员都不应与临床试验运营团队人员就编码信息有互动交流。参与试验的项目经理、监查员、研究者、临床研究协调员和数据管理员等都不应涉及试验用药物的随机编码标签的制作和粘贴。

③ 随机的隐匿管理要求进行随机分配方案的隐匿。首先要求产生随机分配序列和确定受试对象合格性的研究人员不应该是同一个人；其次，产生和保存随机分配序列的人员最好是不参与试验的人员。

④ 受试者应严格按照试验用药物编码的顺序入组，研究者不得随意变动，否则会破坏随机化均衡性。

在实际临床试验运营管理中，有时需要考虑随机序列分配隐藏，即在实施随机序列的阶段（受试者招募入组前），试验项目无法使研究者应用盲法进行受试者招募，如对不同术式的外科手术效果的比较。在分配隐藏管理中，核心点是要确保研究人员不知道下一个受试者会被分到哪个治疗组，以保护随机分配序列，避免选择偏倚。特别是在开放式临床试验中，当采用区组随机时，由于在每个区组的末尾，要求治疗组之间的比例强制回到预定的比例。如"ABBA"的区组设计中，当前 3 个受试者的分组结果已经知晓，则最后一个受试者一定分到"A"组。因此，开放式试验中应尽量避免采用区组随机，此时可以考虑大棒设计（big stick design，BSD）、区组瓮式设计（block urn design，BUD）等其他随机化方法。有研究表明在没有做好分配隐藏的临床试验中，试验组的疗效将会比实际情况提高 40％。因此，如果随机序列能与分配隐藏相结合，则可以达到更好的分组随机效果。在实际的临床试验中，即使受试者的分组是通过每个中心的密封信封依次发放，也有随机序列被泄露的风险。例如，在开放标签临床试验中，虽然规定研究者在受试者到来后，依次打开密封的信封，将受试者分配到信封中指示的治疗组，但研究者可能提前拆开几个信封，从而通过调整受试者的入组次序，把某个受试者分配到特定的治疗组中。因此，IWRS 随机系统的应用比纸质信封法对随机化的分配隐藏效果更好。

在早期的临床试验（Ⅰ期）中，当研究大多针对治疗机制或药理终点时，选择偏见并不会构成主要问题。随机方法在这类研究中一般并无太大作用。但剂量确定试验由于涉及剂量的升降规则，通常需要运用随机设计技术。在中期或后期的临床试验阶段（Ⅱ期、Ⅲ期或Ⅳ期），安全性和有效性比较试验的关键点是要评价受试者从研究药物中能获得的益处和经历严重不良反应的概率。这类研究通常具有严密的统计考量，随机比较研究显得十分必要。

6.1.2　对照法

随机临床试验中对照法设计是关键性的选项之一，其对试验过程及其结果的若干方面都可能产生重要影响，如试验结论的推论结果、伦理的接受程度、偏倚最小化程度、入组受试者及其留置意愿、终点指标的设定、试验结果的接受度、药政部门对试验结果的认可度等。通过与同期人群在相同治疗环境和时间段中疗效和安全性的比较，可以科学地判断与试验药物在疗效和安全性方面的差异。

所谓对照是指与试验组作为比较对象而言。对照组的形式，ICH E10 提供了若干类型，即安慰剂对照、空白对照、剂量对照、标准治疗对照等。

（1）空白对照（blank control）　又称无治疗对照。在这类对照研究中，受试者被随机分到试验治疗组或空白对照组。基于伦理学的考虑，临床研究中单纯使用空白对照的情况不多，且空白对照不可能采用双盲设计，这种设计通常适用于有理由确信研究终点是客观的，或不可能实行双盲，如药物治疗与手术治疗中，容易识别药物毒性的治疗（图 6.3）。在这个案例中，由于采用了随机交叉空白对照的方法，空白对照能相对清晰地对比和衬托出试验组化疗后粒细胞减少症的作用及其不良反应的变化和结果，增强了说服力，使得药物作用的评价更为客观。

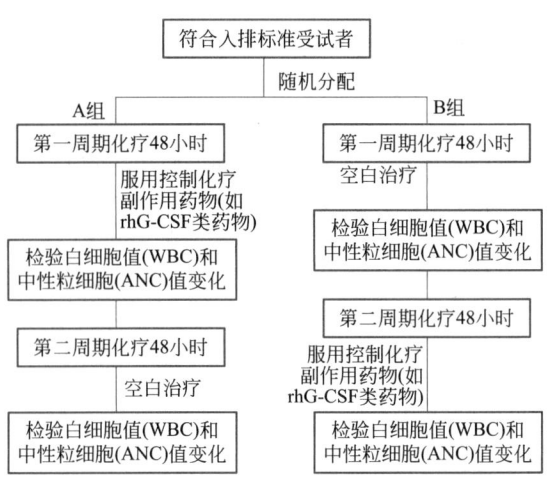

图 6.3　无治疗对照案例

（2）安慰剂对照（placebo control）　指对照组用安慰剂，与具有治疗或致病效应的试验措施进行比较对照。口服剂型通常可以用淀粉、维生素或葡萄糖粉作安慰剂，注射剂常用生理盐水作安慰剂。安慰剂对照通常都是用于当前尚无有效药物治疗的疾病，常见于随机化和盲法的临床研究中。在医疗器械临床试验中，在试验器械尚无相同或相似的已上市产品或相应的标准治疗方法时，若试验器械的疗效存在安慰效应，需考虑安慰剂对照。此外，空白对照与安慰剂对照的共同特点是对照组能够保持其固有的自然特征，可清楚地看出处理因素的作用，得到真实可靠的研究结果，但应用时需要考虑伦理学的因素。

（3）标准治疗对照（standard therapy control）又称为阳性药物对照或阳性对照，是指对照组使用公认"有效"的干预措施或药物，或标准治疗方法或标准，如诊疗指南、治疗方案或教科书推荐的干预措施或药物。这是应用最多的一种对照措施，常用于比较新的干预措施或药物和已知有效的"老"的干预措施或药物或金标准疗间的疗效差别。

（4）剂量对照（dose response control）　指受试者被随机给予不同固定剂量治疗组别中的一个，以便比较不同剂量的疗效差异。在这种临床试验试验中，受试者可以一开始就接受某一固定剂量，也可以逐渐提升剂量至某一水平，但目的都是要比较最终剂量组别之间的效益。剂量效应临床试验多为双盲试验，可以包括试验用药物不同剂量组别，安慰剂（零剂量）和/或阳性对照药物。在这种临床试验中，受试者也可被随机接受同一药物的不同给药频率，如每天 1 次或每天 2 次，3 天连续服用或 7 天连续服用等。

若按照临床试验设计方案设置常可以分类为：

（1）同期对照（concurrent control）　同期（平行）对照方法是指试验组和对照组的研究要同步进行，从同一时间、同一地点选择患者；具有明确、统一的诊断和纳入研究的标准；试验条件基本一致，观察期限一致。前述的空白对照、安慰剂对照、标准治疗对照都可以采用同期（平行）对照的方法。若采用随机同期对照，可以避免与时间变化有关的许多偏倚，可以消除、控制或平衡许多已知或未知的偏倚，保证了试验组与对照组除了治疗措施不同外，其他非处理因素的均衡性，从而使研究结果真实可靠。常见的平行设计、交叉设计、量效设计、随机撤药设计、析因设计等都可见这种同期对照介于其中。

（2）自身对照（self control）　受试者自身在前、后两个阶段，分别用两种不同的药物治疗或干预措施，最后对比两种药物或干预措施的疗效。一般在前一阶段结束时应有一段时间间隔，称洗脱期，以避免前一种药物的后效应对第二阶段治疗效应的影响。自身对照可用于慢性、稳定或复发性疾病或药物美容疗效的研究。常见的交叉设计可以这种自身对照介于其中。

（3）配对对照（paired control）　为了消除某些混杂因素干扰组间的可比性，增强研究结果的真实性，可将某些性质或条件相似的配对因素（matching factor）配成相应的对，如研究对象、部位等，然后采取随机分组的方法，将其中之一分配到试验组，另一个分到对照组，连续试验若干对，观察比较干预与对照的差异。配对设计可控制一些主要的影响因素，使两组非处理因素更具可比性，且此方法简便、经济、高效。统计分析方法适用于配对 t 检验、配对 χ^2 检验或配对秩和检验，检验效率高。根据受试对象的来源不同，配对设计可分为以下两种：

① 同源配对（homogenetic matching）　又叫同体配对（homobody matching），是指试验和对照均在同一受试个体身上进行。这种配对又可分为以下 4 种类型：

• 同一受试者先后接受两种不同的处理，即受试者要接受前后两个阶段、两种不同的治疗措施，然后对其疗效进行对比研究，这可称之为自身配对（self-matching）。前述的自身对照就是自身配对的形式，又称为自身前后对照研究（before-after study in the same patients）。利用这种设计方案时，前后两个用药期或观察期必须相等，且因是同一个个体，故前后两个阶段中不需再分层。这种设计的优点是由于在同一受试者进行对比研究，可消除个体间的差异，前后两个阶段的可比性较好，由于不另设对照组，所以可节省一半的样本量；全部受试对象都得到了应有的防治措施，所以较少引起伦理学问题。不足之处是每一病例的研究期限延长了一倍，所以受试者的依从性较差；虽然是同一个个体，但试验前后两个阶段的病情程度可能不同，环境、气候、心理因素也可能有较大变化，这些都可能会对研究结果产生一定影响；不易保证盲法，分析结果时易产生人为的偏倚；有时治疗措施与对照措施先后次序的不同，可能会使结果不

同，此时应采用随机交叉对照试验（randomized cross-over control trial）。

• 同一受试对象两个左右对称的对应部位、器官进行配对，即同时接受试验和对照药物治疗，如药物皮试，是一受试者一侧上臂注入受试药液，在另一侧上臂注入溶剂作对照；又如研究某药的扩瞳作用，如果理论上已经证明，该药只有局部作用，不易吸收或不致通过神经反射及体液因素影响对侧眼，则可以用双眼进行配对。这种设计方法同样可以消除组间对照个体差异的影响，可节约一半的样本量，主要适用于局部效应评价。但这种配对在试验中一旦发生系统性不良反应则难以确认其与试验或对照药物/器械的相关性，且需要排除对应部位（如面部左右侧局部）反应的互相影响。

• 同一受试对象或同一样本用两种方法或仪器检测，如分别用新法和旧法测定同一儿童的血钙含量。

• 用同一方法或仪器检测同一受试对象不同标本的检测结果，如用原子吸收法测定同一儿童的血清锌和发锌，以观察比较能否用发锌测定代替血清锌的测定。

② 异源配对（heterogenetic matching）　也叫异体配对（heterobody matching），是指以主要预后影响因素作为配对条件，如将年龄相差小于 5 岁者，同性别、同病型、同病期的患者配对，采用随机分组的方法，将其中之一分入试验组，另一个分入对照组。这种设计方法，由于人为地控制了主要影响因素，同样具有较好的可比性。异体配对的主要目的就是使每对的内部，除处理因素不同外，各主要影响因素应尽可能均衡和一致，这样才能保证配对设计的高效性。如果各对内混杂因素未能有效控制或事实上难以控制，此时不应考虑异体配对设计，而应采用样本量较大的 RCT 设计方案。例如，以年龄、性别或病情程度为配对因素相互配对，于是两组间的研究结果就可以消除其配对因素的影响，增强可比性，通常以 1∶1 或 1∶2 配对，但不宜超过 1∶4。

（4）历史对照（historical control）　也可称为外部对照或目标值对照（见 6.2.4 节）。历史对照研究（historical control trial，HCT）也叫不同病例前后对照研究（before-after study in different patients）。在这种研究中，试验组是现行项目招募的受试者，接受新的试验药物或治疗，而对照组则是过去的治疗病例档案，或者是医学期刊上发表的同类论文数据。这种不同时间、不同病例的对照则被称为历史对照。

在开展历史对照研究时，研究者在分析比较结果时要对可能影响结果的混杂因素进行详细讨论，包括影响的程度和倾向。否则，将会不可避免地产生混杂性偏倚，从而部分或全部地掩盖或夸大了所研究因素与结果之间的真实联系。在进行历史对照研究来证明新的药物或治疗方法比老的药物或治疗方法好时，诸多因素会干扰结果的判断和接受度，这些影响因素包

括但不限于：

① 如果影响结果的非控制因素对旧疗法有利，而研究对比结果仍显示新疗法是优越的，则可以接受研究结论；

② 如果除了研究因素本身以外，两组间影响结论的其他因素没有差别，则接受研究结论亦无疑问；

③ 如果影响结果的其他因素有利于新疗法，或有些因素有利于新疗法，也有一些因素利于旧疗法，此时对研究结果进行评判就很困难；

④ 历史对照研究不涉及随机分组和盲法，在研究开始时，假如研究者主观希望新疗法安全有效，受试者亦接受了此方面的信息，那么在选择研究对象时，可能会无意识地把年纪轻的、身体条件好的受试者用新疗法，而事实上新旧疗法可能没有什么差别，只是因为这些外来的人为的因素，才明显地改善了新疗法的效果，从而得出新疗法比旧疗法好的错误结论。

在历史对照研究中，试验组受试者均接受了新的疗法，将所得结果与以往文献或过去病历资料比较，所以可以减少一半的样本量。因为这种试验中所有的受试者都接受新的试验药物或治疗措施，研究者易于接受，亦不涉及伦理学问题，没有自愿参加者的偏倚，也节省时间和资金。对于那些诊断清楚、自然病史和预后都很明确、不予治疗则必死无疑的恶性疾病或罕见疾病来说，历史对照研究是唯一合理的选择。但在采用这种设计方案时，需特别强调两组间的可比性，即除了治疗因素以外，其他影响结果的因素在两组之间应尽可能地相似，包括年龄、性别、种族、地区、生活习惯、病情、病程、并发症、随访时间等，诊断和治疗的方法也随时间改变而改变，预后也随之发生变化。实际上，由于历史对照研究是非随机的、非同期的对照研究，事先未经过严密的科研设计，历

史对照与试验组受试者在许多方面都存在差异，如疾病的诊断标准、疾病的自然病程、疾病的分型、预后判断标准，以及受试者的生活方式、心理因素等，特别是一些现在已知的那些对疾病预后有重要影响的因素，而在过去却尚未被人们所认识，或因条件所限当时不能测量而无记录，因而使组间可比性大大降低，也增加了历史性对照的局限性及偏倚风险。

在标准治疗对照的临床研究中，常见的设计是两个组别（试验药物与阳性对照药物）的比对，这被视为双臂试验（two-arm trial）。但有时也可以看见在此基础上增加一个安慰剂对照组，从而形成同时使用安慰剂和标准对照的研究，称为三臂试验（three-arm trial）。当只有试验药物和阳性药物对照时，如临床试验无法检验出它们间的差异，可能的原因在于试验药无效或者试验设计的效率低下而不足以发现两者之间的差别。这时三臂试验由于加入了安慰剂对照就能解释上述两种原因。也就是说如果研究结果未能提示试验药物优于阳性对照药物，也可能发现试验药物与安慰剂的差别。这类试验常见于中药制剂的临床试验中。三臂试验阳性对照研究通常可以验证有效成分制剂的疗效和安全性，如与同类成分组成的已上市的有效部位及其制剂进行比较，或有效部位制剂，如与含有已上市有效成分的药物进行比较等。总之，三臂试验除了可提供标准对照的信息外，还能获得与安慰剂对照的信息，故评估试验药物的活性与已有阳性药物之间的差距，检验临床试验设计方法是否合理，检验临床试验质量控制是否良好，以及尽早了解试验药物的临床获益空间。

按照 ICH E10 原则，主要根据是否有有效治疗药物或手段，或历史数据作为对照类别选择的判断依据，即

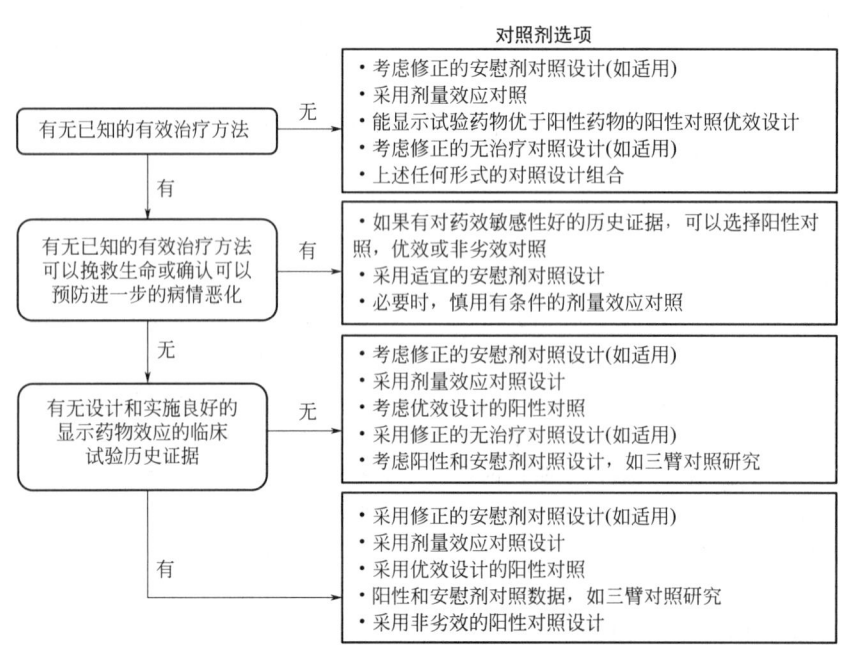

有关安慰剂的伦理考虑已在前面的章节中进行了讨论（见 2.2.4 节）。众所周知，安慰剂对照用于临床试验中有助于确认试验用药物的疗效和安全性，所以在很多需要证明试验用药物绝对作用大小的临床试验中选择安慰剂作对照，只有证实试验用药物显著优于安慰剂时，才能确定试验用药物本身的药效作用。有时，安慰剂亦用于阳性药物对照试验中。为了保证双盲试验的执行，常采用双模拟技巧（参见图 6.5），试验用药物和阳性对照药都配置了安慰剂以利于设盲。阳性对照应选择在拟定的临床试验条件下，在相关专业领域内得到学术界公认的、对所研究的适应证疗效最为肯定并且是最安全的药物或器械，或公认的标准治疗方案。选择阳性对照时，可供参考的原则包括但不限于：

① 选择与试验用药物有相同结构、相同或相似药理作用、相同或相似作用机制、相同剂型、相同给药途径的已上市的同一类药物。

② 因合理理由不能采用已上市同类产品，若为从未在国内外上市的创新药物，阳性对照药物一般选择对该适应证公认的已上市的同一家族的药物（可以和受试药结构不同，但通常药理作用、作用机制相同或相似）。

③ 已有的金标准治疗方案应是首选方案之一。

④ 若试验用药物或器械的疗效存在安慰剂效应，试验设计需考虑安慰剂对照。此时，尚需综合考虑伦理学因素，如缓解疼痛的物理治疗器械。

⑤ 新药上市后为了证实对某种疾病或适应证具有优于其他药物的优势，可以选择特定适应证和选择对这种适应证公认最有效的药物（可以和试验用药物结构不同、不同家族但具有类似作用的药物）作为对照。

在选择阳性对照药物进行临床试验时，需特别注意对照药剂量和给药方案的选择，因为这些足以影响临床试验的成败。总之，安慰剂或阳性药物的选择既要符合伦理学要求，也要符合相关的法规要求，可根据试验用药物的类别、临床试验的不同背景、临床试验的不同阶段等情况进行综合判断加以选择。

采用对照的目的是遵循因果性实验中的对照法则，比较同质情况下不能预知的结局是否存在差异或安慰剂效应（placebo effect），潜在的未知因素对试验结果的影响，以及有益于统计分析的向均数回归，从而可以将药物或器械给受试者带来的效应（如症状、体征或其他病情的改变）与其他因素（如疾病的自然缓解、其他治疗措施等非处理因素）造成的效应区分开来。在对照临床试验中，需遵循的原则包括：

① 专设　根据试验产品特点设立对照组，起到真正的"比较鉴别"的作用。

② 同步　根据试验需求设立对照方式，试验组和对照组同时按各自规定的方法治疗。

③ 均衡　要求试验组和对照组的所有基线值，以及除了试验药物和器械的作用外，影响试验结果的其他因素都应当相似。

建立在随机单位作为分析手段原理之上的统计推论可以最有效地产生最大权限和要求最小样本数（Fisher，1947）。差不多所有临床试验用来评价疗效的手段都是采用这个原理。临床试验中的受试者本身不仅可以划分成随机单位，也可以被视为统计推论单位。图 6.4 示意了临床试验假设类型统计学选择考量的一般原则。在这个示意图中，所谓差异性检验也叫不等性检验，意思就是 A 和 B 两组有差异或不相等。常用两个独立样本 t 检验进行统计分析，也就是两个

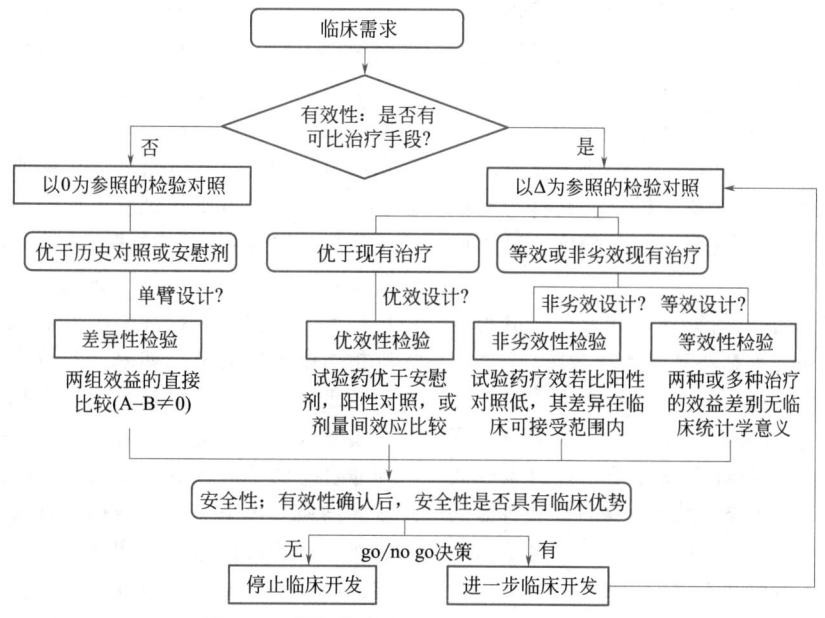

图 6.4　药物临床定位的统计设计一般原则

图中优效与非劣效性设计类型通常采用单侧检验，等效性选择单侧或双侧检验

可选的假设分别是 $A=B$ 和 $A \neq B$，或者说检验 $A-B=0$ 这一公式成立与否。例如，受试者被随机分成 A 和 B 组，然后检验 A 组和 B 组受试者血红蛋白水平的高低，这就是差异性检验。即 A 组和 B 组之间有差异，或者两组间的差异不等于 0。跟上述内容相反的是，当将 A 组和 B 组之间的差异跟一个既定的值（$\triangle$）比较时，就产生了一系列的检验，如优效性、等效性和非劣效性检验。当研究试验用药 A 的效果好于对照药 B 时，为优效性检验（无效假设：$A-B \leqslant \triangle$；备择假设：$A-B > \triangle$）；当研究试验用药 A 的效果等于对照药 B 时，为等效性检验（无效假设：$A-B \leqslant -\triangle$ 或 $A-B \geqslant \triangle$；备择假设：$-\triangle < A-B < \triangle$），常用于同一活性成分的药物之间的疗效比较；当研究试验用药 A 效果不差于对照药 B 时，为非劣效性检验（无效假设：$A-B \leqslant -\triangle$；备择假设：$A-B > -\triangle$）。在非劣效性研究中，如果试验用药 A 因给药方便、耐受性好等，只要试验药的疗效不差于对照药 B 即可。非劣效性检验的样本量估算与等效性检验基本一致。有关临床试验决策方法（go/no go）的简述可以参见 14.1.2 节。

6.1.3 盲态法

随机对照试验（randomized control trial，RCT）中盲法是减少偏倚的重要措施之一。盲态法是指临床试验参与者无法知道自己被随机化招募入哪一个治疗组所采取的方法或手段。在临床试验中，可以被盲态的对象包括受试者或其家属或监护人、研究者、监查员、数据管理员、疗效评价者和统计师等。盲态手段通过使治疗组别和药物从外表上无法判断它们之间的区别或无法知晓招募进入哪一个治疗组别而实现。如果无法做到治疗过程看起来无区别，如不同药物或医疗器械或手术治疗等，可以通过盲态参与效益评价者的方法来实现。在这种情况下，评价者只涉及试验过程中受试者的效益评判，而不涉及任何受试者招募、诊断和治疗的过程。所以，临床试验中使一方或多方不知道受试者治疗分配的程序称为设盲，其目的是控制临床试验的过程中和结果解释时产生偏倚。最常见的设盲方案包括：

（1）三盲法 受试者、研究者、数据管理员、监查员和/或治疗效益评价者都不知道治疗分配。

（2）双盲法 受试者和研究者均不知道受试者本人接受哪一种治疗。这可以避免受试者和研究者的主观因素所带来的偏倚。当试验终点指标受主观影响较大时，多采用双盲方法，如神经、精神、缓解症状等需采用量表评价的药物临床试验。采用安慰剂对照的临床试验需要采用双盲方法。有些客观指标评价的药物，如抗高血压、生化指标检测等，也应尽量采用双盲。

需要指出的是虽然双盲是临床试验的金标准，但有些情况下药物盲态并不能保证双盲的实施，如试验药物的血药浓度结果或特异性反应，此时需要禁止相关试验人员（包括研究者）接触这些实验室数据结果或参与试验效益评估。

（3）单盲法 受试者不知道自己接受哪一种治疗，但研究者知道。这种方法的优点是研究者可以更好地观察了解研究对象，在必要时可以及时恰当地处理研究对象可能发生的意外问题，使研究对象的安全得到保障；缺点是避免不了研究者方面带来的主观偏倚，易造成试验组和对照组的处理不均衡。因此，疗效评价应尽严格采用客观指标。

除了单盲、双盲和三盲外，还有一些盲法原则的特殊应用。在某些干预性研究中，没有办法针对研究者或受试者设盲，例如，在医疗器械或具有特殊气味、颜色或疗效药物的研究。当试验器械与对照器械存在明显不同时，难以对研究者设盲，如血管内金属支架，试验产品和对照产品的具体结构、花纹不同。此时，除了对受试者设盲外，若能够针对最终干预效果的评价者设盲，也能够有效地避免评价中主观因素带来的偏倚。在这些方法中，可以聘请两位研究者参与临床试验项目，一位只负责给受试者服药或置换治疗器械，一位只负责评价或检查受试者的疗效。例如，不对受试者进行手术放置血管内支架的医生只负责解析术后效益等。这种方法也可称为"第三方盲法"。运用这种由第三者只负责观察或评价药物、医疗器械或特殊诊断试剂结果，而不涉及受试者其他信息和治疗结果判断的临床试验设计方法又称为盲读法。这可以有效防止了解分组情况的给药或治疗人员的主观偏倚。如果涉及安慰剂可以容易地使受试者感受治疗差异的情况，可以采用的对策包括尽可能使用有效药物作为对照物。比如，使用阿司匹林而不是安慰剂作为对照药物来研究抗炎药物。

在临床试验中，如果涉及三盲法的盲态药物/器械或试验过程，会涉及非盲或盲态的状态下监查员清点或监查的需求，这时可以采取的手段有配置两位监查员，一位负责常规试验过程的评价或监查（盲态），一位只负责非盲态下的评价或药物清点或试验过程的监查，二者之间信息只有在试验结束并揭盲后才汇总在一起。这些监查特殊要求需要在评价流程管理或监查指南中予以规范。如果涉及检验结果可以明显辨别用药组别的情况，如血药浓度、PK 分析数据或某些实验室检查参数等，也需要考虑数据管理人员的盲态和非盲态的不同配置，以及数据库的分隔管理，直至试验结束并揭盲后再把数据汇合在一起进行分析。有些血药分析或医学影像阅片的情况，也可以采取二次编盲的方式，使盲态数据变为非盲态数据，或非盲态变为盲态数据，便于常规数据管理或数据评价的需求。这些特殊数据盲态或非盲态管理的要求需要在数据管理计划或样本评价规程中予以规范。此外，如果涉及数据安全监督委员会（DSMB），他们对试验数据的评价可以在非盲态的状况下进行，便于安全性结果的评价。但所涉数据的非盲态信息不能与试验项目组在临床试验期间交流。DSMB 的盲态和非盲态的数据评价规程需要在 DSMB 管理章程中予以规范。

在针对受试者设盲的过程中，经常出现两种药物或干预措施截然不同，受试者能很容易识别出应用的是哪种干预措施。例如，比较针灸和药物的止痛效果，受试者在签署知情同意时已经了解了这两种方法，而实施过程中能够直观地知道自己到底是接受的哪一种治疗。此时就可以用到"双模拟"的方法进行设盲。即针对两种处理方法各模拟一种伪药物（或疗法），作为安慰剂用于另一组受试者中。可以对针灸组受试者加用一个安慰剂，对药物组受试者加用无止痛效果的伪针灸治疗（当然还需充分要考虑其中的伦理问题）。此时，两组受试者的干预措施就很难一眼辨别出来了。如果涉及试验药物与对照药有明显差异，为了不使双盲试验中研究者和受试者从感官上获知试验用药物或安慰剂的服用情况，需要特殊制备与试验用药物和/或对照药感官相似的安慰剂，也称为模拟剂，或采用特殊的措施达到盲态目的。常用的模拟技术分为如下几类：

（1）单模拟技术　指只需制备一种与试验用药物感官认知一致的安慰剂。

（2）双模拟技术　在双盲临床试验中，若出现阳性对照药物与试验用药物外观或用法用量不一致时，为了达到双盲目的，需要分别制备试验用药物的安慰剂和对照药物的安慰剂，这被称为双模拟技术。在这种情况下，试验组受试者服用试验用药物和对照药模拟剂组合，对照组受试者服用对照药和试验用药物模拟剂组合，从而可以确保双盲的效果（图 6.5）。

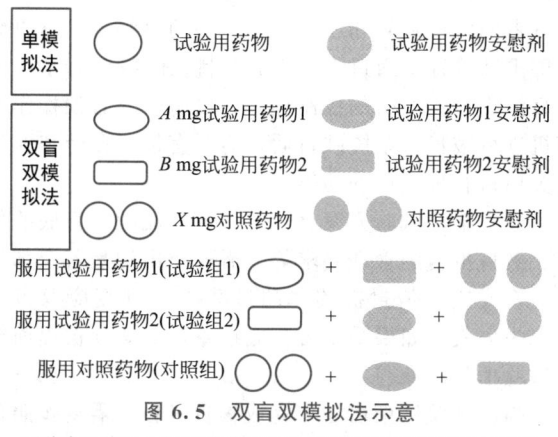

图 6.5　双盲双模拟法示意

两种或两种以上的试验药物和对照药都需要特殊制备模拟剂，以便达到双盲目的。图中两种试验用药各自制备相应的安慰剂，对照药制备相应的安慰剂。临床试验过程中，受试者实际用药方案如图中下方所示

（3）遮蔽技术　当试验用药物为注射类制剂时，由于色泽的差异，无法做到模拟制备安慰剂。并且，即使有双模拟注射剂，意味着受试者需要接受双倍量的注射溶剂，显然在伦理上不会认可，也给受试者带来很大的痛苦和不便。这时可以采用遮蔽的方法，将所有注射或静滴装置用特殊物体紧密遮盖，或采用特殊措施分隔遮掩受试者能看见的所注射的药物，以达到盲态目的。

随机和盲态技术在临床试验中一起使用可以降低在心理学领域称之为霍桑效应（Hawthorne effect）的影响。这个效应是指受试者因为感觉自己成了研究中特别令人感兴趣和受注意的目标而改变其行为的一种趋向，与他们接受的干预措施的特异性作用无关。例如，一项不同药物治疗高血压预后差异的研究，试验组的受试者因为受到特别关注，因而认为自己处于试验组，从而改变自己的行为，减少饮食中钠盐的摄入，增加运动量等。这时临床试验所得的治疗预后不仅仅是干预措施在起作用，其中还掺入了霍桑效应的作用。所以，如果在开展临床试验时，没有在研究设计阶段就采取一些方法来避免霍桑效应的影响，那么试验结果里试验组和对照组的差别很可能就是研究的干预措施的效应和霍桑效应的和，而不单纯是干预措施的效应。也就是说会夸大干预措施效应。需要指出的是在不同疾病、不同研究内容的研究中，霍桑效应的大小不一致，难以通过统计的方法消除霍桑效应。所以，为了从临床试验设计和运营管理的角度，最大限度地避免这种客观存在又难以明确测量其大小的霍桑效应偏倚，可以采取的措施包括但不限于：

① 研究者在治疗关注度方面对试验组和对照组同等对待，以使试验组和对照组的霍桑效应差值更接近研究因素单纯的效应量。

② 随机盲态招募受试者，使受试者并不知道自己身处试验组还是对照组，进而避免霍桑效应。例如，双盲试验中受试者和研究者都不知道研究对象的分组，这样可以确保试验组和对照组被同等对待。

如前所述，盲态和随机技术的一起使用可以使临床试验项目设计和操作的偏倚降至最低。为了达到这一目的，首先需要用随机化方法编辑出受试者入组的随机分配表（见本节随机法）（图 6.6）。之后，根据随机入组分配表编辑试验用药物的盲态编号（见27.2.2 节）。这个由不参与临床试验项目操作和规程管理的人员根据已产生的随机分配表对试验用药物进行分配编码的过程称为产品编盲。含有随机数、产生随机数的参数及试验用药物编码统称为双盲临床试验的盲底。所有的编码流程需要在严格标准操作规程（SOP）下进行和管理，具体的项目流程亦可能由统计师编写，并经申办方审批。通常的编码流程包括但不限于编码流程的撰写、编码职责的分配、盲底的产

生（需要有种子数、区组数、区组大小、分层因素等）、编盲工作流程、试验用药物标签的分组和编号、含有试验用药物编码的标签产生和管理流程（见27.2.2节）、试验用药物标签的粘贴流程等。编盲过程的文件记录需要非盲统计师和药物包装标签管理员共同协作完成，其中含有的编盲前准备信息文件包括试验方案、试验药物和对照药物信息（名称、剂型、规格、有效期、存储条件、生产厂家、生产批号、药检报告）、试验药与对照药对比信息（包装、剂量、剂型、形状、颜色、气味等）、编盲记录表（含有项目题目、试验过程简介、受试者病例分配等信息）、随机分配表（内涵随机数产生的参数和种子数）、标签信息［对应编码、包装和标签服务商信息（如果适用）、标签产生流程文件、标签管理和粘贴流程管理文件、贴完标签的药物包装的入库记录和存放地点］、编盲信息（地点、时间、实际编盲组数、编盲参加人员、分组例数及其总数、其他相关编盲流程文件等）、盲底保存流程及其管理方信息、破盲/揭盲的规程、应急信封发放和监督管理流程（如果适用）、文件交接记录和相关人员的签名和签名日期等。编盲过程的分配编盲工作需要保持整洁，只允许与项目过程无关的人员参与编盲，试验项目研究机构管理和项目管理的人员（如项目经理、CRA、数据管理员等）不应在编盲现场出席。根据随机代码表，每个药物包装上的标签编号应对应一位受试者的随机组别编号，或一位受试者的最小发药包装编号。如果受试者的发药包装量有大中小包装，需保证这位受试者所有包装编号一致。整个编盲过程应当有质量控制和质控保证程序监督管理。整个编盲过程应产生必要的编盲文件存档，由清场者、操作者、质检者、核对者在编码记录表上签名和签字日期确认。

➢ 按病例号(盲底) 随机号 病例号 组别			➢ 按组别(供分药用) 随机号 病例号 组别		
5	1	P	5	1	P
3	2	T	7	5	P
4	3	T	6	6	P
1	4	T	...	...	...
7	5	P	8	139	P
...	...	...	6	143	P
4	141	T	3	2	T
1	142	T	4	3	T
6	143	P	...	...	...
2	144	T	4	141	T
			1	142	T
			2	144	T

图6.6 常见随机编码形式

编盲后项目经理需要根据试验项目的需要，准备提供给研究机构发送的试验用药物及其资料包括但不限于试验用药物、应急信封（如果是纸质盲态试验）、试验药物质检报告、对照药品质量标准及其说明书、临床试验用药物包装说明书、药物发放记录表、试验用药物交接记录表等。在临床试验过程中，随机盲底

管理的常见方式如下：

（1）中立方保管 持有随机编码的人不参加任何临床试验结果的评判和与受试者直接接触。比如药剂师根据随机编码顺序通知研究者受试者应该接受或者直接发给受试者相应的研究药物或安慰剂。

（2）信封式保管 在完成编盲后将编码信息放入信封，密封信封并在信封骑缝处签署编盲人员姓名和编盲时间，或盖骑缝章。从医学伦理学方面考虑，双盲试验应为每位受试者编盲号设置一份密闭应急信件（emergency letter）。信件内容为该编号的受试者随机加入组别及其相应编号设计试验用药物的情况。这种密闭信封可以在非盲统计师完成随机编码后，一式两份，分别由申办方指定的人士和研究者分别保管。应急信封随试验用药一起发放至研究机构。研究者需要妥善保管，且只有在需要破盲（breaking of blindness）的紧急情况下才能打开信封。任何非规定情况所致的盲底泄露，称为破盲。任何破盲都必须详尽记录在案。监查员在每次监查访问时都必须检查密闭信封是否完好无损，并在试验结束时统一收回。申办方的密闭信封只有在所有临床试验数据库锁定和需要开始进行解盲统计分析时才能打开。对于试验过程中的破盲行为，需要对破盲的原因、时间、范围及其倾向性属性做出分析，以便评价对试验用药物疗效和安全性结果的影响。应急信封的样式没有统一标准，可以是信封式、刮刮卡、密码纸等各种形式（图6.7）。临床研究机构编号、项目编号和随机编号需要在信封上标明，否则无法在紧急时找到相应的应急信封。

（3）中央大随机管理 统计师完成随机编码和试验用药物包装服务商完成相应的药物编码后，将对应的随机编码文件交给中心合同研究组织，如互动语音应答系统/网络应答系统（IVRS/IWRS）服务商，由他们根据随机编码编制相应的计算机应用程序。一旦受试者入组，研究者需要通过IVRS/IWRS获得入选受试者的随机编号和相应的试验用药物编号。紧急破盲要求和管理也通过IVRS来控制。但需要对系统的破盲流程设置严格的控制程序，以防研究者误操作或随机进行破盲。系统破盲后，需要有记录存档和通告相关项目管理人员的功能。

通常临床试验方案会规定破盲的流程、盲底的保存、破盲报告的管理要求等。需要指出的是若全部盲底泄密或应急信封拆阅率超过20%，则相应双盲试验视为失败。如果受试者盲底披露，其必须被提前终止试验项目的参与。

临床试验结束后如何完成揭盲过程，需要按照预定的规程予以管理。揭盲过程需要由保存盲底的有关人员执行。揭盲的方式通常有两种，即一次揭盲或两次揭盲。一次揭盲是在临床试验关闭后，按照揭盲的程序，一次性揭示受试者的治疗组别和试验用药物或

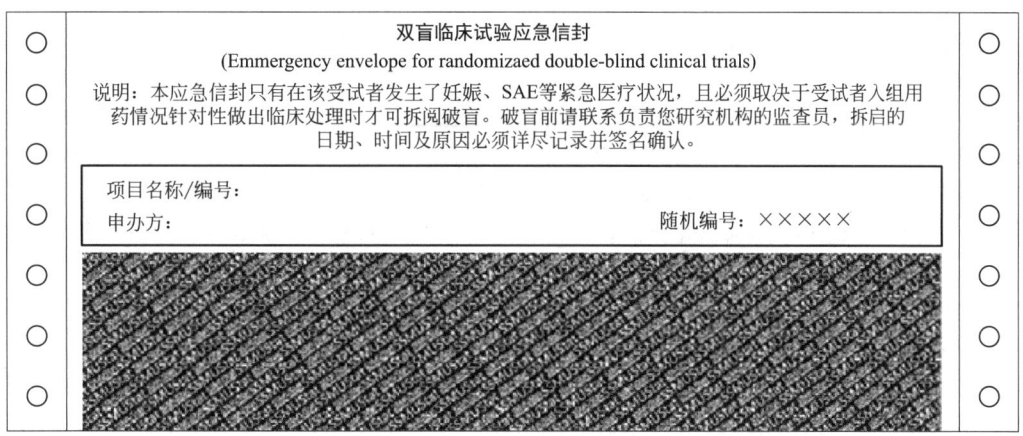

图 6.7　应急信封信封式图样示例

对照药的剂量。两次揭盲则是分步骤完成揭盲的流程。例如，在双盲临床试验方案中，当试验组与对照组按 1∶1 设计时，数据文件经过揭盲前审核并认定可靠无误后即可进行第一次揭盲。此次揭盲只列出每个病例所属的治疗组别（如 A 组或 B 组），但并不标明哪一个为试验组或对照组，交由统计师运用计算机应用程序与数据文件连接后进行统计分析。在统计分析完毕和临床试验总结报告完成后实施第二次揭盲，明确各组所接受的治疗，即揭示 A 和 B 中哪一组是试验组，哪一组是对照组。盲法的原则应自始至终地贯彻于整个试验之中。随机盲态临床试验中，从随机数的产生、试验用药物的编码、受试者入组治疗、试验结果的记录和评价、试验过程的监查、数据管理直至统计分析，所涉各方都必须始终保持盲态。如果发生任何非规定情况所致的盲底泄露，并影响了相关试验结果的客观性，则相关试验将被视作无效。

总而言之，随机对照临床试验目前被认为是最好的临床试验方法，也是判断药物是否有效的最可靠的方法。其包括三个基本原则，即随机、对照、重复。随机有利于均衡干扰因素的影响，使试验组和对照组具有可比性。对照可去除随机变异和其他非研究因素的影响，是比较的基础，没有对照就不能说明疗效是由治疗措施所导致的。重复则是指具有充足的样本量；样本量过小会造成抽样误差，不能充分反映总体，重复性差；样本量过大则在临床试验中难以实施。中央随机化双盲法的应用可最大限度地消除人为因素的影响，减少参与者的主观偏倚。因此，随机双盲对照临床试验能有效开展各种复杂因素，使药物疗效判断更客观、可靠、内在真实性高。

6.1.4　开放法（非盲法/开盲法）

在开放临床试验中，所涉各方（包括受试者本人）均知晓受试者的用药组别，因而不存在盲态治疗和评价。这种方法从使用操作管理上比盲态更为便利，但难免会产生结果报告的偏倚，特别是受试者的

主观感觉受益、不良反应、同期服用药物或补偿治疗感受方面容易引起偏倚。必要时，这类临床试验亦必须遵守随机化原则，多采用客观性指标为试验终点指标，而这些客观性指标的判断可以由第三方或"独立终点委员会"来进行，如影像评估作为终点评价手段。此外，这类试验中一旦受试者发现治疗无益或效果未达到预期，退出试验的可能性会增加。在早期剂量探索试验中，一般都采用开放式的设计，因为剂量探索安全性评价是以不良事件出现作为客观评价标准的。在临床试验盲态结束后的后续开放治疗，或"死亡"为终点的临床试验（如抗肿瘤药物等），亦可以采用开放或双盲法。

6.1.5　非随机法

随机对照试验（RCT）是前瞻性研究，是检验某种假设最有力的方法。采用随机化分组，两组均衡性好，可比性强，排除混杂偏倚；有严格的诊断、纳入、排除标准，入选对象均质性好，观察指标与判断统一，减少入选偏倚；双盲法又可减少测量偏倚，研究者按研究目的控制整个试验过程，保证了研究质量，增强结果真实性。但临床试验以人为研究对象，无法进行随机对照双盲的临床试验时，非随机对照临床试验同样具有重要价值。非随机对照试验（non-randomized control trial，NRCT）也叫非随机分组的平行对照试验。这种方法在以前经验医学阶段曾被许多人应用，但近几年来，随着经验医学向循证医学（evidence-based medicine，EBM）的转变及人们对 RCT 方案的普遍认可，采用 NRCT 的临床疗效研究已经是越来越少了。然而，很多时候由于客观存在的问题及伦理道德因素，不能贯彻随机分组原则的情况下，NRCT 还是一种可行的研究方法。在 NRCT 设计方案中，随访时间与疗效判定在试验组和对照组基本相同，与 RCT 设计方案不同之处就是未按随机方法进行分组，而是由研究者确定研究对象的分组，或是根据受试者及受试者家属的意见，是否愿意接受某

种治疗而分组，或是按不同地点加以分组，如一所研究机构的受试者作为一个组采用新疗法，另一所研究机构则采用传统疗法，然后比较两组的疗效。这种方法优点是方便、简单，由研究者人为主动地把研究对象分成试验组和对照组，所以研究者和受试者均较易于接受，依从性高。与 RCT 比较，开展 NRCT 研究所需成本较低，但由于分组未采用随机化方法，两组间的可比性难以保证。分组时，受试者到底入哪一组，可能受研究者潜意识的影响较大，或者研究者可能较倾向于将年轻的、条件好的、病情轻的患者分到试验组，以期望达到预期的好的疗效。NRCT 设计方案在分组时，虽然也可以通过对某些主要因素进行配对来选择对照组，但通常配对都不够理想，且在具体实施中难以保证。另外，研究者不可能掌握所有与预后有影响的重要因素，如心理的、社会的、文化的、职业的、经济的等。所以，采用 NRCT 设计方案时，治疗组和对照组在基本临床特征、非处理因素的均衡性和主要预后因素方面分布不均，可能导致研究结果的明显偏倚，使两组间的结果产生偏差。在按不同地点加以分组时，这种偏差就更为明显。特别是非随机化的研究者或研究对象有机会根据自己的意愿和环境选择治疗组别，进而有可能产生较强的霍桑效应，使研究结果的可靠性受到影响。同时，结局评价不具有前瞻性，即研究者在获得试验数据之后再进行评分建模，通过大量重复的事后分析得到有利于试验产品的结果，这使得试验结果的可靠程度备受质疑。此外，随机对照试验有较严格的入排标准，合格的受试者可能不能代表该治疗组别的应用人群。非随机对照试验入排标准往往更为宽广，所纳入的受试者的个体也许能代表其所应用的人群。虽然提高非随机对照法的可比性是试验设计和过程管理的关键，其结果效应需要通过统计学的方法（如倾向性评分法等）加以调整，但协变量分析亦可能难以完全校正已知不均衡因素对结果的影响。同时，未知因素对试验结果产生的影响亦难以评估。因此，该方法多见于上市后的临床试验设计中，如登记性临床试验（registry trial）或非干预性临床试验等。有些无法随机的医疗器械临床试验也可采用非随机法设计。美国 FDA 建议在医疗器械非随机对照临床试验中采用两阶段设计法，即在利用倾向性评分方法的基础上，对试验的流程进行人为的划分（FDA，2013；赵延延等，2017），从而模拟试验的随机化过程，保障试验设计和统计分析的前瞻性，进而获得较为客观可靠的试验结果。

6.1.6　重复法

在临床试验中，除了上述随机、对照和盲法原则外，还必须注意的是重复原则，即在相同试验条件下进行多次研究或多次观察，必须要有一定数量

的重复观察样本，以提高试验的可靠性。其中包括：①结论的重复，结论在不同地区、不同时间可以重复观察到，这是多中心临床试验设计原则的基础；②同一试验受试者的重复观察，例如测血压时，一般测量三次，取平均值，这是临床试验数据可靠性的基础。

所谓多中心试验是由多位研究者采用同一试验方案在不同地点和研究机构同时进行的临床试验。各研究机构在规定的时间段内同时开始与结束试验。通常情况下，多中心试验由一位主要研究者总负责，并作为临床试验各中心间的协调研究者。由于由多位研究者合作完成，能集思广益，提高了试验设计、试验的执行和结果的解释水平。多中心试验规模大，病例样本更具代表性，并且可以在较短的时间内招募到足够的病例。在设计多中心临床试验管理时，需要考虑的要素包括但不限于：

① 试验方案及其附件的设计由各研究机构主要研究者共同讨论后制订，经申办方同意，伦理委员会批准后执行；

② 参加临床试验的研究者应当接受同一试验方案的标准培训；

③ 各研究机构临床试验样本量应符合统计学要求；

④ 确保在不同研究机构以相同程序管理试验用药物，包括分发和储藏；

⑤ 试验方案要明确所建立标准化的评价方法，试验中所采用的实验室和临床评价方法均应有统一的质量控制，或由中心实验室进行；

⑥ 按照试验方案收集的数据资料应集中管理与分析，建立数据传递与查询程序；

⑦ 保证各试验中心研究者遵从试验方案，包括在偏离方案时的记录或终止其参加试验。

总之，重复、随机、对照的原则应该体现在临床试验方案的设计中。此外，在临床试验的质量和可信性原则中，重复性是临床试验数据及其数据文件质量的要求之一，而临床试验数据及其数据文件记录和证据链的完整性是保证这条原则的基础。

6.2　临床试验的设计方法

试验药物处于不同的试验阶段要求的设计方案各不相同，需要根据申办方的市场方向、产品属性和临床策略来设计。从总体试验设计来看，临床试验可以分为三大类：

（1）干预性临床试验（interventional trial）　主要根据不同试验周期（Ⅰ/Ⅱ/Ⅲ/Ⅳ期）设计不同的试验类型，多为随机对照试验（randomization control trial，RCT）；

（2）观察性临床试验　主要包括横断面研究

（cross-section study）、队列研究（cohort study）和病例对照研究（case control study）等；

（3）真实世界证据试验（real world trial，RWT）包括循证医学（如荟萃分析）、真实世界研究（real word study，RWS）等。

虽然试验类别和要求各不相同，但试验设计种类和方法并无太大差异。需要指出的是试验设计最重要的是明确每项试验的主要目的，各期试验合理衔接，便于有效地推进，尽早淘汰无效或毒性太大的药物，选择有潜力的药物快速造福患者，并为后期的更大规模的临床试验打下基础。本节将就常见试验设计方法做出概述。

6.2.1 平行设计法

平行设计法是一种全随机对照式设计。每位参加临床试验项目的受试者被随机地只给予一种治疗药物或者对照药物或者安慰剂，常用于探索性临床试验和确证性临床试验。这种设计方法使试验组和对照组同期平行，有效地控制非处理因素的干扰。这种平行随机对照设计方法使试验组与对照组同时按照各自规定方法治疗，组别自始至终不变，可用于试验组与对照组之间的比较，也适用于试验组与多个对照组或多个试验组间的比较。这种平行分组设计方法有两种，即分组对照（或平行比较）法和配对平行法。在分组对照中，又可分为安慰剂对照、有效治疗药物对照和目标值对照（见 6.2.4 节）。

最简单的分组平行对照法是把受试者分为两个平行组（即试验组和对照组）来比较药物疗效和安全性，又可称为双臂试验（two arm trial）。每个组别通常拥有大约相等的受试者人数。按照 ICH E9 "临床试验统计原理" 指南，这种平行对照法是最常见的三种试验设计方法之一（IEH E9，1998）。这种方法的好处在于简单和易操作、普遍接受和分析不复杂、结果解析直观。这种平行对照法最常用在Ⅱ期和Ⅲ期临床试验中。

在安慰剂对照法中，一组受试者可以接受试验药物治疗，而另一组受试者则可能接受安慰剂的治疗，之后比较疗效结果。安慰剂的使用有助于临床试验中精神作用的控制和判断有关不良反应是否应归属于有效药物。国际上安慰剂对照研究较为普遍，但在一些国家，安慰剂对照研究受制于伦理学的考量而较少被接受。一种减少安慰剂服用的方法是在临床试验中设计受试者随机接受试验药物和安慰剂的比例不平等，如 2∶1 或 3∶1。由于安慰剂的使用，受试者的数目可能比其他比较方法要多，从而相应地增加试验费用。

在有效治疗药物对照法中，比较研究药物和另一个现行的有效治疗药物的疗效，这样可以避免安慰剂的伦理问题。现行的有效治疗药物是一种已经上市的药物，也可能已被公认为治疗某种适应证的标准药物，通常申办方希望试验药物的疗效优于现行的有效治疗药物。有时安慰剂和有效治疗药物被同时在临床试验中和研究药物进行比较，即三个组别的比较。这样研究药物和有效治疗药物不仅相互间被进行比较，也同时被和安慰剂进行比较。在这种三组模式中，接受药物治疗的人数比安慰剂要多 2/3。图 6.8 展示了这种三组平行对照法设计。

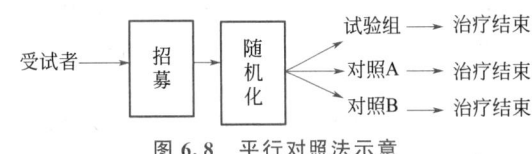

图 6.8　平行对照法示意

配对平行分组法又称为区组随机法。这种 "区组" 意味着在大型试验单位中治疗分配被强制性地加以平衡。受试者以 8 或 16 人为一整体块，每一整体块的一半受试者被集体地随机划分至对照或治疗组，另一半受试者被随机接受相应的治疗或对照药物。这样每一治疗组的人数在临床试验结束后必定相等。治疗或对照组的顺序是随机的，但总数是不变的。比如，为了比较两种药物 A 和 B 在 3 天治疗阶段中的疗效，可以以天数为区组来比较每天不同 A 和 B 排列给药的效果，即第 1 天 ABAB、第 2 天 BAAB、第 3 天 BABA，这样可以通过平均 A 和 B 在 3 天内的差异而消除每天间的变量。这种设计方法可以降低治疗对比的变量，较适宜于恶化性疾病，如癌症的临床试验设计。然而，配对平行分组法存在的不足之处在于：①预后性不易被定义；②受试者招募通常较慢；③有可能存在选择偏见（Berger，1999，2005），从而限制了它在临床试验中运用。实际上，配对平行分组法属于分层随机法（参见 6.1.1 节）的延伸。分层随机法是为了平衡临床试验中的协同变异或预后因子，把全体研究对象分成互不重叠的若干类型、部分或区域。比如，在评价治疗慢性呼吸性肺气肿的药物临床试验中，受试者的入组可能会按照吸烟与否而加以分层化。为了观察药物对吸烟与不吸烟受试者的作用差异，受试者可能会按照吸烟与否而被分别随机入组并归类。

6.2.2 交叉法

交叉法是一种自身对照和组间对照相结合的临床试验设计方法，但接受自身和组间对药物处理的顺序是随机的，并可按照预设的盲法随机实施相应的处理，又称为修正随机区组法或全交叉法，其中每一个区组接受一种以上的治疗剂量药物。区组可以是一位受试者，也可以是一组受试者。这种方法将每个受试者随机地在两个或多个不同试验阶段分别接受试验药或对照药，常用于药物的生物等效性或临床等效性试验。交叉法的开始阶段，受试者就像在平行法的研究中一样，接受一种系列治疗措施。之后，经过一段洗脱期，受试者被交换接受另一种相应的系列治疗措施。交叉法比平行法更可以减少样本的变异，常见于自愈性慢性病的药物疗效评价、生物等效性评价等；不适用于各种急性重症病变、经过第一阶段治疗后不可能恢复到第一阶段治疗前状态的疾病，以及不许停止治疗（不允许有洗脱期）让病情恢复到第一阶段前的疾病，如心力衰竭、昏迷、休克等。如果用简单的数字模式来表示，交叉法可表示为 $p \times q$，其中 p 代表治疗系列，q 为治疗系列的治疗周期。这种设计方法又称为阶乘法。统计学上，阶乘法试验被定义为由两个或两个以上因子组成的试验，每个因子可以为不连续的值，它们的试验单位是由所有因子的阶乘可能组合构成。这种试验设计使得研究每个与疗效有关的因子以及这些变量因子疗效间的相互作用关系成为可能。有关更详尽的交叉法讨论可参阅有关文献（Chow et al.，2000）。交叉法的优势在于：

① 增加临床试验的准确度。通过受试者自身比较在治疗和对照周期的疗效，使治疗差异的评价更准确。

② 减少所需的受试者人数。消除个体差异，节省研究样本。通过受试者自身比较使得疗效呈现正相关性，从而减少治疗差异比较的变异或偏见。

③ 改善受试者招募率。无论受试者被随机入组至任意治疗系列，他们都有可能接受研究药物的治疗。这样也降低了受试者只接受非治疗药物的伦理性疑虑。

除了上述的优势外，交叉法也存在着如下一些不利因素：

① 前一周期的疗效可能延续至后一周期。克服这一不利因素的方法包括增加足够长的洗脱期，使这种残余疗效消失或降至最低。有时洗脱期时间难以确定，两阶段病情轻重程度难以一致，可影响可比性且研究时间较长。

② 前期的疗效可能永久性地改变受试者的内在体质。在这种情况下，后期的治疗可能造成虚假性的优势。受试者的内在体质也可能在后期治疗中改变。这种状况可视为周期间互动效应。一旦发现疾病被某一周期的药物治愈或不可能在短期内消失（相对于治疗周期而言），交叉设计则不适用。

③ 周期间互动效应意味着疗效在不同的治疗周期不是恒定不变。比如，在 AB/BA 交叉试验中，残余效应和周期间互动效应有时难以区别。这种现象并非交叉试验所独有，也存在于其他类型的试验中。研究者必须对受试者自身不同周期的疗效反应强度和表现有足够的判断和了解。

④ 受试者退出临床试验的概率可能会由于下列情形而增加：

• 交叉试验的期限相对于各个独立周期而言被延长；

• 接触药物治疗的人数增多，从而可能导致退出试验的不良事件概率也相应增加；

• 研究时间较长，可能会有病情和观察指标的自然波动；

• 依从性难以保证。

显然，在交叉法中洗脱期或残余效应概念在设计临床试验方案中至关重要。洗脱期指在两个治疗阶段之间的过渡期，在洗脱期内受试者不应当被要求服用任何治疗或对照药物，以使前阶段剂量效应不会影响下阶段的剂量效应。洗脱期要求足够长，不能将第一个阶段的治疗效应带到第二阶段，即第二阶段治疗效应的出现应不受第一阶段治疗的影响。一般洗脱期应为第一阶段治疗药物 $t_{1/2}$ 的 5 倍以上。或者残余的临床药效变化不会影响基线值，这样才能保证前阶段服用的药物作用消除，并不会给下阶段药效的测定造成干扰。

交叉法适用于临床试验的下列几种情况：

① 计划获得目标测定和可解析的有效性和安全性数据；

② 慢性（相对稳定）疾病的研究，特别适合症状或体征在病程中反复出现且病程较长的疾病，如溃疡病、风湿病、高血压等；

③ 有较短半衰期的防治性药物研究；

④ 基线值和洗脱期有可能实现；

⑤ 在有残余效应存在的情况下，即使有受试者中途退出临床试验，也有足够量的受试者样本使残余效应的检出成为可能，或有其他研究信息可用于残余效应的分析。

由于残余效应，交叉试验分析要求比随机平行试验更仔细。有两种方法较有利于建立交叉试验的分析方法：①分期计划，即在第一阶段结束后进行残余效应的研究，如果未发现残余效应，再进行第二阶段的主要疗效评价；②在每一周期阶段都增加基线值的测定，以便检查残余效应是否存在（Kenward et al.，1987）。如果洗脱期足够长，分期计划策略可以不加考虑。交叉对照试验研究的结果变量如果是计数资料，可用配对 χ^2 检验，如是计量资料且符合方差分析条件，可用方差分析。

最常见的比较两种治疗效果的交叉法设计为二系列二周期交叉法，简写为 2×2 交叉法或记为

AB、BA（图 6.9）。标准的 2×2 交叉法中，每位受试者在两个剂量阶段被随机划分到 AB 或 BA 系列，即在系列 AB（BA）中受试者在第一治疗周期接受药物 A 或对照物 B 的治疗，而在第二治疗周期接受 B 或 A 的治疗。两个治疗周期的过渡阶段存在着洗脱期。

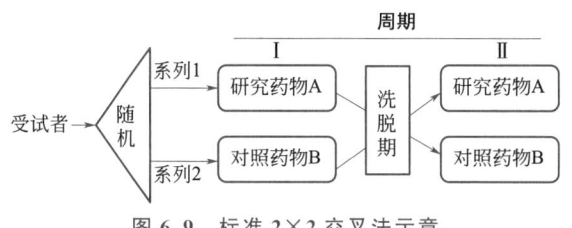

图 6.9　标准 2×2 交叉法示意

对于交叉法来说，系列数目不一定要等于与之相对应的周期数，如 2×3 交叉法中，在三个周期中对两种药物的疗效进行比较（图 6.10）。对于三种以上药物或治疗选择来说，属于多处理交叉，其阶乘公式为 $p×q!$，即 3 种选择有 6 种组别顺序，4 种选择有 24 种组别顺序，以此类推。如有三种治疗选择 A/B/C，其组别顺序为 ABC、BCA、CAB、BAC、ACB 和 CBA，随机排列，称为 3×6 交叉法。要注意的是多组分的交叉设计比较难于管理，尤其涉及多个洗脱期，多次采样，伦理挑战比较大，受试者的依从性差，失访率也会比较高。

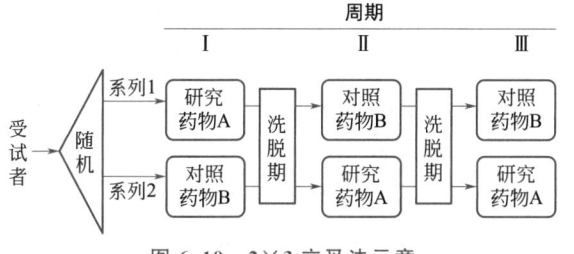

图 6.10　2×3 交叉法示意

在最常见的 2×2 式中（AA、BB、AB、BA，见表 6.2；Balaam，1968），AA 和 BB 式是对标准 AB 和 BA 式的扩充，它们通过比较受试者自身的效应使估测残余效应成为可能，而且由于每个受试者对每种治疗药物都被重复服用，也使受试者之间对药物疗效的差异观察成为可能。2×3 式（ABB、BAA）中第三周期的服用药物与第二周期药物相同，所以也可称为延长周期设计法或二系列重复设计法。2×4 式（AABB、BBAA）可视为双重标准 2×2 式（AB、BA）交叉设计法，也称为复式设计法，常见于生物等效性评价（Chow，1999；Chow et al.，2002）和群体生物等效性评价（Chow et al.，2003）。4×2 式（AABB、BBAA、ABBA、BAAB）是一种选择型四系列四周期二治疗组的交叉设计法。它是由两对双重系列［（AABB、BBAA）和（ABBA、BAAB）］组成。它们的前两个周期与标准 2×2 设计法相同，后两个周期是前两个周期的镜像衍变。这种复杂的交叉设计可以最大程度地减少直接药物作用和残余效应的变异因素。

表 6.2　常见交叉设计法系列组成

类别	交叉形式	系列组成
Ⅰ	2×2 式	AA、BB、AB、BA
Ⅱ	2×3 式	ABB、BAA
Ⅲ	2×4 式	AABB、BBAA
Ⅳ	4×2 式	AABB、BBAA、ABBA、BAAB

在临床试验中，受试者进入正式药物随机治疗前，有时需要有预备期的存在（图 6.11）。在预备期中，受试者可以接受安慰剂、非有效药物治疗、饮食控制或有效维护治疗（如抗高血压的利尿药的使用）等。在有效治疗前加入预备期的益处在于：

① 起到一个洗脱期的作用，以便去除任何前期治疗影响。临床试验中最理想的状况是在开始研究药物治疗前清除前期非临床试验的残余治疗效应，以利于研究药物评价的无偏差性和有效性。预备期为这种前提提供一条途径。

在某些情况下，有些试验适应证患者参加临床试验前服用的治疗药物类别或种类不尽相同。在给予临床试验药物前，这些受试者又不可能停止服用救命的治疗药物，如哮喘病患者。为了减少或统一服用试验药物后带来的效益或安全性影响，可以考虑在预备期统一换成标准的病症治疗急救药物，也避免了伦理学的问题。

② 有助于鉴别安慰剂效应、估测和比较治疗组别之间可能存在的安慰剂效应的强度。在有些临床情况下安慰剂起到药物疗效的作用常可以被观察到。比如，特护措施可以使忧郁症患者无须药物治疗而改善忧郁状况。所以，在有效药物治疗结束后，判断所观察到的疗效是由于安慰剂或药物治疗的结果十分必要。为了消除可能的安慰剂效应，最好在临床试验基线测定前或治疗前增加预备期，从而有利于增加受试者的可比性，并有助于终极目标评价中安慰剂效应的去除。

③ 临床试验中，受试者的依从性始终是被关注的焦点之一。预备期的设计可用于培训受试者、研究者或研究机构人员对临床试验项目要求的掌握，并收集观察受试者依从性状况信息。比如，受试者可以通

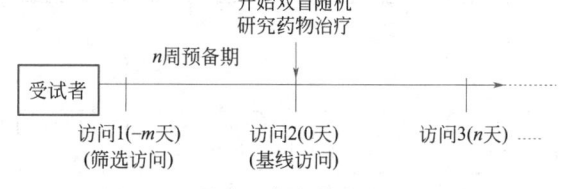

图 6.11　具有预备期的临床试验示意

过预备期熟悉日志卡的记录和使用。研究者或研究机构人员可以通过预备期早日了解依从性差的受试者，并及早提出相应的对策和措施。

此外，预备期可作为测定基线数据的准备期和评价受试者是否满足试验入排标准。但是预备期不适用于受试者需要立即治疗的情况，也就是说受试者应当具备可以在短时间内承受无有效治疗或简单维持治疗的状况。一般说来，预备期常以单盲形式出现，即受试者无须知道被给予安慰剂或单一维持药物。然而，虽然预备期有以上若干益处，但它无形中增加的项目访问次数可能对研究费用的增加有直接影响，也可能延长项目的完成时间而降低受试者或研究者对项目参与的热情。

根据临床试验目的的需要，平行分组法和交叉设计有时可以混合使用。图 6.12 给出了这种混合使用的实际临床试验示例（Jula et al.，2002）。这是一个随机、交叉对照的临床试验，评价饮食和辛伐他汀（simvastatin）分别治疗和混合治疗对血脂、脂蛋白、抗氧剂和胰岛素血浆水平的作用。经过 4～6 周安慰剂预备期，120 位过去未经治疗的高胆固醇男性患者（空腹血浆胆固醇水平高于 232mg/dL）被按照 1∶1 的比例随机平行地接受习惯饮食或饮食治疗组。一旦受试者被随机划入各自的治疗组，标准的二系列二周期（2×2）交叉法被用来随机双盲地给予受试者辛伐他汀（20mg/天）或相应的安慰剂治疗达 12 周。这项

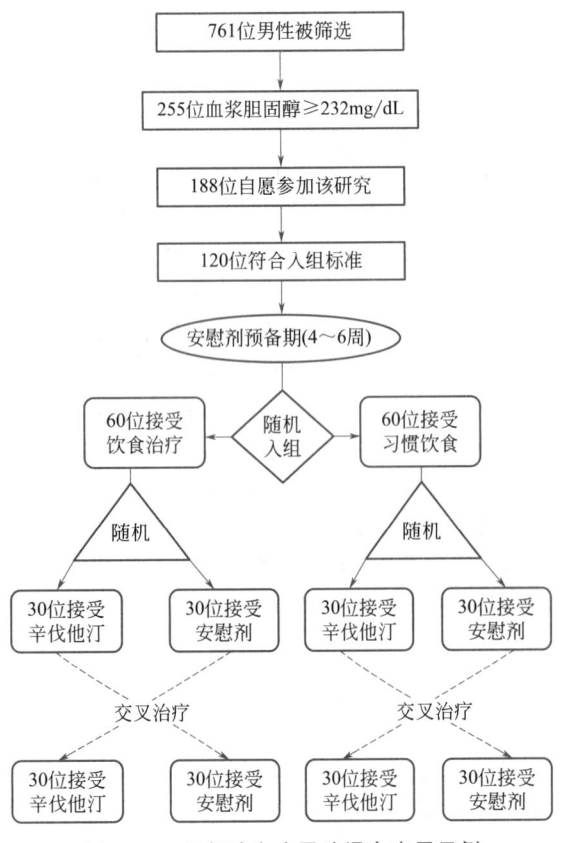

图 6.12　平行法和交叉法混合应用示例

研究应用了二组平行设计法和标准 2×2 交叉法来研究他汀类和饮食的联合作用。二组平行法比较了两种饮食的作用，而他汀类与安慰剂的作用比较在后期的标准交叉法中完成。在另一项有 20 位受试者参与的探索性研究中，未发现周期或残余效应的存在，所以在两个治疗周期间未设计洗脱期。

6.2.3　析因设计法

析因设计是一种多因素的交叉分组设计，又称组合法，通过对处理因素的不同组合，可以对两个或更多的处理因素同时进行评价，适用于多个药物采用不同剂量（水平）组合的临床试验评价。例如，可以和标准治疗措施一起用于评价新的治疗药物或医疗器械；可以避免单纯使用安慰剂的伦理争议，如癌症、呼吸道疾病、癫痫或心力衰竭等无法单独使用安慰剂的严重疾病，也可以用于那些标准治疗无法显示完全有效或新的合并用药可以改善临床疗效的情况。这种方法通过试验用药物/器械治疗方式的不同组合，对两个或多个试验用产品同时进行评价，不仅可检验每个试验用产品各治疗间的差异，而且可以检验各试验用产品间是否存在交互作用，或探索两种产品不同治疗方式的适当组合。在这种临床试验环境中，受试者除了被维持标准治疗方案外，还被随机给予研究药物和安慰剂的治疗。最简单的析因设计是 2×2 析因分析，即

		A 因素 （标准疗法或药物）	
		A1	A2
B 因素	B1（试验药物）	A1B1	A2B1
	B2（对照/安慰剂）	A1B2	A2B2

4 种处理方法

图 6.13 为析因设计的实际案例。在这个案例中，两组患者都接受标准治疗，在此基础上给予试验组试验药物，给予对照组安慰剂，称为标准治疗加安慰剂对照试验（placebo-standard study）。临床实践中发现试验药物不能完全控制或治愈所研究的疾病时，为了保护受试者的安全，这种标准治疗加安慰剂对照试验较为符合伦理期望。

这种方法的不利之处在于一旦出现毒性反应时，毒性结果的解释有时显得较为复杂或困难。在出现罕见或不常见的不良反应时，往往无法确定是由新的药物、标准药物或两种混合药物共同造成的。此外，受试者需承担两种药物共用时可能产生的未知混合作用的风险（MeCune et al.，2006）。

6.2.4　单组设计

单组设计的实质是将主要评价指标的试验结果与已有临床数据进行比较，以评价试验药物/器械的

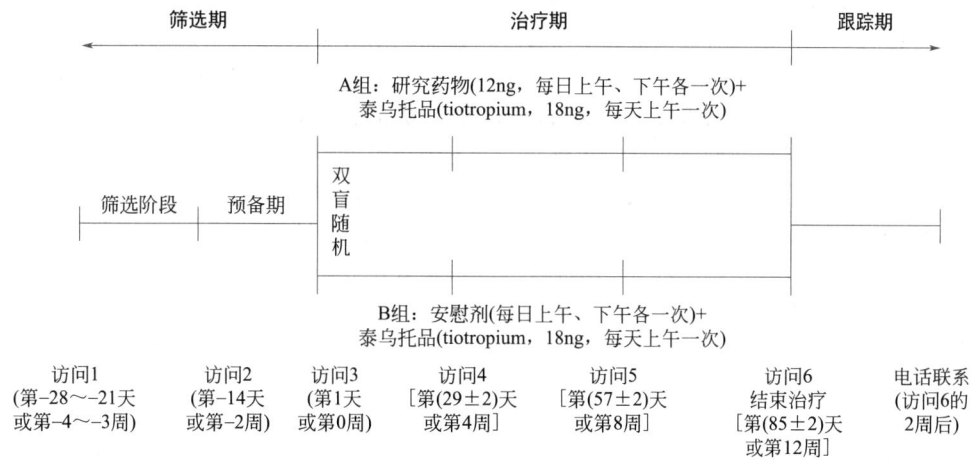

图 6.13　析因法研究抗呼吸道疾病药物临床试验实例

有效性/安全性，即仅有一个治疗组别的临床试验，没有为试验组设计相对应的对照，又称单臂研究（single arm study），常用于Ⅱ期临床试验中。但单臂研究并不是没有参比的对象，实际上，大多数研究中它的参比对象就是前面提到的"外部对照"，即历史对照，是采用他人或过去的研究结果，也就是要选择历史疗效目标值数据清晰，并与试验组进行对照比较。单臂设计的优势在于多阶段设计有明确的早期终止研究的准则，当试验药的有效率较低时，可以在早期终止研究，避免更多的受试者接受无效的治疗，也可用来早期淘汰不良反应高的药物。单臂研究可以是多中心的临床试验，但多是开盲法，且不涉及随机与盲法，所以论证强度稍差。显而易见，这种设计可比性差，因为试验组与外部对照组的受试者不来自同一受试者总体。此外，由于缺乏平行的对照，只能将主要评价指标的试验结果与已有的历史临床数据进行比较，以评价被研究药物的安全性和有效性，很难获得和当前研究设计完全一致的历史研究数据，且很难区分研究间差异的影响，因而对结果不易做出评价。

单组试验一般可以有单组单阶段和单组多阶段两种设计形式。前者称为单臂单阶段试验，其在计划的样本数量的受试者都接受治疗后，根据治疗效果最后得出试验结论。这种试验设计的缺陷是即使在试验未达到样本量要求前发现治疗无效，也不能终止试验。后者称为单臂多阶段试验，其能够在某试验组疗效未达到预期效果时，终止该试验组的研究，避免更多的受试者接受无效治疗。单臂多阶段的设计主要特点包括：

① 单臂两阶段设计　即试验分为两个阶段。假设在第一和第二阶段需要招募的受试者分别为 N_1 和 N_2，两个阶段的有效率分别设为 ER_1 和 ER_2；当第一阶段的 N_1 受试者的有效率≤ER_1，试验项目可以终止，否则可以进入第二阶段。如果 N_1+N_2 受试者中有效率≤ER_2，则试验药物被视为无效。这种提前终止原则类似于 Pocock 统计分析方法中成组序贯

相关的试验终止原则。

② 单臂可变两阶段　即试验仍分为两个阶段。假设在第一阶段的有效受试者例数（临界值）和样本量分别为 ER_{i1} 和 N_{i1}（$i\geqslant2$），第二阶段为 ER_{i2} 和 N_{i2}；只要当第一阶段的 N_{i1} 样本量中，有效受试者例数大于相对应的 ER_{i1} 时，可以开始第二阶段试验，否则需要终止试验；当第二阶段 $N_{i1}+N_{i2}$ 中，有效受试者例数大于相对应的 ER_{i2}，则认为试验药物有效，反之无效。虽然这种设计相较于单纯两阶段而言较为优化，并可以降低假阳性率，但其不利因素在于即使第一阶段有大量失败案例，也可能无法终止试验。

③ 单臂三阶段　即整个试验可以分为三个阶段。假设第一、第二和第三阶段的样本量分别为 N_1、N_2 和 N_3，有效率分别为 ER_1、ER_2 和 ER_3，若第一阶段 N_1 中有效率≤ER_1，则终止试验项目，否则可以进入第二阶段的 N_2 受试者的验证；若在 N_1+N_2 中有效率≤ER_2，则终止试验项目，否则，第三阶段的 N_3 受试者可以开始进行；如 $N_1+N_2+N_3$ 中有效率≤ER_3，则该试验新药无效。这个设计的优势在于可以更早地终止无效的试验项目，但样本量和试验周期可能较两阶段长。

单组设计的样本量计算常见最佳设计法（optima design）和极大极小设计法（min-max design）。前者常用于随机对照临床试验、提前终止概率较大、总样本量较大的情形，或备择假设下预期样本量较小时；后者设计与 O'Brien-Fleming 相似，可用于提前终止概率低、总体样本量较小的情形，或备择假设下预期样本量较小时，如罕见病受试者的招募（患者来源有限）等。

单组研究设计实施简单、易行、研究费用低、周期短、样本量有限，可以较快获得有效性的证据。但单组临床试验的药物获批难度大，必须是研究群体无有效治疗选择、病症难治或复发、试验药物作用机制明确、试验药物有效性突出、安全风险可控或罕见病症等，多用于早期（Ⅰ、Ⅱa 和Ⅱ期临床试验）探索性研究。可以采用两个或多剂量的扩展性比较研究。

首次药物临床试验的剂量探索研究，可采用单组多阶段设计，用于评价能否达到预期的有效标准、安全性或耐受性水平，以便决定是否继续或如何进行进一步的验证性研究，也可以避免更多受试者接受无效治疗或经历不必要的安全风险。罕见病发病率低，很难招募合适的受试者完成药物验证，也无特效或可行的治疗方案或药物。这种情况下就可以应用单臂小样本临床试验数据完成药物的有效性验证。恶性肿瘤几乎不可能自行消退，可以认为肿瘤的缩小几乎完全是药物的作用。因此非确证性 II 期可以不采用随机对照设计，即单组试验。但在有常规标准有效治疗方法时，还是推荐采用随机对照设计，将常规标准有效治疗方法作为对照，目的是尽量在临床试验的早期阶段就能检验出药物相对已有治疗在疗效上是否具有优势。此外，一些基于伦理不适合设置空白对照或者无法找到匹配对照的临床研究，或为考察广泛使用条件下药物的安全性，发现少见的不良事件（或不良反应）为目的的 IV 临床试验亦可以考虑采用单组试验。在上述这些特殊目的或特殊情况下，单组临床试验方案设计通常需要预先获得药政部门的批准。选择对照目标值时可以采取的基本步骤为：

① 根据产品属性和临床适应证需求确定主要疗效和/或安全性评价指标；

② 依据国家法规指南、指导原则、行业标准或专家共识，或已批准上市的同类产品历史研究数据的分析结果等确定主要评价指标目标值；

③ 根据对照目标值估算样本量；

④ 明确入排标准；

⑤ 完成单臂试验的治疗、检查、观察和评价；

⑥ 评价主要评价值的单侧 95% 可信区间，与相应对照目标值比较。

对照目标值大体可划分为两类，即定量目标值（能够用数字表示的目标值称为定量目标值）和定性目标值（不能用数字表示的目标值），应由大样本数据汇总得到，且最好有足够多的文献/历史数据的支持。在选择历史研究作为对照目标值时，需要注意与试验组的适应证相同，疾病的严重程度、亚型构成、诊断、干预、评价指标、评价方法等也应尽量一致，如观察方法、随访时间、判定标准等是否可被充分定义且相对稳定，以增加可比性的效度。历史对照目标值需尽可能采用相对客观、可重复性强的评价指标作为主要评价指标，如死亡、失败等，避免选择容易受主观因素影响、可重复性差的指标作为主要评价指标，如疼痛评分等。如果难以对对照因素进行控制，需要申办方、研究者和统计师在试验方案中共同制定可行的对策来尽量减少偏倚，如采取分层研究或校正方法等。倾向性评分法通常可以用来评估两组之间的

可比性。与平行对照试验相比，单组试验的固有偏倚是非同期对照偏倚，由于时间上的不同步，与历史研究对照的临床试验证据强度弱，可能引起选择偏倚、混杂偏倚、测量偏倚和评价偏倚等，应审慎选择。在开展单组试验时，需要对可能存在的偏倚进行全面分析和有效控制的策略包括但不限于：

① 这类对照需获取试验组和对照组每例受试者的基线参数，论证两组受试者的可比性，以控制混杂偏倚或选择偏倚；

② 通过科学设计入组方式保障两组受试者的可比性，以控制实施偏倚；

③ 由于试验组和对照组不是同期开展，需关注两组间干预方式和评价方式的一致性，以控制测量偏倚和/或评价偏倚。

医疗器械用历史对照目标值是指从大量历史数据库（如文献资料或历史记录）的数据中得到的一系列可被广泛认可的性能标准，这些标准可以作为说明某些医疗器械的安全性或有效性的替代指标或临床终点。对于某些医疗器械，如果有相同研究领域临床认可的，国内外公认的同一产品的主要疗效/安全性评价质量及其评价标准，那么可以用其作为目标值。医疗器械的历史对照的最低标准分为两种：

① 客观性能标准（objective performance criteria, OPC） 当试验药物或器械技术比较成熟、对其适用疾病有较为深刻的了解且可获取该类药物/器械充分的临床研究数据时，可以采用这种标准。这类标准需要全面收集具有一定质量水平及相当数量病例数的临床研究数据，在受试者水平上进行科学的荟萃分析。

② 性能目标（performance goal, PG） 当试验药物或器械技术尚不成熟，且设置对照不可行（例如试验器械与现有治疗方法的风险-受益过于悬殊，设置对照在伦理上不可行，或者现有治疗方法因客观条件限制不具有可行性）时，多采用这类标准。采用 PG 的单组设计的临床证据水平比 OPC 更低，且其实现/未实现不能立即得出试验成功/失败的结论。如果在评价中试验数据发现不正常的信号，需要对试验结果进行进一步探讨和论证。

医疗器械目标值通常为两类指标，即有效和无效，也可为定量指标，包括靶值和单侧置信区间界限（通常为 97.5% 单侧置信区间界限）。如果单侧可信区间界限不低于（或不高于）OPC 的单侧可信区间界限，便可认为医疗器械的有效性（或安全性）达标。由于没有设置对照组，单组目标值设计的临床试验无法确证试验器械的优效、等效或非劣效，仅能确证试验器械的有效性/安全性达到专业领域内公认的最低标准。

历史对照法的另一种方法是受试者的自身数据的

比较（处在无治疗、相同治疗或不同治疗状态下，犹如在交叉研究中见到的那样。例如，临床试验中受试者在不知道自己接受的是何种药物治疗的情况下常被要求自我评价或自我报告受试疗效或感觉）。其他方法还有受试者与其他患者（无治疗、相同治疗或不同治疗）的数据比较。这类比较常在研究新的癌症治疗方法中使用。例如，临床试验的结果可以和没有受到任何治疗的相同癌症种类的患者相比，来评价肿瘤的退缩率和死亡率。假若无治疗的某种癌症患者的死亡率为 35%，而接受临床试验药物治疗的相同癌症受试者在相同的时间段内的死亡率为 25%，则说明研究药物的疗效有显著意义。当然，由于医学领域的动态性质，这种历史对照法与进行中的临床试验人口资料的可比性有时较为困难。

6.2.5　剂量梯度法

在首次人体试验（first-in-human，FIH）中，起始剂量和最佳研究药物剂量的探索和确定是试验研究的基本目的（参见 17.3 节）。FIH 起始剂量是基于临床前药效毒理试验结果，以及同类作用机制药物的临床剂量。在起始剂量探索中，要明确拟定的递增剂量水平，为每个剂量组的入组病例数提供详尽的针对不良反应进行剂量调整、中止和停药的方法指南。所谓最佳剂量是指药物有效剂量、最大耐受剂量（MTD）和剂量限制性毒性（DLT）之间的关系达到最好平衡的剂量。寻找 MTD 和 DLT 有助于了解试验新药的耐受性、安全性，同时观察新药产生的临床药效。影响 DLT 的因素有很多，诸如药物的种类、作用机制、疾病状况、患者群体体质或个体差异、研究者经验、申办方方案设计或研发水平等（秦璐等，2019）。本质上，DLT 是基于抗癌治疗的第一个周期出现严重毒性反应来定义的，其毒性临床症状是根据 CTCAE 标准进行界定的。因此，在设计 FIH 方案时，需要对 DLT 予以清晰的定义。一般来说，药物都有量效关系，即给药剂量高，药物浓度亦随之增高，疗效也会提高。因此，新药临床试验都会试图探索较高剂量的 DLT，以便试验药物未来上市后，能准确供患者使用最安全的有效剂量，也就是在若干有效剂量中确定一个毒性不良反应小且临床效益较好的剂量供未来临床使用，以减少广泛用药中毒性不良反应的发生。临床试验中 MTD 或 DLT 的寻找，也有益于认识或研究相应的毒性不良反应需采取何种临床处理措施。在细胞毒性的抗肿瘤药物中，一般把 DLT 定义为Ⅲ度的非血液学毒性和Ⅳ度血液学毒性，但某些Ⅱ度毒性，如肾毒性和心脏毒性等，也可以作为 DLT。虽然寻找 DLT 是常见 FIH 的主要目的，但有不少试验药物由于药物的安全性好而可能找不到 DLT，也就是说剂量很高或者超过了多倍的临床使用剂量也不会

产生 DLT。所以，在早期临床试验方案设计中，根据药物类别和受试者群体的不同，DLT 需要基于药物的潜在不良反应和未来市场开发目标而制定较为详尽的标准，其中要注意的是健康受试者和病患受试者的标准显然有很大的不同。此外，还需要考虑试验过程中同期服用药物和禁忌药物可能的影响。在Ⅰ期临床试验的剂量梯度实施过程中，受试者若出现任何毒性不良反应，不仅需要密切观察和/或治疗，还应当评估相应毒性不良反应是否符合 DLT 标准，以便决定下一剂量组梯度可否继续进行，或是否需要增加另一个三人剂量组来观察 DLT。对 DLT 的评估方法可以采取组间评估或 SMC 的形式进行（参见 20.7.1 节）。所以，前期研究的目的就是把药物作为靶目标来探讨它的作用机制，包括吸收、生物分布、消除、不良反应等。这些研究不一定只局限于第一次应用于人类的研究药物，所得的研究结果可为进一步治疗研究奠定基础。

研究药物剂量和安全性间的关系通常被视为Ⅰ期或Ⅱa 期临床试验的范畴，其包括剂量探索、剂量递增或剂量范围等试验研究。

（1）剂量探索　多用于确认某剂量的药效结果的临床试验设计，典型的试验设计为平行设计，多为固定剂量组，包括阳性或安慰剂对照等。根据生物或临床考量，如不良反应或有效性程度，对药物剂量进行不断调整直到达到预定的最佳指标的临床试验设计。传统的剂量探索法根据预设的剂量水平和疗效反应与否标准，所有受试者从最低剂量水平开始。在开始服用研究药物之前，受试者被要求停止服用正在服用的药物，并以安慰剂清除过去药物的干扰。在安慰剂洗脱期完成后，进行基线临床测定。如果受试者对所给剂量药物有反应，并在某剂量期结束后符合预定的疗效标准，则该受试者继续服用同剂量研究药物。在必要时，如果受试者在某剂量级不能耐受研究药物，可以考虑给予低一等级的剂量研究药物，并观察该受试者是否还能产生相应的生理疗效。若受试者在某剂量期结束后没有满足预定的疗效标准，则在受试者可以耐受的前提下，可被给予更高剂量的研究药物。这一剂量调整过程不断继续进行，直到所有预设的剂量水平被服用完毕（图 6.14）。这类剂量梯度既可以提高又可以降低的设计方法被称为灵活性剂量递增法。例如，在一项为期 12 周治疗阳痿的临床试验中，受试者在房事前 1h 被首先给予安慰剂或 50mg 的枸橼酸西地那非（万艾克，Sildenafil）。在后续试验访问中，没有临床效应和安全性顾虑的受试者被提高剂量达 100mg。但如果受试者呈现疗效但有不良反应发生，则被给予 25mg 的枸橼酸西地那非服用（Goldstein et al.，1998）。疗效反应标准的设定通常是根据客观生理指标而定的。所以，每一剂量等级的服用持续期应当根

据所选择的生理指标的稳定性的长短来做调整，以保证疗效反应结果测定的准确性。

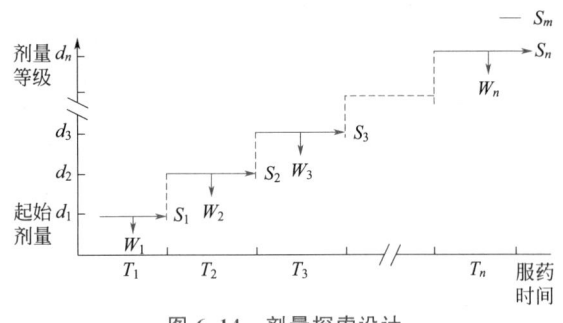

图 6.14　剂量探索设计

T_n 为受试者服用某剂量药物所持续的时间。S_m 为完成所有剂量等级但没有反应的受试者数目。S_n 为在某一剂量等级有反应的受试者数目。W_n 为在 i 剂量等级退出试验的受试者数目

（2）剂量递增　探索对系列受试者逐步递增药物剂量方法的临床试验设计。在这类临床试验中，受试者（通常少于 30 人）被分成 3～6 人组成的受试小组。每组受试者分别受到预设的递增性药物剂量治疗。初始剂量根据临床前实验结果而定。通常为临床前 ED_{50} 的 10%。如果第一组受试者服药一段时间后没有经历严重不良事件的话，通常为 3～4 周，下一组的受试者将服用较高剂量的研究药物，如此重复，直到一定比例的受试者出现的剂量有关的不良反应达到预设的毒性标准。后一组的受试者由于这一严重毒性的出现而不应当被允许更高剂量的研究药物（图 6.15）。

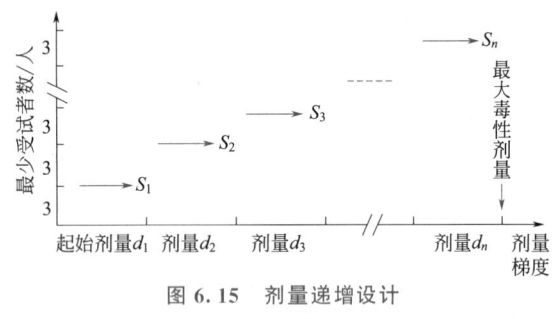

图 6.15　剂量递增设计

S_n 为最后一组受试者

（3）剂量范围　为评估某些或所有预设剂量-效应关系的临床试验设计，在这类试验中，有可能需要考虑多种剂量-效应关系，所需研究的剂量点和排除决定规则被预先设定。根据安全性标准决定剂量终止规则，并选择其中的理想剂量进行后续研究。这类临床试验研究没有一个标准的或统一可行的设计方法。常用的设计方法可阅有关文献（Storer，1989）。剂量范围法与剂量探索法的区别在于前者根据预先设定的少量剂量点而操作，后者运用无数剂量梯度为基础。

6.2.5.1 剂量递增设计的起始剂量和最大安全耐受剂量

无论采用哪一种剂量梯度设计，都需要首先确定起始剂量和最大安全耐受剂量，再设计剂量递增方案、剂量限制性毒性的标准、受试者的选择和每个剂量的平均受试者人数等，以便开展剂量递增的爬坡试验。在设定最大剂量和剂量范围时，应根据所有可获得非临床和临床信息，包括 PD/PK、毒性研究以及在拟定治疗剂量范围的暴露水平。起始剂量是指从动物实验过渡到人体试验时，首次应用于人体的药物剂量（Wei et al.，2016）。2016 年法国进行的 BIA 10-2474 多次给药人体耐受性试验中，1 名健康志愿者连续 5 次口服试验药物 50mg 7 天后死亡，另外 5 名受试者出现脑损伤症状（Moore，2016）。这起严重的首次人体试验严重不良事件表明，首次人体试验的风险较大，试验药物剂量及给药方案的科学性至关重要，给药剂量过高有可能导致严重甚至不可挽回的安全性问题，即对于健康人的 FIH 试验，采用 MTD 的试验设计需考虑伦理学要求。为确定 I 期临床试验的安全起始剂量，需要充分了解临床前动物的药理学、毒理学及药动学数据，避免毒性反应，使之能够快速达到 I 期临床人体耐受性试验的评估目标是必须遵循的原则。对于单次给药的临床试验，当文献记载有同样药临床耐受性试验参考时，起始剂量可以按其起始剂量的 1/2 设计；有同类药物临床耐受性试验参考时，取其起始剂量的 1/4；有同类药物临床有效量时，取该剂量的 1/10 作为起始剂量。当无参考文献或资料时，需要根据临床前动物实验结果来推算起始剂量。以抗肿瘤药物为例，细胞毒类抗肿瘤药物的起始剂量可以按临床前啮齿类动物 MTD 的 1/10，或非啮齿类动物 MTD 的 1/6（mg/m²）确定；非细胞类抗肿瘤药物起始剂量可以按照临床前啮齿类动物 NOAEL 的 1/5 或以上剂量来选择，靶向药物按 NOAEL 的 1/10～1/6 剂量选择；具有明确生理/PD 效应的药物，可以考虑 MABEL 和 PK/PD。当降低起始剂量时，应考虑的因素包括但不限于：

① 剂量反应是否陡峭，特别当剂量安全窗窄时；

② 有否严重不可逆毒性反应；

③ 在临床前动物研究中，无先兆毒性却出现动物死亡；

④ 全新靶点，作用机制尚不十分明确；

⑤ 无理想动物模型，且毒性试验不充分；

⑥ 有特异性激动剂效应。

当需要提高起始剂量时，应考虑的因素包括有充分且良好实施的动物毒理试验结果、同靶点药物研究经验充分、不存在任何可降低起始剂量的因素等。根据动物实验结果估算起始剂量的方法主要有以下 7 种，前 5 种是传统的首次剂量（起始剂量）选择方法，后 2 种依据了现代药物毒理和药代及其安全性的理念和规范：

（1）Blachwell 法　敏感动物 LD_{50} 的 $1/600$，或最低有毒量的 $1/60$。

（2）改良 Blachwell 法（基于安全性）　两种动物急性毒性试验 LD_{50} 的 $1/600$ 和两种动物长期毒性试验的有毒量的 $1/60$，以其中最低者为起始剂量。

（3）Dollry 法（基于有效性）　最敏感动物最小有效量的 $1/100 \sim 1/50$，或同类药物临床治疗量的 $1/10$ 以下。

（4）改良 Fibonacci 法　小鼠急性毒性试验 LD_{10} 的 $1/100$，或大动物最低毒性剂量的 $1/40 \sim 1/30$，此法起始量较大，常用于抗癌药。

（5）未见不良反应剂量（no observed adverse effect level，NOAEL）法　NOAEL 的定义为相关动物研究得到的无明显不良反应的最高剂量。根据体表面积或重量（mg/kg）将最敏感动物 NOAEL 换算成人体等效剂量的 $1/10$，或最敏感动物最小有效剂量的 $1/100 \sim 1/50$。此法是 FDA 推荐的首次人体试验起始剂量估算原则（FDA，2005）。如果按照毒理试验剂量为基础，则一般建议采用跟人类相关度比较高的动物毒理学试验的未见毒性反应剂量为起始剂的方法。该方法可用于已做动物研究的任何新药或新的生物制剂，但不适用于内源性激素及肽类药物。该指南推荐的起始剂量计算主要基于已获得的动物长期毒性研究结果，根据动物毒理试验数据确定 NOAEL，通过比较和选择最敏感动物的相应数据，采用体表面积归一化方法直接换算相应的人体等效剂量（human equivalent dose，HED）。所谓 HED 是指依据体表面积标准化（mg/m²）在不同种属间的比例计算出的人体等效剂量。这里需要注意的是由于从动物毒性研究外推到人的毒性研究存在着一定的可变因素，因此需设定一个安全系数（safe factor，SF），即在 HED 的基础上，降低起始剂量，保护受试者的安全。安全系统的换算公式为 $MRSD = HED/SF$，SF 一般取值为 10，但可根据不同情况增加或降低。

（6）最低预期生物效应水平（minimal anticipated biological effect level，MABEL）法　这是欧盟 2007 年推荐的首次人体剂量指导原则（EMA，2007），强调综合考虑体外药物浓度-效应关系、动物体内剂量-暴露量-效应关系，采用临床前动物实验中获得的关键 PK 参数，如清除率（CL）、表观分布容积（V_d）等，预测人体 PK 参数，依据预期的药理活性或毒性暴露量，推算相应的人体生物活性剂量，即人体剂量=动物体内 AUC×预测的人体内 CL，或人体剂量=动物体内稳态血药浓度（C_{ss}）×预测的人体内 V_d。如果以生物暴露量为基础，则以最低预期生物效应水平或建模的方法（如 PK/PD 或 PBPK）来推算药理学活性剂量（PAD）。最终采用的起始剂量应该是各种推算方法中得出的较低剂量，以最大程度地保证受试者的安全。这个方法适用于高危药物，即可引起身体至关重要的系统严重障碍的任何药物，如免疫系统靶向剂、靶向特定系统、在体内可被大规模生物放大作用的药物、新作用或从未出现的作用机制的药物、种属特异性药物、临床前风险评估困难或不可能、与天然配体比较显示强效价、多功能剂（如二价抗体）、避开正常调控机制的药物等。按照这个方法，当不同的起始剂量计算方法得出剂量值时，应选择最小值作为起始剂量。例如，某抗肿瘤单抗药物对两种细胞株的肿瘤溶解率分别为 $EC_{20} = 46.7\text{ng/mL}$ 和 17.2ng/mL，假设人体血液总体积为 3000mL，则起始剂量分别计算为：

$$3000\text{mL} \times 17.2\text{ng/mL} = 52\mu g$$
$$和\ 3000\text{mL} \times 46.7\text{ng/mL} = 140\mu g$$

按照最小起始剂量原则，$52\mu g$ 被视为起始剂量较为安全稳妥。

（7）NOAEL + MABEL 综合法　EMA 于 2017 年推荐这种首次人体剂量选择原则（EMA，2017）。此法建议综合考虑采用 NOAEL 和 MABEL 等方法计算起始剂量，从中选择最低剂量作为首次人体临床试验最终确定的起始剂量，同时强调需综合考虑临床前药效学研究结果，进而估算人体 PAD 或预期治疗剂量范围（ATD），以及药物靶点结合和受体占有率（RO）等结果。对于作用靶点清楚的药物，受体亲和力和血浆游离药物浓度密切相关，可通过体外实验获得药物剂量与受体占有率曲线，然后依据动物体内 PK 实验结果，判断达到预期受体占有率所需的血浆或组织内药物浓度，并推算达到此浓度应给予的药物剂量，再根据人体和动物剂量折算系数，转换为相应的人体等效剂量。通常情况下，对于受体激动药应选择受体占有率小于 10% 作为人体首次试验起始剂量，而受体拮抗药可选择受体占有率 10% 作为起始剂量。

对于多次给药的人体临床试验，多次给药剂量选择应基于临床前数据及单次剂量爬坡结果。按照单次给药剂量爬坡试验来确定给药剂量，一般原则为按单次给药耐受性试验未出现不良反应的次大耐受剂量进行。如试验中出现明显的不良反应，则下降一个剂量进行另一组试验；如试验中未见明显的不良反应，则上升一个剂量进行另一组试验（表 6.3）。

表 6.3　多次给药剂量案例

类别	第一组	第二组（A 选择）	第二组（B 选择）
剂量/日	500mg[①]	670mg	330mg
剂量依据	次大耐受量	最大耐受量	治疗范围
受试者数/组	6~8 人	6~8 人	6~8 人
服药频率	每日一次	每日一次	每日一次
服药周期	7 天	7 天	7 天
备注		第 1 组无不良药物反应时选择	第 1 组有不良药物反应时选择

① 依据单次给药结果确定。

如果国外已经有同类产品，可以考虑国外使用剂量的1/10作为起始剂量。需要指出的是由于药物类型和作用机制的不同，选择初始剂量的方法并没有固定模式，应视具体临床试验的目的和未来临床治疗的目标而定。如果不同方法计算出来的剂量不一致，通常应当从低剂量开始试验。如若不然，需要在研究方案、研究者手册（IB）或申报资料中阐明理由。从安全性角度出发，对那些有明显药理活性的新药，起始剂量还应更小，切不可机械地按动物的剂量折算成人用剂量。

6.2.5.2 剂量递增方案

在确定了起始剂量和最大剂量后，需要设计剂量递增爬坡试验，也可称为最大耐受剂量（maximum tolerated dose，MTD）临床试验。在进行剂量递增试验时，需要同步监测非临床和临床早期的剂量或暴露量与效应的关系、剂量或暴露量与毒性关系、线性和非线性PK等。毒性小的药物可成倍增量，毒性较大的药物递增幅度应小些；初期增加幅度可较大，后期则应较小。最大耐受剂量范围应包括预期的未来临床服用的有效治疗剂量，其选择方法通常为同一药物、同类药物或结构相似药物单次最大剂量；动物长期毒性试验中引起中毒症状或脏器出现可逆性变化的剂量的1/10；动物长期毒性试验中最大耐受量的1/5～1/2。如果临床试验达到最大剂量受试者仍无不良反应，试验即可结束。剂量递增到出现终止指标或其他较严重的不良反应时，虽未达到最大剂量，也应终止试验，并以此前的剂量为最大安全耐受剂量。在剂量递增试验中需要注意的几点原则包括：

① 因为不能确保较大剂量的安全性，不宜大小剂量梯度组同时试验，而应从小到大逐步进行；

② 每位受试者只接受一次给药剂量，直到在预设的时间段内未观察到不良反应才能开始下一位受试者的剂量；

③ 每个试验剂量梯度组受试者给药完成后，才能开始下一梯度的剂量组别的给药；

④ 每位接受过给药的受试者不得再次加入其他剂量组。

剂量爬坡设计需要考虑起始剂量与药效学有效剂量和毒性剂量之间的距离、毒理学和药动学特征等因素。在剂量爬坡试验中，当起始剂量应用后如无不良反应，就可按照预设剂量递增间隔逐步递增剂量，以尽快找出最大耐受剂量。费氏递增数列法是常用的剂量爬坡递增方法（改良Fibonacci法）。当这个方法的起始剂量确定为 n（g/m²）时，其后按顺序递增的剂量分别是 $2n$、$3.3n$、$5n$、$6n$、$7n$，此后则依次递增前一剂量的1/3。换句话说，每次药物递增的百分比可以表现如下：

- 第一剂量梯度：起始剂量；
- 第二剂量梯度：增加100%；
- 第三剂量梯度：增加67%；
- 第四剂量梯度：增加50%；
- 第五剂量梯度：增加40%；
- 第六剂量梯度及以上：增加33%（30%～35%）。

改良Fibonacci法的特点是开始增速快，后期增速较慢，在确保受试者安全的情况下，以合理的速度和梯度迅速达到耐受性临床试验的终止目标。在临床药物研究早期，有时会出现的情况包括安全剂量的范围很广，但受试者的数量不足会使有效性信息不尽完善。在这种情况下，下一步临床试验中应采用的有效性和安全性剂量的选择最好建立在药动学研究的基础上。这里所描述的起始剂量及最大耐受剂量的估计主要是针对创新新药而言。对于已上市的二类新药或仿制药而言，其剂量、疗程乃至药动学数据大多可直接参考文献资料来进行耐受性试验，但仍需注意药物反应的种族差异。

在建立剂量递增间隔和组别的前提下，最大耐受剂量的临床试验实施方法通常有两种：

（1）基于规则的设计（rule-based design）又称为非参数法（表6.4）。这类设计中的各种方法原理相似，严格按照设计的试验方案，均为从一个起始剂量开始，将受试者分配到预设的系列有序和逐渐增高的剂量梯度水平中，其中包括了最大耐受剂量（MTD）和Ⅱ期临床推荐剂量。由于剂量从小到大递增，较符合伦理的要求。这种方法的主要不足是不能确定某一特定目标毒性水平的剂量。所谓目标毒性水平是指试验中可以接受的DLT发生的最大概率，Ⅰ期临床试验目标毒性水平通常为20%～33%。其中的加速滴定法、成组增减法、药理指导剂量递增（PGDE）法和递增设计等均是对传统3+3设计法（图6.16）的拓展。这些方法尽管存在或多或少的不足，但可以有效地确定Ⅱ期临床试验的推荐剂量。需要指出的是设计这类剂量递增时，需要严格选择剂量梯度，以使每一个剂量能尽可能达到或接近MTD。

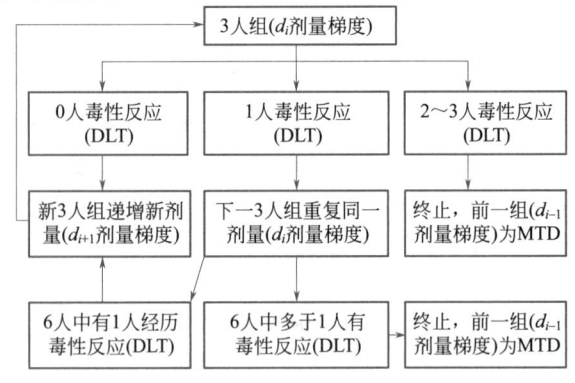

图6.16　Ⅰ期3+3试验设计示意

（2）基于模型的设计（model-based design）又称为参数法（表 6.5）。这种设计方法是利用贝叶斯（Bayes）统计方法，通过确定先验概率和患者是否会发生 DLT 来计算后验概率。在这种方法中，要求在统计师的支持下，帮助每位受试者入组前建立其剂量-毒性曲线模型，并在试验过程中，利用受试者的毒理数据实时修正剂量-毒性曲线。因此，前一位受试者的后验概率是下一位受试者是否进行剂量递增的选择标准。与基于规则的设计相比，模型建立后得到的 MTD 精准度高，受试者可以得到最优剂量的概率亦大。由于涉及模型的选取和复杂的计算，因此没有基于规则的设计方法易于理解和执行。但借助计算机应用软件可以增加这种方法的便利性。

一般情况下，药物毒性反应会由于药物的蓄积作用或迟发性毒性作用而呈现滞后效应。这会导致先期入组的受试者并未呈现剂量-毒性曲线结果，后续入组的受试者有可能暴露在没有及时发现的毒性剂量下。因此，在Ⅰ期临床试验中，根据药物的潜在毒性属性，需要延长服药后的观察时间。有学者依据给药后毒性发生时间结合连续重新评估法（CRM）来预测毒性的发生时间，称之为结合毒性发生时间的剂量递增设计（a model-based design that uses time-to-event endpoints，TITE-CRM）。通常说来，Ⅰ期临床试验不会考虑药效学的因素。但有些疾病类型的Ⅰ期临床试验，如研究抗肿瘤药等，需要将药效学因素与毒性反应结合起来考虑剂量递增的试验设计，即一种结合疗效/毒性终点的剂量递增设计（design that uses toxicity and efficacy as endpoints）。除了上述依据模型的剂量递增设计外，其他的模型设计方法还包括但不限于改良毒性概率区间法（modified toxicity probability interval，mT-PI）、贝叶斯最优区间法（Bayesian optimal interval，BOIN）、分段剂量探索法（fractional dosing-finding）等。一般情况下，药物有累积毒性或延迟毒性作用，容易使后面入组的受试者暴露在未及时发现的毒性剂量下。因此，延长前次给药后的观察时间，或把毒性反应时间结合起来考虑 CRM 设计法，有益于毒性发生时间的预测，也可以提高剂量递增试验的效率。此外，在某些情况下，药效学和毒性反应相结合亦可作为剂量递增梯度的设计策略。在运用基于模型的方法时，MTD 为出现靶向毒性的剂量水平，即为Ⅱ期推荐剂量（RP2D）。美国 FDA 规定 MTD 即为 RP2D，而欧盟及日本则规定 MTD 的前一剂量水平为 RP2D。

表 6.4　基于规则的剂量递增梯度法

剂量递增设计	方法描述	评注
3+3 设计法 （Anastasia，2006；Storer，1989）	选定剂量组中的起始剂量 d_i，每次安排 3 个受试者进入试验，并按下面方式进行剂量的增加： （1）评估剂量 d_i 下的 3 个受试者，如果没有出现 DLT 现象，则增加到下一个剂量梯度 d_{i+1} （2）如果出现 DLT（人数≤1），则该剂量梯度 d_i 下增加 3 位受试者；当未再出现 DLT，则继续下一剂量梯度 d_{i+1} 评估 （3）当在剂量梯度 d_i 下，6 人中出现 DLT 人数≥2，则停止剂量递增，剂量递减至前一剂量梯度 d_{i-1} （4）当递减至前一剂量梯度 d_{i-1} 时，若此剂量梯度有 3 位受试者，则再增加 3 位受试者，重复步骤（1）；若已有 6 位受试者，试验终止，此剂量为 MTD	• 又称标准设计法（图 6.16）。MTD 被定义为≤2/6 DLT 的剂量，即毒性概率小于 33%。 	受试者数	剂量递增措施 | 	---	--- | 	0/3	递增下一 剂量水平 | 	1/3	| 	1/3+0/3	| 	1/3+1/3	停止，推荐上一剂量水平 | 	1/3+2/3 或 +3/3	| 	2/3 或 3/3	| • 传统 3+3 设计法因其计算简单，临床容易实现，被广泛应用。但同时也存在一些弊端，如不能灵活设定 MTD 靶向水平，毒性估计的准确度差；过多的受试者暴露在有效剂量以下；不适合有延迟毒性作用的药物 • 试验周期长 • 推荐的Ⅱ期剂量有可能偏低而导致Ⅱ期试验失败的风险 • 依据 3+3 设计法的拓展，产生了"2+4""3+3+3"和"3+1+1"设计法等
成组增减法 （group up and down） （Bortot et al.，2005）	从起始剂量 d 起，每剂量组的样本量为 S，当在剂量组 d_i 时，经历 DLT 的受试者人数为 $X(d_i)$，则 $X(d_i)$ 服从二项分布 $\mathrm{Bin}(s,p)$。假定 C_L 和 C_U 是满足条件 $0 \leqslant C_L < C_U \leqslant S$ 的两个整数，则 （1）如果 $X \leqslant C_L$，将进入试验的 S 个受试者服用剂量梯度 d_{i+1} （2）如果 $C_L < X(d_i) < C_U$，下一组 S 位受试者继续服用相同剂量梯度 d_i （3）如果 $X(d_i) \geqslant C_U$，下一组 S 位受试者的剂量梯度为 d_{i-1}	• 是 3+3 法的拓展。首先需要设定剂量系列，并假设在剂量 d_i 处发生毒性反应的概率是 $P(d)$。在试验中，最高剂量和最低剂量可以作适当调整，并按照操作步骤直到试验样本量达到预设值 N • 虽然该法操作也较简单，但需要统计师帮助确定 S、C_L 和 C_U • 试验中药物剂量的递增仅仅依靠最近一组受试者服用的剂量梯度，以及出现的 DLT 例数，并没有当前所有受试者的信息

剂量递增设计	方法描述	评注
加速滴定法 （accelerated titration） （Simon et al.，1997）	两阶段（加速设计和标准 3+3 设计法），四种设计方法： 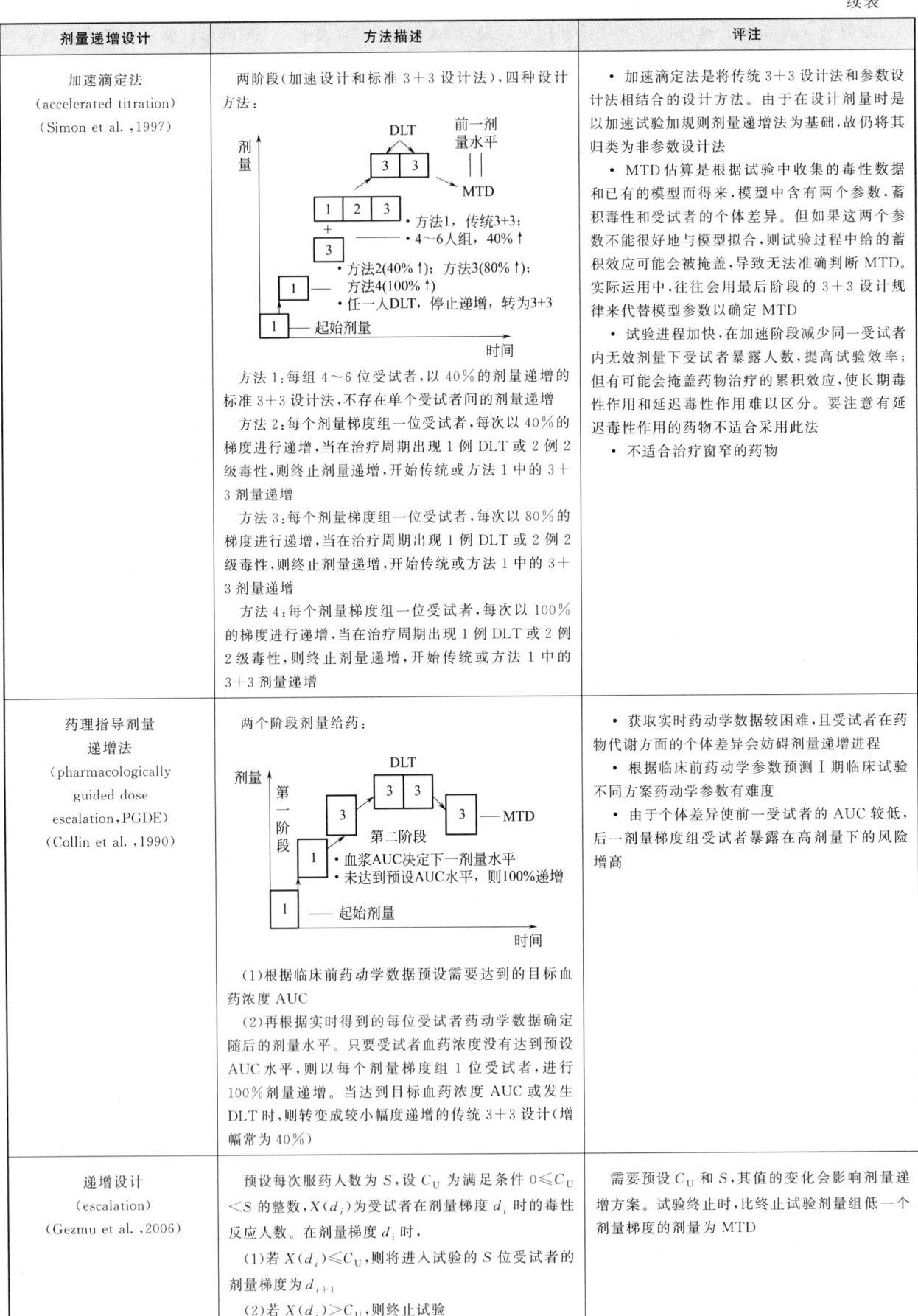 　　方法 1：每组 4~6 位受试者，以 40% 的剂量递增的标准 3+3 设计法，不存在单个受试者间的剂量递增 　　方法 2：每个剂量梯度组一位受试者，每次以 40% 的梯度进行递增，当在治疗周期出现 1 例 DLT 或 2 例 2 级毒性，则终止剂量递增，开始传统或方法 1 中的 3+3 剂量递增 　　方法 3：每个剂量梯度组一位受试者，每次以 80% 的梯度进行递增，当在治疗周期出现 1 例 DLT 或 2 例 2 级毒性，则终止剂量递增，开始传统或方法 1 中的 3+3 剂量递增 　　方法 4：每个剂量梯度组一位受试者，每次以 100% 的梯度进行递增，当在治疗周期出现 1 例 DLT 或 2 例 2 级毒性，则终止剂量递增，开始传统或方法 1 中的 3+3 剂量递增	• 加速滴定法是将传统 3+3 设计法和参数设计法相结合的设计方法。由于在设计剂量时是以加速试验加规则剂量递增法为基础，故仍将其归类为非参数设计法 • MTD 估算是根据试验中收集的毒性数据和已有的模型而得来，模型中含有两个参数，蓄积毒性和受试者的个体差异。但如果这两个参数不能很好地与模型拟合，则试验过程中给的蓄积效应可能会被掩盖，导致无法准确判断 MTD。实际运用中，往往会用最后阶段的 3+3 设计规律来代替模型参数以确定 MTD • 试验进程加快，在加速阶段减少同一受试者内无效剂量下受试者暴露人数，提高试验效率；但有可能会掩盖药物治疗的累积效应，使长期毒性作用和延迟毒性作用难以区分。要注意有延迟毒性作用的药物不适合采用此法 • 不适合治疗窗窄的药物
药理指导剂量 递增法 （pharmacologically guided dose escalation，PGDE） （Collin et al.，1990）	两个阶段剂量给药： （1）根据临床前药动学数据预设需要达到的目标血药浓度 AUC （2）再根据实时得到的每位受试者药动学数据确定随后的剂量水平。只要受试者血药浓度没有达到预设 AUC 水平，则以每个剂量梯度组 1 位受试者，进行 100% 剂量递增。当达到目标血药浓度 AUC 或发生 DLT 时，则转变成较小幅度递增的传统 3+3 设计（增幅常为 40%）	• 获取实时药动学数据较困难，且受试者在药物代谢方面的个体差异会妨碍剂量递增进程 • 根据临床前药动学参数预测 I 期临床试验不同方案药动学参数有难度 • 由于个体差异使前一受试者的 AUC 较低，后一剂量梯度组受试者暴露在高剂量下的风险增高
递增设计 （escalation） （Gezmu et al.，2006）	预设每次服药人数为 S，设 C_U 为满足条件 $0 \leqslant C_U < S$ 的整数，$X(d_i)$ 为受试者在剂量梯度 d_i 时的毒性反应人数。在剂量梯度 d_i 时， （1）若 $X(d_i) \leqslant C_U$，则将进入试验的 S 位受试者的剂量梯度为 d_{i+1} （2）若 $X(d_i) > C_U$，则终止试验	需要预设 C_U 和 S，其值的变化会影响剂量递增方案。试验终止时，比终止试验剂量组低一个剂量梯度的剂量为 MTD

续表

剂量递增设计	方法描述	评注
$A+B$ 设计 (Anastasia,2006)	设两个服药组队列人数为 A 和 B,令 C_L 和 C_U 满足条件 $0 \leqslant C_L < C_U \leqslant A$,$C_L - C_U \geqslant 2$;$K_U$ 为满足条件 $C_L \leqslant K_U < A+B$ 的整数,$X_A(d_i)$ 为每次 A 位受试者服用剂量 d_i 后出现 DLT 的人数,$X_{A+B}(d_i)$ 为每次 $A+B$ 位受试者服用剂量 d_i 后出现 DLT 的人数。当受试者当前服用的剂量梯度为 d_i,则 (1)如果 $X_A(d_i) \leqslant C_L$,则将进入试验的 A 位受试者的服用剂量梯度为 d_{i+1} (2)如果 $C_L < X_A(d_i) < C_U$,则再让 B 位受试者服用的剂量梯度为 d_i (3)对于 $A+B$ 位受试者,如果 $X_{A+B}(d_i) \leqslant K_U$,则让下面 A 位受试者服用剂量梯度为 d_{i+1}。否则试验终止 (4)如果 $X_A(d_i) \geqslant C_U$,则终止试验	• 3＋3 是特殊的 $A+B$ 设计。A 和 B 分别为两个服药剂量组队列人数 • 试验终止时,比终止试验剂量梯度低一个剂量梯度的药物剂量为 MTD • $A+B$ 方法灵活,实现过程容易,C_L、C_U、K_U、A 和 B 值的变化会改变剂量的增减方案,因此选择合适的值非常关键

表 6.5　基于模型的常用剂量递增设计法

剂量递增设计	方法描述	评注
连续重新评估法(continual reassessment method,CRM)(O'Quigley et al.,1990,2006)	假设系列剂量梯度,在服用起始剂量 d_i 后的第 x 位受试者在目标剂量处达到可接受的毒性发生率。治疗一组受试者后,收集其毒性反应的数据,并用已选好的数学模型拟合所获得的数据,从而利用其推断最佳剂量。利用每次受试者服用药物获得的 DLT 信息来更新剂量-毒性曲线,为下一组受试者所用。之后 CRM 便是一个不断重复的过程,直到所得剂量不再变化或者预定数量的病例全部得到了治疗。 这种方法也可以与非参数法相结合,以提高试验效率,即 (1)启动规则部分(如 3＋3 设计法)　把最低剂量 d_i 作为起始剂量,并且每次安排一组受试者参加试验。观测剂量 d_i 下的受试者,如果没有 DLT 现象发生,则增加到下一个剂量 d_{i+1};否则,执行第(2)步 (2)逐步 CRM 方法部分　利用所有受试者的反应信息,对剂量 d_{i-1} 下的毒性概率进行重新评估,如果不大于目标概率,增加一个剂量水平,即把剂量 d_i 分配给另外一组受试者,观测受试者是否有 DLT 反应现象,然后再利用所有受试者的反应信息对该剂量下的毒性概率进行重新评估;否则,停止试验并推荐前一个剂量 d_{i-2} 为目标水平。这种分配过程连续执行下去,每执行一次都要充分利用以前各组受试者的全部反应信息,直到推荐出 MTD。各种模拟结果表示,引入启动规则的逐步 CRM 是一种安全可行的临床设计方案,它不仅能够准确地推荐出目标水平为 MTD,而且大大缩短了计算时间,减少了试验所需人数,DLT 百分比也相对较低	• 在试验开始前,确定剂量-毒性曲线函数,常用模型有双曲线模型、单参数逻辑回归模型和双参数逻辑回归模型 • 在剂量-毒性需求预估时,用已进行的受试者的数据做出剂量-毒性曲线。如果其后受试者出现 DLT,则剂量-毒性曲线将往上方曲线调整;如果其后受试者没有出现 DLT,则剂量-毒性曲线将往下方曲线调整 • 与非参数法相比,该法利用了已参加受试者的所有毒性信息,因而效能较好。但每次剂量后,更新曲线耗时较长 • 可能会高估 MTD,使受试者暴露在较高风险中,从而造成严重毒性反应 • 剂量递增幅度可以采用改良费氏数列 • 每个剂量梯度可以为 1 位受试者。在改良 CRM 中,也可以根据实际情况确定每组受试者人数(通常为 1~3 人) • 在试验开始前,需要先确定目标毒性 • 试验终止原则一般为试验前预定试验总人数,当达到总人数时终止试验;或当模型预测下的某个剂量固定不变,且该剂量已有 6 位受试者接受试验,则可终止试验。该剂量为 MTD
控制过量用药的剂量递增法(Escalation With Overdose Control,EWOC)(Babb et al.,1998;Tighiouart et al.,2006)	与 CRM 类似,在先验信息基础上通过参数模型来拟合剂量-毒性关系。每治疗一例受试者,所收集的毒性反应信息即形成后验信息,并计算出下一例受试者产生过度剂量(overdose)的风险。不断反复此过程,直到获得 MTD。此法一般过度剂量允许的最大风险为 25%,一旦超过此风险,则剂量不再增加	• 需要统计师进行更为复杂的模型计算 • 改良的 CRM 方法,与 CRM 方法原理相似,在考虑能尽快得到最大耐受剂量的同时,还增加了安全措施来尽量避免受试者暴露在高毒性剂量之下,比较符合伦理学的要求 • 与 CRM 方法不同的地方在于试验中使所用剂量超过 MTD 的患者所占的比例不超过某一特定的 θ 值。但这个 θ 值的选定较为关键。若选取不当,会使结果可信度受影响 • θ 值的选择取决于其 DLT 的限制。如果 DLT 是暂时的,非致命的,可以取较大的 θ 值;否则 θ 值取值较小些为好 • 如果将 EWOC 方法与 CRM 方法用一个混合模型统一应用,可能比 EWOC 方法更迅速地达到预期的目标剂量,且相较于 CRM 方法可以降低药物过量的概率

当进行联合用药的剂量递增试验或复方制剂的开发时，除了有联合治疗效益外，仍需要考虑潜在的加和毒性作用。各单药具备联合使用的合理性是设计联合用药的重要基础（表6.6）。联用药物的同时服用、药物间的给药顺序、给药间隔等都有可能影响药物的疗效和安全性。单一药物的推荐剂量对联合用药的剂量递增试验设计有重要的参考价值。如果每一种药物的推荐剂量和毒性都较为清晰，则联合用药的后期剂量较为容易选择。例如，如果能确定联用药物间相互作用的相对剂量，且效应/毒性关系没有影响，可以按照每种药物单药治疗推荐剂量的1/2开始剂量探索，或按照其中一种药物推荐剂量全量而其他药物的剂量减量（50%或更低）开始剂量联合探索。考虑到联合用药产生的机体与药物和/或药物与药物的相互作用的复杂性，剂量-毒性反应显然与未知的药物间药动学/药效学相互作用有关。如果出现这种情况，则常规的各自药物的原推荐剂量合并给药方案是否适当需要审慎评价。对于联合用药的剂量递增试验，采用非参数设计方法较为容易操作，常用的方法有以下几类：

① 交替进行剂量递增，即组合药物先后剂量递增，直到组合剂量出现毒性反应；

② 同时进行剂量递增，即组合药物同时剂量递增，且保持组合状态，直到递增剂量梯度出现毒性反应；

③ 单个药物剂量递增，即固定一个药物较高剂量，另一个药物剂量递增，以验证安全性状况；

④ 前后进行剂量递增，即先对一种药物进行剂量递增，再对另一种药物进行剂量递增。

以上方法的目的是发现最佳组合的治疗指数和安全指数。参数设计方法可以将联合用药的剂量递增探索的安全性风险大为降低，但复杂的统计模型及其计算使得这种设计方法的实施难度大为增加。

ICH给出了四种不同的评价剂量反应的设计方法（ICH E4，1994），即平行剂量反应法、交叉剂量反应法、强制性剂量梯度法和选择剂量梯度法。前两种剂量反应法特别适合平行法和交叉法用来评价剂量-疗效关系。有些研究药物可导致令人关注但可逆性的安全性问题，即剂量相关不良反应。在对这类药物进行临床试验时，如果直接给予受试者高剂量的研究药物，由于不良反应的问题可以预料会出现中途退出率较高的问题。所以，这类研究药物的剂量梯度应当建立在安全性而不是有效性的基础上。在临床试验的起始阶段，受试者应当很小心地从低剂量开始服用，使受试者不会有安全性的疑虑。这种未经历预期安全性问题的受试者将被迫接受下一高剂量梯度的研究药物的设计方法称为强制性剂量梯度法。图6.17给出了强制性剂量梯度法临床试验的案例（Schmieder et al.，2005）。这个试验设计为多中心、强制性剂量梯度、随机、双盲和平行对照临床试验。整个研究由三个周期组成，共20周。在正式开始研究治疗之前，所有受试者都接受预备期的标准治疗达3个月。之后，受试者接受4周开放式坎地沙坦（candesartan）治疗，以确保受试者均处于标准化稳定临床状态。受试者进入第二周期后，随机和双盲地接受强制性坎地沙坦剂量递增治疗，共12周。在试验的第三周期，受试者被恢复到16mg的坎地沙坦治疗共4周，以观察高剂量治疗所造成抗蛋白尿作用是否为可逆性的。

总之，首次人体试验（FIH）和早期临床研究计划中的起始剂量、剂量间隔和最大耐受剂量的设计与执行，应当仔细考虑和科学论证方案设计的合理性，从研究设计的各个关键点上减少风险。同时，方案应描述风险管理的策略，包括监测和管理可能的不良事件或不良反应的具体计划，以及在必要时修改或停止试验的程序和职责。临床前研究和/或已完成的人体临床试验部分结果分析可用于指导试验设计和后续试验风险把控。在方案设计中需要分析和关注的要素主要包括：

表 6.6　联合用药设计总体要素考虑

组合	药物成分	考虑要素		
		① 具备联合用药的合理性	② 均有单药人体 PK 参数、安全性参数、单药的安全性，并有明确的Ⅱ期推荐剂量(RP2D)	③ 初步获得单药在联合方案中拟定目前人群中的量效关系和有效性数据
第一类：A/B 药均为上市药物	A/B	• 已上市药物，参考现实医学实践中的联合用药的实际数据，并以此为依据提出合理性	—	• 若 A/B 没有获得用于联合治疗用药的目标人群，则需提供上述数据 • 若已获得批准，则可申请豁免
第二类：假设药物 A 上市，B 未上市	A	• 未上市药物，依据临床前研究中两药的体内和体外研究结果而定	同第一类 A/B 均上市考虑要素	
	B		应具备	应具备
第三类：A/B 均未上市	A/B		按第二类未上市 B 单药考虑要素	

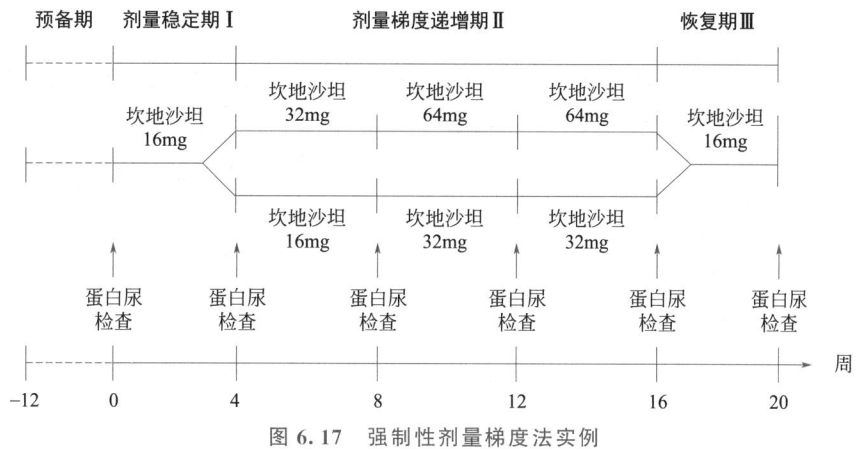

图 6.17　强制性剂量梯度法实例

① 受试者的选择（健康受试者或患者）应有充分的科学依据；

② 首次/开始剂量、最大剂量、最大给药周期；

③ 给药途径和给药频率；

④ 剂量递增范围；

⑤ 不同剂量组之间的过渡；

⑥ 中止原则；

⑦ 有经验试验机构的选择；

⑧ 受试者的密切评估和及时干预。

此外，明确申办方和研究者的职责，研究设施齐备和人员的资质与培训是试验执行过程中需要加强管理的重要方面。

6.2.6　富集法

富集法是将经过筛选的对试验药物有潜在效益的受试者群体与不可能有效益的受试者群体区分，以便进一步进行试验药物效益和安全性研究的方法。从生物标志物的功能来看，其可以分为预后生物标志物（prognostic biomarker）和预测生物标志物（predictive biomarker）。前者有助于指导治疗决策，其检测结果往往与临床疗效相关联，使患者对标准治疗的正向效益更有信心。如果出现疗效差的情况，可以考虑其他替代疗法，如增加剂量、加大服用频率、延长标准疗法时长或换用其他疗法等。后者又称指示性生物标志物，多用于治疗选择、疗法指导或疗效调节。相对于其他现有疗法而言，其可预测受试者对某种专属疗法是否有效或无效（或潜在危害），以及预测药物治疗的有利效益或不利效益（即不良事件），因而比预后生物标志物更常用于治疗决策或选择。在临床试验富集设计中，受试者按照预设的临床指标、生物标志物的反应性、某种特定剂量药物的反应性、某种特殊治疗或检测措施的反应性等被予以筛选。然后，被选择的受试者随机接受试验药物或对照/安慰剂分组治疗，使预后效益能更加准确，并提高临床试验效率，降低无效益的受试者接受试验药物的

风险。FDA 曾专门发布富集临床试验的设计指南，并指出这类临床试验设计需要在试验方案和结果报告中充分阐述其合理性、特殊的富集措施，及其对结果解析的影响等（FDA，2012）。如果富集设计有可能增加对试验结果解析的复杂性，这类试验的设计应当预先与药政部门进行充分的讨论。简而言之，这种设计方法的益处体现在：

① 减少受试者间和受试者组内的异质性，如排除那些不经治疗也可自动改善疾病或症状的患者，选择基线差异不大的患者，后期效益检测变化有可能较大的疾病或症状患者，或设计服用安慰剂的洗脱期选择依从性好的受试者进入后期随机对照临床试验，从而有助于试验把握度的提高。

② 使更多与病症治疗终点相关的且有更大可能获益的患者富集成为可能。这种对受试者的选择发生在随机入组之前，所以可以增加组间绝对效益的差异，但却不会改变相对结果的变化。简而言之，这类预后富集的好处在于其可以增加试验效益率或可行性，以及在富集的受试者群体中可以扩大风险-受益比。

③ 有助于选择更可能对试验药物治疗有效益的患者，而不是需要被治疗的患者，导致效益样本量的最大化。这种预测富集设计对患者的选择一般基于患者生理的特殊状态，或与药物作用机制相关的某种病症的患者，也可能根据以往的治疗经验（如过去患者似乎对同类药物治疗显示效益）选择患者。因而，与不经富集的临床试验相比，招募更少受试者样本成为可能（表 6.7）。

表 6.7　富集标志物阳性/阴性患者临床试验样本量比例

标志反应阳性受试者比例	标志反应阴性受试者样本量百分比	
	0%	50%
100%	1.0	1.0
75%	1.8	1.3
50%	4	1.8
25%	16	2.6

显然，选择富集群体的方法准确度、富集标准的特异性和敏感度对于区别反应性与非反应性患者尤为关键。这类富集法常用于早期药物研发阶段，具有短期疗效的受试者被选择参加长期药物治疗研究试验。从风险-受益比分析的角度来说，在早期未富集临床试验中，收集一些效益低或无效益的受试者数据并非完全无益，这些数据可用于评价在未经选择的受试者中的安全性状况。当未来试验药物批准上市时，这类低效或无效益的患者不可避免地也有接触这类药物的可能性，因而安全性数据结果可以帮助申办方制订相应的防范措施。

6.2.6.1　对药物治疗反应性的富集

增加试验药物治疗反应的受试者人数意味着可以更好地识别药物治疗效益，且与未经富集的临床试验相比，所需受试者群体样本要少得多。由于这类设计有助于更早地展现临床试验效益证据，为后期研究治疗剂量的选择提供依据，因而常用于需要早期验证药物疗效的临床试验中。当疗效群体占招募群体的百分比很少时（如低于20%），在总体受试者群体中显示效益就会变得较为困难。这种情况下临床试验得到的预后效益，显示的是扩大化的治疗绝对效益，而实际治疗的相对效益并不会发生变化。药物治疗反应的富集法采用的是预测富集，这样可以更准确地招募到更多的目标群体，与没有富集的群体受试者预后效益相比，其绝对效益和相对效益都要大。这种方法较适用于对已知或同类药物没有反应，或对药物无法耐受的患者群体。因此，了解试验药物的药理作用机制或不同类别的试验药物是否对那些接受过其他药物治疗但无反应的受试者十分关键，也就是说一种与现有治疗有不同药理作用机制的药物也许对那些对现有药物无反应疗效的患者显效。

这种富集法通常由两个周期组成。第一个周期为富集期，受试者在开放式的环境中以剂量梯度或固定剂量方式，接受有明确药理作用的药物治疗或用特殊的医疗措施来鉴别受试者，以选择有临床疗效的受试者继续参加第二周期的试验研究。第二周期通常为随机、双盲或安慰剂对照临床试验，进一步验证试验药物的有效性和安全性。例如，心律不齐抑制试验是一项典型的富集法临床试验（Echt et al.，1991）。有心肌梗死史的患者在富集期被给予抗心律不齐药物治疗，选择心室早搏率减少70%以上的受试者参加第二阶段的随机、双盲、安慰剂对照临床试验（图6.18）（Simon et al.，2004）。该研究结果显示，标志物阳性率受试者越低，在未富集的临床试验中需要的标志物阳性受试者的比例越高，在混有标志物阴性受试者中的试验相对效益也会越低。例如，在拥有25%标志物反应阳性受试者

的临床试验中，75%的标志物反应阴性的受试者将不会有治疗效益，则在未富集临床试验中的受试者量比经过富集的受试者量要多16倍。

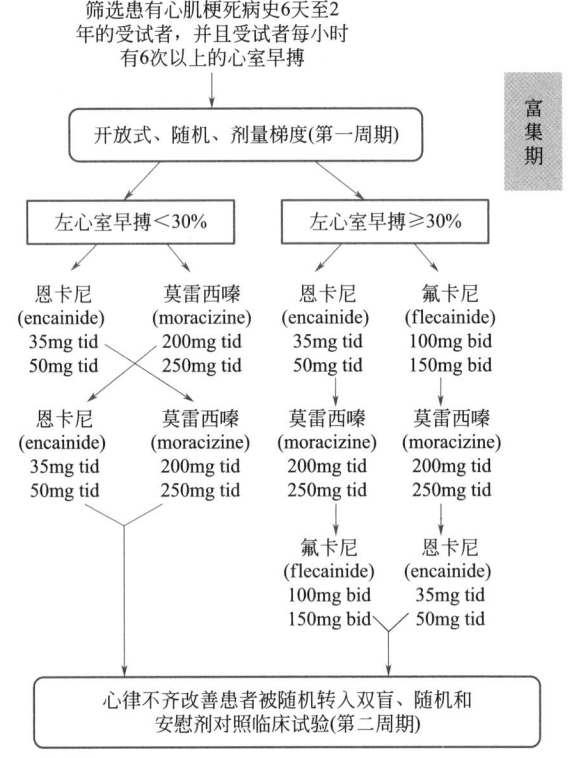

图6.18　富集法临床试验设计实例

tid 为每日 3 次；bid 为每日 2 次

6.2.6.2　生物标志物反应性的富集

迄今为止，大多数基因富集策略都与生物标志物（biomarker）有关，特别是在抗肿瘤或生物药物的研究中。有些生物标志物和病理机制有关，有些则不是。所谓生物标志物是一种可辨识不同生物或临床表型亚组的生物分子，存在于血液、其他体液或组织中，具有能客观表现和评价正常生物进程、病理过程或药理作用的属性，可用来观察身体如何应答疾病治疗或病况的效益，可以通过生理检测、血液检测和其他组织、体液、遗传或代谢物质的化学分析和影像测定而检测出，也可能同时涉及检测基因序列、多肽、蛋白质、代谢物质或其共生体作为生物特征物，或这些类别物质检测的组合体（Biomarkers Definitions Working Group，2001）。其既可以作为伴随诊断（companion diagnostics）的有力武器，也可以作为临床病症预后效益评价的工具。生物标志检测通常需要用专属生物标志物的临床检测工具或分析试剂盒，采用定量或计分等分析方法。每一种生物标志物的分析方法都可能是唯一性的，需要经过方法学的验证才能用于临床检测中。图6.19展示了开发生物标志物的评价方法。从图中可以看出，当一种特殊用途的生物

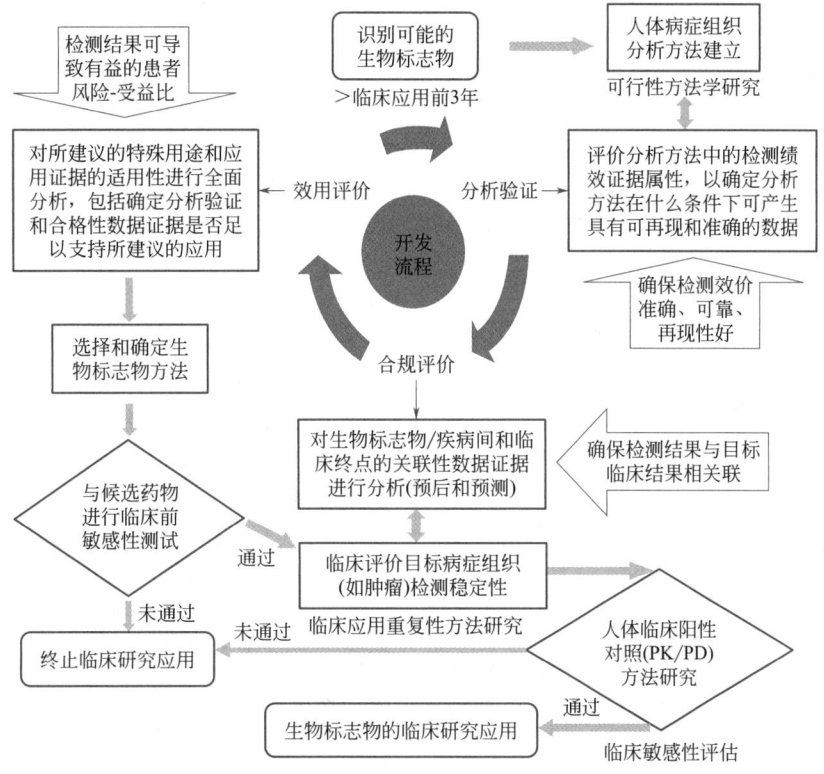

图 6.19　生物标志物应用评价管理流程

标志物被发现后，首先需对其检测分析方法进行验证，以确保从分析方法中得到的生物标志物的数据结果的重复性和准确性。之后，需要对生物标志物与疾病和目标临床终点的关联性进行研究，并对生物标志物的分析方法及其应用的效用做出评价，使之能有效地应用于临床预测或预后治疗的实际应用中。

结合前瞻性临床试验后的样本回顾性分析可用于生物标志物的发掘研究（图 6.20）。利用所选择的临床试验项目中保存的受试者样本，进行回顾性生物标志物的检测，然后与临床试验数据结果相比较，从中发现可以将预测生物标志物与临床预后结果相关联的线索（Simon et al.，2009）。但采用这种方法研究生物标志物时，需要有足够大的患者样本量才行，并且需要结合试验结果来设计分析方案，以及建立针对受试者属性和主要终点指标的明确检测评价标准。同时，还要考虑到样本的代表性，如有无缺失样本、对一个样本进行众多生物标志物的检测等。结果分析的统计把握度也需要和试验结果相关联，必要时，需要进行预分析验证来确认分析方法的可靠性，包括样本规格的选择、加工处理和存储时长对结果的影响等。如果库存样本结果需要采用多个类似样本来源的样本进行验证时，最好分开进行，以避免交叉干扰或降低异质性。这种检测分析应当在盲态数据的前提下进行，以避免假阳性率和"优化"生物标志物的治疗效益而出现研究内的数据偏倚。此外，进行这种库存样本的检测分析还需要考虑伦理知情同意管理、知识产

权和进行分析的实验室的 GLP 资质等。在获得生物标志物结果后，可以预见的临床应用意义如下：

① 临床诊断前　疾病风险评估、预测治疗有效性、早期检测无症状疾病。

② 临床诊断剂　根据确认的诊断检测，可分类疾病及其亚型，使预后效益更加精确。

③ 临床治疗前　可以预测病史进程和治疗效益。

④ 临床治疗中　可早日发现无效治疗和毒性风险。

⑤ 临床治疗后　可尽早发现治疗终点的到达和监督复发或恶化状况。

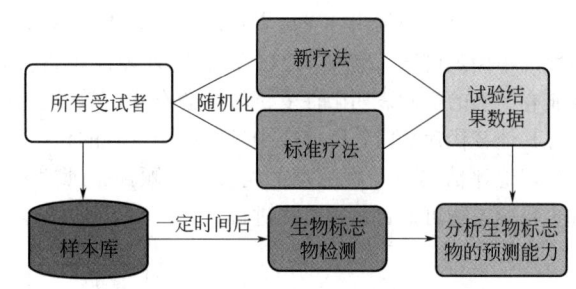

图 6.20　前瞻性-回顾性生物标志物研究

图 6.21 总结了生物标志物在临床试验中的作用。对于选用何种富集方法，其应用措施及其临床试验中的效用需要在试验方案中详细描述，尤其涉及预后效益评价影响时。富集设计试验结果在实际临床中的适用性解析需要慎重。如果已知较有利的可定义富集受

试者响应的信息，可以在早期探索性的研究中设计略为宽泛的富集因素来招募受试者，为后续确证性临床试验更好地建立分类受试者的富集标准做准备。这类富集设计也可直接用于Ⅲ期临床试验中。

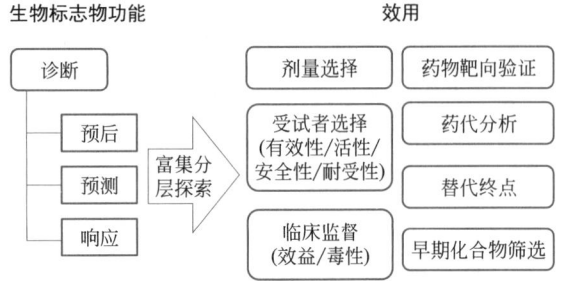

图 6.21　生物标志物在临床试验中的作用示意

常见的临床试验富集设计法有以下几种：

（1）生物标志物对策设计法　这是一种预后导向的标志物设计方法，可用于指导试验分层和治疗导向，也适用于多种标志物导向的临床策略。在这种方法中，非导向对照组也接受试验药物的治疗，使得阴性生物标志物的效益和安全性评价成为可能。非导向对照组受试者在随机治疗后也应当检测生物标志物，以便区别预后效益的差异。这种设计的阴性标志物受试者在两组中都会接受相同治疗，但在非导向对照组中受试者的绝对效益的扩大化可能会导致最终标准治疗效益的统计把握度降低。

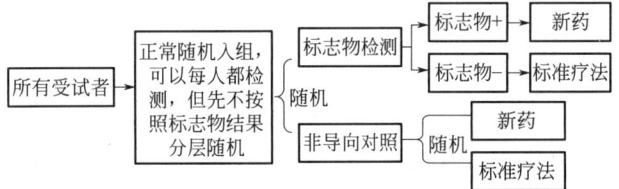

（2）生物标志物分层设计法　这种方法可获得的药物效益和安全性信息量最大，适用于预后效益的监控，并可直接比较各类受试者对不同治疗的效益。当安全性需重点考虑时，包括阴性受试者在内很有必要。标志物阴性的不确定越大，包括阴性受试者的合理性越重要，除非有明确的机制表明阳性受试者不会有任何效益。在没有其他替代疗法时，部分或少量阴性受试者的包括可以合理地评估其对药物治疗的响应。回顾性-前瞻性评价生物标志物可通过这种方法进行。

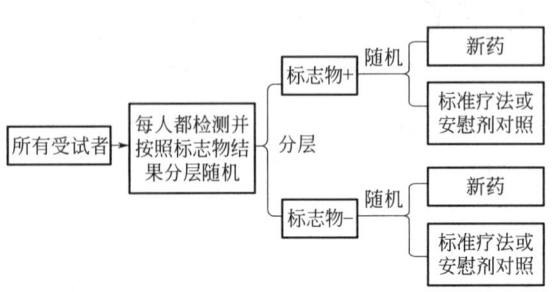

选择此类试验设计的情形有两种：

① 标志物检测在分层随机前完成
- 按照阳性与否分层入组。
- 主要研究目标是观察阳性受试者疗效的统计把握度。
- 阴性受试者分开处理，至少可以评估此组受试者的效果程度和安全性。
- 从总体受试者人数角度观察，进一步确认预测标志物的可能性。
- 两个终点：总体受试者群和阳性受试者群。

② 标志物检测只有在随机后完成
- 分析阳性受试者作为主要分析。
- 分析总体受试者群体的毒性反应，观察阴性受试者效益。
- 标志物分析可以之后进行，或药物批准可以在标志物批准之前。

（3）生物标志物富集设计法　典型的富集设计形式，受试者群体富集有效的有利证据。这种设计阳性标志物人数比例信息很重要。但由于没有阴性受试者信息，所以无法作为标志物预测性判断。此外，由于没有标志物阴性受试者的安全性信息，选择标志物阳性过程需要在药物批准后的标签中注明。这种方法可能需要药物上市后开发富集标志物的诊断试剂。

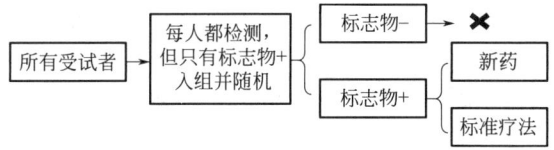

最后，需要指出的是当把生物标志物作为治疗替代终点指标时，应当充分了解这个替代终点在疾病与临床响应之间的关系，这取决于临床前试验药物药理机制和医学分子生物学基础研究的结果。图 6.22 总结了若干生物标志物替代终点与临床效益之间的关系，从中可以看出只有第二个情形中，标志物替代终点位于疾病与治疗效益的主要路径时，才能最有效地取得临床试验的响应结果。因此，只单纯地考虑标志物的富集方法或替代指标的敏感性并不能保证试验药物的临床试验能取得理想的效益结果。

6.2.6.3　随机撤药法的富集

这种设计法通常由两个阶段组成。在第一个阶段（又称为导入期），受试者在预订的时间里被给予试验药物治疗。对试验药物有疗效反应的继续试验药物治疗；若病情恶化，则退出或停止试验药物治疗；若病情稳定则受试者在第二阶段中被随机给予试验药物或安慰剂继续治疗。显然，部分受试者的有效试验药物在第二阶段被安慰剂取代而停止服用。从某种意义上讲，这也是一种富集法的形式，所以可用于评价研究药物的长期疗效。在第二阶段试验药物组和安慰剂组的疗效差别可以显著地凸显试验药物的疗效。如果有目的地将第二阶段的服药期设计得比第一阶段短，或有意识地设定一些特殊逃逸规则，长期使受试者接触安慰剂的风险和争议可被大大降低。一般说来，这种研究较适合较稳定的慢性疾病或复发性疾病发作的药物（如抗抑郁药），抑制症状或体征（慢性疼痛、高血压、心绞痛）的药物临床对照试验等。最新的一项癌症药物临床试验研究把富集法原理融于随机停止服药设计中，使经过前期治疗而病情稳定的肿瘤患者（16 周中肿瘤生长直径小于10%）能不间断地随机接受后期的药物或安慰剂对照治疗（Freidlin et al.，2005）（图 6.23）。这种改良的肿瘤药物临床试验方法提高了药物评价效率和准确性。

在早期脱离、随机撤药试验中也经常选择安慰剂作对照。在随机撤药试验中接受一定时间试验药物治疗的受试者被随机分配继续使用受试药治疗或安慰剂治疗。继续接受药物治疗组和安慰剂组之间出现的任何差异都可以证明受试药的作用。随机撤药方法适合于下列几种情况：①可适用于对抗复发性疾病发作的

药物，在这种情况下，撤药试验实际上是一个防止复发的试验；②可用于能够抑制症状或体征但难以进行长期安慰剂对照试验的药物，在这种情况下，该试验可确立长期的药物疗效；③可用于确定治疗的持续时间。需要注意的是在第二阶段的随机对照中，无论是试验药物组或安慰剂组都可能存在第一阶段试验药物的滞后效应，而导致预后结果的评估有可能存在偏倚。此外，随机化分组受试者人群仅是第一阶段接受试验药物人群的一部分。因此，随机化分组的试验药物效应可能并不等于全部受试者人群中的试验药物效应。因此，在解释此种设计的试验结果时需要审慎而行。

6.2.6.4　依据生理/病理反应性的富集

有些前体药物在体内经过代谢生成活性代谢物而起作用。对于这类药物的临床试验，受试者体内对前体药物的代谢能力是药物能否产生效益的关键。例如，有些患者无法在体内生成抗血小板药物氯吡格雷（clopidogrel）的代谢物，有些只有增加服用剂量才能生成足够的代谢物浓度而发挥药理作用。在这些情况下，预先富集受试者的代谢酶状况就显得十分重要（图 6.24），否则有可能药物的整体效益由于过多的受试者代谢酶缺乏或代谢能力低下而被削弱。设计这

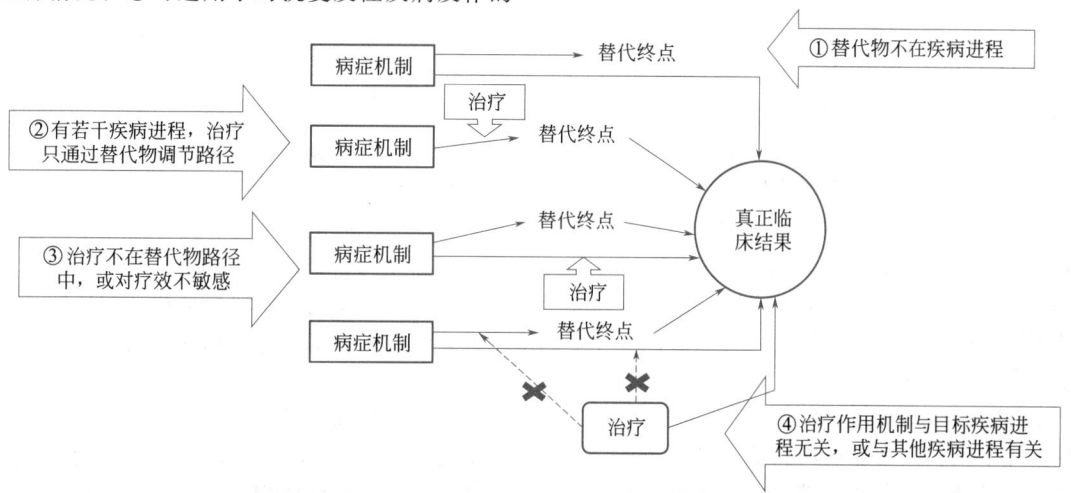

图 6.22　生物标志物替代终点与临床效益关联性示意

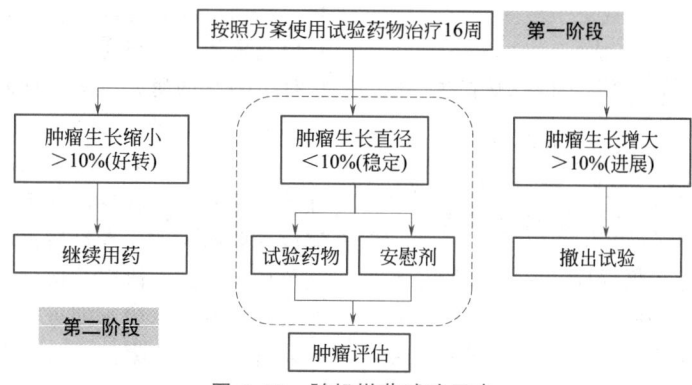

图 6.23　随机撤药试验示意

类药物的临床试验可以考虑富集策略。对于缺乏代谢酶的受试者需要排除进一步纳入试验进程。对于代谢能力弱的受试者在招募进入临床试验后，需要采取分层入组的方式与正常代谢能力的受试者区别给药。代谢能力低下的受试者的给药剂量可能需要高于正常代谢能力的受试者。

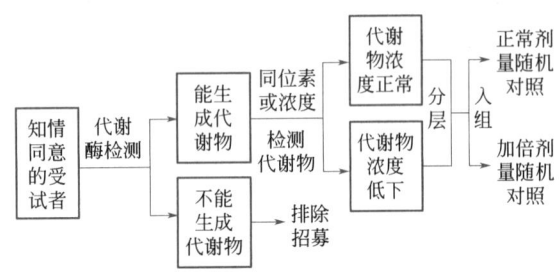

图 6.24　依据生理反应性的富集设计

有些治疗药物效益直接与酶、激素水平、基因标志物或其他肿瘤表面细胞内受体功能有关。当设计这类药物临床试验时，为了达到降低药物毒性对无应答受试者的风险，使有应答可能性的受试者更准确地反应药物治疗带来的效益，可以考虑采取以病理属性为富集点的招募受试者方法。图 6.25 展示了依据病理反应性的富集临床试验设计（Perez et al.，2007）。在这个案例中，临床前研究发现曲妥珠单抗（trastuzumab）对 Her-2-neu 受体有亲和力，而 25% 的乳腺癌患者呈现这个受体的过度表达。曲妥珠单抗与 Her-2-neu 受体结合后，可以抑制受体调节的刺激生长细胞内信号的产生，从而当给予化疗和放射治疗后降低细胞的修复作用，造成细胞死亡。在这个受体预测的富集临床试验中，凡是有较低 Her-2-neu 受体表达（1+）的患者不被纳入后续的随机双盲程序，那些 Her-2-neu 受体过度表达（2+/3+）的恶性乳腺癌受试者被随机招募入后续试验程序，接受化疗加放疗与曲妥珠单抗组合的临床治疗。试验结果显示接受曲妥珠单抗组合治疗的受试者的平均生存率为 5 个月，比没有显示受体过度表达的受试者要高 3～4 倍。此外，曲妥珠单抗有一定的心脏毒性。这种富集设计使有可能对治疗产生效益的 Her-2-neu 过度表达受试者满足伦理要求。

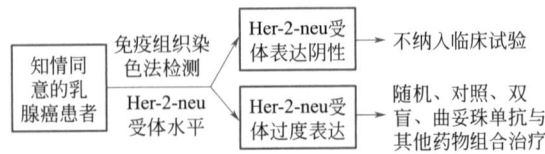

图 6.25　依据病理反应性的富集临床试验设计案例

另一项创新药物维莫非尼（vemurafenib）治疗黑色素瘤的临床试验是依据基因标志物的富集设计。40%～60% 的黑色素瘤患者携带编辑丝氨酸苏氨酸蛋白激酶 BRAF 的基因体细胞突变特质。这一活化突变能较好地响应维莫非尼的治疗。一项Ⅲ期临床试验结果表明，675 位携带 BRAF 突变的恶性或无法手术切除的黑色素瘤受试者服用维莫非尼后，死亡率降低达 63%，对维莫非尼的确证性效益率达 48%，而对照药达卡巴嗪（dacarbazine）的效率为 5%（Chapman et al.，2011）。

综上所述，在依据病理反应的富集试验设计中，这些蛋白或基因标志物性状研究颇为关键。一旦性状研究不准确，会造成在优效或非劣效临床试验设计中富集策略的失败，也无法确认试验药物的真实效益。此外，研究标志物-效益间的可能关系与这类富集试验的成败也关系重大。

6.2.6.5　基于既往经验的富集

这类富集方法不是基于受试者对标志物或某种反应差异来选择，而是根据先期某种效益的观察，或对某种相关药物的过去经验来判断。这类富集法常见于同类药物新成员验证的临床试验。患者过去对同类药物的效益信息有助于受试者的富集选择，或者采用先开放后随机的试验设计，在开放阶段，受试者接受已知同类药物，对于符合效益标准的受试者进入第二阶段的随机对照、固定剂量、量效研究的临床试验，以验证同类药物新成员的效益和安全性。借鉴过去类似试验药物的结果分析来招募新的临床试验的受试者，或分层招募相关受试者也能达到同样的富集目的。

6.2.7　机动法

好的临床试验设计应当允许申办方一旦研究终点疗效明朗化即可作出提前终止或结束试验项目的决定。传统的临床试验都是预先设定样本规模，在所有受试者都完成临床试验项目后只进行一次疗效数据分析。机动性临床试验阶段性地或动态地监督累积的临床试验有效性数据，并根据数据的结果对临床试验的进程作出及时和重要的决策，这些决策包括：①提早终止无价值的临床试验；②提早结束有显著疗效的临床试验；③重新调整样本规模；④适时随机调整；⑤及时剔除多组别临床试验研究中无疗效组别；⑥评价和控制由于错误假设而得出的主要终点的可能误差率；⑦通过同步管理项目行为实现按照实情调整和优化监查资源；⑧在完成当前临床试验项目前可预测和设计下一步的研究方案，从而可缩短研究项目间的准备时间。

传统临床试验设计方法，如平行、交叉或析因设计等，招募受试者参加临床试验花费时间颇长，需要完成试验所需的样本量后再对药物的有效性和安全性进行评价。随着研究数据信息的不断累积，如何建立有效的机制在试验中期进行监测和评价试验药物是否有显著的疗效、毫无疗效或有安全性隐患，机动设计法应运而生。其中成组序贯设计（group sequential design，GSD）和适应性设计（adaptive design）等较为常见。应用这些方法在临床试验中期分析（interim analysis）中，按照事先制订的分析计划，根据试验已累计的数据，比较处理组间有效性、安全性、评估研究机构试验状况和试验数据质量等。

6.2.7.1　成组序贯设计

这种设计方法将试验组与对照组按相同比例分成 N 个批次，每个批次的时间段内安排 $2n$ 个受试对象。每一批受试者完成方案规定的试验后，即将该批次的受试者揭盲并对结果进行统计分析。如果拒绝无效假设则结束试验；否则继续下一个阶段的试验。如果到最后 N 个阶段结束后仍不能拒绝无效假设，则可接受无效假设。简单地说，这种方法以分组和周期性连贯而不是连续的方式对临床试验中受试者结果进行阶段评价。即在整个临床试验期间，相对于固定样本的试验而言，每当收集到一批受试者数据结果后，按照预设的方案要求和统计分析计划（statistical analysis plan，SAP）规程，及时地对主要指标（包括有效性和安全性）进行中期分析，一旦统计检验得出试验药物和对照药物之间疗效的结论（无论是有统计学意义还是无统计学意义），则可以停止试验。GSD 是中期分析的扩展，常用于大型的观察期较长的或事先不能确定样本量的临床试验。虽然这种设计方法的盲底要求一次产生，但如果涉及多次中期分析，有可能也涉及多次揭盲，此时需要分阶段保存盲底，或利用计算机保存盲底。在进行中期分析时，每一批受试者中试验组与对照组的例数相等或比例相同，且不宜太少，批次以不大于 5 为宜，以减少多次揭盲带来的信息损耗。由于多次重复运用假设检验，故需要对每次检验的（名义）水准 α' 进行调整，以控制总的检验水准 $\alpha=0.05$。这种设计可避免盲目加大样本而造成浪费，但又不至于因样本过小而得不到应有的结论。ICH E9 临床试验统计方法指南强调安全性必须在所有 GSD 临床试验中被加强监督，由于安全性或有效性原因需要提前终止或结束临床试验的规范程序必须建立，即这种设计方法必须预设试验"终止规则"（stopping rule）。这个终止规则应当描述当按计划对试验项目数据进行中期分析时，一旦试验情况或结果达到可以导致试验提前结束的标准（有效性和/或安全性），则可以提出终止临床试验。例如，完成试验所要求累积的受试者信息时间点，或累积的受试者数达到试验占所需受试者数的百分比。终止规则常见的要素包括但不限于：

① 中期分析时发现试验组主要终点指标明显优于对照组，并达到中期分析的统计学界值及早期终止的标准，毋庸置疑试验药物可以为患者带来良好临床效益。这是因显著有效而提前终止试验。

② 试验安全性令人担忧，出现不可接受的非预期不良反应或严重药物毒性或不良反应等安全性问题，或有外部证据说明试验组的安全性有问题。这是因安全性而提前终止试验。

③ 中期分析时发现试验组主要终点指标不比对照组好（优效性试验），或明显比对照组差（非劣效、等效性试验），即使继续进行临床试验，其条件把握度很小（如<50%），达到早期终止的标准；或有外部证据说明试验组不可能达到预期效果，可考虑提前终止临床试验。这是因无效而提前终止试验。

④ 医学的最新进展足以说明进行中的临床试验无继续进行的必要性。

⑤ 试验不佳的执行状况导致无法达到试验的主要预期目的。

⑥ 试验招募进度过慢导致无法承受试验的继续进行。

以上提前终止进行中的临床试验项目，其益处在于较为符合伦理原则，并且那些原先接受疗效相对较差的对照组治疗的受试者可以及时转组到试验组治疗。其次，可以使相关患者尽早受惠，因为尽快公布结果可以让医生尽早采用更有效的方法治疗其他患者。此外，可以大大节约申办方的研究经费、资源和时间。但也应当意识到提前终止临床试验可能带来的风险。例如，科学上一个大样本、长期观察的结果能较好地验证试验药的有效性和安全性，而提前终止就无法也可能是永远得不到药物的长期效果和安全性的明确答案。同理，由于试验例数少，且中期分析时的 I 类错误控制得很小，一旦得出有统计学意义的结论，试验的疗效往往是很大的，此时有可能高估试验药的疗效。

独立数据安全监督委员会（DSMB）通常担负监督临床试验行为和安全性的职责，制定试验终止原则，并审阅或履行用成组序贯设计得出的临床试验阶段数据分析。所以，当 DSMB 或申办方考虑进行临床试验项目中期数据分析时，可以把成组序贯设计融入临床试验方案设计和 DSMB 职责章程之中。有许多例证显示这种把受试者分成样本规模相等的组别的成组序贯设计可以使终止或继续临床试验的决策建立在对每组累计数据进行反复有效测试评价的基础上（Pocock，1977；Mazumdar et al.，2003）。在一项多中心、随机、双盲、安慰剂对照的临床试验中，成组序贯设计被用来对两个主要终点目标的疗效结果进行分别评价（Kosorok et al.，2004）。这项试验的目的是研究 β_1-阻断剂控释/缓释制剂美托洛尔（metoprolol）对心力衰竭患者的死亡率、住院率、症状和生活质量的作用。两项主要研究终点目标分别为总死亡率和总死亡率加住院率的总和。四次中期数据分析被设定在当总死亡数达到 25%、50%、75% 和 100% 时进行。有效性的终止原则建立在总死亡率的基础上。阶段分析发现每天一次美托洛尔控释/缓释剂并配合标准治疗措施有助于改善存活率以及死亡率和住院率的总和。这项临床试验后来被独立数据安全监督委员会建议提前结束。

6.2.7.2　适应性设计

这种设计又称调整性设计，是以序贯原理为基础，在临床试验开始后，根据已积累的试验数据，在不破坏试验有效性与可信性的前提下，动态修改试验设计的一个或多个方面，也被称为可变形设计（flex-ible design）、自适应设计（self-design）等。常见适应性临床试验的类型包括适应性随机化设计、样本量重估法、舍弃劣效处理法、适应性剂量发现设计、生物标志物适应性设计、适应性治疗转换设计、假设的适应性设计、Ⅱ~Ⅲ期临床无缝衔接设计和多重适应性设计等。适应性设计的特点包括灵活性、完整性和正确性等，不仅可以改善试验效率、节约成本、缩短开发时间、加快新药上市和符合伦理，而且可对临床试验项目行为和设计以动态和连续性的方式进行如下及时调整：

- 调整样本量；
- 调整治疗组间分配比例；
- 增加治疗组；
- 提前结束无效试验组；
- 增大有效试验组的随机化分配比例；
- 统计检验方法的变更；
- 临床试验结果变量的改变；
- 试验总体设计的调整；
- 试验目的的变化。

这种调整在每次中期分析结果得出后自动进行。临床试验的置信度均以阶段统计检验评估值为基础。一般来说，保守的评估可增加统计的偏差，也增加受试者样本数目，从而造成资源浪费。乐观的评估可造成数据量的不足，无法区别治疗组和对照组间的显著差异。在进行适应性设计时，应注意但不限的若干关键因素是：

① 试验设计调整的合理性描述。对所提出试验设计一些操作可行性的衡量，以及对适应性和非适应性设计的比较。

② 在方案或统计分析计划中评估并讨论设计特性，包括Ⅰ类错误率及其控制方法、检验效能、期望样本量、最大及最小样本量、处理效应估计的偏倚以及可信区间的覆盖率、控制偏倚方法等。需提供计算机模拟的随机种子及程序，以便重复模拟结果。

③ 对适应性设计及其操作细节必须提前计划并明确撰写于方案中，包括中期分析的时间和次数、适应性设计的类型、所使用的统计推断方法、算法等。试验开始前，对研究者和研究机构人员进行调整方法的培训十分必要。

④ 试验实施中相关组织架构的规划，如 DSMB 或者特定的适应性设计指导委员会。

⑤ 试验药物包装准备较为复杂，采用电子临床系统监控和指导研究机构盲态分发试验药物的规划。

⑥ 在试验运营过程中确保试验的可信性十分关键，即防止中期分析的结果的泄露而导致研究者后续操作的偏倚和受试者依从性的降低。

⑦ 保持试验的完整性，防止中期分析的结果影响。

从某种意义上来说，适应性设计可以使申办方在临床试验过程中根据近乎同步的实际结果对试验设计的估计进行重新和适时的调整，以保证临床试验的有效性和可信性不会被降低。随着时间的推移，临床试验项目可以朝着更有希望成功的治疗组别方向推进，这样也可以减少受试者过多地接触到不理想的治疗方案和组别。适应性的试验中期调整必须预先计划，并维持中期分析的盲态，以保证统计分析无偏倚，试验不同阶段分析基础的一致性。因此，适应性设计的灵活性不仅不破坏试验的完整性和准确性，还能保证试验的质量和可信度。图6.26以适应性随机治疗转换设计为例演示了适应性设计的原理。

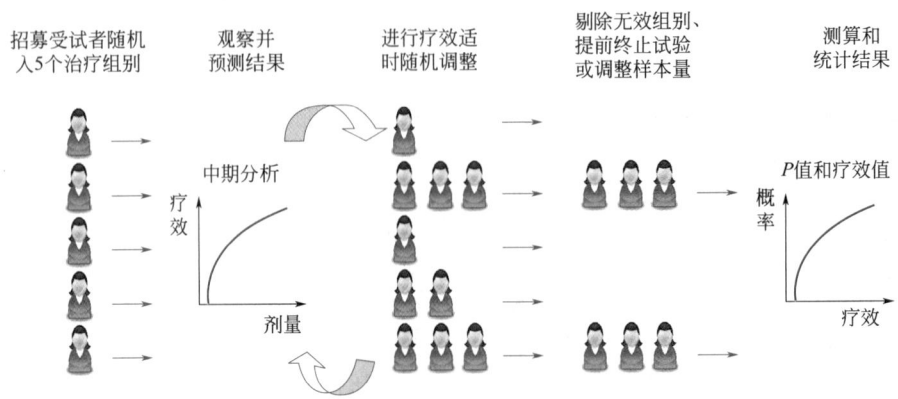

图6.26　适应性设计原理示意

中期分析结果比较有助于后续样本量大小进行调整。在试验设计阶段，可能没有足够的信息估计处理的效应大小，因而需要基于中期分析的估计结果对样本量进行重新估计。由于增加Ⅰ类错误的风险，在设计适应性试验时就需考虑安全性以及处理效应的估计问题。基于中期分析的比较结果，只入组调整后的目标亚组人群，最终合并中期分析前后的数据，并对目标人群做统计推断。这种设计相较于对整个试验人群的固定样本设计校验效能更高。受试者人群的适应性设计会涉及多重人群的假设检验，因此统计学方法需要考虑多重性问题，即

① 要有充足的前期试验证据或生物学证据说明风险-受益；

② 对亚组人群分类应明确合理；

③ 决定亚组人群定义的诊断或检验应有足够可靠的灵敏度和特异性。

在调整受试者亚组招募时，需要统计师的支持，主要从两个方面注意受试者的调配，一是协变量-适应性处理分配，即基于基线特征数据的比较进行调整；另一个是应答-适应性随机设计，即基于结果数据的比较进行调配。所有这些策略的目的是尽可能在适应性分析和调配时减少Ⅰ类错误。

适应性设计需要在临床试验方案中清晰地描述这种试验设计选择的合理性，以及试验项目中调整统计和运营操作计划的方法，包括中期评价的次数和时间点、实施适应性运营的研究机构信息及其要求、对试验适应项目的修改或调整规则等。这些需要统计师的技术支持，必要时还需要运用计算机模拟方法对设置的适应性调整方法做出预设推演，整个模拟过程亦应该记录在案。适应性设计的随机化方法通常被视为最小随机化设计法。如果需要，可以建立 DSMB 或特定的适应性设计管理委员会进行相关统计和调整的指导。所涉适应性设计应用的统计分析方法需要在方案设计中预设，包括可能应用的软件要求。其中非商业化软件需要验证。在建立适应性试验方案运营中，对参与中期适应分析的统计师及其分析人员应当按照计算机化系统原则，做好系统登录和数据权限控制的管理规程。这种设计的益处在于：①采用较小的样本量或更短的时间可以获得相同的检验效能；②必要时可提前终止试验，减少接受疗效不佳药物的受试者；③可以研究特定人群或亚组，更好地估计剂量-反应关系；④试验者可以根据试验数据有计划地修改或调整试验设计及受试者亚组人数。但其也存在如下一些局限性：①可能会增加假阳性概率并引入偏倚；②适应性设计增加的检验效能可能会被抵消，即可能由于减少试验的最小样本量，而需要增加最大样本量，当最小样本量过小或结局发生时间较长时，亦增加设计

难度；③当最小的样本量过小时无法收集足够的安全性数据，或者结局发生时间较长时试验操作上难度增加；④试验设计复杂，设计阶段耗时长，且可能保证试验的完整性较难；⑤当适应性改变前后的结论不相同时，对结果的解释和推广产生困难。由于这种试验设计的复杂性，在试验设计阶段的准备和试验方案设计与培训上耗费的资源成本和时间都会比常规试验设计长。在试验实施过程中，中期评价和适应性调整方案的选择与决策应当严格按照试验方案和统计分析计划进行，由独立非盲态统计师或 DSMB 根据预设的决策规则来执行，以减少决策偏倚的风险。之所以要求 DSMB 来执行中期分析，并决定试验是否应当继续进行或终止，是因为限制与试验相关人员，如申办方、研究者、受试者、管理人员等，得到中期分析的比较结果信息十分关键。一旦信息被泄露，则试验的第Ⅰ类错误率的控制、估计值以及试验的有效性都有可能受到挑战。并且若研究者知道中期分析结果，有可能造成后续受试者招募偏倚、受试者依从性及研究终点的评估偏倚等。这些试验操作的合规性损害无法通过统计分析方法去校正。独立非盲态统计师或 DSBM 作为中期分析结果的隔离带可以使试验的干系人无法获知试验的具体适应性改变，对于保证试验科学性和可信性十分重要。例如，在一项运用适应设计的临床试验中，Ⅱ期随机临床试验被成功无间隙地和Ⅲ期临床试验衔接（Inoue et al.，2002）。在这项抗非小细胞肺癌药物Ⅱ期临床试验中，受试者被随机分组药物或对照治疗。适时序贯分析根据试验过程获得的治疗组别优势预测概率进行。这种评价在Ⅱ期临床试验过程中反复多次，并根据结论做出提早终止、继续或开始Ⅲ期临床试验的决定。通过增加研究机构和每个研究机构招募受试者数目但不改变试验设计方案的形式，Ⅱ期临床试验被自然过渡到Ⅲ期临床试验。Ⅱ期和Ⅲ期有关改善受试者生存率的临床试验数据被有效地综合在最后新药申请药物有效性分析报告中（图 6.27）。

需要注意的是所有的适应性试验设计及其操作文件都需要保留归档备查，包括但不限于适应性设计的计划以及试验完整性的信息，相关委员会的工作文件，任何涉及调整性设计过程的讨论和会议记录，计算机程序编码及其模拟报告，中期分析的结果及其所做决策的分析，以及相关参考文献等。

6.2.8　激将法

在激将法中，符合入组标准的受试者在接受药物或对照物治疗前，会受到一系列浓度梯度特殊物质激发，如过敏原。经过药物或对照物治疗后，同样的激发过程被重复进行，以评价受试者经过治疗后对过敏原免疫反应的改善。这类设计方法通常运用在抗过敏

药物的临床试验研究中（Abelson et al.，2003）。图6.28展示了运用结膜过敏原激将法研究抗眼部过敏或炎症药物的临床试验。

与这种过敏原激将法相类似，在一项评价抗男性阳痿药物有效性和安全性的随机交叉临床试验中（Chow et al.，2000b），安慰剂激将法被设计在临床试验方案中。凡符合入组标准的受试者首先经过剂量梯度过程，以确定最小有效剂量。在为期三个月的最小剂量药物治疗前和治疗后，受试者均被随机双盲给予安慰剂或有效最小剂量药物，使得治疗周期的疗效与双盲随机期的安慰剂或有效药物疗效混杂一起。显然，运用这种激将法设计得出的临床试验结果比单纯交叉对照法更为准确。

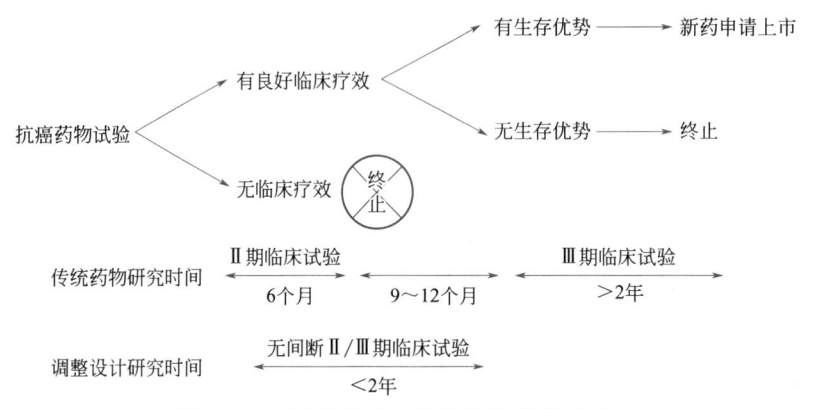

图 6.27　适应性设计无间隙Ⅱ/Ⅲ期临床试验

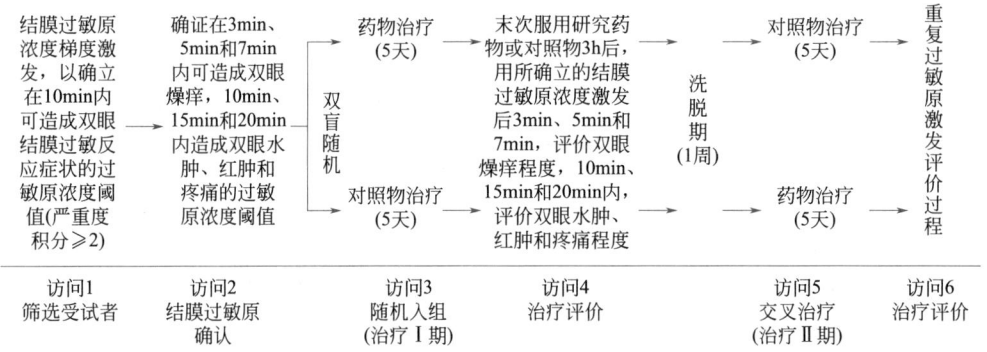

图 6.28　运用结膜过敏原激将法研究抗眼部过敏和炎症药物临床试验

6.2.9　其他

临床试验的设计方法有多种。每种方法都有自己的优势和不足。除了上述的常用方法外，ICH E10 还给出了一些其他临床试验设计方法（ICH E10，1999）。

（1）非劣性法　在无法用安慰剂进行对照临床试验研究，或者新的治疗结果很少有可能比所有现有的治疗效果更好时，新的药物疗效可以和另一个有效药物疗效进行直接对比，或者对它们之间的风险-受益进行仔细地平衡。例如，抗癌药物的研究中，虽然受试者的存活率可能降低，但研究药物的毒性作用被大大降低仍可视为新药的结果有临床意义。为了获得新的药物与有效药物等效或不比有效药物差的结论，新的药物疗效必须维持在预设的有效对照药物疗效百分比范围内（图6.29）（Zee，2006）。

（2）Zelen 设计法　这种设计的分组方法有以下两种形式：

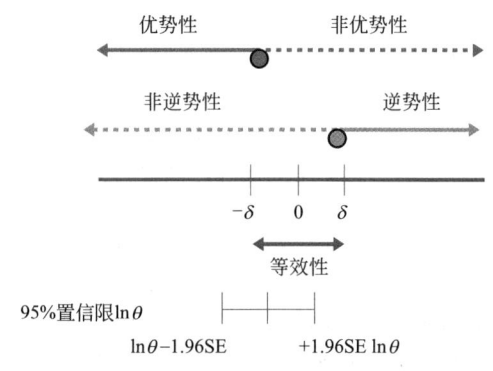

图 6.29　等效性或非劣性试验对数风险比

① 单组同意设计　将合格受试者随机分为 A_1 组和 A_2 组。对 A_1 组不用征求意见即给予常规治疗；对 A_2 组受试者，询问他们是否愿意接受试验疗法，愿意接受试验疗法者给予试验疗法，不愿意者给予常规治疗。

② 双组同意设计　将合格患者随机分为 A_1 和 A_2 组两组。对 A_1 组征求意见，如同意按常规治疗处

理，不同意进行试验疗法措施；对 A_2 组患者，询问他们是愿意接受试验疗法还是愿意接受常规疗法，愿意接受试验疗法者给予试验疗法，愿意接受旧疗法者则给予常规疗法。

Zelen 设计在分析统计结果时，在单组设计中，比较 A_1 和 A_2 组的均数。其中 A_1 组受试者只用常规疗法，A_2 组中一部分受试者用常规疗法，一部分受试者用试验疗法。显然这种比较会淡化试验疗法的效果显示。在双组设计中，如果有较多的受试者接受了常规疗法，则难以评价试验疗法的效果。当然，如果真的是大部分受试者愿意接受常规疗法而拒绝试验疗法时，则说明试验疗法的可行性可能较差，进行临床试验的时机可能还不成熟。其次，Zelen 设计还可以比较 A_1 和 A_2 组中接受常规疗法者的均数，如果两者疗效一致，则说明受试者心理作用对疗效没有影响，没有受试者自选疗法的偏向性；如果两者疗效不一致，则说明有偏向性。也有人把 Zelen 设计叫作"预先随机设计"或"随机征求许可设计"，它比较好地解决了 RCT 设计的缺点，但同时因不能执行盲法，且研究者征求受试者许可的方式会受到"新疗法有效"这一潜意识的影响，而试图说服患者，从而出现偏倚。

（3）血药浓度对照法　血药浓度对照法是建立在药物的血浆浓度与临床疗效的关系比药物剂量与临床疗效的关系更密切的理念上（Kraiczi et al.，2003）。药物作用通常以剂量和疗效的关系来表述。然而，研究药物的血浆或血清浓度与药理作用的关系在早期的药物研发阶段似乎更能引起人们的兴趣。这种研究随机药物浓度所引起的浓度-疗效关系的方法又被称为随机血药浓度对照试验。在这种随机血药浓度对照试验中，受试者被随机给予两种或两种以上预设浓度范围的相同药物。必要时，可以通过适应性设计对受试者个人剂量进行调整。通过预定血药浓度与疗效作用的关系进行分析研究，可以推断出药物剂量与疗效的关系（图 6.30）。这种方法显然可以降低个体化剂量设置可能带来的偏差。

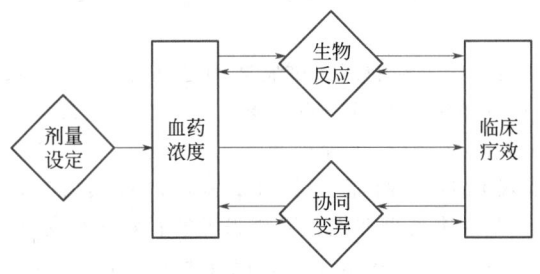

图 6.30　剂量-血药浓度-疗效模式作用示意

（4）个案试验法　有些慢性但稳定的罕见疾病有时需要医生针对患者的病情配伍特殊的药物组合。但采取何种药物和药物组合需要通过研究每个患者对药物治疗反应的临床试验来决定。这种针对研究各个受试者对药物的疗效反应或最佳疗效的临床试验设计方

法被称为个案试验法（Sung et al.，2006，2007）。在这种个案试验法中，受试者被随机、双盲地给予各种药物及其组合治疗，如一种新上市药物与安慰剂对照治疗，或者两种市售药物先后分别或组合治疗，以比较各种药物配置的有效性和安全性。例如，受试者服用 A 药达 6 个月或更长，然后改为 B 药进行治疗 6 个月，再接着使用 C 药（或是 A＋B 的组合）治疗 6 个月，以此继续，直到发现最好的药物或组合疗效为止。其他受试者将被随机给予不同顺序的药物或药物组合进行治疗。这种临床试验可能持续的时间较长，可以达数年之久。但受试者有机会能获得最佳的药物配伍治疗。一旦受试者对某种药物和药物组合产生最佳疗效的例子被积累得足够多，则可以按照临床试验方案中的统计方法进行疗效和安全性的评价。

单病例研究（n-of-1 study）就属于一种个案研究法。在这种研究中，只有一位受试者参与临床试验研究。受试者可以在自我掌控的状态下或在研究者的监督下，以随机的方式在若干时间段内反复交错接受试验药物治疗和对照治疗。试验和对照治疗的顺序可以由研究者确定。这类研究设计主要用于评价各种治疗的有效性，常见于心理学或行为科学的临床研究中。单病例研究的常见形式有 AB、ABA、ABAB、ABABABA 或 AA^1A、$AB^1B^2B^3B''A$ 等，其中的各个阶段不外乎包括：

① 基线期　研究者在没有任何治疗干预的情况下观察和收集单个受试者的基线数据（因变量数据），例如上述形式中的 A 期。

② 治疗期　研究者引入一种或多种治疗措施（自变量），例如，上述形式中的 B 期，然后收集因变量的数据变化。上述的 B^1、B^2、B^3 或 B'' 等表示多种治疗药物或措施被实施。

③ 反转期　研究者除去自变量，相当于反转到基线期，再次观察和收集因变量的相对影响。

要注意的是研究者在转入下一期时应该确认受试者的数据已经趋于稳定态（即稳定趋势和低变化性）。但一般说来，并没有广为认可的各期转变规则可以遵循。单病例研究的主要争议在于：

① 遗留效应　从前一期遗留下的效应可能影响下一期的结果。

② 顺序效应　治疗或干预顺序会对结果产生影响。

③ 不可逆转性　在某些情况下，一旦自变量发生变化，因变量会受到影响。这并不能通过取消自变量而加以改变。

④ 伦理问题　治疗的取消有时会产生伦理和可行性的问题。

这种单受试者临床研究设计可以获得或评估三级程

度的认知，即对事件的事实记述、相关性和因果关系。要想获得良好的结果，研究者需要预先精心设计治疗干预的对象和时间。所以，这种单病例研究常用于：

① 连续性治疗　个人的行为或效应可以在治疗的过程中被反复观察到。只要确保任何治疗效应都有足够长的时间供研究者观察，研究者可以相信治疗的确可以产生持续效果。

② 基线评价　在治疗措施实施前，研究者要找寻单患者的行为趋势。如果治疗措施改变基线趋势，则治疗效应的确可以得到足够的肯定。例如随着时间的推移基线情形变得更糟，但治疗却能改变这一情形。

③ 数据变异性　由于单患者的行为或情形被反复评价，使得研究者可以观察治疗是如何每日改变患者行为或情形的持续性。大组别的统计设计通常不能提供此类信息，因为大组别中的受试者的个人行为或情形一般不会被仔细地反复评价。

由于受试者人数相对于大组设计的临床试验而言要少得多，这使得研究者可以在不过分增加工作量的情况下取得试验结果。这在确定因果关系的需求下是特别有效的临床试验设计。值得提醒的是虽然得出的结果可以确认治疗针对受试患者是最佳方案，但并一定意味着它也是所有这类患者的最佳治疗方案。

总之，不同阶段的药物研发要求运用不同的临床试验的设计方法进行临床试验研究。每种临床试验设计方法各有自己的利弊。在计划临床试验时何种方案适合申办方的利益取决于多重方面，如药物治疗的性质、药物治疗要比较的方面、研究目的、受试者资源的可选性、受试者的变异性、研究长度、脱落率以及各种设计相对应的统计分析方法等。

6.3　综合临床试验设计趋势

在许多情况下，取决于试验药物/器械的临床宗旨和未来市场策略需求，其临床试验设计可以整合各类方法于一体，也可以在总体方案下分设亚方案针对同一病症的不同靶向适应证的探索。众所周知，后期临床试验耗费资源和时间，已成为当今新药发展的难题。为了提高临床试验的成功率，并加速新药疗法的上市，特别是随着疑难病症靶点和生物标志物的不断发现，国际上已经开始尝试在新基因组学指导下的临床试验根据分子特征将患者分类，并以此设计临床试验方案。FDA还就此发布了革新性临床试验设计指南供大众评议（FDA，2018）。这些新的综合临床试验方法有可能成为未来临床试验设计的发展趋势，尤其对于抗肿瘤药物的临床试验设计作用重大。

6.3.1　篮式试验设计

2014年，美国癌症研究学会（American Associ-

ation for Cancer Research，AACR）针对精准癌医学的创新性临床试验提出了两类新的临床试验设计方法，即篮式试验（basket trial）设计和伞式试验（umbrella trial）设计。所谓篮式试验设计是指把某种靶点明确的药物比作一个篮子，将带有相同靶基因的不同病症（如肺癌）放在一个相关靶点的"篮子"里去设计拟开展的临床研究，其本质就是一种药物应对不同的肿瘤，即一个试验药物或药物组合下可以接受多种病灶（如肿瘤）类型治疗的临床试验。在这个设计中，受试者群体的病灶类型可以由疾病状态或分期、病理组织学参数、既往治疗的次数、遗传或其他生物标志物、人口学特性等属性决定。每个亚研究方案都应当设置针对性的研究目标、相关科学原理、详尽的统计分析计划，包括样本量依据、终止规则等（图6.31）。这类设计中多个亚研究方案通常可以是单臂目标导向的临床试验，如抗肿瘤试验以总反应率（ORR）为主要终点。当其中某个亚研究中的主要终点目标（如ORR）显示较强的有益信号，则这个亚研究项目可以允许扩展样本量，以产生可以支持相关试验产品上市批准所需单一试验药物或药物组合（T）的更多数据。

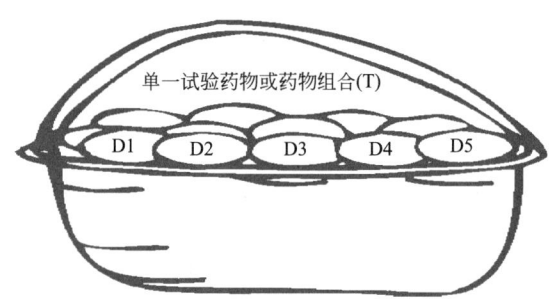

图6.31　篮式试验设计示意

其中D代表不同的亚研究方案，每个亚研究方案都含有一种病灶靶点的受试者群。此处篮子好比一种药物或药物组合，篮中的各类物品就代表着各类病症中的某个细胞突变。简言之，篮式设计是验证一种试验药物或其组合对各种病症（如肿瘤）中某个或多个单一突变的治疗作用

最有代表性的篮式试验案例是维莫非尼（vemurafenib）治疗BRAF V600变异多发性黑色素瘤的临床试验（Hyman et al.，2015）。这是一项非细胞组织的灵活性Ⅱ期篮式临床试验，评价治疗BRAF V600基因突变型非黑色素瘤患者的有效性和安全性。在这个试验中共招募了122位各类BRAF V600变异癌症患者，其中27位直肠癌患者采用维莫非尼加西妥昔单抗（cetuximab）组合药物治疗。其主要试验终点指标是治疗8周时的反应率，次要终点指标包括无恶化进展生存率（PFS）、发生恶化时间（TP）、最佳总反应率、疗效反应时间、疗效反应时长、临床效益率、总生存率（OS）和安全性（图6.32）。

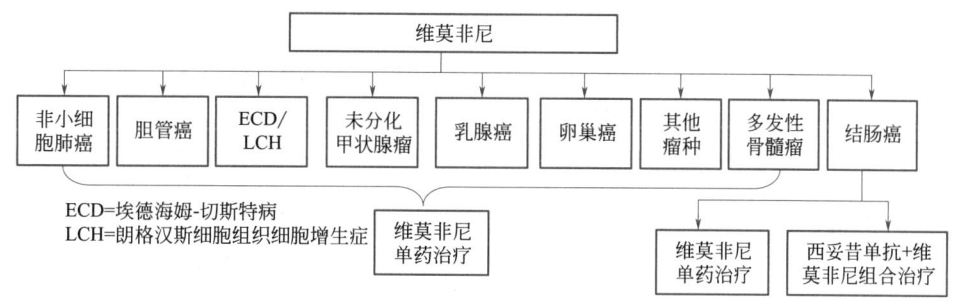

图 6.32　维莫非尼临床试验篮式设计法

BRAF 基因突变不但是 50％皮肤黑色素瘤的驱动基因，也与其他半数以上非黑色素瘤驱动基因表型有关，缩短无病周期和总生存率，如恶性肿瘤包括结肠癌、非小细胞肺癌、乳头甲状腺癌、扩散型脑胶质瘤、绒毛膜癌、卵巢癌、胆管癌、胃肠肿瘤、毛细胞白血病、多发性骨髓瘤、朗格汉斯细胞组织细胞增生症（LCH）和埃德海姆-切斯特病（ECD）等。维莫非尼是一种口服选择性 BRAF V600 激酶抑制药。在这项试验设计中，被置于篮中的 6 个预设癌症患者队列（即非小细胞肺癌、卵巢癌、结肠癌、胆管癌、乳腺癌和多发性骨髓瘤）和 7 个其他肿瘤患者队列（宫颈癌、脑癌、头颈癌、食管和胃癌、胰腺癌、肉瘤和未知原发型肿瘤）都采用维莫非尼予以治疗，部分结肠癌患者被给予维莫非尼加西妥昔单抗组合药物治疗。采用这个试验设计，结果表明维莫非尼在非小细胞肺癌队列分析中，其反应率为 42％，无恶化生存中位数 7.9 个月，ECD/LCH 反应率为 43％，疗效反应时间中位数 5.9 个月。试验治疗期间无病情恶化情况发生。其他一些癌症疗效由于样本量不足而无法分析，如乳腺癌、卵巢癌、多发性骨髓瘤等；结肠癌对单药治疗未见疗效而采用组合治疗；其他癌症患者显示了部分疗效，且疗效持续时间达 12 个月以上，有些癌症并未达到效益标准。由此可见，篮式试验设计可以使具有相同分子标志物的不同肿瘤类型对针对该标志物的药物治疗敏感性差异展现无遗。

在进行篮式试验设计时，需要注意的方面包括但不限于：不同瘤种招募过程中的同质性和异质性假设问题而对分析结果的影响；对数据多重性分析校正问题；由于试验设计病症的多样性而有可能带来的统计偏倚的问题；试验实施过程中由于不同瘤种的招募难易差异而对招募窗设计和最终数据库锁定时间的影响；由于有些肿瘤样本量偏低而使结果的置信区间变大，导致队列分析的精准度有降低风险等。特别是如果涉及试验中期分析的需求时，分析方法和时机的选择和策略对于统计结果可能是一个挑战。

6.3.2　伞式试验设计

伞式试验设计局限于一种病症（如肿瘤）类型。例如把具有不同驱动基因的肺癌，如 KRAS、EGFR、ALK 拢聚在一把撑起的"大伞"下，即将不同的靶点检测在同一时间里完成，然后根据不同的靶基因组别分配针对性的一种精准靶点药物或药物组合（图 6.33）。其最大优势在于将非常少见的突变事件集中起来，变少见事件为"常见"事件，这无论对加速少见疾病的临床试验，还是对于某一个个体获得精准治疗的机会，都具有特别的意义。这种设计研究可以包括剂量寻找亚研究方案，以便在进行疗效目标的其他亚研究前确认试验药物或药物组合的安全性剂量。这意味着采用这种设计评价疗效时应当确保所用的每一个试验药物的 Ⅱ 期推荐剂量（RP2D）都已经完成。在这类试验设计中，可以采用随机对照的方法，以便比较试验药物组别与对照药物组别的效益和安全性。但在每个亚研究方案中，应当采用一个通用对照药物，且这个对照药物应当是用于目标治疗群体的标准疗法的药物。对照组可以随着时间的推移改用新推出的治疗药物取代标准疗法。此类试验可用于随机对照设计中，以比较研究试验药物与对照药物的效益或安全性差异。

伞式试验设计启动于 2014 年 8 月，针对晚期胆道肿瘤患者在接受常规治疗方式失败后尝试进行高通量的基因检测，一共设计了 390 个肿瘤核心基因的测序环节，然后分析每个患者不同的体细胞变异找到潜在的可能用药的靶点，并根据这些靶点选择已经批准上市的抗肿瘤药进行相应治疗。通过观察晚期胆道肿瘤患者的总生存期来评价精准治疗模式在胆道肿瘤中的疗效，试验结果表明通过精准治疗模式确实能够使晚期胆道肿瘤患者的总生存获益（Bogenberger et al.，2018）。在另一个典型的用于抗肺癌药物的伞形试验设计中（Herbst et al.，2015），受试者按照所患鳞状细胞肺癌（squamous cell carcinoma of lung）生物标志物的表达，被分配到不同的治疗组别。在生物标志物组别中，再随机给予生物标志物靶向的治疗药物和标准治疗药物（图 6.34）。

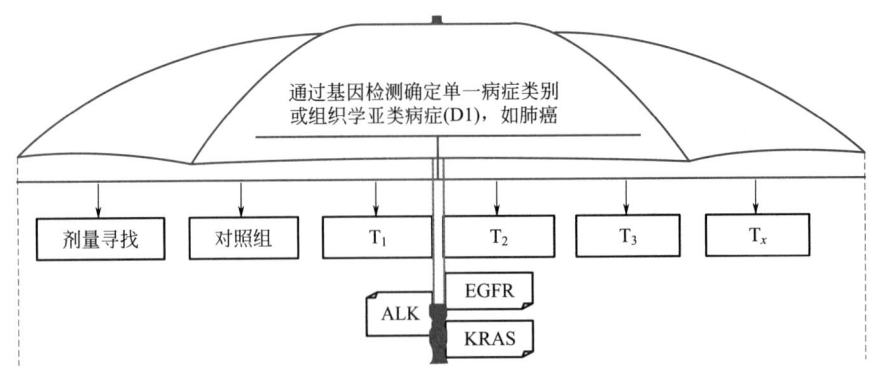

图 6.33　伞式试验设计示意

其中 T 代表针对病症类型或亚型靶点下的不同靶点治疗药物，T_x 表示未来可能增加的
治疗组别。例如，此处伞好比肺癌病症，不同靶点抗肺癌药物对不同的该病症基因变异
发生作用。简言之，伞式设计是在同一个病症的不同突变下，研究多种药物的疗效

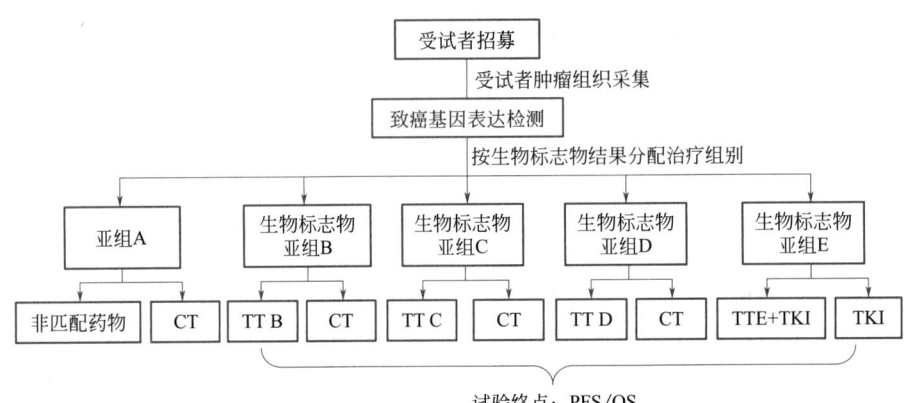

图 6.34　抗肺癌药物伞式临床试验设计案例

图中 TT 表示靶向治疗，CT 表示标准化疗（多烯紫杉醇，吉西他滨），TKI 为
酪氨酸激酶抑制剂（厄罗替尼）；OS 为总生存率，PFS 是无进展生存率

以上的伞式临床试验在实施过程中，2015 年
FDA 批准的纳武单抗（nivolumab）取代了多烯紫杉
醇作为对照药物；后期的临床试验还关闭了对照组别
而改为单臂试验流程；非匹配药物组的新目标被调整
为单药与组合免疫治疗药物的比较。显然，这种试验
较适用于中晚期的临床试验设计，受试者可能根据多
种生物标志物阳性结果被分配至多个治疗组别中。这
类试验数据结果信息丰富，试验费用效益较好，但由
于所需样本量较大，试验周期可能较长，以及试验过
程中治疗组别的调整型操作需求，使试验管理的难度
和复杂性也显著增加。此外，对于某些病症类别罕见
分子亚型受试者的招募也充满了挑战。

篮式和伞式这两种类型的临床试验，对精准治疗
药物的加速开发和临床肿瘤学的发展而言是革命性的
创新，因为这两项试验一旦开启，可能不用几年，只
需要几十例患者就能够得到加速批准，让药物上市。
一些致命性病症，如癌症患者等，将能更快地用上有
效的治疗药物，而不会像过去那样需要 7～10 年的漫
长时间等待。

6.3.3　平台复合式试验设计

当一项临床试验设计既包含了篮式又有伞式试验
方法时被称为平台复合式试验（platform complex trial）设计。如图 6.35，平台复合式设计其实是伞式和
篮式设计的结合，旨在多个瘤种、多个突变中进行多
种药物的临床研究，并且这些药物往往可以来自于不
同的申办方。

平台复合式设计对于具有对同一病症拥有丰富研

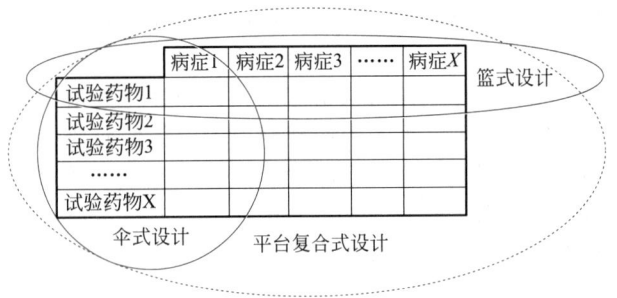

图 6.35　平台复合式设计与伞式、篮式设计的区别

发药物管线的药物公司而言十分有利。同样，对于某种病症的多种药物或靶点联合治疗探索，无论在研发效率和合作方面都提供了便利和可能性。其优势充分体现在这种试验方法可以有效地增加研发药物的一致性，不同药物效益和安全性的可比性，更加符合伦理学的要求，亦能促进药物研发各方的合作。但也必须意识到篮式和伞式设计本身的复杂性和科学要求颇高，二者结合的平台复合式设计的计划和协作要求标准更高，其中涉及的实时规划和决策调整能力不仅对科学性，特别是药物试验过程中的变化导致对方案和统计分析方法的影响调整，生物标志物的进展应用，以及对协调和科学管理的素质要求提出了更高的标准。

发表在《柳叶刀》上的 Exeter 研究（De Franco et al.，2015）是一项较早开展的典型的平台式临床试验设计。这项耗时近 14 年（2000 年 1 月～2013 年 7 月）的研究中招募了 79 个国家的 1020 例出生后 6 个月内出现血糖升高、尿糖阳性，并进而被诊断为新生儿糖尿病患儿，他们的血液样本被集中转运至研究中心进行致病基因的测序。在这个伞篮式临床试验平台设计中（图 6.36），伞的顶端是左侧列举的 22 个与新生儿糖尿病发病相关的基因，篮子的底部是右侧 6 个对临床诊疗和预后判断具有显著影响的临床表现。一旦出现这些临床表现，研究者们立即采用基因

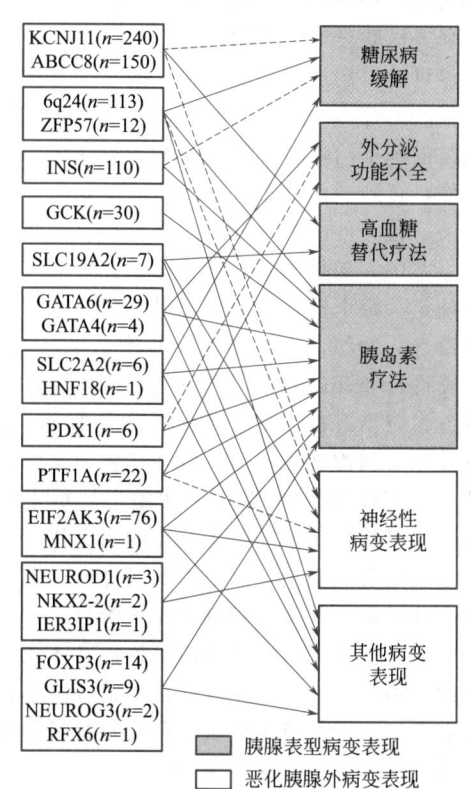

图 6.36　伞篮式平台设计用于新生儿
遗传性糖尿病临床治疗示意

n 代表每种基因变异的新生儿人数。图中实线表示常见基因变异导致的病变表现，虚线表示特殊变异的病变表现

测序的技术明确致病基因，并制订相应的临床诊疗方案。目前，大量的疾病诊治将遵循这样的基于海量基因组数据和临床数据的规范。采用这个平台设计可以在试验过程中随着试验进程的需求调整标准医疗流程，增减治疗组别，并无须固定治疗终止日期。

6.3.4　主方案设计

当今分子生物学的高速发展使药物研发的后期阶段在一个试验方案中而不是分阶段和不同试验方案来综合和同时评估多种药物或基因表型疾病群体的需求和兴趣日渐增加。主方案（master protocol）就是为顺应这种需求而设计出的最新临床试验方案（Ledford，2013），也称为母方案。由此可见，主方案是指多个子研究综合在一个总体设计之下的临床试验方案，这些子研究方案可以有各自的研究目标，涉及在一项总体试验设计架构下评价一个或多个临床研究药物或医疗器械治疗一种或多种疾病类型的效益和安全性，可以适应性临床试验方式进行设计和操作。前述的篮式设计、伞式设计或平台复合式设计等都是可以包含在主方案之下的子方案设计类别。主方案中的子研究方案设计可以采用无缝衔接的方法，因而会涉及适应性统计方法的运用。由于主方案包含了其他一些特殊试验设计类别在内，如无缝衔接、伞式或篮式等，那些特殊试验设计的运营管理要素和规程自然也会成为主方案的规程要求组成部分。有些情况下，这些要素或要求可以作为主方案的总体要求予以概述。这些总体要求通常涉及的情形有：

① 在可能的情况下，主方案需要对子研究的主要区别予以概述。

② 根据预设的中期分析或外部新数据结果来评价多种试验药物的主方案，以便增加、扩展或终止治疗组别的原则。

③ 在启动试验前，应当确保主方案及其相关统计分析计划（SAP）对适应性前提条件的发生做出预设，如增减试验组别等。试验实施中，根据中期分析的结果对样本量进行重新估算，调整试验中止原则或中止试验组别原则等。

④ 由于主方案的试验进程需要根据试验中期数据分析结果加以调整，在试验准备阶段除了在主方案中对中期安全性和有效性分析计划有所描述外，对这些分析结果的递交计划也应当同时考虑，并包含在药物 IND 申报中。

⑤ 这类试验的风险和程序通常较为复杂，对知情同意书及实施中的修改要求较高。所以，主方案需要对知情同意书内容要素做出统一要求。

⑥ 中心医学影像评估委员会的设立。对于可以用于上市申请的肿瘤效益治疗评价的子研究结果分析而言，主方案规定需要对其中所涉及的医学影像中心

评估规程和标准做出总体要求，如设立独立影像评估委员会，并建立相关委员会章程等。

⑦ 独立数据监督委员会的建立。主方案需要对承担有效性评判的独立数据监督委员会（IDMC）的建立做出规定，包括角色和职责要求，例如，授权或如何进行有效性或无效性的预设或专设评估，并以评判结果对主方案提出修改或采取其他措施提供依据（如样本量调整、亚研究终止或修改等）。如果还需要进行安全性评判，可以设立另一个独立安全性评估委员会（ISAC），或安全性和有效性评判由一个独立数据安全监督委员会（DSMB）同时负责。主方案可以针对 DSMB 制定总体标准要求，并对这些独立数据委员会的功能做出原则性的概述。例如，负责安全性监督的 DSMB 的主要功能包括但不限于：

• 根据进行中的方案安全性信息或外部试验信息，可以提出终止或修改子研究方案；

• 如果发现干预风险似乎在某子研究中较高，可以提出改变相应子研究的入组标准；

• 如果不良事件可能是与药物有关，可以提出通过剂量或服药方法调整来改变或减缓安全性风险；

• 根据子研究的药物属性或病症特殊性，建立可以识别对某类不良事件有较高风险的受试者筛选规程，并体现在子研究方案中。

⑧ 当涉及生物标志物检测方法验证时，主方案可以对标志物方法验证提出总体要求。评价生物标志物的主方案需要描述采用何种生物标志物的缘由，并需要选择已经完成分析方法验证的生物标志物的体外检测方法。采用未经验证的生物标志物诊断检测方法可能会导致药物评估结果的真实可靠性的失真，且无法满足方案目标设计的要求，并可能导致药政部门对方案做出不批准的决定。因此，拟开展主方案试验设计的申办方应当尽早建立样本采集、处理、检测和分析规程，特别是涉及生物标志物检测情形时，便于主方案对这个方面能有所描述。需要指出的是有关生物标志物分析方法验证数据及其结果也需要递交给药政部门审核，以确认由此得出的临床结果是否可靠。

⑨ 如果生物样本的获取和处理过程、生物标志物检测过程有共性的话，可以在主方案中加以阐述。否则，应当在子方案中分别描述。

⑩ 在主方案含有多种生物标志物的子方案时，方案应当预设当受试者满足一种以上生物标志物时，如何分配或招募这些受试者的亚研究入组标准计划，以及受试者组别分配和每个随机亚研究的样本量需要考虑特殊生物标志物的可能预后影响等。例如，在篮式或复杂的试验设计的主方案中，受试者分配到治疗组别是根据特殊生物标志物反应而定的。方案应当清晰地表明对一个以上标志物有反应的受试者应如何分配至亚组研究。这种多标志物下受试者治疗组别分配

方法的原则包括但不限于：

• 排序标志物或治疗的优先顺序，或最大可预测治疗效益为优先；

• 根据预设随机比例的排序，如按照发病率的反向率来分配受试者，有较大发病率的标志物有较大的可能性被分配到较低发病率的子研究中。

主方案最初是由美国癌症研究之友（Friends of Cancer Research）率先发起的，并获得了美国国家癌症研究所（National Cancer Institute）与美国 FDA 的支持（FDA，2018）。其理念是通过联合多家制药公司，按照一个简单的治疗主方案，共同在后期临床试验中检测多个试验性药物的治疗效果，从而简化药物的审批流程。众所周知，开展一项大规模的后期临床试验通常需要耗费两年以上的时间，并且需要获得繁多的行政性审批与监管性审批。治疗主方案的出现将会给出一个试验计划，在成百上千个研究机构中可以同时检测一些候选药物的药效。例如，初始方案预计将包括六种药物，随后还可能会加入其他药物，而且每加入一种药物，都不需要对治疗方案进行新的审批。作为探索性试验目的，主方案的子研究方案的不同试验药物可以有各自相应的对照药物，或整个试验有单一通用或医学标准用对照药物。当多种药物用于单一疾病的评价时（如伞式试验），最好采用常用标准治疗药物作为对照药，以利于试验结果的可比性解析。在伞式试验设计中采用随机方法，在可能的情况下应当尽可能采用通用对照药物。如果针对试验目标群体有新的治疗标准或药物出现，并且子研究计划更换对照组的标准治疗或药物的话，后续受试者的招募应当暂停，直到试验方案、统计分析计划和知情同意书等相关试验文件的修改和伦理批准都重新完成。在这类主方案中，如果涉及Ⅱ期临床试验则治疗剂量应当已经确定。每个药物子研究可以包含相应的早期剂量探索设计。例如，成人用试验药物结果已经获得，可以继续设计和开展儿童用药物剂量探索和效益评估等。主方案应当对每种试验药物的安全性、药理学和初步有效性数据都做出概述，每种药物及其组合的服用原理、合理性和风险-受益评估做出解析，特别是当需要试验药物与其他药物组成新的组合使用时。对于药物及其组合的服用，需要至少已经获得若干位患者的安全性数据，并且这种剂量探索阶段的安全性评估数据结果应当递交给药政部门审评后，才能够进入有效性的评估阶段。如果涉及儿童受试者群体，需要评估所有儿童年龄组范围对试验药物及其组合的直接临床效益。

主方案设计及其实施的益处在于其在药物研发过程中可以建立统一的研究架构，包括共同的患者筛选平台、各类指导委员会建立（如数据监控委员会等）、不同试验随机化的整合、数据收集分析以及安全性监

测的统一化和标准化等，从而大大增加了试验的灵活性，并提高了效率。例如，试验中共享对照组别，中心化数据采集系统的应用而提高数据结果收集和分析的效率等。由于此类主方案涉及评价多重药物或疾病类型/靶标，以及可能的药政法规要求的动态影响，其复杂性和挑战不言而喻，诸如研究设计和方案的复杂化，不同申办方和研究者之间角色、义务和责任的协调，研究数据披露等。良好的试验设计、运营和管理对于确保受试者安全性，获得高质量试验数据及其结果报告以支持药政申报至关重要。如果管理不当，会造成这类试验过程和分析的失真、试验周期和资源成本的增加、受试者安全风险的增加，以及试验失败的风险，甚至延误或危及药物开发计划。此外，当多种药物在不同组别中服用，而试验又缺乏单一的内部对照时，试验药物的不良事件归属判断可能较为困难。换句话说，多重子方案研究多种试验药物，使得对其安全性评估变得较为复杂和不易。

6.3.5　无缝试验设计

众所周知，Ⅰ期临床试验是为了研究试验药物在人体中的 PK/PD 及其药理作用、剂量增加时的安全性风险，可能的话还可以评价早期有效性迹象等。这

些完备的信息为后续科学且行之有效地开展临床试验来评价试验药物有效性和安全性奠定基础。最新药政法规对此类临床试验的设计动态当属扩增队列试验：用于首次人体试验，以加快肿瘤药物和生物制品的研发指南草案（FDAa，2018）。这一新的设计标准可以使申办方直接将传统的三阶段临床试验压缩为一个连续或"多重扩展队列研究"（图 6.37）。这个指南主要是针对Ⅰ/Ⅱ期无缝试验（seamless trial）设计而提出的，故可称为首次人体试验（FIH）多重性扩展队列研究，即包括最初剂量递增阶段的单一方案，并衔接若干队列专属研究目标的后续Ⅱ期试验。在这个无缝试验设计中，这些扩展队列研究目标可以是针对疾病的有效性评价或特殊群体安全性评价的临床试验、不同剂量或服药方案的试验设计、试验药物与其他治疗药物组合的剂量与服用方法的试验设计，或评价潜在生物标志物价值的临床试验等。按照这种无缝试验设计，早期临床试验方案从初始剂量开始通过剂量递增过程以确定潜在的安全有效剂量。这些剂量组确定可在研究药物的代谢和药动学分析之前开始，此时仅有有限的安全性评估。然后不间断地评估该剂量在额外增加的患者队列中的安全性和有效性，起到类似于加快达到并无缝衔接典型的Ⅱ期试验目标（如估

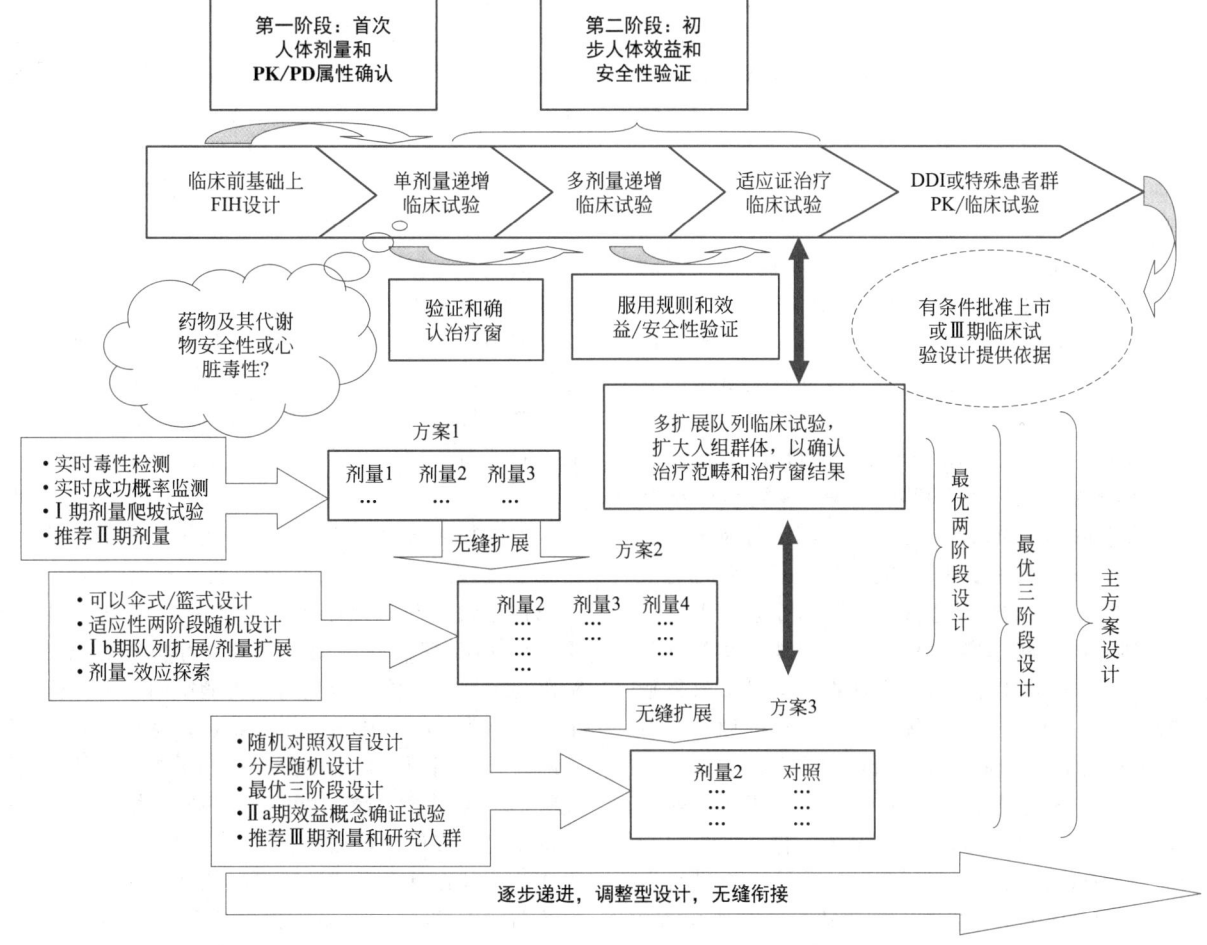

图 6.37　无缝衔接多重队列临床试验示意

计抗肿瘤活性）。简单地说，当Ⅰ期的安全剂量确定后，可以在不间断试验的情况下，在所选择的剂量基础上扩展到Ⅱ期继续安全性和疗效探索。也就是说，新的药政趋势认可从传统分段式临床试验过程转向连续或适应性研究的过程，且可以采用替代指标，加快对没有治愈方法的严重疾病患者群进行首次人体研究进程，以使患者更快获得新的有效治疗。在进行一些特殊应用场景下无缝衔接临床队列试验设计时，需要考虑的要素包括但不限于：

① 儿童药物扩展性应用　如果试验药物有可能用于儿童相同病症的治疗，在设计无缝衔接临床试验时，可以考虑增加一个或多个儿童队列前瞻性临床试验，作为单独或现有儿童剂量发现和疗效评价方案的替代方案。但需要注意的是用于儿童的试验药物剂量必须在成人受试者的安全剂量确定后方可实行。

② 无缝衔接Ⅱ期队列试验基础　必须建立在确认的安全性和PK数据的基础上，而这些数据应当反映在剂量递增和其他扩展队列试验的安全性数据总结报告中。任何Ⅱ期及其以后的扩展队列试验都需要在Ⅱ期剂量确认后才可以开始。

③ 药物制剂改变后的应用　药物制剂的变更对药物效益和安全性都可能产生影响。所以，一旦在无缝衔接临床试验进行过程中发生药物制剂的变更，申办方需要与药政部门充分讨论这种变更对临床效益和安全性的影响，必要时需要增加哪些桥接试验数据或原有哪些数据可以满足药物制剂或工艺改变后的药政审批目标。

此外，伦理委员会对这类FIH多扩展队列试验方案的实施审批和进行中的监控十分关键。因而，伦理委员会对相关试验药物的风险知识的把控、多扩展队列设计的科学性和合理性、临床方案及其实施监督与评估的能力和足够的及时审评资源对这类试验的监督质量至关重要。

无缝衔接设计必须建立严谨的随机和分析计划，否则队列间的效益比较不可能实现。传统临床试验上，Ⅰ～Ⅳ期的临床试验相互独立，其中Ⅱ期临床试验通常将几个不同试验组别（如同种新药的不同剂量组）与对照组进行比较，考察研究药物疗效是否值得继续Ⅲ期临床试验。如果继续进行，需要选出进入Ⅲ期临床试验的试验组别（如最佳剂量组），随后进行独立的确证性临床试验。根据无缝衔接设计的原理，不同于经典的Ⅰ/Ⅱ/Ⅲ三阶段临床试验，其实际上是一种适应性Ⅱ/Ⅲ期试验设计（adaptive study），即将Ⅱ期的探索性试验与Ⅲ期的确证性试验融为一体，作为同一试验的两个不同阶段，在第1阶段结束后需要进行中期分析，并依据其分析结果，判断是否可以继续第2阶段的试验。如果继续进行第2阶段，需要选择进入

第2阶段的治疗组别，最常见的是最佳剂量组的选择，也可以选择具有更好疗效的特定患者亚组等。未被选中的组别将终止继续纳入新的受试者，但已纳入的受试者可以继续随访至整个研究结束。此外，中期分析时还允许在一定范围内对试验方案不合理之处进行适应性调整，如样本量、检验假设等方面，调整的内容只适用于后续的新受试者。第2阶段结束后，利用对照组与多个治疗组别两个阶段的所有数据进行分析，得出最终结论。在Ⅱ/Ⅲ期无缝设计的第1阶段是探索阶段，除对照组外，一般有多个治疗组别，每个组别都对应一个原假设，但这些原假设的适应性检验原则是相同的。这种设计优势在于通过采用一个大型和连续的试验，可以改善传统阶段性临床试验中大量时间和金钱成本都浪费在每两个阶段的结束与开启之间的不足，将先后不同阶段的试验无缝衔接在一起，从而减少了分阶段试验设计所涉及的时间和资源成本，减少必须参加分阶段研究的患者人数和提高了研发效率，从而降低研究成本，缩短研究周期。在规划Ⅲ期无缝衔接临床试验时，必须密切关注早期临床试验的各类数据结果，其对Ⅲ期试验剂量设计调整的准确性影响极大，而这些与Ⅲ期临床试验的成败亦关系紧密。所涉及的早期临床试验数据包括但不限于：

① 早期药理学研究结果　诸如安全性和耐受性初步评估，以找到最大耐受剂量、药动学（ADME）评估、暴露量与剂量限制性毒性关系的初步评估、剂量与分子靶标关系的初步评估等；

② 药动学参数敏感性分析数据　诸如PK参数与疗效标志物、PK参数与安全性标志物的关系等；

③ 个体间变异与治疗窗的关联性结果　诸如每日1次、2次或3次的给药方案与疗效的关联性及其效益影响分析等；

④ Ⅰ/Ⅱ/Ⅲ期临床试验融合设计　诸如PPK、药物相互作用（DI）、药物与疾病相互影响、优势人群与非优势人群的差异分析、剂量与疗效和分子靶标的关联性等。

不同临床试验周期的无缝衔接中，成组序贯设计（GSD）较为常见，便于进行中期分析后对某一治疗组别在疗效上与对照组无显著差异时可以被提前终止。在Ⅱ/Ⅲ期无缝连接两阶段设计中，可以在第1阶段规定并分析能在短期内获得的中间结果指标，整个试验结束后再分析主要终点指标，避免造成两阶段间隔较大的问题，且中期分析决定是否终止某一组别试验，不仅基于疗效，也可以因为安全性问题而被排除。无缝衔接设计方法在肿瘤学药物开发中越来越受欢迎，尤其在首次人体试验增加队列，研究各种癌症中的药物剂量-效应关系方面。这种方法还可以被用于一些较新的免疫疗法，或者用于针对特定分子缺陷

的其他药物。尽管这类试验设计有诸多优点，但这种试验设计可能需要考虑更多的受试样本量来满足药物队列研究的统计要求，有些适应证下，受试者样本可能要达到上百或千。由于与早期临床试验进程相结合，迅速的招募和随后的试验进程才可获知试验药物信息演变的属性，更多的受试者有可能暴露在未知有效性、次优或有毒剂量的研究药物有限安全性信息的风险中，也给试验运营管理带来了挑战。为了减轻这些风险并保护受试者，申办方需要建立合理的试验管理规范，融合试验数据管理计划来建立快速数据收集和评估系统，以便实时评估新出现的数据信息，持续监督与快速反映非预期结果，并需要随时与研究者、伦理委员会和药政部门沟通交流试验信息，使充分而有效的监管措施来保护受试者成为可能。特别需要指出的是鉴于此类试验的复杂性和风险，申办方必须要有初期试验结果的错误解读和随意分析可能延误药物开发的意识。针对上述风险，管控措施包括但不限于以下几方面：

① 无缝衔接试验设计要严格建立在受益大于风险的试验产品上，并尽可能限于没有其他替代疗法可以选用的严重病症患者中，或涉及患有严重疾病的个体的研究中。同时，试验申办方对调整方案的决策过程及有关人员须仔细计划并预先确定，防止过大的灵活性导致试验质量下降。

② 当用于首次人体试验（FIH）项目中时，需要和药政部门充分沟通，以确保研究方案的科学性和伦理性等能得到保障和认可。

③ 与受试者的招募入组速度相比，中期分析占用的时间不能过长，否则可能会导致试验不得不暂停而等待其分析结果。因此，如果主要终点指标不能较快获取，在中期分析时，应采用与主要终点指标相关的中间结果指标，如抗肿瘤新药研究中的替代终点PFS 代替 OS 等，便于尽快做出中期决策。显然，试验的主要终点指标应定义明确且被广泛接受，如果 II 期试验目的还包括探索性终点指标，则不适宜采用适应性 II/III 期无缝设计。

④ 申办方完善的临床试验监管体系是关键，特别是与伦理和药政部门的风险沟通交流机制及其相应人员的匹配，以保障严重安全性问题能及时得到交流和关注，并能迅速采取应对措施。

⑤ 这类试验设计实施前，必须建立药物安全性风险管理及其总结计划，并包括在药物临床试验药政申报计划（IND）中。在试验实施过程中，定期递交药物安全性更新报告（drug safety updated report，DSUR）十分必要，以便进一步识别和分析不良反应风险信号。这类 DSUR 可以作为新药临床试验过程中，IND 计划或试验计划修改、方案增减一个或多个队列设计的依据。

⑥ 必要时，需要建立 DSMB，通过分析快速安全报告，对不良事件进行分析与总结，以便及时对试验药物的安全性和有效性做出评估，有助于降低受试者的安全性风险。

⑦ 任何新的安全性信息也需要及时体现在更新的知情同意书中，并与受试者及时交流。在与药政部门的风险信息交流和更新中，知情同意书的安全性信息及其更新信息也需要包含在内。

⑧ 任何临床方案的更新，特别是涉及多扩展队列的增加，都需要充分与药政部门和伦理委员会讨论，并获得他们的批准后方可实施。

需要提醒的是如果试验中需要中期决策确定的问题较多，试验将变得十分复杂，这可能给研究带来额外时间和资源成本，有时甚至大于适应性无缝设计节省的成本。因此，如果某项新药或新疗法的未知问题较多，则只进行独立的 II 期试验更为合适。

6.4　研究者倡导的临床试验

研究者倡导的临床试验（investigator initiated trial，IIT），也称为研究者发起临床研究，泛指研究者（通常是临床医生）发起的，为解决病因和发病率、疗效评价、诊断方法、扩大临床适应证使用、比较现有或金牌药品或治疗方案、预后预测效益等方面临床问题，或针对上市药品、医疗器械或诊断试剂等建议并开展的临床研究或学术性或论文目的的研究，涉及流行病学、循证医学、伦理学、临床诊疗学、检验医学、医学统计学或生物信息学等多学科。研究者对 IIT 的目的多体现在：①不断保持和激励自我科学探索兴趣和动力，以提升其医学领域的知识和经验；②为制药企业提供更多的临床数据；③使患者获得新治疗适应证或治疗方法的机会；④通过研究者创意逐步实现及开发更多的临床研究资助渠道；⑤获取种子资金/时间或基础设施的机会，便于开展或进一步扩大其他研究方向。作为药品或医疗器械全生命周期的重要研究和管理环节之一，IIT 对促进药品和医疗器械治疗方法认识与实践有不可或缺的重要作用。

IIT 可以是研究者及其相关学术研究资助者（如制药企业、学术机构、政府基金、相关专业团体或慈善组织等）提出的具有科学和医学价值的临床研究，从研究构想、方案设计，到具体实施管理、数据处理、成果论文发表或报告等都由研究者及其资助者主导，需遵循相关临床试验的法规要求，并未有制药企业参与，或制药企业只提供资金和/或试验用物资援助。IIT 的优势包括但不限于：

① 对某些研究者倡导的动物非临床研究可以探索新药理机制（如建立新表达靶点基因/蛋白质动物模型），或新生物标志物目标探索（如靶基因/蛋白质

相关的生物标志物），或新技术应用等。

② 能够对上市药品或医疗器械开展非获批适应证或超适应证的验证研究，以增加新获益人群。

③ 能够发现新的替代临床终点或分析方法验证，如影像学替代终点、诊断/临床检测指标的开拓等。

④ 能够开拓新适应证领域，诊断或治疗手段或方法比较，以促进对药物/医疗器械和治疗方法的认知，并使增加产品说明书内容成为可能。

⑤ 能够与其他药品或医疗器械联合应用以进一步提高临床疗效或安全性。

⑥ 能够有效获得药品有关新适应证的初步证据，为药物新用法研究、精准用药人群获益探索指明方向。

⑦ 能够有效建立商业申办方和研究者之间的特殊关系，使得取得评价产品的大样本数据资料成为可能。有助于增加医生对患者用药建议和用药习惯的指导，并增加患者对药物认知和质量效果的信心。

⑧ 可能为商业申办方节约很多的临床研究费用，因为 IIT 并不一定需要申办方投入更多的资金来完成试验。

⑨ 能够有效地为申办方制订策略、将来药物的研发方向，改善诊疗质量，或为类似的临床研究提供论据，或打下基础。例如，探索临床急需药物、儿童用药、罕见病用药等方面的应用潜力供药政部门或申办方审评决策参考。进行病因或风险因素研究，可以确定产品核心用户或精准获益人群。

⑩ 能够为药物经济学研究打下基础，并为医保准入和医院准入提供重要证据。

如果制药企业申办方期望利用 IIT 研究数据作为支持商业 IND/NDA 的数据申报，这种 IIT 的新药研究的设计及其操作运营标准或要求应与商业目的 NDA 要求一样。但商业目的的 NDA 新药临床研究不能被研究者申报的临床试验新药研究所替代。同时，申办方也需要意识到 IIT 对其可能有的潜在不利因素，诸如：

① 研究者（医生）为 IIT 申报的所有者，因而申办方对于整个临床研究过程失去控制权；

② 研究结果的归属权在一定程度上只能归研究者所有，因而有可能引起法律或财政纠纷的风险；

③ 申办方可能不能控制研究结果的公开发表；

④ 在研究者 IND 中发生的不良事件可能会影响申办方研究者手册或药品说明书/标签中的表述。

从药政监管的角度分析，美国 FDA 要求 IND-IIT 临床研究与注册药物相同（参见 30.3.5.1 节），应向 FDA 提出申报并受到 FDA 的监管，遵循 GCP 及其相关临床试验法规的要求。虽然非 IND-IIT 临床研究，无须向 FDA 申报，但需要通过研究机构的伦理审批后方能开展相关临床研究。凡属于新药研究都必须进行 IND 申

报，上市后超说明书使用的研究取决于药物或研究属性，如果符合豁免范畴则无须进行药政申报，否则必须按 IND-IIT 方式进行。上市后说明书内使用的临床研究原则上无须进行药政申报，除非发起者认为十分有必要。IND-IIT 的豁免条件包括：

① 临床试验不是为新适应证提供支持，或为药品说明书重大修改提供证据的；

② 临床试验不是为处方药广告中措辞的重大修改提供证据支持的；

③ 临床试验不涉及给药途径、剂量、受试人群或其他显著增加用药风险因素的；

④ 临床试验操作符合美国 21 CFR Part 50 和 21 CFR Part 56（参见 30.3.2 节）关于研究机构伦理和知情同意的条款的；

⑤ 临床试验按照 21 CFR 第 I 章 D 部分——人用药品第 312.7 部分规定开展，即研究性新药的推广和收费要求。

欧盟 EMA 要求所有干预性 IIT，无论是药物注册试验或非注册试验都需要向 EMA 部门申报并获得伦理批准后方可启动。但只要符合某些特定标准的 IIT 申报，可以递交简化临床试验 CTA 申请，即

① 申请来自大学、医院、公共科学机构、非营利学会组织、患者组织或研究者个人等；

② 临床试验数据属于研究者所有；

③ 申办方不得允许第三方将其试验数据用于注册或其他商业目的；

④ 临床试验设计、实施、文档管理和报告由申办方负责；

⑤ 临床试验研究结果不作为某种药品上市许可申请（MMA）的资料组成部分。

从研究本质上看，IIT 临床研究不应仅仅是重复既往研究或临床试验的过程，而是以解决科学问题为宗旨，研究或比较对患者治疗干预措施的效益或价值，以确保其产生的数据结果能补充现有医疗措施的不足，或对现有临床数据提供新证据。所以，IIT 临床研究也需要有充分的伦理考量，如经伦理委员会审批和知情同意过程，方案设计应当满足科学标准要求，实施管理过程符合 GCP 及其相关法规的要求。制药企业对 IIT 的介入通常是建立在其与本身治疗药品/医疗器械的企业医学战略和/或医药市场目标保持一致的基础之上。制药企业支持 IIT 目的包括但不限于：①不断支持科学和医学研究发展；②获取或提供有关获批/扩大适应证的文献资料；③开展一些低成本或框架式临床研究的探索性试点，以获取更多证据为进一步扩大临床研究决策提供依据；④针对研究者自发动因的激励和对主要医学领导者们表达善

意，以扩大其产品的影响力和市场占有率。即使制药企业对 IIT 研究提供援助或某种形式的资助，亦必须确保 IIT 研究者及其研究理念的独立性，维护和遵循良好的科学道德和医学原则，并与符合临床研究资质的研究者保持良好的沟通交流，努力做到透明与及时的试验过程及其结果的传播。一旦制药企业决定其部分介入或支持 IIT 临床试验项目，则经过申办方评估批准后，应当向相关研究者发出 IIT 确认信函，并清晰标明申办方在其中的角色与担当。之后的 IIT 开展程序应当遵循临床试验的通用规程，完成相关试验项目的合约签署、申报、批准、启动、实施管理和报告等。

6.5　桥接研究

ICH 针对国外临床数据在第三国的接受度曾发布了有关指南（ICH E5，1998），其对桥接研究的定义是为运用获得的药物有效性、安全性和剂量-效应关系的 PK/PD 数据或临床数据而在新地区开展的临床试验和上市申请提供支持依据，使得国际上运用科学的和国际上可以接受的方法来论断境外临床数据外推成为可能（图 6.38）。在制订全球 CDP 或 RSDP 计划时，就需要考虑国际多中心临床试验（MRCT）中相关国家和地区药政注册利用海外临床试验的适用性（参见 14.1.2 节和 30.8 节）。这个 ICH 指南旨在为监管和研发策略提供指导，尽可能减少重复临床研究，尽快为患者提供药物使其获益的同时，又对种族

因素的影响进行了充分评估。一般说来，药物获得批准后，申办方往往都会寻求药物在其他国家或地区的批准上市。由于不同地区存在的种族、文化和临床实践的差异，新的国家或地区的药政部门会对药物机制及其属性是否存在种族性差异做出分析。如果没有种族差异风险，则可以将境外临床数据外推于新的国家和地区人群的应用；如果存在种族差异风险或无法确定，则可能要求申办方进行桥接研究、剂量调整或区域有效性和安全性的确证性临床试验，以确保研究药物能在新的地区和族群中再现临床有效性、安全性和剂量疗效反应数据。表 6.8 总结了 ICH E5 对种族因素对研究药物有效性和安全性评价的影响作出了框架性的建议，并描述了国外临床数据进入一个新地区的桥接研究的要求和作出最少临床数据重复研究的药政策略。根据 ICH E5，对种族因素不具敏感性的研究药物关键性质包括：

① 药动学；

② 在所推荐的药物剂量范围内有效性和安全性均显示平坦的药动学曲线和较宽的治疗剂量（说明药物有良好的耐受性）；

③ 药物有较小的代谢性或较少的代谢途径；

④ 显示较高的生物利用度，即对吸收因素的敏感性较小；

⑤ 与蛋白质结合能力较低；

⑥ 非全身作用机制；

⑦ 不太会造成不当使用。

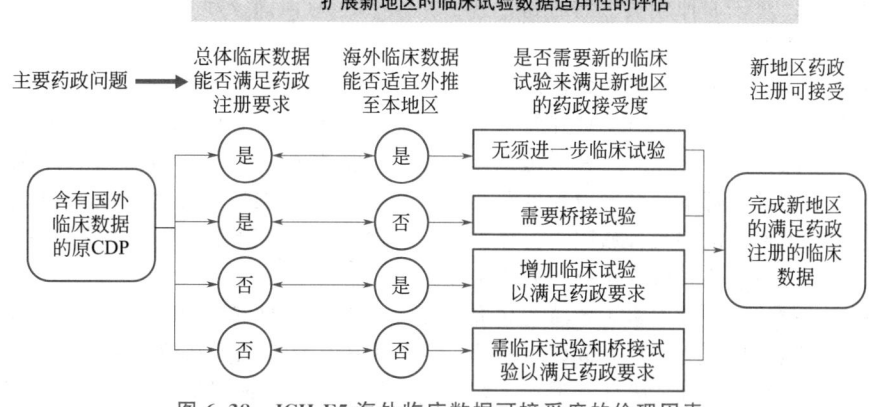

图 6.38　ICH E5 海外临床数据可接受度的伦理因素

表 6.8　种族内在和外在因素分类

类别	内在性		外在性			
因素	遗传性	生理和病理情况	环境	文化	医疗实践	药政管理
内涵	性别、种族、体质、药物代谢的遗传多态性、遗传疾病、受体敏感性、体表系数等	年龄(儿童/老人/成年人)、肝脏、肾脏和心血管功能或疾病状态等	气候、阳光、污染等	社会经济因素、教育程度、语言等	医疗措施、疾病定义/诊断、治疗方法、服药习惯等	GCP、临床试验方法学和研究终点等
	身高、体重、BMI、ADME、受体敏感性		工作和社会压力			
	吸烟、饮酒、饮食习惯、应激反应					

从上述 ICH E5 种族内在和外在因素的分类和定义，可以看出内在因素是那些有助于鉴别人群特质并影响临床试验数据在地区间适用的因素。外在因素是与人文居住和文化相关的因素。所以，对种族因素具敏感性的研究药物性质包括：

① 非线性药动学；

② 在推荐的剂量范围内极小的剂量变化便可引起较大的疗效作用，即有效性-安全性的剂量-效应关系或 PK/PD 关系急剧升降特性；

③ 以前体药物的形式服用，并可能涉及酶的转化途径；

④ 有窄治疗窗的用药剂量范围；

⑤ 高度的酶代谢性，因而可造成药物相互作用；

⑥ 显示遗传多态性的酶代谢；

⑦ 显示高变异人体间生物利用度；

⑧ 较低的生物利用度，即吸收因素影响较大；

⑨ 极有可能需要和其他药物合用；

⑩ 极有可能造成不当使用，如麻醉或镇静。

从上述敏感性要素分析也可以预测出非治疗窄窗的药物，有效性-安全性的剂量-效应关系或 PK/PD 关系平坦或 PK 呈线性、不受酶代谢或影响的药物（如通过蛋白质降解机制起效的药物，除一些治疗性蛋白质药物外，如 IL-1 影响 CYP 酶系等），或局部作用的药物等存在种族差异的风险较小。因此，对于种族敏感性的药物，PK/PD 或其他特征表面内外在因素可能会对药物的有效性和安全性的剂量-效应产生具有临床意义的影响；对于非种族敏感性药物，这些可能的有临床意义的影响极小。但由于药物之间可能的相互作用，患者群体的区域性差异，使得这些种族因素有时变得较为复杂。虽然 ICH E5 对种族内外在对药物作用的影响做出界定，但并未对种族敏感性的评价方法提出精确或明确的标准。各国或地区药政部门目前也未对客观和无偏见的评价种族因素的标准和方法达成共识。因而，桥接临床研究十分必要。根据种族内外在因素的分类，对种族因素不敏感的研究药物可以不需要进行桥接临床研究，对种族因素敏感的研究药物需要进行桥接临床研究。表 6.9 举例了当研究药物进入新的国家和地区申请上市时，根据研究药物的分类地位来判断是否需要桥接研究和应采取何

种桥接研究临床试验。在有些情况下，临床试验数据应用于新的国家和地区人群的外推在没有桥接研究下也显示可接受性。这些情况包括：

① 药物没有种族差异敏感性风险，且医疗实践和临床试验行为在原地区和新地区均相似，则可将境外临床数据外推至当地人群。这类低敏感性的药物会表现为药物代谢少，或通过多途径代谢，药物蛋白结合率低，药物-药物/药物-食物/药物-疾病相互作用少等。

② 药物具种族敏感性，但原地区和新地区为种族相似性，并有充分的相关研究药物的临床经验，使得用研究药物治疗患者的有效性、安全性和剂量疗能获得充分保证。这种种族敏感性的药物会表现在治疗窗窄，有效性和安全性均可能呈陡峭药效学曲线，药动学为非线性，药物代谢酶具有遗传多态性，药物代谢酶水平差异大而可能增加药物相互作用的可能性等。

③ 原地区和新地区属于种族不相似，药物又具备种族敏感性差异风险，虽然内在因素相似和药物类别在新的地区已存在，但由于风险程度无法确定，则仍需要进行对照性质的桥接研究、剂量调整或区域有效性和确证性临床试验等。

药动学研究可以使得这种对照临床试验的结果更具可靠性。所以，在新的国家和地区需要对原国家和地区已批准的药物进行桥接临床试验情况包括：

① PK/PD 研究；

② 需要重新确定剂量选择，如简单的 PK 研究；

③ 对原国家和地区进行的有效性/安全性临床对照研究的试验结果的可信度无把握；

④ 对药物治疗领域采取不同的医学实践和标准，如需要使用合并药；

⑤ 研究药物属于新的一种类型的药物；

⑥ 将桥接研究作为全球 MRCT 的一部分，并且其中的分析与总体人群分析呈现一致性趋势。

按照 ICH E5 原则，可以作为桥接数据依据的国外临床数据应当是从原临床试验完整临床数据报告中选择的信息。根据这些数据，可以判断所选择的国外有效性和安全性信息是否适用于新的国家和地区。如果提供的桥接数据不能将国外临床数据外推至新的国

表 6.9　桥接临床研究因素

药物性质	他国数据外推	本国或地区种族	医疗实践	药物类别	临床经验	桥接研究
不敏感	可以	—	相似			不需要
敏感	可以	相似	—		丰富	不需要
敏感	不可以	不相似	相似	熟悉	—	药动学研究
剂量选择	不可以	—	不同	不熟悉	不丰富	对照临床试验
药物选择	可以	—	相似	不熟悉	不熟悉	对照临床试验

家和地区，就需要在新的国家和地区进行新的桥接临床研究。对外推国外临床数据是否相似于新的国家和地区环境或实践的评判的统计方法和程序可以根据各相关领域相似性的定义或概念来做出。例如，药物释放度的相似性可以比较药物崩解度，稳定性批号相似性分析可以通过半衰期分析来进行，或者药物吸收性的类似性可以根据生物等效性或临床结果的一致性来判断。进一步信息可参考有关文献（Chow et al.，2002；Liu et al.，2002）。需要注意的是应当在新的地区开展哪一种桥接试验各国药政部门并没有一个共识。因此，申办方在申请海外数据外推至新地区人群中应用时，所需的桥接试验类型仍必须与所在国的药政部门进行充分沟通。

试验药物要获得批准，在美国 FDA 要求至少要进行两项设计合理的确证性临床试验，以证实试验药物的安全性、有效性和剂量-效应关系的可重复性。按照 FDA 的接受国外 IND 临床试验数据用于美国 NDA 申报的指南，如果满足一定的前提条件，FDA 并不一定会要求重新进行美国的桥接临床试验。这些前提条件的评估方面包括但不限于：

① 临床试验遵循 GCP 原则开展，并保证高质量的数据和充分考虑不同区域的医疗实践差异；

② 临床试验的数据能够通过 FDA 的现场药政检查的确认；

③ 临床试验中的相关生物样本检测遵循 GLP 原则进行；

④ 试验药物生产满足 GMP 要求；

⑤ 研究人群的差异小，如种族、族裔、年龄、性别等内外在因素；

⑥ 临床实践的差异不大，如医学诊疗标准、临床技能和设施等；

⑦ 法规要求的差异及其执行相似，如临床试验有效性和安全性要求的不同等；

⑧ 对亚组或特定区域的趋势分析可以帮助判断不同区域疗效的一致性；

⑨ 受试者样本量是否能足以支持评估和外推试验结果在美国人群的有效性和安全性应用，并满足统计学和相关法规的要求。

6.6　真实世界研究

通常通过临床试验［如随机对照试验（RCT）］获得的试验数据是经过严格的试验设计和执行、数据收集、数据处理、科学的统计分析和结果解析而产生的试验产品有效性和安全性验证证据。这种标准的临床试验往往无法提供真实医疗环境下实际的有效性和安全性、上市后的安全性检测、实际条件下疾病预后与预测、治疗成本或相关疾病的分布与患者负担等。真实世界研究（real world study，

RWS）可以解决上述问题。所以，RWS 是指在真实临床、社区或家庭环境下，经过科学合理的研究设计，收集各种数据，反映实际诊疗过程和真实条件下的患者健康状况，从而评价某种治疗措施或医药产品对患者健康真实影响的研究，包括观察性 RWS 和实验性 RWS。真实世界研究最早提出时，主要是针对新药和医疗器械临床试验中无法回答的实际临床诊疗和医疗管理决策的问题而产生，通过建立一套更接近临床真实条件的方法体系，解析诸如药物治疗的实际效果及人群差异、不同药物间的比较效果、治疗的依从性等传统临床试验无法回答的问题。与效益研究为目标，标准化过程和环境的 RCT 相比，RWS 独特性总结如下：

① 研究目的的多样性，包括效果研究，研究周期可长可短，依最终效果或结局而定。依据其研究目的，RWS 针对的研究目的包括但不限于：

• 治疗相关问题，如患者负担/流行病发布分析、治疗方法和模式研究、治疗依从性及其相关因素探索、未满足医疗需求等；

• 治疗效果问题，如实际疗效和比较效果及其相关因素、安全性及其相关因素、治疗异质性探索等；

• 预后预测问题，如疾病治疗预后预测因素、预测模型与疾病管理关系等；

• 医疗政策问题，如医疗费用与成本、治疗质量、医疗医保范畴等。

② 纳入人群均为临床实际的患者群体，对患者的病情限定较宽泛，不加特定限制，覆盖人群广，样本量可大可小。

③ 基于患者意愿或临床的实际选择进行分组，不一定要随机化，可以观察依据，多为回顾性研究，亦可与 RCT 一样为前瞻性研究。

④ 评价结果是基于临床真实环境，外部真实性好，因而，结果外部推延性较好。

⑤ 不同于 RCT 的标准化数据和收集过程，RWS 强调综合利用多种数据，包括在门诊、住院、检查、手术、药房、可穿戴设备、社交媒体等多种渠道产生的大数据。数据类型可以分为：

• 前瞻性实效研究数据，如基于特定研究目的患者调查、患者登记研究（registry study）、电子病历或电子医疗记录，以及基于真实医疗条件开展的干预性研究（如实效性随机对照试验）的数据。

• 非研究的回顾性数据库数据，如多种机构（如医院、医保部门、民政部门、公共卫生部门）日常监测数据、药品相关数据、记录和储存的各类与健康相关的数据，如医保理赔数据、公共卫生调查与公共健康监测数据（如药品不良事件监测、疾控机构数据）、出生/死亡登记项目等。这些数据的随访时间长，涵盖患者人群广，可以收集大量患者的长期随访

信息，但异质性高。

RWS 是循证医学的重要组成部分。标准的前瞻性临床试验的 RCT 属于解释性设计（explanatory design）试验，往往用于评价治疗干预效益（efficacy），指干预措施在理想条件下所能达到的治疗作用的大小，或者说是干预措施的最大期望效果。所谓理想的条件主要由设计的科学性、执行的严谨性、诊断的准确性、患者依从性和研究者的技术与能力等因素决定。尤其对药物治疗来说，效益是一个药物自身的一般属性。RWS 中的 RCT 为实用性设计（pragmatic design）类别，其治疗干预效果（effectiveness）是在实际医疗环境下，干预措施所能达到的治疗作用的大小，也称临床效果或疗效。因此，医疗条件越好，即诊断的准确性、患者的依从性和医生的技能越高，实现干预措施的最大潜力就越高，疗效也越好。实用性临床试验（PCT）又称实操性或实效性临床试验，其尽可能接近真实世界临床实践环境的临床试验，是介于 RCT 和观察性研究之间的一种研究类型。与解释性临床试验 RCT 相比，PCT 的特征包括但不限于：①临床干预既可以是标准化的，也可以是非标准化的；②既可以随机分组，也可以自然选择入组；③入选标准较为宽泛，使之目标人群更具代表性；④一般选用临床终点，避免使用传统 RCT 的替代终点；⑤可以同时设置多个对照组，以反映临床实践中的不同标准化治疗，且一般不设置安慰剂对照；⑥大多数情况下，不采用盲法，但对于如何估计和纠正由此可能产生的偏倚，需要予以足够重视和有应对措施；⑦数据的收集通常依赖于患者日常诊疗记录。表 6.10 较好地概述了解释性和实用性试验设计的异同点。

表 6.10　解释性和实用性试验设计比较

范畴	实用性设计（RWS）	解释性设计（RCT）
目的	• 自然环境下的疗效	• 理想环境下的效益
临床问题解答	• 治疗方法在真实情况下对患者的实际效果 • 干预总效应间比较 • 可以针对治疗效果、疾病负担、治疗模式、预后、诊断……	• 特异性疗效是否有效评价 • 在严格控制的条件下，干预措施是否本身具有治疗疾病的效能 • 治疗措施本身的实际治疗效果
试验设计	可前瞻可回顾，随机或非随机，可干预或观察	多为前瞻，随机对照，多干预
环境	• 按照常规医疗方案进行 RCT • 较为广泛，可以是医院、家庭或社区	• 按照标准方案进行 RCT • 较为理想状态，多集中在研究机构（医院）
随机	可以在不同中心、不同阶段采取不同方法	严格按照一般随机方法
入排标准	• 基于日常实践的实际人群，不加限制，较少排除 • 入排标准较为宽泛，适应证的患者通常均可纳入	严格的入排标准，限制条件多，范围窄
分组方法	• 可以在非随机开放、无安慰剂对照情况下，将患者分为暴露组和公认有效的对照组	• 按照随机/安慰剂或对照组原则分为治疗组和对照组
受试者属性	• 异质性高 • 患者依据干预措施而定 • 限制少	• 同质性好 • 目标招募-知情同意 • 根据疾病诊断标准确定，高度选择
研究者	• 医疗单位多层次 • 医疗设备多样化 • 参与人员多级别 • 医疗人员为主	• 研究人员资质要求严格 • 要求培训 • 设备型号严格规定 • 分中心
治疗干预	常规治疗，干预复杂，方案可调整	标准化治疗，干预简单，固定方案
研究过程	在较长时间内的专门治疗和随访（质控伦理），在完备注册登记信息和数据库支持下得出结果	在较短时间内，通过研究方案的治疗和随访得出结论
盲法	难以做到双盲，最大化协同效应研究	双盲，最小化偏倚设计
安慰剂对照	否，多为常规治疗/阳性对照	可以
样本量	通常需要大样本	可以较小样本
结局指标	多重/远期指标（主要与次要），终点结局指标	终点指标或替代指标，生物医学指标
研究结果	在患者群中推广性强	在受试者群组可信度高
分析	意向性分析	依据方案统计分析设计
效度	强调外部真实性，内部效度低	强调内部真实性，外部真实性低

续表

范畴	实用性设计(RWS)	解释性设计(RCT)
药物或治疗	复合,活性成分有时不清楚	单纯,活性成分清楚
预后	多元,模糊,个性化	明确,清晰,可重复
试验时间	可长可短,多以获得所有治疗及其长期临床结局为终点	时间较短,多以评估结局指标为终点
统计方法	事后介入,多因素分析,数据挖掘,数据整理很重要	GCP 规范要求管理
数据来源	• 多样化,多渠道,可大可小大数据,差异性大 • 数据的产生和收集过程与实际临床医疗实践保持较好统一	• CRF 收集,小数据 • 数据产生和收集过程按照 GCP 要求完成 • 严格数据标准
偏倚	可能性大	严格控制,通常可能性小

2015 年发表的 PRECIS-2 方法 (Loudon, 2015),使人们能比较好地区别 RCT 和 PCT 的试验类别。按照 PRECIS-2 模式,临床试验设计通常可以分为 9 个维度,如图 6.39。

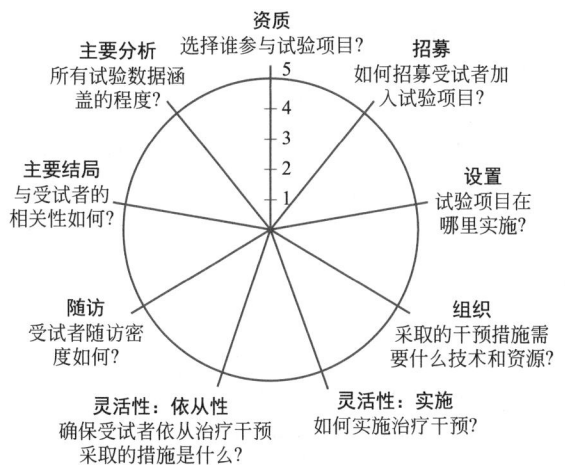

图 6.39　临床试验设计的 9 个维度

在 PRECIS-2 模式 9 个维度中,每个维度又分为 5 个刻度,试验设计评分越靠近中心则解释性 RCT 属性越强,靠近边缘则实用性 PCT 属性越强。

RWS 的临床研究模式通常是在临床经验数据或前瞻性数据总结的基础上建立的 (图 6.40)。其中在真实医疗环境下的观察性 RWS,研究者仅对受试者观察和记录,不会采取任何干预医疗的措施,其可进一步分为描述性研究(病例个案报告、病例系列、横断面研究、生态学研究、出生队列研究、专家评述、种族学研究等)和分析性研究(队列研究、登记研究、巢式病例对照研究、病例对照研究、诊断试验等)。观察性研究设计方案中若按照论证强度从高到低依次为前瞻性队列研究(注册研究)、回顾性队列研究(注册研究)、巢式病例对照研究、横断面研究、病例系列及病例个案报告等。除此之外,还有一些改良的设计方案,如续断性时间序列也被用于观察性 RWS 等。观察性 RWS 是否需要药政注册要根据所在

国的药政要求执行。真实世界环境的实验性 RWS 的理论假设和试验设计均基于日常临床实践需要,可采用实效性临床试验的方法,如随机、盲态和/或对照分组加计划性干预等医疗分配措施,所设置的结局指标也是从临床实际出发,侧重于分析真实世界的实际效果。实验性 RWS 通常要求进行研究注册(吴阶平医学基金会,2018)。在制订 RWS 目标时,需要考虑的出发点应当围绕规划的研究需要提出什么范畴的问题,如诊断、病源性/有害性、治疗、预后或预防等。同时,也需要确定申办方期望计划的研究类型,即最佳的研究设计和方法是什么。RWS 中常用的 PICO 原则有助于研究者发现文献和历史数据中临床效果的证据,其含义为:

P	患者,患者群或问题(Patient/Population/Problem)	应该如何界定某类患者与拟研究的患者目标类似?
I	干预,预后因素或暴露(Intervention/Prognostic Factor/Exposure)	应当考虑哪些干预措施、预后因素或暴露因素等?
C	比较或干预(Comparison/Intervention,如果适用的话)	就干预措施而言,有什么可以替代的吗?
O	想要评估或取得的结果(Outcome)	期待取得、评估、改善或影响什么?

美国国会 2016 年在《21 世纪治愈法案》(21st Century Cures Act)中率先提出利用"真实世界证据(RWE)"取代传统临床试验进行扩大适应证的批准。RWE 指源自真实世界的、观察性的、随机对照研究之外的,从实际临床实践数据生产的数据。RWE 通过不同的研究设计、提取或分析而产生,包括随机研究、大样本试验、实用临床试验、荟萃分析、观察性研究(前瞻性和回顾性)、回顾性分析和观察性或队列型研究、患者/产品/疾病登记等,存储在卫生信息系统、电子病历、医疗保险赔付或医疗支

出数据库、病症登记系统、登记研究、患者就诊数据记录或日记、国家不良反应监督报告系统、自然人群队列和专病队列数据库、组学相关数据库、死亡登记数据库、移动穿戴设备、患者报告结果、其他特殊数据源等。显然，真实世界证据（图6.41）与其他证据的本质区别不在于研究方法和试验设计，而在于获取数据的环境，即真实世界研究的数据来源于医疗机构、家庭和社区，而非存在诸多严格限制的科研场所，也就是说RWS不仅可以是观察性研究，还可以是干预性研究，甚至是采用类似随机对照试验（pRCT）的研究设计，其研究方法、数据获得及其结果审批仍要遵循严格的科学基础。因为从真实世界收集的数据（RWD）可能是无序或零散的，本身尚无法构成真实世界证据（RWE）。

值得指出的是真实世界研究（RWS）与随机对照试验（RCT）互为补充。与RCT比较，RWS的可信度较低，其必须强调RWS源于实际临床实践，也不需要像RCT那样操作来保证可靠性。两者的互补关系一旦得到证实，则可以构成最强的循证医学的研究方法。因此，清楚地了解RWS的利与弊，从开始阶段就应当计划好研究方案，尽可能保证大的样本量。只有经过科学的规划、设计、处理、分析和质控的RWS过程后，才能将RWD转变为RWE。FDA发布的相关药政监管指南指出（FDA，2017），如果RWD的收集影响了医护人员的常规临床实践方式和流程，并且有打算将RWD用于药政监管审批，则申办方在收集RWD之前，需先咨询药政部门反馈。例如，以扩大适应证为目的的产品登记性研究（registry trial），计划用前瞻性方式收集安全性和有效性的RWD，用于支持药物/医疗器械产品上市申报。数据收集的过程可能会影响常规临床实践方式和流程。这种情况需在收集数据前先咨询监管部门的评注。但在不影响常规临床治疗过程的情况下收集的RWD，可以是批准的适应证以外的使用、超标签范畴（off-label）使用的数据等，可用回顾性研究的方式进行。例如，各医学专业学会、协会、医保、非营利组织以改善医疗质量、增加患者获益为目的，而创建的登记数据库，用于收集药物/医疗器械的使用经验数据。对于特殊疾病和治疗的登记数据库（registries database），FDA要求登记数据库中数据的准确性，必须可以从数据源核实，在药政审批时亦会评估数据源的质量、可靠性，以及和审批目的的相关性等。在医疗产品安全性评价方面，RWE的出现很大程度上改变了医疗产品上市后的监管模式，能有计划地实时主动监察，亦可以用于上市后的剂量调整。RWE可用于扩展已获批药物的适应证研究。因为在临床实践中，常存在超适应证用药的情况，收集并分析这些数据可探究药物在尚未获批的疾病及人群中的疗效，进而为

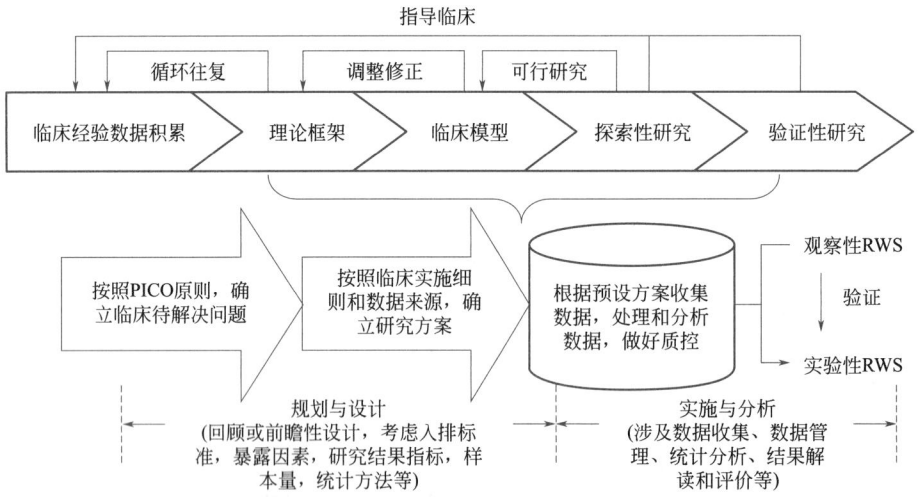

图6.40　真实世界研究流程示意

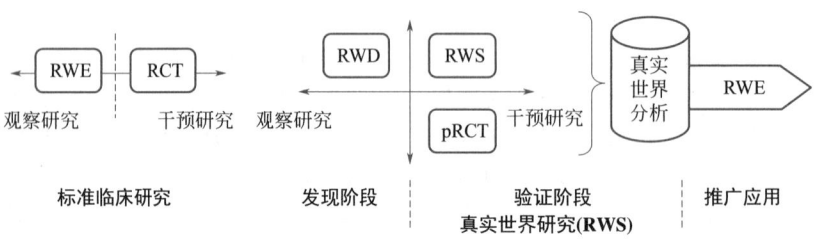

图6.41　真实世界证据与标准临床研究区别示意

上市后药物扩大适应证提供可能。此外，RWE 对医疗实践的过程进行评价，在提高患者就医体验、节约医疗花费等方面可以发挥作用。

设计 RWS 的关键基础科学和技术包括但不限于临床/药学流行病学、生物统计学、信息与计算机技术和临床/药物经济学等。真实世界研究的质控措施需要根据不同的数据来源和获取方法予以建立。例如，当从电子医疗记录（EMR）中收集 RWD 时，需要首先明确从系统中提取的关键字段，建立提取和链接方法的管理规程，并确立清理数据清理和审核的规则等。此外，RWS 是基于临床科研信息共享系统开展研究的，所有会接触受试者的数据收集的真实世界研究都需要经过伦理批准。但要求每个患者的知情同意存在很大的实际难度，可以通过不同层次不同要求的方式更好地实现知情同意。凡是纳入临床科研共享系统就诊的患者，均应告知其参与治疗的有关信息可能会被用于某项研究之中，声明这些信息的应用范围，可查阅其信息的人员范围，并保证保护其隐私。如有问题，可再做进一步的说明。对于符合免除知情同意的情况，可经过伦理委员会批准后免除知情同意。RWS 中的临床试验实施、数据保密性和安全性，及其数据管理要求应当遵循 ICH-GCP 和所在国家监管要求。

6.7　上市后药物的临床再研究设计

药物批准上市后的临床再研究（Ⅲb 和 Ⅳ 期）是药物研发的整个生命周期的重要组成部分，它作为有效性和安全性再评价、药物市场营销策略的工具和扩大药物接触人群的群组分析的策略已普遍被药物公司所采用。其中包括但不限于 Ⅳ 期临床研究、上市后观察研究（post-marketing observation study，PMOS）、上市后监测（post-marketing surveillance，PMS，参见 21.3.2 节）、研究者倡导的研究、上市后临床研究（post-marketing clinical study，如 Ⅲb 研究）、真实世界研究（RWS）等。药物上市前的临床研究是药政审批所规定的必经过程，它要求临床试验的设计和程序必须严格遵循药政规范，具有风险高、周期长和费用高等特点。在某种程度上，可能存在着与真实医疗实践和市场需求的差别。药物上市后的临床再研究主要着眼于弥补市场临床信息的不足。例如，Ⅲb 研究是 NDA 后，药物批准或上市前进行的临床试验，作为对前期研究的补充或完善，也可用于新型临床试验或 Ⅳ 期临床试验的评估。部分 Ⅱ/Ⅲ 期临床试验也可能是出于上市后研究的需要。例如，NDA 后用于评估不同制剂、剂量、治疗时间、药物相互作用或不同药物间的比较、不同年龄的患者群体、人种或其他患者类型的临床研究，

检测或定义之前未知或未定量的不良反应或相关安全性风险因素等。上市后药品的新适应证目的的临床试验通常仍视为 Ⅱ 期临床试验。大多数情况下，上市后研究是药物公司的一种自发行为。但在某些领域和情况下，药物上市后的临床再研究可能是因为药政部门的规定或要求，如药物安全性监督研究等。上市后研究多包含非干预性研究（non-interventional study，NIS），如观察研究、注册研究等。这些研究根据 NDA 适应证批准规定，按照处方通常处理方式的药品实际应用状况进行临床评估。在这些评估过程中，患者被分配到特定的治疗策略类别中，但并不由试验方案提前决定，只根据当时的实际临床需求而定。也就是说药物的处方与患者被纳入研究类别的决定无关。整个治疗过程也不采用额外的诊断或检测手段，对收集到的数据仅进行流行病学方法分析。上市后药物临床试验的驱动力主要来源于两个方面，一个是出于科学和医疗实践的考虑，如新的适应证、新的制剂改良、新的患者群体目标、安全性监督的药政要求、医生倡导的临床试验（IIT）的要求等；另一个是由于市场推广活动的需求，如销售实践的手段、医学会议报告的宣传要求、患者群体或区域的扩大目标、费用和效益分析数据等。在临床试验设计方面，上市后药物临床再研究形式较为灵活，可以根据实际医疗实践、当地人群的分布特点和用药习惯等实际情况予以设计（图 6.42）。它具有风险相对较低、试验周期较短、规模和费用较小等特点。在大多数情况下，它需要根据实际临床实践环境和市场需求予以调整。选择何种临床试验设计与研究计划的目的和方法有着密切关联。上市后药物临床试验方法选择需要考虑的主要因素如表 6.11 所示。表 6.12 简介了上市后药物临床试验的主要设计方法及其特点。

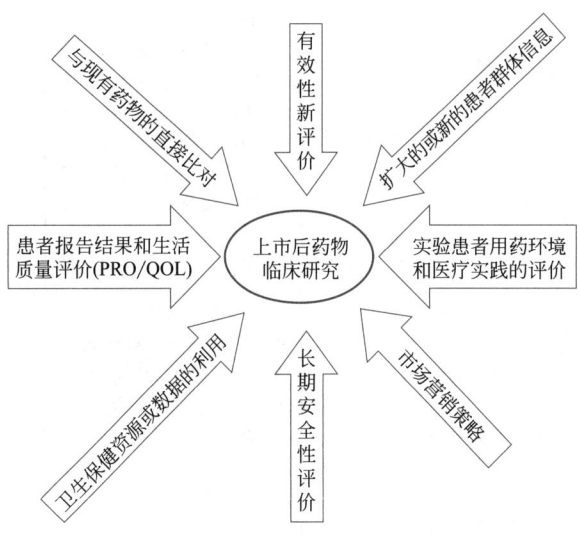

图 6.42　上市后药物临床再研究主要范畴

表 6.11　上市后药物临床试验方法选择要考虑的主要因素

因素	解释法	实用法	观察法	登记法	数据库分析法	信息分析法	模型法
• 要求对不同治疗方法或药物进行比对	* *	* *	*	*	*	*	*
• 希望得出较强的证据性结论	* *	* *	*				
• 需要评价研究结果间的细微差异	* *	* *		*	*		
• 需要长期的数据或效益结果		*	* *	* *	*	*	* *
• 期待研究结果具有普遍性意义		*	*			* *	*
• 评价常规医疗环境中的药物服用和卫生保健资源		* *	* *	*	*	* *	*
• 评价随时间而产生的趋势			*	* *	*	*	*
• 罕见疾病的治疗效益				*	*	* *	* *
• 由于伦理的限制而无法随机招募患者				*	*	* *	* *
• 需要直接从患者群体中获得疗效结果	* *	* *		*			
• 没有任何数据或信息进行回归性分析研究	* *	* *					
• 患者招募困难的情形				* *	*		
• 研究经费有限				*	*		*
• 要求尽快得到结论				*	* *	*	*
• 促进改变医生用药习惯		* *	* *	* *			
• 推广新药市场		* *	* *	* *			
• 扩大患者用药人群		*	* *	* *			

表 6.12　上市后药物临床研究的主要设计方法及其特点概要

试验类别	研究性状	设计特点	研究目的	评注
随机对照试验（解释性试验）	前瞻性治疗研究	随机、盲态、安慰剂对照、严格招募标准和后续跟踪随访	检验标准医疗过程中有效性或安全性假说	• 金牌标准,结果可靠,证据性强,但不是真实医疗环境 • 周期短,样本量少而可能缺乏普遍性意义 • 需要伦理委员会审批和/或药政部门审批
随机对照试验（实际环境试验）		随机、开放式、常规医疗对照、扩大患者群体并跟踪随访	检验实际医疗环境下有效率或安全率的假说	• 样本选择偏见低,比解释性试验更具有普遍性意义 • 需要药政部门和/或伦理委员会审批
观察试验	前瞻性观察研究	非随机、非强制治疗干预、多以治疗时间疗效群组分析方式;无干预手段	• 评估与药物暴露有关的严重风险,量化风险或评估影响严重毒性风险因素,如药物记录或暴露时长关联性等 • 分析病因或病史;真实用药有效性、耐受性或安全性、实际医疗实践环境、病症对患者造成的负担和影响等 • 登记研究经过完善的设计和执行,可以提供在真实世界中药品的临床实践、患者结局、安全性和相对有效性结果	• 治疗选择与获批处方信息一致,不分配患者 • 没有临床研究方案,但有观察方案 • 知情同意主要涉及数据隐私条款 • 其他管理与研究机构的真实临床实践一致,如常规各种检查、侵入式或非侵入式治疗手段、随访、没有额外检查要求等 • 按照处方需求药房发药,不涉及免费药物发放 • 观察样本中风险因素与结局变量的关系 • 观察性研究可以包含横断面研究、前瞻性研究、队列研究、多重队列研究、回顾性研究、病例对照研究和配对病例对照研究等
登记试验		• 对有某些共同特征的患者进行观察性非干预研究 • 非随机、接受正常药物治疗环境的患者或患有某种特定病症的患者登记他们的给药状态,并被定期跟踪随访,以获得患者的直接和实际信息为目标 • 对明确界定的终点持续收集数据,并进行结果分析		• 要求伦理委员会审批。反映了实际医疗实践环境和状况,但可能存在样本选择偏见 • 因果推断效力不如随机对照试验,因为难以对混杂因素进行控制 • 是否需要收集超适应证使用存在争议 • 收集的适应证数据可用于申请新的研究方向,但不宜作为推广目的而直接使用
上市后监测（PMS）		非干预性研究,根据所批准的标签描述有计划地在特定人群中验证已上市药品的安全性、耐受性和有效性		• 可以是普遍的开放性研究,没有严格的患者入排标准,但应要求遵守处方规定的适应证和禁忌证 • 确保在不同的患者中收集数据信息,并尽可能收集Ⅲ期临床试验中没有可能获得的数据 • 上市后不良反应监测可以归为上市后监测计划范围之内,作为延续整个药品生命周期管理的组成部分 • 收集的数据信息及其分析结果有可能成为药品标签说明修改或撤市的依据

续表

试验类别	研究性状	设计特点	研究目的	评注
数据库分析	回顾性信息研究	从已有数据库中采集患者和药物治疗信息		• 反映了实际医疗实践环境和状况,但可能存在样本选择偏倚,数据缺乏完整性,无时间关联性,缺乏关键补充信息,无法获得发病率,患者知情同意和隐私性等问题
病例对照(图表信息)分析		从患者病史记录中采集患者及其药物治疗信息		• 可采集病症案例,确认接触与风险史,但不一定能有对照 • 可以应用于病例对照研究中 • 可以针对罕见病进行假设检验
药物利用研究		用于药物如何在人群中营销、处方和使用,以及分析这些因素对临床、社会和经济等方面的影响	• 可以提供特殊人群的数据,未确定是否该药品应该用于该人群 • 也可用于分析某药品使用的监管行为和媒体关注或预估药品费用的经济负担 • 评价临床用药指南推荐与临床实践的关系等	• 有助于确定药品是否具有滥用的潜在风险 • 缺乏临床终点数据或适应证使用性对其结果参考价值有影响
决策分析模型研究		运用多重数据信息来源对治疗影响的结果在特定的框架设定中进行分析	预测有效率和费用/效益状况等	可以预设多种假设和根据多种数据来源进行多角度分析,但可能存在样本选择偏见

上市后随机对照研究与上市前临床试验的设计与实施相差不大,通常与药政要求和申办方的市场策略需要有关。观察研究是上市后研究的主要形式之一,其所包含的各类研究设计各有利弊,需要根据实际需求予以选择。例如:

① 队列观察研究　可以确定事件的发生顺序,并观察或预测多个结局变量,所观察的事件案例随时间而增多,因而可用于评估发病率、相对威胁性等。但需要的样本量较大,也不适用于罕见病的观察。

② 前瞻性队列观察研究　可以较好控制观察对象的选择和评估,因而有利于偏倚的控制,但随访时间通常较长,研究费用较高等。

③ 回顾性观察研究　由于是既定事实的观察,不涉及观察对象的随访,因而研究费用较少,但可能无法控制观察对象的选择及其测评等。

④ 病例对照观察研究　需要的样本量少,时间短,因而研究费用较低,对于罕见病观察是较好的选择,但可能产生观察对象的选择偏倚和混杂,通常只针对单一事件结局的观察,但可能无法清晰分辨事件发生的时间顺序等。

⑤ 横断面观察研究　泛指通过对特定时间点和特点范围内人群中的疾病或健康状况和有关因素的分布状况的资料收集、描述,从而为进一步的研究提供线索或临床试验提供依据。这种研究时间较短,可以评估多个预测/结局变量的发生率,但无法获得事件发生的顺序,也无法评估发病率,因而不适用于病程短、患病率低或检查方法复杂的疾病研究。

⑥ 多重队列观察研究　可以设计不同队列观察不同暴露情形及其结局的研究,但从不同总体中抽样可能产生一定的偏倚和混杂,因而对研究结果信度有一定影响。

⑦ 上市后安全性研究（post-authorization safety study,PASS）　主要涉及为研究或调查已知或疑似药品安全性问题而进行的非干预性研究或干预性临床试验,其目的在于评估药品的安全性数据结果,研究方法包括但不限于主动监测（active surveillance）、比较观察研究（comparative observational study）、临床试验、病症发生率和药物利用研究（occurance of disease and drug utilization study）等。

显然,上市后药物临床试验的决策包括了研究设计策略、方法和因素考量等诸多方面。它在建立药物市场的品牌和运用价值方面起着重要的作用。对于任何形式的前瞻性临床研究来说,临床试验过程的管理和程序规范与Ⅰ、Ⅱ和Ⅲ期临床试验的要求和规范相同。其中涉及的临床试验的程序和规范要求可以参阅本书的其他相关章节。

需要指出的是上市后药品研究的监管相较于上市前而言较为宽松,受市场影响力较重,研究异质性大,多数研究由资助者自行决定,因而研究目的受各种驱动因素影响,有时也不与医疗需求有关。在真实世界中,上市后临床研究有近一半集中在超适应证研究,且超适应证研究多由非制药企业启动,大多数情况下由制药企业赞助,意味着医疗学术和其他非行业组织可能更倾向于以创新方式评估获批药品和新适应证。符合药政法规的超适应证 IIT 研究有可能作为新的扩大适应证应用临床试验设计或 NDA 申报依据,也能满足了解获批上市药品长期疗效和/或安全性监督的药政宗旨。

（刘　川）

第 7 章

临床试验项目的文件准备和培训

在临床试验项目开始之前，申办方和研究机构都必须准备许多相关的文件或试验用表格。这些文件和表格有些是药政部门或伦理委员会要求递交的，有些是申办方为了更好地管理和监督临床试验的合规性和进度准备的。这些文件准备活动包括：

① 须递交给药政部门和伦理委员会审批的临床试验项目文件；

② 按照良好文档实践要求，临床试验项目的试验档案的建立（中心管理主文档、地方管理文档和研究者文档）；

③ 临床试验项目管理和监督所需要的指南、计划和图表；

④ 临床试验项目研究者启动会议所需的幻灯和材料。

临床试验项目的培训涉及的对象为监查员和研究机构的研究者及其研究人员。培训的目的就是要使他们正确地理解试验项目方案的程序和要求，学会正确地使用试验项目中用于测定有效性和安全性的工具，懂得 GCP 的规范和要求，明确各自的职责和角色等。临床试验项目的培训一般是通过监查员专门培训和临床试验项目研究者启动会议的形式进行的。本章将针对文档和培训操作及其管理作一介绍。其他的一些文件准备，如临床试验研究药物供应计划、临床试验监查指南、统计和数据管理计划书、安全性监督计划书等将分别在相关的章节中介绍。

7.1 药政管理申请文件

有关各国药政新药临床试验的申请表格和文件需要根据各国实际实践和要求对待，在此不再分别阐述。临床试验项目的申请策略应当与将来的临床试验结果报告一致，也就是说申请文件和报告的格式亦应当均采用国际认可的通用技术文件（CTD）的格式（ICH M4，2002）。按照通用技术文件的要求，临床试验项目的申请内容应成为临床试验结果报告的一部分。所以，申办方在准备药政管理申请文件时就应当运用通用技术文件格式来完成各种报告。如果不遵照这种格式报告与药政管理部门进行交流，申办方递交的报告完全有可能在申请和批准的过程中被误解和耽搁。通用技术文件是 ICH 倡导的应用临床研究报告

的模式和内容的指南。从 2003 年 7 月起，CTD 已经成为药政申报的必备文件，从 2017 年起，电子化通用技术文件（eCTD）已成为欧盟、日本、美国和加拿大药政部门要求必须采用的文件模式。有关通用技术文件的介绍可以参见 30.1 节相关内容。

7.2 伦理委员会审批文件

在临床试验项目开始之前，除了临床试验项目需要药政监管部门批准外，每一个研究机构还必须获得伦理委员会书面批准。在收到伦理委员会的批准前，试验项目不能在研究机构被启动。所以积极地推动申请过程和其他试验项目前期准备活动显得非常关键。无论是中心伦理委员会还是地方伦理委员会，其宗旨都是为了捍卫受试者的权益、安全和福祉（见第 1 章伦理委员会部分）。伦理委员会就是通过对临床研究项目的初审和复核的措施来履行它的宗旨，并有权对所有研究行为做出批准、要求修正或不批准的决定。伦理委员会批准临床试验项目方案与否的标准取决于观察临床试验项目方案：

① 有最低的受试者的风险；

② 受试者风险与所期待的疗效有合理的比例；

③ 受试者选择的可行性；

④ 知情同意书程序明确和相应的文件齐备；

⑤ 有相应的监查数据的措施；

⑥ 有相应的保护受试者隐私的措施；

⑦ 若有需要，制定有针对性的保护弱势受试者的措施。

任何伦理委员会都有自己的审批程序和必须完成的申请表格及其完成表格的要求。伦理委员通常要求的申请文件有：

① 临床试验项目方案；

② 临床试验项目知情同意书；

③ 临床试验项目受试者隐私保护声明（如果没有包括在知情同意书中）；

④ 临床试验研究者手册；

⑤ 临床试验项目的广告；

⑥ 所有将要求受试者阅读或完成的问答表、受试者日志等材料；

表 7.1　伦理委员会时间管理表示例

临床试验项目题目：

临床试验项目编号：

报告日期：

研究者姓名
研究者地址
研究机构编号

伦理委员会申请递交日期	伦理委员会会议日期	伦理委员会预计的回复日期

伦理委员会名称	伦理委员会类型	伦理委员会会议频率	伦理委员会申请递交截止日期
ABC 监管委员会	中心	每隔 1 周的星期三	每次会议前 1 周
西部药政伦理协会	地方	每月 1 次	每次会议前 2 周

待交文件	递交伦理委员会日期	伦理委员会批准日期	评语
临床试验协议			
伦理委员会申请递交信			
研究者简历			
临床试验项目方案			
临床试验项目知情同意书			
临床试验研究者手册			

版本：修正版 1

版本日期：2007/9/15

表 7.2　药政监管部门和伦理委员会临床试验项目审批计划跟踪表示例

＜临床试验项目名称和方案版本 / 方案版本日期＞

项目经理姓名

国家	研究机构编号	研究者姓名	计划第一位受试者入组日期	研究协议（合同）预期签署日期	研究协议（合同）实际签署日期	伦理委员会预期申请递交日期	伦理委员会实际申请递交日期	伦理审查与其审阅会议日期	伦理委员会实际审阅会议日期	伦理委员会会预期批准日期	伦理委员会会实际批准日期	药政监管部门预期申请递交日期	药政监管部门实际申请递交日期	药政监管部门预期审阅会议日期	药政监管部门实际审阅会议日期	药政监管部门预期批准日期	药政监管部门实际批准日期

版本：修正版 1

版本日期：2007/9/15

表 7.3　研究机构药政监管文件报告表示例

临床试验项目题目：	临床试验项目编号：	申办方名称：
研究者姓名： 研究者地址： 研究机构编号： 国家或地区：	研究机构启动日期： 研究机构关闭日期： 伦理委员会类型：□ 中心　□ 地方	首次全套药政要求文件提供日期： 全套药政文件提供日期： 提供药政文件档案夹给研究机构日期： 报告日期：

文件	版本日期	联系人	研究机构	过期日期	状态	递交伦理委员会日期	伦理委员会批准日期	申办方收到日期	存档日期	档案编号
临床试验协议	2007/04/21			2008/05/31	批准	—	—	2007/05/02		PI-1
临床试验协议修正 1	2007/04/21			2008/05/31	待批	—	—			
评语：研究预算需要重新协商										
保密协议	2006/06/21				批准	—	—	2007/04/20	2007/04/21	PI-2
全套药政文件	2007/03/21				批准	2007/05/23	2007/06/10			
临床试验项目方案	2007/03/18				待批	2007/05/23				
评语：伦理委员会提出修正意见,2007/6/25 递交答复										
研究者手册	2007/03/18				批准	2007/05/23	2007/06/10	2007/06/15	2007/06/16	PI-3
伦理委员会批准文	2007/06/10				批准			2007/06/15	2007/06/16	PI-3
评语：本批准文为研究者手册批准文										
研究者简历	2005/12/20			2007/01/21	退回			2007/04/03	2007/04/05	PI-4
评语：研究者的签名过期。2007/4/11 寄给研究者要求更新和重签										

项目管理经理姓名：
项目管理经理签名：
签名日期：

初次复核人员姓名：
初次复核人员签名：
签名日期：

最后复核人员姓名：
最后复核人员签名：
签名日期：

完成后,送交：临床试验项目主文档/药政管理文件　　版本：原版　　版本日期：2007/01/04

⑦ 研究机构将付给受试者的费用（如有）；

⑧ 伦理委员会的申请表格；

⑨ 其他伦理委员会要求的药政监管文件，如研究者简历、1572 表（美国 FDA 要求）等。

临床试验常用表 11

在临床试验项目进行过程中，申办方的任何修改临床试验项目方案、知情同意书和新的广告等都必须向伦理委员会申报和批准。申办方和研究者需要按照中心或地方伦理委员会的要求分别完成各自的申请程序。项目经理和监查员的责任除了协助完成伦理委员会的申请程序外，还应当对整个审批过程的时间进程有所监管。监管的要点有：①掌握伦理委员会审阅临床试验项目的会期（表 7.1）；②掌握研究机构递交临床试验项目申请材料的进展（表 7.2）；③及时联络研究者，以确保所要求的申请材料的完成和伦理审查委员会的审批意见；④掌握各种药政监管所要求的文件收讫、有效性和批准状况（表 7.3）。

如果伦理委员会对临床试验项目方案有疑问，临床研究协调员应当及时向监查员或项目经理反映，以确保在伦理委员会要求的时间窗口中作出答复。一旦研究者收到伦理委员会的批准，项目经理或监查员应当要求研究机构及时将收到的所有批准文件的原件交付给申办方，并收载在试验项目主档案的研究机构文件夹中。研究机构需要保留核证副本在研究机构试验项目档案中。当项目经理和监查员收到相关批准文件后，应当注意检查下列几点：①所有的申请材料都获得伦理委员会正式董事会会议程序的批准；②所有的批准信函均打印在伦理委员会的官方信纸上；③批准函必须清楚地显示所批准的文件类别，如临床试验项目方案、知情同意书、招募广告等；④所有批准的文件都含有试验项目的标题、版本和版本日期；⑤批准日期必须清楚地列在批准信函上；⑥批准函必须由伦理委员会主席或指定人员签名或盖有伦理委员会的印戳。

7.3 临床试验项目主档案的建立

7.3.1 临床试验项目中心和地方文档

ICH 指南"临床试验基本文件规范"特别指出申办方和研究者有责任建立和维护基本试验文件。这些文件使得评价试验行为和数据质量成为可能。所有申办方维护的基本文件，包括中断的试验项目文件，都必须按照 ICH 和申办方的 SOP 存档保留。当申办方的稽查员或药政监管部门的药及检查员需要对研究者或申办方的试验项目数据和质量进行稽查时，文件的完善性和完整性就显得十分重要。申办方主文档的

建立应当从试验项目立案开始，通常需要在研究机构启动之前完成。研究文档的完整性和准确性对于确认试验数据的可靠性和 GCP 依从性十分重要。研究机构或地方的基本文件的保存应当按照申办方的要求，至少在研究药物批准上市后，或一项试验项目终止后保留若干年以上。文档保存时间的长短视申办方的要求或药政监管规范的要求而定。即使在所规定的保存期之后，任何试图销毁或抛弃临床试验文件档案的行为，尤其是研究机构，都必须在做出销毁或抛弃档案之前征求申办方主管部门的同意，或与申办方商讨其他可行的取代存储文档的方法。任何销毁或抛弃的文件档案行为必须记录在案，如销毁的文件名称和类型及其销毁日期。一般说来，对于国际多中心临床试验项目的主档案由三个部分所组成：

（1）中心管理文档　含有中心的和共同的重要记录，以及试验项目的监管文件。如果为国际多中心试验项目，还必须包括国家或地区及其研究机构的子文档（**临床试验常用表 11**，二维码）。

（2）本地管理文档　含有有关国家和地区的专门信息、记录和文件以及国家或地区内研究机构的子文档。

（3）研究机构文档　含有所在研究机构的信息、记录和文件。

如果试验项目只在一个国家进行，中心管理文档和地方管理文档可以兼并。如果只有一个研究机构参加临床试验项目，所有三个文档可以兼并为一个。图 7.1 展示了国际多中心临床试验项目文档的建立和存放管理过程。如果研究机构有临床试验的经验，文档的建立对他们来说就是一项常规的活动。如果研究机构没有或临床试验的经验相对较少，项目经理或监查员就必须培训研究机构研究人员如何建立和维护文档实践。按照第 3 章试验主文档规范管理的要求，临床试验主文档的文件目录应该包含基本的文件类别，每一个试验文件都有特定的分档归属。如果文件被放置于其他地方或被某人借阅，档案管理员必须建立追踪记录，以确保能随时知晓文件的去处。所有的文件在存档前，都必须审核它们的准确性和完整性，包括所要求的签名和日期。

7.3.2 研究机构临床试验项目文档

研究机构的试验项目文件档案的建立通常由申办方协助完成。它含有所有试验项目前、进行中和结束后的基本文件。它的建立对于必要时确认试验数据和复原模拟试验场景十分关键。监查员在研究前研究机构监查访问、研究启动监查访问、研究进行中监查访问和研究结束的监查访问都必须教育研究人员文档的重要性。研究文件档案的完整性和及时性也是必须监查的项目之一。研究机构文档的建立应当从试验项目

立案开始，通常需要在研究机构启动之前完成。研究机构的基本文件的保存应当按照申办方的要求，至少在研究药物批准上市后或一项试验项目终止后保留若干年以上。文档保存时间的长短视申办方的要求或药政监管规范的要求而定。有些试验项目文件，如患者病历、财政协议等，可以不包含在研究机构的文件档案中，但相关的文件存放处的检索必须在文件档案或专门的记录中存在。研究者有责任保持基本文件档案于安全处，直到申办方书面指示试验项目文件不再需

要保留。表 7.4 展示了研究机构临床试验基本项目档案所应包含的目录。从这些文档的类别可以看出研究机构文档类别可分为药政监管、临床和事务管理等三类。研究者经费和任何申办方的稽查报告通常不需要包括在研究机构的文档中，因为它们一般不用受到药政部门药政检查员的检查。但各个国家和地区对此项的要求可能有所不同。此外，应该指出的是这份目录的排列顺序可以根据申办方或所在国家和地区的要求做出调整。

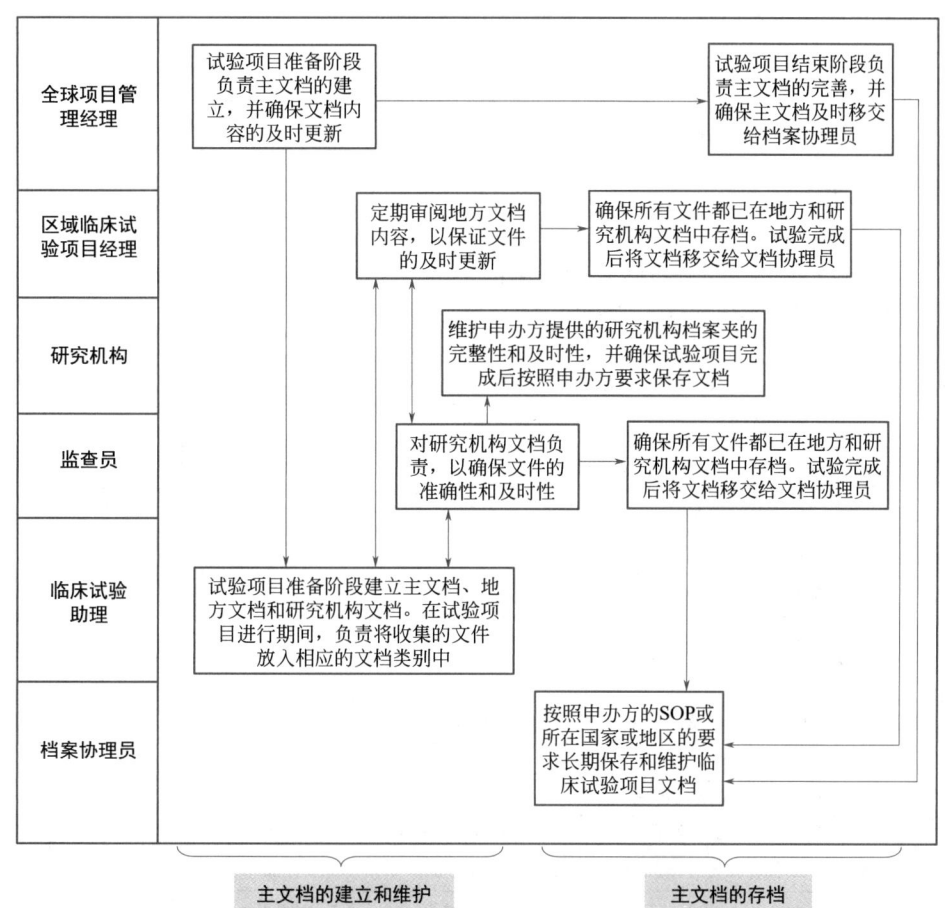

图 7.1　国际多中心临床试验项目文档建立/维护/存档责任示意

表 7.4　研究机构临床试验项目药政监管文件档案目录表示例

临床试验项目名称：				
试验项目编号：		申办方名称：		
研究者姓名：	研究机构编号：		国家或地区：	
研究机构档案类别	基本文件名称		完成阶段	参阅
1. 试验项目监管	• 主办方研究团队名单和联络信息		1,2	表 7.9
	• 研究机构试验项目监查访问登记表		1,2,3	表 7.6
	• 研究机构团队人员签名、姓名简写和职责列表		1,2	表 7.5
	• 临床试验项目文件明细表		1	表 7.18
	• 研究者和次要研究者简历		1,2	表 8.10
	• 研究者和次要研究者财政利益声明表[①]		1,2,3	表 2.1

临床试验常用表 22　　临床试验常用表 23　　临床试验常用表 6　　临床试验常用表 19

续表

研究机构档案类别	基本文件名称	完成阶段	参阅
2. 受试者招募	• 受试者筛选登记表	2	表 7.10
	• 受试者鉴别登记表	2	表 7.11
	• 受试者招募入组登记表	3	表 7.12
	• 试验项目方案偏离报告和问题咨询表	2	表 7.16
	• 试验方案偏离记录表	2	表 13.12
3. 不良事件报告	• 严重不良事件报告和补充信息报告（如有）	2	临床试验常用表 22，二维码
	• 妊娠报告表（如有）	2	临床试验常用表 23，二维码
	• 递交安全性报告给研究者的确认信函	2	表 20.44
4. 研究药物供应	• 试验药物管理指南（如果没有在试验方案中）	1	表 27.12
	• 药物运输和签收记录（签署的药物运送单）	1,2	表 27.10
	• 随机编码单签收记录单（适用于纸质程序）	1,2	
	• 与互动语音应答系统（IVRS）有关应用文件	1,2	表 27.13、表 27.14
	• 储存药物的冰箱或冷冻柜温度记录单（如要求）	2	表 27.11
	• 发放和还回药物记录表（药物清点计数表）	2	表 7.14
	• 临床试验注射药物配制记录表（如需要）	2,3	表 27.15
	• 药物标签发放/收讫登记表	2	表 27.5
	• 药物重新标签文件（如有）	2	表 27.6
	• 药物退还和销毁记录单	2,3	表 27.18、表 27.19
	• 研究药物质量意见表	2,3	表 7.15
	• 随机编码退还和销毁记录单（只适用于纸质程序）	2,3	
	• 药物转移表（如需要）	2	表 27.17
5. 非药物物资供应	• 试验项目非药物物品签收表	1,2	
	• 试验项目非药物物品储存温度记录单（如要求，可参阅药物存储温度表）	1,2	表 27.11
6. 伦理委员会	• 试验项目申请递交信（应指明递交的文件名称）	1,2	
	• 伦理委员会有关遵循 ICH-GCP 和其他法规和条例进行委员会的组织和管理程序的声明	2	
	• 书面各项伦理委员会的批准信（研究方案，知情同意书，广告，需要受试者阅读、观看和完成的材料等）	1,2	表 1.2
	• 伦理委员会成员组成名单（参加试验项目审批）	1,2	
	• 研究者或研究机构研究人员担任同一伦理委员会成员的伦理委员会说明文件（如有）	1	
	• 申办方和研究者，以及研究者和伦理委员会间的书信往来	1,2	
	• 严重未预期不良事件（SUSAE）和其他严重不良事件通报（如有）	2	
	• 严重未预期安全性通报收到确认表核证副本	2	
	• 研究机构年度试验项目书面进展总结报告或其他书面报告	2	
	• 试验项目重新审批文件	2	
	• 试验项目提前终止或暂停的书面说明	2	
	• 试验项目完成通知函	3	

研究机构档案类别	基本文件名称	完成阶段	参阅
7. 知情同意书及其他受试者信息	• 伦理委员会批准的知情同意书(原版和修正版)	1,2	表 1.2
	• 伦理委员会批准的招募受试者广告及其他材料	1,2	表 1.2
	• 具受试者签名和签名日期的受试者知情同意书	2	
8. 药政监管批准、通知和表格	• 药政监管部门对临床试验项目方案/修正案/其他文件的批准/通知函(如果被当地法规要求)	1,2,3	
	• 药政监管登记表(如 1572)[2]	1,2	
	• 药政监管部门有关临床安全性报告的快报(如严重未预期不良反应通告)(如有)	2	
	• 致医疗专业人士信函	2,3	表 20.43
	• 申办方临床试验项目授权书样本	1	
9. 实验室/化验室文件	• 地方和中心化验室样本测试正常值范围清单(原始和修正)	1,2	
	• 中心和地方实(化)验室营业执照核证副本	1,2	
	• 中心和地方实(化)验室负责人简历(如要求)	1,2	
	• 被储藏的实(化)验样本的清单、记录和地点说明	1,2	表 7.13
	• 实(化)验物品运输和签收文件	1,2	表 7.13
	• 中心实(化)验室手册	1,2	
10. 协议/合同	• 保密协议	1	临床试验常用表 6,二维码
	• 签署的财务协议(如果没有包括在临床试验协议中)	1,2	
	• 赔偿声明,保险单证明(原始和续约件)	1,2	
11. 临床试验项目方案书	• 签署的临床试验项目方案书	1	第 14 章
	• 签署的临床试验项目方案修正书	1,2	第 14 章
	• 研究者签署的同意参加和遵循临床试验方案书声明(核证副本)	1	表 7.17
12. 临床试验病例报告表	• 临床病例报告表样本和其他数据收集工具(原始和修正版)	1,2	第 15 章
	• 签署的完成的临床病例报告表(核证副本),数据修正表,临床试验病例报告传送表(如使用纸试验报告)	2	
	• 电子试验报告文件(如果使用电子化数据收集系统)	2	
	• 电子化签名确认表(如果使用电子化数据管理系统)	1,2	表 4.8
	• 受试者日志	2	表 15.8
	• 临床试验病例报告完成指南(原版和修正版)	1,2	15.5 节
13. 研究者手册	• 研究者手册(原始件和所有更新件)	1,2	7.6 节
14. 书信往来	• 信函、会议纪要、电话记录、重要电子邮件等	1,2,3	
	• 监查通知和后续函、感谢函等	1,2,3	
15. 临床研究报告	• 临床研究报告概要	3	
16. 培训	• 研究机构启动监查报告	1	
	• 研究者启动会议文件(会议议程、会议手册、纪要等)	1,2	7.7 节
	• 手册和指南	1,2	
	• 危险物品处理培训证书(如有)	1	
	• 特别安全性监督培训证书	1	
	• 网络数据系统培训证书	1	
	• 患者有效性评价工具培训证书	1	

续表

研究机构档案类别	基本文件名称	完成阶段	参阅
17.源文件	• 完成的受试者源文件（如果没有存放在其他地方）	2	临床试验常用 表 19，二维码
	• 其他源文件的性质和存放地点（如患者病历等）	2	

① 有些国家和地区不一定要求此文件。

② 有些国家有特定的药政监管登记表格要求，任何参加临床试验项目的研究机构必须完成这种表格，如美国 FDA 要求的1572 表。当进行国际多中心试验项目时，有些申办方所在国的药政监管部门可以豁免国外的研究机构递交这种特定的研究机构登记表格。在这种情况下，药政监管部门的豁免函必须附在基本文件档案中。

注：1—试验项目开始之前；2—试验项目进行中；3—试验项目结束后。

7.4　临床试验项目管理和监督专用报表

ICH 指南对于临床试验项目进行过程中的许多程序都有规范化的要求。申办方根据这些 ICH 的要求应当制定相应的专门报表，以便研究机构能按照 ICH 的要求行事，监查员也能有章可循地监督试验项目的进度和质量。本节拟对若干 ICH 所要求的试验项目报表予以概述。申办方的项目经理应当在临床试验项目开始前完成这些报表的准备，并提供给参加试验项目的研究机构使用。按照良好文件实践的要求，研究机构不仅应当保存这些报表在药政监管文件档案中，还必须及时更新报表要求的内容。

7.4.1　管理事务报表

7.4.1.1　研究机构签名和职责表（表 7.5）

（1）合理性

① ICH 4.1.5　研究者应当保持一份将与研究者共同分担主要的试验项目有关职责的合格人员名录。

② ICH 8.3.24　所有有权将数据输入临床试验病例报告和/或做出修正的人员的签名和姓名简写都应记录在案。

（2）完成时间　它应当在下列情况下被完成：

① 监查员进行研究机构启动访问时应当检查它的完整性；

② 当有新的研究人员加入或研究人员的职责终止或变化时，应当及时更新；

③ 研究结束或研究人员离开研究机构时，应当及时更新。

（3）记录对象　下列研究机构人员应当被登记：

① 所有研究团队人员；

② 研究机构启动时，研究人员应当完成第 5 和 6 排内容，当研究机构被关闭或研究人员离队时，应当完成第 7 排内容；

③ 研究者应当在研究机构将被关闭前或研究人员离队确认后完成第 8 排的简签。

（4）文件档案

① 当研究机构启动时

• 原件　存于研究机构文档中。

• 核证副本　监查员保留于地方文档研究机构子文档中。

② 在试验项目进行中

• 原件　及时增减任何研究人员的变化。

• 核证副本　改变的登录表保存于研究机构的子文档中。

③ 当研究机构关闭时

• 原件　存于试验项目主文档的研究机构子文档中。

• 核证副本　与研究协议/合同一起存于研究机构的文档中。

（5）记录要点

① 研究者应当在研究机构关闭时在表格下方的签名处签名。

② 所有登记内容应当由研究机构人员完成，监查员不应当代为完成。

③ 试验项目职能应当包括研究人员在试验项目中的职责，如研究者、主要研究者、临床研究协调员、研究护士、特殊有效性评价工具评审员、主要药剂师等；不应当包括研究人员在日常工作中的实际职责，如护士、医生等。

④ 如果一个人担任特殊的试验项目程序的测定或解读，即使这个人只是兼职，他/她也应当包括在登录表中。

⑤ 任何在试验项目中承担一定职责的研究人员，都必须完成申办方或研究者提供的培训。这种培训应当记录在案。

（6）主要职能解析

A—决定受试者筛选和入组资格，必须是医生。

B—知情同意程序，通常为医生（ICH 要求），但是 ICH-GCP4.8.5 也允许适当的资历人员担任。

C—简单试验项目程序，包括收集病史、生命体征检查、采集实验样本、进行妊娠检查等。

D—受试者的医务检查，通常为研究者或次要研究者进行与试验项目有关的医疗评价和决定，包括推荐受试者到其他医疗专家处。

表 7.5　研究机构签名和职责分工登记表示例

申办方名称：						
研究者姓名：		研究机构名称：		申办方试验项目编号：	研究机构编号：	国家和地区：

研究者，次要研究者和所有承担试验项目责任的研究人员必须登记在本表中。所有签名人员必须登记在本表中。所有签名必须由本人手写完成
通过下列签名，您表示同意<申办方名称>可以储存（书面或电子形式）您的个人信息（姓名，地址，简历等），用于与研究项目有关的管理和分析。其他除了研究目的的使用还包括研究项目的监督，以及考虑您<申办方名称>未来试验项目的研究者或研究机构的选择。您也同意这种信息可以在需要时需要时提供给药政监管部门

姓名（拼写）	签名	简写	职责	主要职能（如果职能在试验项目中变化，应另起一行，重新填写。请选择代码）	起始日期（年／月／日）（从参加试验项目的开始日期算起）	结束日期（年／月／日）（从研究机构有关闭或离开研究项目的使用还或职责日期算起）	研究者简写签名
			主要研究者				
			次要研究者				
			临床研究协调员				

代码	A—决定受试者筛选和入组资格	F—发放研究药物	K—危险物质处理	P—专项试验项目测试结果评价
	B—知情同意程序	G—管理和储存研究药物和药物密码	L—不良反应评价	Q—破盲
	C—简单试验项目程序	H—药物清点	M—伦理委员会申报	R—其他_____
	D—受试者的医务检查	I—研究药物管理	N—文档管理	S—其他_____
	E—制备研究药物	J—辅助试验项目程序	O—临床试验病例报告	T—其他_____

试验项目结束时，请签名。
通过我的签名，我证实以上所有研究人员职责和签名信息属实。所有人员都经过培训并符合履行试验项目职责的要求，并在整个试验过程中处于我的监督和管理之下

主要研究者签名：_____　　签名日期：_____

试验项目完成后，送交：原件→研究项目主文档研究机构子文档　　　　　　　　　　　　　版本：原版
　　　　　　　　核证副本→研究机构文档　　　　　　　　　　　　　　　　　　　　　　版本日期：2007/1/15

E—制备研究药物（如需要），必须是药师，需要时，负责研究药物的再包装、混合、配伍和剂量调整等。

F—发放研究药物，负责向受试者说明和指导研究药物服用的人员。

G—管理和储存研究药物和药物密码，负责管理研究药物的安全储存和监管药物存储条件，保管随机密码的人常为药师。

H—药物清点，负责清点和记录研究药物数量的人，包括发给受试者、从受试者处收回。

I—研究药物管理，负责签收研究药物和退回研究药物给申办方，转移研究药物至其他研究机构，或销毁研究药物的人。

J—辅助试验项目程序，负责受试者日志审阅、互动语音应答系统联系、皮试、不良事件报告等。

K—危险物质处理（如需要），受过处理危险物质的专门训练。安排专门培训是研究者的责任。

L—不良反应评价，必须是受过专门安全性培训的医生。

M—伦理委员会申报，负责联络伦理审查委员和完成申请报表的人。

N—文档管理，负责收集、编排、管理和储存试验项目文件档案的人。

O—临床试验病例报告，负责临床试验数据的转录和回答数据质疑的人。

P—专项试验项目测试结果评价，负责专项试验项目实验测试的进行和分析的人。

Q—破盲，紧急情况下有权全破盲的人，通常为研究者。

R、S、T—其他，其他未列在上述范围内的但需要在试验项目中建立的特殊岗位职责。

7.4.1.2　研究机构监查访问登记表（表7.6）

（1）合理性

① ICH 5.8.3　申办方应当确保试验项目被适当地监查。

② 这个登记表应当能够向稽查者或视察者证明按照 ICH 的要求研究机构被申办方监查过。

（2）完成时间　监查员每次进行研究机构的试验项目监查访问时，都应当现场填写相应的访问信息。

（3）记录对象　由监查员和参加监查访问的研究机构人员按照表内要求完成。

（4）文件档案

① 在试验项目进行中

• 原件　保存在研究机构档案中。

• 核证副本　保存于地方档案的研究中心子文档中。

② 在试验项目完成后

• 原件　保存于试验项目的主文档研究机构子档案中和有关访问报告类。

• 核证副本　保存于研究机构的中心文档中。

（5）记录要点

① 参加监查员访问的研究机构人员应当签名；

② 应当指明访问目的，如监查访问、研究机构关闭访问、稽查访问、协助药物转移等；

③ 礼节性拜访不应当记录在此；

④ 为了掌握监查访问的进行，可以要求每次访问完成后，将此表传真给项目经理（如有此要求，应当在表格内注明）。

表 7.6　研究机构监查访问登记表示例

申办方名称：			申办方试验项目编号：		
研究者姓名：		研究机构编号：		国家和地区：	
访问日期 （年/月/日）	访问目的	申办方代表或 监查员签名	申办方代表或 监查员姓名	研究机构参加 人员姓名	研究机构参加 人员签名

试验项目完成后,送交:原件→试验项目主文档研究机构子文档　　　　版本:修正版1
　　　　　　　　　　核证副本→研究机构文档　　　　　　　　　　　　　版本日期:2007/1/15

7.4.1.3　备忘录（表 7.7）

（1）合理性

① ICH 1.2　文件记录：任何形式的所有记录，描述或记录试验项目的方法、行为或结果，影响试验项目的因素和应采取的行动。

② ICH 2.10　所有临床试验信息应当以某种形式被记录、处理和储存，以便它可以被确切地报告、解释和核对。

（2）完成时间　在试验项目进行前、中或后的任何所要求的状况。

（3）记录对象　涉及事件的申办方或研究机构人员。

（4）文件档案　按照所涉及的内容，可以被储存在相应的试验项目主文档或研究机构文档中的交流或事务类别中。

（5）记录要点　有三类备忘录：

① 内部记录　内部人员的重要事务讨论和决定，应注明"起源者""主题""发送对象"或"抄送对象"等。发送对象可以为人或文件类别。

② 电话报告（表 7.8）　电话日期与备忘录日期不同时，应当分别记录它们的日期。应当标明"发起者""接受者""讨论内容/结果"等。

③ 报告补充　当某些临床监查报告（如监查访问报告）的评语栏目没有足够的空间记录时，可以应用备忘录的形式作为报告后续的补充。在这种情况下，备忘录本身不能替代研究机构的临床访问报告，所记载的信息在访问报告中应当有所记录。

以上任何形式备忘录应当清楚地记录交流结果及其需要采取的行动（如需要）。必要时，可以包括或引用过去的讨论日期、决定和采取的行动结果。

值得提醒的是除非绝对必要，否则试验监查中应尽可能少用备忘录来代替正式的试验行为违背 GCP 和方案偏离事件的监督管理和处理报告。有些试验行为，如研究者招募入组的受试者不符合入排标准，临床监查中有所发现但没有纠正这个招募错误。监查员只是采用备忘录的形式记录这些严重方案偏离行为，没有在监查报告中记录并采取 CAPA 措施，并产生 CAPA 报告。对于药政检查来说，备忘录通常是发生错误但又没有采取措施予以纠正的问题线索。

7.4.1.4　试验项目团队联络表（表 7.9）

（1）合理性

① ICH 4.1.5　研究者应当保留一份将与研究者共同分担主要的试验项目有关职责的合格人员名录。

② 这份联络表也可以方便研究机构人员在试验项目过程中有问题或需要帮助时知道可以与何人取得联络。

③ 申办方的项目经理也需要有这样一份总联络表，以便于试验项目的管理，并便于合同研究组织与申办方之间的协调和管理。

（2）完成时间　在试验项目启动时，申办方应当完成这份联络表，并提供给研究机构。在试验项目进行中，任何团队人员的变化应当及时更新并通知合同研究组织、研究者和研究机构。

（3）记录对象　申办方团队、研究机构主要人员、合同研究组织有关项目人员。

（4）文件档案　按照团队的对象，可以分别储存在申办方、研究机构和合同研究组织子文档中。

（5）记录要点

① 申办方和合同研究组织人员也需要注明参加试验项目的开始日期和完成/离开试验项目的日期。

② 提供给各个研究机构的联络表不应当包含其他研究机构信息。

③ 提供给各个合同研究组织的联络表必须含有所有研究机构的信息。

7.4.2　临床事务报表

7.4.2.1　受试者筛选登记表（表 7.10）

（1）合理性

① ICH 8.3.20　记录进入试验前筛选的受试者情况。

② 这个登记表的目的是记录那些在筛选阶段签署过知情同意书并被检查过是否符合入组标准的所有受试者。这个登记表也可显示选择受试者的过程的偏见已被降至最低。

（2）完成时间　整个试验项目的筛选招募阶段。

（3）完成人员　由研究机构的研究人员负责填写，通常为临床研究协调员。

（4）文件档案

① 在试验项目进行阶段，保存在研究机构文档中。

② 在试验项目完成后

• 原件　研究机构文档/受试者招募项下。

• 核证副本　试验项目主文档/研究机构子文档/试验项目管理文件/受试者招募。

（5）记录要点

① 所有签署过知情同意书被筛选的受试者，无论是否被招募入组，都必须记录在本表中。

② 筛选编码通常用于鉴别受试者签署知情同意书但还未被正式招募入组的状态。一旦受试者符合招募入组标准，通常还会被给予一个随机招募入组编码。所有筛选过程和筛选失败的记录都必须统一使用该筛选编码。

③ 一旦受试者符合招募标准被随机分组，招募入组随机编码应当记录在相应的栏目中。

④ 筛选登记表可以和招募入组登记表合二为一，这取决于申办方和项目经理的策略和意向。

⑤ 筛选表的签署人必须是在研究机构签名和职责登记表中被授权决定受试者入选资格的人。签名可以在每页表格完成后或研究机构关闭前完成。

（6）监查要求

① 筛选登记表是监查员必须核查的试验项目源文件之一。

② 受试者的招募入组随机编码应当可以被监查员用于交叉追踪受试者的随机入组状态。

③ 可以要求研究机构将此表在规定的时间间隔内传真给监查员或项目经理，以便他们随时掌握试验进度状况。

7.4.2.2　受试者鉴别登记表（表7.11）

（1）合理性

① ICH 8.3.21　记录研究者/研究机构筛选受试者时所获得的相关患者的保密或隐私信息，使得研究者/研究机构可以证明任何受试者的真实性。

② 这个登记表的目的是方便研究者/研究机构显示他们选择受试者过程的真实性和较小的偏见性，也使得研究者/研究机构可以建立他们自己的受试者档案。

（2）完成时间　整个试验项目的招募阶段。

（3）完成人员　由研究机构的研究人员负责完成。

（4）文件档案

① 只储存在研究机构文档中；

② 基于患者隐私权原则，申办方不应当索取原件和核证副本。

（5）记录要点

① 所有被接触过的可能候选受试者，无论有否签署过知情同意书，只要研究者/研究机构研究人员曾经咨询或通过查看病历档案的选择，如电话询问、个别面谈、病历库挑选等，都必须记录在本表中。有些申办方只记录签署知情同意书的候选受试者。

② 含有受试者的个人信息，如家庭地址、电话或电子信箱等，或可用于识别何处检索出患者个人医疗信息等的特殊代码。

7.4.2.3　受试者随机招募入组登记表（表7.12）

（1）合理性

① ICH 8.3.22　记录受试者招募入组的日期。

② 这个表可以显示受试者在试验项目过程中的全过程，方便申办方和研究者追踪受试者在试验项目中的状态。

③ 将招募入组登记表与访问日期结合在一起的好处在于可以监督试验项目和/或受试者的进展状态。大多数申办方给予研究者的研究经费有时与受试者完成的访问状态有关，特别是计算中途退出费用的时候。

（2）完成时间　整个试验项目的招募阶段。

（3）完成人员　由研究机构的研究人员负责。

（4）文件档案

① 在试验项目进行过程中，保存在研究机构的受试者招募文档中。

② 在试验项目结束后

• 原件　试验项目主文档/研究机构子文档/项目管理文件/受试者招募。

• 核证副本　研究机构文档/受试者招募。

（5）记录要点

① 招募入组登记表可以和筛选登记表合二为一，这取决于申办方和项目经理的策略和意向。

② 受试者的随机入组编码为受试者在试验项目的唯一识别码。通常只有在受试者符合入组标准后才给予。在随机试验中，这个编码可以通过互动语音应答系统或随机手工分配获得。所有试验项目记录该受试者的数据信息，包括实验样本、临床病例报告记录、受试者日志等，都必须统一使用该随机编码。

③ 访问日期通常为受试者按照试验方案的访问时间要求所进行的实际访问研究机构的日期。

（6）监查要求

① 按照申办方的要求定期传真给监查员或项目经理，以便他们监督和分析试验项目的进展。

② 受试者招募入组登记表是监查员必须检查的源文件之一。它应当结合筛选登记表和其他源文件进行交叉比对监查。

③ 监查员应当交叉监查受试者的招募入组编码和筛选编码，以确定受试者的真实性和连续性。

④ 访问日期的监查有利于确保受试者和研究机构对试验方案的依从性。

⑤ 如果研究药物使用独立的药物编码，应当预先设计使受试者服用的研究药物编码与招募随机编码相呼应，以免混淆给药组别。招募随机编码也应当登记在药物标签上（详情参阅有关研究药物章节）。

7.4.2.4　受试者生物样本储存和运输记录表（表7.13）

（1）合理性

① ICH 8.3.25　记录获得的样本的存放地点和识别标志，以防测定需要重复进行。

② ICH 8.3.8　记录研究样本和试验项目有关物资的运输日期、批号和运输方法。

③ 如果中心实验室提供相关的表格用于此目的，申办方不必使用此表格来管理受试者的生物样本。一般来说，只有当生物样本不会在采样的当天被运送分

析实验室而需要储存在研究机构等待运送到分析实验室或需要留样保存的情况下，才需要使用此类表格。如果生物样本可以在采样的当天就被运送到分析实验室而不需在研究机构被留样保存，可以直接使用运用公司的运输服务表来代替这个表格。所以，这个表格的目的在于管理和统计储存在研究机构的生物样本数量，并兼作样本被运送到分析实验室的运送和分析实验室确认签收单。

表 7.7　申办方试验项目备忘录示例

申办方名称：		试验项目编号：	
本备忘录为□ 内部记录　□ 电话报告　□ 报告补充		完成日期：　　年　　月　　日	
发起者：	主题：	抄送：	
接受者：		发生日期：	
内容和结果			
姓名：		职务：	
签名：		签名日期：	
完成后,送交:试验项目主文档	版本:原版	版本日期:2007/1/15	

表 7.8　研究机构电话交流记录表示例

申办方名称：		申办方试验项目编号：	
研究者姓名：	研究机构编号：		国家和地区：
电话日期：＿＿＿＿＿ 发起者：＿＿＿＿＿ 接受者：＿＿＿＿＿ 记录者签名：＿＿＿＿＿ 签名日期：＿＿＿＿＿	讨论内容/结果：		
电话日期：＿＿＿＿＿ 发起者：＿＿＿＿＿ 接受者：＿＿＿＿＿ 记录者签名：＿＿＿＿＿ 签名日期：＿＿＿＿＿	讨论内容/结果：		
电话日期：＿＿＿＿＿ 发起者：＿＿＿＿＿ 接受者：＿＿＿＿＿ 记录者签名：＿＿＿＿＿ 签名日期：＿＿＿＿＿	讨论内容/结果：		
送交:研究机构文档/书信往来	版本:原版	版本日期:2007/1/15	

表 7.9　临床试验项目团队联络表示例

试验项目名称：
申办方名称：
试验项目所在国法人代表名称：
试验项目所在国法人代表地址：

试验项目编号：
申办方地址：

申办方团队联系信息

职责	姓名	称谓	法人单位	单位地址	国家和地区	办公室电话	手机	传真	电子邮件	开始日期	完成/离开日期
项目医生		医学博士									
全球项目经理											
区域项目经理											
监查员											
项目总监		博士									
区域安全官		医学博士									
项目助理											
药政监管经理											
数据管理经理											
全球安全官		医学博士									

合同研究组织（CRO）联系信息

名称	姓名	职务	地址	国家和地区	办公室电话	手机	传真	电子邮件	开始日期	完成/离开日期
中心实验室										
药物包装和标签										
互动语音应答系统										

研究机构团队联系信息（招募和关闭状态需要注明日期）

研究机构状态：□ 准备　□ 招募　□ 关闭
监查员姓名：　主要研究者姓名：　研究机构编号：
研究机构名称：　研究机构地址：　国家和地区：
办公室电话：　手机：　传真：　电子邮件：

姓名	称谓	职责	状态	电子邮件	评语
			有效　离开（　年　月　日　）		

表 7.10　受试者筛选登记表示例

＜申办方名称＞								第×页 /共×页
试验项目编号：			监查员姓名：			监查员传真号：		
研究者姓名：			研究机构编号：			国家或地区：		
知情同意书必须在进行任何试验项目程序,包括筛选步骤前,签署完毕								
受试者 访问日期 (年/月/日)	姓名 缩写	性别		受试者签署知 情同意书日期 (年/月/日)	筛选结果			
		男	女		受试者 筛选编号	受试者符合 招募标准	受试者筛选失 败原因[1]	招募随 机编码
						是	否	
		☐	☐			☐	☐	
		☐	☐			☐	☐	
		☐	☐			☐	☐	
		☐	☐			☐	☐	
[1]筛选失败原因可列出不符合招募接纳或排除标准的编号。未筛选失败者可以不用填写								
责任者姓名：　　　　　　　　　　(责任者必须是有权决定受试者入选资格的人)								
责任者签名：　　　　　　　　　　　　　　　　　　　签名日期(年/月/日)：								
送交:原件→研究机构文档/受试者招募 　　　核证副本→试验项目主文档/研究机构子文档/试验项目管理/受试者招募								
版本:V 1.0　　　　　　　　　　　　　版本日期:2007/1/15								

表 7.11　受试者鉴别登记表示例

＜申办方名称＞								第×页/共×页
申办方试验项目编号：		研究者姓名：		研究机构编号：			国家和地区：	
候选受 试者编号	姓名	姓名 缩写	出生日期 (年/月/日)	住址	电话	电子 信箱	未签署知情 同意书原因[1]	参考 代码
[1] 1—不愿意签署知情同意书;2—家属不同意参加;3—住处较远;4—没有时间参加;5—没兴趣;6—其他(请注明)								
研究者签名：　　　　　　　　　　　　　　　　　　　签名日期(年/月/日)：								
送交:研究机构文档　　　　　　　　　版本:V 2.1　　版本日期:2007/1/15								

表 7.12　受试者随机招募入组登记表示例

＜申办方名称＞												第×页/共×页
申办方试验项目编号：				研究者姓名：					研究机构编号：			
监查员姓名：			监查员传真号：						国家和地区：			
请于每周三的工作日结束前将此表传真给以上人员												

受试者随机入组编号	姓名缩写	性别（男/女）	种族①	入组日期（年/月/日）	完成访问日期						退出试验	退出原因②
					V1	V2	V3	V4	V5	随访		

① 种族：1—白人；2—黑人；3—亚裔
② 退出原因：1—不良反应；2—治疗失败；3—失去联系；4—不愿继续；5—依从性差；6—死亡；7—其他（请注明）

研究者签名：	签名日期：

送交：原件→试验项目主文档
　　　核证副本→研究机构文档

版本：V3
版本日期：2007/1/15

表 7.13　生物样本储存和运输记录表示例

＜申办方名称＞		试验项目编号：		第×页/共×页
研究者姓名：		研究机构编号：		国家和地区：
研究机构联系人姓名：		研究机构电话：		研究机构传真：
研究机构储存生物样本地点：_____				

生物样本计量

样本采集日期（年/月/日）	试验项目访问期	样本类别	受试者随机入组编码	受试者姓名缩写	分析实验室标示编码	评语
	V2	血浆				
	V2	尿液				
	V3	组织				

生物样本运输

分析实验室联系人姓名：	分析实验室电话：

通过以下签名，我证实所有上述样本信息都是准确无误的，所有样本都已按要求在运送前被适当地制备处理过

完成样本包装和核实者姓名：	样本运送日期：
完成样本包装和核实者签名：	样本运送公司货物检索编号：
签名日期（年/月/日）：	

本表原件应当随样本一起运送至分析实验室，核证副本保留在研究机构文档中

分析实验室样本收讫回执

以上样本收讫时状态良好　□是　□否（请说明）	评语：
干冰存在　□是　□否（请说明）　□不使用	
样本处于冻结状态　□是　□否（请说明）　□不使用	
接收和检查人姓名：	职务：
接收和检查人签名：	签名日期：

样本接受者：请完成签名后将本表传真/邮寄给研究机构代表，以示确认收讫

研究机构收到回执后，送交：研究机构文档/试验项目非药物物资文件

版本：V1
版本日期：2007/1/15

（2）完成时间

① 当生物样本需要储存在研究机构时。

② 当储存的样本需要从研究机构的储存地点运送到分析实验室时。

（3）完成人员

① 由研究机构负责保管储存样本的研究人员完成。

② 由研究机构负责准备储存样本运送到分析实验室的研究人员完成。

③ 运输表格必须由接收样本的分析实验室签收，签署的核证副本需要返回或传真给研究机构人员，以示确认样本的收讫。

（4）文件档案

① 当生物样本储存在研究机构时，此表格应被存放在研究机构文档/实验室文件中。

② 当生物样本被运送时，原件应当随生物样本一起送交给分析实验室，核证副本保留在研究机构文档中。一旦收讫分析实验室的签收件时，签署的核证副本可以取代未签署的生物样本运送表永久性地保留在研究机构的文档中。

（5）记录要点

① 分析实验室的样本标签通常拥有独特的编码。在完成储存和运输样本表时，应当将一份带有编号的样本标签粘贴到表格中，以避免样本的混淆。如果没有独特编码的样本标签存在，应当设法确保有明确的其他方法来识别每一个储存样本。

② 如果不同的生物样本被储存在不同的研究机构地点，最好分别针对每一储存地点做出记录。

③ 运送生物样本时，不同送达地点的生物样本应该分别填写。

④ 在运送生物样本时，运输公司的样本运输检索编号最好应记录在表格中，以便样本未能按时送达分析公司或遗失时查询。

⑤ 如果需要有数页运输表格，所有表格的顺序需要标明。分析公司的签收者只需在最后一页上签名即可。但所有表格需返回研究机构以确认收讫。

（6）监查要求

① 需要干冰包装来运送生物样本时，如果这项任务不是外包给专门的技术公司处理，研究机构负责这项运送任务的人必须经过如何处理危险物品的专门培训，其姓名和相应的职责应当标明在研究机构签名和职责表上。

② 生物样本分析公司负责签收样本的人在签收前，应当检查收到的样本状态是否良好；如有干冰运输的要求，样本是否仍处于冻结状态；运送的生物样本是否处在所要求的温度条件下。

7.4.2.5　试验药物清点统计表（表 7.14）

（1）合理性

① ICH 4.6.3　研究者/研究机构和/或受研究者/研究机构指派的一名药师或其他合适的个人，应当保存试验用药品交到试验单位的记录、在试验单位的存货清单、每位受试者的使用记录，以及未使用药品交还给申办方或另法处置的记录。

② 研究机构的研究人员通过清点研究药物的发放和回收记录，可以监督受试者服用药物的依从性。

③ 这个表使得申办方不仅可以检查受试者和研究机构对研究方案的依从性，也可以掌握和分析研究药物在研究机构的库存状况，以确保药物供应的充足性。

（2）完成时间　当研究药物分发给受试者或从受试者处收回未用完的研究药物或用完的药物空包装时。

（3）完成人员　研究者或指定的研究机构研究人员，如临床研究协调员、药剂师、药房人员等。

（4）文件档案

① 在试验项目进行期间，应当保存此表于研究机构文档/药物供应中。

② 在试验项目结束后

· 原件　存于试验项目主文档/研究机构子文档/试验管理文件/研究供应中。

· 核证副本　存于研究机构文档/药物供应中。

（5）记录要点

① 研究药物计量单位应以最小计量单位为基准，如片、胶囊、瓶、管等，不应按包装单位为基准，如水泡板等。

② 如果受试者还回空瓶或没有还回药片，则退还药物数量应视为 0，并应在评语栏中注明。

③ 如果研究药物的剂型单位不是单计量单位的形式，如液体制剂、吸入制剂、膏剂等，药物计量方法必须在试验项目开始前特别制定。

④ 如果住院患者的研究药物是以每周总批量的形式发放至病房，药剂师可以在计量表中记录总批量的发放和回收。但在病房的药物发放记录上，还必须记录每位受试者或每个剂量药物的服用情况。

7.4.2.6　试验药物质量意见表（表 7.15）

（1）合理性　药物安全性和质量自始至终是申办方必须摆在首位的考量。按照 ICH-GCP、GMP 和欧洲商会 GMP 附录 13 有关药物安全性要求，临床试验中研究药物的安全性和质量的监督是申办方义不容辞的职责。有关研究药物质量意见的反馈和纠正程序可参阅研究药物章节。

280 药物临床试验方法学（第二版）

表 7.14 试验药物清点计量表示例

<申办方名称>

研究者姓名：　　　　　　试验项目编号：　　　　　　第×页/共×页

研究机构编号：　　　　　监查员姓名：　　　　　　国家和地区：

药物编号	受试者姓名缩写	受试者随机入组编号	访问周期	药物批号/参考号	研究药物发放信息			研究药物退还信息			评语	监查员核查签名/日期
					发放数量①	发放日期	发放者	退还数量①	退还日期	收回者		

①研究药物最小计量单位：　□片剂　□胶囊　□瓶（液体）　□安瓿　□管　□罐　□其他_____

研究者或授权发放药物者姓名：

研究者或授权发放药物者签名：

（授权发放药物者应当被列在研究机构签名和职责登记表上）　签名日期：

试验项目完成后，送交：原件——试验项目主文档/研究机构子文档/管理文件/药物供应；　核证副本——研究机构文档/药物供应

版本：V1

版本日期：2007/1/15

表 7.15　试验药物质量意见表示例

＜申办方名称＞		意见表质控编号(申办方专用):_____	
试验项目编号:	项目经理姓名:		监查员姓名:
监查员电话:	监查员传真:		国家和地区:
申办方接受报告者专用传真:××××		申办方接受报告专用电子信箱:××@×××	
请报告所有在临床试验项目进行中与研究药物质量有关的问题和意见。如果对某些信息不确定,可以落实后再递交补充报告			
申办方收到报告表日期:		首次报告:□	补充报告:□
报告人信息			
姓名:	电话(包括国家区号):		传真(包括国家区号):
报告内容信息			
药物名称:	药物盒号码:	药物批号:	药物过期日期:
药物剂型:□ 片剂　□ 胶囊　□ 吸入制剂　□ 口服液体　□ 浸膏剂　□ 注射剂　□ 软膏剂　□ 其他_____			
药物剂量:	剂量单位:	所涉药物数量:	计量单位:
所涉药物被受试者服用了吗?□ 是　□ 否		如果涉及一个以上药物盒,列出药物盒号码范围:	
受试者姓名缩写:	受试者编号:		
受试者服药起始日期(年/月/日):		受试者停止服药日期(年/月/日):	
请描述研究药物质量问题:			
评语:			
是否有与此质量问题有关的严重不良反应出现:□ 有　□ 否		若有,严重不良反应报告序号:	
注:如果非严重不良事件出现,它应当按照试验项目方案的要求记录在临床病例研究报告中。任何形式的不良反应都应当在上述描述或评语中指明			
完成本报告人信息			
姓名:	签名:	职务:	签名日期:
质量控制部门评价(申办方×××部门专用)			
质量意见类别: 　□ 数量/体积差异　□ 破片　　□ 色/味　□ 标签缺陷　□ 产品外观　□ 包装损坏 　□ 包装和标签不符　□ 包装缺陷　□ 未预料反应事件　□ 其他_____			
本报告属于严重质量问题报告□ 是　　□ 否		要求生产线调查/评估:□ 是　　□ 否	
要求进一步信息:□ 是　　□ 否 请注明:		若是,要求调查开始日期: 若否,要求关闭本事件日期:	
质量意见报告结论信函日期:		质量意见报告信函发送日期:	
关闭事件报告日期:		关闭事件报告者:	
质控人员姓名:	质控人员签名:		签名日期:
本报告完成后,送交:××××××××			
版本:V2			版本日期:2007/1/15

　(2) 完成时间　在试验项目进行中,整个研究药物质量的监督应从药物送抵研究机构开始,直至所有试验项目完成后研究药物全部退回或销毁。

　(3) 完成人员　申办方代表或研究机构的研究人员在接到报告和发现研究药物的质量问题后,完成此表,并按照申办方要求转交给申办方的有关部门或负责人。

（4）文件档案

① 当研究机构人员申报此表时，原件在传真给申办方后，保留在研究机构的试验项目文档/研究药物供应，核证副本除转交一份给申办方有关药物质量监控部门外，应当保留一份在试验项目主文档/研究机构子文档/试验项目管理文件/药物供应。

② 当申办方代表完成此表时，必须提供至少一份核证副本给研究机构人员，以便他们存储在研究机构文档中。原件或核证副本可以按照申办方程序，转交有关药物质量监控部门，并保留一份在试验项目主文档中。

（5）记录要点

① 此表除了用于反映研究药物本身的质量问题外，还可包括标签和包装的问题。

② 除了完成和递交此表外，所有相关证据和源文件应当与此报告一起保留，以备申办方的进一步取证调查。

③ 一旦出现与研究药物质量有关的不良事件时，此表不能代表不良事件报告表。不良反应报告需要按照申办方和所在国要求和程序分别完成。

（6）监查要点

① 研究药物的质量问题的示例包括：

• 空胶囊；

• 破损的且使得受试者无法服用的研究药物单位装置；

• 遗失或无法看清的研究药物标签；

• 研究药物服用单位包装安全封口条的去除和破坏；

• 研究药物包装单位的排列与研究方案规定的服用顺序不同；

• 研究药物色泽和味道与描述不符；

• 任何显著的理化或其他变化造成的研究药物品质的恶化；

• 有污染或细菌感染迹象；

• 无法行使正常给药装置功能（如喷雾剂）；

• 包装盒内的研究药物数量多于或少于规定的数量；

• 在研究药物运送到研究机构的途中有储存温度的偏差（如运送公司提供的放置于运输盒内的温度监测装置或记录显示与规定的温度要求不符或超出允许误差范围）；

• 标签描述虚假；

• 药物单位包装内混有异物；

• 两种不同药物被混装在同一包装内等。

② 任何药物质量问题造成受试者的安全可能受到威胁而必须召回、撤销或报告给卫生部门都应视为

严重研究药物质量意见。

③ 研究机构接受研究药物后出现的储存温度偏差和受试者服用了过期研究药物不应被报告成研究药物质量问题。

其他一些试验项目启动前必须完成并且提供给研究机构的临床事务监管报表，如严重不良事件报告表、受试者妊娠报告表、药物退还登记表、药物异地转移管理表等，将在有关药物安全性和药物供应章节中予以描述。

7.4.3 药政监管报表

7.4.3.1 临床试验项目方案偏离/问题咨询表（表7.16）

（1）合理性

① ICH 4.5.1 研究者/研究机构应当按照申办方批准的，由药政监管部门和伦理审查委员会批准的（如需要）研究方案进行临床试验。

② ICH 4.5.2 研究者在没有取得申办方同意和事先得到 IRB/IEC 对于一个方案修改的审评与书面批准/赞成时，不应当偏离或改变方案。

③ ICH 4.5.3 研究者或研究者指定的专人，应当记录和解释任何偏离批准试验方案的行为。

（2）完成时间 从试验项目启动开始，直至所有受试者招募完成，所有试验者的入组标准的偏离都必须如实记录和批准。

（3）完成人员 由研究者或研究者指定的专人向申办方提出问题咨询，由申办方的项目医生答复。

（4）文件存档 当试验方案偏离报告或咨询答复后，原件在传真给研究者后，可保留在试验项目主文档的研究方案文档中，核证副本传真件可保留在研究机构文档中。

（5）记录要点 在对方案标准操作实践有疑问时，要求研究者完成此咨询表，包括试验方案编号和题目、疑问要点、涉及的程序描述等。要求者应当在递交请求表前签名。申办方的项目医生或主管在收到请求表后，审阅请求理由，并做出相应的答复。

（6）监查要点

① 如果在监查过程中发现偏离的情形，应当完成有关偏离的性质、原因和可能造成的影响的备忘录。完成后，所有备忘录和咨询表需要一起存档。

② 整个试验项目过程中，应当尽量避免出现过多的偏离行为。过多的偏离状况会影响试验项目的数据质量和可靠性，以及研究药物被药政监管部门的及时批准。

表 7.16　临床试验项目方案偏离/问题咨询表示例

＜申办方名称＞		第＿页/共＿页
试验项目编号：	项目经理姓名：	项目经理电话：
要求者姓名：	研究者姓名：	研究机构编号：
研究机构联系人：	联系人电话：	联系人传真：
要求日期：	受试者编号：	受试者姓名缩写：
监查员姓名：	监查员电话：	监查员传真：
请做出适当的选择：□ 偏离/违背报告　　　□ 试验方案问题咨询		
偏离/违背/问题描述：		
应当纠正措施：		
申办方评价：		
申办方项目医学监察姓名：		
申办方项目医学监察签名：	签名日期：	
请将此表传真给监查员(传真号见上)		
送交：原件→项目主文档　　核证副本→研究机构文档		
版本：V1	版本日期：2007/1/15	

7.4.3.2　研究者依从方案声明和签名（表 7.17）

（1）合理性　ICH 4.5.1：研究者/研究机构和申办方应当签署试验方案，以确认同意按照试验方案的要求进行临床试验。

（2）完成时间

① 在研究者/研究机构启动之前，这份协议声明必须完成签署，并作为临床试验启动前的必备药政文件之一交予申办方。

② 这份签署声明应当和研究方案一起交付伦理审查委员会审阅批准。

（3）完成人员　研究者和申办方都应当签名。

（4）文件存档　原件可储存在主文档的研究方案文档中，核证副本需储存在研究机构的研究方案档案中。

（5）记录要点

① 需含有同意按照试验项目方案进行临床试验的内容。

② 通常为临床试验方案书的组成部分，与试验方案一起交给研究者/研究机构审阅。研究者的签名意味着同意试验项目的方案设计，并对试验方案的正确实施负责。

临床试验常用表18

7.4.3.3 临床试验项目文件明细表（表7.18）

（1）合理性

① ICH 5.14.2　申办方只有在收到所有要求的文件后方可向研究者/研究机构提供研究药物。

② 这一明细表可确保申办方在研究者/研究机构正式启动和招募受试者之前完成和交付所有必备的药政监管文件。

（2）完成时间　所有列出的药政文件都被申办方收到后，研究者方可启动研究者/研究机构和运送研究药物给研究者/研究机构。

（3）完成人员　申办方的项目经理负责确保所有文件都已收到并存档。

（4）文件存档　原件应储存在主文档的药政监管文件中。

（5）记录要点

① 应标出各文件收到的日期，并签名。

② 药物临床试验常用表18（二维码）列出了质控检查要点。

（6）监查要点　应与研究药物的收讫日期和研究机构的启动日期相比较，确保研究者/研究机构在完成所有必需文件前没有开始招募受试者和接收研究药物。

表 7.17　研究者依从方案声明示例

研究方案同意书①

我已经阅读过由＜申办方名称＞拟定的本研究方案

（方案名称、编号和版本日期）

并与申办方代表充分讨论过本试验方案的目的和内容。我对本试验方案的所有必要细节表示同意，并愿意按照《赫尔辛基宣言》、ICH-GCP、国家药监部门相关临床研究法规和本试验方案的要求进行和在指定的时间里完成本试验项目。所有参与本试验项目实施、管理和监督的研究者和试验研究机构人员都已经完成人体受试者保护和ICH-GCP培训。

我保证试验方案、知情同意书、招募受试者材料和所有参与人员信息都会递交伦理委员会审阅。在任何受试者被招募前，试验方案和知情同意书都一定会获得伦理委员会的批准。任何对方案的修改在实施前都会重新征得伦理委员会的批准。此外，对知情同意书的修改也将获得伦理批准。有关已经签署过旧版知情同意书的受试者是否需要重新签署批准的修改知情同意书将视具体要求而定。同时，我将向所有协助我进行本研究的人员提供相关信息。我也将与他们充分讨论本试验方案的内容，以确保他们能了解研究药物的属性和按照要求完成研究项目。

我理解申办方可以在任何时候以任何理由以书面的形式通知我本研究项目的终结或暂停。同样，如果我决定退出本研究项目，我也将以书面的形式立即通知申办方。

申办方医学总监姓名：＿＿＿＿＿＿＿＿＿＿＿＿

申办方项目医药官签名：＿＿＿＿＿＿＿＿＿＿　　签名日期：＿＿＿＿＿＿＿＿＿＿

研究者姓名：＿＿＿＿＿＿＿＿＿＿＿＿　　研究者单位：＿＿＿＿＿＿＿＿＿＿＿

研究者签名：＿＿＿＿＿＿＿＿＿＿＿＿　　签名日期：＿＿＿＿＿＿＿＿＿＿

① 本声明签署完毕后，原件应当交付申办方储存于主文档中，核证副本需与研究方案一起交予伦理委员会，并存储于研究机构文档中。

表 7.18　临床试验项目文件明细表示例

申办方名称：		研究者姓名：	研究方案编号：	药政申请编号：	研究机构编号：
研究机构名称和地址				□ 新药研究　　□ 非新药研究	

<table>
<tr><td colspan="3" align="center">下列文件必须在研究机构被启动前收讫
（原件需递交到申办方试验项目主文件中，除非所在国要求需存放在研究机构）</td></tr>
<tr><td align="center">文件类别

（可以对文件的语言文字和是否翻译作出规范，如"如果原文件不是英文件，必须翻译成英文"）</td><td align="center">收讫日期
（年/月/日）</td><td>评语
• 如果不需要，则可注明"不要求"
• 如果递交的是核证副本，请注明"原件保存在研究机构"或"地方文档"</td></tr>
<tr><td>试验方案/协议声明签名/原版或修正版</td><td></td><td></td></tr>
<tr><td>试验方案（其他语言翻译核证副本）原版/修正版</td><td></td><td>□ 附上　　　□ 未翻译</td></tr>
<tr><td>请选择一项：□ 相关国家要求的研究者遵循 GCP 的声明
　　　　　　□ 药政监管表格（如 FDA 1572 表）</td><td></td><td></td></tr>
<tr><td>批准的知情同意书（带有公正的其他语言翻译件）</td><td></td><td>□ 附上　　□ 未翻译</td></tr>
<tr><td>伦理委员会对试验方案批准函</td><td></td><td></td></tr>
<tr><td>伦理委员会对知情同意书的批准函</td><td></td><td></td></tr>
<tr><td>伦理委员会对广告批准函和批准的广告核证副本（如适用）</td><td></td><td></td></tr>
<tr><td>伦理委员会对任何受试者用有效性和安全性问答工具批准函（如适用）</td><td></td><td>工具名称：_____</td></tr>
<tr><td>临床试验病例报告表、日志和其他翻译成地方语言的文件（如适用）</td><td></td><td>□ 附上　　　□ 未翻译</td></tr>
<tr><td>伦理委员会成员名单或保证书♯ _____</td><td></td><td></td></tr>
<tr><td>政府监管批准通知</td><td></td><td></td></tr>
<tr><td>主研究者简历（和次要研究者简历，如适用）</td><td></td><td></td></tr>
<tr><td>批准和签署的预算表</td><td></td><td></td></tr>
<tr><td>研究前研究机构评价表</td><td></td><td></td></tr>
<tr><td>研究前监查访问报告</td><td></td><td>□ 附上
□ 递交日期 _____</td></tr>
<tr><td>保险/索赔证书（如适用）</td><td></td><td></td></tr>
<tr><td>批准的研究药物标签（每个国家须有相应的当地语言标签翻译核证副本）</td><td></td><td>□ 附上</td></tr>
<tr><td>研究者财务申明表（适用于新药研究）</td><td></td><td></td></tr>
<tr><td>中心或地方实验室监测正常值范围（带有有效日期的由实验室主任或研究者的签名）</td><td></td><td></td></tr>
<tr><td>实验室主任简历</td><td></td><td></td></tr>
<tr><td>实验室运营执照或证书</td><td></td><td></td></tr>
<tr><td colspan="3" align="center">质控审阅并批准</td></tr>
<tr><td colspan="3">我证实所有上述文件都已收讫，并符合质控标准、完整和准确。所有地方监管、伦理委员会批准或通知和研究前访问评价，以及其他必备文件都按照要求在启动该研究机构前完成（例外者已特别注明）</td></tr>
<tr><td>项目经理或指定人员姓名</td><td>签名</td><td>日期</td></tr>
<tr><td colspan="3" align="center">该研究机构被批准启动和接收研究药物
完成文件收讫和质控明细表确认，授权启动该研究机构</td></tr>
<tr><td>申办方项目主管姓名</td><td>签名</td><td>日期</td></tr>
<tr><td colspan="3">送交：试验项目主文档　/药政监管文件</td></tr>
<tr><td colspan="2">版本：V1</td><td align="right">版本日期：2007/1/15</td></tr>
</table>

临床试验常用表 4

临床试验常用表 12

临床试验常用表 13

7.5　临床试验项目交流计划

临床试验项目的成功与否很大程度上与申办方、监查员、合同研究组织和研究机构成员之间的相互交流的效率有关。各组织成员的密切合作也是试验项目能取得所设目标的主要基础。所有团队成员有责任确保正确的信息在各试验项目团队之间有良好的交流和互动。在启动试验项目之前，项目经理必须对试验项目计划、交流计划和安全性监督计划分别完成相应的书面计划。有关项目计划书的内容在 31.6 节已有描述（**临床试验常用表 4，二维码**），安全性监督计划在 20.4.1 节中予以讨论。

试验项目交流计划书是为了明确试验项目申办方团队内部本身和与外部试验项目协助团队，以及研究机构之间的交流方式和渠道而制订（**临床试验常用表 12，二维码**）。为确保试验项目的顺利完成，这份交流计划不仅对所必须召开的各种有关会议、会议的形式、频率、出席对象和召集人等都做出了明确的规划，也针对申办方内部和外部合作伙伴之间的交流方式和渠道做出统筹安排。

7.6　临床试验研究者手册

研究者手册（IB）是与人用试验用药物有关的临床资料和非临床资料的汇编。手册的目的是向研究者和参与试验的其他人员提供临床前研究和临床试验的结果资料，以帮助他们了解方案的许多关键特征的基本原理，并遵循这些关键特征，如剂量、剂量频度/间隔、给药方法和安全性监查程序。IB 也提供支持在临床试验期间对研究对象的临床管理的见解。在开始临床试验之前，申办方有责任向研究者提供研究药物的相关信息。由于药物还未被批准上市，这些信息通常以研究者手册的形式呈现。已经上市的药物，这些信息通常包括在包装内的说明书中。按照 ICH-GCP 要求，研究者手册的信息必须准确、客观和非商业性促销，通常含有少许的解说。研究者手册应当定期更新，以确保新的研究成果信息（风险-受益）被及时包括在其中。依照 GCP 要求，有关的新资料可能很重要，在将其列入修改的 IB 之前，需要通知研究者、伦理委员会和药政管理部门。研究者手册在发给参加临床试验研究者前应当通过伦理委员会审查批准。

研究者手册通常含有标题封面、保密声明和目录（临床试验常用表 13，二维码）。常见的内容应包括：

① 目录。

② 简要总结　概括研究药物研发阶段所做出的有意义的理化、药理、药剂、毒理、药物代谢和临床结果。

③ 引言　化学名称，有效成分，成分类别，研究的合理性，一般评价药物的方法；试验用药正在进行研究的基本原理，预期的预防、治疗或诊断适应证。

④ 药物原料及其制剂物理、化学、药物性质、剂型、化学结构、与已知药物的关系、生物活性，以及有关物理学、化学和药学特性的简短摘要　在试验过程中允许采取合宜的安全措施，如果临床上相关，应当提供所用配方包括赋形剂的描述，并应提出配方理由，还应当给出制剂储存和处理的说明。

⑤ 早期非临床研究（体外和动物研究）结果概述　动物药理、药动学（体内吸收、分布、转化和排泄）和毒理作用的总结。如果已知，需要包括的信息资料有试验的动物种属、每组动物的数目和性别、剂量单位（如 mg/kg）、剂量间隔、给药途径、给药持续时间、系统分布的资料、暴露后随访的期限等；非临床研究结果包括但不限于药理或毒性作用的性质和频度、药理或毒性作用的严重性或强度、药物开始作用时间、作用的可逆性、作用持续时间、剂量反应等。

• 非临床药理学应当包括试验用药物的药理学研究概述，如有可能还包括药品在动物体内的重要代谢研究概述。这种概述应当包括潜在治疗活性的评价，如有效性模型、受体结合和特异性，以及评价安全性的研究等。

• 动物的药动学和药物代谢应当给出试验用药物在所研究种属动物中的药动学、生物转化以及处置的研究概述。对结果的讨论应当阐明试验用药物吸收及其部位、系统的生物利用度及其代谢，以及它们与人类的药理学和毒理学发现物的关系等。

• 在不同动物种属中进行的相关研究所发现的毒理学作用概述应包括单剂量给药、重复给药、致癌性、特殊毒理研究，如刺激性和致敏性、生殖毒性、遗传毒性（致突变性）等。

⑥ 人体疗效和安全性（早期人体临床试验结果，如果有）　既往试验药物或相关药物的人体药动学、药效学、剂量反应、安全性、有效性和其他临床药理研究数据，包括可能的风险、预期副作用、过量服用的影响、需要注意或特别监督的方面、禁忌证及其注意事项等。这一部分应当提供每个已经完成的临床试验概述，以及临床以外用途的结果，如市场经验（列出已批准上市国家）等。

⑦ 数据总结和研究者指南　对过去的数据进行

综合讨论。这一部分的目的是要让研究者对可能的风险和不良反应，以及临床试验中可能需要的特殊检查、观察资料和防范措施有一个清楚的了解。这种了解应当以可得到的关于研究该药物的物理、化学、药学、药理、毒理和临床资料为基础。根据先前人类的经验和试验用药物的药理学，也应向临床研究者提供可能的过量服药和药品不良反应的识别和处理。

⑧ 参考文献。

临床试验中受试者经历的不良反应是否为预期和是否需要立即报告，取决于研究者手册是否有记录。研究者只有在签署保密协议后才可收到研究者手册。任何研究者手册的分发记录必须存档保留，以备稽查。研究者收到研究者手册后，应当在确认收讫备忘录（表 7.19）上签名，并将签完名的确认备忘录返回给监查员或项目经理。研究者手册（原版和更新版）和签署的确认收讫备忘录都必须存放在申办方的主文档和研究机构的文档中，包括伦理委员会的批文（如果需要）。

申办方编辑研究者手册和更新或补充研究者手册的程序应该以 SOP 的形式规范化。图 7.2 展示了研究者手册编辑、审阅、批准、分发和更新的程序。研究者手册的批准必须以书面的形式记录在案（表 7.20）。研究者手册的更新可以分为两类：

（1）全面更新　包括另外的或修正的信息。至少每年应当审查一次看是否有新的涉及研究者手册的每一相关部分的信息需要添加到研究者手册中。

（2）阶段性信息更新（也称为补遗）　当只影响到研究者手册一个或几个部分的重要新信息产生时，可以以补遗的形式作为研究者手册的附件补充新信息。

表 7.19　研究者手册接收确认收讫备忘录示例

2007 年 8 月×日

＜研究者姓名＞
＜研究机构名称＞
＜研究机构地址＞

试验方案标题/编号:×××××/×××001

亲爱的××:

＜研究药物名称＞ **研究者手册(2007 年 7 月 18 日版)**

　　这个表格可视为我已收到上述研究文件的凭证。相应的核证副本已递交给伦理委员会,并保存在我的研究文档 26866138-CAN-1001 中。

研究者签名:_____　　　日期:_____
＜姓名拼写,MD＞

送交:签名原件→主文档,核证副本→研究机构文档

表 7.20　研究者手册批准表示例

药物公司名称:
药物名称:
药物适应证和剂型:

研究者手册版本日期:

审阅和批准:

_____　　_____　　_____
项目医生姓名　　　　　　签名　　　　　　　　日期

_____　　_____　　_____
医学主管姓名　　　　　　签名　　　　　　　　日期

_____　　_____　　_____
药政事务总监/项目总监　　签名　　　　　　　日期

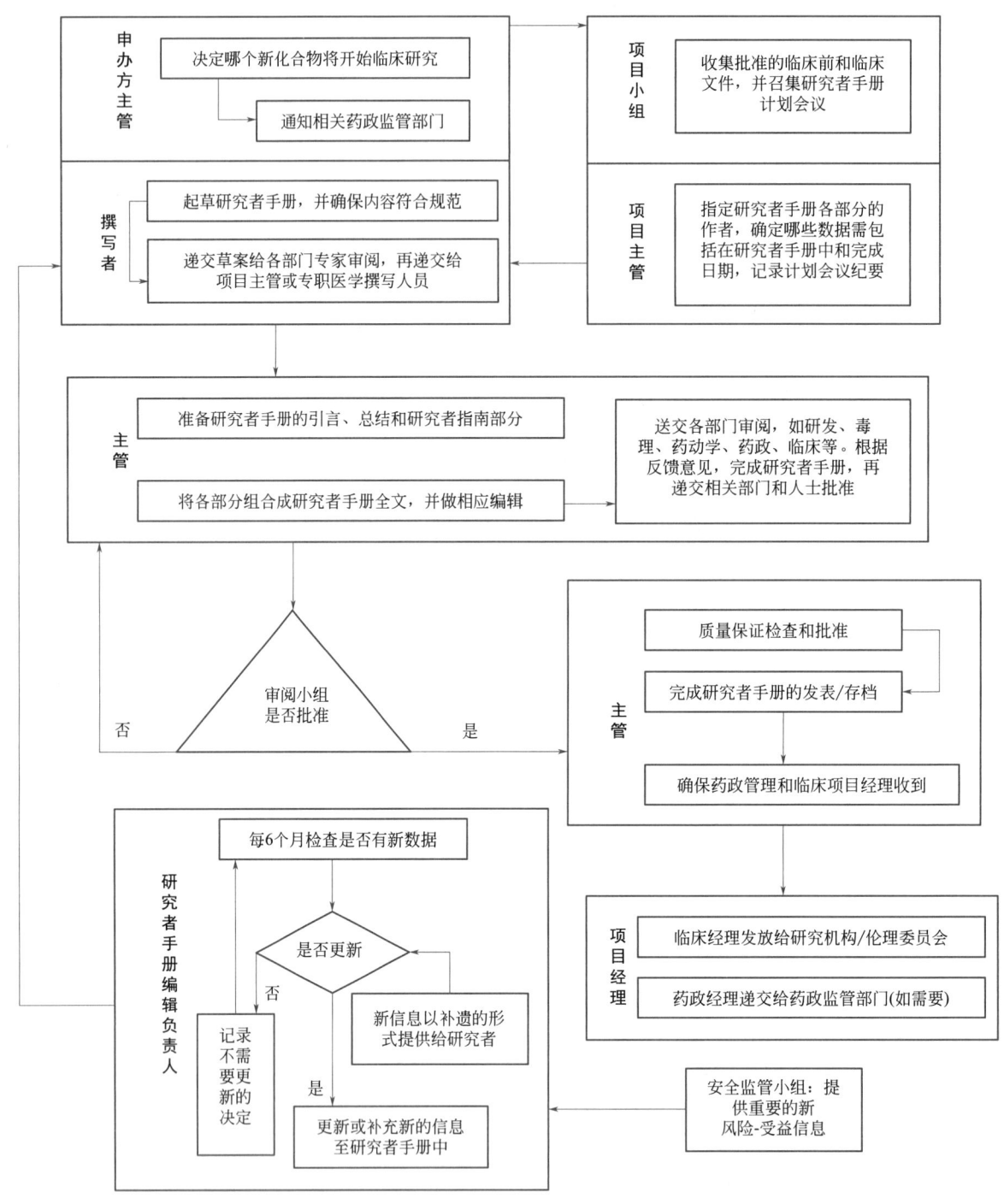

图 7.2　研究者手册编辑和更新示意

　　无论哪种形式更新研究者手册，都应当按照研究者手册的编辑程序完成新信息的更新或补充。当完成新信息的审阅和筛选后，更新程序启动与否的决定必须以书面的形式记录和存档（表7.21）。当严重未预期不良事件报告影响到研究者手册的安全性信息时，这个严重未预期不良事件有关的研究者手册的更新或补遗备忘录（表7.22）及其决定也必须以书面的形式记录在案（表7.23）。研究者手册的更新或补遗都应当有明确的版本编号，以便追溯。研究者手册的更新和补遗都必须存放在申办方的主文档/研究者手册子文档中。研究机构收到的研究者手册更新和补遗，以及相关备忘录也必须存放在研究机构文档/研究者手册子文档中。

表 7.21　研究者手册更新决定备忘录示例

＜药物公司名称＞	
有关研究者手册更新决定的备忘录	
药物名称：	
前版研究者手册编辑序号：	前版研究手册发表日期：
更新审查会议日期①：	
有关再次更新的协议：	
推迟更新②原因或不更新决定：	
参加研究者手册更新审查会议人员：	
研究者手册更新审查会议主席姓名：	职务：
研究者手册更新审查会议主席签名：	日期：
①ICH 指南指出研究者手册每 1 年±3 个月必须审查更新的必要性 ②前版日期超过一年	

研究者手册更新部分概述		
前版日期(　年　月　日)—现版日期(　年　月　日)		
下列部分在现版研究者手册中有新的或修正的数据		
部分	前版描述	现版描述
3.非临床研究		
3.1.1.2	犬体内研究	新的×部分被增加
送交:申办方医学撰写部门研究者手册档案		

表 7.22　与严重未预期不良事件有关的研究者手册补遗示例

＜药物公司名称＞	
研究者手册补遗备忘录	
发送者：	日期：
发送给：	抄送给：
主题:＜药物名称/编号＞的研究者手册(序号和日期)补遗	
上述补遗已完成并准备发表。	
＜请包括下列说明在发给研究者的备忘录上＞ 研究者请注意:这不是新的严重未预期不良事件,而是研究者手册的补遗。其中包括了过去曾提供过的有关安全性信息	
送交:申办方医学撰写部门研究者手册档案	

表 7.23　有关新的严重未预期不良事件在研究者手册中的决定备忘录示例

<药物公司名称>		
有关包括新的严重未预期不良事件在研究者手册中的决定备忘录		
药物名称：		
前版研究者手册日期：	严重未预期不良事件报告序号和日期：	
包括严重未预期不良事件在研究者手册中：　　□ 是　　　　□ 否 如果是，□ 严重未预期不良事件有关的补遗(只选择严重未预期不良事件) 　　　　　□ 标准补遗(有多项严重未预期不良事件和其他信息) 　　　　　□全面研究者手册更新(如果正好需要全面更新或影响多个研究者手册部分) 评语或其他信息：		
临床主管姓名：	临床主管签名：	日期：
与严重未预期不良事件有关的研究者手册补遗内容		
研究者手册序号和日期：	研究者手册文件号：	
严重未预期不良事件： 事件日期： 事件的性质、频率和严重性： 描述(如果需要)：		
送交:申办方医学撰写部门研究者手册档案		

7.7　临床试验项目监查员会议和研究者启动会议

　　一项临床试验项目如有 6 个以上研究机构参加，申办方通常会举行研究者启动会议。如果少于 6 个研究机构参加试验项目，研究者启动会议举行与否取决于研究项目的复杂性和申办方的意愿。所以 6 个研究机构规律只是一种"拇指规则"。虽然这并不是药政监管所规定的，但这个会议使申办方培训研究者和临床研究协调员熟悉试验项目内容，是他们能更好地完成试验项目程序的重要手段之一。在这个会议上，研究机构代表第一次与申办方进行面对面交流，他们之间的首次印象和交流效果直接关系到今后研究项目的完成情况。举行研究者启动会议的最大好处在于所有研究机构人员接受相同品质和程度的培训，使他们对整个研究项目的了解都建立在相同起点上。如果会议组织适当，研究者启动会议可以成为激励和训练研究人员的工具。

　　如果参加的研究机构众多，则与会者可能达到 150 人以上。在这种情况下，建议分别举行 2～3 个小型研究者启动会议，而不只是一个大型会议。因为小型会议环境有助于与会者更多地参与到会议的讨论和互动中。参加会议者的划分可以根据研究机构区域，或者研究机构准备情况和药政文件的完成

状况而定。由于研究者启动会议对于试验项目的成败十分关键，监查员必须和研究机构成员一起参加研究者启动会议的培训。由于这也是集中培训监查员的好时机，申办方通常会先举办监查员培训会议，在同一地点紧接着再举行研究者启动会议。一些与研究机构人员无关但与试验项目监查有关的培训，如专门的试验监查表、监查指南和要求等，将在监查员培训会议上进行。图 7.3 列出了研究者启动会议的计划程序。

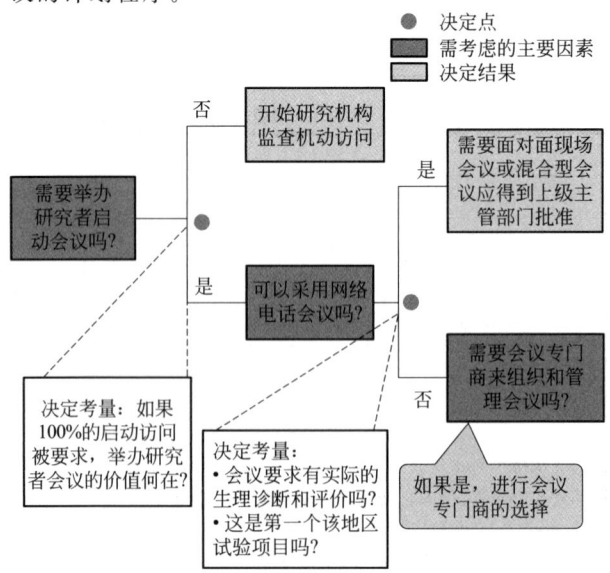

图 7.3　研究者启动会议计划示意

7.7.1　会议的计划和准备

如果会议的日期和地点都相同，通常监查员培训和研究者启动会议可以同时计划和准备。这些会议的准备可以由项目经理或专职会议公司承担。当计划这些会议时，首先要决定的是以什么形式举行。目前研究者启动会议的方式有以下几种：

（1）网络电话会议　这种形式的研究者启动会议正在逐渐取代传统的面对面现场会议。目前约 20％～30％的研究者启动会议是以这种形式举行。但在下列若干种情况下，一般不建议采用网络电话会议的方式举行研究者启动会议：

① 要求有生理诊断或评价演示，如关节评价；

② 申办方的第一个化合物临床试验项目；

③ 全新的化合物第一次进行临床试验；

④ 在一个不熟悉的新地区第一次进行临床试验。

与传统面对面现场会议相比，网络电话会议的方式对临床试验的完成质量没有显著影响，可以节约会议费用 85％～90％。对于网络电话会议而言，项目经理只需确定会议时间即可。研究机构人员只要在指定的时间里登录会议网站和电话参加会议即可。

（2）传统面对面现场会议　这种形式的会议需要费用较多，需要考虑出行和食宿的安排。

（3）混合型会议　部分内容以网络电话的形式举行，部分内容以传统面对面现场会议的形式举行。这样做的好处在于如果会议的内容较多，可以保证把面对面现场会议的时间控制在一天之内。

在决定会议的形式后，下一项需要确定的事宜为会议的时间和地点。考虑到会议信息的时效性，理想的状况是研究者会议结束后，研究机构可以立即启动和招募受试者。当有多中心研究机构参加临床试验项目时，申办方可以有目的地计划在大多数研究者能完成试验项目启动标准或研究机构可以在研究者会议结束的一个月内启动的时机召开会议，如药政监管文件完成或研究协议签署等。研究会议结束后，监查员应当立即对符合研究机构启动条件的研究者进行监查启动访问。也有申办方根据自己 SOP 的要求，把参加研究者启动会议等同为研究机构的监查启动访问。在对没有参加研究者启动会议的研究机构进行研究机构监查启动访问时，监查员必须完成研究者启动会议内容的培训。一般来说，如果研究机构在研究者启动会议结束后的 6 周内还不能启动，应当考虑让监查员对研究机构在启动时进行额外的启动监查访问，其目的是重温试验项目的要求和过程。会议地点的考虑要兼顾商务需求和便利舒适的原则，尽量选择交通便利的中心城市。此外，研究者启动会议可以安排一些社交事件，如最好在会议召开的前夜安排会议招待会，以使研究机构人员、申办方能够在非正式场合和气氛中相互认识和交流。如果会期为两天，可以另外安排一次正式的会议晚宴，以示申办方对研究者和研究人员的感谢。

一旦上述因素都已决定，后续的会议准备安排即可开始。作为申办方，项目经理应当完成研究者启动会议计划表备案（表 7.24）。会议日程、交通安排、酒店信息和报销程序应当至少提前一个月通知与会的研究机构人员，以便他们做出相应的工作和出行安排。另外的会议信息或材料可以在研究机构人员抵达会议现场报到时分发。表 7.25 总结了有关监查员培训和研究者启动会议计划的主要活动事宜。

表 7.24　研究者启动会议计划报告表示例

申办方名称：		试验项目编号：	
试验项目经理：		研究药物名称和编号：	
试验项目属 □Ⅰ □Ⅱ □Ⅲ □Ⅳ期		试验项目适应证：	
会议专务商名称(如有)：		会议专务商联系人姓名和电话：	
试验项目总研究机构数：		会议邀请人数：	
会议代表国家和地区：		会议预计日期：	
会议类别:□启动会议　　□中期会议　　□项目结束会议			
会议形式:□网络电话会议　　□面对面现场会议　　□混合型会议(网络/现场)			
会议地点：		会议预算：	
批准人姓名：	职务：	签名：	日期：

表 7.25　监查员培训和研究者启动会议计划准备活动一览表示例

活动项目	会前 4 个月	会前 3 个月	会前 2 个月	会前 1 个月	
				3～4 周	1～2 周
预算	√				
选择形式、地点和时间	√				
选择和签约会议专门商	√				
与酒店签订会议预订合同		√			
准备文件/指南手册		√			
邀请函			√		
会议日程定案			√		
完成航空事宜安排			√		
邀请后续函（附会议日程表）				√	
会议伙食选择/安排/招待会				√	
运送会议材料至会议酒店					√
完成地面交通安排				√	
演讲/会议投影预演					√

　　参加监查员培训和研究者启动会议的人员组成通常为：

　　（1）监查员培训会议　申办方，包括临床试验项目监查员、项目经理、GCP 培训官等。

　　（2）研究者启动会议

　　① 研究机构人员

　　• 必须参加者　研究者和临床研究协调员（2 人）。

　　• 选择参加者　次要研究者、研究机构经理、药剂师、其他人员。（是否需要额外研究机构人员参加研究者会议，需视研究方案的需求和实际情况而定，但需要申办方主管或项目经理预先批准。）

　　② 申办方

　　• 必须参加者　项目医生、项目经理、监查员、数据管理经理、统计师、实验室人员（通常为中心实验室人员）、指定的演讲者、会议组织人员（通常为会议专门商和音响设备人员）。

　　• 选择参加者　管理人员、药政监管人员、稽查员、质量保证人员、秘书、非项目监查员（作为培训要求之一）、其他顾问人员。

　　表 7.26 列出了会议专门商发给参加研究者启动会议的研究者和临床研究协调员邀请函样本。邀请函应当打印在申办方或会议专门商的专用信纸上。

7.7.2　会议议程和评价

　　监查员培训会议的内容直接与试验项目的监查职责有关，它可以和常规监查员培训联系在一起。除了重申 GCP 的要求和规范外，对于特殊试验项目的监查要求和程序也会做出详尽的介绍，如监查指南的内容和要点、药物的发放和清点要点、特殊有效性数据和测定结果的核查技巧、源文件核查的程序和要求等。此外，也会对研究方案的重点做出解释。监查员培训通常安排在研究者启动会议的前一天进行，这样在随后的研究者启动会议上，监查员有可能协助所负责的研究机构代表更好地理解和掌握研究方案的要求。必要时，可以协助项目医生和项目经理在讨论会上回答研究者和临床研究协调员的疑问。按照良好文档实践的要求，监查员培训会议的出席者必须做好签到记录，以示培训的完成，并存放在主文档的研究者启动会议子文档中。

　　研究者启动会议的演讲内容安排和演讲技巧对于能否引起与会的研究者的兴趣和积极参与临床试验项目的态度十分关键。所以，确定谁将代表申办方介绍研究项目的宗旨和目前相关领域的研究进展，及其研究药物的概况应当十分慎重。必要时，邀请相关领域的医学权威或专家介绍研究领域的进展或药物研究概况不乏是一种好的策略。一般研究者启动会议的内容可分为两部分，一部分专门针对医药领域的概述，包括研究方案的介绍、相关医学领域的现状、研究药物的综述、专门医学鉴定和评价技术或工具的应用等；另一部分与研究项目活动相关的药政监管、实验检测、数据收集和管理、研究药物供应、特殊研究手段和工具的应用（如互动语音应答系统）等。前一部分内容对研究者来说十分重要，它可以使研究者更深刻地了解和认识研究项目的意义、目的和要求程序。后一部分对于临床研究协调员来说必不可少，它可以使临床研究协调员更好地协调、管理和完成所担负的试验项目的具体和烦琐的过程。研究者启动会议的日程安排与试验项目的要求密切相关。一般来说，不可能有一个统一的标准研究者启动会议日程供各种研究者启动会议使用。通过增加或减少相应的议程，表 7.27 列出的研究者启动会议日程的样本作为参考。

表 7.26　研究者启动会议邀请函示例

×年×月×日

<研究者姓名>
<研究机构地址>

尊敬的<研究者姓名>博士：

作为<申办方名称>的代表，我们很高兴获悉您将参加<临床试验项目标题>的临床试验项目研究者启动会议。此次会议将于××××年×月×日至×月×日在<会议地点，城市>举行。<会议专务商>将协助<申办方名称>为您安排出行和会议事宜。希望下列信息将有助于您作出相应的出行安排。

会议日程：	会议日程草案已随信附上。欢迎招待会将于×月×日 6:30PM 开始，7:30PM 开始晚餐。我们期待您能出席这一招待会。研究者会议将于×月×日 8:00AM 开始，于×月×日 5:00PM 结束。我们还在×月×日晚在<晚餐地点>特意安排了丰富多彩的晚宴。您可以于×月×日自由离开。
出席要求：	每个研究机构的研究者和临床研究协调员(2 人)需要出席这一研究者会议。
航空安排：	随信附上研究者会议注册表。这一表格列出了您的航空安排的特殊信息。 如果您因故不能出席这一研究者会议，请在注册表中选择"不能出席"。请务必于×月×日之前将完成的注册表通过传真反馈给我们，我们的传真号为×××××××××。 一旦我们收到您的注册表，我们的业务代表将与您联系有关您的航班预定一事。您的飞机航班票、最后的会议文件(包括酒店入住程序和会议城市地面交通安排等)将于您启程日期的 7 日前通过邮件快递的方式邮寄给您。请务必在注册表中提供您的完整的邮寄地址信息。
酒店信息：	您的酒店住宿、团体用餐、房间清扫小费都已预付。所有其他额外的非会议个人消费将是您自己的责任。这次会议酒店的地点为： ×××× ×××× <城市名>，<邮编> <酒店电话，传真号>
地面接送：	我们将为您安排会议城市的接送事宜。详尽的接送安排将包括在您的后续邀请函中。
非会议地点 晚宴安排：	为向您表示感谢，<申办方名称>将特意于×月×日晚在<晚餐地点>安排一次旅游船城市观光晚宴。请在注册表中做出相应的晚宴选择。
气象信息：	在会议举行期间，<会议城市>可能的白天最高温度为×摄氏度，晚间为×摄氏度。

如果您有任何有关出行或会议安排的问题，请在工作日的 9:00AM～6:00PM 和我们的代表<姓名>联系(电话号码)。

我们期待着您的到来！

此致

敬礼
<会议专务商代表签名>
<会议专务商代表姓名>
<职务>

表 7.27 研究者启动会议日程示例

×××××研究者启动会议日程
会期：×年×月×日—×年×月×日
地点：××××
城市名，省份
邮编，国家

×年×月×日
7：00 AM-9：00 PM 会议报到（×××酒店前厅）
6：00 PM-9：00 PM 招待酒餐会（×××厅）

×年×月×日（×××报告厅）

时间	内容	报告人
×：00-×：00	欢迎和介绍	×××
	• 公司简介	
	• 团队简介	
	• 研究者和研究机构概述	
×：00-×：00	研究药物研发状况概述	
	• 医药领域现状和展望	×××
	• 研究药物性质和研究综述	×××
	• 研究药物风险评价	×××
×：00-×：00	试验方案概述研讨	（项目医生姓名）博士
	• 目的	
	• 研究合理性	
	• 试验设计	
	- 主要有效性终点	
	- 入组标准	
	- 研究药物	
	- 风险/疗效	
	- 方法和材料	
	- 医疗测试措施和手段	
	- 特殊程序	
×：00-×：00	分组讨论-研究方案评价	
×：00-×：00	分组讨论结果总结	
×：00-×：00	试验项目管理	试验项目经理
	• 试验项目程序和监查要求	
	• 试验项目表格和文件	
	• 有效性评价工具和标准	
	• 受试者日志	
	• 特殊医疗诊断和评价程序	
	• 有效性评价工具培训/证书	专门评价工具组织代表
	• 互动语音应答系统	互动语音应答系统代表

×年×月×日（×××报告厅）

×：00-×：00	研究药物	试验项目经理
	• 药物剂量和供应	
	• 药物标签和包装	
	• 药物供应、发放和清点	
	• 药物储存和续订	
	• 药物退回和销毁	
×：00-×：00	实验室程序	
	• 中心实验室程序和要求	中心实验室代表
	• 中心实验室试管和试剂	
	• 中心心电图程序和要求	中心心电图代表
×：00-×：00	分组讨论——试验项目程序	
×：00-×：00	分组讨论结果总结	
×：00-×：00	药政监管事务	GCP 部门代表
	• GCP 要求和标准	
	• 安全性监督和报告程序	
×：00-×：00	数据管理	
	• 临床病例研究报告表	数据管理经理
	• 数据收集和修改	数据管理经理
	• 源文件管理	数据管理经理
	• 统计原理和考量	统计师
	• 随机和破盲程序	数据管理经理
	• 电子数据管理介绍	数据管理经理
	• 电子数据管理系统演示/培训/证书	电子数据管理代表
×：00-×：00	分组讨论——数据管理和 GCP	
×：00-×：00	分组讨论结果总结	
×：00-×：00	研究者启动会议总结	

研究者启动会议的演讲是整个会议成功的关键。所以让演讲者有时间在会前进行预讲演习很重要，它可以使演讲者在会前有机会听到内部人员的反应和评价，以便及时对演讲内容和技巧做出调整。演讲预演的另一个益处是可以使演讲者们在听众面前将整个内容复习一遍，并有助于检查每个演讲者和整个演讲的时间长度是否适当。研究者启动会议通常需要 1.5～2 天的时间，但如果把某些内容放在网络电话会议中进行，则可以把面对面的会议时间控制在 1 天之内。电子数据管理系统的演示和培训往往和主会议内容分开进行。因为临床试验项目中数据的转录都是由临床研究协调员完成，所以电子数据管理系统的培训对象一般为研究协调员。研究者启动会议可视为 GCP 要求的培训部分，所以所有与会者都必须签到，并将签到记录存档保留。为了确保研究者和临床研究协调员出席整个研究者启动会议过程，签到记录最好按每天上午、下午议程分别签名和记录（表 7.28）。

研究者启动会议和演讲者的质量评价是临床试验项目质量保证程序的组成部分。为了做到这一点，申办方通常会要求与会者对整个研究者启动会议和演讲者分别做出评判。表 7.29 和表 7.30 分别列出了研究者启动会议评价表和演讲者评价表样本。这样做有助于了解会议的哪一部分效果较好，哪一部分在以后的回忆中需要重复或在试验过程中加以注意，以及哪一部分今后需要改进或消除。对每次会议的评判是改善未来会议的有效手段。

研究者启动会议结束后，项目经理应当完成会议纪要报告（表 7.31）。会议讨论、问答和出席情况都应当在此报告中有所反映。由于研究者启动会议代表提出的问题大多数与试验项目方案有关，所以研究者启动会议纪要中的问题解答应当以备忘的形式转发放给参加试验项目的研究机构，以便澄清研究者对试验项目方案的疑问。必要时，可以根据纪要报告中记载的研究方案疑问解答，对研究方案做相应的修改。

表 7.28　研究者启动会议签到登记表示例

<试验项目题目>
<申办方名称>
研究者会议签到登记表
×年×月×日—×年×月×日
<会议地点>

×年×月×日上午(研究药物研发和方案概述)

研究机构编号：	国家或地区：
研究者姓名：	签名：
临床研究协调员姓名：	签名：

×年×月×日下午(试验项目管理)

研究机构编号：	国家或地区：
研究者姓名：	签名：
临床研究协调员姓名：	签名：

×年×月×日上午(研究药物和实验室程序)

研究机构编号：	国家或地区：
研究者姓名：	签名：
临床研究协调员姓名：	签名：

×年×月×日下午(GCP 和数据管理)

研究机构编号：	国家或地区：
研究者姓名：	签名：
临床研究协调员姓名：	签名：

表 7.29　研究者启动会议评价表示例

| 研究方案编号_____ | 研究者会议日期_____ |

为了帮助评价和改善会议组织和内容,请回答下列问题。谢谢!

请对整个会议的设备和环境做出评判：

	最好				最差
音响	5	4	3	2	1
投影	5	4	3	2	1
食物	5	4	3	2	1
会议厅	5	4	3	2	1
地点	5	4	3	2	1

会议计划和组织：

	最好				最差
会前交流	5	4	3	2	1
会议组织	5	4	3	2	1
会议日程	5	4	3	2	1

[　]太长

[　]太短

[　]时间不够(某些议题,请指出)_____

整个会议中最没价值的部分_____

整个会议中最有价值的部分_____

建议改善的地方_____

表 7.30　演讲者评价表示例

| 研究者启动会议内容部分名称_____ | 演讲者姓名_____ |

请对演讲者的演讲内容作出以下评判：

	最好				最差
演讲质量	5	4	3	2	1
与本部分的目标吻合	5	4	3	2	1
演示材料清晰易懂	5	4	3	2	1
演讲材料逻辑性	5	4	3	2	1
所讲信息实用性	5	4	3	2	1
音响、投影设备使用效果	5	4	3	2	1
演讲材料归纳适当	5	4	3	2	1
提供适当的机会给听众的参议和提问	5	4	3	2	1
对问题和评论回答的满意度	5	4	3	2	1

其他评价：_____

_____

表 7.31　研究者启动会议纪要报告示例

申办方名称：	试验项目编号
试验项目经理：	研究药物名称和编号：
试验项目属　□ Ⅰ　□ Ⅱ　□ Ⅲ　□ Ⅳ期	试验项目适应证：
会议专务商名称（如有）：	会议专务商联系人姓名和电话：
试验项目总研究机构数：	研究者启动会议邀请人数：
研究者启动会议代表国家和地区：	研究者启动会议日期：
研究者启动会议类别：□ 试验项目启动会议　　□ 试验项目中期会议　　□ 试验项目结束会议	
研究者启动会议形式：□ 网络电话会议　　□ 面对面现场会议　　□ 混合型会议（网络/现场）	
研究者启动会议地点：	研究者启动会议费用：

邀请的研究机构数目：	邀请的研究者人数：	邀请的研究人员人数：
出席的研究机构数目：	出席的研究者人数：	出席的研究人员人数：
出席的申办方代表人数：	邀请的非申办方代表人数：	出席的非申办方代表人数：

至少有一人出席的研究机构数目：	没有代表出席的研究机构数目：
第一个研究机构计划启动日期：	最后一个研究机构计划动日期：
研究者会议代表提出的问题和解答：	
根据研究者会议问答所必须采取的行动：□ 修改试验方案　　□ 备忘录声明 □ 无行动　　　□ 其他 _____	
试验方案修改完成日期：	备忘录发出日期：
评注：	

试验项目经理姓名：	签名：	日期：

抄送：研究项目主文档/研究者启动会议子文档

版本：V1	版本日期：2007/1/15

（刘　川）

第 8 章

临床试验的前期准备和操作

从临床试验项目的设立到最后临床试验项目结果报告的完成，临床试验的前期准备工作和活动约占整个临床试验项目总过程的一半以上。周密而仔细的前期工作不仅会使临床试验过程满足 ICH 和 GCP 的要求，也为临床试验数据的可靠和严谨奠定基础。从临床试验的简要流程图来看（图 8.1），前期临床试验

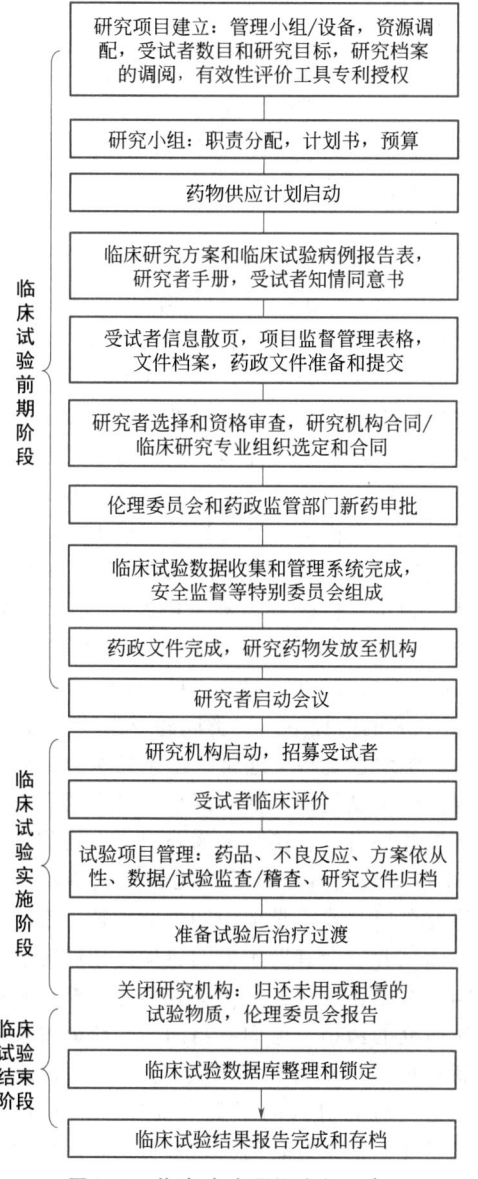

图 8.1 临床试验项目流程示意

的准备活动包括：项目相关文件的准备和递交，项目审批的完成，研究机构选择和合同的签订，项目监查管理工具和文件档案的完善，数据管理和药物供应系统的确立，项目经费的预算，临床研究专业公司的指定，安全性监督程序的建立和临床试验研究启动会议的召开等。由此可见，临床试验项目的前期活动不仅涉及医药领域，还包括项目管理、财经、法律等相关专业。其中临床试验研究机构的选择最为重要。因为研究机构质量的好坏直接关系到临床试验项目结果的质量。本章拟就国际临床试验研究机构的选择进行讨论，以供有志从事国际多中心临床试验的药物公司参考。其他前期准备和操作活动，如文件的准备、药物供应、数据管理、安全性监督、经费预算等可分别参阅其他章节。

8.1 临床试验研究者和研究机构的选择

按照 ICH-GCP 的指南，选择有经验和培训合格的研究者是申办方的职责之一。在大多数情况下，只审阅研究者书面简历是不够的。申办方在做出最后选择之前，应当指定监查员对研究者本人和所在研究机构进行全方位的评估，以确定研究者参加临床试验项目的资质和资源。研究机构对这种评估活动的准备和期盼状态可以从另一个方面显示研究机构参与申办方的临床试验项目的热情和承诺，也将有助于接纳研究机构参加临床试验项目。

ICH-GCP 指南（ICH，2016）指出被选择的研究者必须具备以下条件：

① 接受过正规的医学教育，并受过临床试验研究药物的培训和拥有一定经验；

② 能参加整个临床试验项目过程；

③ 能提供相应的人员配置和设备；

④ 有充足的时间进行临床试验；

⑤ 同意按照拟定的临床试验方案和 GCP 要求进行临床试验；

⑥ 显示有能力在计划的招募期内招募到所要求的合格受试者数目。

作为 GCP 的组成部分，申办方不仅有责任确保

受试者的安全，也要证明药物的有效。研究药物的批准上市完全取决于来自临床试验的精确和可靠的科学研究。要做到这些，被申办方选择和自己也同意参加临床试验的研究者应当确实做到不仅要保护好受试者健康、安全和权益，还要保证试验数据的质量、完整性和准确性。

8.1.1　临床研究环境

临床试验的成功与否直接与研究者和研究机构所处的环境有关。最基本的临床研究环境应包括具有资质的和充满热情的研究者和机构相关人员、能满足试验项目要求的医疗设备和拥有适当数量的受试者来源。每个国家的医疗体制不同，国际上常见的医疗设置不外乎以下几种情况：

（1）大学附属医院和诊所　大学附属医院和诊所常常治疗一些不常见或较复杂的疾病患者。在那里，医生除了对患者进行治疗外，也进行一些研究工作。所以那里的医生一般有较好的研究经验并熟悉药政法规要求和文档规范。在这类医院中的一些医生可能是在某一疾病或治疗领域较为有名望的专家，又被称为"学科带头人"，因为其他同行会学习他们对某一疾病及其治疗的丰富经验或观点。当新药进行临床试验或上市时，这些学科带头人的评价和带头会起到一定的积极作用。

（2）公立综合性医院　公立综合性医院的经费来源比较充裕，大多有国家卫生公共经费的支持。因此，他们拥有的医疗设备常常比较先进，各种疾病的患者，特别是某些疑难杂症患者都会到这类医院寻求治疗。公共综合性医院的医生会把参加临床研究作为他们工作的一部分，也有丰富的临床试验经验和药政法规培训。这类医院也拥有不少在某一疾病和治疗领域的学科带头人。

（3）社区医院　大的社区医院常会拥有较多的受试者资源和广泛的医疗设备。许多大的社区医院的医生很可能对药政法规和文档程序较为熟悉。某些私立社区医院在规模和患者资源上不尽相同。在一些发达国家，这些私立社区医院有时会提供较为专科的医疗服务。

（4）私人诊所　私人诊所的从业医生往往会附属某家医院，但私人医疗服务是他们主要的专业活动。这些医生把临床研究作为增加知识的机会，所以对参与临床试验研究充满热情。但是，这些医生与其他机构中的医生的临床研究经验相比可能略显不足。私人诊所的医生有机会接触较多的常见病，所以可以作为进行常见病或非专科状况疾病的临床试验的研究者库源。这类医生可能成为新药物走向市场的有信誉的发言人。

（5）专业研究机构或中心　专业研究机构或中心有时会被邀请参与有关临床试验的活动。这类专业研究机构或中心的医疗特长各不相同。有些可以承担所有临床试验项目，有些只能提供数据管理或统计分析服务。有些大的专业研究机构或中心自己拥有专门模拟医院环境的医疗病房或诊所，受试者可以在他们的诊所中被招募参与新药临床试验研究。

从临床试验机构的类型角度来看，临床试验研究机构可分为以下几种：

（1）兼职型机构　研究者在这类机构除了参加临床试验项目外，还维持常规医疗实践。这类研究者在某一时间段内只承担1～2项临床试验项目，这取决于他们的兴趣和承担临床试验项目的资源能力，有些研究者会尽最大可能地参加多项临床试验项目的研究。大多数申办方比较喜欢这类研究机构的参与，因为在这类机构中不仅受试者资源较为充裕，而且使用研究药物的研究者在新药上市后，由于对新药的了解较多，也乐意给患者开出新药。这类机构的可能不利因素体现在由于参加临床试验项目较少，或对临床试验研究没有经验，申办方或监查员可能需花费较大的精力培训和监督机构研究者及其人员的临床试验研究行为，以确保这类机构对临床试验方案和GCP的依从性。

（2）全职型机构　研究者在这类机构只参加临床试验研究，而不承担任何医疗实践。这类研究者一般对临床试验研究较为有经验。虽然仍需要对临床试验项目的特殊要求进行指导，但通常不需要申办方或监查员花费精力去指导他们如何进行临床试验研究。这类研究机构知道哪类研究项目他们可以有把握在规定的招募时间段内完成受试者招募指标，哪些他们没有把握完成。这类机构的最大好处在于由于临床试验是他们的生存基础，他们对临床试验项目方案和GCP的依从性和包容性较好，易于申办方或监查员管理。对这类"研究机器"式的临床试验机构要注意的是"职业研究受试者"的问题。在不违背临床试验研究方案和GCP的前提下，这类问题应当较容易解决。

（3）学术性机构　通常大学附属医院或教学医院属于这类学术型机构。他们既承担自发的和政府资助的临床试验项目，也接纳药物公司申办的临床试验项目。"学科带头人"是这类机构的最大资本，而临床试验研究可以是或不是他们的主要兴趣。有时药物公司的临床试验资金有助于他们运作其他研究。招募这类机构的好处在于"学科带头人"通过参与临床试验熟悉所研究的药物。他们参与的新药研究论文的发表或对新药批准后的评论有助于药物上市后的市场运作。但这类研究机构的不利之处在于研究者一般较忙，所以他们很少有时间真正参与到临床项目中，可能会导致研究活动不能受到适当的注意或重视。申办方或监查员也很难在机构访问中遇见他们并进行必要的直接交流。这类机构通常不允许使用中心伦理委员会，而是使用所在地或机构的附属伦理委员会，所以新药申请的审批过程一般较长。合同审阅时间也较一般研究机构长。这样可能会导致招募受试者计划完成的滞后。此外，还要注意的是，由于机构的学术性质，有时研究者可能会出于研究特质的好奇心而有意识地偏离临床试验方案。由于论文发表是学术机构的主要兴趣所在，最后研究结果的论文发表策略应当在临床试验项目启动之前的研究合同中明确定义。

（4）机构管理组织（SMO）　此类机构管理组织通常包括若干临床试验机构，这些研究机构可能分布在不同的地区。这些研究机构被机构管理组织统一管理，并按照机构管理组织颁布的标准临床试验程序、研究文档程序等统一行事。许多机构管理组织提供所属研究机构的培训，协助他们完成和递交所要求的药政申请文件和提供中心化服务。例如，申办方只需和机构管理组织签署研究合同或研究预算，有些事务性的操作只要和机构管理组织的中心管理员联络即可，而无须与所属的各个研究机构分别打交道。机构管理组织统一筹划受试者的招募和研究机构的宣传等。但无论研究机构被如何中心化地管理，监查员还是需要对其各个研究机构分别进行项目依从性和数据完整性的监督。

8.1.2　选择研究者和研究机构的标准

在选择临床试验的研究者和机构时，研究者的工作环境固然重要，但研究机构其他参与临床试验的人员的素质对于临床试验项目的成功也很关键。在最初设定机构选择标准时，首先要考虑的要素包括临床试验项目的治疗领域范围、相应的研究者医学专科背景（如心血管专家、内科专家或普通医师等）、研究项目的复杂性（如研究周期、筛选检查类型、访问次数等）和所需医疗设备的要求（如住院或门诊研究设备、特殊医疗仪器等）。上述要素的确定有助于申办方制定相应研究机构的资质标准。除了考虑研究者的培训和经验之外，研究者所应具备的素质还包括：

（1）能力和经验　研究者目前或过去曾从事过临床研究。但如果配备一名经验丰富的临床研究协调员，研究者从事过临床研究的经验与否的要求可以放宽，但申办方还是需要对该研究者进行专门和适当的培训。此外，研究者一旦同意参加临床试验项目，就需要有适当的时间按照研究项目的要求进行并完成承诺，这些要求和承诺包括研究临床试验方案、进行项目规定的有效性评价、完成临床试验病例报告相关内容的审核、出席临床试验项目研究者会议和监查员的监查访问等。不同时承担其他相同治疗领域的临床试验项目或过多地承担其他临床试验项目也是选择研究者的要点之一。

（2）诚实和严谨　申办方或监查员在初步接触研

究者时如发现研究者或机构人员有夸大其词的倾向，不情愿雇佣临床研究协调员，或懒于完成研究前所需的文件程序等现象，就应当警觉选择该研究者的合理性。不合理地过多要求研究费用、倾向把所有对话都导向财务问题、要求很高的预付研究费用也是研究者不宜被选择的考量。此外，不寻常地强调研究结果发表的可能性，对研究方案没有问题、看法或见解的研究者或机构人员，或者显示缺乏研究热情或动力的研究者，如从未认真阅读过研究方案或对研究方案一问三不知等，都是选择研究者过程中应注意的警讯。

（3）依从和合作　研究者应当愿意按照研究方案和 GCP 进行临床试验研究，并有良好的临床试验行为记录（如按时递交临床试验病例报告、及时回复数据咨询表或其他询问、配备负责任的临床研究协调员和计划良好的招募策略）、质检（如良好的源文件操作和管理、准确地转录数据入临床试验病例报告）和稽查史（如历史上的药政监管部门稽查均显示良好的结果）。研究者和所在机构具有研究合同协调程序，并愿意遵循保密协议和根据研究的需要对人员和相关程序进行调整。此外，研究者对研究经费和交付方式有着合作的态度，也愿意配合申办方、监查员、稽查员和药政监管部门人员对临床试验数据、实验室或仪器进行核查。每次监查员进行监查访问，研究者和临床研究协调员都能够安排时间在场协助或回答问题。需要时，研究机构人员可以较方便地通过电话取得联系。

（4）信誉和资源　研究者过去参与过申办方的临床试验项目并留有良好的记录，或显示了有案可查的良好临床试验研究行为，在同行中有良好的口碑和声誉。其他有益的方面还包括机构拥有“学科带头人”，与伦理委员会有良好的工作关系，即可以较快地获得研究方案的批准。此外，研究机构拥有足够的受试者资源可供选择，或有较广的推荐网络或患者数据库是研究者和研究机构被选择的有利因素。大多数情况下，申办方还会了解研究者对受试者招募率的估计，以避免试验项目拖延可能造成的预算增加。

（5）人员和设备　研究机构配备有全职和经验丰富的临床研究协调员、训练有素和积极参与的次要研究者、有知识和经验的专业管理辅助人员或药房或其他专项服务人员（如心电图专家等）。机构人员的工作时间灵活，以配合受试者访问的需要。研究者还必须确保机构人员的资质和培训都满足临床试验方案的要求和程序，所持的设备或仪器能符合试验项目的需要，拥有存储研究药物或设备以及档案的场所，有适当空间供监查员进行监查访问时审阅试验记录。根据研究类型的需要，研究机构有可能被要求拥有宽敞的休息室、托儿环境和活动场所等。

表 8.1 给出了几例研究者选择的案例。

表 8.1　选择研究者案例

试验简述：在一项多中心、随机、双盲、平行、安慰剂对照的临床试验中，申办方计划比较一种新的抗癫痫药物的有效性和安全性。受试者将随机和双盲地服用 3 种剂量的研究药物(4mg、8mg 或 12mg)或安慰剂，共 24 周。双盲治疗结束后，所有受试者会自动转入开放式疗程阶段，接受研究药物的治疗，共 24 周。

问题：按照所获得的信息，下面哪些特质能表示这些医生可能符合入选研究者的标准：

1. 有充足的时间进行本临床试验
2. 拥有适当的受试者资源
3. 配备相应的研究设备
4. 有临床研究的培训和经验

案例	评注
杨医生是某家公共医院神经科主任，有 10 年的临床研究经验。他介绍说他的 25% 时间都用在临床试验上。他也指导神经科实习医生，这些实习医生可以作为次要研究者或临床研究协调员加入他的临床试验队伍中。杨医生过去参加过许多神经性药物的临床试验，对癫痫类疾病的治疗比较偏爱。杨医生自称对 GCP 十分了解。虽然他目前还参与了两项其他临床试验，但他表示一定会抽出时间参加这一个临床试验项目	显然，第 2、3 和 4 条标准指出杨医生可以有资质参加本临床试验项目，但他同时参加其他两项临床试验意味着他可能没有足够的时间进行本试验研究。这个问题需要在研究前的研究机构资质访问中全面评估
王医生目前是一家小型诊所的全科医生，这家诊所还有其他两位全科医生、一位护士和一位前台接待员。在 4 年前退休前，王医生是一家大学附属医院的主任医师。在 22 年的医学生涯中，王医生参加过许多临床试验研究。王医生表示她目前的患者量较少，所以她有时间进行本临床试验项目。王医生说她对患者医疗教育很感兴趣。她熟悉临床试验研究领域的动向和要求，并知道 GCP 的要求	王医生符合第 1 和 4 条标准。但所获得的信息无法判断她是否拥有适当的研究设备。也许王医生的其他两位同事可以向她推荐他们的患者参加本试验，但实际情况如何还需要进一步了解。诊所中只有一位护士和一位前台接待员，他们需要协助诊所中三位医师的工作，显然，护士和接待员不会有时间参加本试验。这些疑虑需要通过研究前的研究机构资质访问加以评估
欧阳医生是一家医学附属教学医院的神经科主任。她有 17 年进行临床试验研究的经验，也是该领域中发表论文最多的科学家之一。欧阳医生说她目前手上还有着其他若干临床试验，因为大多数申办方都试图请她参加相关的临床试验研究。她表示在做出是否参加本试验研究决定之前，她需要了解有关本试验的更多信息。她还指出她手上目前的临床试验项目在未来 6～9 周内都将陆续完成。不仅她本人，她科室里所有进行临床试验研究的成员都熟悉 GCP，也有广泛的临床试验研究经验，因为她工作的医院是一家大学附属医院	欧阳医生符合第 2、3 和 4 条标准。虽然欧阳医生指出科室所有进行临床研究的成员都熟悉 GCP 要求，但并未证实他们是否有时间参加本试验，而缺乏充分的时间和兴趣可能造成她作为主要研究者担负监督本试验的职责的问题。这些考量需要通过研究前的研究机构资质访问加以评估

8.1.3　临床试验研究者和研究机构的选择过程

在询问研究者是否有兴趣参加临床试验项目之前，申办方首先必须了解哪些研究者是可以联络的对象。大多数情况下，正在参加或参加过申办方主持的临床试验项目并有良好记录的研究者会成为第一批被联络的对象。此外，申办方在完成每一次的临床试验项目后，建立研究者数据库是最好的保持研究者信息的途径。这样可以为今后选择研究者带来方便。在建立这样的研究者数据库时，最好应附上每位研究者在各项临床试验项目中的业绩统计，如招募率、数据递交的时间和数据疑问表周转频率和数量、临床试验病例报告的错误率等。其他发现研究者的途径包括：①其他同事、顾问和研究者的推荐；②公开的研究者数据库；③临床研究专业组织的推荐或公布在他们网站上的信息；④科学研讨会、报告会或专业杂志上发表相关临床研究成果的作者；⑤其他公司递交给药政监管部门的非保密性的资料，以发现他们招募的研究者信息。

遴选可能的研究者的工作最好从临床试验方案纲要一批准就开始进行。最忌讳的是遴选过程等到临床试验方案批准后才开始进行，这样会严重耽搁试验项目的启动。从另一方面说，研究者在早期临床试验项目方案完成的过程中，可以从临床实践的角度对方案提出反馈建议，这样也有利于试验方案的完善。遴选候选研究者的工作应当由项目经理和监查员共同完成。一旦确定了可能的研究者名单，就可以开始联络他们。

初次的联络一般可以通过电话的方式进行。在允许的情况下，应尽可能地与研究者或其助理直接通话，而不要只是电话留言。有时需要通过多次电话联络的努力方可成功。其他联络方法还包括通过科学研讨会等场合直接和可能的研究者交流。由于保密性的因素，第一次联络无法透露过多的研究项目信息。在电话联络中，为了避免研究机构误认为是药厂推销员的促销电话，最好是在开头就表明你是"×××公司新药研发部"，希望和×医生商讨参加×××公司新药临床试验研究的可能性。如果申办方不希望在选定研究者前暴露自己的公司，也可以只是简单表示"一家药物公司的新药开发部"。表 8.2 给出了招募研究者初次电话联络脚示例。需要说明的是在这个电话脚本的临床试验项目实例中，出于某种原因申办方不打算招募任何属于机构管理组织的研究机构。在和研究者或其助理咨询是否有兴趣参加临床试验项目时，对项目计划的纲要可以略谈一二，比如是哪一类治疗药物、研究的目的和性状、可能的研究时间长度等。与待选研究机构的交流可能需要经过数次电话接触和跟踪才能完成。一旦研究者或研究机构表达有兴趣进一步了解或参加临床试验项目，则应当记下该研究机构的联络人的姓名、地址、电话号码、电子信箱、电传号码等，并告诉对方将会首先进行有关保密协议的签署（表 8.3）。收到研究机构签署的保密协议文件后，申办方将提供有关试验项目的纲要和研究机构咨询表。一旦研究者被选中参加临床试验项目（表 8.4），可能还需要委派监查员去研究机构进行研究前研究机构实地考察访问，以落实研究机构可承担申办方临床试验项目的能力。所有签署的保密协议和完成的研究机构咨询表都必须作为临床试验项目文件加以管理并保存在试验项目主文档中。同时，也应当向研究机构表明签署的保密协议应当保存在研究机构试验项目文档中。所有联络和相关文件往来信息应当列表记录，并作为临床试验项目的管理文件保存。

表 8.2　电话招募研究者脚本示例

联络日期：_____　被联络人姓名：_____　进行电话联络人姓名：_____

电话会话：
您好！我是×××，代表×××公司新药研发部。我们正在招募有兴趣参加一项临床试验的研究机构。我可以和×医生或他的研究助理谈一谈吗？

如果对方正是所要找的人：
我们要评价的研究药物是一种合成的新的抗血栓药物。这是一项Ⅱ期随机双盲临床试验，其目的是比较这种新药在防止腹部手术后静脉出血的有效性和安全性。您有兴趣参加这项临床试验吗？

如果对方将电话转到你需要找的人，并且那个人开始接听电话：
\
重复上述内容，并重新介绍一下你自己。我是×××，代表×××公司新药研发部。我们正在招募有兴趣参加一项临床试验的研究者，来参加评价新的抗血栓药物防止腹部手术后静脉出血的……

如果没有兴趣：
确定并记录没兴趣的原因：_____
感谢他们在百忙中和你交谈。

如果有兴趣：
非常好。首先我可以问一下您的研究机构属于某一机构管理组织的成员吗？

如果回答"是"，向他们解释申办方这次不打算招募附属于任何机构管理组织的研究机构。但你会把他们的信息记录在案，以便下一次申办方的研究机构招募对基地管理组织的研究机构开放，并表示感谢他们在百忙中和你交谈。
如果回答"不是"，则表示"在我可以进一步向您提供临床试验方案纲要或其他研究项目特别信息前，×××公司需要获得一份您签署的保密协议。您能告诉我是研究者本人或其他研究机构的成员将签署这份保密协议吗？"

让我再次核实一下×医生的信息：姓名×××
医学专长：(选择一项)____　胃肠道专家____　血液学家____　麻醉学家
　　　　　____　其他(注明)_____
能告诉我他的其他联络信息吗？
电话：_____　电传：_____　电子邮件信箱：_____

如果签署保密协议的人不是研究者或通话者：
能告诉我签署保密协议的人的姓名和联络信息吗？电话：_____　电传：_____
电子邮件信箱：_____　通信地址：_____

我可以将保密协议用快件寄到这个地址(或传真到这个号码)吗？
我今天就会将保密协议寄出(或传真给您)。您收到后，请将签署完的保密协议原件寄还给我。为了提高效率我将试验方案纲要等文件提供给您，您也可以先将一份签署完毕的保密协议传真给我，我的传真号码是_____。这样不会麻烦您吗？
如果您在三天内没有收到保密协议，或有任何问题，可以给我打电话。我的电话号码是_____。
一旦收到您签署的保密协议，您将会收到一份试验方案纲要和研究机构状况问答表。您可以在收到问答卷后的×天内完成并传真给我吗？
很好！我代表×××公司感谢您对我们这一项目的支持，也期待着和您的合作。×医生，再次感谢您在百忙中和我通话。

注：可以披露的研究信息包括：
• 药物：合成抗血栓药物(Ⅱ期临床试验，随机，双盲)
• 受试者特质：接受腹部手术，住院患者或手术后可以在家或疗养中心继续服药者
• 试验周期：每个治疗周期为 7～10 天，随访达 49 天
• 研究机构需要承担的任务：招募受试者，给受试者服药，严重不良事件报告，记录受试者疗效数据，受试者随访等

表 8.3 研究机构兴趣和选择报告

公司名称：		项目经理：								研究项目编号：					
										研究项目名称：					
研究者姓名	研究机构名称	研究机构地址	电话	传真	电邮	联络方式	第一次联络日期	第二次联络日期	第三次联络日期	保密协议发出日期	保密协议签署日期	基地问卷发出日期	基地问卷收回日期	选择决定及日期	联络人
	研究机构选择备注：									项目管理人选择备注：					
	研究机构选择备注：									项目管理人选择备注：					
总计：	有兴趣基地（）；无兴趣基地（）；被选择研究基地（）														

注：联络方式——电话1，会议2，其他3。
选择决定——选择1。

未选择：研究机构没兴趣2，受试者数量不足3，研究机构没足够人力4，研究机构不回应5，其他6（请在备注中注明）。
每次联络状况或结果可以在研究机构选择备注中说明。对研究机构的评价可以在项目管理人选择备注中说明。

表 8.4 拟进行研究机构可行性研究机构名单示例

研究机构	研究机构地址	研究者	过去三年有文献引述参加过的相关临床试验项目（×××文献网检索）	其他药物公司的临床试验（Ⅱ/Ⅲ期）（××××网站信息）			研究机构临床试验指数（文献引述＋临床试验项目）
				进行中	计划中	完成	
加利福尼亚大学医学院	××××，洛杉矶，加利福尼亚州，美国	约翰·史密斯	12	2			14
××医院	××××，南京，中国	王大庆	8	1		3	12
丹佛关节炎诊所	××××，丹佛，克罗拉多州，美国	麦克·史一福	5	4		2	11
××医学院	××××，曼谷，泰国	阿瑟·提提马	6		1	1	8

8.1.4　研究者和研究机构的初步评价

　　保密协议是研究者和研究机构必须签署的第一份与临床试验项目有关的法律性文件（**临床试验常用表 6，二维码**）。通常的签署程序为申办方的项目经理或临床试验主管代表申办方在保密协议上签名，研究者或研究机构指定的负责人代表研究者签名。一般来说，如果保密协议是为了申办方将要在研究者所在的研究机构开展的临床试验项目，那么保密协议涉及的双方最好是研究者所在的研究机构和申办方，而不只是申办方和研究者间的保密协议。因为临床试验项目的完成，单靠研究者本人是不够的，它需要研究机构的研究小组团队共同的努力才能完成。所以，研究者代表研究小组或研究机构代表研究者所在的团队签署保密协议表示所在研究机构参加申办方主持的临床试验项目的所有人员，即研究者、临床研究协调员、研究机构管理员、药剂师等，都将受到保密协议的约束。

临床试验常用表 6

　　申办方的临床试验项目经理通常会提供两份相同内容的保密协议给研究机构。申办方代表和研究机构代表需要在两份保密协议上分别签名。一旦双方的签名完成后，申办方和研究机构需各持一份签署的原始保密协议存档。申办方的项目经理在提供给研究机构保密协议的信函中需明确说明完成保密协议的步骤和下一步的行动（表 8.5）。需要注意的是在最后的签名栏中，国外通常都接受个人的签名作为法律依据，但中国通常还需要单位印章。所以，如果临床试验项目涉及国际的交流时，最好预先统筹好这些中外文化认同上的差异。

　　收到研究机构签署的保密协议后，申办方通常会提供纸质的临床试验项目方案纲要和研究机构咨询表。如果临床试验项目方案已被批准，也可以提供临床试验项目方案。要注意的是考虑到保密性的因素，

表 8.5　保密协议信函示例

＜日期＞

＜研究者或签署保密协议人的姓名＞

＜研究机构名称＞

＜研究机构地址＞

尊敬的＜收信人姓名＞：

非常感谢您对＜申办方名称＞的下列临床试验项目的兴趣和支持：

- ＜临床试验项目代号："名称"＞

　　如我们在电话中的讨论,现随信附上保密协议原件,一式两份。＜申办方代表＞已在保密协议上代表申办方签名。请×××医生＜或研究机构的代表＞分别在两份保密协议上代表＜研究机构名称＞签名,并尽快将签署完毕的保密协议中的一份原件邮寄给我。其中的另一份签署完毕的保密协议原件由贵方保存。收到您的签署的保密协议后,我会立即向您提供本临床试验项目方案纲要、其他相关信息和研究机构咨询表等。为了加速本临床试验项目信息的交流,您也可以在邮寄签署的保密协议原件给我的同时,传真一份保密协议文本,这样我可以立即开始下一步的临床试验项目文件作业。我的传真号码是_____。

　　如您有任何其他问题或我可以给您提供任何帮助,请随时和我联系。我的电话号码是_____,电子邮件信箱是_____。非常感谢您的协助,也期待着和您的合作成功。再次向您表示感谢!

此致

敬礼

＜临床试验项目经理或监查员签名＞

＜临床试验项目经理或监查员姓名＞

＜职务＞

抄送:临床试验项目主文档/研究机构/研究者姓名

一般申办方不倾向于通过电子邮件发送这些文件，除非申办方和研究机构之间有加密的电子邮件安全性系统。如果电子邮件发送临床试验项目方案是一个选项的话，那么项目方案的电子文件应该设置密码，收件人只有使用密码才能打开电子项目方案，而这种设置的密码必须通过电话的形式而不是电子邮件的形式直接通知收件者本人。研究机构咨询表是申办方进一步收集研究者及其研究机构信息，以便于评估研究者和他的小组是否有能力和资源完成申办方的临床试验项目。在提供研究机构咨询表给研究者或研究机构时，应当指明申办方需要在多少天内收到完成的研究机构

咨询表，这也是衡量研究机构是否有积极的态度和热情配合申办方完成将要开展的临床试验项目的标准之一。收到完成的研究机构咨询表后，项目经理可以开始建立候选研究者档案，并以此为依据对研究者的能力、强项和弱项进行直接对比，以便选出符合申办方要求的研究者。表8.6给出了建立候选研究者档案和比较过程的示例。值得指出的是示例中的评价排名只是一种参考。申办方的要求和侧重点的不同都会对研究者选择结果产生影响。所以，在实际工作中，申办方应当根据本公司的市场策略和研究目标做出调整和判断。

表 8.6　候选研究者小型档案和选择比较表

项目方案简要	标题	双盲、平行对照、6 个月门诊患者临床试验研究比较抗病毒药物×××和×××在治疗早期全身 HIV 感染方面的有效性和安全性
	方案编号	123-04-567
	新药申请号	12,345
	研究概要	这是一项双盲、平行对照、为期 6 个月的门诊患者临床研究，比较×××胶囊（300mg，或 600mg，每天 2 次）和×××胶囊治疗 300 例早期全身 HIV 感染患者的有效性和安全性。有效性将根据下列终点进行评价： • 符合艾滋病定义的机会致病感染的发生率 • CD4[T4]细胞数降低至 200 个/mm^3 以下 • 死亡 有效性也将通过医生和患者的全球患者病况评价表来评价。安全性将通过医生的检查和化验结果来评价，也通过患者的不良反应经历问答来评价
	研究期限	6 个月
	受试者数	总受试者数为 300 位
	受试者类型	早期全身 HIV 感染患者，至少有下列症状之一： • CD4[T4]细胞数在 200～800 个/mm^3 之间 • 口腔溃疡 • 口部毛发黏膜白斑病 • 间歇性腹泻 • 复发性阴道酵母菌感染
候选研究者小型档案	候选研究者	保尔
	研究机构	××大学医学院，××××，旧金山市，美国
	医学专长	传染病学
	患者资源	有大的医学院患者数据库
	经验水平	较好临床研究经验
	领域声誉	较多论文发表。承担过若干美国国家卫生院资助的项目
	设施	有较大的多专科联网医院和医学院
	成员能力	内科学见习生担任临床研究协调员
	时间	非常忙。有若干其他研究正在同时进行。需要较高的研究预算
	研究者兴趣	非常潜心于抗感染和抗病毒研究
	其他	目前进行的研究将在 6 周后完成
	候选研究者	王××
	研究机构	××医院，××××，武汉市，中国
	医学专长	传染病学
	患者资源	有较多的贫困患者
	经验水平	一直作为研究伙伴参与若干研究
	领域声誉	在使用齐多夫定（AZT）治疗妊娠妇女的探索性临床试验中颇有建树
	设施	与中型医院有合作关系
	成员能力	办公室经理担任临床研究协调员
	时间	非常忙于临床工作，但会安排时间进行本研究。需要较高研究预算
	研究者兴趣	对预防医学和患者教育非常感兴趣
	其他	表达很高的兴趣参加这项研究，并把它作为提供免费医疗的途径

续表

	候选研究者	伊尔
	研究机构	个人诊所,××××,墨西哥
	医学专长	内科学
	患者资源	中等患者量
	经验水平	在担任住院医生时曾承担过若干临床研究
	领域声誉	很好的内科学家,受同行尊敬
	设施	无须预约诊所,与同伴多尔 2 年前开业
	成员能力	接待员将担任管理协调员。伊尔负责研究的其他事宜
	时间	有时间进行研究。中等程度预算需求
	研究者兴趣	有兴趣将研究作为向社区民众展示诊所为公共服务的手段
	其他	较为商业化。在医学协会的年会上有展台
候选研究者小型档案	候选研究者	郭××
	研究机构	××总医院,××××,新加坡
	医学专长	内科学
	患者资源	有较大可供选择的患者资源
	经验水平	新的研究者
	领域声誉	为促进国家药政体制改革的"行动小组"成员积极分子
	设施	现代,装配精良
	成员能力	医生助理将担任临床研究协调员
	时间	有时间进行研究,中等程度预算
	研究者兴趣	病毒学和传染病学
	其他	开朗,年轻,有活力
	候选研究者	玛丽亚
	研究机构	圣约翰医院,××××,费城,美国
	医学专长	内科学
	患者资源	与许多推荐中心和医院有联系
	经验水平	在传染病领域有 5 年经验
	领域声誉	有很好的论文发表史(有名)
	设施	大型多专科医院
	成员能力	有全职临床研究协调员,和她一起工作已达 5 年
	时间	非常忙于临床工作,手上有两项其他研究。高价位研究预算
	研究者兴趣	非常潜心于齐多夫定(AZT)用于患艾滋病的妊娠妇女的研究
	其他	非常关心研究发现结果的发表权利

	研究者	优势	劣势	排名
研究者评价	保尔	患者资源,经验,设施,兴趣	时间,预算	3
	王××	患者资源,经验,时间,兴趣	预算	1
	伊尔	经验,时间,预算	设施,成员,研究动力	5
	郭××	患者资源,时间,预算,兴趣	经验	2
	玛丽亚	经验,患者资源,团队,兴趣	时间,预算,发明权	4

8.2　临床试验的可行性研究

如果临床试验项目只在一个国家进行,通过研究机构咨询的形式基本可以选出符合申办方要求的研究机构。如果临床试验项目为国际多中心研究,则需要通过可行性研究的方式来进行国家和研究机构的选择。从某种意义上看,临床试验的可行性研究的目的就是要决定临床研究方案是否适合于某个国家或地区的医疗实践和标准。处于准备阶段的临床试验项目方案可以根据各国的反馈建议及时做出修正,从而改善试验方案的可操作性,使得它更符合全球的医疗标准和实践,而不是只根据本国的标准来行事。通过可行性研究,可以更理智地选择国家、地区和研究机构参加临床试验项目,并扩大受试者招募目标的准确性和可预测性,对各国可能的招募受试者数目可以预先纳入申办方的受试者数目计划中,对有较低研究方案可行性或招募能力的国家、地区和研究机构做出预先调整,这样可以使得最后的临床试验方案、临床试验项目进度和受试者招募目标更接近实际可能实现的目标。

临床试验常用表 7

临床试验项目可行性研究可以在最后试验设计完成的 6～8 周前开始进行。整个可行性研究的过程可以分为三个阶段:预选阶段、可行性研究阶段和实地考察阶段。图 8.2 展示了临床试验项目可行性研究的简要过程。通过临床试验项目可行性研究结果所选出来的国家将被列入临床试验项目计划书(参见 5.3.3.2 和**临床试验常用表 7**,二维码)中。在预选阶段，临床试验项目经理或主管在明确了临床试验项目的目的和方案后，需要通过各种渠道去获取相似适应证的临床试验项目信息，如文献资源、申办方数据库、专业网站和协会、同行咨询或推荐等，以了解类似的研究在哪些国家或地区进行过，哪些研究机构参加过。通过这些方法可以知道哪些国家或地区存在或可以较快地招募到所需的受试者。选择国家和地区的主要考虑要素包括：

（1）静态因素

① 患者群的可触性，流行病和研究药物适应证市场研究数据；

② 商业或药政意向，以及申办方的倾向；

③ 申办方的区域深入策略；

④ 历史的招募数据；

⑤ 所在国对临床试验项目的批准时间和其他操作实际问题；

⑥ 费用与回报。

（2）动态因素

① 竞争性研究药物领地或区域；

② 申办方资源和能力对试验项目的管理；

③ 临床试验项目方案与所选国的药政和医疗实践要求。

虽然研究机构可行性调研问卷各申办方都有模板可循，但还是需要根据试验方案适应证方向做出调整。在进行临床试验可行性调查时，应当附上临床试验项目纲要作为研究者回答咨询问题的依据，调查的重点包括：研究机构既往项目经验、绩效、质量和完成速度；正在开展的竞争性试验数量；研究机构启动周期（包括伦理和合约签署时间）；既往接受第三方或药政部门稽查的经验和评价结果；与方案要求的特殊条件的匹配度；研究机构受试者资源规模；主要研究者在治疗领域中的地位等。在进行全球临床试验项目时，所需要提出的问题还应当涉及临床试验项目研究方案纲要是否符合所选择国家或地区的医药保健实践的标准，如给药方式、诊断和随访要求、住院或非住院患者的服用、特殊仪器检测的费用或标准等。咨询范围不仅要了解研究者对研究设计的可行性反响，也要能使申办方鉴别出可能的问题。咨询表应该尽可能多地集中在了解研究者和研究机构对进行试验项目的可行性方面。研究者或研究机构的设备等细节可以待到进行研究前研究机构实地考察时才予以落实。但当需要在临床试验项目中使用某些特殊设备时，也可

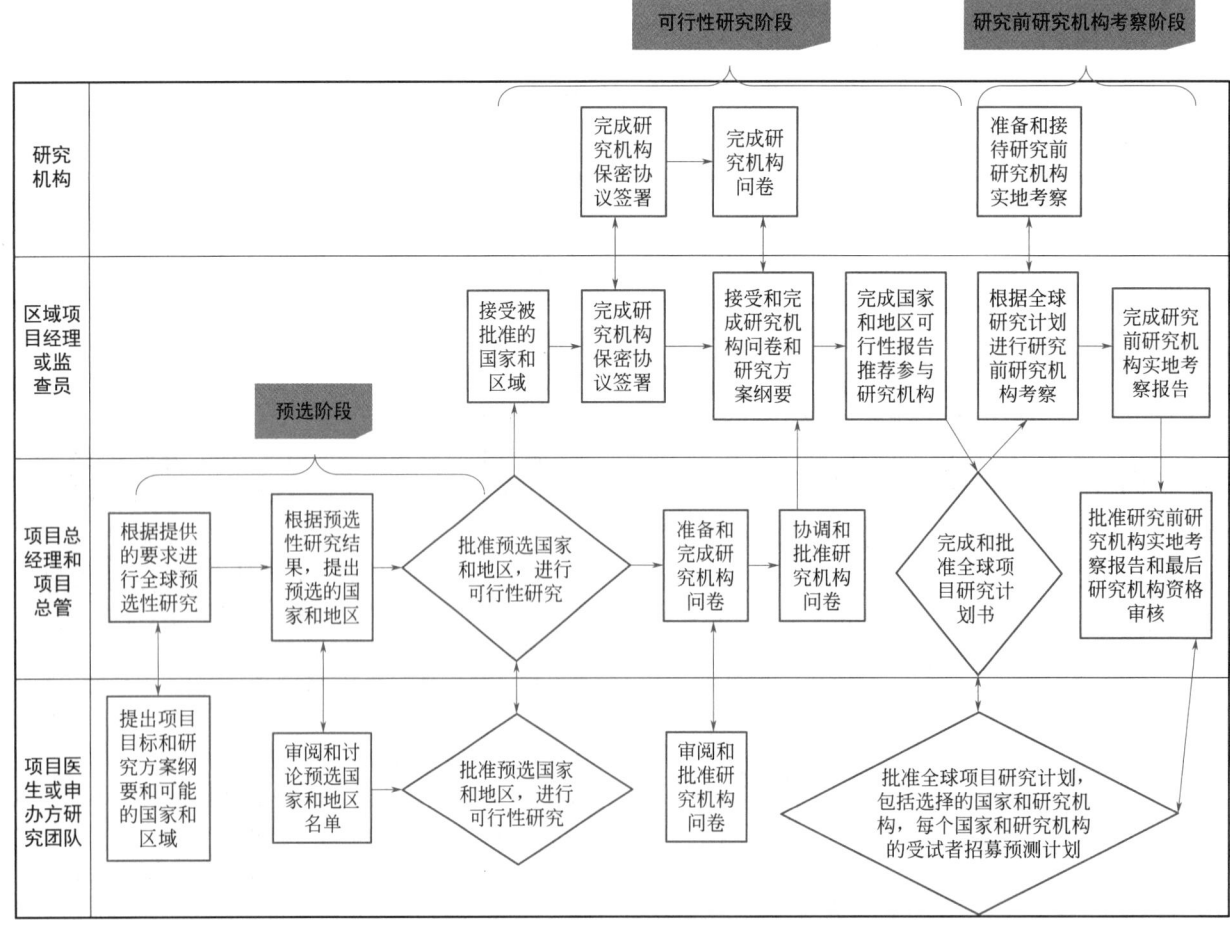

图 8.2　临床试验项目可行性研究步骤示意

以在咨询表中提出相关咨询。研究机构可行性调研问卷的常见内容需要包括但不限于：

① 了解研究机构的基本信息，诸如
- 研究机构名称、地址、科室等；
- 可能的联系人员信息；
- 隐私保护声明/同意声明；
- 主要研究者临床试验经验；
- 研究特殊要求的资质，如放射性药物使用资质、GCP 资质等；
- 研究者对参加该研究的总体兴趣；
- ……

② 调研研究机构的受试者源基本信息，诸如
- 年均门诊/住院量；
- 对试验产品（药物/器械）的理解以及对照药/产品的使用情况；
- 针对研究适应证的潜在病例数，预计入组计划；
- ……

③ 试验方案设计要素执行能力，诸如
- 针对试验设计具体的关键参数进行确认；
- 研究机构必需设备状况，如 CT、MRI、冰箱，−20℃、−70℃、2～8℃等条件；
- 特殊检查实验室检测能力和条件；
- 特别操作程序的合理性以及在该研究中心的可操作性，如双盲、单盲操作，门诊/手术室玻璃体腔内注射研究等；
- 方案特殊要求的运营能力，如 PK/PD、中心影像、网速、网络系统管理等；
- 研究团队人员配备对方案设计要求的满足；
- ……

④ 数据采集和药物管理能力，诸如
- 数据收集既往经验，如使用过何种数据收集方式（eCRF、ePRO、eDiary 等）；
- 数据收集的硬件条件，如网络设施、电脑设施等；
- 研究机构病历管理系统，如 EMR、EHR（纸质或电子），门诊或住院病历等；
- 试验用药物/器械管理场所及其条件，如存储室，2～8℃/室温等；
- 试验药物配制特殊要求，如双盲/单盲的药物配制，特殊药物如放射性药物的配制等；
- ……

⑤ 伦理管理状况，诸如
- 伦理委员会组成及运作程序；
- 伦理开会频率以及批准时限；
- 是否接受中心伦理审批流程（如适用）；
- 标准收集及出口的特殊考虑，如肿瘤标本等；
- ……

在完成国家和地区的预选后，项目经理和区域项目经理应当完成相应的预选国家和地区报告，并存档保留（表 8.7）。在预选国家和地区确定后，区域试验项目经理可以开始协助联系可能的候选研究机构，通过研究机构咨询的形式进一步了解各研究者及其研究机构的资质是否符合申办方的期待或要求，并选出待定的研究机构。此外，有些国家的药政监管部门对屡次违反 ICH-GCP 指南的研究者会做出终身禁止参加临床试验的处罚，并

临床试验常用表 4

临床试验常用表 8

公布在官方公共网站上。区域项目经理在同意监查员对研究机构进行资质评估监查访问前，必须通过药政监管部门的网站或其他专业网站来确认候选研究者没有被列在这些国家或地区的禁止承担临床试验的黑名单上，并把查询结果包括在国家和地区的研究者候选名单中（**临床试验常用表 4** 第 2 部分，二维码）。在国家和地区可行性报告中，应当包括下列要点：①国家和地区的受试者承诺人数；②推荐的研究机构；③国家和地区经费预算；④拟定的招募策略。

ICH5.6.1 指出申办方有责任选择研究者/研究机构。每个研究者在训练和经验方面都必须符合一定的资质标准，并应当有适当的资源承担所要开展的临床试验。为了保证 ICH 的这一要求，研究机构可行性咨询表（**临床试验常用表 8**，二维码）是遴选研究者的初步工具。在进行研究机构可行性研究中，需要注意的方面经常包括：

① 临床研究协调员经验　临床研究协调员在研究机构中起着什么作用？是全职还是兼职？他/她目前正在管理多少其他研究项目？他/她过去有过什么类别的临床研究经验？他/她花在招募活动中的平均时间是多少小时？

② 启动试验项目时间　研究机构是中心伦理委员会还是本地伦理委员会管理？研究合同需要在递交伦理委员会之前完成，还是可以同时进行磋商？合同签署平均需要多少时间可以完成？

③ 研究者贡献　研究者实际有多少时间在研究机构中？研究者怎样参加试验项目？研究者直接与受试者讨论知情同意书还是交由专人负责？研究者和研究人员有定期会议吗？研究者参与招募策略的制定吗？

④ 招募能力　研究机构有招募试验项目适应证受试者的经验吗？研究机构需要使用招募材料吗？研究机构有制定的招募策略吗？研究机构的设备适宜研究要求吗？研究人员的水平足以满足受试者访问要求吗？有多少研究人员参与试验项目？是否有竞争性研究项目正在或将要在研究机构进行？研究机构是否有电子化数据管理的经验？

表 8.7　预选国家和地区可行性研究名录

Ⅰ. 以下部分由全球项目经理完成：								
全球项目经理姓名				日期				
试验项目名称								
试验项目编号		研究药物名称			期	□ Ⅰ　□ Ⅱ　□ Ⅲ　□ Ⅳ		
试验项目受试者人数		试验周期	周	安慰剂		□ 是　□ 否		
对照药物			适应证					
其他信息								
Ⅱ. 以下部分由区域项目经理完成：								
区域项目经理姓名				日期				
国家或地区名称								
该国家和地区有过下列临床试验经验：		本实验药物	□ 是　□ 否					
		本试验适应证	□ 是　□ 否					
该国家和地区愿意参加本试验研究：		□ 是　□ 否						
该国家和地区有资源参加本试验研究：		□ 是　□ 否						
其他评注								
签名				日期				
Ⅲ. 该国家和地区被　□ 批准　□ 不批准　□ 有条件批准　参加本试验项目可行性研究								
不批准或有条件批准原因：								
批准人姓名				批准人职务				
批准人签名				批准日期				
送交：原件→临床试验项目主文档　　核证副本→研究机构文档							（版本：2007/9/15）	

⑤ 受试者资源　受试者数据库足以产生所要求的受试者人数吗？患者记录是纸质还是电子化？患者记录档案距离试验项目进行的办公室有多远？一旦需要的话，要多少时间才能获得患者记录？

⑥ 动机　研究机构人员对试验项目有多少兴趣？研究机构多久可以完成咨询表？医生的习惯和常见医学标准实践符合研究方案要求吗？

⑦ 与申办方关系　研究机构过去与申办方打过交道吗？双方对彼此的经验是否是积极的？申办方是否与研究机构已经签署过主合同书？

⑧ 推荐网络　研究机构需运用医生推荐网络招募受试者；有多少医生与该推荐网络有联系？除此之外，还有其他同行医生可以推荐一些患者吗？

是否需要签署专门的保密协议是申办方在进行全球临床试验项目可行性研究时需要考虑的另一个问题。鉴于试验项目的时间紧迫性和可能完成签名的障碍因素，有些申办方采用的方法包括：

① 双盲或单盲法进行可行性研究时，避免揭示谁是申办方、具体的研究药物名称，或只给出非常有限的研究方案信息等。

② 只是单纯地询问有关药政或医疗实践的问题，不涉及研究方案内容的信息。但这种方法往往需要在确定研究者选择名单后，在进行第二轮的有关试验方案可行性的咨询或结合在研究前研究机构实地考察时进行。

③ 采用信封保密签署法时，在装有研究方案纲要和研究机构咨询表的信函的信封上声明，研究者一旦开启信封阅读即意味着同意遵循以下保密协议，并在保密协议上签名和返回签署的保密协议或声明给申办方（表 8.8）。这种信函需要通过挂号的方式邮寄。这样研究者收到与否也可以有案可查。

其他需要考虑的可行性研究的管理和操作方式还有采用中心或区域可行性咨询的方式，语言、文化、宗教的因素，中心传真服务收集咨询表，网络化进行咨询问答等。在进行可行性研究时，药物适应证的兴趣、品牌的认知、药物类别、患者或医生的需求等也都影响可行性咨询表的回收率。由于可行性咨询表的平均回收率为 30% 左右，加上可能的研究机构的中选率，可行性咨询表的发出份数最好为回收率的 3~4 倍，即发出 300 份咨询表，可能回收 100 份，但最后符合要求的研究机构可能在 30~40 家左右。

表 8.8　信封保密签署法信函示例

＜日期＞

＜研究者或签署保密协议人的姓名＞
＜研究机构名称＞
＜研究机构地址＞

主题:有关临床试验研究项目"＜临床试验方案书题目＞"的研究方案纲要和研究者可行性咨询表

尊敬的＜收信人姓名＞:

很感谢您在百忙之中和我就＜申办方名称＞即将开始的＜×＞期临床试验项目进行简要讨论。这项研究的目的是评价＜简述研究的主要目的——可以从研究方案书中截取＞。

您已经被列为本临床试验项目的候选研究者之一。

在所附的未开启的信函中,您会发现下列有关本临床试验的信息被提供:
① 研究者招募咨询表
② 临床试验项目方案纲要
③ 研究者手册(介绍研究药物的临床前和临床研究信息)

在打开密封的信函前,请仔细阅读下列声明,并签署以下的保密协议。

所附的信函内含有与＜申办方名称＞的知识产权有关的保密文件。这些文件里含有需要保密或未经许可不得外泄的商业机密和信息。这些机密和信息不得随意披露,除非在国家法律的要求下。您只有在同意维护文件的保密性和只运用所含文件于＜申办方名称＞的临床试验项目的有关活动中后,才能被允许阅读这些文件。如果您不愿意或不能够坚持所述的保密要求,您必须将未开启的信函信封立即退还给＜申办方名称＞。任何开启密封信函的行为都意味着您同意遵循所属的保密要求,并对有关内容负有保密责任。

当您完成可行性咨询时,请尽可能详细地列出您的研究小组如何计划招募受试者的信息。

　　　　　　　请将咨询表于＜列出收件日期＞前传真给＜列出项目经理姓名或收件人姓名＞

请使用内附的预付回执快递信封于＜列出收件日期＞前返回下列表格给＜项目经理或收件人姓名＞。
　　　　　可行性咨询表原件
　　　　　一份签署的保密协议"原件"(另一份签署的保密协议应当保留在您的档案中)

一旦完成所有研究机构的可行性评估,我们将会就您参加本临床试验项目事宜与您联系。

再次对您对本研究项目的兴趣和支持表示感谢。如果您有任何问题,包括研究方案纲要或完成咨询表,请与我联系,我的电话是××××××。

谢谢您的合作!

此致

　　　　　　　　　　　　　　敬礼!

　　　　　　　　　　　　　　　　　　　　＜临床试验项目经理或监查员签名＞
　　　　　　　　　　　　　　　　　　　　＜临床试验项目经理或监查员姓名＞
　　　　　　　　　　　　　　　　　　　　　　　　＜职务＞

抄送:临床试验项目主文档/研究机构/研究者姓名

可招募到的受试者人数是国家和地区及其研究机构对临床试验项目做出的实际承诺。在临床试验可行性研究中,经常遇见的主要问题是如何正确地估计在所允许的时间内可招募到的受试者人数。一般受试者的可招募数目会被估计过高。监查员在考察研究机构时,应当结合研究机构咨询表中研究者提供的受试者数目来对研究机构的实际受试者资源做出评估。比如受试者是来源于研究者本身的研究机构,还是存在其他来源?需要其他招募工具(如广告)来吸引受试者吗?一般说来,慢性病的受试者招募数目比急性病的受试者数目容易评估。对慢性病来说,如关节炎、糖尿病等,研究者或研究机构一般都拥有自己的患者资

临床试验常用表4

料库。虽然资料库中不一定所有的受试者都符合临床试验项目的入组标准或愿意参加临床试验项目，但起码有一个基本的数据可以使研究者或研究机构做出评估。急性病的受试者数的估计需要凭借过去的统计数据来进行。比如，在肺炎的临床研究时，研究者或研究机构就必须知道在过去的若干年中有多少肺炎病例发生。监查员在评估研究者作出的受试者数目的承诺时，对患者群的分布和记录了解得越全面，对研究者提出的受试者数目的评估就会越可靠。有一种称为"减半法"的技术可以考虑在评估研究者提出的受试者数目中使用，即结合临床试验方案中的主要排除标准数量，将受试者资源数目减少一半。例如，研究者表示他有500位患者患有临床试验项目所针对的疾病。临床试验项目方案中有5条主要排除标准。在这种情况下，500位受试者数目被减半5次，即500→250→125→63→32→15～16，最后得到的数目也许就是该研究者可能可以招募到的受试者人数。其他在作出国家和地区的受试者数目评估时，还要考虑选择的研究机构是否正在或将要承担其他需招募类似受试者的研究项目。对于竞争性项目的评估，区域项目经理或监查员不仅要了解所选择的研究机构的状况，还需考察是否在所选择的研究机构的相同城市、地段或社区有这种研究存在。因为任何竞争性研究项目的开展都会分散受试者的数量，严重影响研究者完成招募指标的能力。同样，太多的临床试验项目在所选择的研究者小组中进行，研究者及其研究小组成员对即将开展的临床试验项目的兼顾时间会大打折扣，从而影响临床试验项目的进度和质量。全球项目经理根据区域项目经理的国家和地区可行性报告整理出全球可行性报告，并完成临床试验项目计划书（**临床试验常用表4**，二维码）。最后的研究机构资质需要通过研究前研究机构实地考察来确认。

当今世界各地对药物类别的需求不尽相同。在进行临床试验项目时，理解各国或地区的患者需求对于成功和快速地完成临床试验项目极其关键。目前，美国和西欧的患者招募率由于受到竞争激烈的临床试验项目的影响已大为下降。各大国际药物公司已把进行临床试验的战线延伸到东欧、拉丁美洲和亚洲地区。这些国家和地区由于中心医疗体制使患者资源较为丰富，大多数患者由于公共保健制度很少能接触到新的治疗药物。有些国家和地区还是某些流行病或瘟疫的高发生区。如亚洲的高肝炎率、拉丁美洲的高结核病率等。表8.9列出了目前在世界主要国家和地区进行临床试验的各自优势，这些信息可供申办方在选择国家和地区参加临床试验项目时参考。

表8.9　世界主要国家和地区进行临床试验的特点比较

洲际	国家或地区	特点
北美/西欧	美国、德国、英国、法国、意大利、比利时等	• 临床试验项目竞争激烈，招募率较低 • 血液病、癌症、神经系统疾病、抗感染抗病毒药物的临床试验较难招募到受试者 • 平均招募率0.1～0.5个患者/(研究机构·月) • 研究者临床试验经验丰富，GCP概念强 • 研究费用颇高 • 患者有机会接触各种治疗药物，药物相互交叉干扰大
东欧	俄国、乌克兰、波兰、罗马尼亚、保加利亚、捷克、匈牙利等	• 作为临床试验基地成长迅速，有与欧美相近的医疗标准 • 招募率高于美国和西欧(10%～20%)，但竞争性已接近饱和点 • 安慰剂试验一般不接受 • 研究预算比美国和西欧略低 • 较适宜进行HIV、结核病、血液病、癌症、神经系统病的临床试验 • 大多数患者只接触常用药物治疗 • 主要城市拥有中心医疗体制
拉丁美洲	巴西、阿根廷、智利、墨西哥、秘鲁、哥伦比亚、哥斯达黎加等	• 较适宜进行季节性呼吸道紊乱疾病(哮喘、流感)、HIV、结核病、热带病、血液病、癌症、心血管病、儿科病和糖尿病的临床试验 • 巴西、阿根廷、智利和墨西哥比其他国家承担项目多 • 80%的人口享受公共保健，不常有机会使用保健系统外的药物治疗疾病 • 大多数公共医院位于密度人口区 • 大多数适应证的患者招募率比欧美高50%～70% • 研究者费用为欧美的60%～70% • 安慰剂试验一般不接受 • 目前拉丁美洲地区常被作为拯救低招募率临床试验项目的地区

洲际	国家或地区	特点
亚洲	中国（大陆）	• 人口众多，有许多有经验的临床研究机构 • 癌症、感染病、心血管病、呼吸道疾病和糖尿病的患者较多，大多数用传统药物治疗 • 同期药物干扰较少，接触新药的概率较低 • 招募率是美国的 10 倍 • 需要遗传物质的审批 • 所有递交药政文件都必须是中文 • 临床试验方案依从性是一个需要注意的方面 • 医疗标准和其他国家有所不同，所以可行性研究非常关键 • 研究者费用是欧美的 40%～50%
	印度	• 高度中央医疗体制，大多数医院负责人口达 5 千万以上 • 招募率是美国的 5～10 倍 • 罕见疾病的人群也能找到 • 药政申请批准较快，但进出口药物程序较慢 • 众多的人口使各种适应证都颇有患者源，如心血管病、呼吸系统病、代谢病、神经系统病、癌症等 • 研究者的临床经验丰富，有 GCP 培训 • 研究费用是欧美 50%～60%
	中国香港，中国台湾，韩国，泰国，新加坡，马来西亚等	• 招募率高于欧美 25%～50% • 主要适应证包括癌症、感染病、心血管病等 • 大多数患者享有公共保健，接触其他药物的机会有限，所以临床试验较为有吸引力 • 研究费用是欧美的 60% 左右

8.3　试验前临床研究机构资质监查访问

在初步临床试验项目可行性研究完成后，研究机构资质的最后审定将取决于研究前研究机构监查访问（pre-study site visit，PSSV；site qualification visit，SQV）。一般申办方运用"12 个月"原则作为确定研究机构是否需要被进行资质考察访问的指标。如果一个研究机构在过去的 12 个月里，曾被申办方的监查员访问过，或承担过申办方的相似研究项目，并且既往的试验质量和配合度等都符合申办方和药政要求，这个研究机构可以豁免被申办方进行研究前研究机构资质监查访问而直接进入合格研究机构的行列。否则研究机构需要通过研究前监查访问来确定参加临床试验项目的资质。如果研究机构可以豁免研究前研究机构监查访问，相应的研究机构入选记录上仍需要注明豁免 SQV 的原因，或者根据申办方的 SOP 对豁免原则的校准予以描述。研究前临床研究机构资质监查访问的目的是评价研究者的经历、专长、能力、对试验项目的热情、兴趣和时间，以及研究机构其他研究人员配备、设备/设施、可能的受试者资源等。监查员可以运用特制的研究前监查项目检查表进行研究机构的评价。必要时，对一个研究机构的研究前评价访问可以进行一次以上。核实研究机构已经满足接受 SQV 的标准包括但不限于已经收到和研究机构签署的保密协议、完成的可行性问卷调查表和获得申办方管理团队的批准等。

ICH E6 4.1.1 指出研究者应当在教育、培训和经验方面都符合承担临床试验职责的资质，应当满足药政监管要求的标准。所以在进行研究机构实地考察前，申办方首先应当获得研究者的个人简历。通过研究者个人简历的审阅，可以有效地对研究者的阅历和资质做出评判。这特别有助于申办方选择过去没有合作经验的研究者。研究者的简历应当包括研究者的学历和临床试验研究的培训和经历。基本的简历内容应包括姓名和地址、学术背景、学历、医学专长、过去的临床试验经验、相关的发表论文、医生行医执照或许可证号码等。

申办方应当要求研究者简历上有研究者的确认签名和签名日期。如果申办方发现收到简历时，研究者的签名日期超过一年，应当要求研究者证实简历是否需要更新，并给出更新后的签名和相应的签名日期，以保证简历的及时性和真实性。表 8.10 给出了研究者简历表的基本格式。虽然研究者的简历有助于申办方对研究者的大致经历有初步评估，但与研究者个人的直接对话将有助于申办方能更深入地了解研究者的专业兴趣和研究资质。在与研究者的交流中，代表申办方的监查员可以确定研究者对申办方的试验项目有否兴趣。例如，研究者是否积极地在聆听和讨论与试验项目有关的问题；研究者是否在收到研究试验方案后仔细阅读过（方案或纲要上是否有笔记或记录）；

研究者是否对研究方案有自己的看法和观点等。另一方面，监查员也需要评价研究者对试验方案的反应如何，如是否对方案的某一部分有抵触或异议，或不愿意执行，其原因何在；是否愿意使用安慰剂，研究方案与现行的医疗实践是否有冲突等。值得注意的是监查员必须告诉研究者将要参加的临床试验项目与研究者作为医生的医疗行为有所不同，这一点对于临床试验经验不足的研究者来说尤其重要。

不能理解这些区别有可能导致研究者对临床试验方案的偏离和 GCP 违规行为，从而影响临床试验研究的质量和数据的完整性。除了了解研究者本人的情况外，研究前研究机构的监查访问还必须对研究小组其他成员、研究机构设备和环境进行评估。表 8.11 对研究前研究机构监查访问需要监查的项目做出了简介。在实际的操作中，申办方可以根据临床试验项目的特殊要求来调整这些监查项目。

表 8.10 研究者简历表研究者简历

姓名：	日期： 年 月 日
签名：	签名日期：

职称和职位：	

工作地址：	联系信息
［单位］ ［地址］ ［城市,省,国家,邮编］	电话： 传真： 电子邮件：

专业执照或证书： ［类别和编号］

学历/培训：(包括本科或其他初级专业学历,如护士、博士后或 GCP 培训等)

学校,研究所和地址	学位 (如果有的话)	年份	学习专业
［从最近的开始］			

专长： (如儿童神经学家)

职位和工作简历： ［年—年］ ［列出过去的职位,从最近的工作开始,包括职称,工作单位,所在地和国家］

其他经历和专业协会成员： ［年—年］ ［从最近的开始］

荣誉： ［年—年］ ［包括目前担任的任何医药、公共顾问委员会或专家委员会等］

研究简历： ［列出最近三年正在进行或已完成的临床试验和其他研究项目。从最近的与本研究项目有关的研究开始。简述研究项目的总目的和您的作用(如主要研究者、次要研究者、顾问、临床研究协调员等),不用披露与保密信息相违的信息］ 研究论文 ［列出已发表或将要发表的研究论文,从最近的开始］

表 8.11　试验前研究机构资质监查访问明细表

研究者姓名		监查日期		监查员姓名	
研究项目名称				研究项目编号	
人员或设备	考察				选项

人员或设备	考察	选项
研究者	• 具有所要求的学历、医生执照等要求	□ 有　□ 无
	• 如简历所述在将要进行的临床试验项目领域具有经验、培训和专长，并有论文 　- 完成的临床试验项目数量＿＿＿＿＿ 　- 完成的与本研究项目类似的试验项目数量＿＿＿＿＿ 　- 过去试验招募的受试者人数＿＿＿＿＿	□ 有　□ 无
	• 具有研究项目所要求的治疗领域知识	□ 有　□ 无
	• 具有良好的保持文件记录习惯	□ 有　□ 无
	• 愿意提供源文件给有关人员审阅（如伦理委员会或当地管理部门）	□ 是　□ 否
	• 理解药政法规要求、申办方标准操作规范，并愿意遵循 GCP	□ 是　□ 否
	• 高度的伦理标准和专业严谨性	□ 是　□ 否
	• 接受研究预算和其他财务事宜	□ 是　□ 否
	• 有否被伦理委员会或药政监管部门稽查的记录 　如有，须索取稽查结果报告	□ 有　□ 无
研究机构人员	• 具有完成本试验项目的资历、培训和经验 　- 审阅研究人员简历 　- 询问过去临床试验研究的经验 　- 确定进行临床试验方案所要求的检测项目的能力	□ 有　□ 无
	• 有充分的时间和人员支持本研究项目 　- 对有关人员都做过直接交谈	□ 有　□ 无
	• 有专职临床研究协调员	□ 有　□ 无
	• 人员的流动性	□ 大　□ 中 □ 小　□ 无
	• 对本研究的兴趣和态度 　- 与研究者讨论试验项目以确定热情和兴趣的程度 　- 询问研究者可以花在试验项目上的时间 　- 记录研究机构人员或研究者回复电话和回答要求所需时间	□ 高　□ 中等 □ 一般　□ 低
受试者	• 有适量的受试者资源 　- 估计研究机构需要招募的受试者人数 　- 确定研究机构是否从本研究机构招募受试者还是需要推荐或广告宣传 　- 询问完成招募受试者可能需要的时间范围和过去类似试验项目招募受试者的速率	□ 有　□ 无
	• 有否竞争性研究项目干扰受试者的招募 　本研究机构或本地区是否有可能分散受试者资源的试验项目	□ 有　□ 无
伦理委员会	• 可以使用中心伦理委员会	□ 是　□ 否
	• 只能使用地方伦理委员会 　- 确定伦理委员会要求的研究文件 　- 伦理委员会开会的频率和时间 　- 伦理委员会的审阅程序	□ 是　□ 否
医疗设备或装备	• 有本试验项目所需要的设备要求	□ 有　□ 无
	• 有适当的空间供监查活动的进行 　- 检查室和受试者休息室 　- 实验室和测试设备对研究人员的方便性	□ 有　□ 无
	• 有适当的环境条件和安全保障储存研究药物 　- 与药剂师或负责研究药物保管人员交谈有关药物发放和文件记录要求 　- 观察药房操作的效率 　- 确定是否有适当的空间存放研究药物 　- 确定研究药物存放处是否安全，由专人管理，环境符合要求	□ 有　□ 无

续表

研究者姓名		监查日期		监查员姓名	
研究项目名称				研究项目编号	
人员或设备	考察				选项
医疗设备或装备	• 有特殊的试验装备满足本试验项目的要求 　- 检查所有设备的操作手册和使用记录 　- 检查所有设备的保养和维护记录 　- 确认研究机构没有的但申办方可以提供的设备				□ 设备(如脑电图扫描) □ 物理治疗 □ 神经学家 □ 低温冰箱
	• 有适当的空间储存所提供的其他研究物质				□ 有　□ 无
	• 所有设备和器械工作正常				□ 是　□ 否
	• 被介绍和参观过研究机构设施				□ 是　□ 否
实验室设备	• 有用中心实验室的经验				□ 是　□ 否
	• 有本地实验室资源				□ 是　□ 否
	• 本地实验室具有从业证书				□ 是　□ 否
	• 本地实验室可以完成必需的生物样本检测 　- 讨论实验室将提供的原数据模式 　- 获得实验室化验结果的正常值范围				□ 是　□ 否

在完成研究机构的可行性研究后，就可以开始准备对初选的和需要进行研究前研究机构监查的研究机构进行资质监查，为确定其参选资格做出最后评判。典型的研究前研究机构监查访问包括：①参观研究机构的研究小组环境；②与参加临床试验项目的研究机构人员会面；③与研究者、合作研究者或次要研究者分别单独见面；④与适应证研究协调员单独见面；⑤评价受试者的资源；⑥评价研究者及其团队对GCP的理解等。监查员在准备机构资质访问前，需要审阅已获得的机构信息，以充分了解即将拜访的研究机构，并确认在研究机构拜访时需要优先完成什么，并确认现场拜访的期望。拜访中，需要查看研究机构的各个方面，以确认他们能满足进行试验的需求。

在电话确定研究前研究机构资质监查访问的日期后，监查员应当准备并给研究机构发出一份有关研究前研究机构资质监查访问确认函。这份确认函的内容应包括：①要访问谁、什么、何地、何时和为什么要进行访问；②访问预期的概述；③访问时间和预期的访问的时间长短；④哪些研究机构人员应在访问时在场。

表8.12给出了确定函的样本。在进行研究机构资质监查访问中，监查员首先应当向研究机构人员做简短的自我介绍，并确定在场人员在临床试验项目中的各自角色和讨论监查员在进行研究机构监查访问时的行为方式。整个研究前研究机构资质监查的谈话重点应放在以下几项。

（1）试验项目程序
① 研究药物信息（主要研究者在讨论这些内容时必须在场）；
② 概述和讨论临床前和临床相关数据（如果有）；

③ 简述临床试验项目方案，包括研究药物剂量要求、关键有效性和安全性参数、研究访问和程序时间等要求；
④ 要求查看过去试验项目的招募统计图表，并和招募标准相对照，以确定研究机构的受试者资源的可靠性；
⑤ 提供给研究者一份申办方的招募标准，以使研究者可以估计目前和未来可能符合招募标准的受试者人数；
⑥ 数据收集方法和临床试验病例报告完成时间；
⑦ 招募策略；
⑧ 目前进行的试验项目。
（2）中心实验室和中央随机实施管理要求（主要研究者在讨论这些内容时必须在场）
① 研究者在临床试验项目中的职责；
② 伦理委员会要求和程序；
③ 知情同意书的程序；
④ 源文件的要求；
⑤ 研究机构药政法规档案的保存；
⑥ 研究药物发放和储存要求。
（3）研究机构的参观　在参观研究机构和与研究机构人员交流过程中，监查员应当按照事先拟定的监查细目对研究机构的临床装备、实验室或实验室设备、源文件记录的获取或记录保留程序、试验物资和发放设施等作出评价。

在评价访问中，监查员应特别监查的内容如下：
（1）研究机构仪器设备
① 有关仪器设备的标准操作规程和操作手册；
② 有关仪器维护时间表和记录；
③ 有关仪器标准化和校对程序、时间表和记录；

④ 有关医用实验室和病理实验室的管理；

⑤ 实验室或化验室服务是否能按照临床试验方案的要求，常规或方便地满足受试者的需求；

⑥ 是否有足够的空间、设施和后勤保障确保准确、精确、有效和及时地完成试验项目的目标工作量。

（2）研究机构人员

① 研究者及其团队的资历、数量和时间；

② 所有研究人员的特别作用和角色；

③ 确定研究机构招募患者的潜力，并要求确认对患者源做出估计的依据；

④ 要求浏览研究者、研究机构或其他含有患者记录的数据库，以确认受试者资源的可靠性；

⑤ 任何可能的对招募不利的情况，如假期、会议、研究方案的复杂性等；

⑥ 研究人员的准时性、热情和兴趣。

（3）研究机构的管理

① 招募策略　如果需要广告，什么样的广告过去最适合本试验项目的患者，可能的费用为多少；

② 研究机构受试者随访的程序，以及研究机构如何保证受试者会按照所要求的访问时间回访研究机构；

临床试验常用表 9

③ 按照试验方案的招纳和排除标准，确定筛选受试者入组条件的源文件要求；

④ 试验项目协议和财务协议；

⑤ 自制规范和要求。

监查员和临床研究协调员还应与每一关键试验项目过程的干系人（研究者、申办方、临床研究协调员、监查员、临床研究机构其他人员）就研究活动的费用分配等进行充分的交流（表8.13）。**临床试验常用表 9**（二维码）列出了进行研究机构资质调研评价时的询问示例。

表 8.12　试验前研究机构资质监查访问确定函示例

＜日期＞

＜研究者姓名和称谓＞
＜研究机构名称＞
＜研究机构地址＞

主题:研究机构实地评价访问确认函——＜临床试验项目名称＞

尊敬的＜研究者姓名＞博士:
这封信是向您确定我将代表＜申办方名称＞于×月×日前来贵研究机构就＜申办方名称＞拟在贵处进行的临床试验＜临床试验编码＞进行研究机构资质认证实地评价访问。我计划在当天上午9:30左右抵达贵处。整个访问大约需持续×个小时。

在这次监查访问中,我需要从下列几个方面对贵处进行实地评价:
- 参观研究项目进行的场所,包括会见和评价受试者的场所、试验物资和有关设备存放的场所等
- 审阅源文件要求和目前的实践
- 评估有关研究人员和职员的数量及其资历(收集最新的简历和行医执照核证副本)
- 评估贵处进行远程数据收集临床病例研究报告的能力
- 讨论研究试验项目的招纳和排除标准,并确证贵处拥有适当的受试者资源
- 评估研究者和研究小组人员对 GCP 的理解

为了完成上述目标,请确保相关研究人员在我进行访问期间能够在场:
- 主要研究者
- 次要研究者
- 临床研究协调员
- 任何其他您认为在将开始的试验项目中起着一定作用的人员

我期待着和您以及您的工作人员的会面。在我进行这次评价访问前,如果您有任何问题请及时和我联系。我的电话是×××××××,电子信箱为×××@×××.com。

此致

敬礼
＜监查员签名＞
＜监查员姓名＞
监查员

抄送:×××,项目经理
临床试验项目主文档/研究机构/研究者姓名

临床试验常用表 10

在研究机构资质监查访问中，监查员最重要的评估任务是鉴别研究机构用于源数据收集的方式，并核实监查员在研究机构进行监查时可以有权接触或如何接触源数据，特别是涉及 EHR/EMR 时。常见监查员利用 EHR/EMR 系统监查源数据/文件的可能性不外乎三种情况：

① 研究机构不使用电子病历，监查员需要向研究机构人员咨询查阅纸质源文件的可能性和途径要求。

② 研究机构使用电子病历且允许监查员查阅，监查员需要首先确认相关电子病历系统信息的原记录质量（SRQ），系统符合电子签名和电子记录的药政标准，如 21CFR Part 11 基本要求，确定监查员在系统中的登录权限方式或范畴是否能满足查阅原始来源的需求，如完整权限的系统访问，或在研究机构人员监督下登录查阅。如果是前者，需确定如何完成登录账户的申请等。如果不能满足查阅需求，研究机构应协助监查员解决这些潜在的数据核查问题。

③ 研究机构使用电子病历，但 CRA 没有相应访问权限，监查员需要确认电子病历符合电子签名和电子记录的药政标准和系统信息的原记录质量，并告知研究机构人员如果电子病历（EMR）无法允许查阅的话，必须有核证副本，商议和审核拟建立的核证副本的流程和合规性，确定监查员核查核证副本与 EMR 匹配的方法。

在完成了研究机构实地评价访问后，监查员必须完成研究前研究机构访问评价报告（**临床试验常用表 10，二维码**）。这个报告应当包括的内容如下：

① 访问的日期、地点和双方参加的人员；

② 对研究者承担研究项目能力的客观评价及其评价的依据；

③ 研究机构受试者量的评估；

④ 研究机构研究者及其试验团队人员配备和进行试验的热情与时间；

⑤ 对研究机构资源、设备、环境和文档实践的评价；

⑥ 其他可能的问题和疑虑。

此外，在完成研究前研究机构监查访问后，监查员还应当准备向研究机构发出一份研究机构评价访问的后续信函。在这封信中，监查员应当总结评价访问中所取得的结果和有待澄清或解决的问题（表 8.14）。根据监查员的评价访问报告和推荐，项目经理对研究机构的选择做出最后的确定，并上报项目管理主管批准（表 8.15）。一旦研究机构的选择完成，相关试验项目的文件准备和研究机构培训等试验项目活动可以即刻开始。

表 8.13　临床试验关键活动评估表

活动	实施这些活动的人员	进行这些活动的时间长短	进行这些活动的费用状况
联系受试者			
伦理委员会报批			
知情同意书			
筛选受试者			
评价受试者			
协助受试者			
研究机构培训			
研究机构资源协调			
源文件的建立			
数据的收集、转录和答疑			
试验物资的发放和管理			

表 8.14　研究机构资质评价访问后续信函示例

＜日期＞

＜研究者姓名和称谓＞
＜研究机构名称＞
＜研究机构地址＞

主题：研究机构实地评价访问后续函——＜临床试验项目名称＞

尊敬的＜研究者名称＞博士：

很感谢您对我在访问贵处时所给予的接待。在整个访问期间，您的协助使我顺利完成了以下若干事宜：
- 参观了你们的研究设施，包括受试者将被接待、诊断和评价的地方，研究药物被储存的地方，相关的医疗设备
- 讨论了源文件的要求和目前的实践
- 评估了相关研究人员的数量及他们的资质（所有研究人员的简历和行医执照核证副本都已收到）
- 讨论了本研究项目的招纳和排除标准，并确认了可能的患者来源
- 评价了研究者和其他研究人员对 GCP 的理解
- 收到了完成的研究机构选择表

在我完成本次评价访问时，下列事宜仍未完成：
- 请确证进行心力测试的人员在每周的任何一天都可以测试受试者，并将确证结果告诉我（目前的测试日程为每周二和周四）。按照研究方案的要求，这些测试必须在受试者出现心力症状的 24 小时内完成，并必须在国际药学认可的跑步机上进行
- ×××博士的简历需要更新，应包括他与您的办公室的关系。一旦他完成简历的简更新，请立即送达给我
- ×××正在落实用于研究药物储存的小型可上锁的储藏柜。如果您解决了这个储藏柜的问题，请立即通知我。如果您无法落实这样一个储藏柜，也请告知。我可以看看是否能帮您解决这个问题

您如有任何其他问题，请直接跟我联系。我的电话是×××××××。＜申办方名称＞很快将对研究机构的选择作出他们的决定，预计在×周内他们会向所有可能的研究机构发出通知。再次对您给予的帮助深表谢意！

此致

敬礼

＜监查员签名＞
＜监查员姓名＞
监查员

抄送：×××,项目经理
　　临床试验项目主文档/研究机构/研究者姓名

表 8.15　获选研究者名录

研究项目名称					研究项目编号	
研究者姓名	研究者单位	研究者地址	国家或地区	可以招募的受试者人数	临床研究协调员姓名	伦理委员会
						□ 中心　□ 地方
						□ 中心　□ 地方
						□ 中心　□ 地方
						□ 中心　□ 地方

　　以上研究机构已经被选择参加＜临床试验项目简称＞。通过以下签名，我表示他们的资质已通过审查，且符合＜申办方名称＞规定的要求和条件，并同意接受上述研究者参加＜临床试验项目＞。

项目经理姓名：＿＿＿＿＿＿＿＿＿　　职务：＿＿＿＿＿＿＿＿＿

项目经理签名：＿＿＿＿＿＿＿＿＿　　日期：＿＿＿＿＿＿＿＿＿

项目主管姓名：＿＿＿＿＿＿＿＿＿　　职务：＿＿＿＿＿＿＿＿＿

项目主管签名：＿＿＿＿＿＿＿＿＿　　日期：＿＿＿＿＿＿＿＿＿

送交：原件→临床试验项目主文档
　　　核证副本→研究档案

（版本：2007/9/15）

（刘　川）

第 9 章

临床试验项目合同研究组织的选择和管理

临床试验项目的完成需要多方面的合作。随着临床试验药政监管要求的不断完善和各项专门技术手段的不断提高，临床试验相关领域的专业化分工越来越细。外包特殊试验项目活动的最主要原因就是弥补申办方在某一特殊领域的内部资源的不足。项目经理在计划和准备试验项目时，需要根据临床试验方案运营要素来考虑邀请哪些专业化的合同研究组织（contract research organization，CRO）参与（图9.1）。

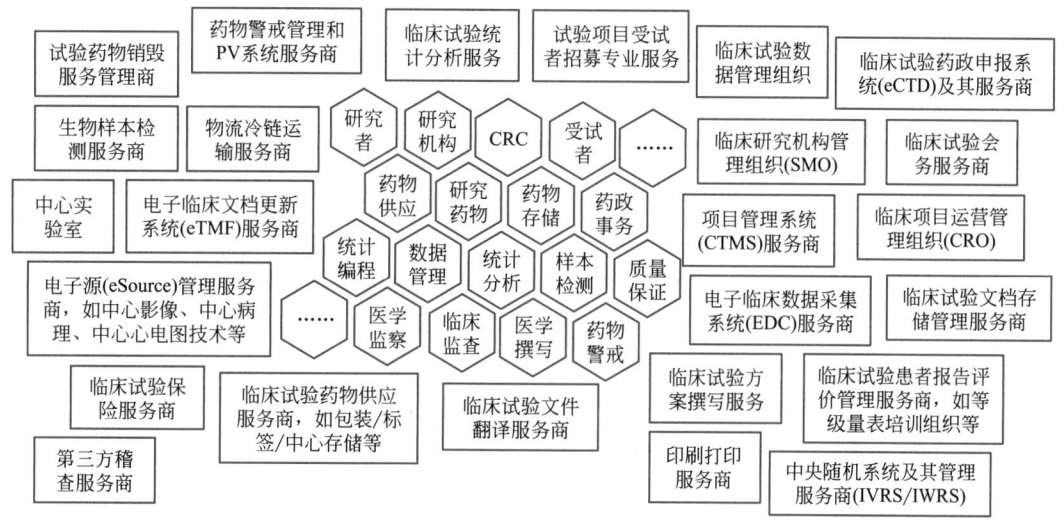

图 9.1 临床运营要素与相关合同研究组织类别

按照 ICH E6 的定义，临床试验中任何发起、资助、组织、管理一项临床试验的个人、公司、研究所或独立组织都被视为申办方（sponsor），任何与申办方签约而承担申办方全部或部分临床试验项目职责和功能的个人（如医学顾问）或组织机构（如商业化服务供应商、学术单位、医疗机构或实验室等）应被视为合同研究组织，其受申办方或研究者的委托，按照所签约的委托服务协议，专门支持和辅助药物研发非临床或临床项目中特定任务的专业公司，其中专门从事新药临床研究服务的专业服务商亦被称为新药临床研究组织（clinical research organization，CRO）。一旦临床试验的监查、管理和执行监督职责被转移给了 CRO，则 CRO 成为申办方责任的主要组成部分。需要指出的是虽然外包任何试验项目活动给 CRO，申办方始终是试验质量的最终责任人，必须要指派内部人员（通常为项目经理）去管理和监督 CRO 的工作和服务质量。CRO 需要对承担的相应试验项目交付结果和任务负主要责任。同样，研究机构作为承担试验方案终点目标数据采集和疗效与安全性评估的临床研究组织，需要担负试验数据质量和可信性的管理职责，而研究者对研究机构交付的数据结果是直接责任人。按照 ICH E6 的要求，申办方委托给 CRO 的工作，应当签订合约，并根据合约对 CRO 代表其执行的试验项目的相关工作或任务进行监督，包括 CRO 转包给其他第三方的相关试验职责。未委托给 CRO 的任何试验项目工作或任务，仍然是申办方的职责所在。可以想象招募和管理这些专业合同研究组织的程序和任务既复杂又艰巨。一旦了解和掌握选择这些合同研究组织的常见程序，以及他们在临床试验中的角色和作用，项目经理应该不难制定出相应的策略来很好地管理它们。本章节除介绍一般合同研究组织选择方法外，还将对其中某些专业化技术组织或公司予以简介。有些专业化技术组织或服务要求将在本书其他相关章节中分别介绍，如电子化数据收集和管理技术服务（参见第 23 章）、药物包装和标签服务（参见第 27 章）、受试者招募专业服务（参见第 13 章）、药物警戒管理服务（参见第 20 章）等。

9.1 试验项目合同研究组织选择的一般原则

临床试验项目过程涉及的服务支持领域有许多，其中最常见的为临床试验服务的合同研究组织有临床研究运营服务组织、中心实验室、中心心电图室、研究药物供应服务组织、互动语音应答系统组织以及电子数据采集和管理服务组织等。项目经理必须统筹协调、监督和管理这些合同研究组织的活动，确保所有临床试验项目的质量及其相关活动的进度和步骤都在同一水平线上。是否需要选择合同研究组织来支持临床试验项目的活动，常用的决策手段是列出一个外包功能需求分析表（表9.1）。

表 9.1　外包功能需求分析表

外包范围	缘由	如何	风险	补救措施
基本设计				
数据管理				
电子系统（EDC、IVRS……）				
全外包临床项目				

在开始合同研究组织服务前，首先需要从产品的市场和医学全局战略重点目标入手，确定临床试验的方向，如是注册性研究临床试验项目、上市后临床研究或真实世界临床研究等，根据自身的内部资源来决定是否需要外包，哪些业务需要外包，并对所需外包的服务进行清晰的定义，如试验项目全部外包、仅数据统计外包、只需要医学事务咨询或中心实验室检测支持等，并确定外包的策略，如战略合作、项目合作或电子临床系统租赁等；然后，根据服务商类别的不同，向它们发出竞标邀请，根据公司内部的评估要求对选择的服务商进行评估。通过竞标的方式选择合作方式和伙伴，并挑选最优的合同研究组织建立长期的战略合作关系。接下来，与法务部门合作，就是根据外包的服务类别和形式与他们签署相应的服务合同或协议，如临床研究服务组织合同（包括试验监查、数据管理和统计分析等部分）、研究者协议、中心实验室服务合同、其他中心服务合同（如中心心电图测定和评价服务、中心有效性评价服务等）、必要的顾问或咨询服务协议、临床试验药物供应/包装/标签服务协议、试验物资物流服务协议、研究者启动会议协调服务协议、试验项目有关印刷服务合同等。图9.2总结了合同研究组织选择和管理的一般程序。从图中可以看出，合同研究组织的选择和管理过程通常包括：

准备阶段

① 明确外包服务范畴和技术指标，这个环节需要清晰和专属的外包服务界定标准，为后续控制有效采购成本打下基础。

• 申办方明确外包服务范畴（依据 SOW 的 TOA，参见 31.4.2.1）和 CRO 选择标准；

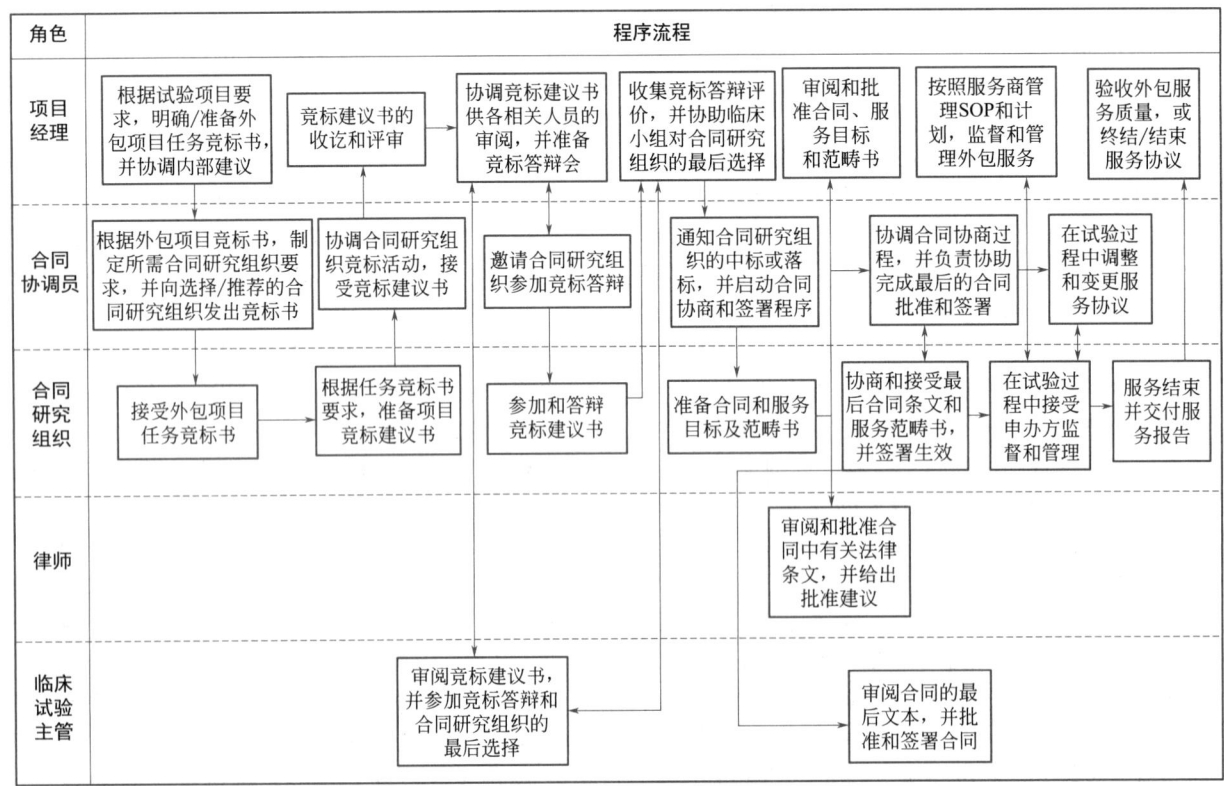

图 9.2　合同研究组织的选择和管理程序示意

• 确定可能的候选 CRO 名录，即可以从申办方的服务商数据库中选择（通常这些已经经过保密协议签署和资质稽查），或按照选择标准，拟定新待选 CRO 名单，并需要完成 CRO 信息申请书（request for information，RFI），还可能需要完成保密协议签署流程和资质稽查等流程。

② 服务商评价和选择，这个环节需要注意评价 CRO 信息申请书的标准和打分公平性，便于评审和选择多家 CRO 有恒定的基准。

• 申办方按照外包服务范畴需求，准备竞标参数要求及其竞标邀请函；

• 向候选 CRO 发出竞标邀请，包括但不限于试验方案、SOW/TOA、SPI、试验项目时间计划表等，并要求候选 CRO 反馈递交服务标书；

• CRO 按时递交竞标申请书（request for proposal，RFP），内容需要包括但不限于公司能力概述、团队配置规划、根据 TOA 的资源费用、对方案或标书主要参数的疑问或执行建议等；

• 申办方项目经理评审或组织内部评审 CRO 递交的标书（RFP），以便确定面标 CRO 名单。

资质/协议审核阶段

③ 面标管理，这个阶段需要注意答辩 CRO 对项目规划的科学性、合理性和对项目的理解与执行力的表现；

• 申办方约定面标时间和程序，并通知被邀请竞标的各候选 CRO 参与；

• 面商和评价 CRO 的服务能力，包括对候选 CRO 的服务竞标进行现场介绍和答辩，并对竞标结果进行评比，以选出中标的 CRO；

④ 服务协议签署管理，这个阶段应当应用公平市场价值原则，确认服务合约的重要事件时间表和以交付结果绩效为验收指标，合约条款需依据法律可接受的方式完成签约。

• 对中标的 CRO 进行资质稽查（如果是第一次被聘请的话）；

• 与中标的 CRO 商议服务范围和合约服务条款，包括预算、支付重要事件节点、一般条款和服务条件等；

• 签署和执行服务协议。

服务协议执行阶段

⑤ 合约执行监督，这个阶段申办方需要审批所有项目相关的监管计划，并明确预设的 KPI，特别要注意交流计划的建立，包括项目执行问题的升级管理机制和实时解决问题的要求。

• 确定监督 CRO 绩效和交付结果的方式，包括 KPI 标准；

• 制订和批准各类项目相关监控计划；

• 监督和管理 CRO 的服务质量，必要时进行中期服务行为和质量稽查；

• 如果出现项目风险或问题，与 CRO 一起商议解决方案和实施应对措施，必要时需要采用问题升级交流机制；

• 如果需要变更服务活动，完成变更合约管理程序；

• 验收 CRO 服务的交付结果/报告。

⑥ 服务协议完成或解约，这个阶段需要注意项目文件的移交、归档、CRO 项目文件的销毁（如果需要），并完成合约关闭程序。

• 确认合约界定的服务条款已完成，或因为不满意 CRO 服务而提前解约；

• 申办方与 CRO 实施服务终止程序活动，包括项目关闭信函、完成服务商服务报告、提前解约通知和/或通告项目各干系人服务商服务终止信息等；

• 完成合约关闭程序和必要的文档管理流程。

完成 RFP 和竞标答辩，并被申办方选择作为项目外包服务商后，申办方与 CRO 间需要签署总服务意向合同或协议书，各个试验项目的具体内容和条款可以在总服务意向合同或协议的框架下，以附加协议或服务订单的形式予以补充。这样可以避免每次都需要签署相同内容和标准的合同或协议的程序。RFP 中的 KPI 通常与项目绩效监督管理和 CRO 绩效管理有关，其目的在于监督管理和改善 CRO 服务质量，推进和评估项目进度，并尽可能降低项目费用（表 9.2）。这些 KPI 的设置应从若干方面予以考虑，如合约的目标、项目的关键时间点、数据源质量和没有满足预设要求的行为或活动等。对 CRO 的监督和绩效评估可以通过各种管理计划与进展报表汇总的比较，如 SOW/TOA 中的预设 SPI 或 KPI、风险管理计划、交流管理计划、质量管理计划、会议纪要、项目进展报告、PD 总结表、CAPA 追踪表等。这些监督和评估方法可以参照依据风险的监查原则，将项目进展参数分为绿、黄、红三个风险等级（参见 11.3.4 节），对任何黄色标识问题需要给出评注和密切跟踪，并采取措施予以改善；对任何红色标识问题需要立即干预和采取应对措施，并应启动 CAPA 程序。

表 9.2　CRO 管理中 KPI 设置案例

类别	KPI	定义	指标示例
质量	CRA 置换率	一位负责若干研究机构的 CRA 被另一位尚未在项目中进行过相同研究机构工作的 CRA 取代	在项目开展的 2 年内≤15% 至少在置换前 6 周内告知 至少 3 周交接管理重叠期 交接变更表归档

类别	KPI	定义	指标示例
质量	监查报告审核	PM 审核和批准监查访问报告在规定时间内的完成率	绿色：全部按时完成 黄色：≤15% 红色：>15%
	数据质疑率	项目总体数据质疑率和研究机构的数据质疑率	参见表 29.20
	方案偏离率	项目总体方案偏离率和标识为"重要"偏离率	方案偏离风险分析参见 13.3 节，重要偏离率预设需根据方案设计而定，如 绿色：0；黄色：≤10%；红色：>10%
	试验文档	试验项目文档递交 TMF 的及时率；递交 TMF 的文件 QC 错误发现率	与合约 KPI 比较； 与其他 CRO 比较
	项目培训	CRA 在规定时间内（一个月内）完成项目要求的 5 项 SOP 和方案设计培训的 3 项完成率	绿色标识：100% 黄色警示：≤10% 红色风险：>10%
进度	研究机构启动	50%研究机构在首家研究机构启动后的 3 周内启动，90%研究机构在首家研究机构启动 6 周内启动	研究机构启动需要按照时间表完成，否则对总体受试者招募窗时间计划有影响
	患者入组	符合入排标准入组的受试者总人数，研究机构的入组总人数，经监查发现不符合入组标准的受试者入组人数	不符合入排标准的受试者入组率≤5%，否则对试验结果可接受性有影响
	数据库锁定	从末位受试者出组到数据库锁定的时间间隔，以及数据库锁定后需要解锁的次数	时间越短说明试验过程管理和数据质量越好，预设时间间隔目标为 1 个月解锁数据库次数≤1
	关闭监查访问	数据库锁定 3 个月内所有研究机构完成关闭访问率	绿色：全部完成 黄色：≤5% 红色：>5%
费用	变更合约	变更合约仅限于的预设原因范围内	超合约预设原因变更合约要求≤2 次

在接洽合同研究组织之前，首先需要做的是完成保密协议的签订。对于大型项目计划中某一领域服务来说，如试验项目监查和项目管理、中心实验室、数据管理等，申办方一般会分别邀请 3 家左右的合同研究组织递交他们的服务和预算建议，然后再从中选出一家签订正式的服务合同。在邀请合同研究组织参加服务竞标时，申办方需要提供研究方案或纲要和项目时间表或测定参数等基本试验项目信息。此外，还应提供服务项目职责分工表（task of assignments，TOA，参见 31.4.2.1 节）。通过这份 TOA，申办方向合同研究组织表明哪些试验项目需要合同研究组织的协助，哪些方面由申办方自己承担。合同研究组织根据这份服务项目分工表竞标自己的服务和预算方案。一份好的竞标书不仅需要介绍合同研究组织的背景和专业情况，还应列出团队组成和主要成员的简历、过去的相似治疗领域的经验、常用的项目管理手段和方法、项目管理的交流计划、项目管理的时间表、项目的预算和支持预算计划的证据等。

申办方收到合同研究组织的竞标书后，项目经理需要首先审阅和评估竞标书的内容。如果发现任何疑问和遗漏，应该要求合同研究组织回答或修正竞标书。如果对他们的竞标书基本满意，需要按照竞标流程邀请合同研究组织分别前来进行面对面的竞标介绍。这是第一次申办方和合同研究组织的面对面接触。合同研究组织应该利用这个面对面会议机会，除了介绍自己的优势外，还应该介绍负责该项目的团队主要成员给申办方认识，如项目主管、项目经理、资深监查员等。同时，项目执行建议、任务分工和项目运营范围与可能问题讨论，以及对 CRO 执行建议的疑问澄清交流等都是竞标会的主要议题。竞标会后，申办方各方根据合同研究组织的介绍给出评价（表 9.3），最后选择一家合同研究组织作为协助申办方管理和服务试验项目的合作伙伴。当所选择的 CRO 参与临床试验时，申办方仍有责任在不违背 GCP 和法规的前提下监控 CRO 的服务质量。对于高风险的 CRO，依据风险监查的原则，应当制订定期再稽查的计划。当 CRO 发生一些重大变更时，如兼并、应用软件升级等，亦需要进行及时再稽查，以确保试验质量和可信性仍满足 GCP 和法规要求。

对合同研究组织的质量评价一般采用风险评估的方法，以确定其服务属性级别和审核周期。从 CRO 资质遴选到实际合作后的服务质量和绩效回顾，建立一套 CRO 质量风险的评估流程和标准（图 9.3），努力建立和实现 CRO 为试验项目提供服务过程中的双赢合作模式。

表 9.3　合同研究组织竞标评价表示例

合同研究组织竞标评价表				
申办方名称：		合同研究组织名称：		
审评人姓名：		审评人职务：		审评日期：
评价标准		合同研究组织评分(1～5) 1(最低)→5(最高)		
		CRO1	CRO2	CRO3
经验	1. 竞标者在项目治疗领域方面是否有足够的经验			
	2. 竞标者是否有同类或类似研究项目经验			
	3. 项目团队主要人员对于他们的职责是否有相应的培训和经验			
项目管理	4. 竞标者对研究方案和实施计划的综述是否准确地反映了申办方的需要			
	5. 竞标者是否提供了协调研究机构和管理研究项目的合理计划			
	6. 竞标者是否能提供和满足试验项目所要求的服务			
	7. 竞标者提出的项目活动时间表是否合理			
	8. 竞标者是否介绍了令人信服的研究者招募受试者计划(如受试者数据库、最近研究项目的名录等)			
	9. 竞标者是否有合理的招募受试者策略(如受试者数据库、广告等)和切合实际的招募预测率			
	10. 竞标者是否展现了良好的质量体系和所交付预期			
	11. 与申办方的交流中，建议的交流频率和书面/电话报告是否可以接受，或是否有流畅的交流计划			
	12. 竞标者是否有风险管理意识和应急计划			
项目团队	13. 竞标者提供的材料和服务清单与申办方的研究细则是否相符			
	14. 对项目问题的提问和解答是否满意			
	15. 在合同研究组织将进行的每项活动中，竞标者的资源/人员分配是否适当和预估的人员工作量是否符合实际			
	16. 项目经理是否有领导力且满足对项目的理解力			
	17. 项目人员(如 CRA)资源是否充沛，是否有一定的经验和稳定性			
	18. 竞标者的专业性和对项目的热情是否较好			
	19. 竞标者数据管理，统计分析团队经验状况			
	20. 竞标者医学支持和监察能力，以及医学写作经验			
	21. 竞标者药物安全性和药物警戒经验和能力			
	22. 竞标者对有关技术的掌握，项目运营延展性和灵活性			
财务	23. 预估的预算合理性			
	24. 预算的透明性			
	25. 专业预算的竞争性(性价比)			
	26. 实报实销预算的合理性和竞争性			
	27. 支付重要事件的合理性			
专业度	28. 对项目额外建议和创新性的价值			
	29. 对问题回复的及时性			
	30. 标书的整洁、清晰和准确性			
总分				
总体评价	CRO1 介绍演讲的总体印象评语：			
	CRO2 介绍演讲的总体印象评语：			
	CRO3 介绍演讲的总体印象评语：			

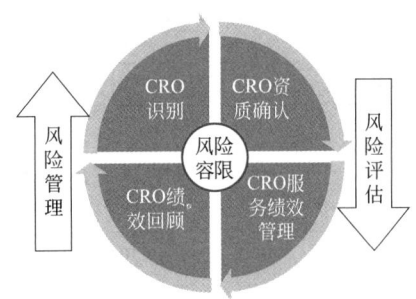

图9.3　CRO服务生命周期管理示意

在决定合同研究组织的选择后，申办方需要确定所选择的合同研究组织是否有健全的SOP，如果出现不一致，应确定在试验项目过程中执行申办方还是合同研究组织的SOP。表9.4为比较和决定申办方和合同研究组织SOP选择的工作表样本。SOP的选择将反映在试验项目监查计划中（参见10.4节）。在做出合同研究组织选择前，通常需要对那些没有合作过的合同研究组织进行服务资质稽查。这种合理的稽查也可以在临床试验进行过程中重复进行，以确保合同研究组织的服务质量和符合GCP。在资质稽查中，需要关注合同研究组织的培训体系是否健全和执行正常，如员工加入后所做的入职培训、软技能培训、项目专属培训、业务持续培训及其基础知识与专业技能培训的比例是否合理。在良好质量管理体系中，员工专业素质、工作态度和习惯与服务交付质量密切相关，而培训体系的健全对于公司质量文化而言至关重要。对合同研究组织的稽查行动通常需要预先告知，或写明在服务合同或协议中。常见的CRO体系和能力稽查要点包括：①组织结构和SOP体系稽查，包括CAPA管理；②所提供的服务专长、能力和程序的健全性稽查，包括可能的项目人员的资质和能力评估；③培训体系及其运转稽查；④周期性的数据质量稽查；⑤现场工作环境、质量和安全性稽查；⑥人员离职率和变更管理流程稽查；⑦数据库锁定前和锁定后的数据质量核查；⑧电子化系统的构建、验证和运营合规性稽查等。

只有通过稽查，并证实合同研究组织的职能、经验和质量都满足GCP标准、药政规范和/或申办方要求，申办方才会开始正式签约合同研究组织。在合同研究组织被选择后，服务合同或协议的协商和签署批准程序开始启动。从某种意义上来说，临床试验项目服务合同就是一份相关领域小型项目操作、预算和管理计划书。所以，对合同或协议协商的内容一般包括：

（1）服务范畴界定　CRO的服务合约相当于一个小型试验项目运营计划，因而应当清楚地定义申办方和合同研究组织各自的角色和职责、服务范围和时间长度，包括各种任务包的内涵、完成任务包的时间和标准、各种资源（人力、物力和财力）的分配和需求、各类服务结果的交付日期、项目要求与现实环境的差异分析，以及预定的服务标准和结果分析等。

（2）服务费用标准　需要将各项服务与相应的服务费用直接相连，以便被服务对象理解相关服务费用的标准和费用增减的背景。在要求CRO提供竞标预算计划时，申办方应当统一界定清晰每项服务的范围标准，便于评估各方所标示的服务费用时可以容易地做出对应比较。

（3）服务费用付讫条款　需要将服务费用付讫与试验项目过程关键成功重要事件或标志相关联，使合同研究组织懂得服务品质和完成重要事件与他们的收入直接有关。

（4）一般服务条款和情况约定　保密条款是合同或协议的重要组成部分。是否需要保险和赔偿条款视临床试验服务的范畴而定。对合同研究组织团队人员的资历要求可以列在合同中。对服务范畴或时间发生变化时，如何变更服务条款和费用的约定；在特殊或未预料情况下，或服务不到位或未完成预定目标的情况下，申办方可以终止合同的条件和前提。如果涉及数据归属和数据发表事宜，最好在合同中予以明示归属权。任何药政法规的要求和执行哪一方的SOP需要在合同中予以阐明。

合同研究组织合同或协议的费用标准通常由下列几个方面组成：

（1）固定费用（fixed fee）　与研究活动无关，即无论试验活动发生与否，这部分费用都需要一次性或按时付讫给合同研究组织，如项目启动或预备费、雇用全职人员的费用（如临床研究协调员，虽然没有招募到受试者，但还是必须付给他/她工资费用，或监查员的服务费用）、仓储费用等。

（2）变量费用（variable fee）　直接与试验项目活动有关的费用，例如运输费、ECG测定和评价费。对于这部分费用，在合同或协议中需要清楚地注明相关变量的条件，如入组受试者人数、测试样本数量等。

（3）转嫁费用　也称为实报实销费用（pass-through fee）。这部分费用不包括在固定和变量费用中，是合同研究组织将第三方收讫的费用转交由申办方付讫。如旅差费、EDC的租赁费用、文档存储管理费用等。

在制定服务范畴时，需要周全和清楚地标明明确的服务领域和项目、服务费用支付时间节点、交付的服务结果和/或报告（谁负责什么、什么时间需要完成等）和预期的质量标准等。如果需要，应当在服务合约中对难度较大的试验项目制订应急计划、问题交流升级计划等附属服务支持约定。一旦合同签署完毕后，任何不在服务范畴或原先定义不清的服务要求都可能成为合同研究组织追加额外服务费用的理由。试验项目的时间表也是一个重要的与服务费用相关联的方面。任何由于试验项目管理不善或计划不周造成的试验项目完成时间延迟都可能导致合同研究组织服务费用的增加。所以，在合同或协议中，清楚地标明任务完成的责任人、完成目标或标准和完成时间表等十分必要。必要时，应当将试验项目的完成质量与服务费用相关联。申办方的项目经理应当记住的管理和监督合同研究组织的原则是只有真正代表了申办方利益的人，才会真正关心和对待试验项目的质量和时间。对项目管理的不关心和不尽力都会导致申办方经费和时间的浪费，

且得不到所期待的试验项目结果。

完成合同签署后，申办方应当向合同研究组织提供一份授权书。按照 GCP 要求，保证临床试验项目的质量和试验项目的进行遵循药政规范是申办方的责任。合同研究组织代表申办方承担部分试验项目的活动，这意味着合同研究组织将对试验项目负有与申办方相同的职责。所以申办方的授权书应当明确已将哪些试验项目的活动授权给了合同研究组织（表 9.5）。同样，在某些国家要求合同研究组织准备一份类似的声明，表明自己已同意接受申办方的委托，承担某一临床试验项目的活动（表 9.6）。这些授权书和声明应当打印在带有公司印记的信纸上。授权书或声明都必须存放在试验项目的主文档中。

表 9.4　申办方/合同研究组织 SOP 比较表

申办方/合同研究组织 SOP 审阅工作表			
＜申办方名称＞		＜合同研究组织名称＞	
试验项目编号：	评阅者姓名：		日期：
合同研究组织服务范畴：		合同研究组织编号：	
比较 SOP 并注明哪些公司的 SOP 将被遵循。如果 SOP 有不同，请予以说明和推荐			
SOP 类别	申办方 SOP 名称和编号	合同研究组织 SOP 名称和编号	评语和推荐
研究方案			
试验病例报告管理			
研究者选择			
文档管理			
研究项目管理			
研究项目监查			
临床物资供应			
源文件核查			
不良事件报告			
数据管理			
研究项目启动			
研究项目关闭			
试验项目质量保证			
纠偏防偏措施			
人员培训			
伦理申报管理			
知情同意书			
其他			
此比较工作表应当存放于研究项目主文档/研究机构文件档案			
版本：V2			版本日期：2007/2/15

表 9.5 申办方临床试验项目授权书案例

＜申办方名称＞/＜合同研究组织名称＞药物临床研究职责授权书
＜日期＞
临床试验项目标题：
临床试验项目编号：
发给:任何相关人士和机构
这封信是要声明＜申办方名称＞已正式授权＜合同研究组织名称＞作为临床试验监查和管理组织,代表＜申办方名称＞在＜国家或地区＞承担上述临床试验项目的下列活动: • 联系伦理委员会,完成有关申报程序 • 监查试验项目的行为和进展 • 支付有关方面与研究项目有关的必要费用 • 按照相关海关程序负责临床药物和研究物资的进口事宜 • 按照相关海关程序负责临床试验项目生物样本的出口事宜 • 按照相关药监和海关规定负责退还和销毁未用的研究药物 所有各方的名称和地址信息如下:
＜申办方名称＞ ＜地址＞ ＜国家＞
＜合同研究组织名称＞ ＜地址＞ ＜国家＞
授权方代表签名: 授权方代表姓名: 授权方代表职务:

表 9.6 合同研究组织接受委托声明案例

合同研究组织接受委托声明
＜日期＞
主题:"临床试验方案标题"
给:任何相关人士和机构
这是确证我们已被＜申办方名称＞指派为中心实验室,承担与上述临床试验项目有关的受试者样本测定活动。
我们声明在＜国家或地区名称＞从本研究项目的招募受试者处收集的全血样本、血浆样本、血清样本和尿样本将只按照试验方案描述的特殊化验参数的要求进行分析,以确保受试者进入试验项目的健康状况和提供与有效性和安全性相关的数据分析。 我们还证明从上述受试者处收集的血样本不会被作为遗传测定的样本。
被授权方代表签名: 被授权方代表姓名: 被授权方代表职务:

在结束服务时,申办方还应当向合同研究组织提供服务验收结束函（close-out letter）。在服务合同执行期间,随着试验服务范畴或时间的变化还可能涉及服务合同变更的要求。在管理合同研究组织合同或协议中,必须考虑的问题有启动服务变更的条件和因素、研究项目取消费用如何付讫、研究项目延误时如

何付讫相关服务费用（有关研究费用的计算方法可以参阅第 27 章）等。如果执行期间申办方对合同研究组织的服务质量或绩效不甚满意，亦可能涉及提前终止服务合同和更换合同研究组织的情形。更换合同研究组织的流程与选择合同研究组织的流程相同。合同研究组织管理的交流计划应当在项目启动前制订完成。特别需要明确在项目执行中，一旦合同研究组织联系人或负责人不能符合申办方的要求时，该如何提升问题的管理层面，或向谁反映存在的问题或不满等。总之，在选择一个合同研究组织前，最好对它的背景和服务质量做出调查，或咨询它提供过服务的其他受托公司或组织，以确定所选择的合同研究组织的确能提供优质的服务和有良好的信誉。在某些情况下，合同研究组织有可能会把承担的部分任务外包给其他合同研究组织来共同承担。这种次级外包的要求需要首先得到申办方的认可，也需要经过资质稽查、合同商议和签署、监督执行和交付质量等管理措施。

9.2　临床试验项目合同研究组织的角色和管理

按照所承担的试验项目活动的不同，合同研究组织在临床试验项目中扮演的角色也不尽相同。在准备临床试验项目时，申办方根据自己内部资源的状况可以邀请有关合同研究组织协助参与。在合同研究组织进行项目竞标答辩时，申办方需要了解合同研究组织的公司概况和提供所需服务的能力，合同研究组织需要针对待服务项目的执行能力和计划措施、服务团队的人员力量做出阐述，并回答申办方对其阐述的疑虑和问题解析，必要时还需要就服务费率的合理性做出解释。申办方对合同研究组织执行项目的行为和能力通常从如下几个方面予以评价：

① 合同研究组织的综合实力和质量管理体系的健全性，包括组织架构的合理性、管理制度的科学性（如质量管理方针、SOP、质量管理团队架构、培训体系）等。

② 合同研究组织管理试验项目的能力和表现，包括技术力量的配置（如人员教育背景、行业经验等）、可信度、稳定性等。

③ 合同研究组织对试验项目方案、GCP 和申办方 SOP 的理解和执行力，如项目的负责度和技术难度、项目经验、交付质量、交付时间、接受药政检查的结果等。

④ 合同研究组织的盈利能力，包括存量订单和新增订单比例与分布、成本控制等。

⑤ 合同研究组织监查试验项目的质量满足申办方的要求，诸如

• 服务对象的分布状况和订单质量，如国际客户、创新药客户、传统药企客户、试验周期分布（如

Ⅰ/Ⅱ/Ⅲ/Ⅳ期临床试验项目）、试验项目转化率、投资风险比等；

临床试验常用表 14

• 合同研究组织监查员如何很好地鉴别和报告受试者的招募和依从状况；

• 合同研究组织数据收集和源文件核对的行为的稳定性；

• 不良事件监督和报告职责的稳定性；

• 监督和修正合同研究组织在研究项目进行中的管理问题。

⑥ 合同研究组织的发展潜力，如服务模块、产业布局、新技术应用、地区布局等。

合同研究组织行为监督管理的方式包括：

（1）阅历评价　从曾雇佣过某合同研究组织的其他同行处了解合同研究组织的行为和能力。这样有助于识别合同研究组织的强项和弱项，有助于申办方制定监督和培训该合同研究组织的要点。此外，研究项目管理团队人员的简历将有助于申办方知道谁将负责、协助将要开始的试验项目。申办方有权拒绝不合格的合同研究组织团队成员和要求置换不合格人员。

（2）研究机构的访问　通过共同监查访问和单独监查访问，如稽查访问，申办方可以观察合同研究组织管理试验项目的质量。通过共同或单独的监查访问，申办方可以通过行为监督报告表的形式对合同研究组织承担的试验项目的满意度进行评价（**临床试验常用表 14**，二维码）。

（3）文件核查　收集和抽查 CRO 管理的信息，如研究机构试验文档、试验病例报告表、不良事件报告、监查访问报告、研究机构招募进展表和中心实验室报告等，从中可以判断合同研究组织监查员的工作质量、项目管理的水平、研究机构的特殊问题与可能存在的试验方案的设计缺陷。

（4）合同研究组织会议/电话会议　申办方与合同研究组织定期举行会议是监督合同研究组织行为的重要手段之一，它也提供了一种交流和督促合同研究组织履行职责的手段。通过这些会议，申办方可以审阅试验项目主要进展和问题。

在选择合同研究组织服务时，时间、质量、价格和资源服务能力是必须考虑的四个主要质量要素。申办方如果要保证服务质量，在选择合同研究组织时不可能要求这四个要素都同时做到优势最大化（图 9.4A）。按照公平市场价格的原则，在服务职责范围不变的前提下，假如一个团队服务能力恒定，健全的质量体系的执行保障着优质的服务质量，快速而良好的质量要求不可能通过廉价的服务获得，廉价而快速的服务亦无法保证良好的质量。廉价服务的本身就有可能蕴藏着风险，不是签约或预算确定后以各种

不合理的理由无休止地追加预算，就是对执行合规的规程"短斤少两"。如果一味追求廉价又想有良好的质量，不可能在短时间内取得好的结果，而试验时间的延长也就变相增加了试验资源成本（图9.4B）。合同研究组织的资源服务能力强，意味着经验和质量管理体系都较好，服务交付质量能得到保障，服务的预算相应也会高，但试验项目的完成时间必须在保证质量的前提下尽可能地遵循合理的条件执行。任何对项目进度的不合理加速，或对高品质服务一味压价，都可能导致对质量的不利风险。

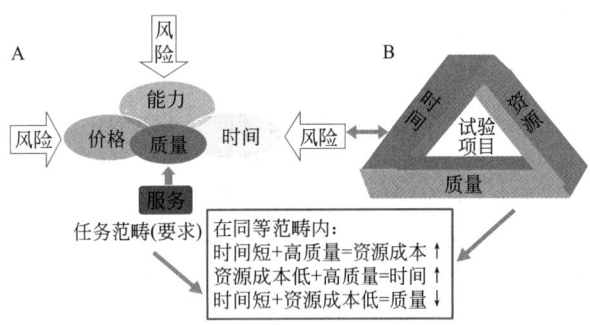

图9.4　临床试验运营四要素及其关联性
其中四要素不可能同时做到优势最大化

　　从临床试验项目管理成本分析，试验项目的价格主要取决于两个因素，即试验流程和资源成本。前者与方案设计所要求的关键数据及其流程的采集过程有关，后者与参与临床试验项目运营及其管理的干系人等有关。所以，如果申办方在乎的是品质，应当尊重它的市场公平价格；如果申办方想要的是便宜，则不应期望有奇迹发生。如果不考虑给CRO的服务费用留有一定的利润空间，换来的质量结果可想而知。因为连基本的人员成本都不足以支撑的报价和对质量体系实施过程的折扣的报价，都会给申办方带来交付结果的不利风险。例如，在申办方的竞标要求中，若CRO的报价过低，申办方需要仔细评估其流程要素及其质量体系和分配的人员资质是否能满足申办方的要求，或试验项目过程中是否真正做到所承诺的人员或质量要求的投入。中标后CRO在试验方案参数没有重大变化的情况下，不断变更合约服务条款而加价的行为本身就说明了CRO在竞标中的不专业或不诚信，也会给申办方与CRO的合作造成不愉快，并带来试验项目质量的风险。有关项目经理在CRO管理中应注意的要素可以参见31.6节。

　　因此，在这些因素中，特别是建立长期合作关系时，申办方应当把科学性和质量放在首位，而不应当是价格和时间因素优先，这样才符合药物研发的GCP和法规标准，以及医学研发的初衷。总之，合同研究组织需要基于合理的价格，提供专业合理的优质服务。申办方需要基于合理的付出，并期待专业合理的优质服务。此外，双方也都应对项目时间计划有理性的预期。

9.2.1　临床试验监查和数据管理组织

　　临床试验监查和数据管理组织通常提供试验项目管理、监查和数据管理服务。合同研究监查和数据管理组织可以提供的服务包括但不限于：推荐可考虑的研究者候选人，临床试验项目的各种形式的监查访问，试验项目的进程和质量管控，研究机构的管理，药政监管申请，试验项目管理，数据管理和分析，统计设计和分析，试验项目结果报告，安全监督、管理和报告等。在签署合同研究组织参与临床试验项目时，申办方需要考虑的若干策略和方式包括：

　　① 全方位外包　也称为大包，即由一家合同研究组织承担所必需的整个临床试验项目任务。这样可以减轻试验项目管理的复杂性。

　　② 个别服务外包　只将试验项目中的1～2项服务外包给合同研究组织，其余都由申办方自己承担。这样可以弥补申办方人力和技术资源的不足。

　　③ 功能性服务分包　根据各个合同研究组织的专业强项，将试验项目的全部或部分分别外包给不同专业特色的合同研究组织。这样可以得到最强阵容的临床试验项目团队网络。

　　④ 驻点式外包　合同研究组织外派申办方所需功能领域的专业人员进驻申办方办公地点，作为申办方的合同工形式弥补申办方的专业人员空缺或不足，完成相关临床试验项目任务。

　　⑤ 长期战略合作伙伴　申办方与选择的合同研究组织签署长期战略合作伙伴协议，以便长期固定地为申办方提供专业服务。这样做的好处在于由于双方长期彼此合作，熟悉和了解彼此的要求、标准和行事风格，使得项目资源分配和完成效率相对稳定，相关质量体系文件、流程和系统可以很好地彼此融合，试验表格和文件可以做到标准化而反复使用。

　　无论采取何种外包方式，申办方都应当在签署合同研究组织协议前对相应的风险进行评估。在一项合同研究组织协议下所包含的服务任务越复杂，相对的风险也越大。一项临床试验项目所涉及的人员，如研究者和第三方合同研究组织越多，管理和协调的工作量和复杂度就越大，项目经理的管理技巧也需要越细致。

9.2.2　生物样本检测实验室

　　临床试验数据汇总分析包含了许多实验室检测数据，从常规的安全性实验室指标分析，如血常规、尿常规、血生化指标等，试验方案要求的特殊的实验室检测指标，如受试者体液或组织切片的检查、测定和分析等，到试验方案关键终点指标的检测，如有关有效性的HbAc、LDL、病毒载量等，安全性的肝酶、CPK等，预后判断指标或探索性的评估指标等。它不仅为受试者是否符合试验项目的入组标准提供参考，也是提供与有效性和安全性有关的临床终点指标分析的途径之一。生物样本检测实验室的常见类型如下：

（1）中心实验室（central lab）　一家负责统一收集、处理、检测、分析和报告多中心研究机构所有受试者样本的实验室。常见于多中心临床试验或国际多中心临床试验项目中。

（2）本地实验室（local lab）　隶属于研究机构医院或大学附属医院的实验室，或研究机构就近的一家实验室，只负责所属或合作研究机构采集的受试者生物样本的检测、分析和报告，一般用于无中心化检测要求，或需要快速提供检测结果和报告的临床试验项目。

（3）虚拟中心实验室（virtual central lab）　一般指在全球都有检测分析实验室的集团公司。虽然是一家公司，但全球各地都有隶属的实验室，在国际多中心临床试验中，各研究中心的受试者样本按照区域分布分别送到指定的隶属实验室。在这类实验室中，检测方法和仪器要求由集团负责统一标准，各地隶属实验室按照总体检测分析的标准和要求，在试验项目中可以平行收集和检测收到的受试者生物样本。这类实验室的质量管理体系和规程细节要求较高，这样才能确保平行检测分析结果的再现性好，结果波动最小。

（4）专业实验室（core lab）　这是一类专长于某一特殊治疗领域或机体组织的检测分析实验室，如干细胞专业实验室、PK/PD分析实验室、心电图专业检测实验室、影像分析实验室等。这类实验室的技术人员专业化程度高，对于专业领域的经验和技能质量较一般实验室好。

（5）专属实验室（specialty lab）　专注于非传统检测分析技术或方法的实验室，需要花费较多时间和努力才能获得检测分析结果。如生物标志物检测分析、遗传物质检测分析、癌症基因分离技术等。这类实验室专业程度和人员经验较好，亦要求专门化质量控制规程，以获得精准的结果。

附属医院的本地实验室多是为医学诊疗中所需的生物样本检测分析而设置的。因此，在资源配置和检测能力等方面都有一定的局限性。也就是说，本地实验室与中心实验室相比，在人员资质、质量控制和质量保证体系建设、服务范畴和能力、建立充分的验证方法、专业和项目管理的支持团队、标准化和合规化的数据规范处理和管理，以及标准化的实验室管理规范和操作流程等方面都存在着差异（表9.7）。是采用本地实验室还是中心实验室作为临床试验生物样本的检测单位，取决于申办方制定的试验项目方案终点目标的要求、临床运营规范管理的考虑、实验检测指标分析方法的稳健性和对项目的重要性（图9.5）。在多中心试验项目中，最大的问题就在于如何确保所有的测定结果都是在相同的实验条件和设备下完成，以及实验设备的维护和操作验证程序和方法的统一和稳健性。本地实验室对实验结果的解释和测定值范围也可能存在着不一致性。中心实验室的使用可以避免上述种种药政监管依从性的问题，并能确保测定结果的严谨性和可靠性。一般说来，当出现下列因素时申办方多会考虑采用中心实验室途径：

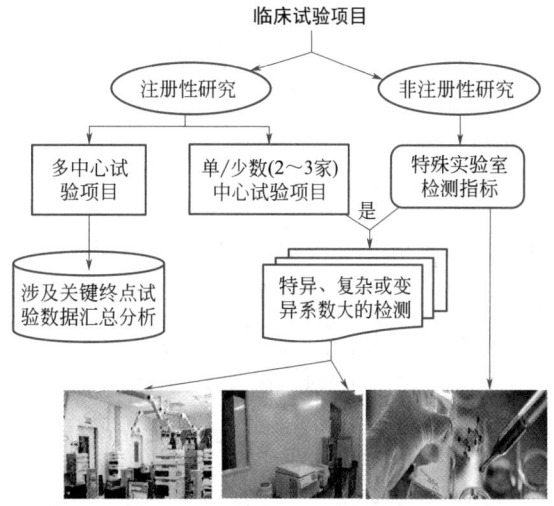

图9.5　中心实验室和本地实验室选择判断示意

其中多中心试验项目是否需要选择中心实验室，取决于检测数据是否与关键终点数据有关。如果不是，用或不用中心实验室取决于方案要求和申办方决策。有些特异检测需要由专业或专属实验室承担

表9.7　中心实验室和本地实验室比较

范畴	中心实验室	本地实验室
检测方法和技术	• 标准统一，一套分析仪器、方法学、检测分析试剂或溶剂 • 一旦确定方法学规则，实验中变通性低 • 能给多中心研究者提供统一的标准化的实验室样本收集和运送规程培训和指导	• 检测方法和技术手段多数不统一，变数或波动较大 • 实验室中采纳新规则，变通性大 • 核实和统一检测方法较困难
检测结果	• 准确性和再现性好 • 获得检测报告周期长 • 需要数据传输协议和验证 • 不需要检测值单位的转换	• 准确性和再现性变数大 • 检测报告周期短 • 手工输入结果，错误率高 • 需要检测值单位的转换

续表

范畴	中心实验室	本地实验室
正常值范围	• 标准化的结果来自一套统一的正常值范围和检测值单位 • 正常值范围可以一次性自动传输进入临床数据库系统	• 各实验室有自己的范围 • 不同实验室正常值范围需要分别手工输入临床数据库系统
研究机构间结果可比性	可以	变数较大
样本存储	• 样本存储系统质量保证，便于及时追溯样本存放地，提供存储报告 • 特殊样本处理记录完整，如病理切片染色完整记录 • 温控系统可靠 • 备用设备齐全，如电力发动机或冰箱等	• 多数可提供样本存储支持，但少数不行 • 存储记录规范性差异大 • 通常不提供长期保持服务 • 温控系统可靠性差异大 • 样本处理记录完整性和规范性差异大
样本运输	• 取决于距离，管理成本高 • 运输中样本损坏概率大 • 样本运输规范管理意识强，样本运输包装和条件标准统一 • 能确保样本监管链完整 • 所有的样本需要运输到一家中心地点	• 多为院内传递，没有运输样本问题，易管理 • 无须长距离运输，样本损坏概率小 • 多采用医院专属样本传递包装，标准一致性低 • 样本监管链完整性不定
费用	• 费用高，包含运输成本可以高达总预算的 20%～30% • 管理成本高	• 费用低 • 管理成本低
项目管理	• 中心项目经理统一负责 • 项目综合管理经验好 • 提供项目综合管理报告，包括预算管理 • 项目启动时间慢，合同签署时间长	• 各实验室分别派人负责 • 项目综合管理经验少 • 项目启动审批流程简单，启动时间相对较快
数据周转时间	• 检测数据回传耗时长，平均需 48 小时(包括样本运输) • 可以按照方案或合约专门设置检测工作流程和标准	• 安全性检测数据回传时间快，通常不到 24 小时 • 通常只按照实验室工作时间表安排检测工作
服务商管理	复杂性低	复杂性高
仪器设备	可由申办方要求选择	多为医院或实验室配置决定
质量体系配置	以 GCP 原则和方案要求为导向	以患者诊疗原则要求为主
数据管理	• 专人负责数据规范管理 • 处理大量数据能力强 • 定期在线数据核对和自动转录 • 数据保存时间长，保存能力强	• 缺乏数据管理规范管理经验 • 处理大量数据能力不定 • 数据保存时间和能力不定 • 手工输入数据，错误率大
数据库建立	• 有专属数据库，或按照项目归存数据文档分隔清晰，专属文件夹建立规范 • 可以满足申办方对数据管理的特殊要求，合规性高	• 通常不通过试验项目专属数据库 • 大多数与常规患者检测数据混在一个数据库中 • 区隔和专属文件夹管理弱
临床试验实验室物资供应	• 配置试验专属标签和访问专用样本收集管 • 样本管编号可追溯 • 实验室操作手册清晰，专业性和阅读性强	• 通常为大批量通用型样本收集管 • 大多需要申办方自制统一的实验室操作手册
对研究机构的支持度	• 可提供研究机构项目专属支持 • 及时解决研究机构技术和数据质疑问题	• 各实验室支持能力和力度不一致，波动大
服务内涵	• 提供检测包或检测配套物资 • 拥有独立的按照方案设计要求的样本和数据采集工具和系统 • 可以提供检测标本(如果需要) • 检测结果、报告和数据传输的支持力度强	• 服务内涵的统一标准差异化大，包括从本地实验室汇集检测数据及其结果的标准化 • 检测数据管理和基准的不同 • 管理和传输数据的支持力度差
实验室质控	• 各批次之间质量稳定 • 设备和流程监控体系、应急和备份措施好 • 健全的样本库存和定制客户报告系统	• 质量监控稳健性不一致
实验室的物流服务	• 规范化的检测包和配套物资的运输条款 • 样本采集和数据收集的标准流程 • 运送服务的统一标准和规范性高	• 大多在研究机构现场完成样本检测，无须涉及物流服务支持 • 各研究机构院内样本转运的监控管理规范性的依从性差异大

① 进行多中心临床试验时，需要保证受试者血液、尿液和特殊组织液体和切片分析一致性，尤其涉及诊断实验室指标为终点指标时；

② 多中心临床试验中涉及关键的安全性和有效性终点指标的统一分析；

③ 涉及特殊的或复杂的实验室指标检测，尤其变异系数较大的指标；

④ 预期对照组和试验组的实验室指标差别较小，且需要考虑精确到一定程度时；

⑤ 需要最终进行试验数据的综合分析；

⑥ 经本地实验室分析方法产生的数据间的差异较大会影响试验终点指标的比较。

在选择实验室承担试验项目能力时，需要关注实验室的硬件和软件条件是否满足试验方案和 GCP 要求，其监查的要素包括但不限于：

（1）硬件条件

① 地域环境；

② 资质 ISO 15189 标准满足度；

③ 特殊检测设备或试剂用于样本检测能力；

④ 标本接收储藏（冰箱）条件；

⑤ 人员配备、试验项目治疗领域的熟知度和实验室团队人员科学技能专长及水平；

⑥ 实验室质量证书和行业认可度；

⑦ 配套冷链运输资质和能力。

（2）软件条件

① 中心实验室操作 SOP（详尽的收集→反馈的标准流程）；

② 所涉应用软件部署和应用时差错应急处理措施，诸如样本信息差错质疑和补救措施、检测遗漏补救措施、温湿度超标应急措施等；

③ 实验室信息管理系统与其他服务商数据库系统的兼容性，或数据转录的匹配性等；

④ 特殊检测物资及生物标志物鉴别和方法验证的能力；

⑤ 特殊检测物资和生物标志物商用试剂盒的处理能力；

⑥ 与临床运营的可融合性；

⑦ 提供给研究机构或合同研究组织获取或查阅实验室数据网络界面或端口的便利性；

⑧ 实验室样本检测结果报告的及时性，以及检测数据和样本的可追溯性；

⑨ 实验室数据质量和标准程度。

从项目质量管理的角度分析，中心实验室优质服务的三要素包括但不限于：

（1）服务范畴　实验室样本检测生命周期的任务目标虽然简单，但其中涉及的流程、服务目标和交付结果的质量直接关系到试验项目的质量和数据结果的合规性和可信性，即

① 实验室管理文件质量，其信息应包括但不限于实验室操作管理手册、正常值范围、实验室资质证书、样本跟踪更新追踪体系管理规范等；

② 检测试剂/试管/试剂盒质量，包括稳定性、必要的温控管理、收讫时的损坏和丢失监督等；

③ 样本采集的质量，包括保证采集样本稳定性的处理和保存、采集量的准确性和采集预处理的规范管理等；

④ 复测样本标准及其操作规程，非方案要求的额外检测管理；

⑤ 实验室数据的一致性和可溯源性核对与可信性监查；

⑥ 错误检测行为和结果的处理，纠正和预防措施，如处理和预防使用过期检测试剂盒、采用错误检测方法或未验证的检测方法的管理规程等。

（2）时间管理　整个实验室检测时间点需要详细规划，便于样本送检和数据结果报告的及时送达，即

① 检测包应当在首位受试者首次项目访问（FPFV）前到达研究机构，并准备就绪；

② 明确实验室检测结果及时送达的标准；

③ 合理安排生物样本的运输时间表；

④ 计划好检测数据传输的时间表和数据核实的流程；

⑤ 关注试验方案修正对实验室检测的影响；

⑥ 中心实验室供应与 IVRS 的链接，便于检测包的供应量的运送/收讫和调控管理。

（3）费用管理　一些与实验室服务费用有关的条款和基准是签署和执行服务合约时需要计划和核实的，即

① 合约条款的基准，变更合约的管理流程；

② 确认实验室检测包的数量，计划外检测包的备用数量；

③ 检测包浪费的预估；

④ 检测样本的运送规程，包括运输方法和频率等；

⑤ 检测包内含物服务；

⑥ 支付条款和标准。

在实验室检测任务完成后，试验项目文档中至少应当保存的与实验室检测相关的实验室检测管理记录及其文件包括但不限于：

① 服务合约、工作范畴（SOW）表和各类实验室相关工作文件和手册，包括实验室资质证书、实验室负责人简历、检测正常值范围列表（注明生效和失效日期）、检测仪器型号及其验证记录、合格证书、检测仪器使用记录和维护记录等；

② 主要样本检测方法学验证计划及其验证结果记录；

③ 标准曲线质控记录；

④ 源数据/文件记录，并能做到充分溯源；

⑤ 主要重复检测记录，包括复检的流程、原因和结果；

⑥ 生物样本接收、存储、检测、销毁等记录文件，包括温控记录、运输单据等；

⑦ 冷冻或冷藏样本的接收、运输、存储、处理、检测和销毁的记录文件；

⑧ 有关检测包过期、失效、进口等管理文件记录。

9.2.2.1 生物样本检测中心实验室管理

在实际的试验项目管理中，项目经理应当把中心实验室作为团队成员的重要组成部分。和管理临床试验监查和数据合同研究组织一样，项目经理需要定期分别与各种中心专项合同组织，如中心实验室、中心ECG公司等，举行试验项目进展会议，以便了解试验测定物资供应、样本收集和分析的结果和问题。在试验项目被启动之前，中心或地方实验室的营业证书、测定值正常范围和实验室负责人简历是研究机构必须完成的三个药政文件（表7.18）。在研究机构完成所有药政文件并被批准和启动后，参与试验样本检测的实验室通常需要在研究机构开始招募受试者前根据试验项目的要求向研究机构提供必要的文件和设备，常见的文件和设备包括：

① 实验室服务手册，列出详尽的有关样本采集物资的供应、再供应、收集、预处理、运输和报告等特殊信息。

② 按受试者访问要求设定的试剂盒、样本管或其他物资品名及其数量，包括：

• 测定各种血液指标的血液收集管或尿液收集管通常预先都贴有带有编号和检测条目的标签（图9.6）；

• 样本收集袋；

• 采血针头；

• 额外的配套储备寄存条码（图9.6），每个条码需含有检测项目和受试者信息。在完成受试者的样本采集后，其中的一个条码应当粘贴在源文件记录上。

③ 研究项目特制的样本收集登记表，一般需包含试验项目编号、研究机构信息、受试者基本信息、样本收集信息、访问信息、特殊的储备信息寄存码、测定条目等（表9.8）。

④ 如果涉及样本采集试剂盒，需要标明试剂盒的使用方法、有效期、保存与运输条件，以及送检实验室信息。

⑤ 如果涉及中心实验室样本送检，研究机构需要准备样本寄送文件。通常中心实验室会提供预先写明了接受样本地址的包装盒或信封，以及相应的运送必备文件。

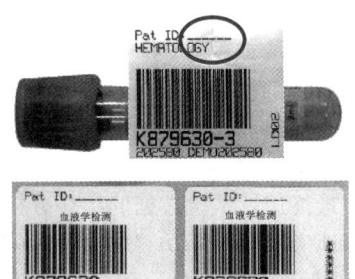

图 9.6　预贴标签试管和储备寄存条码

实验室收集样本的目的是对其进行检测。这种样本收集管理程序可以是电子化或纸质形式，并需要对每个收集的样本标明临床研究的相关信息，如研究项目、研究机构、受试者、相应访问序数、样本来源或类别、获得日期和时间、检测项目（表9.8）等。实验室收到样本后，样本检测程序就可以开始启动，即样本需要被记录、处理、分析和评价，并建立样本从收讫到完成后送交结果报告的追踪程序。这种追踪程序可以是手工操作，也可以通过经验证的电子系统。无论采用何种方式，样本在收入到实验室后都必须做到可查询或追踪，并能正确地与特定的研究项目和受试者身份相关联。按照实验室操作手册，样本和数据处理程序通常如下：

① 实验室或申办方应当选定专门的物流公司在指定的时间里负责收取受试者样本，并在规定的温度控制下将它们运送至指定的地点进行检测。

② 实验室在检测完成后，应当首先由专业人员审阅结果报告。如果发现检测结果超出规定的正常值范围，应当在结果处给予明确的标示，以便引起研究者在审阅时的警觉。

③ 任何化验结果报告必须在获得后的第一时间内传真或通过网络系统展示给研究机构，以便研究者审阅受试者的健康状况和及时评价有效性或安全性效益。

④ 任何有显著临床意义的非正常值应当通知监查员和申办方项目医生。必要时，研究者可以要求申办方的专职医学人员对有异议的化验数据做出决断。

⑤ 签署的原件必须作为源文件储存在研究机构的文档中。

⑥ 如果采用电子报告检测结果，研究者在审阅检测结果报告时需要完成电子签名和日期。电子结果报告的存储需要按照研究机构电子试验文档管理程序管理。特别需要注意当本地实验室检测结果报告无法在检测系统中长期保存时，需要确保核证副本的存档备查。

表 9.8　中心实验室样本收集登记表示例

<中心实验室名称>
<中心实验室地址>
<中心实验室电话和传真号>

样品编码是与中心实验室交流的参考识别代码　　　<储备寄存条码粘贴处>

<申办方名称>
实验室样品收集登记表
<试验项目编号>

用褐色圆珠笔完成所有下列信息。不能完成所要求信息可能导致收讫结果报告的延误

受试者编号

受试者姓名缩写

受试者生日　　　　　|　　|　　(年/月/日)

受试者性别　　□ 男　　□ 女

受试者访问信息　　第 □□ 访 问

样品收集日期　　　|　　|　　(年/月/日)

样品收集时间　　　_____ : _____ (24小时制)

样品收集者姓名

样品表登记者姓名

试管号	研究者姓名：
储存温度	研究机构编号：
室温=	研究机构地址：
冷冻=	研究机构电话：
冷藏=	研究机构传真：
切片=	研究协调员姓名：
确证：	研究协调员电话：
	研究协调员e-mail：

研究机构信息标签粘贴处

中心实验室内部使用

受试者已空腹8小时了吗?　　□ 是　　□ 否

请选择相应的测定项目，以确保测定程序的准确无误。

化学指标　　　　　　　　　　　　　　××× 抗体
电解质指标　　　　　　　　　　　　凝血指标
血脂指标　　　　　　　　　　　　酒精药物筛选
血液学指标　　　　　　　　　　遗传物质DNA
尿液检验　　　　　　　　　　　其他_____
血浆HCG　　　　　　　　　　　其他_____

请不要将空样品管寄送给<中心实验室名称>

中心实验室评语：

⑦ 实验室同时应当将一份检测结果报告的原件通过邮递的形式寄给研究者（如需要）。研究者收到这份原件后，必须在指定的签名处签署姓名和日期，以表示已审阅过检测结果报告。

实验室检测结果通常可以通过研究机构的实验室信息管理系统（laboratory information management system，LIMS）或医院信息系统（hospital information system，HIS）查阅。纸质住院病历或门诊检测结果通常会将检测结果报告单打印后粘贴在病历上。如果 LIMS 的验证有保障，纸质打印版跟 LIMS 和实验室自己的数据库不会有差异，除非有系统差错，可以视为源数据（SD）供源文件核查（SDV）用。当实验室检测结果出现异常时，如生物样本化验、心电图、影像报告或其他检查报告等，研究者有责任对异常值做出有临床意义（clinical significance，CS）或无临床意义（non-clinical significance，NCS）的判断。研究者对这种临床意义判断的记录方式，直接写在检测结果报告上、临床试验的实验室检测源文件表格中，或病历记录上都是应该可以接受的，并需要确认签名和签字日期。监查员需要对这些实验室检测结果一致性、质量和可信性进行临床监查，即使无法做到 100% 的核查，抽查一定比例的纸质报告与 LIMS/HIS 的一致性还是很有必要的。如果抽查错误率超出预设的可接受阈值，应当增加抽查比例，直至 100% 的核查。

在涉及中心化验样本检测程序时，项目经理需要指导监查员关注的样本处理和操作过程包括：

① 样本信息差错的质询和查证程序；

② 样本监测数据遗漏的补救措施和程序；

③ 特殊温度要求的样本储存和运输的记录；

④ 进行国际多中心临床试验时，生物样本进出口许可证的申请。

临床研究中获得的基因组数据的认识和兴趣正在增长。特别是基因组研究可用于药物开发的各个阶段，以评估药物反应的基因组相关性，并了解疾病机制或药物药理学。基因组生物标志物在药物反应变异性背后的鉴定可能对优化患者治疗、设计更有效的研究以及通知药物标记有价值。此外，在临床研究和药物开发项目之内和之间的基因组数据的生成和解释，可以更好地理解药理学和病理学机制，并能够确定新的药物靶点。因此，通过中心实验室进行生物样本基因检测的需求将越来越多地出现在临床试验项目中。用于基因检测物质核酸提取的临床样本类型和基质有多种，例如血细胞、组织、颊拭子、唾液、骨髓抽取物、尿液或粪便等，一些新兴的组织来源的核酸源（例如无细胞 DNA 或循环肿瘤细胞）亦正在出现，并可能需要不同的分离方法。项目经理在管理这些样本基因检测时，首先要建立好开发和记录基因组样本采集、处理、运输和储存的标准化程序，以便尽量减少预分析变异。为此，试验项目经理在监控中心实验检测规程时，需要关注的实验室项目管理主要涉及如下几个方面：

① 定义样本采集策略时，需考虑受试者之间的差异。如昼夜变化或施用的处理可影响基因表达，还需考虑选择采样的时间点。

② 收集容器、添加剂、稳定剂或防腐剂的需求和类型取决于核酸目标、样本型、所需样本的大小或体积以及潜在的测定和技术。

③ 在进行尿液样本收集时，特别要注意收集容器的清洁。如果涉及容量要求，容器的容量刻度应当是经过校验的刻度，以确保收集尿液体积的准确性。尿液样本收集时还应防止样本采集时可能的污染。例如，女性受试者避免月经期的尿液收集；在收集尿液前一天清洁阴部，并注意防止阴道分泌物的混入，以防影响检测结果。如果采集时发现有异物掉入，必须重新取样。

④ 一般尿液收集检查，最好是弃头尾，以避免干扰。如有特殊要求，研究者必须事前向受试者说明，并在知情同意书中描述。尿液检查最好能用刚采集的新鲜尿液，做尿细菌培养、尿糖、尿蛋白、胆酸或妊娠检查，采用清晨第一次尿液得到的结果较佳。如果受试者服用任何可能影响尿液或血液物质检测的同期药物，需要向研究者说明，以免干扰检查结果。

⑤ 通常固定组织用于长期储存时，需要仔细考虑进行组织固定的参数涉及固定剂类型、固定时间、湿度、氧合和温度，以及与下游核酸提取方法的兼容性。此外，标本组织类型和体积可能会影响最佳固定时间，初始固定后的样本处理方法也会影响样本的完整性。

⑥ 样本采集和处理过程中会发生核酸降解和基因组谱改变，其与 pH、缺氧、内切核酸酶的存在和/或其他组织特异性参数有关。因此，在处理样本时需采取特别的措施予以防范，必要时，需要通过监测存储和处理条件来优化从采样到冷冻过程中的固定或加工的时间以及储存时间，并做好样本收集和处理的参数记录。

⑦ 样本收集量是一个需要仔细考虑的方面。需要从减轻受试者负担的角度出发，预设收集目标组织的最小组织或细胞含量。组织的最佳量取决于组织中的细胞量（例如对于高密度细胞组织类型来说很小的量就足够用于分析目的），以及整个样本中特定细胞类型的相对比例，例如肿瘤区域和/或其他方面（如活组织检查中所表示的疾病）。如果只有有限的组织可用，可考虑采用其他生物材料进行收集，例如前面提及的样本类型和基质材料。如果涉及配对样本的收集，例如肿瘤与正常组织、治疗前与治疗后样本或产前与母体样本，可能需要特别注意匹配样本和细胞类型的可比性。

⑧ 在整个样本处理中，需要注意内源性和外源性物质对分离和检测分析的干扰。例如，抗凝剂可能对核酸提取的干扰、血红蛋白可能对某些基因检测分析的干扰等。

⑨ 需要根据样本类型和核酸目标制定不同的运输和存储条件，基本要求运输和存储过程中不会影响样本核酸靶标物的稳定性。特别是样本在预定储存温度下的运输。任何内部的偏差冻结/解冻循环都可能对检测分析结果造成影响。所以，需要对每个冻结/解冻循环做出详尽记录，包括每个步骤的温度和时间。

⑩ 建立样本库存监控和记录规程时需要考虑的方面包括样本的分析使用、样本允许的存储时间、要求从生物资源库中提取样本和样本的破坏或销毁记录等。

程序和质量监查应根据样本类型、分析物和拟测试方法进行调整。在实施之前，确认定义，记录和验证研究地点之间样本处理和制备的预分析过程，记录采集样本的时间、方法、位置（例如研究地点）和条件（例如储存温度和持续时间以及固定时间）。每个样本使用期限内任何有关定义程序的变化和偏差，所有样本及其等分试样在收集、处理和分析各阶段的监管链，包括每个步骤的时间安排和实施的质控计划都应记录在案。

在涉及遗传物质检测的试验项目中，除了上述遗传物质检测程序外，还需要关注相应知情同意书的要求（参阅 2.3.3 节），以及在研究者启动会议和研究机构启动监查访问时对这些特殊实验室检测程序要求的培训。此外，监查员在进行监查访问时，应当注意化验物资的库存量是否充足和化验物资的有效期，并提醒研究机构人员严格遵守实验室手册有关补充化验物资供应和销毁过期化验物资的程序。监查员监查化验程序和数据的主要步骤包括：

① 确认在化验样本收集登记表上的受试者姓名缩写和基本信息、化验物资识别号、样本收集时间和日期以及结果与试验病例研究报告表和源文件中的信息一致；

② 确证所有有临床意义的检测非正常值作为已存在的病史，或新的不良事件被记录在试验病例报告中，并采取相应的跟踪措施；

③ 确认化验样本收集登记记录完整、正确，所有结果报告都按时收讫，并及时经过研究者的审阅和确认签署；

④ 确保所有化验样本的储存和运输都按照实验室服务手册的要求完成，特别是特殊温度条件的控制和储存温度的记录。

如果试验项目的中心化验物资供应为自动程序，中心化验物资供应系统将会根据每个研究机构的样本物资送交检测量或每位受试者访问进程自动补充化验物资的再次供应量和时间（图 9.7）。

化验结果的数据必须专门存储在特殊构建的试验项目化验数据库中。在试验项目进行中和/或结束时，中心或地方实验室应当将化验结果数据库的所有数据直接转移入申办方中心试验项目数据库或电子试验报告系统中，以便化验结果可以融入其他试验数据中进行有效性和安全性的评价。所以，项目经理在采用中心或本地实验室时，如果涉及实验检测数据需要定期导入临床数据库，应当确认实验室的数据可以和申办方的数据库或电子试验病例报告表系统的兼容。

在中心实验室数据管理的环节中，最关键的要点是监管中心实验室的数据流程。首先，需要确保中心实验室的计算机化系统的数据输出质量和数据转移给其他计算机化系统时的完整性符合 GCP 要求，且这种数据的输出和转移的可靠性、完整性和准确性已被充分验证。中心实验室的数据流程通常包括：

① 从实验室的仪器中读取和采集电子记录；

② 实验室结果被转录到中心实验室信息管理系统（LIMS）；

③ 实验室产生检测结果报告并递交给临床试验的相关人员，如研究者；

④ 实验室将报告数据转录入或传输到申办方指定的经验证过的计算机化系统或数据库；

⑤ 申办方或其指定的代理服务商将实验报告上载至经验证过的临床数据管理系统（CDMS）或兼容入电子数据采集（EDC）系统；

⑥ 数据管理人员核对实验报告数据与被转录的数据，以确定二者间没有数据的失真现象；

⑦ 锁定被核查过的实验数据；

⑧ 将实验数据与其他实验数据一起进行必要的整合和统计分析。

表 9.9 列出了中心实验室数据分析的管理过程中需要注意监控的主要要素。所列要素的任何一点出现问题都可能影响实验室分析结果的质量，从而最终使临床试验的数据质量和真实完整性也受到质疑。本地实验室在这些监控方面的能力明显不足。

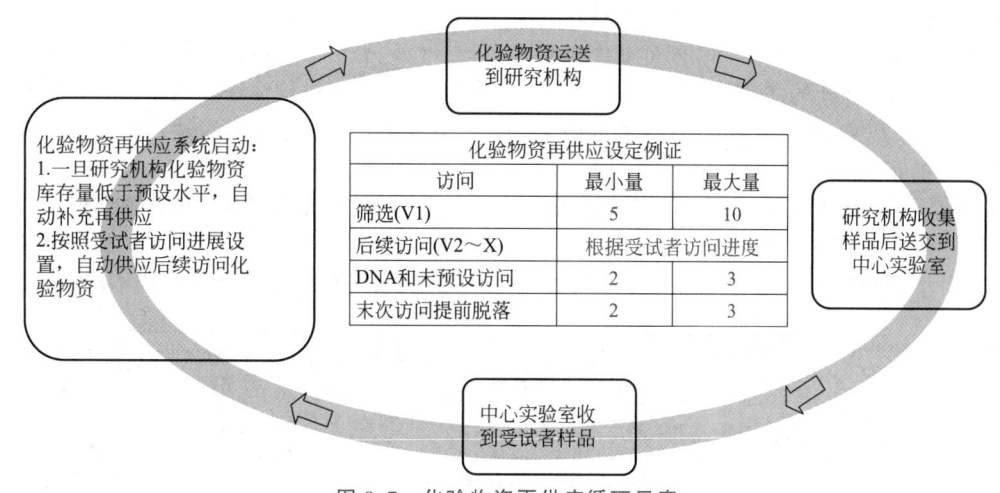

图 9.7　化验物资再供应循环示意

表 9.9　影响中心实验室数据真实完整性的主要要素

实验室程序	影响数据完整性的要素
实验室仪器的验证	没有验证过的计算机化系统和管理的仪器所提供的数据通常不应被认可和接受
	实验室仪器的操作、校对、使用记录不准确、缺失和不及时
	操作人员没有经过培训或培训记录不完整、操作失当
	实验室仪器管理和操作程序没有 SOP
实验室仪器数据文件	仪器数据文件重复使用
	缺乏编辑轨迹
	仪器数据文件没有备份
实验结果转移至 LIMS	非标准化的 LIMS 使实验数据转移困难或增加人为错误风险
	非标准化的 LIMS 无法接受或正确转移实验数据给其他系统
	记录或数据丢失
	记录或数据失真或被无缘由地修改
实验结果报告或转录给研究者或申办方	不正确的数据报告
	不正确或不完整的结果报告给研究者
	递交给申办方和研究者的报告数据不一致
数据上载入 CDMS	上载数据失真或不准确，如数据改变或不完整等
	上载程序没有经过测试或认证以确定数据的质量和完整性
数据在 CDMS 中的储存	CDMS 没有严格地经过验证的稽查轨迹功能
	数据在无授权的情况下被修改
数据核对管理	没有递交给申办方和研究者实验数据的核对程序和管理
	存在的不一致性数据没有跟踪处理或解决
统计分析	分析程序存在错误
	分析编辑程序没有结果验证
	没有按照试验方案预定的分析方案进行分析，而是为了得出有利的结果，任意选择或临时制定特定的分析程序

研究机构 CRC 在管理样本采集管时，需要遵循实验室手册及其说明，特别注意采集管的预处理要求，如温控条件（如不要把常温样本管冷冻存储）、在规定的时间和温度条件下预处理样本、使用实验室规定的采集管或试剂盒、冷冻样本要求使用干冰运输等。项目经理应当要求监查员对其中的特殊实验室样本管理记录特别加以关注。对实验室样本检测的数据流监查是监查员的主要任务之一（参见 10.5 节），其主要关注点应当包括从生物样本的采集点至检测结果的证据链的监查管理上（图 9.8）。例如，表 9.10 是某试验项目的中心实验室检测报告，按照结果导向的数据证据链的监查原理，产生这份报告的主要管理环节有实验室、物流、研究机构/伦理和申办方的方案执行管理。因此，要确保药政部门接受这个报告上的结果数据，监查员需要考虑的主要监查环节包括：

（1）实验室检测环节　这是最接近结果报告的环节。有关这个环节的监查要点可以参见 10.5.2 节和 10.5.4 节。

（2）生物样本运输环节　实验室生物样本都是通过物流从研究机构运输到实验室的，其中的物流环节监查要素，特别是涉及冷链运输的管理规程的合规性管理监查可以参见 10.5.3 节。

（3）研究机构样本采集和预处理环节　研究机构对受试者生物样本采集、预处理和运输实验室检测前的保存管理直接关系到实验室样本检测结果的可靠性。

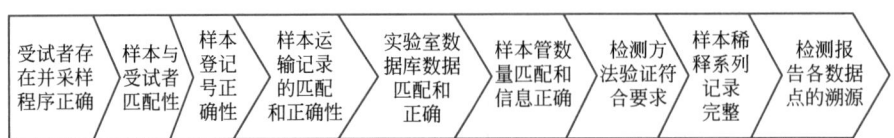

图 9.8　实验室数据证据链要点

表 9.10　给予 12 位受试者 ABC 受试制剂（T）后 ABC 药动学参数列表案例

受试者编号	周期	T_{max}/h	C_{max}/(ng/ml)	$AUC_{0\sim t}$/(h·ng/ml)	$AUC_{0\sim\infty}$/(h·ng/ml)	$MRT_{0\sim t}$/h	λ_z/h^{-1}	$T_{1/2}$/h
Y01	2	6.00	295	10695	10771	40.2	0.0219	31.6
Y02	1	5.00	169	3771	3828	7.0	0.0338	20.5
Y03	2	4.00	313	8267	8340	32.1	0.0205	33.8
Y04	1	5.00	202	7277	7322	43.8	0.0274	25.3
Y05	1	4.00	179	2895	2933	13.8	0.0546	12.7
Y06	2	3.00	216	6043	6084	38.5	0.0216	32.0
Y07	2	5.00	239	8391	8488	40.1	0.0190	36.6
Y08	2	5.00	106	3092	3156	40.0	0.0189	36.7
Y09	2	3.00	176	3227	3260	19.5	0.0482	14.4
Y10	1	4.00	225	4206	4288	19.1	0.0400	17.3
Y11	2	5.00	301	4373	4425	14.6	0.0594	11.7
Y12	1	5.00	228	9707	10314	55.1	0.0121	57.4
平均值		4.5	221	5995	6101	30.5	0.0315	27.5
标准偏差		0.905	60.9	2778	2857	13.2	0.0156	13.3

因为前期样本处理的不合格会导致检测样本不符合检测标准，或样本中的有效物质发生降解或聚合，对检测结果的准确性有严重的不利影响。同样，受试者样本在这个环节的存储信息或送检样本差错都会造成实验室检测报告结果的不可接受。有关这个环节的监查关注要点可以参见 10.1.4.6 节。

（4）试验项目伦理与申办方试验方案管理环节

试验方案是否获得伦理委员会批准和受试者是否符合入排标准等方面，对生物样本是否可用于实验室样本检测有着直接影响。因此，为确保源数据记录文件与报告数据一致性，以及临床运营环境和步骤均符合 GCP 和方案要求，监查员必须按照 GCP 和方案预设目标进行试验项目的监查。有关试验项目监查的规范规程及其管理可参见 10.2 节。

项目经理在协调管理临床研究报告（CSR）时，需要确保 CSR 中的实验室检测数据结果与实验室的源数据记录及其检测报告数据的一致性。

9.2.2.2　涉及基因检测的专属实验室管理

基因组研究可用于药物开发的各个阶段，以评估药物反应的基因组相关性，并了解疾病机制或药物药理学。基因组生物标志物在药物反应变异性背后的鉴定可能对优化患者治疗、设计更有效的研究以及通知药物标记有价值。此外，在临床研究和药物开发项目之内和之间的基因组数据的生成和解释，可以更好地理解药理学和病理学机制，并能够确定新的药物靶点。正是由于基于基因组研究的分子生物靶点的不断发现，以及随之而兴起的生物药物的发展，涉及人体基因检测的临床试验管理日渐成为关注的焦点。为了促进基因组研究的实施，对公正的收集、储存及基因组样本和数据的使用提供关键参数达成共识，鼓励利益相关者，包括药物开发者、研究者和监管者在临床研究中的基因组研究，ICH 颁布了基因组临床研究的指导原则（ICH，2017）。

应用基因组研究数据的基础取决于受试者样本的无偏系统收集和分析。因此，保持样本的完整性很重要，对基因组样本的科学应用有重大影响。样本的质量和数量以及分析的技术性能将决定基因组数据的可靠性，包括但不限于方法技巧过程的准确性、精密度、灵敏度、特异性和可重复性等。临床试验中如何合规和科学地招募受试者，并采集能代表研究人群的所有受试者的样本是关键。首先，需要建立基因组样本采集、处理、运输和储存的标准化程序，以尽量减少预分析变异。这种程序和质量监测应根据样本类型、分析物和要进行的测试进行调整。在实施过程中，需要关注专属实验室的样本采集和处理标准，以及以下记录和文档管理：

① 采集样本的时间、方法、位置（如研究地点）、条件（如储存温度和持续时间以及固定时间），以及样本处理、制备和分析；

② 在每个样本的使用期限内记录任何有关定义程序的变化和偏差；

③ 所有样本及其等分试样在收集、处理和分析各阶段的监管链，包括每个步骤的时间安排，强烈建议实施质量控制计划。

确保采集和分析基因样本的稳定性和一致性尤为关键。参与临床试验的人员或研究机构使用不同的样本采集和处理程序，对随后的测试性能及其结果都可能产生差异，进而会影响数据的解析性和可组合性，并可能导致不可靠的结果。因此，培训所有参与研究机构及其所涉人员（包括实验室人员）掌握和使用标准化程序的知识十分必要。在这类涉及基因组研究及其数据的实验室管理中，下列若干方面对试验结果有着重大影响，需要在试验设计及其试验项目管理计划中加以描述，并在实施中严格按照预设方案和计划行事，以保证基因组数据结果的可靠性。

① 样本类型 根据试验方案的目的和要求，临床样本来源于多渠道，包括血细胞、组织、唾液、骨髓抽取物、尿液或粪便，以及新兴的组织来源的核酸源等（如无细胞 DNA 或循环肿瘤细胞）。不同的样本来源要求采取不同的分离和预处理方法。例如，某些类型的标本可用于 DNA 和 RNA 研究，而其他样本可能由于缺乏分析物稳定性而不适用于 RNA 分析。在儿科患者中，可采集的血液或相关组织量有限，因此可以考虑非侵入性替代物，如唾液、干血或斑点或皮肤碎屑。

② 样本处理环境 潜在的干扰和污染源可能会影响基因组测试的性能，其中包括内源性和外源性物质。常见的外源性物质包括但不限于抗凝剂、添加剂、固定剂或处理样本的试剂等；正常存在的内源性物质有来自血液的血红蛋白或来自皮肤的黑色素等。这些内外源物质有可能影响基因物质（如核酸）的分离质量，或干扰特定的测试方法（如影响聚合酶链式反应效率）。因此，在采集、处理和分析基因样本时，需要根据样本类型和分析目的注意避免这些潜在风险因素的存在，以及对分析结果的干扰。此外，某些类型的样本（例如血液或肌肉活检），在采集和处理过程中需注意无菌环境。当使用可能存在被宿主 DNA 和 RNA 以外的污染风险的生物材料时（例如口腔组织或唾液）尤其需要采取特别措施，避免采集的样本被污染而影响基因数据结果的可靠性。

③ 样本采集量 设计用于基因分析的样本采集时，需考虑预设目的所需采集的最小组织或细胞含量，或整个样本中特定细胞类型的相对比例，以减轻受试者的负担。需要采集的组织量的大小取决于组织的细胞密度，如涉及高密度细胞组织类型，极小量的样本量可能就足够。如果采集目标的组织量有限，收集其他可替代生物组织的策略也许是不错的选择。此外，由于肿瘤组织大多表现出分子异质性，即与正常组织相互镶嵌交织，当进行肿瘤组织活检时，通常需要在基因组分析前对样本进行病理学评估，以确定采集点和采集量能满足基因分析的需要。当收集配对样本时，如肿瘤与正常组织、治疗前与治疗后样本或产前与母体样本等，还可能需要额外考虑匹配样本和细胞类型的可比性。

④ 样本采集时间 在设计样本采集策略时，需要考虑临床研究的目的，尽量减少受试者间的差异。受试者年龄、昼夜变化或施用的处理对基因表达都可能存在着影响，特别是涉及与选择的采样时间点密切相关时。例如，从肿瘤组织中获得的 DNA 和 RNA 信息可能会受到样本采集的来源、方法和/或时间的影响。

⑤ 样本保存管理 收集基因样本的容器、添加剂、稳定剂或防腐剂对样本的稳定性有重要影响，需要根据样本类型、分析目标、所需样本量的大小或体积、预设的测定和技术而采取相应的保存管理措施。例如，将血液或骨髓抽取物样本收集在含有适用于预期核酸类型的抗凝血剂或添加剂的试管中；组织样本可以在液氮中快速冷冻或置于液氮中等。存储方式亦需要根据样本的类型加以选择。例如，固定组织适合长期储存。当样本保存前需进行组织固定预处理时，需要综合考虑所涉组织固定参数来制定固定方法，包括固定剂类型、固定时间、湿度、氧合和温度，以及与下游核酸提取方法的兼容性，必要时需要进行预分析所涉添加物和固定剂对组织类型和内容物的影响。此外，需要注意的是标本组织类型和体积可能会影响最佳固定时间，初始固定后的样本处理方法也会影响样本的完整性。

⑥ 样本稳定性和降解风险 在采集、处理和保存基因样本时，需要采取适当的措施以防止样本采集和处理过程中发生核酸降解和基因图谱改变。当首次或对不熟悉的基因样本进行处理时，有必要预分析这些因素对样本的影响。例如，监测和记录温度的变化对样本质量的一致性的影响。使用无 RNA 酶的设备和试剂。在核酸提取之前重复冻结和融化样本可能影响基因组样本的完整性。此外，从采样到冷冻，固定或加工的时间以及储存时间需根据样本类型和分析目的进行优化调整。这些过程中的操作参数需记录在样本收集和处理说明以及样本报告中。开始操作前对相关操作人员还应进行适当的培训，并做好培训记录。

⑦ 样本的运输和管理 基因样本的运输应选择合适的运输条件，尤其涉及冷链运输的情况。在整个运输过程中，应充分记录装运和接收日期以及收到时样本的大致温度，以及运输过程中是否在预定储存温度下运输。当出现来自内部的偏差冻结/解冻循环时需要记录每个冻结/解冻循环，包括每个步骤的温度和时间。所有的样本记录都需要确保监管证据量的完

整性。样本的储存需要物理基础设施，以及强大的实验室信息和数据管理系统，这包括样本采集、处理、保存和运输全生命周期的质量保证和质量控制系统，样本追踪系统，信息安全，适宜法规，知情同意规程等。按照ICH-GCP的要求，涉及样本系统管理时还需要建立适当的备份和灾难计划。

⑧ 样本的使用和管理　　对于基因样本的监控管理需要做到以下几个方面：

• 知情同意使用个人基因样本，这一点可以通过知情同意规程加以实现（见2.3.4节）；

• 明确相对于样本保留策略的存储时间长度，或是否会无名化后汇入基因数据库，这一点也需要在知情同意书中阐明；

• 无名化前从生物资源库中提取样本时的条件和规程；

• 基因组样本和数据的安全存储、维护和访问控制，类似于非基因组样本和健康信息；

• 根据相关的生物安全保密要求，建立和实施隐私条例、知情同意规程，以及样本采集、处理、存储和分析时的标签监控管理；

• 建立销毁基因样本的程序和实施时的记录，包括受试者撤回知情同意的规程。

每个基因样本在临床试验中按照试验方案启动采集流程前，上述方面的管理规程就应当制定并审批完毕。基因检测结果，如疾病的DNA组成特征，不仅可以作为试验项目基本受试者疾病特征，成为有效性和安全性结果的一部分，也可以作为同类疾病遗传或基因特征被永久性地保留在基因库中。基因样本的实验室数据处理涉及两个环节。第一个是样本的匿名化，就如同试验过程中用受试者代码代表受试者身份。此时，基因样本仍可以与受试者本人通过溯源途径相关联。第二个环节是无名化，即去除任何可以确认基因样本身份和一致性的信息。例如，样本等分试样、肿瘤/正常对，以及治疗前和治疗后之间的识别身份信息。无名化的基因样本将有可能纳入人类基因大数据库中，或纳入研究成果中。所以，基因组样本可能会在第一环节中，当受试者请求时被销毁，而数据的销毁与科学完整性原则相矛盾，特别是在临床研究的情况下。但在第二个环节中，一旦基因数据分析被纳入基因大数据库或研究结果中，数据就无法再被销毁，且此时也不能将基因样本数据与受试者身份相关联。这一点亦不违背临床研究的科学完整性原则。此外，基因组样本和实验室数据的处理应以保护受试者隐私的方式进行。基因组数据、其他临床数据、编码技术及其实验室数据系统的安全和访问程序权限控制有助于保持机密性。在样本采集、运输、分析和存储的每一步都应该采用适当的安全措施，如使用编码模式和访问限制。同时，在国际多中心临床试验中还应考虑各国药政部门对数据保护

和保密的立法和政策。

任何上述中心实验室和专属实验室检测样本在送检实验室检测前，研究机构需要配合担负的相关生物样本现场采集、存储、预处理、分装和送检流程要求应视为中心实验室规程管理的组成部分，并作为试验项目启动会议培训的主要内容之一。

9.2.2.3　涉及伴随诊断目的的实验检测

试验项目诊疗的伴随诊断检测（companion diagnostics，CD）是临床试验的专属检测需求，通常需要应用专属体外伴随诊疗试剂的检测仪器进行，其目的在于提供试验药物有效性和安全性效益评价结果的信息。这类伴随诊断检测方式一般分为两类，即标志物阳性检测和标志物阴性检测，都是基于临床终点判断或特殊节点评估的需要，在内在量化技术的基础上对效益结果做出定量或定性分析。这类伴随诊断试剂检测方法可以是试验方案的组成部分，可能需要作为试验药物和诊断试剂的组合型或分别的注册流程进行临床试验申报，并同时递交药政部门和伦理委员会审批。如果作为多中心试验用药物的临床试验组成部分，伴随诊断检测可以按照中心实验室的形式予以注册和实施规程管理；如果作为IVD注册目的，伴随诊断检测可以在获准的研究机构或专属指定医院中进行。有些伴随诊断检测方法只能在有专业资质证书的实验室中进行。这类专属伴随诊断检测需要伴随诊断检测服务商或实验室为试验项目提供定制的批量检测试剂盒，如果是本地检测则不会涉及样本转运服务需求，或采用伴随诊断检测专用的运输包装进行转运。试验项目中试剂盒的编号及其追踪是需要关注的要素之一。

在试验项目实施中，可能会涉及伴随诊断检测方法学及其规程管理的培训。如果是本地实验室或研究机构直接进行检测，取决于伴随诊断检测方法的复杂度，可能还需要对检测分析进行技术转移和操作熟练度的验证，其中采集的数据也可能要求用特殊或专属的数据管理和统计分析方法进行处理，必要时需要将检测结果数据发给伴随诊断技术的专门服务商或合作伙伴对检测分析结果的效度和可靠性等参数进行评估。伴随诊断检测结果应当及时输入或导入实验室LIMS或相关项目数据采集系统，并应在系统中建立相应的试验方案伴随诊断检测数据库，便于及时远程监督缺失访问及其检测数据，或伴随诊断检测数据不一致等问题，ALCOA＋原则同样适用于这类伴随诊断检测数据的管理规程。这类伴随诊断检测数据及其结果的报告一般会在试验项目系统中特别设置，并可以实验室检测数据报告的形式提供给申办方，便于监督和追踪管理试验方案偏离事件的发生。在建立伴随诊断检测数据及其报告体系时，检测数据及其结果的实时查看、审核、追踪和与样本的溯源能力等有助于对伴随诊断检测临床试验进行更有效的项目管理。

如果出现与伴随诊断检测相关的不良事件或操作偏离/违背事件，应当按照安全性警戒和方案偏离的管理流程予以记录和报告。所有操作过程都需要有详尽的记录并归档备查，便于在后续的药政审批时能对伴随诊断检测的适用性和可靠性做出判断。

9.2.3 中心心电图或其他专项检测技术组织

2005 年 5 月 ICH 正式颁布了有关在药物临床研究中如何确定新药的心脏安全性的规范条例，即 ICH 协调性三方指南：非抗心律不齐药物的致 QT/QTc 间期延长和致心律失常的临床评价（ICH，2005a）。ICH E14 是第一个全球化协调性的指南，皆在确保临床研究中药物心脏安全性评价有依可循。这项指南已被三个 ICH 区域（美国、欧盟和日本）的药监部门采纳并实施。与此同时，ICH 还制定并实施了另一个与 ICH E14 相似的 ICH S7B 指南：人体药物致延长心室极化（QT 间期延长）的非临床性评价（ICH，2005c）。ICH S7B 的宗旨是为了鉴别出非临床试验状态下候选药物可能导致的延长心室去极化的危险性，并可使这一风险与该药物浓度及其代谢产物相关联。这些 ICH 的指南正在使得中心心电图（ECG）作为临床试验监测药物心脏安全性成为新的行业标准程序。按照这些指南，ECG 数据的获得必须要在严格和恒定的条件下实现，即数据的获取、解析、比较和区域性认证都必须在统一的环境和条件下完成。为了确保 ECG 数据的严谨性，ECG 程序和测定仪器都应当被标准化，而做到这一点的唯一途径就是邀请中心 ECG 专业公司作为临床试验项目的团队成员参加申办方的试验项目。除 ECG 外，虽然 ICH 没有对其他

专项测定有正式的指南，但根据同样原理，申办方在设计临床试验项目时必须考虑测定程序的一致性及测定仪器的统一性和验证标准等事宜。这样才能保证所得出的试验数据的严谨性和可靠性能获得认可。

如果试验方案要求进行 ECG 监测的话，申办方应该考虑与中心 ECG 专业公司签订服务合同。和签署其他合同研究组织合同一样，首先需要和中心 ECG 公司签署保密协议。在提供研究方案后，中心 ECG 公司会根据试验方案的测定要求，提出自己的服务方案和预算。在研究机构完成所有药政文件并被批准和启动后，中心 ECG 公司通常需要在研究机构开始招募受试者前根据试验项目的要求向研究机构提供必要的文件、设备和服务。常见的文件、设备和服务包括：①被统一校正过的心电图测定仪器及其配置；②每位受试者的数据控制卡；③研究者使用和操作心电图仪手册；④研究项目特定的心电图报告程序；⑤中心心血管专家对心电图的解析服务；⑥心电图测定技术和数据电话服务中心；⑦研究机构人员培训、技术支持及维护服务。

心电图的数据传真通常在心电图测定完成后，通过测定仪器与中心心电图专业公司的在线连接自动完成。图 9.9 展示了常见的测定和传送心电图结果的步骤。所有的原始测定图谱和报告、受试者基本信息、解析心电图专家人员姓名、试验项目特制程序指南等都应当作为中心心电图专业公司的源文件被保留。测定的心电图谱和报告应当输入特制的试验项目数据库中，并需在适当的时候传送至申办方的试验项目数据库和电子试验病例研究报告系统中，以便心电图数据分析可用于试验项目的结果评价报告中。

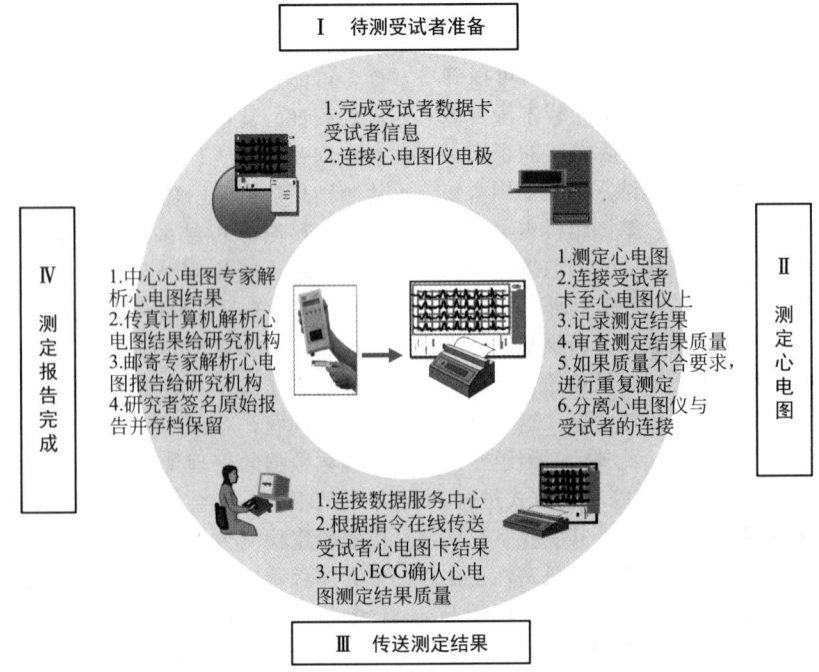

I 待测受试者准备
1.完成受试者数据卡
受试者信息
2.连接心电图仪电极

II 测定心电图
1.测定心电图
2.连接受试者卡至心电图仪上
3.记录测定结果
4.审查测定结果质量
5.如果质量不合要求，进行重复测定
6.分离心电图仪与受试者的连接

III 传送测定结果
1.连接数据服务中心
2.根据指令在线传送受试者心电图卡结果
3.中心ECG确认心电图测定结果质量

IV 测定报告完成
1.中心心电图专家解析心电图结果
2.传真计算机解析心电图结果给研究机构
3.邮寄专家解析心电图报告给研究机构
4.研究者签名原始报告并存档保留

图 9.9 心电图测定和报告一般步骤示意

在管理和监查心电图检测过程中，监查员和研究机构人员通常需注意的方面包括：

① 中心心电图专业公司提供给研究机构的心电图仪内部程序通常应该按试验项目/研究机构/研究者的关联性而特定设置，所以研究机构间不应随意调换心电图仪。

② 每张受试者卡也应该按试验方案/研究机构而设定。这样可以减少中心心电图专业公司和研究机构之间传递特定受试者心电图测定结果的混淆。

③ 每张受试者卡上的编号应当与研究机构完成的受试者心电图登记表上的信息保持一致。研究机构应当避免使用已用过的受试者卡给不同的受试者。

④ 建立心电图数据异常警报程序，以便申办方、研究者、监查员和安全监督委员会都能同时知晓异常数据结果，以确保受试者的安全。

⑤ 建立中心心电图仪因故不能正常工作的应急程序和补救方案。

⑥ 项目经理在签订中心心电图服务协议时，应当考虑认证中心心电图服务公司的受试者基本信息和数据的程序和纠正错误方案。

监查员在监查访问中，应当注意源文件记录核查、数据卡和受试者记录表的一致性，以及异常值作为不良事件或以往病史的记录或报告。如果心电图测定是申办方试验方案安全性监督的组成部分，心电图测定程序和要求应当成为研究者启动会议和研究机构启动监查访问的培训议程之一。

9.2.4 互动语音/网络应答系统技术组织

就技术层面而言，互动语音应答（IVR）是指允许计算机来识别声音和运用点触式拨号电话机传递信息的电话技术。IVR 系统（IVRS）可以预先录制或动态产生声响来指导来电者采取何种行动方案。互动网络应答（IWR）是指允许直接从计算机键盘的信息输入来传递和管理试验项目中受试者招募和药物供应，属于临床试验中的电子系统之一。IVRS 和 IWR 系统（IWRS）的关系是平行和相同的。图 9.10 展示了 IVRS 和 IWRS 之间的关系。所以，从某种意义上来说，IVRS 和 IWRS 可以混为一谈，主要取决于申办方的喜好和研究者的便利来决定是采用 IVRS 还是 IWRS。IVRS 的后台通常都会有 IWRS 的支持或连接。随着网络数字化技术的不断发展，IWRS 与临床试验中的 EDC 系统实时整合，有助于实现数据的互联互通，避免了数据的重复录入，提高项目运作效率的同时也降低了数据的出错率。国际药政法规和美国联邦药政法规对计算机化系统在临床研究中的运用有着严格的要求和规范。遵循这些法规而发展出的 IVRS/IWRS 已经在药物临床研究中发挥着无可取代的重要作用，它使临床试验的设计、管理、操作、认证和辅助行动更加科学化，从而大大降低了人为偏差对试验结果可能造成的危害。通过将整体试验项目分割成若干界面，目前的 IVRS/IWRS 可以用来控制许多试验项目的管理功能（图 9.11）。IVRS/IWRS 的另一个优势在于它可以接受许多研究机构同时对试验项目某一界面的需求，并严格按照预定的计算机程序来分配和指导来电者的索求。

从上面的主要功能显示可以看出，在临床试验环境下 IVRS/IWRS 运用将一些试验项目的功能数据预先输入计算机程序中，利用电脑/电话的点触式键和预录的试验项目程序来管理试验项目的操作过程。从目前应用的现状和未来发展趋势来看，作为交互式网络应答系统的 IWRS，其利用计算机电信集成（computer telecom integration，CTI）技术，将计算机、网络和电信技术集成，借助网络、电话、手机短信等多种方式，进行研究机构临床试验受试者随机分配和受试者发药管理。在大型Ⅱ、Ⅲ期临床试验中，IWRS 的智能化使其功能与临床试验方案设计的需求相适应，提升了研究中心药物管理的效率，解决了传统信封法存在的问题，已逐步演变成结合随机入组管理的药物分发监控系统。这种方法可提供的服务优势体现在以下几个方面：

（1）**系统管理功能**　包括试验方案信息、用户信息、研究机构信息。其中方案信息涉及试验项目名称、随机方法、盲法、试验计划随机受试者例数及当前试验总筛选或随机受试者例数；用户信息包括用户

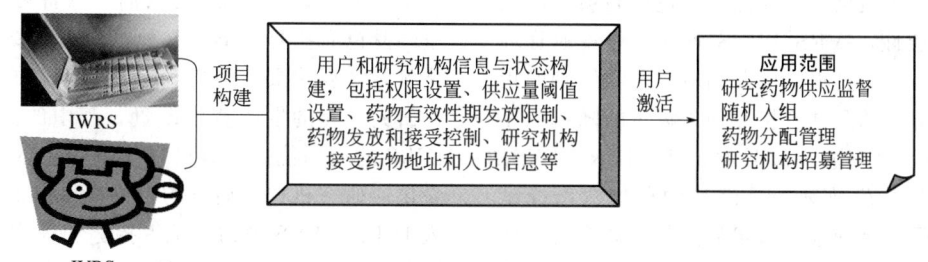

图 9.10　IVRS 和 IWRS 之间的关系

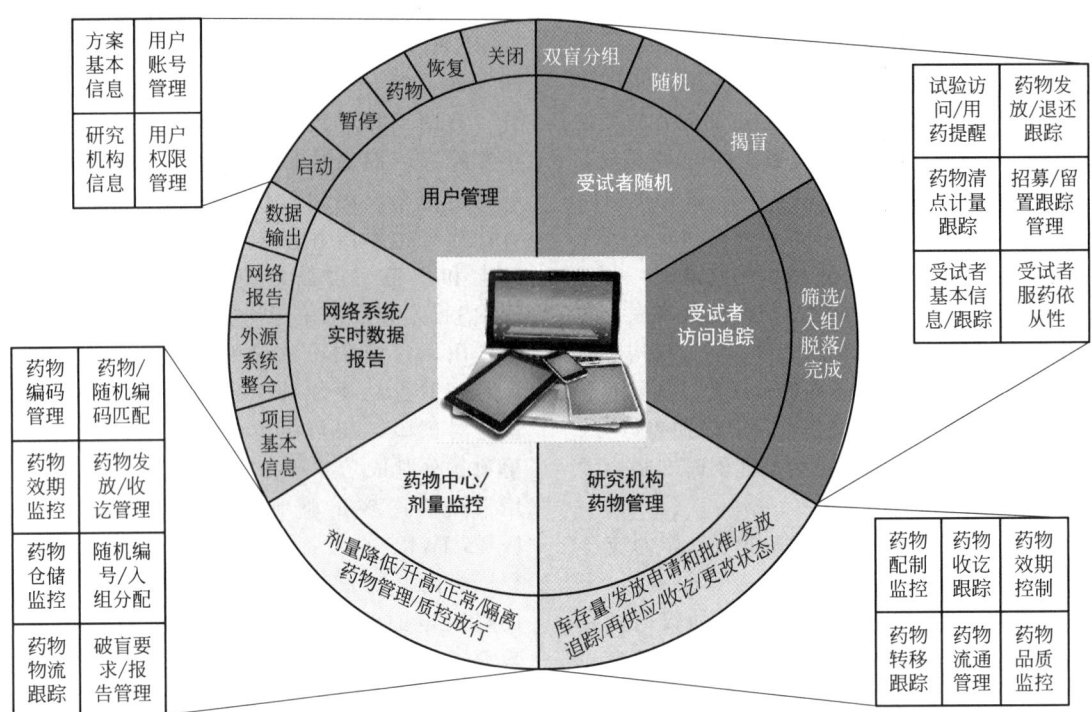

图 9.11　IVRS/IWRS 主要功能示意

类型、授予权限、负责的中心、相关人员接受信息的邮箱地址；研究机构信息包括研究机构状态（如是否激活）、研究机构药物接收人信息、研究机构药物供应阈值范围等。

（2）受试者管理　受试者管理功能包括受试者基本个人信息管理、受试者筛选/随机管理、受试者领药跟踪、受试者退换药物跟踪管理、受试者药物替换监控、药物服用依从性自动计算、药物清点计量跟踪管理、试验访问或用药提醒等。被招募的受试者基本信息的输入目前仍需要研究机构人员手工输入。IVRS/IWRS 根据预先设定的参数的组合和复杂性，以及输入的受试者信息，可以及时调整剂量分配。当系统通过受试者基本信息验证后会自动分配筛选或随机编码，以及可以分发给该受试者的药物包装盒编号。功能强大的 IWRS 还可以与药物发放系统整合，完成后续的受试者处方和领取状况管理。对于试验项目或整体项目的受试者招募和试验访问进展可以通过不同形式的总结报表呈现。显然，无论试验项目的规模、周期和复杂性，IVRS/IWRS 都可以有效地管理受试者的筛选和招募过程，以及相应的药物组别的指派。符合入组标准的受试者按照预先设定的随机顺序和研究药物/对比或安慰剂编号的关联，IVRS/IWRS 可以指导研究机构发放某一个编号的药物盒给受试者，这样使得受试者筛选和入组的操作管理变得简便易行。IVRS/IWRS 通过实时系统信息管理实现自动提供随机和药物分配的程序化，最大限度地满足了临床统计学序列矩阵的要求。例如，抗癌药物研究中，

受试者的药物分组程序有时取决的因素极其复杂，涉及的参数包括体重、肿瘤反应变化、毒性变化等。此外，运用 IVRS/IWRS 可以控制研究机构受试者的招募人数限额。根据设定的受试者筛选或招募限额，一旦研究机构达到被分配的筛选或招募指标，IVRS/IWRS 可以自动关闭研究机构的招募权限，并停止发放新的相应药物给研究机构。此外，如果受试者拥有即将过期的试验药物，IWRS 应当能自动发出警示给受试者，并要求他们尽快返回研究机构换取未过期的药物。

（3）药物供应的管理　药物中心管理包括药物编码与随机编码匹配信息、研究机构供应量阈值设置、试验中紧急破盲管理、同批次药物有效期设定、中心仓储药物状况跟踪与管理（包括但不限于药物发放审批和物流跟踪、药物效期监控和发放限制监控等）。在传统的临床试验中，研究机构无法预计有多少受试者将被招募。所以，每个研究机构都必须最大限度地储备研究药物和对照/安慰剂，以备可能出现的最大量的受试者招募情形。这种情况通常要求申办方生产比实际需要量要平均多 50%~70% 的研究药物。如果研究药物的生产费用昂贵，其中的浪费可想而知。IVRS 的运用使申办方可以按最小量的起始药物消耗量供应研究机构，后续的再供应可以根据研究机构输入 IVRS/IWRS 中的受试者招募和药物消耗状况自动调节和控制。这种实时控制研究药物的再供应量，给哪一家研究机构和何时需要的能力使药物的浪费率减少到只有 10% 左右。这使得只要有少量的药物储备

就可以很快地启动试验项目成为可能。此外，IVRS/IWRS 除了可以控制研究机构的药物储备量外，还可以管理和调度药物中心储存库的储量和药物的发放分配目标（图 9.12）。此外，如果涉及不同批次和有效期的药物同时发放给研究机构时，IWRS 应当具备可以区别不同批次或有效期药物的功能，指导中心存储将批次较早或有效期较短的药物先行分配药物编码，中心存储和/或研究机构先行发放有效期较短的试验药物给受试者。如果出现研究机构招募受试者速度较快而导致药物消耗速度过快的情形，IWRS 应当可以或被允许对特定研究机构的药物供应阈值在系统内进行供应逻辑调整。

（4）研究机构药物管理　涉及项目经理批准对研究机构药物供应（包括记录申请药物的日期、审批人员、研究机构接受信息等）、首次或再供应药物数量阈值的控制和自发启动、药物库存跟踪、过期药物的提前提醒和发放限制、研究机构收讫药物签收跟踪、药物在不同研究机构间的转移管理、药物发放跟踪控制、药物退还跟踪管理、药物超温警示或发放限制管理等。对临床试验用药物发送和接收信息记录应包含研究机构信息、发送人、发送日期、接收日期、发送单位、发送人联系方式、药物状态、接收时间、接收人等。如果出现药物即将或已经过

期、药物超出其稳定性温度等品质问题，IWRS 应当可以将研究机构库存的药物标识为不可发放药物，不允许或限制分发给受试者服用，并提醒研究机构对即将过期的药物及时通告相关受试者，并要求他们尽快返回研究机构换取品质良好的药物。此外，除了可以在项目经理批准发放试验药物后，系统可以自动发放某研究机构试验药物外，功能强大的 IWRS 还应该设置紧急情况下研究机构特殊药物供应的特殊申请和批准模块。在系统内设定药物供应阈值上限及下限来控制单次供应给研究机构的药物数量，既有助于限制一次性过多发送药物至研究机构造成药物浪费，又避免研究机构无药可用情况的发生。

（5）实施招募数据的报告　IVRS/IWRS 的最大贡献在于能够将中心数据库的数据，如招募进展、中心药物仓库的库存量、研究机构药物的储备量（表 9.11）、研究机构的活动状态（启动、招募、关闭、暂停）、受试者在试验项目中的地位（筛选、筛选失败、入组、脱落、完成，表 9.12）等，实时地收集和统计，并可根据需要进行分类、分析和报告。也就是说申办方团队成员可以根据需要和权限，利用网络、电话、传真或电子邮件等形式直接获得相关数据和报告。

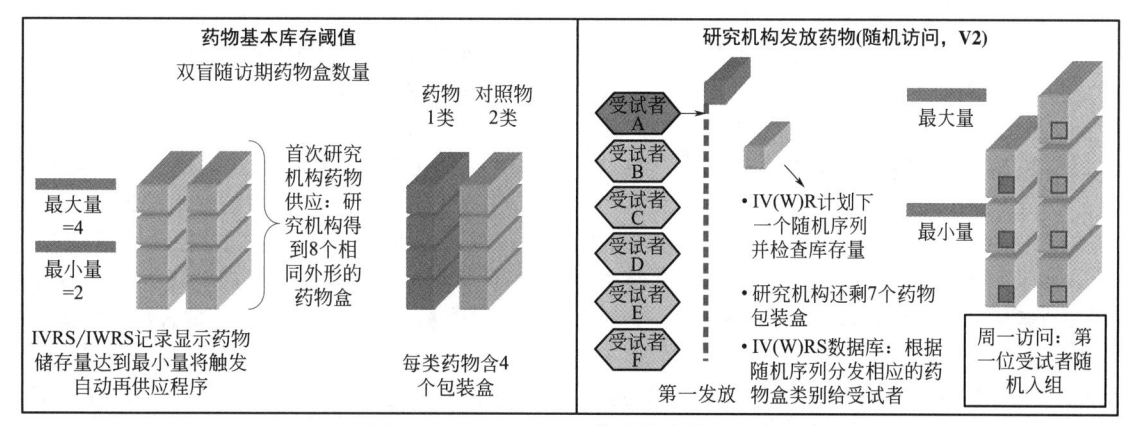

图 9.12　IVRS/IWRS 药物供应管理示意

表 9.11　IVRS/IWRS 管理研究机构非盲态药物储量统计表示例

＜申办方名称＞								＜IVRS 公司名称＞
试验项目编号：			本报告于 2007 年 7 月 20 日 16：57：59(北京时间)产生					
国家或地区	研究机构	药物包装类别	包装编号	生产批号	状态	到达日期	发放日期	过期日期	接受受试者/编号
比利时	001	研究药物	10001	02-1360CN	已用	2007/5/8	2007/6/2	2007/9/30	JNL/S002
中国	002	研究药物	10345	02-1334CN	过期	2006/11/18	----	2007/6/30	----
中国	002	对照药物	10456	02-1360CN	损坏	2006/11/18	----	2007/9/30	----
中国	004	研究药物	10234	02-1360CN	待发	2006/11/18		2007/9/30	
德国	005	研究药物	10009	02-1360CN	已用	2007/2/15	2007/3/15	2007/9/30	HJL/S546
德国	005	对照药物	10565	02-1360CN	待发	2007/2/15		2007/9/30	
德国	005	对照药物	10678	02-1360CN	待发	2007/2/15		2007/9/30	
中国香港	006	研究药物	10565	02-1360CN	已用	2007/3/16	2007/3/18	2007/9/30	LCD/S324
中国香港	006	对照药物	10763	02-1360CN	待发			2007/9/30	

表 9.12 IVRS/IWRS 管理受试者招募状况统计表示例

＜申办方名称＞												＜IVRS公司名称＞
试验项目编号：					本报告于 2007 年 9 月 20 日 16:57:59(北京时间)产生							
国家或地区	研究机构编号	药物供应策略	受试者筛选编号	受试者随机编号	出生日期	受试者姓名缩写	筛选日期	筛选失败日期	随机入组日期	完成日期	脱落日期	破盲日期
比利时	0001	2	00001	01204	1959/9/9	LXL	2007/2/10		2007/2/17	2007/9/18		
法国	0501	3	00002	01452	1931/1/1	AAA	2007/4/14	2007/4/14				
美国	0102	1	00003	01431	1967/3/2	CHK	2007/4/14		2007/4/21		2007/5/15	2007/5/14
中国	0863	1	00004	01692	1945/2/3	H-K	2007/3/23		2007/4/30			
中国	0864	1	0005	03261	1962/12/17	JHS	2007/3/24		2007/6/2			

（6）与其他试验项目管理系统整合 在现代临床试验中，电子受试者日志正逐渐被采用。传统受试者日志数据的收集需要数周到数月的时间。通过免费电话的方式，受试者可以通过点触式电话装置简单地输入每天所要求的信息，这样就使 IVRS/IWRS 可以被用作收集受试者日志的工具。其他 IVRS 的功能对临床试验项目管理的整合或意义还体现在：①受试者访问追踪可以作为触发缴付研究者研究费用的系统；②随机分组功能可以作为启动其他试验项目事件的定时计和电子数据采集（EDC）系统的结合，可以作为监查员监督试验数据完成进展的工具。

IVRS/IWRS 是依据试验项目要求的细则而建立的。图 9.13 展示了 IVRS 建立的常规过程和准备整个程序的大约时间周期。如果申办方在临床试验项目中打算使用 IVRS/IWRS，合同的签署过程应当从保密协议步骤开始。在提供基本试验项目信息后，IVRS 服务公司将会按照试验项目要求提出竞标书和预算。一旦申办方选择和签署 IVRS/IWRS 服务合同后，IVRS/IWRS 公司将提出建立 IVRS/IWRS 的细则。IWRS 的系统功能的用户接受测试（UAT）方法类似于 EDC 的 UAT 流程（参见 23.4.2 节）。应用于具体试验项目的 IWRS 系统的 UAT 环节通常可以分为两步，即

（1）内部测试 一般由 IWRS 供应商的系统管理人员完成，主要验证系统模块功能设置运行状况是否满足用户方案设计需求，如受试者随机、紧急揭盲、药物发放、药物申请及接收、药物隔离、药物协调等。

（2）外部测试 内部测试完成并将系统调试到模拟正常使用环境下，对角色权限及其职责功能进行验证，其主要通过相关试验项目人员登录不同角色账号，确认系统是否可实现对应的职责和是否符合盲态要求，如项目经理、CRA、研究者、CRC、药物管理员等。

所有测试过程的文字、图片或视频的形式记录都需要留存备查。测试通过后，系统可以正式上线并投入使用。在试验项目运行过程中，需要对系统加强日常维护，并指定系统管理专职人员应对系统日常运行问题，以确保试验项目的正常运营。

如前所述，IVRS/IWRS 的最大优势在于可以控制受试者和药物的随机分配。所以，在 IVRS/IWRS 编程开始前，下列程序和信息应当完成并提供给 IVRS/IWRS 服务公司：①申办方的非盲统计师应当提供完整的随机分组编码；②药物供应部门应当提供药物和对照物的包装标签编码，以及每个药物单位供应盒编码与随机编码的关联性；③项目经理和监查员须按照 IVRS/IWRS 服务公司的格式要求提供申办方和研究机构用户信息；④项目经理提供每个研究机构预定的招募受试者人数限额。

用户信息需要准确和及时更新，以便 IVRS/IWRS 服务人员能建立和关闭电话应答账户。使用 IVRS/IWRS 的用户对语音应答系统和网络应答系统的登录和密码的使用原则应该遵循 ICH-GCP 和药监部门有关电子签名和保密安全规范。图 9.14 展示了 IVRS 账号建立和启动使用的基本流程。

编程完成后的 IVRS 将根据随机编码和相应的药物/对照物包装标签编码管理受试者的入组和药物的分配，并根据研究机构及其受试者招募限额来管理研究机构的启动、筛选、招募和关闭。在研究机构被启动前，IVRS 服务公司将会向研究机构提供下列辅助性文件：

（1）用户手册 详尽描述试验项目特制的 IVRS 的功能细则和使用方法。

（2）研究者/项目经理/监查员工作指南 描述互动语音应答系统的拨打程序和方法。

（3）供个人使用的系统启动密码信函或电子邮件 与网络电子系统相同，IVRS 也是通过个人电话账户的管理来实现和满足 ICH 所要求的数据隐蔽性和安全性。每个使用 IVRS 的个人，如项目经理、研究者、临床研究协调员或监查员等，都应当拥有自己的登录密码。一旦接通特定的免费电话号码，IVRS 要求通话人输入授予的密码，方能进一步进入系统操作被授予的权限工作。每一封个人使用启动密码信函或电子邮件外均含有一个特定编号，信函或电

子邮件内含有可供各种角色使用的特定密码信息。如同电子临床试验病例报告账号密码一样，IVRS 的密码信息也属于个人专用，不得相互借用或转让。一旦某人输入某一密码进入 IVRS 后，所有的信息输入和修正信息都应保留有稽查轨迹，所持密码者对输入信息的准确性和有效性负有责任。IVRS 服务公司应当保留所有信函或电子邮件编号和其相对应的 IVRS 密码信息，以备必要时药政监查之用。所以，申办方的项目经理或监查员应当记录并存档保留分发给研究机构的密码信函或电子邮件编号，研究机构也

应当记录并存档保留分发给研究人员个人的信函或电子邮件编号（表 9.13）。IVRS 密码信封是唯一可以让研究人员启动和连通试验项目特定 IVRS 的管理文件。研究者对研究机构的 IVRS 密码的正确使用负有责任。在收到研究机构的所有 IVRS 信封后，研究者应当通过签署 IVRS 用户授权承诺书（**临床试验常用表 15**，二维码），以示 IVRS 的收讫和承诺。

临床试验常用表 15

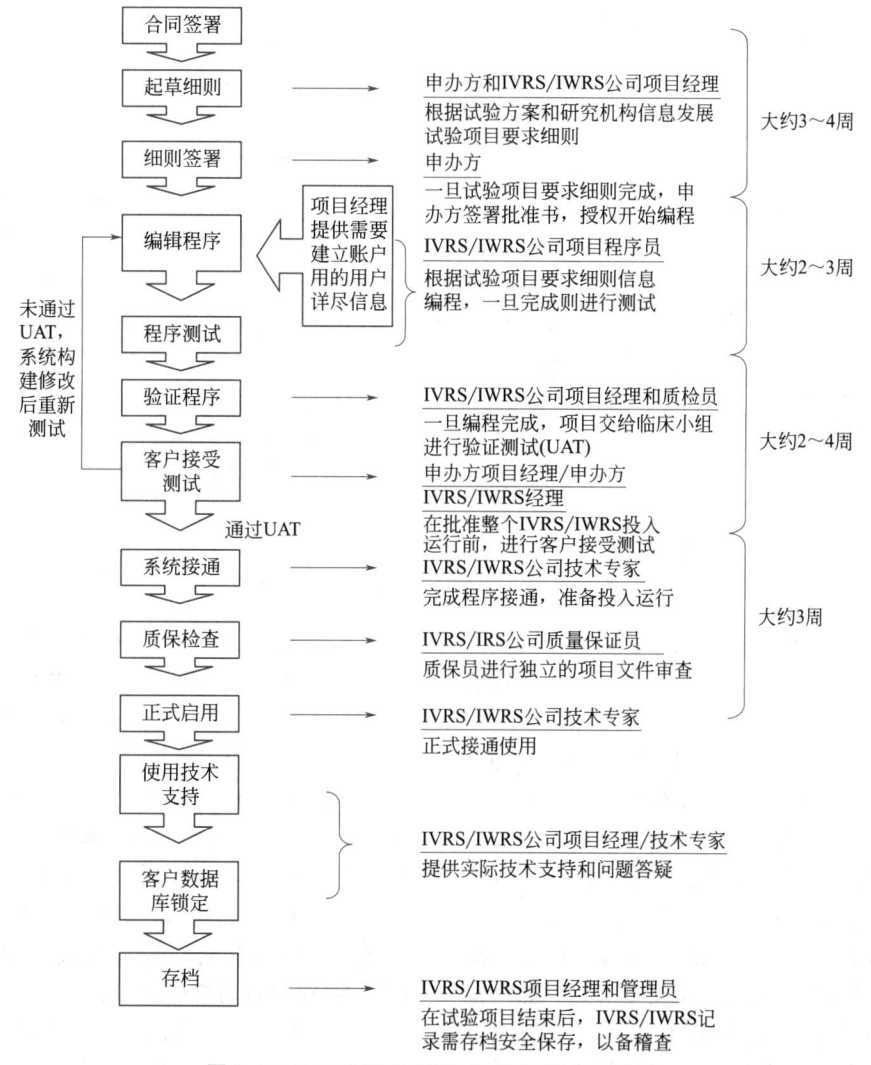

图 9.13　IVRS/IWRS 项目程序和准备时间表

表 9.13　研究机构 IVRS 密码信封发放记录示例

申办方名称：		试验方案编号：		IVRS：	
信封编号	接收者姓名		接收者签名和日期		研究者签名缩写和日期
研究者姓名		研究者签名		签名日期	
本记录需要保存在研究机构试验项目档案中					

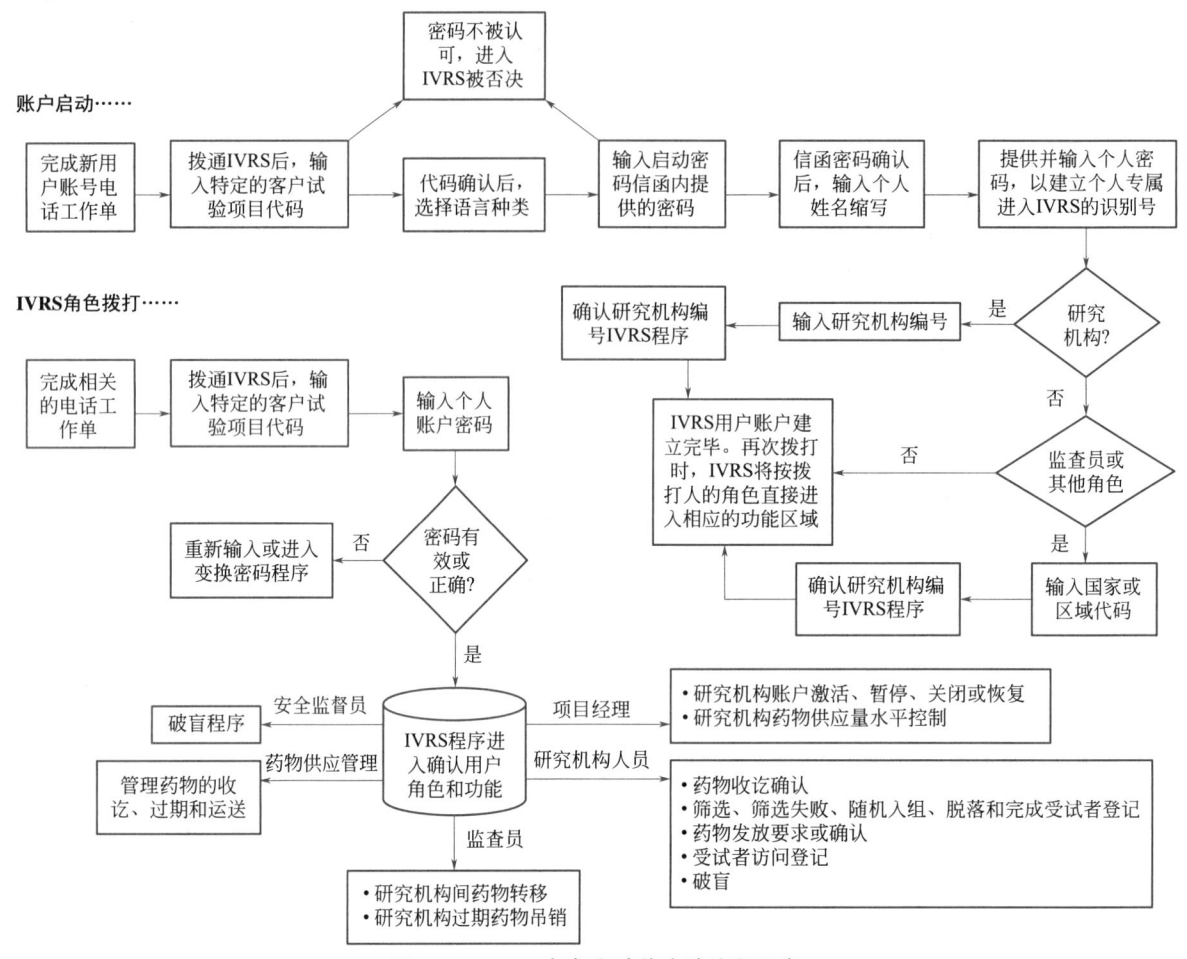

图 9.14　IVRS 角色和功能启动流程示意

（4）电话工作单　任何研究人员在收到 IVRS 密码信封后，首先需要做的是启动自己的 IVRS 账号信箱。各种电话工作单就是专门用于协助和记录 IVRS 活动的文件（表 9.14）。每一项 IVRS 连通活动前，研究人员都应当填写相应的电话工作单，并按照工作单上列出的指令和步骤完成通话活动。完成的电话工作单应当作为 IVRS 活动的工作文件分别保存在申办方主文档/IVRS 子文档或研究机构文档/IVRS 子文档中。表 9.15 列出了运用 IVRS 密码信封启动，执行各自功能的总结表和常见电话工作单类别。如果使用 IVRS 来管理药物供应的运输、收讫和发放，IVRS 密码信封必须在研究药物送达研究机构之前分发给研究机构人员。研究人员在开通了自己的 IVRS 密码信封后，研究药物的收讫和再供应要求，以及受试者的招募和紧急情况下的破盲都必须通过 IVRS 登记步骤来完成。

研究机构 IVRS/IWRS 账户的激活、关闭和恢复应当由申办方的项目经理来掌控。研究机构 IVRS/IWRS 的激活只有在监查员证实研究机构的基本药监文件已经完成和试验项目合同已经签署完毕后才能进行。研究机构人员只有在项目经理激活研究机构账户后才能进入 IVRS/IWRS 中建立各自的电话拨打账号。后续的对研究机构 IVRS/IWRS 账户关闭和恢复管理应当在监查员的配合下视试验机构在试验项目中的具体状态而决定。

在启动监查访问中，监查员应当向研究机构人员演示如何使用和操作 IVRS 来登记药物的收讫、再供应的要求和受试者的招募，并确保研究机构人员已充分掌握 IVRS 的功能和使用。一般来说，IVRS 在每次通知药物储存仓库发放研究药物给研究机构时，IVRS 程序会自动打印出一份详尽的药物运送要求报告。这份报告除了列出研究药物将要被运送的地址外，还列出了应该运送的药物盒编号（表 9.16）。研究机构在收到研究药物供应后，应当根据 IVRS/IWRS 的程序要求及时完成相应的收讫登记步骤，包括所收讫的研究药物的包装状态是否完好无损。申办方最好要求 IVRS/IWRS 也同时给项目经理、监查员或药物供应管理经理抄送一份药物运送要求报告，以方便药物供应的监督管理。这份运送报告可以作为监查员对研究机构进行药物收讫和发放清点的依据。所以，这份报告应当存放在申办方试验项目主文档/药物供应文档中。

如果是国际多中心的临床试验项目，IVRS/IWRS 可以根据参与国家和地区的语言种类，设置多语言系统的 IVRS/IWRS。用户在启动自己的账号时，除了正常的功能选择外，还需要对所需语言作出选择。如果 IVRS/IWRS 是试验项目的选项，IVRS 功能和程序介绍应当是研究者启动会议的议程之一。在登记受试者的随机入组后，IVRS 系统会自动向研究机构传真一份受试者随机确认件。申办方在建立随机报告程序时，可以要求 IVRS/IWRS 服务公司在向研究机构传真随机确认件时，也应同时向监查员发送一份复制件，以方便监查员对随机招募受试者的监督。表 9.17 详尽列出了通过 IVRS/IWRS 随机入组的受试者的随机编码和药物盒编号，以及电话活动的时间等。这份随机确认件必须作为源文件之一存放在研究机构的试验项目档案中。

表 9.14　受试者随机程序登记表示例

这个表用于收集将要被随机入组的受试者的信息 　当接通 IVRS 后，请注意聆听语音留言，其中列出的问题答案可以根据这个表的信息回答。所以您最好在接通电话前完成这个表格。如有进一步的问题，请参考 IVRS 用户手册
1.如果随机入组该受试者请按 4　　　　　　　　　　　　　　　　4
2.请输入该受试者的筛选编号，或按星号键重新开始语音应答 该受试者的生日和姓名缩写将被读出。请记录这一信息在所提供的空白栏中　　　　年　月　日
请记录该受试者的姓名缩写
请记住只有满足××××的受试者才能被招募进入试验治疗期
3.下面请输入您的密码。为了证实您打算随机招募该受试者进入试验项目的治疗期，请输入您的密码。否则，请按星号键以便取消和回到起始状态
4.这位受试者现在已经被随机入组，并被指派分发一个预编号的药物盒。请注意听好和记录您所听到的数字，并确保您的记录正确　　　　记录药物盒编号
在完成本次互动语音应答后，请签署下列信息，并储存本记录在试验项目档案中

姓名拼写：	签名：	签名日期：
试验项目编号：	版本：1.0	版本日期：2007/1/15

表 9.15　IVRS/IWRS 启动和执行功能一览表

人员	职能	常用电话工作单类别
申办方项目经理	• 启动自己的账号 • 研究机构账号启动/关闭/暂停/再启动 • 研究机构受试者招募暂定/恢复管理 • 运用 IVRS/IWRS 来监督药物供应状态，研究机构试验项目活动状态	• 项目经理账户启动专用单 • 研究机构状态工作表 • 受试者招募暂定/恢复登记单 • 研究机构药物供应策略调整单
研究者	• 启动自己的账号 • 破盲要求	• 研究者账户启动专用单 • 破盲专用单
监查员	• 启动自己的账号 • 提供新研究机构用户信息 • 确保 IVRS/IWRS 电话工作单存档保留 • 确保研究机构运用 IVRS/IWRS 确认研究药物的收讫 • 必要时，运用 IVRS/IWRS 在相同国家的研究机构之间完成转移研究药物事宜 • 利用 IVRS/IWRS 来监督和管理药物过期事宜 • 运用 IVRS/IWRS 报告来监督和管理研究机构招募受试者 • 盲态和非盲监查员的系统权限必须有所区分，只有非盲监查员才可看到受试者分组信息和各药品库存量	• 监查员新账户启动专用单 • 通过 IVRS 公司指定的新用户信息登记表和递交途径完成

续表

人员	职能	常用电话工作单类别
临床研究协调员	• 启动自己的账户 • 登记药物的收讫 • 运用 IVRS/IWRS 完成受试者的筛选、筛选失败、入组、脱落和完成登记 • 根据 IVRS 指令分发预编号的研究药物给受试者	• 研究协理员新账户启动专用单 • 药物登记单 • 受试者筛选、筛选失败、随机招募、退落和完成登记单 • 分发研究药物登记单
安全监督员	• 启动自己的账户 • 紧急情况下破盲	• 安全监督员新账户启动登记单 • 破盲程序工作单
IVRS 公司	• 根据用户信息,构建用户账户 • 根据随机编码和药物盒编号,构建 IVRS 程序 • 根据试验统计学要求,设定研究机构招募受试者限额	• 内部操作程序文件

表 9.16　IVRS/IWRS 药物运送要求通知单示例

发送者：reports@abc.com
发送日期：2007/11/2(13:39:30)
收件者：ABC 药物公司
主题：＜试验方案编号＞药物运送要求报告

本报告于 2007 年 11 月 2 日(星期五)14:04:02 产生(北京时间)

研究机构编号：	0001
研究者姓名：	史密斯博士
收件人姓名：	爱丽丝女士
收件地址：	1100 医院路,南京,中国
收件地址邮编：	210000
收件单位名称：	ABC 医院药剂科
收件单位电话：	01234 56789
收件单位传真：	01234 56789
交托编号：	00009
供应类型：	再供应

以下药物盒编号将被交托：

10003,100079,10222,10604,46097,46126,57000,36940,35059

总共有 9 件药物盒被交托

IVRS 公司项目编号:ABC123

表 9.17　IVRS 受试者随机确认件示例

发送者： reports@abc.com
发送日期： 2005/11/4,13:59:30
收件者： EDF 研究机构,×××
主题： ＜试验方案编号＞随机确认报告

本报告于 2005 年 10 月 30 日 14:04:02 产生(北京时间)

研究基地编号：	0007
受试者姓名缩写：	EFD
筛选编码：	1234
出生日期：	1972/12/2
随机编码：	0005
药物盒编号：	22022
随机日期：	2005/10/30
电话日期：	2005/10/30
电话时间：	10:41:39

IVRS 公司项目编号:ABC123

监查员在 IVRS/IWRS 管理中的作用不容忽视。无论是在研究机构的启动监查访问中，还是平常的监查访问中，监查员对 IVRS 的监查职责包括：

① 确保研究机构把 IVRS 电话和 IWRS 工作单存放在研究机构文档中；

② 确保研究机构通过 IVRS/IWRS 来确认研究药物的收讫和发放；

③ 必要时，通过 IVRS/IWRS 完成研究药物在同一国家不同研究机构间的转移；

④ 必要时，通过 IVRS/IWRS 更新研究药物过期状态；

⑤ 确保研究机构将 IVRS/IWRS 有关受试者随机确认件和其他传真件存档保留；

⑥ 通过 IVRS/IWRS 实时监督试验进展和受试者状态；

⑦ 通过研究药物数量核查确认研究药物在研究机构的储存量与 IVRS/IWRS 报告一致，并及时与项目经理、药物发放人员和 IVRS/IWRS 服务人员交流发现的药物供应问题。

众所周知，临床试验项目运营过程中，尤其是后期临床试验阶段，与 IWRS 有数据关联性的其他电子系统还包括 EDC 系统和/或临床试验管理系统（CTMS）。EDC 系统是为了加速临床研究数据的收集、清理、统计分析的整体效率；IWRS 是为了管理和监控受试者中心化随机入组与药物分配的平衡，并更好地保持盲态管理；CTMS 主要用于管理整个临床研究的计划、进度、监查报告、财务支持等，也可为申办方管理层决策提供数据支持。从临床试验数据采集的时间顺序分析，由于 IVRS/IWRS 涉及受试者的随机入组和药物分配，其数据采集或输入通常早于 EDC 数据的输入时间点。显然，临床试验中多类电子系统的应用会造成同一数据点的重复录入，如依据方案和系统设置要求、部分受试者的人口学基本数据、生命体征信息、随机编号信息及其随机入组分层信息（如适用）、与试验用药物发放相关的试验访问及其发放信息等。因此，如果 IWRS 与 EDC 系统之间的数据库不能实现数据对接传输，则进行两个数据库关联数据的一致性核对管理在试验项目进行过程和临床数据库锁定前必不可少。常见需要一致性核对的数据点包括但不限于：

① 受试者基本信息，诸如项目编号、研究机构编号、姓名缩写、知情同意签署日期、生日（如有）、性别（如有）等；

② 相关入组信息，诸如随机号及其随机日期、分层因子等；

③ 相关筛选信息（取决于申办方是否需要），如筛选号等；

④ 受试者试验访问时间点信息（取决于申办方是否需要）。

如果 IWRS 与 EDC 系统间能做到数据交换传输，在 IWRS 构建阶段申办方的数据管理人员需要与项目经理一起确认拟传输的数据点，包括数据传输的地址、方式、频率、错误机制的预判及应对措施等，在系统上线前完成 UAT（参见 23.4.2 节），验证拟传输数据点准确无误后方可批准上线投入应用。IWRS/EDC 数据传输内容都应在系统接口说明书和/或数据传输说明书（data transfer specification）中予以明确。IWRS 与 EDC 系统间的数据传输一般为单向，即 IWRS→EDC，但也有双向传输的情况，即 IWRS↔EDC，取决于申办方的要求或筛选阶段数据是先直接输入 EDC 系统中，还是 IWRS 中。

9.2.5　临床结果评价

确立医药治疗的价值离不开各方利益相关者（患者、医务工作者、药政人员和医保支付方等），其中基本信息要素就来自评价治疗效益的临床试验的证据，而效益影响的测量建立在对研究患者的专属评价上，即评价他们的感觉、功能和生存状况等。这种评价可用于临床试验的终点、研究中受试者组别的比较结果和临床上适用于确定某种药物是否已经对治疗产生了效益。与其他治疗效益相比，安全性效益也是一种治疗效益。这种用于试验终点受试者评价的临床结果评价（COA）被视为一种测量受试者健康状况等级或分值（绝对或连续值）的工具，也可作为确定治疗疾病或状态的有效性疗效终点指标之一（Walton，2015）。例如，COA 常用于评价患者症状、总体脑力状况或疾病是否影响患者正常功能等。治疗效益多指患者在生活或生存方面感觉良好或日常功能上有较好的结果。这种结果有两方面的含义。一是有意义的方面，即患者感觉或功能的变化程度都是对他们有意义的结果。如若不然，则不会被视为效益。更确切地说，这意味着治疗结果对患者的健康影响有正向效应，即患者健康没有恶化，出现改善或得到预防等。另一点是生活方面，即治疗效益正影响着患者的生活状况。若治疗效应只是改变了患者在诊所中执行一项特殊任务则不能算作治疗效益，这与患者在日常生活中进行他们常做或想做的活动无关。所以，建立易于理解的测量患者日常生活量表是评价效益的核心，因为它的观察结果就反映了一种临床效益。COA 的种类繁多，本节将主要就如何满足药政规范对 COA 进行管理和操作作出讨论。对于评价问卷本身的设计、适应证的选用、分析和解析等方面的详尽论述不在本书的范畴之内。

9.2.5.1　临床结果评价的建立

COA 是一种可能受到人的选择、判断或动机影响，并可支持治疗受益的直接或间接证据的评价方法。其不像生物标志物完全依靠自动的程序或计算法则。临床结果评价是对患者感觉、功能状况的一种主观评估，有时是对治疗受益有或无的一个简单判断。COA 依靠患者、医生或观察者来执行、解释和报告。COA 包括患者报告结果测量、临床报告结果测量、观察者报告结果测量、绩效观察结果测量和替代结果报告测量 5 种类型（图 9.15）。一个设计良好的 COA 测量质量标准包括效度（validity）、信度（reliability）、精确度（precision）、适用性（appropriateness）、反应度（responsiveness）、可检测性（detectivity）、敏感度（sensitivity）、可解析性（interpretability）、可接受性（acceptability）和可行性（feasibility）。

（1）患者报告结果（PRO）评价　是患者自我评估的工具，结果取决于患者对问题的理解回应。这种报告结果的基础建立在以下两个方面：

① 未经医生和其他人进行修正和解释的直接来源于患者本人对健康状态报告的自我评价；

② 仅限于患者本人报告或面试人提供的患者对治疗直接反应记录的评价，包括症状和其他仅有患者知道的不能观察到的不适（如疼痛强度或恶心）。

PRO 在药物评价中的作用越来越受到重视，根据不同的疾病特点和临床治疗目标，有的 PRO 可以直接作为主要疗效指标，有的可以作为次要疗效指标。这种评估可以是临床试验中直接要求患者在纸质问卷或日记卡上作答，也可以通过计算机问卷形式完成，或面谈患者后的谈话记录，后者不掺杂任何面试者的个人观察或判断，也无须研究者或任何人做出解释。这类问卷的问题涉及面广，可对患者的感知做出直接测量，如疼痛、疲倦、情绪功能的测量、生理功能性测定等，也有关于患者生活功能和活动的评估，如自理能力、社交能力的变化等。美国 FDA 对此类 PRO 的设计、评价、解析、应用发布过专属的药政指南（FDA，2009）。这一指南解释了 FDA 如何评价 PRO 工具在测定和定性医药产品治疗价值方面的有效性，也指出了任何判别、发展和认证合乎监管标准的 PRO 工具。根据这一指南，FDA 对待 PRO 工具

测定的医疗结果用于药物标签陈述的态度和用于其他医疗手段获得的药物标签陈述一样。但关键点在于需要确定所用的 PRO 工具是否真正能够对所声称的疗效做出行之有效的评价，以及是否所用的 PRO 工具是针对研究药物适应证的患者群体和疾病状况等。此外，需要指出的，如果 PRO 工具只是用于评价简单症状，它不应该被推广到较复杂的症状疗效陈述。例如，评价症状的 PRO 结果不应当用于改善患者生活能力或心理状态的方面。

（2）临床报告结果（ClinRO）评价　是基于有医疗专业训练的研究者/医生对患者健康状况观察后的评估报告。根据 COA 定义，研究者应用专业医学技能和观察，或与患者交流后，对患者的症状、体征和与疾病或健康状况相关的其他身体表现做出临床判断和解释。这种评价是通过患者与研究者间交流问答形式或以研究者采访式的问卷来收集。例如，通过问卷问答来评价患者行动自由的质量和程度等。每位评估临床状况等级的研究者都必须经过特殊的专业培训，以便做出更精准的判断。需要提醒的是任何形式的 ClinRO 都属于 COA，但并不是任何 COA 可以被归为 ClinRO。由于医生的专业性判断往往更能代表疾病的实际状况，因此，ClinRO 指标在临床试验中常常作为疗效评价指标，有时甚至作为主要疗效指标。

（3）观察报告结果（ObsRO）评价　是经他人（如法律监护人、父母、配偶或患者看护者）而不是患者本人，对患者健康状况相关的日常生活方面做出的观察、评估和记录报告。ObsRO 评价不包括医学判断和解释，且观察者不要求经过特殊的医学护理专业训练，但观察者需要接受如何进行观察和判断的培训。对于患者本人不能做出应答的（如婴儿或认知损害者），观察者可以提供所观察到的与医疗相关的患者行为和事件报告。例如，观察者不能恰当地报告婴儿的疼痛强度（一个症状），但可以报告因为疼痛引起行为异常（如哭泣）。有些情况下，这种评价等级会受到观察者意识的影响。这里所用的观察者等级评价是相对于 ClinRO 而言的，后者在评价时需要和患

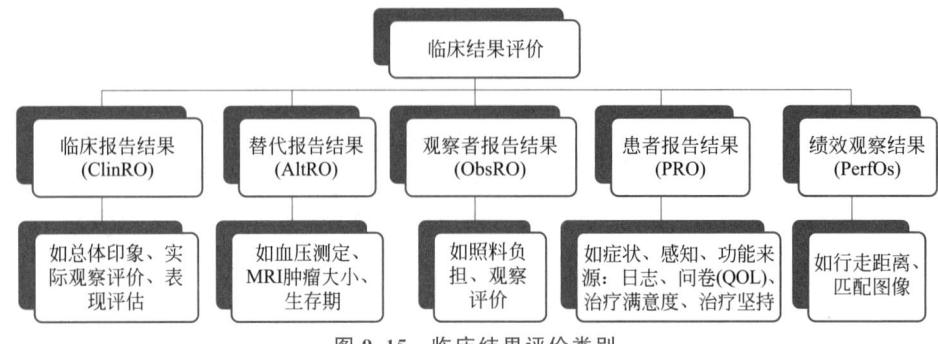

图 9.15　临床结果评价类别

者交流，并对患者进行观察。ObsRO 目前多数为次要的疗效指标，一般不作为主要疗效指标。

（4）绩效观察结果（PerfOs）评价　是一类基于患者根据医疗专业人员给予的指令完成一项任务的表现结果的评价，需要患者合作和配合。这种等级判断不受测量的影响，是基于患者对特定任务的完成表现而评估的，这种任务本身并不要求确定等级，是通过量化患者完成的任务量进行的。例如，步行速度测定（如心功能不全患者的 6 分钟步行试验）、记忆重现试验或其他的认知试验（如符号代码记忆试验）、在一定时间内正确匹配出图像符号的数量等。虽然研究者或观察者实施和监督 PerfOs 评价，但不需要对表现做出量化判断。这些动作或行为的完成会涉及患者完成任务表现的动机或毅力，因而仍被视为 COA。根据具体情况，由于该类指标多数为专业设计，因此，在临床疗效评价中具有重要的地位，有时可以作为主要疗效指标。

（5）替代报告结果（AltRO）评价　是一类患者的 COA。这种结果判断不需要研究者或观察者进行量化判断，患者接受治疗后的效益指标作为测量结果报告。替代指标是指用于替代临床终点的生物标志指标。使用替代指标的原因在于有些临床疗效指标发生率很低。如果使用那些疗效指标，需要观察的时间很长，样本量也很大，由此造成的试验成本和时间都很难进行。如果某个生物标志指标与临床疗效指标的关联性很强，而这个生物标志指标又很容易观察测得，它就可以作为替代指标来评价试验药物的效益。例如，用无恶化存活率替代死亡作为抗肿瘤药物的主要终点指标。这类结果在治疗后的呈现可以说明药物的安全性和有效性结果。

简单来说，良好 COA 设计规范由以下五个原则所组成。

（1）假设概念架构

① 概述假设理念和可能声称。

② 确定适用人群。

③ 确定适宜的性状（如计分类别、问题模式、使用频率等）。

④ 进行文献和专家咨询。

⑤ 建立假设理念架构。

⑥ 将 PRO 与初级终点挂钩。

⑦ 建立初级量度工具流程。

（2）调整概念架构和构建量度工具

① 采集患者数据。

② 产生新的条目。

③ 选择应答时间段、应答选择和格式。

④ 选择应用/数据收集的模式/方法。

⑤ 进行患者认知评估。

⑥ 测试量度工具初稿。

⑦ 记录内容效度文件。

（3）确认概念架构和评估其他测试属性

① 以计分规则来确认概念框架。

② 评估计分的信度、效度和区分度。

③ 完成量度工具的内容、格式、计分方法、流程和培训材料。

④ 撰写测试方法的文件，即验证所设计的 PRO 的临床试验方案和实施管理规程等。

（4）采集、分析和解析数据

① 准备试验方案和统计分析计划［最终终点模式，即评估的整体证据（患者群、疾病和治疗结果）和反应定义］。

② 进行相关临床试验来验证 PRO 的适用性。

③ 采集和分析数据。

④ 用累积分布和效应定义来评价疗效。

⑤ 建立疗效解析与治疗效益的关系文件。

（5）修改工具

① 修改条目用词、适用人群、反应选择、回收期或数据收集的模式或方法。

② 翻译和文化调整至其他语言。

③ 评估修改的适宜性。

④ 建立所有修改文件。

图 9.16 简述了一个良好 COA 验证研究所需的总体周期时间表。从表中可以看出，COA 设计的关键点包括但不限于患者效益评价概念模式的设计、评价内容定性面试的设计和定量心理测试（至少 2 个验证研究）的设计，以建立效价和治疗敏感度。初步建立的 COA 还需要进行文化和语言的验证，并最终完成手工和分值计算手册，供实际应用时指导 COA 的评价和分析之用。在设计 COA 的过程中，针对测量的特定目标来设计调查内容的问题及其回答（答项选择）方式是设计问卷的主要内容，它直接关系到 COA 的量度质量。此外，合理设计 COA 问题及其答项的编码与未来 COA 的数据处理、解析和分析的质量和可信性密切相关。显然，无论何种 COA 作为临床试验疗效评价的工具，它们都不仅需要拥有合理的理论基础，还应当有针对的可适用患者群体。只有运用科学的方法并经过全面的测试和验证的 COA 才能被视为可靠和有效的临床疗效等级量表评价工具。验证 COA 的方法和结果一般均有发表文献作为佐证，或通过权威的 COA 服务公司获得，如法国 MAPI 研究所等。临床试验 COA 的常见类别包括以下几种。

（1）自填式问卷　由研究者在试验访问中发给受试者，或邮寄给受试者，由受试者在研究机构现场或家中自行填写、作答的问卷。

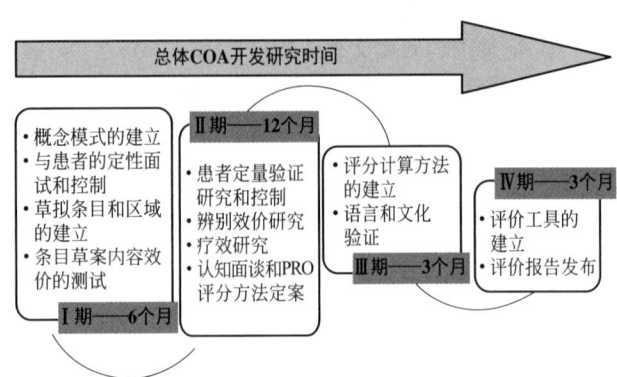

图 9.16　良好 COA 验证研究总体时间表

（2）访问式问卷　由研究者按照统一设计的问卷，向受试者当面或电话提出问题，然后再由调查者根据被调查者的口头回答来填写的问卷。

（3）结构式问卷　又称为标准式问卷，是按照调查目的和内容精心设计的具有结构的问卷。问卷中的问题是按一定的提问方式和顺序进行安排的，对于问卷中的问题和顺序调查者是不能随意变动的。

（4）无结构式问卷　指问卷中的问题没有在组织结构中加以严格设计和安排，只是围绕研究目的提出问题，研究者在实施调查时可根据实际情况适当变动问题和顺序。

（5）主体问卷　是指问卷中所设计的问题必须能表达调查主要内容的问卷。

（6）甄别问卷　是为过滤受试者而专门设计的问卷。

以上 COA 的形式可以是适用于任何疾病患者群的通用型问卷，如 SF-36、EQ-5D 等；专门针对特殊医疗状况人群的专门情况型问卷，如癫痫生活质量表（QOLIE-89）、癌症功能评价-通用版本（FACT-G）等；或用于特殊领域的问卷工具，如医院焦虑和抑郁等级表（HADS）、多方位疲倦量表（MFI-20）等。

9.2.5.2　COA 的运用原则

COA 的运用为临床试验的疗效分析提供了有效的源文件资料，其可作为主要终点和关键次要终点的评价，包括安全性的评价，如主观不良事件、耐受性、自杀倾向等不良作用，或作为有效性终点的评价。如果申办方打算把临床风险-受益评估的 COA 结果用于试验结论中，或确定 COA 作为试验终点的评价工具，COA 工具的应用不仅应当在方案设计阶段明确界定，在试验实施过程中还应当建立科学和可靠的应用与管理规程，包括精准的统计分析计划（SAP），才能使其产生的结果达到准确和无歧义的目的。因此，申办方应当按照药政指南要求并向药政部门提供通过所选择的 COA 工具获得的数据是可靠的支持性证据，或已发表的同行评议过的文献作为支持性证据。其中 COA 方法学标准、采集、收集、存储

和分析 COA 数据的技术是关键。如前所述，COA 工具用于评估临床关注点的应用范围和种类较广，如单一症状（如疼痛强度）、症状等级量表（如含有多症状的病症等级尺度）、功能等级量表（如生理功能量表）、多维度复杂概念量表（如 HRQOL）等。用于疗效判断的常见 COA 工具在临床试验中的运用基础是：

（1）病症相关症状评估　主要比较某一特殊不良症状的治疗前后的症状变化程度，如抑郁或疼痛，以及与疾病、治疗有关的体征、症状，包括那些影响生存质量的异常感觉（图 15.4）。这类病症的治疗效果变化有以下几种情况。

① 有些只有受试者本人才能切身体会　例如疼痛的改善，因为研究者没有医疗手段可以对疼痛的程度加以诊断。这种情况下，可以考虑 PRO 严重程度评估量表，这种量表通常包括 11 个分值（即 0～10 分值）。研究者要求受试者选择在特定治疗时限内病症症状的自身感受。

② 有些疗效只有配合受试者的描述才能做出切实有效的判断　例如，哮喘患者通过治疗可以用呼吸器测量出肺功能的改善，但无法判断患者的症状和日常生活质量是否有改善。这种情况必须通过患者的描述才能做出判断。一些口述等级量表（如无、轻微、中等、严重）的应用也属于这类 PRO 工具。

③ 有些涉及多维度的症状组合　例如，非小细胞癌症症状无论在病症类、发病进程或症状方面存在着差异，如疼痛、厌食、疲乏等症状。这类多维度症状根据方案设计及临床评估需要，COA 评估工具可以选择单个症状等级量表评估工具，也可以为包含其他重要病症相关症状的组合病症评估量表，如非小细胞肺癌评估问卷（NSCLC-SAQ）。

（2）症候不良事件（symptomatic AE）评估　药政部门通常推荐采用更为精准的症候不良事件评估方法（如 PRO-CTCAE）进行风险-受益评估（参见 20.1.3.1 节）。这类评估需要对治疗和对照组别同时开展。申办方应当根据试验药物的作用机制、既往临床数据和受试者或医护人员的评述对症候不良事件症状的选择做出合理的判断。在实际操作过程中，申办方可以考虑并清晰界定只选择最重要和/或高频率发生的不良事件的依据，以降低不良事件问题处理的工作量，并尽可能采用无自由文本的提问或选择问题方式，以减少重要症状记录的缺失和后期数据处理的复杂性。需要指出的是这类症候不良事件评估工具只是临床试验评估方法的补充，不能取代其他必要的临床评估和安全性数据记录方法。

（3）总体不良反应影响或效益作用归纳评估　这类评估方法可以揭示受试者对治疗的耐受性或效益影响，其主要涉及受试者健康状况的变化情况，诸如：

① 健康状况相关的治疗改善　通常是评价个人功能丧失或失调，并能反映个人健康状况的多方位的综合问题。

② 一般健康评估　主要评价受试者日常起居生活能力或功能，或日常活动的状况或改变。

③ 健康评分　对个人健康状况的自我评价，通常以等级或评分形式评价，如很好、好、一般、差、很差等；或治疗效果对身体状况改善的等级或评分，如改善、无变化、恶化等。

由于每个受试者对不良反应的耐受性和有效性反应的程度有所不同，可以考虑采用单一的全局严重程度印象类的评估工具。例如，研究者询问受试者："请问下列选择哪一个能最好描述您自上次试验访问以来，总体治疗不适感的严重程度（0 代表无适感，3 代表严重不适）？"这类评估工具的选择较为广泛，有全局单一不良反应或效益问卷（如 0～5 的程度选择），也有涉及慢性病症治疗的功能评估问卷（如 FACIT）等。这类问卷的设计方式较为关键，因为正规的评价方式比非正规的询问更有医疗价值。例如，在医生的诊断中，常常会询问患者："您吃了几颗安眠药才能入睡呢？"在临床试验中，这种研究者问诊的方式往往会被正规的经过充分验证的受试者报告问答表的形式所代替。这样做的目的是减少研究者掺杂主观意识和保持询问方式与内容标准的一致性。这种 COA 直接要求受试者对治疗做出反应，不存在第三方医生的解析，所以它比观察报告诊断更可靠。

（4）身体功能评估　这类等级量表工具常用于评估受试者经过治疗后要求体能才能进行的一些生理功能变化状况，即治疗前后个人活动功能的改变，如日常生活或运动的恢复，以及精力、体力、生活自理能力等。例如，癌症患者生活质量评估表（QLQ-C30）是系列 EORTC 量表之一，其可较好地评估癌症患者治疗后身体功能的变化状况。

（5）任务职能评估　临床治疗较为重要的效益指标是受试者工作和进行日常活动能力的恢复和/或生活质量的状况，也包括一些其他功能的影响评估信息，如认知功能等。其中包括但不限于：

① 与健康相关的生活质量（HRQL）　从多维度评价个人治疗状况对健康和心理整体感观的影响或变化，可以作为临床试验终点指标；随人群、健康状况和治疗概念可以不同。

② 生活质量（QoL）评价　这类问卷超出了功能失调或丧失的范围，是个人生存的多维度量，涉及受试者完成他们自己需要的能力和对他们生活造成限制的情感反应，包括与健康无关的概念。QoL 不适合作为临床试验终点的评价。

③ 适应社会的能力评价　指家庭关系、日常人际关系，以及疾病对于工作、学习和社会活动的影响。传统的医疗通常着重于症状的缓解作为结果指标。但 COA 工具的临床研究还揭示一些其他任务职能对受试者同样或更重要的问题。例如，食管癌的受试者在生活质量问卷中往往对疲倦的抱怨比咽食困难还要大。所以 COA 的运用可以发现一些不符合传统诊断标准的其他症状的治疗结果。

身体功能和任务职能的评估在临床试验中有时可以借助患者日志来收集数据，其是专门为临床试验项目需求设计的受试者记录日常服药状况、身体不适或变化或病症变化的日志卡（参见表 15.8）。上述各类COA 工具在临床试验中的运用情形可以概括为（Gotay et al.，1992）：

① COA 被作为主要研究终点。这种选择在治疗慢性疾病或不可治愈性疾病的临床试验中常常使用，其主要目的是观察疾病的缓解或对生活质量改善的有效率。

② 当新的治疗预计与对照治疗有相等疗效时，COA 的积极反应率可以增加新的治疗药物的优势。同样，COA 的负面结果也可能使得新的治疗药物在治愈率或存活率方面的优势消失。

③ 虽然一种治疗在短期有效率方面较有利，但如果试验药物总疗效率不高，COA 的结果可能会对这种治疗的价值产生潜在影响。

在准备临床试验方案阶段，使用何种 COA 工具和使用它的目的和合理性必须在试验方案中清楚地予以论述，特别是当 COA 被作为主要研究终点时。对COA 统计方法描述，包括期待的作用大小、样本规模和分析计划等，都必须清楚和准确。在上述情况下的临床试验中 COA 的使用应当在试验方案中成为评价疗效的必选方法，而不是一种选择性方法。如前所述，选择已被验证的和公认的有效 COA 工具十分重要。否则，有可能造成 COA 的结果不被药政部门所接受。在采用 PRO 量表时，需要考虑的两个因素是：

（1）量表的翻译/跨文化调适（translation/cultural adaptation）及验证（validation）过程　目前绝大多数的量表都由英美国家学者开发并应用于英语国家，绝大多数为英语版本。如果需要翻译成其他语言，如中文，不能直接把英文翻译成中文后就直接用于学术研究或新药临床试验。在西方文化、价值及语言体系中开发出的量表，难以直接用于其他文化，因为对于生存质量的主观体验是由深深根植于自身文化的价值所形成。如果 COA 需要多语言版本，有一个翻译/跨文化调适过程，其实质上是在不同的文化背景下考察新量表与原量表的观念和价值观的等价性（equivalence）的过程。具体的做法是首先要确认是否有已经翻译和认证过的翻译版本。如果需要翻译，则应当征得版权所有者的同意和授权，并由获得资格认证的翻译公司或个人按照国际公认的翻译文件程序完成翻译工作，且最好附有翻译认证书。翻译/跨文化调适包括翻译和验证两个阶段（参见 9.2.8 节）。通过对量表进行翻译及回译，并经过跨文化调适，量表经过效度（validity）、信度（reliability）和反应度（responsiveness）的验证研究后，方能确保量表问卷和回答的有效性。没有经过验证的量表，其使用的有效性和临床结果会受到质疑。有些国际公认的 COA 服务公司可以提供这种认证性的翻译工作或已拥有多国语言文字的被认证过的 COA 工具。

（2）版权（copyright）　大多数 COA 工具都有版权所属。所以，在选定 COA 工具后，申办方必须要做的最关键的一件事就是弄清 COA 是否有版权存在。如果有的话，必须和相关的 COA 版权所有人取得联系，并获得使用许可后才可以在临床试验中加以运用。版权所有者有时会根据研究目的来决定是否收取一定的费用。但如果用于学术研究，版权所有者有可能会免费提供使用。这种使用许可承诺最好应以书面的形式获得，并存档保留，以免日后不必要的版权纠纷。在研究结束后，论文发表时应对版权所有者的帮助表示感谢。

临床试验方案中的 COA 评价频率/次数应适量，尽量做到既不增加受试者的负担又不失去反映受试者在整个试验阶段的疗效曲线。设计 COA/PRO 应用频率可以考虑的要素包括但不限于：

① 基线评估应当作为一参比点在试验筛选阶段应用，便于评估治疗后的风险-受益变化；

② 核心 PRO 评估频率根据试验方案设计及临床诊疗的需要可以有所不同，如抗肿瘤药物临床试验在治疗周期的早期阶段评估频率可以较高，但后期较低。例如，Ⅳ期细胞毒化疗在治疗周期早期的症候不良事件较高，在日常口服药物治疗周期中并非如此。因此，症候不良事件的评估频次在Ⅳ期治疗早期中应当高于口服药物的应用。

③ 评估频率需要考虑试验药物服用时间表和频率，并与试验访问时间相结合，使得评估及其分析结果更符合实际效用结局，且不会对结果造成误导或偏倚。

④ 根据试验主要终点目标和研究结果需要，对不同 PRO 工具可以选择不同的评估频率。

试验方案中 COA 工具的应用频次很关键。在选择评估工具和方法时上述要素可以分别予以评价和分析。选用过多会增加受试者的访问时间和完成负担，因而可能影响受试者完成的依从性。选用过少可能不能全面反映所期待的疗效状况。例如，在临床试验中，一个生存质量量表的完成大约需 30 分钟。如果在抗精神病药物的试验中使用过多的量表，受试者需要花费较多的时间才能在每次访问中完成量表的评估，这样受试者参加试验的意愿及依从性就会受到影响。因此，申办方应当认真而慎重地选择少而精的切合试验方案适应证的 COA 工具。表 9.18 为晚期癌症治疗临床试验中前期 PRO 评估频率的选择示例（FDA，2021）。

表 9.19 总结了如果需要使用 COA，在撰写试验方案时通常需注意的方面。

表 9.18　晚期癌症治疗临床试验前期 PRO 评估频率设计示例

| PRO 评估方法 | 标准 6 个月治疗期 | | | | | | | | | | | | 随访期[①] | |
	基线	W2	W3	W4	W5	W6	W7	W8	M3	M4	M5	M6	M9	M12
症候不良事件	×	×	×	×	×	×	×	×	×	×	×	×	×	×
全局单一归纳法	×	×	×	×	×	×	×	×	×	×	×	×	×	×
身体功能	×	×	×	×	×	×	×	×	×	×	×	×	×	×
任务职能	×													
病症症状	×												×	×
健康生活质量	×								×			×		×

① 随后续长期访问设计需求而变化。

注：W—周；M—月。

表 9.19　临床试验方案中对 COA 的论述要点核对表

1	☐	COA 评价的合理性被讨论了吗？
2	☐	良好依从性的重要性强调了吗？
3	☐	谁负责 COA 的评价被讨论了吗？
4	☐	对完成 COA 的人员有程序指南吗？

续表

5	☐	所有的 COA 完成后在受试者离开前都要求被检查吗？
6	☐	基线 COA 的评价需要特别要求在随机前完成吗？
7	☐	后续访问中 COA 完成的时间（有效窗口）有专门标明吗？
8	☐	是否有表明 COA 的评价只允许专人负责，或可以由代理人完成吗？
9	☐	所采用的 COA 工具将用来影响治疗还是患者管理？

此外，在临床试验项目中 COA 应用管理还必须做到：

① 试验方案应当包括研究者、临床研究协调员、受试者和数据管理员对 COA 数据收集程序的指南。在方案设计阶段，就应当考虑降低受试者 COA 数据负担的策略和可行性，包括电子 COA 采集方法的应用，其使受试者在非临床环境中也可以自行采集和报告 COA 数据。

② 申办方应当记录受试者如何和在哪里完成 COA 评估，如家中、研究者办公室等。

③ 如果临床试验方案中要求使用 COA，在试验项目知情同意书中必须对 COA 评价和程序要求做出解释。

④ 由于任何 COA 都需要被作为源文件在临床试验中予以保存，申办方通常需要将所选用的 COA 编辑成临床试验项目专用 COA 表（图 9.17），然后再印制成适合相应临床试验项目的纸质问卷。一旦受试者完成纸质 COA，临床研究协调员需要在规定的时间里将其转录到临床试验病例报告表（eCRF 或 CRF）中。如果采用电子源文件，需要把选用的 COA 编辑成电子源文件。

⑤ 如果 COA 是由受试者完成，这种制作成临床试验项目专用的 COA 必须要经过伦理委员会的批准后才能投入使用。

⑥ 在要求受试者回答 COA 的问题时，应当只询问受试者的目前状况，而不应当让受试者自己去对比对同样问题的以往回答。任何允许受试者接触过去 COA 反应的做法都可能造成非盲态情况的产生，从而造成偏倚。

⑦ 如果 COA 是由观察者完成，这种 COA 亦需要伦理委员会的批准，并且观察者需要在使用前接受研究机构的使用培训。

⑧ 如果 COA 是经研究者对受试者的评价或面试而完成，使用 COA 的研究者必须经过专门的培训后才有资格在临床试验中使用试验项目特制 COA 工具（培训程序可参见 9.2.5.4 节）。培训记录或证书应当存放在研究机构的试验项目文档中。

⑨ 如果 COA 的完成构成随机入组资质标准，应当提醒研究机构人员 COA 应在筛选阶段完成。

⑩ 如果 COA 的完成是要求在后续访问中，应当在相应的访问任务栏中明确指出完成 COA 的要求。

⑪ 临床试验中，受试者不按时访问，不按照要求完成问卷的情形或提前退出试验项目时有发生，致使 COA 的终点评价数据缺失。数据缺失可能导致最终结果的偏倚，并干扰对照组和治疗组的对比。因此，临床试验方案应当对如何在分析中处理此类 COA 评价缺失数据有所描述。包括研究者和受试者的应用培训、监查策略计划、从早期退出受试者处获得 COA 数据的要求等。最佳的方法是建立一个当受试者准备退出或刚脱落试验项目时，要求尽量完成 COA 评价的评估程序，特别是涉及 COA 被作为研究终点目标时。

⑫ 任何 COA 遗漏或缺失数据，或工具应用偏离都应当记录在案，并有适宜的解释，且在数据集分析中对结果的可能影响予以解析。

⑬ 需要特别关注同期服用药物或治疗应用的记录，其可能影响 COA 工具结果的解析。例如，止痛药服用影响疼痛评估结果的准确性和可靠性。

在采用 eCRF 的临床试验中，项目经理在临床试验规划阶段需要考虑 COA 量表的数据输入问题。当研究者和受试者现场交流 COA 问卷，并计划将 COA 数据直接输入 EDC 系统中时，有时由于 EDC 系统网速的影响，致使询问的连贯性和数据输入的流畅性受到干扰。这样研究者和受试者对 COA 问卷的互动质量和参加意愿也会受到影响。如果采用纸质量表的形式先将答案填好，再由 CRC 输入 EDC 系统中。虽然数据输入时间和质量有了保障，但却增加了一个纸质量表与 eCRF 的数据输入一致性核对过程。

在统计分析计划中需要对 COA 统计学方法、反应率、有效率、改善率、存活率等做出定义和评价标准，包括分值显著变化的解析和阈值设定等（如适用）。并明确当受试者提前退出时，统计分析计划需要考虑如何处理缺失数据、如何评价疗效等。由于对 COA 评价可能存在着主观因素，即代表受试者的感受，所以其在非盲态试验中的运用价值和意义不大。如果受试者知道自己在接受有效药物治疗，他们一般都会给出过高的评价结果。同样，那些知道自己没有受到有效药物治疗的受试者也常会过低报告实际经历的疗效改善。显然，确保受试者在整个试验中的盲态

事件	访问时间	期	日期
3	访问3(第一天)	双盲治疗	年 月 日

这一部分是专为适用于某临床试验项目而添加

<申办方名称>

<试验方案编号>	研究者姓名：(研究机构填入)	研究机构编号：(研究机构填入)
受试者编号：(研究机构填入)	受试者姓名缩写：(研究机构填入)	国家或地区：

EQ-5D健康问答

请在下列各组选项中，指出哪一项最能反映您今天的健康状况，
并在空格内打勾

行动
　我可以四处走动，没有任何困难。…………………………□1
　我行动有些不方便。…………………………………………□2
　我不能下床活动。……………………………………………□3

自我照顾
　我能照顾自己，没有任何困难。……………………………□1
　我在洗脸、刷牙、洗澡或穿衣方面有些困难。……………□2
　我无法自己洗脸、刷牙、洗澡或穿衣。……………………□3

日常活动(如工作、学习、家务、家庭或休闲活动)
　我能进行日常活动，没有任何困难。………………………□1
　我在进行日常活动方面有些困难。…………………………□2
　我无法进行日常活动。………………………………………□3

疼痛/不舒服
　我没有任何疼痛或不舒服。…………………………………□1
　我觉得中度疼痛或不舒服。…………………………………□2
　我觉得极度疼痛或不舒服。…………………………………□3

焦虑(如紧张、担心、不安等)/抑郁(如做事情缺乏兴趣、没乐趣、
提不起精神等)
　我不觉得焦虑或抑郁。………………………………………□1
　我觉得中度焦虑或抑郁。……………………………………□2
　我觉得极度焦虑或抑郁。……………………………………□3

版权所有1991 The EuroQoL Group
中文版
V1 2006年10月4日

图 9.17　临床试验项目专用 PRO 表示例

十分关键。在特定 COA 终点设计中，如果计划进行优效性设计，需要在统计分析计划中预设 COA 假设并在临床试验中予以验证。相关的方案设计需至少包括统计分析方法、缺失数据处理的方法和删失规则（如适用）等。与药政部门在临床试验前事先商议相关终点界定，包括构成显著变化的标准等有助于 COA 数据分析结果的药政审评接受。需要注意的是有时在治疗有显著效果的情况下，对受试者保持盲态可能较为困难。在解析研究结果时对这种可能的非盲态情况应当加以考虑。在某些情况下，缺乏 COA 数据结果统计优势并不一定说明"没有显著性差异"；非劣效或等效结果也需要有证据显示其检测敏感性适宜，相关试验设计得当，包括所选择非劣效性界值的依据。这些界值也应当预设在统计分析计划中。药政部门会根据终点分析方案来确定研究数据的准确性。任何没有计划或临时统计分析通常被作为探索性分析，因而不会被作为支持有效性数据的证据。此外，需要注意的是在 COA 结果评价中有时微小的差异对统计意义会起着关键性的作用，特别是小样本量的临床试验项目中。所以鉴别最低观察差异（MOD）作为临床评价中的重要指标或研究结果相关性解析的标识很关键。如果 MOD 的确有最小的作用且具有统计意义，在建立统计计划时需要考虑建立无效假设来排除小于或等于 MOD 的差异。

9.2.5.3　PRO 作为药品标签陈述的药政要求

PRO 是 COA 中唯一来自受试者自我评价的临床观察报告工具，其数据结果是否能作为未来拟批准上市药品标签的陈述取决于试验方案设计和实施过程的合规性和可靠性，包括工具应用环境的效度和局限性、数据的质量和可信性等。若 PRO 的评价结论要作为药物标签陈述证据来阐明治疗效益，选择的 PRO 临床证据不仅需要与病症状态关联性紧密，且

应当与疾病的多个或系列状态而不是个别症状都显示正相关，还需要事先获得药政部门的认可。此外，PRO 应当是一种经过严格验证的工具，并且 PRO 的数据是从一项符合 GCP 和药政规范的临床研究中获得，则申办方可以要求把从 PRO 评价中得到的数据结果用于未来上市药品标签陈述的依据。申办方任何对进一步治疗终点的陈述都应当提出相应的 PRO 或其他支持性证据来支持所陈述的治疗结果。表 9.20 列出了 FDA 定义的 PRO 工具在使用目的、用途和性质方面的几种属性类别。

表 9.20　用于临床试验的 PRO 的类别

特性	类别
有目的的评价	• 定义研究人群的入组标准 • 评价有效性 • 评价不良事件
可测定的概念	• 总健康状态 • 与医疗情况有关的症状/特征,个别或综合型 • 功能状态(生理、心理或社交) • 健康心态(如自我健康评价或对情况的担忧) • 对治疗的满意度或对治疗的偏爱 • 对医疗的坚持
若干条目	• 用于单一概念的单一条目 • 用于单一概念的多重条目 • 用于单一概念中多方面的多重条目
目的测定 人群或情况	• 通用型 • 特殊情况型 • 特殊人群型
数据收集模式	• 面谈评价 • 自我评价(有或没有监督) • 计算机评价或计算机辅助 • 互动性评价(如互动语音应答系统或网络系统)
评价时间和频率	• 当事件发生时 • 整个研究中的常规间隔 • 基线和治疗结束
评分类别	• 单一概念的单一等级量表(如疼痛的严重性) • 指数——相关领域或独立概念的与多重等级量表相结合的单一记分制 • 特征数——多重相关领域的多种不相结合的记分制 • 系列数——独立概念的多种不相结合的记分制 • 综合数——一个指数、特征数或系列数
条目或概念的重要性	• 所有的条目和领域都同等重要 • 条目有不同的重要性 • 领域有不同的重要性
反应的选择	• 视觉模式标示度(VAS):一条固定长度的直线(通常为 100mm),两端为固定的文字说明的标示度,但没有中间位置定义。患者被指示在这条直线上的某一位置上标示代表他们感觉状态的记号。这些标度常会有精确度的问题 • 分级视觉模式标示度:在 VAS 直线上增加一个或若干个标示位点,以帮助患者鉴别表度等级的位置(如中点位置) • Likert 标示度:一组预设的不同术语或声明,患者被要求从这些术语或声明中选择能最好描述他们状态或经历的反应(如好、中等、不好) • 等级量标示度:一组由数字分类组成的标示度,患者被要求从这组标示度中选择能最好描述他们状态或经历的数字组别。等级量标度的两端标有文字说明,但每个数字组别没有标记 • 事件表:当特殊事件发生时,患者可以使用日志或其他记录系统(如互动语音应答系统)来记录事件的报表 • 影像标示度:一组可用于其他任何反应选择的图片。影像标示度常用于儿童问答卷,但也可用于有认知紊乱和不能说或写的患者 • 选择列表:选择列表在有限的选择中要求作出一个简单的选择,例如,是、否或不知道。如果选择的条目陈述是真实的话,有些选择列表要求患者在选择钮旁放置一个标记。选择列表需要核实选择的完整性和不重叠性

在发展临床试验方案的过程中，如果 PRO 运用的目的是支持未来拟批准药物适应证治疗的话，PRO 评估定义、方法和治疗组间最低观察差异（MOD）的标准应当在研究方案中特别清楚地表明，包括所需运用的特别 PRO 工具的确切模式和版本。在新药审批中，某些国家的药政部门还会对计划的和实际的 PRO 工具及其分析方案进行比对。在实际药政检查过程中，不仅会考察 PRO 工具的验证和采用过程，还会对有关培训记录和实施进行评估。例如，在某些情况下，FDA 允许探索性 PRO 数据分析结果（即没有包括在统计计划中）通常可以描述性的方式呈现，并会根据具体状况对其结果的效度进行评估，特别要评估是否存在可能对结果解析和可靠性造成影响的任何因素。为了确保 PRO 数据结果能应用于未来药品标签中，将临床试验中 PRO 运用标准的不一致性降低至最低较为重要，其要求在临床试验方案中建立标准运营规范或程序，这些规范或程序应当包括：

① 对受试者自我评价 PRO 工具运用的标准化培训和指南。

② 对研究者监督受试者完成的 PRO，在访问中或非研究者办公室访问中 PRO 完成的时间和顺序，对完成的 RPO 的审阅程序和规则都应作出标准化的程序。

③ 对如何和何时将上述培训和 PRO 数据文件进行存档、储存、转录或从研究机构转移或运送到研究机构建立标准化规程，特别当运用电子 PRO 原文件时的数据采集、管理、修正、维护和索取等标准程序。

④ 充分准备受试者教育资料，并在研究项目启动和进行过程中分发给受试者，这些材料包括：

• 受试者使用手册，内容包括强调疾病性质和症状的可供受试者学习的打印和录像材料；

• PRO 完成指南，以及报告症状的背景信息和方法；

• 提醒受试者按照试验项目方案要求按时完成 PRO 自我评价的受试者交流便携卡。

在医学实践中，医生用等级量度评价表的培训规程可采用与 PRO 工具相同的方式。简单地说，满足药政规范的 ClinRO 培训计划的做法通常有以下几种：

① 对研究者和研究机构人员进行有关临床试验项目所研究的疾病性质的培训，以帮助他们了解疾病状态与患者的理解和 ClinRO 报告的关联性。

② 针对研究者或评价员的试验项目方案及其 ClinRO 工具与 ClinRO 面试规程或程序的专题标准化培训。

③ 专为研究机构设计的有助于所有研究机构在整个试验项目中将受试者培训标准化的研究机构人员培训手册，其中内容除了上述受试者教育材料外，还可以包括：

• 培训录像显示如何进行有效的受试者教育；

• 帮助研究机构完成受试者培训专题讲座的教学大纲；

• 培训员可使用的幻灯演讲片和演讲要点纪要；

• 提醒研究机构人员向受试者讲解、审阅和发放 PRO 工具的提示明信片；

• 在每次受试者培训完成后需要受训受试者完成的受试者评价理解测试题，以检验受试者对培训内容的理解程度。

电子化患者报告结果（ePRO）或患者电子日志（eDiary）系统在临床试验中的运用日益普及。在这类电子临床系统中，PRO 原数据首先在受试者终端被自动输入至经过验证的电子化数据系统中，再借助网络技术在受控情况下直接将采集的数据传输至数据库或其他指定的电子数据采集（EDC）系统中，以便申办方可以综合其他试验数据对试验结果进行实时分析。这种 PRO 电子源数据系统属于一种自动数据采集和传输程序，其步骤包括：

① 受试者数据被采集到电子源数据系统中，如 ePRO 或患者电子日志；

② 数据从电子源系统被自动传输至指定的数据库或计算机化系统的服务器中；

③ 研究者通过网络化手段从相关数据库或服务器中实时审阅所记录的数据；

④ 被审核过的电子源记录被转移至申办方指定的临床数据管理系统（如需要）。

在建立 ePRO 数据系统时，需要关注 ePRO 的版面设计与纸质 PRO 内容的一致性，以及访问页面与数据库列表的一致，特别是默认值的正确定义和问卷规则与惯例符合系统设计规定，如选择框、编码、数值列表、标题位置和字体大小等。由于 ePRO 通常由受试者输入自我评价数据，数据录入时的光标位置的顺序符合逻辑和感官友好十分重要。此外，作为唯一源的 ePRO 数据多数情况下拥有不可追溯性，对其数据清理的必要性与否和如何保证 ePRO 数据质量，如避免数据输入错误、减少缺失数据等，需要在试验设计阶段加以规划。其他需要考虑的 ePRO 设计和应用管理要素包括但不限于：

① PRO 适用人群的状况，如是否能按要求完成数据的录入；

② 在国际多中心临床试验中，问卷调查/患者日记系统是否支持多语言环境；

③ 系统/网络是否支持实时数据传输；

④ 当数据容量过大时，系统是否能良好运行；

⑤ ePRO 数据的审核程序。

显然，在这些电子源数据的采集和传输过程中，涉及的任何步骤或系统功能和监管的完善与否都会影响到数据的质量和可信性。按照 ICH-GCP 和药政监管要求，下列要素是申办方和研究者在运用 ePRO 工具时需要关注的若干方面：

（1）申办方不应当对源文件数据拥有掌控权　申办方不应当要求直接将 PRO 电子源数据从 PRO 数据采集器直接传送给申办方。

（2）电子源数据采集工具系统操作规范性　确保系统的验证记录和数据结果符合药政规范和 ALCOA 原则，包括需要经过验证、设立用户登录及其使用权限监控、建立系统的操作程序、系统编辑核查轨迹功能、数据系统的安全性和保密性规程、采取措施严格监管和记录电子源数据采集工具的异地转移使用，以及防止数据被未经授权的人员更改或删除、系统的登录密码被非法任意借用或未经许可被他人查看。

（3）受试者使用电子源系统的培训　受试者能掌握系统的使用和操作十分关键。任何受试者操作不当，受试者不是实时采集数据，而是事后凭记忆或推断对数据进行记录或采集，对数据质量和可信性都有不利的风险。因此，ePRO 系统需要建立相应的数据输入时间轨迹自动记录，并能及时告诉研究机构人员和监查员缺失或遗漏采集的状况。一旦发现受试者未能按时输入数据，研究者和研究协调员有责任即刻联系受试者，问清缘由并提醒和督促受试者重视 ePRO 数据输入或解决相关技术问题。此外，任何 PRO 数据的改变应当在一个有安全措施系统和稽查轨迹的环境中运行。

（4）电子源数据备份和灾难防范　需要建立备份数据库，以防单一数据库出现数据遗失或系统崩溃、电子源数据采集工具丢失，以及电子源数据的遗失、遗漏或损坏而无法复原已经保存的数据，并确保能随时重建和核实数据。

（5）数据传输至数据库或后台数据服务器管理　实施系统运行前数据传输质量的验证管理，以防传输没有完成，或无法进行、传输不完整、传输途径不安全、传输过程没有加密措施等。

（6）研究者的责任　研究者对数据的准确性负有责任。任何研究者无法对数据进行掌控的行为都是不可被接受的。

（7）数据转移至申办方的临床数据管理系统　确保转移过程经过验证，确保转移数据的完整性，在实际运行中能有效监控数据转移过程并具备编辑轨迹功能。

所以，在运用电子源数据采集系统时，申办方需要在临床试验的设计阶段就必须制定符合相关 GCP 要求的监管措施，以确保 ePRO 采集的数据的质量和可信性。

9.2.5.4　COA 运用的管理

由于 COA 的运用可能涉及试验药物未来药物适应证的标签陈述，按照 GCP 和药政要求规范管理 COA 运用的培训和实施十分必要。从项目管理的角度对采用 COA/PRO 应用于临床试验项目中的考虑

因素简述在**临床试验常用表 38** 中（二维码）。无论是申办方自己或邀请 COA 专业公司进行 COA 运用培训，都必须对相关管理和操作程序做好文档记录并保存。根据药政规范的要求确保 COA 评价的质量关键在于加强对研究者、观察者和受试者的培训。对受试者和观察者的培训多是通过接受过申办方或 COA 专业公司培训的研究机构人员完成。由于大多数情况下只有获得医学资质的人员才能对受试者进行 COA-ClinRO 的面试，

临床试验常用表 38

临床试验常用表 16

所以这类 COA 培训的主要对象是针对研究者或者研究机构指定承担 COA 评价的人员。任何需要对受试者进行面试以做出有效性或安全性等级量度评价的研究者或评价员都必须通过 COA 的资格认证过程。只有获得资格认证的研究者或评价员才能在临床试验项目中运用 COA 对受试者进行评价。对研究者或评价员进行资格认证的一般程序如图 9.18 所示。

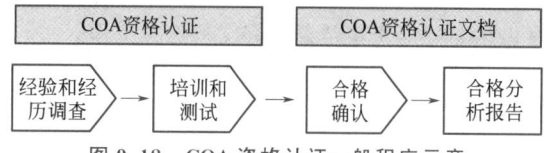

图 9.18　COA 资格认证一般程序示意

从这个示意图可以看出 COA 资格认证的程序包括：

① 研究者或评价员需要提供个人一般信息和对需要资格认证的 COA 工具的过去使用经验信息（**临床试验常用表 16**，二维码）。过去经验的了解有助于确定 COA 评价员使用相关 COA 工具、临床研究和疾病种类的经验。根据临床试验 COA 工具的复杂性和医学背景要求，申办方或 COA 专业公司可以制定相应的 COA 研究者或评价员的经验水平资格标准。最后的研究者或评价员的经验水平就是使用这种预定的资格标准来衡量。表 9.21 给出了这种经验资格评定的最低标准示例。

表 9.21　等级量度评价人经验资历标准评定示例

COA 工具名称	与有关患者群相关的临床经验要求
癫痫严重度评价问答（SSQ）	• ≥1 年治疗癫痫经验 • ≥6 月治疗局限性发作癫痫经验

② 出席现场 COA 原理和使用程序的培训，并完成和通过拟用 COA 的书面考核。这种培训和考核可以作为研究者启动会议的一个议题予以完成。通过培训和考核，可以评估出研究者或评价员运用 COA 的能力。至于需要多少最低考核分数才能获得评价员的资格，则可以由申办方根据具体的 COA 工具运用环

境和试验方案要求而定。具体的做法包括所有的研究者或COA评价员必须聆听相关COA工具的介绍演讲或学习如何应用相关COA工具的资料；通过参加相应考核来验证他们对COA知识的了解和掌握；通常只有当每位研究者或评价员回答考核问题的正确率达到一定的百分比（例如≥80%）才可被认为合格。

对COA工具使用人的资格认证评比结果通常可以分为：

（1）合格者 COA评价研究者或评价员有可接受的经验和良好的测试表现，故可向其颁发合格文件来证明其有资格在试验项目中承担COA的评价。

（2）资格待定者 COA评价研究者或评价员没有达到经验或考核良好表现中的任一项标准。

① 如果是由经验不足所造成，申办方或COA专业组织可以采取的补救方法包括推荐他/她接受额外的培训，如在其他相同研究机构的合格者的监督下或与其共同承担COA评价，或者建议他/她不宜参加相关临床试验项目的COA评价工作。但无论采取何种方法，最后的决定权应该由申办方根据相关的规范程序做出，并对决定结果做好文档保存工作。

② 如果是由于考核未能达到合格标准，可以采取的补救方法包括重新和他/她一起复习相关COA要求和程序，讨论测试中未能正确回答的问题，并重新进行测试，以求达到考核合格标准。

（3）信息不完整者 COA评价研究者或评价员已经开始资格认证程序，但没有完成所要求提供的信息或程序。这种情况下，申办方或COA专业组织需要联络相关COA评价员，并要求他/她完成必需的信息。一旦所有信息和程序被完成，他/她可以根据COA认证结果予以资格重新评定。

（4）不合格者 COA评价研究者或评价员完成所有必需的认证信息程序，但经过若干次努力还是不能通过相关的资格考核。在这种情况下，COA专业公司可以建议或申办方决定他/她不适宜于在临床试验项目中担任COA评价员。

对于不能出席现场培训或新加入试验项目的研究者来说，应当通过申办方或COA专业公司的网络自学系统完成COA的培训并通过考核练习。一旦COA评价者通过COA资格认证过程，申办方或COA专业公司应当将合格证书或资格认证确认函以书面的形式通知研究机构及其相关人员（表9.22）。这种资格认证结果将由COA评价员的经验和资历，以及他/她在最后考核中是否达到规定的合格线所决定。这种资格认证过程和结果应当保留在研究机构的文档中。申办方的项目经理也应当保留整个临床试验项目培训资料、被培训人员和合格人员名单。在试验项目结束后，申办方或COA专业公司需对COA的资格认证结果进行必要的总结分析，并提出相应的总结报告备案。

表 9.22　COA 认证结果备忘录示例

<申办方名称>		
研究机构等级量度评价员资格认证备忘录(试验项目编号)		
发件人：(COA专业公司项目负责人姓名)	收件人：(研究机构主要研究者)	抄送者：(申办方项目经理,监查员)
发送日期：	研究机构编号：	国家或地区：

在承担本临床试验项目的患者报告结果(PRO工具名称)评价员角色之前,任何研究机构人员都必须通过资格认证程序。认证资格程序由两部分组成：
- 完成COA评价员的经验调查表,以显示评价员具有相应的专业资历
- 成功完成COA工具的考核

根据这些标准,我们很高兴地通知您下列人员已获得在(申办方名称)的(试验项目编号)中承担(COA工具名称)的评价资格

COA 评价员姓名	COA 工具名称	获得资格日期
评价员 1		
评价员 2		

下列人员未能成功完成所要求的认证程序,不能在(申办方名称)的(试验项目编号)中承担(COA工具名称)的评价员角色。他们只有在成功完成相关的程序后才能在本试验项目中担任COA评价员的工作

COA 评价员姓名	COA 工具名称	需要完成程序
评价员 3		(COA工具名称)测试
评价员 4		(COA工具名称)经验调查

下列人员虽然在某些方面未能达到所要求的认证资格标准,但经申办方研究后决定可以有条件地在本试验项目中承担(COA工具)的评价员角色

COA 评价员姓名	COA 工具名称	资格和决定
评价员 5		还差三个月达到(COA工具名称)的医学经历资格。需要在获得资格的(COA工具名称)评价员的监督下承担评价工作

对于以上各项结果如有疑问,请及时与(项目负责人姓名)联络,他的联络信息如下：

电话:1234567　　　　传真:1234567　　　　电子邮件信箱:abc@dec.com

为了使 COA 评价程序具有更高的可操作性和减少认证工作的工作量，申办方在准备 COA 工具评价资格认证时应采取的策略包括：

① 仔细选择具有类似经验的研究机构；

② 运用预资格计划方案来鉴别和联系有经验的 COA 评价员；

③ 建立和维护综合性和严格的资格遴选程序；

④ 最大限度地动员研究者出席研究者启动会议，并参加现场 COA 工具的培训；

⑤ 允许每个临床研究机构拥有多位合格的 COA 评价员，使得 COA 的评价在临床试验项目进行中不会受限于个别评价员的工作时间表；

⑥ 尽量减少试验项目进行过程中研究机构数量的增加。

为了保证对受试者进行 COA 的评价程序和标准的一致性，申办方制定的 COA 评价程序应该尽量做到：

① 对所选用的 COA 应该以相同的标准方式向受试者介绍；

② 所提供的信息应该对所有受试者都一样；

③ 向受试者解释 COA 时，不应该试图重新定义、解释、推演或给予额外的评语；

④ 应该向受试者解释：疑问回答只是简单地选择能最好描述自己最近感受的答案，并没有"对"与"错"答案的区分；

⑤ 应该要求受试者不宜与家人或朋友讨论回答的选择。

当受试者完成 COA 问题回答后，研究机构人员应当仔细核对每一个回答的问题，以确保每一个问题都已被回答。如果受试者未能回答所有问题，研究机构人员不应设法诱导或代替受试者回答。在这种情况下，如果受试者在听完解释题意后还是不能做出相应回答，可以允许受试者不对问题做出回答。但应尽量避免这种情形的出现。

此外，在进行国际多中心临床试验时，COA 工具的评价会遇到一些操作上的实际问题，其中包括：

① 培训研究机构人员时的语言障碍，特别是在研究者启动会议上为了使培训效果达到最佳，需要分别设立相应运用语言的 COA 工具培训小组讨论。

② 临床经验差异和正规的医学教育培训系统的不同都可能影响 COA 评价的可靠性。

③ 某些医学专科领域诊断标准的差异可能使得 COA 评价的运用难以实现。

④ 各个国家或地区药监规范的不同需要在使用 COA 时特别注意。

⑤ 文化信仰和地区习惯的差异可能会对 COA 评价造成影响。例如，某些病症的症状（如忧郁症），

在不同国家或地区对"正常"范围的接受度由于文化背景的不同会有所差异；或者某些国家或地区的老年男性从来不从事日常事务的活动，在进行行为或功能能力的评价时就可能受到这种特殊的区域文化或种族背景的不同而无法判断。

需要提醒的是为了保证 COA 结果的科学性和可信性，当研究者在与受试者交流 COA 问卷问题后应当场做出判断并选择答案，通常不应当事后无理由，或被他人诱导或胁迫对选择答案做出修改或调整，除非有充足的证据显示这种修改或调整是合理且必要的。受试者的 PRO 问题答案的选择应尽可能遵循相同的原则。对那些受试者在家中填报的纸质 PRO，研究者和 CRC 在每一次受试者试验访问时应仔细审阅是否有遗漏或重复选择的情况，并教育受试者做出纠正。相关 COA 证据应存档备查。

对于上述问题的解决策略最好在发展相关 COA 评价和分析计划时就应该有所规划。

9.2.6 中心医学影像评价或专业人士的介入和管理程序

医学影像是指为了医疗或医学研究，对人体或人体某部分，以非侵入方式取得内部组织影像的技术与处理过程，是一种逆问题的推论演算。随着 CT、MRI、超声和核素显像设备不断地改进和完善，检查技术和方法也在不断创新，影像诊断已从单一依靠形态变化进行诊断发展成为集形态、功能、代谢改变为一体的综合诊断体系。目前，一些新的技术如心脏和脑的磁源成像和新的学科分支如分子影像学在不断涌现，影像诊断学的范畴仍在不断发展和扩大之中。依据 DICOM 3.0 国际标准设计的影像存储与传输系统（picture archive and communication system，PACS）包含放射信息系统（RIS），是以高性能服务器、网络及存储设备构成硬件支持平台和大型关系型数据库作为数据与图像的存储管理工具，是以医疗影像的采集、传输、存储和诊断为核心，集影像采集传输与存储管理、影像诊断查询与报告管理、综合信息管理等综合应用于一体的综合应用系统。其可以把日常产生的各种医学影像（包括核磁、CT、超声、X 光机、红外仪、显微仪等设备产生的图像）通过 DICOM3.0 国际标准接口（DICOM，网络等接口）以数字化的方式海量保存起来，当需要的时候在一定的授权下能够很快调回使用，同时增加一些辅助诊断管理功能。它在各种影像设备间传输数据和组织存储数据具有重要作用。在临床实践中，精准医疗的实现依赖于已经诊断和治疗中的患者大数据分析。因而，医学影像研究的价值体现在：

① 癌症与慢性病的筛查与早期诊断，或为目标疗法选择患者；

② 预测治疗方式的有效性、预后或结果；

③ 支持伴随诊断；

④ 监查疗程中的患者状况。

目前，大部分影像处理和评估通过人工智能在云端进行正在形成。未来评价平台自动化对影像数据进行索引，并通过智能管理的深度学习建立搜索引擎和进行深入分析工作。

医学影像解决方案和服务的价值在于诠释和追踪监控疾病（如肿瘤）图像和评估患者对治疗的反应（图 9.19）。虽然评价方法上可能相同，但医学和临床试验对医学影像评价的要求有所不同。在医学环境中，医学评价通常无须定量分析，关注影像个体间的差异以做出征兆诊断，并且影像阅片和管理流程因人而异［图 9.20(a)］，但在临床试验中，鉴于 GCP 的 ALCOA 原则，要求有标准的患者信息和定量分析标准，重视结果统计学意义评估，并且要求严格控制流程和阅片的差异［图 9.20(b)］。

体予以重视，因为其中涉及的要素相互关联和贯通。需要考虑的一般要点包括但不限于：

（1）试验方案和管理章程

① 方案中医学影像评价设计和完成影像评价手册/章程与要求；

② 设定中心医学评价委员会及其章程，包括选择专科医务人员（如涉及）；

③ 确定相关数据上传与质疑模板配置和影像评价标准；

④ 建立影像数据库和传输计划、项目沟通计划和电子影像系统的验证管理；

⑤ 电子临床影像系统和临床评估规程验证；

⑥ 培训影像采集、传输、评价标准流程；

⑦ 影像相关人员的职责和授权；

⑧ 硬件设备的校准和维护；

⑨ 影像图片标签的制定，如需至少包含受试者项目缩写、性别、随机或图片匿名盲态编号、检查或获得日期/时间、图层序号等；

⑩ 相关记录信息的特殊要求（视方案要求而定），如受试者用药时间、临床症状出现时间、基线影像时间、相关既往病史等。

（2）影像数据的产生和接收

① 知情同意合规性；

② 受试者隐私性保护及其去名化编辑；

③ 根据方案设计设定扫描参数和受试者扫描部位；

④ 仪器和操作人员的管理要求及影像数据的采集标准执行，如组织切片标准、成像标准等；

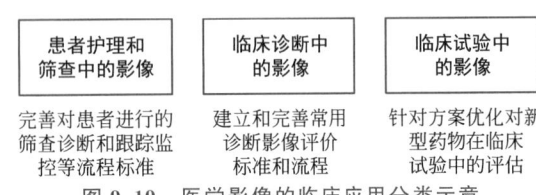

图 9.19 医学影像的临床应用分类示意

患者护理和筛查中的影像	临床诊断中的影像	临床试验中的影像
完善对患者进行的筛查诊断和跟踪监控等流程标准	建立和完善常用诊断影像评价标准和流程	针对方案优化对新型药物在临床试验中的评估

临床试验的医学影像的目标是要确保高质量和完整的影像数据的获得，建立的评价规程和标准能以最小偏差的风险完成独立评估过程。临床试验项目经理对医学影像阅片管理流程涉及的环节应当作为一个整

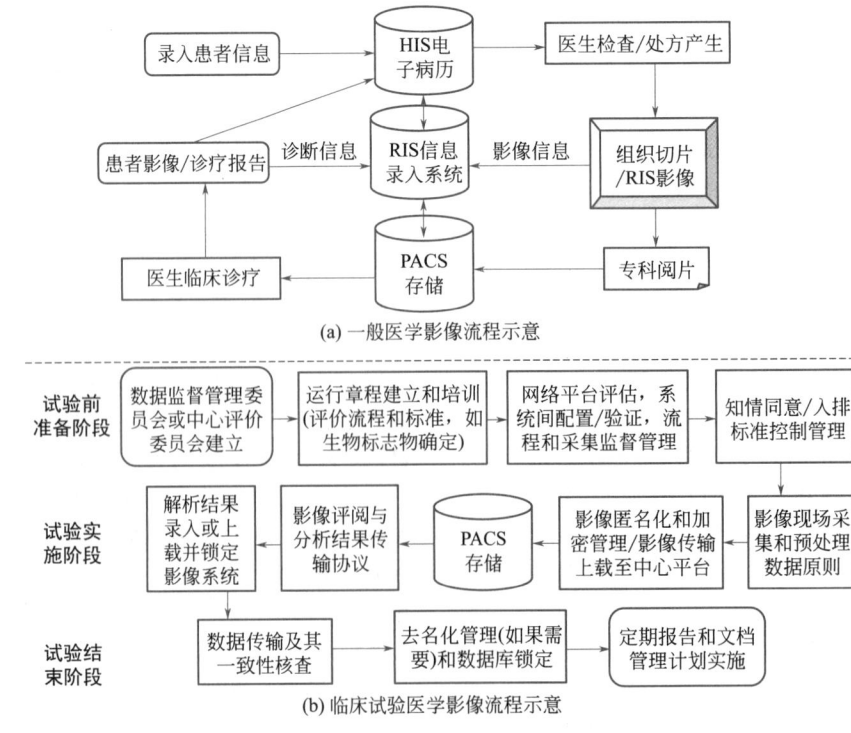

(a) 一般医学影像流程示意

(b) 临床试验医学影像流程示意

图 9.20 PACS 信息流程管理

⑤ 阅片模块与影像 eCRF 配置；

⑥ 电子系统或快递影像数据文件管理；

⑦ 采集和成像方法的统一性，如切片成像上载和影像导入等，数据的传输管理；

⑧ 影像数据流的溯源性；

⑨ 影像数据完整性及其质量控制；

⑩ 隐私性再确认；

⑪ 影像传输流程及其系统应用验证；

⑫ 影像再编码（如需要）；

⑬ 影像数据库管理。

（3）PACS 数据评价和质量保证

① 评价者和机构资质与授权；

② ALCOA 标准（合格或质疑）实施；

③ 影像调出和归档监控；

④ 阅片要求和标准遵循；

⑤ 影像阅片与结果报告配置

⑥ 阅片结果记录/报告和质控。

（4）影像评价后的数据管理

① 数据库质控和锁定

② 数据的取回、备份和存储；

③ 影像及其评价结果专属编码溯源或永久匿名化（如需要）；

④ 影像评价系统与临床数据库的整合；

⑤ 评价结果报告发送和存档；

⑥ 数据存储文件夹及其索引。

在进行中心影像评估前，项目经理需要建立影像数据评估的一致性，即在影像管理计划中，也需要明确影像系统图像的可保存年限，规划好当影像产生后如何和何时刻盘，如何传输刻盘影像供中心影像评估专家阅片，或由本地哪位评估专家阅片。如果采用电子平台系统保存影像图像供影像评估，电子系统应当符合药政规范的验证和运营时维护验证状态的要求。为了确保同一受试者在不同访问点，不同受试者在不同研究机构间都能获得统一标准的评价结果，需要建立统一评估和记录标准及其管理流程。由于每个试验方案的特殊性，对影像操作规程会有所不同，因而只是依据常规的操作流程行事有可能造成评估结果的偏倚。每一个针对性的影像

采集和评估指南，都应当能作为影像科医生和技师对方案要求的明确参考手册，特别是采集影像时需要注意的问题或实操事宜应予以详尽描述，如要求受试者何种体位及其呼吸准备、空腹喝水、口服造影剂等；所有的影像访问中，影像扫描方式、解剖部位覆盖范围和采集参数应保持一致。为了准确进行影像评估，必须扫描和收集的各项参数也需要明确列在操作指南中。如果无法满足方案对影像评估要求，需要考虑如何让研究者把项目方案和 CRF 要求的参数记录下来。例如抗肿瘤药物临床试验的影像评判，研究机构的常规报告和研究者的病历记录可能无法满足 RECIST 的参数要求，这时项目经理在准备影像评估前，需要预先设计专属记录表格，这个表格设计可以采用研究机构自己的格式，也可以使用申办方/CRO 设计的表格。这些流程和表格使用需要在影像评估计划书中予以描述，并在启动影像评估前做好相关干系人的培训。

多中心临床试验由于医学影像结果对主要终点影响重大，往往需要建立中心阅片或中心实验室管理体系，以确保影像评价结果的可比性和标准统一性，即采集和评价质量、完整数据集、访问点间和机构间一致，有利于尽可能减少偏倚，尤其是主观偏倚。对于不典型的病理切片、X 光片、MRI 片、CT 片等检查结果，不同的阅片医生有时候可能会给出不同的诊断结果，因此可能降低评价结果的质量。所以，中心阅片尽可能集中由同一个医生进行阅片，有 2 位或以上的阅片者时，需要建立对评价结果不一致的仲裁机制，以避免上述情况的发生（图 9.21）。其他常见影像数据问题的质疑包括未能按照方案要求定期采集和上传影像、数据格式错误、受试者识别信息缺失、访问窗计划内（包括超窗）影像缺失（如序列影像缺失）等。在采集和评估影像质量和完整性时，需要注意方案要求的解剖部位是否准确和缺失，或解剖部位是否在影像视野内，随访影像的一致性和伪影/影像质量的问题等。任何与方案不符和/或无法解决的影像质量与管理问题，应当记录为方案偏离，并且这些问题对试验关键数据结果的质量影响需要及时做出分析，必要时在试验过程中就应当采取必要的应对或补救措施。

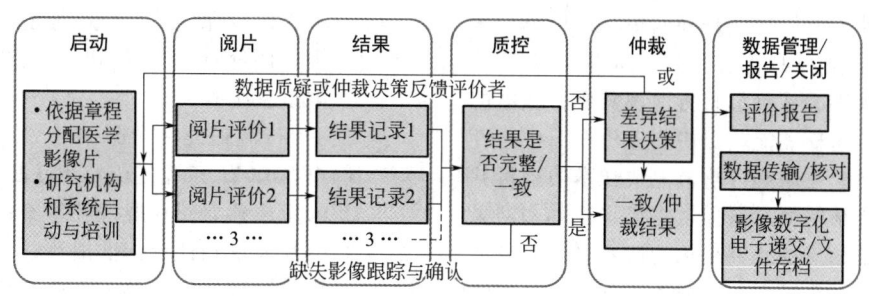

图 9.21　中心独立阅片管理流程

在进行临床试验项目中的一些特殊医学项目评价时，如病理切片的解析或特殊医学影像的诊断，往往需要聘请专业的医生或人员来承担中心阅片评价员的角色。如果涉及双盲试验，所聘请的中心评价专员一般不应当与参加试验项目的研究机构及其人员有直接的关系。在研究机构完成收集所要求的切片或影像等源文件后，如何通过中间途径来完成这些源文件的双盲程序以便中心评价专员的盲态评价，以及解析完成后如何将结果返回到各研究机构而又不违背双盲原则是项目经理在试验项目启动前需要建立和完成的试验程序之一。此外，需要注意的是项目经理应该考虑这些专门的医学步骤是否需要签署专门的知情同意书，或包括这些专门的步骤在知情同意书中。在临床试验方案中，收集和完成评价这些专项样本的时间、每位受试者需要提供的样本数、样本的要求和传送程序等应当有所描述。

在签约中心评价员之后，项目经理首先需要和中心评价员一起根据试验方案的要求完成所需试验样本的采集的标准程序和要求。例如，采集肝组织切片时，应规定从何种角度采集肝组织、每批需要采集制备多少个肝组织切片、采集完成后需要完成哪些步骤来固化肝切片组织、通过什么途径将采集的肝切片组织送交中心评价员等。制备的组织切片数量应遵循试验数据采集最小化原则。在需要摄影的情况下，应该规定从什么角度给受试者摄像、影像背景或采光度有什么特别要求、如何给每位受试者的影像编号和转送给中心评价员等。如果涉及受试者面部的影像，如何保护受试者隐私性。只有这些程序被严格化地规范，才能保证在临床试验项目中相关结果的可靠性和一致性。

当研究机构启动试验项目前，需要确认中心影像电子传输系统的验证和用户账号建立已经完成。有关电子系统的验证要求可以参见23.4.2节的描述。有关电子系统的账户建立，需要确定：①研究机构影像传输人或查阅系统信息的是谁；②传输人可以下载桌面传输程序、有传输影像的权限、可以跟踪和监督已上传的影像信息等；③查阅人可以监查和查阅影像上传和报告信息等。通常来说，临床监查员不应当有上传影像的权限，仅可以监查已上传的影像信息。

在研究机构采集完成相关试验样本后，通常需要邀请第三方，即非研究机构成员和非中心评价员，来完成样本传送中的加盲和解盲程序。如果是双盲读片，任何样本在被中心评价员解析前都需要将样本的原有信息盲态化，这样才能确保中心评价员非中立性解析概率降至最低。在中心评价员完成样本的解析并给出报告后，被邀请的第三方通常需要将样本和结果解盲，以便送还给相应的研究机构的研究者。研究者可以根据结果报告对受试者的状况做出判断，并将结果录入所要求的试验报告系统。所有的这些专项医学

评价结果报告和样本都应该作为源文件的一部分保留在研究机构的文档中。申办方也可以根据需要，收回这些样本和报告保存在试验项目主文档中。如果在临床试验中邀请中心实验室参加，通常可以邀请中心实验室作为第三方，管理专项试验样本的加盲和解盲程序，以及相应的传送样本和结果报告的事宜。如果没有中心实验室参加，申办方可以聘请专职人员或合适的中介公司来承担这一角色。进行中间步骤加盲或解盲的程序一般包括：

① 中心实验室准备一套可用于每位受试者每次需要专项医学样本评价的访问专用随机编号。这套随机编号应由独特的字母或数字组成，每一个编号代表一次访问的某一样本。每次访问的每一个样本编号不应当重复。例如：

研究机构编号	受试者编号	基线访问（V1）	治疗结束后访问（V5）
0001	A001	9180	9194

② 根据这套预设的专项样本编号，中心实验室在收到研究机构提供的专项样本后，应当经过标准的程序将原有受试者的一切标示印记转化为随机编号标示印记。

③ 在发出随机编号样本给中心评价员前，完成质量控制程序。

④ 将完成中心加盲的专项样本用登记式邮寄的方式送交给中心评价员。

⑤ 中心评价员完成随机编号样本的评价后，提出评价结果报告。

⑥ 中心实验室在收到中心评价员的结果报告后，首先需要对样本及其结果报告进行解盲和质量控制检查。再根据申办方制定的程序，把数据结果传送给相应的研究机构和/或申办方的数据管理人员，以便他们对受试者的入组标准和治疗进展进行评估，以及将数据结果转录入试验报告系统或临床试验数据库中。

中心评价委员会章程对于确保医学影像评价质量和结果可靠性与一致性至关重要。常见的章程内容要点包括但不限于：

（1）方案确立

① 方案简要概述；

② 中心评价评估委员会成员角色和职责匹配；

③ 中心评价管理流程和时间表；

④ 电子系统验证。

（2）评价流程设计确定

① 申办方/研究者/影响CRO职责；

② 影像或独立阅片规范管理流程；

③ 阅片要求和评价标准细致；

④ 影像源数据规范要求，存储和传输规范流程；

⑤ 影像评估数据规范要求，或评价修改/锁定规则；

⑥ 影像数据导出频率。

（3）内容收集

① 与试验终点相关的阅片后数据要求描述；

② 相关数据（如元数据管理）流程；

③ 审评数据清单。

（4）内容质量审核

① 文件的上传和接受（角色：内部和外部）；

② 内容纠正策略。

（5）文档管理

① 安全保密/接触流程；

② 稽查流程。

中心化医学影像评价平台与临床试验数据及其数据库的融合对于医学影像数据用于临床试验结果分析和报告至关重要。高质量的中心平台建设需要考虑医学影像数据分类技术、大数据分析数据和搜索引擎设定等（图 9.22）。按照 ICH-GCP 和行业规则医学影像与评价过程标准和要求，必须做到可以重现进行和完成的临床试验行为和数据过程；确保临床试验质量所涉的必要环节都必须遵循 GCP/GDP 对文件的要求。要做到这一点，建立医学影像的文档管理系统需要考虑的要点包括但不限于：

① 建立影像评价标准和文件目录。遵循 ICH-GCP 和文件目录管理医学影像规程及其文件，并建立 QMS（QA/QC/CAPA）体系，其最基本要求是要明确文档结构，保存哪类及其文件在哪个影像卷中，要做到这一点就必须按照业界普遍采用的文件标准术语来建立文档命名规则，采取的文档管理体系结构能支持纸质和电子系统文件。对于其中的电子文件，需考虑系统和人为水平的元数据管理需求等。

② 影像文档管理需由专人负责，并建立管理 SOP，确保所采用的系统和方法验证的合规性。在整个医学影像文档管理体系中，按照 5W 原则建立角色和职责的关联性要求，即：

• Who：谁产生/记录影像？如属于哪个项目和受试者/研究者/技术人员，是否接受过 GCP 和项目相关培训及是否有培训记录，申办方和研究机构/研究者的影像文档管理及其职责分工是否明确（特别是涉及文件存储时）。

• When：什么时候完成的？如试验前/中/后产生的，哪个试验访问的影像数据，在研究机构还是其他地方产生的等。

• Why：影像的目的是什么？如方案要求，GCP 依从性。

• What：影像的内容是什么？如仪器产生、基线校对和维护、影像部位、基本参数及其格式。

• How：影像管理和评价规程及标准是如何运营的？如应用系统、采集方法和流程、评阅标准、管理章程、存储方式及其管理。如果是电子系统，是否有系统验证和实施中维护验证状态的证据，所涉仪器的基线和维护管理记录是否存在。

③ 医学影像评价质量管理体系应包括电子文档系统的验证、变更控制规程和管理（如所有者/责任变更时的存档和保存角色与职责转移管理规范及其记录）、电子化后原影像文件的保存和销毁规则等。按照 GCP 对试验文档的要求，医学影像的质量要素包括：

• 完整性　采用所有的医学影像数据及其文件记录不仅可以重建试验的全过程，每个影像都有清晰和合适的视野和准确的部位，并在递交时显示完整客户识别模式（subscriber identity module，SIM）要求的序列。

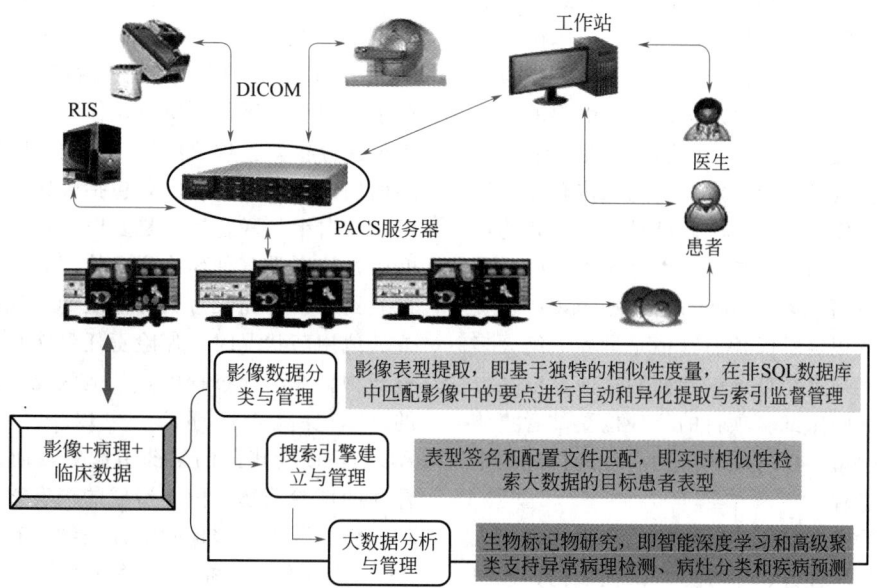

图 9.22　中心影像评估平台与临床数据关联性示意

• 时间性　所有影像都是按照方案规定的时间要求采集，影像标记的时间点，传输和递交的时间表，影像文件的版本及其版本控制，影像文档记录的逻辑性和归属性，影像文档存储管理都能充分体现溯源、及时和准确。

• 一致性　影像质量应当做到无叠影或伪影，影像设备与扫描参数一致，注意信息链的完整性，包括与病例报告表记录数据的一致性（递交和审阅前），关键信息的准确和一致性，如试验项目信息、研究机构信息、受试者信息、影像采集信息、影像技术和检查部位信息等。

• 准确性　所有的临床试验信息都应当以可被准确报告、解析和验证的方式予以记录、处理和存储，同时受试者的保密性还能得以实现。

此外，还需注意文档管理的组织和安全监控措施，如影像存储区域的监控、电子文档系统的权限监控、影像文档的保存时间长短等。

9.2.7　临床试验保险服务公司

临床试验过程中风险无处不在，主要是因为药物/医疗器械临床试验本身就属于药物/医疗器械对人体安全性和有效性的验证试验，试验方案设计、试验药物/医疗器械、试验过程的质量等都可能对受试者造成一定程度的损害。所以，在进行临床试验时，通常需要申请购买临床试验类的医疗保险。ICH-GCP第43条明确指出申办方应对参加临床试验的受试者提供保险，对于发生与试验相关的损害或死亡的受试者承担治疗的费用及相应的经济补偿。申办方应向研究者提供法律上与经济上的担保，但与非临床试验项目相关的由医疗事故所致者除外。《赫尔辛基宣言》也阐明因为参加研究受伤害的受试者必须确保得到适当的补偿和治疗。尽管在临床试验的知情同意书中已经对临床试验的风险做出了明确的描述，临床试验的主体是申办方，但由于研究机构具体实施临床试验项目，因此一旦发生由试验药物或医疗器械引起的伤害事故，还是会发生受试者要求补偿或赔偿的法律诉讼。按照法律侵权责任法的规定，研究机构有被受试者要求承担连带责任的风险。由此可见，受试者的保护是由法律法规决定的，不是保险本身所决定的。即使没有保险，受试者依然受到法律法规、GCP和签署的知情同意书的规定所保护。这也是世界上绝大多数国家和地区明确规定在临床试验开始之前，申办方有责任为所倡导的临床试验项目的每一位受试者集体性购买临床试验保险，以防临床试验项目进行过程中可能发生的不测事件。

临床试验保险通常属于责任保险的险种，投保人和被保险人通常为申办方、申办方＋研究机构，或申办方＋代理机构（如CRO）＋研究机构。所谓责任保险是指以被保险人对第三者依法应负的赔偿为保险标的的保险。药物临床试验责任保险中，第三者一般指受试者，受试者死亡时为受试者家属。这种药物临床试验保险通常由临床试验的责任人申办方购买，而其中的责任承担与转移的保险价值由申办方或代理机构承担赔偿责任，研究机构无须担责时，这种保险的意义只在于申办方本身的支付补偿。但当申办方无力赔偿或破产，或不在临床试验实施的境内，或没有代理机构，研究机构因此而需承担全责时，责任保险的意义就在于保障研究机构足额赔偿受试者后能够获得保险的转移支付。显然，责任保险的受益人不仅仅是受试者，也可以为申办方和研究者，即投保人是给自己买的保险。在审核保单被保险人信息时，需要确认所有临床试验的利益相关者（申办方、研究者和CRO）都作为投保人而列在其中。例如，如果投保人只写明了承担试验实施的CRO，但临床试验的受试者一旦出现试验相关的损害时投诉的对象是申办方和研究者。但由于保单责任人中没有列出申办方作为投保人，保险公司可以拒绝赔偿。在这种情况下，CRO需要采取其他措施或途径解决这种保单责任人歧义的状况。从某种意义上来说，临床试验保险是申办方、CRO和研究者对法律赔偿风险责任转嫁而购买的，是临床试验责任方向药监部门和伦理委员会的承诺，在保单责任范围内受试者受到伤害时其具备试验风险赔偿的能力。在临床试验中，申办方有时会不购买全额风险保险。取决于保额的大小，申办方可能会转嫁部分风险，即受试者受到伤害时，按照法律规定会得到赔偿，但其中保险分担部分，剩余的由申办方承担。研究机构和CRO需要对这种部分保额的保单有清醒的认识，这不仅是对自身保护的保障，也涉及对申办方赔偿能力的判断。

对临床试验保险而言，履行保单赔偿契约的三个因素是：①使用了试验药物；②发生导致损害的不良事件（AE）；③在保单赔偿金额约定基础上依法计算应承担的赔偿责任。所以，保险责任条约对于投保人来说十分重要。项目经理在签约保险责任条约时，必须明确试验药物的定义，包括临床试验中涉及的对照组、空白组，联合用药是否应当包含在试验药物的范畴中，特别是多种药物联合使用时。如果只简单写出试验药物名称而没有明确涉及的其他药物名称、组合或其他用药状况时，保险责任只能承保单一说明的试验药物。在治疗过程中，其他状况，如联合用药发生的AE，保险责任理论上可以不予赔偿。例如，某AE是由联合用药的某药引起的，而某药又不是保单标注的试验药物，由此造成的损害索赔时有引起争议的风险，因为按照保险责任条约只有试验药物导致的AE才会赔偿。其他需要关注的保险责任因素还包括研究机构数量、地点、受试者人数和试验周期等。

临床试验保险单中的免责条款通常是保险公司的标准条款。在审核这些免责条款时需要注意的是每个保险责任条约的定义是否清晰或描述宽泛。如果出现这些问题需要在保单合约中增加特别条款予以调整或修改。例如：

① 免责条款指出临床试验的预期副作用不予赔偿，但同时免责条款并没有对其做出定义和明确描述。众所周知，GCP 要求临床试验的试验方案、知情同意书（ICF）和研究者手册（IB）都需要对可能的 AE 做出描述。如果发生这些试验文件汇总描述的 AE 损害，并造成受试者伤害，是否属于保险责任会有很大争议。即使对于预期的 AE 来说，在临床试验中仍然存在着预期的 AE 是否会发生，以及发生的严重程度是否与预期一致的不确定性。例如，试验药物过敏可能是皮疹，也可能是严重的皮炎。那么，申办方在做出保险责任免责条款的特别条款或说明时，必须对此类模糊的预期副作用做出明确的预期定义和责任规划，以避免日后的赔偿争议。

② 即使受试者不参加试验项目，仍会发生人身伤亡或健康恶化。因此，对"疾病进展"定义需要明确，并应对疾病恶化与药物临床试验的关系进行约定。如在试验过程中出现原有疾病的恶化，是否由试验项目引起，如何和由谁负责检定都需要明确。一般来说，保单免责条约对即使不参加试验，仍会发生的人身伤害或健康恶化是不赔偿的，即对疾病的自然进展不赔偿。例如，临床试验中肿瘤患者突然发生病症急变或恶化，这种情况是药物还是疾病进展引起，研究者从临床上有时也很难明确界定，相关恶化或进展是否与试验相关也无法确定。发生这种解释不清的状况时，保险公司以免责条款的缘由不予理赔的可能性就会出现。这种状况除了在保单责任条约上对疾病进展予以明确定义外，还可以利用法律上规定的医学上争议取证责任可以由治疗方医院或保险公司承担而不是患者承担的原则，在附加条款中要求举证责任只由保险公司承担。这样，一旦出现上述急变或恶化状况而无法做出医学判断，但受试者诉讼法律要求赔偿，仲裁也无法予以明示或界定时，保险公司必须按照条约范畴做出赔偿。

③ 非试验用药物引起的不良反应或严重不良事件应界定清晰，如同期用药、联合用药、试验药物加重其他同期用药的不良反应、检测手段或治疗手段引起的不良反应等是否需要保险赔付。临床试验中的其他检查程序亦会有风险，如造影剂使用、组织穿刺、方案规定的手术等程序，或创伤性检测造成的损害或死亡等。如果这些不在保单责任上写明，保险只赔偿试验药物引起的损害，对于检查程序造成的伤害会不予赔偿。按照 GCP 第 43 条的规定，对于与试验相关的损害或死亡均需要赔偿。在这些案例中，这个试验

保单的试验药物赔偿范畴小于 GCP 的责任和法律范畴。

④ 药物临床试验造成的精神疾病或精神损害通常不予赔偿。但某些试验药物，如重组干扰素等，使用后有可能引起精神症状，有些精神类药物，如抗忧郁症药物，有可能加重自杀倾向。如果在免责条款的附加赔偿条款中对这些可能情况不做出豁免定义，一旦发生有可能产生赔偿争议。

⑤ 有些医疗器械（特别是植入性医疗器械）应考虑在保单中将研究者的医疗责任列入保单条款中，因为临床试验中相当一部分器械不良反应都是和医疗责任难以区分的。如果保单中既有器械产品本身缺陷所致伤害的条款，又有研究者医疗责任的涵盖，出现器械不良事件时的保单赔偿会比较容易理赔。

所以，保单责任需要对任何可能的预期不良反应或伤害的含义是什么界定清楚，并明确纳入保险责任范围。从保险理论上说，对肯定发生或极有可能发生的事件不予赔偿是合理的。这就使得临床试验的预期 AE 或损害的保险责任与保险公司理赔条款产生冲突。总之，申办方与研究机构在购买保险，伦理委员会在审批临床试验保险合约时，需要对签约保险责任条约仔细斟酌，利用特别条款的方式弱化或消除免责条款的风险，尽量避免对日后赔偿不利的状况出现。

相对于其他合同研究组织的服务程序和范围来说，临床试验保险服务的一般程序较为简单（图 9.23）。申办方在与能够承担临床试验保险的保险公司签订责任保险协议后，有关保单的出单程序和赔偿执行均由签约的保险公司负责。申办方的项目经理应该按照保险公司的要求提供相关临床试验项目信息。通常保险公司要求提供的试验项目信息包括：

① 试验项目所要开展的国家或地区名单；
② 当地试验项目经理或联络人；
③ 申办方名称；
④ 研究项目名称和编号；
⑤ 所涉及的主要研究者姓名和研究机构地址；
⑥ 预计的启动时间和结束时间；
⑦ 预计的受试者数量；
⑧ 特殊的其他保险要求，如伦理审查委员的要求、保险额度和种类等。

在试验项目进行过程中，如果有新的国家或地区、新的研究机构、已有研究机构增加受试者人数，或试验项目结束时间延长等都需要及时通知保险公司，以便修正已有的保险合同。否则，保单截止责任终止有可能造成不赔付的情形。一般来说，临床试验保险额不一定需要按照全部受试者人数来计算，因为不是所有受试者都有可能出现严重 AE 损害而要求赔偿的情形。按照每人出现损害时需要支付的最大赔偿

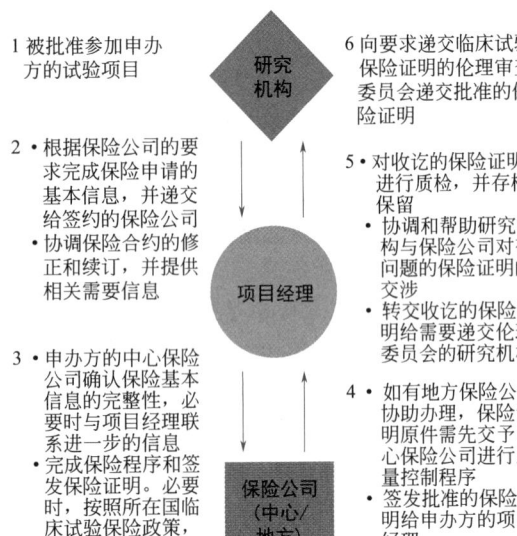

1 被批准参加申办方的试验项目

2 · 根据保险公司的要求完成保险申请的基本信息，并递交给签约的保险公司
· 协调保险合约的修正和续订，并提供相关需要信息

3 · 申办方的中心保险公司确认保险基本信息的完整性，必要时与项目经理联系进一步的信息
· 完成保险程序和签发保险证明。必要时，按照所在国临床试验保险政策，联系所在地方保险公司完成和签发保险合同和证明

6 向要求递交临床试验保险证明的伦理审查委员会递交批准的保险证明

5 · 对收讫的保险证明进行质检，并存档保留
· 协调和帮助研究机构与保险公司对有问题的保险证明的交涉
· 转交收讫的保险证明给需要递交伦理委员会的研究机构

4 · 如有地方保险公司协助办理，保险证明原件需先交予中心保险公司进行质量控制程序
· 签发批准的保险证明给申办方的项目经理
· 中心保险公司负责启动和协调保险续约事宜

研究机构

项目经理

保险公司（中心/地方）

图9.23　临床试验保险一般程序示意

额计算，通常的保险额可以按照总人数的 10%～15% 的保险额度进行规划。风险大的试验药物可以依据风险出现的概率予以增加。临床试验保险一般都是按年度购买，所以大多数保险公司通常要求申办方在每个财政年度保单到期之前必须完成续约手续。保险公司应该给每份续约的保单重新签发保险证明。在续约保单之际，申办方通常会被要求提供过去一年中试验项目实际的受试者招募人数和未来一年中预计的受试者招募人数，以便保险公司对保险协议条款进行审核和做出必要的调整。在计划国际多中心临床试验项目的保险时，申办方应该首先了解被选为进行试验项目的国家或地区对临床试验项目的保险政策或要求是什么，这对于项目经理准备临床试验的保险计划信息和在相应国家中试验方案的申请和批准有着重要的帮助。

临床试验保险可涵盖的医疗费用应当与试验药物或治疗有关，其包括但不限于：

① 与身体伤害有关的补偿费用；

② 在某种特定限定条件下的精神伤害相关的补偿费用；

③ 某些紧急治疗或急救补偿费用（需根据相关协议条款而定）；

④ 相关合理或必要的护理补偿费用（通常限于急救或紧急治疗，需预先制定相关协议条款）。

在临床试验项目进行中，如果发生受试者索赔请求，首先需要经过申办方主管部门的审核和批准。批准索赔要求的重要标准是有确凿的证明证实所发生的伤害事件与临床试验项目中所用的药物或医疗器械有内在的联系。保险公司出示的索赔通知中主要信息应

包括受试者的姓名和住址、受试者的索赔要求信（视保险公司政策而定）、试验项目的编号、名称和简介、申办方负责人和主要研究者的姓名和联系信息及主要索赔内容等。

简言之，在审核保单条款时，需要注意的要点可以归纳为：

① 被保险人是否涵盖了申办方、研究者、CRO 和相关方。

② 保险责任应涵盖需要转嫁的风险要素，诸如：
· 保单责任的解释；
· 免责条款的解释；
· 保单条款的解释。

③ 赔偿额度是否足够，如每人限额、总限额、每次事故限额等。

④ 保单有效期是否涵盖整个试验项目期限和每个研究机构。尤其要注意当机构数量增减和项目周期变化时要及时调整。

⑤ 保险责任有争议的情况下如何约定保险赔偿，如事故关联性认定及其举证责任方。

⑥ 特别约定条款的解释清晰性。

9.2.8　文件翻译公司

在进行国际多中心临床试验时，试验项目文件的文字翻译是一项十分烦琐和细致的工作。所有的翻译程序应当按照国际化的标准来进行，以保证翻译的质量和文件内容能如实地表达和反映原文件的意思。申办方的项目经理在准备国际多中心临床试验时，应当把翻译的事宜当作重点工作之一来管理。翻译工作看似简单，其实如果确实按照国际规范的翻译程序来做的话，在相对短的时间里需要完成所有相关临床试验项目文件的翻译，并做到专业上的准确无误的确不是一件容易的事。如果项目经理对翻译事宜管理不当，它很可能会成为按时启动国际多中心研究机构和药监申请的重要阻碍。所以，申办方最好聘请专业的和有经验的翻译公司来承担此重任。

以较为复杂的临床量表翻译为例，翻译临床试验项目文件的常见步骤包括：

（1）文字翻译　正规的文字翻译步骤一般由两个部分组成，即

① 正向翻译（forward translation）　第一稿翻译，即将原母语文稿（如英文量表）翻译成目标语文稿（如中文量表）。这一步通常由 2 名翻译独立完成，形成两份翻译初稿。翻译者母语应当是目标语言人士，同时还需要注意语言文化的差异。例如大陆普通话与台湾话的不同，因为普通话和台湾话有的用词不同，有时相同的词表示不同的意思。这一点在翻译某些特殊文稿（如生活质量等级量表）中尤其重要。

② 调解（reconciliation）　通过比较 2 个译文识

别出原母语（如英文）中某些句子措辞的差异。对于2 个译文中有异议的句子和分歧之处经共同讨论，并在 2 个译文中选取最贴切的句子。

③ 回译（反向翻译，back translation）　第二稿翻译，即由目标语（如中文）和原母语（如英文）均具有较高造诣的母语为原母语（如英文）的翻译进行，将第一稿已译成目标语（如中文）的译文，再回译成原母语（如英文），回译的目的是质量控制，以检验经过调解过的版本中某些句子是否还存在着不一致和差异（discrepancy）。

由于翻译工作都是人工来完成的，所以翻译费用通常是申办方不得不考虑的因素。当翻译质量要求不需十分严谨的情况下，也有申办方只要求 2～3 位翻译者分别进行正向翻译程序。然后，对他们翻译的目标语言译文间的异同进行对比，以确保翻译文字上的无误。

（2）译文校对和核实　指翻译完成后，文字编辑对疑问进行审阅和修饰，以确保译文就如同是用原母语言写成的。这种整合是翻译/跨文化调适中的一个步骤，整合所有不同翻译文稿，逐字逐句反复地讨论，以达到两种语言间的语义在文字、概念及语义的翻译等方面都能满足适宜性、词文等价性、习惯用语等价性以及概念等价性等标准，其目的是识别和处理原母语（如英文）和目标语（如中文）译文之间的差异，从而确保两种语言的"语意"等价性，进一步达到质量控制的目的。对第一稿和第二稿进行比较，对部分条目进行修订，并对每一处差异最终达成一致，形成量表初稿。

（3）阅读认证（cognitive debriefing）　属于认知检验范畴，是译文质量控制的关键步骤。由于临床试验项目的文件专业性极强，一般的语言翻译者不能使目标语译文完全达到专业文件的水平，特别是对文件中的专业术语和习惯用法等。有些情况下，最后完成的译文还需要征求未来使用者的意见，以识别那些在翻译中没有发现的差异及缺陷，以及发现容易误解的句子或词汇。例如，等级量表的中文翻译邀请患者评价翻译语言的通俗性和理解性。其目的是在目标语言人群中检验对译文的理解程度和与原母语文稿的等价性，同时考察目标语文稿在现场应用中的可行性。一般译文认证检验的方法有两种：

① 翻译公司的译文阅读认证员将译文与原文进行逐字核对，以确认译文的文字充分代表了原文的意义。通常这一角色需要具有医学专业背景的人员担任。

② 翻译公司邀请申办方参加译文阅读认证程序。在这种情况下，申办方的项目经理会邀请若干位参加试验项目的目标语言的研究者或患者对目标语译文进行阅读认证，以确保译文不仅在文字上的流畅，而且在专业水平上也准确无误。这种认知检验一般包括 5～8 名目标语言者，视使用环境的需要，可以是未来使用者（如研究者或患者），也可以是其他人。翻译公司根据参加阅读认证的研究者或患者对译文的反馈再对译文做出最后的修正。在进行等级量度工具翻译时，一般需要采取这种译文阅读认证的方式。

（4）验证过程（validation）　当涉及等级量表译稿时，在进行正式临床应用及心理测量学分析之前，根据需要，可能先做个预试验，根据预试验所得资料，再招募一些患者进行心理测量学分析。心理测量学分析等于是一个新的临床研究，研究结果经统计学处理，对量表的信度、效度进行测量分析，以观察目标语新量表与原母语原量表是否等价。所以说，验证也是一项很费时和昂贵的研究。

（5）定稿　根据预试验和心理测量学分析结果，最终形成正式的目标语言（如中文版）量表。

如果临床试验项目过程中的翻译还涉及语音系统，如互动语音应答系统（IVRS），除了在录音前需要首先完成上述几个基本文字翻译步骤外，还应该在完成录音后进行录音审核认证和语言审核认证，以确保目标语言听众在临床试验项目中聆听相关系统并与其交流时不会产生语言上的误解。

（刘　川）

第 10 章

临床试验的监查规范管理

临床监查活动是整个临床试验项目过程质量控制的核心。按照 ICH E6 的定义，监查是由专业人员监督临床试验进展，保证开展的临床试验的行为、记录和报告都遵循试验方案、标准操作程序（SOP）、GCP 和相应的药政管理要求，如对临床试验机构、研究者和/或相关干系人进行项目运营行为评价和监督，对临床试验过程中的数据进行验证并记录和报告等。其目的是保证临床试验中受试者的权益受到保障，保证试验记录与报告的数据准确、完整无误，并保证试验遵循已批准的方案和有关法规开展。按照 GCP 的要求，监查员在临床试验中的主要责任包括：①伦理责任，即确保受试者的合法权益得到保障，并必须核实知情同意过程的正确和及时；②科学责任，即确保试验遵循试验方案、GCP 和相关法规进行，所有不良事件均记录在案，并在规定时间内完成试验记录与报告，试验用药物按照法规要求完成供应、发放、储存、回收过程等，并有相应的记录；③管理责任，即应遵循 SOP，督促临床试验合规进行，确认试验数据和报告准确和真实完整，并都经过源文件核验其可信性，以及做好申办方与研究者之间的沟通工作。法规并不会对试验项目的具体监查活动、监查程度和属性有所规定，申办方需要根据方案的宗旨、具体设计要求、试验项目复杂性、规模大小、终点目标设计等因素，在法规的框架下展开试验项目监查，各种监查访问的监查重点和要求亦会各有侧重。本章拟就临床监查的主要活动、研究机构启动监查访问（SIV）和项目中期监查访问（IMV）的流程及其监查要求进行讨论，使申办方和研究者能了解在这些监查访问中各自的职责、相关的文件要求和访问的准备及其活动重点。

10.1 临床试验全生命周期与临床监查

依据 ICH-GCP(E6) 要求，临床试验遵循项目方案执行过程中，申办方和研究者都应关注和识别对确保受试者得到保护和试验结果可靠至关重要的关键数据及其流程。关键数据及其流程的错误将损害受试者的权益或研究结果的可靠性和真实完整性。非关键数据和流程的偶发错误一般不会对药物的安全性和有效性结论有太大影响，但同类或相同非关键数据及其流程的累积（反复）错误会使对药物有效性和安全性结论的质疑升级到与关键数据及其流程相等的程度。其中主要终点指标数据及其流程质量重大受损可能造成试验结果和/或上市审评被拒的风险。方案关键数据和关键流程包括但不限于：

• 临床试验主要终点指标及其支持主要终点指标的次要终点指标，与有效性终点相关或方案特定要求的安全性终点相关（如 SAE、死亡、脱落等）的评估流程体系；

• 知情同意及其获得过程是否恰当且合规；

• 方案入排标准在招募时的执行情况，尤其是保证受试者权益的标准；

• 研究药物记录和管理的流程体系；

• 与临床试验的可靠性、完整性密切相关的流程体系（如方案偏离管理、伴发事件管理、盲态保持管理等）。

此外，申办方还应关注 ICH E8（R1）中对临床研究项目管理关键质量因素的要求。显然，临床监查应围绕上述关键数据及其流程的质量因素要求予以展开，以确保试验结果质量及其可信性获得药政监管的认可。

10.1.1 临床试验中的主要监查活动

药物临床研发从制订临床开发研究计划（CDP）开始 [参见 14.1.1（5）]，直至临床研究报告（CSR）发表，期间 CRA 直接或间接对各环节都发挥着重要的作用（图 10.1）。在这些试验周期主要环节中，监查员参与的活动可以简单概括如下：

（1）制订研究计划 监查员不会直接介入 CDP 的制订，但需要接受 CDP 规划的培训，以便了解目标产品的临床开发策略，为具体试验项目的监查任务做好准备。

（2）制订试验方案和手册 监查员不会直接参加方案和相关研究手册的撰写，但需要充分了解方案的有效性和安全性评价流程，以及通过接受研究手册的培训了解试验产品的属性。必要时，监查员应当对方案中的试验操作的可行性提出建议。

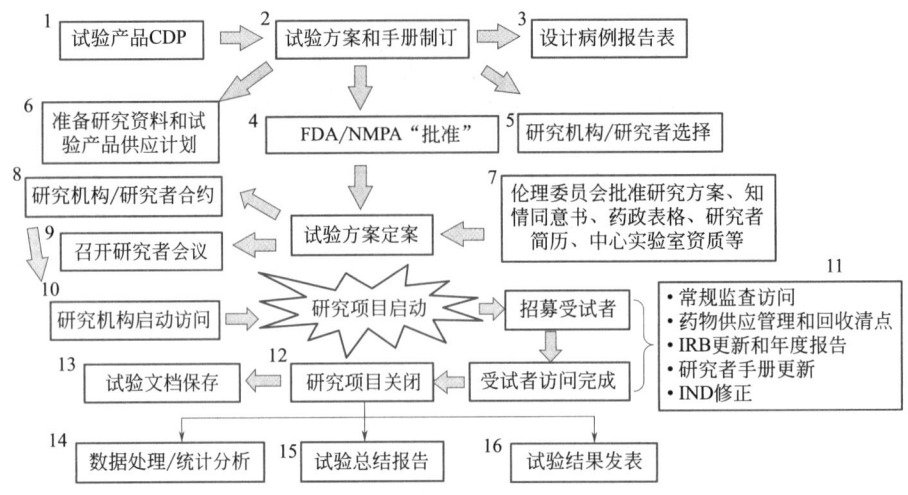

图 10.1　药物/器械临床研究流程主要环节示意

（3）设计病例报告表（CRF）　监查员不会参与CRF的设计，但需要在 CRF 设计完成后接受 CRF 数据填写要求的培训，以便为进行研究机构完成 CRF 填写培训和 CRF 的数据监查做好准备。如果采用 eCRF 系统，在 eCRF 投入运营前的用户接受测试（UAT）中，需要支持监查员角色的模拟数据管理测试。

（4）获得药政部门"批准"　监查员通常不会介入试验方案药政申报流程中。

（5）选择研究机构/研究者　监查员担负对研究机构/研究者的选择重任。通过研究机构/研究者的预评估和 PSSV/SQV 活动，确定参加试验项目的研究机构/研究者。

（6）准备试验资料和试验药物/医疗器械　在大多数情况下，监查员需要协助项目经理参与试验资料/文件的准备，熟悉这些试验文件对于监查员更好完成试验项目监查职责至关重要。此外，监查员需要支持试验药物/医疗器械供应的准备，特别是通过参与准备，能更好了解试验药物/医疗器械的属性和研究机构供应数量，便于在试验项目中更好实施试验药物/医疗器械的清单计量和使用依从性的质量控制。

（7）伦理审批与管理　虽然伦理申报是研究者/临床研究协调员（CRC）的主要职责，但准备申办方提供的试验文件供伦理申报，监查员起着关键性的支持作用。必要时，监查员需要直接参与或协助项目经理培训研究机构/研究者的试验文件的掌握，如试验方案等，便于研究者在伦理审批中的答辩能顺利完成。此外，试验项目伦理监督管理是监查员的重要责任。

（8）研究机构/研究者合约　监查员是研究机构/研究者的主要联络人。在试验项目合约商议过程中，监查员的支持和必要时与研究机构/研究者的交流必不可少。这也有助于监查员了解研究机构试验项目费用支付的重要事件节点，便于更好地管理和监督试验

项目的进度，以及试验项目过程中协助项目经理对研究机构/研究者的费用管理。

（9）召开研究者会议　与研究者交流试验方案的科学性和可行性通常是通过研究者会议的形式完成的。监查员需要承担对此类会议的准备工作和会议后续跟进或总结事务。必要时，需要监查员在会议中对方案中相关关键数据和流程监查要求做出解析或培训，便于方案能更好地得到研究者的认可。

（10）研究机构启动监查访问　监查员在研究机构启动试验项目前，必须完成研究机构启动监查访问（SIV），现场评估研究机构/研究者是否符合试验项目启动的药政监管要求，确认对方案已掌握，试验物资供应、相关数据记录文件或系统都已准备就绪。

（11）试验项目中期监查访问（IMV）　一旦受试者被招募入组，监查员需要按照监查计划的要求，对研究机构/研究者进行项目进行中的常规监查访问，包括受试者入选合规性检查、试验药物/器械清点监督、源文件核查、数据一致性监查、研究文件记录符合 ALCOA 原则、试验项目运营行为的合规性、受试者安全性和伦理依从性监督等。

（12）研究机构关闭监查访问（SCV）　当研究机构的最后一位受试者完成试验项目访问，试验数据清理完成，监查员需要进行研究机构关闭监查访问。

（13）监查试验文档管理　研究机构文档的监督管理贯穿在试验项目全过程中，从启动阶段的文档建立，进行阶段的持续检查和完善，到试验结束阶段的完整性质量控制等，都需要监查员亲力亲为，确保试验数据证据链的完整性、及时性和可溯源性。

（14）数据处理和统计分析　监查员在数据管理中的职责十分重要。与数据管理员的后台数据清理不同，监查员是在研究机构现场进行 CRF 数据与源数据一致性核查，这与后台数据管理质量和试验结果可

信性都有着不可分割的关联性。在数据库锁定前，需要明确所有监查员的数据核查和质疑回复都已经完成。虽然监查员不直接涉及统计分析，但高质量数据管理是统计分析的基础，而监查员在其中的作用不言而喻。

（15）完成试验结果报告　监查员并不参与试验结果报告的撰写，但只有高质量数据管理和统计分析才能完成令人信服的试验结果报告，其中监查员的间接贡献显而易见。

（16）发表试验结果　试验结果报告的最终目的是试验药物/医疗器械的药政上市申请。从某种意义上来说，向药政部门递交试验结果报告及其文件也是一种试验结果的发布行为。没有监查员在试验过程中的积极参与，就不可能有最终被接受的上市产品的诞生。

上述试验项目各监查活动的相关细节描述可以参见相关章节。临床监查应遵循 ICH E6 中有关监查的指导原则，即确保试验项目遵循相关计划和规程，不间断地遵循 GCP 的要求开展，在熟悉使用 eCRF 的浏览、报告和处理规程的基础上，经常核查 eCRF，确保研究机构试验数据符合 ALCOA＋原则，并做到及时录入和一致性。作为申办方和研究机构之间的主要交流渠道，监查员应当确保研究机构活动按照项目计划进行，实时沟通、跟踪和解决所发现的研究机构在数据质量和操作合规性方面的问题，并需要记录和报告所有与研究机构的交流。只有遵循这些指导原则，才能使监查结果更加有效，风险监管措施及时到位，进而实现增加受试者的安全和保护，保证受试者及时得到治疗，降低安全风险的发生，确保遵循法规和 GCP 规程，并正确地收集、处理和记录研究数据，使研究结果的可靠性得到保障，并提高风险-受益比得到改善证据的质量，以利于药政决策的科学性和可信性。

目前药政法规都在提倡采取依据风险的监查（risk-based monitoring，RBM）方法。依据风险的监查意在促进项目风险的识别与技术的广泛运用，如中心化或远程监查结合现场监查的规程和工具等，在监查计划中对监查要点、频次和监查深度做出科学的规划，将监查关注点放在获得试验数据结果的过程合规性上，诸如方案依从性、药政依从性、受试者伦理实施、数据质量等，以权衡监查的一致性、效率、成本和既往绩效。有关依据风险的监查方法及其技术工具细节介绍可以参见第 11 章。

10.1.2　临床监查员对试验方案的解读要求

临床试验方案是试验项目的灵魂性文件，在指导试验项目全生命周期质量和可信性管理方面起着重要作用。试验方案的关键数据是指那些用来定义试验产品的安全性和有效性的数据及其所涉流程，包括但不限于：

① 支持主要终点和关键的次要终点的数据；

② 与受试者安全性相关的关键数据，如特殊关注的 AE（AE of special interest，AESI）、严重未预期可疑不良事件（SUSAE）、SAE 及其他引起治疗终止的事件等；

③ 支持数据质量的流程，如设盲与盲态维护、药物依从性、独立事件委员会对事件的裁决、中立评估者的组间差异控制等；

④ 支持确保受试者伦理和安全的流程，如伦理流程合规性、AESI/SAE 的预防、观察、处理，包括调整/暂停治疗及相应治疗措施。

临床研究监查员（CRA）必须在开始试验项目职责前，从学习和理解方案入手，确保试验项目中能保质保量地完成监查计划要求的试验质量和数据可信性的监查。在学习方案时，首先要熟读方案纲要描述，对研究的背景、试验药物的既往研究数据及其结果、研究主要终点目标、研究设计、研究期限、病例数、试验用药物属性及其服用程序、入排标准和主要评估流程有所了解，其中有些方案设计信息有助于日后的研究机构资质审查、实验室生物样本检测结果监督、关键数据及其流程的监查要点等环节的质量把控。从方案目标适应证的标准治疗方法的描述，监查员需要对相关医疗现状进行调查或了解，这样才可能对方案设计有更深刻的理解，有助于在监查访问中与研究者的沟通顺畅，并对受试者筛选合格性的评估、研究机构可能存在的招募或数据记录中的问题提出更为专业的质疑交流。必要时，监查员需要及时与项目经理和医学监察人员保持沟通，以便及时解决和应对项目监查中发现的问题和风险。

方案入排标准的设置是建立在试验用药物的属性，尽可能减少受试者生理或病理状况对试验有效性和安全性验证判断干扰，以及伦理或法规要求的基础之上的，也是监查员向研究机构人员培训方案执行的必需内容之一。例如，如果试验药物代谢与肝功能有关，在筛选期关注异常实验室肝功能检测值，或试验项目实施过程中必须对用药后肝功能检测值变化做出评估。所以，需要严格设置入排标准，或实验室检测基线正常值设定一个安全阈值范围，并密切监控整个研究过程中的肝功能变化，以便将受试者的肝脏毒性风险控制在最低。只有充分理解每条入选和排除标准的设置原因，才能在受试者入组监查中把好质量关。尤其对研究机构筛选的前几位受试者需要按照方案入排标准逐条核对，以确认研究机构对入排标准掌握的准确性。按照方案入排标准进行评估时，所有入排标准的判定都应当有源数据文件支持。例如，如果方案要求 HBV-DNA 检测阴性，监查员应当要求研究机构提供 HBV-DNA 的检测报告作为辅证，而不是通过推理的方式来表明可能是阴性。涉及入排标准的医学评估需要医学监察人员的支持。

方案描述的主要终点目标及其支持或辅助主要终点目标的次要终点目标是监查员必须精读的部分之一，其中包括相应的关键数据、疗效评估方法及其相关流程。无论是疗效指标还是安全性指标，根据方案适应证目标不同而不同。例如，以肿瘤临床研究为例，实体瘤通用的是 RECIST1.1，淋巴瘤是 Lugano2014，有些方案中还要求采用中心影像评估进行疗效确认。因此，只有监查员熟读研究终点及终点指标，才能保证有效监督基线及研究过程中疗效的及时评估，并确保预期的核心关键数据的真实完整性。

方案设计的试验项目活动时间/事件列表（参见表 14.14）是监查员必须熟读并了如指掌的内容之一，其对监查员安排研究机构现场监查计划十分重要。这个列表显示每次受试者试验访问时需要完成的有效性、安全性和项目检测评估的具体条目。这些检测条目通常都是围绕着方案主要终点目标数据采集而设计的。对项目经理来说，需要根据这些活动条目制订源文件和试验活动合规性的监查计划；数据管理员根据这个列表制订 CRF，监查员根据监查计划的要求和目标，研究机构的受试者招募数量及试验访问进度，并配合这个列表来制订每次研究机构监查活动的工作量（表 10.7）、源数据文件查验目标（参见 10.1.4.9 相关内容）、试验文件核验和回收安排等。

了解方案试验用药物属性、供应管理和服用要求是监查员的重要职责所在。因此，监查员必须特别关注方案中药物储存、给药方法、给药频率、允许的同期用药、禁忌用药、剂量调整等描述。根据方案描述的试验项目访问频率和研究机构发药数量，监查员应当在开始试验监查访问前，预估试验用药物的依从性标准，以便做好药物清点计量的监查职责。通常药物储存与药物理化特性及其稳定性有关，给药方法与药物的特性有关。当了解了药物属性后，有助于理解试验监查计划中对试验药物的监查要求依据。例如，注射剂可能涉及药物配制后给药，固体制剂仅涉及发放后的服用，两种药物的监查方法完全不同，盲态和非盲态药物监查方法也完全不一样。某些特定的给药方式、同期用药、禁忌用药或剂量调整通常与受试者的安全性有关，如肿瘤免疫治疗药物通常不应与免疫类药物或其他抗肿瘤药物同期服用，以减少其他免疫途径对研究疗效或受试者安全性评估的影响。同期服用药物、不良反应、药物剂量调整和受试者病史记录存在着潜在的必然联系。监查员在熟读方案的基础上，需要在监查中做好这些数据的交叉比对和核查，以确保它们之间的关联性符合医学逻辑和准确无误。这些因素都是监查员在试验项目中必须关注的。

方案中安全性指标，特殊 AE 及 SAE 的记录和报告要求是监查员必须关注的内容之一。需要注意的是除要了解 AE 和 SAE 的报告时限，以便监督安全性报告的及时性外，方案中 SAE 的界定和安全性指标的熟记十分必要，其有助于监查中及时发现安全性相关检查是否按照方案要求进行，不良事件发生及其报告的完整性，或安全性指标异常值（如实验室检测）及其变化趋势，研究者是否按照 GCP 和方案要求对安全性指标异常值的临床意义做出判断，以及是否有评价异常值临床意义的医学判断依据记录及合理性等。只有在方案实施过程中，不断与研究者和 CRC 交流和监督重要的安全性指标，并提醒研究者及时评估有临床意义的异常检测值，对 SAE 及时递交 SAE 报告，才能确保方案实施过程的安全性监控质量满足 GCP 和药政法规要求。

显然，除 GCP 规定或方案描述的试验流程外，以上各方案要素的熟记及对其敏感性监控是合格监查员的必要素质。临床试验属于前瞻性的医学研究事务，任何即将或已经发生的事情，如果监查员没有重点关注或及时发现，就有可能失去防范和纠正问题或风险的最佳时机，其对受试者安全性和数据质量保障都会造成难以弥补的风险。

10.1.3　临床试验流程中现场监查主要环节

科学、准确和完整的数据记录和运营规范是临床试验获得有效性和安全性评价结果的可靠基础。临床监查的工作之一就是验证源数据和文件记录的一致性、真实性和合规性。临床试验中没有记录就没有发生是监查必须坚持的原则，因为临床试验源数据记录是论证药物/医疗器械临床试验结果真伪科学的、最重要的唯一实证，也是安全性和有效性评价试验结果和研究报告的唯一依据，更是证实相关行为和流程的确发生过及追溯任何风险问题根源的唯一路径。图 10.2 概述了临床监查工作的主要节点。

所有临床监查都是从研究机构访问、交流准备与实施开始。根据不同的监查访问类别（PSSV、SIV、IMV 或 SCV），监查主要工作重点有所差异。一般说来，这些监查主要任务包括但不限于的主要环节点如下所述，其中各主要环节点的具体操作、监管要求及其规程管理可以分别参见相关章节。

（1）研究者和研究机构选择　根据方案主要终点和适应证要求，需要选择合适的研究机构/研究者承担试验项目的有效性和安全性评价。监查员需要对初步选择的研究机构/研究者进行资质监查访问。即使研究机构/研究者被选择为试验项目承担者，培训研究者熟悉方案要求、维护研究机构/研究者的关系、监督研究机构/研究者在试验项目中的业绩，也离不开监查员的努力。

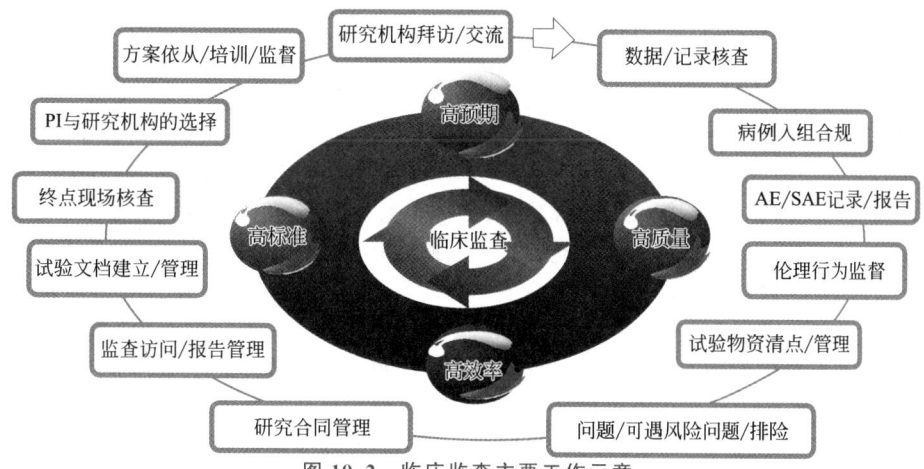

图 10.2　临床监查主要工作示意

（2）研究机构拜访／交流　无论何种类别的监查访问，都需要和研究机构事先预约，并告知将要监查访问的目的和任务。在监查访问之际，监查员需要根据监查计划和每次监查访问的监查目标清单，对试验数据记录和流程文件进行核查，并就发现的问题及时与研究机构人员沟通交流，制订纠正和预防问题的措施和时间表。监查访问结束后，监查员仍需要继续保持与研究者及其项目团队人员的沟通交流，跟踪监查中发现的问题直至解决。

（3）数据／记录文件核查　监查员在监查访问中的主要任务就是确认受试者真实存在，核查源数据／文件的真实性、完整性和与病例报告表信息的一致性，以及方案实施的依从性。历史上，临床试验要求100％受试者数据真实完整并进行与源文件一致性的核查，但实际实施具有挑战性。从临床运营预算上来看，100％的源文件核查成本约占总预算的 35％～45％，还不包括来去研究机构的差旅费用，而且其中大部分核查与关键数据和流程无关。同时，监查员在研究机构的时间80％都花在现场源数据文件核查上，其他运营合规性和伦理性的关注基本无时间和精力进行，因而无法保证整体试验质量的监控。现代 RBM 正在改变传统监查无法保证试验质量的弊端，其使得临床监查的关注点从低价值的单一监查任务，如 SDV，转移到高价值的全面监查任务，如在中心和远程监查技术基础上，有目标地针对风险数据和流程的核查，增加理解研究机构运营流程、试验药物／器械的清点管理和有更多的时间与研究机构人员沟通交流，建立更好的互动关系，并在必要时可能增加培训时间。对数据和文件的核查需要遵循 ALCOA 原则实施。

（4）病例入组合规　虽然招募合规受试者是研究机构／研究者的主要职责，但监查员确认招募受试者符合入组标准和在试验过程中依从方案规程是监查内容之一。确保受试者资质及其方案依从性质量属于方案关键性数据，其招募流程和质量是临床试验有效性和安全性数据结果可信性的重要保障。

（5）安全性监督和报告　试验药物／器械的安全性数据属于临床试验的关键数据，监查员对 AE/SAE 的监督和报告则是临床试验的关键流程之一。对 SAE 而言，监查员尤其要确保其报告的及时性和完整性。任何 AE/SAE 的监查都有可能涉及病史记录或医院记录系统的核查，还有可能涉及与受试者病史、同期服用药物和／或服药剂量是否因 AE/SAE 而调整等信息的交叉比对核查。

（6）伦理合规性　伦理监查是临床试验的关键流程之一。监查员需要清楚地意识到伦理管理不是伦理委员会单纯地一次性审批试验项目事件，需要在试验项目开展的全过程中不断监督、审核和评估试验风险-受益比，确保受试者的伦理权益不会受到侵犯。知情同意过程是伦理的重要实施环节。监查员不能只单纯地监查受试者是否签署了知情同意书，还需要关注知情同意的过程是如何进行的，即研究者如何向受试者解析知情同意书的要点，受试者是否真正被知情并自愿同意签署知情同意书。当试验项目出现安全性风险时，受试者是否被及时知情新的安全性风险，必要时签署补充或修正知情同意书等。所有知情同意过程应当有详尽的知情同意记录供监查员评价。

（7）风险和问题的应对措施　完善的监查计划指南对于可能出现的项目风险或问题都应制定相应的应对措施。任何未知风险和问题的管理措施和流程在监查计划指南中也应建立相应的指导原则。针对不同情形的风险或问题，监查员需要根据对方案关键数据／流程的影响程度采取相应的应对措施。

（8）试验项目合同管理　虽然项目经理对研究机构试验项目合同负有全责，但监查员对合约中的重要事件和进展的把控和管理也至关重要。它直接影响到申办方与研究机构间的合约财务关系。监查员应当及时向项目经理通报试验项目的进展，反映影响项目进展的风险和问题，并保持与研究机构就试验项目进展情形的沟通，确保研究机构能及时得到申办方对试验项目重要事件的合约支付，以鼓励研究机构／研究者在试验项目完成上的积极性。同时，有关试验项目保险合同中有关研究机构信息、受试者招募数量或试验项目周期的变更，监查员都需要及时与项目经理沟通，以便能及时修改相关保险合约。此外，有些试验项目涉及的第三方服务合约也有可能需要监查员进行协调和管理。

（9）监查访问报告管理　临床监查访问报告是监查员必须完成的重要试验项目质控文件之一。完整的监查访问报告需要能真实再现和反映研究机构试验项目的进展情况、存在的风险或问题及其产生的根源分析、相应的应对措施和应对措施的跟踪评估等。就监查访问报告本身而言，单纯的监查报告有可能闭门造车而成。所以，与之相配套的监查文件构成完整的监查访问证据链。也就是说，监查访问前的确认函、现场监查访问签到表、监查任务清单列表、监查报告、与研究机构/研究者就监查风险或问题的交流记录、监查结束后与研究机构的监查后续跟踪信函等一起构成较为完整的监查访问的实证链（参见 10.3 节）。

（10）试验文档建立和管理　监查员有责任帮助研究机构/研究者建立和维护完整的研究机构试验文档（ISF），文档的正确性、及时性和完整性是其质量保证的标准。任何试验项目的文档可分为申办方的试验主文档（TMF）和研究机构试验项目文档。有关试验项目文件、运营管理和沟通的记录文件是二者之间的共同部分。申办方内部对项目的讨论、决策和与研究机构之外的项目管理文件、研究机构受试者源数据记录文件等是二者之间的不同部分。ALCOA 原则同样适用于研究机构数据文件的监查管理。此外，需要注意的是任何试验管理文件都应只有一个原始文件，其余都应当是核证副本，除非特殊注明同一份文件有双份原始文件，如签署过的知情同意书，一份由研究者保管，另一份由受试者保留。因此，在建立试验文件时就需要标明原始文件和核证副本应当各保存在哪一方的文档中（申办方 TMF 或研究机构试验项目文档）。

（11）终点现场核查　临床试验终点（end point），包括替代终点，服务于不同的研究目的，而终点事件的分类主要考核药物/器械治疗预后的疗效。在传统的药物的研发中，早期的临床试验目的是评价安全性以及药物的生物活性，如肿瘤缩小。后期的有效性研究通常评价药物是否能提供临床获益，例如生存期延长或症状改善等。监查员对试验终点的评估需要在临床监查中随时进行，受试者的资质、对方案的依从性、记录的真实完整性和临床判断的科学合规性是保证试验终点结果质量的重要前提。在试验监查中和结束前，评估受试者事件是否符合剔除标准也是监查员的职责所在。在有些试验项目中，终点事件的收集强调及时性，发现事件应在方案规定的时间窗内报告，如 SAE 报告。但有时终点事件需要经过终点裁决程序，此时有怀疑即可提出报告，并不需要完全准确，但不应遗漏。在有终点委员会参与

终点裁决的试验项目中，监查员的现场终点事件核查和及时报告显得十分重要和关键。此外，所有受试者完成方案预设访问也可以视为一种形式的试验项目终点完成。在这种情况下，监查员对研究机构的试验项目关闭访问必不可少，需要保证所有受试者信息的终点数据都核查完毕，所有研究机构/研究者的数据和流程问题都得到圆满解决。

（12）方案依从性监督和培训管理　无论是研究者或受试者依从试验方案要求都很重要，直接关系到试验数据及其结果是否科学和可信。而方案依从性涉及试验项目全生命周期的各个方面。因此，监查员需要不断监督方案依从性的执行状况，确保试验项目的质量满足药政要求。对方案和 GCP 的培训从试验启动前就需要开始，并根据试验进展过程中的需求持续给予研究机构/研究者必要的和相关的培训。这些培训还可能涉及试验项目实施中运营管理工具使用的培训，如 EDC 操作、PRO 的完成等。

上述各个环节活动中都可能发现项目数据或操作行为的问题，这些问题的累积和不及时解决，有可能对试验项目质量和可信性造成风险。为此，监查员的及时发现、应对和纠偏与防偏措施的实施对于排除试验项目的问题/风险至关重要。

10.1.4　常见临床流程节点监查要素分析

图 10.3 展示了通用临床监查流程及其所涉监查节点要素。在这个示意图中，监查员需要充分了解各主要监查节点要素的监查重点是什么，其与保证监查质量和关键数据/流程结果的可信性关系密切。从这个示意图可以看见，任何受试者从准备筛选到完成试验访问出组，在各试验环节点都会产生相关数据/文件，监查员需要了解如何对这些数/文件节点进行监查。常见的监查节点要素包括但不限于以下几个方面。

10.1.4.1　知情同意过程的核查和管理

这是伦理要求的关键流程之一（参见 2.3.3 节）。签署知情同意书（ICF）只是知情过程的结果，因而知情同意的四个环节都需要有文件证据证明其合规性和真实性，即监查员需要监查的是知情，即被研究者充分告知，受试者完全理解和同意，即自愿同意和双方完成签署过程的真实性和合规性，前面环节是研究者完成，后面环节为受试者行为（图 10.4）。

对于 ICF 的签署，需要在研究者告知试验药物/器械和治疗性质、风险、权利、受益、治疗流程、研究周期等试验项目信息后，由受试者阅读且理解后本人签署，或由法定监护人合法合规签署，如直系亲属，签署日期应当在筛选程序之前。研究者也需要在 ICF 上代表研究机构签名和日期。知情同意过程的监查需要关注的要点包括但不限于：

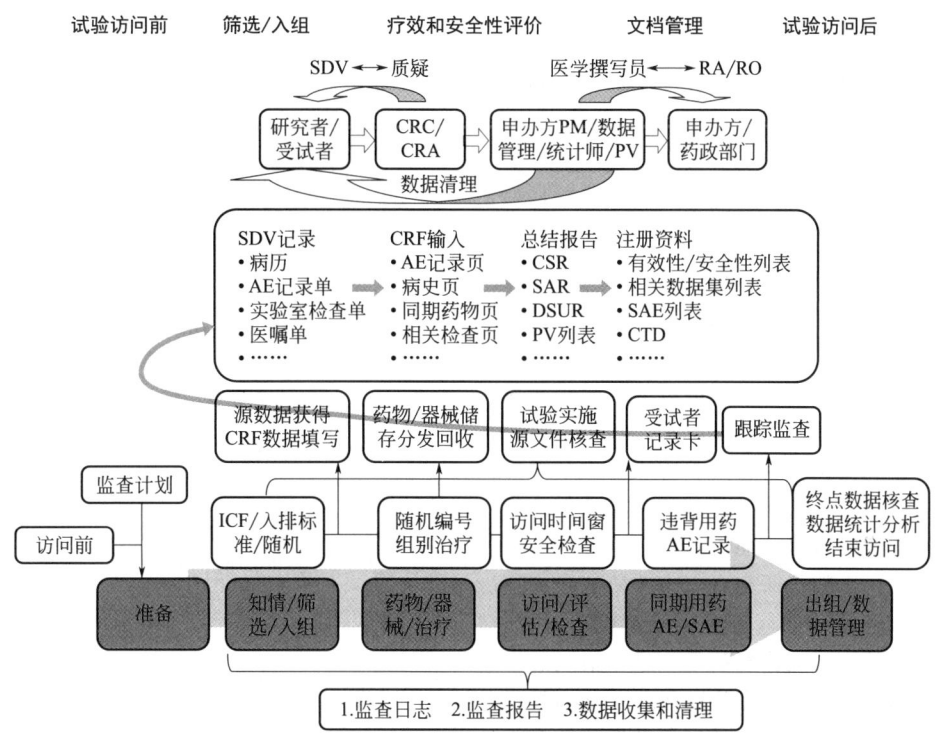

图 10.3　通用临床监查流程与试验结果关联性示意

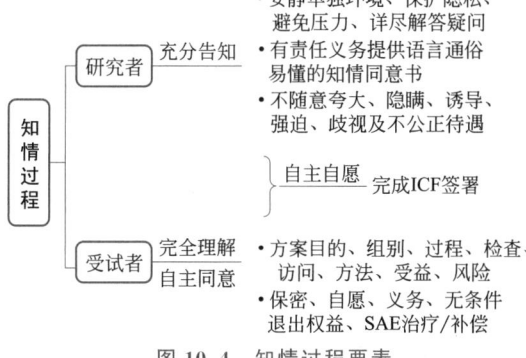

图 10.4　知情过程要素

① 受试者知情同意书的签署发生时间早于任何试验流程或步骤的时间。

② 受试者签署的是最新版本的经伦理委员会批准的 ICF。

③ 知情同意告知和获得由授权的研究者或项目团队人员执行。

④ 确认是否为受试者本人签署，是否为授权研究医生签署，日期是否合理。

⑤ 确认监护人/公证见证人的身份合规。

⑥ 研究机构和受试者都保存所有签署的原版 ICF。

⑦ 确保在关于受试者同意参加临床研究并签署知情同意书的受试者医学记录中书写一项声明。该声明应当明确声明以下几项：

　• 研究编号；

　• 受试者给出知情同意的日期；

　• 受试者的所有问题都得到了研究者（必须是在研究职责分工表中授权的研究者）的满意答复。

⑧ 伦理委员会对 ICF 及其版本的批准文件齐全，受试者签署的 ICF 版本与伦理批准版本匹配。

⑨ 确认研究者与受试者就试验过程和要求进行了试验项目知情的充分告知和交流，并有记录证明这一过程的发生。

⑩ 确认受试者签署知情同意书出于自愿，没有受到胁迫。

⑪ ICF 签署格式和流程合规，如内容完整、签署日期和签名规范、研究者电话号码或紧急联系信息清晰等。

⑫ 确认所有 ICF 均已签署了姓名与日期（受试者应写下他自己的姓名、日期），是否有修改，知情同意书中的姓名和日期签署修改务必给出合理的解释。

⑬ ICF 提到的补偿/赔偿条款是否及时兑付。

⑭ 更新版 ICF 是否按照要求签署及保存（如适用）。

⑮ 确认每位受试者签署两份 ICF，明确废弃签署的 ICF 原因，并保留废弃的 ICF 备查。

⑯ 确认是否已将一份 ICF 副本提供给受试者。

⑰ 确认 ICF 在研究机构存放的位置和存储状态没有问题。

⑱ 确认 ICF 在研究机构的总量与目前使用数量、剩余数量、废弃的数量吻合。

⑲ 100% 确认所有受试者均已在试验项目进行之

前完成 ICF 签署，包括那些筛选失败的受试者。通过 ICF 递送交接记录、监查报告、ICF 回收交接记录，严格把控知情同意书具体数量，确保使用数量和剩余与配送数量一致。

简言之，监查员需要关注的知情同意过程包括但不限于三大要素，即：①研究者知情告知的环境、内容和方式等；②受试者对试验项目的了解程度，参加试验的义务和权益，以及签署同意的意愿是否自由；③受试者本人或法定监护人与研究者完成签署的知情同意书等。研究机构所有这些知情同意的情景过程应当记录在案，供监查员和药政检查审核。其中知情告知环境亦是评价研究机构是否具备承担试验项目资质的条件之一。监查员需要清楚 ICF 签署只是知情同意的结果，而知情同意的过程合规性监查必不可少，因而需要关注研究机构由哪位研究者（主要研究者或授权次要研究者等）进行和如何进行的知情同意过程，并有明确的文件支持。需要注意的是一旦知情同意书修改，研究机构/研究者有可能需要再次进行知情告知和自愿同意过程。为此，监查员需要进一步核实重新知情同意过程的合规性。

10.1.4.2　受试者筛选和入组的核查和管理

对这类流程节点的监查应主要关注 ICF 签署后，体检、生命体征、实验室检测等结果是否满足入排标准的判定、疾病诊断和病史或现病史及其用药/治疗情况是否满足方案适应证和入排标准要求。如果涉及清洗期，应当监查受试者对清洗期的依从性状况，随后的入组和随机分配组别的合规性、准确性，及其与服用试验药物/器械的匹配是涉及方案依从性的重要因素。监查员需要关注应用的源文件类型、受试者访问信息、既往的医疗记录、身份证信息的核证副本等，如受试者姓名首字母缩写准确、性别准确、出生日期准确、年龄在方案规定的范围内、受试者筛选编号与随机化编号准确，并交叉核对随机编号与试验药物包装编号的匹配等。服用药物/器械与随机组别的匹配性在每次试验访问重新发放时还需要特别予以监查。如果发生随机组别与匹配试验药物/器械的发放错误，有可能破坏试验随机原则，增加试验数据处理和统计分析的复杂性和挑战，受试者数据的可用性也会受到质疑，进而使试验结果的科学性受到严重影响。

10.1.4.3　入排标准的核查和管理

方案入排标准设定的目的是减少可能干扰有效性和安全性判断的因素，尽可能增加试验成功的概率。虽然研究者对受试者是否符合入排标准而招募入组负责，但监查员有责任对入组受试者的合格性做出审核。必要时需要求医学监察员对入排标准的医学判断依据做出解析（参见 32.2.4 节）。这是试验项目的关

键流程，直接关系到试验获得的数据及其结果的有效性。过多的入排标准偏离或豁免有可能导致试验结果不可接受。入排标准节点的监查要素见图 10.5。

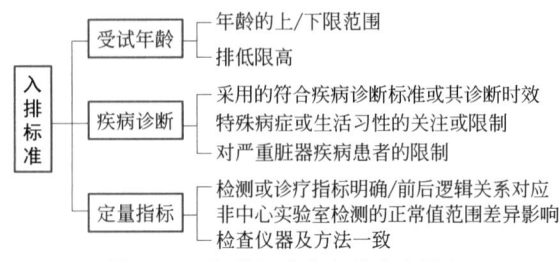

图 10.5　入排标准节点的监查要素

申办方和研究者可能会出于与临床研究相关的各种原因审阅受试者病历以确定其是否符合临床试验的招募标准或试验数据记录的一致性。根据药政监管要求，病历记录审阅是否被视为临床研究的一部分，应由 IRB 根据具体情况确定。如果病历记录审阅是临床研究的一部分，则需要根据药政法规要求获得受试者对记录审阅的知情同意。在初步审阅受试者信息记录时，CRA 应注意的是仅应记录确定患者参加研究的资质信息和联系信息。对患者记录和特定信息记录的初步审阅被视为临床研究的准备，不属于临床研究的定义范围，因而不需要知情同意。尽管在这些情况下药政法规不要求知情同意，还是需遵循 HIPPA 要求或研究机构政策采取其他必要措施来保护这些记录中受试者信息的隐私和机密性。

对入排标准的核查，应注意支持关键入排标准判断所依据的源文件类型，包括受试者访问信息、既往医疗记录（相关病史记录）等，确保受试者在参与研究前的相关病史/身体情况足以满足方案入选与排除标准。对入排标准需要确认支持性数据能符合每一条入选/排除标准，尤其对关键性入排标准的判断支持不能简单地在入排标准清单上勾画确认。支持性源文件包括但不限于按照方案要求的既往医学记录/信息时长（如过去一年以内的医学影像及其报告等），即既往病史、手术以及过敏史、现病史、既往/合用药物/非药物治疗/手段等。对于同期用药应注意药物名称（最好是药品通用名称而不是学名或商品名）、每种药品的适应证、每种药品的起始日期/停止日期、每种药品的剂量与频率等信息。这些药史信息有助于作为基线治疗参数，结合病史记录，有助于评估试验期间用药变化可能对试验药物疗效和安全性影响的评估。

当入排标准涉及实验室生物检测指标时，除非方案有明文规定，并已获得伦理批准，原则上不应提倡对不满足检测指标的受试者进行复测。即使允许复测，也应当在伦理批准的方案中对复测的前提条件、复测的次数、间隔时间和/或方法等做出规定，并不

应当在服用任何治疗或保健药物后进行复测，以免出现治疗后检测指标"正常"的假性结果。对于筛选失败的受试者，通常不应在其休养恢复或治疗后重新筛选入组，除非经过伦理批准的方案对筛选失败受试者的重新筛选入组有特别规定。此外，当源数据记录的相关入排标准不支持受试者入组时，研究者也不应当在无理由和无充足医学依据的前提下随意修改源数据记录，使受试者满足入排标准而招募入组。

此外，受试者的年龄应当让数据系统根据 ICF 签署日期和出生日期推算而得，以减少研究机构年龄计算错误所造成的数据质疑率的无谓增加。当涉及病史诊断时，需要注意方案规定的特殊既往诊断记录的允许追溯时间，特别当涉及入排标准的诊断时。例如，签署知情同意书前 6 个月以内的组织切片检查诊断，这意味着超过 6 个月的组织切片检查报告不能作为入排标准判断的凭证，需要重新进行切片检查并提出报告作为评判依据。如果是国际多中心临床试验，某些病症的诊断标准各国可能存在差异，需要在方案确定前予以关注，并在监查计划中明确差异性的可接受范围或标准。对受试者生活习惯的判断有时不能从既往病史记录中发现，如果某些习惯涉及对主要终点的判断影响，如吸烟、酗酒、吸毒等，研究者对患者的病史询问方式及记录是监查员需要特别关注的。必要时，监查员需要对研究者在启动监查访问时就上述特殊节点要素予以特别培训。

10.1.4.4　体格和生命体征检查的核查和管理

体格和生命体征检查通常与入排标准密切相关，也常作为受试者安全性基线评判标准。体检数据可以作为判断试验药物/器械是否安全依据之一，有些情况下还可以作为有效性评判的基础。常见的体格体征检查要点见图 10.6。

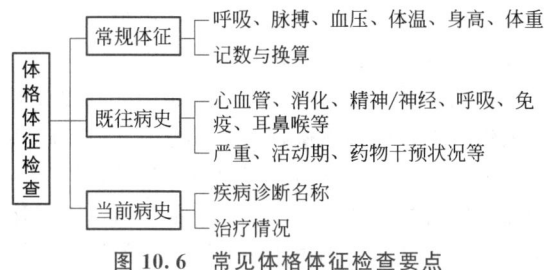

图 10.6　常见体格体征检查要点

关注生命体征，包括呼吸、体温、心率、血压等基线与用药后的变化及其变化趋势。需要注意的是在特定条件下，脉搏与心率并不完全对等，需要在方案中予以明确，如有异常需要研究者判断。如果涉及高血压、糖尿病等慢性病症，方案需要明确是否允许参加或用药控制稳定后是否允许参加试验项目。必要时，还应当说明这些慢性病症可控的标准或要求，如药品控制的高血压也接受，但不能与试验药物同时用等。

监查员对受试者病史需要区分既往病史和现病史，既往病史可能不再存在或已经痊愈，但是否会复发或受到试验药物/器械的诱导而复发需要在试验期间关注。对于既往病史，特别是与试验终点有关的病症，需要在方案设计中明确应当追溯到既往多久，并在监查计划指南中特别注明。现病史意味着受试者仍然存在相关症状，可能会对试验药物/器械疗效和安全性判断有影响。受试者在后续试验访问中，如果有重新体检要求，仍需要对这些检查数据进行核查，并和基线值比较，以判断是否发生变化。任何变化都需要研究者确认其是否有临床意义及其医学依据，并记录在案。例如，某试验项目受试者的研究病历中记录基线血压 159/84mmHg，在治疗期试验药物服用当天，记录为收缩压 163mmHg，舒张压 101mmHg，研究者只是简单给出没有临床意义（NCS）的判断，却没有在记录中描述 NCS 的医学依据。此外，体检是采取询问方式还是手工触摸检查，产生的体检结果差异较大，在某些情况下可能会影响受试者的入选资质，故需要注明。有些体检受检查时的体位影响较大，如血压等，需要在方案设计和监查计划指南中予以明确，便于监查员正确核查这些源数据文件记录。任何体检超出基线范围的检查值有无临床意义的判断都需要提供医学依据。

对于需要换算的体格参数，如身体质量指数（BMI），不建议让研究机构人员计算，以免造成不必要的数据错误而影响监查员和数据管理员的工作效率。任何通过基本特征参数（如身高和体重等）数据系统可以自动演算获得的参数，监查员只需把核查关注力放在基础参数的正确性上较为合宜。体检病史往往伴随着药品的使用/治疗。试验过程中病症程度的改变和/或同期服用药品/治疗的变化可能暗示着病史症状变化或 AE 的发生。因此，在试验监查中，监查员需要交叉比对体检、AE 和同期药物/治疗记录的变化和逻辑一致性，从中判断是否有漏报或错报等数据问题。对于病症状况的记录，如果起初只知道病症表象，如呕吐、咳嗽等，可以首先记录这些表象。一旦研究者对表象做出病症诊断，如胃肠炎、肺炎等，监查员应当要求研究者关联源文件记录的表象至正确的疾病诊断名称，并在 CRF 中也做出相应的修改，便于后续数据管理和统计人员对疾病和同期服用药物的医学归类处理。

10.1.4.5　治疗随访和观察的核查和管理

监查员对治疗随访和观察数据的核查都是建立在基线检查的基础上，与之相比来判断疗效和安全性数据结果。每个试验方案的诊疗需求和流程不尽相同，监查计划指南需要随之制定相应的监查要素标准供监查员在试验监查中参照。这类监查节点的要素应包括但不限于下列几个方面：

① 依据方案要求进行化验、给药、治疗与观察，

不应缺项、漏项或随意加减项。任何缺项或漏项，特别是与试验终点相关的关键数据点的缺失都会对试验结果质量和可信性造成伤害。监查员必须确认任何数据点都是根据方案要求和试验结果统计分析需要记录的，并与源数据/文件记录一致。

② 依据方案监查受试者的定期访问时间，不超窗、减窗或无窗，并核查源文件访问数据的真实存在和一致性，包括与相应受试者的关联性。试验方案会根据试验药物/器械的属性对每次试验访问间隔天数做出规定，访问时间窗通常是依据首次试验访问日期作为基线推演而得。过早或过晚试验访问对受试者的疗效和安全性判断都可能造成偏倚。因此，访问时间窗不应任意加减。不依从试验访问时间窗属于方案偏离问题，需要在试验总结报告中列表分析其对试验结果的影响。

③ 关注受试者方案依从性，注意受试者脱落与失访的原因，并培训好研究者对脱落和失访的管理，尽可能地控制脱落与剔除病例≤20％。过多的脱落和剔除病例都可能影响结果统计分析的把握度，监查员需要随时向申办方沟通脱落和剔除率状况，以便在试验招募结束前能够决定是否需要增加招募受试者人数。

④ 异常疗效指标或检验逸出值的判定都可能与AE/SAE的发生或没有疗效有关，监查员需要敏锐地观察治疗和评价记录与报告这类数据值。

⑤ 依据方案注意试验项目规定的禁忌合并用药，做好合并用药记录，尤其需要核查研究机构的医院病史或病历记录系统中的记录，避免 CRF 数据的遗漏或不一致。

⑥ 体格体征、样本采集、实验室化验、仪器检查、指标观察日期须与随访日期一致，并需确认相应受试者的真实存在。有些试验中，样本采集时间的精准性需要特别核查。

⑦ 有些临床判断或评价借助于工具或设备的应用。在需要的情况下最好能借助摄影记录作为佐证。例如，PCA 泵的给药应用时记录总量、使用剂量、剩余量、差值体现，并配有相应照片作为数据源支持；VAS 评分尺及其评价过程，涉及数据溯源的需求。评价现场及其结果的附有签名确认的照片佐证有助于数据记录的可信性。

在临床试验中，经常会对一些涉及受试者招募状况的术语产生误解和混淆，如脱落、退出、失访、剔除、中止、终止等。这些常见临床试验术语的定义可以概括如下：

① 脱落（drop out）　又称中途退出，指签署知情同意书并筛选合格入组的受试者，在临床试验的过程中因各种原因不能完成临床试验所规定的全部访问流程的病例。脱落的原因可以有很多，诸如不良事件、患者失访、缺乏疗效、方案偏离、患者主动撤回

知情同意书、研究者基于受试者的安全性考虑、开启紧急揭盲、出现新的疾病症状而影响试验药物有效性和安全性评价等。由于超过 20％的脱落率会对临床试验的质量造成比较大的影响，所以临床试验一般规定脱离率应控制在 10％～20％之间。方案所规定能允许的最大脱落率越高，试验所需的样本量也就会随之增加（参见 13.2.3 节）。

② 退出（early withdrawal）　通常指受试者主动退出或研究者主动实施的终止。退出的原因有很多，诸如受试者自身觉得参加试验并不能使自己显著获益、患者的试验过程中自身重要器官功能异常、妊娠、发生 AE/SAE 等。但是既然受试者获得了随机号或入组号参与了试验项目，无论何种原因退出，都应尽量联系受试者取得提前退出时的检查数据，同时也可以保护受试者退出试验后的安全。

③ 失访（lost of follow-up）　指受试者在试验过程中由于各种原因没有按时完成随访，研究者也没有办法联络到受试者以便进一步获得随访的数据。失访的原因多是由于患者搬家、药物副作用或受试者有意而为之等。对于失造成访缺失数据，需要按照统计分析计划事先规定的数据处理原则或截转的方法进行处理。对于失访的确认一般需要至少设法联络受试者三次，但仍然无法联络上。

④ 剔除（rejection）　指违反方案操作要求而被招募入组的受试者病例，这些受试者数据需要在试验数据库锁定之前依规定予以剔除。常见剔除标准包括但不限于：受试者违反入排标准、违反方案规定的同期禁忌治疗或用药、错误的治疗分组、未按规定用药以致影响药物疗效判断、资料不全影响疗效和安全性的判断、单一中心完成病例数过少等情况。剔除标准必须在试验方案启动之前在方案和/或统计分析计划中明确规定。任何在数据库锁定后或统计分析时任意增减剔除标准而使受试者数据排出分析集，都会被视为选择性数据嫌疑，属于数据造假行为。

值得指出的是脱落病例＋剔除病例＋完成病例＝所有入组病例，脱落病例符合入排标准，而剔除病例不符合入排标准。脱落包含了退出与失访，但不一定是剔除。脱落是受试者没有完成全部随访，而剔除是在统计分析时某些病例由于不符合预设的统计分析标准而被排出分析集。

⑤ 终止（termination）　临床试验中多用于表示终止受试者或研究者继续参与该临床试验项目的行为结果。例如，在临床试验进行过程中，全部盲底一旦泄密，或者应急信件拆阅率超过 20％时，意味着双盲试验失效，需要终止该临床试验。另外，伦理委员会或数据安全监督委员会有权利终止或者暂停已批准的试验项目；研究者不遵从已批准的方案或有关法规进行临床试验时，申办方应指出以求纠正，如情况严

重或屡教不改，也应终止研究者参加临床试验并向药政监督管理部门报告。

⑥ 中止（discontinuation）　指停止已入组受试者继续参与临床试验的行为结果。在试验方案的设计内容中，应明确中止临床试验的标准。比较常见的是出现严重不良反应者，经受试者或研究者综合决定中止继续参与试验，或未能遵守试验方案的要求和义务，服用禁忌药物或接受禁忌治疗，受试者妊娠等。需要注意的是中止试验和退出试验不同，中止试验即停止试验药物治疗，安全性或治疗后访问可以继续进行，如生存访问等。在某些前提条件下，脱落和某些终止情况等也可以视为中止的一种形式。

上述各类术语应用场景中的受试者数据，监查员需要按照方案和监查计划指南要求完成数据核查任务。需要时，向申办方和研究者及时报告受试者招募入组和维护入组状态数据结果。有关上述各类术语的应用场景，可以通过以下一个案例更好地予以理解。

某试验项目中规定受试者必须 HIV 检测阴性，受试者 LSB 满足入排标准，自愿签署了知情同意书后顺利筛选入组试验项目。在试验进行过程中：

① 如果 LSB 在试验访问 4（V4）后就失去了联系（失访），或未能按时服药，或虽然在访问中按时取血，但超过了方案规定的窗口期（主客观原因不论），或发生威胁生命的 SAE，研究者出于安全考虑不允许 LSB 继续参与试验项目，此时就视为脱落；

② 如果试验进行期间，LSB 出现 HIV 检测阳性，那么应该是中止 LSB 参与试验项目，属于中止试验；

③ 如果按照试验要求，LSB 仍继续进行疗后访问，那么 LSB 只是中止试验，还并没有退出试验；

④ 如果该项试验项目涉及造假，或有较多 SAE 发生，使受试者处于较大的安全性风险，被伦理委员会叫停，则视该试验项目终止；

⑤ 如果 LSB 入组发药之后就脱落，没有数据可供统计分析，或因血样数据没有统计分析意义，LSB 数据不能纳入数据分析集，此时可视为剔除 LSB。

10.1.4.6　实验室生物样本检测核查和管理

临床试验生物样本是指按照临床试验方案的要求，从试验受试者采集的需要进行血药浓度分析的材料，诸如血浆、血清、尿液、粪便、组织和细胞等。常规的临床试验生物样本管理流程包括准备、采集、转运、离心、分装、本地存储、外送检测等环节（图 10.7）。

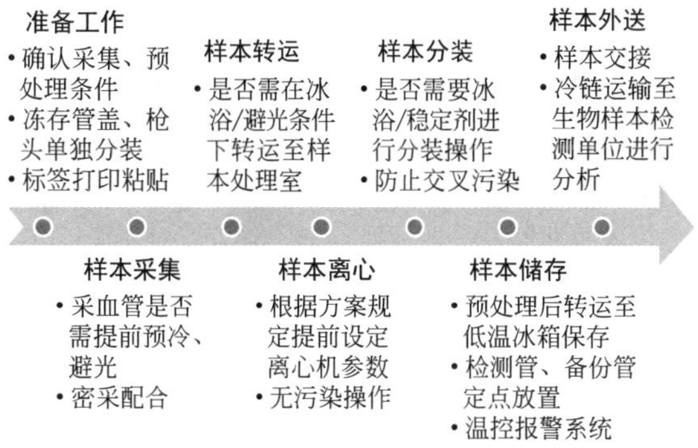

除了对移液枪、离心机、低温冰箱等样本管理涉及的仪器设备进行日常保养维护外，在临床试验生物样本管理过程中涉及的主要环节包括但不限于：

（1）采集准备　项目经理应提前与样本检测实验室确认所用的采血管、抗凝剂/促凝剂种类和数量，

图 10.7　临床试验实验室生物样本管理流程示意

是否需要进行预冷、避光、加入稳定剂等特殊处理，并确认相关特殊要求在实验室样本检测手册中有明确描述（参见 9.2.2.1 节），以及生物样本检测实验室类别及其要求（参见 9.2.2 节）。为了更好保证研究机构进行生物样本检测，监查员需要确认实验室物资的状况。这些物资种类和数量应当由中心或本地实验室根据方案要求的检测项提供。常用物资有实验室操作手册、塑料样本容器、需要冷冻或冷藏的特殊容器和胶凝体包装、试管架、标签、注射针头及其丢弃收集盒、已标识的取样试管、已标识的血清试管、已标识的尿样容器、已标识的储藏试管、试剂、试纸、棉球、消毒用纸、酒精纸、吸管、离心机，以及血糖仪、血压计、计时器、电子问卷器、心电图机、输液泵等各种测试及治疗用小仪器等。研究机构人员在采集生物样本后，需要将装有样本的容器或试管等贴上检测用标签，并完成标签上基本信息要求的填写。监查员需要确保所有试验物资必须在受试者招募前抵达研究机构，并按照实验室操作手册的样本处理和管理要求完成研究机构干系人的培训。一般来说，不同检测目的的样本采集管都附有特殊标记的管帽或标签（图 10.8），监查员需要确保研究机构人员了解并掌握这些不同检测目的样本采集管的使用和处理要求，避免样本存储的混淆而影响检测结果的准确性和可靠性。

当需要采集血液样本时，通常需要在给药前 1 小时内为受试者埋静脉留置针并采集 0 点血。为了防止静脉留置针堵塞，每次采完血后一般会用含有肝素钠、0.9% 生理盐水，或其他需要的血样处理试剂的封管液封管（通常作为试验物资提前提供），因而需要在准备阶段考虑封管液是否对样本处理有影响或如有影响应如何处置。如果方案要求采集全血、血浆或血清样本，需要预设不同条件下（如室温、−20℃、−80℃）样本采集管的区分、排序放置、采集后稳定性或溶血风险处置与预防措施等。此外，需对采血管、冻存管、冻存盒等物资进行预先清点，完成相关人员的培训，需要时还应进行相应标签打印和/或采血管标签的粘贴工作。当放置受试者采集血液样本于

图 10.8

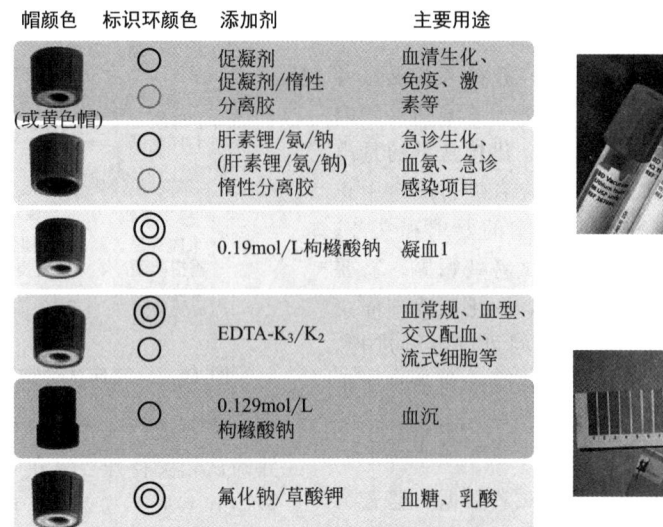

帽颜色	标识环颜色	添加剂	主要用途
（或黄色帽）		促凝剂 促凝剂/惰性分离胶	血清生化、免疫、激素等
		肝素锂/氨/钠 （肝素锂/氨/钠） 惰性分离胶	急诊生化、血氨、急诊感染项目
		0.19mol/L枸橼酸钠	凝血1
		EDTA-K$_3$/K$_2$	血常规、血型、交叉配血、流式细胞等
		0.129mol/L枸橼酸钠	血沉
		氟化钠/草酸钾	血糖、乳酸

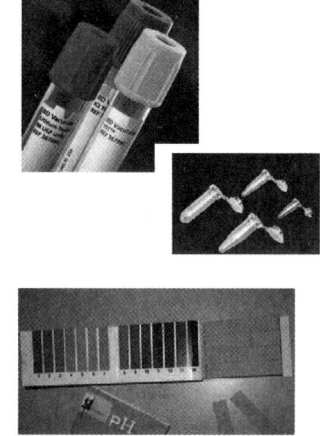

图 10.8　不同检测目的的生物样本采集管/帽示意（彩图，二维码）

采血管或冻存管前，需由 QC 人员对每个样本管标签上的采血点信息进行核对。为了减少样本处理时可能发生交叉污染，应将样本管盖按样本管和采血点的不同分别且独立分装，如每袋放置 20～25 个。移液枪吸液枪头也应采取同样的处理方式，特别是 0 点血样的吸液枪头更应单独分装使用，防污染、防倒吸的枪头是采血时的最佳选择。在准备环节中，提前准备好一次性采血针、采血管、冻存管排序、待用或已抽好封管液的注射器、医用棉签、酒精等，并分别有序放置在无菌盘中，每次取用前需再次核对采血管标签。

（2）样本采集　按照方案设计，预设合理的采血计划，包括采样时间点。采血前对受试者进行采血宣教，缓解焦虑紧张情绪。采血时由专人进行引导，接待和核对受试者信息与采集管信息填写的一致性，以助于受试者的采血配合度和减少样本采集处理的错误率。如果方案对采集样本管有预冷/避光等要求，需对采血管进行相应特殊处理。此外，使用洁净的移动桌单独采集 0 点血样方式有助于防止空白血样与其他血样的混淆。当研究机构人员充足时，可以按采集样本角色的需要计划职责细分工，如采血/封管、记录、机动角色人员各不相同，并尽可能避免一人多责而导致无法兼顾多项同步采集任务，其是在密集采血时间段发生超窗、采集混乱或错误的常见原因之一。当给药后 30min 内有多点采血要求时，研究护士和受试者都处于高度紧张状态，其不仅对研究护士的采血技术和经验有更高的要求，受试者的配合度也很重要。一旦发生任何血样采集异常状况，所有干系人都应迅速反应和沉着处理。例如，若 10s 内未采集到或血流速率过慢甚至不流出，负责采血的护士应立即停止，准备下一位受试者血样的采集。此时，机动护士立即接

手，采用特殊手段或方法继续完成采血，如采用钢针穿刺采血法等。采集血样后发生溶血现象的可能因素有多种，包括但不限于静脉留置针的位置和状态、绑压脉带的时长和力度、采血和样本混匀的手法，乃至环境温度、受试者情绪等都会增加溶血概率。因此，如何避免这些常见因素导致的溶血需要在采集准备阶段就应有所预案和教育相关干系人。需要注意的是在采集受试者血样时，一旦发现抽错抽血管需重新抽取，不可将原抽血管中血样倒入指定抽血管内。

生物样本的采集是研究机构有资质人员的职责。在临床试验准备采集样本前，研究机构人员应当提前准备相关物资，确认试剂盒有效期，保持生物样本的标签完整，在采集中准确记录受试者的信息。采集样本量和过程应遵循方案/SOP 的要求和检测要求，如采血姿势（坐姿/卧位）、压脉时间、采血管的使用顺序、颠倒混匀/静置等。监查员在研究机构资质和/或启动监查访问中，需要检查研究机构对生物样本现场处理能力状况，包括仪器设备的配置、样本处理的 SOP 等。研究机构在下列样本处理和存储方面的记录也是监查员关注的核查要素点：

① 样本的采集、离心开始、离心结束以及放入冰箱的时间间隔的真实记录，避免出现逻辑性错误；

② 受试者每次随访采集标本后，需记录采样时间、随访周期、标本保存数量、保存者签字等信息，即填写生物样本登记表；

③ 从第一管标本保存即可开始每天记录样本的保存温度，填写生物样本温度记录表。

④ 定期或不定期清点标本，同时注意外包装的标签是否有脱落或者粘贴不紧的情况。需要注意的是冷冻样本不宜过于频繁进出冰箱，或不应在冰箱外放

置时间过久，以避免发生反复冻融现象影响结果。

（3）样本转运　一个时间点的样本采集完成后，应在方案规定的时间、温度、可能的特殊条件（如冰浴/避光）下及时转运至样本处理室进行预处理。对温度或光线敏感的样本，即使在研究机构内或本地转运也必须采用适宜的温控箱（如配有干冰的转运盒等）或特殊的遮光措施转载采集的样本管完成转运程序。转运人员在转运过程中应使用专门的转运箱并注意保护样本不被污染。

（4）样本预处理　样本处理室内的操作人员在方案有特别要求时需穿戴特殊或全套隔离衣物（如处理吸入式药物的受试者血样）进行样本预处理操作（如需要），尤其是在处理 0 点血样本时应确保自身无污染。一般情况下，给药人员不建议参与血液样本处理。当血样类型要求为血浆或血清时，需要先进行离心操作。血样静置后，将样本管对称放入离心机，再按照规定的离心参数（转速/离心力、时间、温度）完成离心步骤。离心完成的样本管中血液样本可见分层，之后按照方案规定的实验室样本操作手册要求进行不同层级清液或沉淀的分装操作。

样本预处理前应提前标注好检测冻存管和备份冻存管，待测和冻存血样管和帽的编号与色泽标识应明显，并按受试者的顺序、采血点的顺序依次摆放，以防止血样管的混淆。在每次样本离心前后都需要再次核对和记录设置的温度、转速、时间是否符合试验要求，避免多个项目同时使用同一台离心机而导致预处理条件混淆和样本混乱。有些敏感性生物样本在预处理过程不符合严格条件要求的情况下，可能会出现影响血药浓度检测结果可靠性的溶血问题，样本处理人员需要特别关注和记录好这些问题。在条件许可的情况下，每个试验项目由指定的样本处理员进行预处理和单独使用同一台仪器有助于保证预处理结果的质量。

研究机构对生物样本的预处理是否合规关系到检测结果是否可信。鉴于生物样本的特殊性，监查员必须确认研究机构人员完全理解试验方案的要求和程序。包含标本预处理和检测要求。生物样本检测的监查要素包括但不限于：

① 培训研究机构人员所有监测和评价参数必须按照试验方案要求进行；

② 确保每个样本的来源的准确性，比如血浆/血清样本、尿样等；

③ 确保每个样本预处理程序的正确性；

④ 关注每个样本参数的分析技术要点和分析仪器/设备的操作符合方案要求和方法验证规程；

⑤ 确认受试者样本检测的一致性，即实验条件和设备一致，设备维护和操作认证程序及方法一致，实验结果解释和测定一致；

⑥ 确保储存、收集、运输和存储生物样本的程序要求和注意要点，特别是检测样本管和留样样本管区别运送和管理，以及涉及温控要求时的管理；

⑦ 核查仪器校正和操作程序的规范及其记录的完整性；

⑧ 确认需要空腹和餐后检测的样本要求被正确实施；

⑨ 有特殊事件要求的监测点时，严格检查样本采集、处理、送检、存储和检测流程操作的规范性。

在试验实施过程中，需要检查离心机正常运转、样本离心/静置/分血过程的实际操作和记录符合方案和 SOP 规定，离心条件和时间、血浆/血清的保存量满足方案/检测要求。当生物样本存储和运送过程中有特殊温控要求，如低温或冷冻，需要提醒研究机构人员生物样本从采集地点到预处理现场的运送过程和样本预处理前后的存储条件是否满足方案要求的温控条件，并核查相关流程的管理记录。研究机构人员和监查员都要注意实验室检测样本预处理的关键要点操作及其记录，其包括但不限于：

① 一般全血生化、抗体、糖化血红蛋白、空腹血糖等的检验都需要采集后离心、分离，以血清进行检测；

② 血液采集后根据方案检测要求和采血管标识存放血液样本，并做到采血管反复颠倒 20 次左右，避免血液凝固；

③ 涉及预处理离心时，需要注意并遵循离心温控的特殊要求；

④ 离心后以移液管吸取血清时保证视线与液面平行，避免将移液管插入血浆中，造成血清污染，重复工作；

⑤ 移液器的标示验证证书或记录应当仍在有效期内，移液管、吸量管或吸头单管单用，避免一支移液管、吸量管或吸头重复使用，造成污染；

⑥ 移动样本时注意稳定性、时间性、操作温度和避免溶血。

上述样本预处理全过程的记录的逻辑清晰性和预处理结果是监查员现场核查时需要关注的要点之一。

（5）样本分装　分装前分装人员应核对分装样本管标签信息，包括受试者编号、方案编号、样本采集时间点等。每个时间点每位受试者的采血管、冻存管需一一对应，其中检测管和备份管应用不同颜色盖帽区分或提前做好标记，按照先检测后备份、从左到右或前后摆放的顺序依次分装完成后，由复核人员再次核对相应信息以及冻存管内体积，确认无误后旋紧冻存管盖。在整个处理过程中，应始终注意防止交叉污染，如有手套污染或疑似污染，应立即更换手套。若在处理过程中发现样本溶血、体积不足等情况应做好相应记录并说明原因。针对体积不足的问题，若体积大于检测管所需体积但小于总分装量时，可平均分装至检测管和备份管；若体积小于检测管所需体积，则应优先满足检测管需求，以免影响后续的样本检测。监查员对样本分装过程的操作记录及其分装管需要仔细核对和查验。

（6）样本储存　完成分装的样本检测管和冻存管需按照试验项目的实验室样本操作手册规定在适宜的温湿度或避光下储存，如2～8℃或－20℃或－70℃，液氮等。样本储存通常应当在完成分装后尽快完成，至多需要在采集后2小时内完成储存程序（依据样本稳定性的要求）。如果需要外运到实验室进行检测，应在24小时内使用带干冰的转运箱完成冷链运输程序。冻存管和冻存盒需配对才能入库，并分别存放在冰箱中预设的固定位置，做好台账记录。如无特殊原因，不得将样本取出，以免反复冻融。

生物样本在送交实验室检测前的研究机构包装和保存质量与样本可检测性和检测结果的可靠性关系密切，监查员需要核查这一节点要素包括但不限于：

①受试者每次随访采集标本后，研究机构记录采样时间、随访周期、标本保存数量、保存者签字等信息，即填写生物样本登记表。

②研究机构记录离心开始、离心结束以及放入冰箱的时间点或间隔，确认这些要点没有逻辑性错误，并符合方案和/或实验室预处理检测要求。

③研究机构从第一管标本保存即可开始每天记录样本保存温度，填写生物样本温度记录表。

研究机构应当定期或不定期清点样本，同时注意外包装的标签是否有脱落或者粘贴不紧的情况。同时，要注意冷冻样本不宜过于频繁进出冰箱，或不可在冰箱外放置时间过久，以避免发生反复冻融现象影响结果。任何检查和处理情况都需要记录在案以供核查。

（7）样本外送　样本从研究机构转运至检测实验室前，申办方要首先确定样本运输条件，负责转运的物流公司的资质和具备的运输条件与设备是否满足方案和样本属性的需求，如温湿度记录校准证书、冷链运输设备和装置、需要特殊的避光存储和转运要求、转运管理流程规范性等。临床监查需要关注样本转运计划、研究机构与物流服务商和检测实验室之间的交接记录，包括样本交接时间、转运和交接地点、相关责任人的确认、交接质控记录等。在整个样本转运过程中，需要特别注意温度敏感性样本的稳定性，必要时，应当在转运前进行空运测试，以保证整个转运过程的温控和交接过程的顺畅与质量。

为了确保样本外送到生物样本检测单位的运输质量，需提前沟通所需干冰、转运箱的数量和外送时间。具体由专业的冷链运输公司负责，注意交接和温

控记录。检测和备份样本的保存期限和销毁管理按照方案中既定的要求执行。若满足方案规定的启用备份样本的条件，需由申办方、研究机构、生物样本检测单位三方共同讨论决定，达成一致意见同意启用备份样本，形成书面说明材料，并完成备份样本的外送。

所有样本处理过程都应当及时做好相应记录和文件保存。生物样本的管理流程涉及试验物资的供应、人员培训、实验室管理、样本采集、处理、保存、转运、检测、结果获取等方面。监查员有责任确保其中所涉流程管理过程的合规性。在过程合规性的基础上，其产生的源数据与CRF记录的一致性核查是保证生物样本检测结果及其报告的质量和可信性获得接受的基础或前提条件。受试者生物样本的实验室检测不仅关系到试验药物/器械安全性风险分析，也为证明试验药物/器械的疗效提供依据。监查员对实验室检测值的核查需要关注若干方面，不应当只单纯地进行检测元数据值与CRF记录数据的一致性核查，还需要确认与检测值结果相关的检测过程及其基本方法和结果的科学性、完整性、逻辑合理性和数据溯源性等，诸如检测值正常值范围的确认、关键数据检测仪器的维护和操作培训、监查计划的检测项要求、研究者对检测结果的评价确认、数据缺失或错误根源分析及其纠偏和防偏措施、检测方法验证的科学性和可信性等。只有围绕检测值结果的科学方法和规程符合药政要求，才能认为检测结果是可接受的。除了上述样本准备、采集、预处理、分装、存储和运送过程的操作记录及其结果的核查外，监查员还需要监查的与实验室检测有关的常见要素见图10.9。

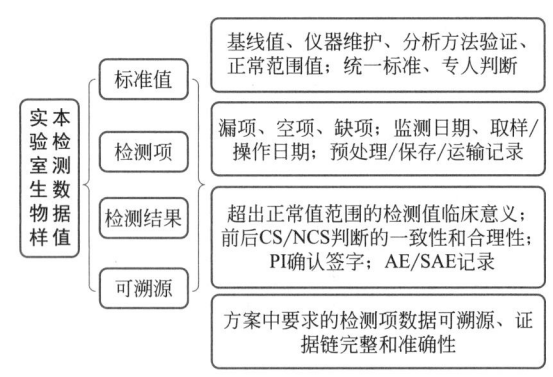

图10.9　与实验室检测有关的监查要素

研究机构需要按照临床试验和医院医疗器材管理要求进行收讫、清点、退还，并留存相关文件记录；监查员进行现场监查时必须对试验物资的规范管理、库存数量和使用记录文档进行核查。除了上述节点要素外，监查员对实验室物资的确认或核查关注点至少应包括：

①生物样本全生命周期的数据链可溯源性和真实完整性是监查的重点之一，其包括试剂盒配送/保

存/使用（如适用）、样本收集的时间点/种类和数量、样本的预处理、样本的存入/取出、样本交付物流运输及其运输过程、检测和留存样本管理及其记录、检测单位（如中心实验室）的接收/存放/处理/测试/报告各环节等。

② 确认研究机构拥有方案样本预处理要求的仪器或设备，或申办方提供了必要的相关设备或仪器。如果是本地实验室进行检测，也需要确认拥有运转和管理合规的检测仪器或设备。

③ 所有物资必须在受试者招募前抵达研究机构，提前确认抵达时间和递送方式及递送人，防止接收不畅与丢失。

④ 抵达后，确认试验物品无损坏，对照发放记录表登记内容清点数量。

⑤ 确认研究机构按照试验物资性质不同要求管理，例如：

• 对于空白 CRF、ICF、患者日志、调查问卷等文本，确认版本号与研究机构伦理批准文号相同；如伦理批准新版本则原版本停止使用，任何停止使用的物资应单独放置待回收，避免混淆。

• 如果涉及印刷品，如纸质 CRF 或 ICF，应告知研究机构在保存前查看印刷装订有无质量问题，避免缺页漏印等问题。监查时还需确认研究机构查验记录准确完整；确保试验药物/试剂/试纸/试管等在有效期内使用，如过期应单独放置等待申办方回收，避免与其他物资混淆。

• 试管试纸类确认是否变形变质，是否污染损坏，型号是否正确，是否在使用有效期内。

• 试剂/试纸/试管等应确保是所要求的型号/规格，避免使用不慎得出有误差或错误的结果。

• 无菌物品保证包装完整，物品无污染。

• 试纸等严禁受潮的物品应单独密封存放。

⑥ 仪器设备定期维护，保证功能正常。

⑦ 确认仪器设备或试验用试剂的生产厂家、质量合格证、使用说明、使用前校正记录、仪器编号，以及可否正常使用。

⑧ 按照试验用药物或医疗器械管理要求进行收讫、清点、退还并留存相关文件记录。

⑨ 现场监查时必须对试验物资的规范管理、库存数量、存储温湿度控制记录（如果有温湿度要求）和使用记录文档等进行核查。

⑩ 试验物资购买单据和物流单据的文档管理。

⑪ 签署物品接收单一式两份，研究方与申办方或监查方各存档一份。

⑫ 研究机构已经收到实验室样本采集和处理相关培训手册，并接受过适当的样本采集、预处理、存储和转运规程培训。

对于仪器设备的记录有效数字范围监查员需要在预筛选研究机构时就予以关注，确保试验方案与 CRF 设计对仪器设备记录有效数字范围与实际仪器设备的功能保持一致。例如，仪器记录的时间只能尽精准到月/日，如果方案设计要求仪器设备的检测数据时间精准到小时/分/秒，CRF 设计也会要求数据记录到小时/分/秒，但由于仪器设备无法提供时间到小时/分/秒，就会出现大量无法填写的留空数字，导致其无法关闭或解决的数值质疑。对于与基线相比有检测值变化的记录，监查员要特别注意边界升高或降低的情形。实验室检测值无临床意义（NCS）判断标准应当在试验项目启动前予以明确，并且在临床监查计划中予以规范。研究者需要明确记录实验室检测异常值判断有临床意义（CS）和与研究药物无关的原因。监查员需要特别注意的是对异常值前后判断的不一致情况。例如，某试验项目受试者在筛选期的血生化"前白蛋白"186mg/L（正常值 200～400mg/L），研究者判断为 CS，但用药后第 3 天"前白蛋白"为 81mg/L 却判断为 NCS。前后判断不仅均没有给出医学依据，而且两个检测值都低于正常值范围的情况下，偏离下限值越远的检测值无临床意义，偏离下限值近的检测值却有临床意义似乎不符合逻辑性。

对于实验室检测样本的溯源性要求应当做到但不限于以下几个方面：

① 生物样本来源、编号、保存、使用、留存、销毁的各环节均有原始记录，并能追溯各环节记录的完整性和原始性；

② 总结报告中生物样本的数据与原始记录一致；

③ 对于随机对照试验，生物样本的分组及其记录能显示符合随机对照原则；

④ 生物样本检测具有完整的原始记录，包括人员、日期、条件、过程及实验结果等，在监查访问中监查员需要核实记录的完整和原始性；

⑤ 生物样本检测原始记录与临床试验方案规定相符。

针对实验室检测报告及其检测值的监查要素包括但不限于：

① 检测数据和日期的一致性、完整性以及与入排标准相关的方案偏离。

② 注意不合理的结果，不正确的单位报告，小数点错误，实验室检测单位等。

③ 核实检查条目的表述是否准确。

④ 在提出实验室检测数据质疑前，交叉检查 AE、病史或同期用药记录，也许可以给出合理的结果解释，如高白细胞值可能由于治疗肺炎的胆固醇治疗的结果，不稳定糖尿病史可以导致高血糖结果。

⑤ 如果实验室检测异常值或变化具有临床意义，

即使不是方案预设参数，也应当报告为 AE。如果知道造成实验室异常值变化的病症诊疗术语，则诊疗术语应当列为 AE 术语，实验室检测值只是临床症状的支持性证据。要注意的是如果方案有明确描述和规定，某些疾病进展或恶化可能不视为 AE，如试验适应证恶化被视为治疗无效。

总之，实验室数据监查中应关注的要点有正常值范围、等级多少、是否引起 AE、临床意义等，这些都需要具备临床医学判断知识。需要时，应当咨询和请教医学监察员。有关医学监察对实验室检测异常值的医学判断原则可以参见 32.2.6 节。

研究机构现场生物样本管理是生物样本分析实验室不可缺少的一个重要支持环节。除了借助 LIMS 做好样本接收、安排和管理生物样本的规范管理外，专题资料和研究机构资料的归档是实验室遵循 GLP 的重要内容，其是构成试验证据链完整性的重要组成部分。监查员在监查实验室文档资料管理时，常见的监查要素包括但不限于：

① 确认归档资料的存入和取出记录完整，包括样本清单、样本标签均带有条形码，便于所有样本的追踪管理；

② 确认样本检测过程控制和记录档案，及其存入和取出记录完整；

③ 确认所递交的档案资料、文件的完整性和可追溯性。

有关实验室检测数据流的监查关注要点可参见图 9.8 和表 9.10 的案例分析。

10.1.4.7　同期用药的核查和管理

同期用药又称为合并用药或伴随用药（concomittent medication）。原则上来说，临床试验中只要不是用于配制试验用药的辅助液体或药品，都应当视为同期服用药物，包括营养输液、生理性补充或补偿用药等。同期用药可以分为在随机入组试验项目时已经和仍在服用的治疗既往或届时病症的药品或治疗，以及进入试验项目后治疗新发生的病症而服用的药品。前一类同期用药和治疗涉及受试者病史记录，后一类与试验中 AE/SAE 记录相关联。常见同期用药节点的监查要素见图 10.10。

如果同期用药在试验结束或受试者完成试验访问时仍在进行，则没有停止服用日期，可以记录为仍在服用中，同期用药的名称需要采用学名（也称通用名）而不是商品名予以记录，因为商品名可以千变万化，但药品学名通常是唯一的。采用学名记录有助于试验结束后数据管理人员对同期用药进行归类处理，便于试验结果报告的同期用药分析。但如果同期用药是复方药品时，病例报告上的药名记录可以使用商品名。每种同期用药都应有一个相应的适应证，通过适

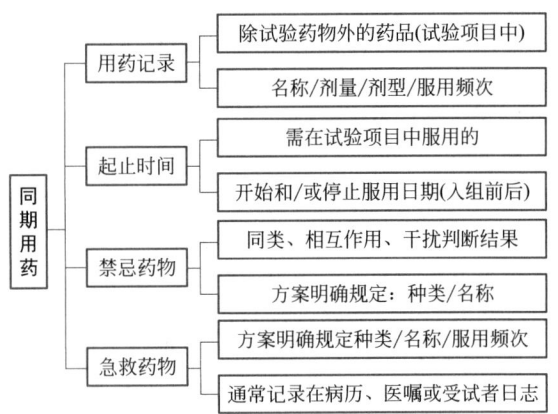

图 10.10　常用同期用药节点的监查要素

应证的判断可以分析出服用药品是治疗受试者既往或同期病症，还是治疗新兴 AE/SAE 的。如果是后一种情况同期用药的适应证必须和相应的 AE 的记录一致，其开始/结束日期也必须和相应的 AE 的记录基本相符。因此，监查员在核查同期用药时需要对入组前后用药加以区别，并需要交叉比对同期用药入组前后的变化，以判断其与病史或 AE/SAE 的关系；CRF 记录与源文件同期用药记录的一致性，以确认是否有同期用药记录的遗漏或错误。此外，记录同期用药的起止日期有助于判断试验中出现的 AE/SAE 与同期用药或试验药物的因果关联性。有些试验方案根据适应证的治疗需要，可以提供急救药品供必要的致命性症状缓解或急救使用。处方药急救药和申办方提供的急救药往往视为同期服用药物需记录在案。方案需要予以明确规定在什么情况下才可以使用急救药物。这类特殊同期用药需要在 CRF 中设置专门的记录，不应当与其他同期用药混在一起记录。同时，监查员需要像清点记录试验药物一样对急救药物进行清点计量的核查和记录。在进行试验项目检查时，监查员需要学会区别计划内和计划外的用药或治疗程序。研究机构的病史记录系统（如 EMR、EHR、HIS 等）是重要的同期用药检查的依据之一，其中需要特别关注非研究科室的就诊和用药记录。当受试者在非研究机构就诊时，研究机构人员需要向受试者强调及时报告用药或治疗情形，并尽可能获得非研究机构就诊和用药的核证副本。

10.1.4.8　试验药物的监查和管理

ICH-GCP 要求详细记录试验用药物（IP）从生产至被受试者服用或至最终被销毁的全过程。申办方和研究者（或被指定负责发药的药师）应将试验用药在试验中的使用情况记录在案，包括药物接收、发放、使用（配制）、回收、销毁，药物数量一致性、完整性，药物保存温度记录表，试验药物检测合格证明与批号等。申办方对试验药物管理的职责包括但不限于：

（1）试验用药物的药检报告（ICH E6 5.14）

① 确保提供给临床试验机构伦理审批和/或备案的药检报告信息与研究机构实际接收到的药物批号一致。如果涉及批号更新，需要及时增补。

② 需要注意药检报告提供的试验用药物是为哪一期临床试验用的。例如，试验用药出自药物 I 期临床试验的药检报告书，或准备进行 II 期临床试验的药检报告等。

（2）试验药物生产和包装标签（ICH E6 5.13）

① 试验药物生产符合 GMP。

② 试验药物的质量可靠。

③ 试验用药物包装、标签、批号以及有效期或再药检日期的详细资料。

④ 贴好标签以保护盲态（如适用）。

⑤ 包装良好以防药物损坏。

⑥ 随机编码与药物包装编码配置及其揭盲机制。

（3）试验药物供应和处理（ICH E6 5.14）

① 哪些药物在何时被发放至哪位研究者处。

② 有责任及时给研究者提供 IP。

③ 在所有所需文件（比如 IRB 和监管部门的批准）获得之前不得提供 IP。

④ 确定有关 IP 安全接收、处理、贮存、分发、回收和归还的书面程序。

⑤ 告知研究团队药物适宜的贮存条件和重新包装的方法。

⑥ 确保 IP 在使用过程中的稳定性，保证足够数量的 IP。

⑦ 储存条件以及运输过程包装良好以防药物损坏。

⑧ 核查全部已用以及剩余药物数量的记录。

⑨ 核实剩余药物的销毁记录。

（4）试验药物回收

① 确保回收每个研究机构所有未使用的试验药物。

② 核实未使用的试验药物的处置管理方法。

③ 管理试验药物转移至其他研究机构或临床试验项目，包括责任转移的记录文件。由于严格的监管要求和管理资源成本的高昂（如涉及大量的文件和人员），通常只适用于昂贵的药物和/或合成困难的药物，还必须在申办方的指导下完成。

④ 用于同情使用的试验药物，需要监查研究者只给特定的患者用药、发放记录与受试者信息满足试验用药要求、剩余药物的管理等。发给受试者前需要获得监管部门（如 FDA）和伦理委员会的批准，所有发放需要报告给申办方。

研究者对试验用药物的管理职责包括但不限于：

（1）试验用药物的收讫记录（ICH E6 4.6.3）

① 何时从申办方处收到了哪些药物，保存好试验用药物/器械收货单据文件，确认依照方案所描述的方法接收试验用药物/器械。

② 收讫时核对试验用药物/器械与运送单和送达物品是否完好，并将所有运输文件及其记录保存在试验用药物/器械管理文档中。

③ 在试验用药物/器械库存记录上记录收货情况。

（2）试验用药物/器械的发放和回收

① 发药记录，如何时向哪位受试者发放了哪个药物，包括研究机构编号和主要研究者的姓名、研究项目编号、受试者编号和姓名首字母、访问序号、批号/序列号、分发给受试者药物的日期和数量、有效期（如适用）、分配给每盒/瓶 IP 唯一的编号等。

② 试验用药物/器械只能发给符合入组试验项目的受试者。

③ 在每次试验访问时，应当在受试者仍在研究机构时对试验用药物/器械进行计数和依从性检查，并记录在源文件中。

④ 向受试者询问服用药物或使用器械的情况和评估其依从性，并记录在源文件中。

⑤ 按照方案要求培训或指导受试者用药/器械。如有必要，应当重复指导和培训，并将指导和培训记录过程记录在源文件中。

⑥ 受试者返还未使用试验用药物/器械的数量、时间和编号，并做好记录。

⑦ 在研究机构改变包装或重新包装时做好记录。

（3）试验用药物/器械储存

① 按照正确的储存条件保存试验用药物/器械，并做好储存记录。例如，储存在限制访问的安全区域，限制接触以防止偷窃或物品转移，专人管理，专柜上锁（单锁或双锁），适宜的环境条件（温控、光线、湿度、防火、防潮、防盗要求），不同类物品分类放置（必要时，无菌/非无菌分离，过期/失效/回收物品区别放置），构造坚实的文件柜或其他柜子。特殊药物管制需要遵循国家药物管制条例的要求。

② 应有试验用药物/器械的库存记录和贮存条件/温度记录，特别是工作日和周末/假期温度的连续记录，或最低/最高温度装置记录每天的极端温度等。需要注意是无论纸质还是电子记录形式，都应建立将终端数据及时传送到研究机构的计算机系统，以及能通过文本信息进行报警的电子系统的管理。

（4）试验用药物/器械清点

① 保留日常药物/器械发放和回收的精确记录。

② 受试者试验用药物/器械清点记录。

③ 归还给申办方，或者按照申办方要求研究机构就地处理记录，包括时间、方式、数量、编号、

内容。

④ 有关丢失或未收回药物的详细记录。

⑤ 剩余药物的销毁记录。

上述试验用药物管理要点也是监查员核查的关注点。

液体配制或粉末配制药物的监查与固体药物的监查要点略有差异。除了涉及相关试验用药物领取、发放和给药的相关"处方"记录外（如适用），固体药物的用药数量清点足以支持试验用药物的清点计量，而服用或使用前需要配制或混合的试验用药物还应当监查其配制或混合过程记录。如果涉及多中心试验项目，各研究机构药房配制的流程标准应当统一，必要时需要对配制标准方法予以培训，并分别记录在案。如果涉及按体重或 BMI 给药的试验用药物，每次配制或给药前的体重原始文件记录应当包括在试验用药物监查的程序和报告中。

对于试验物资储存需要注意储存位置可能引起的温差变化。例如，文件柜放置靠窗，在某些有极端气候环境的地区有可能造成文件柜内温度的过热或偏冷；房间中有暖通空调（HVAC）设备，设备出风口下的温度可能会和周边温度有差异，暖风或冷风分布不均匀。如果没有分流器，可能会造成储存间温度不均。如果储存对温度敏感的试验用药物/器械，研究机构需要考虑药物/器械储存空间位置的调整。

在监查访问中，监查员有责任确认项目过程中上述申办方和研究者对试验用药物/器械管理职责的依从性，研究者的试验用药物/器械管理文件的完备和合规性，以及研究者是否完成他/她对试验药物/器械的管理职责。试验用药物/器械的监查活动不应当等到试验项目结束后才进行，而应当在试验项目进程中持续进行。在试验项目现场的监查过程中，监查员可以根据药物流动路线设计监查关注要点，从药房授权试验药物送抵开始，如储存→研究者处方→研究护士/CRC 获取药物编号→药房发药→受试者用药→受试者退还未用完的药物→研究护士/CRC 确认药物服用依从性→药物管理人员清点回收的药物→监查员清点计量药物→储存退还药物→退还药物给申办方，直至药物销毁。其中每一环节的数据链和文件记录证据的完整性意味着试验用药物管理的合规性和依从性。如果某些特殊药物涉及配制环境和流程，需要增加配制记录完整性的核查，如麻醉科药物配制环境和流程、GCP 药房的药物管理和温度控制等。

当方案允许研究者根据受试者病症状况对试验用药剂量做出调整时，监查员需要关注剂量调整的医学判断依据是否充分和记录在案。如果是由于不良反应造成的剂量调整，需要交叉核查 AE/SAE 的源文件和 CRF 记录信息的一致性。如果是由生理状况变化造成的剂量调整，有可能与受试者病史或出现新的

AE/SAE 有关。无论是方案允许的剂量调整或非方案允许的剂量调整，监查员都需要确认调整剂量后的剂量恢复是否存在。试验用药的剂量调整、暂时或永久停药后不良反应或生理状况的变化有助于作为试验用药物与临床症状变化相关性的判断依据之一。

研究机构试验用药物/器械使用量清点可以从研究机构的总量和受试者的使用量两个层面去评估，即：

研究机构试验用药物/器械消耗量：公式为 $L=T-U$，其中 L 表示监查访问时研究机构剩余的总试验用药物/器械，T 表示研究机构收到的总试验用药物/器械总量，U 表示受试者消耗掉的总试验用药物/器械。

受试者服药依从性＝可能服用量÷应该服用量×100％

其中，可能服用量＝分发量－归还量；应该服用量＝每天服用量×服用新的一盒/瓶药物的天数

有关试验用药物清点计量和试验用药物本身的规范管理见 27.4.3 节。简单地说，医疗器械如果有分发/返还，需 100％清点；药丸/胶囊的瓶装或泡罩药板清点，需要逐个计数丸数/胶囊数；试验药物混悬剂或液体制剂应当在分发之前称量瓶重并记录，在返还时称量瓶重并记录，两者的测量差即服用/遗失的量；安瓿瓶/小瓶储存的药物，需要根据使用量逐个计数，但不是整瓶安瓿瓶/小瓶；注射用粉针剂需要按照实际配制消耗量和原量的测量差进行计量。在某些情况下，注射剂只涉及实际注入受试者体内的药物消耗量。显然，临床试验用药物/器械包装应当以发放给受试者的最小分发量为单位，便于试验用药物/器械的清点计量监查。在每次监查访问期间核实依从性和清点情况，监查员需要对试验用药物/器械进行实体的和目视计数，检查源文件（比如研究者的初始订单），核实药物清点是否实时记录，核实研究机构在受试者源文件中记录清点计数的差异。为此，监查员需要核查试验物资使用的出入库登记、受试者的发放和回收记录，保证数量变化符合逻辑性。申办方需要制订供应和使用计划，根据监查员的试验物资清点记录，及时补充不足剩余量，保证物资的持续供应。

监查员对试验药物/对照药物供应节点的监查要素包括：

① 在启动研究机构前，所有药政和申办方要求的文件都已收到并存档。

② 研究者知晓并遵守试验方案来处理试验用药物/器械。

③ 参与试验用药物/器械管理的人员应在授权分工表中标明职责。

④ 试验用药物/器械接收过程已正确执行。

⑤ 确认研究机构在首位受试者筛选前已经收到试验药物/器械，并做好收讫记录。此外，应当向负

责发放试验药物/器械的研究者、临床研究协调员或药剂师强调保留药物/器械库存记录的重要性。

⑥ 检查药物/器械储存场所，有专人看管，给试验用药物/器械上锁，且接触受限，以保证药物/器械储存条件符合试验项目的环境要求。

⑦ 研究机构记录和保存的储存条件参数（温度、光线等）文件。

⑧ 确认研究机构有足够量的试验用药物/器械。

⑨ 监查已过期 IP 从供应中移除或隔离，确认药物有效期，确保过期药物已登记在案，并按照申办方或所在国药政要求退换或销毁。在过期或将过期试验药物被剔除后和退还申办方前，研究机构人员必须把它们封存在专门的包装箱内，并在包装箱外注明"过期药物"字样，以防研究机构其他人员不慎错用。对在发放前需要适当配制的试验药物来说，特别要提醒研究人员配制后的药物有效期与药物原型的有效期可能不一致。所以，配制后的药物有效期是研究人员需要向受试者说明和监督的要点。

⑩ 确保研究机构人员只发放试验药物/器械给签署过知情同意书且满足入排标准的受试者，并且受试者在接受试验用药物/器械前，已接受了必要的服（使）用指导。

⑪ 确保研究机构和申办方所涉干系人根据试验方案保持试验用药物/器械的"盲态"。必要时，按照盲态和非盲态要求，分别清点核实记录并完成监查报告。

⑫ 核查受试者遵守试验方案要求的服药和/或随访的记录，并能根据试验方案处理归还试验物资的记录。

⑬ 确认试验用药物库存量与送达量、分发量和归还量吻合是监查员的职责。这需要核实试验用药物器械接收、使用、清点计量和归还被充分地监控和记录，任何差异都有据可查。此外，受试者接收和退还试验药物的记录应当被仔细核查。

⑭ 核查 CRF 数据准确、完整，与试验用药物/器械分发和服用的源数据和库存数据一致，任何研究机构源文件之间（CRF 和支持性源文件）的差异都需要记录在案和跟踪解决。

⑮ 确认研究机构保存有完整且准确的运送和归还记录，并且所有未使用或部分使用过的试验药物都被退还给申办方或指定代表，并按照规定予以销毁。所有这些程序都记录在案。

⑯ 管控物资应遵守当地监管部门的要求。

如果试验设计涉及随机及其系统应用，监查员需要注意所用的记录受试者随机信息的源文件类型或系统，是否能准确反映和追溯受试者信息及其访问信息、IWRS 随机信息，需要定期核对 IWRS 填写信息、研究者源数据记录与 CRF/eCRF 信息的一致性。如果涉及受试者随机完成之后的随机成功页面的打印记录，应要求研究者签字确认并保留在受试者文件夹中。此时，需要注意交叉确认受试者源数据记录信息准确无误。IWRS 中药物包装编号与受试者发放药物包装编号的一致性是监查员需要关注的重要参数之一。如果出现不一致，应第一时间要求研究者告知受试者暂停用药并及时返还试验药物，确认不一致的原因并进行纠正，同时上报试验用药偏离。如果试验项目为双盲试验，监查员必须核查：

① 盲态编码表或信封，或随机密码未被开启或破坏（若使用人工管理这些文件）；

② 如果使用双层试验药物标签，监查双层标签已从药物包装盒取下，并粘贴在相应的病例报告表或试验药物发放表上，双层标签未被破坏。

监查员必须向研究机构人员强调在紧急情况下破盲的要求和程序：

① 研究者必须立即通知项目医学监察人员或监查员破盲要求，并记录破盲的原因。若申办方要求研究者在破盲前必须获得项目医学监察人员的批准，破盲要求的程序必须在试验项目开始前就已经建立完毕。

② 监查员需要在监查报告中或电话报告中记录破盲事件。

③ 确保破盲事件记录文件存放在受试者的医疗记录中。

在临床试验项目进行中，有时由于维持盲态的需要，监查员不能按照常规流程对试验药物进行清点计量，以免破坏监查员对试验结果的公正性。尤其是由于试验药物与对照组产品在外观方面无法做到一致时，必须设立非盲团队，以确保临床研究保持盲态。例如，在使用静脉注射药物的临床试验中，注射剂或粉针剂的配制、发放、给药、使用量清点，或试验用药物与对照药物的外观包装无法做到一致，无法达到盲态监查的标准。在这种情况下，可以采取的策略是委派一位常规监查员进行除试验药物清点计量以外的所有其他与试验方案有关的监查事务，委派另一位专职监查员只承担试验药物清点计量和/或药物配制或发放的监查事务。不涉及药物清点监查的监查员被称为盲态监查员，只承担药物清点监查的监查员被视为非盲监查员。盲态监查员对研究机构进行常规监查访问，非盲监查员对研究机构进行试验药物清点计量监查访问，包括但不限于药物随机时间、取药时间、药物准备时间、药物在研究机构内部转运和温控、给药时间的逻辑监查等。需要委派盲态监查员还是非盲监查员应根据试验项目的要求做出安排。IWRS 和 EDC 系统中非盲与盲态监查员的权限和相关试验文档管理职责应当严格区分设置和管理。研究机构试验项目团队人员根据需要也可能要分为盲态和非盲人员（图 10.11）。假如临床试验项目要求所有的药物清点监查必须在严格的盲态状态下进行的话，监查员的委派策略可以为：

研究机构	有受试者被招募入组	无受试者被招募入组
只涉及盲态要求试验	盲态监查员	盲态监查员
只涉及非盲要求试验	非盲监查员	非盲监查员
既有盲态又有非盲要求试验	盲态和非盲监查员	盲态和非盲监查员

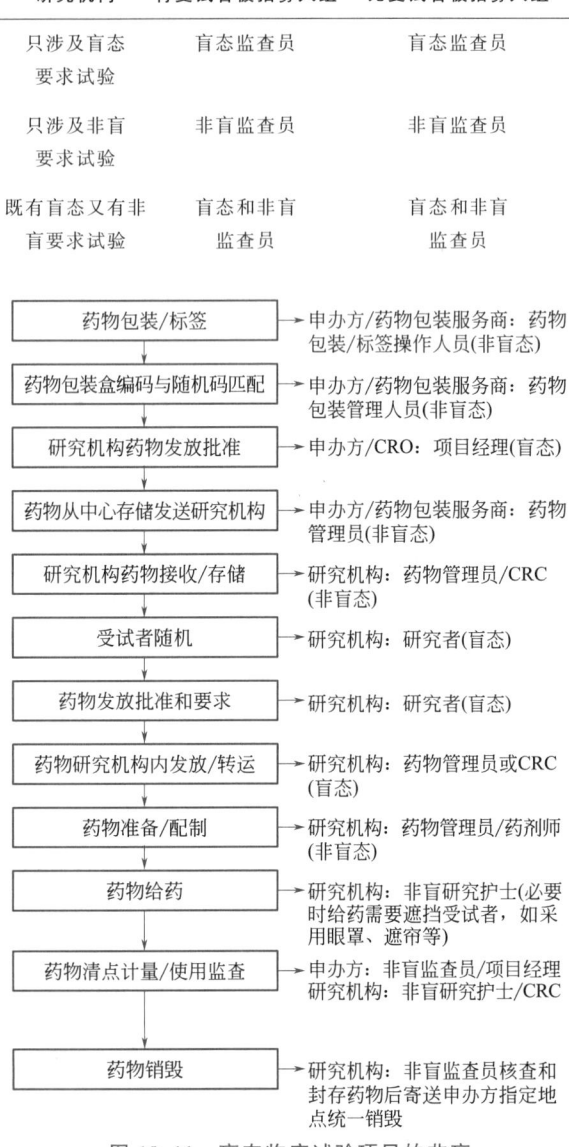

图 10.11　盲态临床试验项目的非盲
药物管理主要角色及其职责

对于涉及非盲监查要求的试验项目而言，不仅监查员需要分为盲态和非盲态，项目经理也应当根据需要有盲态项目经理和非盲项目经理之分。二者之间除了应分别对盲态和非盲监查员的任务负责监督管理外，非盲项目经理负责管理试验药物供应或包装服务商，审核和批准非盲态监查计划和监查报告，所有涉及非盲态数据信息的试验文档，或其他第三方非盲态服务商（如 DSMB 的非盲态药物数据审核需要等），以及交流任何涉及非盲态数据的合规性或关键性问题。盲态项目经理负责管理其他外包服务商，审核和批准常规监查计划和监查报告，不涉及非盲态数据和信息的试验文档，交流任何不涉及非盲态数据的合规性或关键性问题。非盲监查员、非盲项目经理和其他非盲人员与研究机构研究者的任何沟通都应维持盲态状态，而与研究机构非盲团队人员的记录可以是非盲状态。如果涉及试验药物服用方案偏离事件的评估，医学监察人员也有可能介入其中。此时，如果没有设置盲态和非盲医学监察员，非盲项目经理或监查员在递交试验药物服用偏离相关数据供医学监察员审核前，需要对数据做好盲态处理。

试验用药物/器械的清点计量及其流程要求应当主动在临床监查计划指南中建立。在研究机构建立早期和持续的评估规程，便于及早发现错误或问题，按照计划实施解决措施，并做好所有基本文件的记录和保存，跟踪和评估当前纠正措施的效果，以达到预防问题再次发生的目的。为了达到更好的纠偏防偏结果，当出现试验用药物/器械清点方面的问题或差异时，监查员可以采取以下四个管理程序：

第 1 步：记录发现的问题。

第 2 步：调查其根本原因。

第 3 步：建立一个系统性的干预计划。

第 4 步：评价有效性。

表 10.1 展示了常见试验药物问题及其管理方法。

表 10.1　试验药物供应常见问题的管理

常见问题	管理策略
药物清点记录不一致或有遗漏	• 与相关人员一起重新清点药物 • 核对源文件记录 • 在监查访问报告中记录未解决的问题 • 要求研究者向申办方提供说明记录差异的备忘录 • 重新培训研究人员
受试者剂量记录有差异，或受试者未退还未用药物	• 与研究人员商讨差异原因 • 重新清点药物 • 要求研究人员与受试者联系 • 检查源文件或受试者日志剂量记录 • 必要时，核对其他来源的信息（如护士笔记、药房记录、医药记录等） • 在病例报告表和监查报告中记录悬而未决的问题

续表

常见问题	管理策略
药物丢失	• 检查其他遗失可能性 • 与研究者和其他相关人员讨论 • 检查药物系列记录和签名,如运输单 • 必要时,可暂停研究机构的招募活动,以备检查
不当销毁药物	• 必须要求销毁服务商提供签名的证明书,表示该服务商已销毁试验药物
发放程序有误	• 向研究者和临床研究协调员询问过程,并评价对受试者和数据的影响 • 记录任何发放差异

10.1.4.9　源数据/文件的监查和管理

源数据/文件监查的药政基础来源于 ICH E6。申办方应当确保监查员、稽查员和伦理审查员在监查中直接查阅原始数据（ICH E6 5.15.1），并按照试验方案或其他试验相关管理指南中的明确要求,核实原始医学记录（ICH E6 5.15.2）,临床监查应从受试者签署知情同意书起算。为此,申办方应当建立临床监查的 SOP。研究者应当保证将数据真实、准确、完整、及时、合法地载入病历和病例报告表中;确保 CRF 中的数据准确、完整、清晰和及时（ICH E6 4.9.1）;CRF 中的数据应当与源文件一致,或不一致时应做出解释（ICH E6 4.9.2）;源数据需要修改时必须遵循相应的修正规程（ICH E6 4.9.3）;并能提供与试验相关的全部记录,一经要求可供直接查阅（ICH E6 4.9.7）。对于源数据/文件的监查策略制定通常需要从三个方面准备和执行,即源数据/文件存在与否与一致性、源数据/文件记录的合规性和源数据/文件的准确性。不能提供源数据/文件核查,意味着试验数据证据链的缺乏,其直接影响试验数据的真实完整性,可能会导致申办方的新药上市申请被拒。在讨论源数据/文件核查和管理前,有必要对下列主要术语定义做出界定。

（1）源数据（source data）　指 GxP 活动中产生的,可完整重现和评估 GxP 活动的所有原始获得的记录,或最早产生或发现的,或最初获得事务证据记录。按照 ICH E6 1.51 的定义,其指临床试验中的原始记录或其核证副本（certified copy）上记载的所有信息,包括临床发现、观察结果、用于重建和评价该试验所必需的其他临床试验活动的原始记录及其核证副本中的信息、未经加工的数据记录和元数据、所有后续转换和报告的数据,以及后续处理产生的数据信息。它们对于重建和评价试验项目是必要的。数据应该在活动发生的同时使用永久的方式准确记录。这些数据的载体可以是纸质文件的形式（如工作表和记录本）,也可以是计算机系统中的电子形式,包括但不限于电子记录和稽查追踪、照片、微缩胶卷或微缩胶片、音频文件或视频文件或其他媒介形式。前者可称为纸质源数据,后者称为电子源数据。纸质源数据包括临床试验期间来源于申办方、研究者、受试者等各方相关活动并以纸质载体呈现的原始记录、报告或其核证副本上的所有信息。电子源数据包括最初以任何电子媒介记录和储存的临床试验相关活动的所有信息。数据来源包括人工观测记录的数据、仪器/设备或计算机系统产生的数据、采用摄影/摄像或录音技术获得的客观数据、由原始数据衍生或获得的数据等。在临床试验中,研究者直接从受试者的诊断、描述和评价中获得的诊疗记录就是源数据。源数据包含在源文件中（原始记录或核证副本）。

（2）源数据核对（source data verification,SDV）　CRA 在临床试验现场监查中核对 CRF 中输入的数据是否与源文件（如病史记录）中记录的数据一致。例如,CRA 核对病例报告表中记录的生命体征数据和检查时间是否与 CRF 上输入的数据和时间一致。

（3）源数据审核（source data review,SDR）　CRA 在临床试验现场监查中确定源文件数据是否合规,核查相关的试验操作是否依从法规和方案执行。此时,关注的是记录试验数据的合规性。例如,CRA 审核知情同意书的版本是否为伦理通过的最新版本,是否无缺页、漏页,签字的研究者是否为被授权的研究者,是否为受试者本人签字等。

（4）源文件（source document）　其指临床试验中研究者首次产生的任何记录临床试验评价和状况的原始文件、原始数据、原始记录及其核证副本。源文件可以是纸质的或电子的,其中包含了源数据。例如,医院病历、医学图像、实验室记录、备忘录、受试者的日记或评估清单、药房发药记录、仪器自动记录的数据、缩微胶片、照相底片、磁介质、X 光片,以及保存在药房、实验室和参与临床试验的医学技术科室的相关文件和记录,包括复制或抄录的核证副本。监查员必须核查病例报告表（CRF）中所记录的数据是否与源文件一致,如患者病历记录、住院记录、诊疗记录、化验报告或其他医疗文件中所记载的数据。审核源文件的目的有两个,确认受试者的存在和确认病例报告表的数据与源文件的记录一致,即认证数据的完整性。按照药政要求,申办方对这些研究者或研究机构获得的源文件并不具有排他性的掌控

（ICH E6 1.52）。

（5）源文件核查（source document review，SDR）临床试验现场监查中核对载有试验数据的任何试验文件（如研究者记录或实验室检测记录等）中的数据与CRF中输入的数据一致，源文件存储是否妥善合规，试验操作记录是否合规。此时，强调的是对试验原始文件的核查。例如，CRA检查时发现日记本上只简单记录受试者使用了"感冒药"，但是原始病史文件以及EDC上并无该同期用药具体信息。经核实，研究者并未及时检查受试者日志，导致该同期用药未核实并及时记录在受试者病史文件中。同时，研究者也未对受试者日志卡填写进行过培训（受试者病史记录中未见日志卡培训记录）。因而，CRA需与研究者沟通，以确认受试者使用哪类感冒药，除此之外是否还有其他药物，是否涉及了违禁药物，以及使用这些药物的原因。如果涉及新生不良事件，如感冒，是否有未报告的AE或SAE。为此，CRA需对其提出数据质疑。一旦数据质疑解答后，还需核查研究者已将接触过程记录在原始文件上；CRC根据研究者的新增内容，完成eCRF的录入；CRA对以上新增内容完成SDV和SDR；CRA需在临床监查报告中记录方案偏离（PD）和完成PD报告；关注和强调受试者日志卡发放和回收流程的培训和检查要求；研究者需要对受试者进行日志卡填写要求的培训，并记录在案。

（6）原始数据（original data）　指最初观察到并首次记录下来的临床信息资料，包括临床试验中发现、观察或其他活动的原始记录及其核证副本中的全部资料，其对于重建和评价临床试验中是必要的。原始数据包含在原始文件中（原始记录或核证副本）。这些资料可以通过各种受控文件格式记录下来，或通过磁性/光学介质储存在电脑上。例如，连续或实时记录的资料，即正在进行测量、测试以及调查所记录的资料，而不是事前或事后所记录的资料。临床原始数据产生过程及其记录涉及的工具和方式如下：

①　文件格式　记录原始数据的受控文件格式，包括笔记本、工作表及事件登记簿。

②　笔记本　用于记录数据的硬皮本。

③　事件登记簿　内含经核准的表格、用于记录数据或事件的本子。

④　经核准的数据表　经审核、批准成为方法或程序一部分，用于记录数据。这些数据表需事先编号，包括"审核人"签名一栏。

⑤　电脑生成的数据　观察数据资料最初由电脑记录，接着通过自动数据收集系统转换成磁性/光学介质（如磁带、磁盘或CD碟）。

⑥　记录员录入电脑数据　观察数据资料由记录员人工录入电脑，转换成磁性/光学介质（如磁带、磁盘或CD碟）或打印件。

（7）连续数据（continuous data）　工作或观察正在进行时所打印出来或得到的原始或实时数据。例如：仪器/设备打印数据、样本、带状图表、温度记录图、读数、曲线图、绘图等。

（8）核证副本（certified copy）　经授权人核实，并有核实者签名及签署日期或通过可核实程序产生的，与原始记录有相同信息（包括描述数据的上下文、内容和结构）的复印件或副本（无论采用何种媒介）。核证副本通常有两种形式，即每页都带有核证声明、核证人签字和签署日期，或附带有能识别文件类型、页数、签名和签署日期的核证声明的封面页，每页有页数标号。核证副本可以被认定为有效的记录，并与原件具有同等效力。临床试验中需要核证副本的场景通常包括但不限于：

①　"影子"病历记录的采用。

②　使用阴影图或热敏纸。

③　受试者转院或转科室报告。

④　根据方案要求，申办方需要收集的一些原始信息。此时需要在试验文档计划中明确规定需要保存在申办方或研究机构文档的是原始文件还是核证副本。

⑤　自动化仪器中记录的数据，研究机构人员需要的打印件应当被验证。

⑥　在非研究机构或其他医疗机构治疗过的受试者，研究机构需要求收集必需的记录要点。

⑦　受试者在非研究机构医院或研究机构的附属诊所或医院完成相关检查或治疗，监查员需要定期拜访这些研究机构的附属诊所或医院，以比对核证副本与原件。必要时，还需要到非研究机构医院去核实医疗记录。

⑧　使用电子系统时，研究机构人员或监查员需要建立打印文件的核证副本的流程。从这类电子系统收集核证副本时，需要注意电子系统本身符合验证标准。

临床试验中，也有不能或无法采用核证副本的情况。在这些情况下，虽然研究者被要求留存原始支持性文件记录，但由于某些不可控因素有时不可能做到。例如，由于非可控因素的限制（如自然灾害等），受试者不得不在非研究机构进行相关检测或临床诊疗活动。有些非研究机构不会允许病历记录外泄。主要医护医生（PCP）提供的医学记录由于SAE报告的去名化（删除识别标志）要求而造成溯源记录的困境等。采用和接受核证副本的相关干系组织应当建立SOP予以管理。

（9）数据单元（data element）　指记录受试者观测结果的最小单位。事实上，所有源数据中反映事物某一特征的最小单位均可视为数据单元。源数据是由一系列数据单元构成的逻辑集合。例如，受试者的血常规检验报告单，其中的源数据就是由受试者的年龄、性别、红细胞计数、白细胞计数、血小板计数等数据单元构成的。

（10）数据单元标识符（data element identifiers）指电子源数据独有的并与数据单元关联的用于定义和识别该数据单元的一组信息，通常包括数据单元生成的系统日期、时间以及该数据单元所属的受试者编号等。一旦将数据单元录入计算机系统，该信息由系统自动生成且无法变更。数据单元标识符主要用于帮助申办方、监管部门和其他授权机构审查电子源数据中的稽查轨迹和支持电子数据系统间的传输。此外，数据单元标识符也有助于监管部门对临床试验的重建和评价。电子数据采集系统（EDC 系统）以及在此系统中建立的电子病例报告表（eCRF）应该具有显示数据单元标识符信息的功能。

（11）电子源数据（e-source data）　指最初直接采集的永久电子临床记录，这里的"永久"意味着任何对电子数据所做的更改都是通过稽查轨迹的方式记录在案。例如，电子医疗记录（EMR）是一种电子源数据。在某些情况下，确认电子源记录或其核证副本哪个是源尤为重要。如果研究机构不允许监查员直接进入 EMR 核查数据，就需要研究机构人员从 EMR 中把需要核查的原始数据打印出来，并制成核证副本后提供给监查员使用。

有关数据、信息、元数据等概念和定义可以参见 4.2.1 节。申办方或研究者在临床试验中可以使用原始表格作为源数据/文件记录或检测工具。在某些源文件不够的情况下，可以采用受试者的补充进展记录和其他相关文件作为源数据/文件的工具，只要这些工具都符合 GDP 的要求。研究者记载受试者的档案中常包括一些受试者的基本信息，如姓名、住址、电话、年龄或身份证号码等。这些数据是受试者隐私信息，可以保存在研究机构病历记录源文件中，但不允许监查员抄录入监查笔记或监查报告中，或无处理地直接递交给申办方。按照 HIPPA 原则，监查员不应当对这些基本受试者信息感兴趣，但需要通过这些信息的查看来确认受试者的存在。其他一些患者医疗记录，如化验报告或实验检查报告也可以作为监查员核对在试验项目中的受试者基本情况的信息来源。

在某些约定的情况下，可以根据原先的知情同意过程，对以前参加临床研究的受试者的记录进行回顾性审阅以收集信息。如果这种回顾性审阅的目的是收集原本打算收集但被遗漏的信息（即方案要求收集信息，但没有在病例报告表中报告，并且审阅的目的只是为了填补记录中的空白或不准确性），则认为这项审阅包含在原先为临床研究获得的知情同意范围内，不需要征得受试者的进一步同意。

如果要收集的额外信息超出了原方案中确定的范围或不在原先知情同意文件中，则需要对这些额外信息的收集征得知情同意。因此研究者应预先考虑到获取更多信息的需要，并将取得对医疗记录审阅和数据收集的知情同意作为开始知情同意过程的一部分。无论何种情况的受试者信息审阅，都应注意患者隐私和保密问题，研究者、申办方和研究机构应注意伦理政策、其他法定或监管要求是否适用于受试者记录的审阅。

临床试验中需要维护和监督的源数据记录形式有纸质和电子两种。纸质源数据表现于纸质载体上，其来源和表现可以是多样化的。

（1）受试者专属的数据文件

① 由研究者或研究助理首次填写产生的数据。例如：

- 门诊病历；
- 住院病历；
- 医疗记录；
- 医护笔记、便条或进展记录；
- 体检报告；
- 住院或出院报告；
- 手术记录和报告；
- 医生推荐报告；
- 护理记录，包括医嘱单；
- 会诊记录。

② 受试者根据试验要求亲自填写或签署产生的数据。例如：

- 日志卡；
- 临床结果自我评估表；
- 签署的知情同意书等。

③ 经过验证的受试者电子临床结果评价系统产生的首次以纸质形式呈现的受试者专属数据。例如：

- 检验科室的检验报告单，如化验报告等；
- 检查科室的检查报告单，如 X 光检查、脑电图、心电图、CT 扫描、MRI 报告等；
- 病理检查记录和报告，如医学影像报告或组织检测评估报告；
- 临床试验药物分发和管理文件；
- 患者诊断和评价记录。

④ 项目管理文件

- 受试者筛选表；
- 受试者随机入组表；
- 受试者鉴认代码表；
- 标本采集、运输、交接记录；
- 物资发放、交接、回收记录；
- SAE 报告、回执。

⑤ 其他源数据

- 由研究人员或受试者记录的数据，例如临床试验过程中首次产生的原始笔记、备忘录、药房配药记录等相关的纸质工作文件；

- 由申办方准备的源文件类工作文件；
- 试验项目特有的记录或报告，如互动语音应答系统记录和工作文件、原始的严重不良事件报表；
- 各种评判有效性和安全性的评价工具和生活质量问答记录；
- 试验项目特制图表，如试验药物发放和退还记录或登记表；
- 电子邮件、信函和电话访谈记录或报告等。

⑥ 以上源数据文件的核证副本，如誊抄在纸质病例报告表中的被主要研究者签字认可的原始数据。

电子源数据最初以电子格式附载或记录于计算机系统中，这些数据的生成和表现也是多样化的。一般可以分为但不限于以下几种类型：

① 经过验证的电子数据采集系统中由研究者现场直接录入产生的数据，如电子知情同意书等。

② 任何纸质源数据和记录变为电子源数据记录的数据/文件。

③ 受试者或研究者电子临床结果评价（electronic clinical outcome assessment，eCOA）系统直接产生的以电子形式存储并可以实现传输的数据。这些系统均需要符合监管部门的要求。例如：

- 电子日志（electronic diary，eDiary）；
- 电子患者报告结果（electronic patient reported outcome，ePRO）系统；
- 电子医生报告结果（electronic physician reported outcome）系统。

④ 任何数字化技术系统或设备，如穿戴和 AI 辅助诊断数字化诊疗记录等。

⑤ 检验报告；检查报告；药物分发管理等过程中，由经过验证的电子系统直接产生和电子形式存储的，并通过经验证的系统传输过程而获得的数据。例如：

- 中心实验室的实验室信息管理系统（laboratory information management system，LIMS）或自动实验室报告系统，存储了各类实验室指标的检测结果和专业评估报告。
- 医疗器械，如心电图机（ECG）和其他医疗器械记录。
- 医学影像检查科室的医学影像存档和通信系统（picture archiving & communication system，PACS），放射科医生报告计算机断层扫描（CT）报告，存储了各类医学影像的检查结果和专业评估报告。
- 中央随机化系统记录的有关受试者随机分配的信息，以及与之配套的药物分发和管理系统记录的有关数据。
- 受试者的动态血压、心电生理、脑电生理等监测设备，存储了所记录的监测结果和专业评估报告。
- 电子健康/医疗档案（electronic health/medical record，EHR/EMR）中存储的源数据。同时出现在病例报告表和电子健康档案中的有关内容，相应的数据可从电子健康档案中直接导出。值得注意的是，当在使用电子健康档案系统的机构进行临床试验时，申办方必须评估所使用的电子健康档案系统能多大程度满足临床试验要求，用于临床试验源数据载体的电子健康档案系统必须经过系统验证，至少应具备可靠的稽查轨迹记录功能和完善的权限管理体系。

（2）非受试者专属的数据文件 这类文件多为方案及相关项目文件（基本文件），可作为支持或辅助源数据/文件真实可靠性的证据。例如：

① 根据方案进行项目管理活动的记录文件。

② 受试者知情同意签署前的知情告知信息。

③ 受试者参与试验期间非研究相关的活动信息。

④ 受试者完成试验后产生的信息。

⑤ 来自申办方的源文件，如：

- 临床试验批件；
- 申办方资质证明；
- IB；
- 药物或器械检测报告（自检报告、注册检测报告）；
- 药物/医疗器械注册产品标准；
- 临床研究方案（申办方签字）；
- CRF 样表；
- ICF 样表；
- 试验项目保险单；
- 其他方案要求的项目文件，招募广告等。

⑥ 来自研究机构的源文件，如：

- 伦理相关批件；
- 临床试验机构资质证明；
- 实验室资质证明；
- 实验室正常值范围，包括版本号和生效日期；
- 研究者签署的简历；
- 研究者及其试验团队人员 GCP 证书；
- 方案要求的研究者及其试验团队相关人员培训记录；
- 仪器设备管理类文件；
- 试验药物/器械发放/回收记录表。

上述任何支持受试者参与临床试验的数据/信息文件都可以视为源数据文件。在进行 SDV/SDR 时，监查员要特别关注受试者与方案要求之间的关联性信息，如相关检查的时间窗是否符合方案、入排标准以及与检查有关的安全性内容，是否有信息遗漏的检查或记录，AE 和同期治疗或同期用药的交叉关联性（如用药量是否进行调整）等。要注意的是所有原始实验或化验结果报告（如血液测定、心电图等）必须要由研究者或指定研究者审阅和签名，表示对报告内容的认可。这种职责应该列在研究机构人员职责登记表上。任何有临床意义的非正常值必须由审阅研究者或指定评价者做出相应的评价，并记录在受试者病历记录（EMR/EHR）或相应试验信息记录表格中。审阅受试者日志的人员需要在审阅后完成缩写签名。如果任何结果打印在热敏纸上，结果报告的核证副本应当与原件一起作为源文件保留在研究机构的文档中。

源数据/文件核查是试验过程监管的具体实践。在进行数据核查或稽查前，需要首先确认需要核查/稽查的数据和文件，以及监查/稽查范围（在监查/稽查计划中应已有界定），针对方案终点目标有哪些时间点、特别关注重要终点或受试者目标，相对应的参考标准或依据是什么等。对于确认临床试验过程符合药政法规、方案和伦理要求尤为关键，其重要性体现在下列若干方面：

① 确认关键数据的准确性和完整性，即 CRF 和源文件必须数据点对点地匹配；

② 确认受试者确实参与试验，所有报告的数据都反映了受试者的真实状态；

③ 核对质疑答复与源文件记录；

④ 核查研究机构人员完成的试验规程与研究机构签名/职责授权表一致；

⑤ 核查每例受试者的研究产品的使用和/或调整都记录在案；

⑥ 核查记录在源文件中的缺失或遗漏的访问、检验及检查；

⑦ 核查方案偏离应保存相应的记录，并按照方案、IRB/IEC 和试验特殊指南的要求报告给了 IRB/IEC 和申办方；

⑧ 确认收集的数据符合数据管理和统计学要求。

监查计划应当根据方案对可接受的纸质或电子源数据文件记录类别和形式做出明确规定。例如，用于临床试验各环节的原始数据/文件核查依据源可以简要归纳为：

① 知情同意　ICF、病历中的知情同意流程记录、自愿/同意签署时间与伦理批准时间的逻辑性，以及签署人的合规性；

② 病史信息　EMR/EHR 记录、既往病史记录或报告、签署 ICF 前的化验报告和用药记录等，既往记录或报告需要限定可回溯时间；

③ 入排标准核查　病历（EMR/EHR）、化验单、CT/MR/切片等报告、特殊检测如肺功能检测的结果或资料、ECG、相关的评估表（如肿瘤评估表/疼痛评估表/体能评估）等；

④ 生命体格体征检查/人口统计学　病历或相关体检表格，研究护士记录等，必要时需要在方案中对检查流程或细节、数据记录做出说明；

⑤ 实验室/影像学/病理学/ECG 的结果　研究机构 LIMS 信息、医院的化验单报告、医用设备或仪器数据存储器或经过验证的检测结果打印页、中心（或本地）实验室/读片中心的报告；

⑥ 试验药物/器械产品相关　试验产品接收、库存、发放、归还、回收、销毁、处方、储存环境记录、使用配制和/或环境的记录、药房记录、日志卡等；

⑦ 生物标本相关　样本登记表、温度记录表、申请单、运输接收单、预处理记录、寄送流程温控文件等，需注意样本的采集、预处理、保存、转运各环节的记录；

⑧ 疗效评价相关　EMR/EHR 记录、研究者笔记、护理日志、HIS 信息等；

⑨ 关键数据相关　病历（住院或门诊）、EMR/EHR、医嘱、PRO 评估记录、方案偏离记录、AE/SAE 处理和记录。

⑩ 同期用药　医嘱病历、处方、HIS 信息等；

⑪ AE/SAE　检测验单/报告、病历、护理记录、医嘱、日志卡、HIS 记录等。

监查员在进行研究机构资质监查访问和启动监查访问时，就必须与研究机构、研究者、临床研究协调员等沟通有关研究机构 EMR/EHR 系统的情况，包括哪些文件、研究者的书写习惯、归档流程、借阅察看方式等，以便制定试验项目进行中的源数据/文件核查策略，或修改监查计划中有关源数据/文件定义和核查方法，在监查过程中有的放矢地整理源数据/文件。监查员在进行源数据/文件核查（SDV）时，需要时刻提醒自己：所核查文件是否可以作为源数据/文件；源数据/文件或其核查形式是否可以接受；当有重复源数据或不同源相同数据/文件时，哪个是可以接受的源数据/文件；需要根据哪个源数据/文件去做 SDV 等。如若不然，有可能出现同一类型源数据记录位置多重性的问题。例如，肿瘤受试者既往放疗史在患者提供的外院放疗记录上有完整的记录，而筛选期时在就医的门诊病历上又进行了记录，但是二者的数据不一致，出现矛盾。研究机构的源数据/文件可能存在多种形式，如纸质版、电子版或扫描版等。因此，在项目启动之前制订的项目监查计划中，申办方和研究者应明确定义源数据及其相关的采集方法，这可以在方案、临床监查计划、试验特定源数据协议或其他试验文件中予以明确，包括试验过程中将传输哪些数据、数据的来源和目的地、有权访问传输数据的各方、传输时间以及实时审查这些数据的要求。给研究者提供的试验数据要求培训中，亦需要清楚表述和明确源数据记录的位置，并要求在试验过程中采用一致的方式记录这些数据。实现这一要求的常见方法是建立源数据位置清单。当该清单由研究机构准备时，应当经主要研究者审核后签名和注明日期确认，并作为研究机构文件之一保存在研究者的试验文档（ISF）中。当研究机构建立这些源数据的位置时，不同研究机构可能出现的位置要求有所不同，因而监查员需要指导和/或清楚每个研究机构的单独源数据清单。需要注意的是为了便于定位数据，源数据位置清单应足够详细。例如，写"病历"往往是不够的，因为病历往往是一个涵盖不同文件类型和位置的统称。可能需要写"病历-医嘱""病历-医生记录"或"病历-护士记录"等。一旦多重位置载体记录的源数据出现矛盾时，应当由源数据的采集或者操作记录人来进行确认，决定哪个数据是准确的，以便临床试验最终采纳。例如，方案规定既往放疗史以受试者提供的外院既往放疗记录为准。研究机构数据记录规定受试者在日志中记录的不良事件由于理解错误而出现错误或不准确，或与病程记录不一致时，可以采用研究者对患者进行询问和医学评估后的研究者记录进行确认。

临床试验中无论是住院或门诊受试者参加，选择源数据/文件核查依据通常需遵循但不限于下列原则：

① 如果要采用电子版作为核查的依据，需要注意所谓的电子系统是否符合电子记录和签名的药政要求，即系统是一个封闭系统（closed system），只有经授权的人员才可以进入系统，并按照权限在系统中进行试验数据和文件信息的输入、编辑、修改、审阅和存储等。同时，该系统必须有稽查轨迹（audit trail）功能，即任何授权人员在系统中对系统中的数据和文件进行编辑或修改，都会由系统自动产生修改痕迹记录，包括但不限于：账户和密码的唯一性、权限可控性；记录完成后能否即刻锁定，若需要修改能否留痕修改；非授权账户拥有者无法修改或编辑系统数据；修改前的文件不会被删除，即仍被保留备查；操作人员登录和操作信息的记录；操作人员对编辑或修改的原因描述记录；系统保存的数据记录和系统中文件产生和修改的时间也自动进行记录等。任何无权限控制和可以随时修改且不留修改痕迹，或只是作为单纯打印或临时性记录的"电子系统"不能作为电子系统的源文件/文件核查依据。

② 如果研究机构的临床研究协调员或研究护士将 CRA 需要查看的原始病历从电子病历系统中打印出来，需做成核证副本。在一些情况下，打印出的文件上往往附有数字化签名。带有数字化签名的纸质文件同有手写签名的纸质文件一样可以作为原始文件。当监查员有时无法确认数字化签名的真伪时，监查员还会要求研究者在纸质打印件上再次签名确认。这种方法的弊端在于当电子病历文件内容很多时，打印成本和核证副本纸张量巨大，监查员面临着在有限的时间里完成这些源数据/文件全面核查的挑战。

③ 如果授权监查员登录电子病历系统进行源数据/文件监查，监查员必须首先接受相关的系统培训，并获得培训证书后，才能被授予权限和给予用户名和密码。获得用户名和密码以后，监查员可以进入医院的电子病历系统，浏览受试者的原始病历记录。但需要注意的是，由于患者隐私性保护的要求，监查员一旦进入电子病历系统后，如何监督其只能浏览那些签署了知情同意书、参与相关临床试验的受试者病历，不得浏览其他患者的病历，是对研究机构监管能力和监查员职业操守的挑战。如果监查员浏览了其他患者的病历，电子病历上应该能准确记录其用户名、浏览时间和内容。研究机构需要建立管理监查员登录和浏览电子病历系统的 SOP，并对违背患者隐私保护的监查员予以某种程度的惩罚措施。

④ 如果采用归档的纸质记录源数据/文件作为核查依据，仍需要保证记录规范满足 ALCOA 原则，并需要注意纸质版记录有研究者的签名和日期确认。借出核查时应遵循借阅规程的要求。

⑤ 如果采用扫描版作为源数据/文件核查的依据，需要注意扫描版的来源是电子系统还是纸质系统。如果是前者，仍需要满足电子系统的药政要求；如果是后者，需要确认扫描版是否来自归档纸质病历。无论何种形式扫描件，都需要符合核证副本的要求。必要时，核证副本也需要研究者确认签名和签署日期。

⑥ 任何没有研究者签名确认的纸质或扫描病历记录不能作为最终源数据/文件核查的依据。即使由于时间的紧迫性而不得已作为核查依据，监查员后续还是需要确保纸质或扫描病历的研究者签名确认后不会对已核查过的源数据/文件有修改。电子系统中已经核查过的源数据/文件也需要注意是否锁定。如果没有或锁定后仍有修改，监查员需要再次核查源数据/文件与 CRF 的一致性。了解研究机构对归档病历的修改规程有助于监查员制定对核查过的源数据/文件进行更新监查的方法。

⑦ 监查员应当争取获得研究机构的整体医院记录（如 EHR），或所在机构科室的电子医疗记录（EMR），确保源数据/文件核查的完整性。除此之外，研究护士的记录文件有时也非常重要。例如，生命体征检查、用药记录或采血记录等通常是研究护士首先记录的，有可能并不存在于 EHR 或 EMR 中，即使被研究者记录在了病历系统中，研究护士的首次记录才应当被视为源数据。如果有研究机构常规表格或病历记录程序存在，应尽可能不要重复制作源数据/文件记录表格供研究护士或临床研究协调员使用，

避免不必要的重复工作和造成源数据/文件的混淆。

⑧ 任何经研究者签名确认的最终版源数据/文件可以作为核查依据，除非研究者对其有进一步的修改。只要符合 ALCOA 原则的持久性标准，这些最终版源数据/文件无论以何种方式和在何处存放，都应当是满足 GCP 要求的。

⑨ 任何受试者在筛选期或随访带来的其他医院病史记录、检验报告、影像资料等，如果是原始文件，可以制成核证副本后由研究者确认签字，以作为源文件存档备用；如果不是原文件而是复印件，并且无法获得原文件，研究者应当仔细问询原文件的出处、格式和由谁撰写等信息，根据情况分析结果确认可以接受后，该复印件仍可以由研究者签字做成核证副本，或再次复印后做成核证副本存档备用。

研究者用普通电脑软件（如 Word）撰写，而不是手写一份医学记录，然后打印出来，手写签名和签署日期后制成核证副本后存档备用。在这种情况下，由于这位研究者使用的计算机写作应用软件不符合电子签名和电子记录的药政基本标准，即不具备安全保护措施和稽查轨迹功能，计算机撰写的记录不符合电子原始文件的标准。根据美国 FDA 电子签名和电子记录药政法规和/或监查计划原始文件界定表清单，在满足记录保存和保留要求的情况下，为了记录的存档和保护，可以允许电子记录和纸质记录互换使用。因此，打印出并确认签字和注明签字日期的核证副本可以被视为临床试验的主要原始文件，并作为主要原始文件存档，在计算机中撰写的文件可以保留或删除。电子记录和电子签名法规指出，只要满足电子系统药政规则要求，且这些记录的内容和属性被保存，纸质和电子记录及签名部分可同时保存，即混杂状态归档。此外，任何记录留存，无论是电子格式、非电子媒介（如微胶卷、微平片和纸张）或标准电子文件格式（此类格式的示例包括但不限于 PDF、XML 或 SGML）存档记录，只要记录文件符合电子系统药政规则要求，而记录本身和任何所需记录的核证副本都保留其内容和属性，并归档管理，可以删除非合规的电子版记录。从某种意义上来说，这种情况的关键是原始记录副本被验证具有与原始记录全部相同的属性和信息，并应通过签名和签日期进行核证。申办方和其他相关方应建立确保核证过程一致性的 SOP。在上述案例中，计划保留纸质核证副本作为原件，即不销毁纸质原始数据，并依赖这个纸质原件来执行相应的核查管理活动。这种情况下的电子记录副本不符合电子记录和电子签名的规则，有必要保留和维持纸质原始数据。即使没有适用的电子系统规则要求，具备计算机生成、时间印记稽查轨迹功能或其他物理性、

逻辑性或程序性安全措施来确保电子记录的真实性和可靠性也是很重要的。保存的非合规性电子记录发生修改时，打印带有修改痕迹的电子记录后确认签名和注明日期的核证副本可以作为源数据保存，因为

临床试验常用表 19

核证副本可以识别这些电子记录的修改内容、修改时间及修改人员。在使用这种方法时，确保这些记录准确的适当控制措施是重要的。例如，视觉验证打印版能准确捕获到电子记录的所有修改。此外，签名并注明日期的标准电子文件格式电子记录打印版（如 PDF、XML 或 SGML），也可识别电子记录修改内容、修改时间及修改人员。所有这些过程都需要建立防止未授权人员创建、修改或删除电子记录或其中所载数据的程序控制。如果原来的文件修改后没有保留修改痕迹，则需要与经核证的原文件一起保存。无论采用何种原始文件的记录方式或哪种记录文件作为最终数据或源数据/文件，应当在项目管理文件中明确表示，如项目管理计划、研究机构试验文档计划和/或临床监查计划等，以便在后续的药政检查中有依可循。因此，临床试验中采用计算机生成的记录作为原始记录，需要关注和遵循电子系统使用环境中，应用计算机生成的稽查轨迹或其他适当安全和保密措施的药政规则要求，实施并记录风险评估过程，以及评估数据质量和记录可信性潜在风险影响。

有些试验项目要求的专项检查可能需要申办方制定特殊的含有相关受试者信息的"研究"用表格，包括从各种大的医疗原始记录或诊所图表转载的核证信息、入选标准和排除标准核对表（表 10.2）、试验注射用药物给药管理表（表 10.3）、同期用药记录、特殊有效性和安全性评价问答或评价表等。例如，PK 采血，由于不是研究机构的常规操作流程，研究护士或临床研究协调员有可能不知道如何详细记录，因而需要设计补充项目专用 SD 表格供采血流程的记录使用。临床试验常见源文件总结表（**临床试验常用表 19，二维码**）为试验项目专属源文件范本。这种"研究"用表格可称为"影子"记录。这种"影子"记录通过医疗记录核查往往可能受到严格控制，或需要花费很长时间才能得到，或不是常规医学诊疗记录程序要求时较常被采用。如果这种"影子"记录被采用，所转载数据需要被认证。认证的方法可以采用渐进式抽查的方式。比如，每次开始只核查 25% 的"影子"记录与原文件的一致性。如果发现没有信息遗漏，可以认为"影子"记录的完整性符合要求，而无须进一步增加核查比例。如果发现超过一定比例（如 ≥5%）的错误，则需要将核查"影子"记录的百分比增加到 50%。如果还未达到所要求的标准，则进一步增加"影子"记录的核查百分比，直到 100%。

表 10.2　入选标准和排除标准核对表示例

<table>
<tr><td colspan="4" align="center">＜申办方名称＞
＜试验项目标题和编号＞</td></tr>
<tr><td colspan="2">研究机构编号：</td><td colspan="2">研究者姓名：</td></tr>
<tr><td colspan="2">受试者姓名缩写：</td><td colspan="2">受试者筛选号：　□□□□□□</td></tr>
<tr><td>是</td><td>否</td><td>不适用</td><td align="center">入选标准</td></tr>
<tr><td colspan="3"></td><td>受试者必须满足下列入选标准方可被招募。如果有任何答案为"否"的话,受试者不应该被招募至本试验项目</td></tr>
<tr><td>□</td><td>□</td><td></td><td>1. 受试者年龄在 18～85 岁之间</td></tr>
<tr><td>□</td><td>□</td><td>□</td><td>2. 女性受试者必须是已绝经 2 年以上、禁止性生活或采取有效避孕措施者</td></tr>
<tr><td>□</td><td>□</td><td></td><td>3. ……</td></tr>
<tr><td colspan="3"></td><td align="center">排除标准</td></tr>
<tr><td colspan="3"></td><td>任何受试者符合下列排除标准者将不能被招募入试验项目。如果有任何答案为"是"的话,受试者应该被排除</td></tr>
<tr><td>□</td><td>□</td><td></td><td>1. 在被招募入组前的 30 天内,曾接受过任何试验药物或医疗器械治疗</td></tr>
<tr><td>□</td><td>□</td><td></td><td>2. ……</td></tr>
<tr><td colspan="3">试验项目方案版本:2.0-源文件招募标准</td><td align="right">版本日期:2007/02/23</td></tr>
</table>

表 10.3　试验注射用药物给药管理表示例

<table>
<tr><td colspan="3" align="center">＜申办方名称＞
＜试验项目名称＞</td></tr>
<tr><td>研究者姓名：</td><td>研究机构编号：</td><td>国家和地区：</td></tr>
<tr><td colspan="2">受试者姓名缩写：</td><td>受试者随机编号：</td></tr>
<tr><td colspan="3">双盲访问　　　　　　　　　　　　　　　　访问日期：
（访问 3,第一天）基线期
试验药物注射 1

试验药物服用者姓名缩写：　　　　　　　　受试者随机编号：
药物盒号码#：　　　　　　　　　　　　　发放日期：
注射日期：　　　　　　　　　　　　　　　实际注射时间：
注射部位:□ 股肌 ／ □ 左边 或 □ 右边

完成本工作表后:
　1.请复印并审核此工作表
　2.传真此工作表给互动语音应答系统服务台
　3.保留原件和传真在研究机构文档/药物服用档案
　4.核证副本可在监查员进行监查访问时交予监查员</td></tr>
<tr><td colspan="2">＜试验项目编号＞源文件-试验药物服用</td><td align="right">版本日期:2007/4/9</td></tr>
</table>

　　需要指出的是入排标准核对表通常是一个工作清单表,不能被视为源。完成这个清单不足以支持受试者的合格性,仍需要监查员通过既往病史和其他研究项目评估作为确认受试者的合格文件记录,并且每一条入选和排除标准都需要去确认、记录和从源头核实。

　　ICHE6 6.4.9 指出,任何直接记录在 CRF 上的数据,也就是不是先前写下的或电子记录的数据再转录入 CRF 中的数据,可以被视为源数据。eCRF 作为源数据的案例包括但不限于:

　　① 直接手工录入而不经过病史记录或现场原始文件转录的 eCRF 的数据;

　　② 仪器数据直接自动进入 eCRF 的情况;

　　③ 通过系统接口进入 eCFR 的情况,如电子病历或第三方系统。若采用电子病历或第三方系统记录后输入 eCRF,电子病历或第三方系统是源数据。

　　CRF 作为原始数据的要求需要在试验方案或其他书面文件明确说明。也就是说,如果 CRF 记录的数据直接由受试者或研究者输入其中,CRF 上记录的数据不一定会出现在医疗记录源文件中。在这些情况下,CRF 被作为源文件,即数据的原始资料被直接输入 CRF 中。例如,在评价等级量表时,如疼痛等级量表,直接记载评价结果在 CRF 中比转载结果要容易得多。在临床试验项目中,CRF 作为原始源文件需要预先得到申办方的批准,并且研究机构团队应当接受相关的培训。但如果出现在医疗记录源文件中则必须确保与 CRF 记录的一致性。ICH-GCP 亦未要求源文件的所有数据都记录在 CRF 中,但指出监查员应当核查"试验方案要求的数据被准确体现在病例报告表中,并与源数据/文件一致"(ICH 5.18.4)。CRF 中录入的数据通常都是根据统计分析计划(SAP)要求的在临床研究报告(CSR)中必须呈现的数据。虽然部分数据可以不进入 CRF,但按照试验方案和 SAP 要求仍需要作为支持或辅助性数据时，应当记录在研究机构源文件中。因此，申办方必须在试验项目开始前对采取何种数据直接输入方法和哪些数据需要录入 CRF 做出决策，如一般等级量表的数据直接输入。当不能采取数据直接输入时，申办方必须预先制作等级量表的"研究"用表格（图 9.17）。在这种情况下，研究机构人员在评价受试者时，首先将结果记录在"研究"用表格上，然后再转录到 CRF 中。因此，核查 CRF 记录的数据与源文件数据的一致性是认证试验项目所收集信息的质量和可信性的重要手段。

一旦 CRF 和源文件之间出现差异时，监查员通常会视源文件作为正确的信息资源。但监查者应当在做出正确信息选择前咨询研究者或临床研究协调员。如果源文件正确，做出 CRF 数据修正的研究机构人员必须按照 GDP 原则对数据进行修正，并签名和给出修正解释。监查员不应当对源文件或 CRF 数据做出修正，但应当发出数据核查质疑表。对原始数据记录的修正和回答监查员的数据核查质疑表是研究机构人员的职责。监查员必须注意的是有时 CRF 中一个数据的改变可能会牵涉到其他关联数据的准确性。所以，任何数据发生修正时，监查员都必须仔细核查相关其他访问信息，或交叉核查其他数据，以确保所有数据的逻辑合理性。

传统上，所有记录在试验报告上的受试者的源文件数据需要进行 100% 核查，所有与有效性和安全性变量有关的源文件（如医疗病历或记录或图表、原始笔记等）也必须进行 100% 的核查。这种 100% 核查的好处在于可以全面确保所有数据的准确性，但弊端是花费很多时间和资源去核实对试验结果影响不大的每一个数据。其他监查方法包括采取核查第一位受试者，然后每隔一位受试者被核查；或核查前二位受试者。如果没有发现问题，可以变为每四位受试者中核查一位，如果发现问题，变回每二位受试者的核查，如此循环。

随着药政监管的改革，国际上也开始采取依据风险的监查技术方法，即对关键数据及其流程进行目标源文件数据核查原则，如入排标准、知情同意书、不良事件和关键研究特定参数等（参见 11.3 节）。其余非关键数据及其流程采取样本抽查的方式进行，如抽查 10% 的受试者。若没有发现数据质量问题超过预设的错误容忍度，则可视数据质量可接受。否则，需要增加抽查比例，直到 100% 的样本被核查。无论采取何种方式进行源文件的核查，监查员都需要确保满足方案、法规和伦理要求的原则。凡是违反试验项目方案原则或 GCP 的数据和信息，监查员都应当敏锐地察觉并纠正。

10.1.4.10　安全性疗效指标的核查和管理

试验药物/器械的安全性监督、数据收集和报告是临床试验的核心使命之一。有关 AE/SAE 定义和规范管理可参见第 20 章相关论述。作为监查员，临床试验安全性节点监查基本要素如图 10.12 所示。

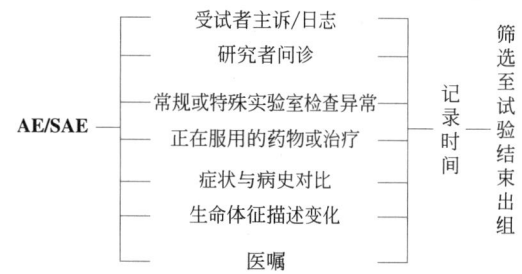

图 10.12　安全性节点监查的基本要素

研究者在临床试验安全性事件判断和监查员在临床安全性监查过程中，都应当培育药政监管要求的自我意识，努力做到任何潜在的重要安全性风险都必须追根寻源，记录和判断明确，证据链确凿，以满足药政伦理的基本要求。根据试验药物属性和药理机制，需要在临床监督和监查中关注的常见药物潜在和重要的安全性风险可能涉及但不限于：

- 对心脏传导/QTc 延长的影响
- 肝脏毒性或影响
- 肾脏毒性或影响
- 骨髓毒性或影响
- 潜在的反应性代谢物形成的影响
- 感染源传播影响
- 用药错误
- 基因毒性或致癌性
- 长期服用毒性或影响
- 生育和发育毒性或影响
- 免疫原性影响（尤其是生物制品）
- 局部耐受性
- 超剂量服用影响
- 滥用于非法目的或成瘾性影响

作为试验药物安全性监查准备和实施的重要组成部分，监查员必须首先熟悉试验方案有关安全性参数的描述和产品研究者手册的安全性信息，特别是与试验药物相关的已知和/或潜在的重要安全性风险。记录在 IB 或药物核心安全性文件（CCDS）（参见 20.4.2 节）中的已知重要安全性风险通常是指与试验药物相关的已经既往研究验证的不良反应，诸如，

- 在非临床研究中已经确认的试验药物不良反应或影响，并有一些临床数据证实；
- 通过临床研究或流行病学研究中对照组的分析或比较，可以确认存在与试验药物有因果关系的不良反应；

• 试验药物不良反应的因果关系可以通过时间或生物相关性推演或确认，这些因果关系来源于上市后自发安全性报告的数据信息。

潜在的重要安全性风险泛指其与试验药物的关联性虽因一些因素而被怀疑，但有待充分的临床数据证实的不良反应，诸如，

• 在非临床数据中发现了该药物的安全性问题，但尚未在临床数据中观察到其发生；

• 在临床试验或流行病学研究中，通过与对照组的差异比较，怀疑某不良事件与试验药物存在因果关系，但尚未有充分证据显示确与试验药物存在因果关系；

• 在上市后自发安全性报告中检测到相关不良事件，与试验药物没有明确的因果关系；

• 试验药物中未见某种不良反应，但具有相同适应证的同类药品中已观察到；

• 根据试验药物的药理机制或特性可预见不良事件的发生，但尚未在临床资料中获得证实；

• 用药过量、各种用药错误、感染原传播、超说明书使用等产生的其他潜在风险。

以上这些试验药物安全性风险有些需要在方案设计中根据既往研究数据予以明确描述，有些需要项目经理、药物安全监察人员或医学监察人员通过归纳和总结相关数据信息，在相关试验项目安全性管理文件中提醒监查员予以关注，如临床监查计划（MP）、医学监察计划（MMP）或医学数据审核计划（MRP）、药物警戒计划（PVP）或试验风险管理计划（RMP）等。如果涉及特殊的高风险受试者人群，如儿童、老人、育龄妇女、肝/肾功能损失受试者或其他潜在高危受试者人群（取决于试验药物属性）等，安全性监查的力度和要求应在方案和相关安全性管理计划中更加明确描述。在试验药物安全性监控管理中，监查员需要注意受试者在试验药物服用后的生理、病理和实验室检测值与既往病史和实验室检测基线数据的范围变化比较。任何发生变化的安全性事件或检测值，尤其是重要的安全性风险，都需要明确和/或记录有无临床意义及其判断依据。在监查临床安全性风险判断依据时，监查员还需要注意判断依据及其合理性是否记录在案。例如，某临床试验方案规定"术中出现心率减慢低于45次/分钟，可静脉注射阿托品"。某受试者的麻醉记录显示其心率41次/分钟，静脉注射阿托品，研究者判定为NCS，但没有给出临床判断依据，显然注射阿托品的NCS事件判断合理性证据不充分。此外，一旦涉及重要的实验室检测值安全性风险监控的需要，项目经理应考虑检测结果报告向申办方传递或报告的时限性要求。例如，立即传输报告供医学监察员实时评估，或按照常规实验室报告记录程序，实时输入EDC或记录在案，供监查员后续SDV

之用。

监查试验项目进行过程中核查有无AE/SAE的漏报或报告是监查员的基本职责之一。任何AE/SAE的报告和记录应当从受试者签署知情同意书后开始。AE/SAE线索核查可以从上述所列的临床和研究者记录中挖掘。除了受试者主观或生理感受的症状和不适外，与基线值相比，检测和/或其他检测程序中发现的异常结果，体检和生命体征检查等手段发现症状或体征出现变化或恶化也是AE/SAE判断途径。研究机构HIS中非研究科室就诊或用药或住院记录有可能是AE/SAE的信号来源之一。临床试验中用药后若出现病史频率或强度增加、症状或体征出现变化或恶化、病情恶化、新症状、新体征、超敏性、药物相互作用、服药过量的医学结果、新疾病和实验室异常的情况，包括阵发性、发作次数和持续性的显著变化的既往病症，都可归属于AE/SAE的范畴。根据体格检查和实验室指标而收集不良事件，常常需要与试验方案规定的基线相比较。若数据变化在方案规定的基线范围内，则不是不良事件；若数据变化（包括上升和下降）显著，即为不良事件，需要规范记录；若变化幅度较大，由于采取了一定的医疗措施，则需要在记录不良事件的同时，记录采取医疗措施的开始和终止时间；若有治疗药物，还需填写临床试验同期药物表。在监查AE/SAE时，需要注意有些不应归属于不良事件的情况，这些通常会在方案中明确排除，如疾病症状和体征严重性的预期变化、内在疾病、已有疾病或择期手术或住院治疗或急诊室就诊、体检或疗养的择期住院、研究用药或合并用药的用药过量、事件并不是不幸的（即不想要的）等。监查员在监查AE/SAE记录和报告时，除了事件本身外，还需要关注AE/SAE的处理与随访。

如果研究者手册或CCDS已经对某些不良反应做出记录，在试验项目实施过程中，IB范围内的AE被判断为与试验药物无关需谨慎。由于IB的文献记载，监查员需要在源文件记录中看见研究者给出了明确的医学原因。例如，某试验项目的受试者在服用试验药物后第2天在受试者病史记录中记录呕吐，研究者判断可能无关。但试验药物IB的记载显示该药可能引起呕吐。在这种情况下，受试者的原始医学记录中未见充分的判定"可能无关"的依据。监查员发现这类没有记录或有疑问时，需要与研究者确认相关医学依据，有必要合理地要求研究者将医学依据记录在受试者病史记录中，并将整个过程记录在相关监查报告中。必要时，应当寻求医学监察专员支持。

如果AE导致试验用药物剂量的改变，监查员需要关注相关数据链信息的完整性，如用药减少，用药中断，撤销用药详情记录，用药信息的记录必须与AE记录保持一致。必要时，进行AE、病史（MH）

和同期用药交叉记录。

如果方案明确某些严重不良事件，例如，抗肿瘤药物试验中，受试者出现肿瘤进展（特别是盲法设计的）、"死亡""危及生命"或"残疾"等作为疗效终点事件或指标，可以被作为疗效事件终点记录上报而不需要进行 SAE 加速报告；但如果该事件发生时，仍然处于安全随访期内，则应考虑同时作为 SAE 进行记录与报告。例如，抗肿瘤药物试验中，受试者因"明确的肿瘤进展"退出试验，在方案要求的 30 日安全随访期内出现器官功能衰竭而死亡，此时仍建议以"临床诊断"的名称进行 SAE 上报。凡是作为终点事件的最好都要依照根据方案界定并根据试验项目数据终点评价委员会（EAAC，参见 20.7.2 节）的评价结论而定。在抗肿瘤药物临床试验中，明确的肿瘤适应证进展症状或体征通常可以不记录为不良事件，除非比预期更严重或者研究者认为肿瘤进展与试验给药或研究程序相关，且需要在方案中明确规定。如果新发原发性恶性肿瘤，则该类事件应被视为严重不良事件。

在不良事件报告程序中，AE 不仅需记录在源数据文件中，并应同时记录在 CRF 中；SAE 不仅要记录为源数据并收集于医学报告中，还需要按照监管要求完成加速报告，并记录在 CRF 中。临床试验中，常见的安全性数据问题有 AE/SAE 记录不完整或起止时间不准确、漏报或漏记、少报或瞒报、CRF 记录无法溯源或与原始记录不一致，以及 SAE 没有按照药政要求的报告时间窗完成或没有做好 SUSAE 的报告或通报规程、AE/SAE 因果关系判断不合理或没有正确理解关联性的区别定义、AE/SAE 严重等级分级错误等。要应对这些常见问题，试验项目的各个角色应当承担其相应的职责，即

（1）项目经理　需要掌握药政法规对安全性数据收集和报告的要求，确认试验方案和 PV 流程能满足这些标准要求，在试验项目药物警戒计划或安全性风险管理计划中有规定要求，在项目启动中切实做好安全性数据收集和报告要求的培训，在项目实施中做好跟踪和监控。

（2）临床研究协调员　要教育好受试者对安全性事件和数据报告的义务，在知情同意过程中清楚地告知受试者为什么需要及时报告不良事件和如何通过受试者日志或电话交流不良事件，必要时，还需要告知受试者家属对不良事件报告和记录的配合或协助。对 SAE 或 SUSAE 报告的时间要求需要有敏感性。

（3）研究者　需要对受试者临床症状和安全性数据有敏感性，了解方案对安全性数据的收集和报告要求，并及时对受试者日志、医疗记录、护理记录、实验室检测单数据、同期用药变化中的数据与安全性的逻辑合理性和关联性做出评估和判断。此外，对 AE/SAE 与 SUSAE 的定义理解和报告的执行有主要

的监督与管理责任。某些情况下，申办方可能会认为过多报告 AE/SAE 对药物临床安全性结果不利，因而暗示或期望研究者少报或不报受试者出现的不良事件，特别是研究者也可能对轻微或与试验无关的不良事件不报，也有的研究者会担心受试者对试验药物安全性的疑虑而漏报或少报不良事件等。这些都可能导致临床试验安全性数据记录的不完整或逻辑错误。

（4）药物警戒员　要确保所有 SAE 收集和报告的完整性，以及安全数据库的合规性和与临床试验数据库的安全性信息一致性。对 SAE 报告内容信息不明确或数据疑虑需要及时与研究者/CRC 和/或监查员质疑。及时报告药政部门临床试验中出现的 SAE 事件，以及向多中心的研究者通报 SUSAE 是药物警戒员的主要职责。按照药政法规要求，药物警戒员负责按时准备和递交 DUSR 和 PUSR 给药政部门。

（5）数据管理员　临床数据库中的安全性数据的逻辑核查是数据管理员应当在试验过程中关注的重点目标之一，其中涉及与方案偏离有关的安全性数据可能直接关系到试验项目伦理的合规性。在数据管理过程中，按照项目管理计划和药物警戒计划，及时提供临床试验安全性数据总结报表。在试验结束阶段，按照方案要求和统计分析计划，提供清理完毕的安全性总结数据及其相关图表是数据管理员的重要职责之一。

（6）医学监察员　临床试验中，需要对个案 AE/SAE 与试验药物的因果关系做出判断，并核对研究者对试验药物不良事件关联性的判定，对相关方案偏离进行审核、安全性数据集的定期审阅和评估、汇集安全性数据的分析等是医学监察员对安全性数据监控的重点。

（7）监查员　有义务承担下列与 AE/SAE 管理相关的完整性职责，包括但不限于：

① SAE 报告的核查是监查员重点关注要素之一；

② 使研究者和研究机构人员了解收集 AE 和 SAE 的药政监管要求和时限；

③ 培训研究者和研究机构人员关于安全报告的流程和义务；

④ 培训研究机构人员准确记录 AE/SAE；

⑤ 监查和核对 AE/SAE 报告的完整性、准确性、一致性和及时性；

⑥ 协助申办方药物警戒部门跟踪及收集 SAE 的文件；

⑦ 确保研究者知道并遵循 IRB/EC 有关 SUSAE 通报的要求。

监查员在核查 AE/SAE 信息时，应尽可能采用研究者在源文件中对事件的原叙述（原话）记录，在 CRF 记录时根据医学判断再转换成相应的医学名词或术语。当受试者经历常见的疾病症状时，最好对诊断结果或发病起因做出描述，而不只是症状描述，以

减少安全性数据质疑的发生。例如，咳嗽、流鼻涕、嗓子疼、头疼是临床症状，医学诊断是上呼吸道感染。这样应当采用上呼吸道感染作为事件的术语记录。若无法诊断记录症状、体征或实验室异常，可以记录症状、体征或实验室异常为 AE/SAE。例如，血小板升高、白细胞降低等。做出诊断后再转换成明确的病症名称。此外，监查员应当培训研究者尽量避免使用模糊的症状术语、缩写或独特和不常用的症状术语，且不应当把片面证据情况主观夸大或缩小不良事件的严重性。例如，转氨酶（ALT）升高不一定是急性肝衰竭所致，晕厥并非低血压引起等。在核查 AE/SAE 时，监查员有必要交叉检查同期治疗药物和病史的变化情况，所有涉及药物治疗的 AE/SAE 应确认在同期用药记录中有收集，包括涉及治疗步骤的所有麻醉药物等。值得指出的是统一规范的 AE 记录是后期统计分析和完成不良事件医学归类（MedDRA）分析的重要基础。

10.2 试验项目的监查访问

临床试验项目的监查活动包括试验项目启动前对研究机构资质的监查访问（PSSV 或 SQV，参见 8.3 节）；临床试验项目开始时的研究机构启动监查访问（site initiation visit，SIV）；临床试验项目进行期间，根据试验项目的周期长度和试验项目内容要求，由监查员对参加试验项目的研究机构完成若干次试验项目中期监查访问（interim monitoring visit，IMV）；试验结束前，进行研究机构关闭监查访问（site closeout visit，SCV，参见 12.2.1 节）。在进行临床试验监查过程中，监查员起着十分关键的作用。

10.2.1 启动监查访问

一旦申办方决定了参加试验项目的研究机构，完成相关的药政监管文件、预算协议和合同签署，研究方案也获得了所在国药政部门和伦理委员会批准，以及其他相关要求的研究机构启动准备事宜，研究机构的启动监查访问即可进行。申办方或合同研究组织的代表（监查员）通过研究机构的启动监查访问，将更全面地与研究者及其研究人员讨论研究方案和临床病例报告的宗旨和要求，以及进行相关试验物资的首次清点计数步骤，如试验药物、实验测试装置或仪器等，使研究机构人员能进一步熟悉试验项目的细节和要求。这种研究机构的启动监查访问应该在研究机构开始准备筛选受试者之前进行。大多数申办方都要求只有在完成研究机构启动监查访问之后，研究机构方可正式招募受试者。也有申办方把研究者启动会议作为启动监查流程的组成部分。因此，试验项目启动监查访问的目的是：

① 和研究者及其团队成员一起审阅试验专属信息和文件，使研究团队的每位成员都熟悉试验流程的要求和步骤；

② 确保每位研究团队成员从试验方案专属性、申办方 SOP、GCP 和药政监管要求等各方面明确试验项目中研究机构各自的角色和责任；

③ 落实研究者对他/她义务的理解和有充分时间履行和胜任自己的职责；

④ 确证各项准备步骤都已完成，如药政文件和试验表格准备就绪；

⑤ 确保所必需的临床试验项目物资供应都已到位，并符合准备使用的要求；

⑥ 有助于建立监查员与研究机构人员间的良好合作工作关系，并再次确证研究机构在人员和设备环境上都符合试验项目的标准和要求；

⑦ 向研究机构人员明确试验项目进行期间监查活动的计划和要求。

这里要注意的是研究者启动监查访问的侧重点和要求与研究前监查访问有所不同。表 10.4 列出了这两个监查访问的细微区别。

如果研究者和临床研究协调员参加了研究者启动会议，启动监查访问可以作为研究者启动会议内容讨论和问题解答的延伸，并且其他未参加研究者启动会议的人员也可以通过这个启动监查访问得到相应的培训。如果没有研究者启动会议或研究者启动会议已结束达 6 周以上，这个启动监查访问应当被作为培训或重新讨论研究方案、过程和程序细节的场所。

表 10.4 研究机构试验前资质监查访问和启动监查访问比较

研究前资质监查访问	启动监查访问
目的:筛选研究机构,评价研究机构的参加试验项目的资质	目的:交流和辅导研究机构人员对试验方案的理解和要求
文件:试验方案纲要草案	文件:批准的试验方案和试验病例报告表,药政监管文件和试验监督表格
研究机构:可能的研究机构	研究机构:确定参加的研究机构
研究物资供应:不适用	研究物资供应:研究机构已收到部分或全部
交流:简述试验方案、试验病例报告表、研究人员角色和责任要求	交流:全面和细致地阐述试验方案,试验病例报告表的完成要求,研究人员角色和责任要求
参加人员:主要研究者、临床研究协调员	参加人员:主要和协同/次要研究者,临床研究协调员,实验室技术员,药剂师等所有相关试验团队人员

10.2.1.1　启动监查访问的准备

很好地准备研究机构启动监查访问很重要。作为启动监查访问的主导者，监查员应当事先考虑如何能有效地利用这个监查访问机会和研究机构人员进行交流。有时，申办方的项目医学人员或项目经理也可能参加监查员的研究机构启动监查访问。在这种情况下，监查员需要确定和计划项目医学人员或项目经理在启动监查访问应承担的职责是什么。但整个监查访问应当由监查员主导。

在确定了启动监查访问的时间之后，监查员应当如同进行研究前研究机构资质监查访问一样，首先给研究机构发出一份启动监查访问确认函，指明对某研究机构进行启动监查访问的时间、访问的目的和内容，以及需会见何人等。此类确认函也可以通过电子邮件发送。同时，还应准备一份监查访问日程安排，并与启动监查访问确定函一起事先提供给研究机构。在准备前往研究机构之前，监查员应当检查相关研究材料是否准备齐全，并决定是将这些材料随身携带还是事先发给研究机构。这些研究材料包括：

① 被批准的研究方案的复印件；

② 试验病例报告表完成指南和其他数据收集工具；

③ 批准的知情同意书样本；

④ 药政监管文件档案夹和相关的试验项目特制表格或文件（如受试者筛选表、受试者随机入组登记表等）；

⑤ 严重不良事件报告表；

⑥ 试验药物（最好能在启动监查访问时已送达研究机构）；

⑦ 试验物资（如化验用样本采集试管等）或相应的设备/仪器；

⑧ 任何研究专项所需的设备或仪器（如心电图检测仪等）；

⑨ 试验病例报告表和受试者日志（如使用纸质病例报告表的话）；

⑩ 其他已被伦理委员会批准的相关招募受试者广告或 PRO 工具等（如有的话）；

⑪ 准备 SIV 的任务清单列表。

研究机构启动监查访问的时间长短应视所需完成的内容而定。表 10.5 概述了典型的启动监查访问日程安排情况。

在动身前往研究机构进行启动监查访问前，监查员还应检查试验项目主文档中有关研究机构文件的收讫情况和完成的准确性和完整性，以确定是否需要在启动监查访问期间完成未收讫文件或修正文件的收集。在进行国际多中心的临床试验时，试验药物的进口程序是一项必须在研究机构启动前完成的步骤。没有试验药物进口的准备就绪，有可能造成研究机构启

动后需等待较长时间才能开始招募受试者的状况。依据最佳临床试验项目启动实践，研究机构被启动后最好不应超过 4 周即开始招募受试者。否则，申办方应当考虑进行第二次启动监查访问，以防止研究机构人员对试验项目要求和程序的遗忘。图 10.13 列出了研究机构启动程序的主要步骤。

表 10.5　研究机构启动监查访问日程安排表

1. 介绍
2. 与关键研究人员会面
- 阐述研究者的责任
- 确认研究人员的职责和角色
3. 研究方案回顾（细节讨论）
- 入排标准（入选和排除标准）
- 试验项目程序
- 关键程序和时间表的解释
- 试验药物的服用（随机和双盲）
- 主要结果的评价
- 管理受试者脱落和失访
4. 试验药物的管理
- 检查和清点（如果已经送达研究机构）
- 标签和包装的描述
- 储存条件
- 发放和剂量调整
- 破盲程序
5. 不良事件报告
- 已知不良事件和管理
- 严重不良事件的报告要求和程序
6. 实验室生物样本检测
- 所要求的测定项目和时间表
- 样本的处理程序
- 中心实验室程序和样本运送程序
7. 临床试验病例报告表
- 概述每一个独特表格细节
- 完成每个试验病例报告数据域值的要求
- 典型的问题和错误类型
- 数据修正程序
- 电子临床试验病例报告表的要求（如果使用 EDC）
- 病例报告表输入数据与源数据/文件溯源性和一致性的要求
8. 研究者档案的建立、内容和维护
9. 申办方监查要求
- 监查访问的频率
- 监查访问的准备
- 监查访问的内容
10. 药政和试验项目监管
- 伦理委员会的互动
- 受试者入组进展周期报告要求
- 互动语音应答系统指南（如使用）
11. 问题解答

10.2.1.2　启动监查访问的进行

监查访问总是从相互介绍和问候中开始。启动监查访问的目的就是使研究机构的每一位参加试验项目的人员都对自己在研究中的角色和作用有更清楚的了解。研

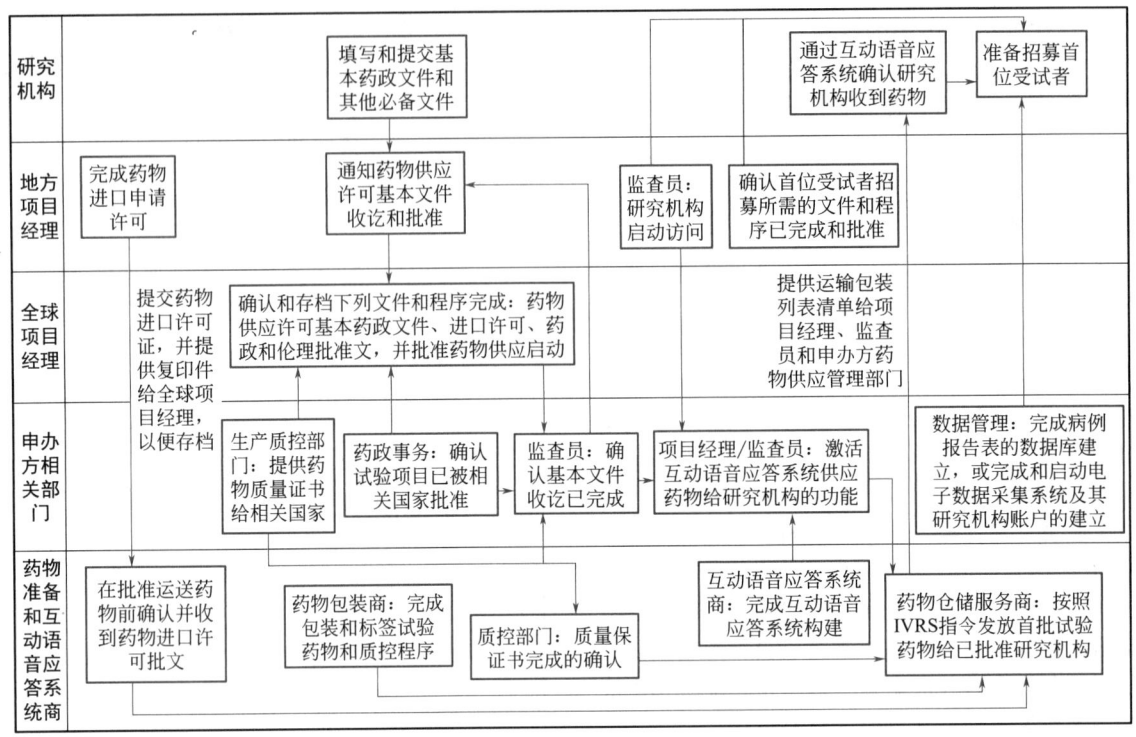

图 10.13　研究机构启动程序主要步骤示意

究机构人员应当在监查员进行启动监查访问前，仔细地阅览有关试验项目的方案、试验病例报告表和其他文件，并利用监查员的监查访问尽可能多地提出自己的问题，以确保在试验项目进行期间能正确地完成所期待的试验项目程序和要求。监查员也应当随时掌握监查访问的现场交流气氛，尽可能多地启发研究机构人员提出他们的问题，并做出尽可能详尽的解答。这也是考验监查员人际交流技巧的重要和关键场合之一。此外，如果某些研究机构人员，如主要研究者或药物管理人员等，不能出席或参与整个启动监查访问，监查员应当尽可能地在他们出席的期间首先完成与试验项目方案和要求或试验药物供应等关键部分的讨论和交流。其他内容，如试验病例报告表的完成等，可以仅和临床研究协调员或其他相关人员讨论和交流。

在正式的监查访问的演讲讨论结束后，监查员在离开研究机构之前还需完成其他一些监查活动。其中最重要的一项就是检查已收到的试验药物或其他研究供应物资是否处于良好状态和数量的充足度。如果试验药物不要求在启动监查访问前送达研究机构，监查员应当确认试验药物的未来储藏环境和管理是否适宜。如果使用网络化临床试验病例报告系统，还应检查网络系统的登录状态是否能满足数据输入的要求。总之，监查员在启动监查访问中需要核实和交流的重点方面包括：

（1）试验方案要求

① 试验药物信息或研究者手册重点信息；

② 受试者入排标准；

③ 研究项目程序流程；

④ 试验药物剂量；

⑤ 有效性评价（需演示，如必要）；

⑥ 研究机构的受试者招募目标和计划；

⑦ 研究方案修正或偏离的程序要求；

⑧ 确保研究机构有足够的符合资质的人员来实施方案要求的受试者医护管理计划。

（2）安全性监督

① 严重不良反应报告；

② 破盲程序和条件；

③ 工作时间之外如何受理受试者受伤或紧急情况。

（3）实验室程序

① 本地和中心实验室的利用和样本收集程序；

② 检测结果的文档要求；

③ 已收到的试剂盒和样本采集管的检查。

（4）临床试验项目数据档案

① 受试者日记的要求和程序（如果有）；

② 临床病例研究报告表完成和异地监查程序（需演示，如必要）；

③ 试验数据的核对和修正（需演示，如必要）；

④ 特殊评价工具（如 eCRF 或 IVRS）的运用培训和完成要求；

⑤ 源文件的规范要求和核查程序。

（5）GCP 要求

① 研究者对试验监督的职责要求；

② 伦理委员会交流和对整个试验项目的监督职责；

③ 知情同意书程序；

④ 试验项目文档和结束后的记录保留；

⑤ 试验项目档案建立和维护。

（6）临床物资供应

① 安全储存环境；

② 药物发放程序（需演示）；

③ 药物库存/计数清点记录（需演示）；

④ 互动语音应答系统（需演示，如使用）。

（7）监督和稽查

① 源文件一致性的程序和监查要求；

② 再次确认电子医疗记录（EMR）的源数据文件的质量、系统合规性和可接触性；

③ 常规监查程序和频率；

④ 数据保留程序；

⑤ 稽查可能性和程序；

⑥ 药政部门检查的可能性和程序；

（8）其他

① 过去未检查或验证过的或改变过的研究项目用设备或装置；

② 实验样本的处理；

③ 研究特殊程序；

④ 相关设备设施齐全和准备就绪；

⑤ 其他需使用的研究方案特定设备的日常校正记录。

任何研究机构递交的或监查员在现场监查访问时收集的药政文件在转交申办方的主文档之前，都应填写相应的药政文件递交表（表 10.6）。这个药政文件递交表应当作为文件递交和追踪的凭证分别存放在申办方主文档和研究机构文档中。

一个优秀的监查员，除了完成启动监查基本任务表上所列的程序之外，还应进一步分析或探索每一项监查任务背后的原因，并能运用这一分析来指导或深化他/她的监查策略。这种超越基本监查任务的监查行为是一种质量监查行为。在启动监查访问中，监查员应当试图识别潜在的问题，以避免它对试验项目质量可能造成的不良影响。这有助于提高数据质量和减少试验项目开始后这些潜在问题可能给项目管理带来的额外风险和管理成本。例如，在研究机构资质评价监查访问中，监查条目清单指出试验药物应当储存在中心储藏室。监查员在进行基本监查任务时，可能只是简单询问是否能做到这一点。研究机构也可以简单回答："是的，试验药物将被储存在中心储藏室中。"然而，理解质量监查的监查员深知中心储藏室对于研究项目的重要性。因此，监查员不仅只是询问这一基本信息，还会去评估中心储藏室是否适合试验药物的存放。依照试验方案的要求和试验药物的性质，监查员需要由此而进行的深层风险因素评估包括但不限于：这一中心储藏室有锁吗？温度适宜吗？谁可以进入这一储藏室？储藏室的空间能够满足试验药物的存放吗？所有试验药物的存放是否有序且易于识别？谁将负责发放药物？试验药物的存放地靠近研究人员吗？有否其他研究物资和它混在一起存放？如果药房直接发放试验药物给受试者，研究人员如何与药房发放人员交流并证实所发放给受试者的物资为何物？有没有相应的药物发放计量登记表？上述这些问题有可能不会列在监查员所使用的监查任务/项目清单上，而需要有经验的监查员根据现场实际状况自己思考和在监查过程中去证实。显然，运用这种质量监查的手段可以真正改变研究项目的质量和效益。

在完成启动监查访问并准备离开研究机构前，监查员应当和主要研究者进行一次当面交流，简要总结和讨论监查过程中所取得的成果、发现的问题和应采取的纠正措施，并对监查过程中研究机构中相关人员的配合表示感谢。启动监查访问是监查员开始与所负责的研究机构及其研究人员建立良好关系的起点。监查员应尽可能地使研究机构人员对自己感到满意，这将大大有助于研究机构人员积极配合监查员的工作，也是激发研究机构人员对申办方的试验项目予以优先重视的基本前提之一。在结束启动监查访问后，如同研究前研究机构资质监查访问（PSSV）一样，监查员应当就监查中所发现和提出的问题，以及和研究者的讨论结果，给研究者写一封启动监查访问后续信函。

表 10.6　药政文件递交登记表示例

＜申办方名称＞			
试验项目编号：	研究者姓名：	研究机构编号：	国家和地区：
以下药政文件已递交给申办方(已附上)：			
文件名称	原件	修正/更新件	递交日期
递交经办人姓名：	递交经办人签名：		日期
请将此登记表与所附药政文件一起存放在试验项目文档的药政文件子文档中			
版本：V1			版本日期：2007/1/15

临床试验常用表 17

临床试验常用表 18

信中不仅应对访问过程做出总结，还应有对相应问题的解决措施和建议，以及有待澄清的问题提出书面要求说明，并对研究机构的配合和接待再次表示感谢。此外，监查员还必须完成启动监查访问报告（**临床试验常用表 17，二维码**），列出在访问中所讨论的问题和取得的成果。按照 ICH 8.2.20，申办方的启动监查报告的正本应当保留在申办方的文档中，副本存放在研究机构的文档中。除了研究机构启动监查访问外，研究机构还必须递交必需的药政文件（表 7.18），这些文件的质量需符合药政要求（**临床试验常用表 18，二维码**）。这些方面都是项目经理可以批准向研究机构发放试验药物/器械和开始招募受试者的必备条件。

10.2.2　试验项目中期监查活动

按照 ICH 要求，应当周期性地监查涉及人体的临床研究项目的开展行为和数据的合规性。虽然在前面的章节中，已对准备临床试验启动的最佳实践进行了广泛讨论。然而，倘若临床试验项目进行过程中没有良好的临床试验监查，再好的准备也不会导致高质量的临床试验结果。从另一个角度来说，不佳的临床试验监查实践是造成临床试验质量低劣的主要因素之一。临床试验监查的主要工作由监查员完成。监查员在临床试验项目进行中是申办方和研究者之间交流的主要纽带。所以，称职的和有经验的监查员无论在何种情况下，不论研究者经验或临床试验方案的完善程度如何，都可以设法使临床试验质量得到最大程度的完善。换句话说，不负责任的或无经验的监查员即使具备良好临床试验方案和有经验的研究者情况下，也会使临床试验质量低于普遍标准。所以，监查员对研究机构的监查和管理的好坏直接关系到临床试验质量的高低。

为了满足药政监管和 GCP 的要求，监查员代表申办方必须周期性地对参加临床试验的研究机构进行监查，其目的在于：

① 确认研究机构最大限度地保护受试者的权益、安全和福祉；

② 确保最高质量的研究结果和它的可信性；

③ 确保正在进行中的临床试验项目严格依从被批准的临床试验方案、GCP 和其他药政监管要求进行；

④ 保证所报告的试验数据准确、完整并经得起源文件的核查。

监查员的监查活动通常可分为两类：

① 现场监查活动　这是核查研究机构是否遵循研究方案和 GCP 要求进行试验项目的关键活动。这些活动包括培训研究机构研究人员、监查研究进展、核查源文件和解决疑难问题。

② 远程监查活动　这些活动通常发生在每次现场监查访问事件之间。这些活动包括报告研究进展、后续未解决问题的解决、审阅已收到的临床试验病例报告表、保持与研究机构的交流和接触。

任何临床监查行为都必须遵循监查计划指南的要求进行。现场监查活动的意义在于监查员可以核实/确保：

① 研究者和研究人员职责的履行和行为的规范；

② 试验物资储存设备和环境维护正常，储存量适宜；

③ 研究机构设施启动和维护正常；

④ 试验药物只提供给了受试者，且服用剂量符合临床试验方案规定；

⑤ 受试者都接受了如何正确使用、处理、储存和退还研究物资的必要指导；

⑥ 研究机构接收、分发、使用和退还试验药物或医疗器械程序管理有序，记录适当；

⑦ 研究者和研究机构团队成员依从试验方案、药政法规和 GCP；

⑧ 遵循知情同意书程序，每位受试者在参加试验项目步骤之前均经过知情同意流程和签署知情同意书；

⑨ 研究者和研究人员均受到相应的培训和收到所有必要的试验文件和物资供应，能相应地完成试验程序；

⑩ 审核与 SAE 相关的源文件；

⑪ 受试者的招募符合方案要求，受试者入组率的报告准确（如果低于预定目标，应当分析原因并提出改进或应急措施）；

⑫ 运用 ALCOA 原则来执行源文件核查，即验证数据是可溯源、清晰、及时、原始和准确的；

⑬ 利用源文件来核查相应轨迹系统（CTMS、EDC、IVRS）或纸质登记表中的信息是准确、完整和实时的；

⑭ 研究者呈报所有必需的报告、通知、文件和伦理委员会申请，所有这些报告均是准确、完整、适时、清晰可读和日期明确，可经得起源文件核查；

⑮ 临床病例报告表记录满足源文件的一致性、准确性和完整性要求，确保源文件足以支持病例报告表的数据记录；

⑯ 所有不良事件均已被及时记录，严重不良事件及时报告，并对不良事件的源记录进行审阅，确保

没有漏报、错误和报告不完全的情况；

⑰ 所有试验方案偏离或改变都记录在案，并均已向申办方或伦理委员会申报和获得批准；

⑱ 重大试验方案偏离均报告给了申办方，并采取相应的措施以防止类似偏离的再次发生；

⑲ 研究机构的试验项目文档管理合规；

⑳ 必要时培训研究机构人员。

电子临床系统的普及使远程监查成为可能。但不同的电子系统有不同的特点和操作技术要求，特别是EDC系统，使得监查员需要成为专业技能更高的电子系统专家，才能有效地使用EDC去评估研究机构数据录入的及时性、完整性，并能做到远程了解试验药物/器械的安全性数据结果，如AE和同期服用药物数据的关系等，也为现场监查试验质量风险更有目标性打下基础。在远程监查活动中，监查员还必须学会如何将电话、电子邮件、传真和常规邮件交流、社交媒体等手段有效地融入监查策略之中。这些手段的应用依试验项目和研究机构的不同而变化，也与申办方或研究机构SOP，以及相关人员爱好有关。当监查员在监查访问期间，这些手段和技术对保持研究机构的依从性和数据的完整性有着重要的作用。现场监查活动中发现的某些问题通常可归因于交流不当、缺乏交流或交流不清，与监查深入程度和试验项目的要求，以及研究机构经验程度有关，如监查员是否保持与研究机构/研究者的直接或及时交流，对发现问题的跟踪力度、及时报告与采取的解决措施，或方案偏离的纠正和预防措施落实等。在早期临床试验（如Ⅰ期）中，监查员可以被要求参与所有或部分受试者的治疗过程，如现场监督受试者抽血时间节点的准确性等。所有形式的交流都应当按照GDP的要求记录存档。

10.2.3　监查访问的准备

10.2.3.1　监查员的准备

监查员在准备进行研究机构的监查访问时，应当预先确认或携带下列研究文件：①目前的试验项目方案和修正对照表；②带有注解的临床试验病例报告表样本和完成指南；③批准的知情同意书范本（空白件）；④研究者手册（研究机构应当已经从申办方处获得）；⑤监查计划和相关监查SOP；⑥前期的现场监查访问报告；⑦自前次监查访问后的所有相互交流和问答；⑧受试者入组进展追踪信息图表；⑨未解决的问题清单；⑩监查清单和笔记本等。

其他在监查访问中可能需要的参考或常用材料还有：①临床试验病例报告表递交登记表和邮寄快递信封（如果使用纸病例报告表）；②药物参考手册；③医学词典；④缩写手册；⑤空白监查报告表；⑥计算器；⑦旅店和研究机构行程指南；⑧常用小型文具，如订书机、胶带、回形针、别针、便条纸、笔等。

监查员还应检查申办方的主文档中是否存有下列文件，或是否需要在监查访问中收集下列文件：①药政监管部门需要的药政表格（如美国临床试验项目需准备1572表）或研究者协议；②研究者简历；③签署的研究方案签名页；④实验室证书和正常值范围；⑤伦理审查委员会批准件；⑥相关试验进展管理表格等。

监查员认真准备监查访问十分必要。除了具有GCP和当地药政法规的知识外，监查员还必须对有关研究机构的状况、研究方案和申办方的SOP有所了解。对于一位新手来说，他/她应当多向熟悉试验药物研发计划的项目医学负责人员或项目经理请教，查询研究机构的以往记录档案或咨询对待查研究机构有经验的监查员的经历。有些申办方把负责现场监查和远程监查的职责，特别是远程数据管理监查，归为不同人员负责。远程监查员也有机会与研究机构人员就远程监查发现的问题进行直接交流。在这种情况下，现场监查员应当定期与远程监查员沟通，以便了解每次现场监查访问后，研究机构有否新的需要在下次现场监查访问中协调或解决的问题。远程监查员应当建立研究机构行为或情况登记表，并确保在现场监查员进行新一轮的监查访问前与其交流。缺乏适当的准备会使监查员在对研究机构进行监查访问时显得知识匮乏，从而容易导致研究机构对监查员信心的丧失。一旦监查员的信誉度丧失，监查员对研究机构的掌控也将变得不易。监查员可能需要花费更巨大的精力来重新建立研究机构对自己的信任度。所以，对监查员来说需要抓住每一次机会建立自己的良好印象，特别是首次拜访时的印象。建立和维护监查员的高信任度是监查员的首要目标。要做到这一点，最简便的方法就是认真做好监查访问前的准备工作。

在进行监查访问前，监查员应当首先与研究机构通过电话取得联系。这样做的目的是要提醒研究机构即将到来的监查访问，便于他们了解监查期望和优序访问流程的安排。其次，通过这种预约形式，可以保证监查员到达研究机构时，所有研究机构的必要人员都在场。如果知道研究机构的关键人员不能出席监查访问，监查员可以考虑重新预约监查访问时间。如同研究前研究机构监查访问（PSSV）和启动监查访问（SIV）一样，监查员在监查访问前，还应当给研究机构发出监查访问确认函，表明相应监查访问的目的、日期、时间长度、监查项目和将讨论的问题，以及需要会见的人员等。表10.7总结了监查员进行中期监查访问（IMV）准备的步骤和事宜。

表 10.7　监查员 IMV 准备步骤和事宜一览表

步骤	事宜
了解研究状态	阅读相关报告、电话记录、信函或其他可提供研究进展或问题的文件
预约访问	电话预约监查访问，随后发出确认信函（包括明确的访问日期和监查任务等） 运用电话了解以下情况： • 受试者招募状态，包括筛选失败、筛选成功、随机入组、提前退出、完成试验的 • 受试者、发生的 SAE 等 • 是否需要新的研究物资供应 • 是否有新的研究人员需要培训 • 任何有助于监查员抵达研究机构前需要知道或准备的问题
计划访问	列出监查访问的目标清单，使其可作为准备和进行监查访问的参考
与研究者和研究机构人员交流监查员的需要	告知研究者或临床研究协调员准备好下列文件： • 受试者招募登记表/筛选登记表 • 完成的临床病例研究报告表和源文件、知情同意书、医疗记录、日志等 • 药物清点计量表 • 研究机构档案 • 新的或修正的药政申报文件（若有） • 其他需审阅的文件 安排工作场地和时间，以便监查活动进行和与研究机构人员会面
做出事务性安排	安排好交通和住宿事务
确认访问	以书面形式确认访问。如果申办方允许，电子邮件也可以作为确认工具（若是，需要归档备查）
组织材料	收集将携带的材料，包括但不限于： • 研究者手册 • 既往的监查访问报告 • 研究方案 • 受试者招募记录 • 研究机构和人员授权分工名册 • 自上次访问以来收到的任何严重不良事件报告 • 任何未答复的数据疑问或澄清表（如使用纸质报告） • 批准的知情材料复印件，以便核对研究机构的使用版本 • 必要的表格（如招募登记表、试验报告送交登记表、源文件核对等） • 必要的文具（笔记本、便签、笔、纸、胶带纸、贴有回寄邮票的信封等） • 参考书（如便携药物手册等） • 空白严重不良事件报告表

10.2.3.2　临床研究协调员的准备

研究机构的临床研究协调员（CRC）在收到监查访问的确认后，应当对即将到来的监查访问做好相应的计划和准备，即确保：①监查访问期间，监查员可以在一间相对独立且不受干扰的房间里工作；②监查员可以获得并核实受试者的源文件和新完成的临床病例报告表（如使用纸质 CRF）；③相关试验项目进展或情况统计报表（如试验药物计量清点表等）和相应的辅助证明文件准备妥当；④自己和主要研究人员（如研究者等）的日程安排不会与监查员的会面安排发生冲突。

一旦临床研究协调员和主要研究人员因故不能和监查员会面，并可能影响监查访问程序的安排，临床研究协调员应当立即和监查员取得联系，以确定是否有修改访问日期的必要。

10.2.4　监查访问的频率和时间

在制订监查访问计划时，必须考虑监查访问的频率和时间。根据下列一些主要因素，可以对这些监查访问要素的决定做出相应的规划或调整：

① 研究方案的复杂性；
② 被评价的疾病的属性；
③ 研究机构人员的经验；
④ 研究机构计划招募受试者的数量；
⑤ 计划的招募率；
⑥ 研究机构的经验和行为；
⑦ 申办方的 SOP；
⑧ 监查员的经验和效率。

一旦监查访问的频率被确定后，在试验项目进行中，有时会根据实际的进展状况做出相应的调整。这些可能改变监查访问频次或时间间隔的因素包括：

① 研究机构出现异常高的招募活动。

② 研究机构出现过低或较多的严重不良事件报告。

③ 自上次监查访问后，未有新的受试者被招募。

④ 自上次监查访问后，研究机构没有输入或递交临床病例报告表。

⑤ 试验数据问题较多。

⑥ 主要或关键研究机构人员由于无法避免的状况而无法出席监查访问（如生病、恶劣气候、节假日等）。但若要求研究机构预先提供主要或关键人员的节假日安排，监查员可以避免在这些节假日期间安排监查访问。

⑦ 有严重的研究方案偏离或突发事件，需要立即或尽快前往研究机构现场处理或解决。

表 10.8 列出了监查访问时间和频率的一般规律，其可作为申办方在准备监查访问计划时参考。试验方案的性质决定了试验项目进行的程序和监查访问的频率。在试验访问中受试者要求完成的活动越多，意味着监查员需要监查的相应内容也更多。所以监查访问的频率或每次访问的时长应当增加。例如，试验药物为抗生素，由于治疗周期一般较短，通常为每 7～10 天为一疗程，要求监查员进行监查访问的频率会比进行降胆固醇药物研究要高，因为后者的治疗周期较长，通常为 1～2 年。招募率也是影响监查频率的指标之一。一般来说，研究机构招募受试者越多，监查员对其的监查访问频率就越高（或时长越长）。同样，研究机构招募受试者的速度越快，意味着收集的试验数据质量风险越大。所以，监查员对他们的监查访问需要更频繁。过多监查任务的积压必然会影响监查访问的质量。

即使那些没有招募活动或招募活动较慢的研究机构，监查员也应当对其进行常规的检查访问。较慢的招募活动或无法完成受试者的招募可能是由研究机构某些人员对研究项目缺乏热情造成的。在这种情况下，监查员的适时鼓励会起到促进作用。是否需要提前关闭长期没有招募活动的研究机构，在试验项目开始前应当有所规定。研究机构人员有时也会把监查员的监查访问频率作为评判试验项目对申办方的重要性的标志之一。如果上述情况是由研究机构人员对研究方案招募标准的理解错误，或招募标准不符合现实造成的，监查员的适时访问可以帮助找出症结，及时解决或反馈问题的所在，以利于申办方对试验方案及其执行策略的及时调整或修正。监查员因监查访问出现在研究机

构，也可以起到提醒研究机构按时完成和招募受试者的承诺的作用。此外，增加少量的额外监查访问对于使研究机构所承担的研究项目回归正常轨道，或重新建立试验项目在研究机构的优先性十分必要。

监查员对每次在研究机构进行监查访问的时间长短通常视研究者的招募活动状态、研究机构的工作质量和经验而不同。一般说来，监查员每次在研究机构进行监查访问的时间以不少于 4 小时为宜。在研究项目开始的初期，或研究机构的经验不足时，监查员应当每次花较多的时间在研究机构进行监查活动。根据研究项目的进展，监查访问的频率和待在研究机构的时间可以根据工作量的状况和研究机构 GCP 的掌握程度相应地增减。随着研究方案的复杂性变化、药政监管活动的多寡和监查效果的质量的不同，监查员有时需要花费一天或更长的时间完成一次研究机构的监查访问。这里所建议的监查访问时间不包括监查员花费在来往研究机构的旅途时间。简言之，监查员必须以能否完成高质量的监查活动作为决定和调整监查访问频率和时间的标准。一个经验丰富的全职监查员通常可以有效地监督 10 个左右的研究机构的研究活动。然而，监查员能有效地监督多少个研究机构与研究方案的复杂性、研究机构和监查员的经验，以及研究机构的地点有关。试验项目经理在分配监查员的工作量时必须兼顾监查员的能力、监查效率，以及试验方案的要求。

10.2.5　监查访问的进行

在到达研究机构后和开始监查活动前，监查员需要完成一些基本的准备步骤。首先应当在监查访问登记表（表 7.6）上签字，然后与研究者、临床研究协调员及其他相关人员会面，以确定访问的目标，浏览所要求的文件目录是否已备好，并简要讨论当日的监查日程。监查员也可以询问有关试验进展和遇到的困难等问题。此外，监查员还应当按照自我准备的监查任务清单将需要在监查访问中准备监查的文件有序地排好。所有这一切在监查员为自己树立良好形象和与研究机构人员建立良好互动关系方面十分必要。监查员对研究机构现场巡视或监查目标计划通常可以根据试验项目进行的场所着手，包括但不限于受试者的访问路线、试验用药物流动路线（参见 10.1.4.8 节）、生物样本流动路线、影像数据流动路线、研究者/CRC 工作办公室或房间、相关电子系统或设备机房、文档室等。在每条路线上，根据方案实施的需要监查员应清楚地了解和规划具体活动环节的关注要点，以便通过对这些路线的监查去评估试验项目执行行为、数据采集和记录、样本处理和受试者的伦理管理是否满足

表 10.8　监查访问频率计划表

访问周期	目标
第一次研究机构的中期监查访问	推荐：研究机构在筛选第 1～2 位受试者后的 7～10 个工作日内，监查员应当前往研究机构进行首次监查访问，以确保研究机构理解和正确地执行研究方案的规定。尽早发现和解决研究方案非依从性问题可以减少试验项目继续进行中出现不必要的错误和监查员的额外纠偏工作。首次监查访问的安排可以根据互动语音应答系统的筛选报告和电子病例报告表系统的受试者数据输入结果而作出。如果没有采用互动语音应答系统或电子病例报告表系统，监查员应当和临床研究协调员之间建立信息交流计划，并要求临床研究协调员在完成筛选受试者的第一时间内通知监查员。如果研究机构有大量的筛选活动，首次监查访问也可以提前进行。任何首次访问的例外应当获得项目经理的批准
后续研究机构的监查访问（每 4～6 周一次）	推荐：在双盲招募期间，后续的监查访问的间隙不应当少于每 4 周进行一次，但至多不应超过每 6 周进行一次。如果研究方案规定的受试者随访间隔较长，可根据实际的试验访问的间隔做出相应的监查访问频率计划。例如，研究方案规定随访次数每 3 个月进行一次，监查频率可以计划为每 12～16 周进行一次，但不超过每 18 周进行一次。监查访问频率的变化可以根据研究机构的招募活动、行为表现、对研究方案的依从性、试验数据的质量而做出调整。招募受试者的进展可以依据每周招募进展报告或互动语音应答系统的周报告来监督。任何监查访问超过预定访问窗口的例外都应当通知并获得项目经理的批准。更频繁的监查访问可以根据实际状况和项目经理的判断做出。在试验访问的间隔特长的情况下，监查员应当每半年对研究机构至少进行一次监查访问，以确保研究人员对研究方案的熟悉和申办方与研究机构的沟通。监查员应当在完成每次监查访问并准备离开研究机构前，按照监查计划中监查时间的安排，预约下一次的监查访问日期，并将预约的下一次监查访问日期记录在当次监查访问报告中
最后一次研究机构的监查访问	一般在最后一位受试者完成最后一次试验规定的访问后的 2 周内进行。最后一次监查访问在可能的情况下可以和关闭研究机构监查访问合并在一起进行

法规、药政法规和方案的要求。如果涉及设施设备，监查员需要同时关注这些设施设备的合规性。例如，在试验项目访问路线上，研究者通常会对受试者进行生命体征检查，其中必定需要常规生命体征检测仪器。这些检测仪器的校准维护证书，检测仪器产生的报告可否追踪受试者识别信息，这些识别信息是否会被覆盖或具备编辑轨迹等，都可能是监查员需要关注的数据质量和可信性的重要基础性证据。在影像数据流动路线上，监查员需要根据影像评估决定是采取中心实验室，还是中心独立影像评估团队的管理方式，规划和关注样本处理手册或中心影像管理章程上的要点及其实施证据，包括但不限于影像样本溯源、追踪、储存、运输，以及收样处理、影像采集和处理、评估报告时效、异常值管理、受试者隐私保护、影像传输质量、影像人员培训、影像系统或传输体系测试等。

在核查过程中，监查员可以应用申办方预设或自我建立的纸质或电子检测工具（表 10.9），如电子知情同意书追踪表等，便于辅助评价和跟踪研究机构拜访信息、书面报告信息的收集等。但这种工具不应当再建或重复研究机构和/或申办方已有的文件，且不是以复制数据为目的，特别是涉及受试者原始或其他需保密的非受试者相关信息。采用这种工具应当预先获得项目经理或申办方的批准，并有分享的价值，使试验团队获益。任何工具的准备都应当按照方案的需求来建立和取舍，即了解哪些工具是可选择使用的，哪些是必须使用的。如果是必须使用的，监查员必须确认工具内容是完整的，使用后需要保存在试验主文档中，以供未来稽查/药政检查之需。需要指出的是申办方/监查员不仅需要确保有清晰的规范来描述监

查规程，监查员也必须记录他们对这些工具的使用状况，并对任何缺失记录负责。

10.2.5.1　与研究者的交流

在监查活动开始前，监查员应当花几分钟与研究者进行开场会面，这样可以使研究者知道当日监查活动的存在和监查的目标，也是向研究者交换总的最新研究进展的最佳时机。在监查活动结束前，与研究者的再次会面应当成为常规程序之一。研究者对整个研究项目在其所负责的研究机构的开展负有不可推卸的监督责任，因而研究者应当知道监查员通过监查活动所得出的褒贬评语。监查活动的结束会面是监查员与研究者讨论和交流研究项目在其研究机构的进行状况、发现的问题与解决计划、任何需要采取纠正措施或其他需要研究者知晓或决断事务的最佳时机。由于研究者通常较忙，所以在监查访问确认函和开始会面时，监查员都应当强调和提醒研究者有一次简短的开场和结束会面安排。在现场监查会面由于突发事件而变得不可能时，监查员应当至少在监查访问后与研究者进行电话交流。如果监查员在安排与研究者的会面或交流上经常遇到困难，应当及时与申办方的项目经理取得联系。通过申办方项目经理或项目医学负责人与研究者的沟通，通常可收到积极效果。作为研究者，他/她应当意识到自己对所承担的试验项目的职责和义务，并配合申办方和监查员共同做好各自的任务。任何对监查活动不配合，并经过多次交涉无效的行为和举动，监查员除了及时向申办方汇报外，还应记录在监查访问报告中，以便在申办方内部讨论相关对策或做出可能不利于研究机构的决定时有据可依，如关闭研究机构或以后的试验项目不使用该研究机构等。

表 10.9　监查员临床监查条目自我监督工具示例

研究者：＿＿＿＿＿　　试验方案标题和编号：＿＿＿＿＿　　监查员姓名：＿＿＿＿＿

受试者姓名缩写：＿＿＿＿＿　　研究机构编号：＿＿＿＿＿　　监查员签名：＿＿＿＿＿

受试者筛选卡：＿＿＿＿＿　　出生日期：＿＿＿＿＿　　性别：□ 男　□ 女　　入组日期：＿＿＿＿＿

筛选失败：□ 是　□ 否　　受试者随机卡：＿＿＿＿＿　　知情日期：＿＿＿＿＿

	筛选期	治疗期		随访期		计划外访问	脱落	
	V1	V2	V3	V4	V5	访问	访问	最终
评估完成								
计划访问日期								
实际访问日期								
数据核查								
知情同意								
入排标准								
病史								
人口信息								
不良反应								
发作频率								
生化检测								
心电图								
同期服用药物								
药物清点								
日志卡								

如果脱落，原因：＿＿＿＿＿

有 SAE 发生：□ 有　□ 否（如果有，核查 SAE 数据　□ 是　□ 否）

方案偏离记录		
偏离事件	发生日期 / 访问	报告日期
采取行动		备注

其他评注和后续跟踪：＿＿＿＿＿

存档：原件 → 申办方主文档 / 临床监查　　　　　　　版本：1.0　版本日期：2010/10/7

10.2.5.2 与临床研究协调员的交流

在试验项目过程中，临床研究协调员（CRC）在研究机构保证试验项目运营质量中起到关键作用。所以，监查员必须与临床研究协调员建立良好的工作关系。有了临床研究协调员的积极协助，监查员的工作效率和监查功效可以大大提高。监查员通过工作的关系与临床研究协调员可以很容易建立很好的个人关系。有时，过于密切的朋友关系会对监查员保持权威性形成挑战。即使与临床研究协调员发展成很好的朋友关系，监查员也必须坚持临床试验项目的可信性和依从性原则。任何对 ICH-GCP 标准的降低不仅会给申办方的试验药物的有效性和安全性评价和以后的申请带来麻烦，而且会给研究者从事临床试验的能力和声誉造成损害。

无论是监查员与研究者，研究机构团队成员或 CRC 进行试验监查访问会议访谈或交流，其方式方法都不外乎三部曲，即：

① 开始环节建立亲和关系，缩短双方的距离感，相互熟悉和了解对方的友好性和目标。开始时态度诚恳，语气友好，简单寒暄后直接切入主题，概述期望解决的问题或要求，或解释访谈对象不清楚或不熟悉问题背景或细节。交流中的言谈举止得当，视线的接触，并注意对方的性别和文化习惯的差异，有助于创造良好的交流范围。

② 交流访谈进行环节，监查员需要准备好交流提纲和交谈计划与方式，营造良好互动和平等对话是关键。对于交谈提纲需要计划好话题或问题的自然分段，层次清晰，时间顺序流畅，可以考虑采取原因-结果或问题-解决等不同方式或顺序进行交流。交谈时不应局限或纠结在探究唯一答案，凸显优势和劣势分析，采取灵活切换问题解决思维和/或适应性交流技能，交流时不要跑题或在某个话题上滞留时间过久，特别涉及关键或重大问题的问答最好能实时复述确认。学会在不同场景中做出中立性提问或诱导性提问技巧，通过引出话题或问题的启动式会话，以及在此基础上巧用探索其他隐含信息的探索性会话，并把握好答复者提供的信息量的多少，让访谈者在没有压力或暗示情况下自由发挥是监查员必备的软技能。

③ 结束交流访谈环节需要明确总结或归纳交流要点，以及后续双方需要各自承担的任务目标。监查访问交流结束并不意味着双方协助关系的结束，其是后续继续接触和交流的重要基础。因此，一个积极的结尾有助于后续双方的配合和继续相互支持和成就彼此。当已经获得预期问题答案或明确解决方案时，避免引入新的话题或问题看法，这可能不利于或困扰整个访问交流结果的效应。在结束阶段的归纳总结，真诚的态度十分重要，避免为无法做到或达到时间目标

的事做出过度承诺。匆忙结束交流，亦可能会导致未经严谨斟酌语句出现，也不利于后续的进一步接触交流。

总之，监查员与研究机构人员间的相互信任和能在友好平等环境下进行交流和会议，离不开平时彼此的良性互动和呈现的专业素质。

10.2.5.3 研究机构的监督和管理

监查员进行研究机构的访问时除了监查试验项目的进展外，还可以注意观察和体验研究机构的工作气氛，包括人际关系、研究人员的相对稳定性、研究人员的时间管理和对研究机构的总体印象和感受。这些方面和气氛对于研究机构完成试验项目的能力都有影响。以下的一些观察角度可以帮助监查员对研究机构的工作环境做出初步判断：

① 研究机构人员彼此相处融洽吗？
② 他们显示了团队合作吗？
③ 有否明显的对立或傲慢情绪？
④ 当一个人很忙时，其他人乐于提供帮助吗？
⑤ 办公室的事情是有序还是总是在散漫地进行？
⑥ 研究机构人员有足够的时间做他们的本职工作加上试验项目吗？
⑦ 事情的进行总是不能按时或显得匆忙吗？
⑧ 研究机构人员对监查访问有准备吗？
⑨ 经常有新人在未有培训或培训不足的情况下承担试验项目的职责吗？
⑩ 研究人员的分工明确并各司其职吗？

无论研究机构的工作效率如何，监查员都需要做出额外的努力来帮助研究机构人员更有效地管理试验项目。否则，试验项目总是不会如期运行并顺利完成。

作为一个监查员，有责任帮助解决任何研究者、临床研究协调员或其他研究人员所遇到的问题，如招募困难、人员流动、缺乏或丧失热情和兴趣、不良项目行为或研究方案偏离等。经验、知识和良好的常识是监查员遇事不慌和从容解决的前提。监查员应当学会如何运用适当的策略和压力促使工作效率低的研究机构改变现状，而又不会造成研究者和研究机构人员的不悦。图 10.14 展示了管理研究机构问题的一般策略。然而，任何主要的监查员无法解决的问题都应当及时反馈给研究机构和申办方的项目总监/项目经理，并寻求申办方团队成员的帮助。监查员不应当由于无法解决问题而忽略它们，因为问题的本身不会自行消失。如果这些问题与研究机构的管理有关，监查员必须加大对研究机构的监督和监查力度，以确保试验项目能顺利和按时完成。

监督研究机构各项与试验项目有关的准备活动进展也是一项十分细致和重要的任务。表 10.10 列

出了试验项目进度统计表的样本，图 10.15 为试验项目进度曲线图示例。只有对研究机构的各项准备活动的进程有所掌握，才能保证整个试验项目的进度不会与计划时间表相差甚远。一旦发现研究

机构的试验项目准备进度落后于计划，监查员应当和研究者/研究机构人员交流，找出原因并提出解决方案，以保证试验项目的进度尽快回到预设的轨道上。

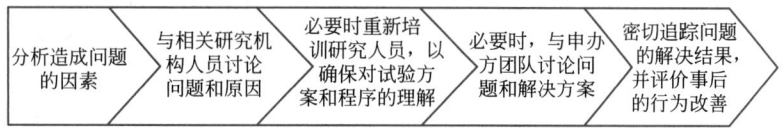

图 10.14　管理研究机构问题的一般策略

表 10.10　研究机构试验项目进展现状一览表示例

＜申办方名称＞				
试验项目编号：		研究机构编号：	国家和地区：	
研究者姓名：		项目经理姓名：	监查员姓名：	
活动项目	预定完成日期 （年/月/日）	实际完成日期 （年/月/日）	差异天数	评语
研究机构确认				
欢迎信发出				
研究者的签署试验方案协议				
研究前监查访问				
知情同意书翻译完成				
临床试验保险证书				
伦理委员会申请				
伦理委员会会期				
伦理委员会批准				
试验项目预算草案发出				
试验项目预算完成				
研究协议签署				
必备药政文件收齐				
药物供应批准				
药物送抵研究机构				
研究项目团队信息获得				
研究机构启动监查访问				
首位受试者第一次试验访问				
10%受试者招募指标完成				
25%受试者招募指标完成				
50%受试者招募指标完成				
75%受试者招募指标完成				
100%受试者招募指标完成				

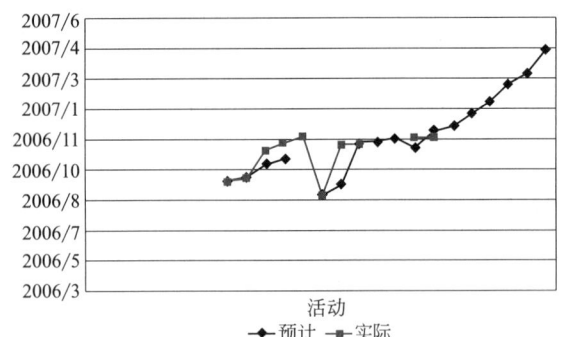

图 10.15　研究机构试验项目进度曲线图示例

常规研究机构试验项目管理文件包括但不限于研究机构人员职责分工表、研究者简历、相关培训记录、相关药政要求表格、相关试验项目承担或执行者的培训与资质证明等。因此，监查员对研究机构运营管理的常规监查关注要点在于：

① 所有机构项目组成员的授权任务，以及资质、培训、授权时限、实际承担或执行任务的匹配性等；

② 若干资质和培训文件的合规性监查，诸如GCP培训时间与证书时间匹配、CV签署日期与有效期、项目/方案培训时间与项目开展试验匹配性、授权开始时间的合理性等；

③ 特殊授权是否按照方案要求计划和执行；

④ 研究机构人员变动情况及其变更控制文件的合规性，如研究者离职时签署授权结束声明、签署日期与人员职责分工表时间的匹配性等；

⑤ 人员职责分工授权表上信息的合规性和完整性，如姓名缩写和签名样章、授权时间与实际工作时间的一致性和合理性、授权职责与实际承担或执行任务时间的匹配性等；

⑥ 研究者简历中的教育、受训和临床工作经历与方案要求相符；

⑦ 有重要文件更新时的培训记录；

⑧ 研究者作为试验项目主要负责人在履行项目管理时的证明文件，如授权确认签名、定期项目管理会议或进展会议文件记录等。

管理研究机构无积极招募活动的策略应当从试验项目启动前做起。在研究机构签订完合同或研究机构启动监查访问（SIV）中，就应该明确表示试验项目的招募是竞争性的。每个研究机构都有自己的预定招募目标。在研究机构被启动若干周后，监查员应当与没有招募活动的研究机构一起探讨没有招募到受试者的原因，制定改进措施或减少招募目标。在接下来的若干周内，如果仍不见招募活动的发生，应该进一步商讨对策。如果在研究机构被启动三个月后，极少数研究机构仍不见积极的招募活动发生，而大多数研究机构的招募活动正常，其原因通常可归结为没有合适的受试者源或研究机构人员的积极性不够。

申办方准备启动应急计划时，如关闭研究机构、开放新的后备研究机构或转移受试者计划招募人数至其他研究机构，都应事先向研究机构发出书面预通知。对于将被关闭的研究机构，应要求他们在限定的时间内改变无积极招募的现象，以避免其被关闭。

研究人员的素质影响研究程序操作的准确性和数据管理以及解析的可靠性。所以，监查员的另一个职责就是在每次监查访问中确认所有研究机构人员都认真履行各自的职责、人员的稳定性和新人得到有效培训。为了做到这一点，监查员在监查访问前，必须熟悉每位研究人员的姓名和他们的职责，以及人员的变动情况。常见的监查研究人员的方法包括：

① 监查自上次监查访问以来任何关键研究人员的变动（研究机构应当随时通知监查员任何人员的变动）。如果有人员的变动，最重要的是确保新人或职责变动的人员经过相应的试验项目和程序的培训，并将培训过程记录在案。

② 如果主要研究者或协同研究者发生变化，确认这些变化已经通知伦理委员会和相应的药政部门（如需要），并已获得批准。所有新的研究者按GCP要求需完成相应的药政文件递交（如药政表格、简历、财务关系声明等）和培训（如GCP、项目方案等）。所有这些文件培训记录也必须保存在试验项目的申办方和研究机构文档中。

③ 为了确保所得的数据的可靠性，在可能的情况下，需检查相关医学程序的主观诊断或判断是由相同研究人员完成的。例如，在进行有关心理研究或解读切片时，由同一位心理学家或病理学家完成试验项目中所有的有效性评判面试或结果解读十分重要，这样可以保证评判标准和结果的恒定性。

• 如果必须有一位以上的专家参加评判和解读，所有专家成员应当已经过严格的培训，以确保这些主观试验的评判和解读能在尽可能一致的情况下完成；

• 在可能的情况下，应该尽量保证一位受试者在治疗前后的主观评判和解读是由同一位评判专家做出。

④ 在每次监查访问中，研究者出席开场和结束访问的会面讨论是监查员衡量研究者是否履行职责的标准之一。

监查员应当和研究者就监查访问所发现的问题，如研究人员的不合作、未经培训、态度消极或数据评判的可靠性差等进行讨论，并提出相应的改善和管理建议。必要时，监查员需要向申办方的项目经理、项目总监或主管交流存在的严重问题。无论采取任何措施或建议来克服或改进问题，监查员总是应当在下一次的监查访问中跟踪或观察纠正行为结果是否有效。同时，项目经理对于临床监查中暴露出的问题都需要从监查员和研究机构工作质量两个方面予以评估和管理。总之，监查员对研究人员的最主要的责任就是要协助他们更好地完成试验项目，维护受试者的安全和保证所获数据的准确性。监查员本身工作质量的好坏与研究机构交付结果质量密切相关，进而对试验结果质量和可信性有直接的影响。

10.2.5.4　监查访问的活动

监查员在进行监查活动时，需要列出一份供自己参考的"监查任务清单"。一般来说，监查活动最好从最重要的项目环节，或必须解决的主要问题或事项着手。这样可以保证在监查活动时间不够的情况下，至少最重要的事务已被核查或解决。"监查任务清单"可由以下几个方面组成，并可以按照这个顺序开展监查访问活动。

（1）严重不良事件的核查　通过比对病例报告表的记录和受试者的医疗记录，以及其他源文件来核实是否所有严重不良事件都已被报告、报告的准确性，以及是否所有严重不良事件信息都已反映在报告中。任何不良事件、同期用药和内在疾病的交叉对比可以发现可能的报告或记录的遗漏和差异。同时，交叉信息记录的关联性都应在 CRF 中有所体现。

（2）知情同意书的核查　任何试验项目的程序都必须在受试者签署知情同意书之后开始。所有受试者或他们的法人代表都已获得充分知情告知，并在无强迫和知情自愿的情况下签署知情同意书。监查员必须通过多渠道信息的比对来确认知情同意过程和签署知情同意书的质量风险要点。

（3）核实试验方案的依从情况　试验项目的特殊临床评价程序和数据质量满足 GCP 和方案设计要求，尤其涉及关键数据及其流程的操作，以及关键数据记录符合 ALCOA 原则的规范操作要求；缺失访问、检测和/或检查需要清晰地报告在 CRF 中。已入选的受试者退出或中途终止都应当报告在 CRF 中，并给出解释。缺乏试验方案的依从性会降低试验结果的可信性。为改善研究机构项目运营的依从性，监查员在每次的监查访问中都应向研究人员不断地强调试验方案的关键要点和不可随意更改。同时，还应强调任何试验方案的偏离必须用书面记录的形式予以存档。

（4）受试者招募情况核查　监查研究机构招募状况很重要，因为临床研究要求有足够的受试者数量以满足试验药物安全性和有效性结果的统计学意义。监查员在确保招募目标符合试验项目预设宗旨方面起着重要的作用。

（5）病例报告表的审阅和源文件的核查　ICH-GCP 要求病例报告表中数据都必须有源文件来证明数据的可信性和准确性。源文件的核查是监查职责的关键内容之一。源文件核实的目的在于确认受试者的

真实性和数据的真实完整性。因此，监查员必须确认试验方案和统计分析计划所要求的数据在 CRF 上应有准确的记录，并与源文件一致。

（6）数据疑问提出和错误的修正　这项活动与 CRF 的审阅密切相关。任何 CRF 的填写错误、遗漏或字迹不清楚都应告知研究者。监查员应当确保所做的更正、添加或删除、注明的日期、予以的解释（如有必要）是适宜的，并由研究者或经研究者授权的试验团队人员对 CRF 的变更做出姓名首字母的确认签署。授权应当记录在案。在病例报告表审阅中发现的数据疑问或错误，都必须通过数据疑问表的形式予以澄清。使用电子病例报告系统可以大大减少数据疑问的人工操作。有关病例报告表的审核、数据疑问的程序和电子病例报告表的过程可参见第 22 章和第 23 章相关描述。

（7）试验物资的清点和计量　试验物资包括试验药物或器械。首先，监查员需要核查任何剂量和/或治疗调整均在 CRF 中有良好的记录。同时，在可能的情况下，监查员应当监督临床试验物资供应包装的开启，确认包装物内容物的完整、包装安全封口的密封性，并进行试验物资的收讫数据量核对。试验物资的包装应尽可能在监查员检查完成后再开启，以确保物资的完整性、包装标签与内容物的匹配，以及数量准确性。这种物资清点的情形通常有两种情形，即：

① 如果试验物资在监查访问之前已被收讫并开启，监查员应当进行试验物资的库存清点和监查，并在检查报告中记录相关监查结果。

② 如果试验物资在监查访问时尚未送达研究机构，监查员应当指示研究机构人员在收到试验物资后应该如何正确地处理它们。收到后，研究机构人员应当尽早通过电话通知监查员试验物资的收讫，并向监查员确认所收试验物资的完整性和内容物与标签标示的相符性。

对于后一种清点情况，监查员需要将这一电话监查试验物资的活动记录在电话报告中，作为下一次的监查访问中检查和核对试验物资供应和发放数量的依据。所有检查过程和结果都应当记录在监查访问报告中。

（8）伦理文件的核验　伦理审批的文件通常由伦理批准文件、伦理委员会名单、伦理审批出席人员签到表、与伦理委员会交流的相关文件、伦理年度审核记录文件等组成。监查员对伦理文件的审核重点通常包括：

① 试验项目重要文件的审批版本及批准与正在执行的试验文件的匹配性；

② 伦理审批文件及其批件内容的规范性，如有关符合 GCP 的声明；

③ 伦理委员会组成及参与审阅人员的合法性和有效性，如审阅成员是否违背利益冲突和回避原则等；

④ 伦理批准文件清单与试验项目执行文件的匹配性；

⑤ 后续需递交的伦理文件资料是否符合伦理递交要求和时间表，如 SUSAE、方案偏离、SAE、致研究者信函、年度报告等；

⑥ 研究机构/研究者与伦理委员会的交流文件完整性，如伦理文件收讫回函、CRC-伦理交流文件记录等。

⑦ 伦理批准文件时限与文件使用时限的一致性和合理性，如方案培训时间早于伦理批准时。

（9）实验室样本和设备的核实　实验室样本包括试验项目要求的血液化验样本、尿样或组织切片样本。这些样本收集后都必须按照要求储存和运送给中心实验室进行进一步的分析。

（10）研究文档审查　有关研究机构满足启动要求的文档的目录可参阅表 7.4。

表 10.11 总结了监查活动的具体内容和监查员/临床研究协调员在监查活动中的各自职责。

表 10.11　监查的主要活动和监查员/临床研究协调员的职责一览表

监查员职责	临床研究协调员职责
不良事件	
• 询问研究者和临床研究协调员自上次监查访问以来是否有新的严重不良事件发生	• 保留并显示已递交严重不良反应报告给申办方和伦理委员会的记录
• 如果有，是否所有的严重不良事件都已报告给了申办方	• 保留严重不良事件报告的复印件，以及事件报告数量的统计表
• 核对收到的严重不良事件报告和研究机构的统计数	• 准备每份严重不良事件报告的背景材料和支持文件
• 核对和监查严重不良事件的背景资料，包括受试者的医疗记录和任何支持文件 　- 检查试验报告书的所有严重不良事件是否已被报告 　- 检查严重不良反应报告中的信息已包含了所有已知的信息 　- 确认严重不良反应报告中的患者一般信息的正确性，如姓名缩写、患者情况描述、同期服用药物和治疗等	• 根据不完整严重不良事件报告的补充要求，收集新的信息和完成补充报告
• 如果发现未报告的严重不良事件或新的信息，收集并报告之 　- 审阅源文件和向研究机构人员询问以确定是否还有其他未记录的或未报告的严重不良事件 • 与研究机构人员讨论信息不完整的不良事件，并要求补充不完整的不良事件报告 • 确保所有新药申请安全性报告都已呈交给了伦理委员会	• 如果有新发现的严重不良事件，收集相关背景资料和支持文件，并协助监查员完成严重不良事件报告
知情同意书	
• 确认研究机构使用最新批准的知情同意书版本	• 准备自上次监查访问以来新签署的知情同意书供监查员审阅
• 审阅自上次监查访问以来的每一份新版知情同意书，并确认知情同意书的签署发生在受试者接受任何试验项目程序之前 • 核查知情告知和自愿知情同意交流记录	• 准备并提供书面知情同意书签署程序，供监查员确认 • 准备知情告知和自愿知情同意并签署知情同意书的记录文件
• 确认知情同意书由受试者本人或受试者的法律授权者签署并有签署日期	• 准备签署知情同意书的受试者的筛选和入组登记表，以及其他相关医疗记录，以便监查员确认签名、日期和受试者的真实性
• 如果知情同意书要求有证人同时签署，确认证人完成签名和签名日期	• 当知情同意书被修正后，确保新版知情同意书获得伦理审查委员会的批准，并向监查员提供批准信函
• 如果研究方案的修正涉及知情同意书的修正，确认新招募的受试者在新版知情同意书上签名和日期	• 向监查员证实当修正的知情同意书被批准后，所有新的受试者均在新版知情同意书上签名和日期
• 如果研究方案的修正涉及知情同意书的修正，确认已入组的受试者在继续接受进一步的试验项目程序之前，在新版知情同意书或知情同意书的补充附录上完成签署和日期	• 向监查员证实当修正的知情同意书或补充副本被批准后，所有已入组的受试者在继续接受进一步的试验项目程序前，都在新版知情同意书或补充附录完成签名和日期
• 周期性地整体审阅签署过的知情同意书，以确保它们被正确地存档保留 • 定期地同时快速翻阅所有签署的知情同意书，不同人的签名手迹和日期，以及使用笔的种类和颜色应有显著不同	• 确保所有知情同意书都妥善保存在研究机构文档中，以备监查员的随时抽查或复查

续表

监查员职责	临床研究协调员职责
研究方案/GCP 的依从性	
• 认证研究者遵循批准的研究方案进行临床试验项目 • 确保研究方案的偏差获得批准，SOP 和 GCP 的偏差都记录在案并及时通报 • 确保研究机构已采取相应的措施来防止偏差的再次发生 • 确认研究者收到最新的研究者手册，所有的文件和临床试验物资的供应 • 通过监查下列临床病例报告表和源文件的数据来确认研究者对研究方案的依从性： 　- 受试者的入组：都满足入组标准 　- 随机：受试者的随机编号正确并与收到的试验药物包装编号匹配 　- 试验方案活动：受试者在每次访问中都按试验方案的要求完成试验活动 　- 访问日程和窗口：受试者的访问窗口是在实际预定的访问日期允许范围内（一般访问窗口的范围以访问间隔而定。当每次访问间隔较短时，如 2 周，可定为±2～3 天；当每次访问间隔较长时，如 2 个月以上，可定为±1 周。但有时也需要考虑试验的病种或研究方案要求等因素） 　- 药物分发：受试者收到相应的药物和正确的供应量；受试者退还未用完的试验药物；受试者被告知有关试验药物的使用、处理、储存和退还程序；受试者服药的依从性符合要求 　- 试验药物：在双盲临床试验中，试验药物包装盒上的标签已经被取下并粘贴在相应的药物分发登记表上；每一份标签都可以和相应的受试者匹配	• 研究机构文档中保留有签署的研究方案签名页 • 研究机构文档中保存有书面通知伦理审查委员会有关研究方案的任何偏离，并保留所有与其相关的信件往来，以便监查员的核查 • 研究机构文档中保存有伦理委员会批准函 • 研究机构文档中保留所有版本的研究者手册（原版和更新版）和与申办方/申办方代表之间有关研究者手册的信件往来，以便监查员的核查 • 准备相应的受试者资料，如病例报告表、药物清点计量表、IVRS 登记表、受试者招募登记表等源文件，以便监查员核实研究方案的依从性状况
受试者的招募	
• 确认研究者只招募符合条件的受试者入组 • 确认研究机构报告受试者的招募率 • 交叉监查和核对下列源文件资料来确认招募信息和受试者的真实性 　- 受试者招募登记表/筛选登记表/受试者鉴别登记表 　- 受试者的医疗记录 　- 常规接触记录（研究机构访问、电话、信函邮件、电子邮件） 　- 研究机构定期传真给申办方项目经理的受试者招募进展报告 　- 受试者招募卡（有些申办方有时使用这种招募卡，每招募一位受试者，研究机构就将情况记录在一张卡片上并递交给申办方） 　- 其他表格和记录 　　化验报告 　　其他诊断报告，如心电图报告 　　临床试验病例报告表和源文件 　　互动语音应答系统报告	• 确保每位受试者的源文件都明确和全面地显示该受试者满足所有入排标准，并提供相关资料给监查员核实 • 及时更新受试者招募登记表，并记录所有受试者有关已被筛选但未被招募入组的原因；按照申办方要求定期递交给项目经理 • 记录好受试者医疗、筛选和招募情况，并分门别类地予以存档和提供给监查员核查
病例报告表和源文件核实	
• 核实所有源文件和其他试验记录的准确性、完整性和及时更新，以及是否正确地存档 • 检查病例报告表输入、源文件和其他研究记录的准确性和完整性，并确保这些文件的及时性、可读性、相互交叉可对比性以及这些记录可以无误地与相应的试验项目相关联 • 确认病例报告表和结果被正确地转录入数据库中	• 确保所有病例报告表和源文件的完成都在规定的时间里，并在记录这些文件时做到清晰可读，并按照规定由专人负责签署文件 • 解释 CRF 中任何缺失的数据输入，数据的差异性或不一致性，缺失的试验访问或程序，并显示任何试图与失去联系的受试者保持联络的努力 • 记录未遵循方案规定的任何剂量或治疗事件及其原因 • 确保所有病例报告表的输入都可以从源文件中获得证实，并且输入的数据与源文件一致 • 确保所有不良事件、同期用药和受试者的健康变化都按要求记录在病例报告表中

监查员职责	临床研究协调员职责
试验数据的疑问和错误修正	
• 告知研究者任何数据输入的不可读性、遗漏或错误	• 及时回复数据修正表
• 确保所有数据疑问都获得解释或修正	• 按照 GDP 的规范修正数据，记录和保存所有修正的文件
• 对错误或有疑问的数据发出数据修正表（如果使用纸质病例报告表）	• 所有被修正过的病例报告表必须重新递交给申办方（如果使用纸质病例报告表）
• 确保任何修正必须按照 GDP 完成	• 按照研究机构的试验项目文档目录收集和保存试验文档
试验物资的清点计量	
• 确认药物/器械的收讫和发放数量能够吻合	• 确保试验物资的保管有专人负责，并存放在有专人严格监控的地点
• 监查研究物资发放记录和现有库存数量能吻合	• 按照试验方案的规定在指定的访问中发放相应的试验物资给特定的受试者
• 确保研究物资储存适当	• 在给受试者发放前，核对试验物资上的包装编码，以确保包装盒上的编码与受试者的随机编号相匹配
• 确认适宜剂量和数量的试验物资只发放给招募入组的受试者	• 记录试验物资的发放量、回收量和相关发放信息
• 确保未用药物和过期药物的封存、退还、销毁及其记录的准确	• 每天记录试验药物和/或生物样本储存库的特定温度（如果要求）
• 检查试验药物的过期日期，确保受试者不会收到将要过期药物	• 在发放给受试者前，确认试验药物的过期日期，以确保受试者不会收到将要过期或已过期的药物
• 检查和询问试验物资的库存量是否足够。必要时，协调新的试验物资的供应	• 一旦发现药物在受试者下次访问前将会过期，及时通知受试者停止服用该药物，并设法让受试者在药物过期前返回研究机构，以便交换药物
• 确保未用药物/器械的退还	• 提前通知监查员需要补充试验物资的库存，并保留好所有收讫凭据和更新库存量的统计
• 监查试验药物和/或生物样本的温度记录表（如果需要特殊温度控制）	• 保留所有记录，并提供给监查员核查
实验样本和设备	
• 监查实验样本的收集、储存和运送程序和记录，并确认库存量。必要时，增订实验物资的供应	• 按照要求进行仪器和设备的校正，保留所有校正记录，并及时更新和保留操作记录
• 监查仪器和设备的每天校正记录	• 保留所有实验物资供应的收讫和运送凭据
• 确认设备和仪器维护适当，并满足试验项目的运行要求	• 及时通知相关实验室补充实验物资的库存
• 确认实验样本的储存温度符合研究方案的要求和检查记录档案	• 每天记录实验物资和样本的特定储存温度（如果要求）
研究文档	
• 在首次和末次监查访问中，核对研究机构文档的所有文件，以确认所有文件都已递交给申办方（规定不用递交的文件除外），其他监查访问中可定期检查、抽查或有目的地检查	• 确保所有文件和纸质病例报告表都保存在相应的文档中，并由专人负责监控；在监查要求时可以随时获得
• 确认研究机构的文档中有正确和更新版本的研究文件	• 更新和维护研究机构文档，所有文件均按时间顺序存档

10.2.5.5　受试者招募状态的监查

在监查受试者的招募进展时，项目经理和监查员必须对每种招募情形都进行评估，以确保所有影响受试者招募的因素都被予以考虑。值得提醒的是按照《赫尔辛基宣言》精神，仅当研究是出于弱势人群的健康需求或卫生工作需要，同时又无法在非弱势人群中开展时，涉及弱势人群的医学研究才是正当的。因此，针对非弱势人群临床试验中对弱势人群的招募，如精神病患者、儿童患者、残疾人员等，需要特别审慎和做好充分的医学必要性评估，并递交伦理备案。

首先检查受试者的筛选状况，以确定多少受试者已经被筛选、随机入组或继续接受试验药物/器械的治疗。监查受试者招募状况可以了解有多少受试者已经退出或完成试验项目。将这些实际的受试者数目分别与总的受试者数目相比较，可以得出研究机构在特定时段内招募受试者的进展状况。除了比较实际与预测的招募状况外，下列几个方法还可以对整个试验项目的招募状况进行评价：

① 确认通过试验方案偏离程序随机入组的受试者，总结偏离的原因并记录在案；

② 通过监查受试者的过去和现在病史来确定入组受试者是否满足试验方案规定的入组标准；

③ 总结不符合入组标准的受试者及其数量，并

评价不满足招募标准的原因。

一旦发现过高的入组淘汰率及其严重影响招募成功的原因，项目经理和监查员可以与研究者一起商议改善招募的策略，或与项目医学专员一起研究修正入组标准的可能性。图 10.16 列出了常见的招募问题及其管理策略。

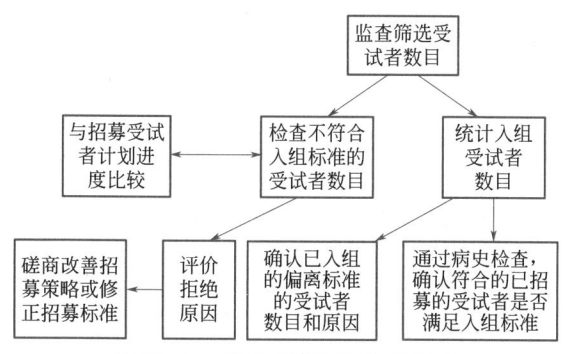

图 10.16　监查招募状况步骤示意

常见的招募问题类型有 3 种：

（1）招募的受试者数量不足　如果研究机构不能招募足够的受试者，项目经理和监查员需要确定招募过程中下列什么因素起主要影响作用，以便对招募计划进行动态调整：

① 是否有足够的潜在受试者可被招募，如果是，在哪里可以找到他们，或如何招募到他们；

② 招募程序是否有问题；

③ 受试者在试验项目过程的后期由于种种原因退出；

④ 是否有同样目标人群的其他研究项目正在进行；

⑤ 是否有足够的研究机构人员资源来承担试验项目；

⑥ 除了主要研究者的受试者资源外，次要研究者的受试者源和招募能力是否已经得到充分重视；

⑦ 是否有必要启动外院推荐或招募公司社会招募的支持。

只有找到问题的症结才能制定出更成功的招募策略。

（2）不适宜的受试者被招募入组（不满足入组标准的受试者通过研究方案偏离途径被招募）　有时不满足入组标准的受试者也被招募入试验项目，或研究机构人员为了完成招募指标，试图通过豁免研究方案偏离的手段来降低招募标准。这些问题是由于研究机构人员没有很好地理解试验方案的要求和 GCP 的要求。研究机构人员从筛选环节起就没有很好的把关。解决这类问题的方法只有通过人员的进一步培训，以确保所有从事筛选受试者的研究机构人员都能准确地理解试验方案的入排标准。

（3）已经入组的受试者对试验方案依从性差　非依从性是指随机入组的受试者不遵从试验方案的要求来完成受试者在研究项目中的任务。例如，受试者不按时服用试验药物、没有服用规定剂量的试验药物或没有按照试验方案要求返回研究机构进行特殊的医疗检查程序。这些都会严重影响试验药物有效性和安全性评价的可信性和科学性，使试验数据和结果的准确性受到不良影响。受试者非依从性通常需要通过研究机构人员和受试者的积极沟通来克服。关心受试者的需求、耐心解释相关信息和提供更舒适的环境等有助于改善受试者参加试验项目的心情和信心。可以减少受试者依从性差的问题的手段包括：

① 营造温馨和欢迎的气氛；

② 给受试者提供一定的经济补贴，或在允许的情况下报销与试验项目有关的费用，如交通费或误工费；

③ 提供给受试者清晰和全面的信息（往往提供给受试者的任何书面信息都需要伦理委员会的审批）；

④ 安排更适合受试者作息表的试验项目访问时间；

⑤ 设法减少受试者对试验项目心中不适的感受，悉心关怀受试者的不良反应或其他需要帮助克服的不适因素。

详尽的鼓励和维护受试者参加试验项目的策略将在第 13 章受试者招募和留置管理策略中予以介绍。表 10.12 列出了若干研究机构人员管理和改善受试者招募问题的策略。

监查新的、仍在进行中的和脱落受试者的重点和方式略有不同。监查员必须核查招募登记表的更新信息。表 10.13 为项目经理常用的监督和管理试验项目全局进展的统计表。结合过去的监查访问报告，监查员可以很容易地判断出受试者的状态（图 10.17）。

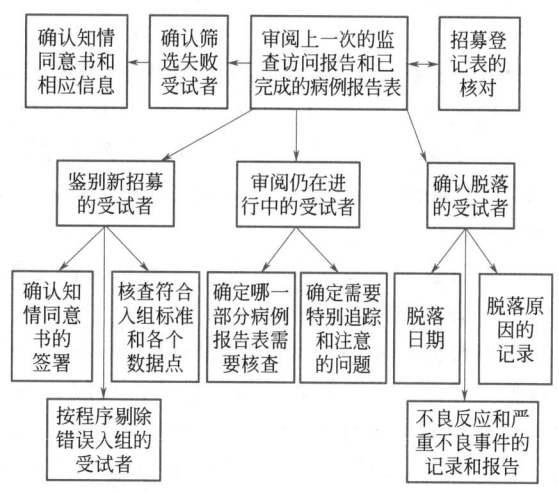

图 10.17　受试者状态监查步骤示意

表 10.12　研究机构人员管理和改善受试者招募问题的策略

影响因素	可能的管理策略
招募缓慢	• 从现有的患者数据库中发现和联系可能的受试者 • 争取其他医生、患者或患者协会团体、卫生保健机构的推荐 • 如果当地药政法规允许,考虑运用广告进行招募 • 在患者出现多的地方,放置简要醒目的试验项目海报 • 出版招募通讯(在多中心试验中供研究者交流使用)
研究人员应对所承诺的受试者人数时感到人手不足	• 讨论增加研究辅助人员的可能性,以便更好地满足试验项目的需要 • 与申办方团队探讨是否有可能适当地给予财务援助,以便雇佣更多的研究机构人员
研究人员对试验项目重视不够	• 增加与研究机构人员的接触,以促进他们对试验项目的关注 • 有技巧地与研究者交流这一问题,使他/她能提供支持
研究方案招募标准过于严格	• 调查是否所有研究机构都普遍感受这一问题 • 修改研究方案对受试者入选标准设置的不必要限制,或造成受试者感到不适或不便的试验项目程序(试验项目启动后任何试验方案的修正都必须获得伦理委员会的批准)

（1）新招募的受试者　自上次监查访问以来新招募的受试者是监查员在每次监查访问中特别要注意的对象。在确定所有新的受试者都已签署知情同意书后，监查员应当仔细审阅新受试者的既往和现有病史以及医疗记录，以确认他们均满足入组标准。如果发现不满足标准的受试者，应当遵循适当的程序将他们剔除。

（2）仍在进行的受试者　对于自上次监查访问以来仍在进行中的受试者，监查员确定他们哪一部分病例报告表数据需要进行源文件核实。参阅上一次的监查访问报告，监查员还可以鉴别出这些受试者是否有特别需要追踪或注意的事宜。

（3）脱落受试者　对于自上次监查访问以来脱落（自愿退出或被剔除）的受试者来说，监查员的注意力应放在这些受试者脱落的时间和原因，以及这些原因是否已记录在病例报告表中。如果受试者由于不良事件而中断试验项目的参与，监查员需要确认脱落记录已分别记载在病例报告表的不良事件专页和该受试者的试验终结小结专页上。如果受试者经历了严重不良事件，监查员必须确保严重不良事件及其所有相关信息报告已经完成，并按照规定递交给了申办方和伦理委员会。

（4）筛选失败受试者　筛选失败受试者是指：①已签署知情同意书但在筛选访问中由于不满足入排标准而被淘汰的受试者；②在筛选访问中合格，但按照试验方案的要求，在随后的基线访问或在随机招募前发现不满足入排标准而遭淘汰的受试者。对于筛选失败的受试者来说，监查员必须确认他们在进入任何试验程序之前已签署知情同意书，

基本受试者信息和相应的筛选失败的原因已被记录在源文件和病例报告表中。如果受试者被筛选淘汰，他们在任何情况下也不应再被重新筛选入组，除非被伦理批准的方案设置了特殊的再筛选豁免条件。如果申办方需要在病例报告表中记录和统计筛选失败者的信息，则要求记录的信息至少包括：

① 受试者一般基本信息。

② 入排标准条目（列出淘汰原因）。

③ 任何经历的不良事件（如果有）。监查员确保不良事件已被记录在病例报告表的不良事件专页上。如果有严重不良事件，必须按照规定完成和递交严重不良事件报告。

④ 相关的检查或治疗记录信息（如果要求）。

⑤ 病例报告表中受试者终结专页，并选择筛选失败作为受试者结束试验的原因。

10.2.5.6　试验项目进度的监督和管理

在管理临床试验项目，尤其是全球化的试验项目时，监督各研究机构试验项目的进度十分重要。它对于保证整个试验项目进度平衡和预测试验完成进程有着极大的帮助。试验项目进度的监督和管理可以分为两个部分。

（1）国家和地区的整体进度和管理　各国试验项目的进度由于药政管理体系的不同，试验项目获得批准的时间有快有慢。因此，各国研究机构的启动日期也会不一致，这意味着各个国家和地区的研究机构可利用的招募天数有长有短。例如，试验项目规定的受试者招募应当在第一个研究机构被启动后的 9 个月内完成。某一个国家或地区的

研究机构在第一个研究机构被启动 3 个月后才完成各项药政监管程序并被允许开始招募受试者。所以，这个国家或地区的实际允许招募受试者时间只有 6 个月。

（2）研究机构试验项目的进度和管理　研究机构的试验项目进度可以和相应国家或地区的进度结合在一起监督和管理（表 10.14）。在研究机构进度管理上，不仅可具体计划和监督到研究机构的每个月的预计招募数量和实际招募数量，而且还可以统计每一位招募的受试者在试验项目中的状况。每位受试者在试验项目中的状况也可以通过互动语音应答系统的记录报告获得。根据试验项目进度的汇总数字，项目经理可以很容易地描述出可能的招募趋势和实际进度曲线，并进行分析比较。

在准备招募进展计划时，需考虑到研究机构的启动是一个循序渐进的过程。由于药政审批程序快慢的不同，研究机构可以招募受试者的开始时间也不同，因而相应项目总体受试者招募进度在开始时较慢。随着被批准的研究机构的不断加入，招募率也会不断增加，呈上升趋势。一旦所有研究机构都开始招募受试者，招募曲线将呈平缓状，并保持到招募目标完成为止。之后，由于不断有受试者脱落或完成试验项目，留置在试验项目中的受试者数开始呈下降状，直至最后一位受试者完成试验访问。表 10.15 展示了这种随研究机构启动增加，受试者招募目标逐渐增加的计划表。

10.2.6　监查访问的后续活动

在结束检查访问之前，监查员需要确认的主要事宜包括：

① 与研究者会面讨论监查访问的发现和试验项目的现状；

② 检查试验项目物资供应是否充足；

③ 确认新收集的研究人员的药政文件；

④ 按照监查时间计划预约下一次的监查访问日期；

⑤ 提醒研究人员招募进程和试验项目的注意要点；

⑥ 感谢每位研究人员的贡献和接待。

监查访问完成后，监查员需要完成监查访问报告和监查访问后续函。此信函是监查员完成研究机构监查访问后对研究机构发出的访问要点总结信。由于此信函属于较为正式的专业信函，所以需要注意语法、标点和措辞的运用。研究机构应当保存此信函在研究机构档案中。在仔细检查所有内涵准确无误后，监查员需签名后发出送给研究者，同时也需要抄送给临床研究协调员。签署的信函的抄送件连同访问报告应当一起交给项目经理，以便保存在试验主文档中。任何此信函的被抄送者都应在信函末尾注明。例如：

抄送：[临床研究协调员]

试验主文档：××××××（项目编号）

但收到访问报告和此信函复印件的项目经理姓名无须在抄送项下列出。信函中试验方案编号需要包含在主题项下。试验方案的缩写也可以包含在主题项下。例如，主题：PRU-CHN-26，慢性便秘。临床监查访问后发送给研究者的信函的要点需要包括但不限于：

① 监查访问发生的日期。

② 记录出席监查访问的研究机构人员姓名，并对研究者的协助和会面表示感谢。如果没有见到研究者，需要指出是否违反申办方要求或药政规范，并强调下次访问中与研究者会面的重要性。

③ 描述审核了哪些文件或数据，如列出审核的受试者试验病例报告表（CRF）及其内容、医疗记录、研究药物供应、研究机构文档等。

• 审核的 CRF 最好能标明审阅的 CRF 编号和实际的 CRF 数量。例如，11 份 CRF 被审阅，其中包括 A38251、A38252 等。

• 说明药物计量是否进行，以及是否发现问题。

• 指出任何文档监查中发现的问题，以及修正后的期待。

• 指出访问中所讨论的其他问题概述，与谁讨论，对问题解决所期待采取的行动。例如，与临床研究协调员讨论了遗失中心实验报告的问题，请务必在下一次访问前从中心实验室处重新获取，并能在下次访问中审阅这些补遗的报告。

• 表明下一次访问的监查事宜。例如，哪一份 CRF 将被监查、任何其他有待审阅的文件等，包括下次监查访问的日期和时间、谁将被约见（如研究者、临床研究协调员、药剂师）等。

④ 在信函的末尾务必注明监查员的联络电话。

为了避免外部稽查的审阅，请尽量保持此信函内容一般化，而不要有所特指。无须列出需要监查的每个受试者的所有问题细节，除非某一受试者的问题特别突出或重要。例如，要求准备好一份 SAE 报告的附属证据等。表 10.16 给出了监查访问后续函的示例。

表 10.13 试验项目进展监督和管理统计表示例

试验项目编号：　　　　　　　　申办方名称：

试验项目经理姓名：　　　　　　进度统计日期：

项目	承诺受试者数	研究机构数	研究机构启动数	研究机构启动且开始受试者数	研究机构正在招募数/总数	计划招募数	筛选数	筛选失败数	实际招募数	提前脱落数	完成数	筛选进行中数	进行中数	剩余招募天数	完成率	招募比	剩余招募数
总计	130	14	11	9	64%	130	60	9	48	2	0	3	46	316	37%	37%	82
国家和区域																	
比利时	12	2	2	2	100%	12	14	2	10	0	0	2	10	321	83%	83%	2
马来西亚	16	1	1	1	100%	16	4	0	4	0	0	0	4	357	25%	25%	12
南非	12	3	2	1	33%	12	3	0	3	0	0	0	3	326	25%	25%	9
英国	12	1	1	1	100%	12	3	0	3	0	0	0	3	350	25%	25%	9
中国	78	7	5	4	57%	78	36	7	28	2	0	1	26	316	36%	36%	50

表 10.14　研究机构试验项目监督和管理表示例

总计（更新日期 2006/9/29）

更新日期	计划	计划FPI	实际FPI	计划LPI	计划LPO	筛选天数	筛选失败	治疗天数	倒计时:在528天内筛选了91位受试者
2006/9/29	130	2005/8/18	2005/9/1	2006/4/19	2007/2/20	21	16%	308	

国家或地区	研究机构	计划	计划FPI	实际FPI	计划LPI	计划LPO	机构开放	机构关闭	启动	招募	筛选	筛选失败	入组	脱落	计划	筛选中	进行中	时间	完成率	要求招募率/天
荷兰	2	12	2005/8/24	2005/8/24	2006/4/19	2007/2/20			2	2	14	2	10	0	0	2	10	322%	83%	0.050
香港	1	16	2005/9/26	2005/10/6	2006/4/19	2007/2/20			1	1	4	0	4	0	0	0	4	358%	25%	0.078
南非	3	12	2005/9/29	2005/5/1	2006/4/19	2007/2/20			2	1	3	0	3	0	0	0	3	327%	25%	0.052
韩国	1	12	2005/9/20	2005/9/29	2006/4/19	2007/2/20			1	1	3	0	3	0	0	0	3	350%	25%	0.057
中国	6	78	2005/8/18	2005/9/1	2006/4/19	2007/2/20			5	4	33	4	28	2	0	1	26	316%	36%	0.320
5	13	130			2006/4/19	2007/2/20			11	9	57	6	48	2	0	3	46	316%	37%	

国家或地区	研究者	招募目标	计划FPI	实际FPI	计划LPI	计划LPO	机构开放	机构关闭	筛选	筛选失败	入组	脱落	计划	筛选中	进行中	时间	完成率	招募率/招募期
中国	A博士	6	2005/4/29	2005/10/4	2006/4/19	2007/2/20	2005/2/29	2005/11/2	3	3	0	0	0	0	0	327%	0%	0.026
中国	B博士	12	2005/8/29	2005/9/8	2006/4/19	2007/2/20	2005/10/31		7	1	6	2	0	0	4	327%	50%	0.052
中国	C博士	15	2005/8/29	2005/9/7	2006/4/19	2007/2/20	2005/8/18		9	3	5	0	0	1	5	327%	33%	0.064
中国	D博士	12	2005/8/18	2005/8/18	2006/4/19	2007/2/20	2005/8/28		8	0	8	0	0	0	8	316%	67%	0.049

续表

国家或地区	研究者	招募目标	计划FPI	实际FPI	计划LPI	计划LPO	机构开放	机构关闭	筛选	筛选失败	入组	脱落	计划	筛选中	进行中	时间	完成率	招募率/招募期
中国	E博士	12	2005/9/26		2006/4/19	2007/2/20			0	0	0	0	0	0	0	358%	0%	0.059
中国	F博士	9	2005/8/29	2005/9/1	2006/4/19	2007/2/20	2005/8/10		9	0	9	0	0	0	9	327%	100%	0.039
中国	G博士	12	2005/9/26		2006/4/19	2007/2/20	2005/10/3		0	0	0	0	0	0	0	358%	0%	0.059
荷兰	H博士	6	2005/8/24	2005/8/24	2006/4/19	2007/2/20	2005/8/24		8	2	6	0	0	0	6	322%	100%	0.025
荷兰	I博士	6	2005/9/30	2005/10/20	2006/4/19	2007/2/20	2005/10/12		6	0	4	0	0	2	4	363%	67%	0.030
韩国	J博士	12	2005/9/20	2005/9/29	2006/9/19	2007/2/29	2005/9/18		3	0	3	0	0	0	3	350%	25%	0.057
香港	K博士	16	2005/9/26	2005/5/6	2006/4/19	2007/2/20	2005/2/13		4	0	4	0	0	0	4	358%	25%	0.078
南非	L博士	4	2005/8/29	2005/9/1	2006/4/19	2007/2/20	2005/8/24		3	0	3	0	0	0	3	327%	75%	0.017
南非	M博士	4	2005/9/25		2006/4/19	2007/2/20	2005/2/15		0	0	0	0	0	0	0	356%	0%	0.019
南非	N博士	4	2005/10/1		2006/2/19	2007/2/20			0	0	0	0	0	0	0	364%	0%	0.020
	14	130	2005/8/18	2005/8/18	2006/4/19	2007/2/20	2005/7/28		60	9	48	2	0	3	46	316%	37%	

注：FPI=首位受试者招募；LPI=最后一位受试者招募；LPO=最后一位受试者出组

表 10.15　研究机构启动和受试者招募关系统计表

国家	研究机构	2005/8/31	2005/9/30	2005/10/31	2005/11/30	2005/12/31	2006/1/31	2006/2/28	2006/3/30	2006/4/30	2006/5/31	2006/6/30	2006/7/31
比利时	2	0	1	3	4	6	8	9	11	12	12	11	9
英国	1		0	3	5	7	10	12	14	16	18	20	22
以色列	3	0	1	2	4	6	8	9	11	12	15	18	18
泰国	1		1	2	4	6	8	9	11	12	12	10	7
美国	6	1	8	17	27	37	47	56	66	72	76	72	68
5	13	1	10	28	45	62	80	96	113	124	133	131	124
		1	9	18	17	18	18	16	17	11	9	−2	−7

研究机构编号	国家	研究者	2005/8/31	2005/9/30	2005/10/31	2005/11/30	2005/12/31	2006/1/31	2006/2/28	2006/3/30	2006/4/30	2006/5/31	2006/6/30	2006/7/31
001001	美国	D 博士	0	1	2	2	3	4	5	5	6	7	6	6
001002	美国	V 博士	0	2	3	5	6	8	9	11	12	12	12	11
001003	美国	G 博士	0	2	4	6	8	10	12	14	15	15	15	14
001004	美国	R 博士	1	2	4	5	7	8	10	11	12	12	12	11
001005	美国	R 博士	0	0	2	4	6	7	9	11	12	12	12	11
001006	美国	V 博士	0	1	2	4	5	6	7	8	9	11	9	9
001008	美国	A 博士	0	0	2	4	6	7	9	11	12	13	12	11
032001	比利时	G 博士	0	1	2	2	3	4	5	5	6	6	5	4
032002	比利时	V 博士		0	1	2	3	4	5	5	6	6	6	5
060001	泰国	H 博士		1	2	4	6	8	9	11	12	12	10	7
385001	英国	I 博士	0	0	3	5	7	10	12	14	16	18	20	18
972001	以色列	S 博士	0	1	1	2	2	3	3	4	4	5	6	6
972002	以色列	B 博士	0	0	1	1	2	2	3	4	4	5	6	6
972003	以色列	M 博士		1	1	1	2	2	3	4	4	5	6	6
14	5	14	1	11	29	47	65	84	100	118	130	133	131	124
			1	10	18	18	18	18	17	18	12	3	−2	−7

表 10.16　监查访问后续函示例

<日期>

<研究者姓名>
<研究机构地址>

主题:<申办方和试验项目编号:标题>

尊敬的<研究者姓名>

首先,很高兴在我于<日期>对上述试验项目进行的监查访问中和××医生、临床研究协调员的会面,以及您的热情接待和协助。
目前,您所领导的研究小组已经筛选了×位受试者,招募了×位受试者,其中有×位筛选失败者(筛选编号)和×位受试者仍在筛选阶段。
下列受试者的源文件和电子病例报告表已完成核查:

受试者编号	访问次数	存在差异	修正结果

在我的访问中,我们还讨论了需要在下次监查访问前解决的如下几个问题:
1.……
2.……

再次对于您的接待和协助表示感谢。我也期待着我与您和您的团队在下一次监查访问中的再次会面,下一次的监查访问已被定于在<日期>进行。如果您有任何问题,可以随时和我联系。我的联系电话是×××××××。

此致

<监查员签名>
<监查员姓名>
<职位>

抄送:临床试验主文档/×××研究机构项目文档

10.3　临床试验监查报告

ICH 指南（ICH E6 5.18.6）对监查报告（monitoring report，MR）有明确的要求,指出监查员应当在每次监查访问后按照申办方的 SOP 完成的一份递交给申办方的书面报告。监查报告的内容应说明监查访问的日期、被监查的研究机构名称、监查员姓名及会面的研究者和其他研究人员姓名、所涉监查访问工作的概要（包括研究机构的招募状况）、监查中发现的显著问题/事实、偏离、监查结论、已采取的或拟采取的纠正措施、为确保合规性建议的措施,以及前次访问发现的问题的后续结果/结论等。ICH E6 对各类监查访问的监查都有明确要求,包括试验前监查报告（PSSV,9.2.19）、试验启动监查报告（SIV,9.2.20）、试验中期监查报告（IMV,9.3.10）、现场访问之外的相关交流往来（9.3.11,如往来信件、会议记录、电话记录等）和试验结束监查报告（SCV,9.4.5）。对于申办方来说,监查报告是一份正式的对现场监查访问或远程访问工作结果的记录,通过监查报告可以及时了解项目的进度、项目中待解决的问题、各种问题的跟踪处理和掌控项目实施质量。对于项目经理来说,可以及时了解各中心的进度和问题,总体把握监查安排的合理性及监查效果,了解各中心相关问题是否及时协调解决,传阅报告有助于各管理者及项目内部人员

对项目进展与质量的了解。对于 CRO 而言,其是一份需要正式交付委托方的文件,记录的信息反映了研究机构的成效,以及出现问题时为确保合规所做出的努力等。监查的不足会导致研究机构在试验过程中出现问题与缺陷,无法及时发现、纠正和预防问题再犯,故监查对试验结果质量和数据真实完整性保障有重要的意义。

10.3.1　监查报告内容要求

完整的临床监查访问证据链包含着一系列的监查动作及其产生的文件集,并不只是一份现场监查报告（图 10.18）。图中实线意味着按照监查计划指南每次监查访问留痕的实据文件,虚线表示需要为监查访问做好准备的既往文件审阅,以及监查现场与研究者和研究机构人员沟通的轨迹,其应当在监查报告中有所体现。

监查员需要记住试验项目重要基本文件的定义,即收集的允许评价试验行为和产生的数据质量的文件,就不难理解监查报告在试验质量保证中的重要性。监查员可以用监查报告作为评价研究机构绩效的管理工具,评价和核查需要审核的受试者、新入组的受试者、既往或新发现问题的纠正措施、研究机构试验文件的完整性和试验实施的合规性等,在监查报告中清楚地记录行动计划、监查发现和时间表,记录任何从既往报告（或更新）中提到的行动措施的结果,

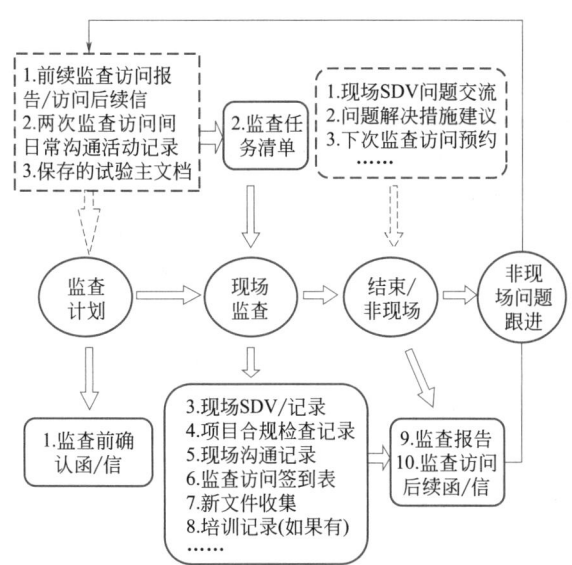

图 10.18　临床监查访问文件实据链

前后报告之间的关联要明确，包括通过非现场监查活动发现的问题，如后续信函和电话沟通报告，从而展现良好的研究机构管理。监查员必须意识到其所撰写的监查报告并不是只有自己阅读，申办方/研究机构、其他监查员、项目经理（审批人）、质量保证（QA）/稽查人员、伦理委员会（监查员与伦理委员会间的书信往来）和药政部门人员都可能会阅读监查报告。因此，监查员需要清楚地知道监查报告应包括什么，不包括什么，如何有效地撰写信息，如何按照科学准则撰写。良好的监查报告应该是撰写清晰、阐述完整，能够让第三方或后继监查员通过阅读就能清楚地了解情况。这要求监查报告和其他 CRA 记录文件都应是足够翔实，以至于其他监查员能够通过阅读其报告便能获取足够的信息继续其所负责的研究机构的监查工作，诸如研究机构试验项目的进展状况，风险或问题在哪里，应该从何处接手继续监查管理，并有效纠正追踪问题、避免问题复发等。显然，将每次新的监查报告的撰写都视为是前次报告的延续和衔接下次监查的依据，而不是独立存在的监查报告，有助于监查员更好地有效归纳总结问题，有助于风险分析与质量评估，把试验项目监查行为和结果与试验持续过程结合起来，做到"讲故事"的承前启后效果。此外，所有监查报告上所列问题都应该有闭环结果，即问题在后续监查报告中得到解决或答复，而不是悬而未决，或没有得到解决的前述问题在报告中继续跟踪记录和更新直到解决。这些监查报告问题本身就意味着试验监查管理质量存在很大风险。所以，当药政检查发现申办方存在监查不力并导致试验质量降低时，多数情况都是由于缺少监查记录和后续跟进措施。

　　监查报告通常有格式、内容和报告要求，按照 SOP 要求一般可以采用问卷的形式做成模板，实际

应用时按照方案的具体要求调整（临床试验常用表 20，二维码）。格式要求包括监查报告的命名原则，如项目编号＋项目名＋研究机构编号＋监查日期；有字号、字体、行距等排版要求；有监查员和研究者

临床试验常用表 20

的签名要求等。一份完整的监查报告所含主要内容要求包括但不限于：

　　① 基本试验项目和研究机构信息，诸如方案名称、申办方和研究机构名称及其简要信息、监查类别、既往遗留问题、处理或整改解决方案及其跟踪结果、本次监查发现的问题、处理措施等。此外，监查访问中收集的新的文件信息需要列出。

　　② 试验招募状况，诸如所涉研究机构总筛选/入选人数、自上次监查访问以来筛选人数、筛选失败人数、筛选失败原因、入组人数及其简要总结（如姓名缩写、生日、性别、随机编号、入组时间等）。

　　③ 知情同意书（ICF）签署状况，这是必须 100% 核查的流程，如 ICF 是否有研究者告知、受试者知情过程的记录、每位筛选的受试者均签署 ICF、是否为受试者本人签署、是否为授权研究医生签署、日期是否合理、ICF 签署版是否已经交给受试者等。此外，ICF 在研究机构收到的总量、目前使用数量、剩余数量、废弃的数量/原因、在研究机构的存放位置和保管流程也是需要核查的。任何非完整/合规状态知情同意书也需要在这一部分阐述。

　　④ 伦理审批和监督状况。在启动监查访问中，必须核查伦理审批文件是否与拟执行方案及其相关试验文件（如 ICF、IB、广告等）名称和版本号一致。试验项目实施过程中，伦理的监督作用，如修正方案的批准、进展报告、SAE/SUSAE 报告的交流记录等，也是需要核查的任务之一。

　　⑤ 受试者招募合格性的核查，这涉及受试者入排标准的评估和病史资料的核对。入排标准是需要 100% 核查的关键数据，其核查结果可以结合受试者入组简要总结概述。通常情况下，只有在存在不合规情况下在监查报告中才会特别予以阐述。在试验监查过程中，病史记录的持续核查对于评估入组受试者是否有方案偏离至关重要。任何有方案禁忌治疗或药物服用的受试者、有试验访问超窗、不符合方案要求进行诊疗或检查的状况需要在这一部分阐述。如果涉及脱落病例，其脱落原因需要列出。CRF 相关数据填写及时、准确、真实、完整和与源文件的溯源与一致性核查是数据文件监查的目标之一。

　　⑥ 发现试验方案偏离时，监查员需要清楚地记录发现了什么、发生了什么和本应该发生什么。作为偏离判断的依据，监查员需要引述方案相关部分的要求和研究机构人员共同发现为什么会发生方案偏离，

即根源是什么，应采取的纠正和预防措施是什么。监查员要注意和监查报告其他部分可能的关联性，清晰描述方案偏离的处理、预后评估、上报行动、跟踪措施等。监查员和项目经理对任何方案偏离都需要进行普遍性评估，以预防偏离问题的扩大风险。在监查报告中可以有表格或单独的列表列出每条偏离事件，并确保做出相关评注和/或行动措施部分，在给研究者的后续信函中做出记录。

⑦ 试验药物/器械清点是试验项目监查的重要任务之一。除了记录试验药物/器械数量清点结果外，监查员需要关注和记录药物/器械保存是否符合方案及法规的要求、温度记录是否有（如有要求）、研究者和研究机构人员相关培训记录是否齐全、药物发放是否符合方案及随机要求、受试者服药或使用依从性是否符合方案要求、药物/器械回收数量状况、涉及的特定使用仪器的变更、相关仪器设备的有效期/校准的期限、配送所有试验物资的剩余/持续使用/回收、所有试验物资的保存/保管等。药物/器械清点计量需要通过核查研究机构的原始记录文件完成。

⑧ 研究者的职责是监查员每次监查访问必须评估的任务之一，其中包括研究者的授权及其记录文件，研究机构人员的职责分工及其负责项目任务的质量结果评估，研究团队人员的变更（如新增/减少或职责变更），研究团队人员的综合评价（如积极性、依从性、对项目开展的影响、对方案的认同度等）。研究机构项目团队的项目内部管理会议需要有会议纪要作为支持性文件记录在案。如果需要对项目团队人员进行培训或重新培训，监查员应当作为监查任务之一记录在监查报告中。

⑨ 研究者或研究机构有违背科学行为事件发生时，监查员需要在监查报告中将非依从性问题与具体药政要求相关联，并确认保留相关证据（特定的案例）和研究者商定应采取的干预措施，以及规定完成和时间表。同时，进行根源评估和提出预防措施建议，并跟踪观察纠正和预防措施的有效性和时限性。研究者非依从性行为包括但不限于：违背已经签署的协议，数据造假，科学行为不端，严重违背研究计划、试验方案和GCP，且屡教不改。任何非依从性行为都应当及时指出并制止，以确保合规，或停止向研究者运送试验新药并取消研究者参与研究的资格，并通报伦理委员会和药政部门。

⑩ 试验用药物/器械安全性监督管理是监查员需要100%完成核查的任务之一。其中包括AE/SAE发生的数量和报告的准确性、及时性、完整性、与源文件记录的一致性等，特别关注与EHR/EMR记录的一致性的概述。同期药物和受试者病史的交叉核查应当作为安全性监查的重要组成部分予以重视。

⑪ 如果方案涉及其他特殊诊疗或评估流程，需要对这些特殊流程的源文件和数据核查予以特别关注，因为这些流程往往是影响试验结果质量和可信性的关键数据/流程。

⑫ 下次监查访问的时间、内容和计划，以及重点监查事项。

⑬ 其他有必要让项目组成员知晓的问题，需要跟踪或有待完成的事务或问题，有可能是项目共性或监查研究机构的个性问题，或其他需要特别说明的事宜。

10.3.2 监查报告撰写技术要素

为了保证监查报告的质量和可读性，监查员需要了解撰写的要素包括但不限于：

① 一份良好的监查报告应清楚地记录行动计划和时间表，记录任何从上次报告（或更新）中提到的行动措施的结果和报告之间的关联明确，包括通过远程监查手段产生的报告（如后续信函和电话沟通报告），以展现良好的研究机构管理。

② 良好的监查报告能引导读者关注方向，了解研究机构试验状况间的差异，以及采取的干预措施，并清晰记录和管理试验项目问题，如与SOP及其他项目要求保持一致，必要时，发现的非依从性问题按监管要求予以升级，以保证合规性。

③ 不要在监查报告中使用缩略术语，除非模板本身附有缩略表。监查报告读者可能对缩略语理解有偏差或不理解。

④ 报告对发现的问题尽可能用简短的语句描述，过长或烦琐的评注、叙述并不是更好的报告。

⑤ 对监查访问中的任何发现或事实的描述应尽量使用正规的商务类语言，而不是带有感情色彩的负面语言。以下比较了几例监查访问报告的语言描述。

【案例】

a. 负面语言描述：临床研究协调员的工作很糟糕。她所完成的试验报告数据有许多我从未见过的可怕错误。

可接受的描述：试验报告不完整，需要许多修正和质疑。临床研究协调员已被重新培训有关如何正确地完成试验报告表。

b. 负面语言描述：这个研究机构的试验项目混乱不堪，没有人清楚发生了什么。该研究机构应该被关闭，以后也不应该招募该研究机构承担任何试验项目。这个研究机构的临床研究协调员不知道该做什么，研究者也似乎不配合。

可接受的描述：这个研究机构有许多方面需要纠正和澄清。我建议公司的质保部门派人和我一起在2周内再次访问该研究机构，以便我们可以决定需要采取什么措施来确保试验项目在该研究机构能更好地依从 GCP。在共同访问后，我们将重新评估所应进一步采取的必要行动。

⑥ 报告的作者通常为 CRA 本人，应当在报告的首页标明其姓名，以示负责。

⑦ 对于监查报告中的问题采取客观描述的写法，避免主观评注。客观描述指对事件或问题的描述就事论事，并不带有任何个人感叹色彩，而主观评注往往会混杂一些个人观点。

【案例】

a. 源文件能合理地说明受试者　　是　　　否
满足入组标准吗？　　　　　　□　　　☒

评注：

主观描述：研究者琼斯博士对第四条排除标准酗酒史不理解。受试者 DLC/0124 满足第四条排除标准，因为他每周都酗酒。排除标准也与临床研究协调员一起审阅过。

客观描述：受试者 DLC/0124 有每周酗酒史，符合第四条排除标准。研究者琼斯博士表示对该条排除标准误解，在重新确认理解后，质量保证部门杰西先生已被告知，并列在方案偏离列表中。

在客观描述中，指出了琼斯博士有关误解的个人说明，并由于列在 QA 的偏离列表中，意味着监查员被期望应在下次监查访问中跟踪此事，确保偏离的纠正和不再发生。只有这样才能达到研究者对方案偏离风险的闭环管理。

b. 研究者理解临床和监管要求，　　是　　　否
以及不遵循的后果吗？　　　　□　　　☒

评注：

主观描述：研究者不能出席此次监查访问。她没有时间承担该试验项目的职责。

客观描述：有关研究者有否时间承担该试验项目研究者职责，下列情况已被注意到：

• 研究者琼斯博士确认此次监查访问时有一个会议演讲而不能出席此次监查访问；

• 研究机构人员表示该研究者经常出差在外；

• 在主要研究者缺席的情况下，没有次要研究者支持并出席本次监查访问。

在主观描述中，监查员只是主观认为研究者没有时间承担试验项目职责，但并没有提供足够的客观证据来支持这一观点。在客观描述中，监查员给出了若干客观证据作为支持主观判断依据。

⑧ 如果在报告的标题中标明了人员及其头衔或职责（CRC、PI、CRA 等），则报告的正文中使用 CRC、PI 等标签是合适的。但是当报告提及不止一位 CRC 或 CRA 时，使用个人的正式称谓十分重要，但无须鉴别性别。

⑨ 在监查报告中，可以用第一人称或第三人称描述事务和任务，不建议用第二人称。例如：

第一人称：我委派王二去追溯那份缺失的源文件（客观描述）；

第三人称：较好和科学的描述法

a. 我在中心监查访问时发现了以下问题，并让王二在 2014 年 12 月 5 日前确保完成以下事项（客观描述）；

b. 下列问题被发现，并就在 2014 年 12 月 5 日前由王二需完成的任务达成共识（较好和科学描述）。

⑩ 文中 NA 和 ND 的区别，NA＝在该项研究中或研究机构不适用；ND＝本次访问需要做，但是没有做，需要给出解释，并说明什么时候可以完成或为什么没有或不能做。例如：

监查报告问题：知情同意是否已正确完成（包括授权获得个人信息）？

回答：a. NA——自 2015 年 9 月 5 日，研究机构招募已停止。

或 b. ND——未核查受试者 ABC／123 的知情同意书。琼斯博士说，该知情同意存放在附属研究机构处，在下一次监查访问时可提供。

⑪ 监查报告应当用完整的句子表述发现的问题，不应用句子片段表述。片段描述可以用在科学论文的图表标题或非正式文件中。例如：

监查报告问题：是否存在方案违背事件？

回答：无违背事件（片段）或此次监查没有发现任何方案违背事件（句子）。

⑫ 针对可以通过相同措施或步骤商议或解决的系列问题，可以采用着重标记的方式描述。例如：

以下问题已被发现，并同意由琼斯博士负责在 2016 年 12 月 5 日之前予以解决：

• 对所有受试者访问结束的 CRF 进行更正；

• 附载第 12 周试验项目源文件表。

针对上述问题，后续电话会议定于 2016 年 7 月 7 日上午 9 时举行。

⑬ 确保每位监查员的报告提供足够的信息，能让一个新的监查员接手其负责的研究机构知道从何处入手或继续跟踪。特别要注意报告和后续信函记录应保持一致和相关。例如，不要在报告中记录严重的问题，然后在后续信件记录中"弱化"问题。这意味着所有报告/信函都应该讲述问题管理和解决的全貌，尤其不要忘记讲述"故事"中发现问题的结尾。

⑭ 监查报告中必要进行评注时，务必使评注有真实意义，不是简单叙述。例如：

监查报告问题：所有的 SAE 是否已经都报告 IRB/IEC？

回答：是

评注：所有的 SAE 都已按照现行的 SOP 报告给了伦理委员会。

此处评注没有实际意义，因为是已经涵盖了批注的所有含义。

回答：否

评注：孟医生提供了本地伦理委员会政策要求的副本，其要求只需报告认为可能与研究药物有关的 SAE。该副本已存档在研究者文件夹和 TMF 中。

此处的评注给出了 SAE 没有报告的原因，并能清晰地表明哪个受试者的 SAE 与试验药物无关，因而无须报告。

⑮ 必要时可以在监查报告中用参考文件来支持发现的问题或事情。

【案例】

• 受试者 ABC/123 于 2015 年 3 月 21 日发作急性呼吸窘迫综合征（ARDS）。虽然在确定该事件符合 SAE 标准后的第 7 天递交报告，但未在方案第 4.3.2.1 中规定的 SAE 报告时间窗内，属于方案偏离。

• 该次监查访问琼斯博士未出席。但所有监查访问发现的问题，包括此 SAE 报告违背方案和监管要求事件，在电话中都与琼斯博士进行了沟通确认；参阅所附的电话沟通报告（日期：2015 年 6 月 1 日）。

上述第一条说明了为什么是非依从性问题，第二条用附件形式证明与研究者已经进行了沟通交流，并指出是 GCP 违背事件，并有可能需要在后续监查访问中跟踪事件。

⑯ 按照监查任务清单，任何已经完成和尚来不及完成的监查事务都应当在监查报告中予以记录。监查报告的准确性很重要，未完成事务的列表可以使后续需要远程监查或下次监查需要继续跟进的事务或行为措施更加明确。例如：

• 该研究机构有新人加入试验项目团队，下列培训和重新培训在此次监查访问中未完成：

- 方案培训（有较多方案排除标准违背，需要重新培训）；

- GCP 培训（李四作为临床研究协调员加入，其 GCP 培训证书已过期）。

• 下列 CAPA 计划和评估已和研究机构交流，并要求在 2016 年 8 月 4 日前完成纠正措施，并需要在完成后继续跟踪 CAPA 成效。

• 此次监查访问发现下列问题，需要继续跟踪直至解决：

- 授权记录不完整。琼斯博士度假回来要签署授权记录表，需于 2016 年 3 月 11 日前完成。

- 增加新的研究项目人员。张三在琼斯博士赋予

他开始履行研究项目职责前，需要完成相关方案培训。

对于监查报告中提出的新的问题或后续措施和问题，监查员需要跟踪直至解决，并记录在监查报告中。这些记录包括拟处理的问题和采取的措施，拟完成的措施/干预行动时间表的共识（监查员或研究机构分别负责执行），以及解决问题措施已完成的确认（关闭措施条目）等。每份报告都应维护好更新的措施条目，即添加新的、关闭完成的和更新进行中的问题应对措施。必要时，申办方/项目经理可以委派内部人员对中期监查中发现的问题和需要跟进措施的解决结果予以协助（需委派有资质或受过培训的人员来执行），监查员负责予以充分的监督和配合，并对任务负责。

监查报告草案一般可以要求在监查访问后的 5～10 个工作日内完成。经过项目经理的审阅和签名批准后，最后监查报告需要存档保留（图 10.19）。必须记住的是监查报告是正式的临床试验事务文件，也是药政监管部门在药政检查申办方时可能检查的文件之一。

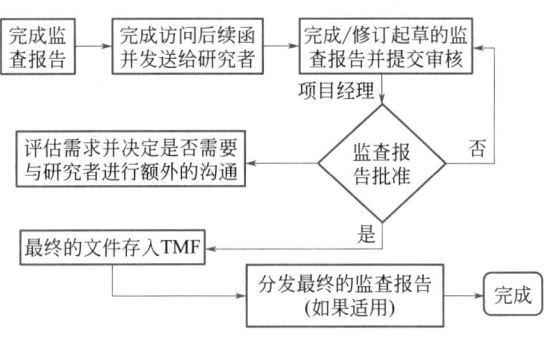

图 10.19 监查报告完成后的事务管理

10.4 临床试验项目监查计划

ICH E6 1.64 指出监查计划（monitoring plan, MP）是一份描述试验监查策略、方法、职责和要求的文件。ICH E6 5.18.7 指出申办方应当根据试验方案相关的受试者保护和数据完整性风险订制监查计划。监查计划应当描述监查策略，所涉及人员的监查责任，使用的不同监查方式及其理由。监查计划应当强调关键数据和过程的监查，应当特别关注非常规临床实践和需要额外培训的方面。监查计划应当参考适用的策略和程序。所以，每项试验项目的监查活动都应当按照项目经理制订的监查计划指南（monitoring guidance）进行。监查计划的准备可以从试验方案批准时开始，在第一个研究机构被正式启动前完成并批准。这份监查计划必须作为重要的试验项目文件之一存放在试验主文档中。监查计划文件是申办方指导监查员完成符合试验项目要求

和 GCP 的监查活动的指导性文件。所以，它必须提供给所有申办方或承担试验项目的合同研究组织的相关人员参阅，虽然不需要将整篇监查计划提供给研究机构人员参阅，监查员在进行研究者和研究机构人员方案执行培训时，仍需要对监查计划中有关方案相关关键数据和流程的监查要点予以讲解，特别是源数据/文件的要求等。监查计划可以根据试验项目方案的修正而修改。图 10.20 展示了准备监查计划的主要程序。

申办方需要根据监查计划 SOP 和监查计划框架文件模板，对每项临床试验制订监查计划，包含试验项目简介、试验目的、关键数据和流程、监查方法、责任划分及试验要求等。同时，需要强调在监查过程中需要关注的特殊风险。对于那些临床方案专属的特殊数据或程序，还需要做出专门的监查规划。监查计划的宗旨是保证监查员能够了解方案相关数据和流程的要求信息，便于其履行监查职责。在试验项目启动前应当完成对研究者和研究机构人员的监查计划培训，以保证数据的质量以及试验项目人员对程序的依从。监查计划内容的主要要素应当包括：

（1）目录　列出监查计划的内容提要。

（2）试验项目信息　试验项目监查计划是针对试验方案而制订的。所以，试验方案和相关产品手册信息的简要概述是监查计划的基础。

（3）试验项目监查管理团队和系统架构

① 应包括申办方团队主要成员的角色和职责，诸如申办方团队和相关合同研究组织主要负责人员的联系名录，其信息应包括姓名、单位、电话、传真和电子邮件信箱。这一部分可以作为指南的附录列于监查计划正文之后。建议应列出的主要研究团队成员有：

a. 申办方：临床总监和经理、医学支持人员、全球项目管理经理、各国家和地区项目管理经理，以及监查员。

b. 合同研究组织：临床运营项目经理和监查员（如申办方项目外包）、中心实验室项目经理、IVRS 项目经理、药物供应协调员，其他项目合同研究组织的项目经理、监查员或项目助理。

② 适用的 SOP。如果由合同研究组织负责试验项目的监督和数据管理，应该说明试验项目的进行是遵循申办方还是合同研究组织的 SOP。如果只遵循申办方的部分 SOP，需要指出哪些程序或步骤必须遵循申办方的 SOP。

③ 交流渠道和方式，包括申办方、研究机构和合同研究组织之间，合同研究组织和研究机构之间的交流方式和频率等。

④ 启动监查计划修改的要求和审批程序条件。如发生试验方案的增补，涉及重要方案违背的定义，监查报告的审批时限，或发现影响数据真实完整性的新风险等需要修改监查计划。

（4）监查方法概述　临床试验中采用的各种监查方法的描述应当围绕如何确保降低试验主要终点指标（即关键试验数据结果）质量风险而展开，并说明为什么这些方法能够降低关键风险并保证关键数据的质量。方案主要终点和/或次要终点指标相关数据，包括受试者的安全性数据往往被视为试验方案的关键数据，围绕这些数据的试验流程通常视为关键流程。例如，与数据质量相关的流程（盲态、医学事件仲裁等），SAE 数据采集及其 SDV 流程，伦理流程，主要终点数据相关的采集、核对和管理流程等。监查计划可以按照试验项目的程序顺序来展开，即准备阶段、进行阶段和结束阶段分别需要关注的监查目标。这些部分的要素包括但不限于：

① 根据方案终点目标的需要，描述研究机构筛选的监查要点，如研究机构专业科室与方案的匹配

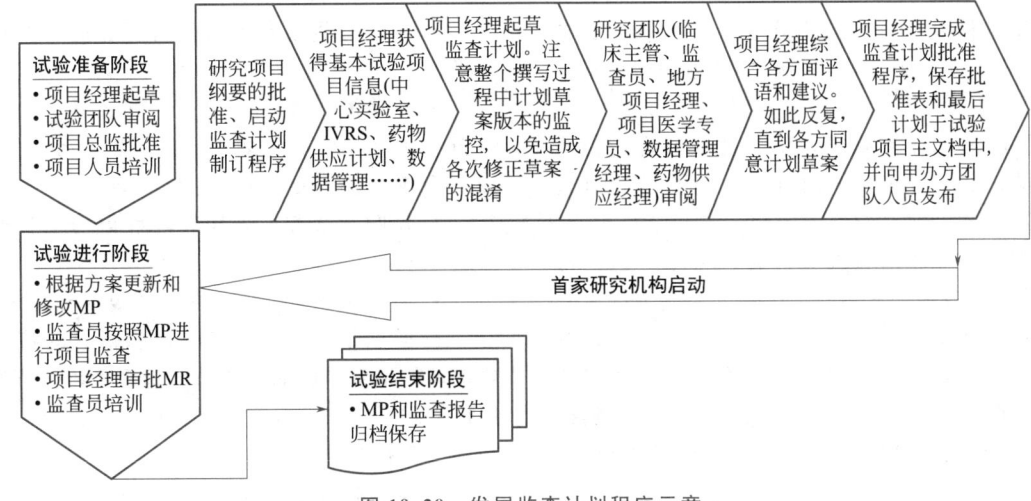

图 10.20　发展监查计划程序示意

度、相关证书的要求（如适用）、试验流程管理适用性、特殊实验室检查需求的完成能力、研究机构信息系统的开放性等；以及研究机构启动的监查访问要点，如研究机构启动的前提条件、试验药品或物资在启动前的送达和清点监查的要求、研究者启动会议与启动监查访问是否可以合二为一、试验项目运营要求的监查要点等。

② 确定关键数据或程序及其可接受的变化范围，以助于核查方案偏离事件及其严重性，及时跟进和改善的监督要求等。

③ 确定哪些指标可用来帮助确定监查时间、频率和范围的指标。

④ 确定监查方法的具体要求，包括要求使用的工具、表格和模板等。

⑤ 明确在何种情况下（事件和结果）会启动对某个研究者监查重点的调整。例如，某研究者对与患者安全性相关的发现、对特殊安全性指标的报告、入组率、方案偏离的数量、病例报告表的未完成率等，与别的研究者相比有显著不同，就应该考虑对这个研究者进行一次目标现场监查。

⑥ 方案偏离的监查要素和管理方法。应当规定严重非依从问题出现时的管理要求，以及监查中发现的未解决问题或关键问题的处理方法，对方案偏离或错误的记录/报告的方法，以确保那些影响主要评价指标的数据得到收集和报告。例如，发生在某研究机构或者众多研究机构的普遍或重大的方案偏离、怀疑或确认的数据造假等。任何方案偏离或 GCP 违背都应当确定哪些方案偏离或错误会对临床试验质量产生重要影响。不管采用何种监查方法，申办方都应当建立一套专门的追踪机制，包括进行引发重大偏离的根源分析和采取纠正或预防措施的管理流程，如对研究机构人员或全体临床研究人员进行重新培训，对与方案偏离相关的关键人员进行提醒等，并进一步评估措施的效果是否可行，或需要进一步修正应对措施。

⑦ 确定各种流程节点监查要素（现场监查和中心化监查）及其记录方法，包括数据管理和培训管理的要求等。

a. 知情同意程序和要求，特别是有药物遗传研究的知情同意书、特殊知情同意过程的要求和监查重点。

b. 伦理审批流程监查要素和管理方法，包括伦理批件、伦理流程等。

c. 试验药物监查要素和管理要点，如列出负责包装、标签和发放药物的药物包装和标签商或供应商的名称和服务范围，如何关联受试者筛选编号、随机编号和药物盒编号，药物供应计划的实施核查要求，药物/器械数量清点要求和管理方法监查等。

d. 受试者招募合规性的监查要素和管理方法，包括研究者对入排标准的把握、如何核查和记录筛选失败者信息、如何核查和记录脱落受试者的信息等。

e. 试验用药物/器械运输、收讫、存储、管理、发放、交换、退还和销毁程序要求和管理要点核查。

f. 试验用药物/器械安全性数据/文件监查要素及其管理方法，包括 AE/SAE 和报告程序要求，如报告给谁、时间要求、报告电话和传真，安全性报告源文件的核查要求，安全性通报的程序及其监查要求等。

g. 试验方案相关终点数据/文件的监查要素及其管理方法，包括特殊试验表格和程序，以及完成方式和时机、培训要求等。

h. 同期药物的服用节点监查要素及其管理方法，明确列出禁忌同期服用药物或治疗的清单。如有急救药物，需要明确急救药物的核查要求和管理方法。

i. 数据管理流程监查要素和管理方法，如对数据输入的时间要求和管理流程的核查、数据质疑的流程和要求、与源文件一致性核查的范围和要求。

j. 源文件核查要素及其管理方法，需要考虑和/或明确但不限于以下几点：

• 明确哪些涉及关键数据及其流程，并且这些数据及其流程的收集和报告关系到试验项目成败和研发决策；

• 明确哪些文件属于可接受的源文件或核证副本；

• 明确哪些数据需要和源文件一致；

• 明确入排标准，数据点与时间点确认直接关系到试验项目质量和数据可信性标准，明确这些数据点的源数据文件来源和记录的类型有哪些；

• 明确是否需要和有哪些可以作为 SDV/SDR 准备工具或清单，以及在实际的监查过程中，如何分配 SDR/SDV 的时间和顺序；

• 需要确定哪些受试者数据需要严格监查和如何核查；

• 明确哪些数据可以作为源数据直接输入病例报告表；

• 明确源文件中的相关受试者病史数据需要追溯至受试者入组前的多长时间，如 3 个月、6 个月、12 个月等，这需要和方案规定一致；

• 说明受试者日志和有效性评价工具的完成和监查要求；

• 协助建立研究机构文档的要求和相关监查；

• 明确记录和存档临床试验信息的流程和核查要求，如果有专门的临床试验管理系统，描述如何利用该管理系统来监督和报告试验项目的进展、监查访问和招募状况等；

• 源数据及其数据文件的 GCP、法规和方案依从性；

- 研究者的授权与参与；
- 需要明确 SDV 的比例和数据类型/范围如何选择，选取的考虑因素有哪些（如适用），如果发现数据问题时，如何进一步调查和取舍；
- 考虑改变 SDR/SDV 计划的前提条件。

值得提醒的是在进行 SDR/SDV 核查策略或计划时，不同的数据类别需要考虑采取的核查方法和源文件类型都会有所不同，诸如入排标准的依据、医疗信息的收集来源、试验治疗的技术方法、数据管理检测或检查的方法和技术、相关仪器设备的操作和应用要求等都可能与 SDR/SDV 的类别、记录、采集和报告方法，以及核查方法/技术手段变化有关，因而需要根据方案需要和实际临床和医疗环境做出选择。

k. 实验室数据和流程监查要求

- 列出试验项目相关的生物样本实验室检测事务的监查和管理要点；
- 如果使用中心实验室或中心数据评价员，详细列出实验报告的交流程序，以及实验报告的保存要求；
- 列出中心实验室提供的研究用物资细节及其监查要点；
- 如果有生物危险品的存在，说明生物危险品的类别和管理要求。

l. 专项合同研究组织的数据和流程监查要求，主要围绕各类外包服务供应商或项目专属委员会/组织的质量监控展开。例如：

- 互动语音应答系统，列出 IVRS 商的名称和服务范围、运用程序、监查要素和管理要求；
- 电子数据采集系统（EDC），列出 eCRF 商的名称和服务范围、监查要素和管理要求；
- 其他专项服务组织，列出其他专项服务组织（如中心影像评价委员会、中心心电图室等）的名称和服务范围、监查要素和管理要求。

⑧ 明确培训对象和培训内容要点。对于关键数据和流程，监查计划需要明确哪些角色需要给予什么内容和要求方面的培训，由谁提供这些培训，培训方式和培训记录的要求等。例如，对监查员的培训要求，对研究机构人员的培训要点，量表的培训要求等。监查计划中的培训要求应当与试验项目培训计划目标及其要求保持一致。

（5）监查中的沟通管理　需要规定监查结果的沟通要求，诸如监查活动报告的格式、内容、时间和归档要求；监查中发现问题时，申办方、研究机构和合同研究组织间的交流方式、渠道和记录要求。监查中建立良好沟通程序的方法和管理要求，如常规监查结果的沟通要求、重要和紧急监查问题报告沟通要求、跨部门和管理层同监查员的沟通流程及其要求等。必要时，问题交流渠道的升级机制，与监管部门或伦理

委员会的交流流程管理等。

（6）质量保证计划管理　为了保证申办方或 CRO 的监查工作是按照相关法律法规、指导原则、试验方案要求、申办方规定、程序、模板等试验计划进行的，需要建立试验项目专属质量控制和保证管理程序，包括试验进展和质量报告方式、模板、频次、范围和计划或非计划报告要求，以及针对监查的稽查安排等。此外，还需规定对监查活动实施人员给予哪些常规临床研究原则，或针对试验的特殊培训和训练，包括内部数据监查、统计学监查和其他中心化数据审核工作的人员，如培训应包括试验设计的基本原则、方案程序要求、受试者保护、监查计划规定、相关的 SOP、适当的监查技术和相关电子化管理系统等。需要时，任何拟采取的质量保证措施及其实施方法都需要在监查计划中做出规定。

① 如果计划进行试验项目稽查，需要明确稽查由谁负责实施、何时实施和频次、实施方式和稽查范围要求等。稽查是一种用于评估监查效率的质量保证手段，确保受试者得到保护、试验数据真实完整和试验进程科学合规。

② 如果申办方计划采取协同访问的方法来评估监查员是否执行监查计划，需要对协调监查的频次、方法和要求做出明确规定。例如现场监查由监查员和作为评估者的上级共同进行。评估者也可以是申办方或 CRO 公司指定的其他人员。这种协同访问可对随机抽取的监查员进行协同访问，也可基于监查访问的文件中发现的问题对某个监查员进行有目的的协同访问。

临床试验监查计划通常会和相关执行 SOP、风险管理计划、医学监察计划、试验用药物供应计划、生物样本管理计划、方案招募计划、数据审核计划、安全性信息管理计划等关系密切。这些不包括在监查计划中但又关系密切的计划需要在监查计划中能找到这些相关计划的位置，至少需要指出关联性的位置，而不只是单纯地提供文件超链接。值得提出的是如果专项合同服务组织，如中心实验室、IVRS 商等，提供相关试验项目专用手册或说明程序，监查计划无须重复这些要求，而仅仅在相关项下指出参阅相关手册或说明即可。

10.5　临床试验涉及生物样本流程环节规范管理的监查

10.5.1　试验项目分析测试仪器运营质量的监查管理

临床试验涉及的试验分析检测仪器设备运行和维护、数据管理软件稽查模块的安装及其运行等环节直接关系到所产生的数据的可靠性和完整性，特别是在

早期临床试验药动学和药效学的临床验证过程中。其中确保试验中所用的生物样本分析测试仪器（如HPLC、GC、LC-MS/MS）和数据管理软件始终处于可控、稳定、符合监管要求的状态应当是试验项目管理的主要关注点。因此，对研究机构或样本分析实验室设备和人员的监查是监查员应当履行的监查职责之一。可靠的仪器、合适的设备和能胜任的研究人员是保证试验项目成功的重要因素。虽然在选择研究机构或样本分析实验室时监查员已经对这些做过评价，但在整个试验项目进行中继续评估他们的状态可以确保其始终满足申办方和药政监管要求。为了做到这一点，监查员在监查访问中必须确认所有的仪器和设备不仅仍然保持良好的工作状态，而且供试验项目使用过程中维护适宜。此外，监查员可以要求和查阅实验室证书或许可证的存在、实验程序的校正记录和现有化验室正常值范围的书面报告等。值得注意的是每项研究对仪器和设备都有不同的要求和标准，所用的设备也有所差别。因此，监查员应当在监查访问前做好充分准备，明确在监查访问中需要对哪些仪器和设备及其条目进行检查。

临床试验生物样本检测涉及的仪器设备种类繁多，不同的分析仪器对测试样本的要求也不一样。根据方案需求选择适宜的仪器设备以获得样本检测结果。监查员的职责就是要确保这些仪器设备在运营过程中，数据记录和质量符合ALCOA原则，操作流程合规可靠。要想更好地进行临床试验样本分析仪器及其产生的数据质量、合规性和可靠性的监查，监查员应当对这些看似简单但极易忽视的实验室常见分析仪器样本测试的基本流程有所了解，才能根据方案要求制订出合理的监查计划，对分析仪器运营环境及其数据结果的可接受性进行评估。

（1）气相色谱仪（gas chromatograph，GC）GC是利用色谱分离技术和检测技术，对多组分的复杂混合物进行定性和定量分析的仪器，可直接分析的样本应是可挥发且是热稳定的，沸点一般不超过300℃，不能直接进样的需经前处理。GC的种类繁多，功能各异，但其基本结构相似，一般由气路系统、进样系统、分离系统（色谱柱系统）、检测及温控系统、记录系统组成。其中记录系统是记录检测器的检测信号，进行定量数据处理。一般采用自动平衡式电子电位差计进行记录，绘制出色谱图。一些色谱仪配备有积分仪，可测量色谱峰的面积，直接提供定量分析的准确数据。先进的气相色谱仪还配有电子计算机，能自动对色谱分析数据进行处理。GC的日常维护和保养与保证气相色谱仪能够正常运行，确保分析数据的准确性和及时性关系密切。除了GC本身产品合格证据外，监查员需要对GC维护保养记录，操作和培训记录，以及分析数据结果轨迹加强监查。

（2）液相色谱仪（liquid chromatograph，LC）LC是利用混合物在液-固或不互溶的两种液体之间分配比的差异，对混合物进行先分离后分析鉴定的分析仪器。现代液相色谱仪由高压输液泵、进样系统、温度控制系统、色谱柱、检测器、信号记录系统等部分组成，被称为高效液相色谱仪（high performance liquid chromatograph，HPLC）。其中HPLC检测器将色谱柱连续流出的样本组分转变成易于测量的电信号，被数据系统接收，得到样本分离的色谱图，再经数据处理和记录系统对色谱数据进行处理，得到分析数据结果图谱。与经典液相柱色谱装置比较，HPLC具有高效、快速、灵敏等特点。HPLC要求样本能制成溶液，不受样本挥发性的限制，流动相可选择的范围宽，固定相的种类繁多，因而可以分离热不稳定和非挥发性的、解离的和非解离的以及各种分子量范围的物质。与试样预处理技术相配合，HPLC所达到的高分辨率和高灵敏度使分离和同时测定性质上十分相近的物质成为可能，能够分离复杂相体中的微量成分。在采用HPLC进行样本分析时，最好能提供要检测组分的结构；对于复杂样本，尽可能提供样本中可能还有的其他成分。在临床试验中，HPLC是常用于生物样本血药浓度分析的仪器之一。在运用HPLC检测开始前，必须完成系统适用性检验。只有这个检验通过，才能证明所用HPLC可以投入检测。否则，就要对流动相等进行适当调整后，再重新做系统适用性检验，直至通过适用性检验。如果系统适用性检验总是不合格，就应该查找HPLC的硬件是否出现了故障。HPLC适用性检验过程和结果必须记录在案备查。除了HPLC本身的合格证据外，监查员必须对采用HPLC的分析方法验证，仪器维护保养，操作管理，分析过程的原始记录的完整性、真实性和可溯源性，图谱的真实性和质量等进行监查。

（3）质谱仪（mass spectrometer，MS）MS利用电场和磁场将运动的离子（带电荷的原子、分子或分子碎片，有分子离子、同位素离子、碎片离子、重排离子、多电荷离子、亚稳离子、负离子和离子-分子相互作用产生的离子），按它们的质荷比分离后进行检测，测出离子准确质量即可确定离子的化合物组成。分析这些离子可获得化合物的分子量、化学结构、裂解规律和由单分子分解形成的某些离子间存在的某种相互关系等信息。当MS用于试验样本分析时，多与GC或HPLC联合应用。

（4）气相色谱-质谱联用仪（GC-MS）GC-MS是指将气相色谱仪和质谱仪联合起来使用的仪器。质谱法可以进行有效的定性分析，但对复杂有机化合物的分析就相对较差；而色谱法对有机化合物是一种有效的分离分析方法，特别适合于进行有机化合物的定量分析，但定性分析则比较困难。因此，这两者的有效结合被广泛应用于复杂组分的分离与鉴定，其具有 GC 的高分辨率和质谱的高灵敏度，是生物样本分析中药物与代谢物定性定量的有效工具。GC-MS 可以看作是毛细管柱（不能使用填充柱）GC 加上质量检测器的组合。进入气相色谱炉的样本，必须是在色谱柱的工作温度范围内能够完全气化。除 GC-MS 本身的合格证外，监查员对其的监查要点与 GC 单独应用时相同。

（5）高效液相色谱-质谱联用仪（HPLC-MS）HPLC-MS 是指以液相色谱作为分离系统，质谱为检测系统。样本在质谱部分和流动相分离，被离子化后，经质谱的质量分析器将离子碎片按质量数分开，经检测器得到质谱图。HPLC-MS 体现了色谱和质谱优势的互补，将色谱对复杂样本的高分离能力，与 MS 具有高选择性、高灵敏度及能够提供分子量与结构信息的特点结合。HPLC-MS 除了可以分析气相色谱-质谱（GC-MS）所不能分析的强极性、难挥发、热不稳定性的化合物之外，还具有分析范围广、分离能力强、定性定量分析可靠、检测限低、分析时间快、自动化程度高等优势。例如，通过 MS 的特征离子质量色谱图也能分别给出它们各自的色谱图来进行定性定量。在实际操作 HPLC-MS 时，需要注意易燃、易爆、毒害、腐蚀性样本必须注明。为确保分析结果准确、可靠，要求样本完全溶解，不得有机械杂质；未配成溶液的样本请注明溶剂，已配成溶液的样本请标明浓度，并尽可能提供样本所含化合物的结构式、分子量或所含官能团，以便选择电离方式；如有特殊要求者，还需提供具体实验条件。使用 HPLC-MS，所有缓冲体系一律用易挥发性缓冲剂，凡要求定量分析者请提供标准对照品等。在药物分析研究领域中，大部分药物是极性较大的化合物，而在诸多分析仪器中，液相色谱分析范围广，包括不挥发性化合物、极性化合物、热不稳定化合物和大分子化合物（包括蛋白、多肽、多糖、多聚物等）。质谱特异性强，可以提供较多的结构定性信息，而且检测灵敏度很高。液质联用技术能够对准分子离子进行多级裂解，从而提供化合物的分子量以及丰富的碎片信息。在临床试验的药动学研究中，通常药动学样本的血药浓度的含量很低，分析难度大且干扰多，液质联用技术由于其选择性强和灵敏度高，可以快速准确地测定药物分析中的痕量物质。除了 HPLC-MS 本身合格证外，监查员对其检测过程的监查要点与 HPLC 相似。

（6）液相二级质谱（LC-MS/MS）　LC-MS/MS 采用串联质谱，既能得到分子离子峰，又有碎片离子峰，因而可以用来进行定性和定量分析。质谱的最大特点是：它本身是有质量信息的，是可以靠这个质量信息定性或提供定性的一些依据的（还需要其他的一些定性仪器）。其次，质谱本身也有一个分离作用，就是按照质量的分离，如果液相分离了一次，那 LC-MS 就分离了两次，而 LC-MS/MS 就分离了三次。如果分析未知混合物成分，进样一次 LC-MS 无法定性，需要更多的碎片信息，或分析混合物中的痕量成分，则必须用 LC-MS/MS。因为 LC-MS/MS 可以给出更多的碎片信息，有助于定性分析，亦可以降低背景噪声，让痕量组分的谱图不受丰量物质的干扰，使分析化合物的灵敏度大幅提高，定量结果更好。

监查员有责任检查上述常用样本分析仪器检定证书和校准报告文档，以确认这些仪器的合格性。这些分析仪器如果属于国家强检的仪器设备，研究机构的仪器设备管理部门有责任按时送交计量检测部门进行相关设备的检定/校准工作，并保存检定/校准证书。如果属于非强制检定的仪器设备，研究机构使用科室或研究者个人有责任担负起维护、保养和定期校准的管理职责，并保存相应记录和校准报告。任何仪器设备检定/校准证书保存期限与临床试验文件保存期限一致，研究机构的仪器设备管理部门应当建立非强制检定仪器设备的质量管理体系。监查员在监查中心或本地检测实验室所具有的这些由国家权威临床检验中心或专属检验单位出具的检定证书时，应注意检定或校准合格条目是否能满足方案的需求。若涉及非计量器具，如冰箱、温度计、量杯、量筒、移液管等，也需要具备由计量检定部门出具的带有有效期的检定合格证书或报告。对于申办方提供的仪器设备，亦需要按照法规和项目要求进行检定或校准，并提供检定证书或报告给借用的研究机构存档备查。临床试验研究机构与申办方签署"仪器借用合同"或在临床试验合同中注明借用仪器的情况，对物品名称、设备序列号、数量、归属等进行约定，项目结束时按约定申办方应当进行回收。借用仪器在临床试验机构使用过程中，应由研究者负责对其进行管理。所有这些仪器借用、归还和使用记录都需要保存在试验文档中。

研究项目用的设备和仪器有些是由中心实验室提供，有些是研究机构所拥有。但任何来源的设备或仪器都应当按照研究方案的要求或仪器操作手册的规定进行日常校对。鉴于大多数的生物样本分析都是外包服务，申办方或 CRO 应该建立外包服务商稽查的 SOP，对外包分析实验室（中心或本地）及其数据管理软件供应商的资质和质量进行稽查，资质稽查文档记录/结果评定报告应当存档备查。在对分析实验室供应商进行稽查时，主要考察实验室的资质、分析检测用仪器的型号、生产厂商的验证文件（IQ、OQ、PQ 等）、仪器安装后的调试记录及其合规证据、仪器的日常维护保养、仪器点检和校正等方面的 SOP

和实施记录（按型号）、操作人员是否有培训记录等。仪器点检也称为预防性检查，即利用人的五感（眼、耳、嘴、鼻、手）和简单的工具，按照预先设定的方法标准定点定期对仪器重要测试功能或部件进行检查，找出仪器的隐患或潜在缺陷，掌握仪器的初步信息和运营状况参数，以便及时采取对策将故障消灭在萌芽状态。此外，分析实验室是否建立完善的 GLP 规程、仪器运行和维护相关的 SOP、测试仪器的运行和维护记录、生物检测实验室的 SOP 及其执行记录、操作人员的原始操作记录（日期和操作人与数据挂钩）、是否有誊抄现象等，也是验证其操作和运行结果是否能够符合规范要求的标准。仪器在试验样本检测过程中，检测分析的异常情况及其解决方法记录的存在则是数据产生过程质量控制和可信的重要证据。

申办方和监查员都需要确认实验室具有与开展的药物临床试验相适应的仪器设备，有定期校验的工作记录和相关仪器设备使用、保养、校正、维修 SOP 及其记录，仪器工作状态良好；实验室检查结果应准确可靠。如果是本地实验室进行样本检测，监查员应当负责在试验前确认研究者具备足够的资质和资源来完成试验，研究机构具备完成试验的适当条件，包括人员配备与培训情况，实验室设备齐全、运转良好。研究机构需要协助监查员获得本地实验室临床试验相关仪器的检定或校准文件。临床试验过程中，监查员的职责之一就是确保这些设备和仪器维护、使用和操作得当。通过监查各种设备和仪器的维护和操作记录可以对它们的运行状况做出准确评估。在准备监查仪器和设备时，监查员需要考虑的主要因素包括鉴别和充实自己对试验项目所用仪器和程序的知识；了解哪些是研究人员必须采取的维护和校正仪器和设备的步骤等。虽然下面列出了监查仪器和设备检定/校准信息收集和操作的一般要点，监查员也应当根据试验项目的具体要求来准备和扩充自己监查仪器和设备的知识和能力。

① 生物样本分析测试仪器（如 HPLC、GC、LC-MS/MS）等主要的试验仪器设备运行和维护、仪器设备的年检记录、数据管理软件稽查模块的安装及其运行等，包括实验项目、使用人员、时间、状况等。如果出现故障，记录故障情况、维修情况等。

② 研究机构常用医疗物资的验证和校准记录或证明文件，如血压计、冰箱、温湿度计、血糖仪、移液管、离心机等。如果是新购设备或物资，应该附有已校准过的证明文件；如果没有校准证书，则应当要求研究机构送检计量机构进行校准，并取得相关资质的校准报告。

③ 数据管理软件的验证证据，稽查模板的安装

和运行记录等。数据的修改轨迹（日期、修改人、修改原因、修改前数据）、安装记录及其调试合格记录和证据。

④ 查看仪器设备管理文件，使用 SOP 和维护 SOP 文件，包括试验仪器的运行使用和维护记录、操作人员的培训记录、仪器基线测试记录、操作人员的原始操作记录（日期和操作人与数据挂钩）。

⑤ 医学、实验室、专业技术操作和相关检测的资质证明，包括但不限于资格证明、资质认可证书、资质认证证书、已建立的质量控制体系和/或外部质量评价体系、其他验证体系及其文件、确认检定/校准证明性文件等，如仪器设备的型号规格、检定/校准部门、检定/校准周期、检定/校准日期、有效期等。

⑥ 检查研究机构的实验室，确认现有的正常值范围报告已被收载在研究机构档案和申办方的主文档中。

⑦ 确认临床试验所用关键仪器设备专人管理，运行正常，且具有仪器设备维护记录及定期校验报告。例如，如果 HPLC 的某一部件进行了更换，应该记录更换的详细操作过程，而不是只填写"已更换"。如果更换了关键部件，还要做变更管理，甚至做 HPLC 的重新确认。至于哪些是关键部件，需要根据风险评估得出。

⑧ 对仪器运行进行管理时，需要建立检测人员开启仪器操作的监控系统，包括个人账户设置和登录的监控规程，如配置的计算机应该设有开机密码，屏幕保护也需要设置密码。这样可以加强系统使用的权限控制，以利于监督和管理参数设置和图谱修改或删除的风险。

⑨ 数据管理系统访问控制记录，所有数据库、文件夹、应用、工具以及相关系统的权限记录，包括访问权限的授予和中止记录、用户名、生效日、权限等级管理、由谁复核、何时复核、对复核的要求等。

⑩ 确认用于评价药物安全性和有效性的设备的可靠性已被测试。

⑪ 确认所有试验项目所需的样本收集和运输设备都已到位并充足。

⑫ 根据方案要求，确认临床试验所需仪器设备处于正常运行的状态，例如色谱软件应具有稽查轨迹功能，并且在检测时使用。

⑬ 核查医学、实验室、专业技术操作和相关检测的参考值和/或正常值范围报告或清单等。需要注意这些报告或清单的有效期。

⑭ 确保临床试验检测数据的准确性和可溯源性。

⑮ 仪器设备具有使用记录，使用记录与临床试验吻合。

⑯ 确认仪器和设备按要求做好日常的维护和校正，相关手册齐全，书面操作程序明确，记录规范、详尽和齐全。如每次测定样本前仪器的基线校准记录是否存在，仪器点检和维护，记录操作人员对测定的操作记录是否完备等。

⑰ 如果测试仪器配置有数据库，则应当对数据库的安装记录及其调试合格记录和证据的管理进行核查。如果涉及数据库中数据修改，则应保证有数据编辑轨迹功能和数据库操作记录（如日期、修改人、修改原因、修改前数据等），或访问控制的管理流程及其记录。

⑱ 如果分析测试仪器涉及与外部数据管理软件的对接，还需对数据管理软件供应商及其软件装配进行监查。包括检查软件的建立、安装、运行和维护规程管理，数据稽查轨迹，电子签名，防灾措施，备份和恢复，安全控制，变更管理等方面的 SOP 和执行记录。在分析测试仪器转移数据到外部数据管理软件流程时，需要确保对数据转移流程的验证计划及其验证报告，以及验证合格的证据。

⑲ 必要时，仪器和设备由经过培训的专人负责保管和操作，一经要求即可提交相关培训证书或记录。

对于分析仪器本身来说，中心或本地实验室都要确保试验中所用的生物样本分析测试仪器（如 HPLC、GC、LC-MS/MS）和数据管理软件都是处于可控、稳定、符合监管要求的状态。新仪器到货后必须进行 3Q（IQ、OQ、PQ）确认。如果实际工作中采用的验证方法和厂家的提供方法不同，也可以只做 IQ 和 OQ，等制定好检验 SOP 后再做 PQ 验证。所有分析仪器管理都必须纳入研究机构和实验室的 QC 仪器设备管理中。如果发现仪器和设备的问题，监查员应当和研究者进行交流，并提出相应的纠正和补救措施。如果问题仪器记录的数据已被收集，监查员应当报告给申办方的项目经理和主管，并积极商榷如何处理已收集数据的策略。总之，使得研究者和研究人员懂得常规维护仪器和设备的重要性是监查员必须完成的重任。

10.5.2 临床试验实验室原始记录的监查要素和管理

实验室记录不仅涉及试验药物安全性结果，也关系到有效性结论，在法律上是检定试验结果数据是否科学可靠的重要证据之一。药政检查对试验结果有疑虑时，通常会从检查有否相关原数据记录内容入手，再看数据记录是否可以得出相关结论。必要时会按照实验室记录重复实验过程，考察是否可以得到相同结果。ICH-GCP 亦指出，临床试验中各种实验室数据均应记录或将原始报告复印件粘贴在病例报告表上，在正常范围内的数据也应具体记录。对显著偏离或在临床可接受范围以外的数据须加以核实。检测项目必须注明所采用的计量单位。临床试验样本检测实验室的合规性必须按照 GLP 的要求行事，其产生的检测结果报告应当建立在检测过程合规的基础上方可得到接受。监查员在监查实验室检测过程及其检测数据结果时，必须按照 ALCOA 原则，即在实验室实验记录本、电子数据、仪器日志、标签记录、样本借出归还记录、操作偏离记录和通信记录中，样本、数据和活动均可以追溯其操作管理合规性的轨迹，如谁或何时接收、检测、获取数据或执行管理，所有记录是否可辨认清晰，所有实验室活动和记录同步进行，实验室管理原始记录、报告和核证副本归档完整，所有活动记录准确无误。因此，实验室原始记录质量要素包括但不限于以下若干方面：

（1）与试验项目相关的基本原始记录信息　试验样本检测实验室合约签署完成后，实验室会给每个试验项目建立项目文件档案，其中的实验室任务信息包括编号、检测标准（方法）、检测项目/参数。

① 项目编号　实验室原始记录中的检测任务的编号包括任务编号、记录编号、试验项目编号等，这些编号都具有唯一性。当项目编号与最终检测报告编号不一致时，记录中应补充体现报告编号，其应与原始记录编号有唯一性对应关系。

② 检测标准（方法）　实验室原始检测记录需要标明采用的检测标准依据来源，如现行标准、客户指定的标准（如非现行标准、行业标准、企业标准等），或客户自定的测试方法等。任何客户自建的检测方法应当经过方法验证，并有验证结果报告作为依据。若采用检测标准，则需要标明相关标准的版本号。当客户对检测有特殊的与标准相偏离的要求时，应在检测依据栏或原始记录相关位置做出详尽描述；若客户的要求与标准偏离较大时，原始记录应注明采用依据，如检测方法见合同评审。

③ 检测项目/参数　当检测项目全部依据检测标准，在原始记录中直接标明全部检测项目或全部检测参数依据相关的检测标准即可，无须再逐一列出检测项目。当检测项目只部分依据检测标准，则需要在原始记录中标明检测涉及的项目条款号或名称。

（2）检测样本原始记录信息　实验室检测样本都来源于试验项目，大多涉及血液或尿液的生化、化学或血液指标的检测。按照方案要求，有时也会有特殊生物样本的检测指标，如治疗糖尿病的试验药物都需要专属性地检测糖化血红蛋白（HbA1c），酮症或酮症酸中毒时尿酮体阳性。当实验室收到受试者生物样本后，通常需要建立的样本信息包括但不限于样本名称、型号规格、样本数量、样本编号、样本送检单位、样本初始状态、样本附属件等。

① 样本名称　通常为送检方预设的名称，或实验室与送检方商议后给出的能反映检测样本的名称，用于识别管理和报告样本检测结果。

② 型号规格　实验室检测样本时，都需要记录样本的类别或规格，如血液样本 2mL。送检前、检测时消耗和检测后剩余样本规格都需要在记录中详尽记载。

③ 样本数量和样本编号　样本编号是样本的唯一标识，通常与试验项目和受试者编号关联，或直接用研究机构或受试者编号，目的是方便实验室内部样本流转、存储和报告管理。样本数量要与样本编号相对应。多数情况下，同样样本及其规格可能有多个，此时还会添加数量编号作为后缀。

④ 样本送检方（委托人）　临床试验的送检单位多为申办方，也会用研究机构作为标识。无论采用何方作为送检方，都需要通过编号信息与试验项目和受试者相关联。

⑤ 样本初始状态　如果涉及样本的初始状态可能会影响后续的检测或判定，并在试验开始前需对样本的初始状态进行调整的情况，需要在原始记录中记录样本的初始状态，以及对样本做出的调整，这往往直接关系到检测结果的可靠性。如果试验方案有专属要求，监查员必须对其特别关注。

⑥ 样本附属件　在一些药物/器械试验项目样本检测中，可能需要特殊辅助或支持性配件或设备附件，以支持特殊检测程序的测试或检测规程。这些附件通常与送检方的产品要求或检测方法需求有关，并由送检方或客户提供。当遇到这种情形时，需要确认所附设备或附件产生的参数不会对样本检测结果的准确性造成不利影响。通常这种特殊设备或附件要求及其专属检测参数与样本检测的关联性，需要在试验方案或检测方法验证中予以明确阐述。任何可能对检测结果造成影响或检测过程对潜在影响予以控制的信息，需要详尽列在检测原始记录中，所涉设备或附件的名称、型号、操作参数等都需要详尽记录在检测原始记录中，以便在最后检测结果分析中排除或分析对结果的影响程度。监查员需要对这种原始记录信息严加核查。

（3）检测场景或环境的原始记录信息　通常，这类信息包括测试时的环境温度和湿度、测量仪器的基线和维护、检测日期描述、测数据结果判定、测试人员确认签名或其他环境信息。

① 测试时的环境温度和湿度的原始记录信息　如果样本检测方法验证证明监查环境温湿度对检测项目有影响，需要记录测试时的环境温度和湿度，以表明环境温湿度数值已达到检测规定的要求。若环境温度和湿度与检测标准（方法）中的规定环境温度和湿度不吻合时，需要停止测试，直至达到检测标准（方法）中规定的环境温度和湿度。这些中止或暂停的情况需要记录在案。这些数据的真实有效性是监查员需要关注的重点，关系到原始记录的可追溯性和日后检测报告/数据需要复查检测时能否在相同的环境条件下再现检测结果。

② 检测仪器的基线和维护原始记录信息　检测仪器的设备名称和型号、基本运行参数（如离心机转速、离心时间、离心力大小、离心温度等）、检测仪器的基线校正记录和维护基线校正正常状态是样本检测结果可接受与否的关键。对于仪器校正的记录应当包括但不限于测量仪器的名称、型号、厂家、受控编号和校准周期（或校准有效期截止日期）。仪器操作人员的培训，特别是检测方法的培训，是维护仪器正常运行的基础，这涉及操作人员对仪器维护的规程遵循行为记录等。

③ 检测溶液（如自制试剂、实验材料等）的基本信息记录　这些信息对于实验检测结果的可靠性和出现结果偏差时的原因分析至关重要。这些信息包括但不限于：

• 溶液试剂的配制方法、配制日期/时间、溶液原液的厂家/批号/购买日期等信息、配制人员签字、保存条件等；

• 实验材料的特性及其来源、生产单位，如动物种属、品系、微生物控制级别、菌株来源、株系状况（如原株、传代细胞系及其来源等），主要试剂的厂家/规格/批号/有效期等。

④ 样本检测场地的原始记录信息　场地信息是实施检测项目的场地位置的描述。若全部检测项都是在实验室自有场地完成时，可简单描述为"本实验室"；如有多个实验室检测场所，则需要明确具体的测试场所信息。监查员需要确认每个检测场所和仪器环境、人员和管理都符合 GLP 和方案规定要求。

⑤ 检测日期原始记录信息　每次样本检测运行的真实日期都需要清晰地记录在案。根据方案的要求或检测方法验证的规定，检测日期可以是某一天、某一个测量周期、一天内的某一段时间。根据检测项目的特点，需要定义检测日期的表达形式。如果检测是分时间段先后或分别完成的，需要分别记录测试日期和时间。监查员需要注意检测日期不应当有刻意模糊时间段的记录方式。

⑥ 检测操作人员确认记录信息　所有参与检测的操作人员、检测规程和结果质控人员或其他关键干系人都应当在检测过程和结果报告上给出签名和

签字日期，以示对检测规程操作和结果负责。签字的形式可以是手写签名、印章（本人姓名）或电子签名（电子化记录）。签字规范管理应当在实验室 SOP 或试验项目实验室检测规程要求文件中予以规定。关键检测人员应当列在实验室试验项目检测团队人员职责分工表中。如有其他相关人员不在职责分工表，或参与特殊场景工作时，应当有记录予以解释和说明。

⑦ 数据记录表格的原始记录信息　检测数据通常是以预设的数据记录表格形式呈现。数据记录表格的大小尺寸应充分考虑相应项检测数据的特性和各种可能的数据格式，并出现在原始记录的适当位置，数据记录的位置可以是下划线、空格、方框或表格等形式。当对批样本进行检测时，数据记录表格的设计应能体现测试数据与每个样本的关系。监查员需要核查检测标准方法描述与数据记录结果的匹配和吻合度。

⑧ 检测数据及其结果判定或结果描述的原始记录信息　每次样本检测数据获得后，对其结果是否接受，实验室相关干系人应当做出判定（如果要求）。数据及其结果判定的方式可以是 "√" "×" "P" "F" "Pass" "Fail" "/" "N/A" "—" "合格" "不合格" "不适用" 等清晰无歧义的描述，并且记录在数据记录表格显著的位置中。任何不可接受或可以接受的特殊情形需要予以说明或评注。对数据及其结果判定方式的选择需要在检测项目开始前与送检方达成共识。监查员需要核查结果描述是否满足约定的方式要求。

⑨ 其他环境变化的原始记录信息　如果其他环境条件（如大气压、海拔条件、气体含量、气流、仪器特殊参数设置等）对检测项目有影响，需要在记录中写明这些环境条件。

（4）样本检测及其分析方法学验证的原始记录监查和管理　分析方法验证是证明一个分析方法适合于其既定用途的过程。方法学和分析方法的目的应在开始验证研究之前在方法验证方案中清楚地界定。验证过程及其产生的数据必须符合 GLP 或 GCP 要求。方法验证方案中要有每个验证项目的方法学描述，并确立和论述可接受标准，采用经过确认的仪器实施验证。验证报告应包括验证研究及其结果的详细内容。检测方法验证通常需要验证的要素包括但不限于专属性（specificity）、线性（linearity）、准确度（accuracy，批内和批间准确度）、精密度（precision，包括重复性、中间精密度和再现性）、选择性（selectivity）、残留（residual）、标准曲线（standard curve）、稀释可靠性（dilution reliability）、基质效应（matrix effect）、范围（range）、定量下限（quantitation limit）、检出限（detection limit）、稳定性（stability）等。方

法验证报告必须含有足够详细的信息，包括引用的主要分析步骤的标准操作规程，否则应该在报告后面附上这些标准操作规程的内容。对验证过程中出现的任何对验证计划的偏离都应当记录在案。所有测定及每个计算浓度都必须出现在验证报告中。当无明确的标准依据和试验方法时，原始记录中应有详细的、操作性强的检测方法描述。方法验证报告应包括的信息有：

① 验证结果概要。

② 涉及的仪器设备信息，诸如确认需要的仪器和组件，包括但不限于：仪器类型，检测器，柱子类型、尺寸和可替代的柱子，过滤器类型等。

③ 确认过的优化的参数设置和范围，包括来自药典或研发和/或验证研究的允许调整，特别是那些分析过程非常关键的参数设置，例如流速、部件温度、运行时间、检测器设置、梯度、顶空进样器等。适当时，可以使用经验参数设置和积分参数的样图来作为补充。

④ 对分析方法的细节描述，例如，平衡时间、扫描/进针序列、空白、基底样、样本、控制样、敏感溶液（杂质方法）和在分析过程中维持系统适用有效性的标准样，以及允许运行范围和适当时的调整。如果参考了已知方法，给出分析方法的来源。

⑤ 摘要叙述检测分析程序（分析物，内标，样本预处理、提取和分析）。

⑥ 供测试品信息，包括各类供试样本的制备程序（如提取方法、稀释或浓缩、除盐和超声混合、振摇或超声时间等），供试样定性单样配制方法，定量测试平行样本配制方法，工作溶液适当的浓度单位（如 $\mu g/mL$ 或 mg/mL），以及溶液的稳定性和储存条件的信息等。

⑦ 对照品信息，如来源、批号、分析证书、稳定性和储存条件等。

⑧ 校正标样和质控样本（基质、抗凝剂、预处理、制备日期和储存条件）。

⑨ 实验检测试剂信息，包括试剂或标准的描述、化学品的级别（如 USP/NF、HPLC 色谱级、GC 色谱级或无防腐剂等）、试剂来源（如 USP 标准品、内部确认的对照物资、WHO 国际标准/对照物资等）、试剂纯度（当采用纯的化学品时需要）及其状态（如干品、未干燥品）和浓度、试剂效价（如 CFR 或 USP 要求）、储存条件、安全使用指示（以现行行规为准）、验证过的或书面确认的货架储存期、生物试剂的新批号（如果是单克隆抗体、多克隆抗原或细胞，可能需要包括进一步确认程序，作为分析方法的一部分）。

⑩ 标准控制溶液制备信息，包括所有标准溶液和控制溶液的制备和使用程序。需要注明适当的浓度

单位，有标准稳定性信息和储存条件，包括校正标准、内部标准、系统适用性标准等。

⑪ 系统适用性检验信息，诸如对测试程序和参数进行确认，以保证系统（仪器、数据工作站和分析操作要点和分析的控制点）能在使用时作为一个整体正确运行。这种检验适用于对照控制和待测样本的系统适用性的可接受标准，如拖尾因子、精密度和分辨率可接受标准。必要时，可以规定具体参数或标准要求。行业或法规指南对色谱系统的系统适用性要求可以作为参考依据。

⑫ 分析批的接受标准，及其所有分析批列表，包括校正范围、响应函数、回算浓度、准确度；所有接受分析批的质控样本结果列表；储备液、工作溶液、质控在所用储存条件下的稳定性数据；选择性、定量下限、残留、基质效应和稀释考察数据。

⑬ 方法验证中得到的意外结果，充分说明采取措施的理由。

⑭ 检测结果计算方法信息，根据标识声明和质量标准（例如含量、特定和非特定杂质、相对响应因子）进行测试所得的数据分析（标准、控制、样本）中所用的积分方法和代表性计算公式需要予以描述。其中应包括数据分析中所使用的所有数学变换或公式的描述，以及使用的所有修正因子的科学论证等。

⑮ 对方法或标准操作规程的偏离。

样本检测分析方法验证部分所述原则适用于再验证。如果一个分析方法发生了变更，如检测仪器设备变更、试剂的变更、制备工艺、检测方法或流程变更、检测场地变更等，则可能要考虑对分析方法进行全部或部分再验证。需要进行样本检测的申办方或实验室必须保证再验证的分析方法仍能维持满足其关键性能指标，如专属性、精密度、准确性等。

当进行样本分析时，样本分析报告应该引用该试验样本分析的方法验证报告，还应包括对试验样本的详细描述，并讨论任何对试验计划、分析步骤或标准操作规程的偏离情况。试验样本再分析的结果可以在方法验证报告、样本分析报告或者在单独的报告中提供。全部源数据应该以其原始格式保存，并根据要求提供。在某些情况下，需要在原始记录中增加检测方法描述，以指导试验的实施，增强原始记录的易用性。样本分析报告的信息包括但不限于：

① 对照品和检测品的数据结果。
② 检测条件的概述。
③ 校正标样和质控样本的储存条件。
④ 简要叙述分析批的接受标准，引用特定的试验计划或标准操作规程。
⑤ 样本管理轨迹（接收日期和内容，接收时样本状态，储存地点和条件）。

⑥ 试验样本分析：所有分析批和试验样本列表，包括分析日期和结果；所有分析批的标准曲线结果列表；所有分析批的质控结果列表，落在接受标准之外的数值应该清楚标出。
⑦ 失败的分析批。
⑧ 对方法或标准操作规程的偏离。
⑨ 重新分析结果。

除了上述实验室本身的原始记录，与实验室样本检测过程相关的记录也应当作为实验室数据证据链质量和完整性的组成部分，应当引起监查员的核查和管理重视。这些监查要素和管理要点包括但不限于：

① 具备与试验项目相适应实验室检测设备与条件；
② 分析测试的关键设备应有相关维护使用记录等，如定量仪器、天平、移液器等是否在有效校准期内、使用时间/人员是否与原始检测记录一致等；
③ 试验项目须开启源计算机（采集原始数据的计算机）和工作站的稽查系统；
④ 对于随机对照试验，生物样本的分组符合随机对照原则；
⑤ 确认没有受试者样本在临床试验中重复使用问题；
⑥ 实验室生物样本检测原始记录与临床试验方案规定相符。

10.5.3 临床试验冷链运输的监查要素和管理

一些临床试验用药物或生物样本的特殊属性，要求其冷链或低温运输或保存。这里的冷链运输（cold-chain transportation）是指在运输全过程中，无论是装卸搬运、变更运输方式、更换包装设备等环节，都使所运输货物始终维持所要求的低温状态的运输。冷链运输方式可以是公路运输、水路运输、铁路运输、航空运输，也可以是多种运输方式组成的综合运输方式。冷链运输是冷链物流的一个重要环节，冷链运输成本高，而且包含了较复杂的移动制冷技术和保温箱制造技术，冷链运输管理包含更多的风险和不确定性。良好的冷链运输应遵循"3T"原则，即在冷链中的药物贮藏和流通时间（time）、运输温度（temprature）和药物的耐藏性（tolerance）三要素决定了药物的运输质量。欧盟曾对此发布过《药物运输质量管理规范》（good distribution practice，GDP）（EMA，2013a），明确了药物供应链生命周期中如何确保运输药物质量及其可靠性的基本要求。表10.17归纳临床试验领域药物供应链管理实践与GDP要求的管理要素。

表 10.17　临床试验药物供应生命周期管理质量要素

要素	药物运输基本实践	GDP 要求
人员	对涉及运输人员进行法律法规、标准操作规程等相关内容的培训,考核后持证上岗	• 每个环节指定具有资质的负责人,以确保质量系统实施的完善性 • 所涉运输人员应接受 GDP 操作的培训,相关培训计划和培训记录需要归档保存
冷链温控包装	• 多采用冷藏箱/保温箱＋蓄冷剂组合,运输前进行预冷操作,必要时应当进行空转模拟运输 • 冷藏箱/保温箱内药物与蓄冷剂之间设置隔离装置,避免直接接触	• 药物包装应要求的模式为冷冻运输＋绝热箱 • 确保药物运输过程中不接触冰袋
冷链温度验证	通过验证来确认冷库、冷藏车、保温箱以及温湿度监控系统等设施设备满足安全、有效运行和使用标准,并存档管理验证控制文件	• 以运输过程中可能遭遇的最坏状态进行验证,并考虑在该环境下的最长运输时间及最大最小包装的装运能力 • 试验项目责任人应确认运输结果能达到产品交付条件及其标准
温湿度控制	• 监测系统实现实时采集并记录温湿度数据 • 能实施远程及就地实时报警 • 记录内容包括温度值、湿度值、日期、时间、测点位置、库区或运输工具类别等	• 运输中的电子温度计应具有连续记录、监测温度的功能,温度读数及记录应具有一定的频率 • 温度测定的误差在 ±0.5℃ 范围内 • 要求具备适宜的报警设置,确保在超出预定储存条件时能及时提醒相关人员
药物发放	• 有进入试验项目的研究机构地址和联络人信息储存在案 • 发送和授权记录清晰 • 按照方案程序要求发放药物给符合招募标准的受试者 • 有药物发放追踪和清单计量记录 • 药物发放系统有监控和阻止药物发放功能	• 正确的药物在规定的时间和条件下送达正确的接收对象处 • 药物供应商有药物发放追踪系统,使得定位药物归处和需要时药物有效召回成为可能
药物储存	• 药物储存条件清楚地标识在相应包装标签中 • 设置有药物储存管理文件,并在实际工作中及时记录在案 • 专人管理,专柜、专处或专门冰箱存放,上锁,存取入库登记	• 药物始终存储在正确保存条件下,包括运输途中 • 在存储过程中不应与其他药物或杂物混放在一起,并避免污染
文件管理	• 温湿度监测数据以安全、可靠的形式记录,并及时备份 • 实施运输全程跟踪 • 发放和收讫记录归档保存	• 按照规定的格式记录运输过程中的温度,由责任人进行审核 • 若记录中显示发生温度偏离,按照程序通报,并考虑对药品的影响,实行纠偏措施
应急预案	制定应急预案,运输意外发生时能够及时采取有效的应对措施	按风险管理原则管理

相对于常温运输系统而言,冷链运输的高品质和高成本的特性主要是因为:

① 对运输设备要求高　冷链运输过程中,需要特殊的冷藏装置来保证其低温环境,如冷藏运输车、保温箱等。

② 时效性强　与常温运输相比,冷链运输的温度通常要求较低,低温保存装置和设备受时限影响较大,因而对运输或转运过程及其时效性有较高的要求。尤其是部分生产周期长、价格昂贵的生物药品、血液制品等,在运输过程中一旦冷藏或冷冻设备出现故障,系统的协调能力不能及时跟进,出现"断链",进而出现运输过程中的时间延误或温控功能失效等问题,不仅对运送药物稳定性及其药效产生不良影响,试验项目的及时启动和受试者的药物按时接收亦会受到冲击,可能会给申办方造成巨大的损失。

③ 整体协调性要求高　冷链运输是连接药物仓储和临床研究机构药物供应的纽带。高质量的冷链运输服务对运输系统的协调性和运输设施设备都有着较高要求。因此,只有周密的协调工作和完整的硬件配套紧密地结合在一起,才可以应对冷链运输过程中可能发生的各种意外事件,保证药物质量良好。

冷链运输有特殊设备要求(图 10.21),并要求做到快装快运、轻装轻卸、防热防冻和平稳运输。通常情况下,冷链运输要求在运输过程中进行实时温度监控。冷链物资从发送一直到送至实验室或研究机构手中,物流过程要做到全程监控跟踪。每环节都有应对的制度流程进行指导规范操作,对于重点的冷链品种要建立特定操作指导书,并对操作人员进行反复操作培训(图 10.22)。这要求监查员核查外运标本运输过程温控、接收状态、检测结果等的记录。对于运

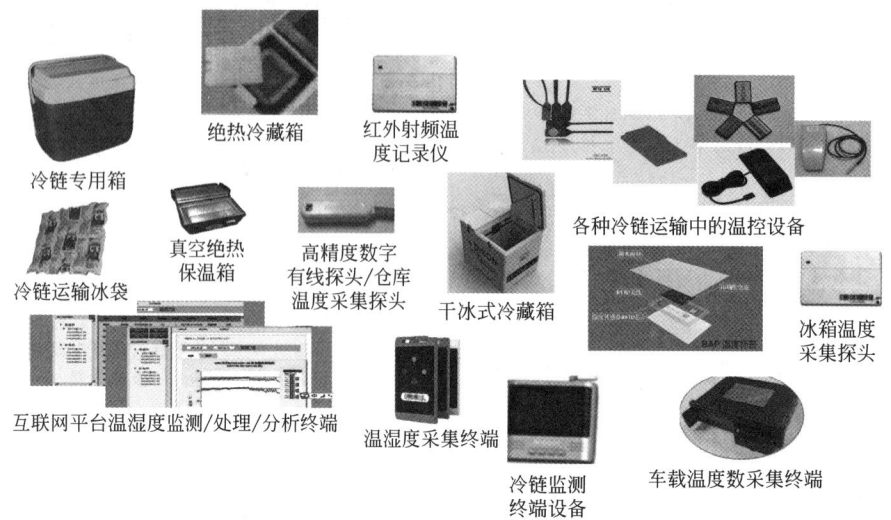

图 10.21　冷链运输/储存设备装置

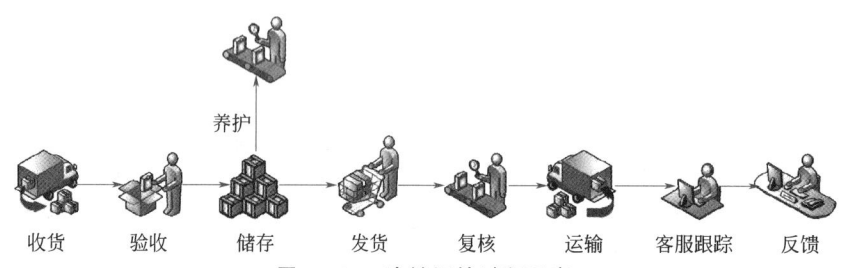

图 10.22　冷链运输过程示意

送损坏的样本，可能涉及运送备份样本。常见试验物资或生物样本运输温度类别有三种，即冷链运输（−25～−15℃）、冷藏运输（0～8℃）、低温运输（8～15℃）或恒温运输（18～25℃）。对于冷冻运送，可以根据需要选用干冰（＜−20℃）、干冰深埋（＜−60℃）或液氮（＜−150℃）处置。对实验室和运输物流公司保管样本检测质量的监查，可以通过其能够提供准确和完整的文件来显示样本受到多少次冷冻和融化循环，包括由设备失灵导致的偶尔融化记录。

试验物资的冷链运输会涉及时间控制，即从某处送至另一处所需的时间长短需要通过冷链温控时间设置预设。温度控制设置要求自动测温系统具有不间断监测、连续记录、数据存储、显示及报警功能，运输过程至少每 5min 记录一次实时温度，当监测温度超出范围时，系统应当至少每隔 2min 记录一次实时温度数据。如果系统有实时发送功能，后台温控平台可以随时查看运送途中的温度状况。如果没有系统实时发送装置，当试验物资抵达目的地后，接收方应及时检查运输过程有无超温记录。所有温控记录都必须保存在试验文档中供审核备查。项目经理在准备冷链运输条件时，对于特别温控要求的物资或样本，需要注意包材及包装方法与温控条件的匹配度。必要时，应当在设置的包装条件下，在正式运送物资或样本前，全程模拟空载运送一次，以验证冷链运输流程和冷藏车的可靠性。冷链运输质量规范管理通常要能确保做到：

① 从接收到送达目的地的全过程除有相关交接手续外还需要留存不间断温度记录；

② 运输及保存媒介（冷藏车、冷藏箱、保温箱及温测系统）应进行验证；

③ 测温设备应该经过具有资质的计量机构校准或检定；

④ 根据物资或样本情况选择合理的运输工具和温控方式；

⑤ 运输温湿度控制记录保存完好；

⑥ ALCOA 原则同样适用于运输生命周期规范管理的监查。

为了保证试验药物/器械及各类样本在供应链全过程中保持在符合温度范围内（2～8℃、−20℃或−70℃），药政法规要求使用经批准的、被验证的系统和程序对温度敏感物品的物流全过程进行控制管理。监查员在临床监查中有义务对运输温控记录和存储温控记录实施监查，确保试验物资和生物样本始终处于可接受的温控状态。当监查员发现有超温时，需要记录在监查报告中，并评估超温时长和温度对试验物资或生物样本质量或稳定性的影响程度。如果发现质量和稳定性受到严重损害，需要立即和申办方与研究机构取得联系，受损严重物资或降解生物样本不应当继续供试验项目使用或分析，重新发送物资或备份样本是可能的补救措施之一。

10.5.4　试验项目样本检测数据过程及其文件完整性的监查要素和管理

临床试验生物样本检测不仅涉及检测样本规程、方法和数据结果的质量监控，与之相关联的样本处理过程和支持检测过程合规性的文件完整性的监督也是GCP要求关注的方面。除了生物样本本身的管理文件完整性外，支持实验室样本检测的检测用产品的合规性和可靠性与检测结果的可接受度密切相关。对试验样本监查的主要依据和线索是原始记录本、仪器设备使用记录、数据流的管理、稽查轨迹/工作清单列表/事件登记簿、原始谱图及修改记录、异常数据处理流程和方式、样本复测过程等。监查员要注意实验室有否近乎"完美的"原始记录本。这通常意味着实验室人员保留有两套原始记录，为了保证记录的质量和日后的稽查，往往会一套操作者自留，一套试验后重新抄写。这种做法本身就违反了"源"的原则，誊抄本身就可能产生原始记录与副本内容的不一致的风险，除非有核对副本的证据。

生物样本检测实验会用到一些试剂、对照品、标准品或其他分析用产品。为此，监查员要确保临床试验实验室样本检测用产品有下列证据链的完整和可靠性：

① 产品的来源和检验报告具有合法性，包括验证及对照试剂的合法来源证明等；

② 产品的接收、保存、发放、使用和回收具有原始记录，且保证这些原始记录各环节的记录的完整性和原始性；

③ 产品接收、保存、发放、使用、回收等原始记录的数量一致；

④ 产品运输和储存过程中的温度符合要求；

⑤ 产品批号（含数量）在各资料中一致，包括原始记录、检测报告、总结报告等。

生物样本管理文件由两个方面组成，其一是流通环节记录文件，另一个是样本检测实验过程记录文件。这些文件都需要满足可溯源、真实完整性和原始性。监查员在生物样本管理文件环节的监查要素必须关注但不限于：

① 生物样本流通环节记录能显示不仅生物样本一直处于可控的环境下，而且样本分析结果的科学和准确性同样可以得到保障，并可以真正实现可溯源性和再现性。因而，监查员对这个环节的监查要素包括但不限于：

• 生物样本有接收、入库、存放的原始记录，且记录完整，信息应至少含有样本标识、数量、来源、转运方式和条件、到达日期和到达时样本状态等信息；

• 测试时，储存的生物样本有领取、存入的原始记录；

• 证明稳定性实验的时长足够，并有跟踪实验记录数据；

• 该项目保存的生物样本留样及其原始记录，包括核对样本真实数量、使用量；

• 实验室检测用生物样本来源、编号、保存、使用、留存、销毁的各环节均有原始记录；

• 生物样本的采集、运送、交接和保存有相关SOP，和实施依从性的记录，以及其管理过程信息前后的一致性等。

② 生物样本检测实验过程记录包括对生物样本分析方法验证和生物样本检测管理及其数据文件完整性的质量管理，其目的是确保生物样本从采集、处理、保存、运输、交接、分析、储存到销毁的生命周期均符合GLP和GCP，以及生物样本分析方法验证和检测结果的科学性和合规性。因而，监查员需要重点关注但不限于：

• 方法学验证计划/样本检测计划管理的SOP，以及这些计划文件撰写和实操的合规性，包括审批规程的合规性（如申办方/研究者双方签字确认）和与SOP要求的一致性等；

• 生物样本检测实验须有完整的原始记录，包括实验单位、人员、日期、条件、过程及实验结果、样本留样等，注意与系统平台信息一致性，如检测报告或结果的文件编码/测试样本编码与受试者生物样本编码一致、生物样本检测结果可在相应的软件系统上重现等；

• 能显示受试者和样本识别的程序可以有效地把研究项目、药物、受试者、取样/进样时间和检测数据结果等都联系在一起，标准曲线样本、QC样本、未知生物样本的进样时间或采集时间与试验时间和仪器试验时间一致，并能提供既往相关的文件记录；

• 原始检测数据与总结报告一致，以及血药浓度数据与对应标准曲线计算的一致性；

• 采用手动积分时需注明原因；

• 复测方法和数据的合理性和完整性；

• 除了生物检测样本的检测方法验证外，对照物或内标选择的方法和质量控制是否也进行了相应的验证检测结果。

实验室需要建立样本复测管理SOP，并在实际样本检测过程中严格遵循。如果有复测生物样本事件，首先需要有复测样本的选择依据和原因的分析记录，避免复测的随意性。其次，复测生物样本应有复测数量、复测方法、采用数据的说明和记录，以及复测报告。复测包括原样再分析、稀释后再测、单样本复测、双样本复测等。采用哪种复测方法及其依据需要有说明和操作记录。复测数据结果的选用需要有科学依据，不能凭主观臆断，避免追求完美的和适宜的数据分析倾向。任何复测前后数据列表都需要有审批及其审批人的签字确认。

仪器设备的积分参数是分析方法的重要组成部分，在分析方法验证报告中需要对积分参数的确认做出阐述，如规定峰宽是多少、斜率是多少、最小峰面积是多少等。这些参数一旦确定，不宜再改动，且要存档备查。如果随意改动，对定性和定量分析会有影响，得到的峰的个数和面积或者最终的含量结果会随之改变，并且对分析结果的趋势分析、产品质量回顾、实际操作和结果质量都会造成人为的偏倚。在仪器分析中，人为调整峰积分参数，特别是采用手动积分，会导致夸大地增加和消减峰面积，所有这些都可能让结果发生轻微改变，进而使不符合变成符合标准。在分析方法验证中，监查员需要核查积分参数是否是通过手动设置基线积分参数完成的，特别是在分析仪器有自动积分参数功能，但实验室却关闭不用的情形。过多的手动积分来弥补方法开发的缺点或色谱分离将增加药政检查对数据完整性（精度）的质疑，同时增加了生成、审核和结果放行的时间不规范的风险。因此，监查员应当关注下列一些因素，其意味着可能存在非法手动积分的操作：

① 手工积分无法溯源或检索再现。如果重新运行来自同一批次的数据文档，色谱分析应当能显示相同的结果。如果不能很快地再现，则应当意识到，分析仪器的仪器数据系统的稽查轨迹运行是否正常或被人为地关闭，这往往可能有数据造假的嫌疑。

② 电子数据无法获得。如果原始数据和电子记录被删除或没有保存而只有纸质记录，则可能意味着数据无法再现，其分析结果也无法核实。此种情形往往有造假嫌疑，相应实验室依从性或信誉度也应受到质疑。

③ 发现同一批次运行的标准品和检测样本的积分参数不同，或者在批分析中同一检测样本的重复进样之间有不同的积分参数。

④ 在验证或检测过程中，有证据显示分析仪器的稽查轨迹功能被关闭，但几分钟后又重新开启，这需要警觉分析流程已经做了什么改变，且又不想被记录。

从上述可能风险分析中可以看出，临床试验实验室必须建立样本数据重新积分的 SOP 或指南，特别是手动积分的操作条件和要求。在 SOP 或指南中应

该要求说明重新积分的原因和实施重新积分的操作流程。其次，实验室应当规定重新积分需要申请，并获得主管批准授权后才能进行。任何临床和临床前样本的重新积分只能按照 SOP 或规程指南进行操作。在样本检测中，重新积分的过程和结果应该在实验风险报告中予以清晰的描述和记录，其中包括色谱积分参数和重新积分的情况、初始和最终积分的数据、所有偏离 SOP 的偏差等。对此，监查员需要在实验室监查中予以确认。值得提醒的是虽然分析仪器的重新积分可以被允许，但必须在可控的条件下进行，并且必须在最终报告中体现，原始数据和重新积分的数据在稽查轨迹中可以查到，并且有说明记录。实验室操作人员不能通过手动积分来达到使数据符合标准要求的目的，如减少峰（减少峰面积）、增加峰（增加峰面积）或改变峰高等。每次改自动积分到手动积分操作结束后，应打印自动积分图谱和手动积分图谱附于手动积分申请表之后，递交 QC 经理审核；QC 经理应复核完整的数据找出根源，基于根源制定相应的 CAPA 措施来避免类似事件。自动积分的图谱不得删除或被覆盖，应与手动积分图谱同时保存于计算机中。打印的自动积分图谱和手动积分图谱应有责任人签名和签字日期，随同手动积分申请表附于检验原始记录后面，经 QC 审核无问题后归档备查。监查员还必须确认同一次检验的所有标准品、工作对照品、样本等必须使用同一方法进行手动积分。此外，鉴于手动积分的风险，实验室对于只有手动检测仪器的积分系统必须建立操作手册、记录和分析说明记录要求，以及相应的操作人员的培训记录。

一些实验室的分析仪器数据软件可以自动进行计算，或者人工采用 EXCEL 进行计算，导致计算机与人工计算所得结果不同，或者每个数据的有效位数的差异有时也会导致所得结果的不同，即在计算过程和最终结果确定造成了差异而造成检验结果偏差（out of specification，OOS）。因此，监查员有时需要按照计算公式用计算器进行核实演算。

样本检测结果通常是以图谱的形式呈现。除了图谱完整性外，监查员对产生图谱过程的文件记录的监查需要关注测试图谱的处理、校验、分析和显示的数据链证据，诸如分析检测中的样本分析图谱及其测试图谱的相关技术性参数的记录、图谱记录的测试样本编号与相应受试者生物样本编号的溯源性和一致性以及样本（试验药物和参比药）留样保存等、受试者样本及其数据的验收和核准流程记录等。如果实验室还有其他样本在同时进行检测，监查员需要特别核查对不同样本间仪器检测运营转换监控的规程是否能有效地防范样本检测结果的交叉污染，以及防范措施的 SOP 和实施的证据记录。分析测试图谱的溯源性监查要素包括但不限于：

① 图谱上的文件编码/测试样本编码与受试者生物样本编码的对应关系能够追溯；

② 测定纸质或电子图谱包含完整的信息，包括测试图谱的处理、校验、分析和显示的数据链证据，如进样时间、瓶号、峰高/峰面积、积分图形、血药浓度等，以及被测定人的样本及其数据的验收和核准流程记录；

③ 未知样本、方法学验证样本及随行标准曲线、QC 样本的图谱与工作站电子图谱的一致；

④ 未知样本、随行标曲、QC 样本图谱其进样/采集时间与文件编码顺序、试验时间顺序的对应一致性（时间间隔的逻辑性）；

⑤ 图谱分析是否有多余而未采用的数据，有无原因说明，以避免有选择性数据的嫌疑。

监查或确认原始谱图的质量和真实性是否存在问题，需要关注的要点包括但不限于：

① 大量谱图中的色谱峰保留时间完全一致，且精确到分秒不差。

② 多张谱图的进样时间一致或间隔短于单样本分析时间，且很难解释其原因。

③ 不同谱图之间峰高接近、峰形相似，但峰高和峰面积的积分值差异很大，显示谱图与数据不一致。

④ 手动积分合理性无法采纳。只是为了美化数据，手动积分的证据不可接受，也不应当是相关SOP 的要求。此外，手动积分缺乏授权人的签字、缺乏标准曲线和质控等，都是不可接受的。

当涉及样本色谱仪器计算机化系统验证时，如网络版色谱系统，可以通过测试截图来体现图片的验证过程，作为验证实施的原始证据，色谱截图应遵循基本的数据管理要求，即数据归属、数据清晰可溯、数据同步、数据原始一致、数据准确真实。若无法使用电脑截屏功能（触摸屏）和不易获得电脑截屏图片（访问局域网服务器），可以使用相机拍照作为测试验证记录，但需要在拍照的图片上显示测试日期（拍照时整个屏幕都拍摄）；如果拍摄个别界面时，整个界面都没有显示时间，那么需要使用 QA 规定的拍摄软件，通过软件注明测试日期。

分析检测过程管理的合规性可以通过操作过程的文件记录予以确认。这不仅涉及实验室内部流程管理和检测操作规范的遵循，还涉及研究机构对样本的管理，以及实验室与研究机构之间的交流。实验室检测结果都需要报告给研究机构/研究者，用于判断受试者是否合格入选试验项目，并用于受试者安全性状况的判断依据。监查员在涉及实验室和研究机构之间检测数据标准和结果的交流中起着关键性的质量监督和管理的作用。这些方面的规范管理可以概述如下：

（1）分析检测仪器操作管理关注点

① 仪器运行管理　应当建立检测人员开启仪器操作的监控系统，包括个人账户设置和登录的监控规程，关注每次测定样本前仪器的基线校准记录是否存在，仪器点检和维护，记录操作人员对测定的操作记录是否完备等。

② 积分参数监督管理　如前所述，对于一个分析方法的积分参数设定和确认与检测结果密切相关，需要予以监控。

③ 标志品和样本应使用始终如一的积分参数，并附在图谱上。

④ 色谱柱管理　色谱柱的使用每次都要有记录，因为色谱柱（如 HPLC）是分离的核心，是仪器设备最重要的部分。

⑤ 稽查轨迹功能　色谱仪器附有打印功能，电子记录或稽查轨迹功能开启，没有删除图谱的印迹；进行系统适用性试验时没有试针的记录；有证据显示正确使用仪器，相关附件合格和功能运行正常。

⑥ 手动积分有 SOP 或操作指南规定使用，遵照执行并记录清晰；实际检测中，积分方法统一，并附于记录中。

⑦ 实验物资管理　诸如：

• 标准品的配制、溶解、流动相等数据记录和维护应确保可以追溯使用的具体的物料、称量、混合时间等，包括发生的日期、时间和所涉人员；

• 所用试剂、滴定液、标准品和其他实验物资的溯源性文件记录清晰；

• 对照品溶液和供试品溶液的制备及其使用记录，通常是对照品、供试品分别称量 2 份，每份进 2针，且计算结果；

• 使用的标准品（对照品）、工作标准品都要有使用记录，做到账物相符。

⑧ 仪器检测相关记录　如流动相的制备记录和批号、所用试剂的台账、分析天平的校准和使用记录等，相关记录都能相互印证，操作规范一致。

⑨ 仪器安全性和保密性　检查系统计算机系统有登录权限控制和个人唯一性密码设置，并记录在案；任何非授权人员不能更改时间和时区。

⑩ 相关的仪器设备具有的功能附件有否启用。

⑪ 系统数据定期备份，并按规定保存。

（2）分析检测过程管理的关注点

① 方法学确证内容与分析计划一致且符合法规要求；

② 方法学确证进样时间的连贯性；

③ 未知样本测试必须在方法学完成之后；

④ 来自同一个体的生物样本应在同一批中测定；

⑤ 每个分析批新建标准曲线，并随行测定高、

中、低三个浓度的质控样本，至少双样本，并应均匀分布在未知样本测试顺序中；

⑥ 质控样本数大于未知样本总数的 5％；

⑦ 样本稳定性考察时间应当足够，能覆盖样本实际储存时间；

⑧ 有无应拒绝的分析批结果却被接受了（标准曲线/质控）；

⑨ 实验室人员在完成相关检测操作后要及时记录，尤其要关注日常检测过程和结果的记录，任何异常出现应当有及时报告、调查和纠正措施记录；

⑩ 是否存在预分析样本及其数据的情况，并作为正式检测或取代不理想检测数据；

⑪ 检测数据的产生、转移、处理、修改可追溯性，如峰面积→浓度→PK 参数→生物等效性判定过程各环节的数据链的逻辑性和完整性等。

（3）样本项目管理的监查关注点

① 样本留存方式需要注意是否每个标识清晰，并可与其他项目区分，以减少不同项目样本的混淆。

② 留存样本数量、体积需要与方案要求一致。

③ 留存样本储存条件、监控及安全措施，如冰箱或冰柜条件（－20℃或－80℃），专人管控和锁定存取等措施实施记录。

④ 样本证据链的核查注意记录的相关性和逻辑性，诸如：

• 称量、溶液配制操作　标准品使用记录、天平使用记录、溶液配制记录、原始记录；

• 血浆样本冻融稳定性　样本配制记录、冰箱进出记录、样本处理记录、检测记录、冻存及出入库的详细记录与分析时间的逻辑性。

⑤ 同一样本重复进样或质控样本代替试验样本进样（样本瓶号一致，多为质控样本）。

⑥ 实验室或申办方没有对相同生物样本的不同临床试验采用同一参比制剂进行多周期交叉等效性测试。

（4）电子数据文件记录的监查关注点

① 系统经过计算机系统的验证；

② 系统能按照不同职责设置和控制权限；

③ 用户账号和密码具有唯一性；

④ 稽查轨迹能开启，并在运行中没有关闭迹象；

⑤ 受控文件打印输出受控；

⑥ 有一定数据安全保护措施，以及可靠的备份和恢复措施；

⑦ 数据准确和真实，有清晰的溯源轨迹。

（5）稽查轨迹（audit trail）记录的合规性的关注点

① 在监查色谱记录报告时，监查员需要注意仪器配置的记录仪功能是属于静态记录格式，还是动态记录格式，其对记录仪的稽查轨迹功能的实现有很大

的影响。

• 静态记录格式是仪器配置一个固定的打印装置，操作者一般无法对记录内容做出互动交流，一旦打印或转换成静态 PDF 报告，色谱记录就失去再处理或查看更多基线细节信息的能力。

• 动态格式的记录仪，如电子记录仪，允许操作者与记录内容之间建立互动的关系。例如，在数据库格式中的电子记录允许相关人员去追踪、分析趋势和查询数据；作为电子记录保持的色谱记录允许用户再处理这些数据和放大基线以便更清晰地查看积分。

样本分析记录仪的配置通常与操作仪器的型号相关。一般来说，一旦确定了分析仪器型号，最好不要在实验过程中任意变换，也不能有意关闭具有较强检测结果分析的动态记录仪，避免增加分析结果可靠性和真实性的疑虑风险。

② 电子或纸质系统更改日期的管理 SOP 及其实操痕迹，特别是计算机系统本身（不是应用软件内设稽查轨迹功能）后台修改控制。

③ 删除源数据文件，转存成 PDF 版或核证副本，无法溯源的原因和操作管理。

④ 有目的地删除或不选择不理想数据的行为。

⑤ 更改检测条件，造成原始记录与报告不一致。

⑥ 样本进样时间间隔不连续的数据，可能会有隐藏信息的风险。

在实验室开始检测生物样本前，研究机构必须获得待测样本分析的检测正常值范围文件，并应当保存其在研究机构的试验项目文件中，作为研究者判断受试者样本检测指标正常或超标和超标后有无临床试验意义的依据。如果有实验室检测正常值范围在试验项目进行过程中发生变化的情况，如实验室仪器重新校验，申办方和研究机构都需要对调整的生物样本检测值的评价管理作出规定；监查员需要对调整前后的检测值的分析记录的合规性和存在的问题作出评判，并记录在监查报告中；数据管理人员需要在数据管理计划中对调整前后样本检测值的数据管理和系统分析标准有所描述，确保样本分析检测值调整后的前后检测值分析和正常值标准的数据留痕。在试验项目启动前，这些对检测正常值范围调整的管理规程要求应当在项目管理计划中予以明确规定。

值得指出的是分析仪器设备本身产生的数据不会造假，但对仪器设备参数设定的任意修改可以造成产生的数据的偏差和造假。因此，仪器设备操作的合规和质量维护是保证数据结果可靠完整的必要前提。同时，保证仪器设备使用和维护的合规性、操作过程的科学性和可信性也必不可少。

（刘　川）

第 11 章

依据风险的临床试验监查技术及其规范管理

传统上来说，临床试验申办方通常对研究机构的试验行为、数据真伪和过程规范进行百分之百的现场监查，试图发现和纠正试验过程中的问题和错误。显然，这样做的优势有很多，诸如试验监查员可以现场实时观察研究机构是否遵照执行其所制定的试验规程和要求，可以评估研究机构人员对试验方案标准操作规程（SOP）的熟悉程度，以及更深刻地感受研究机构试验质量的完成能力。同时，在试验监查中，监查员可以现场感受研究机构人员对试验文件细节和周全的关注，以及对所分配的试验任务尽职与否等，这些是远程数据审阅难以胜任的。然而，2013 年 FDA 发布了依据风险的临床试验监查指南，2016 年 ICH E6 也提出了临床试验风险管理的规范和要求。所谓依据风险的临床监查就是按照临床试验流程可能出现的风险度和防范措施建立的监查管理方法。这些新的试验监查监管指南要求申办方从传统的百分之百现场试验监查改革成中心化的依据风险的监查方法。在这个新的监查方法下，监查员远程收集和分析试验数据，用于评价后续现场监查访问某个研究机构时需要及时跟踪和关注的试验趋势或不合规问题。需要注意的是这个方法并不是要消除现场监查活动，而是要求采用改良的技术手段和思路，针对试验质量有更大风险和有较多问题的目标研究机构及其数据或行为开展更有效率的试验监查。采用依据风险的监查（risk-based monitoring，RBM）方法，申办方的监查可以集中关注对试验质量可信性和受试者安全性有最大风险的要素或问题最多的研究机构。值得记住的是无论药政法规如何更新或变化，临床试验的宗旨始终不变，即保证数据的可信性，保护受试者的权益和安全性，以及确保试验的科学性和合规性。显然，试验质量和数据可信性绝不应当是随机偶发流程的结果，需要从设计入手，贯穿在试验过程的始终。本章节从风险管理的基本概念入手，解析依据风险的试验监查这一药政监管的内涵，探讨如何才能卓有成效地实施远程和现场监查相结合的依据风险的监查方法，并阐述建立综合

性试验数据和文件管理的监查计划的规范管理流程，以实现真正意义上的保障试验质量和数据可信性。

11.1 依据风险的临床监查的药政监管基础

30 多年的 GCP 实践，特别是临床监查实践都是按照定期现场监查 100% 源文件的一致性和可信性的方式展开。这种方式基于被动追溯错误的存在为前提，对无论大小的风险错误都需要花费相同的精力和资源努力，因而无法针对重要风险做出优先应对措施，尤其不能预判系统性错误或有数据完整性问题的存在。在传统临床监查实践的基础上，多年来各国药政部门都在不断探索更为先进和科学的临床监查方法（图 11.1）。经过近 20 年的全球共同努力，ICH 于 2016 年对传统的 GCP 理念和实践进行了更新。其目的在于鼓励在临床试验的方案设计、组织实施、监查、记录和报告中，采用更加先进和高效的方法，强调中心化监查与风险管理相配合，让临床研究的质量管理更专注在影响试验可靠性的因素上，也就是决定试验成败的核心数据上，以提高临床研究的效率。其中最大的亮点包括申办方应当在试验监查和质量管理系统中采纳依据风险的质量管理（RBQM）原则，即建立一个系统优化的依据风险的方法来监查临床试验；可以选择现场监查、现场监查与远程监查相结合的中心化监查，或者有充分的理由只做中心化监查；申办方监查计划应结合风险程度制定。RBQM 泛指一个管理整个临床试验流程所有环节的质量体系，而 RBM 是试验项目专属的监查计划的体现，其将中心化、远程和现场监查活动融为一体，以试验项目质量计划的方式预设风险定义、标准和应对措施等。众所周知，临床试验研究机构的经验和质量水平存在着差异，但临床监查并不是为了去管理这些可能的差异。实际上，源文件核查（SDV）也并不能有效地甄别出重大风险，但仍是发现可能风险信号的有效途径。

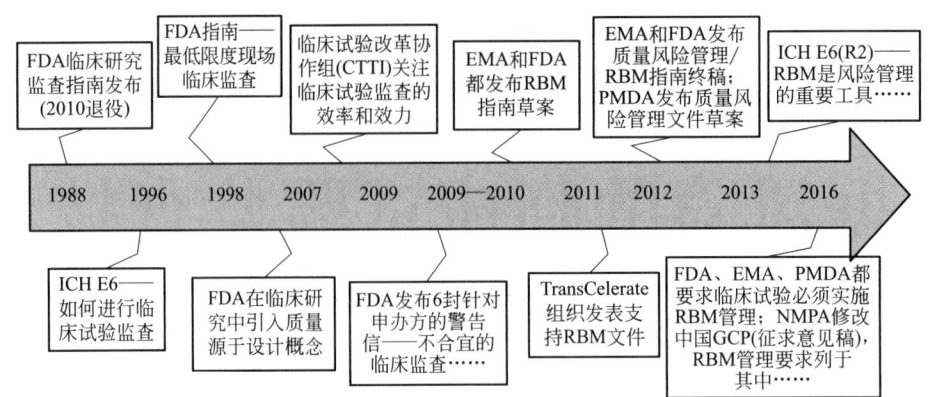

图 11.1　依据风险质量管理概念的历史发展

因此，RBQM的建立和RBM的实施可以改善临床试验数据质量和提高受试者的安全性，减少无效或低价值监查活动的资源投入。也就是说，通过更加有针对性的中心化监查活动和有目标的对关键问题与数据的风险因素进行现场重点监查，可以有效地避免试验监查资源浪费且提高监查效率。

按照ICH-GCP的RBQM原则，申办方的质量管理系统需要体现依据风险的决策科学的宗旨，包括对风险容忍度的相关决策，ALCOA实施证据记录的保存，预期的风险、错误和已知的错误评估和管控程序，以及应对风险的解决和防范预案。进一步来说，申办方要建立一个质量管理系统来把控所有临床试验

阶段的质量，包括临床试验的设计、实施、记录、评估、结果报告和文件归档等主要环节（图11.2）。这个系统的建立应当依据风险评估和已知关键数据和流程错误对试验质量的影响程度，特别要关注保护受试者的权益和安全，以及试验结果的真实可靠的试验活动。这些保证和监控试验质量的方法应当与试验内在的风险和所收集的信息的重要性相对应，并确保所有的试验活动在操作上都是可行的，避免不必要的流程和数据收集的复杂性。例如，试验方案设计、数据采集方法和规程，以及临床决策必需信息收集等方面的质量管理等，所涉方案、病例报告表和其他操作文件应当清晰、简洁和前后一致。

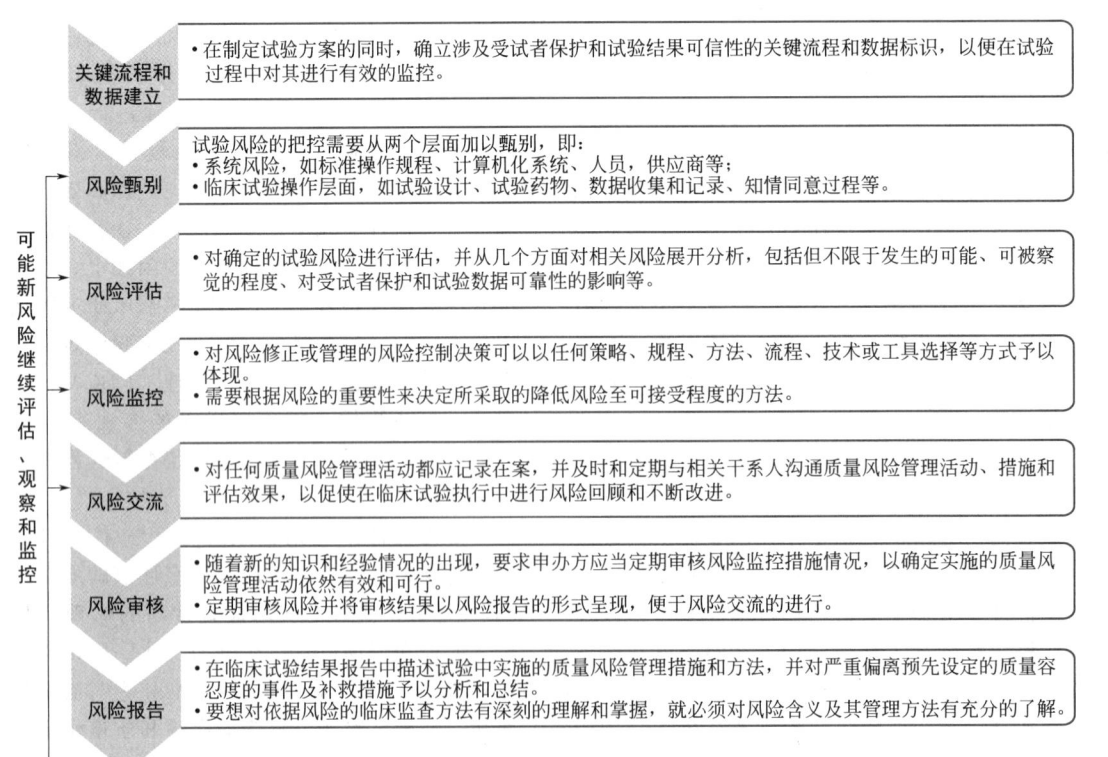

图 11.2　RBQM 流程示意

按照法规要求，临床试验要求在监督机制和监查程序下开展，但药政法规并未对监查方法做出特殊说明。随着临床试验复杂性和数量的日益增多，加上电子系统、记录和统计分析技术的改善，促使了监查方法更新的需求。实践中，临床试验监查计划需要强调重大风险的监督管理要求和方法。必须明白 RBM 方法是动态的，需要根据项目的特点和风险变化而随时调整，监查只是质量控制的工具，可用于确认研究活动是否按计划和法规要求进行，甄别和纠正偏差和不足行为。但质量不是靠监查而获得的，质量只有融入试验项目的实施行为中才能得到所期望的质量结果。ICH E6（2016 年版）的更新结合了 2013 年欧盟和 FDA 颁布的依据风险的监查原则，指出申办方应该建立一个涵盖临床研究的整个过程的质量管理系统。质量管理系统必须着重关注受试者权益的保护和临床研究结果的可靠性。质量管理需要通过有效的临床研究方案设计和数据收集的工具和程序来完成，质量管理应该注重与决策有关的必要信息。FDA 和欧盟都指出依据风险的临床监查原则亦适用于药政检查、新药上市审评和合规性运营操作方面。无论申办方、合同研究组织（CRO）、监查员、稽查员或研究者都可以在临床试验质量管理中采用 RBM 原则和技术。按照 FDA 和欧盟的依据风险的临床监查原则，这类监查方法的关注点集中在试验最关键数据变量和为达到试验方案目标而需要经历的试验关键流程的风险因素上，不是传统意义的对所有研究机构进行常规监查访问和进行 100％数据核查来确保受试者的权益、安全性和整体试验质量。有研究表明通过中心化监查技术比现场监查手段更容易检测出一些数据异常，如数据造假或其他非随机数据分布等。因此，对中心化监查采用统计分析的方法有助于改善监查访问研究机构及其现场监查的优先顺序，并指导研究机构监查访问时对实际试验数据集的核实重点。FDA 还指出适合于任何临床试验的 RBM 统一方法并不存在，申办方需要根据所属的受试者保护需求和试验数据可信性风险有针对性地去制订 RBM 计划。这种监查计划应当明确需要采用或打算采用的各种监查工具或方法。由此引导的监查活动需要集中在预防或减缓试验执行、数据收集、关键数据报告、受试者保护流程和试验可信性中可能出现的重大错误源上。采用这类 RBM 方法的申办方必须预设关键数据和流程指标，再对其进行风险评估，以甄别和理解可能影响关键数据收集或关键流程绩效的风险。RBM 的主要原则可以概述如下：

① 支持改善质量和患者安全性的依据风险的临床监查；

② 支持建立详尽的监查计划以制定出各类监查方法或工具的使用，并对关键数据做出甄别；

③ 阐述通过中心化/远程监查方法的使用对监查资源的关注；

④ 反映出临床试验行业的监查技术变化，如电子技术；

⑤ 有助于风险监查战略和减缓风险策略的建立；

⑥ 保持对关键数据的关注；

⑦ 鼓励生物统计评价的运用；

⑧ 应对和鼓励变更管理。

11.2　风险管理的基本原理

ICH Q9 曾定义了下列若干风险管理术语，即：

（1）伤害（harm）　对健康或环境的损害，包括可能出现的对产品质量或产品可用性的损害；

（2）危险（hazard）　危害的理论上的风险，一旦发生，可能造成紧急情况；

（3）风险（risk）　危害发生的概率和危害严重性的综合体；

（4）严重性（severity）　对危险可能结果的衡量。

所谓风险指在某一特定环境下和某一特定时间段内，一种不确定的事件或状况发生的可能概率。这种事件或状况如果发生，对事物目标（也称为标的）有可能产生好的或不好的影响。换句话说，是在某一个特定时间段里，人们所期望达到的目标与实际出现的结果之间产生的差异称为风险。不好的风险常称为威胁，并受到人们普遍抨击和防范，而好的风险则被视为机会，并受到人们的期望和收获。无论哪种风险的产生都可能对项目预算、时间、目标范畴、资源或结果产生不同程度的影响。例如，临床试验中常见威胁性风险案例有严重不良事件、试验结果未满足研究终点、不利的药政观点或评注、未预期的不利结果数据、不合规的试验行为问题、未预料的不良事件、试验方案变更带来的不利因素、错失的药物市场或没有市场等。常见的机会性风险案例有未预期的良好结果数据、有利的治疗效益、结果超出研究终点预期、高度有利的药政观点或评注、没有关键的药政检查问题、可能的新适应证、预期的更大市场等。运营临床试验的项目风险管理技术和手段，就是要增加机会概率和效果，降低或减缓不良风险事件的概率和影响。

不良风险是由风险因素、风险事故和风险损失等三要素组成的统一体。其相互关系可以概述为风险因素可引起或增加风险事故发生的机会或扩大损失幅度的条件，是风险事故发生的潜在原因；风险事故是造成项目目标伤害的偶发事件，是造成损失的直接的或外在的原因，是损失的媒介；风险损失是指非故意的、非预期的和非计划的经济价值的减少。风险的特征性通常表现为：

（1）客观可能性　风险是客观存在的。虽然可以采用防范措施防止或降低不良风险发生导致的损失，但不可能完全消除风险。

（2）偶然性　对于各个风险来说，其发生又有不确定性。风险事件何时何地、如何发生或造成多大损失或多大获利都有很大的偶然性。对于独立个体来说事先难以确定。这种不确定性有两个方面的含义，即：

① 风险表现为结果不确定性　说明风险产生的结果可能带来损失、获利或是无损失也无获利，属于广义风险。因为药物临床试验可能的结果表现为效益大于安全性，或安全性问题超出效益，或没有临床试验疗效，所以临床试验通常被认为存在着一定的风险。

② 风险表现为损失的不确定性　说明风险只能表现出损失，没有从风险中获利的可能性，属于狭义风险。临床试验中发生的不良事件可以视为狭义风险。

（3）可测性　单个风险的发生虽然是偶然的，但是大量同质个体的风险在某一时期的发生又有规律性。就大量风险单位而言，风险发生可以用概率加以测度。例如，临床试验中的未知不良事件的发生是无法预料的，但经过临床试验后将某一不良事件的发生率加以分析，就可能得出服用试验药物后发生该不良事件的概率。

与危险相比，两者的相同点都是可能对行为主体发生伤害，不同点在于风险是抽象的概念，由多个因素构成，其结果导致伤害，也可能导致获利；但是危险通常指一种具体的概念，其结果仅导致伤害。

风险频率又称损失频率，是指一定数量的标的，在确定的时间内发生事故的次数。风险程度则可视为损失程度，是指每发生一次事故导致标的毁损状况，即毁损价值占被毁损标的的全部价值的百分比。现实生活中二者的关系一般是反比，即风险频率很高，但风险程度不大，或风险频率不高，但风险程度很大。如果风险发生的可能性可以用概率进行测量，风险的期望值为风险发生的概率与损失的乘积。所以，通常所说的风险管理是指如何在一个肯定有风险的环境里把风险减至最低的管理过程。例如，在临床试验中，风险与试验造成受试者伤害或不适的概率有关。风险的类别如图11.3。

风险管理的作用就是要求使得未知的未知事件变成已知的未知事件，已知的未知事件变成已知的已知事件。从申办方或客户的角度而言，任何风险的存在似乎都无法接受。但如前所述，风险有利有弊，通过建立和实施试验项目风险管理规程，如建立项目风险的"风险列表"，在试验过程中不断监督和记录任何潜在的风险信号，并力图减缓或转化不利风险的恶化，是使风险向有益于成功方向发展的必要前提。从项目管理角度而言，应当在项目准备阶段就对风险管理流程投资时间有益于项目成功的长期效益有清晰的意识，因为每一个风险管理行为都是在对项目过程中

存在的潜在危险做出监控。从风险管理的角度分析，不同的人或组织对风险的反应程度，即风险质量容忍度（quality tolerance limit，QTL）存在着差异，也与风险量及其属性有关。风险质量容忍度与处在危险中的三个风险函数有关（图11.4），即：

（1）风险的渐进度　风险事件的发生时间和事件目标的物理距离越近，容忍度越小。对于临床试验而言，越接近项目完成的风险，其危害性越大。例如，如果临床试验项目有刚性要求，那么在临床试验过程中不重视每一环节的质量风险，在临床试验结束后的验收中出现因质量问题而无法达到药政要求，且无法返工的风险大增。

（2）风险的相对值　风险相对值越大，对其容忍度越小。对于临床试验而言，越接近项目完成时出现的风险，其相对值越大。例如，如果试验项目的预算已确定，且不能变更，那么任何一个项目预算变量的波动对于整体试验项目的预算结果都会造成容忍度的减少。

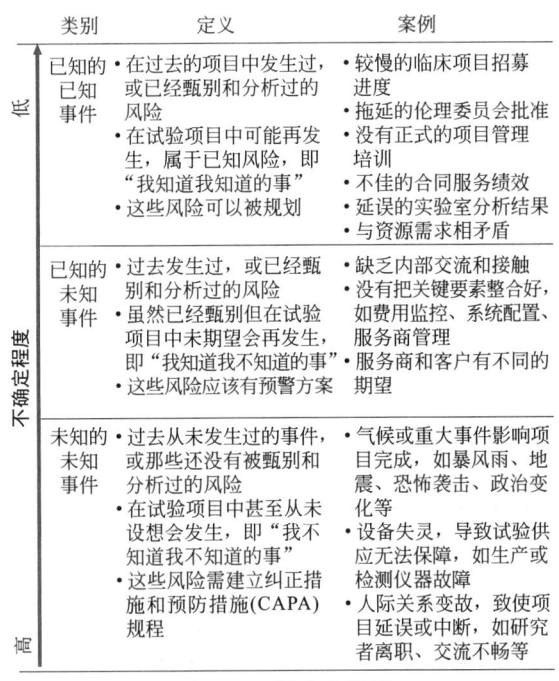

图11.3　风险的类别

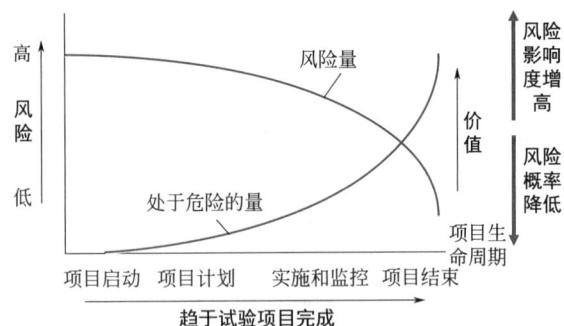

图11.4　风险质量容忍度矢量函数示意

（3）风险量　风险事件的数量和风险的属性相关，亦与可能造成的危险结果正相关。对于临床试验而言，即使风险的危险不大，但众多小风险的存在仍会对项目成功有不利的影响。例如，如果试验项目完成的时间表不能改变，那么即使每一环节的延误不是很多，多环节的时间延误的累积对试验项目的整体时间表目标会造成重大影响。

对风险质量容忍度的态度通常存在着三种状况（图 11.5），即：

（1）风险规避者　往往在风险险境中对风险容忍度低，更期望具有预期回报的确定结果，而不是未确定结果。

（2）风险中立者　对风险有不变的反应，无论处在何种风险中，其在相同预期回报的确定结果和不确定结果之间的容忍度无差异。

（3）风险探索者　越是处于风险中越有更大的容忍度，其愿意在有确定结果的环境中选择风险，即使具有风险和不具有风险的结果有相同的回报。

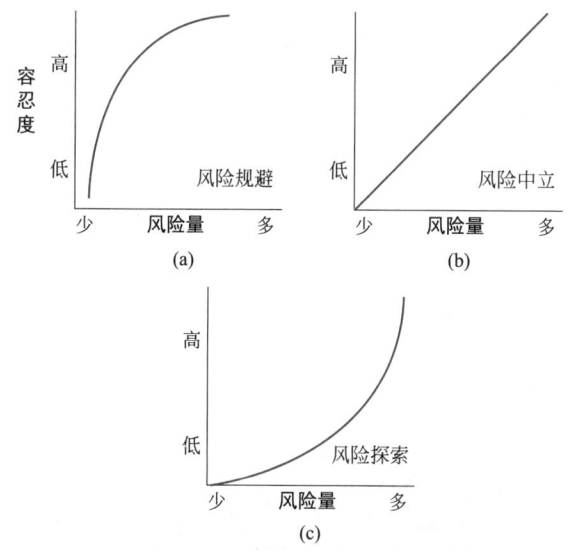

图 11.5　风险质量容忍度

当临床试验项目风险的不确定因素过多时，临床试验项目成功的可能性由于风险的增加就越小，即风险可接受程度越低。同样，如果临床试验项目的进行受到太多因素的牵制，它取得成功的把握也越小。图 11.6 展示了临床试验项目风险可控区域。所以，临床试验项目的风险只有在一定的范围内才能处于一定的可控状态。只有临床试验项目的风险变得在可控范围内，临床试验的顺利完成才有可能实现。因此，临床试验风险管理应当贯穿于整个项目管理的生命周期中。在启动项目阶段，项目经理需要完成高度的风险评估；在计划阶段，要进行更多的全面风险评估；在整个项目实施和监控阶段，应当不断甄别新的风险，监督残余风险，并随时对存在风险做出反应；在

项目结束时，完成项目风险管理信息记录并存档保存，且形成经验教训报告制度。其中主要风险管理环节涉及风险甄别、风险分析、风险规划和风险监控。风险监控后需对风险管理规划效益进行新的风险分析，以期确认风险是否得到减缓或控制，或需要新的或调整风险规划。

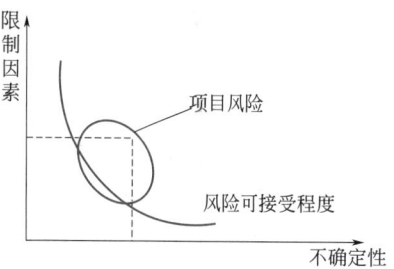

图 11.6　临床试验项目风险管理示意

11.2.1　选择关键数据和流程

ICH E6 强调了与研究结果可靠性相关的数据质量风险管理。这与 FDA2013 年颁布的临床研究监查指导原则依据风险的临床试验监查方法相呼应，均强调了与临床研究关键数据相关的监查。任何关键数据/流程的选择都是建立在试验方案基础之上。中心监查、远程监查和现场监查都着重关注临床研究的关键数据/流程。前两者的质量风险管理实施可以让现场的监查更有目的性和更有重点。

11.2.2　风险甄别

在药物临床研究与开发的整个过程中，贯穿着对于风险与效益的评估和权衡。风险甄别是为了通过有计划的缜密的方法去确定在试验项目中那些关键数据和流程的风险对项目有什么影响及其存在的条件，即做错的事（风险）可能对项目结果造成什么危险，或做对的事（机会）对项目目标可能有什么益处，评估这些风险发生的可能性、发生伤害的性质、后果、规模大小或频率等，并记录好相关评估的属性，以鉴别可能存在的项目风险的限制因素和减少存在于项目中的风险对项目质量可能造成的不确定性。图 11.7 展示了一般风险甄别流程。这种风险甄别的目的是确定接受危险程度水平和发展出相应的挽救风险的应急计划。在临床试验中，当临床试验项目的风险不确定因素过多或受到太多因素牵制时，试验项目成功的可能性会由于风险的增加而减少，即风险容忍度降低。

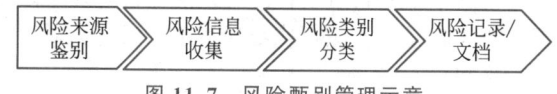

图 11.7　风险甄别管理示意

项目风险来源通常可以从项目管理规程中确立。ICH E6（5.0.2）指出，申办方应当负责建立甄别关

键试验流程和数据风险的管理体系，而这种风险管理体系需要从系统体系［如标准操作规程（SOP）、计算机化系统或人员和临床试验项目层面］去构建，如试验设计、数据收集和处理、知情同意等。依据项目药物和适应证的属性，尤其从项目工作分解结构图（WBS）的分析，项目风险可能显现或存在但不限于项目运营环境、药品历史记录、药政或项目限制因素、项目管理流程范畴、项目资源（人员或预算）因素、项目采用技术标准、项目完成要求等各方面。风险信息的收集通常可以通过以下几种方式进行：

（1）文件记录审阅　根据风险的可能来源，查阅产品和项目的过去信息，如药品的结题研究报告，类似或过去试验项目中发生的风险案例回应或解决方案，公司内部的描述风险、机会和对策的经验教训总结等；查阅发表的相关产品和试验数据，如公开的药物安全数据库、学术或研究者研究或案例分析文章或报告、已发布的疾病或医疗规程标准、任何发表的循证或实证医学研究报告等；参阅项目风险管理计划，尤其要关注计划中界定的高风险类别，确立这些风险的容忍阈值，并明确监督和管理这类风险的人员角色及其职责。

（2）人员交流　根据试验项目团队的构架和团队人员过去的经验，直接和项目相关人员进行面对面个别交流，或在项目团队内部开展交流。在有些情况下，头脑风暴（brainstorming）的工作方式可以很好地得出风险来源、类别及其应对措施。

（3）风险清单分析　根据以往的项目经验和常规试验项目管理范畴，申办方通常都会有既定的试验项目风险列表。其宗旨是采用风险核对表的形式来预设需要监控的项目风险，其作用是核查主要管理指标过程中是否存在已甄别的风险因素。在这个列表的基础上，项目经理需要根据试验方案适应证及其管理流程的需求，对各类项目潜在风险做出分析和整理，以便得出与拟开展试验项目相关的风险清单，再按照风险分解规程原则细化各种风险的水平、容忍阈值和对策等。这样做有利于项目团队人员更便捷地了解项目风险关注点，但不利点在于这种风险清单无法包罗所有可能的风险点，特别是未知风险和无法考虑周全的项目相关的特殊风险，从而有可能使团队人员只关注列在清单上的风险点。

（4）风险假设分析　每一个项目都是建立在一系列条件限制或假设的基础之上的。项目经理可以对这些限制条件和假设的有效性进行风险分析，评价这些因素如果不准确、不完全或与现实不一致时会对项目产生什么风险。

风险类别的分类需要运用风险分解架构法（risk breakdown structure，RBS），根据风险归因按照拟定的类别进行亚分类，如交付结果风险、项目管理风

险、组织内部风险或外部变更风险等。每一亚类可以包含风险水平、风险指标（risk indicator，RI）、风险阈值（risk threshold，RT）、影响程度、技术成熟度、资源需求、预算大小、质量标准等。风险记录文档是一个收集了所有项目风险信息的文件，其需要在项目管理生命周期中不断充实、完善、更新和维护。通常这种风险记录文件需要按照项目名称和编号建立，风险之间如果存在关联性需要予以注明。同时，风险管理和监控责任人也应当在文件中标明。这位责任人不一定是项目经理，可以由指定的负责追踪和管理风险的项目组成员，如CRA或质量控制（QC）人员担任。每一个风险需注明分析得出的产生根源或前提条件，便于监控责任人追踪风险信号，并及时实施纠正和防范措施。

11.2.3　风险评估

ICH E6指出申办方应该针对已有风险控制，对已经甄别的风险进行评估，包括：①发生错误的可能性；②该种错误是否容易被觉察到；③这种错误对受试者保护和研究结果可靠性的影响。风险分析有定性和定量两种情形，其目的都是对设想或发生的风险危害大小进行排序，使项目经理能够更有效地集中资源和精力去改善项目绩效与质量。这种项目风险排序分析非常重要，可以使风险管理任务本身不会因为过多的风险点而使重要关注点被分散。其中的风险定性分析（图11.8）是通过评价和结合各种风险发生的概率和影响度，作为对随后的风险应对措施优先关注排序的依据。这里的风险概率（probability，P）是风险将会发生的可能，风险影响度（impact，I）是如果风险发生对一项或多项项目目标可能造成的后果。

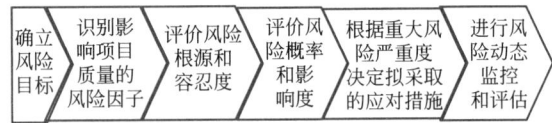

图11.8　风险定性/定量分析流程示意

11.2.3.1　风险定性分析

影响风险的两个主要因素包括风险在项目周期中所处的位置和项目的类别。图11.4比较好地展现了这两个因素在项目中的影响，即越处于项目结束阶段出现的风险对项目质量和绩效影响越大，但同时项目风险出现的概率随着项目进展而逐渐降低。也就是说，在项目开始阶段，不确定最大，因而风险出现的概率也最大。此时，项目资源的投入尚未开始或刚刚启动，因而即使出现风险，如果及时纠正和防范，风险对项目财务的影响并不会很大。随着项目计划的不断进行，项目经验和管理不断增加，项目的不确定进一步降低，因而风险出现的概率也随之减少。但由于项目

资源的不断投入，如果出现风险，则风险对项目财务造成的影响会增加。当项目接近结束或结束时，项目风险出现的概率自然也就降至最小。但此时出现的任何风险，对项目财务的影响都是致命的，因为项目尾声的时间和资源成本都已经达到最大。对于项目类别来说，重复的项目类别对于风险概率和影响度的熟知度很高，故这两个因素造成的不确定性较低。如果试验项目会涉及较为先进的技术措施或要求，或试验项目本身的复杂性较高，则项目风险的不确定性较高。

对于项目概率和影响度的评估维度通常可从如下方式进行：

（1）风险概率（probability，P）划分

① 常见风险发生可能性频率分度有：时常发生，即多次反复发生；很可能发生，即事件时常发生；偶尔发生，即孤立发生事件；极少发生，即有孤立发生的可能性，但不期望会发生。一般来说，风险事件发生概率多用数值表示，如 1～5 或 1～10 等，高数值为发生可能性极高，低数值为发生可能性几乎没有。

② 基数划分法，即风险出现概率定义的等级为数值划分，如 1～5，可以用于定性和定量风险分析中。

③ 序数划分法，即风险出现概率定义为很高、高、中等、低和很低，多用于定性风险分析中。其表示发生概率时，分为高频率发生（高）、发生但频率不高（中）和很少发生（低）；其表示影响度时，评估重点关注在问题对项目终点和受试者安全性的影响，即问题对主要和次要终点、受试者安全性和 GCP 依从性有影响（高），问题对探索性研究终点有影响（中），问题对主要或次要终点或受试者安全性没有影响或影响很低（低）。

（2）风险严重度（severity，S）或影响度（impact，I）确定

① 风险影响度分度划分有高、中、低体系；或关键性，即潜在致命或永久伤害；严重性，即潜在永久伤害但不是永久的；一般性，即潜在轻微伤害但不是永久的；可忽略的，即潜在微不足道的且不是永久的。一般来说，风险事件的影响度亦可以数值表示，如 1～4 或 1～10 等，高数值为影响极为严重，低数值为影响极其微弱。

② 通常从风险对项目范畴、费用、时间、质量和团队人员等 5 个因素予以分析。其中 5 个因素的权重分析也可以用基数或序数法进行。

（3）风险可检测度（detectability，D）　风险事件在干系人察觉前不可能被发现或检测出的可能性，若用 1～10 表示，10 为不可能被发现或检测出，1 为只要发生就极为明显地被发现或检测出。理论上来说，检测可能性与风险度成反比，与风险预防性成正比。

上述三个维度中，前两个是关键风险危害要素。为了有效管理和解决风险，对其的检测是降低两个危害要素的有效方法。

（4）一旦确定了风险概率、影响度和/或检测度，常见风险值评估方法包括但不限于：

① 风险等级过滤法（risk ranking and filtering，RRF）　通常用高（H）、中（M）、低（L）标识，并不需要有分度界定。其阈值限为标准矩阵形式，只有高风险时才需要采取措施。风险值大小评估可用如下计算公式完成：风险概率（P）×风险影响度（I）＝预期风险值。

② 初步危害分析法（preliminary hazard analysis，PHA）　通常用高（H）、中（M）、低（L）或关键、重要、一般、可忽略体系标识，需要对每个风险分度做出界定。其阈值限需要通过矩阵表呈现，且对应应对措施需要界定。常见风险值大小的评估可用公式 P×I 表示。

③ 失败模式和影响与危害分析法（failure mode and effect and criticality analysis，FMECA）　这是一个按照失败的严重程度和可能性在风险分类中对可能的失败模式进行分析的方法。这个方法首先建立可能的失败模式（failure mode，FM），通常用数值表示风险高低，再通过所涉各个风险优序系数进行影响度大小的分析（effects analysis，EA），进而明确失败因素对风险效应的影响，即建立失败模式与影响分析法（failure mode and effects analysis，FMEA），并提出预防规避措施。如果将 FMEA 与危害性分析（criticality analysis，CA）相结合构成 FMECA，成功的 FMECA 活动有助于试验项目团队依据过去的经验鉴别潜在的失败模式，使之能用最小的努力和资源成本排除潜在的失败风险因素对系统的维护，从而降低试验的时间和费用损失。这个方法主要是为了从以往的风险中吸取教训，即：

- 失败模式，以往什么方面出现风险问题；
- 失败效应，这些风险问题如果出现有什么后果；
- 分析失败，这些风险问题可能的根源是什么。

这个方法的阈值限也是通过制定的矩阵表呈现，且应明确相应应对措施。常见风险值大小的评估多用风险优序系数（risk priority number，RPN）定义解析，即以下列方式评价和优先排序风险问题：

- 影响度（I），如果发生相关风险问题，会糟糕到什么程度；
- 风险概率（P），相关风险问题出现的可能是多大；
- 风险可检测度（D），如果相关风险问题出现，发现的难易程度如何。

RPN 计算公式可以表示如下：

风险影响度（I）×风险概率（P）×风险可检测度（D）＝预期风险值

在这个公式中，三个因素的分类和系数可以根据具体背景要求做出界定和划分，通用的原则如下：

等级	系数	定义
罕见	1	事件发生的概率几乎为零
不可能	2	事件发生的概率很低，但可以预见
可能	3	事件可能发生，控制措施可能会被破坏
很可能	4	事件发生概率很高，发生的话不会感到是意外问题
几乎肯定	5	事件发生概率非常高，频率很高，控制措施不到位

- 风险出现概率是根据既往经验和数据予以评估的，可以分为：

- 风险可检出度与执行过程中的可评估性有关，可以分为：

等级	系数	定义
几乎确定	1	目前的方法几乎可以确定检测出失效模式
可检出性高	2	目前的方法检测出失效模式可能性大
可检出性中等	3	目前的方法检测出失效模式的可能性中等
可检出性小	4	目前的方法检测出失效模式的可能性极小
几乎不可检出	5	完全没有有效方法可检测出失效模式

- 风险影响度则是对未来或继续发展下去可能造成的危害度做出的预测。

类别	等级	系数	定义
质量	无关紧要	1	对产品影响极小，可能其中只会引起非重要环节或数据的失真，或需要修正
	微小	2	对产品有较小影响，可能会引起一些非重要数据的损失
	中等	3	对产品影响中等，不仅当前一些重要数据有损失，还可能使其他数据或环节受到影响
	严重	4	对产品影响较高，可能造成其中关键数据和环境损失，产品结果的拒收可能性大
	毁灭性	5	对产品影响严重，整个产品数据及其结果的质量和可信性都受到质疑，并会影响其他产品结果的接受度，即使修改也无法弥补损失
稽查结果	无关紧要	1	只有若干建议
	微小	2	无严重和重要问题发现，有若干一般问题发现
	中等	3	有若干能够及时改正的重要问题发现
	严重	4	有若干严重和重要问题发现，可能会收到药政部门的警告信或拒受理
	毁灭性	5	整个质量体系和诚信度都受到影响，有可能引起法律诉讼
客户满意度①	无关紧要	1	客户投诉率<0.1%
	微小	2	客户投诉率0.1%～0.5%
	中等	3	客户投诉率0.5%～1.0%
	严重	4	客户投诉率1%～1.5%
	毁灭性	5	客户投诉率>1.5%

① 客户投诉率因任务范畴或产品交付属性而异。

倘若涉及风险事件的权重系数，还需要融入权重系数的计算，即

风险事件概率权重×风险事件影响度权重＝预期的风险值

在进行风险评估时，采用何种风险概率权重划分需要预先在团队内部达成共识，并预设好定义，其宗旨在于能较好地用于评估所监督数据的质量，并能可重现性地展示进程结局。在通常情况下，风险概率范围需要根据实际的项目环境要求或标准来确定，概率范围亦需要与权重等级相关联，不同的风险范围或等级用深浅不等的色泽来表示，如风险小用绿色（　　，表 11.1）表示，此时风险处于安全范畴，保持观察而无须立即采取风险纠正措施；风险中等用黄色（///，表 11.1）表示，此时风险处于警示范畴，需要视后果影响或状况采取干预行动，防止风险进一步恶化；风险严重用红色（≡，表 11.1）表示，此时风险处于危险境地，需要立即采取措施纠正，否则会造成严重的后果。风险等级越高，容忍度分数也高，意味着风险越无法回避，需要采取行动降低危害，反之亦然。通常，对于可能或已经达到＞50%的风险都需要投入资源、时间和采取措施或干预行动予以防范和强力纠正。

表 11.1　风险概率等级（彩色，二维码）

风险概率范围	风险概率等级		风险容忍度分数	决定风险措施的力度阈值
	基数法	序数法		
81%～99%	5	很高		75%（强力）
61%～80%	4	高		
41%～60%	3	中等	3（高）	50%（常规）
21%～40%	2	低	2（中）	25%（防范）
1%～20%	1	很低	1（低）	

表 11.1

表 11.3

随着风险概率的增加，风险的影响度也随之升高，造成的后果严重性和损失也加大。表 11.2 展示了风险影响度 5 因素的权重后果。由此看见，风险影响度越大，造成的危害越强，需要防范和纠正措施的力度也需要增大，其中决策风险措施的力度阈值需要根据项目风险的属性和所涉干系人的容忍度而定。需要注意的是就风险影响度而言，所涉风险的 5 个影响要素的危害结果有时不一定在同一水平面上，如某风险对资源费用有很高的危害影响度，但同时对时间的影响度可能低或很低，这些需要根据项目的环境做出权重分析判断。

根据上述风险概率和影响度的权重系数可以划分和量化预期风险的等级，进而可以及时对高风险引起重视，并优先采取相应的应对措施集中在第一级风险事件上。表 11.3 给出了不同风险概率权重和影响度权限下，预期分析风险值的评估结果示例。根据预定的风险概率和影响度权重系数及其风险值的综合评估标准，可以很快划分出预期风险的高（红色）、中（黄色）、低（绿色）等级。对其中不同风险等级的应对措施计划也就可以应运而生。有关红、黄、绿色表示的风险含义可参阅 11.3.4 节。

表 11.2　风险影响度权重示例

项目风险影响因素	1	2	3	4	5
	很低	低	中	高	很高
范畴	范畴影响几乎忽略不计	范畴影响程度略微看见	范畴影响程度很大	范畴内容缩水无法接受	项目和交付目标可能无法达到
费用	无显著增加	<5%（略增加）	5%～10%（增加）	11%～20%（显著增加）	>20%（严重增加）
时间	无显著延误	<5%（略延误）	5%～10%（延误）	11%～20%（明显延误）	>20%（严重延误）
质量	质量影响无显著迹象	仅有限的程序受影响	质量下降需要客户批准	质量下降客户无法认同	最终的交付质量无法接受
团队人员	对团队的影响可以忽略	对团队有影响但可克服	对团队有影响且需纠偏	团队的绩效显著降低	无法发挥团队功能且士气低落

表 11.3　预期分析风险值的评估示例（彩色，二维码）

风险概率权重		预期分析风险值（$P \times I$）-基数划分法				
高（H）	5	5（3 级）	10（2 级）	15（1 级）	20（1 级）	25（1 级）
	4	4（3 级）	8（2 级）	12（2 级）	16（1 级）	20（1 级）
中（M）	3	3（3 级）	6（3 级）	9（2 级）	12（1 级）	15（1 级）
低（L）	2	2（3 级）	4（3 级）	6（3 级）	8（2 级）	10（1 级）
	1	1（3 级）	2（3 级）	3（3 级）	4（2 级）	5（1 级）
		1	2	3	4	5

低（L）————————————→中（M）————————————→高（H）
风险影响度权重

如果采用序数划分法，评估风险值的方法与基数划分法相同，但预期分析风险值是序数划分的 VH（很高）、H（高）、M（中）、L（低）和 VL（很低）的评估结果表达。例如，L（低风险概率）×H（高风险影响度）＝LH（预期分析风险值）。风险影响度的 5 个因素（范畴、费用、时间、质量和团队人员）可以分别做出风险值分析，或根据需要选择性地分析其中某个或若干个因素风险值等级，也可以综合 5 个因素给出风险影响度的评价权重系数，用于评估风险值大小，其中的风险值可以用基数或序数划分法结果表示，或只是简单给出相关风险等级选择符（表 11.4）。

表 11.4 风险影响度的风险评估示例（彩色，二维码）

风险值($P \times I$)	范畴	费用	时间	质量	团队人员
高风险（红色）			×		
中等风险（黄色）		×		×	×
低风险（绿色）	×				

11.2.3.2 风险定量分析

风险定性分析只是在风险概率和风险影响度层面做出风险可能性信息的评估，而风险定量分析需要用数学的方法对这些风险后果信息做出量化判断。当出现多重事件相互影响或交叉作用［图 11.9(a)］，或单一事件有多种发展方向可能性［图 11.9(b)］时，通常需要采用风险定量分析的方法，以便得出最佳方案决策或选择最佳替代方案。风险定量分析的目的包括但不限于：

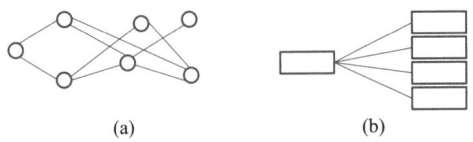

图 11.9 常见风险定量分析场景示意

① 建立风险概率出现和影响度的数值评估方法；
② 量化风险对项目造成的后果或项目暴露于风险下的程度及其对后果的影响范畴，特别是通过量化对项目风险的影响程度来甄别高优先级风险的存在；
③ 评估取得相关项目目标的概率有多大；
④ 确定可能需要针对某个或某些风险管理的应急方案的费用和时间的规模大小；
⑤ 有助于在不确定情况下做出最佳风险管理决策选择；
⑥ 辨别费用、时间和范畴的真实和可达到的目标。

常用的风险定量分析风险方法有以下几种。

（1）预期值模式 前述的基数划分法是可以作为此类风险定量的分析方法之一。按照风险值分析公式：

风险事件概率权重×风险事件影响度权重＝预期的风险值

其中概率大小就好比扔一个骰子，一面骰子出现的概率大小就包含着概率的理论。风险定量分析中，如果概率的总和为 1，事件风险概率一定是处于

0～1；其值越高，风险出现的概率越大，例如，

概率	权重
＞75％	0.8
＞50％～75％	0.6
＞25％～50％	0.4
＞0％～25％	0.2

风险影响度可以按照表 11.2 示例所示去预设，也可以按照实际影响度的大小做出分析。例如，某事件延误 20 天的概率为 10％，造成的最大经济损失影响是 500 美元/天，则预期的最大经济损失影响度总共可能是 10000 美元，或每天最大经济损失影响是 1000 美元。如果是多重事件，则需要综合各方面的概率和影响度得出总风险损失值（表 11.5）。

表 11.5 研究机构预期风险值分析示例

研究机构风险要素	风险概率	风险影响值/美元	预期风险值/美元
试验药物过期	0.5	5000	2500
增加受试者筛选人数	0.25	3000	750
增加试验时长	0.33	2000	660
增加监查访问频次	0.15	2000	300
总预期风险损失值			4210

（2）计划评价和审核技术（program evaluation and review technique，PERT） 属于统计分析法范畴，用于分析项目包含的各种活动的先后次序，更多地用于时间而不是成本为关键要素的项目管理中，以标明每项活动的时间及其相关费用（参见图 31.11）。简单地说，PERT 是利用网络分析制订计划以及对计划予以评价的技术，进而协调整个项目的各道程序，合理安排人力、物力、时间、资金，加速计划的完成。作为项目管理的组成部分，这个方法可以使管理者评估要做哪些工作，确定时间之间的依赖关系，辨认出潜在的可能出风险的环节。借助 PERT 还可以方便地比较不同行动方案在进度和成本方面的效果。PERT 图涉及的四个概念分

别是：

① 事件（event）表示主要活动结束的那一点，但并不意味着事件的完成，而可能是另一个事件的开始，直到所有事件都真正完成。

② 活动（activity）表示从一个事件到另一个事件之间的过程，涉及活动开展所需的资源成本。

③ 时间（time）表示完成事件或路径的时间点，包含：

• 乐观时间（optimistic time，T_o）　期望完成某事件或路径的最少计划周期（最短持续时间）（图 11.10），即所有进展都比预期要好得多，或视为乐观事件风险概率分布；

• 悲观时间（pessimistic time，T_p）　期待完成某事件或路经的最大计划周期（最长持续时间）（图 11.10），即所有进展都比预期的要差得多，或视为悲观事件风险概率分布；

• 最可能时间（most likely time，T_m）　期望完成某事件或路径的最佳预估计划周期（正常持续时间），即所有进展都按计划正常进行，或视为最可能事件风险概率分布；

• 期望时间（expected time，T_e）　期待完成某事件或路径的预估周期（平均持续时间），即所有进展并不总是会正常进展，故期望时间是某事件在乐观时间延长期基础上，可以完成事件的平均时间。

最早起始日期(ES)	计划周期	最早结束日期(EF)
临床试验方案		
最晚起始日期(LS)	滞后周期	最晚结束日期(LF)

图 11.10　项目工作结构分解图（WBS）

期望时间的计算公式可以为：$T_e=(T_o+4T_m+T_p)/6$。

例如，CRA 在研究机构进行数据清理时，在无干扰且顺利情况下，500 页 CRF 的 SDV 最快 3 天能完成（乐观时间 $T_o=3$ 天）；若有严重干扰或突发事件影响，则 500 页 CRF 的 SDV 估计要 10 天才能完成（悲观时间 $T_p=10$ 天）；项目经理查看 EDC 数据库发现，既往一年项目中所有 CRA 的 SDV 平均速度是 120 页/天，因而最可能时间 $T_m=500/120=4.17$ 天。因此，项目经理在考虑了潜在风险因素后，可以规划项目中 CRA 完成 500 页 CRF 的 SDV 期望时间 $T_e=(T_o+4T_m+T_p)/6=(3+4\times4.17+10)/6=4.95$ 天。

④ 关键路线（critical path）是 PERT 网络中花费时间最长的事件和活动的序列。

在规划关键路径中，一般存在两种完成时间可能性，即任务活动工作会不自觉地膨胀，占满所有的关键路径可用时间（帕金森定律），和越担心某种风险干扰任务的完成，越可能发生这种风险，因而关键路径实际时间一定比预估的时间要长（墨菲定律）。从风险管理的角度分析，后一种定律比较常见于项目管理中，即针对项目任务活动中的关键路径或潜在高风险路径 PM 往往会主动增加"缓冲时间"。换句话说，如果期望时间估算法推演出的期望时间 T_e 的概率只有 50% 的可能达成，如前述案例中 CRA 在 4.95 天完成 500 页 CRF 的 SDV 的概率其实只有一半。在项目执行层面上，PM 认为无法完成的风险较少可以不预留缓冲时间；若这是项目按时完成的关键任务节点，为降低风险发生而影响结果的概率，PM 需要给 CRA 多预留出 1~2 天时间完成这项 SDV 活动，这个预留出的 1~2 天时间就是"进度储备"或"安全时间"。在制定项目任务活动时间表时，一般都会给关键与高风险路径预留安全时间。例如，项目数据库锁库前数据清理时间，数据管理员（DM）估算需 3 周完成，但为了避免风险干扰，PM 在制定 DM 时间表时会给其多留出 1 周的缓冲时间，即反馈在总体项目任务活动事件表中的数据库锁库前数据清理时长为 4 周。显然，期望时间估算配合关键路径法，可以使得 PM 能比较客观和科学地兼顾项目推进过程中发生的各种潜在风险，包括未知风险对项目进度的可能影响。一旦时长节点包含了风险因素的估算，相应的成本费用预算也就不难估算了。

有关项目工作结构分解图（WBS）及其构建可以参见 31.2.2 节。当项目流程中时间为关键要素时，可以把时间的变化作为风险概率予以处理，进而完成时间风险的定量分析。采用此类风险定量分析方法，常用的技术有两种（图 11.11），即 β 分布（较常用）和三角分布。假设各项事件的持续时间服从 β 分布，近似地用三时估计法估算出三个时间值，即最短、最长和最可能持续时间，再加权平均算出一个期望值作为工作的持续时间。其中 T_o 和 T_p 两种事件的持续时间一般由统计方法进行估算。当把风险因素引入 PERT 中，人们不得不考虑按照预设路径计划在指定的时间窗下，完成相关事件任务的可能性有多大，即计划的成功概率或计划的可靠度，这就必须对事件计划进行风险估计。这种统计分析估算法把事件时间中非肯定型问题转化为肯定型问题来计算，用概率论的观点分析，其偏差仍不可避免，但趋向总是有明显的参考价值。为了进行时间的偏差分析，即分布的离散程度，其可用如下方式估算：

$$\sigma^2=[(T_p-T_o)/6]^2$$

式中，σ^2 为时间概率分析的方差，σ（标准差）$=(T_p-T_o)/6$。按照路径计划按规定日期完成的概率，可通过下面的公式和查函数表求得：

$$\lambda=\frac{Q-M}{\sigma}$$

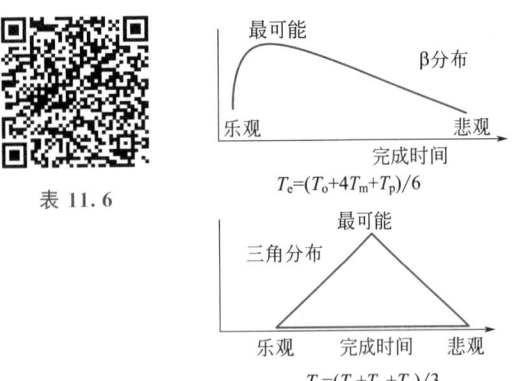

图 11.11　时间风险定量统计分析法示意

③ 能够在事前较准确地估计各个活动所需时间和资源。

如若不然，不适宜地使用时间网络分析法，则可能导致计划严重偏离实际，不仅不能指导和控制实际工作及其风险，反而还会造成项目进程混乱失控的严重局面。

（3）蒙特卡洛模拟　当存在一些不确定、不明确和变异因素时，对于可能的风险值结果也无法做到准确评估。蒙特卡洛模拟（Monte Carlo simulation）使这种不确定性结果评估成为可能，并可以用于风险定量分析供决策者参考。蒙特卡洛模拟是一种计算机数学技术，通过设定随机过程，反复生产时间序列，计算参数估计量和统计量，进而研究其分布特征的方法。其使得人们能在定量分析和决策制定过程中量化风险。这项技术提供给了决策制定者大范围的可能输出和任意行动选择将会发生的概率。它显示了极端的可能性——最大的输出、最保守的输出，以及对于中间路线决策的最可能的结果，即类似三角分布的 T_o、T_p 和 T_m 风险概率参数，在最可能附近的值最可能发生。图 11.12 为计算机计算的某临床试验完成日期概率分布的结果案例。

式中，Q 为路径计划规定的完工日期或目标时间；M 为关键线路上各项工作平均持续时间的总和；σ 为关键线路的标准差；λ 为概率系数。

进行时间风险概率分析时，首先需要确定项目要求的事件活动有哪些，以及必须完成的时间顺序（参见 31.2 节）。例如，假设临床试验项目启动有 7 项事件需要完成（A～G），其中 A、B 可能同时进行，其他事件只有前一个事件完成才能开始进行，各事件之间有相互依附的关联性。根据各事件时间概率的 β 分布评估，可以得到相应期望时间值（T_e）（表 11.6）。

PERT 风险定量分析是一种有效的事前风险控制方法。进行时间路径关联分析可以使临床试验管理干系人熟悉整个工作过程，并明确自己负责的项目在整个工作过程中的位置和作用，增强全局观念和对计划的接受程度，为有效开展风险控制，以及对工作各个阶段、各个方面的协调创造条件。此外，时间风险分析使人们能将注意力集中在可能需要采取纠正措施的关键风险或问题上，使风险控制更加富有成效。但也需要意识到，此类分析法只能适用于同时具备以下条件的项目：

① 事前能够对项目的工作过程进行较准确的描述；

② 整个工作过程有条件划分为相对独立的各个活动；

当需要分析某种事件发生的概率，或某个随机变量的期望值时，可以通过这种技术的"试验"方法，得到这个事件的发生频率，或者这个变量的平均值，并作为预测问题的结果。从这个示例中可见，利用蒙特卡洛计算机分析技术，当输入事件和概率分布参数时，如乐观预估周期、悲观预估周期（不是日期）、最可能周期（±%），可以产生随机周期及其相关事件费用成本。其结果通常是以图表和表格的形式呈现，其中的每个事件活动概率（如此案例中的时间）可以供关键路径分析的参考。在这个案例中，假如项目经理计划完成伦理申报的日期为 5 月 15 日，完成的概率是 15%；但如果计划完成的日期为 5 月 22 日，则完成的概率可以提高到 50%。

表 11.6　时间风险概率分析示例（彩色，二维码）

序号	活动	依附性	时间概率评估/天			T_e/天	
			T_o	T_m	T_p		
A	方案起草	——	2	4	6	4.00	
B	方案定稿	A	3	5	9	5.33	
C	项目管理计划	B	4	5	7	5.17	
D	研究机构选择	B,C	4	6	10	6.33	
E	伦理审批	D	4	5	7	5.17	
F	研究者启动会议	E	3	4	8	4.50	
G	试验物资供应	E,F	3	5	8	5.17	

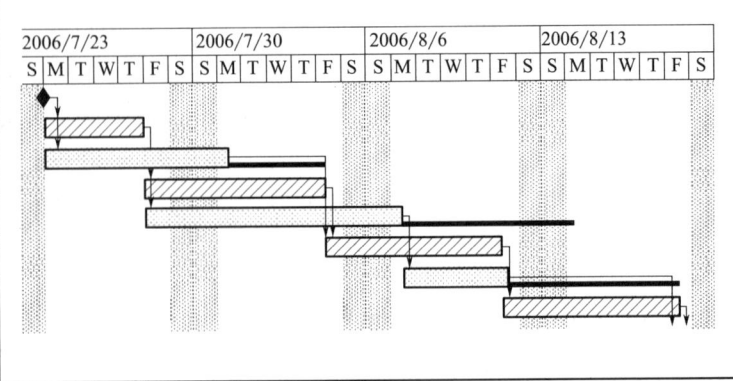

注：甘特（Gantt）图中标示了关键事件（////），滞后周期在非关键活动后用黑色标出。因为周末不算在工作日内，图中跨过周末的活动天数会略长。

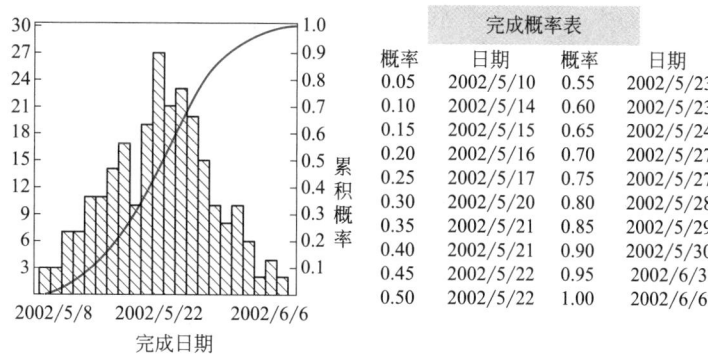

完成概率表			
概率	日期	概率	日期
0.05	2002/5/10	0.55	2002/5/23
0.10	2002/5/14	0.60	2002/5/23
0.15	2002/5/15	0.65	2002/5/24
0.20	2002/5/16	0.70	2002/5/27
0.25	2002/5/17	0.75	2002/5/27
0.30	2002/5/20	0.80	2002/5/28
0.35	2002/5/21	0.85	2002/5/29
0.40	2002/5/21	0.90	2002/5/30
0.45	2002/5/22	0.95	2002/6/3
0.50	2002/5/22	1.00	2002/6/6

图 11.12　蒙特卡洛模拟计算某事件活动完成概率

11.2.4　风险监控

ICH E6 指出申办方需要做出决定：确定监查时间、监查类型、监查频率和监查范围时所应考虑到的因素，包括哪些风险需要减少，哪些风险可以接受？将风险减少到可以接受的水平，采用的方法需要与风险的重要性相匹配。减少风险的方法可以包含在以下工作之中：方案的设计和实施、监查计划、各方的协议以明确各自的职责、系统保障对 SOP 的遵守以及在过程和程序之中进行的培训。例如，申办方在制定监查计划时应考虑研究整体和特定研究中心两方面，并甄别哪些控制风险的活动可能不适合在所有中心都开展，诸如：

• 不同研究中心的医疗设施设备完善程度的差异，如人员配置、资质经营、培训等；

• 申办方和研究者在临床研究方面的相关经验，以及所涉非研究者所属的远程地点进行的相关试验活动的程序及管理风险；

• 使用电子数据采集系统的益处，EDC 的应用能够实时评价试验指标（如缺失数据、数据错误率和方案偏离），有助于鉴别那些需要强化监查监控的高风险水平中心；

• 研究阶段的不同，如较为复杂的临床研究或处于研究初期的试验项目，需尽早予以强化现场监查，但一旦规程确立，则监查强度也许可以降低；

• 所收集数据的量、范围、复杂程度和重要性。例如，何处以何种方式进行数据收集，以及相对于数据收集申办方在何处开展监查活动。

因此，SDV 的范围应以申办方风险评估和监控程序为指导，并且 SDV 应重点关注关键研究数据及其流程。

11.2.4.1　风险质量容忍度监督

ICH E6 指出，在风险管理过程中，需要建立风险质量容忍度（QTL），即预设风险变量对质量影响的可容忍范围。众所周知，临床试验过程的行为和数据的收集是由一系列复杂的流程及其管理所构成，其中的质量及其可信性水平可以通过对预设的风险指标参数监控的手段加以量化监测、控制和改善。如前所述，风险指标及其阈值的选择和确定与 RACT 流程相关（参见 11.4.1 节）。每个风险指标与阈值还需要给出可接受的浮动范围，即在允许的上限和下限内构成每个风险等级水平。这个波动范围是对风险的容忍度。若超过上限水平意味着风险失控，并进入高一等级风险水平，需要分析根源，以便采取措施加以改善。若降低至下限水平以下意味着风险得到改善和控制，并进入低一等级风险水平（图 11.13）。若需要对试验总体质量风险做出监控，则需要应用风险变量的医学和统计知识进行 QTL 的预设，也可以视为试验项目质量保证的统计设计，有助于识别影响受试者安全性和试验结果可靠性的系统问题。任何偏离预设 QTL 的发现都可能导致风险评估流程的启动，以确定是否应当对其采取进一步的措施或行动。QTL 与试验项目风险参数风险指标（RI）及其阈值（RT）

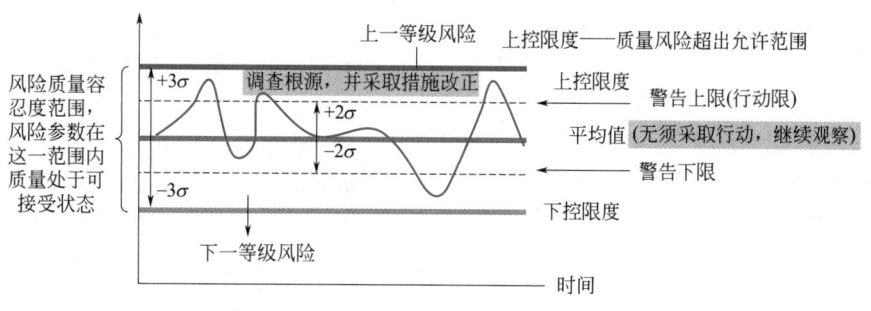

图 11.13　风险质量容忍度范围示意

有关。预设的风险参数是试验项目中所选择并甄别的每个关键风险指标变量，在临床试验中通常涉及研究机构绩效或项目管理绩效水平；当其中预设的 QTL 标准发生偏离，则意味着需要对其进行评估，必要时需调整应对行动的风险参数变量水平或容忍波动变量范围。这种范围变量可用来确定风险是否属于试验项目的系统性错误，即风险变化趋势的可能性。所以，风险参数和风险质量容忍度的概念和应用场景有所不同。前者可采取定性或定量的方法对个别或总体质量监控，后者需要采用统计技术对试验系统性风险做出质量监控。申办方需要按照 ICH-GCP 的要求，在试验项目中记录、跟踪和报告任何 QTL 的重要偏离及其应对措施。

运用统计方法预设 QTL 时，首先需要有类似试验的历史数据，采用适宜的统计技术模型进行。由于 QTL 的目的是识别项目的系统性问题，所以界定试验项目的预期和变量可能趋势很重要，便于对系统问题的发现更精准。在统计分析监控中，系统偏差多来源于确定缘由的变量。在临床试验中，系统性偏差有时不可避免，其造成的质量风险只要控制在可接受的比率范围内，则可视为对试验结果可靠性不会产生重大影响。常见的系统偏差来源案例包括但不限于如下情形：

① 同样的根源错误　多种事件或偏差都是由于相同的内在原因，如由于互动网络应答系统（IWRS）设置错误而使多位受试者被随机分到不正确的层级组别。

② 结果偏倚　某种不平衡导致随机偏差数据集收集出现系统性结果偏倚，如多中心临床试验采用各实验室检测 30 个生物样本肌酐酸清除率（CL_{Cr}），由于检测方法和计算的不统一，有可能使其中 26 个样本的实验室的检测随机偏差累积，导致总体 CL_{Cr} 值偏高。

③ 偏差分布不平衡　区域或治疗组别的分配不平衡会造成这种分布不均衡的系统性偏差，特别是在采用历史数据作为统计分析的基础性数据时。

因此，在采用历史数据界定 QTL 标准中，需要对其中可能的系统偏差做出评估，并在最后的 QTL 标准预设中需要将可能代表系统偏差的数据剔除。这意味着对历史数据进行根源分析，应排除其中系统偏差的数据部分，只保留其中随机偏差的数据部分作为 QTL 基础。例如，预设某临床试验违背试验方案入排标准的受试者招募 QTL 标准，根据以往入排标准违背案例，分析违背根源后，去除由于系统偏差造成的违背，并将所有类似项目的违背统计分析，得到预设平均值。根据试验项目的要求和项目中可能的其他影响招募的随机因素，进而可以获得该项目预设 QTL（图 11.14）。

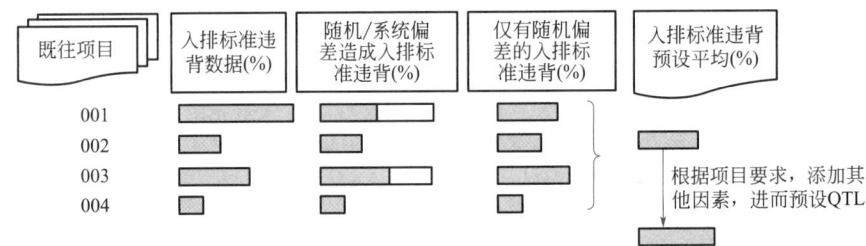

图 11.14　依据历史数据和项目进展经验预设 QTL 流程示意

需要指出的是任何风险参数应根据方案要求不同而变化，也会由于试验项目的绩效指标变化而调整，如研究机构招募进度、项目重要事件进展质量等。因此，预设的风险参数或 QTL 大多属于经验值或评估结果，有可能随着项目进程质量绩效而调整。随着进行中的试验项目经验的积累，这种变化也会趋于平稳而不再调整。风险参数和 QTL 都是试验质量管理体系中的重要参数，在 RBM 中虽有相同意义，但研究机构水平的风险指标和阈值以及项目总体的风险参数/QTL 有可能出现不一致的情形，尤其在 RBM 适应型临床监查实践中（参见 11.3.5 节）。只要项目风险在 QTL 范围内，最终结果质量应该是可以接受的。如果运用适宜的统计学技术，也可以对可能的风险发展趋势做出判断，使预防项目质量偏差风险成为可能。

11.2.4.2　风险控制管理

在完成风险甄别和评估的基础上，风险监控计划其实是一个建立选择和评估扩大项目目标机会并减少对其威胁的应对管理规程。这里的风险应对活动包括但不限于首先根据相对风险重要性对风险类别优序排列，再决定和分配风险应对责任人。之后，需要将风险应对资源和活动纳入项目管理计划中，而这个计划应当得到各干系人的支持，以便风险应对措施的顺利进行。如果可能的话，在资金上要争取有所保证。必须清楚地意识到风险不可能被彻底消除，但可以通过应对措施来减缓风险的威胁，加大风险机会成功的概率（图 11.15）。在风险评估中，申办方应该预设质量要求对风险的容忍度，特别要清晰地确认能影响受试者安全和试验结果可信性的试验程序系统性风险。如果涉及医学特征变量的操作风险，还需考虑对这类风险进行分析时应采取的统计学方法。降低风险的手段和方法应该在方案设计及其实施、监查计划、界定双（多）方角色和责任的协议、系统安全措施中体现，以确保标准操作规程的遵循，试验方案过程和程序的培训。如果发现试验偏离预先设定的质量容忍度时，需要尽快进行评估，以确定是否和怎样采取措施加以纠正并防范。需要强调的是风险监控管理中，指派专门人员来监督和实施风险应对计划十分必要，这使得及时获知风险变化趋势，并提醒团队加以必要重视成为可能。对可能造成威胁的风险可以采取的应对方式通常包括以下几种。

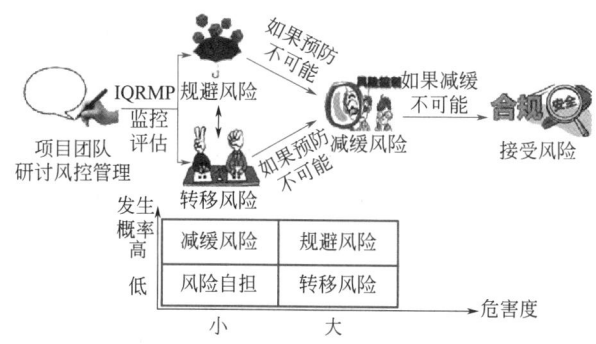

图 11.15　风险威胁监控及其应对管理要素示意

（1）规避风险威胁　虽然风险无法避免，但在某些特定情况下是可以采取措施予以规避的，以确保无论发生什么都不会对试验项目造成严重损害，如规程合规性、受试者保护、数据可信性或整体架构规程等。调整或改变原有项目计划是常采用的规避风险的方法之一，如调整时间表、增加资源、更换人员、采取其他传统手段、终止合作、更换服务商等。其不仅可能使项目目标免遭风险的不利影响，还可能减缓项目目标的危险境地。

（2）转移风险威胁　如果自我能力或资源不足而可能导致项目失败、严重延误或质量不佳，可以考虑将相关责任的风险管理授权给更加称职和有能力的第三方，或在资金方面做出调整以满足项目机会的需要。必要时，需要考虑给承担关键或严重风险的干系人或组织予以风险酬金回报。风险回报的方式有多种，诸如酬金、罚金、特约条款、履约保证金、担保金、保险契约、合同条约等。但必须意识到完全的风险转移很少存在，风险转移的减缓方法是风险威胁应对策略中最昂贵的。

（3）减缓风险威胁　当风险超过其影响容忍度阈值时需要考虑采取什么应对措施。风险减缓措施的目标是减少风险发生的可能性，或使风险影响度降到最小，或使风险威胁降低到可接受状态，即确保如果风险威胁在紧要关头发生时不会对项目或事件流程造成严重影响，如同无须采取行动措施一样。常用的减缓风险措施有采用优化或简化的流程、对系统进行测试或验证以确保其可靠性、选择靠谱的合同服务商、增加资源或延长时间期限来改变计划范畴、对概念或尝试性流程或模式在实施前要求提供可行的证据等。需要记住的是不是所有的风险威胁都需要减缓计划，但当那些风险评估为中等或严重等级时，就应当启动风

险减缓计划的实施流程。风险减缓管理包含计划、实施、进展监督和持续质量报告四个环节，即：

① 计划环节　建立可能扩大机会，减少对项目目标造成威胁的风险应对评估和措施选择流程。这个环节的流程可简单概括为图 11.16。

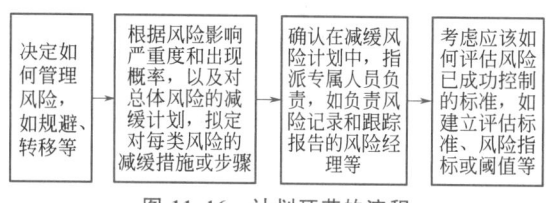

图 11.16　计划环节的流程

② 实施环节　即执行风险减缓计划措施的过程。这个环节的流程可简单概括为图 11.17。

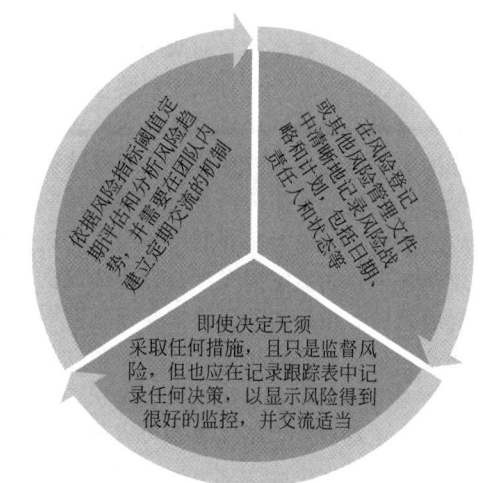

图 11.17　实施环节的流程

③ 进展监督　定期审阅和评估风险战略计划，并当变化发生时及时更新战略计划，包括追踪已甄别风险的变化趋势、甄别新的风险和评价整个项目过程中风险应对流程的效力等。必须做到不间断地监督，即使当一个风险战略计划被记录为已实施完成。此外，每一个风险记录中的行动措施都应有完成的目标日期和监督责任人。对于高优先的风险类别或条目需要增加监督频率。在监督过程中，不断自问风险是否还存在或风险是否有变化等。

④ 持续质量报告　按照拟定的评估和应对计划，定期与相关干系人交流风险变化趋势和对项目质量的影响程度。

（4）接受风险威胁　ICH E6 指出，在考虑医学因素、参数的统计学特点以及研究的统计学设计的前提下，事先确定一个质量容忍度，以鉴别可能影响受试者安全性和试验结果可靠性的问题。一旦发现超出事先确定的质量容忍度的情况，应该进行评估，并决定是否采取相应的减缓或接受措施。所谓接受风险是指当风险的影响度处于可接受程度或在可控时采取的

应对方式，因为此时所涉风险并不值得花费时间和资源去避免其发生。有些情况下，风险处于无法预料或不可控的外部因素存在时也不得不面临接受状态。任何风险接受的决定和评判都需要记录在案。在风险计划/实施/监督中，判断风险是否已经减缓或可接受可以从以下但不限于若干方面考虑：

① 风险威胁是否在或已经达到可接受水平；

② 为了降低或消除风险可以采取什么方法或措施；

③ 在效益、风险和资源之间，是否有合宜的平衡点；

④ 评估风险处理后仍存在的剩余风险，也称为残留风险，包括未识别的可能风险，以做出风险接受和需要跟踪的决策；

⑤ 当已甄别的风险得到控制的同时，是否会引起新的风险发生。

对风险的接受有被动和主动两种方式。对于被动接受风险威胁而言，由于没有风险威胁应急计划或威胁事发突然或未有预料，项目团队在风险威胁出现时只有积极采取补救措施予以应对。当风险威胁应急计划准备就绪，风险威胁如约而至时，项目团队可以根据风险应对策略予以应对。在有些情况下，风险威胁并不一定是坏事，虽然它们是项目过程中无法避免和必须面对的阻碍，但轻微的风险威胁出现有时会对整体体系的改善提供思路和机会。

风险威胁主动应对策略的形式可以采用风险威胁应急补助规划（contingency allowance plan）、应急计划（contingency plan）、备用计划（fallback plan）或风险威胁应对触发计划（trigger plan）的方式管理，包含如何规划储备资金或资源或时间滞后限度空间来应对已知或预期的风险威胁，其中预算量大小和/或时间表滞后多少取决于整体项目的风险水平和公司对风险威胁的容忍程度。但需要注意，在应急规划准备阶段无谓地填补预算、增加人员和宽限时间，如增加资源成本、动用应急基金、涨价等，并不是上策，容易使人们无法认清所累积或所应用的指标的合理性，特别不利于项目竞标的竞争性；在项目风险威胁补助规划管控阶段，不合理的应急补助易造成不当的项目管理舒适度，并诱发人们不合适地动用浮动基金，而不是积极想办法从根本上采取措施去纠正和防范风险威胁的发生。

风险威胁应对触发计划通常在威胁达到预设警戒指标阈值时会自发启动，而警戒指标阈值信号可以在项目开始前预设，如项目进展无法达到某里程碑时间点、严重超预算、稽查出重大质量问题等。备用计划是在应急计划无法应对风险威胁的局面出现时可以采取的折中、替代管理或减缓风险威胁的计划。

如前所述，良好结局的风险被视为机会。有关对可能造成机会的风险可以采取的应对方式通常包括：

（1）开拓潜在的机会　要取得机会成功有许多不同途径和方式，对其中的任何可能实现机会的结果都应当努力尝试。因此，如果要确保机会变成现实，项目团队就必须不遗余力地努力实现之。对风险威胁的规避计划的实现亦可能将威胁转化为机会。例如，经过仔细选择的有足够受试者源的研究者和研究机构，可以规避项目启动后受试者招募不到或迟缓的威胁，给项目早日和高质量完成带来希望。

（2）分享可能的机会　对于有能力更好完成项目机会的人或第三方，应该果敢地予以授权并重用。所以，与一些可以增加机会成功概率的人或组织合作是风险威胁的转移措施，亦是一种将威胁转化为机会的手段。例如，将不擅长或团队能力不足的临床试验项目数据管理任务转包给第三方专业CRO，或外聘医学顾问加入项目团队去联合竞标试验项目机会等，都是抓住机会的范例。

（3）扩大出现的机会　凡有利于增加机会概率或正向影响力的可能性都应当予以积极利用，并投入资源支持之。换句话说，在考虑管理某个风险威胁的解决方案时，应当评估通过改善绩效指标、人员能力、不违背原则和规范的灵活性操作，或不直接与风险相关的其他领域的完美经验或成功案例，是否可以提供风险机会，其中包括增加成功机会举措之一的风险威胁减缓计划的制订和实施。扩大机会结局的影响度比扩大机会概率更具挑战性，因而积极主动地争取有益结果较为重要。需要了解的是任何想取得机会成功的努力都需要有成本投入，有些情况下，扩大机会可能是通过人力资源投入去获得的。例如，根据以往项目经验，加强和调整研究机构伦理申报的文件准备与资源支持及其力度，就有可能加速伦理批准的进程，进而使研究机构启动的里程碑事件能按时或提前完成。

（4）接受出现的机会　与风险威胁的接受态度相同，有被动和主动接受两种形态。这意味着认可存在着机会，并有可能利用之。需要做的是清晰地记录，无须采取任何行动或措施。

简言之，当风险的影响度和概率涉及实施中项目行为时，应当考虑采用风险威胁规避或机会挖掘计划潜力；当责任或机会可以合法地转移给第三方时，可以考虑选用风险威胁转移或机会分享策略；风险威胁减缓或机会扩大措施可用于减少或增加风险概率或影响度，且有益于改变或确保其对其他事务或程序的影响。因此，风险接受通常以应急计划的形式呈现，以应对风险的不良或有意结局。需要记住的是应急计划应含有行动启动指标阈值点。总之，风险威胁战略应当着眼于较高概率和影响度的风险威胁应对，而风险机会战略应当针对能实现项目目标的任何风险机会概率和影响度环节或事件的应对。

11.2.5　风险交流沟通管理

ICH E6 要求申办方应当记录质量管理活动及其结果，并与那些涉及或受到这些活动影响的干系人及时交流。这种及时沟通交流有助于团队成员能及时、准确和全面地接收到必要的信息，增加风险管理的透明度和建立决策者与执行者之间的相互信任度，有利于自我风险决策的实施和相互支持的团队协作能力的提高。所以，当试验项目风险评估完成后，接下来最重要的是团队交流、咨询和进行计划中的控制与审阅。在这些过程中需要随时向干系人交流风险变化趋势，包括风险报告的交流，使试验团队干系人能了解项目所处风险近况，并确保项目风险信息能不断地被定期评估其变化趋势。必要时还会涉及风险问题的升级管理。所谓风险交流是指在试验团队及其决策者间分享风险及其风险管理信息。由于风险监督的不间断性，这种交流是反复进行的过程，目的在于向有关或所有干系人沟通风险评估和风险管理决策及其计划实施结果。一个正式的风险交流过程有时可以发展成风险管理的组成部分。风险交流过程要求建立内部和外部的沟通和报告机制。由此可见，风险交流贯穿在风险管理的全生命周期中（图 11.18），申办方、研究机构和受试者在其中的责任各不相同。

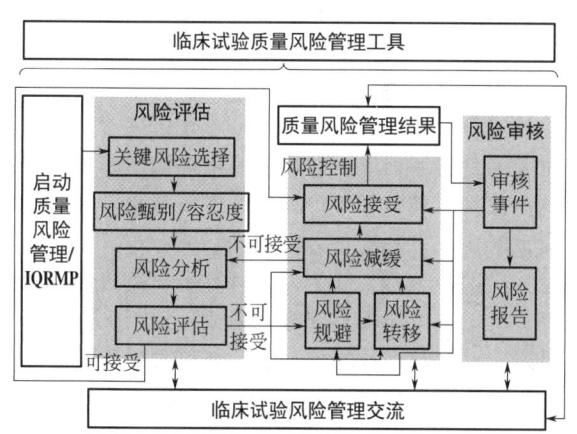

图 11.18　风险管理全生命周期中的风险交流

① 申办方的责任　作为项目质量的最终责任人，申办方在综合风险管理中担负着领导者的责任。按照 ICH E6 的要求和风险管理的 SOP，申办方的项目团队人员应当对风险管理和交流计划的建立和审核负责，并确保在项目运营过程中，在项目领导力、团队构建、资源配备和职责分工等方面都能配套到位，保证风险交流沟通的顺畅。同时，负责建立支持性氛围环境、鼓励战略性的风险交流和持续性的经验总结过程，并对综合风险管理计划的审核和落实起到积极推动和监控作用。

② 研究机构的责任　研究机构项目成员（如研究者和临床研究协调员等）在临床研究机构层面确保

风险交流规范的实施，在申办方战略性风险交流计划中的战术实践中起到对风险管理活动决策的辅助作用，并且建立定期向申办方报告和交流项目风险管理实施与评估的流程。

③ 受试者的责任　需要对试验项目的风险有所了解，并在风险管理和交流过程中，对风险计划、风险感受和风险评估的信息传递担负起应尽的责任。

风险升级机制是风险交流计划必不可少的内容之一。所谓风险升级是指需要对风险评估或控制的强度或量级提升，或要求高层介入，即需要把风险管理的所有权或责任转移给上层主管，使上层主管直接介入风险管理的实际过程中。显然，这与风险报告的概念不同。风险报告中风险所有权和责任并没有发生转移，只是告知上层主管所发生的风险状况或管理诉求。必要时，上层主管只是根据告知的信息做出决策。风险升级规程的要素涉及但不限于以下几个方面：

① 团队责任　在项目团队中建立良好机制，当发现风险或问题领域时，团队任何成员都需要毫无隐瞒地告知相关干系人，并在风险管理计划授权内，及时履行风险交流的职责。

② 管理计划　当甄别风险发生时，需要按照风险管理计划及其分工协助要求予以评估、控制和应对，而不应当在团队成员间无责推诿。

③ 文件记录　如同风险登记机制一样，风险升级计划也应当建立登记表制度，记录和跟踪每个升级风险及其处理方式和每个问题的优序排列。

④ 时效意识　当风险升级时，被转移者需要和团队成员和干系人一起，及时采取监控和应对措施，以确保尽量挽回风险造成的影响或灾害，使风险伤害尽可能降到最低，乃至可接受，或消除风险问题。

⑤ 交流沟通　在交流计划中，有效全时交流的效率和效力是关键。因而交流计划需要确保涵盖了整个项目生命周期中每个阶段或环节。

⑥ 重大影响　当出现对受试者保护和数据可信性有关键影响的情形时，需要清晰记录并及时风险升级。这些情形通常会增加项目质量和合规性的风险，或造成连锁性的新风险问题。及时风险升级有利于得到管理层的介入和支持保障。

在项目期间和项目结束阶段，风险升级规程和计划的制订和实施十分关键。图 11.4 较好地诠释了其中的缘由。在项目进行阶段，如果发现风险，除非万不得已，尽可能不要进行风险升级程序，直到风险减缓或问题解决，此时过度的风险升级可能会延误风险控制和应对的时效。判断实施风险升级流程的原则为：

① 当风险超出了风险监控干系人的目标责任，或对其减缓到预设目标绝对无能为力时，需要上级主

表 11.7

管或管理层的介入，其有权限或责任认可在项目中接受风险的存在；

② 当任何干系人针对风险需要做的控制或管理活动实际上已经不在原先风险管理计划的授权范围内或能力不足时，风险升级有可能获得新的授权或责任分工，或管理层的直接参与；

③ 当干系人与其他职能部门或外部组织人员面临共享任务风险，而干系人也无法与这些部门或人员达成应对措施共识，或很好地协调共同应对风险威胁时，干系人需要做的是通过职责或合约链升级相关风险至其他部门或外部管理层，因为此时干系人所在部门也许也无法对风险应对给出解决方案。

表 11.7 案例较好地说明试验运营风险交流升级的必要性。在这个案例中，监查员在常规试验监查访问中发现某研究机构延误不良事件（AE）的报告或记录。如果在两个连续的监查访问中，按照监查指南的要求，平均的 AE 报告延误率大于 15%，则安全性监督不力的风险需要升级交流，因为这个风险已经大大超过预设风险指标阈值，而且这个安全性管理风险也无法通过监查员的监查访问作为减缓风险的方法。

表 11.7　安全性监督风险升级分析案例（彩色，二维码）

指标阈值	应对措施
平均 AE 报告延误率<5.0%	无措施,继续观察(绿色)
平均 AE 报告延误率 5.1%~15%	• 暂无行动,远程观察数据 • 电话联系研究机构了解缘由 • 进行研究机构监查访问时现场监查(黄色)
平均 AE 报告延误率>15%	• 立即电话联系研究机构,了解缘由,并限期改正 • 加强研究机构现场监查力度和频率 • 远程密切评估数据(红色)

简言之，在制订风险管理计划或与 CRO 签署项目管理合约时，应当明确相关风险监控授权范畴，并清晰注明在监查指南和风险管理计划中，特别是还需要建立风险交流计划。

11.2.6　风险审核管理

ICH E6 要求除了定期评估风险外，采取的风险审核措施还应当包括检验质量管理规程是否仍然有效和可行，也就是说不仅对风险做出审核，还需要检查现有监控是否有效和适宜，评估风险应对计划及其管理计划实施的流程是否可行，同时不断了解新的情况，吸收新的经验教训。当与风险相关的新的信息或经验出现时，亦需要考虑现有计划和应对措施是否应调整或改变，以不断改善质量管理行为所带来的新的机会。遵循这些 ICH 原则，在甄别出风险威胁和机

会并制订相应的监控计划后，就需要对减缓和监控过程中的风险威胁和机会管理成效做出跟踪记录，以观察和评估剩余风险威胁对项目进程和质量的影响，以及机会使项目成功的概率。在这些过程中，有可能出现新的风险威胁或机会，就需要制订或执行新的控制应对计划，并进一步评价其管理成效。如此循环往复，直至项目结束或项目范畴目标达到。作为项目经理，需要通过风险跟踪和监控流程，清晰地了解和分析风险威胁和机会的存在。在制订风险管理计划时，通常可以从下列几个方面考虑：

① 以往类似的项目中出现过什么风险？是如何应对的？

② 风险应对计划触发指标阈值如何设置？应对的成效如何？

③ 新的风险会有哪些？为此需要做哪些准备和应对计划？

④ 当应对措施实施后，预期的风险结果会是什么？

⑤ 需要对风险管理计划进行修正吗？如果是，在什么情况下需要呢？

作为风险管理流程的重要组成部分，定期进行风险监督和审核可以确保风险管理目标能继续得到满足。这种风险管理目标通常表现为已甄别的风险正在得到适宜的管理，如受试者安全性监控不会被削弱；如果外部或内部因素的改变，包括风险标准或风险界定的变化，对风险应对或优序排列也应随之改变或调整，如试验方案偏离时常发生可能导致方案的修改或研究者的重新培训等；新风险的出现和不断被甄别需要调整或修改风险管理计划及其实施过程，如药政法规的更新要求更新受试者知情同意流程等。

临床试验项目实施者，如研究者、监查员或数据管理员等，应按照项目管理计划或项目团队制定的项目风险应对启动指标阈值点去监督风险威胁发生的可能性，评估项目中潜在的新风险，跟踪记录任何风险管理计划及其应对策略的实施过程，以及风险管理结局，以确保风险威胁的减缓或控制，或风险机会得以实现。风险事件及其管理结局的跟踪和监控可以从三个流程活动中获得，即：

（1）项目管理流程　各类项目管理报告或笔记，如监查报告、质控问题登录表、行动措施规划表、警告信息通告、风险升级通告、客户投诉、项目计划等，可以反映潜在的、已发生的或迫在眉睫的风险及其结局影响。

（2）风险管理流程　采取的措施包括规避策略、转移计划、减缓战略、监视列表中的被动接受行为、应急计划/触发计划或备用计划中的主动接受行为、应急补助规划、残余或次级风险应对行动等。

（3）项目进展会议流程　项目实施过程中定期或

专门预约项目风险审查会议，或在所有项目进展会议中都列出项目风险分析议题等。

风险跟踪记录（tracker）是记录临床试验项目中风险分析结果及其应对计划的管理性文件。在上述的各类流程活动中，需要不断监督和分析已甄别或预设的风险，监控应急计划中的风险应对触发指标阈值点（表 11.8）。一旦风险发生并启动了应对计划，则需要定期评价风险应对的效果，以及监督残余风险的影响，并对新风险及其应对保持警觉性。在应对风险的过程中，可能会涉及对试验项目资源的调配，对时间表或里程碑时间点的前后调整，或对任务范畴的增减调节等。必要时，亦需要对项目团队架构进行重新构建。

表 11.9 为风险管理计划书示例。需要注意的是在风险管理计划书中，风险系数与试验方案的难易程度、适应证类别和受试者群体的分布等有很大关系。项目经理应当根据同类或前期试验项目的历史数据、试验方案的复杂性、研究适应证的领域和个人经验等

加以判断。经过风险审核，根据分析结果可以给试验项目提出各类改善或调整建议包括但不限于：

① 启动或更改替代风险应对措施，诸如从规避改为减缓；

② 实施应急计划，诸如培训后备 CRA、启动后备研究机构等；

③ 采取纠偏措施，诸如对方案偏离进行内部有因稽查；

④ 修改项目目标，诸如试验方案修正；

⑤ 调整项目资源费用或时间，诸如增加研究机构监查访问次数或频率、延长招募时间窗等；

⑥ 加强数据核查力度和力量，诸如增加医学监察去支援临床研究监查员对安全性数据的现场核查等。

除了上述的风险跟踪记录外，也可以建立风险信息数据库，作为内部收集、维护、分析风险信息工具，也可用于项目经验教训总结，为今后临床试验项目管理的风险管理流程提供数据基础。

表 11.8　风险监控登记表示例

申办方名称：				服务商名称：			内部编号：
试验项目名称：							项目编号：
试验项目经理：				风险监控责任人：			
项目管理计划：	（不适用□）			项目风险/应对计划：		（不适用□）	
项目范畴	风险条目	监控日期	下次监控日期	达到应对触发阈值否	采取措施/结果		记录者签名/日期
临床运营							
数据管理							
研究机构							
……							
存档：试验主文档（TMF）→项目管理计划□或风险管理/应对计划□							
版本：1.0						版本日期：2012 年 11 月 2 日	

11.2.7　风险报告管理

ICH E6（5.0.7）指出，申办方应当在临床试验报告中概述临床试验中实施的质量管理方法，总结重要的偏离预设质量容忍限度的事件及其采取的修正措施。为此，项目经理应当在试验进行中，根据风险监控和审核结果及时对此临床试验项目风险进行分析报告。及时记录出现的试验项目风险有助于项目经理在试验项目结束后的经验和教训总结时能够有案例可循，对今后类似试验项目的设计和项目准备具有一定程度的指导意义。表 11.10 给出了这种试验项目风险分析报告的示例。该分析报告示例给出的预防风险计划和应急计划并不一定适用于所有的临床试验项目。项目经理需要根据具体的试验方案要求和试验项目环境制订出相应的预防和应急计划。

对项目团队而言，项目风险管理计划的实施颇具挑战性，其超出了传统意义上的项目管理要求。试验项目

团队的一线成员，特别是项目经理，在监督和保证项目进程和质量的同时，还必须根据项目管理计划或风险管理计划的要求，对项目预设或未知风险威胁随时做出研判、跟踪、分析和采取应对措施。严格依据风险的项目管理不仅对项目质量提高有益，还有助于项目团队面对挑战和困境能快速采取最佳应对措施，确保风险威胁不会继续恶化或影响项目的机会。要做到这些，项目经理在项目风险管理计划中，不仅应对风险做出预判和分析，还要对团队成员应尽的职责提出要求，使团队成员能理解各自的职责所在，并做出正确的风险应对措施选择。同时，项目团队的及时沟通尤为关键，风险监控责任人和项目经理，以及相关干系人之间，按照项目管理中的交流计划和渠道，应当将风险跟踪及其分析结果作为项目进展汇报的重要组成部分。必要时，还应当按照实时交流的约定随时对达到触发阈值点的风险做出报告，以使项目经理或其主管能及时掌握风险动向，以对新风险的出现能做出迅速反应。

表 11.9 临床试验项目风险威胁应对计划书示例

＜申办方名称和标志＞						
项目名称：		项目编号：			临床试验项目风险管理计划	
项目启动日期：		项目结束日期：		计划制订日期：	项目经理：	
风险因素	风险系数	规避计划	转移措施	减缓策略	预防措施	应急计划/启动因素
研究项目启动延误	I=4 P=2	• 仔细研究伦理申报机构和启动文件准备及其时间表	• 外包 CRO 伦理机制 • 通过奖惩机制增加已启动研究机构的受试者招募人数	• 根据以往经验，加强伦理申报流程简便的研究机构的资源支持 • 及时调整伦理会议申报资源配备和时间协调安排	• 加强研究项目启动步骤监督和管理 • 更重视可行性调研结果细节过程	50%研究机构不能在第 12 周按时启动时 • 在统计学允许的前提下，增加已启动研究机构的备用受试者招募机构 • 增加 10 个新的备用启动研究机构 • 调整特殊启动团队力量
筛选失败率比预计高	I=3 P=3	• 尽可能运用知识、经验和资源去准备试验方案，特别关注方案中的入排标准的可行性。必要时进行预试验验证	一	• 增加受试者招募广告媒介	• 向研究机构提供受试人组标准宣传手册 • 培训研究者试验方案招募标准把握和技巧	在试验项目启动 12 周后，如果筛选失败率比预期高 20% • 重新培训筛选标准及其技巧 • 追踪筛选失败原因，并考虑相应的入排修正措施
招募速率落后	I=6 P=3	• 仔细选择主要研究者和研究机构，确保其资质和有足够受试活动	• 选择专业招募公司介入	• 按照既往临床试验项目绩效和招募能力招募主要研究者 • 雇佣具有很强临床经验的应对目标受试者群的专家助阵 • 甄别和研究目标受试者群的分布状况和特征	• 加强受试者参与教育 • 准备受试者试验项目教育手册 • 受试者补偿和误工补助（如提供交通补助和工补助等） • 分析脱落原因和奖励非脱落率低的研究机构（如奖励脱落原因和奖励低的研究机构等）	在试验项目启动 12 周后，如果招募率落后计划的 20%，则 • 对研究机构的招募率较差的研究机构进行分析，并关闭招募率较差的研究机构 • 启动后备研究机构加入试验项目的招募活动 • 在统计计划允许的范围内，增加招募率高的研究机构的可招募人数
项目经理姓名：		项目经理签名：			签名日期：	
批准者姓名：		批准签名：			签名日期：	
版本：V1					版本日期：2008 年 1 月 15 日	

表 11.10　临床试验项目风险分析报告示例

＜申办方名称和标志＞		临床试验项目风险分析报告
项目题目：	项目编号：	项目经理：
项目启动日期：	项目结束日期：	风险报告日期：
风险案例编号：	风险报告者：	报告完成日期：

Ⅰ. 风险鉴别

风险名称： 研究机构数量不足	风险原因：1. 研究机构选择不佳 　　　　　2. 高筛选失败率和脱落率,导致招募速率低下 　　　　　3. 研究机构启动不顺,导致参与试验项目的研究机构数量不足

Ⅱ. 风险系数分析

概率系数(P)＝3

影响因子(I)＝6

风险对试验项目的影响：1. 试验项目完成时间表滞后
　　　　　　　　　　 2. 直接影响到研究药物的早日上市

Ⅲ. 风险观察记录表

观察时间	下次审查时间	与计划相比招募	行动要求/结果
第 2 周	第 4 周	—10%	无行动,继续观察
第 4 周	第 6 周	—12%	无行动,继续观察
第 6 周	第 8 周	—17%	开始准备实施第一套应急方案
第 8 周	第 10 周	—18%	实施第一套应急方案
第 10 周	第 12 周	—20%	开始准备实施第二套应急方案
第 12 周	第 14 周	—22%	实施第二套应急方案
第 14 周	第 15 周	—23%	暂停第二套应急方案实施,评价和调整方案实施
第 15 周			观察应急方案调整结果

Ⅳ. 风险纠正措施选择

☐　进行风险定量分析　　　　　　　　　☐　确认没有行动要求,但放置"观察名单"上
☐　准备应急计划(见Ⅵ部分)　　　　　　☐　确认没有行动要求,不需要继续监督

Ⅴ. 风险威胁减缓计划

1. 向研究者和研究机构提供招募策略和技术培训
2. 向可能受试者提供试验项目宣传手册
3. 补偿受试者参加试验项目费用
4. 评价筛选失败缘由和试验方案修正的必要性

Ⅵ. 风险应急计划

应急条件	应急计划启动指标
在第 5 周受试者招募低于计划的 80% 在第 14 周受试者招募低于计划的 25% 在第 12 周研究机构启动低于 50% 在第 24 周后受试者招募低于计划的 50%	增加 5 个新的研究机构 修正入选和排除标准,并增加 10 个新的研究机构 考虑增加受试者招募广告媒介 增加 5 个新的研究机构,并启动试验项目启动小组行动 ・在统计条件允许的情况下,增加每个研究机构招募受试者人数,最高可达 25 人次 ・关闭招募率低于计划 5% 的研究机构,除了替换关闭的研究机构外,再增加 5 个新的研究机构

项目经理姓名：	项目经理签名：	签名日期：
批准者姓名：	批准者签名：	签名日期：

存档：批准原件保留在试验项目主文档中

版本：V1.2　　　　　　　　　　　　　　　　　　　　　　　　　版本日期：2007 年 4 月 5 日

11.3 依据风险的临床监查规范管理

临床试验数量和设计复杂性的增加给实施和管理带来挑战，如法规要求的变化、临床试验的区域分布和研究机构能力等方面的差异加大、方案依从性的困难增加等。在严格的药政监管要求下，过度关注单个数据的传统监查模式不仅会使申办方和合同研究组织（CRO）负担过重，更有可能不能及时或很难发现临床试验中质量的系统性问题和数据可靠性问题。临床试验的监查可以有不同的形式并存。申办方应该事先判断和甄别影响临床试验质量的核心数据，依此进行依据风险的监查评估，并作出相应的监查计划。临床试验中，下列数据及其流程通常涉及核心数据和流程：

① 知情同意书的签署过程；

② 入排标准和特殊人群的入排标准；

③ 试验药物的计数和管理；

④ 与试验方案主要试验终点/关键次要终点相关的数据及其流程、方案特别关注的安全性评估、严重不良事件相关的信息，或因为严重不良事件导致受试者退出的数据及其程序，或相关评估记录；

⑤ 一些与试验质量和可信性（真实完整性）有关的环节工作或记录，例如随机入组、盲态维持等。

据调查，现场源文件核查（SDV）耗费了大约50%现场监查工作量和25%～30%现场监查预算。将SDV降低到20%可以显著提高效率，可以减少12%研究预算和40%现场监查工作量。因此，依据风险的监查应运而生，而临床试验中电子数据管理系统等新工具的应用也为这种监查方式提供了可能。这种依据风险的监查是将受试者权益保护、试验规程合规把控和数据可靠性作为重要的质量控制，对试验过程中的各个方面尤其是与方案主要终点指标相关的关键程序环节和数据点进行风险评估，包括风险出现的可能性及其影响程度。这种系统的且可按照风险影响度大小顺序排列的依据风险的临床试验监查方法通常是以中心化监查为主要方式，涉及远程监查与现场监查两种手段（图 11.19）。

11.3.1 远程监查

远程监查访问（remote monitoring visit，RMV）实际上是一种非现场监查形式，是指申办方工作人员或代表（如临床监查员）在实施临床研究机构之外的地方对各个研究机构临床试验质量进行监控和评价，通常发生在非现场监查访问之间（图 11.20）。与传统的现场监查的区别在于，监查员不是在各个临床研究中心进行现场监查，而是通过研究机构加密的安全电子系统或平台在线进行远程 SDV，可能需要登录的数据系统包括但不限于电子源数据。［如电子医院

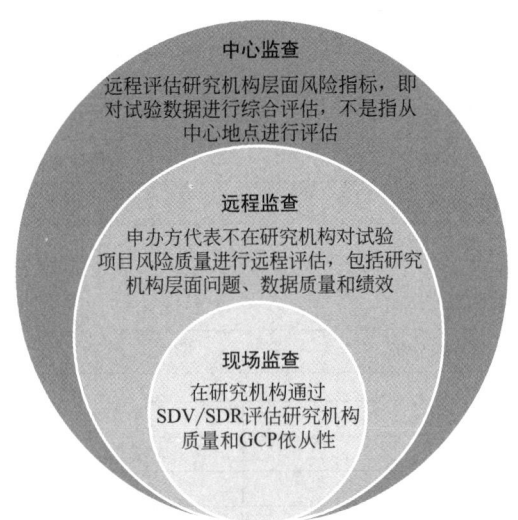

图 11.19　依据风险的临床监查总览示意

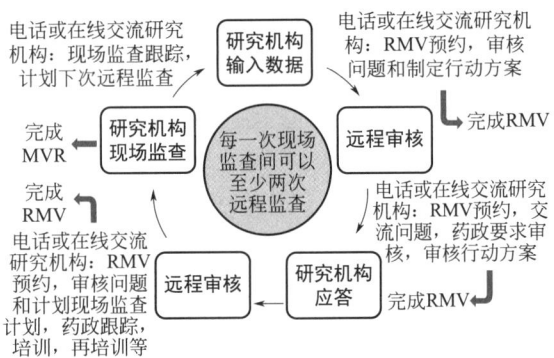

图 11.20　远程监查访问流程示意
其中细节要求需要在监查计划中界定并清晰描述

记录（electronic hospital records，EHR)/电子医疗记录（electronic medical records，EMR)］、电子数据采集（electronic data capture，EDC)、医院信息系统（hospital information system，HIS)、实验室信息系统（laboratory information system，LIS)、电子研究者试验项目文件夹（e-investigator study file，e-ISF)等。远程监查的基础是研究机构端已经建立并开通试验管理系统或监查平台，包括整合的研究机构不同功能系统、数据可以做到脱敏、风险提示、自动填表、伦理审查等。CRA 通过这种方式可以增加与研究机构的接触，这种接触不只是电子邮件或电话的互动，还可以采用网络会议、网络视频等技术手段，进而增进申办方与研究机构人员间的交流和互动。依靠电子系统远程监控的手段，可以做到尽早交流和监督研究机构的试验状况，如查看电子病例报告表的数据输入，或定期与研究机构人员的电话、电邮和/或传真等交流，对临床试验数据及其数据文件的完整性、逻辑性和合规性进行评估、特殊试验文件的管理、研究机构人员列表的管理、支持和管理受试者的招募与慰留活动、SUSAE 报告的跟踪和管理、试验风险和问

题的 CAPA 交流,并与研究机构项目团队人员定期进行问题交流,跟踪对问题解决措施的落实。对于需要进行源数据核对的临床试验数据,则还是需要在研究机构完成现场监查。当前往研究机构进行现场源数据核查时,监查员可以更有针对性地对远程监查发现的问题数据及其文件做出评估,从而可以减少现场监查的频次和范围。由于采用了电子数据系统,试验监查不仅仅像传统监查一样核对源数据的一致性,还能实现一些其他的功能,包括但不限于:

① 通过对已经递交的数据的常规核查可以分析试验质量和数据风险的趋势,如单一研究机构数据的质量,鉴别和追踪所有研究机构的试验质量程度,如缺失的数据、不一致的数据、数据的异常值,以及及时发现研究中心递交的数据和报告是否存在系统或显著的方案偏离等。

② 使实时数据统计分析成为可能,以鉴别通过现场监查不易核查出的数据趋势,如疗效或安全性数据的差异性,或一致性趋势等,又如从不良事件的发生率可以及时发现安全性风险信号等,进而鉴别出具有高风险信号的目标研究机构。

③ 进行研究中心内或研究中心间的数据异常分布核查和绩效跟踪。通过分析研究中心输入的受试者数据,可以监督各研究中心招募进度和质量,如过高的筛选失败率或脱落率、入排标准违反频率高、受试者入组缓慢或过快、数据输入的时间不及时等,以鉴别具有与表现差或合规性差有关的特征的研究中心。远程监查能实现这些功能,前提是这些源数据能够及时上传到规定的软件系统中,并且软件系统有分析统计这些源数据的功能。

临床监查计划中的远程监查设置与试验项目设计的复杂性、研究终点的类型、受试者人群的临床适应证的复杂性等有关。由于无法核对源文件,远程监查大多可以从受试者是否适合入组标准,知情同意书的签署与否,研究终点关键数据的逻辑检查,安全性数据的完整性,研究产品的处理流程管理,盲态保存和试验组别的匹配等方面予以监督。在建立远程监查计划时,还需要考虑的数据风险因素包括但不限于:

① 研究机构对项目的资源匹配;
② 按照方案要求医护标准的实施状况;
③ 关键数据预警阈值的设置和监督;
④ 数据和流程记录的错误甄别;
⑤ 根据甄别的错误的严重程度,制定和采取应对减缓策略。

远程监查可以实时审核研究机构的数据输入,但只能对某个研究机构或多个研究机构的数据总体正确性趋势做出逻辑分析判断。按照风险管理计划对可能存在高风险的数据或研究机构行为做出风险信号的检出,并为现场监查选择重点监查目标。例如,监查员在远程监查中审核 eCRF 的数据记录,评估是否有数据遗漏或逻辑错误。要做到这一点,监查员首先需要了解监查计划中要求监查的关键数据有哪些,这些关键数据与其他相关数据的逻辑关系何在,为此需要完成哪些监查程序等。一旦发现缺失或不符合逻辑的数据错误,与研究机构临床研究协调员(CRC)电话沟通,分析这些错误或缺失的原因,以及修改或弥补的措施。可能出现导致这些错误或缺失的因素包括:受试者没有如约完成试验访问;有关信息在受试者访问中并未收集;CRC 没有时间输入数据或不理解如何完成 CRF 数据输入记录;CRC 无法登录 EDC 系统(如密码遗忘、网络问题等);虽然数据已被输入,但尚需要研究者提供确认或补充信息;严重不良事件补充信息尚未获得等。在确认数据错误或缺失的原因后,监查员需要与 CRC 共同制定修改或弥补措施。CRC 按照措施要求完成数据修改或补充。监查员按照时间约定重新监查数据是否改正或补充,eCRF 输入是否完成,数据质疑是否解决。这样监查员去现场进行监查访问时,只需关注关键数据点和流程的源数据核对(source data verification,SDV)和/或源文件审核(source document review,SDR),进而大大节约了在现场对数据审核的时间,可以把精力更多地放在必须现场监查才能完成的事务上。

11.3.2　现场监查

现场监查是指由监查员在开展临床试验的研究机构进行的现场源数据核对(SDV)和源文件审核(SDR),以及试验过程质量评价,其作用和流程在第 9 章已有详尽描述。SDV 是比较 CRF 或其他数据采集系统中的数据与原信息记录的一致性的过程,以确认数据转录的准确性。SDR 涉及源文件的审核,以检查原信息的质量,审核方案的依从性,确保关键流程和原文件符合 ALCOA 原则。所以,SDR 不是比对 CRF 记录与源数据一致性的过程,而是评价除 CRF 数据与源数据一致性核对之外的其他试验过程的合规性,如确认研究者担负了应尽的职责,研究机构团队人员授权和职责分工到位,试验过程符合法规、方案和 SOP 的要求等。RBM 中的现场监查是在中心和远程监查结果的基础上,有目标的现场监查实践,其可以简单概括为:

① 进行必需的源数据核对(SDV)和源文件审核(SDR)。例如,原始记录与病例报告表(CRF)间存在数据记录的不一致,原始记录或病例报告表中数据缺失,研究者和其他试验成员授权试验职责依从性,试验药物管理合规性等。

② 知情同意文件和过程的质量审核。

③ 确认研究机构所需文件是否存在，是否符合方案要求，或研究机构试验文档是否齐全。

④ 评价研究者对试验项目的管理与监督责任是否尽到，评估研究中心的研究人员对试验方案和相关程序的熟悉程度与积极性。必要时给研究机构试验团队人员提供试验方案及其实施规程要求的培训或再培训。

⑤ 评估各方对 GCP 要求和方案依从性以及伦理遵循和执行情况。

⑥ 评价和清点试验药品/医疗器械的收讫、发放、回收、清点、保存和销毁状况及其记录。

⑦ 确保与试验药物有关的安全性问题都及时报告，并核对安全性报告的准确性和完整性。

⑧ 与研究者和研究机构项目团队成员进行面对面交流，沟通进程以及试验过程中存在的问题及处理要求或措施等。

由此可见，遵循监查计划要求，临床监查贯穿于临床试验的每一环节，即涵盖方案执行、受试者知情、病例筛选入组、诊断检查、治疗与随访、试验数据、不良事件/严重不良事件（AE/SAE）记录和报告等，尤其是当试验方案及其程序复杂且研究者及其团队成员不熟悉时，还需要提供相关的培训。值得指出的是在进行 SDV/SDR 时，为了提高 RBM 监查效率可以考虑的策略包括但不限于：

① 对于相同数据或流程源不需要都进行 SDV/SDR；

② 在开始 RBM 流程时，可以根据以往经验、方案要求或研究机构状况等，考虑不同比例的 SDV/SDR 监查；

③ SDV/SDR 可以根据不同研究机构或试验项目中风险问题的发生频率、影响度和问题类别有序增减。

在整个监查过程中，需要区别 SDV/SDR 间的不同。例如，当发现试验风险涉及研究者职责管理时，增加现场 SDV 并不能解决风险问题。通过现场与研究者的交流和培训才能改善研究者对试验项目的责任意识。在当今电子技术高度发展的时代，SDR/SDV 可以通过远程流程完成。根据远程和中心监查的风险发现，分析和管理项目绩效不足和问题是 RBM 现场目标监查的重点。当监查中发现研究中心出现问题，监查员有责任及时与研究者进行沟通，并协助问题的现场解决。显然，现场和远程监查的结合可以较好地监督试验质量和数据可信性（图 11.21）。简言之，在 RBM 计划中，需要对 SDV/SDR 的远程和现场目标监查关注的区别点做出规划，其中二者之间的监查实践也需要根据试验风险评估（TRA）和风险减缓计划进行。

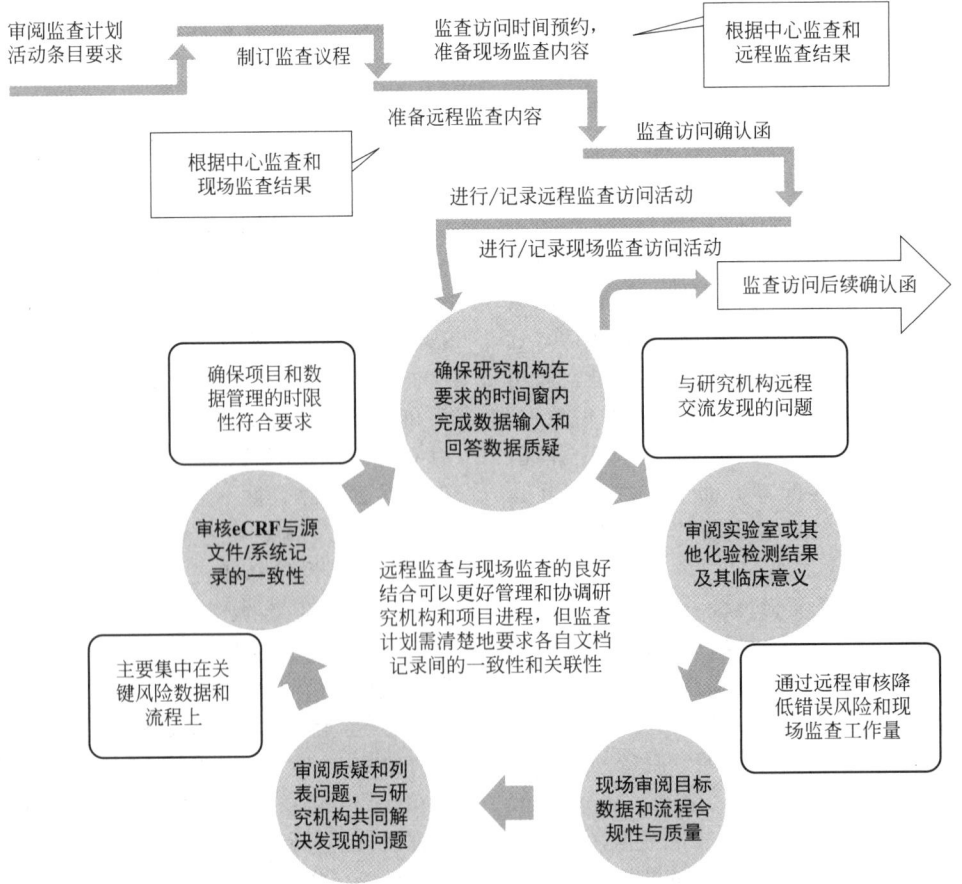

图 11.21 远程与现场监查组合的协同效应示意

11.3.3　中心监查

中心监查又称集中化监查。ICH-GCP E6（R2）对中心监查进行了定义：中心监查是以一种实时的方式，由合格的、接受过培训的人员（例如项目经理、数据经理、医学经理、统计师等）通过电子化系统（如 EDC），或与 EDC 相关联的独立电子系统或应用软件（如专门的数据审阅系统，包括 JMP clinical、JReview 等），对收集的所有试验项目数据及时地进行远程监查和综合评估（表 11.11），而不是对每个研究机构数据进行逐个集中审核，以评估数据质量的趋势和研究机构内或间质量的差异化。中心监查可用于以下几个方面：

① 中心监查可以作为常规现场监查的补充，用以减少常规监查的频度和程度。例如，在完成数据的录入以后可以通过中心监查发现缺失值、离群值、数据变化、潜在的方案偏离情况等。在实际临床试验中，数据管理人员一直在做这个工作。

② 中心监查可以通过统计分析来鉴别一些在现场监查所不能察觉的数据变化趋势和非常规的数据分布。在实际临床试验中，数据统计人员可以做到这一点。

③ 中心监查可以用于分析各个中心临床试验进行的情况。例如，高筛选失败率和脱落率、高方案偏离率等。

④ 中心监查也可以进行远程的原始资料核查（如果原始资料可以通过远程手段得到）。对于这一点难度较大，因为可能涉及研究机构病历的保密性和隐私性问题。在实际临床试验中，这部分工作只有当 SDV 可以通过远程监查来完成才有应用价值。目前，很多

记录都是电子记录，如医学中心影像阅片、中心化心电图（eRT）、中心实验室结果等原始资料可以直接整合到 EDC 中，或通过特设远程系统完成审阅，或被 CRA 进行远程的监查。根据 ICH-GCP E6 中的规定，直接填写到 CRF 中的数据，可以作为源数据（source data）。也就是说，那些没有原始资料记录，但却直接记录到 CRF 里面的数据，可以被视为源数据。此种情况下，直接记录的 CRF 数据也算原始资料。此外，研究机构的原始电子医疗记录（EMR），临床监查员一般都无法远程登录。通常情况下，监查员需要在研究机构现场，并获得临时的用户名和密码的情况下，才能在研究机构的局域网里查看受试者的病历。

⑤ 中心监查还可以进行与行政与注册相关的工作，例如，与伦理委员会的沟通等。通过传真或者扫描将知情同意书的签字页传给监查员或将签字页上传到指定服务器上，只有获得授权的监查员才可以浏览。当然，这种操作方式必须确保隐私权的保护。通过中心监查能够发现一些可能有问题的临床试验中心，然后对这些中心进行有目的的现场监查，可以提高监查的效率。

图 11.22 演示了两种常见中心监查管理流程，一个是以 RBM 技术工具为导向的中心监查方法［图 11.22（a）］，另一个采取中心监查员的管理体系［图 11.22（b）］。中心监查方法应依据每个试验项目的试验风险评估（TRA）需求而设计和实施，在条件允许的情况下，可以建立一个风险问题记录数据库，便于中心监查员或项目经理对项目风险的归纳、跟踪、交流和报告。中心监查规程可以评价远程监查

表 11.11　RBM 规程中不同类型监查角色及其职责

监查类别	重点关注	角色	主要方法或工具
现场监查	• 方案依从性 • 流程核查 • GCP 要求核查 • SDV 和 SDR 一致性	监查员	个人现场或远程与研究机构交流
数据管理审阅	• 数据逻辑和输入错误 • 缺失数据 • 数据质疑管理	数据管理员	编辑核查和目标数据编程分析报告，以评价数据质量和可信性
医学监察	• SAE 因果关系的评估 • 偏离方案事件的医学评价 • 从医学角度数据一致性或逻辑性的审阅 • 归类的逻辑性和一致性	医学监察员 医学监督官	运用医学知识对涉及方案主要终点或关键数据或文件有针对性地审核，包括有效性和安全性数据，以评价有效性和安全性风险
安全性监督	• 受试者安全性风险评估和监督	医学监督官 药物警戒员	运用医学知识对安全性数据（列表或报告）进行有针对性的审阅，以评价安全性数据的完整性和准确性
统计审核	• 可能影响结果有效性的数据完整性审核 • 计划统计分析的数据可解析性评估	统计师 数据分析师	试验关键数据编程审核，以发现问题或逻辑错误数据
中心监查	• 整体项目水平、方案、所在国家、研究机构层面监督核查，以评价个别和整体问题，能更主动地甄别紧急或潜在风险 • 质量和风险趋势分析 • 逸出值或不一致性观察	涉及所有管理和监督试验结果数据和运营数据的角色；中心监查员	所有试验数据的中心审阅，包括临床数据和运营数据等，以辨别逸出、不一致或绩效欠佳的研究机构。可利用分析/可视化技术工具分析风险指标或阈值，或诱发相关应对措施启动的规程

和现场监查中所累积的试验数据，其流程是现场监查的补充，即提供了另外一种方式的监查能力。监查员在前往研究机构前可以通过综合风险评估结果，主动评估和了解大量可能的风险或质量问题，使针对性地制订研究机构现场监查目标计划成为可能，也为减少低风险的研究机构现场监查的程度和频率提供了依据。风险审核的角色及其职责分工需要在风险管理计划中明确阐述，也就是说每一类风险评估或监控责任人应当分配到具体的执行部门人员，如数据管理员、医学监察员、临床监查员、生物统计师或药物警戒员等。中心监查的重点是风险指标甄别、变化趋势和逸出异常值评估，以及对发现问题的及时处理，甄别的风险问题可能预示着质量问题和凸显潜在的高风险点，支持进一步临床监查方向。任何关键或重要风险都需要跟踪调查，便于从根源上防范。依据 ICH-GCP E6 的要求，RBM 常采用定期审核递交的试验数据，判断数据和流程不规范问题。根据方案的个性，RBM 的关注重点会有所不同，但通常着重关注的试验数据和流程关键点包括但不限于以下几个方面。

① 鉴别问题数据，尽可能快地从各个受试者数据层面入手，通过数据或医学监察管理审核、数据质疑等，汇总来源数据（可来自 EDC、CTMS、随机药物供应管理系统、实验室数据、患者自报数据、医生评估数据等），创建受试者数据列表或汇总报告，可合并多个数据集，甄别和标示受试者间的异常数据，如缺失值、无效值、不一致数据、完整性、离群值、变量不正常增加或减少、未预期的变异性缺乏、方案偏离等。

② 查看数据的趋势，如范围、一致性、中心内及中心间的变异性、主要有效性终点趋势、异常数据分布、数据变量变化及其趋势等（图 11.23），绘制各种趋势图。

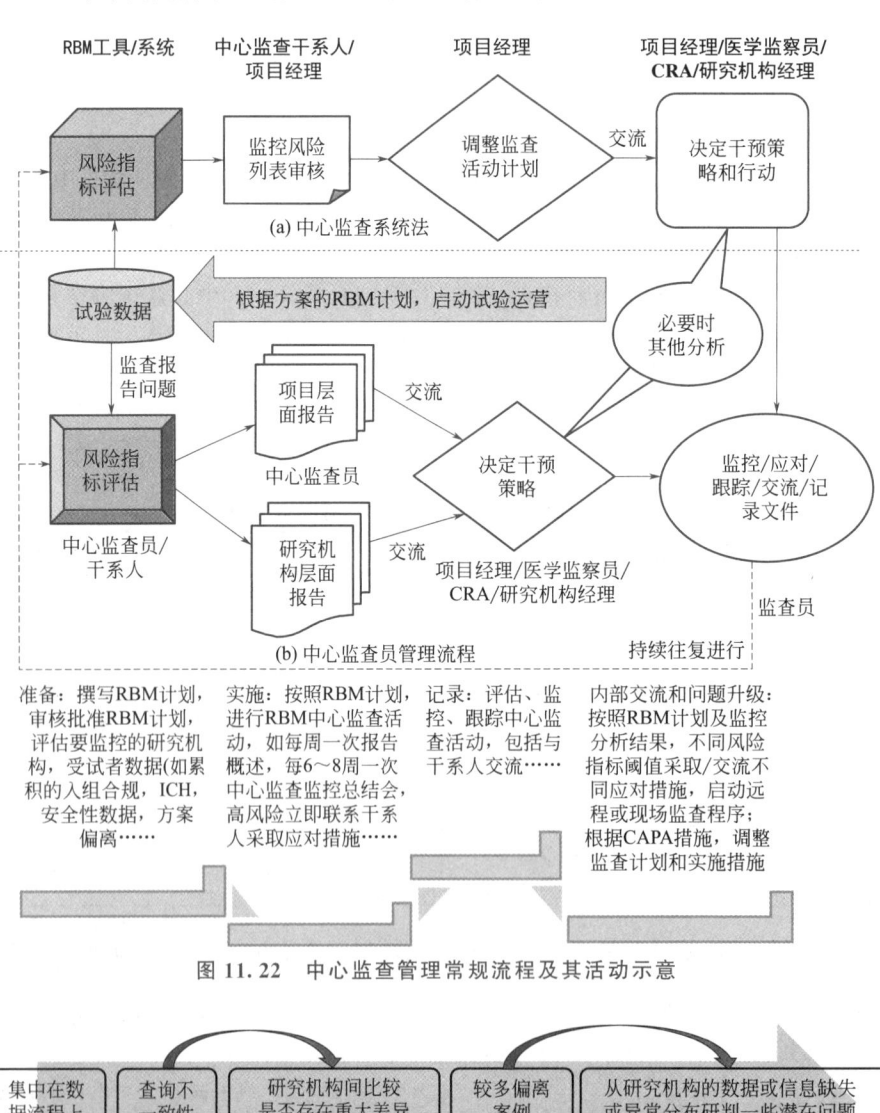

图 11.22　中心监查管理常规流程及其活动示意

图 11.23　RBM 中数据趋势分析方法示意

③ 根据预设的关键风险指标，标识出预期的风险，并自动通过机器学习的方法寻找数据的模式，并标识异常数据，寻找未知风险，其中对从中心收集和报告数据的系统性错误或严重错误进行评估，以及可能的数据造假，如数据输入时效性和完整性、数据逻辑关联性、数据质疑的完整性等。

④ 分析中心特点和总体的表现，开展实时审核试验文件和数据质量，对异常数据进行汇总、评估、打分，如依据方案由 AE 所造成的试验药物剂量调整、受试者招募质量和进度、受试者试验访问状况、没有记录的同期用药或伴随疾病、错误的配药和用药方法等。

⑤ 选择研究机构和程序，可以根据研究机构 KPI 组成的 SPI 结果评价和鉴别高风险研究机构，为有因现场监查或增加某研究机构监查频次或力度提供目标和依据，如缺失受试者试验访问数量较多、AE 报告频率异常、同期服用药物和治疗核实、筛选失败或早期脱离的原因核实、SAE 报告时效性和完整性等。

⑥ 通过实时查阅研究中心的研究数据和元数据，可能会比仅依靠现场监查更早地发现研究过程中的质量问题，如数据录入不及时或不完整。当通过中心化监查发现其研究中心存在一些问题时，如评估不及时或评估缺失，将会更早地提示申办方应确认是否需进行现场监查和采取纠正措施，以减少在后续的研究过程中发生类似问题的可能性。

要做到以上各点，中心监查干系人或中心监查员需要运用各类可利用的技术工具，包括可视化技术系统，审阅相关数据库及其统计分析报告和项目运营进展报告，进行各研究机构、所有研究机构、研究机构内或之间、整体项目数据质量、各地区或国家内或之间的数据综合比较分析，包括受试者本身和之间的数据交叉比较分析等。其中所涉主要监控活动包括但不限于：

① 数据验证，主要关注数据的完整性，以确保计划分析时数据的相互关联性和证据链的完整性得以实现；

② 数据合理性的审核，重点在于数据的合理性和一致性，如试验访问日期不在周末或节假日，实验室检测数据与正常值范围的一致性，关键数据链的关联性，数据横向交叉比较的关联性和一致性等；

③ 常规报告管理，涉及安全性报告或实验室检测研究者的确认与否等，如 SAE 报告率，CRF 完成率与受试者入组率的匹配性，数据质疑的数量，受试者病史、同期服用药物、AE/SAE 的交叉关联性等；

④ 数据的统计审核，对累积的数据进行统计分析，检查正常值范围标准与实验室检测值的一致性、数据完整性和一致性等，如相同血压测量值的分布是否合理、逸出值与正常值分布的关联性等；

⑤ 数据分布的统计审核，研究机构内或之间数据的异常分布，如变量计划没有变化等；

⑥ 研究机构绩效或特质，如高筛选失败率、高脱落率、高入组偏离率、高数据质疑率、输入数据严重延误、SAE 报告延误、偏高或偏低 AE/SAE 报告率、ICF 签署率与试验项目检查数据不匹配、过快或过慢的受试者招募、关键项目团队人员的变动等；

⑦ 方案执行状况，如方案偏离率、特殊监督委员会运营状况（如 DSMB、中心影像阅片等）；

⑧ CRF 输入和质疑，关注 CRF 完成的时效，数据质疑解决结果指标，如某数据点质疑重复率等；

⑨ AE/SAE 管理，重点在 AE/SAE 分布、趋势或报告异常率、AE/SAE 事件及其报告与招募人数比例等；

⑩ 试验药物剂量及其调整，主要关注剂量调整并未按照方案要求增减，或剂量调整与 AE/SAE 的关联性，剂量调整后的恢复正常剂量与相关事件关联性，受试者服药依从性等；

⑪ 人口学信息审核，特别监查高度重复的数据信息，以辨别可能的重复入组受试者，或相同数据重复使用不同受试者等；

⑫ 随机和治疗分组，重点在受试者的治疗状况与随机分配的关联性等；

⑬ 风险评价结果分析，主要检查太相似的异常事件或数据，特别是在试验药物或疾病状况方面等，其中确保研究过程中保持盲态是风险评估中应考虑的关键流程之一；

⑭ 受试者状态，分析受试者终止率及其趋势；

⑮ 数据趋势分析，重点在异常数据的趋势或模式等；

⑯ 关键数据/流程评估，重点关注这些数据/流程的错误率。

要保证中心监查的效率和质量，项目经理应当在项目准备阶段做好 RBM 计划，培训项目团队各干系人，包括研究机构人员对中心监查的职责要求。申办方监查人员和研究机构对试验数据质量管理的严格实施，直接关系到中心监查的质量和效度，如 CRF 数据的及时填写和递交；数据质量符合 ALCOA 原则，如数据证据链完整性，监控和及时改正缺失数据，降低数据质疑率等；研究机构研究者及其相关人员对数据质疑的及时应答和相关试验操作问题的实时解决措施；实验室检测流程及检测值的合格性，如超实验正常值范围的验证监查、无样本重复检测发生、复测样本的有效性或受试者样本缺失或样本混杂等问题的存在，尤其还需要关注实验室异常检测值与 AE/SAE 的关联性等。这些中心监查活动贯穿在从 SIV 至 COV 的整个试验项目研究机构运营生命周期中，其中还可能诱发非计划内现场监查的需求。试验进程中数据的不断累积和风险变化及其趋势分析对及时调整监查策略和应对措施有重要的影响。

项目经理通常在中心监查中起到中心协调和管理作用。中心监查员可以指派专人担任，也可以是项目经理、数据经理或统计师等兼任。中心监查员的资质要求可以参见5.3.2.5节。项目经理或中心监查员都可能担任中心监查团队的领导职责，前者直接担责可以强化RBM的支持作用，并可以扩大中心监查角色的职责范畴。作为项目经理，对中心监查的质量管理流程负责，包括与试验方案起草同时启动RBM计划，通常需要在项目启动前8~12个月启动。由于项目经理对方案的熟悉度较高，可以起到项目风险专家的角色作用。处于项目中枢地位，项目经理可以较好协调汇总数据的审核，并对风险计划调整有更好的把握度；在临床结果报告中，能提供试验结果质量结果信息。中心监查员在RBM实施和试验监督方面可以起到关键性作用，包括协调、支持或执行汇总数据的审核，按照RBM计划与干系人商讨和跟踪受试者安全，数据可靠性和方案依从性等风险问题监控和评估，以及风险趋势分析等。作为风险评估专家，中心监查员的交流技巧很关键，其需要对质量问题更早地做出风险信号评估分析和预测，并对CAPA结果负责。

图11.24比较了传统临床现场监查与中心监查的各自优势，从中可以概括出传统与中心监查的差异。

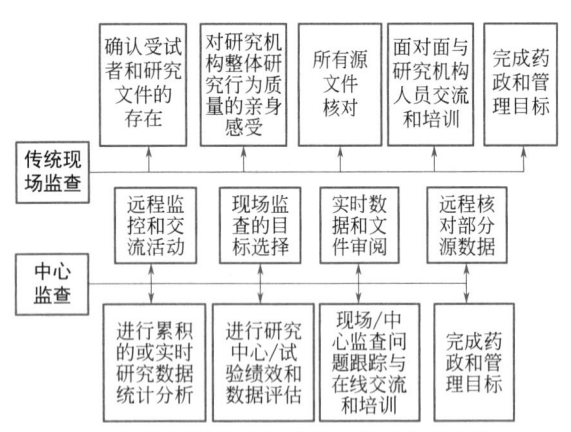

图 11.24　传统现场监查与中心监查比较

（1）涉及人员的职责　中心监查是在现场监查和远程监查的基础上演绎而来。与传统监查和RBM监查不同，中心监查要求有强有力的团队协作和支持而不只是监查员的孤军作战，或仅仅是监查员和项目经理的配合；人员资质要求高，必须有前瞻性决策思维和工作方式，尽早甄别、发现和预防风险问题，非事后发现和改正问题是主要诉求，特别要求有对数据的实时审核和解析的能力，风险问题的交流和升级规程管理能力，以及有支持现场监查的目标和策略的能力等。中心监查资源的调整依方案质量风险管理需求变

化，且有资质的受过培训的监查人员是关键。

（2）监查方式和地点　传统的临床监查人员会定期到临床研究机构进行监查，与中心研究者或其他研究相关人员进行沟通交流，现场核查相关文件和数据等。实现有效的依据风险的中心监查方法和活动需要满足两大重要前提。首先要建立临床试验过程中存在的关键数据和风险的分类及其风险等级标准。通过对试验方案终点目标的分析，制订试验风险评估（TRA）计划，使监查人员明确其监查的重点，以及各重点目标相关的潜在风险类别和等级的评价标准等。其次要求研究中心人员要及时将试验数据输入指定的数据记录系统，这样才能保证对试验数据质量和试验绩效进行实时审查。如果涉及数据在不同系统间的迁移，则及时完成数据迁移对于实时数据审查也至关重要。通过远程监查技术和交流，为有目标地选择研究机构风险度较高的试验数据和数据文件、行为表现进行现场监查提供依据，这样在保证临床试验质量的前提下既能提高工作效率，也能降低监查成本。鉴于风险的动态属性，监查计划和实施的灵活性和团队合作亦需要在管理规范的要求下进行。此外，一些监查活动只能通过中心监查程序才能完成。例如，采用中心统计分析方法甄别的数据风险趋势不太可能在现场监查中被检测出。

（3）风险分类调整　传统的临床监查将临床研究所涉及的所有的文件、数据等无区别地进行全部核查，而依据风险的中心监查模式的理念是集中资源审核整体试验项目的关键风险、方案执行质量、受试者安全性或数据流程依从性等，重点监查那些影响试验质量的关键风险因素，而对那些不影响试验质量的非关键因素可以适当降低核查频率与力度。传统监查对风险的评估取决于现场发现的问题严重性，中心监查在很大程度上取决于累积数据分析和数据可视化图表的风险呈现结果。根据现场监查发现的问题百分比，再确定需要进一步提高监查的力度和范畴的风险目标。例如，中心监查可以发现研究机构的数据异常、数据错误率高、试验方案偏离率高或受试者脱离率比其他研究机构高的状况。此外，中心监查可以实时进行数据分析以鉴别数据趋势和临床数据状态，分析研究机构和整体试验绩效评估等。这些中心监查结果可以使现场监查有针对性地关注高风险研究机构成为可能，特别是鉴别试验非依从性和绩效不佳的风险。

（4）电子网络系统技术的介入　技术应用、数据整合和分析是有效实施中心监查的关键。一项重要但可使远程/中心监查取得成功的挑战就是有效整合来源于不同电子系统的不同数据源和格式，以及相关的分析手段和工具需要能迅速辨别大量数据中的逸出值或数据变化趋势。例如，当试验数据是通过不同的电子数据采集、加工和保存时，涉及不同系统之间数据

传输和整合，以便整合后的数据可以通过数据可视化技术分析将结果直观地体现出来。此外，要确保所采用的电子系统已经接受过符合药政要求的系统验证，如当前运用较为广泛的电子数据采集系统（EDC）、互动语音应答系统（IVRS）等，并在使用这些系统中进行数据采集、清理、分析、统计和报告时能维护系统的验证状态。按照药政要求，只有通过验证的电子系统，其所采集、加工、分析和报告的数据及其数据结果才能被药政部门所认可。如上所述，可靠的试验数据通过电子临床系统的及时输入和汇总是关键，预设的灵活动态分析方法和执行能力也需要在规范标准下实施。如研究机构人员将试验文件与数据录入经过验证与批准的电子临床系统（如 EDC）中，从而能够实现远程或中心监查临床研究中心的文件和数据，并可借助一些功能强大的数据挖掘或风险监测技术对这些数据进行分析，运用可视化技术将分析结果直观显示出来。借助电子系统对大数据的分析能够进一步体现某临床研究的状态与不足之处，甚至能够分析出潜在的风险，使尽早采取预防与纠正措施成为可能。为了达到中心监查的效率和目的，数据输入的及时性和数据质疑解决时间周期可以作为研究机构风险质量指标之一，如从数据输入到首次监查的平均天数、从受试者完成访问到 CRF 数据输入的平均天数、数据质疑发出到解决数据质疑的平均天数等，以及要求及时完成试验数据的电子系统间迁移，如从中心实验室传输入至临床数据库等。做到这些质量要求，可以使实时审核数据质量和试验绩效成为可能。

在中心监查计划中，对于哪些风险指标可远程监控，以及解决方案是否可以远程解决都有明确的行动规划。如果可以通过远程收集研究机构进一步信息对风险问题做出评估，则无须等到现场监查才予以处理。只有那些只能在现场才能审核的数据文件，或无法通过远程审核或核查的数据才需要在中心监查中成为现场监查的目标。RBM 中远程和/或中心监查发现的风险问题可能导致预设的现场监查的频次和力度的变化，这种改变可以通过制订风险指标信号原则来管理。表 11.12 给出了这种关联性的示例。现场和远程监查的时间点和频率通常可以根据研究机构的受试者招募人数来决定或调整，监查计划可以预设现场和远程监查的频次标准原则，如根据研究机构平均招募速率、招募率、试验数据质量、文档管理或流程执行质量、可能的安全性信号或质量风险迹象、数据量或工作量多寡、研究机构人员变化等。由于远程监查的介入，研究机构接受的监查频率会比传统现场监查要高得多，最高可能增加达 30%，特别是在由于风险问题而不得不增加远程监查频次的情况下。这一点需要在研究机构启动培训时予以说明。

总之，根据总体风险水平（高/中/低）和风险指标决定试验项目中的监查目标和行动。远程监查配合现场监查的措施可用于调查或减缓可能的风险问题。表 11.13 列举了依据试验项目总体风险水平对一些常见监查活动应采取的监查力度（TransCelerate，2013），其中的高或低监查比率可以根据目标项目或研究机构风险水平调整。取决于可用的电子技术或预定流程，表中的某些监查活动亦可以通过中心监查方式完成。

表 11.12　导致现场监查频次和力度变化的风险指标示例

风险类别	诱发增加现场监查频次或力度的风险指标（每研究机构）	风险监测方法或措施选择
受试者安全性	不良反应发生率	比预期的不良反应发生率过高或过低都可能诱发额外的现场监查访问和/或研究机构人员的培训需要
	严重不良事件数	过高或过低的 SAE 数量都可能要求现场有更多的时间去进行源文件的核对和记录核实
	未报告不良事件	这可能在常规监查活动中发现，可能诱发进行 100% 的源文件核查（如果没有做过的话），以确保报告所有 AE/SAE
	AE/SAE 导致受试者退出试验项目人数较多	与预期或与其他研究机构相比，AE/SAE 导致的受试者退出试验项目人数多，可能需要增加对研究机构的现场监查访问，以确认事件异常的原因
受试者依从性	漏服试验药物的受试者人数多，或缺失受试者日志记录多	受试者依从性与有效性和安全性结果的可靠性关系密切，过多的受试者依从性问题意味着研究机构对受试者管理不力，需要在现场监查中查询源文件以分析其中真正原因，或需要增加研究机构人员的相关培训
研究机构绩效	高招募率 高筛选失败率 高提前退出率	比预期高很多的招募率可能意味着数据出错率高或入排标准把握度低，有可能诱发增加现场监查访问频次；同样，高筛选失败率或高提前退出率，意味着研究机构对方案入排标准的执行力有问题，受试者高提前退出率可能与研究机构的留置受试者的方式或对待受试者不适感觉处理不当有关，因而需要增加现场监查访问，以确保受试者人数可以满足招募和统计学要求

续表

风险类别	诱发增加现场监查频次或力度的风险指标(每研究机构)	风险监测方法或措施选择
数据质量和可信性	缺失关键数据较多,关键有效性和安全性数据与均值差异大或异常分布	这些数据质量问题会严重影响试验结果满足统计学要求,因而需要加大现场临床监查访问和对关键数据及其流程的 SDV/SDR 频率
	方案偏离数	每次的监查访问都需要审核这类事件。若发现较多的方案偏离或反复发生可能要求更多的时间培训研究机构人员,并进一步审核试验记录,以确保实施适宜的纠偏和防偏措施(CAPA)去减少相应的方案偏离数量
	方案偏离类别	关键性或严重方案偏离可能需要增加更多的时间进行研究机构培训,启动问题升级规程,CAPA 计划的制订和实施,以及审核机构数据和记录等

表 11.13　试验项目风险类别和水平与监查力度建议

监查活动	高风险	中风险	低风险
关键数据验证和审核(中心/远程)	100%	100%	100%
首位随机受试者关键数据 SDV	75%～100%	50%～75%	0～50%
后续受试者关键数据 SDV	15%～25%	5%～15%	0～5%
首位受试者关键数据 SDR	75%～100%	25%～75%	0～25%
后续受试者关键数据 SDR	25%～40%	10%～25%	0～10%
知情同意审核	75%～100%	50%～75%	20%～50%

综上所述,实施中心监查任务的人员或系统能力是 RBM 成功的关键。没有合格的人员在中心监查岗位上会导致监查结果的严重失真和不可信,实际上也影响 RBM 计划的成功。要想真正实施好中心监查,涉及的常见主要因素包括但不限于:

① 临床研发专家　对方案、风险甄别和评估的结果有综合理解能力。

② 关键性思维　从复杂和重叠的数据集中能看出并分析问题所在,很好地支持做出决策,即有洞察大趋势和能聚焦异议点而分析出其特殊问题原因的能力。

③ 数据管理和临床运营知识　具备甄别逸出数据值或数据变化趋势风险的洞察力。

④ 交流技巧（书面和口头）　临床试验的团队协作离不开有效的沟通交流,对于需要具有领导力的 RBM 运营来说更是如此。

⑤ 能运用各类技术工具或手段　不仅能熟悉已有的风险评估工具,还能根据方案的需要去创造或建立合适的工具或流程方法。

⑥ 统计方法的支持　统计方法是甄别数据异常必不可少的手段,例如,数据分布态或基于统计技术的可视化工具可以检测出可能的数据真实可靠性问题信号。

11.3.4　风险指标和风险阈值

风险参数,即风险指标（RI）和风险阈值（RT）的确定在 RBM 规划中十分关键,与试验方案设计关系密切,是中心/远程监查的重要基础。中心/远程监查 RI 能快速发现可能的风险问题,促进风险的根源

调查和采取应对措施,使进一步现场目标监查或尽早减缓风险成为可能。RT 监督有助于风险管理决策,对受试者安全性、数据质量和试验合规性有着有益的影响。风险阈值通常是一个预设值,如比率、百分数或数值范围等。任何阈值的设定需要从受试者安全性和数据质量的角度去考虑,即一旦 RT 超标会产生什么影响。如果风险指标对试验方案相关的质量风险影响重大,则 RT 应当设置得相对严格;如果影响较小,则 RT 可以设置较为宽泛。例如,血压指标在高血压治疗临床试验中被视为关键数据,在多中心临床试验中其阈值的 1% 变化都应当视为异常血压变化。但在抗肿瘤临床试验中,血压值的变化不会对主要终点有很大的影响,因而其阈值允许范围可以扩大到 8% 或更大。同时,在设置 RT 时,还应注意每个 RI 是否需要相对权重系数。一些 RI 在不同方案设计或试验流程中可能比另一些更为重要,在制订质量风险管理计划时具有权重系数的 RI 有可能随着权重系数的增减而发生 RT 等级设置的变化。例如,在试验开始阶段,受试者招募比试验数据质量更为重要,此时受试者招募延迟风险的权重系数更大些。在试验实施阶段,受试者提前终止参加对试验结果的统计分析影响更大,此时应该增加受试者早期退出风险的权重系数。只有这样才能在试验过程中对任何更重要风险指标阈值异常立即引起重视。所以,相对权重系数可用于支持风险应对措施类别的选择。在制订质量风险管理计划时,一旦确定了 RI,就应当随即设置 RT,至少不应当晚于风险减缓计划（如监查计划等）制订完成之际。如 11.2.2 节中所述风险分析原理一样,临

床试验 RBM 的风险划分和分析也是建立在风险指标或风险阈值方法之上，通常对方案风险的分析可以采用定性（低/中/高）体系，对系统或流程风险的分析采用定量（1～10 等级尺度）的体系。

虽然 RT 标识的方法有多种，但较为常见的是视觉识别系统。这个系统采用交通灯红、黄、绿三色来隐喻风险指标阈值的警告范围（红色）、警觉范围（黄色）和可接受范围（绿色）（图 11.25）。从这个示意图可知，风险指标可作为监督随时间变化已甄别风险的暴露度量工具，其中风险阈值与风险指标相关的预设水平、诱发点或分值有关，用于指示需要采取后续行动或措施的时机。不同的风险指标阈值水平驱动不同的响应行动措施，因而视觉识别体系（绿色/黄色/红色）有助于区别和警觉干系人对风险指标变化状况和严重程度的感知，并做好相应的行动措施。这个风险指标系统或工具可用来比较受试者层面数据及其风险信息，研究机构/国家之间试验进展和质量风险信息，或试验方案之间的数据及其风险信息，使得更容易检测出需要进一步调查的风险问题，也可以提供监查活动中不同角色职责执行状况。

以中心监查过程为例，在上述风险指标阈值情况下，根据风险管理计划要求，对各类风险指标阈值应采取的反应行动或问题升级流程包括但不限于：

① 绿色范畴　风险处于可接受的安全范围，无须采取任何措施或行动，或可以减少现场监查的力度或频率，并进一步密切观察各风险指标的变化。

② 黄色范畴　风险处于中等水平，需要加以重视，采取必要的手段或措施，并在现场监查中关注相关风险因素的根源，及时改善。同时，可以继续维持中心和远程监查行为，同时需要对关联性数据和流程加大远程监查力度，加强与远程监查干系人或现场监查员的交流，必要时应索求系统无法查阅的背景或关联数据文件。

③ 红色范畴　风险处于危险边缘，需要加大现场监查的力度和频率，及时采取纠偏防偏措施，力争将风险水平降低至可控范围，并立即与远程监查干系人和现场监查员交流，强调风险信号的严重性，也需要联系研究机构获得进一步的风险相关信息，收集研究机构相关文件供进一步审核。对研究机构立即进行现场监查，以审核远程监查无法查阅的数据文件，向中心监查员或项目经理反馈风险跟踪情况，采取风险问题应对措施后需要进一步跟踪和审核研究机构绩效指标要求，直至风险指标阈值降低到可接受范围。

④ 黑色范畴　一旦风险阈值超过耐受程度，任何形式的风险存在都可能使试验结果无法接受，哪怕是非关键数据和流程也是如此。在风险达到黑色范畴时，试验项目需要暂停或立即采取应对措施，直至风险消除或降低至可接受程度。

任何达到或超过红色阈值分界点的风险指标，意味着风险已经达到无法耐受或严重程度，对试验质量和数据可信性，或受试者安全性造成极为严重的影响，需要

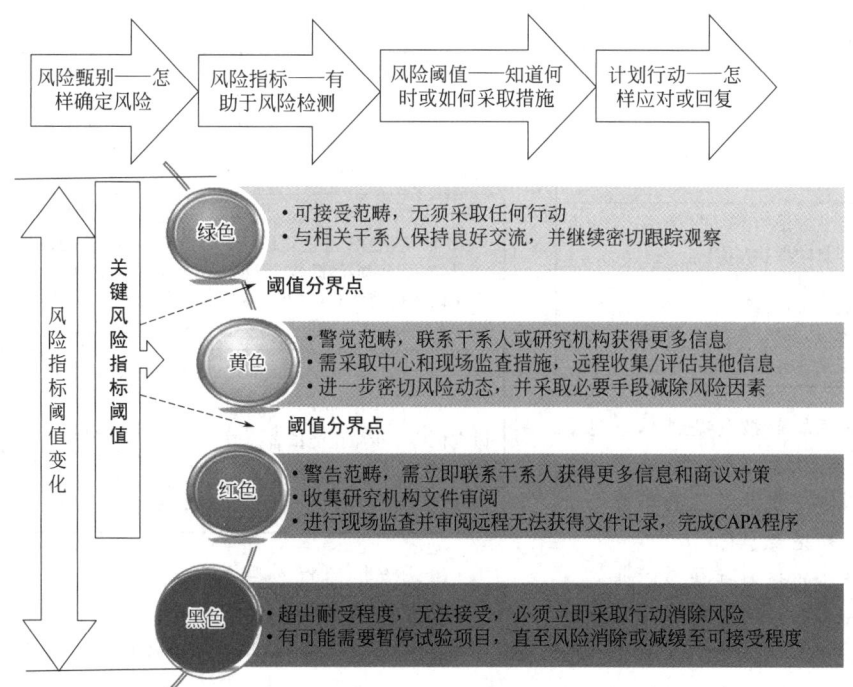

图 11.25

图 11.25　风险指标阈值等级示意（彩图，二维码）

其中每项风险指标阈值大小决定了相应的应对行动或措施

立即采取行动减缓或阻止风险指标的进一步恶化。要注意的是不宜将风险阈值预设过密，以有助于干系人有时间对风险变化进行调查，做好应对措施实施。

按照风险阈值视觉系统，一旦风险指标阈值达到警觉范围，可以采用的解决途径包括但不限于远程评估其他类别的数据，以确定是否可以找到答案或应对策略。如果无法找到，则应联系研究机构以获取其他相关信息。如果仍无法解决，应当安排现场目标监查访问，或按照监查计划在下次现场监查访问时予以特别关注。如果需要采取风险减缓应对措施，应当决定解决措施是否可以远程实施。远程措施实施得越早，风险问题可以越及时得到解决。远程实施可行的话并不一定需要进行现场监查行动。例如，运用现代技术手段，研究机构方案再培训完全可以远程进行。从数据质量风险管理的重要性分析，再次证明了在中心/远程监查中研究机构及时输入数据至电子系统中的必要性。RI/RT 及其应对措施的设置可以通过下面的一些案例分析展现。

【案例 1】 风险指标类别：安全性（按照质量风险管理计划，安全性风险为高风险）。

风险指标：研究机构受试者不良事件（AE）数量中逸出值/趋势。

风险阈值	应对措施
比平均 AE 报告率超出或减少 5%（绿色）	无行动，继续观察
比平均 AE 报告率超出或减少 5.1%～15%（黄色）	• 远程评估数据（如确定 AE 是否列为不同的 AE 事件，还是作为一个诊断事件输入数据库，观察该研究机构受试者人数 AE 发生率是否比平均发生率高） • 联系研究机构 • 访问研究机构，受试者安全性源文件抽查>25%
比平均 AE 报告率超出 15%（红色）	• 远程评估数据 • 警告项目经理和 CRA • 立即联系研究机构 • 访问研究机构，受试者安全性源文件抽查率>50% • 培训安全性管理（如果有必要）

该风险指标重要性：高报或低报安全性信息可能影响受试者安全性和最终试验结果报告。

当联系或访问研究机构时，需要关注的事宜：

• 该研究机构如何评估和记录 AE 的？

• 该研究机构有符合资质的资源评估 AE 吗？

• 进行现场监查访问时，需审核未报告 AE 的源文件。

【案例 2】 风险指标类别：数据质量（按照质量风险管理计划，该类风险指标属于高风险）。

风险指标：数据质疑管理——质疑回复时间。

风险阈值	应对措施
<5 天（绿色）	无行动，继续观察
5～30 天（黄色）	• 远程评估数据（如检查 CRF 完成日期与访问日期的风险指标） • 通报项目经理和 CRA • 联系研究机构 • 访问研究机构，数据抽查率>50%
>30 天（红色）	• 远程评估数据（如确定其他风险阈值是否也超过，并比较其他研究机构的该指标率） • 警告项目经理和 CRA • 立即联系研究机构 • 访问研究机构，数据抽查率>75% • 培训数据质量管理（如果有必要）

该风险指标重要性：

① 当回复质疑较迟，质疑回复质量可能也会较低；

② 延误数据分析；

③ 可能无法满足药政数据质疑关闭要求；

④ 延误试验结果报告。

当联系或访问研究机构时，需要关注的事宜：

• 研究机构是否知道回应质疑预期的时间和与质疑回复相关的风险。

• 该研究机构有足够的资源处理质疑吗？

• 质疑不清是否导致延误回应延迟。

【案例 3】 风险指标类别：受试者管理（按照质量风险管理计划，随试验项目所处阶段不同，该类别风险指标属于高风险）。

风险指标：受试者提前终止（受试者提前终止与受试者随机人数比例趋势分析）。

风险阈值	应对措施
比预期比率多 5%～15%，以及某研究机构至少 3 位受试者提前终止（绿色）	无行动，继续观察
比预期比率多 15.1%～30%，以及某研究机构至少 3 位受试者提前终止（黄色）	• 远程评估数据（如检查所有研究机构的平均提前终止率） • 联系研究机构，获得进一步信息和文件审核 • 访问研究机构
比预期比率多 30%，以及某研究机构至少 4 位受试者提前终止（红色）	• 远程评估数据（如审查终止原因，确定是否其他风险指标阈值也超标） • 警告项目经理和 CRA • 立即联系研究机构 • 访问研究机构

该风险指标的重要性：

① 可能是安全性风险信号；

② 缺乏足够数据供统计分析用，可能导致主要终点指标的失败。

当联系或访问研究机构时，需要关注的事宜：

• 提前终止的原因是什么？

• 评估研究机构筛选流程，以确保他们选择受试者适宜。

• 该风险指标与其他风险指标的对比，如试验药物服用变化的次数、与整体研究机构平均数的比较等。

除了不同色泽（绿/黄/红）常用在 RBM 中作为研究机构水平或总体项目水平风险程度的标识外，随着试验项目的进行，还可以设置其他一些标号方式来分类不同试验阶段的风险水平变化状况。各类风险汇总表可以是项目专属的，试验数据可以是按研究机构、国家或服务商分层叠加的总结列表。

考虑到项目数据量和分类需求，在设置这些风险评估分析总结表时需要考虑采用一些敏感性较好的信号挖掘技术工具。要注意的是监督技术工具和绩效管理工具的指标设置在某些方面还是存在差异的，在计划阶段就需要考虑清楚采用何种技术工具。常见的其他分类试验阶段风险水平的类别包括但不限于：

① 进行中的试验项目风险水平评估。在表 11.14 中，可以列出承担进行中试验项目的研究机构层面的总体各类风险水平，每个研究机构列一行，采用不同颜色标识显示不同风险指标和阈值程度（见二维码）。

表 11.14

② 可以比较各类风险研究机构间的风险程度，如表 11.15。

③ 随时间研究机构风险水平变化评估。也可以从中监控研究机构的风险评估变化趋势而评估 CAPA 的绩效。这种方式可以在第一个里程碑和最后里程碑时间点显示总体风险评分，其他时间点按照正在开展试验项目的研究机构风险评分方法处理；也可以全部按照正在开展项目的研究机构风险评分，或都用高/中/低风险范畴评分显示。采用何种方式显示可以在项目风险计划中预设（表 11.16）。

④ 随时间项目总体风险水平变化评估。可以按照开展试验国家列表，也可以所有研究机构的总体项目状况评估分析（表 11.17）。

表 11.14　研究机构的总体各类风险水平分析示例（彩色，二维码）

研究机构编号	总风险分值	CRA评估风险值	研究机构质量分值									
			受试者数/eCRF输入率	数据质疑率	数据质疑答复时间	随机数	SF率	DC率	AE导致DC率	SAE#	方案偏离#	SAE漏报数
1230	85.7		66.7	50.0	100.0	24	98	100.0	92.2	4		
1231	75.0		50.0	50.0	50.0	32	92	88.4	89.0	2	2	3
1232	100.0		100.0	100.0		11	100	100.0	93.2	6		
1233	83.2		75.0	87.5	50.0	56	98	93.3	97.0	12	1	5
1234	85.7		49.0	87.5	75.0	43	98	86.5	84.2	11	2	
1235	98.5		100.0	98.5	100.0	20	100	100.0	91.2			
1236	72.1		73.1	41.7	41.7	100	89	41.7	83.2	33	7	4

表 11.15　机构间的风险程度阈值（彩色，二维码）

风险类别	风险指标描述
总体风险评分	风险因子<1.0
	1.0≤风险因子<2.0
	2.0≤风险因子<3.5
	3.5≤风险因子
正在开展项目的研究机构风险评分	风险监查评分比其他数据大
	风险监查评分比其他数据小
其他	要求应对措施/诉求风险评分
	只是参考信息

表 11.15　　　　表 11.16

表 11.17　（下页）

表 11.16　研究机构风险水平随时间变化评估示例（彩色，二维码）

研究机构编号	试验项目里程碑时间点					
	2009/3/31	2009/6/30	2009/9/30	2009/12/31	2010/3/1	2010/5/31
130	1.2	0.8	0.7	0.7	1.5	0.5
131	0.2	0	0.5	0.2	0	0.1
132	1.9	3.1	2.1	3.3	1.1	1.2
133	2.5	1.7	0.9	0.6	0.2	0.8

表 11.17　项目总体风险水平随时间变化评估示例（彩色，二维码）

国家或项目总体	总风险分值	项目启动周数	最新报告日期	项目质量分值								
				数据质疑率	数据质疑答复时间	随机数①	SF率	DC率	AE导致DC率	SAE#	方案偏离#	不符合入组标准人数
项目总体	86.0	45	2014/9/25	74.4	66.7	123	97	95.4	92.9	24	3	8
荷兰	85.7	30	2014/8/30	50.0	100.0	24	98	100.0	92.2	4	0	0
中国	75.0	22	2014/9/15	50.0	50.0	32	92	88.4	89.0	2	2	3
美国	97.0	45	2014/9/25	100.0		11	100	100.0	93.2	6	0	0
菲律宾	83.2	39	2014/9/20	87.5	50.0	56	98	93.2	97.0	12	1	5

① 表中评估分析结果表示是否满足招募时间表进度。

无论采用何种类别的质量风险概述表格或工具，项目经理或中心监查员应当每周汇总 RBM 的分析评估报告，项目团队干系人最好每 6～8 周能召开一次项目风险监督总结会，对试验总体风险水平（国家层面、地区层面或研究机构层面）的优序排列状况做出讨论和审核，便于后续风险监查计划及其应对措施的及时调整。

11.4　依据风险监查的通用实施流程

在建立 RBM 策略时，需要考虑的因素包括试验药物的相对安全性、试验终点的类别、所涉受试者群体属性、临床试验所涉设施的差异、临床研究者相对经验、申办方对研究者的相对了解程度、数据采集工具和方法应用、试验项目所处阶段等。不同适应证病情的严重度、受试者内在多病症共存状况、弱势或相关研究设计的复杂性等可能要求的监查强度、监查频率亦会有所不同。因此，围绕试验方案计划的启动和监查目标需求来设定试验项目相关的依据风险的监查流程是关键（图 11.26）。按照 ICH-GCP 的标准，建立依据风险的质量管理（risk-based quality management，RBQM）体系必不可少。RBQM 体系的主要要素包含关键数据和流程的界定、试验风险评估（trial risk assessment，TRA）规程、综合质量和风险管理计划（IQRMP）等。在这个体系中，试验项目不同角色的干系人担负着不同的职责。申办方组织架构或试验项目流程要求的不同所涉干系人及其职责亦不尽相同。这里所指的干系人是指任何可能影响，可以受到某项决定或活动的影响，或能根据决定要求自我掌控行为，或可以对决定或活动做出决策的人或组织。

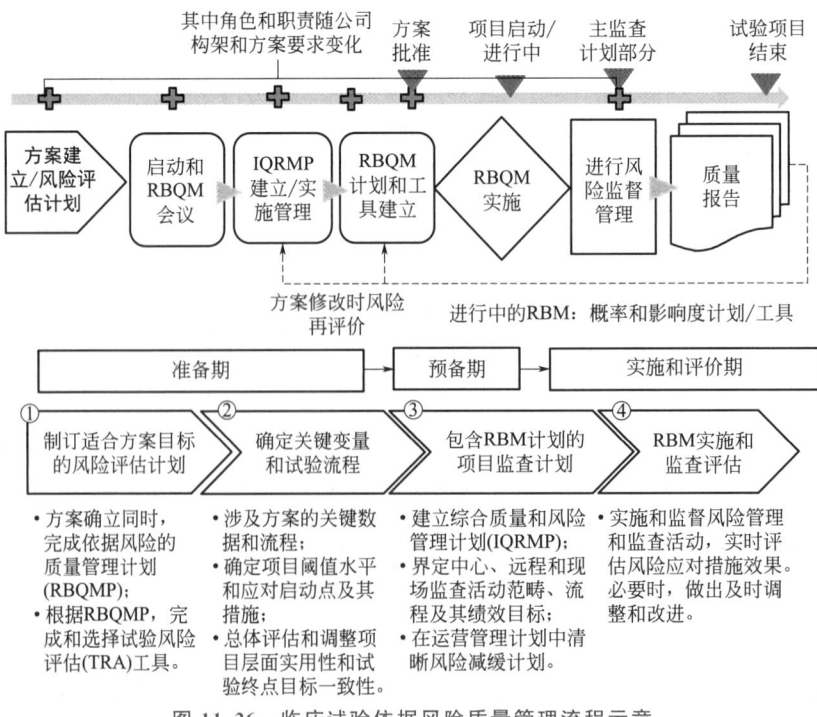

图 11.26　临床试验依据风险质量管理流程示意

从图 11.26 中可以看出，IQRMP 中适合方案的风险管理计划是关键。但如果没有高质量的方案设计，则无从谈起良好 RBM 计划和实施。所以，临床试验中的质量源于设计（QbD）在 RBQM 管理体系中至关重要（图 11.27），它可以为 RBQM 活动提供坚实的架构和实施基础。反之，早期或以往风险评估中的 QbD 结果亦可以融入新的方案设计中，以避免风险威胁的再次发生。在这些 QbD 计划活动中，各类数据及其流程的清晰定位和归类有助于规划风险监控活动的目标关注点，试验项目中干系人的角色和职责有利于在监控项目的各个关键方面发挥威力，而不只是关注试验数据本身和研究机构单纯的流程合规性。这些各类风险控制和管理流程和活动可以构成综合质量和风险管理计划（IQRMP）。

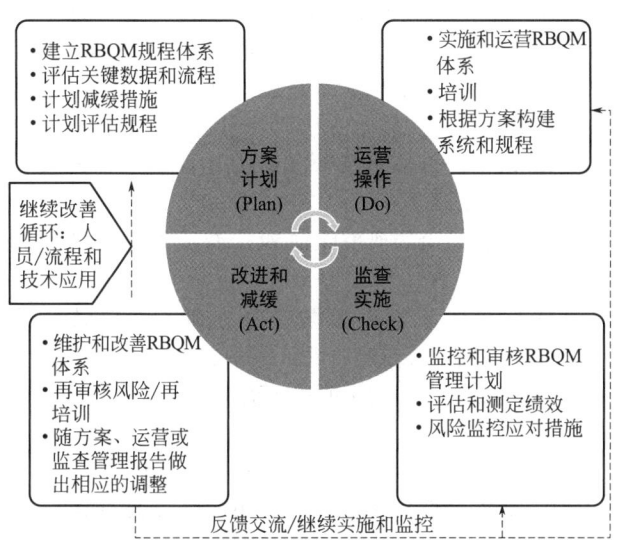

图 11.27　RBQM 中质量源于设计的 PDCA 示意

11.4.1　针对方案的风险评估计划

项目质量和风险管理涉及临床试验生命周期中试验文件设计、试验过程管理、数据收集、结果分析和报告等环节各职能角色应尽的职责，也关系到受试者安全性和收集试验数据可靠性的相关风险。一份 IQRMP 并不需要重复已有的各职能运营管理计划的内容和相关 SOP 中已经确立的通用流程，但可以直接与各职能运营质量和风险管控计划文件相关联或作为参照文件，这样就不用也不会扰乱预设的项目团队各职能角色的职责。从表 11.18 可以看出，按照质量管理 PDCA 原则开展的 IQRMP 应当包括但不限于临床风险评估分类工具（RACT）（包括各风险指标和阈值）、关键数据和流程概述、已建立的产品或项目各职能角色的风险管理计划等，并应当与临床开发计划、申办方药政战略规划等相关联。IQRMP 应针对具体的项目方案设计而定，规定所涉干系人和职能角色对试验项目质量和风险管理的流程及其职责所在，包括项目层面潜在的临床和医学风险，清晰界定各职能角色在临床过程中主动甄别、评价、管理相关风险应采取的方法和措施，明确各职能或交叉职能领域中的关键数据变量，如影响主要有效性终点指标或关键安全性参数的要素与流程，并需要和项目质量管理计划，特别是监查计划中甄别的风险及其应对措施标准和要求保持一致，这样才能保证跨部门职能角色能共同监督影响受试者安全性、数据可信性、监管依从性的关键风险及其流程。此外，IQRMP 还需要对各干系人应遵循的审阅和修改 IQRMP 文件的规程做出规范要求。

表 11.18　IQRMP 内容要素建议

IQRMP 关键要素	内容概述
试验方案	各类项目管理计划和数据/流程要求的基础性技术文件
关键数据/流程	列出和记录方案预设的关键数据和流程类别,主要与项目方案的终点目标和用于决策试验产品安全性和有效性状况的数据有关
风险评估计划（可采用 RACT 制定）	列出可能影响受试者安全性、数据可信性或监管合规性的项目风险点或易出错点,需考虑风险(或错误)率、影响度、可检测度、容忍度、风险指标或阈值,以及应对启动阈值等
医学监察计划	概述临床科学和/或医学监察数据审核和清理活动规程及其要求
安全计划	概述药物警戒或安全监督规程如何管理药物相关风险,包括安全性报告标准、流程和要求
数据管理计划	概述数据收集、审核和清理流程及其要求
统计分析计划	概述实施主要和次要试验终点变量和关键数据统计分析的规程,包括关键数据和流程错误检测标准和要求等
监查计划	依据方案要求和甄别的风险,概述远程/非现场和现场监查程序标准和要求,包括有助于启动不同监查类别和强度监查活动的风险阈值(诱发水平)的决策水平
培训计划	概述给项目所涉各干系人进行项目相关或专属培训的标准、流程和内容要求等,如针对数据管理团队、监查员、研究者或外包服务商等
交流计划	概述风险审核和评估后的交流渠道、交流目标和范畴,问题交流升级机制等也可以包括在监查计划中
质量计划	概述质量保证/质量控制管理活动要求。可能的话,提供必要的工具和资料信息,以确保满足监管要求和未来药政检查需要
风险管理记录表	供各职能角色监督、记录和跟踪已甄别风险状况、进展和应对措施及其结果等
其他相关计划或文件	如临床开发计划(CDP)、产品药政战略、数据监督委员会计划、试验指导委员会计划、终点评估委员会计划、相关试验流程 SOP 或方案专属规程(如中心影像阅片规程)等

IQRMP 中的 RACT 是风险甄别的重要基础性工具。试验项目风险类别可能涉及各个职能计划和角色职责，其风险指标类别或等级可以从下列（但不限于）几方面予以考虑。

（1）安全性　需从受试者安全性风险角度考虑并提出预设风险问题，诸如：

① 医学警戒团队是否能确认试验中受试者的安全性风险是什么；

② 试验药物是否是一个已上市的药品或已有上市的药品；

③ 试验药物的风险是否大于或小于现有的标准医疗程序；

④ 试验药物或同类已知药物是否有任何严重不良作用或毒性；

⑤ 试验药物或已知同类药物与其他药物是否会产生任何重大的药物相互作用；

⑥ 试验药物的研究者手册是否含有所有已知的试验药物不良反应信息，还只是临床前或同类品种的安全性信息；

⑦ 试验药物是否有需要特别观察或注意的不良反应；

⑧ 试验是否有数据安全监督委员会（DMSB/DMC）监督进行中的试验安全性测试等；

⑨ 过去或进行中的试验项目中以任何方式在试验中发现的未报告 SAE 案例有多少。

（2）试验周期/阶段　不同的试验周期，如Ⅰ/Ⅱ/Ⅲ期，对安全性或有效性风险的关注点不同，需要根据试验进展及时调整和拟定风险管理策略并提出风险问题，诸如：

① 试验周期是否会增加或减少风险；

② 试验是一个以安全性为主的试验，还是一个关键性试验等。

（3）临床试验的复杂性　试验方案设计的试验流程越复杂，受到外在因素或环境的干扰或影响越大，则风险度也越大。因而，需要根据试验方案的复杂性提出风险评估策略和关注问题，诸如：

① 方案设计是否提出了不同于标准医护规程的复杂或不常见医疗程序；

② 试验方案是否涉及 PK 样本收集；

③ 试验的复杂性是否会增加受试者的负担；

④ 方案是否要求设立终点判断委员会或指导委员会；

⑤ 方案设计是否涉及亚研究方案；

⑥ 方案设计是否是一个非标准化研究设计；

⑦ 需要随机招募多少位受试者；

⑧ 有多少研究机构会参加，且每个研究机构可以容纳的最大受试者人数是多少；

⑨ 方案是否涉及需要特殊监控或管理的程序。

（4）受试者招募对象　根据适应证的不同，试验方案会列出相应的受试者入排标准，其中受试者病症和身体状况与试验运营和结果成功风险关系重大，需要根据受试者对象制订招募、受试者维护管理、项目运营管理等规划并提出风险问题，诸如：

① 受试者病况严重程度怎样；

② 有否涉及弱势受试者群体（如儿童，老人，精神异常、特殊病症或生理功能不佳的受试者群体等）；

③ 方案是否有特殊的入组或排除标准；

④ 如果受试者初次筛选失败是否允许再筛选；

⑤ 对特殊或不同种族/地区/机构是否有受试者样本数量的限制或要求等。

（5）试验技术要求　试验中电子技术的采用可以大大提高试验效率和质量，但计算机化系统的管理监管要求也会给试验带来新的挑战，如电子系统的合规性和可靠性、相应配套的 SOP 和管理流程的健全等，需要从电子系统或新技术对关键数据或流程质量与可控性等方面加以关注和提出风险问题，诸如：

① 试验是否采用特殊或新的装置或工具去采集数据或监督受试者；

② 试验采用的研究工具对运营成本和质量保证有什么影响等。

（6）数据采集和数据源的管理　临床试验的 ALCOA 原则是临床试验质量和数据可信性管理的基本准则，需要从试验数据真实可靠性及其 GCP 和监管要求制定试验运营管理规程和提出质量与风险问题，诸如：

① 数据采集是手工还是利用电子技术；

② 数据采集是否涉及任何电子源系统技术（如直接数据输入、eSource）；

③ CRF 数据采集是否使用 EDC；

④ 数据输入与中心审核之间的时间间隔是多少；

⑤ 有多少次数据锁定需求；

⑥ 受试者是采用 ePRO 装置还是纸质日志输入；

⑦ 当涉及多个数据系统时是否有数据导入或系统整合的需要；

⑧ 试验数据量是否会影响进行远程监查的能力等。

（7）试验终点要求　试验药物的成败与试验终点的设置密切相关，而终点设计对试验运营管理质量和风险有很大影响，需要从科学和运营风险的角度提出风险问题，诸如：

① 试验主要终点和次要终点有多少个；

② 涉及哪些关键数据点和流程环节；

③ 方案要求的某个流程或事件是否是驱动试验结果的关键要素；

④ 试验终点的完成涉及的受试者数、招募难易度、研究机构数和试验周期的关联性怎样等。

（8）团队经验　项目管理团队的经验，特别是关键干系人，如项目经理、医学总监等，对于试验项目完成的质量和合规性至关重要，需要从方案的适应证要求、对研究机构/研究者及其团队的同类适应证的临床试验经验和能力、外包组织的 GCP 体系和支援团队的知识结构和经验能力等方面做出评价，并提出质量和风险问题，诸如：

① 研究者是否有这类试验药物的临床试验经验；

② 项目经理及其临床运营团队成员对方案的熟悉度和责任心怎样；

③ CRO 的团队人员是否稳定等。

（9）试验产品管理　试验产品的合规性和使用依从性及其监督管理直接影响产品有效性和安全性结论，需要从试验产品全生命周期的角度去制定风险管理规程，并提出风险问题，诸如：

① 试验药物服用途径是什么；

② 试验新产品是否配有给药装置；

③ 是否存在与试验药物生物利用度有关的任何风险；

④ 是否有对照药物或背景药物的要求或限制；

⑤ 是否涉及剂量梯度或剂量调整的要求；

⑥ 给药剂量是否需按照某种测量参数予以配制或给予（如体重、BMI、年龄、肾功能等）；

⑦ 试验中是否允许急救药物的服用；

⑧ 试验药物服用中是否允许暂停或停药后重新服用；

⑨ 试验药物配制或给予是否会用到稀释剂或辅助材料；

⑩ 试验中服药依从性对试验结果的影响有多大；

⑪ 试验药物对妊娠妇女或哺乳女性是否有威胁等。

（10）试验物资供应管理　不仅试验产品，试验生物样本采集和检测辅助物资或材料的供应和管理，如样本采集管、试剂或试剂盒等，对试验结果质量和可信性也有着很大影响，需要根据试验物资对试验结果关联性的重要程度制订严谨的管理规划，并提出风险监控问题，诸如：

① 试验产品的有效期是多久；

② 试验物资的过期日期对现有试验物资的适量供应的潜在威胁和影响是什么；

③ 试验物资的运输和保存是否有温度、湿度或光线要求和限制；

④ 试验产品生产和处理的复杂性怎样；

⑤ 试验物资包装和标签是否有特殊的要求；

⑥ 试验物资在中转库或研究机构的存储量是否能维持必要的研究机构招募，其中再供应的机制应该如何建立；

⑦ 研究机构是否使用相同的试验药物在多种试验项目中；

⑧ 试验是否涉及给药前临床或检测物资的供给；

⑨ 生物样本检测的检测物资供应是否涉及特殊

管理要求。

（11）盲态管理　试验方案对盲态设计的不同直接影响到试验运营程序和结果的可信性，需要对双盲、单盲、第三方盲或开放式临床试验的设计有不同的风险管理和应对策略，并提出风险关注要点，诸如：

① 试验设计方法（双盲、单盲或开放）对试验产品使用和监查要求程序有什么影响；

② 盲态是如何建立的；

③ 管理和建立的盲态分配程序是如何进行的；

④ 盲态试验药物管理流程（双盲/单盲/第三方盲）在研究机构的实施是怎样进行的（申办方或研究机构人员都可能涉及其中）；

⑤ 有什么样或如何管理破盲风险；

⑥ 试验随机编号和试验药物编号的匹配和管理是怎样完成的；

⑦ 是否存在不通过上述的试验药物达到揭盲受试者的可能途径或方法等。

（12）运营的复杂性　申办方是临床试验项目的最终责任人，合同研究组织（CRO），包括研究机构、中心实验室等，支持和帮助申办方完成试验项目，需要从方案流程的复杂性、外包介入的程度和相应 SOP 体系的完善和管理来监控试验方案的运营和操作风险，并提出潜在的风险问题，诸如：

① 试验项目外包程度和范畴是什么；

② 同一个项目运营活动中涉及几个服务商；

③ 各服务商的经验水平如何；

④ 各服务商的质量管理体系建立得如何；

⑤ 试验项目中是采用中心实验室还是本地实验室；

⑥ 是否有学术研究组织（academic research organization，ARO）、指导委员会（steer committee）、数据安全监督委员会（DSMB/DMC）、终点评估委员会（adjudication committee）等介入试验项目；

⑦ 数据类型和/生物标志物的复杂度如何等。

（13）试验项目区域性　区域性涉及国家或研究机构分布等，各国药政法规的不同、研究机构伦理委员会程序要求的差异、受试者招募人数的中心化效应的控制都与项目区域有关，需要从区域化分布效应的风险角度对试验质量和结果科学性加以关注，诸如：

① 试验项目涉及哪些国家或地区，其中是否有针对某些国家或地区的特殊要求（如必须包括或不包括哪些国家或地区）；

② 有哪些国家或地区或研究机构的参与会带来较大的项目开展风险；

③ 试验方案与开展试验的所在国的药政监管要求和标准医疗程序是否一致；

④ 如果涉及特殊急救药物或对照药物，其在所涉国家能否容易获得或怎样获得；

⑤ 所涉国家或地区或研究机构在伦理批准、受试者招募或数据收集方面有什么特殊或风险；

⑥ 受试者样本检测或转运/运输在所涉国家有否限制或特殊药政要求；

⑦ 方案适应证的受试者是否在所涉国家或地区或研究机构容易被招募和维持在进行的项目中；

⑧ 对撤销知情同意或失去后续跟踪，或提前退出试验项目的受试者所涉国家或地区或研究机构是否仍可收集或收集哪些受试者信息等。

（14）质量控制和质量保证　项目本身的质量控制要求与试验质量及其数据真实完整性关系密切，而质量保证需要额外的资源投入。这些都要求申办方和研究机构从质量管理体系上完善 QC 和 QA 建设，并落实到试验项目实施中。特别是试验风险无法避免的情况下，如何运用质量管理体系融入风险评估和审核计划与实施，以及之后的风险管控，如减缓或接受等，对于试验成功影响很大，诸如：

① 申办方或 CRO 的哪些临床运营 SOP 会被运用到；

② 申办方或 CRO 是否有匹配的资源来支持这些 SOP 的运营；

③ 对于已甄别的风险或问题是否有应对措施计划；

④ 试验项目的监查计划中哪些是关键数据和流程；

⑤ 试验项目的监查计划是如何要求进行项目监查的；

⑥ 哪些运营功能团队会涉及在试验项目中；

⑦ 项目管理对各功能团队的中心协调和管理规程有否要求和执行到位；

⑧ 申办方和 CRO 的质量管理体系或 SOP 需要遵循哪一方的；

⑨ 对于 CRO 被要求执行申办方的 SOP 时，是否有培训计划及其跟踪监管流程；

⑩ 每一项质量管理措施，包括风险监控，是否与方案要求一致；

⑪ 既往或进行中的试验项目研究机构在稽查中被发现的主要/关键问题的数量和类别；

⑫ 既往或进行中的试验项目中研究机构方案违背的数量有多少。

上述任何风险分析问题一旦被涉及，有可能会引发一系列与之相关的管理、伦理、科学、运营、合规性等扩展性风险问题。除了上述常见风险评估类别要点外，根据试验方案的要求有时还可以建立其他需要特殊关注的风险评估类别要点。针对试验方案对上述风险关注问题的评估可以采用风险优序系数（risk priority number，RPN）方法进行（参见 11.2.3.1 节）。倘若涉及权重系数，还需要在结果中有所考虑。例如，风险评估招募的受试者有可能不符合入组标准的风险，这可能是由实验室检测值上限的差异所造成的。在建立这个风险指标时，需要考虑的因素会涉及

出现这种风险的可能性有多大，如是否有可能在所涉试验项目中出现，会涉及中心实验室还是本地实验室；这个风险可以检测的难易程度怎样，如试验项目数据库中是否存在相关数据供评估，是否可以通过远程监查，研究机构现场监查或中心监查综合途径检测出这种风险，还是只能在研究机构监查发现这种风险；这种风险的后果是什么，如对受试者保护或试验结果的影响度等。

一般来说，RACT 的总体风险等级或分值是所含各个单项风险分值的加和结果。同时，还需要考虑每类风险项在项目的加权系数（参见 11.2.2 节）。例如，某项临床试验方案中，预估 PK 采血点时间的准确性及其采集后的预处理对主要终点数据结果关系重大，则如何采集和处理与血样相关的主要终点数据密切关系到试验结果可靠性。采用 FMEA 法，其风险评估分值计算为：

风险影响度（severity，S）＝3

风险概率（probability，P）＝3

风险可检出度（detactability，D）＝3

则这项风险评估 RPN 分值＝3×3×3＝27；如果其权重系数为 0.8，最终总风险值为 21.6。按照这个风险预估方法，可以针对项目关键数据和流程做出风险等级甄别，便于建立项目流程的监查目标计划。

要注意的是申办方在建立 IQRMP 的 SOP 时，需要明确谁负责这个文件的组织协调和管理，谁负责其中各功能文件的准备，各类文件的内容应当涉及哪些方面，以及各类文件的潜在目标读者是谁等。当风险评估和审核导致风险类别和管理计划更新时，IQRMP 也可能会被要求版本更新。IQRMP 文件所涉关键风险问题不仅在试验方案中可以分析得出，还可能在其他项目风险管理文件中被论述，如监查计划、统计分析计划、医学监察计划、安全性管理计划、数据管理计划、风险管理跟踪记录表、培训计划、项目交流计划等。总之，试验质量和风险管理是建立在申办方组织架构及其功能运营规程的理解和操作上，还需要理解方案、内部和外部环境及其影响相关风险管理计划的要素等。

11.4.2　核心数据变量或流程的确定

ICH-GCP E6（5.01）指出在试验方案建立中，申办方应当确认那些关键性流程和数据，以确保受试者受到保护和满足试验终点的数据质量的可靠，其中质量关键与 GCP 宗旨密不可分（图 11.28）。

质量源于设计理念在试验运营中体现在对方案关键点的理解、执行和监督上。所以对方案执行关键风险的甄别很重要。通常临床试验方案中涉及核心数据和流程通常包括但不限于：

① 支持主要终点和关键次要终点的数据；

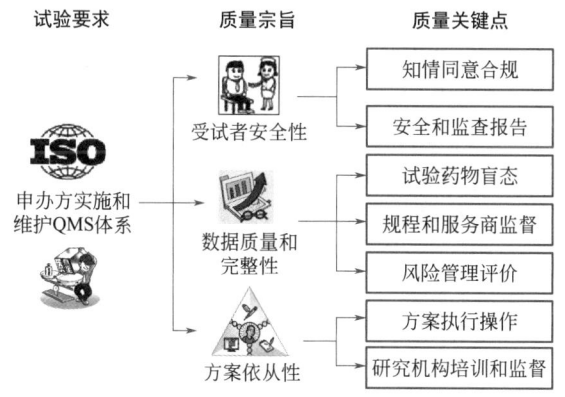

图 11.28　符合 GCP 的关键质量要点

② 涉及受试者安全性的关键数据或事件，如 SAE、导致试验治疗终止的其他事件等；

③ 涉及受试者安全或伦理治疗的流程，如发生重大临床问题或实验室检测值异常时，需要医学咨询或额外试验访问或检查流程；

④ 涉及数据质量的流程，如盲态保持、中心影像或终点审核、独立数据安全监督规程、对关键终点数据采用第三方判断的情形等。

在选择核心数据和流程时，需要同时考虑这些数据点和流程的风险阈值（RI）设置，这样才能确保统计技术的介入和后续风险趋势跟踪有章可循，并可供规划风险监查计划时应对措施策略的制定。在中心监查中，这些风险阈值可作为全盘审核和甄别问题与新兴风险的指示剂。较早启动中心监查可以使得核心数据输入和方案依从性的同步审核成为可能。随着试验项目中更多的数据积累，中心监查也可以借助一些较为复杂的依赖于数据量的检测评估方法。建立风险指标阈值的原则包括但不限于：

① 明确界定 RI 的方法；

② 理解哪些 RI 有最大的评估价值；

③ 注意包括那些可以预测严重 GCP 违背行为问题的 RI；

④ 确认各个 RI 的可靠性；

⑤ 明确 RI 阈值的应用场景；

⑥ 关注那些用于评价风险频率较高的 RI；

⑦ 采用适宜数量的 RI 指标；

⑧ 自动化技术在 RI 评估中的作用不容忽视。

一旦建立了 RACT 工具的风险层面范畴，申办方就需要甄别出相关的风险要点，即确认出哪些流程或核心数据点与 RACT 中的风险层面范畴有关。以研究机构执行的临床试验方案 RBM 运营为例，一旦试验方案的事件/时间表中的关键流程和试验目的确立，就需要开始从运营过程的流程、数据和受试者保护三个方面去分析关键风险所在。有关临床试验

RBM 管理的基本原理可以参见 11.2 节。需要指出的是临床试验风险管理不只是临床运营的事，涉及所有试验职能干系人的协作，共同承担减缓风险的责任。如临床运营制订临床监查和风险管理计划，统计和数据管理制订风险统计分析和数据清理计划，医学监察制订医学管理和数据审核计划等。所有这些计划都是建立在试验方案的基础上，围绕监查计划中明确要求的关键数据和流程的监查标准，这一点需要在试验团队中达成共识。

一般来说，方案中的事件/时间表与试验终点目标密切相关（表 11.19），终点目标需要通过试验数据的收集和分析而获得，这些都涉及在试验项目的具体数据记录及其数据文件中。常见核心数据和流程包括但不限于那些会影响受试者保护或数据可靠性的关键数据和流程，如获取知情同意书的规范流程、入排标准、试验药物的计数管理流程和记录、研究主要和相关次要终点、方案要求的安全性评估、严重不良事件相关的信息或者因为严重不良事件导致患者退出的流程和记录、盲态管理和维护、由显著实验室检测或临床结果异常而导致的医疗咨询或预约的额外访问或试验流程、确保试验核心点完整真实必需的流程和记录。对于非核心数据点，在现场监查时可以随机抽查，抽查量可以根据研究机构的风险评估等级增减。在设定和选择关键风险流程和数据时，需要项目经理或指派的风险分析专职经理作为主要负责人牵头，相关干系人的参与也很重要，这样才能保证各方代表在团队架构下共同甄别出关键流程和数据的风险。各个核心数据的评估，需要在受试者层面，采取 SDV/SDR、数据管理质疑和服务商项目管理报告或警示信息等的方式管理；数据可信性的审核可以从受试者的横向交叉比对一致性角度进行，如各数据列表和受试者记录一致性的详细核对、医学质量审核会议、医学监察安全性数据完整性等；各类风险指标的审核可以作为研究机构绩效指数（SPI）和总体项目质量的标准。此外，每一个流程或数据点会涉及不止一个核心质量和风险点的监督，并且每位受试者都会产生不止一个核心数据点或数据集。

表 11.19　依据方案的临床关键流程及其数据类别确认案例

数据流程/种类	数据风险类别[①]	注解
知情同意	A	关键数据，知情流程也是必需的
入排标准	A	方案合规性甄别的关键流程
病史/同期诊断	C	需要具体到每个病症类别或疾病特质再做选择，如外周动脉循环疾病、脑血管疾病、肠道堵塞史……
人口学数据	B	年龄关注年份（岁）

续表

数据流程/种类	数据风险类别[①]	注解
生命体征	C	血压是入排关键数据，注意测量体态
身高/体重	F	—
实验室检验	C/S	需关注具体关键指标值，如胆固醇、血脂等
孕检	S	安全性数据
饮食/锻炼状况	D	不适用，收集的数据不在试验项目数据库中，需要另行安排监查
试验药物供应	A	注意盲态和非盲态药物监查。盲态管理是更为关键流程，需要在监查计划中细化
12-导联 ECG	E/S	中心化检测数据，监查计划中需专属规则；异常超过阈值（++）需记录为 AE
HbA1C	A	关键终点数据
同期药物	A/B	与 AE 和病史有交叉关联性，关注禁忌治疗药物
不良事件	A	交叉同期药物，SAE 信息完整性是关键

① 其中 A 是核心数据/流程，B 是次要核心数据/流程，C 需要进一步细化到具体数据/流程后再做规划，S 为安全性数据，D 与试验项目数据库无关（另行收集），E 是中心化数据，F 是非核心数据/流程。

需要指出的是，与其他检测指标相同，如果同一指标层面设置的信息量过多，有可能产生噪声干扰，但设置过少亦可能造成需要采取应对措施或升级管理的风险无法及时检出。因此，RBM 制订监查计划的核心数据和流程是试验风险管理的主要部分，需要考虑和兼顾可能影响核心数据或核心流程的风险的性质、来源及潜在原因，出现错误风险的可能性、对受试者保护和数据可靠性的影响，差错可被检测度等对确定的风险进行评估和排序，确保监查专注于预防或降低在实施此类核心数据及核心流程中的错误，同时还可以通过修改方案等纠错措施来更好地管理某些风险。

11.4.3　RBM 监查计划的制订

ICH-GCP E6 要求每一个临床试验项目都需要建立一个系统的风险优序排列的依据风险的监查计划，它是监督临床试验质量和数据可信性的战略性指导文件，明确申办方有责任考虑风险因素，制定监查策略（现场和远程方式，中心监查）来确切保护受试者、保证数据的准确完整。在 IQRMP 中，RBM 计划是重要的核心文件之一，它的制订与实施应该在风险甄别和所设的风险管理-减缓监控方法的基础上，而不是普遍地进行源数据核查（SDV）和源文件审核

（SDR），其中抽查的高风险数据和流程的质量合格率是关键，其重在防止或降低那些对关键数据或程序存在的风险。由于不同的方案项目风险的不同，在项目进行过程中风险变量也在不断变化中，RBM 可以又被视为是一种适应性临床监查（adaptive clinical monitoring）方法。监查的类型、频率、程度等取决于通过风险评估考虑的诸多因素，包括试验设计复杂程度、终点的类型、研究人群的复杂性、受试者的保护、地理因素、研究者及申办方经验、电子数据采集（EDC）系统、试验药物的相对安全性、试验阶段分期、数据量、试验结果的可信性等。通常来说，在开始几位（1~2 位）受试者随机入组后，对项目数据质量和流程而言，适应性监查最好仍采取 100% SDV 和 SDR 的全部数据和流程监查。如果发现的风险问题在可接受范围内，之后可采取只针对受试者关键数据和流程的 100% SDV 和 SDR 监查方式。随着监查结果的风险变化趋势，这些监查频率和力度可以做出相应的调整。涉及受试者保护的数据和流程仍需要 100% 监查，如知情同意和 SAE 等。对于非关键数据和流程，适应性监查可以采取预设抽查百分比和接受阈值的策略。一旦阈值超出可接受范围，需要增加抽查频率和数量。如果阈值始终或长期处于可接受范围，可以进一步降低抽查比例和频次等。此外，RBM 计划中的交流规程对于确保项目成功也至关重要。

监查计划应该包含监查策略、监查工作的各方角色责任、不同的监查方法及采用各种监查方法的原理。根据风险或关键变量的界定及其对试验结果或流程的风险影响程度，明确每位临床试验干系人员的作用，对每一个风险数据点或流程如何进行监查，什么时候需要和由谁对风险采取干预措施，采取什么样的措施等都需要有相应的描述。监查计划在强调关键数据和程序的同时，还要特别注意那些一般的临床研究中通常没有的部分，并提供相应的培训。任何角色在 RBM 中的作用会更多地体现在采用数据系统工具，通过远程和/或中心监查过程中，发现的风险问题及时反馈给项目经理，并经 CRA 的现场监查和核查来达到控制风险和提高质量的目的。必要时，相关干系人，如临床医学监察员等，也需要到研究机构现场协助或进行现场监查核对。因此，完善的 RBM 计划的内容不仅要包括常规临床监查的程序要求，还应当包括 RBM 规程要求，故通常可以从以下几方面予以概述：

① 与试验项目方案设计［如盲法和随机化程序（如适用）］及有关的基本信息，包括研究者手册和安全性信息等；

② 项目干系人角色及其职责分工和要求，即概述谁、做什么、何时做、在哪里做、怎样做（5W）等；

③ 风险评估工具和流程，包括研究项目数据的风险分析及电子监查模式的作用和流程，以及试验风险评估（TRA）结果管理，最简单的方式是采用清

单或问卷进行评估；

④ 根据方案预设的试验项目源文件范畴、源数据/文件核对与核查规程描述；

⑤ 核心数据/流程的界定（指标和阈值），非核心数据/流程的监查/审核要求，识别和处理方案偏离的方法及其管理流程，包括手工和/或自动识别方案违背及其重要违背的定义；

⑥ 监查技术和方式描述，风险监查重点和目标概述，监查频率和计划，包括但不限于现场监查目标和要求，诸如将会受到监查的具体记录和数据的抽样计划，包括抽样数据所提供的信息能代表整体信息的理由和抽样计划如何实现、远程监查目标和要求、中心监查目标和要求、研究机构资质监查访问程序、研究机构启动监查访问程序、中期监查访问程序和关闭

监查访问程序等；

⑦ 风险减缓策略的概述；

⑧ 风险评估和在采取决策或做出决定前被请教咨询的人，包括需要主要研究者参与决策和管理的风险指标范畴；

⑨ 审核的交流、报告与培训要求（如果适用）；

⑩ 风险监控交流和升级/降低管理机制，包括发现系统性问题诱发方案或相关管理计划修改的描述；

⑪ 相关参考文献或支持性文件，如需要采纳的 SOP 或工作作业指导等。

RBM 计划中的角色与职责可以遵循 RACI 原则来制订（参见 31.1.3 节）。表 11.20 为 RBM 计划中 RACI 的职责分工案例。

表 11.20　RBM 中项目成员角色职责分工案例

项目任务	CRA	DM/统计	医学	QRC	PM
RBM 团队会议：主持/议程/纪要/项目时间表	I	C	C	A	R
进行方案风险分析	I	R	A	C	A
建立方案风险管理计划	I	C	A	A	R
建立项目专属监查计划	A	C	A	C	R
确认监查计划中的数据"源"的落实	A	C	C	I	R
建立数据分析的统计编程计划	I	A	C	I	R
确认评估和分析报告内容标准	C	A	R	C,I	C
进行项目累积数据统计分析	A	R	C	I	C
确认项目绩效指标和指标评估阈值	A	I	A	I	R
研究机构绩效情况分析和整体项目绩效指标评估	A	I	C	I	R

11.4.4　风险监督和评估

在风险甄别和监控的流程中，常见的要素包括各种风险管理模式的输入和导出路径及结果的管理。所谓输入路径会涉及源数据系统，导出路径或结果包括风险或问题的文档、交流渠道、解决或评估问题的升级机制等。临床试验中风险评估的目的是为了优化研究质量，即消除或减缓与受试者保护和数据可信性相关的重要风险。因此，依据"质量源于设计"原则，在方案设计阶段，申办方就应当鉴别可能影响受试者保护和数据可信性的风险，包括驱动方案实施的试验程序中存在的风险评估，如风险发生潜在原因，风险获知概率，风险结局对于关键数据或受试者保护影响的严重程度等；在试验准备阶段，还必须渗透到项目相关研究计划，如监查计划明确对已识别的风险如何进行监查、管理、减缓或消除予以解析，如何识别和处理研究期间出现的额外风险措施。申办方可以运用更有效的监查资源去关注关键流程和数据，即并不是削弱监查标准，而是结合远程监查发现的风险趋势，将现场监查关注的重心移到最需要监查的流程和数据上，或可以有更多的时间去关注受试者的安全性流程和数据，以及对项目终点目标有更大关系的关键流程。申办方应对风险评估和监控进行记录，所记录内

容包括风险评估所使用的方法，风险评估所得出的结论，以及如何运用评估结果对已识别的风险做出管理决策。在整个临床试验过程中，如果有新的研究问题发现，申办方应确定所使用的风险评估和管理程序是否适用新的问题。必要时，应对试验方案和/或监查计划进行修改。在甄别、监督和评估关键风险点时，需要意识到的是任何风险不可能在三个维度（概率、可检测度和影响度）上都相同，在不同的方案及其相关流程中，所有的试验活动都存在着风险程度的差异，必须对各类风险对项目的关系和重要性的变化有清醒的认识和理解。同时，必须知道在临床试验项目中消除每一个风险是不可能的，只能在控制或减缓风险威胁，或转化或增加机会的方向上做足功课和不断努力。

11.5　依据风险的适应性临床监查管理

RBM 是临床试验风险监查规程中的重要要素之一。常见的 RBM 可视为是一个"开放系统"，需要实施并在项目运营中调整建立的监查计划，但并不太关注监查中发现问题的变化应采取什么纠偏措施。适应性临床监查是较为复杂的 RBM 方法，被视为"闭合系统"，除了通常的 RBM 要素外，还需要包含检测和纠正问题的措施，并随着试验项目的进展，根据

核心数据和流程的风险状况去不断优化更加适合项目目标需求的监查体系的要素。这里的纠正措施不只是根据预设的质量指标偏离而诱发的纠偏行动，还应有根据试验风险问题的变化及其趋势发展而随时建立和实施的策略变化和 CAPA 措施，因而更有助于试验项目效率和质量管理。在实施过程中，最重要的是任何研究机构出现风险问题，都需要看看其他研究机构是否存在相同风险问题，监查流程必须按照项目进行中特殊风险指标评估的目标结果予以管理，这些结果均应与研究机构绩效和数据质量相关联。

如图 11.29 所示，与 RBM 流程相似，适应性临床监查流程也是从选择、甄别和评估关键风险因素开始，其中有些步骤仍需要手工处理，但大多数监控是建立在系统自动甄别的基础上。表 11.21 展示了根据试验方案选择的关键风险流程和数据点，如何对风险指标类别做出预设的等级划分，并制订相应的适应性临床监查计划。显然，RBM 中的 SDV/SDR 不再是传统意义上对源文件的简单核对。依据适应性监查策略，并根据风险评估结果可以采取如下各种 SDV/SDR 方法：

① 部分 SDV/SDR 法　根据预设的 RBM 性质采取的低于 100% 的源数据/文件核查。

② 降低 SDV/SDR 法　先在某研究机构进行 100% SDV/SDR，如果该研究机构继续满足预设的质量指标，则可以降低 SDV/SDR 的百分比。

③ 随机 SDV/SDR 法　随机抽查核查要素（数据或流程），最好用于不需要完全核查的非关键或不重要的数据或流程。对于抽查的错误率需要有一个阈值标准，如果超出阈值标准，就需要增加抽查比例。如果连续低于阈值标准，后续抽查比例也可以考虑降低。

④ 分层 SDV/SDR 法　根据预设的数据/流程重要性将它们分类成不同的层级，再对每一层级做出不同核查百分比要求。RBM 计划大多采取这种分层方法，即关键数据/流程或主要试验终点/部分次要试验终点数据进行高百分比 SDV/SDR，非关键数据/流程的 SDV/SDR 百分率较低。

⑤ 增补 SDV/SDR 法　一旦预设的试验数据或风险指标偏离可接受范围，需要对它们进行 SDV/SDR。中心监查中的统计监查方法就是运用统计学原理来辨别可能预示着数据风险趋势或逸出值异常迹象，进而触发进一步的 SDV/SDR。此外，在依据预设规则的分析监查方法中，通过检查数据库中的违规数据来分析潜在的数据问题，进而触发进一步的 SDV/SDR。例如，规定如果发现受试者血压值在 4 次连续访问检查中都相同，就必须进行 SDV 的核查。

⑥ 目标 SDV/SDR 法　根据预设分析和评估原则和统计方法，精准地选择需要 SDV/SDR 的数据点/流程。

⑦ 混合 SDV/SDR 法　上述两种以上 SDV/SDR 方法的联合采用。

由于临床风险管理的适应性监查特点，监查员在试验项目中的 SDV 和 SDR 的程度和范畴会有动态变化，每个研究机构的监查访问频次和间隙也会有变化。最重要的是当发现风险威胁问题时，特别是带有普遍性问题或根据风险发展趋势，监查员需要采取 CAPA。值得提出的是，没有一种监查方式或计划适合所有的临床试验，需要根据临床试验特点及研究者和研究机构情况而定，也可以是多种方法的结合。

在传统的临床监查中，监查员每天在现场监查的主要任务就是进行大量的 SDV/SDR。从 GCP 的要求来看，监查的主要目的并不只是审核多少数量的源数据/源文件，更重要的是要确保高质量的试验数据。研究机构和临床监查绩效的评估也是以是否可以确保高质量数据为宗旨。所以，简单地 100% SDV/SDR 并不能达到最高目的。RBM 和适应性临床监查方法有助于保证高质量数据的产生。通过表 11.22 的比较可以看出传统临床监查和适应性临床监查在高质量数据保证方面的差异。

表 11.21
（见下页）

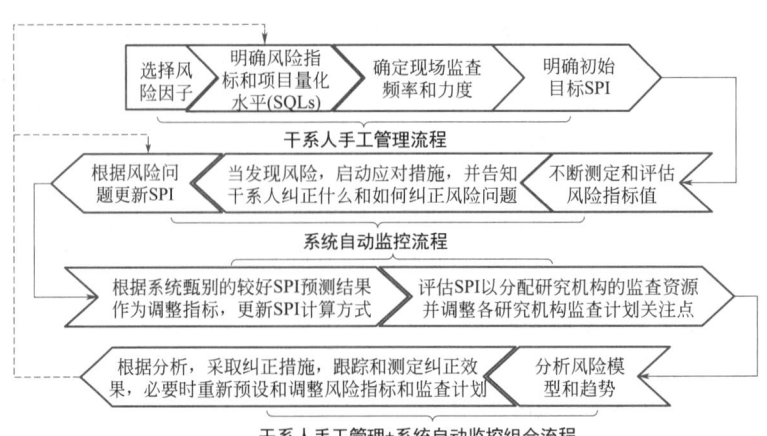

图 11.29　适应性临床监查管理流程

表 11.21　依据风险等级适应临床监查计划表（彩色、二维码、见上页）

项目名称			申办方名称					
项目编号			研究机构名称/编号					
风险等级定义	项目经理							

影响度 等级	风险指标描述	试验项目安全性风险/源文件	适应性临床监查措施类别	风险概率				
				不会发生 1	几乎不会发生 2	可能发生 3	很可能发生 4	几乎肯定发生 5
0	没有问题或问题很小（加缺失少量 F 类非关键数据或数据源等），或在研究机构记录文件中存在一些源数据失或不正确的问题；源文件记录失率<5%，不正确率<5%，缺失率<5%		无——保持研究机构基线观察时间表	0	0	0	0	0
1	存在影响 B 类数据的药物安全性监督问题，或在源文件记录中存在一些源数据失或不正确的问题；缺失率<5%，不正确率<5%		• 根源调查。利用调查结果来决定对研究机构采取培训或流程变更 的管理措施 • 必要的话，增加额外的监查（现场或远程）	1	2	3	4	5
2	存在许多影响 A 类关键数据的药物安全性监督，或试验药物供应文件或 ICF 同问题；缺失率 6%~10%，不正确率 6%~10%		• 根源调查。利用调查结果来决定对研究机构采取培训或流程变更 的管理措施 • 增加额外的监查（现场或远程）	2	4	6	8	10
3	• 在 eCRF 或源文件中发现缺失 SAE 和/或结果记录 • 关键数据缺失率>10%，不正确率>10% • SAE 缺失率<5%，不正确率<5%		• 根源调查。利用调查结果来决定对研究机构采取培训或流程变更 的管理措施 • 增加额外的监查（现场或远程） • 进行 100%受试者源数据与数据记录事件表的对比，以确保 没有其他缺失事件信息 • 所有 SAE 记录及其支持性文件需要核查 • 必要的话，启动非相关性从管理流程	3	6	9	12	15
4	• 漏报 SAE • 漏签 ICF 或试验检查程序早于 ICF 签署 • 相同数据问题累积超过 30%		• 100%SDV/SDR • 重新培训	4	8	12	16	20
5	存在行为不端或可能有欺诈问题以及其他重大监查问题		• 根源调查。利用调查结果来决定对研究机构采取培训或流程变更 的管理措施 • 增加额外的监查（现场或远程） • 依据非相关从管理规范要求，需要进行"有因调查"，并按照要求进 行违规监查管理流程	5	10	15	20	25

CRA 风险等级评估		低风险（绿色）	中风险（黄色）	高风险（红色）
必须进行的现场监查活动		• 所有受试者 ICF • 前 1~2 位随机受试者进行 100% SDV 或 SDR（完全审核） • 之后所有受试者关键数据/流程的 100%SDV/SDR 审核 • 预设 SDV/SDR 后错误率超过预设阈值	• 在监查必需监查条目后，进行完整审核（100% SDV/SDR）的随机受试者人数或受试者百分比依据风险等级而定 • 抽查 SDV/SDR 后错误率超过预设阈值，需要增加抽查百分率或数量	
	0	无监查必要性/观察中	5%完成受试者	10%完成受试者
	1	无监查必要性/观察中	10%完成受试者	15%+10%完成受试者
	2	无监查必要性/观察中	15%完成受试者	25%+30%受试者
	3	20%完成受试者	25%完成受试者	30%+25%完成受试者、审核所有其他
	4	50%完成受试者	100%完成受试者	100%完成事件的受试者源数据
	5	100%完成受试者	100%完成受试者	100%完成受试者
最低现场监查频次		1 次/月	2 次/月	3~4 次/月或更多

版本：2.0　　　　　　　　　　　　　　　　　　　　　　　　版本日期：2016 年 9 月 1 日
存档：申办方主文档/研究机构管理/监查计划

表 11.22　传统和依据风险的适应性临床监查方法比较

传统临床监查方法	适应性临床监查方法
所有数据和流程 100% SDV	SDV 程度和范畴依据风险变化
固定研究机构监查访问间隔	研究机构监查访问间隔依需要调整
监查种类和活动少	监查种类和活动多
大部分职责只限于检查数据	有更多时间进行培训、辅导和研究机构管理
关注发现和纠正错误	关注发现、纠正和预防错误
简单的绩效测评	复杂的绩效测评
只关注数据记录结果	可以扩大关注数据结果过程
没有绩效、测评和 CAPA 指南	有绩效、测评和 CAPA 指南可循
数据质量反馈慢且不准确，后续纠正措施常常无效和无法跟踪	数据质量反馈快且准确，有效的 CAPA 和良好的跟踪机制
无法推动研究机构风险问题改善	主动推动研究机构风险问题改善
每天单纯审核大量数据，难以维持监查员工作热情和动力，特别是许多数据无关紧要，易增长无趣感和失去关注力	比较容易激励监查员关注关键数据流程的活动，并且每天每个研究机构关注要点不同，包括培训和管理研究机构活动。一些创造性和自发性改善研究机构风险的目标比较易激发热情和关注力
研究机构更多依赖于监查员对错误的发现，内控 QA 标准可能松懈，监查活动对机构不具有建设性，对于改善提高帮助有限	研究机构更了解质量要求，低质量导致 CAPA，高质量受到较少监查频次和力度，监查活动对研究机构更具有建设性，对于改善提高支持很大
无明确监查目标，多取决于人力管理流程	有更具针对性监查目标，需要靠更多的技术工具管理流程
监查员个人努力	后台团队各方干系人协作发现风险目标
单纯的现场监查方式	远程、中心和现场监查综合流程
监查员职责多是被动检查、报告和纠正数据错误	除传统职责外，监查员职责更多涉及主动管理项目质量和成功的目标

表 11.23 给出了临床试验项目中针对研究机构试验运营关键点和受试者安全性的重要性大小，申办方如何对研究机构进行适应性临床监查风险质量管理规划的案例，包括预设风险要素指标阈值范畴。需要指出的是根据风险指标阈值范畴，制定相应的 RBM 监查策略、工具和方法。对于试验项目中甄别的风险来说，消除临床试验中存在的每一个风险的想法似乎不切实际，但更好地计划并积极进行风险评估有助于减缓风险发生的概率并降低影响度。因此，按照 ICH-GCP E6 的概述，申办方在风险控制管理中，应决定哪些风险需要减缓，哪些风险可以接受。对于需要减缓的风险来说，必须在 RBM 计划中制定应对策略。用于降低风险到可接受程度的措施力度以风险的重要性而定；对于可以接受的风险来说，仍需要列在观察列表中，以防风险向不利方向的变化。对于风险威胁应对的管理要素可以参见 11.2.3 节。

值得指出的是在项目规划阶段，风险监控规划需要至少可以从三个角度（发生概率、影响度和可检出度）予以展开（见 11.3.4.1 节）。一旦项目启动并在进行项目监查后，任何已经发现的风险问题需要从对项目结果影响的角度予以关注和处理，也就是说发现的风险问题是已经发生和检出的风险指标，因而对项目结果的影响程度成为需要关注和处理的重点（见图 11.25 和表 11.23）。若发生风险指标阈值达到或超过可接受范畴，需要启动对试验项目潜在问题的调查和应对措施，必要时还需要提升对试验监查活动的等级。换句话说，随着中心监查风险问题及其超过可接受程度的指标阈值的累积，针对试验项目的关键绩效指标（KPI）和研究机构绩效指数（SPI）的相关风险指标的等级需要做出调整，这意味着试验项目关键数据、流程以及研究机构的监查频次和力度在项目进行过程中应随着风险等级的变化而处于动态监督调整中，重点大多关注在影响质量的合规性和机构风险指标绩效问题上。例如，研究机构的受试者招募率、方案违背数、CRF 数据缺失率、试验安全性报告及时和完整率等绩效指标超出可接受阈值，需要考虑增加目标研究机构的现场监查次数等。综上所述，与一般 RBM 相比，适应性临床监查的特点可以被概述如下：

（1）近乎实时的监查　及时性是适应性临床监查的关键要素，即对关键数据/流程要求实时监督和应对，并根据实情及时调整风险管理计划及其策略。一般的 RBM 主要依赖于纸质文件流程、研究机构监查访问和定期统计分析报告等。这些方法无法做到实时甄别和纠正风险问题。适应性临床监查要求实时（24小时内）收集数据，评估风险指标，采取或推荐纠正和预防措施。虽然研究机构定期现场访问仍是其中手段之一，但电子化技术的介入和电子化数据的实时分析可以使实时监查成为可能。

表 11.23　研究机构临床试验质量管理风险监控要素计划示例

风险类别	监控目标概述	风险指标阈值水平		
		低	中	高
试验伦理				
知情同意书的签署率	所有筛选的受试者均需签署知情同意书	100%	NA	<100%
知情同意书签署的规范率	所有受试者均按方案要求签署	100%	NA	<100%
知情同意书的签署时限	所有受试者均按方案要求在筛选前完成签署	100%	NA	<100%
试验操作				
筛选成功率低于预期值	各中心筛选成功率/项目预期的筛选成功率	[90%~100%]	[80%~90%]①	<80%
筛选成功率高于预期值	各中心筛选成功率/项目预期的筛选成功率	[100%~110%]	(110%~120%]	>120%
受试者入选合格率	符合入排标准的筛选受试者数/人组的受试者总数	100%	[95%~100%]	<95%
受试者招募进度	各中心实际招募速率与项目计划招募速率同差值绝对值/计划招募速率	[0~10%]	(10%~30%]	>30%
脱落率比	各中心脱落率/项目预期的脱落率	[90%~100%]	[80%~90%]	<80%
方案偏离数	各研究中心方案偏离事件数	0	[1~5]	>5
受试者随访依从性	随访次数占总随访次数的比值，节点性随访更严格	100%	[90%~100%]	<90%
受试者访问依从性	未按照试验规定的访问时间窗进行的访问与按照试验规定的访问时间间窗的受试者比例	100%	[85%~100%]	<85%
关键实验室检查漏查率	每个随访点关键实验室检查漏查的例数占总例数的比值	0	(0~10%]	>10%
实验室正常值更新及时性	实验室正常值更新日期与反馈日期日历日的差值	≤14	NA	>14
受试者服(使)用试验产品依从性	受试者按照方案用药(器械)的次数占总次数的比值	[95%~100%]	[80%~95%]	<80%
研究中心人员变动人数	研究中心新增、减少或更换试验人数	0	[1~5]	>5
研究机构现场监查频次	研究机构现场监查次预高与现场监查成正比关系(可作为 SPI)	1~2次/月	3~4次/月	>4次/月
研究机构现场监查访问平均间隔期	研究机构现场监查访问长间隔期成正比关系(可作为 SPI)	1个月	>3周	1周
受试者安全性管理				
SAE 报告的及时率	按时报告 SAE 的数量占总 SAE 报告的数量百分比	100%	[95%~100%]	<95%
药物不良反应(ADR)数比预期 ADR 数低	实际药物不良反应件数与研究者手册中提供的数据进行对比	[90%~100%]	[80%~90%]	<80%
ADR 数比预期 ADR 数高	实际药物不良件数与研究者手册中提供的数据进行对比	[100%~105%]	(105%~115%]	>115%
SAE 发生率比预期高	严重不良事件发生率是否高于预期	否	NA	是
不良事件/严重不良事件(AE/SAE)漏报率	未上报的 AE/SAE 数/实际发现的 AE/SAE 数	0	NA	>0
AE/SAE 发生人数	AE/SAE 事件人数/招募受试者人数比	小于预设比值	NA	大于预设比值
试验药品/器械				
试验用产品管理的方案依从性	试验用产品储存、接收、发放、回收、销毁是否按试验要求执行	100%	NA	<100%

续表

	试验进行阶段		风险指标阈值水平		
风险类别		监控目标概述	低	中	高
试验文件					
	试验文件的完整性	所有试验要求或需要保存的文件是否均已保存	100%	[95%～100%)	<95%
	试验文件的规范性，准确性	所有试验要求或需要保存的文件是否符合要求	100%	[95%～100%)	<95%
	试验文件的及时性	所有试验要求需要保存的文件的收集，保存时间超过规定时间天数	0～7天	8～14天	>14天
试验数据					
数据的完整性					
	受试者信息及时录入率	已开始录入数据的受试者数目/实际筛选的受试者数目	100%	[90%～100%)	<90%
	研究数据及时录入率	已经录入的数据点数量/所有发生并预期录入的数据点总数	100%	[90%～100%)	<90%
数据的真实性与规范性					
	源数据核查错误率	经核查数据的错误量占总查数据量的百分比	[0～5%]	(5%～15%]	>15%
	数据点真实率	数据库锁定前经核查证实的数据点占所有数据点的百分比	100%	NA	<100%
	终点指标的真实率	数据库锁定前经核查证实的终点数据占所有终点指标数据点的百分比	100%	NA	<100%
	终点指标变量的缺失率	数据库锁定前缺失的终点数据占所有终点指标数据点的百分比	0	NA	>0
	由CRA发出的质疑率	所有质疑的数量/所有发生的固定数据点数	[0～2%]	(2%～10%)	>10%
	数据质疑回复及时性	实际回复时间与规定的工作日差值	0～3天	4～10天	>10天
	质疑再次发出比例	再次发出相同质疑的次数/所有质疑总数	[0～2%]	(2%～10%)	>10天
	数据录入与上传的及时性	已录入上传的数据时间与应录入数据时间工作日差值	0～3天	4～10天	>10天
	数据输入EDC平均天数	受试者完成访问后数据输入EDC的平均天数	5天	6～10天	>10天
生物样本管理					
	生物样本采集合规率	按方案规定采集的合格生物样本数/应采集的生物样本总数	100%	[95%～100%)	<95%
	生物样本保存合规率	所有样本是否完全按方案的所有要求进行保存并有相应凭证，如温度，容器，处理方法	100%	[95%～100%)	<95%
	生物样本运输合规性	所有样本是否按方案规定要求进行运输并有相应凭证	100%	NA	<100%
试验质量					
	经稽查后发现的关键质量问题	经QA现场稽查后发现的影响试验结果质量和可信性的关键问题平均数	0	NA	>1
	经稽查后发现的重要质量问题	经QA现场稽查后发现的影响试验质量和可信性的重要问题平均数	0	1～2	>3

① "["表示包含80%，")"表示不包含90%。表中其他数据依此类推。

（2）实用性　RBM 本身要求较为复杂，适应性临床监查还可能涉及复杂的分析公式计算。但电子系统用户界面的简明友好设计是试验项目干系人能积极主动参与的关键。例如，预设的研究机构绩效指数（site performance index，SPI）的监督和呈现的质量改善可以指导监查人员减少对其的监查活动。系统界面并不会显示其背后的复杂综合评估，只是简单地向干系人显示后台评估后的结果。

（3）质量和成本　RBM 和适应性临床监查的主要目的是降低监查资源成本，其中包含着减少项目风险威胁、改善数据质量和其他绩效指标的目标。高风险项目和高风险研究机构可能要求比平常更多和严格的监查活动。简单地说，监查资源的合理运用应当可以减少风险、改善质量和降低成本。虽然最初建立RBM 和适应性临床监查体系的费用可能要求较高，但一旦建成并投入正常运行，长期的质量和成本效益是显而易见的。这也是为什么全球药政监管要摒弃传统的 100% SDV/SDR 监查，推崇更有效管理试验风险和结果质量的 RBM 计划。

（4）风险指标　风险指标其实是一个质量或绩效指标或风向计。监查计划中的最初风险指标设置通常都是从方案要求、受试者属性、试验产品已知风险和所涉运营相关风险等方面予以选择和评估。随着项目的进展，项目经验将可能导致总体项目风险指标和评估的变化，这些变化需要体现在 RBM 计划中，其中包括研究机构绩效及其相关风险的调整、方案修正带来的风险调整、试验药物安全性信息的分析等。因此，在适应性临床监查中，过去经验基础上的 RBM计划只是项目不断推进时风险监控关注的起点，仅凭经验的计划有可能导致动态风险管理误入歧途。例如：

① 中心医学监察发现某研究机构实验室检测数据的重要异常；

② 监查员看见研究机构授权登记表上重要合规性问题；

③ 某研究机构 SAE 报告的缺失较为严重；

④ 统计分析发现不少患者报告结果（PRO）数据的异常；

⑤ 医学监察阅读到一篇新论文概述了同类药物新的安全性风险信息。

以上都是通过项目管理系统的数据记录，如CTMS 或 EDC 等，可以直接远程检测出，且不依赖于监查员的现场访问就能评估出的新风险指标。但一些其他风险，如方案偏离、SAE 漏报等，则需要通过现场监查才可能发现。有些间接风险指标也很重要，因为它们能反映出一些客观的质量因素。例如，按照 ALCOA 原则，数据输入需要满足及时性要求。这里的输入数据到 EDC 中的时间就是一个可监测的

间接且客观的风险质量指标。研究机构通过输入虚构数据来解决缺失数据问题。但通过评估分析可能发现所输入数据似乎符合某种统计规律，如同一天不同试验项目的所有受试者有相同的血压数据等。这些间接风险指标预示着需要现场监查的 SDV/SDR。在 RBM计划中对风险指标的调整而导致监查活动的升级或降低的要求和流程需要予以概述。

（5）关键绩效指标（key performance indicator，KPI）　通常对评估研究机构绩效或数据质量较为有效。临床试验系统（CTMS/EDC）收集有很多数据，但作为有效的适应性临床监查需求，要根据方案从中提取出能真正反映试验质量风险和/或能指导试验更高结果质量的指标，其中一些风险指标可以作为KPI，例如，从 CTMS/EDC 中提取 30～40 个风险指标，其中 10～15 个作为 KPI。KPI 的选择需要能用于甄别可能风险问题的类别，且需要采取 CAPA 解决的风险问题，不应是简单的数据输入错误等。KPI的类别可以按照功能模块分类，如数据管理、安全性监督流程、试验药物管理等。每个功能模块最好选择有代表性的风险指标及其 CAPA。例如，过去数据错误率低的研究机构突然变成高错误率，这可能意味着研究机构人员有变化。显然，重新培训研究机构人员的必要性变得不仅重要，而且是当务之急。这种情况下，涉及这家研究机构这个 KPI 的风险指标需要根据数据质量的突变而调整。由此可见，适应性临床监查的 KPI 需要根据项目过程的风险评估变化而变化。常见的核心研究机构绩效风险指标（KPI）示例包括但不限于：

- 平均 eCRF 输入延误；
- CRF 完成率；
- 平均数据质疑解答时间；
- CRA 对研究机构评估值；
- 研究机构试验物资收讫确认延误天数；
- 试验项目随机受试者周期 AE 报告率；
- 缺失数据量；
- 超过预设阈值试验方案偏离数；
- 跟踪威胁生命事件受试者数；
- 筛选失败率；
- EDC 与 IVRS 差异；
- 研究者职责表现；
- 错误的随机受试者人数；
- 试验数据不一致率（EDC）；
- 撤回知情同意受试者人数；
- 研究机构人员变动；
- 发放试验药物给受试者的问题超预期；
- 试验项目随机受试者周期 SAE 报告率；
- 试验访问超窗人数超预期；
- 超过预设阈值的数据质疑数；

- 超过预设阈值数据溯源问题数；
- 违背伦理要求的受试者数；
- 试验手册出现的重大问题；
- 项目团队人员职责表现。

（6）研究机构绩效指数（SPI） SPI是研究机构项目质量风险的综合评估值，包括数据质量水平状况，取决于临床研究者的相对经验和申办方与研究者的既往相对配合度经验。项目的SPI可以驱动对研究机构监查频率或SDV监查百分比的调整，应该在RBM计划中有所反映。个别关键数据风险指标的变化有时也可能会引起监查计划中相关SPI的调整，如数据核查类别的变化等。研究机构的SPI可以通过5～10个机构KPI的综合评估而获得，而这些KPI应足以判断研究机构的项目管理和数据质量状况。如前所述，大多数预设风险指标随项目不同或项目进展时间而变化，因而SPI的组成和权重也会相应地发生调整，其设置目标以能预防未来风险发生或改善试验质量为主，特别要关注风险问题重复出现的防范。在适应性临床监查中，SPI也需要根据预设的研究机构绩效水平，定期地予以评估，并随之做出必要的调整。

（7）可接受质量水平（acceptable quality level，AQL） 虽然临床试验中完全没有风险问题不可能，但监控风险问题在可接受水平还是可行的。机械地进行100％SDV/SDR似乎并不是达到完美风险规避的方法，制定AQL涉及的要素与试验的复杂性及其相关KPI有关，如关键或非关键数据/流程等。从某种意义上来说，AQL和风险监控的QTL含义相似（参见10.2.4.1节）。在适应性临床监查中，需要区别对待研究机构水平的风险参数和项目总体水平AQL/QTL。例如，受试者早期退出率的风险指标，在试验项目中有可能发生某些研究机构的受试者早期退出率超过预设的风险指标阈值，需要立即对这些研究机构采取应对措施。但从试验项目水平看，总体受试者早期退出率并没有超过QTL预设值。在这种情况下，研究机构的AQL处于风险状况，但项目水平AQL仍处于可接受水平，因而其QTL无须进行调整。

（8）模式和趋势 风险模式（如FEMA或RRF）和趋势的统计分析是甄别可能问题的有力工具，但数据量是统计分析的必要基础。虽然标准可以通过多个试验项目建立，但需要经过若干时间，累积的试验数据才能用于统计意义的分析评估。风险模式和趋势的统计方法最适合用于甄别和应对系统性的问题。

（9）纠正和预防措施 适应性试验设计要求根据试验终点目标准确地预设需要采取的调整策略。否则，有可能在试验项目结果中造成偏倚。RBM和适应性临床监查并不会像适应性试验设计一样受到严格的科学限制。因此，根据线性多变量试验参数中各个风险指标与绩效之间相关性的持续自动评估结果，

RBM的调整可以随着项目进展在近乎实时的状况下进行。在实时调整过程中，监查计划中预设的AQL阈值起着不断监控启动纠偏措施的作用，一旦出现不可接受问题，申办方和/或研究机构就会被及时告知应如何应对。所有的纠偏措施应当追踪完整，其影响和结果可以被监测，这样才能使风险监控变得更加有预防作用。所以，每个KPI的AQL都需要界定不可接受并需要采取CAPA的阈值。

（10）动态资源调配 调整型临床监查的目标是要更合理地调配监查资源，使他们能在考虑到不同类别数据的相对重要性、不同监查技术的费用和有效性、监查人员的工时利用率和试验项目的独特性下而最大限度地利用资源。这种动态资源调配优势在于在项目过程中可以灵活调整监查的类别、关注点、频率和力度等。特别是当将中心监查与现场监查方法有效结合时，中心监查就成为RBM/适应性临床监查中经济有效调配资源的实用手段。在小型试验项目中，项目经理可以在一定程度上较为精准地手工调整资源配置。但在大型试验项目或较为复杂的RBM中，需要建立系统来进行自动评估监控和调整。这两种属性的项目中，项目经理的作用和管理流程不尽相同。

（11）项目管理工具 数据质量是研究机构绩效的一个方面，常用的试验项目监查管理的重要工具包括CTMS、EDC、PV系统等。适应性临床监查也可以用于管理除试验终点之外的其他试验目标，如受试者招募、规程合规性等，也可以用于除监查计划监控调整以外的其他项目活动管理，如启动完成里程碑事件后的奖励或贺电程序，启动绩效不佳项目或研究机构的人员再培训，备份机构启用或方案修正等。此外，所有研究机构的SPI总计评估可以监测和跟踪项目的整体质量状况。随着研究机构对项目的了解和掌握，也可以通过各个研究机构SPI的分值改善状况予以监控。

（12）系统要求 要做到实时监控，适应性临床监查的实施需要有超出目前EDC和CTMS功能的系统智能功效。这些功效包括但不限于：

① 在事件发生后的24小时内通过对数据质量进行直接和间接检测获得，这种检测是在综合分析后发生，并不是源数据输入EDC时；

② 确保一些关键检测或流程已经进行，如心电图监控安全性事件；

③ 对筛选失败或不良事件报告做出解析，以支持入排标准操控适当，或及时合宜地报告安全性信息；

④ 根据制订的规则更新和跟踪KPI；

⑤ 甄别可能表明研究机构风险或项目非依从性迹象的异常趋势或状态；

⑥ 精准描述需要特殊应对的特殊风险问题；

⑦ 无须现场监查访问就可以收集和加工大量绩效或质量相关数据；

⑧ 不断和自动调整监查计划，细致到某次监查访问需要审核某些特殊数据点等；

⑨ 主动建议研究机构需要采取的纠偏措施；

⑩ 记录、跟踪和检测纠偏措施的结果和防偏绩效。

11.6 依据风险监查规程体系管理范畴要素

RBM 对申办方、研究机构和 CRO 的系统层面（硬件）和临床试验层面（软件）上的要求较高，甚至会增加成本。试验项目中存在的可能风险需要按照方案设计、项目、监查、数据管理、财务、医学事务、质量活动、方案偏离、安全性监督、研究机构监控、数据库和系统或工具等层面去分类和管理，而这些层面的关键要素在不同的申办方和方案操作中不尽相同，只有具体分析后才能有针对性地加以监控。因而，需要考虑的不同层面的主要管理风险要素及其挑战包括但不限于：

（1）体系层面　组织架构及其职责（如架构、交流计划和渠道、合作伙伴等）、组织责任（如外包职责分工、责权管理）、质量体系和规程（如 SOP）、设施和计算机化系统（如信息技术基础设施、文档管理系统、数据管理系统、IVRS、EDC 系统及其相关验证）、人员资质，包括培训和人员资质（如岗位职责、培训计划、绩效管理等）、合规性绩效（如药政检查或稽查发现的问题）、药政管理或伦理管理（如国家或本地审批要求的时间表、审批要求及其流程等）。这些体系层面是试验项目运营的合规性和质量保障的基础。这些体系风险可能会涉及市场定位和准入的需求，与医疗标准流程有关，还会涉及方案要求的受试者群体/人数/预算等，更与申办方研发管线的优先排序、市场竞争力和对试验产品的经验有关。通过这些环境、资源与系统相关的信息分析，可以确认有可能影响组织、技术、试验项目及其数据规程和质量的潜在风险。

（2）系统层面　RBM 模式要求具备新的临床研究工具和系统，如 EDC 电子化、中心化读片、中心实验室、中心化药物警戒、中心化心电图、临床试验管理系统（CTMS）、质量管理、eTMF 标准化、IVRS、电子知情同意、电子受试者日志、ePRO、电子健康装置、其他可靠的数字化临床数据装置和工具等，这会在一定程度上增加临床试验的前期成本，更重要的是要保证这些软件工具符合药政验证要求，不仅在设计背景、内容和框架上要能保证系统运营时对关键数据和流程的风险有及时检测的能力，对申办方或 CRO 的 IT 系统的 SOP 还必须涵盖系统的建立、

安装和使用。众多系统的应用也为 RBM 标准化管理带来挑战。从管理系统分析，完善的 RBM 技术系统应该能够做到：

① 从不同系统中直接获取或汇总风险相关数据。

② 能够标准化数据使分析成为可能。

③ 具有较好的延展性且兼容不同源数据系统和数据格式。

④ 可以记录和跟踪风险问题，直至应对措施的落实和风险问题的解决，并完成 CAPA 的评价。需要时，能够支持风险问题的升级管理。

⑤ 可以完成风险问题和趋势分析报告。

要达到以上系统要求，最好的方式是将风险和问题汇总在单一系统中予以管理，包括不同数据源和格式的有效整合，这样才能使 RBM 技术有效地应用到远程和中心监查成为可能。这个 RBM 技术系统不仅有相关风险问题数据的综合存储和分类功能，也应具备相关智能化分析能力，以确保从大数据中迅速甄别和评估风险异常值和趋势，并能使风险管理文档和报告规范化成为可能。此外，随着风险问题的甄别和评估，以及采取相应应对措施，风险管理电子系统还应当能对所有信息予以分类归档，供以后经验教训总结，或未来新的试验项目借鉴之用。这是 RBM 技术系统重要的附加延展性功能。

申办方对上述用于临床试验的电子系统都需要按照监管要求建立质量管理体系，其中的 SOP 对系统验证、功能测试、数据收集、数据管理、系统维护、系统安全、变更控制、数据备份、数据恢复、临时措施和系统撤销等功能进行详细地描述。使用系统的人员需要经过相应的培训。对数据库的说明文件一样需要有良好的质控措施，例如软件更新和数据传输都需要有相应的记录。

（3）项目层面　RBM 模式要求质量源于设计的方案设计流程和管理，如方案设计及其方案特殊要求（如受试者样本数）、试验终点的设置、试验产品（如服药依从性监控、特殊存储温控）、治疗领域、特殊入排标准要求、样本量大小、试验研究机构区域性分布、非医学活动的需要、试验周期（Ⅰ/Ⅱ/Ⅲ 期）、研究项目阶段（启动/进行中/关闭）、项目管理规程（如重要时间节点）、资源配置（如项目人员需要及其合格性）、培训要求（如 GCP 或方案）、设备要求（如特殊仪器、特殊检验程序、中心化检验等）、医疗标准流程的关联性、外包服务要求（如专项组织切片或生物标志/基因表型检测）、相关试验文件的完善和关联性（如知情同意、研究者手册）等。项目层面的风险与试验设计的复杂性密切相关，如试验终点的设置、受试者招募与留置等，其中项目文件及其基本证据记录表格的设计直接关系到数据收集及其证据链的完整性风险，也会影响到数据收集的 ALCOA 原则的

应用。试验产品的类别、特殊处理要求和盲态设计亦可能涉及项目运营的难易程度、风险规模与容忍度大小等。这些都需要从项目资源投入与费用（人员、设备和物资供应等）角度予以考虑。

（4）试验周期层面　不同周期临床试验的关注点不尽相同，特别是早期临床试验和后期临床试验，无论是受试者人数、试验终点目标和安全性/有效性关注点等。例如，Ⅰ期临床试验在短时间内需要管理大量受试者数据，但类别简单，实验室和产品安全属性是关注重点，特别是涉及时间关联性的数据点对试验结果可靠性十分关键。SDV比例通常较高，并对数据终点要求有特别的要求。Ⅱ/Ⅲ期临床试验的招募活动需要重点关注，需要医学治疗专业知识。试验终点的变化导致RI和RT的不同，需要有较为完善的针对试验方案的RBM规划和各职能干系人的相互支持与协作，对研究机构的许多风险问题需要及时做出反应，并有有效的应对措施，研究者的领导力在试验中较为重要，特别是问题后续的跟踪管理。

（5）项目操作层面　RBM模式对临床试验的程序有更高要求。制订监查计划时考虑风险因素围绕关键的数据和程序，同时还要特别注意那些一般的临床研究中通常没有的部分，并提供相应的培训，确切保护受试者、保证数据的准确完整，包含监查策略、监查工作的各方责任、不同的监查方法（如中心化监查要求）及采用各种监查方法的原理等。项目层面的风险主要从试验产品、试验设计和运营管理三个方面考虑。监查计划不仅要满足相关的法规和程序，还需要在监查过程中对各种发现问题或各种风险的处理过程及其应对风险防范措施有所概述；另一方面，RBM模式也要求临床试验干系人员更专业和具备经验。如监查员能熟练应用CTMS、EDC、eTMF、互动语音应答系统（IVRS）、中心实验室等中心监查工具，监查报告撰写要更加规范和注意细节的描述，落实监查问题的闭环和CAPA管理；项目经理有能力及时综合数据完成中枢整合，并从中发现系统的问题和风险，进行原因分析，并指导和监控干预或纠正与预防措施的实施。另外，有能力对收集的数据进行远程评估的医学监察、药物警戒、数据管理人员和统计师也不可或缺，可以协助监查员更好地进行RBM等。

在实施RBM过程中，需要对所有监查活动及发现问题记录在案，包括但不限于启动或超过风险指标阈值，相应需采取的应对措施，实施状况，跟踪及其效果评估，需要升级或降级监查活动的状况和后果，特别是对研究机构缺失或不正确数据错误采取措施后，相关风险问题减少或不再存在，方案依从性极大改善等致使监查等级、频次和力度减少，并继续密切观察的情况，包括SDV/SDR核查等级状况等。所产生的相关文件需要保存在试验主文档（TMF）中备

查。相关重大问题及其应对措施应酌情通报给有关方，其包括但不限于：① 申办方管理层；② 申办方关联团队成员；③ 研究中心；④ 伦理委员会；⑤ 其他相关方（如DSMB，指导委员会和其他相关CRO）；⑥ 相应的监管机构。

（6）受试者管理层面　受试者管理风险从招募到留置无论对于申办方或研究者来说都挑战巨大。受试者的招募能否达到预期直接关系到研究进度，而研究进度延长将严重影响试验项目的完成和后续的药物申请上市。因此，制定合理的招募策略，实施有针对人群的招募手段，对于优化招募人群、保证筛选质量、保证受试者入组成功率有重要影响，也是申办方在试验准备阶段需要规划的风险质量管理要点之一。在招募规划中，申办方需要对研究者的招募人数的预估有清醒的认识（参见13.1.2节）。研究者往往会高估可招募到的受试者数量，或者主观高估受试者筛选成功率，对受试者自愿参加试验过于乐观。预估不准确，就会导致招募时间延长。对于参加试验项目的受试者的留置是另一个研究者需要关注的风险。从签署知情同意书开始，由于研究者的双重角色，会让受试者对是否参加临床试验产生一定的担忧，受试者会更多地考虑个人决定会不会影响下一步治疗，从而影响知情同意的质量。这对于受试者的依从性和在项目中留置到试验访问完成会构成一定的风险。此外，如果研究者同时承担多个研究项目，会有项目管理精力上的竞争。研究者能否平衡时间与精力或者在承担多项社会工作之后能否重视临床试验项目，都直接影响到研究机构项目团队成员的责任心、受试者在项目中得到医护关爱的感受等，进而对试验运营合规性和数据质量产生风险。为此，申办方在试验准备和进行阶段都需要予以关注。完成试验项目的受试者人数在大多数情况下都对试验结果统计分析所需的样本量有影响。

（7）试验产品层面　RBM模式对试验用药的关注会更深入细节，如试验产品有效成分的药理机制和理化性质、生产流程的复杂性和与未来此上市药品生产的合规性、试验药物包装和标签的规范性、服药依从性监控、相关血药检测的规程和要求、特殊试验药物的储存和运送要求等。试验药物是试验成败的关键，有效性和安全性的数据结果都受到试验药物的生产和属性影响。

（8）伦理层面　知情流程是确保招募进入临床试验项目之前受试者权益的关键。与知情同意流程相关的风险水平需要在临床试验整个生命周期不断地予以评估，因为在临床试验中很可能会出现所要求的受试者审阅知情同意书的问题。例如，周期较长的临床试验项目更新安全性信息，对于处于跟踪随访的受试者，因为不再服用试验药物而被忽略再次知情同意。在这种情况下，需要建立知情同意的替代流程，以确

保仍然能使受试者参与知情同意的过程。随着数字化技术的不断介入，使远程和/或中心监查知情同意流程质量和风险成为可能。

对以上各个层面因素的风险规划需要考虑哪些环节或步骤可能出现风险问题，如果出现风险问题对项目质量及其结果的影响有多少，特别是受试者权益/健康/安全和试验结果可信度的影响。

总之，随着临床试验数据变得越来越数字化和数据标准化的实现，临床监查过渡到中心监查方式已变得十分可行。同时，中心化分析技术也会成为临床试验结果报告的主要手段，这些最终不仅极大改善试验质量，而且可以降低试验成本。可以预见，数字化、中心化、分析技术、预测和预防手段将成为未来药物研发和临床试验监查的有效规程。

（刘　川）

第 12 章

临床试验项目的结束操作和管理

当研究机构结束临床试验项目时，申办方需要正式地经过若干程序将研究机构关闭。当申办方完成临床试验项目的结果报告和所有相关试验项目活动时，申办方也需要经过若干程序在申办方内部正式终止试验项目。研究机构的试验项目关闭主要由监查员按照申办方的 SOP 来完成。申办方的试验项目终止主要由项目经理来负责。临床试验项目有序和有效地结束，又被称为关闭或终止，是临床试验取得成功的重要组成部分。特别是研究机构的顺利关闭直接关系到试验数据的质量和可信性，以及申办方将临床试验数据申报给药政部门的时间表。申办方的试验项目结束也关系到内部人员的重新分配和工作重点的调整。本章拟对临床试验项目的结束程序的操作和管理从 GCP 要求的角度进行描述。

12.1　临床试验项目结束的类别

临床试验项目的结束类别可以分为以下两种。

（1）试验项目受试者招募目标达到预定的指标　所有受试者根据方案要求均已完成试验治疗，并没有新的受试者入组或没有新的数据需要收集，且所有试验数据疑问都已解决。这种情况的结束环境较为满意，无论研究者或申办方都愿意积极配合结束活动的要求。研究者或申办方应当按照当地的要求通知伦理委员会有关试验项目结束的事宜。

（2）试验项目由于各种原因而需要提前终止　这些原因不外乎以下几种：

① 研究机构的问题

• 研究机构没有足够量的合适的受试者人群。

• 研究机构计划参与试验项目，但没有招募到任何受试者入组。

• 经过反复培训和监督，研究者还是不能遵循 GCP 和试验方案的要求完成试验项目程序的步骤。例如，不报告严重不良事件、试验记录混乱或试验活动无序、病例报告表完成质量低劣（即有过多的错误、不一致性或遗漏）。

• 研究机构对试验方案出现过多的偏离，使得数据的可信性和可用性受到影响。

• 研究机构有伪造或有目的篡改试验数据行为或迹象。

• 研究者的变动，如死亡、离职或退休等，且无法立即找到或申办方不批准替代研究者人选。

② 申办方的原因

• 由于种种原因，决定试验项目提前终止，或某些原因在试验项目开始后被要求提前终止。

• 从阶段性数据分析来看，试验药物/器械显示无效或有较严重的安全性疑虑。

• 从阶段性数据分析来看，试验药物/器械已经证明确实有效，因而需要尽快批准上市，以利于更多患者人群获益。

• 尽管个别研究机构还未达到招募指标，但总的招募目标已达到。

• 从未来市场学的角度出发，正在研究的试验药物/器械不能获得足够的市场利润份额。

• 改变药物研发策略而不得不中断进行中的新的药物/器械的研究。

• 没有足够的资金继续支持庞大的试验项目的进行。这种情况在那些完全依靠投资资助的小型新兴公司特别常见。

③ 伦理考量

• 根据新的数据和信息，药政部门、伦理委员会或申办方出于总风险-受益比的变化考虑，暂停或永久性地终止试验项目进行。

• 由于申办方或研究者对 GCP 的严重不依从性行为，伦理委员会做出关闭整个或个别研究机构的试验项目的决定。

第二种结束情形的环境有时不是很乐观。特别是当研究机构出现问题而迫使申办方不得不关闭研究机构的试验项目活动时，研究机构人员可能极不情愿面对申办方的决定。监查员在进行有关关闭试验项目活动时还可能遇到不配合的场面，使必要的关闭活动进展变得较为困难。在这种情况下，监查员的交流技巧特别重要。尽量缓解研究机构人员的对立情绪和保持友好气氛是监查员能顺利完成关闭试验项目活动的必要策略。所以，即使研究机构的不良原因而不得不做出提前关闭试验项目的决定时，申办方也最好能慎重行事。这种决定应当在与研究机构反复交流存在的问题但不见改观、与研究者的多次沟通无效的情况下才能做出。任何交流和沟通及其讨论决定都应当记录在案。无论何种情况的试验项目结束，研究机构的结束活动发生的时间和需要完成的关闭活动以方案或研究机构实际状况而定。也就是说，即使在试验项目圆满完成招募计划需要全部统一终止时，临床试验结束程序的完成也还需要逐个研究机构地进行。

值得注意的是如果试验项目突然被要求暂停或结束，研究者应当及时通知受试者，并确保他们能获得适当的后续治疗和替代治疗。申办方应当对监查员就试验项目突然终止时需要采取哪些步骤或措施来保证受试者的安全和研究机构的有序结束试验项目活动的计划做出适当的培训。由于申办方或研究机构的原因而需要提前结束试验项目时，伦理委员会和药政部门应当被及时通告，并按照要求递交相应的报告。

12.2　临床试验项目结束中的监查活动和程序

12.2.1　研究机构关闭监查访问

研究机构关闭监查访问（SCV）又称结束监查访问，其主要目的是确保 GCP 和其他试验项目操作问题能得到及时发现，受试者的安全性、临床数据与源文件匹配性、输入病例报告表中数据的准确性，以及悬而未决试验项目问题能得到解决。所有的研究机构，只要它收到过研究药物，即使没有招募过受试者都应当接受监查员的结束监查访问。有较多待清理问题的研究机构，监查员可能需要花费更多的时间来进行结束监查访问。有严重 GCP 违规或没有受试者招募活动的研究机构可能会被要求提前结束试验项目，因而监查员会对这些研究机构进行相应的结束监查访问。提前结束研究机构的试验项目活动，并对他们进行结束监查访问只有得到项目经理的批准后才能按照监查计划指南要求进行。对于有受试者招募活动的研究机构，结束监查访问一般不会在最后一位受试者完成试验项目访问后立即进行，最好安排在所有数据都已输入临床病例报告表和数据疑问都已解决或基本解决后进行。

由于结束监查访问是最后一次对研究机构的监查访问，监查员需要和研究者以及研究机构人员讨论有关结束试验项目的程序问题。一般来说，如果小型 I 期临床试验完成而后续的临床试验仍在同一个研究机构进行，对同一个研究机构的结束监查访问可以与紧接着的临床试验的启动访问兼并。但这种情况下是否需要兼并最好根据申办方的 SOP 和当地药监部门要求而定。作为监查员，对研究机构进行结束监查访问时主要职责包括但不限于：

① 未完成的临床病例报告表数据的核查和数据疑问的解答；

② 所有试验物资的消耗和库存清点；

③ 安排未用完的试验物资的回收；

④ 稽查研究机构试验文档完整性（TMF/IMF，参见表 7.4）。如有任何源文件丢失，需提供核证副本或备忘录说明；

⑤ 完成所有 SAE 的审核和报告；

⑥ 与研究者交流应尽的试验项目善后义务，例如，向伦理委员会递交最后的报告和结束试验项目通告等；

⑦ 向研究者澄清遗留的协议问题，例如，剩余研究者经费的付讫、数据保密性、数据发表权、未来药政检查的配合、未来研究的参加等；

⑧ 安排试验源文件和其他日志记录的存档保管事宜，审核和整理各类试验项目相关日志，如临床监查访问日志（monitoring visit log）、研究者职责分工日志（delegation log）、受试者筛选或入组日志（screening or enrollment log）、试验药物清点日志（drug accountability log），确认所有知情同意过程及其签署文件齐全等；

⑨ 研究机构临床监查和稽查问题的跟踪和随访；

⑩ 试验项目经费后续支付和结算安排；

⑪ 试验结果发表和接受药政检查的安排；

⑫ 研究机构关闭的沟通和记录安排。

在准备结束监查访问之前，监查员应当调阅最近一次的监查访问报告，以便了解是否有任何需要跟踪或悬而未决的问题。监查员还应当与申办方数据管理小组联系，以了解是否有任何需要在关闭研究机构试验项目活动之前需要解决的数据问题。监查员也应当与研究机构就结束访问的时间安排取得联系。一旦确定结束监查访问时间和需要监查的事宜，监查员还应当向研究机构发出有关结束试验项目监查访问的确认函。表 12.1 给出了这种监查访问的任务列表。在完成每一个研究机构的结束试验项目监查访问后，监查员应当如同在其他监查访问结束后所履行的后续活动一样，向研究者发送一封结束试验项目监查访问后续信函，以确保研究者理解试验项目结束后自己还应承担的义务。关闭试验监查访问后续信函的要点指南包括：

① 信函应当与监查报告相结合。

② 信函应视为正式的专业信函　所以需要注意语法、标点和措辞的运用。研究机构应当保存此信函在研究机构档案中。在仔细检查所有内容准确无误后，监查员需签名后发出。

③ 信函的对象应当是研究者　签署的信函可以抄送给临床研究协调员（CRC）。签署的此信函的抄送件连同访问报告应当一起交给项目经理，以便保存在试验主文档中。如果需要抄送，在信函的末尾需注明谁应当被抄送。例如：

表 12.1　试验项目结束监查访问任务列表示例

＜申办方名称＞		试验项目编号：	
研究者姓名：	研究机构编号：		国家和地区：
结束监查访问任务清单			

☐	研究者已经完成临床病例报告表的签名和日期
☐	临床病例报告表数据已经清理完毕，并符合数据库锁定要求
☐	确定未使用的纸质临床病例报告表按照申办方的要求就地销毁或送交指定地址回收
☐	研究机构得到本机构所招募的每位受试者的病例报告表副本
☐	所有文件都已保留在研究文档中（参阅表 7.4）
☐	剩余研究药物、物资和仪器已装箱，并贴上标签，准备好和完成退还给申办方指定的回收商的程序；或者监督研究机构按照要求就地销毁剩余研究药物
☐	如果是双盲试验项目，确认试验过程中未有破盲事件。如果有，核实破盲记录完整和报告程序规范
☐	收回研究机构保留的书面随机编码信封等文件（如果要求或存在的话）
☐	跟踪确定指定的申办方代表收讫退还的剩余研究药物、物资和仪器，并且所有退还都已记录在案
☐	剩余的研究物资、仪器和药物与申办方供应清单数量核查已完成
☐	和研究者交流了有关研究者有义务完成本研究机构的进展书面报告并递交伦理委员会和申办方（如果要求）
☐	确保所有严重不良反应和试验方案偏离事件都已经向伦理委员会递交书面报告
☐	与研究者和研究机构人员交流了试验项目的进展状态、发现的问题和相应的后续行动
☐	再次确定所有受试者都有知情同意书和知情同意书签名和日期，以及存档符合规范
☐	与研究者和相关研究机构人员交流了如果后续新发现项目问题，应如何应对和解决这些问题的管理规程
☐	再次确认有否试验方案偏离事件，以及这些事件的记录和报告是否符合程序要求
☐	与研究者交流了有关保留和维护试验项目档案的义务
☐	有关最后研究者经费的付讫安排已与研究者讨论
☐	申办方对数据的保密性政策已与研究者讨论
☐	申办方对数据的发表政策已与研究者讨论
☐	未来在必要时与研究者和研究机构的联系方式已被讨论
☐	与研究机构一起复习了可能出现的稽查的接待、准备和事前与申办方交流事宜
☐	确定是否所有研究机构人员，包括新加入的成员，都列在研究机构人员登记表上
☐	确定记录在申办方数据库和文件中有关所有研究机构人员的联系信息是最新的
☐	确定已将需要在申办方主文档中备份的某些研究机构的文件核证副本，以便保留这些文件在申办方的主文档中。这些文件包括但不限于： • 试验项目访问记录表 • 研究机构人员登记表 • 筛选受试者登记表 • 通知伦理委员会试验项目结束的信函和伦理委员会的收件确认函或回执
☐	按照当地药证要求收集财务利益公开表
☐	完成结束试验项目监查访问报告

评注：		
监查员姓名：	监查员签名：	签名日期：
送交：申办方试验项目主文档/监查活动		
版本：V1		版本日期：2007 年 1 月 14 日

临床试验常用表 21

· 抄送：[临床研究协调员]

· 试验主文档：××××××（项目编号）

收到关闭监查访问报告及其复印件的项目经理姓名无须在抄送项下列出。

④ 试验方案编号需要包含在主题项下 试验方案的缩写也可以包含在主题项下。例如，主题：PRU-CHN-26，慢性便秘。

⑤ 信函的要点包括如下：

· 关闭监查访问日期；

· 临床研究协调员、研究者和其他出席人员的姓名；

· 指出审核了什么，如哪些试验病例报告表（CRF）、医学记录、研究药物供应、研究机构文档等，以及发现的问题概述及其要求后续跟踪的措施和行动等；

· 受试者招募总结，包括筛选失败、早期退出、完成人数等；

· 概述所进行的药物计量清点程序和结果，包括药物供应、试验药物退还、随机编码信封退还、随机编码与药物编码匹配状况、IWRS 监查结果（如适用），以及任何尚待完成的试验药物相关事宜；

· 研究者在试验项目结束后应尽职责的阐述，如通知伦理委员会试验项目结束的职责（即使他/她已经这样做了）、文档保存的要求、发表结果规定、稽查/药政检查要求和程序准备、试验财务结算安排等；

· 在信函的末尾务必包括监查员的联络电话。

表 12.2 给出了试验项目结束信函示例。在这封结束监查访问的后续信函中，监查员首先应当肯定研究机构人员的努力，并对他们的贡献表示感谢。对于试验项目的进展状况做出简要总结，如受试者招募人数状况、SAE 报告情况、研究药物或物资的核实结果等。然后，对于结束监查访问中发现的问题和研究机构需要继续完成的义务做出小结。最后，应当提醒研究者有关保留试验项目文件档案和递交最后试验报告总结给伦理委员会等义务。

作为研究者，试验项目的结束并不意味着自己的职责已经完成。按照 GCP 原则和申办方的 SOP，研究者和研究机构人员完成试验项目后的义务常包括但不限于：

① 协助清点申办方提供的研究药物和研究物资（包括纸质病例报告表）；

② 按照监查员的指南，退还所有未用完的或部分用完的试验项目物资给申办方或申办方指定的代理商；

③ 按照申办方的要求或本地药监要求，保留研究记录档案；

④ 如果发现研究机构文档缺失必需的文件，协助

研究机构立即获得复印件，或完成相应的备忘录记录；

⑤ 按照当地的要求，通知伦理委员会试验项目的结束或关闭；

⑥ 完成所有需要签名的文件和电子签名要求程序；

⑦ 如果适用的话，按照申办方的要求或地方药监要求，提供所需的更新药证文件，如有些申办方可能要求在试验结束一年后重新递交财政利益公开报表（参见表 2.1）等。

完成结束监查访问报告是监查员的职责。要求完成结束监查访问报告的时间通常为结束监查访问完成后的 5 个工作日。结束监查访问报告应当按照申办方的 SOP 程序，即批准、签名和存档保留。结束监查访问报告样本可参见**临床试验常用表 21**（二维码）。

一旦研究机构结束监查访问完成，即意味着研究机构的一些试验项目活动必须被终止。所以，监查员应当及时通知项目经理关闭某研究机构的进展结果，以便项目经理能关闭有关试验项目的数据输入或登记系统功能，如 IVRS 或 EDC 等。

12.2.2　申办方试验项目的结束程序

申办方临床试验项目的结束起始于临床试验数据库的锁定，直到所有的临床试验项目后续活动完成。在本书第 5 章中曾经讨论过临床试验项目的执行是依靠一个团队的分工合作来完成的。在试验项目结束过程中，同样也需要团队成员的协作才能保证试验项目的善始善终。图 12.1 展示了申办方临床试验项目结束的一般程序。在临床试验项目结束过程中，各个团队成员的职责可以大致描述如下。

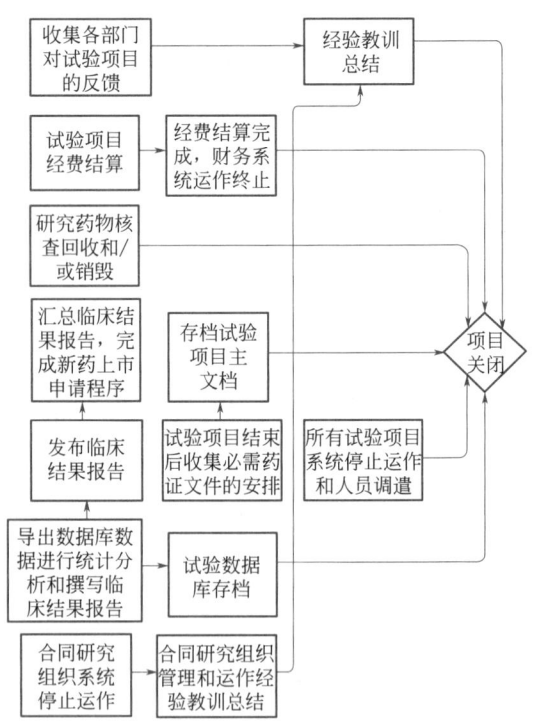

图 12.1　申办方临床试验项目结束流程示意

表 12.2   结束监查访问后续函示例

<收件人姓名>

<收件人地址>

主题:<试验方案标题>结束监查访问

尊敬的<研究者姓氏>

这封信是确认您所在的研究机构承担的"试验方案编号"项目已经完成。根据药监规范的要求,您有义务通知您所属的伦理委员会有关试验项目结束的事宜(如果您还没有做的话),并按照要求完成试验项目的最后报告(需列出受试者招募状况、严重不良事件小结和试验方案偏离事件等),并递交该报告给伦理委员会。请务必也提供一份给伦理委员会的信函和报告的复印件,以及他们的回执给我,同时,还需要保留一份复印件在您的项目文档中。

所有的与本试验项目有关的研究文件,包括研究药物计量清点表和有关源文件,必须保存在您的监管之下,其保存时间长度要求为:

a. 直到本试验项目药物批准上市 2 年后,和直到没有任何新的与本研究药物相关的新药申请再递交给药政部门或正在审批为限

或者

b. 直到本研究药物的临床研发被正式终止达 2 年之久

<申办方名称>将在适当的时候通知您上述哪一种情形适用于本试验项目的文件保留和在何时您可以丢弃有关文件档案。

此外,如果您退休、离职、搬迁或由于其他原因需要撤销对本文件档案的职责,所有的文件保管监督必须由您的继承人承担,例如,另一位研究者,并将这种职责转移情况及时书面通知<申办方名称>。

请注意<申办方名称>的全球临床质量保证部门代表或药政部门代表可以在必要时对您的研究机构进行稽查或药政检查。此外,如果药政部门通知您要前来进行药政检查,您应当立即与<申办方名称>取得联系。

虽然本研究已经结束,但您可能还会从<申办方名称>处收到新的临床数据质疑表和已报告的不良事件报告表的澄清或后续报告要求,您有义务回复这些要求报告,并及时做出答复。

按照美国 FDA 的要求,所有列在 1572 表格上的人员都必须在试验项目完成后再次完成财务利益公开表。现随信附上此财务利益公开表。在准备递交此表给我前,请确认每一位次要研究者都已审核过此表。每一位研究者需要分别完成一份此表,并签名和日期。如果您有完成此表的其他问题,请与我取得联系。我的电话是×××-××××××。请注意此表要求在本试验项目结束一年后需要再次要求研究者填写完成,并递交给申办方。

现附上您的研究机构招募的受试者状况表和每一位受试者的临床试验病例报告表复印件光盘。请保存这些资料在您的研究机构中心文档/受试者招募档案中。

如果您的研究机构还存有未用完的化验盒,请协助把它们就地销毁。

我们和您的合作非常愉快,也对您对本试验项目的贡献深表谢意。我们期待着在未来的临床试验项目中与您的再次合作。

此致

敬礼

<监查员签名>

<监查员姓名拼写>

<职务>

抄送:申办方试验项目主文档/研究机构子文档

(1) 项目经理   总体管理和协调试验项目的运作。在试验项目结束过程中,负责:

① 确保相关各方都明确试验项目关闭时间表和各自的职责;

② 在试验关键数据报告和临床结果报告初稿完成后,确保经过有关干系人的审阅,并收集反馈以便修改和参与最后的批准程序;

③ 负责收集临床试验团队各方对临床试验项目的反馈和建议,并完成经验教训总结报告;

④ 确保试验项目主文档存档无误;

⑤ 如果涉及国际多中心临床试验,协同地方项目经理知会当地药政部门和有关各方试验项目的结束。

(2) 数据管理员   负责数据的准确完整性和临床试验数据库的维护和技术支持。在试验项目结束过程中,担负以下工作:

① 主数据库与其他数据库(如中心实验室数据库、安全性数据库等)的数据整合和锁定主数据库;

② 解盲,归属各受试者的治疗组别;

③ 将最后的数据库数据输出给相关人员进行统计分析和写出结果报告;

④ 存档电子数据采集系统数据库或纸质病例报告表;

⑤ 向研究机构提供电子数据的复制光盘,如果使用纸质病例报告表,提供所有数据修正列表。

(3) 监查员   负责收集试验项目后的药证要求文件和后续数据疑问解答或不良事件跟踪报告。

(4) 项目总监和项目医学专员   负责审阅关键数据结果和临床结果报表,并给出专业意见和签署批准临床结果报告。

(5) 合同研究组织项目经理   协调合同研究组织

试验项目的运作终止，并对试验项目过程中合同研究组织的管理和运作经验教训提出意见。有些申办方的项目经理承担这一职责。

（6）财务管理代表 在项目经理协助下对试验项目的总费用进行结算。完成后，负责通知和实施有关各方试验项目财务管理系统和运作的终止。

（7）药物供应协调员 对试验项目中药物供应和服用状况进行总清点，并对试验项目中药物供应环节和管理提出经验教训报告，便于项目经理经验教训过程的完成。按照申办方的 SOP，协调剩余研究药物的回收、储存、销毁和其他安排。

（8）药政事务管理代表 汇总临床结果报告和其他相关药证申请文件，并完成新药上市申请程序，直至获得药政部门批准。

12.3 临床试验项目结束后文件的存档

在临床试验项目完成后，所有的试验项目文件必须送交档案室保存若干年，以备药政部门的药政检查或申办方的稽查。研究机构所保留的文件有些是研究机构独有的，如患者病历、源文件或受试者的联络信息等，申办方的试验主文档（TMF）中不应存有这些文件。按照 ICH-GCP 指南（ICH-GCP 4.9.5，5.5.12），所有试验项目文件的保存时间应至少到本试验项目药物批准上市 2 年后和直到没有任何新的与本研究药物相关的新药申请再递交给药政部门或仍在审批为限，或者直到本研究药物的临床研发被正式终止达 2 年之久。有些国家和地区的药政部门和申办方对临床试验项目的文件保存时间有当地的要求，在这种情况下，试验项目文件的保留时间可以根据所在国时间要求存档保留。申办方有责任告知研究者和研究机构什么时候不再需要研究机构继续保留试验项目文件。研究者在销毁试验项目文件前也应征求申办方的意见，并获得申办方同意才能行事。作为监查员，必须在试验结束时确保所有必需的试验项目文件都正确无误地被保存在研究机构文档中，并确保研究者理解记录保留的要求。一旦发现有些文件没有保留在研究机构的文档中，可以从申办方的文档中找出相应的文件制作核证副本，再存放在研究机构的文档中。这种情况下的核证副本应当被注明"取代原核证副本"的字样。如果由于储存空间的问题，研究机构选择将试验项目文档存放在专业档案服务公司，申办方在试验项目开始前就应协商好研究机构文档的专业档案库的储存费用和程序事宜，并做好相应的记录。有关研究机构文档的长期储存程序可参见 3.5.2 节。

（刘 川）

第 13 章

受试者的招募、留置和
依从性策略与管理

从临床试验项目的管理和质量角度看，临床试验最关键和困难的环节就是受试者的招募、留置和确保受试者对临床试验方案的依从性。在临床试验项目进行过程中，发现、招募和保持受试者是当今临床研究中最具挑战性和试验项目中花费最多的方面。毋庸置疑，随着临床试验项目要求的提高和新的临床试验项目数量呈对数地递增，这些方面也将是未来临床试验研究的最大挑战。同样，受试者对临床试验的良好依从性是取得试验结果可靠性和完整性的关键。没有成功的临床研究，也就没有医药保健的发展。所以，教育受试者对试验方案依从性就显得十分必要。

13.1 受试者的招募

13.1.1 受试者招募常见方法

从传统的观点来看，除了研究者自己的患者数据库的受试者源或就诊患者外，受试者的招募是通过临床试验的广告效应来实现的。其他的一些现代手段，如准备受试者手册、欢迎信、印制精美的宣传疾病和临床试验意义的材料等，都可以增加患者对临床试验意义和影响他们日常生活的保健问题的了解，而这些手段的重要性似乎直到最近才被人们所认识。在当今的临床试验领域，更好地计划和实施一系列招募受试者的服务项目对临床试验项目的成功会起到事半功倍的效果。申办方已经开始了解支持患者招募策略程序的需求，以及投资内部专职人员和承担招募运作的服务公司来发展专业和精心策划的招募战略。从常见的招募策略来看，招募策略的制定应考虑试验方案的原则；研究机构的选择、培训和支持；可行性调查的方式和分析；试验进展的追踪和评价方法；广告策略和公共关系等。

显然，受试者的招募是一个动态的过程，它应该贯穿于整个临床试验发展阶段的各个环节。因为只有申办方和研究者能把受试者的需求作为临床试验计划的中心点来看待，只有这样才不仅能成功地达到招募目标，还能保持受试者乐意继续待在临床试验项目过

程中的动力（Bachenheimer，2004）。从某种意义上来说，临床试验的招募原则其实是一种树立以人为本的工作态度。在这种工作态度下的临床试验设计和操作可以孕育研究机构人员和受试者之间积极、互动和建设性的关系。在准备临床试验方案过程中，把保护受试者的利益融入其中。在实施受试者招募过程中，时刻把优化受试者参与的益处放在首位。在培训研究者执行试验方案的招募程序时，让研究者能更好地向受试者提供体贴周到和敏捷的交流方式，使受试者能对所参与的试验项目针对的适应证有深刻的理解，从而让受试者不仅同意参与试验项目，而且在完成试验项目后他们都能对自身更好的保健能力树立更大的信心。从另一个角度来看，这就好比销售专家在推销他们的产品时应采取相应的销售策略一样。在临床试验中，试验方案就是一项准备被推销的产品，推销的地点是研究机构的研究者诊所。如果希望消费者（即受试者）乐意前来消费此产品，销售员（即研究者）必须运用厂商（即申办方）提供的充分的产品信息和沟通材料让消费者对产品建立信心和了解，并切实使消费者通过对产品的消费获得益处。显然，试验方案（产品）的计划好坏直接关系到研究者（销售员）的招募成效，也影响到受试者（消费者）参与试验项目的积极性。比如，一项要求受试者接受 6 个月或 2 年治疗周期的临床试验项目，可能影响受试者对试验项目参与的兴趣。期待短期治疗和对试验项目义务承诺意愿不大的受试者可能倾向于参加 6 个月的试验项目，而愿意长期获得医疗照顾和与研究者已建立了良好互信关系的受试者可能较偏爱 2 年的试验项目。但这些受试者参与意愿的变化也很可能受到他们在与研究者交流时收到的信息和态度的影响。所以，在准备临床试验过程中，申办方和研究者应当像对待产品市场策划和销售一样，充分考虑消费群的利益。此外，研究机构的地理位置和受试者人群资源也会对试验项目招募的成败造成影响。表 13.1 总结了在制订试验方案计划时所应考虑的招募策略要点。

表 13.1　受试者招募策略在临床试验项目准备中的检查要点

临床试验准备方面	招募策略影响因素	
试验方案设计	**原则**：在试验方案准备中，注意衡量特殊研究中可能存在的机会、挑战和变量，并应试图发掘有利于招募的因素	
	□知情同意书简明易懂吗？ □知情同意书是否显示了对受试者的友善、诚意、尊重和谢意？ □知情同意书中的警告条目的叠加会造成对可能受试者参与的阻碍吗？ □招募和排除标准的苛刻性如何？有可能限制受试者资源到很小的人群吗？ □访问程序有利于鼓励受试者的依从性和留置于试验项目中吗	□试验项目中清洗期的要求苛刻吗？ □有没有可能增加益于受试者参与的非盲性治疗期？ □有没有应急治疗选择或措施，使得在试验项目中疗效不利的受试者可以自救或转入其他治疗方案？ □安慰剂的存在会不利于严重疾病患者的参加吗？ □试验访问的程序，要求受试者完成的评价项目和访问视次数是否会让受试者感到自己被过多地监督或较多的时间上的不便
受试者参与的益处	**原则**：在进行任何临床试验时都必须考量对所有参与者的激励，如研究机构人员、受试者和研究机构，使他们人人都能感觉到对试验项目贡献的益处	
	□试验项目的补助程度可以激励研究者和受试者的参与吗？ □对试验项目特殊设备、程序和测试的辅助可以激发研究机构人员的热情吗？ □有没有足够的资源来保证研究机构和受试者之间的沟通	□研究方案含有特殊的服务保障，如入组筛选、营养咨询、保健或康复计划等，来确保受试者的安全和信心吗？ □受试者要负担参与试验项目的费用吗？这些费用可以被试验项目提供的补助抵消吗
研究机构选择	**原则**：由于研究机构的质量直接关系到研究试验的成败，申办方应当明了试验方案和研究机构可行性研究结果对研究机构的选择的影响	
	□是否制定了研究机构选择的标准？ □准备的试验方案或研究者招募计划有没有信息勾画出理想研究者的标准？ □所选择的研究机构有没有方便受试者访问时间的约定和过程的能力？ □研究机构有没有足够的人员来接待大量的受试者筛选和招募？ □研究机构有否所需要的受试者人群？ □研究机构人员的教育和培训经历怎样	□研究机构或附近的其他研究机构有没有正在进行可能分流受试者人群招募的类似适应证的临床试验？ □研究机构人员和研究者有否所要求的疾病的治疗和临床试验经验？ □研究机构是位于人口稠密的城镇还是人口稀疏的乡村？ □研究机构的位置是否方便和是否影响受试者的招募和访问？ □研究机构所接待人群的文化背景和地方医疗实践是否影响受试者参与试验项目的意愿和依从性
试验项目宣传计划	**原则**：每一个试验方案都应当配备相应的关键信息宣传资料，这些资料应当易于被观众或听众理解，准备这些材料时需要考虑参阅人群的平均文化背景和水平，尽量创造有效交流的环境	
	□试验项目所招募的受试者人群的基本要求是什么，青年人、儿童、或老人？男性或女性？ □在制定相应的宣传资料时，考虑到您的招募对象的心理、精神、关心点和感受了吗？ □您的招募对象可能会需要什么样的信心？对所收到的信息的反应会是什么？	□有没有针对受试者、受试者看护者、家庭成员或医生的不同宣传资料？ □哪一种宣传方式会收到最佳的效果？各自的针对对象是谁？ □广告或媒体宣传的效果会怎样？费用是多少？有没有在研究经费预算中预留这些费用？ □需要设立电话接听中心吗
试验项目中的交流和准备	**原则**：在与受试者的交流中，最重要的是需要保持平和的心态、热情、微笑、倾听和保持眼神接触，必要时可配合适当的肢体语言，应该让受试者能在没有压力的环境下做出决定，并在参加试验过程中感受到研究机构人员处处设法提供便利和帮助	
	□所有将与受试者交流的文件都易读易懂吗？ □知情同意交流中向受试者提供清晰的信息了吗？知情同意交流的时间充分吗？ □有没有准备好相应的其他文件能向不同的试验项目对象阐明试验项目的背景、过程和预期的结果等？ □有没有为研究机构准备好可以帮助他们回答受试者可能疑问的培训资料？ □申办方有没有为研究机构准备方便他们查阅和提醒他们每次受试者访问前需要准备的事宜条目	□申办方或研究机构有没有计划或策略能有助于受试者留置在试验项目中？ □有没有必要最大限度地运用技术手段来改善试验项目中的交流方式，如拍摄短片说明试验过程的要求等？ □有没有为受试者准备好便于他们查阅和提醒他们访问日程和注意事项的简便型备忘录，并在首次访问中就分发给他们？ □有没有渠道和计划便于受试者反映他们所关注和不满的问题，以及他们的建议

在这些招募策略影响因素中，前三项类别已经分别在有关章节中有所讨论。在这节中有关宣传和交流计划的因素将是讨论的重点。众所周知，招募受试者包括将临床试验项目信息传递给可能的受试者和将他们吸引进临床试验中。在吸引受试者候选人进入试验项目之前，申办方或研究者应当注意患者健康隐私性的问题。根据 ICH-GCP 的患者健康信息保护原则（HIPAA），在临床试验中无论提供还是记录或查阅患者健康状况档案时，应当只允许采用或披露与研究目的相关的患者健康信息。如果要查阅、采用或披露患者参加临床试验项目前获得的健康信息的话，在某些地区和国家需要医生与患者之间签署另外的授权或同意书后，医生才能将患者的信息提供给研究者。鉴别或招募受试者的途径在某些情况下必须要得到伦理委员会的审批，如查阅患者数据库、广告等。研究者招募受试者的常用方法有：

① 从研究机构自己的患者数据库中初步筛选可能的受试者；

② 从其他途径的患者数据库中初步筛选或推荐可能的受试者；

③ 通过广告或借助其他媒体宣传试验项目以招募可能的受试者。

申办方宣传临床试验的常用方法有：

（1）医疗社团的直接沟通　这被视为最有效的宣传途径。针对性的医疗专业人员在接受了临床试验信息后有助于勾画出发现受试者资源的渠道。这种沟通的途径包括对专业疾病协会的拜访，出席有研究机构参加的针对试验项目适应证的地方性会议或事件，并利用这些场合宣讲或展示试验项目信息。

（2）运用医疗推荐体系来吸引患者参加临床试验　这在有较强卫生保健体系的国家和地区中较为有效。如果医生并没有很多患者资源或信息在自己的医疗实践中，他/她可以通过同行推荐的方式在相似的医疗体系中发现受试者。

（3）建立专项试验项目网站　将相关适应证信息作为关键词检索线索。许多患者正在利用网络工具寻找适合他们疾病状况的临床试验项目。这种促进患者自我鉴别相应临床试验的方式由于网络技术和认知度的普及会成为招募受试者成功的关键途径。

（4）有针对性广告手段　这种方式有利于提高申办方研究项目的知名度，也是向研究机构提供相关招募辅助措施之一。

（5）命名试验项目专属名称　为了引起候选受试者的注意和兴趣，以及区别于其他竞争性试验项目，申办方可以对将进行的临床试验项目采取战略品牌名称策略，即命名一个专属名称，如把一项抑郁性系列临床试验命名为 Excito®，这样有利于向目标人群和研究机构传达特殊研究信息，并为建立申办方和研究机构之间的协同延续性打下基础。

此外，向临床研究协调员提供辅助性材料和招募培训有助于他们更好地理解试验项目的程序和鉴别候选受试者，并能更好地向候选受试者提供信息，使他们对试验项目的理解和兴趣大大提高。向监查员进行试验项目的培训和提供招募辅助材料有助于提升申办方和研究机构之间另一层面的交流和技术支持。监查员在连接申办方和研究机构方面起着关键性的作用，这种作用在申办方进行海外临床试验研究时尤其重要。这些培训和研究材料最好能包括针对性的区域性要素和战略信息，这样有利于他们更好地协调招募要求和文化习性，并帮助研究机构制订出切合实际的招募计划。除了试验项目常用文件外，监查员招募辅助材料一般包括：

① 预测或计算招募进展的计算工具和计算器；

② 带有试验项目标示名称的笔或便签；

③ 询问研究机构招募计划和进展的主要问题；

④ 招募常见问题解答；

⑤ 要求研究机构完成的招募和留置受试者计划书；

⑥ 在可能的情况下，最好能提供一些与试验项目背景或招募/留置受试者技巧有关的文献资料或参考书籍目录。

竞争性研究是值得注意的招募影响因素之一。监查员应当了解研究机构正在进行的可能影响招募的竞争性临床试验。即使那些试验项目可能并不竞争相同适应证病患的招募，但研究机构同时承担过多的试验项目还是会影响其他保证试验项目质量的资源，如临床研究协调员和研究者的时间和精力、试验场所的空间等。一旦出现这种状况，监查员应当设法保持临床研究协调员和研究者把相应的试验项目放在优先位置上。这样才能够促使他们尽心尽力地保证高质量试验项目的招募和完成。

13.1.1.1　辅助研究机构招募的工具

研究机构的招募策略是试验项目能否成功的第一步。常用的招募受试者方法包括：研究机构需求评价；招募技巧培训讲座；创造性试验项目概念设计和信息传递；招募包准备；专业社团联络；研究机构专家访问；受试者筛选方法制定；网络运用；新闻发布和公共服务信息运用；研究通讯编辑；项目管理和协调等。

在制定适合研究机构招募需求之前，项目经理应当对各研究机构的招募经验、环境和要求有所了解。进行招募战略调研是申办方经常运用的方法。附录 1 总结了常见招募策略计划。表 13.2 列出了向研究机构进行这种招募战略调研的样本。经过研究机构可行性调研和确定研究机构入选名录后，申办方首先可以通过研究机构欢迎和招募计划介绍备忘录的形式与研究机构开展交流。在这套备忘录中申办方可以向研究机构展示申办方制定的相关招募策略和设想，以及研究机构在招募过程中可以收到申办方何种程度的支持。这套备忘录的具体内容可以包括：

表13.2　研究机构招募策略调研表示例

<申办方名称>

| 研究方案编号： | 研究机构编号： | 研究者姓名： |
| 该研究机构计划招募受试者人数： | 监查员姓名： | 研究机构所在国家或地区： |

本表可以经过监查员与研究机构的交流后，根据实际收到的信息，由监查员完成，以供试验项目经理在制订招募计划时参考使用

本表可以使用过的招募策略有哪些	谁，什么，什么时间，什么场合和如何运用这些招募策略	本研究项目中将继续使用哪些和怎样使用	与研究机构的后继讨论或追踪结果
过去使用过的招募策略有哪些 □其他医生所推荐 □从本研究机构患者数据库产生 □从中心患者数据车获得 □从其他来源中招募 （请特别说明）： 上述方法成功吗？ □是 □否 □不适宜			
请列出本研究机构曾使用过的招募材料： 上述材料运用成功吗？ □是 □否 □不适用	怎样使用这些材料或在什么场合中张贴或运用这些材料		
本研究机构使用过广告手段吗？ □是 □否 广告效果好吗？ □是 □否 □不适用	请给出广告运用的细节（如果有，如登载哪类报纸、属哪一类分类，或登载的时段等		
培训研究机构人员或可推荐患者的医生： 培训应进行的场合为□ 研究机构的启动访问 □ 研究者启动的会议 □ 其他（请说明） 上述培训成功吗？ □是 □否 □不适用	本研究项目将完成的研究机构人员和推荐医生培训的要求为：		
与专业团队的合作： 成功性怎样？□好 □不好 □不适用	本研究机构计划举办或出席的专业社团会议有：		
与社区团队的合作： 成功性怎样？□好 □不好 □不适用	本研究机构准备访问的社区团队有：		
与诊疗中心的合作： □有 □没有 如有，成功性怎样？□好 □不好 □不适用	本研究机构准备访问的中心有：		

续表

本试验项目中将使用的招募策略

招募挑战和相应的特殊措施	需建立的逻辑措施	谁、何时、何场合和怎样做	需要做什么准备	与研究机构的后继讨论或追踪结果
1.				
2.				
3.				
请给出本试验项目可利用的受试者资源（发现候选受试者的地方，系统或场所）	每一个资源处可以发现多少候选受试者	估计从这些资源中可以招募受试者总人数为多少	估计每月可以招募的受试者人数是多少	与研究机构的后继讨论或追踪结果
本试验项目中所要用的其他资源和相应的措施：				
请问本研究机构有多少次要研究可以协助招募受试者	这些次要研究分布在本研究机构的什么地方	一旦开始，这些次要研究招募受试者的方法是什么	作为研究者，您需要什么资源和材料来实现这次要研究机构的参与	与研究机构的后继讨论或追踪结果
在本研究机构承担本试验项目时，研究医生和研究护士需要下列哪些招募材料？ □入选/排除标准袋装卡　□粘贴型便签条 □医生推荐信样件　□患者邮寄信件 □患者招募手册　□患者招募海报 □小型薄膜保护型研究项目过程时间表		除了所列资源和材料外，还需要什么其他资源和材料用来协助本研究机构的招募活动		与研究机构的后继讨论或追踪结果
在本研究机构承担本试验项目时，您喜欢下列哪些招募材料用于和候选受试者的交流或沟通？ □欢迎信　□家庭/看护者手册 □感谢卡　□受试者访问提醒卡 □患者教育手册		除了所列材料外，还需要其他什么材料用来招募材料用于和候选受试		与研究机构的后继讨论或追踪结果
如果上述措施或策略不成功，或招募进度较慢（低于预测进度的 50%）的话，您认为可以采取的其他应急措施是什么？ 与医生直接相关的措施： 与患者直接相关的措施：		对于所提应急措施的建议，还需要什么资源或材料来实施		与研究机构的后继讨论或追踪结果
请提出作为申办方协助或支持您的研究机构招募受试者的努力的建议			回复评注	
对于本试验项目的受试者招募还有其他想法或建议吗			回复评注	

（1）欢迎信　申办方向获选参加试验项目的研究机构表示欢迎和祝贺，并对相应试验项目中所要采取的受试者招募计划/策略和研究机构可以从申办方得到的支持程度有所阐述。

（2）预录的信息光盘　在条件允许下，可以将一些关键性的招募理念的介绍和文献录制在光盘上，如受试者愿意参加临床试验的常见动力、决定因素、与特定试验项目有关的招募挑战和应策等。

试验项目进行中组织和发表试验项目通信是临床研究中常用的保持研究者和申办方之间交流的手段之一。这种通信的形式不仅有利于申办方向所有研究者发布最新试验项目动态、进展、问题交流和招募/留置受试者技巧，而且有助于建立研究者之间的互动平台。

同领域研究医生/研究者举荐程序是另一项有助于研究者向同行医生介绍自己正在参加的试验项目情况，并邀请他们推荐符合试验项目入组标准受试者的招募策略之一。在当今的临床试验领域中，60%的医生都有推荐患者参加临床试验的经历。但缺乏相应试验项目信息是阻碍同行医生向研究者推荐候选受试者的主要因素之一。所以，申办方或专业招募服务公司可以根据试验项目方案的要求，制定并提供一套针对医生的信息材料，包括介绍试验项目和相关背景的幻灯；可为研究者和医生所用的试验项目信息或工具模板，如医生推荐信示例（表13.3）、入选/排除标准卡、试验项目相关手册等；计划的试验项目介绍会会期，如地方介绍会、午餐学习会、医生晚餐介绍会等。

准备和提供可供研究机构教育候选受试者有关试验项目信息，并提供可激发候选受试者参加试验项目兴趣的招募专用配套资料是申办方可采用的招募策略之一。在需要的情况下，这些资料还应当被翻译成相应的地方语言。这些有可能面向受试者的宣传资料应当在启用前申报伦理委员会的批准。这些配套的招募专用资料可包括：

① 招募宣传海报；

② 小型彩色招募传单；

③ 受试者访问提醒卡，可用于填写受试者下次访问时间；

④ 便携式受试者入选和排除标准卡，这种小型的携带式卡便于研究者查阅；

⑤ 粘贴式便条，附有试验项目名称和/或关键招募标准，可在查阅患者档案时用；

⑥ 试验项目访问时间和程序表，将试验方案中的访问时间流程图专门制成便于查询的卡片。

研究机构在具备了各种可能的招募工具后，还应当在协调和管理招募受试者的软环境上做好最佳状态的准备，这些准备包括：

① 确保研究机构本身有足够的人力资源来审阅候选受试者的病历记录；

② 确保研究机构本身有足够的人力资源来处理推荐受试者和受试志愿者本人的电话联络；

③ 完成培训、资源协调和招募支持工具的工作；

④ 提前计划好有效地与候选受试者及其家属进行知情同意的程序；

表 13.3　医生推荐信示例

> ［日期］
>
> ［收件人姓名］
> ［收件人地址］
>
> ［收件人姓名和称谓］
> ［试验项目编号］**研究项目**
> 　我们研究机构正在被要求承担一项全球临床试验以评价一个用于治疗精神病的新药的有效性和安全性。这个试验项目需要招募600位受试者，将于2007年4月29日开始启动。
> 　凡完成6周双盲治疗期或治疗21天后由于缺乏疗效而终止治疗的受试者均可以继续进入后续的52周非盲性延长治疗研究。
> 　这个研究药物在早期的临床试验中已显示了精神病症状的疗效。除了它的药理作用外，这个新药的口服制剂也显示了24小时的相对恒定的药物释放率。该药的安全性和耐受性还需要进一步被研究。
> 　由于大量的受试者需要被联络以便筛选合格的受试者，我们殷切地期望您可以协助我们招募符合入组标准的受试者。如果您知道适合入组的可能受试者信息，请尽快与我们联系。现随附上本试验项目的入选和排除标准供参考。简单地说，患者必须年龄在18～65岁之间，被诊断患精神病至少一年，并且同意住院治疗至少14天。
> 　如果您想了解试验项目的进一步信息或希望讨论有关患者的情况，请与我们取得联系。我们的联系方式是：
> ［联系人姓名］
> ［联系人电话、e-mail等信息］
> 此致
>
> 　　　　　　　　　　　　　　　　　　　　　　　　　敬礼
> 　　　　　　　　　　　　　　　　　　　　　　［发信人姓名和签名］
> 　　　　　　　　　　　　　　　　　　　　　　主要研究者
> 　　　　　　　　　　　　　　　　　　　　　　［研究机构名称和地址］
>
> 附：入选和排除标准

⑤ 根据患者的档案，规划运用什么招募手段或工具可以最有效地与候选受试者进行交流。

13.1.1.2　针对受试者的招募手段

受试者对于临床试验项目的了解是通过各种渠道实现的。图 13.1 展示了参加临床试验的受试者的来源调查结果（Thompson，2004）。从这一结果中可以看出，临床试验广告是一种直接面向广大人群并触发潜在受试者自我鉴别参加试验项目资格的较为有效的工具之一。宣传临床试验的广告工具通常有报纸、电视、电台、网络媒体或平台、海报或公告等。采用何种广告工具取决于申办方的招募策略、区域听众和观众的分布和习性以及媒体工具的播放回应率和费用水平等因素。广告计划应当作为试验项目筹备工作的一部分从一开始就着手准备。一般来说，如果申办方预计由于试验方案的特殊性试验项目的受试者找寻可能挑战性较大的话，广告手段就应该从试验项目启动后立即实施。试验项目完成招募的时间紧迫或试验项目招募进展不理想时，都可以考虑运用广告手段来改善招募进展。临床试验广告不能对研究药物做出任何形式的声称，如它是安全和有效的，或比其他同类药物更有效或等效等，因为临床试验的目的就是要证明这些事实。广告应当解释试验物资是研究或试验性质的，并应避免使用"新的治疗"字样，因为它有暗示研究药物/器械已被证明和批准的意味。同时，在广告字面上不应过分突出和强调受试者将得到津贴。图 13.2 比较了两个广告词的样板，第一个广告词显然不适宜被批准。一般来说，广告词信息应当只限于让受试者知道什么性质的试验研究和自己是否符合参加要求。常见的临床试验广告词的内容可以包括：研究目的和条件；研究的主要症状和招募对象；一些参加试验的益处（如可以获得免费体检、车旅费报销等）；受试者需要参加的时间长度；研究机构或研究者的名称和地址；联络方式和信息等。

此外，媒体广告是一个动态的过程。申办方应当对媒体广告效应不断进行分析和管理。基于反馈数据，媒体广告可以进行相应调整，以期取得最大效应和减少不必要的费用浪费。这种媒体广告效应管理可以通过每个电话反应费用（CPC）的模式来计算，即 CPC＝电话反应数/某项媒体广告总费用。通过这种方式的监督可以分析最大投资回报结果。

由于网络的普及和有效性，针对潜在受试者的网络广告或专项网站正在成为联络试验项目适应证患者及其家属的有效手段。申办方在设计网络广告时，在设计艺术和广告措辞上都应当遵循 GCP。试验项目相关网站也是向潜在受试者及其家属提供教育和试验信息的有效方式之一。利用网络的属性，申办方可以将预筛选问答以相应的地方语言登载在这种专项网站上。潜在受试者在与申办方或研究机构联络前可以通过这种预筛选问题自我鉴别是否达到试验项目所要求的基本标准。

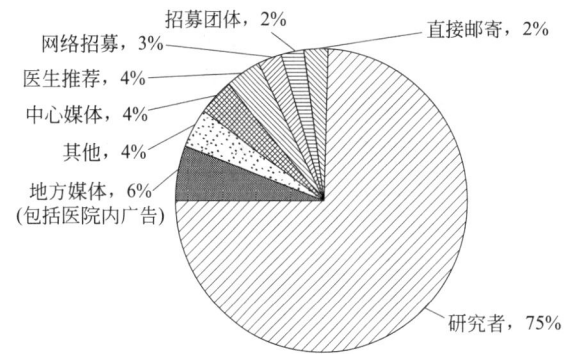

图 13.1　临床试验受试者来源示意

```
①  更年期治疗的新方法

   经过2周的治疗可以控制您的
   更年期症状，并获得1000元的
   参加本试验项目的财务补偿

   正在招募受试自愿者。
   试验周期为30天，每天服用药物片剂4颗。
   有兴趣者请联系abc(123-345-5678)
```

```
②  您正在为更年期症状所苦恼吗?

   正在招募受试志愿者参加一项试验性
   药物缓解更年期症状的疗效研究

   受试志愿者应当有更年期症状至少3个月。
   参加者可获得免费症状检查和诊断

   详情请联系abc(123-345-5678)
```

图 13.2　临床试验项目广告词脚本比较

利用一些第三方的专业数据库，申办方可以运用预设的筛选软件有目的地选择可能符合入组标准的候选受试者。一旦发现合适的候选受试者，申办方或研究机构可以用电子邮件的方式直接向他们传递试验项目信息，并征询他们的意愿。这种直接与患者交流信息的方式比传统的宣传方式所得到的回应率要高得多，常常可以达到 15%～30%。

另一种申办方和研究机构可以考虑的招募措施是向潜在受试者或被推荐的受试者发送欢迎信函。在不违背 GCP 的前提下，除了向候选受试者表达感谢和欢迎之意外，欢迎函还可以列出一些试验项目的意义和简要信息。这种与候选受试者的初步交流形式往往可收到较好的反馈和评价。对于已经同意参加试验项目的受试者也可以专门准备一份欢迎函，除了对他/她同意参加临床试验项目表示欢迎外，还可以利用这个机会说明他/她参加这个试验项目需要注意的事宜和应当完成的义务。

受试者招募手册可以列出一些试验项目的基本信息，使可能的受试者及其家属对临床试验的性质、程序和要求等有较好的了解。这种手册可以在与候选受试者初次见面时发给他们，以便他们在签署知情同意前可以充分对试验项目有所了解和考虑。这也是一种与受试者进行交流的有效方式。

受试者访问卡是一个较受受试者欢迎的小型文件。这份卡片通常以友善的语言和形式列出试验项目的访问和程序流程图。它可以被制作成带有磁性的卡片，便于受试者粘贴在家中的冰箱或其他较为醒目的地方。

由于任何打算面向受试者的广告通常被视为受试者知情同意程序的一部分，这类广告通常在运用前必须得到伦理委员会的批准。在递交伦理委员会审批之前，申办方的项目经理或监查员应当对广告内容进行必要的审核，以确保它符合申办方和 GCP 的要求。面向其他的广告，如针对医疗专业人员的文件（信函、培训材料等）或针对试验项目财务投资者等，均不要求伦理委员会的批准文件。

电话应答中心是另一项便利患者与申办方或研究者之间交流的关键措施。有兴趣的候选受试者从媒体、网络和宣传海报了解了临床试验信息后，他们往往按照联络方式拨打热线电话咨询进一步的临床试验细节。这种电话应答中心可以分为自动应答和人工服务两大部分。在候选受试者通过选择键按钮的方式回答了一些基本问题后，电话系统可以对候选者做出初步筛选。如果电话被进一步接通至人工服务时，电话应答员可以根据试验方案的筛选标准进一步对候选者进行筛选。电话应答中心服务的成功关键在于完成电话对话和相关信息转移至研究机构后，研究机构对候选受试者的后续联络。对于电话初筛符合要求的候选者，电话员可以在结束对话前直接与候选者约定首次研究机构访问时间，完成知情同意和筛选流程。这种方式也可以运用于网络筛选程序中。候选受试者在通过网络初筛后，直接在网上被约定首次研究机构的访问时间。这种线性互动管理（电话→筛选→约会访问→确认访问）模式有利于改善招募和留置受试者。尽管有时这些候选受试者可能并不符合正在招募的试验项目的要求，但他们留下的联络和健康状况信息却可能成为申办方今后其他临床试验的受试群体资源。

预筛选准备包有利于让候选受试者对即将到来的首次研究项目访问从思想上做好准备，也起到鼓励和方便受试者参与试验项目的作用。其中包括的信息有但不限于：便于受试者容易地找到研究机构的地图和交通路线信息、研究机构人员联络信息表、首次访问注意点、常见问题解答、疾病特殊信息等。

"欢迎"招募包是另一个研究机构用于协助候选受试者参加试验项目的温馨工具。这个工具包有助于受试者处理一些试验项目有关的琐碎事务，其中的内容可以包括但不限于：参加临床试验须知、特殊试验项目信息、评价或意见卡、费用报销单、研究机构专人联系名片、受试者个人文件分类夹、供研究机构参考的受试者联络信息等。

13.1.2　预测招募受试者人数

在准备临床试验项目时，最常问的问题就是"我们的招募率应该设定为多少？"或"我们成功完成招募目标的把握有多大？"等。一般来说，无论临床试验的准备计划有多完善，从经验上看在整个临床试验完成过程中准备计划只能占成功率的 80%，另外的 20% 取决于对试验项目实施的结果。所以，预估招募受试者的状况有助于申办方尽早鉴别可能的困难和制定相应的对策。最常用的预估招募率的方法是回顾过去完成试验项目的经验，尤其是既往类似或相同适应证的招募率、平均每个月有多少受试者供筛选等。当然，每一个试验方案的难易程度不同，研究机构所处的环境对于受试者人群的分布也有着变数影响。因此，在考虑了历史经验的同时，还应该对新的试验项目方案的具体状态进行实际的评估，并对每一研究机构的状况有所了解。

13.1.2.1　Lasagna 规则

Lasagna 规则是著名的预测临床试验研究招募状态的规则（Spilker，1996）。在一个研究实际开始前，预测招募率往往总是比现实招募率要大得多。一旦试验项目启动，由于诸多原因，绝大多数可招募对象却消失得寥寥无几。一旦试验项目结束，可招募对象似乎又变得多了。这是大多数临床试验项目启动后招募进度远远落后于预估进度而不得不延长招募时间窗的原因所在。图 13.3 显示了 Lasagna 规则曲线图。这种招募趋势大起大落的原因不外乎以下几点：

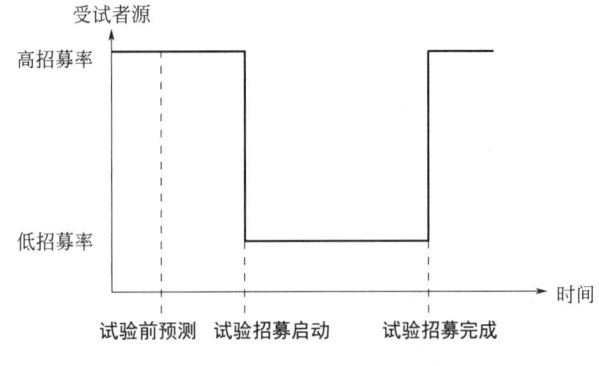

图 13.3　Lasagna 规则曲线

① 在可行性调查阶段，研究者乐观地估计了自己的受试者资源。在阅读了试验项目方案中入选和排除标准后，原预估的受试者人数降低。

② 符合条件的受试者不愿意参加试验项目。

③ 在某一区域，非参加试验项目的医生不愿意向符合入组标准的受试者推荐参加试验项目。

④ 符合条件的受试者人员分流入竞争性试验项目中。

⑤ 由于地理位置的限制，受试者无法如愿参加试验项目。

13.1.2.2　筛选/招募人数和速率的预测

在预测筛选/招募受试者人数时，需要考虑的因素如下：

（1）试验方案的标准　如目标人群是什么，清洗期、治疗期和随访期有多长，筛选失败率是多少，入组并需要完成疗效评价的受试者人数是多少，受试者的脱落率是多少等。

（2）筛选因素的影响　如试验项目的复杂性，发现受试者人群的难易程度，入组和排除标准的严格性，竞争性试验项目对受试者招募的干扰等。

（3）区域和管理等因素的影响　参与国家和地区的数量，研究机构的数量，各国和地区药政/伦理批准对招募期的影响，研究机构和研究者的经验，临床试验药物供应对招募的影响，季节因素的影响（对某些疾病种类而言），社会和政治环境的影响（如节假日、战争、宗教等）。

（4）研究机构招募潜力因素　一旦研究机构确认参与后，需要进一步了解其招募潜力作为制订招募管理计划的依据，诸如：

① 既往试验项目招募率，每月筛选的受试者人数，完成招募指标的时长或主要招募源等。

② 预估的受试者源来自于研究机构、研究科室或门诊人数的分布状况。

③ 如果来源于研究机构，受试者主要分布或集中在各机构科室或门诊的状况，包括但不限于

• 这些科室与参与的研究科室关系如何；

• 有受试者源的科室医生与研究科室主要研究者或次要研究者的联系或活动程度如何；

• 获得其他机构科室患者状况的途径或方法有哪些；

• 机构内患者源科室推荐至研究科室的可行性如何；

• 机构内推荐或转科室的可能途径和流程是什么；

• 是否涉及推荐费用或及其金额，以及如何支付。

④ 如果来源于研究科室，主要研究者或次要研究者手中的受试者源各是多少。这有助于日后在项目进行阶段，项目经理和 CRA 策划重点跟踪的目标和考虑应采取的促进方式。

• 若研究经费需要分配给次要研究者，需考虑与主要研究者间的费用分配比例或方法，以及应采取的费用支付方式；

• 若次要研究者可能是试验项目招募的主力军，或未来适应证领域的新生代力量，需考虑激励次要研究者积极性的措施，或增强和维护与次要研究者的互动方式。

⑤ 研究机构或研究科室目前每月或每年的就诊人数，其中可供筛选的潜在受试者人数状况和分布到月度招募率的结果。

⑥ 如果科室或研究机构受试者源不足以支持计划的研究机构招募人数，剩余的拟招募受试者人数需要考虑研究机构外推荐或社会招募（可能涉及招募公司介入），或在参与的研究机构间招募受试者人数比例的重新调整。

⑦ 在试验进行过程中，需要根据实际招募进展对招募计划做好动态调整。

在综合上述因素后，可以根据研究机构的启动快慢和可行性调研时获知的筛选率来预测筛选速率，从而制定出合理的招募周期和预测的招募曲线。表 13.4 列举了根据研究机构启动日期、首位或末位受试者入组（FPI 或 LPI）和首位或末位受试者完成末次试验访问（FPLV 或 LPLV）的时间，来预测某项试验项目中各个国家或地区受试者筛选速率结果，以及总的筛选/招募受试者速率状态。图 13.4 则是根据筛选速率数据描绘的筛选/招募速率曲线图，其中各国和地区的每月筛选人数是根据可行性调查结果和研究机构的启动数量而预测的。由此可见，筛选/招募速率的预测有助于设计试验项目招募周期和整个试验项目所需的时间长度。

表 13.4　试验项目筛选受试者速率预测表

月份		1	2	3	4	5	6	7	8	12	10	11	12
周数		4	4	5	4	4	5	4	4	5	4	4	5
中国	筛选进度	伦理批准	FPI		FPLV							LPI	LPLV
	筛选数		40	50	40	40	50	40	40	50	40		
韩国	筛选进度	伦理批准	FPI		FPLV					假日		LPI	LPLV
	筛选数		8	10	8	8	10	8	8	10	8		

续表

月份		1	2	3	4	5	6	7	8	12	10	11	12
周数		4	4	5	4	4	5	4	4	5	4	4	5
英国	筛选进度			伦理批准	FPI		FPLV	假日	假日		LPI		LPLV
	筛选数				24					30	24		
巴西	筛选进度						伦理批准	FPL		FPLV/LPI		LPLV	
	筛选数							32	32	40			
总研究机构	筛选进度	研究者会议	FPI		FPLV						LPI		LPLV
	筛选数		48	60	72	48	60	80	80	130	72		
总计			48	108	180	228	288	368	448	578	650		

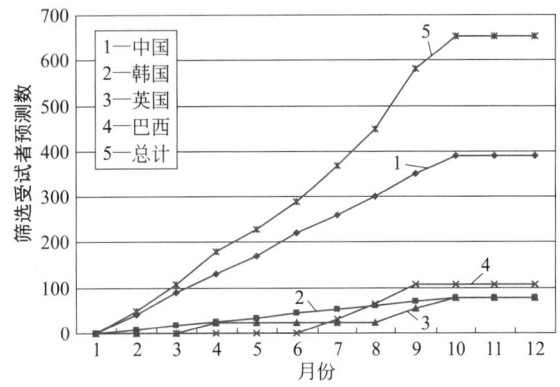

图 13.4　试验项目受试者筛选进度预测示意

13.1.2.3　招募率计算

在计划试验项目需要多少时间才能完成预计的招募目标，即首位受试者首次访问到末位受试者首次访问需要多少天完成时，所涉及的变量因素包括：需要的总随机受试者人数（s）、随机入组率 v[人/（研究机构·月）]、招募的时间窗 t（月）、参加招募受试者的研究机构数（n）。

推算试验项目招募受试者需要的时间（t）可设定为：

$$t = s/(v \cdot n)$$

例如，有一个试验项目需要招募 480 位受试者，申办方计划邀请 40 家研究机构参与此试验项目。经过可行性研究发现研究机构的平均招募率为 0.5 人/（研究机构·月）。则完成该临床试验项目招募目标所需的月数为：

$$t = 480/(0.5 \times 40) = 24 \text{ 个月}$$

也就是说，这项试验项目如果邀请 40 家临床试验机构参加试验项目的话，起码需要 24 个月才能完成招募 480 位受试者的目标。

再例如，一项Ⅲ期临床试验方案计划在 12 个月中招募 480 位受试者，共有 10 家研究机构参加这项试验项目。为了完成这个招募目标，每家研究机构每个月平均需要招募 4 位受试者。假设试验项目的招募进度落后于预计时间表，在过去的 4 个月中才招募了

50 位受试者，即每家研究机构每月平均招募受试者人数 1.2。在这种情况下，根据招募变量因子公式，每家研究机构在剩余的 8 个月中平均每月需要招募的受试者数可以计算为 $v = [430/(8 \times 10)] \approx 5.4$。显然，按照这个招募率如期完成这项临床试验项目的难度较大。在排除了其他可能影响受试者招募的因素后，申办方的项目经理应该考虑是否需要增加研究机构数量或延长受试者招募时间窗。

如果落实到具体国家和地区，再加上研究机构被启动的时间和剩余的招募时间等因素，根据实际剩余的招募时间和该国家或地区的参与的研究机构数目，可以推算出该国家和地区研究机构需要完成招募目标的可能性有多少。例如，澳大利亚有 6 家研究机构参加某项Ⅲ期临床试验项目，该国家的可行性研究结果表明他们的研究机构总共可招募 45 位受试者。如果按照正常的招募率 [1 人/（研究机构·月] 来看的话，澳大利亚需要 7.5 个月才能完成招募目标。整个试验项目的招募周期为 12 个月。可是，由于药政审批等因素，澳大利亚研究机构的启动比试验项目中第一个启动的研究机构晚了 4 个月，这就意味着澳大利亚只有 5 个月的招募时间。显然，原来的招募率在这种情况下已不适合。运用上述推算招募时间的原理，可以得出在现有的招募时间内，澳大利亚的研究机构必须达到的招募率应该为：

$$v = 45/(5 \times 6) = 1.5 [人/（研究机构·月）]$$

如果参考澳大利亚在Ⅱ期临床试验中的招募率为 0.8 的话，显然澳大利亚在 5 个月的时间里完成招募目标的风险较大。所以，项目经理和监查员需要首先与各研究机构的研究者积极磋商对策，分析有否进一步扩大招募率的可能性。其次，再考虑启用应急措施，如增加研究机构数目或减少招募受试者人数等。同时，分析是否有可能将澳大利亚可能造成的受试者招募指标短缺由其他国家或地区招募率较高的研究机构来填补。表 13.5 为这种试验项目招募计划和实际招募进度相结合的管理统计表示例。

13.1.2.4　区域因素考量

地区人口学和疾病发生率的统计数据与研究机构的地理位置对招募人群数有着很大的影响。一般来说，如果候选受试者乘坐汽车在 30～45 分钟内可以到达研究机构的话，他们参加试验项目的意愿较高。如果候选受试者到达研究机构的时间超过 45 分钟，他们参加试验项目的意愿可能会大大降低。如果超过 1 个小时，他们可能不愿意参加试验项目，特别是试验项目要求有较多的试验访问时。结合疾病发生率，招募人群数可以被较好地预估。例如，如果某城市有人口 3 百万，假设抑郁症的发病率为千分之二的话，则这座城市的抑郁症患者约有 6000 名。假设有五分之一的受试者满足 30～45 分钟车程距离到达所选择的研究机构，则该研究机构可招募的抑郁症人群约有 1200 名。

13.1.2.5　广告因素考量

广告策略的计划与受试者招募的预测有着密切的关系。运用历史的招募资料，可以估算出随机招募受试者和知情同意受试者间的比例关系。由此演绎推算可以评估出是否有必要投资广告费用去获得预期的招募目标。对于有较多病症人群存在的临床试验来说，被推荐的受试者与其中愿意签署知情同意书而进入筛选期的受试者比例约为 3∶1，通过各种渠道征询和获得回应推荐受试者的比例约为 5∶1，获知广告信息的人数与受广告影响而询问有关试验项目的患者人数比例约为 8000∶1。例如，某项有 30 家研究机构参加的Ⅲ期临床试验项目需要在 6 个月内招募 500 位受试者，从Ⅱ期临床试验的经验来看，被筛选的受试者与被招募入组的受试者比例约为 4∶1。流行病学统计资料显示该试验项目适应证患者总数为 400 万。由于招募时间窗较短，是否有必要运用广告策略来加快招募速率尚有待决定。表 13.6 列出了广告推广（包括医生征询）人群目标与受试者的招募目标间的关系。根据这个比例关系可以评估广告效应的投入是否有可能使 30 个研究机构在 6 个月内达到招募 500 位受试者的目标（表 13.7）。通过这个关系演算和实际的广告费用，也可以评估广告投入与获得的候选受试者回应和招募成功率是否符合申办方的期待。

从表 13.6 和 13.7 的结果来看，这项试验项目的招募目标似乎略微夸大，其依据如下：

①　每月每个研究机构平均 33 人次的自荐或推荐通常较难实现。

②　每月每个研究机构 47 人次的受试者访问事件对于任何研究机构来说都可能过于繁重。

③　与过去招募率为每个研究机构每月 1.2 人次相比，3 人次的招募目标增加了 1.5 倍。

④　一般广告效应的个人接触回应率约为 7～10 次/人。如果某候选受试者在反复接触广告信息超过 10 次，还未引起其对广告信息中宣传的试验项目的兴趣和联系相关研究机构了解进一步的详情的话，广告信息对该候选受试者的宣传无效。所以，人均 60 次的广告接触无助于候选受试者对试验项目咨询的行为。

⑤　240000000 人次的广告目标费用可观，一般的广告效应很难达到这一目标人群数。

当然，上述的广告效应与招募率的关系分析只是一个理论上的推算。虽然它有助于申办方的项目经理统筹招募计划和广告策略的操作和管理，但实际临床试验环境对招募率的影响是一项需要考量的因素。平衡和及时调整区域招募目标有时对试验项目的招募率的改善有着积极的影响。

从上述的简要讨论中可以看出，临床试验招募成功的因素不仅只取决于试验方案拟定的选择标准，还与研究机构管理和操作试验项目能力、它的地理位置和设备是否满足试验的需求有关。在实际的试验项目过程中，种种无法预料的因素可能使试验项目的进度无法达到预期的目标。这种情况下，可以考虑的其他改善招募目标的方法还包括：减少每个国家和地区或每个研究机构的受试者招募指标、增加研究机构数量、改变研究机构选择标准（包括增加或减少国家或地区）、扩大受试者招募活动（如增加广告宣传）、修改招募时间窗、修改试验方案招募标准等。

显然，制定合理的传媒广告策略对试验项目的成功至关重要。首先要明确直接用于招募受试者的广告是有目的地让潜在受试者看到或听到从而参加试验项目，其本身不是令人抗拒的行为。其中广告的载体包括但不限于报纸、广播、电视、网络、公告、海报和传单等。此外，利用政府审批的互联网站发布固定模板的基本的研究信息如研究题目、研究目的、方案摘要、基本入排标准、研究中心名称及联系方式等是目前各国都在推行的临床试验项目宣传途径之一。例如，经过药政部门批准的试验项目公布在政府临床试验项目信息网站上，其登载的临床试验信息不需要预先通过伦理委员会的审批。其他公共网站的试验项目宣传发布，无论是固定模板或在固定发布模板上增加额外的描述性信息，都需要经伦理委员会的审批，以保证它没有从中强调或者暗示超过临床方案和知情同意书界定的肯定疗效或者其他获益。任何受试者招募广告仅限于给预期参加的受试者提供判定自己是否符合入组要求和获益情况的信息。伦理委员会在审批临床试验广告时，可以和不可以包含的要素分别如下。

（1）可以包含的试验项目信息

①　临床研究者或研究机构的名字和地址；

②　研究的疾病、研究条件和/或研究目的；

③　扼要概述入选和排除标准；

表 13.5 试验项目进度计划表示例

国家/地区	计划招募受试者数	研究机构数	招募率[0.5人/(研究机构·月)]	从前期试验项目获得的国家特殊平均招募率（根据项目Ⅱ期试验结果）	依据Ⅱ期经验招募本项目的平均招募率	目前已招募的受试者数	目前已达到的招募完成率	目前已启动的研究机构	首家研究机构启动日期	目前预定的关闭筛选受试者日期	招募时间/月	按0.5人/(研究机构·月)推算达到计划招募数所短缺的月	按Ⅱ期经验招募率达到计划招募率所短缺的月
阿根廷	34	6	11.3	1.6	3.5	4	11.8%	2	2007/1/2	2007/4/30	3.12	7.4	-0.4
澳大利亚	45	6	15.0	n/a	n/a	0	0.0%	1	2007/1/19	2007/4/30	3.4	11.6	n/a
保加利亚	50	3	33.3	3.7	4.5	3	6.0%	2	2007/1/18	2007/4/30	3.4	29.12	4.5
加拿大	34	7	12.7	n/a	n/a		0.0%	3	2006/11/19	2007/4/30	5.4	4.3	n/a
中国	120	9	26.7	n/a	n/a	3	2.5%	3	2007/1/22	2007/4/30	3.3	23.4	n/a
中国香港	10	1	20.0	n/a	n/a	7	70.0%	1	2006/12/15	2007/4/30	4.5	15.5	n/a
匈牙利	42	7	12.0	1.4	4.3	0	0.0%	0		2007/4/30			4.3
印度	260	15	34.7	n/a	n/a	36	13.8%	12	2006/12/21	2007/4/30	4.3	30.3	n/a
波兰	83	12	13.8	1.2	5.8	1	1.2%	3	2007/1/17	2007/4/30	3.4	10.4	2.3
俄罗斯	100	14	14.3	1.2	6.0	40	40.0%	12	2006/12/8	2007/4/30	4.8	9.5	1.2
泰国	72	3	48.0	n/a	n/a	15	20.8%	3	2006/12/14	2007/4/30	4.6	43.4	n/a
美国	300	65	12.2	0.3	15.4	66	22.0%	45	2006/10/10	2007/4/30	6.7	2.5	8.7
总计	1150	148	20.6			175	15.6%	81	2006/10/10	2007/4/30	6.7		

表 13.6 招募目标和广告效应人群比例关系

项目	应招募人数	需筛选的人数	需推荐人数	需征询人数	需广告目标人数
比例关系	4:1	3:1	5:1	8000:1	—
相应人群数	500	2000	6000	30000	240000000

表 13.7 研究机构招募目标与广告效应关系

参数	评估原理	结果
需推荐人数/(研究机构·月)	6000÷30÷6=33	每个研究机构需要每月至少获得33位候选受试者的提名
需筛选人数/(研究机构·月)	2000÷30÷6=11	每个研究机构需要每月至少筛选11位受试者
需招募人组人数/(研究机构·月)	500÷30÷6=3	每个研究机构需要每月随机招募3位受试者
总人数/(研究机构·月)	33+11+3=47	每个研究机构每月需要接待47人次受试者
每位患者获得的广告信息次数	240000000÷4000000=60	每位患者有该试验项目适应证的患者平均接触同样广告信息的次数为60次

④ 简洁说明参与可能的获益，例如，受试者无须支付的健康检查或接受"免费体检"等作为受益条款，以达到招募的目的；

⑤ 受试者需要花费的时间或义务；

⑥ 获取进一步信息的联系人和联系方式；

（2）不能包含任何带有诱惑性倾向的要素

① 强调或暗示超过临床方案和知情同意书界定的疗效或者其他获益；

② 有非适当的胁迫的措辞；

③ 词语不能直接或者间接宣称正在试验的药物、生物制品或器械是安全或有效的，或者宣称正在试验的物质已知的效果等同或者优于其他药物，但可以说明正在研究中的药物/器械的安全性和疗效是尚需通过研究验证的；

④ 任何针对试验药物、生物制剂或器械研究的招募广告不能在没有解释所测试物品是正在进行研究中而使用"新治疗""新药物治疗"或者"新药"等措辞，因为"接受新的治疗"会误导受试者相信他们将接受一种新的而且被证实更好的产品；

⑤ 广告中避免使用"免费治疗"等词说明受试者参与试验是免费的，如果想跟受试者说明参加研究不需要支付费用，广告中可以声明受试者的费用会被申办方支付；

⑥ 有关报酬的信息不应该被特别标注，如通过加大、加粗字体强调所被支付的金额，或使用较大或较粗的字体强调报酬支付；

⑦ 广告中需要避免表示过分夸大的任何其他承诺。

候选受试者在签署知情同意书之前接触的任何有关临床研究资料都应当被视为试验项目宣传材料组成部分，都必须获得药政部门批准（如试验项目登记平台），或相关研究机构伦理委员会的批准（如招募材料）。任何未经批准的面向受试者的传播材料，尤其是借此收集患者联系信息与隐私医疗数据等，甚至尚未授权的非研究参与人员或无权做知情同意的非医疗人员与受试者进行试验项目知情同意交流，都是违背《赫尔辛基宣言》和 GCP 要求的。因此，临床试验的申办方和研究机构干系人都不仅需要遵循法律要求，还应当在试验项目中伦理道德和患者的医学获益等更高层次的道德标准作为临床试验的行为准则。总之，需要强调的是根据 GCP 和药政法规要求，伦理委员会对招募广告负有不可推卸的管理权限。

在 I 期临床试验中，有时需要招募健康志愿者。虽然健康志愿者不太可能将试验干预理解为治疗，但在招募材料中，亦应尽量避免使用"治疗"这一术语，因为这种表述在一定程度上暗示干预是安全、有效的，而非单纯出于研究目的。在 I 期的健康广告文本中，应谨慎使用"免费体检"的广告语，除非研究者会将有用的健康信息反馈给参与者本人。此外，在列举研究受益可能时，应注意不要强调受试者对医疗研究能有所帮助，因为I期阶段的试验产品上市的概率很小。过于强调受试者对医疗研究的帮助的表述具有一定的误导性，或过于乐观地估计了参与者的影响。

13.2　受试者的留置

成功招募受试者加入试验项目只是临床试验操作和管理的第一步。保持受试者继续参与试验项目的动力，特别是试验项目需要较长时间完成时，才是保证试验项目顺利完成的关键。毋庸置疑，每一项试验项目都会不可避免地面临受试者的脱落，其原因不外乎不良事件、疾病恶化、个人或家庭因素等（参见10.1.4 节）。但这些脱落只是占受试者离开试验项目的很小部分，有时大多数的脱落是由受试者的不愉快经历所造成。由于受试者脱落的因素，临床试验通常都会要求招募比实际需要略多些的受试者，一般比实际需要多 10%～25% 的受试者，以确保有效受试者数据终点的数量能满足预定的统计学要求。但由此带来的费用上的增加也给申办方造成不小的负担。所以，受试者留置的努力不应当在招募完成后才开始考虑，而应当在试验项目计划阶段就开始着手准备。良好的留置计划和实践可以降低受试者的流失。从某种意义上来说，它可间接地降低由于需要过多招募受试者所带来的招募操作费用的降低。

为什么说受试者留置策略很重要呢？每一位受试者的离去都意味着申办方试验项目费用的增加和数据严谨性的影响。这些方面体现在：

① 已经投资在筛选和招募脱落受试者所花费的申办方和研究者的时间、努力和研究机构资源的损失。

② 重新招募填补脱落受试者名额必须花费的另外的资源、时间、筛选和招募的测试努力等。

③ 可能影响试验项目的招募时间窗，也意味着新的治疗药物的上市延后。

④ 对于盲性试验项目来说，受试者的脱落有可能造成双盲多治疗组别的不平衡，而这种不平衡对最后试验结果的统计学意义影响只有在试验数据锁定和揭盲后才能知晓。一旦出现真正意义上的统计学上的不平衡差异，试验结果的治疗学意义有可能受影响。

⑤ 过多的受试者脱落也会造成研究机构参与试验项目的热情和意识降低。

在保持受试者参加临床试验项目热情方面，研究机构的临床研究协调员起着重要的作用，而申办方的监查员与临床研究协调员的合作和对他们的帮助也有助于受试者的留置。最重要的是项目经理应该把受试者招募和留置计划和实施始终摆在管理和操作试验项目的首位。在这种团队的协同下，临床试验的完成质量能够得到保证。

13.2.1　受试者留置的常见挑战

受试者提前退出临床试验项目的原因有两个方面。一个是受试者由于某些原因自我选择退出试验项目，另一个是研究者鉴于某些因素终止受试者参与试验项目。申办方积极帮助研究机构留置自我倾向退出试验项目的受试者应该成为受试者留置策略的重点。从受试者的方面看，除了不良事件、疾病改善不明显等医疗原因外，常见的受试者选择自我终止参与试验项目的原因有：

① 受试者对于继续参与试验项目的重要性认识不清；

② 受试者感到遵循研究要求对于他们来说已成为一定的负担；

③ 试验药物的口感使受试者无法坚持忍受；

④ 受试者感到研究机构人员的不友善和对自己的不尊重；

⑤ 受试者在试验项目访问中，每次接待的人员都不是一个人，或总是看不见研究者或临床研究协调员，而由他们不熟悉的人接待；

⑥ 受试者觉得每次花在研究机构诊所的等待或治疗时间过长，或访问过程过于匆忙；

⑦ 受试者觉得每次试验项目访问需要回答的问题和检查项目过多；

⑧ 受试者觉得没有人询问过他们的感受怎样，或没有机会向研究人员提出问题；

⑨ 有些受试者的性格导致他们害怕被问问题，或不敢提出问题；

⑩ 交通、孩童照顾、请假和弱势者行动不方便；

⑪ 朋友和家庭成员对受试者参与试验项目的不愉快；

⑫ 受试者对试验项目的某些程序或方面感到不安；

⑬ 受试者的个人生活发生了某些变化。

受试者总是有权利在试验过程中的任何阶段以任何理由退出试验项目。虽然研究机构人员有时对此无能为力，有些脱落原因还是可以通过试验项目留置努力而避免的。在管理试验项目中，临床研究协调员和监查员一旦发现受试者有经常或连续错过访问时间、不回复电话关怀或询问、对试验项目程序有不满情绪、工作或生活太忙而无法约定访问时间、显示对试验项目依从性的降低、朋友或家人的不配合等迹象时，就应该开始注意增加和受试者的沟通，表示对受试者困扰的关切和切实设法消除他们的不安因素。比如，如果受试者的住处离研究机构较远，可以考虑给受试者一定的交通补贴或报销路费，甚至过夜住宿费。

研究者对受试者终止的决定大多数出于医疗需要

的立场，如药物治疗的无效、不良反应影响患者的健康、患者状况的恶化、患者的死亡、患者的情况或安全性不适宜继续待在试验项目中等；有些由于受试者自身的原因而迫使研究者不得不将受试者从试验项目中退出，如受试者对试验方案依从性较差、患者出外旅游或搬迁而失去联络等；有些是由于研究者本身的缘故而无法继续让受试者留在试验项目中，如研究者的退休、从研究机构离职、研究者对试验方案的依从性差而被申办方终止试验项目合同等。对于后两种情况，申办方应该可以通过一些招募、留置和培训等计划和手段来加以防止和管理。任何受试者脱落事件，无论是出自受试者的选择或研究者的决定都应当全面记录受试者脱落日期和原因。

13.2.2　受试者留置计划和策略

在临床试验中，研究机构人员直接与受试者接触，他们是否对受试者保持良好态度、耐心与受试者保持交流和让受试者感受到他们的贡献对试验项目的重要性等都关系到受试者留置在试验项目中的成功率。研究机构应当设法让受试者在试验项目过程中感到愉快、重要和有价值。一些体贴入微的关怀实践可以增加受试者在试验项目中的留置率，这些实践大多表现在：

① 赠送一些特殊的试验项目纪念品，如杯子、手提袋、汗衫、帽子等。

② 除了受试者签署知情同意书后立即收到欢迎函（表13.8）或欢迎包外，还应准备感谢卡和感谢函（表13.9），以便于每隔一段时间和在试验项目结束时向受试者表示致意。

③ 受试者生日时不忘送上生日贺卡，节假日送上节日贺卡。

④ 在试验访问场所，安排配有咖啡、茶、小点心、杂志、报纸、电视机的舒适访问接待室，并注意候诊室的温度适宜。

⑤ 研究机构人员尽量与受试者保持稳定的1对1的交流关系，以增加受试者的信任和交流。

⑥ 除了在首次访问时，给受试者试验项目访问流程日历和每次访问结束前给受试者下次访问预约卡外，在每次访问之间和之前，最好还记得与受试者电话交流和提醒。

⑦ 如果受试者有交通不便或家庭幼童照顾问题，最好设法给受试者安排车辆接送，或帮助安排临时儿童照顾。

⑧ 帮助驾车的受试者前来进行试验项目访问时解决泊车的问题。

⑨ 研究机构人员在适当的时候可以与受试者就进展情况进行交流，让受试者感到他们对研究的贡献和与试验项目的重要关联。

表 13.8　欢迎受试者函示例

> ［日期］
>
> 尊敬的（姓名）：
>
> 　　首先对您志愿参加［试验项目编号］临床试验表示欢迎。如您所知，这项［试验项目编号］研究是为了评价一个新的治疗［适应证名称］药物的有效性。
>
> 　　作为这项有意义的临床试验的参与者，除了可以受到一项新的研究药物治疗您的［适应证病症］外，您还将收到有关协助您作为这项研究参与者而特制的材料。这些材料包括：
>
> - 研究访问日程卡——有助于您查阅本试验项目程序和在每次访问中需要进行的治疗或检查项目
> - 研究药物服用指南——指导您何时服用研究药物和怎样服用，并记录药物的服用
> - 每次研究访问的预约卡——有助于提醒您下一次的访问日期
> - 可供您家庭成员阅览的手册——有助于他们理解您所参与的临床试验项目、您的疾病的治疗和协助您完成参加这个试验项目，如受试者日志的记录等
>
> 　　一旦该新药未来获得批准，任何与您有相同病症而需要服用该药的患者将会从您的积极参与行为中获益。您的参与也有助于研究者们有机会回答有关该药的一些重要问题。更重要的是您对这项临床试验的贡献可能导致一个新的有效治疗［适应证］的药物的诞生。在此，特向您为此付出的时间和精力表示诚挚的谢意。
>
> 此致
>
> 敬礼
> ［研究者签名］
> （研究者姓名拼写）

表 13.9　向受试者致谢函示例

> ［日期］
>
> 尊敬的（受试者人姓名）：
>
> 　　首先请允许我以［试验项目编号］研究团队的名义，向您参加这一重要的临床研究项目深表谢意！为了参加这项研究，您贡献了大量的个人时间、精力和努力。您不仅依从这项研究的要求，还完成了所要求的研究访问，所有这一切对于任何研究来说都是至关重要的。我们对于您所做的所有努力再次深表致意。
>
> 　　您对这项研究的参与是人类在与［适应证名称］作斗争并努力发掘治疗这类疾病的新药过程中迈出的重要一步。您应当为您的贡献而自豪，没有像您一样的勇于献身的志愿者，医学治疗领域就难以取得发展。同时，我们期望对这项研究的参与也给您留下了一段难忘的经历。衷心预祝您在今后的生活中健康快乐。
>
> 在此向您表示我们的诚挚的谢意！
>
> 此致
>
> 敬礼
> ［研究者签名］
> ［研究者姓名拼写］

⑩ 在预筛选受试者阶段，研究机构在与候选受试者就参加试验项目意向交流时最好把对受试者的期待讲解清楚。在可能的情况下，研究机构应当在候选受试者开始进入试验项目程序前，向他们提供有关疾病或研究有关的教育材料。对于有不合作倾向的受试者在教育和知情交流阶段即把他们入选非合格和无参与试验项目动力之列。这样有助于降低受试者的早期脱落率。

⑪ 研究机构应当灵活调整访问时间，以利于受试者可能繁忙的日程。

申办方在试验项目准备和开始阶段，就应制订协助研究机构留置受试者的计划。研究机构通常并没有太多的时间、资源和技巧与受试者进行有效的交流。所以，申办方应当发展和提供一系列留置受试者工具。留置受试者策略有多种，常见的措施包括在表 13.10 中。

无论上述留置策略如何完美，保持受试者对临床研究的兴趣直接与研究机构人员和受试者的关系有关。任何措施和手段都不及研究机构人员真正的关心有魅力，让受试者感到他们值得留置，得到尊重、感激和聆听是取得留置成功的关键。所有这些都离不开人的情感接触。研究机构人员对受试者的交流应该是主动积极的，而不是被动反应式地进行。如果要用一句话来概括受试者留置策略，它就是受试者感受到关爱和感谢之意越多，他们愿意为试验项目的投入就越强烈。此外，申办方对研究机构人员的尊重和感谢之意也有助于让研究机构人员感到对试验项目所做努力的自豪。安排一些特别感谢事件和加强联络交流等都有助于增加研究机构继续参与的动力和效率。

最后，值得一提的是世界各国由于文化和法规的不同，在允许使用各种招募和留置工具，以及广告宣传方面存在着差异（Anderson，2007）。表 13.11 列出了某些国家对招募和留置受试者工具接受度的情形。在进行国际多中心临床试验项目时，项目经理应当对各国的要求有所了解，以确保招募策略符合当地习俗和要求。

表 13.10　常见受试者留置策略表

留置策略工具	内涵
支持留置项目指南	指导研究机构人员留置项目的目的和做法，并建议向受试者提供各项协议内容的时间表
受试者和家属通信	这个通信的目的是向受试者及其家属提供研究进展现状，试验项目信息和目前有关[适应证]的医疗信息
保健俱乐部文件夹	这份文件主要含有一些医疗和维护支持相关议题的信息。这个文件的内容可以根据试验项目的需求而编辑，并分成若干部分。某一部分讨论与研究保健生活方式或疾病有关的议题。某一部分均以医药卫生杂志文章的方式写出。某一部分以手册的形式在每次访问时分别发放。每次访问时研究机构人员可以和受试者就相关内容进行交流。比如， 访问 1：临床试验是什么和试验项目访问须知 访问 2：了解[适应证] 访问 3：[适应证]生活的风险 访问 4：和您的保健治疗小组一起工作 访问 5：管理和服从药物治疗 访问 6：与您的家人和朋友一起战胜[适应证] 访问 7：对敏感问题的交流 访问 8：提高对不良反应的认识 访问 9：旅行注意事项 访问 10：未来的规划
研究访问预约提醒卡	起到一个提醒受试者试验项目访问预约的目的，使研究机构可以在受试者的下一次访问到来之前填写访问预约日期和时间，以及必要时和研究机构的联络方式，并可以在下次访问前邮寄给受试者
研究日历和便条	起到一个既实用又简便常用的研究和预约日程提醒便条。带有图像的日历较容易得到受试者的青睐
奖励和鼓励奖	低成本的物质在研究期间阶段性地向受试者的参与和贡献表示感谢。由于伦理要求，所有与研究或此类状况有关的奖励物价值以不超过 10 元为宜（有些申办方公司有较严格的规定，不允许任何此形式的奖励）
研究机构通讯	着重于与研究有关的关键问题和修正，可以月刊或季刊的形式发表，可包括一些实用的有助于招募和激发研究机构的建议或技巧
家庭成员/监护者手册	向受试者家属或监护者提供有关试验信息、患者疾病状况和保健医疗要点，以利于支持受试者对试验项目的参与
留置温馨盒	盒内的内容物可以包括： • 节日/生日贺卡 • 感谢礼物（价值在 10 元以下） • 满意度反馈/评价卡 • 访问预约卡 • 访问提醒明信片 • 受试者通信 • 访问失约明信片 • 带有访问预约标志的日历
试验项目完成包	这个包里含有一些专业疾病或医疗团体的联络信息，有助于受试者在完成试验项目后可以不断得到疾病治疗的最新进展和援助。其他的材料可以包括完成临床试验证书、感谢信、未来新的临床试验优先卡等

表 13.11　部分国家对招募和留置受试者服务接受度一览表

国家	研究知晓传单和教育手册	医生给患者信	医生给医生信	客户审阅和筛选工作表	留置支持盒/卡/包	患者依从性援助
比利时	可以	可以	不可以	可以	可以	可以
巴西	可以	不可以	可以	可以	可以	可以
加拿大	可以	可以	可以	可以	可以	可以
捷克	不可以	不可以	不可以	可以	可以	可以
法国	部分	可以	可以	可以	不可以	可以
德国	部分	可以	可以	可以	可以	可以
匈牙利	不可以	不可以	可以	可以	可以	可以
印度	不可以	可以	可以	可以	可以	可以

续表

国家	研究知晓传单和教育手册	医生给患者信	医生给医生信	客户审阅和筛选工作表	留置支持盒/卡/包	患者依从性援助
韩国	可以	可以	可以	可以	可以	可以
墨西哥	可以	可以	可以	可以	可以	可以
波兰	不可以	不可以	不可以	不可以	不可以	可以
俄罗斯	可以	可以	可以	可以	可以	可以
西班牙	可以	可以	不可以	可以	可以	可以
美国	可以	可以	不可以	可以	可以	可以
英国	部分	不可以	可以	不可以	可以	可以

13.2.3　受试者脱落风险和管理

每一位受试者终止试验参与的原因多与受试者本人撤销知情同意、受试者失去联络、受试者服药依从性低，或研究者出于医疗安全性判断决定受试者退出有关。无论何种原因的终止都被视为受试者脱落，这些可能造成试验数据的不完整，导致试验结果的不可靠或不准确等风险影响。

（1）受试者撤销知情同意　表现在受试者由于个人、家庭、社会、工作或其他不明原因，明确表示不愿意或拒绝继续参加试验项目。虽然经过研究者的多次交流，但受试者不再配合试验项目要求受试者承担的试验项目义务和访问流程。受试者撤销知情同意的信息和证据需要研究机构记录在案。

（2）受试者服药依从性低　当受试者服药依从性低于 80%，且屡教不改时，申办方和研究者必须终止受试者继续参与实验项目。服药依从性低的受试者试验数据不能被用于试验结果分析数据集。服药依从性低的原因有很多，从不依从的主客观因素可分为以下几种：

① 主动不依从　表现在受试者主观不按方案要求服用药物或使用试验器械。主要原因包括疗效不理想、出现不可耐受的不良反应、服用口感差、使用方式过于烦琐、使用体验无法承受、药物服用/器械使用过于复杂、注射疼痛难以忍受、操作复杂、学习曲线坡度大、家人或朋友不支持、对生活及工作和学习产生影响等。受试者都可能会考虑退出。

② 医疗环境因素　表现在受试者体验不到好的医疗服务。例如，研究人员对受试者态度恶劣、不够尊重、诊疗场所不舒适或配置条件较差等都会导致受试者退出。

③ 非主动不依从　表现为受试者的非主观故意行为。例如，受试者年龄大或者行动不便、自理能力受限、记忆力差或认知缺乏等。

不依从试验方案要求的服药或使用器械要求，过多或过少服用试验药物或使用器械，对试验药物/器械安全性事件发生概率和严重度有直接影响，对干预治疗有效性判断也会产生干扰。这些都直接影响试验质量和结果的真实可靠性。

（3）研究者出于医疗安全性考虑决定受试者的退出　当药物/器械因素使疗效欠佳或存在不良反应时，研究者出于受试者耐受性、安全性或其他医疗需求考虑，会建议受试者终止试验的参与。此时，受试者本身对试验的期望也在下降，退出的可能性提高。

（4）受试者失去联络　表现在研究机构无法通过任何联系手段或方式联系到受试者，如电话、信件、电子邮件、家庭拜访等，并与其交流有关受试者需要依从或执行的试验项目义务或流程，导致无法继续收集到受试者的相关试验疗效和安全性数据信息。研究机构需要记录与受试者无法联络的信息作为受试者失访的证据。

试验项目管理计划和招募策略都应当制定受试者脱落风险管理的应对措施。常用的应对策略包括但不限于：

（1）科学合理的招募策略　试验方案的制订应将保护受试者权益放在首位，针对受试者的偏好在合理范围内调整方案操作，把握受试者需求，多方面考虑受试者需求等，这将直接关系到受试者的招募成效。例如，知情同意书是否简单易懂、是否显示对受试者的尊重、访问频率和受试者疗效评价频次是否会给受试者带来不便、是否有针对疗效较差受试者的应急治疗方案、是否有相应的受试者补助等。

（2）合理选择和管理研究机构　研究机构的质量直接关系到临床研究和受试者留置的成败，制订研究方案管理计划时应当确定研究机构遴选的标准。

（3）采取多样化的招募策略　传统的招募主要依靠研究者或者其他医生的患者资源，同时也可以借助广告或网络等其他媒体宣传试验项目。各种招募渠道的招募广告均应符合 GCP 及相关法规要求。

（4）采取受试者留置策略和研究者关怀宣教　除了因疗效或者不良反应而退出试验或不可逆转的个人

因素之外，大部分脱落是可以挽回的。研究人员对受试者的良好态度与耐心解答能够给受试者带来温暖，从而有效降低脱落率。可以针对依从性的不同，对受试者进行分类宣教，比如服药宣教、疾病宣教、不良反应宣教等。

（5）提供特色辅助工具卡片　研究开始时介绍疾病以及研究情况，争取家属的理解与同意；制订保健计划，有利于受试者的长期保健；试验开始之后，可以发放简单而温馨的访问预约卡或者访问日历，对受试者的随访起到提醒作用；研究流程指引卡、随访注意事项提示卡等，对每次随访的内容起到监督指导作用。

（6）提高受试者服药依从性　提高服药依从性可以从几个方面考虑：

① 研究者与受试者及家属的交流；

② 加强其对药物和治疗过程的理解，表明依从性的重要性及所带来的益处，并发动家属监督；

③ 访问期间发放定额和足量的药物，并充分说明如何用药，可做成便签贴在醒目位置；

④ 明确告知受试者可能出现的不良反应，一旦出现不良反应应及时寻求研究者的帮助；

⑤ 药物服用或器械使用卡通说明、语音提示指南、现场培训示范等可以提高受试者服用药物和使用器械的信心和依从性。

只有将受试者管理的风险最小化，才能减少受试者脱落率，保证临床试验的正常运转，保证试验数据的真实、准确和完整。

13.3　GCP 规程的依从性

现实社会中，任何时候都是既有计划又有变化，有 GCP 规程就有 GCP 非依从性。因而，规程的非依从性风险伴随临床试验的始终。采取有效的措施及时纠正和防范非依从性是每个临床试验参与者的职责所在，并与临床试验全生命周期质量管理形影相随。GCP 规程非依从性通常类别有：

（1）方案偏离（protocol deviation，PD）　指任何有意或无意偏离和未遵循经 IRB 批准的试验方案及其修订方案规定的治疗规程、招募标准、检查或数据收集程序的行为。常见的 PD 类别有：

① 知情同意；

② 入排标准；

③ 同期用药；

④ 实验室检查与评估；

⑤ 研究操作程序（包括访问超窗）；

⑥ 特殊 AE/SAE/SUSAR 的处理与报告

⑦ 随机化与双盲；

⑧ 试验用药依从性；

⑨ 有效性和安全性评估；

⑩ 法规或伦理规程；

⑪ 其他。

（2）GCP 违背　指严重违背 GCP 原则、国家监管法规、申办方或研究机构 SOP，以及伦理委员会批准的试验方案规定的治疗、检查或数据收集程序。这种违规危害研究的科学性和受试者的权益、安全性或福祉，改变风险-受益比或伦理原则，对试验数据的质量和可信性有严重影响。

（3）科学不端行为　指在临床试验建议、执行或审查中，故意伪造、篡改、抄袭或删除研究数据或记录。但不包括非故意下导致的错误或意见分歧。这里的伪造是指编造试验数据或结果，并予以记录和报告，造成试验数据及其结果不真实；篡改是指捏造试验资料、设备或过程，或有意更改或省略数据及其结果，造成试验记录不准确；抄袭是指在未经同意或引述署名的情况下，剽窃他人试验过程或结果，因而产生虚假的试验数据及其结果。

按照 GCP 规程非依从性责任主体分析，研究者、申办方和受试者都有可能发生方案偏离、GCP 违背和科学不端行为。偏离方案、违背 GCP 或科研不端行为都有可能损害研究的科学有效性，但严重的偏离和违背以及科研不端行为不仅仅背离了方案，还违背了科学准则和职业道德。偏离方案或违背 GCP 可能是研究参与者本身的问题，也可能是申办方或受试者等受到某些因素的影响所致，而科研不端行为的责任主体是实施不端行为本人。在某些特殊情况下，偏离方案是可谅解的，但严重违背 GCP 和科学不端行为是绝不可接受的。从药政监管的角度，虽然有些方案操作例外可能得到许可，但仍然会被视为方案偏离。目前，国际上大多数主要药物研发申办方都不接受方案偏离豁免的操作管理，因为这样做会对最终的试验数据分析结果造成偏倚。

13.3.1　试验方案偏离的起源和后果

ICH E3（R1）对方案偏离给出了定义，即无论有意或无意或不遵循伦理批准的试验方案规定而造成任何与试验方案设计或制订的流程的变化、差异或者偏离。同时还要注意以下几点：

① 有事件发生；

② 事件与方案或与方案相关的文件（如实验室手册）有关；

③ 该事件与出现故障、责任或者环境无关，以确保客观的判定方法（如样本在前往中心化验室途中破裂，受试者拒绝再次化验）。

临床试验的目的是评价试验药物的安全性和有效性。要做到评价结果的准确，受试者、申办方和研究者对试验方案和 GCP 的依从性是关键。但需要区别 GCP 依从性问题与方案偏离，即并非所有 GCP 依从性问题都属于方案偏离，除非是重要的方案偏离，因为临床研究是按照 ICH-GCP 的指导原则开展的。例如，受试者服用过期药物应视为严重的方案偏离，并且也是 GCP 伦理依从性问题。受试者对试验方案的依从性表现在若干方面，如试验访问的遵守、试验程序的遵从、试验自我记录的完整和试验药物的服用、按照方案要求进行安全性指标/主要疗效指标或关键的次要疗效指标的检查等。在所有这些依从性方面，除试验药物的服用外，大多数方面都可以通过研究机构人员的监督、申办方的执行和与受试者的协同完成。试验药物的服用取决于受试者的自我监督，特别是非住院受试者的试验药物服用状态。任何试验方案的偏离属于非依从性事件，非依从性效应应在试验结果分析报告中单独分析其对结果可靠性的影响。一般来说，偏离可能是不可预见性的或可以预见的。如果对关键数据和流程影响严重，其数据集应当从最后的试验结果分析中删除。试验方案偏离的影响程度大致可分为三种：

（1）一般试验方案偏离（minor PD）　　这种偏离只是逻辑或管理性地偏离试验方案，不会对受试者的安全和福祉产生实质性的作用，也不会影响所收集数据的价值，即不会影响结果的科学分析。偶然发生的偏离方案仅影响了个别非主要观察指标的数据，不足以影响研究的分析结果与结论。发生一般偏离/违背时，应当在 72 小时内报告研究者、监查员和项目经理，并采取有效的纠正措施。

（2）重要试验方案偏离（major PD）　　这种偏离有可能对受试者或他人造成伤害，或对主要试验终点的关键数据或流程质量和可信性产生不利影响，如数据质量差和/或缺失重要原始文件等。有些情况下，偏离方案情况虽然程度严重，但仅发生一两次，及时避免重复发生后，危害性也是可控的。发生重要偏离/违背时，应当在 72 小时内报告研究者、监查员和项目经理，后者需要立即报告医学监察员或项目总监、伦理委员会（按照伦理要求），并由医学监察员或项目总监对事件做出评估，提出纠正和预防措施。

（3）严重试验方案偏离（critical PD）　　这种偏离显著影响研究的科学性和受试者的权利、安全性或福祉，也改变风险-受益比或伦理原则，或可能严重影响试验数据完整性、准确度和/或可靠性，特别是造成关键数据/流程结果非真实可靠性风险。研究机构的任何欺骗或处理不当行为都被认为是关键性的，不管受试者是否受到伤害。如果一项试验项目发生过多的偏离方案，或同一偏离方案情况反复发生，特别是发生严重的偏离事件，就极有可能违背医学研究伦理道德或破坏研究的科学性和研究结论的可信度与可靠性。例如：

① 纳入的受试者违反关键入排标准，或未能采集主要终点所必需的数据，均可视为重要方案偏离，因为这些可能会影响试验的科学和伦理价值偏离。如果认为方案设计（包括入排标准）有缺陷，应考虑通过修改方案的措施予以纠正，而不是一味地违背入排标准招募受试者。

② 先于伦理批准而自行改变方案，样本或数据的遗漏或丢失，这些有可能造成数据完整性和科学伦理性问题。

③ 受试者接受了错误的治疗程序或不正确的记录，符合退出标准但并未退出，接受了禁忌药物或治疗，这些方案偏离有可能对受试者产生显著性和实质性的伤害。

④ 未签署知情同意书即开始让受试者进入试验项目程序等，并可能对受试者的护理和安全流程不利，或违反保密性；不充分或不合适知情等。

⑤ 篡改医疗记录，执行的测试或程序超出研究者专业范围和权限，这些偏离属于故意违反 GCP、政策及程序。

⑥ 未遵守当地法规或方案要求，反复小的方案偏离。

GCP 允许在必要时为了避免对受试者的直接危害的方案偏离，但这通常不应出现在入排标准相关的情况中，因为受试者在该过程中尚未正式入组试验。临床试验中有些申办方实施的 GCP 管理系统允许研究者联系申办方，通常是医学监察员，并请求预期批准偏离入排标准。在临床试验中使用这种豁免机制通常被认为是不合适的，使用这种豁免机制的临床研究有可能被视为不符合 GCP 标准。发生严重偏离/违背事件时，需要在 24~48 小时内报告研究者、监查员和项目经理，后者需要立即报告医学监察员或项目总监、伦理委员会、申办方 QA 部门、药政部门（如果要求），医学监察员或项目总监需要立即给出评估结论，并提出纠正和预防措施。必要时研究机构需要暂停试验项目直到问题解决。

其他严重试验方案偏离和 GCP 违背事件包括但不限于不当项目操作和管理行为，诸如捏造受试者、伪造部分原始数据、扭曲受试者身份和基本人口学信息、篡改不合格数据使其可以满足试验数据标准、临床试验原始数据和病例报告表记录不一致、受试者同时参与多项临床试验、安全性报告遗漏或不完整、临床监查不到位、财务违规行为、患者的不当行为、研究者或研究机构的不当行为等。如没有和申办方达成一致并事先得到伦理委员会的审查和书面同意，研究者不能有任何偏离方案的行为，除非必须立即消除对受试者的伤害，或只是涉及事务上的或管理方面的变化。所以，真实记录方案偏离（如访问超窗或服药非依从性等）和及时上报案例在试验项目管理和临床运营中极为重要，这有助于及时发现和纠正可能的潜在临床试验质量影响。

对于受试者来说，最关键的试验方案偏离行为与药物服用有关。这种药物服用的非依从性的原因不外乎以下几种：

① 疾病状态关联性，不依从试验药物剂量要求，包括方案规定的剂量水平和服药时间和/或漏服试验药物。

· 受试者感受疾病已有好转，特别是症状不明显时，比较容易忘记继续服药；

· 受试者患有致命性疾病或症状得不到改善时，可能不会严格遵守按时服用研究药物的要求。

② 由于工作繁忙或旅行，受试者可能会由于怕麻烦而忽略服药。

③ 生活节奏的改变或生活环境变化较大有可能影响服药习性。

④ 研究药物的味道特殊，受试者不能忍受而无法坚持服药。

⑤ 有时研究方案的服药规则或程序要求过于复杂，使受试者失去耐心去遵守规则服药。

⑥ 由于不良事件的经历，受试者可能会有意识地遗漏服药。

⑦ 由于年龄或疾病状态的因素，受试者记不得需要服药。

⑧ 有时出于对研究机构人员的抱怨，受试者有意识地不合作以示不满。

⑨ 由于怕麻烦，一次性服用要求分次服用的药物。

⑩ 超剂量用药，虽然方案或研究者手册中有超剂量的定义。是否构成超剂量服用 PD，取决于超剂量的情况是否影响了受试者的安全或统计分析。

⑪ 受试者符合了暂停用药标准却在继续服药，虽然方案规定了符合某些标准时要暂停用药。

⑫ 服错药物，如随机化或配药环节出错，受试者得到错误的（试验或对照）治疗。

⑬ 忽略同期药物服用的限制，受试者自我服用其他禁用药物。

⑭ 受试者不遵循服用试验药物药依从性要求，包括方案规定的剂量水平和服药时间和/或漏服研究药物，也会受到朋友或家庭成员的影响。

因此，试验方案应清楚而具体地规定服用药物的剂量、频次、时间和服用方式，调整试验用药剂量的条件或情况，所有不允许使用的药物/治疗，以及服用了禁忌药物/治疗应采取的处理措施，如多少量的禁忌药物/治疗是允许或可以接受、哪些是绝对不能允许或接受等。此外，方案或研究者手册中应有超剂量的定义，例如出现的超剂量是否构成重要的方案偏

离取决于超剂量的情况是否影响了受试者的安全或统计分析等。

方案访问超窗除了对受试者的治疗有所影响之外，研究者和申办方还需要根据受试者具体治疗实施的情况，综合考量对于整个临床试验数据收集及其结果价值的影响，从而评价对于临床试验整体的影响。在临床试验方案中，通常会对随访超窗有比较详尽可行的管理方法。如果超窗治疗或药物发放没有影响到临床治疗，例如，发放药物最小包装单位（如口服药物等）一般都会按照发药访问间隔天数包装一定数量的药物，且留出一定的富裕量给到受试者，短期超窗期间受试者可能依然有充足的口服药物，并未影响到受试者的药物治疗，那么这种情况属于比较轻微的方案偏离。如果遇到特殊情形，如瘟疫或自然灾害等，超窗期较长则可能影响受试者的治疗和有效性数据的收集，那么这种情况可能会造成严重的方案偏离。此时，若临床试验项目团队能采取送药上门等避免受试者无药可服等有效措施，则严重服药超窗的问题自然也就不会发生了。

如果是注射剂型，需要根据特定的药动学特征以及相应的临床药效学的数据来判定是否会影响受试者的临床治疗。若这种超窗有可能影响有效性数据的采集或临床试验整体的有效病例数，则这种情况可能就属于比较严重的方案偏离。

如果是医疗器械，多数情况下随访是没有治疗的，不会因为治疗超窗影响判定，但仍有可能影响数据分析。因而需要具体情况具体评估偏离的严重性。

当出现访问超窗情形时，如涉及影响受试者治疗或诊疗评估，需要根据其对试验结果价值和质量影响度大小的评估做出判断，其可考虑的要素包括但不限于：

（1）安全性数据的评估

① 涉及用于安全性评价的实验室检测数据时，需要根据受试者具体情况来评价超窗导致的对于药物安全性评价的影响。例如，若受试者出现毒性反应而后的恢复时间短于超窗后的访问时间长度，此时有可能实验室检查无法捕捉到相应的安全性评价指标的变化信号，则不利于试验的安全性数据评价的价值。如若不然，对安全性数据评价的影响就比较小，也可能不会影响有效病例数以及统计分析。此外，生物样本因特殊情形而无法及时送交中心实验室检测的情况下，可以考虑采用当地医院的实验室检查作为参考数据的应急措施。但这需要经过申办方和研究者的综合评估和批准后方可实行，并在后期试验数据统计分析时予以讨论。

② 对于安全性事件数据而言，访问超窗事件通常对于安全性事件的影响是正向的，因为有更多的时间来观察预后安全性事件，可以收集到更多的安全性数据信息。但若方案对安全性数据采集有严格间隔期

要求，超窗过长的安全性事件采集不一定有利。此时，对安全性数据分析是否有影响需要咨询医学和/或统计师。

（2）有效性随访数据的评估　任何试验访问超窗对试验结果价值和质量的影响主要从对关键数据/流程影响的角度予以分析。例如：

① 若涉及用于有效性评价的实验室检查数据，则可能属于比较严重的方案偏离。例如，受试者可能由于访问超窗而无法保持延续治疗。此时，若药物半衰期（有效血药浓度）远远短于超窗之后的当次随访周期，实验室检查就无法捕捉到有意义的有效性数据。由于期望看到的实验室有效性指标变化没有看到，亦无法判定有效性与否是因为药物本身效果不佳，还是过了药物半衰期。如果有效性评价数据的严重偏离对临床试验质量影响较大，在试验项目预设的统计分析计划（SAP）和/或试验结果统计数据集划分时，需要根据可能的事件和/或具体个案讨论处理方法以及人群划分的标准。

② 若涉及影像学检查数据时，影像学数据对预后结果价值影响变化不一。特别是在抗肿瘤药物的临床试验中，访问超窗对于肿瘤相关的时序性指标的评价造成的影响比较复杂，高估或低估都有可能。一般情况下，若影像学数据有效期较长，短期超窗不会导致影像学评价结果产生太大的差异；对于心脑血管治疗的药物和器械的临床试验项目，超窗后再予以检查评估时，受试者个体影像学评价对有效性评价的影响有可能会低估或偏保守。在试验结果统计数据集划分时需要注意专案讨论。

③ 若涉及主观评价工具或日志卡应用时，访问超窗对于数据结果的影响需要具体分析。如果主观评价工具来自研究者，需要根据该临床主观评价指标的特性来判断超窗造成的影响。如果主观评价来自现场受试者或日志卡数据，因为是受试者自我感受的记录，对于访问超窗的数据结果本身不会有问题，但其中记录的数据（有效性和安全性事件记录），需要根据上述的安全性和有效性数据性质和超窗期的长短对试验结果的影响分析予以判断。需要的话，应当回溯到规定的访问窗内的日志卡数据予以采集和分析。任何特殊影响都应在后期统计数据集划分及其分析时予以讨论。

在电子临床数据采集（如 EDC）或采用远程访问技术时，上述超窗数据的影响度有可能避免或降低。一般来说，除了上述受试者个体有效性评价的影响，临床试验整体结果的评价、组间差异的评价需要参考试验设计。一般而言对于优效设计严重超窗事件会造成结果评价趋于偏保守，但对于非劣效设计结果评价有可能相反。

任何对试验方案的非依从性的累积有可能导致整个试验结果丧失可信性而变得无效。如果研究者期望对少数已知方案偏离事件能获得申办方允许，其数量要尽可能地限制。在美国曾有过过多试验方案偏离的新药试验数据结果申报被 FDA 拒绝接受的案例。即使采用了试验方案偏离豁免流程，如果偏离事件在试验项目过程中发生过多，也不免让人们对最后的试验数据的真实可靠性和试验方案的科学性产生怀疑。即使有少许特例允许，其审批豁免流程必须在试验项目启动前规划批准，并且只有经过医学监察负责人或项目总监的许可才能实施。目前，大多数药物公司都明确规定在临床试验中严格控制或不批准试验方案偏离豁免事件。试验方案非依从性对试验结果的危害主要表现在：

① 研究药物不良事件，特别是严重不良事件不能被及时发现和报告，或不真实的过多或过低不良事件发生；

② 药物服用遗漏过多可能造成原本的药物有效性统计结果变成无效结果；

③ 不按时或过量服用研究药物可能导致试验有效性测试结果的假阳性或假阴性；

④ 试验药物管理不当，导致有效成分降解、分解、聚合或发生其他生物或化学变化；

⑤ 试验程序的过多非依从性可能产生较多的试验方案偏离而对结果有不利影响；

⑥ 研究者不履行其研究机构团队试验项目的领导和监督职责；

⑦ 知情同意过程没有遵循告知、交流、受试者思考和签署等规程要求；

⑧ 受试者生物样本处理过程不当，导致生物样本内含物降解或发生不可逆变化，影响检测结果的准确性；

⑨ 试验记录的不完整可能遗漏某些试验药物/器械与其他药物或物资的相互作用影响；

⑩ 受试者在试验过程中发生了符合中止试验标准的情况，但没有退出试验；

⑪ 未能按照方案要求进行安全性指标、主要疗效指标或关键的次要疗效指标的检查，从而对研究的科学性产生影响；

⑫ 试验方案的不依从可能对研究机构遵循 GCP 信誉造成不良记录。

显然，上述这些结果有可能影响试验结果的统计结果，从而造成有效药物变成无效药物而不能被批准上市，或无效药物被视为有效药物被批准上市。无论哪种情况的发生对真正需要药物治疗受试者来说都是一种不负责任的行为，甚至可能带来安全性的风险。同理，对申办方也会造成不必要的研究药物投资资源的浪费。

13.3.2　试验方案依从性的管理

即使是非常有经验的监查员或项目经理，对一些方案偏离的处理也未必有十分把握，这是临床试验的复杂性所决定的。一方面，在方案设计的时候，任何一个精心的设计，也难免有所疏漏；另一方面，在方案的执行方面，也常有不尽如人意的时候。例如，研究者忙于临床工作，或经验不足，或对方案尊重的意识不足，或为了更好地保护受试者权益，避免受试者可能发生的风险等；申办方/监查员对方案把握不准确、临床监查不严格、项目管理程序无计划性等；受试者也常有不遵循 GCP 的行为，如受试者没有按时服药、受试者访问超窗等。如果方案偏离只是逻辑的或管理性地偏离试验方案，不会对受试者的安全和福祉产生实质性的作用，也不会影响所收集数据的价值。反之，方案偏离的行为对数据价值或质量都会造成不利影响。一般情况下，试验方案偏离是通过 SOP 的规定和临床监查计划要求予以管理，但大多是事后纠正。如何做好事前预防对于每个申办方和研究者都是挑战，方法和应对措施力度也不尽相同。美国 FDA 要求在试验进程报告和结果分析报告中应包含对任何方案偏离的描述；欧盟 EMA 指出，当有必要时，为了消除对受试者的直接危害，确实有可能或允许存在方案偏离，但在正常情况下这种偏离是不应当允许出现的。对试验方案偏离的豁免被认为是不合适的，使用这样的豁免体系会被认为是不符合 GCP 规定的。试验方案非依从性的发现途径有四种：

① 研究机构人员在预知可能偏离的情况下，主动与申办方或申办方代表取得联系要求批准试验方案偏离或澄清是否属于偏离；

② 研究机构人员在事后了解有偏离的情况下，主动与申办方或申办方代表取得联系，报告试验方案偏离事件；

③ 监查员、稽查员或医学监察员在监查、稽查或医学数据审核过程中发现试验方案偏离事件，经研究者确认属于方案偏离，并完成偏离报告；

④ 数据管理员在数据逻辑核查时发现方案偏离数据，并向研究机构提出数据质疑，以求澄清，经研究机构确认的确属于方案偏离数据/事件，并完成偏离报告。

由此可见，各类方案偏离有些是可以通过监查员或研究者在现场监控时发现，有些则有可能需要通过数据采集或审核及其数据库的数据质控编程方法揭示，即

① 观察性 PD　由 CRA 或其他项目成员通过现场识别的和/或无法用数据质控程序发现的方案偏离案例。例如，未按方案规定对试验药物或生物样本进行分配、保存或管理、知情同意不充分或不合规、源文件缺失，未按照方案要求进行临床有效性或安全性评估，安全性或 SAE 报告问题，研究机构人员资质不合格或培训不到位，随机化或盲态管理问题等。

② 可编程监控 PD　由数据管理人员根据方案界定和临床试验数据库中数据属性通过质控编程方法对方案偏离做出逻辑判断。例如，研究治疗偏差、入排标准违背、禁忌药物或治疗问题、访问超窗或缺失、实验室检测值缺失或临床判断有误、生物样本采集超窗或缺失等。

上述各类 PD，有些可编程监控 PD 却可以在现场监控或医学监察时人为发现。例如，那些入组后受试者访问和筛选期访问靶病灶检查方法不一致的偏离情形。因此，由 CRA 在临床监查报告或 PD 记录表中的 PD 案例有可能部分与数据管理人员提供的可编程监控 PD 案例相同。在进行 PD 等级和严重程度甄别前需要有项目指定人员做出合并处理后再予以进一步评估。有些编程监控 PD 还可能需要 CRA 对其信息准确性和完整性进一步做出现场核查。无论何种 PD 案例，医学监察人员做出类别和严重程度判断时有可能需要研究者提供进一步的临床支持性信息。

根据方案设计及其要求，方案偏离管理可能涉及试验项目过程中多职能部门人员的共同协作（图 13.5），包括项目经理、监查员、医学监察、数据管理、统计师、药物警戒、研究者等，其中项目经理起着关键性的领导作用。质量保证规程（SOP）应当对所涉项目 PD 人员的角色及其管理职责做出规定。PD 事件在试验项目中被发现和纠正得越早，对项目质量的影响越小。因此，试验项目中及时汇总和解析 PD 列表与试验项目质量和可信性关系密切。总体来说，PD 追踪和报告的最佳解决方案要点包括但不限于以下几点：

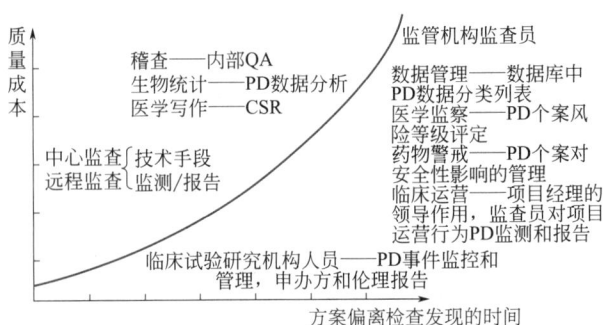

图 13.5　方案偏离管理涉及跨部门职能人员的共同协作

① 在项目准备启动阶段，项目经理需要与申办方、统计师以及主要研究者等各干系人进行充分的沟通，对于在项目进行过程中可能发生的方案偏离及其处理措施制订预案，包括纠正预防措施。按照 SOP、

方案要求和法规标准，临床试验中潜在的重大方案偏离/违规风险防范，需要制订一套系统、标准、有效的 CAPA 管理规程，并落实在试验项目监查计划和/或风险管理计划中，其中

• 根据 PD 管理 SOP 及其报告规程，PM 负责项目 PD 总体管理计划的制订，包括 PD 的审阅/评估流程与频率、PD 案例编号规则和 PD 出现时应采取的措施等。

• 医学监察人员根据方案核心数据属性和可能对试验结果的影响严重度，制订 PD 管理计划及其类别和风险等级标准。

• 根据 PD 风险等级监控计划 QC 人员制订和调整试验项目的 QC 计划。

• 项目经理负责包括 PD 管理在内的监查计划和组织培训。

• 监查员接受培训。

• 医学监察制订的 PD 标准需要与统计师的统计分析计划中 PD 数据集划分相匹配（如适用）。

• 数据管理建立数据库及其 PD 列表编程。确认 PD 列表模板前，需要对 PD 程序进行验证测试（UAT），直至测试通过并输出正确的 PD 列表。

• 研究者学习 PD 标准和要求。

② 在项目进行阶段，已识别的项目潜在风险，采取积极监督和防范措施，降低其危害；已发生的方案偏离/违规事件应当及时进行归类分析（如研究机构 PD 数和类型、方案数据 PD 类型等），以便对 PD 变化趋势做出判断。除了及时进行规范纠正外，也应当分析方案偏离/违规的根本原因，并做好追踪轨迹的监督书面文件，以减少试验进行过程中同类型方案偏离的发生。PD 数据主要来自两个方面，即数据列表和监查报告（图 13.6）。实时远程或现场监控研究机构的进程、文件与数据以及相关技术的使用，其中跨部门的协作管理 PD 尤为重要，即

• 项目经理负责项目进度管理，包括定期召集项目进展跟踪会议、协调和领导试验项目 PD 监督管理、与申办方项目负责人保持交流。项目经理应要求

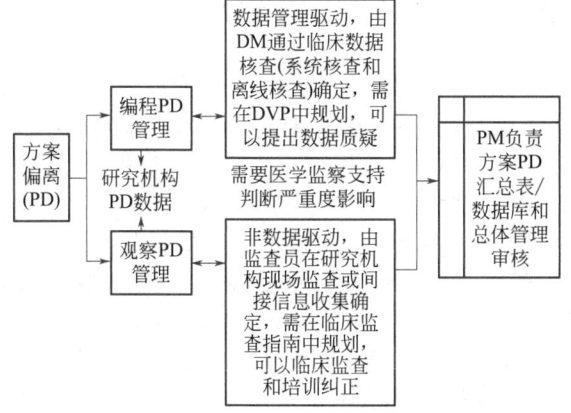

图 13.6　临床试验实施中方案偏离管理职责分工

项目组成员遵循规范的项目偏离/违规记录和相应应对措施的实施，及时汇总审阅各监查员反馈的方案偏离/违规事件报告，分析和讨论确认的偏离/违规事件对项目质量的影响程度和所采取的解决方案的效果，并分享汇总的偏离/违规报告或列表给项目组成员，便于避免类似事件在整个项目和其他研究机构的再次发生。

• 数据管理人员定期提供数据库包含的编程 PD 数据列表给项目团队确认和参考。

• 医学监察及时评估和解析 PD 类别及其风险等级，包括入排标准偏离、方案修改建议。详尽的医学监察在其中的角色及其职责可以参见 32.2.4 节。

• QC 人员需要根据严重和重要 PD 判断及时调整 QC 管理计划。

• 监查员进行现场监查、监测、跟踪和报告未包含在数据库的试验项目行为 PD 偏离事件，并及时向研究者报告发现的 PD 事件。必要时，监查员需要接受项目方案 PD 管理再培训。

• 各部门项目管理参与者各司其职，定期审查临床数据库、监查报告和其他资料信息。

• 药物警戒部门对 PD 对受试者安全性有影响的事件需要密切跟踪和报告。

• 涉及 PD 审阅的项目团队人员根据 PD 列表的确认情况采取后续措施，如上报/更新方案偏离报告（漏报/错报），在 EDC 中添加数据质疑（EDC 中数据结果错误）等。

• 研究者有责任及时向伦理委员会报告 PD 事件，必要时，研究者需要接受 PD 管理再培训。

• 对于研究者/研究机构的重大或持续非依从性行为，项目经理有责任及时和申办方、QA 和研究机构进行积极沟通。必要时，提出包括关闭相关研究机构在内的有效处理措施。

③ 在项目结束阶段，项目经理需要进一步汇总综合 PD 列表及其报告，并与医学监察一起对 PD 列表做出分析，各部门的职责协作包括但不限于：

• 项目经理领导 PD 汇集，与申办方交流，在医学监察支持下做出 PD 决策；

• 医学监察负责评估 PD 类别及其风险影响度；

• 数据管理做出 PD 列表和 PD 类别标识；

• 统计师完成 PD 数据集统计分析，并在 CSR 中进行关键和主要方案偏差的统计分析；

• 主要研究者需要确认 PD 列表；

• 医学撰写人员完成包括 PD 类别和风险等级解析在内的 CSR；

• 项目团队人员在 PM 的带领下，结合医学监察判断、研究者确认、CRA 源数据逐条核查结果和 DM 的及时更新数据库 PD 列表，新增/更新 PD 的最终记录列表，确保没有漏报或错报 PD 的情况发生，

最终确认的 PD 结果列表应提供给医学撰写人员纳入 CSR 中。

④ 如果方案偏离/违背是由方案设计不足导致的，则项目经理有责任与项目总监和申办方等沟通讨论修订方案的具体事宜。方案修改由医学撰写事务人员负责完成。

⑤ 按要求及时向伦理委员会、申办方和药政部门报告方案偏离。

⑥ 药政检查员在进行药政检查时会对已报告和新发现的未报告 PD 事件进行检查、评估和确认报告。

⑦ 对于严重和重要 PD 来说，项目经理、医学监察人员会同研究者（如果需要）应当进行 CAPA 管理，以期望避免 PD 事件的再发生。

如果是预知方案偏离需要申办方做出评估后才能决定是否可以允许。这种评估程序必须在试验项目启动前规划完成。从 GCP 的要求来看，即使是预先要求的方案偏离，申办方也不应随意同意，并应从严把控。一旦发现方案偏离事件，建议的主要涉案项目人员采取的管理措施包括但不限于：

（1）项目经理

① 要求项目组成员遵循规范的项目偏离/违规记录和相应应对措施的实施，及时汇总审阅各监查员反馈的方案偏离/违规事件报告，分析和讨论确认的偏离/违规事件对项目质量的影响程度和所采取的解决方案的效果。

② 与申办方、统计师以及主要 PI 等各方参与者进行充分的沟通，在试验开始前对项目进行过程中可能发生的方案偏离及其处理措施制订纠正和预防措施预案。

③ 对于试验中发生的 PD 按照预案进行及时规范纠正，同时与医学监察一起，分析可能的 PD 根源，如方案过于严苛、描述模糊、研究机构理解不到位而需要培训、试验监查经验不足或疏忽等，便于对方案或项目运营采取 CAPA。同时，需要做好书面追踪和处理记录文件，减少试验进行过程中同类型方案偏离的再发生。

④ 汇总审阅各研究机构监查员反馈的方案偏离，整合数据管理员提供的数据库记录 PD 案例，与医学监察员讨论确定相应的严重程度和需要采取的措施。

⑤ 对于汇总整理后的方案偏离列表，分享给项目组成员，规范项目偏离的记录和所需采取的措施，便于避免类似事件在整个项目和其他研究机构的再次发生。

⑥ 所有方案偏离/违规报告或列表应当要求监查员与研究者进行充分交流，便于研究者能完成相应的伦理委员会的报告程序。

⑦ 如果方案偏离是由方案设计不足导致的，则项目经理与申办方和/或医学撰写员沟通讨论修订方案的具体事宜。

⑧ 定稿的方案偏离列表告知监查员提供给研究者，定期完成伦理委员会的备案。

⑨ 对于研究者/研究机构的重大或持续 PD 情况，及时与申办方进行沟通。

⑩ 确保任何 PD 事件必须在临床试验结果报告（CSR）中列表并分析其对试验结果的影响。

（2）监查员

① 监查访问中，要根据 PD 管理计划要求，完成试验方案严重违规事件报告，并确保记录所发现的违规事件在监查访问报告、监查访问后续信函和/或 PD 记录列表中。

② 对于所管辖研究机构出现的方案偏离，与研究者或其他研究机构人员讨论试验方案的偏离情形（以防它们再次发生）和应该采取的相应纠正措施。在确认方案偏离相应记录正确无误的情况下，由主要研究者签字确认。

③ 监查发生的 PD 事件，以确保研究机构人员记录和保存所有 PD 事件的证据链，并准确反映在 PD 追踪记录表/监查报告中；根据试验方案的要求，有些与试验采集数据相关的 PD 事件可以记录在 CRF 中。

④ 如果需要，则监查员应针对方案偏离的情况对研究者和相关团队人员进行再培训，并做好培训记录的工作。

⑤ 及时向项目经理通报所发现的 PD 事件，必要时邀请申办方 GCP 或质量保证人员参与事件的处理和跟踪 PD 及其纠正结果，监查既往 PD 是否纠正，是否依从试验方案/SOP/法规等。

⑥ 采取偏离/违规事件纠正行动后，需要继续跟踪和加强监督研究机构方案依从性行为，关注既往事件的解决及其效果，以防类似事件再次发生，直至偏离/违规事件得到解决。

⑦ 确保研究机构按照当地的要求向伦理委员会通报临床试验重要和严重方案偏离事件。

（3）研究者

① 需要熟知临床试验的概念，明确临床试验不同于临床的医疗行为。无论是由于对方案的不熟悉还是临床医疗的习惯，对于发生的方案偏离必须及时记录，并按照要求及时完成向申办方和伦理委员会的报告。

② 如果涉及所负责的受试者数据或诊疗规程过程，研究者有责任分析和评估偏离/违规事件对受试者继续参与试验项目的影响，或方案继续进行的风险-受益比。如果继续按照方案执行对于受试者的风险超过其受益，甚至对受试者造成危害，则不应再按照方案对受试者进行给药或诊疗。

③ 在试验项目准备阶段，需要接受申办方监查员有关 PD 监控要求的培训；在试验项目进行过程中，需要及时对发生的 PD 做出确认，并报告伦理委员会；在试验结束阶段，需要审阅申办方的 PD 列表分析，确认 PD 分类和风险等级评定的准确性。

④ 对于试验过程中，入排标准和试验规程执行合规性判断不能确定的情况，应当及时与申办方的医学监察进行交流，避免招募偏离入排标准和发生方案执行差错的受试者。

⑤ 评价受试者的风险级别，其主要由研究者会同申办方授权代表进行评价，如医学监察员。

⑥ 评估违反方案时受试者究竟该如何处置，需要考虑其对疗效评价有无影响，对安全性评价有无影响，对受试者自身安全与权益有无影响，对数据质量与完整性有无影响，并保持与申办方的及时沟通交流。

⑦ 如果发生对受试者安全性有风险的情形，需要及时调整、暂停或终止对受试者的试验用药或诊疗。需要时，应通知受试者出现偏离的情况，并告知继续参加研究或者退出的相关风险。

⑧ 对受试者是否继续参加或退出在综合医学判断后做出决定。

（4）医学监察员

① 在项目准备阶段，制订完善的 PD 管理计划，并培训项目团队成员熟知 PD 管理计划中的要求和管理程序；

② 在项目实施阶段，实时审核 PD 事件，并按照 PD 管理计划要求做出 PD 等级和影响度判断，并定期将评估结果汇报给项目经理；

③ 必要时，与研究者沟通 PD 事件的属性和防范措施；

④ 在项目结束阶段，整理审核和确认过的 PD 列表供统计师进行 PD 数据划分的统计分析。

（5）数据管理员

① 在项目准备阶段，根据 PD 管理计划要求建立编程 PD 列表模板；

② 在项目实施阶段，按照 PD 数据管理流程定期编程 PD 列表，并对其中疑似 PD 数据以数据质疑的形式与研究者/临床研究协调员确认；

③ 定期提供编程 PD 列表供项目团队审核；

④ 在项目结束阶段，负责召集项目团队成员对医学审核和确认过的 PD 数据列表进行审核（可以结合数据库中所有其他数据审核一起进行），以求对 PD 列表数据结果达成共识，供统计师做出最终 PD 数据集列表的统计分析。

无论哪一种情况下发现试验方案的偏离，都必须对偏离事件做出及时记录和报告，记录的主要信息包括但不限于涉及研究机构信息、试验项目名称、所涉受试者随机编号和姓名缩写、具体问题及其内容简述、应当纠正措施等。对于方案偏离的处理，监查员、研究者、项目经理、临床医学人员、数据管理员和伦理委员会都会涉及在偏离报告的处理流程中。简言之，监查员或研究者需要向申办方报告，研究者需要向伦理委员会报告，医学监察人员需要对偏离事件做出评判，数据管理员/统计师/医学撰写人员需要分别在数据管理、统计分析和总结报告方面处理。图 13.7 展示了试验方案偏离的一般管理程序。从这个程序示意图中，方案偏离记录报告管理程序可以简要地被归纳为以下几点：

① 方案偏离报告来源于三种途径，即：

• 研究机构报告试验方案偏离事件。研究机构人员应当向监查员报告偏离事件的缘由和处理措施，并做好相关记录存档备查；监查员完成相关试验方案偏离事件登记或报告表，递交项目经理和项目医学监察人员或项目总监做出最后决策。监查员在收到研究机构人员的报告后，应当尽快（一般要求在一个工作日内）完成试验方案偏离报告表。项目医学监察人员在偏离报告表上提出偏离事件纠正或防范建议并反馈给研究机构人员后，研究机构人员需要尽快采取纠正措施，并避免类似事件的再次发生。监查员有责任监督和跟踪偏见事件的纠正措施的实施，并评价其纠正措施的效果。

• 监查员在监查访问或清理数据中发现试验方案偏离事件。监查员需要根据所发现的不当行为的性质来决定如何完成试验方案偏离报告表（表 13.12）。如果需要的话，监查员在完成报告表后，经由项目经理转交给项目医学监察人员或项目总监，以便后者对事件影响和纠正预防措施做出决策。对于严重方案偏离事件，监查员除了立即报告外，还必须记录在试验监查访问报告中。这类试验方案偏离报告表必须经由申办方项目医学监察人员或项目总监提出审核意见并完成签署程序。受试者是否可以继续留在试验项目中需要视项目医学审核判断后的意见而定。

• 数据管理员在进行 EDC 数据库数据的逻辑审核时，发现疑似 PD 数据，并与研究机构确认后发布的 PD 事件数据报告，和/或医学监察员在进行医学数据审核时发现的 PD 事件。

② 如果偏离事件属于一般性偏离事件，即不会严重影响受试者的安全性或数据的完整性，如非关键性的体检数据没有按规定记录在相应的访问日期中等，监查员或稽查员无须专门递交试验方案偏离报告，而只需记录在监查访问报告有关病例研究报告的评价栏中，并标注"试验方案偏离"或选择"试验方案偏离"的选项。

③ 申办方的项目医学监察或项目总监（或其授权的代表）在完成偏离事件分析后，需要在报告中提

出对偏离事件的应对措施及其评价依据或理由，并确认签名和签字日期。项目经理收到批复的报告表后，首先需要对偏离事件进行归类（表 13.13），再根据

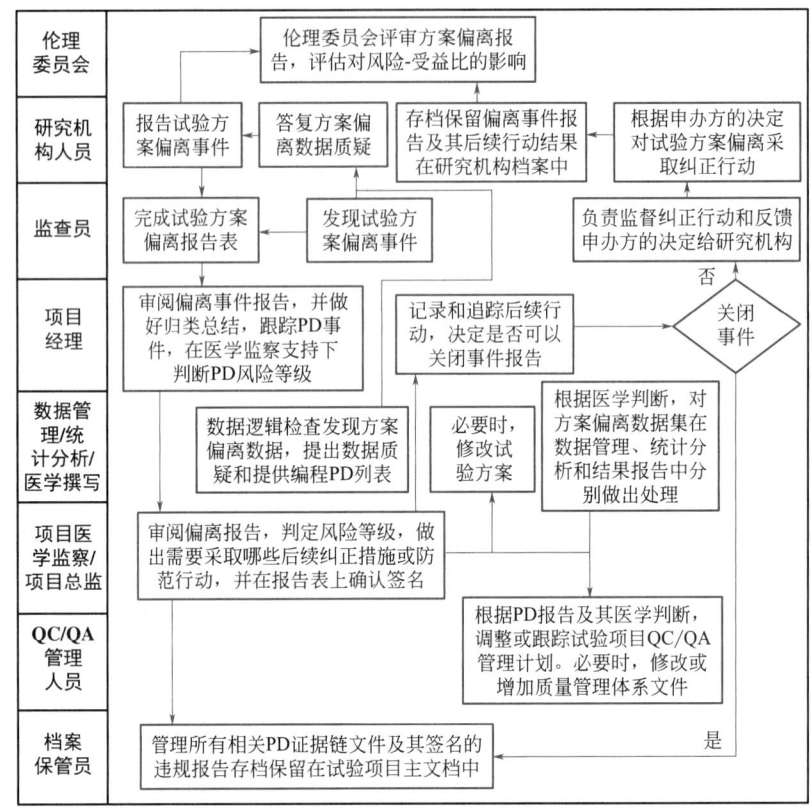

图 13.7　试验方案偏离的一般管理程序示意

表 13.12　试验方案偏离报告表示例

请完成所有细节，并传真给×××(传真号码××××××××××)，以便申办方对方案偏离事件做出审查。审查结果将会转告给您和您的研究机构。谢谢！

试验方案标题：

研究者姓名：＿＿＿＿＿＿＿＿＿＿＿＿＿＿＿　　研究机构编号：＿＿＿＿＿＿＿＿＿＿＿＿＿＿＿＿＿＿

受试者姓名首字母：＿＿＿＿＿＿＿＿＿＿　　受试者随机号码：＿＿＿＿＿＿＿＿＿＿＿＿＿＿＿＿＿

项目监查员：＿＿＿＿＿＿＿＿＿＿＿＿＿　　申请日期：＿＿＿＿＿＿＿＿＿＿＿＿＿＿＿＿＿＿＿＿

研究药物剂量信息(如果不适用，请选择 N/A)

首次剂量日期：＿＿＿＿＿＿＿＿＿＿＿＿　　最近一次剂量日期：＿＿＿＿＿＿＿＿　　不适用＿＿＿＿＿＿＿＿

受试者背景信息(包括病史和观察到的症状)

偏离信息(请参考试验方案偏离管理程序，并列出偏离的相关试验项目部分)

研究者签名：＿＿＿＿＿＿＿＿＿＿＿＿＿　　签名日期：＿＿＿＿＿＿＿＿＿＿＿＿＿＿＿＿＿＿

申办方评价专用

同意该受试者被招募进入试验项目　□　　　不同意该受试者继续参加试验项目　□

同意该受试者继续参加试验项目　□　　　无法判断　□

评价者评注/建议：

申办方项目医学监察员姓名：＿＿＿＿＿＿＿　签名：＿＿＿＿＿＿＿　签名日期：＿＿＿＿＿＿＿＿＿

存档：原件→试验主文档；核证副本→研究机构试验文档	版本：2.0(2013/8/12)

表 13.13　重要或严重试验方案偏离/GCP 违背事件记录追踪表

＜申办方名称＞　　　　　　　　　　　　　　　　项目经理姓名：　　　　　　　　　　试验项目编号：

研究者姓名	研究机构编号	受试者随机编号	受试者姓名缩写	试验方案偏离/GCP违背描述	偏离/违背类别	发生日期	报告日期	批复日期	处理决定	反馈研究机构日期	后续行动和追踪结果	报告伦理委员会日期	案例状态（如关闭，列出关闭日期）		
													关闭	未解决	处理中

存档：试验项目结束后，需保存在试验项目主文档中

版本：V1　　　　　　　　　　　　　　　　　　　　　　　　　　　　　　　　　　　版本日期：2007 年 1 月 26 日

偏离事件的性质和处理意见，决定是否可以关闭偏离事件管理程序。对于需要有纠正行动的事件，项目经理需要督促监查员协同研究机构人员完成相应纠正行动。这些偏离事件信息、相关管理及后续跟踪事件都需要登记在试验方案偏离事件记录表，并保存在申办方的试验主文档中，同时还需要记录在相关的监查访问报告中，并应当将受试者在病例研究报告表中的数据或流程记录标注为"试验方案偏离"，以供后续试验结果报告中方案偏离数据集的风险分析。项目经理应当定期与监查员进行交流，确保所记录的试验方案偏离事件（包括在监查访问报告中记录的 PD 事件）相关的后续纠偏解决方案得以落实并完成。只有当相应的纠偏与预偏效果达到可接受标准，所记录的 PD 事件才能够予以关闭。

④ 监查员有责任将申办方的纠正措施要求传达给研究机构/研究者，并负责监督纠正行动的实施和做好相应的后续记录报告。所有试验方案偏离事件及其报告，以及后续纠正行动结果都应当记录保存在研究机构试验项目文档中。

⑤ 重要或严重试验方案偏离事件被发现后，研究者有义务将事件报告和处理意见及时通报研究机构所属的伦理委员会。

⑥ 在数据管理、统计分析和总结报告中，也要对方案违背进行处理。这需要根据临床专家、医学监察员和统计专家的综合判断来确定。例如，有时需要将某些偏离方案的受试者数据根据预设的数据剔除标准移出符合方案集，归入全分析集中。所谓的"剔除标准"是在统计分析的阶段将没有偏离方案的受试者数据归入符合方案集，而将一些偏离方案的患者归入全分析集的标准。在临床试验总结报告中应描述所有重要的方案偏离，包括入组或排除标准、试验开展、患者管理或患者评估。因此在总结报告正文中，试验方案偏离应该按各研究机构并分为不同的类别进行适当概括，如：

- 即使不符合入组标准但仍参加了研究的患者；
- 在研究期间达到退出标准但未退出研究的患者；
- 接受错误治疗方案或使用不正确剂量的患者；
- 接受应排除的伴随疗法的患者。

一旦偏离事件被记录入追踪报表后，签署过的原偏离报告可以入档保存。如果方案偏离 SOP 的要求递交偏离报告给研究机构，监查员有责任提供核证副本给研究机构存档，并作为后续行动效果评价的依据。

许多临床试验活动并不一定涉及数据的产生和收集，而是与确保受试者试验方案或过程依从性有关。例如，受试者服用试验药物/使用试验器械和退出试验项目的管理等。退出试验项目的管理在 13.2 节中已有论述。受试者服药/使用器械非依从性的纠正和防范需要通过研究机构人员对受试者的培训和交流的加强。试验药物/器械分发记录和回收计量清点是确认试验药物服用/使用依从性的重要环节之一。在知情同意中需要明确告知和在试验过程中不断提醒受试者，临床试验要求不同于平常的医疗过程要求，以及服药/使用器械非依从性可能带来的不良后果。受试者应当有义务遵循试验方案的要求和程序，按时按量服用试验药物/使用试验器械，准时完成试验访问，准确和及时报告、记录和回答任何试验项目过程中的问题。如果发生受试者服药/使用器械非依从性事件，临床研究协调员应当将其详尽记录在源文件和临床病例报告中。临床研究协调员还应对当事受试者重新进行临床试验程序的宣教，并及时与监查员沟通。如果受试者服药/使用器械非依从情况严重或反复发生，研究者应当考虑是否有必要让当事受试者继续留在试验项目中。总之，监查员需要协助研究者和临床研究协调员做好受试者的工作。只要加强在试验项目招募阶段与每一位候选受试者充分交流，在试验过程中不断对受试者关爱有加，并密切与受试者的沟通合作，受试者对方案依从性可以得到保证。

值得指出的是监查员在整个试验过程中对试验方案依从性起着重要的监督和管理作用。尽管方案偏离看上去似乎是不能避免的事情，但通过方案一致性的定义、适当的培训、仔细的监管和控制、相关技术的使用以及实施完善的 CAPA 程序似乎能将它们的影响最小化并予以解决。只要监查员、项目经理和研究者都能做到尽职尽责，试验方案偏离/违规事件的发生率可以被大大降低。即使偏离/违规事件发生，准确和及时地发现、报告、纠正和积极预防措施的实施，可以大大减少其对研究结果质量和数据完整性的不良影响。总之，对于方案偏离和 GCP 违背而言，预防比处理更重要。通过严格的监查和项目管理，可以防止项目方案偏离和 GCP 违背的发生。预防 GCP 非依从性发生和努力减少偏离/违规事件，应该是所有临床试验干系人的共同目标。

（刘　川）

第 14 章

临床试验方案的撰写和管理

临床试验方案是进行临床试验的蓝皮书，它阐明试验背景、目的、风险、总体设计等内容，包括但不限于试验依据及合理性、适用受试者人群及其招募入排标准与留置管理、医药诊疗环境要求、疗效和安全性观察或评价指标、试验时限、数据管理与统计方法、评价方法、伦理要求、记录保存等操作步骤及其规范管理规程，并且还指导着临床试验项目运营过程的管理方向和范畴，以及相关数据收集、真实完整维护和结果分析的策略等。所有试验方案的设计必须遵循 GCP 的科学性、合规性和伦理性三大原则。研究者及其研究机构人员按照试验方案要求，计划和执行相关试验运营规程和行为，如受试者招募、所需试验数据采集和记录，并应确保试验数据结果的质量和可信性。药政部门、伦理委员会、科学杂志和其他相关人员也都依赖于试验方案描述对试验行为和报告做出审评。所以，临床试验方案可以被视为一种最重要的临床试验质量管理规范文件。虽然临床试验方案可以外包给第三方执行，但方案的制定及其质量是申办方的职责所在。方案在实施前应获得研究者和研究机构同意以及药政部门和伦理审批。方案修正程序应合规，并注意申办方、研究者、研究机构和伦理审批结论及其签名（盖章）和签名日期与批准的版本号和版本日期。如果是多中心临床试验，多研究机构试验需采用同一个试验方案版本和运营时间表完成。对申办方而言，根据批准的试验方案的目标及其范畴要求，申办方内部同仁之间或上级主管可以规划合理的试验项目资源成本和时间目标。在计划临床试验方案设计的初期及其批准后的实施中，任何对方案的科学撰写、完善、评价或修改都是基于书面方案纲要而开展的。对药政部门而言，临床试验方案除了上述的功能外，它也是一份法律文件，包含了所有参与临床试验干系人所应担负的伦理和法律责任。从独立伦理委员会的角度看，临床试验方案是研究者的一种承诺，表示研究者将按 GCP 的要求严格执行方案的实施，并对研究机构试验团队成员的角色和职责负责。对研究机构而言，它是申办方和研究者之间就研究设想和计划进行详细交流的唯一有效文件，也是申办方监查研究机构试验项目数据可信性和行为过程记录，研究机

构团队成员在研究者的监督下完成试验项目范畴规程的依据。如果不能仔细了解试验方案的内容和对试验产品的评价要求，申办方的试验项目团队和研究者们都不可能会圆满地完成临床试验所期望解答的产品科学问题。此外，试验方案还包含了临床试验的统计设计要素，因而最终的研究结果的量化分析亦与方案密切相关。

显然，良好的方案设计可以使申办方对研究药物或器械的临床研究获得成功，基于良好方案的且经得起验证的高质量试验规程记录和可信的临床试验数据较容易获得药政管理部门的认可和产品上市批准。但设计临床研究和撰写临床试验方案要求具备相关项目的医学科学知识和药政法规背景。临床试验方案中关键部分是如何清楚地表述通过试验项目所要回答的重要问题，即临床试验主要终点目标，以及围绕这个目标所涉及的其他资源的可行性，如监查范畴、数据管理、患者资源、试验产品安全警戒监督、试验时间表等。从某种意义上来说，按照 GCP 要求去管理和发展临床试验方案的程序是进行临床试验的首要关键的一步。因此，临床试验方案应当对下列诸多方面提出完整的目标计划：研究终点方向、目标患者群体、设计特点（研究方式和假设）、治疗方案及其评价指标（安全性和有效性指标）、数据采集和统计分析方法、受试产品管理和维护、伦理责任、法律责任、研究管理等。本章拟围绕上述方案范畴目标计划及其撰写要求来阐述良好试验方案设计考虑要素与管理和操作的关联性，及其应采取的相应策略和步骤。

14.1 建立临床试验方案的步骤

简单地说，从药物临床研发至药品上市大致经过 4 个阶段，即上市许可持有人（MAH）的研发药物立项阶段、临床药物开发设计阶段、临床试验实质实施和完成阶段、试验药物药政审批和上市阶段（图 14.1）。每个阶段都需要涉及不同内涵和目标的项目管理要求。

14.1.1 研发产品总体研发规划和市场策略理念

一个成功的药物研发成果是建立在优质完善的药

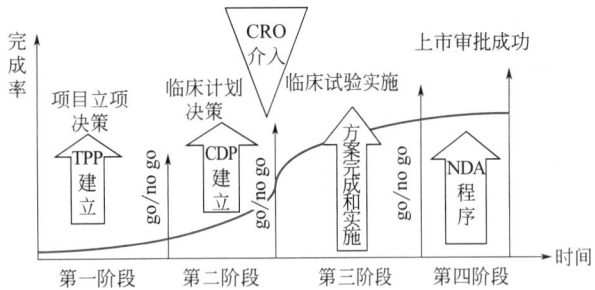

图 14.1　研发药物临床项目管理常规生命周期示意

物临床研究顶层设计的基础上。众所周知，临床试验项目过程涉及临床试验的设计（design）、执行（conduct）、数据处理（data handling）、解析（analysis）和报告（report）等环节。临床试验中绝大多数干系人（约98%）都专注在执行、处理、解析和报告上，而真正需要专注的临床试验顶层设计的干系专才比例不到2%，其应当主要依靠对研发产品有深刻理解和掌握的申办方临床研发团队高端专才的自我意识和技术体系培养和建设。临床试验设计是一门科学，也是一门艺术，需要长时间的知识和技能经验积累，需要团队作战，不仅要求对药物属性有充分透彻的理解，还涉及对医学、统计、临床药理等多个学科的充分了解和掌握。临床研发的顶层设计就好比盖房子的地基，地基没有打好，房子也盖不高，即使盖起来了，也很容易坍塌。在药物临床研究的顶层设计中，若把目标产品规划（target product plan，TPP）比作标杆，临床开发计划（clinical development plan，CDP）是依据 TPP 的总体规划而建立的。临床试验方案则是 CDP 中一个研发方向的具体战术规划。只是有临床试验方案且获得药政部门的认可，仅仅意味着有了"入学"许可证，并不能确保能够"毕业"，亦不意味着药物研发的真正成功。不同试验方案设计的千变万化不仅离不开优质的临床研发顶层设计，更是医学、统计和临床专才综合知识和技能的体现。

医药产品的临床评价是 TPP 和市场策略的重要组成部分（FDA，2007a）。TPP 是申办方基于药物前期研究结果，从设置试验药物开发"以终为始"的理念出发，用设定未来目标产品获批标签或说明书概念来定义药物开发计划的文件，其旨在以 TPP 为主线和目标来全程且有效地制定和规划药物临床开发和研究策略和分析，以支持产品标签的具体临床试验设计，并提高申办方与药政部门在临床开发各阶段的交流效率，尤其是可以作为技术审评及其会议的双方研讨依据。作为记录和描述产品开发目标的文件之一，申办方统一管理和指导产品开发的变化过程成为可能。换句话说，最佳的 TPP 内容描述应当与最后NDA 阶段的药物说明书内容相匹配，进而可以将开发策略通过一份文件以"产品价值"为导向的目标得

以实现。TPP 通常由申办方主导来制定，也可以自愿与药政部门进行交流，但不一定要求作为必要文件递交。这个产品开发计划应概述产品预期定义的有价值的市场特点和特性，以及目标产品区别于其他竞争产品的优势。TPP 需要综合考虑所涉产品的非临床研究，并根据临床数据以达到评价其临床受益是否大于风险，相关风险在现有技术水平上是否已或能得到合理的控制，拟开发医药产品的成功概率，涉及的资源成本及其开发费用，生产要求和市场挑战等，同时为研发药物未来使用的临床环境和方法方向奠定重要基础。

14.1.1.1　TPP 与 CDP 的作用和意义

医药产品的 TPP 是建立在非临床早期阶段的科研成果的基础之上的，是一份以研发目标药物特征说明书的形式体现药物开发计划的文件，指导早期药物研发到药物批准上市。该文件围绕药物开发的阶段性目标，所关联的研发计划及其目标通常包括：

（1）疾病领域目标产品规划（disease area target product profile，DTPP）　这是包括药物发现和非临床阶段在内的活性化合物研发计划，也是奠定 TPP 病症目标策略的基础。通过 DTPP 可以积累充足的非临床科学信息，以指导 TPP 病症目标的选择、后续化合物筛选、未来市场准入的规划等。当前病症的属性知识、相关对病症机制调控影响的研究成果、候选活性化合物的现状研究结果等是试验药物开发商业价值的依据，应当从 DTPP 中就予以总结。

（2）目标产品规划（TPP）　建立在 DTPP 基础上的 TPP 指导从早期到上市开发产品生命周期的决策，包括精准总结临床结果预期、药政决策标准、市场准入宣传战略和预期所有产品价值属性等。TPP 不仅需要有拟开发产品的目标特征，还需要包括竞争产品的比较信息（表 14.1），进而支持研发药物MAH 的开发策略和方向。产品临床开发计划（CDP）制定是依据 TPP 而建立的，而 CDP 是未来市场宣传和医保费用实证计划的基础。在 TPP 规划的每一个节点，TPP 都会根据数据结果进行投资与风险加权产出评估，以便做出"go/no go"的决策（图 14.2）。每个后续药物准备进入临床阶段前，都应当建立 TPP。从表 14.1 可以看出 TPP 需要解答的后续药物开发目标主要问题包括但不限于：

① 药物的适应证目标选择是否正确；

② 开发的适应证排序是否正确；

③ 药物的治疗线包括哪些；

④ 目标产品的竞争产品性状参数是否都包括在内；

⑤ 待开发产品若上市与竞争产品的区别是什么；

⑥ 待开发产品处方量会有多大；

⑦ 如何开发产品的未来市场；

⑧ 驱使开发的动力；

⑨ 制定未来医保及其药物定价的策略。

所以，TPP 应当洞察市场状况，并做出商业可行性分析。在商业可行性分析方面，需要考虑的影响研发投入回报率的因素包括但不限于：可治疗的目标人群量、药品定价、医保政策、市场份额与增长变化、市场渗透率、竞争分析、成功概率、产品开发周期、产品生命周期和产品估值等，并以此确定拟开发

药物的临床开发价值。虽然 TPP 的战略在实际药物开发中无偏移是不可能的，但在开发启动阶段更全面了解药物特性、评估其价值、为其临床开发计划设计"远景"，不仅有助于对未来可能面临的临床结果预设"go/no go"的标准，更有助于跨部门沟通与团队协助，即生产、注册、临床、市场、医保、客户需求等部门在工作中以 TPP 为共识目标解决产品开发关键问题，以进一步建立统一标准的研发体系及综合统筹的稳健策略目标。所以，TPP 是一个动态的产品管理文件，需要根据产品的不断更新数据作为依据来调整并指导医药产品的总体发展战略。例如，Ⅱ期和Ⅲ期的研究过渡阶段，针对Ⅲ期的 TPP 需要根据前期的临床研究成果进行调整，也可以在Ⅱ期进行期间进行规划，并由此修改Ⅲ期的 CDP。无论从哪个阶段启动或调整相关计划，都应从市场未满足医学需求或未来目标医学适应证角度出发，阐明产品研发生命周期的总体发展规划。TPP 中有关产品临床评价和医药市场目标内容通常也是新药申报材料（CTD）中不可或缺的文件之一。对于药政部门来说，规范的 TPP 文件有助于 IND/NDA 审评人员评估申办方的试验方案或结果是否满足其所期望的医药产品市场份额声称，或需要哪些临床研究及其数据证据来合理地评估和支持产品的效益和安全性目标。TPP 的主要内容包括但不限于如下：

表 14.1　TPP 对拟研发药物特征市场定位的分析案例

项目	最佳目标	最低目标	（潜在） 竞争药品
MAH			
产品名称			
适应证/目标人群量			
药物类别			
作用机制			
剂型/规格/储存条件			
给药方案/途径			
疗效结果（预设和注册终点）			
毒副作用（可能重要 ADR）			
药物相互作用			
上市时间			
专利状况			
治疗市场定位和有效率			
可能/潜在风险			
商业机会（医保、价格）			

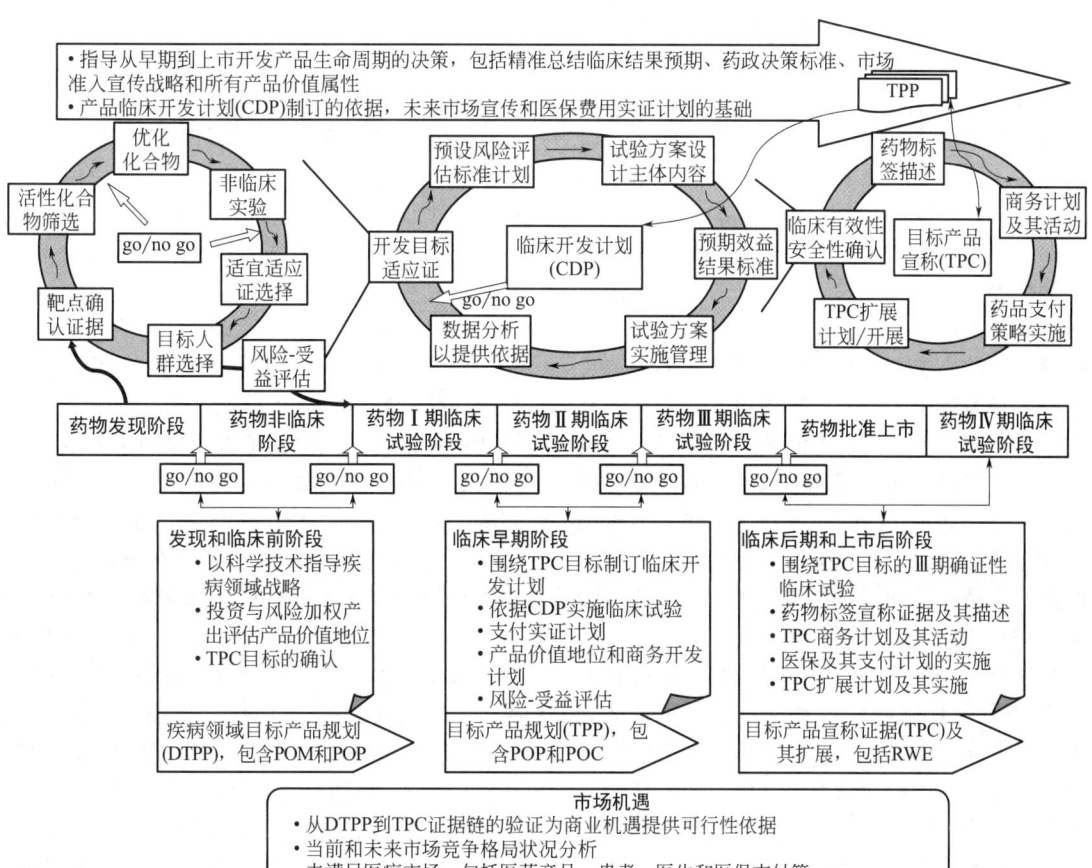

图 14.2　目标产品规划主要内涵示意

① 医药研发项目的概要 对相关医药产品予以概要性描述。

② 医药研发项目的类别 说明该项目是已有产品适应证的延续或新产品及其适应证目标，以及未来产品适应证宣称目标计划。

③ 医药研发项目战略匹配性和价值 概述拟开发产品与所在公司核心专业和能力的契合度。

④ 医药产品对患者的价值 总结拟研发产品对患者的特殊意义和价值，即在疗效、安全性或使用便利上的改善优势等。

⑤ 医药研发产品的竞争地位 给出所在公司的未来市场竞争优势。

⑥ 医药研发产品的知识产权状况 简要总结拟开发产品的知识产权（IP）状况。

⑦ 医药研发项目成功的基础 简要概述拟开发产品会获得成功的信心依据。

⑧ 医药研发项目的主要风险要素 对拟开发产品的各种潜在风险做出识别和应对策略。

⑨ 医药研发项目的重要性 分析不开展拟开发产品的可能后果，以及是否存在其他方式取代拟开展的项目。

⑩ 医药研发项目的里程碑计划 给出拟开发产品非临床和临床研究的计划、目标、时间表和方法等，包括世界各地的药政申报时间表和市场渗透计划等。

参与 TTP 战略规划的干系人，需要对产品开发的整个生命周期有扎实的理解，具备一定医学知识，了解所在国家和地区药政管理法规，有一定的市场策略常识，有全方位的项目管理知识和技能。因此，注册、临床研发、统计、医学事务、项目管理、临床运营，以及具有一定研发知识的市场战略/营销部门人员等都可以参与到 TPP 策略制定的过程中，并随着产品的开发进程予以维护。基于申办方的组织架构差异和药物开发方向需求的不同，对上述各职能人员的参与深度和广度的要求也会有所不同，需要考虑涉及医药产品的拟开发适应证及其先后顺序、安全性和有效性的宣称、未来上市后的售价及其医保策略、相关适应证的受众群体的市场估值及其未来产品标签的期望语言、与同类产品相比的异同点和优劣势、提高市场占有率的评估等因素。随着临床研究新的数据不断更新，作为一个动态性的多向战略发展过程的工具，TPP 需要对根据开发中的医药产品的临床结果做出动态的总结和调整，使最初的药品研发目标设想具体化，以支持 TPP 的总体产品研发规划和市场策略宣称。所涉临床试验的结果可以按照医药产品的未来标签分类予以总结，如适应证和使用目标群体、剂量和服法、剂型和效价、禁忌证、警告语和预警原则、不良反应、药物相互作用、过度剂量结果、特殊群体应用、临床药理、非临床毒理、药物滥用或成瘾、临床

研究结果、产品描述、产品供应/保存和处理方法、患者咨询信息和参考文献等。每个部分都可以按照目标规划、实际信息注释和进一步澄清评注三个方面进行总结。需要说明的是 TPP 是 IND 文件的一部分，是否递交遵循自愿而非强制要求。也就是说，TPP 并不是一份申办方向药政部门递交的拟开发产品目标的承诺书。因为在实际医药产品研发中存在着总体产品规划的调整和修改可能性，目前也只是药政部门建议的与申办方进行医药产品交流时的参考性文件。但它的确可以最有效地给申办方的研发策略和目标指明清晰的方向，也极大地提高了药政部门与申办方之间就研发审批路径交流的效率和审批目标的准确性。

（3）药物研发基础证据 从药物发现到药物临床早期研究，涉及药物作用机制验证、作用原理验证和疗效作用概念验证三个相互融合的环节，即

① 作用机制验证（proof of mechanism，POM）DTPP 涉及药物发现和非临床研究两个环节，其目标是证明活性化合物的作用机制概念的科学性和可靠性，以显示候选化合物具有可靠且安全的和可量化的人体作用水平，进而值得进一步证实其功能效应。

② 作用原理验证（proof of principle，POP） 非临床和临床早期（Ⅰ期）药物研究都是围绕着候选药物的作用原理证据探索展开的，其宗旨是要求揭示候选药物能产生可影响病症及其发病机制的生物和/或临床效应。

③ 疗效作用概念验证（proof of concept，POC）临床试验早期（Ⅰ/Ⅱ期）基本上都是围绕着疗效作用概念证据的探索而展开的，其目的是显示候选药物能产生可被认可的治疗患者病症的临床终点或替代终点效益，且所有证据高度支持后期继续开发成功的信心。

能反映关键临床目标和预期结果的 POM 和 POP 数据信息可以奠定 POC 临床研究的明确目标基础。

（4）目标产品宣称（target product claims，TPC）作为 TPP 的准入市场规划的组成部分，TPC 是为目标药物产品未来市场效益宣称而设立的计划。通过早期和后期临床试验实施来收集相关实效证据以支持 TPC 的宗旨。这需要建立在依据 TPP 宗旨而规划的临床开发计划（CDP）的基础之上。CDP 中每一个 TPC 设计都应围绕目标产品的有效性和安全性做出更详尽的试验方案，通过严谨的符合 GCP 的实施环节以获得确切的结果报告。从 DTPP-TPP-TPC 的关联性可见，整个开发计划需要根据产品的价值链，以提供充足的安全性、有效性、质量和产品价值证据为出发点，明确患者、医生、卫生部门、产品支付的需求目标，为可能的开发风险提出监控要求，进而探索未来市场价值的机遇，并以此指导试验药物的开发方向。因此，总体 TPP 规划中的 TPC 目标应成为驱动临床开发和研究方案设计的动力。

（5）临床开发计划（CDP）　CDP 是建立在 TPP 战略规划基础上的针对新药临床开发全过程目标而制订的试验目标线路规划。临床开发计划是药物整个临床研究战术的蓝图，它依据科学证据（数据和法规）明确定义临床项目的关键路径，包括医学科学及其伦理原则设计研发思路、评估决策要点、详尽的研发时间表、所涉风险的评估结果及其减缓计划的建立、临床成功的概率分析等，并应用项目管理的概念来评估项目资源投入（时间、人员和预算）、每一个特定患者人群的适应证、临床试验主体内容、临床试验实施计划、药物剂量范围、有效和安全的疗程计划、预期交付结果的质量标准、风险产出比、结果预估，并说明某一特定市场注册上市的规划等。所以，CDP 是 TPP 市场规划的下游实施计划的总纲领，制订的各相关适应证目标的临床开发项目总体计划，其中各适应证项目具有自身特定的研究目的。不同申办方对于临床运营职能的定位不同，工作范围也有差异。临床运营的职能定位通常在 CDP 确定后，并按照 CDP 方向有了更具体的项目方案后开始启动执行。所以策略规划是确定方向，而临床运营职能是按照指定的方向确保项目在合理资源投入的前提下高质高效地完成。

IND 申报中 CTD 模块 1 的总体研究计划可以根据 CDP 的内容而衍生成文。CDP 通常由两个重要部分构成，即战术计划和运营计划。前者包括总体的方向，包括 POP 和 POC 研究计划，后者针对如何实施临床研究目标。从项目管理理念 5W 分析，TPP 可以是"什么（what）"，CDP 则是"做什么、为什么、如何做、何时做和在哪里做（which、why、how、when 和 where）"试验及其试验数据。也就是说，CDP 中的临床验证目标应当与 TPP 中的医药产品未来标签分类要素相对应（表 14.2）

建立在拟开发产品科学研究和总体产品规划的基础上，CDP 需要从未满足的医学需求的角度或快速占有市场导向来制定临床开发策略，并提出产品临床适应证的选择和产品布局方向。CDP 内容涉及的主要要素包括：

① 商业目的　考虑的要素有疾病流行病现状、当前或潜在适应证治疗要求的基本描述和标准治疗选择、未满足的临床需求（包括流行病学考量）、目标市场需求/竞争和规模、未来市场最大或最小可接受程度、专利概括、未来商业化竞争格局（现有和潜在）等，也可以从未来销售价格为导向的临床开发顺序开展临床研究（多用于竞争少或无竞争的治疗领域），或与其他产品合用可能性及其扩展应用潜力等。

② 科学考量　POP 和 POC 的考虑及其依据，如药物的作用机制和目标人群（如可能与突破性治疗产品有关）、动物药理学结果（PK/PD）、安全性药理学结果、毒理学研究等。

③ 临床策略　涉及适应证目标、临床药理计划、药物安全性状况、禁忌证、警告和预防、药物依赖或滥用可能性、剂量和用法、药物相互作用、临床供应难易等方面。需要根据 TPP 目标试验项目"go/no go"的标准、临床供应规划、项目资源、人员规划、开发费用、每个适应证项目的方案纲要等，做出临床研究方向和设计目标概述，以及研究项目的时间表计划（甘特图，表 14.3）。一般来说，可以考虑的临床策略有选择成功概率大、时间短的适应证作为首选目标；同类竞争产品中，若有多靶点适应证的潜力，可能的情况下优先考虑未开发的。

④ 临床计划　涉及Ⅰ期安全性和耐受性研究、Ⅱ期剂量范围研究与概念验证（POC）研究、Ⅲ期有效性和安全性关键研究计划、相关研究设计考量、样本量考虑、项目资源预估、成本预算与人员需求规划、第三方供应商计划、时间表计划、国际化考量（如适用）、上市后研究和产品生命周期管理计划等。

表 14.2　CDP 与 TPP 要素的对应

CDP 要素	TPP 要素
重点考量 TPP、科学性、商业需要、临床研究计划、监管要求与沟通计划、决策节点和标准等，包括： 适应证和受试者人群，临床药理及其数据	重点考虑以终为始的产品目标概括、关键决策点、未来全球商业和药政目标，包括： 适应证目标
剂量和服用方法	剂量和配方计划
终点目标/评估标准	效益和风险
对照策略	
有效性、安全性评估指标和方法	
药物供应和储存要求	
药政指南	未来价格策略的价值体现
新技术应用	
伦理考虑	市场准入战略
特殊人群考虑，如儿科	
区域布局	投资战略
样本量/统计设计/分析方法	风险/成功概率

表 14.3　CDP 中研发时间与预算计划案例

2015	2016	2017	2018	2019	2020	2021	2022	2023
分子早期开发	机制研究 临床前研究							
	CMC研究							
研发预算	研发预算							
	IND申请	I期临床						
适应证1①			II期临床	III期临床		8月NDA 申报	12月NDA 批准	
		临床预算	临床预算	临床预算	临床预算			
适应证2②				II期临床	III期临床		4月NDA 申报	2月NDA 批准
				临床预算	临床预算	临床预算		
……								

① 专利有效期至××××年××月。
② 计划申请快速通道审评。

⑤ 战略规划　如项目继续与否的决策要点、风险评估和应对策略等。开发战略的考虑出发点需要灵活制订和调整，诸如有无必要优先开发小众适应证的受益群体，以避免先期上市产品可能造成的市场占有率不利状况等。

⑥ 药政策略　如果有优先审评的申请计划，需要在 CDP 中描述，包括申报的基础和依据，成功率和可能风险与及其影响，如注册策略（快速通道、罕见病、正常途径、国际化注册等）、IND 前药政会议计划和 IND 递交，药政交流与会议规划，药政趋势和知识产权保护，充分利用法规要求和药政注册的优惠政策选择启动临床目标等。

根据每次试验方案的实证数据结果可以对 CDP 的可靠性做出再评估和调整。为了确保试验药物未来的市场价值，申办方对每一阶段临床试验结果的总结应当以预测临床成功的概率为目标，而不是最终药政上市成功与否，这就需要从临床有效性和安全性的角度对试验数据结果进行分析，并在各个方面提出一些关键问题以确保"go/no go"决策确实有助于未来产品的商业价值不断增加。例如：

① POC 的临床效益信号强度相对于 TPP 的基本目标有多大；

② 计划的Ⅲ期临床试验与 POC 试验的关联性有多大；

③ 从 POC 中获得的安全性信号的严重度对后期临床试验意味着什么；

④ PK/PD 证据和生物标志物证据的效度和力度有多大；

⑤ 在Ⅲ期前获得的安全性信号的频率是什么状况；

⑥ 主要终点和次要终点与药政指南的关联性有多大；

⑦ 可否有益于快速审评的替代终点；

⑧ 未来市场需求的呼声，竞争产品的评估；

⑨ 继续开发的投资限制。

研发药物的 CDP 具有动态属性，随着药物研发的进展和试验数据的不断积累，对研发药物的适应证选择和未来市场定位，药物研发生命周期的策略也会逐步变化和调整。因此，CDP 的编辑和版本可以依据若干阶段的进展结果不断充实完善，如分为早期临床研究 CDP 和后期临床研究 CDP。早期临床研究 CDP 是建立在临床前研究数据结果的基础上，直至研究目标概念获得验证，其中根据试验药物的属性和适应证目标会存在若干药物研发决策关键点，如先导化合物确认、IND 申报走向、有利的早期试验数据结果、早期过渡到后期的合理试验数据结果、Ⅱ期试验结束后与药政部门的 EOP2 会议反馈（是否能进入Ⅲ期的关键决策点）等。如果是未满足的医学需求（如一类创新要求），更需要对相关医学和临床实践状况和重要临床益处做出描述。通常研发药物的 TPP 会对研发药物类别的医学市场体系做出分析，包括医疗保险机制、价格预估、市场销售潜力等。CDP 需要根据申办方的 TPP 中这些市场分析做出相应的药政政策，要求和申报运营管理的战术规划，包括药政注册的可能变化趋势、审批的标准和规程要求、严峻的产品注册竞争环境中尽早完成注册规程的要求等，为药政注册策略计划（RSDP，参见 30.8 节）提供素材或依据。在制订 CDP 时，需要考虑申办方的资源能力、实现药品市场规划要求的临床数据类别和数量、临床研发运营专业结构匹配度、近期临床目标和措施、可能的风险及风险减缓应对措施等。申办方或 MAH 在制订这方面的规划文件时应当起着绝对的主导作用，因为任何外包服务商都不可能比申办方对自我产品知识和未来市场方向有更好的掌握和理解。

早期 CDP 药品战术规划是药物研发能否成功的关键，因而应当在研发药物目标的综合背景信息、综述的基础上明确主要的临床设计假设和适应证目标、总体的临床研究策略及其选择、能成功市场定位或突出差异化优势的药品基本性质，尤其是有加速审批或有条件批准上市需求时，包括药物适应证选择和切入点（如果有多重适应证发展的可能性）、具体的适应证试验设计、药品临床研发的关键里程碑、研发继续与否（go/no go）决策标准（如相关的决策树或标准），以及相应技术或药政成功的概率等，并尽可能对各项策略和战术的利弊和风险做出分析。如果有合作开发的计划或战略，CDP 也应当对合作或对外授权（license out）策略和/或措施做出描述。一般来说，早期临床试验目标是评价安全性、耐受性、最佳剂量或给药方案、PK 和有限的有效性信号等，必要时还可能探索有用的生物标志物在病症诊断和预后疗效中的应用（包括 PD 生物标志物）、食物对药效（仅限于口服药物）的影响、药物相互作用（如合并用药情形）等。有些情况下，还需要关注滞后长期毒性风险（参见 5.1.2 节和第 6 章相关内容）。生物标志物用于早期临床试验的目的在于评价试验药物对靶向目标生物效益的影响探索是否可行，其需要建立在科学和完善的生物标志物分析方法之上（参见 6.2.6.2 节），涉及生物样本采集管理（如血液、组织切片、血浆、血清、采集时间、新鲜或包埋技术等）、临床生物标志物检测与分析方法可行性（如DNA 或 RNA 样本处理与检测、蛋白质检测技术、细胞标志物的分离和检测、医学影像技术、处理和评估方法等），以及临床效益关联可靠性的初步评估（如肿瘤效益、毒性评估等）重要环节，其最终目的的实现取决于是否能用于指导临床试验诊疗的临床验证结果，为Ⅱ期或后期临床试验生物标志物的选择和应用奠定基础。采用的生物标志物设计的策略多为在临床前中获得的可靠基础验证数据结果完成前提下，根据药物作用机制，选择若干可行的生物标志物，以确定哪一种生物标志物可用于后续临床试验的诊疗评估中。上述这些科学设计和操作管理要素都需要在早期CDP 予以详尽描述，其中所涉各个核心临床试验具体战术设计应当围绕着研发药物临床效益和安全性的概念验证（POC）来开展，包括临床药理计划及其研究、生物标志物研发计划等，临床研发的实施计划最好除了文字详述外，还能结合图表形式呈现，并标

识出关键研究假设及其交付结果目标。同时，还需要兼顾到药政审批策略的思维导向，如加速审评或罕见病地位的可能性等。早期 CDP 计划中，一些支持性功能的策略和计划有可能也会涉及，如试验药物生产及其质量的设想和时间表（包括原料药、中间体、GMP 要求和药物稳定性数据、试验药物包装和标签等）、同类药品竞争状况、未来商业药物供应的策略、试验药物的知识产权分析和管理策略、资源要求及其预算计划、研发里程碑和时间表计划等。

早期临床试验结果提供了渐进性的靶点效益和安全性的累积数据实证，或风险-受益评估的分析数据，为后期（部分Ⅱ期或全部Ⅲ期）临床试验继续与否的决策和 CDP 设计带来了依据。后期临床试验 CDP 是下游临床实施计划的总纲领，因而应当对下一阶段的临床研发及其投资方向和内容做出明确的定义，即根据清晰科学性（数据和法规）结果计划，为什么和继续做哪些试验设计，按照医学科学和伦理要求合理规划临床依据策略及其实施措施，以及在早期和既往临床试验项目经验教训的基础上，应用项目管理的概念和方法来更加精准地计划试验项目的投入（时间、资源和预算）、质量标准和风险把控等。后期 CDP 的制订和实施仍需要各利益相关者的共同协作和努力。如果涉及药物的投资方，这个 CDP 则是投资方判断是否继续参与投资或值得药物开发的必备审核文件之一。后期 CDP 的目标是根据 POC 的证据，界定出达到大规模临床试验安全性和适应证疗效验证目的的剂量和受试对象人群目标，包括可能的禁忌或警告限制应用范围、对照组别类型（如选用标准医护或治疗金牌标准）、药政或行业医疗治疗指南标准因素，从而满足 TPC（如上市说明书）的需求。所以，所涉每一项试验项目方案纲要都应当包括在 CDP 中，如主要和次要终点目标、替代终点设计、效益大于风险的受试者选择人群、入排标准、项目流程要求和避免混杂控制的措施方法、样本规模、盲态或开放设计、统计方法、给药剂量和服用方法、背景治疗药物或方法、疗效和安全性评估标准和方法、禁忌用药或治疗、目标国家/地区和时间表等（参见 14.2 节）。这些试验项目综合效应可以回答研发药物战略/战术规划可行性和验证试验问题目标对市场策略的匹配性，进而构成 CDP 项目可行性评估的基础。为了达到这一目的，首先需要建立后期临床试验继续与否决策（go/no go）标准，其最基本的标准是要做到所有关键临床试验的主要终点指标满足统计学意义，或试验假设结果显示继续与否的决策正确可靠。在科学性和市场准入可行性决策方面需要考虑的要素包括但不限于：

① 能满足本国或地区药政注册 NDA 的基本要求；

② 能满足全球范围的上市要求；

③ 能满足商务市场定价期望的要求；

临床试验常用表 39

④ 能满足市场准入的医保要求（如市场替代或附加值分析、保险或支付政策等）；

⑤ 能满足市场竞争的主要要求；

⑥ 有后续延续或扩展适应证的潜力和计划。

制订后期 CDP 需要：① 参考与药政部门 EOP2 的会议反馈（参见 30.3.4 节），如Ⅲ期试验设计的建议、全球药政部门接受的特殊条件、需要补充递交的试验项目期望等；② 关注医疗支付方会议的反馈，如医保准入证据链的要求和计划等，必要时需要把医疗支付的药物经济学因素融入Ⅲ期临床试验设计中，或补充规划上市后Ⅳ期临床试验来满足医疗支付的要求；③ 听取顾问专家或咨询会议的反馈，包括患者团体需求是否可以考虑在试验设计中，医生团体对病症诊疗地位的建议是否可以在Ⅲ期试验中得以体现，与市场竞争产品的区别点有无可能通过Ⅲ期试验设计获得证据等。

图 14.3 为根据试验方案数据结果来确定 CDP 规划的产品决策（go/no go）的思维示意图。CDP 应当包含每一项研究目标可行性在最重要的风险因素上，即那些最可能出现或影响度最大的风险因素，包括那些可能受风险因素影响的其他关联点和相应的应对措施计划。这些风险因素可能来自临床开发项目本身，也可能受外部因素的干扰。因此，早期和后期 CDP 的总和可以涵盖开发产品全临床开发生命周期计划及其目标，包括Ⅰ期到上市后Ⅳ期临床研究。后续的临床试验方案及其试验文件，如知情同意、研究者手册、研究结果报告、安全性更新报告等，都是围绕着 TPP 的战略并应与之保持一致。显然，TPP 和 CDP 是制订高质量试验方案纲要和方案设计的重要基础，也是临床试验成功的关键所在。

在未来市场竞争性方面，适应证目标的顺序选择直接关系到药物/器械的研发定位和研发资源/时间表的配置决策。CDP 中后续临床开发的适应证布局应当在首选适应证成功占领市场的基础上，根据同类产品的竞争状况来制定临床策略，最大限度地拓展多适应证临床领域，在资源允许的情况下同步开发所有可能的适应证临床试验。对于难度大、把握小或试验周期长的新适应证领域可以考虑研究者倡导的临床试验（investigator initiative trial，IIT），开展探索性临床研究（参见 6.4 节），也可以利用真实世界研究（RWS）计划来实现扩展（参见 6.6 节）。在一些国家和地区，CDP 还可能需要增加儿童、青少年或老年患者适应证的开发计划，风险管理或减缓计划，扩展Ⅲ期适应证临床研究计划，或新剂型的临床验证计

划等。有关后期 CDP 的撰写示例可以参见临床试验常用表 39（二维码）。

后期 CDP 制订中的研发药物继续研发与否的关键点多与试验成功率和风险因素有关。由于早期和后期 CDP 是不能截然分割的不同部分，即早期一些试验管理因素与后期 CDP 的成功把握度关系密切，因而需要特别关注两者间的延续性，诸如Ⅲ期试验设计与根据 POC 设计及其获得的数据接近度有多大、与 POC 试验项目的运营管理计划区别有哪些、这些设计改变点成功的把握和证据多大等。对试验失败风险的影响因素通常从 5 个方面予以评估，即：① 正确的试验靶点，即靶点成功的证据充分；② 确认的安全性，即药物安全性证据充分；③ 准确的受试者人群目标，即Ⅲ期设计的受试者群和靶点目标已获得成功验证；④ 确切的有效性，即Ⅲ期设计的有效性结局有一定的把握度和同类产品的竞争优势；⑤ 未来的市场竞争性，即Ⅲ期试验成功对未来市场准入和推广的把握度预期可以给开发者带来效益。这些成功与风险的评估需要综合医学判断、临床管理、市场分析和药政法规等诸多方面知识和信息进行。例如，某 MAH 计划将拟开发的靶向药物与另一个已获批上市的药物联合用药，在制订 CDP 时，可以从安全性和有效性等方面予以考虑开发策略和战术，以利于药政部门和伦理审批的通过，诸如：

① 根据适应证的生物学特征和产品本身作用机制，联合治疗的科学依据是什么，有无相应的实验数据支持联合治疗；

② 早期数据所显示的单药及联合临床获益是怎样的，跟已知可选的联合治疗或者单药治疗比较，患者可能的临床获益有多大程度的提高；

③ 所针对的患者群未被满足的医疗需求有多大，对患者生存的影响有多大，或患者有其他可以替代的治疗选择么；

④ 针对产品单独治疗和联合治疗的安全性评估，如何确保安全的联合给药剂量，给药方案是序贯的还是同步的；

⑤ 相应的风险管理如何制定，以确保受试者权益在最大程度上得到保护。

由此可见，当需要进行开发策略调整时，具体要看策略调整的目的和方向是什么。药物研发具有不确定性和复杂性，需要依照科学性和法规的更新不断调整相应的开发策略。因此，TPP 和 CDP 的调整实际上是个循序渐进的过程。在上一个案例中，MAH 按照原有的 CDP 的Ⅱ期临床试验所获得的一个或者几个研究结果，放弃某些适应证，但继续保留的适应证改变为原有的"研究用药＋联合治疗"中的联合治疗选择，或者根据疾病生物学特征和更明确的作用机制

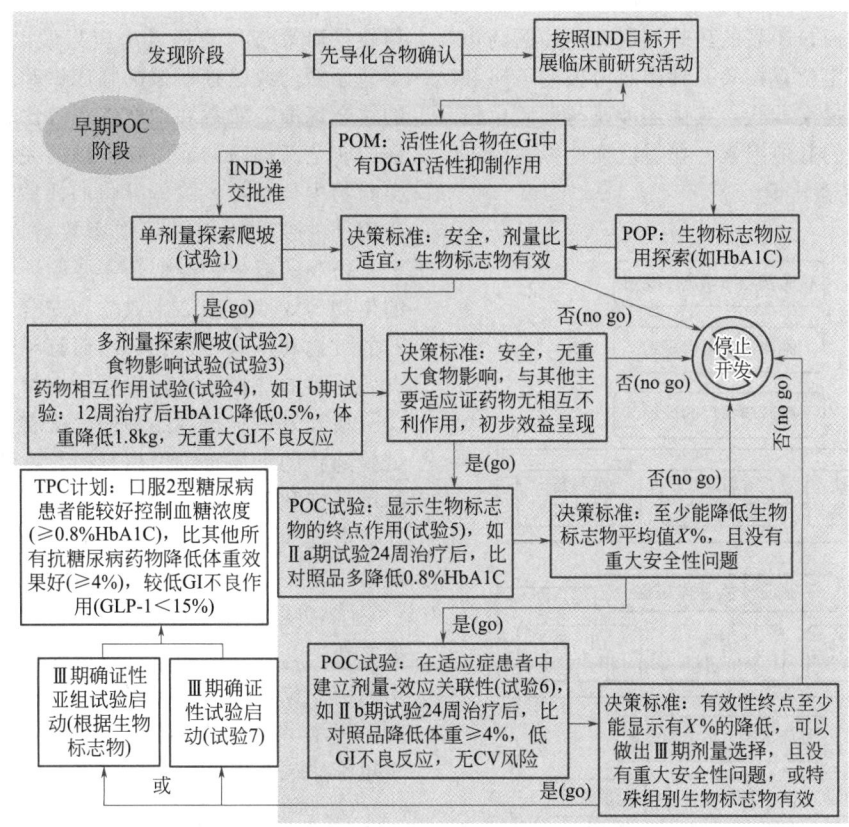

图 14.3　依据试验结果 CDP 要素决策案例示意

改变原先选择的受试者人群，这时候是因为原有的 CDP 不适用了，那么会重新设定 CDP，根据新的 CDP 所开展的研究结果再去更新原有的 TPP 相应元素，所更新的 TPP 和 CDP 会涉Ⅱ期和Ⅲ期，甚至Ⅰb 期。所以，这些调整并不是一个简单的从 A 到 B 的过程。

显然，CDP 的制订应当以受试者为中心，从科学、法律法规和伦理角度进行综合评估，其中风险分析需要从若干方面对研发项目实施过程中最可能出现的或对临床项目有最大影响的风险角度开展，通常每个 CDP 项目可以列出若干个这些风险。这些风险有可能来自项目实施过程本身，也可能受到 MAH 无法掌控的市场因素的干扰。在制定风险应对措施时，有可能需要考虑风险可能造成的时间或预算的影响。例如，某临床试验安全性事件发生率高于 CDP 预设的 $X\%$ 阈值时，对总体数据审核有可能延缓Ⅲ期试验项目数据交付 3 个月，因而需对试验产品的成功率做出重新优化评估，这将造成 CRO 对试验数据进行额外的加工处理时间，项目延期时间有可能达 Y 周，预算增加可能达 Z 美元。

总之，与开发试验药物相结合的未来市场策略规划通常需要关注的商务要素主要包括但不限于：

① 医药因素　涉及临床前概念和知识积累（如 POM/POP 概念验证等）、流行病参数、发病率、适应证性质、受益-风险比、临床运营可行性和能力、药政政策和指南等。

② 成本因素　涉及开发成本、机会成本、失败损失、工艺开发和放大、一国或多国多中心等。

③ 时间因素　涉及预算投入周期（如 POC/Ⅲ期试验时间周期）、上市准备和审批时间、盈亏平衡时间点等。

④ 风险因素　涉及从 DTPP 到 TPC 整个药物研发生命周期各阶段成功或失败的影响因素等。

⑤ 回报因素　涉及市场竞争、产品在医疗市场上的定位（如 1 线或 2、3 线治疗药品等）、产品生命周期、销售额、市场潜力和份额、利润率、产品定价、产品估值（如净现值、投资回报率、内部收益率等）、支付能力、医保政策、患者接受度和需求、市场渗透率（包括区域布局）和形势变化等。

14.1.1.2　依据 CDP 的临床试验方法学设计及其实施的总体理念

按照临床试验方法学原则，任何临床试验都应当是在 GCP 和国家法规指南的指导下，依据临床研究领域的科学、伦理和法规的理论和知识，在临床试验设计基础上，通过但不限于各类标准的临床试验运营质量管理方法，如随机法、对照法、双盲法等（参见第 6 章内容），对研发药物或医疗器械的临床疗效和安全性做出科学、合规和可循证的验证与评判。综合上述 TPP 和 CDP 分析，图 14.4 归纳出临床试验方法学设计及其实施的总体管理和操作路径。从图中可见，在药政申报方面，产品的药政注册分类和医药市场满足现状与临床定位直接关系到药政申报的策略和申报资料的准备与递交方式，其中还涉及与药政申报及其方案设计相关的其他因素，如适应证选择、受试对象规模、风险-受益比等。

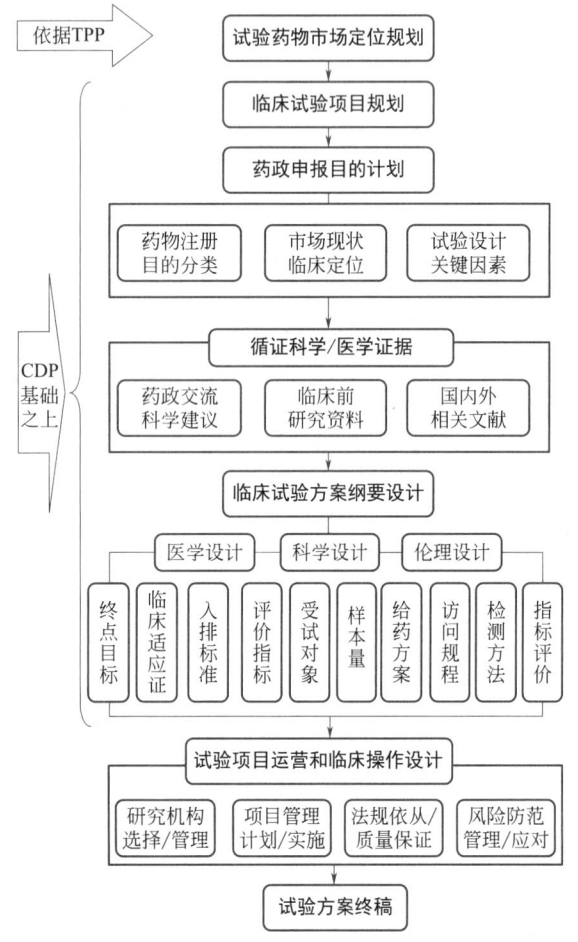

依据TPP → 试验药物市场定位规划
↓
临床试验项目规划
↓
药政申报目的计划
↓
药物注册 | 市场现状 | 试验设计
目的分类 | 临床定位 | 关键因素
↓
CDP基础之上 → 循证科学/医学证据
药政交流 | 临床前 | 国内外
科学建议 | 研究资料 | 相关文献
↓
临床试验方案纲要设计
医学设计 — 科学设计 — 伦理设计
终点目标 | 临床适应证 | 入排标准 | 评价指标 | 受试对象 | 样本量 | 给药方案 | 访问规程 | 检测方法 | 指标评价
↓
试验项目运营和临床操作设计
研究机构选择/管理 | 项目管理计划/实施 | 法规依从/质量保证 | 风险防范管理/应对
↓
试验方案终稿

图 14.4　药物临床试验方法学设计及其实施管理流程示意

按照药品结构成分，试验药物大致可分为化学药品、生物制品、细胞基因类药品、某些特殊管控药品，如麻醉药品、精神药品、医疗用毒性药品、放射性药品等；按照药品应用方式，试验药物还可分为创新药物、仿制药物、生物类似药物，包括新适应证、新配方或改变给药途径、新复方制剂等（参见30.3.6节）；医疗器械可划分为有源或无源、植入或非植入、诊断试剂或药械组合等（参见第33章）。除医疗器械外，虽然这些不同类别药物所需递交的申报材料大多需要按照CTD格式标准，临床定位的差异，如创新药、改良剂型、扩展适应证、复方制剂或仿制药，在临床试验方法学设计标准和要求上却不尽相同，涉及的临床方案设计，以及运营范围和资源需求也会发生变化。此外，基于对试验药物的临床定位和市场现状分析，如所选择的适应证特点，包括病因、

病理生理、流行病学和预后等，以及目标治疗人群，药政注册策略和准备方法应当做出相应调整。例如，全新创新药或医疗器械的临床试验重点是与临床现行的"金标准"效益和安全性优势比较；已有市售适应证的非全新创新药或医疗器械的关注点则是在已有同类药物中效益与风险差异化的评估，如新配方药物改善用药的便利、扩展其临床效益或减少安全性风险等；仿制药或生物类似药需要验证具有与原研药相同的生物等效性，即临床效益和安全性风险可以与原研药的效益和风险相媲美，因而有利于增加医药市场的有效药品的选择和减轻患者的支付负担。

在开发一个药物品种前，所有开发者都应对未来试验药物的市场定位做出判断，这涉及目标治疗领域的市场饱和和满足度的评估，以便为药物临床试验设计适应证的确定和受试对象的选择提供理论依据。因此，CDP对首个适应证的选择原则可以是：

① 病症存在明确的未满足医疗市场的产品　考虑花费少，开发周期短，能使药物成为新的治疗领域中的前 3 位，且成药概率大作为切入点。例如，选择总生存率（overall survire，OS）作为替代终点可以缩短临床试验周期。

② 同类药品竞争激烈的产品　根据病症谱和同类产品的开发现状，可以考虑不同适应证或不同治疗线作为切入点。例如，末线治疗产品虽可能不是最大的适应证，但往往存在未满足的医疗需求。

③ 以销售价格为导向的临床开发优先度　多选择尚未存在竞争的领域作为切入点。例如，采取选择后线治疗入手，先入为主的市场策略，或扩大适应证或联合用药策略等。

在进行医药市场评估时，需要重点分析和关注市场上和在研中的与试验药物相同或类似的品种、目标适应证、剂型和/或规格；这些信息有助于了解相同药物或类似药物的市场占有率以及当前某适应证领域的药物研发趋势，同时也可借鉴类似药物的临床试验成功或失败的经验。

即使申办方计划扩展药物的新适应证或进行复方制剂的开发，也需要从市场接受度和临床定位角度做出可行性研究，以便有较好的新适应证研究的投入回报率，其需要分析的主要方面包括但不限于：

① 与同类或相似市售药品或在研药品相比，分析药物的风险-受益比；

② 可以证明药物在新目标适应证中安全有效的可能性，其需要依据药物作用机制、临床前研究的安全性数据、同类药物的安全性和有效性结果予以评估；

③ 目标受试人群的规模，可能需要考虑适应证的流行病学及人口学特征；

④ 同一适应证中目前或将来的竞争优势；

⑤ 借助真实世界研究方式的可能性。

同样的原则也适用于药物改良剂型的开发，因为大多数剂型改良的目的在于降低服药频次、改变给药途径或改善服药的依从性等。由于药物配方或制剂的改变有可能对药物的生物利用度和生物等效性产生影响，因而改良剂型的药物临床试验设计最重要的是需要评估改良剂型是否比原剂型在风险-受益比有所改变，或在药效学方面有无优势，或在药物成本方面是否能给患者带来益处等。有时虽然能提高患者的服药依从性，但安全性或疗效方面并没有与原剂型保持一致或有明确优势，从药政和临床满足度的角度考虑，这种改良剂型的开发应当审慎投入。此外，新的药物剂型、给药途径或装置可以扩大适用人群范围，或可以满足某类特定人群的需求，如增加儿科用药或老年人用药的可能性等，通常都是药政部门鼓励的方向。新复方制剂除了同样需要风险-受益比、组合优势和市场需求风险外，临床试验设计的总体考虑要素可以参见表 6.6 的总结。

作为药物开发和临床试验设计的重要基础，循证科学原则的应用尤为重要，其主张慎重、准确和明智地应用当前所能获得的最好研究依据，结合相关药政要求、临床经验和需求，从服务于患者的价值和愿望出发，制订出适用于研发药物/医疗器械临床开发的计划。众所周知，临床试验除了必须遵循 GCP 原则、相关法规、临床试验指导原则或疾病治疗指南外，同时在充分的临床前科学研究，以及相关研究文献基础上，规划出临床试验的最佳设计方案，以满足药政注册申报的需要（图 14.5）。

临床前研究主要是基于动物或非人体环境中对研发药物/医疗器械进行的研究，其研究结果是开展人体临床试验的基础。有关临床前的研究主要内容可以参见 5.1.1 节。有关 CMC 的研究包括处方组成、制造工艺和质量检验结果等，属于 GMP 的范畴。充足的

临床前研究资料数据是实现 CDP 中规划的临床试验方案设计和药政申报信息要求的关键依据。

在临床试验方案设计中，除了需要丰富的医学和药学相关知识和研究结果外，还需要进一步查阅国内外的相关研究文献和参考资料，包括但不限于 GCP、所在国临床试验药政法规或指南、相关适应证的临床诊疗指南或用药/用械指导原则、相同或类似已上市药品/医疗器械或临床在研药物/医疗器械的临床试验总体设计及其结果综述，或同类适应证的临床研究现状和成果。这些信息可以通过相关的专业医药杂志、网站或数据库检索获得，包括各国主要的临床试验注册网站，如 FDA 的临床试验注册网站（参见 30.3.3 节）；中国药政部门的临床试验注册网站等。

在与药政部门临床试验或药物注册前的沟通交流中，征得药政部门对临床试验方案设计的科学建议，对于完善 CDP 规划、试验药物临床研究的设计及其实施关注点，以及药政注册策略有着重要的科学指导意义。相关药政部门的科学咨询和交流沟通的方式和作用可以参见 30.2.4 节和 30.3.4 节的描述。

按照临床试验方法学的总体设计及其实施理念，有关依据 CDP 的临床试验 GCP 和伦理原则、数据标准和质量要求等可以参见第 1~3 章内容；试验方案的科学设计、伦理设计和医药设计所包含的要素可以参见 14.2 节；试验项目运营和临床可操作设计及其实施要求，如试验项目设计和要求、试验参与干系人的角色和职责、临床监查、风险管理和应对措施、项目管理、安全性风险监控、数据管理等方面，可以参见其他相关章节的阐述。

14.1.2　试验方案筹备程序

建立临床试验方案的程序大体分为几个步骤（图 14.6）。从方案的准备到最后的批准，Ⅰ期临床试验所需要的平均时间为 6 周，Ⅱ/Ⅲ/Ⅳ期则需 8 周左右。临床试验项目纲要、概念表、方案和方案修正版的最后批准签名表必须作为临床试验项目的主要文件和上述方案文件的最后文本一起存入临床试验的主档案夹中。

当准备临床试验方案启动前，应当召集相关试验项目的临床专家来准备临床试验方案纲要的发展。这种专家小组成员通常包括相关医学领域的临床医生、项目总监、医学撰写者、统计师和临床药动学专家等。有些情况下，可以邀请项目经理参加讨论。试验方案撰写小组首先需要根据产品总体规划中产品的市场目标战略来制定临床试验方案设计和准备的策略方

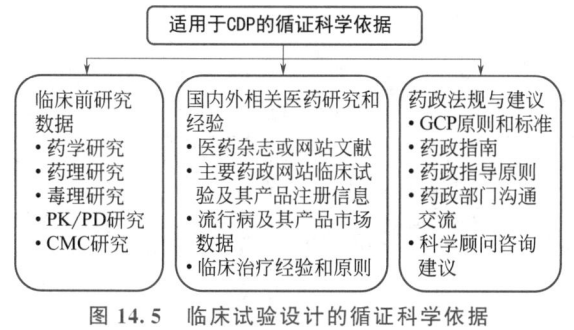

图 14.5　临床试验设计的循证科学依据

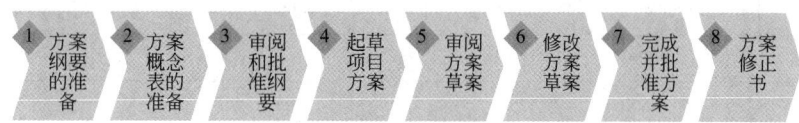

图 14.6　临床试验方案管理程序示意

法，首先需要明确药物申报目的，查阅临床前和国内外相关文献资料，以便制定出相关试验方案的研究目标。同时，应当结合相关临床运营与研究者的可操作性需要，对目标受试者群体的定义、试验程序的设计、有效性和安全性参数的选择等做出设计，最终完成临床试验方案的撰写。随机方案和基线评价在试验方案中的时间表是一项需要特别注意的若干方面之一。伦理学因素、药物供应、药物包装和标签设计以及研究药物的发放程序也是在设计试验方案的同时需要考虑的事务。一般情况下，试验方案的发展应当按照申办方的 SOP 要求实施。相关临床试验病例报告表（CRF）的设计在试验方案准备阶段可以适时地开始筹划。

14.1.3 建立临床方案纲要和概念表的管理

准备完整的临床试验方案的第一步通常是查阅相关资料和写出它的纲要，其中包含在 TPP 和 CDP 中所建议的研究产品项目的基本科学和临床设想。除了为今后的正式方案奠定项目框架外，纲要也是交流试验基本科学设想和征集对其反馈的有用工具。对于有研究筹备小组的单位和申办方来说这一点特别重要。这样可以保证正式的方案开始起草前，有关各方必要的建议汇总及其相应的修改已被完成。纲要通常由临床试验项目医学总监起草。若为 I 期药动学临床试验，则应邀请药动学专家参与起草。大多药物公司，除了纲要之外还要求递交项目概念表（表 14.4）。只有概念表被批准后，纲要才能被批准。这样做的好处在于正式对某临床试验项目立案前，主管部门可以从公司的整体药物发展、市场战略、临床开发计划和财政状况来评估是否有必要进行所建议的临床试验项目。

表 14.4　临床试验项目概念表示例

临床试验药物名称			临床试验项目编号		
递交日期			递交人姓名		
临床试验项目题目：					
本临床试验项目属于下列哪个研究类别： □ 人体药理学　　　□ Ⅱ期　　　□ Ⅳ期 □ Ⅰ期　　　　　□ Ⅲ期　　　□ 其他_____					
本临床试验设计为： 随机 □　非随机 □　双盲 □　单盲 □　非盲 □　平行 □　交叉 □　其他(请说明)□_____					

试验药物名称	剂型和剂量	所需药物	
		活性药物	安慰剂

本临床试验项目的立题依据(请包括：1. 策略和目的；2. 对市场的意义；3. 预算的影响；4. 风险；5. 现有或支持性数据)

本临床试验项目的受试者样本规模：	需要的研究机构数：
参与国家或地区：	

本临床试验项目预计开始日期(第一位受试者入组)：　　　年　　　月　　　日 本临床试验项目预计结束日期(最后一位受试者完成)：　　　年　　　月　　　日

预计资源：	临床合同组织(CRO)	本公司负责
研究设计	□	□
研究监查	□	□
安全性报告	□	□
数据管理	□	□
数据处理和分析	□	□
数据分析和报告	□	□
其他_____	□	□

预算评估	2008	2009	2010	2013	总预算
年预估					

批准 (列出各位批准人姓名、职位、签名及批准日期)

起草纲要前，其撰写者应当与内部和外部的有关专家就试验的设计和合理性进行讨论，并将与试验项目有关的安全性要求融入纲要中。必要时应征询药政部门对试验项目的意向。此外，撰写者还应与统计师讨论有关受试者样本规模和可信概率的问题，并与临床项目经理一起制订相应的试验项目时间表。纲要草案完成后，其撰写者应继续和统计师、临床试验主管人员、GCP 主管人员、安全性监督部门代表、临床病例报告设计员、临床试验管理经理、药政法规部门代表等讨论试验项目的设计和合理性。必要时，还应邀请有关医学领域的主要专家进行商讨。在汇总各方建议的基础上，对纲要做出最后的修改，在纲要被批准之前，临床试验主管、统计师主管和 GCP 主管还应就纲要的科学严谨性作全面地审核，并确保试验项目中有关有效性和安全性的评价工具或问答表的采用应获得版权所有者的同意。一旦纲要被签署批准，任何试验要素的更改都必须重新启动批准签名程序。临床试验项目纲要版本和相应的产生日期应当在纲要书和批准表中有所体现。表 14.5 列出了项目纲要的批准表示例，表 14.6 归纳了临床试验纲要的管理程序。

Ⅰ/Ⅱ期临床试验的目的是概念验证（POC），即验证试验产品是安全和有效的。所以，Ⅰ期的试验概念表和纲要设计应当将试验药物/器械的安全耐受性作为预期目标，适宜的临床剂量可以获得证实，或需要进一步在Ⅱ期临床试验中探索确切的剂量；Ⅰb/Ⅱ期临床试验能使有效性得到初步验证，即主要终点达到一定的统计学意义或显示较好的趋势，或生物标志物替代终点显示意义。即使主要终点未达到统计意义，但亚组分析有意义或趋势，或多个次要终点具有意义或显示趋势，也可以为后续临床试验方案设计带来启示。表 14.7 展示了 POC 有效性和安全性结果策略的考虑要素。Ⅰ/Ⅱ期临床试验的概念验证得到预期的结果可以为综合评估后期试验产品的进一步开发策略提供依据。

表 14.5　临床试验项目纲要批准示例

临床试验项目纲要批准书

[项目标题]
[纲要版本和日期]
[药物名称或代号]
[临床试验项目编号]；[　]期

下列签名表明我们已经审阅并批准本文件的内容，同意本纲要为最后版本，并特此证明：

- 本临床试验项目纲要的科学严谨性已被全面审核。在批准后任何对本纲要设计要素的变更都必须重新启动审批程序
- 使用版权所有的材料已获得准许
- 统计、药动学（如适用）和药物临床试验质量管理规范（GCP）主管或其代表批准本纲要内容

_____
[姓名]　　　　　[签名]　　　　日期
临床主管

_____
[姓名]　　　　　[签名]　　　　日期
统计主管

_____
[姓名]　　　　　[签名]　　　　日期
质量保证主管

临床试验部负责人
以下签名表明本公司临床研究负责人已审阅和批准本文件内容，并同意它为最终版本。

_____
[姓名]　　　　　[签名]　　　　日期
[职位]

14.1.4　临床试验方案的管理

临床试验纲要文本批准后，应当立即通知临床试验方案撰写者，以便他可以按照方案框架文本开始正式方案的撰写工作。负责药物供应的经理或临床试验项目经理应当根据纲要文本的试验药物的要求启动试验药物供应的准备工作，临床试验病例报告表设计员或临床试验项目经理着手开始临床试验病例报告表的设计。此外，临床试验方案的撰写者负责制订方案审阅和批准时间表，并与申办方内部设立的临床试验方案审阅委员会的秘书取得联系，以便安排完成后的试验方案递交该审阅委员会审阅批准的事宜。

表 14.6　建立临床试验项目纲要文本一般程序

程序和人员职责	研究设想批准	草拟试验流程简图	起草项目纲要	审阅项目纲要	批准项目纲要
里程碑	程序开始 ————				——→程序完成
所需天数	0 天		最少需要 20 天，或以保证质量为前提，拟定相应的时间表		
步骤细节	研究概念设计批准	一旦概念设计批准，研究项目纲要的起草应尽早开始	用临床试验纲要框架范本格式完成项目纲要文本	• 项目医生、药动学专家（如需要）、统计师和其他相关人员全面审阅项目纲要。与内部和外部专家讨论设计细节，合理性，特定的安全性研究标准。必要时咨询药政部门 • 项目医学专员或药动学专家（如需要）修改项目纲要 • 纲要递交作者速交完成的纲要给临床试验主管、统计师和 GCP 主管。作最后审阅和批准	• 临床试验主管、统计师主管全面审阅项目的严谨性。且有关版权工具或问答问卷表已得到许可证，并签署项目纲要批准书 • 纲要递交给临床部负责人作最后审批 -对批准的纲要要素的任何修正都必须重新获得审批 -项目经理递交批准的纲要给临床试验供应药物设计员 -临床试验病例报告表存档 -项目经理、临床试验药物供应管理经理，临床试验病例报告表批准和批准的纲要的纲要设计员
项目医学专员或总监		准备	准备	审阅	批准
药动学专家（如需要）		准备	准备	审阅	批准
统计师			准备	审阅	批准
临床试验方案撰写者或项目经理/医学专员			准备（流程图和时间表部分）	审阅	
药物经济学家（如需要）			准备	审阅	批准
临床试验安全监督员，药物供应管理经理，药政管理经理，病例报告设计员				审阅	
外部专家				审阅	
临床试验主管、统计师主管，质量保证主管				审阅	批准和签名
临床试验部负责人					批准和签名

表 14.7　有效性和安全性验证概念设计目标

项目	有效性首选适应证				
	主要临床终点		目标受试者群体	服用途径	治疗配伍
	临床结果 1	临床结果 2			
理想目标	次要终点可能导致进一步的宣称	大于主要终点或等于主要终点	大于目标或等于目标	大于目标或等于目标(如果验证了一个一个以上途径)	大于较低剂量和/或较少服用频次较有益
目标诉求	试验设计主要终点	如果多个主要终点,提供目标选择	目标人群(描述目标适应证)	目标途径(描述目标服用途径)	目标配伍(描述目标配伍)
最低目标	等于主要终点	等于主要终点(满足药政成功所必需)	等于目标或小于目标(决策,若在较有限的人群中成功,如罕见病)	等于目标或小于目标(最不理想的服用途径是否得到成功验证)	大于比目标剂量更高和更频繁服用仍然视为可能接受

项目	安全性		药物相互作用	预警原则	禁忌证
	临床	非临床			
理想目标	大于目标,如果没有或较少严重 AE 的话,或等于目标	—	大于目标,如果没有或较少严重相互作用,或等于目标	大于目标,如果没有或较少预警需要,或等于目标	大于目标,如果没有或较少禁忌需要,或等于目标
目标诉求	安全性目标通常等于已获批准的同类或类似药物的已知安全性	类似于那些已获批准的同类或类似药物发现的实验室检测或其他问题	类似于那些已获批准的同类或类似药物观察到的相互反应问题	类似于那些已获批准的同类或类似药物观察到的预警问题	类似于那些已获批准的同类或类似药物观察到的禁忌问题
最低目标	等于目标(小于目标仍可以接受,如果风险-受益比是有利的话)	等于目标(小于目标仍可以接受,如果风险-受益比是有利的话)	等于目标(目标可接受标准应当界定并解释)	等于目标(目标可接受标准应当界定并解释)	等于目标(目标可接受标准应当界定并解释)

临床试验方案撰写者可以为专职临床试验方案撰写人员,也可由临床试验项目经理或医学专员担任。撰写者负责按照临床试验方案文本框架的格式和纲要文本的内容起草方案,方案内相关章节可以邀请其他专业人员协助完成,如统计部分由统计师完成。初稿若由若干人分别完成,则方案撰写者负责通阅全文以确保方案内容的前后连贯性和符合方案文本框架的要求。然后,临床试验方案撰写者召集相关人员审阅方案初稿,并负责收集和整理所有对方案的评语,以便对方案作进一步的修正。修正后的方案在征得所有相关人员同意后,临床试验项目经理或医学专员负责将其递交给申办方内部设立的临床试验方案审阅委员会,参加审批所递交的方案的专门会议,并对委员会的问题做出答辩。临床试验方案审阅委员会在完成方案的评审之后,必须做出同意或不同意等决议。如果是有条件同意,应该指明方案在完成要求的修正后是否需要重新递交审批。对方案的不同意决议应当给出明确的理由,以便临床试验项目经理或医学专员和方案撰写者一起重新对方案进行修正,以满足审阅委员

会的要求和重新递交审批。获得方案审阅委员会的批准后,方案撰写者必须将最后的方案文本交付给临床试验质量保证(QA)代表审阅,以保证临床试验方案符合 GCP 的质量要求。如果质量保证代表提出重大修改意见,则方案需要重新递交方案审阅委员会的审批。质量保证代表的审阅也可以在方案递交方案审阅委员会审批前完成。在没有方案审阅委员会的情况下,临床试验计划的最后审批则需由临床试验主管、统计师主管和质量保证负责人共同主持完成。临床试验项目方案的版本、完成和批准日期应当在方案的批准表中有所体现。表 14.8 总结了临床试验项目方案发展的常用程序。

14.1.5　临床试验方案修正的管理

临床试验项目医学专员或项目经理根据临床试验项目进展中所遇到的问题、药政管理部门或独立伦理审查委员会的建议或临床试验研究者启动会议的讨论,可以对临床试验项目方案内容提出修正意见(表 14.9)。获得临床项目管理小组同意后,方案撰

表 14.8　临床试验项目方案审核一般程序

程序和人员职责	试验纲要	准备初稿	审阅初稿	准备终稿	质控审阅	方案审阅委员会审核	方案审阅委员会会议	方案审阅委员会评注	最后质控审阅	GCP审核	发布
重要事件	程序开始	第一稿		初稿完稿					完稿		完成
所需周数（I期临床试验）	0	1		2.5					5		6
所需周数（II/III期临床试验）	0	2		4					7		8
步骤细节	项目纲要发布	• 方案撰写者用文本框式格式按要素纲要完成初稿；• 协调方案审阅委员会事宜	• 与内部和外部专家及有关人员讨论具体计、合理性和项目特定的安全性要求；• 相关人员确保方案的科学严谨性、版权所有材料应用的合法性；• 必要时，药动学或医学专家专员改纲要	• 方案撰写者征集各合方案和整合专家评语；• 必要时，药动学或医学专家召集方案审阅会议；• 在递交给方案审阅委员会前，所有人员都同意方案及人员的准确性和完整性	进行全面的编辑和按照质控清单进行方案的质控	全面审阅递交的方案终稿	审阅会议	根据会议纪要，修改并整合方案，完成后，回复方案审阅委员，以便最后批准	再次进行全面的编辑审核和按照方案控清单进行的质控	• 进行GCP质量核查；• 方案撰写者负责编辑质检评语	完成质检后正式发布方案
平均天数（I期临床试验）	0	5	4	4	2	5	1	3	2	3	2
平均天数（II/III期临床试验）	0	10	5	4	3	5	1	4	2	3	2
项目医学专家或总监		提出建议	审阅	提出建议并协调审阅会议			出席会议				
药动学专家（如需要）		提出建议	审阅	提出建议			出席答辩	签名			
统计师		提出建议	审阅	提出建议			出席	签名			
方案撰写者或项目经理		撰稿	审阅	撰稿			出席	整合评语	执行		执行
药物经济学专家（如需要）		提出建议	审阅								
临床试验应用监督员、药物供应管理经理、药政管理经理、病例报告表设计员			审阅								
方案审阅委员会						审阅	出席	签名			
质量保证人员					审核				审核	QA检查	签名

写者完成方案修正文本的工作，按照方案的审阅程序，临床试验项目方案修正文本只有在获得相关人员的同意后，方可递交方案审阅委员会的审批。临床试验项目方案修正文本的版本、完成和批准日期应当在方案修正文本的批准表中有所体现。如果临床试验项目方案修正文本获得正式批准后，被发现存在某些技术性的但不涉及试验项目主体设计和研究进程标准的错误，可以参照方案的管理修正的程序对方案修正文本做出管理性修正。同样，管理性修正的撰写者必须

完成管理性修正的内容和原因的书面报告，并与方案修正的最后文本一起存入临床试验项目主文档中备案。一旦管理性修正完成，发表的方案修正文本的版本和完成日期应当进行相应的调整。表 14.10 列出了临床试验项目方案修正文本的常规程序。此外，在方案修正文本完成后，临床试验项目经理必须检查受试者知情同意书和临床试验病例报告表是否需要做相应的修正。如果需要，临床试验项目经理应当按照知情同意书和临床试验病例报告表发展程序尽快完成。

表 14.9　临床试验项目方案修正文本申请表示例

项目代号：	临床试验阶段：Ⅰ期□　Ⅱ期□　Ⅲ期□　Ⅳ期□		治疗领域：
项目标题：			
申请人：		申请日期：　　年　　月　　日	
临床项目医学撰写员	姓名	质量保证经理	姓名
临床主管	姓名	临床项目经理	姓名
药动学专家（如需要）	姓名	药物经济学家（如需要）	姓名
统计学主管	姓名	其他	姓名

请完成下列信息，选择适宜的选项

本修正文本将适用于主方案吗？		是　□　　　否　□
如是，请指出修正的主要原因	安全性考量　□　　　研究的科学价值　□ 改善研究管理　□　　　药政部门要求　□ 伦理审查委员会要求　□　　　其他　□	
如不是，请指出修正文本将只适用于哪些国家、地区和研究机构的方案		
方案修正的主要意义或合理性：		

请注明方案中要求修正的部分，并给出修正理由（可以递交方案修正文本中的"修正注解"作为这一部分的内容①

方案的章节或页数	原文	修正文	理由

①需要时，可以加行或页

签名（电子签名可以被接受）	
申请者：	签名日期：　　年　　月　　日
临床主管：	签名日期：　　年　　月　　日
质量保证主管：	签名日期：　　年　　月　　日

表 14.10　临床试验项目方案修正文本一般管理程序

程序和人员职责	修改方案的决定	准备修改阶段	质控审阅	审阅修正内容	批准和发布方案修正文本
重要事件	程序开始				完成
所需周数	0				
步骤细节	项目医生或药动学专家和其他项目组成员决定是否需要修正临床试验项目方案	• 项目小组决定所要求的修正内容 • 方案撰写者或项目经理将修正内容放进最新的项目方案中	对所有变化内容进行质控检查，总结每项修正之处，对各处注明、注解，日期或版本做相应调整	• 方案修正文本撰写者将修正版本递交试验项目成员审批 • 方案审查委员会批准所要求的修正	• 整合所有修正 • 进行最后质检 • 完成批准签名程序 • 发布方案修正文本
项目医生	决定	准备		审阅并批准	签名
药动学专家（如需要）	决定	准备		审阅并批准	签名
统计师		撰稿		审阅并批准	签名
方案撰写者或项目经理			执行	审阅	
药物经济学家（如需要）				审阅	
临床试验安全监督员、药物供应管理经理、药政管理经理、病例报告设计员				审阅	
方案审阅委员会				审阅并批准	签署修正文本批准书
质量保证人员				审批	

14.2　临床试验方案设计要素

发展临床试验方案的动力来自新药研究所能带来的医疗效益和科学研究的临床问题或假设。一部设计良好的临床试验方案不仅能完成医疗和科学问题的解答目标，还包含了对实施过程中所能遭遇的各种无法预料的情形有完备的处理或应急解决方案。按照 ICH E6 指南，临床试验方案应包含的信息有：

① 试验方案标题、序列号和日期，修正方案也应当注明修正序号和日期；

② 申办方名称和地址，以及监查者名称和地址（如果由非申办方人员或公司承担）；

③ 代表申办方签署试验方案或修正方案的人员姓名和职务；

④ 负责进行临床试验的研究者的姓名和地址，以及研究机构的地址和电话；

⑤ 负责研究机构有关医疗决定的医生的姓名、地址和电话（如果与研究者不是同一个人）；

⑥ 试验的目的和目标，以及选择人群适应证及其禁忌证限制；

⑦ 研究药物的名称和性状描述；

⑧ 与临床试验目标有关的非临床研究的结果总结；

⑨ 对人体可能造成的已知或潜在风险总结；

⑩ 药物服用途径和频率、剂量、剂型和治疗周期的描述和依据；

⑪ 试验主要终点和次要终点描述；

⑫ 试验设计、周期和程序的描述，要求和流程示意图，包括盲态或开放规程等；

⑬ 试验应当依从试验方案、GCP 和相关药政法规进行的声明；

⑭ 受试群体的描述和依据，以及受试样本统计学的依据和要求，包括样本数据集标准、剔除标准、避免偏倚的方法和统计方法计划等；

⑮ 受试群体的入排标准，替换和退出试验程序的规则；

⑯ 受试群体数据的类别和采集时间与要求；

⑰ 对照组别的标准医护标准（如适用），必要的话，需要考虑所选对照品医保支付的状况；

⑱ 研究药物，包括安慰剂或对照药的服用依从性监督要求和程序；

⑲ 研究药物的包装和标签要求；

⑳ 必要时，应包括随机方法和程序，以及同期服用药物的采集程序，或是否允许急救药物和不允许服用药物的要求；

㉑ 试验方案伦理学的考量和要求；

㉒ 试验过程中不良事件的采集和管理程序；

㉓ 相关试验程序或设计的背景信息和参考文献。

由来自多个临床试验专业领域人员组成的一个国际规范临床试验方案撰写组织曾就设计一个科学、合理、可行的临床试验方案时应考虑的重要因素达成共识（standard protocol items：recommendatons for initiative trials，SPIRIT）。表 14.11 总结了 SPIRIT 建议的试验方案必须包含的内容要素（Chan et al.，2013）。按照这个共识，临床试验方案的关键要素包括可被充分理解的研究背景、研究目的、研究人群、干预措施、研究方法、统计方法、伦理考虑、发表管理和试验实施等方面。

表 14.11　关键临床试验方案设计要素

条目类别	序号	注释
管理信息		
标题	1	描述性标题，可以鉴别试验设计、招募对象、干预方法等，也可以包含试验缩写（如适用）
试验注册	2a	试验识别号和注册名称。如果尚未注册，打算注册的名称
	2b	所有注册标识可参考 WHO 试验注册数据集要求
方案版本	3	日期和版本识别号
经费	4	财务、物资和其他支持的来源
角色和职责	5a	方案撰写者姓名、单位和角色
	5b	试验申办方名称和联系信息
	5c	试验项目申办方和资助者在项目设计、数据采集、管理、分析、解析、试验报告撰写和递交报告发表决策中的职责（如适用），以及对这些活动是否有最终决定权
	5d	协调中心、指导委员会、终点评估委员会、数据管理团队，以及其他监督试验项目的个人或团队的组成、角色和职责（数据监督委员会参见 21a 条目）
概述		
背景和依据	6a	描述研究要解决的问题和评估的目标，包括相关研究的总结（已发表的和未发表的），每种干预措施的效益和风险等

条目类别	序号	注释
试验设计目标	6b	对照品选择的解释
	7	目标或假设的描述
	8	试验设计的描述，包括试验类型（如平行对照、交叉、析因或单臂等）、分配比例、统计设定（如优效、等效、非劣效、探索等）
方法：参与者、干预措施和结局		
项目设置	9	项目设置的描述，如社区诊所、学术医院等，参与数据采集的国家名单
招募标准	10	受试者的入排标准。如适用，描述参与研究机构和进行干预的个人选择标准，如外科医生、心理治疗师等
干预措施	11a	详尽描述每个组别治疗措施，便于可以重复进行，包括受试者应如何和何时接受治疗干预
	11b	终止或修改受试者分配干预组别的标准，如由于危害而改变给药剂量、受试者要求、改善/恶化病症等
	11c	改善干预措施依从性的策略，监督依从性的相关程序，如药物退还、实验室检测等
	11d	试验项目中允许或禁止的相关同期治疗和干预措施
终点目标	12	主要、次要和其他终点目标，包括特殊评估变量，如舒张压等；分析指标，如与基线相比变化、随时间的变化值等；累积方法，如中间值、比例等；每个结局的时间点等。尤其需要给出有效性和安全性结局的临床相关性解析
受试者时间表	13	受试者被招募、干预、评估和访问时间表，包括相关冲洗期或过渡缓冲期等。建议以时间图表的形式呈现
样本量	14	需要达到项目终点评估的受试者人数，这个样本量是如何确定的，包括支持样本量计算的临床和统计假设
招募	15	适量受试者招募入组以满足样本量目标的策略
方法：干预组别分配（含对照试验）		
分配：		
序列产生	16a	描述产生分配序列的方法，如计算机产生随机编码和分层因素。为了减少随机序列的可预测性，采取的任何限制条件的详尽计划，如区组随机等。这个计划可以另文描述，并不能提供给参与招募受试者和分配干预组别的人员知晓
分配设盲机制	16b	实施分配序列的机制，如中心电话、序列编号、遮挡和密闭信函等，并描述与分配干预组别相关的设盲序列所有步骤
实施	16c	谁负责产生分配序列，谁负责招募受试者，谁分配受试者进入干预组别
盲态（遮蔽）	17a	谁在干预措施分配后仍需要保持盲态，如受试者、研究者、结局评估者、数据分析人员等，应如何做到盲态
	17b	如果盲态，在试验项目中可以揭盲的条件和揭示受试者分配治疗组别的规程
方法：数据采集、管理和分析		
数据采集方法	18a	结局数据、基线数据和其他试验数据的评估和采集计划，包括相关保证数据质量的程序，如评估员的重复评估、培训等，所涉项目设备的概述，如问卷、实验室检测等，以及如何保证数据的可靠性和效力（如适用）。不包括在方案中的数据采集表格可以作为参考
	18b	受试者留置和完成后续访问的计划，包括提前退出试验项目或偏离干预措施时数据采集列表计划
数据管理	19	数据输入、编码、保密和储存计划，包括相关保证数据质量的规程，如双输入、数据值范围检查等。不包含在方案中的数据管理规程文件可以作为参考
统计方法	20a	分析主要和次要终点的统计方法。不包括在方案中的统计分析计划文件可以作为参考
	20b	其他分析方法，如亚组和调整性分析等
	20c	与方案非依从性相关的分析人群定义，如随机分析，任何处理缺失数据的统计方法（如后续结转等）
方法：监查		
数据监查	21a	数据监督委员会（DMC）组成，其职责及其报告程序概述，是否独立于申办方和有否利益冲突的声明。不包括在方案中的DMC章程详情可作为参考。如适用，需要说明为什么不需要DMC
	21b	任何中期分析和试验终止原则的描述，包括谁可以接触中期分析结果和做出终止试验的最终决定

续表

条目类别	序号	注释
安全性	22	采集、评估、报告和管理收集的及自发报告的不良事件,以及其他试验干预措施或行为错误的相关程序计划
稽查	23	稽查试验项目的频率和规程(如有),这些程序是否独立于研究者和申办方
伦理和发表		
试验项目伦理批准	24	研究伦理委员会批准计划
方案修改	25	交流重大方案修改的计划,如入排标准、终点目标、分析或评估方法等,这些修改可以对试验项目相关干系人产生影响,如研究者、伦理委员会、受试者、申办方、杂志发表和药政部门等
知情同意或赞同	26a	谁应从受试者或授权的法定监护人处获得知情同意或知情赞同,以及怎样获得(参见 32 条)
	26b	子项目中采集和使用受试者数据和生物样本的其他知情同意条款(如适用)
保密性	27	在试验项目前、中和后为了保护个人隐私,受试者的个人信息应如何被采集、分享和维护
利益声明	28	主要参与研究者的财务和其他利益冲突说明
数据接触	29	谁能接触到最终的数据集,限制研究者接触这些数据集的协议说明
辅助和试验后医护	30	辅助和试验后医护条款(如适用),以及受试者遭受伤害的补偿
发表政策	31a	研究者、申办方与其他试验参与者,诸如医药专业人员、公众和其他相关组织对试验结果交流的计划,如发表、结果数据库报告、其他数据共享安排,以及研究成果发表限制
	31b	发表作者资质标准和打算聘请专业人员撰写的资质要求
	31c	可以公布于众的试验结果应存放或登载在何处,涉及哪些受试者数据集和统计分析计划(如有)等
附录		
知情同意书	32	提供给受试者和授权监护人的知情同意书和其他相关文件模板
生物样本	33	在试验项目中用于遗传或分子分析的生物样本采集、实验室评估和存储,以及未来会利用这些样本的计划(如适用)

　　临床试验成功与否不仅与试验方案设计质量的好坏有关,还涉及相关医学基础研究和运营管理(表 14.12)。如图 14.4 所示,临床试验项目的许多运营准备和实施管理方案都是基于试验方案的设计而建立的。图 14.7 列出了试验方案设计必须考虑的主要参数,这些参数的设定与临床试验的运营资源和时间配置需求密切关联。

　　由此可见,想要减少Ⅱ/Ⅲ期临床试验的失败率,在制订科学的试验方案之前,需要对项目成功相关因素做出识别,并以此为方案设计和试验驱动的动力和首要考虑。在设计科学和完备的试验方案前,需要了解和把握的方案关键要素包括但不限于:

　　① 试验药物/器械的靶点　如与疾病之间的关联性和清楚的作用机制,靶点和药理学的关系,不同靶点间的差异性,相应生物标志物的存在与否;

　　② 生物组织研究的清晰性　如充分的生物利用度结果,组织暴露度及其作用的目标位置,药效学(PD)的生物标志物,清晰的临床前和临床 PK/PD 的关联性,药物体内相互作用的影响;

　　③ 试验药物/器械的安全性　如不同靶点或受试者群体的安全性差异及其清晰的安全性幅度范围,次级药理学风险的理解,活性代谢物/基因毒性/药物相互作用对安全性的影响,试验干系人的角色和责任;

表 14.12　临床试验失败原因总结

失败因素	缘由
不充分基础科学研究	• 动物模型中有益效益不能在人体中重现 • 目标疾病生物学理解不足
研究设计缺陷	• 早期患者人群定义与后期发生很大变化 • 早期替代终点未能在后期临床试验验证中证实 • 样本量不足 • 达不到主要研究终点 • 申报数据和信息不足以做出对安全性和有效性的判断
非最优剂量选择	• Ⅱ期假阳性效益无法在Ⅲ期中重复 • 不同阶段试验设计变化和治疗差异的假设过于乐观 • 数据缺失,失访,偏倚,评估偏差 • 统计假设和检验错误
研究操作问题	• 数据完整性问题,GCP 违背 • 入组/脱落/剔除不依从方案 • 方案偏离案例严重或过多 • 数据缺失 • 盲底泄露
其他	• 对现在和过去的治疗标准评估不充分 • 未预料的不良事件或严重不良事件 • 无法显示或证明现有疗法较有疗法更有价值 • 药物公司经费问题

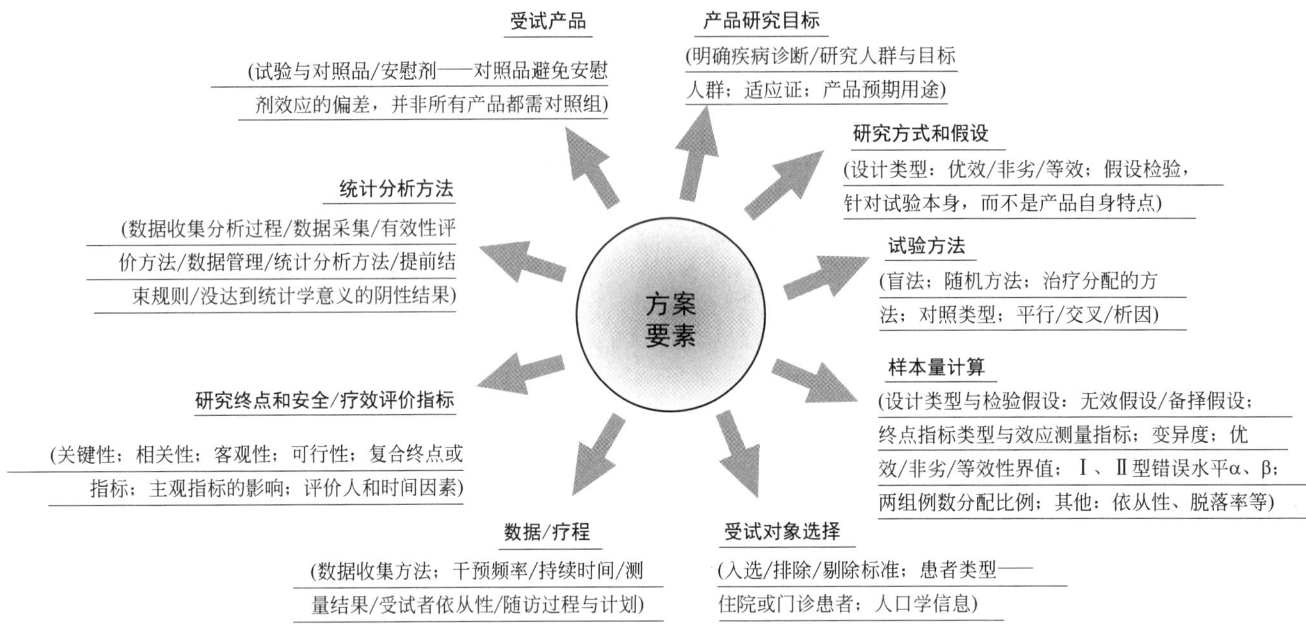

图 14.7   临床试验方案设计要素示意

④ 受试者群体的目标性   如对适应证敏感性和适宜性，目标受试者群体的风险-受益比；

⑤ 试验药物/器械的商业价值   如与现有标准疗法差异化的价值比较和定位，未来市场准入难易和市场推广的潜力，精准医疗的潜力和价值。

为了提升方案设计质量，2013 年 MCC（Metrics Champion Consortium）针对方案实施方面曾推出一个方案质量评估标准，简称为 SWOT 分析法，即：

① Strengths——设计良好的研究方案提高研究者和受试者的依从性，同时提升招募率和数据质量；

② Weaknesses——一个研究方案不能回答所有感兴趣的问题，因此会需要额外资源和时间来实施类似方案，这样会打击研究者或者申办方的积极性；

③ Opportunities——设计出目的明确、切合实际、针对性强的简单的研究方案具有更高效价比；

④ Threat——如果收集的数据不充分（最初并不需要的额外数据），药政部门可能在评审过程提出额外数据要求。

由此可见，试验方案的设计对试验方案的实施有着重大的影响，涉及配置资源和确立试验事件/时间表等具体管理方面。一旦方案确定了具体的试验终点、试验有效性和安全性评价标准和要求，项目经理可能需要在项目管理计划中另行建立与方案要求相匹配的具体环节专属管理和实施书面流程，这对于保障试验质量和数据可信性必不可少。这些环节涉及的范围包括但不限于临床监查、数据管理、统计分析、试验药物/器械供应管理、实验室检测及其结果评估、伦理申报、安全性监督和报告、研究机构选择和运营

监督管理、外包服务确定和供应商选择与管理等。

14.2.1   试验药物/器械属性与试验目标

根据试验药物/器械的作用机制可以确定临床试验适应证。根据试验目的，药物临床试验可以分为探索性试验（如 Ⅰ/Ⅱ 期临床试验）和确证性试验（如 Ⅲ 期临床试验）。其中探索性试验可以有多种不同目的的探索，确证性临床试验把确定治疗获益作为临床试验的首要目的，或为了进一步确证探索性临床试验所得到有关研究药物有效的初步证据。医疗器械多为临床疗效评价性试验。无论是主观或是客观的，试验终点疗效指标应是反映药物预期作用的指标，具有较好的信度、效度和反应度，并被广泛采用、容易理解等。不同的临床试验对疗效指标选择的要求不同，其研究目标都是围绕着验证临床适应证的有效和安全而开展的。多数试验药物的靶点效应可能引起不止一个临床事件、症状和/或功能改变，进而导致不同的临床试验对疗效指标选择的要求不尽相同，其研究目标都是围绕着验证临床适应证的有效和安全而开展的。在某些治疗环境下，基于单个疾病方面无法充分确定疗效，试验方案设计会将疾病的多个方面合并为单个终点的试验目标，或证实药物对多个终点的作用。试验终点设置的目的就是要确立支持批准有效性/安全性，或旨在证明其他有意义的临床效应，以求对其中或任一研究终点的效益结果确认能足以支持其上市申请的批准。因此，临床试验方案设计中，通常终点设置可以分为三个层级，即拟寻求批准有效性或安全性的关键终点指定为主要终点，支持主要终点和/或证明其他临床重要效应的终点设为次要终点，其他研究

目的或生成新假设的终点为探索性终点。这些层级结构中的每个类别可以包含单个终点或一个终点组合。通常情况下，一个研究只有一个主要目标（primary objective）较常见，但可以有数个次要目标（secondary objective）。如果试验只有预先规定的单一主要终点目标时，不存在与多个终点相关的多重性问题。如有多个主要终点，则可能的情况如下：

① 多个主要终点均要求显著，即要求所有主要终点均显著时才认为研究药物有效（此种情况常称为共同主要终点），无须进行多重性调整；

② 多个主要终点中要求至少一个终点显著，即至少一个主要终点显著时就认为研究药物有效，需进行多重性调整。

显然，一个临床试验方案主要终点的设计对于试验项目的成功把握度比多个主要终点要大，统计师在其中的决策作用显得十分关键。

14.2.1.1　主要目标

主要目标能够反映主要临床试验目的，并能为试验药物上市申请获批提供最令人信服的证据。其需要根据所选择的主要作用机制和拟定的适应证来确定。进一步说，主要目标能回答与试验药物/器械相关的科学问题，即确切反应试验药物/器械有效性和安全性的观察指标，并对试验结论关系重大。在确证性临床试验中，反映药物有效性的主要疗效目标一般应该是相应主要适应证同一研究目的下的临床终点结局指标或公认的替代指标。主要终点的选择决定了试验样本量的大小，并需要达到试验统计学意义的把握度才能视为试验成功。因此，在有限的预算、资源和精力条件下，只允许完成某个限定样本量的研究，那么如何选择一个主要目标才能有效地回答研究目的的问题就很重要。所以，合适的主要目标的选择可以增加研究目的的成功率。方案设计时需要对下列主要目标因素有所意识：

① 决定试验成败；

② 有效性和安全性目标选择易量化，客观性强，重复性强，观测方法明确具体、操作简单，并在相关研究领域已有公认的指标；

③ 样本量估计基础；

④ 方案需明确定义、测量方法、统计分析模型；

⑤ 结果报告的关注点，需足够证据支持药政审评要求；

⑥ 高效且可信地反映主要的临床疗效。

临床试验中，虽然通常指定一个主要目标的疗效终点指标，但偶尔情况下也会需要选择共同主要目标的疗效终点指标。若需要选择多个主要目标，则临床试验方案设计中需要根据适应证特点预先确定好临床试验结果分析的方法。设定两个以上试验目标的一般原则和考虑要素可参见 14.2.8.6 节。此外，需要指出的是如果主要目标有两个或以上，则受试者人数需要选择能满足其中那个主要目标统计学把握度的最大样本量。同时，由于多个主要目标在临床上可能存在相互干扰疗效或安全性判断的因素，有可能加大受试者入组基线干扰和后续评价的信噪比等，这些都会造成临床试验运营和时间成本风险增加；必须同时满足所设几个主要目标统计学意义的要求也给临床试验的成功带来较大的不确定性。例如，疗效研究经常把有效率作为主要目标。当把不良反应作为协同主要目标时，如果不良反应发生率低，需要的样本量往往巨大，根据有效率计算的样本量可能无法满足不良反应样本量的需求。因此，若设计一个主要目标来验证有效率，会使得根据有效率计算出来的样本量（病例数）和影响试验成功的干扰因素等都较易控制。

14.2.1.2　次要目标

次要目标为支持性目标，是与研究目的相关的效应指标，或与主要研究目标相关的支持性指标。在试验方案中，对次要目标也需明确定义，并对这些目标在解释试验结果时的作用以及相对重要性加以说明。有些次要终点可能用于支持药品说明书声称的获益，一般被称为关键次要终点。在主要终点显示出具有临床意义的治疗效果后，次要终点可能用于得到该研究中治疗的额外获益。此外，次要终点的设置还可能需要考虑的因素包括但不限于：

① 用于提供药物对主要疗效终点疗效的支持作用，无须多重性调整；

② 应将关键次要终点与主要终点共同纳入 I 类错误控制。

只有主要终点的检验认为整体显著后，关键次要终点的检验显著性才有意义。一个临床试验中可以定义并设计多个次要目标，但不宜过多，足以达到试验目的即可。有时，次要目标还可以根据对临床试验评价的重要性分为重要的次要目标和一般的次要目标。当主要终点统计学意义失败，但关键次要终点显示有统计学意义时，可能需要考虑重新设计一个临床试验项目，将关键次要终点设为新的试验项目的主要终点，以满足试验药物的上市审批的要求。探索性试验也可以使用与主要疗效目标高度相关的次要疗效目标来探索药物/器械的有效性和量效关系。安全性、病症症状或生物标志物通常可设置在次要目标中，如治疗终止或 AE/SAE 发生率。次要目标也是申办方感兴趣的探索方面，但试验样本量不会根据次要目标来计算，也就是说样本量必须满足主要目标。

试验方案中对研究目标的主次问题应当阐述得非常具体。例如，某项抗肿瘤药物临床试验的研究评价指标是总体生存率、无病生存率、完全缓解率和复发率，未写明主要和次要研究目标。根据总体生存率计算的样本量需要上千例，根据无病生存率计算的样本量只需要几百例。根据研究的可行性，把无病生存率或完全缓解率定为主要终点比较合适，因为总体生存率需要的样本量太大，无法收集到足够的样本量。显然，若要满足大样本量所花费的资源和时间成本巨大，因而设置为次要目标较宜。某项药物临床试验目的是针对心脏不良作用的研究，方案设计目标应阐明具体的研究问题，即阐明该药物对心脏哪个指标有副作用，如服用该药物会使心跳加快、血脂升高或血压升高等具体指标。因此，在设计方案时需要十分明确地阐明研究的主要目标和次要目标，这有利于建立假设和计算样本量，否则可能会失去研究目标或可能根本达不到试验目标等；也不能把所有的研究指标并列而写，造成主次不分的情况。

临床试验中，探索性目标（tertiary/ exploratory objective）有次要目标的属性，通常选择那些可以辅助和解析主要目标分析的论点和探索未来试验假设目标、市场目的等。例如，Ⅲ期临床试验方案中包含一个有商业价值但可能会延长研究持续时间的特定次要目标，或为后续扩展适应证研究而设计的特定三级目标。

试验目的应针对需要解决的主要问题和辅助问题，体现申办方对产品的市场定位、预期的用途、适应证或者临床功能，以及涉及的临床试验所期望取得的治疗干预结果等。当早期人体临床试验时，试验药物以安全性为主要目标，探索和验证有效服用剂量和耐受性；当试验药物/器械的安全性已基本确认，临床试验目标可设置为确认试验产品的有效性，同时观察产品的安全性；当试验药物/器械的有效性已得到基本证实，临床试验目标可设置为确认产品的安全性，同时观察产品的有效性；当已上市药物/器械增加适应证时，临床试验目标可设置为确认试验药物/器械对新增适应证的有效性；当已上市药物/器械使用人群发生变化时，临床试验目标可设置为确认试验产品对新增使用人群的有效性或安全性；当已上市药物/器械发生重大设计变更时，可根据变更涉及的范围设置试验目标；当已上市药物/器械的使用环境或使用方法发生重大改变时，试验目标可设置为对使用环境和使用方法的确认。

众所周知，临床试验主要终点目标的设置决定了试验药物及其临床试验的成败。尤其在Ⅲ期临床试验中，主要终点目标通常应当以在Ⅱ期验证探索成功的终点目标为依据，而不应当仅凭借既往经验、临床印象或未经验证的专家推荐观点。任何与Ⅱ期成功验证的终点目标无关或相差甚远的主要终点目标，造成Ⅲ期临床试验结果失败的风险概率较大。例如，某治疗术后肠麻痹的试验药物，在Ⅱ期临床试验中，该试验药物成功验证了其对肠切除后的患者有效。在设计Ⅲ期临床试验时，申办方根据一些临床医生的建议，将子宫切除后的患者也纳入试验方案中。虽然从临床观察，经腹子宫切除的患者有效，但并没有像不经腹的肠切除患者一样十分有效，也没有Ⅱ期临床试验结果验证这个效益的可靠性。当Ⅲ期临床试验将两类受试者的术后肠麻痹治疗作为一个主要终点指标时，虽然总体疗效似乎看起来没有问题，但进行亚组分析时发现试验药物只对肠切除的受试者显效，对经腹子宫切除的受试者无效。由于Ⅲ期临床试验终点指标包括两组不同临床切除术（肠切除和子宫切除）的受试者在相同的方案设计下，以及显示均为有效，其目的在于期望将两个患者人群放在一起时，以使子宫切除的这一组患者适应证审批可以同时完成上市批准。但由于亚组分析显示子宫切除结果的无效性，最终使得这个Ⅲ期临床试验没有通过批准上市的审批。申办方不得不重新做一个只针对肠切除适应证的临床试验后，才最终获得药政部门的批准。

14.2.2 　研究因素与试验方法设计

根据所研究的目标问题或试验产品（如药物、器械或诊断试剂）不同，试验方案需要选择不同的试验设计类型。如果临床试验需要评价多种组合药物/器械的疗效的话，方案应当清楚地区分出每个试验产品间的不同要求和管理。无论对照产品的处置与试验产品是否相同，都需要分别表明如何处置对照与试验产品。总体来说，各阶段临床试验的方案设计侧重点如下：

①Ⅰ期临床试验方案重点是初步的临床药理学及人体安全性评价试验，观察人体对于新药的耐受程度和药动学，为制订给药方案提供依据。临床试验方案设计至少包括三个独立的研究方面，即单次给药耐受性试验方案、单次给药药动学试验方案、连续给药药动学试验方案。

②Ⅱ期临床试验是治疗作用初步评价阶段，其目的是初步评价药物对目标适应证患者的治疗作用和安全性，也包括为Ⅲ期临床试验研究设计和给药剂量方案的确定提供依据。此阶段的研究方案设计可以根据具体的研究目的，采用多种形式，包括随机盲法对照临床试验。试验方案设计时需充分考虑到GCP指导原则和相关类别药物所要求的技术标准，并注意明确诊断标准，以及观察疗效与不良反应的技术指标和判定指标为正常或异常的标准。Ⅱ期临床试验必须设对照组进行盲法随机对照试验，常采用双盲随机平行对照试验。

值得特别强调的是对于创新药物而言，Ⅱ期临床试验尤为重要，因为其要求在较短的评估时间内，为进入关键性Ⅲ期临床试验选择出最佳的效益和安全性评价用生物指标，其中对受试者类别和适应证的选择，如重症与轻症、不同亚群的受试者、临床判定终点的选择和试验药物剂量的选择等，对于Ⅲ期临床试验的成败都关系重大。除非是疗效特别显著的试验药物，其无论如何设计临床试验都能得出阳性结果。但对于药物效益不那么显著，或处于效益边缘的试验药物而言，Ⅱ期临床指标设计质量极为关键，并且试验项目实施好坏也尤为重要。只有通过Ⅱ期验证成功的临床判定指标，才能确保Ⅲ期临床试验的效益和安全性结果成功，并能显示与对照组的显著差异。

③ Ⅲ期临床试验是治疗作用确证阶段，其目的是进一步验证药物对目标适应证患者的治疗作用和安全性，评价利益与风险关系，最终为药物注册申请的审查提供充分的依据。试验方案设计一般应为具有足够样本量的随机盲法对照试验。Ⅲ期临床试验方案设计的对照试验原则上与Ⅱ期盲法随机对照试验相同，但Ⅲ期临床的对照试验可以设盲也可以不设盲进行随机对照开放试验。某些药物类别，如心血管疾病药物往往既有近期试验目的，如观察一定试验期内对血压血脂的影响，还有长期的试验目的，如比较长期治疗后疾病的死亡率或严重并发症的发生率等。因此，应根据长期试验的目的和要求进行详细的设计，并做出周密的安排，以获得可靠的科学的结论。

④ Ⅳ期临床试验是新药上市后应用研究阶段，其目的是考察在广泛使用条件下药物的疗效和不良反应，评价在普通或者特殊人群中使用的利益与风险关系以及改进给药剂量等，多为上市后开放试验，不要求设对照组，但也不排除根据需要对某些适应证或某些试验对象进行小样本随机对照试验。其中有关病例入选标准、排除标准、退出标准、疗效评价标准、不良反应评价标准、判定疗效与不良反应的各项观察指标等都可参考Ⅱ期临床试验的设计要求。

⑤ 医疗器械的临床评价目的是验证器械的预期用途、功能及在适应证使用上的安全性和有效性；评估风险和可预见的不良事件；通过数据收集和统计分析来评价医疗器械特定假设是否成立。其临床试验流程与设计和药物Ⅱ/Ⅲ期的试验流程与设计管理相差无几，所不同的是试验产品的处置管理。器械缺陷造成的不良事件需要按照不良事件的监督和报告流程做出专门管理。

多数试验设计用来证明拟采用的干预措施优于或至少不劣于传统方法或安慰剂对照，如平行组设计、交叉设计等。通常对照组可以选择不接受干预措施（空白对照）、安慰剂、阳性对照或现有治疗方法等。用现有治疗方法作对照时应考虑与"金标准"或"标准疗法"做比较；采用阳性药物/器械作对照时，需采用在拟定的临床试验条件下适应证已获批准并与试验产品相同，且疗效肯定的已上市药物/器械或公认的标准治疗方案。因合理理由不能采用已上市同类产品，可选用尽可能相似的产品作为阳性对照；采取空

白对照时需要注意伦理学问题。没有通过伦理批准的研究方案是不能被启动实施的。若试验药物/器械的疗效存在安慰效应，试验设计需考虑安慰对照。此时，尚需综合考虑伦理学因素，如缓解疼痛的物理治疗器械。在实际临床试验操作中，需要注意对照产品的有效期证书（如使用），并是通过正规途径获得的。在有些情况下，有些研究的目的并不是要比较两种治疗方法哪个更好，而只是表明拟采用的干预措施不良反应更少，对患者更有益。但这样的研究设计对统计学方法的要求较高，需要有充分相关知识、周密的试验计划和较大的数据量，否则很难分析得出有说服力的结果。

试验药物最优剂量的选择和优化给药剂量-血药浓度-临床效益关系是当前方案设计的关注点，其不仅涉及试验早期的方案设计，甚至在一些Ⅲ期临床试验方案设计中也是需要考察的重要参数之一。近年来仿生建模和计算机仿真模拟设计对新药审批和上市药品标签有所贡献，并且正在被用作减少后期试验失败风险的方法。

适应性试验设计作为一种减少试验失败风险的方式正在快速地受到方案设计者们青睐，很大程度上是由于这种设计提供了一个中期数据评估的机会，可以检查一些初始不确定性或在试验开始时做出的假设是否仍然合理。更重要的是，这种设计结果提供了一个在试验中转向的机会，以及用一种不危害统计有效性和试验操作的完整性的预期计划的方式来纠正这些不正确的假设。但过多的中期分析会增加试验把握度限的折损。在进行这类试验设计时，需要考虑选择哪些试验累积数据或关键设计要素进行中期分析，如试验终点类别数据，受试者入组或亚组情况及其数据趋势或变量，在盲态或揭盲状态下进行，组成独立数据监督委员会进行中期分析的必要性及其管理章程，需要结合外部数据或其他同步试验数据进行分析与否，进行中期分析的方式，汇总分析还是加权分析等。所以，采取这种设计方法必须得到有经验的统计师的支持，并需要在统计分析计划（SAP）中对中期分析流程和试验调整标准做出规范，包括对中期分析频次的限制。

试验方案中的试验流程要素设计对方案实施管理影响较大，特别当涉及临床诊断或检测方法、医学影像评价、实验室报告审阅时限等情形时，需要在方案中特别注明。如果需要建立评价委员会，则还需要注意实施中的管理章程及其流程标准的培训。对于涉及主要终点的实验室检测或评估，可否在研究机构以外的医疗机构或实验室实施，即采取中心实验室流程，一般方案检查或评估可否考虑本地实验室流程，申办方和/或研究者如何监管中心或本地检测或评估流程都需要在方案中明确。实验室检测会涉及评估检测值

异常与否的问题，这就需要在实验室流程实施管理中预设或要求实验室递交正常值范围标准，并明确异常值超标范围及其与不良事件关联性的评估标准。在试验方案确定中心评估选择后，会涉及在实施过程中需要建立中心评价委员会及其管理章程，包括评价流程及其标准的要求。若涉及检测报告需要中心和本地同时评估时，如涉及受试者招募入组时，需要对评估时限做出要求，也要考虑当中心与本地评估出现结果不一致时的仲裁标准和方法。此外，还需要在方案实施中考虑到节假日对检测和评估的影响。在有些情况下，还需要特别指出方案规定的操作流程和本地临床常规或日常医学实践的异同点，以便提前提醒研究者避免方案偏离。对于其他一些特殊试验访问和评估要求也应当在方案中明确，如任何医疗常规操作和评价报告是否允许在知情同意书签署前进行或采用。如果允许，提前时间是多长；随机号是否允许重复使用；允许重复筛选受试者与否，如果允许，每次重新筛选的间隔时间是多久；特定试验访问中的专项检查应如何针对受试者群体选择和进行，如针对老年、幼儿、门诊患者的受试者；试验访问窗允许的浮动天数范围是多少等。这些看似不大的方案流程细节要求，但如果没有在方案中明确的话，很可能在方案实施中出现操作和数据不一致的状况，甚至发生方案偏离。

方案对于试验药物/器械干预受试者疾病的方式，如药物剂量、疗法和手段、治疗性质和强度等，需要有详尽的描述。试验产品（药物/器械）的供应管理在方案中也需要有专门的明示。试验产品的供应量与受试者人数和试验访问次数密切相关。在方案确立了受试者样本量和试验产品使用频次后，试验产品的生产量和包装体积与供应量的大小也随之确定。试验产品包装标签的要求与上市后产品标签有所不同，需要在方案中特别阐述。涉及双盲对照的临床试验中，需要在方案中对破盲流程管理和要求予以阐述。在方案实施中应确保盲态流程的清晰无误，包括包装和标签的无差异与信息填写的准确性。如果受试者不慎错误服用药物，需要考虑能否从药物计数流程上快速体现并反馈出来。受试者对试验产品的使用的依从性直接关系到有效性和安全性结果的准确性，因而试验产品依从性标准在方案中需要明示，如服药依从性必须＞80％，否则受试者不能继续留在试验项目中。如果用药方案过于复杂，考虑是否有简化流程的可能性或必要性，或是否需要对会产生用药或发药错误的风险做出评估，并制定相应防范措施和方法。如果涉及试验产品的现场配制或配伍，需要对配制或配伍要求和标准予以详述，并在实施中做好配制和配伍记录备查。此外，需要按照方案对试验产品管理来建立并实施试验产品发放、回收和清点计量的清晰流程。试验

产品的使用依从性评估需要建立在这些方案实施的数据记录基础之上。

受试者可以从试验项目中撤销知情同意，研究者也可以从医学角度判断受试者的安全性风险而终止受试者参与的试验项目。这些需要在方案中明确阐述。在涉及有关受试者提前退出试验项目部分，方案应当表明不良事件可能导致试验药物/器械使用的中断，或受试者从试验项目中提前退出。此外，如果受试者被中止试验药物/器械的使用，其却仍可以保留在试验项目中进行后续随访，特别是有效性和安全性的评估（如果适用的话）。对于试验药物/器械的中断使用或受试者的提前退出，应当要求研究机构有专门的记录文件，CRF也应当设置专门的页面来收集中断或退出的日期和内在原因，因为这些信息有可能影响后续统计分析结果时受试者数据的纳入与否。值得指出的是受试者可以在任何时候自由地提出退出试验项目或中断试验药物/器械的使用。但研究者应当尽可能地减少受试者的退出，除非出于安全性的考虑。这一点需要在方案设计中有所体现。有些适应证（如肿瘤）受试者没有其他可替代治疗措施，即使病症恶化仍需要继续服用试验药物。在这种情况下，可以考虑子项目方案使这类受试者能在其中继续接受试验药物治疗，但需要对这种延展性试验项目的服药管理有详尽的管理规程。试验随访的要求和周期是试验效度的重要指标之一，因为随访信息对于终点评价来说很重要，即失去随访意味着失去终点评价信息。所谓失去随访是指受试者不再按照试验项目访问时间表到研究机构进行访问，不能联系到受试者完成所有方案要求的试验项目程序等。因此，必要时方案应当对尽可能减少失访和数据遗失计划做出讨论。

在试验产品有效性和安全性评价中，常见使用患者报告结果（PRO）问卷工具。试验方案对于采用何种PRO问卷，是纸质还是电子PRO问卷需要有明确的描述，这牵涉到在实施中如何设立应用和数据管理流程的要求。PRO问卷工具本身可以作为方案的附录文件之一。在方案实施管理中，对于PRO问卷填写指南和培训，研究机构人员评估PRO问卷方法培训和完成状况管理，CRA核实PRO问卷内容等都需要制定方案专属标准操作流程予以管理。此外，拟采用的PRO问卷可能涉及版权，需要在方案实施前获得相关PRO问卷版权许可，并按照版权者的要求正确使用PRO问卷，以满足相应PRO问卷使用后结果质量要求。如果PRO问卷原版语言为非本地语言，需要采用经过翻译认证的PRO问卷版本，或版权所有者提供的经验证的PRO问卷版本，而不是自行翻译的PRO问卷版本。任何需要受试者完成的PRO问卷工具，在使用前都必须获得伦理委员会的审查和批准。

14.2.3　试验药物/器械临床评价偏倚的控制

所谓偏倚（又称偏性）是指在设计临床试验方案、执行临床试验、分析评价临床试验结果时，有关影响因素所致的系统误差，致使疗效或安全性评价偏离真值。偏倚会干扰临床试验得出正确的结论，在临床试验的全过程中防止偏倚的重要措施包括随机化和盲法设计及其严格实施。随机化的作用就是将受试者间可能存在的混杂因素平衡在各个组中，从而避免干预措施对研究结果的判断。临床上常用的随机化方法有多种，不同的随机化方法有不同的应用环境，需要在方案设计中指出具体采取哪种随机方法。盲法是控制临床试验中因"知晓分组信息"而产生过程和结果解析偏倚的重要措施之一，以避免研究者的偏移、受试者的偏移和评定者的偏移。临床试验中盲法与随机化和分配隐藏是不能分割的整体，在试验实施中具体体现在受试者的随机招募入组，在试验过程中的受试者全程盲态使用试验产品和接受评价，试验产品的盲态随机编码与试验产品包装编号的匹配，编码匹配后的试验产品准确无误地分配给随机入组的受试者，试验数据的盲态处理直至数据库锁定后的揭盲分析等。例如，PK/PD 研究中，受试者的血药浓度数据结果有时很容易披露其加入的试验组别。此时血药浓度数据应当单独由非盲态数据管理人员管理，并只能在试验结束后按照试验方案的要求单独做出剂量-浓度-效益分析，或与试验数据库数据整合后做出分析。当涉及基因或遗传性标志物与试验产品关联性分析时，还需要考虑标志物匿名和去识别等管理流程，这些需要在方案中明确做出规定。在很多情形下，基于药物/器械和相应治疗方式的固有特征，完整设盲是不可行的。这时如果试验药物/器械清点计量无法做到盲态下进行的话，试验方案需要规定非盲态监查员（CRA）只进行试验药物/器械的非盲态清点计量监查，盲态监查员进行除药物/器械清点计量以外的其他不受盲态影响的试验数据和程序的监查。这些都是为了保证试验的科学严谨，避免研究结果产生偏倚。没有盲法的研究，即使做了随机化分组，其结果通常都是被夸大的。

试验方案中应当规定盲底保存、破盲规定、时间和程序；并应明确试验结束时揭盲的程序，如两次揭盲还是一次揭盲等。一旦出现不可避免的破盲需求时，方案需要对建立的破盲程序和后续管理要求作出规范要求。当遇到设盲不完整或开放性试验设计时，方案需要对其理由进行论述，详述控制偏倚的具体方法，如采用可客观判定的指标以避免评价偏倚，严格遵守随机化原则，采用标准操作规范以减小操作偏倚等。总之，盲法的原则应自始至终地贯穿于整个试验之中。双盲临床试验中，从随机数的产生、试验用产品的编码、受试者入组治疗、试验结果的记录和评价、试验过程的监查、数据管理直至中期统计分析，都必须保持盲态。研究者、监查员必须自始至终保持盲态。如果发生了任何非规定情况所致的盲底泄露，并影响了该试验结果的客观性，则该试验将被视作无效。

医疗器械与药物的最大区别在于医疗器械除了医疗作用外，还涉及器械的工作和作用原理，这部分可能与产品性能/安全性评价方法有关，需要在方案中清晰地阐释。器械使用者的技术水平和培训要求是器械临床试验可能需要关注的方面。使用者只有进行了技能培训后才能安全有效地使用的器械，这些技能培训和培训的需求在临床试验阶段应当作为源数据加以收集和分析，如用于手术的复杂的植入器械。通过临床试验的数据结果，可以指导器械产品上市后在预期用途下的器械使用者的技能范围做出规划和使用手册。当部分新颖器械使用方法存在一定的学习曲线时，需考虑在学习曲线时间内收集的信息，明确定义哪些受试者是学习曲线时间段的一部分，以及在统计分析中报告这些结果。如果学习曲线陡峭，可能会影响产品说明书的相关内容和用户培训需求。此外，在器械设计开发过程中，对器械使用相关的人为因素的研究可能会指导器械的设计或使用说明书的制定，以使其更安全，更有效，或让受试者或医学专业人士更容易使用。

14.2.4　试验药物/器械临床评价干扰因素的控制

广义的研究对象可分为目标人群和研究人群。目标人群是指研究结果所涉及或者将从中受益的人群，是一个总体；研究人群是指研究对象所在的人群，是总体中的一个样本。研究人群是从目标人群中随机抽样得到的，是目标人群的一个子集。随机抽样可以保证每个属于抽样范围的对象都有相对同等的机会被抽到，并按随机编码的原则被分配到需要的治疗组别中。阐明抽样范围即可以说明抽样的代表性。研究人群中具体的研究对象是指为研究提供数据的对象（样本中的研究对象除去了失访的对象）。在方案中至少应阐明研究人群是什么样的人群，规定研究人群的入选和排除标准。即使简单的方案也应提及研究人群、抽样范围、样本。在试验结果报告中还应提及具体的研究对象或失访人数。

一般来说，临床试验方案研究对象设计的质量标准包括五个方面，即受试对象的入选标准、排除标准、中止标准、剔除标准和终止标准。消除或尽可能降低临床评价干扰因素的主要手段是设定方案的入排标准，而入排标准设计的核心要素是根据试验终点目标，设定选择什么样的受试者，采取什么类别的干预措施和观察哪些指标。众所周知，被招募受试对象因素对临床评价结局影响重大，这些因素以间接或无形的方式构成了影响或改变试验结果成败的原因或条件，因而建立统一、明确的入选和排除标准十分必要。从某种意义上来说，干扰临床评价影响的因素包括但不限于：

① 受试者对象影响，总体人群代表性和同质性；

② 受试者生理影响，年龄、性别、身高、体重、精神状态、个体体质差异；

③ 同期用药的影响，剂型、剂量、途径、时间、频次、药物作用等；

④ 重大疾病史影响，心脑血管、胃肠、血液、肝肾、精神等；

⑤ 生活饮食的影响，生活规律或饮食起居；

⑥ 工作强度的影响，脑力或体力；

⑦ 产品使用的影响，操作手法、服用/使用方法、类似产品使用。

显然，削弱上述影响因素，确保研究对象的同质性，需要做到同一研究中的处理因素始终保持一致，即所谓的处理因素的标准化。这些需要通过设定的入排标准去选择症状、体征明显，依从性好的受试者。此外，研究对象样本代表性的好与差直接影响临床试验结果的普适性，研究对象作为临床试验的主体，应该具有样本代表性。研究对象能否入组取决于临床试验方案中的入选和排除标准，这些合理的入选与排除过程是保证临床试验科学、顺利开展的前提。因此，通过各种方法加以控制并削弱影响因素对试验结果的作用，在方案设计中明确入选标准、排除标准、剔除标准等是确保试验成功的关键。从 GCP 的角度分析，设定方案入排标准需要考虑的要素如下：

① 入选标准　选择研究对象的主要原则包括根据适应证和研究目标的特征，设定研究对象代表性的入选标准、确立相关适应证的入选诊断标准、设立与试验组相同入选标准的对照组等。研究对象可能的获益是其参与临床试验的第一要求，特别是对严重或威胁生命的患者。如果没有潜在的获益或违背伦理原则，是不应该招募入相关临床试验。这是为什么入选标准需要考虑受试对象对总体人群的代表性及其伦理性，如知情同意或赞同的签署、自愿和能够参与试验程序、年龄范围、健康状况、适应证、疾病的分型、疾病的程度和阶段、特殊诊断或症状、医疗背景、实验室值范围、采取适当避孕措施等因素。如果是器械，还需要注明使用具体部位等。简言之，入选标准的特定条目应当说明哪些研究对象可能获益，只有满足所有要求的研究对象方可入组。例如，招募肿瘤受试者的临床试验可以注明肿瘤的类型、前期的治疗状况、特定的基因分型等作为入选标准。

② 排除标准　排除标准主要考虑研究对象的同质性，需要排除易受药物/器械伤害，或有可能影响

试验结果评估因素的研究对象，即最大限度地避免可能对某些疾病史患者的已知或潜在伤害和对效益与安全性评价可能造成的干扰。在临床试验中，如果研究对象已患有的某些病症可能和受试药物/器械潜在的不良反应重合，或禁忌证，或不确定安全性风险的老弱病幼，这些研究对象是需要排除的，否则他们可能受到较大的伤害，也会对试验药物/器械不良反应的判断产生影响（如试验期间需要服用可能影响试验药物吸收代谢的药物等）。这些排除标准条目的设定是基于临床前的毒理研究、同类药物的安全性结果以及药物作用机制对应的生理过程、实验室检查或特异性检查（如 CT 等）发现有临床意义的异常来决定的。某些不良生活嗜好和行为，如酗酒、吸毒、吸烟等，通常也列在排除标准中。例如，抗血凝药物临床试验的排除标准常含有高血压、蛋白尿、瘘疾、手术、出血、骨折、服用抗凝剂、鳞癌这些看似毫无关联的条目，但其实这些是抗血凝药物可能造成的不良反应影响的方面。

另一方面，排除标准需要使在符合入选标准基础上的其他不满足试验要求的特殊医学状况也排除进入试验项目，而非入选标准的对立面或相反面，因此，应当根据研究目的和实际可能遇到的情况去制订。可以考虑作为排除标准的条目包括已有病史或同期诊断症状、同期使用其他禁忌药物或器械、已知药物成分过敏史、其他可能造成危害或使受试者风险增加的因素、其他受试者不良或不利状况阻碍或干扰试验项目的完成等研究对象有满足任意一项排除标准情况不能入组，如 3 个月内参与过其他药物临床试验等。这种"参与"一般不包括筛选失败者在内。此外，一些可能存在并发症、潜在干扰疗效和安全性评价的化验指标、伴随其他严重疾病等可能会影响研究结果情况的研究对象因素需要排除在试验之外，如诸如妊娠、肝肾功能不全、对试验药物可能过敏、有其他重大疾病、在试验前特定时长内使用过可能影响试验药物疗效评估的其他药物（一般规定为 28 天，或根据药物的半衰期而定）等。例如，当入选心血管疾病的患者时，排除标准应描述为"排除心血管疾病合并糖尿病的患者"，而非"排除非心血管疾病患者"。临床试验主要目的是考察药物/器械的有效性和安全性，不同试验阶段侧重点不一样。所以，在方案的入排标准中常见对观察指标的基线水平要求。例如，主要探索安全性而不是有效性的临床试验，一般对安全性评估对象的基线要求较高，通常会针对血液、肝功能、肾功能、心脏功能的药物毒性基线指标做出明确详细的指标要求，使其在可接受的范围以内，也利于后续安全性风险的评估比较。Ⅰ期临床试验对肿瘤的基线要求降低，有时要求评估，有时干脆不做规定或不评估，但Ⅱ/Ⅲ期临床试验则通常对瘤体的可测量要求较高。

参与试验的研究对象基本状况良好作为入排标准列在方案中与研究对象能否顺利完成预定的试验计划有关，如研究对象的年龄、体力状况评分、预期寿命、有无脑转移、是否有严重的传染性疾病、精神状况、用药、某些病症状况存在与否、交流能力等。这些标准对试验的最终质量，包括患者药物暴露量、依从性、脱落率、剔除率、生理基线稳定性、随访时长等评估或比较结果有很大的影响。特殊给药方式的要求有时也会作为入排标准条目列在方案中，如输液药物对静脉开放或输液反应有一定要求；口服药物对吞咽功能或胃肠功能有一定的要求等。这些标准与确保试验药物/器械的正常使用，且确保预期的药物暴露量有关。大部分试验药物对胚胎发育、胎儿或婴幼儿生长是否有毒性风险未知，因而需要将妊娠妇女或不愿采取适当避孕措施的女性受试者列在排除标准中，同时还要求在入选和试验进展过程中监督妊娠的发生，以及哺乳期妇女也不能参加临床试验作为排除标准列在方案中。一旦在试验过程中发生意外妊娠，要求立即采取人流处理，并终止该受试者的继续参与。如果继续妊娠，则需要跟踪胎儿发育状况直到出生，大多数情况下要求跟踪婴幼儿生长情况直到预设的年龄，以便观察是否出现药物对其生长发育的毒性状况。有些情况下甚至要求男性伴侣也必须采取避孕措施，以防药物对精子的毒性风险。饮食对试验血药浓度和效益的影响显而易见，这就是为什么有些试验方案对受试者的餐饮习惯与时间、食物量和类别有所要求，并设计餐前和餐后药物影响的临床比较研究。

入排标准是方案讨论时最核心的内容，耗费申办方与研究者最多的精力，同时也是决定试验成败最为关键的点。试验参与人员准确地理解入排标准设定的核心要素，特别是那些设定的特定原因与背后的逻辑，将对试验项目运营及其试验结果质量把控起到决定性作用。一般来说，入排标准制定得太宽泛，入选的研究对象的干扰因素会增加，进而试验失败的风险也增加；入排标准制定得太严苛，可能无法招到足够的研究对象，或需要花费较长的时间才能完成研究对象的招募。此外，入排标准不应与日常医学环境相差过大，否则即使招募到的研究对象完成了试验流程及其评价，在未来的药物/器械上市标签上有可能被要求列出与试验入排标准结果相关的限制性条款，进而影响药物/器械的市场推广应用。如果需要去除那些限制性条款，则有可能会被要求重新进行临床验证。总之，设定试验方案入排标准的质量原则包括但不限于：

① 每一条入排标准是否清晰、合理。例如，如果需要排除活动性乙型肝炎，需要同时注明活动性感染定义，如血清 HBV DNA 大于 2000IU/mL。

② 确认入排标准的流程是否清晰、明确。例如，

明确特定检查方法学要求，妊娠试验是采用血妊娠试验还是尿 HCG 检查。

③ 每项入排标准的记录核实流程是否清晰、可溯源。例如排除既往半年内发生心梗等疾病，需要提供既往病史涵盖至少半年的心脏疾病病史。

④ 每条入排标准是否存在一定范围，并符合临床操作常规。例如，研究疾病的诊断标准等。

⑤ 按照设定的入排标准招募的总体受试者是否能为试验中的主要疗效指标评价提供充分的证据基础。

维护受试者继续满足试验入排标准的要求和安全性是伦理原则的要求，即在筛选阶段，每一条入组标准必须符合和每一条排除标准都不能符合，受试者才有资质被招募入选试验项目。所以，除了在招募受试者之际严格控制入排标准外，在试验进行过程中也需要不断监督受试者的安全状况和仍然符合临床试验的参与标准。即使受试者完成了临床试验全过程，但为了保证分析数据集的科学性和可靠性，仍需要对拟分析数据集进行核查。为此，方案还需要规定试验中检验受试者的合格标准和结束后数据集的合规标准，即：

① 中止试验标准　如果研究者从医学角度考虑受试验者有必要中止试验，或患者自己要求撤销知情同意而停止试验参与，受试者均可以中途提前退出试验。所以制订中止标准要从研究者和受试者两方面考虑。常见的是出现可能威胁受试者安危的严重不良反应或不利于受试者继续参加试验项目的安全性风险，经受试者或研究者综合决定，中止试验；受试者撤销知情同意；受试者在试验过程中依从性差。

② 剔除标准　不符合入选标准，或在试验过程中使用了禁忌药物或治疗，以及违背与试验产品相关的特定限制，错误的治疗分组，违反方案合并用药的规定，未按规定治疗以致影响产品疗效判断，资料不全或缺失过多而影响疗效和安全性的判断。

③ 终止试验标准　全部盲底一旦泄密，或者应急信件拆阅率超过 20% 时，意味着双盲试验失效，需要终止该临床试验。不遵从已批准的方案或有关法规进行临床试验时，伦理委员会申办方有权利终止。

14.2.5　试验样本量大小与实施管理关联性

临床研究的客观规律性需要通过一定数量的重复观测才能显现出来。科学、合理地对临床试验样本含量进行估算，不仅可以达到预期研究结果，还能为申办方和研究者有效利用试验资源提供依据。通常是以主要疗效评价指标和安全性指标计算样本量的，取其大者为临床试验样本量。由于安全性指

标计算出的样本量往往很大，难以实施，因而目前多以主要疗效指标作为样本量计算的依据。根据统计学原理，进行临床试验样本量计算时，首先需要基于研究目的的试验假设，即无效假设（零假设）和备择假设：

① 无效假设，H_0，治疗组疗效不如对照组疗效。

② 备择假设，H_1，治疗组疗效优于对照组疗效。

申办方和研究者的目的就是要否定无效假设，接受备择假设。如果一个统计检验的结果拒绝无效假设（结论不支持无效假设），而实际上真实的情况属于无效假设，那么称这个检验犯了Ⅰ型错误（其概率记作 α）。反之，如果检验结果支持无效假设，而实际上真实的情况属于备择假设，那么称这个检验犯了Ⅱ型错误（其概率记作 β）。通常的做法是，在保持Ⅰ型错误出现的机会在某个特定水平上的同时，尽量减少Ⅱ型错误出现的概率。所以，需要对Ⅰ型错误的概率设定特殊的限度，通常为 $\alpha = 0.05$，也就是说即使 H_0 是真实的，拒绝 H_0 的概率不能超过 5%，即有 95% 的概率确定治疗组与对照组间存在着统计学的显著差异。Ⅱ型错误的出现与临床试验的样本量有关。这就涉及控制试验的样本量来控制Ⅱ型错误的概率达到可接受的水平。因此，临床试验方案对Ⅰ、Ⅱ型错误的大小要有明确的规定，通常情况下显著水平（α）不得超过 5%（0.05），把握度（$1-\beta$）不应低于 80%。在估算样本量之前，要充分理解研究的假设检验是属于优效性检验、非劣效性检验还是等效检验，并根据科研假设的目的及其测量参数的性质，选择相应的统计计算公式进行样本量估算。进行非劣或等效时必须指明有显著临床意义的治疗组与对照组变量间的差值。样本量的大小是按照受试产品的具体特征、主要疗效指标及其参数来确定的，可以参照公开发表的国内外文献资料、国际标准、行业标准、预试验结果进行估算。估算的样本量为最少需求样本量，考虑到实际情况和不确定因素，相同患者治疗效果存在差异、偏离，受试者中可能有不合作、中途脱落、失访的情况，一般试验时增加 10%~20% 的研究对象。在计算方案所需的最少需求样本量 n_1 和国家规定的参考数量 n_2 之间，取其较大者，并考虑预期的脱落率，即

$$E = \max(n_1, n_2)/(1-D)$$

式中，E 为最少实际需求受试者人数（enrollment）；$\max(n_1, n_2)$ 为计算的最少需求受试者数的最大者；D 为脱落率（dropout）。例如，假设脱落率为 10%，则最终的样本含量为：$E = 150/(1-0.1) = 150/0.9 = 167$，即为了能满足最少需求样本量，实际

需要招募的受试者人数应至少为 167 位。对于筛选受试者人数来说，其推算方法与上述最少实际需求受试者人数相似，即

$$S = EX/(1-SF)$$

式中，S 为最少实际需求筛选受试者人数（screening）；EX 为最少实际需求受试者人数（enrollment）；SF 为筛选失败率（screen failure）。此外，计算出的例数还需要均衡地进行组别分配，即注意区组随机、2∶1 或 3∶1 的比例分配（表 14.13）。实际最少需求受试者人数需要考虑可能的脱落率，筛选受试者人数需要加上筛选失败人数。这些都是依据方案统计样本量计算后在规划受试者源及其相应时间表时必须考虑的。此外，除考虑研究设计类型外，还应考虑结局指标是属于计量指标还是计数指标，这也会影响到样本量的估算。

表 14.13　最少需求样本量估算计划示例

组别比例	最少样本量（max）	脱落率 10%（E）	筛选失败率 25%（SF）
每组样本量比例	150	最少需求入组受试者数	最少需求筛选受试者数
1∶1	300	334	446
2∶1	450	500	667
3∶1	600	667	890

试验项目样本量对后续的试验实施操作影响重大。首先，受试者的多少对参与研究机构数量有决定性的影响。当受试者招募人数多时，需要的研究机构数量也多，虽然这可以加快受试者招募速率而缩短总体试验周期，但多中心对于控制受试者的同质性难度也升高，不同研究机构和研究者的医疗实践的差异化也会使试验方案的严格执行管理难度增加，这些因素对试验结果的质量会有影响，因而需要在试验项目运营管理计划、项目经理的管理、试验项目管理的资源分配和监控等方面进行更周密的安排。其次，试验方案通常会给出试验药物/器械的使用频次，那么根据样本量多少可以预估出需要准备的试验产品供应总量，以及最小试验产品包装单位及其所需数量（参见 27.2.1 节）。根据试验方案可行性调查，通常可以预测出受试者招募的平均速率（人/月），由此可以预估出总共需要多长时间才能完成需求的受试者人数招募（参见 13.1.2.3），这是制定试验项目招募时间窗的依据（图 14.8）。一旦确定首位受试者的入组日期（FPFV），末位受试者的入组日期（LPFV）可以根据招募窗时长预估得出。按照试验方案计划的每位受试者在试验中需要的筛选、治疗和随访天数，可以预估末位受试者的出组日期（LPLV）。受试者招募时

间窗加上试验访问的计划时长（治疗和随访天数）构成了涉及受试者的试验项目计划进行时长（从首位受试者入组到末位受试者出组的时长）。考虑到项目启动前的准备时间和受试者完成试验访问后的试验关闭和数据处理计划时长，可以得出一个临床试验项目所需的整体时间长度。这是试验项目按照里程碑事件计划资源分配，外包合约和试验事件时间表的依据。若将试验项目的实际时长和计划时长进行比对，可以得出试验项目实施的绩效参数。

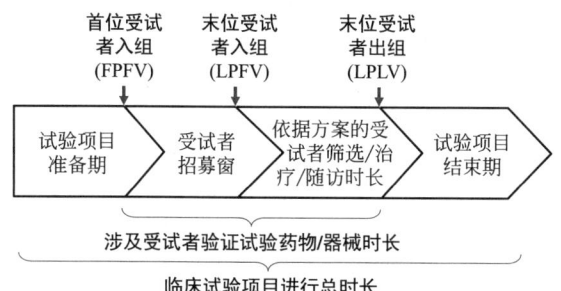

图 14.8　临床试验项目受试者总人数与项目总时长关系示意

14.2.6　试验疗程和数据采集的管理

与Ⅱ/Ⅲ期临床试验不同，Ⅰ期临床试验可以允许在某些类别的药物中招募健康受试者。因而，需要对Ⅰ期临床试验方案的研究对象，即健康者或病症受试者，予以明确的定义，并清晰地列出所需的各类受试者的体格检查数据及其招募要求。如保证健康受试者无严重的心、肝、肾、血功能异常；无精神神经异常和药物过敏史；无任何脏器慢性疾病；不经常用药、嗜酒和吸烟；试验前 3 个月内未参加过任何临床试验；男女各半等。Ⅰ期耐受性或安全性指标设计一般包括但不限于生命体征、心电图、血尿便常规、肝肾功能、出（凝）血试验、血糖和血脂、各种酶检查及出现的不良事件，还可根据需要进行 B 超、胸片和脑电图等特殊检查。取决于药物性质和临床前动物实验结果，Ⅰ期临床耐受性试验的"单次给药"或"多次给药"的推荐起始剂量、最大剂量和剂量递增数据变量需要在方案中明示，同时，血药浓度观察时间点个数、起始时间点和终止时间点数据变量需要仔细设计、准确采集和分析要求也需要在方案中明确。由于Ⅰ期临床试验的受试者人数较少，疗程较短，一般入住Ⅰ期病房，受试者的同质性比较容易控制。因而，只需采集和管理血药浓度与观测时间两个试验因素（或变量）的数据变量。

对于单次给药 PK/PD 评价指标设计，通常根据药物性质和试验目的要求，可以设计采集高、中、低三个剂量血药浓度-时间数据点，以期获得的各剂量组中药动学常用的各项参数主要包括：药时曲线下面积（AUC），可分为 $AUC_{(0 \to t)}$ 和 $AUC_{(0 \to \infty)}$；λ 或 K_{el}（消除速率常数）；$t_{1/2}$（半衰期）；V_d（分布容积）；

CL（血浆总清除率）；MRT（平均滞留时间）；用药后所能达到的最高、最低和平均血药浓度（C_{max}、C_{min} 和 C_{ave}）以及达到 C_{max} 所需要的时间（T_{max}）；根据高、中、低三个剂量尿药浓度-时间数据，获得的各组各时间段上的尿药浓度、排出量、排出率和累计尿排出率、CL_{renal}（肾清除率）等。还需要按"血药浓度-时间数据"与"尿药浓度-时间数据"分别考察相同的 PK 参数在高、中、低三个剂量组范围内是否呈线性变化规律。

对于多次给药 PK/PD 评价指标设计，除了上述单次给药 PK 参数变量外，还可以根据需求增加多次给药后稳态谷浓度（C_{ss-min}）、稳态峰浓度（C_{ss-max}）、平均稳态血药浓度（C_{ss-av}）、稳态血药浓度-时间曲线下面积（AUC_{ss}）、波动系数（DF）、蓄积系数（AI）、维持剂量（DM）等。

Ⅰ期临床试验的疗程设计通常有两类，即：①有滞后效应的设计类型，如单个体型交叉设计、单个体型拉丁方设计和具有一个重复测量因素的单因素设计；②无滞后效应的设计类型，如多个体型交叉设计、多个体型拉丁方设计、单因素多水平设计和多因素析因设计。交叉设计中适宜的洗脱期，使前一阶段的滞后效应微乎其微，不会对后一阶段药动学参数的估计值产生影响。此外，第一类型中每位受试者可以交替接受 n 种不同的药物剂量，这样所需总样本量比后一种类型可以减少一半。因此，大多数情况下，Ⅰ期临床试验方案较常采用前一类设计类型。

Ⅱ/Ⅲ期临床试验一般都要求采用随机双盲法将全部受试对象均分到各组中，如中央随机化法、区组随机化法和分层随机化法等，通常有一个试验药物种类因素，分为试验和对照药物两个水平矢量。进行探索剂量的Ⅱa期的药物因素通常有安慰剂对照、高、中和低剂量四个水平数据变量。非试验因素较Ⅰ期多，如受试者同质性弱、疾病严重程度、患病时长不一同期服用药物变化大等。因而试验均衡原则在方案设计中尤为关键，严谨的研究对象质量标准制订有助于降低非试验因素对数据变量结果的影响。方案设计的评价指标通常可分为诊断性评价指标、疗效性评价指标和安全性评价指标三大类。对这些类别数据变量的评价原则需要在方案中规定，如评价标准、评价规程、评价时间点与频次、测定方法稳定和准确性、评价者的资质、培训和技术娴熟度、数据质量的 AL-COA 原则要求等。一般来说，取决于药物属性和疗程需求，Ⅱ期临床试验可以选择安慰剂或阳性对照。若尚不知新药的疗效是否比安慰剂好，必须先开展新药Ⅱa期临床试验，设置一个安慰剂对照组，同时，还设置几个不同剂量的新药组，后者之间形成相互对照。待新药Ⅱa期临床试验结束才能确定一个合适的剂量后，再开展新药Ⅱb期临床试验，此时，就应当设置阳性药为对照药。Ⅲ期临床试验大多采用阳性对照法。试验方案疗程对照设计类型变化多端（参见6.1.2 节），但较常见单因素两水平或多水平设计，如滞后效应式多因素设计，即以单因素设计为基础，同时采集众多的协变量的数据值。真正体现这种设计类型的价值是在数据分析阶段，根据不同的分析目的，采用相应的多因素统计分析方法和假设检验方法来分析数据。需要注意的是假设检验方法的不同对试验样本量有着影响。由于样本量的变化有可能涉及多中心临床试验环境，导致非试验因素影响风险增加，这对于疗程和数据管理的挑战显而易见。质量控制和质量保证措施的要求对Ⅱ/Ⅲ期临床试验质量和数据可信性意义重大。基于新药Ⅱ期临床试验的数据结果和经验教训，Ⅲ期临床试验方案可以适当调整研究对象的质量标准，特别是入选标准和排除标准，采集更为贴切的非试验因素的变量值，适当扩大特殊受试人群和采用更合适的评价指标，进而验证药物的有效性和安全性，并为药品标签/药品说明书和医生处方提供可靠的证据。虽然医疗器械没有阶段之分，但其方案疗程及其数据管理原则与药物相同，只是评价指标需要根据医疗器械的性质和医疗用途设定。

有些情况下，由于一些与治疗或对照物质有关的明显作用的影响，盲态管理似乎无法保证，如受试者感到口干、心跳缓慢、发热、注射部位反应或实验室数据变化等。这些问题应当在方案中预设识别和管理计划，以评估问题的重要性和影响度，如终点评估委员会或数据监督委员会去评估和揭示试验组别的分配，而不涉及研究团队人员的破盲。再如，分别管理和储存实验室检测数据，在试验结束后再与临床数据库数据整合等。

药物批准上市后，Ⅲb/Ⅳ期临床试验的疗程可以根据药品的需求，设定为观察性（非干预性）或前瞻性的临床试验，有些情况下近似于真实世界的临床研究，需遵循的数据质量标准原则和数据管理要求与Ⅱ/Ⅲ期相似，特别是当这些试验数据结果与药品进一步药政注册的目的相关时。这类研究的试验因素同质性更差，非试验因素影响不计其数。其中最主要的有药物的剂量和/或持续时间、同期用药的情况及持续时间、同期病症的种类和严重程度以及持续时间、受试者的生活习惯和方式、受试者的身体和心理基本素质以及睡眠质量等。当然，还有很多反映受试者人口学特征的变量、标志人体健康状况的各项身体检查指标等，有时还会涉及与遗传有关的因素。显然，这些试验多属于滞后效应式多因素设计类型。因此，Ⅲb/Ⅳ期临床试验疗程及其数据管理要求需要更仔细地设定，特别涉及如何准确采集、记录和评价参与受试者身上的数据变量值。上市后临床试验数据结果的最大优势在于通过对大样本和多因素的观察和研究，再通过

科学严谨的统计分析，剥离出其他因素的影响后，可以呈现出药物的"真实疗效"和"净不良反应"。

Ⅰ/Ⅱ/Ⅲ/Ⅳ期临床试验流程需要的数据收集管理要求侧重点会有所不同，对后期数据处理方式和分析要求也会随之而变化。采取何种数据采集方式，即纸质采集或电子采集方式，应当在方案中予以描述，因为无论是试验疗程还是数据采集方式都会影响到临床运营的实施和后台数据管理的规程设计。虽然对数据管理详尽细节可以通过其他试验管理文件做出描述，如临床监查计划、统计分析计划（SAP）和数据管理计划（DMP），但在方案中设定对这些因素质量的持续监督十分必要，这有助于减少执行风险。方案中对疗程和数据的质量要求概述应当体现 ALCOA 原则，即数据记录可溯源、清晰、及时、原始、真实完整、准确，包括临床试验中产生的大量数据的及时填写、准确录入、计算机和/或人工审核校对、疑问问答校正、数据盲态下审核与锁定的全过程等原则要求。此外，对于临床试验各角色的数据管理责任，方案应当予以原则性的描述，如申办方是保证临床数据质量的最终责任人，需要对选择和评价合适的 CRO 明确责任权利，保持在试验过程中对 CRO 的活动进行及时有效的管理、沟通和核查；研究者对确保试验数据准确完整与及时记录负责，绝不能容忍研究者在试验数据和实施行为上造假、欺骗或欺诈；CRO 需要建立完善的质量管理体系，以承担申办方的试验重托；监查员需要进行核查数据源文件与病例报告中记录的数据一致性，对数据记录的逻辑校验和问题清理负责；数据管理员要确保按照试验方案的要求构建病例报告表和后台数据库，对病例报告表中的数据逻辑性校验负责等。

14.2.7 试验疗效和观察指标

药物/器械临床试验的疗效评价包括明确的疗效观测指标、疗效指标的观察、测量和收集方法以及评估受试者反应所采用的相关标准等。在临床试验中，疗效指标是通过统计分析用于反映特定研究中拟得出的反映临床疗效结局和精确定义的终点指标。常见类型的疗效指标包括：生存状态及相关临床事件类指标、量表类指标、实验室检测类指标、组织病理学指标、影像学指标等。只有首先根据试验目的确定了疗效终点指标，才能确立用于评价药物/器械疗效结果的主要观察和测量工具，也称为研究结果的观察指标。在统计学中又常称为因变量或效应指标。同一疗效观测指标，根据方案设计的不同可以有不同的观察、测量和采集、收集方法。阐明该疗效指标是如何收集的以及可能相关要素影响。在此基础上，再根据适应证、研究目的、药物作用、观测指标和疗效终点指标等，如反应性（response rate）、死亡率（death rate)、恶化率（progression 或 relapse）、某种特殊事件发生率，如脑卒中、脱落、使用急救药物率等。对指标事件的评估可以比率的方式（如预设给药剂量或频次后在某一时间点的事件发生率），或时间轴的角度分析（如若干治疗频次后某事件发生的评价时间数），即设计出合理的访视点和访视时间框架、疗效指标观测时间周期、访视点间隔与临床试验疗程、访视窗、每个观测时间周期内观测次数和每次观测需要注意的具体要求等。若将多个事件综合一起进行评估，则可以联合为一个疗效指标。设计临床试验疗效观察指标的原则和评估或测量时需要考虑的要素包括但不限于：

① 疗效指标设置和评价/检测要求尽可能采取措施做到误差最小化，重复性好，要注意评估时周围环境，以及测量时间对疗效指标的影响。

② 能演绎计算的疗效指标就不要求人工计算，以免增加误差和错误的风险。方案中对这类疗效指标的测算要求应当明示。例如，体质指数（BMI）测量采取采集体重和身高后，通过系统自动计算获得。

③ 尽可能采用客观疗效指标，以减少人为或测量误差。对于有可能出现较多测量误差的指标，在测量成本容许的情况下，对同一个研究对象进行多次重复独立的测量，并记录每次测量值，换算成平均值（如需要）。通过合适的统计处理，可以减少测量误差所造成的影响。例如，测量高血压，方案规定一律采取坐姿，连续测量三次，每次间隔一分钟，取三次的平均值为测量结果。

④ 如果存在较大的人为测量误差或评估偏倚的风险，应采取第三方盲的方法，即评估者或测量人处于盲态；如果研究对象为患者，则应努力做到干预执行者与测量执行者分离，且相互保密。采取何种形式的盲态评估或测量需要在方案中规定。

⑤ 凡对主要终点疗效指标有重要影响的测量，所用仪器设备应当有仪器基本功能和基线校准要求，必要时采用空白对照的方法，以减少系统和人为误差。这些特殊要求应当在方案设计中明确。如果方案只是给出了原则要求，需要考虑在项目管理中如何实现或落实相关原则要求。例如，实验室检测生物样本时，通常要求提供正常检测值范围，以比较检测值异常否和异常值的临床意义等。

⑥ 选择的测量指标要有临床意义，测量方法在日常临床实践中有可操作性，包括疾病指南、受试者依从性和医德疑虑。如若不然，疗效指标得出的结果可能无临床应用价值或临床应用意义不大。

试验方案对疗效评价描述一般应该分成两个部分。第一部分包括有效性参数的定义和细则。按照临床试验的目的和要求，即试验目的中相关医学和科学

假说的设计要求，有效性参数可以分为一级（主要）、二级（次要）和三级（探索性）有效性参数。Spilker 曾列出了选择理想有效性参数时应该考虑的因素包括（Spilker，1991）：

① 易于评价使用；

② 快速评价使用；

③ 无须过多的培训；

④ 易于解析；

⑤ 快速解析；

⑥ 无须过多的解析培训；

⑦ 对于治疗引起的变化较敏感；

⑧ 对干扰有效性参数的治疗所造成的结果不敏感；

⑨ 较低假阳性反应率；

⑩ 较低假阴性反应率；

⑪ 结果可重现性好；

⑫ 结果有效性被认可；

⑬ 不用培训可多次使用；

⑭ 结果可以与其他有效性参数相关联。

从上述要素可见，清晰而详尽地列出有效性参数的定义是关键，特别是当含有从主要有效性参数衍生出相关有效性变量时，如疗效率计算等。此外，当有效性参数的评价是建立在已有的标准或等级度量评价工具之上时，这些标准和评价工具必须已经过确定的可靠性、有效性和可重复性的认证程序（参见 9.2.5 节）。例如，评价忧郁症的 Hamilton 忧郁度量表就是这样一个经过严格认证而被普遍认可和采用的工具。要注意的是采用自行设计且又没有经过认证和被普遍认可的评价工具所得出的试验结果有造成试验结果偏差、无效和重现性差的风险，所得出的结论往往不会被主流专业杂志所接受和发表，相关的新药申请也不应当予以批准。有效性参数评价的第二部分应当对评价、记录和分析有效性参数的方法和时间进行详尽的概述。特别要注意的是评价有效性参数的时间点的选择至关重要，它直接关系到能否准确地反映试验药物疗效的成败。此外，临床试验方案的质量指标（如入选和排除标准）的评价时机及其相关有效参数基线值的建立，对于药物疗效的评价也起着十分关键的作用。必要时，可以在方案附录中列出相关有效参数评价的细节描述，如评价程序要求、特殊设备或工具类型、培训或技术要点等。

对疗效评价而言，药物临床试验疗效指标的制订应明确每个临床试验中疗效指标观测的所有访视点的整体安排（一般称为访视时间窗，即疗效指标一次访视点允许发生的一个特定时间段）。访视时间窗包括每次观察和测量疗效指标变化访视点的总体安排，时间间隔或周期（即疗效指标变化的最小观测时间单位），需要观察、测量和收集的指标和信息，观

测值的记录和收集频次及要求，观测质量控制和规定等。多数情况下，临床试验疗程大于一次访视点间隔和一次疗效指标的观测时间周期，如冠心病稳定型劳力性心绞痛，一次观测时间周期为 1 周，而访视点间隔多数为 4 周 1 次，疗程可以设计为 8 周及以上。临床疗效指标观测时间窗的长短与疾病相关指标的特点、观测指标变异性、药物的作用特点和临床试验目的、疗效指标的定义等相关。观察间隔或周期设置需考虑因素包括疾病相关指标的病理生理变化周期、量表的使用要求、受试者回忆的一般规律、临床可操作性和观测负担。例如脑卒中超早期溶栓治疗，主要疗效指标是观测脑卒中发病 90 天后患者残障残疾水平，这时应特别注意治疗结束后影响有效性指标评价的相关因素的限定。对死亡率的评价，可以观测和比较某时间点尚存人数的比例，也可以观测在规定的时间段内的生存时间的总的分布。复发事件作为疗效指标，可以是简单的二分类指标（任何指定时间段内的复发），也可以是第一次复发的时间、复发率（在观察的时间单位内的复发数）等，这些观测方法需要在确定作为疗效指标的同时一并确定下来。临床试验访视点可以包括筛选期和导入期、随机/基线、中间、治疗结束和随访访视点等。有的适应证需要观察和测量治疗结束后一定时间段后的疗效表现。对于疗效观测指标，如果是容易随受试者的生理病理状态等因素变化的指标，有时需要进行多次的观察和检测。如血压值的测量，应根据血压测量指南的相关要求，在休息 5min 后，连续 2～3 次测量血压，以其中接近的 2 个血压值的平均值为准（包括基线取值和临床试验中及临床试验结束的取值）。对于慢性心力衰竭的 6 分钟步行试验，一般也是要求多次反复测量以平均值为准。采集和记录疗效观测指标时，疗效评价可以是某一疗效观测指标的直接测量结果，更多的是在直接测量结果基础上转化而来的。同一疗效观测指标，可以转化出多种疗效评价方法。取决于方案试验主要和次要终点的设置。即使同一个评价方法由于采取的疗效评价方法不同，在药物/器械有效性确定中的作用和地位也可能有所不同。例如，常见的适应证的评价量表，治疗前后的减分值为主要疗效指标。而以 50% 的减分率则设置为次要疗效指标。相反，另一个试验适应证的评价量表可能是以 50% 的减分率为主要疗效指标，而以治疗前后的减分值为次要疗效指标。

如果安全性终点（事件）是确证性策略的一部分，即用于支持药品说明书声称的获益，则应事先确定，并将其与主要疗效终点所涉及的多重性问题做同样处理。如果除去有效终点外需要对特定安全性终点进行评判，则安全性评价和有效性评价均应控制各自的 I/II 类错误率的发生。值得注意的是在临床试验中，由于安全性事件具有很大的不确定性，并非所有这些终点均可预先规定，其中一些还是意料之外的，因而难以事先规定主要安全性假设，因此，对于多个安全性终点（通常是严重不良事件）的确证性策略可能会基于事后的多重性调整策略，此时应充分说明其合理性，并在试验方案设计阶段争取与药政部门达成共识。

在有效性分析中，主要和次要终点是预先规定的，通常根据主要终点确定试验规模，并尽力解决其多重性检验问题，以控制 I 型错误率。但一般来说，方案设计一般不会事先规定安全性假设或显著性水平。在分析不良事件时通过比较接受试验处理的患者与接受对照处理的患者的不良事件发生率，可以评估其安全隐患。对许多 AE 进行多次统计检验时，虽然 P 值作用有限，却可以用来提醒试验用药可能引起的潜在安全性风险。另一方面，不同治疗组之间的在某个安全性终点的检验的非显著差异（$P>0.05$）也能得出其安全性不存在差异的结论。

从方案设计的角度分析，药物/器械临床试验安全性评价也可以分为两个部分。第一部分对安全性参数做出明确的定义，包括不良/严重不良事件、化验或实验值评价、体检或生命体征检验和特殊的安全性指标或参数等。第二部分应当对评价、记录、报告和分析这些安全性参数的方法和时间予以详尽的描述。不良事件的定义和管理通常可以在试验方案中被单独列为一个章节。严重不良事件（SAE）是临床试验中需要采集和报告的重要安全性信息。因此，对严重不良事件的定义、采集和报告程序应当在试验方案中给予详尽和准确的阐述。对于不符合 SAE 定义但却与试验药物/器械相关的特殊严重不良事件需要特别阐明监督和报告要求。例如，抗凝血试验药物/器械临床试验中出现的非正常出血事件。同样，对于择期发生或无须报告的严重不良事件也需要在方案中说明。例如，择期住院体检或对试验评价无影响的手术等。虽然妊娠事件不属于 SAE 的报告范围，但通常鉴于对胚胎和婴幼儿的安全考虑，方案都会提出如何监督、报告和跟踪的规程。对于任何 AE/SAE 的后续跟踪时间也需要特别说明，如跟踪至受试者完成末次试验访问或试验结束后的 6 个月。化验或实验评价通常包括血液生化、血液学检验和尿透析分析。采集、样本标示、运输血液和尿液样本的时间、程序和分析实验室信息通常需要在试验方案中予以详尽描述。特别是在多中心临床试验中涉及中心化验室时，中心化验室的采样、送样和分析要求和标准程序可以在附录中予以说明。当涉及特殊生物样本分析时，如肝活检、心电图测定等，应当参照血液化验样本的采集、送样和分析要求和程序的描述予以说明。对于签署知情同意书之前获得实验室检查报告，如组织穿刺检查报告等，如果与入排标准有关，方案不仅需要说明筛选阶段是否接受，还应当注明可以接受的时间窗，如接受签署知情同意前 6 个月完成的检查报告等。接受生命体征检验通常包括血压、体温、呼吸率、心率等检测。特殊安全性指标或参数评价，也称为试验方案相关安全性参数评价，依据药物/器械治疗的适应证和试验目的不同而不同。需要指出的是不一定每项临床试验项目都需要设计特殊安全性评价指标。此外，病史、服用药物史和体检程序和评价时间一般也包括在临床试验的疗效和安全性评价中。除了对上述有效性和安全性参数的评价予以文字描述外，试验方案纲要和试验方案通常都需要列出试验流程图（图 14.9）和时间/事件表（表 14.14），以便研究者更准确地理解临床试验项目的内容和检测步骤。在这些流程图和时间/事件表中，相关有效性和安全性参数的评价时间点一目了然。

表 14.14　研究项目活动时间/事件计划表示例

期	筛选	治疗				随访				
访问	V1	V2	V3	V4	V5	V6	V7	V8	V9	V10⑤
天或周①	−14 天～1 天	0 周	2 周	6 周	14 周	20 周	27 周	34 周	41 周	46 周
入排标准审查	×	×								
人口学资料	×									
知情同意书	×									
病史检查	×									
妊娠检查②	×				×					
胸腔 X 光检查	×									
体检	×					×				×
Tb-检测	×									
同期药物检查	×	×	×	×	×	×	×	×	×	×
生命体征检查③	×	×	×	×	×	×	×	×	×	×
常规化验④	×					×				×
肠症状评估（CDAI）		×	×	×	×	×	×	×	×	×
脊椎评估（MRI）		×				×				
强直性脊椎炎评估（BASDAI）	×	×	×	×	×	×	×	×	×	×
内窥镜检查	×									
内窥镜病灶评估（CDEIS）	×									
生活质量评估（SF-36）		×				×				×
药物分发		×	×	×						
受试者日志分发	×	×	×	×	×	×	×	×	×	×
药物回收和计数			×	×	×					
回收和审阅日志			×	×	×	×	×	×	×	×
不良事件评价	×	×	×	×	×	×	×	×	×	×

① 研究访问允许浮动时间范围为±3 天。
② 所有生育龄妇女都必须在筛选访问 V1 做血液妊娠检测，其他各期访问做尿妊娠检测。
③ 生命体征检查包括血压、脉搏、呼吸率、体温和体重检查。
④ 化验项目包括血液学和生化学检测。
⑤ 所有提前退出试验的受试者都应当完成本次研究访问评定和检测项目。

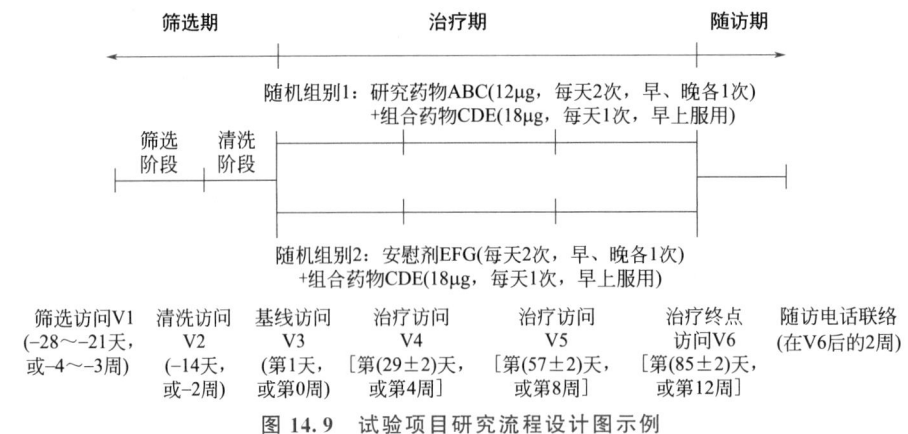

图 14.9　试验项目研究流程设计图示例

14.2.8　试验评价指标的设立和选择

根据 ICH-GCP 相关要求，用于药物疗效评价的计划应含有全面、清晰和完备的临床试验中受试者疗效评估方法的明确定义，疗效观测指标及其指标的观测收集方法，以及以疗效观测指标为基础的用于药物/器械疗效比较的评价方法和疗效评价标准。在临床试验方案设计中，选择和设计疗效指标十分重要。疗效指标的选择应该与药物拟治疗的适应证、临床试验目标和临床定位相一致。临床试验设计中，首先应该在有效性指标中确定有限的一个或几个（必要时）为主要疗效指标，又称研究终点。然后，再根据主要研究目标和/或次要研究目标确定能够辅助主要疗效指标说明其有效性，或针对次要研究目标设定几个次要疗效指标。在临床试验方案中必须预先明确设定并说明哪个疗效指标为主要疗效指标，哪个为次要疗效指标。疗效评价指标的设定需要包括疗效观测指标、疗效观测指标的观测方法以及用于临床疗效评估的疗效评价方法，包括评价方法的培训要求。疗效指标确定后，不能在试验开始后对疗效评价指标进行调整和修改，特别是主要临床指标，更不能在临床试验结束后再进行调整和修改。为此，试验方案设定时需考虑：

① 根据试验目标和药物/器械的预期效应，设定的各种效应的指标应能反映药物/器械对于研究对象的作用。

② 试验方案应明确规定各评价指标的观察目的、定义、观察时间点、指标类型、测定方法、计算公式、判定标准（适用于定性指标和等级指标）和权重等。

③ 界定主要评价指标和次要评价指标，其分类有：

• 定量指标　常见的终点定量指标主要有 3 种类型，即 a. 连续变量，表示治疗措施疗效的计量指标，如血压、血脂、胆固醇、血糖等，以及预防措施效益

的抗体几何平均滴度等；b. 分类变量，分为可测量的计数指标，如有效率、治愈率、死亡率、生存率、复发率、事件发生率等，以及评价预防措施的抗体阳性率、保护率、疗效指数、发病率、感染率等；c. 时依变量，在很多肿瘤相关的研究中，除了死亡、复发、进展或事件发生与否之外，还需要结合生存时间。

• 定性指标　如有效和无效。

• 等级指标　如优、良、中、差等。

在可能的情况下，尽可能采用定量指标，使得量化的数据结果更有说服力。

④ 部分评价指标没有客观评价方法而只能进行主观评价时，方案应注明确指标裁定的规则，如成立独立的评价小组，由不参与临床试验的人员进行指标裁定等。

需要注意的是不同的疗效指标反映疾病临床结局变化的层面和重要性不同，其观察和测量的方法不同，疗效比较方法和统计分析方法不同，在药物有效性评价中的作用和地位也不同。无论主要疗效指标还是次要疗效指标，只是相对于某一临床试验而言，如在某一临床试验中是主要疗效指标，而在另一个临床试验中则可能是次要疗效指标。反之亦然。有些疗效指标除了探索性临床试验外，一般不作为主要疗效指标，只能作为次要疗效指标，如生物标志物指标。这种选项变化与临床试验的主要目的相关性和一致性有关。因此，需要对临床有效性指标进行分类。

14.2.8.1　主要疗效指标/主要终点

如前所述，充分和良好的方案终点设计通常按层级分组，根据临床重要性，终点事件的预期频率与预期药物作用，和/或上市申请的适应证目的而定。多数试验方案都只需要设置一个主要疗效指标（也称为主要终点，primary endpoint），其应当在临床上与主要研究目标相关，并可以为主要目标提供有效和可靠的验证证据。此外，主要疗效指标影响试验样本量大

小和 P 值。有些临床试验会将疗效和安全性同时列为主要终点，如一些医疗器械的临床试验。在验证有效性的临床试验中，主要疗效指标应当能用作评估有显著临床疗效的工具，或有预测潜在临床效益的能力。

不同的临床试验对疗效指标选择的要求不同。探索性试验可以有多种不同目的的探索，其试验研究方法和疗效指标的选择也可以根据试验目的的不同而灵活选择。这里主要讨论确证性或评价性临床试验中疗效指标的特点及其选择的相关问题。特别是与药物/器械疗效评价关系较为密切的主要疗效指标和重要的次要疗效指标的特点、选择原则以及进行疗效指标选择时需要考虑的相关要素。

方案设定的主要疗效指标一般应该符合以下几个特点：

① 关联性与特异性　与临床试验目标一致，且能够有针对性地反映受试药物/器械的作用效应，而不是其他因素引起的变化，以便能尽量减少假阳性的风险。

② 敏感性　能够较好地反映药物/器械作用于受试者产生的最小药效作用，以尽可能减少假阴性的机会。

③ 准确性　评价指标获得的数据与真实情况的接近程度较高。

④ 精确性与可重复性　能无偏倚地反映药物/器械引起的疾病变化，且多次观测数据可重复性较好。

⑤ 可靠性及响应性　即随时间变化的灵敏度佳。

⑥ 实用性与依从性　指标较为简单，容易观测和收集，研究者与受试者容易接受，便于掌握。

药物临床试验中疗效指标，特别是主要疗效指标的选择不是随意的，具有严格的要求和规定，且与药物拟定的目标适应证、临床试验目的和药物临床定位一致。主要疗效指标的选择原则一般考虑以下几个方面：

① 主要疗效指标评价应该能够通过统计分析反映出有临床意义（价值）或显著性差异的患者获益或合理地预测其临床获益，其临床结局的获益应在生物学和/或临床上具有重要性。

② 主要疗效指标不宜太多（参见 14.2.1 节）。但有些适应证有可能需要选择多个不同维度、相关性较低的主要疗效指标。当需要证明药物对一个以上病症或结局的作用是否会产生临床获益时，有可能需要考虑使用复合终点指标，联合终点，或其他更合适的方式作为主要疗效指标。例如，病症有几个重要方面或评估有几种方法时，或事先可能不知道哪些方面更可能显示药物作用等。若对任何一个终点的作用都可

以足以作为支持批准的有效性证据时，这个病症多方面联合终点可适当地合并为一个终点，但检查该终点每个病症方面或组分的后续分析对于充分了解试验药物的作用通常很重要。当必须在一个临床试验方案设计中，必须证明两个或多个显著终点的治疗效应时，需要考虑复合终点中设置协同主要终点指标，但这可能涉及统计学的多重性问题。

③ 当有若干疗效指标可供选择时，考虑最能反映临床益处的指标为优选。

④ 主要疗效指标应该符合当前相应适应证领域和试验目的的共识，或在相关药物临床试验指导原则中有明确的规定、公认的准则或行业标准。

⑤ 选择的主要疗效指标已有其他同类适应证的研究或在已发表的文献中有报道，且已显示为可信且有效的疗效指标。如果没有的话，应当考虑提供较为有说服力的论据。

⑥ 当设定临床疗效终点咨询委员会时，需要对疗效终点评价有较为合理的评价章程及管理规程。

⑦ 当疗效终点评价难度较大时，可以考虑是否有其他替代指标可用。但需要对改变终点指标的风险做好充分的评估，特别是针对有效性评价时。

14.2.8.2　次要疗效指标/次要终点

药物/器械的临床试验，除了需要在方案中确定主要疗效指标外，一般还需清晰地确定一些与有效性、安全性或二者兼顾的次要疗效指标（又称次要终点，secondary endpoint），其可以是与主要终点相关的临床效应，用于提供扩展或支持主要试验疗效指标理解的辅助证据，如当心血管药物对心力衰竭相关住院治疗主要终点有影响时，可以设置对生存期的影响作为次要终点指标，或显示对疾病或病况有益的其他次要试验目标论据，如主要终点为多发性硬化症复发率的临床试验中，设置免疫生物标志物反应的评估或受试者的生活质量的影响作为次要终点指标。次要疗效指标根据其重要程度还可以分为重要的次要疗效指标和一般的次要疗效指标，当这些指标显示出对主要终点的影响时，可以对相关次要终点进行统计检验分析。次要疗效指标选择的原则和选择时需要考虑的方面如下：

① 在生物学和/或临床上重要但统计把握度不足的指标，或可能是重要的但与主要终点高度关联的作为支持性的指标。

② 主要疗效观测指标的其他分析比较方法，如使用某一量表治疗后减分值降低 50% 为主要疗效指标，可以以其治疗后取值与基线差异比较为次要疗效指标。

③ 作为主要疗效指标的复合终点指标中的某一个组成部分，如慢性心力衰竭以总死亡率和因为急性发作住院率为主要疗效指标，而其中的急性发作住院

率可以为次要疗效指标之一。

④ 对临床试验中有关人口学亚组人群的疗效分析，如不同性别、不同年龄、不同种族等人群的疗效分析。

⑤ 对临床试验中不同疾病严重程度、不同伴随疾病以及不同背景药物治疗亚组人群的疗效影响的分析。

⑥ 主要疗效指标中间检测点临床疗效分析，如急性脑卒中主要疗效指标一般是发病 3～6 个月的残疾、残障水平的评价，如果是发病 4 周、1 个月或 3 个月的神经功能缺损（如 NIHSS）的评价一般应该是重要的次要疗效指标。

⑦ 安全性评价终点大多可以作为次要疗效终点，如急性脑梗死有效性临床试验中脑出血发生率。

⑧ 药物在临床试验中主要疗效指标外的其他方面的疗效，例如，患者报告结果（PRO）；其他症状的益处，例如，用于治疗流行性感冒的抗病毒药物，其主要疗效指标为缩短疾病的自然病程，同时，还有具有改善相关临床症状体征的作用，这时，一般可以把主要症状体征的改善作为次要疗效指标；某药物临床试验的主要疗效指标是治疗疾病，而预防其复发则可能作为次要疗效指标来观察。

⑨ 临床试验中与临床结局指标可能相关，但尚未能作为共识性替代指标的多数生物标志物变化结果，如高密度脂蛋白胆固醇、三酰甘油、空腹血糖、尿蛋白、前列腺癌的 PSA、骨质疏松症的骨密度。

除了主要和次要疗效指标外，在有些情况下，方案设计还会有三级（探索性）疗效指标（又称三级终点）（tertiary/exploratory endpoint）。探索性终点可以是预先设定的终点，也可以是非预先设定（例如数据驱动）的终点，一般包括预期发生频率很低而无法显示治疗效果的临床重要事件，或由于其他原因被认为不太可能显示效果但被纳入探索性假设的终点，即可以揭示那些据认为由于其他原因而很少能显示效益的治疗作用或终点指标，而这些效益或指标可以为探索后续新的假设研究提供线索。此类终点无须考虑多重性调整，因为探索性终点通常不用于支持结论。此外，那些不用列为统计分析计划的或为以后新的假设研究提供线索的指标亦可以视为探索性终点。

14.2.8.3　临床结局指标

临床结局指标，又可称为疾病临床终点观察指标，是能够反映受试者的感觉、功能变化的特征性指标，以及与生存状态相关的疾病临床终点，例如，死亡、残疾、功能丧失、影响疾病进程和某些重要的临床事件（如终末期肾功能不全、脑卒中、心肌梗死、骨折发生）等，还可以是评价社会参与能力（残障）、生活能力（残疾）、临床症状和/或体征、心理状态等

内容的相关量表，或其他形式的定量、半定量或定性的指标，也可以是通过某些仪器和测量手段获得的某些客观数据或检查结果，主要包括病理生化等指标如病理检查结果、细菌培养、血脂、血压、CT 影像学资料等。如果这些结局指标能直接反映药物/器械的真实效应，如症状缓解率、疾病病死率或严重临床事件发生率等，往往说明药物有效性临床价值较大。但由于其中的疾病临床终点指标的评价往往需要的时间长、样本量大、研究成本高，有时还存在伦理学风险，导致有些疾病临床终点指标观测存在困难或不合理。因此，临床试验常以易于观察和测量的疗效指标替代临床结局指标评价药物的有效性。例如，治疗轻度慢性心力衰竭最主要的目的是降低死亡率，提高生存率，但由于样本量大、试验周期长，故选择死亡、慢性心力衰竭急性发作住院率等指标或其复合指标作为主要疗效指标。对于慢性肾功能不全者可以使用首次发生终末期肾衰（ESKD）血清肌酐加倍以及肾性死亡或心血管性死亡等复合终点作为主要疗效终点，但也需要注意其中复合指标选择的合理性。

有些客观性较强的临床结局指标在实际临床观察中易受到评估者的主观判断的影响，如住院标准的判断、死亡原因的判断、骨折标准的判断、脑卒中标准的评断等，因此，在临床试验方案设计中除了对其判断标准和评估规程做出明确和清晰的规定外，还需考虑这些易受人为因素影响的临床结局判断是否应当和如何建立独立终点仲裁委员会（IEAC），以确保临床结局评估的科学严谨性和结果准确性（参见 20.7.2 节）。如果需要建立 IEAC，在试验项目实施中，需要建立 IEAC 管理章程，包括外部专家的选择标准、组成结构、终点事件标准、终点事件类别、盲态评价流程、记录报告等。

14.2.8.4　替代指标

替代指标是指能够替代临床结局指标，或反映和预测临床结局指标变化的指标。进一步说，如上所示在临床试验中由于临床结局指标，特别是疾病临床终点指标，如降压药物的临床获益常被认为是降低或延迟"终点事件"（心脑血管事件）的发生、肿瘤患者的总死亡率、胆固醇指标反映心血管疾病的改善、肿瘤缩小来表示肿瘤药物的疗效等，但若要评价这些"终点事件"发生率作为疗效指标，需要长时间的观察而不切实际或难度较大。因此，为了降低临床试验难度，往往选择在其他临床试验中已建立的替代终点作为疗效指标进行临床试验，使直接评价临床获益不可行时用于间接反映临床获益的观察指标成为可能。替代指标应该是根据流行病学、治疗学、病理生理学或其他科学的证据，能够合理预测临床受益或者对临床结局指标存在疗效的指标。例如，血压、低密度脂

蛋白胆固醇和糖化血红蛋白等。需要注意的是，流行病学和病理数据支持的替代疗效指标的疗效有时只有在相对有限范围内显示其实际临床获益，包括血压（降低脑卒中、心脏病发作和心血管死亡）、胆固醇（降低死亡和急性心肌梗死）、CD4 计数和病毒载量（艾滋病长期存活）以及肿瘤完全缓解（长期无病生存）等。在选择替代指标作为终点指标时，需要对所涉选择替代终点的因素进行效价评估，如这个替代指标代替的目标、对象或意义是什么，是受试者质量预后效益判断，还是试验项目层面有关治疗效益或差异相关性的预测，在什么人群中作为替代指标等。用于试验项目时，需要注意严格的统计分析的选择（如荟萃分析方法等）。所以，方案设计时选择替代指标需要特别谨慎，尤其是新替代指标，如若选择不当可能会导致试验失败。此外，药物在替代指标上的优良表现并不一定代表药物对受试者具有长期的临床获益。药物在替代指标上的不良表现也不一定表示没有临床获益。为此，当无法通过临床观察获得有效和安全性的评价，只能使用替代指标间接反映临床效益的观察指标时，需要考察的要素包括但不限于：

① 与临床结局的生物学相关性；

② 对临床结果判断价值的流行病学、治疗学、病理生理学证据；

③ 从临床试验中获得的有关试验药物/器械对替代指标的影响程度与试验药物/器械对临床试验结果的影响程度相一致的证据。

有些疗效指标，即使在某些方面已经证明具有一些短期的临床获益，但从疾病临床终点获益来看，也可能是不利的影响。使用这样的疗效指标作为替代指标，需要特别注意其临床试验结果的风险，因为依据这样的替代指标评价出的药物可能不具有预期的临床上市价值。例如，恩卡尼和氟卡尼对心肌梗死后室性早搏（心肌梗死后死亡的强预测）的降低具有很好疗效，但并没有导致生存改善，反而增加 2 倍以上的死亡率，因此上市后被撤市。再如，一些改善慢性充血性心力衰竭血液动力学症状和体征的正性肌力药已被证明能够增加死亡率，而不是降低死亡率。因此，除了血压等少数替代指标外，多数使用替代指标预测临床获益的药物，在使用替代疗效指标获得 NDA 批准后，仍需要进行上市后临床试验，以确证相关药物的实际临床获益。如果上市后研究不能证明该相关药物的临床获益，或者上市许可持有人未按要求进行承诺的上市后研究，则药政部门可将其从市场中撤出。

必须指出疗效指标，特别作为主要疗效指标的替代指标可能随着医学认识发展和科学技术的进步会有变化，如肿瘤药物临床试验终点早期多使用客观缓解率（ORR）为替代指标，现在更多的是直接使用总生存时间为终点指标。另外，随着科学技术的发展，过去从技术上难以实施的检测指标，随着医疗级的可穿戴设备的广泛使用，新的更好的替代指标会逐渐代替原有的替代指标，如连续血糖检测将来有可能替代现在的糖化血红蛋白作为新的替代疗效指标。

14.2.8.5　全局评价指标

全局评价指标是将客观指标和研究者对受试者疗效的总印象有机结合的综合指标。全局评价指标的主要特征体现如下：

① 通常是有序等级指标，其判断等级的依据和理由应在临床试验方案中明确。

② 用全局评价指标来评价某个治疗的总体有效性或安全性，其中的总印象一般具有一定的主观成分。

③ 多设定为次要指标。

④ 全局评价指标中客观指标一般应该同时单独作为主要指标进行分析。例如，精神疾病中常用的临床总体印象量表（GGI，包括 GGI-S 和 GGI-I）等。其中的客观指标也可以作为附加主要疗效指标或至少应该是重要的次要疗效指标加以考虑。

以全局评价指标为主要疗效指标时，应该在临床试验方案设计时考虑该全局评价指标与主要试验目的临床相关性、信度和效度、等级评价标准和单项缺失时的估计方法。全局指标评价的作用是综合了受益与风险，并反映了研究者在受试者用药后对风险与受益的均衡评价过程。因此，使用全局性指标评价药物的有效性时，可能会出现对具有不同受益和风险作用的两种药物判断为相同的临床受益。例如，一个疗效较高但不良反应较多，另一个疗效较差但不良反应较少的药物可能判断出相近的临床受益。因而，一般不主张用总体疗效和安全性的全局评价指标作为主要疗效指标，因为这样会掩盖药物之间在疗效和安全性方面的重要差异，从而导致决策失误。如果使用这种全局评价指标作为主要疗效指标，则需要对其特定的有效性和安全性指标单独作为附加主要疗效指标进行分析。

14.2.8.6　复合指标

在药物开发中进行的大多数临床试验可能包含多个终点，以评估药物疗效并记录药物对一种或多种疾病特征产生有利影响的能力。但在一个临床试验中进行过多终点假设检验很容易使试验变得复杂化，因为进行额外分析的分析计划可能引起多重性问题，这可能对解释研究结果的能力产生负面影响，除非在数据分析前进行这些分析计划的变更并进行适当的多重性调整。如果没有对多重性进行适当的调整，药物对一个或多个终点的影响得出错误结论的可能性会增加。

这里的多重性是指在未进行校正的情况下进行多项检验时，高于预期的总体Ⅰ类错误率。因此，为了控制多重性，一个重要原则是首先前瞻性地指定所有计划的终点、时间点、分析人群、剂量和分析；然后，一旦这些因素可以根据情况选择、预先规定和应用对多个终点和分析进行适当调整。为此，在设计试验时应考虑有效地减少多重性的负担。减少多重性的一种方法需要考虑适应证的特点，尤其是对于心血管试验和患者报告结局的试验，是将多个临床相关结果（检测）合并到一个单一的变量中，如只要发生心肌梗死、心力衰竭、冠心病猝死等其中的任一事件将被视为终点事件发生，或将若干症状和体征的评分通过一定的方法合并为一个单一变量，如评价类风湿关节炎的 ACR20 量表，称为复合指标或复合终点。换句话说，在临床试验当中当难以确定单一的主要疗效指标时，需要按预先确定的计算方法，将多个指标组合构成一个复合指标。要注意的是，构成复合指标的多个单一指标应具有关联性，并且一般具有相同的临床重要性。如果将某一复合终点作为单一主要终点，将不涉及多重性问题。如果同时将复合终点中某一组成部分（如某一事件或构成量表的某一维度）用于支持药品说明书声称的获益，应将其定位于主要或关键次要终点，再根据上述定位对所涉及的主要或次要终点的多重性问题予以考虑。其他的例证还有临床上采用的量表，如神经、精神类、生存质量量表等，都是一种复合指标。

将多个指标组合成单一复合指标的方法需在试验方案中详细说明。构建复合指标需遵循的原则包括但不限于：

① 可将客观测量指标和主观评价指标进行结合，形成综合评价指标。

② 临床上采用的量表就是一种复合指标。所采用的量表应当是相关专业领域普遍认可的并已经过验证的量表。

③ 自制量表需证明其效度、信度和反应度可被接受。

④ 用作主要指标时，组成这个复合指标的单个指标如果有临床意义，也可以同时单独进行分析。

当出现多个主要疗效指标组合或复合疗效指标时，方案设计需要考虑要素如下：

① 有两个或以上主要疗效指标但其中至少一个主要疗效指标有效。根据药物适应证的特点，在某些适应证的药物有效性评价时，需要设计两个或多个主要临床疗效指标，即一个为疗效 A 指标，另一个为疗效 B 指标。其中临床试验方案设定试验结果只要显示对其中一个有效即可确定药物的有效性，即结果可以是 A 指标显示有效，或 B 指标显示有效，或 A

和 B 两个指标都显示有效。但若是其中的一个显示阳性结果，则需要适当地调整与结果有关的把握度。需要指出的是这一规定应该预先在临床试验方案设计和统计计划书中确定，且不能在临床试验期间或获得结果后再确定。临床试验方案设计和统计分析均应当注意到多个主要疗效终点在相应医学领域中使用的必要性和合理性。

② 有两个或以上主要疗效指标且试验药物/器械显示对所有主要疗效指标有效。根据药物适应证的特点，在某些适应证的药物有效性评价时，需要设计多个主要临床疗效指标，临床试验显示出对所有的主要疗效指标都具有明确的疗效，这些临床主要疗效指标就称为共同主要疗效指标或共同试验终点。例如，用于阿尔茨海默病出现的认知障碍或精神障碍的治疗，其要求显示在认知功能障碍测量和总体功能测量两个主要疗效终点均有效。同样，一种抗高血压药物公认的疗效应该是对收缩压和舒张压都有效。这一要求会放大 β 或第二类（假阴性）错误，增加了试验的难度。值得指出的是如果临床试验方案设定共同主要疗效指标，但试验结果仅显示其中一个主要疗效指标有效，另一个并未达到有效的结果，则不能支持试验药物的有效性。

③ 有多个重要的临床结局对试验药物/器械疗效评价有意义，或其中个别重要终点指标发生率很低时，方案可以把几个重要的临床结局指标和/或重要的终点指标组成复合指标，而不是把其中一个指标作为疗效指标。例如，由于接受经皮冠状动脉介入治疗的患者死亡率不高，若要评估抗血小板药物对该类人群生存率的影响的话，可能需要非常大样本的临床试验，因此，临床试验方案可以设置死亡加心脏病发作再加上需要重新手术 3 个指标发生率的复合指标作为主要疗效指标。

在设置复合疗效指标时，需要把握的原则包括但不限于：

① 复合疗效指标中的各个指标在临床意义（临床价值）上应具有可比性。例如，把死亡及心绞痛发作放在一起作为复合终点不合适。

② 如果复合疗效的各个单一终点指标在发生率上存在巨大差异，亦不宜放在一起组成复合疗效指标。因为在这种情况下所观察到的疗效可能主要是因为最常见的单一终点指标的疗效而不是复合终点指标的疗效。

③ 虽然死亡与其他重要临床事件和病情相比，如再住院率、重要疾病发生率、终末期肾衰竭等，明显重于其他临床重要终点事件，但死亡发生率较低，需要等待的时间跨度可能较长。因此，在以生存状态等重要临床事件为主要疗效指标临床试验中，不宜把

死亡作为唯一的主要终点指标，但可以考虑把死亡率纳入复合疗效指标中。

④ 复合疗效指标中包含的各个疗效指标应该是药物效应同一个影响方向（均为正向疗效），而不能是相反的作用方向（不良反应等）。如在研究预防缺血性脑卒中的药物临床试验中，不宜把临床试验中脑梗死的发生率和引起脑出血的发生率作为复合疗效指标中的单一指标来合并使用。

以瑞德西韦为例来说明试验临床复合终点判定指标设计对试验成败的重要性。众所周知，这个药物原先是为抗埃博拉病毒而设计的，在抗新冠病毒疫情中，发现其有一定的疗效，并在全球 127 个国家（中国除外）临床应用治疗新冠肺炎。但在美国的临床试验结果取得成功，而中国的临床试验结果却以失败告终。为什么同一药物，同一剂量，同一给药方式，同一适应证人群，不同的临床试验会得出完全不同的结果呢，这与中美间不同的试验指标设计的差异有密切关系。如前所述，在设计临床试验方案时，必须确定一个验证的主要指标，只有这个主要指标上显示出明显优势，才可以说临床试验获得了成功，即"达到了主要终点"。反之，意味着这个临床试验失败。对于新冠肺炎来说，治疗指标可以是：

① 病毒转阴的时间是一个较为合理的指标，但病毒转阴是生物指标，需要证明病毒转阴的生物指标改变并伴有临床症状的改善，如病毒转阴且呼吸困难减轻等。但病毒核酸检测存在假阴性的问题，所以采用病毒转阴来评估药物效益的可行性较差。

② 另一个指标是死亡率，但无法确定新冠的死亡率阈值定为多少合适，还有就是需要多长的观察时间，伦理的风险较大，也有可能需要入组很多的受试者；还有入组受试者的病症严重程度如何控制，如果是轻症患者较多，显然死亡率并不是一个理想终点指标；如果是严重患者较多，高死亡率概率会增大。因此，死亡率作为终点指标的可操作性和可控性弱。

③ 临床症状改善作为临床效益判断终点指标似乎较为理想，但需要解决的是如何界定临床症状改善，其对于临床试验成败至关重要。

中美的临床试验对临床症状改善的终点目标设计不同。美国采用的是适应性试验设计（Ⅱ/Ⅲ期），即根据第一阶段的临床试验数据对第二阶段的临床设计进行修改，而中国的是传统临床试验设计（Ⅱ期），即不分阶段的一个试验主要终点目标假设，并且自始至终都遵守这一个假设。美国第一阶段和中国临床试验的主要终点目标是入组 28 天内临床试验改善的时间，均采用临床状态 6 分制等级量表，受试者从入组

到 28 天治疗后降低 2 分为有效，即

1 分—出院；

2 分—住院，无须吸氧；

3 分—住院，需要吸氧；

4 分—住院，要求高通量的供氧装置治疗；

5 分—住院，需要体外有创机械通气治疗；

6 分—死亡。

美国在第一阶段试验结束后，根据试验结果对第二阶段疗效目标评估进行了调整，修改为：

1—出院；

2—无须住院，但需要家庭供氧；

3—住院，无须供氧。

美国的临床试验方案修改后，主要终点指标变为受试者从入组到 28 天治疗后达到以上任何之一就算有效，因为这个改变就造成了其临床试验疗效呈现效果显著，因而最终得出与中国完全不同的临床结果。

假设第一阶段是一个Ⅱ期临床试验的方案设计，对基于这个试验结果的Ⅲ期临床试验方案设计的临床终点判定指标的调整可以增加试验结果成功的概率。这个案例说明在做新药临床试验时，当申办方对新药属性并不那么了解的情况下，探索性Ⅱ期临床试验方案的终点指标设计和实施应该是一个很好的策略，因为成功的Ⅲ期临床试验主要终点目标结果是建立在稳健的Ⅱ期临床试验假设验证成功的基础之上的。

14.2.8.7　患者报告结果指标

临床结果评价（COA）是评价患者症状、总体脑力状况，或疾病/病况对患者功能正常影响与否的重要工具，患者报告结果（PRO）是其中之一。只要 PRO 都是经过严格验证的疗效评价工具，国际上临床试验方案中引用的 PRO 版本和实施措施都符合 GCP 法规要求的话，申办方可以要求把从其中得到的评价数据结果用于未来试验药物标签陈述的依据。

在规划 COA 作为适用于试验方案目的时，需要关注的主要原则包括但不限于：

① COA 工具测量目标事件与试验方案的拟定适应证目标相符。选择合适的 COA 需关注拟采用 COA 评分的逻辑关联性，便于设计的试验终点支持试验药物能从数据结果中推演出患者感知或功能的效益。若将 COA 评分解析为目标终点测量的依据，采用 COA 分数作为试验终点依据的逻辑关联性应当有充足的实证论据。这种终点设计需满足两点基本要求：a. 反映受试者重要的健康面貌；b. 能够在计划的临床试验背景下对治疗效果进行推断。同时，也需要对 COA 在终点设定中的优势、应用环境影响因素（如盲态、实操熟练度、洗脱期、提问方式、评价间隔长短、辅助设备的使用、参与者负担最小化等）和

局限性有充分的考虑。

② COA 工具用于相关受试者人群的临床效度和评估可靠性已经获得验证，所以，只有经过严格验证的 COA 才能应用于临床试验中有效性和安全性的评价，其结果才能被药政部门接受。建立在经严谨验证评价的 COA 工具证据的基础上，才能确保其支持获得的 COA 的终点分值是可解释性的实证。

③ COA 衡量标准及数据可以准确、可解析和无歧义地予以呈现和交流。例如，生活质量表（QOL）认知问询数据亦可以受试者较为轻松地去评价自身的认知症状严重程度，受试者对每类数据的解析可以视为其显著确切体验的数据。在这种本身可以直接根据受试者的经历进行解释的分值数据，无须提供其他支持性实证予以解释。此外，COA 评价时间点在获得可靠且重要的与 COA 相关的终点信息结论中起着关键作用，因而需要认真选择并具备科学依据。

其中最为关键的是 COA 评估目标与试验方案关注的兴趣点相关联。例如，某些 COA 的界定清晰的等级量表值可以用受试者的生理好的、感官体验或技能体力来直接解释，如疼痛强度的 PRO 测量值，不同的测量分值即可较为容易地推断出患者可能的不同疼痛状态；某些 COA 测量值是对受试者体验的间接评价，如用 ObsRO 测量（与受试者的实际疼痛间接相关）或对腿部力量的 PerfO 测量（与需要下肢功能的活动间接相关，如走路或爬楼梯）。对于后者，要分析出不同测量分值与患者不同体验的对应关系可能会更难，有时则需要其他经验判断方法将测量的分值转化为受试者日常生活中的感官体验。有些是从含有其他概念或依附于其他方面来进行评估的问题，如不良作用或症状表述等。在某些情况下，COA 工具的次级等级量表或亚组问题只要预设定义明确，评估属性与试验目的相符，评价方法也有适宜的可靠性，其亦可用于临床试验的效益/风险评估。但这类 COA 选择应用需要与药政部门预先沟通以求达成共识。

从医学角度来看，有些疗效感知只有受试者自己知道，如疼痛、症状、功能和感知反映存活的质量变化，生理学的替代量度有时不能代表受试者的功能和感知，因而受试者本人评估有时比医生评估更客观和可靠。但若使用 PRO 工具作为临床试验主要疗效指标，应该特别注意主要疗效指标与临床试验目的的一致性，临床试验拟定的受试者临床获益的评价是否是只能通过 PRO 才能较为准确反映，或者 PRO 更优于其他的评价工具（如医生评价工具、看护者评价工具等）（参见 9.5.2 节）。临床上，PRO 量表工具多用于评价受试者感觉性症状或功能能力情况，如疼痛、瘙痒、失眠、生活功能质量、其他可能的治疗结果对日常生活或心理状态活动的影响等。但作为临床评价

指标，特别是作为主要疗效评指标时，PRO 工具需要满足药政部门对其信度、效度、反应度和效应标准定义的要求等。在引用 PRO 及其他量表类指标时，一般不宜简单地将所涉定量指标转化为多分类等级指标，而应当按照经过验证的这些量表所规定的科学应用和分析方法行事。简单的等级指标转化缺乏足够的科学基础，更不能在分析时随意划分截断点来进行分析，如计算痊愈率、愈显率、有效率、总有效率等，或对其结果进行组间比较，以免 I 型错误率的失控而丧失结果可靠性。

14.2.8.8 生物标志物指标

生物标志物指标正在以一种迅速且更客观的方式被用于评估药物有效性，可用于精准治疗的医学实践或试验设计中。但在临床试验中使用生物标志物作为终点评价指标所面临的特殊挑战是要求验证这些生物标志物作为疾病缓解终点，并且将这些终点的变化与疾病进程中的临床显著变化关联起来。大多数情况下，临床试验方案设计通常需要考虑涉及基因分型的富集策略（enrichment strategy）（参见 6.2.6 节），以增强所研究对象治疗应答的优化率。从生物标志物的分类来看，其可以主要分为三类，即

（1）预测性生物标志物（predicative biomarker）可用于识别当个体内有此类标志物存在时，暴露于医疗产品或环境因素更可能而产生有利或不利影响的因素，其也常作为治疗受益可能性的标志物，如活性代谢物标志物（氯吡格雷等）、癌症靶向治疗标志物（PD-1/PD-L1 等）。

（2）预后性生物标志物（prognostic biomarker）用于识别曾患病症或拟诊疗的病症的患者的预期治疗事件结局，疾病复发或进展的可能性，如心肌梗死（如血压等）、癌症严重程度（如肿瘤大小、淋巴结阳性等）、阿尔茨海默病（如 β-淀粉样蛋白等）。

（3）替代性生物标志物（surrogate biomarker）用于直接监测或判断患者感知、功能或存活的终点，其多是建立在流行病学、临床治疗学、病生理学或相关学科证据基础上来预测临床受益或风险的物质，如心律失常（如 QT 间期等）、肝毒性（如亨利法则等）、PD 标志物等。

当设计试验方案时，需要考虑哪一类生物标志物适用于试验目的，包括相应的生物标志物检测因素，如检测精确性、检测范围、检测稳健性、检测专属性等因素等。早期试验设计中的生物标志物多出于探索其适用可行性的目的，后期生物标志物的应用多用于治疗效益的确认，多采用富集法、分层入组法、适应性设计等。临床试验中对生物标志物的分析，从药物注册策略的考虑，可以采用探索性亚组分析和/或确认性亚组分析法，但需要首先对亚组分类的定义予以明确，包括样本量、可比性界值或阈值标准等，如按

照总体、性别、年龄、种族、服药暴露时间、疾病基线状况或分类、效益分界率（如＜50％，或≥50％等），并注意控制多重性分析的问题，以观察或评估影响因素的差异。

14.2.9　试验伦理和法律因素概述

伦理设计是所有临床试验都必不可少的部分并占有极其重要的地位。因此，试验方案中通常还需要列出有关伦理和法律因素的考量，如对受试者隐私的保护、伦理审批要求、知情同意程序的要求、内部或外部对试验程序监督的要求、试验数据的发表和数据拥有权、试验医疗保险等方面。知情同意书也可以作为附录被收载在试验方案的附录中。如果涉及Ⅰ期临床试验，有可能需要对Ⅰ期临床试验的特殊准备条件做出要求，包括Ⅰ期病房的准备要求和Ⅰ期临床试验中可能出现的任何突发事件的应急处置准备等。一般来说，方案伦理设计部分应体现的要素包括但不限于以下若干方面，并应合宜地包括在知情同意书中：

① 临床试验方案设计需体现试验利益与风险评估比的合理性，试验研究过程不应给受试者带来身心方面的伤害。

② 研究者首先应对研究全过程和受试者负责，研究方案应符合《赫尔辛基宣言》和伦理道德要求，获得伦理委员会批准和学术委员会审定并批准后方可开始临床试验。

③ 遵循自愿参加原则。受试者入选前，研究人员首先向受试者说明本项临床研究的性质、目的和风险，并使受试者确信同意参加本研究后有权随时退出，给受试者足够的时间考虑后，由其本人自愿决定参加临床研究，并与负责医生一同在知情同意书上签字。

④ 受试者有权在试验的任何阶段不需要任何理由退出研究。对中途退出研究的受试者应该一如既往地给予关心和治疗，不应歧视他们。

⑤ 参加试验的医生应对受试者时刻负有医疗职责，应充分掌握试验药物可能的不良反应及抢救措施，及时做出与临床试验相关的医疗决定；观察病房要备有抢救药品与设备，以保障受试者的安全。必要时，对受试者予以适当的误工交通补偿或医疗保险赔偿。

⑥ 建立不良事件的监测系统，并针对可能的风险制定医疗对策；盲法试验应制定允许破盲的机制；研究与标准治疗作用机制不同时允许需要时增加标准治疗措施，如急救药物的使用及其管理等。

⑦ 每名参加试验的研究人员应经过 GCP 培训和学习，符合方案要求的资质和技能要求。

⑧ 申办方和研究者都应对采集的试验数据采取合规的保密措施，签署保密协议，建立源数据接触权限控制，并规范数据使用的目的细则和用途限制。

⑨ 受试者有权知道他们的什么信息会被收集，谁拥有接触到这些数据的权限，他们的数据如何被使用，包括检查和获得他们健康记录的权利和要求修正的权利。

⑩ 临床试验应建立试验质量控制和质量保证系统。

14.2.10　临床试验的统计学要求管理

临床试验的统计部分一般应当单独成章。它包括的内容通常有：

① 统计假说、方法和分析规程，这些与样本量和预期试验统计结果把握度有关。

② 样本规模估算及其依据，包括总样本量、每病种和每一适应证临床试验例数及其确定理由、在多中心临床试验中每个临床试验机构最低和最高的受试者数量要求及理由（如果要求）、是否需要考虑失访/脱落受试者数的影响等。通常方案的样本量预估会先考虑事件数，再根据时间和入组速度预估去权衡样本量。

③ 分析组别定义和标准，如治疗组别涉及分层或不分层、区块大小等。

④ 受试者一般信息数据和基线特征分析方法描述，如是剂量限制性毒性研究、PK 研究或安全性研究等。

⑤ 终点有效性和安全性参数定义及其评价分析方法，如采用药效的统计模型、安全性数据集只做描述统计分析等。

⑥ 特殊数据点分析方法，如受试者遗漏数据点的分析手段等（如需要）。

⑦ 如果需要进行中期分析，应当列出中期分析的时间和程序要求，以及根据中期分析结果的有效限度，对试验方案进行调整或终止的原则和标准。

⑧ 临床试验的显著性水平和把握度要求，如显著性水平$(\alpha)/X\%$、$(1-\beta)/Y\%$，及其优效、非劣和等效比较的选择及其依据。

⑨ 预期脱落率及其对试验结果分析是否有影响（如适用）。

⑩ 临床试验结果的合格/不合格标准及其对试验结果分析的影响。

⑪ 基于统计学理由终止试验的标准和理由。

⑫ 所有数据的统计方法、连同缺失、未用或错误数据（包括中途退出和撤出）和不合理数据的处理方法。

⑬ 报告偏离原定统计计划的程序，包括剔除标准（如适用）。

⑭ 纳入分析中的目标受试者群的选择标准和理由，如安全分析集、改良安全性数据集、PK 分析集、方案数据集等。

⑮ 验证假设时排除特殊信息及其理由（如适用）。

按照目前国际临床种族区别的界定，通常把疾病分为三类，即

① 一类病症　多为未满足的医疗需求疾病和/或罕见病，国际上各国和地区对其中的治疗效益的需求相似。

② 二类病症　没有种族差异的常见疾病，各国或地区的治疗效益与全球的治疗效益呈一定比例的相关。

③ 三类病症　有种族差异的常见疾病，各国或地区需要根据差异制定严格的统计学分析标准或要求，以求对临床治疗有效和安全性显著性差异能满足真正意义上的科学性和可靠性。

各国和地区对上述不同病症的临床试验统计学策略和药政注册要求略有不同，其中相比于一类病症而言，三类病症的统计学的定量严谨性要求更高。此外，临床试验方案中的统计分析部分还应当对如何避免或消除由于中期分析所可能造成的偏差和样本重新估算进行规范，以确保试验数据的严谨性和真实完整性。此外，对多中心试验可能出现的问题的应急或处理程序、协同变量的运用、遗漏数据和重复数据的问题等，也应当予以适当阐述。

除了上述试验方案的要素外，还需要注意在方案描述中避免的错误包括但不限于：

① 试验目标/终点设计过于笼统、太模糊或过于庞大。

② 试验目标/终点设计的统计学方案过于复杂，或含有较多的分层或组别而难以实施，或要求较多的资源来支持其完成。

③ 目标受试者群体的招募定义没有较好地考虑可能变数与招募可行性之间的平衡。

④ 入选和排除标准过于严格或宽松。前者可导致低下的招募率，后者会造成较大的试验数据变异性而使临床意义降低。

⑤ 入选或排除标准定义或描述不清晰。例如，受试者年龄范围在 18～65 岁之间，这里不能看出是否包含 18 和 65 岁的受试者群体。较精确的描述应该说明包含 18 和 65 岁。

⑥ 试验方案的设计忽略统计师的参与，或不能充分尊重和咨询统计师的建议，或忽略咨询项目运营经理有关操作可行性的建议，使方案实施的难度和不合理性影响到试验结果的科学性和可信性。

⑦ 选择的试验程序和评价工具与试验目标不符，或不满足试验目标的宗旨。

⑧ 有效性和安全性参数过多或过少。前者会造成试验成本的上升和资源的浪费，并且有可能产生过多的无用数据或增加结论性结果失实的风险；后者可能导致评价研究结果的数据证据不足。

⑨ 筛选期、清洗期、治疗期周期的设计过长或过短，使试验结果可能受到其他因素的不利影响，如同期服用药物等，或增加试验实施的难度。

⑩ 合并或同期用药对试验药物疗效和安全性评估的影响阐述不清。

⑪ 与常规诊疗规程不一致时，没有特殊提醒研究者关注，特别是涉及观察指标的混合因素、新技术疗效不确定的因素鉴定等，致使临床观察、诊疗、数据记录、采集容易出现偏倚控制问题、数据记录问题或方案偏离问题。

⑫ 试验对照组有关信息描述不全，或对照组疗法并非临床认可疗法。

⑬ 安慰剂或对照剂选择不当。

⑭ 随机程序没有清楚地予以阐明。

⑮ 研究药物剂量或服用频率或服法选择不当。

⑯ 等效性幅度定义或非劣性范围定义设计不适宜，而不能反映真实的疗效结果。

⑰ 药物包装和标签设计描述不适宜，从而导致药物供应环节不符合药政规范要求。

⑱ 不合理的过于频繁的抽血检查和患者报告结果（PRO）表的完成要求，或过长的空腹血检要求会增加受试者对试验程序的不依从性或退出试验程序概率。

⑲ 未设置统计分析的检验界值或界值定义不明等。

总之，试验方案的撰写应当尽量做到语句清晰、精练、精确、前后一致，并尽可能减少不必要的副词或形容词修饰，或语句过长。

14.3　临床试验项目方案纲要内容要素

临床试验方案纲要应当是一个好的研究项目概述。它可以在整个方案还未完成之前被用作选择研究机构的参考。它所提供的信息足以让候选研究者决定是否有兴趣和能力承担该项研究。

临床试验项目纲要的主要内容要素如表 14.15。

试验设计流程（时间/事件）图（图 14.9）或表格（表 14.14）应当作为纲要的组成部分一起发布，便于使用者可以了解试验的具体流程要求。这个流程图或表格应当和方案正文所列流程图/表格一致。

表 14.15　临床试验项目纲要

要素选项	定义	例句
□ 研究题目	列出项目全名称	
□ 研究项目代号	给出项目编码	123GAS2001
□ 研究描述	对方案给出简要描述,包括研究假设。只要几句话即可,所有访问和评估可以包括在方案正文中详述	本研究是要确定是否合用不同作用机制的气管舒张药物(研究药物名称和合用药物名称)比单用(药物名称)在治疗慢性阻塞性肺气肿方面更有效
□ 研究目的	描述主要研究目标和次要研究目标。这些研究目标描述应当与方案正文的描述一致	主要研究目标:比较(研究药物名称)和(比较药物或安慰剂)在短期治疗(12 周)抑郁症方面的疗效 次要研究目标:该药的短期安全性;观察每次研究访问后与基线相比抑郁症状的改善;用 SF-36 自我问答表评价生活质量改善
□ 研究终点	给出主要终点和次要终点。这些终点描述应与方案正文描述一致	
□ 研究时限、人数和中心	简要概述整个试验的预计时间长度,参与的受试者人数,一般健康状况要求,参与的研究中心数量,每个国家或地区有多少研究机构	本研究为期 15 个月,共有 23 个国家 45 个研究机构参与。本研究将招募的受试者共有 880 人,每一治疗组的受试者人数为 440 人
□ 研究设计和人群	简单描述所要进行的研究方法、周期,招募的受试者类型和年龄、一般健康状况	本研究为随机、双盲、安慰剂对照、Ⅲ 期多中心临床试验。研究受试者为 18~65 岁的男性或女性,并被诊断患有一般性焦虑症但没有相关的病态性精神病
□ 入选标准	列出受试者主要入选标准	
□ 排除标准	列出受试者主要排除标准	
□ 研究药物	列出试验治疗措施。如果是试验药物,包括药物名称、剂型、给药途径和服用方法;如果是器械,提供器械的作用原理,每个重要组成部件和性质	本试验所用研究药物为(药物商品名和学名,或代号)片剂,每片含研究药物 0.25mg,受试者应口服研究药物每天三次,每次一片
□ 治疗周期	受试者服用研究药物的时间周期。如果治疗不是连续性的,则应加以说明	受试者将被治疗 10 周,然后经过 2 周停药休整,受试者将被继续治疗 4 周
□ 受试者参与研究的期限	给出计划的受试者应出席的研究访问,包括筛选期和随访期,从研究启动招募到数据分析完成的时长	本研究为期共 18 个月,包括 3 个周期,共有 7 次研究访问,即筛选期(访问 1、访问 2)、治疗期(访问 3~访问 6)和随访期(访问 7)。每位受试者需要参与的时间为 12 周
□ 有效性评价方法和材料	简述研究所要求的程序、所用的评价有效性的方法和化验项目等	
□ 随机和盲性方法	简述如何产生随机样本和双盲给药	受试者将由计算机产生的随机编码按 1:1 比例被随机分配到治疗 A 组或 B 组。研究药物(名称)和安慰剂都将以相同外观的无标示片剂方式供给
□ 统计方法	概述将用的统计方法和依据,研究样本规模的计算	本研究的主要分析将是比较研究药物对正常 FEV1 的 $AUC_{0~4}$ 的作用。所有数据将按 LOCF 原则处理。正常 FEV1 的 $AUC_{0~4}$ 的基线值与末次研究访问终点的 FEV1 的 $AUC_{0~4}$ 值平均变化将被总结并用共变量分析(AN-COVA)的方法加以分析。据估计每一治疗组的受试者人数约为 250 人,这将给出 85% 置信度来检测两个治疗组间 FEV1 的差异($α=0.05$)
□ 同期治疗	如适用的话,特别列出允许和不允许的同期药物和治疗措施。描述停止同期药物的条件和开始研究药物前终止非允许药物要求的时间量。描述急救药物的使用,指出允许治疗不影响同时监督研究药物作用的原因或如何才能保证同期治疗的作用不受影响	

续表

要素选项	定义	例句
□ PK 评价方法	包括采血时间点、分析方法、要评估的 PK 参数	在指导的研究机构的受试者参与药动学的血样采集，情况如下： • 第 28 天给药前，在完成第 28 天喷雾气化吸入给药后，15min、30min 和 1h，2h、4h、6h、8h、12h、24h、48h、72h、96h 进行 • 对血浆样本进行探索性代谢物分析
□ PD 评价方法	如适用的话，列出 PD 评价的方法、要用的标准、每一变量的定义和测定。指明是否需专门人员进行测定	
□ 药物遗传学评价方法	如果适用的话，应列出采血的时间点和采血量，以及要研究的基因对象	
□ 安全性评价分析	描述安全性和耐受性评价方法（适用于Ⅰ期临床试验）	

14.4　临床试验方案内容和框架格式

图 14.10

每个临床试验项目方案都不会相同，格式和风格每个公司也都各有特色。其内容的变化完全取决于研究领域和临床试验阶段的变化，但都含有详尽和准确的项目信息，以供研究者有章可循地进行临床试验。大多数申办方都会制订有关临床试验方案预设格式的标准操作程序。希望本节的讨论有助于申办方和研究者更好地理解临床试验方案的常见内容，为撰写、审阅和改善他们本身的临床试验方案质量，使之更符合国际规范提供帮助。

临床试验方案的首页就好比一个东西的门面，通过首页信息可以让相关试验参与者对该临床试验有一个初步的印象。所以在方案首页上方除写有"××药×期临床试验方案"外，其下方的该项研究的题目很重要。无论是早期或后期临床试验，试验方案的目标选择原则需要遵循明确、切合实际和针对性，标题设计要求体现受试产品名称、产品的定位、试验设计类型、试验目的（图 14.10）。此外，首页上还应有申办方试验方案编号（或相关国家药政部门临床试验申请批准文号）、方案名称缩写、版本及其版本日期、申办方单位名称等。相关临床研究的负责单位、试验方案的设计者以及方案制订和修正时间，包括多中心研究单位信息，如研究者及其研究机构名称等（如适用），可以在首页后的第二页中列出。

由于研究药物发展阶段的不同，方案的侧重点也不相同。由于Ⅰ期临床试验项目处于早期发展阶段，对研究药物的了解不多，因而其方案比Ⅱ/Ⅲ/Ⅳ期更灵活且简要。Ⅰ期方案的主要研究内容应包括：研究合理性、研究药物信息、研究受试者样本数的描述、安全性剔除描述、剂量策略（包括用于决定剂量的服

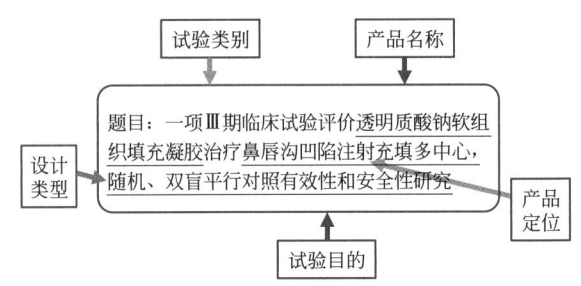

图 14.10　试验方案标题设计说明（彩图，二维码）

药时段、起始剂量和加量方法）、安全性程序的详尽描述（如一般体检和化验检查）等。

Ⅱ/Ⅲ/Ⅳ期方案的内容较为详尽，它涉及研究的所有方面。最少需要包括的内容有：研究目的的描述、每位研究者的姓名和地址、研究机构所在地及单位、人排标准、受试者样本数、降低研究偏差的方法（如随机和双盲）、给药方法（如最大剂量和服药时段）、所用的观察和测定方法、用于监督研究药物有效性和安全性的监测措施（如化验评价、测定程序）等。

14.4.1　Ⅰ期临床试验方案内容简述

常见Ⅰ期临床试验项目方案要素如下：

（1）项目标题专页　所有的方案必须要以此页作为封面页，它的内容包括：

① 申办方或公司名称。

② 研究标题　标题应当可明显地将本研究课题与类似研究的方案加以区别，并精确地描述研究的药物、疾病、设计和研究阶段。

【举例】　一个随机、非盲、单剂量、三周期、交叉临床研究评价胃酸变化对（药物名称）和它的代谢产物在健康人体血浆浓度的影响。

③ 项目编号　这应当为一个独特的识别本研究项目的号码。它也可以用来鉴别药物、适应证或药物

发展阶段。

【举例】　4567EPY1002〔4567 为药物识别号，EPY 为癫痫（epilepsy）英文的缩写，1002 表示本研究为 I 期临床试验研究癫痫的第二个项目〕。

④ 药政部门批准本研究的新药申请号。

⑤ 目前版本的日期　所有方案都应当有版本日期，以示区别不同版本的方案。这个版本日期通常为方案最后被批准日期。

【举例】　第一版，2007 年 2 月 3 日

或修正版-1 2008 年 3 月 5 日

⑥ 保密协议声明　申办方可以使用具有法律效力的标准保密协议声明，接触方案的研究者或伦理审查委员会都无权擅自泄露方案内容。

【举例】　保密声明-本文件信息含有唯有申办方所具有的商业信息和品牌机密，不得擅自泄露和传递，除非这种披露为法律或法规所要求。任何情况下，本文件的所有信息只可以对参与本研究的研究者所共享，但研究者无权进一步传播本文件的信息，这种传播限制适用于任何未来的口头或书面的形式。

（2）报告严重不良事件指南　描述如何报告严重不良事件，列出可供研究者报告严重不良事件的电话、电传号码和电子邮件信箱。

（3）研究者协议声明和签名　这是 ICH-GCP 和各国药政部门要求的文句，表示研究者已审阅过方案，同意按照 ICH-GCP、相关国家临床试验法规和试验方案的要求进行本临床研究，并会将方案和知情同意书交付伦理审批后才开始实施。本页可要求列出主要研究者的姓名、单位、地址、电话和电子邮箱；次要研究者的姓名、单位、地址、电话和电子邮箱；临床研究协调员的姓名、单位、地址、电话和电子邮箱。申办方的项目医学负责人或项目负责人也必须同时在本协议声明上签名（见表 7.17）。这页带有双方签名的协议声明，在完成双方签名后，应当将原件交回给申办方，研究者保留复印件。申办方必须将原件存入临床试验项目主文档中。从某种意义上来说，这份声明是研究者对申办方遵循伦理和药政规范进行临床试验的承诺。

【举例】　我将遵循《赫尔辛基宣言》、ICH-GCP、相关国家临床试验法规和试验方案要求开展此项临床试验项目。作为主要研究者，我保证不会在未经申办方和伦理委员会准许下不遵循 IND 要求，偏离或修改方案的实施，除非是为了立即消除可能给试验受试者带来的危害。所有参与本试验的人员都已经完成了有关人体受试者保护和 ICH-GCP 的培训。

我保证试验方案、知情同意书、招募材料和所有其他参加人员信息都会递交伦理委员会审批。在本试验项目启动前一定会先获得伦理委员会对试验方案和知情同意书的批准。对这些文件的任何修改在实施前

也会重新征得伦理委员会的批准，无论修改的知情同意书是否需要给那些已经签署过批准的旧版知情同意书的受试者重新签字。

（4）目录　列出详尽的目录条文。

（5）方案纲要　附上方案纲要。

（6）背景和合理性

① 如果是针对疾病研究，描述疾病的标准治疗措施，指出为何 I 期研究药物的组合对治疗疾病有益。

② 如果是药物研究，应对试验药物基本信息做出简要介绍，包括中文名、国际非专利药名（INN）、结构式、分子式、理化性质、临床前疗效、毒理学和药理学与作用机制，以及如果有数据的话，给出初步或其他临床研究结果。

（7）研究试验目标　研究目标是强调临床试验打算解决的主要和次要研究问题。

【举例】　本研究的主要目标是找出该新药当按本研究设计的方案给药时的推荐剂量。

（8）受试者标准　列出入选和排除标准。主要标准可分为：

① 受试者自身状态　如行为状态、器官功能、非妊娠等；

② 受试者疾病状态　如过去服药与本研究的关联和限制；

③ 药物的特定标准　如能吞咽口服药物；

④ 研究的特定标准　如签署药物遗传研究的知情同意书。

其他受试者选择信息还可以包括志愿受试者来源、类别、入选人数和筛选前受试者签署知情同意书等。

（9）试验设计　定义主要研究终点、起始剂量、最大耐受剂量，I 期研究的推荐剂量、提高剂量方案、每一剂量水平的患者数、如何决定开始下一剂量、患者给药是按随机还是指定等。

（10）治疗措施　患者个体化治疗，给药前和给药后的事宜，剂量调整的重新治疗和原则。

（11）试验程序　治疗前、治疗中和治疗后所要做的测定及测定频率，受试者退出研究和治疗中止原则。

（12）终点和评价标准　主要和次要治疗终点、评价标准等。比如用常见不良事件术语标准（CT-CAE）评价毒理作用。

（13）研究药物　研究药物性质，包括样本名称、号、制剂规格、制剂制备单位及制备日期、批号、有效期、给药途径、储存条件、样本数量、包装、标签、发药、同期服药事宜，并附药检质量人用合格报告单。

（14）统计考量　试验设计的基本统计原理，临

床数据分析计划，PK 和相关性研究。

（15）药动学和相关性研究　包括生物样本处理，即如何收集血样或尿样、收集频率、处理和运输程序等。

当进行单次给药耐受性试验设计时，需要涉及的要点包括但不限于：

① 一般采用无对照开放试验，必要时设安慰剂对照组进行随机双盲对照试验；

② 描述剂量递增和给药方案，包括确切的递增剂量而不是递增百分比，表明受试者的剂量在被增加到下一个剂量梯度或剂量范围之前所需的最小间隔周期；

③ 阐述设置最小初试剂量的方法（通常按照Blackwell 改良法计算并参考同类药物临床用量进行估算），最大剂量组的选择原则（如相当于或略高于常用临床剂量的高限），剂量梯度组设置等级数量，以及每剂量组的人数（如常设 5 个单次给药的剂量组，最小与最大剂量之间设 3 组，剂量与临床接近的组人数 8～10 人，其余各组每组 5～6 人）；

④ 由最小剂量组开始逐组进行试验，在确定前一个剂量组安全耐受的前提下开始下一个剂量，每人只接受一个剂量，不得在同一受试者中在单次给药耐受性试验时进行剂量递增连续试验；

⑤ 需对试验药物可能出现的不良反应有充分的认识和估计，方案应包括不良反应的监督和报告要求、处理意外的条件与措施等；

⑥ 试验方案应包含试验流程图，包括分组和给药安排、时间和各项观察指标设置及其评价规程等。

当进行单次给药药动学试验设计时，需要涉及的研究方法要点包括但不限于：

① 剂量选择：选择单次给药耐受性试验中全组受试者均能耐受的高、中、低 3 个剂量，其中，中剂量应与准备进行Ⅱ期临床试验的剂量相同或接近，3个剂量之间应呈等比或等差关系。

② 常见的试验设计采用三向交叉拉丁方设计。全部受试者随机进入 3 个试验组，每组受试者每次试验时分别接受不同剂量的试验药，3 次试验后，每名受试者均按拉丁方设计的顺序接受过高、中、低三个剂量，两次试验间隔最好超过 5 个半衰期，一般间隔7～10 天。

【举例】　三向交叉拉丁方方案

随机分组	第一次试验剂量	第二次试验剂量	第三次试验剂量
第一组	低	中	高
第二组	中	高	低
第三组	高	低	中

③ 方案设计应当阐述生物样本选择适宜及其具体的分离测试的方法，例如，采用高效液相色谱法，包括测试条件和所用仪器名称、型号、生产厂与出厂日期。

【举例】　本试验采取的标准药动学测定方法与质控要求如下：

精确度（precision）：日内差 CV％＜10％，最好＜5％。

重复性（reproducibility）：日间差 CV％＜10％。

灵敏度（sensitivity）：①要求能测出 3～5 个半衰期后的血药浓度，或能检测出 $1/10\ C_{max}$；②确定为灵敏度的最低血药浓度应在血药浓度量效关系的直线范围内，并能达到精确度考核要求。

回收率（recovery）：在所测标准曲线浓度范围内药物自生物样本中的回收率不低于 70％。

特异性（specificity）：证明所测药物为原型药。

相关系数（correlation coefficient）：应用两种方法测定时，评估相关系数 R 值，并作图表示。

④ 方案应详细地表明检测的药动学参数及其要求，包括测试方法、条件及标准化考核结果、受试者给药后血药浓度各采集时间点、尿浓度与尿中累积排出量的分析结果值要求（如均数±标准差）、药时曲线图要求等。对所得药动学参数进行分析，说明其临床意义，以及其对Ⅱ期临床试验方案的意义。

当进行连续给药药动学与耐受性试验时，可能涉及的研究方法要点包括但不限于：

• 各项基线检查观察项目同单次给药耐受性试验；

• 需要时，应列出给药前后的检测点及其检测要求。

【举例】　受试者于给药前 24h、给药后 24h、给药后 72h（第四天）和给药 7 天后（第八天，即停药后 24h）进行全部检查，检查项目与观察时间点应符合方案对药动学参数及其检测的要求。

全部受试者试验前 1 日入住Ⅰ期病房，接受给药前 24h 各项检查，晚餐后禁食 12h。试验当天空腹给药，给药后 2h 进标准早餐。剂量选用准备进行Ⅱ期试验的剂量，每日 1 次或 2 次，间隔 12h，连续给药7 天。

（16）严重不良事件报告　严重不良事件定义，如何报告，得知不良事件后的报告时间要求。

（17）数据收集　描述数据收集方法。

（18）管理问题　参与试验人员职责，文件处理和准备，药政和伦理要求的考量，质量控制问题，知情同意书要求。

（19）参考文献　列出有关参考文献。

（20）附录　列出相关的图表、化验分析具体程序、知情同意书样本、测定有效性和安全性工具等。

14.4.2　Ⅱ/Ⅲ期临床试验方案内容简述

常见Ⅱ/Ⅲ/Ⅳ临床试验项目方案的要素如下：

（1）标题专页　所有的方案必须要以此页作为封面页，它的内容包括：

① 申办方或公司名称。

② 研究标题　标题应当可明显地将本研究课题与类似研究的方案加以区别，并精确地描述研究的药物、疾病、设计和研究阶段。

【举例】　一个双盲、随机、平行对照、多中心Ⅲ期临床试验用于比较（药物名称）与（组合药物名称）合用和（药物名称）单用对治疗慢性障碍性肺气肿的疗效和耐受性。

③ 项目编号　这应当为一个独特的识别本研究项目的号码。它也可以用来鉴别药物、适应证或药物发展阶段。

【举例】　4567EPY3002［4567 为药物识别号，EPY 为癫痫（epilepsy）英文的缩写，3002 表示本研究为Ⅲ期临床试验研究癫痫的第二个项目］。

④ 药政部门批准本研究的新药申请号。

⑤ 目前版本的日期　所有方案都应当有版本日期，以示区别不同版本的方案。这个版本日期通常为方案最后被批准日期。

【举例】　第一版，2007 年 2 月 3 日

或修正版-1 2008 年 3 月 5 日

⑥ 保密协议声明　申办方可以使用具有法律效力的标准保密协议声明，接触方案的研究者或伦理审查委员会都无权擅自泄露方案内容。

（2）研究者协议声明和签名　表明研究者已审阅过方案，同意按照 ICH-GCP、国家药政法规和试验方案的要求进行本临床研究，并承诺方案和知情同意书都会在获得伦理委员会批准后才开始实施。本页可要求列出主要研究者的姓名、单位、地址、电话和电子邮箱；次要研究者的姓名、单位、地址、电话和电子邮箱；临床研究协调员的姓名、单位、地址、电话和电子邮箱。申办方的项目医学负责人或项目负责人也必须同时在本协议声明上签名。这页带有双方签名的协议声明（见表 7.17），在完成双方签名后，应当将原件交回给申办方，研究者保留复印件。申办方必须将原件存入临床试验项目主文档中。从某种意义上来说，这份声明是研究者向申办方承诺愿意遵循伦理和药政规范进行相关临床试验项目。

（3）严重不良事件报告指南　描述如何报告严重不良事件，列出可供研究者报告严重不良事件的电话、电传号码和电子邮箱。

（4）方案纲要　附上方案纲要。

（5）目录　详尽的目录以及附录必须包括在所有的方案中。

（6）引言　这一部分主要概述研究依据，阐明本研究要解决的问题是什么，如面对的患者群及其病症现状，目前的医药治疗标准，有关治疗的限制及其医学的挑战，进行相关临床试验的原因等。这部分应包括与试验药物/器械相关的背景和风险-受益评估概述等。在研究背景概述方面，可以包括的信息有：

① 任何过去研究药物/器械的背景、历史资料、数据和总的研究计划，以及目前有关研究领域的现状。

• 有潜在临床意义的试验药物/器械体内外非临床研究结果的概述。

• 相关临床研究和任何人体使用或接触试验治疗物质的总结，包括其他国家和临床药理研究中的使用情形（如果有的话）。

• 相关试验研究重要文献和数据的介绍，以提供试验的背景信息。

② 相关临床、流行病学或公共卫生背景信息，或临床试验结果。

③ 指出本研究药物/器械对发展或更新现有治疗措施的重要性和关联性，及其对任何现有治疗问题或未满足的医疗情形的意义。

风险-受益评估可以从已知潜在风险和已知可能受益两个方面分别阐述。在潜在风险-受益方面，应当包括临床或非临床研究发现的任何已知可能风险-受益。如果已上市的类似或相同药物产品标签或器械说明，或未上市产品的研究者手册（IB）记载有风险-受益或安全性/临床疗效信息的话，可以作为风险-受益信息的依据。如果上述信息来源并未对风险-受益予以概述，可以考虑引述发表的文献中的相关信息。对于风险-受益的评估，可以从生理、精神、社会、法律、经济或任何其他对受试者可能产生的风险-受益角度予以阐述。风险-受益评估的主要集中点在于：

• 直接的潜在风险-受益；

• 长期的风险-受益；

• 如果风险和方案中描述的规划流程有关，应当阐述还可以考虑的其他替代流程，并解释为什么替代流程不适宜在本研究中采用。

在潜在风险-受益评估中，需要对受试者暴露在风险中的必要性给出合理的解释，对试验设计如何控制受试者风险最小化的方式加以阐述，并对受试者参与试验项目的风险-受益比和参与试验项目获得的信息价值远大于风险的缘由给出判断。

应当注意的是一些读者，包括可能的审评者，并不一定是研究项目领域的专家，所以最好用叙述的方式完成这一部分，并包括有关文献索引。这一部分应尽可能简短，必要时可以采用次级标题的形式描述有关内容。

（7）研究目标/终点　这一部分以提纲形式给出所选择的主要和次要终点如何与主要和次要目标相匹配，使人们了解选择终点指标的缘由。在研究中收集的数据点应当支持研究目的或出于药政目的。因此，需要仔细考虑好需要支持研究目标的数据量。

研究目标（objective）是指研究项目所要解决的重要科学疑问或通过研究所要解决的假设，通常由一个主要目标和若干次要目标组成。主要目标常为要研究的关键有效性参数，而次要目标则是由若干临床意义略低的有效性变量所组成，也可以包括安全性参数。研究目标是针对研究目的而言，常见表达术语有评估、检测、比较或评价等；一般研究目标表达包括有效性、疗效、安全性等；研究的特殊目标通常涉及量效关系、优于安慰剂、对疾病治疗的作用、疾病严重度或保健行为等。

【举例】　本研究的主要目标如下：

描述 ABC-001 在中重度慢性阻塞性肺病患者中每天给药一次，连续 28 天用力呼气量（FEV_1）量效关系。

本研究的次要目标如下：

描述 ABC-001 在中重度慢性阻塞性肺病患者中每天给药一次，为期 28 天的安全性和耐受性。

研究终点（endpoint）是描述评估研究变量（治疗干预）效果的特殊检测或观察方法，通常需要采用可以量化的指标值，简洁而精准的研究终点定义往往应匹配主要和次要研究目的或拟验证的假设，如有效性和安全性相关的特殊化验值，疾病状态的临床评价，精神状况的评估，患者报告结果，行为或健康结果等。研究终点通常基于访问或特定时间点收集或记录的数据或采集的样本，因而需要根据目的需求进行调整。有时还应当对如何判断研究终点进行描述。

【举例】　研究主要疗效终点指标是：

第 29 天 FEV_1 谷值（给药后平均 23.25h 和 23.75h 测量）。

次要疗效终点指标是：

① 第 15 天 FEV_1 谷值；

② AUC FEV_1：每种治疗第 28 次给药后的 $AUC_{(0\sim4)}$、$AUC_{(0\sim6)}$、$AUC_{(0\sim24)}$、$AUC_{(0\sim12)}$ 和 $AUC_{(12\sim24)}$，以及推算出的加权平均数；

③ AUC FEV_1 第一天的 $AUC_{(0\sim4)}$、$AUC_{(0\sim6)}$、以及推算出的加权平均数；

④ FEV_1 峰值：第一天给药后第一个 6h 内的峰值；

⑤ FEV_1 连续值：第一天（0～6h）和第 28/29 天（0～24h）；

⑥ 晨间呼气量峰值：1～35 天；

⑦ 夜间呼气量峰值：1～34 天；

⑧ 第 28 天给药后，受试者 FEV_1 谷值从基线值增至 80mL、100mL 和 120mL 的比例；

⑨ 首次给药后 FEV_1 从基线增至 100mL 和 120mL 所需的时间；

⑩ 治疗期和随访期急救药物沙丁胺醇平均每周的使用（每日给药喷数）；

⑪ 治疗期和随访期的每周 24h 内不使用沙丁胺醇的百分比。

安全性终点为：

① 不良事件、生命体征、心电图参数和临床实验室检测结果；

② 动态心电图异常。

由此可见，设计研究目标/终点的关键要点在于：

① 设计正确的科学问题是研究最重要的部分；

② 研究目标通常与申办方将来要对研究药物或器械适应证的声称有关；

③ 研究目标或终点通常应当是直接可观察的和可客观测定的，这些观察或测定指标应当是可以毫不怀疑地就能做到；

④ 研究终点通常与临床情况的生物效应有关，而这些与生物效应的关系本身必须已被明确地认证过；

⑤ 研究终点应当与疾病或治疗有关，比如清楚地改善症状、病情稳定等。

此外，研究目标/终点的设计原则包括：

① 安全性　为了排除主要安全性的风险，设定不良反应的性质和频率。

② 有效性　研究药物/医疗器械应当具有它所设想的作用，也就是将来要用于适应证治疗的声称。

③ 有用性　研究药物/医疗器械对于实际医疗实践的益处。

④ 可比性　显示研究药物/医疗器械比其他药物/医疗器械或治疗方法（如饮食、放射治疗）的优势。

⑤ 效益性　研究药物/医疗器械可以挽救生命、改善生活质量或解决医药费用。

显然，研究目标/终点是关系到研究药物/器械治疗成败的主要衡量标准，它也涉及与其他治疗反应或相关性的变量的关联，对未来研究药物/医疗器械的适应证声称关系重大。所以，研究目标/终点应当非常慎重和科学地制订。

（8）研究设计　临床试验的科学严谨性和数据的可靠性主要取决于研究设计。这一部分的描述应当与方案纲要和流程图的描述一致，包括的研究项目的具体内容如下：

① 研究类型　说明研究假设的设计（优效/非劣效/等效）、试验周期（Ⅱ/Ⅲ期）和总体研究属性（耐受性、有效性、药动学、双盲/单盲/非盲、随机、对照与非对照、单剂量、多剂量、剂量爬坡、调整型、单中心与多中心、平行，交叉等）。

【举例】　这是一项Ⅲ期、双盲、随机、安慰剂对照、交叉服药、单中心的临床试验，评价（药物名称和剂量）对过敏性鼻炎的作用。

② 研究人群　列出多少受试者、研究机构和国家参加研究项目。每个研究机构所允许的招募受试者数。有可能的话，指出需要多少受试者被筛选以产生多少随机入组受试者。还应表明一旦受试者中途退出研究，是否准许替换退出的受试者。如果允许，替换受试者的方法。

【举例】　年满 18 周岁患有过敏性鼻炎者可以参加该试验项目。本研究将在中国的大约 40 个研究机构进行，将需要筛选 540 位受试者，以产生 500 位符合主要终点评价标准的受试者随机入组。本研究中，每个研究机构可以招募受试者 12～16 位。在批准的情况下，一个研究机构招募受试者数量最大可达 28 位。一旦受试者中途退出本研究，所产生的空缺不允许被替换。

③ 研究长短和研究访问　描述受试者接触研究药物的最大时间段和研究项目的时间长度，包括清洗期、治疗期和随访期阶段。如果是交叉试验，应当包括治疗序列、每一阶段的周期和清洗期的长短。

【举例】　本研究将持续 6 周，预计从 2008 年第一季度开始。经筛选访问（V1）后，合格的受试者需经过 7 天的调整期以排除体内原有的其他药物。之后，受试者将在第二次研究机构访问（V2）中被再次确认其符合入组标准。一旦入组被确认，受试者将接受 7 天的研究药物或安慰剂的治疗。完成 7 天治疗期后，受试者将有 2 周的清除期。继续符合入组标准的受试者将在第二阶段的治疗期间，被要求交叉接受 7 天的安慰剂或研究药物治疗。完成二期治疗后，受试者将进入 7 天的治疗后随访期。

④ 治疗分组　可以用文字或图表的形式注明给药组间的不同。需要的话，描述对照类别和选择的基本原理，如安慰剂/阳性对照、量效反应、史料对比等，讨论特殊病种和治疗与对照组选择相关的已知或可能问题。

【举例】

治疗组	上午服药	下午服药
A 组	研究药物（名称）和剂量	研究药物（名称）和剂量
	对照药物（名称）和剂量	
B 组	安慰剂和剂量	安慰剂和剂量
	对照药物（名称）和剂量	

⑤ 疾病分级标准　列出已知的疾病严重性和程度的系统分级标准。例如，抗癌药物研究中，癌症的程度可以由发展的阶段来决定以利于疾病改善程度的判断。但有些疾病的程度标准不明确或尚有争议。所以最好使用已被公认的疾病程度标准。

⑥ 简述试验中期分析的计划（如果有的话），需与统计分析相关内容一致；如果有招募分层计划，描述分层计划方法，如性别、种族、年龄、剂量、疾病状态或生活习惯等（与亚组分析有关）。

⑦ 如果研究方案中含有次级试验项目，需要对其进行描述。

⑧ 研究知情同意书　强调 GCP 对知情同意书的要求、程序和重要性，研究者对知情同意书的责任。若为弱势人群参加的试验，还应指出知情同意书的特别程序。

（9）受试者入排标准　选择受试者的入选标准和排除标准必须尽早阐述清晰，可能的情况下，尽可能使用客观标准，以确保试验能满足目标要求，并提高试验结果证据的评价效度。方案在入排标准中需要特别注明只有在基线评估阶段满足所有入排标准的受试者才能被招募进入试验项目程序。入排标准要避免在入选标准和排除标准中相互重复或互为反正，如入选标准列出年龄＞18 岁，排除标准为年龄≤18 岁。制定入排标准的目的是要对入选受试者的属性做出一定限制，以提高试验结果的准确性。但这样做的不足之处在于使得被批准的研究药物/医疗器械的适应证人群被限制在较狭小的范围内。如果受试者需要经过筛选环节，方案应当要求能甄别筛选受试者与入组受试者。任何可能干扰受试者评估的风险应当包括在入排标准中，以降低风险影响至最小。主要入选和排除标准可分为：

① 受试者自身状态，如年龄范围、性别、亚组受试者的特殊要求（若适用的话）、健康状态、器官功能、避孕、非妊娠、非酗酒等。

② 受试者疾病状态，如特定的其他疾病状态标准和限制、住院或非住院患者等。

③ 药物的特定标准，如能吞咽口服药物，不能在特定的时间段内参加过其他研究药物的试验，允许和不允许的同期药物，或对某些药物的高敏感性等。

④ 研究的特定标准，如签署知情同意书需作为入选标准，过去服药与本研究的关联和限制，特殊实验室检测或临床征兆的要求等。如果生殖状态的限制（如妊娠、哺乳、受孕可能性等）作为入排标准的话，需要特别明确避孕要求和措施，以及检测妊娠的方法。

⑤ 实践操作上的考虑，如受试者的依从性、参加其他临床研究药物的限制等。

这一部分还应指出在研究的什么阶段入选标准必须满足，如筛选期前或后、清洗期后等。在有些试验中，受试者入组的基本标准可能按不同阶段划分，如筛选期入组前，受试者需满足一定的标准。但有些化验和体检结果需等到第二次的试验访问才能决定受试者是否符合入组标准。有些情况下可以对筛选期至随机入组期间的疾病状态有所要求，如癫痫病的发作次数等。这些入组标准的时段必要时应当分别描述，以避免研究者忽略招募受试者的要求。

（10）生活习性的考虑　如果试验药物/器械对受试者生活习性或餐饮有限制性要求，方案需要予以明确，如食品和饮料的限制，相对于服药的进餐时间，咖啡、酒精或烟草的摄入，运动/活动的限制，日常工作或生活接触限制等。如果有禁忌药物、治疗或流程的发生的话，需要指出应当采取何种措施来控制，如早期退出等。

【举例】　在参与试验项目期间，受试者会被要求：

① 在开始服用＜试验药物＞前 X 天，需要禁止饮用红酒、酸橙汁、西柚汁，直到服用试验药物完成。

② 在开始每次服药前 Xh，需要禁饮含咖啡因或黄嘌呤类产品，如咖啡、茶、可乐饮料、巧克力，直到 PK/PD 样本采集完成。

③ 使用烟草类产品的受试者会被要求在他们的诊所访问期间不许使用任何含尼古丁产品（包括尼古丁贴剂）。

④ 在每次临床实验室化验采血前 Xh，严禁剧烈运动。在项目参与期间，受试者可以参加轻微的娱乐活动，如看电视、阅读等。

⑤ 尽可能避免与免疫功能低下的人有日常接触。

（11）随机和盲法　这是临床试验减少结果偏倚的主要措施之一，应描述随机和双盲程序和方法，包括受试者如何被分配至相应的试验组别，是否有任何分类或分等级入组的程序，如按年龄组再分组；标明组别之间的分配比例；需要说明试验随机编码的维护和适宜的盲态维护，包括随机编码的计划和非计划破盲时间和程序，随机编码信封或文件的保护（如果适用的话）；应当明确在双盲试验中，当有需要破盲的紧急情况下的破盲程序要求和方法，如破盲的条件是什么，谁可以执行破盲程序，如何管理和报告破盲事件，破盲后受试者的处置，被破盲的受试者随机编号不应当再用于其他新入组的受试者等。随机和盲法是为了减少研究者和评价者可能的偏见，并在某些情况下减少可能的安慰剂效应。如果采用调整型试验设计，需要与统计部分的分析方法相关联。此外，有关偏倚最小化方法或其他协变量均衡/最小化措施的实施细节需要予以概述，但并不需要披露这些方法的详情，以免破坏 ICH E9 中有关偏倚情形的出现。

再分组只有在简单随机不能满足治疗组别之间的比较时才采用。在这种情况下，次级分组可以根据试验方案的需要进行，主要目的就是要使每个次级组中的受试者特质能平等分配，如被随机招募后，再按吸烟和不吸烟分组。

如果试验允许部分研究者或监查员保持揭盲状态，例如，需要他们调整药物剂量或清点盲态药物等，应当描述如何做到使其他盲态研究者或监查员被遮蔽编码信息，解释确保试验药物与对照/安慰剂无法区别的方法和防范实验室检测不会破盲的措施（如果适用的话）。

如果盲态在试验观察中并非必须采取的防止偏倚的措施，应当予以解释。例如，使用随机零点血压计可以消除血压评估的观察偏倚，动态心电图磁带常常通过自动系统判读，进而可以免除观察者的偏倚。如果盲态是需要的但却不可行，其原因和影响需要予以讨论。

（12）筛选失败、中止或退出试验原则　方案中需要定义筛选失败，如签署了知情同意但在筛选流程中发现不符合一条或若干条入排标准的受试者被视为筛选失败。方案需要表明试验中如何处理筛选失败者案例，包括是否允许重新筛选，以及重新筛选的条件和标准等（如果适用的话）。

【举例】　筛选失败是指那些签署了知情同意书表示自愿参加临床试验，但随后没有随机进入研究组别或治疗流程的受试者。为了满足报告试验统一标准（CONSORT）的要求和药政部门的质疑解答，筛选失败最低信息报告必须包含的信息有人口学、筛选失败细节、不符的入选标准和任何严重不良事件（SAE）。

因为＜规定的某些因素＞而不符合参加试验项目标准的人员（筛选失败者）可以重新参加筛选。重新筛选的受试者应仍采用首次筛选时使用的受试者筛选编号。

方案应当标明受试者有权利在任何时候以任何原因退出研究试验。退出研究试验后，受试者受到及时医疗的权利不会受到影响。研究者也有权出于对受试者健康的考虑中断对受试者的研究治疗。为此，这一部分需要给出中断试验药物/治疗的标准，也称终止原则，包括任何监督检测及其相关临床决策标准。暂时或永久停止试验药物/器械的使用的原因，如不良事件类别及其发生次数所导致的暂停，恢复试验药物/器械使用的标准和管理程序，包括时间长度要求、重新开始后的对试验药物/器械的监督和不良事件是否逆转的记录等。这一部分的原则必须充分体现在受试者知情同意书中。

【举例】　受试者终止参加试验标准。受试者退出试验的定义为永久停止服用研究药物并不打算恢复研究治疗。参加本研究的受试者可以由于下列原因被要求永久终止参与：

① 出现要求停止研究药物的不良事件；

② 研究者按照医学判断患者继续参与有潜在的

危害其健康的风险；

③ 受试者不能遵循方案规定的服药、访问和配合有效性评估的要求。

下列情况的出现，受试者必须退出研究试验：

① 撤销知情同意书；

② 妊娠。

【举例】　受试者可以在任何时间一经要求自由退出参与的试验项目。研究者可以由于下列原因终止受试者参与的试验项目：

① 妊娠；

② 重大试验药物服用非依从性；

③ 任何临床不良事件，实验室检测异常值或其他医疗情况出现，以至于继续保留受试者在试验项目中并非符合其安全或最佳利益；

④ 要求终止试验药物治疗的疾病恶化；

⑤ 如果受试者满足排除标准（新发生或过去没有认识到的）而阻止其进一步参与试验项目；

⑥ 受试者不能服用试验药物达 X 天/周。

中止参与试验的程序：一旦受试者由于任何原因在研究项目结束前停止参与试验，停止的原因和时间、最后一次服用研究药物的日期必须记录在临床病例研究报告书的相关部分中。一旦有停止参与的决定作出，研究者应当努力确保所有被要求的最后访问检测项目都能被完成（见研究流程图）。研究者应确保受试者退回未用完的研究药物，并完成针对该受试者的清点研究药物使用量的程序。此外，终止参加试验后 30 天内受试者所经历的不良反应都必须被监督并记录在案。

对于某些类别的植入式医疗器械临床试验来说，方案对提前退出试验项目的受试者的管理流程还可能涉及相关产品处理信息，例如，是否或如何把器械拆除，如何替换电池，如何更换部件，要联系谁做这些等。这部分还应当包括提前退出的受试者是否允许被替换的讨论，但不包括如何对退出的受试者数据进行分析的讨论，这方面应当包括在统计分析部分中。

【举例】　受试者终止或退出试验项目的原因应当记录在 CRF 相关页面中。签署知情同意书但没有随机入组的受试者可以被替换。签署知情同意书，且随机入组并接受了试验药物的受试者，随后又退出或被终止参与试验项目，其不能被替换，即随机编号不能给新入组的受试者使用。

如果有受试者停止进行参与试验项目但仍需要进行后续评估有效性和安全性的情形，方案需要对此做出规定和程序要求，特别是涉及方案专属的安全性后续程序跟踪的要求，如收集 AE/SAE，或其他未预期事件等。

【举例句】　受试者终止试验药物/器械的使用并不意味着终止参与试验项目，其仍可能需要按照方案的要求完成相关试验程序，特别是入组试验项目后出现了有临床意义的检验指标问题，包括但不限于与基线相比的显著变化。研究者或指定的判断者有权决定是否需要对受试者状态变化做出相应的去留判断。任何新的临床相关的异常发现都需要记录为不良事件（AE），并评估这种变化是否有临床意义。

（13）研究物资　如果研究物资是试验药物，这一部分需要描述研究药物、安慰剂和对照药物的性状，包括：

① 研究药物和对照药品的化学名、商品名或学名。

② 研究药物、安慰剂或对照药物性状　必要时，应当包括生产商的名字。

③ 剂型和剂量　标明计划的试验药物和对照药物的剂型和剂量类别（如果适用的话），包括起始剂量；阐明有毒性或不良反应时，要求剂量调整的标准和程序。如需要的话，应列出需监视的不良反应和毒性症状、有未列出的不良反应出现而必须调整剂量时的要求和/或必须向申办方报告的要求。如果含有某些受试者敏感的赋形剂，如乳糖，则应当特别说明。此外，应说明研究药物、安慰剂或对照药物之间是否有剂型差异。

④ 剂量调整　如果适用的话，应当表明做出剂量变化的条件，特别涉及在设定适应证下没有反应，或有毒性或不良变化时，如抗癌化疗中白细胞数升高。需要强调出现某些关注的特殊异常化验值或其他已知与试验药物有关的不良事件时对剂量调整的监控；需要清晰地规定预期的剂量限制性效应，提供用于决定升高剂量的标准，例如，受试者对治疗出现有益的反应，方案应当明确研究药物的服用是否可以升高至更高剂量。如果适用的话，提供用于药物调整的剂量递减流程标准，也无须阐述受试者退出的原因，需要的话，上述描述应当与方案中的相关章节段落相关联。

⑤ 包装和标签　描述药物包装的材料（瓶装或塑铝卡包装），每个包装中所含药品的数量。如果采用双盲双模拟技术，还应描述两组药物的组成，每个药物包装上所附有标签的内容应包括药物编号、药物名称、数量、服法、储存条件、服用量与频次、药物包装编号和可供填写的研究机构编号和受试者随机号，并写上"仅供临床研究用"和药物供应或生产单位等。例如，瓶装、水泡眼型包装、药物盒套装，每个包装盒中研究药物的数量或套装盒中个体包装盒的数量，研究机构将收到的首次药物包装盒数量和后续供应方法。包装盒和套装盒标签上的内容。此外，应说明研究药物与安慰剂的包装外形和规格有无差异。如果需要应明确试验药物服用的特别注意事项或安全警示。

⑥ 特殊的储存程序、条件和稳定性考量　描述试验药物的储存条件，如温度、湿度、是否需要避光保存等。如有特殊存放位置要求，需要特别注明。若研究药物须重新配制后才能服用，则必须注明重新配制后的研究药物的稳定性条件和时间长短。如果适用的话，阐述药物稳定性参数，如当药物溶解或混合后，在服用前可以放置的时间和温度条件。如果是多次用药水瓶，应当描述首次破瓶使用后的稳定性参数和过期时间等信息。

⑦ 服药途径和药物配制　描述服用药物方法和途径，包括重新配制研究药物的步骤，或制备个体化剂量的方法。如果静脉注射剂，则应注明滴注速率。如果适用的话，需要特别说明受试者或研究者或机构相关人员（如药剂师）何时或如何制备或配制拟服用的药物，包括解冻、稀释、混合、加工的步骤和浓度换算（如果适用的话）的信息。药物配制的说明也可以在药物配制手册中予以详解。

⑧ 服药方法和时间　阐明服药的时间、时段和间隔时长，包括清洗期，如每日早中晚各服一粒。必要时，还应注明服药时间与用餐时间的关系，以及需要服药的时间长度，包括最大和最小持续时间，如连续服药 7 天，每天早晚各一粒，以及延误或遗漏剂量服用时应如何处理。

⑨ 药物分发和清点存药　说明试验药物如何被分发给受试者，受试者在何时开始收到和服用药物、收到药物的量和交还未服完的药物的要求，以及清点每位受试者用药量的程序。此外，还必须说明任何研究药物不得分发给未签署知情同意书和不符合入组标准的受试者。

⑩ 药物销毁和退还　明确处理过期或即将过期试验药物的措施（如果涉及）。对于过期药物的销毁和未用完药物的退还，方案需要根据实际环境和监管要求予以明确，或在试验项目管理计划中专门设立相关管理计划文件。

如果研究物资涉及医疗器械，除了上述药物管理适合用于器械管理程序外，这一部分需要针对试验器械的性状做出额外描述，包括但不限于：

① 器械的大小和相关技术参数　如果涉及器械需要根据使用者状况调节大小的情形，需要特别注明。

② 器械的结构组成和型号。

③ 器械的工作原理和使用规范。

④ 每个配件或组件的描述　如果涉及装配和特殊使用说明，需要予以注明。

⑤ 器械的设置和编程（如果适用）　特别是器械涉及与使用效能相关的设置调整需求时，应当予以说明。

⑥ 植入或暴露器械的时长（如果适用）。

⑦ 器械接触暴露的频率（如果适用）。

⑧ 如果器械是未上市产品，或者新的适应证声称，所涉及的研究方案应当附上器械测试验证研究的报告或总结，或其他必要文件以表明器械已经具备进行临床试验的条件。

（14）试验项目结束　给出结束试验项目的定义。当所有受试者不再参与试验评估或检查，或最后一位受试者的末次访问完成，即意味着试验的结束。

【举例】　如果一位受试者已经完成所有试验项目阶段要求即可视为其已经完成试验项目，如完成本方案 1.3 部分的时间/事件表中列出的末次试验访问或末次计划的试验程序。

（15）同期药物/治疗　这一部分规定了有关同期药物禁忌或允许使用的原则，且需与入排标准中所列药物禁忌要求一致，包括非处方药、补充剂（如草药、维生素等）、替代治疗和/或其他医疗程序等，指出如何和何时收集这些同期药物数据在源文件和/或临床病例报告中。如果同期用药被允许，则应列出它们的名录，并说明它们应该怎样服用，为什么它们的同期服用不会影响研究药物的疗效判断。如果有禁止服用药物的名录，则应逐个说明它们在正式服用研究药物之前什么时候开始被禁用。如果烟、酒、咖啡因或非法药物被列入禁止名单上，可以在此处予以说明。必要时，对于同期治疗可能如何影响试验结果，或同期药物与试验药物的作用是否有关联性需要予以描述，如药物相互作用对试验终点的直接影响等。

如果试验项目中需要服用急救药物或急救治疗，应列出相应的药物、治疗情况和/或程序，以及相关服用或采取急救药物/治疗的标准和说明。

【举例】　＜申办方名称＞将＜会/不会＞在本试验项目中向研究机构提供急救药物。下列急救药物＜药物名称＞可以用于哮喘患者在紧急情况下作为救援药物服用。

虽然急救药物在本试验项目期间被允许服用，但急救药物的服用应尽可能地延缓，至少应当在服用了试验药物的 2h 后。服用急救药物的日期、时间、给药方案等信息应当及时记录在受试者日志中。

（16）访问活动、疗效评价及方法　这一部分需要按照方案所列主要和次要目标，列出和描述所有试验项目要做的试验流程和评价，如讨论筛选过程中和任何评价受试者资质的决策点所要进行的各种事件，包括招募前筛选规程/评价所需的时间范围，如在招募入组前 28 天应完成所有前期服用药品的清洗，或筛选前 6 个月所进行的组织切片分析报告。同时，还需要讨论在招募期间和/或首次服用试验药物前必须达到的特殊要求或条件，包括试验药物服用程序、服药后的跟踪程序（如生命体征的评价），以及各后续访问的任何要求或程序、计划外访问管理等。如果需要特聘专职人员，如病理医生、心理医生等，进行疗效和安全性评估，需要予以明确说明，包括所用结果性状的标准及其定义的解析，如决定急性心绞痛发生的标准，血栓或缺血性脑卒中的病症表象，短暂脑缺血发作和脑卒中的区别等。有关疗效评价方法，以及确定治疗终点和毒性的手段也需要详尽说明。对每一次研究访问应进行的每项研究活动应在相应的研究访问项下逐一予以列出，这些活动应该与纲要所描述的研究活动时间计划表（见表 15.18 示例）中的活动相对应。

【举例】　访问 7（第 27 周）程序

下列信息和测定应在本次访问中完成：

① 接受受试者日志并与受试者一起审阅日志；

② 生命体征检查；

③ 用 BASDAI 评估强直性脊椎炎的状态；

④ 用 CDAI 评估肠紊乱的状态；

⑤ 不良事件回顾和评价；

⑥ 分发新的受试者日志；

⑦ 预定下次研究访问日期；

⑧ 再教育受试者同期药物禁忌和稳定允许同期药物剂量；

⑨ 完成临床病例研究报告表；

⑩ 同期药物检查。

临床评价方法需要在这一部分中加以描述。在讨论这些临床评价方法和活动时，需要记住的是：

① 对每一项观察和评价活动都应予以具体描述，在可能的情况下，提供特定的评判标准。为避免混淆，所有的术语和分类都应和临床试验病例报告表中使用的词语一致。尽量将各种临床评价与相关的主要研究目的相关联。

② 除非在其他部分已经讨论，否则应提供选择特定研究终点或评价方法的依据。

③ 对所用的任何非标准化的评价工具或程序应讨论它们的准确性、精确度和其他依据，并适当地提供文献参考。

④ 某些特定的测定或评价事件，应给出量化的概念或描述所需使用的特殊设备，如 15min 坐式休息后用移动式血压计测定血压。

⑤ 对某些特定的评价工具，指出谁应当承担临床评价，是否需要同样的评价员对相同的受试者完成所有的研究试验规定的评价测定。

⑥ 对由受试者完成的评价工具或表格应予以指明。

⑦ 对有可能出现的受试者状况有明显改善或恶化的情况，应制定改变受试者管理或治疗的规则或标准。

【举例】　评价 SGRQ 的主要目的是决定研究药物是否对慢性障塞性肺气肿会产生临床疗效（即 4 个或 4 个以上的单位变化）。每个治疗组达到 SGRQ 总分 4 个或 4 个以上单位变化的受试者的百分比将会予以比较。SGRQ 的次要目的包括评价两组治疗间 SGRQ 比值的差异，以及评价治疗组间与基线相比总的或各个 SGRQ 变化状态。

【举例】　圣乔治呼吸状态问卷：V3（第 1 天，第 0 周）和 V6（第 85 天，第 12 周）

受试者在第 3 次、第 6 次或末次研究访问完成该项与健康有关的生活质量问卷（SGRQ）。该问卷完成指南可以在本方案的附录 5 中找到。受试者应当在研究机构人员开始询问不良反应经历和进行其他访问程序前完成该问卷。问卷完成后，临床研究协调员应当审阅问卷回答的完整性并转录入电子临床病例报告书中。

在进行临床疗效评价时，往往会运用一些特定的评价工具或问答题。对这些涉及一项特殊程序或评价工具的使用，应对其原理和评判标准或分数进行详尽的描述，相应的表格或问卷可以在附录中显示，以便于研究者在运用它们对受试者进行评价时有依可循。

【举例】　全球治疗反应评价

下列等级应当在运用全球治疗反应评估疗效时用。

1—显著改善

2—改善

3—无变化

4—恶化

5—显著恶化

受试者在试验未结束前失去联络被视为失访。方案对于失访需要明确定义和处理要求。这对于试验项目终点的评价效度十分关键。

【举例】　如果受试者不能返回研究机构进行后续预定方式，且研究机构人员也无法联络到受试者，则被认为其失访。如果出现失访情形，需要采取的措施如下：

① 研究机构人员应当努力联系受试者，重新预约错失的试验访问，并向受试者强调保持试验访问时间的重要性，确保受试者愿意和/或应当进行遵循试验项目的义务要求。

② 在受试者被认为失访时，研究者或其指派人员应努力重新联系到受试者。可能的情况下，要进行至少 3 次电话联系，必要时，按照最后掌握的受试者邮寄地址或当地已知信息发出挂号信给受试者。这些联系努力应当记录在受试者医疗记录或试验文件中。

③ 如果受试者仍然无法联络得到，则认为其已经退出试验项目，其主要原因为失访。

如果有任何特殊检查或评估结果需要提供给受试

者，如医学影像评价结果或报告，需要在相关检查中予以规定。如果受试者的病例记录或诊断检查结果可以作为判断受试者筛选入组资质，或试验疗效数据评估依据，方案需要表明哪些信息可以通过审阅这些已有医疗数据获得。

（17）安全性评价　这一部分需要列出和描述所有试验程序和要做的评价来监督和评价试验药物安全性。如讨论如何进行常规化验检测，包括化验的具体内容和采集、处理和运输待化验的样本的程序，是由中心实验室还是地方实验室完成这些化验检测。由中心实验室制定的具体的采样和处理样本步骤可以收录在附录中。如果是由地方实验室完成这些检测，还应指明如何保证检测结果的统一性和可靠性。这一步讨论有时可以合并在疗效评价和方法项下进行。常规化验检测的项目有：

① 血液检查　一般包括血液学和生化学的指标检测，应当指出包括哪些具体血液化验指标，在哪些研究访问中有多少血液将被抽取。如果由若干种不同检测目的的血液样本管提供给研究者采集血样，则应具体说明哪些样本管在哪些研究访问中使用，每种血样管应加入多少体积的血样。如有特殊的血液监测指标，除了指明在哪些研究访问中需采血样检测外，还应阐明是否需要另外采血样检测或需多少血样检测，谁将测定这些特殊指标，以及检测它们的意义。如果需要空腹抽取血样本也应当有所说明。

② 尿液检查　阐明哪些研究访问需收取尿液，要进行哪些指标的检查。

③ 心电图检查　简述用何种方法测定心电图和与本研究有关的解读心电图的特殊要求和程序，如在哪些研究访问中需测定心电图，每次测定的次数，是否应由中心心电图专家统一解读，解读多次心电图测定的原则等。如果有具体测定时间要求应当特别说明。具体心电图操作步骤和要求通常会有专门的手册予以讨论。

④ 妊娠检查　阐明哪些研究访问需对谁测定妊娠情况，是采用血清检测法还是尿检测法。

⑤ 其他检查　如果有其他特殊的检查项目，应按照上述项目检查方法和原则逐一阐明目的、要求、方法和程序。

如果有任何特殊检查或评估结果需要提供给受试者，如医学影像评价结果或报告，需要在相关检查中予以规定。如果受试者的病例记录或诊断检查结果可以作为判断受试者筛选入组资质，或试验安全性数据评估依据，方案需要表明哪些信息可以通过审阅这些已有医疗数据获得。

（18）统计学概述　试验目的通常会在试验描述中予以阐明，而统计部分需要明确列出对针对试验目的的试验终点。在临床试验设计中，统计师需要支持

并关注的试验数据问题主要集中在两个方面，即：①如何减少试验数据结果偏倚，即增加试验结果的可比性和有效性，其通过随机、盲态和意向性治疗（intended to treat，ITT）分析人群原则予以解决；②遵循统计学原则，尽可能地减少统计结果的方差（variaace），其可以考虑的方法包括增加样本量、提高试验数据质量等。有关决定样本计算的统计讨论主要包括：

① 重新阐明研究的主要终点和次要终点定义。

② 研究试验的样本规模、把信度、数据集合以及它们产生的依据。

③ 全无效或替代假设，以及Ⅰ型错误率（α）和把握度（如80%）。

④ 给出样本量的计算结果及其依据。

【举例】　根据文献［×××］记载，当对照组成功率为98%，治疗与对照两组成功率差不超过5%时，认为两组疗效相当。则当评价其差的统计学显著性水平为0.05、把握度为80%、考虑10%的脱落时，每组至少应入选140例患者。

⑤ 阐明所要用的统计模式和检验分析方法，包括相关参考文献和所用的任何计算软件应用程序。

⑥ 预期的退出率或脱落率对试验项目全体或各亚组把握度的影响，缺失数据对把握度的影响。

⑦ 如果需要进行特殊的统计分析，如试验中期分析、药动学分析、亚组分析等，则应具体阐明目的、要求、分析对象、分析方法和程序；计划中期分析时调整计算的方法（如果适用）。

⑧ 需要时，从统计学角度专门讨论安全性和耐受性数据分析计划，以及处理遗失或非评价性数据的原则。

这一部分还需要指出是否有一个正式的统计分析计划（SAP），以及SAP应当完成的时间，如SAP初稿应当在首位受试者入组前，终稿应当在数据库锁定和数据揭盲前定稿，并不得再修改或调整。

当涉及结果分析设计时，需要清楚描述分析数据集的类别，即哪些受试者应包括在什么数据集中予以分析。根据方案设计的需求，其中包含的要点可以有：

① 意向性治疗（intention to treat，ITT）分析数据集，即所有随机入组的受试者数据集，常见去除原因包括未用药、无基线后数据等。

② 修正意向性治疗分析数据集，即至少服用一次试验药物或有一些特殊随访结果数据的受试者数据集。

③ 全分析数据集（full analytic dataset，FAS），即指尽可能符合意向性治疗原则的合格病例和脱落病例的集合，但不包括剔除病例。主要疗效指标缺失时，根据意 ITT，用前一次结果结转的受试者数

据集。

④ 安全性数据集（safety set，SS），即临床试验数据全分析集中的一个子集，针对至少服用了一次试验药物的受试者，且有安全性指标记录的实际数据集。

⑤ 符合方案（per protocol，PP）分析数据集，即在全分析（FAS）集中临床试验方案依从性好（试验药物服用依从率达 80% 以上）、试验期间未服用禁止药物或其他主要方案违规行为、完成整个试验程序（80%）和有较完整临床试验病例报告记录的受试者数据集。

⑥ 其他可以用于敏感性分析的数据集。

在优效设计中，通常采用 FAS 作为治疗效益的主要分析人群。

在非劣性设计中，FAS 或 PPS 一般都可以作为主要分析人群。对于统计分析方法，可以从下列几个方面予以描述：

① 描述性统计分析展现类别和连续数据应该如何呈现，如百分比、具有标准差的均值、中位数、范围等；

② 推论性检验用 P 值和置信区间来表明统计意义（Ⅰ型错误）和是否为单侧或双侧检验；

③ 说明是否会在本部分或 SAP 中预设协变量；

④ 指出在统计规程下的是否会进行假设检查，以及是否会采取任何修正规程，如转换建议或非参数检验等。

（19）不良事件评价和报告　这一部分需要强调受试者安全性监督和评价的规程和要求，特别是涉及弱势群体时。方案中需要包含的安全性内容有但不限于：

① 不良事件（AE）和严重不良事件（SAE）定义。

② 如何记录 AE/SAE，如何时、怎样和在哪里记录等。

③ 因果评价要求。

④ 特殊实验室异常值标准及其评价。

⑤ 与项目流程相关的 AE/SAE 标准及其评价（如果适用）。

⑥ 要求特殊报告的情形，如死亡、过量服用试验药物、妊娠、药物依赖性等；报告要求，如何时、研究者责任、报告给谁、报告信息等。

⑦ 跟踪和后试验项目报告要求（如果有）。

⑧ 风险监控计划（如果有）。

不良事件的严重度和严重性概念有所不同，需要在方案中予以明确说明。此外，如何处理由研究试验所造成的不正常化验值也应当予以阐明。应当列出任

何 SAE 报告或未预料严重不良事件的联系人的电话、电传号码和电子邮箱。在准备这一部分时，要考虑试验药物/器械的风险属性和特殊安全性关注要点。有些安全性和风险信息可以来自研究者手册、产品说明书、文献和其他信息来源等。如果有些符合 AE/SAE 标准，但不需要作为 AE/SAE 报告的情况，应当在这一部分予以阐明。

【举例】　以下情况可不作为 AE/SAE 上报：

① 医疗程序或手术程序，如手术、内窥镜检查、拔牙、输血等（但是导致这些程序的医学事件需要作为 AE 上报）；

② 在使用试验药物前已经存在且没有出现恶化的疾病或事件；

③ 非伴随医学事件发生的情况，如事先计划的手术的住院、社会原因、方便用药原因住院。

要注意的是器械的不良事件有可能是器械缺陷造成的，这方面的问题需要和器械正常使用造成的不良事件分开记录和报告。

（20）数据记录、管理和监督　这一部分指明临床试验中数据的收集方式、工具和审阅要求，包括接受病例报告表或其他数据文件的人的姓名和地址，呈递这些数据表和文件的日程计划表，以及方便研究机构人员咨询或需要紧急联络的地址和电话。对于研究记录数据保留的要求应当被表明。此外，应注明是否有相关试验监督管理委员会，如数据安全监督委员会（DSMB）。如果试验项目有安全监督委员会，则应对该委员会的组成成员、宗旨、管理和操作有所概述。专门的安全监督委员会章程可以作为专门文件收录在附录中。其他应该在这一部分加以讨论的内容还涉及数据、患者记录及信息的保密性、数据质量控制和稽查要求和管理等。

【举例】　本方案中所用的病例报告表（CRF）应理解为根据其数据采集的方法，可分为纸质版、电子版或者二者结合的数据记录文件。本研究采用电子数据采集（EDC）技术。所有本方案要求的数据都会记录在＜申办方名称＞批准的电子病例报告表中，或采用其他的收集方法，如电子版实验室数据转换方法。研究机构人员会将每位随机受试者的研究数据输入CRF 中。在 EDC 系统投入运行之前应完成 EDC 运用的培训，并对培训记录在案。

若要对 CRF 数据进行更改（如校正错误或添加新信息），应在 CRF 中做出修正。对 CRF 的修正，包括修正原因，会通过 EDC 系统的编辑核查功能自动记录。

研究者负责审查所有的病例报告表，验证其准确度，并通过电子签名确认审核。

数据安全监督委员会：本研究无数据安全监督委员会。

（21）研究管理和行政事宜　这部分的内容包括参与试验人员职责，满足药政法规要求的文件处理和准备，申办方质量控制和保证程序，独立伦理审查委员会要求，知情同意书规范，研究试验项目的组织构架等。此外，还可能涉及对有关试验方案执行的依从性评估的描述和核查，如图谱核查、血浆检测核查、受试者日志应用、电子监查器械的合规性核查等，包括哪些文件是必须完成的，如受试者药物登记和清点记录，哪些源文件/记录将用于评估试验药物或治疗的依从性等。此外，识别、审核和报告方案违背应当予以表述。

【举例】　研究者、研究机构、研究机构人员或＜申办方名称＞代表做出的任何违反试验方案、ICH-GCP或当地监管要求的行为都会导致＜申办方名称＞立即采取行动，以确保研究的合规性。继续违规的研究者，＜申办方＞将会终止其研究权利，并将其行为告知伦理委员会和相关监管机构。

方案偏离是任何不遵循临床试验方案、ICH-GCP或监管要求的行为。这种非依从性可能来自受试者、研究者或研究机构人员等。对于这种偏离需要建立纠正和预防措施计划，并及时实施。

（22）外部合作　当需要研究机构以外的单位或个人协助研究者完成特殊的研究试验程序时，应当对这种协助关系的安排和程序有所描述，比如如何获得病理性样本、如何阅读切片图像或影像等。这些协助完成特殊程序的单位或个人的联系信息，如姓名、地址和电话应当被列出。如果这些方面为研究试验的主要或关键部分，这些与外部合作的目的、要求、方法和程序可以以补充方案的形式专门讨论。

（23）数据保密、交流和发表　这一部分讨论维护受试者数据保密所要采取的措施和遵循的原则，包括但不限于各类试验表格、记录、样本等，以及受试者隐私性保护原则与方法。有关研究数据、保密交流和发表的协议，任何研究者拥有和运用研究数据的限制和要求必须清楚地阐述。此外，应该明确指出任何数据的发表都是否必须经过申办方的批准。这个部分应以叙述性形式加以描述。

【举例】　值得信赖的研究者及其团队成员和申办方代表严格遵循受试者信息保密性和隐私性要求。不仅包括受试者相关的临床信息，这类保密性适用于生物样本的检测和遗传检测。因此，本试验方案、文件数据和所有其他产生的信息都将在严格保密的情况下保存。没有申办方事先的书面批准，任何试验项目信息或数据都不能披露给未经授权的人员。所有研究活动也将尽可能地在隐私环境下开展。

监查员，或其他申办方授权代表、伦理委员、药政部门或供应试验药物的药物公司代表可以检查研究者要求保存的所有文件和记录，包括但不限于医生办公室、诊所或医院的受试者医疗记录和药房记录。临床研究机构应允许上述人员接触这些记录。

受试者的联系信息将会在每个研究机构被安全地保存，仅供试验项目期间内部使用。在项目结束后，所有记录会被保存在安全的地方一定时间，供伦理委员会或申办方审阅。受试者的数据，出于统计分析和科学报告的目的，会被传输和储存在中心档案室，其中不包括受试者的联系或识别信息。当然，每位受试者及其研究数据都会有一个用于识别的独特的项目识别码。对于临床机构用的项目数据输入和项目管理系统来说，机构人员会采用设置密码技术来确保其安全。在试验项目结束后，所有项目数据库将会去名化，并保存在中心档案馆中。

（24）方案修正　这部分必须声明方案经伦理审查委员会、药政管理部门批准和申办方和研究者的双方签名后，不得任意修改。任何修改都必须经过申办方与研究者的讨论并经过申办方的批准。一旦方案被修改，必须重新获得伦理审查委员会的批准，或必要时，重新获得药政部门的批准，申办方和研究者也必须重新签名表示双方接受修正内容后，方可执行。任何修正内容都应当按方案出现的顺序加在方案中。每一修正条目的简要解释也应当作为方案的一部分加在附录中，也可以放在方案的前面。

（25）参考文献　这部分列出所有方案中所引用的文献。

（26）附录　这部分可以包括一些审阅的文件，研究者手册，毒理和标准诊断标准，特殊药物或样本处理程序，有效性或安全性评价工具或表格，研究药物说明书及其包装标签样本等。

14.5　临床试验方案修正书

临床试验方案修正书与方案的不同之处在于前者是在后者的基础上经过修改而产生的。所以方案修正书的格式与内容与方案原稿相同。试验方案修正的形式有两种，即管理性改变和实质性修正。这两种修正都会影响到所有参与临床试验的研究机构和需要申办方的批准，但它们的主要区别在于：

① 管理性试验方案改变不影响患者的安全性、数据的严谨性或试验程序，例如，个别非实质性字段的改变、研究参与人员的变化、物流或样本储存条件等的相应变化等。

② 实质性试验方案修正会影响受试者的安全性、研究的范围、研究的科学质量或试验的主要程序，比如增加受试者的访问。

实质性方案修改通常涉及试验终点的改变、研究目的的变化、与采集或计算终点指标的方法相关的修改、药理或毒理数据结果变化的研究药物新增风险-受益评估结果的变化、入排标准的改变、试验访问内容的变化、给药剂量或途径的变化等。试验方案的管理性改变不需要重新递交给伦理委员会审批，但最好通知伦理委员会备案。实质性修正必须经过伦理委员会的审批，在获得伦理委员会正式批文后才可实施。通常在递交方案修正书给申办方或伦理委员会审阅时，应在方案修正书中保留修改痕迹，以便于方案审阅委员会和伦理委员会更清楚地了解修正的内容。一旦正式批准并发表计划修正书，所有的修正痕迹应当消除。大多数伦理审查委员会也要求除了正式的方案修正书外，还必须同时附有保留有修改痕迹的方案修正书。例如，保留有修改痕迹的方案修正文本"进入非盲延长期的受试者每天的研究药物剂量不能超过每天二次，共 1000 毫克 750mg"。正式的方案修正文本则为"进入非盲延长期的受试者每天的研究药物剂量不能超过 750mg"。在正式发表的方案修正文本中，

每一修正条目的对比和简要解释必须以表格的总结形式放在方案中（表 14.16）。

临床试验方案是真正的试验设计指导，它与非试验性研究的区别就在于研究者无法控制治疗方法和剔除可能降低科学价值的变量来源。对照试验设计可以比非实验性设计更能证明研究药物的治疗效果。显然，研究者努力完成设计精良的临床试验比试验完成或数据分析完成后去试图修正缺陷更有建设性意义。一个设计良好的临床试验可以获得重要的临床结果、降低系统误差和选择或观察偏见。显而易见，发展临床试验方案将是保证高质量临床研究进行的支柱。

需要了解的是任何试验方案的修改都可能会造成试验项目时间表的延误、资源成本和工作量的增加、试验经费的增加和研究者的不满意等。这些是项目经理需要关注和加强沟通与管理的主要方面。

表 14.16　临床试验项目方案修正内容总结示例

修改章节	原文	修改文	修改理由
方案正稿(2008 年 3 月 4 日版) 方案修正书-1(2008 年 8 月 10 日版)			
纲要研究药物部分和方案 6.0 研究药物剂量和服法	随食物服用……	删除"随食物服用……"	许多受试者在临睡前或晚上服用第二次研究药物，所以受试者不应要求必须随食物服用研究药物
第 4.3 部分	受试者有由急性发作导致的发热性癫痫或癫痫	受试者在进行筛选访问前的 2 周内有由急性发作所导致的发热性癫痫或癫痫病史	澄清与癫痫病史有关的排除标准
第 6.6 部分	—	增加"受试者的转氨酶超过允许上限 3～5 倍并未见改善,则应终止该受试者继续参加本研究项目"	降低转氨酶水平持续升高对受试者的潜在危险
第 8.7 部分 安全性评价	—	所有 ECG 都必须测定三次以确保获得令人满意的 ECG 记录。如果满意的话,只需分析第一次记录即可	ECG 记录将进行三次,这样的话,如果第一次记录无法解读,则可有第二次或第三次的记录用于分析

（刘　川）

第 15 章

临床试验病例报告表的设计和管理

临床试验病例报告表（case report form，CRF）是临床试验中采集预设的受试者有效性和安全性评价数据的工具。ICH-GCP 指出 CRF 是一种印刷的、可视的或者是电子版的文件，用于记录并向申办方报告试验方案所需的每个受试者试验评估信息。所以，CRF 是临床试验中研究者所用的获取研究资料的工作文件，是收集数据的工具，是收集、记录和保存临床试验资料的载体。从临床试验过程来看，临床试验方案是仅次于试验方案的重要临床试验文件和确保数据质量的关键。只有设计精良的 CRF 才能使研究者们较为容易地采集和记录统一和适用的有效数据。它决定了应当收集什么类别的信息，也就是说试验方案中所设定的所有疗效和安全性评价数据必须通过 CRF 的数据记录来完成收集。换句话说，临床研究报告（CSR）是另一份依赖于 CRF 数据信息质量的文件。当所有的临床试验项目中受试者的招募和数据分析完成后，申办方通常根据试验数据的分析结果写出临床研究结果报告，成为新药申请材料的重要组成部分。显然，CRF 工具方便记录、计算机整理和分析试验数据，为试验项目统计、总结、报批所需信息资料提供重要基础，也是申办方临床研究人员唯一能够有权同时长期保留的试验数据资料。本章拟就 CRF 设计过程管理和 CRF 设计原则做出探讨。同时，也会简要介绍设计 CRF 时所涉及的数据标准 CDISC CDASH 和 SDTM 注释 CRF 的应用。最后，通过一个实例对 CRF 的设计作出概述。

15.1 CRF 建立程序管理

临床试验采用的数据采集和处理工具形式有两种，即纸质 CRF（paper CRF，pCRF）和电子 CRF（electronic CRF，eCRF）。临床试验中，临床研究协调员（CRC）将源数据/文件记录转录至 pCRF 中，监查员必须在研究机构现场核查 pCRF 数据记录与源数据/文件的一致性和准确性，将核查完毕的 pCRF 转交给申办方数据管理人员将数据双输入至预设的数据库，并对输入的数据完成逻辑检查。随着电子数据采集（electronic data capture，EDC）技术逐渐发展，

eCRF 运用日渐增加。这里的 EDC 是指申办方采用的一种临床试验数据采集管理技术，而 eCRF 是运用这种电子技术采集电子的而非书面的临床试验数据记录。eCRF 要求临床研究协调员进行源数据/文件的 EDC 输入，监查员可以远程或现场完成 eCRF 监查，数据管理员完成 EDC 数据库的逻辑检查。无论是 pCRF 或 eCRF 的数据采集要求都需要依据试验方案而设计，注释 CRF 方法相似；eCRF 是具有稽查轨迹的电子记录，eCRF 中数据项的稽查轨迹可以关联数据记录的注释、注解与电子签名；与 pCRF 相比，eCRF 拥有实时数据存取性强、在线同步数据管理和无纸化等优点。有关 EDC 技术和管理描述可以参见第 23 章。

15.1.1 数据管理计划与 CRF 在试验管理文件中的地位

在临床试验管理文件中，DMP 和 CRF 与其他试验文件的关系见图 15.1，这些试验文件在试验项目实施和管理的全生命周期中起到了关键性的指导作用。

CRF 设计是数据管理人员介入临床试验过程的首要任务之一。在数据管理计划（data management plan，DMP）中，CRF 设计是数据管理流程的重要内容之一。DMP 需要明确 CRF 及数据库设计各主要步骤的执行情况及具体工作内容/方法、数据采集、接收和录入方式和流程，包括但不限于设计和审批过程管理、CRF 注释规程、CRF 填写指南编制要求、谁负责设计和签署批准 CRF、什么数据需要收集、何时收集、版本控制要求，以及 CRF 的应用管理，如试验过程的数据加工和处理、从研究机构收讫 CRF 步骤及其管理、CRF 数据输入、CRF 数据系统逻辑核查要求、CRF 数据质疑产生和关闭管理等。例如，DMP 概述临床试验研究者或临床研究协调员应依照 CRF 填写指南，准确、及时、完整、规范地填写 CRF。在数据录入前需制定数据录入说明，确定数据录入的要求及方式。纸质 CRF 常用双人双份录入，电子 CRF 由临床研究者或由其指定的 CRC 直接录入。纸质 CRF 表还需定义完成 CRF 的发送、

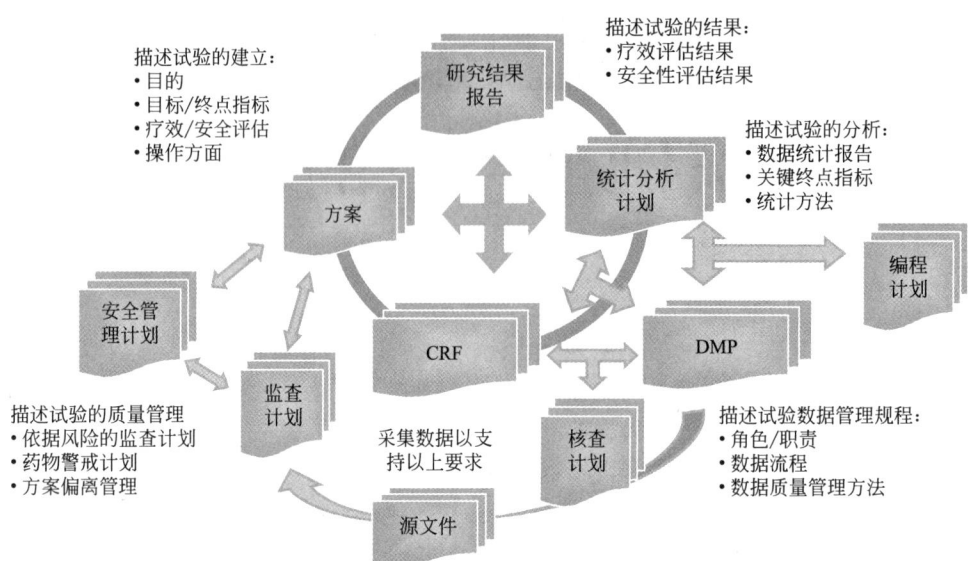

图 15.1　DMP 与 CRF 在临床试验主要管理文件中的地位

转运、接收方式，如传真、邮寄、监查员收集等。同时定义收集频率及记录文件接收的格式等。

　　临床试验方案和临床结果报告（CSR）决定什么数据应当被收集在 CRF 中，因此 CRF 设计必须依据方案疗效和安全性评价的要求而制定。如果试验方案特别标明的数据域/变量阈则必须收集在 CRF 中。但若不打算用于最后试验结果报告的数据又不必出现在 CRF 中，却可以记录在受试者源文件中，作为支持性证据。CRF 设计启动时间在试验方案撰写同时或定稿后各有利弊。若与方案撰写同时展开，有助于在 CRF 完成之前发现试验方案程序的问题，但却可能增加 CRF 版本数，使 CRF 流程管理变得复杂，数据管理工作量增加和效率降低；如在试验方案定稿后再开始 CRF 的设计，虽然可以减少 CRF 版本数和审阅次数，但若发现试验方案程序问题，则可能要求对试验方案做出修正而增加方案的版本数。

　　统计分析计划（SAP）依据试验方案的终点目标制订，也决定了临床试验结果报告的撰写要求，因而要在 CRF 定稿前完成，这样可以避免在 CRF 中采集统计分析计划中不需要的数据，以减少数据输入、监查、数据清理的工作量，也可以减少不必要数据的质疑、不必要地重复采集数据和减少数据的存储资源浪费。

　　CRF 采集的数据准确性和可靠性离不开临床源数据和源文件的支持。根据方案和 CRF 的数据和流程要求，临床监查计划需要对试验过程的源数据文件做出明确定义和要求，便于研究者/临床研究协调员和监查员对源数据/文件的记录与核查有章可循。按照 ALCOA 原则，CRF 采集的数据必须做到可溯源、清晰、同时、原始和准确，这就要求制订严谨

的数据核查计划和临床监查计划，便于试验数据管理和临床监查的协同作用来保证试验数据的质量和可信性。

15.1.2　CRF 的设计审批

　　CRF 的目的是确保按照试验方案的要求将所有相关评价数据都收集在案，且数据收集过程符合药政规范要求。CRF 的运用可以有效而规范地管理数据的加工、分析和报告，使得与相关研究人员和管理部门交流有效性和安全性数据变得更加容易。由于 CRF 的设计、投入使用到最后试验数据结果通过 CRF 的收集、加工、分析和报告贯穿了整个临床试验过程，它起着连接临床试验方案和临床试验结果报告的纽带作用，也是临床试验结果质量的灵魂所在。所以，申办方应当像重视试验方案的设计那样重视 CRF 的设计。从临床试验项目的全过程时间表来看，CRF 的设计和投入使用必须在临床试验项目启动之前完成。在临床试验中，CRF 的设计一般由数据管理人员主导完成，医学专员也会参与其中。CRF 的修改及最后确认涉及的多方人员包括申办方的监查员、项目经理、研究者、数据管理人员、统计人员等。CRF 的运用和管理涉及监查员、项目经理、数据管理员、统计师、研究者、临床研究协调员等，他们在其中所起的作用各不相同。表 15.1 总结了 CRF 发展全过程的各个阶段和相关人员在其中的角色和职责。CRF 设计生命周期中，围绕着 CRF 的工作也需要各个角色的协同努力（表 15.2）。忽略任何一位角色都有可能导致 CRF 完成的推延，即意味着试验项目启动时间的延误。

表 15.1　CRF 设计角色职责分工表

人员	主要职责
CRF 设计者	确保数据收集的完整、正确,和方案的访问计划一致
临床医学专员	确认疗效和安全性指标、变量类型和收集方法符合方案终点目标要求
药动学专家	审阅 PK/PD 变量阈符合试验方案设计要求,包括采集时间点、采集方式、数据记录内容和要求等(如果需要)
临床监查员	确保数据清晰无误,易于研究者的填写
生物统计师	对照分析计划,确保数据收集的内容符合统计分析计划需求
数据管理员	数据录入和清理的角度,确认数据逻辑核查和核查轨迹功能完整
药政法规	确保 CRF 的设计符合 GCP
数据编程员	数据收集的方式、变量类型不影响编程
药物安全警戒员	安全性数据的收集方式有利于药物安全报告
QA	采用质量控制清单对 CRF 整体质量进行评价

表 15.2　CRF 生命周期

阶段	所涉及的 CRF 工作	所涉责任人	评注
1. 临床试验方案 (CRF 前身)	• 根据试验方案草拟内容和问题结构 • 试验方案阶段设计特殊的表格有助于窥视试验方案的优势和弊端 • 审视新的设计和修改设计方案 • 根据试验方案标准审阅表格设计	• CRF 设计员 项目经理 • 项目医学专员 • 监查员 • 数据管理经理 • 统计师 • 药动学专家	CRF 设计可以由项目经理或监查员承担
2. 发展 CRF (设计主版本)	• 审阅试验方案中的数据条目与 CRF 的非重复性表格相符性 • 检查与试验方案的相符性、试验流程和 CRF 模式 • 根据 CRF 表格撰写 CRF 完成指南 • 征求临床试验团队各成员对 CRF 草案的评注 • 定稿和批准 CRF 版本	• CRF 设计员 • 项目医学专员 • 项目经理 • 监查员 • 数据管理人员 • 统计师 • 药动学专家 • 项目主管	CRF 设计员可以由项目经理或监查员担任
3a. 印制 CRF (印刷和质量检查)	• 开印 CRF 前,确保印刷质量 　-页数的顺序 　-完成指南的印制 　-各试验访问流程的连续性 　-所有数据条目的完整性 　-语言要求的准确性 • 提供电子版或纸质版 CRF 给印刷商 • 印刷版 CRF 质量控制	• CRF 设计员 • 项目经理 • 印刷商 • 项目助理	• CRF 设计员可以由项目经理或监查员担任 • 如果采用 EDC,没有 CRF 印刷步骤程序(见 3b)
3b. 构建 CRF	• 构建 EDC 系统前,确保 CRF 内容质量 　-页数的顺序 　-完成指南的准确性 　-各试验访问流程的连续性 　-所有数据条目的完整性 　-语言要求的准确性 • 交付 EDC 服务商或数据管理小组,根据 CRF 版本构建 EDC 系统 • EDC 系统的用户接受测试(UAT) • EDC 系统的批准和投入运行	• CRF 设计员 • 项目经理 • 数据管理员 • EDC 服务商 • 项目助理	• CRF 设计员可以由项目经理或监查员担任 • 如果采用 EDC,应该忽略 3a 步骤而遵循 3b 程序 • 如果申办方数据管理小组负责购建 EDC,无须 EDC 服务商的涉入
4a. 运送 CRF (CRF 包装和运送至研究机构)	• 确认所有临床试验所需文件印刷件的齐全 • 匹配 CRF 与其他试验项目文件(如受试者日志) • 包装 CRF 和其他试验项目印刷文件 • 确保提供给每一研究机构的 CRF 及其他印刷文件数量的正确性 • 研究机构邮寄地址的确认和相应邮寄跟踪编号的登记 • 邮寄 CRF 和其他试验项目印刷文件	• 印刷商邮寄发放员 • 邮递商 • 项目助理 • 监查员 • 研究机构临床研究协调员	• 如果采用 EDC,没有 CRF 运送步骤(见 4b) • 邮寄地址的确认需要监查员的协助

阶段	所涉及的 CRF 工作	所涉责任人	评注
4b. EDC 系统的运行	• 研究机构 EDC 系统用户的建立 • 研究机构 EDC 系统培训 • 研究机构人员完成 EDC 系统的登录程序	• 项目经理 • 监查员 • 数据管理员 • 研究机构人员	• 如果采用 EDC,忽略 4a 步骤而遵循 4b 程序 • EDC 培训通常由数据管理员承担
5a. 完成纸质 CRF（记录数据在 CRF 中）	• 转录源文件数据入纸质 CRF,包括患者日志和患者相关结果工具数据(PRO) • 监查员进行现场源文件的核对和手工完成疑问数据质疑表 • 临床研究协调员手工回答监查员的疑问数据质疑表 • 插入附加试验项目试验研究报告和其他相关医生或医院手记或报告 • 签名完成的纸质 CRF	• 研究者 • 临床研究协调员 • 受试者 • 监查员 • 数据管理员	如果采用 EDC,见 5b 步骤
5b. 完成 EDC 系统的 CRF	• 将源数据输入 EDC 系统,包括患者日志和患者相关报告工具(PRO) • EDC 系统自动进行数据逻辑核查和疑问清理 • 监查员、项目经理和数据管理员同步在线审阅数据质量和疑问质疑 • 临床研究协调员在线解答数据疑问 • 监查员进行现场源文件核对 • 相关实验报告直接传入 EDC 系统,自动完成数据的整合 • 在线电子签名和日期	• 研究者 • 临床研究协调员 • 监查员 • 数据管理员	有关 EDC 系统详情,请参见 23.5 节
6a. 收回纸质 CRF（完成的纸质 CRF 被转运给申办方指定的数据管理员）	• 输入纸质 CRF 前,检查每页 CRF 完成的完整性 • 登记纸质 CRF 的收讫状况,以便监督 CRF 的回收进度 • 双输入 CRF 的数据进入数据管理系统,并进行数据清理 • 数据管理系统数据质量控制检查 • 完成的 CRF 被存档保留 • 完成数据清理的数据库锁定 • 根据数据库的数据,完成临床试验结果报告	• 数据管理员 • 数据程序分析员 • 监查员 • 临床研究协调员 • 邮递商 • 项目经理 • 统计师 • 临床医学撰写人员	• 如果采用 EDC,请遵循 6b 程序 • 从最后一位受试者完成试验项目的最后一次访问到数据库的锁定平均需要 3 个月的时间
6b. EDC 数据库的锁定（同步清理完毕的 EDC 数据库锁定）	• 同步清理的 EDC 数据库直接被数据管理员锁定 • 根据数据库的数据,完成临床试验结果报告 • 分别刻制 EDC 系统中每个研究机构数据在光盘上,并送交给各个研究机构保留	• 数据管理员 • 数据分析员 • 监查员 • 项目经理 • 统计师 • 临床医学撰写人员 • 临床研究协调员	从最后一位受试者完成试验项目的最后一次访问到数据库的锁定平均需要 1～4 周的时间

随着临床试验方案研究目的和临床试验周期（Ⅰ～Ⅳ期）的不同,试验数据的收集侧重点有所变化。因此在试验方案准备阶段后期就开始考虑 CRF 的设计计划将有助于评估 CRF 的设计任务的工作量和工作重点。一般来说,早期临床试验项目要求在短时间内完成大量的安全性数据的采集。随着临床试验周期的进展,不仅研究周期增长,而且更多客观有效性评价工具被要求加入 CRF 中,从而可能增加 CRF 的复杂性。从 CRF 的角度来看,各周期临床试验阶段的过渡并不总是清晰可分。所以弄清什么数据在各个试验周期或阶段需要被增减十分重要。有时早期临床试验的数据采集空白表格有可能被保留在临床试验的后续阶段的 CRF 中。此外,监查员在 CRF 设计中的作用不容忽视。由于长期与研究机构人员交往,监查员比较容易从研究机构的角度去协助思考 CRF 表格模式的设计,以及研究机构过去完成 CRF 时常会犯下的错误类别。这些都有助于在设计或改进新的 CRF 时吸取以往经验和教训。

理解临床试验方案的最好方法是根据临床试验方案内容重新构建时间和事件表。这样做的好处在于:

① 可以加深 CRF 构建者对试验方案流程的理解,因为有时构建者的理解可能有别于试验方案的撰写者。

② 确保对试验方案时间和事件的理解不会发生遗漏和差异。

③ 从 CRF 构建者的角度来审视在较多数据源要求存在的情况下可能出现的 CRF 内容的逻辑问题。

④ 根据试验方案的要求,构建者可以对下列问

题设置解决的方法：

• 如果受试者不能满足入选标准时什么数据需要被收集？

• 可以采用什么标准数据采集模式？需要对哪些模式进行修饰？哪些不存在标准模式？

• 可以利用哪些现有表格？

• 需要增设哪些新的数据采集表格？

• 药物计量和服药依从性如何被监测？

• 需要采集哪些群体的特殊数据？

• 有效性监督的数据采集有哪些？安全性监督的数据有哪些？

• 早期脱落受试者的数据收集如何控制？

一个设计良好的临床试验方案应该对上述问题都已有答案可循。然而，取决于试验方案可能存在的未知因素或设计缺陷，数据管理组成员或 CRF 构建者可能会要求项目经理召集临床团队成员召开会议，便于统一对试验方案研究目标的认识，或对试验方案中的数据要求进行必要的调整，确保试验团队所有成员对试验方案目标和数据要求的理解不会存在误解或差异。这样做可以减少在试验方案实施过程中再出现对试验方案理解的不同，从而影响 CRF 的权威性和数据收集的质量。任何新增表格的设计需尽早开始，以避免 CRF 设计完成的延误。大多数有效性或安全性评价工具（PRO）可能存在版权问题。联系这些工具的版权所有者并获得他们的同意，设计出符合试验方案要求的新 CRF 表格需要一定的时间才能完成。

CRF 被正式用于采集临床试验数据前，需要经过设计、审阅和批准三个步骤。图 15.2 总结了这三个步骤过程。需要指出的是，并不是所有的申办方都需要配备 CRF 设计员，这一角色大多可以由数据管理员来担任，项目经理或监查员起到辅助作用。有些申办方把 CRF 的设计启动和临床试验方案的准备连在一起。只要试验方案草案近乎完成，CRF 的设计启动就自动开始，而无须经过另外的批准。有些申办方还是要求临床团队完成 CRF 设计申请表，其目的是进一步明确 CRF 设计过程中的细则需求，以便 CRF 设计员或数据管理人员有所准备。CRF 的设计启动不宜在试验方案的早期准备阶段就开始，因为早期的试验方案无论在试验过程还是方法学上都没有形成定论。因而，CRF 的标准模式表格或特殊表格也无法选择。表 15.3 为 CRF 设计申请和批准表示例。对于需要语言翻译的 CRF，在完成 CRF 的翻译后，应当经过语言翻译的认证程序，以确保 CRF 内容翻译的准确性和贴切性（表 15.4）。值得注意的是 CRF 的翻译并不只是简单地把原语言文字逐个对等翻译，还必须考虑被翻译文字的文化和语言的可读性（参见 9.2.8 节）。像所有的翻译程序一样，CRF 的翻译过程也应当建立相关 SOP 予以管理（图 15.3）。

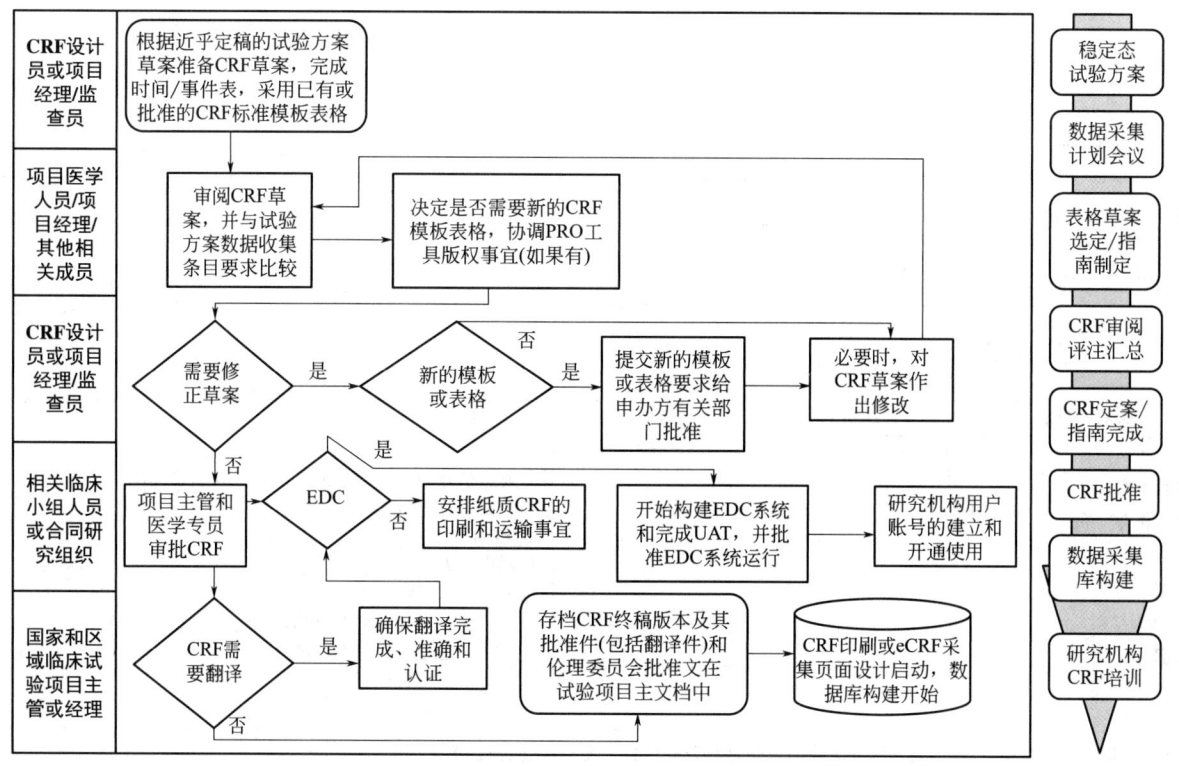

图 15.2　临床病例报告表设计、审阅、批准流程

表 15.3　CRF 设计申请和批准表示例

＜申办方名称＞	试验项目编号：	

试验方案名称：		

试验方案版本：	版本日期：	数据库模式:SAS　其他 ＿＿＿＿＿＿＿

申请人姓名：	申请人职称：	申请日期：
申请人电话：	申请人传真：	申请人电子邮件信箱：

请完成本申请表后,通过内部邮件通道或电子邮件方式递交给全球 CRF 设计管理委员会。递交时,请附上试验方案书或修正书

本申请表供申请设计并批准(如果有多份新 CRF 表格应当分别完成申请批准表)专用。
新 CRF□ *　　* 本研究项目与另一个试验方案相类似吗？ 如果是,类似试验方案编号：＿＿＿＿＿
另外的 CRF 表格(在过去已批准的 CRF 基础上)□　　注明：＿＿＿＿＿＿＿＿＿＿＿＿＿＿
替换 CRF 表格(修正已有的表格)□＿＿＿＿＿　　注明原因：＿＿＿＿＿＿＿＿＿＿＿＿＿＿

在递交本申请时,请提供下列信息：
本试验方案最后批准日期(预计)(年/月/日)＿＿＿＿＿＿＿/＿＿＿＿＿＿/＿＿＿＿＿
研究者启动会议日期(如果知道的话)(年/月/日)＿＿＿＿＿＿＿/＿＿＿＿＿＿/＿＿＿＿＿
第一位受试者招募日期(预计)(年/月/日)＿＿＿＿＿＿＿/＿＿＿＿＿＿/＿＿＿＿＿

本 CRF 引用的标准数据采集模板表格有(新 CRF 需完成本部分)：
不良事件:随访问次数引用　□　　单次登记模式　□
同期用药:随访问次数引用　□　　单次登记模式　□
受试者基本信息　□ 体检　□ 病史　□ 试验结束总结表　□ 心电图　□ 生命体征检查
其他(请注明)＿＿＿＿＿＿＿＿＿
随访问次数引用　□　　单次登记模式　□
实验数据:中心实验室　□　　地方实验室　□

本 CRF 引用的已批准的 CRF 表格有(非重复使用性表格)：

本 CRF 需要新建的表格有(非重复使用性表格)：

非本国语言 CRF 模板需要被提供吗？　　是□ *　　否□　　(* 需要完成 CRF 语言翻译认证表)
如果是,请指出需要翻译的语言种类:英语□　德语□　法语□　西班牙语□　日语□
其他(请注明)＿＿＿＿＿＿＿＿＿＿＿
需要特殊图表或图像吗？　是□　否□　如果是,请注明＿＿＿＿＿＿＿＿＿＿＿＿＿＿

新 CRF 或表格预计完成日期(年/月/日)＿＿＿＿＿＿＿＿
新 CRF 或表格审阅会议日期(预计)(年/月/日)＿＿＿＿＿＿＿
新 CRF 或表格批准期限(年/月/日)＿＿＿＿＿＿＿

审阅意见或评注：

审阅者姓名	批准签名	日期	
项目主管			
项目经理			需要邀请合同研究组织或其他人员参加审阅吗？是□　否□
项目医学专员			如果是,请注明：
统计师			CRO 名称：＿＿＿＿＿＿＿＿
数据管理员			共同申办方名称：＿＿＿＿＿＿＿＿
药动学专家			选择的国家或地区项目经理姓名：
数据库构建员			＿＿＿＿＿＿＿＿　国家或地区＿＿＿＿＿＿
CRF 设计员			＿＿＿＿＿＿＿＿　国家或地区＿＿＿＿＿＿

送交:一旦完成批准程序,本申请和批准表应当被保存在试验项目主文档/试验报告子文档中

版本:V1	版本日期:2007/2/1

表 15.4　CRF 翻译认证批准表示例

＜申办方名称＞		试验项目编号：	
试验方案名称：			
CRF 原语言：	CRF 翻译语言：		翻译完成日期：
CRF 翻译语言运用国家和地区：		认证完成日期：	
翻译公司或人员名称：		校对或认证公司或人员姓名：	

上述试验方案相对应的 CRF 翻译件已经经过严格地与＜原语言名称＞相比对的认证程序,并证明＜翻译语言名称＞的 CRF 内容翻译准确且无遗漏。由于被翻译地方语言的习性需要,必要的额外或其他增减文字总结如下:

以上变异符合被翻译语言的文字习性,不影响 CRF 内容的完整性、准确性和严谨性。本翻译版 CRF 可以被用于＜国家和地区名称＞的上述临床试验项目中。

国家和地区医学总监姓名	批准签名	批准日期
申办方总部临床试验项目主管	批准签名	批准日期

送交:本批准文应当被保存在试验项目主文档/试验报告文件档案中

版本:V1　　　　　　　　　　　　　　　　　　　　　　　　版本日期:2007/2/1

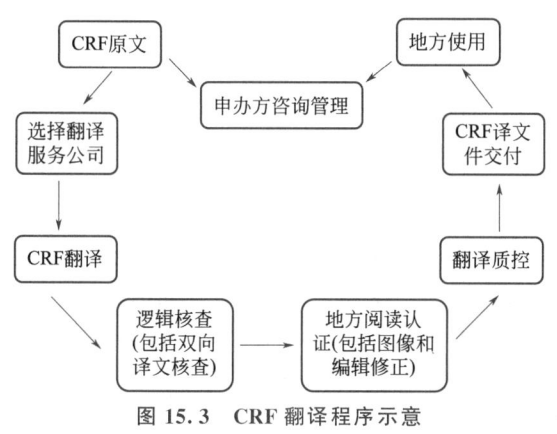

图 15.3　CRF 翻译程序示意

15.1.3　CRF 质量控制评价

CRF 构建完成后,申办方通常都会对 CRF 的质量按照自身 SOP 的要求予以评价。表 15.5 为 CRF 质量评价表样本。从某种意义上来说,CRF 的质量控制可评价 CRF 是否遵循试验方案,即

① CRF 中的表格、数据条目或数据采集模式是申办方需要收集的吗?

② 申办方在按照 CRF 中的表格完成数据收集后能否达到试验方案所期待的结果,即临床试验结果报告可以满足申办方新药申报的要求吗?

③ CRF 中的问题询问方式和问题本身适宜吗?

除了上述纲领性的质控要素外,CRF 的细则质量检查需要注意的方面包括:

① 交叉检查各模板或表格中的日期、版本、数据和完成指南,避免出现矛盾或不一致的情形;

② 注意行距、字型和字体是否适宜;

③ 注意单位、等级和数值精确度在各表格或模板中的要求是否一致;

④ 基线和后续可比性数据的相互参照化;

⑤ 任何演绎或偏离标准模板或表格的 CRF 页是否有必要,如果需要的话,应该获得认证和/或批准。

15.1.4　CRF 的印刷、装订和运送

批准纸质 CRF 内容表格设计后最大的挑战是印刷和运送印刷好的 CRF 给研究机构。在印刷 CRF 之前,需要对 CRF 的印刷量有一个初步的估算。这种估算涉及的要素包括:

① 受试者人数;

② 研究者数量;

③ 正式印刷前需要认证审阅的 CRF 册数;

④ 内部人员需要的 CRF 册数;

⑤ 比上述实际需要略多的 CRF 册数,通常是实际册数×百分比,以备意外情况下的紧急需求。

需要记住的是印刷和装订额外的 CRF 总是比在试验项目进行中再次追加 CRF 印刷要经济得多。通常申办方预定 CRF 的印刷数量一般会比实际计划招募受试者的人数要多 15％～25％。如果有筛选受试者的信息需要记录的话,考虑到筛选失败者的受试者人数,一般会要求印制筛选 CRF 表格的数量比实际计划招募受试者的人数多一倍以上。筛选表格可以与 CRF 分别装订,这样对于筛选失败的受试者来说,研究机构人员无须浪费整本 CRF,而只需填写筛选信息要求的表格即可。

表 15.5　CRF 质量评价表示例

＜申办方名称＞				试验方案编号：		
试验方案名称：						
试验方案版本：		试验方案版本日期：		本评价针对病例报告表：		
病例报告表版本：		病例报告表版本日期：		全本□　　表格□　　模板□		
表格或模板名称：						

CRF 质量标准	质量选择		页数①	评注
	是	否		
所要采集的数据与试验方案细则相符	□	□		
所要采集的数据不包括外部数据	□	□		
所列出的入选/排除标准与试验方案一致	□	□		
有受试者识别号、人口学信息和诊断信息	□	□		
所收集的安全性数据符合 SOP 要求	□	□		
使用批准的标准数据归类标准编码	□	□		
有效性的评价能通过数据的准确收集、整合、分析和报告完成	□	□		
药物服用依从性(计量清点)监督较易达到	□	□		
提问清晰,并提供不易混淆的回答选择	□	□		
要求最小自由文字输入	□	□		
有最少数据重复采集模板	□	□		
整体构架有利于准确和有效的完成,且尽可能简明	□	□		
数据条目的排列有益于数据的准确输入和数据库导出报告	□	□		
完成指南清楚并容易遵循	□	□		
有药政部门要求的必需数据条目	□	□		
有完整的基线数据测定和采集记录	□	□		
有相对应的后续对比数据测定和采集记录	□	□		
有不正常化验结果报告要求和有否"临床意义"判断	□	□		
有完整的脱落研究状态记录	□	□		
有完整的不良事件报告记录	□	□		
患者有关结果评价工具版本和版权明确	□	□		
有同期用药记录	□	□		
单位或数值精确度要求一致	□	□		

质控员姓名：		签名：		日期：	

①如果质量选择为"否",请注明具体页数

本 CRF 质量评价表需要和试验方案和被评价的病例报告表/表格/模板一起保留在试验项目主文档/病例报告表文件档案中

版本：V1	版本日期：2007 年 2 月 15 日

每页 CRF 普遍采用三联式印刷装订成册，即 3 页 CRF 表格内容相同。这 3 张纸具有自动复写的功能，即研究机构在第一页上填入所需的数据信息，三联式的第二和三页自动复写出研究机构填写的数据信息。这 3 张纸张的色彩各不相同，大多分别为白、黄、粉红色。监查员每次完成每页 CRF 的数据核查后，会收回被核查完毕的三联式 CRF 页的前两页，其中一份转交给申办方的数据管理小组完成数据双输入程序，一份作为监查员的工作文件自己保留，最后一页被保留在 CRF 文件夹中作为研究机构的 CRF 档案。在三联式的彩色 CRF 页的注脚上应当标明哪一种颜色的 CRF 页给谁。装订成册的方式也有几种，常见的方式有：

（1）订书钉装订　这是较为简便和经济的成书方式，但只能用于 CRF 页数较少的情况。

（2）三孔式文件夹三联复制表格装订[(8.5× 11) in❶/页]　CRF 被装载在普通的三孔式文件夹中。监查员在完成每页的 CRF 数据核查后，会打开三孔式环的文件夹，取走前两页，保留最后一页在 CRF 文件夹中。这种装订方式较适用于 CRF 页数较厚的情况。

---

❶ 1in＝25.4mm。

（3）螺旋穿孔式三联复制表格装订[(9×11)in/页或(8.5×11)in/页]　与上述装订方式不同，这种装订方式使用户不用开启文件夹环就可以容易地撕取每页三联式 CRF 表格的前两页。这种装订方式中，在每页表格的左边通常会多预留 1.5in 的边缘作为穿孔链的位置。

（4）粘连式三联复制表格装订[(9×11)in/页 DK]　这种装订方式中的每一部分表格间都被快速释放胶在每页的内边缘和上下端所粘连。三联式复制表格中的第 1 页和第 2 页的左边是开放的，不用打开文件夹环就可被取走。

CRF 页数顺序通常是按照访问的前后时间或数据类别来安排。如果按照访问顺序来排列，每次访问所需完成的安全性或有效性评价表格依次排放在相应访问标示符页的后面。但对于涉及每次访问都可能需要的表格来说，例如不良事件和同期服用药物页等，通常会排放在 CRF 后面的专业标示符下，以利于研究机构人员和监查员的特别管理和关注。如果按照数据表格类别来组织 CRF 的顺序，它的排列方式一般可以为：完成指南、入选和排除标准、受试者人口学信息表（包括体检和病史表等）、有效性数据表、安全性数据表、总结数据表（如受试者完成或脱落试验项目表等）。

无论采用哪种 CRF 页数的排列顺序，在 CRF 中都必须含有研究者的手写签名之处。这种签名通常出现在某些特殊的表格上或 CRF 的总结页上，以表明有关或所有 CRF 页中的信息均已被研究者审阅过，并且是准确的。另外，考虑在 CRF 中插页试验项目时间和事件表或日历等，可以为研究机构人员安排受试者访问带来便利。由于三联复制式表格的自动复印特性，在装订 CRF 成册时，印刷装订商通常会考虑配置一块活动式粗纸板或硬薄膜。每次在三联式复制 CRF 表格页上填写数据信息时，这块纸板或薄膜会被放置在将被书写的三联式复制 CRF 表格页的下方，以避免书写信息穿透至下一页的三联式复制 CRF 表格页上。此外，在每次试验项目的访问窗之间，印刷装订商通常需要增加一张分隔标示页，注明相关访问窗口信息。在相应的 CRF 表格页旁也会放置用聚酯薄膜保护的制表符。这些做法的目的就是方便研究机构人员查找相关 CRF 数据信息页码，以降低数据填写至错误页码中的可能性。由于 CRF 在研究机构的使用频率较高，每本装订成册的 CRF 最好用硬壳封面包装，以增加 CRF 的耐磨性。

在运送完成的 CRF 过程中，出于运输费用的考量，通常需要考虑向每家研究机构首次提供 CRF 的册数以及后续提供 CRF 册数的程序和标准。在计划研究机构接收 CRF 册数时，需要考虑的因素包括：

① 什么时候研究机构需要开始收到 CRF 及其他试验印刷材料，如受试者日志、患者相关结果评价工具等；

② 印刷商需要多少个工作日才能向申办方递交认证审阅的 CRF 成书样本；

③ 申办方需要多少天可以完成审阅 CRF 成书的程序；

④ 一旦批准，印刷商需要多少个工作日才能交付完成的 CRF 成书。

监查员在 CRF 的再次订购中起着中心协调的作用。由于每个研究机构储存空间有限，一般申办方不会首次运送过多的 CRF 给研究机构。所以，监查员应当告知研究机构人员注意，再次订购新的 CRF 或表格时需要填写新订购信息表和提前时间量。再次订购 CRF 和表格的订货单通常会在首次运送 CRF 时夹带在运送包装中。如果临床试验项目中采用 EDC 系统采集试验数据，上述这些印刷、包装和运送 CRF 事务显然并不存在。

15.1.5　CRF 的完成

CRF 的完成应当使用黑色圆珠笔，不能使用铅笔。书写纸质 CRF 时字迹应当工整和清晰可读。必须禁止在填写 CRF 时使用修改液。任何修改都应当遵循 GDP 的标准执行，且必须留有修改痕迹，并由修改者签名和日期。在纸质 CRF 中，任何错误的修改可以通过在错误数据或文字上划线的方式完成（参见 3.4.3 节），例如，错误。对于不理解的 CRF 问题和条目，可以参阅 CRF 完成指南或咨询监查员。特别要注意的是当转录源文件的数据到 CRF 表格中时，不仅要注意字迹的工整性（纸质 CRF 情况），还有数据转录的准确性。监查员对任何 CRF 的数据条目都需要与源文件数据条目一一核实。对于有自动复写功能的三联式 CRF 页来说，转录数据时应注意复写页的数据字迹仍然清晰可见。在 CRF 完成要求中，应明确指出任何 CRF 的选择填空格、区域填空数据或空格不应留空。除非有特殊的注明，CRF 中选择格的选择可以用×或√的方式完成，不应留有任何未填空格（专门注明处除外）。任何遗漏或未输入数据的空格都应有相应的注解或说明。

在研究机构填写 CRF 最好由专人执行，这样可以保证对所有 CRF 数据条目从源文件转录到 CRF 上的一致性和对数据条目质疑答复的统一性，以避免不同的 CRF 填写者对 CRF 理解的差异而导致人为误差。填写 CRF 的人应该被列在研究机构人员职责分工表中，相应的职责也应与 CRF 填写挂钩。通常这一角色可以由对试验项目程序和数据要求有较深刻了解和掌握的临床研究协调员担任。在 CRF 被交付给申办方前，监查员应确认研究者已在要求其签名确认的 CRF 页完成审阅和签名程序。有实验检测结果报告要求的 CRF 页也应当要求研究者审阅并签名确认。在运行的临床试验项目中，纸质 CRF 的数据转录通常要求临床研究协调员在受试者完成相应访问后的 3 个工作日内完成，EDC 数据输入通常应该在 2 个工作日内完成，这样可以确保信息在临床研究协调员的记忆还较为清晰的情况下能够及时被转录，减少可能回忆偏差的出现；任何数据质疑的答复可以要求在 4～7 个工作日内完成（取决于申办方的 SOP 或实际试验项目的数据难/易读或受试者招募数量），这样可以确保数据清理过程的畅通和及时性，避免过多数据质疑工作量的积压。

在完成某些访问日期信息时，应注意访问日期与 CRF 中相关数据区域或页上的其他关联日期，如化验样本取样日期或其他程序检查/报告日期相符。其他需要交叉对比检查的数据还有病史、同期服用药物和不良事件页上的某些信息的相关性及其记录的互补性，例如，治疗不良事件的药物是否记录在同期药物表中，有既往病史的疾病如果在试验项目进行中恶化，是否记录恶化的疾病为不良事件等。

15.2　CRF 的设计

一套完整的 CRF 通常由封面、病例报告表填写指南、主体内容部分、病例报告表审核声明、含有项目和受试者识别信息的页眉和注脚等结构要素组成。此外，根据需要，还可能添加 CRF 监查声明、流程图等部分。

（1）封面　封面一般包括试验项目名称、方案编号与版本、研究机构名称/编号、受试者识别编号与姓名缩写、申办方信息等。

（2）病例报告表填写指南　概述一些基本的填写规则与注意事项，以及每个数据表格填写要点，例如，受试者姓名缩写录入规则、数据修改规则、中途退出试验受试者需完成的数据等。

（3）CRF 主体内容部分　依照方案疗效和安全性评价要求及其试验访问流程，通常按照试验访问顺序，列出每个访问需收集哪些数据模块，每个数据模块内需评价和采集哪些数据表格，每个数据表格还需求确认含有哪些条目，每个条目由数据标签构成。所有数据表格、条目和变量都有数据格式要求。每个 CRF 页含有若干数据表格。其中每个需收集的数据条目在 CRF/eCRF 中通常称为字段（field），每个字段项下通常含有采集的数据变量（variable），每个数据模块或表格称为域（domain）；各访问数据模块依据试验流程按序排列构成完整的 CRF 主体内容。临床试验中数据采集"字段"一般指的是 CRF 上的术语，数据采集"变量"指的是临床数据库中所设定的变量。不良反应、同期服用药物或治疗、试验总结等通常单独列出。在设计 CRF 过程中，应注意保证完整收集方案要求的数据，并避免收集与研究结果报告无关的冗余数据。

（4）页眉和注脚　页眉通常含有申办方名称、试验项目编号、受试者识别代码、研究机构代码、访问信息等。试验项目标题是否需要列在 CRF 的页眉上取决于申办方的 SOP。但试验项目编号和受试者的姓名缩写和编号（筛选、随机或二者皆有）应当列在 CRF 的记录上。注脚通常含有版本、版本日期和页数等。如果需要的话，可以增加有关保密字样、申办方特设的变量信息（数据管理专用）等。在每页 CRF 都应有标准页眉和注脚信息。

（5）病例报告表审核声明　通常作为试验总结页的内容组成部分，为研究者对该病例报告表所收集数据真实性、完整性的确认声明。研究者需要签名和签证日期以示负责。EDC 中多用电子签名代替。

在设计 CRF 时，需要注意一些数据条目的收集要求在方案中可能没有清晰、具体的说明，甚至方案也可能存在遗漏必要说明信息、前后矛盾等问题。这时需要通过与方案撰写人员或临床研究人员沟通予以确认。

15.2.1　CRF 的设计原则

利用 CDISC 的设计数据采集工具来建立 CRF 的开发流程，对于优化 CRF 设计和保证采集数据的最佳质量十分关键。可以这样说，除了设计精良的临床试验方案外，没有比选择获取临床试验数据的工具更重要的了，数据质量首先依赖于其采集工具的质量，如果正确的数据点没被采集，那么无论在试验中投入了多少时间和精力，都不太可能得到有意义的分析结果。因此，必须高度关注数据采集工具的设计、开发和质量保证。表 15.6 引述了 CDISC 技术指南中有关设计数据采集工具最佳规程管理的关键要素（CDISC，2011a）。

CRF 是由一系列针对性较强的表格组成的，而各种表格是由特定的问题所构成，要求使用者按照试验项目结果评价如实填写。在进行 CRF 设计时，需要遵循的原则如下：

① 从方便用户使用考虑，CRF 设计要做到易于理解、方便填写　针对用户的人性化设计措施包括但不限于：

- CRF 中的问题要简单明了、意义明确、无歧义、容易理解和易于回答。
- 试验数据标准化，试验终点指标变量尽可能易量化。
- 向研究者提供完成 CRF 填写指南等。

• 在每个问题之间留有适当的空间，使临床研究协调员阅读 CRF 更清晰。

• 数据收集模式排列得使监查员较为容易审核。

• 每个数据条目后留有空间利于数据管理员完成数据或术语归属（EDC 系统将术语归属功能构建在系统内，使得术语和数据归属能自动完成）。

• 为方便纸质 CRF 的双输入，所有的数据条目尽量线性排列，便于数据录入员浏览输入。

• 完全遵循临床试验方案。在临床试验中尽管方案设计得很完善，但若 CRF 设计不严谨，也将影响统计数据的完整与可靠，进而影响研究结论的可靠性和准确性。换句话说，临床试验方案中涉及的终点要求必须在 CRF 中体现，方案中不关注的信息一定不要出现在 CRF 中；如果方案做出修改，且其修改的内容影响到数据的记录，CRF 也要做相应的修改。

表 15.6　临床试验数据采集工具设计的质量规范管理要素

序号	方法	原因说明
1	**仅采集必要的数据** • CRF 应着重采集能回答研究方案中的问题并能充分证明安全性和有效性的数据，避免采集冗余数据	• 考虑到采集数据所需的成本和时间，CRF 通常只采用于分析试验要求的有效性和安全性评估的数据。采集的数据一般应进行核查和清理 • 应参考统计分析计划（SAP），以保证分析所需的变量均被采集，并适用于分析。统计师负责确认 CRF 采集了所有支持分析所需的数据
2	**控制** • CRF 的设计、打印、分发以及计数未使用的 CRF 数量的流程都应是可控的 • CRF 的开发： 　-CRF 的开发周期应是一个正规化的、有文档记录的受控程序，包括了设计、审阅、批准及版本控制的步骤 　-CRF 的开发流程应由 SOP 控制，而 SOP 至少需包括设计、开发、质量保障（QA）、批准、版本控制及研究中心培训	• 制订 CRF 开发的控制流程将有助于确保 CRF 符合 GCP 标准及流程规范管理
3	**适当的审阅** • 设计临床研究数据采集工具的成员应参与试验方案的建立过程，并且 CRF 设计小组应具备各类相应专业知识的成员，如统计、编程、数据管理、临床操作、科学研究、法规、药物警戒学、药动学等相关人员 • CRF 设计人员应审阅试验方案，以确保方案中提出的数据都能够被采集到 • 统计师应根据 SAP 的分析方法审阅 CRF，以确保所有分析需要的数据均会被采集到相应的表格中 • 临床监查和项目管理人员应审阅 CRF，以确保问题的设计清晰明了并且需要的数据能够被采集到 • 程序员应审阅 CRF，以确保在 CRF 上采集数据的方式不会影响到编程 • 医学和科学专家应给临床数据管理（CDM）人员提供足够的信息以确保对有效性和/或安全性数据相关的背景、内容以及医学相关信息的理解 • 质量保证专家应审阅 CRF 以确保其符合所有适用的法规 • 数据录入人员是 CRF 使用的一位重要"用户"，审阅时也需考虑他们的观点 • 药物警戒学专家应审阅 CRF 来确保合理的数据采集及流程能支持快速上报 • 最理想的情况是 CRF 的设计与试验方案和 SAP 同时进行 • CRF 上所有的研究相关数据都在试验方案中提出，并详述如何及何时采集	• 来自不同部门的审阅者共同审阅 CRF，能使 CRF 更易于填写和进行安全性及有效性的评估 • CRF 设计小组应确保数据采集方式统一按申办方的流程进行，并易于研究中心填写
4	**研究机构的工作流程** • 开发数据采集工具需要考虑到研究机构的工作流程和医疗标准	• CRF 的设计需为研究机构人员的填写提供便捷 • 临床操作人员应审阅 CRF 以保证 CRF 设计与研究机构的工作流程和程序保持一致 • 尽管临床数据管理（CDM）人员可作出 CRF 设计的最终决定，但这些决定仍应通过研究和用户须知（study and user requirements）告知相关人员

序号	方法	原因说明
5	**使用标准** • 在数据采集环境中,应使用统一标准确保在不同研究产品和治疗领域亦能获得一致性数据。应尽可能使用 CDASH 标准,如有需要,也可制定申办方自己的标准	• 在不同研究产品和治疗领域中使用数据采集标准可节省药物开发各个步骤的时间和金钱 • 使用统一标准: 　-可以减少 CRF 从开始设计至发布的时间及审阅和批准的时间 　-可以减少研究机构重复培训和数据质疑的数量,提高首次填写的依从性和数据质量 　-能够促进有效的监查,减少数据质疑 　-基于对标准的熟悉度可以提高数据录入的速度和质量,并减少内部培训的负担 　-易于多个研究的数据重复使用和整合,并利于"数据挖掘"及发布整合总结(integrated summaries) 　-可以减少在新研究中对新的临床及统计编程的需求
6	**数据质疑** • CRF 上的提问和填写指南不应"诱导"研究机构	• 数据的采集应使用可避免偏倚或错误的方式。问题的提问需清楚明确,包括确保问题的回答是完整的,例如:必要时提供"其他"或"无"的选项
7	**翻译** • 将 CRF 译成其他语言的过程应是一个步骤相同的平行过程,只是需由相关领域的专家进行单独审阅和批准	• 被译为其他语言的 CRF 应遵照和原始 CRF 相同的开发流程,以确保所采集数据的完整性 • 对翻译方面的考虑应是 CRF 设计流程的一部分,应避免使用"俚语"或其他可能使译文复杂化或难以翻译的措辞 • 在翻译 CRF 的过程中应当合理处理文化及语言差异带来的问题,以确保 CRF 上的数据采集要求和标准在不同语言的翻译后仍保持词意一致
8	**CRF 填写指南** • CRF 上的提问应尽可能明白易懂,从而减少单独提供指南的必要性 • 如果需要提供指南,那么可以在 CRF 页上给出简要指示。如果还需更多详细的指示,则可通过 CRF 填写指南呈现,所有说明应当简明扼要 • 填写指南应尽可能标准化	• 在 CRF 上给出简要说明和提示增加了其被阅读和遵循的可能性,从而减少质疑的数量和数据清理的总费用 • 应用标准化的填写指南能保证所有研究中心遵循相同的规则填写各项字段 • 设计良好的填写指南也会促进 CRF 的填写过程。在 CRF 上提供简短的填写指南和提示,并把较长的指南移到单独的填写指南手册、使用扉页或清单,这些均可减少 CRF 的页数,并有以下好处: 　-减少 CDM 的费用,和减少数据录入的花费 　-格式化的 CRF 可以帮助读者识别需要填写的字段 　-使页面格式干净整洁,从而帮助研究机构人员和监查员更容易识别到答案缺失的字段
9	**数据清理提示** • 数据库应包含未做某项检查/评估的指示。这种指示机制在不同系统之间或纸质与 EDC 之间可能会有所不同 • 有时设计为"是/否-评估完成"的问题或"未做,请勾选"的选择框 • 在另一些情况下,可能设计为一个空白标记或提供数据缺失的原因列表。"是/否-评估完成"的问题设计比"未做,请勾选"的选择框更好,因为"是/否"格式有利于确认问题给出了应答,然而如果"未做,请勾选"的选择框没有应答,则并无法确认"未做"的选择框是否只是被漏掉或跳过的可能性	• 这将提供一种明确可靠的指示来说明是否存在缺失或遗漏的数据字段 • 这将避免不必要的数据质疑,用来澄清是否做了某项评估。
10	**哪些数据需进入数据库** • CRF 上采集的数据一般都需要进入数据库 • 某些字段,如"是否有任何不良事件——是/否"可能需要入库,但不需要包含在递交数据中 • 某些字段,如研究者的签名,可以通过数据录入人员验证,但实际的签名可能不需要入库,除非是电子签名	• 研究机构保留的源文件工作表上记录的数据是 CRF 上采集的关键信息的支持文档,但那些在临床数据库里不需要的数据不用记录到 CRF 中 • 如果某些数据并不要求报告或分析,而只是对研究者或监查员有辅助作用,这些数据推荐采集在工作表上。研究机构使用的源文件工作表并不需要交给数据管理人员处理,因而不会进入数据库,如加入标准工作表或剂量调整工作表 • 所有这些源文件工作表都应被视作原始文件或监查工具,应和研究文件一起保管在研究机构的试验项目文档中 • 研究机构的源文件工作表的开发应尽量与 CRF 设计保持相同,以确保信息的一致

② 试验方案要求采集的数据应当包括在需要回答的研究问题中，即

- 有些试验方案中的问题描述需要在 CRF 中逐条对应列出，例如，入选/排除标准。
- 大多数试验方案要求的数据条目可以列表或图表的方式列出。
- 考虑是否需要在 CRF 中增列某些特殊评注表格，如入选标准偏离评注。如果需要，可以在入组标准页后增加"偏离"评注栏。

③ 数据域设计全面完整和简明扼要　GCP 规定，在统计分析中发现有遗漏、未用或多余的数据要加以说明，所以 CRF 中不应收集和试验项目无关的数据，否则应注明理由。也就是说 CRF 只包括与试验项目有关的信息，避免收集不必要的信息，减少重复和交互检查。某些临床试验中，是否需要区分不必要的指标和必要指标，应根据方案的要求、疾病的特点、药物的特性和临床上的实际情况予以考虑，既不漏项也避免设置过多的重复，造成填表工作烦琐和增加出错的机会，也会增加监查员的监查、数据管理员的核查等的工作量。此外，CRF 数据域格式和顺序编排要合理，尽量符合医疗实践习惯和临床试验流程，便于研究人员填写。

④ 从药政部门要求出发　许多国家的药政监管部门都要求有一些基本数据在 CRF 采集时必不可少，如年龄、种族、不良事件等。这些基本数据条目在 CRF 的设计中应当总是包括在内。

⑤ 清晰数据采集问题的评估目标　对于有些问题应当清晰地指明谁需要予以解析，如研究者或放射科专家对胸透结果作出解析。

⑥ 避免主导性或矛盾性问题　问题的提出尽量以中性的方式出现。有些主导性问题可能会导致受试者深感不悦或出于取悦研究者的心态而不能如实回答问题，或有意识地朝向或违背研究者期望的答案选择。例如，"在身体健康方面有任何其他变化吗?"的提问要比"请告诉我您所经历的任何身体不适事件"要委婉得多。

⑦ 在试验方案中，对某些症状的评价标准有明确的指数，但在设计 CRF 时，这种指数不应当列在答案选择中，因为这种方式有主导答案选择之弊，但可以以数据管理编码的方式包埋在答案选择中。例如，在试验方案中表示部分鼻炎的症状评价为:

症状	0 分	1 分	2 分	3 分
鼻涕	无	量少	不自主流涕	流涕不止
喷嚏	无	偶尔($\leqslant$5 个/日)	较多($\geqslant$5 个/日)	频繁($\geqslant$10 个/日)

在 CRF 表格中，症状问题的评价应当按照等级量度的方式出现。数据被输入数据库进行分析时，再恢复到症状指数的量度进行评价。如:

请对您过去一周内的过敏性鼻炎的症状进行描述:

症状	无	轻微	中等	严重
鼻涕	$\square_0$	$\square_1$	$\square_2$	$\square_3$
喷嚏	$\square_0$	$\square_1$	$\square_2$	$\square_3$

⑧ 选择设计要便于数据录入和统计分析　要尽量避免 CRF 中出现意义不明确的问题，且尽量采用客观化和量化的问题。有些指标可在旁边增设有助于记忆的提示内容或注释，如咳嗽"无□＋□＋＋□＋＋＋□"，填写 CRF 时，无法理解"＋"号等级的意义为何。因此，需要同时给出各个等级的含义为，如＋: 间断咳嗽，不影响正常生活和工作; ＋＋: 介于轻度及重度咳嗽之间; ＋＋＋: 昼夜咳嗽频繁或阵咳，影响工作和睡眠。

⑨ 避免数据重复收集　对相同数据进行重复收集会导致错误或不一致的情形出现。例如，同时询问年龄和出生日期，就有可能出现年龄计算的误差。如果出现在不同的 CRF 页中需要重新提问相同问题，建议使用"是/否"选择方式，而不宜对问题的答案要求重新输入。例如，CRF 中一般都会有"既往病史"栏目。在试验项目进行中如果要求提供受试者进行中的实时病情状况，可以在"既往病史"栏中选择"进行中"的选项，必要时可在相关详情项下列出发生日期和严重程度等。再例如，化验结果模板不需要在 CRF 表格中重新要求依次再输入化验结果。通常可以将化验结果直接导入数据库中，并在 CRF 的化验栏目中只询问"是否完成化验所要求的血液收集程序"，回答选择为"有"或"没有"。如果回答"有"，CRF 表格会要求提供血样采集日期，且 CRF 数据库必然会在一定时间间隔后自动检索是否有化验结果的导入。

⑩ 要求最低限度的自由文本输入　一般情况下，CRF 中的日期或数值通常被视为自由数据输入。但对某些症状的描述或解释则属于自由文本输入。过多的自由文本的输入可能导致模糊或差异数据的引入，从而增加数据质疑的工作量和难度。所以，CRF 表格设计中应当尽量减少要求自由文本的输入，而宜采用选择式问题的方式构建 CRF 表。如果确实有必要对数据进行解释，建议采用评注的方式完成。但评注的文字数量应尽可能有所限制，并且这种评注的文字信息最好不会影响最后数据的严谨性和分析。

⑪ 提供数值输入的单位。在需要有数值输入的情况下，应当注明数值单位的要求，以利于数值的比较。如果有不同单位存在的情况下，必须要求研究机构在输入数值后选择相应的数值单位，例如 m 或 ft。如果研究结果需要以统一的单位形式给出结果报告，

相应数值的单位换算最好通过计算机系统的自动运算来完成。也由申办方提供统一的换算公式要求研究机构人员在输入数值前先换算成所要求的数值单位，再输入 CRF 中。但这种方式出现错误的概率比系统自动计算要大得多。

⑫ 试验期间窗口和演绎日期由计算机系统完成验算　研究机构只要输入原始数据，由计算机系统自动演算出相应的演绎日期或数据。例如，要求研究机构人员提供知情同意书签署日期和受试者出生日期，计算机系统根据这两个原数据日期推算出受试者的年龄是否满足入组年龄的要求。

⑬ 提供 CRF 完成指南　CRF 的表格种类繁多。为了避免对 CRF 问题解析或填写要求的不一致性，除了对 CRF 的填写有一个总的要求外，对每一页的 CRF 也应当有一个细则要求。对于纸质 CRF 来说，这个 CRF 完成指南可以单独打印成册，或打印在 CRF 表格页面的对应页面上。对于 EDC 系统来说，这个 CRF 完成指南可以咨询页面的形式出现，即在正常的 CRF 屏幕上并不出现，但在相应的页面或问题旁附注一个标示符。如果需要对该问题要求解释，点击标示符即可呈现对该页面或问题完成的说明。

⑭ 使用"其他""全适用""不适用"或"未进行"等选项。

• 对某些可以做出选择的问题，应当增加"其他"选择，并在选择后要求给出说明。

• 如果所有情况都符合选择标准，如病症反应，可以允许研究机构选择"全适用"，而不用对所有情况进行逐一选择。

• 对于某些试验步骤，如果受试者不存在某些状况或研究者没有完成或进行，应当告知研究者选择"不适用"或"未进行"选项。

对于 CRF 所有问题的回答要求，应当记住的一个基本原则是"证据缺乏"不等于"缺乏证据"。也就是说，CRF 中的每一项问题原则上应当都要求予以回答。如果没有回答，不能假设 CRF 中的相关步骤或问题没有答案。

⑮ 所有采集的数据变量尽量做到计算机自动化或 CDISC 标准化　要实现这一点，应当在设计 CRF 时做到以下几点：

• 所有的回答都尽可能使用"选择框"的形式。

• 尽量使用标准化的表格和问题形式。

• 对数据条目及其选择答案预先做好 CDASH 编码程序，如男归类为 1、女为 2。

• 最大限度地减少自由文字的输入。

• 避免或最大限度地减少图像性数据的出现（它们可以作为参考数据或支持性证据的形式附加在 CRF 中，但具体图像所代表的临床意义应当以数值的形式输入 CRF 的表格中）。

• 对需要叙述的数据，如不良事件，尽可能地用表格形式予以提问和输入。在研究机构人员输入基本事件数据后，由预设程序完成叙述文字的撰写。例如，当研究机构人员回答和提供有关不良事件的信息后，如在表格中输入受试者姓名简称、偏头痛、发生时间为××××年××月××日等信息，计算机程序即写出"×××于××××年××月××日发生偏头痛事件"字样，并自动将相应信息输入不良事件报告中。

15.2.2　CRF 的结构要素

按照 Wright 的归纳（Wright，1986），临床试验病例报告表通常需要设计各类数据要素，以满足常规研究目的和药政要求。这些要素包括但不限于以下内容：

① 临床试验的周期、日期和标识符；

② 受试者的识别代码；

③ 受试者的人口学情况，如年龄、性别、身高、体重和种族等；

④ 受试者的特质（如吸烟、饮食、妊娠、病史等）；

⑤ 按照试验方案中试验药物所治疗的适应证及其诊断；

⑥ 入选/排除标准；

⑦ 疾病的状态和最近一次发病时间等；

⑧ 试验药物的剂量、服药时间、服药方法和药物服用依从性记录；

⑨ 治疗期长度；

⑩ 观察期长度；

⑪ 同期其他药物和非医药干预/治疗状况；

⑫ 饮食因素；

⑬ 有效性参数评价记录，以及评价日期和时间；

⑭ 不良事件、事件类型、周期、强度、结果和治疗措施记录；

⑮ 受试者脱落和破盲原因。

上述 CRF 设计要素的取舍大多情况下取决于试验方案的要求，例如，饮食因素、破盲等有可能不需要记录，也就没有必要包括在 CRF 的表格中。因此，CRF 每个部分由各种 CRF 模板组成，这些模板构成了 CRF 表格和页。与试验方案有关的 CRF 表格和页组合成了 CRF。如果把上述 CRF 数据要素加以分类，可以清楚地看出常见 CRF 主体结构由三个部分组成，即：

（1）基本试验参数

① 临床试验的周期、日期和标识符；

② 受试者的识别代码；

③ 受试者的人口学情况，如年龄、性别、身高、体重和种族等；

④ 研究结束总结；

⑤ 研究者签名。

（2）安全性相关模式

① 受试者特质；

② 入选/排除标准；

③ 体检；

④ 生命体征检查；

⑤ 病史；

⑥ 自身病况；

⑦ 化验检测和参数（血液学、血生化学、透析分析、尿分析等）；

⑧ 心电图检测；

⑨ 特殊生理检查或检测（眼科学、妊娠、脑电波、抗压测定等）；

⑩ 不良事件；

⑪ 同期服用药物和治疗/非干预治疗；

⑫ 试验药物/器械；

⑬ 盲态和破盲；

⑭ 药动学参数测定；

⑮ 脱落记录。

（3）有效性相关模式

① 生活质量（QoL）评价表；

② 患者相关结果评价工具（PRO）；

③ 评价和诊断参数记录。

有效性模板与试验方案中的治疗领域有关，它可以采用类似试验方案已使用过的模板，也可以从申办方建立的有效性模板数据库中获取。如果需要新的模板或已有的模板需要修正，应当遵循申办方的 CRF 建立程序和数据采集 SOP 来进行，如基线评价和后续评价的对比、建立某些诊断标准定义等。如果 QoL 评价表或 PRO 有版权，申办方必须在 CRF 中使用这些工具前预先获得版权所有者的许可。

15.2.3　CRF 的数据指标分类

CRF 的数据指标类别通常可以分为以下四类。

（1）数值变量　又可分为连续变量（continuous variable）和非连续变量，是一种可以在几何空间或标度尺上测定的数据，而不是指属性数据。它可以是任何形式的数据值，可以被有意义地进一步细分类（取决于测量系统或所期待的精确度）。这类数据在几何或连续数值范围内可以是连续性数据。对于一个特定检测项目来说这种数值范围有最小和最大值的存在。例如，临床试验中测量受试者身高（1.2m、1.5m 或 1.8m 等）和体重（80kg、85kg 或 76kg 等）就是一种连续数据，但描述受试者胖或瘦是指受试者的特征，没有标度测定的意义，为非连续变量。所以这种属性的描述不是连续数据。临床试验中对入组年

龄的修饰，如 18～65 岁等，也是一种连续数据，但描述年轻、儿童或年老的特质应该视为非连续数据。

在 CRF 设计时，首先需要尽量确定数值变量的位数和有效数值大小，并在 CRF 上将位数明确标出，如体重□□□.□kg、身高□□□cm；测量单位通常紧跟在测量数值后面。如果允许选择测量单位，应当将所有允许测量单位都印制在 CRF 上。如果不允许选择测量单位，那么只印制允许的测量单位在 CRF 上。但在 CRF 指南中应当予以说明，并给出允许测量单位与其他可能测量单位的换算公式。数值变量单位在数据库中以分析用测量单位作为储存单位，并应当自动完成单位换算。例如，身高□□□cm□in□。

（2）分类变量（categorical variable）　多指将观察单位的某项观察按照类别或属性分组，然后清点各组观察单位的个数而得出的数据，或指根据分类数据获得的受试者特质变量，又可称为计数资料。例如，受试者的性别术语类别变量，它可分为"男性"或"女性"两类。或称定性变量，其取值是定性的，表现为互不相容的类别或属性，又分为两种情况，即

① 无序分类（unordered categories）　包括两项分类，如性别变量，表现为互相对立的结果；多项分类，如"血型"变量，表现为互不相容的多类结果。

② 有序分类（ordered categories）　各类之间有程度上的差别或等级顺序关系，有"半定量"的意义，亦称等级变量。如吸烟与不吸烟者对试验药物疗效的数据，或不良事件严重程度分类（轻微、中等、严重）等。

CRF 设计这类变量时，多用双值选择，如性别"男□　女□"、既往手术"是□　否□"；多值选择，如疼痛"无□　轻□　中□　重□"。无序和有序分类变量不应同时设计在一个多值选项中，如疼痛"有□　无□，轻□　中□　重□"。如果对分类变量评估选择问答形式采集，则问题应使用肯定句，因为多重否定容易使回答错误。如"受试者是否按方案完成治疗？"，而不是"受试者是否没有按方案完成治疗？"，后一种问题容易答错。

（3）日期变量（time variable）　用于表达日期格式的变量，需要在 CRF 设置时注明日期的表达方式，如年/月/日、日/月/年或年/月/日，其中月是用英文月份缩写（mmm/dd/yyyy）还是数字表达（mm/dd/yy）需明确，常见于记录出生日期、访问日期、发病时间等。

（4）文本变量（text variable）　多见于 CRF 自由文本的场景，如评注、说明或姓名缩写等，多用文本框表示，如：

① 受试者的姓氏属于文本变量，通常姓氏的头一个字母、中间名的第一个字母和名的第一个字母构成了姓名的全缩写。一般姓名缩写的字符格式为

三个填空格，即□□□。如果没有中间名，可以用短横线放在姓氏字母和名字母中间，例如，JHF 或 J-F。

② 评注或说明文本变量在 CRF 中属于开放型问题，统计中对于自由文本处理是比较困难的，属于非标准化数据，需要采用专门技术处理。因此，在 CRF 设计时尽可能减少开放型问题的设计，即减少文字描述。为了便于试验数据的统计分析，需要指标量化，将文字变量的回答分类，使之转变成分类变量，尽量用数字说明问题。

15.2.4　CRF 的设计技巧

在正常生活中，人们的工作都比较繁忙。要想更好地利用时间和提高效率，就应当做到事务的标准化。无论何种试验药物或疾病类型，试验数据的收集总是必不可少。所以，临床试验数据条目收集表格的标准化有利于不同研究项目或各数据库间的数据交换和整合，使得报告和比较不同试验方案和项目结果成为可能，也有益于提高临床试验数据的加工和分析效率。当某种 CRF 表格被创建后并经过临床试验实践证实它行之有效，这种表格就应当作为一种数据收集表格模板加以存档，以便今后其他研究项目需要时运用。

在设计 CRF 时，数据模板的选择是第一步。一旦数据模板被确立，CRF 表格中的区域和字符布局是下一步需要考虑的程序。表 15.7 列出了常见 CRF 区域和字符布局技巧要点。从这些区域和自发布局技巧来看，CRF 的展现形式通常包括以下几种：

（1）开放式　多用于文本、数字、字母等。这类设计需要注意填写时留有足够的回应空间。文本域通常以单框格出现，数字和字母域的字符间需有分隔符，如

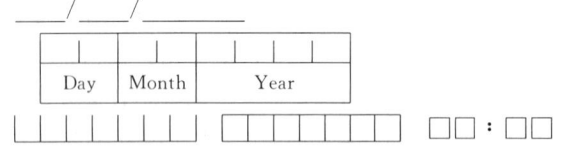

（2）闭合式　多见于选择框，多选框或下拉式选项标记，如"是□　否□"，填写时在选择的框中打钩或特定符号即可。

在纸质 CRF 中，由于表格空间的限制，有些数据的多重选择不得不用数据记录代码的形式出现，而代码的含义被列在同一表格的下方注脚中。填表者不得不在选择答案前阅读下角代码定义，再将相应的代码在表格栏中选出。数据录入员在转录纸质 CRF 的代码数据时，也不得不阅读代码，再参考代码定义，然后将相应的答案输入数据库中。显然，这种双重代码转换的程序容易增加错误的概率。EDC 的选择下拉框没有文字空间限制的问题，所以不存在记录代码的问题。例如：

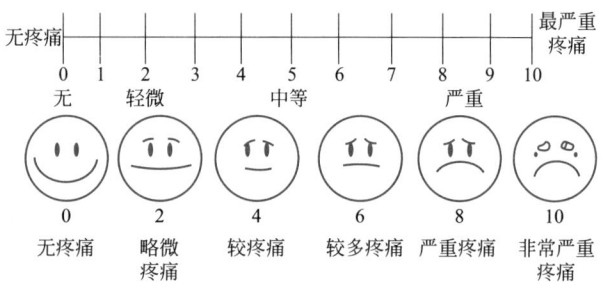

（3）组合式　用于闭合式和开放式混合应答的场景。例如，

鼻炎诊断日期： _____/____/____（年/月/日）	鼻炎类别:持续性□ 间歇性□　其他□

（4）类比标尺式　用于视觉模拟评分法（visual analogue scale，VAS，即等级量度分析工具）的临床评价。此类标尺工具需要附有清晰的使用指南，实际标尺多为直线，其长度必须标识准确。等级量度标尺（通常为 10cm 长的水平线）的标示量范围常被放在水平线的两端。例如，疼痛视觉模拟评分标尺要求受测者在一条标有不同疼痛程度的水平线或脸谱上以点选或画圈的方式回答疼痛程度（图 15.4）。

图 15.4　类比标尺式示例

临床试验中常用的问卷工具（questionnaire）也属于此类数据采集展现形式，有两种类别的问卷调查表，即

① 研究者填写的问卷调查表，用于方案规定的访问评估中。如果设置在 CRF 表中，一般为通用标准模板。

② 受试者填写的问卷调查表，如生活质量（QoL 评价表），根据方案设计可能作为日志的组成部分，需要受试者每天或每周填写，这种情况通常量表独立于 CRF 之外。受试者每次试验访问时交还完成的问卷，由研究者确认是否填写准确和完整后，再由研究机构人员转录入 CRF 中。另外一种问卷形式可以采用 ePRO 工具，要求受试者登录填写。这种形式的 ePRO 数据通常在受试者递交后直接传输入 CRF 后台数据库中。

CRF 采用 PRO 量表时需要注意版权和工具版本验证属性等方面，这些和量表使用的合法性与统计分析量表采集的数据有关。

在设计 CRF 时，除了严格遵循方案外，有些数据域还应当参考下列标准和文件：

表 15.7　CRF 表格数据区域和字符布局技巧

区域	设计因素
页眉和注脚信息	在所有表格中总是采用标准页眉和注脚信息。申办方的名称、项目名称、项目编号、当页页标题、研究机构信息、受试者信息等。有关保密字样，申办方特设的变量信息（数据管理专用）、版本（版本日期和数字等）皆可以注解在注脚上。试验项目标题是否需要列在 CRF 的页眉上取决于申办方的 SOP。但总是应当预先印制在所有表格上。如果需要，项目编号和受试者的姓名缩写和编号（筛选、随机或结果总结二者皆有）应当列在 CRF 的记录上。例如 申办方名称信息 试验项目编号：预先印制 研究机构编号：预先印制或填空格 受试者姓名缩写：填空格 标准模式页眉 （基线/访问/周/研究结果总结） 受试者随机编号：填空格　访问日期：____/____/____（年/月/日） 受试者筛选编号：填空格 ×页，共×页
受试者姓名缩写	受试者姓名缩写通常要被记录在 CRF 中。受试者的姓名头一个字母，中间名的第一个字母和名的第一个字母构成了姓名的全缩写。一般姓名缩写的字符格式为三个填空格，即□□□。如果没有中间名，可以用短横线放在姓氏字母和名字母中间。例如 JHF 或 J-F
年龄	受试者年龄填写方式当地会受当地文化习惯性的影响。大多数情况下 CRF 表格要求受试者出生日期，由计算机根据知情同意书签署日期来完成年龄的运算。但这种运算是建立在出生日期按照公历月历的基础上演绎得出的。如果使用阴历月历或其他当地月历来记录生日日期，这种年龄的运算会出现运算差。所以，在设计 CRF 完成指南时，应当注明出生日期以公历为准。
日期	日期属于开放式数字格式。所谓开放式格式是指实际的答案无法预料，可以为任何数字格式。在设计日期格式时，应当规定日期模式。留有的每个数字分隔间至少不低于 0.5cm 的宽度。日期格式世界各地不尽相同，欧洲为日/月/年；美国为月/日/年；中国习惯年/月/日。CDASH 推荐的日期格式：DD-MON-YYYY，"DD"格式的"日"为两位数值型，"MON"的"月"为三位字符型的英文字母缩写，如果用数字，则是两位数字，"YYYY"的"年"为四位数值型。例如，07/01/2007（日/月/年）或 07/Jan/2007。在 CRF 完成指南中对于日期模式应予以注明。如果使用电子数据采集（EDC），可选择日期示或月份字母缩写予以注明。在 CRF 表格中也应予以注明。允许研究中心明确指示中心填写日期的哪一部分为未知。那么，申办者需要规定一种规则，且这种方式同样可采集到同样可相应日期的变化无误。日期示与相应日期的系统的设置。
时间	时间也属于开放式数字格式。在 CRF 中，通常使用 24 小时的钟表时间，而不是 12 小时制的上、下午表示法，即 AM 或 PM。如果使用 12 小时的标记，可以在数据库中将时间转变为 24 小时制。至于 24 小时制的格式，则取决于文化习惯和申办方的数据库设置。有两种表制可以采用，即 00:01–24:00（半夜）或 00:00（半夜）–23:59。 设计 CRF 时间格式时需要规定采用何种表制，并在 CRF 填写指南中分别予以说明和标识。CDASH 推荐使用 HH:MM:SS 的 24 小时制格式记录时间，00:00:00 代表第一天的凌晨。CRF 数据系统中的时间演算将取决于系统中的时钟表制设置。所有的时间应都应以标准威治标准时间为准。地方时间可以根据标准威治标准时间自动予以加减换算，但由于时制注明。由于时间与日期密切相关。在认证前正时间的准确性时，可以考虑将日期和时间同时同时放在同一体系中进行，一旦确定时制则放在同一体系。时间的表示方式通常为____（24 小时制）或□□□（24 小时制）。
测量单位	测量单位通常跟在测量数值后面。测量数值通常为开放式数字格式。如果测量所有允许选择的话，应当将所有可能测量单位都印制在 CRF 上。如果不允许有其他测量单位与所选择的测量单位与其他测量单位予以说明，并给出允许测量单位的换算公式。例如：身高：□□□ cm□ in□　或体重：□□□ kg□ lb□ 选择，那么只印制允许选择的测量单位在 CRF 上。但在 CRF 指南中应当予以说明。
演算数据	通常情况下，人工计算的原始数据字段本身不需要在 CRF 上采集。但当计算得到的数据作为治疗和/或研究决策的依据时，就需要将计算的字段记录在 CRF 上。如 BMI，此时，向研究中心提供一份数据计算的详细工作表会很有帮助。最佳的方法是通过已验证的算法来将计算出更加准确的数据。同时采集原始数据和计算得出的字段，可在 EDC 应用时，将算法计算结果直接记录在 CRF 中
签名	签名格式属于开放式文本格式。在纸质 CRF 中，大多数的个人书面签名需要占用最小空间通常预留问题，大多以个人密码和特征识别号的输入方式完成。在 EDC 中，电子签名不存在空间预留问题。
自由文本	一般不推荐用自由文本和综合的注释页，因为自由文本的采集和处理要占用大量的资源，但是在分析和报告临床数据时会占需要的资源。自由文本中的相关信息以及其它数据常常不一致。自由文本的采集既应仅限于特定领域或特定治疗领域相关的 CRF。其内容的设置应尽可能明确清晰，而不推荐开放式问题。研究方案开发人员应仔细审阅 CRF，尽可能多使用预定义的答复选项来代替自由文本，并且需要监查核查员或数据管理员核查这些文本。如不良事件、合并用药或疾病史等。如需要采集原始药或疾病史时，同期用药、不良事件，同时采集原始文本，而应在自由文本开放式予以替代自由文本的注释字段。如果确实需要文本记录为辅助审核评注，可以记录在源文件中

续表

区域	设计因素
填空格	CRF 中填空格的常见形式有方框盒、下划线或梳状式。例如 　日期：　方框盒　□□□□□□（年/月/日） 　　　　　下画线：　——/——/——（年/月/日） 　　　　　梳状式：　|_|_|_|_|_|_| 或 |_|_|（年/月/日）
选择方法	选择方法属于关闭式格式。所谓关闭式格式是指答案的内容可以预料，大多为多个组合的选择。这种对答案的选择方式可以通过画圈、下画线、对不正确答案的画线去除，或打勾勾正确的答案等完成。例如： 　① 画圈　　③ 去除不正确答案　　是/否 　② 下画线　④ 打勾正确答案　　　是/否 根据 Wright 的研究发现第 4 种选择方法比其他三种方法更受青睐，不易模糊选择和出错，并且适用于电子化采集。
选择格	可以应用不同的数据采集方法来控制数据的采集。CRF 中常用于数据采集有打勾 √、复选框、单选框、下拉菜单等。
答案顺序	人类的思维模式大多为"正向思维偏差"式，即寻找事务答案时总是"是"在"不是"之前。如果加上"未知"或"不详"的话，答案顺序格式"是/否/未知"比格式"否/是/未知"要更普遍。"是/否"双制式迫使填入人们对答案作出抉择。在 CRF 中只有在分析计划和有数据精确度的要求下会要求"选择不详"或"选择未知"。在"是/否"格式可以满足一般数据要求。
选择顺序	将多个选择列表按顺序排列有助于防止有遗漏正确的条目被越过于突出。在进行等级评价时，列表的最佳顺序为从好到坏，或数字的最佳顺序从高到底。数字多重选择的分类选择顺序要特别注意，特别是运用 $\geq$、$<$ 或 $=$ 符号时。例如 在过去的一个月您经历的癫痫发作次数有多少？（请在适当的选择框中画 √，选择一个发生次数范围） 　(a) ≥ 20 □　(b) 无发作 □　(c) 无发作 □　(d) ≤ 20 □ 　　≥ 10 □　　> 1 □　　　1 □　　　　≤ 10 □ 　　≥ 5 □　　　> 5 □　　　≤ 5 □　　　≤ 5 □ 　　≥ 1 □　　　> 10 □　　≤ 10 □　　　1 □ 　　无发作 □　　> 20 □　　≤ 20 □　　无发作 □ 假设受试者的发作次数为"7"的话，即 ≥ 5（大于或等于10小于或等于）但 < 10 小于或等于）。在组别 (b) 和 (d) 中，选择 ≥ 1 和 ≥ 5 或 ≤ 20 和 ≤ 10 理论上都是正确的。但选择者也许习惯上会只把目光注意到第一个正确选择，即 (b) 组中的第一个正确选择是 ≥ 1，一旦做出选择，往往可能或不可能进一步继续做出其他选择。在 (a) 中，第一个正确选择为 ≥ 5，在 (c) 中是 ≤ 10。对等级比较从选择者的偏爱往往是大于等于（$\geq$）优于小于等于（$<$），所以 CRF 中最合适的选择顺序安排为 (a)
选择格的位置	Wright 指出选择框的位置可能影响数据的准确性。从字符与选择格的相对位置研究来看 • 选择格紧跟在字符后面的布局 • 从视觉效果来看，字符左边对齐右边对齐后紧跟选择格的布局选择格要好： 　　化疗 □ 　　放射治疗 □ 　或 　　化疗 □ 　　放射治疗 □ • 线性排列的字符和选择格是另一个较佳布局：　化疗 □　放射治疗 □ • 选择格放置在字符的前面是一种逆向排列，它迫使填表者先看见选择格后再看见字符作出选择，只有读完字符后回过头来作出选择。从数据输入人的角度看，这种布局略逊于选择格放置在字符后面： 　　□ 化疗 　　□ 放射治疗

续表

区域	设计因素
选择编码位置	在纸质 CRF 中,常会看见数据库程序员预先将字符编码印制在选择框旁,以提高数据输入的便利和效率。这种做法的弊端在于一旦数据库的构建在完成后发生调整或改变,印制在 CRF 上的编码却不能改变。因而,这种编码会变得毫无意义,有时还会增加数据录入人员进行数据加改变后的数据录入的困扰(因为改变后的数据库字符编码与印制在 CRF 上的编码不符)。如果 CRF 中字符编码的预先印制确实是必要的话,编码的位置应当予以注意。例如, A　男 □　女 □ B　男 □　女 □ C　男 □1　女 □2 D　男 □1　女 □2 数据程序号编码放置在选择格中,无论是正常字型或上/下标字都会混淆或模糊选择符(√)在选择格中的位置 正常字型编码与选择格位置一致,无论放置在选择格前或后,都使得页面显得拥挤 下标字在选择格的后面是数据编码的最佳位置
矩阵选择排列	当有多种问题和答案选择同时存在时,答案的选择通常以矩阵行而不是排的方式出现。所问问题最好不要用任何缩写形式。如果答案可以选择全部的话,可以在选择答案的上方注明允许全选或列出选择全部的选项。例如在完成体检后请对下列心血管疾病史来状况做出适当选择(√): 未检查□ 总的来说没有有临床意义的病史□

心血管疾病 症状	归类编码	过去	现在	没有	手术	发生日期 (年/月/日)	痊愈日期 (年/月/日)	其他评注
						有关细节(如果不知请注明"不详")		
心绞痛	(80246)	□	□	□	□			
心律失常	(80301)	□	□	□	□			
心力衰竭	(82296)	□	□	□	□			
高血压	(80111)	□	□	□	□			
心肌梗死	(94458)	□	□	□	□			
外周静脉疾病	(31618)	□	□	□	□			
管状动脉成形术	(32861)	□	□	□	□			
冠状动脉阻塞	(99005)	□	□	□	□			
其他(请注明)_____								
其他(请注明)_____								

续表

<table>
<tr><th>区域</th><th>设计因素</th></tr>
<tr><td>记录代码</td><td>在纸质 CRF 中，由于表格空间的限制，有些数据的多重选择不得不用代码的形式出现，而代码的含义被列在同一表格的下方注脚中。填表者不得不在选择答案前，阅读下角代码定义，再将相应的代码在表格栏中选出。数据输入员在转录纸质 CRF 的代码数据时，也不得不阅读代码，再参考代码定义，然后将相应的答案输入数据库中。显然，这种双重代码转换的程序容易增加错误的概率。EDC 的选择下拉框没有文字空间限制的问题，所以，不存在记录代码的问题。例如
<table>
<tr><th colspan="8">研究终点事件评价表</th></tr>
<tr><td colspan="4">本表完成日期：________/____/____（年/月/日）</td><td colspan="4">本表完成时间：______：______（24 小时制）</td></tr>
<tr><th rowspan="2">事件</th><th colspan="2">是否发生</th><th rowspan="2">事件发生日期（年/月/日）</th><th rowspan="2">与试验药物关系（在相应的关系代码上画圈，如“①”）</th><th rowspan="2">与试验程序关系（在相应的关系代码上画圈，如“①”）</th><th colspan="2">是否为严重不良事件（如是，请完成严重不良事件表）</th></tr>
<tr><th>是</th><th>否</th><th>是</th><th>否</th></tr>
<tr><td>1.1 死亡</td><td>□1</td><td>□2</td><td>____/__/__</td><td>1 2 3 4</td><td>1 2 3 4</td><td>□1</td><td>□2</td></tr>
<tr><td>1.2 心肌梗死</td><td>□1</td><td>□2</td><td>____/__/__</td><td>1 2 3 4</td><td>1 2 3 4</td><td>□1</td><td>□2</td></tr>
<tr><td>1.3 再次血管再生</td><td>□1</td><td>□2</td><td>____/__/__</td><td>1 2 3 4</td><td>1 2 3 4</td><td>□1</td><td>□2</td></tr>
<tr><td>1.4 脑卒中</td><td>□1</td><td>□2</td><td>____/__/__</td><td>1 2 3 4</td><td>1 2 3 4</td><td>□1</td><td>□2</td></tr>
<tr><td>1.5 出血综合征</td><td>□1</td><td>□2</td><td>____/__/__</td><td>1 2 3 4</td><td>1 2 3 4</td><td>□1</td><td>□2</td></tr>
<tr><td>1.6 血小板减少症</td><td>□1</td><td>□2</td><td>____/__/__</td><td>1 2 3 4</td><td>1 2 3 4</td><td>□1</td><td>□2</td></tr>
<tr><td>1.7 颅内出血</td><td>□1</td><td>□2</td><td>____/__/__</td><td>1 2 3 4</td><td>1 2 3 4</td><td>□1</td><td>□2</td></tr>
<tr><td>1.8 其他（请注明）________</td><td>□1</td><td>□2</td><td>____/__/__</td><td>1 2 3 4</td><td>1 2 3 4</td><td>□1</td><td>□2</td></tr>
<tr><td colspan="8">与研究药物关系： 1—无关系；2—不可能有关；3—可能有关；4—也许有关
与试验程序关系： 1—无关系；2—不可能有关；3—可能有关；4—也许有关</td></tr>
</table>
</td></tr>
<tr><td>“其他（请注明）”</td><td>在多种选择问题中，“其他（请注明）”往往被列为多种问题的最后选择项目。“其他（请注明）”提供了一个开放式空间供填表者提供任意文字字符。如前所述，最低限度的文字输入易导致 CRF 的数据错误和影响结果分析。如果最后的数据分析的关注点在于已知条目的选择，可以用“上述症状或现象均不适用”等表述来代替“其他（请注明）”。这样可以知道还有其他选择的存在（但它们不是试验项目关心的重点），并避免过多自由文字的输入。当然，在早期的临床试验中，“其他（请注明）”的问题选项有助于发现未知因素的存在，可以为后期的临床试验项目的进行提供更多的可能条目的清单</td></tr>
<tr><td>等级量度分析工具</td><td>等级量度标尺（通常为 10cm 长的水平线）用于评价个人对症状改善或感受等。标示量范围常被放在水平线的两端。受试者被要求在水平线上标示最能代表自我感受的垂直线段。评价者用标尺测量受试者的线段离末端的距离，以分析症状或感受的变化量。由于受试者的线段位置对于数据分析至关重要，标尺的长度（10cm）在 CRF 制作时应当被要求十分精确。例如
请在下列标示的水平线上用短竖线标示出您的疼痛程度
</td></tr>
</table>

续表

区域	设计因素
QOL 和 PRO 评价工具	大多数的 PRO 评价工具，如生活质量评价表等，都有版权和工具认证要求。所以在 CRF 中采用 PRO 工具前，申办方有责任联系 PRO 的原作者或其代理机构，就有关知识版权保护事宜进行咨询。要注意的是 PRO 工具中文字体／字型或图案布局的变化，都可能发表或认可的认证程序，如翻译版工具，指南或内容机构保持不变等，才有可能使采用后所获得的数据得到国际药政监管部门的认可
文字技巧	在编辑 CRF 的文字问题时，应注意措辞和语气的要求。例如 • 避免双重否定语句 　例句：(1) 如果不允许对答案有选择空间的话，在问题回答指南中应运用"必须"字样 　　　　(2) 上述所有入组标准的回答必须为"是"时，该受试者才能被招募进入本试验项目 • 尽量避免被动语句而用是主动语句。这样行动前的主动语气得到，该受试者才能被招募进入本试验项目 　例句：(1) 只有当化验结果被获得后，下一梯度的药物剂量调整的许可才能被获得。 　　　　(2) 将获得的化验结果传真给监查员后，监查员将会通知您是否允许受试者进入下一药物剂量梯度的治疗。（较理想的语句） • 尽量将复合问句拆分成系列单句。这样比较容易阐述清楚 　例句：(1) 10. 有妊娠可能并使用有效的避孕措施的妇女吗？（较理想的拆分句） 　　　　(2) 对于女性受试者来说，请回答下面两个问题。（较理想的拆分句） 　　　　　　10. 受试者有生育可能吗？　是□　否□ 　　　　　　如果否，不用回答下一问题，直接进入问题 14。 　　　　　　11. 如果是，该受试者采用有效的避孕措施吗？　　是□　否□
页数	在标示页数时，应使用阿拉伯数字(1,2,3 等)来计数。页数的标示应清晰，并注意复印 CRF 页时不会落在复印页的外围而遗失
页面边缘留空	纸质 CRF 的上或左边缘留空间距通常比下或右边 CRF 的装订。右边同需要留空间距较大，其原因在复印时右端略大，以便因在于复印原在便利家复印纸张的规格尺寸，以方便复印时 CRF 的信息不会遗漏为基准。例如 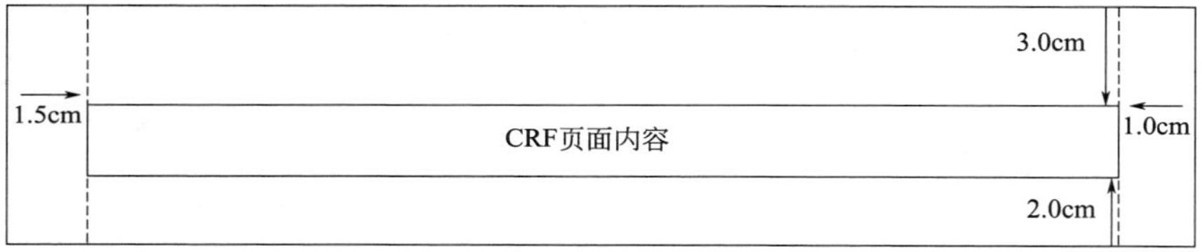 （图示：CRF 页面边缘留空示意图，标注 1.5cm、3.0cm、1.0cm、2.0cm，中间为"CRF 页面内容"）

区域	设计因素
表格设置	在 CRF 的矩阵表格中，不同条目通常用粗线条隔离，答案栏应当留有足够的空间供填表者填入所期望的文字或数字。应当尽量保持表格向横向的方向延伸。每一条目可以用粗体字标示。例如 请完成下列生命体征检查表（基线访问-V2）： （见下表） 如果表格需要延长到 2 页以上，断行应当尽量在问题自然段落处分隔，无须考虑平均分隔同问题在不同页中。在新的一页延伸的表格上应当加上表格标题，并注明"续上表"字样
表格阴影	在 CRF 中有时有些表格需要在略改修改的基础上重复使用。如果在重复使用的表格中整行或整排条目全部除去并调整标注顺序，应当将这些格目全部除去并调整标注顺序，而不是加以阴影。阴影强度应当以在复印、传真或扫描时不会造成阴影格消失为最小基准。但如果在整个表格中只有若干孤立的条目不需要，应当将其用阴影的方式除去。例如
CRF 完成指南	CRF 填写指南一般由两部分组成。第一部分为填写 CRF 的通则要求，其中应当明确 • CRF 的版本形式，电子版或纸质版，或二者皆有 • 填写纸质 CRF 的基本要求，如用褐色圆珠笔等 • EDC 输入的基本要求 • CRF 页面通用信息的填写指南，如研究机构编号、受试者筛选和/或随机编号和受试者姓名缩写 • 其他数据填写的通用要求，如如同日期模式，不全或不详数据和试验方案偏差事件的处理原则，时间记录模式、选择格的选择方式（√或×）和修正数据的标准规范等 第二部分为填写每一页 CRF 的细则要求，其中 • 应当对每一页 CRF 的每一个数据条目填写要求或注意点加以说明 • 如果存在单位或某些特殊测量值的换算公式，可以在相应的 CRF 页预下加以描述 • 如果某些特定的 CRF 区域应当由数据输入人员或监查员或管理员完成，应当在相应的页面中加以说明

生命体征检查表（表格设置示例）：

体重 单位：kg□1 lb□2	血压 （收缩压/舒张压-坐式） 单位：mmHg	脉搏 单位：（次/min）	体温 测定方法：口测□1 肛测□2 腋下□3	呼吸率 单位：（次/min） （坐式）	身高 单位：cm□1 in□2
．　．	．／．	．　．	．　．	．　．	．　．

表格阴影示例：

周	1	2	3	4
评价 A				
B				
C				
D				

或

周	1	2	3
评价 A			
B			
C			

周	1	2	3	4	5
评价 A					
B					
C					
D					

① CDISC 相关标准：CDASH、SDTM、受控术语标准（CT）、治疗领域标准（TA）；

② 化合物或治疗领域层面的相关标准；

③ 申办方内部数据采集标准、标准操作规程；

④ 国际多中心临床试验时，可能还需要关注影响 CRF 设计的相关国家法规标准；

⑤ 本地或中心实验室的化验报告单、实验室检查结果的正常值范围文件。

15.2.5　CRF 的版本控制

临床试验方案在准备过程和实际临床试验过程中随时可能出现修正需求，这也会影响到 CRF 需要同步修改。因此，CRF 的设计、制作、批准、修正和版本控制过程亦必须进行完整记录。要注意的是CRF 的设计初稿和完成后的定稿最好也能标示出相对应于试验方案的 CRF 版本。CRF 的设计、修改及最后确认会涉及多方人员的参与，包括申办方、申办方委托的 CRO、研究者、数据管理和统计人员等。一般而言，CRF 初稿由申办方或 CRO 完成，但其修改与完善由上述各方共同参与，最终批准必须由申办方或 CRO 负责。版本控制包括版本号及版本日期的控制，版本日期即为修正文件批准的日期。例如，首次 CRF 初稿版为 0.1，其后未定稿的初稿修订，版本为 0.2、0.3；第一个最终批准的 CRF 原版号为 1.0，之后 CRF 如果需要修订，同样需要经过审阅、修改、批准的流程，其修正草案版本号可以为 1.1、1.2、1.3，完成修正后经批准定稿的修正版为 2.0。CRF 发生修订时，理想情况下，所有的 CRF 页面版本都需要更新，但对于纸质项目，当修改仅涉及几个表格或页面修改或增减时，整个 CRF 的重新打印显然并不可行。这种情况下，可以只更新修改所涉表格或页面的版本。CRF 填写说明的版本控制也遵循同样的规则。当 CRF 及其填写说明发生修改后，文件要及时发送给研究机构，并制作修改说明/备忘录。必要时，需要培训相关项目人员。

15.2.6　受试者日志的设计和管理

受试者日志是另一个重要的临床试验项目源文件。一些 CRF 中采集的数据依赖于受试者日志的信息。所以，受试者日志和 CRF 是两份密切相关和互补的试验项目文件。由于试验项目适应证的不同，受试者的人群有着较大的变化。受试者对于日志使用的经验和熟练程度都影响着受试者日志数据质量的好坏。所以，设计简明易懂的日志显得十分必要。简单地说，受试者日志所要收集的信息类别通常包括以下内容：

（1）试验药物的服用　这是受试者日志的最重要部分。特别对于非住院患者来说，准确记录试验药物的服用情况是判断受试者用药依从性的主要手段。在某些情况下并不要求受试者每天记录服药情况，如果可以只要求受试者记录任何用药剂量的变化，或服药的遗漏。

（2）同期用药的状况　有些受试者每天服用许多不同种类的其他药物。这些其他药物可能与受试者所经历的不良事件有关，也可能会导致与试验药物的相互反应。试验项目访问不是每天都会发生。在每次试验项目访问时，不可能期待受试者能准确地回忆发生在访问之间的其他药物服用情况或细节。要想做到同期用药的信息记录准确、完整和真实，只有要求受试者把每天发生的其他药物服用情况记录在日志中。

（3）不良事件的经历　与同期用药情况相同，受试者在每次试验项目访问之间所发生的不良事件只有通过受试者日志的方式才能获得及时、准确、完整和真实的记录。

（4）某些疾病症状的自我评估　某些疾病状况只有受试者本人才能更准确地体会。但受试者每天的疾病症状经历可能并不相同。所以，只有要求受试者对每天的症状经历作出记录，才能更准确和真实地采集有关药物治疗有效性的原始数据。

根据 ICH-GCP 原则，由于受试者日志是要求受试者本人或法定监护人亲自完成的临床试验源文件，受试者日志在发给受试者使用前必须获得伦理委员会的批准。如同临床试验方案批准程序一样，这种批准必须以书面的形式由伦理委员会签发。受试者日志的版本控制应当在伦理委员会批准文中有所体现。日志被修改时需要重新获得伦理委员会的审批。表 15.8 为受试者日志案例。由于受试者日志要求受试者本人独自完成，完成日志的说明最好尽量详尽和清晰。在受试者日志的设计中，各种格式表达，如时间或日期等，应当尽量符合当地的习惯，例如，时间用上午/下午制（12 小时制），而不是 CRF 常用的 24 小时制。在转录数据时可以将其再换算成 CRF 要求的格式。受试者日志的日期设计通常以周为单位。这样有利于受试者的时间记忆和填写。临床研究协调员在发放日志给受试者前，可以协助将日期预先填入相应的日期格中。此外，临床研究协调员也可以在受试者在场的情况下完成示范性的信息，以利于受试者对日志完成的理解和提高日志完成的质量。

受试者日志的发放取决于试验方案的要求。通常前次试验访问中发放给受试者的日志会要求受试者在后一次的访问时随身携带，并交给临床研究协调员，以便临床研究协调员能在访问中与受试者一起审阅日志。利用与受试者共同审阅受试者日志的机会，临床研究协调员可以：

表 15.8 受试者临床试验项目日志示例

<申办方名称>

第_____页，共_____页

试验方案编号 ××××× **研究机构编号** ☐☐ **受试者随机号** ☐☐ **受试者姓名缩写** ☐☐

受试者服用药物和肺气肿活动日志

受试者日志：

- 确保填写每页日志上端的受试者编号和姓名缩写
- 只记录随机号在此日志上

受试者完成指南

- 指导受试者在日志卡上记录每天的日期格式为年/月/日（例如，2004/10/29）
- 受试者应当记录每天服用的急救药物×××的总数量（如果有的话）
- 受试者应当记录每天上午和晚上服用试验药物的总数情况
- 受试者应当记录每天上午和晚上出现的喘息、咳嗽、胸闷和呼吸困难状况。在晚上，记录白天经历的状况。在上午，记录前夜经历的症状
- 受试者应当被告知在出现在试验项目访问之间经历的所有不良事件在日志评注页上
- 受试者应当被告知记录服用的任何其他药物，包括剂量和服用原因在日志评注页上

日志审阅

- 请务必在受试者每次访问时仔细审阅日志的所有记录，以确保受试者在场时能完成所有记录不清或错误的修正
- 当研究机构人员与受试者一起完成审阅日志后，请在"审阅者……"后签署姓名和日期
- 监查员需要在每次监查访问时仔细审阅收集的日志。确保没有遗漏或错误的日志，且与CRF数据记录一致。必要时，需要和研究机构人员交流发现的日志错误，以便研究机构人员指导受试者正确填写日志
- 本试验项目的日志数据需要经研究机构人员审核无误后，由临床研究协调员输入CRF中

一般说明

- 评注页用于记录任何需要注解的事宜。除了不良事件和同期用药情况外，并作为源文件任何不详或错误之处。请确保评注页上记录的不良事件和同期用药信息被转录在CRF的相应表格中

数据澄清

- 研究人员及其被授权者可以允许在日志上作出修正，以便澄清受试者的不详或错误，但这种修正必须与受试者交流确认后才能进行
- 受试者的输入在任何情况下都不得被随意改变。需要修正时可以圈出错误或将正或改变。需要修正或完成澄清后必须在旁边写出澄清注解
- 作出修正或澄清的研究机构人员必须在修正或澄清处签名和签字日期
- 如果日志有遗漏记录，可以在遗漏日的日期格中注明"无记录"，并签名和日期

续表

第＿＿＿页,共＿＿＿页

<申办方名称>

试验方案编号　××××

研究机构编号　受试者随机号　受试者姓名缩写

<试验周期:×周>

日期			上午或晚上	研究药物服用数量		急救药物×服用量	肺气肿症状																				
年	月	日		药物 A	药物 B		喘息				咳嗽				胸闷				呼吸困难								
							0	1	2	3	0	1	2	3	0	1	2	3	0	1	2	3	4				
			上午	☐	☐	☐	☐	☐	☐	☐	☐	☐	☐	☐	☐	☐	☐	☐	☐	☐	☐	☐				
			晚上	☐		☐	☐	☐	☐	☐	☐	☐	☐	☐	☐	☐	☐	☐	☐	☐	☐	☐	☐				
			上午	☐	☐	☐	☐	☐	☐	☐	☐	☐	☐	☐	☐	☐	☐	☐	☐	☐	☐	☐				
			晚上	☐		☐	☐	☐	☐	☐	☐	☐	☐	☐	☐	☐	☐	☐	☐	☐	☐	☐	☐				
			上午	☐	☐	☐	☐	☐	☐	☐	☐	☐	☐	☐	☐	☐	☐	☐	☐	☐	☐	☐				
			晚上	☐		☐	☐	☐	☐	☐	☐	☐	☐	☐	☐	☐	☐	☐	☐	☐	☐	☐	☐				
			上午	☐	☐	☐	☐	☐	☐	☐	☐	☐	☐	☐	☐	☐	☐	☐	☐	☐	☐	☐				
			晚上	☐		☐	☐	☐	☐	☐	☐	☐	☐	☐	☐	☐	☐	☐	☐	☐	☐	☐	☐				
			上午	☐	☐	☐	☐	☐	☐	☐	☐	☐	☐	☐	☐	☐	☐	☐	☐	☐	☐	☐				
			晚上	☐		☐	☐	☐	☐	☐	☐	☐	☐	☐	☐	☐	☐	☐	☐	☐	☐	☐	☐				
			上午	☐	☐	☐	☐	☐	☐	☐	☐	☐	☐	☐	☐	☐	☐	☐	☐	☐	☐	☐				
			晚上	☐		☐	☐	☐	☐	☐	☐	☐	☐	☐	☐	☐	☐	☐	☐	☐	☐	☐	☐				
			上午	☐	☐	☐	☐	☐	☐	☐	☐	☐	☐	☐	☐	☐	☐	☐	☐	☐	☐	☐				
			晚上	☐		☐	☐	☐	☐	☐	☐	☐	☐	☐	☐	☐	☐	☐	☐	☐	☐	☐	☐				

审阅者签名:＿＿＿＿＿＿＿

日期:＿＿＿＿＿＿＿

续表

症状评分

喘息

0—无

1—显著但不干扰困扰我的日常生活/睡眠

2—困扰和干扰我的正常日常活动/睡眠

3—非常不舒服和干扰我所有或大多数日常活动/睡眠

咳嗽

0—无

1—显著但不干扰或困扰我的日常活动/睡眠

2—困扰和干扰我的正常日常活动/睡眠

3—非常不舒服和干扰我所有或大多数日常活动/睡眠

胸闷

0—无

1—显著但不干扰或困扰我的日常生活/睡眠

2—困扰和干扰我的正常日常活动/睡眠

3—非常不舒服和干扰我所有或大多数日常活动/睡眠

呼吸困难

白天：

0—休息或活动时没有呼吸气短

1—在休息时没有呼吸气短但在中度活动时有呼吸气短，例如快走、爬楼梯、急忙赶去工作等

2—在休息时没有呼吸气短但在轻微活动时有呼吸气短，例如穿衣服或洗衣服、平地行走等

3—休息时有呼吸气短，例如坐着读书或看电视等

4—休息时严重呼吸气短，不能从事任何活动

晚间：

0—晚间没有呼吸气短

1—每晚由于呼吸气短而造成苏醒一次或早醒

2—每晚由于呼吸气短而造成苏醒两次或两次以上

3—每晚由于呼吸气短而造成整夜大部分时间的苏醒

4—每晚由于严重呼吸气短而造成整夜无法入眠

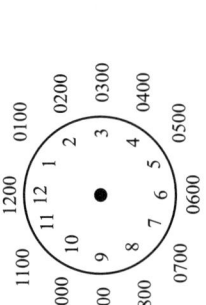

上午时钟(AM)

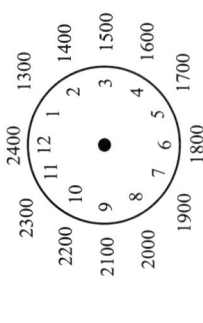

下午时钟(PM)

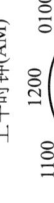

续表

<申办方名称>

试验方案编号　××××

研究机构编号	受试者随机号	受试者姓名缩写

第____页，共____页

受试者评注记录日志卡

填写指南：
- 使用黑色笔书写
- 记录与日志有关的事宜和评注
- 同期用药：请记录每天服用的所有其他药物名称、剂量和服用原因，包括不是由医生开处的草药、维生素、营养补充剂或替代疗法的药物
- 不良事件：请记录您每天经历的任何药物不适或药物不良事件
- 吸入式可可的松服用者：请记录任何辅助治疗药物吸入式药物的松的剂量变化，如果您有的话

发生日期			受试者评注	研究者评注
年	月	日		

需要由研究者及其被授权者审阅——请不要退还此页给申办方，作为源文件保留在研究机构试验项目文档中

① 完成对日志数据的核实、质疑和澄清，以避免转录日志数据进入 CRF 时产生不必要的误解或错误；

② 对于日志中出现的不清楚或错误之处，当场向受试者做出必要的解释，以免同样的误解或错误在以后的日志中再次出现；

③ 与受试者进一步交流试验项目的程序要求和期待。

受试者日志通常被视为试验项目的源文件。因此，受试者日志通常被保存在研究机构的试验项目文档中。如果受试者日志记录着受试者的某些症状自我评估信息，申办方可以要求将受试者日志交予申办方的数据管理员或输入员进行数据的直接输入和分析。在这种情况下，根据申办方的 SOP 要求，研究机构可以保存原受试者日志或核证副本。

15.3 注释 CRF

注释 CRF(annotated CRF，aCRF)，即命名 CRF 变量，是对空白 CRF 的标注，记录 CRF 各数据项的位置及其在相对应的数据集中的变量名和编码，映射 CRF 中的每一条目至数据库的相应变量，可作为数据库/数据集与 CRF 的问题之间的联系，以帮助临床试验相关干系人了解数据集。其目的是用文件记录来说明每一个临床试验病例报告表的数据表格、变量条目名称、列表、访问及其他任何数据记录，也包括数据变量代码列表。它将 CRF 的每一页的每个数据变量和数据库结构设计相关联，是规范临床试验数据库和每个数据集信息采集的重要工具之一。临床试验结果申报给药政部门审阅时需要注释 CRF，作为递交的电子数据库的一部分，以帮助药政评审员找到包含在递交的数据集中数据变量的源；临床数据管理人员设计数据库界面及变量格式建立临床数据库时需要注释 CRF；分析数据、研究数据表格模型/分析数据模型等定位数据库中变量时需要注释 CRF。每一个 CRF 中的所有数据项都需要标注，不录入数据库的数据项则应标注为"不录入数据库"。注释 CRF 可采用手工标注，也可采用电子化技术自动标注。图 15.5 简要概述了注释 CRF 的管理流程。在临床试验数据标准中，用于数据采集的 aCRF 的数据格式通常为 CDASH 标准，用于数据递交的 aCRF 的数据格式通常为 SDTM 标准。数据管理员、数据库设计人员、统计师、SAS 程序员、医学审核人员、研究者、检查员及任何会审核/使用数据的项目相关人员等可以利用 aCRF 的临床数据获取协调标准（clinical data acquisition standard harmonization，CDASH）来记录和定位与数据集名及递交数据集中变量名相关的数据所处位置，其有助于建立数据库和运用研究数据列表

模型（study data tabulation model，SDTM）来分析与转换试验数据集。药政部门数据审核人员可以借助 aCRF 的 SDTM 找到包含在递交的数据集中数据变量的源，利用 SDTM/ADaM（分析数据集模型）来审核分析申办方递交的试验数据结果。所以，aCRF 对于与数据管理、统计分析、审核和递交的干系人来说在数据采集和处理时都具有重要的指导意义。

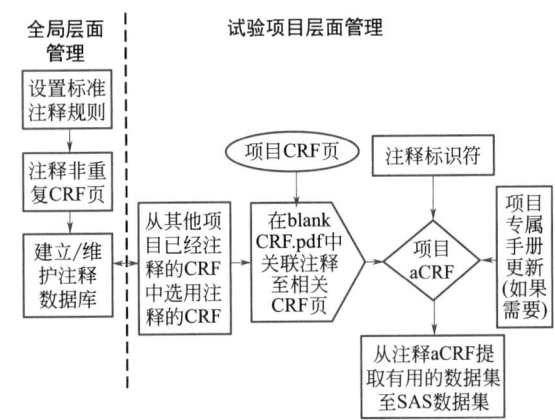

图 15.5　注释 CRF 管理流程示意

15.3.1　注释 CRF 的类别和药政要求

从临床、科研和监管角度需求出发，CDISC 对临床试验中数据采集、分析与递交分别制定了数据标准，从而使研究机构的数据采集和申办方的数据分析更加高效和一致。按照这些数据标准的用途，aCRF 可以分为两类。

（1）用于数据采集的 aCRF　当临床试验将研究机构采集到的受试者有效性和安全性数据输入 CRF 数据库时，国际普遍接受的对 CRF 采集的数据进行注释的数据标准为 CDISC 的 CDASH 标准，简称为 CDASH aCRF。这个临床试验采集用数据标准的益处包括但不限于：

① 规范研究机构采集的数据标准，使得数据管理人员更准确和有效地依据 CDASH aCRF 对每个变量编写数据核查计划；

② 指导数据库设计人员对数据库中具体数据变量和对有编码的变量进行命名，确定每个变量的格式等，从而建立完整的临床数据库；

③ 提高数据管理人员、统计分析和程序人员、医学审核者，甚至是研究者在审核各类数据列表（如安全性数据列表）或原始数时定位源数据位置的效率和准确性；

④ 有助于 SAS 程序员在编辑统计结果图表或数据列表（TFLs）时，更容易建立试验数据域与研究结果的关联性。

（2）用于数据递交的 aCRF　采用 CDISC 的 SDTM 标准，临床试验数据域名，变量及其变量名

通过 SDTM 手段可以很好地映射在药政递交的数据结果报告中，从而支持药政部门能对所递交的所有研究数据及其报告采取标准化的获取、管理和审核规程。经过 SDTM 的 aCRF 文件，简称 SDTM aCRF，药政部门可以容易地追溯到 CRF 数据库中的原始数据/文件。SDTM aCRF 的通用规则包括以下若干方面：

①　临床试验数据库的数据映射在 SDTM 阈中；

②　递交数据中呈现的每个非重复页面必须被注释在 CRF 上；

③　重复页面，如生命体征、实验室检查等，应该引述其参照原始页面；

④　相关注释页面的页码或类似的参照和链接应该包括在递交中，但可注明"注释请参照 CRF 页面×"；

⑤　CRF 中某些采集字段是用来辅助数据清理及确认没有意外丢失数据，如监查用的研究者的签名或问题"是否出现任何不良事件？——是/否"，或"是否服用了任何伴随药物？——是/否"，可能需要入库，但不需递交的数据，故应标注为"不递交［NOT SUBMITTED］"；

⑥　对于某些点可有解释的空间（"可被注释为"，在变量名前加两个字母组成的前缀和点）；

⑦　纵向表要标记相应等值；

⑧　不允许增加新的变量；

⑨　SDTM 的标准包含了衍生数据，而衍生数据并不包含在 CDASH 的数据采集字段中。

显然，SDTM 和 CDASH 关系密切。CDASH aCRF 主要应用于临床研究开始和执行阶段，而 SDTM aCRF 主要应用于数据库锁定后，递交药政部门的后期阶段。数据管理人员在采用 CDASH 或 SDTM 注释 CRF 时，需要关注技术指南给出的采用建议，即

①　强烈推荐（highly recommended，HR）应该在 aCRF 上采集的数据字段。例如根据药政部门的要求。

②　推荐/有条件（recommended/conditional，R/C）在特定的情况下应该被采集在 CRF 上的数据字段。例如，日期的采集最好是完整的日期，但在某些情况下却不允许或不可能采集到完整的日期；不良事件发生的时间只需在有其他相关数据点进行比较时才需采集。如果这个数据点缺失，则其他数据点会失去意义。

③　可选（optional，O）只有在需要时才使用的数据采集字段。

CDISC 的 SDTM 实施指南（SDTM IG）提供了数据递交的标准。而 CDASH 指南则给出了常见的所有强烈推荐和所适用的推荐/有条件的标识符变量和

时间变量，包括数据集名称、变量名称、变量格式和对应变量的编码名称。这些字段根据方案数据采集要求大多会出现在 CDASH aCRF 中。CDASH 的"发现"域表（即 DA、EG、IE、LB、SU 和 VS）展现结构与 SDTM 递交模型相似，均列出了变量名称和一些检测的示例。数据管理员在 CRF 布局中需体现研究方案特定的检测名称，并使用 CDASH 推荐来确认数据采集的类型及参考 SDTM IG 和 CDISC 的受控术语的附加元数据（如标签、数据类型和受控术语）。CDASH 数据采集字段（或变量）有助于 SDTM 结构的映射。当数据在这两个标准之间完全相同时，SDTM aCRF 的变量名称则会同时出现在 CDASH 域名表格中。当数据不完全一致或 SDTM IG 指南中没有定义时，CDASH 对新变量的命名可以根据推荐的原则自定义。

15.3.2　注释 CRF 设计的审批管理

数据管理员和数据库编程员在建立和完成 aCRF 中起着主要作用。图 15.6 展示了数据管理员与编程员之间的相互关系和职责，图中揭示了在纸质与电子 CRF 管理流程中，aCRF 的产生流程略有区别，但内容并无太大区别，都是从 CRF 设计起步。

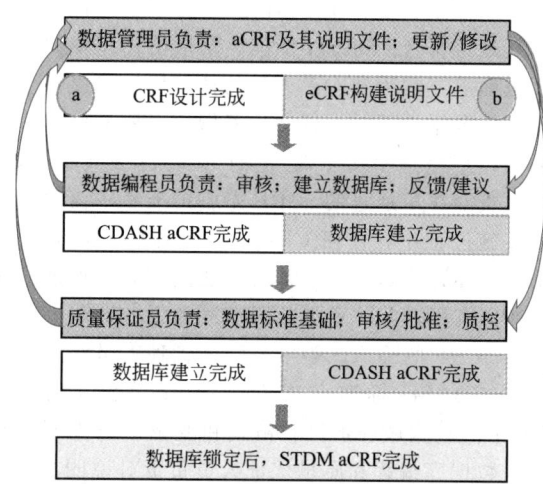

图 15.6　aCRF 人员角色与职责分工

其中纸质（a）和电子（b）CRF 的 CDASH aCRF
流程不同，但内容相似

在进行 aCRF 时，需要了解的通用规范包括：

①　注释应该包含在递交的 SDTM 数据中；

②　操作或衍生数据的注释不应该包括在递交中；

③　注释应该是基于文本的，且利用标准 PDF 浏览工具可检索的；

④　在 aCRF 中，只有非重复表格或整个 CRF 可以接受，但整个 CRF 时，对于重复出现的表格，只需要注释首次出现的表格变量名；

⑤　不能手写后扫描成 PDF 文件；

⑥ "acrf. pdf" 文件中的注释应该尽可能简单明了；

⑦ 注释应该遵照推荐的外观和格式（颜色，文字），且需要统一标准；

⑧ 所有注释的变量名必须大写，且注释的内容要尽量避免覆盖 CRF 原有文字；

⑨ 在一页 CRF 中若有两个或以上变量阈存在，不同的数据域应当用不同的颜色字体注释；

⑩ 数据域的注释名称字体可以略微大些（图 15.14）；

⑪ 注释字体颜色和 CRF 文字的原有颜色不同；

⑫ 可有填充色，且对比色与注释字体可明显区分。

美国 FDA 对 aCRF 还有具体的字体和字型要求，如使用 Arial Bold Italic 字体，文字大小可相当于 12 号 Times Roman 字体（仅 FDA），且每个访问及表格都要有书签。

在 pCRF 的临床试验中，数据管理人员需要先完成 CRF 设计，再依据 CDASH 标准，对 pCRF 中的数据域、条目、格式和变量逐个命名，完成 aCRF 初稿。数据库编程人员和数据标准质量保证人员收到 aCRF 后，必须按照 aCRF 质量控制审核列表文件，对 aCRF 的各个变量命名和格式进行审核，包括但不限于其是否符合 CDASH 标准、变量格式和编码名称是否正确等。编程和 QA 人员的任何修改建议需要及时反馈给数据管理员，以便后者做出必要的修改。如此循环，直至整个团队对 aCRF 文件达成共识。QA 人员负责对终审通过的 aCRF 完成批准签字流程。在项目实施过程中，任何 CRF 或数据库的修改，有可能引起 aCRF 的修订。此时需要遵循相同的修改和审批 aCRF 流程，并注意更新版本号和版本日期等。

在 eCRF 的临床试验中，数据管理人员需要依据方案和 CDASH 标准完成 CRF 构建说明文件，对 eCRF 中的数据域、条目、格式和变量命名编码做出规划。数据库编程和质量保证人员负责对说明文件中的 aCRF 变量命名编码进行审核，包括但不限于其是否符合 CDASH 标准、变量格式和编码名称是否正确等，并及时反馈任何修改建议给数据管理人员，以便后者对说明文件做出必要的修改。如此循环，直至整个团队对说明文件达成共识。QA 人员应当根据 aC-RF 质量控制审核清单文件的要求，负责对终审通过的说明文件完成批准签字流程。最后，数据库编程人员根据批准的说明文件完成 EDC 数据库的建立，并由数据库导出定稿的 CDASH aCRF。在项目实施过程中，任何 CRF 或数据库的修改有可能引起 aCRF 的修订。此时需要遵循同样的修改和审批 aCRF 流程，并注意更新版本号和版本日期等。

无论 pCRF 或 eCRF 临床试验中，对 SDTM aCRF 文件的设计、审核和批准流程无差异。试验结束阶段的数据库锁定后，数据管理人员或 SAS 编程人员需要根据终版空白 CRF，编辑 SDTM 说明文件作为起草 SDTM aCRF 的依据。QA 人员应当根据 SDTM aCRF 质量审核规范管理的规定，负责对 SDTM aCRF 审核，确保其满足 SDTM 标准和有关技术文件或指南要求，如 FDA 的临床研究数据技术一致性指南和 CDISC 的 SDTM 源数据递交指南等。任何修改建议需要及时与数据管理人员或 SAS 编程人员交流，以便他们做出修订。如此循环，直至整个团队对 SDTM aCRF 文件内容达成共识。QA 人员负责对终审通过的 SDTM aCRF 文件完成批准签字流程。

15.3.3 遵循 CDASH 标准的 CRF 注释简介

CDASH aCRF 主要用于建立临床数据采集进入数据库时的标准，同时也为数据处理、核查、统计分析等活动提供便捷和清晰的数据定位的有力工具。在实施数据库用户接受测试（UAT）时，良好的 CDASH aCRF 也可以有效地支持精准测试脚本的撰写。注释 CRF 的内容包括但不限于以下范围：

（1）数据集（阈）/元数据表名称 如 15.2.2 所述，CRF 主体内容有多种数据要素。按照 CDASH 标准，数据集名称由常见元数据表名称的两位大写字母组成。在 CDASH 标准里，无论是 pCRF 或 eCRF 的数据库，根据试验方案的需求，除一般识别变量和时间变量外，常见的数据集/元数据表不外乎以下 16 类，即

- 不良事件（adverse event，AE）
- 评注（comments，CO）
- 过去和同期用药（prior and concomitant medications，CM）
- 人口学统计信息（demographics，DM）
- 实施（disposition，DS）
- 药物清点（drug accountability，DA）
- 心电图检查结果（ECG test results，EG）
- 接触（exposure，EX）
- 病史（medical history，MH）
- 实验室检查结果（laboratory test results，LB）
- 入选和排除标准（inclusion and exclusion criteria，IE）
- 体检（physical examination，PE）
- 方案偏离（protocol deviation，DV）
- 受试者属性（subject characteristics，SC）
- 成瘾物质滥用（substance use，SU）
- 生命体征（vital signs，VS）

所以在进行 CDASH aCRF 中，为方便数据库设计人员建立规范的临床数据库，常用的数据集/元数据表标记名称的字段为 DATASET 加上元数据表缩

写。例如，生命体征的数据集标记名称为"DATA-SET＝VS"（图 15.7）。其中"DATASET"也可以选择 DCM、DATABASE、DOMAIN、FORM 等。若所采集的数据不属于现有的 16 类，则可依据 CDASH 或实际情况自定义数据集名称，但格式仍需要遵循两位大写字母组成原则。

（2）变量名称　CRF 元数据表中采集的每一个变量都必须按照 CDASH 标准要求给予标记名称，而不应当允许采用自制或非 CDASH 标准命名，以免造成不必要的数据处理和统计分析的混淆，或不被药政部门所接受。使用 CDASH 标准的变量名称可以较容易地理解其名称所代表的对应变量，命名原则多为域名加特定后缀或英文术语单词，或简写，或缩写，或申办方自定义等（图 15.7）。例如，生命体征数据集中，常见各类变量名称多为 VS＋相应英文名称的缩略词（表 15.9）。更多数据集的变量名称命名规则可参见 CDASH 技术指南（CDISC，2011a）。

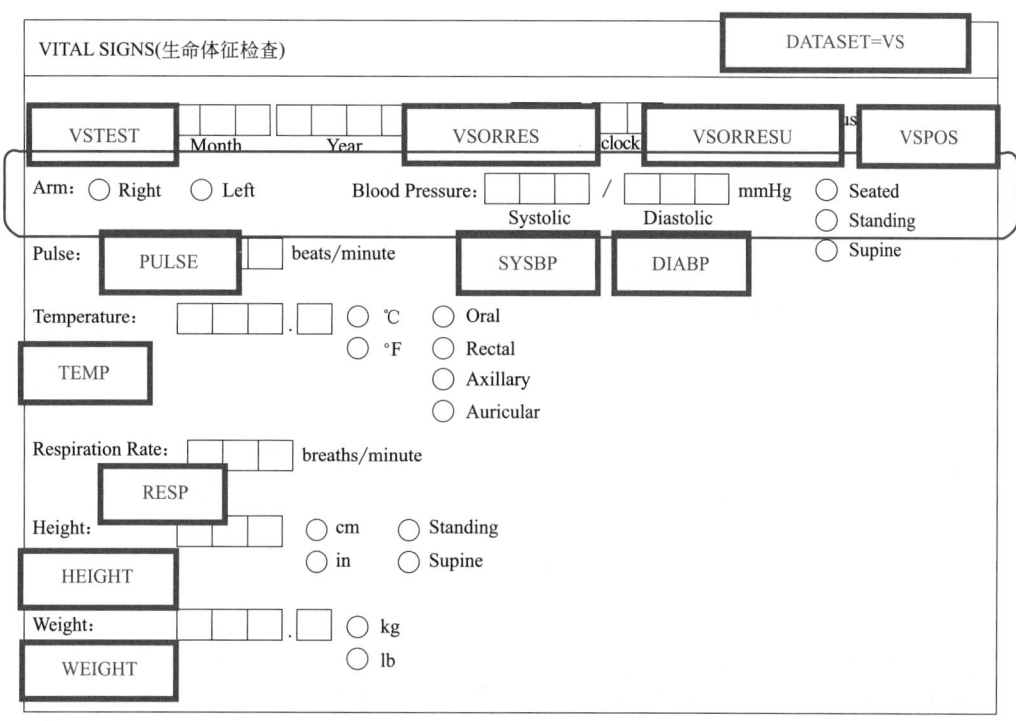

图 15.7　CDASH aCRF 生命体征检查数据域示例

表 15.9　CDASH 注释生命体征规则示例

条目	CDASH 命名	英文含义	CRF 填写指南	与 SDTM 关联性
是否采集了生命体征数据	VSPERP	vital sign performed	记录生命体征数据是否采集。如已采集，应在 CRF 上相应的地方记录测量值	此字段不直接映射到 SDTM 变量。SDTM 的 VSSTAT 可由变量字段 VSPERF 的是否采集选择答案中检测值或"否"衍生而来
检测日期	VSDAT	date of vital sign	采用（YYYY-MM-DD）格式记录完整的测量日期	此字段不直接映射到 SDTM 变量
检测时间	CSTIM	time of vital sign	记录测量时间,注明采用时间格式	此字段不直接映射到 SDTM 变量
受试者标识符	VSSPID	subject ID	手工填写受试者编号在 CRF 页相应条目中	CDASH 与 SDTM 变量名称相同
检测名称	VSTEST	name of test	记录生命体征的测量名称通常预先设置在 CRF 上,无须填写	CDASH 与 SDTM 变量名称相同
检测结果	VSORRES	oberservation results	记录生命体征测量的结果	CDASH 与 SDTM 变量名称相同
检测单位	VSORRESU	observation result unit	如果没有预先设置在 CRF 上,手工记录或选择与测量相关的单位	CDASH 与 SDTM 变量名称相同
显著临床意义	VSCLSIG	clinicallysignificant indicator	研究者判断生命体征测量结果是否有显著临床意义后,记录在 CRF 上	此字段不直接映射到 SDTM 变量

续表

条目	CDASH 命名	英文含义	CRF 填写指南	与 SDTM 关联性
检测部位	VSLOC	vital sign location performed	如果没有预先设置在 CRF 上，手工记录或选择身体上检查的部位	部位可以作为 CRF 标签的一部分，预先定义
检测姿势	VSPOS	body position of vital sign	如果没有预先设置在 CRF 上，记录或选择测量时受试者的姿势	CDASH 与 SDTM 变量名称相同
收缩血压	SYSBP	systolic blood pressure	记录测量的受试者收缩压值	CDASH 与 SDTM 变量名称相同
舒张血压	DIABP	diastolic blood pressure	记录测量的受试者舒张压值	CDASH 与 SDTM 变量名称相同
脉搏	PULSE	pulse	记录测量的受试者脉搏值	CDASH 与 SDTM 变量名称相同
身高	HEIGHT	height	记录测量的受试者身高值	CDASH 与 SDTM 变量名称相同
体重	WEIGHT	weight	记录测量的受试者体重值	CDASH 与 SDTM 变量名称相同
体温	TEMP	temperature	记录测量的受试者体温值	CDASH 与 SDTM 变量名称相同
呼吸率	RESP	respiratory rate	记录测量的受试者呼吸率值	CDASH 与 SDTM 变量名称相同
体质指数	BMI	body mass index	通常根据体重和身高用公式计算得到	CDASH 与 SDTM 变量名称相同

表 15.10 总结了常见 CDASH 数据集及其变量名称。根据这些命名示例，若数据集及其变量是在 CDASH 标准之外，可较容易依据 CDASH 标准的命名规则自行命名，但变量格式仍需符合 CDASH 的命名规则。临床试验 aCRF 数据阈变量记录的导出形式有两种，一种被称为非标准化（de-normalized）的水平结构（horizontal structure）表格，另一种为标准化（normalized）的垂直结构（vertical structure）表格。这两种表格的属性和应用异同点可以概括为表 15.11。

表 15.10　常见 CDASH 数据集及其变量名称列表

序号	数据集及其变量名称	注释命名
1	一般识别变量 • 受试者序号 • 研究机构编号 • 受试者唯一序号 • 研究名称/序号 • 申办方 • 研究者 • 姓名首字母 • 数据集	SUBJID SITEID USUBJID STUDYID SPONSOR INVID INITIAL[①] DATASET
2	一般时间变量 • 访问名称 • 访问序号 • 访问日期	VISIT VISITNUM VISDAT
3	人口学变量（DM） • 出生日期 • 性别 • 种族 • 民族 • 其他民族 • 年龄 • 年龄单位 • 出生年 • 出生月 • 出生日 • 出生时间	BIRTHDAT SEX ETHNIC RACE RACEOTH AGE AGEU BRTHYR BRTHMO BRTHDY BRTHTIM

续表

序号	数据集及其变量名称	注释命名
4	入排标准变量（IE） • 入选和排除标准分类 • 入选和排除标准序号 • 入选和排除标准描述 • 入选和排除标准结果	IECAT IETESTCD IETEST IEYN
5	实验室检查结果变量（LB） • 化验项目 • 化验样本采集日期 • 化验结果 • 化验结果单位 • 化验样本采集时间 • 化验结果与正常值范围对比结果 • 化验结果异常临床意义判断 • 是否进行化验 • 化验项目评注 • 评注描述	LBTEST LBDAT LBORRES LBORRESU LBTIM LBNRIND[②] LBCLSIG LBPERF LBCO COVAL
6	体检结果变量（PE） • 体检检查项目 • 其他体检检查项目 • 体检检查结果 • 体检检查异常结果临床判断 • 体检检查异常结果描述	PETEST PEOTH PERES PECLSIG PEDESC
7	病史变量（MH） • 病史序号 • 疾病诊断名称 • 病史疾病开始日期 • 病史疾病结束日期 • 病史疾病持续中	MHSPID MHTERM MHSTDAT MSENDAT MHONGO
8	药物清点变量（DA） • 药物清点分类 • 药物清点日期 • 药物标签编号 • 药物标号盒发放数 • 药物发放日期 • 药物退还日期 • 药物清点结果 • 药物清点结果单位	DACAT DADAT DAREFID DAREFID_A DADAT_D DADAT_R DAORRES DAORRESU

续表

序号	数据集及其变量名称	注释命名
8	• 药物退还 • 药物退还清点结果 • 药物丢失 • 药物丢失清点结果	DATEST_R DAORRES_R DATEST_L DAORRES_L
9	问卷变量（QS） • 问卷序号 • 问卷项目 • 问卷结果 • 问卷进行否	QSSPID QSTEST QSORRES QSYN
10	不良事件变量（AE） • 是否发生不良事件 • 不良事件术语 • 不良事件开始日期 • 不良事件结束日期 • 不良事件发生时间 • 不良事件结束时间 • 不良事件持续时间 • 不良事件仍在发生中 • 不良事件严重程度 • 不良事件毒性分级 • 不良事件与试验药物关系 • 针对试验药物采取的措施 • 针对试验药物采取的其他措施 • 不良事件结局 • 严重不良事件 • 死亡 • 住院或住院延长 • 导致先天畸形/出生缺陷 • 危及生命 • 致残/功能障碍 • 重要医学事件 • 不良事件导致中止试验	AEYN AETERM AESTDAT AEENDAT AESTTIM AEENTIM AETIM AEONGO AESEV AETOXGR AEREL AEACN AEACNOTH AEOUT AESER AESDTH AESHOSP AESCONG AESLIFE AESDIAB AESMIE AEDIS
11	同期用药变量（CM） • 是否服用同期药物 • 药物名称 • 药物剂型 • 服药开始日期 • 服药结束日期 • 仍在服用中 • 服药开始时间 • 服药结束时间 • 药物剂量 • 药物剂量单位 • 药物剂量其他单位 • 服药频率 • 服药方式 • 服药其他途径 • 服药治疗适应证 • 针对某不良事件的同期服药 • 针对既往病史的同期服药	CMYN CMTRT CMSFRM CMSTDAT CMEDDAT CMONGO CMSTTIM CMENTIM CMDSTXT CMDOSU CMDOSU_OTH CMDOSFRQ CMROUTE CMROUTE_OTH CMINDC CMARNO CMMHNO
12	接触变量（EX） • 是否服用试验药物或治疗 • 给药途径 • 试验药物开始日期 • 试验药物结束日期 • 试验药物开始时间 • 试验药物结束时间 • 试验药物标签编号 • 试验药物剂量 • 试验药物剂量单位 • 研究治疗名称	EXYN EXROUTE EXSTDAT EXEDDAT EXSTTIM EXENTIM EXREFID EXDSTXT EXDOSU EXTRT

续表

序号	数据集及其变量名称	注释命名
13	实施变量（DS） • 受试者状态 • 受试者状态描述 • 随机 • 随机编号 • 试验结束 • 试验开始日期 • 试验结束日期 • 试验早期结束原因——方案偏离 • 早期结束原因——撤销知情同意 • 早期结束原因——其他 • 早期结束原因——失访 • 早期结束原因——不良事件	DSDECOD DSTERM RAND RANDNO EOS DSSTDAT DSENDAT DSTEST_P DSTEST_W DSTEST_O DSTEST_L DSTEST_AE
14	心电图检测变量（EG） • 心电图检查项目 • 心电图检查日期 • 心电图检查时间 • 心电图检查结果 • 心电图检查方式 • 心电图检查体位姿势 • 心电图检查异常临床意义判断 • 心电图结果描述	EGTEST EGDAT EGTIM EFORRES EGMETHOD EGPOS EGCLSIG EGDESC
15	方案偏离变量（DV） • 是否发生方案偏离 • 方案偏离序号 • 方案偏离类别 • 方案偏离名称 • 方案偏离开始日期 • 方案偏离结束日期 • 方案偏离开始时间 • 方案偏离结束时间	DVYN DVSPID DVDECOD DVTERM DVSTDAT DVENDAT DVSTTIM DVENTIM
16	受试者属性变量（SC） • 是否采集受试者属性信息 • 受试者属性信息条目 • 受试者属性信息结果	SCPERF SCTEST SCORRES
17	成瘾物质使用变量（SU） • 成瘾物质使用类型 • 是否有过成瘾物质使用史 • 成瘾物质类型 • 成瘾物质使用剂量 • 成瘾物质使用剂量单位 • 成瘾物质使用频率 • 成瘾物质使用持续时间 • 成瘾物质使用开始日期 • 成瘾物质使用结束日期	SUTRT SUNCF SUCAT SUDSTXT SUDOU SUDOSFRQ SUCDURU SUSTDAT SUENDAT
18	评注变量（CO）[③]	COVAL

① CDASH 中受试者姓名首字母（INITIAL）属于一般识别变量，但在 SDTM 中其归属于受试者属性（SC）。

② 化验结果与正常值范围的对比结果（LBNRIND）在化验单上常用符号＋、＋＋，或 ↑、↓，或文字描述低、高等描述。CDASH 中使用 LBNRIND 变量来采集正常、异常、异常低值、异常高值等结果。但 SDTM 中，这个注释变量是不会转化"正常"这个结果的，即映射至 SDTM 数据集时，若变量 LBNRIND 的结果为正常（normal），在 SDTM 中的 LBNRIND 变量为空。

③ 评注（CO）通常为自由文本（free-text）。

表 15.11 非标准化结构表与标准化结构表对比

非标准化结构表	标准化结构表
• 水平结构，短而宽	• 垂直结构，长而窄
• 每位受试者的每次访问中的所有有关检测或评估结果数据形成一条横向结构表记录	• 记录方式为每一行只记录一位受试者的一次访问的一项检测或评估结果数据
• 输入数据大多可以选择较简单明了	• 大多数情况输入数据较为复杂
• 不利于数据分析和报告	• 利于数据挖掘
• 需要额外编程进行再构建数据结构供数据分析和递交	• 无须额外映射供数据分析或递交
• 只要遵循命名原则，采用受控术语，就可以符合 CDASH 标准	• 只要遵循命名原则，采用受控术语，就可以符合 CDASH 标准

出于数据表格处理的便捷性，CDASH aCRF 变量命名多采用非标准化的水平结构数据表格，其言简意明，便于研究机构的数据输入和监查员的源文件核查，也有利于比较所有受试者在一次试验访问中，其检测和评估条目结果之间的不同变化状况，可用于受试者有效性和安全性数据风险监察（图 15.8）。

垂直结构表多见于 SDTM aCRF 数据域变量命名中，这较有利于试验项目数据挖掘和受试者纵向比较分析与报告，在进行数据分析或递交时也无须再做映射处理（图 15.9）。

在垂直结构表中，变量命名多为域名加特定后缀字段名称。表 15.12 总结了常见垂直结构表变量命名后缀字段。图 15.10 为这种垂直结构表格生命体征变量命名的示例。

（3）变量格式 变量格式是与变量名称相关的另一个参数设置，其涉及变量是文本、数值、时间或日期形式，每种格式的位数大小等。例如，身高单位是厘米，设置 3 位数的整数值时，只有输入数字才能被身高变量格式接受，测量时也无须采集小数；倘若输入评注文字在身高变量中，由于格式的限制而无法接受。显然，只有变量名称和变量格式做到一致和科学，才能确保采集的 CRF 试验数据的规范性和质量。在 CDASH aCRF 中变量格式通常有四种，即：

表 15.12 常见 CDASH 变量命名后缀字段

后缀	描述
-CAT	通用分类字段，记录同一域中的不同分类，如病史中的分类既往史、现病史等
-CLSIG	通用检查结果临床意义判定字段
-DAT	通用日期字段，可用于储存部分日期的系统
-DY -MO -YR	年/月/日字段，用于系统中无法储存部分日期的系统，但只有在数据库中采用日期数据信息
-ENDAT	通用日期字段，可用于储存部分日期的系统，表示结束日期
-ENTIM	通用时间字段，表示结束时间
-ORRES	通用检查结果字段
-ORRESU	通用检查结果单位字段
-OTH	用于其他内容描述字段
-PERF	用于收集对计划中的检测、化验或观察是否已实施做出回应的字段
-SPID	通用序号字段，记录区分同一变量的多条记录，如病史、不良事件等，用序号区分
-STDAT	通用日期字段，可用于储存部分日期的系统，表示开始日期
-STTIM	通用时间字段，表示开始时间
-TERM	通用事件术语字段
-TEST	通用检查项目字段，如实验室检测项目名称
-TESTCD	通用检查项目编码归类（code）字段，如生命体征舒张压 VSTESTCD＝DIABP
-TIM	通用时间字段
-TRT	通用治疗术语字段
-YN	可用于 CRF 中表明是否有数据记录的字段，主要用于数据清理的字段

SUBJID	VISIT	PULSE	SYSBP	DIABP	TEMP	RESP	HEIGHT	WEIHT
1	Screening	102	130	85	37.2	18	180	75
2	Screening	64	120	76	37.2	18	185	82.7

图 15.8 CDASH 非标准水平结构数据表格示例

SUBJID	VSSPID	VSTEST	VSTESTCD	VSORRES	VSORRESU	VISIT
DCL-01	1	DIASTOLIC BLOOD PRESSURE	DIABP	85	mmHg	SCREENING
DCL-01	2	SYSTOLIC BLOOD PRESSURE	SYSBP	130	mmHg	SCREENING
DCL-01	3	PULSE RATE	PULSE	102	次/min	SCREENING
DCL-01	4	RESPIRATORY RATE	RESP	18	min^{-1}	SCREENING
DCL-01	5	HEIGHT	HEIGHT	180	cm	SCREENING
DCL-01	6	WEIGHT	WEIGHT	75	kg	SCREENING
DCL-01	7	TEMPERATURE	TEMP	37.2	℃	SCREENING

图 15.9 SDTM 试验结果垂直结构数据表格示例

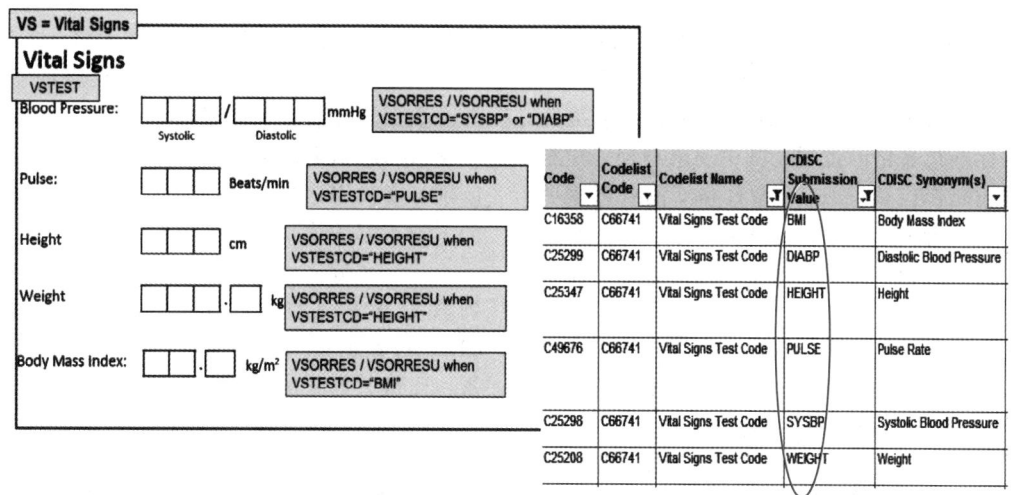

图 15.10　垂直结构表 aCRF 生命体征数据域变量命名示例

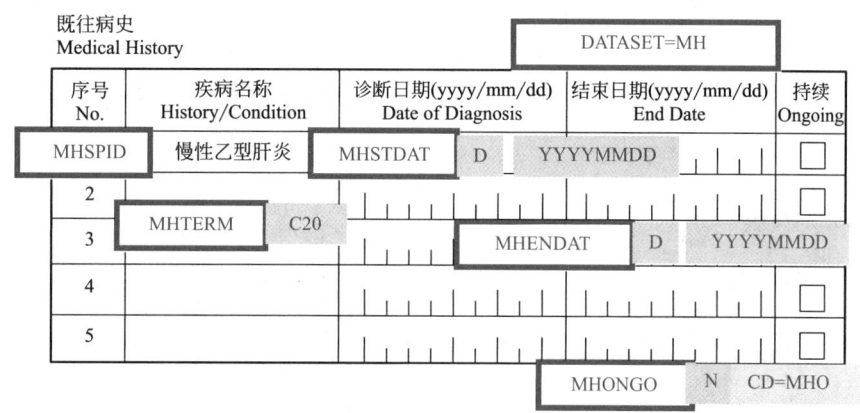

图 15.11　CDASH aCRF 变量名称及其格式示例

① 文本格式　通常注释标识以字母 C/CHAR（Character）作为引述标记，其后用具体数字来说明其允许的文本长度。例如，实验室检测条目的其他检测项选择（RACEOTH），其标记为"C50"，表示变量格式为文本、最多允许输入 50 个字符（图 15.11）。

② 数字格式　通常注释标识以字母 N/NUM（Numerical）作为引述标记，其后用具体数字来说明其允许的数值长度（图 15.11）。例如，如果体重（WEIGHT）标识为"N4.1"，表示其变量格式中允许小数数值，其中整数是 3 位数，小数是 1 位数，总共 4 位数。

③ 日期格式　通常注释标识以字母 D/DAT（Date）作为引述标记，其后用 DDMMMYYYY 或 YYYYMMDD 标识日期格式为 2 位数日期（D，Date），3 或 2 位数月（M，Month），4 位数年 Y（Y，Year）（图 15.11）。例如，出生日期（BRTH-DAT）标记为"D-02JAN1978"或"D-19780102"，表示受试者出生日期为 1978 年 1 月 2 日。

④ 时间格式　通常注释标识以字母 T/TIM（Time）作为引述标记，其后用 T-HH：MM（Hour：Minute）的排列组合来表示其时间格式。例如，19 点 45 分，则表示为"19：45"。

（4）对应变量的编码名称　在某些情况下，一个变量集中的一个变量可能存在多选择的要求，此时需要对两种选项分别编码。例如，性别（SEX）有男（SEX1）和女（SEX2）两种选项。注释评注（CO）中一个文本预设长度为 200 字符。若超过这个长度，可以预设多个评注变量（COVALn），以阿拉伯数字结尾（n）区分。例如，预期评注有 600 字符时，可以注释三个变量 COVAL1、COVAL2、COVAL3。这种多选项可以预设成标准编码后保存在全局库中，在需要时，依据不同时临床试验方案要求供不同编码的选用。

在注释变量格式和编码时，应注意选择与变量名称颜色或背景不同的色泽，便于数据库设计或编程人员可以一目了然地区别和审阅 aCRF 的准确性。

15.3.4　遵循 SDTM 标准的 CRF 注释简介

SDTMaCRF 是 CDISC 标准的主要药政递交文件之一，其注释过程应当将原始数据的 CDASH 格式映射至药政要求递交的 SDTM 格式，但并不包含临床试验运营或不必要的演绎数据的注释内容（CDISC，2013），或将 SDTM 数据域映射至 ADaM 分析数据集。在 CDASH 映射至 SDTM 时，会涉及非标准化表格转换成标准化表格的过程，其中要求编程人员根据映射要求先制作成一个 Excel 文件格式的映射说明文件（mapping specifition），经审核批准后再通过 SAS 编程，实现数据的最终映射转换至 SDTM 或 ADaM。

在递交的 SDTM aCRF 文件中，通常需要两种书签（bookmark），一种为按照数据采集的时间顺序书签，另一种为按照数据表格的字母顺序排序的书签，以方便数据审核人员审阅（图 15.12）。此外，除两种电子书签外还应在递交的 SDTM aCRF 首页列出各表格目录，以方便当审核人员把 aCRF 打印出来时审阅。

与 CDASH aCRF 的多样性和灵活性不同，

SDTM aCRF 要求较为严苛，以"acrf.pdf"格式命名的递交文件必须储存在指定的表格数据集文件夹下（图 15.13）。对于 SDTM 而言，注释的 CRF 内容只涉及数据域命名和变量名称。

SDTM aCRF 也存在水平结构表和垂直结构表的区别，CDASH 和 SDTM 的变量命名的关联性可以从如下若干方面体现，即

（1）对应关系　SDTM 的数据都应当可以追溯到数据库中 CDASH 的原始数据源，因而任何 CDASH 数据集及其变量都可以在 SDTM 中有对应关系，而且大部分的 CDASH 和 SDTM 变量名称相同，有一些 CDASH 变量名在映射至 SDTM 变量名时会发生变化。例如，以生命体征表的变量从 CDASH 到 SDTM 变量映射过程中（图 15.14），变量"VSPERF"代表是否进行生命体征检测，当其采集的数据为"否"时，映射至 SDTM 时即为"VSSTAT"；

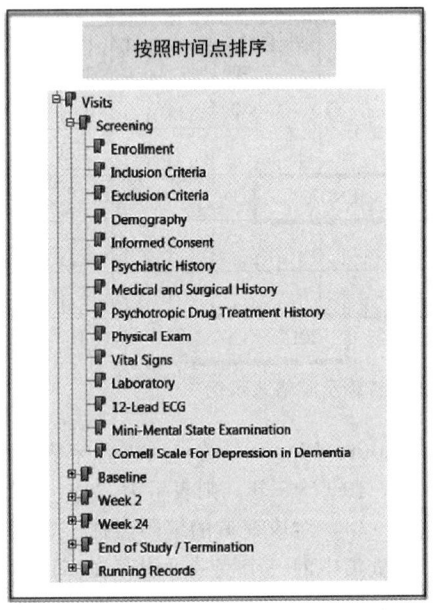

图 15.12　SDTM aCRF 药政递交文件书签示例

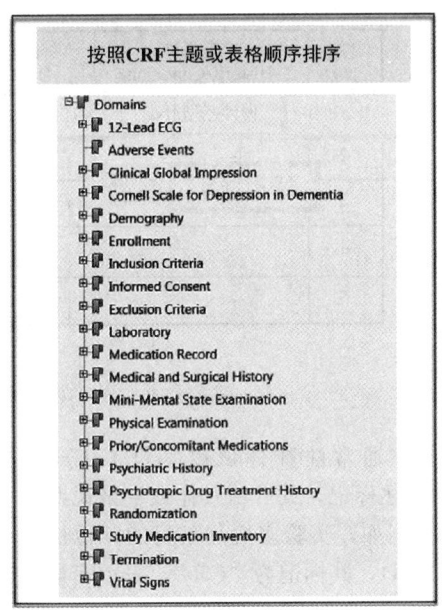

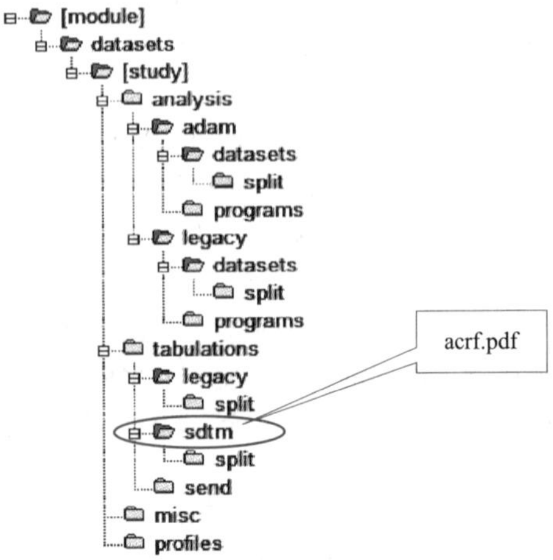

图 15.13　SDTM aCRF 存储格式和要求

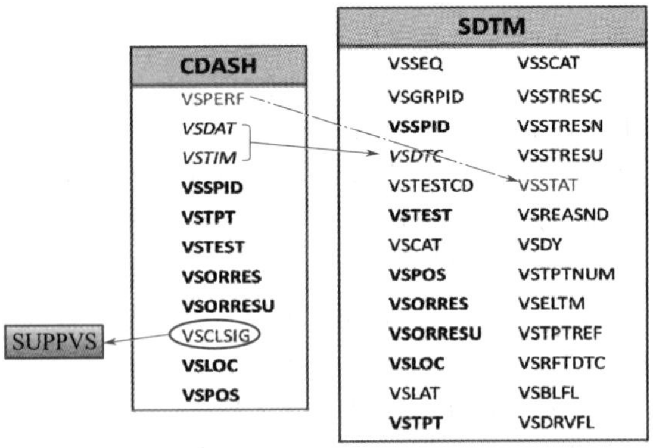

图 15.14　CDASH 与 SDTM 映射对应示意

变量 "VSDAT" 和 "VSTIM" 代表生命体征检测日期和时间，映射至 SDTM 时即合并为 "VS-DTC"。需要注意的是有些 CDASH 变量不需要递交，因此此 aCRF 中需要标识为 "不递交"（not submitted）（图 15.15）。

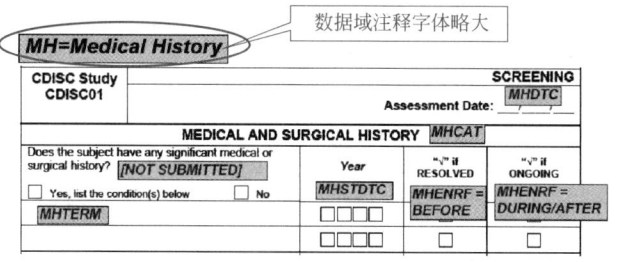

图 15.15　SDTM aCRF 不递交标识示例

（2）一致性　当试验数据域变量同时出现在 CDASH 和 SDTM IG 中，其变量采用 SDTM 的变量命名原则。例如，图 15.15 中黑色加粗变量名，其 CDASH 变量可以直接映射至 SDTM 数据集中。

（3）非一致性　若在 SDTM IG 中没有相应变量名称规定，进行 CDASH 变量命名需要遵循 CDASH 命名原则。这些新的 CDASH aCRF 变量，必要时应在 "申办方补充信息" 一栏中建立相应的 SDTM IG 变量名称列表。例如，由于 CDASH 中变量 "VS-CLSIG"（生命体重检测结果临床意义判定）没有在 SDTM 中 VS 标准域中，则在映射至 SDTM 时，需要进入补充数据集 "SUPPVS" 中（图 15.14）。

如前所述，SDTM aCRF 多为垂直结构表（标准化，Normalized）格式。每一个 SDTM 的数据域都可能分为若干个 SDTM 子域和组别（表 15.13）。在建立 SDTM 数据集时，需要具备的临床试验文件至少应包括试验方案、CDASH aCRF、统计分析计划（SAP）、SDTM 实施指南（SDMT IG）和 SDTM 模板，以便能更准确地反映试验采集数据和试验结果报告的需求。

有关 SDTM 变量阈的解析可以参见 4.1.4 节。在 aCRF 中，SDTM 变量注释通常按照其在描述某事件发生时的角色作用分类（表 15.14），举例见表 15.15。

表 15.13　SDTM 标准数据集的变量域和组别

变量域（domain）	组别		
试验设计 （trial design）	试验组别（TA） 试验疾病评价（TD）	试验元素（TE） 试验访问（TV）	试验入排标准（TI） 试验总结（TS）
特殊目的 （special purpose）	受试者元素（SE） 评注（CO）	人口学（DM）	受试者访问（SV）
干预——一般观察类 （interventions）	同期用药（CM） 成瘾物质使用（SU）	接触（EX） 收集时接触（EC）	流程（PR）
事件——一般观察类 （events）	不良事件（AE） 临床事件（CE）	实施（DS） 试验方案偏离（DV）	卫生保健经历（HO） 病史（MH）
发现——一般观察类 （findings）	药物清点（DA） 微生物样本（MB） 体检（PE） 肿瘤鉴别（TU） 不符合入排标准（IE） 微生物敏感性试验（MS） 疾病响应（RS）	EGC 检测结果（EG） 形态学（MO） 生殖系统问题（RP） 生命体征（VS） 实验室检测结果（LB） PK 参数（PP） 受试者状态（SS）	免疫遗传样本评价（IS） PK 浓度（PC） 受试者属性（SC） 死亡细节（DD） 显微镜发现（MI） 问卷（QS） 肿瘤结果（TR）
有关发现（findings about）	有关问题（FA）	皮肤响应（SR）	
关系数据集 （relationship datasets）	相关记录（RELREC）	补充数据集（SUPP-）	

表 15.14　SDTM aCRF 变量作用分类

标准符类别	应用范围	变量标识符	变量名称
标识符变量 （identifier variable）	• 识别试验项目、受试者、数据域、序列号等信息	• 试验项目标识符 • 数据域缩写 • 唯一受试者编号 • 序列号 • 组别编号 • 参考编号 • 申办方编号	• STUDYID • DOMAIN • USUBJID • -SEQ • -GRPID • -REFID • -SPID

续表

标准符类别	应用范围	变量标识符	变量名称
主题符变量 （topic variable）	• 主要关注评估、观察和检测的内容	• 事件名称 • 事件代码	• -TERM,-TRT • -TESTCD
时间符变量 （timing variable）	• 描述观察、评估和检测的时间，如开始或结束时间等	• 访问（visits） • 时间（epoch） • 日期/时间（date/times） • 天数（days） • 时间点（time points） • 周期（durations） • 相对时间（relative times） • 间隔时间（intervals）	• VISIT,VISITNUM,VISITDY • EPOCH • -DTC,-STDTC,-ENDTC • -DY,-STDY,-ENDY • -TPT,-TPTNUM,TPTREF… • -DUR… • -STRF,-ENRF,-TPTREF,-ELTM,-RFDTC, -STTPT,-STRTPT,-ENTPT,-ENRTPT • -EVLINT,-EVINTX,-STINT,-ENINT
修饰符变量 （qualifier varialbe）	• 附加说明性文字、描述结果的数字型值或观察数据的额外特征，如计量单位或描述性修饰词等	• 组别修饰变量 • 结果修饰变量 • 同义修饰变量 • 记录修饰变量 • 变量修饰变量	• -CAT,-SCAT • -ORRES,-STRESC,-STRESN • -MODIFY,-DECOD,-TEST,-LONIC • -REASND,AESLIFE,AGE,SEX,RACE,-SEV, -BLFL,-POS,-LOC,-SPEC,-NAM • -ORRESU,-ORNRHI,-ORNRLO,-DOSU
规则符变量 （rule varialbe）	• 表示一种算法或可执行的方法，仅用于试验设计数据域	• 按照 ICH E3 要求，临床试验报告的架构和内容是试验方案规程和实施结果的具体体现。SDTM aCRF 提供了标准化的方式来表述临床试验设计和实施的方式 • 按照 SDTM 试验设计的标准注释规则有助于清晰地解析试验方案决策原则，更好地为方案目标及其结果的可信性提供坚实的基础 • 有关试验设计模块中各数据集的注释原则参阅 SDTM IG 第 7 章（CDISC，2013）	

表 15.15　SDTM 变量注释按事件发生时的角色作用分类举例

标识符	主题符	时间符	修饰符
LSB-001	恶心	第 6 天开始	轻微
USUBJID	AETERM	AESTDY	AESEV

在这个案例中，四个变量（variable）的角色作用各不相同，标识符（identifier）变量 USUBJID 标记唯一的受试者编码；主题符（topic）变量 AE-TERM 描述不良事件术语词，为试验观测的主要目的；修饰符（qualifier）变量 AESEV 表述事件的严重程度，用于进一步描述事件结果的属性或特征，多为说明性文字或数值；时间符（timing）变量 AEST-DY 记录不良事件开始的日期，即标识观测事件发生的时间。

在 SDTM 的各个标准数据集变量表中，STUDY-ID、DOMAIN、USUBJID、-SEQ、-GRPID、-REFID 和 SPID 等是必须存在的标识符变量，便于相关变量可以比较容易地与试验项目、受试者、数据集、申办方、治疗组别等信息相关联。在 SDTM aCRF 中，日期和时间的注释格式采用的是 ISO8601 标准，标识为 YYYY-MM-DDThh：mm：ss。如果没有时间记录，只有日期记录的话，中间的字母 T 必须省略。如果涉及周期或间隔日期/时间，可以用"/"符合连接，如

YYYY-MM-DDThh：mm：ss/YYYY-MM-DDThh：mm：ss

SDTM aCRF 中允许日期/时间变量值有不完全数值（表 15.16）。

在时间符变量中，相对时间是指相对于计划时间点或周期而言实际事件发生的时间。例如，同期服用药物在试验治疗开始前，可以采用 CMSTRF 注释，此时"CMSTRF= before"；如果是治疗开始后仍在继续服用，则可以用 CMENRF 注释，此时"CMEN-RF=ongoing"。显然，-STRF 和 ENRF 表示的时间

表 15.16　SDTM aCRF 中日期/时间不完全数值示例

序号	原始记录日期和时间	精准度	ISO 8601 日期/时间
1	December 15,2003,13：14.17	完整日期/时间	2003-12-15T13：14：17
2	December 15,2003 12：14	未知秒	2003-12-15T13：14
3	December 15,2003 13	未知分钟和秒	2003-12-15T13
4	December 15,2003	未知时间	2003-12-15
5	December,2003	未知日期和时间	2003-12
6	2003	未知月,日期和时间	2003

不是精准时间。如果需要表述准确的相对时间，可以采用-STTPT、-ENTPT、-STRTPT 或-ENRTPT 注释，而-ELTM 表示延续时间段。例如，生命体征检

测发生在服药后 30min、60min 和 90min，可以注释为：

STPTNUM	VSTPT	VSELTM	VSTPTREF	VSRFTDTC	VSDTC
1	30 MIN	PT30M	dose administration	2006-08-01T08：00	2006-08-01T08：30
2	60 MIN	PT1H	dose administration	2006-08-01T08：00	2006-08-01T09：00
3	90 MIN	PT1H30M	dose administration	2006-08-01T08：00	2006-08-01T09：30

在关系数据集中，SUPPQVAL 用于采集数据集中非标准变量及其与受试者记录的关联性，如体检中非正常检查结果通常标识在 SUPP-中；RELREC 用于关联两个或以上受试者数据集中的记录，如不良事件与同期药物的关系，即

CM：

USUBJID	CMSEQ	CMSPID	CMTRT
12345	22222	2	Aspirin

AE：

USUBJID	AESEQ	AESPID	AETERM
12345	1111	1	剧烈头痛 (Severe Headache)

RELREC：

USUBJID	RDOMAIN	IDVAR	IDVARVAL	RELID
12345	AE	AESEQ	1111	1
12345	CM	CMSEQ	22222	1

如果需要对 SDTM 数据域的一般观察变量自行命名时，首先需要确认已有的标准数据集无法满足 SDTM aCRF 需要，只有当数据在属性上不同于现有标准数据集才能创建自行命名数据集。一般观察模型中数据集变量自行命名的首字母可以是干预类（X-）、

事件类（Y-）和发现类（Z-）。在自行命名时需要遵循的最基本规则包括：①根据条目内容自行命名数据阈代码，如-CAT、-SCAT、-METHOD、-SPEC 或-LOC 等；②按照变量标识符原则总结试验数据；③选择一般观察类形式将所有检测结果列出。详尽自行命名原则应当参阅 CDISC 指南（CDISC，2013）。例如，某减肥（obesity，XO）药临床试验中，自行建立的数据集名称可以是 XOCAT，其中受试者的腰围检测结果见表 15.17。

此外，在 CRF 中采集的相关数据与 SDTM 相关记录（RELREC）中记录的对应数据可以注释标明其关联性。例如，

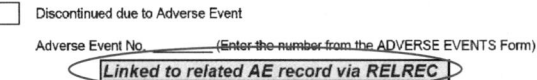

有关 SDTM aCRF 电子格式药政申报注释要求和元数据递交注释要求的详尽原则可参阅美国 FDA 和 CDISC 相关指南（FDA，2015；CDISC，2011b）。

表 15.17　受试者的腰围检测变量自行命名示例

STUDYID	USUBJID	XOSEQ	XOTESTCD	XOTEST	XOOREES	XOORRESU	VISITNUM	VISIT	XODTC
AB-123	XYZ001	1	WSTLINE	腰围	100	cm	1	screening	2015-01-07
AB-123	XYZ001	2	WSTLINE	腰围	80	cm	2	visit1	2015-05-24

15.4　CRF 设计实例

在实际设计 CRF 过程中，试验方案纲要和时间与事件流程表是两个必备的前提文件。根据试验方案的要求，选择非重复性表格（unique form，又称为唯一表格），即首次使用的安全性数据采集模块和有效性数据采集模块，以及其他基本数据采集模块。表 15.18 列举了某一治疗过敏性鼻炎药物的多中心、随机、双盲、平行对照临床试验项目的时间和事件流程表。在这个案例中的体检表格在时间/事件流程表中需要使用 4 次，而首次出现在筛选访问中体检表格被视为非重复性表格。后续 3 次访问的体检表格都是重复使用筛选期设置的体检表格。根据试验项目的时间和事件流程表，确定每次访问需要的安全性、有效

性和基本数据采集模块。一旦所有的模块被确定，可以认为草案 CRF 已被基本完成。

表 15.18　治疗过敏性鼻炎药物临床试验项目时间和事件流程表示例

期	筛选	基线	治疗	治疗随访或早期脱落
天数	−4	0	7	14
访问	1	2	3	4
知情同意书签署	×			
入选/排除标准	×			
随机入组		×		
受试者人口学情况	×			
病史	×			

续表

期	筛选	基线	治疗	治疗随访或早期脱落
体检	×	×	×	×
目视体检	×	×	×	×
心电图	×			×
过敏原测试	×①			
化验测定	×			×
妊娠检测	×②			
鼻炎症状评价	×		×	×
擤鼻和打喷嚏次数评价	×		×	×
鼻腔状态总评价	×		×	×
总体病情评估	×		×	×
同期用药评价	×	×	×	×
不良事件评价		×	×	×
受试者日志发放		×	×	
受试者日志回收/审阅			×	×
研究药物发放			×	
研究药物回收/清点计量			×	

① 如果在过去一年中未有过测试。
② 有生育能力的妇女。
注：×表示在本访问中需要完成的检查或治疗项目。

从表 15.18 中可以看出，在这个临床试验项目中非重复性数据采集表格共有 17 个，它们分别为：

基本试验参数

① 受试者的人口学情况，如出生日期、性别、身高、体重和种族等。

② 研究结束总结。

安全性相关模块

③入选/排除标准。

④ 体检。

⑤ 生命体征检查。

⑥ 病史。

⑦ 过敏原皮试。

⑧ 化验检测和参数（血液学、血生化学和尿分析）。

⑨心电图。

⑩ 妊娠检测。

⑪ 不良事件。

⑫ 同期用药和治疗。

⑬ 试验药物服用。

有效性相关模块

⑭ 鼻炎症状评价。

⑮ 擤鼻和打喷嚏次数评价。

⑯ 鼻腔状态总评价。

⑰ 总体病情评估。

入选/排除标准可以从试验方案纲要中获悉。各数据采集模块可以从申办方的已有 CRF 数据库或过去的类似试验项目 CRF 表中引用。表 15.19 总结了这个临床试验项目各访问期间需要完成的基本数据、有效性和安全性数据采集模块总数。从这个总结表中可以清楚地看出，这个试验项目 CRF 的 17 个非重复性表格由于试验访问检查的需要，有一些需要重复使用，从而导致所需总表格数达 38 个（表 15.19）。其中同期用药和不良事件表格可以分别列在各访问期中或作为独立表格单独列在访问期后的 CRF 中。表 15.20 给出了按照方案事件/时间流程图设置的该项目 CRF。

表 15.19　临床试验项目 CRF 表格数浏览表

期	筛选	基线	治疗	治疗随访或早期脱落
访问	1	2	3	4
1. 基本情况参数				
受试者的人口学情况	√			
研究结束总结				√
2. 安全性数据采集模式				
入选/排除标准	√			
体检	√	√	√	
生命体征检查	√	√	√	√
病史	√			
过敏原测试	√			
化验检测	√			√
心电图	√			√
妊娠检测	√			
不良事件评价		√	√	√
同期用药评价	√	√	√	√
研究药物清点			√	
3. 有效性数据采集模式				
鼻炎症状评价	√		√	√
擤鼻和打喷嚏次数评价	√		√	√
鼻腔状态评价	√		√	√
总体病情评估	√		√	√
CRF 表格数	14	4	9	11
CRF 总表格数				38

表 15.20　临床试验病例报告表案例

临床试验病例报告表
（保密）

<試験項目标题>

试验方案编号：×××××（预先印制）
研究者姓名：×××（填空格）
研究机构编号：××××××（填空格）
受试者姓名缩写：×××（填空格）
受试者随机编号：××××××（填空格）

<申办方名称信息和标志>

＜申办方名称信息＞

试验项目编号：(预先印制)　　　　　　　　　　　　　筛选期(访问 1)

研究机构编号：(预先印制或填空格)　　　访问日期：＿＿＿＿＿＿＿／＿＿＿＿＿／＿＿＿＿＿(年/月/日)

受试者姓名缩写：(填空格)　　　受试者筛选编号：(填空格)　　　受试者随机编号：(填空格)

用√选择适宜的答案。任何修正都必须签名和日期			
入选标准			
所有入选标准的选择都必须为"是"。否则，受试者不得被招募进入试验项目程序			
受试者必须	是	否	不适用
1. 是 18～65 岁，男女不限	□	□	
2. 签署试验项目知情同意书	□	□	
3. 有至少 2 年的鼻炎病史，其中有至少两项中度以上的典型症状(包括鼻塞)	□	□	
4. 皮肤试验或体外试验阳性或 UniCAP 特异性 sIgE 检查Ⅱ级以上	□	□	
5. 呈现间歇性或持续性症状，即一周内有症状少于 4 天或少于 4 周，且症状存在 1 周内超过 4 天并超过 4 周	□	□	
6. 有典型鼻炎症状，包括流涕、鼻痒和打喷嚏	□	□	
7. 有典型鼻炎体表特征，如鼻黏膜苍白、水肿、水样或黏液样鼻涕，可有程度不等的通气不畅、眼结膜充血和水肿等	□	□	
8. 有阴性妊娠检查结果(男性和非育龄妇女选择"不适用")	□	□	□
9. 非当前住院患者	□	□	
10. 没有任何其他可干扰本研究评价的临床疾病	□	□	

<申办方名称信息>　　　　　　　　　　　　　　　　　　　　**第 3 页，共 19 页**

试验项目编号：（预先印制）　　　　　　　　　　　　　**筛选期（访问 1）**

研究机构编号：（预先印制或填空格）　　　访问日期：_____／_____／_____（年/月/日）

受试者姓名缩写：（填空格）　　　　受试者筛选编号：（填空格）　　　受试者随机编号：（填空格）

用√选择适宜的答案。任何修正都必须签名和日期			
排除标准			
所有排除标准的选择都必须为"否"。否则，受试者不得被招募进入试验项目程序			
受试者不应当	是	否	不适用
1. 是妊娠妇女，或准备在试验期间妊娠的妇女（男性和非育龄妇女选择"不适用"	☐	☐	☐
2. 患有哮喘病症	☐	☐	
3. 患有其他有临床意义的器质性心脏病、心律失常和高血压	☐	☐	
4. 肝肾功能不正常	☐	☐	
5. 仍患有上/下呼吸道感染	☐	☐	
6. 对试验药物成分或其辅料有过敏史	☐	☐	
7. 从事驾驶、机械操作、高空作业者	☐	☐	
8. 因严重精神或语言障碍不能按临床试验方案行事	☐	☐	
9. 研究者判断患有其他可能干扰试验评价的疾病或状况	☐	☐	
10. 同期服用某些药物，或不愿意停止服用某些药物少于规定时间窗者	☐	☐	
11. 在入组本研究项目前 30 天内曾参加过任何其他临床试验者	☐	☐	
12. 是研究机构的工作人员、家庭成员	☐	☐	
13. 按照研究者的判断，对鼻腔或口服去塞剂或抗组胺药或类固醇药有依赖性者	☐	☐	
14. 有不依从临床试验方案用药记录者	☐	☐	
15. 有吞嚼困难史，或已知上肠胃道狭窄或不正常反胃史者	☐	☐	

第 10 项内表格：

药名	停药时间
长效皮质激素	14 周
口服皮质激素	8 周
阿司咪唑	4 周
其他抗组胺药	1 周

＜申办方名称信息＞
试验项目编号：（预先印制）
研究机构编号：（预先印制或填空格）
受试者姓名缩写：（填空格）

筛选期（访问 1）

访问日期：_____／_____／_____（年／月／日）
受试者筛选编号：（填空格）　　　受试者随机编号：（填空格）

用√选择适宜的答案。任何修正都必须签名和日期

知情同意书签署日期：_____／_____／_____（年／月／日）

受试者人口学情况

出生日期 _____／___／___ （年／月／日）	性别 男 □　女 □	身高 _____．___ cm□ in□	体重 _____．___ kg□ lb□	民族 汉族□ 满族□ 回族□ 其他_____

鼻炎诊断日期：_____／_____／_____（年／月／日）　鼻炎类别：持续性 □　间歇性 □　其他 □

受孕状况

受试者是有生育能力的妇女吗？　是 □　否 □
　如果是，该受试者采取的有效避孕措施是什么？　口服避孕药 □　避孕环 □
　　　　　　　　　　　　　　　　　　　　　　禁欲 □　其他 □_____
　　　　　　　　　　　　　　　　　　　　　　没有避孕措施 □
　该育龄受试者被评价受孕状况了吗？　是 □　否 □　未进行 □
尿样收集日期：_____／_____／_____（年／月／日）
尿液妊娠检查结果：阳性 □　阴性 □
　如果否，原因是≥2 年更年期 □　　手术绝育 □　男性 □　其他 □　_____

过敏原测试

测试日期：_____／_____／_____（年／月／日）
过敏原种类：花粉 □　螨类 □　宠物皮毛 □　真菌 □　其他 □　_____
过敏原测试结果：皮试　　　±□　+□　++□　+++□　++++□
　　　　　　　特异性　阳性 □　　阴性 □

对过敏病史治疗史（过去 3 个月内）

没有治疗过 □

治疗药物 （请用药品通用名称）	服药途径	每日总剂量/单位	每日服用频率	治疗周期（年/月/日） 起始日期	停服日期	仍在继续服用
						□
						□
						□
						□
						□
						□

服用途径：1—口服；2—肌内注射；3—静脉注射；4—吸入；5—皮下注射；6—透皮；7—鼻腔；8—肛塞
剂量单位：mg，g

＜申办方名称信息＞
试验项目编号：（预先印制）
研究机构编号：（预先印制或填空格）
受试者姓名缩写：（填空格）

筛选期（访问 1）

访问日期：＿＿＿／＿＿＿／＿＿＿（年/月/日）
受试者筛选编号：（填空格）
受试者随机编号：（填空格）

用√选择适宜的答案。任何修正都必须签名和日期

没有检查 □

医疗病史

总的来说，没有临床意义的病史 □

疾病/症状（请注明具体病名）	无临床意义病史	有临床意义病史		发病日期（年/月/日）	痊愈日期（年/月/日）	手术	疾病/症状细节（如果未知，请注明"不详"）	其他评注
		过去	现在					
心血管	□	□	□			□		
		□	□			□		
胃肠道	□	□	□			□		
		□	□			□		
神经系统	□	□	□			□		
		□	□			□		
呼吸道	□	□	□			□		
		□	□			□		
免疫系统	□	□	□			□		
		□	□			□		
五官系统	□	□	□			□		
		□	□			□		
内分泌系统	□	□	□			□		
		□	□			□		
过敏史（药物和非药物）	□	□	□			□		
		□	□			□		

试验项目编号：(预先印制) 筛选期(访问 1)

研究机构编号：(预先印制或填空格) 访问日期：_____／_____／_____(年/月/日)

受试者姓名缩写：(填空格) 受试者筛选编号：(填空格) 受试者随机编号：(填空格)

用√选择适宜的答案。任何修正都必须签名和日期

<table>
<tr><td colspan="4" align="center">生命体征检查</td></tr>
<tr><td colspan="4">没有生命体征检查 □</td></tr>
<tr>
<td align="center">血压
(收缩压/舒张压-坐式)
单位:mmHg</td>
<td align="center">脉搏
单位:(次/min)</td>
<td align="center">体温(℃)
测定方法:口测 □₁
肛测 □₂
腋下 □₃</td>
<td align="center">呼吸率
单位:(次/min)
(坐式)</td>
</tr>
<tr>
<td align="center">_____／_____</td>
<td align="center">_____</td>
<td align="center">_____ . _____</td>
<td align="center">_____</td>
</tr>
</table>

体检

没有检查 □

检查部位	正常	不正常	没有检查	不正常描述
一般外观	□	□	□	
头	□	□	□	
耳	□	□	□	
眼	□	□	□	
鼻	□	□	□	
口腔	□	□	□	
喉	□	□	□	
颈部	□	□	□	
扁桃体	□	□	□	
肺部	□	□	□	
心脏	□	□	□	
胸部	□	□	□	
腹部	□	□	□	
骨骼	□	□	□	
四肢	□	□	□	
皮肤	□	□	□	
淋巴结	□	□	□	
神经	□	□	□	
生殖系统	□	□	□	
肛门	□	□	□	
其他(请注明)	□	□	□	
其他(请注明)	□	□	□	
其他(请注明)	□	□	□	
其他(请注明)	□	□	□	
其他(请注明)	□	□	□	

试验项目编号:(预先印制)
研究机构编号:(预先印制或填空格)
受试者姓名缩写:(填空格)　　　　　　　受试者筛选编号:(填空格)　　　　受试者随机编号:(填空格)

用√选择适宜的答案。任何修正都必须签名和日期		
心电图检查		
请在本页后面附上心电图原报告		
访问	1	4
访问日期(年/月/日)	_____/_____/_____	_____/_____/_____
没有心电图检查	□	□
心电图日期(年/月/日)	_____/_____/_____	_____/_____/_____
心电图检查时间(24 小时制)	_____:_____	_____:_____
心率(次/min)		
PR 间隙(ms):		
QRS 宽度(ms):		
QT 间隙(ms):		
心电图在正常范围内? 如不正常,请描述:	是 □　　否 □	是 □　　否 □
与基线心电图相比有否显著变化?		有 □　　没有 □
如果有,请选择　　　更不正常 □　　更正常 □ 其他评注:_____		
如果有任何显著变化的话,研究者必须完成评注		
化验报告		
请在本页后面附上化验原报告		
访问	1	4
没有化验检查	□	□
化验样本收集日期(年/月/日)	_____/_____/_____	_____/_____/_____
化验样本收集时间(24 小时制)	_____:_____	_____:_____
有否任何临床意义的化验非正常值? 如有,请描述:	有 □　　没有 □	有 □　　没有 □
与基线化验结果相比有否显著变化?		有 □　　没有 □
如果有,请选择　　　更不正常 □　　更正常 □ 其他评注:_____		
研究者必须完成评注,如果有任何显著变化的话		
"我以我的以下签名担保我已经仔细审阅过 ECG 和化验报告和本页所记载的信息的确是准确的。" 研究者签名:_____　　　　　日期:_____/_____/_____(年/月/日)		

＜申办方名称信息＞
试验项目编号:(预先印制)
研究机构编号:(预先印制或填空格)
受试者姓名缩写:(填空格)

筛选期(访问 1)
访问日期:_____/_____/_____(年/月/日)
受试者筛选编号:(填空格)　　受试者随机编号:(填空格)

用√选择适宜的答案。任何修正都必须签名和日期

过敏性鼻炎症状评价

没有评价　□

	无	轻微	中等	略多	严重	非常严重
鼻涕(左侧)	□	□	□	□	□	□
鼻涕(右侧)	□	□	□	□	□	□
鼻痒(左侧)	□	□	□	□	□	□
鼻痒(右侧)	□	□	□	□	□	□
鼻塞	□	□	□	□	□	□
鼻腔水肿	□	□	□	□	□	□
流泪	□	□	□	□	□	□
眼/耳痒	□	□	□	□	□	□
喉头痒	□	□	□	□	□	□
咳嗽	□	□	□	□	□	□

症状等级:无——没有任何症状;
　　　　　轻微——很轻微的不易察觉症状,不会影响任何日常生活和活动;
　　　　　中等——可以感觉到的轻微症状,但不干扰任何正常生活和活动;
　　　　　略多——令人不悦的症状,对生活和活动有轻微的干扰;
　　　　　严重——令人不悦的症状,对生活和活动有中等程度的干扰;
　　　　　非常严重——严重困扰的症状,使活动能力受困

擤鼻和打喷嚏次数评价:在过去的 1 周中,擤鼻的平均次数为_____次/天
　　　　　　　　　　　　在过去的 1 周中,打喷嚏的平均次数为_____次/天

鼻腔状态评价
分别对鼻腔状态进行评价。具体方法是用拇指阻塞一侧鼻腔的气流,用另一侧无阻碍鼻腔呼吸空气

没有评价　□

	左鼻腔	右鼻腔
无阻塞	□	□
略有阻塞	□	□
阻塞	□	□
很阻塞	□	□
完全阻塞	□	□

总体过敏性鼻炎评估

请对该受试者的过敏性鼻炎总体状况进行评估:
　　毫无症状　□
　　轻微症状(对生活和活动影响不大)　□
　　中等症状(对生活和活动有影响,但仍可以坚持工作)　□
　　严重症状(困扰生活和活动,影响睡眠,甚至因病请假)　□

"通过我的以下签名,我保证我已经对该受试者的过敏性鼻炎的症状进行了认证的诊断,以上评价结果准确。"
研究者签名:_____　日期:_____/_____/_____(年/月/日)

＜申办方名称信息＞　　　　　　　　　　　　　　　　　　　　　　**第 9 页, 共 19 页**

试验项目编号：(预先印制)　　　　　　　　　　　　　　　　　**基线期(访问 2)**

研究机构编号：(预先印制或填空格)　　　访问日期：＿＿＿＿＿＿／＿＿＿＿／＿＿＿＿(年/月/日)

受试者姓名缩写：(填空格)　　　　　受试者筛选编号：(填空格)　　　受试者随机编号：(填空格)

用√选择适宜的答案。任何修正都必须签名和日期

该受试者在服用任何其他药物或治疗吗？　　　有 □　　　　　没有 □

　　如有, 请完成同期用药信息记录表(见第 16 页)

招募入组总评价

没有评价 □

根据所有筛选评价和检测结果, 包括病史、体检、鼻炎症状评价、化验等, 该受试者符合入组本试验项目的标准吗？

否 □

该受试者不得被招募进入本试验项目, 并请完成受试者总结表格页(见第 19 页)

是 □

· 该受试者有不符合入选或排除标准之处, 但已获得申办方的试验方案豁免 □

· 该受试者完全符合招募入选和排除标准 □

该受试者被随机招募进入试验项目, 其随机编号为＿＿＿＿＿＿＿＿＿＿

研究者签名：＿＿＿＿＿＿＿＿＿＿＿＿＿＿＿　日期：＿＿＿＿＿＿／＿＿＿＿／＿＿＿＿(年/月/日)

＜申办方名称信息＞

试验项目编号：(预先印制)

研究机构编号：(预先印制或填空格)

受试者姓名缩写：(填空格)

基线期(访问 **2**)

访问日期：_____/_____/_____(年/月/日)

受试者筛选编号：(填空格)　　　受试者随机编号：(填空格)

用 √ 选择适宜的答案。任何修正都必须签名和日期

该受试者自上次访问以来有任何不良事件的经历吗？　有 □　　　没有 □

如有，请完成不良事件记录表(见第 18 页)

该受试者在服用任何其他药物或治疗吗？　　　有 □　　　没有 □

如有，请完成同期用药信息记录表(见第 16 页)

生命体征检查

没有目视体检　□

血压 (收缩压/舒张压-坐式) 单位：mmHg	脉搏 单位：(次/min)	体温(℃) 测定方法：口测 □$_1$ 肛测 □$_2$ 腋下 □$_3$	呼吸率 单位：(次/min) (坐式)
_____/_____	_____	_____ . _____	_____

体检

没有检查　□

检查部位	正常	不正常	没有检查	不正常描述	与前次体检相比，有无任何临床意义的变化		
					有	无	变化描述
一般外观	□	□	□		□	□	
头	□	□	□		□	□	
耳	□	□	□		□	□	
眼	□	□	□		□	□	
鼻	□	□	□		□	□	
口腔	□	□	□		□	□	
喉	□	□	□		□	□	
颈部	□	□	□		□	□	
扁桃体	□	□	□		□	□	
肺部	□	□	□		□	□	
心脏	□	□	□		□	□	
胸部	□	□	□		□	□	
腹部	□	□	□		□	□	
骨骼	□	□	□		□	□	
四肢	□	□	□		□	□	
皮肤	□	□	□		□	□	
淋巴结	□	□	□		□	□	
神经	□	□	□		□	□	
生殖系统	□	□	□		□	□	
肛门	□	□	□		□	□	
其他(请注明)	□	□	□		□	□	
其他(请注明)	□	□	□		□	□	
其他(请注明)	□	□	□		□	□	

＜申办方名称信息＞
试验项目编号：(预先印制)
研究机构编号：(预先印制或填空格)　　　　　　访问日期：＿＿＿＿＿＿＿／＿＿＿＿＿／＿＿＿＿(年／月／日)
受试者姓名缩写：(填空格)　　　　　　受试者筛选编号：(填空格)　　　　受试者随机编号：(填空格)

治疗期(访问 3)

用 √ 选择适宜的答案。任何修正都必须签名和日期

该受试者自上次访问以来有任何不良事件的经历吗？　有 □　　　没有 □
如有，请完成不良事件记录表(见第 18 页)
该受试者在服用任何其他药物或治疗吗？　　有 □　　　没有 □
如有，请完成同期用药信息记录表(见第 16 页)

生命体征检查

没有目视体检 □

血压 (收缩压/舒张压-坐式) 单位:mmHg	脉搏 单位:(次/min)	体温(℃) 测定方法:口测 □₁ 肛测 □₂ 腋下 □₃	呼吸率 单位:(次/min) (坐式)
＿＿＿＿／＿＿＿	＿＿＿＿	＿＿＿＿．＿＿	＿＿＿＿

体检

没有检查 □

检查部位	正常	不正常	没有检查	不正常描述	与前次体检相比,有无任何临床意义的变化		
					有	无	变化描述
一般外观	□	□	□		□	□	
头	□	□	□		□	□	
耳	□	□	□		□	□	
眼	□	□	□		·□	□	
鼻	□	□	□		□	□	
口腔	□	□	□		□	□	
喉	□	□	□		□	□	
颈部	□	□	□		□	□	
扁桃体	□	□	□		□	□	
肺部	□	□	□		□	□	
心脏	□	□	□		□	□	
胸部	□	□	□		□	□	
腹部	□	□	□		□	□	
骨骼	□	□	□		□	□	
四肢	□	□	□		□	□	
皮肤	□	□	□		□	□	
淋巴结	□	□	□		□	□	
神经	□	□	□		□	□	
生殖系统	□	□	□		□	□	
肛门	□	□	□		□	□	
其他(请注明)	□	□	□		□	□	
其他(请注明)	□	□	□		□	□	
其他(请注明)	□	□	□		□	□	

试验项目编号:(预先印制)　　　　　　　　　　　　　治疗期(访问 3)
研究机构编号:(预先印制或填空格)　　　　访问日期:＿＿＿＿＿＿＿/＿＿＿＿/＿＿＿＿(年/月/日)
受试者姓名缩写:(填空格)　　　　　受试者筛选编号:(填空格)　　　　受试者随机编号:(填空格)

用√选择适宜的答案。任何修正都必须签名和日期

过敏性鼻炎症状评价

没有评价　□

	无	轻微	中等	略多	严重	非常严重
鼻涕(左侧)	□	□	□	□	□	□
鼻涕(右侧)	□	□	□	□	□	□
鼻痒(左侧)	□	□	□	□	□	□
鼻痒(右侧)	□	□	□	□	□	□
鼻塞	□	□	□	□	□	□
鼻腔水肿	□	□	□	□	□	□
流泪	□	□	□	□	□	□
眼/耳痒	□	□	□	□	□	□
喉头痒	□	□	□	□	□	□
咳嗽	□	□	□	□	□	□

症状等级:无——没有任何症状;
　　　　　轻微——很轻微的不易察觉症状,不会影响任何日常生活和活动;
　　　　　中等——可以感觉到的轻微症状,但不干扰任何正常生活和活动;
　　　　　略多——令人不悦的症状,对生活和活动有轻微的干扰;
　　　　　严重——令人不悦的症状,对生活和活动有中等程度的干扰;
　　　　　非常严重——严重困扰的症状,使活动能力受困

擤鼻和打喷嚏次数评价:在过去的 1 周中,擤鼻的平均次数为＿＿＿＿＿次/天
　　　　　　　　　　　　在过去的 1 周中,打喷嚏的平均次数为＿＿＿＿＿次/天

鼻腔状态评价
分别对鼻腔状态进行评价。具体方法是用拇指阻塞一侧鼻腔的气流,用另一侧无阻碍鼻腔呼吸空气

没有评价　□

	左鼻腔	右鼻腔
无阻塞	□	□
略有阻塞	□	□
阻塞	□	□
很阻塞	□	□
完全阻塞	□	□

总体过敏性鼻炎评估

请对该受试者的过敏性鼻炎总体状况进行评估:
　　毫无症状　□
　　轻微症状(对生活和活动影响不大)　□
　　中等症状(对生活和活动有影响,但仍可以坚持工作)　□
　　严重症状(困扰生活和活动,影响睡眠,甚至因病请假)　□

"通过我的以下签名,我保证我已经对该受试者的过敏性鼻炎的症状进行了认证的诊断,以上评价结果准确。"
研究者签名:＿＿＿＿＿＿＿＿＿＿＿＿＿＿＿＿＿　日期:＿＿＿＿＿/＿＿＿＿/＿＿＿＿(年/月/日)

<申办方名称信息>　　　　　　　　　　　　　　　　　　　　　　　　　　**第 13 页，共 19 页**

试验项目编号：(预先印制)　　　　　　　　　　　　　　　　**治疗期(访问 3)**

研究机构编号：(预先印制或填空格)　　　　　　访问日期：_____/_____/_____(年/月/日)

受试者姓名缩写：(填空格)　　　　　　受试者筛选编号：(填空格)　　　　受试者随机编号：(填空格)

用√选择适宜的答案。任何修正都必须签名和日期

研究药物服用记录

服用日期 （年/月/日）	服用时间 （24 小时制）	服用数量 /片	服用包装编号		剂量改变或 遗漏剂量原因
			A	B	
			☐	☐	
			☐	☐	
			☐	☐	
			☐	☐	
			☐	☐	
			☐	☐	
			☐	☐	
			☐	☐	

试验项目编号：（预先印制） 随访期（访问 4）

研究机构编号：（预先印制或填空格） 访问日期：＿＿＿＿＿＿＿／＿＿＿＿＿／＿＿＿＿＿（年/月/日）

受试者姓名缩写：（填空格） 受试者筛选编号：（填空格） 受试者随机编号：（填空格）

用√选择适宜的答案。任何修正都必须签名和日期

该受试者自上次访问以来有任何不良事件的经历吗？ 有 □ 没有 □

如有，请完成不良事件记录表（见第 18 页）

该受试者在服用任何其他药物或治疗吗？ 有 □ 没有 □

如有，请完成同期用药信息记录表（见第 16 页）

生命体征检查

没有目视体检 □

血压 （收缩压/舒张压-坐式） 单位:mmHg	脉搏 单位:（次/min）	体温（℃） 测定方法：口测 □₁ 肛测 □₂ 腋下 □₃	呼吸率 单位:（次/min） （坐式）
＿＿＿＿／＿＿＿＿	＿＿＿＿＿	＿＿＿＿＿.＿	＿＿＿＿＿

体检

没有检查 □

检查部位	正常	不正常	没有检查	不正常描述	与前次体检相比,有无任何临床意义的变化		
					有	无	变化描述
一般外观	□	□	□		□	□	
头	□	□	□		□	□	
耳	□	□	□		□	□	
眼	□	□	□		□	□	
鼻	□	□	□		□	□	
口腔	□	□	□		□	□	
喉	□	□	□		□	□	
颈部	□	□	□		□	□	
扁桃体	□	□	□		□	□	
肺部	□	□	□		□	□	
心脏	□	□	□		□	□	
胸部	□	□	□		□	□	
腹部	□	□	□		□	□	
骨骼	□	□	□		□	□	
四肢	□	□	□		□	□	
皮肤	□	□	□		□	□	
淋巴结	□	□	□		□	□	
神经	□	□	□		□	□	
生殖系统	□	□	□		□	□	
肛门	□	□	□		□	□	
其他（请注明）	□	□	□		□	□	
其他（请注明）	□	□	□		□	□	
其他（请注明）	□	□	□		□	□	

试验项目编号：（预先印制）　　　　　　　　　　　　随访期（访问 4）

研究机构编号：（预先印制或填空格）　　　　访问日期：_____/_____/_____（年／月／日）

受试者姓名缩写：（填空格）　　　　　受试者筛选编号：（填空格）　　　受试者随机编号：（填空格）

用√选择适宜的答案。任何修正都必须签名和日期						
过敏性鼻炎症状评价						
没有评价　□						
	无	轻微	中等	略多	严重	非常严重
鼻涕（左侧）	□	□	□	□	□	□
鼻涕（右侧）	□	□	□	□	□	□
鼻痒（左侧）	□	□	□	□	□	□
鼻痒（右侧）	□	□	□	□	□	□
鼻塞	□	□	□	□	□	□
鼻腔水肿	□	□	□	□	□	□
流泪	□	□	□	□	□	□
眼／耳痒	□	□	□	□	□	□
喉头痒	□	□	□	□	□	□
咳嗽	□	□	□	□	□	□

症状等级：无——没有任何症状；

　　　　　轻微——很轻微的不易察觉症状，不会影响任何日常生活和活动；

　　　　　中等——可以感觉到的轻微症状，但不干扰任何正常生活和活动；

　　　　　略多——令人不悦的症状，对生活和活动有轻微的干扰；

　　　　　严重——令人不悦的症状，对生活和活动有中等程度的干扰；

　　　　　非常严重——严重困扰的症状，使活动能力受困

擤鼻和打喷嚏次数评价：在过去的 1 周中，擤鼻的平均次数为_____次／天

　　　　　　　　　　　　在过去的 1 周中，打喷嚏的平均次数为_____次／天

鼻腔状态评价

分别对鼻腔状态进行评价。具体方法是用拇指阻塞一侧鼻腔的气流，用另一侧无阻碍鼻腔呼吸空气

没有评价　□

	左鼻腔	右鼻腔
无阻塞	□	□
略有阻塞	□	□
阻塞	□	□
很阻塞	□	□
完全阻塞	□	□

总体过敏性鼻炎评估

请对该受试者的过敏性鼻炎总体状况进行评估：

　　毫无症状　□

　　轻微症状（对生活和活动影响不大）　□

　　中等症状（对生活和活动有影响，但仍可以坚持工作）　□

　　严重症状（困扰生活和活动，影响睡眠，甚至因病请假）　□

"通过我的以下签名，我保证我已经对该受试者的过敏性鼻炎的症状进行了认证的诊断，以上评价结果准确。"

研究者签名：_____　日期：_____/_____/_____（年／月／日）

＜申办方名称信息＞
试验项目编号：（预先印制）　　　　　　　　　　　　　　同期用药记录
研究机构编号：（预先印制或填空格）
受试者姓名缩写：（填空格）　　　　受试者筛选编号：（填空格）　　　　受试者随机编号：（填空格）

用√选择适宜的答案。任何修正都必须签名和日期						
没有同期服用药物　□						
治疗药物/治疗措施 （请用药品通用名称）	服药 途径	每日总剂 量/单位	每日服用 /治疗频率	治疗周期（年/月/日）		仍在继续
				起始日期	停止日期	
						□
						□
						□
						□
						□
						□
						□
						□
						□
						□
						□
						□
						□
						□
						□
						□
						□
						□
						□
						□
						□
						□
						□
						□
						□
						□
						□
						□
						□
服用途径：1—口服；2—肌内注射；3—静脉注射；4—吸入；5—皮下注射；6—透皮；7—鼻腔；8—肛塞 剂量单位：mg，g						

<申办方名称信息>　　　　　　　　　　　　　　　　　　　　　　　　　　　　　　　　　
试验项目编号:(预先印制)　　　　　　　　　　　　　　　**不良事件记录**
研究机构编号:(预先印制或填空格)
受试者姓名缩写:(填空格)　　　　　　　　受试者筛选编号:(填空格)　　　　　受试者随机编号:(填空格)

用√选择适宜的答案。任何修正都必须签名和日期			
没有不良事件发生□			
不良事件名称 (请用医学术语)			
发生日期(年/月/日)			
严重程度	轻微□　中等□　严重□	轻微□　中等□　严重□	轻微□　中等□　严重□
持续时间	(1)只在头_____天中出现　□ (2)在整个试验中存在　□ (3)每次出现该症状时持续约 _____小时　□	(1)只在头_____天中出现　□ (2)在整个试验中存在　□ (3)每次出现该症状时持续约 _____小时　□	(1)只在头_____天中出现　□ (2)在整个试验中存在　□ (3)每次出现该症状时持续约 _____小时　□
采取措施 　　　　**药物剂量被** **给予其他治疗**	(1)增加　□ (2)减少　□ (3)无增减　□ (4)暂时停止服用　□ 暂停天数_____天 (5)永久停止服用 　是 □　　否 □ (请记录在同期治疗记录表格中)	(1)增加　□ (2)减少　□ (3)无增减　□ (4)暂时停止服用　□ 暂停天数_____天 (5)永久停止服用 　是 □　　否 □ (请记录在同期治疗记录表格中)	(1)增加　□ (2)减少　□ (3)无增减　□ (4)暂时停止服用　□ 暂停天数_____天 (5)永久停止服用 　是 □　　否 □ (请记录在同期治疗记录表格中)
是否为严重不良反应? 　　　　如是,它是 报告给申办方日期	是 □　　否 □ 死亡　　　　　　　　□ 威胁生命　　　　　　□ 住院或住院延长　　　□ 严重致残/能力丧失　□ 先天性异常/出生缺陷　□ 严重医学事件　　　　□ ____/____/____(年/月/日) (请立即完成严重不良反应报告)	是 □　　否 □ 死亡　　　　　　　　□ 威胁生命　　　　　　□ 住院或住院延长　　　□ 严重致残/能力丧失　□ 先天性异常/出生缺陷　□ 严重医学事件　　　　□ ____/____/____(年/月/日) (请立即完成严重不良反应报告)	是 □　　否 □ 死亡　　　　　　　　□ 威胁生命　　　　　　□ 住院或住院延长　　　□ 严重致残/能力丧失　□ 先天性异常/出生缺陷　□ 严重医学事件　　　　□ ____/____/____(年/月/日) (请立即完成严重不良反应报告)
不良事件结果	仍存在　□ 缓解　　□ 痊愈　　□ 痊愈日期(年/月/日) ____/____/____ 不知　□	仍存在　□ 缓解　　□ 痊愈　　□ 痊愈日期(年/月/日) ____/____/____ 不知　□	仍存在　□ 缓解　　□ 痊愈　　□ 痊愈日期(年/月/日) ____/____/____ 不知　□
与研究药物关系	无关　　　　□ 不可能有关　□ 也许有关　　□ 可能有关　　□ 肯定有关　　□ 不知　　　　□	无关　　　　□ 不可能有关　□ 也许有关　　□ 可能有关　　□ 肯定有关　　□ 不知　　　　□	无关　　　　□ 不可能有关　□ 也许有关　　□ 可能有关　　□ 肯定有关　　□ 不知　　　　□
"通过我的以下签名,我保证我已经对该受试者的上述不良事件进行了全面诊断,以上评价结果准确。" 研究者签名:_____　日期:_____/_____/_____(年/月/日)			

＜申办方名称信息＞

试验项目编号：（预先印制）

研究机构编号：（预先印制或填空格）

不良事件记录

受试者姓名缩写：（填空格）　　　　　　受试者筛选编号：（填空格）　　　　　受试者随机编号：（填空格）

用√选择适宜的答案。任何修正都必须签名和日期			
没有不良事件发生□			
不良事件名称 （请用医学术语）			
发生日期（年/月/日）			
严重程度	轻微□　中等□　严重□	轻微□　中等□　严重□	轻微□　中等□　严重□
持续时间	(1)只在头＿＿＿＿天中出现　□ (2)在整个试验中存在　□ (3)每次出现该症状时持续约＿＿＿＿小时　□	(1)只在头＿＿＿＿天中出现　□ (2)在整个试验中存在　□ (3)每次出现该症状时持续约＿＿＿＿小时　□	(1)只在头＿＿＿＿天中出现　□ (2)在整个试验中存在　□ (3)每次出现该症状时持续约＿＿＿＿小时　□
采取措施 **药物剂量被** **给予其他治疗**	(1)增加　□ (2)减少　□ (3)无增减　□ (4)暂时停止服用　□ 暂停天数＿＿＿＿天 (5)永久停止服用　□ 是　□　　否　□ （请记录在同期治疗记录表格中）	(1)增加　□ (2)减少　□ (3)无增减　□ (4)暂时停止服用　□ 暂停天数＿＿＿＿天 (5)永久停止服用　□ 是　□　　否　□ （请记录在同期治疗记录表格中）	(1)增加　□ (2)减少　□ (3)无增减　□ (4)暂时停止服用　□ 暂停天数＿＿＿＿天 (5)永久停止服用　□ 是　□　　否　□ （请记录在同期治疗记录表格中）
是否为严重不良反应？ 　　　如是，它是 报告给申办方日期	是 □　　否 □ 死亡　　　　　　　□ 威胁生命　　　　　□ 住院或住院延长　　□ 严重致残/能力丧失　□ 先天性异常/出生缺陷　□ 严重医学事件　　　□ ＿＿＿＿/＿＿＿/＿＿＿(年/月/日) （请立即完成严重不良反应报告）	是 □　　否 □ 死亡　　　　　　　□ 威胁生命　　　　　□ 住院或住院延长　　□ 严重致残/能力丧失　□ 先天性异常/出生缺陷　□ 严重医学事件　　　□ ＿＿＿＿/＿＿＿/＿＿＿(年/月/日) （请立即完成严重不良反应报告）	是 □　　否 □ 死亡　　　　　　　□ 威胁生命　　　　　□ 住院或住院延长　　□ 严重致残/能力丧失　□ 先天性异常/出生缺陷　□ 严重医学事件 ＿＿＿＿/＿＿＿/＿＿＿(年/月/日) （请立即完成严重不良反应报告）
不良事件结果	仍存在　　　□ 缓解　　　　□ 痊愈　　　　□ 痊愈日期(年/月/日) ＿＿＿＿/＿＿＿/＿＿ 不知　　　　□	仍存在□ 缓解□ 痊愈□ 痊愈日期(年/月/日) ＿＿＿＿/＿＿＿/＿＿ 不知　　　　□	仍存在□ 缓解□ 痊愈□ 痊愈日期(年/月/日) ＿＿＿＿/＿＿＿/＿＿ 不知□
与研究药物关系	无关　　　　　　□ 不可能有关　　　□ 也许有关　　　　□ 可能有关　　　　□ 肯定有关　　　　□ 不知　　　　　　□	无关　　　　　　□ 不可能有关　　　□ 也许有关　　　　□ 可能有关　　　　□ 肯定有关　　　　□ 不知　　　　　　□	无关　　　　　　□ 不可能有关　　　□ 也许有关　　　　□ 可能有关　　　　□ 肯定有关　　　　□ 不知　　　　　　□
"通过我的以下签名，我保证我已经对该受试者的上述不良事件进行了全面诊断，以上评价结果准确。" 研究者签名：＿＿＿＿＿＿＿＿＿＿＿＿＿＿＿＿＿＿＿＿＿　日期：＿＿＿＿＿/＿＿＿＿＿/＿＿＿＿＿(年/月/日)			

＜申办方名称信息＞
试验项目编号：(预先印制)
研究机构编号：(预先印制或填空格)
受试者姓名缩写：(填空格)

研究结束评价

受试者筛选编号：(填空格)　　　　受试者随机编号：(填空格)

用√选择适宜的答案。任何修正都必须签名和日期
受试者状态总结

受试者完成试验项目程序　☐
受试者筛选失败　☐
受试者过早脱落试验项目　☐
脱落在　有效治疗期　☐
　　　　有效治疗开始前　☐
脱落原因：

治疗无效　☐	化验结果不正常　☐	试验方案违规(请注明)☐：＿＿＿＿
不良事件(完成不良事件记录)　☐	死亡　☐	失去联络　☐
不符合入选标准　☐	撤销知情同意　☐	其他　☐：＿＿＿＿＿＿

总体疗效评估

显效：治疗后症状消失或基本消失(下降 2 级或 2 级以上)　☐
良效：症状明显改善(下降 1 级不足 2 级)　☐
微效：症状略有改善(下降 1 级或半级)　☐
无效：症状无好转甚至加剧　☐

CRF 审核申明

"本人＿＿＿＿＿,＜研究机构名称＞中心研究者,特此声明,此临床病例研究报告中所有项目记录都是真实、完整和准确的,已经经过本人的审核。我以我的以下签名为保证。"

研究者签名：＿＿＿＿＿＿＿＿＿＿＿　　日期：＿＿＿＿＿＿＿＿＿＿＿(年/月/日)

15.5　CRF 填写指南

ICH E6(5.23.4)要求"向所有研究者提供关于理解试验方案、遵循评价临床和实验室发现的统一标准以及完成 CRF 的指导性说明"。要达到 ICH-GCP 的宗旨,CRF 的填写必须要求尽可能准确,包括所有必需的条目和变量都填写完整,且填写尽可能避免歧义,采集的数据符合逻辑和可溯源,并且与方案要求一致,有清晰的数据更正流程管理。CRF 填写指南有助于研究机构/研究者完成的 CRF 质量能满足试验数据结果可靠性、完整性和真实性。在制定 CRF 填写指南时,既要保持与方案要求的一致,也要充分考虑到研究机构采取的医学记录或评估方法等临床处理流程实践。CRF 采集的数据主要作为未来临床试验结果分析和结果报告的基础,因而填写指南制定完成后,根据其中涉及的 CRF 采集数据条目和变量及其与临床评估文件和流程的关联性,临床监查计划和数据核查计划可以有的放矢地建立数据核查目标。如果涉及关键数据和流程,也可能涉及风险管理计划的规划。

与试验文件管理流程一样,CRF 填写指南审批

应当纳入 CRF 审批流程,如批准签字生效,包括对填写指南变更的版本控制(图 15.16)。CRF 填写指南通常涵盖常规填写指导、每页的填写说明和特定页的填写说明,可以包含 CRF 中使用的可接受缩略语列表(如果需要)。常规填写说明应包括相应的数据域/点的逻辑关系,需根据方案中的不同情况制定出相关填写规则。根据方案中对数据记录的规定,每一页都应该有相应的填写说明。保证这些填写说明简洁,侧重于关键变量和那些容易引发歧义的条目。特定页多用于不良事件、严重不良事件、入排标准、同期用药、试验用药、试验总结等填写原则。例如,对于判断不良事件和严重不良事件的说明,通常需要规范填写原则,其中包括但不限于:

① 不良事件名称的记录方法,如需首先填写不良反应"有☐　无☐",然后提供症状或诊疗名称,并包括临床症状、体征、实验室检测指标等。CRF 中 AE 记录页通常要求的数据要素有名称、起止时间、严重程度分级、试验干预有否停止或调整、试验研究用药品有无关系(分为有关、可能有关、可能无关、无关、不能判断)和处理措施转归等。

② AE 名称要求使用通用的标准医学术语和行业规范的不良事件评价标准,如 MedDRA,应告知研

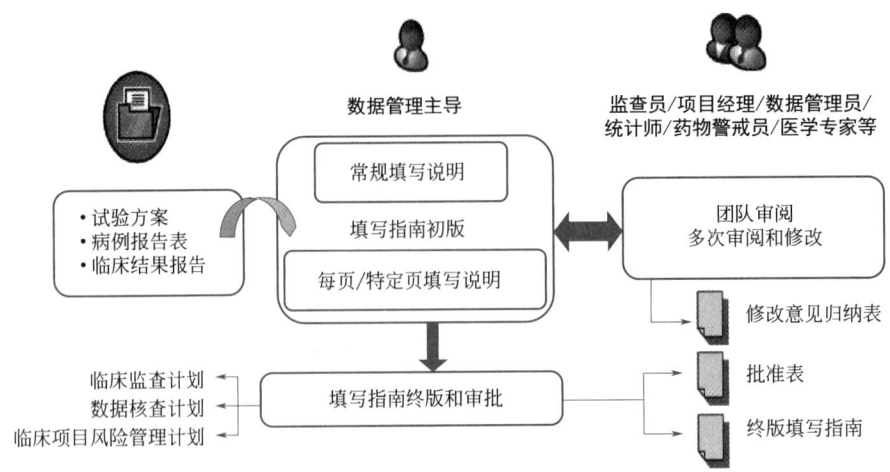

图 15.16   CRF 填写指南流程示意

究者尽可能地填入诊断而不是症状。例如，患者患有"流感"（诊断），就不要写寒战、发热、疼痛。也不要使用缩写；不要用联合术语，如"头晕或眩晕"，应该选其中的一个，如果确实两者都有，两个应分别填写；当涉及身体的某一部分时，应该特别指明。如右上大腿。

③ 避免使用缩略语引起歧义。

④ 如果有的话，试验前预定好的手术是否为不良事件，该如何记录。

⑤ 不良事件严重性的记录要求，包括试验中受试者不良事件从轻度转成中度或重度的记录方法。

⑥ 不良事件的转归记录方法，包括当试验结束时，一些不良事件的转归没有痊愈应如何记录。

⑦ 严重不良事件补充说明的填写规则。

入排标准的 CRF 设计通常有两种形式，一是依照方案描述详细按序列出每条入选和排除标准，并要求填写是否符合入选和排除标准（是/否）；另一种是采用简略确认入排标准的形式，不用列出每条入排标准，而是简单询问受试者是否符合所有 IE 标准（是/否），若否，填写 IE 标准的序号。根据 CRF 的设计，填写说明需要按照设计形式告知研究者应如何作答。

同期用药用于判断有无违反合并用药的规定，以及 AE/SAE 发生的可能关联性。CRF 中同期用药记录页需要说明的要素包括但不限于：

① 药物名称的填写要求，如药品名称应记录药物通用名而不是商品名；

② 药物剂量、适应证、服用起始和停止日期，以及仍在服用的填写要求；

③ 采用规范的术语标准，如 WHODrug 词典，便于试验结束后同期用药的统计分析；

④ 草药填写要求说明（如果使用）；

⑤ 如何记录 PRN；

⑥ 如何记录特殊剂型药物的使用，如滴眼液、药膏等。

试验用药通常也作为特定页列在 CRF 中，其中的记录要素可以包括但不限于药物发放日期、药物发放数量和单位、药物返还日期、药物返还数量和单位、未返还原因、药物编号等。在填写说明中，需要明确要求研究者对试验用药批号的准确记录，以确保与 IVRS 上的数据一致，且与受试者日志记录的一致。此外，还需提醒研究机构人员用药起止时间的记录应连续不重叠。明确如果受试者漏服试验药物该如何记录，失访受试者最后用药时间的记录该如何处理，当用药剂量与方案不符时的记录方法，以及研究者决定减量或受试者自行减量时的记录方法。需要时，应当提醒监查员交叉核查试验用药剂量增减时，与不良反应或病史的关联性。

试验总结页是试验完成情况小结，可以有两种试验完成情况，即

（1）治疗结束页（end of treatment，EOT） 应当要求研究者记录最后一次用药日期/时间，询问是完成治疗或提前退出。

（2）研究结束页（end of study，EOS） 通常为试验项目完成试验方案要求的步骤，要求研究者记录研究结束日期、受试者最后一次访问类别（正常或电话访问）、是否按照方案完成试验项目。

两种 CRF 中，若涉及受试者提前退出，或没有按照方案完成试验项目，都需要告知研究者记录治疗结束或受试者完成研究或中途退出的原因。若是中途退出，需选择退出原因，如因不良事件、并发其他疾病、违反研究方案、失访、依从性差、受试者主动退出，或其他等；非选项之外的可在"其他"部分用文字描述清楚。大多数情况下，CRF 还会要求完成中途退出试验访问表格，以及研究者的确认签名和签字日期。

对于纸质 CRF 而言，填写常规指南一般印制在相应 CRF 的扉页上，每页填写说明应尽可能地与 CRF 的相应条目排版在一起，以便填写者在浏览病

历报告表的同时能看到总体或每页的填写指导原则。对于 eCRF 而言，填写指南可以专门建立 CRF 填写指南文件夹和/或配置在特定数据条目/阈旁。eCRF 系统登录后，eCRF 的操作指南会显示 CRF 填写指南的操作规则，如数据更正方式、页面批准方式或数据质疑的处理方式和原则等。

CRF 正式启用前，申办方的数据管理员和/或监查员有责任在研究者会议和/或启动监查访问中，培训研究者和研究机构相关干系人熟悉填写指南要求，以确保临床试验过程中的数据采集及其管理的质量。CRF 填写指南必须与 CRF 一起分发给研究机构项目团队成员参考和使用。数据管理员有责任定期审核数据质量，对常见填写逻辑错误，应当通知监查员对研究机构干系人进行再培训。必要时应对 CRF 填写指南进行修订，特别是一些长期的研究。在方案或

CRF 进行修订或指定了新的操作决议后，填写指南应做出相应的修订和更新。

CRF 填写指南从某种意义上来说，除了对完成 CRF 的数据采集有指导作用外，对于试验项目的 GCP 要求也有一定说明。所以它也可以被研究机构用作试验项目行为规范的监督指南。临床试验病例报告表完成指南示例见表 15.21。

从前面的 CRF 填写指南描述示例中可以推演出其余部分 CRF 完成指南该如何描述，因此这个 CRF 填写指南的剩余部分不再赘述。从以上的 CRF 设计及其填写指南案例可以看出，CRF 设计的目的是使试验方案所规划的数据采集能更加便利和准确。通过不断实践和积累，开发简明、合理的 CRF 及其填写指南应该是不难实现的。

表 15.21　临床试验病例报告表完成指南示例

临床试验报告表完成指南
＜申办方名称或标志＞   试验项目标题：

试验项目编号： ××××××××××	试验项目经理： ×××	试验报告版本/日期： 第一版/2008 年 2 月 15 日

试验病例报告表完成指南版本 第一版	试验病例报告表完成指南版本日期： 2008 年 2 月 25 日

本试验病例报告表完成指南已经过审阅,并已被批准

批准人姓名：	批准人签名：	签名日期：

续表

CRF 完成指南目录

	页数
一般要求信息	··
CRF 封面	··
第 2 页：入选标准	··
第 3 页：排除标准	··
…… ……	

续表

一般要求信息

1. 病例报告表

本试验项目采用纸质病例报告表(CRF)。纸质 CRF 被印制在三联式自动复写纸张上,由白色、粉红色和黄色纸所组成。当 CRF 页被完成并监查后,监查员会取走白色和粉红色页,研究机构将保留黄色页在研究机构病例报告文档中。

CRF 只能用永久性墨汁蓝色或黑色笔完成(不用铅笔!)。确保所有的填写都工整和清晰可读。所有部分必须用规定的<语言种类>完成。CRF 中所有条目都必须填写,即任何填空格、选择框或数据域都应当完成,不要留空。由于本 CRF 的每一页表格都是采用 3 联复写式装订,填写 CRF 时应当注意所有内容能够清晰地反映在被复写的每一页 CRF 中。

只有授权的研究机构人员才能有资格记录或修正 CRF 中的数据。这位被授权人员应当列在研究机构人员职责分工登记表中,并注明对 CRF 的职责。请不要预填写任何 CRF 信息和在画有阴影的部分填写。

确保从源文件转录到本 CRF 中时数据条目在正确的条目项下记录,如身高数据切不可被转录到体重条目中。注意有效数字在数据记录中的运用。本 CRF 中的有效数字最多保留至小数点后一位,如 **79.5**kg。注意数据单位的选择,特别是那些允许有不同单位选择的条目,如体重、身高等。

2. 病历记录与 CRF 一致性要求

为保护受试者隐私,病例报告表上不应出现受试者的姓名。研究者应按受试者的入选代码确认其身份并记录。

研究者应将试验中的任何观察及检查结果及时、准确、完整、真实地记录于病历中,3 天内按试验方案规定的要求正确地填写至病例报告表中。病例报告表中的数据来自原始文件并与原始文件一致,不得随意更改,确因填写错误需做更改时应按修改规范修改。

门诊病例应将原始检验报告单粘贴在研究病历中,住院病例应将检验报告单的复印件粘贴在研究病历中。各检测项目均须注明采用的单位。

研究者应解释病例报告表上实验室检查异常结果的临床意义,对显著偏离临床可接受范围的数据应加以核实和作出必要说明,并确认签字和签字日期。

研究者应于每次随访 3 天内检查病历,核对病例报告表,对填写内容进行更正、补充或提出意见,并签字确认。

剔除病例也应按照要求进行记录,并说明原因。

主要研究者应每个月至少 1 次检查病例报告表中的记录和病历中记录的一致性,对记录有误的数据做出更正,记录不全的数据补充完整。

病历和病例报告表应接受监查员的监查,研究者要主动配合监查员完成对相关记录的监查核对工作。

完成试验后,主要研究者应签名确认,保证病例报告表数据的真实性和完整性。

3. 早期脱落

任何被随机入组的受试者,无论她/他有否服用研究药物和/或完成研究各周期,都必须被递交所有 CRF 页。如果受试者并未经历所有研究访问,请务必在最后一页的受试者总结表中予以注明,并完成相应的 CRF 基本信息。这些早期脱落受试者的其他试验访问空白页需要在相应的页面上从左下角至右上角以对角线的方式画一直线,并写上填写者的签名缩写和日期,以示该脱落受试者的相关 CRF 页为空白,即该受试者没有经历这些相关的访问,所以无法提供相应信息。但 CRF 页中页眉受试者信息部分需要完成,不能留白。

4. 页眉信息

研究机构编号:每个有资格参加本试验项目的研究机构都会收到一个独特的 3 位数的代码。这个代码将被用作识别该研究机构的编号。请填入您的研究机构的代码在此。

受试者姓名缩写:受试者的姓名缩写应当被记录在案,它是由受试者的姓氏、中间名和名的第一个字母所组成。如果受试者没有中间名,在姓氏和名之间可以用一个短横线(-)连接,如 J-H。本试验项目的受试者姓名缩写规定为 3 个字母组合。请填入每位受试者的姓名缩写在各自的 CRF 页中。要注意的是如果受试者在试验项目进行期间更改姓名,该受试者的姓名缩写不应随着变化,即仍然保留原来的姓名缩写直到完成整个试验项目结束。

受试者筛选编号:每位签署了知情同意书的受试者都将被给予一个由四位数组成的独特筛选编号。每个研究机构在试验项目开始前都会被告知本研究机构可以选用的 50 个筛选编号。研究机构务必按受试者签署知情同意书的时间顺序从预先告知的 50 个筛选编号中自上而下地发放编号。例如,某研究机构收到的筛选编号范围是 **0151~0200**。那么该研究机构的第一签署知情同意书的受试者应被给予筛选编号 **0151**,第二位受试者为 **0152**……。一旦受试者的筛选编号被授予,该编号不能被重复授予其他受试者,即使接受该编号的受试者被随机入选或早期脱落试验项目。筛选编号为识别受试者的重要标志,请记录每位受试者的筛选编号在其相应的 CRF 页眉信息条目中。

受试者随机编号:每一位符合入选标准并获得参加本试验项目的受试者都将收到一个新的独特随机编号,这个编号由 5 位数字所组成。筛选失败的受试者没有随机编号,但保留有筛选编号。研究机构应当在受试者进入随机期并获得资格入选试验项目后,通过与互动语音应答系统(IVRS)的联络而获得这个随机编号。研究机构在通过 IVRS 得到随机编号后,还将收到随机编号的传真确认件。每位受试者只能收到一个随机编号,它是试验项目进行过程中识别受试者的重要标示号。请务必在整个试验项目中的所有记录受试者信息的文件(包括本 CRF 中)都使用被授予的相应随机编号。

5. 访问日期

访问日期的格式为年/月/日,如 **2007/10/15**。在试验项目进行期间提供完整的访问日期是必须的,除非在相应的 CRF 条目下有例外的专门说明。

访问日期的有效时间范围必须予以重视。也就是要确保访问日期发生在研究项目所允许的有效时间窗内。如果受试者的访问不在规定的访问时间窗内,请给予原因解释,并完成试验方案偏离豁免批准程序。本试验项目的各访问允许浮动时间窗为±**1** 天,即基线访问(V2)应当在完成筛选访问后的第 **3~5** 天内完成;治疗访问(V3)和治疗随访访问(V4)与前次访问的时间关系均为(**7±1**)天。

请注意交叉检查访问日期与实验日期或其他程序报告日期的匹配性。

6. 日期

日期完成的格式总是为年/月/日。如果确切的日期不详,应尽可能将月份和年份记录在案。不详之处用—表示,如 **2003/10/—**,即 **2003** 年 10 月,某一日不详。当有单数的日期时,请务必在单数日期前加零,如 **2003** 年 1 月 5 日应记录为 **2003/01/05**。本试验项目的年份数字总是使用四位数,而不是两位数,即 **2003** 年应记录为 **2003**,而不是 **03**。

请交叉检查日期(伴随用药、不良事件发生或/和病史记录)的匹配性和呼应性。

7. 数据不全

必须按研究要求设计的格式填写,不得作任何改动。请检查所有 CRF 页完成的完整性。如果数据信息不知,请以下列缩写选择为准:

　　　　　NA=不适用　　　　　　　　UN=不知道　　　　　ND=未进行

或根据填写说明填上其他代号。如果必须要求的项目被回答为 ND,请在评注栏目中予以说明。

任何试验方案偏离都必须在 CRF 相应条目的评注中说明。请不要写在 CRF 的边缘空白上,因为它不能作为正式的记录被认可。

疑问或不清楚如何填写时,可以先留空白,与监查员讨论、确定后再填写,不可编造或填上未确定或存疑的资料。

8. 时间

本 CRF 中的时间记录采用 **24** 小时制,即小时:分钟格式,如 **15:35**。请注意下列时间等式关系:(am—上午;pm—下午)

12:00am(半夜)	**0:00**	**12:00pm(中午)**	**12:00**
1:00am	01:00	1:00pm	13:00
2:00am	02:00	2:00pm	14:00
3:00am	03:00	3:00pm	15:00
4:00am	04:00	4:00pm	16:00
5:00am	05:00	5:00pm	17:00
6:00am	06:00	6:00pm	18:00
7:00am	07:00	7:00pm	19:00
8:00am	08:00	8:00pm	20:00
9:00am	09:00	9:00pm	21:00
10:00am	10:00	10:00pm	22:00
11:00am	11:00	11:00pm	23:00

如果时间超过 **23:59**,CRF 中第二天的时间日期必须被采用。

9. 手工修正数据程序

做任何更正时不得改变、涂污、遮盖最初记录,只能在其上画上一横线删去,例如,错误,保证修改前记录能够辨认。然后在旁边填上更正数据,附加理由说明,由做出更改的填写者签名并注明日期;复制副本时不得对原始记录作任何改动。在任何时候和任何情况下都不允许使用修正液对填入的数据进行更改。

10. 选择格的选择

除非在 CRF 相应条目处有注明,每个选择问题只能选择一个答案。本试验项目的选择方式采用打钩(√)的形式。请不要在需要做出选择的任何问题下留有任何空白,除非有说明表示允许不做选择。

CRF 封面

- 研究机构编号、受试者姓名缩写和受试者随机编号:请确保按照上述一般要求完成。
- **研究者姓名**:请填入研究者的姓名全名。

第 2 页:入选标准

- 所有入选标准都应当选择"是"。如果任何入选标准有"否"出现,该受试者不能被招募进入本试验项目。
- 如果受试者获得试验方案豁免,入选标准应当正确地被选择,即可以选择"否"。
- 请在第 9 页选择入选但有豁免的选项。
- 访问日期:请按照上述一般要求完成访问日期记录。这个访问日期应当与知情同意书签署的日期为同一天或晚于知情同意书的签署日期,请交叉检查第 2 页知情同意书的签署日期。
- ♯1:受试者在签署知情同意书当日必须至少已年满 18 岁。请交叉检查第 4 页受试者基本情况表中的出生日期。
- ♯2:所有受试者在开始任何试验项目程序之前必须签署知情同意书。签署日期必须不能晚于本 CRF 中的所有日期,或者与筛选访问日期相同。请交叉检查知情同意书签署日期,其他试验项目程序日期和筛选访问日期(知情同意书签署日期记录在第 2 页 CRF 上)。
- ♯3:所有受试者的过敏性鼻炎史不能低于 2 年。请交叉检查第 4 页的鼻炎诊断日期和第 8 页鼻炎症状评价结果。这些记录应该可以在受试者源文件病史记录中被追溯到。
- ♯4:只有过敏原测试呈阳性者才能符合入选条件。皮试结果低于++者不能被招募进入本试验项目中。请交叉检查第 4 页过敏原测试结果记录。
- ♯5:间歇性或持续性症状记录可以从受试者的原病史诊断记录中发现。请交叉检查第 4 页鼻炎类别的选项。
- ♯6 和♯7:受试者必须有其他典型鼻炎症状。请交叉检查第 8 页的鼻炎症状评价结果记录。
- ♯8:受试者应当是非育龄能力者或正在使用有效避孕方法者。更年期一年以上或有绝育手术的所有妇女和男性可以被视为非育龄能力者。非育龄能力者可以选择"不适用"。所有育龄能力的妇女受试者在进入试验项目随机入选程序前应当显示妊娠检查阴性结果。请交叉检查第 4 页孕检查条目记录。
- ♯9:凡在入选进入本试验项目前无论何种原因不得不住院治疗者不应被招募入选。请核实受试者的源文件病史记录。
- ♯10:受试者一定不能患有可能干扰本试验项目研究疾病的其他病症。请交叉检查第 5 页医疗病史记录,以确保该受试者的确没有其他疾病及其治疗可能干扰本试验项目的进行。

第 3 页:排除标准

- 所有排除标准都应当选择"否"。如果任何排除标准的选择为"是",该受试者不能被招募进入本试验项目。
- 如果受试者获得试验方案豁免,入选标准应当正确地被选择,即可以选择"是"。
- 请在第 9 页选择入选但有豁免的选项。
- ♯1:如果受试者正在妊娠或准备妊娠,则不能成为本试验项目的受试者。如果受试者为男性和非生育能力的妇女,则可选择"不适用"。请交叉检查第 4 页受试者孕状况结果。
- ♯2:受试者一定没患有哮喘疾病。请交叉检查第 5 页和第 6 页的受试者病史和体检结果。

续表

- ♯3:受试者一定不能患有可能干扰心电图测试的心脏病、心律失常或高血压的疾病。请交叉检查第 5 页病史、第 6 页体检/目视体检和第 7 页的心电图检查分析。
- ♯4:肝肾功能紊乱有可能干扰研究药物的正常代谢,从而增加分析药物疗效和安全性的困扰。所以,受试者一定不能是肝肾功能失调的患者。请交叉检查第 5 页病史和第 7 页化验报告结果分析。
- ♯5:呼吸道感染疾病可能影响鼻炎症状及其药物疗效的判断,因而必须予以排除。请交叉检查第 5 页病史和第 6 页体检结果。
- ♯6:出于对受试者安全性的考量,对研究药物成分及其辅料有过敏史的受试者一定不能被招募入选。请交叉检查第 4 页过敏和第 5 页病史。
- ♯7:由于本研究药物有一定的嗜睡副作用,从事驾驶、机械操作和高空作业的人员一定不能被招募入选本试验项目。请交叉检查第 5 页病史记录。
- ♯8:严重精神病患者对于依从试验方案的要求有一定的困难,所以必须排除在外。请交叉检查第 5 页病史记录和第 6 页体检记录。
- ♯9:受试者一定不能患有其他可能干扰鼻炎症状疗效评价的疾病。请交叉检查第 5 页病史记录和第 6 页体检记录。
- ♯10 和♯11:这些药物对鼻炎症状的改善和治疗均有一定的作用。为了避免干扰研究药物的疗效判断,这些药物的停止服用必须严格执行。停药时间窗对于排除这些药物可能带来的疗效干扰至关重要。请交叉检查第 4 页过敏史治疗史记录和 16 页同期用药记录。
- ♯12:受试者在招募入选前 30 天内一定不能参加过其他任何研究药物的临床试验项目。
- ♯13:受试者一定不能是研究机构的工作人员或者家属成员。
- ♯14:对类固醇、组胺药或除塞剂有依赖性的受试者一定不能被招募入选本试验项目,因为这些药物会干扰研究药物的疗效判断,不能同时被服用。
- ♯15:任何对试验方案不遵循的行为都可能危害试验项目数据的完整性、可靠性和严谨性。所以受试者一定不是拥有临床试验方案依从性不佳记录的患者。
- ♯16:任何吞咽研究药物困难的受试者一定不能被招募入选本试验项目。请交叉检查第 5 页病史记录。

第 4 页:受试者人口学情况
- 出生日期:记录受试者的出生日期。受试者在签署知情同意书的当天必须大于或等于 18 周岁。
- 性别:只能选择一个答案,"男"或"女"。
- 身高:受试者的身高单位为 cm 或 in,但只能选择一个。它可以根据实际测量受试者身高所用的长度单位而选定。身高数值的有效数字可保留至小数点后一位。
- 体重:受试者的体重单位为 kg 或 lb,但只能选择一个。它可以根据实际测量受试者体重时所用的重量单位而选定。体重数值的有效数字可保留至小数点后一位。
- 种族:选择受试者的种族状况,只能选择一种。
- 鼻炎诊断日期:记录受试者被首次诊断患有过敏性鼻炎的日期。受试者患有过敏性鼻炎的病史必须有 2 年或 2 年以上。
- 鼻炎类别:根据受试者的鼻炎症状发作情况选择鼻炎诊断类别。

受孕状况
- ……
- ……
- ……

过敏原测试
- ……

(刘　川)

第 16 章

生物利用度和生物等效性临床试验

根据临床药理学理论，一种药物的疗效与其在产生治疗作用部位的浓度有关。在临床上除了少数在血液中起作用的药物，通常不能测定治疗作用部位的药物浓度，因而常用血液中的药物浓度来代替治疗作用部位的药物浓度。研究一种药物的血药浓度随时间的变化（药动学，pharmacokinetics，PK）有助于理解药物的吸收、分布、代谢和排泄（absorption，distribution，metabolism，excretion，ADME）机制，从而决定临床用药的方式、有效剂量和给药频率。本章讨论药动学研究在药物开发中最常见的应用，即人体生物利用度和生物等效性临床试验设计及其实施。

16.1 生物利用度

生物利用度（bioavailability，BA）是指某个药物（或活性成分）吸收进入血液的速率和程度，也可以说是给药后，一种药物进入血液循环的量和给药剂量的比例。研究生物利用度最常用的方法是在服用药物后，在不同的时间采集血样，从而得到血药浓度-时间曲线（图 16.1）。

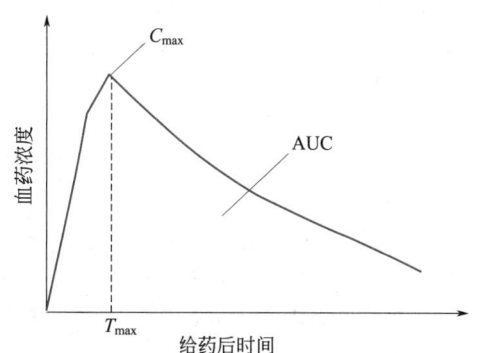

图 16.1 口服给药后血药浓度-时间曲线
其中 C_{max} 为最高血药浓度；T_{max} 为达到最高血药浓度的时间；AUC 为血药浓度-时间曲线下的面积

从图 16.1 可知，C_{max} 和 T_{max} 可以直接从血药浓度-时间曲线读取。$AUC_{0 \to t}$ 可用梯形法计算（t 为能测得血药浓度的最后一个时间点）。$AUC_{0 \to \infty}$ 可用以下公式来表达，即

$$AUC_{0 \to \infty} = AUC_{0 \to t} + C_t / \lambda_z$$

式中，∞ 是指时间为无限长；C_t 是测到的最后一个血药浓度；λ_z 是末端清除速率常数。末端半衰期（$t_{1/2}$）也是常用的药动学参数之一：

$$t_{1/2} = 0.693 / \lambda_z$$

如果某个药物通过静脉给药，通常假设所有的药物全部进入血液中，生物利用度为 100%。对于非静脉给药的剂型比如口服剂型，需要评估相对于经静脉给药的生物利用度，这种生物利用度称为该药物从一种剂型中释放吸收后的绝对生物利用度（absolute bioavailability，F），用以下公式来表达，即

$$F_{po} = \frac{D_{iv} \times AUC_{po}}{D_{po} \times AUC_{iv}}$$

式中，AUC 为口服（po）或者静脉（iv）给药后的血药浓度-时间曲线下的面积；D 为口服（po）或者静脉（iv）给药的剂量。如果两种非静脉给药剂型的生物利用度相比较，则叫作相对生物利用度（relative bioavailability）。

在临床药物研发中，绝对生物利用度可以通过直接测定经口服或非静脉给药后的 $AUC_{0 \to \infty}$，与静脉给药后的 $AUC_{0 \to \infty}$ 相比较而获得。此方法的局限性在于药物必须能制成稳定的和安全的静脉注射剂。有些药物因水溶性极低，不能制成静脉制剂或经静脉注射后会引起严重的毒副作用，这个方法则不宜采用。另一种方法是通过人体质量平衡试验（mass balance study）或又称为人体吸收、分布、代谢和排泄试验（ADME study）来估计药物口服后的吸收程度。在此类试验中，4~6 个健康男性受试者服用有放射标记的药物，然后收集不同时间段中的尿样和粪便样，通过测定这些样本中同位素的含量来估算生物利用度。

从 Ⅰ 期到 Ⅲ 期药物临床试验中，一般都是通过收集血样来测定血药浓度。在 Ⅰ 期临床试验中，一般会在给药后的一定时间段内较密集地采集所有受试者的血样，通过计算 AUC 评估药物的吸收程度（生物利用度）和其他药动学参数。在 Ⅱ~Ⅲ 期临床试验中，可能会从所有、部分或个别受试者采集给药后的少数血样，通过群体药动学（population pharmacokinetics）来估测药动学参数。药动学研究在各期临床试

验中的应用列于表 16.1 中。

表 16.1　药动学研究在各期临床试验中的应用

试验阶段	试验类型	试验目的
Ⅰ期	1. 首次人体试验	
	1.1. 单次给药递增剂量法	测定在某一剂量下在人体内的血药浓度和药动学参数。研究剂量和药动学参数之间的关系
	1.2. 多次给药递增剂量法	研究多次给药后的累积程度
	2. 相对生物利用度	不同剂型及同一剂型不同辅料组成和制备工艺的比较和筛选
	3. 食物作用、药物相互作用、在特殊群体中的药动学	食物和其他药物对试验药物药动学参数的影响,测定肝肾功能以及幼儿和人种对试验药物药动学参数的影响
	4. 药物对心脏的影响	研究 C_{max}、AUC 和 QTc 之间的关系
Ⅱ期	1. 证实药效机制试验(Ⅱa)	测定药物在患者身上的血药浓度
	2. 确定有效剂量的试验(Ⅱb)	评估剂量、药动学参数和药效(或毒性)之间的关系
Ⅲ期	人体药物疗效试验	证实药动学参数和药效(或毒性)之间的关系 评估各种因素(如年龄、性别、种族、体重、基因、疾病状态、患者的血液及器官功能指标、同期用药)对药动学参数的影响

16.2　人体生物等效性试验

一个全新药物只有在通过Ⅰ～Ⅲ期临床试验证明安全性及临床疗效,才能被批准。但当这个药物的专利失效后,其他厂家也可以生产和销售同一个药物。后来生产和销售的药物统称为仿制药。仿制药在医疗体系中有重要的作用。在发达国家,仿制药的处方量会占到总处方量的 80% 或更高。原因是仿制药的研发成本较原研药低,仿制药的价格会低于原研药。但怎样保证仿制药和原研药的疗效相同是一个重要的课题。经过多年理论研究和实践,工业界、学术界和药政管理部门基本上达成了共识。药物制剂等效性包括 3 个方面,即:

(1) 药学等效性 (pharmaceutical equivalence, PE) 也称药学等价,仿制药和参比药含等量的相同活性成分,具有相同的剂型,符合同样的质量标准。因为药物溶出和吸收可能受辅料和生产工艺的影响,药学等效的制剂不一定会产生相同的治疗效果。

(2) 生物等效性 (bioequivalence, BE) 两种或多种药学等效制剂在相同试验条件下,服用相同剂量,如果其活性成分吸收程度和速率差异无统计学意义,则可以认为这些制剂之间生物等效。

(3) 临床等效 仿制药和参比药含有相同活性成分,并且临床上显示具有相同的疗效和安全性。

根据美国 21 CFR 320.24 所述,证明临床等效的途径主要包括:

(1) 药动学研究 通常也称为人体生物等效性 (BE) 试验,是评价生物等效性最常见的方法。主要通过检测服药后不同时间点的生物样本(全血、血浆/血清,或者尿样)中药物活性成分和/或代谢产物的浓度,获得药物浓度-时间曲线来反映药物从制剂

中释放吸收到体内循环的动态过程。从而计算 C_{max} 和 AUC 等 PK 参数,然后通过统计分析比较来判断仿制药和参比药是否存在显著差异,以此来评价两者在临床上的可替代性。

(2) 药效学研究 (pharmacodynamics, PD) 一般适用于 PK 研究方法不可行、无灵敏的药物浓度检测方法或浓度和效应之间不存在线性相关性等情况下。可以通过人体药效学指标来建立药效-时间曲线(如剂量-效应曲线或时间-效应曲线等)来评价和判断仿制药和参比药物的生物等效性。

(3) 临床研究 一般只用于无 PK 检测方法或缺乏定量药效学指标的情况下。通常是按照正常的创新药临床试验的设计和规程方法,通过观察仿制药和参比药的疗效、不良反应和毒性之间的差异来进行生物等效性的评价和判断。

人体生物等效性试验是一种特殊的 BA 试验 (FDA, 2003a)。最常见的 BE 试验是比较仿制药和参比药 (reference listed drug, RLD) 之间的差别。BE 研究的目的是评价并比较两个或多个药学等效产品的剂型特性。当不同制剂在相同的试验条件下以同样物质的量剂量给患者或者受试者服用时,仿制药和参比药的生物利用度不应具有统计学差异。原国家食品药品监督管理总局 (CFDA) 发布的《以药动学参数为终点评价指标的化学药物仿制药人体生物等效性研究技术指导原则 (2016)》指出,仿制药是与被仿制药具有相同的活性成分、剂型、给药途径和治疗作用的药品。BE 试验基于 4 个假设:①在一个设计适当的试验中,在相同的试验条件下,给受试者服用相同剂量的药物时,如果仿制药和参比药产生相似的血药浓度-时间曲线,它们产生的疗效也会相似;②对大多数药物来说,从受试者入组到试验结束,整个过程

只有几个星期，在这样短的时间内，受试者的药物清除率不会改变；③BE 试验是在最严格的条件下进行，所以对两种制剂之间的差异最为敏感；④最后也是最重要的假设是，对大部分药物来说，20% 以内的差别不会产生疗效上的差别。由于药动学参数（AUC、C_{max}）并非呈正态分布状，经对数转换后可接受范围则成为 0.8～1.25。不同国家或机构对 BE 的要求基本相似，但在执行中仍存在着一些细节上的差别（表 16.2）。

表 16.2　不同国家/机构人体生物等效性标准

国家/机构	$AUC_{0 \to t}/AUC_{0 \to \infty}$	C_{max}
美国/日本/中国	90% 置信区间 80.00%～125.00%	90% 置信区间 80.00%～125.00%
欧盟/澳大利亚/WHO	90% 置信区间 80.00%～125.00%（仅要求 $AUC_{0 \to t}$ 和 C_{max}）	90% 置信区间 80.00%～125.00%
加拿大	90% 置信区间 80%～125%	比例在 80%～125%

如上表所示，人体生物等效性的接受范围用 90% 置信区间（90% confidence interval，CI）来表达。假如某个 BE 试验的结果是 $AUC_{0 \to t}$ 的比例为 1.04，90% CI：91.00%～120.00%。这个结果从统计学上可以解释为如果同样的试验重复 100 次，那么有 90 次 $AUC_{0 \to t}$ 的比例会在 91.00%～120.00% 之间。

在某些情况下，ANDA 的申报资料中，如果涉及 API、辅料、给药途径和拟联合用药变化，原有的用于的临床前研究信息，如文献信息或人体研究数据的信息，可能不足以支持新药的申报申请，因而需要额外的临床前研究，如安全性、致癌性/基因毒、生殖毒和/或药物联用的评价等。例如，仿制 NDA 产品的新给药途径产品（如注射剂、眼科用药等），RLD 是口服给药，此时申请方可能会被要求做临床前的药理学/毒理学桥接研究来支持新临床途径的安全性。在新处方的情况下，申请方不仅需要评估新加辅料的安全性，还可能被要求评估辅料对 API 暴露量的影响。有关仿制药的美国药政政策和申报策略可以参见 30.3.7 节的描述。

16.2.1　人体生物等效性临床试验设计

在研究两种制剂的生物等效性时，常见的生物等效性临床设计方法有两种，即：

（1）两制剂、两周期、两序列交叉设计　按照随机顺序，受试者分为两组，两个周期之间有一个间隔洗脱期，每组受试者服药顺序为 TR 或 RT（图 16.2）。

（2）两制剂、单次给药平行试验设计　按照随机顺序，受试者平均分为两组，每组受试者只服用仿制制剂（test product，T）或参比制剂（reference prod-

uct，R）（图 16.3）。

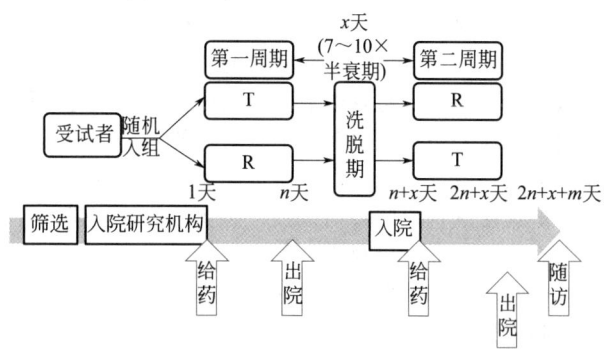

图 16.2　两周期、两序列交叉生物等效性试验设计
其中 T（test）为仿制制剂（药），R（reference）为参比制剂（药）

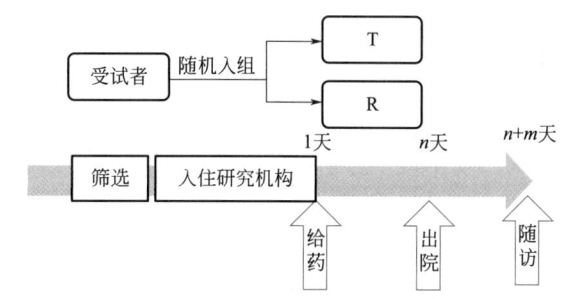

图 16.3　生物等效性两制剂单次给药平行设计

生物等效性试验通常采用交叉设计的方法，因为多数药物的清除率在个体之间有很大变异，而且个体间的变异系数远远大于个体内的变异系数。交叉试验设计采用不同制剂给予同一试验受试者来比较制剂间的差异，这种试验方法可以有效地减少个体间差异的影响。但如果药物毒性高，不能重复给药，或药物半衰期较长（如大于 24h），则增加了受试者脱落的风险。因此，交叉设计实施难度较大时，可考虑采用平行设计。在平行试验中，每个受试者只服用药物一次，不能计算个体内变异。因此平行试验需要有更多的受试者才能达到与交叉试验相同的统计学把握度。所以在平行试验中，应尽量选择相似的受试者以减少受试者组间差异，如年龄、性别、身高、体重、身体质量指数、种族、吸烟及饮酒状况、健康及疾病状况。

需要注意的是在采用交叉设计时，应该设计足够长的洗脱期，以避免在下一周期试验时不会存在上一周期的残留药物效应。对大部分常规药物来说，洗脱期应为药物半衰期的 7～10 倍。

16.2.2　生物等效性临床试验中对受试者的要求

参加生物等效性临床试验的受试者通常为健康受试者，应涵盖一般人群的特征。参加试验前，受试者均需签署知情同意书。如仿制药主要用于老年患者，受试者年龄应为 60 岁或 60 岁以上。试验应尽可能包括适当比例的男性和女性受试者。受试者的年龄、性别、种族、体重、身体质量指数（body mass index）

等方面应尽可能均衡考虑，以便受试者能代表未来仿制药应用的整个患者群体。选择健康受试者的原因在于患者的变异性较大，因而会影响对生物等效性试验的敏感性。其次，患者通常需要连续性治疗，若在试验设计中需要包括洗脱期会中断治疗的连续性，有可能影响治疗效果。如果一种受试药物的 PK 参数在患者和健康受试者之间差别很大，药物的药效较强或者安全性风险较高时，则应考虑在患者身上进行 BA 和 BE 试验。表 16.3 列出了部分国家药政部门对生物等效性临床试验受试者的要求。

表 16.3 部分国家药政部门对生物等效性临床
试验受试者的要求

药政部门	受试者	健康状况要求
FDA	首选健康受试者，18～50 岁	有安全性风险时，可以考虑患者受试者
EMA	健康受试者，18～55 岁	BMI 在 18.5～30 之间，健康状况取决于病史、实验室检查以及体检结果
NMPA	健康受试者，18～45 岁	无心血管、肝脏、肾脏、消化道、精神神经等疾病史，无药物过敏史，非 HIV 病毒感染者，非药物滥用者，非最近三个月内献血或参加其他临床研究者，不吸烟和嗜酒者，近两周内未曾服过各种药物者，BMI 19～24，体重不低于 50kg
HC[①]	健康受试者	取决于病史、肝脏功能、肾功能及造血功能

① HC＝Health Canada。

根据这些国家的药政指南和临床实践，受试者的健康情况评估应包括以往病史、临床检验［通常包括血常规、肝功能（AST、ALT、碱性磷酸酶、谷氨酰转肽酶及总胆红素）、肾功能（血肌酐及尿素氮）、血电解质（钠、钾、氯）、病毒感染（乙型/丙型肝炎，HIV）、尿常规和尿药检测］、生命体征及心电图。健康受试者一般不需要接受其他常规临床检查，如胸部 X 光检查、腹部超声波检查或粪便检查。这些检查的灵敏度和特异度均较低，对于判断受试者是否健康帮助较小。

但根据不同药物的毒副作用，其他非常规检查在某些特殊情况下也要考虑。例如，有过肺结核病史的受试者不应该参加有抑制免疫功能药物的 BE 试验。某些药物存在胎儿致畸风险，或只适用于更年期后的女性，这些药物的 BE 试验应限制于更年期后或不能受孕的女性受试者。有些药物有性别针对性，如治疗前列腺肥大或者前列腺肿瘤药物的 BE 试验只能纳入男性受试者。

受试者在参加 BE 试验前 4 周内不应服用任何处方药，在试验前 1～2 周内不应服用非处方药。在 BA 或 BE 试验期间受试者也不能服用其他任何药物，不能饮用含咖啡类饮料，不能喝酒和吸烟。

16.2.3 生物等效性临床试验中受试者的例数

按照临床试验统计学原则，生物等效性受试者所需人数应运用统计学把握度分析（power analysis）法求得。该法的基本原理是估计到达统计学显著性（statistical significance）的可能性，即当假定的受试者人数能达到 P 值小于 0.05（双侧 P 值＜0.05）的概率。设定的概率越低，需要的受试者数越少；反之需要的受试者数越多。EMA 和 Health Canada 指出受试者的例数应该不少于 12 例。一般来说，BE 试验中受试者的例数要从以下几个方面考虑：

① 与常见的统计 t 检验不同，在 BE 试验中无效假设（H_0）是

仿制制剂 ≠ 参比制剂（差别大于 20%）

结合上面提到过的生物等效性标准，可以进一步分解为：

$$H_{01}: \mu_T - \mu_R \leqslant 0.8; \quad H_{02}: \mu_T - \mu_R \geqslant 1.25$$

② 备择假设（H_1）则为：仿制制剂＝参比制剂（差别小于 20%），其可以进一步分解为：

$$H_{11}: \mu_T - \mu_R > 0.8; \quad H_{02}: \mu_T - \mu_R < 1.25$$
$$或 \quad 0.8 < \mu_T - \mu_R < 1.25（图 16.4）$$

上述表达中，μ_T 为仿制制剂的 ln（AUC 或 C_{max}），μ_R 为参比制剂的 ln（AUC 或 C_{max}）。

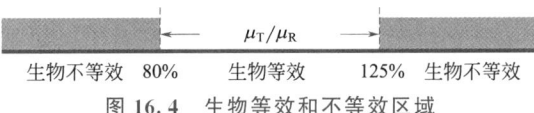

生物不等效 80%　　生物等效　　125% 生物不等效

图 16.4 生物等效和不等效区域

这种计算置信区间的方法称为双边 t 检验。一般来说，交叉试验设计在用把握度分析法计算受试者人数时需考虑个体内的差异；平行试验设计的受试者人数考虑则取决于个体间的差异。无论哪种试验设计，其统计学把握度分析的力度不应低于 80%。如果偏低则 BE 试验的结果容易超出 BE0.8～1.25 接受范围。

受试者例数取决于 C_{max} 和 AUC 的变异系数、统计学把握度（80% 或 90%）和 μ_T/μ_R。因为不可能在每一个受试者身上都能准确地测到 C_{max}，所以大多数药物 C_{max} 的变异系数要比 AUC 的变异系数高。变异系数越高，需要的受试者例数就越多。统计学把握度表示如果仿制制剂和参比制剂本身等效，在其他试验条件相同的情况下，统计学把握度越低，随机得到的等效结论的可能性越高；但是如果要求有过高的统计学把握度，则需要有较多的受试者。为避免过低把握度和过少受试者数而引起 BE 试验失败，一般可用 80% 或者 90% 把握度来计算所需受试者人数。最后还应该考虑仿制制剂和参比制剂之间真正的差别，两者之间差别越小，所需受试者例数越少。一般可假设两者之间的 C_{max} 或者 AUC 差别为 5%。表 16.4 列出

双交叉试验中受试者例数、变异参数、统计学把握度和 μ_T/μ_R 之间的关系。

表 16.4　受试者例数、变异参数、统计学把握度和 μ_T/μ_R 的关系

$\mu_T-\mu_R$	变异参数	80%把握度	90%把握度
0.05	0.10	7	8
	0.15	12	15
	0.20	19	25
	0.30	39	52
0.10	0.10	11	16
	0.15	22	29
	0.20	37	50
	0.30	79	108

在实际操作时，为了避免 BE 试验过程中因受试者的脱落导致样本量不足，在进行样本量估算时应考虑适当增加样本量。国际上有脱落不考虑替补的趋势，已分配随机号的受试者不可以被替代。

16.2.4　生物等效性临床试验设计中的其他要点

人体生物等效性试验中的一个重要环节是如何合理地设计血样采集时间。在 BE 试验中，收集的血样应该包括给药后的吸收、分布、代谢及排泄过程。了解药动学参数 T_{max} 和 $t_{1/2}$ 对合理设计很重要。服药前，应先取空白血样；在吸收分布达到 T_{max} 之前，最少应该有 2~3 个血样点，在 T_{max} 附近最好有 3~5 个，以便尽量准确地估算 T_{max} 和 C_{max}。如果给药后的第一个血样采集点即为 C_{max}，那么这个受试者的数据则不能包括在数据分析中；在清除项，最少也应该有 3~6 个或更多（取决于药物属性）血样，这样才能利用末端的药时曲线来准确估算清除速率常数（λ_Z）和半衰期（$t_{1/2}$）。总采血样的时间应该是 $3\times t_{1/2}\sim 5\times t_{1/2}$，以保证绝大多数药已排出体内（$AUC_{0\to t}/AUC_{0\to\infty}$ 比例高于 80%），每个周期的血样数应该在 12~18 之间。

在交叉试验中，每个周期之间必须有足够的时间（洗脱期），以保证下个周期开始时体内没有上个周期服药后的残留药物，或者很低的残留药物浓度不足以影响下一个周期的药物浓度检测值。如果洗脱期不够长，则下个周期开始时受试者体内还有上个周期的残留药物。如果残留药物浓度太高（$>5\%C_{max}$），则这个受试者的数据则不能包括在数据分析中。一般来说，洗脱期应该在药物 $t_{1/2}$ 的 7~10 倍以上。对大多数药物来说，洗脱期必须有 7~14 天。

进行生物等效性试验时另一个常见问题是在空腹还是餐后给药。之所以要进行食物对 BA/BE 结果的影响研究，是因为食物有可能通过延迟胃排空时间、刺激胆汁分泌、增加内脏血流量、改变胃肠道 pH 环境、改变细胞内药物代谢或与药物成分发生物理/化学相互作用等机制对药物的作用产生干扰或影响。从食物对 BA/BE 影响的一般规律分析，刚刚摄取食物后服药对胃肠道的生理功能影响最大，因而对 BA/BE 的影响也较大。食物的营养成分、热量、食物的体积和食物的温度能改变胃肠道的生理环境，因此影响药物在胃肠道内的滞留时间、溶解度、渗透性和机体可利用度。通常情况下，高脂、高热量食物更容易影响胃肠道的生理功能，结果导致药物或制剂的生物利用度发生较大的改变。

对于口服常释制剂，大多数国家要求进行空腹和餐后服药的生物等效性研究。但如果参比制剂说明书明确说明该药物仅可空腹服用（饭前 1h 或饭后 2h 服用），则可不进行餐后生物等效性研究。对于仅能与食物同服的口服常释制剂，除了空腹服用可能有严重安全性方面风险的情况外，均建议进行空腹和餐后两种条件下的生物等效性研究。如有资料充分说明空腹服药可能有严重安全性风险，则仅需要进行餐后生物等效性研究。对于口服控释制剂，建议进行空腹和餐后生物等效性研究。EMA 通常要求生物等效性试验空腹给药，但如果参比制剂说明书中明确说明某个药物只能餐后服用，则仅需进行餐后生物等效性研究。

BA 或 BE 试验中空腹是指服药前至少 8~10h 和服药后 4h 这一段时间内不能食用任何食物。服药 4h 后方可食用标准餐。如果仿制药在服用后 4h 以上才能达到最高血药浓度，则 4h 禁食时间应延长，一般在达到最高血药浓度前都需禁食。在服药前后 1h 不应饮水，但给药时需饮 240mL 温水。

若开展餐后试验，给药前至少禁食 8~10h，在给药前 30min 内开始进食高脂餐，且需要在 30min 内用餐完毕。方案和知情同意书都应描述和告知受试者高脂餐的组成成分、时限要求及需要全部食用完毕等要求，以期提高受试者的配合度。若遇到受试者不能吃完所有高脂餐的情况，需要将剩余高脂餐进行分类称重，并计算热量，如果符合方案规定的热量则可正常进行试验，若不符合受试者应退出试验。常见的高脂餐采用对胃肠道生理功能和药物生物利用度影响大的食物配置，如高脂（提供食物中约 50% 的热量）、高热（约 800~1000kcal❶）饮食，最少 50% 热量来自脂肪。来自蛋白质、碳水化合物和脂肪的热量分别是 150kcal、250kcal 和 500~600kcal。表 16.5 列出了 FDA 推荐的常用高脂餐食谱。

---

❶ 1kcal＝4.186kJ。

表 16.5　FDA 推荐的高脂餐食谱

项目	热量/kcal	脂肪/g	碳水化合物/g	蛋白质/g
两个鸡蛋	160	10	0	12
10g 黄油(煎蛋用)	70	8	0	0
两片吐司	229	3	42	7
10g 黄油涂在吐司上	70	8	0	0
250mL 全脂牛奶	160	8	12	8
113g 炸薯饼	239	12	31	3
2 条培根	89	7	0	6
总重量/g		56	85	36
总热量/kcal	997	504	340	164
热量比重		50.6%	34.1%	16.4%

在进行生物等效性试验时，通常应选择最高剂量进行。但若从安全性考虑，最高剂量不能给健康受试者服用时，则应该选择更安全的低剂量。如果高剂量剂型和低剂量剂型的药物，各种辅料比例相似，各剂量的溶出曲线相似，通常可以豁免低剂量的 BE 研究。

用于生物等效性试验的仿制制剂应该在未来商业化生产的同一条生产线上生产。生产数量应该是商业批量的 10%，但最少应该不低于 100000 片药物。空腹和餐后条件下的 BE 试验应采用相同批次。

如仿制药是液体，因其极易流失而造成给药剂量不准，除了可采用注射针筒或量筒测量药液体积外，还可以采用称重法更准确地测量给药量。

若受试者在用药后出现呕吐应根据发生的时间分别对待。对速释药品，如呕吐出现在 2 倍于 T_{max} 中间值前，此受试者的药动学数据不应包含在 BE 评价中。对于缓释药品，如果受试者在药品使用说明书中规定的用药间隔期间出现呕吐，此受试者则应被排除在 BE 评价之外。

当第二次用药前血药浓度小于 C_{max} 值的 5% 时，此受试者的药动学数据可以包括在数据分析中；如用药前血药浓度高于 C_{max} 值的 5% 时，此受试者的药动学数据不能包括在数据计算中。如此现象出现于一定数量的受试者，则应考虑洗脱期是否过短。

16.2.5　特殊药物的人体生物等效性临床试验设计要点

16.2.5.1　长半衰期药物

有些药物的 $t_{1/2}$ 较长，在 BA/BE 试验中，给药后需要收集血样的时间相当长。如果 BE 试验设计了足够长的洗脱期，仍然可以采用单次给药的交叉试验进行生物等效性研究（图 16.2）。这样设计的缺点是整个试验的时间较长，受试者比较容易脱落。试验设计时需要将这种情况考虑在内，适当增加受试者的例数，从而保证试验的统计学把握度。理论上而言，生

物等效性研究主要是为了比较仿制制剂和参比制剂之间吸收的程度和速率是否一致，因此血样的收集应覆盖药物通过肠道并被吸收的整个过程。不一定需要延续到末端消除相，因为末端消除相对制剂吸收过程的评价影响不大。无论采用交叉设计还是平行设计，均应有足够长的血样采集时间。对绝大多数药物，吸收时间段应在 2～3 天之内。如果某个长半衰期药物的变异系数小于 30%，可考虑采集血样到 72h，用 $AUC_{0\to72h}$ 来代替 $AUC_{0\to t}$ 或 $AUC_{0\to\infty}$。但如果某个长半衰期药物的变异系数大于 30%，则不能采用截取 AUC 方法。

长半衰期药物交叉试验难以实施时，可采用平行试验设计（图 16.3）。另外有些药物因为毒性不能重复给予健康受试者，BE 试验只能招募患者时，采用交叉 BE 试验法就不适当，而应考虑采用平行 BE 试验法。

16.2.5.2　高变异药物

假如某个药物的 C_{max} 个体内变异系数高于 30%，或 C_{max} 和 AUC 的变异系数都高于 30%，那么这个药物则属于高变异药物。由于在设计采集血样时间时，很难准确捕捉到每个受试者的 C_{max}，所以没有只有 AUC 是高变异的情况。大多数药物高变异的原因是首过效应大，水中溶解度低，酸不稳定性高和受食物的影响大。有些时候因为制剂处方或者工艺的问题，造成药物吸收不稳定，从而造成同一个药物不同厂家生产的制剂会有不同的变异系数。

如上面所述，BE 试验中受试者的例数受 AUC 或者 C_{max} 变异系数影响，变异系数越多，所需受试者的例数越多。解决这个问题的方法是采用重复性试验设计，如三周期部分重复交叉试验或四周期完全重复交叉试验（图 16.5 和图 16.6）。

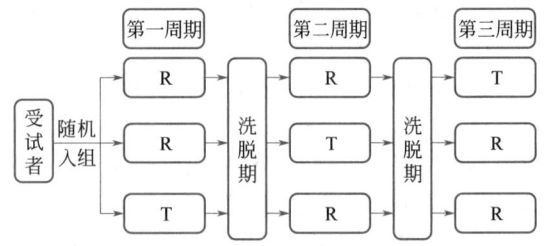

图 16.5　三周期部分重复交叉试验设计
可用于单制剂重复的生物等效性试验

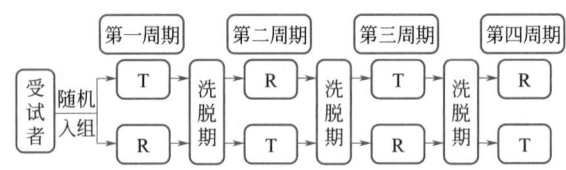

图 16.6　四周期完全重复交叉试验设计
可用于两制剂都需重复的生物等效性试验

如果采用三周期部分重复试验设计，每个受试者用参比制剂两次；而在四周期完全重复试验设计中，每个受试者用参比制剂和仿制制剂各两次。所以采用四周期完全重复试验交叉设计可以得到参比制剂和仿制制剂的药动学参数的个体内变异系数，但是三周期部分重复交叉试验设计仅可以得到参比制剂的药动学参数的个体内变异系数。四周期完全重复交叉试验设计可以用来比较两个制剂之间的变异度差异，从而验证制剂本身是否具有高变异性。如果两个制剂的药动学参数的个体内变异系数差异较小，则表示两个制剂生物利用度特征相似，制剂之间的互相替代性更强。这些方法的优势在于可以有效地减少试验所需受试者样本量。

针对高变异药物生物等效性试验，开展试验前需要充分论证药物属性，以选择适宜的试验设计和统计分析方法。高变异药物另外一个性质是它们的治疗窗比较宽，所以生物等效性的接受范围可以适当放宽。FDA 和 EMA 都推荐使用参比制剂校正的平均生物等效性方法（reference-scaled average bioequivalence，RSABE）。如采用 RSABE，接受范围可简单表达为：

$$-\left[\ln(1.25)\frac{\sigma_{WR}}{\sigma_{WO}}\right]\leqslant\mu_T-\mu_R\leqslant\ln(1.25)\frac{\sigma_{WR}}{\sigma_{WO}}$$

式中，σ_{WR} 为参比制剂个体内标准差，σ_{WO} 为设定的常数（FDA 设其为 0.25，EMA 设为 0.294）。从上述公式可见，当 $\sigma_{WR}=\sigma_{WO}$，BE 的接受范围还原成 0.80～1.25；当 $\sigma_{WR}>\sigma_{WO}$ 时，BE 的接受范围则可以扩大。因为一般认为高变异药物的变异系数高于 30%，所以 σ_{WR} 设定为 0.294。当 σ_{WR} 高于 0.294 时，生物等效性的接受范围可以比 0.80～1.25 更宽。例如，如果参比制剂的变异系数为 40%（$\sigma_{WR}=0.385$），BE 的接受范围则可以扩大至 74.62%～134.02%。

无论药动学参数的个体内变异系数如何变化，仿制制剂与参比制剂的药动学参数几何均值比（geometric ratio，GMR）（$\mu_T-\mu_R$）应包含在 0.8～1.25 之间。

采用重复性试验设计也有不足之处，即：①过长的试验周期，过多地抽取血样使得受试者比较容易在试验中途退出；②此设计不适合于同时评估 3 种或 3 种以上的剂型处方，因为这样设计试验周期太长；③四周期完全重复交叉试验设计只能采用 2 种试验排列顺序（RTRT，TRTR），否则统计学数据分析过于复杂。

16.2.5.3　窄治疗指数药物

治疗指数（therapeutic index，TI）是一个衡量药物安全性的指标。所谓治疗指数，是指药物的半数致死量（LD_{50}）与半数有效剂量（ED_{50}）的比值。窄治疗指数（narrow therapeutic index，NTI）是指当药物的剂量或血药浓度有少量变化时，会导致没有治疗效果，或产生危及生命的副作用。《美国联邦法规》

（Code of Federal Regulations，CFR）将 TI≤2 定义为 NTI 药物，即 LD_{50} 和 ED_{50} 的比值小于 2，或最低中毒血药浓度与最低有效血药浓度的比值小于 2。日本药品食品安全局（PFSB）称其为窄治疗范围（narrow therapeutic range），加拿大卫生部则使用临界剂量（critical dose）定义这类药物。因为这类药物产生治疗效果和严重副作用的剂量差别很小，它们个体内变异（within subject variability，WSV）一般来说比较低，故常用的 80.00%～125.00% 接受范围对 NTI 药物不一定适用。各国药政部门对 NTI 药物生物等效性的审评标准有所不同（表 16.6），但主要可以分成以下两种：

（1）直接将生物等效性接受范围变窄　试验设计还是采用单剂量、两周期、两交叉。例如，EMA 规定 NTI 药物 AUC 的接受范围为 90.00%～111.11%。如果某个 NTI 药物的 C_{max} 对其疗效或者副作用重要，那么 C_{max} 的接受范围也为 90.00%～111.11%。加拿大卫生部要求 AUC 的 90% 置信区间在 90.0%～112.0% 之间，C_{max} 的 90% 置信区间仍然在 80.0%～125.0% 之间，但要求空腹和餐后试验都满足这些要求。

（2）基于参比制剂校正的平均生物等效性方法（RSABE）　这种方法的原则同高变异药物的生物等效性相似，生物等效性接受范围也随参比制剂的个体内变异系数而变化。当参比制剂的个体内变异系数≤10% 时，90% 置信区间为 90.00%～111.11%。随着参比制剂的个体内变异系数增大，接受范围也逐渐增宽，但最宽只能达到 80.00%～125.00%。这种条件下，参比制剂的个体内变异系数约为 21%。FDA 同时还要求 NTI 药物仿制制剂的个体内变异系数不能高于参比制剂的个体内变异系数。所以 NTI 药物的生物等效性试验一定要采用四周期、双序列、完全重复的设计方案。

需要注意的是 NTI 药物生物等效性临床试验最重要的关注点之一是药物安全性，因为 NTI 药物的不良事件发生率是非 NTI 药物的 2 倍（Liang et al.，2013）。一些 NTI 药物的血药浓度没有达到治疗阈值就可能产生不良反应而导致治疗失败的风险较大，如地高辛、苯妥英钠、卡马西平及丙戊酸钠等，而且 NTI 药物的有效和中毒剂量或相应的血药浓度很相近，仿制药只有很窄的药学设计空间，在药学方面的微小差异就可能导致药物无效或是导致严重不良反应。对于普通制剂行之有效的反向工程可能并不能获得一个 NTI 药物全面的和关键的质量指标。无论是原料药的理化性质、处方工艺、生产设备与工艺、辅料与包材，或是储存及运输方面，也许小小的意想不到的环节都可能对仿制药的质量产生较大影响。当运

表 16.6   各国药政部门对 NTI 药物生物等效性审评标准

药政部门	生物等效性设计	生物等效性标准
FDA	健康受试者单剂量、全重复、四周期的交叉设计	RSABE 为 NTI 药物生物等效性评价的首选方法；当参比药物的 WSV 大于 21% 时，仿制药和参比药的 AUC 和 C_{max} 的相对均值的 90% 置信区间不超过 80%～125%；当参比药的 WSV 小于 21% 时，应根据其 WSV 大小，成比例地缩窄 90% 的置信区间；仿制药和参比药个体内标准方差比率（σ_{wt}/σ_{WR}）的 90% 置信区间的上限≤2.5
EMA	健康受试者单剂量、两周期、交叉或平行研究	根据临床情况定义 NTI 药物，AUC 的 90% 置信区间应收窄至 90.00%～111.11%；当 C_{max} 对于药品安全性、有效性或血药浓度检测尤为重要时，C_{max} 也适用 90.00%～111.11% 的等效限范围
HC	健康受试者单剂量、两周期、交叉或平行研究	提出临界剂量药物定义，仿制药和参比药的 AUC 和 C_{max} 相对均值的 90% 置信区间应分别落在 90.0%～112.0% 和 80%～125% 内
PMDA	健康受试者单剂量、两周期、交叉或平行研究	提出窄治疗范围药物定义，受试和参比药品的 AUC 和 C_{max} 的相对均值的 90% 置信区间应落在 80.0%～125.0% 内
澳大利亚药政部门	遵循 EMA 标准	对于 NTI 药物，仿制药必须与澳大利亚的上市的参比药进行比较，并遵循 EMA 的定义和要求

用到临床试验中时，其血药浓度和治疗效益可能无法提前预估。所以 NTI 药物的临床试验前充分了解药物吸收代谢机制和不良反应，并制定相应的用药前后实验室检测和不良反应监督规程十分重要。例如，有肝毒性药物丙戊酸生物等效性试验前，受试者须增加肝功能检查，并在每次给予后续剂量前进行复测，筛选和避免入组肝功能不佳的受试者和尽早发现肝毒性的不良反应，以预防重复给药可能给受试者造成的严重肝损伤。总之，NTI 药物的药学稳定性和可靠性对生物等效性的临床试验成功有重要的影响。

16.2.5.4　内源性药物

内源性药物，如甲状腺激素、雌激素和黄体酮等，其血药浓度受体内调节反馈机制、吸收代谢以及体外摄入成分等因素的影响。同时内源性药物的服用剂量较低。这些因素导致准确地测定内源性药物浓度难度较高，对这类药物生物等效性试验的要求也高。因此，内源性药物生物等效性临床试验设计需要根据内源性化合物来源不同，采取相应的针对性研究方法，其目的在于降低或消除机体内源性成分、外来内源性化合物的干扰和体内反馈调节机制对内源性化合物的调节等，以便能更准确地反映内源性药物的吸收状况，以及精确测定内源性药物的血药浓度。在此类仿制药的生物等效性试验设计中，需要考虑的要素包括有：

（1）受试者的选择　对某些内源性药物，临床试验设计需要首先考虑选择体内内源性浓度较低的受试者，如雌激素和黄体酮类药物的生物等效性临床试验应选择绝经女性受试者。若选择普通健康受试者，其体内内源性物质浓度通常在正常值范围波动，入排标准界定不仅较为困难，基线校正也比较困难。

（2）饮食平衡管理　许多食品中有微量内源性药物成分或类似物质。设计方案时应包括饮食平衡期，受试者在给药前提前多日入住临床研究中心，统一管理饮食，以尽量避免含该类化合物食物的摄入，以减少受试者间的个体饮食差异及食物对等效性评价的影响。这类生物等效性临床试验的关键在于试验前制定严格的食谱组成的标准，并在试验期间需严格规范执行这些饮食标准。

（3）内源性药物浓度的基线校正　通常情况下，很难完全消除受试者体内内源性物质成分或外来摄入的内源性物质的干扰，因而基线校正对于获取服用内源性药物后的净增加值十分关键。具体操作为：先测服用药物前体内内源性药物的基线水平；服用药物后，再测量内源性药物的浓度。服药后的浓度减去基线水平，则为服用药物产生的浓度。药动学参数可以通过校正后的血药浓度-时间曲线来计算。为避免基线测量的偶然性，通常可以测 3 次或更多的基线期内源性药物浓度。例如，在给药前 24h、12h 和 1h 采集血样，并取平均值用于基线校正。若基线校正后内源性药物浓度出现负值，一般可记为零（若负值很小）。基线校正法适用于体内内源性物质或药物浓度变化幅度较小的情况下。此外，如果采用超剂量服用内源性药物以增大净增加值，则需要考虑药物体内饱和度及超剂量的安全性。

因为体内内源性物质或药物浓度有波动，内源性药物生物等效性临床试验有时无法通过给药前的浓度来判断是否还有上个周期的药物残留。因此，在方案中应该考虑洗脱期时长的设计，尽量避免药物残留效应。图 16.7 为内源性药物生物等效性临床试验设计的案例。内源性药物生物等效性临床试验可能需要采用多种方法相结合的设计，在进行 NTI 药物生物等效性临床试验时，需要设计好血药采集基线点，如单点、多点或连续点，注意饮食控制，考虑是否有必要和如何同时采集血样/尿样，对校正前和校正后数据进行风险比较，而等效评价通常依据校正后数据获得。

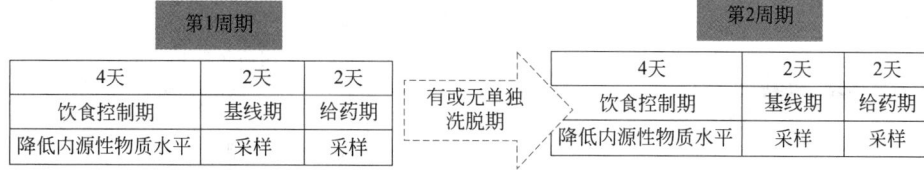

图 16.7　内源性药物生物等效性临床试验设计示例

对于需要采集尿液样本的内源性药物生物等效性临床试验，其采集频度、间隔时间应满足试验药物原型药或活性代谢物经尿的排泄特征，并考虑饮水量、尿量收集完整性等因素的影响。例如，一般人体摄入液体量为 1300～2500mL/d。但是氯化钾制剂生物等效性研究，液体的摄入量需要维持在 3000～5000mL/d，具体饮水时间为上午 7 点开始饮用 500mL 水，之后 12h 内，每小时饮用 200mL。在 19 点到次日上午 7 点期间，根据医嘱，饮用额外定量的液体，以保证整个研究期间有足够的尿液排泄。尿液收集过程可以采用分段收集的方式，每次收集需要采用清洁干净的容器收集，详细记录每个尿样的收集体积。尿样采集的过程中需研究机构人员的陪同，防止样本的漏集、收集时间点超窗等错误或造假。收集好的尿液应按照方案和药物稳定性及时预处理和冻存保存。对于需要收集粪便的生物等效性临床试验的样本采集和管理方法与尿液采集管理相似。

16.2.5.5　吸入制剂

吸入制剂通常有口腔和鼻腔吸入两种给药方式，前者吸入方式可以递送药物进入呼吸道和/或肺部，后者将药物喷入鼻腔经鼻黏膜，进而发挥局部或全身治疗作用。这两种药物都需要通过特殊的制剂装置递送至人体内，如定量吸入制剂（metered dose inhaler，MDI）、干粉吸入制剂（dry powder inhaler，DPI）、鼻腔喷雾剂（nasal spray，NS）、雾化器（nebulizers）等。吸入制剂的作用并不是依赖全身吸收，而是药物液滴或颗粒在呼吸道、肺部或鼻腔沉积，然后被吸收，从而在局部作用部位起效。显然，吸入制剂的效能和性能受到诸多因素相互作用的影响，包括装置设计、药物处方、患者使用等。此外，由于装置的差异和给药方式的不同，这类药物的生物等效性研究有可能需要增加药物在局部沉积情况不确定性因素的评估，有些还需要同时考虑局部给药和全身暴露的等效等。吸入制剂的生物等效性研究途径通常可分为体内和体外研究。前者包括的 PK 研究验证仿制制剂（T）和参比制剂（R）的安全性无显著差异，PD/临床终点（clinical endpoint，CEP）用于验证局部给药的治疗等效性，后者验证可有效预测药物体内特征的吸入药物制剂区域沉积和局部利用度等体外参数差异不大，进而尽可能建立体内-体外相关性

（in vitro to in vivo correlation，IVIVC）。

美国 FDA 针对吸入制剂的特定和 BE 研究挑战，提出仿制药与参比药集合证据加权法（aggregated weight-of-evidence approach）的等效原则（Saluja et al.，2014）。按照这一原则，FDA 认为只有下列药物参数均显示等效，才能证明仿制药与参比药具有生物等效性结果，并可获得吸入仿制药的药政上市批准，即

①　制剂配方与装置显示相似，如配方量和内含物 Q1/Q2 相似、装置形状、大小、剂量计数方式、送药工作原理、关键设计参数及属性等相似；

②　体外研究结果显示等效，如递送药物剂量均一性、单喷量、药物颗粒和液滴粒径分布均匀性等；

③　全身暴露 PK 结果显示等效，如 C_{max} 和 AUC 90％的置信区间应在 80％～125％范围内；

④　药效（PD）研究和临床终点研究均显示等效，如 PD 的剂量-效应结果、局部效应（如支气管舒张、激发效益结果）、基于药物属性模型所选择的临床终点评估等。

FDA 要求必须首先满足 T 与 R 处方含有相同的活性成分（即相同的盐、酯等）且 Q1 相同和 Q2 基本相同（差异在 ±5％以内），才能进行后续的体外与 PK 等研究。其中 Q1 指 T 处方使用与 R 处方相同的非活性成分，Q2 指 T 处方中使用的非活性成分的浓度是在 R 处方中使用浓度的 ±5％内。此外，对于吸入药物溶液处方的局部作用鼻用制剂，当处方相同（T 的 Q1、Q2 与 R 相同）、装置类似（容器和封闭装置具有可比性）时，体外研究可能比体内研究更灵敏地反映药物递送到鼻腔作用部位的情况，因而体外研究显示等效性更能证明其生物等效性；若吸入制剂为混悬型，相比溶液型鼻用制剂，处方还需满足 T 与 R 多晶型和结晶等存在形式相同，若无法获得能充分测量的血药浓度时，鉴于目前分析技术手段的局限性，可以采用 PD/CEP 的研究方法来证明其能达到全身吸收的等效性效益，反之则需进行 PK 研究。综上所述，对吸入制剂生物等效性的临床研究设计路径概括在图 16.8 中。

EMA 对吸入仿制药的研究，首先要求进行体外研究，若其能满足所有体外性能测试的标准且处方与

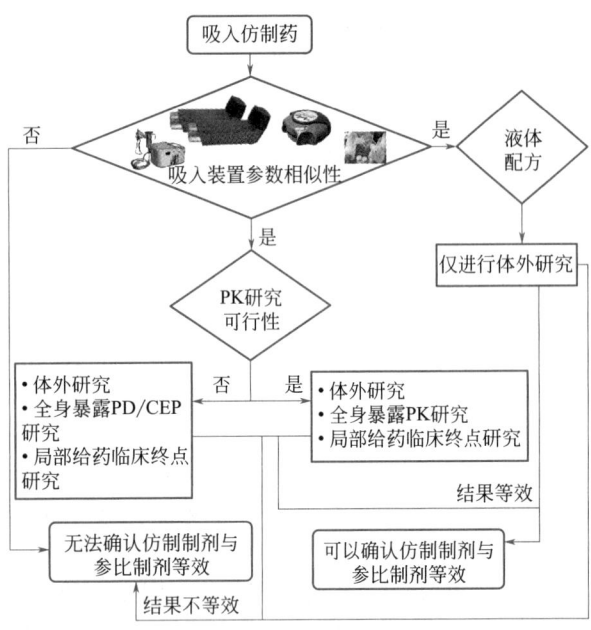

图 16.8　FDA 建议的吸入制剂生物等效性评判路径

表 16.7　EMA 对吸入仿制药生物等效性的评价标准

研究类型	满足条件
体外研究	• 制剂含有相同的活性原料成分 • 活性药物的物理状态相同（如溶解或混悬） • 释药量相同 • 药物剂型相同 • 吸入装置在影响药品性能的所有部分完全相同 • 辅料在性质和/或量上的差异对沉积性和患者的吸入程度没有影响，其中每种辅料数量的影响需要分别提供依据
体内生物等效性	• 特殊情况，采用人体 PK/PD 方法证明治疗等效，但研究应在健康受试者以及患者中进行 • 肺部沉积试验 • 全身暴露 PK 研究，包括肺和胃肠道中的吸收量 • 药效学研究 • 等效评价指标为 AUC 和 C_{max} 的 GMR 的 90% CI 在 80.00%～125.00% 范围内，高变异吸入药 C_{max} 可放宽至 75%～133% • 局部疗效
临床终点研究	• 如果不能证明与已批准的吸入式原研药具有治疗等效性，需进行一项完整的 Ⅲ 期临床试验 • 需要对下丘脑-垂体-肾上腺轴（hypothalamic-pituitary-adrenal axis，HPA）的影响进行安全性评估

装置也符合相应要求，则可仅通过体外研究证明等效性；若无法满足，则进行肺部沉积试验和全身暴露研究；成像研究或 PK 研究可用于研究肺部沉积情况，此时的 PK 研究应通过活性炭阻断以排除胃肠道吸收的活性成分，且单纯 PK 研究结果显示等效可以视为治疗等效性，即通过肺部沉积 PK 研究（使用活性炭排除胃肠道吸收）以验证有效性，并结合全身暴露 PK 研究（不使用活性炭阻断）来证实治疗等效性。若仍未能显示出具有说服力的等效性结果，则继续进行 PD/CEP 研究以证明局部的治疗等效性；在评价全身安全性时，PK 研究必须在预期的患者人群中测定肺和胃肠道中的吸收量，否则需要评估相关 PD 安全性变量来确定全身暴露（图 16.9）。因此，EMA 对吸入仿制药的生物等效性的药政条件如表 16.7。

对于体外参数元素，FDA 与 EMA 基本相似，但对于不同装置的参数标准略有差异（表 16.8）。吸入制剂处方与装置特性之间的差异可能会影响其制剂给药生命周期（开始—B、中期—M、结束—E）不同阶段的送药效益，即产品开启后首喷阶段、标示喷数的 50% 阶段和产品末喷阶段，因而评估这些阶段的关键体外性能的等效性十分必要。EMA 要求 T 和 R 处方应当含有相同的活性成分（即相同的盐、酯、水合物或溶剂化物等），若活性成分以粉末、混悬液形式存在，EMA 可接受二者多晶型和结晶有所差异，前提是这些差异并不影响溶解特性和产品性能。对于辅料，EMA 规定辅料的任何定性和/或定量差异均不得影响产品性能或改变药物安全性。对于待评估吸入制剂每种制剂规格至少需要采用三个或更多的稳定性批次，且每个批次不少于 10 个单位进行研究。这三个批次的受试药物应至少由三个不同批次的原料药、辅料和容器/封闭系统制备所组成。此外，对于大多数体外测试，FDA 均推荐采用群体生物等效（population bioequivalence，PBE）的评价方法进行等效性分析。EMA 也要求至少三批仿制药与参比药在递送剂量、均匀性和粒径分布等方面进行对照，其活性成分及辅料的 Q1、Q2 的相似度差异应控制在 ±15% 范围内。

鉴于吸入制剂的特殊性，PK 研究目前仍为其安全性和有效性的重要手段之一。由于缺乏 IVIVC 和预测性体外方法来确定此类制剂的区域沉积和局部利用度，因而仅靠体外数据建立此类制剂的 BE 并未获得广泛认可。PD/CEP 研究则需招募受试者数量可能

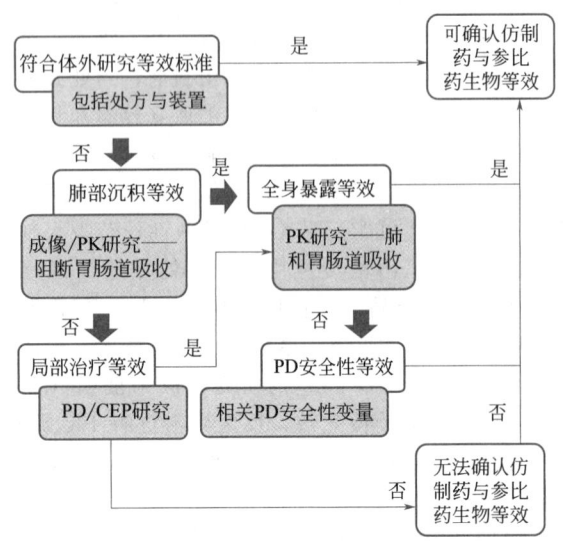

图 16.9　EMA 建议的吸入制剂生物等效性评判路径

表 16.8　FDA 对吸入制剂装置体外参数研究的推荐

序号	MDI		DPI		NS	
	体外性能测试	生命周期	体外性能测试	生命周期	体外性能测试	生命周期
1	单喷含量	B/M/E	单喷含量	B/M/E	单喷含量	B/E
2	空气动力学粒径分布	B/E	空气动力学粒径分布	B/E	激光衍射法测定液滴粒径分布	B/E
3	喷雾形状	B	—	—	级联冲击器法测定药物微小颗粒/液滴	B
4	喷雾羽状流几何形状	B	—	—	喷雾形状	B
5	喷头填充和再填充	若 R 标签中有信息	—	—	喷雾羽状流几何形状	B
6	—	—	—	—	喷头填充和再填充	若 R 标签中有信息

较高，试验周期长，且方案设计可能较为复杂，疗效指标的选择及相应的测定方法也需通过大量数据或验证实验来确定，增加了其 BE 研究的难度与成本。相比之下，PK 研究的方法与常规制剂的研究方法相似，试验可操作性较强，并且比较 T、R 制剂之间的差异较为敏感。因此，目前接纳 BE 等效的研究方法多为 PK 研究结合体外试验。吸入制剂的 BE 临床试验实施与管理仍是关注重点之一。

吸入仿制药的生物等效性临床试验设计多采用随机、开放、单次给药、两周期/四周期、双交叉、重复交叉（高变异的话）等方法。受试者多为健康成年男性或非孕女性。给药剂量的选择需要考虑最小驱动或吸入次数，一般不超过标示的最大成人单剂量，用灵敏的分析方法表征 PK 曲线所需的最小吸入次数或剂量，或现有较为敏感的技术可检测到的最小吸入量。若在标示剂量下无法检测到血药浓度，除了选择灵敏度更高的分析方法来检测外，可以适当提高给药剂量，但必须证明所提高的剂量不会给受试者带来安全性风险，并最好能获得药政部门的认可。血药检测目标通常为血浆中的原型药物。在设计临床试验方案时，肺功能检查通常作为入排标准之一。例如，排除 FEV_1/FVC 检测值≤80％或 FVC≤检测值的 80％受试者，通过病史检查进行预筛等。吸入制剂生物等效性临床试验关键之一是受试者吸入药物的方式。给药前应对受试者进行正确使用吸入装置的培训，以确保吸气流速和吸气持续时间相对一致，从而降低因吸入操作的不同而带来的全身暴露的差异。因此，受试者的领悟力、理解力和依从性是选择受试者的重要考察因素。鉴于吸入制剂装置的培训与一般给药程序的培训差异，应当指派专职人员进行这种针对性的培训，并努力做到耐心细致，必要时反复多次，直至受试者完全掌握吸入装置的使用。受试者的培训情况记录应该成为临床试验记录的一部分。在给药过程中，需要提醒受试者的吸入动作要领，观察给药全过程中受试者与语音指令的配合情况，记录受试者的呼吸特

点、按压力度、给药时间控制、给药量、给药过程、受试者的口/鼻闭合情况、锁骨部位和胸部起伏状况，以尽量做到每次/每人给药动作一致，减少受试者之间和每个周期之间的差异。FDA 还指出，必要时应遵循参比吸入用药标示的说明，如在吸入药物后，用清水漱口且不要吞咽等。既往有研究表明，充分漱口可以去除绝大部分沉积在口咽部的药物，减少口腔黏膜和胃肠道的吸收和鹅口疮等不良反应的发生。

对于 PD/CEP 研究，不同的吸入制剂类别所选择的体内药效学模型并不完全相同。FDA 并未提及肺部沉积 PK 研究，且不建议仅用 PK 研究来建立此类制剂的生物等效性。虽然 EMA 关于此类制剂的 PK 研究包含了安全性和有效性两方面的要求，但其也提出，如果某一药物的口服生物利用度很低，使得其吸收进入胃肠道的量对于全身暴露的影响可以忽略不计（<5％）时，那么只进行一项 PK 研究且不需要使用活性炭阻断即可评价生物等效性。目前，主要国家药政部门均推荐进行支气管舒张试验或支气管激发试验，但在终点选择和等效标准上又有各自的一些考量（表 16.9）。例如，第一秒用力呼气容积（forced expiratory volume in 1 s，FEV_1）与使 FEV_1 降低 20％所需的刺激剂剂量或浓度（PD_{20} 或 PC_{20}）是最常用的气道功能指标。

吸入制剂的采血点设计需考虑吸入制剂给药后达到峰值非常快的特性。血药浓度通常在吸入制剂给药后几分钟内达到峰值，第一个血样可能需要在给药后 1min 或者更快采集，整个密集采血点可能在 30min 内完成，这对整个试验流程的人员和步骤协调有非常高的要求。

通过吸入给药的药物剂量比较低，而且给药后大部分药物不会吸收进入血液循环，因而血药浓度很低，可能为纳克水平，检测难度较大。为此，可以考虑增加给药剂量（或给药次数）来提高血药浓度，但总给药量不应超过每日最大给药剂量。给药设计可以有单次多量的方式，但需要制定详尽的给药规程标准，以确保受试者间给药剂量和方式的一

表 16.9　吸入制剂生物等效性 PD/CEP 研究指标建议对比

研究项目	研究参数	FDA	EMA	NMPA
PD	试验方法	支气管舒张试验或支气管激发试验	支气管舒张研究/气道功能改善研究或支气管保护研究	单次给药支气管舒张试验或支气管激发试验
	等效性终点	舒张：效果与时间曲线下面积（AUC）、峰值效应（FEV_{1max}）；激发：给药后 PD_{20} 或 PC_{20}	舒张：FEV_1 的 AUC 及 FEV_1 变化；激发：PD_{20} 或 PC_{20}，选择剂量应答曲线上陡峭部分的剂量水平	终点预先设定，选择剂量应答曲线上陡峭部分的敏感剂量
	等效标准	PD 数据的剂量标度分析：相对生物利用度（F）的 90%CI 在 67.00%～150.00% 范围内	预先规定等效性边界并论证，终点的 CI 处于其中；相对效价应在 67.00%～150.00% 内	终点的 GMR 的 90%CI 在 80.00%～125.00% 范围内，特殊药物适当放宽
CEP	试验设计	随机、多剂量、安慰剂对照、平行或交叉设计（安慰剂导入期＋三臂治疗期）[①]	双盲、随机、平行或交叉	随机、盲法、阳性药平行对照
	研究人群	目标适应证的男性和非孕女性人群	目标适应证人群	目标适应证人群
	疗效终点	MDI：治疗期第一天 0～12h 计算的连续 FEV_1-时间 AUC 及治疗期最后一天早上给药前的 FEV_1（均需基线校正）；DPI：治疗期最后一天早上给药前的 FEV_1（需基线校正）；NS：主要终点反射性总体鼻部症状评分（rTNSS）及次要终点瞬时总体鼻部症状评分（iTNSS）相对于基线的平均变化	FEV_1、呼气峰值流量（peak expiratory flowrate，PEF）；安全性 PD 研究：在 24h 内重复评价由 AUC（主要变量）和 C_{max} 代表的血浆皮质醇浓度	根据目标适应证确定，包括主要疗效终点（通常选择肺功能指标）和次要疗效终点（急性加重、生活质量等）
	等效标准	主要终点的 T/R 比值的 90%CI 落在 80.00%～125.00% 范围内	未明确	未明确

① 当剂量-效应关系不明显时，CEP 生物等效性研究可考虑采用随机、盲法、三臂（T、R、安慰剂对照）试验的试验设计。

致性。方案设计还需要明确给药装置的按压力度要求、按压手法、每揿时间上的把控等操作标准。如果存在胃肠道吸收的可能，则需要考虑是否应进行活性炭阻断和/或非阻断的试验，以研究药物局部吸收量和/或评估药物全身暴露量等安全性风险。如果进行活性炭阻试验，给炭器皿（如杯子）应当选用一次性器皿。

从安全性管理角度分析，目前肺部沉积试验所使用的活性炭剂量通常较大，尽管这样能够保证活性炭阻断的充分性，但也有增加相关不良反应的风险，如吸入性肺炎、胃肠道并发症（如肠梗阻）等。目前的许多吸入制剂临床试验并未对活性炭使用的阻断效果进行过相应的验证，且并非所有受试者都能很好地接受活性炭，因此，临床试验中必须充分考虑活性炭阻断可能带来的有效性与安全性风险管理。虽然 FDA 建议的漱口可能取代活性炭阻断法，并减少其可能引起的安全性风险，提高受试者的依从性，但实际效果如何还有待进一步的验证。

吸入制剂生物等效性临床试验的一个重要问题是如何避免交叉污染。由于吸入制剂喷射成分具有气溶胶漂移的特性，为了防止吸入制剂的交叉污染而影响血样的检测结果，通常需要临床试验给药区/室和血样采集区分开。有条件的情况下，给药人员需要穿戴一次性的手术帽、手套、防护服、口罩、鞋套等，受试者也接受相同的保护配置，以减少空气暴露和交叉污染。其他需要考虑的环节包括试验空间循环换气装置的配置、给药室温湿度控制、通风条件、清洁和污染区的隔离等。

16.2.5.6　透皮贴剂生物等效性研究设计

相比口服、注射等其他剂型，透皮贴剂具有独特的临床优势。经皮给药系统（transdermal drug delivery system，TDDS）凭借其贴于完整皮肤表面，能将药物输送透过皮肤，经由毛细血管吸收进入血液循环并发挥全身作用的给药治疗特点与优势，为一些慢病、镇痛的治疗与预防提供了便捷有效的治疗手段。按照给药系统结构特点，透皮贴剂一般可分为骨架型和储库型。透皮贴剂给药系统的关键是透皮吸收、黏附力以及皮肤刺激性/致敏性，且药物的吸收程度取决于药物、基质和皮肤之间的相互作用。因此，在透皮贴剂的仿制药开发过程中，不仅需要考虑药物的药动学，也应当考虑基质与性能相关的事宜。

根据 FDA 对透皮贴剂的生物等效性指导原则，生物等效性验证应当从 3 个方面进行，即：①以 PK 参数为终点的 BE 研究；②黏附力研究；③皮肤刺激性和致敏性研究。其中②和③既可以在 BE 研究中与 PK 一起评估，也可以独立开展评估研究。对于透皮贴剂生物等效性 PK 研究要求已简要归纳在表 16.10 中。此类研究相关 PK 参数的选择基本与口服固体制剂类似，但受试者人群可能需要参考 R 标示的使用条件相关的特定事项，且在临床试验进行过程中需额外注意贴敷部位、不得改变黏附力等。

表 16.10　FDA 对透皮贴剂生物等效性 PK 研究的建议

PK 研究参数	BE 临床试验操作特点
试验设计	随机、单次给药、两序列、双交叉
试验周期	两周期
盲态否	若需要联合评估黏附力,如果条件允许,建议设盲
剂量规格	• 所有受试者使用相同规格的受试和参比贴剂 • 载药量和贴剂表面积可以不同,但要求释药速率一致
受试者选择	健康男性和非妊娠/非哺乳期女性,除非基于特定产品的特殊考虑
采血点与黏附力评估时间点	• 根据 R 血药浓度曲线,考虑去除贴剂后消除相的血药浓度特点,采血点设计需结合药物的药动学特征设定 • 需要联合评估黏附力时,应根据贴敷时间,在使用后的多个黏附时间点评估每个透皮贴剂的黏附力,并提供足够的时间分辨率[①]
粘贴部位	• 通常可选择上臂外侧、后背上部、前胸上部、胸部侧方等清洁、干燥、无毛、完整的健康皮肤平坦部位进行贴敷 • 可根据 R 标示的使用方式选择便于试验操作的部位
待测分析物	血浆中的活性成分
评价指标与等效标准	T 和 R 的 C_{max}、$AUC_{0 \to t}$ 和 $AUC_{0 \to \infty}$ 的 GMR 的 90% CI 在 80.00%～125.00% 范围内
操作注意点	• 第一周期贴敷于所有受试者的同一解剖部位,第二周期贴敷于身体对侧相同的解剖部位; • 无论其黏附力分值如何,都需要对所有受试者的所有采样时间收集样本后进行 PK 分析 • 研究方案中明确规定,在整个研究过程中贴敷部位应保持一致,避免试图重新贴敷透皮贴剂附着区,向其施压,或加强其与皮肤的粘连,不得通过过度覆盖等方式改变其黏附性等 • 研究方案中应明确说明可能发生的试图重新贴敷透皮贴剂或向其施加压力的措施或行为不被允许,如用手挤压、借助椅背、墙壁等外力 • 对于贴敷时长≥24h 的透皮贴剂,方案中应说明受试者活动不受限制,如淋浴等

[①]

连续贴敷时长	评估时间点建议
7 天	至少每天并且在等间隔的时间点,如 24h、48h、72h、96h、120h、144h 和 168h 各评估一次
72h	至少每 12h 评估一次,如 12h、24h、36h、48h、60h 和 72h
12～24h	至少每 4h 评估一次
<12h	至少每小时评估一次

EMA 的要求与 FDA 相似,不同之处在于评估透皮贴剂的生物等效性应分别进行单次给药和多次给药研究,除非研究贴剂的最高规格已进行了单次给药研究,并证明其预期的蓄积程度较低。此外,EMA 还特别强调在 BE 研究中如果黏附性较差则可能导致 BE 研究的失败。表 16.11 列出了 EMA 贴剂生物等效性研究的评价指标选择。

表 16.11　EMA 透皮贴剂生物等效性试验的 PK 评价指标选择

评价指标[①]	存在蓄积风险		无蓄积风险	
	单次给药	多次给药	单次给药	多次给药
C_{max}	√	×	√	×
$AUC_{0 \to t}$	√	×	√	×
$AUC_{0 \to \infty}$	√	×	×	×
partial AUCs	×	×	×	×
$C_{max,ss}$	×	√	×	×
$C_{\tau,ss}$	×	√	×	×
$AUC_{(0 \to \tau)ss}$	×	√	×	×

[①] 部分定义参见 16.2.6 节描述;$C_{max,ss}$、$C_{\tau,ss}$、$AUC_{(0 \to \tau)ss}$ 均属稳定态生物等效性研究参数。

透皮贴剂的 T 和 R 一般要求具有相同的释药速率。通常情况下,从透皮贴剂进入和通过皮肤递送的药物的量与给药的表面积成正比,但由于贴剂载药量和贴剂表面积可能并不相同而导致给药量的差异。无论 FDA 或 EMA,对透皮贴剂的黏附力评估通常采用五分黏附力量表,分值越低则黏附力越好,即

得分	黏附表面积范围	临床评判标准
0	≥90%	基本上没有从皮肤上脱离
1	≥75%,但<90%	只有某些边缘从皮肤上脱离
2	≥50%,但<75%	从皮肤上脱离的小于一半
3	>0%,但<50%	一半以上能脱离皮肤但不脱落
4	0%	脱落,完全脱离皮肤

上述五分黏附力量表中的每个分数对应了透皮贴剂特定的黏附表面积范围。在将该表用于临床试验时,研究者需要根据该时间点的透皮贴剂黏附力实际测量值记录分数(而不是结转前一时间点的分数),无论分数相对于前一个分数是增加还是减少。对于完全分离的贴剂,在整个研究期间对其的任何剩余评估都应评估为 4 分。每一次的测量都应独立进行,观察的研究者不应受到先前测量的影响。每次测量结果应同时拍照作为记录留存,拍摄的照片不仅要清晰完整,还应做到照片标记及时完整,归档路径清晰便于查看。若采血与黏附力评估时间点重合,应优先完成血样采集。

其他可用的评价方法包括但不限于经过训练的视觉评估法、点阵模板或替代标尺等,以评估贴剂在整个皮肤黏附表面积的百分比。这些评估数据都需要包含相应的图表,或以更为直观的照片作为支持性证据。此外,还要求在临床阶段(黏附力研究结束或期间脱落或 PK 研究结束时),保留透皮贴剂以便进行

残留量分析。在试验项目中，需要监控任何原因导致的不同程度的贴剂部分或完全脱落，因为这种问题会对药物透皮吸收的速率与程度和其他非预期的药物暴露风险产生不确定性影响。当进行贴剂黏附力研究时，可以与 PK 研究合二为一开展（只要样本量能满足统计学要求），也可以单独进行平行或交叉研究。表 16.12 归纳了透皮贴剂黏附力生物等效性研究设计的主要考虑要素。

多中心、大样本量和三臂的试验设计使得皮肤刺激性和致敏性研究相比 PK 和黏附力研究显得更为复杂，特别是对研究不同阶段下受试者的治疗处理以及研究者评估提出了更高的要求。由于透皮贴剂对皮肤

刺激性和致敏性会影响其安全性和有效性，皮肤状态的不同亦会改变活性成分的透皮吸收结果，因而必要时应在等效性研究中增加皮肤刺激性和致敏性评估。FDA 与 EMA 皮肤对贴剂反应评估量表设置标准如表 16.13。

因此，透皮贴剂 BE 临床试验需要密切观察受试者使用透皮贴剂后的不良反应经历，如有无红肿、水肿、丘疹等出现。不良事件严重时需及时做出相应处理。由于药物从贴剂中释放呈温度依赖性增加，因而对于发热的受试者应格外关注。表 16.14 比较了 FDA 和 EMA 对透皮贴剂皮肤刺激性和致敏性研究的考虑要素。

表 16.12 透皮贴剂黏附力临床研究的主要考虑要素

试验设计	FDA	EMA
制剂要求	采用拟上市的透皮贴剂	未提及
剂量规格	• 使用 FDA 专属指南中推荐的尺寸/规格,不得改变大小或形状,除非另有说明 • 尽可能采用最大贴剂尺寸(通常对应于最高规格) • 如果采用其他尺寸,应提供依据	未提及
盲法	可以设盲,但不得使用覆盖物或封盖物	未提及
评价时间点	贴敷后多个时间点(足够时间分辨率,相同间隔分布)	评估频率(通常取决于贴敷时长)应明确且合理,包括贴敷和清除的时间点
试验终点	主要终点为平均黏附力评分,结果需要有描述性分析 • 在任意时间点,T 和 R 之间黏附力评分≥2 的受试者的比例 • T 平均黏附力得分大于相应 R 平均黏附力得分 1 或以上的受试者的比例 • T 和 R 之间到黏附力得分>2 的时间;若有足够数量的事件,可绘制 Kaplan Meier 累积发生率	主要终点为所有时间点的黏附力百分比,结果需要有描述性分析 必要时评估: • 在每个评估时间点达到 90% 以上黏附力的受试者比例 • 在所有时间点,每种产品具有显著差异的分离度(如超过一半的贴剂脱落或完全脱落)的受试者比例 • 在每个评估时间完全脱落的数量 • 若出现完全脱落,需调查黏附性差事件的原因及其风险因素 定性评估:残留、冷流
黏附力评分系统	方案中应明确具体的黏附力评估方法 • 五分黏附力量表 • 以频率表格式递交描述性黏附力得分数据 • 提供照片证据	• 以解释性表格和图形格式报告结果,包括黏附百分比相对于时间的单独数值的表格及其相应的描述性统计信息;个体图、均值图、两个治疗组的直方图等 • 提供照片证据
统计分析	• 均值差(DOM)非劣效检验 • 预先定义用于分析的符合方案人群 • 残留药物含量分析	• 在给药间隔结束时,T 预期的平均黏附力的 90%CI 应>90% • 若可能无法满足,则黏附力差异(T−R)的 90%CI 的下限应≥−10%
操作注意点	• 受试者在研究期间的活动不受限制 • 如果贴敷时间≥24h,应允许受试者在研究期间进行沐浴 • 研究方案中应规定在整个研究过程中避免试图重新贴敷透皮贴剂附着区,向其施压,或加强其与皮肤的粘连,如覆盖等 • 贴敷部位干燥洁净,剪去毛发 • 详细记录受试者脱落和不依从原因	• 防止将贴剂意外转移到非贴剂佩戴者的皮肤上 • 不允许额外加固贴剂

表 16.13　FDA 与 EMA 皮肤对贴剂反应评估量表设置标准

FDA 评估标准		EMA 评估批准	
得分	相同临床症状评分		
0	没有刺激的迹象		
1	几乎难以看见的最小红斑		
2	容易看见的明显红斑和最小的水肿或丘疹反应		
3	红斑和丘疹		
4	明确的水肿		
5	红斑、水肿和丘疹		
6	水泡型疱疹		
7	强烈的反应并蔓延至整个贴敷部位		
不同临床症状评分			
A(0)	皮肤表面轻微发亮	0	未观察到相关现象
B(1)	皮肤表面明显发亮	1	皮肤表面轻微发亮
C(2)	皮肤表面发亮,伴有脱皮和皲裂	2	皮肤表面明显发亮
F(3)	皮肤表面发亮,伴有裂纹	3	皮肤表面发亮,伴有脱皮和皲裂
G(3)	整个或部分贴敷部位被覆有一层渗出物干膜	4	皮肤表面发亮,伴有裂纹
H(3)	小的斑点样糜烂和/或结痂	4	整个或部分贴敷部位被覆有一层渗出物干膜
		4	小的斑点样糜烂和/或结痂

表 16.14　FDA 和 EMA 对透皮贴剂皮肤刺激性和致敏性研究的考虑要素对比

研究参数	FDA	EMA
试验设计	多中心、随机、评估者盲法、受试者个体内重复设计(建议在一项研究中评估刺激性和致敏性)	阳性和安慰剂对照的多剂量、三臂、平行设计
治疗情况	T、R、安慰剂(不含活性成分)和/或高和低刺激性对照组(0.1%十二烷基磺酸钠和 0.9%生理盐水)	T、R、安慰剂
受试者人群	• 人群选择同 PK 研究 • 单独评估刺激性:30 例 • 联合评估时的例数:至少 200 例,以充分评估致敏性	未提及
入排标准	入选标准: • 18~65 岁(包含)健康男性和非妊娠/非哺乳期女性 • 试验期间无妊娠计划且自愿采取有效避孕措施 排除标准: • 妊娠或哺乳期妇女 • 存在重大皮肤疾病或症状 • 存在严重免疫性疾病 • 存在重大皮肤癌病史 • 试验前 3 周接受过可能影响免疫相关反应的药物或治疗 • 试验前 72h 在预期贴敷部位使用抗组胺药或其他局部用药 • 受试者手臂肤色存在明显差异或预期贴敷部位毛发过多、瘢痕、文身、晒伤、创伤等影响皮肤评估和受试者反应的情况	试验前 14 天内进行筛选评估,诸如病史、完整的体格检查、12 导联心电图(ECG)、实验室评估,包括血生化、血常规、尿液分析和尿液药物筛查等
试验过程管理	• 单独评估刺激性:根据标示的贴敷周期,定期移除并由经过培训的研究者评估后,重复贴于同一部位,共 21 天,每天(23±1)h;若受试者发生预先定义的"过度刺激",可将贴剂贴于新部位并完成诱导阶段及敏感性部分 • 单独评估刺激性:诱导阶段同 EMA 2 组,后续阶段与 EMA 一致 • 联合评估:诱导阶段同单独评估刺激性,后续阶段与 EMA 一致 对于所有表现出潜在致敏反应的受试者,在激发阶段结束后 4~8 周进行再激发	• 诱导/累计刺激阶段: 1 组接受 T、R、安慰剂并随机贴敷于治疗区域,共 21 天; 2 组在 21 天内每周 3 次接受 T、R、安慰剂,并随机贴敷于治疗区域,共 9 次;应在工作日保留 48h,在周末保留 72h • 修正阶段:完成第一阶段后,受试者进入为期 2 周的不使用贴剂的修正阶段 • 激发阶段:贴敷于新的皮肤部位 48h,在移除后 30min、24h、48h 和 72h 由经过培训的研究者评估

续表

研究参数	FDA	EMA
刺激性/致敏性评分系统	• 皮肤反应得分量表（见上述描述） • 其他反应得分量表（见上述描述 EMA 比 FDA 多了 0 的评分）	
试验终点	**主要终点**：平均刺激得分（MIS）和总累积刺激得分，以频率表格式递交描述性得分数据；需判断接触性过敏反应指征	
统计分析	**非劣效性检验**；使用双向单侧 t 检验比较各治疗之间的刺激得分；各参数的 90％CI 应在 80.00％～125.00％范围内	

16.2.5.7　药物代谢物的测定

BA/BE 试验中，一般用原型药物的活性成分在血液中的浓度来计算药动学参数和评价生物等效性，代谢产物只作为参考。如果某种药物的一种或多种代谢产物也具生物活性（同临床有效性或安全性相关），这些代谢产物也应与原药一样测定。在 BE 试验中，由于原型药物的血液浓度更能代表不同制剂处方/工艺对药物释放和吸收的影响，所以只需测定原型药物在体液中的浓度，而不需测定其代谢产物。只有在以下 2 种情况下，需考虑测定代谢产物的浓度：①原型药物在血液中的浓度过低，以至于很难准确测定其浓度，同时其主要的代谢产物的浓度较高并能准确测定；②代谢产物是在胃肠道或进入血液循环系统前形成的，并且此代谢产物会有显著的疗效或毒副作用。

如果药物是光学活性体，在 BA 试验中则应测定对映体，而在 BE 试验中仅需测定消旋体，只有当下列条件都符合时，才需要在 BE 试验中测定对映体：①左右旋对映体显示不同的药效学；②对映体有不同的药动学性质；③主要疗效或安全性取决于非主要光学体；④至少一种旋光体对总消旋体浓度之比的变化与药物的吸收速率的变化不成线性关系，即旋光体为非线性吸收。

对复方或天然产物药品，定量分析其所有活性成分很困难时，可考虑测定其中一能反映活性药物成分释放和吸收的指示物。

16.2.6　药动学参数

BA 或 BE 试验报告应包括下列药动学数据与参数。这些数据与参数应包含在药政申请表格中提供给药政管理部门审评，作为评估 BA 或 BE 的依据，即

① 实测值　采样实际时间点和血药浓度。

② 单次给药　$AUC_{0 \to t}$、$AUC_{0 \to \infty}$、C_{max}、T_{max}、λ_Z 和 $t_{1/2}$。

③ 如可能，提供个体间、个体内和总的偏差数值。

④ 稳态研究　$AUC_{0 \to t}$、$C_{max,ss}$、$C_{min,ss}$（在 2 次给药间隔终点时的血药浓度）、$C_{av,ss}$（在 2 次给药间隔间的平均血药浓度）、$T_{max,ss}$、波动系数 $[(C_{max} - C_{min})/C_{av}]$ 和波动幅度 $[(C_{max} - C_{min})/C_{min}]$。

⑤ 截取 $AUC_{0 \to 72h}$　适用于长半衰期的药物。

⑥ 部分 AUC（partial AUC，pAUC）　对于某些起效快、半衰期短的药物可考虑，如某药物半衰期 2.4h，维持作用时长为 6h，可评价参数有 C_{max}、$AUC_{0 \to 1.5h}$、$AUC_{1.5h \to t}$、$AUC_{0 \to \infty}$ 等。

对于 $AUC_{0 \to t}$，$AUC_{0 \to \infty}$ 和 C_{max} 等主要药动学参数，还必须计算以下统计学指标：

① 几何均值（geometric mean）；

② 算术均值（arithmetic mean）；

③ 几何均值的比值（ratio of geometric mean，GMR）；

④ 90％置信区间（90％ confidence interval）。

T_{max} 的常用统计分析方法包括 Wilcoxon 法（双交叉设计采用）和 Krushall-Walls 法（多交叉设计采用）等。

所有受试者的数据应包括在分析中，不能因为统计分析结果或单纯的 PK 理由任意删除试验数据。在试验计划书中应详细列出哪些情况下受试者的数据可以不包括在统计分析中。

16.3　药物的生物药剂学分类

药物的生物药剂学分类系统（biopharmaceutics classification system，BCS）是近年提出的一种将药物根据生物药剂学性质进行分类的理论。按此理论，每一个药物可根据其溶解度和小肠黏膜渗透性分为以下 4 类：

① BCS 1　高溶解度，高渗透性。

② BCS 2　低溶解度，高渗透性。

③ BCS 3　高溶解度，低渗透性。

④ BCS 4　低溶解度，低渗透性。

高溶解度指一个药物的最高剂量在 $(37 \pm 1)℃$ 下能溶于少于 250mL 水溶液（pH 1.2～6.8），溶解度低的药物则需要 250mL 或更多水溶液（任何 pH 值）才能完全溶解。若单次治疗的最高剂量不符合此标准，但参比制剂的最高规格在上述条件下完全溶解，在递交额外支持数据的前提下，也可适用基于 BCS 的生物等效性豁免。例如，在涵盖单次治疗最高剂量的剂量范围内证明线性药动学（即 AUC 和 C_{max}）。高

渗透性则指药物口服后绝对生物利用度≥85%，或≥85%的给药剂量在尿中以原型药物回收，或以原型药物、1 相氧化代谢物和 2 相结合代谢物的总和回收。此外，ICH M9 指导原则要求，若使用物质平衡研究（除非≥85%的给药剂量在尿中以原型药物回收）或体外 Caco-2 研究来证明或支持高渗透性，应额外提供药物的胃肠道稳定性数据。若药物存在显著降解（>10%），则不应该认为其具有高渗透性。BCS 分类再加上制剂的溶出速率可以包括影响非控释制剂口服后药物吸收的 3 个主要因素，即溶出速率、溶解度和渗透性。因此，BCS 是生物豁免的主要理论支柱。如果含有相同药物的不同口服制剂在胃肠道产生相似的浓度-时间曲线，而且辅料对药物吸收没有影响，那么这些制剂的吸收速率和程度也应该相似。根据这个理论，BCS 1 类和 BCS 3 类的药物可以考虑不进行人体生物等效性试验。但前提是制剂的溶出速率要快。BCS 1 类药物的口服固体制剂，至少 85%要在 15～30min 内溶出；BCS 3 类药物的口服固体制剂，至少 85%要在 15min 内溶出。

ICH M9 指导原则指出，基于 BCS 的应用范围包括不同研发阶段和商业化产品间的比较、上市后变更、符合当地法规的仿制药申请等。基于 BCS 的生物等效性豁免仅适用于全身作用的普通口服固体剂型或混悬剂。该豁免方法也适用于固定剂量的复方制剂，但前提是其全部活性成分均符合指导原则相关标准。BCS 豁免方法不适用于同一药物的不同剂型或不同规格的制剂。该豁免方法也不适用于 NTI 药物制剂、控释制剂、颊黏膜或舌下吸收的药物制剂。按照 ICH M9 指导原则要求，对于基于 BCS 的生物等效性豁免，受试制剂和参比制剂的活性成分应完全相同。若受试制剂和参比制剂活性成分的盐型不同，但均属于 BCS 1 类，也可能适用该豁免方法。但若受试制剂活性成分与参比制剂相比，存在酯、醚、异构体、异构体混合物、复合物或衍生物的不同，则不适用该豁免方法。

16.4　生物等效性临床试验的其他应用

除了用于仿制制剂的开发，生物等效性试验在新药开发中也有广泛的应用。在一种新药的初期及后期研发中，企业都常常进行生物等效性的试验，用于连接：①早期和后期临床试验中使用的不同剂型和处方；②临床试验和稳定性试验中使用的不同处方；③临床试验和上市产品使用的不同处方。虽然新药批准上市的科学依据主要来自后期（Ⅲ期）临床试验的结果，但后期临床试验用的剂量则是在早期临床试验中决定的。如果前后期临床试验中用的处方不同且生物不等效，那后期临床试验中使用的剂量就可能不是最佳剂量，有可能剂量过高引起过多的毒性，或剂量过低达不到预期的治疗效果。在某些情况下，为适应

大批量生产的质量控制和提高生产效率，上市产品的处方与生产工艺会较临床试验产品有所改进，但上市产品必须与临床试验产品生物等效。否则由临床试验产品获得临床疗效和毒副作用数据，不一定适用于上市产品。

当一种已批准上市的药品，其处方中辅料的种类或组成改变时，或其制备工艺有所改变时，需要用人体生物等效性试验来证实改变后产品与改变前产品是生物等效。处方的变化大致可分为 3 类，对每类变化所需要的体内体外试验要求不同。

（1）第 1 类变化　少量处方组成的变化（相当于总数量的 0.1%～5%），对药品的质量和生物利用度会产生微小的影响，不需进行 BE 临床试验。

（2）第 2 类变化　在这类情况下，辅料组成的变化比第 1 类药品大，大约在 0.2%～10%之间。这些处方组成的变化会对药品的质量和生物利用度产生一定的影响。但如果新产品的溶出时间曲线与前期或现在产品相似，BE 临床试验也可免除。如果溶出时间曲线不相似，则应根据其疗效范围、溶解度和渗透性决定需要进行的体内体外 BA 和 BE 试验项目。

（3）第 3 类变化　处方组成的变化较大，很可能对药品的质量和生物利用度产生显著的影响。在大多数情况下，需进行 BE 临床试验，除非体外-体内相关性已建立，此时可用体外溶出试验结果来预测体内释放吸收结果（表 16.15）。

对于一种缓释制剂的 BA/BE 临床试验，其要求与速释剂型类似。如果在临床试验阶段，研发单位对其缓释制剂进行改进，而这些只是所有组成按比例变化，则无须进行 BE 临床试验，否则需进行 BE 临床试验来连接新老制剂。如果新老制剂在 BE 临床试验中不能达到 BE 的要求，则需要在新制剂改进后再进行 BE 临床试验，或按新药报批（如 NDA）要求重做所有的临床试验。如果原来已获批准上市的速释制剂改成缓释制剂，则必须按 NDA 的要求进行一系列的临床试验来证明其缓释制剂具有与速释制剂同样或更好的有效性和安全性。在这种情况下，只进行一个用于比较新缓释制剂和原有的或现有的速释制剂的 BE 临床试验，就不能满足新缓释制剂的新药报批申请的要求。药政部门还会要求研制单位提供如下 BA 临床试验的结果：①药品最高剂量的空腹单次给药 BA 试验；②食物对最高剂量的单次给药后 BA 影响试验；③最高剂量的稳态 BA 试验。

对仿制缓释制剂在递交简要新药申请（ANDA）时，一般需包括 2 项临床试验结果，即：①最高剂量的空腹单次给药 BE 试验；②食物对最高剂量的单次给药 BA 试验。这些试验都必须与已上市的同种制剂药品进行比较。由于单次给药试验对检测生物等效性最为敏感，因此在这类临床试验中，一般不采用多次

表 16.15　药品处方组成的变化种类及 BA 和 BE 试验要求

种类	组成变化	BA 和 BE 试验项目
1	a. 除去或部分除去着色剂和调味剂；改换印字油墨的成分 b. 对下列辅料组成的改变小于或等于以下百分比： 填充剂　　　　±5% 崩解剂 　淀粉　　　　±3% 　其他　　　　±1% 黏合剂　　　　±0.5% 润滑剂 　硬脂酸钙或镁　±0.25% 　其他　　　　±1% 滑料 　滑石粉　　　±1% 　其他　　　　±0.1% 包衣材料　　　±1%	1. 物理化学性质测定 2. 稳定性试验 3. 溶出试验 4. 无须进行 BE 临床试验
2	a. 改换一种辅料的等级（如 Avicel PH102 对 Avicel PH200） b. 对下列辅料组成的改变大于 1 类，但小于或等于以下百分比： 填充剂　　　　±10% 崩解剂 　淀粉　　　　±6% 　其他　　　　±2% 黏合剂　　　　±1% 润滑剂 　硬脂酸钙或镁　±0.5% 　其他　　　　±2% 滑料 　滑石粉　　　±2% 　其他　　　　±0.2% 包衣料　　　　±2%	1. 物理化学性质测定 2. 一个批号的 3 个月加速试验和一个批号的长期稳定性试验 3. 溶出试验 3.1 高渗透性、高溶解度药品应在 0.1mol/L HCl 中在 15min 内溶出 85%，如达不到此要求，则参照以下 3.2 或 3.3 3.2 低渗透性、高溶解度药品应测定在一种溶出介质中溶出量-时间曲线，采用适当的取样点 15min、30min、45min、60min，直到溶出量趋向稳态为止。此溶出曲线应与现有药品类似 3.3 高渗透、低溶解度药品应比较新老产品在 5 种溶出介质（水，0.1mol/L HCl，USP pH4.5、6.5 和 7.5 缓冲液）中的溶出曲线，采用适当的取样点 15min、30min、45min、60min 和 120min，直到 90% 的药物溶出或达到溶出稳态。在这些溶出介质中可适当地加一种表面活性剂，这些溶出曲线应与现有药品类似 4. 如果受试品与参比品相比，符合以上条件，无须进行 BE 临床试验，否则，必须进行 BE 临床试验
3	a. 对治疗窗口狭窄的药品，其组成的变化大于 1 类变化中所规定的变化百分比范围 b. 对其他药品，达不到 2 类变化中所规定的溶出试验的要求 c. 对低溶解度、低渗透性药品，其组成的变化大于 1 类变化中所规定的变化百分比范围 d. 对其他药品，其组成的变化大于 2 类变化中所规定的变化百分比	1. 物理化学性质测定 2. 一个批号的 3 个月加速和长期稳定性试验 3. 采用以上第 2 类变化中对低渗透性、高溶解度药品所要求的溶出试验 4. 需进行 BE 临床试验，但如能证实其体内-体外相关性（in vivo/in vitro correlation），可免除临床 BE 试验

给药。仅就 BA/BE 临床试验，药政部门对缓释制剂的要求比速释制剂高，只有少数缓释制剂能获得免试临床生物等效性。例如当同一药品，最高剂量缓释制剂已获上市批准，其低剂量各组成按比例降低的缓释制剂才不需进行 BE 临床试验，其生物等效性可建立在溶出度等体外试验数据上。

16.4.1　生产场地的变化

生产场地的变化是指一种药品的生产制备工艺、生产机器设备、标准操作规程（SOP）和生产环境条件（如温度、湿度等）都没有发生变化，仅仅其生产场地有所改变。这种改变又可分为 3 类：①整条生产线或车间从同一建筑物内的一处搬往另一处（1 类场地变化）；②在同一生产基地内，整条生产线或车间搬往不同的建筑物内（2 类场地变化）；③整条生产线或车间移往不同城市，甚至不同国家、地区的生产基地，其中也包括按原来的设备环境要求新建的生产线（3 类场地变化）。对于第 1、2 类场地变化，仅需要按原新药上市申请的要求测定药品的物理化学性质和溶出速率，无须进行生物利用度试验；对于 3 类场地变化，除上述测试外，另加 3 个月加速和长期稳定性试验和表 16.15 中所描述的对低渗透性、高溶解度药品所要求的多点溶出度测定。

16.4.2　生产规模的改变

药品生产规模改变包括从中试到大批量生产的变化以及在原有的生产规模上的扩大和缩小。厂家需要考虑这些变化对药品生物利用度和产品质量的影响。

生产规模的改变可分为两大类，与原有生产规模相比小于 10 倍（1 类变化）和大于 10 倍（2 类变化）的变化。但所有这些变化必须符合以下条件：①新生产设备必须具有与原有生产设备相同的机械设计原理和操作原理；②新产品按 cGMP 的要求生产；③新产品按相同的处方、操作工艺流程和 SOP 要求生产。在改变生产规模后，厂家都必须进行一系列的物理化学测定、长期稳定性试验和溶出度测定，来证实按新生产规模生产的产品与原有产品相比，具有相同的质量和生物利用度。仅仅由于生产规模的变化，一般不需进行生物利用度试验。1 类变化需按其原有溶出度测定方法测定，但 2 类变化需采用表 16.15 中所描述的对低渗透性、高溶解度药品所要求的多点溶出度测定法。

16.4.3　生产设备和工艺的变化

仿制药生产厂家有时需要改换或改进生产设备，这些变化可分为两大类，即：①设备的设计和工作原理相同，只是新老设备自动化程度不同或生产速度不同；②设备的设计和工作原理不相同。对这两类设备上的变化，需要进行物理、化学性质比较和稳定性试验，不需要进行 BE 试验。但这两类设备变化对溶出度试验有不同的要求。对第 1 类设备变化，只需要进行原生产所要求的溶出度试验；但对第 2 类设备变化，则必须按表 16.15 中所描述的对高渗透、低溶解度药品的溶出度试验，即在水、0.1mol/L HCl 及 USP pH4.5、6.5 和 7.5 缓冲液中测定多点溶出量。

药品生产工艺的改变又可分为三大类：①在先前已验证过对药品质量和 BA 无影响的混合时间和运作速度范围内进行改变；②在先前已验证过对药品质量和 BA 无影响的混合时间和运作速度范围外进行改变；③主要工艺或全部工艺变化。对第 1 类、第 2 类改变无须进行 BE 试验，第 3 类变化后则需要进行 BE 试验。但对体内体外关系已确定的药品，BE 试验可以免除。与先前所述述的其他变化一样，可以用物理化学分析和溶出度试验来证实第 1 类变化后的药品的 BE。而对第 2 类、第 3 类变化，需另加稳定性试验和表 16.15 中所描述的对低渗透性、高溶解度药品的多点溶出度试验。所有生产设备和工艺的改变都需要通过 sNDA 途径申报药政部门审批。

16.4.4　其他研究生物利用度和生物等效性的方法

当一种药物的血药浓度很低，无法准确测量时，可以考虑通过药效学（pharmacodynamics，PD）试验来评估药物的生物利用度和生物等效性。例如，局部作用药物与通过全身血液循环起效的药物不同，未经血液循环，即可在作用部位起效，对于许多这类药物，FDA 建议采用药效作为终点指标进行等效性评价；生物样本中活性成分浓度过低，不能准确测定血

药浓度，或活性成分血药浓度与药物的有效性和安全性无关等，也可以考虑采用 PD 的研究方法。但是采用的药效学方法需要首先通过验证，才能用来评估药品的生物利用度和生物等效性。

最后在没有其他方法可评估药品的生物利用度和生物等效性时，可以考虑通过观察临床疗效来推测生物利用度和生物等效性。但是这种方法敏感度差，因为服药后每个受试者对药物的反应程度不一致，受试者间个体差异很大，需要很多受训者，试验周期长和费用高，所以临床疗效很少被用来评估生物利用度和生物等效性。

人体生物利用度和生物等效性试验广泛应用于药品研发和生产的各阶段中。在早期临床研发中，可以用来评价某种创新药是否能适量地吸收进入血液循环系统以达到起效部位；在后期临床研发中，可以用来证明新老制剂具有生物等效性。对已批准上市的创新药进行制剂处方和生产工艺的改进和在专利保护期失效后仿制药的上市申请中，人体生物等效性试验更是必不可少的重要内容。各个国家的药政管理部门都有详细的有关人体生物利用度和生物等效性试验要求。

与其他临床试验相比，人体生物利用度和生物等效性试验设计较为简单和较易操作。但是人体生物利用度和生物等效性试验常常因为设计过程中考虑不周全和实际操作中对细节的忽略，而导致达不到生物等效性的要求。所以药品研发单位应高度重视人体生物利用度和生物等效性试验的设计与具体操作。

16.5　生物等效性临床试验的预试验

从试验设计和具体操作上来看，预 BE 和正式 BE 临床试验其实是同样的研究，但预 BE 试验结果不应纳入正式 BE 试验结果中。预 BE 试验是在进行正式的 BE 试验研究之前在少数受试者中进行的，进行预 BE 试验时，进行正式 BE 临床试验条件还不成熟，也许制剂处方还处于摸索阶段，或者是没有可靠的药动学参数。因此，预 BE 试验可以视为是实践质量源于设计的 BE 试验的工具，更多用于设计合理的正式 BE 试验方案。多数生物等效性试验失败的原因可能是仿制制剂特性有缺陷或临床研究设计不充分。由于研究设计不充分导致的 BE 试验失败可能是因为样本量或采血点设计不合适，如：①C_{max} 周围的取样时间不合适；②设计的采血点不能充分表达血药浓度与时间关系曲线；③对个体内变异系数估计过低；④对仿制制剂和参比制剂之间的差别估计太小等。预 BE 试验正是为了取得更多、更可靠的数据，从而降低因为正式 BE 试验设计得不合理导致失败的风险。预 BE 试验的受试者人数多少比较合宜并没有一个明确的界定，综合各方面的相关研究，通常认为预 BE 试验受试者人数在 6~12 例间较为合理。预 BE 试验

的目的在于：

① 考察参比制剂与仿制制剂等效的可能性和把握度　根据差异性优化和筛选处方，寻找体内-体外相关性。若发现问题，可以及时纠正、改进和完善制剂处方和试验方案，或选择值得进一步研发的制剂工艺。

② 验证血药浓度分析方法适用性　分析敏感度、样本处理方式、数据分析方法、体外实验中没有遇到的干扰因素。

③ 评估药物主要药动学参数的个体内变异程度利用变异系数来预估受试者人数，进而提高正式试验样本量的正确性。

④ 验证试验方案设计的合理性　血药浓度-时间曲线是否能够完整地描述吸收、分布、代谢和排泄过程，从而优化正式试验中样本采集时间点和洗脱期。

⑤ 验证餐后设计是否适当。

⑥ 模拟执行环境的协作流程可行性，为概述试验操作提供依据。

图 16.10 归纳了预 BE 临床试验的上述目的。例如，普通制剂可以通过预试验，避免第一取样点已经错过了 C_{max} 的问题；缓释制剂可以发现是否存在时滞或突释等现象。某些特殊类型药物生物等效性试验更应当先进行小样本预试验，如高变异药物、窄治疗指数药物、内源性药物等。若直接进行正式试验，试验不等效的风险较高，造成资源的浪费。在特定条件下，预 BE 试验的结果可能会满足生物等效性要求。例如，当受试制剂和参比制剂之间的差别较小（$\mu_T/\mu_R>0.95$），而且变异系数小于 15% 时，12 位受试者的预 BE 试验的结果有可能会满足生物等效性要求。但是，如果受试制剂和参比制剂之间的差别较大，或变异系数较高，预 BE 试验的结果则不可能满足生物等效性要求。

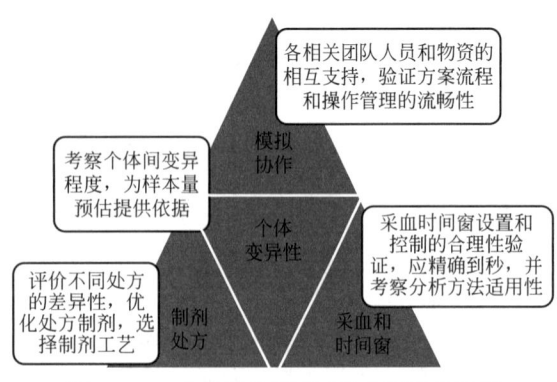

图 16.10　生物等效性预试验主要目的示意

16.6　生物等效性临床试验的运营管理要点

BE 临床试验的一般步骤见图 16.11。

按照临床运营管理角度，生物等效性试验可以分为项目准备阶段、项目实施进展阶段和项目结束阶段。

16.6.1　临床试验前准备阶段关键管理要素

生物等效性临床试验的方案设计是首先需要管理的重要文件。有关试验方案的设计要点可以参见第 14 章的相关内容。对于 BA/BE 临床试验方案而言，根据受试药物的属性，如普通制剂、高变异药物、窄治疗指数药物、内源性药物等，虽然方案设计的总体内容和要求基本相同，但涉及试验过程的管理关注点在方案中应略有差异。有关主要特殊药物类别的设计要点请参见 16.2 节。从影响 BA/BE 方案实施成功的因素分析，其方案设计时需要考虑的要素可以简要概括为：

① 试验方法设计，如随机、盲法、平行或交叉的选择需要依据试验药物特性（稳定性和安全性），及其相关实施需求而定。

② 生物等效性的预试验设计。正式试验的样本量估算，通常依据预试验结果而定。

③ 对受试者脱落的处理应事先规定。

④ 样本量估算，目前国际上有生物等效性方案不考虑脱落样本替补的趋势，即大多采取事先放大样本量，脱落不补。

⑤ 空腹与餐后程序的需求及其次序，并注意食物与烟酒对血药浓度的影响。

⑥ 参比制剂选择。

⑦ 剂量选择与种族差异。通常采用申报的最高规格进行单次给药的空腹及餐后生物等效性研究，或非线性 PK 可能需要进行多个剂量的 BE。个体差异大的药物，规格量不是单次剂量，选择较高的治疗剂量。

⑧ 涉及用餐的试验设计需要列出餐饮的食物标准菜单。

⑨ 采血点的设计尤其关键，同时考虑实际采血时间和可能超计划时间（方案规定的允许时间窗）的血药数据点的处理，通常用实际采集时间计算 PK 参数。

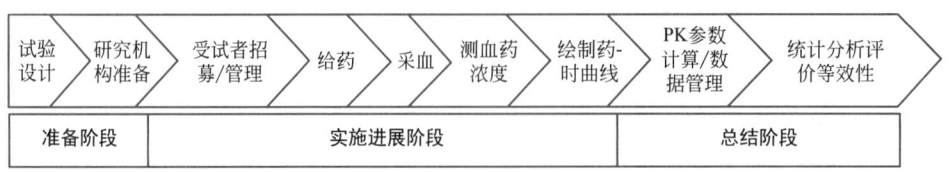

图 16.11　生物等效性临床试验的一般步骤

⑩ 采样时间应该不短于 3 个半衰期，从而保证 AUC$_{0-t}$至少覆盖 AUC$_{0-\infty}$80%。

⑪ 生物样本检测方法验证及其检测流程的事宜。

⑫ 生物样本的采集、预处理、物流和检测等流程管理。

⑬ 预设对生物样本剔除标准，便于样本分析前对不合规样本做出剔除处理，剔除的血样可以直接不送检测。

⑭ 对最后分析数据集应在方案中有所选择并定义，相应的统计分析计划中应当对每张图或表做出标注数据集的要求。

⑮ 在统计分析部分需要阐述周期脱落样本的处理原则。

生物等效性临床试验的项目管理对于 BA/BE 的成功关系重大。如同创新药的临床试验项目管理一样，BA/BE 临床试验的项目经理需要按照方案设计的要求，预先选定符合资质要求的相关 CRO 服务公司（参见第 9 章 CRO 选择描述）。生物等效性临床试验中常见外包服务领域涉及：①检测方法学的验证和稳定性试验的中心实验室；②生物样本运输的冷链公司，特别是涉及冷链温控要求的试验药物和生物样本的运输；③临床试验保险公司的选择和投保额度的设定；④受试者招募公司的支持，特别要注意预防和避免试验过程中职业受试者的出现；⑤具有生物等效性和Ⅰ期临床试验机构资质的选择，因为并不是所有研究机构都具有进行生物等效性临床试验的资质，其中包括所选择的研究机构有无时间和精力承担生物等效性项目的考察、病房床位的数量与受试者招募人数的匹配性等。其他需要考察的包括临床试验机构软硬件设施是否满足方案设计要求，即人员配置、项目经验、研究人员依从性和标准化程序（如密集采血时，研究者、研究护士、样本处理人员如何分配、管理、培训，是否安排备选或兼职的医生和护士，机动人员如何进行培训和管理等）、研究团队资质、以往承接临床试验项目情况及其处理不良事件的能力和措施、以往接受药政检查的情况、病房的管理（包括对受试者依从性的管理）、药品管理、样本管理及其他标准操作规程、研究机构对试验的特别规定和要求、数据溯源等管理体系因素也是考察和选择研究机构的必备前提。

有关生物样本检测方法验证的监查要求可以参见 10.5.2（4）相关内容。对于内源性药物生物等效性的样本分析检测而言，其关键点在于无法获取不含待测物的真正的空白基质，以及检测分析方法的灵敏度，其中准确测定由药物产生的净增加血药浓度是试验成败的关键。

生物等效性临床试验准备工作的一个重要方面是仿制制剂的准备和参比制剂的选择与购买，包括适用于临床试验用药物包装和标签的制备、物流和储存管理等。此外，临床试验相关管理工具的选择和建立也是需要注意的要素之一，其中包括确认研究机构与申办方相关 SOP 和试验用记录表格的一致性、源文件记录模板的合规性和一致性等。其他与试验项目运营质量和影响试验实施及其结果可靠性的项目管理要素还包括但不限于：

① 药政与伦理申报与审批的管理，需注意与创新药临床试验的区别；

② 预试验受试者招募及其完成时间和预试验 PK 分析报告时间表，这关系到后续正式试验的启动时间点的确定；

③ 生物样本检测方法学及验证报告的确定，其关系到检测方法的稳定性和结果的可靠性；

④ 数据采集和管理系统的准备就绪时间点；

⑤ 试验用药物和生物样本的准备就绪与运送；

⑥ 外部数据传输与临床试验数据的整合计划及其时间表。

生物等效性临床试验的临床监查计划与一般试验监查计划的侧重点有所不同，需要特别明确研究机构筛选受试者前一天的监查要点、筛选当天的监查要点、入院当天的监查要点、给药当天密集采血的监查要点，特别是现场记录的源数据的准确性和真实性，包括那些关键性时间点的记录，如给药时间、血药样本密采时间、开始用餐时间、结束用餐时间、标本转移时间、离心时间等。此外，生物等效性的血药浓度图谱审核是临床监查的重点内容之一，涉及实验室操作管理部分（如标准品、生物样本、原始与检测记录等）和仪器图谱部分（如数据分析、分析批、积分、方法验证等）。有关临床监查的管理要点和实验室临床监查的关注点可以参见 10.5 节的相关内容。生物等效性临床试验的风险管理大多集中在临床操作的合规性和数据的真实性方面，BA/BE 试验中大多数数据是事件发生时的实时记录性数据，尤其是在密集采血的操作及其数据记录。由于时间间隔短、操作步骤多、数据量大且比较分散和琐碎，一旦出错，不易识别和及时修正，事后也无法弥补。例如，时间超窗采血、预处理离心超温、离心分装顺序出错、送检样本混淆等。这些需要根据方案需要在临床监查计划中的风险管理部分予以强调并实施强化管理。

16.6.2　生物等效性临床试验实施中的关键管理要素

生物等效性临床试验的成功率很大程度上建立在药学研究做得好坏（约占 60%），临床试验方案设计质量和主要要素考虑的周全性约占 10%，临床试验执行的好坏约占 20%，剩下的 10% 依赖于试验项目干系人的诚信，如研究者、CRC、CRA、PM、数据管理和统计师等。受试者招募和给药前后的操作流程影响关键数据的质量和试验的成败，其流程管理计划和实施监控是生物等效性临床试验的重要关注点之一。

16.6.2.1　试验现场项目管理

对于申办方来说，监查员在受试者筛选前一天进行一些试验项目管理流程和物资细节的落实对于试验质量有重要影响，如果准备不充分会造成给药后采血流程和生物样本预处理的混乱并出错。研究机构和监查员应当确认的试验物资和流程管理的环节包括但不限于：

① 试验物资的到位和充足，包括 ICF 数量与预设受试者筛选人数的匹配、源文件记录表格的齐备和使用熟悉度、方案的版本正确、试验流程的清晰度和研究机构人员对其的熟悉度、相关试验物资的储存及其管理人员分工明确等。鉴于特殊剂型的属性，还可能需要防范药物交叉污染需要的物资供应，如专属隔离衣、帽子、手套、鞋套、口罩等物资在试验前送达研究中心，MDI 和 DPI 的试验中还需使用鼻夹来保证受试者屏气时间一致等。

② 落实研究机构现场人员分工职责，必要时，需要对试验流程进行预核查或与研究机构人员一起演练，如给药剂量、规格、给药顺序、药物类型、相关流程操作的先后顺序的合理性（如采血物资的摆放顺序便于取放和有序不乱）、试验场所相关物资或样本转运流程和预处理的顺畅性等。

③ 如果 BE 试验项目涉及研究机构多科室协作和参与，如检验科、心电图室、医学影像科、超声科等，某些特殊剂型还可能涉及特殊生理检查评估，如肺功能测试/鼻腔检查、眼压检查等，项目启动前项目经理、CRA、研究者和 CRC 需要与相关科室参与者（次要研究者、研究护士等）提前做好充分沟通、协调与培训，避免试验项目启动实施过程中，出现流程或操作上的不畅而影响试验进程。

④ 试验关键点的原始记录及时性和人员间的配合准备就绪，如知情授权、受试者身份确认和入排标准检查、生物样本采集排序和记录、随机与筛选编号的对应规则、随机号与药物编号、随机号与采血管对应等。

⑤ 核查样本采集管的有序，包括标签、批次、类型、顺序、质量、数量、存放、预处理、送检和留样、运输管理等细节。

⑥ 核查试验药物的合规性，包括接收、转运、发放、储存、数量、标签等。

⑦ 确认试验流程的正确性（如给药剂量、规格、给药顺序、药物类型）、规范性（如给药后有无检查口腔）、合理性（如各项操作先后顺序）和及时性（如时间记录、问题记录）等。

⑧ 涉及生物样本的采集容器度量标识（如量杯、量筒、移液管等）应具备仍在有效期的标准校验证明，以确保样本采集容量的准确性。

⑨ 每次试验结束后，需要彻底清洁和通风试验病区和采集样本场所。

就整体的现场试验操作流程而言，生物等效性临床试验现场管理的主要质控环节包括但不限于：

① 从入院程序开始，涉及受试者的签到、身份确认、个人物品检查、统一衣物更换、试验要求解析和入排标准评估。

② 受试者给药前的环节涉及给药和采血当日的排班、原始病历的建档、记录和归档流程及其人员分工职责，试管/冻存管/采血设备（如采血车、采血导管、采血垫巾、针管和针头、无菌纱布、棉球和胶布等）/标签等的准备就绪（包括编号排序），胸牌/腕带/床号的准备，秒表/钟的准备等。

③ 试验用药物的管理涉及按照随机或组别的分配试验药物（T 或 R）在不同的区域，给药时研究机构的给药人员要注意手套等装备的穿戴，以免混淆和/或污染。服药程序应尽可能做到双人核对、读出随机号和/或 T/R 药物包装编号，确认匹配性，并做好详尽记录。必要时，需要准备手电、压舌板等。

④ 高脂食谱的配置和准备，包括称重、烹饪、分装和分发的详细记录。

⑤ 给药和采血环节的质控涉及主要研究者、临床研究协调员、研究护士、项目经理等关键人员的到岗签到管理，例如，试验前 30min 检查所有人员是否到岗，并做好相应的环境和手臂清洁事宜；每个环节/工序人员在环节活动前 5min 在任务表上签字（如适用）；操作前负责质控的人员再次核对腕带、胸牌、采血管及其标签、随机号、服药号等信息的一致性等；完成工序任务后的签离（包括时间、数量、种类等信息）。

⑥ 病房管理要点涉及整个试验期间或试验的某个时间段，需要严格受试病房的封闭管理，如门禁制度（病房与药房分开门禁管理）、如厕控制、饮水控制、食物控制、窗户闭锁、水具控制和容量校准、逃逸通道的专人专锁管理、病房内水龙头的闭锁监控等，并做好 24 小时的病房巡视规程管理。

⑦ 样本现场预处理的质控涉及离心前采血管和离心管信息的核对、离心后采血管与血浆冻存管是否匹配的核对、离心温控的核对，这些核对过程最好由二人分别进行。整个离心过程应当建立严格的每个时间点离心样本处理更换手套的措施，包括移液帽的更换，以防样本不慎交叉污染。有条件的情况下，可以

采用拍照留存规程管理。按照方案规定的时间进行样本采集、离心及其冻存，并做好样本数量、处理和各时间点的记录备查。一个试验方案中每个时间点的样本应当放置在一起进行离心和冻存处理。

针对一些特殊剂型的药物，环境的变化有可能对药效和安全性有影响。为此，在病房区域设置上可能有特殊的要求，应当在研究机构选择和试验项目准备阶段对这些特殊要求予以评估并在实施中监控其变化对结果的影响。例如，吸入制剂 BE 临床试验病房需要考虑如何有效减少交叉污染，包括污染区（给药室、预喷室）、过渡区（风淋室）、洁净区（采血室、洁净走廊）等，同时还应当具备良好的通风条件，以尽可能减少环境因素带来的药效误差。吸入制剂给药室通常是应当关注的重点。吸入制剂给药后可能会有一部分药物残留在空气中，这部分药物若被其他受试者吸入，则会产生交叉污染，进而影响研究结果的准确性；NS 药物对给药时环境的温度与湿度有一定的要求，因为温湿度的波动会影响人体鼻黏膜对药物的吸收。因此，给药室需要设置为负压条件、循环换气[如给药室内负压差 10Pa（压差表），室内空气每 3min 循环交换 1 次等]，并配备相应的温湿度监控设备，以保证给药室内的温湿度在合适的范围内。负压的产生可以通过循环垂直单向的气流洁净空气达到目的，以保证洁净度及给药环境的温湿度。同时，这种设置可以避免给药人员不慎吸入药物而造成伤害的风险。此外，在给药前有时需要对给药装置进行预喷验证和/或培训，因而给药（预喷）室环境也同样需要保持负压，并注意远离给药室、采血区和样本处理室等。

简言之，生物等效性临床试验的管理的细致度和关键时间点的把控是试验成败的关键。

16.6.2.2　受试者管理

生物等效性临床试验受试者招募程序，包括签署知情同意书的流程要求，与其他药物临床试验质量规范管理无差异。但生物等效性临床试验的最大特点在于受试者普遍都被要求入院集中和封闭管理。当受试者入院时，需要充分告知试验各项要求和注意事项、病房的平面图和逃逸通道等。

在整个 BE 临床试验期间，研究者、研究护士和 CRC 需要对受试者的安全进行全程监护，重点关注首次参加临床试验或心理素质较差的受试者。在受试者筛选和给药当日，研究机构人员需要确保过程有条不紊，如充分的知情过程及知情记录齐全，受试者随机分配，无跳号或漏号错误，并与试验用药编号匹配，筛选检查准确无遗漏，受试者身份确认和入排标准依从性等。在受试者给药后 24h 应配备监护医生、护士值班，监护医生在受试者各活动区巡视，研究护士采血时对视野范围内的受试者进行观察。有些情况

下，给药后若干小时内还需要派专人陪同受试者如厕。受试者回病房休息后，需定期巡视问询受试者的生理状况。若出现任何突发情况，如晕针、晕血或其他可能的不良事件，应立即采取相应措施。研究人员应熟悉试验用药物可能发生的不良反应，急救室需日常配备呼吸气囊、氧气瓶和急救药物等，加强对受试者的人文关怀，始终以受试者的安全为首位。任何不良事件和合并用药，研究者均需详细记录并跟踪。此外，若受试者入住 BE 试验项目病房，则应要求其不得随意出入病房区，在给药后应避免剧烈运动，不得超过日常活动量，规律作息。受试者可以参加的活动建议应当在知情同意交流和给药后由研究护士根据方案要求向受试者清楚地阐明。

如果受试者涉及两周期临床试验项目，在其完成第一周期试验项目后可能会被允许离开 BE 研究病房返回家中或外出休息调整，这段时期也被视为清洗期。在离开研究病房前，研究者有责任向受试者告知清洗期的注意事项，包括相关饮食和活动限制、有效避孕措施等，以及下次返回研究病房的时间。例如，告知贴剂试验项目的受试者特别注意贴敷区域的状况，以及下一周期预期贴敷的身体对侧部位的皮肤保护等。同时，还应嘱咐受试者如有任何不适，需立即联系研究者，由研究者评估后指导相关治疗，切不可自行服药。只要受试者在研究病房参与 BE 试验项目，无论属于哪一周期阶段，研究者和研究护士对其的医护管理的要求和操作程序相同，直至完成试验项目所要求的所有效益和安全性评估后，方能获准离开研究病房。

对于某些特殊药物的生物等效性临床试验的受试者招募，需要关注其招募的特殊入排标准要求，如受试者间体质的均衡性要求、内源性药物的受试者体内自身内源性物质的控制、男性或女性受试者选择或比例控制等，以确保能招募到高质量和足够数量的受试者。吸入式药物 BE 临床试验的特殊入排标准见表 16.16。

由此可见，研究者在知情同意中，应当告知受试者隐瞒任何既往病史、过敏史、用药史、生活习惯等可能对试验效益和受试者自身安全带来的不利影响，在筛选受试者中严格把控和筛除患有可能干扰治疗效益和安全性的疾病的受试者，对于 BE 试验的成功和保障受试者的伦理权益十分关键。

同样的原则也适用于贴剂 BE 临床试验入排标准设计中。研究者手册应明确描述相关药物特性、可能的不良反应或禁忌/慎用人群，并反映在方案的禁忌限制中。例如，奥昔布宁透皮贴剂的 BE 临床试验明确指出应排除患有青光眼、反流性食管炎、溃疡性结肠炎、肠张力缺乏、重症肌无力等疾病者，以及慎用于高空作业人员、从事危险工作的人员，避免因可能

表 16.16　吸入式药物生物等效性临床试验的特殊入排标准

制剂类型	入选标准	排除标准
MDI	• 肺功能测试正常或异常无临床意义 • 受试者能够与研究者进行良好的沟通，能正确使用吸入制剂装置	• 筛选时患有严重口腔溃疡破损，且不能很快治愈者 • 存在上、下呼吸道感染、急性鼻窦炎或急性中耳炎者 • 有青光眼或白内障病史者 • 对主要活性成分及其辅料、抛射剂过敏者 • 肺功能检查：FEV_1 实测值/FEV_1 预计值≤80%或 FVC≤预计值的 80%者 • 不能正确使用吸入制剂装置或吸入制剂给药培训不合格者
DPI		• 口咽部检查异常，研究者判断可能影响药物的吸收或安全性，或两周内存在任何鼻腔、口腔、咽喉的不适症状 • 既往或目前正患有青光眼，眼压检查异常有临床意义者 • 对主要活性成分及其辅料过敏者 • 肺功能检查结果异常有临床意义，FEV_1/FVC<80%者 • 经培训后不能正确掌握药物的吸入方式者
NS	能够和研究者进行良好的沟通，并且理解和遵守本项研究的各项要求者	• 鼻镜/外鼻部检查异常有临床意义者 • 有白内障、青光眼等视觉障碍者 • 患有任何影响药物鼻吸收的鼻部疾病者，研究者认为目前仍有临床意义者 • 对主要活性成分及其辅料过敏者 • 不能接受鼻喷剂给药方式或不能正确配合给药或鼻喷剂给药培训不合格者

的视物模糊、瞌睡等不良反应而发生危险。研究者需要在问诊时向受试者说明不要隐瞒皮肤相关病史、过敏史等，关注女性受试者月经史、妊娠计划等；体格检查时重点观察是否存在瘢痕、注射痕迹等，以尽可能地保障受试者的安全和治疗效益的评估。鉴于贴剂的属性，常见贴剂的临床试验排除标准应当包括但不限于：

① 患有皮肤疾病者，如特应性皮炎、银屑病、白癜风，或已知改变皮肤外观或生理反应的疾病者，如糖尿病、卟啉症等，且研究者认为目前仍有临床意义；

② 对已知活性成分或同类药物过敏，或对贴剂辅料过敏者，如聚异丁烯、聚丁烯、脂环类饱和烃树脂等；

③ 对创可贴或外用贴剂有过接触性皮炎病史者；

④ 患有活性成分其他禁忌证者；

⑤ R 说明书提示需要慎重使用的人群；

⑥ 贴剂预定贴敷部位皮肤存在显著颜色差异、毛发过度、瘢痕组织、文身、红肿、发炎、破损等开放伤口、近期晒伤或其他可能会影响药物吸收或皮肤评价的异常情况。

由于生物等效性临床试验大多数情况是招募健康受试者，这与病患受试者的知情同意和试验过程中的关爱措施应有所不同。健康受试者会更加关注试验的时间、试验补贴、试验过程及其随访要求、不良反应等事宜。对于多周期试验，不连续住院及需回访次数多的生物等效性临床试验，需要根据试验方案具体设计试验流程及日程表，并建立受试者联络信息表及访问时间表。在受试者每次完成前周期时叮嘱下一周期的入院及回访的时间，以及在下一个周期入住前一天确认和提醒受试者能按照计划完成后续试验。对未按时访问者，应及时电话追踪，以防受试者的脱落。在两个试验周期间的洗脱期，需要向受试者强调非住院时间内的注意事项，并告知若不能遵守试验的要求，可能影响下一周期继续参加后续试验的进程。可以采取的一些保障受试者招募和留置的管理措施包括但不限于：下一周期的体检标准，受试者参与试验项目的费用补偿，如基本的住院补贴、采血营养补贴、交通费、依从费策略（如前期与后续试验程序的费用比例和分开支付）等。此外，如何避免职业健康受试者无限制地或冒充他人参加临床试验是生物等效性受试者招募必须重视的问题之一。

吸入制剂 BE 试验，对研究者给药技术的培训十分关键，涉及对药品相关信息、方案设计的给药流程及其要求、吸入装置的设计原理和使用方法等。只有负责给药的研究人员自身能熟练掌握药物使用方法，才能对受试者进行给药指导与评估。给药人员和受试者均需遵循给药手册中要求的正确给药操作。可供采用的培训方式有多种，如视频、现场讲解、使用示范等。研究者对受试者学习使用吸入装置负责，其涉及培训受试者熟悉吸入药物的要领方法，如在规定的时间内均衡或一致地吸入/喷入规定次数的药物，且受试者保持相同的给药间隔等（图 16.12）。

鉴于吸入制剂装置的培训与一般给药程序的培训差异，研究机构应当指派专职人员提供这种针对性的培训。经验表明，至少 3 次培训才能保证受试者自我给药不会出现影响疗效的错误或错误率低于 10%。培训中，由专人分别进行给药、辅助以及观察记录。

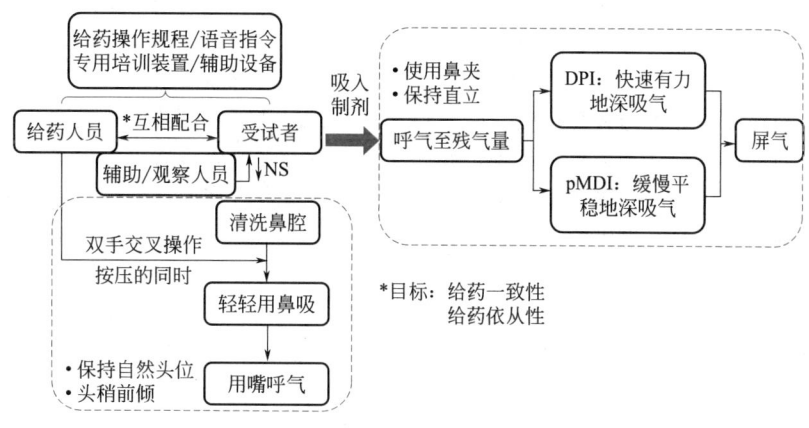

图 16.12　吸入式药物受试者给药培训与操作要点示意

观察人员可以借助气雾吸入监测仪、吸气流速仪等设备来评估受试者的培训效果，做好相应记录，并努力做到耐心细致，必要时反复多次，直至受试者完全掌握吸入装置的使用。受试者给药培训接受情况一定程度上也反映了受试者的依从性。对受试者使用装置的熟练度和准确度评估是开始正式给药前的必经规程要求之一。给药方式培训完成后，受试者的使用装置给药能力是否满足给药手册中规定的要求，在其离开研究机构前应当予以评估，以确保受试者给药的相对吸气流速均衡和时长一致。只有依从性好且顺利通过给药培训考核的受试者才可以纳入试验项目。在试验实施过程中，如果发现给药错误或仍不熟练，可能还需要对受试者进行重复培训，以使其能达到掌握给药装置的技术水平要求。此外，受试者的领悟力、理解力和依从性是选择受试者的重要考察因素。为了保证受试者给药的一致性，研究机构和监查员需要记录和核查受试者培训时的实际操作给药情况、受试者的呼吸特点、给药时间、给药量、给药过程受试者操作状况、给药环境等。参与吸入式仿制药临床试验的研究机构应当指派专人负责给药，并注意分批次邀请受试者进入给药室，给药前吸入制剂的预喷（负压）流程需要做到稳定和一致，以尽量减少受试者给药批间的差异。给药前后研究者仍需要不断提醒受试者的吸入动作要领，全程控制给药节奏，提高受试者与研究者的配合默契度。

此外，受试者安全性保障措施与常规临床试验安全性规范管理并无区别，需要根据试验方案的要求和试验药物的属性预先制订完善的安全性风险管控计划，包括应对和急救措施，并按照临床试验安全性监督管理的要求在试验过程中认真观察并做好记录。

16.6.2.3　生物样本管理

生物样本质量往往是生物等效性临床试验成败的关键，其具有采样量少、采样点多、待测物浓度低、易受干扰而降解等特点，以及分析结果的准确性受样本采集、预处理、运输、处理与储存、测定方法和测定过程中诸多因素的影响。常规临床试验生物样本的管理已在 10.5 节中详述。由于生物等效性临床试验中生物样本的重要性，对其管理需要采取特殊的监控措施。在临床试验过程中，常见生物样本管理问题主要集中在样本采集时间点超窗、漏采、样本量不足、预处理的离心分离条件不符合试验要求、样本溶血、转运/储存/运输温度超温等风险。

（1）采集生物样本前　在临床试验开展前，需要提前合理安排每个周期、每组受试者、每个采血点的研究机构试验项目人员分工合作，并进行相应的培训，强调采血点的时间窗和采血规范性。试验给药后采血的前一天，对所有采血流程和采血管的质量控制进行核查十分必要。易出错或混乱的环节包括采血管标签信息（如受试者编号、采血点、周期、标签编号）、受试者分组以及采血点顺序排放、采血管批次的一致性（如两周期尽量保证同一批次）、针对不同采血监查目的和时间点的采血管类型及其内含物的一致性和准确性（如确保与方案要求一致，尤其抗凝剂的选择）、采血时间和采血管数量与方案要求一致和实施准确、采血后的预处理程序的严格依从性（如离心机温度、转速、时间等）、采血管的存放环境控制（如温湿度）等。采集样本前，再次确认采血管类型及其标签粘贴信息和排放的清晰正确性。

在受试者入住病房区或进入采样室前，应对房间或区域进行通风换气和彻底消毒。给药前，需用酒精擦拭给药室墙壁、桌椅、地面等；采血前，需对采血区桌面等进行消毒；同样地，样本处理室也需用酒精对操作台、离心机、移液器等进行消毒。为了保护受试者手臂血管并顺利采血，应根据试验开展时所处地区季节或气候变化提前调节好室温，天气较冷时准备热水袋，做好保暖工作。

在项目运营管理方面，研究者和研究护士（或有护士资质的临床研究协调员）有责任向受试者讲解样本采集留取方法及注意事项，如提醒其有留置针的手臂尽量避免剧烈活动或弯曲，以提高受试者的配合度。监查员应当核查和确保研究机构人员按照试验方案中样本采集时间点制订详尽的样本采集时间表，并备有足量的不同采集目的和时间点的采血管类型及采血管的标签，同时应确定由实验室提供的采血管是否与临床机构离心机匹配。

（2）采集生物样本中　为了确保采集血液样本过程的质量，对于不熟悉或首次开展生物等效性临床试验的研究机构，按照方案预设的采血时间点，采血过程中除有专职采血研究护士外，还应至少安排一名质控研究护士或临床研究协调员协助现场受试者的有序采集和再次仔细核对采血管的信息正确，并准确记录采血时间及相应的采血管信息等，特别是出现采集时间超窗、采血困难、备用管的使用等情况。采血过程中注意观察受试者采血部位的静脉的充盈程度及部位皮肤情况，尽量减轻反复密集对受试者可能造成的伤害。对于样本采集来说，需要采取的主要质控措施包括：

① 研究机构采集现场的室温的适当控制有助于避免因温度偏低而导致血管冷缩和采血困难，偏高而造成受试者不适的现象发生；

② 按照时间顺序提前提醒并安排受试者进行样本采集，并在每次采集前后及时填写受试者信息在标签上并做好采集记录；

③ 每次样本的采集量要足以确保预处理后仍能满足标准样本检测和备份的样本量的需要；

④ 样本置于带有添加剂管中时需及时颠倒混匀5次以上；

⑤ 若样本采集后要求置于冰浴中，需提前准备冰浴盒并将采血管样本水平面置于冰水面之下，同时要注意样本标签沾水后是否会出现标签填写信息发生无法辨认的问题；

⑥ 避免因个别受试者采血困难影响后续采血，应提前安排机动研究护士；

⑦ 对于采血不畅的受试者应该提前关注并采取应对措施，或安排技术更加熟练的研究护士等。

吸入式药物的 BE 临床试验生物样本采样流程与其他药物 BE 试验的样本采集流程差异较大（图16.13）。由于吸入式药物喷雾给药可能导致交叉

污染，受试者进入给药室之前，研究人员需协助受试者在等待室穿戴好全套的隔离衣、帽子、手套、鞋套，在进入给药室给药后，还需要研究机构人员协助受试者佩戴口罩，并有专人在过渡区为受试者脱去先前穿戴的隔离衣等后再迅速进入采血区进行采血。给药室内所有研究人员同样需穿戴全套隔离衣物并佩戴口罩。由于给药后药物浓度可迅速达峰，研究护士的合理分组以及在短时间内熟练迅速地完成多次采集生物样本操作程序的有条不紊尤为重要，尤其要注意采血时间窗。研究人员和受试者均需提前培训并熟知预设的采样当天试验流程与路线，尽可能提前模拟相应情景，特别是各功能室研究机构人员的分工职责，受试者在等待室穿戴隔离衣物，到进入给药室完成给药后，采样前后样本管的摆放顺序有序，在固定区域脱去隔离衣物，最后至采血区的整个流程应当清晰且路线尽可能不交叉。

（3）样本预处理　样本采集完成后在转交给研究机构生物样本预处理人员时需要再次核对和记录样本时间点和样本量，同时转运至样本处理室的过程也需要依照样本运输标准，注意确保生物样本的研究机构内转运条件（如温湿度监控、转运装置或设备质量等）符合方案和样本属性要求。如果涉及干冰用于转运，需要事先核查干冰重量是否能满足冷藏效果，转运时间对冷藏效果的关系等，并做好转运箱中放置干冰和温湿度记录仪的全程监测记录。研究机构样本预处理人员还要注意对移液枪、离心机、低温冰箱等样本管理涉及的仪器设备进行日常保养维护。

对于预处理人员的操作要求而言，首先应确保其自身无外来物质污染的可能性，例如，吸入式药物的离心和分装处理的样本处理人员在分装0点血样时建议确保自身无污染。其次，处理任何一批生物样本前清洁双手，配置一次性洁净手套在大多数情况下很有必要，任何转移血液样本的过程都应使用带有一次性洁净移液帽的移液枪；在开始处理前，采用75%酒精擦拭台面、离心机、移液枪和血样处理室等，都有助于防止样本的交叉污染。

（4）样本储存　研究机构需要预先安排好采集和预处理完的检测样本和备份样本的存放空间，包括温控条件符合样本属性要求，热不稳定或光不稳定样本的管理，并避免不同试验项目和不同周期样本混在一起储存。监查员需要核查样本储存设备/条件是否能

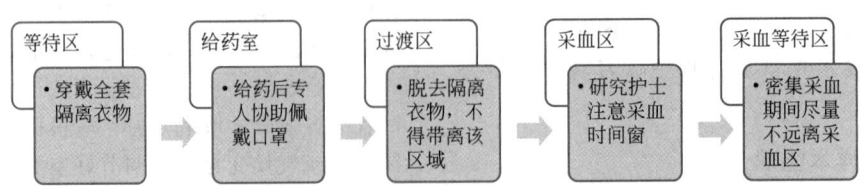

图 16.13　吸入式药物 BE 临床试验受试者 PK 采血常规流程管理示意

够实时检测温湿度。样本预处理完成后，冻存前需要核对和记录样本数量，通常的做法是相同采血点的样本放在一个冻存盒内，并做好样本信息标识。对于储存在研究机构的温度敏感型药物或生物样本，运送到实验室检测的样本储存，需要核查储存温湿度的记录与合规性，包括温湿度记录仪的校验证明、冷藏箱/柜或冰箱的质量与校验证明、样本运输时开箱与封箱的时间记录以及相关保温质量的证据等。

（5）样本运输　有关生物样本的递交程序管理需注意实际样本生命周期记录的准确性和完整性，包括采集、预处理、储存和发送的生物样本时间与方案要求的准确和一致，原始操作记录应符合 ALCOA 原则，并注意样本送检管不要与留存研究机构的样本冷冻管混淆；总体和送检/留存样本数量核对，送检和留存样本的性状满足方案要求是临床监查必须关注的要点。

仿制药的 PK 参数对于验证 T 与 R 的临床生物等效性极为重要，因此，实验室检测方法的特异性和灵敏度十分关键。例如，贴剂的负载剂量通常较少，相比普通口服片剂，其 C_{max} 较低，可能导致在某些相邻时间点所测得的血药浓度较为接近，此时建立一种特异且灵敏度高的检测方法十分必要。其他贴剂 PK 研究特点还有达峰时间（T_{max}）通常较长、血药浓度降低缓慢，因此其采血周期也更长。贴剂贴敷后和撕下后的采血点设计可以参考表 16.10。此类制剂的 BE 临床试验中，贴敷给药第一天的采血点相对较为密集，可按照无菌原则埋置静脉留置针进行血样采集，后续的采血点可采用钢针穿刺采血。研究护士在采血前应对受试者进行采血宣教，采血时需注意观察受试者是否有任何不适或其他反应。

有关药物临床试验生物样本检测的过程管理和质量监查要点可以参见 9.2.2.1 和 10.5 节的相关内容描述，在此不再赘述。

16.6.2.4　试验用药物管理

试验用药物的运输和储存都需要注意温湿度、热不稳定和光不稳定的控制（如适用）。例如，干粉吸入制剂（DPI）需要注意防止药物吸潮，因而可能在药房管理时配备除湿机。与常规临床试验不同的是生物等效性临床试验有时需要很多受试者同时进行筛选和给药，因而现场样本采集和数据记录的有序只有在充分准备的情况下才能有所保证。在 BE 试验过程中，受试者接受试验用药物时，研究机构人员和临床监查员需要确保和核查给药时受试者编号、试验药物名称、剂量、浓度、有效期、药物批号、用药时间及给药途径记录的准确性和与受试者招募组别一致。口服制剂给药后研究机构人员要求确保无假服情况的发生，必要时可以采取的措施包括检查手、口、面、舌面及舌下，确认试验药物确已吞服，并可能需要规定

受试者服药后可以自由行动或不受监控的时间限制，以保证临床研究质量和研究结果的真实可行。如果给药过程中出现药物的意外掉落，研究机构应可以通过备用药物给受试者，并记录和保留掉落或废弃的试验药物。试验用药物的清点计量和回收需要将这些掉落或废弃的药物包括在内。

特殊剂型仿制药的给药方式与常规剂型的给药要求会存在着差异。例如，标准的吸入式药物给药操作要点包括：

（1）口腔吸入药物

① 开始吸气前需充分呼气至残气量最低。

② 对于具有较高流速依赖性的 DPI，受试者必须具有充分的主动吸气的力量，通常需要快速而有力地深吸气（至少 3～4s）后屏气（5～10s）。

③ 对于压力定量吸入制剂（pressurized MDI, pMDI），则需要受试者吸入与给药人员给药的互相配合，通常受试者呼气至残气量后需要缓慢而平稳地深吸气（流速<50L/min，5～10s）后屏气（5～10s），以避免药物颗粒在咽喉后部沉积。

④ 若 pMDI 只能在有储雾罐的情况下使用，可不再要求吸入与给药之间的协调。PK 研究中是否使用储雾罐需根据 pMDI 的实际使用条件决定。

⑤ 屏气过程中，受试者应使用鼻夹并在整个给药过程里保持直立坐姿。

（2）鼻腔吸入药物

① 在给药前需用清水清理鼻腔，洗去分泌物，受试者保持自然头位、头稍前倾，使头部和 NS 保持垂直。给药人员摇匀试喷后，左手按住受试者右鼻翼，右手将 NS 的喷头前端放在左侧鼻孔前，往受试者鼻腔外侧喷药，需特别注意不要喷向内侧，以免造成鼻中隔穿孔等风险。

② NS 装置按压的同时，受试者应轻轻地用鼻吸气，再用口呼气，避免剧烈吸气将药物吸入咽喉部。

③ 将 NS 换至右手，重复之前的操作，在此过程中同样需要受试者与给药人员的密切配合。

吸入式药物装置的给药规程可以按照药物属性做出调整或特别规定，且必须在试验方案或试验用药物手册中明确表述。此外，吸入式药物（如 MDI 或 NS 等）在给药前需在远离给药室和采血区的负压预喷室完成给药装置的预喷操作。例如，MDI 应预喷 4 次，以保证喷出的药物均匀足量；NS 摇匀后预喷至水雾连续均匀喷出，方可使用。预喷与给药间隔应当密切衔接，通常应在给药前 1h 内完成预喷操作。需要注意的是进行预喷操作的人员最好不得作为给药人员，其原因在于进行预喷的人员身上手上可能会带有残留药物。不同的给药人员安排不仅可以避免交叉污染，

还保证给药人员本身是洁净的，不会对受试者吸入药物有干扰而影响检测结果的准确性。给药当天需在独立的、符合药物使用最佳温湿度条件的负压给药室中进行给药操作。如前所述，给药室内的工作人员和受试者在进入给药室前都应穿戴好全套衣物设备，尽可能减少空气暴露。给药人员在给药前应消毒洗手，并再次告知受试者给药注意事项。受试者与给药人员按照上述吸入与给药操作完成给药后，受试者使用干净的一次性杯子进行充分漱口后将漱口水吐出，辅助人员为受试者佩戴好口罩，且需关照和监督受试者口罩在给药后 2h 内不得摘除。在给药时，可另行安排一位辅助人员专门播放语音指令，并对受试者口、鼻、颈和胸部起伏进行观察和记录，便于试验结束后对受试者给药情况进行评估。必须在规定的时间范围内完成每位受试者的给药并保持一致的给药间隔。若试验中设计了活性炭阻断方案，受试者还应使用一次性杯子在给药前和给药后相应时间点服用活性炭。

相比参比制剂，透皮贴剂可能会由于处方设计的不同而导致 BE 临床试验失败，诸如黏附性、刺激性、热效应、药物过量、结晶化、冷流等问题，都可能是贴剂质量特性评估的指标。例如，若透皮贴剂暴露在 R 标签使用参数之外的高温条件（如桑拿浴或加热毯）时，可能会以更高的速度和程度递送药物，从而导致药物过量或其他未预期的不利风险，尤其对治疗窗较窄的药物而言更是如此。此外，为了达到有效的临床释药速率，通常透皮贴剂会使用高于递送剂量的载药量，但接近饱和极限的剂量较容易发生结晶，也可能对无意中接触的人群和所处的环境产生未知的安全性风险。作为透皮贴剂固有的冷流属性，在储存过程中压敏胶可能溢出贴剂的切割边缘，其在药物处方和包装设计既定的情况下主要与储存条件和时间有关。化妆品、面霜、乳液、粉末或其他局部产品涂抹在预定贴敷透皮贴剂的皮肤区域，都可能影响贴剂的黏合性。贴敷部位及周围区域的清洁、干燥，保护其不破损等也是影响贴剂疗效评价的一些因素。因此，这类药物的临床试验用药设计可能需要对贴剂的应用环境温度调控设备提出特别要求，如研究机构配备空调、除湿机，避免受试者接触热水袋、电热毯或其他可能产生热源的物件等，使透皮贴剂应用在适宜的温控范围内。同样，对透皮贴剂的药物需要储存在独立且阴凉的药品柜中。如果临床试验使用后的透皮贴剂需要进行残留分析，单独的保存空间有助于保证后续检测的药物残留量的准确性。这种情况下，透皮贴剂使用后从皮肤上取下并送回到专属独立药柜存放的过程中，采用单独的转运箱是必需的。在贴剂 BE 临床试验中，为了保证贴剂的疗效不受外界因素的干扰，还可能需要限制受试者的某些日常活动，诸如受试者向透皮贴剂施加压力、试图撕下透皮贴剂、贴敷

区域倚靠墙壁或椅背（包括卧床休息时压迫贴敷区域，如贴敷在左上臂外侧时左侧卧位休息等）、参加易出汗发热的剧烈运动等。受试者参与一般的娱乐活动或沐浴应当不受影响，但需要关注贴剂在过热洗浴的环境中可能的不利影响。这些需要受试者配合的事项不仅需要在方案中明确，在 ICF 中也应当清晰地阐明。显然，研究者向受试者的用药注意事项的宣教，研究护士或 CRC 对受试者正确使用贴剂的监控和跟踪亦是保证贴剂 BE 临床试验成功的关键。

透皮贴剂的给药应当由受过培训的研究机构专人负责。为了保证贴敷的标准统一，理想情况下每个研究机构由唯一的给药人员完成。图 16.14 展示了常规的贴剂给药方式，其中包括的步骤如下。

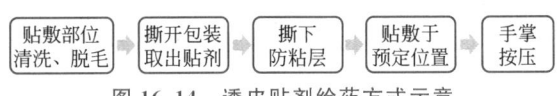

图 16.14　透皮贴剂给药方式示意

（1）贴敷部位整洁　首先应在方案既定的贴敷部位，用清水进行清洗，不得使用肥皂、油剂、洗剂或其他有机溶剂，等待皮肤干燥；如有毛发，应在贴敷前用消毒过的无菌剪刀剪去，注意避免产生皮肤损伤。

（2）贴剂准备　给药人员清洗双手后，按照包装袋贴敷指示撕开或剪开包装后取出贴剂，注意避免破坏包装内贴剂的完整性，并撕下贴剂防黏层。该过程中需务必小心贴剂发生褶皱粘连，且避免接触贴剂黏性部位。贴剂空包装不得丢弃，回收后统一存放在药库房固定专柜中。

（3）贴剂敷贴　所有受试者应将贴剂贴敷于方案规定的同一解剖部位，若涉及第二周期则应贴敷在身体的对侧部位；贴敷时手掌按压 30s，注意按压的力度需保持统一，进而使得整个透皮贴剂都能均匀平整地附着在受试者皮肤上。

（4）贴剂移除　受试者贴敷透皮贴剂达到方案规定的时限后，由给药人员统一移除，同样应注意避免接触贴剂黏性部位。移除时应注意动作缓慢轻柔，以免弄伤受试者。移除后的透皮贴剂应放回原包装，一一对应，并保存在药库房专柜中，以备试验后进行残留分析。

由于受试者个体差异，贴剂中的残留量可能差异较大。由于从回收的贴剂中提取活性成分进行含量测定的技术要求较高，申办方应要求研究机构或 CRA 收集齐回收贴剂后统一送至相关生物样本检测实验室进行残留分析。值得注意的是所有回收的透皮贴剂都需由专人锁存在药物专柜中，并设置接触权限，以减少环境暴露可能给人员健康带来安全性风险，或回收贴剂的丢失或污染。

在 BA/BE 试验结束后，研究机构仍需要按照药政要求留样试验用药物一定时间，包括仿制制剂和参比制剂的批号、有效期等信息。

16.6.2.5　服药和餐饮监控管理

生物等效性临床试验中的餐饮和饮水管理质量会直接影响试验结果的可靠性。在知情同意阶段，研究者需要对受试者进行详细的说明，并在试验前一天再次提醒受试者相关要求。餐饮菜单和热量控制对生物等效性餐前餐后数据至关重要。试验方案应具体规定餐饮的时间点和定制的标准餐热量（如表 16.5 所示），并需要对每餐的情况进行记录，包括开始时间、结束时间、食物量等，保证每个周期的每个时间点的食谱一致，食用量一致。若方案要求禁食则试验环境内应无法获得任何其他食物；如需要禁水，应按照方案要求在服用药物前的一定时段内统一收缴受试者水杯，并保证试验环境内无水源。即使可以允许受试者饮水，通常也会根据方案要求尽可能保证不同周期间 $T_{\max}$ 前后饮水量一致。对于餐后空腹要求和饮水监控通常采取的措施包括服药前空腹至少 8～10h；服药前和服药后 1h 内禁止饮水，其他时间可以自由饮水。所有餐饮食盒和水杯都应是一次性使用的物资。生物等效性临床试验中，研究机构可以由其膳食营养科配置高脂餐，或采用外卖定制。无论采取何种配置方式，均需要保留食材购买凭证、高脂餐配置过程记录，以便后续药政检查时能对餐食的成分和管理进行核查。根据试验药物的属性，生物等效性临床试验方案还可能需要对同期服用药物、食物或食物成分有所规定。例如，高变异药物甲氧沙林进行空腹试验时，为避免或者最大程度地减少胃肠道的副作用，需用 240mL 低脂牛奶送服；内源性药物氯化钾制剂，服用前 48h 至试验结束，应避免剧烈运动，防止由于出汗较多导致钾离子流失过多，且不得饮用含酒精类饮品；内源性药物需要明确含内源性物质的食物含量的控制要求，如钾摄入量不超过 50～60mmol，钠 160～180mmol，热量控制在 2500～3500kcal 内；含有黄酮类制剂的药物，应明确规定 2h 内禁食富含黄酮类成分的食物和药物，包括苹果、洋葱、茶、西兰花、樱桃、草莓、银杏等。

食物若对药物疗效有影响，通常需要参考药物说明书临床药动学部分阐述，包括在仿制药剂量和用法中给出食物对临床相关的影响说明，$T_{\max}$ 或 t_{lag} 任何差异引起的临床相关性亦需要标明，其中 $T_{\max}$ 是血药浓度达峰时间，t_{lag} 是研究物质在生物体内吸收、分布、代谢和排泄规律，即是物质在人体血液内的浓度和时间的关系。例如，临床试验研究空腹和高脂餐对某药品的疗效和安全性影响。如果发现饮食条件下 $C_{\max}$ 和 AUC 分别提高 57% 和 45%，考虑到高浓度下

药物安全性风险因素，由于血药浓度提高较大，则意味着该物品应该空腹使用较为适宜。例如，餐前 1h 或餐后 2h 服用。

16.6.3　临床试验结束阶段关键管理要素

生物等效性临床试验结束阶段的规程标准与常规药物或医疗器械临床试验结束阶段差异不大。具体的临床试验结束阶段的任务要求可参见 12.2 节内容描述。图 16.15 展示了生物等效性临床试验结束阶段的一般流程。

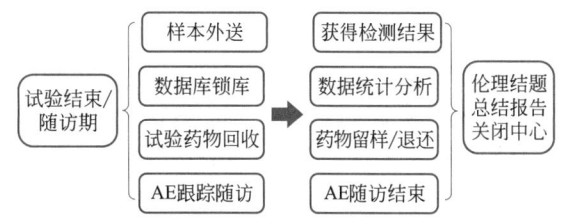

图 16.15　生物等效性临床试验结束阶段常规流程示意

16.6.3.1　生物等效性临床试验药物留样管理

在研究结束或提前脱落时，任何临床试验项目均要求试验药物留样备查。无论是常规剂型还是特殊剂型的试验药物，BE 试验中研究者需要对申办方用于生物等效性临床试验的任何试验用药物随机抽样留存，即通常按照统计师事先制定的随机抽样表，随机抽取所用的 T 或 R 若干包装单位作为临床试验用药物留样。若试验完成后有未使用的药物也应予以保存，并按照申办方要求程序退还或销毁。各国药政部门对生物等效性试验药物留存单位数量要求不一，留存时间也各不相同，例如有些国家要求留存药物至少至药物获批上市后 2 年。申办方项目经理需要根据开展生物等效性临床试验的国家或地区的要求，在试验管理计划中做好试验药物留存数量的计划，并与研究机构做好充分交流。留存的试验药物需要保存在上锁的专柜或专属区域，注意温湿度的保存要求，做好留样记录，并应当限制非授权人员接触这些留存试验药物。若研究机构贮藏条件受限，可将留存样本委托具备条件的独立第三方保存管理。

贴剂应用较为特殊，其移除的透皮贴剂都可能含有未释放完全的残留药物，因而其留存试验药物需要对用过后回收的贴剂进行残留药物含量分析。尽管各国监管机构都鼓励尽可能地减少透皮贴剂中的药物残留，但由于使用者的个体差异，贴剂中的残留量可能相差较大，最高可达到标示量的 60%～70%。回收的移除贴剂上的受试者标识信息需要注意保存好，以便后续检测后需要时可以进一步对应受试者的试验数据结果做出分析。由于透皮贴剂中的活性成分通常易被提取，试验后回收的所有透皮贴剂必须由专人保存

在药库房的专柜中，并设置权限，避免受试者或其他研究人员接触，同时还应注意减少环境暴露而可能造成的健康危害。留存的回收已用贴剂应统一运送至指定的生物样本检测实验室进行残留分析，其检测结果必要时有助于评估试验结果的可靠性。

16.6.3.2　统计和数据管理

BE 临床试验结束后，需要最终清理并锁定数据库的数据，以便导出供统计分析采用。BE 临床试验的数据管理必须遵循 GCP 和 ALCOA 原则（参见4.2.2.1 节），数据采集和结果过程尽可能采用 CDISC 标准（参见 4.1.4 节），其产生的数据集事先需要在方案中明确定义，包括具体的受试者剔除标准。常见的生物等效性数据集类别包括但不限于：

① 安全性数据集（safety set，SS）　用药后且有安全性随访的受试者群，有时没有血药浓度。

② 时间浓度数据集（time-concentration set，TCS）　具有血药浓度数据的受试者群。

③ 药动学数据集（pharmacokinetic set，PKS）具有药动学参数的受试者群。

④ 生物等效数据集（bioequivalence set，BES）进行等效检验的受试者群。

对于等效性判断标准而言，通常采用药动学参数经过对数转换后以多因素方差分析（ANOVA）进行显著性检验，然后用双向单侧 t 检验和 90％置信区间的统计分析方法来评价和判断仿制药物和参比药物间的生物等效性。

BE 研究的临床结果报告的内容应当包括但不限于：

① 研究背景和目的；

② 生物样本分析方法验证和考察的数据，并提供必要的图谱；

③ 试验设计方法及其实施文件，包括受试者数据资料、样本例数、参比制剂、给药剂量、服药方法和采用时间安排等；

④ 受试者各时间点的药物浓度、药动学参数和药时曲线；

⑤ 采用的统计分析方法及其统计过程和结果；

⑥ 服药后的不良反应记录及其观察结果，受试者中途退出和脱落记录及其原因；

⑦ 生物利用度或生物等效性结果分析及其结论；

⑧ 参考文献。

总之，生物等效临床试验对试验生命周期中产生的数据及其文件管理必须遵循 GCP 和 ALCOA 原则，在临床试验所有环节中，秉持客观、真实的态度，完整详细地记录所有数据，和所有文件及时归档保存。

（陈学愚）

第 17 章

首次人体临床试验

在创新药物，即新化学实体（new chemical entity，NCE）的研发过程中，当临床前动物毒理及药理试验结束后，需要进行一系列临床试验。这些Ⅰ～Ⅲ期临床试验为新药上市提供必不可少的临床药理、临床安全性以及临床有效性方面的科学数据，并为世界各国的药政管理部门（如美国的 FDA，欧盟的 EMEA）提供必要的审批依据。在这一系列的临床试验中，第一次在人体中进行的试验叫首次人体临床试验，简称首次人体试验（first-in-human study，FIH）。

首次人体试验的最主要目的是评价一种试验药物在人体内的剂量限制性毒性（dose-limiting toxicity，DLT），包括单次或多次给药后的安全性及耐受性，最大耐受剂量（maximum tolerated dose，MTD）和推荐Ⅱ期剂量（recommended phase Ⅱ dose，RP2D），其次是评价试验药物 PK/PD 性质及其某一种或多种特定的安全参数，如引起癫痫的可能性、对肝功能/肾功能的影响、QTc 间期延长（QTc interval prolongation）、引起血压变化等。如果首次人体试验是在患者中进行，也可初步评估临床疗效。如果一种创新药物与另一种药物同时进行服用，则可初步评价这两种药物之间药理和药效上的相互作用。总之，首次人体试验使研究人员对一种创新药物的安全性、药动学性质，甚至药效学有一个初步的认识，为下一步的临床试验提供安全的和有效的给药方案及剂量。此外，首次人体试验，或者作为一项单独试验，或者结合其他Ⅰ期（Phase Ⅰ）试验，可以向研发机构提供可靠的科学依据，对是否进行下一步的人体研究做出明智的决定（go/no go）。

17.1 临床前动物实验

在没有任何人体试验数据的情况下，确定首次人体试验的剂量以及制订合理的首次人体试验设计，必须参照临床前动物实验的各项参数，包括毒理、药理以及药动学参数。

进行动物实验前的首要工作是选择一种或几种适当的动物物种，以保证在这些动物身上进行的实验结果能延伸到人体。选择动物物种时需要考虑下列因素：

① 选择的动物物种与人体之间，对测试的创新药物应有类似的吸收、分布、代谢及排泄性质。

② 类似于人类的生物化学及生理性质。

③ 类似于人类的药理及受体结合性质。

在缺乏相关资料的情况下，通常是选择最敏感的两种动物用于动物实验，常用的有小白鼠、狗以及猴子。表 17.1 展示了临床前必须进行的动物实验。这些毒理试验一般要求按照 GLP（Good Laboratory Practice）标准进行（参见 1.3 节）。

表 17.1　首次人体试验前必须开展的临床前动物实验

实验项目	备　注
单次给药急性毒性试验	需在 2 种哺乳动物（通常为小鼠和大鼠）上进行，以确定产生毒副作用的剂量
多次给药毒性试验	至少在 2 种动物（通常为大鼠、狗或猴）上进行，以确定毒副作用的剂量，试验周期 1～12 个月不等
遗传毒理试验	如致突变及致畸试验
安全性试验	主要评价用药后关键器官功能的变化（如心血管、中枢神经及呼吸道系统）
药动学试验	包括创新药物在动物体内的吸收、分布、代谢、排泄及潜在的药物互相作用
药理学试验	评估创新药物在动物模型上的药效

17.2　药政管理部门对临床试验的审批

在临床前动物实验完成后和进行首次人体临床试验前，药物申办方（学术机构或者厂家）需要向将要进行临床研究所在的国家的药政管理部门提出进行人体试验的申请。如果首次人体临床试验计划在美国境内进行，药物申办方应向美国 FDA 的药物评估研究中心（Center for Drug Evaluation and Research，CDER）提出研究新药（investigational new drug，IND）申请。如果首次临床研究在欧盟内一国或多国进行，药物申办方应向欧盟医药管理机构（European Medicines Agency，EMA）提出临床试验批准（clinical trial authorization，CTA）申请。首次人体试验 IND 申请应按照 CTD 的目录及其内容格式要求完成撰写和递交（参见 30.1 节），其中 FIH 临床试验药政申报必须包含的主要信息内容已列在表 17.2 中。

申办方除了详尽介绍药物属性外，还应描述临床试验的目的及周期。如一种创新药物已在其他国家试验或使用过，应侧重于安全性的说明。如在其他国家试验中或上市使用过程中，由于安全性及药效性而被取消，应在简介中说明被取消的原因。

表 17.2　首次人体试验 IND 申请主要信息内容

项目	主要内容	CTD 模块
A	序言简介及研发计划策略	1
B	供给临床研究人员的有关该新药的临床前以及临床（如有可能）研究结果介绍（Investigator's Brochure）	1
C	临床试验方案（Clinical Trial Protocol）	5
D	化学、制备和质量控制方面的资料（CMC information）	3
E	包装说明书	
F	药理及毒理试验结果	4
G	以前所有该试验药物在人体内使用的情况	5
H	其他资料	视内容属性而定
I	FDA 已询问要求的资料	
	如：FDA 表 1571	1
	FDA 表 1572	1

在研发计划策略部分，申办方应在试验方案中提出临床研究目的的依据及合理性，临床试验中给药剂量及次数，受试者例数，适应证以及评估该药物的指标。最后，还需要说明试验中检测药物疗效的生物样本采集、临床检测的条目和数据统计分析方法等。有关 I 期试验方案的设计已在 14.4.1 节中有详尽描述。有关临床前毒理试验以及相似的同类药在人体使用的结果，包括预计可能引起的严重毒副作用可以在研究方案概述和研究者手册（参见 7.6 节）中予以阐述。

在化学、制备及质量控制（chemistry, manufacturing and control，CMC）部分，申办方需指明创新药物本身或其制备过程中是否会带来对人体有害的物质，需描述监控这些物质的手段或者不需要考虑的原因。此外需描述创新药物的物理、化学、生物性质。如果在临床前和临床试验中，创新药物的化学性质或制备工艺过程有所不同，申办方也需加以说明。创新药物的制备、质量分析、稳定性试验以及产品包装一般都要符合 cGMP。如果创新药物的制备及质量控制是在非 cGMP 条件下完成的，申办方则应在这部分申报资料中，对其每一步操作过程做详细的说明。对按照 cGMP 生产的创新药物，申办方或生产厂家需同时完成药物主文档（drug master file，DMF）的递交申报。

在 IND 的临床前申报资料中，申办方需要在模块 2 中总结和概述创新药物在动物体内进行的药理作用以及作用机制等试验结果。申办方应总结创新药物在动物中或以前已完成的人体内吸收、分布、代谢和排泄过程及结果。每一项试验报告可附在 CTD 模块 4 的申报资料中。如果申办方未能进行临床前动物药理试验，未能进行的原因需在 CTD 中加以说明。尽管药理作用和机制对监测安全性及毒副作用是必不可少的，但这些不是药政管理部门（如 FDA）制止首次临床试验的主要原因，毒理试验结果是影响创新药物能否进行首次人体临床试验的重要评估因素。

其他 FIH 的 IND 申报资料包括药物依赖性和成瘾性、滥用药引起的后果。如果创建药物具有放射性，申办方在申报资料中应提供足够的药动学及在器官内分布的数据，以此计算出人体重要器官中所吸收的放射剂量及有效剂量。如适用，申办方还应包括对儿童用药的安全性及有效性的评估。

美国 FDA 要求的表格 1571 是新药研究申请表，由申办方填写，主要说明在递交的 IND 申请资料中包含的内容以及回答 FDA 提出的一些基本问题，如临床试验是否交由合同研究组织（CRO）等来承担，负责临床试验责任人的姓名及职务等。FDA 的表格 1572 为临床试验研究者声明，包括的信息有研究者的临床教育、训练及专业经历，独立伦理审查委员会（Institutional Review Board，IRB）的名称及地址等。此外，FIH 的申报材料中也需要包含研究者的财务声明表格（参见 2.3.1 节）。

17.3　首次人体临床试验设计

大多数首次人体临床试验是在健康男性受试者身上进行，但也可以考虑包括女性受试者。选用女性受试者的条件是在试验期间以及试验结束一段时间内，这些女性受试者都不能妊娠。由于健康受试者本身在参加临床试验前及临床试验期间没有任何疾病，服用试验药物对他（她）们的健康可能存在着一定的风险。因此对这些健康受试者来说，试验药物的安全性尤为重要。从安全性的角度来考虑，首次人体临床试验都是从非常低的剂量开始。对抗肿瘤药，特别是有细胞毒性的抗肿瘤药，以及治疗其他短期内可能致命的疾病的药物，首次人体临床试验则需要在患者群体中进行。

基于首次人体临床试验的首要目标，通常围绕的基本临床试验设计问题包括但不限于：

① 人体起始剂量应从什么剂量开始；

② 剂量递增的间隔和升速多大较为合适；

③ 根据试验用药物属性和临床前安全性研究，FIH 应招募健康受试者还是患者；

④ FIH 的受试者群组人数和设计类别是什么；

⑤ 试验终点的设计，如安全性或 PK/PD 为试验主要终点目标。

一般来说，FIH 剂量探索采用平行逐渐上升剂量（parallel ascending dose）方法，即每个受试者仅参与一个剂量组或对照组的试验。当试验剂量调整到下一个剂量时，此受试者将不再继续参与此临床试验。交差逐渐上升剂量（crossover ascending dose）方法使用比较少。在这种设计中，受试者在前一次试验剂量全部从体内排空后，可以继续参加下一个剂量的试验。这种设计的优点是所需的受试者数少，同时可减少个体间差异（inter-subject variability）。逐渐上升剂量法又可分为单次给药剂量渐升法（single ascending dose，SAD）和多次给药剂量渐升法（multiple ascending dose，MAD）。但无论使用哪种方法，首次人体临床试验的首要问题是决定起始剂量。有关 I 期临床试验剂量摸索的试验设计常见方法可以参见 6.2.5 节。

17.3.1　首次人体临床试验起始剂量的选择

目前没有通用的选择起始剂量的方法。决定起始剂量时应该综合考虑药物毒副作用、临床试验所需要的时间以及经费间的平衡。如起始剂量过低，则需多次提升剂量才能到达 MTD，首次人体临床试验所需的时间会很长且耗用过多的研究经费；但如果起始剂量过高，很可能在临床试验起始阶段就会造成严重的毒副作用，对下一步药物开发造成困难。所以从保障受试者安全的角度出发，现普遍保守地估计起始剂量。

对于一种没有细胞毒性的创新药物，首次人体临床试验起始剂量可以采用大鼠、狗或猴子未见不良反应剂量（no-observed adverse effect level，NOAEL）的 1/10。对于毒副作用大的药物，应考虑起始剂量小于 1/10 NOAEL。对于较安全的药物，起始剂量可适当大于 1/10 NOAEL。

FDA 在 2005 发表的指南（FDA，2005）中概述了估算起始剂量涉及的 5 个步骤（图 17.1）。

从图 17.1 可以看出，在考虑 FIH 的起始剂量选择时，首先需要获取几个动物种类的 NOAEL。动物的毒副作用包括在动物实验中观察到的毒副作用、临床检验参数的变化和药效作用；其次通过物种之间体表面积的比例，将动物 NOAEL 换算成人体相应剂量（human equivalent dose，HED）（表 17.3）；最后决定哪种动物模型同人体最相似。相似程度可以从几个方面考虑，药物吸收、分布、代谢和排泄（ADME）上的差别，动物体内和人体内毒性的差别，药理作用的差别。如果没有最佳动物模型，则应该采用几个动物模型中最小的 HED；再者是决定安全系数。在实际情况中，需要根据药物性质做出适当调整。如果在动物实验中观察到的毒性较强，剂量和药效关联曲线比较陡，可能引起的毒副作用没有较好的监测方法，药学参数变异高或者是非线性，动物模型和人体关联性不强，动物实验中动物死亡原因不能完全解释，或者全新的药理机制，则应该考虑采用更高一些的安全系数。如果已经有同类药物批准上市，或者可能引起的毒副作用临床上很好监测，可以考虑用小一些的安全系数。采用最佳动物模型 NOAEL 取得的 HED 除以安全系数，可以得到最高推荐起始剂量（maximum recommended starting dose，MRSD）。例如，假设安全系数为 10，则 MRSD 是 HED/10。最后根据药物在动物模型上观察到的药理作用，推算产生的最低药理作用的剂量（pharmacologically active dose，PAD），并以此换算成相应的 HED。如果由 PAD 所得的 HED 比 NOAEL 所得的 HED 要低，那么 MRSD 也应该相应地调整。例如，某药物在狗体内的 NOAEL 是 40mg/kg，其换算成 HED 为 $40 \times 0.54 = 21.6$ mg/kg；如果安全性系数为 10，则首次人体试验起始剂量（MRSD）为 2.16mg/kg。如果按成人平均 60kg 计算，FIH 首次人体起始剂量为 120mg。

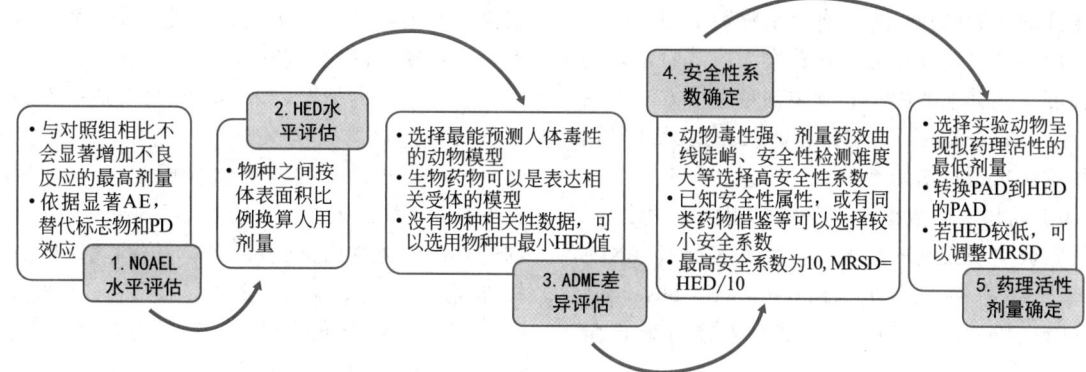

图 17.1　FIH 起始剂量确定步骤示意

表 17.3　根据体表面积动物剂量至人体等剂量转换表

物种	转换动物剂量 mg/kg 到 mg/m² (mg/m²＝km×mg/kg)	转换动物剂量(mg/kg)到 HED[①] (mg/kg)	
		除以动物剂量	乘以动物剂量
人类	37	—	—
儿童(20kg)[②]	25	—	—
小鼠(mouse)	3	12.3	0.08
仓鼠(hamster)	5	7.4	0.13
大鼠(rat)	6	6.2	0.16
白鼬(ferret)	7	5.3	0.19
荷兰猪(Guinea pig)	8	4.6	0.22
兔(rabbit)	12	3.1	0.32
狗(dog)	20	1.8	0.54
灵长类(primates)			
猴(monkey)[③]	12	3.1	0.32
小猴(marmoset)	6	6.2	0.16
松鼠(squirrel)	7	5.3	0.19
狒狒(baboon)	20	1.8	0.54
微型猪(micro-pig)	27	1.4	0.73
小型猪(mini-pig)	35	1.1	0.95

　　① 假设人体重 60kg。对于没有列出的物种或体重超出标准范围的物种，HED 可以用下列公式推算：HED＝动物剂量(mg/kg)×[动物体重(kg)/人体重(kg)]。

　　② K_m 值仅提供参考，因为健康儿童很少是Ⅰ期临床试验受试者。如果需要转换儿童，需要采用 K_m 值换算。此处 K_m 是转换剂量从 mg/kg 到 mg/m² 的因子。每个种族中 K_m 值并非线性常数，随种族体重的增加而增加（FDA，2005）。

　　③ 包括猕猴、恒河猴、短尾猴等。

　　当一种创新药物的化学结构、药理、毒理性质都非常接近于其他已经过人体试验的药物时，可根据已知药物的数据来估计创新药物的起始剂量。例如，类似已知药物的 NOAEL 是 10mg/kg，首次人体试验起始剂量为 10mg，最大耐受剂量为 100mg。当创新药物的 NOAEL 为 5mg/kg 时，则可以考虑 50mg 为起始剂量。为进一步安全起见，可以考虑用更低的剂量，如 10mg 或 25mg。

17.3.2　首次人体临床试验中剂量递增方法

　　一旦起始剂量确定后，下一步需要考虑的是如何决定每一次剂量递增幅度。通常在首次人体临床试验初期，起始剂量远低于 MTD，产生严重毒副作用的可能性较低，剂量可以以较大的幅度递增。当剂量上升到一定程度后，则应该降低每次递增的幅度。对于有细胞毒性的抗肿瘤药，由于有效治疗剂量与产生严重毒副作用的剂量比较接近，在首次人体试验中，剂量递增幅度应比其他药物小。有关剂量递增方法已在 6.2.5.2 节中详尽描述。归纳其方法及原则无外乎用以下几种方法来选择初始剂量：

　　① 基于动物实验数据　这是最常用的方法之一。根据动物实验中观察到的最大无毒性反应剂量（NOAEL）或最小有毒性反应剂量（lowest-observed-adverse-effect level，LOAEL）来推算人体等效剂量（HED）。

　　② 基于药物作用机制　另一种常用的方法是根据药物的作用机制和靶点，以及相关的生物标志物或者疗效指标（endpoint）来推算出能够达到预期效果或毒性的剂量。例如，如果抑制某种酶活性的小分子药物，根据酶的表达水平、抑制常数（K_i）和半最大抑制浓度（IC_{50}）等参数来计算出能够达到 50％或者 90％酶抑制的剂量。如果是抗体药物，则根据靶点的表达水平、亲和力（affinity）和饱和度（saturation）等参数来计算出能够达到 50％或者 90％靶点占有率的剂量。

　　③ 基于药代动力学　根据药物在体内的吸收、分布、代谢和排泄（ADME）过程，以及相关的药代动力学参数（PK parameter）来建立一个数学模型（modeling），来预测不同剂量下药物在体内的浓度变化。

　　然后，可以根据药物浓度和效果或毒性之间的关系，来确定能够达到预期效果或毒性的剂量。这种方法需要有足够的动物实验数据或者人体微剂量试验数据来支持模型的建立和验证。

　　根据不同的情况，采用上述最合适的方法，可以保证初始剂量既安全又有效。例如，根据多年的探索，抗肿瘤药的首次人体试验通常用 Fibonacci 或改良 Fibonacci 数列进行剂量递增。例如，一般创新药物的首次人体临床试验可以按 1 倍的均速增加，也可按非均速 5×、3×、2×、1.5×、1.33×增加（表 17.4）。对于抗肿瘤药，剂量可以按以下顺序递增，即 100％、67％、60％、63％、62％、62％（Fibonacci 法），或 100％、67％、50％、40％、33％、33％（改良的 Fibonacci 法）。申办方常常根据他们对各自创新药物的药理及毒副作用性质来综合考虑和决定剂量递增的幅度。

表 17.4　各种剂量递增法

均速递增法			非均速递增法		
剂量组	剂量/mg	递增百分率/%	剂量组	剂量/mg	递增百分率/%
1	5	—	1	10	—
2	10	100	2	50	400
3	20	100	3	150	200
4	40	100	4	300	100
5	80	100	5	450	50
6	160	100	6	600	33

设置了 DLT 观察剂量递增水平后，需要根据不同类型的药物多种因素，如药物性质、药代动力学、药效动力学、毒性反应的特点、统计学方法来设置 DLT 观察期。常见的若干原则（但并非绝对）包括但不限于：

• 如果药物具有较短的半衰期或者较快的消除速率，即药物在体内停留的时间较短，则可以设定较短的 DLT 观察期，如 7 天或 14 天；

• 如果药物具有较长的半衰期或者较慢的消除速率，即药物在体内停留的时间较长，则可以设定较长的 DLT 观察期，如 28 天或 42 天；

• 如果毒性反应具有较快的发生速率或者较短的持续时间，即毒性反应在给药后很快出现并且很快消失，则可以设定较短的 DLT 观察期，如 7 天或 14 天；

• 如果毒性反应具有较慢的发生速率或者较长的持续时间，即毒性反应在给药后延迟出现并且持续存在，则可以设定较长的 DLT 观察期，如 28 天或 42 天。

传统的细胞毒化疗药物，多数是间断性周期性给药。DLT 评估期往往都设定为第一个给药周期（C1），如 21 或 28 天。

17.3.3　首次人体临床试验中受试者人数

非抗肿瘤药物的首次人体试验，一般每一剂量入组 6 个受试者。其中 4 人随机服用受试创新药物，另外 2 人则服用安慰剂（阴性对照组）。对于抗肿瘤药物，最常见的是 3＋3 做法。每一剂量最初入组 3 个患者，如果这 3 个患者内没有出现与此药物相关的剂量限制性毒性（dose limiting toxicity，DLT），则可接收另外 3 个患者进行下一个剂量的试验。如果在某个剂量组的 3 个患者中有 2 人或 2 人以上出现 DLT，一般认为这个剂量已经超过 MTD。先前已试验过的低一级剂量是 MTD。如在一个剂量组的最初 3 个患者中有一人出现与此药物相关的 DLT，则须入组额外 3 个患者继续进行同一剂量的试验。只有 3 个额外

患者中没有出现 DLT 时，才可以继续进行下一组高剂量的试验。否则先前已试验过的低一级剂量应定为 MTD。通常在 MTD 会入组额外几个患者，保证 MTD 的安全性。申办方也可在 DLT 与低一级剂量之间再加一个或多个剂量组进行试验直到准确确定 MTD 为止，但是这种做法应该写在试验方案中。

17.3.4　剂量限制性毒性、最大耐受剂量、推荐 Ⅱ 期临床试验剂量

剂量限制性毒性（DLT）通常定义为给药后出现的严重的但可逆的组织器官毒性，导致无法继续增加剂量或延长给药周期。不同类型的药物可能会有不同的 DLT 定义和判定方法。一般来说，以下几个方面的原则可用于判断是否发生了 DLT，但也不一定是绝对的，需要根据试验药物属性、疾病类型、试验设计和临床前毒理学数据调整或设立判断标准，即，

• 毒性反应的类型　一般来说，影响重要器官功能或者危及生命的毒性反应，比如心脏、肝脏、肾脏、血液、神经等系统的损伤，会被认为是 DLT；而一些轻微或者可逆的毒性反应，比如恶心、呕吐、腹泻、皮疹等，通常不会被认为是 DLT。

• 毒性反应的程度　一般来说，根据 CTCAE（Common Terminology Criteria for Adverse Events）来评估毒性反应的程度（参见 20.1.3.1 节）。一般来说，3 级或以上的毒性反应会被认为是 DLT。对于某些创新药物，3 级或 4 级呕吐和腹泻也可能是 DLT，但是前提是已经用了最佳的治疗呕吐或者腹泻治疗方案。有些情况下，虽然某种毒副作用不到 3 级，但如果因为这种毒副作用不能长期继续给药（如连续 2 周或者更长时间）也应认为是 DLT。除了毒副作用的程度，其发生的时间段也应在临床试验方案中预先确定。一般认为只有在最初用药后 2～4 周内发生的毒副作用才能考虑是 DLT。

• 毒性反应的因果关系　一般来说，根据 WHO-UMC（World Health Organization-Uppsala Monitoring Centre）来评估毒性反应和给药之间的因果关系。WHO-UMC 是一个国际通用的因果关系评价系统，将因果关系分为 6 个等级，从"肯定"（certain）到"无关"（unrelated）。一般来说，"可能"（probable）或以上的因果关系会被认为是 DLT。

• 毒性反应的处理方式　一般来说，根据是否需要减少剂量、延迟给药或者停止给药来判断是否发生了 DLT。如果需要减少剂量或者延迟给药超过一定的时间（比如 7 天或 14 天），或者需要停止给药，那么就可以认为发生了 DLT。

对于传统的细胞毒化疗药物，确定为 DLT 常用的标准是：

- 与试验药物有关的 ≥ 3 级的非血液学毒性；
- 与试验药物有关的 ≥ 4 级的血液学毒性。

试验药物的 DLT 反应及其评估标准应在临床试验方案中予以明确阐述。表 17.5 列出了常见的 DLT 标准案例。

表 17.5　常见剂量限制性毒性案例

毒性种类	毒性程度	备注
中性白细胞减少	4 度（$<0.5\times10^9$/L）	毒性持续 3～7 天，或者 3 度但患者发热临床出血
血小板减少	3 度（$<25\times10^9$/L）	
肝脏	3 度 AST 或 ALT 升高	
任何非血液性毒性	3 度或 4 度	

在首次人体临床试验中，创新药物的剂量通常增至 MTD。在临床试验中，人体对于药物的最大耐受剂量（MTD）是指不会引起受试者出现无法接受的不良反应时的药物服用剂量水平。通常为在参与临床试验的 30% 受试者中造成 3 度（严重）或 4 度（威胁生命）的毒性剂量。对于抗肿瘤药物，通常使用 MTD 作为推荐 Ⅱ 期剂量（RP2D，参见 6.2.5.2 节）。RP2D 也用在其他 Ⅰ 期临床试验中，如药物相互作用试验。某些抗肿瘤药物，如单克隆抗体或靶向药物，由于毒副作用低，首次人体临床试验不一定能达到 MTD，甚至不需要达到 MTD。对于这些药物，首次人体临床试验中剂量升高到一定程度后可以考虑停止继续试验，如已经观察到疗效，或者血药浓度达到产生药理作用的浓度等。对于非抗肿瘤药物，也可以根据首次人体临床试验结果来模拟药物血药浓度-效应间的关系，从而估算 RP2D。这些结果包括毒副作用、观察到的疗效或生物标记物的变化。目前的趋势是为缩短新药研制时间及减少研发成本，在首次人体临床试验中尽可能地增加关联参数的测定，以期利用药动学和药效学之间的关系来确定 Ⅱ 期临床试验的最佳剂量或者尽早尽快准确地决定是否进行下一期临床试验。

17.3.5　首次人体临床试验终点评估

首次人体临床试验终点包括安全性和耐受性、药动学、药效学、药物遗传学的评估。如果首次人体临床试验是在患者中进行，临床疗效也是试验终点之一。安全性和耐受性评估参数包括身高、体重、年龄、性别、种族、吸烟状况、患病史、药物使用史、血常规、尿常规化验、心电图和生命指征等。上述安全性评估应在用药前及试验结束时进行。在首次人体临床试验期间，可对健康受试者或患者进行全面或部分安全性评估。某些药物可能有特定的器官毒性，如心脏毒性，其他的监测手段如超声心动图也应该考虑。

首次人体临床试验中另一项常见的终点是药动学。因为这是第一次在人体中获得药动学参数，一般会设计在给药后抽取密集的血样。如果是多次给药试验，除了在第一天服药后抽取密集的血样外，还应在达到预计的稳态血药浓度后，再在多点抽取血样，例如在几次给药前抽取血样，以确定达到稳态血药浓度的时间。

首次人体临床试验的主要目的是评估一种创新药物在人体（健康受试者或患者）中经单次给药或多次重复给药后的安全性和耐受性，从而决定最高耐受剂量（MTD）和推荐 Ⅱ 期剂量（RP2D），为下一步临床试验和药物开发提供数据。

由于每一种药物的分子结构不同，药物之间有不同的物理化学和生物特性，最终表现为不同的安全有效性，所以没有一种标准的首次人体临床试验设计。例如，每个创新药物会有不同的起始剂量，不同的剂量递增幅度，不同的药动学及药效学取样点，不同的用于监测毒副作用的检查项目。目前尚无药政管理部门关于首次人体临床试验设计的指导文件，而药政管理部门又会对首次人体临床试验方案进行严格审查，这就要求对创新药物的临床前药理、药动学及毒理特性有全面深刻的理解，以便能制订出最安全、最佳的首次人体临床试验设计方案。

（陈学愚）

第18章
群体药动学应用与试验设计

群体药动学（population pharmacokinetics）是研究一种药物被患者使用后个体间（inter-subject variability）和个体内（intra-subject variability）不同时期药物浓度偏差的起因和相互关系。患者的自身状况和条件，生理和病理因素，如身高、体重、年龄、性别、药物代谢与分泌功能、疾病状况以及共同使用的药物和其他治疗手段，都会改变剂量-药物浓度之间关系。群体药动学就是要定量地测量这些影响剂量-药物浓度关系的因素，并结合临床安全性和疗效来确定与调整安全有效的药物剂量。群体药动学和药效学相互关系的数学和统计学模型的分析及模拟，近年来已成为改善药物疗效、降低药物毒副作用、加速药物研发进程和获得药政部门的新药上市批准必不可少的工具。群体药动学获得重视和越来越广泛的应用，是因为与传统的药动学相比，有以下优点：①不像传统的药动学要求摄取密集的测定药物血浓的样本，群体药动学可同时用于稀少和密集样本的分析。这里所指的样本是指一次用药后在一位受试者身上所收集的样本，传统药动学一般需要10个左右样本，但群体药动学仅需1~6个样本，这种方法更适合于受试者数量较多的Ⅱ、Ⅲ期临床试验，以及危重患者、老年患者或儿童患者，因为出于道义上的考虑，不宜在这些患者身上摄取密集的血样。②不像传统药动学或利用健康受试者，或选择少数受试患者，群体药动学由于其研究对象为数量较多的受试患者（一般在几百例至几千例），并且所获数据在患者中更具代表性，因而更能准确地表达药物经使用后在患者身上的性质，以避免传统药动学可能引起的偏差与局限性。③通过群体药动学研究，可获得一种药物经使用后的个体间和个体内的偏差，这些来源不明的个体偏差往往会降低药物的有效性和安全性，群体药动学主要的优点不仅在于能准确和精确地测定这些个体偏差，而且能找出引起这些偏差的原因，从而为个体化用药方案提供科学的依据。

本章着重讨论群体药动学在新药研发中的应用，如何设计临床群体药动学试验，对不同的群体药动学研究目的，如何加进共偏差因数（covariate）进行分析，以及受试者数量和最佳取样数和时间段等。对于

如何建立和分析群体药动学模型，本章不作详细讨论，如需要可参考有关书籍和文献（Ette and Williams，2007）。

18.1 非线性混合作用模型法应用于群体药动学数据分析

利用群体药动学原理不但能提供一种药物的药动学参数的典型值（typical value，约等于均值，mean），又能提供药动学参数的偏差性（variability）。为达到此目的，常应用非线性混合作用模型（nonlinear mixed-effects modeling）法来评估固定作用（fixed effect）和随机作用（random effect）对药动学参数典型值的影响。非线性混合作用模型法仅需要每位受试者的少数样本，如1~6个样本，据此，从一项甚至多项不同的临床试验中在各个受试者身上所得到的药动学数据，如血药浓度，被混合在一起进行统一分析，同时又将不同受试者之间的随机作用编入群体药动学模型中一同分析。NONMEM 为 nonlinear mixed-effects modeling 的缩写，是最常用的群体药动学和药效学的计算机软件程序，并获得主要国家药政管理部门的认可。

非线性混合作用模型由两部分组成：基本结构模型和统计学或方差（variance）模型。结构模型（structure model）描述一特定群体中一种药物的药动学或药效学参数的典型值，例如，结构模型可以是单房室、二房室、三房室模型加上或不加上共偏差因数。通过单房室模型可以估算出药物清除速率（CL）和中心房室分布容积（V_1），通过二房室模型，可以估算出其他更多的药动学参数，如房室间交换速率常数（inter-compartment clearance，Q）和外房室分布容积（volume of distribution in peripheral compartment，V_2）。

方差模型是在结构模型上加入共偏差因数，共偏差因数又可分为连续性共偏差因数（continuous covariate）和分类型共偏差因数（categorical covariate），体重，年龄，临床血液、尿液、体液分析项目数值等为连续性共偏差因数，种族、性别、吸烟状况、共同服用的药物等为分类型共偏差因数，这些因数将在本

章后半部分加以详细讨论，此分析可以寻找出影响一种药动学参数的因素。对连续性共偏差因数可用以下指数方程来描述：

$$P^* = \theta_x (每位受试者的共偏差因数/共偏差因数中间值)\theta_y$$
$$(18.1)$$

式中，P^* 是药动学参数 P 的典型值；θ_x 和 θ_y 是固定作用参数。对分类型共偏差因数不需考虑以上方程中的共偏差因数中间值。

　　每项共偏差因数加入结构模型后，需用统计学原理来评价其对共偏差因数模型作用的显著性，如加入一项共偏差因数后并不能明显改善血药浓度-时间变化的模型，此共偏差因数不会对所计算的药动学参数造成影响，因此此偏差因数不应编入最后的群体药动学模型中，此时则应继续寻找其他可能影响药动学参数的共偏差因数。

18.2　群体药动学和药效学在新药研发中的应用

　　在药物研发过程中，应用群体药动学有利于药品研究人员全面准确地理解一种药品在人体内起效和患者特性之间的关系，并鉴别出影响药物在人体内安全有效性的因素和解释药物个体偏差的起因，从而使研究人员能尽早地调整人体试验用药剂量、试验设计和剂型处方。更重要的是，群体药动学能帮助研发单位结合其他临床数据，尽早准确地作出一种药物研发的取舍。

18.2.1　在临床前动物实验中的应用

　　群体药动学可应用于药品研究的各个阶段：从临床前动物实验阶段到Ⅰ、Ⅱ、Ⅲ期临床试验，甚至到新药上市后的Ⅳ期临床试验。在临床前动物实验阶段，以群体模型为基础（population-based modeling）的数据分析可揭示血药浓度-毒理、血药浓度-药理作用和血药浓度-生物标志物（biomarker）之间的关系。由于某些小型动物如小鼠、大鼠仅可供少数取血点，不可能从单一动物个体身上得到完整的血药浓度-时间关系，从而无法准确地计算药动学参数，将从较大数量的动物群体中获得的不同时间段的血药浓度数据合并在一起，则可建立一数学/统计学模型，以达到准确地计算动物药动学、药效学参数。动物毒理和药理学数据较易通过整体或解剖后获得，另外药理学数据可在某一特定的病体动物模型中获得，因此药动学和药效学关系可建立在较复杂的多房室数学模型上，即近年发展出来的以生理学为基础的药动学模型（physiological-based pharmacokinetic modeling），从而更好地理解药物引起的毒理和药理作用。最后，动物群体药动学可用于估计首次人体试验的安全有效剂量。在某些情况下，利用Ⅰ期健康受试者身上所获得的血药浓度，结合动物药理数据，建立人体药动学-动物药效学关系，来预测今后人体试验对某一特定剂量的毒副作用和有效性。

18.2.2　鉴别人体药动学偏差的起源

　　临床药理、药动学研究人员需鉴别一种药物的药动学偏差的起源和程度，特别是对一种窄治疗指数（narrow therapeutic index）的药物。药动学上的偏差常常会使得该药物的血药浓度和 AUC 在一些患者身上或同一患者不同时机高于其治疗指数的上限而引起毒副作用，而在另一些患者身上或同一患者另不同时机药物浓度或 AUC 则会低于治疗指数的下限，使其难达预计的疗效。利用群体药动学非线性混合作用等模型分析一种药物血药浓度时，可加入共偏差因数加以分析，如体重、年龄、用药前肝/肾功能，如这些共偏差因数能引起统计学上显著的药动学参数变异，则用药剂量可作相应调整。另如，血药浓度随体重的增加而降低，用药剂量则可随体重分为 3 种：低于 50kg 用低剂量，50～80kg 用中剂量，高于 80kg 用高剂量。如果对一种具有窄治疗指数并且血药浓度或 AUC 常超出指数范围的药物，如不能发现引起其药动学偏差的起源，或发现了共偏差因数，但按血药浓度-共偏差因数关系进行剂量调整后，仍不能将药动学差异控制在治疗指数范围内，新药研发单位则应考虑停止继续开发此新药。

18.2.3　群体药动学在特殊患者群体中的应用

　　由于疾病、年龄或其他因素，从每个患者身上所能收集到的有限血样点数，将成为限制在这类特殊患者群体中获得药动学数据的重要原因。因此，需使用最佳取样策略，以达到从少数几个样本中获得最多药动学的信息。在 18.3 节中将具体详细讨论确定取样点的策略与方案。

18.2.3.1　在儿科患者中的应用

　　美国 FDA 和欧盟 EMEA 等近年来不断要求制药企业对正在研发中的新药在儿科患者中进行临床试验（FDA，1998），以获得一种新药在这类特殊患者群体中的药动学、药效学、安全性和有效性数据，对某些药物即使不是针对儿科疾病，但只要有可能在儿科患者中使用，儿科临床试验就必须在新药报批前完成。在某些情况下，儿科临床试验则可在一种仅在成人患者中使用的新药批准上市后再进行，作为鼓励制药企业进行儿科临床试验，凡是完成儿科临床试验的新药，其专利保护期可延长 6 个月。因此利用群体药动学原理来分析儿科临床试验的数据已在制药界被普遍采用。

　　儿科患者参照国际医药界统一标准按年龄可分为以下几类（ICH，2000；FDA，2004）：

① 非足月分娩的新生儿；

② 足月分娩的新生儿，0～27 天；

③ 婴儿和幼儿，28 天～23 月；

④ 儿童，2～11 岁；

⑤ 青少年，12～16 或 12～18 岁（根据不同地区来定）。

各年龄段之间的儿童及与成年人相比最大的不同是体重和分布容积，一般来讲年少的患者体重轻，分布容积小，而且年少患者肝脏酶代谢功能和肾脏清除功能不健全，如果服用与成年人相同的剂量，很易因血药浓度或某些组织器官药物浓度过高而产生毒副作用。即使某些药物在成年患者中能建立一种剂量（或 C_{max}、AUC）与体重或体表面积（body surface area）之间的关系，但这种关系往往不能延伸到低体重或小体表面积的儿科患者，因此儿科用药剂量必须通过在儿科患者中的临床药动学试验中来测定。由于不大可能在每位儿科患者身上获得密集的血样，如 1 次用药后取 4 点以上的血样，因此只能收集少数几个样本，如 3～4 个样本，再借助群体药动学模型来分析 1 组较多儿科患者，如 30 例左右患者的药动学数据。当每位儿科患者所能提供的血样点数过于稀少，如 1 或 2 个样本，这时可考虑参照成年人药动学参数来代替固定儿科群体药动学模型中的某些参数，如吸收速率常数（k_a）和/或房室间交换速率常数（Q），以减少模型中的自变量参数，从而达到成功地建立能准确表达血药浓度随时间变化以及影响其变化的偏差因素的群体药动学模型的目的。

18.2.3.2　在老年患者中的应用

一般较难在老年患者中获得密集的药动学样本，老年患者不易同意在其身上进行药物试验，或本身患有末梢脉管疾病或脆弱的静脉血管，加重了取血样的难度，因此在老年患者中进行临床药物试验，可采取与儿科患者同样的策略来收集稀少的药动学血样。此外，也可先行在健康老年受试者身上进行临床试验，但应考虑到老年健康受试者与患者身体功能如肝、肾功能的不同，患者常需同时服用多种药物，易引起药物相互作用，这些因素应在群体药动学模型中加以估算和调整。

在西方国家，65 岁以上的患者称为老年患者，有时老年患者的起始年龄可定为 60 岁，具体又可分为 65～75 岁和 75 岁以上等几个亚年龄段，但是老年患者不像儿科患者那么样容易按年龄简单分成几个亚年龄段，一般老年患者易受多种因素的影响，并且老年患者常同时服用多种药物，药物相互作用应予以考虑。老年患者与成年患者相比，最显著的不同在于心、肝、肾以及肠胃道吸收功能的衰退，由于心脏功能的减弱，常会引起用药后对心脏的不良反应，如延长 QT 间期（QT interval prolongation），使得患者易猝死。由于肝、肾功能减弱，老年患者在使用药物时不易代谢解毒并排出体外，使得血药浓度要高于一般成年患者，而肠胃道吸收功能的降低，则可能使血药浓度达不到预期的治疗要求。以上种种由高年龄和器官组织功能的衰退导致某种药物在老年患者身上的血药浓度带来的不利影响，加之取样不宜过多，因此借助群体药动学来研究一种药物在老年患者这一特殊的群体中的吸收、分布、代谢及排泄规律显得极其重要。

18.2.3.3　在肝/肾功能衰退患者中的应用

群体药动学可用于评估由肝/肾功能衰退而引起的一种药物在其药动学上的变化，尽管这些变化可利用专门设计的分别用肝或肾功能衰退患者的 I 期药动学来评估，药物开发单位也常利用群体药动学更加定量地从统计学上来评估这些作用，常用的方法是将天冬氨酸转氨酶（aspartate aminotransferase，AST）、丙氨酸转氨酶（alanine aminostransferase，ALT）、胆红素（bilirubin）等作为连续性共偏差因数，并将 Child-Pugh（一项评价肝功能的综合指标）指数作为分类型共偏差因数编入群体药动学模型来评价肝功能对一种药物药动学的影响。而评价肾功能对一种药物的药动学的影响，则可将肌酐清除率（creatinine clearance）作为连续共偏差因数，编入群体药动学模型中。

18.2.4　评价人种对药动学的影响

传统的药动学由于受到受试者数量的限制，很难定量地评价一种药物在不同人种间的药动学规律，而在群体药动学中，人种，如白种人、黄种人、黑种人，可用作共偏差因数编入群体药动学模型中。一种药物在不同人种中的不同药动学规律，很可能是由药物代谢酶在不同人种中的不同表达程度而引起的，细胞素 P450（cytochrome P450）包含一系列药物代谢酶，如 CYP2D6、CYP3A4、CYP2C9、CYP2C19 等。就 CYP2D6 而言，现已发现至少 40 多种等位基因（allele），而这些等位基因又可分为功能性、无功能性和降减功能性基因三大类。居住在欧洲的白种人主要表达功能性的基因，亚洲人和太平洲人对此功能性基因的表达程度较低（Bradford，2002），因此白种人对主要通过 CYP2D6 酶降解的药物代谢较快，而亚洲人则代谢这类药物较慢，从而产生在同样剂量下的高血药浓度。有时可将受试者的遗传基因型（genotype）编入群体药动学模型中，由于一种酶常有多达几十种等位基因，因此不太可能将每位患者的数十种等位基因都编入群体药动学模型中，这需要将这些等位基因按其降解药物的功能来分类，如一般人群按其 CYP2D6 酶的活性，可分为 CYP2D6 强代谢者（extensive metabolizer）、中等代谢者（intermediate metabolizer)、弱代谢者（poor metabolizer）三大类，进而容易用群体药动学按遗传表型（phenotype）进行分析。

18.2.5 评价性别对药动学的影响

如一种药物在Ⅰ期临床试验中能获得足够多的男性和女性受试者的药动学数据，传统的药动学可用于评价性别对其影响。然而群体药动学也不失为值得利用的一种分析评价手段，这是因为群体药动学综合了更大量的患者数据，从而有助于全面、定量地评价性别对药动学的影响。另外，群体药动学可区分真正的性别作用，或由于其他与性别高度有关的生理因素而产生的作用。

由性别而产生的不同药动学特性，主要是因为生理和生物分子水平上的不同，生理上的区别主要在于女性体重轻、器官组织体积小、身体脂肪含量高、肾小球过滤速率较低，和肠胃道蠕动速度不同。而男女在生物分子学上的不同，则在于药物转运因子（transporters）和药物代谢酶的活性不同，如男性具有较高的 CYP1A2 酶、CYP2E1 酶和 P-糖蛋白（P-glycoprotein）活性（Meibohm et al.，2002），而女性则具有较高的 CYP2D6 酶活性，两性间具有类似的 CYP3A4 和 CYP2C19 酶活性。

18.2.6 吸烟状况对药动学的影响

吸烟者的 CYP1A2 酶活性较非吸烟者要高，如试验药品是通过 CYP1A2 酶来降解的，其血药浓度在吸烟群体中要低于非吸烟群体，这可能会减少由高血药浓度而引起的毒副作用，而另一方面则可能会由于低血药浓度而降低疗效。吸烟状况除了会对药物代谢酶产生影响外，它还会对患者的心肺功能、药物与血浆中蛋白质结合等产生影响（Berg，1999），进而影响一种药物的药动学特性。一般很少利用Ⅰ期临床试验来研究吸烟状况对药动学的影响，因为以上描述的因素不一定出现在每一位吸烟者身上，也不一定不出现在每一位非吸烟者身上，因此吸烟的影响要通过对吸烟量较大和非吸烟群体的研究，才能得出结论，通常吸烟状况作为 1 种分类型共偏差因数，如将吸烟者、戒烟者和非吸烟者编入群体药动学模型中，一般不根据单位时间内吸烟的数量作为一连续性共偏差因数。

18.2.7 同期服用的药物对受试药的药动学的影响

一般Ⅰ期临床药物相互作用试验，测检一对一的相互作用，如探针药物（probe drug）是一类药物中具有代表性的一种，其试验结果可延伸到受试药与这一类药物间的相互作用。在实际患者群体中，不同的患者可同时服用不同种类的一种或多种药物，这时可借助群体药动学来分析药物相互作用。在Ⅱ、Ⅲ期临床试验中，由于众患者可同时服用众多的不同药物，因此不可能对这些药物的血药浓度一一加以分析，因此群体药动学中所研究的是同期服用的其他药物对受试新药的单向作用，而不是药物-药物双向相互作用。在群体药动学研究中，可将临床试验中使用最多的 10 种或 20 种同期服用的药物作为分类型共偏差因数编入群体药动学模型中，也可将这些同期用的药物分为几大类后作为分类型共偏差因数，如 CYP3A4 酶抑制剂（inhibitor）、CYP2D6 酶抑制剂、CYP3A4 酶诱发剂（inducer）等同期服用的药物，如影响肠胃道的 pH 和蠕动速率的同期服用的药物，则可能影响受试药的吸收度，如同期服用的药物和受试药物都主要通过肾脏清除，受试药物的肾脏清除速率可能会受到同期服用的药物的竞争而降低，以至增加其血药浓度。

综上所述，表 18.1 列举群体药动学在临床试验中的应用。

表 18.1 群体药动学在临床试验中的应用

影响药动学的因素	群体药动学模型中的共偏差因数
生理	年龄、体重、身体质量指数、体表面积，以及基础临床血液、尿液、体液分析项目数值
遗传	患者遗传表现型，如 CYP2D6 酶强代谢者、中等代谢者、弱代谢者，多种药物阻抗剂（multiple drug resistant，MDR）的遗传多态性（polymorphism），P-糖蛋白的遗传多态性
儿科和老年患者	年龄、体重、体表面积、器官组织和酶系统功能
肝、肾功能衰退患者	AST、ALT、胆红素、Child-Pugh 指数、肌酐清除率
人种	生活、饮食习惯、遗传学差别
性别	生理、药物代谢酶的差别
吸烟状况	药物代谢酶、病理差别
同期服用药物	对药物代谢酶、转运因子、吸收、肾脏清除的影响

18.3 群体药动学临床试验设计

进行群体药动学研究时，无须单独为这项研究来专门进行一项或多项临床试验，研究人员常常在Ⅱ、Ⅲ期临床试验中收集血样，而后测定其中药物浓度，最后用群体药动学模型来分析药物浓度随时间的变化以及引起一种药物的药动学参数偏差的起因。为了使最终的群体药动学模型能最大限度地、准确地提供人们对一种药物的药动学特性的理解，合理地设计群体药物动力学试验显得尤其重要，具体地讲，试验设计时应考虑患者数量、每位患者的样本数量、样本的取点时段和最后计算结果的准确性。以下着重讨论以经验为根据和以先前数据进行模拟计算来确定取样点。

18.3.1　凭经验来确定取样点

即使群体药动学中仅要求从每位受试者中摄取少数几个样本，但这些样本应尽可能代表一种药物血药

浓度-时间曲线的吸收、峰值、分布和清除各个阶段。最简单为血药浓度-时间曲线按单房室静脉注射模型变化，只需一峰值和一末端点就能描述其变化，此时第 1 点为静脉注射后立刻取样，第 2 点大约为等于或大于 1.4 倍的末端半衰期，对于非单房室静脉注射模型，第 1 点为静脉注射后 5min 内，第 2 点为 0.3 倍的半衰期，第 3 点为 0.7～2.5 倍的半衰期，第 4 点为 3 倍以上的半衰期或最低血药浓度（trough concentration），此外为检测个体内的偏差，应在 2 次或 2 次以上不同给药后都取样，具体见表 18.2。

表 18.2　凭经验取点法

每位受试者样本数	给药途径	取点时间或区段
2	静脉灌注	①灌注后 5～10min；②≥1.4 倍半衰期
3	静脉灌注	①灌注后 5～10min；②在第 1、3 点之间；③在末端清除阶段
4	静脉灌注	①灌注后 5～10min；②0.3 倍半衰期；③0.7～2.5 倍半衰期；④大于 3 倍半衰期
不定	口服	①吸收段；②峰值区间；③分布段；④清除段

18.3.2　用数学模型计算最佳样本点

现采用 Fisher 信息矩阵（Fisher information matrix）法和临床试验模拟（clinical trial simulation）法来计算最佳样本点，前者是利用二次偏导数来计算所设计的样本点逐渐趋向于最佳点的可能性，这个样本点不但在点和线上，而且在一曲面上向其估计值的偏差矩阵的最低点和面靠近，以求得其最佳样本点，Duffull S. 等在 Fisher 信息矩阵原理上开发了 WinPOPT 程序来估算最佳取样点。具体应用此程序时，先要根据已知的血药浓度-时间关系，用 NONMEN 程序来计算药动学参数（如 CL、V_c、V_P、Q、k_a）和这些参数的偏差，将这些数值输入 WinPOPT 中，计算样本点数和最佳取样点时间段。临床试验模拟法则可用美国 Pharsight 公司开发的 Trial Simulator 来完成最佳取样点的估算，使用这个程序时，也需输入药动学参数和其偏差，并假设各种给药方案，此程序会给出各种临床取点和试验设计方案供比较。

18.3.3　受试者数量

为建立可靠的群体药动学模型，至少需要在 30 例受试者身上摄取药物血样，如果一种药物的药动学参数偏差大，则需要更多的受试者，如要估算药物分

布容积以及与体积有关的多房室参数，如房室间交换速率常数，则需要 50 例以上的受试者。近来在向美国 FDA 递交的许多新药上市申请（如 NDA、BLA）中，甚至可见利用几百例或上千例患者的数据来进行群体药动学分析。

群体药动学与传统药动学相比，是一项较新的技术，它可以用于新药研发从临床前动物研究到 Ⅰ、Ⅱ、Ⅲ 期临床试验的各个阶段。利用这种技术，不但能获得基本的药动学参数，如清除速率、分布容积、吸收速率等，并可通过模拟来求得 C_{max} 和 AUC，更重要的是它可提供引起这些参数偏差的程度和原因，从而为一种药物的用药剂量和方案的选择提供科学的依据，同时也为各国和地区的药政部门批准新药上市和使用说明书提供依据（FDA，1999b）。

以群体数据为基础的药动学与药效学之间关系的模型建立，为预计临床试验的疗效和毒副作用提供了可能性，从而能优化临床试验设计，提高临床试验的成功率。此外利用群体药动学模型来分析已获得的临床试验数据，有可能省去一些临床试验，这些都可降低新药开发成本，加快研发速度，使之成为新药研发中必不可少的新技术。

（张晓光）

第19章

研究药物相互作用的
临床试验设计与方法

随着发病机制从分子水平上加以阐明，越来越多的新药非常针对性地作用某一或某几种起因靶点，而一种疾病往往可能由多种分子或细胞的突变而引起，这时就可能需要同时使用多种药物进行治疗。另一方面，有些疾病常会引起多种并发症，这样就更需要同时使用多种药物对疾病加以治疗和控制，像艾滋病（AIDS）、充血性心力衰竭、高血压、器官移植和肿瘤等，临床上经常同时使用多种药物，促进其协同作用，以期比单一药物更为有效。相反，如果临床专业人员对同时使用的药物性质了解不足，以致不当地配伍这些药物，则会带来意想不到的毒副作用或降低疗效。

新药研发单位在研制一种新药特别是创新药时，从其早期临床前研究到后期临床研究，都需深入地研究潜在的药物相互作用的可能性。这一方面体现了制药企业对患者负责的神圣义务，另一方面也关系到一种新药上市后的销售量，只有一种其药理、安全性和疗效得到全面研究证实的创新药，才会得到医师们的肯定，最终推广向广大患者使用，另外，只有完成了这些临床前和临床上的深入研究，一种创新药才有可能获得药政管理部门的上市批准，而药物相互作用（DDI）是其中一项主要的研究项目。

一种新药上市后，很难预测其与何种其他药物共同使用，也不能将此新药在研发阶段，与每一种今后可能共同使用的药物来进行药物相互作用研究，特别是其临床研究。此外，并不是所有的药物相互作用都是有机制可循的，然而，现已发现大部分的药物相互作用都是基于这些药物的代谢机制，进而影响受试药物的药物代谢动力学性质，最终可能导致不同的用药安全性和有效性。本章参照美国FDA药物相互作用临床试验的指导文件草案（FDA，2006b），着重讨论以代谢机制为基础的药物相互作用，如何根据受试药体外实验结果来决定是否进行临床试验，如何选择临床药物相互作用试验的探针药物（probe drug），以及如何设计这些临床试验。

19.1 药物相互作用的种类

19.1.1 以代谢酶为基础的相互作用

药物代谢主要是通过位于肝脏内质网状组织的细胞色素 P450（cytochrome P450）这类酶来完成的，有些药物也通过其他酶。如 N-乙酰基转移酶（N-acetyl transferase）或葡糖苷酸基转移酶（glucuronosyl transferase）来降解代谢。许多因素均能影响肝脏和小肠的药物代谢，如疾病状况、共同使用的药物、食物、遗传基因等，除共同使用的药物外，这些因素在一定时间内对药物代谢的影响较稳定。只有共同使用的药物会随其血液浓度，或更准确地讲在肝脏的浓度变化而对这些酶产生突变的影响，更进一步讲，如受试药物的代谢产物也同样具有生物活性（即具毒副作用或治疗效用），共同使用的药物的影响会变得更加复杂，在这种情况下，不但需研究共同使用的药物对受试母体药物（parent drug 或 pro-drug）的影响，还需研究对其活性代谢产物的影响。因此，在进行药物相互作用临床试验前，首先必须建立敏感的、专一化的对药物和它的主要活性代谢产物的定量分析方法，因为共同使用的药物也同时存在于血样中，可能会对受试药物的准确定量分析产生干扰。

许多细胞色素 P450 酶会因共同使用的药物而被抑制或诱发，当一种或几种能代谢受试药物（即它是这些酶的底物，substrate）的酶遭受这种抑制时，其受试药物的血药浓度就会增加，有时当血药浓度上升到一定程度时，就会产生毒副作用。另一方面，当代谢酶遭受诱发时，受试药物的血药浓度就会变小，进而使其疗效降低。与共同使用的其他药物相类似，有些受试药物也会抑制或诱发细胞色素 P450 酶，而对其他药物的代谢甚至血药浓度产生影响。所以新药研制单位不但要研究共同使用的其他药物对正在开发的创新的药物药动学，甚至药效学的影响，也要根据此创新药对细胞色素 P450 酶的作用来研究其对其他共同使用药物的影响。

19.1.2 以转运蛋白为基础的相互作用

近来，越来越多的研究提示了由于抑制或诱发药物转运蛋白（transporter）而引起的药物相互作用，最常用的药物转运蛋白有 P-糖蛋白（P-glycoprotein）、有机阴离子转运蛋白（organic anion transporter，OAT）、有机阴离子多肽转运蛋白（organic anion transporter polypeptide，OATP）、有机阳离子转运蛋白（organic cation transporter，OCT）、多药耐药性蛋白（multidrug resistance protein，MDRP）和乳房肿瘤耐药性蛋白（breast cancer resistant protein，BCRP），其中对 P-糖蛋白的研究最为深入，已运用于临床药物研究中。主要的药物转运蛋白和已知的酶底物、抑制剂和诱发剂列于表 19.1。这些酶底物、抑制剂和诱发剂都是运用于临床的药物，当一种抑制剂或诱发剂与酶底物合用时，则会对酶底物的药动学或药效学产生影响。例如，奎尼丁（quinidine）抑制在肾小管表达的 P-糖蛋白，进而使共同服用的地高辛（digoxin）血药浓度升高而产生毒副作用，因为它主要（大约 70％的剂量）通过肾小管上的 P-糖蛋白而分泌出体外。

表 19.1　人体内主要的药物转运蛋白或酶

基因	别名	所处组织器官	酶底物	酶抑制剂	酶诱导剂
ABCB1	P-gp，MDR1	肝、肾、脑、肠、胎盘、肾上腺、睾丸	地高辛（digoxin）、非索非那定（fexofenadine）、茚地那韦（indinavir）、长春新碱（vincristine）、秋水仙碱（colchicine）、托泊替康（topotecan）、紫杉醇（paclitaxel）	利托那韦（ritonavir）、环孢素（cyclosporine）、维拉帕米（verapamil）、红霉素（erythromycin）、酮康唑（ketoconazole）、伊曲康唑（itraconazole）、奎尼丁（quinidine）、依克立达（elacridar）、伐司朴达（valspodar）	利福平（rifampin）、圣约翰草汁
ABCB4	MDR3	肝	地高辛（digoxin）、紫杉醇（paclitaxel）、长春碱（vinblastine）		
ABCB11	BSEP	肝	长春碱（vinblastine）		
ABCC1	MRP1	肠、肝、肾、脑	阿德福韦（adefovir）、茚地那韦（indinavir）		
ABCC2	MRP2 CMOAT	肠、肝、肾、脑	茚地那韦（indinavir）、顺铂（cisplatin）	环孢素（cyclosporine）	
ABCC3	MRP3 CMOAT2	肠、肝、肾、胎盘、腺上腺	依托泊苷（etoposide）、甲氨蝶呤（methotrexate）、替尼泊苷（teniposide）		
ABCC4	MRP4				
ABCC5	MRP5				
ABCC6	MRP6	肝、肾	顺铂（cisplatin）、柔红霉素（daunorubicin）		
ABCG2	BCRP	肠、肝、乳房、胎盘	柔红霉素（daunorubicin）、多柔比星（doxorubicin）、托泊替康（topotecan）、罗苏伐他汀（rosuvastatin）、柳氮磺胺吡啶（sulfasalazine）	依克立达（elacridar）、吉非替尼（gefitinib）	
SLCO1B1	OATP1B1 OATP-C OATP-2	肝	利福平（rifampin）、罗苏伐他汀（rosuvastatin）、甲氨蝶呤（methotrexate）、普伐他汀（pravastatin）、甲状腺素（thyroxine）	环孢素（cyclosporine）、利福平（rifampin）	
SLCO1B3	OATP1B3 DATP8	肝	地高辛（digoxin）、甲氨蝶呤（methotrexate）、利福平（rifampin）		

续表

基因	别名	所处组织器官	酶底物	酶抑制剂	酶诱导剂
SLCO2B1	SLC21A9 OATP-B	肠、肝、肾、脑	普伐他汀（pravastatin）		
SLC10A1	NTCP	肝、胰腺	罗苏伐他汀（pravastatin）		
SLC10A2	ASBT	回肠、肾、胆管			
SLC15A1	PEPT1	肠、肾	氨苄西林（ampicillin）、阿莫西林（amoxicillin）、卡托普利（captopril）、伐昔洛韦（valacyclovir）		
SLC15A2	PEPT2	肾	氨苄西林（ampicillin）、阿莫西林（amoxicillin）、卡托普利（captopril）、伐昔洛韦（valacyclovir）		
SLC22A1	OCT-1	肝	阿昔洛韦（acyclovir）、金刚烷胺（amantadine）、地昔帕明（desipramine）、更昔洛韦（ganciclovir）、二甲双胍（metformin）	丙吡胺（disopyramide）、咪达唑仑（midazolam）、苯乙双胍（phenformin）、酚苄明（phenoxybenzamine）、奎尼丁（quinidine）、利托那韦（ritonavir）、维拉帕米（verapamil）	
SLC22A2	OCT-2	肾、脑	金刚烷胺（amantadine）、西咪替丁（cimetidine）、美金刚（memantine）	地昔帕明（去甲丙咪嗪，desipramine）、酚苄明（phenoxybenzamine）、奎尼丁（quinidine）	
SLC22A3	OCT-3	肝、胎盘、肾、心脏、骨骼肌肉	西咪替丁（cimetidine）	地昔帕明（desipramine）、酚苄明（phenoxybenzamine）、哌唑嗪（prazosin）	
SLC22A4	OCTN1	肾、骨骼肌肉、胎盘、胰腺、心脏	奎尼丁（quinidine）、维拉帕米（verapamil）		
SLC22A5	OCTN2	肾、骨骼肌肉、前列腺、肺、胰腺、心脏、小肠、肝	奎尼丁（quinidine）、维拉帕米（verapamil）		
SLC22A6	OAT1	肾、脑	阿昔洛韦（acyclovir）、阿德福韦（adefovir）、甲氨蝶呤（methotrexate）、齐多夫定（zidovudine）	丙磺舒（probenecid）、头孢羟氨苄（cefadroxil）、头孢孟多（cefamandole）、头孢唑林（cefazolin）	
SLC22A7	OAT2	肝、肾	齐多夫定（zidovudine）		
SLC22A8	OAT3	肾、脑	西咪替丁（cimetidine）、甲氨蝶呤（methotrexate）、齐多夫定（zidovudine）	丙磺舒（probenecid）、头孢羟氨苄（cefadroxil）、头孢孟多（cefamandole）、头孢唑林（cefazolin）	

注：ABC—ATP 结合盒转运蛋白超家族；SLC—溶质相关载体转运蛋白族；SLCO—溶质相关有机阴离子转运蛋白族；MDR1—多药耐药性；MRP—多药耐药性相关蛋白；BSEP—胆盐输出泵；BCRP—乳腺癌耐药蛋白；OAT—有机阴离子转运蛋白；OCT—有机阳离子转运蛋白；NTCP—牛黄胆酸钠共转运多肽；ASBT—顶膜钠依赖性胆盐转运蛋白。

19.2　药物相互作用研究策略

在一种创新药的研发中，确定是否需要进行药物相互作用的临床研究，首先要依靠一系列体外研究的结果。如果体外研究证实一种创新药是一种或几种药物代谢酶的酶底物，则需考虑利用此种酶的抑制剂和诱发剂进行对受试药物代谢的抑制和诱发作用的人体试验；如果体外研究证实一种创新药对一种或几种药物代谢酶起抑制和/或诱发作用，则需考虑选择一种酶底物来进行创新药对药物代谢酶的抑制或诱发作用的人体试验。以下几节将对药物相互作用研究的策略加以详细描述，可参照图 19.1。

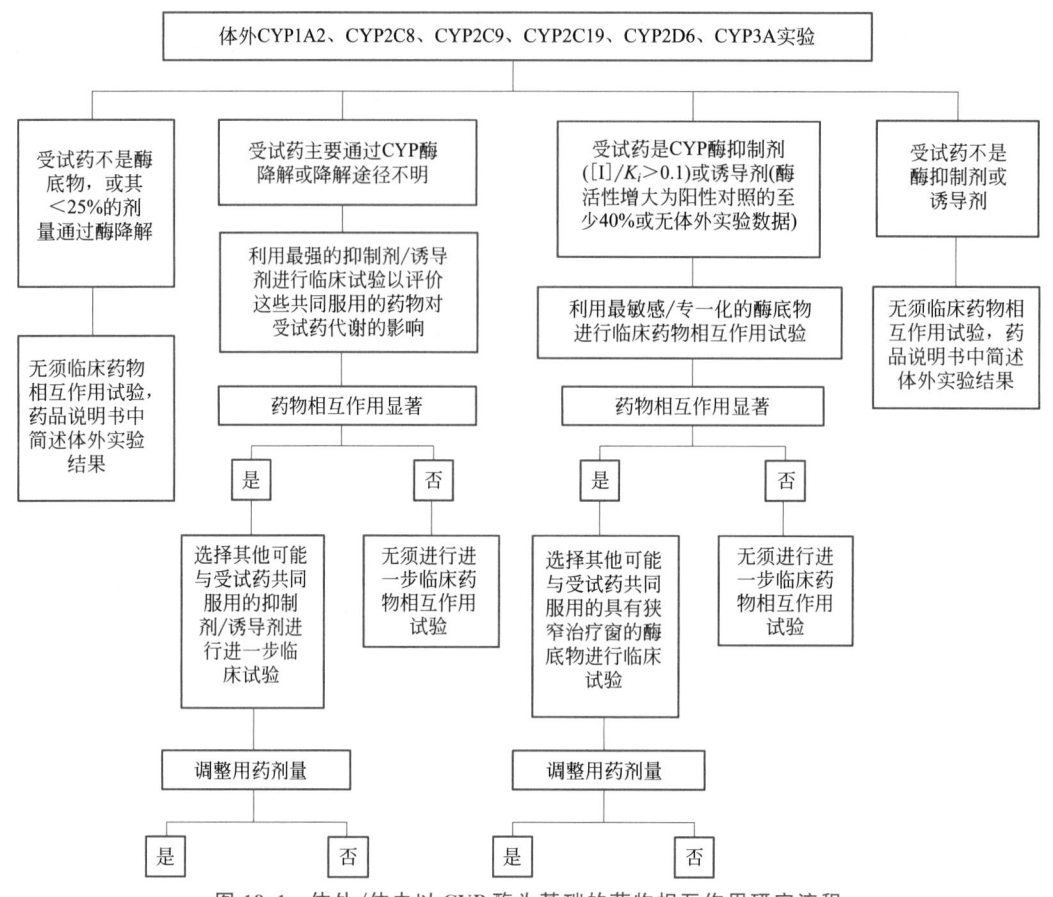

图 19.1　体外/体内以 CYP 酶为基础的药物相互作用研究流程

19.2.1　体外实验

19.2.1.1　受试药为酶的底物

利用体外实验结果来定量地预测人体内药物相互作用的程度虽仍有待于进一步研究，但体外实验仍不失为一种重要的筛选手段，以排除一种受试药的非代谢酶和途径，最终避免一些不必要的人体试验。

当体外实验证实一种受试药不受下列一种或多种细胞色素 P450 酶，如 CYP1A2、CYP2C8、CYP2C9、CYP2C19、CYP2D6 或 CYP3A 降解时，就不必进行临床试验来评价这些细胞色素 P450 酶的酶抑制剂或诱导剂对此种创新药 AUC 或清除的影响。如果一种受试药 25% 以上的剂量是通过细胞色素 P450 酶来降解，一般则需进行临床试验来评价抑制和诱导这些酶的作用；如果一种药物与一种或多种对此药物起作用的酶的酶抑制剂共同使用，则可增加此药的血药浓度或 AUC，而可能引起毒副作用，另一方面，如果一种药物与一种或多种酶（同样对此药物起作用的酶）诱导剂共同使用，则可降低此药的血药浓度或 AUC，而可能达不到应有的疗效。

当通过体外实验已证实一种受试药被某些细胞色素 P450 酶降解后，除了考虑对这些酶的抑制和诱导作用外，还应考虑由于遗传因素而产生的酶多态性对受试药代谢的影响。受试者可按其 CYP2D6 酶活性分为 CYP2D6 酶弱代谢者（poor metabolizer）、中等代谢者（intermediate metabolizer）和强代谢者（extensive metabolizer）。当一位 CYP2D6 酶弱代谢者服用一种易受此酶降低的药物时，无须同时服用此酶的抑制剂，其血药浓度与其他具有此酶正常功能的个体相比要高。而对 CYP2D6 酶强代谢者，血药浓度则会较低。在进行这一类临床研究时，应收集每一位受试者用药前 DNA 血样，以分析细胞色素 P450 酶或其他药物代谢酶的活性。这里需要指出，迄今为止，还没有发现 CYP3A 酶的多态性。

当受试药受多种酶经多种途径降解时，在临床试验中首先选择一种最强的酶抑制剂如酮康唑（ketoconazole）或诱导剂如利福平（rifampin）进行试验。如果这种抑制剂/诱导剂对受试药的药动学无显著影响，则没有必要进一步试验其他酶抑制/诱导剂对受试药的影响。反之，则应选择其他可能与受试药共同服用的酶抑制/诱导剂进一步进行临床试验。另外，还应采用群体药动学方法来评价更多的共同服用的酶抑制/诱导剂，最后根据这些临床药动学、安全性及有效性数据的综合分析的结果来决定当受试药与酶抑制/诱导剂共服用时，是否需调整其剂量。

19.2.1.2　受试药为酶抑制剂

如体外实验证明一种受试药不抑制细胞色素 P450 酶，如 CYP1A2、CYP2C8、CYP2C9、CYP2C19、CYP2D6 或 CYP3A，则无须进行抑制性作用的临床药物试验。

当一种受试药在体外实验中对细胞色素 P450 酶有一定的抑制作用，是否进行临床试验来确定其抑制作用，取决于受试药物对酶的抑制程度。理论上，药物相互作用程度可以用方程式来表示，即

$$R = 1 + [I]/K_i$$

式中，R 是酶底物受抑制作用后其 AUC 变化的倍数；$[I]$ 是受试药在酶活性部位的浓度，此浓度约等于临床服用最高剂量后的平均稳态浓度 $\overline{C}$；K_i 是抑制常数。

虽然现阶段利用体外实验的结果还不能定量地预计体内药物相互作用程度，但利用 $[I]/K_i$ 比值可以预计发生体内抑制作用的可能性，当 $[I]/K_i > 0.1$ 时，则可能产生体内抑制作用，这时需做进一步临床药物相互作用试验。$[I]/K_i$ 比值与临床酶抑制作用相关性列于表 19.2。

表 19.2　预计临床酶抑制作用相关性

$[I]/K_i$ 比值	预计性
$[I]/K_i > 1$	很可能
$1 \geq [I]/K_i \geq 0.1$	可能
$[I]/K_i < 0.1$	可能性小

测定受试药对 CYP3A 酶的抑制作用时，应选择 2 种化学结构上无关的酶底物，只要其中一种酶底物的实验结果显示 $[I]/K_i$ 大于 0.1，则应进行临床试验评价。

19.2.1.3　受试药为酶诱导剂

体外酶诱导实验通过利用至少 3 位志愿者的人体肝细胞组织，加入一定浓度的受试药，孵化 2～3 天后，测定某些酶如 CYP1A2、CYP2B6、CYP3A4 的活性，并与在同一供体肝细胞组织中测定的阳性对照药相比较，常用的体外实验阳性对照酶诱导剂列于表 19.3。

表 19.3　体外实验中常用的酶诱导剂

CYP 酶	诱导剂	诱导剂浓度 /(μmol/L)	诱导倍数
1A2	奥美拉唑(omeprazole)	25～100	14～24
2A6	地塞米松(dexamethasone)	50	9.4
2B6	苯巴比妥(phenobarbital)	500～1000	5～10
2C8	利福平(rifampin)	10	2～4
2C9	利福平(rifampin)	10	3.7
2C19	利福平(rifampin)	10	20
3A4	利福平(rifampin)	10～50	4～31

当一种或多种酶的活性经受试药诱导后，为阳性诱导剂诱导作用的 40% 或大于 40% 时，并且这种诱导作用随受试药的浓度的增高而增加，则显示该受试药为这种或这些酶的体外诱导剂，应进一步进行临床试验来确定受试药的体内诱导作用。由于 CYP2C8、CYP2C9 和 CYP2C19 在机制上是受作用于与 CYP3A4 相同的受体（孕烷 X 受体，pregnane X receptor）激活后而被诱导的，所以一旦确定一种受试药不是 CYP3A4 的诱导剂，同时也就确定此受试药不是 CYP2C8、CYP2C9 和 CYP2C19 的诱导剂。体外实验应首先选择 CYP1A2、CYP2B6、CYP3A4 酶来评价受试药的诱导作用，因为这些酶在机制上分别受到不同的受体激活后而被诱导，因此对以上 3 种酶的诱导作用研究可以包括大部分重要的药物降解酶，值得指出的是，CYP2D6 这一重要的药物降解酶其活性不受一种药物的诱导。

表 19.4 列出了体外实验中常用的 CYP 酶的化学抑制剂，这些抑制剂主要用于检测受试药物是否为 CYP 酶的底物。该表同时也列出了体外实验中常用的 CYP 酶的底物，以用于检测受试药物是否为 CYP 酶的抑制剂/诱导剂。

表 19.4　体外实验中使用的化学抑制剂和底物

CYP 酶	抑制剂	K_i/(μmol/L)	底物	K_i/(μmol/L)
1A2	呋拉茶碱(furafylline)	0.6～0.73	O-去乙基非那酮(phenacetin-O-deethylation)	1.7～52
2A6	反苯环丙胺(tranylcypromine)	0.02～0.2	7-羟基化香豆素(coumarin-7-hydroxylation)	0.3～2.3
2B6	甲氧沙林(methoxsanel)	0.01～0.2	烟碱-C-氧化物(nicotine-C-oxidation) 依法韦仑羟化酶(efavirenz hydroxylase)、羟基安非他酮(bupropion-hydroxylation)	13～192 17～23 67～198
2C8	孟鲁司特(montelukast)、 槲皮素(quercetin)	1.1 1.1	6-羟基紫杉醇(taxol-6-hydroxylation)	5.4～19

续表

CYP 酶	抑制剂	K_i/(μmol/L)	底物	K_i/(μmol/L)
2C9	磺胺苯吡唑 (sulfaphenazole)	0.3	甲基羟苯磺丁脲(tolbutamide methyl-hydroxylation) 7-羟化-*S*-华法林(*S*-warfarin-7-hydroxylation) 4′-羟基双氯芬酸钠(diclofenac 4′-hydroxylation)	67～838 1.5～4.5 3.4～52
2C19			*S*-4′-羟基美芬妥英(*S*-mephenytoin-4′-hydroxyl-ation)	13～35
2D6	奎尼丁(quinidine)	0.027～0.4	1′-羟基(±)丁呋洛尔[(±)-bufuralol 1′-hydroxyl-ation] *O*-脱甲基右美沙芬(dextrrmethorphan-*O*-demethyla-tion)	9～15 0.44～8.5
2E1			6-羟基氯唑沙宗(chlorzoxazone-6-hydroxylation)	39～157
3A4/5	酮康唑(ketoconazole) 伊曲康唑(Itraconazole)	0.0037～0.18 0.27,2.3	1-羟基咪达唑仑(midazolam-1-hydroxylation) 6β-羟基睾酮(testosterone-6β-hydroxylation)	1～14 52～94

19.2.1.4　受试药为药物转运蛋白的底物

P-糖蛋白（P-gp）由于不同的基因表达部位而分为 MDR1 和 MDR3，由于 MDR3 在药物传递中仅起到微不足道的作用，因此通常所指的 P-gp 就是 MDR1。共同服用的药物可以作为 P-gp 的抑制剂或诱导剂而影响受试物的药动学或药效学性质。另一方面，如果受试药为一种转运蛋白的抑制剂或诱导剂，此药则可能影响其同服药物的药动学和药效学性质。P-糖蛋白主要位于小肠上皮细胞的刷状缘膜（brush border membrane of small intestine enterocytes）、肝细胞小管膜（canalicular membrane of hepatocytes）、肾脏近管细胞的刷状缘膜（brush border membrane of proximal tubule cells of kidney）和血脑屏障的毛细管内皮细胞（capillary endothelial cells of blood-brain barrier），调节转运蛋白可影响药物的口服吸收、胆/肾清除速率，以及脑摄入。此外调节 MDR1 在其他组织细胞的表达，可影响药物进入这些组织，例如，在肿瘤组织上表达的 MDR1 能阻碍抗肿瘤药物进入肿瘤而降低疗效。

体外实验常用 Caco-2 细胞、MDCK-MDR1 细胞或 LLC-PK1MDR1 细胞来测定药物通过这些细胞膜的双向流动量，并同时测定 P-糖蛋白的底物在这同一系统相同条件下的透膜性作为阳性对照（仅适用于 Caco-2 实验）。常用的作为阳性对照的 P-糖蛋白底物可参照表 19.5。流量比例（efflux ratio，R_E）可用于判断受试药是否为 P-糖蛋白的底物，计算公式为：

$$R_E = \frac{P_{B/A}}{P_{A/B}}$$

式中，$P_{B/A}$ 为测试物经单细胞膜由基侧到顶端的似渗透性（apparent permeability）；$P_{A/B}$ 为从顶端到基侧的似渗透性。

对于 MDCK-MDR1 或 LLC-PK1-MDR1 细胞膜，流量比例（R）可按以下公式计算：

$$R = \frac{R_T}{R_W} = \frac{(P_{B/A}/P_{A/B})_{MDR1}}{(P_{B/A}/P_{A/B})_{阴性对照}}$$

式中，R_T 是 MDR1 转变感染细胞膜（transfect-ed lines）的似渗透性比值；R_W 是非 MDR1 转变感染细胞膜（阴性对照）的似渗透性比值。

当受试药物所测得的这些净流量比值（R_E 或 R）大于 2 时，则需进一步用一种或多种强力 P-糖蛋白或 MDR1 抑制剂（表 19.6）来测定其对受试药的抑制作用，以在体外实验中证实受试药物是否为 P-糖

表 19.5　体外实验中使用的 P-糖蛋白底物

药物	实验中使用的浓度 /(μmol/L)	$P_{B/A}/P_{A/B}$ 比值		
		Caco-2[①]	MDR1-MDCK[②]	MDR1-LLCPK[②]
地高辛(digoxin)	0.01～10	4～14	4	4
洛哌丁胺(loperamide)	1～10	2～5		3.4
奎尼丁(quinidine)	0.05	3		5
长春碱(vinblastine)	0.004～10	2～18	＞9	3
他林洛尔(talinolol)	30	26		

① 比值$=\dfrac{P_{app,B/A}}{P_{app,A/B}}$。

② 比值$=\dfrac{(P_{B/A}/P_{A/B})_{MDR1}}{(P_{B/A}/P_{A/B})_{阴性对照}}$。

表 19.6　体外实验中使用 P-糖蛋白抑制剂

抑制剂	$IC_{50}/(\mu mol/L)$ Caco-2[①]	$P_{B/A}/P_{A/B}$ 比值		
		Caco-2[①]	MDR1-MDCK[②]	MDR1-LLCPK[②]
环孢素(cyclosporine)	1.3	0.5	2.2	1.3
酮康唑(ketoconazole)	1.2			5.3
Ly335979	0.024			
奈非那韦(nelfinavir)	1.4			
奎尼丁(quinidine)	2.2	3.2	8.6	
利托那韦(ritonavir)	3.8			
沙奎那韦(saquinavir)	6.5			
他克莫司(tacrolimus)	0.74			
伐司朴达(valspodar)	0.11			
维拉帕米(verapamil)	2.1	8	15	23
依克立达(elacridar)		0.4	0.4	
利血平(reserpine)		1.4	11.5	

① 以地高辛作为 P-糖蛋白的底物。
② 以长春碱作为 P-糖蛋白的底物。

蛋白或其他转移蛋白的底物。体外实验的结果为是否需要进行与药物转移蛋白抑制剂有关的药物相互作用（图 19.2）的临床试验提供依据。

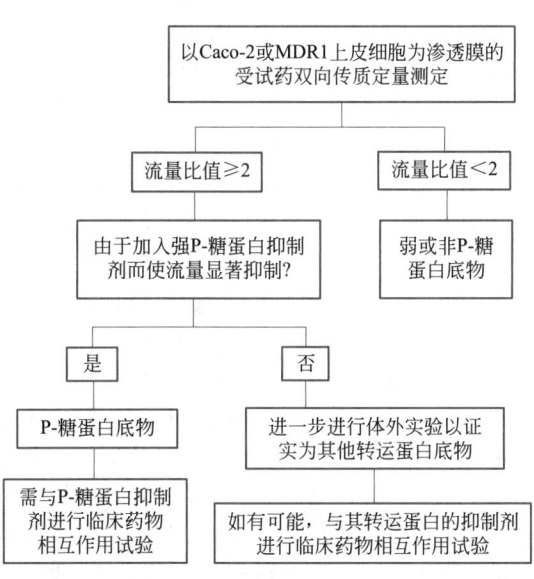

图 19.2　受试药作为 P-糖蛋白底物与其抑制剂
体外/体内相互作用研究流程

19.2.1.5　受试药为药物转运蛋白的抑制剂

体外实验测定受试药物是否为 P-糖蛋白的抑制剂，需选择细胞膜、P-糖蛋白底物作为试探物和已知 P-糖蛋白抑制剂作为阳性对照。其实验的目的是测定受试药的半抑制浓度（IC_{50}），以最终确定受试药是否为 P-糖蛋白的抑制剂。实验数据按非线性回归法，利用以下 Hill 公式即可求得 IC_{50} 值（Yuan, et al. 2002）：

$$\frac{R_{Ei}}{R_{Ea}}=\frac{1-I_{max}\times[I]^c}{[I]^c+IC_{50}}$$

式中，R_{Ei} 是在抑制剂浓度 $[I]$ 下 P-糖蛋白试探底物的流量比值；R_{Ea} 是无抑制剂时 P-糖蛋白试探

底物的流量比值；I_{max} 是抑制剂最大浓度；C 是 Hill 常数；IC_{50} 为达到最大抑制作用一半时受试药作为抑制剂的浓度。

在体外实验中，当 P-糖蛋白试探底物的流量不受受试药影响时［或影响很小，$[I]/IC_{50}$（或 K_i）<0.1］，此受试药则不为 P-糖蛋白的抑制剂或仅为弱抑制剂；当试探底物的流量受受试药影响，且 $[I]/IC_{50}$（或 K_i）>0.1，此受试药则应视为 P-糖蛋白抑制剂，在此情况下，应以地高辛为 P-糖蛋白的底物，进一步研究此受试药在人体内对地高辛药动学的影响（图 19.3）。

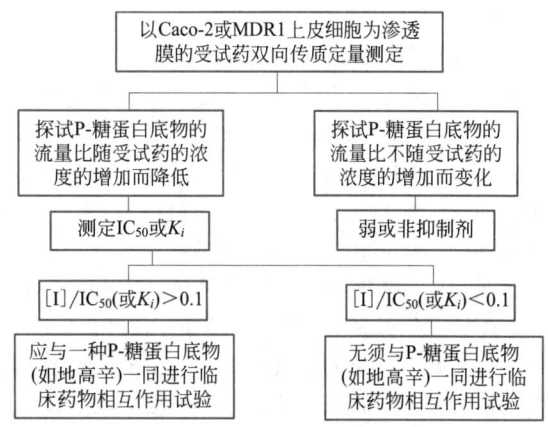

图 19.3　受试药作为 P-糖蛋白抑制剂与其作用物在
体外/体内相互作用研究流程

19.2.1.6　受试药物为转运蛋白诱导剂

P-糖蛋白可受试诱导剂的作用而增加传递药物效应，现已知利福平（rifampin）和圣约翰草汁能诱导 P-糖蛋白。目前还没有可靠的体外方法来测定这种诱导作用，必须与 P-糖蛋白试探底物一同在临床试验中评价一种受试药对 P-糖蛋白的诱导作用。

现已发现由于 CYP3A 酶和 P-糖蛋白同时受孕烷-X-受体的调节，它们可同时受到诱导，因此 CYP3A 临床诱导作用试验的结果有助于作出是否需要进行诱导 P-糖蛋白临床试验的决定。如果体外实验证实一种受试药不诱导 CYP3A 酶，即无须进行临床试验来证实该药对 CYP3A 酶和 P-糖蛋白的诱导作用；如果体外实验显示受试药对 CYP3A 有诱导作用，但这种作用于人体中不显示，也无须进行临床试验以检测该受试药对 P-糖蛋白的诱导作用；如果在体内一种受试药诱导 CYP3A4 酶，则需进一步利用一种 P-糖蛋白试探底物进行临床试验，以确证 P-糖蛋白也一同被诱导。

19.2.2 人体临床试验

以上几节已讨论了一种受试药或创新药，通过一系列体外实验可以初步判断其是否为细胞色素 P450（CYP）一类酶或 P-糖蛋白转运质的底物，或为这些酶与转运蛋白的抑制剂或诱导剂。一项或多项体外实验为阴性结果，表明无须进行该项目的药物相互作用临床试验，以节省药物研发单位大量临床试验经费，但如若一项或多项实验显示为阳性，则需进行临床试验加以证实。科学的试验设计可起到事半功倍的作用，不适当的试验设计则可导致试验失败，以下着重讨论药物相互作用临床试验设计与操作方面的内容。

19.2.2.1 临床试验设计

药物相互作用试验至少涉及一对药物，即受作用药物（S）和起作用药物（I），一种受试药或创新药在此类试验中，可以是受作用药物或起作用药物，这取决于该药本身的特性和试验目的，而另一种药则一般为已批准上市的药品。按试验设计分类，药物-药物单向作用临床试验有 3 类：①随机交叉法（S 接 S+I 和 S+I 接 S）；②单一交叉法（对所有受试个体都采用 S 接 S+I，或 S+I 接 S）；③平行法（一组为 S，另一组为 S+I）。在第一类设计中，所有的受试者按总数平均随机分为两组，这两组患者都要进行两个试验周期，但服用试验药品的顺序不一样，第一组受试者在第一周期内服用 S，在第二周期内服用 S+I，而第二组受试者则在第一周期内服用 S+I，第二周期内服用 S，受试者只有在第一周期内服用的药物完全清除后，才能进入下一周期试验，清除期一般取决于药物体内半衰期，一般至少为 5 倍半衰期，所以这种方法适合于半衰较短的药物，另外这种方法的好处在于可以避免由于个体间差异而对药物相互作用带来的影响。第二类设计是所有受试者仅按一种顺序服药，如在第一周期内服用 S，在第二周期内服用 S+I，这种方法的好处是试验操作过程较简单，但仅适合于个体间差异较小的药物。第三种试验设计同样按总人数平均分为两组，但分组受试者仅有一个试验周期，仅服用 S 或 S+I，此法适合于半衰期较长，在

几天或几周内不能完全清除的药物（表 19.7）。

表 19.7   药物相互作用临床试验设计

试验设计	周期[①]			备注
	第一周期[①]	第二周期[①]	第三周期[①]	
随机交叉单向作用	S S+I	S+I S		
随机交叉双向作用	S I S I	S+I S+I I S	I S S+I S+I	
单顺序单向作用	S	S+I		也可按 S+I、S 顺序
单顺序双向作用	S	I	S+I	也可按 I、S、S+I 或 S+I、I、S 等顺序
平行单向作用	S S+I			
平行双向作用	S I S+I			

① 在同一周期内，可以是单次给药，也可以是多次给药以达到稳态血药浓度。

根据受试药和共同服用的药物的体内作用机制和试验目的，可选用单向或双向药物作用设计。如需评价一种酶抑制剂/诱导剂对受作用药的影响，可用单向作用设计；如受试药和共同服用的药同为一种酶的底物，抑制剂、诱导剂，或作用机制不明，或受试药（创新药）必须与另一种药物同时服用时才能发挥疗效，就必须选用双向作用设计（表 19.7）。

受作用药/起作用药的给药次数可以是单剂量/单剂量、单剂量/多剂量、多剂量/单剂量、多剂量/多剂量，选择单剂量或多剂量取决于受作用药和起作用药的：①短期或长期用药；②安全性，特别要注意治疗窗狭窄的药物；③药动学和药效学性质；④设计评估抑制作用或诱导作用。对于长期用药，如果多次用药后有蓄积现象，最好要评价多次用药达到稳态后的药物相互作用。对于治疗窗狭窄、安全性差的药物，应考虑单次给药；药动学和/或药效学参数随用药次数而变化的药物，应考虑多次给药后的稳态血药浓度。酶基质药的血药浓度只要单次给药后就可显示抑制剂或诱导剂对其的作用，而此时抑制剂或诱导剂则需达到多次给药（取决于其体内蓄积情况）稳态血药浓度，以发挥最大抑制或诱导作用。如果药物相互作用延续出现，也需在稳态血药浓度下来评估这种作用。

由于药物相互作用临床试验多利用药动学作为检测项目，而药物血药浓度不会随受试者的主观意志而改变，所以这类试验多为药名开放式（open label）或非盲态（unblinded），即受试者和临床研究人员都知道每一周期所服用的药物名称。若临床试验是以药

效学指标或参数来评价药物相互作用，此时则应采用盲性（blinded）试验，即受试者和临床研究人员对每一周期中使用哪种药物都不知情，只有在试验结束后和进行数据分析前才公布服用药物的名称。

除了药物，许多食物、饮料和香烟也会对药物代谢酶和转运蛋白起抑制或诱导作用。因此临床试验应选用非吸烟者或轻度吸烟者（平均每天少于 10 支）。在临床试验前 2～4 周内，受试者不使用任何药物，在试验期间，所有受试者应食用同样的标准餐，同时不能饮酒、苹果汁、橙汁、葡萄柚汁，不能食用芥末等。

19.2.2.2　受试群体及受试者数量

在安全使用受试药物的条件下，药物相互作用临床试验多在健康受试者中进行，其试验结果可推广到患者群体。在健康志愿者中进行临床试验，可避免患者间由于较大的个体差异和疾病状况等而误导药物相互作用临床试验的结果。另外，在健康受试者中进行这类试验，试验目的明确，即确认潜在的药物相互作用，试验周期短，一旦药动学取样和安全性观察期结束后，试验即可完成。如在患者群体中进行试验，则需等待患者的疾病治愈后才能结束试验，特别是对慢性病，试验周期会过长。另外，在健康受试者中进行这类试验，其费用要比在患者中低，只有在药物相互作用以药效学为观察指标，才考虑使用患病群体进行此类试验。

在进行药物相互作用临床试验时，应同时抽取受试者的 DNA 血样，以分析其药物代谢酶如 CYP2D6、CYP2C9、CYP2C19 和 UGT1A1 的遗传基因种类或遗传表现型。例如受试者的 CYP2D6 酶代谢强弱差异很大，则他们对药物的酶解能力也大不相同，因此受试者的一种或多种遗传基因种类或遗传表现型数据有助于解释药物相互作用的试验数据。

药物相互作用的临床试验一般在少数健康受试者中进行，属于Ⅰ期临床试验。对于较强的、易检测的相互作用和个体间、个体内差异较小的药物，受试者数量可少些，如 12 例、18 例或 24 例受试者。但如果受试者数量偏少，以药动学参数来表示的试验结果，即这些参数的几何学均值的比值（如 S＋I 对 S 的比值）的可置信区间上下都易超出 80%～125% 范围，而无法得出试验结论。并且受试药的药动学参数差异大，而这种差异较难改变，因此只有靠提高受试者数量来增加试验成功的可能性，受试者数量的计算方法可参考第 25 章相关内容。

在较大规模的Ⅱ期临床试验和大规模的Ⅲ期临床试验中，可借助群体药动学的方法来研究药物相互作用。由于Ⅱ/Ⅲ期临床试验是在患者群体中进行，因此在这类试验中获得的药物相互作用数据，常用于对Ⅰ期临床试验中利用健康受试者所获得

的药物相互作用结论作出进一步的确定。此外由于Ⅱ/Ⅲ期临床试验中，一般只能在每一位受试患者中抽取少数几个血样，受试药物的药动学参数需靠数学/统计学模型在一些假设条件下来估算，因此容易造成过高或过低地估计药物相互作用。最后由于Ⅱ/Ⅲ期临床试验的主要目标是评价和确定一种创新药的安全性和有效性，因此一般较难在这些后期临床试验中加入最佳的药物相互作用研究设计。综上所述，除非确实很难进行Ⅰ期药物相互作用临床试验，通常不用Ⅱ/Ⅲ期临床试验加以群体药动学模型分析提供药物相互作用的结论。最后确定有关结论及由于共同服用的药物而调整受试药或创新药剂量的方案，则最好依赖于Ⅰ期药物相互作用临床试验的结果。

19.2.2.3　受作用药和起作用药的选择

（1）受试药或创新药为 CYP 酶的底物　当受试药或创新药在体外实验或体内 ADME（absorption，distribution，metabolism，elimination）试验中被证实至少 25% 的剂量是通过一种或几种酶代谢后，下一步是选择适当的酶抑制剂和诱导剂进行临床研究。一般先选择最强的酶抑制剂和诱导剂，如 CYP3A 酶抑制剂酮康唑和 CYP3A 酶诱导剂利福平（表 19.8）进行临床试验，当没有发现对受试药物明显的抑制或诱导，则无须进行进一步药物相互作用临床试验，其试验结果可写入产品说明书，并指明当该药与这些酶抑制剂或诱导剂共同使用时，无须调整该药的剂量。如果这些酶抑制剂或诱导剂对受试药的药动学或药效学产生明显的影响，药品研发单位可进一步利用中等强度的酶抑制剂或诱导剂进行临床试验，如果试验结果为阴性，该药品的使用说明书则可指明当与中等或弱抑制剂或诱导剂共同使用时，无须调整剂量。一种能使酶底物的 AUC 增高至少 5 倍的抑制剂，可定义为强抑制剂，中等强度的酶抑制剂可使酶底物的 AUC 增加 2～5 倍，弱抑制剂仅使酶底物的 AUC 增加 1.25～2 倍（表 19.8）。对一种治疗窗狭窄的创新药，酶抑制剂和诱导剂的影响极为重要，对于一种创新药品而言，在产品使用说明书中所列出的调整剂量的警告越少越理想。

临床研究人员普遍认为药物代谢主要发生在肝脏，但在小肠黏膜中也存在大量的 CYP3A 酶。当一种 CYP3A 酶底物显示较低的口服生物利用度时，这种现象可能是由于肠道中 CYP3A 酶的降解作用，阻碍了 CYP3A 酶底物进入血液循环系统。由于葡萄柚汁是一种主要作用于肠道的 CYP3A 酶抑制剂，因此在进行评价 CYP3A 酶抑制剂对 CYP3A 酶底物抑制作用的临床试验时，应禁止饮用含有葡萄柚汁的饮料。

表 19.8　临床试验中常作用的 CYP 酶底物、抑制剂和诱导剂

CYP	敏感的底物	治疗窗狭窄的底物	强抑制剂	中等抑制剂	弱抑制剂	诱导剂
1A2	咖啡因（caffeine） 度洛西丁（duloxetine） 阿洛司琼（alosetron）	茶碱（theophyllinetiz） 苯胺（anidine）	三氟伐厉胺（fluvoxamine）	环丙沙星（ciprofloxacin） 美西律（mexiletine） 普罗帕酮（propafenone） 齐留通（zileuton）	阿昔洛韦（acyclovir） 西咪替丁（cimetidine） 法莫替丁（famotidine） 氟哌酸（norfloxacin） 维拉帕米（verapamil）	吸烟者 相对不吸烟
2B6	依法韦仑（efavirenz）					利福平（rifampin）
2C8	瑞格列奈（repaglinide） 罗西格列酮（rosiglitazone）	紫杉醇（paclitaxel）	二甲苯氧庚酸（gemfibrozil）		甲氧苄啶（trimethoprim）	利福平（rifampin）
2C9	甲苯磺丁脲（tolbutamide）	华法林（warfarin） 苯妥英（phenytoin）		氟康唑（fluconazole） 胺碘酮（amiodarone） 氧雄龙（oxandrolone）	磺吡酮（sulfinpyrazone）	利福平（rifampin）
2C19	奥美拉唑（omeprazole） 埃索拉唑（esoprazole） 兰索拉唑（lansoprazole） 泮托拉唑（pantoprazole）	美芬妥英（S-mephenytoin）	奥美拉唑（omeprazole）			利福平（rifampin）
2D6	地昔帕明（desipramine） 右美沙芬（dextromethorphan） 阿托西汀（atomoxetine）	硫利达嗪（thioridazine）	氟苯哌苯醚（paroxetine） 奎尼丁（quinidine） 氟苯氧丙胺（fluoxetine）	度洛西丁（duloxetine） 特比萘芬（terbinafine）	胺碘酮（amiodarone） 舍曲林（sertraline）	未鉴别
2E1	氯唑沙宗（chlorzoxazone）		二硫化四胺（disulfirum）			乙醇（ethanol）
3A4/3A5	咪达唑仑（midazolam） 丁螺环酮（buspirone） 布地奈德（budesonide） 氟地卡松（fluticasone） 沙奎那韦（saquinavir） 非洛地平（felodipine） 洛伐他丁（lovastatin） 依立曲坦（eletriptan） 昔多芬（伟哥）（sildenafil） 辛伐他汀（simvastatin） 三唑仑（triazolam） 伐地那非（vardenafil）	阿芬太尼（alfentanil） 阿司咪唑（astemizole） 西沙必利（cisapride） 环孢素（cyclosporine） 甲磺酸双氢麦角胺（diergotamine） 麦角胺（ergotamine） 芬太尼（fentanyl） 匹莫齐特（pimozide） 奎尼丁（quinidine） 西罗莫司（sirolimus） 他克莫司（tacrolimus） 特非那丁（terfenadine）	阿扎那韦（atazanavir） 克拉霉素（clarithromycin） 茚地那韦（indinavir） 伊曲康唑（itraconazole） 酮康唑（ketoconazole） 奈法唑酮（nefazodone） 奈非那韦（nelfinavir） 利托那韦（ritonavir） 沙奎那韦（saquinavir） 泰利霉素（telithromycin）	安泼那韦（amprenavir） 阿瑞吡坦（aprepitant） 地尔硫草（diltiazem） 红霉素（erythromycin） 氟康唑（fluconazole） 膦沙那韦（fosamprenavir） 葡萄柚（grapefruit）果汁 维拉帕米（varapamil）	西咪替丁（cimetidine）	利福平（rifampin） 卡马西平（carbamazepine）

对于一种为 CYP2D6、CYP2C9 或 CYP2C19 酶底物的药物，如果在前期临床试验中能获得足够多的药动学和这些酶的遗传数据，以分析比较这种药物在酶贫乏者和丰富者中的药动学参数，则可代替这种药物与这些酶的强抑制剂之间的临床试验。如果这些研究证实贫乏者和丰富代谢者的药动学参数有明显不同，下一步可进行弱抑制剂对酶底物作用的临床试验。这里需特别指出，尽管个体间 CYP3A 酶活性差异很大，但迄今还没有发现 CYP3A 酶的遗传多态性。

（2）受试药或创新药为 CYP 酶的抑制剂或诱导剂　当一种创新药通过体外实验显示很可能为 CYP 酶的抑制剂或诱导剂，或其代谢机制不明时，应选择已批准上市的酶底物（即药物）进行药物相互作用临床试验，典型的酶底物列于表 19.8。这类试验的目的就是要将其结论推广到更广泛的通过这类酶代谢的药品中。这些典型的酶底物已在临床试验中被证实，当与一种已知的酶抑制剂或诱导剂共用时，其药动学参数会产生显著的变化，一种敏感的酶底物即可用于鉴别一种创新药物酶抑制作用，又可用于认定其酶诱导作用。当临床试验显示一种酶底物的 AUC 随共同服用的创新药而显著增加，这种创新药则为这种酶的抑制剂，反之则为诱导剂。当共同服用的创新药对一种敏感的酶底物的药动学参数无显著影响时，并且也无须再利用较不敏感的酶底物进行下一步临床试验。根据临床试验的结果，即酶底物与创新药共同服用后 AUC 改变的程度，一种创新药同样可分为强抑制剂（AUC 增大 ≥5 倍）、中等抑制剂（AUC 增大 2～5 倍）和弱抑制剂（AUC 增大 1.25～2 倍）。这里需特别指出，CYP2D6 酶至今为止还没有发现被任何药物诱导，没有必要进行这种临床试验。

以上已讨论 CYP3A 酶既存在于肝脏中，又存在于肠道中，而其底物咪达唑仑可经口服或静脉给药。当同时口服 CYP3A 酶抑制剂或诱导剂的受试药或创新药时，会对口服和静脉注射的咪达唑仑 AUC 产生不同的影响。经口服的咪达唑仑 AUC 应比经静脉注射的 AUC 增加较多，因为肠道和肝脏的 CYP3A 酶同时被抑制。

当研究创新药对 CYP 酶的抑制作用时，只要创新药达到稳态血药浓度后，其抑制作用就可达到最大，即可同时服用一种 CYP 酶的底物，达到稳态的过程长短取决于创新药的半衰期，对一半衰期较短的药物，经少数几次服用后，即可达到稳态血药浓度。药物对酶的诱导作用则需经过较长时间，一般至少 2 周才能达到最大诱导，因此在研究创新药对 CYP 酶的诱导作用时，应先需至少服用此创新药 2 周（达到稳态）后，才能共同服用一种 CYP 酶的底物。

在一临床试验中同时使用一组不同的 CYP 酶底物来研究创新药的抑制或诱导作用，叫作"鸡尾酒"药物相互作用临床试验，典型例子为 Cooperstown 5＋1 改进"鸡尾酒"法（Johnson et al.，2006），其包括咖啡因（CYP1A2 底物）、S-华法林（CYP2C9 底物）、奥美拉唑（CYPC19 底物）、右美沙芬（CYP2D6 底物）、咪达唑仑（CYP3A 底物）和中和 S-华法林抗凝血作用的维生素 K_1。这些底物非常专一地受作用于一种酶，并且当同时服用时，无相互间作用来干扰试验结果。"鸡尾酒"法的最大优点在于能迅速而有效地评估一种创新药对各种 CYP 酶的潜在抑制或诱导作用，如果此试验的结果不显示任何对酶的作用，就不再需要进一步对各个 CYP 酶进行临床试验，如果此试验中能定量而准确地测定各酶底物的 AUC 和/或 C_{max}，而不是测定尿样中母体酶底物对其代谢产物的比例，即便此试验显示阳性结果，也无须进一步进行与各种酶底物的药物相互作用临床试验。

（3）受试药或创新药为 P-糖蛋白底物　对一种为 P-糖蛋白底物的受试药或创新药，应进行两类临床试验，即共同使用的药物的抑制和诱导作用。临床试验常用的 P-糖蛋白抑制剂为利托那韦、环孢素、维拉帕米，其中环孢素不单为 P-糖蛋白的抑制剂，还为其他多种药物转运蛋白的抑制剂。临床常用的诱导剂为利福平，如果受试药或创新药同时为 CYP3A 酶和 P-糖蛋白的底物，则应选择对 CYP3A 酶和 P-糖蛋白都有很强抑制作用的利托那韦。

（4）受试药或创新药为 P-糖蛋白抑制剂或诱导剂　对一种为 P-糖蛋白抑制剂或诱导剂的受试药或创新药，临床试验可选择地高辛为 P-糖蛋白底物，如果创新药显示抑制作用，其底物 AUC 会增大，当创新药起诱导作用时，其底物 AUC 会降低。

19.2.2.4　试验数据统计学分析与试验结论

药物相互作用临床试验一般最终产生两种结论，即"无作用"和"有作用"。广泛意义上讲，这种作用包括共同使用两种或两种以上药物后引起的药动学参数（如 AUC、C_{max}）的变化，毒副作用的改变和药效学的影响，其中，要以药动学变化最快，最易定量检出。如在 19.2.2.2 中所述，如果受作用药物加起作用药物（S＋I）对受作用药物的 AUC 或 C_{max} 几何学均值比只增加或降低小于 20％，并且其置信区间范围在 80％～125％ 之间，则可定义为无药动学上的药物相互作用，在这种情况下，一般也可视为对安全性和有效性无影响。当共同使用药物后的 AUC 或 C_{max} 几何学均值比和置信区间范围超出以上标准，则说明对药动学有影响，但这种影响是否会对安全性和有效性产生作用，则要根据临床试验中观察到的数据和药动学-药效学关系的分析得出结论，这些结论最终都必须记载于药品使用说明书中，如有必要，需说明当该药品与何种类药物共同使用时，应如何调整剂量。

为使患者得到最大的治疗效果和受到最少的副作用伤害，临床医师在开多种药物同时使用的处方时，就必须对这些药物潜在的相互作用有全面的了解。作为药品研发生产单位，应在临床前或各期临床研究阶段中，对药物相互作用加以研究，以在药品使用说明书中阐明体外、体内药物代谢和与其他药物的相互作用，至今，这些研究大多围绕细胞色素 P-450（CYP）酶、药物转运蛋白和影响胃肠道酸碱环境等机制进行。体外实验结果能省去一些不必要的临床药物相互作用试验，以节省药品研发生产单位大量的经费与人力物力，而药物相互作用则必须通过临床试验来验证。药物相互作用临床试验之所以重要，是因为是否具备这些数据资料，会直接影响到药政管理部门的新药上市批准。这方面数据极贫乏的新药即便已获准上市，其市场销售量也会受到极大影响，因为临床医师本身对一种新药就缺乏了解，加之无法根据药品使用说明书来判断与其他药物共同使用时是否会产生毒副作用或降低疗效而需要调整剂量，因此很易放弃使用这种创新药。对于药品研发生产单位，有大量的有关药物相互作用研究工作需要完成，而这方面的成果最终会使患者受益，并给药品生产单位带来巨大的经济和社会效益。

（张晓光）

第20章

临床试验安全性警戒监督运营管理

安全性警戒一直是药物/医疗器械研发过程乃至上市后临床运用中人们关注的重要焦点。随着科技的进步，人类发现新的医学靶点目标药物和/或医疗器械对日常生活和体质的改善都有着越来越多的影响。无论何种药物在治疗剂量内除了可以产生积极的治疗作用外，也一定存在着可以预期的与药物作用机制有关的不良反应，或非预期的潜在不利健康效益的安全性风险，医疗器械也不例外。如何检测这些从不可知变成可知的不良反应，使药物/器械可以更安全地为人类健康服务就成为药物/器械临床试验所必须面临的挑战。众所周知，药物/器械不良反应（ADR）其实是一个非常复杂的问题，它把患者、医务人员、药物公司、药政部门和生物/药物科学家不约而同地带到了同一平台，让所有的相关人群在不同层次的医疗保健系统内在药物毒性风险和医学疗效价值比之间不得不做出重要的抉择。过去，由于可用药物数量和信息资源有限，临床价值和毒性间的中庸选择是人们对ADR的重视程度并未达到真正专业化水准的结果。在现代临床治疗学时代，对药物产生副作用的药理和毒理机制的更深刻理解已经成为可能。临床试验的途径已成为检测和证实试验药物ADR的存在、避免或降低ADR在试验药物/器械被批准上市后对患者的风险，以及最大限度地增加试验药物/器械治疗价值的有效举措。本章的重点将探讨当前医药领域对ADR的理解和管理，以及在临床试验过程中各种药物/器械安全性监督机制的协调关系和作用。

20.1 试验药物警戒术语定义及其管理

ICH E2对临床试验药物和上市后药品警戒的规范管理有着明确的标准和要求（见4.1.3.3节）。药物警戒是发现、监测、研究、评估、报告和预防所收集的药物/药品安全性信息，从而确认药物不良反应规律，达到预防其长期或短期伤害的一系列科学活动。不仅涉及药物的不良反应，还涉及与药物/药品相关的其他安全性监督管理问题，如识别与分析与药品有关的有害信号、安全性数据挖掘、药物安全性数据评价与分析、药物与药物或食物间的相互作用导致的不良反应监督等。药物警戒管理体系需要包含架构、角色职责、流程、目标及其交付结果等要素。临床试验不良反应监测的目的在于：

① 监测和评估安全性，尽早发现试验药物/器械不良反应的信号，以尽可能降低受试者或患者的安全性风险；

② 检测安全性信号，并进一步寻找试验药物/器械不良反应的诱发因素，以加深对药物/器械的理解；

③ 确认不良反应，并探究试验药物/器械不良反应的发生机制，为防范不良反应发生做好准备；

④ 分析不良反应发生的频率和严重程度，定量性地进行试验药物/器械风险-受益分析，以探索改善风险-受益比的可能性；

⑤ 明确高危人群，评估和优化风险-受益比，为完善试验药物/器械不良反应监测方面的信息和药政申报的管理决策提供依据；

⑥ 发现不当和不合理用药情况，提高用药安全性和有效性。

药物警戒的职能涉及临床SAE管理、上市后不良反应报告管理、文献不良反应检索及其信号检测管理等。在临床试验期间和药品上市后还需要担负研发期间定期安全性报告（drug safety updated report，DSUR）和上市后的定期安全性更新报告（periodic safety updated report，PSUR）的职责。此外，安全性信号检测（safety signal detection）、评价和风险控制管理也属于药物警戒的职责范畴，例如，发展针对性的风险监查计划（target survalliance plan）、安全性信号检测计划（safety signal detection plan）、风险管理计划（risk management plan）、上市后安全性再评估临床试验、产品质控的安全性风险计划等。综述这些宗旨和实践，临床试验安全性警戒就是为了防止试验药物/器械不良反应在更大范围内的危害，有效保障人民用药安全和身体健康。

药物警戒起始于临床试验阶段，贯穿于整个药品生命周期，可分为上市前药物和上市后药品警戒两个部分（图20.1）。常见的药物警戒方式有：

（1）主动警戒 药物不良事件监督；药物注册计划；特定区域、医院或研究机构部署；数据发掘程序，

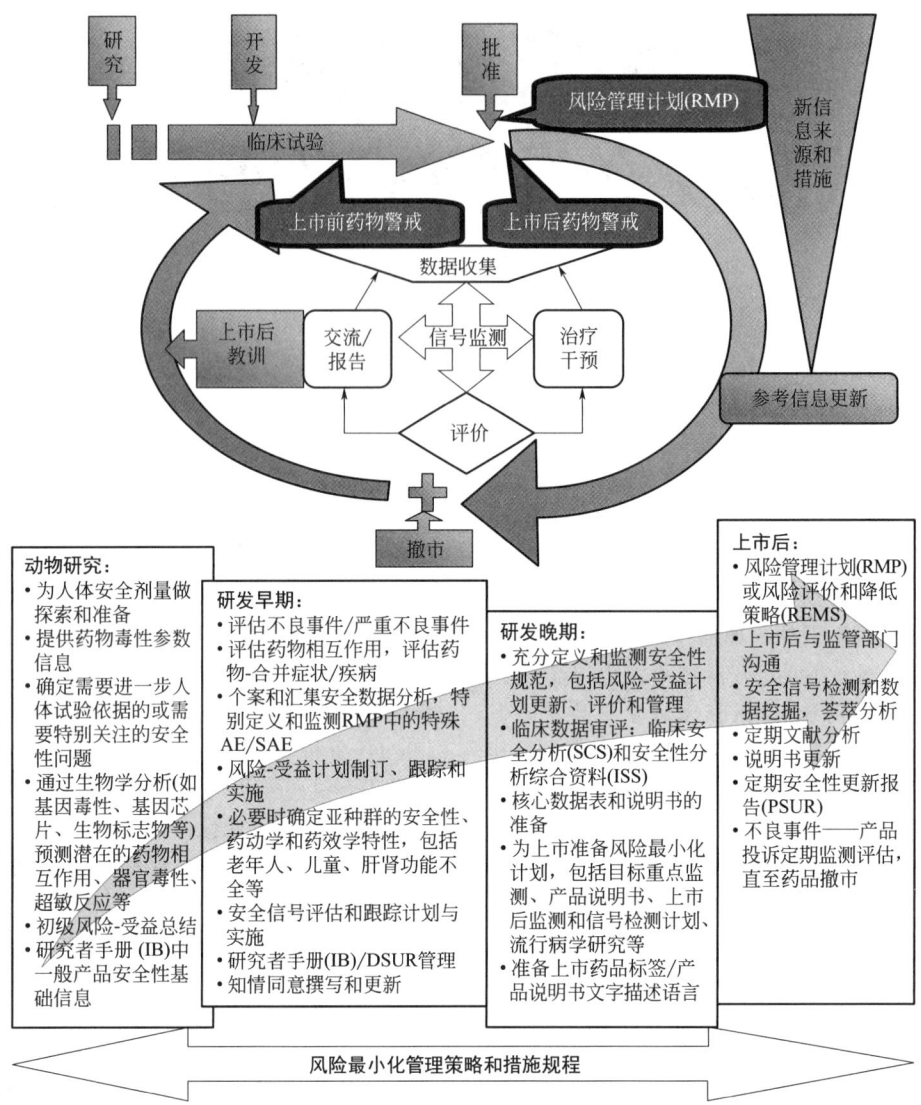

图 20.1　药品生命周期中的基本药物警戒管理示意

即用统计或数学手段对报告的不良事件进行系统分析和检查，以便发现安全警讯信号。

（2）常规或被动警戒　自发不良反应报告体系；自发不良事件报告收集后单一或累积病例的审阅，后续跟踪和分析；根据单一或累积病例设计特定的标准化问答卷，以扩大药物安全性调研和监督；根据自发不良事件报告率进行推演分析；药政部门药物安全性数据发掘研究，如 FDA 的 AERS 数据库，WHO 的 Vigibase，EMA 的欧盟药物警戒数据库（EVDBMS）等。

（3）比较观察研究　交叉研究、病例对照研究和群组研究等；药物流行病学研究，即对特殊人群的药物使用和效益进行研究，或利用已有数据来评价药物的风险-受益比。

（4）针对性的临床前和上市前后临床安全性研究。

随着时间的推移，药物警戒活动变得更多和愈加复杂，采集到的安全性信息也积累增长，因此，必需持续性地进行风险-受益比评估。从Ⅰ期临床试验开始，直至试验药物被批准上市，所有与试验药物/器械有关的安全性监督和评价都属于上市前药物警戒范畴，也是本章节讨论的重点。

20.1.1　不良事件

临床试验药物警戒中监督试验药物/器械的安全性是临床试验的最重要的目标之一。同样，安全性报告也是临床试验过程中研究机构和申办方所必需担负的药政职责之一。但是在临床试验环境中什么样的安全性问题需要引起重视和报告似乎存在着一定的盲区。临床试验与日常医疗实践在对安全性监督方面存在着不同的要求。临床试验是在研究者的直接监控下进行的。所以，研究者在保护受试者的安全性和报告 ADR 方面负有更多的责任。药物介入人类的生活可能引起诸多的安全性问题，ADR 只是其中的一个安全性方面的问题（表 20.1）（Gharaibeh et al，1998）。在探讨临床试验安全性信息报告之前，需要首先了解一些与 ADR 有关的安全性术语定义。

表 20.1　药物相关安全性问题

问题	描述
适应证不对症	患者患有疾病,但收到的药物不是针对其疾病适应证的
不合宜的药物选择	有针对患者适应证的药物,但患者服错了药
治疗剂量不足	患者正在用合适的药物治疗医疗问题,但剂量偏低
无法收到药物	患者有由于无法收到药物而造成的医疗问题(如心理、社会或经济因素)
剂量过量	患者有由于服用过多剂量的合宜药物所引起的医疗问题(如毒性)
药物不良反应	患者有由药物不良反应所引起的医疗问题
药物相互作用	患者有由药物-药物、药物-食物或药物-化验物质相互作用所引起的医疗问题
药物在适应证以外的使用	患者正在服用没有按照药政部门批准的医学适应证使用的药物

ICH-GCP 对药物安全性问题有广泛的定义，其中临床试验常见的安全性术语包括：

（1）不良事件（adverse event，AE）　也称为药物/器械不良经历（adverse drug/device experience，ADE），或非严重不良事件（non-serious adverse event NSAE）。不良事件是指服用药物的患者或临床试验受试者体内发生的与所进行的医学治疗或程序有时间相关性的任何不利或者非预期的体征，包括异常的实验室检查发现、症状、疾病，不论是否认为与医学治疗或者处理相关，也不一定与治疗本身有内在的联系。因此，不良事件可以是任何形式的不适或不需要的体征（包括不正常的化验指标）、症状或与试验药物服用有关的疾病，如内在自身疾病、已有疾病的恶化、同期用药引起的反应结果等，无论与使用的药物/器械有否关系（ICH E2）。任何不良事件都不包括有意的或意外过量用药或用药不当（配伍用药）所引起的反应。

（2）药物/器械不良反应（adverse drug/device reaction，ADR）　不良事件和不良反应之间最关键的区别就在于事件因果关系这个概念。如果不良反应有合理的理由被怀疑与试验用药物/器械有关，这类事件被称为药物/器械不良反应。如果不符合严重性标准，也可以称为非严重不良反应（non-serious adverse reaction，NSAR）。如果不良反应的因果关系尚未确定，可称为可疑药物不良反应［suspected adverse（drug）reaction，SAR/SADR］，可以是非严重

的或严重的不良反应。所以，在临床试验新的药物/器械或新的适应证使用阶段，特别是治疗剂量关系还未很好建立时，所有与试验药物/器械及其任何剂量有关的有害和不期望的反应都被视为药物不良反应。它与试验药物/器械有可能存在一定的内在关系，即药物/器械与不良反应的关联性不能被排除。在上市药物中，患者正常服用任何预防药物、治疗药物、诊断药物或疾病治疗或生理功能改善治疗所造成的有害或不期望反应也可被归类为药物不良反应。要注意的是临床试验出现的药物不良反应不应被称为"药物副作用"，而应当称为"不良事件"。但上市药物导致的不良事件，也就是正常医学实践中出现的药物不良反应可以被称为"药物副作用"。

（3）预期（expected）或非预期（unexpected）不良事件

① 预期不良事件　指不良事件的特异性、反应本质和严重程度在过去的临床研究中都已被发现，并记录在研究者手册或药物/器械标签说明书中。需要注意的是预期不良事件的继发不良反应，通常其继发不良反应被视为预期。试验用药物/器械疗效不足通常应被视为预期的，但如果增加了受试者的安全性风险，则应作为非预期处理（严重程度改变）。

② 非预期不良事件　指新发现的，在研究者手册、核心数据表（CCDS）或核心安全性信息（CCSI）文件，或药物/器械标签说明书中没有列出的任何不良反应或严重不良事件，包括在严重程度、特异性、反应本质或发生频率明显增加，与总体研究计划及其修正说明或任何记录文件所述的风险信息不符的不良反应或严重不良事件。例如，既往安全性文件中仅记录为肝炎，但受试者出现肝坏死，则后者是严重程度发生变化的一个非预期的不良事件。需要注意的是动物实验中记录的安全性数据不应作为人体不良事件预期与否的判断依据；此外，下列一些特殊情况需要考虑为非预期，例如：

• 多剂型药物的不良事件可能与剂型有关，如只发生在注射剂的静脉炎，不会发生在口服制剂上。

• 上市后药品的不良反应如果无法判断其是否为预期，则通常视为非预期。

• 同类药物/器械记录在案的不良事件，除非试验用药物/器械的安全性文件记录有同样的不良事件，应视为非预期。也就是说，同类其他药物/器械记录的安全性数据可以作为试验用药物/器械的不良事件参考，但不应直接作为试验用药物/器械的安全性数据记录。

依据不良反应的预期度，药物/器械不良反应可以被分为 5 级（Cobert et al.，2008），即：4 级，完全预期（标签已表明）；3 级，预期但还未列入标签中；2 级，有传说或可预期的；1 级，不公开和不可

预期的；0级，未向全球报告的（从申办方数据库和专属国际监督中心数据库中查不到）。此外，安全性数据收集的完整性、准确性和质量对于预期与否的判断起着决定性的作用。

（4）因果关系（causality）　临床试验药物/器械与某个不良事件间的关联性至少有合理的可能性，也就是关系不能被排除。临床试验中，任何不良反应的原因及其与试验药物/器械的关联的可能性必须做出评价。在判断不良事件与试验药物/器械关联性的同时，还必须对其关联程度做出判断（参见20.1.3节）。

（5）严重未预期可疑不良反应（serious unexpected suspected adverse reaction，SUSAR）　临床试验中这个术语表示疑似的不良反应（SAR）是严重的、未预期的不良反应，即在任何药物/器械记录文件中都没有记录的可能与试验药物/器械相关的严重不良反应。这个术语语序是欧盟的表述方法，美国FDA在语序上与欧盟有所不同，表述为可疑非预期严重不良反应（suspected unexpected serious adverse reaction，SUSAR）。无论哪种语序表述SUSAR，都应当按照加速SAE的报告原则申报伦理和药政部门。需要指出的是SUSAR是临床试验安全性数据的专有术语，不用于上市后的自发性报告中。如果是肯定与试验药物或上市药品有关的未预期严重不良反应，亦可以称为严重未预期不良反应（serious unexpected associated adverse reaction，SUA）。

（6）安全信号（safety signal）　来自一个或多个临床试验或临床观察的药物/器械安全性信息，其预示着在临床干预与相关不良事件之间存在着一种新的潜在关联性，或预期关联性的新迹象，这些关联性或迹象可能是不良反应，也可能是有益反应，还需要进一步判断以收集足够的可能性信息而做出最终确认。通过一个安全性信号可以产生多个安全性病例报告，这些信号产生及其报告完全取决于信号的验证程度和所收集的信息质量。

（7）显著性差异（significant or meaningful difference）　药物相关性大多是根据治疗组别之间所观察到的不良事件发生率的差异来决定的。最简单的AE发生率可以用以下公式来评估：

$$AE 发生率 = (n/N) \times 100\%$$

式中，n代表有某种不良事件的受试者人数；N代表接触试验药物或器械治疗的受试者人数。按照这个公式，如果某临床试验中发生呕吐的受试者人数有10位，服用试验药物的受试者人数有100位，则呕吐发生率是10%。其他定性或定量评估治疗组别之间不良事件发生率显著性差异的方法包括：

① 统计方法　检验试验药物/器械安全性风险差异是否符合全无效假设，即$P \leqslant 0.05$。这种方法常见于比较临床试验中不同治疗组别之间的安全性差异。

② 大拇指法则（rule of thumbs）　意指按照粗略和预设的估算法则而不是科学或精准检测方法对事务做出预估的方法。用于临床试验安全性评估时泛指当试验组的发生率和对照组发生率的大小都符合预设标准即为有显著差异，或当服用试验药物后时长超过其5倍半衰期时，其安全性风险基本可以忽略不计（多见于交叉试验设计的两种药物交替服用时的洗脱间隔期设置，参见图6.10）。例如，试验药物组不良事件发生率5%和安慰剂组间的差异≥2即为该不良事件发生率有显著差异。在一些情况下，需要结合临床判断一起来确定ADR与试验药物的关联性。大拇指法则应用需要预先获得药政部门的认可方可实施。用于评估临床试验数据量可接受度时，泛指在某国或地区产生的临床试验数据量在总体试验数据量中的占有百分率高于预设的百分率视为可接受。例如，美国FDA药政审批的角度，支持美国药物上市的临床试验数据量需要有至少不低于30%的美国受试者数据才可视为可接受的NDA审评要求。

③ 比对法　观察治疗组别之间不良事件发生率的差异，并做出这些差异是否有临床意义的判断，即使发生率并未达到统计意义或满足特定的标准（如大拇指法则）。这类方法通常适用于某些数据差异类型能明显表明潜在试验药物效益的情形，如剂量效应明显与不良事件增加有关。

（8）临床意义（clinical significance，CS）　这里的临床是指适用的显示治疗受试者的药物拥有最小临床效益和/或最小安全性风险危害统计学效益，或与基线相比，患者或受试者生物样本的实验室检测异常值高于或低于正常值范围，且对患者生理有可能造成伤害或使病理临床症状恶化的状况，这些均表示对受试者或患者而言具有重要的临床影响。临床意义需要根据实际医疗环境要求和疾病判断目标而变化，在不同的医疗目标环境中，有临床意义或无临床意义可以持续存在或有进一步相互演变。由此可见，建立标准的临床事件的临床意义定义和确定这种临床意义的专属方法并不可行。现实实践中通常要做的就是根据设定的临床或医学目标来选择所需的评价临床意义的工作标准范畴。在临床试验中，临床意义的结论往往与干扰受试者日常生活能力的AE/SAE，或者影响受试者病症有效性或安全性诊疗判断的检测指标有关。药物作用或检测指标可能不符合SAE标准，但如果干扰受试者进行正常活动的能力，或表示某种症状/体征好转或恶化，仍有可能具有临床意义。例如，腹泻可能使受试者无法外出参加任何活动。

在临床试验中，实验室检测值标准范围也称为基准范围。通常指健康人体的生理或其他特殊患者群体生理或化验检查值或测量变量的正常或可接受值范围。其标准定义为（除非有特殊说明通常被定义为）

健康人群参照组中最普遍存在或可接受的正常值的限度或最佳健康范围。这个最普遍可接受范围通常指参照组的测量值落在 95% 置信限中，也意味着只有 2.5% 的测量值会低于或高于这个基准范围之外。由于这个标准定义，参比值范围有时也可以被视为是标准值范围或正常值范围。利用这个参比值范围，研究者可以容易地辨别出非正常或超标值的状况。参考值是指对抽样的个体进行某项目检测所得的值；所有抽样组测得值的平均值加减 2 个标准差即为参考范围。从某种意义上来说，"正常值范围"似乎并不十分贴切，因为并不是每一个有测量值落在基准范围之外的个人就是不正常，或具有某种特殊病况的个人也可能出现其测量值仍在基准范围之内。在某些情况下，需要根据特殊的群体来界定参比或基准范围，如男性和女性、年龄、种族或特殊病况群体的某些生理或病理指标基准范围都有可能存在差异。在临床试验中，最常见的参比范围是用于临床化验值的界定。"异常值"指检测值超出了实验室正常值范围。"有临床意义"指检查数值和正常标准值或正常值范围有差异，对临床疾病的诊断具有一定的参考价值。而"无临床意义（non-clinical significance，NCS）"就是指检查数值的异常，可能由于生理或正常情况下出现的变化，对诊断疾病没有判断依据和价值；往往会建议患者定期复查，动态观察，本次无意义，如果有进一步演变就有意义。对检测值的结果只是临床有效性与安全性检查的一个方面，研究者在临床判定过程中应结合其他化验或检测结果综合考虑，主要包括但不限于：

① 可能是仪器等外界因素引起；

② 考虑所用药物是否有文献方面的报道、疾病关联等；

③ 一过性的轻微升高，找不出相关的证据来支持，认为异常无意义；

④ 指标异常明显，首先应该复查确认，如果仍然如是，一般认为是有意义的；

⑤ 对于健康受试者参与的 I 期临床试验，因没有其他合并用药，用药后几乎所有的异常值均应认为有临床意义，需复查确认；

⑥ 入组前在参考值范围内或异常无意义的检测值，在试验过程中出现异常升高，且不能给予合理解释，或复查仍升高的均应判定有临床意义。

需要指出的是临床有无意义和是否为 AE 是不同的概念。临床有意义并不一定是 AE。例如，某个实验室的检测值是否有临床意义且是否属于 AE，应该和患者本身所患的疾病及所表现的症状相关，即：①如果某项实验室检查指标异常同时伴随其他提示程度加重的异常症状或体征；②需特殊处理，如调整试验药物，给予对症处理，更加密切的随访等；③如果

某项化验值是试验方案设计的有效性观察指标，如升白细胞试验中的白细胞，治疗泌尿系统感染中尿白细胞，即使异常有意义，也不需要报 AE。

所以，临床意义是指一个临床检测或医学观察指标，或者一种表现能够直接或间接帮助判断患者病情。换句话说，如果一个检查结果能够帮助研究者或医生确定受试者或患者患有某种疾病，那么它就是有临床意义的。或者说，如果某种检查数值和正常标准值有差异，但可能由于生理或正常情况下可以出现的变化，对诊断疾病没有判断依据和价值则可以视为无临床意义。显然，临床意义的确定要求具备临床判断能力，其中判断不可能绝对准确，或一定客观或可重复。确定临床意义要求考虑多重不同因素，不同的人对相同事务因素的观点会受到其本身的经验、知识和环境的影响而不同。这些因素存在越多，临床意义亦越大，诸如：

① 导致严重后果的药物作用；

② 在症状/体征强度上变得严重；

③ 导致治疗终止；

④ 事件或指标持续存在而不是短暂消失；

⑤ 使受试者或患者处于衍生具有临床意义结局的风险；

⑥ 检测指标超出规定的正常值范围，无论是增加或减少；

⑦ 药物作用结果永久存在，如致盲，或导致后遗症，如降低视敏度；

⑧ 药物作用无法通过任何方法治疗或减缓；

⑨ 检测或观察指标符合医学病症严重程度定义。

不良反应一般可以被分成两类。一类是那些从现有药理研究结果和机制可以预料的药物不良反应。另一类是那些无法预料的和可能不是剂量相关性的药物不良反应（Gait et al，2000）。由于临床试验所涉及的受试者人数的有限性，后一类药物不良反应往往只有在试验药物/器械被批准上市后经大量患者群使用后才可能被发现。这两类的属性比较如表 20.2。

在进行试验药物风险评估时，按照这种药物不良反应类别的分析可以较好地归纳出引起药物不良反应的原因，且有利于预防和后续治疗。表 20.3 列出了这两类药物不良反应所包含的常见效应。

需要了解的是医疗实践与临床试验并不是相同的事务，因为临床试验药物和上市药品的区别在于：

临床试验过程：

• 受试者人数有限；

• 用药过程严格控制；

• 特别治疗和诊断过程；

• 特别训练的研究者；

• 受试者群体满足入排标准才能接受用药。

表 20.2　两类药物不良反应属性比较

属性	A 类	B 类
不良反应	又称剂量相关的不良反应（dose-related adverse reactions），可依据药理研究结果和机制判断，故视为试验用药物药理学作用的延伸，或由药物或其代谢产物引起的毒性作用所致	又称与剂量不相关的不良反应（non-dose-related adverse reactions），即使通过常规的毒理学筛选也无法发现，是与正常药理作用无关的特异反应
一般通性	可预料的,毒性,可定量,剂量相关性	无法预料的,过敏性,独特性,药物非耐受性,可定性,剂量非相关性
药理机制	可预期的,已知	有时还不清楚
作用部位	与主要药物作用部位相同	与药物作用部位无关
发生率	较高（约占 70%）	较低（约占 30%）
严重度	轻微	严重
致死率	低	高
可能相关起因		
药剂	• 增加吸收部位的生物利用度 • 特定剂型定量释放	• 分解产物作用 • 添加剂或赋形剂作用
药动学	由于吸收、分布、代谢、排泄的不正常在作用部位浓度增加	不正常代谢物的释放和分布
药效学	• 由于受体数量或敏感性的增加,扩大了器官或组织的重吸收 • 静态不平衡 • 疾病状态	• 遗传性 • 免疫性 • 肿瘤形成 • 致畸性
再现性	可再现	不一定再现
治疗	调节剂量	停止治疗

表 20.3　两类药物不良反应的常见效应

药物不良反应类别	常见效应	反应缘由
A 类 药物不良反应	毒性作用 （toxic effect）	• 药物剂量过大或用药时间过长对机体的有害作用 • 急性毒性多发生在循环、呼吸和中枢神经系统 • 慢性毒性多发生在肝脏、肾脏、骨髓、血液和内分泌系统 • 减少剂量或缩短给药时间可以防止毒性反应的发生
	后遗作用 （residual effect）	• 停药后仍残留在体内的低于最低有效治疗浓度的药物所引起的效应 • 短暂的,如巴比妥类催眠药物在次晨引起的宿醉现象 • 持久的,如长期应用肾上腺皮质激素停药后引起的肾上腺皮质功能减退
	首剂效应 （first-dose response）	• 某些药物在开始应用时,由于机体对其作用尚未适应,反应较强烈,多为一过性
	继发反应 （secondary reaction）	• 由药物的治疗作用所引起的间接后果,又称治疗矛盾,或二重感染
	撤药效应 （withdrawal response）	• 机体对长期应用的药物产生了适应性,如突然停药或减量过快,致机体调节功能失调,出现症状反跳
B 类 药物不良反应	特异质反应 （idiosyncratic reaction）	• 发生在有遗传性药物代谢异常或反应变异的个体,多与机体缺乏某种酶使药物在体内代谢受阻有关
	变态反应 （allergic reaction）	• 是机体因事先致敏而对某药或结构与之相似的药物发生的一种异常反应,由免疫系统介导,停药后反应消失

续表

药物不良反应类别	常见效应	反应缘由
B 类 药物不良反应	致癌作用 （carcinogenesis）	• 由药物引起或诱导正常细胞发生恶性转化并发展成为肿瘤的反应结果
	致畸作用 （teratogenesis）	• 药物作用于妊娠母体，干扰胚胎的正常发育，导致先天性畸形的毒性作用
	致突变作用 （mutagenesis）	• 为药物引起的三种特殊毒性，均为药物和遗传物质在细胞的表达发生相互作用的结果

上市药品使用：

- 患者人数庞大；
- 用药过程没有控制；
- 标准治疗和诊断过程；
- 任何医生都可以开处方；
- 任何人都可以要求服用药物，无选择限制。

因此，在药物安全性报告上有着不同的要求。研究者必须知道临床试验中不良事件的定义是药政定义，不是临床定义。显然，在临床试验中，研究者有双重作用。作为医生，有责任保护患者的利益；作为研究者，必须履行 GCP。这些责任并不矛盾，但角色的不同使得在药物安全性监督和报告方面有所区别。例如，同期用药在医疗实践中也许可以，但在临床试验中由于试验方案的要求可能不被允许。根据试验方案的要求，疾病恶化需要或不需要被报告成不良事件。所以，研究机构在参加临床试验项目时都应当接受不良事件及其报告的培训。研究者有时并不理解报告不良事件的重要性，因而有时会忽略报告那些似乎与进行中的试验或试验药物关系不大或者被视为研究疾病状态下的常态症状的不良事件。因此，应当时常提醒研究者及其研究人员临床试验就是要发现试验药物/器械具有什么样的安全性。临床试验的目的就是要了解试验药物或医疗器械的性状，其中包括安全性和有效性特质。研究者必须履行药政职责和义务对药物/器械不良事件进行及时记录和/或报告。申办方在药物/器械安全性监督和报告中也具有同样的职责。

20.1.2　严重不良事件

按照 ICH-GCP 中有关安全性报告的要求，"申办方应当迅速向所有有关研究者/研究机构、有关的 IRB/IEC、药政部门报告所有严重的和非预期的药物不良反应"（5.17.1）；研究者"除了试验方案或其他文件（如研究者手册）认为不必即时报告的那些严重不良事件（SAE）以外，所有 SAE 都应当立即向申办方报告。即时报告应理解为迅速的详细书面报告……研究者还应当服从关于向药政管理部门和伦理委员会报告非预期的药物严重不良反应的适用管理要求"（4.11.1）。严重不良事件是那些造成下列结果的

不良反应经历的事件：

（1）死亡　由不良事件直接导致患者死亡。要注意的是在记录 SAE 时，应当记录导致死亡的病因诊断，而不是死亡本身。

（2）威胁生命　如果不立即采取必要的干预手段，正在发生的不良事件有可能造成患者处于立即死亡的危险境地。要注意的是并不是指不良事件如果变得严重的话，理论上有可能致死的事件。

（3）需要住院或延长住院治疗　不良事件导致患者不得不接受住院治疗或本来已准备出院但由于不良事件使得住院时间延长。

（4）造成永久性或显著的功能丧失或残废　不良事件结果可能对患者正常生活和活动造成严重不便或干扰。

（5）造成先天性畸形或出生缺陷　不良事件可导致患者所生出来的新生儿呈现畸形或先天功能缺陷等。

（6）重要的医学事件　在临床研究中，严重不良事件不一定是造成上述严重不良反应经历的事件，但依照研究者或申办方的医学判断，它们同样可能对受试者造成危害，或可能需要医疗或手术治疗，以防止上述事件结果的发生。例如，可能造成药物依赖性或药物滥用的事件，或过敏性支气管痉挛事件等，依照研究者或申办方的临床判断，可以被视为重要医学事件。欧盟药政部门认为需要通过抗感染药物控制的传播性病症是重要的医学事件。

需要特别指出的是在临床试验过程中和规定的末次访问范围内的，所有死亡事件必须报告。死亡原因记录在 CRF 的死亡页和/或 AE/SAE 表格中。发生在签署知情同意书后但试验药物用药前一段时间内的死亡记录只需记录在 CRF 中即可。一般情况下，研究结束后的死亡事件不用作为 SAE 上报，除非研究者认为与试验药物有关；死亡本身是一个事件的结果，CRF 和 AE/SAE 表格应记录死亡的原因作为 AE/SAE 的事件名称，而不是死亡本身。此外，对于肿瘤的研究，当死亡作为研究终点时，需要在方案中定义哪种情况的死亡需要上报。

在进行国际临床试验中，任何由不良事件发生所

在国的药政管理部门所鉴定的严重不良事件也应该被视为严重不良事件。任何严重不良事件，无论它们与试验药物/器械有否关系，或者是预期不良药物/器械反应，都必须在获知事件发生后立即向申办方报告。表 20.4 总结了临床试验过程中监督和报告不良事件的常见要求。对受试者是否经历严重不良事件的监督从他们签署知情同意书开始，直到他们完成/退出试验项目或最后一次服用试验药物或最后一次经历研究有关程序后的 30 天（视最后发生的时间点为准）。在研究项目结束或受试者终止试验项目参与后，还没有解决的严重不良事件一般应当被监督到下列情形之一出现为止：

① 事件解决；

② 事件稳定；

③ 事件回到基线状态（如果知道基线状态的话）；

④ 事件可以被归属到其他物质，而不是试验药物引起，或与研究行为无关的因素；

⑤ 当 SAE 的继续监督变得无法完成时，即不可能再获得另外信息，如受试者或有关人员拒绝提供进一步的事件信息、与事件当事人失去联络等。

上述这些必须继续监督的要求及其监督或跟踪时间点应当明确地列在试验方案安全性监督部分中。

妊娠和服用过多剂量有时也被视为不良事件而要求被报告。临床试验中，任何妊娠后的受试者通常应当被立即终止参加试验项目，并在获知后的第一时间里立即向申办方报告。对妊娠的后续跟踪监督视对妊娠结果的要求而定，有些到婴儿出生为止，有些需要继续跟踪婴儿的成长直至成年。这些后续监督的长短要求和试验药物与妊娠、胎儿和婴儿有关。如果需要对服用过多剂量药物进行监督，常见的此类事件的报告时间窗口为自知道事件发生后的 5 个工作日内。妊娠和服药过量需要报告及跟踪的时长与报告形式及内容要求应在试验方案中明确（如需要）。

住院事件通常可以被定义为任何形式的住进医院（即使不到 24 小时）事件。对于慢性或长期住

院患者来说，住院事件也包括在医院内部转换到急性/特护住院部门。在临床试验过程中，有些住院情形虽然可以被视为"严重事件"，但通常被申办方在方案中排除在住院事件之外，即这些住院情况不被视为发生了住院事件，所以，不用被记录或报告为严重不良事件。这些住院情形的非住院事件通常包括：

① 本身疾病状况的住院治疗，并不是由发生新的不良事件或已有疾病状况的恶化而造成；

② 由于试验方案程序要求必须暂时留院观察或监视，如睡眠或脑电图监督；

③ 关爱入住，如受试者没有地方睡觉；

④ 行政性入住，如年度体检；

⑤ 与临床不良事件无关的计划自愿式入住，如进行择期整形手术；

⑥ 在进入试验项目前就已计划或安排的择期手术或住院程序，而这些手术或住院程序对试验药物的疗效和安全性判断没有影响；

⑦ 非住院部（如急诊室）接收当天完成的护理程序，并不涉及住院治疗程序，除非符合其他严重不良事件标准；

⑧ 观察室短期滞留；

⑨ 康复中心；

⑩ 护理中心；

⑪ 家庭专业护理；

⑫ 临床研究（Ⅰ期）病房。

延长住院被定义为任何超过计划的或要求的住院时间。在临床试验中，延长住院事件可以是任何超过试验方案规定的时间长度的住院。与住院情形的非住院事件定义相同，任何缺乏实质、紧急治疗、临床不良事件的延长住院情形可以不被当作严重不良事件而被监督和报告。需要注意的是无论住院或延长住院情形是否属于严重不良事件，或特殊的情形是否需要被报告为严重不良事件，都应当在试验方案的安全性监督和报告部分予以预先定义或描述。

表 20.4 临床试验不良事件常见监督和报告要求

不良药物经历	开始监督时间	结束监督时间	研究者获知事件后报告时间窗	记录/报告要求
不良事件	自受试者签署知情同意书后	至试验项目程序结束后	—	记录在 CRF 中
严重不良事件		至试验项目或程序结束后 30 天	24 小时内或 1 个工作日内（视 SOP 而定）	• 记录在 CRF 中 • 递交 SAE 报告表
妊娠		至试验项目结束后 30 天或直至婴儿出生	1 个工作日（研发阶段药物或与严重不良事件相关）或 5 个工作日（上市药物）或视 SOP 而定	• 记录在 CRF 中 • 递交受孕报告表

20.1.3　不良事件的特性归类和监督

20.1.3.1　严重性和严重程度

在评价不良事件过程中，不良事件严重性与严重程度是两个不同的概念术语。

（1）严重性（seriousness）　用于鉴别不良事件是否符合严重不良事件的标准，即表示某特殊不良事件对患者生命或功能可以造成威胁，此类事件的严重性导致必须承担药政监管报告职责的要求。

（2）严重程度（severity）　常用于描述某种不良事件的强度。事件本身可以是相对小的医学意义，与不良事件的严重性无关。例如，受试者经历的严重头痛事件不一定符合严重不良事件标准，所以不需要按照严重不良事件要求对它进行报告。

美国国家癌症研究所（NCI）发布过常见肿瘤学不良事件（AE）评价标准（common terminology criteria for adverse events，CTCAE），用于不良事件的分析和报告（5.0 版，NCI，2017）。在这个 5.0 版CTCAE 中，所有 AE 术语均按照监管活动医学词典（MedDRA）定义的系统器官分类（SOC）（见 20.3节），在每个 SOC 中，列出每个 AE 定义及其严重

程度分级的描述。CTCAE 对 AE 的分级是依据不良事件的严重程度的基础准则而做出的，其特定的临床描述如下：

① 1 级　轻度，无症状或轻微症状；或仅进行临床或诊断观察；或无须进行治疗干预。

② 2 级　中度，需要进行最小、局部的或无创伤的干预；或与年龄相当的工具性日常生活活动（activities of daily living，ADL）受限❶。

③ 3 级　严重或者具重要医学意义，但不会立即危及生命；导致住院或延长住院时间；致残；自理性日常生活活动受限❷。

④ 4 级　危及生命，需紧急干预。

⑤ 5 级　与不良事件相关的死亡。

在 CTCAE 中，并非所有 AE 含有所有等级，也就是说有些 AE 的严重等级不到 5 级，或死亡事件对某些 AE 而言不存在。在某些 AE 描述中，CTCAE给出了引申注释，也就是可能会列出其他应该考虑的相关 AE，或能替代所述 AE 的其他 AE 术语，其目的在于帮助 AE 分析和报告者选择正确的 AE 术语。下列部分心脏疾病的 CTCAE（5.0 版）案例可以说明这些准则的应用（图 20.2）。

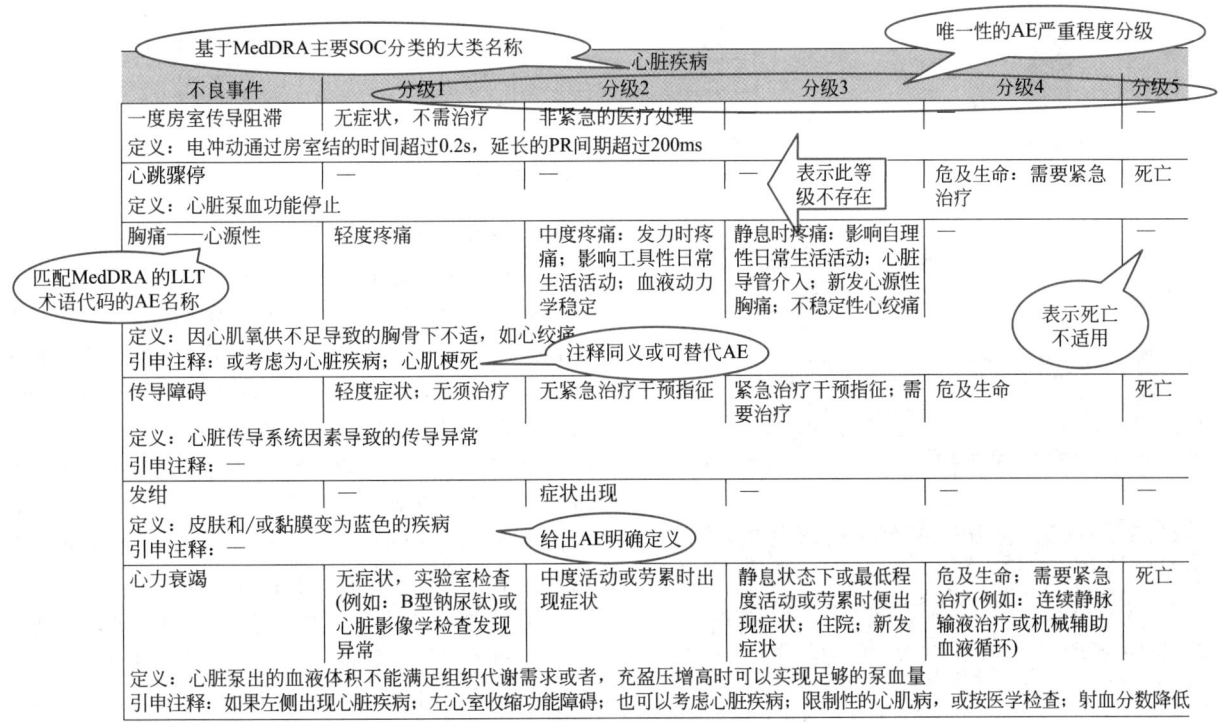

图 20.2　心脏疾病 CTCAE 举例

---

❶ 工具性日常生活活动指做饭、购买衣物、使用电话、理财等。

❷ 自理性日常生活活动指洗澡、穿脱衣、吃饭、盥洗、服药等，并未卧床不起。

在 CTCAE 列出的每 8 个不良事件术语中，就有一个是临床症候结果术语（图 20.3）。由于 CTCAE 中 AE 术语与 MedDRA 的匹配性，有利于对临床症候不良作用的数据收集、评估、分析和报告。每个 CTCAE 5.0 版本的术语都属于 MedDRA LLT（低位等级标准术语）。在临床试验中，受试者对症候不良事件的报告往往出现在试验访问日。如果对各访问日之间的症候不良事件不注意予以记录和收集的话，很可能会造成症候不良事件的遗漏。为了更有效地运用 CTCAE 的临床症候不良作用于试验药物/器械安全性和有效性的评估，可以结合 PRO 工具对症候不良事件实时确认，以改善不良事件报告的准确度和再现性。图 20.4 展示了 PRO-CTCAE 作为症候不良作用在临床试验安全性数据评估中的应用案例。要注意的是这种 PRO-CTCAE 的设计仍需要参照 PRO 设计的原则和要求（见 9.5.2.1 节），设计相关症候不良事件问题时，需要仔细考虑如何能更精准地评估症状的出现、频率、严重度和干预性等，特别是对采集数据结果报告的效度等统计方法质量和可信性的验证。这种应用 PRO-CTCAE 设计的评估系统，其数据结果可以自动映射 MedDRA 标准术语归类。图 20.5 列出了从 CTCAE 到 PRO-CTCAE 工具设计及其应用的通用管理流程。

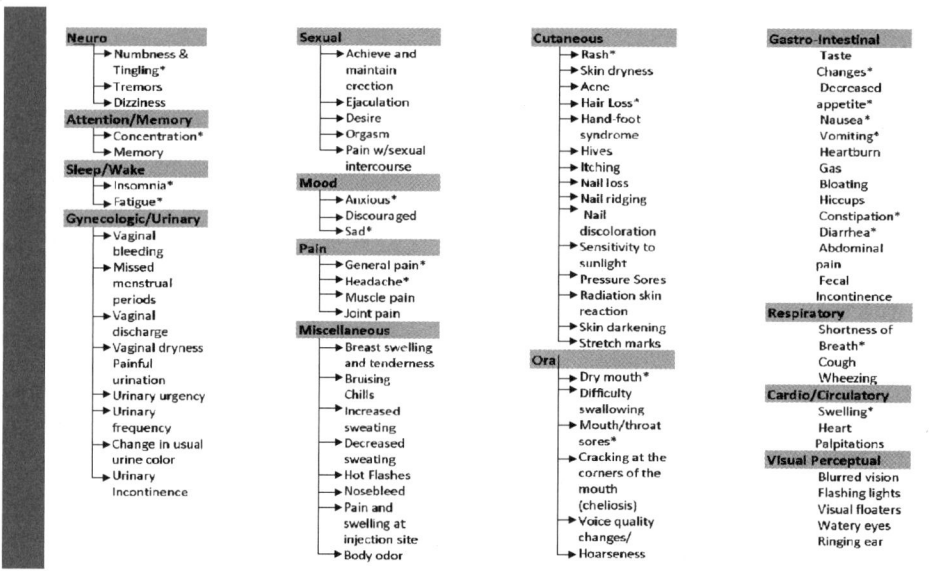

图 20.3　PRO-CTCAE 中 78 个症候不良作用类别

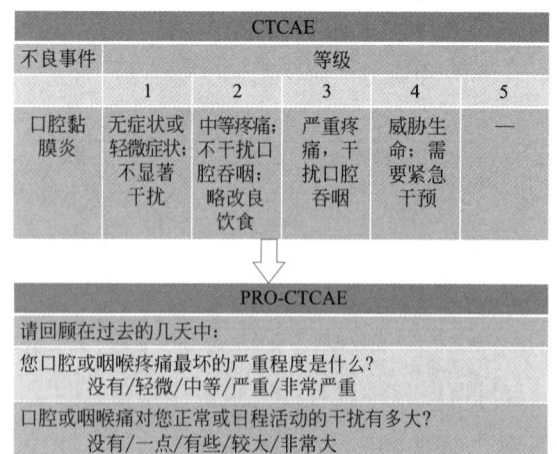

图 20.4　CTCAE 与 PRO-CTCAE 问题条目结构设计案例

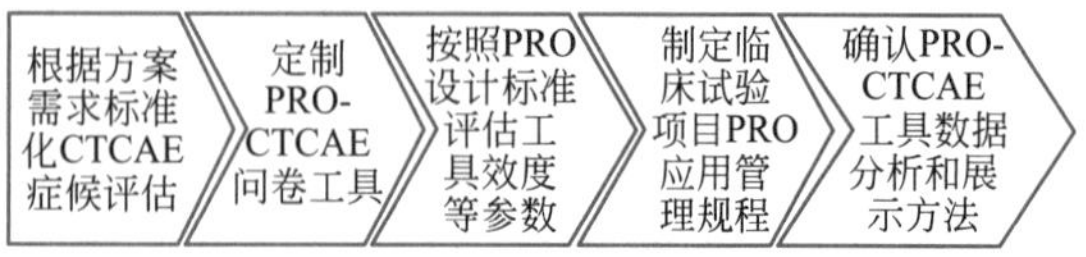

图 20.5　PRO-CTCAE 设计及其应用管理流程

对 PRO-CTCAE 症候不良作用的分析，可以从设计的角度考虑好如何才能更有效地评估随治疗时间变化而导致的不同治疗组别的效益，进而可以鉴别从干预至减缓的最佳效益时间。对于 2 级和 3 级慢性毒性之间的差异，采用 PRO-CTCAE 工具可以比较容易地区别不同剂量试验药物获得的最大效益结果，并能观察到治疗的持续效益结果。需要提醒的是并非所有临床试验周期都适合或能从 PRO-CTCAE 工具的运用中获得理想的结果。不同临床试验周期运用 PRO-CTCAE 工具的常见目的如下：

① Ⅰ期　不常见，如果需要运用，可以考虑与适应证相关的特殊异常症候不良作用的评估。

② Ⅱ期　收集和评估症候毒性强度的效益数据结果。

③ Ⅲ期　评价整体治疗方案的风险-受益比，如：

· 评价有效性和耐受性；

· 评价可以削弱慢性 2 级毒性的方法。

④ Ⅳ期　视方案设计的需求而定，如：

- 评价最佳耐受性；
- 个体化患有其他疾病或弱势者的治疗方案。

一般来说，临床试验不良事件严重程度的等级标准通常只分为三级，其定义与 CTCAE 的前三个等级类似，即

① 轻微（mild）　感觉到症状、特征或事件，但较易忍受。

② 中等（moderate）　不适感足以干扰正常活动，可能需要治疗干预。

③ 严重（severe）　完全不能从事正常活动或显著影响临床状态，需要治疗干预。

20.1.3.2　因果关系判断

ICH E2A 明确指出临床试验中的不良事件报告需要进行因果关系的评估。在药政要求的三个重要不良事件判断标准（严重性、预期性和相关性）中，相关性（即因果关系）是最难做出决断的参数。起初的因果关系通常是在个案药品不良反应报告（individual safety case report，ISCR）中建立的，但更重要的是收集所有安全性个案报告后的群集数据（aggregate data）的因果关系分析，其对于安全性信号检测、分析管理和药政报告要求十分关键。递交给药政部门的周期安全性报告（DSUR/PSUR）中的药物/器械因果关系判断应当建立在群集数据的分析基础之上。由于不良事件与试验药物/器械的因果关系（causality relationship）的判断是建立药物/器械风险属性的基础，因此应当在试验方案中予以定义。国际上，不良事件因果关系的判断标准有多种，但并没有一个清晰的因果关系判断标准或分类供采用，归纳起来常用的不良事件与试验药物/器械的关联性分析判断类别如下（Cobert et al.，2008）：

（1）肯定无关（unrelated，−1 级，在审阅了案例数据后）　药物/器械与所发生的不良事件没有任何关系，因为事件发生时患者从没有或还没有接触或使用过药物/器械。

（2）不可能评价（unassessable 或 unclarified，0级，案例数据不充分）

① 有条件但仍不能分类，即存在不良事件或实验室检查异常，但需要更多数据以进行正确评估，或正在进行检查以得到更多确切的数据。

② 难于评估而无法分类，即有不良事件或实验室异常，但由于信息不足或矛盾而无法判断，或所得到的数据无法说明或被验证。

（3）不可能有关（unlikely related，1 级，<5%但>0%可信限的关联性）

① 虽然患者接触了药物/器械，其他疾病或药物/器械更可能解释发生的不良事件，如内在疾病。

② 虽然实验室检测异常发生在试验药物/器械使用后，但不十分支持时间相关性。

③ 通过诊断测试可以清楚地建立其他发生原因。

④ 已证实事件的发生另有缘由。

⑤ 药物/器械不能被归咎于事件的发生起因，因为事件在接触药物/器械前（如基线期或清洗期）已经存在。

（4）可能有关（possible related，2 级，5%～50%可信限的关联性）

① 不良事件或实验室检查异常与试验药物服用或医疗器械使用具有时间上的合理性，但可以用其他药物或疾病来解释。

② 药物/器械与事件的关系既不能确定但也不能否定，即其他起因有可能引起事件或可能有其他原因存在，但药物/器械关联不能排除。

③ 缺乏或不清楚停药与否信息。

④ 部分关联证据符合相关性条件，但部分证据存在矛盾。

⑤ 虽然关联性的标准可以发现，但在预期安全性性质中无法找到解释它发生的模式或原理。

（5）也许有关（probably related，3 级，50%～95%可信限的关联性）

① 不良事件或实验室检查异常与药物/器械服用具有时间上的合理性，但没有客观或定量的检测结果来证实原因归属。

② 其他起因有可能引起事件，但不可能发生。

③ 药物/器械与事件有关联，但没有客观或定量的检测结果来证实原因归属。

④ 临床病理学分析与同类试验药物/器械的文献记载相符。

⑤ 停药或停用支持临床上的关联性，但药物/器械没有再次服用或使用。

⑥ 其他原因（疾病状态或同期药物）已被排除。

（6）肯定有关（certain related，4 级，>95%可信限的关联性）

① 不良事件在药理或作用机制上有肯定相关，或有客观或测试结果表明药物导致事件的发生。例如，过量药物造成突然死亡，因为在患者的体液中发现高浓度的药物残留。

② 实验室检测异常与试验药物/器械使用具有时间上的吻合性，且不能用其他疾病或药物/器械来解释。

③ 不良事件在药理或试验物作用机制上能十分肯定地吻合。

④ 再激法监督呈现阳性结果。

⑤ 不良事件发生和停止时间与预期的药物/器械安全性特性相符，并不能用其他疾病或药物来解释。

WHO 全球药物安全性监督中心对不良事件关联性的定义分为：

（1）确定有关（certain）　如果符合下列标准，则药物-事件因果关系可以确定，即事件/实验室异常结果与药物具有时间上的吻合性、无法用其他药物或疾病解释、去激法支持、再激法证据又出现和药理作用机制肯定。

（2）很有可能有关（probable/likely）　如果符合下列标准，则药物-事件很有可能存在因果关系，即事件/实验室异常结果与药物使用具有时间上的合理性、不太可能由其他药物或疾病引起、去激法支持，但却没有再次使用药物（再激法）。

（3）可能有关（possible）　如果符合下列标准，则药物-数据可能有因果关系，即事件/实验室异常结果与药物使用具有时间上的合理性、可以由其他药物或疾病引起、去激法证据缺乏或不清楚，并没有再次使用药物（再激法）。

（4）不大可能有关（unlikely）　如果符合下列标准，则药物-事件不大可能有因果关系，即事件/实验室异常结果发生在与药物使用后，但不十分支持时间相关性，其他药物或疾病可以解释发生的不良事件。

（5）有条件有关或待归类　如果药物-数据存在不良事件/实验室异常结果，但需要更多信息和数据做出进一步评估，则可以属于此类因果关系评价。

（6）无法评估或待归类　如果有不良事件报告，但缺乏进一步评估的信息要素，则属于此类因果关系评价。

国际上较常见的不良事件与服用药物或使用器械之间关联性的判断方法有：

（1）时间挂钩法　在不良反应症状出现前患者肯定已经服用或使用过试验药物/器械，或不良事件发生在预期的时间窗内（从药理机制或药物半衰期判断）。一般来说，服用药物或使用器械与 AE 发生时间之间的时间间隔越短，不良事件由药物/器械引起的可能性越大。

（2）剂量关联性　试验药物剂量越高，AE 发生率越大，和/或 AE 越严重，则 AE 与药物的关联性越密切。然而，需要注意一些低剂量药物也可能产生特异性或敏感性 AE，特别是罕见的、未预期的未知生物机制的 AE 可能是非剂量相关的。

（3）滞后期效应法　药物/器械服用或使用后过一定时间可以预料有药物/器械不良反应症状出现，或在接触试验药物/器械前无不良问题或症状。

（4）药物单一归属法　这通常属于关联特异性 AE。如果患者只服用一种药物/器械并发生了药物/器械不良反应，并且其药物/器械的生物作用机制可以解析这种不良反应，则药物/器械因果关联性增加。例如，降血压药物可以造成眩晕症状。在有些情况下，如果这种不良反应反复或多次出现，也说明不良事件

与药物/的关联性。例如，沙利度胺（thalidomide）造成服用该药的妊娠妇女生育海豹肢婴儿事件。

（5）排除法　有时，一种或多种药物/器械治疗的停止导致某种不良事件消失，或继续使用并没有某种不良事件出现，但由于接触其他不明物质导致不良事件，这些可能会成为识别造成药物/器械不良反应的诱发因素的手段，或没有其他医疗条件，同期药物或治疗可以造成不良事件。例如，某受试者服用试验药物 A 达 3 个月，没有出现任何不良事件。但某日无意中接触了花生，并出现了过敏性休克。这种情况下，可以排除试验药物 A 会造成过敏性休克。

（6）去激法（dechallenge）　是一种逆转法，即停止疑似药物/器械服用或使用一段时间后观察药物/器械不良反应是否会消失或不良反应症状是否会逆转痊愈。如果消失或痊愈，则构成了药物与不良事件关联性的阳性逆转证据。如果未消失或痊愈，则是无关联性的阴性逆转结果。

值得注意的是在某些情况下，阳性去激法证据不如阳性再激法有说服力。例如，某试验药物可以引起恶心和呕吐。如果停止服用试验药物，恶心和呕吐症状会随之消失。但流感也可能引起同样症状。如果试验药物停止服用后，受试者恰好患有流感，此时由试验药物引起的恶心和呕吐症状和流感症状混杂在一起，进而增加判断阳性逆转结果的难度。

（7）再激法（rechallenge）　是一种回转法，即经过一段"修正"期后重新服用或使用疑似药物/器械，观察药物/器械不良反应是否会在相同的时间间隔、相同的部位和相同的严重程度再次出现。反之亦然。鉴于伦理因素，对于那些威胁生命或死亡等严重不良反应，无法采用再激法进行评估。

（8）模式法　也可以称为生物可解性（biological plausibility）。许多药物引起的药物不良反应具有特定的临床病理模式，或药物的生物作用机制可以解析，或过去的毒理性研究发现过类似安全问题，这很容易将某种特殊类别药物与不良事件的效应关系归属相关联，或没有其他可替代解释。例如，眩晕或低血压在生物作用机制上可以与扩张血管的抗高血压药相关联，但接触药物 1 个月后诊断出肺癌不可能从生物作用机制上与试验药物做出关联，因为癌症的发生需要若干年的癌变过程。

（9）一致性确认法　同一个 AE 在不同的试验项目中，不同的试验实施地理区域和不同的受试者群体中的出现，基本可以确定试验药物与该 AE 相关联。

（10）药物定量法　血液和体液中的药物浓度的测定可以明确药物服用和药物不良反应的归属关系。

（11）药物定性法　在药物定量无法做到的情况

下，药物在组织中的定性鉴别可以成为鉴别药物不良反应存在合理关联性的依据。

如果不符合上述疑似药物预期的效应关系类型，或与试验药物并不存在合理的暂存关联性，则可以判断不良事件与试验药物/器械无关。除了上述关联性评价外，引起药物/器械不良反应发生的因素也可能主要存在但不限于下列几个方面：

（1）年龄因素　新生儿和老年人由于肝酶功能还未健全或功能衰退是经历不良事件的最大风险人群，特别是老年人群。这些可以通过受试者人群年龄的选择和分类来管理。

（2）性别差异　女性比男性通常有较高的药物不良反应率，这与体表面积和脂肪分布状况有关，而且与性别有关的药动学（PK）和药效学（PD）的多态性也是造成这一现象的原因之一。这一点可以通过受试者分类入组选择来管理。

（3）多药物组合　受试者同期服用药物数量与药物不良反应出现的多寡有着直接的关系。通过同期服用药物的限制可以有效地监控不良事件的发生。

（4）疾病状态　肝、肾和心脏疾病可以影响药物的清除而导致药物的体内累积率。这类人群的药物不良反应率比正常人群要高得多。一些内在疾病状态也可能导致不良事件的增加或诱导它们的发生。这些可以通过化验指标的监控和必要时分类入组选择受试者来管理。

（5）药物不良反应史或过敏史　有较多药物不良反应史或过敏史的受试者有可能经历更多的不良事件，这与他们体内的酶系统的敏感性有关，可以通过体检病史或过敏史和入组选择控制来管理。通过体内或体外免疫检测反应，有些情况下可以做出阳性或阴性判断，如免疫球蛋白 E 抗体对过敏原反应。

（6）遗传因子　有许多遗传多态性因子可能造成携带这类因子的特殊受试者群具有更大经历药物不良反应的概率。针对性遗传因子的筛选和监测可以管理和控制这类受试者的不良反应发生率。

（7）剂量关系　药物服用剂量越高，AE 发生率越大，和/或 AE 越严重，这直接反映了因果关系。虽然大剂量、多剂量和长期服用试验药物造成的不良事件发生率比低剂量、单剂量和短期服用者要大得多，但也不能排除低剂量药物亦可能造成不良事件的可能性。例如，特异质药物反应往往是剂量无关性的。根据受试者的不良反应发生率和特殊项目化验结果来调整药物服用剂量可以有效地控制或减少不良反应的严重度和发生频率。

无论用何种方法来评价、管理、控制和调整药物/器械与不良反应发生率的关系都应当在试验方案中予以阐明。特别是在评价药物/器械与不良事件关系的时候，应当注意观察和判断的要素包括但不限于：

（1）不良事件与已有信息是否存在不一致性　过去的安全性信息（临床前研究、早期临床试验数据、研究者手册等）都是可以参考的经验。预期的试验药物/器械特性与不良事件的内在基础之间应当具有某种程度的生物关联性。此外，不良事件是孤立地发生还是间隙式发生，发生的严重程度和持续性与预期药物/器械性质的一致性与否也可以作为分析的参考指标。

（2）与试验药物/器械相关联的其他依据的存在性　同期服用药物、内在疾病的存在、非药物治疗手段或诊断物质的介入都可能引起不良事件的发生。所以，在暂时排除药物/器械因素的情况下，应该考虑不良事件发生是否有其他可能的解释。在排除了任何其他可能因素（包括本身疾病状态）后，不良事件与药物的关联性依据才会变得明确。

（3）试验药物服用和不良事件出现之间时间顺序的关联性　不良事件发生在药物服用或器械使用前、药物/器械治疗初期、剂量调整期、剂量维持期或药物停用后都是需要分析的时间因素。试验药物的半衰期是一个需要参照的重要指标。去激法或再激法等是常用的时间顺序判断手段。

最后，需要指出的是当申办方和研究者对不良事件的因果关系判断出现分歧时，如一方认为可能有关，但另一方认为无关。此时较为保守的方法是按照因果关系有关的判断来处理。如果涉及药政安全性报告，还需要清晰地描述其判断理由。即使申办方不同意研究者的因果关联性判断结论，也不能对研究者的结论做出任何擅自修改，或极力劝说研究者改变判断观点。按照欧盟相关法规要求，研究者给出的因果关系判断不能被申办方降级处理。如果申办方不同意研究者的因果关系判断，在药政报告中应列出双方的判断结果及其理由。美国 FDA 要求研究者和申办方需要分别做出因果关系判断，但申办方负责做出最终决策，并反映在药政安全性报告中。从安全性判断的科学性和严谨性来看，武断地否决研究者的安全性因果关系判断，特别是可能有关的判断，是不合宜的。群集数据的分析，而不是仅仅依据个案报告的因果关系，也许是申办方应当采取的因果关系分析和判断的良策。

20.1.4　临床试验的风险-受益比

任何药物/器械的使用都一定伴随着潜在的风险。药理作用、生物活性或有效物质都可能干扰或修正正常生理功能而导致不良事件。其中有些风险可以预期，但有些无法预期。有些风险并非来自药理或生物作用机制，而是由各种独特的或其他还无法理解的因素引起，如遗传差异或对药物有特质敏感性等。临床试验的伦理学要求强调，必须以保护受试者生命安全为宗旨，审慎评价试验药物/器械的受益和潜在风险。经过临床前评价到临床开发，直至药物/器械被批准上市，药物/器械的有益风险-受益比必须获得验证。所谓受益（benefit）是指药物/器械被患者服用或使用后使其症状减轻，疾病控制或痊愈，生命延长或生活质量改善。受益有益与否由药物/器械的临床有效性和其具有未满足的医疗需求两个条件决定。风险（risk）是指药物/器械被患者服用或使用后所产生的任何生理不适或不期望有的不良事件，甚至损害生活质量或危及生命。对于任何药物/器械风险不能孤立地予以评价，因为任何药物/器械的使用都必然还带来有益的治疗效益。所以，试验药物/器械的风险-受益比评估十分重要。在药物/器械研发阶段，若风险大于受益则需要终止临床试验；对于上市药品/器械来说，若发现新的严重未预期风险大于受益的情形，则需要停止该药品/器械的市场销售，并召回药物/器械或撤市。例如，晚期肝癌平均中数存活率是4～6个月。任何可以止痛、减少肿瘤肿块、降低住院率、增加生活质量、延长生存率的临床治疗都被视为有意义的未满足医学需求的受益。相比较这些受益而言，化疗试验药物的呕吐、恶心，甚至威胁生命的粒性白细胞缺乏症或血小板减少症等不良反应风险，由于可以通过其他同期药物的服用而避免或降低，使风险-受益比倾向于有益的治疗效益。显然，任何试验药物/器械或上市后药品/器械安全性监督的宗旨都是要保证患者的受益大于风险（benefits over risks），这也是药物安全性警戒的最终目的。任何药物/器械都是一把双刃剑，其有效性或安全性的界定在某些情况下可能互换。例如，万艾可（viagra），其治疗阳痿的效益在其前身药物心血管适应证的临床试验中是作为不良事件记录在案的。作为治疗阳痿的有效药品，其心血管效应对于心血管病患者来说存在着较大的威胁生命的风险。因此，在试验药物/器械临床试验生命周期中，应当持续性地进行风险-受益比评估。有益的治疗通常通过药物/器械治疗的有效性证据，或药物/器械能满足未满足的医疗需求来确定。不利的风险通常通过分析临床前、临床研究中或上市后获得的安全性数据信息来确定。临床试验中的安全性风险数据通常包括但不限于：

① 不良事件；

② 实验室检测中得到的重大异常值；

③ 生命体征检查发现的重要异常值；

④ 体检发现的重大异常症状；

⑤ 12-导联心电图重大异常结果；

⑥ 其他与试验药物/器械治疗适应证相关的重要不利检测结果等。

上市后的药品/器械安全性数据信息大多来自自发性安全性报告、文献报道、上市后临床试验、药物流行病研究等。需要注意的是药政批准上市的药品/器械理论上来说是有效安全的。但这里的安全只是意味着受益大于可能出现的任何有害或不良反应。试验药物/器械安全性并不表明是没有风险的。因此，风险-受益比分析应当以持续、定量和严谨的方式进行，而这种风险-受益比可能会随着试验药物/器械的生命周期的变化而变化，也会因受试者群组、治疗组别或适应证的不同而不同。为了更好地实施风险-受益比管理，需要建立完善的临床试验风险-受益管理计划（图 20.6），并在试验过程中监督实施结果。通过临床试验风险-受益管理计划，努力做到但不限于的行动措施有：

① 在各类受试者群组或试验设计中尽可能早和全面地检测药物不良反应；

② 建立和统一数据标准和电子传输与储存规程，便于安全性数据分析更加准确和可靠；

③ 加强临床试验监查质量和力度，更好地收集、记录、交流和报告预期和非预期风险，并重视改进和防范重要的安全性信息缺失风险；

④ 尽量降低不良反应风险的发生率和死亡率，保护受试者和患者的安全性与公共健康。

在实际临床试验过程中，安全性结果并不总是一目了然，即其真实性或重要性不是十分清晰。因此，检测和收集更多的数据线索和信息显得十分必要。这需要采用安全性信号检测或数据挖掘技术（参见21.4 节）。

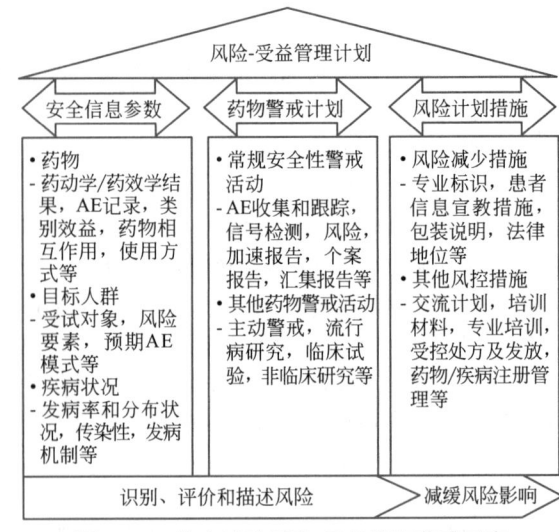

图 20.6　临床试验风险-受益管理范畴示意

20.2　药物安全性监督、报告和管理

　　从伦理学的角度来说，申办方有义务全面研究和监督它所研发和生产的药物的安全性。这种研究和监督应当贯穿在整个上市前的临床试验阶段和在上市后继续完善自发收集和报告系统。这里所指的临床试验包括所有 I ～ IV 期临床试验、上市后的安全性研究临床试验、流行病学研究临床试验、研究者倡导的药物临床试验（IIT）等。从临床试验安全性管理体系分析，按照 ICH E2 标准要求，建立完善的药物警戒规范管理制度是申办方的责任。如果涉及电子化系统，需要对系统版本、系统支持和维护程序、数据标准化和数据交换和传输标准、文档归档和维护管理等方面予以规范。无论是临床试验还是非临床试验的安全性数据收集，其目的都是尽可能全面地了解不良事件，以便给患者提供足够的药物安全性信息或警讯，并做好管理和预防药物风险的工作。从法律的角度看，必须要求申办方向药政部门定期更新药物安全信息。

20.2.1　临床试验阶段的药物/器械安全性监督机制及其管理

　　大多数申办方的药物警戒管理团队负责严重不良事件的处理、分析和报告程序，其中也需要具有医学背景的专员对 SAE 的因果关系、受试者安全性和试验结果安全性数据的影响做出医学分析和判断。药物警戒团队成员包括药物安全助理、药物安全专家和高级药物安全专家等，负责安全数据库中的数据输入、案例跟踪、叙述生成、生成查询和解决、安全数据库和临床数据库的一致性处理。处理完成的严重不良事件报告表或相关的 eCRF 不良事件页面设计审核、支持文件、编码、案例叙述和查询将递交给医学监察员审查等。有关医学监察在不良事件监督管理中的作用可以参见 32.2.6 节。

　　在临床试验过程中，研究者询问不良事件时，提出的问题应该是中立的，不应提示因为药物是试验性的，其将有预期的不良反应；另外，也不要通过列出不良事件列表给受试者，供其从中选择，以免干扰受试者的主观感受。为了达到收集不良事件信息的中立目的，可采用的提问示例如下：

　　•您之前的不适或异常情况（如果有）是改变了，严重了，还是已经解决了？

　　•从上一次研究访视至今，您是否服用了新的治疗药物？

　　•在上次研究访视后，您是否停用或者改变了任何正在使用的药物治疗的剂量或者频次？（任何一个这样的改变可能会对应一个新的不良事件或者一个正在发生的不良事件）

　　•最后一次研究访视至今，您的健康状况是否有好转，或变坏？

　　从试验项目各阶段分析，临床试验药物警戒人员的主要职责范围包括但不限于如下所述：

　　（1）项目准备计划阶段

　　① 有责任确定方案中对相关安全性定义。安全性信息管理流程及其收集与报告时间点（如 SAE、SUSAE 管理与报告等）、安全性报告管理规程等描述，符合药政法规和满足试验项目可操作性。必要时，需要确认安全性风险监督和管理符合试验药物性状及其安全性风险信号监控的需要。

　　② 鉴于药政法规对试验药物安全性监督的要求，作为项目管理计划的重要组成部分，申办方有责任完成药物警戒体系主文件，包括但不限于试验项目药物警戒计划或 SAE 一致性核查计划，定期安全性更新报告，并根据既往试验产品安全性信息，如 IB 或产品安全性核心信息等，撰写试验产品安全性风控监督管理计划（参见 20.4 节）。这些计划需要与项目经理的临床监查计划（MP）、医学事务的医学监察计划（MMP）和/医学数据审阅计划（MRP）、数据管理的数据核查计划（DVP）等项目安全性风险管理文件相匹配。

　　③ 设立试验项目安全性信息收集，各类报告和处理的管理规程，其可以通过药物警戒计划来体现。

　　④ 建立和验证试验项目安全性数据库，并确保安全性数据库中的 SAE 和 SUSAE 报告等药政递交能满足药政安全性数据递交门户标准的要求。

　　（2）项目进行阶段

　　① 执行药物警戒体系管理计划，特别是对 SAE 报告的时效性监督、接受、回复，信息/数据质疑及质量审核负有直接责任。

　　② 在医学监察的支持下，完成 SAE 事件的医学审核与评价，尤其涉及安全性事件与试验药物相关或对试验关键终点数据结果有重大影响时。

　　③ 按照项目管理计划中医学数据的编码计划时间表，定期完成和审核医学术语医学编码及其准确性。

　　④ 出现 SUSAE 时，必须按照药政法规要求，及时通报药政部门、伦理委员会和相关研究者等。

　　⑤ 继续维护安全性数据库的安全性信息数据，以及相关药物警戒文档的质量。

　　⑥ 对于跨年度的试验项目，需要按照药政法规的要求，按时完成和递交定期安全性更新报告（DSUR）（参见 21.3.3 节）。

　　⑦ 必要时，对 IB 和产品安全性核心信息（CSI）中安全性数据更新提供协助。

　　⑧ 按照项目管理计划对 SAE 一致性核查的要求，定期进行 SAE 一致性核查，以便能及时向项目团队提供相关试验产品安全性更新信息。

　　（3）项目结束阶段

　　① 试验项目临床数据库锁定前，协助或支持数

据管理团队完成安全性数据库的一致性核查，以确保临床数据库和安全性数据库中的安全性信息与数据准确、真实完整和一致。

② 需要时，协助审阅医学撰写人员完成的临床研究报告（CSR）中相关安全性信息的描述准确无误。

③ 按照项目管理时间计划表，对安全性数据库中的相关数据及其项目安全性文件进行归档和刻制光盘（如适用）保存，包括的安全性信息文件有药物警戒计划、产品安全性风险监控计划、SAE一致性核查计划（如适用）、各类安全性报告、安全性数据质疑表、安全性文件质控报告、发布的DSUR、研究者安全性警示信函（如有）、各类安全性报告递交/回复管理等确认文件等。

④ 如果涉及申办方的外包服务，还会涉及相关安全性文档的移交管理。

从不良事件/严重不良事件的定义而言，使用试验药物之后发生的医学不良事件才称为"不良事件/严重不良事件"。但基于临床试验"安全信息"收集的目的而言，一旦签署知情同意书后发生的医学不良事件均应被收集记录。"安全信息"涉及的范畴显然多于不良事件，包括筛选期间的安全事件，治疗期出现的异常症状，体征、实验室检查指标异常，直至随访期特别关注的不良事件以及特殊状况（如妊娠）等。因此，在临床试验中，自受试者签署知情同意书后就应当开始不良事件的监督和报告（图20.7）。签署知情同意书后至开始用药前的安全信息对于评判研究药物的安全性是有益的。例如，获知受试者在使用试验药物前是否出现某不良症状，作为基线状态与用药后进行比较；另外，也有助于评估所获得的安全信息是否与试验流程及操作（洗脱、组织活检等）有关。在筛选期发生的不良事件，如果受试者筛选失败，在最后的试验结果报告中，根据申办方的需求可以单独列在筛选失败者安全性数据列表中。不良事件观察和数据收集通常需要跟踪到事件解决或稳定，或受试者的最后一次试验访问日。严重不良反应的跟踪按照试验方案的要求，有可能需要跟踪到受试者退出试验项目或试验项目结束后的规定时间段，如试验后或受试者退出临床试验项目后30天。如果同一不良事件严重程度发生变化，研究机构应当将该不良事件分为两个不良事件记录，后一个严重程度升级的不良事件开始日期，是前一个严重程度较低的不良事件的结束日期（图20.8）。对于一段时间内反复发生的不良事件，应考虑是否需要作为新的事件进行记录。如果前后是有关联的，即属于之前不良事件的进展或者复发，建议作为同一不良事件进行记录，并结合之前的记录对严重程度进行说明，如药物导致的手足皮肤反应，可持续存在，但时轻时重；如果前后并无关联

的，如研究不同阶段出现的两次肺部感染，则分别作为单独的不良事件进行记录，并且尽可能在原始记录中提示患者近期内曾出现过相似不良事件，以便申办方在处理报告时判断是否需要对报告进行合并。一个完善的临床试验安全性监督体系应该包含的功能有：

① 有计划并制定收集和核实临床试验中的不良事件报告规程。

② 知情同意中，告知受试者出现不良事件/严重不良事件后应如何处理，提供联系人信息。如为紧急情况，应就近救治，并随后告知主管的研究者；如为一般状况，可记录并在下一次访视时反馈信息。

③ 告知受试者，在整个研究期间与其健康相关的数据将会被收集，并向其解释安全信息报告程序和重要性。

④ 入组前，研究者需书写详细的病史，并获得体征和症状的基线数据，以利于随后对不良事件的评价。

⑤ 入组后，研究者询问和记录任何新的健康状况，之前已经好转的状况重复出现或者不良事件状况恶化。

⑥ 使用受试者日志收集不良事件和其他研究信息，如果没有正式的日志，应教会受试者对异常的健康状况进行记录，以便能在下一次访视或者联系中提供信息。

⑦ 针对收集到的信息与前期随访时和研究开始时的基线体征、病史进行比较。

⑧ 评价报告中事件的严重性和是否为预期或非预期事件。

⑨ 输入或转录安全性报告数据到一个特定的中心安全性数据库。

⑩ 对报告中的事件进行医学评价和管理。

⑪ 对需要加速报告的可疑非预期严重不良反应（SUSAR）作出整体风险-受益分析。

⑫ 确保加速报告的时间满足药政报告要求。

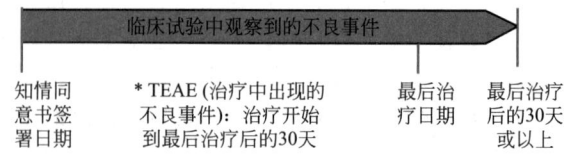

图20.7　临床试验不良事件收集和报告启动时间点

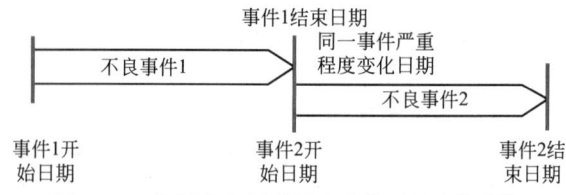

图20.8　相同事件严重程度变化时的事件周期记录方式示意

需要注意的是临床试验中与有效对照药物有关的严重 ADR 应当向其生产商通报，并由后者负责按照药政报告要求定期递交或快速报告给药政部门。如果涉及安慰剂的不良事件只有当怀疑其赋形剂成分造成 SAE 时才需递交相关报告。

由于临床试验和上市后药品/器械安全性数据的收集和报告的性质有所不同，有些申办方配备不同的人员或安全性信息收集中心分别监督和管理临床试验的不良事件报告和上市后的自发报告。图 20.9 展示了不良事件报告的一般程序。

在临床试验过程中，纸质 CRF 和 EDC 系统的采用直接关系到严重不良事件的报告程序。图 20.10 比较了两种 SAE 报告的一般程序。在临床试验项目中，SAE 的报告流程通常为：

（1）在纸 CRF 中

① 研究者将收集的 SAE 首先记录在医疗源文件记录上。

② 再转录至 CRF 不良事件页上，填报 SAE。

③ 完成必要的相关 SAE 报告信息，如生命体征

检查、病史、同期用药、试验药物服用/器械使用、化验数据结果或受试者研究结束信息页等。

④ 在递交的 SAE 报告上完成签名和日期。

临床试验常用表 22

⑤ 在获知 SAE 后的 24 小时内将 SAE 信息或报告（**临床试验常用表 22**，二维码）通报（传真、电子邮件或电话）给申办方安全监督员。

⑥ 申办方药物/器械安全性监测部门或人员在收到 SAE 报告后，审阅报告的完整性，获得审阅批准后，输入药物/器械安全性监测电子系统，完成安全性递交的电子程序，或采用预设的纸质报告递交程序完成 SAE 药政报告递交。

（2）在 EDC 试验中

① 研究者将收集的 SAE 首先记录在医疗源文件记录上。

② 再转录至 EDC 中的 SAE 表格或报告中。

③ 完成必要的与 SAE 相关的信息表格，如生命

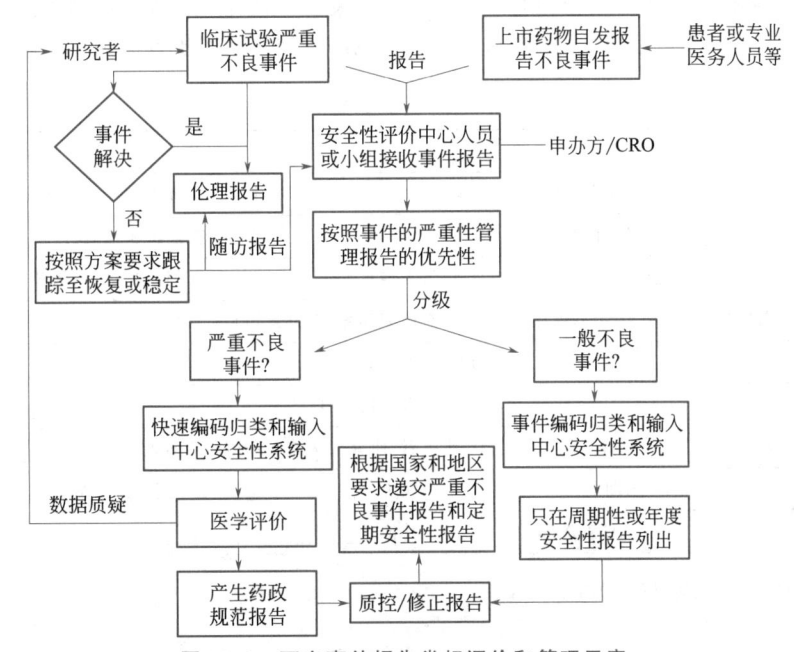

图 20.9　不良事件报告常规评价和管理示意

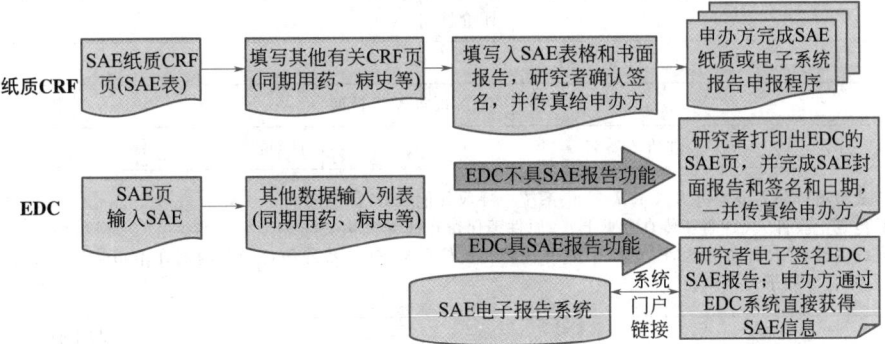

图 20.10　临床试验严重不良事件 CRF/EDC 报告比较示意

体征检查、病史、同期用药、试验药物服用/器械使用、化验数据结果或受试者研究结束信息表等。

④ 完成 EDC 的电子签名。

⑤ 如果 EDC 系统具有部分 SAE 报告功能，研究者需要以 SAE 报告封面页的形式（表 20.5）在获知 SAE 后的 24 小时内通告申办方的安全监督员有关 SAE 的发生。申办方安全监督员或监查员在收到 SAE 报告封面信息后，立即登录试验项目 EDC 系统，并打开 EDC 中的 SAE 页和相关信息表格，打印出这些页和表格作为进一步 SAE 报告的依据。

⑥ 如果 EDC 系统具有完全 SAE 报告功能，申办方的安全监督员或监查员在接到 SAE 信息通告后，可以直接将 SAE 报告或表格以及相关信息表格一并从 EDC 系统中提取出来，以便他们完成审阅后直接递交相应的 SAE 报告。

⑦ 如果 EDC 系统具有 SAE 报告功能，且和安全性报告电子系统有链接，可以通过经过验证的两个系统之间的门户链接通道，将 SAE 报告所需信息直接传输到安全性监测报告系统。申办方安全性管理人员在安全性监测报告系统中完成后续 SAE 报告和递交

药政部门的事务。

⑧ 如果 EDC 系统不具有 SAE 报告功能，研究者需要完成书面 SAE 报告（**临床试验常用表 22，二维码，见上页**），并打印和附上相关 SAE 页作为支持信息。将完成的 SAE 报告和相关 SAE 页一起通报给申办方的安全监督员，以便他们进一步完成相应的 SAE 报告。

无论是哪种 SAE 报告形式，研究者都有责任在获知 SAE 发生后的 24 小时内报告申办方 SAE 的发生，而不应当等到所有 SAE 信息被收集完整后再通告给申办方。任何 SAE 报告的最低信息要素包括不良事件名称、相关试验项目信息（包括试验药物）、可鉴别的受试者或患者信息（如姓名缩写、年龄或性别等）和可鉴别的报告人信息。申办方收到 SUA 报告后，必须遵循 7/15 天首次报告或 15 天后续报告制规则，完成药政快速报告程序。收到初始或随访后续不良事件信息的当天通常被视为第 0 天，即申办方的任何成员，包括与申办方合作的 CRO 项目人员、授权合作伙伴（LP）或在相应协议中定义的产品共同开发合作伙伴，首次获取包含最低限度信息的有效案例的日期，适用于首次和后续随访信息报告。也就是

表 20.5　SAE 报告封面信息示例

＜申办方名称和标志＞			严重不良事件表封面信息页①	
试验项目编号：		收件人姓名：	收件人传真号：	
研究者姓名：		研究机构编号：	事件所在国家和地区：	
报告人姓名：	报告人电话：	报告人传真号：		报告人电子信箱：
共　　　页	□　首次报告　　□　后续报告		SAE 序列编号（申办方用）：	
经历 SAE 的受试者信息				
受试者姓名缩写：		受试者随机编号：		
报告日期：		研究者/研究机构首次知道事件日期：		
请指出需附属其他信息表格	□　同期药物　　　□　病史　　　　□　化验结果			
	□　SAE 表格/报告　　□　其他＿＿＿＿＿＿＿＿＿			
请对事件予以描述(事件过程、原因、时间和相关信息等)：				
申办方完成信息				
收到日期：		评价日期：		
评注：本 SAE 属于　　□　SUA　　□　一般 SAE				
SUA 完成日期：		SUA 报告发送日期：		
评价人姓名：	评价人签名：		日期：	

①只适用于 EDC 试验项目和需要申办方人员从 EDC 系统中提取其他 SAE 信息时。

研究者：请完成后传真给收件人（姓名和传真号见上）。原件请保留在研究机构文档中。

申办方：收件后完成内部 SAE 评价和 SAE 报告程序，并请将相关信息从 EDC 系统中打印并附属在本报告后。复印件请保留在试验项目主文档/研究机构/不良事件子文档中。

说，在收到 SAE 报告，且只要满足最低报告信息四要素（见 20.2.2 节），申办方人员或代表就应当开始药政安全性报告程序。

进一步修改或补充 SAE 信息，如 SAE 与药物的关联性、SAE 发生和解决日期、受试者服用试验药物状态、同期用药信息、对 SAE 的处理措施、病史、其他受试者信息等，可以在进一步了解后以后续 SAE 报告的形式提供给申办方。需要注意的是如果申办方对首次或后续 SAE 报告有疑问，可以通过安全性数据质疑的形式向研究者提出疑问，研究者有责任在回复安全性数据质疑的同时，完成进一步

的后续 SAE 报告递交给伦理委员会，以确保伦理委员会的 SAE 修改或补充报告中的信息与申办方收到的修改或补充信息一致。递交给伦理委员会的后续 SAE 报告都必须同时抄送给申办方。申办方安全性监督人员需要对任何收到的 SAE 信息或报告做出进一步的医学评价。表 20.6 简要总结了临床试验过程中常见的不良事件报告种类（Cobert，2007），其中任何 SUA 事件需要在规定的时间内完成药政规范的 SAE 报告，并将 SUA 报告递交给药政部门和伦理委员会。对于 SUA 监督报告国际上通常的时间要求是如下。

表 20.6　临床试验过程中常见不良事件报告类别[①]

报告类别	报告要求	报告时间和对象	报告方式
7 天和 15 天快速报告（药物） 10 个工作日报告（医疗器械）	任何有关/非预期/严重（SUA）事件 • 死亡和威胁生命 SUA 报告应当完成 7 天报告 • 死亡和威胁生命 SUA 后续或补充报告需在 15 天内完成 • 获得后续信息 15 日内报告 • 非预期/严重/死亡/威胁生命（UADE[②]报告）	• 在知道药物 SAE 发生的 24 小时内研究者完成给申办方的 SAE 报告 • 在知道医疗器械发生后的 10 个工作日内完成向申办方的 UADE 报告 • 申办方递交 SUA 或 UADE 报告给试验项目进行国家和地区的药政部门、伦理委员会和参加试验项目的所有研究者	• 研究者完成由申办方指定的严重不良事件报告表，并递交给申办方。个案报告方法包括电话、传真、电子邮件、电子系统或书面报告 • 申办方完成药政部门制定的严重不良事件报告表，并递交给药政部门；Gateway 或 XML 方式递交
15 天严重不良事件报告（药物）	任何非死亡或威胁生命的临床试验 SUA 事件（不在研究者手册或包装标签中）应递交 15 天报告	• 在知道 SAE 发生的 24 小时内研究者完成给申办方的 SAE 报告 • 申办方向药政部门、伦理委员会和参加试验项目的所有研究者报告	• 研究者完成由申办方指定的严重不良事件报告表，并递交给申办方。报告方法包括电话、传真、电子邮件、书面报告 • 申办方完成药政部门制定的严重不良事件报告表，并递交给药政部门
年度安全总结报告	总结过去一年中所有不良事件，其主要安全性部分内容包括： • 临床试验中所有 SAE 按照生理系统总结性描述或列表总结 • 过去一年中 7 天/15 天安全性报告总结 • 所有试验项目中死亡受试者清单，包括死亡原因 • 所有与不良反应有关的脱落受试者清单，无论与试验药物有关与否 • 所有试验项目中发生的不良事件（严重/无关/预期和严重/有关/预期）	新药申请年度日期后的 60 天内必须递交年度报告给药政部门	申办方完成报告并递交给药政部门
新药申请安全性更新总结报告（DSUR-SUA 更新报告）	过去 3 个月以来发生的 SUA	每 3 个月向伦理委员会和研究者通报	申办方完成报告并递交给药政部门、伦理委员会和参加试验项目的研究者
医生警示信	如果任何 SUA 事件从未记载在研究者手册、安全性信息手册或药物说明标签的话，申办方通常会用"医生警示信"的形式通报给所有参加试验项目的医生，以便引起他们对试验药物可能风险的关注	视 SUA 报告的数量和频率而定，可以每 3 个月或 6 个月发布一次	用给医生公开信的方式邮寄给医生

① 中国进行的临床试验中发生的 AE/SAE 报告标准和要求略不同于国际要求的国家法规指南，需参阅国家药政部门的相关专项指南。
② 医疗器械不良作用管理专属术语：未预期不良医疗器械事件（unexpected adverse device event，UADE）。

① 任何死亡和威胁生命的 SUA 报告申办方必须在首次获知信息的 7 天内向试验项目进行的所有国家和地区的药政部门递交书面 SUA 报告，任何不完整或补充信息需要在首次获知信息后的 15 天内递交后续书面报告。这就是国际上普遍接受的快速报告制度，即 7 天报告制和 15 天报告制。

② 任何其他 SUA 报告应当在首次获知信息后的 15 天内向试验项目进行的所有国家和地区药政部门递交书面 SUA 报告。

③ 任何其他不需要在 7 天或 15 天内递交 SUA 快速报告的事件应当记录在申办方的中心安全性数据库中，并确保这些事件被包括在年度安全总结报告中。年度安全总结报告必须向药政部门递交。

研究者和临床研究协调员在整个药物安全性信息的收集和报告过程中扮演着一线应对不良事件的直接职责。教育和培训研究者建立下列药物风险监督的意识和职责是药物研发公司及监查员义不容辞的义务：

① 遵循申办方的要求，合理和正确地使用、处理、储存和发放试验药物。

② 从医学专业的角度做好受试者和患者的安全性保护。

③ 及时记录和报告所有不良事件在医疗记录和病例报告中。

④ 立即向申办方通告任何严重不良事件的发生。

⑤ 立即向伦理委员会或药政部门报告严重不良事件（如果要求的话）。

研究者和临床研究协调员在向受试者征询不良事件经历时可采用的方法包括：

（1）标准化提问表　研究机构人员采用标准化问题表有助于所有研究机构人员向受试者征询不良事件经历时的提问标准统一化。标准化问题表的目的是要减少向受试者发出"提示"症状的可能性，以降低过度报告不良事件的可能。

（2）症状检查清单　这个清单可以与受试者进行交流，有助于他们选择完成。比如，"请指出自上次访问以来，您有否经历任何下列不良反应（请选择所有下列适合的症状）：……"。但这个方法的不足之处在于有可能造成过度报告不良事件的可能。表 20.7 展示了这种供研究者或受试者选择的不良反应症状检查清单样本。

（3）开放式提问　研究机构人员可以用开放式提问的形式向受试者询问，比如，"自上次访问以来您的感觉怎样？"让受试者自发回答和报告他们的不良反应经历。

（4）日志记录和讨论　让受试者把发生在试验项目访问期间的不良事件经历记录在受试者日志中。当访问进行时，临床研究协调员与受试者一起复习日志信息，并当场澄清任何不良事件的疑问。

（5）同期用药询问　同期用药有可能引起不良事件的发生，所以需要向受试者征询同期服用的其他药物的信息，以鉴别同期用药与新的不良事件的可能关联。此外，受试者日志可以作为记录同期用药情况的工具。

表 20.7　不良反应症状检查选择表示例

试验项目编号：		研究者姓名：		研究机构编号：	
受试者姓名缩写：		受试者编号：		检查日期：	

请描述自上次研究访问以来，受试者(您)是否经历了下列不适症状？
（请选择所有适合的症状）

程度①	症状	程度①	症状	程度①	症状
☐	失去胃口	☐	疲倦/无力感	☐	肌肉痛/僵直感
☐	恶心/呕吐	☐	协调性差	☐	衰弱
☐	腹泻	☐	急躁	☐	皮肤感觉异常
☐	焦虑/紧张	☐	发汗	☐	幻觉
☐	易怒	☐	颤抖	☐	便秘
☐	惊慌	☐	眩晕/头重脚轻	☐	抑郁
☐	失眠	☐	头痛	☐	精力不集中/易分神

①请按下列严重程度填写：0=不存在；1=轻微；2=中等；3=严重

20.2.2　不良事件的记录和报告的要求和方法

临床试验中，每位受试者发生的每一个不良事件和严重不良事件都需要收集和报告。每一份个案临床安全性报告是描述一例受试者发生的一起或多起严重不良事件的信息报告。在收集不良事件时，有些关键信息在源文件记录中是必需收集的（表 20.8）。它们对于溯源不良事件的经历和完成完整的严重不良事件报告起着十分重要的作用。这些关键信息对于完成试验项目的 CRF 也是必不可少的（参阅第 12 章 CRF 案例中的不良事件记录页）。严重不良事件除了记录在源文件和 CRF 外，申办方通常还要求专门填报严重不良事件报告表（**临床试验常用表 22**，二维码）。图 20.11 展示了严重不良事件报告的一般流程。在这个示意流程中 SAE 的报告被设定起源于研究机构 2。对于国际多中心临床试验项目来说，申办方除了需要在规定的时间内完成所在国家和地区要求的严重不良事件报告外，还应当在规定的时间内完成 CIOMS 报告（表 21.2），并递交给参加试验项目的其他国家和地区的药政部门，作为严重不良事件的国际通报措施之一。

对不良事件的描述是不良事件案例记录的重要组成部分，其中将事件相关信息融入信息描述要求具有一定的医学知识、临床判断能力和写作技巧。申办方应当教育研究机构人员或受试者在记录不良事件到源

文件中时应尽可能采用受试者的原叙述（原话）。在输入事件进入 CRF 时由研究者或临床研究协调员根据医学判断再转换成相应的医学名词或术语。这样做的好处在于使得监查员或稽查员更容

临床试验常用表 22

易完成不良事件的源文件核查，研究机构人员也比较容易有依据回答任何可能的安全性数据的质疑。但也要注意临床研究协调员在转换不良事件术语时可能产生的主观偏差。比如，受试者描述有头痛的症状，临床研究协调员在转换源文件不良事件"头痛"进入 CRF 时，不应当写成"偏头痛"，除非受试者在原叙述时特别指出"偏头痛"症状，或临床研究协调员在

表 20.8　不良事件源文件记录的关键数据信息

关键信息区域	包含信息	信息意义
试验项目信息	• 试验药物信息。尽可能包含剂量、服用频次、服用途径、服用日期和时长等信息 • 试验方案、研究机构编号和研究者姓名	• 试验药物信息是四个基本信息报告要素之一 • 研究项目信息有助于总结不良事件到相关的药物安全性报告或周期性安全性报告中
受试者鉴别	• 姓名缩写，受试者随机编号，性别，出生日期 • 与不良事件有关的病史（如果有的话） • 同期用药情况，如果需要或者与不良事件存在着可能关联的话	• 事件当事人的鉴别，如姓名缩写和编号是四个基本信息报告要素之一 • 其他信息有助于追溯受试者的真实性和与药物关联性的评价
事件描述	• 不良事件的名称和发生经过 • 事件的临床描述（如果有诊断的话） • 任何与不良事件有关的诊断、病史和化验报告应当作为不良事件的附属证据与源文件共同保留 • 发生日期/时间和治愈（康复）日期/事件（如果知道的话） • 事件的过程应该尽可能清楚。如果没有确切的日期，可以记录为 12/未知/07 或未知-12/×/07 • 如果事件有反复发作或间隙式发作，应该记载间期发作次数，如在 6h 内癫痫小发作 5 次 • 如果属于严重不良事件，应该在源文件中特别注明或标示，并立即完成严重不良事件的报告程序	• 不良事件的名称是四个基本信息报告要素之一 • 其他信息有助于不良事件描得清晰和完整 • 有助于评价不良事件和药物的关联性
严重程度	根据申办方在试验方案中提供的不良事件严重程度等级标准，收集不良事件严重程度的客观评价和描述	对于判断不良事件与药物的因果关系有着重要帮助
严重性	需要对事件是否属于 SAE 做出概述，特别是属于 SAE 时，符合哪些 SAE 标准	对于判断 SAE 及其后续采取什么措施有重要帮助
关联性	• 根据试验方案定义的不良事件与疑似药物可能因果关联性等级，包括剂量、服用频率、服用途径和治疗日期等，对不良事件的起因和与药物的关系作出判断 • 相关病史和同期服用药物或治疗信息，有助于排除不良事件与疑似药物的关联性 • 描述采取的再激发或去激发法处理不良事件（如果有的话）	有助于药物疗效/风险关系的决策和管理
研究者行动	研究者对于不良事件，特别是严重不良事件所采取的任何治疗或非治疗措施，或进行的相关检测或诊断程序	对于判断不良事件与药物的因果关系有着重要帮助
事件结果	描述采取适当治疗措施后，不良事件的进展状况： • 康复情况、仍存在、死亡、住院等都是可能的不良事件结果 • 任何事件结果的医疗记录，如死亡诊断或证书、住院备忘录等，都应当作为附属证据与不良事件源文件记录一起保留	• 对于描述不良事件的完整性必不可少 • 是结束跟踪严重不良事件的必要条件 • 有助于评价不良事件与药物的关联性
事件记录或报告者	收集和报告不良事件的研究机构人员的姓名和日期应该记录在案，是报告的确定来源	• 有助于核查不良事件记录的可溯源性和责任 • 四个基本报告信息报告要素之一

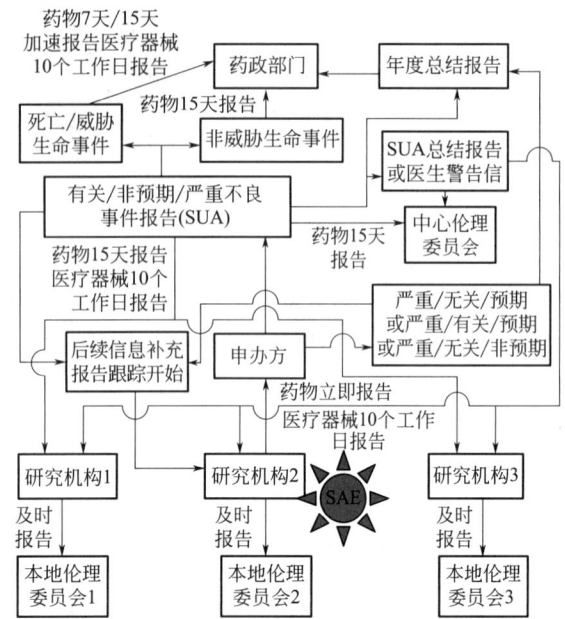

图 20.11　临床试验严重不良事件报告通用流程

审阅受试者日志或源文件记录时已经有意识地对头痛症状的疑虑向受试者作过澄清，并完成修正记录。在完成严重不良事件报告时，输入叙述事件时所用名称术语和描述事件经过的文字应该尽量做到准确和清晰，以助于事件描述能提供因果关系的支持性证据。尽管有些电子系统能够设定事件描述的程序化功能，但其描述通常比较简单，无法做到准确的逻辑审核，特别在复杂案例的事件描述时，仍需要人工对事件描述予以严格审核。必要时做出修改。在完成严重不良事件报告的文字叙述时，研究机构人员或申办方安全监督员应当注意的描述要素包括但不限于：

① 需要包括案例编号，患者基本人口学参数，报告来源信息等。

② 疑似药物信息，如剂量、服用频次和途径、治疗日期等，以及相关病史和/或同期服用药物或治疗信息。

③ 尽可能详尽描述不良事件概貌，如发生日期、症状/体征、事件进展、相关检测或诊断及其结果（如果有的话）。在描述事件时，需要尽可能做到：

a. 应当尽量描述当事人健康状态的变化，而不是对事件采取的行动或结果。例如：

•受试者报告车祸造成眩晕或脖子痛，严重不良事件报告的事件名称描述就不应该为"车祸事故"。

•受试者由于胃肠道出血而住院，严重不良事件的描述是"受试者因胃肠道出血事件而住院"，而不应该为"受试者住院"。

•患有高位瘫痪的受试者被转送到护理病房。这个转送是由于暂时无法找到合适照顾他的家庭护理员，而不是由于他的病情恶化。所以，这个事件不应

该被记录为不良事件。

b. 当受试者经历常见的疾病症状时，应当对诊断结果或清楚的发病起因作出描述，而不只是症状描述，并且这种诊断术语应当采用 MedDRA 认可的术语。这样可以减少安全性数据质疑的发生，也有利于不良事件的归类分析。例如：

•受试者的咳嗽、流鼻涕、嗓子痛和头痛是由上呼吸道感染引起的，最好在源文件中对症状和诊断予以记录，但在不良事件报告中应当描述受试者患有上呼吸道感染，而不只是叙述症状。这样有助于申办方对不良事件做出较准确的事件医学术语归类。受试者的症状可以由多种原因引起，只有研究者可以运用医学技术和知识作出上呼吸道感染的诊断。

•只是描述受试者经历"心跳"事件并不能清晰看出这是否是一个不良事件。

•"咽喉不适"可能由感染或过敏引起。同样，"气短"或"呼吸困难"可能由哮喘恶化，或支气管感染引起。

•受试者由事故而造成的不良事件，在记录和报告时应该对引起的原因加以描述，以利于排除事件与药物的关系。例如，受试者的"颅内出血"事件可以被描述成"受试者于××××年××月××日由于跌倒而造成颅内出血"。

•在对多种症状进行病因组合时，应当注意区别不同症状的可能不同起因。应该对相同起因的症状进行组合，而不要把不同起因的症状在事件描述时予以组合。

c. 应当提供不良事件的发生和痊愈时间。

d. 尽量避免使用模糊的症状术语、缩写或独特和不常用的症状术语。例如：

•"口腔紊乱"并没有清楚地表达受试者正在经历何种不良事件。口腔溃疡、口干、口臭等具体症状比只是"口腔紊乱"要清晰得多。同样，"胃肠道紊乱"也不是一个清楚的症状或病因术语。

•只是记录或报告"心律失常"似乎太过于笼统，最好在完成心电图检查的情况下或经过医学诊断后，记录和报告是什么样的心律失常，并提供相应的诊断证据。

•"认知损伤"或"精神紊乱"不够清晰，应当进一步予以明确，如"丧失记忆"或"幻听幻觉"等。

•只是记录或报告"胸痛"通常会招致数据质疑，所以应当尽量对事件的细节或起因加以描述。

•只记录或报告受试者出现"斑疹""疼痛"或"水肿"不足以构成对事件的清晰描述，应当同时指出这些事件的严重程度和出现的身体部位。在可能的情况下还应对其他细节或起因加以描述。

•患者出现"过敏反应"在不良事件报告中是一

个常见的事件简单描述。但过敏反应的类别、形式或起因应该予以记录和报告才能避免进一步的数据质疑。

　　·"自主神经紊乱"是一个非普通症状或病因术语。

　　e. 不应当把临床试验项目的适应证及其恶化记录报告成不良事件。如果试验项目的适应证恶化，应当在 CRF 的研究总结页记录为"无疗效"。

　　f. 不应当在片面证据或证据不足的情况主观夸大或缩小不良事件的严重性。例如：

　　·受试者的化验报告指出受试者的转氨酶指标升高，不良事件被记录成"急性肝衰竭"显然是不妥当的。

　　·受试者出现晕厥现象，不良事件被描述成"低血压"事件似乎降低了事件的严重程度。

　　④ 如果可能的话，应当给出事件的结局，包括报告者对事件与治疗或药物的关系。

　　清晰的不良事件的描述对于申办方进行药物安全性评价有很大的帮助。表 20.9 展示了严重不良事件首次报告和后续报告中事件描述的样本。

　　按 ICH 及相关法规要求，除不良事件外，申办方尚需收集妊娠报告。因此研究方案会要求报告受试者或其配偶是否有妊娠情况发生，报告的时限要求同严重不良事件报告，并且需要随访至妊娠结局（如妊娠终止、分娩）。虽然受试者的妊娠事件通常不被视为不良事件，但如在妊娠期间发生胎儿/新生儿先天异常或畸形、自发性流产、因医学原因终止妊娠等情况，除报告妊娠事件本身外，还需要按照 SAE/AE 进行管理：由于试验药物的致畸胎性大多不甚了解，申办方对于临床试验中发生的妊娠事件通常都按照特殊安全性风险事件而要求研究者完成妊娠事件报告（**临床试验常用表 23**，二维码），无论它是否涉及不良事件。即使这种妊娠事件报告不作为不良事件报告处理，申办方通常仍要求对妊娠结果进行跟踪，即胎儿或新生儿状态进行跟踪监督。图 20.12 展示了 ICH 的妊娠事件报告的通用原则。临床研究过程中发生的妊娠情况，研究者有责任报告给申办方和伦理委员会；申办方有责任包括妊娠事件在临床研究结果报告中。在国际多中心临床试验中，申办方需要进一步完成相关英文报告给参与国家的伦理委员会和/或药政部门（依当地法规要求而定）。

　　意外过量用药本身并非 AE。然而，由此引起的任何不良医学事件均属于 AE，应在受试者病史和 AE 表格中记录和报告。

20.2.3　严重不良事件数据的核对

　　严重不良事件数据的核对是临床试验项目结束前必须完成的数据管理程序之一。其主要目的是确保在所有相关数据被分别审核和数据清理完成后，临床试验项目数据库和安全性数据库之间的各自相关数

临床试验常用表 23

据在数据形式和最佳术语归类等方面完全吻合或一致，以及从临床试验数据库中产生的安全性数据报告与安全性数据库中产生的安全性数据报告的一致性。所谓吻合是指所有数据点或描述必须完全相同，任何不同都必须提出数据质疑。一致性表示数据的差异是在可接受的范围内，并可以合理地予以解释。这种允许的差异并不影响安全性数据的评价。在临床试验中，严重不良事件的数据通常被存放在两个数据库中，即：

　　(1) 临床数据库　通过纸质/电子病例报告表形式收集的临床试验数据，其中安全性数据信息通常包括但不限于：

　　① 每个临床试验安全性数据：所有不良事件（严重/非严重）。

　　② 患者信息，用药信息（研究用药、同期用药），实验室检查（主要是基线和后续检测比较有异常的数据信息），研究用药处置，基础疾病信息，每次访问信息，体检和生命体征检查（主要是基线与后续检查比较有异常的数据信息），既往病史，手术史等。

　　(2) 安全性数据库　申办方为药物/器械生命周期安全性数据监督和报告管理而建立的产品安全性数据库，其中含有临床、非临床和上市后安全性数据及其报告信息，包括但不限于：

　　① 所有临床试验安全性数据（严重不良事件、特别关注不良事件、妊娠报告、药物过量/用药错误、药物性肝损伤、产品污染、医疗器械投诉）。

　　② 上市后药品/器械自发性不良事件报告。

　　临床试验安全性数据库与临床数据库间的一致性核对应当包括但不限数据库内和数据库之间的数据核对、电子数据库之间的数据传输、纸质病例报告与电子数据库的核对、收到的 SAE 报告信息（首次＋后续报告所包含的信息）与数据库中储存的安全性数据记录的一致性和完整性等。对严重不良事件数据库的核对程序及其方法通常包括：

　　① 比较临床数据库中的 SAE 记录与安全数据库中的 SAE 记录是否一致或吻合，确保 SAE 数据的质量；

　　② 数据管理员将两个数据库的 SAE 表格汇合成一个 SAE 报告，供安全监督员或项目经理审核；

　　③ 核实两个数据库中任何不一致的 SAE 记录，并更正其中之一的不正确的 SAE 记录（临床试验数据库或安全性数据库）；

　　④ 临床试验项目结束后和临床数据库锁定前，必须确认安全性数据库和临床数据库安全性数据一致性核对已经完成，且任何数据库的不正确安全性数据信息已经更正。

表 20.9　严重不良事件描述案例

＜申办方名称和标志＞

试验方案标题：

严重不良事件首次报告

受试者信息：＜姓名缩写和编号＞
研究者姓名：××××（主要研究者，医学博士）-研究机构编号
事件：SAE 名称术语
发生日期：年/月/日
结果：见本 SAE 报告
发生原因和事件关系：见本 SAE 报告

事件总结：受试者×××（受试者随机编号）是一位患有＜正在用试验药物治疗的疾病状况＞的××岁＜男性/女性＞。该受试者目前正在参加临床试验项目（项目编号）。该受试者的主要病史包括（列出医疗情况）。该受试者在（年/月/日）开始服用＜试验药物名称＞，最近一次的试验药物服用在＜年/月/日＞。（有关背景信息可以列在这里，包括任何过去的 SAE 报告或相关病史等。）

SAE 经历描述：包括发生日期，症状，结果，诊断过程，相关化验指标，治疗措施，治疗药物，治疗程序，相关日期，治愈日期，出院情况等。不要用缩写，除非在前文中已有定义或标示。必要的话，可以加上"进一步的信息正在询问中"。

同期用药物包括（列出药物的通用名，复方药物可以用商品名）。

研究者认为该事件为严重不良事件（严重不良事件原因和与试验药物的关系）。

_____　_____
＜医学监督官签名＞，医学博士　　　　　　　　　　　　　日期
医学监督官
＜CRO 或公司名称＞

＜申办方名称和标志＞

试验方案标题：

严重不良事件后续报告♯1

受试者信息：＜姓名缩写和编号＞

研究者姓名：××××（主要研究者，医学博士）-研究机构编号
事件：SAE 名称术语
发生日期：年/月/日
结果：见本 SAE 报告
发生原因和事件关系：见本 SAE 报告

更新后续报告♯1：
　　事件总结：受试者×××（受试者随机编号）是一位患有＜正在用试验药物治疗的疾病状况＞的××岁＜男性/女性＞。该受试者目前正在参加临床试验项目（项目编号）。该受试者的主要病史包括（列出医疗情况）。该受试者在（年/月/日）开始服用＜试验药物名称＞，最近一次的试验药物服用在（年/月/日）。（有关背景信息可以列在这里，包括任何过去的 SAE 报告。）**任何新的后续信息**（没有在首次或前次报告中报告的信息）**可以用特殊字体（如粗体或斜体）描述在此。**

　　SAE 经历描述：包括发生日期，症状，结果，诊断过程，相关化验指标，治疗措施，治疗药物，治疗程序，相关日期，治愈日期，出院情况等。不要用缩写，除非在文中已有定义或标示。必要的话，可以加上"进一步的信息正在询问中"。**任何新的后续信息**（没有在首次或前次报告中报告的信息）**可以用特殊字体（如粗体或斜体）描述在此。**

　　伴随药物包括（列出药物的通用名，复方药物用商品名）。**任何新的后续信息**（没有在首次或前次报告中报告的信息）**可以用特殊字体（如粗体或斜体）描述在此。**

　　研究者认为该事件为严重不良事件（严重不良反应事件原因和与试验药物的关系）。**任何新的后续信息**（没有在首次或前次报告中报告的信息）**可以用特殊字体（如粗体或斜体）描述在此。**

_____　_____
＜医学监督官签名＞，医学博士　　　　　　　　　　　　　日期
医学监督官；
＜CRO 或公司名称＞

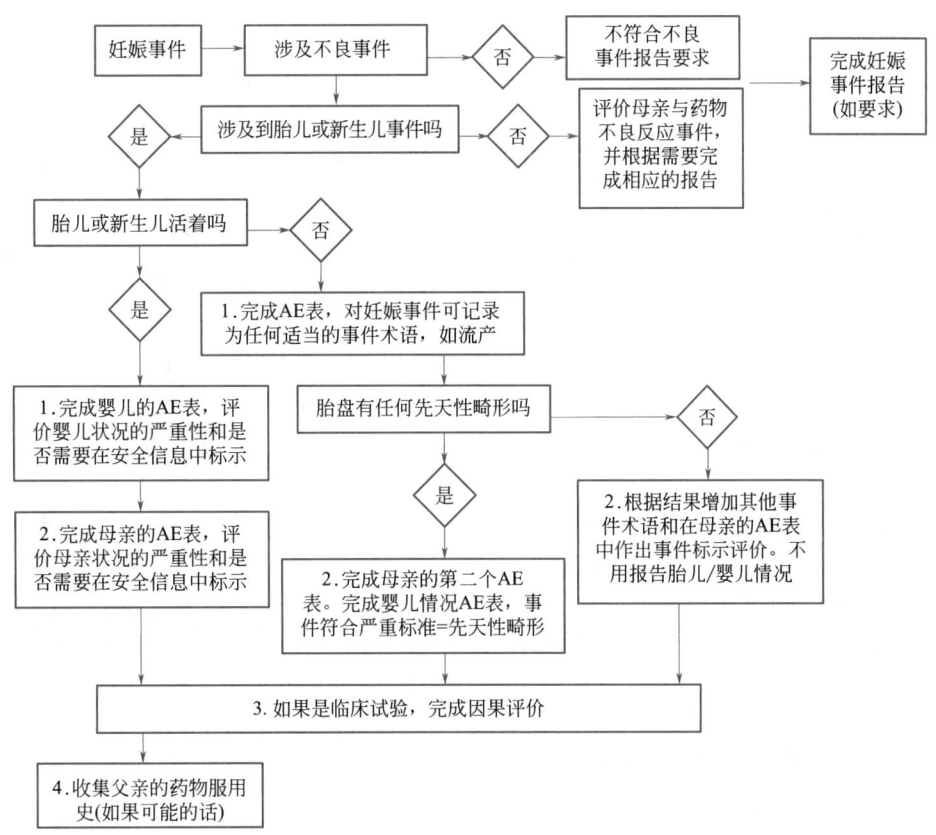

图 20.12　妊娠事件报告通用原则示意

申办方应当制定安全性数据一致性核对的 SOP，或在试验项目数据管理计划中明确在临床试验数据库和安全性试验数据库间什么类的数据点需要被核对，以及如何核对，即：

（1）哪些数据需要吻合　下列临床试验安全性数据在安全性数据库和临床数据库间核对其吻合性，即：

① 试验项目和受试者信息　试验项目编号，受试者随机编号，受试者人口学信息（如姓名缩写、性别、出生日期）。

② 严重不良事件信息　不良事件的类别、与试验药物的因果关系、不良事件的严重程度、不良事件的发生和结束日期、采取的治疗措施、事件转归结果。

（2）哪些应当一致　下列临床试验安全性数据在安全性数据库和流程数据库间核对其一致性，即：

① 严重不良事件的叙述术语　症状名称和诊断术语可能会不一样，但只要代表同一事件应该可以接受，且与优先术语（PT）逻辑上应保持一致。

② 严重不良事件优先术语归类。

③ 试验药物名称

• 代表同一药物的通用名或商品名。同期服用药物名称存在着通用名和商品名，只要它们代表了同一个药物，名称的不同可以视为可以接受，除非申办方的数据管理规范规定所有的同期药物都必须使用通用名。

• 由于数据库锁定前临床试验数据库中药物名称的盲性状态和安全性数据库中的非盲性状态，最后的一致性核查可以等到试验项目完成后的数据解盲，或根据数据管理计划所定义的特殊时间。

④ 试验药物的服用剂量。

⑤ 严重不良事件的结果。

（3）哪些不需要核查　有些临床试验安全性数据库无须进行安全性数据库与临床数据库间的核对。例如，年龄不需要核对，因为它与出生日期自动联系在一起。只要出生日期已被核对，年龄也就自然吻合。种族是另一个不需要核对的数据点，因为它与个案严重不良事件相关联，对整体不良事件的评价影响不大，除非药物的作用显示了明显的种族遗传性的差异。

（4）出现安全性数据不一致时的处理方法。

安全性数据的核查应该由数据管理人员来承担，因为他们的职责就是确保所有申办方的临床试验的数据库的质量。项目医学总监或负责药物安全性的医学监督官对整个核对中任何发现的差异的接受度和核对完成拥有最后的解释权和批准权。图 20.13 展示了严重不良事件数据核对的一般程序。核对频率一般视临床试验项目的时间长度和项目的复杂性、受试者可能的严重不良事件发生率的高低等而定，但通常需要在临床试验数据库锁定前完成。

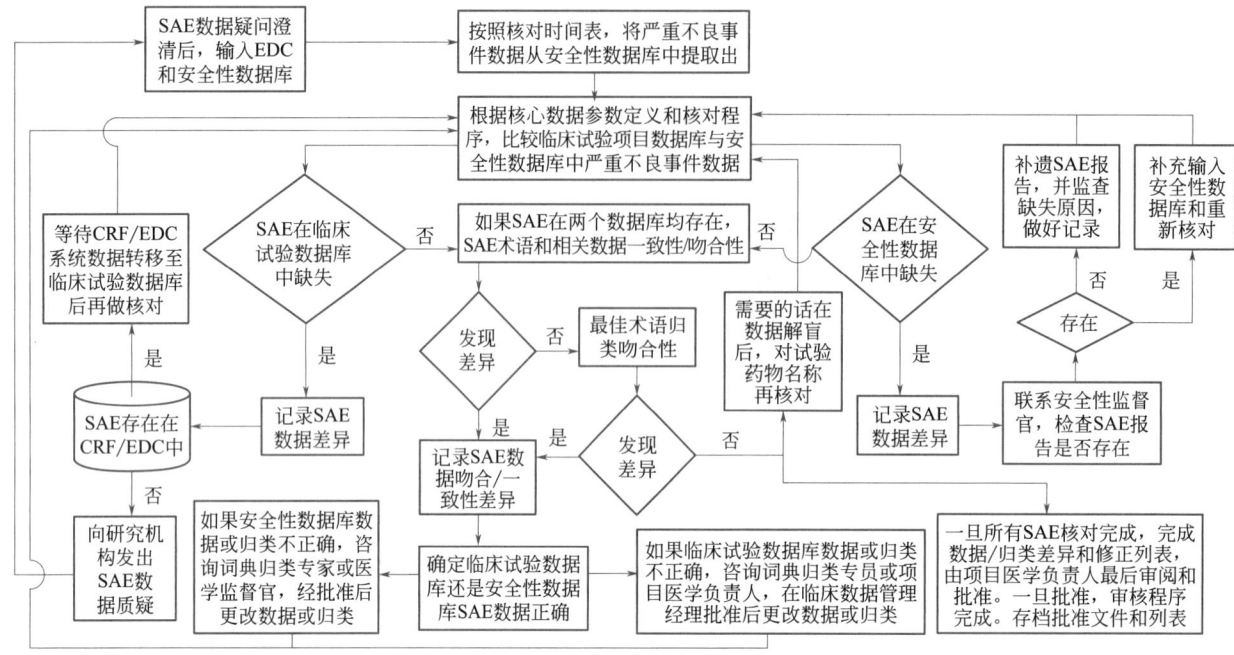

图 20.13　严重不良事件数据核对程序示意

20.3　临床试验医学事件和药物名称的归类编码管理

监管活动医学词典（Medical Dictionary for Regulatory Activities，MedDRA）由 ICH 根据早期英国卫生部门的工作基础发展而成。目前已成为药政部门和受监管的制药行业采用的经临床验证的国际医学术语归类工具，广泛用于药物、疫苗和医疗器械的标准化医药术语编码。把药物和医疗器械中的医疗用语标准化，包括疾病、诊断、症状、治疗适应证、医学和手术程序，以及医学、社会、家庭病史的医学术语，采用的术语贯穿在从上市前（Ⅰ/Ⅱ/Ⅲ期临床试验）到上市后（Ⅲb/Ⅳ期临床试验）的整个药政活动生命周期中，涉及数据输入、检索、评估和报告等各环节安全性数据的编码、归类、检索、评价和报告，是一种归类分级制度的编码字典。它的版权归国际药物生产协会联盟（International Federation of Pharmaceutical Manufactures and Association，IFPMA）所有，具体管理和操作 MedDRA 的机构是维护和支持服务组织（Maintenance and Support Services Organization，MSSO）。MedDRA 的应用踪迹常用但不限于：

①　药政部门和制药行业数据库的数据归类、评估和报告，作为评估、监测、交流、电子记录交换和监督管理的重要工具；

②　个案安全性报告和安全性总结的标准化，便于临床信息交流；

③　临床研究报告（CSR）；

④　研究者手册（IB）；

⑤　核心公司安全性信息；

⑥　新药申请（NDA）；

⑦　医药产品的公开发布论文；

⑧　处方信息；

⑨　医药产品广告。

20.3.1　医学事件术语归类编码

医学涉及的临床领域及其语言词汇极其广泛，包括基础医学、临床、人体生理、化学、物理、社会、心理、精神等。并且医学词语专业性强，其中有些专业术语生涩难懂，所用的词有时模糊、不精确，缺乏明确的定义，同一疾病可以有多种名称和表达。例如，受试者主诉的头痛可以表述的医学术语包括但不限于头痛（headache）、重度头痛（severe headache）、偏头痛（migraine）、周期性偏头痛（migraine headache）、跳动性头痛（throbbing headache）、搏动性头痛（pulsating headache）等；一个词有时也会一词多义。涉及的疾病症状可能源于不同的生理器官病症。例如，流感症状可能纯粹是由病毒引起，也可能是呼吸道炎症的结果。在临床试验中，受试者或研究者可能对各种疾病症状的称呼并不统一，这就要求在最后的事件医学术语的名称界定上采用国际标准词典上规定的术语，而不能采用研究者或受试者报告的原始术语。医务人员、医患之间可以通过具体的语言环境加以交流和判断，其含义容易理解。临床试验的结果分析需要用到计算机语言技术，而计算机在医学实践和科研中的应用对医学术语的统一标准要求较高，否则会给数据结果分析带来困难。因此，对临床试验中出现的不良事件进行医学原因归类分析，就是为了将大量的不良事件数据在进行事件发生率解析之前，能更好地对它们做出规范的临床含义分类,从而提高安全性数据的输出质量和一致性,使申办方内部不同研究之间建立无缝数据交换,并为申办方之间的交流、申办方与药物评审机构之间的交流提供便利,亦便于各临床试验的药物安全性数据共享。此外,还有助于元数据(metadata)的储存和监管部门的检查,为药政评审机构提供方便,从而缩短审批周期。运用统一的技术标准有助于临床试验不同系统和运用程序之间安全性数据的整合,可以更快地提供更高质量的数据,使药政部门和其他相关人士都能用彼此熟悉的同样的医学语言进行交流。总之,临床试验中的医学术语编码是将研究者收集在 CRF/eCRF 中临床或医学数据信息用最接近的医学术语与标准词典中的条目进行匹配的过程,对用于表述临床信息的原始术语,如病史(MH)、不良事件(AE/SAE)、药物(drug)、疾病诊断名称(PDIAG)、诊疗流程(PROC)、药物禁忌证(contraindication)或适应证(indication)、死亡(death)、尸检报告(DAR)、方案特殊的检测规程或特殊检测项目等进行标准化的过程。

根据 MedDRA 的术语等级规则,每一个不良事件术语可以被归类编码成 5 个等级,即低位术语、优先术语、高位术语、高位组术语和系统器官分类等级(图 20.14)。

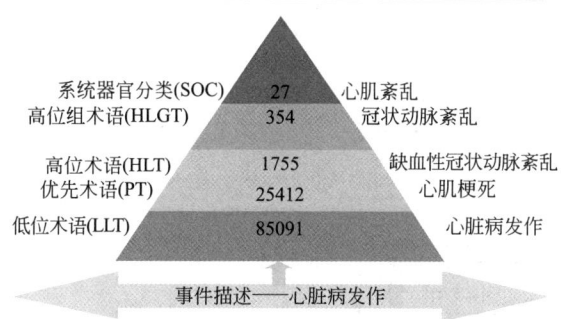

图 20.14　MedDRA 等级结构示意

虽然医学术语编码的执行者是数据管理员或编码专员,但医学术语产生的准确性和未来反映到试验药物标签上的安全性信息还需要研究者、数据管理员、监查员和统计师的介入与支持。表 20.10 列出了医学术语编码相关人员的角色和职责。

表 20.10　医学术语编码相关人员的角色与职责

角色	职责
医学编码员	• 依据临床研究方案和医学编码规则,撰写适用于试验项目的医学编码计划与指南 • 按照医学编码计划、药政法规和 SOP 要求,定期进行安全性术语的医学编码,并将编码列表发送给数据管理员进行后续处理 • 递交每次的编码列表供医学审核人员审核

续表

角色	职责
医学编码员	• 若安全性术语或用语存在模糊不清、有歧义或有医学疑问,向研究者发送术语质疑澄清表,并要求监查员进行源文件的核查,直至术语质疑解决 • 在试验项目启动前,建立用于试验项目的编码工具或系统,并对其功能进行验证 • 确保所有医学编码记录和文件的完整性和归档备查
医学监察员	• 对医学术语编码进行医学审核,以确保编码的准确性 • 若对编码结果存在医学疑问,则与医学编码员、研究者沟通,或通过术语质疑流程解决疑问
研究者	• 负责收集临床试验中的受试者临床安全性数据信息,以对医学术语信息的准确性和质量负责 • 及时回复和解答由医学编码员或医学审核员提出的医学术语疑问
监查员	对研究者记录的医学术语数据进行源文件核查 • 协助医学术语数据质疑澄清表的解决
数据管理员	在 EDC 系统或线下编码工具系统中,建立编码程序并确保其在投入运营前通过验证程序 • 撰写 CRF 填写指南,并确保其中的医学编码的字段填写说明与医学编码计划中的相关要求一致 • 确保数据管理计划和数据管理总结报告中有关医学编码的描述和要求与医学编码计划内容一致 • 定期审核 CRF 中的医学术语输入情况,确保按照医学编码计划的医学术语或用语编码频次,定期导出待编码数据供医学编码员可进行医学编码 • 审核医学编码列表与数据库医学用语的一致性,并确保没有遗漏 • 确保所有编码系统验证文件的归档 • 按照医学编码程序交付医学用语给医学编码员进行编码,将编码列表交给统计师进行统计分析
EDC 程序员 (如采用 EDC)	• 负责将医学编码词典加载到 EDC 内嵌的自动编码工具中,并完成编码功能的 UAT 程序,以确保医学编码工具的可用性 • 维护 EDC 中内嵌的自动编码工具 • 根据试验项目需求,调整 EDC 中内嵌的自动编码工具的功能模块 • 根据试验项目要求,在试验结束后更新 EDC 系统中的医学编码词典版本
医学编码工具开发员 (如采用线下编码系统)	• 负责将医学编码词典加载到自动化编码工具系统中,并完成相关系统 UAT 程序,以确保医学编码功能的可用性 • 构建和维护自动编码工具系统的各项基本功能运营正常
统计师	对编码列表中的信息进行分析,并反映在统计分析报告中

值得指出的是研究者或受试者，甚至监查员并不需要对安全性事件术语与归类术语之间的关系加以考虑，而是需要关注记录准确的不良事件名称、病症及其诊断名称等。安全性事件名称归类通常是由专业数据管理员或医学编码员去完成。这些术语编码归类可以由数据管理员或医学编码员通过手工或编码工具完成（图20.15）。按照图20.15编码路径，医学编码方式有手工和自动编码两种方式，其编码管理流程也略有差异。

（1）手工医学编码　应根据数据管理计划规定的编码频率，从临床数据库中导出待编码的安全性数据后，使用MedDRA桌面浏览器或在线浏览器进行编码。其编码结果需要手动将数据输入至编码术语列表中供医学编码审核人员审阅。医学编码人员审阅时，应在编码术语列表中记录审阅结果（通过/不通过）；如果不通过需要提供原因。审阅人员需要签名和审阅日期以示负责。医学审核时，对错误的编码归类需要及时做出修正。

（2）运用编码工具　可以分为：①嵌入EDC系统，由数据管理员或专职编码人员进行线上编码；②未嵌入EDC系统，数据管理员需要将待编码数据集导出临床数据库后，借助编码工具系统进行线下编码。两种编码形式在初步编码程序完成后，仍需要人

工审核编码的匹配性和编码的完整性。如果不能符合编码的匹配性和完整性，则需要编码人员在编码工具上以手动匹配术语的方式完成MedDRA编码归类。

在编码审核过程中，任何有歧义、混淆或难以理解的编码术语数据，数据管理员或医学编码员需要按照数据管理程序发送数据质疑，待研究者澄清或数据修正后，数据管理人员在临床数据库中更新编码术语列表，供医学审核人员再次审阅，直至编码数据无异议。在临床研究的中期分析或研究结束后的统计分析前，应提供给统计师汇总数据后的编码术语列表，以获得安全性数据分析结论的准确性。无论是手工还是利用编码工具，医学编码人员都需要接受编码培训，并具备足够的经验履行医学编码活动相关职责。

在EDC系统中，这种术语归类可以由预设的术语归类程序自动完成，即EDC系统首先需要具备自动检索和匹配医学名称术语编码的功能。当一个不良事件被输入EDC后，EDC系统可根据对AE的描述及逐词术语（verbatim term）与MedDRA中的LLT进行匹配，并自动检索相应的优先术语和高位术语，并完成相应的编码归类程序（图20.16）。这种EDC自动编码机制可分为有一致性术语存在时的精确编码

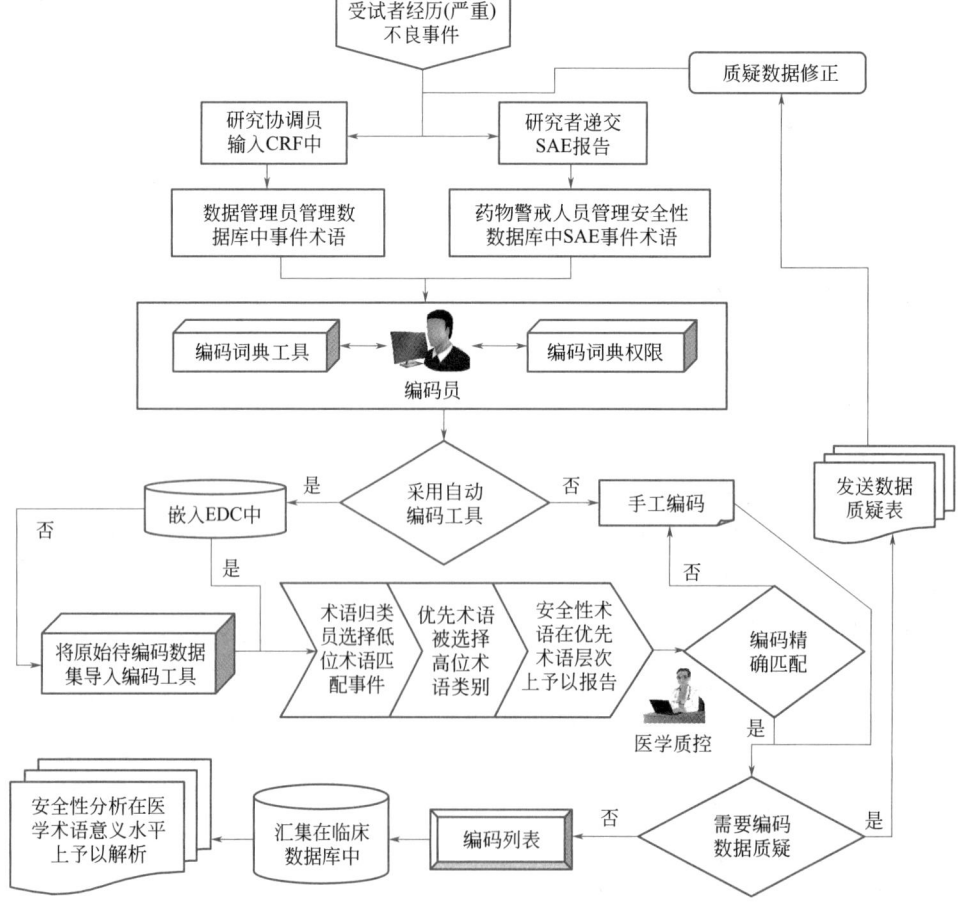

图 20.15　MedDRA 医学事件术语编码归类一般程序

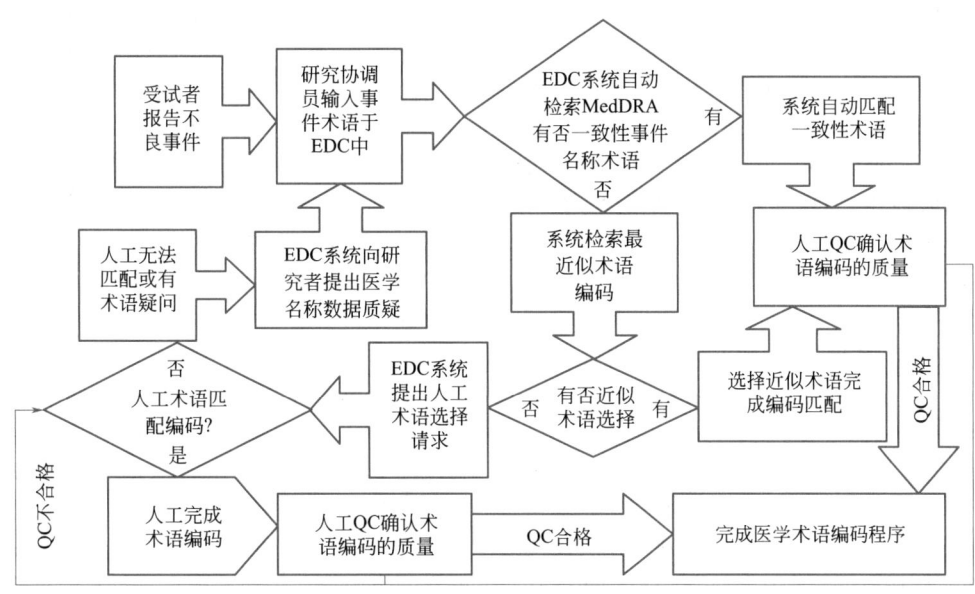

图 20.16　EDC 系统进行 MedDRA 编码常规流程示意

匹配和没有一致性但有近似术语的模糊编码匹配。无论哪种编码匹配结果都需要经过人工 QC 确认。同时，设计精良的 EDC 系统对于编码匹配成功的术语可以具有记忆复用功能，即以后在系统中如果出现相同术语时则可实现自动编码匹配。此外，需要注意 EDC 中预先装载相关版本的 MedDRA 在试验结束阶段是否需要更新。

按照 GCDMP 原则，临床试验中医学编码词典和方式需要分别在试验方案、数据管理计划（DMP）、统计分析计划（SAP）、数据管理报告和/或临床结果报告中予以明确，其标准要求应当保持一致（表 20.11）。

表 20.11　临床试验文件中医学编码规定描述

试验文件	相关内容
试验方案	• 明确规定采用的词典
数据管理计划和安全监督管理计划	• 详细描述编码流程、编码工具、编码词典及其版本，以及相关编码标准文件格式 • 明确所用的编码指南和约定 • 规定手工或自动编码程序 • 规定应遵循的 SOP，包括相关工作程序、客观证据文档/研究指定文档要求
数据管理报告和/或临床结果报告	• 按数据集顺序列出完成编码的数据集名称 • 说明所用的相应编码字典名称和版本，以及各类数据集的编码总条数（包括手工编码和程序编码）
统计分析计划	• 说明各种不良事件的分类和汇总方式 • 说明所采用的不良事件编码词典名称及其版本号

20.3.1.1　MedDRA 术语集范围

MedDRA 术语适用于除动物毒理之外的人用医药产品开发的各个阶段，其包含医学、健康相关和药

政监管理念等各个适应证领域，用药错误与产品质量术语，外科及内科的各种操作与治疗，病史/社会史/家族史术语，以及器械保健效应和故障等方面的医学术语，如体征、症状、疾病、诊断、疾病诊疗或预防、生理功能改变、各类检查的名称和定性结果（如增加、减少、正常、异常、存在、缺失、阳性和阴性等）。一般情况下，MedDRA 中社会环境不是指不良事件本身，但与人员有关联性，即与对任何所报告的事件有影响的人员问题因素有关，如吸烟、酗酒、吸毒等数据的评估。这些危险因素的暴露影响临床疗效时，则仍应视为"医学"范畴。MedDRA 中每一个医学术语都有一个与术语相匹配的唯一性 8 位数字代码（code）。这些代码按数字顺序分配，从 10000001 开始。当有新的术语加入时，顺序产生一个新的代码。用过的 MedDRA 代码通常不会再用于新术语，但如果原术语只是被更名或更正拼写，则原代码不变。临床试验中收集的任何医学术语，如不良事件、病史等，都需要在进行数据结果分析报告前从标准词典中选择与研究者输入的医学名称最接近的医学术语，以进行标准化归类，这一过程被称为医学编码（encoding）。从图 20.15 可以看出，MedDRA 包含的术语等级如下。

（1）低位术语（lowest level terms，LLT）　低位术语通常来自受试者自述或研究者对受试者生理或病症或疾病表征的诊断，是 PT 的下一级术语层级，表现为用最细致的语言描述特定的事件，是安全性临床记录事件的归类编码基础。这一术语层级反映了在医药环境中如何报告观察结果，也支持在数据库中根据原始报告用语直接匹配 MedDRA 术语。若 LLT 中有些术语后带有"非另指"（not otherwise specified，

NOS）字样，如甲状旁腺素异常（非另指），其表示医学编码时无法获得更多的具体信息。每个 LLT 会对应唯一优选术语（PT）。LLT 与 PT 之间存在以下几种关系：

① 同义词（synonyms）　术语医学概念 LLT 与 PT 相同，但术语描述不同。例如，关节发炎（joint inflammation——LLT），关节炎（arthritis——PT）。

② 词汇变量（lexical variants）　LLT 与 PT 在词汇表述形式上不同，诸如全名与缩写、直接与反向词序等。例如，艾滋病（AIDS——LLT），获得性免疫缺陷综合征（acquired immunodeficiency syndrome——PT）；舌组织活检（tongue biopsy——LLT），活体组织切片检查舌部（biopsy tongue）。

③ 近似词（quasi-synonyms）　LLT 与 PT 术语在含义上并不精准相同，但在术语层面却被视为同义词，多见于表达部位或偏测某一方。例如，双侧外耳炎（bilateral otitis externa——LLT），外耳道炎症（otitis externa——PT）。

④ 亚概念（sub-concept）　LLT 代表了 PT 的次级概念，即 LLT 含有更加解剖特异性的细节化信息。例如，脸部擦伤（bruising of face——LLT），挫伤（contusion——PT）。

⑤ 同等 LLT（identical LLT）　尽管术语等级不同，LLT 术语与 PT 术语表述相同。例如，阿尔茨海默病（Alzheimer's disease，LLT 和 PT 术语一样）。

要注意的是 LLT 中的术语，某些病症可能会出现同一病症却存在多个临床诊断术语，但一个 LLT 只能连接到一个 PT。例如，LLT 对于脑卒中病症有三个术语表述，即脑卒中（apoplexy）、脑血管中风后期效应（late effects of cerebral stroke）和大脑中动脉卒中（middle cerebral artery stroke）。在自动不良反应编码结构化程序中，通常视临床记录的不良反应为 LLT 术语编码的基础，一旦选择了数据输入的 LLT 术语，程序会在各个层级中自动为其分配 PT、HLT 和 HLGT，直至 SOC。

（2）优先术语（preferred terms，PT）　这个术语是临床体征、症状、疾病、诊断、治疗适应证、各类检查、手术或医疗操作，以及病史、社交史或家族史特征的主要描述符（单一医学概念术语）。每个 PT 至少对应一个 LLT（与 PT 术语表述相同 LLT）。PT 主要用来表达独特的、明确的医学概念，具有其他表述相同的同义词和词汇变体，例如，缩写词、不同的词序的词语等。作为国际医学情报交换的基本用语，PT 是临床研究报告（CSR）中报告和分析查询安全性总结报告表的安全性数据标准术语，因而 PT 的清楚性和准确性极其重要。PT 是高位术语的下一级术语，其颗粒度（granularity）代表了术语描述符的病原限定词或临床病理属性。例如，鼻炎在 PT 中需要

根据确切的临床诊断分为常年性鼻炎（rhinitis perennial）、溃疡性鼻炎（rhinitis ulcerative）或萎缩性鼻炎（rhinitis atrophic）。一旦确定了鼻炎的临床诊断的 PT 水平，临床研究报告（CSR）通常会将临床确认病症名称列在安全性数据总结表中。

PT 的专一性（specificity）体现在 PT 水平的多轴性（multiaxiality），即每一个医学概念的 PT 可能隶属于一个以上的 SOC 的特性。MedDRA 允许从检索与报告的不同角度归类术语。每一个 LLT 只能连接到一个 PT，而自 PT 向上可以通过多条途径连接到上一个级别水平的术语，即一个 PT 可以连接到几个 HLT，一个 HLT 可以连接到几个 HLGT，一个 HLGT 又可以连接到几个 SOC（PT≥HLT≥HLGT≥SOC 路径）。这种多轴性的对应关系在词典中是预先指定的，一旦 PT 被选定，就会自动按照预设上通路径归类编码，进而确保在进行数据检索时无论选择哪个 SOC，都可进行全面和一致的数据检索。MedDRA 多轴性使得不同的分类途径对数据集的安全性数据结果会以不同的形式被记录、检索、演示和表达，在归类 PT 以上术语途径时，对确切的病原有所了解十分关键（图 20.17）。由于 PT 的多轴性，一个 PT 可属于多个 SOC 分类，但其中只能指定一个为主 SOC（primary SOC），其他为次 SOC（secondary SOC）。关联 PT 的主 SOC 应该是记载在累积数据结果中的术语。在进行最后数据分析时，选择主 SOC 可以保证临床试验结果分析中 SOC 分类统计的唯一性，以避免数据报告中 SOC 的重复计数风险。

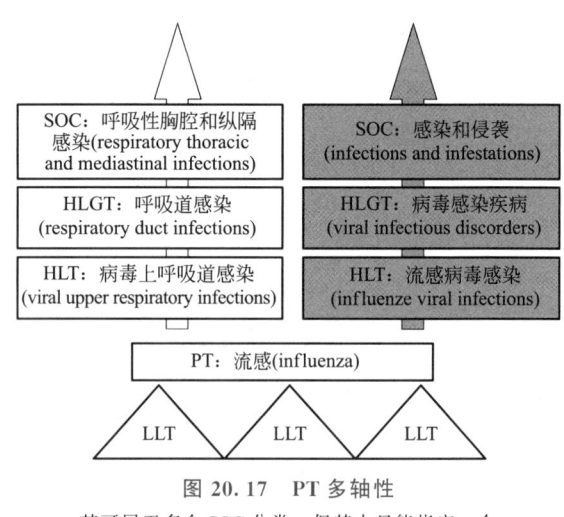

图 20.17　PT 多轴性

其可属于多个 SOC 分类，但其中只能指定一个
为主 SOC。此示意图中阴影框部分为主 SOC

（3）高位术语（hight level terms，HLT）　HLT 是直接连接 PT 的上一等级描述符和连接 HLGT 的下一等级术语。HLT 将 PT 按解剖学、病理学、生理学、病因学、生理功能等多种方式分类。HLT 无分类编码的作用，只是起到数据检索、陈述和报告目

的。若 HLT 中有些术语带有"不另分类"（not else-where classified，NOS）字样，如各种皮肤损伤（不另分类），表示医学编码时原始报告用语不适合归类到其他特定 HLT 中。HLT 必须通过 HLGT 关联到至少一个特定的 SOC。

（4）高位组术语（high level group terms，HL-GT）　HLGT 是直接连接 HLT 的上一等级描述符和连接 SOC 的下一等级术语。HLGT 主要用于数据检索、陈述和报告目的。HLGT 可以关联一个以上的 SOC 术语，但需要指定一个主 SOC，以减少临床数据结果报告中 SOC 的重复计数风险（图 20.18）。

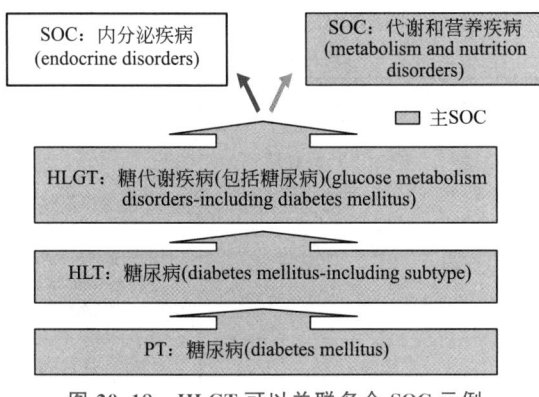

图 20.18　HLGT 可以关联多个 SOC 示例
但需要指定其中一个为主 SOC

（5）系统器官分类（system organ class，SOC）
SOC 处于 MedDRA 医学术语归类编码金字塔结构的最高等级标准，主要用于安全性数据的分析检索和报告。SOC 代表了与 HLGT 水平类似的医学术语集。主要按解剖学、生理学系统、病因学或目的（针对实验室检查结果的 SOC 检查）对高位组术语进行分类。第 25.0 版 MedDRA 中的 SOC 含有 27 个系统器官类别（表 20.12）。前述的 CTCAE 术语由 MedDRA 中主要的 SOC 组成。在每个 SOC 里，不良事件被列出并伴随严重程度（等级）的描述。

如前所述，PT 的多轴性决定了在不良事件医学归类编码时有可能与多个 SOC 相关联，但只有其中一个出现在数据结果报告中的主 SOC 分析中。其余的 SOC 应当仍可以被展示和检索。在主 SOC 选择时，需要采取的原则包括但不限于：

① 与疾病或病症或体征相关的 PT 在归属主病症部位 SOC 时：

a. 先天性和遗传异常术语应归属 SOC 先天、家族和遗传疾病为主 SOC。

b. 与肿瘤有关的术语应归属 SOC 良性、恶性和未确定肿瘤（含囊肿和息肉）为主 SOC。但不适用于囊肿和息肉术语本身，其术语应当按照实际病症 SOC 归类。例如，PT 耳部囊肿归类为 SOC 耳部和迷路疾病为主 SOC，SOC 良性、恶性和未确定肿瘤（含囊肿和息肉）为次级 SOC。

表 20.12　MedDRA 系统器官分类（25.0 版）

分类	英文名称	中文名称
1	blood and lymphatic system disorders	血液及淋巴系统疾病
2	cardiac disorders	心脏器官疾病
3	congenital, familial and genetic disorders	各种先天性家族性遗传性疾病
4	ear and labyrinth disorders	耳及迷路类疾病
5	endocrine disorders	内分泌系统疾病
6	eye disorders	眼器官疾病
7	gastrointestinal disorders	胃肠系统疾病
8	general disorders and administration site conditions	全身性疾病和给药部位各种反应
9	hepatobiliary disorders	肝胆系统疾病
10	immune system disorders	免疫系统疾病
11	infections and infestations	感染和侵袭类疾病
12	injury, poisoning and procedural complications	损伤、中毒及手术并发症
13	investigations	临床检查
14	metabolism and nutrition disorders	代谢和营养类疾病
15	musculoskeletal and connective tissue disorders	各种肌肉骨骼和结缔组织疾病
16	neoplasms benign, malignant and unspecified (incl cysts and polyps)	良性、恶性和未确定肿瘤（含囊肿和息肉状）
17	nervous system disorders	各类神经系统疾病
18	pregnancy, puerperium and perinatal conditions	妊娠期、产褥期和围产期状况
19	product issues	产品问题
20	psychiatric disorders	精神类疾病
21	renal and urinary disorders	肾和泌尿系统疾病
22	reproductive system and breast disorders	生殖系统和乳腺疾病

续表

分类	英文名称	中文名称
23	respiratory, thoracic and mediastinal disorders	呼吸系统、胸部和纵隔疾病
24	skin and subcutaneous tissue disorders	皮肤和皮下组织类疾病
25	social circumstances	社会环境
26	surgical and medical procedures	各种手术及医疗操作
27	vascular disorders	血管与淋巴类疾病

c. 与感染相关的术语应归属 SOC 感染和侵袭为主 SOC。但如果出现以下类别则应以以下先后顺序为优选主轴：

- SOC 先天、家族和遗传疾病；
- SOC 良性、恶性和未确定肿瘤（含囊肿和息肉）；
- SOC 感染和侵袭。

例如，PT 先天性胚胎瘤通常关联至 SOC 先天、家族和遗传疾病为主 SOC，SOC 良性、恶性和未确定肿瘤（含囊肿和息肉）为次级 SOC。

② 并非所有 PT-SOC 轴都具有多轴性，如 SOC 临床检查、SOC 外科和医疗处置、SOC 社会环境都不具备多轴性。当只有一个 SOC 与 PT 关联时，这个 SOC 自动成为主 SOC。

③ 大部分损伤、中毒和手术并发症归属 SOC 损伤，大多数中毒和手术并发症为主 SOC，但也有少数例外。

④ 给药、植入和注射部位反应归属 SOC 一般疾病和给药部位各种反应为主 SOC，但如果这些部位发生炎症，则 SOC 感染和侵袭为主 SOC。

⑤ 如果报告的事件被认为是不良事件时，则 SOC 社会环境不应用于记录不良事件，示例见图 20.19。

⑥ SOC 临床检查（investigations）不是多轴性的，其包含了具有属性的检测项目，如增加、降低、异常或正常等，也有不具有属性的检测项目术语。在考虑相应医学状况时，如高（hyper-）、低（hypo-）等，如果需要归属其为异常 AE/SAE，不应选择 SOC 临床检查，而应选择其他 SOC 类别，如代谢和营养疾病（metabolism and nutrition disorders）等。因此，如果既有实验室检测结果，也有临床症状/体征和/或医学诊断名称，二者应当分别被编码归类，这对于最后的 SOC 选择有影响。如果二者都与试验药物/器械相关，还会影响未来药物被批准上市时标签中安全性术语的表述决策，示例见表 20.13。

表 20.13 临床检查与实验室检测条目医学对应编码示例

报告事件	LLT 选择	评注
低血糖（hypoglycaemia）	低血糖（hypoglycaemia）	LLT 低血糖是医学诊断术语，应关联 SOC 代谢和营养疾病
血糖降低（decreased glucose）	血糖降低（glucose decreased）	LLT 血糖降低是实验室检测结果术语，应关联 SOC 临床检查
血红蛋白 7.5g/dL	血红蛋白（haemoglobin）	此处只有检测值结果，没有表明是增加或减少，因此不能选择 LLT 血红蛋白降低，只能选择检测项目名称血红蛋白

⑦ CTCAE 术语在 MedDRA 中仅涉及 LLT 和 SOC 术语被使用。在每个 LLT 里，CTCAE 将不良事件按照其严重程度（等级）进行描述（见 20.1.3.1 节）。

20.3.1.2 医学编码的常见原则

在进行 MedDRA 编码时，首先需要对相应版本的 MedDRA 术语选择考虑要点文件（MedDRA term selection: points to consider）中的术语编码要点和原则有所了解。这份专门为 MeDDRA 用户准备的文件详细解析了相关版本中如何准确和一致地选择不良反应/不良事件、器械相关事件、产品质量问题、用药错误、接触产品、病史、社会史、临床检查、误用或

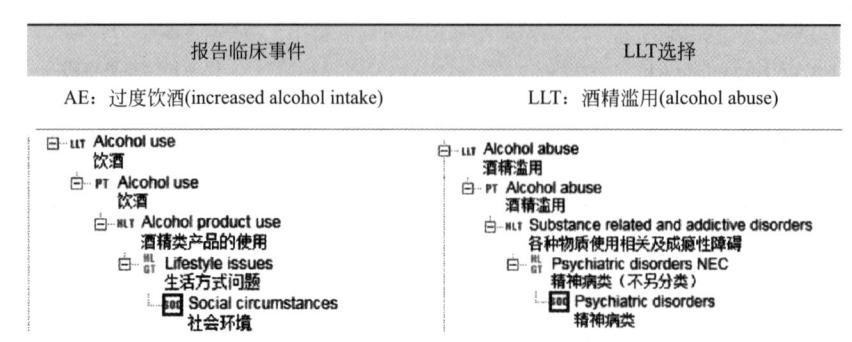

报告临床事件	LLT 选择
AE：过度饮酒(increased alcohol intake)	LLT：酒精滥用(alcohol abuse)

图 20.19 SOC 社会环境不应用于记录不良事件

滥用、超产品说明书应用、适应证应用等术语的技巧和标准。临床试验的安全性和医学术语的归类都是基于 MedDRA 的编码原则或标准，从事医学编码的数据管理人员有必要对这些原则或标准有所了解和掌握。简要地说，MedDRA 医学编码原则或需要考虑的要素包括但不限于：

（1）源数据质量　临床试验收集的可报告数据信息质量直接影响数据结果分析及其报告的质量。因此，收集的任何模糊、难理解或混淆不清的术语都应该通过临床监查和数据管理予以澄清或确认，以确保数据编码的准确性、完整性、可溯源性和清晰性。如果无法澄清或确认模糊、混淆不清或难理解的数据记录，可以先采取模糊或定位待定等 LLT 编码策略，待数据澄清或请教医学专家后再做编码确认或修改。例如表 20.14。

表 20.14　模糊或定位待定的术语编码示例

记录数据	LLT 编码	评注
高钾血症 （血钾浓度＝ 1.6mEq/L）	血钾异常 （serum potassium abnormal）	血钾浓度 1.6mmol/L 是低钾结果，不是高钾血症。目前编码可以涵盖高或低钾情形。澄清后再做调整
GU 疼痛	疼痛（pain）	GU 界定不清，可以是泌尿生殖（genitourinary），也可以是胃溃疡（gastrricul-cer），而这两个 LLT 可以导致不同的 SOC。只有先编码疼痛，除非数据澄清工作完成
受试者有溃疡引起的医学问题	Ⅲ类疾病 （Ⅲ-defined disorder）	具体什么医学问题不详，但可以明确有某类病症引起的不适，可以先编码 LLTⅢ类疾病

需要提醒的是在进行国际多中心临床试验时，由于试验所在国文化的差异，一个医学术语可能有不同含义。如果不确认的话，应当质疑澄清。例如：

• 在 NDA 阶段，需要注意同一试验药物不同试验阶段（Ⅰ/Ⅱ/Ⅲ期）在汇集安全性分析综述（ISS）中的术语数据编码的一致性。由于试验周期的不同，参与编码人员的变化，往往可能造成安全性术语数据编码的差异，这对于最终试验药物不良反应发生率的分析和归纳分析会造成严重的不利影响。

• 每一个试验项目结束时，临床数据库与安全性数据库的一致性核对应当包括术语编码结果的一致性。虽然由医学人员审核的编码唯一术语列表中的原始报告用语是唯一的，未列出重复的原始报告用语，但在统计分析时，最终交付给统计师的编码列表应列出所有原始报告用语编码结果，而不是仅交付唯一术语编码结果，以免统计分析术语数据的缺失。

（2）质量保证　全球数据质量和可信性 ALCOA＋原则（见第 4 章）同样适用于医学数据编码过程。医学编码质量保证源于临试验生命周期质量的设计和实施，其中与医学编码有关的质量关注点包括但不限于：

• 试验方案相关的专属编码指南设计和执行与医学编码质量相关。

• 设计良好的数据采集表格及其培训影响清晰和准确数据记录。

• 数据采集和后续数据核查报告的质量规程管理，包括研究者/临床研究协调员的培训和责任，经过培训的合格医学编码人员和质控人员等。

• 良好的数据监查和稽查报告，包括缺失数据列表等，可以评估医学编码的一致性、完整性和准确性。

• 需要注意编码总数量与数据库中信息数量的一致性，如数据库中有 100 条不良事件条目，则编码总数量应为 100 条。

• 对相同实验室检测或临床症状表述和编码选择要保持一致，这是保证编码质量的关键，需要在编码质量管理规程上予以约定。例如，肝酶升高（elevated liver enzymes）、不正常肝酶（abnormal liver enzymes）、谷丙转氨酶升高（elevated ALT），或天冬氨酸转氨酶升高（elevated AST）都表示相同的医学含义。如果编码不能保持一致或恒定，则在后续检索安全性信号肝功能受损的潜在病例时，很可能会造成例证的遗漏或缺失。另外，如果只是有医学诊断术语，而缺乏实验室检测数据支持，特别是当不良事件被判断与试验药物有关时，数据编码人员应当通过数据质疑流程确认，以防不良事件及其严重程度被不经意夸大。例如，研究者只是孤立地记录转氨酶升高引起的急性肝衰竭，但没有高胆红素等相关标准急性肝衰竭检测指标。

• 医学编码的及时性和编码词典版本的监控对编码结果质量有影响。

• 确保建立编码规程的 SOP，包括编码系统的登录和权限控制。

• 按照 GCDMP 的要求，编码术语数据也应当确保数据备份和灾难恢复等规程的建立和实施。

• 嵌入 EDC 中的编码工具或独立的编码工具的电子系统的自动编码程序验证应当遵循电子临床系统的要求，这样才能确保编码结果能真实反映所报告信息，并且编码结果逻辑符合医学诊疗的可靠性。所有相关验证文档都应当存档备查，包括验证计划书、测试脚本、测试结果、测试报告和验证证书等。

• 电子或手工编码过程中，如果发生编码修改，应确保数据修改的留痕，即按照 ALCOA 原则，修改的编码数据应当记录在案，而不是删除原有编码术语数据，即保留稽查痕迹、数据痕迹和编辑痕迹。

· 自动化医学编码工具也需要生命周期的管理，即开发、运用、维护和退役等阶段的规范管理，包括实际投入试验项目后的生命周期管理，如立项、明确用户需求、工具设计、工具开发、工具测试、工具发布、工具维护更新及工具退役等环节。

· 医学编码审核要求审核人的电子签名。如果采用电子系统进行编码，则应当要求电子系统具备合规的电子签名功能。如若不然，需要建立相应的纸质签名程序予以签名管理。

（3）确保 MedDRA 的准确性和完整性　MedDRA 是预设的标准化术语，是建立在科学验证基础上的医学术语层次结构。因此，在实际应用中不应随意更改，包括保持与主 SOC 的选择原则的一致性。任何形式的 MedDRA 术语层次结构的改变都会削弱术语标准化的真实可靠性。最重要的是在进行试验药物安全性数据库分析前，申办方应当确保不良事件在不同试验项目、试验过程和时间点，与每个相关或相似术语中的编码选择较为稳定和一致。如果认为 MedDRA 术语层次结构不合理或编码结果不正确，应当遵循归属主 SOC 修改请求程序（change request process），通过 MSSO 的变更请求完成修改。

（4）选择正确的 LLT　LLT 提供了非常具体、细致的医学术语，并尽可能地接近报告的原文信息和语言。在选择 LLT 时，要注意 MedDRA 中一些 LLT 的专一度，即细微的不同可能产生的 PT 选择会有差异，最终可能导致的 SOC 类别也有不同。案例如下：

· LLT 中报告事件记录单个字母的变化可能影响其临床意义及其后续术语选择。有些情况下，特别要注意在拼写或临床意义上极为近似的词语。例如表 20.15。

· MedDRA 的 LLT 通常不包括人口学描述符（年龄、性别等），但年龄或性别属性术语却包含在一些具有性别或年龄特征的术语中。例如表 20.16 和图 20.20。

· 选择 LLT 时，应当尽可能选择与所报告的事件最接近的术语，不能增加事件的无关信息。例如表 20.17 和表 20.18。

· MedDRA 中，LLT 被标识有现行使用（current）和非现行使用（non-current）两种。在 MedDRA 中带有标识符的非现行使用 LLT 术语意味着不建议继续编码使用，其包括任何模糊、存在歧义、缩写、不再使用的或拼写错误的 LLT。有些这类非现行使用 LLT 来源于旧版 MedDRA。这些非现行使用术语只用于检索和分析。在编码中应避免误用这些非现行使用的 LLT 术语编码。

表 20.15　LLT 术语专一度选择示例

报告临床事件	LLT 选择
唇酸痛（lip sore）	LLT：lip sore→PT：唇痛（lip pain）
唇褥疮（lip sores）	LLT：lip sores→PT：唇炎（cheilitis）
齿龈肿痛（sore gums）	LLT：sore gums→PT：牙龈痛（gingival pain）
口腔溃疡（sores gum）	LLT：sores gum→PT：非感染性齿龈炎（noninfective gingivitis）

表 20.16　性别或年龄 LLT 选择示例

报告事件	LLT 选择
新生儿黄疸（jaundice in a newborn）	jaundice of newborn
6 岁时患精神病（developed psychosis at age 6 years）	childhood psychosis

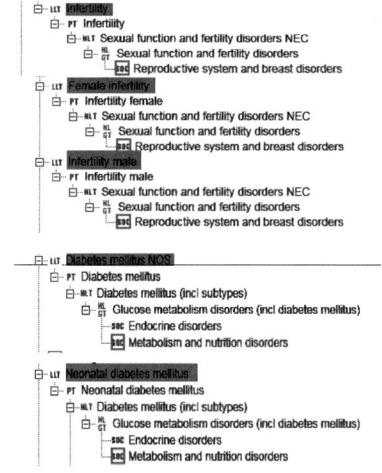

图 20.20　包含性别或年龄特征的术语举例

表 20.17　LLT 接近术语选择示例 1

报告临床事件	LLT 选择	优选 LLT
抗生素过敏（antibiotic allergy）	alllergic reaction toantibiotics	√
	drug hypersensitivity	
磺胺过敏（sulpha allergy）	allergic reaction to antibiotics	
	drug hypersensitivity	
	sulfonamide allergy	√

表 20.18　LLT 接近术语选择示例 2

报告临床事件	LLT 选择	SOC 选择	优选
先天性心脏瓣膜关闭不全（congenital heart valve insufficient）	heart valve incompetence	cardiac disorder	
	congental heart valve disorder	congenital，familiar and genetic disorder	√

• 涉及病史（MH）的医学编码时，通常病症名称术语较为明确，便于 LLT 的选择。同样，也需要按照编码流程，直至完成 SOC 的归类。例如表 20.19。

（5）采用临床知识和经验的判断完成术语选择　MedDRA 的编码文件不可能涵盖每个可能的术语应用场景。如果医学术语编码时找不到精确的匹配，应当通过临床知识和经验判断去合理地在现行应用的术语中找寻对应术语。如果 MedDRA 实在没有合适的 LLT 可用于反映报告的信息，可以通过变更请求途径向 MSSO 请求编码术语。案例如下：

• 身体部位和事件专属性。MedDRA 一般含有身体部位与事件信息，但一些情形下不会同时包含身体部分和事件在一个术语中。

- 若没有适用的 MedDRA 术语，应优先选择医学事件进行编码；有些情况下需要一定的医学判断，有时部位信息优先于事件。例如表 20.20。
- 当有专属性描述微生物感染身体部位信息时，若 MedDRA 术语包含微生物和解剖部位的话，则可以直接选作为 LLT；若没有适用的 MedDRA 术语，首选对微生物感染和解剖学部位逐条进行编码；或者取决于医学判断的择优级别，选择其中之一。例如表 20.21。

（6）伴有或没有症状或体征的明确临床或非确诊性诊断名称术语的选择　这种情况通常包含两种情形。

① 明确临床诊断名称的术语　存在单一或多种诊断名称且不包含症状/体征术语的情形，毫无疑问只选择诊断名称的术语；如果症状/体征有多种，但归因于一个诊断术语，则只有诊断术语作为编码选择；如果包含症状/体征的单一或多种诊断名称，则首选诊断名称术语，但视情况也可能包括诊断名称和症状/体征的术语，如诊断与表述的归因症状/体征不一致时；如果有单一或多种诊断名称和与之无关的症状/体征术语存在，则需要同时选择包括诊断名称和症状/体征术语在内。例如表 20.22。

② 非明确临床诊断名称的术语　此处非明确性诊断是指对临床症状的病因判断只是用"怀疑""也许""可能""推测""可疑"或"排除"等字样来表述。所以，当出现单一或多种诊断名称且不包含症状/体征术语的情形，则毫无疑问只选择非明确诊断名称的术语；如果包含症状/体征的单一或多种诊断名称术语，则首选非明确性诊断名称和症状/体征术语，因为症状和体征不会改变，而非明确性诊断结论是有可能随着进一步的临床证据而改变的。但也可以视情况只选择症状/体征的术语；如果有单一或多种诊断名称和与之无关的症状/体征术语存在，则需要同时选择包括非明确性诊断名称和症状/体征术语在内（表 20.23）。

表 20.19　病史术语医学编码示例

项目	病症名称	LLT	PT	SOC
病史（MH）	急性肾功能不全	acute renal insufficient	renal failure acute	renal and urinary disorders
病史（MH）	慢性肾病	chronic kidney disease	renal failure chronic	renal and urinary disorders
病史（MH）	慢性肾功能不全	chronic renal insuffient	renal failure chronic	renal and urinary disorders

表 20.20　身体部位术语编码示例

报告临床事件	LLT 选择
右腿骨折（right leg fracture）	LLT:腿骨折（leg fracture）
左腿创伤性骨折（left leg traumatic fracture）	LLT:创伤性骨折（traumatic fracture）
注射部分青紫（cyanosis at injection site）	LLT:注射部分反应（injection site reaction）
触痛点注射（trigger point injection）——原因分析:手关节炎疼痛	LLT:镇痛治疗（analgesic treatment）

表 20.21　微生物感染编码示例

报告临床事件	LLT 选择
右手伤口葡萄球菌感染（right hand wound staphylococcal infection）	LLT:伤口葡萄球菌感染（wound staphylococcal infection）
呼吸道衣原体感染（respiratory chlamydial infection）	LLT:衣原体感染和呼吸道感染（chlamydial infection and respiratory infection）或衣原体感染（chlamydial infection）或呼吸道感染（respiratory infection）

表 20.22　临床诊断术语编码示例

报告事件	LLT 编码	优选	评注
过敏反应，皮疹，呼吸困难，低血压，喉头痉挛	过敏反应(anaphylactic reaction)	√	单一诊断术语——皮疹、呼吸困难、低血压和喉头痉挛都被视为过敏反应的症状
	过敏反应(anaphylactic reaction) 皮疹(rash) 呼吸困难(dyspnea) 低血压(hypotension) 喉头痉挛(laryngospasm)		诊断名称＋症状/体征术语
肺栓塞，心肌梗死，伴有胸痛、发绀、气短和血压降低，充血性心力衰竭	肺栓塞(pulmonary embolism) 心肌梗死(myocardial infarction) 充血性心力衰竭(congestive heart failure)	√	多种诊断术语
	肺栓塞(pulmonary embolism) 心肌梗死(myocardial infarction) 充血性心力衰竭(congestive heart failure) 胸痛(chest pain) 发绀(cyanosis) 气短(shortness of breath) 血压降低(blood pressure decreased)		诊断名称＋症状/体征术语
心肌梗死，胸痛，呼吸困难，发汗，ECG 变化，黄疸	心肌梗死(myocardial infarction) 黄疸(jaundice)		当症状/体征与诊断无关时,总是需要同时选择诊断和症状/体征。此案例中,黄疸通常与心肌梗死无关

表 20.23　非明确临床诊断术语编码示例

报告事件	LLT 编码	优选	评注
可能心肌梗死，并伴有胸痛、呼吸困难和发汗	心肌梗死(myocardial infarction) 胸痛(chest pain) 呼吸困难(dyspnea) 发汗(diaphoresis)	√	单一非明确性诊断名称＋症状/体征
	胸痛(chest pain) 呼吸困难(dyspnea) 发汗(diaphoresis)		只包含症状/体征
胸痛，发绀，气短，血压降低。疑似的诊断包括肺栓塞、心肌梗死和充血性心力衰竭	肺栓塞(pulmonary embolism) 心肌梗死(myocardial infarction) 充血性心力衰竭(congestive heart failure) 胸痛(chest pain) 发绀(cyanosis) 气短(shortness of breath) 血压降低(blood pressure decreased)	√	多种非明确性诊断名称＋症状/体征术语
	胸痛(chest pain) 发绀(cyanosis) 气短(shortness of breath) 血压降低(blood pressure decreased)		只包含症状/体征术语

• 非明确诊断疾病名称的症状/体征需要考虑采取"下移编码"的策略，例如，面部水肿可能由多种病因引起，在不明确病因的情况下，只编码"水肿"，而不选择"面部水肿"；肺部病患的分类较为复杂，在没有明确诊断的情况下，只编码"肺部疾病（未明确——NOS）"，不建议直接编码"大叶性肺炎"等。临床上需要质疑进一步的医学诊断后才做进一步的医学术语编码处理。

• 含有医疗/手术操作和明确诊断时，通常首选对两者均进行编码，或者仅选择明确诊断名称术语（表 20.24）。

表 20.24　医疗/手术操作术语编码示例

报告事件	LLT 选择
乳腺良性囊肿切除	乳腺囊肿(良性)[breast lump(benign)]

• 如果有级联效应（cascade effect）或次发效应（secondary effect），首发事件应当被选择编码，而不

是继发事件术语被编码，并在后续的因果判断中对首发事件进行药物相关性的评估。例如，受试者眩晕而摔倒，导致肩部骨折或皮肤擦破，则主要事件是眩晕应当被编码，不是摔倒被编码，肩部骨折或皮肤擦破也应当被编码。

（7）不良事件/反应的术语选择

• 死亡和其他非致命事件的结局，如住院或功能丧失等，都是不良事件导致的结局，而不是不良事件本身。作为不良事件时，应当选择死亡事故的病因作为事件名称术语（表 20.25）。

只有在死亡或非致命性事件信息没有阐述原因时，才选择相关的特定死亡或非致命性事件术语。编码者不应当从报告表述的信息外，自我推断原因。死亡术语在 HLGT 中通常归类为致命结果（fatal outcomes）（表 20.26）。

• 已存在病史状况的改变（如恶化、复发、进展）通常被视为不良事件，此时应选择更能准确反应疾病改变情况的术语，若没有适用的术语，可以选择已有的疾病名称进行编码，以其他方式记录其改变情况，或对已存在疾病和改变情况逐条编码，并记录改变情况（表 20.27）。

• 当报告 AE/SAE 时，每一个所报告的事件术语都需要编码，无论其因果关系如何。必要时，可以选择与器械相关的事件、产品质量问题、用药错误、病史、社会史、研究程序或适应证等术语。如前所述，如果症状/体征的诊断名称获知的话，应当首选诊断名称术语。必需强调的是，在编码 AE/SAE 时，不应当对只有症状/体征的事件添加诊断名称术语，如果收到的 AE/SAE 报告并没有诊断名称的话（表 20.28）。

（8）临床或医学名称组合术语的分解　MedDRA 中的组合术语大多是单一医学概念，其可能含有一定病源生理或病因学的重要信息。这种单一组合医学术语在国际上已经得到普遍认可，具有明确和有力的医学科学的基础。如果出现单一 MedDRA 术语无法表述某一特殊临床或医学名称术语的情况，应当考虑通过 MSSO 变更请求（change request）流程要求增加新的组合术语。在获得新组合术语批准之前，可以分

解该特殊临床或医学名称术语，即用一个以上的已有术语对其进行编码。进行这种编码时应当注意对后续数据恢复、分析和报告的影响，特别要注意避免在后续的统计分析中出现重复计数 AE/SAE 的情形。此外，在某些特殊的医学概念不能用一条术语代表时，可以允许选择一个以上的 MedDRA LLT 编码所报告的临床或医学名称。这种分解单一临床或医学名称术语为多个 LLT 编码的规程应当预设规程并记录在案。有些情况下，分解组合术语需要应用医学知识的判断。在进行组合术语分解时，需要考虑的要素包括相关信息的背景信息、分解的合理性和分解后编码规则依从性，以及相关数据表格信息

表 20.25　临床事件根源术语编码示例

报告事件	LLT 选择	评注
由于心肌梗死死亡	心肌梗死（myocardial infarction）	应只记录死亡作为结局，不是事件本身
患者死于便秘、肠破裂、腹膜炎、败血症	便秘（constipation）肠破裂（perforated bowel）腹膜炎（peritonitis）败血症（sepsis）	
由于充血性心力衰竭而住院	心力衰竭（congestive heart failure）	应只记录住院作为结局，不是事件本身

表 20.26　无临床根源的术语编码示例

报告临床事件	LLT 选择
受试者被发现死亡	被发现死亡（found dead）
受试者在分娩时死亡	分娩中产妇死亡（maternal death during childbirth）
尸检报告表明属自然死亡	自然死亡（death from natural causes）
患者住院	住院（hospitalization）

表 20.27　病史变化时临床诊断术语编码示例

报告事件	LLT 选择
重症肌无力恶化	myasthenia gravis aggravated
黄疸恶化（jaundice aggravated）	黄疸（jaundice）情况恶化（condition aggravated）

表 20.28　AE/SAE 诊断术语编码示例

报告事件	LLT 选择	评注
腹痛，血清淀粉酶增加，血清脂肪酶增加	腹痛（abdominal pain）血清淀粉酶升高（serum amylase increased）脂肪酶升高（lipase increased）	虽然两种生物酶的升高可能和胰腺炎有关，但报告事件中并没有提及其病症诊断名称。因此不适宜直接用胰腺炎（pancreatitis）作为 LLT 编码。可以通过数据质疑方式获得诊断名称后再予以修改或添加

表 20.29　组合医学术语编码示例

报告事件	LLT 选择	评注
糖尿病引起的视网膜病变	糖尿病视网膜病变（diabetic retinopathy）	无须分解，因为 MedDRA 中有组合术语，可以直接采用
心肌梗死引起的胸痛	心肌梗死（myocardial infarction）	无须分解，因为有诊断名称术语可供首选
手足水肿	手水肿（hand oedema） 足水肿（foot oedema） 肢端水肿（oedema peripheral）	PT：peripheral oedema PT：peripheral oedema　两种 LLT 都关联相同 PT，选择单一 LLT 较适宜 因此首选 LLT peripheral oedema，无须分解
手、臀部和肩部关节炎	手关节炎（hand arthritis） 髋关节炎（coxarthritis） 肩部关节炎（shoulder arthritis）	PT：arthritis PT：arthritis　相同 PT 术语，考虑首选 LLT 多发性关节炎（polyarthritis）或关节炎（arthritis） PT：arthritis
肩部和脖子痛	肩部痛（shoulder pain） 脖子痛（neck pain）	PT：musculosekeletal pain PT：neck pain　无法统一 PT，需要分解 LLT
牙龈转移癌	牙龈癌（gingival cancer） 转移癌（metastatic cancer）	MedDRA 中没有 metastatic gingival cancer 单一术语，只能分解编码或编码其中之一术语
由本身癌症病况引起的气短	气短（shortness of breath）	癌症是已存在病况，并没有发生变化，而气短是事件术语，所以应当编码 LLT 气短
由于心房颤动引起的心律失常	心房颤动（atrial fibrillation）	在这两种临床状况中，心房颤动比心律失常更具有特异性。因此，应选择更具有特异性的术语编码

的关联性等。需要注意的是并不是所有的组合术语都需要分解编码。MedDRA 中亦含有一些临床或医学概念的组合名称。如果临床试验医学事件为两种病况的组合状况，可以直接用这些已有的术语编码予以归类。当有些情况表述了两种临床或医学状况时，则需要分解成两个术语，以确保临床或医学状况不会缺失信息和记录（表 20.29）。

（9）在进行癌症术语编码时，要注意所报告术语的准确性和差异性　例如，癌症（cancer）和瘤（carcinoma）是同义词，肿瘤（tumor）术语多是指新生成的瘤肿（neoplasia），囊肿（lump）或肿块（mass）并不代表新形成的瘤肿。如果收到的报告并没有清晰地表述是哪一种状况，应当在完成数据质疑程序或专家咨询确认后才能进行术语编码（表 20.30）。

（10）疗效的术语编码在临床试验中也应当是常规实践之一　常见的疗效结果编码情形包括但不限于：

① 未预期疗效　对于不属于 AE/SAE 的未预期疗效，可以用 LLT 未预期疗效（unexpected therapeutic effect）进行编码（表 20.31）。

② 缺乏疗效　首选 LLT 是缺乏疗效（lack of effect）。然而，也可以选择与缺乏疗效相关的事件术语（表 20.32）。

③ 显示疗效　常见的有增加疗效、降低疗效和延长疗效，可以直接选择相关 LLT 编码（表 20.33）。

表 20.30　癌症术语编码示例

报告事件	LLT 选择
皮肤上有肿瘤生成（tumour growing on skin）	皮肤肿瘤（skin tumour）
舌癌（cancer growing on tongue）	恶性舌癌（malignant tongue cancer）

表 20.31　未预期疗效编码示例

报告事件	LLT 选择
脱发受试者很高兴在使用试验产品时长出了头发	未预期疗效（unexpected therapeutic effect）头发增长（hair growth increased）

表 20.32　缺乏疗效编码示例

报告事件	LLT 选择	评注
受试者因头痛服药，但头痛并未消失	药物无效（drug ineffective）	此为首选 LLT
	药物无效（drug ineffective）头痛（headache）	
服用抗 HIV 药物的 AIDS 患者去世	死亡（death）	这种情况无法推断缺乏疗效，因而选择死亡为术语

表 20.33 显示疗效编码举例

报告事件	LLT 选择
受试者服用药物 A 疗效增加	增加药物作用(increased drug effect)
受试者服用药物 A 疗效降低	药物作用降低(drug effect decreased)
受试者服用药物 A 疗效延长	药物作用延长(drug effect prolonged)

在进行临床和医学术语编码时，最重要的是必须统筹兼顾 MedDRA 层级结构，从 LLT 起，注意 LLT 之上的层次关系，以确保最终编码类别能准确反映所报告术语的含义（图 20.21）。

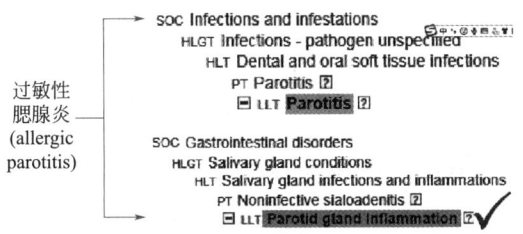

图 20.21 医学编码 LLT 术语不同归类示例

大多数情况下，医学编码是一个主观编辑过程，不同的编码者对同一个术语可能选择不同的编码归类。因此，必须建立编码结果的质控管理规程，以确保编码质量和可信性，尤其是对电子系统的自动编码准确性的质量监控。例如，有些恶性词条被编码成良性术语，或良性词条被选择恶性编码，如自杀想法被编码为情绪不稳，过敏反应造成的面部水肿被编码成水肿（非特异性——NOS）等，这些都有可能造成数据分析时的不准确，或不良反应的潜在严重性被降低。总之，医学术语编码是一个科学和严谨的工作，直接关系到临床研究报告中有效性和安全性结论的质量、准确性和可信性。只有经过不断实践和经验积累，才能满足国际医学术语编码的质量标准。

20.3.1.3 MedDRA 版本管理

MedDRA 旗下建立了四个医药研发领域国际规范标准，其中 M 系列涉及跨领域的与技术和药政事务相关的国际规范标准。国际上普遍采用的 Med-DRA 是 M 系列的动态性 M1 文件。其根据全球使用者递交的修改或补充建议，每年 3 月发布的一次重大修改后的升级版本涉及所有层面的更新或修改，记为 MedDRA X.0 版本；9 月小幅度修改版本通常只在 LLT 和 PT 层面做出调整或补充，记为 MedDRA X.1 版本。对 MedDRA 术语集的变更是根据使用者的变更申请、MedDRA 使用者的主动要求和内部变更申请进行的（图 20.22）。内部变更请求是根据 MSSO 维护工作以及 MSSO 参与的专项工作组工作提出的。

其目的在于保证 MedDRAM 最新版本的应用，保持监管要求和实际用户间的标准统一，便于 MedDRA 与数据交流的优化应用。如果仅涉及简单修改，如 LLT/PT 层面，通常在收到使用者提出更改请求后 7~10 个工作日通知最后决定；如果涉及 PT 以上的复杂变更，则需要一年左右才能完成，并在正式采纳前会公布征求公众意见，在 3 月的重大版本更新中体现批准的更新术语。所有的版本变更请求都可以通过 MedDRA 网站在线完成（https：//mssotools.com/webcr）申请。每个新版本应当在其发布后的第二个月的第一个周一成为临床试验报告用的版本。例如，2022 年 3 月颁布的 MedDRA 第 25 版，其实施报告为 2022 年 5 月的第一个周一（2022 年 5 月 2 日）。因此，由于 MedDRA 版本的动态性，临床试验采用哪一个版本的 MedDRA 需要在临床试验结果报告中予以注明。

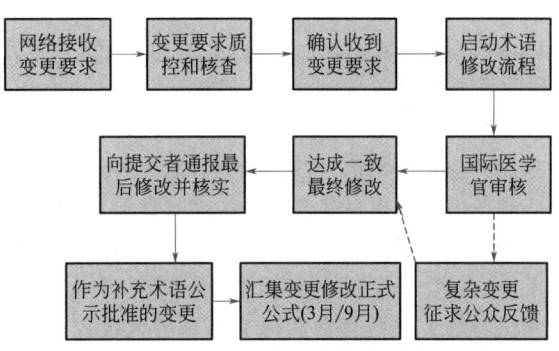

图 20.22 MedDRA 变更请求流程管理示意

截至 2022 年 3 月，MedDRA 的基础语言版本是英文，并已经先后翻译成荷兰文、法文、德文、意大利文、捷克文、葡萄牙文、巴西葡萄牙文、匈牙利文、西班牙文、日文、韩文、俄文和中文版。Med-DRA 的宗旨是要统一全球药政交流中相关医学术语的标准，这包括临床中和上市后医药产品注册过程中药物/器械的药政注册、文件记录、安全性监查的医学术语归类规程的建立，使全球申报和药政接受统一的医学数据的分析结果成为可能。药政部门和医药从业人员都能通过 M1 规范管理规程的实践，确保其产品的质量，以及数据分析的可靠性和有用性。M1 的应用也简化了与医药产品相关的数据电子交换，并有益于节约安全性数据资源的管理成本。

MedDRA 的动态版本属性对临床试验数据术语编码归类有着重大的影响。例如，一个为期两年的临床试验，有可能在试验前期和试验结束后使用的 MedDRA 编码版本不同。对不同版本的 MedDRA 实施不同的应用管理方法，不仅涉及数据术语编码资源的投入，也影响到递交数据术语编码的准确性。表 20.34 归纳了常见四种 MedDRA 版本实施方法对资源投入和数据编码准确性的影响。

表 20.34 常见 MedDRA 版本实施方法

方法	实施	资源强度	数据准确性
1	开始用新版本归类编码新数据；对已有数据不重新归类编码	弱	弱
2	鉴别每一个未采用当前 LLT 归类的术语，并重新归类编码已有数据		
3	①鉴别每一个未采用当前 LLT 归类的术语，并重新归类编码已有数据 ②重新归类编码每一个术语至有明确导向或词条匹配的新 LLT		
4	①鉴别每一个未采用当前 LLT 归类的术语，并重新归类编码已有数据 ②重新归类编码每一个术语至有明确导向或词条匹配的新 LLT ③重新归类编码每一个术语至有更准确概念的新 LLT	强	强

表 20.35 MedDRA 新版本对术语归类编码的影响

变化类别	影响
LLT/PT 移动	知道变化，不一定要改变归类
LLT 改变准确性	可能需要重新编码
LLT/PT 改变主要 SOC	了解变化，不一定要改变归类；理解对总结报告的影响
LLT/PT 添加	可能造成重新编码
版本添加等级层数	了解变化，不一定要改变归类；理解对总结报告的影响
添加新的 SMQ	不影响归类，对数据分析和报告有用
变更现有 SMQ；PT 添加或失活	对归类没有影响，但需了解对数据分析的影响

对于每个版本的更新，申办方需要对术语调整或改变有所了解，以评估已完成的现有试验数据术语编码是否需要重新编码。一般来说，LLT 和 PT 的变更对术语编码归类影响较大（表 20.35）。因此，任何临床试验的关键数据点在递交临床研究报告（CSR）给药政审批之前，都需要根据最新 MedDRA 版本的更新做出评估，以确保 CSR 的数据术语编码符合最新国际医学术语编码标准。

20.3.1.4 标准化 MedDRA 分析查询管理

标准化 MedDRA 分析查询（standardized MedDRA queries，SMQ）是若干组 MedDRA 术语，通常在优先术语（PT）级，这一级中的术语涉及既定疾病或关注领域，其中低位术语（LLT）仅为与 SMQ 中使用的 PT 相关联的术语。SMQ 旨在协助识别和检索可能相关的安全报告案例。所含术语涉及体征、症状、诊断、综合征、身体检查、实验室检查和其他生理检查数据等。SMQ 的产生源于 MedDRA 用户对采用标准工具来识别和检索安全性数据的需求，包含与某种不良事件和服用药物后总体临床综合征/体征描述一致的特有医学术语或非特有术语，其中有些 SMQ 是直接组合术语形成的，其他 SMQ 则可能来自多个组的术语组合。自 2003 年 5 月以来，国际医学科学组织委员会（CIOMS）工作组与 MSSO 合作，均旨在探索一种能识别和查询建立在 MedDRA 编码数据库中相关临床报告或病例的检索方法，为药政部门和制药企业建立一套与某些特定疾病或关注点有关的 MedDRA 术语集的分析查询策略。简言之，MedDRA 及其 SMQ 在临床试验中应用的意义在于：

① 临床试验中可以采用 MedDRA 编码归类工具分析 AR/SUSAR 与生理器官的关联性；

② 当药物/器械安全性文档没有完全建立时，可以采用 MedDRA 的 SMQ 技术作为常规筛选医学问题的工具；

③ 可以利用 MedDRA 的 SMQ 评价既往发现的临床前或同类药品/器械问题的发生概率，进而有可能为试验药物/器械的安全性判断打下基础；

④ 对于上市后药品/器械来说，利用 MedDRA 对所汇集的 AE/SAE 报告或其他问题案例的编码归类，为安全性定期报告提供定量分析的依据；

⑤ 通过 MedDRA 分析和结合 SMQ 工具的综合性应用，无论是单一安全性案例，或作为信号检测的工具，可以有效地检索疑似的或已知的上市后产品安全性问题案例，为药品/器械的安全性问题防范和管理提供警示。

SMQ 也是一个动态性文件，随 MedDRA 更新而更新，且每年 SMQ 与新版 MedDRA 同步发行。MedDRA 25.0 版的 SMQ 共有 110 个病症术语（表 20.36）。每个 SMQ 的组成如下：

（1）定义 有效 SMQ 的定义和临床症状/体征描述。

（2）纳入与排除标准 符合有效 SMQ 的检索条件和不符合检索条件的临床症状/体征。

（3）层级结构 并非每一个 SMQ 都有层级结构。有些 SMQ 是一系列通过层级关系彼此关联的查询，这种层级关系类似于 MedDRA 本身的层级结构。它们由一个或多个下级 SMQ 组成，这些 SMQ 结合起来可组成一个涵盖范围更广的上级 SMQ（图 20.23）。在某些层级化 SMQ 中，下级 SMQ（子SMQ）内并没有单独的狭义类和广义类。可在层级化 SMQ 中多于一个的子 SMQ 中纳入特定术语，前提是该术语在各子 SMQ 中的范围内有相同狭义或广

义术语。这种层级结构为用户提供了灵活性。广义检索术语的各种子类型的检索术语组合，较广义检索类别而言能进一步改善关注案例的识别。例如，Med-DRA 编码者可能想在整个 SMQ 主题范围内来检索数据库中与肝病有关的所有案例，还可根据需要选择某一类各种心律失常（SMQ）检索，包括其子 SMQ 的检索。

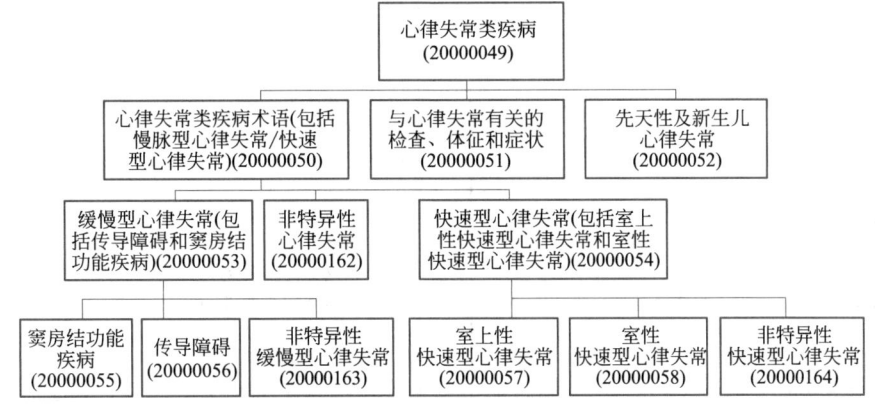

图 20.23　心律失常类 SMQ 层级结构案例

表 20.36　各类有效 SMQ 和下级 SMQ 的综合列表（25.0 版）　　　　　续表

1　事故与损伤	－室性快速性心律失常
2　急性呼吸中枢抑制	•先天性及新生儿心律失常
3　急性胰腺炎	14　心力衰竭
4　急性肾脏衰竭	15　心肌病
5　粒细胞缺乏症	16　中枢神经系统血管疾病
6　速发过敏反应	•中枢神经系统出血和脑血管病
7　血管性水肿	○与中枢神经系统出血和脑血管意外相关的病症
8　抗胆碱综合征	○出血性中枢神经系统血管疾病
9　关节炎	○缺血性中枢神经系统血管疾病
10　哮喘/支气管痉挛	•出血性或缺血性性质不明的中枢神经系统血管疾病
11　胆类疾病	17　慢性肾脏疾病
•胆道肿瘤（SMQ）	18　结膜疾病
•胆道良性肿瘤（包括囊状和息肉状）	19　惊厥
○胆道恶性肿瘤	20　角膜疾病
○恶性不明确的胆道肿瘤	21　COVID-19
－先天性胆类疾病	22　脱水
－功能性、炎症性和胆结石类胆管疾病	23　痴呆
•胆道疾病	24　脱髓鞘病
•胆管系统相关检查、体征和症状	25　抑郁及自杀/自残
•胆囊相关疾病	•抑郁（不包括自杀和自残）
•胆结石相关疾病	•自杀/自残
○感染性胆类疾病	26　药物滥用、依赖和戒除
12　恶性与性质不明的乳腺肿瘤	•药物滥用及依赖
•乳腺恶性肿瘤	•药物戒除
•恶性不明确的乳腺肿瘤	27　药物反应伴嗜酸性粒细胞增多症和全身性症状
13　心律失常类疾病	28　异常血脂症
•与心律失常有关的检查、体征和症状	29　栓塞和血栓事件
•心律失常疾病术语	•动脉栓塞和血栓事件
○缓慢型心律失常（包括传导障碍和窦房结功能疾病）	•静脉栓塞和血栓事件
－非特异性缓慢型心律失常	•血管类型不明及动静脉混合性栓塞和血栓事件
－传导障碍	30　嗜酸性粒细胞性肺炎
－窦房结功能疾病	31　锥体外系综合征
○非特异性心律失常	•静坐不能
○快速型心律失常	•运动障碍
－室上性快速性心律失常	•肌张力障碍
－非特异性快速性心律失常	•帕金森样事件

32　外渗事件(注射、输注和植入)

33　生殖功能障碍

34　非特异性胃肠炎症和功能紊乱类病症

- 非特异性胃肠功能紊乱
- 出血性中枢神经系统血管疾病
- 缺血性中枢神经系统血管疾病

35　胃肠穿孔、溃疡、出血或梗阻

- 胃肠出血
- 胃肠阻塞
- 胃肠穿孔
- 非胃肠穿孔、溃疡、出血或梗阻特有的发现和治疗操作
- 胃肠溃疡

36　免疫接种后全身性惊厥癫痫发作

37　青光眼

38　格林-巴利综合征

39　造血细胞减少症

- 涉及一种以上血细胞的造血细胞减少症
- 造血红细胞减少症
- 造血血小板减少症

40　血液动力学变化导致的水肿、渗出和体液过多

41　溶血类疾病

42　各种出血

- 出血相关性实验室检查术语
- 出血类术语(不包括实验室检查术语)

43　听力及前庭疾病

- 听力受损
- 前庭疾病

44　各种肝病

- 先天性家族性遗传性新生婴儿肝病
- 各种与药物相关的肝病(全面搜索)
  - 源于肝部的胆汁淤积和黄疸类病症
  - 各种与药物相关的肝病(仅严重事件)
    - 肝衰、纤维化和肝硬化以及其他涉及肝损伤的病症
    - 非感染性肝炎
    - 良性肝部肿瘤(包括囊状和息肉状)
    - 恶性与性质不明的肝部肿瘤
      - 肝脏恶性肿瘤
      - 恶性不明确的肝脏肿瘤
  - 涉及肝脏的各类检查、体征和症状
  - 与肝相关的凝血和出血障碍
- 特别指出与酒精相关的各种肝病
- 肝部感染
- 各种妊娠类肝病

45　敌视/攻击

46　高血糖症/新发糖尿病

47　超敏性

48　高血压

49　低血糖

50　低钾血症

51　低钠血症/SIADH

52　低张力低反应发作

53　免疫介导/自身免疫性疾病

54　感染性肺炎

55　间质性肺疾病

56　缺血性结肠炎

57　缺血性心脏病

- 心肌梗死
- 其他缺血性心脏病

58　缺乏疗效/效果

59　各种泪腺疾病

60　乳酸酸中毒

61　晶体疾病

62　各种脂肪代谢障碍

63　各种恶性肿瘤

- 恶性肿瘤相关病症
- 恶性肿瘤相关治疗和诊断操作
- 恶性或性质不明的肿瘤
  - 各种恶性肿瘤
    - 血液恶性肿瘤
    - 非血液恶性肿瘤
  - 恶性不明确的肿瘤
    - 未指明恶性的血液肿瘤
    - 未指明恶性的非血液肿瘤
- 肿瘤标志物

64　恶性淋巴瘤

65　用药错误

66　骨髓异常增生综合征

67　抗精神病药恶性综合征

68　非感染性腹泻

69　非炎症脑膜炎

70　非感染性脑病/谵妄

71　非感染性脑膜炎

72　非感染性心肌炎/心包炎

73　眼感染

74　眼球运动障碍

75　机会感染

76　视神经疾病

77　各种口咽疾病

- 齿龈病变
- 口咽过敏反应
- 口咽感染
- 口咽疾病(不包括肿瘤、感染和过敏)
- 口咽肿瘤

78　骨坏死

79　骨质疏松症/骨质减少

80　恶性与性质不明的卵巢肿瘤

- 卵巢恶性肿瘤
- 恶性不明确的卵巢肿瘤

81　眼眶和眼睑疾病

82　周围神经疾病类

83　妊娠及新生儿主题

- 妊娠、临产和分娩并发症以及风险因素(不包括流产及死产)
- 各种先天性家族性遗传性疾病
- 泌乳相关问题(包括新生婴儿通过母乳接触)
  - 各种哺乳期功能性疾病
  - 新生儿经母乳的暴露
- 各种胎儿疾病
- 各种新生儿疾病
- 妊娠终止和流产风险
- 正常妊娠状况和结果

84　恶变前病

- 血液类恶变前疾病
- 胃肠类恶变前疾病
- 恶变前疾病、全身疾病和其他具体部位疾病
- 生殖类恶变前疾病
- 皮肤类恶变前疾病

85　恶性与性质不明的前列腺肿瘤

- 前列腺恶性肿瘤
- 恶性不明确的前列腺肿瘤

86　蛋白尿

87　假膜性结肠炎

88　精神病和精神异常

89　肺动脉高血压

90　肾血管病变

91　呼吸衰竭

92　视网膜异常

续表

93	腹膜后纤维化
94	横纹肌溶解/肌病
95	巩膜疾病
96	脓毒症
97	严重皮肤不良反应
98	性功能障碍
99	休克
•	速发过敏反应性/类速发过敏反应性休克病症
•	低血糖性及神经源性休克病症
•	低血容量性休克病症
•	与休克相关的循环或心脏病症（尖端扭转型室性心动过速除外）
•	与休克相关的尖端扭转型室性心动过速病症
•	中毒性/脓毒性休克病症
100	恶性与性质不明的皮肤肿瘤
•	皮肤恶性肿瘤
•	恶性不明确的皮肤肿瘤
101	系统性红斑狼疮
102	味觉和嗅觉异常
103	各种腱炎和韧带疾病
104	血栓性静脉炎
105	甲状腺功能异常
•	甲状腺功能亢进
•	甲状腺功能减退
106	尖端扭转型室性心动过速/QT 延长
107	小管间质性疾病
108	肿瘤溶解综合征
109	恶性与性质不明的子宫和输卵管肿瘤
•	子宫及输卵管恶性肿瘤
•	恶性不明确的子宫及输卵管肿瘤
110	血管炎

在大多数层级化 SMQ 中，下级 SMQ 和上级 SMQ 均具备独立的检索功能。编码者可采用任何下级 SMQ 或上级 SMQ 获得涉及该下级主题或上级主题的所有相关 MedDRA 术语。但是，少数层级化 SMQ 的下级 SMQ 在狭义和广义检索的使用方法上具有一定的特殊特性。例如，胆类疾病（SMQ）、心律失常类疾病（SMQ）、栓塞和血栓事件（SMQ）、肝病（SMQ）等。关于如何执行或使用这些特殊层级化 SMQ 的详细信息，请参考 ICH 有关 SMQ 的指南文件。

（4）算法检索方法　需要注意的是并不是每一个 SMQ 检索案例都需要用算法检索方法，也并非所有 SMQ 都有算法。对于那些有算法的 SMQ，每个算法都是唯一的，而且都需要单独执行。有关算法应用的详细信息，可以参阅 ICH 颁布的标准化 MedDRA 分析查询入门指南中有关算法操作的描述。

（5）执行注意事项和查询结果预期　指出是否具有狭义和/或广义检索术语。如果有算法 SMQ 的话，这一节还会概述应如何进行。狭义和广义检索是 SMQ 的两种主要检索方法基础，其含义如下：

① 狭义范围检索　直接以疾病名称为检索术语进行检索，即通过 MedDRA 获取某一疾病的数据，用于确认与所关注的临床和医学状况或问题高度相关的病例，其产生的检索结果针对性强，特异性高。

② 广义范围检索　为了全面获取所有可能的病例，有时会以该疾病相关症状、体征或实验室检查等术语为查询条件，因为这些症状、体征、实验室检查或其组合可能是该疾病诊断的依据。用户以此希望找出所有关联性案例，包括某些在仔细检查后证实无关或关系不大的案例。其检索产生的结果流于字面，但敏感性高。广义检索既可以包括狭义术语，也可以包括其他并非特有的广义术语。

（6）与 SMQ 相关术语的参考文献　列出各类有效 SMQ 的参考文件。

虽然大多数 SMQ 同时具有狭义和广义范围术语，但是某些 SMQ 只有狭义术语或只有广义术语，因此对 SMQ 编程输出产生的影响包括但不限于：

① 同时具有狭义和广义术语的 SMQ　狭义检索和广义检索的结果不同。广义检索结果包括那些根据狭义术语检索到的案例和根据广义术语检索到的其他案例。

② 仅有狭义术语的 SMQ　由于在 SMQ 中没有其他广义术语，因此根据狭义检索到的案例和根据广义检索到的相同。

③ 仅有广义术语的 SMQ　由于没有狭义术语，狭义检索返回结果为空（即零案例），只有广义搜索可检索到案例。

除检索范围有广狭之分外，SMQ 还提供"滤网式"检索选项，比如按照医疗诊断逻辑、特定的权重和算法，这些可以有效地增强广泛检索范围的特异性。算法搜索方法比狭义检索的敏感度高，比广义检索的专一性强。对于有算法的 SMQ，广义检索术语被分为不同类别，以便应用定义的术语组合。狭义检索术语通常为 A 类术语，而广义检索术语通常为 B、C、D 类等术语。例如，在急性胰腺炎 SMQ 中，应用算法检索的前提是至少包括一个狭义检索 A 类术语的记录，或一条包括广义检索 B 类术语（实验室数值列表）和 C 类术语（体征与症状列表）的记录。如果预计使用广义术语检索会检索到大量案例，则应用算法可能比较有帮助。算法既可降低对关注案例进行人工分拣需求，又能降低广义术语的噪声干扰。

在进行 SMQ 算法检索时，有时还需要 SMQ 术语权重配合。术语权重指示每个类别在算法中的相关程度。广义检索的"权重"体系是根据经验并结合术语使用的频繁程度，以及药物用于治疗患者的临床症状，这种情况与常见疾病的关联程度有关。例如，系统性红斑狼疮（SLE）中的术语分为 9 类，A 类是狭义范围术语，B～I 类是广义范围术语。对每个广义范围类别分配了一个从 1 到 3 的权重。根据系统性红斑狼疮（SMQ）的算法，关注案例是一条带有某个 A 类（狭义范围）术语的记录，或是一条包含各种广义搜索类别术语且这些类别的权重总和大于 6 的记录。如果临床试验案例包括出血性疾病（3）、免疫疾病（3）和肾障碍（1）三个类别中的 PT，则归为 SLE 广义搜索案例报告总和为 3+3+1=7。在这个案例中加和总数大于 6，则表明该案例报告有资格成为可能的红斑狼疮（SLE）案例报告。

20.3.1.5　MedDRA 医学编码与临床试验安全性数据的分析

临床试验的目的就是要求验证试验药物或医疗器械的有效性和安全性，其中安全性的评估通常更关注临床试验中受试者所经历的与试验药物或器械有关的不良反应。MedDRA 对医药产品整个生命周期的安全性管理，特别是临床研究医学事件的编码归类，涉及跨治疗领域的技术和知识的整合应用，使医药产品和临床试验数据标准化安全性信息交换成为可能。由 ICH MSSO 机构的统一管理和维护，能确保临床和医学术语或信息分类、检索、分析、呈现和信息交流程序得到可靠验证，即其科学性、可靠性和可重复性有所保障，数据信息标准的恒定性亦得以实现。虽然 MedDRA 有关 SMQ 尚不能涵盖所有医学议题或安全性问题，其完善性在临床试验过程中仍需要进一步发展和聚焦，但 MedDRA 在临床试验领域的应用无论对上市前或上市后的药物/器械安全性评价有着显著的指导意义，也是药政部门要求新药/器械递交临床研究报告时，或上市后药品/器械安全性总结报告中，所呈现的安全性数据统计分析结果必须已经经过 MedDRA 的编码归类程序。批准上市的药品/器械说明书中的安全性信息应当是建立在 MedDRA 编码归类分析基础上的安全性属性概述。所以，MedDRA 及其 SMQ 在临床试验中应用的意义在于：

① 临床试验中可以采用 MedDRA 编码归类工具分析 AR/SUSAR 与生理器官的关联性；

② 当药物/器械安全性文档没有完全建立时，可以采用 MedDRA 的 SMQ 技术作为常规筛选医学问题的工具；

③ 可以利用 MedDRA 的 SMQ 评价既往发现的临床前或同类药品/器械问题的发生概率，进而有可能为试验药物/器械的安全性判断打下基础；

④ 对于上市后药品/器械来说，利用 MedDRA 对所汇集的 AE/SAE 报告或其他问题案例的编码归类，为安全性定期报告提供定量分析的依据；

⑤ 通过 MedDRA 分析和结合 SMQ 工具的综合性应用，无论是单一安全性案例，或作为信号检测的工具，可以有效地检索疑似的或已知的上市后产品安全性问题案例，为药品/器械的安全性问题防范和管理提供警示。

按照 ICH E3（临床研究报告的结构与内容）指

南第 12 部分有关安全性评价的要求，药物安全性相关数据的分析应当从三个层面予以开展，即：

① 受试者接触试验用药物/研究产品的程度，包括接触的时长、剂量、浓度等。

② 治疗中出现的症状和体征（treatment emergent signs and symptoms，TESS）。在用文字描述总体出现的 AE 后，还需要对每一个 AE 列表予以详尽分析。例如，治疗组与对照组的 AE 或 SAE 总体发生率，每种不良事件及其对应的例数和发生率，严重不良事件和其他重要不良事件总结（无论是否与试验药物/器械有关），包括每位经历 SAE 的受试者描述及其 SAE 列表，死亡率总结及其分析，按机体系统（body system）分类给出不同严重程度（轻度、重度、重度）、不同相关类别（有关、无关）下的不良事件汇总等。这种 AE 列表可以从各个角度予以呈现，如 PT 水平或系统器官分类（SOC）等（表 20.37）。

表 20.37　某临床试验受试者 AE 发生率总结

事件（PT）	受试者人数(n)（百分率）[①]	
	研究药物组 $N=200$	安慰剂组 $N=135$
肌肉痛	48（24%）	26（19%）
头痛	32（16%）	16（12%）
高血压	30（15%）	3（2%）
恶心	22（11%）	12（9%）
水肿	18（9%）	13（10%）
疲倦	18（9%）	19（14%）
胸闷	14（7%）	12（9%）

① $x\%=n/N$。事件按照研究药物组频率递减顺序排列。鉴于样本数规模，统计学差异比较不能完成。高血压的频率显著差异，可以进行统计学分析。

③ 实验室检查结果分析，包括实验室基线与治疗后实验室检测比较，特别是具有临床意义的实验室检查变化，随时间变化的实验室检测值异常变化等。必要时，需要列出每一有临床意义的实验室检测值异常变化的总结和分析等。如果采用毒性等级对实验室检测值进行分析，则需要对等级变化的严重性予以讨论（无论是否是 SAE）。总之，采用 MedDRA 分析的上市前后药物/器械安全性状况的总结分析常见的分类包括但不限于：

• 按照试验组别总结最常见 AE 类别（PT 水平和 SOC 水平）；

• 按照实验组别受影响的系统器官分类（SOC）总结 AE 类别；

• 按照实验组别受影响的系统器官分类的严重等级 3/4 总结 AE 类别；

• 按照实验组别受影响的系统器官分类总结与试验药物有关的 AE 类别；

• 按照试验组别总结 SAE；

- 和试验药物相关的 AE 列表（PT 和主要 SOC）；
- SAE 列表；
- AE 治疗总结分析（PT 和主要 SOC 水平）；
- 其他分析（如次要 SOC、SMQ），其取决于药物类别、AE/SAE 的特异性或重要性、数据集的大小、药物研发阶段等；

- 涉及特别异常的医学事件术语时，需要包括与 LLT 相关联的逐词术语列表（verbatim LLT）。

通常在新药和生物药物的 NDA 递交报告或综合安全性报告（ISS）中，临床部分的不良事件会采用 MedDRA 编码归类（表 20.38）。如果是国际多中心临床试验，还需要按照参加国家分别列表总结。

表 20.38　汇集安全性总结不良反应发生率（按治疗组别分析）

SOC/AE(PT)	临床试验项目 A			试验项目 B		项目 C
	药物 A 60mg，一日 2 次 $n=104$	药物 A 30mg，一日 2 次 $n=102$	安慰剂 $n=100$	药物 A 60mg，一日 2 次 $n=200$	药物 B 100mg，一日 2 次 $n=200$	药物 A 60mg，一日 2 次 $n=800$
神经系统疾病(nervous system disorders)						
头痛（headach）	N（%）	N（%）	N（%）	N（%）	N（%）	N（%）
眩晕（dizziness）	N（%）	N（%）	N（%）	N（%）	N（%）	N（%）
胃肠道疾病(gastrointestinal disorders)						
恶心（nausea）	N（%）	N（%）	N（%）	N（%）	N（%）	N（%）
呕吐（vomiting）	N（%）	N（%）	N（%）	N（%）	N（%）	N（%）
胃肠胀气（flatulence）	N（%）	N（%）	N（%）	N（%）	N（%）	N（%）

20.3.2　同期服用药品的归类编码管理

临床试验用药物和上市后药品安全性报告中同期用药是药物安全性警戒的重要信息组成。对这些药物或药品的编码比不良事件编码要复杂得多，因为无论在临床试验，还是真实世界的药品服用，药品名称不规范现象较为普遍。常见的混乱情形包括但不限于：

① 每个药物可能会有若干个名称。

② 药品名称本身发生了变化。

③ 药品制剂或配方发生变化，即赋形剂或有效成分的变化、可能导致药品编码的变化。

④ 药品基础成分不复杂，但成盐变化较多，可能造成相同或不同的名称。

⑤ 一个药品商品名可能在一个国家或不同国家有多个配方制剂或规格，或同一个药物在不同国家名称不同。

⑥ 不同国家语言或文化差异，造成同一个药品名称拼写的差异。

⑦ 同一商品名的药品在不同国家含有不同的有效成分，导致其作用功效也不尽相同。例如，坦索罗辛（Flomax）在美国是治疗前列腺增生的药物，通用名为 tamsulosin，但在意大利，Flomax 的有效成分是马尼氟酯（morniflumate），用于抗炎。

⑧ 药品商品名和通用名之间混用。

⑨ 口语化药品名称记录。

⑩ 组合或复方药品的名称混乱或名称多样化等。

新药和仿制药的不断出现，也给同期药品的规范命名增加了复杂性。这给同期药品信息的报告和分析

的规范化要求带来很大的挑战。众所周知，在收集药品不良反应报告时，同期药品与 AE/SAE 关联性密切。如果没有标准的药品术语集对同期药品做出规范编码归类，收集的安全性报告对于涉及同期药品的不良反应分析意义不大。为此，国际上药政法规要求对这些药品信息亦需要进行编码归类，便于药政部门、制药企业和研究机构对审核和递交的报告中涉及的药品名称能统一一属性标准，其目的也是便于对同期服用药品的数据以及与不良事件的关联进行分析和交流。

20.3.2.1　常用药品编码词典概述

国际上各国药政部门普遍接受和要求使用的药品编码词典（WHO Durg Dictionary，WHODD）或药品扩展版词典（WHODDE）由世界卫生组织所属的位于瑞典乌普萨拉的 WHO 药物监测国际合作中心负责建立和维护。这个中心又称乌普萨拉监测中心（Uppsala Monitoring Center，UMC），是全球药品不良反应监测机构，负责维护全球临床和安全性数据的编码、分析和解析，以及医药产品名称及其物质的更新。例如，美国 FDA 要求申办方在递交 NDA/BLA 的电子数据时采用 WHODD；CDISC 中的药品名称须采用 WHODD 编码，其中 SDTM 中的药品分类变量（CMCLAS）应参照 WHODD 中 ATC 第三层级（药理学亚组）编码；日本药品和医疗器械药政机构（Pharmaceutical and Medical Devices Agency，PMDA）要求从 2020 年 3 月开始，申办方在递交电子数据集时，必须采用 WHODD 对同期用药进行编码。UMC 负责的 WHO 国际药品监测计划有 100 多个成员国参加。通过个案药品不良反应报告（individual case safety reports，ICSR）的汇集，UMC 建立了全球 ICSR 数据库系统 VigiBase。UMC 在收集药品不良反应过程中，不断更新完善 WHODD 中的药品条目。WHODD 中新药名称一般按照按 ATC 规则进行分类和添加，最快在新药上市后 3 个工作日内添加。已经不在市场上进行销售的药品，WHODD 标记为"old form"，并不会从词典上删除。正是这种新药类别的灵活调整，并结合各国特有的治疗传统和其他工具使得 WHODD 适应不断变化的医药环境成为可能。UMC 建立和维护的药品词典包括：

（1）世界卫生组织药品词典（WHO Drug Dictionary，WHODD）　这个词典包括所有向 WHO 报告的已生产的药品，包括仿制药和专利药。含有的信息包括但不限于药品识别码信息，如药品名称及其说明、药品剂型、规格、市场授权持有人、国家，以及按适应证分类的 ATC 编码和药品代码（图 20.24）。WHODD 适用于 2005 年前订购该词典并且未升级至 WHO 药品词典增强版的用户。

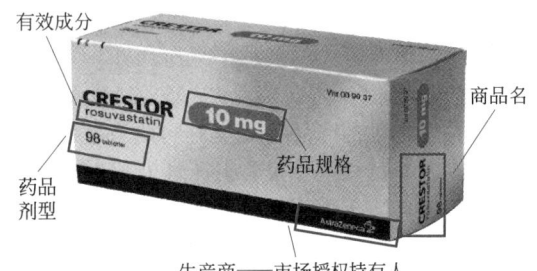

图 20.24　WHODD 主要药品信息采集点案例示意

（2）世界卫生组织药品扩展版词典（WHO Drug Dictionary Enhanced，WHODDE）　是一个综合的药品词典，也是采用 ATC 编码系统。与 WHODD 的不同点在于 WHODDE 包含的药品数据信息更新较快，资料连续性和准确性更好，特别是最新上市的药品信息，具有不同的电子格式设计，因而检索也较 WHODD 更简单灵活。所有 2005 年后的用户通常应用 WHODDE。

（3）世界卫生组织草药词典（WHO Herbal Drug Dictionary，WHOHD）　主要包含草药天然成分的信息，包括常用草药和传统草药及其产品商品名等。这个词典按照草药解剖治疗化学（HATC）分类系统进行编码分类，即根据植物和植物成分，而非其分子和盐类分类。

（4）世界卫生组织全球药物词典（WHO Drug Global，WHODG）　是 WHODDE 和 WHOHD 的综合版（WHODDE＋WHOHD）。这个综合版在草药词典部分增加了由拉丁字母拼写的中药名称。所有的 WHO Drug 用户都会被升级至 WHODrug Global。

（5）世界卫生组织中国药品词典（WHO Drug

Dictionary China）　计划中。

WHODD 信息主要来源于各国药物监管部门的公开资料、国家药物目录、国际非专利刊物或参考书目，以及其他有可靠验证来源的数据库等，如默克索引等。WHODD 中来源于 140 多个国家的医药产品类别包含：

- 处方药/药剂师发放的药品；
- 非处方药（OTC）；
- 疫苗产品；
- 草药产品和中药产品；
- 生物药品；
- 血液产品；
- 营养补充剂；
- 放射性药物；
- 诊断试剂物质（不包括自检试剂盒）；
- 替代疗法；
- "受保护的记录"/"不再使用的产品（NOS）"记录。

20.3.2.2　常用药品编码词典中的药品分类原则

WHODD 采用药品的解剖治疗化学分类（anatomical therapeutic chemical classification，ATC）系统对药品有效成分按照其对身体系统的作用部位及其质量、药物和化学性质进行编码分类，并且每个药品类别都有对应的 ATC 编码（表 20.39）及其代表药物特有身份的唯一编号。建立在 ATC 体系上的药品代码称为 ATC 代码。

表 20.39　ATC 药品解剖学主要分类表

编码	治疗类别
A	消化道和代谢类药品（alimentary tract and metabolism）
B	血液和血液形成器官类药品（blood and blood forming organs）
C	心血管系统类药品（cardiovascular system）
D	皮肤类药品（dermatologicals）
G	泌尿生殖系统和性激素（genito-urinary system and sex hormones）
H	全身激素制剂，不包括性激素和胰岛素（systemic hormonal preparations，excluding sex hormones and insulins）
J	全身用抗感染类药品（antiinfectives for systemic use）
L	抗肿瘤药和免疫调节剂（antineoplastic and immunomodulating agents）
M	肌肉骨骼系统类药品（musculo-skeletal system）
N	神经系统类药品（nervous system）

续表

编码	治疗类别
P	抗寄生虫产品，杀虫剂和驱虫剂（antiparasitic products, insecticides and repellents）
R	呼吸系统类药品（respiratory system）
S	感觉器官类药品（sensory organs）
V	其他药品（various）

WHODD 中所有药品编码都有四个 ATC 等级代码，即所有药品按照其治疗的解剖学、治疗学、药理学和化学特点进行 5 类分级，这不仅代表了药品的治疗学和药理学分类，也有利于对药品进行不同级别的分析与汇总。例如：按照药品的治疗目的、作用部位、化学结构等。第五级药品记录编号有相应的含义，即物质水平，且有较高的产品精准度，见表 20.40。

表 20.40　ATC 的 5 类分级含义及示例

级别	分类标准	ATC 代码	举例
ATC01	解剖学类别	1 个大写字母	M 肌肉骨骼系统用药
ATC02	治疗学亚类	2 位数字	M01 抗炎和抗风湿药
ATC03	药理学亚类	1 个大写字母	M01A 抗炎和抗风湿药
ATC04	化学亚类	1 个大写字母	M01AE 丙酸衍生物
ATC05	化学药物	2 位数字	通常用 WHODD 药品代码呈现

一般来说，每个药品都有一个独特的识别码，由医药产品名称、名称记录号、药物代码、上市许可持有人、国家、药物制剂、有效成分规格、单位或强度等参数构成。WHODD 药品五级代码组成规则如下：

① 由 3 部分组成，即药品记录号、第 1 序列号和第 2 序列号组成，共 11 位数字，是药品唯一的识别名，可区别药品活性成分和活性底物盐或酯的信息。

• 每个药物记录号由 6 位数字构成，对应一个单一成分的化学底物或多组分药物的第一个商品名。

• 第 1 序列号由 2 位数字构成，代表药物活性化学底物的盐或酯。第 1 序列号显示为数字"01"，则代表不含盐或酯的基础物质，而"01"以上的数字表示活性化学底物含有盐或酯。

• 第 2 序列号由 3 位数字构成，代表具有相同成分的通用名和商品名。

② 化学底物相同的单一成分的不同药物，无论是盐或酯，其药物记录号相同，含有相同活性成分的不同复合物也具有相同的药物记录号。

③ 每个代码相应的词条分别是首选药名（preferred name，PN）和商品名（trade name，TN）。首选药名通常为药品通用名或有效成分。如果药物有多

种成分，首选药名则为所有有效成分的组合，首选药名的第 2 序列号为 001。商品名是药品作为商品销售时使用的名称。在不同国家或不同厂商商品名可能会有不同，有时一个商品名还可能用于多种商品，即意味着可能对应多种不同的有效成分，或相同有效成分的不同药品有多个商品名，这种情况的商品名被称为非独特商品名（non-unique trade names）。

例如，奥美拉唑（omeprazole）的 ATC 分类层级及其药品编码如下：

• 解剖学类别　A 所有对消化道有作用的药品（一级）。

• 治疗学亚类　A02 所有与酸紊乱有关药物（二级）。

• 药理学亚类　A02B 所有消化性溃疡和胃食管反流病（GERD）药物（三级）。

• 化学亚类　A02BC 所有质子泵抑制剂属性药物（四级）。

• 化学药物　活性成分奥美拉唑的药品记录号为 006612（五级）。

-如果其活性成分不是盐或酯的化学物质，则药品代码为 00661201，首选药名为奥美拉唑；

-如果活性成分是钠盐，则其药品代码为 00661202，首选药名为奥美拉唑钠盐（sodium omeprazole）。

在临床试验中，MHDDD 主要用于同期用药的编码，监测药物相互作用，发现方案偏离事件等，便于临床和安全性数据的编码、分析和交流；在药品上市后监测中，则用于个案安全性报告中的药品名称编码，监测药物相互作用，汇集数据的信号检测等，便于加快安全性数据挖掘。为保证药品编码结果精确性，临床试验中通常要求研究者提供药物的通用名作为首选药名，并非商品名。如果研究者输入的是一个非独特商品名，如奥美拉唑商品名有奥克、奥西康、金洛克、洛赛克、立卫克、得必欣、仁和、信奥等多种，数据编码者后续需要花费额外的精力和时间去确认有效成分后才可以完成药物代码的编码，且若稍有不慎，药品编码有可能出现错误或不准确的结果，对数据结果分析和临床研究报告质量会造成不利的影响。

20.3.2.3　药品编码的原则及其注意要素

药品编码原则上应当选择 WHODD 中最接近研究者提供的核心药品名称的首选药物名称术语或同义词。如果无法匹配任何药品名称术语，需要通过数据质疑澄清解决。与 MedDRA 医学编码原则及其考虑要点近似，药品编码同样对源数据的质量要求较高，特别是同期用药的数据信息质量。这些源数据的质量及其可信性的主要要点包括但不限于：

① 任何模糊、信息矛盾、难以理解或混淆不清

的药品术语都应该通过临床监查和数据管理予以澄清或确认，以确保药品数据编码的准确性、完整性、可溯源性和清晰性。如果无法澄清或确认模糊、混淆不清或难以理解的数据记录，可以先采取模糊或定位待定策略，待数据澄清或请教医学专家后再做编码确认或修改。

- 如果出现拼写错误，但不影响理解其含义，数据编码者可以根据预设的自明性数据错误修正规则，无须提出数据质疑，直接进行修正。但如果无法理解其含义，或还可能与近似药品混淆，则需要通过数据质疑完成修正。

- 临床试验已有共识的常用缩写，如 Tablet-Tab、capsule-Cap、mL、mg、g 等，根据自明性规则，无须提出数据质疑。但对于无法理解的缩写，或非唯一性的模糊缩写，需要通过数据质疑统计澄清后完成药品编码。

- 如果研究者直接记录化学药品分子式，而非药品名称，可以直接用化学名编码，除非化学式词条模糊不清。例如 $CaCO_3$ 可以编码为 Calcium Carbonate。

- 如果单一商品名药品被记录为若干条，且每个记录的有效成分不同，则需要通过数据质疑澄清后选择药品编码。例如，Combiflam-在某记录中为 Combiflam（Paracetamol），但在另外记录中却为 Combiflam（Ibuprofen）。此时需要数据质疑澄清。

- 如果现有数据无法确定药物活性成分，需要通过数据质疑完成相关信息记录。例如，研究者只记录了药品类别名称，诸如止咳糖浆（cough syrup）、抗高血压药（antihypertensive）或抗结核药（antitubercular drug）等，需要通过数据质疑澄清具体药品或其有效成分，以便完成药品编码。

② 如果药品可以有一个以上的 ATC 编码选择，或商品名/基础成分有多种选择可能性，需要从其服用途径和适应证等去判断可能最为接近的 ATC 等级编码（第四级或最为接近的等级）。无法判断的情况下，需要通过数据质疑解决。

- 如果药品有国家或生产厂信息，WHODD 中可能会有相匹配的术语选择。如果没有，则只考虑相应的首选药品名称。例如：

-词条记录药品：拜耳阿司匹林（Bayer aspirin）。

-词典可选术语：Bayaspirina。

-编码选择：Bayaspirina。

-如果词典术语没有匹配的药品术语，首选药品名称选择 Aspirin。

- 如果研究者记录了商品名，不清楚其具体成盐状况，但 WHODD 中只有包括生产商/国家的商品名选择，则在基础成分相同的情况下选择该药品的通用名编码。例如：

-词条记录药品：倍他乐克（Betaloc）。

-词典可选术语：Betaloc（Metoprolol tartrate）和 Betaloc（Metoprolol succinate）。

-编码选择：基础成分"Metoprolol"。

- 如果研究者只记录了商品名，词典中无法找到相应术语，但该药品的成分可以在词典中发现，或可以通过服药途径和适应证推演得出其成分，则可以直接用其通用成分编码。如果无法查询到成分，则需要通过数据质疑解决。例如：

-词条记录药品：Polstigmine（neostigmine bromide）。

-词典没有 Polstigmine 商品名术语，但可以根据标准参考原则推演出溴化新斯的明（neostigmine bromide）。

-编码选择：通用成分"neostigmine bromide"。

- 如果研究者记录了商品名和通用名，但二者名称和成分不匹配，则需要通过数据质疑澄清后完成药品编码选择。例如：

-词条记录药品：Omez(ranitidine HCL)

-词典可选术语：Omez 是奥美拉唑（omeprazole）的商品名，雷尼替丁（ranitidine HCl）是另一个药品的通用名。

-编码选择：数据质疑澄清后完成药品首选名称编码。

- 如果一个商品名有不同的有效成分，需要首先澄清相关商品名属于哪一个有效成分的药品，或根据适应证、服用途径、剂型等信息做出判断后完成药品编码。否则，需要通过数据试验澄清后选择首选药品名称编码。例如：

-词条记录药品：多美康（Dormicum）。

-词典可选术语：速眠安（Dormicum-Nitrazepam）和多美康（Dormicum-Midazolam）。

-编码选择：需要数据质疑澄清后完成编码。如果数据质疑仍无法澄清药品类别，可以选择苯二氮衍生物（benzodiazepine derivatives）作为编码选择。

- 如果商品名包含了组合成分的一个成分，需要通过数据质疑澄清后完成药品首选名称的选择。例如：

-词条记录药品：Combiflam（Paracetamol）。

-词典可选术语：Combiflam（Ibuprofen/Paracetamol）。

-编码选择：由于 Combiflam 是组合成分的药品，此种情况需要通过数据质疑澄清后完成药品编码选择。

- 如果通用名没有存在于词典中，可以选择和通用名成分完全相同的商品名药品编码。如果仍然没有商品名可供选择，可以根据适应证或作用机制选择主要类别或药理亚类。例如：

-词条记录药品：氨氯地平/培哚普利（Amlodip-
ine Besilate/Perindopril Erbumine）。
-词典可选术语：商品名首选组合药品 Amtas
Prp-06692301001。
-编码选择：上述首选商品名。如果没有任何可
供选择，根据适应证判断，可选择药物类别
ACE 抑制剂和药理亚类钙离子通道阻滞剂
编码。
• 如果不同普通商品名药品有一个相同有效成分，则选择有效成分为其药品编码，除非生产商或国家信息可以予以区别。例如：
-词条记录药品对乙酰氨基酚（Pannadol-Paracet）。
-词典可选术语：Panadol（Paracetamol），Paracet
（Paracetamol）。
-编码术语：Paracetamol。
③ 特殊常用药品及其剂型的药品编码，需要确认相关信息齐全。如果记录的商品名不具有唯一性，通常选择有效基础成分作为编码依据，但仍需要确认主要成分是否清晰。如果有混合百分比成分信息，编码词条术语为混合物。如果无法定性商品名，则可以选择无属性的商品名编码。
• 胰岛素编码，由于相关产品品种繁多，需要确认的信息包括：
-来源，如人源、猪源、化学修饰等；
-作用适应证时长，如常规定期、长效等；
-给药方式，如笔式预填有效成分注射剂、现配制注射剂、预填充普通注射剂（Innolet）等。
如果研究适应证是糖尿病，胰岛素编码需要预设药品名称选择规则。
• 依据有效成分的治疗类别，一个给药途径应当选择一个药品编码，但速释片和缓释片在 ATC 分类上没有区别。
• 当一个药品具有多种治疗用途，并且有 2 个以上的剂量或给药途径时，该药可能会有 1 个以上的 ATC 编码。
• 含有局部或全身应用的不同剂型的药物，可能需要根据给药途径或适应证，选择不同的 ATC 分类。
• 多组分药品的主要临床用途决定其 ATC 分类，例如，含有止痛和镇静成分的药品，如果其主要用于止痛，则应被归类为止痛药类。
• 维生素、矿物质、草药、顺势疗法、饮食补充剂、营养补充、草药提取/浓缩物质应选择最接近药品代码完成编码。
④ ATC 的五级分层有时对药品编码的选择有影响。例如，某药品同时有化学分组和药理学分组的多种选择，应优先按照药理学亚类完成药品编码；如果没有 4 级以上的亚类可供选择，可以考虑其他组别编码。

WHODD 使药品编码标准化和格式化成为可能。但由于编码的复杂性和与药物安全性关联密切，通常在临床试验和上市后药品安全性警戒中，药品名称编码应由申办方专职编码员根据研究者填写的药品信息完成。任何药品数据的质疑可以通过临床监查和数据管理质疑予以澄清，以确保临床研究报告和上市后定期药品安全性总结报告中同期用药的编码质量和可信性。

20.4　临床试验安全性监督实施和管理

20.4.1　临床试验安全性监督计划

临床试验药物的安全性信息通常可以通过研究者手册、MAH 核心药物信息库（CCSI）、研发药物核心信息资料（DCSI）、同类药品说明书、研发产品属性总结、相关文献检索信息等获得，这些都属于参考安全性信息（reference safety information，RSI）。要想做到临床试验过程中药物安全性监督和管理的有序进行，在临床试验准备阶段就应当制订良好的临床试验项目的安全性计划，涉及 AE 和 SAE，实验室检测数据，方案要求的特殊安全性数据，如心电图、生命体征检查等，以及与方案相关的适应证评价，如肿瘤评价数据等。临床试验的安全性监督计划是前瞻性的药物安全数据评价计划，所有临床试验项目都应制订相应的计划，通常从首次人体临床试验项目开始就应当规划并实施安全性评价计划，并随着试验进展不断更新。药物安全性计划需要描述临床试验中药物安全评价的类型，如目标医学事件（TME）和特异性医学事件（DME）的评价，非严重不良事件的严重性评价，阶段性严重不良事件趋势分析评估，安全性数据汇集分析评价，包括所有严重和非严重不良事件的评估、异常实验室数据、受试者因不良事件退出临床试验情况等，评估实施频率，以及考虑安全性数据的记录和采集方式，如不同管理模式的纸质与电子数据采集流程（见 20.2.1 节）。在临床试验项目开始前，药物安全性计划还应当包括针对安全性数据采集要求做出详尽的计划，如日期与时间点的精准性要求、因果关系判断标准和流程、事件严重度定义、医学事件编码归类原则等，以及如何监督药物 AE 和 SAE 的收集、分析和报告，以及安全性数据分析完成后如何对研究者手册、药物核心安全信息（CSI）以及相关药物安全性警讯的更新和发布等事宜作好统筹安排。

按照 ICH E2E 要求，全球项目经理、项目医学总监/安全监督员和数据管理经理协作完成临床试验安全性监督管理计划。该计划的牵头负责人可以按照申办方的 SOP 指派。这个规划是临床试验风险管理的重要组成部分。美国 FDA 的 REMS（参见 21.1.2 节）和欧盟 RMP（参见 21.1.3 节）的文件要求都涵

盖了 ICH E2E 对安全性监督管理的内容要求。除了概述药物/器械及其安全性外，其内容应当根据药物类别和方案诉求，涉及药物警戒的常规和特殊活动要求，上市后临床和安全性监督管理计划，以及常规或特殊安全性风险最小化措施（图 20.25）等。这些内容包括但不限于：

（1）产品和安全性概述　通过核心安全性信息和安全数据库的数据，上市许可人应当对其药品/器械的安全性属性有深刻的掌握。在安全管理计划中，首先需要全面对其产品的安全性做出概述，包括但不限于目标适应证的流行病学及其医疗现状、重要的已识别安全性风险（包括临床前研究）、重要的潜在安全性风险、重要安全性风险的严重程度、重要的尚未确认但从前期研究中却发现的或缺失的安全性信息，其有待于进一步评价的安全性风险等，以及可能的应对措施。

（2）药物警戒计划　描述常规的药物警戒计划（如 ADR 报告、文献检索等）和相关药物警戒拟开展的活动，包括但不限于：

① 目标医学事件（targeted medical event，TME）的评定程序　其应当因药而异，需要考虑诸多方面的因素，包括对新药理化特性和临床应用患者人群的认识，临床前毒理学实验和人类药理学研究的结果，以及同类药物的已经总结出的安全性资料。随着临床研究项目的推进和安全性资料的积累，TME 需要不断更新。

② 特异性医学事件（designated medical event，DME）的评定程序　亦称为指定性医学事件，是与用药普遍有关的严重的特异性安全性事件的评定程序。通常由药政部门提出要求，或由申办方药物安全性专业部门或人员制定。例如心脏毒性、肝肾毒性、血液毒性、骨髓抑制、神经毒性、严重皮肤反应、致残风险（如耳聋、致哑或盲）等相关的事件。一般需要在新药申请中针对这些潜在特异性安全事件在用药时的风险情况的评价流程及其管理做出阐述。

③ 不良事件的分类管理方式和确认具体负责人、时间和频率、时间节点、分析工具等　其目的有利于临床试验报告统计学分析。非 SAE 通常是比较重要的医学事件，例如，TME 的一部分、DME，或是特别需要关注的同类药物中严重不良反应（表 20.41）。

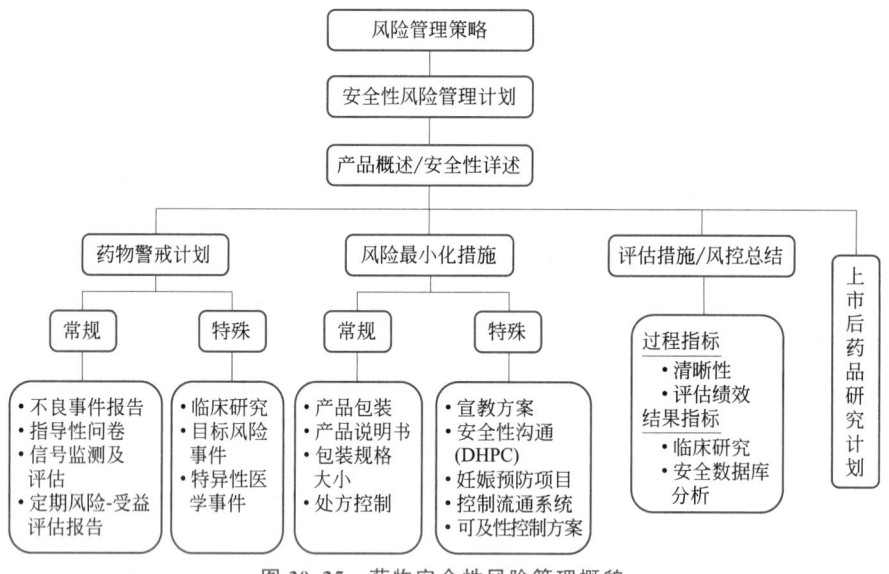

图 20.25　药物安全性风险管理概貌

表 20.41　临床试验安全性监督实施计划示例

项目	TME/DME 严重性和非 SAE 评价			定期 SAE 或累积安全性数据审核计划						
				进行中临床试验项目					已完成临床试验项目	
列出方案编号	列出负责审核人员	列出审核的频率	列出审核工具和方法	谁负责产生累积安全性数据报告（AE、实验室检测、临床数据库等）	负责产生定期和汇集 SAE 数据报告的人员（临床和安全性数据库）	负责进行定期 SAE 和累积安全性数据审核的人员	定期 SAE 审核频率和最低累积安全性数据审核频率	审核完成的定期 SAE 和累积安全性数据审核报告储存方式和地点	计划的审核日期、间隔和频率等	谁负责汇集安全性数据审核（团队或成员）
A123	医学	2 周	医学词典/JReview	DM	PV/DM 人员	医学	2 周	安全性数据库	月度	医学/PV

④ 严重不良事件报告程序

• 明确个案和/或汇集安全性报告的标准和程序，以及定义严重不良事件的标准及其与试验项目有关的特别注意点及其质控措施。

• 明确需要遵循什么安全性监督和报告的 SOP。如果是由合同研究组织负责临床试验的监督管理，通常应当要求遵循申办方的安全性监督和报告 SOP（尽管 GCP 监督管理可以是合同研究组织的 SOP）。

• 明确研究者、安全监督员（如果安全性报告的职责被外包的话，可以是合同研究组织代表）、监查员、申办方项目经理各自的职责。

• 指定一位安全监督员负责评价和分析药物与严重不良事件的因果关系，以及代表申办方呈报药政严重不良事件加速报告。

• 指定一个收集严重不良事件报告的热线电话、传真号码（24 小时）或专属电子邮件信箱。如果涉及正常工作时间后的严重不良事件报告，应该在严重不良事件报告指南或流程图中指示出正常工作时间后的严重不良事件的报告程序。

• 指出使用何种严重不良事件表格，如电子版本（与 EDC 连在一起）或纸质版本，及其各版本的特别使用注意事项（如有）。

⑤ 严重不良事件数据核对

• 负责核对严重不良反应数据的部门、小组或人员。

• 遵循什么严重不良事件数据核对 SOP。

• 如果由合同研究组织完成严重不良事件的核对，应该制订出具体的与申办方数据管理人员或小组的协调计划、工作程序（包括完成时间表）和质检标准等。

⑥ 实验室检测数据的安全性变化评估

• 明确是采用中心或本地实验室进行生物样本的检测。

• 收集实验室正常值范围，便于试验过程中检测值正常与否的判断。

• 临床运营和数据管理团队合作，将实验室正常值范围上载到临床数据库中，便于实验室检测值输入后临床监查审核和数据系统的自动判断。

• 比较基线和后续试验中检测值的变化。根据方案规定评价任何实验室检测值变化是否有临床意义，并要求研究者对检测值做出审评。

• 任何有临床意义的检测值变化需要由研究者评价是否属于 AE/SAE，并记录在 CRF 中。

• 根据方案和试验适应证的需求，采用 CTCAE 等级评定标准，完成检测值或临床症状的评估。

• 必要时，需要做检测值与 AE 或病史的交叉监查，并注意检测异常值结果与 AE 记录的匹配性，以及实验室检测值 CTCAE 等级与 AE 等级的一致性。

⑦ 医学术语和名称的编码归类

• 指出使用何种编码词典及其版本，如 MedDRA 或特殊的肿瘤病灶部位分类等。

• 负责完成编码的小组或成员。

• 需要编码的试验项目数据类别、不良事件、同期用药和/或受试者病史等。

• 明确项目医学总监和/或安全监督员在编码术语程序中的职责、审阅和批准程序以及质控措施。

⑧ 医学安全性数据监督领域及其职责

• 明确哪些试验项目领域或数据需要进行医学安全性数据监督，谁和怎样完成这些监督（表 20.42）。

表 20.42　明确医学安全性数据监督职责示例

需要监督数据	完成人员	数据提供方式	医学监督频率（请指出监督每日/周/月进行一次）
☐ 化验值			
☐ 脱落原因			
☐ 心电图			
☐ 禁忌药物服用			
☐ 生命体征检查			
☐ 耐受性反应			
☐ 疾病进展			
☐ 病史/体检			
☐ 不良事件			

⑨ 知情同意书中安全信息的撰写

• 明确谁应该提供知情同意书中有关治疗风险-受益的信息或描述。

• 明确这些信息应该在什么时间前必须提供和完成。

⑩ 安全监督委员会

• 明确是否需要安全监督委员会和需要什么类型的监督委员会，如安全督察委员会、数据安全监查委员会、数据监查委员会、终点评价委员会等。

• 相关安全监督委员会的运营章程。在可能的情况下，应当将章程附载在安全监督计划书后面。

• 明确数据库数据发布的原则和计划。

⑪ 试验方案偏离监督和管理

• 规范试验方案偏离的定义，以及如何鉴别和处理偏离的情况。在临床试验监查指南中，规范临床试验电子系统，如采用 EDC 系统和/或 IVRS、临床数据库系统（纸质 CRF 程序）、监查过程、研究机构对方案偏离的管理要求。

• 事前方案偏离事件的审核和管理程序，以及项目医学总监在其过程中的职责。

• 事后方案偏离的追究、审查、报告及其防范措施。

• 试验方案偏离的鉴别和审核，以及研究机构人员的再培训。

• 偏离事件的记录和纠正程序。

⑫ 药物年度或季度安全更新报告/严重不良事件列表/医生警示信函

• 明确药物安全性更新报告（DSUR）和年度/季度严重不良事件列表的完成日期，包括所发生的不良事件的起止时间。

• 建立负责收集和编辑 DSUR 和严重不良事件列表的小组和部门，并明确其职责范围和报告完成程序。

• 确认负责发送报告给药政部门、伦理委员会和研究者的小组和部门，及其职责和发送程序。

• 医生警示信函起草的标准和程序，及其发函程序。

需要注意的是由于试验项目安全性管理不仅涉及药物警戒（PV）人员的职责，还有医学监察员、项目经理、临床监查员（CRA）和数据管理人员的介入，因而在制订临床试验药物警戒计划时需要明确：

① 各类安全性信息/数据收集、报告、处理、传送的责任人是谁，如研究者、CRC、CRA、PV 人员等；

② 如果需要对安全性数据提出疑问时，由哪一方人员参与或发送质疑，首次和再次质疑发送后的跟踪由谁完成，质疑要求回复的时限，什么情况下项目经理需要予以协调支持等；

③ 如果出现安全性报告，需要明确发送给谁，抄送给谁，发送路径，以及报告的时限等；

④ 如果由于 SUSAE 而需要揭盲，需要明确揭盲的方式和由谁实施揭盲；

⑤ 各类安全性报告（如 PV 定期汇总表、DSUR 等）的发送对象、发送频率和完成时限等要求；

⑥ 如果涉及 PV 培训，则相关培训内容要求及其培训资料的审阅、参与人员、培训时间和培训记录需要做出规定。

总之，上市前的风险控制管理计划原则和宗旨应针对排除高危风险的受试者、培训研究者对试验方案的理解和管理、严格把握入排标准、严密监督实验室有临床意义的异常阈值、及时做好风险分级和处理、长期观察和跟踪安全性风险处理的预后结果等，并成为试验方案的组成部分。

（3）最小化风险措施　其目的在于确保药品/器械在其生命周期中的安全有效应用。通过受试者或患者的筛选，以及合宜的医疗管理，如试验方案入排标准、诊疗设计、处方控制、相关检测、预后评估和随访、标签或产品信息总结（只用于上市后药品）、培训或教育等常规措施或活动，可以有效地减少和控制

可能的安全性风险。如果常规最小化风险措施还不足以减缓或控制风险，则需要考虑特殊措施达到最小化目的。进行临床试验药物风险控制评估并不存在固定的程序，必须根据具体情况进行规划和实施，并延伸到上市后的药品风险管理计划。判断是否需要采取特殊最小化措施的依据是基于安全性风险可能造成的患者或公众的健康影响可防范性，包括安全性风险发生频率、严重性、危害性或流行性等，并需要结合受试者和患者的负担程度和/或风险-受益比分析结果。一些药物属性可能需要考虑在临床试验中制定相应的风险控制程序予以管理，诸如：

① 可能存在过敏风险的药物，包括药物制剂辅料中含有过敏物质的情况；

② 在临床前研究中发现有 QTc 间隙延长的药物；

③ 同类产品属于高风险的试验药物，如有干扰生命体征的风险、具有异常激动剂或拮抗剂作用、新作用机制或尚不清楚临床风险、具有种属特异性但又无法找到或很难进行临床前安全性风险、多功能或多靶点作用、通过细胞靶点或免疫系统特异靶点发挥作用、有较明显剂量或浓度依赖性或增效作用等。

上市药品的包装及其说明书是控制安全性风险的重要手段之一。控制包装剂量单位的数量意味着患者定期去咨询医疗卫生专业人士，可以有效防止药物过量，减少正常人群接触药物的机会，进而减少用药错误的发生。药品说明书的安全性信息包含着用法用量、药物相互作用、不良反应、注意事项、禁忌证以及警告等安全性信息。有效利用说明书所蕴含的风险-受益信息，权衡药品的风险和效益，能最大化药品的效益，最小化药品的风险，有效保障公众用药安全。药品说明书的更新需要根据 ADR/SUA 事件报告、核心安全性数据表的更新、风险-受益比监督和分析，以及信号检测和分析后的确认安全性风险结果等。对药品/器械安全性的宣教可以通过多种形式进行，包括借助一些媒介工具，如报纸、音像、视频、网络、图片、图表、培训课程等。这些措施都应侧重安全性宣传可行性目标予以组织和撰写，并就待执行的措施给出清晰明确的描述，以确保能最大限度减少针对安全性风险的问题。宣教措施是较为常见的最小化风控措施之一，主要包括但不限于：

① 面向医务工作人员的产品补充宣教材料，包括但不限于研究者手册、研究方案、医生手册、产品配置和使用提示说明、疾病防治网站、医疗专业人员群等。这些材料或工具需要明确诊疗中受试者或患者的选择标准，治疗管理要求，如剂量、使用频率、检测或监测、发放控制、后续跟踪要求、与患者的交流内容等。

② 面向患者的产品宣教材料，包括但不限于知

情同意书、日志卡、警示卡、提醒卡、患者须知单、患者群告示等。这些材料或工具需要用较为通俗的语言和受试者或患者熟悉的文字撰写，并能确保在任何情况下其内容和工具使用，能呈现简洁的关键性信息。如有必要，还应考虑材料或工具的便携性和使用的友好性。

致医疗专业人士信函（dear health practicer community，DHPC），是与医疗专业人士就药品新出现的安全信息的沟通，包括前期已知或未知的影响药物风险-受益平衡以及药物使用的风险，以告知医疗工作者（health care practicers，HCP）是否需针对药品采取某些行动或调整其相关临床实践的沟通信件。一般来说，这类信息会在后续产品说明书中进行更新。临床试验中，这种信函是以研究者警示信的形式出现。这类研究者警示信是根据 SUSAR 报告内容而起草的。任何没有在研究者手册或其他研究者报道过的，药物安全性信息材料中未记载的 SUSAR 都必须用这种方式通报给所有参加试验项目的研究者及其相关伦理委员会，无论这个 SUSAR 是发生在相同或不同的临床试验项目中，或者这个 SUSAR 报告是出自自发安全性报告或其他文献资源的报告。警示信的目的是要引起研究者对所用试验药物的安全性风险的关注，特别是在监督所进行的临床试验项目时，可以对相似的不良事件现象有所警惕。在发送研究者警示信时，必须附上研究者警示信说明函（表 20.43）和研究者警示信转送伦理委员会确认函（表 20.44）。研究者在收到警示信后应当将其转交给相应的地方伦理委员会，并在转交收讫确认函上签名和日期。完成转交和签署确认函后，研究者或临床研究协调员应当将伦理委员会的收讫确认函和转交确认函一并交给申办方指定的药物安全监督部门代表存档。研究者收到的警示信、说明函、签署的转交确认函和伦理委员会的收讫确认函都应当作为药政文件分别保留在研究机构试验项目文档中的药物安全性文档和伦理委员会信函往来档案中。如果研究机构使用中心伦理委员会，那么递交安全性报告的职责应当由申办方统一完成。信函说明件中有关伦理委员会的事宜和转交确认函部分内容可以略去。

表 20.43　研究者警示信函说明示例

＜日期＞

研究者姓名
研究机构名称
研究机构地址
城市、国家和邮编

主题:＜研究方案标题＞中新的非预期/有关/严重不良反应事件通报

亲爱的＜研究者姓＞医生:
　　按照＜药政部门条例号和/或条款＞要求,＜申办方名称＞已经呈报所附载的试验药物安全性报告给＜药政部门名称＞。根据＜药政条例和条款＞,现附上相关新药安全性报告的副本。请转交此安全性报告给您所属的伦理委员会,并保留另外一份安全性报告作为研究者手册的补遗信息在您的研究机构临床试验项目药政文档中。
　　所附载的文件如下:
　　• 2 份新药安全性报告副本(报告日期为××××年××月××日)和已递交的药政报告复印件
　　• 新药安全性报告转交确认函
　　请务必将所有有关伦理委员会就此事的往来信函或备忘录和伦理委员会的收讫确认件交给＜申办方药物安全性监督代表名称＞。如果您的伦理委员会没有收讫新药安全性报告确认函或备忘录的程序,请务必专门向他们提请这一要求。
　　此外,所附的转交确认函应当在研究者完成确认签名和日期后交付给＜申办方药物安全性监督代表名称＞,其传真号码是××××××××。如果您对此通报有任何其他问题,请立即与我联系。我的联系电话为 123-456-7890。

谢谢您的合作!

此致

　　　　　　　　　　　　　　　　　　　　　　　　　　　　　　敬礼
　　　　　　　　　　　　　　　　　　　　　　　　　　　　　　＜签名＞
　　　　　　　　　　　　　　　　　　　　　　　　　　　　　　＜姓名＞
　　　　　　　　　　　　　　　　　　　　　　　　　　　　　　＜头衔＞
　　　　　　　　　　　　　　　　　　　　　　　　　　　　　　＜公司部门和公司名称＞

又及:为了您的方便,我已经在此函中提供了您可以用于回邮有关文件的快递信封和快递邮资账号

抄送:＜公司名称＞药政档案(研究者姓名)

表 20.44　新药安全性报告收讫函示例

＜日期＞
亲爱的＜申办方安全性监督代表姓名＞
主题：新药安全性报告 试验方案标题：＜插入试验方案标题在此。如果有一个以上的试验方案，请分别完成确认函＞
兹确认所收讫的由＜申办方名称或申办方安全性监督代表名称＞于××××年××月××日发来的信函和所附的下列新药安全性报告： • 2007/07/07——S02-341-386 • 2007/06/09——2007-00029 • 2007/04/09——104-3410938 • 2007/01/26——S03-341-538 已被转交给我所属的伦理委员会，并也已将有关文件的核证副本全部存入本研究机构本试验项目的研究者手册文档中。
研究者签名：_____　　日期：_____ 研究者姓名：_____　　研究机构编号：_____

如果试验药物或上市药品对妊娠妇女的安全性风险不详，作为最小化风险措施，需要考虑对妊娠事件的监督和跟踪。临床试验妊娠事件的管理和报告常见流程可参见图 20.12。上市后药品的妊娠事件管理目的也是旨在针对拥有已知或潜在致畸效应的药品治疗期间，最大限度减少妊娠暴露的干预措施，其中涉及的方法包括但不限于：

① 风险宣教材料　向 HCP 和患者发放以告知致畸风险及最大限度减少该风险所需的教育工具，如多种避孕方法指南、避孕措施的选择指南、患者停止治疗后需避孕多久的信息等。

② 可触性控制　医生在处方时需开展妊娠试验并确认结果为阴性。

③ 妊娠事件评估　提供针对意外妊娠的咨询以及意外妊娠结果评价，或设计妊娠登记系统，以评估妊娠方案的有效性或对风险特征进一步定性。

④ 处方量限制　控制最大量不超过 30 天，重新处方前需要再确认妊娠阴性结果等。

可及性控制措施的目的是超出常规措施时，仍能确保安全性风险在可控范围内。如临床试验中的入排标准，给药前的实验室检测或检查（如治疗前后的特殊实验室检测指标监测、妊娠检查等），通过患者登记系统监控和随访用药情况，药品/器械发放的严格掌控，处方追溯体系，以及给予前的培训直至符合发放标准等。

综上所述，进行药品最小化安全性风险措施规划时，需要考虑的风险评估要素可以概括但不限于：

① 药品说明书是否已经充分反映了所有重要的已识别的风险和缺失的信息。

② 潜在的风险是否与药品安全有足够相关性，是否需要纳入说明书。

③ 相关风险的措辞及其在说明书中的描述是否恰当，如警告、注意事项、禁忌、不良反应等语句和

说明书放置位置的醒目性等。

④ 上市许可持有人是否考虑减少用药或用械错误的方法，或是否被转换成合适的产品信息和包装设计。

⑤ 用于测量和评估风险最小化措施的有效性方法是否描述清楚及适当。

⑥ 是否需要开展额外的风险最小化措施。如果需要，这些措施是否与风险相符合。

⑦ 评估风险最小化措施的有效性指标是否涵盖了目标人群，相关医生是否收到相关的安全性信息。此外，对临床知识和临床行为的评判，医生和患者是否理解并能执行相关要求。

在评估已规划或实施的最小化措施时，还需要考虑安全性风险影响程度和最小化措施结果，如医生、研究者、受试者或患者是否已确实接收相关产品知识、风险信息及其防范方法和处置措施，患者在非干预状态下发生药物暴露相关的不良反应频率或严重程度等，并比较措施最小化前后安全性风险发生的频率。这可以通过对比文献综述、历史数据、一般人群预期频率中提取的预设参考值等手段实现。此外，针对引入干预措施后，观察医生或患者对所涉及不良反应报告意识的改善程度，如报告率随时间的下降，并从分析报告率可能得到措施是否有效的结论。

在风险计划中，除了上述临床试验阶段的风险监督和管理计划外，作为医药企业来说，还应当包括上市后药品疗效和安全性研究计划，特别是当药物进入 NDA 阶段，药政部门会要求增加上市后药品的安全性风险管理计划（见第 21 章）。

20.4.2　核心安全性信息的管理

药物 SUA 信息和信号的分析可能会导致研究者手册和药物核心安全性信息或标签说明的修订或补遗。有关研究者手册的修订已经在 7.6 节有所讨论。申办方核心数据表（CCDS）是由上市许可持有人编写的文件，除记载了与药物有关的所有药物不良反应

事件及其发生率等安全性信息以外，还含有与适应证、剂量、药理学相关的材料和产品有关的其他信息，可以分为上市前安全性核心数据（DCSI）和上市后药品安全性核心数据（CCSI）两个部分，其中DCSI 可以作为申办方递交新药申请和未来标签和药品说明书制作的基础性文件。作为申办方的药物安全性数据表，应当包含药物研发每个阶段以及上市后药品使用过程中产生和收集到的药物安全性相关信息（表 20.45）。每次收集到新的严重不良事件报告，无论它的来源是什么，安全监督人员必须做的第一件事就是比对核心安全性数据表中所列的不良药物反应术语，以确定临床试验中所新收集的与药物有关的不良事件是非预期还是预期事件，故又称为"研发核心安全性信息（DCSI）"。标签说明文件则是上市药品必不可少的药物有效性和安全性的药物公司声明性文件，又称为"公司核心安全性信息（CCSI）"。这些文件应当作为申办方药品安全性监督的组成部分，并根据 SUA 报告的信息分析累积量不断进行补充和更新。每次更新后的核心安全性信息必须按照良好文档实践的要求完成审阅、批准和存档记录等程序，版本号和有效日期必须登载在更新后的核心安全性信息文件上。由此可见，DCSI 和 CCSI 有以下相同特点。

① 以安全性数据为基础，代表申办方的对药品安全性的知识和决策，是为药物在全球上市批准而总结归纳的药物信息文件。

② 不代表药政主管部门对药品安全性的决定，只是在实际收集的药物安全性信息的基础上，作为上市药品说明书编写的依据，是药品说明书中必须列出的最基本信息。

③ 含有不断更新的安全性数据及其信息。

④ 代表了申办方对已知的有关药物安全性信息的立场和态度。

作为临床试验的药物不良反应核心安全性信息部分来说，所有的安全性信息报告和更新都应当以研究者手册（IB）作为安全性参考信息的基础，以确定报告周期内得到的信息是否与该试验药物既往安全性特征一致。一般来说，更新安全性报告应当只使用一个文件作为安全性参考信息。临床试验中的 CCSI 应由上市许可持有人准备，可作为申办方核心数据表（CCDS）的一部分。临床试验期间药物核心安全性信息更新可以体现在研究者手册"数据综述及研究者指南"中，并应成为上市药品说明书内容制定的基础。

表 20.45　上市前后安全信号评估和更新核心安全信息的考量因素

项目	上市前		上市后
安全性信号来源	临床前数据 • 体内外药理试验数据或试验阳性结果 • 毒理学数据 • 动物实验中有类似发现(动物药理或毒理学实验)		自发报告数据库 • 个案不良事件报告 • 汇集安全性报告
	临床试验数据 • 生理体征/心电图/实验室检测数据等 • 治疗期间出现的 AE • 不良事件个案报告 • 汇集数据(所有试验方案) • 累积数据(所有时间点) • 与对照组或安慰剂组有统计学差异 • 针对性的试验阳性结果 • 药物相互作用有药动学证据支持 • 从一个以上的试验中得出,没有相反的结果 • 不同试验中显示一致的趋势 • 剂量相关性		药品登记(registry)使用
			上市后安全性临床试验(PASS)
			医学文献检索,包括同类药品文献
			药政部门或国际组织安全性数据库信息
不良事件个例报告和汇集报告——安全性参考信息	• 研究者手册——研发期间核心安全性信息依据,同时也成为药物上市后公司核心数据表和药品说明书的制定基础 • 申办方核心数据文件,如核心数据表(CCDS)等 • 知情同意书——包含与可能出现的合理风险及不适相关的安全信息,其包括已知的不良反应,也可包含潜在风险 • 去激化/再激化信息 • 生物依据性 • 时间相关性 • 一致性(同一不良事件在不同人群或试验中观察到) • 混杂信息(其他可能的解释) • 客观而非主观数据 • 已知特定高风险人群 • 剂量相关性 • 已知的同类药物效应 • 背景发生率较低		

此外，CCSI 也是为上市前后产品定期报告判断预期或未预期提供参考的信息文件。临床研发期间核心安全性信息制定和管理的原则通常可以概括但不限于：

① 在临床研发阶段的每种药物都应该建立研发核心安全性信息（DCSI），并保持全球一致。

② 在理想情况下，针对不同的适应证、剂型或给药方式的药物核心安全性信息应该相对统一。

③ 核心安全性信息是对于已知安全问题的概述，而在研究者手册中的相关信息应对这些问题有更详尽的描述。

④ 对于已上市的药物，研究者和临床处方的医生获知的药物安全性信息应该一致。

⑤ 只有在研究者手册中核心安全性信息部分包括的不良反应才能被用于不良事件"预期/非预期"的判定。临床试验中，研究者任何与 IB 中预期药物不良事件有关的不一致判定，都必须在受试者病历记录中给出明确的医学依据。

⑥ 需要制定何种情况下应该添加新的安全性信息的明确且具体的标准。一般来说，在研发阶段核心安全性信息中增加严重不良事件信息的"阈值"比上市后药物要高。

⑦ 虽然没有确定的规则来判定一个不良事件是否应该作为药物不良反应包括在核心安全信息中，但在安全评估中应该及时并且充分考虑不良事件出现的趋势以及与基线水平的差异。

⑧ 应该鼓励和培训研究者对不良事件的因果关系尽可能做出评判。

⑨ 药物研发阶段核心安全性信息的格式应该与上市后核心安全性信息的格式一致。

⑩ 制订和实施安全性评价计划，必须有机整合药物相关的所有研究方案的设计和实施，以确保安全性数据及其信息具有针对性而且收集亦符合 ALCOA 原则。

⑪ 上市后核心安全性信息（CCSI）是以研发期间核心安全信息（DCSI）为基础演变而来。

⑫ 安全性评价计划、分析结果、会议记录等相关文件必须进行准确完整的记录，并及时妥善存档，并牢记没有存档记录就没有完成的规则。

值得注意的是任何核心安全性信息必须基于有效的科学和医学数据作为证据。为了确保 CCDS 和 CCSI 的质量和可信性，申办方应尽早开始所涉药物的安全性评估和管理，建立必需的管理流程，配备跨部门的安全管理团队，并在具体药物研发项目中设置专职管理人员负责，制定的评估和管理要素包括但不限于确定安全性背景数据范畴、确保数据可溯源性和可触性、确立积极主动的评估和管理方式、制定时间表和主要评估节点、明确决策流程，以及必要时设立专家咨询委员会等。当需要对 CCDS 或 CCSI 做出更新时，应当遵循的原则包括：

① 当有足够证据能够确认药物安全性风险的情况下，这一信息必须及时包括在核心安全性信息中。

② 当新的安全信息可能改变医师治疗决定时这一信息就需要被纳入。

按照临床试验是否拥有安慰剂或阳性对照，或剂量-效应研究，CCDS 通常可以三种形式呈现：

① 试验药物和对照药物/安慰剂或不同剂量组药物不良反应发生率比较（表 20.46）。发生率阈值的取舍可以根据药物不良反应发生率的状况而定，也可以根据 CIOMS Ⅲ 和 Ⅴ 推荐的阈值标准来确定。比如，规定任何≥1 的药物不良反应事件应当被收载在核心安全性信息表中。

表 20.46 服用＜药物名称＞的受试者所经历的≥1的药物不良反应事件比较
［数据来源：＜药物名称＞临床试验（包括试验的数量和类型）］

版本：V1.3			有效日期：2007 年 1 月 15 日
生理系统/器官分类（药物不良反应事件）	药物（剂量 1）($n=1347$)/%	药物（剂量 2）($n=2567$)/%	对照剂($n=735$)/%
心血管系统紊乱			
高血压	1.3	2.0	0.6
神经系统紊乱			
头痛	0.9	1.9	3.0
忧郁	1.5	1.2	1.4

② 任何其他大于或等于设定发生率阈值且没有被收载在上述核心安全性信息表中的药物不良反应事件（表 20.47）。

表 20.47 服用＜药物名称＞的受试者所经历的≥1的药物不良反应事件总结表
［数据来源：＜药物名称＞临床试验（包括试验的数量和类型）］

生理系统/器官分类（药物不良反应事件）	药物（剂量 1）($n=3671$)/%
肠胃道系统紊乱	
呕吐	15.2
咯气	8.3
呼吸系统紊乱	
忧郁	1.5

③ 其他没有包括在上述两个表格中的药物不良反应事件。它们的发生率可以小于上述所规定的阈值，属于较不常见的药物不良反应类别（表 20.48）。这类不良药物反应的列表通常只列出不良事件本身，而不标示相应的发生率。

上市后药物不良事件的核心安全性信息一般是按照自发不良事件报告和临床试验研究报告两大类来分类。报告中不良事件排列顺序可以参照上市后不良事件发生率评判标准等级来列表（参见 21.4 节）。表 20.49 为自发报告不良反应事件列表示例，表 20.50 为根据临床试验研究或登记式研究中所报告的上市后药物不良事件示例。

所有报告的药物不良反应事件都应当按照信息来源和相应的治疗组别分别加以列表统计。它们的列表方法最好按照 MedDRA 的生理系统编码归类而完成，即每个药物不良反应术语应当采用 MedDRA 中的最佳术语。每个表格中的栏目可以根据实际需要比较的数据类别而增减。在每个列表前最好能对临床试验数据的信息予以简要概述。核心安全性信息的积累应当从临床前药物实验开始，并贯穿于药物的整个生命周期（图 20.26）。临床试验的研究者手册中的安全性数据信息描述是根据试验药物的核心安全性信息编辑而成的；新药申请中的药物安全性信息可以直接采用核心安全性信息的列表；上市药物标签说明中的药物安全性描述是在核心安全性信息的基础上发展而成的。从某种意义上来说，研究者手册可以被视为药物标签说明的前身。

申办方应当制定 SUA 报告对研究者手册和核心安全性信息的更改原则和程序。按照 CIOMS Ⅲ 和 Ⅴ 要求，申办方可以根据 SOP 和对药物安全性标准要求确定相应的药物不良反应及其事件阈限标准。这些标准将用于衡量 SUA 事件是否需要诱发核心安全性数据和/或研究者手册的修正。图 20.27 展示了更改核心安全性信息的一般程序。所有更改过程都应当建立审核和批准程序，并确保质量控制和文件存档的实践。

表 20.48　服用＜药物名称＞的受试者所经历的＜1 的药物不良事件总结表

（数据来源：没有被包括在表 20.46 或表 20.47 中的临床试验的药物不良事件）

生理系统/器官分类
（药物不良事件）
代谢和营养紊乱
食欲减低
全身紊乱和注射药物部位状况
疲乏
灼痒

表 20.49　＜药物名称＞上市后药物不良反应事件报告统计分析表

（按自发报告中事件的发生频率分类）

神经系统紊乱	
不常见	失眠，椎体外紊乱
罕见	肌张力失常，颤抖
皮肤和皮下组织紊乱	
罕见	疹块，荨麻疹
很罕见	球状疹

表 20.50　＜药品名称＞上市后药物不良反应事件报告统计分析表

（按临床试验和登记式研究中事件的发生频率分类）

神经系统紊乱	
常见	失眠
不常见	抑郁
非预期①	颤抖
心血管系统紊乱	
不常见	心室心律失常
罕见	心肌梗死

① 频率类别"非预期"表示药物不良反应的发生率无法从所获得临床病例研究报告中作出有效的评估。

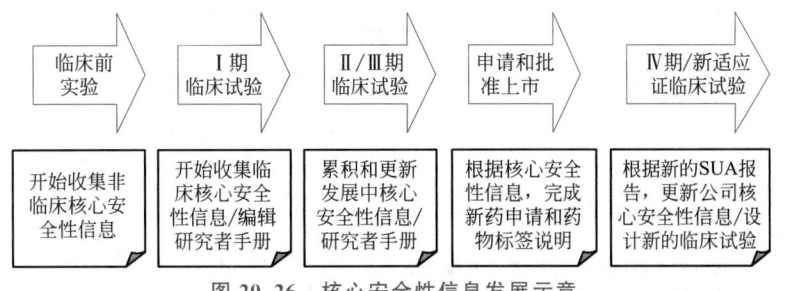

图 20.26　核心安全性信息发展示意

20.4.3　设立药物安全性风险管理委员会

药物安全是一个相对的概念。在药物生命周期的不同阶段，其临床使用都可能存在安全性风险，但安全性风险影响程度不尽相同。因此，在临床试验期间或药品被批准上市后，上市许可持有人应当设立试验药物安全性风险的监控机制或建立相应的安全风险管理委员会（SRC），又可称为安全性评估/监控委员会

（SAC/SMC），其主要职责是监督和管理药物的安全性风险，并对制定、指导、执行与药品风险的识别、分析，沟通和最小化措施相关的策略负责。这个委员会在药物上市前，需要定期审核所得的临床试验数据，基于上市前临床研究的适应证目标，对安全风险的风险-受益比进行评估，为 NDA 中有效性和安全性结论负责。若药物获批上市，真实世界环境中，由于大范围的药品使用人群，可能发现特异质人群的高风险，

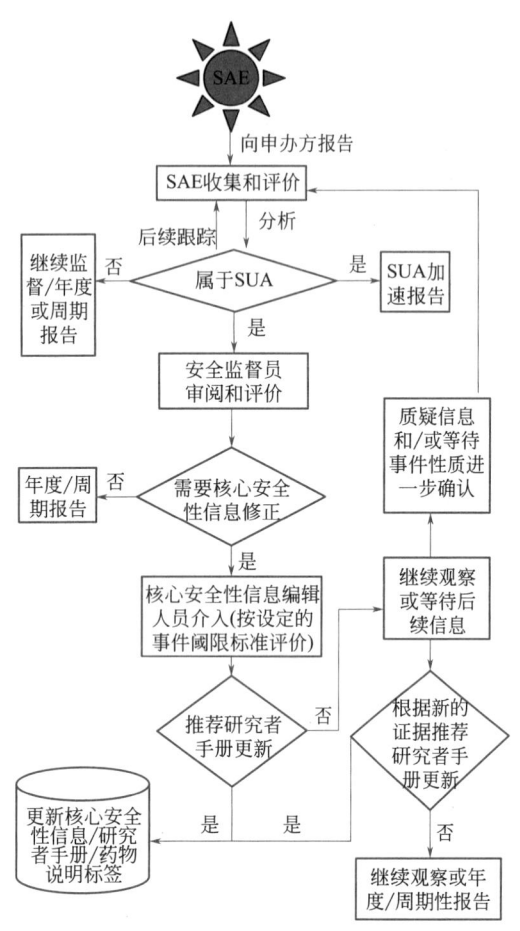

图 20.27 核心安全性信息修正一般程序示意

以及许多未知的或不确定因素带来的安全风险影响。因此，这个委员会需要根据不同来源的药品安全性报告，管理各类上市后自发性报告（参见 21.3.1 节）数据或上市后重点检测机制（参见 21.3.2 节）等，对上市药品进行风险-受益比评估，以确定是否出现新的药物安全性风险，已有的安全性风险是否已经发生改变，并应及时与有关干系人交流相关更新安全性信息，包括风险减缓或最小化监控计划的实施状况，相关药政文件的更新等。药物安全性风险管理委员会的其他常规职责还包括但不限于制定、撰写、审核、实施和批准药物/药品不良反应报告（如 DSUR/PSUR）或药物警戒内审管理计划，对任何 ADR 做出关联性判断，对重大安全性事件或问题给出及时和有效的评价建议，建立上市许可持有人企业内部的药物安全性风险监控操作规程等。一般来说，这一委员会的成员可以但不限于来自药物安全、医学、临床研究、临床药理学、毒理学、法务、药政事务、说明书管理、流行病学、统计学、质量保证等部门。药物安全性风险管理委员会必须按照建立的风险监督管理 SOP 运营管理，尤其需要关注相关安全性风险记录及其相关事项的处理过程文档管理。

对于上市前和上市后的药物安全性风险管理而言，药物安全性风险管理委员会所需要制订的风控计划侧重点有所不同，共同之处是都是为了及时发现和确认重要的安全性风险，并按照所拟定的风险最小化措施进行应对；不同之处如表 20.51 所示。

表 20.51 上市前和上市后的药物安全性风险管理

项目	上市前	上市后
	风险控制计划（RCP）	风险管理计划（RMP）
适用范围	临床试验阶段（如Ⅰ/Ⅱ/Ⅲ期）安全性风险监控管理	上市后临床研究（如Ⅲb/Ⅳ期，非干预或真实世界研究等），或上市后安全性监控
文件记录	• 临床方案组成部分 • 试验项目管理计划中安全性风险管理主要内容 • IND 申报资料重要部分 • DCSI • ICSR/DSUR	• 上市后风险减缓或最小化监控计划的主要部分 • NDA 申报的重要内容 • CCSI • ICSR/PSUR/PBRER • 上市后临床研究方案组成部分
安全风险监控管理方式	• IB 包含既往药物安全性风险信息，包括临床前安全性数据 • 临床方案制定安全风险评价标准和处理建议 • 入排标准的把控 • 受试者知情同意文件 • 研究者培训 • AE/SAE 与 CIOMS I 数据采集，评价和报告 • ADR 的医学编码归类 • 给药后和停止治疗后的后续随访跟踪 • 临床试验药物安全性数据库 • 采取相应的风险等级标准对安全风险做出评估，如 CTCAE 等 • SUSAE、DSUR 和 DHPC 通报等 • 根据 SUSAE 数据，更新 IB 和 DCSI 等文件	• 根据重要的已知或潜在风险制定上市后药品安全性风险管理措施 • 依据临床安全性风险数据制定药品使用说明书 • 根据产品安全性风险属性和适应证领域临床诊疗管理标准，制订产品专属安全风险管理计划 • 根据更新未知安全性风险信息，更新药品说明书、CCSI 和 IB 等 • 医生或患者药品使用手册及培训 • 安全性风险管理呼叫中心 • 具有高危安全性风险的患者处方药服用后的密切检测 • PSUR • MAH 内部药物警戒数据库

续表

项目	上市前	上市后
	风险控制计划（RCP）	风险管理计划（RMP）
安全性风险信息来源	• 临床试验研究机构/研究者 • 临床试验受试者	• 上市后自发性安全报告 • 药物警戒协议 • 上市后重点药品检测 • 安全性信号检测和数据挖掘
实施人	临床试验研究者、申办方	MAH、医生等

药物安全性风险管理委员会的主要骨干应当具有临床医疗经验，这样才有助于对药物安全性风险及时和或准确地做出科学判断，并能给出合理化临床建议或指导。在临床试验项目全流程生命周期中，药物安全性风险管理委员会需要不断与内部项目运营管理团队成员（PM、CRA、DM、PV、MM 等）保持实时沟通。按照药物安全性风险管理目标的不同，药物安全性风险管理委员会可以分为不同功能的运营小组，其主要职责和工作重点包括但不限于：

① 临床开发决策参与，如决定开始新的研究阶段或递交 IND/NDA 申报资料时相关安全性信息的科学性和准确性，诸如第一份 CCDSI 内容，新适应证潜在或已知重要风险，禁忌证删除判断依据的可靠性等。

② 支持药政申报文件（如 DSUR、PSUR、PBRER、IND、NDA 等）中相关安全性风险内容的科学性和准确性，并负责回复药政部门有关安全性风险的问询。

③ 评价各类来源的安全性数据，尤其关注那些新发生的 ADR，潜在的或已知的重要安全性风险（参见 10.1.4.10 节）因素。例如：

- 出现新的未知 ADR（包括实验室检测结果）；
- 已知的 ADR 发生率增高或性质发生改变；
- 预期 AE 比基础发生率高；
- 药物相关的特殊 AE（AESI）出现或异常；
- 任何死亡病例及其原因深层次剖析；
- 因 AE 中断或脱落的案例与药物的潜在关联性；
- 任何 AE/SAE 的累加效应（additive effect）
- ……

④ 个案药品不良反应报告（ICSR）汇总分析（如按 SOC/PT 排列、TEAE 汇总、SAE 汇总、ADR 汇总、AESI 汇总、SUSA 汇总、特殊实验室检测值异常汇总等），确认任何新的 ADR 是否可能与试验药物或上市药品有关。这些新的安全性风险结论有可能涉及药物风险-受益比信息的更新或平衡，ADR 报告结论可能会对安全性风险预期性评定发生变化，包含添加其在参考安全信息中，使之由"未预期"变为"预期"。

⑤ 应用安全性数据分析结果，对申办方或 MAH 的核心安全信息（如 IB、DCSI、CCSI 等）进行定期

更新，包括通过 DHCP 交流等。

⑥ 对任何重大安全性风险给出可以对外发布的申办方或 MAH 观点。

⑦ 进行常规安全性风险信号检测和数据挖掘。

⑧ 制订风险管理及战略规划，使药物安全性风险评价、管理、交流、风险减缓和最小化管理措施能更加有条不紊地进行。

⑨ 药物属性或地位的变更决策依据，如处方药向非处方药转换等。

⑩ 管理和跟踪源于稽查或药政检查发现的安全性风险问题，或 DMSB 会议有关安全风险的建议（如适用）。

在临床试验期间，当一个新的药物不良反应确认后，需要更新的安全性相关文件有：

① 研究者手册　药物安全相关章节更新和新的不良反应纳入核心安全信息。ICH-GCP 指南要求研究者手册至少每年需要进行一次评估，并在需要的情况下进行更新。根据药物在研阶段和已确认新信息的相关性及重要性，IB 更新的频率可合理提高。针对研发期间核心安全性信息的更新频率并没有特定要求，但是依据 ICH-GCP 原则，CIOMS 建议在安全性风险确认后，IB 应该尽快更新，一般不要超过风险确认后的一个月。更新后的 IB 也应该尽快发送到研究者和伦理委员会。

② 知情同意书　如果有新的 SUSAE，还需要在知情同意书修改版中增加新的安全性信息。

③ 核心安全性数据表　纳入新的严重未预期 ADR。

④ 药品说明书　从上市后药品临床试验中获得的严重未预期 ADR 有可能需要涉及药品说明书的更改。必要时，还需要对风险-受益比做出更新说明。

⑤ 安全性更新报告　描述新发现的药物不良反应，描述该不良反应是否为药物重要风险。

在整个药物安全警戒管理过程中，无论是服务于安全性风险管理委员会，或独立承担安全监督审核职责，医学监察的角色必不可少。这里所指的医学监察人员是独立于研究者之外的具有医学知识、技能和资质的医师，或者其他符合资质的成员，在临床试验开

展过程中或上市后药品安全性监督中负责医学支持，并监测受试者可能发生的安全性问题的人员。按照 ICH E2 的要求，受试者在服用临床试验药物或上市后药品出现的任何 AE/SAE，都需要做出准确和及时的医学和科学判断，无论这些安全性事件需要加速报告与否，特别是出现的不良事件可能并不会立即威胁生命，导致死亡或需要住院治疗，但从医学角度来看却是重要的医学事件时。因此，医学监察在涉及临床试验药物或上市后药品安全监督中，有责任使受试者或患者的安全与福祉得到保障，这些责任体现在但不限于：

① 个体受试者的安全监测；

② 临床研究方案的医学评估、可行性、潜在风险分析、研究设计支持、治疗方案/对照组的选择、数据的医学解读、支持数据分析与报告撰写；

③ 支持和践行与研究者的交流，并从医学专业的角度，提供研究药物或上市药品的风险-受益信息，以及持续评估其有效性与安全性；

④ 为项目团队提供医学支持、治疗领域、数据审核与解读、项目安全性评价的运行。

此外，医学监察人员在不干预研究者对个体受试者的医学评估与治疗外，可以从若干方面对安全性督导管理提供必要的信息支持和独立判断意见，以支持上市许可持有人或研究者做出正确的决策。这些方面包括但不限于：

① 不良事件（AE）/严重不良事件（SAE）信息审核/选择适合的名词定义；

② AE/SAE 数据完整性和科学性的评估；

③ 医学术语编码及其确认；

④ 从医学角度确认 AE/SAE 的严重性；

⑤ 支持 AE 数据的交叉审核，诸如研究结束时的 AE 数据的完整性、AE 与服药依从性的评估、研究治疗前后的 AE/病史/伴随疾病/同期用药/其他有临床意义的非药物治疗的关联性、SAE（AE 数据库）与 SAE 报告描述的准确性和完整性等；

⑥ 依据核心安全信息数据确认 AE/SAE 的预期与否；

⑦ 帮助审核临床安全性报告，尤其是相关性的评估，必要时医学监察员会就相关问题向研究者提出澄清或确认；

⑧ 审核伴随疾病/病史；

⑨ 寻找其他有助于医学评估的信息；

⑩ 识别潜在的安全性信号。

20.5　新药的心脏安全性监测规范

试验药物对心脏安全性的影响已越来越受到人们的重视，特别是 ICH 于 2005 年颁布了评价新的研发药物临床心脏安全性的国际药政法规以来，美国、欧盟和日本药政部门都已经将心电图安全性数据纳入临床新药申请的临床试验数据部分（ICH E14 和 S7B，2005）。ICH E14 是第一个全球化新药心脏安全性评价协调指南，其目的是确保临床研究中试验药物心脏安全性评价有依可循。ICH S7B 是 E14 指南的补充指南，其宗旨是鉴别出非临床试验状态下候选药物可能导致的延长心室去极化的危险性，并使这一风险与相应药物浓度及其代谢产物相关联。这两个指南的主要重点就是要求所有具有全身暴露的新药需要按现行 ICH 心脏安全性监管要求系统性评估其 QT 延长可能性，无论它是否是治疗心脏疾病药物。更确切地说是需要在临床试验中按照 ICH E14 对 QTc 间期监测要求，必须包括试验药物对 ECG 变化作出全面观察和描述，即一项临床试验应当包含试验药物对健康人体心脏影响的监测。这一点不仅适用于所有新的生物活性化合物，而且对于一个已经被批准的药物来说，如果其要求增加新的剂量、服用途径或新的适应证（即适应人群），特别是增加服用频率或浓度时更需要进行全面 ECG 效应观察。在获得相关药理和早期临床有效性数据后，全面 ECG 监测应当尽可能地在临床研发早期进行，最好是在接触大量患者的Ⅱb 和Ⅲ期临床研究之前进行。一般建议如果条件许可的话在Ⅱa 期阶段就可包含这类监测。这样做的好处在于药物投资者可以对其试验药物的心脏安全性有更早的了解，有利于根据全面 ECG 监测的初步结果来确定是否有必要继续进行药物试验，或在更大人群的临床试验中制定出更切合实际的 ECG 监测方案。

一般的全面 ECG 监测可以运用平行或交叉试验设计来完成。但交叉研究在所需患者数较少时比平行研究有优势，而平行研究设计通常对具有长半衰期的药物或多剂量或治疗组的试验方案较为适用。在实际运用中，交叉试验研究所需周期较长，因而存在着受试者退出试验而使监测数据完整性缺失的风险。此外，当单剂量的药动学常数与多剂量达到稳定态后的药动学常数相同时，在全面 ECG 监测中可以采用单剂量研究法。典型的临床试验全面 ECG 监测设计至少应包括四个治疗组别，即安慰剂、阳性对照、治疗剂量（单或多剂量）和超级治疗剂量。所谓超级治疗剂量组别，就是让健康志愿者的受试剂量能达到最高血药浓度或像患者一样全身可能接触母体药物或其代谢药物，以确定新药是否增加心律失常的风险。显然，如果新药的最大耐受剂量还未经过Ⅰ期临床试验建立的话，就必须进行不同的研究来确定理想的超级治疗剂量对参加 TET 试验的志愿者来说是否达到真正的耐受度和安全度。对于没有活性代谢物的药物来说，可采用单剂量法来研究，并采取阻止药物代谢途径的方法来设法达到所需的血药浓度，以确定超级治疗剂量对 QT 间期的影响。对于有较短半衰期的药物来说，志愿者服用比常用剂量更高的剂量的方法以使药物在体内能达到所需的药物浓度稳定态。

按照 ICH E14 评价 QT/QTc 延长指南，对基线平均变化的评价应当记录试验药物与对照药物间的最大平均变化，也可以分析试验药物 C_{max} 附件的基线变化。对于类别位移分析，应当按照以下原则予以总结：

① 正常基线值受试者人数和任何治疗值 >450ms、>480ms 和 >500ms 的受试者人数；

② 高于正常基线值的受试者人数和任何治疗值 >450ms、>480ms 和 >500ms 的受试者人数；

③ 正常基线值受试者人数和任何治疗值比基线值增加 >30ms 和 >60ms 的受试者人数；

④ 高于正常基线值的受试者人数和任何治疗值比基线值增加 >30ms 和 >60ms 的受试者人数。

如果试验药物属于某一预期有 QT/QTc 延长作用的药物类别的话，那么应当考虑从此类药物中选择一个药物来作为相应的治疗对照组。选择预期 QT/QTc 作用的药物作为阳性对照是为了检测任何可能出现的异常阈值信号，通常为正常阈值 10ms 以上的任何 5ms 单位的变化（表 20.52）。阳性对照只有在试验药物进入观察药物的 QT 作用时才服用。常用的口服阳性对照药物多为莫西沙星（moxifloxacin，400mg）。该药可以作为单剂量药物在多剂量药物达到稳定态的研究中被运用。这种情况下，在给予莫西沙星之前的若干天中，阳性对照组可以适当地给予安慰剂，以使得阳性对照和其他治疗组在临床试验中可以同步进行。其他阳性对照药物还有伊布利特（ibutilide）、低剂量 D, L-索他洛尔（sotalol）和氟哌啶醇（haloperidol）等。阳性对照和安慰剂在可能的情况下应采取双盲制。阳性对照应当在运用安慰剂和新药的随机临床试验中被运用，这样阳性对照不会在交叉设计中第一个或最后一个被服用，或在平行设计中在随机患者之前被服用。此外，非药理性方法也可以作为阳性对照，如深呼吸或体位性变化等。

表 20.52 平均 QTc 间期安慰剂矫正峰值的临床意义

矫正峰值/ms	临床判断
≤5	无危险
6～10	不可能有危险
11～15	可能有危险
16～20	也许危险
21～25	差不多有危险
≥26	肯定有危险

临床试验中，如果受试者治疗值有多次异常值变化，则报告中应当包括最坏的异常变化。如果受试者有多次 ECG 数据异常，则受试者只需被计数一次。任何 QT 值 >500ms 的情形，必须在总结列表中给出

受试者编号、研究项目编号、治疗组别和问题的描述。任何与心电图相关的 SAE 或导致早期退出并认为是治疗相关的 AE，则需要对事件予以描述。有关 ECG 参数评价列表都应当包括基线和治疗值的比较，所有相关 AE 和同期服用药物都应当按照访问予以报告。

有些药物的全面 ECG 监测试验必须在患者中进行，如多巴胺激动剂、神经安定药等。有些药物，如抗癌药等，不可能在健康人体中进行。在这些无法服用安慰剂或阳性对照药物的情况下，可以仔细采集服用这些药物的患者的 ECG 数据来完成心脏安全性的监测评价。此外，如果一个药物的临床试验本身就需要不间断地监督心脏工作环境，则全面 ECG 监测评估没有必要。有些局部吸收药物，如皮肤用药等，全面 ECG 研究的必要性应当视具体药物背景而定。

ECG 值的测定应当采用多点测定制，包括收集 C_{max} 前后时间点和最大药物作用时间点前后药物对 QT 间期的影响。在每一个治疗组的基线收集不同时间点的 ECG 值，然后在每一治疗段的同一时间点重复收集 ECG 值是 TET 试验设计的重要原则。这一技术是确定所进行的临床试验是否可将每一被观察的受试者的最大自发 QTc 变量降到最低的可靠方法。显然，QT 间期测定中将变量尽可能降至最低至关重要，因为它可以增加 QT 研究的可信限，以减少伪阳性结果的概率。QTc 变量来自不同方面，如饮食、每天活动变化或其他自主性影响等。一般来说，无论在基线或治疗段的每一 ECG 值收集时间点，ECG 值应当至少被测定 3 次。进一步说，饮食种类及时间、受试者身体活动程度、体姿变化和环境压力在基线和治疗段期间应当尽可能保持一致。ECG 测定的条件也应当总是保持不变，如躺卧至少 10min，以保证 QT 间期的稳定，用于药动学研究的血样应在 ECG 完成后才采集等。这些要求都应当在全面 ECG 研究前被仔细规划，并由有经验或受过专门培训的人员和装备良好的临床药理单位来承担。

按照 ICH E14 指南，全面 ECG 监测分析应采用"对比时间"分析法。早期的 ECG 试验采用的是平均时间分析法。平均时间分析法要求每位受试者的基线值平均化，所有治疗期 ECG 也平均化。接受有效药物治疗的受试者的 ECG 值通过安慰剂组被校正，并由此而计算出每位受试者与基线相比的平均变化值。这一过程重复进行直到获得所有治疗组的受试者的平均变化值。这一方法的主要限制在于 QTc 间期最大效应被"稀释化"，因此在缺乏最大平均中心倾向的不同分析下，可能会得出不真实的阴性结论。对比时间法可以避免以上的阴性结论风险。这个方法治疗期（有效药物、安慰剂或阳性对照）的每一时间点都将和基线值的相应时间点作对比。每个时间点的 ECG

值都通过每个人的相应时间点的平均 ECG 值而获得。这使得人们可以计算每个治疗组中每一时间点与基线值相比 QTc 间期的增加（ΔQTc），而治疗组与安慰剂组间的变化（同一时间点的两个 ΔQTc 差值）构成了最大差异参数（ΔΔQTc）。这一方法要求基线和治疗期的时间点要一致。因此这一分析可有助于自主 QTc 变化的影响被降至最低。

ICH E14 所关心的是一个药物是否会使平均 QTc 间期值增加 $5\mu s$ 以上。ICH E14 规定决定一项研究结果是阳性还是阴性完全取决于最大平均 QT 作用的上限置信度，而不是值点估测。ICH E14 认为当药物对 QTc 间期的最大对比时间平均作用不超过 $10\mu s$（95% 单侧置信区域上限）时，全面 QT 研究结果为阴性。安慰剂最大对比时间平均差异可通过试验药物在基线每一时间点的 QTc 值减去相应安慰剂值而获得。这些差异值在受试者中可以被平均化，服药后任何时间的最大 QTc 作用可视为最大对比时间平均 QTc 作用。当 95% 置信区域上限的 QT 间期的对比时间作用超过 10ns，则 QT 研究结果为阳性。然而，需注意的是轻微阳性 QT 试验本身并不意味着一个药物会致心律失常。但毫无疑问可延长平均 QTc 达 20ns 以上的药物可能有致心律失常的风险。这种致心律失常风险在后期的临床试验中还会出现。与此相比，5ns 阈值的延长似乎应有所警惕。有些情况下，未出现 QTc 延长的药物也有可能会产生可能是致命的尖端扭转（torsade de pointes，TdP）心律失常。因此，即使有严格的全面 ECG 试验标准也可能监测不出药物的极低致心律失常性（Shah，2005）。另外，根据全面 ECG 试验结果，还可进行专项类别分析，包括检查 QTc 间期超过 450ms、480ms、500ms 的受试者人数，以及 QTc 间期与基线相比变化超过 30ms 或 60ms 的受试者人数。这些分析是通过推演法得出的，因为全面 ECG 研究不会有足够的可信水准来评价这些变化。

虽然 QT 间期与心律有关，但目前还没有一个公认的最佳监测方法。因为全面 ECG 研究是为了检测出相对凸出的 5ns 的变化，QT 校正公式的影响就显得较为重要。Bazett 校正法是最常用但不是最佳的公式选择，其他方法还有 Fridericia 校正法、其他人群或个人演绎校正法等。对于这些方法的最主要的争议在于对于一个增加心率（如自主神经系统作用）的药物来说，QT 校正可能会导致与去极化作用无关的阳性全面 QTc 结果。在全面 ECG 研究中，应用两个公式得出的 QT 数据需要和未校正的 QT、RR 以及心率数据一起被分析。

全面 QT 研究的结果对进一步的临床计划有积极影响。如果研究结果是阴性，那么进一步的研究与否"差不多总是按照各治疗领域的常用实践方法随着治疗的进行来收集 ECG 数据"（ICH，2005a）。这样，若某一药物不需 ECG 测定，则不要求进行 ECG 监测评价，无论其临床前信号是否显示阳性。如果全面 ECG 研究为阴性和非临床研究 QT 作用结果为阳性，而其间的差异无法解释，或研发药物属于高 QT 危险类药物时，应当考虑扩大后期临床研究的 ECG 收集和分析。同样，因为心血管药物在发展中常常要求 ECG 测定，所以这类药物也需要进一步收集 ECG 数据，但测定和分析结果不一定要求由中心实验室来完成，由参加研究的医生本人或小组解读即可。另一方面，如果全面 QT 研究结果为阳性，那么在临床研究后期阶段就必须进行进一步的深入 ECG 评价，并且需由中心实验室来完成，其中评价 QT 间期在特定患者群中的作用和剂量效应、药物相互作用、对尖端扭转心室心动过速患者的影响等尤为重要。除了平均 QT/QTc 变化外，偏差值分析也很重要。此外，对于一些患者群来说，这种分析尤其应当重视。这些人群包括电解质异常者（如低钾）、充血性心力衰竭、不正常的药物代谢或清除能力（如肝或肾功能紊乱、药物相互作用等）、女性、儿童（<16 岁）或老人（>65 岁）等。显然，阳性全面 QT 研究结果必将导致在 Ⅱ/Ⅲ 期临床研究阶段更全面而细致地收集 ECG 数据。这些专项 ECG 测定应依试验药物属性或适应证个案而定，也必须通过和药政部门的预先沟通来制定。

ICH E14 为全面 ECG 试验在临床发展中的重要作用作了明确概述。根据 ICH E14 指南以及目前的常规实践，全面 QT 研究的结果应被记录在上市药品的标签说明中。尤其当 QT 研究结果显阳性时，可能还会要求增加警语标示。ICH E14 指出"出现许多 QT/QTc 间期延长，无论有没有心律失常的记载，都可构成一个药物不被批准的理由，或临床研究终止的依据，特别是当该药物并没有明显的治疗优势或目前的其他治疗手段可以满足大多数病的治疗需要时"（ICH，2005a）。所以显著的 QT 间期作用结果可能改变研发药物的利弊平衡。此外，考虑其他可以衍生"心脏安全性"数据和因素也很重要。其中最关键的是非临床研究和通过常规临床监督来考察药物对心脏的作用。阴性非临床数据和阳性 ECG 结果都不应该视为绝对"黑箱"标志。即使在阴性 ECG 试验的情况下，显著的非临床信号仍可以要求在整个临床研究发展中加强新药的心脏安全性监督。总之，在研发药物时需更加注意药物对心室去极化作用所产生的重大影响。

20.6 安全性数据的报告与质量管理

临床试验过程或结束后，安全性的状况报告是项目经理必须向项目组或申办方管理层递交的进度报告之一。有关试验项目安全性现状报告内容通常包含但不限于：

① 受试者分布情况；

② 不良反应总结及其发生率列表，其中可以按照不良事件类别分别进行列表和描述，如 AE 列表、治疗相关的 AE、SAE、治疗相关的 SAE、治疗相关的 5 级 AE（CTCAE 标准）、AE 导致的治疗延迟、AE 导致的治疗终止、AE 导致的死亡、AE 导致的提前退出等；

③ 需要特别关注的 AE；

④ 临床实验室检测值和生命体征评估值，主要是能反映变化趋势和超出正常值范围且有临床意义的阈值需要列表或图表展示；

⑤ 重要的体检或 ECG 检测异常值或事件。

有关 NDA 阶段临床试验研究报告（CSR）中安全性数据总结可以参见 26.2.2 节。

临床试验有效性数据的质量和准确性核查和稽查一直受到普遍的重视。然而，类似的核查和稽查对申办方药物安全性监督系统和研究者实践的要求直到最近才逐渐被人们所关注。由于药政部门始终强调严重不良事件及时报告的重要性和必要性，报告的质量和是否做到及时性应该成为核查和稽查的内容之一。同样，药物安全性监督也应当成为申办方药物质量保证体系的一部分。只有药物的安全性被正确地评价和监督，药物公司、药政部门和患者才能有理由相信所收集和评价的药物数据信息的质量和准确性。申办方在建立药物安全监督体系时，需要遵循的重要原则就是药物安全监督部门和体系应当独立于临床试验项目的管理和操作，以及数据收集和加工部门和体系。对药物安全性质量负有监督职责的管理者的职权和地位应该等同于试验项目管理者的职权和地位，这样才能有效地发挥申办方对药物安全监督的重视和效能。

药物安全性监督的最主要程序是信息以恒定和准确的方式被加工、输入和归类。在这个过程中的每一步都需要质量控制的介入。良好的培训和 SOP 的制定有助于这一过程的正确实践。在研究机构方面，研究者和临床研究协调员在报告严重不良事件时，应该注意自我核查所报告的数据信息是否与受试者的描述相符，以及与源文件的一致性。报告严重不良反应时的基本四要素必须具备，且对事件的任何解释和判断都是有依可循。在申办方方面，严重不良事件报告的再加工和输入临床试验数据库和主安全性数据库中时，关键变量及其归类需要由专人再核对。

独立核查和稽查是保证安全性数据质量的重要步骤。由于在某些情况下稽查人员资源和数据量的不协调，这些核查和稽查过程通常采用抽样核查或稽查方法，即固定一定百分比的受试者全面数据（一般为 10%）进行抽样核查或稽查。如果核查或稽查的误差

率在允许的范围内，则可以视安全性数据库数据与临床数据一致。否则需要增加抽样比例，直到所有安全性数据被核查或稽查。对于严重不良事件报告来说，核查或稽查的重点在于发现是否存在：

① 报告已经收到但没有输入数据库；

② 报告已经输入数据库但细节与原报告不符；

③ 报告已经输入数据库但归类不符合要求或错误；

④ 报告中的数据与描述有出入。

对于核心安全性数据的核查和稽查可以采用的方法如下：

① 患者完整数据的顺序随机抽样检查，例如，对随机编号尾数都是 2 的受试者的所有数据分别全面核查或稽查。

② 对某一数据类别进行随机性抽查，比如，对试验项目中所收集的所有受试者的化验指标中的肝功能测试值进行横向源文件比较。

③ 检查列表受试者数据与源文件的一致性，检查仪器产生的数据的原始记录和仪器校对记录等。

对受试者数据的横向比较分析或与源文件的比对可以发现有否重复数据形式的存在，这是监查原数据真实性的手段之一。比如，将试验项目中的某项检测结果列表，可以发现是否存在重复数值或变化低于所预期的变量范围，或变化都遵循相似的模式，如表 20.53 生命体征检查总结列表中所观察到的现象一样。一旦发现这种不正常的数据模式，应当对源文件和数据的真实性展开进一步的详尽调查。

表 20.53　生命体片检查总结列表

治疗组别	最小值	最大值	平均值	标准偏差
	呼吸率	呼吸率	呼吸率	呼吸率
药物	10	26	20.34	3.49
安慰剂	10	26	20.34	3.32

另一个需要稽查的领域是严重不良事件报告的时间性。比如，加速自发报告必须满足国际规范和药政部门要求的 15 天报告制，即申办方在收到首次报告后的 15 天内必须完成准备和递交 SUA 报告给药政部门、伦理委员会和相关的研究者（如果需要）。申办方对 SUA 报告的时间遵循状况应当成为药政部门评判申办方对药政规范依从性的指标之一。任何迟到 SUA 报告都应当说明原因并做好记录，并避免再次发生。核查或稽查 SUA 报告时间性的常见考量因素包括：

① 研究者知道 SAE 的日期和时间以及向申办方递交报告的日期和时间；

② 研究者向地方伦理委员会报告 SAE 或 SUA 总结报告/研究者警示信的日期和时间；

③ 研究者完成申办方 SAE 报告数据质疑的时间窗；

④ 申办方声称的收到 SAE 报告的日期；

⑤ 报告数据输入数据库的日期和时间；

⑥ 完成医学评价报告信息的日期和时间；

⑦ 完成药政报告的日期和时间；

⑧ 向药政部门或其他相关机构递交最后报告的日期和时间。

对上述 SUA 报告时间表延误的核查和稽查不仅有助于鉴别申办方对药物安全性的管理和重视，也可以发现 SUA 报告过程中可能存在的问题。

20.7　临床试验数据监督委员会

在临床试验过程中，根据试验方案的需要，申办方会建立各种形式的数据监督委员会（Data Monitoring Committee，DMC）监督和指导临床试验项目的进行，如顾问委员会（Advice Board Committee）、安全监察委员会、指导委员会（Steering Committee）、数据安全监督委员会（Data and Safety Monitoring Board，DSMB）和终点评价和判定委员会（Endpoint Evaluation and Adjudication Committee，EEAC）等。这些委员会有些与临床试验项目的关系紧密，有些独立于试验项目而肩负管理和监督的职责。其中数据安全监督委员会、终点评价和判定委员会属于常见的独立于试验项目的功能性组织，它们在临床试验项目的安全性监督和评价方面有着积极的指导作用。本节拟对这两个独立性质的委员会的建立和作用予以介绍。

20.7.1　数据安全监督委员会

数据安全监督委员会（drug safety monitoring board，DSMB）由申办方建立，但应独立于申办方和试验开展工作。DSMB 是由具备相关专业知识和经验的一组专业人员组成的独立委员会或专家顾问小组，成员包括具备医学（相关专业背景的医生）、临床药理学和/或毒理学、流行病学、统计学、临床试验管理与伦理学经验和背景的专家，患者代表或律师等，其通过定期评估一项或多项正在进行的临床试验的累积数据，评价试验的安全性和有效性，以确保受试者安全和利益，及试验数据的完整可靠性，并向申办方就临床试验的各种功能和活动提出一项或多项建设性意见或建议，诸如试验是否继续、修改或停止等。DSMB 中是否应该纳入具有信息技术专业的人员则由试验项目的需求而定。历史上，DSMB 曾有多种名称，如独立数据监督委员会（independent data monitoring committee，IDMC）、数据审查委员会（data review board，DRB）等。世界卫生组织对 DSMB 的组织结构和行为规范有着明确的指南（WHO，2005）。DSMB 成员应该能够识别意外事件，并能减缓可能对受试者造成风险或处理可能对数据质量和试验可信性产生不利影响的问题。试验目标和设计以及 DSMB 被赋予的职责范围应与特定试验所需的专业知识类型相吻合。这些监督可能涉及患者的安全性、药物剂量、疗程和/或合并治疗、受试者的入选标准、样本大小和/或受试者招募速度等。在上述情况下，申办方与研究者都需要依据 DSMB 提出的建议做出决策。DSMB 可以聘请独立的统计学家或统计小组提供支持，该统计人员或统计小组负责在闭门会议期间向 DSMB 提供统计分析和报告，不被视为是 DSMB 的成员。此角色与 DSMB 统计师（或统计组成员）有所不同，后者是有投票权的成员。独立统计学家或统计小组以及适应性管理员会（应至少有一方）应能接触到非盲数据，确保熟悉试验的设计、设置和试验目标，并应有足够的时间和数据向 DSMB 提供能满足其需求的有见地的分析结果。

所有的临床研究都需要有安全监查贯穿始终，但不是所有的研究都要求由一个 DSMB 实施监查。之所以建立 DSMB 是为了在安全性风险非常高的情况下，可以促使申办方更加重视受试药物的安全性，且 DSMB 可以通过对现有累积安全性数据的常规中期分析，担负起对受试者安全性保护的主要责任。显然，DSMB 需要在满足受试者需求和产生足够的试验结果，以说服研究者、申办方和药政部门改变医疗实践方面找出平衡点。对于旨在挽救生命、预防严重疾病恶化或降低严重不良健康后果的风险的研究，DSMB 的作用至关重要。如果要求有中期数据分析，以确保研究受试者的安全时，DSMB 就显得尤其重要。在下列类型的研究中通常需要建立 DSMB：

① 对照研究　其主要或次要研究终点是死亡和/或发生严重疾病，或受试者有死亡风险，或其他严重结局风险的研究。

② 随机对照的研究　其主要的研究目的是评价降低严重疾病的发病率或死亡率的一项新干预措施的有效性与安全性。

③ 高风险干预措施的早期研究，无论是否随机。例如，有不可预防的、潜在致命的并发症风险，或常见的、引起关注的、可预防的不良事件。

④ 创新性或经验较少治疗领域的干预措施　其临床安全性信息非常有限，或特殊安全性问题需要有事先判断，或过去的资料记载有潜在严重不良后果的问题。例如，治疗方法有明显侵害性，需要对结果有预先判断。

⑤ 设计复杂的研究，或预期累积的数据难以解释的研究，或累积的数据可能影响研究的设计和受试者安全性问题的研究，尤其是长期的研究。

⑥ 当研究终点是一个高度支持或非支持性结果，甚至是无效结果时，通过安全性或有效性累积数据进行中期分析，并可以基于伦理要求，决定是否需提前

终止尚在进行的临床试验。例如，治疗干预措施的目的在于降低严重疾病的发病率或死亡率，而事实上由于不良反应的存在或缺乏疗效，可能导致发病率或死亡率增加。

⑦ 临床试验对象有高危风险，或研究产品可能导致严重非预期不良事件等特殊安全性问题，如药物有严重毒性，或治疗方式有明显侵害性等。

⑧ 在紧急情况下实施的研究。

⑨ 涉及弱势患病群体的临床研究，如儿童、妊娠妇女、高龄者或其他特殊人群（疾病终末期患者或智力障碍的患者）。

⑩ 研究目的涉及的次要终点有可能出现受试者死亡或其他潜在的严重影响受试者的安全性风险。

⑪ 作为一个大规模、长期和多中心的临床试验。

对于具有上述一种或多种特征的临床试验，DSMB 的监督作用可以进一步保护受试者，其他临床试验，如上述缓解症状的短期临床研究，一般不需要 DSMB 的介入。如果申办方认为建立 DSMB 监督短期试验的安全性至关重要，则也应制定具体机制，以便及时进行 DMC 评估（例如，SMC 在剂量递增前决策暂停与否）或加速进行数据和安全性监督方法。总之，申办方应在进行某项研究之前对建立 DSMB 的必要性做出考虑和相应的安排，特别是Ⅲ期临床试验阶段。对于特定的研究，伦理委员会也可以向申办方提出建立 DSMB 的建议。图 20.28 显示了申办方、研究者、DSMB 和伦理委员会的相互关系。虽然 DSMB 与伦理委员会没有直接的关系，但所有由伦理委员会批准的方案修改都应递交给 DSMB，以便 DSMB 作为审阅数据的参考。

如果临床研究的性质要求建立 DSMB，申办方负责完成 DSMB 的建立，并负责制定相应的 DSMB 章程，使其在研究方案中有所体现，并完成批准程序

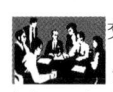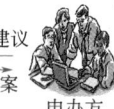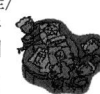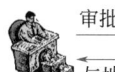

图 20.28　数据安全监督委员会与其他临床试验团体关系示意

（表 20.54）。伦理委员会对需要设置 DSMB 而没有建立 DSMB 的试验项目应不予批准启动。表 20.55 为 DSMB 章程的目录示例。DSMB 成员选择的重要原则是保证独立性，无任何利益冲突，以确保试验盲态和决策的客观和公正，即在招募 DSMB 成员时，应该做到：

① 评估或审查被推荐的 DSMB 成员的潜在利益冲突，包括财务和知识学术利益冲突，以确保有重大利益冲突的人员不能加入 DSMB。

② 除在 DMC 中任职而获得报酬外，DMC 成员不应与试验的申办方（或是其竞争者）存在财务关系，也不应在进行的试验中担任除 DSMB 成员外的任何其他角色。

③ 确认加入的 DSMB 成员不会有任何阻碍客观性评价，或潜在冲突的风险。例如，已知对临床试验中正在评估的干预措施的相对优点有强烈观念的人可能会存在学识利益冲突或偏见，可能无法以完全客观的视角去审评数据。

④ 确定并公开任何 DSMB 成员在相同、相关或竞争产品的其他 DSMB 中同时任职的情况。

⑤ 成员不应是隶属于申办方、研究者、伦理委员会、药政管理部门、试验机构或研究工作的人员，或者参与方案设计、数据结果统计分析的人员。

表 20.54　DSMB 章程批准书示例

<试验方案标题>：**数据安全监督委员会章程批准书**
数据安全监督委员目的和程序章程
<试验项目编号××××××>（药物学名）

章程版本日期：<年/月/日>
以上章程已被下列人员批准：

签名 _____　　　　　日期（年/月/日）_____

[姓名],[学位]
<试验项目编号>数据监督委员会主席

签名 _____　　　　　日期（年/月/日）_____

[姓名],[学位]
<申办方名称><试验项目编号>行政管理委员会主席

表 20.55　DSMB 章程目录示例

<申办方名称>

<试验项目编号>临床研究安全监督委员会章程(第×版)

版本日期:<年/月/日>

原版发布日期:年/月/日

更新版发布日期:年/月/日(V2)

文件编号:××××-2.0

保密声明

本文件信息含有商业秘密,未经许可不得披露,除非这种披露为相关法律或药政法规所要求。

目　录

缩写索引

1　目的

2　数据安全监督委员会成员组成

　　2.1　遴选委员会成员的标准和理由

　　2.2　委员会成员组成,如数据安全监督委员会主席、数据安全监督委员会成员、统计报告师、申办方试验项目管理委员会

　　2.3　数据安全监督委员会,统计报告师和申办方的职责,包括角色与职责,有无投票权等

　　2.4　评估潜在 DMC 成员的财务和知识利益冲突,包括识别和考虑任何 DMC 成员在其他相同、相关或竞争产品的临床试验 DMC 中任职的情况

　　2.5　在适当时增聘或解聘成员或解散 DMC 的程序,包括通知 FDA 并向 FDA 披露这些变化的理由的程序

3　数据安全监督委员会会议

　　3.1　会议形式或沟通的首选平台(例如电子邮件、视频、电话、当面)

　　3.2　会议模式,谁将出席 DMC 会议的公开和闭门会议部分,以及是否有成员将不用出席全程会议,出席会议成员法定人数的定义,包括学科与非学科的代表

　　3.3　会议频率、何时可能需安排额外会议和召开临时会议的条件

　　3.4　会议报告,公开与闭门会议纪要的处理,谁将撰写特定的报告并有权访问报告;报告的储存位置,在临床试验过程中将生成哪些报告(例如,预先指定的统计监督计划、统计分析计划),以及这些报告将如何在 DSMB 内外传送

4　统计监督指南,包括在为 DSMB 公开会议准备报告时,将采用哪些策略来维护盲法和保密性

5　数据监督统计分析计划准备,包括方案和/或统计分析计划中规定的计划中期分析时间表和分析要素,预定的安全因素相关的分析等

6　数据监督报告,数据处理,解盲方法和发送

　　6.1　数据处理,包括如何为 DMC 准备非盲分析(例如,由独立统计师准备),以及非盲分析的频率,如何使申办方、研究者和受试者保持盲态等

　　6.2　解盲

　　6.3　发送,包括除 DSMB 和独立非盲统计人员外,谁还将获得中期数据并向 DSMB 主席递交报告

7　文件

8　数据安全监督委员会和申办方试验项目管理委员间的交流

9　保密协议

附录

　1.数据安全监督委员会成员和非投票权顾问成员

　2.统计报告师

　3.统计报告程序

　4.申办方试验项目管理委员会成员

　5.各小组/委员会间信息交流流程图

　6.数据安全监督委员会会议决议模板

　　DSMB 成员的角色和责任不同于作为研究者参与临床试验,因而申办方应当为其成员做好充足的培训。这类学习和培训通常应当在其参加首次 DSMB 会议前进行。

　　申办方可以通过协议委托 DSMB 负责试验项目的安全性风险监督评价,但不应参与和干预 DSMB 的工作及其监督评价流程。DSMB 应当制定具体运行操作管理的章程,其章程应明确说明:

　　① DSMB 的目的、预期解决的具体问题以及在试验期间可能向申办方提出建议,预设会议的日程安排和可供审查的数据类型,以便所有 DSMB 成员都充分了解自身的责任;

　　② 概述管理 DSMB 审议的操作流程,以减少获知中期非盲数据做出的更改可能会对试验结果和解释造成偏移的担忧;

　　③ 规定 DMC 不应在非盲法状态下审核试验数据后参与临床试验的重新设计;

　　④ 尤为关键的是为了维护试验的可信度,DMC 审议期间不应受研究者或申办方偏倚的影响,所有涉及数据分析、可用性的程序和/或试验期间对方案的任何可能的更改,都应适当注意保持非盲中期结果的保密性。

　　即使不是以双盲方式进行的试验,即研究中心的研究者和受试者都知道治疗的分配及其结果,也最好

只有 DSMB 和执行分析的独立统计学者能够获取到所有参与中心的比较性非盲治疗结果的汇总评估。为了维护非盲信息的保密性，DMC 成员应了解章程中与会议形式（即会议期间谁应当出席）、保密性和数据处理相关的所有规定。章程可以由申办方准备并提交给 DMC 讨论和同意，也可以由 DMC 准备并递交给申办方征得同意。

所以，为确保研究的科学完整性、对受试者的安全保护、数据的可靠性与避免利益冲突，DSMB 必须是独立的，尤其是对复杂的或关键性的研究。DSMB 往往最适合以中立人的身份对进行中的研究项目继续进行的合理性与安全性提供独立的评价，这样可以最大限度地使临床研究遵循科学与伦理准则。在建立 DSMB 的过程中，申办方还需要听取研究者或其他各方面的意见。如果临床研究属于国际多中心试验，DSMB 成员应有来自研究参与国的代表。如果研究在健康研究基础设施有限的地方进行，DSMB 成员还应邀请其他专业人士参加，例如，人类学家或社区成员的专家代表可以对文化差异可能给数据解释带来的影响做出有价值的评价。某些研究可能需要另外的专业知识，如研究的某个疾病领域或伦理学。DSMB 的成员人数依据所需的专业知识、研究设计和分析的复杂性、试验项目的规模，以及可能的风险而定，但一般由 3～7 位独立成员所组成。虽然申办方负责建立 DSMB，但不应影响 DSMB 在研究过程中不受偏倚地审查与评估累积数据的能力与做决策的独立性；申办方给予 DSMB 成员的报酬和/或补偿金额应合理，且不至于对其构成胁迫。

DSMB 应关注与临床试验进展相关的各种主要事项，申办方、试验指导委员会、IRB 在某种程度上都对有关试验行为的数据进行持续性评估。DSMB 的主要职责包括：

① 安全性监督，确定接受试验药物的受试者发生严重不良结局的风险是否的确增加，显示应停止招募受试者。为了确定安全性风险，DSMB 在评估受益-风险评估时也应对非盲疗效数据进行审评。DSMB 根据定期审阅和评价有关临床试验的累积研究数据，按照统计原则就安全性、研究行为和进展，以及有效性向申办方提出建议和/或忠告。这些审阅和评价主要从以下几个方面进行：

• 招募率、不合格率、不依从率、违反方案率和脱落率，包括总体和各中心。

• 与研究有关的不良事件报告的中期/累积数据分析。

• 事件的中心评估与集中评估之间的一致性程度，以及试验组之间在重要预后变量上的平衡性。

• 可能应申办方的请求，对有关安全性的问题实施紧急审查与评估。

• 按照预设的统计学原则对有效性证据进行中期或累积性数据分析，包括重要试验受试者子集间的积聚效应。

• 数据的质量、完整性和及时性。

• 招募和慰留目标伦理依从性的适宜，包括妇女和弱势人群的参与。

• 对试验方案的遵循。

• 可能影响研究结果或试验数据保密性的因素，如试验方案违规、盲性状态的披露等。

• 某些外部变化因素或数据的变化可能影响受试者安全性或研究伦理的科学或技术发展。

若分析数据趋向于试验药物对受试者产生损害时，提前终止的统计考量常常比试验药物产生临床受益的提前终止考量更容易，因为通常证明提前终止的损害证据往往比寻求临床受益的证据要少。然而，在某些情况下要求建立更确切的损害效应较为关键，例如，如果主要有效性终点的有效效应正在浮现，那么出于受益-风险考量，就有可能需要对潜在重要安全终点的负面迹象进行精确评估。在这些情况下，申办方或指导委员会应根据外部因素或数据变化提出方案变更建议，以便最大限度地减少内部获知的比较性结果所导致的影响/偏倚。相关试验结果的发布可能会对正在进行的试验的设计甚至试验是否继续进行产生影响。在某些情况下，尤其是相关试验中发生非预期的安全性问题时，申办方可能会将这些外部因素或数据递交至 DSMB 以促进其对数据的关注。有时相关数据也可能是被公开报导。根据外部因素或数据的分析，有可能可能导致 DSMB 对试验项目给出多重建议，诸如：终止试验；终止一个或多个试验组别；改变目标人群、剂量和/或干预疗程；改变监督方向；使用合并治疗。DMC 还可能建议更改知情同意书内容、研究者手册和/或建议申办方以书信的方式将外部结果告知受试者。

② 伦理学监督，对临床试验项目风险-受益、继续、修正或终止向申办方提出建议。这些建议可以包括以下内容：

• 试验数据分析显示受试者的风险-受益没有重大变化，或安全性有基本保障，试验项目可以继续按照试验方案的设计进行。

• 按照安全性数据的审阅结果对研究方案做修正。

• 当 DSMB 认为干预措施的潜在受益不太可能超过风险时，如死亡、脑卒中或不可逆的严重疾病的恶化，应严重关切继续招募受试者的伦理适宜性，并出于对观察到的不良事件的程度和类型的担忧，可能会建议试验暂停或提前终止临床试验。在其他情况下，DSMB 可以建议采取终止以外的措施，以降低不良事件的风险。例如，DSMB 可能会建议：

-如果干预的风险似乎集中在特定亚组，则更改招募标准或筛选程序。

-改变产品剂量和/或服用时间表，如果观察到的不良事件似乎可能会因此而减少的话。这种改变可能需要在具有多个试验组的研究中放弃某一特定的试验组。

-通过更改知情同意书将新发现的风险告知当前和未来招募的受试者，并在某些情况下与当前受试者重新签署知情同意。

③ 有效性监督，出于安全性目的中期数据监督并不意味着 DSMB 只应该审评安全性数据。在确定是否因为潜在的安全风险而修改试验设计或提前终止时，DSMB 还应在审评中考虑潜在的治疗效益。因此，申办方应计划向 DMC 提供足以确定受益-风险的数据和分析，同时采取适当措施确保试验结果的完整性。必须注意的是，有效性累积数据或中期分析应按照预定规范和适宜方法进行，以避免反复查看累积的比较性数据而增加获得错误结果的概率。在试验早期阶段，对治疗效益的评估是不稳定的，在对无效产品的试验期间，有很大的概率在多次中期分析中的某一次观察表面上具有统计学意义但实则为假获益的结果。在 DSMB 和试验指导委员会都能接受的预先制定的统计监督计划的指导下，通常只有在统计学上强有力的疗效数据令人信服且假阳性风险较低时，DSMB 才能根据显著的有效性阳性结果建议提前终止临床试验。统计监督计划应明确说明提前终止的标准，这一点应包括在 DSMB 章程以及统计分析计划中。

④ 无效性监督，DSMB 的一个相关目的是确定试验产品的无效性。如果中期数据表明试验药物对受试者没有获益，DSMB 可能会考虑继续试验是否徒劳无益（即若试验完成也极可能试验是失败的），并由此可能建议提前终止。在这种情况下，需关注假阴性结论的可能性。这种情况下需要应用现有的统计程序来指导无效性的判定。从伦理学和适应性设计原理来看，确定试验是否不再可能得出有效的结论后提出停止入组的建议，以利于保护受试者免于进一步被暴露于可能无效的研究产品并节约资源。

⑤ 某些适应性试验设计的监督，DSMB 或单独的适应性管理委员会（adaptive management committee）应确定是否要实施试验设计预设的适应性策略。适应性设计被定义为一种允许根据试验中积累的受试者数据对试验设计的一个或多个方面进行前瞻性计划性修改的临床试验设计（参见 6.2.7.2 节）。这可能包括预先制定有效或无效的终止试验标准所进行的中期分析。其他可能调整的设计方面包括样本量、研究组别（例如，消除一个或多个特定剂量组）、更改随

机比率和试验人群、将为招募显著至预先指定的试验组（适应性富集设计）等。有些调整可以基于试验中积累的盲态或非比较数据。例如，如果试验中的总体事件发生率较低，则可以决定增加试验规模或引入预后富集。这种调整应在研究方案中预先规定，或由无法获得比较性数据的团队进行；因为不涉及中期结果的揭盲，所以这种调整不会威胁到试验的可信性。如果试验指导委员会或申办方对比较性的数据保持盲态，他们亦可以合理地进行这些调整。如果调整是非盲的（包括那些治疗组别被标记为 A 和 B，而不是治疗组和对照组的情况），则不仅要预先指定调整的时机，而且还要以旨在保持试验可信性的方式进行。如果涉及盲态试验中保持非盲状态，DSMB 或允许非盲管理的适应性管理委员会可以承担此种适应性调整分析，并向申办方建议需实施的特定适应性设计要素。如若如此，此职责应在 DSMB 章程中明确说明，这也确保 DSMB 的主要重点是既要确保受试者安全，同时维护试验的可信度。

DSMB 审阅的相关数据及其报告多直接来自申办方数据管理团队和/或统计师，其本身成员无须参与临床试验数据管理过程。本质上，提供给 DSMB 的临床试验数据及其报告内容与其他临床试验数据和报告并无区别。这些数据及其报告应当根据 DSMB 章程规定的时间，收集相应比例的试验项目样本信息，或试验项目全部数据的子集，供 DSMB 计划/非计划召开会议时审阅。在有些特殊情况下，DSMB 可以要求数据管理团队提供有针对性的特殊数据及其报告内容。DSMB 审阅的临床试验数据可以是非盲态数据。这种情况下，需要建立盲态试验数据处理和传输过程中，DSMB 以外人员保持盲态的操作规程，以及 DSMB 内部揭盲和产生的审阅报告仍然保持盲态的管理规程。例如，对处理和传输数据采用权限控制、加密、证书等相应手段。若以邮件传输数据，则应对数据做加密处理，且密码与数据分两封单独的邮件发送。所有递交给 DSMB 的数据必须确保符合真实、准确、完整和可靠等高质量数据的要求。

在某些情况下，申办方同一产品的多个相关临床试验需要建立多个 DSMB，例如同一产品在不同受试者群体中的试验。这些 DSMB 相对独立，但涉及的产品试验密切相关。当其中一项试验出现非预期安全问题时，DSMB 之间可以考虑共享保密的中期数据，并且来自两项试验的综合信息可能会改善两项试验的决策。相关研究产品的试验结果共享可能会带来潜在的保密性问题，所以 DSMB 章程应描述当涉及同一产品项目计划不同临床试验的 DSMB 成员不是完全相同时，如何共享信息的事宜。从伦理角度来看，在考虑这两项试验做出相应变更和制定类似安全性措施

变更时，必须同时考虑这两项试验中的安全性相关问题。

DSMB 的会议频率取决于临床试验项目的相关因素，包括招募速率、安全性问题或突发不良事件的出现、数据的可获性和中期数据分析的频率等。在临床试验进行中，可以由 DSMB 成员、申办方、伦理委员会或主要研究者就安全性问题要求召开紧急临时会议。会议最好以面对面的形式举行，但电话会议或视频会议的方式也应该可以接受。一般来说，申办方的项目经理、项目医生或统计师负责计划和召集会议，并协调准备和分发首次会议资料给 DSMB 成员及与会人员。后续会议的准备可以在项目秘书或 DSMB 秘书的协助下完成。DSMB 的统计师作用不能忽视，在每次会议前都应当根据申办方数据管理人员提供的试验监督报告、SUA 总结报告、盲态或开放式数据或信息，准备好试验项目数据列表或监督报告，以供 DSMB 成员对试验项目的评价。每次会议的议程通常可以由项目经理或医生与 DSMB 主席共同起草。如果 DSMB 成员不能亲临会议现场，可以通过电话或书面评注的方式出席。首次 DSMB 会议需要在临床试验启动前或启动之后不久就召开。以后的 DSMB 会议视试验进展或按照计划在整个试验项目过程中召开若干次，但至少不得少于每年一次。首次 DSMB 会议主要是审阅和讨论试验项目的文件和 DSMB 操作原则，即

① 试验方案；

② 临床试验病例报告表和数据管理计划；

③ 数据安全监督计划；

④ 知情同意书；

⑤ 其他需要了解和讨论的试验项目文件；

⑥ 不良事件监督系统；

⑦ 中期分析报告要点（关键有效性和安全性结果，如果有的话）；

⑧ 中期报告频率（如果有的话）；

⑨ 诱发数据审阅或分析的标识因素；

⑩ 统计分析计划，包括表格、列表、图表（TLF）草案等，以及终止规则（见 6.2.7.1）；

⑪ DSMB 的章程，包括运行程序、组织结构、讨论和表决规则、会议结构、出席规定（开放和闭门部分）、会议频率和流程、会议记录和报告格式等。

后续 DSMB 会议大多取决于试验进度，如 5～10 位受试者入组后，或 30% 或 50% 受试者入组后等。如果试验项目中发生与治疗相关的 SUSAR 后，项目经理可以要求 DSMB 召开计划外安全性风险评价会议，此时，DSMB 委员应即刻与研究者同时收到盲态或非盲态报告。后续 DSMB 会议的议程应根据前次会议的讨论与建议，以及前次会议以来研究中发生的事件或与研究有关的事件来制定，其主要的议题包括但不限于：

① 研究进展；

② 累积的安全和招募数据，如 AE/SAE 发生率、SAE 列表、安全性问题和未知安全性事件、预计试验风险分析等；

③ 其他外部和内部因素对试验项目的影响；

④ 对试验项目的结论，即继续、修正或终止。

DSMB 的会议通常由两部分组成。第一阶段会议为开放式会议，申办方代表和其他应邀非 DSMB 人员，如指导委员会成员、研究者、药政或伦理代表或者独立的咨询顾问等，可以列席或旁听开放会议的讨论，以便对 DSMB 提出的问题作出澄清或回答。申办方可以利用公开会议向 DSMB 提供可能与正在监督的试验相关的外部数据。广泛的参与有益于试验的开展。这为那些具有试验相关知识的人提供了一个能够与 DSMB 分享见解并提出问题供 DSMB 考虑或关注的机会。另一部分为闭门会议，即禁止旁听会议。这一阶段的会议只允许 DSMB 成员及进行分析和向 DSMB 汇报中期分析结果的统计学家出席，以利于非盲状态下审查或讨论比较性中期有效性和安全性数据，并对试验进程作出书面建议，这样既可以实现 DSMB 与负责临床试验的小组与个人的相互交流，又可以确保委员会建议的独立性与完整性。开放会议的内容一般包括：

① 研究的实施与进展中遇到的问题的数据汇总，如受试者的人口统计学和基线特征及处置；

② 安全性和有效性数据的累积或汇总后发现的问题讨论，如入组状况、方案偏离/违背、不合格受试者；

③ 盲态的与非保密的数据问题讨论，如受试者招募信息、基线特征、完成随访、方案依从和方案实施、受试者的用药信息等；

④ 与研究有关的任何新的信息/公开发表的文献审阅；

⑤ 前次会议的问题跟踪和行动结果检查；

⑥ 任何新发生的试验方案违规事件的评价；

⑦ 研究机构 GCP 监督报告总结（如果有）。

闭门会议的内容一般包括：

① 揭盲的数据与机密情报的审阅和讨论，如揭盲后主次终点的分析、试验药物相关的特殊 AE 等；

② 揭盲后严重不良事件的严重程度与严重性分析，如 AE、SAE、导致受试者退出的 CTCAE 3 或 4 级 AE、导致受试者退出 AE 的发生率、导致受试者治疗中止或死亡的发生率等；

③ 揭盲实验室分析，如实验室检查数据；

与基线相比，治疗后出现明显异常（如 CTCAE 3 级以上），生命体征、12 导联心电图及其安全性指征治疗后与基线相比明显异常等；

④ 全球的与各机构的开盲安全性数据的总结；

⑤ 前次机密会议到这次会议期间申办方或试验机构提供的其他任何相关的信息；

⑥ 中期分析审阅和讨论；

⑦ 递交给研究者和药政部门的治疗相关的 SAE 盲态报告，如 CIOMS 报告等；

⑧ 任何必须做出的继续、修正或终止临床试验的结论或建议。

闭门会议结束后，DSMB 可以再次与申办方会面，转达 DSMB 提出的任何建议。会议纪要或报告应当由 DSMB 主席起草，经 DSMB 成员商讨后，在会议结束后的 2 周内完成批准程序。会议纪要应按开放部分和闭门部分分别记录。开放部分应总结 DSMB 的审查结果，包含足够的信息来解释所提建议更改的理由，并包括继续、修改、暂停或终止研究的建议。这部分会议纪要不应含有任何揭盲的信息，因为其除可以分发给 DSMB 成员外，还可以分发给申办方、研究者以及其他与会者，或酌情传达给参与审评的伦理委员会。如果没有更改的建议，报告内容可以仅为"DMC 建议试验按设计方案继续进行"。其他在给申办方的报告中的建议包括任何公开会议的讨论概述。闭门会议纪要只分发给 DSMB 成员，包括因故缺席者，除非章程中有另外的说明。闭门会议纪要应在研究结束时，或在 DSMB 章程指定的时点呈交申办方。DSMB 的结论或建议必须以书面形式提供给申办方（表 20.56），后者有义务将 DSMB 的书面建议转交给中心伦理委员会或通过研究者转交给地方伦理委员会。根据 DSMB 章程，所有 DSMB 会议文件，包括会议纪要或报告都应当注明日期，编档与存档。专门从事 DSMB 服务的公司也需要制定自己的 SOP，各种记录和文档保留、维护与存取程序。对于随机化代码或列表的归档，SOP 应包括特殊的安全措施。在试验项目结束后，DSMB 的档案材料应当交给申办方，申办方应当将 DSMB 文档和试验项目的主档案合并保存。编制与归档的文件应包括但不限于：

① DSMB 章程；

② DSMB 所有成员的履历，DSMB 成员签署并注明日期的声明：他/她理解其职责，作为 DSMB 成员，不存在与其履行职责目标相冲突的利益；

③ DSMB 所有收支的记录，包括 DSMB 成员的报酬与报销；

④ DSMB 会议议程；

⑤ DSMB 会议纪要；

⑥ DSMB 收到的所有资料的副本，包括申办方的报告；

⑦ DSMB 提供给申办方的建议的副本；

⑧ DSMB 所有的正式业务信函的副本。

鉴于 DSMB 独立性、科学性和保密性要求，其闭门会议的非盲态数据应存放在上锁书柜或文档室中，只有授权的独立人员，如独立统计师或 DSMB 秘书等才可接触。非盲态数据的电子邮件及电子文档亦需保存在安全的和有访问权限控制的电子系统中。非盲态数据打印：不能在不安全的或公开的区域打印，且打印过程中需保证数据的安全性。如果涉及非盲态数据的传送，需注意采用保密文件密封包装后的快递方式。如果通过电子邮件发送加密的电子文档，需遵循电子文件传输保密规程要求，如密码需分开发送等。

DSMB 通常在临床试验后期（Ⅱ/Ⅲ期）中根据试验的需要而被要求设置。在早期（如Ⅰ期）临床试验中，特别是 FIH 剂量梯度试验设计中（参见 6.2.5 节），有可能出于对剂量梯度探索中出现的毒性不良反应是否属于剂量限制性毒性（DLT）的评估需要，设置安全监督委员会（Safety Monitoring Committee，SMC），其主要目的包括但不限于：

① 根据方案 MTD 或 DLT 的定义，评估Ⅰ期临床试验中出现的毒性不良反应是否符合方案规定的 MTD 或 DLT 定义，以便决定可否准许受试者接受下一剂量组，或是否需要增加另一剂量组的受试者给予等同剂量药物（如 3＋3 设计）继续进行安全性观察。

② 界定早期试验剂量队列设置及相关剂量选择的原则。

③ 根据早期试验项目的安全性数据，对项目继续进行与否或剂量递增等关键步骤做出决策。

评估 FIH 剂量梯度的 DLT 时，可以采取的评估方法通常包括但不限于：

① 由方案规定的 SMC 形式进行所有毒性不良反应的风险和是否符合 DLT 定义的评估。

② 由申办方医学监察和研究者组成的项目小组以组间评估（group assessment）的方式进行：在 3 人一组的试验药物梯度剂量中，当某位受试者服用某一剂量梯度而出现毒性不良反应后，研究者通常需要暂停继续给药并密切观察临床毒性症状的状况，必要时治疗受试者，直至毒性不良反应症状缓解或消失。

③ 采取组间评估和 SMC 相结合的方式开展。例如，当第一个 3 人服药小组受试者有一位受试者出现毒性不良反应时，以组间评估的方式来决定：

表 20.56　DSMB 会议建议报告示例

<试验项目标题：独立数据安全监督委员会建议>

送交：<申办方名称试验行政管理委员会主席>
会议日期：
试验方案编号：
出席会议成员：

　　负责审阅和监督临床试验项目<试验项目编号>安全性数据的本 DSMB 已审阅了<申办方名称>提供的安全监督报告（报告编号××××，报告日期<年/月/日>）

在开放会议期间，商讨内容总结如下：

鉴于上述结果，本 DSMB 建议如下：
□继续临床试验，并不用对试验方案作出修改直到下次例行会议
□继续临床试验，并不用对试验方案作出修改，但应计划一个临时会议
下列日期已被建议为所建议的临时会议日期<年/月/日>。该日期需要与申办方试验项目行政管理委员会主席确认
□继续临床试验，并不用对试验方案作出修改，但应要求申办方提供另外的专家审评和分析报告
<在此描述需要审评方面和递交另外审评报告的截止日期>
□继续临床试验，并按照上述评审建议修改试验方案
<在此描述建议内容和列出需修正的试验方案方面>
□根据下列概述，需要与申办方一起召开一次联席会议讨论安全性和有效性的问题
另外评注：
□根据下列概述，建议暂停临床试验，直到安全性和有效性疑虑获得解决
另外评注：
□根据下列概述，本试验药物存在安全性和有效性问题，建议终止临床试验
另外评注：
□根据下列概述，本临床试验的终点目标已达到，建议提前结束临床试验
另外评注：

□根据下列概述，本试验药物的疗效和安全性已获得充分证实，建议提前结束临床试验
另外评注：

_____
数据监督委员会主席　　　　　　　　　　　日期

　　a. 该毒性不良反应是否属于 DLT；

　　b. 如果不属于 DLT，是否可以继续下一剂量药物的服用；

　　c. 如果属于 DLT，是否按照方案设计需要增加另一个 3 人小组（如 3+3）进行观察等同剂量的安全性 DLT，或终止剂量梯度的进行。只有当组间评估无法达成共识时，才启用 SMC 的评估机制。有些试验项目中，出现毒性不良反应后进行组间 DLT 评估。当涉及下一剂量梯度递增时，则必须由 SMC 评估后才能继续进行。

　　对于观察，评估和报告受试者出现临床毒性不良反应事件，研究者应当承担主要职责。如果没有毒性不良反应出现，通常不需要 DLT 组间评估和/或 SMC 的介入。由于毒性不良反应而需暂停继续给药并延长观察症状时间，或需召集 SMC 会议评估毒性不良反应是否符合 DLT 标准，都有可能使原定剂量梯度给药完成总体时间表延长。当涉及需要召集 SMC 会议进行评估时，尤其需要注意会议时间的预约，召开和会后纪要发布等环节的提前规划和协调管理，以便尽可能减少整体剂量递增时间表推进的延误。因此，项目经理需要在剂量梯度时间计划制订时有所考虑。采取 SMC 还是组间评估的方式对 DLT 进行评估，需要申办方项目经理（PM）在 I 期试验项目剂量梯度方案实施准备阶段予以规划，并在剂量梯度方案实施中负有监督管理职责。如果试验方案规定采取 SMC 的评估方式，则与 DSMB 章程制定流程管理一样，需要在项目启动前完成 SMC 的运营管理章程制定和批准，明确 DLT 定义，SMC 会议召集和主持负责人，参会成员资质要求，数据收集和报告方式，评估方法/频次和结果报告方式，SMC 决议执行规程等。SMC 成员组成不一定是独立于项目运营和管理的成员，即可以由项目组相关成员承担，如研究者、医学监察员、医学安全监督官等，也可以邀请部分非项目组的医学和临床人员担任。伦理委员会在审批 I 期剂量梯度试验方案时，对于有 SMC 设置要求的试验方案，应当对 SMC 的构建和运营规程管理予以审核。如果试验方案并没有设置 SMC 评估 DLT 的要求，则可以采取剂量梯度组间评估的方式对出现的毒性不良反应进行评估。组间评估的方法和流程可以

制定在I期项目管理计划中，参与评估的成员通常由试验项目研究者和/或项目医学监察员担任。各国药政部门对 FIH 临床试验剂量梯度中建立 SMC 与否的规定和要求不尽相同。项目经理应当根据方案设计要求和各国对剂量梯度 DLT 评估的行业实施规则来制定相应的剂量递增 DLT 评估流程和管理方法。开展国际多中心临床试验（MRCT）时，需要注意的是 DLT 的评估方法和标准在 MRCT 国家中应当保持一致。

20.7.2　终点评价和判定委员会

在临床试验数据的评价中，特别是涉及一些需要依据影像、放疗或病理数据做出临床判断的情形，或在开放式临床试验评价药物的有效性或无法做到完全双盲的情况下，需要建立终点评价和判定委员会（EEAC）来审评这些检测报告，以确定是否满足方案特定事件终点标准。其目的是保证事件的评价标准，并提供具有客观和中立的判断结果，尤其在一些涉及治疗死亡、威胁生命或复杂医学疾病的药物疗效评判时，特别是在多国多中心的临床试验中。EEAC 通常由临床医生或专业人员组成，可以由申办方委任，也可以是专业合同组织或独立顾问人员担任，如放射学专家或病理学专家。EEAC 专家依照临床标准对实际实验数据结果做出临床反应率的评判，而不是依据预设的实验测定结果对药物继续发展必要性做出结果判断，供申办方决策参考。EEAC 成员的选择也应与 DSMB 成员选择一样，注意潜在利益冲突的资质问题。根据方案要求，这种终点评估可以涉及实验室数据、病理学/影像学数据、尸检报告、体检描述、心电图检测数据、脑电图数据或其他任何重要的相关数据等。在进行评估时，无论试验本身是否以盲法进行，EEAC 一般不应知道受试者的分配组别。当终点具有主观性或需要复杂定义，且干预又不是以盲法方式进行时，EEAC 的作用显得尤为重要。EEAC 不具有像 DSMB 那样对中期分析评估负责，但通过 EEAC 的评估，有助于关键试验终点或 DMC 评估的数据能更准确，且无偏倚。EEAC 对试验终点的评估结果应当及时记录或整合在试验数据库中。

在一些多中心国际临床试验的环境中，不同背景的研究者通常负责评价受试者的疗效结果，这使得掌握统一评价疗效反应的标准变得困难，也容易造成治疗结果的评判由于各种研究者的主观偏见而带来偏差。如果申办方依据这种不准确的数据结论来判断研发药物的市场前景，不仅对未来患者群体的安全性不负责任，也会使公司股东或投资者的利益受到损害。所以减少数据解析的主观意识偏见可以降低药物发展中关键决策的风险度。EEAC 就是为了临床结果的无偏差评价而设立的，它可以使得所有的医学观察评价在统一的和可控制的程序中完成，并成为独立的评价

关键临床试验结果的有用工具。目前的临床试验实践中，根据试验数据对试验药物有效性和安全性的评价已成为申办方新药申请材料的重要组成部分，但如何保证关键研究结果评判的准确和无偏差是一个复杂而无严格章程可循的环节，这也是各国药政部门谨慎对待申办方新药申请材料中研究数据结论和药物适应证申报的原因所在。传统的数据监督委员会已成为较为普遍的工具，但它与 EEAC 的职责范围和观察重点还是有所差异。终点评价和判定需要较高的医学专业知识，比如，在治疗血栓药物的临床试验中，需要对试验药物治疗复发性心绞痛和顽固性心绞痛加以区别。所以，数据终点的独立评价不仅可以适用于中期或最后有效性终点的分析，也有助于确保数据监督委员会审阅的数据尽可能地准确和无偏见。EEAC 作为有效地保证关键临床试验数据评价无偏差的手段应当更普遍地在临床试验过程中予以运用。

EEAC 工作成效应当在盲态（即使临床试验本身可能是非盲态的）、无主观意识的可能性存在和清晰的疗效反应率定义的状态下才能达到预期的目的。它的操作和管理过程的要求包括（Kradjian et al.，2005）：

① 它的评价和判决受试者结果过程应当严格地独立于申办方行事，以避免偏见的介入或出现。

② 数据传递给该委员会的程序需要限制申办方的介入，即在最后研究结果确定前申办方不应当对呈报给该委员会的待分析数据有任何形式的接触。通过预设数据收集程序和外部数据管理或要求专人负责研究管理和数据处理的过程可以保证这一限制措施的严谨性。

③ 该委员会应该建立清楚设定评价数据结果和降低评价者偏差出现的书面程序，对于受试者的治疗组别应当以盲态方式呈现给评价者评判。

④ 该委员会应当有清晰设定的当评价者出现分歧时毫不含糊完成判决结果的程序。

⑤ 该委员会应当有独立于评价者和申办方的质量管理系统，即邀请独立的质量检查员审查限制数据接触的程序，参加数据处理和评判者的资历及依从性，评判数据结果过程的严格性及其质量保证措施。

所有上述过程及其人员的活动和职责范围应当严格规划，并记录在案和存档保留。图 20.29 展示了从研究者对终点的最初报告到最后数据库的建立过程中终点评价流程的一般原则。从图 20.29 中可以看出，申办方只有在整个临床试验过程中依靠数据管理的合同研究组织才能确保和做到避免申办方的介入，以及在分析中可能的偏见。所有统计分析计划和数据管理计划都应当依靠合同研究组织来完成，申办方可以拥有对这些计划的最后批准权，并协助监督其实施的严

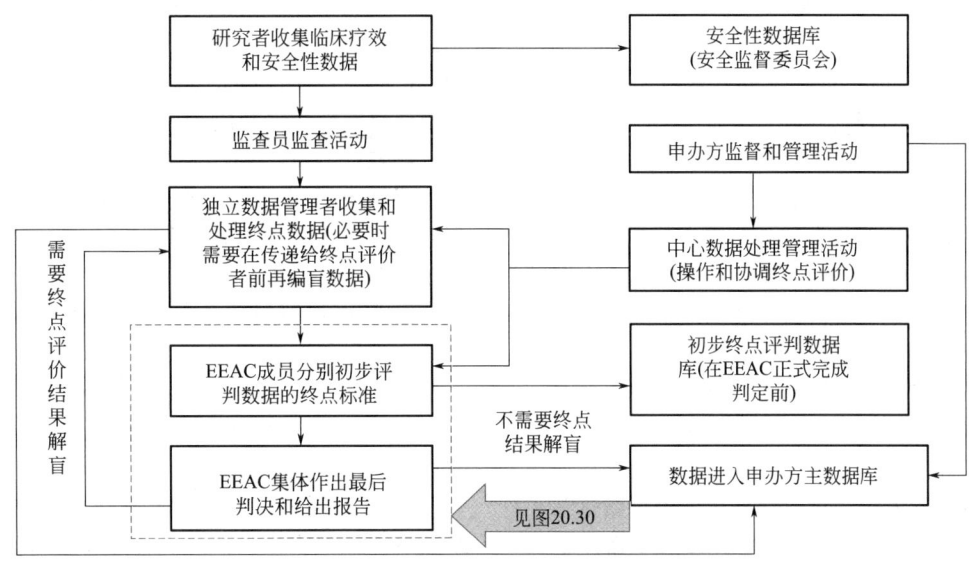

图 20.29　临床试验终点数据评价过程示意

谨性。换句话说，在这一过程中，合同研究组织按照数据管理计划负责数据管理的全过程，包括从研究者处收集经监查员核实过的病例报告数据、完成数据库的设立、数据输入（如果使用纸质 CRF）和数据清理，并按照统计分析计划完成数据分析和最后报告。申办方的临床操作和管理部门可以和 EEAC 一起建立终点评价程序及培训研究者和合同研究组织数据管理人员，质量保证部门（其管理和操作独立于申办方的临床操作和管理部门）负责监督终点程序严谨性的实施和稽查数据质量。

终点数据的类别取决于试验方案的设定，它可能是试验项目过程中生物影像的分析结果，也可能涉及多项医学诊断综合结果的判决。某些严重不良事件，如"死亡""危及生命"或"残疾"等也可能同时作为疗效终点的记录。例如，方案规定的肿瘤进展症状或体征不应记录为不良事件，除非比预期更严重或者研究者认为肿瘤进展与试验给药或研究程序相关。如果新发原发性恶性肿瘤，则该类事件被视为严重不良事件。对于某些作为疗效终点的"严重事件"或者死亡，如抗肿瘤药物试验中，受试者出现肿瘤进展，特别是盲法设计的，则可以被作为疗效事件终点记录而不需要进行加速报告；但如果该事件发生时，仍然处于安全随访期内，则应考虑同时作为 SAE 进行记录与报告。例如，抗肿瘤药物试验中，受试者因"明确的肿瘤进展"退出试验，在方案要求的 30 日安全随访期内出现器官功能衰竭而死亡，此时仍建议以"临床诊断"为名称进行 SAE 上报。上述情况需事先在方案中明确并确保方案获得批准方可实施。

在终点评价实践中，终点评价和判定委员会及其成员的选择十分重要，它直接关系到终点评判的质量和数据的可靠性。首先必须明确终点评价和判定委员

会与数据安全监督委员会是完全不同的临床试验数据监督团体，其成员不能相互兼职或重叠。终点评价和判定委员会的成员也应当避免与申办方有任何利益冲突。终点评价者必须具备丰富的相关医学领域专业的诊断和治疗经验，这样有助于终点评判的准确性和权威性。终点评价和判定委员会章程和数据安全监督委员会的章程相似，它应当明确：

① 终点评价和判定委员会成员、申办方和其他顾问的职责及分工；

② 从研究者处接收数据的程序，以及数据质疑的程序；

③ 如果需要的话，研究者收集终点数据或图像的标准或要求程序，比如，需要拍照时，灯光要求、取景角度、背景颜色等都应当有一个统一标准，或病理切片时，组织切片的现场处理或加工和中心加工的程序和要求；

④ 评价者对评价终点的医学定义和标准；

⑤ 质量控制和质量保证的程序，例如，如何处理遗失数据、如何处理不清晰图像数据或遗漏检测试验等；

⑥ 确保盲态数据的程序；

⑦ 中心数据接收和传递的程序；

⑧ 最后评价和判决报告的格式和内容要求；

⑨ 中心评价者选择的标准，以及工作报酬的标准；

⑩ 数据中心系统评价的培训要求和程序；

⑪ 用于数据分析的所有数据库的标准要求和认证程序；

⑫ 用于受试者的样本、病理图像或切片，以及评价数据和材料的储存要求和程序（如果有的话）；

⑬ 所有可能评价结果的定义和规则，如完全反应、部分反应、稳定疾病状态、恶化疾病状态等；

⑭ 当评价者出现评价结果不一致时中心判定的规则；

⑮ 如果需要的话，建立研究机构医生评价和中心评价者评价之间的判定程序。

EEAC 成员可以在收到中心数据处理人员提供的终点证据后，分别按照各自分工对终点数据作出初步评价。在终点评价过程中，数据中心应当随机分配终点数据给评价者予以评价。后续数据的终点评价可以在盲态的情况下继续由同一或不同评价者完成评价。EEAC 需要根据评价工作量的大小制定定期集体会议的制度，以便对初步评价作出最后判决。图 20.30 展示了盲态终点评判的一般步骤。经过终点评价的临床试验，终点事件的发生率可以比评价前的原数据有显著的变化（Mahaffey，1998），这表明依靠临床试验的原数据作出决策的风险要比经过终点评价后要大得多。中心终点评价和判定过程可以对终点事件的发生率和临床试验结果产生实质性的影响。所以，在设计多中心临床试验时，仔细选择终点标准极为重要，特别是当有多种终点事件作为主要试验终点的评价目标时。为了使终点评价和判定的标准一致，EEAC 应当根据试验方案的主要和次要终点目标的要求，预先制定终点评价和判定信息收集表。评价者在收到受试者相关终点数据后，根据信息表上的预设条目，完成终点事件的评判。表 20.57 列出了一项抗血栓药物临床试验终点事件评判表作为案例样本。这种终点事件评判表与 CRF 的区别在于每一位参加试验项目的受试者都必须通过 CRF 完成试验数据信息收集，但终点事件评判表在评价者看来，只有当受试者被怀疑经历了终点事件时才需要完成它。如果某位受试者没有经历任何终点事件，则评价者并不一定需要对该位受试者作出评判和完成相应的评判表。完成的终点事件评判表应当在事件被确定后由终点委员会主席签名和日期。在这份评判案例中，EEAC 要求研究者首先根据

终点事件信息完成终点事件评判表，EEAC 成员在收到终点事件数据后再作出自己的终点评判。研究者和 EEAC 的终点评价被进行对比，出现不一致结果时由 EEAC 对事件作出判决。

终点评判总结报告是终点评价与判定委员会在试验项目结束后必须向申办方呈报的终点事件分析报告，它可以作为申办方新药申请材料的一部分递交给药政部门。总结报告所包含的内容有：

① 所有被评判的受试者情况列表（受试者姓名缩写和编号等）；

② 终点评价与判定委员会成员列表；

③ 终点评价与判定委员会成员评判终点事件或阅读终点图像报告的规则；

④ 终点评价与判定委员会成员所完成的受试者终点事件评判表，包括评价者的签名和日期；

⑤ 质控文件，包括评价者的培训记录；

⑥ 核心实验室程序和报告文件；

⑦ 事件定量程序文件（如果有）；

⑧ 盲态评价系统规则（如果有）；

⑨ 终点事件定义或评判规则，以及所用方法和程序的概述；

⑩ 终点事件分析结果总结；

⑪ 引用源文件或数据库总结；

⑫ 任何评判过程中出现的问题和评判偏差。

终点评价与判定委员会的所有文件和记录在试验项目结束时应当全数转交给申办方。后者应当将所接收的文件与其他试验项目文件一起保存在临床试验的文档库中。总之，终点评价与判定委员会在临床试验中的运用可以减少偏见，使人们对临床试验的结果和药物研发的过程作出的决策更有信心。更重要的是经过终点评价获得的临床试验终点数据常被视为试验结果的客观结论，反映试验药物临床疗效的真实状态。

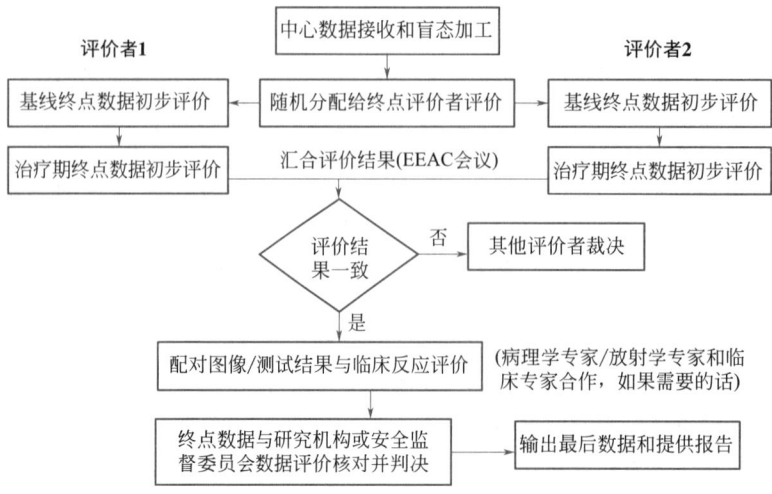

图 20.30　盲态终点评判程序示意

表 20.57　临床试验终点事件评判表示例
（临床试验项目：某抗血栓药物）

＜申办方名称和标记＞		终点事件评判表
＜试验项目标题＞		
试验项目编号：	评价者姓名：	评价日期：
受试者姓名缩写：	受试者编号：	研究机构编号：

请指出该受试者是否可能有血栓事件出现（深静脉血栓、肺血栓或二者）　□ 有　　□ 否

1. 研究者认为这个事件属于　□ 深静脉血栓　　□ 肺血栓　　□ 二者皆不是

2. 受试者在被确诊没有终点事件后，其接受了下列事件的早期治疗或由于怀疑下列事件已被终止参加本试验项目　　□ 深静脉血栓
　　□ 肺血栓　　□ 二者皆没有

3. 受试者由于下列事件接受了或正在接受治疗　　□ 深静脉血栓　　□ 肺血栓　　□ 二者皆没有

4. 诊断测试——请指出受试者接受了下列哪些诊断测试（如果有的话可以多种选择，如果没有检测的话可留空）

检测项目[①]	阳性	阴性	未确定	检测项目	阳性	阴性	未确定
□ 肢体超声波				□ 胸腔 X 线			
□ 对比静脉造影				□ D-二聚体			
□ MRI 静脉造影				□ 超声心动图			
□ CT 静脉造影				□ 其他			
□ 肺动脉造影术				□ 其他			
□ 螺旋 CT 肺造影术				□ 其他			
□ 肺扫描				□ 其他			
＿＿灌注法							
＿＿换气法							

①请附上相关测试的结果报告

5. □研究者相信血栓栓塞事件可以排除，因为＿＿＿＿＿＿＿＿＿＿＿＿＿＿＿＿＿＿＿＿＿
＿＿＿

6. □研究者认为血栓栓塞事件不能排除，因为＿＿＿＿＿＿＿＿＿＿＿＿＿＿＿＿＿＿＿＿＿
＿＿＿

7. 该受试者接受了　全髋置换手术 □　　全膝盖置换手术 □　手术日期＿＿＿＿＿（年/月/日）

8. 可能事件发生日期：　确定 □　　或　排除 □　日期＿＿＿＿＿＿＿＿＿（年/月/日）

9. 如果对可能事件治疗的话
治疗开始日期＿＿＿＿＿＿＿（年/月/日）
治疗结束日期＿＿＿＿＿＿＿（年/月/日）
治疗仍在继续　□

10. 其他重要信息：

终点评价与判定委员会判定

终点评价与判定委员会与研究者的评价结论一致　□

终点评价与判定委员会在下列事件的评价上与研究者的结果不一致　□

事件　深静脉血栓 □　　肺血栓 □　　二者皆不是 □

评注：

终点评价与判定委员会对事件的判定为

该受试者经历了　　深静脉血栓 □　　肺血栓 □　　二者皆没有 □

其他评注：

终点评价与判定委员会主席签名：＿＿＿＿＿＿＿＿　　签名日期：＿＿＿＿＿＿＿＿＿
终点评价与判定委员会主席姓名：＿＿＿＿＿＿＿＿

临床试验中的 DSMB 及其他监督委员会或组织的职责分工有所不同，可以简要概述如下：

① 与机构审查或伦理委员会（IRB/IEC）的关系　IRB/IEC 负责在试验开始之前和之后评估试验，以确定"受试者的风险是否最小化"和"受试者风险相对于预期受益（如果有），和预期试验结果的临床认知的重要性方面是适宜的"。其与 DSMB 的职责分工及关联性如下：

• 对于正在进行的试验，IRB/IEC 负责考虑向其监督的试验机构反馈关系到相关临床试验可否继续开展的信息，但 IRB/IEC 通常只能接触到盲态数据（即非对照性数据），且不会看到非盲中期结果。相对而言，DSMB 可以接触到试验中的详细数据，包括治疗组别的非盲中期疗效和安全性结果。

• 在可能发生严重病症或弱势群体参与的试验中，IRB/IEC 应询问是否已经建立了 DSMB，如果已经建立 DMC，IRB/IEC 会寻求有关其范围和组成的信息，作为监督工作的一部分。

② 临床试验指导委员会（steering committee）在某些临床试验中，申办方可以建立指导委员会，其成员包括研究者、未参与试验的其他专家，以及申办方的代表等。指导委员会可以担负监控试验的多个方面（例如，研究设计、研究实施中的质控，试验进展，诸如招募率、失访率、总体事件发生率，特别需关注的个体毒性和不良事件等），也会介入撰写和发布研究论文，但对各研究组别的结局保持盲态。它还可能根据试验的开展情况，建议采取其他措施来纳入可能的受试者，建议采取进一步的措施来探究试验中止的原因。其与 DSMB 的职责分工及关联性如下：

• 当存在指导委员会时，申办方可以选择让 DSMB 与该委员会沟通，而不是直接与申办方沟通。指导委员会和 DMC 之间的互动交流应在 DSMB 会议的公开会议期间（参见 20.7.1 节）进行，告知每次 DSMB 对试验审议后的建议，以便保持汇总非盲态安全性和有效性数据的中期分析结果的保密性。

• 在进行试验计划阶段，应当对指导委员会和 DSMB 的职责范围进行清晰的划定。

根据申办方要求或试验项目管理规定，指导委员会可以对 DSMB 每次评估后所提建议承担审核或批准权限。

③ 终点评估/裁决委员会（EEAC，参见 20.8 节）　如上所述，申办方根据方案设计与项目管理的需要，可以选择建立终点评估/裁决委员会来审评研究者报告的重要终点数据是否满足方案设计的终点事件标准，但需对干预措施保持盲态。其与 DSMB 的职责分工及关联性如下

• 鉴于 DSMB 可以接触到非盲数据（例如，非盲法、比较数据），所以 DSMB 不应对试验终点做出裁决。

• 终点委员会的裁决结果及时传递给 DSMB 进行审议，有助于确保 DSMB 审评的数据尽可能准确且没有偏见。

④ 临床监查员与安全性数据审核团队　申办方或申办方雇佣的 CRO 通常借助临床监查员（CRA）对临床试验采集的数据及其试验行为规范进行临床现场监查，以保证试验质量。临床监查员对受试者数据进行中心化或现场监查，以评估方案和 GCP 的依从性。他们还应审核病例报告表，尤其关注不良事件。临床监查员可以分为盲态和非盲态两类，前者应对试验分组保持盲态，并且不应以试验决策为目的来审核累积的有效性数据。DMC 对安全性报告和/或安全性累积数据的审核通常是建立在 CRA 递交的经核实过的安全性数据及其报告上的。

当严重和非预期不良事件与研究产品之间的潜在关系只能通过比较治疗组与对照组的事件发生率做出评估时，申办方可以考虑组建可以审评非盲安全性数据报告的专属团队（DSMB 或独立安全性评价团队）对不良事件予以评估，以便他们能寻找新出现的安全信号的证据。如果审议安全性数据的组织对出现不良事件受试者的信息非盲时，安全性数据审评团对应对有效性数据保持盲态。这类安全性数据审核团队可以对试验药物开发计划中多个试验累积的非盲安全数据及其安全性报告进行审评。根据安全性评价属性和试验设计要求，这些团队可以有不同的操作实践规范。

任何研究产品都可能引起不良事件 [即，它是严重和非预期的可疑不良反应（SUSAR）]，因而应根据已有安全性证据及时向药政监管部门报告严重和非预期不良事件。DSMB 或安全性数据审核团队有责任对这些数据或事件报告进行审评，即

• 审议安全数据的团队的角色职责不同于传统的 DSMB，可以有不同的操作实践规范，但审议非盲安全数据的人员应保持其独立性。

• 根据对非盲的安全性和有效性数据的审评，传统的 DSMB 可以因如下原因来建议申办方修改或停止试验，即研究产品：无效；试验药物、生物制品或医疗器械临床试验中已产生了非预期的严重不良事件，对受试者造成不合理风险的非预期器械不良反应；通常通过计划的中期分析结果已明确证明有效的。相比之下，审评累积数据的组织职责通常是确定是否建议申办方向药政监管部门和所有参与的研究者递交 IND 或 IDE 安全性评估报告。揭盲经历严重不良事件的受试者干预组别以便做出决策尤为关键，但审评累积安全性数据的组织不应接触有关有效性的数据。

• 一般来说，DSMB 向申办方报告安全问题并建议终止或对试验进行重大修改的监控阈值可能高于递交给药政监管部门的 IND 或 IDE 报告中从汇总数据获得的潜在严重风险的阈值。

⑤ 适应性管理委员会（adaptive management commiittee）　对于适应性设计的临床试验，可以建立一个有别于 DSMB 的专门的独立适应性管理委员会或团队，或者可以将进行适应性决策的任务指派给 DSMB，虽然其主要职责仍应是受试者安全和试验可信性。若要启用 DSMB 来支持适应性试验，最好是在成组序贯设计试验和其他具有简单适应算法的相对直接的适应设计的试验中。采用不同团队模式可能有助于每个委员会发挥其更相关的专长，使得 DSMB 能够最有效地集中精力履行其主要职责。或者采用单一团队（如 DSMB）来同时进行这两类任务，可以避免在多个监督组别之间的信息共享和交流互动等协调管理的挑战。负责承担适应性建议的委员会应由相关专家组成，包括一位统计师或熟悉适应性方法、监督计划和决策规则的统计人员。临床试验适应性管理委员会或团队根据方案的精心设计和预定的适应性计划，做出试验实施过程中的适应性建议或决定，并不是审评比较中期结果后识别潜在的适应设计因素来决定调整。

临床试验安全性的监督并不只是将在临床试验中发生的不良事件简单排列总结就可以完成的事宜，它涉及的范围和要求要比本章所讨论的方面广泛得多。只要在临床试验的准备和实施阶段，申办方能把药物安全性的方面和有效性方面一样加以重视的话，加上医生、患者和其他消费监督团体的协助，药物安全性的监督和药物风险-受益评价体系完全可以达到药政规范所要求的标准和期望。

（刘　川）

第 21 章

上市后药品安全性风险管理及其安全性数据分析

从药物警戒词根分析来说，希腊词药物写作为 *pharmakon*，拉丁词提防或保持清醒是 *vigilare*，两个词根的结合形成了药物警戒（pharmacovigilance，PV）术语。按照世界卫生组织的定义，药物警戒是与监测、评价、理解和预防药物不良反应或任何其他药物相关问题有关的科学活动。临床科学的目的就是要求对用于医学治疗的医药产品不良反应进行持续的监督、评价和信号检测，而大多数的上市后药品/器械安全性信息来源是不良反应的自发通报和报告。因此，上市后药品安全性监督的重要性不言而喻，其有助于识别新的有害信息，预防可能的药物不良反应，确保药品的安全使用和对患者的伤害，以及改善风险-受益比。这个任务需要制药公司、患者及其家属、消费团体或协会、药政部门和医务工作者（医生、护士、药剂师）的共同协作和努力。虽然上市后药品可疑不良反应事件的报告是一个自发行为，它的成功与否完全取决于制药公司、医务工作者和患者的参与。制药公司和医务工作者都应该本着对患者健康负责的态度把上市后药品不良反应事件自发报告作为他们专业职责的一部分，药政部门也应当把这一职责作为一个药政法律规范公布于众，并强制执行。药品安全性监督干系人，包括上市许可持有人（MAH）、药品营销经营公司、药品制造商、药品经营外包商等，都有义务向药政部门定期报告所有上市后药品不良反应事件自发报告和建立或遵循药物警戒制度。从某种意义上来说，上市后药品警戒管理是上市前药物警戒管理的延续。在临床试验期间，申办方就应当开始建立药物安全数据库，配备专职药物警戒负责人员，建立健全相关管理制度，直接报告药物不良反应事件，定期开展药物风险-受益评估，便于采取有效的风险控制措施。本章拟对上市后药品的安全性风险管理要求、流程、主要技术手段和管理要素等做出介绍。

21.1 全球药物警戒管理及其主要安全性监督和报告要求

21.1.1 全球药物警戒管理及其主要指南要求

国际上，与临床试验和上市后药品安全监督有关的国际组织包括世界卫生组织（WHO）、人用药品注册技术要求国际协调会议（ICH）、国际医学科学组织委员会（CIOMS）和国际标准化组织（ISO）等。表 21.1 总结了这些国际组织在药物安全性监督方面的职能。在临床试验和上市药物的安全性监督、报告和管理方面，遵循这些国际组织颁布的规范和原则已成为国际医药领域的共识。其中周期性安全性报告 PSUR（ICH E2C）是一个重要的全球化药物安全性活动监督的实践标准，其主要目的是标准化上市药物周期性安全报告的内容准备和全球通报程序（Klincewica et al.，1999）。要使得这一 PSUR 过程变得有效和完善需要多个专业领域的共同协调和努力，其中离不开公共卫生监督机制、药物不良使用和反应分析、专项医疗判断、数据管理技术、药政决策和法律考量等。药物公司、消费者、患者及其家属等的药物安全性意识和参与也对 PSUR 的质量和效能有着积极的作用。

表 21.1　国际药物安全性监督机构及其职能

国际组织名称	机构组织	职能	安全性监督和报告活动
世界卫生组织（WHO）	Uppsala 监督委员会（瑞典）	• 接收 83 个成员国（包括中国）的上市后药品不良反应事件报告，并保留和维护安全性数据库（＞4 百万条信息）	• 从数据库中累积的数据检索过去非预期信号 • 根据各国的请求在数据库中进行特殊安全性数据检索 • 发表和更新世界药物名录（WHO 药物字典）

国际组织名称	机构组织	职能	安全性监督和报告活动
世界卫生组织（WHO）	Uppsala 监督委员会（瑞典）	• 收集、分析和发送药物效益、危害、有效性和风险信息（"信号"） • 协助各国发展药物警戒技术 • 通过 WHO 信号警讯体系向各国药政机构发出可能药物安全性问题通报	• 编辑发行不良反应事件杂志 • 发表和更新不良反应术语（WHO-ART） • 举办药物警戒培训课程 • 组织和发表药物警戒科学文章 • 召集和协调与药物安全性相关的国际会议
国际医学科学组织委员会（CIOMS）	• WHO 和 UNESCO 于 1949 年共同建立的国际非政府和非营利组织，位于瑞士日内瓦 • 主要成员来自生物医学领域，包括 48 个国际成员组织和 18 个国家科学和医学研究所	• 协调和促进医学活动，特别是有许多国家和国际协会参与的活动 • 为国际医学领域提供科学利益的服务 • 长期在下列方面实施国际 CIOMS 计划： -生物伦理学 -卫生政策、伦理和人类价值 -药物发展和使用 -国际疾病命名原则	• 国际上（如 ICH）采用的药物警戒指南大多基于 CIOMS 工作框架 • 药物使用安全性要求。这项项目始于 20 世纪 80 年代，其目的是帮助国际社会实现现代药物和疫苗使用效益与风险平衡的关系 • 国际工作小组，已经完成 12 个相关安全性管理指南，其起草组成员来自政府和工业界，其目的是探索药物安全性问题和建议标准，面临问题的解决和纠正措施（见表 21.2）
人用药品注册技术要求国际协调会议（ICH）（参见 1.1.2(20) 和 4.1.3 节详述）	• 1990 年召开首次会议以来，已成为制定国际标准的国际化组织，美国、日本、中国等都是该组织的主要成员国 • 创始代表是来自欧美和日本等国家和地区的制药业界和政府药政机构，也有一些国家作为国际观察员参加 • 中国 2017 年加入成为核心药政成员国	• 建立药品注册的科学和技术标准 • 消除重复性检测和研究步骤 • 消除新药研发和上市的障碍 • 确保药物在质量（Q）、有效性（E）、安全性（S）和综合学科领域（M）方面建立保护公众健康利益的高标准 • ICH 的标准化已被欧美、日本、澳大利亚、中国等许多国家和地区接纳和采用	ICH 主要药物安全性监督和管理文件包括与安全报告有关的 E2 和 M 系列指南（见 4.1.3.3），以及主要 ICH 标准规范文件： • E3：临床研究报告的结构和内容 • E4：支持药物注册的剂量-效应信息 • E5：接收国外临床数据的伦理因素 • E6：临床试验质量管理规范 • E7/E11：支持特殊人群的研究——老年人和儿童 • E9：临床试验的统计原则 • E10：临床试验对照组别的选择 • E14/S7B：QT/QTc 间隙延长的临床评价 • E15：药物遗传学术语
国际标准化组织（ISO）	• 有 157 个国家参加的国际标准化研究组织联盟 • 总部设在瑞士日内瓦 • 非政府组织机构（与联合国体系由政府代表参加的性质不同）	协调、研究和颁布国际化标准	参加的主要活动 • MedDRA——监管活动医学词典（ICH M1） • WHO-ART——不良反应术语字典

表 21.2　十二个 CIOMS 指南一览表

CIOMS 序列	标准名称	颁布时间	标准简述
CIOMS Ⅰ	国际药物不良反应报告	1990	• 建立不良反应事件报告基础和发展标准化国际个案严重、非预期药物不良反应报告的 CIOMS Ⅰ 表 • 定义基本概念，如严重性，报告严重性不良反应事件的时间（15 天报告）等
CIOMS Ⅱ	国际药物定期安全性更新总结报告	1992	• 建立药物定期安全性更新报告（PSUR）标准。该标准已被许多国家所采用 • 要求每 6 个月、每年或每 3 年向药政部门递交 PSUR，取决于药物已经被批准上市多久 • 总结出现的所有安全性问题 • ICHE2A 是建立在 CIOMS Ⅰ/Ⅱ 基础上
CIOMS Ⅲ	准备核心药物临床安全性信息，包括研究者手册的新建议指南	1995 和 1998/1999	• 建立定义，建立和修正含有安全性信息的药物标签部分的国际协调化实践标准 • 许多国际药物公司已将这一指南变成公司建立药物核心安全性信息（CSI）数据程序的标准 • ICHE2C 是建立在 CIOMS Ⅱ/Ⅲ 基础上
CIOMS Ⅳ	上市药物的风险-受益平衡：评价安全性信号	1998	• 如何确定一个主要新的安全性信号是否需要对公众保健采取重要行动 • 如何确定药物风险-受益分析是否已发生了改变 • 指导在获得风险-受益分析结果后应当采取什么行动

续表

CIOMS 序列	标准名称	颁布时间	标准简述
CIOMS Ⅴ	目前药物警戒的挑战:程序化方法	2001	• 如何应对上市药物安全性的公共指南 • 建立报告时间表(如 15 天报告) • 详细描述自发报告系统 • ICHE2D 是建立在 CIOMS Ⅴ 基础上
CIOMS Ⅵ	临床试验药政报告的安全性信息管理和交流	2005	• 对下列机构和组织管理安全性数据,提出了具体指导原则 　-研究者及其研究机构人员临床试验行为指南 　-伦理审查委员会 　-数据安全监督委员会 　-药物药政机构 　-药物公司和其他临床研究机构(如大学) • 如何进行临床试验数据的风险鉴定和评价 • 如何进行临床试验安全性信息的药政报告和交流
CIOMS Ⅶ	研发期间安全性更新报告(DSUR)	2006	• 发展未上市药物和仍在临床试验(研究)阶段的药物定期安全性问题报告的概念 • 与 PSUR 的对等性——上市药物定期安全性更新报告 • ICHE2F 是建立在 CIMOS Ⅶ 基础上
CIOMS Ⅷ	信号检测(药物警戒信号检测的考虑要点)	2010	• 提供如何加强药物警戒系统和规范的综合方法和建议 • 展望安全性数据而非个案报告分析技术
CIOMS Ⅸ	降低医药产品风险的规范方法	2014	• 推荐降低分析措施的效应和价值,包括风险降低效应评价的框架表格 • 指出哪一类风险需要降低和降低的技术方法
CIOMS Ⅹ	证据整合和荟萃分析	2016	• 指出全面数据审核和荟萃分析的重要原则、考虑要点、依据和建议方法,便于在做出药政决策中能对全面最佳证据予以理解 • 上市前后都要考虑综合证据和总结结果的局限性 • 建议药物安全性数据系统分析时的技术统计方法和可以采用的重要工具
CIOMS SMQ	标准化 MedDRA 质疑的建立和合理应用:应用 MedDRA 检索药物不良反应	2016	• 提供如何建立、实施和解析采用 SMQ 检索得到的结果 • 指出很好理解 SMQ 与其他安全性问题有助于监督安全性风险,便于更好应用风险-受益评价结果 • ICH M1 是建立在 CIMOS SMQ 基础上
CIOMS	有效疫苗安全性警戒指南	2017	• 提供与 WHO 全球疫苗安全性倡议有关的共识原则 • 建议评估安全数据是否不足而需要额外的安全警戒要求的管理步骤

21.1.2　美国上市药品安全性风险评价和减缓策略概述

由于药品在上市前的安全信息有限,上市后风险还会逐渐显现,所以药品的风险是贯穿药品整个生命周期的。FDA 于 2008 年 5 月开始要求实施药品风险评价和降低策略(REMS)。它是在 FDA 过去的药品风险管理规范的基础上强化产生的。简单来说,REMS 是药政部门在说明书之外,用于管理与药物相关的已知或潜在的严重风险,为患者和医疗保健机构(处方医师和药剂师)提供药物和生物制品相关安全及风险信息的管理计划。其目的是要求上市许可持有人真正承担起确保药品效益大于风险的承诺和实践,确保患者能够在有效监控已知或潜在风险的情况下,继续获得相对安全且临床无其他可替代药品的使用。众所周知,药品应用风险主要包括的方面有:①药品不良反应(ADR),包括已知 ADR 和非预期 ADR;②药物治疗错误所致临床伤害;③临床药物滥用;④药品与化学品、其他药品及食物的不良相互作用;⑤药品在扩大临床用药适应证条件下发生的非预期 ADR 等。为此,2009 年 9 月美国 FDA 还专门颁布了

有关 REMS 计划报告内容和格式的撰写指南草案(FDA,2009)。它适用于绝大多数正在要求上市申请和处于临床试验中的研究药物,如 NDA、ANDA 和 BLA 等,以及已经批准上市的药品。在这个新的药政规范下,上市许可持有人必须根据新的药品安全性信息及时和准确地更新药品标签中安全性的表述或警示,以及在新药申请(NDA)的同时必须提交完整的药品 REMS 计划和相关的监管实施措施。如果已上市药品有新的安全性信息被获知,FDA 认为有确保药品效益大于风险管理的必要性,则 FDA 可以要求有关上市许可持有人,药品生产或销售商根据新的药品安全信息,在接到 FDA 要求后的 120 天内,或 FDA 认为的保护公众健康的合理时间内补充申报 REMS 计划。不能遵循 REMS 要求的上市许可持有人或生产厂商有可能面临 FDA 不批准或暂缓批准药品的上市申请。若发现已上市后药品标签声明有不符或误导之嫌,则根据药政违规行为的程度,FDA 可以对违规者做出相应的民事处罚。对于要求同时提交 REMS 的 NDA 来说,FDA 对 REMS 的批准将作为 NDA 批准文件的一部分,并作为公共文件公布于众。上市许可持有人也可以在没有被 FDA 要求的情况下,

自愿递交 REMS 计划，但 FDA 不一定会对这种自愿递交的 REMS 作出批准，除非 FDA 认为相关药物存在安全性风险问题，有必要制订 REMS 计划来监督药品效益和风险。从某种意义上来说，药品风险评价和降低策略管理应当贯穿于药物从研发到上市后的整个生命周期中。

ICH 曾于 2004 年 11 月颁布了药物警戒计划全球指南（ICH E2E，2004），其已被各国药政管理部门普遍采纳和实施。随后，美国 FDA 在 2005 年 3 月颁布了 3 项药物风险管理质量规范指南，即上市前风险评估、风险降低行动计划发展和运用以及药物警戒和药物流行病学评价质量规范。根据 ICH E2E 实践，美国 FDA 于 2007 年 9 月签署了 FDAAA 法令，规定当 FDA 认为在有必要确保药物治疗效益大于风险的情况下，可以要求新药申报者同时必须递交和实施 REMS 计划。在药物 NDA 审评时，FDA 会根据待批药物是否需要进行对风险-受益比进行跟踪监控，对 MAH 提出 REMS 要求。列在 REMS 中的安全性风险通常是药品的最严重风险，一般会被要求列在药品说明书中。在 REMS 计划中，除了要求必须提供给患者药品用药指南和专业药品标签或说明书，以及评估患者对指南和标签内容的接受和理解程度外，还包含了制订药品交流计划、确保安全使用要素（ETA-SU）和实施这些计划和要素的具体措施和系统，并且还必须包含一份 REMS 评价的时间表。其中的 ETASU 内涵是 REMS 中对药物进入市场最具限制性的部分，涉及医生的注册、患者登记、患者数据的不断收集和监控分发等要求（表 21.3）。所有这些计划对于药品的市场准入和销售都具有一定的规范要求，即对药品进入医院、医生办公室、药房和患者的方式和要求都有不同程度的影响。大多数拥有某种程度风险的药物可能比有较不严重不良反应的药品更要求提供 REMS 计划。例如，具有致畸性、心血管问题、血液风险、肝功能失常或致癌性的药品必须要求提供 REMS 计划作为上市许可持有人及其指定代表市场营销计划的一部分。治疗严重或威胁生命疾病，或提供特殊症状或过去无治疗药物的疾病的药物也可能被要求提供 REMS 计划。

表 21.3　药品风险评价和降低策略（REMS）计划内涵

内涵	描述	
	要素	措施举例
信息流通	• 药品说明书 • 药品使用指南 • 药品标签 • 研究者手册(临床试验中) • 知情同意书(临床试验中) • 相关文献和宣传	• 发放常规信息给患者和医务人员 • 评估患者对指南、标签或说明书内容的接收和理解程度
	• 扩大交流计划 • 特殊标签要求	• 药剂师、医师和护士教育、培训和咨询 • 发布 HCP 信函或通告 • 提出具体实施措施和方法 • 向临床专业医师团队或协会普及药品严重风险及其应对措施知识 • 24/7 临床支持计划 • 临床服务
确保安全使用要素（ETASU）	• 患者/医生/药房登记 • 保健管理	• 在药品分发前,患者、医生或管理药房人员的注册或登记 • 发放药品的专业医务人员的资质或培训证书 • 只有在专设环境中给药,如医院病房注射区等 • 药品只能由登记在册的医务人员开出或分发 • 需要有实验室检测结果表明可以安全使用的证明才能提供药品 • 要求登记者有证词表明其理解药品的风险 • 每个接受药品的患者有一对一的监督跟踪 • 治疗依从性和遵循监督
	• 患者数据的采集 • 患者健康监督	• 在分发药品前,患者某些数据的收集,如化验结果 • 在药品分发给患者后,跟踪收集患者的数据,以便监督药品的风险和安全性 • 当药品被开出后只在特定的时间内分发 • 当分发处方药时,检查是否在处方上贴有"患者符合接受此药品所有条件"字样的标签 • 患者服药状态的监督 • 要求服药并确认定期联络医生和完成相关的后续检查,以确保使用的安全性和无不良事件发生 • 患者监督文档的完善

续表

内涵	描述	
	要素	措施举例
确保安全使用要素（ETASU）	• 药品分发的监管 • 限制分发系统	• 对药品的分发实行监控管理和建立相应的数据库，以确保 ETASU 的要求得到落实 • 有证据显示接受药品的患者具备使用药品的安全性的条件，如化验报告 • 采用切实可行的分发监管模式或工具，如与药房分发数据的联网 • 在特定的可控环境中分发专项药品，如医院病房、配有治疗可能风险设备的医生办公室或医疗环境等 • 对医务分发程序和数据记录定期进行稽查，以确保安全使用措施的依从性
REMS 评价时间表	风险管理和降低实施计划	• 风险评价和降低策略效益再评价程序 • 风险评价和降低策略计划修正或改善程序 • 承诺上市后继续进行相关安全性研究和跟踪研究

REMS 计划书通常由两部分组成，一部分包含 REMS 的主要目标、产品和联络信息及具体内容要素，一旦被批准，需要按照其中制定的要素予以实施。另一部分为 REMS 的支持性文件，它扩大了 REMS 所包含的信息，允许包括那些没有被列在 REMS 中的其他信息，如合理性的解释、背景资料、对 ETASU 建议的解释（如为何 ETASU 的措施与严重风险有关，并可以降低风险性），显示有关安全性监督措施不会增加接触药品的患者的负担，或从实践的角度上所建议的 ETASU 措施如何最大限度地减少卫生保健药物分发系统的负担，与类似风险药物的安全性措施的可比性和相同性，以及与现有药品分发体系的匹配性等。有关 REMS 计划的样本可以从 FDA 网站中"上市后药物安全性信息"栏目中获取。在 REMS 的计划中，必须含有对安全性监督措施进行实施监督评价的时间表，即批准实施后的 18 个月、3 年、7 年或其他特定的评价时间频率，申报者必须对药品风险的监督管理成果或效益进行评价，以确定是否有必要对风险管理和降低计划进行适当的调整或修正。对 REMS 实施结果进行评价的方法，以及选择这些方法的依据需要在计划中有所表述，如问卷式调研、登记式研究、上市后药品临床试验或研究的设计、某种模式的数据系统分析等。REMS 实施监督评判的预期结论标准或目标值，以及达到这些目标值的预计时间或在哪些情况下需要对 REMS 进行修正等也需要同时予以阐述。如果安全性疑虑可以排除或消除，上市后 3 年 FDA 可以取消评价要求。一般来说，RMES 评价活动最好能在规定递交给 FDA 日期的 60 天前完成，其 REMS 效益评价报告需要在规定的时间或之前递交给 FDA。例如，REMS 计划批准日期为 4 月 1 日，则第一次实施监督评价报告递交的日期为当年的 10 月 1 日，启动第一次实施监督评价程序的时间不应早于当年的 8 月 2 日。需要另外增加 REMS 实施监督结果评价的情况包括但不限于：

① 当申报新的药品适应证应用时，除非批准的 REMS 计划包括了对其的评价时间表。

② 当 FDA 认为根据新的安全性或有效性信息有必要修正 REMS 实施结果评价时间表或医药指南、患者的说明书、交流计划，或确保患者使用计划应当被修正、增加或减少内容时。

③ 当已批准的 REMS 计划中列出的评价修正要求满足时。

④ 如果 FDA 认为需要撤销或暂停已授予的批准的情况出现时，需要在 15 天的时间内完成 REMS 评价。

任何 REMS 计划的内容，包括支持性文件，需要用英文完成。任何非英文的文件或信息不会被 FDA 接受，并不会作为被批准的 REMS 计划的一部分。值得提出的是 REMS 所引起的最大变化点在于增加医务工作人员的工作量。由于 REMS 计划中有要求完成相应的培训和证书程序，这无形中减少了医生看顾患者的时间，增加了药品推广的程序，也影响到药品的销售成本。所以，上市许可持有人在实施 REMS 时，应当寻求更有效的市场策略来降低患者的用药成本负担，比如医保计划对患者或医生的援助等。此外，在 REMS 中规划的实施行动结果，及其安全性风险跟踪和更新信息应当包含在上市后药品更新安全性报告中。当上市许可持有人或 FDA 要求更新 REMS 时，上市许可持有人必须按照要求重新递交新的 REMS 给 FDA（FDA，2019a）。按照 FDA 新的指南概述，一般 REMS 或重要 REMS 修改的标准和例证如下。

（1）一般 REMS 更新　修改的 REMS 内容对药品的严重风险或安全使用影响有限。例如：

① 新批准的服药剂量或服法。

② 药品剂型或剂量的撤销。

③ 新批准的学名。

④ 增加、删除或修改 REMS 中涉及的其他药品，不是 REMS 要求监控的药品。

⑤ 一些图标的变更，包括生产商标识符等。

⑥ REMS 列出的 DHPC 信函列表。

⑦ 将现有一些形式的表格变为其他在线表格，如处方、HCP 或患者登记表等。

⑧ 变更 REMS 呼叫中心服务时间。

⑨ 更改 REMS 管理方式或行政管理信息，如增加批准的 REMS 信息至网络宣传，改善网络流程使其使用更便捷。

（2）重要 REMS 更新　修改的 REMS 内容对药品的严重风险或安全使用有重大的实质性影响。例如：

① 增加、删除或修改 REMS 目标。

② 增加与药品相关的新的严重风险信息。

③ 增加药品用于新的适应证患者群，且可能改变其严重风险或效益。

④ 增加影响患者安全性的药品服用信息。

⑤ 作为安全性使用的文件部分，更改所要求的患者实验室检测的类别、频次和/或时间点。

⑥ 任何 REMS 中涉及服药指南的内容和 FDA 要求的变更批准信息。

⑦ 增减 REMS 要素。

⑧ 涉及重大 REMS 要素的修改，如改变 REMS 评价偏离和次数，更改 ESASU 中发药给患者时所要求的核实流程，增加新的与严重风险信息有关的 DHPC 信函，增减 REMS 或 ETSAU 的网络交流计划等。

⑨ REMS 工具的重大修改，如修改处方登记表

内容，要求增加开处方者对严重风险有知悉的声明；广泛修改患者手册，使其能更好地向患者宣教药品的严重风险；增减开处方者的培训工具，如幻灯片或安全信息手册等。

⑩ 修改发布 REMS 信息的建议。

⑪ 更新供医生或药房培训材料的描述语言，使之反映说明书中心批准的警告或警示信息。

⑫ 更新患者宣教手册的新批准语言，使之增减新的 AE 信息或药品相互作用信息。

⑬ 增减新的 ETASU 中有关安全使用条件的信息。

当 REMS 递交 FDA 并被审阅，且 FDA 提出需要进一步修改时，上市许可持有人需要按照 FDA 要求在 10 天内完成修正并重新递交。任何形式的 REMS 更新都必须在获得 FDA 批准后实施。显然，随着风险管理和降低计划的推广和更加复杂化，尽早筹划 REMS 计划，并将其作为市场策略计划的一部分会成为上市许可持有人药品市场竞争成败的关键，因为它直接影响到相关药品的 NDA 能否按照时间表被药政监管部门及时批准，并被医生和患者们所接受。

21.1.3　欧盟药物警戒管理规范指南概述

欧洲药品管理局（EMA）对药物警戒管理规范发布过系列专项指南。这些指南使药品安全性监督干系人的药政警戒流程规范管理更加合理、明确且高效，避免无谓的药物警戒工作，更着眼于风险监督管理，并有益于患者和公众的医药保健利益。这些模块和附件文件见表 21.4。

表 21.4　EMA 药物警戒管理指南的模块和文件

GVP 模块	名称	内容概要
GVP 引言	—	该文件介绍所有 GVP 模块及其附件的细节,包括 • GVP 背景 • GVP 发展历程及其最新更新 • 药物警戒目标 • 欧盟药物警戒:不同角色的责任 • GVP 的法律基础、范畴和规程 • GVP 的维护和进一步发展 • GVP 架构 • GVP 中法律要求的依据 • 公众咨询的规范建议
GVP 模块 Ⅰ	药物警戒系统及其质量体系	本文件指出上市许可持有人、药政部门及欧盟成员国应如何建立和维护 PV 系统质量,描述这些组织的系统在 GVP 各模块及其特殊 PV 流程中应如何互动,并保持一致。文件要求 PV 系统应监督上市医药产品的安全性,监测产品风险-受益比发生的任何变化。药政部门有责任维护其药物警戒系统以完成所要求的药物警戒活动
GVP 模块 Ⅱ	药物警戒系统的主文档	药物警戒系统主文档(PSMF)是上市许可持有人采用的 PV 系统,其应当含有上市所有产品的详尽安全性信息。本文件描述了 PSMF 的管理要求,诸如文档维护、内容格式和相关递交药政部门的要求等
GVP 模块 Ⅲ	药物警戒药政检查	本文件含有计划、实施、报告和跟踪药政 PV 检查的要求,概述各相关角色在其中的职责

续表

GVP 模块	名称	内容概要
GVP 模块 Ⅳ	药物警戒稽查	本文件对欧盟成员国中计划、实施和报告法定要求的稽查及其运营规程提出指导性建议。其目的是要提高 PV 稽查的绩效,特别是要使稽查流程标准化,以促进其流程的一致和简便。本指南的原则与国际认可的稽查标准一致
GVP 模块 Ⅴ	风险管理系统	风险管理计划(RMP)的目的是在进行识别、定性和减缓产品重要风险活动中必须对其活动做出记录和跟踪。RMP 的要点包括: • 医药产品的安全性属性的识别或性质检定,重点在于重点潜在风险的识别及其缺失信息的判断,也涉及哪些安全性问题需要主动管理或安全性属性应进一步研究 • 定性和定量临床相关风险和识别新不良反应的 PV 计划 • 风险减缓措施的计划和实施,包括这些活动效果的评估 本模块应当与 GVP 模块 ⅩⅥ 及其补遗指南要求相结合 RMP 计划模板可以参考 EMA 的指南
GVP 模块 Ⅵ	医药产品可疑不良反应的采集、管理及其报告递交	本文件强调欧盟成员国、上市许可持有人和药政部门,在收集、数据管理和递交相关医药产品可疑不良反应个案报告(严重或非严重)时适用的法律要求
GVP 模块 Ⅵ-补遗 Ⅰ	可疑不良反应报告的重复管理	本文件规范了检测、确认和管理重复案例报告时可以采用的方法,适用于接受各类不同格式的 PV 数据的干系人,概述了干系人与药政部门在重复案例识别和管理方面的合作方法,也描述了个案包括可能由不同报告者提供的情形
GVP 模块 Ⅶ	定期安全性更新报告(PSUR/PBRER)	本文件细化了 PSUR/PBRER 的范畴、目标、格式和内容要求,并进一步规定了欧盟对 PSUR/PBRER 的递交细则,包括联盟参考日期和递交频率的列表。 指南提出了相同有效成分的不同医药产品,或在欧盟多个成员国上市的有效成分的组合产品应遵循的单一评价的 PSUR/PBRER 流程,包括联盟参考日期和递交频率等细节
GVP 模块 Ⅷ	上市后安全性研究(PASS)	本文件涉及了干预和非干预 PASS,重点在非干预类别的 PASS。本文件不涉及临床前安全性研究。所涉非干预 PASS 是那些上市许可持有人自愿发起、管理或财务支持的研究,或与欧盟药政部门要求其承担的相关义务。本文件的目的在于: • 提供自愿进行非干预 PASS 的清晰、科学和质量标准要求的通用指导原则,或与欧盟药政部门要求承担的相关义务的指南 • 描述欧盟药政部门可以对上市许可持有人提出进行 PASS 义务的规程 • 提出适用于与欧盟药政部门提出的义务性非干预 PASS 方案监督的规程,以及报告研究结果和后续上市授权变更的管理规程
GVP 模块 Ⅷ-补遗 Ⅰ	非干预 PASS 信息递交要求和建议	本补遗进一步提出了向国家药政部门和 EMA 递交非干预 PASS 研究方案、进展报告和总结研究报告的法律要求和建议。此外,本补遗还含有在欧盟 PAS 注册体系注册非干预 PASS 的要求,但没有按照各国法规传输信息给伦理委员会的建议
GVP 模块 Ⅸ	信号管理	本指南的目的在于: • 提出在信号管理中应遵循的一般科学和质量要求 • 描述了由药物警戒风险评估委员会(PRAC)监督的信号管理流程中应设置的角色、责任和管理规程 本指南提出的原则适用于所有涉及信号管理的组织,如上市许可持有人、国家药政部门和 EMA
GVP 模块 Ⅸ-补遗 Ⅰ	可疑不良反应自发性报告的信号检测方法	本补遗列出了在检测可能安全性信号方面应考虑的一些方法。所建议的方法根据统计和临床要素的考虑,提出了所需其他总结性数据的经验非均衡分析法
GVP 模块 Ⅹ	其他监督	本文件由两个部分组成: • 对医药产品部署其他监督状况的一般原则及其交流和透明性要求 • 描述在欧盟内对 PV 活动有影响的其他监督状况、交流战略的运营管理规程
GVP 模块 Ⅺ-ⅩⅣ	—	已经取消,因为其要求已经并入其他相关模块中
GVP 模块 ⅩⅤ	安全性交流	本文件对上市许可持有人、成员国药政部门和 EMA 如何交流和协调相关医药产品安全性信息提出了指导原则。其中 B 部分描述了安全性信息记录的原则和方法,C 部分提出了在欧盟内进行安全性信息记录的协调和宣传建议。这两个部分提出了直接面向医务专业人员进行交流的特殊考量,对如何进行准备给出了专门建议
GVP 模块 ⅩⅥ	风险减缓措施:关键选择和效果指数	本指南适用于所有 GVP 模块指南,尤其与模块 Ⅴ 相关。本指南的原则包括: • 其他风险减缓措施的建立和实施,包括风险减缓根据的举例 • 风险减缓措施的效果评估 其中 B 部分描述了风险减缓措施的建立、实施和协调方法,已经评估效果的一般原则;C 部分概述了这些措施和原则在欧盟内的应用情形

GVP 模块	名称	内容概要
GVP 模块 XⅥ-补遗Ⅰ	宣教材料	本补遗对上市许可持有人向欧盟成员国药政部门递交宣教材料草案提出了进一步的指导建议，以及这些药政部门对这些材料的支持给出了建议，特别是材料的格式和内容方面。由于各国医药体系的特殊性和特殊风险在其体系中如何管理的要求差异，各成员国可以有额外的要求。在这些情况下，模块XⅥ应当结合各国指南共同实施
GVP 附件Ⅰ	定义	本文件给出了 PV 常用术语
GVP 附件Ⅱ-模板	模板，PSUR 封面页	对 PSUR/PBRER 封面页应展现的信息给出了细则要求
GVP 附件Ⅱ-模板	直面 DHPC	本模板应用于与核心欧盟医药专业工作者进行直接交流时的文件准备
GVP 附件Ⅱ-模板	直接与医药专业人员交流的计划	本模板列出了所涉 DHPC 案例交流的干系人及其职责
GVP 附件Ⅲ-其他药物警戒指南	妊娠期间接触医药产品指南：后续数据的必要性	本文件提出了对妊娠期间使用医药产品情形时选择医药产品进行必要的后续数据收集的标准，以及如何监督妊娠期间偶然或有意接触医药产品的情形，对数据和妊娠不良结果的报告给出了特别要求
GVP 附件Ⅲ-其他药物警戒指南	EudraVigilance 登录政策	本指南对下列情形提出了建议细则和指导原则： • 所收集的接触医药产品妊娠妇女的数据报告 • 与新产品相关的总结概述，包括对妊娠的可能风险及其 RMP 中必须监督的妊娠风险产品 • 上市许可持有人在 PV 计划中应包括产品潜在风险的评估、对妊娠安全性缺失信息的评估等 医药专业人员、公众、上市许可持有人和学术机构人员可以一定程度地登录 EudraVigilance 数据库中的所有个案安全性报告。本指南对这些登录接触个案报告数据提出了一般原则，包括考虑不同干系人对数据应用和兴趣点的差异
GVP 附件Ⅴ	缩写	列出了欧盟法规中所用的术语缩写
特殊产品和人群考虑的 GVP	产品或人群的特殊考虑Ⅰ-Ⅳ	对一些特殊产品及其药物警戒分别提出了专属要求，如疫苗、生物医药产品、儿童群体等，需要结合 GVP 模块和附件应用

按照欧盟的 PV 规程要求，相关干系人需要建立的 PV 管理体系的要素可以归纳为但不限于：

① 建立相关药物警戒风险评估委员会（PRAC）；

② 报告非治疗研究的非严重不良反应事件机制；

③ 建立患者可疑不良反应报告机制；

④ 从周期安全性更新变成全面风险-受益评估；

⑤ 对上市后药物安全性研究和上市后药物有效性研究做出详尽的规划，包括药物警戒风险评估委员会批准上市后授权有效性研究（PAES）的试验方案；

⑥ 信号检测和风险管理强调有效地降低风险到最低；

⑦ 引入紧急行动规程以应对严重安全性问题；

⑧ 要求有药物警戒系统主文档；

⑨ 在欧盟所有上市授权的药品要有药物警械系统总结；

⑩ 改善药政部门和利益相关者间的透明度和交流，包括涵盖安全性忧虑的公共听证会；

⑪ 发表需受到额外监督的药品名单；

⑫ 增加监督和追踪，例如药品特定安全承诺。

根据 EMA GVP 指南，EMA 对一些 MAA 审批会提出风险管理计划要求，通常这种要求针对的产品目标多为含有新的有效成分的任何药品、所有生物制品（包括疫苗和生物类似药）、仿制或复方药品，或其他 EMA 提出的其他要求等。如果 MAA 申报后有重大药品变更的情形也可能会要求制定 RMP，如新剂型、新给药途径、生物工程产品的新生产工艺、适应证的重大变更（除非 EMA 事先同意不需要）等。对 RMP 的制定和执行责任由药品的 MAH 负责。欧盟 RMP 的具体内容要求如下。

（1）第一部分　产品概述。

（2）第二部分　安全性属性总结，针对的药品需要简述 PK/PD 和 AE 概貌，用法/用途，适应证人群，开展的临床试验，相关的风险因子，任何存在的相互作用造成的风险（应包含已知或潜在的重要风险），以及有待确认或缺失的风险等。如果可能的话，这些风险分析的置信度水平需要予以表述。如果有流行病研究或分析数据也可以包含在内。具体的各亚模块内容包括：

① SⅠ模块——适应证和目标人群的流行病状况概述；

② SⅡ模块——非临床研究安全性属性总结；

③ SⅢ模块——临床试验暴露量；

④ SⅣ模块——临床试验中没有研究的人群；

⑤ SⅤ模块——上市后安全性经验；

⑥ SⅥ模块——欧盟其他安全性标准要求总结；

⑦ SⅦ模块——已识别和潜在风险；

⑧ SⅧ模块——安全性考虑总结；

以上各模块可以表格配合文字描述的形式呈现。

（3）第三部分　药物警戒计划，需要包括常规的药物警戒计划或活动，如 ADR 列表、跟踪结果、信号检测及其分析、加速报告、PSUR 或 PBRER 等，以及其他专属药物警戒活动，如主动或被动警戒措施或活动、流行病研究（如案例分析、队列研究等）、临床试验、非临床研究等。

（4）第四部分　上市后有效性研究计划，包含的信息可以是根据临床试验及其终点结果分析得出的有效性结论总结；与标准治疗相比，药品适用于目标适应证或人群的简要概述；可靠的试验终点证据讨论及其需要进一步研究的方向；针对患者最大效益不确定性的研究计划；有效性数据针对获批适应证人群的可适用性等。

（5）第五部分　风险最小化措施，包括药品标签表述、药品说明书阐述、医疗或临床保证措施、患者交流计划、培训或教育资料或手册、限制性处方要求、药品登记研究等措施。对于所列风险最小化措施的效果最好能提供量化指标供评估，诸如调研表、临床效益评估表、发病率减少百分比、AE 严重度变化检测等。

（6）第六部分　按产品分类的风险管理计划总结，可以列表加文字描述对上述各部分做出总结。如

果与既往计划有所变更，也需要在此办法予以注明。

（7）第七部分　附录。

需要注意的是上述一些指南会随着药政要求的变化而动态调整。因此，当上市许可持有人开展包括欧盟地区国家在内的临床试验，或有上市药品在欧盟市场推广时，其中有些指南会随着药政要求的变化而动态调整。因此，在应用这些指南时，上市许可持有人有责任遵照更新后的指南要求行事，按照欧盟的药物警戒质量管理规范（good pharmacovigilance practice, GVP）要求，建立处理不良反应报告的数据库，包括但不限于 ADR 的收集、核实、交换和总结，以及安全性信号的识别和风险管控等。

21.1.4　上市后药品安全性监督及其报告要求

上市后药品安全性监督程序在 ICH E2A 中有明确的定义，图 21.1 对上市后药品警戒管理体系及其流程作出了简要总结，表 21.5 展示了上市后药品不良事件报告的种类及其要求。

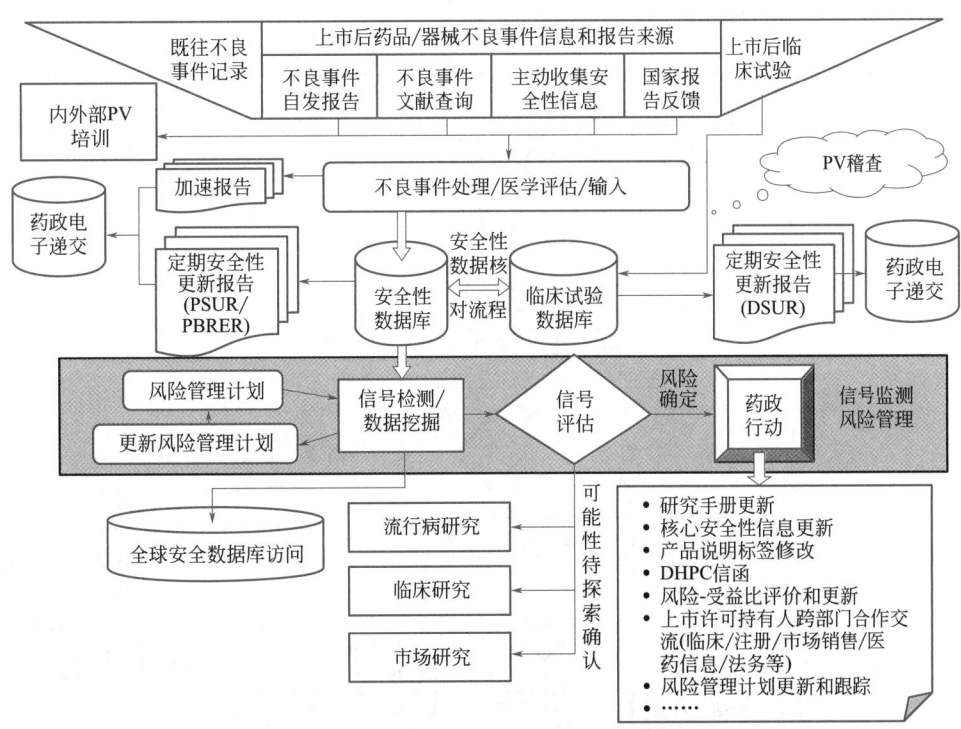

图 21.1　上市后药品警戒管理流程示意

表 21.5　上市后药品安全性监督报告国际通用制度

报告类别	报告要求	报告时间和对象	报告方式
15 天加速报告	任何严重和非预期不良事件，即没有列在药物标签说明书中，必须在获得报告后的 15 天内向药政部门提出书面报告	在获知不良事件的 15 天内递交报告给药政部门和伦理委员会，以及正在进行相同药物临床试验的研究机构	• 医务工作者/患者/任何知情者完成由上市许可持有人指定的严重不良事件报告表，并递交报告给上市许可持有人。报告的方法有电话、传真、网络系统、书面报告等 • 上市许可持有人完成药政部门制定的严重不良事件报告表，并递交报告给药政部门

续表

报告类别	报告要求	报告时间和对象	报告方式
定期性 AE 报告	• 所有非 15 天不良事件报告必须周期性地向药政部门提出书面报告 • 每个报告对在报告间期递交的 15 天警觉报告作出总结和分析 • 其他非 15 天报告也需要包括信息分析和叙述性总结 • 自前次报告以来对过去事件采取的行动及其结果（如标签改变、开始新的试验等） • 任何后续不良事件信息	上市后的前 3 年需要每 3 个月给出报告，报告需要在每个季度结束后的 30 天内呈交；3 年以后，每年递交报告，报告需要在每年结束后的 60 天内呈报。报告需要向药政部门递交	申办方报告给药政部门
科学文献报告	根据科学文献的报道，比如案例分析、正式临床试验结果、流行性病学研究、监督系列患者得出的经验分析等，做出的安全性报告	• 在获知 SAE 信息后的 15 天内完成报告（图 21.2） • 视事件的性质确定呈报对象，药政部门、伦理委员会、研究者或上市许可持有人安全性数据库	• 符合 15 天报告标准的事件需由上市许可持有人报告给药政部门 • 其他事件报告存放在中心安全数据库中，并和周期性报告一起呈报
上市后市场研究	从市场研究中获得的不良事件报告，这类报告通常并不需要报告，除非上市许可持有人认为事件与药物有合理的可能性关联	• 在获知 SAE 信息后的 15 天内完成报告（图 21.2） • 视事件的性质确定呈报对象，药政部门、伦理委员会、研究者或上市许可持有人安全性数据库	• 符合 15 天报告标准的事件需由上市许可持有人报告给药政部门 • 其他事件报告存放在中心安全数据库中，并和周期性报告一起呈报
其他	可以来源于 • 公开的不良事件数据库数据的统计分析 • 国际各类安全性警戒数据库检索 • 国内外药政机构的通报	• 通常应当在获知信息后的 15 天内完成报告（图 21.2） • 视事件的性质确定呈报对象，药政部门、伦理委员会、研究者或上市许可持有人安全性数据库	• 符合 15 天报告标准的事件需由上市许可持有人报告给药政部门 • 其他事件报告存放在中心安全数据库中，并和周期性报告一起呈报

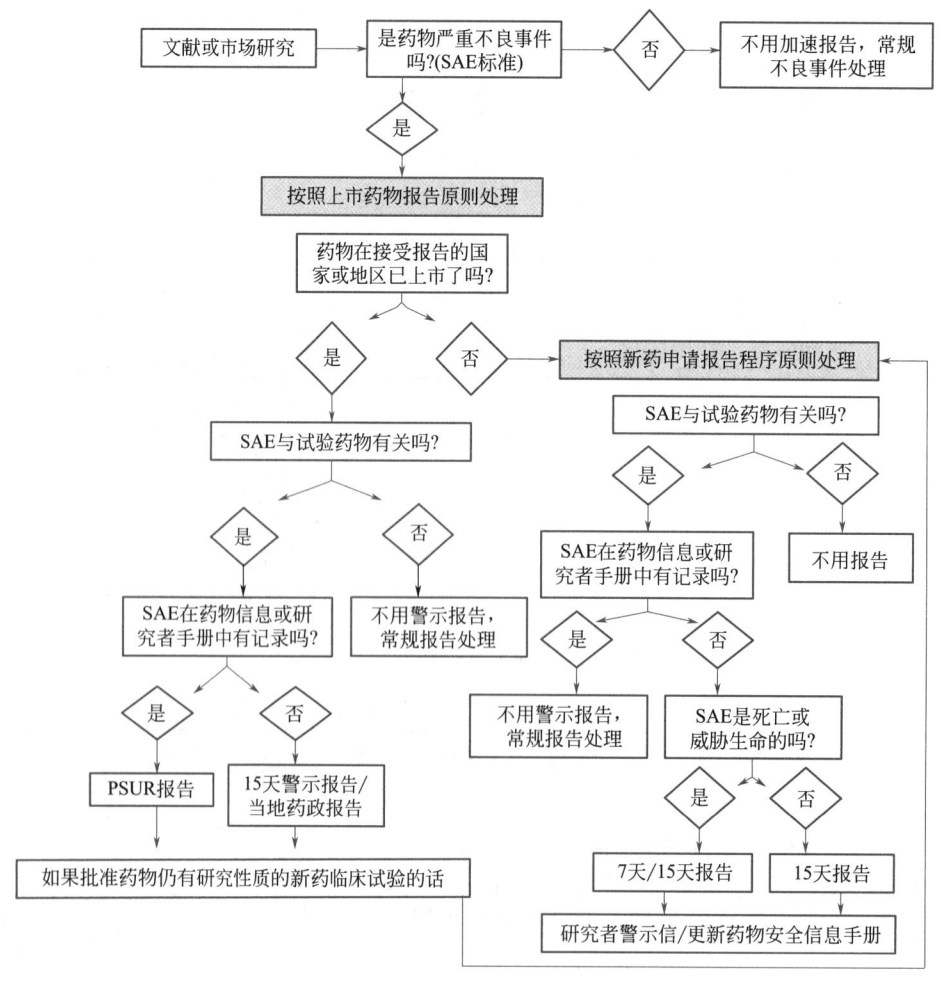

图 21.2　其他信息资源药物安全信息报告示意

21.2　上市后药物警戒的功能架构和质量体系

药物警戒职能在上市许可持有人企业内部是一个独立运营的部门,其功能涉及上市许可持有人在研药物/器械和上市后药品/器械的所有安全性信息的管理,包括但不限于:

(1) 安全性数据库管理　申办方的安全性数据库的建立和维护是药物警戒部门的职责之一,其储存着申办方药物/器械产品生命周期中的所有安全性信息(见 20.2.3 节)。申办方在研药物/器械的临床前阶段,产品安全性数据的收集就应当开始。临床试验阶段,所有 AE/SAE 数据必须在安全性数据库中按照产品类别予以储存,并确保临床试验数据库锁定前完成与临床数据库的安全性数据核对流程。安全性数据和信息在数据库中的储存和管理应当在药品/器械产品上市后继续维护,直至药品/器械退市。

(2) AE/SAE 管理　不良事件收集、处理、分析和报告是药物警戒部门的主要职责之一,其可以按照上市前后 AE/SAE 药政要求的不同予以管理。

① 上市前药物/器械 AE/SAE 管理　虽然临床试验中 AE 没有加速报告的要求,但在 DSUR 和 PSUR 中 AE 需要有一个专门的列表予以总结概述。对于 SUSAR 而言,药物警戒部门必须按照药政加速报告的要求,及时和准确地完成个案 SAE 相关的警示报告、伦理报告和药政报告的递交等(见表 20.6 和表 20.45)。临床 SUSAR 的个案报告需遵循临床试验通用药政安全性报告要求和标准(参见表 21.5)。

② 上市后不良事件报告管理　个案和汇集上市后药品/器械不良反应报告的收集、处理、分析和上报是药物警戒的重要功能之一。任何上市后药品/器械的 SUA 还必须满足药政加速报告的要求。

• 个案药品不良反应报告(ICSR)　每个使用药品/器械的患者经历不良事件后的自发性临床观察报告或文献报告等(见 21.3 节),通常由患者本人或其家属、医务工作者或药品安全性监督干系人及其代表报告给上市许可持有人后,由上市许可持有人的药物警戒人员根据收集的报告类别、不良事件的属性等完成后续的个案药品不良反应报告流程。ICSR 来源渠道和方式是多样化的,需要按照 ICH E2B 的基本要素标准完成,包括所涉术语的规范化、个案不良事件与药品/器械的关联性评价、药品/器械不良反应结果,并注意上报时限的要求和保存上报记录。如果出现死亡报告,需要对死亡原因做出调查。

• 汇集安全性报告(aggregate safety reports)是一组或一批接触药品/器械,并经历不良事件或其他安全性问题(如用药错误、或质量问题等)的患者的累积不良事件报告汇集,其按照药品/器械的种类和不良事件属性等进行分类和分析。这类报告形式名称有多种,如年度安全性更新报告(ASUR)、PAD-ERS(periodic adverse drug experiences reports)、周期安全性报告(periodic safety reports)等。尽管名称不同,但药政报告的标准相同。申办方都需要遵循药政法规对这类报告的内容和递交时间要求认真而细致地予以管理,特别是对汇集安全性案例的趋势和风险-受益比的分析。

(3) 文献不良反应检索　上市后药品/器械广泛用于日常医疗实践。医生、患者或其他医药企业有可能对某种药品/器械使用中出现的安全性问题做出分析后以文献的形式发表,或直接报告给药政监管部门。因此,上市许可持有人有责任定期对各类相关主要医药文献,如 Medline 和监管部门的安全性数据库进行有计划的目标检索,如 FDA 的 FAERS 报告系统、WHO Uppsala 安全性监督中心的 VigiBase、欧盟的 EudraVigilance 数据库等,便于汇总药品/器械的安全性数据和信息在定期安全性更新报告中。符合 SUA 的文献报告还应当遵循加速报告的要求完成药政监管递交。

(4) 定期安全性更新报告(PSUR)　临床试验和上市后药品/器械的定期安全性更新报告的要求有所不同,因而需要根据药政法规的不同要求分别予以管理。

(5) 风险管理计划(RMP)　风险管理计划的制订和维护不仅涉及药物警戒部门的参与,还需要其他临床试验职能部门的介入和支持,如临床运营、数据管理、医学监察、质量保证等。无论是上市前或上市后,其药物风险控制/管理计划都是为了确认存在的和潜在的安全性风险及其应对措施,并都遵循风险最小化原则,但风险控制/管理计划在关注要点和实施方面有很大的不同(参见表 20.51),申办方需要根据药政法规要求分别予以管理。

① 上市前风险控制计划　在临床试验中,虽然药物警戒部门可以在制订风险控制计划中起领导协调作用,具体实施和维护需要申办方跨部门的共同努力和参与(见 20.4.1 节)。风险控制计划可以根据临床试验项目的进展变化在临床试验阶段做出修改。其主要的安全性关注点体现在试验方案、研究者手册、知情同意书、安全控制计划等,临床试验项目风险控制计划的实施者是研究者。

② 上市后的药品/器械产品风险管理计划　通常是 NDA 阶段递交的药政申报文件之一,药物警戒部门在制订、实施、跟踪、交流和报告方面起着关键作用。上市后的药品管理计划通常是根据产品安全性的特殊需要,制订、实施和报告的有针对性产品风险监测计划(target surveillance plan),如上市后药品风险评价和降低策略(REMS)等(见 21.1.2 节)。其主要

的安全性关注点集中在已确认的重要安全性风险和未确认的潜在重要安全性风险，包括产品说明书、产品禁忌或限制使用说明、风险监控计划（如 REMS），上市后的药品风险管理计划的实施者是 MAH。

（6）安全性信号监测管理　根据风险管理计划的目标，安全性信号监测是药品/器械安全信息的发现、收集、风险与风险控制管理的基础。特别对于有较多医药产品的申办方来说，指派专职小组或人员负责安全性信号监测管理很有必要。

（7）药品/器械安全性风险的监督管理　药物警戒综合实施管理职能还涉及药品/器械安全性风险确认后，产品说明的修改管理，上市后与安全性方面有关的临床试验和再评估管理，产品质控的安全风险分析和客户投诉热线电话管理等。这些职能并非药物警戒部门都能独立承担和完成，需要上市许可持有人跨部门间的合作和交流。因此，这些综合职能管理需要建立相关的 SOP，以保证风险监督管理的质量和合规性。

鉴于药物警戒基本职能涉及的范围较为广泛，药品安全性监督干系人需要从人员组织架构、安全性数据流程和数据库三大要素予以构建药物警戒体系。按照药物警戒常见程序及其职责要求，需要考虑配置的人员不仅覆盖个案报告收集、调查、上报、评价、汇总、分析、数据应用与管理，还涉及死亡、群体、应急事件调查与处置，风险控制与管理，开展与监督上市后研究、评价，开展教育培训，制定工作要求与制度，开展工作计划，监督工作落实等，其中相关药物警戒角色的人员包括但不限于：

- 部门管理者；
- 案例分类人员；
- 案例分析和优化排序人员；
- 案例录入人员；
- 案例处理人员；
- 案例医学审核人员；
- 质量控制人员；
- 汇集报告准备人员；
- 文献阅读或检索人员；
- 药品说明书安全审核及更新人员；
- 风险管理人员；
- 案例传输/报告人员；
- 安全性文档管理人员；
- 安全信号、药物警戒、药物流行病学、医学信息或医学事务人员。

药物警戒的质量体系至少需要建立的 SOP 包括但不限于以下职责规程管理：

- 个案药品不良反应报告（ICSR）管理；
- 药品群体不良事件处理程序；

- 境外发生的严重药品不良反应程序管理；
- 安全性案例报告和处理程序；
- 定期安全性更新报告程序管理；
- 安全性数据库管理；
- 说明书更新程序管理；
- 安全性数据处理程序管理，包括数据收集、整理、处理、质疑、一致性核对、报告等程序；
- 医药术语编码程序管理；
- 医药信息审核程序管理；
- 处理医药咨询或投诉程序管理；
- 汇集安全性信息准备、审核和报告程序管理；
- 信号检测和风险管理措施管理；
- 文献检索和安全性数据库检索程序管理；
- 安全性数据和文件评价与控制管理；
- 药政安全性报告规程管理，包括药政监管问题回复程序管理；
- 药物警戒资料文件归档程序管理。

在建立药物警戒人员架构的同时，还必须考虑到为了保证药物警戒管理结果的质量，相关培训工作计划及其实施应当落实。特别对于上市后药品/器械安全性警戒方面，药品安全性监督干系人不仅要对其所有员工，包括销售、市场、热线接线员、网站监测、第三方供应商等各部门的人员，进行安全性报告意识的培训，还包括他们对报告信息的药政要求和报告途径等方面的掌握。

21.3　上市后药物警戒体系中安全性信息管理

21.3.1　自发案例报告的管理

上市后药品安全性监督的程序应该包括安全性报告和趋势分析，以及与特殊事件有关的医学评价或假说。对于上市后药品安全性监督来说，不良事件信息主要来自 3 个方面（图 21.3）。

自发的个案报告除了常规的 AE/SAE 外，还需要要求收集和报告一些特殊情况，如药品误用、妊娠或哺乳期暴露、超适应证使用、超量服用、药物滥用、用药错误或潜在用药错误风险、疗效缺乏、职业暴露与用药关联性事件、感染性病原体传播等事件，以便进一步的信号检测或数据挖掘。自发个案报告还可能伴随着患者支持计划、病症管理计划、家庭管理计划、市场调研或销售计划、非干预性研究的实践中产生。

自发报告的报告者多为申办方以外的任何可能接受或接触药品/器械的人，接受自发报告的人多为申办方代表（图 21.4）。为了提高自发性案例报告率，申办方与外部合作者共同研发、推广或销售产品时，如研究者、CRO 公司、产品商业合作伙伴、经销商等，可以通过书面协议来规定双方在安全性和质量相

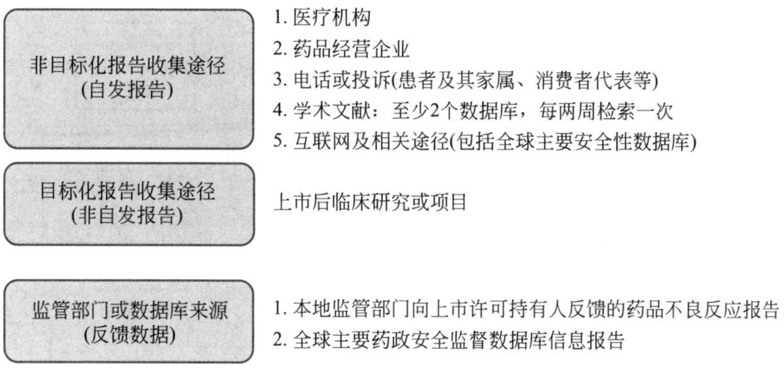

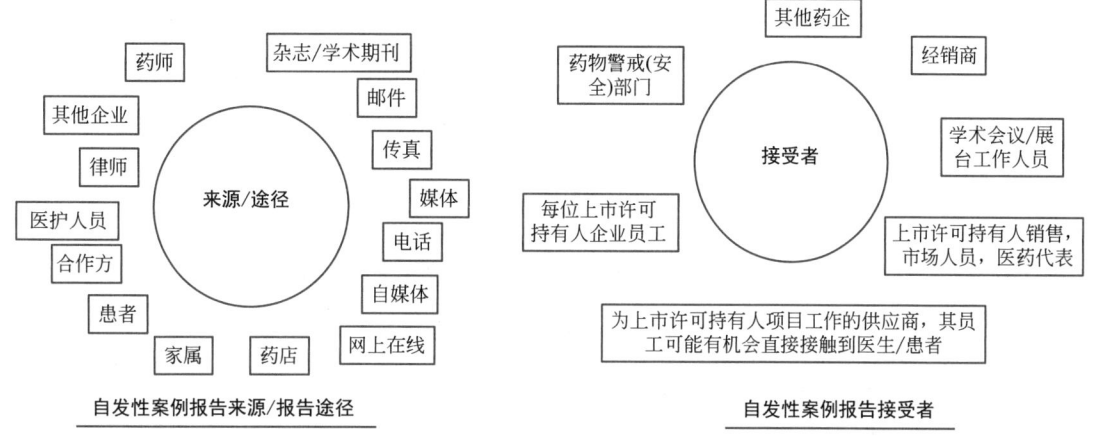

图 21.3　上市后药品不良事件信息来源

图 21.4　自发性案例报告来源/途径和接收者
其中每个人都可能通过各种途径报告病例，申办方每个人及其代表都可能接受报告案例

关安全性信息的交换，以及信息报告药品监管部门的职责。自发报告收到后，申办方的药物警戒部门需要对自发报告进行医学审核，判断自发报告的性质，并按照药政要求完成 SUA 的加速报告或非 SUA 的报告储存在安全数据库中，便于准备后续 PSUR 的药政报告。自发性案例报告的来源类别可以包括但不限于以下几种。

（1）自发性书面报告　上市后不良事件信息只要含有四个基本要素就能构成首次报告（图 21.5），后续报告可以再补充其他案例相关要素。一份完善的自发性案例报告可以包括但不限于：

① 患者详细资料，如姓名首字母、其他有关的标识（如临床研究编号）、性别、年龄和/或出生日期、体重、身高等。

② 可疑药品，如报告的商品名、国际通用名（INN）、药品/器械批号、已开具处方或检测的可疑药品适应证剂型和浓度、每日剂量和给药方案（特定单位，如 mg、mL、mg/kg）、给药途径、开始时间和日期、停药时间和日期，或治疗持续时间。

③ 其他治疗，如其他同期用药（包括非处方药）和非药物治疗，必须提供与可疑药品相同的信息。

④ 可疑药物不良反应的详细资料，即需要对反应作全面的描述，包括身体的部位和危重程度以及作为严重报告的标准。除了报告体征和症状外，尽量对不良反应给予明确的诊断，如反应开始发生的日期和时间、反应结束的日期或反应持续时间、再激发和去激发信息、发生地点、转归等。

⑤ 报告人的详细信息（可疑 ADR），如姓名、地址、电话号码、职业（专业）等。

⑥ 上市许可持有人的详细资料，如报告来源，第一次收到报告的日期，发生事件的国家，向药政部门递交的报告类型，上市许可持有人公司的名称和地址，公司或机构报告的经办者的姓名、地址、电话和传真号，可疑药品的上市许可档案或临床研究过程识别监管代码或编号，上市许可持有人在病例中的识别编号等。

在处理自发性报告中，需要建立标准操作规程（SOP），以确保个例报告处理的流程化，各类模板的标准化，保证数据处理的规范性与统一性。在筛选和评价自发性报告中，需要甄别个案报告是否满足有效性或与 MAH 产品关联性的因素，对于不完整的信息可能需要更多的随访或跟踪医疗信息。在这类自发性报告中，其他企业也可能成为报告接受者或提供者。例如，在临床试验中，采用了市售对照药品的申办方，

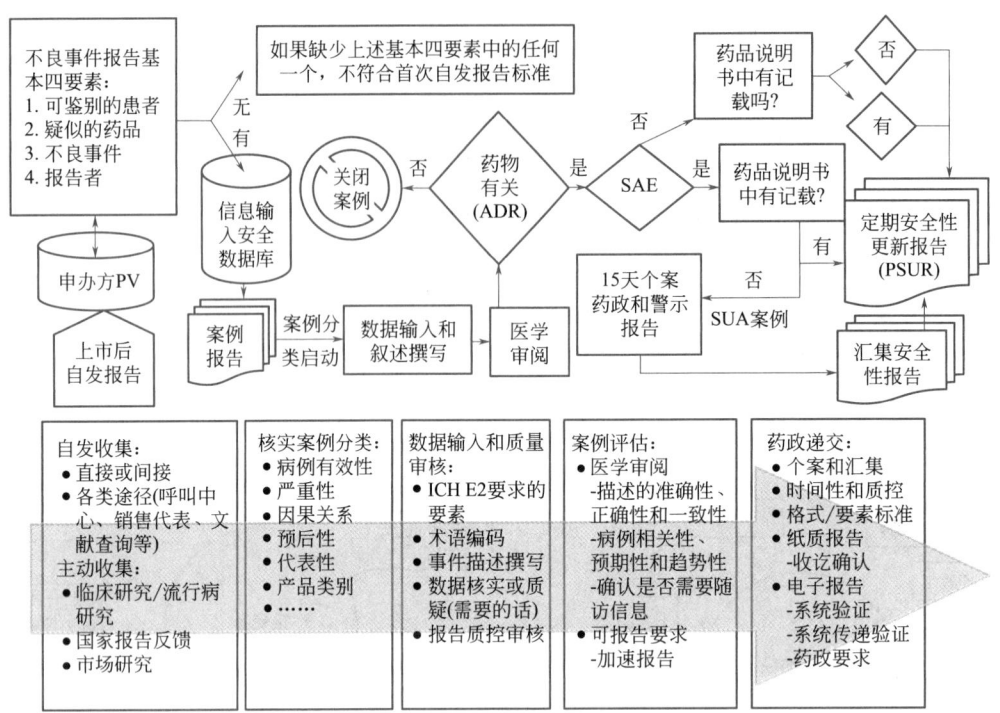

图 21.5　上市药品自发性安全报告管理流程示意

在临床试验中如果发生与对照品有关的不良事件，有责任按照药政法规要求自动报告给对照品的上市许可持有人，后者有责任遵循上市后药品的安全性报告要求完成相关加速或定期安全性更新报告。

需要注意的是自发性书面报告者填写报告时，不需要过多考虑术语编码的问题。但对上市许可持有人和监管机构而言，则有对自发性报告中药物和不良事件进行标准化编码的要求。其目的是对药物以及不良事件进行有效的标准化分类，从而实现这些信息在不同国家或数据库中共享，达到完整准确的数据统计和分析，以及对药物的安全性进行评估。此外，如果涉及合作伙伴的协助，建议在合同或项目协议中，能确立不同场合需要的安全性报告模板，以及各自的收集与报告职责分工。

（2）呼叫中心报告　在收集自发案例报告中，热线咨询电话是其中报告的主要来源之一（图 21.6）。对于上市药品来说，呼叫中心可能是和患者或消费者直接沟通的渠道之一。当相关干系人因为用药问题或用药后造成身体不适时，往往会拨打申办方的呼叫中心咨询热线进行用药咨询或产品投诉。接收这些热线咨询电话的人员需要有一定的医药背景、药品/器械属性及其使用的基本知识和培训。拨打热线电话的干系人通常会带有怨气或急迫感，所以接线人员需要有耐心和责任心。当接受咨询中涉及任何安全性信息，专业接线员都应尽可能了解和记录相关案例信息，如患者年龄、病史、合并用药、患者转归等，以便能产生必需的自发性案例报告。

（3）销售拜访案例报告　销售日常拜访是安全性信息的来源之一。当医药代表或销售人员拜访医务人员，如医生、研究护士等，在谈话过程中，如果了解到任何患者服用其申办方某药品/器械后出现任何身体不适或症状/体征异常信息，都应向医务人员按照不良事件报告要素的要求询问更详细的相关信息，并将所了解的信息通过申办方的自发性安全性报告流程报告给药物警戒部门。同样，申办方的任何人员都应当被告知如果了解到任何与申办方有关产品的安全性信息，都应当像销售拜访案例报告一样，收集相关安全性信息后报告药物警戒部门。

（4）学术会议参与者或展台人员报告　各种学术会议是交流药品/器械信息的重要场合，也是收集药品/器械使用信息的重要途径之一。当了解到与安全性相关的信息时，申办方人员需要通过自发性安全报告途径及时反馈给药物警戒部门。

（5）医药文献查询报告　定期查阅主要学术期刊和重要媒体是收集自发性安全报告的重要途径之一。按照全球药政要求，一般需要至少每 2～4 周查阅一次主要学术期刊。多数药品安全性相关文章会发表在广受关注和认可的科学或医学期刊上。上市许可持有人企业药物警戒部门应当有专人负责医药文献的查询，如果发现任何与申办方药品/器械有关的安全性问题，都应当记录在案并汇集到自发性安全性报告的数据系统中。上市许可持有人需要根据药品/器械适应证应用范围，选择相关度较高的文献来源，确定期刊或媒体类别和刊物名称，并需要定期检索这些文献及其数据库等（图 21.7）。医学实践中，医务工作者，主要是医生，发现或观察到的一些安全性问题，诸如用药错误、罕见不良反应案例、突发性医疗事件或由质量不佳引起的安全性问题等，往往会以案例分析或问题讨论等形式在相关专业会议、新闻发布会、本地刊物或有关网站中发表。需要注意的是如果文献检索结果发现案例符合 15 天加速报告的标准，首次报告四要素原则同样适合文献查询报告。在需要文献翻译的情况下，15 天加速报告的计算时间是从看见文献的日期作为零天，文献翻译时间需要包括在 15 天时间内考虑。如果文献查询发现多案例报告在一篇文献中，则需要对其中的每个不同案例进行分别报告。

（6）社交媒体或自媒体报告　广泛使用的数字媒体、社交媒体或自媒体也是安全性信息的来源之一，如 Google、Facebook、Twitter、百度、微信等。申办方为宣传企业形象，亦会开设企业公众微信账号等。消费者、患者及其家人朋友有时会在这类媒体中投诉或提出咨询。例如，微信后台收到患者报告称服用某公司 C 药导致自己出现头晕、恶心的症状，或购买到质量有问题的器械导致无法使用，或引起安全性隐患或伤害，或直接咨询用药或用器械的问题等。因此，药物警戒部门有责任与其申办方或公众社交媒体和网站管理部门建立长期持续的培训报告核对机制，避免安全性信息的漏报和晚报。

（7）药品安全性监督干系人主动收集上市后安全性报告　根据 ICH E2 和药政部门的要求，申办方药品/器械被批准上市后，有责任由药物警戒部门负责，发起组织、管理或外包上市后药品/器械的安全性信息的主动收集。有些风险比较大的上市后药品/器械在被批准上市时，药政部门会要求上市许可持有人必须继续跟踪产品的安全性，并通过建立的上市后药物警戒质量管理体系，在一定的时间周期内，有组织地系统性收集安全性数据。这类安全性数据量通常会很大，包括不良反应报告在内，通常会储存在产品安全性数据库中予以管理。相关重要的安全性信息应当及

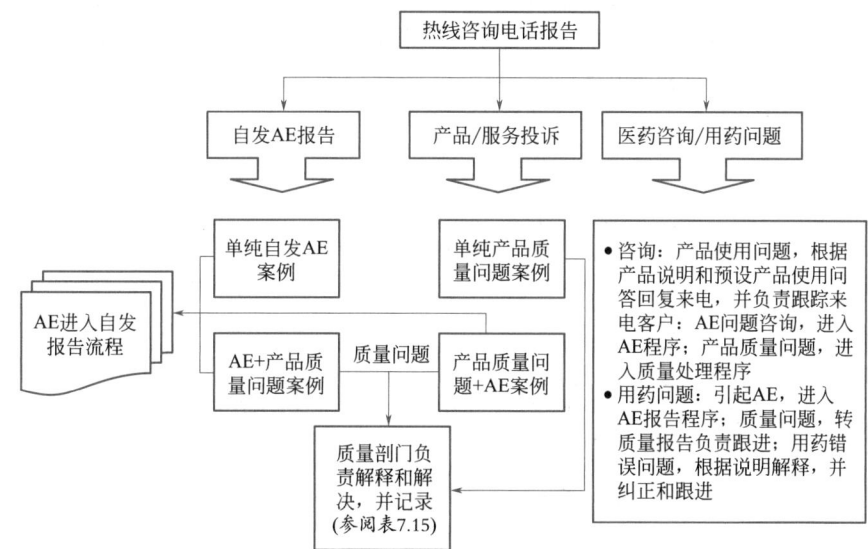

图 21.6　热线咨询电话报告管理流程示意

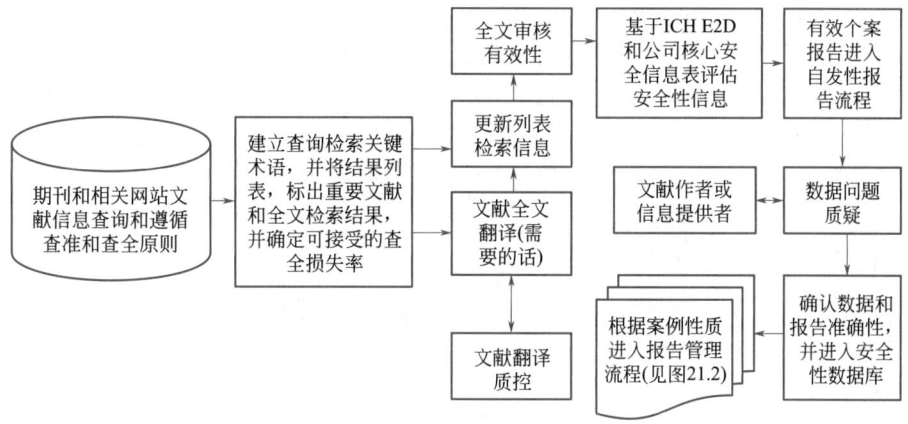

图 21.7　文献查询报告流程示意

时与药政管理部门沟通，如 SUA、年度安全性更新报告等。必要时，还需要更新申办方的产品核心安全性信息，或通过进一步的安全性数据挖掘或临床研究，对任何其他途径收集的安全性数据信息进行进一步的研究，如临床试验、观察性研究、患者支持项目、登记注册性研究、真实世界研究、患者或医疗机构的调研、针对药物有效性或患者依从性的信息收集等。主动收集上市后安全性报告的方法和途径包括但不限于：

① 上市后研究，如Ⅲb/Ⅳ期临床试验、真实世界研究、重点安全性监测、观察性研究、研究者倡导的研究等（见6.6节）；

② 患者支持项目，如患者支持和疾病管理、补偿支持或优惠药品/器械供应项目、同情用药、指定用药、人道主义药品/器械豁免使用等；

③ 市场调研项目，如系统地或有目的地收集、记录和分析药品的市场和商业发展相关的数据等。

（8）国家报告反馈机制　国际上，大多数国家药政监管部门或国际组织，都有自己的药品/器械警戒数据库，并能不断收到各种渠道上报的产品安全警戒报告，如从消费者、药店、医疗机构、其他国家药政部门交流或其他企业递交或报告的与上市许可持有人产品相关的安全性报告。这些国际组织或国家药政监管部门也有通告产品安全警戒信息的机制，有些还会定期向上市许可持有人反馈其数据库中相关产品的不良反应或质量问题报告。上市许可持有人主动和药政部门建立安全性信息反馈机制不失为一种良策。无论是通过文献检索或国家报告反馈的安全警戒信息，上市许可持有人都应当在审核完成安全性数据信息后，将这些安全性数据报告储存在其产品安全性数据库，且纳入自发性警戒报告流程中。

虽然药品关联性往往难于从个案例中得出结论，但汇集案例的报告及其周期性的分析可以在相关报告的关联性基础上获得不良事件类型和趋势的判断。上市后药品自发安全性报告的另一个局限性是不良事件报告率过低，即收到的不良事件报告数量远低于实际发生的不良事件数量。医务人员或患者可能由于种种原因不报告所获知或经历的不良事件。由于上市后自发不良事件发生率的计算与接触药物的患者数有关，确定患者数成为上市后药品安全性自发监督的另一个挑战。此外，上市后药品安全性监督的有效性在很大程度上还受到医务工作者或患者所提供的信息质量的影响。如果申办方收到国际通报的安全报告，根据自发性监督报告内容的性质，申办方需要决定进一步报告的类别和要求（图21.8）。

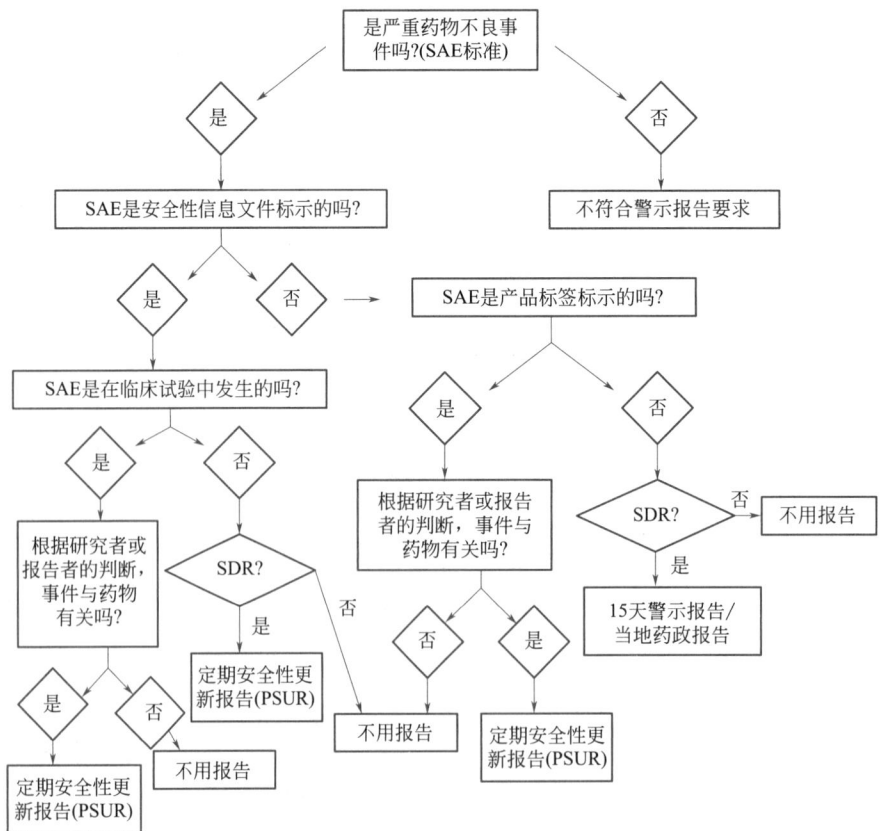

图 21.8　国际上市药物安全性报告管理一般流程示意

21.3.2 药物警戒协议与上市后重点监测

MAH 可以将药物警戒管理职责外包给第三方承担，也可以在总体外包合同中特别细化或单独列出或签约药物警戒的职能要求。在这种情况下，药物警戒协议（pharmacovigilance agreement，PVA）应当明确 MAH 与第三方服务商共享和开展有关药物警戒的管理活动，规划好各自的职责分工等，以确保药物警戒全方位的监督管理。此类协议必须包含所收集的数据和文件的归档管理规程。尽管有 PVA 的签署，MAH 仍然对药品安全性负有全责。PVA 包含的条款或信息通常涉及产品或服务背景信息，相关主要 PV 定义或文件或系统的类别，相关干系人的联系方式和联系信息，各类 PV 活动的任务范畴及其管理规程要求，如 ISCR、PSUR/PBRER、RSI（如 IB、HA 查询、CCSI 等），PV 稽查或核查计划或要求，培训及其记录存档，安全性数据库数据交换协议，相关数据保密性职责及其隐私性要求，相关报告或文件语言要求（如适用）等。对于第三方药物警戒外包服务商的管理可以参照外包 CRO 的管理方式进行。

任何上市后药品都可能需要制订一个上市后药品安全性重点监测计划，其包括对药品不良反应的监测活动和报告。其目的是进一步了解药品的临床使用和不良反应发生情况，研究不良反应的发生特征、严重程度、发生率等。真实世界的安全性观察评估可以归属于重点监测类别之一。新药获批后药政部门要求的安全性监测期内或首次进口药品 5 年内的监测计划都属于此类重点监测范围。如果涉及相同剂型但不同规格的药品可以制定一个总体监测方案。按照监测计划方案，需对监测数据进行汇总、分析、评价和报告，临床监测的抽样方法应尽可能与常规医学诊疗流程一致，涉及的监测结果统计分析的有效病例至少应达 3000 例。所有监测报告应当是 PSUR/PBRER 的重要内容之一。重点监测方法可以包括前瞻性或非干预性登记研究，病例对照或队列研究等流行病学方法，也可以通过Ⅳ期临床试验的数据完成，但需要统一的病例标准和要求，以尽可能避免病例选择偏倚的产生，如在招募病例时招募系列连续的病例，需要控制脱落患者数量等。此外，不能用文献研究代替重点监测的实际过程。相关重点监测信息或报告，如 ADR 个案报告或不良反应信息收集等，其信息来源记录和报告需要标注"重点监测"字样，便于 MAH 的内部交流和重视度。

通常情况下，重点监测评估的资料是建立在已有药品文件资料的基础上，包括但不限于已开展的各类研究（临床前、临床研究）的安全性数据，药品不良反应监测数据，已获得的国内外科学文献中有关药物不良反应、药源性损害、相互作用、毒性作用等的研究和报道，国内外药品监督管理部门发布的药品安全性信息，同类产品报道的严重不良事件相关资料等，重点监测形式和地点等需要根据实际计划灵活调整和管理，可以采用病例报告表、数据收集表、问卷调查表、患者自报告问卷的方式收集或汇总相关安全性信息（表 21.6）。根据药品安全性属性，可以规定监测目标是普通患者人群或特殊人群用药的不良反应发生情况，如妊娠妇女、儿童、老年人、肝肾功能损害患者、特殊种族、有基因倾向或某种合并症的患者，以及上市前临床试验缺乏安全性数据的其他人群等，这些人群至少是接受过 1 次用药的人群，并不应设定特定的排除标准，如超剂量、超适应证、禁忌证用药、配伍禁忌、不合理用药等。评估的范围可以涉及已知的不良反应及估算的发生率（包括新的 AE 发生情况），所涉靶向不良事件的关联性、发生率、严重程度、风险因素等，动物实验或临床研究中发现的潜在安全性信号，同类产品出现的严重不良事件，缺失上市前研究数据的特殊人群，潜在的药物相互作用，可能影响因素，药物过量的毒性反应，药政部门在批准通告中要求关注的安全性问题等；也有可能涉及药品使用、包装、质量等相关的其他安全性问题。

表 21.6　重点监测主要类别比较

监测方式	信息收集地点	监测人群	信息收集途径	适用药品
临床试验	研究机构	方案适应证受试者	由研究者和/或 CRC 按照方案与 CRF 要求，收集相关信息，可能涉及 PRO 的应用	上市后的安全性再评价药品
真实世界观察研究：非干预性研究	医疗机构	门诊患者	医生按照常规诊疗程序和标准治疗患者，按照监测计划跟踪收集相关信息	临床常规处方或非处方药
真实世界环境：住院患者集中监测	医疗机构	住院患者	由医生、药师或经培训的护士通过查房、询问等形式对患者进行调查，收集药品使用、不良反应及其他相关信息	住院患者用药
真实世界前瞻性观察研究：登记-回访	医疗机构、药店或其他用药机构（如计生站、戒毒所等）	门诊患者、自我药疗人群、特殊用药人群（如妊娠妇女）	对准备使用或已经用药的患者进行登记，并通过电话等方式进行回访，追踪获取药品的使用、不良反应及相关信息	门诊用药、零售药房用药、长期用药、非处方药

续表

监测方式	信息收集地点	监测人群	信息收集途径	适用药品
真实世界回顾性研究；病例调查	医疗机构、药店或其他用药机构（如计生站、戒毒所等）	门诊患者、自我药疗人群、特殊用药人群（如妊娠妇女）	通过医生、药师等发放病例调查表，主动收集药品使用、不良反应或其他相关安全性信息	门诊用药、短期用药、非处方药

如果重点监测需要通过临床试验来展开，需要遵循 GCP 进行管理，并获得伦理委员会批准，阶段性总结报告、PSUR 或 CSR 等需要按照要求递交伦理委员会备案。

无论上述哪种安全性报告途径，如果收到药品/器械群体不良事件报告，上市许可持有人有责任立即或尽快核实群体事件的信息，及时完成报告，并上报药政部门和进行相关国际通报流程。同时，需要详细了解药品群体不良事件的发生、药品使用、患者诊治以及药品生产、储存、流通、既往类似不良事件等情况，特别是分析事件发生原因，必要时采取暂停生产、销售、使用和召回程序。在报告时，注意规范填写群体事件信息，如药品名称、不良反应、发生时间、发生地区、使用单位、用药人数、发生不良事件人数、严重不良事件人数、死亡人数等。

在上市后安全性数据和信息处理过程中，任何数据和信息质疑可以按照数据管理数据质疑的程序进行管理。对于医务工作者来说，不良事件的认知有时会受到其主观意识的干扰。一个不良事件与药物的可能关系常常难以判断，特别是当不良事件不符合预期的药品安全性档案时。对于那些似是而非的罕见或非预期不良事件来说，这种认知的忽略更容易发生。所以，医务工作者和患者应该充分了解上市后药品安全性监督的重要性，并被教育及时报告任何可能与药品作用有关的不良事件。

21.3.3　定期安全性更新报告管理

上市前后药品/器械定期安全性更新报告是药物警戒部门的常规工作之一。因此，需要对请求安全性更新报告建立相关标准操作程序。按照 ICH E2F 的要求，临床试验药物除了有 SUSAR 的 7 天和 15 天加速报告的药政要求外，IND 的申办方还必须递交年度安全性报告，也可以称为研发期间安全性更新报告（DSUR）。在整个临床试验阶段，DSUR 的递交必须连续，不能中断。此外，ICH E2C 也明确了上市后药品定期安全性更新报告（PSUR）的要求。总体来说，国际定期安全性更新报告的内容和递交时间基本相近（图 21.9）。在美国，FDA 要求新近批准上市的药品在批准后的前 3 年，上市许可持有人需要每个季度递交一份 PSUR，递交最晚日期为季度最后一天前的 30 天内。3 年之后可以改为年度安全性更新报告（ASUR），递交的最晚日期为年度最后一天前的 60 天内，除非 FDA 有其他特殊要求。欧盟的 DSUR 应当按照其颁布的良好药物警戒质量管理规范（GVP Ⅶ）的要求进行。当试验药物批准上市后，如果仍在继续进行其他或新的临床试验项目，DSUR 和 PSUR 有可能在内容上有所重复。上市许可持有人需要根据各国对 DSUR 或 PSUR 的具体内容和递交日期要求行事。

从上述流程中可以看出，定期安全性更新报告涉及跨部门的分工合作，各行其责提供相关信息，诸如，

（1）药政事务/注册部门

• 全球上述批准情况

• 因安全性状况而采取的措施

• 安全性参考信息的变更，尤其涉及药政法规的变更

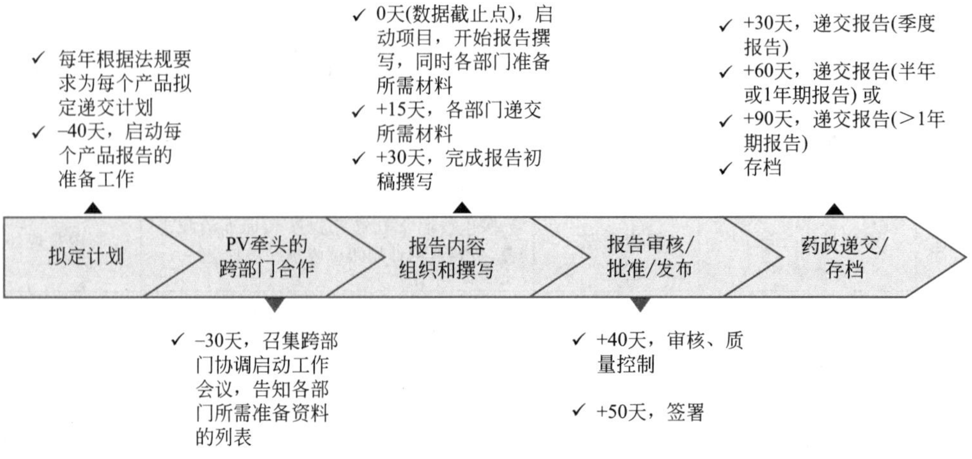

图 21.9　定期安全性更新报告撰写和递交日期管理一般流程

（2）临床研发/运营部门

- 报告周期内临床试验项目情况
- 重要的或有意义的临床发现
- 风险-受益考量
- 安全性和有效性变更或总结
- 所涉文献
- 未来临床研究计划

（3）医学事务部门

- 非干预性或上市后/真实世界研究发现
- 风险-受益评估
- 重要文献
- 药物暴露量分析（可能需要结合上市药品销售量）

（4）药理/毒理，PK/PD

- 临床前研究更新
- 非临床数据总结和评估
- 文献

（5）生产管理部门

- CMC 内容更新
- 文献

（1）上市前年度安全性更新报告　DSUR 是临床试验阶段的试验药品/器械的主要安全性更新报告。这是药政法规要求的在临床试验阶段需要定期递交的汇集试验药物安全性更新报告。由于 ASUR 的一些信息要求与 DSUR 相同，申办方可以整合 DSUR，对临床试验中安全性信息进行汇总和分析。DSUR 需要针对报告周期内收集到的与试验药物相关的汇集安全性信息进行全面深入的阶段性回顾和评估，以达到：①检查申办方在报告期间获得的安全性信息是否与先前对该产品的安全性认识相一致；②描述新的可能对临床试验受试者保护造成影响的安全性问题；③总结当前对已知的和潜在性风险的认识和处理；④更新临床研究/研发项目的状况和研究结果。全球 DSUR 规范要求可以参阅 CIOMS Ⅶ 和 ICH E2F 指导原则。

DSUR 可以是研发药物年度汇集总结报告，其对试验项目所做的周期性的基本信息和安全性信息的总结与分析有助于保护受试者和试验风险-受益的评估，也可以起到向药政部门和其他干系人（如伦理委员会等）定期交流试验产品临床试验进展情况及其安全性状况的目的。ICH E2F 规定所有 DSUR 更新报告的汇总递交时间通常以取得研发药物首次获得 IND 的证明文件的日期为起点计，也称为国际研发诞生日（development international birth data，DIBD），上报日期通常要求在汇总数据截止日期后 6 个日历日内。除了标准化安全性信息总结外，DSUR 也可能会涉及进行中的各个临床试验项目的基本参数、生产试验药物的变更和总体研发状况及其计划等。DSUR 常见内容包括但不限于：

① 引言。

② 全球上市批准情况总结（如适用）。

③ 各个进行中或已经完成的试验项目信息的简要总结。例如，DSUR 涵盖周期（如起始日期至截止日期）、DSUR 接受对象等。

④ 试验药物 Ⅰ～Ⅲ 期临床试验总结，包括研究进展、目前状况和已完成任务的简要总结，如项目名称、受试者人数、试验目的、退出受试者情况总结、计划和实际招募人数（可以按年龄、性别等形式列表）、各项目的受试者状况（完成/筛选/入组/退出等）、试验状态（如试验完成、中期分析结果等）、过去一年完成的临床和非临床研究结果概述等。

⑤ 安全性参考信息的变更。

⑥ 列表并描述最常见和最严重的不良反应（按SOC 分类）。

⑦ 不良事件和严重不良事件的概述及列表总结。

⑧ 过去一年中递交的所有 15 天 SAE 安全性报告的总结。

⑨ 试验项目受试者死亡案例列表及每个受试者死亡原因分析。

⑩ 试验中与不良反应有关的提前退出的受试者列表，其退出无论是否与试验药物有关，并说明不良反应是否与药物的有关，以及相关药物作用和药物剂量等方面的信息总结。

⑪ 估计的累积暴露量，包括研究中和上市经验中的受试者或患者暴露量。

⑫ 列出报告周期中临床试验中有意义的发现，包括已完成、进行中、长期随访、合并治疗或联合用药的发现。

⑬ 非干预性，上市后研究或真实世界研究的安全性发现。

⑭ 列出所有实验室检查中发现的有显著临床意义的事件列表，以及药物研发或微生物方面所做的最新研发信息总结（如果适用）。

⑮ 简要描述获得的与试验药物作用相关的结局（如果适用），如剂量效应、对照试验的信息、生物利用度、其他试验药物治疗应用、与组合治疗相关的新的安全性信息、非干预研究发现的安全性问题、上市后收集的安全性问题等。

⑯ 总体安全性评估描述，如风险评估，累积的风险-受益分析，重要风险总结（重要的确认风险、重要的潜在风险、重要的缺失信息等），因安全性原因而采取的措施，重要的可能影响公共健康的风险总结，DSMB 的建议等。

⑰ 有效性或缺乏疗效的总结。

⑱ 完成的或进行中的临床前研究项目列表，包括动物研究等，以及主要临床前结果总结，特别是涉及安全性分析的数据。

⑲ 过去一年任何重大生产或微生物研究变化总结（如果有）。

⑳ 未来可能取代过去递交的一般研发计划的描述。

㉑ 修改的研究者手册（如果有），且附上修改比较和新版研究者手册。

㉒ 过去一年任何重大 I 期临床试验方案修改，以及没有报告的临床试验方案修改描述。

㉓ 过去一年重要的海外上市产品研发状况简要总结，如在任何国家被批准上市，或撤销或暂停上市等。

㉔ 附上更新的研究者手册版本（如果适用）。

㉕ 区域特有信息（如有）。

㉖ 结论性总结。

㉗ 文献。

需要注意的是 DSUR 只是报告周期内药物所有安全性问题的概述，不应作为新的重要安全性事件或信息的初始报告途径，也不应作为新的安全性问题的检出途径。

（2）上市后年度安全性更新报告　上市后药品/器械的安全性汇总通常以年度安全性更新报告的形式递交药政部门，其中应包含报告周期内收集到的与药品/器械相关的汇集安全性信息，包括自发性报告和非自发性报告等（见 21.3.1 节），并需要对其进行全面深入的阶段性回顾和评估。

PSUR 目前是全球上市后药品安全性汇集报告的基本实践，是药政部门要求审核监督的药品安全性分析的主要文件。ICH E2C（R1）指南明确了其内容及其上市许可持有人对 PSUR 的义务和责任。ICH E2（R2）又进一步规范了定期受益-风险评估报告（PBRER）的要求。在欧盟，GVP Ⅶ 也对 PSUR/PBRER 做出更细化的标准要求。任何对 PSUR 的延误、质量不符合要求、内容不完整或错误都有可能受到药政部门的严厉处罚。在一些国家甚至有可能承担刑事责任。PSUR 的意义在于有助于维护和满足药政部门的要求，使药品更加安全有效地使用成为可能，能不断评估受益-风险比，可以作为安全性风险信号检测的手段之一。ICH E2C 规定所有定期安全性更新报告的汇总递交时间通常以取得药物批准证明文件的日期为起点计，也称国际诞生日（international birth date，BD）上报日期通常要求在汇总数据截止日期后 60 个日历日内。PSUR 的完成日期各国可能有所不同，上市许可持有人有义务和责任按照其药品销售所在国家的药政法规要求完成 PSUR 的递交。例如，涉及 6 或 12 个月安全性信息的 PBRER 报告在一些国家的递交日期可以是周期报告截止日期后的 70 天内完成。涉及 12 个月以上的 PSUR/PBRER 报告的递交应当在周期报告截止日期的 90 天内完成。鉴于 PSUR 的重要性和法规要求，上市许可持有人需要建立 SOP 来管理 PSUR 的准备、撰写、质控和递交。简单地说，PSUR 的内容应当包括但不限于：

① 如同 DSUR 一样，应当涉及所报告药品的基本信息，如所涵盖的报告周期（起始日期至截止日期）；药品的基本属性；全球上市获批状况，如所涉上市国家和上市日期列表（包括未批准或撤市信息）；各国对安全性风险采取的措施概述（如果有）等。

② 报告期内因安全性原因而采取的相关措施或行动。

③ 所涉患者状况信息概述。

④ 过去一年个案报告总结列表（按照 MedDRA SOC 分类），即

• 各案例选择标准描述；

• AE/SAE 总数；

• 所列案例概述和风险，包括致死案例、新的与药品有关的安全性信息等；

• ICSR 列表（如 E2B 要求）；

• 自发性报告收集的严重可疑 ADR 和非严重未预期 ADR；

• 上市后研究和同情用药的严重 ADR，包括上市后承诺的研究、同情用药患者等；

• 从国家反馈获得的严重 ADR；

• 从医学文献报告中获得的严重 ADR 和非严重未预期 ADR；

• 其他特殊要求的 ADR 列表，如来源于未经核实的消费者报告等；

• 在 PSUR 期间完成的研究，其可以提供相关安全性信息，包括流行病研究等。

⑤ 其他重要信息，如 PSUR 数据锁定后的信息等。

⑥ 加速报告事件总结，包括临床试验报告和上市后报告。

• 报告处理时间（按照报告种类，如加速报告、严重非预期报告、非严重不良事件等）；

• 递交给药政部门的时间；

• 按时递交的报告；

• 未按时递交报告：数量、原因和纠正措施。

⑦ 临床试验总结

• 进行中上市药品研究和任何临床试验总结列表；

• 研发药物的其他治疗性应用总结；

• 支持药品生产工艺流程改变的临床试验总结；

• 临床试验结果虽未证实其有效性，但却可能对患者有安全性分析的总结；

• 与合作伙伴共同开展的临床试验。

⑧ 估计的累积暴露量，包括研究中和上市经验中的受试者或患者暴露量。

⑨ 任何生产工艺或微生物学方面的改变。

⑩ 动物研究的新的结果分析。

⑪ 递交给商业伙伴的安全性报告。

⑫ 上市许可持有人按照产品组和药物警戒组织架构。

⑬ 风险管理计划及其变更计划概述（如果适用）。

⑭ 总体安全性评估概述。

• 关键新的严重和非严重 ADR 信息；

• 药物相互作用，服用过量，妊娠案例及其结果等；

• 流行病研究，观察性研究，信号和趋势分析，类别效应，白皮书（如果有）；

• 风险管理活动，特别是要求的非常规干预措施，以确保风险-受益比的合理性；

• 其他同类产品涉及的安全性方面的发现，或任何相关研究的发表文章。

⑮ 附录。

（3）定期受益-风险评估报告（PBRER）　根据药政规范要求，上市后药品/器械需要定期对收集的有效性和安全性信息进行分析，便于对产品的风险-受益比做出评价（见表 4.1）。这个评价报告也可以包含在年度安全性更新报告中。在允许上市许可持有人采用 PBRER 作为 PSUR 的情形下，除了上述安全性数据信息外，还需要额外增加的信息包括但不限于：

① 还需要新的有效性数据的分析，便于对风险-受益做出再评价，也需要结合新的或识别的安全性信号，对批准的适应证风险-受益比做出评估；

② 应当对 ICSR 安全性数据做出更多的分析，而不只是描述；

③ 任何新的、完成的或进行中的安全性信号检测分析及其结果；

④ 需要有风险管理计划（RMP）和减缓风险效应管理措施概述。

显然，上市后药品安全性监督不仅仅是收集、储存和报告不良事件。理想的上市后药品安全性监督系统取决于大量的患者群体库和有效地组织、检索和分析庞大安全性数据的能力。

上述几种定期安全性报告（DSUR/PSUR/PE-BER）需要多部门分工协作完成。其中药政事务/注册负责归纳全球上市获批的状况、报告周期内因安全性原因采取的相关措施、安全性信息更新状况及其结果、药政部门要求答复的问题等；临床研发部门负责报告周期内临床试验运营状况及重大发现的总结、临床试验列表、PK/PD 结果分析总结等；药物警戒部门负责所有 AE/SAE 列表总结及重大安全性风险描述、汇总的安全性信息和数据挖掘分析总结等；医学事务部门负责非干预性研究结果的总结、文献检索总结、相关风险-受益比分析、药物利益评估等；药理研究部门负责更新的动物研究结果总结等；市场管理部门负责药物暴露量和销售量的分析总结等。

21.4　安全性信号检测和数据挖掘

安全性信号是指在医疗、干预和一个或多个相关事件间，不良事件与药物组合之间存在需要经过验证的新的可能因果关系，或一个已知关联的新的方面。这种关联性可以是有益的，也可能是有害的。这种因果关系既往可能未知或记录不完整，信号来自一个或多个数据库报告源。临床试验中，使用过药物/器械的受试者人数和出现 AE 的人数都是已知的，但在上市药品中，真正使用药品/器械的患者人数永远不可能获知，加上真实世界中 AE 的报告率由于各种原因往往较实际发生要低得多，这使得上市后药品 AE 发生率难以准确判断。尽管存在着各种局限性，上市后药品安全性监督报告系统的建立还是有着许多临床试验所不及的优势。患者数量的庞大和每天药物的自由服用使药物安全性受到真正的考验。同时，它也为检测罕见或严重的在临床试验范围内不可能发现的药物不良反应提供了机会。不断收集自发性不良反应事件报告也是识别药物安全性信号或警讯的有效途径之一。一般来说，安全性"信号"的警觉程度有时并不能完全依赖于试验数据的累积，因为有些药物/器械不良反应的发生率可能是百万分之一或千万分之一。一般来说，药物/器械不良反应（ADR）发生率评判标准通常的分类级别如表 21.7 所示。

在临床试验受控环境中，由于多种方案设计因素的约束，诸如方案入排标准的限制，数据采集标准模式的应用，有限的受试者人数，选择目标受试者群的约定（如排除儿童或老人等），已知受试者接触药物的多少或时限，后续跟踪受试者信息的设定，对研究者收集和报告安全性反应的专属培训，试验周期的短暂，某些替代终点可能掩盖实际预后结局等，使得罕见安全性风险发生率不太可能暴露在临床试验阶段中。

表 21.7　药物/器械不良反应发生率标准

受试者	ADR 界定	ADR 发生率标准	ADR 假设阈值	发现概率
—	很常见	≥1/10		
2000	常见	1/100～1/10	1/500	0.98
2000	不常见	1/1000～1/100	1/1000	0.86
2000	罕见	10000～1/1000	1/5000	0.33
2000	很罕见	>1/10000（包括个别报告）	1/10000	0.18
2000	极为罕见	<1/50000（包括孤立报告）	1/50000	0.04

例如，新药申请材料含有 4000 名受试者的安全性数据，五千分之一的不良反应发生率的事件不可能在临床试验阶段被发现。鉴于上述原因，上市许可持有人应当建立专门从事药物/器械安全性监测管理部门，并配置专职人员，以建立和完善监督临床试验阶段和上市后延续药物安全性监督系统十分必要，其中根据汇集安全性数据的累积，安全性信号的检测是主要的监督手段之一。

21.4.1　信号检测

前面所讨论的各种来源的上市药品的安全性风险数据是信号检测的基础，如来源于自发性报告系统、主动检测系统、非干预临床研究系统、临床试验系统、科学文献检索系统、国家报告反馈系统等。所谓"药物安全性信号"是在众多的个案不良事件报告的累计基础上发现的，它被视为与药物安全问题有关的第一个警觉标示信号。但这种信号可能并不确定，并依据定性的（根据自发报告的描述，根据数据量、流行病学数据或进一步临床试验数据）信号的性质，需要对进一步分析行动做出决策。它也可能成为设计一项新的临床试验适应证的信息依据。所以，上市许可持有人及药政部门都应当鼓励对药物安全性信号进行定期评价和报告。从图 21.10 可以看出，常用的药

品/器械安全性信号检测的逻辑顺序包括：

（1）信号检测　无论采用何种系统来收集安全性数据，首先需要考虑好数据源的选择，所采用的检测方法及其统计方法应适用于所检测的数据集的属性和规模大小。对数据检测活动的质量也需要做出评估，以保证检测的科学性和可靠性。此外，对累积数据的汇集结果进行评估的人员必须具备一定的资质，如涉及医学评估或监察的人员必须具备相关医学知识和医学资质的要求。所有信号检测活动过程应当做好记录。在安全性数据审核中，需要关注排除重复报告的案例数量、人口学统计特征、可疑药品/器械、相关使用情形（如剂量、频次等）、ADR 的症状/体征（包括时效关系、去激/再激性）、ADR 与可疑药品/器械的因果关系、其他同期服用药物或治疗的影响、患者自身病症的影响等。作为信号检测的支持性工具，统计分析需要能满足预设的信号关联性标准，如案例频率、严重程度、临床重要性、临床关联性程度、预期趋势性等。

新的安全性信号识别往往取决于案例数量，可以通过运用数据挖掘技术人工或自动检测。手工信号检测的方法一般包括但不限于：

① 仔细审核个案药品不良反应报告（ICSR），特别是过去没有报告过的 SDR，或特殊的或感兴趣 AE

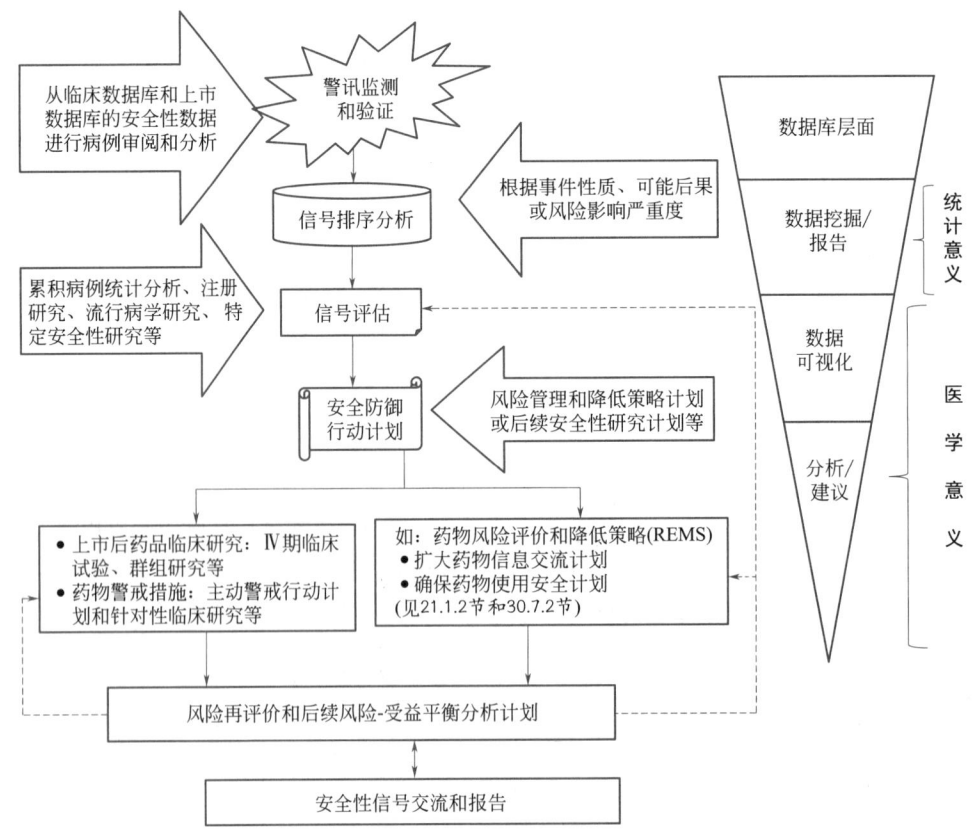

图 21.10　药物安全性信号检测管理模式示意
其中通过数据挖掘得出的结果报告需要通过统计方法进行分析，所得结果应当通过可视化技术直观呈现其医学意义

案例。需要特殊关注的 AE 案例通常是那些既往与药品有关的 AE，如肝毒性、恶性贫血、癫痫、肾衰竭或过敏反应等。

② 未预期 AE，如过去没有包括在上市许可持有人核心安全性信息（CSI）中的事件。

③ SAE 与感兴趣的 AE 按照 MedDRA SOC/PT 术语总结列表，这种列表可以按照信息来源类别分类，如自发性报告、上市后临床研究、文献检索、国家反馈等，其中的信息还可以按照报告周期进行比较，以查验最常报告的事件是否随时间而变化。在某些情况下，这种增加报告频率可能需要统计检验的介入，例如表 21.8 所示情况。

表 21.8　不良反应报告周期变化示例

不良事件	一季度	二季度	三季度	四季度	总计[①]
过敏反应	4	1	3	0	8
昏厥	1	0	5	10	16

① 每一百万销售片剂中收集到的 AE 案例。此案例中过敏反应随时间略有下降，而昏厥事件频率显然有所上升，因而可能是安全性风险信号，且值得进一步评估。

④ 需要的话可将案例细节逐行列出，并配置可视化图表来观察事件的变化趋势，这样不用阅读 ICSR 的事件描述，而只是查看图形类别就可以了解信号的变化。这类列表行的信息可以包括：

• 上市许可持有人的案例编号；

• 案例来源，如发生的国家或地区等；

• 信息来源，如文献、临床试验、自发报告等；

• 患者识别标识，如年龄、性别、种族等；

• 疑似药物的信息，如服用起止日期、日常剂量、服用频次和途径等；

• 同期服药或病症的信息，其有助于判断事件因果关系；

• 事件发生日期，也可根据从治疗起始日期估算事件发生日期；

• 治疗日期或时长；

• 优先术语（PT）及其描述；

• 患者病史或结局信息，如痊愈、死亡、改善、未知等；

• 其他信息，包括同一患者的其他 AE 情况（如果有）；

• 评注栏，如相关因果关系评价、同期用药是否与事件有关等。

⑤ 报告频率随时间的变化状况。在临床试验中，AE 的发生率比较容易计算。在上市后药品中，由于无法知道确切的接触药品人数，甚至也可能无法知道经历 AE 的患者人数，确定发生率大多通过报告率的增加频率来评估，即

报告率＝案例数（observed）/预估接触药品数量（expected）

一旦计算出每个周期每个案例的报告率，就可以通过报告率来评估事件的变化类别或趋势，如是否增加、减少或相同等。

（2）信号验证　获得安全性信号数据后，需要对文档记录的证据进行验证，即关注信号证据质量的准确性和完整性，ADR 是否存在因果关系的证据，进而支持检测到的信号值得进一步评估。在进行验证时，需要充分考虑信号的临床相关性证据，如单个报告间的相关性、报告数量（说明信号强度）、药品接触情况、发生时间关系、药品作用机制、死亡原因、去激/再激性、药物相互作用可能性、同类产品的 ADR 率、ADR 的严重程度及其影响结果、临床前/流行病学数据的支持等。原则上，只有未知或未预期的新信号才需要进行验证，这就需要结合已知的安全性信息记录的审核，如研究者手册、药品说明书、PSUR、RMP 或科学委员会关联性的讨论纪要等。要注意的是如果 ADR 的报告频率、持续时间、严重程度和既往结果的严重性发生变化，有可能构成新的安全性风险信号。此外，文献记录的类似案例、作用机制的新发现、公众或药政大型数据库的筛查结果及其比较分析等手段，有可能提供类似关联性的证据。有些重要的未经验证的信号，应当特别值得继续跟踪监测，直至完全确认其信号存在与否。作为上市许可持有人，需要建立信号验证的质量管理体系，包括系统记录并跟踪信号和未得到验证的信号的处理规程，以助于风险信号不会被误判或遗漏。

（3）信号优序分析　对确认的风险信号需要对其重要性和受益-风险平衡进行优序排列，便于上市许可持有人可以集中资源优序处理那些对患者或公众健康有更严重威胁的 ADR 和那些可能引起公众媒体关注或与公众利益密切相关的信号。对信号优序分析的关注要素包括但不限于：

① 对患者的影响程度，包括严重性、转归、可逆性、可预防性或临床相关性等；

② 患者暴露可能性和药品 AE 预期发生率；

③ 终止病症治疗的不良后果，或其他可取代治疗方法的可获得性；

④ 关联性证据的质量、一致性和频率度；

⑤ 对公众健康的影响度，特别是对高危人群或特殊或弱势群体的影响，如妊娠妇女、儿童、老人或特殊病患人群等；

⑥ 已知 ADR 频率或严重程度的增加；

⑦ 可疑 ADR 的特殊性或新颖性，如上市不久就出现未知严重 ADR；

⑧ 临床诊疗的复杂性及其可能引起的后果，例如，与临床综合征的关联性可能影响 ADR 处理的复杂性和难度；

任何信号排序的分析应当记录在追踪系统中，并

说明信号排序的理由。

（4）信号评估　确认信号的进一步评估是为了明确是否有必要收集其他相关数据，或应采取何种监管措施或行动。信号的进一步评估需要建立在非临床和临床数据，以及其他来源数据信息的综合分析基础上。在进行评估时，需要考虑各种信息来源的有利和局限性，以及各类数据在综合评估中的权重系数，便于对综合信号做出更准确的分析。如果数据来源有可利用的国际医学约定的定义，则应优先考虑选择这些定义，如疗法分类、系统器官分类、病症分类、MedDRA SMQ 等。如果没有，有可能视情况需要对医疗状况做出可操作性的界定标准。如果发现严重的ADR 信号需要及时预防或最小化，应当及时与相关干系人进行交流，并在信号管理中及时采取措施或监管行动。表 21.9 列出了某些"强势"或"弱势"信号的示例。一旦发现罕见和严重的不良事件，尽管发生率很小，如果确定可能与药物有关，就应该有进一步的结果评价或分析决策行动。

表 21.9　药物安全性信号特质示例

信号类型	示例
强势信号	<ul><li>不寻常和很罕见的信号,如再生障碍性贫血</li><li>在药物类别中很少见的信号,如 β-受体阻断剂治疗出现肺纤维化病症</li><li>在患者群组中很少见的信号,如年轻非糖尿病患者出现白内障</li><li>致命性事件,特别是发生在死亡率并不很高的患者群中,如 20 岁患者在治疗过程中的突然死亡</li><li>在同类药物的其他药物中报告过的严重事件信号,如新的他汀类药物出现横纹肌溶解综合征</li><li>对于预期药理作用的药物来说,出现较为夸张的事件信号,如服用抗高血压药物的患者经历昏厥现象</li><li>不良事件差不多总是无一例外地与药物性质相关联,如在固定剂量下总是出现某一副反应事件,或无论何时服用药物都有 Stevens-Johnson 综合征出现</li><li>事件与药物的关系十分明确,如在药物注射部位立即出现水肿和灼痒</li><li>患者在经历不良事件时并未服用任何其他药物</li><li>药物服用后很快出现不良事件,没有其他混淆的因素可以排除</li><li>患者较为健康,没有其他医疗问题,但在服用药物后出现反常身体问题</li><li>有确定的再激不良事件与药物的关联性,如药物服用停止后,不良反应消失,药物重新服用后不良反应又出现</li><li>不良事件不同于正在治疗的病患症状/体征问题,不会和病症本身相混淆</li></ul>
弱势信号	<ul><li>信号在普通人群中有较高的背景发生率,如头痛、疲乏等</li><li>信号在治疗群体中有较高的背景发生率,如老年高血压吸烟者大多出现心肌梗死</li></ul>

续表

信号类型	示例
弱势信号	<ul><li>信号代表了正在治疗病症的恶化情形,如氟脲苷效应,即治疗肝炎的患者出现恶化或致命性肝炎等</li><li>患者正在服用多种药物,如在重症监护病室(ICU)中治疗</li><li>患者患有其他可能产生不良症状或特质的疾病,如癌症患者</li><li>患者长期服用药物,许多其他疾病和问题随着时间的推移而出现(伴随发生)</li><li>有负的去激关系,如在药物停止服用后,不良反应仍在继续,或药物并未停止服用,但不良反应自动消失</li></ul>

按照药物警戒质量管理规范的要求，对信号评估可以从下列（但不限于）若干方面进行，即

① ADR 与临床和实验室监查的关联性；

② 患者的人口学特征信息，如年龄、性别、种族等；

③ 接触药品/器械的时长；

④ 从药品/器械接触到 ADR 发生之间的时间间隔；

⑤ 案例中所用剂量，包括标签剂量，大于标签剂量或过量；

⑥ 服用的同期药物或采用的同期治疗；

⑦ 同期病史的存在，特别是那些可能造成不良事件的病症史，如肝或肾功能异常；

⑧ 服用途径和使用方法，如口服、皮下注射、植入等，以及所涉产品的批号；

⑨ 因果关系或风险类型；

⑩ 随时间或产品生命周期变化的 ADR 报告率的变化，或可控性分析。

进行以上信号检测分析时，可以对安全性医学术语按照 MedDRA 系统器官分类、优先术语分类等方法进行归类。显然，一个信号可能并不是一个安全性问题，但任何信号的确需要进一步的评估，以确定是否属于一个新的风险。若要进一步定性和定量地描述风险，就必须进行额外的信号评估研究。采用统计方法分析的评估结果可以运用可视化技术直观呈现安全性信号的临床意义，用于指导医学实践对安全性信号的减缓、预防和再评价。

（5）行动建议　对需要采取措施或行动的信号，应当以信息范围为基础，优先排列为导向，根据其医学安全性风险结果导向的趋势分析，提出应当考虑采取的行动方案。例如，撤销上市产品、召回市售产品、进一步开展临床研究等。任何行动建议都应当有明确的措施或行动时限。常见的信号分析决策行动包括：

① 没有行动采取继续调查和跟踪。

② 需要更多的信息进行评估，可以过 1～2 个月再评价。

③ 有所行动：

• 改变标签说明（上市药物）；

• 修改试验方案和知情同意书（进行中的临床试验）；

• 改变或调整药物剂量；

• 向医生和患者发出警告，并要求研究者加强对受试者或患者的安全性监督；

• 确保向药政部门和伦理委员会通报；

• 停止药物在某一患者群体中使用；

• 开始上市后临床试验、安全性研究或流行病学研究；

• 对信号进行定期审核，如 PSUR；

• 额外的临床研究或最小化风险措施；

④ 采取立即紧急行动：

• 暂停临床试验直到制定出可行的安全性保障方案；

• 召回或撤销上市药品；

• 停止进行中的临床试验；

• 暂停或永久停止相关药物的继续研发。

（6）信号信息交换　任何确认的新的安全性信号评估结果，必须在药政部门和上市许可持有人之间进行信息交流。如果对公众健康有获益或风险状况的影响，除了与药政部门的交流外，亦需要通过适当的方式告知公众和/或医务专业人员（HCP）。

信号检测管理流程并不一定需要按照上述顺序严格进行。所有信号检测步骤行为都需要建立清晰的文档体系，实现系统化的记录和跟踪。相应的配备和质量体系的各项指标都应符合质量保证和质量控制的管理要求。

下列案例分析可以比较好地说明借助于可视化技术的信号检测在评估药品安全性风险中的作用和意义。

① 通过分析临床试验和上市后自发性报告安全性数据系统，且将其中安全性术语按照 MedDRA SOC 和优先术语分类，可以明显看出收集到的 ADR 中肝胆紊乱报告居多（图 21.11）。

② 在 MedDRA SOC 分类的基础上，进一步将其中的 ADR 按照优先术语归类，可以发现肝胆紊乱中，肝功能异常（hepatic function disorder NOS）和肝紊乱（hepatic disorder NOS）发生率较高（图 21.12）。

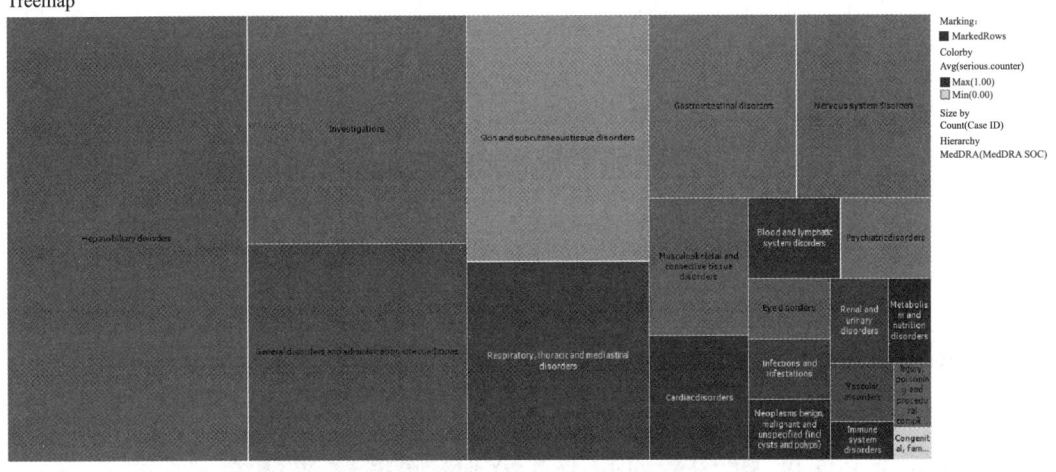

图 21.11　安全性术语按 MedDRA SOC 和优先术语分类示例

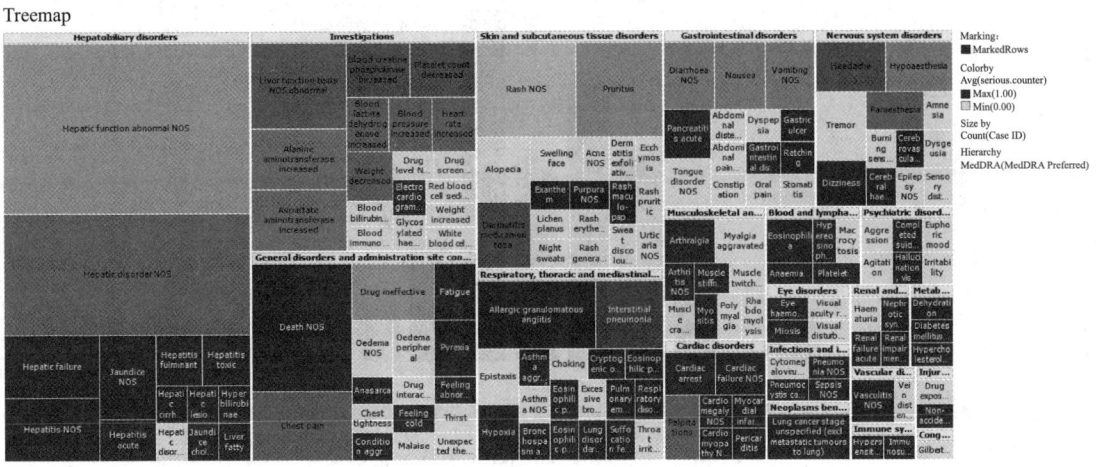

图 21.12　ADR 按优先术语分类示例

③ 将所有收集的 ADR 的 SOC 和优先术语按照棒状图列表，可以再次证明肝功能异常和肝紊乱报告率最多（图 21.13 和图 21.14）。

④ 进一步按照年龄将肝脏 ADR 事件分类，可以看出肝脏问题与年龄的相关性（图 21.15）。

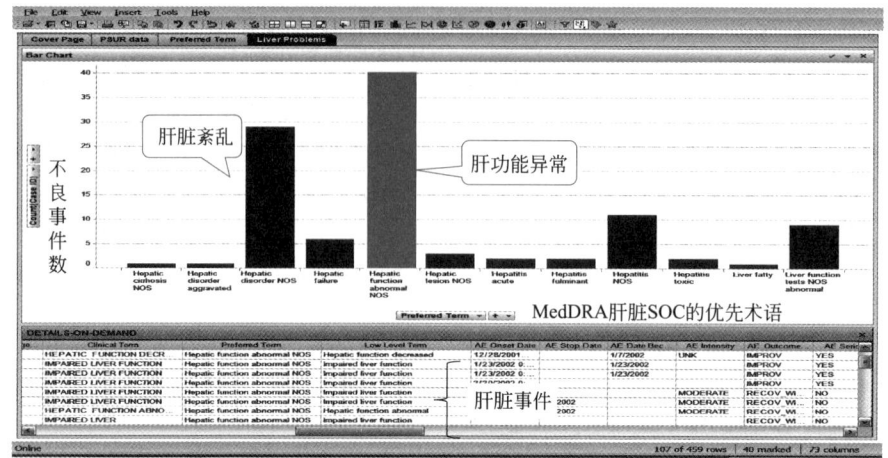

图 21.13　MedDRA 肝脏 SOC 中的优先术语列表和图表示例

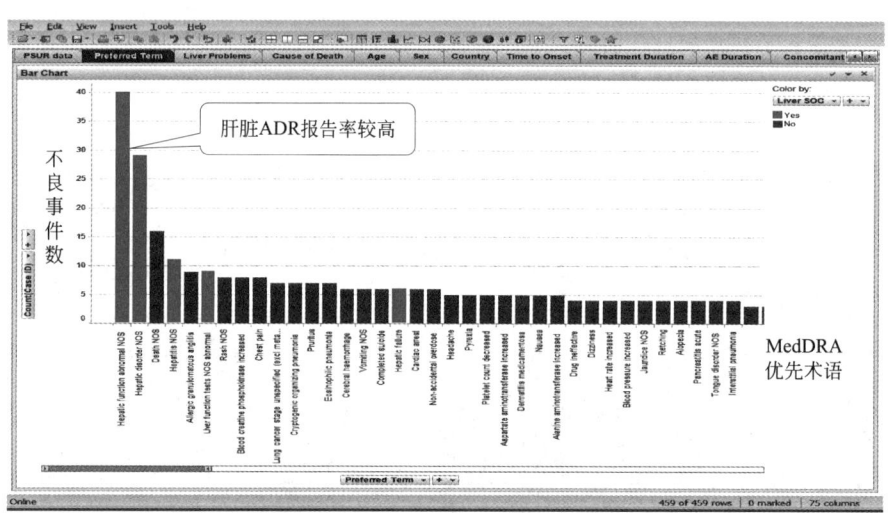

图 21.14　MedDRA 优先术语事件图表示例

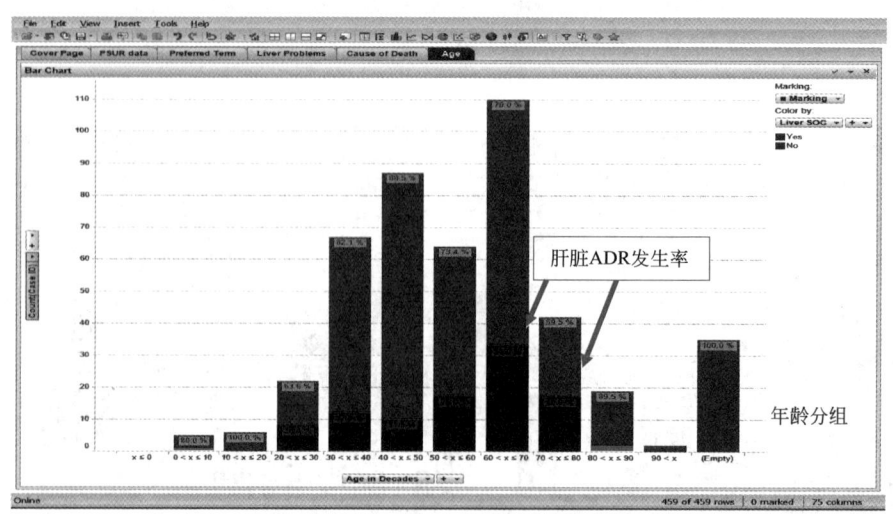

图 21.15　按年龄将肝脏 ADR 事件分类示例

⑤ 将肝脏 ADR 按照性别发生率分类，可以发现性别因素与肝脏 ADR 发生率关联性不明显（图 21.16）。

⑥ 按照参与的多中心国际肝脏 ADR 的发生率分类，可以找出这个 ADR 是否具有民族特异性（图 21.17）。

⑦ 对于肝脏 ADR 发生时间风险分析，可以判断出该药服用后肝脏首次出现肝功能异常大多发生在 3 个月左右的时间点（图 21.18）。

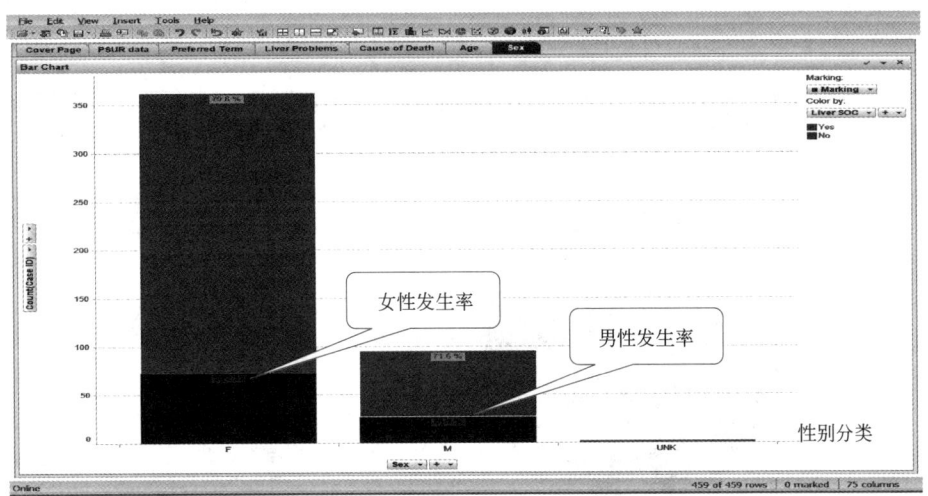

图 21.16　按性别将肝脏 ADR 事件分类示例

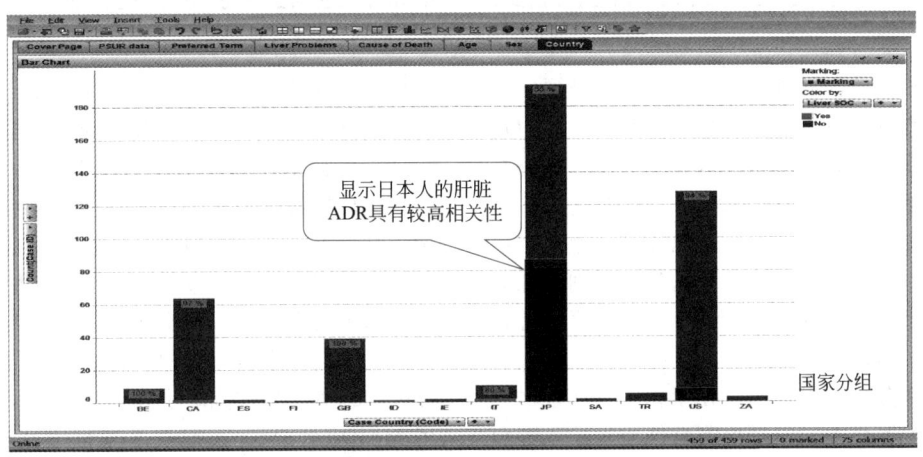

图 21.17　按国家/地区将肝脏 ADR 事件分类示例

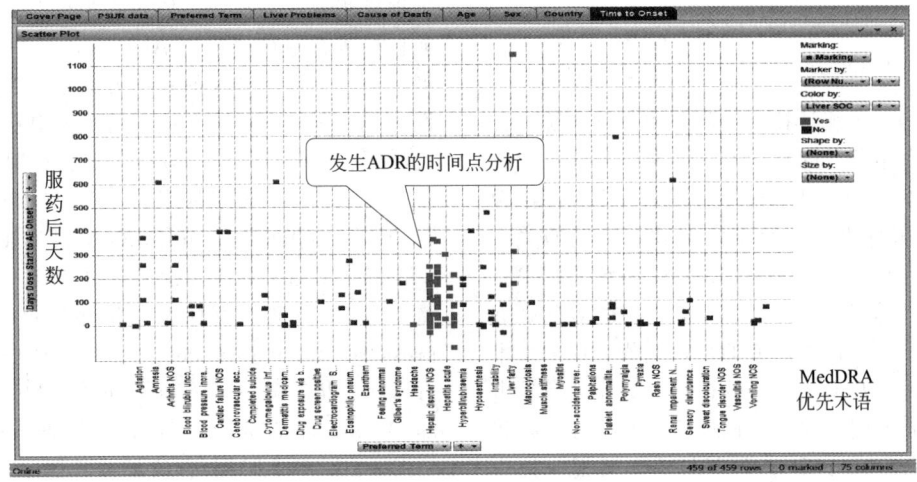

图 21.18　ADR 发生时间风险分析示例

⑧ 在分析发生 ADR 患者的医疗史及其同期药物治疗时，发现绝大多数患者同期服用氟替卡松（fluticasone）（图 21.19）。

案例总结：① 该药有肝脏 ADR 的安全性风险信号，MedDRA 优先术语为：

• 肝功能异常（hepatic function abnormal NOS）

• 肝脏紊乱（hepatic disorder NOS）

② 该肝脏 ADR 与下列因素有高度相关性：

• 国家：日本

• 年龄范围：60～80 岁

• 服药后发生肝脏问题的时间点：3 个月左右

• 同期服用药物：氟替卡松

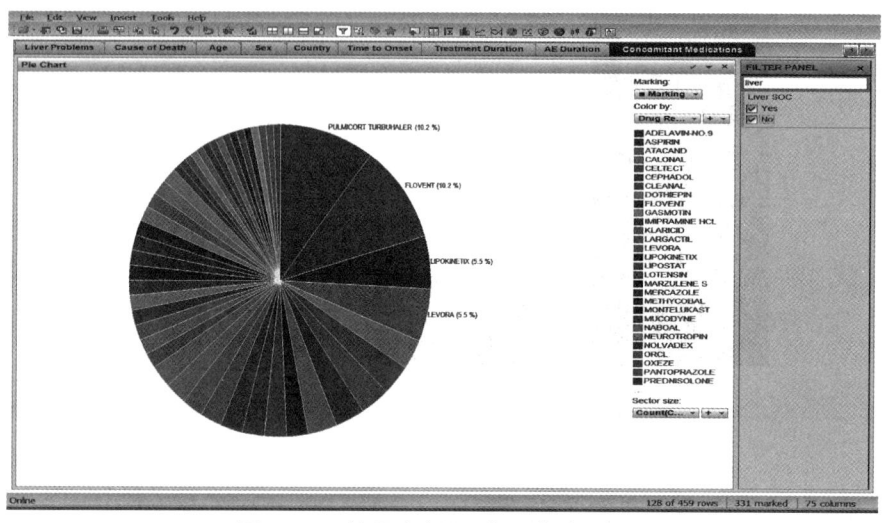

图 21.19　按医疗史及同期用药统计示例

在这些初步结论的基础上，进一步的研究发现该药物的生物代谢酶具有种族特异性，在日本民族中这个种族异性尤其显著，氟替卡松也可能会发生药物相互作用，进而增加肝脏 ADR 的发生。根据这些信号检测分析结果，上市许可持有人可以比较合理地制定出药物全球上市后安全性风险管控措施，特别是针对日本市场的上市后药物安全性管理，上市许可持有人必须采取额外的监测措施。

从上述案例分析可以看出，在累积安全性数据及其评估和分析的基础上，信号检测有助于保护患者和公众的安全性利益，找出产品与 AE 之间的关联性，以便理解风险-受益比，进一步满足药政法规对药品安全性的要求。

21.4.2　信号数据挖掘

数据挖掘是一种统计技术，其利用数学和统计方法，通过检索大型分散的数据库，并采取各种自动或半自动技术来发现那些过去未曾发现的发生频率比预期要高的药物-事件组合之间重大的和一致性的关联信号，或数据分布类别。也可以说是运用统计技术量化药物-事件组合关联度的强度，以确定某不良事件信号的报告频率是否构成足够的预设阈值。这个技术采用原始案例报告数据或大量的报告观察作为信号事件，从中提取并不明显的安全性风险内在信号，并将药物-事件组合排列，以计算预期与观察数量或报告率，如果观察到报告数量超过预设阈值越多，进一步

分析药物-事件关联度的需求性越大。

一旦信号被识别，就需要进一步进行数据挖掘。在进行数据挖掘时，扩大检索范围是常用的手段之一，包括在医学上相关的不同诊断类别的案例。为了做到这一点，首先要做的是建立案例标准，即建立用于检索和识别感兴趣案例的标准。这种标准可能带有一定的主观性，在实际实施时还必须具备临床判断能力。案例标准在实际查询和评估过程中可以根据需要修改、调整、扩大或缩小。通常可以采用的方法是运用 MedDRA SMQ 查询技术来标准化案例检索标准（见 20.3.1.4 节）。SMQ 包含的 AE 术语一般与症状、体征、诊断、综合征、体检问题、实验室和其他生理检测数据等有关。值得提出的是 SMQ 并不一定能包括所有存在的重要 ADR 术语。如果出现这种情形，上市许可持有人的药物警戒专家需要另建特别查询标准。例如，如果低血压信号被识别，与低血压有关的所有 AE 术语应当包括在案例查询标准中，而这些术语的选择一般是依据病理生理和/或类似症状/体征的临床知识而定。在 SMQ 中没有低血压（hypotension）术语，此时在优先术语基础上应建立的相关特别 ADR 查询术语标准包括血压动态下降（blood pressure ambulatory decreased）、血压下降（blood pressure decreased）、舒张压下降（blood pressure diastolic decreased）、血压体位性降低（blood pressure orthostatic decreased）、收缩压下降（blood pressure systolic decreased）、低血压（hypotension）、体位性

低血压（orthostatic hypotension）、昏厥前症状（pre-syncope）、昏厥（syncope）和血管迷走性晕厥（syncope vasovagal）。在进行数据挖掘时，可以考虑的案例选择要素包括但不限于：

① 案例来源，如上市后自发性报告、文献、临床研究等；

② 时间范围，即给出特定的时间范围，如所有从 2001—2019 年的案例，或不设时间范围；

③ 判定或未判定案例，即有独立来源确认的诊断案例，或任何感兴趣的案例，无论其是否有诊断判定结论；

④ 疑似药品的开始和结束服用日期，这有助于评估药品-事件间的时间关联性；

⑤ AE 术语，通常可以依据案例查询标准，列表给出不同的但相关的 AE 术语。

在查询到案例报告后，需要进行案例审阅，以便把相关案例归属在一起。这并没有约定的标准或技术可参照实施。一般常用的方法是在列表中特别标记或逐行列表，即每个案例总结列在一行，然后扫描和归类案例中的共同点（见 21.4.1 节中信号检测描述）。在进行数据挖掘时，对药物-事件组合关联度进行数据挖掘分析的常用数学或统计方法如下：

（1）比例失衡分析法（disproportionality analysis，DA）又称频率分析法，是通过计算报告的频率来表示药物-事件组合的"相对报告率"。这种分析法应用较为广泛，其包含有若干种报告频率分析方法，比较常用的是比例报告率法（proportional reporting ratio，PRR）。在这种分析方法中，检索的某种药品的 AE 与大型数据库中其他药品发生相同 AE 的数量进行比较。如果用最简单的 2×2 列联表来表述这种比较关系，PRR 的分析可以记作为：

	药物 X	所有其他药物	总计
关注的特定 AE 数	A	B	$A+B$
所有其他 AE 数	C	D	$C+D$
总计	$A+C$	$B+D$	$A+B+C+D$

其计算公式为 $PRR=[A/(A+C)]/[B/(B+D)]$。

假设某药品 X 引起肾衰竭的报告案例有 3 个，除肾衰竭之外的其他不良事件报告有 15 个；大型数据库中其他药品（不包括药品 X）引起肾衰竭的案例有 70 个，其他不良事件报告有 2000 个。在这个案例中，药品 X 引起肾衰竭的报告率为 $3/(3+15)=16.7\%$，其他 AE 的其他药品的报告率为 $70/(70+2000)=3.38\%$；因此，该药品的 PRR 是 $16.7\%/3.38\%=4.94$。这意味着与其他所有药品的 AE 报告率相比，药品 X 引起肾衰竭的 AE 报告率异常高，是

一个值得关注的风险信号。除 PRR 外，其他常见的比例失衡报告频率分析方法还有：

报告概率比（reporting odds ratio，ROR）

$$ROR=AD/CB$$

相对报告率（relative reporting，RR）

$$RR=[A(A+B+C+D)]/[(A+C)(B+D)]$$

IC 值分析法

$$IC=\log_2[A(A+B+C+D)]/[(A+C)(A+D)]$$

相对报告率和 IC 值法是在贝叶斯框架下的具体操作应用的结果。虽然上述各类比例失衡分析法有不同的统计特点，但在药品安全性监测领域的适用性相等。对比例失衡分析法来说，其概率阈值恰为 1 的情形不多见。以 PRR 为例，通常的情形是 PRR>1 或<1。如果 PRR>1，表示某药品 AE 的报告率比数据库中的其他药物要多，其中缘由需要仔细评估和进一步分析，不应过度对数据做出解析。MedDRA 中包含了 8 万多条医学术语条目，理论上来说就意味着需要计算 8 万多条 PRR。但实际操作中，根据药品安全性质，可以预设值得关注的概率阈值大小。例如，如果设定某不良事件术语的 PRR 大于 3 时，结果计算得出 PRR 大于 3，则应当视为具有安全性风险信号。PRR 值越高，其特异性越大，但敏感性却越低。所以，设定概率阈值对于数据信号挖掘分析十分重要。上市后药品的安全性风险报告受诸多因素的影响，如媒体的关注、刚上市药品的新颖性、源数据较难验证、重复报告、药品名称和归类随时间变化而呈现不一致的变化、选择性报告偏差等。因此，在采用报告频率分析法时，需要注意的因素包括但不限于：

① 数据库数据量多少影响概率阈值设定，特别涉及严重的罕见 AE 报告时。此时增减一例 ADR，对关注某药物 ADR 的报告频率计算结果都有显著影响。例如，某数据库含有药物 X，其收载了 5 位患者的 AE 报告案例，此时如果出现一例心绞痛，则其发生率为 1/4（25%）。如果该数据库有 1000 案例/4000 患者，则增减一例关注的 AE 案例对其发生率计算影响可以忽略不计。

② 数据库数据质量好坏和完整性影响报告频率比较分析的结果准确性。例如，某数据库只有老年妇女接受药品 X 治疗乳腺癌，那么比较老年妇女某 AE 发生的报告率与在整个数据库不占主导地位的老年妇女的 AE 发生报告率，有可能导致错误的结论。

③ 组合药物应用时，需要注意区别哪种组合药物会导致 ADR 的发生。例如，药品 X 经常与药品 Y 联合使用，当某个特殊 ADR 发生时，如果不予以区别药品 Y 已经确定无误会导致该特殊 ADR 的话，有可能把该 ADR 发生报告率归结到药品 X，除非此种情况不能排除药品 X 的可能性。

④ 注意关注患者本身的病症/体征异常情况，因为

疾病本身有可能衍生或导致新的大量 AE，特别是有同期用药的情况时，而不是关注的治疗药品本身所引起。

⑤ 如果安全性数据库的患者人数少，或有大量某种病症的患者存在，有可能导致报告相对频率的不准确。

显然，选择频率分析法时应当事先考虑好可行的统计方法、案例过滤标准、增加分析敏感度方法等方面，例如，预设 PRR 概率阈值为 3，Chi-square 分析值大于 4。尤其在信号过多，也过于嘈杂的情况下，如果在预设条件不充分的情况下，有可能导致报告相对频率的假阳性或阴性结果。

（2）贝叶斯分析法（Bayesian analysis，BA） 其全称为贝叶斯置信传播类神经网络法（Bayesian confidence propagation neural network，BCPNN），是一种反映关联度的方法，通过药品发生的先验概率和后验概率的比值的对数值来表述，即其主要原理是基于信息要素（information component，IC），可用于检测药品和 ADR 组合中的关联度，即

$$IC = \log_2(观察值/期望值)$$

WHO 较常用这种数据挖掘方法。应用此种方法时通常期待安全性报告案例足够多，以改善药物-事件关联性的敏感度。这个方法在贝叶斯分析中的重点是通过报告比率的观察与期望比值（observed-to-expected ratio，O/E）来分析药物-事件组合间的关联性。按照贝叶斯分析方法，如果 IC 值>0，则表明记录在数据库的药物-数据组合关联度较一般数据库所

预期的统计率要高，提示可能生成一个信号；如果 IC 值<0，则表明出现的组合频率比数据库中预期的统计率要低。其分析结果的 IC 值越高，组合背景的代表性越大。例如，在某项数据库数据报告汇集分析中，得到的 IC 值及其分析结果如表 21.10。

下列两个案例分析可以比较好地说明借助于信号数据挖掘的 BCPNN 统计技术在评估药品安全性风险中的作用和意义。

某上市许可持有人企业在进行药品安全性数据库的数据挖掘时发现，与同类选择性 β-受体阻断药相比，普萘洛尔（practolol）-腹膜炎（peritonitis）组合间有更高的相关性，这一点可以从下列可视化图表（图 21.20）中判断出。

图 21.20 显示，Y 轴为 IC 值，即相对报告率的对数，X 轴是报告年份。初始时的 95% 置信区间信息要素为零。从图中可看出选择性 β-受体阻断药普萘洛尔的 IC 值不断增加，95% 置信区间不断变窄，且下限值大于 1，其他所有 β-受体阻断药（除普萘洛尔外），IC 值降低至零并伴有置信区间缩小。从这个统计学显著差异结果可以判断，普萘洛尔比其他同类药物（选择性 β-受体阻断药）的腹膜炎发生率要高得多。

在另一个安全性数据库的数据挖掘过程中，某上市许可持有人发现卡托普利（captopril）-咳嗽（coughing）组合间有较高的相关性，这一点可以从下列可视化图表中判断（图 21.21）。

表 21.10 IC 值及分析结果示例

观察	预期	比例	2 的幂次方	信息要素（IC）	评注
16	2	8	2^3	3	IC 值较高，表明可能存在药物-事件组合安全性风险
16	16	1	2^0	0	IC 值为零，表明数据库中观察到的事件率与背景预期相同
16	32	0.5	2^{-1}	−1	IC 值<0，表明数据库中观察到的药品安全性事件率比其他药品-事件组合低

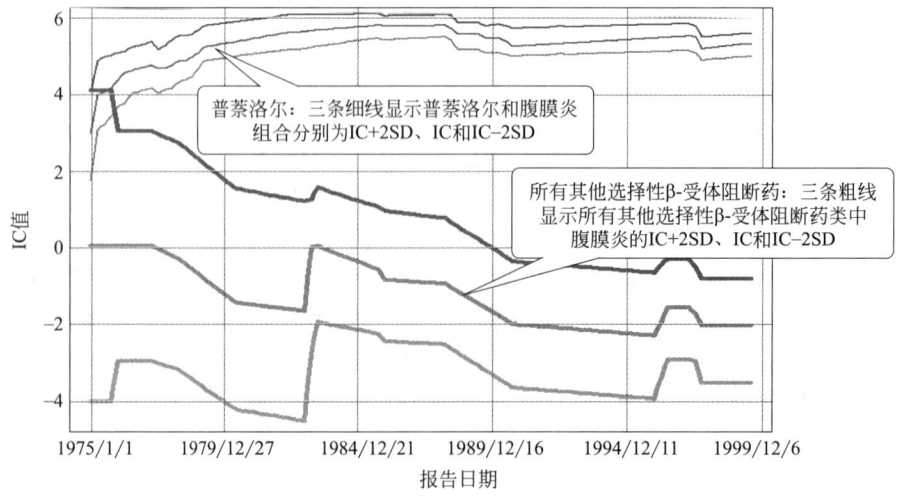

图 21.20 普萘洛尔-腹膜炎的相关性

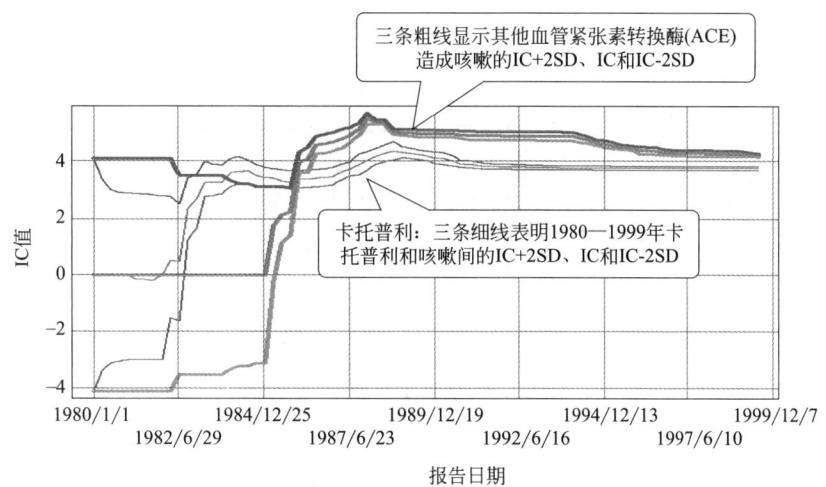

图 21. 21　卡托普利-咳嗽的相关性

图 21.21 显示，当卡托普利引起非咳嗽的其他报告数量增加后，IC 值降至零以下。之后当托卡普利和咳嗽间的药物-事件报告数量增加后，IC 值又开始增加。当 IC 值在零之上不断增加，相应的置信区间的范围逐渐缩小，直至其下限大于零。虽然卡托普利有较高的咳嗽发生率，其他同类药物（ACE 抑制药）的咳嗽发生率异常高，这也说明了统计与医学意义间的差异性。

按照 ICH 的要求，上市许可持有人必须建立 PSUR 制度。对于新批准上市的药品来说，有些国家的药政部门要求递交季度 PSUR。下列案例分析展示了通过 BCPNN，可以挖掘 PSUR 中 MedDRA 优先术语与其他大型公共或药政数据库之间信号报告率的差异，进而发现上市许可持有人的安全性数据库报告是否完整，或有任何值得关注或进一步数据挖掘的药物-事件信号。

① 列出上市许可持有人安全性数据库中 Q_1/Q_2 安全数据的药物-事件组合 IC 值，两个季度报告事件的增加频率，并与 FDA AERS 数据库同类药物-事件的 IC 值进行比较（图 21.22）。

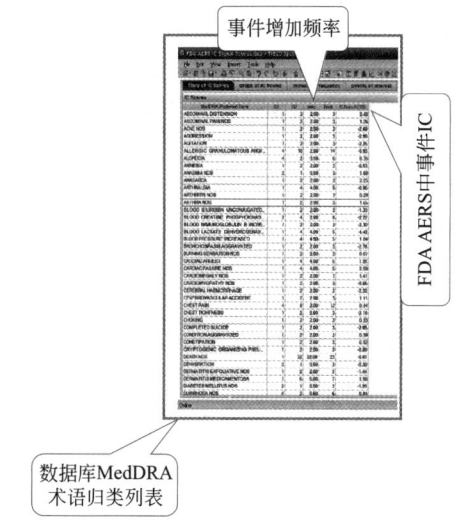

图 21. 22　药物-AE 事件组合 IC 值与 FDA AERS 数据库比较

② 上市许可持有人可以将所有报告的 MedDRA 优先术语按照报告做出区域图表，也可以预设概率阈值选择性地列出感兴趣的事件作出区域图表，并根据数量多少标识不同的色泽（图 21.23 和图 21.24）。

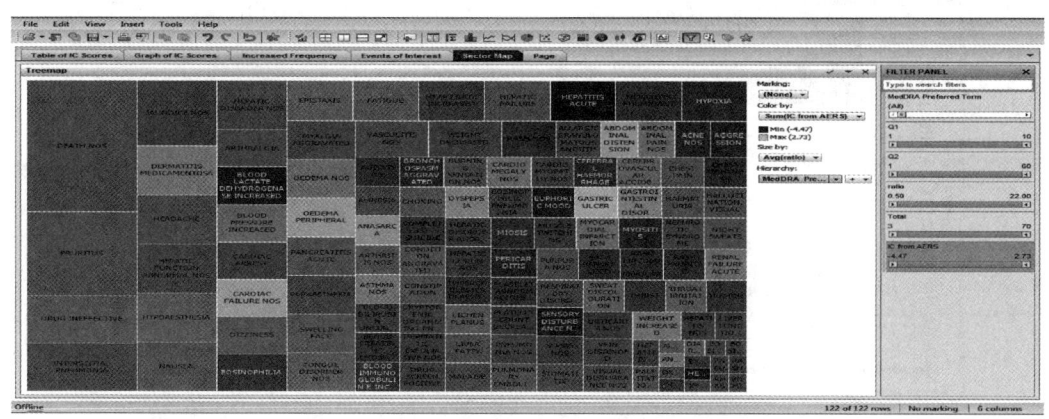

图 21. 23　按优先术语的分布图——所有 AE 事件

其中色泽代表事件多少的范围

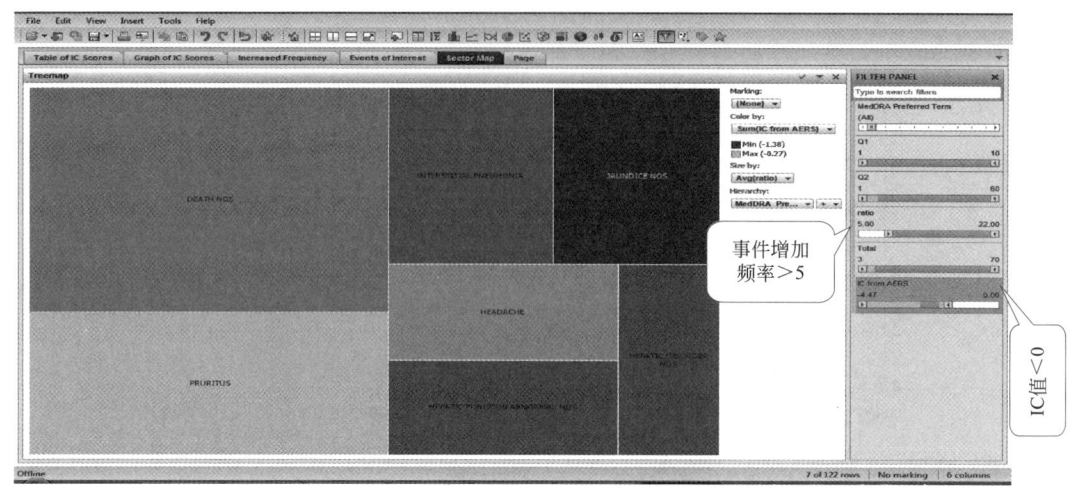

图 21.24　按优先术语列出的感兴趣 AE 事件的分布图
其中色泽代表事件多少的范围

③ 根据这些 PSUR 中 MedDRA 优先术语和相应 FDA AERS 中术语 IC 值作出条状图，进而可以分析出与 FDA AERS IC 值相比，哪些 PSUR 中列出的术语可能匹配上市许可持有人药品的安全性问题，哪些术语在 FDA AERS 列表有较低的 IC 值，有可能需要进行进一步信号数据挖掘，或显示了药品的效益优势（图 21.25）。

④ 上市许可持有人的季度 PSUR，可以比较两个季度安全性 MedDRA 术语的报告变化情况，进而可以观察出与药品相关的优先术语报告频率变化趋势。其中的 MedDRA 优先术语的增大频率是 Q_2 报告中的案例数除以 Q_1 报告中的案例而得到的数值（图 21.26）。

⑤ 运用二维可视图，可以比较上市许可持有人安全性数据库报告的增加频率与公共或药政部门数据库（如 FDA AERS）中报告 IC 值的差异，并根据预设的概率阈值从中提炼出需要进一步探讨的风险信号

（图 21.27）。

假设上述上市许可持有人安全性数据库中报告增加频率大于 5，且在 FDA AERS 中 IC 值＜0 的事件被认为可能具有安全性风险，是值得进一步探讨的风险信号，这样可以选择出药物警戒的药品风险待研究目标（图 21.28）。

（3）其他数据挖掘技术工具　除了上述两个常用方法外，其他数据挖掘技术工具基本都与贝叶斯法有关，包括但不限于：

① 伽马泊松分布缩减法（Gamma Poisson Shrinker，GPS）与多项伽马泊松缩减法（Multi-item Gamma Poisson Shrinker，MGPS）　GPS 采用描述数据中观察/预期（O/E）比例分布的数据模型，以便缩减由于少量的预期事件数所带来不可靠的预估 O/E 值，后者在数据库中常见。GPS 法事先假设药品和事件是独立事件，且都服从泊松分布。然后在嘈杂的背景中进行系统筛检，以识别潜在的严重 ADR。

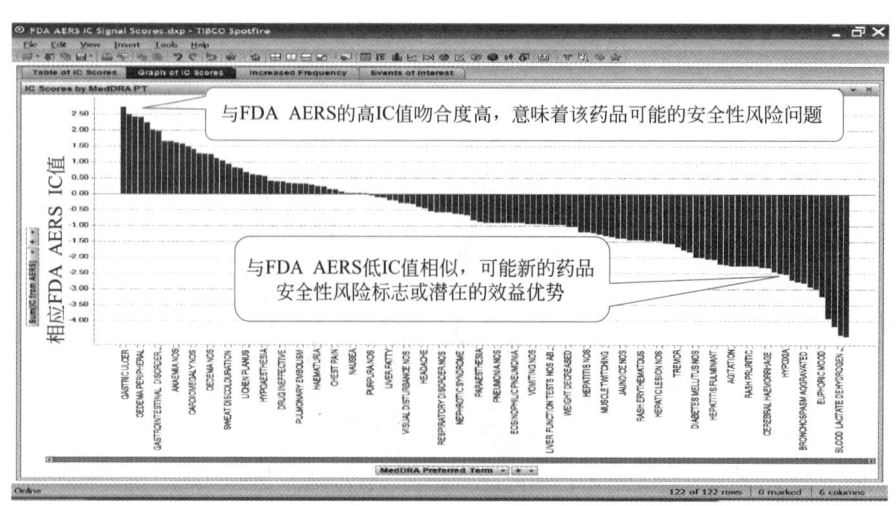

图 21.25　药品安全性数据库优先术语 IC 值分析

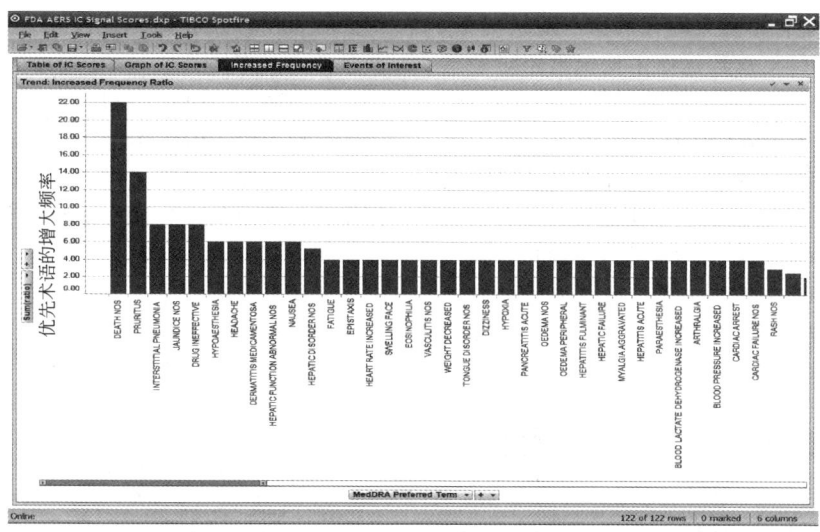

图 21. 26　MedDRA 优先术语报告频率变化分析

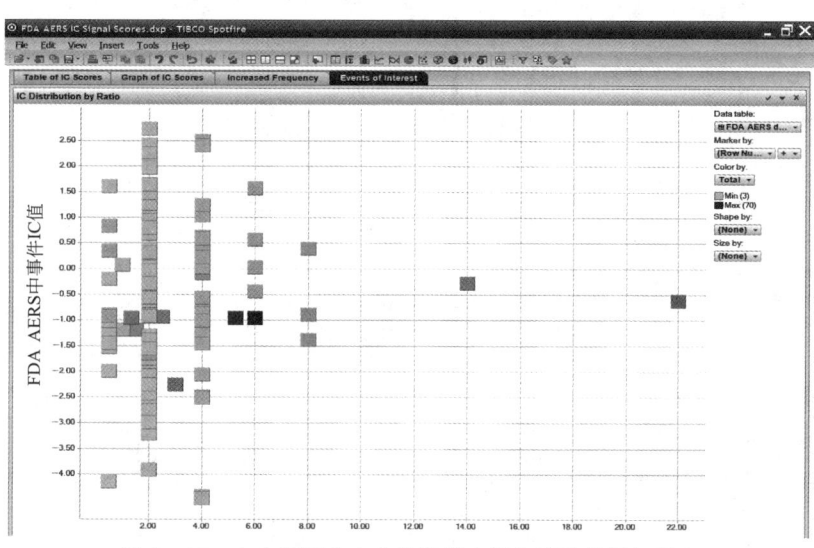

图 21. 27　上市许可人安全性数据库报告事件的增加频率

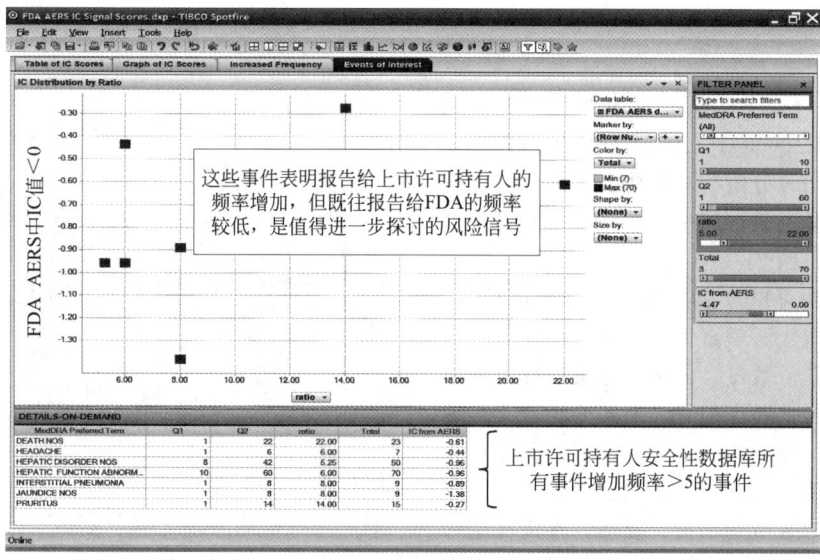

图 21. 28　选择药物警戒风险待研究目标

GPS 的优势在于即使有相当大的背景噪声的情况下，其也可以从 ADR 事件汇总数据库中挖掘出相对敏感的或复杂的事件关联性信号，如 FDA AERS、WHO 数据库或其他数据库。GPS 挖掘的前提条件是需要药品有一个输入矩阵，并且所有药品个数和所有不良事件术语至少有 100 个案例。该方法的核心是通过药品、事件、性别、年龄计算药物事件的经验贝叶斯几何均数（EBGM）。即通过对性别、年龄和报告资源年份分层，达到筛选问题信号的平衡，以防止过度挖掘信号。MGPS 是 GPS 的扩展，常被 FDA 所采用，

用于探索用药人群特征是否与 ADR 之间存在关联或变量的交互作用等。

② 经验贝叶斯几何均数（Empirical Bayes Geometric Mean，EBGM）法 又称 EBGM 分值法，是一种应用经验贝叶斯 O/E 比值的方法来识别大量数据中的未知事件报告频率或特殊异常数据报告事件。常用于评估一种药品发生的所有不良事件，以便观察其中高信号分值的不良事件；或在一组同类数据中，发现逸出或偏离群组的信号数据，以便分析其逸出或偏离事件的原因。例如图 21.29。

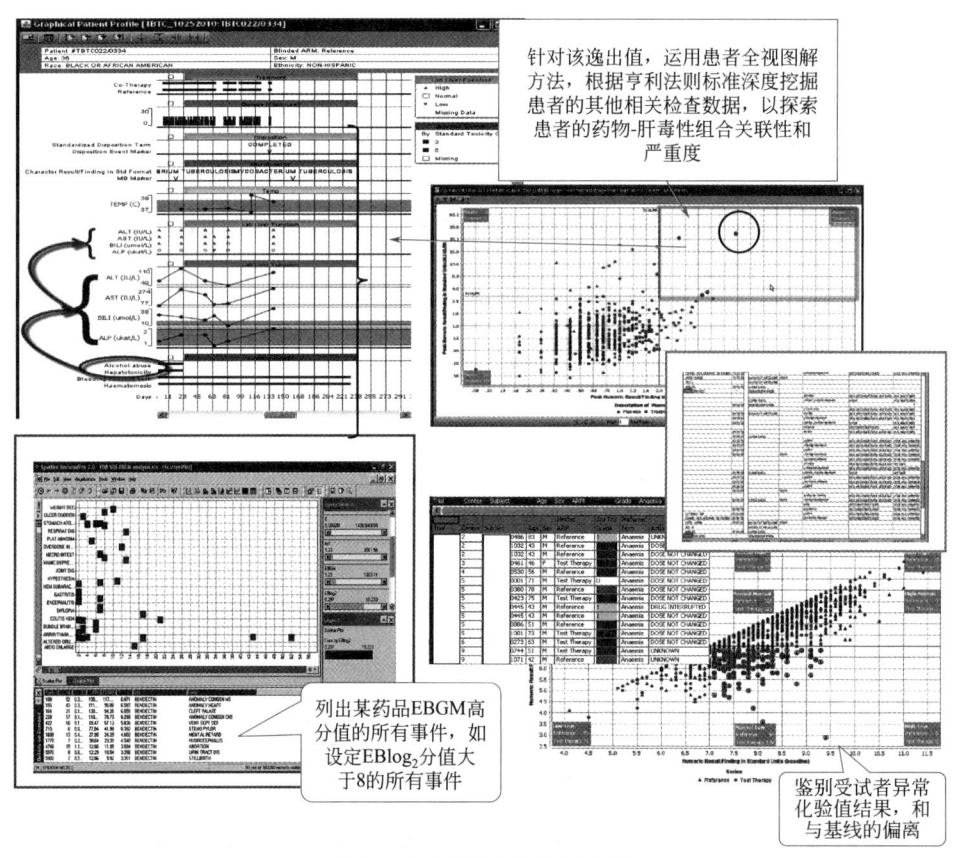

图 21.29　EBGM 法分析示例

③ 空间图谱法（Spatial Map） 常见用于主要药物-事件组合（如前 10000 个）的报告数据挖掘，表示最常报告事件的信号分值与相关药品强度（如案例数量的多寡）之间的关系，其中药品强度差异可用不同的颜色深浅呈现（图 21.30）。

比例失衡分析法可以产生更多的药品反应信号，并可能更早地凸显重大医学事件。贝叶斯法在统计学上减少了药品反应信号数量，但医学意义事件可能由于信号基础噪声而被消除。但是，大部分经验丰富的评价者在采用比例失衡分析法时，通常可以依据临床频率缩减标准判断而迅速过滤掉噪声，因而并不一定会减少药品反应信号数量的增加。显然，在进行信号检测及其数据挖掘时，如何在敏感性和特异性间作出选择更为关键。需要注意的是上市后药品警戒系统数

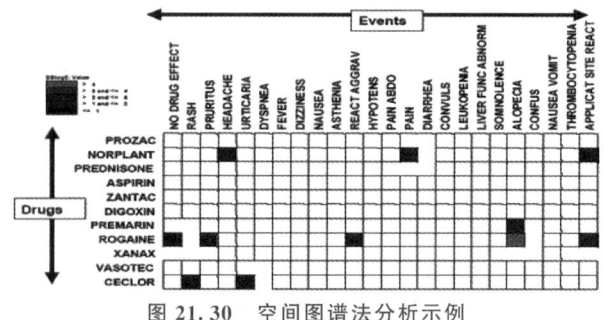

图 21.30　空间图谱法分析示例

据挖掘方法会受到报告中人为或其他掺杂因素的影响，有时被认为是"脏"数据，包括记录或报告的偏差、不完整数据、未经验证数据、重复数据、未知事件所示相关分母数值或数据混淆等。应用数据挖掘技

术或工具，只是能使数据汇集和更有条理地分析大数据，数据挖掘本身无法识别或剔除报告中存在的混淆因素，但可以减少系统数据库中离散数据的不确定性影响。由于涉及复杂的统计分析，需要统计师的支持。因此，审慎判断数据挖掘结果而不是无条件地过度信任是有经验的包括医学审查在内的药物警戒专职人员应有的责任。

获得确认的安全性风险信号及其与药物的关联性后，应采取的管理措施包括但不限于：①更新研究者手册和 DCSI/CCSI；②修改试验方案及其知情同意书；③与药政部门交流；④通告相关研究者和伦理委员会/HCP 信函；⑤更新药品说明书；⑥更新相应的风险管理计划（RMP）和药物风险-受益比；⑦归档相关文献和文件记录；⑧继续进行跟踪、监督和评估分析。

21.5 临床试验的药物安全性数据的评价及其解析要点概述

临床试验项目的安全性数据分析有时被当作一项例行公事在进行，因为大部分临床试验的主要目的是要验证试验药物的有效性，而安全性的评价通常是没有假设前提的次要研究目的。因此，安全性分析被认为只是简单地把不良事件按照治疗组别发生频率的高低进行列表总结，并比较不正常实验值的发生率等。从某种意义上来说，临床试验的有效性数据分析的目的是要对试验药物的正面效益进行分析，而安全性数据分析却隐喻着对试验药物的负面效益进行解析，即证实药物没有任何不可接受的耐受性或安全性问题。有效性数据只能与特殊疾病的特殊疗效参数有关，而安全性数据的适用性却是相对的。只要试验药物被批准上市，医生可以把这个药物用于其他未批准的适应证范围，即使这种使用尚未经过临床试验的验证，它所产生的不良生理效应并不会受到被批准适应证的影响。和有效性数据管理一样，临床试验中针对的安全性数据的采集和分析程序标准化将影响安全性数据的质量和解析结果，有助于对试验药物进行更好的风险管理。在进行安全性数据分析时，安全性数据的模式及其关联性是解析数据证据权重的关键所在。在临床试验中，安全性信息证据来源包括但不限于不良事件、实验室检测、生命体征检查、12 导联心电图和体检观察等；对于上市后药品来说，来自临床研究或自发性报告等的安全性信息证据包含在但不限于患者异常感觉或自身抱怨的病症/体征、客观检测值或观察所隐含的信号、疾病或征兆的诊断结论等，其中症状/体征或特殊信号越多，支持诊断的证据权重就越大。

21.5.1 实验室检测对安全性评估的意义

实验室检测指标及其检测平均值与正常值范围的变化评估是临床试验安全性分析结果的基础。实验室检测数据的变化有可能意味着试验药物/器械风险-受益比的变化，也可能成为理解药物/器械风险状况及其发展趋势的重要线索。需要指出的是在临床试验中，实验室检测评估无法建立绝对标准，因为实验室检测评估标准及其数据基础需要根据方案研究终点目标、药物治疗适应证的不同、检测方法或过程的差异而调整或变化。

临床试验中常见检测的实验室安全性数据通常有四类，即

（1）血液学 血液学参数包括 3 个基本组成部分：红细胞（RBC）、白细胞（WBC）和血小板。这三个血液成分主要通过造血器官产生，而成年人的造血器官就是骨髓；所有的血液成分都来自造血干细胞（hematopietic stem cell），而如果药物引起这个干细胞的损伤，会对所有三类血液成分造成不利结果，导致各类血细胞减少症（pancytopenia），严重者会造成威胁生命的再生障碍性贫血，如低 RBC 引起的严重贫血，低 WBC 引起的严重感染病症，或低血小板引起的出血症等。完整的血细胞计数检测主要是检查 RBC 数、血红蛋白（Hb）数、血细胞容量（Hct）、红细胞平均容量（MCV）、红细胞平均血红蛋白浓度（MCHC）、WBC 数［包括不同白细胞型：中性粒细胞（neutrophils）、淋巴细胞（lymphocytes）、嗜酸性粒细胞（eosinophils）、嗜碱性粒细胞（basophils）和单核细胞（monocytes）］和血小板数。有些临床试验需要评价凝血功能的指标，这与血小板水平有密切关系。

（2）临床化学 临床化学通过不同的系列检测方法量化存在于血浆中的各种元素，可以分为若干亚组，即

① 肝元素 如谷丙转氨酶（ALT）、谷草转氨酶（AST）、谷酰转肽酶（GGT）、总胆红素（TB）。这些元素主要存在于肝脏和骨中，AST 在若干组织中都存在，如心脏或骨骼肌等。例如，如果药物诱发肝脏受损，按照海氏法则（Hy's Law），ALT/AST 会同时升高至上限阈值（ULN）。其中如果 ALT/AST ≥3 倍 ULN 或以上的话，通常 TB 也会大于 2 倍 ULN 或以上；如果只有 AST 升高，可能存在非肝脏病症。肝脏中的 GGT 对酒精敏感。肝元素检测结果异常可能意味着肝脏和/或胆囊有相关问题。GGT 与 ALT/AST 同时升高，则表明存在酒精与药物间的相互不良反应。胆红素是血红蛋白的降解产物，共有三种类型：间接（非结合型）、直接（结合型）和总胆红素（间接＋直接胆红素）。临床试验中，通常只

检测 TB，如果发现 TB 值升高，则会进一步检测血液中的直接胆红素；如果肝细胞受损或胆道阻塞，TB 和直接胆红素都会升高。

② 肾元素　与肾功能相关的实验室检测通常包括血尿素氮（BUN）、肌酐（creatinine）、总蛋白质和白蛋白。BUN 是蛋白质代谢的产物，虽然由肝脏产生，但通过肾脏排出。在实验室检测中，如果发现 BUN 水平偏低，可能是由于肝脏问题、营养不良或脱水等。如果发现肌酐和 BUN 血液水平同时升高，有可能是肾脏受损；只是 BUN 水平升高则还可能是由于内脏出血、过量蛋白质摄入或蛋白组织分解过快。总蛋白质水平反映了血浆中各种蛋白质的总和，白蛋白是其中的一种。蛋白质水平偏低可能与体液不平衡有关，临床上表现为水肿或腹水等；由于蛋白质在肝脏生物合成产生，蛋白质水平偏低也可能是肝脏问题造成的。如果在尿液中检测出大量总蛋白质水平，则预示着可能存在肾脏问题，如肾病综合征等。

③ 代谢和肌肉元素　这组检测参数包括葡萄糖、电解质（如钠离子、钾离子、钙离子、氯化物、碳酸物等）、无机磷化物、尿酸、和肌酶［如肌酸激酶（creatine kinase）］等。这组元素检测值的异常可能反映了许多不同医学风险信号。例如，过度低血糖或高血糖都可能造成昏迷。不少药物都可能影响血糖水平。一般情况下，血糖检测要求在空腹情况下检测，因为食物对血糖浓度有影响。各种电解质和无机磷化物血液水平与许多生理机能水平、生化代谢、器官功能或生理酸碱平衡水平等密切相关。尿酸是遗传物质 DNA/RNA 成分嘌呤的分解产物，主要通过肾脏排泄，其水平的升高多与体内细胞的快速生成或分解（如白血病等），或肾脏问题有关，也可能与过多摄入

嘌呤或蛋白质食物有关。肌酸激酶主要存在于心肌和骨骼肌中，其血液浓度的升高有可能是心肌或骨骼肌受损的结果。

④ 脂肪元素　人体心血管和心脑血管健康风险，如心脏病或脑卒中等，都与这组脂肪水平异常有关。这组元素包括胆固醇、高密度脂蛋白胆固醇（HDC）、低密度脂蛋白胆固醇（LDC）和甘油三酯（TD）。这类元素的实验室检测最好是空腹进行，因为食物会影响检测结果。

（3）尿分析　尿液是身体的排泄物，能直观地反映人的身体状况。尿常规检查可以了解试验药物是否存在对肾脏的影响、其他器官的变化对肾脏功能的关联性影响、观察治疗效果等。因此，对尿液进行检查，如果发现相应指标存在问题，可以反映试验药物对生理功能或不良作用的风险，并有助于及时做出相应的调整或者治疗。尿液检测元素通常包括尿液比重、pH 值、尿蛋白水平、血尿（红/白细胞水平）、尿糖水平、尿酮水平、尿胆原、亚硝酸盐和尿胆红素水平等。这组元素的检查有些采用显微镜观察，有些通过临床化学的方法。尿元素检测结果异常涉及的原因较多，包括但不限于肾功能异常或病症、尿道感染、肝胆问题、饮食影响等。这些常见尿液检查的临床意义表现如表 21.11。

上述许多元素实验室检测有内在相互关联性，有些一个指标可能反映多个器官系统问题（表 21.12），在各组检测中发现的问题或变化趋势可能成为有价值的药物安全性信号。除了常规实验室检测元素外，临床试验中还可能根据方案和/或适应证的需要，开展一些与试验药物有关的特殊指标检测等（表 21.13）。

表 21.11　常见尿液检查临床意义

名称	正常	异常
酸碱度(pH)	4.6～8.0(均值6.0)	增高常见于频繁呕吐、呼吸性碱中毒等 降低常见于酸中毒、慢性肾小球肾炎、糖尿病等
尿比重(SG)	1.015～1.025	增高多见于高热、心功能不全、糖尿病等 降低多见于慢性肾小球肾炎和肾盂肾炎等
尿胆原(URO)	<16	超过此数值,说明有黄疸
尿隐血(BLO)	阴性(一)	阳性(＋)同时有蛋白者,要考虑肾脏病和出血
白细胞(WBC)	阴性(一)	超过五个,说明尿路感染
尿蛋白(PRO)	阴性或仅有微量	阳性提示可能有急性肾小球肾炎、糖尿病肾性病变
尿糖(GLU)	阴性(一)	阳性提示可能有糖尿病、甲状腺功能亢进、肢端肥大症等
胆红素(BIL)	阴性(一)	阳性提示可能肝细胞性或阻塞性黄疸
酮体(KET)	阴性(一)	阳性提示可能酸中毒、糖尿病、呕吐、腹泻
尿红细胞(RBC)	阴性(一)	阳性提示可能泌尿道肿瘤、肾炎尿路感染等
尿液颜色(GOL)	浅黄色至深黄色	黄绿色、尿浑浊、血红色等就说明有问题

表 21.12　实验室检测指标异常临床线索示例

实验室检测结果	可能异常结果病源	临床线索
ALP 升高	肝脏病症,骨病症	如果肝功能正常,需要考虑骨相关异常
AST 升高	肝脏病症,心脏病症,肌肉病症	如果 ALT 正常,可能肌肉/心脏紊乱
低白蛋白/低总蛋白	肝脏病症,肾脏病症,营养不良	如果肌酐、BUN 和尿蛋白增加,可能是肾脏相关病症
胆红素升高	肝脏病症,红细胞分解增加(溶血),胆囊病症	如果 Hb 和 Hct 减少,间接胆红素升高,其他肝功能正常,可能由溶血症引起

表 21.13　治疗前后激素水平变化总结表

雌激素/(pg/mL)		孕激素/(ng/mL)		促卵泡激素/(mIU/mL)		黄体激素/(mIU/mL)	
测定值	受试者数	测定值	受试者数	测定值	受试者数	测定值	受试者数
<10	6	0~1	27	<20	27	<10	18
11~30	39	1.1~10	36	21~25	30	11~20	23
31~50	11	>10	10	26~40	16	21~30	32
>50	20	—		—		—	
最低值	<5		0.3		2		<5
最高值	400		25		40		30
治疗后平均值	55.97		10.31		25.70		20.55
治疗前平均值	25.00		0.80		49.90		33.10

（4）常用免疫学指标　这类检测由于可能涉及特殊生物标志物的检测,或必须采用特殊检测方法或试剂盒,因而要在专属实验室（见 9.2.2 节）中进行。常见的免疫学指标检测包括但不限于：

① 免疫球蛋白（Ig）　与基线水平相比,Ig 水平降低意味着人体免疫功能受到抑制,如出现免疫缺陷或抑制综合征等。Ig 单克隆性增高指只有一种 Ig 增高而其他 Ig 不增高,反映可能发生免疫增殖性疾病,如浆细胞病症或过敏性病症等。Ig 多克隆性增高表现为 IgG、IgM、IgA 均增高,临床上意味着可能出现慢性感染、肝脏有异样,或一些自身免疫性失调等。

② 血清 C3 水平　其是血清中含量最高的补体成分,主要由巨噬细胞和肝脏合成,在 C3 转化酶的作用下,裂解成 C3a 和 C3b 两个片段,在补体经典激活途径和旁路激活途径中均发挥重要作用。补体 C3 水平反映肝肾功能。如重症肝炎、慢性活动性肝炎患者中 C3 均降低。在急性肾小球肾炎、膜增殖性肾小球肾炎与活动性系统性红斑狼疮患者中 C3 均降低。C3 含量降低亦预示排斥反应的发生。

③ 细胞免疫检测　T 细胞分化抗原测定可用于检测 T 细胞膜表面分子的不同抗原性,其中 CD_3 反映 T 细胞总数的变化,CD_4 是辅助性 T 细胞（Th）的表达,CD_8 是抑制和杀伤性 T 细胞的标志；CD_4/CD_8 比值降低提示免疫抑制,升高提示亢进,可能有免疫学疾病。B 细胞膜表面免疫球蛋白（SmIg）是 B 细胞的特征表面标志,分为 IgM、IgD、IgA 和 IgE 等。SmIg 阳性细胞降低可能是体液免疫缺陷性问题,阳性细胞增多表明淋巴白血病、多毛白血病或巨球蛋白血症等病症恶化；B 细胞分化抗原由 CD19、CD20 和 CD22 等组成,例如 CD19 值升高见于 B 细胞系统的恶性肿瘤问题,其降低见于体液免疫缺陷或试验药物使用后出现免疫抑制等问题。

④ 肿瘤标志物　其指能区分肿瘤或非肿瘤的化学物质,包括肿瘤抗原、激素、受体、酶与同工酶、癌基因及其产物等。常见的肿瘤标志物检测试剂盒包括但不限于：

• 甲胎蛋白（AFP）　其参考正常值 <25μg/L,临床意义为肝癌细胞的标志物,诊断阈值为 >300μg/L。随着肝细胞的修复再生,幼稚化肝细胞重新具有产生 AFP 的能力,但常低于 200μg/L。妊娠等亦可能升高 AFP 值。

• 癌胚抗原（CEA）　恶性肿瘤患者血清中 CEA 水平通常较高,可用于诊疗消化器官的癌症状况,如结肠癌、胃癌、胰腺癌、转移性肝癌等。

• 癌抗原 125（CA125）　为一种糖蛋白肿瘤相关抗原,存在于卵巢肿瘤上皮细胞内,主要用于辅助诊疗恶性浆液性卵巢癌等。

• 癌抗原 15-3（CA15-3）　一种乳腺癌相关抗原,主要用于乳腺癌诊断和术后随访监测参考。

• 组织多肽抗原（TPA）　一种非特异性肿瘤标志物,血清中 TPA 升高可辅助诊疗迅速增殖恶化的肿瘤,对恶性肿瘤疗效观察敏感性高。

• 前列腺特异抗原（PSA）　一种由前列腺上皮细胞分泌的蛋白酶,前列腺癌患者其值升高。

对实验室检测数据的分析通常采用的方法有以下几种（Klepper et al.，2011）：

（1）中心倾向测定法　即将治疗组与对照组中每位受试者从基线到治疗结束每次化验值变量及其变化以统计列表的方式列出比较。与基线值比较的平均/中位变化即为变化的均值或中位值。这类分析方法有助于监测某种不良事件与化验指标变量的关系。虽然有些化验值的微量变化可能并没有任何临床意义，但了解可能出现的生理检验变化的可能趋势有助于试验药物的风险管理和当临床试验项目进行中出现试验方案非依从性事件时更快地找出原因。在进行临床试验安全性数据总结时，通常要求评价基线到最大治疗访问值的平均变化。此外，通过不同治疗组别间与基线值比较的平均变化，可以确定是否存在不同治疗组别间的任何差异。任何显著性差异都可能意味着存在着潜在的药物作用。

（2）类别位移分析法　即评价从基线类别的检测值（如低于正常值、无变化、高于正常值）变成某一治疗组别检测值类别（如从正常变为低于正常值，从低于正常值变为高于正常值等）的受试者率。常见的实验室检测数据位移类别有以下几种（表21.14）。

表 21.14　常见的实验室检测值位移类别

基线	治疗中		
低值（L）	低值（L）	正常值（N）	高值（H）
正常值（N）	低值（L）	正常值（N）	高值（H）
高值（H）	低值（L）	正常值（N）	高值（H）

在临床试验安全性数据分析时，可以采用这种分析来评价从基线到终点治疗（即最后一次治疗检测值）出现实验室检测类别位移的受试者率，进而有助于对试验风险-受益比做出客观结果分析。例如，表21.15展示了各组受试者化验值指标敏感变化与不良事件可能关联的情形。在这个案例中，药物1导致的血红蛋白降低在1或2个水平左右，药物2导致的血红蛋白降低在4或5个水平以上，说明应该更加重视药物2对血红蛋白的负面影响。

表 21.15　血红蛋白值变化频率分析

血红蛋白水平变化（g/L）	有效药物 1（N=70, n%）	有效药物 2（N=70, n%）	安慰剂（N=70, n%）
+2	0（0%）	0（0%）	0（0%）
+1	3（4.3%）	0（0%）	5（7.1%）
0	5（7.1%）	46（65.7%）	57（81.4%）
−1	12（20.1%）	0（0%）	8（11.4%）
−2	50（71.4%）	0（0%）	0（0%）
−3	0（0%）	0（0%）	0（0%）
−4	0（0%）	10（14.3%）	0（0%）
−5	0（0%）	14（20.0%）	0（0%）
平均变化	−1.6	−1.6	−0.04

（3）临床显著变化法　也称为具有临床意义变化法。一旦出现实验室检测值的逸出值用前两种分析方法有可能会被忽略。例如，治疗组别评价变化可能较小，如ALT值只有2个单位平均增加，但却包含在极为不正常ALT值的受试者检测平均值中，如ALT值＞20倍上限正常值（ULN）。在类别移位法中，任何具有正常值以上的受试者，无论其高于正常值1个单位（无临床意义）或50个单位（有临床意义）都会被定义为高于正常值（H）类别。鉴于此种情况，有必要明确界定有临床显著异常变化的阈值。这样才能确定哪些观察值在治疗组别间不同，进而有助于确定试验组别间的风险差异是否具有临床意义。界定临床意义异常变化的标准需要非常明确，而这些标准通常由两部分组成，即界定实验室检测值在什么水平上可以被视为有临床意义，以及明确与基线值相比的变化程度是多少才具有临床意义。具体的临床显著变化评价法包括但不限于：

① 只包括在基线有正常值但在治疗过程中发生临床显著变化的受试者在一起，以比较他们风险-受益比。这可以观察所有受试者的基线异常情况，便于清楚地评价有临床意义的变化程度。这还能确保在基线期有异常值，且在治疗期有进一步临床意义恶化情况的受试者不会被忽略。

② 对于有基线异常值的受试者，可以预设其具有临床意义的变化程度。例如，受试者ALT＞3倍基线值的变化被认为有临床意义。采用这种归纳方式需要对每一个实验室参数变化度的临床意义有一定的临床判断。例如，25%的增减变化对于钾离子来说具有临床意义，但对于ALT来说却不一定。

无论采取上述哪一种方法，都可以根据在治疗终点时受试者出现显著临床变化的人数，或任何治疗访问中具有显著临床变化的受试者人数来评估试验药物的风险-受益比。采用这种方法评估风险-受益比时，需要注意的是如果受试者的某个实验室参数有多次临床意义的变化，且这种变化只在一个维度上（如都是增加），则通常应只计数其中变化率最大的一次。例如，治疗期间实验室AST检测有三种增值变化，即≥3倍ULN、≥5倍ULN和≥10倍ULN，则只计数≥10倍ULN的变化；如果受试者有双向临床意义的变化（如增加和减少），则应当分别考虑两种情况。在临床试验中，一旦确定了其中的一种方法来评价药治疗量的临床意义变化，就不应当在实验中随意改变直至试验结束，除非有特殊理由需要改变评价方式，并做好改变理由的记录以备药政检查。

（4）与实验室相关的不良反应率　由于任何均值变化、位移类别和临床显著性变化值都可能反映出与实验室检测相关的不良反应率有关，所以需要在试验药物安全性风险总结出对实验室相关不良反应率作出评价。MedDRA 对实验室症状或实验室诊断的不良反应术语有着不同的优先术语（PT）归类，即使是同一个不良反应名称也可能有若干优先术语可供选择，因而在实际安全性评价中当这些术语被分别编码时，其含义常常可以互换，结果可能导致低估实际实验室相关不良反应率的情形。例如，某临床试验血压降低按照临床症状术语血压降低（blood pressure decreased）为 3%，舒张压降低（blood pressure systolic decreased）为 0.8%，临床诊断术语低血压（hypotension）为 0.5%，此时在评估该实验室异常变化率时所有 PT 应当合并计算，即该事件的实际发生率应为 4.3%。与实验室检测症状有关的低血钠（blood sodium decreased）发生率为 3%，实验室诊断低钠血症（hyponatremia）为 1%，则该事件的发生率应该为 4%。在有些情况下，采用高位术语、高位组术语或 SMQ 术语等可能会比单一 PT 更准确地获得 AE 率评估结果。任何在临床试验中，实验室相关的 SAE，或导致早期退出试验的 AE/SAE，或认为是治疗相关的 AE 都应当在临床研究报告中予以专门阐述和讨论。

当实验室安全性信号被识别，应当从对个案层面进一步挖掘，因为累积数据分析有可能会遮盖一些重要信息。例如，MedDRA PT 蛋白尿是 SMQ 查询术语急性肾衰竭的一种临床表现形式。但是蛋白尿可能会被视为轻微的临床问题，而急性肾衰竭却是一种严重的临床病症。同样，短暂且孤立的显著异常实验室变化问题并不一定和持续且进展性的变化一样有相同的临床权重意义。此外，其他时间关联信息，如其他 AE 或同期用药等，可以提供实验室相关 AE 是否与治疗有关的其他内在关联性信息。表 21.16 展示了某临床试验实验室检测值列表分析药物安全性风险相关性。在这个试验中，受试者 S0101 除了在治疗期间有显著异常 BUN 值外，还出现肌酐、白蛋白水平和特殊比重值的升高，并经历 AE 腹泻和脱水。所有异常值在 AE 痊愈后恢复正常，受试者仍然留置在治疗中直至试验结束。这表明肾功能异常值变化是由 AE 造成的，而不是试验药物对肾脏的直接毒性引起。受试者 S0102 在治疗开始不久后，出现持续性肌酐和 BUN 值显著异常升高，白蛋白值降低具有临床意义，且尿检发现异常白蛋白水平。受试者经历的 AE 水肿、体重增加和蛋白尿是肾病综合征的临床表现，受试者提前退出试验项目。这些实验室异常值在停药后恢复正常（去激法，见 20.1.3.2）。由于 S0102 没有同期用药和相关病史能关联这些 AE 和实验室异常值，试验药物与肾毒性关联性无法排除，值得进一步观察，收集更多证据，并查验证实。

在归纳总结实验室检测数据列表时，较为常用的方式是按照器官系统或类似生理功能分组排列，这有助于审视数据变化趋势和模式。

表 21.16　实验室检测值变化临床意义分析案例

受试者编号	试验天数	肌酐/(μmol/L)	BUN/(mmol/L)	白蛋白/(g/L)	尿分析	AE	同期用药
S0101	0（基线）	62	2.8	42	正常	无	无
	28	75	2.9	38	正常	无	无
	56	104(H)	11.1(H,CS)	51(H)	SG：1/03(H)	腹泻,脱水	无
	84	73	3.0	39	正常	无	无
	98（治疗后 14 天）	72	3.0	45	正常	无	无
S0102	0（基线）	62	2.8	42	正常	无	无
	28	170(H)	10.8(H,CS)	23(L,CS)	蛋白 +1	无	无
	56(PT)	185(H,CS)	11.1(H,CS)	20(L,CS)	蛋白+3	水肿,增重,蛋白尿	无
	70（治疗后 14 天）	73	3.0	30(L)	蛋白（微量）	无	无

注：PT——提前退出；L——低于正常值范围；H——高于正常值范围；CS——有临床意义。

21.5.2　心电图参数对安全性评估的意义

ICH E14/S7B 对新药心电图（electrocardiogram，ECG，也有简称为 EKG）监测规范做过明确的阐述（见 20.5 节）（ICH，2005a，2005c）。心电图参数描述心脏从窦房结出发的电流脉冲轨迹，展现了心动周期的心肌收缩和舒张生理状态（图 21.31），因而心电图参数信息可用于心动周期、心率和心脏功能状态等评价。显然，ECG 参数的基本知识有助于理解检测数据的分析和解析最佳方式的设计和管理。作为安全性数据管理的重要组成部分，需要根据试验方案的具体要求制定对心电图数据的采集、管理和分析的实施方案。

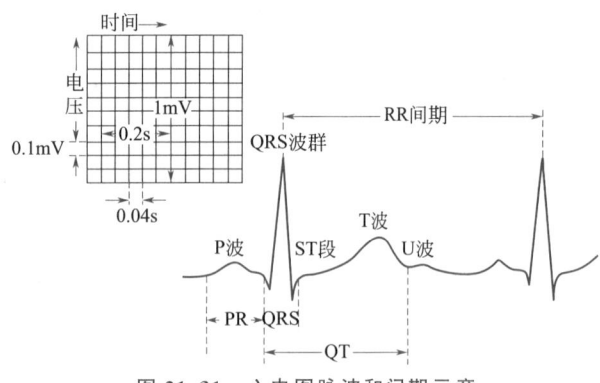

图 21.31　心电图脉波和间期示意

心电图纸是由 1mm 横竖线方格所组成，其中横坐标代表检测时间单位，也就是 1mm＝0.04s，纵坐标代表检测电波（电压）强度，也就是 1mm＝0.1mV。按照国际规定，心电图记录纸的移动速度为 25mm/s，记录心电图时外加电压每增加 1mV 电压，基线就应当准确地抬高 10 个小格，也就是 1mV。一次心动周期就会在心电图上记录出一系列高低宽窄不同的波形，包括 P 波、QRS 波群、T 波和 U 波。

（1）P 波　记录窦房结去极化状态，其前部分记录的是右心房的激动，中间部分记录的是左、右心房的共同激动，后部分则代表左心房的激动。肢体导联中 P 波的高度不应超过 0.25mV，胸前导联中 P 波高度不应超过 0.15mV。正常的 P 波的宽度也不应超过 0.11s。

（2）QRS 波群　记录心室去极化状态，即心室的收缩。正常 QRS 波群的时间 0.08s，可以在 0.07～0.11s 范围内波动。只要超过这个时限，就应引起注意，特别是超过 0.12s 便有病理意义了。

（3）Q 波　是在出现向上的波之前出现的明确的向下的波形，有时没有，其宽度不到 0.04s，深度不足 0.15mV。

（4）T 波　记录心室的复极化状态，即心室的舒张。其形态通常是圆滑而带有自然顶端波形，一般不对称。肢体导联中正常 T 波很少超过 0.5mV，而在胸前导联中也很少会超过 1.0mV。异常高尖的 T 波往往出现在心肌梗死的早期或高钾血症。

（5）U 波　T 波后的一个很微小的波，正常的 U 波并不是在每一个导联中都显而易见，其临床意义尚无定论。

心电图每个波形之间都有等电位线的时间记录，分别被称作 PR 间期、ST 段和 QT 间期，其各自临床意义为：

（1）PR 间期　记录 P 波开始至下一组 QRS 波群开始的时间，即窦房结至心室的传导时间。正常窦性心律的范围是 0.12～0.20s，当然在心率加快时，它也可以相应地略为缩短。如果传导系统有问题，其时间就会延长或缩短。

（2）ST 段　记录 QRS 波群终止到 T 波开始之间的一段时间，即心室去极化结束到心室复极化开始的时间。观察 ST 段主要是看它是抬高或压低，以及形态是上斜、水平或下斜。正常肢体导联的 ST 段可以较等位线抬高 0.1mV，或略压低不超过 0.05mV；胸前导联 $V_1 \sim V_3$ 的 ST 段抬高最多达 0.3mV，$V_4 \sim V_5$ 导联的 ST 段抬高不超过 0.1mV，但所有胸前导联的 ST 段压低都不应超过 0.05mV。正常的 ST 段是上斜型的，如果出现水平或下斜型则应视为异常。

（3）QT/QTc 间期　记录 QRS 波群的起始至 T 波的终结的时间，即心室去极化到复极化结束的时间。QT 间期与心率成反比，因此 QT 间期需要对心率差异做出相应的校正，又称为 QTc 间期。用于 QT 校正的常用公式为 Bazett 和 Fridericia 公式（ICH，2005a）。QTc 间期还受到性别因素的影响，例如，男性正常 QTc＜430ms，女性＜450ms。

QTc 间期延长预示着增加威胁生命的室性心律不齐风险。QTc 间期延长越长，其风险越大。无论在临床试验或上市后药品应用中，任何疑似可能引起 QTc 间期延长的药物都应当密切关注其心脏安全性问题。为了增强 QTc 间期延长的检测，需要进行血药浓度峰值期间的 ECG 测定，因为 QT/QTc 间期延长可能与剂量相关。如果 ECG 结果只是在试验药物谷底或较低血药浓度时测得，有可能会错失或低估对 QT/QTc 间期效应的影响。同样，疑似造成 QRS 波群间隙延长的药物都有引起房颤的风险，因而可能进一步导致血栓、心肌梗死、心绞痛等威胁生命的心脏病症。在临床前研究中，任何试验药物对动物心电图有影响，或根据药理作用机制预测可能对心脏有安全性风险，或药物代谢/消除或相互作用可能造成心电图参数的改变，都应当引起足够的重视。在有些情况下，这种 ECG 影响可以是剂量相关性的或与患者生理状况或体质有关。

在进行 ECG 数据分析时，有关心率、PR 间期和 QRS 波群等可以采用与实验室检测数据相同的分析方法：

（1）中心倾向测定法　即每个治疗组别与基线相比的平均值或中值变化。例如，与基线值相比，治疗组与对照组间最大相应时间平均治疗后的变化率差异；或分析试验药物 C_{max} 附近出现的基线变化等。

（2）类别移位分析法　即治疗期间各类别数据与基线值相比的变化率，其应当按照 ICH E14 描述的原则对不同变化值比率进行分析（见 20.5 节），与实验室检测值分析相同，受试者只能计数一次，即使其出现多次治疗值变化，也应计数变化最大的治疗值。

（3）临床显著异常 ECG 变化率（表 21.17）　需要指出的是 ICH E14 对 QTc 变化临床意义有关描述（见表 20.52），其他 ECG 参数临床意义异常变化的确定并没有一个统一的标准。临床试验中大多依赖于临床主观判断。在实际操作中，应当对采取的判断标准做好预设及其判断的记录文件，特别是对逸出值的确定标准。

表 21.17　临床意义 ECG 变化判断一般标准[①]

ECG 参数[②]	临床显著变化
心率	• 正常心率范围 60～100 次/分； • 治疗期间 120 次/分和与基线比较增加 ≥15 次/分 • 治疗期间 50 次/分和与基线比较减少 ≤15 次/分
PR 间期	• 治疗期间 <120ms 和正常基线值 • 治疗期间 >210ms 和正常基线值
QRS 波群	治疗期间 >110ms 和正常基线值

① 可以采用自我预设临床意义 ECG 变化判断标准。
② QTc 参数临床意义变化判断标准参照 ICH E14（见表 20.52）。

值得注意的是心率通常亦是生命体征的临床检查数据。如果同时有 ECG 检测时，其心率变化结果应当与生命体征结果变化趋于一致。如果出现检测结果相反情况，如生命体征心率升高，而 ECG 显示降低，应当对心率数据的准确性提出疑问。

（4）ECG 相关的 AE 率　在进行 ECG 相关 AE 管理时，一些 MedDRA PT 在医学定义上相同，或有类似的内在机制。这就要求在进行 ECG 相关 AE 率评估时，需要注意相似术语兼并管理，以免低估不良事件率（表 21.18）。

表 21.18　ECG 与 MedDRA 术语对比示例

ECG 相关 AE 兼并术语	MedDRA 所含 PT
心动过缓（bradycardia）	心动过缓（bradycardia）、心率下降（heart rate decreased）、窦性心动过缓（sinus bradycardia）
心动过速（tachycardia）	心率增加（heart rate increased）、窦性心动过速（sinus tachycardia）、心动过速（tachycardia）
房室传导阻滞（AV block）	房室传导阻滞（AV block）、一级房室传导阻滞（AV block first degree）、心电图 PR 间期延长（electrocardiogram PR interval prolonged）、二级房室传导阻滞（AV block second degree）、完全房室传导阻滞（AV block complete）、房室分离（AV dissociation）
束支传导阻滞（bundle branch block）	束支传导阻滞（bundle branch block）、双束传导阻滞（bifascicular block）、双分支传导阻滞（bundle branch block bilateral）、左支传导阻滞（bundle branch block left）、右支传导阻滞（bundle branch block right）、QRS 波群延长（QRS complex prolonged）、三束传导阻滞（trifascicular block）

在有些情况下，MedDRA 所含兼并术语并不一定有完全等同的临床意义。如果出现这种情况，需要根据方案要求和试验药物属性在严重性或严重程度分析总结上有所区分。例如，一级房室传导阻滞和完全房室传导阻滞虽然都在 MedDRA PT 房室传导阻滞项下，但前者在临床上多属于偶发性非严重事件，并不一定要求干预；后者却是可能需要植入起搏器的严重事件。如果对 ECG 相关 AE 率评估采用了 MedDRA 术语兼并方法，应在 AE 分析描述和列表中予以阐述和标识。列表中最好应当对各个未兼并 PT 分别列出并归类，这有助于医学审核或药政审阅人员能清楚地溯源数据表格，并能理解兼并术语 AE 率是如何产生的。

临床试验中任何经历了包括在 SMQ 扭转型室性心动过速（torsade de pointe）/QT 延长中的一个或多个 PT 事件的受试者，都应当评估其 QT/QTc 相关 AE 率。这些 PT 范围广泛，从非特异性的可能是非心脏相关的晕厥，到威胁生命的心律失常，如扭转型室性心动过速和心室纤维性颤动等。为此，无论是否是严重的和/或是否导致早期退出试验项目，都需要列表展现这些相关事件率及其归类术语。此外，如果一位受试者经历多次 PT 事件，该受试者只能计数其中最严重的一次事件。所有 ECG 相关术语，无论在临床试验或上市后药品汇集归类中，都必须有清晰的术语记录及其数据源证据。

21.5.3　安全性分析中的常用参数

临床试验安全性数据分析的最基本要素就是"治疗中出现的不良事件（treatment-emergent adverse event，TEAE）"，无论它们是否与试验药物有关。所谓"治疗中出现的不良事件"是指试验项目的适应证治疗期间或在治疗后残余效应期间受试者首次所经历的药物不良反应，或加剧严重程度的不良事件。残余效应是指末次药物服用剂量后药物血药浓度依然存在的时间周期。虽然大部分的残余效应可以忽略不计，但一些药物属性对残余效应具有影响，诸如药物半衰期或药物与受体蛋白结合等。例如，某药物的半衰期是 20 天，在药物末次服用治疗后的第 8 天出现 AE，则这个 AE 仍需要视为 TEAE，而不是治疗后 AE（posttreatment AE，PTAE）。项目经理应当通过试验药物的临床药理机制来确定和制定药物残余效应监督管理计划。在展现临床试验数据结果时，首先需要对受试者参数做出分类，便于对风险-受益比结果与试验药物的关联性做出准确判断。

21.5.3.1　人口学及其基线特征

人口学数据（demographic）涉及受试者的年龄、性别、种族等，基线因素包含体重、身高、肝肾功能状况、同期病史、已有病症、吸烟饮酒状况等。在临床试验安全性数据分析中，受试者人口学情况变量和其他一些基线数值被视为各种不良事件发生的潜在风险因子。在受试者样本量足够大的情况下，这些因子对有效性和/或不良事件率的影响通常需要专门予以归类和评价。通过人口学基本参数的收集和分析，可以观察临床试验治疗组别间是否存在任何不同，并能演绎出接受试验药物的受试者群风险-受益比是否可以代表真实世界的患者群状况。与治疗组别的基线数据相比，出现任何变化可能意味着潜在的受益或风险效应。在总结临床试验受试者招募进度时，项目经理应当按照治疗组别准备列表，其中列出的各类参数可以包含平均值、标准偏差（SD）、中位值和/或数值范围等（表 21.19）。

表 21.19　人口学及其基线特征总结表示例

人口学变量		对照组 $n=2200$	研究药物组 1 $N=2588$	研究药物组 2 $N=2225$
性别	男性	752(34%)	799(31%)	756(34%)
	女性	1448(66%)	1789(69%)	1469(66%)
人种	白种人	1628(74%)	1889(73%)	1691(76%)
	黑种人	396(18%)	543(21%)	423(19%)
	黄种人	110(5%)	104(4%)	89(4%)
	其他	66(3%)	52(2%)	22(1%)
年龄/岁	平均值	43.8	45.4	45.1
	SD	11.0	9.8	11.1
	中位值	44	45	45
	范围	18~79	18~81	18~80
年龄类别	<40 岁	770(35%)	854(33%)	801(36%)
	40~64 岁	968(44%)	1216(47%)	1001(45%)
	>65 岁	462(21%)	518(20%)	423(19%)
体重/kg	平均值	81.3	79.1	79.9
	SD	19.2	18.6	18.8
	中位数	79.0	78.5	78.1
	范围	47~137.1	46.5~140.3	49~141.4
BMI/(kg/m²)	平均值	27.8	27.7	26.8
	SD	6.0	6.0	5.9
	中位数	27.1	27.3	26.1
	范围	18.8~40.1	18.5~40.8	18.5~40.3

21.5.3.2　受试者/患者暴露信息

试验药物暴露信息（exposure）对于理解和解析有效性与安全性数据必不可少。对于临床试验而言，这类信息可以有益于：

① 证明临床试验有足够的受试者人数在充分的试验周期中接触了足够量的试验药物，因而试验结果可以被认可；

② 支持参与临床试验的受试者群组能代表真实世界中接受上市药物的患者群；

③ 如果不能证明或支持试验结果，可以较容易地分析出缺失了哪些数据。

在分析临床试验药物暴露数据时，可以列表展现

各类治疗组别和周期暴露于试验药物下的受试者人数。如果适用的话，还应当分类接受一个或多个剂量试验药物的受试者数。不良事件发生率是一个常见的用于表达在一定时间内第一次经历不良事件的受试者人数比例。不良事件流行率是指在一定时间内或时间点上实际经历不良事件的受试者人数比例，无论事件是否为第一次出现。这两个比例的分母都与在一定时间段内接触试验药物的受试者人数有关。这两个比例在短期临床试验中区别不大。一般临床试验的周期较短，如若干周或月，在这种情况下一定时间内就是整个试验阶段，所能观察到的不良事件的数量也很有限。所以，在短期临床试验中不良事件发生率与流行率相等。在长期临床试验中，如若干年，第一次出现的不良事件随着时间的推移会逐步呈现。这种情况下发生率与时间间隔的比较可以观察出接触试验药物后不良事件出现的快慢。如果需要观察长期临床试验阶段中，在早期出现的不良事件是否在后期也会重复出现的话，流行率与时间间隔的对比显得较为有意义。在探讨不良事件发生率和流行率时，接触试验药物时间长短似乎是一个十分敏感的因素。受试者被暴露在试验药物下的时间越长，受试者经历不良事件的概率越大。此外，当计算不良事件出现概率时接触试验药物的受试者人数的确定对于分析哪些事件为滞后不良事件十分重要。因为分析接触药物的主要方法就是观察各种治疗组别服用药物长短的频率分布。表 21.20 为这种接触试验药物不良事件分析案例。从这个案例中可以看出，服用药物 B 超过一年的受试者人数比服用药物 A 的受试者人数几乎要多一倍。如果只是按照受试者总人数来观察不良事件发生率的话，很容易得出两组一年以上的不良事件发生率无差别的假象。但实际上，由于大部分不良事件只有经过一年以上的服用才会出现，采用一年以上服用人数来评估不良事件的发生频率较为合理。

表 21.20　试验药物接触时间与不良事件发生分析

治疗周期	受试者人数	
	试验药物 A 组 $N=310$	试验药物 B 组 $N=310$
<18 周	184	130
18~51 周	68	60
≥52 周	58	120
经历不良事件受试者人数	31	31
不良事件发生率	31/310(10%)	31/310(10%)
52 周以上治疗受试者不良事件流行率	31/58(53%)	31/120(26%)

注：治疗周期事件按照试验药物组频率递减顺序排列。鉴于样本数规模，统计学差异比较不能完成。服用 52 周以上药物的不良事件流行率显著差异，可以进行统计学分析。

对不良事件发生率的评估可以采用如下公式：

$$AE \text{ 率} = (n/N) \times 100\%$$

式中，n 是已知经历某 AE 的受试者人数；N 是接触相关治疗的受试者人数。但要注意的是这个公式并未考虑接触试验药物的时长或 AE 发生的次数。例如，如果受试者经历头痛事件 5 次，按照 MedDRA 编码规则，只有一次头痛事件被归类，结果只有一次头痛，而不是 5 次头痛被评估在头痛事件的发生率中。

在分析治疗相关不良事件发生率时，需要注意两个关键要素，即：①该事件是在治疗期间或治疗后残余效应期间发生；②如果在基线存在，治疗期间或治疗后残余效应期间事件是否强度增大。残余效应是表示试验药物末次剂量服用完毕后，药物血药浓度仍然有可能存在的一段时间而产生的药物效益和风险。此外，受试者接触试验药物或治疗的时长对于安全风险的发生也有着重要的影响，AE 发生率相对也会较高，即使这些事件并不一定与试验药物有关。所以，为了准确地评估长期治疗药物的不良事件发生风险，接触药物时间的长短因素十分重要。忽略接触时间考量的不良事件概率应当只用于短期治疗情形。较为常用的考虑接触药物时间长短的评估方法是采用试验药物或治疗接触时长结合人-年接触率（PYE），即

$$PYE = (n \times t) / \text{一年天数}$$

式中，n 是实际接触试验药物或治疗的人次；t 是实际接触试验药物或治疗的天数；一年的天数为 365 天。例如，100 位受试者接受治疗 180 天，则 PYE=49.3。有时 PYE 的数值较小，则可以将结果乘以 100 或 1000，变成 100PYE 或 1000PYE。下面的案例可以看出按照接触率对不良事件发生率的风险分析会对安全性评结果评价产生差异。

【案例】某安慰剂对照临床试验有 500 位受试者服用了安慰剂，1000 位受试者服用了试验药物。其中安慰剂受试者服药时长为 90 天，试验药物受试者中有 500 位服药时长 90 天，另 500 位是 1 年；安慰剂组受试者有 10 例心绞痛不良事件发生，试验药物组受试者有 50 例心绞痛不良事件发生。其心绞痛事件发生率和接触率（100PYE）分析结果如下：

治疗组别	受试者人数	心绞痛事件/次	发生率	人-年接触率（PYE）	心绞痛率/100PYE
试验药物	1000	50	5%	623.3	8.0
安慰剂	500	10	2%	123.3	8.1

从这个案例分析可以看出，受试者对试验药物的接触率约是安慰剂的 5 倍。如果不考虑接触率因子而只观察心绞痛事件发生率，则试验药物发生心绞痛事件风险是安慰剂的 2 倍以上。如果考虑治疗接触率因子，心绞痛事件在两个组中的发生率没有显著性差异。

对于上市后药品来说，药物暴露信息可以确认上市药品使用的程度和报告上市后不良事件发生率所采用的分母基数。这有助于确定上市后药品安全性风险影响度。由于上市后接触药品的患者人数无法知晓，相对风险率可以作为评价上市后药品 AE 发生率的方法之一。相对风险率是指相对于没有接触过药物的人群体来说，接触过药物的人群体发生疾病症状的可能性（Cobert et al.，2008）。具体地说，如果把接触和不接触人群进行分类，可以获得下列状况：

	疾病症状存在	疾病症状不存在	总人数
接触过药物	a	b	$a+b$
没接触过药物	c	d	$c+d$

那么，在接触人群中不良事件的发生率是 $a/(a+b)$，而不接触人群的发生率为 $c/(c+b)$。所以，相对风险率=接触人群发生率/不接触人群发生率，即

$$RR = [a/(a+b)] / [c(c+d)]$$

表 21.21 展示了更年期妇女使用激素治疗法发生冠心病的相对风险率大小（Stampfer，1985）。

表 21.21　更年期妇女使用激素治疗法发生冠心病的相对风险计算

更年期使用激素者	冠心病患者	人/年
曾使用过	30	54308.7
过去使用过	19	24386.7
现在在使用	11	29922.0
从未使用过	60	51477.5

按照表中的人群，服用激素的更年期妇女中患冠心病的相对风险为

曾经对从未使用：RR＝（30/54308.7）/（60/51477.5）＝0.5

过去对从未使用：RR＝（19/24386.7）/（60/51477.5）＝0.7

现在对从未使用：RR＝（11/29922.0）/（60/51477.5）＝0.3

21.5.3.3　受试者处置状况

处置（disposition）是指每个受试者在临床试验中所处的状态，如完成治疗和访问、早期退出、早期终止治疗、筛选失败，以及发生这些状况的原因，如由于失联、使用违禁药物或治疗、不符合入排标准、无疗效、安全性考虑或其他因素等。在总结临床试验有效性和/或安全性数据报告时，首先需要归类与有

效性/安全性有关的受试者处置状态，即按照治疗组别受试者完成试验项目与否状况对受试者进行分类（表 21.22）。

建立处置信息列表需要在试验数据收集准备阶段就明确这类数据标准的分类方法，如早期终止试验项目的亚分类、导致退出临床试验项目的 AE 发生率等，以便在试验结果总结时不会出现数据源缺失，或 AE 发生率或 AE 退出率数据不一致的情形。对于无疗效的类别而言，可以进一步按照疾病进展状况细化；若出现受试者既有 AE 又属于无疗效情形，需要特别注明受试者被归类在哪一类中。FDA 推荐当受试者由于无疗效和 AE 而退出试验项目时，可以归类

受试者在 AE 类别中。在试验风险-受益数据分析总结中，提前终止治疗的受试者，而不是提前退出试验项目的受试者需要被总结在安全性列表中。在一些试验方案中，会明确无论受试者是否完成治疗，都必须跟踪至预设的试验药物服用完成后的某一试验周期，如 3 个月、1 年等。这在总结早期终止治疗受试者列表时需要特别予以区别。如果没有预设这类数据列表原则，有可能会出现受试者虽然完成治疗却被归类为提前终止的受试者群数据集中。如果受试者完成了治疗，但在后续跟踪期间发生了药物不良反应，其不得不在试验项目结束前退出试验项目，可以把其归结到治疗后 AE 数据集，如"退出且反弹"类别中。

表 21.22　受试者特质分类

项目	安慰剂组	剂量 1	剂量 2	剂量 3	总治疗组人数
随机受试者	30	30	30	30	90
可评价安全性受试者 N	30	30	30	30	90
总脱落受试者 $n(\%)$	7(23%)	8(27%)	6(20%)	7(23%)	21(23%)
脱落原因分类：					
死亡	0(0%)	0(0%)	1(3%)	1(3%)	2(2%)
不良反应	2(7%)	1(3%)	2(7%)	4(13%)	7(8%)
试验方案偏离	0(0%)	0(0%)	0(0%)	1(3%)	1(1%)
非依从性	4(13%)	5(20%)	2(10%)	1(3%)	8(9%)
同期病症	1(3%)	1(1%)	1(3%)	0(0%)	2(2%)
失去跟踪	0(0%)	1(3%)	0(0%)	0(%)	1(1%)

21.5.3.4　生命体征/体检及其他相关安全性的观察数据

生命体征/体检参数与人体诸多功能正常与否或疾病状况有关。常见的生命体征（vital sign，VS）参数包括：

（1）血压（blood pressure，BP）和心率（heart rate，HR）　为了保证这类参数检测的准确性，让受试者舒适休息至少 5min 至关重要。采取何种体姿测量 BP 和 HR 需要在试验方案中明确，如坐姿或卧姿，两种体姿的测量结果会有差异。肘部动脉是测量 BP 的常见位置，测量时袖口对肘部的压迫大小对测量结果有影响。有时左右臂对测量结果也会有影响。心率一般通过手腕腹侧面近大拇指的脉搏处测量，脉搏位置的变化和测量手法对结果会有影响。因此，如果 BP 和 HR 对主要试验终点影响重大，需要在试验方案中对这些测量的细节做出统一要求。

（2）呼吸率（respiratory rate，RR）　呼吸率通常通过计数休息状态下坐姿中受试者每分钟呼吸次数而测量。受试者可以自主地控制呼吸节奏，因而最好的计数方法是在受试者未知状况下完成呼吸率的计数，如测量心率或体温的同时完成呼吸率的测量。如果需要，应当在试验方案中对呼吸率的测量方法提出

要求。

（3）体温（body temperature，BT）　不同的生理解剖位置测定的体温数据会有差异，如口腔、腋下或肛门。因此，试验方案需要对体温测量的体位做出规定，以便研究机构人员在试验项目过程中保持恒定地测量体温，并应当做好体温测量位置的原始记录。采用口腔体温测量时，还应当注意避免在测量前饮用过热或过冷的液体。

（4）体重（body weight，BW）和身高（height，H）　一般来说，成年人的身高在临床试验中不会发生显著变化。所以，只要在基线阶段测定一次身高就可满足试验要求。体重有可能在试验项目中发生波动。特别是进行与体重相关的试验药物时尤其需要关注体重的变化。此外，试验方案最好能注明每次测量这类参数的要求，如都需要脱鞋、光脚、仅穿单衣等。在不同试验访问中，保证体重的测量统一标准很重要，特别是涉及身体质量指数（BMI）参数时。

需要注意的是如果适用的话，生命体征各类参数的正常值及其范围、异常阈值限定义等需要在方案中有所规定。表 21.23 列出了 FDA 所建议的具有临床意义的生命体征参数变化标准（FDA，1987）。若涉及生命体征参数平均值结果收集时，每次临床试验中

表 21.23　常见具有临床意义的生命体征数据变化建议标准

VS 参数	成年人值	临床意义阈值	基线变化
心率	心率过缓＜60 次/min 正常 60～100 次/min 心率过快＞100 次/min	≥120 次/min ≤50 次/min	增加≥15 次/min 减少≥15 次/min
收缩压	低血压＜90mmHg 正常 90～120mmHg	≥180mmHg ≤90mmHg	增加≥20mmHg 减少≥20mmHg
舒张压	高血压前期 120～139mmHg 高血压≥140mmHg 恶性高血压＞220mmHg	≥105mmHg ≤50mmHg	增加≥15mmHg 减少≥15mmHg
呼吸率	呼吸过缓＜12 次/min 正常 12～20 次/min 呼吸过急＞20 次/min	≥30 次/min ≤8 次/min	增加≥10 次/min 减少≥4 次/min
体温	低体温＜35℃/＜95℉ 正常 37℃/98.6℉ 发热＞37℃/98.6℉ 高体温＞40℃/104℉	≥38.3℃（101℉） ≤36℃（96.8℉）	增加≥1℃（2℉） 减少≥1℃（2℉）
体重	—	无特别规定	增加≥7% 减少≥7%
体质指数 （BMI）/（kg/m²）	偏低＜18.5 正常 18.5～24.9 过重 25～29.9 肥胖＞30 病态肥胖≥40	无特别规定	增加到较高 BMI 类 减少到较低 BMI 类

生命体征参数需要测量几次，每次测量结果记录要求，如在源文件或 CRF 中收集每次测量结果，或记录几次测量中变化最大的值，或采集几次测量的平均值等，都需要在方案中予以明确。

体检通常需要在临床试验的基线访问和最终试验访问中进行。在试验过程中，大部分临床试验也会要求实施体检。为了保证体检数据的可用性，当涉及与试验关键终点数据和流程相关的体检参数时，项目经理/监查员和研究者/临床研究协调员需要特别注意不要缺失或忽略体检条目，如肛门检查等。在进行基线体检和后续各次体检时，检查人员的不同会导致体检结果的差异。体检数据通常需要分析其与基线相比变化的临床意义。例如，基线体检忽略了腹部手术瘢痕大小，而后续或末次体检由于不同的人员参与，可能导致不同的测量结果，这有可能影响试验药物疗效。因此，必要时对于体检的检查人员及其检查方法和频次都需要在试验方案中予以明确规定，以确保体检数据分析的准确性和可靠性。如果试验药物的作用机制显示其可能影响生命体征或体检参数，如心血管类的 β-受体拮抗剂或影响体重的抗精神类药物等，需要在方案设计和数据结果分析时都予以特别关注。尤其在数据结果报告中，不仅需要涉及专属性列表呈现数据，还需要在临床结果报告中用文字对其做出清晰描述。任何生命体征和体检数据分析，可以采用与实验室数据分析相同的方法进行，即中心倾向法、类别移动法、临床显著变化率或 AE 相关生命体征或体检问题发生率等。

由于 MedDRA 采用的术语归类原则，一个生命体征症状或体征术语可能存在多个 PT（表 21.24）。

因此，在统计生命体征和体检相关不良事件发生率时应当综合所有的 MedDRA 术语，以免低估不良事件发生率。此外，在综合所有 PT 时，也要注意临床意义的相关性。如同心电图相关 AE 分析一样，不应将不同临床意义的 PT 归纳为一个 ADR 事件项下（表 21.25）。任何 SUSAR 或导致终止治疗的 AE 应当单独列表并详尽描述。

表 21.24　同一综合术语包含的 PT 选择示例

综合术语	可包括的 PT
高血压（hypertension）	accelerated hypertension，blood pressure ambulatory increased，blood pressure diastolic increased，blood pressure increased，blood pressure systolic increased，diastolic hypertension，essential hypertension，hypertensive crisis，hypertensive emergency，labile hypertension，malignant hypertension，prehypertension，systolic hypertension

综合术语	可包括的 PT
低血压（hypotension）	blood pressure ambulatory decreased，blood pressure decreased，blood pressure diastolic decreased，blood pressure systolic decreased，diastolic hypotension，hypotension，orthostatic hypotension
心动过缓（bradycardia）	bradycardia，heart rate decreased，sinus bradycrdia
心动过速（tachycardia）	heart rate increased，sinus tachycardia，tachycardia
发热（pyrexia）	pyrexia，body temperature increased
呼吸过慢（bradypnea）	bradypnea，respiratory rate decreased
呼吸过速（tachypnea）	tachypnea，respiratory rate increased
体重增加（weight increased）	abnormal weight gain，weight increased
体重减少（weight decreased）	abnormal loss of weight，weight decreased

表 21.25　某临床试验项目血压变化分析总结表示例

项目	对照组	剂量 1（5mg）	剂量 2（10mg）	剂量 3（15mg）	合计剂量
受试者 N	2124	2392	2305	305	5002
收缩压（卧姿）/mmHg					
基线平均值	122.4	122.7	122.3	122.2	122.5
平均变化	2.4	−0.1	−0.0	0.5	−0.0
H/N 变到 L	23（1.1%）	77（3.3%）	71（3.1%）	9（3.0%）	157（3.1%）
L/N 变到 H	474（22.3%）	354（14.8%）	341（14.8%）	47（15.4%）	742（14.8%）
临床意义降低	0	0	1（<0.1%）	0	1（<0.1%）
临床意义升高	25（1.2%）	5（0.2%）	9（0.4%）	1（0.3%）	15（0.3%）
舒张压（卧姿）/mmHg					
基线平均值	78.0	78.2	77.6	77.4	77.9
平均变化	1.0	0.6	0.4	0.2	0.5
H/N 变到 L	22（1.0%）	10（0.4%）	15（0.7%）	1（0.3%）	26（0.5%）
L/N 变到 H	181（8.5%）	120（5.0%）	111（4.8%）	15（4.9%）	246（4.9%）
临床意义降低	0	1（<0.1%）	0	0	1（<0.1%）
临床意义升高	17（0.8%）	3（0.1%）	2（0.1%）	0	5（0.1%）
体位性血压变化	9（0.4%）	13（0.5%）	12（0.5%）	1（0.3%）	26（0.5%）
血压相关不良事件					
受试者数 N	2225	2450	2400	325	5175
高血压①	129（5.8%）	76（3.1%）	74（3.1%）	10（3.1%）	160（3.1%）
低血压	4（0.2%）	15（0.6%）	14（0.6%）	1（0.3%）	30（0.6%）
晕厥	2（0.1%）	1（<0.1%）	2（0.1%）	0	3（0.1%）

①　包括 PT：blood pressure ambulatory increased，blood pressure diastolic increased，blood pressure increased，blood pressure systolic increased。

21.5.4　安全性数据常用分析和展现形式

在试验方案中除了有效性分析数据外，"可评价安全性"受试者人数是一类常见的受试者处置评价参数，它一般包括在试验项目中至少服用过一次药物剂量的受试者人数。按照这一定义，受试者可能由于某种原因被排除在有效性评价之外，但仍可以被包括在安全性评价之内。有关试验药物耐受性的有效评价可以从这类分类中获得。从这个分类表中可以分析出不良事件发生率的增加而导致的脱落受试者人数与试验药物剂量有关。因而，试验药物可能存在耐受性或安全性问题。此外，由于依从性与剂量成反比，可能安慰剂或低剂量药物由于缺乏有效性而导致受试者的退出。如果把治疗剂量组与总脱落受试者人数做出曲线图（图 21.32），V 型的脱落模式可能意味着受试者由于在低剂量时缺乏有效性和高剂量时缺乏耐受性而退出试验项目。这种安全性分析方法也可以结合受试者基本情况分类和基线检测值与治疗组检测值间的状况比较来进行。

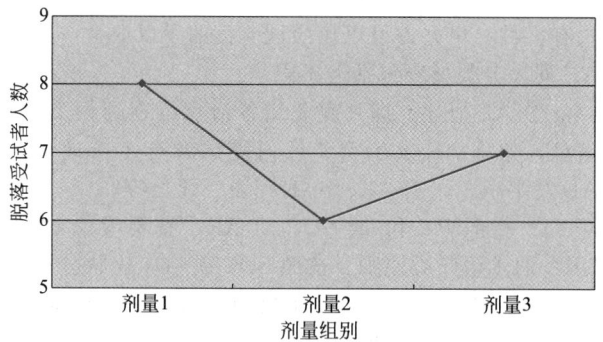

图 21.32　受试者脱落与剂量组别关系示意

不良事件数据一般按照每一治疗组别受试者的百分比概率被分析（表 21.26）。常见的分析方法就是收集所有出现的治疗发生不良事件，并将治疗组别与对照组别各事件的发生率进行比较。这样做的好处在于当有安慰剂存在的情况下，通过事件出现频率的统计分析，可以更容易地对不良事件是否与试验药物有关做出判断。但试验项目中的样本规模是这种统计意义分析的基础，样本规模越大，统计分析的可信限越好。这个分析可以根据需要进行进一步细致分析，如按照事件的严重程度（死亡、其他严重不良事件、常见非严重不良事件等），受试者基本情况（如年龄、性别、种族、肝肾功能状况），或试验药物剂量范围（如剂量、血药浓度水平、接触药物时间长短、同期服用药物状况）等。

表 21.26　不良事件频率递减统计表

事件	受试者人数	
	试验药物组 $N=200$	安慰剂组 $N=135$
肌肉痛	48(24%)	26(19%)
头痛	32(16%)	16(12%)
高血压	30(15%)	3(2%)
恶心	22(11%)	12(9%)
水肿	18(9%)	13(10%)
疲倦	18(9%)	19(14%)
胸闷	14(7%)	12(9%)

注：事件按照试验药物组频率递减顺序排列。鉴于样本数规模，统计学差异比较不能完成。高血压的频率显著差异，可以进行统计学分析。

表 21.26 不良事件列表并没有对事件在不同受试者间的分布状况做出分类。例如，某临床试验项目中高血压事件被注意到是一个显著的不良事件，围绕高血压事件经历的受试者的其他不良事件，如头痛、恶心、乏力和眩晕等症状应该进一步加以分析，而无须对所有其他受试者的这类症状全部加以采集和分析。

这样可以缩小与高血压不良事件有关症状的数据采集范围，从而提高高血压综合不良事件的安全性数据质量。此外，按照不良事件的严重程度的分类分析，以及这些事件与试验药物的关系的分析是临床试验安全性数据评价也是常用安全性数据分析方法。

在比较试验组与对照组 AE 发生率差异时，在有些情况下需要结合临床判断来识别可能的 ADR。表 21.27 为这种依据临床判断 ADR 的案例。在这个案例中，试验药物和安慰剂的不良反应血压降低并不符合大拇指法则（见 20.1.1 节），即试验药物不良事件发生率＜5%，安慰剂组间的差异小于 2。由于试验药物属于血管扩张剂，其作用机制具有降低血压的效应，且试验药物的血压降低率大于安慰剂的 2 倍，其他临床症状头痛和眩晕在试验药物和安慰剂间差异符合大拇指法则且极为显著。因此，试验药物导致降低血压的可能性不能排除。

表 21.27　某临床试验不良事件分析列表示例 （$N=1000$）

MedDRA PT	安慰剂	试验药物
头痛	104(10.4%)	233(23.3%)
眩晕	55(5.5%)	124(12.4%)
咽炎	76(7.6%)	50(5.0%)
血压降低①	23(2.3%)	43(4.3%)
乏力	20(2.0%)	30(3.0%)
恶性	10(1.0%)	10(1.0%)

① 综合 PT：动态血压下降、舒张压下降、血压下降、收缩压下降、直立血压下降。结合临床判断，该事件可能是 ADR。

目前，世界上许多国家和地区的药监部门在审查新药数据时对风险类数据分析日渐重视，以避免由于受试者基本情况变量给安全性带来可能的风险。在进行这类安全性数据分析时，所有经历了不良事件的受试者与潜在风险因子之间的关系应当首先被评价。其次就是要确定试验药物的治疗是否增加受试者基本情况变量的风险发生率。表 21.28 展示了这类潜在风险因子以及药物治疗与不良事件可能发生率的关系评价。在这个例子中，不良事件关节僵硬和雌激素水平降低与年龄风险因子和试验药物治疗都分别显示了极大的相关性。

临床试验项目中 TEAE 发生或解决的时间点分析有时较为重要，因为 TEAE 发生或解决时间点的分析有助于确定 ADR 是在什么服用期间才会出现、消失或反弹，有助于未来上市后药品安全性风险的监控管理。在分析这类数据时，可以按照 ADR 发生的时间点分类，如＜2 周、2～4 周、4 周～3 个月、3～6 个月、6～12 个月、≥12 个月等，平均数或中位数发生时间点等是常见的计数方法。需要提醒的是当分析这类事件时间点数据时，通常对最早出现某类事件的受试者总人数进行统计，后续相同事件受试者总数（N）如果已经包含在早期暴露受试者总人数中，因而无须重复计数分析。例如，服用≥12个月的受试者人数（N）也包含在<2周、2~4周、4周~3个月、3~6个月、6~12个月的受试者总数中。也就是说，每个间期的受试者总数只是代表了当时暴露在试验药物中的受试者人数，其发生率的计算是按照每个间期受试者首次发生事件的时间点来统计的。例如，某受试者在3~6个月间期首次发生皮疹，则其发生率会被统计在3~6个月间期。后期即使该受试者再次发生皮疹，通常不再被计数分析。假设6个月的临床试验为短期试验项目，大于6个月的临床试验为长期试验项目，仅从表21.29的时间发生率并不能看出ADR发生率的差异。但如果结合试验项目的ADR所做的进一步时间点间期分析，可以看出恶心和呕吐事件在试验早期发生率较高，随着试验药物的继续服用，这些事件发生率会逐步下降；呼吸困难在试验早期发生率较高，虽然随着继续服用试验药物，该事件发生率逐步下降，但如果超长期服用该试验药物，如>12个月，该事件发生率会出现反弹。

临床试验各类AE分析总结的归纳方法和展现形式有多种，申办方可以按照试验目的予以取舍。这些AE列表分类展现包括但不限于：

① AE概述，即列表总结各治疗组别的相关AE信息，如总AE发生率、任何受试者有1次或以上AE发生率、严重AE、SAE列表、死亡等。

② 按照PT和/或SOC的AE，需要考虑MedDRA的术语归类原则。按照SOC或临床症状分类的标准通常需要考虑药物作用机制、药物适应证类别、药物作用靶器官（如肝肾效应、心血管效应、皮肤反应等）。

③ 按照治疗组别的AE。

④ 按照发生频率或风险程度的AE，如PYE或治疗组别的发生率等。

⑤ 按照剂量组别的AE。

表21.28 潜在风险因子与不良事件相关性分析

风险因子	更年期前——健康 (n=20)	更年期早期——健康 (n=20)	更年期——骨密度低 (n=20)	更年期后期——易骨裂 (n=20)
年龄/周岁	45.8±6.2	50.9±3.0	58.7±3.6	64.8±7.0
1. 风险因子与不良事件雌激素降低的关系				
促卵泡激素水平 (FSH)/(mIU/mL)	38.2±9.2	37.9±13.5	30.8±10.1	30.8±10.1
雌激素水平/(pg/mL)	20.2±10.8	18.7±10.2	12.9±4.2	12.4±3.2
2. 试验药物治疗对不良事件关节僵硬的影响				
关节僵硬指数/%	89.9±13.2	83.9±12.8	66.1±9.1	62.3±9.6

表21.29 短期与长期临床试验项目ADR发生率比较

MedDRA PT	短期试验项目 N=4000		长期试验项目 N=200	
恶心	600(15%)		28(14%)	
	<3个月	≥3个月~6个月	≥6个月~<12个月	≥12个月
	620(14.8%)	2(<0.1%)	4(2.0%)	2(2.0%)
呕吐	480(12%)		28(14%)	
	<3个月	≥3个月~6个月	≥6个月~<12个月	≥12个月
	504(12.0%)	4(0.1%)	0	0
皮疹	400(10%)		18(9%)	
	<3个月	≥3个月~6个月	≥6个月~<12个月	≥12个月
	252(6.0%)	153(3.8%)	8(4.0%)	5(5.0%)
呼吸困难	360(9%)		20(10%)	
	<3个月	≥3个月~6个月	≥6个月~<12个月	≥12个月
	361(8.6%)	1(<0.1%)	0	18(18.0%)

⑥ 导致终止治疗和/或试验药物剂量调整的 AE。

⑦ 与药物因果关系的 AE（研究者判断和/或申办方评估）。通常需要尊重研究者的判断，虽然申办方可以有不同的评估结论。

⑧ 按照事件强度的 AE。

⑨ 按照发生时间的 AE。

⑩ 按照解决时间的 AE。

⑪ 短期与长期试验 AE 比较。

⑫ 按照同期服用药物影响的 AE。在有些情况下，这个列表有助于判断某类同期药物对 AE 发生率的影响。例如，大多数受试者需要服用质子泵抑制剂药物，如奥美拉唑，则 GI 相关 AE 可能与试验药物有关。

⑬ 按照人口学和基线特性的 AE，如年龄、性别、种族、体重、肝肾功能等。

⑭ 按照具有临床意义的实验室检测值和/或检查的 AE。

⑮ 按照地区划分的 AE。特别在国际多中心临床试验中，这有助于发现种族特异性的 ADR。

总之，试验药物和上市后药品安全性数据收集、分析和报告不仅只是数据管理职责范畴。各临床试验项目设计/实施和管理干系人在其中都担负着不同权重系数的责任。任何不良反应的潜在风险被发现，各干系人都应当进一步协作开展各方面的风险参数分析，并做好相应的应对措施，使未来上市和正在上市中的药品安全性风险得到有效控制。

（刘　川）

第 22 章

临床试验的数据管理和分析

临床研发是个复杂的过程，对制药企业而言，临床试验数据是最有价值的产出之一，是分析、递交、批准及一个产品的标签和上市的基础。试验数据质量是评价临床试验结果的基础，为了确保临床数据的真实性和可靠性，必须对整个临床试验的每个环节进行科学而规范的质量控制，建立数据质量管理体系以规范临床试验数据管理的整个流程。有关临床试验数据质量与可信性的总体标准和要求可以参见第 4 章，监查员在保证临床数据质量和可信性方面的角色和职责要求已在第 10 章有详尽描述，CRF 的构建及其规范管理要求在第 14 章也有详尽阐述，有关电子临床系统的管理要求在第 23 章有所概述，不再赘述。本章的讨论重点主要在建立良好数据管理体系的措施上，主要围绕数据管理的角色和职责对临床试验项目的数据管理规程管理做出阐述。

22.1 数据管理体系的建立

22.1.1 数据和信息的概念

在讨论数据管理体系时总是离不开数据等术语。对于这些术语的理解有助于明确数据管理的目的、职责、要求和层次。数据管理中常见的与临床试验数据相关的术语定义可以参见 4.2.1 节和 10.1.3.9 节。临床试验数据的采集或获得可以通过多种途径实现，常见的数据管理方式包括但不限于纸质或电子医疗记录（EHR/EMR）、纸质（paper case report form，pCRF）或电子病例报告表（electronic case report form，eCRF）、互动语音/网络应答系统（IVRS/IWRS）、中心实验室数据系统、局域或地方电子数据采集系统等。所有采集的数据质量都取决于相应采集系统、设备和过程的质量和标准化程度。

22.1.2 数据质量管理体系的建立

临床数据管理的目的是确保临床数据的可靠性、准确性、完整性和一致性。临床数据管理过程包括数据采集/管理系统建立、CRF 设计、数据库的创建与测试、数据接收与录入、数据核查与质疑、医学编码、外部数据管理、盲态审核、数据库锁定、数

据导出及传输、数据及数据管理文档的归档等。临床数据管理的目标是为统计分析提供高质量的数据。因此，临床试验数据管理的各个阶段需要在一个完整、可靠的临床试验数据管理系统下运行，开展临床试验的企业必须建立一个数据管理系统，对可能影响临床数据质量结果的各个环节的各种因素进行全面控制和管理，从而使这些因素都处于受控状态，确保临床数据始终维持在可控和可靠的状态。作为临床试验质量管理系统的一个组成部分，由申办方质量保证部门为临床数据管理建立一系列标准操作规程（standard operating procedure，SOP）。制定临床数据管理 SOP 的意义在于尽可能控制各种主、客观因素对临床数据的影响，尽可能降低临床试验的误差或偏倚，并确保试验数据的质量满足 ALCOA＋原则（参见 4.2.2 节）。

《药物临床试验质量管理规范》规定数据处理的每一阶段均应有质量控制，以保证所有数据是可靠的，数据处理过程是正确的。临床数据管理的 SOP 应该覆盖临床数据的整个生命周期，一般来说，数据管理的 SOP 可能会包括但不限于以下内容：

① 数据的隐私和保护；

② 数据管理计划的撰写；

③ CRF 设计（见第 15 章）与 CRF 填写指南的撰写；

④ 数据库的设计与建立；

⑤ CRF 追踪；

⑥ 数据录入；

⑦ 数据核查与清理；

⑧ 外部电子数据的管理；

⑨ 医学编码（参见 20.3 节）；

⑩ 严重不良事件一致性核查；

⑪ 数据库的质量控制；

⑫ 数据库的锁定与解锁；

⑬ 数据的加载与传输；

⑭ 数据与数据管理文件的保存与归档；

⑮ 数据的安全性；

⑯ CRO 的选择与管理；

⑰ 人员培训等。

22.2　临床数据管理项目的准备

　　临床试验的数据管理涉及 CRF 的设计、数据库的建立与测试、数据录入、数据核查与质疑、外部数据管理、数据库锁定、数据库导出与传输、临床数据与数据管理文档（包括稽查轨迹）的归档等步骤。当临床试验项目目标已经确立时，主要数据管理员或数据管理经理就应当开始了解试验项目数据要求的信息，首先需要知道项目采用的数据标准是否为 CDISC 标准，数据递交时是否按照 SDTM 标准，是使用纸质 CRF 还是电子数据采集（electronic data capture，EDC）系统等。若采用 EDC 系统，需要评估和确认选用的 EDC 系统是经过系统验证并进行过供应商资质审查。其次还需知道数据管理和统计分析的工作量大小，包括是否需要外包给合同研究组织（CRO），数据管理和统计分析的工作是全部外包或仅数据管理或统计分析工作外包等。如果需要外包的话，首先应当在申办方已经过资质审查的优选 CRO 服务商中选择（参见 9.2.1 节）。如果没有，应当考虑和完成如何进行供应商资质评估和业务选择流程（参见 9.1 节）。正式选定 CRO 后，应尽快确定项目组人员和项目进度表的安排。项目的完成进度需要与新药的开发战略，即试验项目的要求和试验遇到的实际情况相吻合。项目数据管理和统计分析的主要时间节点包括：

　　① 临床试验方案的定稿时间；
　　② CRF 的定稿时间；
　　③ 数据库上线时间；
　　④ 数据管理计划初稿定稿时间；
　　⑤ 统计分析计划初稿定稿时间；
　　⑥ 首位受试者入组（first patient in，FPI）的时间；
　　⑦ 期中分析的数据截止时间（cut off date）；
　　⑧ 最后一例受试者入组时间；
　　⑨ 最后一例受试者治疗出组时间；
　　⑩ 数据审核会议时间；
　　⑪ 数据库锁定时间；
　　⑫ 表格、列表和图表（TLF）草案交付时间；
　　⑬ 统计分析报告（如适用）初稿交付时间。

　　临床数据管理作为临床试验运营的重要环节，其目的是确保临床试验所采集到数据库系统中受试者数据的可靠性、准确性和完整性。临床数据管理（CDM）人员在临床试验中的主要分工和职责为负责数据管理计划和报告的撰写、病例报告表（CRF）设计和审核、注释 CRF 的生成、CRF 填写指南的撰写、数据核查计划的撰写、数据库设计和创建、数据库测试、数据录入和比较、数据核查和清理、质疑的生成/解决、严重不良事件的一致性核查、外部数据的一致性核查、医学编码和数据审核会议支持等工作，从而为统计分析提供整洁且高质量的数据。《药物临床试验质量管理规范》规定临床试验和实验室检测的全过程均需严格按照质量管理 SOP 进行。数据处理的每一阶段都需要有质量控制，以保证所有数据及其处理过程的质量和可信性。

　　临床数据的生命周期包括产生、被采集、核查清理、数据库锁库、分析和数据库下线等环节（图 22.1）。

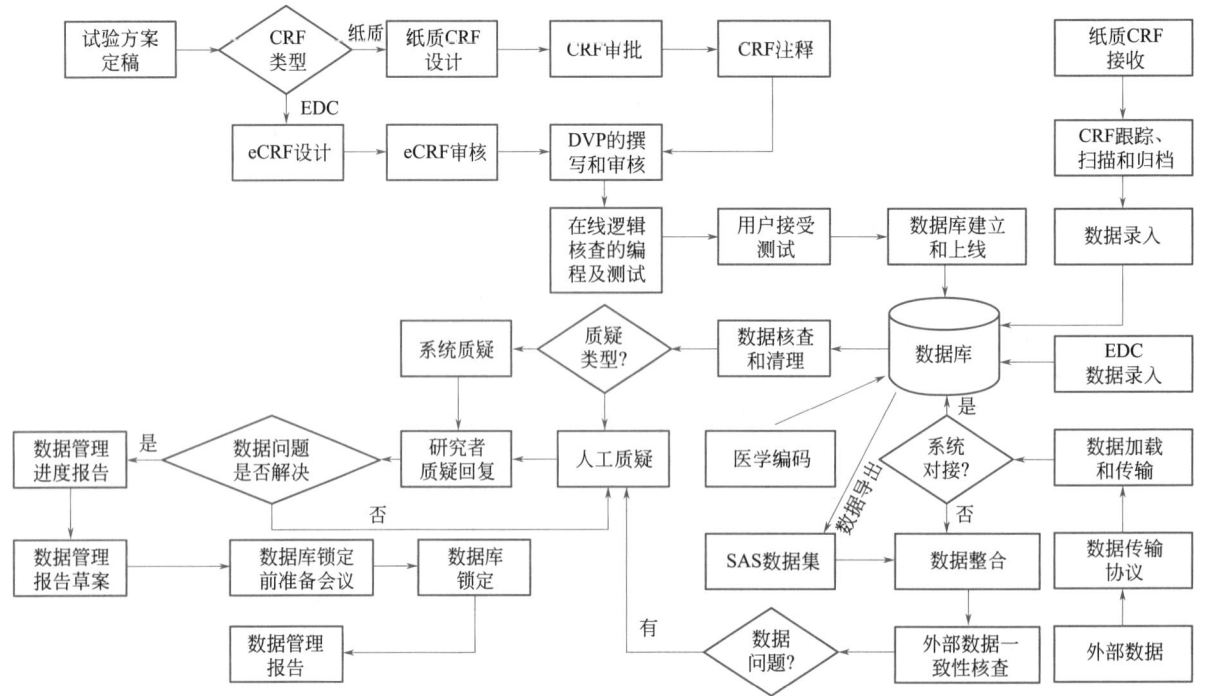

图 22.1　临床数据管理流程示意

其中数据管理计划书是数据管理重要的文件之一，其根据临床试验方案的具体要求，规范临床试验数据管理生命周期的规范过程管理及其数据处理可信性。在较为长期实施过程的临床试验中，从 CRF 设计、数据库的创建、数据采集和数据处理的各个环节都可能发生数据错误，包括执行过程中经常发生数据管理人员变动，设计 CRF 时某些逻辑核查因素的考虑不周，数据不全，数据输入错误等。采集的数据如与源文件不符，由此产生的试验数据分析和结果报告也会贻误申办方风险-受益的结论和管理。所以对整个临床试验数据管理的过程进行规范及临床数据的质控显得非常重要。数据的采集、核查和清理对数据质量非常关键，其直接关系到数据的准确性、可靠性和完整性。依据质量源于设计的原则，CRF 和数据库的数据逻辑核查规则的设计非常重要。试验项目实施过程中，对源文件的临床监查对预防和纠正不良临床数据实践起着重要的作用。数据库系统虽然有在线逻辑核查，但由于 EDC 系统技术尚无法覆盖所有数据点的局限性，因而数据的手工核查仍然是必不可少的手段。目前，虽然国际上还没有形成一个全球统一的临床数据管理规范，但美国临床数据管理协会制定的《药品临床数据质量管理规范》（good clinical data management practise，GCDMP）正在成为临床试验数据管理领域的行为规范标准指导性文件（参见 4.1.5.1 节）。各国药政部门也都大多制定了临床试验的数据管理条例或指南。例如，中国国家药品监督管理局 2016 年以来相继颁布了《临床试验数据管理工作技术指南》《药物临床试验数据管理与统计分析的计划和报告指导原则》《临床试验的电子数据采集技术指导原则》等。因此，临床试验过程管理中，申办方和 CRO 都应在数据管理相关指导原则的前提下，建立临床数据管理的 SOP，以规范临床数据管理工作。

22.3　临床试验数据管理和统计分析主要文件的准备

22.3.1　数据管理计划书

数据管理计划（data management plan，DMP）书是一份由主要数据管理员遵循相关临床数据管理法规及其 SOP 要求，根据临床试验方案的数据要求而撰写的指导性动态文件。它详细、全面地规定并记录某一特定临床试验项目的数据管理任务，包括人员角色、工作内容与流程、操作规范等。其目的是规范临床试验数据管理的具体程序和过程，即从 CRF 设计、数据库创建、数据库测试、数据库上线、数据采集、数据核查和清理、数据库锁库、数据传输、数据统计分析、数据库下线及归档的全过程，以确保能获得真实完整、准确可靠的高质量数据。良好的临床数据质

量应该满足数据的 ALCOA＋标准要求。按照临床试验数据管理法规和行业规范要求，在申办方质量管理体系的框架下，数据管理员建立的试验项目数据管理计划是项目管理计划中重要的项目管理性文件之一。因此，数据管理计划需明确参与数据管理的相关组织及人员职责，并确保各参与人员具备与其职责相对应的资质与技能。数据管理各步骤需遵循相应的 SOP 而进行，所以数据管理计划书中应列出试验项目所遵循的 SOP 清单。数据管理计划书的内容可以简单地描述为：

　　① 一般信息；
　　② 试验概述；
　　③ 数据管理的目的、范围、时间计划及相关人员及职责等；
　　④ 数据管理流程及数据流程；
　　⑤ 采集/管理系统；
　　⑥ 数据管理步骤与任务；
　　⑦ 质量控制。

表 22.1 展现了临床数据管理计划书主要内容描述。数据管理计划书需要与其他项目管理计划一样，在试验方案确定之后和第一例受试者筛选之前定稿，并经批准后执行。临床试验的过程中数据管理计划书可随着方案的修改或相关数据要求的变化及实际操作的需求而及时更新与修订，但必须在数据库锁定之前完成最后版本的批准程序。所有更新的数据管理计划书版本必须保存在试验项目数据管理的文档中，并随时供临床研究小组成员作为工作参考之用。数据管理计划书通常需临床试验项目相关负责人批准，如数据管理由 CRO 执行，则需申办方的项目负责人或数据管理负责人批准。

需要注意的是在数据管理计划中应描述临床数据管理工作需遵循的相关法规，如 NMPA《临床试验数据管理工作技术指南》《药物临床试验质量管理规范》（ICH-GCP）、FDA 21CFR Part 11 和 GCDMP 等，以及在数据管理各步骤中应遵循的相应标准操作规程（SOP）清单。如果申办方制定的 SOP 不能满足相关法规要求，或根据相关法规要求数据管理的某些方面可能与 SOP 的规定不一致时，需要在数据管理计划书中予以特别的 SOP 偏离说明。

众所周知，数据管理并不只是数据管理员的职责所在。数据管理的职责可分为负责、参与、审核、批准及告知等，各相关干系人在数据管理各环节中的职责不尽相同（表 22.2）。临床试验项目过程中的所有干系人都在围绕着数据而工作，有的干系人在前端对数据质量和可信性负责，如研究者、临床研究协调员、临床监查员等，有的在后端为数据质量和可信性而忙碌着，如数据管理员、生物统计师、医学监察员

等，项目经理则是协调和贯穿整个试验项目生命周期对数据质量和可信性承担监督和审核的重要责任。显然，临床数据管理工作涉及多个职能部门和人员，包括数据管理、临床研究者、统计分析、医学事务、临床监查、临床稽查等。

表 22.1　临床数据管理计划书主要内容

序号	内容类别	要点概述
1	一般信息	• 数据管理计划书封面：方案名称、方案编号、版本号、版本日期、申办方、和数据管理单位 • 审批页：版本号、撰写人、审核人、批准人和修改履历 • 目录 • 缩略语 • 所遵循的法规及支持性文件
2	试验概述	• 简要描述试验方案中与数据管理相关的内容 • 研究目的 • 总体设计：如随机化方法及其实施、盲法及设盲措施、受试者数量、评估指标、试验的关键时间节点、重要的数据分析计划及对应的数据要求
3	数据管理的目的、范围、时间计划及相关人员及职责等	• 数据管理的目的和范围 • 数据管理时间计划：列出试验项目数据管理过程中主要时间节点和计划完成时间 • 因数据管理工作涉及多个单位或业务部门的协作，所以数据管理计划书需明确参与数据管理的相关组织及人员职责，列举项目组成员的联系方式，进出项目的时间，并确保各参与人员应具备与其职责相对应的资质与技能
4	数据管理工作流程和数据流程	• 数据管理计划书应该详细地描述临床试验从启动到结束的所有数据管理的工作流程并以流程图呈现。其流程包括 EDC 或纸质 CRF 设计；数据库（数据采集系统/数据管理系统）建立；数据接收、录入；医学编码；数据核查与质疑；外部数据处理；盲态审核；数据库锁定、解锁及再锁定；数据导出和传输；数据和数据管理文件的归档等 • 临床试验中涉及各种类型的数据，应该在 DMP 中对所有类型数据的生成、采集、传输、导入、导出、存档等的位置、负责单位/人、和期限等进行描述，并详细列出每一种类型的试验数据流程及其管理方式，诸如 　-病例报告表数据 　-中心实验室数据 　-药动学检测数据 　-电子的患者报告结果数据 　-中心影像学、心电图数据等
5	采集/管理系统	• 数据管理计划书中应该明确记录所使用的数据管理与采集系统的名称和版本号，数据管理与采集系统应具备操作及修改记录的稽查轨迹以及系统安全管理、权限控制、数据备份，并通过完整的系统验证。系统用户需要有权限控制计划，对权限定义、分配、监控及防止未经授权操作的措施或方法、权限撤销等进行详细的规定
6	数据管理步骤与任务	数据管理工作需要规范化，为了使项目组人员准确地把握数据管理工作的每一个步骤，需要在数据管理计划书中对数据管理的每一个步骤和任务进行详尽的描述： • EDC 或纸质 CRF 设计：CRF 的设计必须保证收集试验方案所规定并满足统计分析需求的所有数据，建议尽可能采用临床数据获取协调标准（clinical data acquisition standards harmonization，CDASH）进行 CRF 设计 • 数据库（数据采集系统/数据管理系统）建立：数据库设计时按既定的注释 CRF 和/或数据库设计说明执行，数据管理员负责制作 CRF 定义表，以相应 EDC 系统的标准说明书模板为基础，为每个数据点定义其变量名和类型，并决定数据点在数据库中的长度。CRF（数据库设计）说明书将规定试验项目的 CRF 页面的生命周期和访问结构等。数据库建库将按照 CRF 定义表和说明书进行，建立逻辑核查，经用户接受测试（user acceptance testing，UAT）合格后方可上线使用 • 数据接收、录入：数据管理计划书应明确阐述数据采集、接收和录入的方式和过程，制定 CRF 填写指南，以便研究者或临床研究协调员（clinical research coordinator，CRC）能准确、及时、完整及规范地填写 CRF。对于纸质 CRF 在数据录入前需制定数据录入说明，确定数据录入的要求及方式，如常用双人双份录入。纸质 CRF 表还需确定完成 CRF 的发送、转运、接收方式，如传真、邮寄、监查员收集等。同时定义收集频度及记录文件接收的格式等 • 医学编码：医学编码是把从 CRF 上收集的不良事件、医学诊断、合并用药、既往用药及既往病史等的描述与标准字典中的术语进行匹配的过程。数据管理计划书需详细描述医学编码流程、编码工具、编码字典名称及版本，以及执行编码的相关标准文件，如医学编码说明书和唯一术语报告等 • 数据核查与质疑：在进行数据核查之前，应制定详细的数据核查计划（data validation plan，DVP），明确数据核查内容、方式与核查要求。数据核查通常需要跨部门的合作，由数据管理人员、监查员、医学人员及统计师共同完成。但数据管理计划主要集中于数据管理人员所负责的数据核查和质疑，并详细说明数据质疑的处理方式，以及质疑的生成时间、解决时间等。如人工质疑核查，数据管理人员需每 2 周导出数据，按照试验方案和数据核查计划进行人工数据核查，发现问题时进行人工质疑，或者原质疑回答仍未解决疑问时，需进行人工质疑

续表

序号	内容类别	要点概述
6	数据管理步骤与任务	• 外部数据处理：临床试验中通常会用到中心实验室数据、中心影像学数据、中心心电图数据、中心病理学数据、电子日志、电子的患者报告结果（electronic patient reported outcome，ePRO）、随机化数据及盲态数据等，这些都属于外部数据。数据管理计划应列举试验项目所涉及的外部数据种类，并对外部数据的管理进行明确的规定。数据管理计划可对数据传输协议（data transfer agreement，DTA）进行简单描述，包括数据类别、数据提供者、数据格式、传输方式、传输频率等，而详细内容则在文件数据传输协议中呈现。外部数据的正式传输前应该使用模拟数据或真实数据进行数据传输测试。数据管理员在接收外部数据传输以后，对外部数据与临床数据库数据进行一致性核查。如外部数据处于盲态，需描述这些数据的盲态管理流程 • 数据库锁定、解锁及再锁定：数据管理计划书应详细说明数据库锁定的流程、负责人及执行的标准文件，规定锁定前应确认是否有未解答或者未完成的数据质疑，是否完成列表核查，是否完成严重不良事件一致性核查，是否完成医学编码，是否完成外部数据的一致性核查，是否 CRF 锁定及研究者签名。并考虑是否有中期分析导致的中期锁库。数据库锁定后的解锁和再锁定，应事先规定并详细说明其条件和流程，并谨慎控制，详细记录 • 数据导出和传输：数据管理计划书中应描述数据的导出和传输的文件格式、导出内容（变量名及变量值编码）、传输过程及符合国家法规和监管部门要求的传输介质，并列出数据库传输所遵循的相关标准操作规程 • 数据和数据管理文件的归档：试验数据及数据管理过程形成的文档和数据稽查轨迹都需要完整地保存。数据管理计划书中应明确需要存档的试验数据、管理文件、介质、归档方式及时限等。数据管理过程形成的文件通常包括但不限于：数据管理计划、空白 CRF、完成病例报告表或由 EDC 系统导出的含有受试者数据的 PDF 格式的 eCRF、注释 CRF、数据库设计说明、数据库录入说明、数据核查计划及数据质控核查报告等
7	数据的质量控制	• 数据管理计划书需确定数据及数据管理操作过程的质控项目、质控方式（如质控频率、样本选取方式及样本量等）、质量要求及达标标准、对未达到预期质量标准的补救措施等。质量控制通常分数据质量控制及数据管理质量控制两部分。数据质量控制是指在 SOP 的框架下，为了控制数据质量，通过对临床数据的监查、核查和清理，方案偏离的管理，外部数据的一致性核查，严重不良事件的一致性核查等方式来实现。同时会规定录入数据的时间（受试者访问后 3～5 个工作日内）；数据管理员审核 CRF/导入数据所需的时间（平均 1～2 天）；解决质疑所需的时间（平均 7～10 天），次数为 1～2 次；质控过程中发现问题的数量，或纠正的数量。对于纸质 CRF 项目的关键指标，需对数据库进行 100% 的复查，发现的所有错误将被更正。对于非关键指标，将随机抽取 10% 的病例进行复查；可接受的错误率为：数值变量不超过 0.2%；文本变量不超过 0.5% • 数据管理质量控制通常会规定在受试者入组 5～10 例时，数据库锁定前通过对受试者的数据、质疑、数据管理相关文件等的检查，从而检查数据管理工作、质疑处理的及时性和准确性；数据管理各文件的完整性、版本的完整性、培训记录的完整性；方案偏离的数量以及原因等

表 22.2　数据管理工作的分工和职责

数据管理工作任务	数据管理员	医学编码员	医学部门	数据库程序员	生物统计师	申办方
CRF 设计和审批	撰写/审核		审核	审核	审核	审批
数据管理计划书	撰写/审核			审核	审核	审批
数据库的设计和建立	审核			执行		审批
数据库的验证和测试	执行			执行		
数据库上线	执行			执行		审批
数据库的日常维护				执行		
数据核查计划书	撰写/审核				审核	审批
测试脚本和测试数据撰写	撰写/审批					审核
CRF 录入指南	撰写/审核					审批
SAE 一致性核查计划	撰写/审核		审核			审批
数据核查清理	执行					
质疑发出/关闭	执行					
锁库前质量控制	执行					
数据管理报告	执行					审批
编码唯一术语报告		撰写/审核	审核			审批

数据管理工作任务	数据管理员	医学编码员	医学部门	数据库程序员	生物统计师	申办方
数据审核会	参与				参与	参与/组织
数据库锁定	执行			参与		
数据文件、资料移交	执行					执行

在更新数据管理计划书过程中，任何可能影响有效性和安全性主要参数的数据操作和管理的重大变化，需记录在数据管理计划书版本更新备忘录中，并确保在实施前完成必要的审阅和批准程序。数据管理工作应当严格按照数据管理计划来执行，如实际操作中有任何不一致，需要在试验项目结束后的数据管理报告中详细描述其发生原因，并进一步阐述对数据质量的影响。

22.3.2　统计分析计划书

临床试验数据管理的目的在于试验项目结束后能够提供一套完整的质量可信的试验数据集，以便统计师进行试验数据结果的统计分析后供医学撰写人员完成临床试验结果报告（CSR）的撰写（参见第 26 章内容）。因此，试验项目数据管理工作需要围绕统计分析计划（statistical analysis plan，SAP）书的要求进行。统计分析计划书是根据临床试验方案所描述的分析要点而制定的更加技术性和有更多实际操作细节的一份独立文件，其包括全面而详细地陈述临床试验数据的分析方法和计算方式，对预期的统计分析结果的解释，包括如何对主要和次要终点指标及其他数据进行统计分析的详细要求。ICH E9 是针对临床试验

统计分析计划书颁布的指导原则（ICH，1998b）。国家药品监督管理局为此也专门颁布过相关临床试验统计分析指导原则。鉴于统计分析在临床试验中的重要性，受过专门培训且具有相关临床试验经验的生物统计师应在撰写和完成统计分析计划书方面发挥主导作用。统计分析计划书初稿应在试验方案和 CRF 定稿之后完成，在临床试验进行过程中和/或数据盲态审核时，可进行修改、补充和完善，最终版本应在数据锁定和揭盲之前完成并批准。揭盲后原则上统计分析计划书不允许再做修改，如必须修改也应严格地局限于数据驱动的探索性分析，并需及时告知主要数据管理员和项目负责人，且得到批准。不同时段完成的统计分析计划书应标注版本及其日期。如有中期分析的要求，则相应的统计分析计划应在中期分析前确定。所有批准的统计分析计划书版本都应保存在试验项目主文档的生物统计项下。统计分析计划书中有关临床试验的医学定义和标准方面的描述应与试验方案保持一致，并需要经过项目医学专员的审核。在进行与临床药效学或临床药动学等有关的研究时，统计分析计划书的完成亦应当邀请药动学专家或药效学专家的参与。图 22.2 列出了统计分析计划书的主要起草和完成流程。

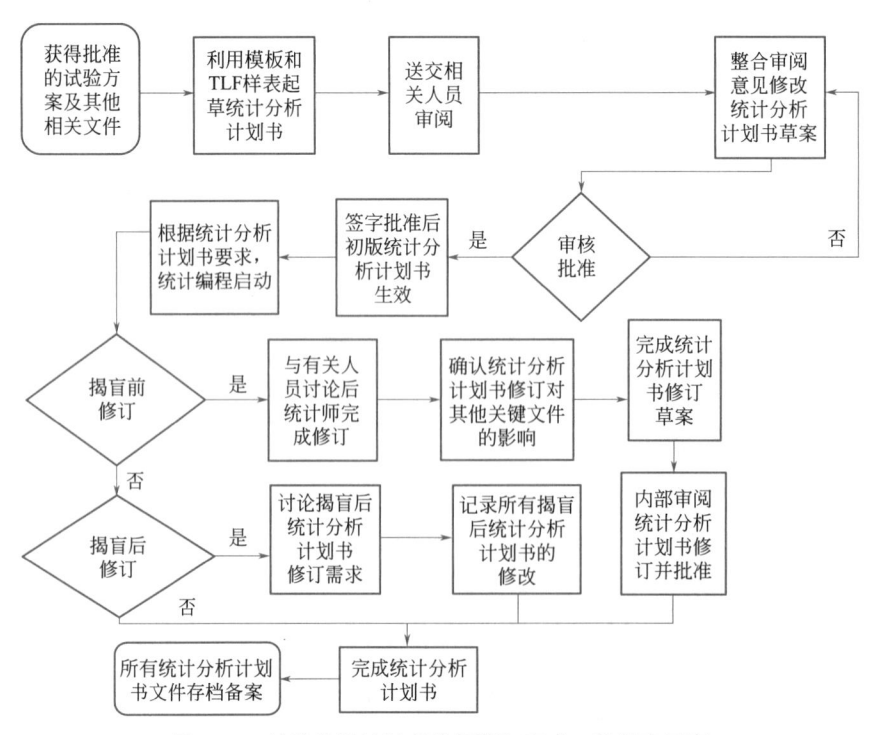

图 22.2　统计分析计划书的起草和完成一般程序示意

进行临床试验设计时，最终数据统计分析的原则要点应在方案的统计部分进行描述。方案的统计部分是事先规定统计方法的原则性文件，包括了主要和次要的分析方法的概述，并呈现所有统计学的关键点和分析细则。统计分析计划书的目标是提供对方案要求的数据汇总及其分析的综合性详尽描述，包括分析数据集的定义、主要研究和次要研究指标的定义和统计的方法、为研究总结报告（CSR）需要呈现的数据技术规范，如数据规范、衍生规则及缺失数据处理等。从严格的统计学角度来说，统计分析计划书需要回答试验方案中研究目标或终点临床问题的分析方法，也为临床数据分析过程中生物统计分析方法确立了基本规范。其基本内容涵盖了设计的类型、比较的类型、随机化与盲法、主要指标和次要指标的定义与测量、检验假设、数据集的定义、疗效及安全性评价和统计分析的详细计划等（表 22.3），其中确证性临床试验要求提供主要指标的分析原则及预期分析方法，探索性临床试验通常只需要描述概括性的原则和方法。所以，统计分析计划书应比试验方案中的分析要点的描述更具技术性和细节性。对需要中期分析的临床试验，统计分析计划书应进一步描述必要时中止或修正试验的统计规则或相关的中期分析方法。当方案定稿或修订后试验数据记录统计分析方法发生了改变，则统计分析计划书也需要做出相应的修改。这种随试验方案风险计划变化而发生的统计分析计划书修改，应在揭盲，或对于开放性临床试验（包括 NIS），应在数据递交到生物统计前确认，并记录至统计分析计划书或统计分析计划书修订版中。如果分析结果为确证性设计，主要分析的重大修改必须记录在方案修订版中，且应具有相应合理性。

表 22.3　统计分析计划书的基本内容

序号	内容类别	要点概述
1	试验方案信息概述	可以直接摘录试验方案中与统计学相关的部分，诸如 • 研究目的：临床试验的主要目标和次要目标 • 设计类型：如平行设计、交叉设计、析因设计或成组序贯设计等 • 对照的类型：如安慰剂对照、阳性对照、剂量组对照等，应说明试验选择的对照类型及理由 • 随机化方法及其实施：需明确随机化方法，如区组随机、分层随机及其分层因素等 • 盲法及设盲措施：说明是单盲还是双盲，设盲措施是双盲单模拟、双盲双模拟等，以及保持盲态下执行统计分析的措施。若采用开放设计，需充分说明无法实施盲法的理由 • 样本量：计划入组的受试者数量及其计算依据。如成组序贯设计则应说明不同阶段的样本量 • 方案规定的入选标准和排除标准 • ……
2	评价指标	清晰地描述主要指标和次要指标的定义，包括具体观察和测量的方法、观察时间、指标属性。如果主要指标需要通过计算得到，则需给出相应的计算公式
3	分析数据集	根据试验方案的不同研究目的，需明确地描述数据集的定义。临床试验的分析数据集一般包括意向性治疗（intention to treat，ITT）/全分析集（full analysis set，FAS）、符合方案集（per protocol set，PPS）、安全性数据集（safety set，SS）。在定义分析数据集时，需遵循两个原则：①尽可能地减小偏倚；②控制Ⅰ类错误的增加
4	缺失数据和离群值的处理	缺失值和离群值是临床试验中潜在的偏倚原因之一，在实际的临床试验中却往往难以避免。因此，一方面在试验的计划、执行过程中应采取必要的措施尽量避免其发生，另一方面在统计分析计划书中应预先说明主要疗效指标缺失值的填补方法及理由，离群值的处理方法应当从医学和统计学两方面去考虑，并在统计分析计划书中加以明确描述
5	统计分析的方法	统计分析应建立在数据真实可靠性的基础上。根据临床试验目的、试验方案和观察指标的类型选择国内外公认的统计分析方法，并给出不同类型资料的描述及统计推断方法，明确采用的单双侧检验及其水准，并记录所采用的统计软件及版本号。其中主要描述要素包括但不限于： • 比较类型和检验假设：明确临床试验的比较类型，如优效性检验、非劣效性/等效性检验及其界值等。描述主要指标进行统计学检验的原假设和备择假设及其检验水准。且需注意多个主要指标、多个比较组、多个时间点的比较、期中分析、亚组分析等情况的多重性问题，说明控制Ⅰ类错误率的措施 • 人口学资料和基线特征分析：说明人口学等基线资料，以及根据数据性质进行描述性统计分析的具体方式 • 依从性和合并用药分析：对于依从性和合并用药的分析，说明所采用描述统计分析的具体方式，并说明对依从性差、使用合并药的受试者具体情况的描述方式 • 主要指标的分析：说明主要指标分析采用的统计方法和模型。分析模型的选择要注意考虑指标的性质及数据分布的特性。处理效应的估计应尽量给出效应大小、置信区间及假设检验结果。有些基线特征变量在统计分析中虽可作为协变量处理，但必须在统计分析计划书中事先说明。在确证性试验中，只有统计分析计划书中事先规定的统计分析内容才可以作为确证性试验的证据，其他的分析结果只能是探索性的 • 次要指标的分析：对于次要指标的统计分析，处理效应的估计也需要尽量给出效应大小、置信区间和假设检验方法

续表

序号	内容类别	要点概述
5	统计分析的方法	• 安全性分析：安全性分析的资料主要来源于受试者的主诉、症状、生命体征、体格检查以及实验室检查结果等，所有的安全性指标在分析中都必须高度重视，对不良事件应采用统一的编码词典进行编码。对于安全性数据的分析需说明所采用的统计学分析方法。对不良事件的分析，应按事件发生的频数、频次和发生率描述，必要时进行组间发生率的比较。统计分析计划书中需说明各种不良事件/反应的分类和汇总方式，以及所采用的具体不良事件编码词典名称及其版本号 • 其他分析：除以上的分析之外，必要时还考虑中期分析、亚组分析及敏感性分析等。中期分析的时间点（包括日历时间点或信息时间点）、具体实施方式及所采用的α消耗函数等应当事先在统计分析计划书中规定，并在试验方案中加以描述。对于确证性临床试验，原则上不得进行计划外中期分析，如因特殊情况进行了计划外的中期分析，则应在研究报告中解释其必要性以及破盲的程序，并提供可能导致偏倚的严重程度和对结果解释的影响。当涉及亚组分析时，需要对亚组给出明确定义。对于非预先规定的缺失数据的填补、离群值、亚组分析、不同数据集的分析，以及不同协变量的调整等，可进行敏感性分析，以考察对试验结果的影响
6	计划使用的统计分析图表样表	统计分析结果通常以统计分析表或图的形式呈现，统计分析计划书中应该以简明且标准的格式、标准的编号及精练的文字描述所有相关信息。TLF样表的编号通常和CSR的相应章节编号保持一致

统计分析计划书完成后需要根据统计分析计划书完成表格、列表和图表（TLF）样表的制定。由于统计分析计划书中所涉及的统计方法在试验方案定稿前已获得申办方临床试验项目团队的广泛审阅和讨论且达成共识，在某些情况下还经过与药政部门的沟通，因而使数据结果的偏倚性降到最低，并能满足药政法规的要求。显然，应尽可能早地要求CSR撰写人员参与统计分析计划书的制定和审阅有助于确保统计分析及TLF能满足CSR的要求，并可以避免TLF编程在最后时刻再做出修改。

根据统计分析计划书制定表格、列表和图表（TLF）的样表可以和统计分析计划书分开制作，或为统计分析计划书一部分，其制作流程和统计分析计划书撰写的流程密切相关，需确保两者的一致性。TLF样表应与统计分析计划书同步进行审核和版本控制，但根据相应的审核意见，统计分析计划书和TLF样表版本号也有可能不一致。负责表格、列表和图表（TLF）样表撰写的生物统计师和审核人不能为同一人。每个TLF样表需设定一个模板，用于反映在最终的CSR中人口学和基线等相关数据，以及各种有效性、安全性和其他终点指标。项目生物统计师将主要负责正文后TLF样表和正文内表格样表的内容和质量，试验研究总结报告撰写者可以基于TLF样表准备临床研究总结报告框架，并确保TLF样表满足CSR的要求，医学专员负责审核TLF数据的文本描述或解析是否符合医学和临床的科学性，统计程序员则基于TLF样表和统计分析计划书完成TLF编程，并审阅TLF样表的准确性和实施可行性。各类TLF表格内容应当根据CSR的数据结果排序分别放置在相应的CSR章节中。CSR中列表或图表等的顺序不一定需要和TLF样表保持一致，但所有在数据库锁定前设定的TLF样表都必须在CSR中有所体现。每一个文本表格描述都必须有相应的图表显示相匹配。需要包括在主数据分析表格中的输出部分应当在"主数据表格"项下标出。TLF编号建议参照ICH E3试验总结报告中相关章节的编号顺序，以方便药政部门审评员的审评。TLF表格和统计分析验证运行的结果和批准应当记录在案，并保留在试验项目主文档中。正式的统计分析应在数据库锁定后依据试运行的构架决定而进行。

22.3.3　数据核查计划书

临床试验是一个具有许多步骤的复杂过程。在实际操作中，无论多好的设计，或在数据的采集、录入、传输或处理的过程中如何小心翼翼，都可能有错误或不一致发生，这些数据的错误和不一致可以不同形式存在于数据库中，并需要在后期的数据审核和清理的过程中发现并解决，所以临床试验的每一阶段都需采取数据清理和核查的步骤，以确保数据的一致性和准确性。

数据核查计划（data validation plan，DVP）书在临床试验中是一个动态的文件。在试验过程中，数据核查计划书会随着方案与CRF的修改而做相应修改，主要针对临床数据管理的数据核查需要而设计，其对发现无效、不完整、不一致和超出范围的数据是至关重要的。数据核查计划书通常是由项目的主要数据管理员或被指派者根据临床试验方案、CRF及CRF填写指南等文件负责撰写。撰写者应该具有丰富的数据核查清理的经验，熟知临床试验中经常发生的数据问题点和每个域的核查特点。当数据库编程员根据数据核查计划书进行数据库的核查编程，或数据管理员实施数据核查时，若发现数据核查计划设计书的错误或不足之处，应该对数据核查计划书进行更新。

数据核查计划书撰写前申办方应确认是否已经建立相关数据核查计划书撰写和数据库测试的标准操作流程（SOP），是否有数据核查计划书的模板等，同时需考虑数据核查的策略。参与数据核查计划书审核、逻辑核查编程及测试的相关人员都必须接受足够的技能培训，并熟悉试验方案、CRF 及 CRF 填写指南的内容要求，以确保所有相关人员能高质量地完成数据核查计划书的撰写、审核、批准、逻辑核查的编程、测试及记录。数据核查计划书通常是用 Excel 来撰写，以表格形式体现，便于添加修改和注释。为提高效率，避免重复不必要的工作，通常在 CRF 草案被定稿后，主要由数据管理员开始撰写。当第一个草案完成后，应由项目组成员共同审核，以确保数据核查计划书与临床试验方案、CRF 和 CRF 填写指南的逻辑、内容一致。在每一轮的审核过程中，相关审核成员应该提供他们的审核意见，以确保核查计划书准确并完整地体现相关的逻辑内容。鉴于申办方职能部门的组织架构不同，参与审核的部门应包括但不限于：临床数据管理、数据库编程、SAS 编程、生物统计、医学事务及临床监查等。数据核查计划书最终定稿前应由主要数据管理负责人员批准。如为 CRO 负责的试验项目，还应递交申办方审核并批准。数据核查计划书获得批准后即进入数据库编程阶段，编程应由专门的数据编程人员负责，并且通过严格的质量控制和测试之后数据库才可上线使用。

数据核查计划书的内容通常包含但不限于：

① 标题；

② 版本履历和详细的更新内容；

③ 各个域核查条目数的总结；

④ 逻辑核查；

⑤ 质疑的文本；

⑥ 离线核查清单。

数据核查计划书撰写时数据管理的撰写者必须很清楚核查什么，为什么要对设定的数据进行数据核查。每个申办方或 CRO 的数据核查计划书可能不尽相同，但一个数据核查计划书的逻辑核查至少必须涵盖所有的主要终点指标（关键数据）和重要安全性数据，并从一致性核查的目的出发，对中心实验室等外部数据设定逻辑核查标准。按照 GCDMP 要求，最佳实践标准是应该针对所有安全性有效性终点指标和支持终点指标的数据进行核查，并比较入排标准、病史、同期用药、主要诊疗判断、AE/SAE 之间的逻辑关系，以及方案偏离数据等。

数据核查可分成系统核查、自动核查和手工核查三大类，即

（1）系统核查　系统本身的核查通常需要在 eCRF 规范书（eCRF specification）中予以界定，通常在电子系统（如 EDC）构建时，根据数据间的逻辑关系设定而制定系统数据核查规则，以及将这些规则要求直接融入 EDC 系统中。因为 EDC 系统本身功能架构的不同，EDC 预设数据逻辑核查的能力和规则会有较大差异。以 Medidata Rave 为例，有些字符

段是不能空的（IsRequired），有些不符合格式要求（NonConformant）的数据是不能被接受的，如日期规定是 YYYYMMDD 的格式，那么不符合规定的数据格式会被拒绝，如 25JAN2014，其他将来的日期（future date）、无效的日期也是会被拒绝的等。

（2）自动核查　属于系统核查的形式，但需要数据库编程员或数据管理员根据数据核查计划书中有关逻辑核查（edit check）的定义在数据库系统中编程来实现。编程后的数据逻辑核查标准会在试验项目 eCRF 构建时同时纳入 EDC 系统中，便于数据输入后可以进行自动核查和发出疑问，即如有数据问题时系统会自动触发质疑功能而提出数据疑问。这部分内容也基于不同的 EDC 系统功能的差异而有所不同。所涉自动核查数据目标主要包括临床数据管理中通用的核查标准和方案特有的核查标准两部分，如知情同意书签署日期与出生日期的比较而得出年龄，或女性育龄受试者会自动调出妊娠检查项，而其他受试者隐去该项数据填报要求和逻辑核查等。

（3）手工核查　也称为离线核查，通常用于检查系统核查难以实现的数据，通常定义于数据核查计划书中离线核查列表部分，如文字类的描述、纵向检查（同一个受试者数据之间的一致性，如疾病史或不良事件与合并用药之间一致性的核查）和核查数据的趋势等，尤其是有效性和安全性数据。还用于核查那些系统自动发现的不一致数据后需要进一步确认相关信息的情形。如试验项目中有心电图检查结果显示异常且有临床意义，数据管理员需进一步确认是否记录为不良事件，且不良事件发生的日期是否应与心电图检查结果的日期相一致。有时也可以将方案偏离的内容放在离线核查列表中，数据管理人员可以通过离线核查列表确认数据库收集的数据中存在的方案偏离。数据核查计划书中需要对离线核查的规则和内容进行规定，如列表编号、列表标签、表格名称、访问编号、报告中需要的条目列表、限制标准、DM 说明、列表类型及列表运行的频率等。离线核查列表部分的内容主要取决于方案要求和 EDC 系统功能，除了基本的列表核查内容，也会有些各个方案专属的离线核查列表确认。临床数据的医学审核列表通常需要采取人工核查的方式进行（参见 32.2.3 节）。如果 EDC 系统功能足够强大，人工核查的内容就会相对减少；如果 EDC 系统功能不能实现，那么人工核查的内容都需要放在离线核查列表中。

数据核查时有单变量和多变量的不同。单变量核查是利用系统检查一个数据字段，如"SEX"必须是男或女一种；或一种"硬性"核查被用于那种不被允许的数值，如身高（HEIGHT）必须大于 0；或一种"软性"核查被用于不大可能发生的数值（即数据的

合理性），如男性身高＜150cm 或＞200cm，虽然也有成年男子身高在 150cm 以下或 200cm 以上，但比较罕见，通常以数据记录错误为多。多变量核查是指通过程序检查 2 个以上数据字段的不一致，如发现收缩压＜舒张压时。进行多变量核查之前应先通过单变量核查。

　　主要数据管理员按照方案的要求撰写数据核查计划书时，需要为每个数据点制定数据核查的规则，并为数据问题/差异制定出相应的数据质疑文本。数据质疑文本的书写必须规范化，满足"LSA"三要素（表 22.4）。数据管理人员或数据库程序员在搭建数据库过程中，按照数据核查计划书对数据核查的要求在数据库中的设置进行在线核查逻辑编程。当研究者或临床研究协调员在 eCRF 中录入一个数据并保存递交后，系统通过逻辑核查检测数据的差异。首先是对单一变量进行核查，然后是对同一 eCRF 页面或不同页面的两个或两个以上变量之间的一致性进行核查。一个变量可以与多个变量之间进行一致性核查。若数据符合逻辑核查条件，系统会判断为合理数据，不会发出数据疑问；若不符合逻辑核查条件的数据被录入时，系统会判断为可疑的数据，自动发出数据疑问，提醒数据填写人员该数据可能有问题。

表 22.4　数据质疑文本的书写规范

L	locate the discrepancy	指出数据差异/疑问发生的数据点
S	state the discrepancy	阐明数据差异/疑问的具体细节
A	ask for resolution	寻求研究机构解决数据差异/质问

22.4　数据库的创建和测试

22.4.1　数据库的创建

　　数据库的创建必须符合 FDA 21 CFR Part 11 和相关临床试验电子数据采集技术指导原则等法规要求进行，所采用的 EDC/CDMS 系统需通过系统验证，包括具备数据录入、数据保存与维护、数据核查、稽查轨迹、安全访问控制、变更管理及电子签名与电子记录等功能。无论纸质或电子 CRF，除了数据管理人员必须参与 CRF（参见第 15 章）的设计外，都需要创建数据库。在流程上有所不同是纸质 CRF 的数据库需要先对 CRF 进行注释，即给 CRF 的每个字符段根据所采用的数据标准赋予变量名、变量的属性和代码等。eCRF 则在设计阶段，直接在 eCRF 规范书（eCRF specification）中对数据集名、数据集标签、变量名、变量标签、变量的属性及代码等直接定义，并对一般常见的缺失数据类型、数据格式类型、将来日期类型及数据范围类型进行规定，不符合数据要求的，通过系统内嵌数据质疑（in-stream check）而呈

现。建库时由数据管理员或数据库编程员根据 eCRF 规范上先在 EDC 系统中构建 eCRF 界面，并设置数据系统核查逻辑。CRF 的设计和数据库创建一般推荐使用 CDISC 的 CDASH 为数据标准。纸质 CRF 项目的数据库由数据管理员或数据库编程员根据注释 CRF 和数据核查计划书中的逻辑核查规则而创建，eCRF 项目的数据库则是由数据管理员或数据库编程员在 eCRF 的基础上根据数据核查计划书中的核查规则和系统基本功能而创建。在建立数据库时，可以通过系统后台设置勾选，为数据点增加逻辑核查。数据不符合逻辑要求时，会从系统中自动发出数据疑问，其数据质疑文本为系统统一设定。根据项目需要，EDC 数据库通常还有严重不良事件邮件通知和动态访问设置等。

22.4.2　数据库的测试

　　FDA 颁布的《临床试验中应用计算机系统的技术指导原则》（FDA，2007a）指出，计算机系统应设计用于：①能满足特定临床试验方案中所涉及相关体系或过程的要求；②能预防在数据的生成、识别、维护、归档、恢复和传输过程中差错的发生。数据库系统如果没有进行过任何测试，可能会出现数据格式问题而导致数据无法填写，给录入人员带来困扰；或输入正确的数据，却有质疑弹出，显示数据是错误的信息；或输入完整准确的数据，但只能显示部分数据；或错误数据的输入，系统应该指出错误，却无相应的质疑弹出等。这些都给数据质量带来隐患，也无形中增加了数据管理的工作量。所以数据库构建完成后首先应由数据库编程进行内部技术测试，然后必须在正式使用（数据库上线）前进行数据库的用户接受测试（UAT）（参见 23.4.2 节），以确保系统不仅可以采集到所需的所有临床数据，还能确保其准确性，且系统能满足数据管理的要求。使用纸质 CRF 和 EDC 进行数据采集时的数据库测试还是有所区别。纸质 CRF 数据库的系统用户仅为数据管理员，纸质 CRF 集中回收以后，由数据录入人员将纸质 CRF 的数据录到数据库中，所以通常对 CRF 录入界面的测试与数据库的核查规则的测试可以分开进行；EDC 数据库的测试则有所不同，系统用户可为数据管理员、研究中心用户（如研究者或 CRC），数据库测试的范围扩大，不仅是功能确认，还包括研究中心用户的可接受性，还可包括 EDC 数据与其他来源数据进行整合及数据传输的测试。因为数据输入的及时性，通常 CRF 界面的测试与数据库核查规则测试需同时进行，并确保数据库在第一例受试者入组前必须测试完毕。

　　数据库测试前数据管理员需要撰写一份数据库测试计划书，对数据库测试时参与人员的分工和职责进行明确定义。通常主要数据管理员统筹整个数据库测

试工作，负责审核数据库测试计划和测试脚本。数据库编程员负责数据库 UAT 环境的设置，为 UAT 提供技术支持并根据 UAT 的结果对数据库进行修改。数据管理人员负责撰写数据库测试计划与测试数据，执行数据库测试，完成数据库测试脚本等文件。撰写数据库测试数据和执行数据库测试的应该是不同的数据管理人员，以保证测试工作的相对独立性。数据库测试计划中应该明确测试什么，如何进行测试，期待的测试结果应该是什么。临床试验项目 eCRF 数据库测试主要从三个方面进行，即

（1）系统功能测试　不同的 EDC 系统中，其基本系统设置参数和功能有所不同，如 Rave、InForm、OC RDC 等。其系统基本设置（时区、质疑前缀、签名文本等）。系统安全设定（账号权限等）有所差异。因此，首先需要测试这些基本参数和功能，以确保它们的准确运行。

（2）CRF 测试　主要测试 CRF 的可填写性（格式、字符长短、数字）、布局架构（访问计划）、与其他数据库（如 IWRS）的整合情况。

（3）基于数据核查计划书的核查规则的测试　主要有在线逻辑测试（edit check）、离线工具测试（offline listings）、自动计算公式（derivation）、动态访问（dynamic）、特别事件邮件通知设定（notification，如 SAE 通报等）的准确性。

在线逻辑核查（edit check）又称自动核查，其核查规则被定义于数据核查计划书中，有临床试验通用的核查规则和试验项目特有的核查规则，因为 EDC 系统功能不一样，可能会有所差异；手工核查又称为离线核查，即无法在 EDC 系统内实现自动核查，需要通过 SAS 编程或其他手段将相关的数据提取出来进行手工核查。

数据测试为数据库测试文档的一部分，需形成正式的文件。测试数据由数据管理员按照数据核查计划书的每条逻辑核查条目撰写，为此测试数据撰写者需理解数据核查计划书中的每一条逻辑核查含义，并清楚地了解每一条需逻辑核查的数据点以及相关的数据点，哪些是符合逻辑的数据和/或不符合逻辑的数据，在测试数据文件中详细记录测试数据结果，包括录入的位置、数据类型、期待的和实际测试数据结果等。若测试中是可接受数据（clean data），则系统不应触发质疑，但若为不可接受数据（dirty data），则系统应触发质疑。需要注意的是测试数据基于不同的逻辑文本而有不同，如对测试数据缺失、条件数据缺失、比较日期大小、相同日期、将来日期或数据范围等，由于测试目的不同需撰写的测试数据文本也不一样。所以，测试数据撰写者在撰写测试数据文本时，要全面地考虑试验进行中

可能出现的所有数据情况，并考虑数据库编程员可能会犯的错误，以及测试数据应具有可填性。测试数据撰写者和测试者原则上不能为同一人。

测试开始时，首先数据库编程员为测试准备 UAT 系统环境，负责测试的数据管理人员或数据库测试员在接受测试者相关文件和系统的培训后，利用测试数据撰写者所撰写的测试数据，并根据数据库测试计划，对所有的测试条目逐条进行测试。测试时必须完全按照测试计划书的说明和规定进行，只测试计划中规定的条目，不能擅自修改测试计划书，也不能随意假想测试的要求，否则容易导致测试失败。系统的稽查轨迹会如实地记录测试的过程，确保测试结果的真实完整性。例如，Medidata Rave 系统要求有些字符段是不能空的（IsRequired），则只有输入数据后才不会有警示信息出现；输入将来日期（future date）或不符合格式要求（NonConformant），则系统会拒绝而产生疑问，直到符合要求为止。简言之，输入符合编程核查规则要求的数据不应该跳出质疑，同样输入不符合编程核查规则要求的数据则应该跳出相应的质疑。如果条目的测试达到了期待的结果，则是通过（pass）测试，否则就是测试失败（failure）。所有测试的结果应该记录在测试脚本中，测试记录应包括参与测试的人员、测试日期、账号、受试者及访问等测试数据点或信息，如实并精确地记录测试中所见和测试结果，如测试数据输入后质疑有没有跳出，如有质疑，是否出现于指定数据点处，并记录质疑文本是否与核查计划中一致等（表 22.5）。主要数据管理员或数据库编程员在审核每一条测试未通过的记录时，应确认测试的 CRF 页面名、逻辑编码、对其他 CRF 页面的影响及其他有用信息，仔细地查找原因，如果与核查规则有关，则应通知数据核查计划书的撰写者对数据核查计划书进行更新；如与系统设置有关，则应通知数据库编程员对后台编程进行修改。数据库编程员在完成程序更新和新的 UAT 环境设置后，需要通知数据库测试员可以开始下一轮的测试。数据库测试员进行下一轮测试时只需要集中于第一轮测试中没有通过的条目，将测试结果记录在相应的脚本中。数据库编程员会根据测试脚本对测试失败的条目进行进一步的数据库更新，如此反复直至所有条目的测试通过。一般来说，数据库测试不宜超过 3 轮。每轮测试及其测试记录完成后，由主要数据管理员 QC 确认后，递交给数据库编程员存档。数据库测试时应该分不同的角色进行测试，如研究者、监查员、CRC、数据管理员等角色。只有当数据库的 UAT 环境测试通过，并签署批准文件后，才能将数据库发布到工作环境（live）中。图 22.3 展示了数据库构建和测试的简要过程。

表 22.5　数据库测试记录示例

参照条目	错误条目	测试数据	期待结果	测试结果（P/F）	质疑文本（P/F）	测试的受试者	测试访问	测试日期	测试员ID	备注
知情同意获取日期	筛选日期									
20190408	20190407	不可接受数据（dirty）	质疑	通过	通过	10001	访问1	20200324	SD	
20190408	20190408	可接受数据（clean）	无质疑	失败	失败	10002	访问1	20200324	SD	可接受数据但触发质疑
20190408	20190409	可接受数据（clean）	无质疑	通过	通过	10003	访问1	20200324	SD	

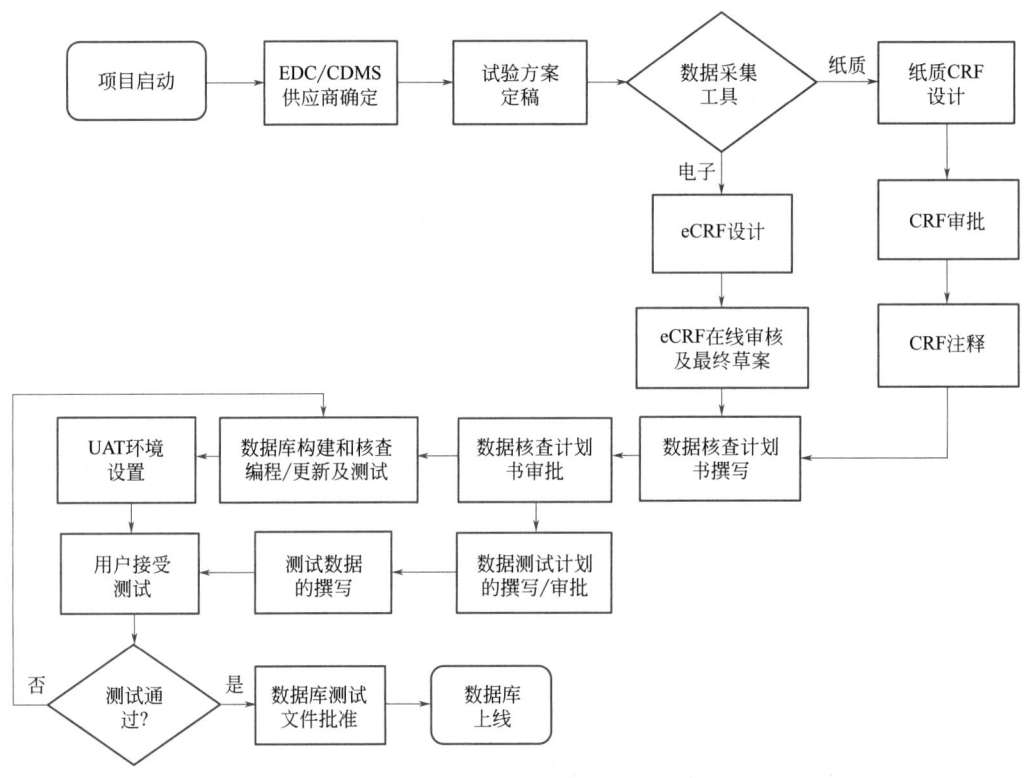

图 22.3　数据库构建和测试流程示意

22.5　数据输入和核查

22.5.1　数据输入

目前，临床试验中采用纸质 CRF 进行数据收集的情形已逐渐减少，因而数据输入和清理的描述主要是基于 EDC 系统而展开。EDC 系统中的数据输入通常由研究机构的研究者或临床研究协调员（CRC）来执行。所以，对 CRF 的数据输入要求的理解非常重要。数据管理人员应该准备 CRC 填写指南（case report form completion instruction，CCI），并向研究者或 CRC 进行相应的 CRF 填写要求培训，以确保数据输入的准确性。所有数据输入的质量和可信性要求应当遵循 ALCOA＋原则（参见 4.2.2 节）。在数据输入的过程中，常见的影响数据质量和可信性的要素包括但不限于：

① 同时性　记录不及时，即访问后没有立即将数据输入 EDC 系统中，或未及时记录而是凭着事后的记忆而完成。

② 溯源性　从源文件转录到数据库或纸质 CRF 时，因转录错误导致数据不一致或缺失。而之后的源文件核查又不完全。

③ 易读性　访问时询问受试者的问题过于专业，或受试者的文化水平有限，对所问问题没有完全理解；或纸质 CRF 上的书写字迹无法辨认，导致数据再录入数据库时出现错误。

④ 准确性　纸质 CRF 数据转录至数据库时录入错误或缺乏数据双录入与核对等质控步骤。

⑤ 可靠性　EDC/CDMS 系统没有验证、系统内

也缺乏严格的稽查轨迹功能，数据库测试缺乏或不完善，或 CRF 更新后未进行数据库测试；或试验过程中维护验证状态不足等。

⑥ 验证性　从其他外部数据库数据导入主数据库系统时，缺乏数据库整合测试或测试不完善。

总之，控制并降低任何可能造成数据输入及其错误风险的举措和行为都有助于提高数据质量。

22.5.2　数据逻辑核查

作为数据管理重要组成部分的数据核查是数据质量控制的关键步骤，其目的是确保数据的完整性、有效性和正确性。数据核查必须在质量管理体系的框架下进行，并应严格遵循数据管理计划书和数据核查计划书的要求行事。当数据库上线及受试者的数据录入 EDC 系统或纸质 CRF 数据库以后，数据核查和清理的工作就已经开始。根据数据核查计划书的数据核查类别描述，数据核查可分为系统核查、自动核查和手工核查（参见 22.3.3 节）。在 EDC 项目中，数据管理员需对 eCRF 的数据进行审核，如发现数据的疑问，则应该记录在相应的数据问题跟踪表中，并在系统中提出人工疑问；并对系统自动产生的疑问或人工疑问的研究者回复进行审核。如研究者的回复已经解决了相应的数据疑问，则在系统中关闭其质疑；如研究者的回答仍然没有解决数据疑问，数据管理员应该检讨其所发出疑问的文本是否清晰准确，然后修改质疑文本后再发出疑问，再质疑通常只建议发一次，如仍然不能解决数据疑问，则需要临床监查员的协助，与研究者当面沟通以解决数据的疑问。使用纸质 CRF 的情况下，数据管理员根据 CDMS 的逻辑核查发现的数据疑问及 CRF 审核时所发现的数据疑问，制作数据核实表（data clarification form，DCF），并将 DCF 寄给研究者。数据管理员如认为研究者对 DCF 的回答已经解决了数据问题，则要求数据录入人员根据研究者对 DCF 的回答更新数据库。如研究者对 DCF 的回答仍然没有解决数据问题，则应该检查所发 DCF 文本是否合理，更新 DCF 文本内容后，再次发送给研究者，并在临床监查员的协助下解决数据的问题。

数据管理人员需要对数据质疑的解决情况进行审核，当发现下列情况时，需要进行数据再质疑（requery）。触发再质疑的前提条件包括但不限于：①研究者较长时间未对所发数据质疑做出回应；②研究者虽有回答，但并未解决数据的疑问，如回复"OK""改了""更新了"等；③有问题的数据仍然没有被更新；④研究者给了一个不准确的回应，更新为另一错误的数据；⑤回复的不完整（包括纸质 CRF 的研究者签名）等。当研究者正确回答疑问且进行数据修正后，也可能触发数据再质疑或者触发一个新的

数据质疑。判断前一数据质疑的回答能否关闭或需要再次数据质疑的标准包括但不限于：数据管理人员在审核前一数据质疑的回应时，①应该确认回答是否解决问题；②应该修正的数据是否已修正；③修正或新提供的数据是否正确；④研究者的回答是否完整等。在临床试验执行过程中，数据质疑的回答情况有时离期望值太远。数据的再质疑通常建议仅进行一次，而质疑的文本应该和之前有所区别。再质疑后如仍然没有解数据的疑问，则应该与临床监查员联系，以得到他们的支持，并和研究者沟通后解决数据的疑问。

数据管理人员在撰写数据质疑文本时除了遵守 LSA 的书写规范（表 22.4）以外，还应使阅读数据质疑的人容易理解，准确地把握数据质疑想问询的要点，以便能给出准确的回应。数据质疑文本的撰写必须遵循以下原则：

① 数据质疑文本中有关数据差异/疑问的阐述应该简明扼要；

② 用词应该精准，避免词汇的重复；

③ 使用正确的语法和标点符号，避免错别字；

④ 数据质疑文本应具体、充分、准确和立场中立，不刻意地引导研究者按照自己的意向修正或解决数据疑问，确保数据的真实可靠性对临床试验非常重要；

⑤ 数据质疑文本应使用通俗易懂的语句，避免使用生僻或过分修饰的词语。如"请检查数据""请提供数据"等，尽量避免使用"请确认"；

⑥ 一条数据质疑通常只能阐明一个数据差异/疑问。

自明性错误修正（self-error correction，SEC）主要应用于纸质 CRF 研究。所谓自明性错误修正即在首例受试者入组之前，主要由数据管理人员根据临床数据中容易出错且毫无疑义的数据错误做一清单，如实验室检查值中白细胞的单位错误、10^6 记成 10^9 或药品拉丁名少了个别字母等。若需要建立自明性错误修正清单，应当在临床运营团队的协助下和主要研究者就自明性错误的清单条目进行讨论并达成一致意见，获得研究者和申办方的批准签名。当数据管理人员进行数据核查时，发现此错误则可自行在数据库修正数据，并留下记录，说明修正理由。在当前高标准的数据管理要求下，目前在临床试验领域中，SEC 方式的应用已鲜为人见，主要是因为 SEC 不恰当地使用不仅可能导致新的数据错误发生，同时还可能造成数据造假的风险。

22.5.3　外部数据核查

临床试验方案执行过程中，涉及关键数据的生物检测大多会考虑外部中心实验室或内部专业实验室的支持（参见 9.2.2 节），因为不同研究机构检测方法

和设备的差异容易造成临床试验检测结果的偏倚和可比性差。这种内部的专业实验室或外部供应商提供的数据是独立于临床数据库以外的，因而称之为外部数据。临床试验的外部数据主要用于安全性评价、疗效评价或探索性分析研究等。

外部数据的特点是不记录在 CRF 上，不进入临床 CRF 数据库，数据量大，来源广泛且多样化，通常由第三方提供，并通过数据传输/整合的方式进入临床数据库，所以又称为非 CRF 数据（non-CRF data）。常见的外部数据有：

① 实验室检查　中心实验室、药动学/药效学（PK/PD）检测、基因测序/表达、生物标志物及中心病理等。

② 器械检测类数据　中心影像、中心心电图、生命体征及流量计等。

③ 移动设备　电子日志数据（electronic diary，eDiary）和电子患者报告结果（electronic patient report outcome，ePRO）。

④ 其他　中央随机数据、电子裁定数据（adjudication data），如第三方独立终点事件评价、药物管理数据等。

外部数据和临床数据库是两个不同的数据源，当同一数据存在两个以上数据源时，数据可能会有差异的产生。外部数据经过了数据的采集、处理、传输及整合等多个环节，涉及不同的单位、人员和系统，其每个环节对数据质量都存在着一定风险。当外部数据作为临床试验的主要终点指标时，这种数据的差异如未被发现，可能会影响对临床试验的有效性或安全性的评价，从而产生严重的后果。所以，只有对外部数据进行规范管理才能确保外部数据的质量和真实完整性。对外部数据的规范化管理有助于保证外部数据实施过程的合规性与一致性，以减少不规范导致的数据错误和重复劳动。申办方可以考虑单独或在现有的数据管理质量体系中规定外部数据的采集、传输和核查等的相关操作规程。

外部数据应从项目的规划阶段开始进行管理，并贯穿在临床试验的全生命周期中。试验项目开始前首先应该对外部数据供应商进行资信审查，对供应商的服务范围、专业能力与项目经验、质量管理体系及数据标准等进行评估。一旦外部数据供应商确立以后，要获取供应商的联系方式，并尽快和供应商召开外部数据项目启动会。外部数据管理是临床数据管理的一部分。为保证外部数据管理工作的顺利进行，在项目启动阶段，数据管理的项目经理撰写数据管理计划书时，应对外部数据管理的分工和职责、外部数据的来源、供应商的联系方式、外部数据的核查清理工作流程等做出详细描述，也可单独撰写一份外部数据管理计划书。

在与供应商的外部数据启动会上，主要讨论双方分工与职责、沟通方式与频率、数据传输的要求、流程、频率、方式等。为确保外部数据的完整性和可用性，需要有计划性文件事先对其数据的细节与传输进行约定，通常称该文件为数据传输协议（data transfer agreement，DTA，表 22.6）。外部数据传输协议通常由数据管理人员撰写并经外部数据供应商审核批准后方可定稿。外部数据传输协议包括但不限于：

① 外部数据采集日程表；

② 传输文件的命名规则；

③ 数据的格式和结构；

④ 数据传输的方式/方法；

⑤ 数据传输时文件的加密方式；

⑥ 数据的储存；

⑦ 数据传输的频率；

⑧ 数据的盲态要求；

⑨ 必要/关键的数据点。

表 22.6　外部数据传输协议模板示例

数据文件	中心实验室外部数据
传输要求	SDTM 数据
传输流程	SOP-DM-012 数据加载和传输
传输文件格式	☒逗号分隔的文件（.csv） ☐SAS 数据集（.sas7bdat） ☐SAS 传输文件（.XPT） ☐其他,具体说明：_____ 文件名称：Centrallab
传输文件形式	☒压缩文件：将此文件用 MD5 校验工具进行校验并获得 MD5 检验和 ☐其他,具体说明：_____
传输方法：	☐电子邮件 ☒文件传送协议（sFTP）,link：_____ ☐其他,具体说明：
传输频率	☐每两周一次 ☒每月一次
密码	☒是,需在其他文件中说明,并告知双方负责人 ☐否,具体说明：_____

外部数据中的盲态数据经常会被忽视，造成试验进行过程中没有被及时传输及核查，因而导致数据库锁定后不得不为此解锁。因此，在数据传输协议中需要明确规定盲态数据点的范围和遮盲方式。外部数据标准应该满足监管要求并与临床数据库的数据标准相一致，外部数据的格式（如 SAS、CSV、Text 等）应该事先规定，以便后续与临床数据库的顺利统合。数据传输方式包括刻录 DVD 光盘后邮寄、加密邮件、sFTP 文件上传、外部数据系统直接与 EDC 系统对接传输等，当确定数据传输方式时，应该考虑兼顾

计划书。

不同外部数据供应商的特点。如有必要，可以分别建立针对药动学/药效学（PK/PD）检测、安全性数据、生物标志物或治疗领域的外部数据的标准数据传输规范，以实现不同供应商之间操作的互通性，从而提高外部数据管理效率。其他需要考虑的外部数据传输规范要素包括但不限于：采用现有的行业数据标准作为外部数据的标准，如 CDISC 的 SDTM 标准等；每次数据的传输是累积性的（即在既往传输数据上累积），还是每次仅传输新产生的外部数据等。

数据管理员在设计 CRF 时，应考虑到项目中外部数据的利用情况。为方便外部数据一致性核查并提高数据质量，CRF 中的受试者访问及人口学信息要与外部数据所收集的一致，如中心实验室数据中的样本采集情况、采集日期时间等与 CRF 收集的相同信息必须一致等。

鉴于系统对接传输的复杂性，目前最常用的数据传输方式还是数据打包上传和发送。一旦外部数据传输协议定稿，数据编程员可进行外部数据与临床数据库整合的 SAS 编程。编写整合外部数据的 SAS 程序或外部数据系统直接和 EDC 系统对接时，应通过标准化最大程度地减少外部数据传输和接受间处理上所花的时间和费用，以提高数据管理效率。在正式传输前，应采用模拟数据或实际数据进行外部数据传输的测试（如访问 FTP 等），以确保传输数据过程不仅能按照传输计划正常运行，还能准确无误地被传输、整合到临床数据库中。这些测试需要关注的要点包括但不限于：

① 系统间对接端到端的测试，需确保部系统功能部署到位及系统间对接传输是完整准确的；

② 数据接收方能够核实文件数据格式是否符合他们的要求，如文件命名约定是否如预期的那样到位等；

③ 鉴于电子数据传输方式的多样化，外部数据传输的安全可靠性通常也是外部数据传输测试的一部分，即外部数据的传输过程和方式能确保数据的保密性和完整性，并符合法规要求。

为确保数据的安全性和完整性，用于传输的外部数据仅保留只读（read-only）的权限，如敏感或非盲数据则仅允许有安全访问权限的人员访问。外部数据传输在确保其安全保密性的同时，还应确保其传输过程中数据的完整性。目前，能被广泛接受的一种确保传输时文件完整性的方法是 MD5（message digest algorithm）的文件校验法（参见 30.1.2 节）。

外部数据传输测试通过后，才可以进行外部数据的正式传输。为保证外部数据的真实完整性，接收外部数据后，需通过一致性核查发现外部数据的不一致。外部数据核查清理的规则应在数据核查计划或外部数据一致性核查计划中做出明确规定，诸如外部数

据和 CRF 数据中有哪些数据点相互重叠需要保持一致性、一致性核查的频率、发现不一致时采取的措施，如何记录那些发现也需要在数据核查计划中进行定义。如果外部数据传输是通过系统间整合，则可与其他数据核查规则保持一致，并通过逻辑核查的方式对这部分数据进行核查清理；如果外部数据在数据库外通过 SAS 程序进行整合，那么这些外部数据的核查清理需要在数据库外完成。

因为外部数据是在第三方供应商支持试验项目运营时产生的数据，受试者编号、访问、生物样本采集或检查日期与时间、样本编号等数据同时存在于供应商的外部数据库和临床数据库（即 CRF 数据库）。这些数据在记录过程中可能出现差异，所以需要对共同收集的关键信息进行一致性核查，以确保其一致性。如有盲态数据的存在，则应该在数据核查计划中规定每一种盲态数据的核查方式，在确保盲态的前提下，由特定的非盲人员对这部分数据及时进行审核清理。接收外部数据时需要进行外部数据一致性核查的主要内容包括但不限于：

① 是否符合数据传输协议的要求；

② 是否完整，或是否包括了所有的受试者及方案规定的所有检测；

③ 是否有数据的重复或过时的记录；

④ 是否有离群值；

⑤ 与其他数据集数据的逻辑关系是否成立；

⑥ 如相同的数据有两个以上来源，则应确保数据源间的同一数据的一致性。

系统或数据管理员发现以上任何问题都应向研究团队干系人发出数据疑问。首先应确认研究机构数据的准确性，若数据错误发生在研究机构，则要求研究机构更新数据。否则应要求外部数据供应商修改数据。

在试验项目实施过程中，项目经理定义和外部数据供应商举行沟通会议十分必要，只有及时讨论外部数据传输过程中所遇到或发现的问题，才能确保外部数据传输的准确性、安全性和可靠性。必要时，还可能需要对数据传输协议进行变更或修正。变更或修正后如果涉及数据变量名、格式及传输方式等变化，需要重新进行数据传输测试。

22.5.4　严重不良事件的一致性核查

临床试验实施过程都会伴有不良事件的发生，临床数据库系统（CRF）会收集所有的安全性数据，而研究机构接受的 SAE 报告应按照药政法规要求递交至申办方或 CRO 的药物警戒部门，这些 SAE 通常会被收集在安全性数据库（药物警戒系统）中进行进一步的评估。如是属于 SUSAE 则需要在规定的时限内

报告给药政监管部门（参见20.2节）。药物警戒系统通常与临床数库系统是两个分别独立的数据系统，其中 SAE 相关的数据会分别收集于临床数据库和药物警戒数据库系统中。由于报告来源和数据收集时间点等因素的不同，同一份 SAE 报告或记录相关的数据可能存在差异，所以需要对两个数据库中相关 SAE 记录的一致性进行核对，以确保被误记为非严重不良事件的严重不良事件不会被忽略，或澄清严重不良事件描述中的差异，以提高安全性数据质量和完整准确性。严重不良事件的一致性核查需要规范化，申办方应制定相应的 SOP。在具体的项目执行时，药物警戒管理人员应制定严重不良事件的核查计划，对严重不良事件一致性核查的频率、核查的时间节点及核查的内容等做出规定。严重不良事件一致性核查通常可以设在 25%、50%、75% 和 100%（最终一致性核查）受试者的数据被录入，或在清理后数据的每次传输之前进行。有关 SAE 数据的一致性核查详尽描述可以参见 20.2.3 节。

严重不良事件一致性核查后，如发现有不一致，则记录在严重不良事件一致性核查的问题清单中，并发送疑问到相应的研究机构以澄清数据的不一致，根据数据的错误更新相应数据库的数据。

22.6 数据库的锁定和数据的发布

22.6.1 数据库锁定前的数据管理工作计划

从末位受试者出组（last patient last visit，LPLV）

开始，数据库锁定相关的数据管理工作应当启动。这阶段数据管理人员需要做的工作主要有：

① 确认所有的临床数据准确地输入数据库；

② 确认所有的数据质疑表已经得到解答，并修改数据库后数据质疑亦已经关闭；

③ CRF 锁定并督促临床监查员尽快获取有关 CRF 真实性声明的研究者签名；

④ 所有数据医学编码已完成并被批准；

⑤ 完成严重不良事件（SAE）的一致性核查；

⑥ 完成外部数据的一致性核查；

⑦ 执行数据质量评估；

⑧ 准备临床数据管理报告草案。

从 LPLV 到目标数据库锁定的时间通常不会太长，因而数据管理工作较为繁重。为此，数据管理项目经理需要在项目准备阶段就建立好完善的数据管理工作计划，便于这个阶段数据管理员能有条不紊地开展锁库准备工作，直至数据库锁定。只有严格把控每一个时间节点工作进度，才能保证在预计的数据库锁定时间点前完成上述所有的任务条目（表 22.7）。制定数据库锁库的工作计划时应考虑到执行过程中潜在的风险，不能太急促。一旦相关计划被确定，应该尽最大努力去实施。在实施过程中应密切监督更新的数据管理工作进度表，任何一个时间节点的延误都需要尽可能地采取措施予以纠正，以确保不影响下一个时间节点的达成。

表 22.7　数据库锁定前的数据管理工作计划示例

重要事件	预定日期	责任人
LPLV	2019-06-07	—
所有临床数据录入 EDC	2019-06-12	研究者/临床协调员
完成源数据核查(SDV)	2019-06-19	临床监查员
临床监查员提出最后一个数据疑问	2019-06-19	临床监查员
EDC/IWRS 数据的一致性核查	2019-06-19	数据管理员
接收和加载中心实验室数据	2019-06-21	数据管理员
CRA 的最后一个数据疑问被解答,且数据冻结	2019-06-24	研究者/临床监查员/数据管理员
实验室数据的一致性核查	2019-06-24	数据管理员
EDC 系统数据接收和加载(full refresh transfer)	2019-06-24	数据管理员
最后一个数据完成编码	2019-06-25	数据管理员(医学编码人员)
数据管理员通过一般性核查(general review)提出最后一个数据疑问	2019-06-25	数据管理员
一般性核查的最后一个数据疑问被回答	2019-06-27	研究者
一般性核查的最后一个数据疑问被解决,并确定数据库锁定截止期限	2019-06-28	数据管理员
确认没有未解决/已回答的数据疑问	2019-06-28	数据管理员
研究者最终签名	2019-07-01— 2019-07-04	研究者/临床监查员/数据管理员

重要事件	预定日期	责任人
SDTM 传输	2019-07-01	统计编程员
医学审核用列表交付	2019-07-01	数据管理员
数据库锁定前会议	2019-07-02	数据管理员
SDTM 传输的最终 QC	2019-07-01—2019-07-07	统计编程员
完成列表的医学审查	2019-07-01—2019-07-07	项目医学专员
表格或列表的提供	2019-07-08	数据管理员/编程人员
数据审核会议	2019-07-08	生物统计师/数据管理员/项目主管等
数据库锁定/揭盲	2019-07-09	生物统计师/数据管理员
表格、列表和图表的交付	2019-07-23	生物统计师

22.6.2　数据库锁定前的数据质量评估

纸质 CRF 应该在数据库锁定前实施数据质量评估。开始评估前先由数据管理员准备数据质量评估计划书。在数据质量评估计划书中，需要确定评估的样本量，对于 CRF 中关键指标核查，将对数据库的 CRF 输入数据及其质疑表与数据质疑后数据更新进行 100% 的核对或复查，发现的所有数据错误需要予以新的质疑和/或更正。对于非关键指标的数据核查，根据 GCP 和所在国相关法规等要求进行核查。原则上，如果总病例数大于 100，将随机抽取 10% 的病例进行复查；如果小于 100 例，则抽取例数为总病例数的平方根进行复查；也可以以随机抽取受试者总数的 10% 为基数进行核查，并根据试验周期和数据量等属性规定一个数据错误率，低于错误率则认为数据质量可以接受，若超过错误率则需要增加抽查比例，直至 100% 的核查。例如，相比于样本量较大的 Ⅲ 期临床试验，Ⅰ 期临床试验可能样本量很小，从满足数据质量评估的最低要求及工作效率等考虑，通常抽查最少不能低于 5 例，最多不超过 30 例。一般来说，数据核查错误率计算方法为：

错误率 = (错误数量/数据点总数) × 100%

对于试验方案的关键指标与非关键指标的界定，应由研究者、申办方和统计人员共同讨论决定后在统计分析计划中呈现。通常所有主要和重要次要的有效性终点指标、访问日期、不良事件/严重不良事件、试验用药及同期用药为关键指标，其他可能被归属于非关键指标。

EDC 项目通常在数据库锁定前随机抽取 10% 的病例对 CRF 进行再次核查，以确保数据质量。

22.6.3　数据库锁定前的准备会议

当所有的临床数据都已经进入数据库，所有质疑已经被解决，则认为数据清理完毕。此时需要启动数据库锁定前的准备工作。主要数据管理员应当着手安排数据管理报告的初稿撰写，并在数据审核会议前一周左右召集所有项目数据管理人员召开数据库锁定前准备会议。该会议议题包括但不限于：

① 审核最终化的数据，确定生物统计师数据审核和数据库锁定的时间表；

② 基于数据库锁定前数据管理工作计划检查清单（表 22.8），确定项目数据状态是否满足锁库要求；

③ 移除数据库访问权限的流程；

④ 应急措施；

⑤ 执行计划。

在数据库锁定前准备会议上针对锁库前数据管理工作计划检查清单进行确认。若锁库前所有的数据管理工作已经完成或能在数据库锁定的目标日期前完成，则可以如期地召开数据审核会议；若某些工作在数据库锁定的目标日期前无法完成，则应该考虑采取什么措施解决，预计完成的日期等，以及数据库锁定的目标日期是否需要重新调整。数据库锁定前准备会议结束后，应该及时通知项目组下一步的执行计划。

22.6.4　数据审核会议及数据库锁定

当锁定前所有数据管理工作计划已经完成后，启动数据审核会议。数据审核会议通常由项目经理或主要生物统计师主导，参会者有项目的数据管理员、生物统计师、药物安全专员、项目医学专员、项目经理及临床监查员等。数据管理员需要为数据审核会议准备会议所需要的一些数据表格和列表、方案偏离的清单、临床试验方案、CRF、数据管理报告草案及可以登录 EDC/CDMS 的笔记本电脑等。

如同其他试验项目管理正式会议，数据审核会议也应当有正式的会议议程，并有专人做会议记录，会后有会议纪要等。会议形式可以为面对面、电话视频会议、网络线上、面对面线下和电话视频线上会议相结合等。其议程及会议记录需要包括但不局限于：

表 22.8　数据库锁定前数据管理工作计划检查清单示例

申办方名称：				项目编号：	
项目方案名称：					
试验项目周期：		数据管理责任人项目：		锁库计划日期：	
序号	检查项目		完成	完成检查日期	备注
1	所有的 CRF/DCF 数据都已输入数据库，并完成必要的数据更新		□ 是　□ 否　□ N/A		
2	所有 CRF 的 SDV 已经完成		□ 是　□ 否　□ N/A		
3	所有离线核查已经完成		□ 是　□ 否　□ N/A		
4	所有数据质疑及其相关问题都已解决		□ 是　□ 否　□ N/A		
5	所有医学编码已经完成并获得签字批准		□ 是　□ 否　□ N/A		
6	所有外部数据的传输已经结束，并完成了外部数据的一致性核查		□ 是　□ 否　□ N/A		
7	严重不良事件的一致性核查已经完成		□ 是　□ 否　□ N/A		
8	CRF 已经冻结（如适用）		□ 是　□ 否　□ N/A		
9	CRF 锁定并获取研究者签名		□ 是　□ 否　□ N/A		
锁库前准备状况总体评注：					
文档：TMF/数据管理/数据库				版本/版本日期：2.0/2018 年 12 月 2 日	

① 数据管理声明　由数据管理团队报告数据管理工作完成情况。

② 临床试验进行中的重大的决定和惯例　基于以往的会议记录或关键邮件等回顾对项目执行及数据质量有重要影响的重大的决定或惯例。

③ 试验方案偏离的处理　基于方案偏离清单，对已经确认的重大方案偏离的受试者病例进行分析和讨论，以确定哪些受试者需要从符合方案数据集（per protocol set，PPS）中剔除或保留。方案偏离中的轻微或重大偏离的分类应在数据审核会议前完成。

④ 医学编码　基于不良事件，编码唯一术语报告表，报告医学编码的完成状况。

⑤ 未解决的问题　基于 CRF 状态和数据质疑表细节报告，讨论 CRF 数据缺失或未解决质疑的解决方案。

⑥ 数据审核会议时拟解决的问题执行计划，其执行事项的结果应该更新到会议记录中。

⑦ 数据库锁定细节　如决定数据库锁定，其锁定的时间、声明和其他细节等。

数据库锁定完成意味着所有数据管理工作完成，必须关闭数据库内所有"编辑权限"，以确保数据不会再被有意或无意修改。锁库后的数据库数据导出后可以用于统计分析。

数据库锁定后一般还伴随着数据的揭盲和转输，一旦数据审核会议上决定数据库锁定，可由项目的指定人员递交数据库锁定申请表（表 22.9）和揭盲申请表（表 22.10）。一旦申请表获得批准，意味着数据库实际锁定步骤开始。这些步骤通常包括：

① 数据库锁定；

② 数据库系统权限全部移除，但不一定立即下线；

③ 揭盲；

④ 数据库数据传输给生物统计师进行统计分析；

⑤ 数据库数据按照研究机构归属分别刻盘；

⑥ 数据库下线；

⑦ 数据库文件归档。

同时，数据管理报告（DMR）初稿可根据数据审核会议的结果进行更新并定稿。数据库锁定后，如果出现必须更新数据库数据的情形，锁定的数据库可以通过预设的申请解锁管理程序而被重新解锁。

表 22.9　数据库锁定申请表示例

申办方名称			
方案编号			
方案题目			
受试者总数			
研究机构数目			
数据库锁定日期与时间	年　　月　　日		：
	日期		24 小时制
数据库锁定执行人：	执行人签名：		签名日期：
批准人姓名和职位：	批准人签名：		签名日期：
文档管理：TMF/数据管理/数据库			

表 22.10　数据库揭盲申请表示例

申办方			
方案编号			
试验标题			
受试者总数			
试验中心数			
数据库锁定日期与时间	年　月　日		：
	日期	24 小时制	
揭盲日期与时间	年　月　日		：
	日期	24 小时制	
揭盲执行人：	执行人签名：		签名日期：
批准人姓名和职位	批准人签名		签名日期：
揭盲目的			
□ 最终分析　　□ 个人安全问题　　□ 计划中期分析　　□ 安全监测			
□ 未计划的中期分析　　□ 特殊分析(详细说明：　　　　　　　　　)			
揭盲等级			
□ 所有受试者　　□ 治疗组　　□ 单一受试者(中心数和患者编号)			
数据类型			
□所有　　□ 安全性　　□ 有效性　　□ 其他(详细说明：　　　　　　　)			
文档：TMF/数据管理/统计分析/盲态			

22.6.5　数据库解锁

数据库锁定以后数据将被交付给生物统计师进行统计分析，一旦锁库后数据交付被执行，包含在该交付中的数据即被当成"已交付"的最终数据，这些数据原则上是不能被修改的，必须尽可能避免在数据交付后进行修改。数据库锁定后解锁且进行数据的修改，应该有相应的流程进行规范管理，数据管理计划中也应对这些管理内容进行定义。数据库锁定后解锁及数据更新只能在符合相关标准和取得授权文件后才能执行；项目组人员

如发现锁库后的数据问题，应该立即通知统计程序员、生物统计师、临床监查员、数据管理员、医学专员、项目经理等，确保项目组相关人员都已获得数据问题的相关信息，并对数据问题进行讨论，就是否解锁达成一致意见以确保更新数据的决定是公正的，且不受任何治疗分组相关信息的影响。数据问题导致数据库解锁且数据的修改不可避免时，将数据问题及其影响和应采取的措施记录在数据库解锁申请表中（表 22.11），以获得项目经理及更高层次领导的批准。数据修改后需要再次执行数据库锁定。

表 22.11　锁定数据库后解锁申请表示例

申办方			
方案编号			
试验题目			
数据库锁定日期与时间	年　　月　　日		：
	日期		24 小时制
数据库解锁日期与时间	年　　月　　日		：
	日期		24 小时制
解锁原因：			
数据库解锁人员姓名	职位	签名	签名日期
申请人姓名	申请人签名		签名日期
批准人姓名	批准人签名		签名日期
存档：TMF/数据管理/数据库管理			

22.7 数据标准

所有的临床试验都采用统一标准有助于临床研究的实施、数据交流、统计分析，以及提高实施试验项目效率和数据质量，同时也有利于向药政部门递交资料的准备，并方便药政部门审批人员的审阅。从数据管理的角度分析，数据标准化有助于：①数据库中数据的采集、处理、分析和数据标准间转换管理的便利性和正确性，且提升效率（如从 CDASH 转换成 SDTM）；②减少 CRF 从开始设计至发布、审阅和批准的时间；③可减轻研究者与 CRC 的培训负担，并改善 CRF 数据填写的依从性，进而减少数据质疑的数量；④提高 SAS 程序的再利用，从而减少在新研究中对新的统计编程的需求；⑤规范化的数据格式有助于不同研究之间的内部与外部的高效优质地进行数据整合；⑥有助于提高药政审核人员对数据审评的准确性和效率。

数据标准应该在数据管理体系建立时被确定，目前行业普遍采用的数据标准是 CDISC 标准。有关 CDISC 标准定义及其应用在 4.1.4 节有详尽的描述，不再赘述。采用 CDISC 标准对监管机构意味着可以接收到申办方递交的更为标准化的数据集和文档，审核过程中可以利用标准的审核工具（如 JMP Clinical 和 JReview 等）进行审核，从而减少了解递交数据集架构和定义的时间，加速了审核的进度和提高了审核质量，更有利于广大患者更快速地获得有效且安全的药物。

FDA、EMA、PMDA 和中国药政部门都要求和鼓励 MAH 在 NDA 递交时按照 CDISC 的 SDTM 标准递交原始数据集（表 22.12），以及按照 ADaM 标准递交分析数据集，并要求递交相应的数据说明文件和数据审阅说明。目前，EMA 虽并未要求在 NDA 申请递交时必须同时递交原始数据集，但明确指出在后续审评过程中，如果审评人员要求呈现原始数据集，则 MAH 必须立即补充递交。

表 22.12 当前主要国家/地区药政部门电子数据递交标准比较

数据类别	美国 FDA	EMA	日本 PMDA	中国 NMPA
递交文档与格式要求				
研究数据标准化计划（SDSP，pdf）	不晚于 EOP2 会议	同 FDA	暂无要求	暂无要求
注释 CRF（aCRF）	必需	必需	必需	必需
原始数据与分析数据集	• 必需 • 试验开始于 2016/12/17 之后需按规定格式进行递交（SDTM/ADaM）	• 取决于申办方选择 • 要求时需要递交符合 CDSIC 的 SDTM/ADaM 标准数据集	• 必需 • 2020/4/1 后上市申请需按规定格式进行递交（SDTM/ADaM）	• 必需 • 对内容格式暂无明确要求 • 鼓励符合 CDISC 标准的 SDTM/ADaM • 数据库需要翻译成中文
数据说明	必需(Define. xml)	必需（Define. xml）（若递交的话）	必需(Define. xml)	接受符合 CDISC 标准的 Define. xml
分析结果说明	未明确说明	未明确说明	必需（ARM，xml/pdf）	暂无要求
数据审阅说明	必需（SDRG/ADRG，pdf）	类似 FDA	必需（SDRG/ADRG，pdf）	建议与数据说明文件同时递交
源程序递交要求（Programs，txt）	• 必需 • 所有分析数据集程序 • 主要疗效指标与次要疗效指标分析与报表程序	要求时必需递交	• 必需 • 所有分析数据集与报表程序 • 主要、次要指标（包括关键安全性指标）分析程序，建议递交前与 PMDA 沟通	• 必需 • 所有分析数据集程序 • 关键性结果分析程序
数据标准与验证				
数据标准	• CDISC 标准 • 参见数据标准目录	• CDISC 标准 • 参见数据标准目录 • 有特殊数据隐私保护标准	• CDISC 标准 • 参见数据标准目录	• 暂未强制要求 • 鼓励 CDISC 标准数据递交

续表

数据类别	美国 FDA	EMA	日本 PMDA	中国 NMPA
实施日期	• 2004 年即开始接受 SDTM • 2016/12/17 后开始试验正式实施 CDISC	• 2019 年 1 月 1 日起全面实施 eCTD 递交 • 推荐 CDISC 递交	• 2016/10/1 开始接受 CDISC 标准 • 2020/3/31 后上市申请正式实施	2020/10/1 开始实施 CTD 递交
数据递交	• 研究数据技术合规指南（TCG） • CTD（M4/M8） • IND 安全性报告 • ICH M2	• CTD • EMA 数据递交标准指导原则 • ICH E2/PVG • ICH M2	• CTD（M4/M8） • MHLW 数据技术标准要求 • ICH M2	• CTD（M4） • 数据递交标准指导原则 • ICH E2
术语集与标准字典	• CDISC 术语集（NCI） • MedDRA • WHODRUG	• CDISC 术语集（NCI） • MedDRA • WHODRUG	• CDISC 术语集（NCI） • MedDRA • WHODRUG	• MedDRA • WHODRA • 其他
数据合规性检查（Pinnacle 21）	• FDA 业务规则与验证规则 • 问题分错误和警告两类	• EMA 药物人体临床试验 GCP 的检查员资格指南 • 问题分为错误与警告两类	• PMDA 业务规则与验证规则 • 问题分拒绝、错误与警告三类	问题分为错误、警告、提示三类
更新维护周期	• CDISC 标准：不定期 • NCI 术语集：每季度 • 字典、TCG：每半年或一年	同 FDA	• TCG：不定期更新 • 其他术语、字典	暂无明确要求
拒收标准	• 参阅研究数据技术合规指南（TCG）与技术性拒收标准 • 无人口学资料数据集（dm,adsl） • 无试验概要数据集（ts），STF	• 参阅 EMA 技术性拒收标准 • 无人口学资料数据集（dm,adsl） • 无试验概要数据集（ts），STF	• 参见 PMDA 验证规则 • 数据合规性检查报告	暂无明确要求
数据标准特别要求				
国际标准单位（SI）	部分指标采用美国通用单位	采用国际通用标准	建议使用，必要时需要转换	暂无明确要求
研究标签文件（STF）	必需	必需	无要求	必需
临床药理学研究信息	按 CTD 标准，无其他特殊要求	• 按 CTD 标准，无其他特殊要求 • 可能要求儿童数据（PIP）	• 视情形需要提供群体药理学与模拟研究等资料 • 可能需要种族差异研究数据	• 根据药物属性可能需要 • 可能要求提供种族差异研究数据
受试者信息列表	• 药政检查时需要 • BIMO 受试者信息清单	药政检查时需要	与研究药物可能相关及以上的不良事件受试者清单	药政检查时需要
研究机构信息	需要按照研究机构及其受试者招募信息分别列表，与 NDA 同时递交	无明确要求	无明确要求	无明确要求
eCTD 文件递交方式	分阶段网关方式（ESG）	网关方式	网关方式	• 光盘方式 • 网关系统正在建设 • 未来网关方式
数据集大小与拆分规则	• 大于 5G 需拆分 • 需遵循一定的规则并说明	• 大于 5G 需拆分 • 需遵循一定的规则并说明	• 大于 5G 时需提前咨询 • 未明确拆分规则	• 大于 4G 需拆分 • 拆分规则需说明

临床试验数据的交换标准目前是药政部门要求申办方递交 NDA 时的数据标准（参见 4.1.4 节）。从数据递交标准与数据管理的相互关系（见图 4.4）可以看出，临床试验数据采集工具 CRF 的注释（aCRF）通常采用 CDASH 标准进行构建（参见 15.3 节）。CDASH 定义了出现在 CRF 中的大部分基本数据采集字段设置，其有助于临床试验数据采集的标准化。大部分 CDASH 数据标准与 SDTM 元数据标准的兼容性，使从原始数据映射到 SDTM 的元数据更快且更容易。临床试验中每一数据集常称为域（domain）。即使有些试验项目数据采集字段没有包含在预设的数据域中。数据管理员可以应用清晰的 CDASH 和 SDTM 命名规则，较为容易地设置出符合 CDISC 标准的数据集命名。

临床试验的启动阶段，如果试验项目采用 eCRF，首先需要制定 eCRF 规范书（eCRF specification），按照 CDASH 标准对 CRF 的各字段的变量名、属性及数据格式等进行定义（aCRF），然后在 EDC 系统中搭建 CRF 界面和临床数据库；如果是 pCRF，则在 CRF 的 PDF 文件上，按照 CDASH 标准对 CRF 的各字段的变量名、属性及数据格式等进行注释（aCRF），然后构建临床数据库。

原始数据（raw data）又称为原始研究数据（study data）。这类原始数据在试验项目数据管理过程中，大多不会从数据采集工具（如 EDC 系统）中直接导出，通常需要对数据进行标准化或编码后，如调整数据集名称/标签、变量名称/标签、在适用的情况下对变量值的标准化编码（如 MedDRA 等）后才能用于药政递交，以满足数据标准的递交要求。例如，EDC 系统中导出的原始数据需要转换成研究数据列表模型（SDTM），其是一种表现临床原始数据的标准方式，是国际上大多数药政部门要求的数据递交标准，也是数据交换、递交和数据仓库的标准。经过这类数据标准转换处理，原始数据被组合成一系列的标准化数据域，如 AE、EG、DM 等。转换后的这些数据阈具有标准结构、标准变量名、标准变量属性（文字型）和统一的术语。

临床试验项目数据库编程员或统计编程员通常亦需要撰写 SDTM 转换规范书（SDTM mapping specification），对原始数据的 SDTM 格式转换进行规定。目前，常用的 SDTM 转换的工具大多采用 Pinnacle 21，某些 EDC 系统自身带有 SDTM 转换功能，也有 MAH 通过 SAS 编程进行 SDTM 格式转换。递交数据集的内容与结构原则上按照数据采集的类别及不同主题对观测数据进行组织和递交，一个临床试验递交数据库通常可包含多个不同类别与不同主题的数据集，如反映受试者人口统计学基本情况的数据集

dm.xpt，与不良事件相关的数据集 ae.xpt，或既往与同期用药相关的数据集 cm.xpt 等。通常情况下，临床试验数据集递交应按域来组织，每一个域还应当规定域名。

分析数据集的目的是方便统计分析，呈现药物的有效性和安全性结果，用于产生和支持临床研究的临床研究报告（clinical study report，CSR）、安全性综合总结（integrated summary of safety，ISS）、有效性综合总结（integrated summary of efficacy，ISE）中的统计分析结果。分析数据集中可以包含全部或部分原始数据和基于原始数据按照一定规则的衍生数据，包括对缺失值的填补等。ADaM 是分析数据的标准，其规范了分析数据集的通用结构、元数据及分析数据集的内容等。从研究的科学观和医学目标出发，分析数据集的设计需要跨多个 SDTM 域来综合 ADaM 变量。因此，制定分析数据集说明文件有利于规范 ADaM 数据集的生成。一般情况下，任何用于分析的衍生变量或参数都应该在构建分析数据集时生成，以避免在产生分析结果图表（TLF）的程序中进行数据或参数的衍生，即统计分析时只需要较少的编程调用分析数据集就可完成。需要注意的是分析数据集中的所有数据均应确保其可溯源性，其中衍生数据的具体规则应在相应的分析数据集说明文件中予以详细说明。

临床试验的原始数据（如 SDTM 格式）和分析数据集（如 ADaM 格式），药物注册申请时需要递交，申报资料中的临床试验数据通常包括数据库和相应的数据说明文件、数据审阅说明、关键分析程序和注释病例报告表（aCRF），与统计分析相关的递交资料还包括病例报告表（CRF）、统计分析计划、临床试验方案及临床试验总结报告等。

临床试验的数据说明文件（图 22.4）是一份用来描述递交数据结构的文件，又称为元数据（metadata）。数据说明文件至少应包含递交的数据集名称、标签、基本结构描述及每一数据集中各变量的名称、标签、类型、变量可能的取值范围、受控术语、编码及衍生变量的详细衍生过程，与主要关键指标相关的衍生变量的衍生程序与分析程序等。而且所递交的程序应尽可能达到可读性强、易懂，不包含复杂的外部宏程序（Marco）调用。每个变量的编码列表（code list）和来源都应有清晰的定义，且容易查找。如使用外部字典，则应在数据说明文件中说明所用的字典及版本等。

SDTM/ADaM 数据审阅说明是对 SDTM 数据/ADaM 数据说明文件的进一步补充，这有助于监管机构审评人员更好地理解与使用递交的数据。数据审阅说明通常包括但不局限于研究数据的使用说明、研究

Variable	Label	Key	Type	Length	Controlled Terms or Format	Origin	Derivation/ Comment
STUDYID	Study Identifier	1	text	7		Protocol	
DOMAIN	Domain Abbreviation		text	2	[" TI " = " Trial Inclusion/Exclusion Criteria "] <Domain Abbreviation (TI)>	Assigned	
IETESTCD	Incl/Excl Criterion Short Name	2	text	6	IE Test Codes	Assigned	
IETEST	Inclusion/Exclusion Criterion		text	92	IE Tests	CRF Pages 4 - 5	
IECAT	Inclusion/Exclusion Category		text	9		CRF Pages 4 - 5	

图 22.4　入排标准数据集说明文件示例

[Location：ti. xpt]

临床试验常用表 27

报告与数据之间的关系、数据符合性检查结果分析及其他特殊情形说明等。审阅说明提供了除呈现在元数据定义文件之外的其他内容，包括研究文档（比如试验方案、统计分析计划书、临床研究报告等）中部分关键信息、数据符合性检查结果分析等。

在数据递交前，MAH 应对递交数据进行验证以确保所递交数据既满足法规要求又具有可用性。数据验证时可参照 FDA 的研究数据技术依从性指南（FDA，2018b）的验证规则进行。例如，一致性核查（conformance validation）主要是为了确保数据符合数据递交标准，诸如所有数据集域的变量名是否符合 CDISC SDTM 域名的要求；质量检查（quality check）是为了确保数据能支持预计的分析，诸如对临床试验中年龄值是否符合事先规定的入排标准等。

22.8　随机代码的管理

在临床研究中随机设计的目的是减少验证新的治疗时招募受试者的偏倚。通常参与研究的受试者被随机地分为两组，一组接受试验药物的治疗，另一组接受标准治疗（或安慰剂治疗）作为对照。随机化能使选择偏差最小化，在其他变量保持不变的情况下，不同组别的比较可以让研究者确定与未治疗组（对照组）相比下的任何治疗效果。随机对照试验通常被认为是临床试验的黄金标准，其通常用于验证各种医疗干预措施的疗效或有效性，并可提供有关药物的安全性等信息（**临床试验常用表 27**，二维码）。干预措施的随机分配是在评估受试者的入组合格性之后，并在即将研究的干预之前进行。第 24 章对如何完成随机代码已有详尽的探讨。本节的重点将放在如何管理随机代码的流程上。传统的随机代码是建立在纸质文件基础上，所以随机代码的保存需处于安全和保密状态，并限制涉及临床试验项目操作和管理的相关人员

接触纸质随机代码。除了随机代码的生物统计师和参与试验药物包装盒上粘贴随机码标签的临床药物供应管理人员外，其他试验项目干系人都应处于盲态，即不能并限制其接触随机代码。那些随机代码的接触不受限制的人员应当不涉及临床试验项目中招募管理、操作和监查等职责。随着计算机化技术的发展，临床试验的随机代码工作可以通过随机发药管理系统来完成，即随机代码的分配通过 IVRS/IWRS 来控制，这样可以大大降低随机代码被泄露的概率，也能提高随机发药的准确性。所有被允许接触随机代码的人员都应当自觉遵守有关随机代码的保密规则。一旦出现随机代码的破盲情形，项目管理小组应当立即对破盲情况进行必要的评估，并要求被泄露随机代码的人员应尽快退出项目的临床试验工作，以避免临床试验的破盲情形发生而造成受试者招募管理的偏倚及其临床试验结果判断可信度的不利影响。临床试验方案应当包括在紧急医疗事件下需要对某受试者进行紧急揭盲的流程进行规定。有关试验项目盲态编码与药物包装盒编码设置的流程，以及盲底保护的规范操作已在 6.1.3 节中有所描述。当严重不良事件发生，研究者认为必须知道受试者用药信息后才能对严重不良事件进行准确处理时，研究者可以提出破盲申请，经申办方批准同意后才能将相应受试者药物包装盒上的密封随机代码状态破除或拆开，并对存放在研究机构的随机代码密封文件实施揭盲并签字确认，然后通知研究机构的伦理委员会。如果受试者遇紧急安全问题，没有时间申请并等待申办方的破盲批准，研究者可以进行"立即揭盲"，但事后得详细说明紧急揭盲的理由。每一个破盲的药物标签或密封文件都必须附有研究者的说明，立即一起交给申办方或监查员。相应的 SAE 需要按照 SAE 报告流程完成相关 SAE 报告。监查员应当在监查访问中随时查看有否破盲药物标签。含有随机代码信息的密封文件在试验项目结束后必须

临床试验常用表 28

完好无损地退还给申办方或监查员。任何无合理解释的破盲事件都应该视为试验方案的偏离事件，相应的受试者数据也将自动失效并应当从数据结果中除去。如果使用 IVRS/IWRS，研究者可以通过预设的密码授权完成随机代码的分配，当严重不良事件发生，研究者可在线申请相关受试者的揭盲要求，并得到申办方批准后实施揭盲。IVRS/IWRS 通常设有紧急揭盲的功能，如受试者遇紧急安全问题，没有时间去等待申办方的批准，研究者可以在线使用紧急揭盲功能进行"立即揭盲"，但应详细记录紧急揭盲的理由。

随机代码过程管理主要涉及 3 个方面。

（1）随机代码的产生　图 22.5 展示了随机代码生成的流程。非盲随机化统计师获取项目信息（如方案或方案概要）后，和项目组沟通讨论随机化的需求，如随机化类型、分配策略、有无区组、分层因素、是否使用 IXRS 等，然后制订随机化计划草案，并发送给项目统计师审核。项目统计师审核随机化计划草案并提供建议，随机化统计师修改并定稿随机化计划后，归档在有访问权限限制的文件夹中或电子试验主文档系统中。根据随机化计划，随机化统计师编写 SAS 程序并生成随机代码，并为盲态试验生成随机表［或紧急揭盲信封（如果适用），或由 IWRS 进行紧急揭盲］和试验用药标签。如使用随机信封，则将代码列表的主副本和扫描件放在带有标签和盖章的信封中进行密封。随机表、随机代码输出文件、生成的程序、随机记录表格保存在有访问权限的共享文件夹或电子试验主文档系统中。

（2）临床试验中随机代码的保管　随机化计划、随机表、随机代码输出文件、生成的程序、随机记录表格应保存在有访问权限的共享文件夹或电子试验主文档系统中。临床试验实施过程中仅限于随机化统计师有访问权限，且对随机代码的安全保密负有责任。

（3）中期和/或最终数据分析时随机代码的披露　试验方案如规定需要进行中期分析，通常应由独立数据监查委员会（data monitoring committee，DMC）的独立统计师进行非盲分析后，将结果提供给 DMC 决定试验应该继续、修改或终止等。数据库编程员将临床数据，随机化统计师将随机代码发送给 DMC 的独立生物统计师，独立统计师进行统计分析后将非盲数据和结果递交给 DMC，并确保除数据监查委员会成员外，其他人员无法接触到数据。DMC 的档案中需要记录数据提供的日期、相关的揭盲的代码和结果的位置等。

最后一例受试者出组，数据库锁定前统计编程员需获取随机代码持有者的联系方式，并利用模拟随机化信息准备临床数据和随机化数据整合的 SAS 编程，进行由其他统计编程员基于模拟随机化信息对程序进行 QC。揭盲可分一阶段或二阶段。如采用二阶段揭盲，通常由一位独立的统计编程员请求随机代码持有者发布密码保护的随机代码，并保管在只有其有访问权限的文件夹中。数据库锁定前，随机化统计师提出揭盲申请至项目经理处（**临床试验常用表 28**，二维码）。一旦数据库锁定被宣布，则揭盲申请被批准。如二阶段揭盲，则请求随机代码持有者发布随机代码的密码，而一阶段揭盲则请求随机代码持有者直接发布随机代码，揭盲后在揭盲时间表上记录揭盲的日期和时间。随机化统计师应确保申办方、主要研究者以及统计编程员收到随机代码或/和密码，及其他非盲数据如 PK/PD 数据等，并将随机数据文件和其他非

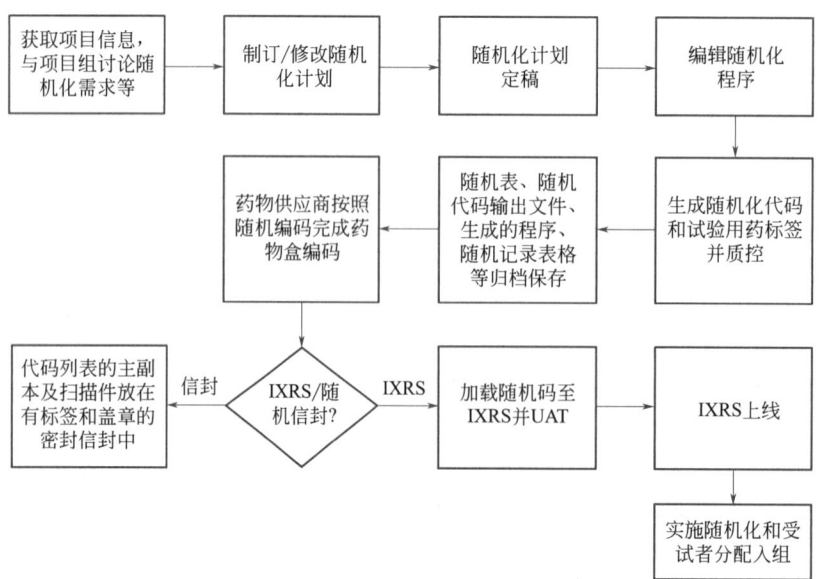

图 22.5　随机代码生成流程

盲态数据存档于试验主文档的盲态或非盲区域。数据管理员完成揭盲后随机化数据与临床数据库间的一致性核查，并将核查清单进行归档。图 22.6 展示了随机代码揭盲的过程。在中期分析情况下，随机编码通常由非试验项目相关人员或统计师掌握，并由他们按照要求完成随机代码揭盲的流程。一旦中期分析结束，随机代码应当重新交还给负责随机代码保密的人员保管。在某些国家和地区，对于随机代码的揭盲有着特殊的本地要求和监管要求，因此在进行国际多中心临床试验时，应当注意使随机代码的揭盲的过程符合当地的要求。

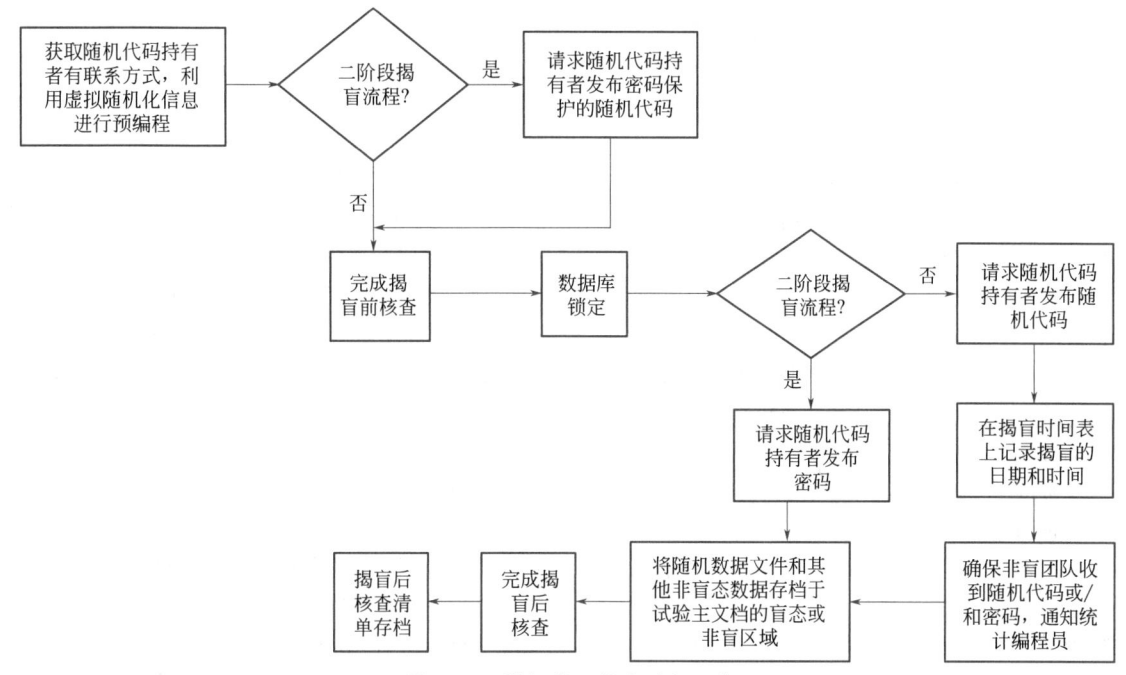

图 22.6　随机代码揭盲过程示意

22.9　临床数据管理的质量评估指标

临床试验数据是整个临床试验开发过程的核心，是临床试验最重要的产出之一，是分析、递交、审评和批准药物上市的基础。

临床试验是一个非常复杂的过程，在临床试验的启动和执行的过程中，每一个环节都可能对临床试验的质量产生影响，从方案与 CRF 的设计、数据标准的选择、试验人员的培训、数据管理计划、统计分析计划、数据核查计划及 CRF 填写指南等文件的撰写、编程核查的编程和测试、数据录入、数据核查和清理、质疑的生成和解决、医学编码、数据的加载和传输、外部数据的一致性核查、严重不良事件的一性核查，至数据库锁定及盲态数据的揭盲的每一步，都有可能发生错误。因此建立完善的数据质量管理体系十分重要。因此，临床数据质量的 ALCOA＋原则必须贯穿在整个临床试验数据生命周期中（参见 4.2.2 节）。

ICH-GCP 将临床试验数据管理质量保证定义为："为保证试验的进行和数据产生、留档（记录）以及报告都符合 GCP 和适用的监管要求所建立的所有有计划、成体系的行为。"数据管理质量保证的作用在于有相应的标准操作规程、事先制定的数据管理计划、数据核查计划等规范数据管理的工作，而质量控制是按照统一的质量标准执行每一步的数据管理工作。而评估各阶段数据管理工作的质量需要一定的质量评估指标来进行，以确保试验项目顺利进行。企业可以制定一定的质量指标检查清单（check list）对不同阶段的数据管理质量进行评估。

在临床试验项目启动阶段，数据管理工作都主要围绕着数据管理相关文件的撰写、CRF 设计、数据库构建等步骤，所以项目启动阶段的数据管理各环节的质量好坏会影响到后续试验实施过程中数据采集、处理、分析和报告等环节的质量高低。

数据管理计划的质量指标主要体现几个方面：①时限性要求，DMP 通常需要在首例受试者筛选前完成初稿并获批准，在试验实施过程中可根据实际操作及时更新与修订，但必须在数据库锁定前最终定稿；②DMP 必须有正常审批流程，并根据标准模板而制定，且版本号及版本日期齐全；③所有参与项目数据管理工作的人员都经过 DMP 的培训并有培训记录。

试验方案与 CRF 设计的质量从根本上决定了采集数据的质量。CRF 设计需要体现试验方案对数据采集的要求，满足统计分析的需要并在临床试验中可实施。CRF 设计所花的时间体现了团队的专业性。CRF 可能因为方案的修订而修改，但因 CRF 设计的缺陷而导致执行过程中的 CRF 修订次数则是衡量 CRF 质量的指标。CRF 设计时是否采用国际通用的数据标准如 CDISC 标准也是质量的指标之一。

CRF 设计完成后，数据库的建立与测试非常重要。数据库建立时所采用的变量名、域名是否采用 CDISC 标准，采用 CDISC 标准模板百分比的多少也决定了数据采集的质量。数据采集系统应该通过系统的验证，并满足《临床试验的电子数据采集（EDC）技术指导原则》及 FDA 21 CFR Part 11 的要求有稽查轨迹、安全访问权限控制、电子签名与记录等功能，并对数据采集系统的供应商有相应的稽查。数据库上线前需要经过用户接受测试（user acceptance test，UAT），测试未通过的条目数百分比，以及上线前测试的次数反映了数据库建库的质量，通常 UAT 2～3 次共 10 天左右比较合理。数据库上线以后，可能因为测试的不完善，当错误数据输入后应该触发质疑而没有触发，或正确数据输入后不应该有质疑而出现了质疑，这些 UAT 测试的质量问题可能会导致数据库的修改，其测试次数应作为评估数据库质量的指标。而数据库上线具有时限性，必须在首例受试者筛选前完成，数据库建立和 UAT 的时间则是相应的质量评估指标。数据库上线后试验方案修订可能导致数据库的升级，则应该有相应的 UAT。数据库上线后，所有数据库的用户都应接受并通过数据库系统的培训，并有完整的培训记录和证书。

临床试验项目进行阶段的数据管理质量评估也非常重要。项目进行阶段的数据管理工作主要包括 CRF 接收与录入、数据核查清理、医学编码、外部数据传输与一致性核查等。纸质 CRF 的试验项目涉及 CRF 中的接收频度与方式，应该事先在数据管理计划或其他文件中详细说明，常见的发送与接收的方式有传真、常规邮件、快递或由临床监查员完成 SDV 后直接收讫并转交给数据管理部门进行数据录入。纸质 CRF 收集的时限性关系到未来数据管理工作的及时性及数据质量。数据录入有独立数据双录入、一人录入另一人部分录入加核对或单录入等不同形式。数据录入的错误率是评估数据录入质量的指标。EDC 项目，由临床研究协调员（CRC）将医院原始病历或 His 系统中收集的数据通过 EDC 系统的 CRF 界面输入（web entry）临床数据库。数据输入的时限需要满足 ALCOA 及时性，通常受试者访问后 3～5 个工作日内数据应该进入数据库。数据管理员应该在数据输入后的 1～3 个工作日内完成数据核查并发出质疑，而研究者应该在数据质疑发出后的 7～10 个工作日内加以回复。临床监查员去现场进行源文件核查时，可通过发现 CRF 数据记录与原始数据的不一致性，评估 CRC 或研究者的数据录入质量。

数据质疑率＝所发质疑的数量/所有已输入的数据点总数。有些质疑的发生可能是由方案/CRF 设计的缺陷、数据库测试不完善、CRF 填写指南的培训不到位、项目执行时依存性差等引起，所以评估数据质疑质量时可将质疑类别进行归类分析和比较。数据质疑率没有一个明确的数字指标，但过高或过低都揭示可能存在的质量问题，如某一数据点的质疑发生率过高可能反映了方案/CRF/CRF 填写指南的设计缺陷，如某一研究机构的质疑率过高，则可能反映了该机构的 CRC 或研究者对 CRF 或 CRF 填写指南的培训或理解不到位。再质疑率通常以小于 1％为佳，如在某一数据管理员所发出质疑明显高于其他人，则可能与该数据管理员的质疑文本质量有关，如某一 CRC 或研究者回复的质疑再质疑率较高，这可能与该 CRC 或研究者对质疑回复的认真程度有关。质疑发出的日期减去该质疑关闭的日期，其平均数为质疑解决的周期，质疑解决的周期越短，说明质疑解决的效率越高，通常将质疑解决周期目标设定两周。

外部数据管理首先应该经过了供应商的选择，有相应的外部数据管理 SOP、外部数据供应商的沟通计划、数据传输计划、数据传输前有外部传输的测试。在实际进行外部数据传输时，数据传输的错误次数、外部数据一致性核查的有无，以及外部数据与临床数据不一致的发生率等都是衡量外部数据管理的质量指标。

医学编码是将从 CRF 上收集的不良事件、医学诊断、同期用药、既往用药、既往病史等的描述与标准字典中的术语进行匹配的过程，是有效性和安全性数据管理的重要组成部分。医学编码应该有相应的标准操作规程，并购买了医学编码词典的使用权限。根据临床试验期间及预计编码条目的多少，在数据管理计划中对医学编码的频度进行规定，并有定期的唯一术语报告交付。医学编码错误率的达标要求为小于 5％，对于关键数据（研究方案确定的重要数据，例如 SAE）可以要求 0％的错误率。其错误率的计算方法为随机抽取不少于 100 条人工编码数据（整个临床试验少于 100 条时，需全部核查），进行 QC，以编码错误的术语数量除以 QC 的所有编码术语数量。

试验项目进入结束阶段时，数据管理工作也进入尾声，数据管理部门会有一个清单对数据审核会议前的数据管理工作进行全面的检查。要求实际录入数据量/应录入数据量的比例即数据录入率达到 100％，未解决数据质疑为 0，所有外部数据一致性核查与严重不良事件的一致性核查都已经完成，所有的 CRF 都得到研究者的签字。纸质 CRF 项目需要进行数据录入错误率评估，其达标要求为"数值变量不一致应小于 0.2％；文本变量不一致应小于 0.5％；关键数据（研究方案确定的重要数据）可以要求 0％错误率"，如果错误率超出允许范围，或发现某些严重错误，可以扩大样本量直至 100％QC。数据库锁定后可能发现由于数据管理的疏忽或未发现的重要数据输入遗漏而不得不解锁重新输入遗漏数据，所以数据库锁库前应该严格检查数据库的锁库条件，降低锁库后出错的概率，数据库锁定后解锁的达标要求为 0 次，但一旦需解锁，应对解锁的必要性进行充分评估与批准并做好完整的记录。

　　临床试验全过程中，数据管理相关文档的完整性也是数据管理质量的重要指标之一，要求文档的缺失率或错误率应该小于 5％，关键文档应该是零缺失。

　　总之，临床试验中的数据管理的质量受到各种因素的影响，制定一套完整可行的临床数据管理质量指标体系，定期对数据管理工作进行质量评价，有助于提高数据管理及数据的质量。

22.10　数据质量的跨部门合作与统计分析

　　统计分析计划定稿后，统计编程员会根据 SAP 对 TLF 样表编写表格（table）、列表（listing）和图（figure）的 SAS 统计分析程序，并用临床数据库中的实际数据运行 SAS 程序，并检查日志中是否存在可疑消息，通过生成的 TLF，验证 SAS 程序的准确性。例如，受试者招募状态的分布需要从 EDC 系统中的受试者数据信息中提取，编程员需要编辑相应的程序来实现招募受试者的分布状况列表（图 22.7）。数据库锁定揭盲后拿到随机代码后，项目生物统计师和统计编程员运营 TLF 的 SAS 分析程序，包括生成

临床试验常用表 24

TLF 的初稿，并质控无误后方可定稿，以确保 TLF 的准确性并满足 SAP 的要求。常见的质控方式有完全独立双编程、对 SAS 程序的技术质控和 TLF 输出的质控等。所有编程质控记录亦应当保存在试验文档中。在试验期间，数据管理员负责收集的数据清理和质控，在统计师需要进行数据统计分析，或项目团队成员需要试验数据分析项目进展或观察或评价医学或临床数据时，将数据库数据通过已经经过验证合格的 TLF 呈现。从统计分析的角度看，试验项目的统计分析需要对试验终点目标的数据集结果进行分类分析（临床试验常用表 24，二维码）。常见的有效性数据集通常有 FAS/ITT、PP 集等（表 22.13），安全性数据有 SS 集（表 22.14）等［参见 14.4.2(18) 相关内容］，所有的数据集数据分析都离不开研究者按照试验方案对受试者进行诊疗评价，临床监查人员对所采集数据与源数据（源文件、HIS 系统数据）之间的一致性进行核查和质量管理，医学监察人员对受试者的合格性、治疗效益和安全性数据从医学科学角度进行监察与评价，数据管理员则从数据的准确性、完整性和一致性角度进行临床数据的核查和清理，而生物统计师则用统计学方法识别数据的趋势，发现数据的离群值或非依从性数据等。显然，临床试验的数据质量和可信性离不开跨部门各职能间的密切配合和相互支持，只有这样才能确保统计师能在高质量的真实可靠数据基础上完成试验结果的分析和评价。

受试者类别	A(n=59, n%)	B(n=59, n%)	总数(n=118, n%)
完成48周试验访问的受试者人数	43(72.9%)	46(78.0%)	89(75.4%)
48周前退出试验的受试者人数	16(27.1%)	13(22.0%)	29(24.6%)
完成60周试验访问的受试者人数	40(67.8%)	40(67.8%)	80(67.8%)
60周前退出试验的受试者人数	43(72.9%)	46(78.0%)	89(75.4%)
60周前退出原因 　不良事件 　非依从性 　失联 　受试者撤销ICF 　其他管理原因①	4(6.8%) 1(1.7%) 10(16.9%) 2(3.4%) 2(3.4%)	1(1.7%) 1(1.7%) 6(10.2%) 9(15.3%) 2(3.4%)	5(4.2%) 2(1.7%) 16(13.6%) 11(9.3%) 4(4.3%)
①包括1位受试者退出后继续参加三联治疗，一位受试者在给药治疗完成后的随访期退出。			

筛选(n=...)

筛选失败(n=…)

入组(n=...)

未接受治疗(n=…)

接受治疗(n=...)

治疗终止(n=…)

完成治疗(n=...)

完成试验(n=...)

图 22.7　受试者招募状况分布

表 22.13 某临床试验项目主要疗效评价示例

试验数据集分期	FAS($n=77$)	PPS($n=58$)
治疗期间		
缓解 n（百分率）	64（83.1%）	49（84.5%）
未缓解 n（百分率）	13（16.9%）	9（15.5%）
合计（缺失）	77（0%）	58（0%）
ORR（95% CI）	72.9～90.7	72.6～92.7
第 1 周期		
缓解 n（百分率）	12（15.6%）	8（13.8%）
未缓解 n（百分率）	65（84.4%）	50（86.2%）
合计（缺失）	77（0%）	58（0%）
ORR（95 CI）	8.3～25.6	6.2～25.4
第 2 周期		
缓解 n（百分率）	25（32.5%）	21（36.2%）
未缓解 n（百分率）	52（67.5%）	37（63.8%）
合计（缺失）	77（0%）	58（0%）
ORR（95% CI）	22.2～44.1	24.0～49.9
……		

注：1. 治疗期间的缓解为治疗后至少出现一次 PR 的受试者。

2. 治疗期 28 天为一个周期，每周期进行一次疗效评估，直至疾病进展或出现不可耐受的不良反应。

表 22.14 某临床试验项目不良事件总结表示例

（数据集：SS）

安全性数据集类别	例次	例数	发生率/%
所有 AE	537	74	96.1
所有 TEAE	459	72	93.5
与研究药物相关的 TEAE	276	67	87.0
严重 TEAE	14	10	13.0
与研究药物相关的严重 TEAE	6	4	5.2
毒性等级≥3 级的 TEAE	38	22	28.6
毒性等级≥3 级的与研究药物有关的 TEAE	22	15	19.5
导致治疗终止的 TEAE	8	7	9.1
导致死亡的 TEAE	3	3	3.9

注：1. 发生率的计算以各组受试者数为分母。

2. 与研究药物有关是指与研究药物关系为"肯定有关、很可能有关、可能有关"的不良事件。

临床试验过程中，除了试验受试者的治疗分组外，还可能收集到其他非盲数据，这些数据可能间接泄露试验受试者的治疗分组，如药动学（PK）或实验室检测数据。任何非盲数据的数据管理处理都必须进行风险评估，确认是否需要采取相应措施以防止由于接触这些数据而造成不经意的破盲。如果需要，则必须在数据管理计划中制定需采取的具体防范措施内容，统计编程则需要为此分别编辑 TLF 数据图表供非盲人员应用。例如，建立一个独立的非盲编程团队或在数据中隐藏受试者信息等。统计编程员也应确保这些数据的非盲态版本在揭盲后可供分析使用。相关揭盲信息必须对项目生物统计师和统计编程员保持盲态直到研究结束最终锁库。

此外，从整个药物研发的角度，生物统计师应确认新药申请时是否需要荟萃分析（meta analysis），研究概要以外是否需要有效性数据的有效性综合总结（ISE）和安全性数据的安全性综合总结（ISS）（参见第 26 章相关内容）等。若需要，则应当在相应的统计分析计划中予以描述。

由此可见，药物研发中项目层面的统计分析计划的成功与前端和后台的数据管理质量都密不可分，其中临床试验的数据管理和统计分析是一个复杂而重要的临床试验环节。只有在实际工作中，切实按照良好数据管理规范标准去操作和管理临床试验数据过程，临床试验数据的可靠性、完整性和准确性才能够得到保障。

（孙华龙）

第 23 章

电子临床试验管理和操作

临床试验专业一直试图用各种方法来收集、管理和分析数据。纸质病例报告表方法多年来占主要的地位，但却显示是拖延整个时间进度的关键问题之一。计算机和网络技术的发展给临床试验数据的收集、管理和分析效益带来了极大的改善空间。电子信息的迅速交换能力和行为，实时数据加工和管理的愿望变成临床试验新纪元的标志。在今天的金融财经和商务数据领域，世界上大多数国家都已实现了实时数据操作管理的过程。但在临床试验方面，通过网络技术来操作和管理临床数据的实践在全球范围内方兴未艾。美国国立科学院在 2002 年的一份报告中曾预言 21 世纪卫生保健的新标准将成为数码化，有安全保障和网络型的随时可阅的记录系统就如同今天财经和电子零售业开展业务的方式一样普遍。按照现代卫生保健文件的标准来看，能够分享、随时可阅和准确的信息是良好卫生保健实践的前提之一。采用手工方式的临床研究和结果分析记录实践对统一信息收集程序和标准，以便从常规患者保健文件中简化提取所需数据元素的要求有着不利的影响。改善医疗记录并使其成为确保卫生保健质量基础的要点在于（Medical Records Institude，2002）：

① 无重复的患者识别必须在卫生保健文档系统中被确保。

② 卫生保健文档必须做到准确和严谨、完整、及时、适合各种文档系统间的相互兼容、随时随地都可被获取和可稽查性。

③ 可提供有保密性和安全性保障的授权和账号。

临床研究是卫生保健实践组成部分。通过网络化电子记录系统实现医生、研究者和申办方、药监部门随时随地共享临床研究记录和结果在当今的医学研究实践中已被证实是切实可行的。电子临床试验不仅必须包括新的电子技术的运用，而且还包括对这些技术的运用所需要的资源调整及其相关努力。从某种意义上看，电子临床试验可以被视为主要运用电技术子过程的临床试验，而这些过程被用于操作、管理、分析和报告等步骤来实现计划、收集、获取、交换和存档临床试验所得到的数据。本章将对电子临床试验技术和过程的应用及其管理做出讨论，以助于人们对电子临床试验的现状、趋势和操作管理模式的了解和掌握。

23.1 电子临床系统的应用及其管理

在临床研究中，临床试验数据采集、分析和管理、试验药物生产设备和过程、实验室信息管理、不良事件报告管理、中央大随机招募管理、药物中心供应管理、文件管理等都有计算化系统的印迹。所谓计算机化系统是建立、修改、维护、归档、检索和传送数字信息的计算机硬件、软件和相关文件（用户手册）的集合体，由硬件、软件、操作人员、外周设备和环境、相关系统文件资料（如 SOP，操作手册）组成（见 4.3 节）。有关计算机化系统的工程质量管理规范（GEP）和自动化生产质量管理规范（GAMP5）涉及计算机化系统的建立、验证、维护、运营、变更管理、退役和相关数据申报等药政规范的要求。在现代临床研究过程中，涉及的计算机化系统种类繁多（图 23.1），它们在临床研究中的作用和地位随着临床研究的阶段性变化而有所不同。无论何种计算机化系统，一旦需要在临床研究中被加以运用，都应当对系统加以验证。对计算机系统本身加以测试只是计算机化系统验证程序的组成部分。它只是为了确保计算机系统的功能和运营符合设计要求和输出数据质量完整、一致、准确和可靠。对于与之相配套的计算机系统运营环境，如人员资历和培训、标准的系统操作和运行程序、所运用软件本身的可信度、运用环境和安全性保障、不同系统间的连接等也都是计算机化系统的验证程序的重要环节。整个系统的验证和管理需要涉及并贯穿于整个临床试验生命周期，包括电子化系统的生命周期和电子记录的生命周期中。

对于采用电子临床体系来管理商务运作和临床试验的申办方或研究机构而言，如何才能更好地管理和有效地运用电子临床体系是他们必须直视的实践问题。从电子临床的构架定义来看，申办方或研究机构首先必须明确所需要的主要核心电子临床技术是什么。在核心电子临床技术和系统的基础上，完成核心电子临床构架的建设，即核心电子临床技术配备相关界面技术和系统。例如，某一研究组织的核心电子临

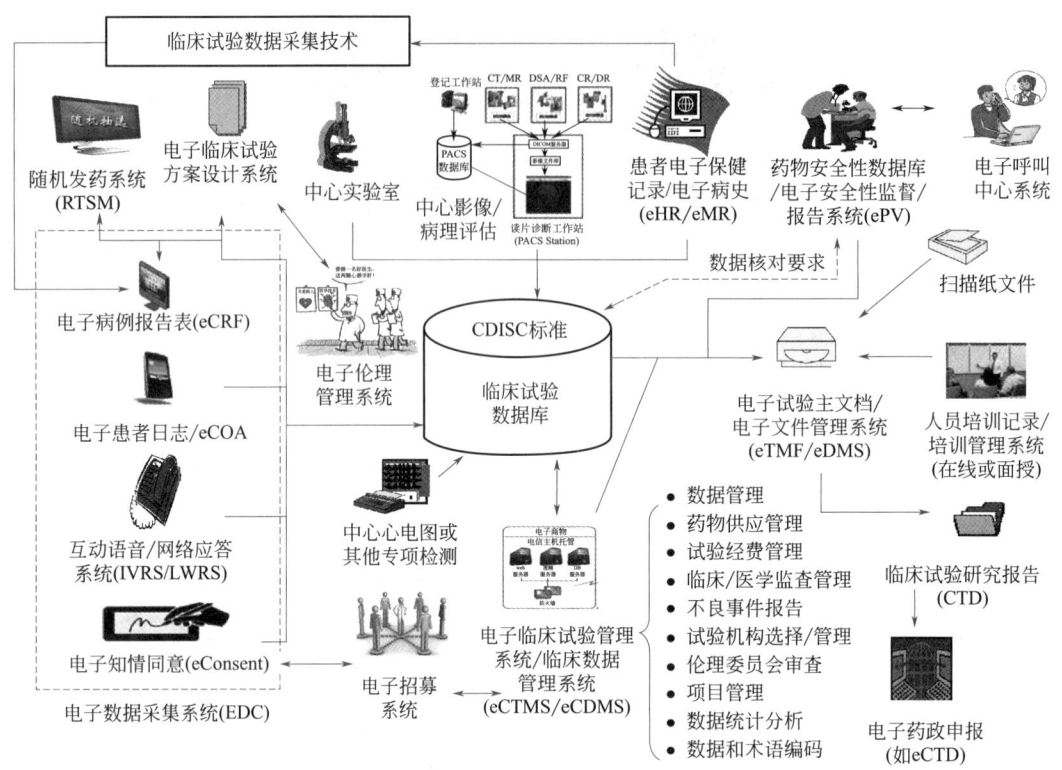

图 23.1　临床研究电子化体系示意

床技术是数据的采集和管理（EDC 系统），那么研究组织的电子临床构架就需要围绕 EDC 系统的建立来整体规划相应的界面电子临床系统的配置，如互动语音应答系统、中心实验室系统等。与临床试验无关的但对于申办方和研究机构来说又是必不可少的其他商务系统，如财务管理、人事管理等电子系统，与电子临床构架一起构成了申办方或研究机构的电子商务体系。电子临床构架的管理通常需要从四个层面来加以考虑：

（1）商务层面　需要规划有哪些方面或领域，各自做什么和由谁来做，这主要可以通过标准操作流程（SOP）来规范。

（2）信息层面　需要确定什么信息需要提供给谁和什么时候提供（信息流程），这可以根据商务或试验目标而定。例如，在实施临床试验时，需要在试验方案设计时就考虑术语或语义定义［参照工业标准（CDISC/HL7）］、信息和数据的需求文件和/或标准重复使用的全球定义库或格式要求等。

（3）应用层面　在信息层面需求的基础上，需要确认哪些电子临床技术对于数据采集和加工信息/数据是必需的，以及这些信息该如何被加工或管理，或整个数据或系统流程是如何流通或相互关联的，即通过流程图和必要的文字说明来演示单个电子临床系统、界面电子临床系统本身和/或核心应用技术与界面运用技术或文件是如何实现超链接的。

（4）技术层面　综合上述 3 个层面来统筹规划需要何种技术架构或体系来支持应用层面，包括计算机和网络系统。

对上述某些计算机化系统的药政要求可以参阅第 4 章的讨论。在现代卫生保健实践中，越来越多的医院开始使用电子医疗记录系统，它将传统的纸质记录环境改变成电子记录环境，作为医院原数据病史记录的体系。在临床试验的情况下，受试者的医学原始病历记录如何直接从这种电子医疗记录（eHR/eMR）抓取相关数据记录，并转移至电子数据采集系统中仍是目前面临的挑战。从电子患者日志或电子患者报告结果（ePRO）等级量表评价电子系统中直接上传数据记录至电子数据采集系统已经基本实现。例如，受试者通过掌型电脑或手机将服药状况、不良事件报告或疗效自我评价结果直接报告给临床试验电子数据采集系统。实际上，虽然电子系统可以增加临床试验数据采集的效率、数据的准确性和一致性，减少人为数据转录的错误风险，但也增加临床试验程序的复杂性和数据可靠完整性的风险。任何系统在数据传导中的失真都可能影响整个试验数据的可信性。医院电子源数据的采集是导入电子病例报告表（eCRF）的基础，如果实现系统间电子化无缝传输，将会使得现场核查试验数据与原始数据的步骤变得毫无必要，因为二者的数据源是相同的。因此，原始试验数据的采集和准确性的保护就显得至关重要，只有做到这一点才能使得数据能真正呈现完整性和可靠性。显然，通过各种计算机化系统的数据转移和流程存在着一定的风险性。如果其中某一个系统不能符合 GCP 电子监管要求都可能影响临床试验数据的质量和可信性。从另一种角度讲，每个电子系统都必须拥有适当的监控程序，以防止数据的失真。此外，计算机化系统的标准化和系统的验证也显得十分必要。按照药政规范，计算机化系统的电子记录存在着生命周期。药政规范不仅对计算机化系统的生命周期，即建立、测试、运营和退休，有着一定的程序要求，对其中存储的数据的生命周期也同样有着规范标准。一般来说，数据记录在使用完成后都需要存档保留。这种存档保留的记录需要在必要时能容易地被重新恢复原状，便于重新再现试验过程和再分析数据。各国药政部门对计算机化系统数据记录的存档保留时间有着不同的要求。申办方对计算机化系统数据记录的存档策略，例如，存档地点（研究机构、申办方图书资料馆、专业档案馆等）、保存媒介、档案安全性和档案接触管理等，都需要根据当地的实践予以统筹规划，以保证符合 GCP 和各国的药政规范。

23.1.1　计算机系统软硬件类别

计算机系统均是由软件和硬件部分组成。按照 GAMP5 标准（ISPE，2008），这些软硬件分类与其应用场景涉及的风险程度、系统复杂性和新颖性有关。大多数计算机系统组成的复杂性变化多端，如运营系统、非配置组分、配置组分或客户定制组分等。对其供应商的评估也与其提供的软硬件类别相关联，因而，对系统的分类依据其可能产生的最大风险可以按照整体系统评估和详尽组分评估两种方式。对于整体系统类别，系统组成的分类有助于界定相关供应商在其支持或服务的系统生命周期中需要受到的监控管理程度，其中系统组合类别的风险影响是用户是否需要对其进行现场稽查的判断依据。对于组分评估而言，分类需结合其他风险管理工具的应用、系统的复杂性和规模大小。大多数计算机化系统是由多个组分构建而成，这些组分的类别可用于衡量系统在其特殊生命周期中应用活动的风险影响。例如，心电图仪管理系统通常是由电脑编程控制的数据记录组分、控制心电图仪运营系统的软件组分、数据库管理器和相关硬件配件等组成。后者比起数据记录和控制软件来说，复杂性要低很多；对编程应用软件组分的质量和可靠性应比其他组分更加受到关注。在这个系统中，编程逻辑控制器或其他控制器可能构成整体仪器设备的组合部分，对其准确的记录验证构成了这个组合仪器的整体验证关键点。因而，这种情况下各个组分类别的详尽分析显得没有必要。按照 GAMP5 标准，各类软硬件分类及其管理要求可以概述如下：

（1）应用软件类别

① 基础软件（Ⅰ类）　运行和支持应用软件及其服务的软件。这类软件通常是已经构建好的商用运营软件系统，在应用于临床试验之前开发商/供应商已经完成其程序本身的验证程序，确保软件系统的装备正确，并且有版本控制的要求。在实际应用环境中作为运营系统的组成部分，需要确认运营系统符合相应的应用规程和环境的标准要求即可。这类软件程序有两类，即

• 商业可购置的应用层软件　这类软件一般按照软件管理规范构建而成，如用于管理运行环境的软件操作系统、数据库管理器、编程语言、中间件、梯度逻辑程式、统计编程工具、电子制表工具等。这类软件不需要进行特殊的功能核实管理，但应当对其实施版本控制和识别，特别的是运行系统的版本控制应当记录在案，并需要按照批准的装配规程确认正确的装配结果。

• 基础软件或架构工具　这类软件包括网络监督软件、批量日程安排工具、安全性管理软件、分析仪器记录工具、网络监督工具、抗病毒软件、版本控制器、配置管理工具等。这类软件因为可能涉及高风险应用环境，如登录密码管理或安全性管理等，其应用场景有可能影响到患者安全性和保密性，需要按照风险评估规程来决定对其进行严格监控管理的程度。

② 非配置软件系统产品（Ⅲ类）　这类系统产品包括那些市售用于商务目的的标准软件包产品，已经配置固定而无法自我配置，或只能进行默认配置的商务流程管理系统，即运行程序已经嵌入系统中，不能按照商务需要进行调整的系统等。取决于应用目的和环境的风险影响来判断这类系统是否需要予以监控。这类产品的供应商可以根据其服务或系统的服务环境风险状况，判断是否需要施以服务商评估及其评估程度管理，但也不一定要求实施服务商评估管理。这类系统需要供应商提供用户使用说明文件，但主要关注点在于相关关键应用组分（如果需要）。必要时，需要进行简单或单次测试。例如，如默认配置时，需要确保默认值已被精准选择，并且系统运营结果准确等。这类系统产品的应用应当在 SOP 的管理下进行，确保维护和使用都满足其设计目的。必要时还需要提供相应的培训。这类系统管理涉及使用时记录系统版本号，确认装配准确。这类系统产品的案例有固件应用程序、办公室应用软件、检测设备应用软件（如电子称重天平等）、各类仪器设备软件、实验室计算机系统的设备、数据库系统等。

③ 配置软件系统产品（Ⅳ类）　这类可配置软件产品提供标准化界面和符合用户特殊商务流程的配置功能。最常见的产品是配置化预设软件组件，如 LIMS、EDC、ERP、临床试验监查系统、CTMS、文

档管理系统、ADR 报告系统、CDMS、构建管理系统、电子制表系统、EHR、EMR、IVRS/IWRS、RTMS 等。这类产品在投入商用之前已经较为成熟地按照商务流程需要构建完成，并允许用户按照配置和修正的预设软件模块及其模块预设参数建立用户需要的应用程序和环境，也可以建立新的应用软件模块等，但软件代码不可改变。每个标准产品的应用程序一般适用于用户的商务流程，但系统应用维护是一个主要问题，特别当标准产品的新版本推出后。

这类软件系统产品开发必须按照系统全生命周期监管要求予以管理。除了用户提出用户需求外，系统开发者还需要制定功能设计技术计划书，以确保系统构架的可追踪和相应测试能满足用户功能设计要求。所有依据风险的测试结果应当显示系统产品能按照商务流程的需求和运营环境的要求正常运行。此类系统供应商应当建立质量管理体系（QMS），系统维护应符合规范管理要求和设计应用目的的需求；版本监控记录，系统运行配置准确和管理，系统采集和保存的数据管理规范也都需符合法规要求。对这类系统供应商的稽查评估应依据 GxP 风险结果、用户使用目的、系统复杂性及其规模资质而定，对其的监控管理也会随之而变化，需要认真予以策划和管理。在供应商管理流程中需要建立清晰的减缓潜在风险的应对策略和措施。合规的服务供应商有责任确保当其系统在 GxP 环境中运行时，其软硬件质量及其拟定的使用目的都能得到满足。

④ 客户定制软件系统产品（V类） 这类系统或亚系统是为了满足用户的特殊商务需求而特别定制开发的软件及其代码，因而客户应用软件的内在风险较高。全生命周期管理及其延展监控决策应当考虑增加的风险，如缺乏用户经验或没有系统可靠性的信息等。对这类供应商的评估管理应当基于风险，需要进行供应商稽查，并记录在案，以确认其有健全的质量管理体系来监控应用软件系统的开发和持续支持。所有的管理都应当针对所涉软件应用层面及其相应的产品类别，包括供应商评估、稽查发现的问题、系统的复杂性、GxP 风险程度等。在系统开发过程中还需要建立应对相关开发流程可能存在的薄弱环节风险的措施。对这类系统的软件质量管理方式与配置软件系统产品（IV类）相似，需要关注软件全生命周期的质量和可信性，包括设计技术指标与源代码审核等。这类系统的案例有内部和外部开发的 IT 应用程序软件、内部和外部开发的流程监控应用软件、客户梯级逻辑软件、客户固件程序、统计分析自编程序、电子制表或报表程序（宏）等。

（2）硬件类别

① 标准硬件组分（I类） 绝大部分硬件属于这一类。标准硬件组成也涉及型号/版本控制、装配质控及其质量标准，以及配置管理和变更控制等。按照国际行业和国家标准与规范，主要由供应商负责生产、管理和供应。

② 客户定制硬件组分（II类） 这类组分是在标准硬件组分的基础上，根据客户的要求专门构建的，因而会涉及设计技术指标和用户接受测试流程。供应商评估管理需要按照依据风险的管理方式，必要时应当进行资质稽查并记录在案。这类硬件系统需要按照设计技术指标进行验证，特别应关注与标准硬件组分的匹配验证。供应商是质量保证的责任主体，客户是验收的干系人，整个系统生产过程涉及配置管理和变更控制等。

按照新的 GAMP5 的类别标准，原来的装配在标准仪器、微型控制器、小型设备仪器的固件程序软件（II类）已被取消，不再单独分列。

23.1.2 电子临床系统生命周期的应用管理

现代临床研究的各个阶段（从准备到研究结束）都需要借助于计算机化系统的辅助加以完成。电子临床（eClinical）体系是由临床研究中各种计算化系统组合而成。对支持临床试验生命周期全流程的理解是确定计算机化系统要求的基础。流程和系统的应用配置需求构成科学和依据风险管理的范畴，使系统能更好地适应其应用目的。临床试验的目的都是努力围绕着患者安全性、产品质量和数据可信性，因而适用于此目的的系统必须符合其应用目标，有匹配的系统参数，并得到充分验证。所有相关系统的要求指标应当重点关注在影响试验质量和数据可信性的关键方面，要求技术指标的范围和细节必须与相关风险、流程复杂性和系统应用的延展性相匹配。对临床试验流程和系统理解的不健全会导致临床研究结果无法满足药政要求，也会影响临床研究事务的效率和效益。

在进行计算机化系统验证管理讨论前，有必要对一些基本术语做出解析，即

• 可配置软件（configurable software） 由供应商开发的主程序或子程序，该软件可提供通用功能，使用户可按某种途径为自己设计程序。

• 系统软件（system software） 泛指操作系统与通用功能的一套程序，在硬件与应用软件之间起接口的作用，且可以通过计算机系统运行实现其功能运行。

• 应用软件（application software） 针对用户的特殊需求而开发，购置或修订的主程序或子程序，其可以执行数据的收集、处理、报告、存档和控制功能。

• 计算机系统（computer system） 由硬件、系统软件、应用软件以及相关外围设备组成的系统，可执行某一种功能。

- 计算机化系统（computerized system）　指受控系统（人员资质和培训、系统运行管理规程、环境安全、操作规程等）、计算机控制系统和人机接口的组合体系［参见 4.3.1（2）］。计算机系统只用于数据处理，而计算机化系统本身代表着经过验证的整个体系。

- 模块（module）　可实现某种特定功能的单元或程序段。在软件开发中，常常将程序各部分划分成分层亚程序，直至最小基层单元，称之为模块。

- 源代码（source code）　以人类可阅读的形式（编程语言）表示的初始计算机程序，在计算机执行之前，需转换成计算机可阅读形式（机器语言）。

- 测试脚本（test script）　用于验证计算机运用软件能满足设计的需求和检测软件执行功能中可能存在的错误所设定的系列特定测试指令。这些测试指令可以手工的方式进行测试（此时称之为测试用例），或被自动化测试工具执行。根据特定测试目标或条件，如执行特定的程序路径，或是验证与特定需求的一致性等，其通常由预设的一组输入值、执行入口条件（如角色权限）、预期结果、实际结果和执行出口条件（如通过否）所组成。

- 黑盒测试（black box testing）　将系统（硬件和软件）看作不能打开的黑盒，在不考虑系统内部结构和特性的前提下，只依靠系统需求，从可能的输入条件和输出条件中确定测试数据，也就是系统的功能外部特性，设计指标的验证测试。

- 白盒测试（white box testing）　指系统的结构测试或逻辑驱动测试。这种测试需要考虑系统的内部结构，并根据内部结构设计进行测试，而不用考虑功能。

- 封闭系统（closed system）　指计算机化系统通道处于一种能被人员控制的环境。在这种环境中系统通道被一定的人员管理所控制，只有经授权的人员有权限在系统中进行电子记录的操作。对于使用封闭系统进行电子记录的生产、修改、维护、发送活动的人员或程序，应建立相关的管理和控制管理体系，以确保电子记录的完整性、真实性和保密性。

- 开放系统（open system）　指系统通道处于不能够被有权限在系统上进行电子操作的人员所控制的环境，如发送电子邮件、网络搜索等行为。

- 混合体系（hybrid system）　指电子记录和纸质记录共同组成的系统。常见的混合系统案例有使用一个计算机化系统的（如电子批记录、分析仪器等），产生一个电子记录的，然后按照预定的法规要求对记录进行签名。通常这种系统没有电子签名选项，用户不得不把记录或报告打印出来，在纸质复件上完成签名。也有的电子数据采集（EDC）系统可以同时接受电子记录的直接输入操作，也可以作为纸质病例报告表的数据库进行人工双录入。其中的病例报告表签名

需要按照其数据输入系统的形式分别有电子和纸质签名两种方式。

- 系统验证（system validation）　验证是一个文件记录的过程，其要高度证明专属流程能始终如一地产生符合技术指标和质量属性的结果，而系统验证是为了提供准确、可靠、稳定的预设绩效的结果，能够辨别无效和更改过的数据。只有通过测试和客观证据来确认软件技术指标符合用户需求和预设的用途，所涉软件执行的专项要求才可以被证明其可以始终如一地按照预设要求完成。系统验证通常分为两类，即计算机化系统本身的验证和与试验项目相关的数据库配置验证。前者系由系统开发商或供应商或 IT 人员负责确认，通过一定规程来验证系统已经能够满足用户使用目；后者属于用户验证（参见 22.4.2 节），即由试验项目数据库设计人员和试验人员共同完成，确证按照试验方案要求设计的数据采集和管理系统比较满足方案数据需求，还具有合规和质量的保障。

- 稽查轨迹（audit trail）　是计算机系统（如数据管理系统）的基本功能，是指系统采用安全的和计算机产生的带有时间印迹的电子记录，以便能够独立追溯系统用户输入、修改或删除每一条电子数据记录的日期、时间，以及修改原因，以便日后数据的重现。任何记录的改变都不会使过去的记录被掩盖或消失。只要受试者的电子记录保存不变，这类稽查轨迹文档记录就应当始终保留，并可供监管检查或稽查员审阅和复制。

- 逻辑核查（edit check）　是指临床试验数据输入计算机系统后对数据有效性的检查。这种核查可以通过系统的程序逻辑、子程序和数学方程式等方法实现，主要评价输入的数据域与其预期的数值逻辑、数值范围或数值属性等方面是否存在错误。

- 权限控制（access control）　是指按照临床试验电子系统的用户身份及其归属的某项定义组的身份来允许、限制或禁止其对系统的登录或使用，或对系统中某项信息资源项的访问、输入、修改、浏览能力的技术控制。

- 变更控制（change control）　指电子临床系统在使用中进行变更时对变更过程的控制。变更的原因一般来自两个方面：系统更新或研究方案的修订所导致的数据采集发生变化。变更过程应事先严格规划，事后详细记录。规划中应明确变更的内容，指定具体实施的授权人员、方法和步骤；记录中应包括开始日期、变更实施过程中的规划偏离和应对措施以及最后的处理结果、结束日期，此即所谓的过程控制。变更控制的主要目的有两个方面：确保原有数据无损；变更后的电子临床系统满足预期的要求。通过风险评估确认变更后是否需要再验证及再验证的范围。所有变更文件都是系统文件的重要组成部分，必须归档保

存。变更前如果涉及运行中的系统应用，需要事先发出变更预告，以免中断或干扰试验项目的正常数据管理，或及时做好备份系统数据记录。变更后如果需要，应当进行变更后的系统培训或变更说明交流。

符合监管要求和设计应用目的是计算机化系统生命周期应遵循的原则。图 23.2 展示了电子临床系统一般技术/设计和验证运营流程，从中可以看出电子临床系统的生命周期涉及的环节包括以下几个阶段。

系统概念阶段

（1）项目启动　这是电子临床系统概念建立和计划阶段。根据商务需求和效益考虑，临床研究干系人就自动化临床试验流程及其质量要求提出需求设想，并评估其可行性。在这个阶段，需要进行的相关计划活动及其交付成果包括但不限于：

计划活动	交付成果
界定商务需求/亟待解决问题	商务需求/问题分析报告
指派项目经理	
建立项目/验证团队	跨部门主要人员候选名单
描述主要客户需求	主要系统需求清单或列表
进行可行性研究	可行性调研结果报告
配置项目资源	确定内部或外包决策
撰写和审批项目计划	完成项目计划立案程序
……	……

项目计划应当对初步要求和可能的解决方案做出是否需要建立电子临床系统的决策。

系统构建阶段

（2）系统用户要求　根据电子临床系统的拟应用需求，提出电子临床系统的构架、单元要素，界面及其他属性要求与模块组成等。这种要求通常以用户需求计划（user requirements specification，URS）的形式呈现。也就是说用户需要参与 URS 的原型设计，因为用户更了解其中涉及的商务关键数据流程，这直接关系到用户对关键数据流程和标准的风险控制及其应用目的，也有助于后续系统测试中用户的参与和用户对构建系统特性的接受度。

（3）系统设计功能技术计划　根据 URS 文件，信息技术构架专家制定相应的系统功能或系统组成设计的功能技术计划（functional specification，FS），包括涉及的系统要求和参数指标，以及可能的约束性等，并在这个技术文件的基础上完成配置/设计编程技术要求文件（configuration/design specification，CS/DS）。

计算机化系统的验证的目的是显示系统满足预设的技术要求，因此，上述各阶段的详尽技术规格文件十分必要。系统技术文件的基础是 URS。一旦所有相关技术文件完成批准程序且进入构建阶段，之后的所有技术文件的修改应当按照变更或文件更新程序进行。总之，在技术文件撰写阶段，需要进行的相关活动及其交付成果包括但不限于：

计划活动	交付成果
启动验证计划流程	完成验证计划书
完成/批准 URS	URS 文件
建立接受标准	接受标准（可以是设计和编程计划的一部分）
进行风险分析	完成风险分析报告
完成/批准 FS/CS/DS	FS/CS/DS 文件
完成/批准接受测试计划（IQ/OQ/PQ 方案，如果适用）	接受测试计划书（IQ/OQ/PQ 方案）
开发商/供应商选择（如果外包）	书面开发商/供应商资质标准
标书计划确立	接受和评估标书计划书
服务商审核/稽查	审核/稽查报告
合约流程启动	合约签署和批准
……	……

IQ/OQ 方案通常需要开发商/供应商准备，项目团队在其实施前审核批准。

（4）系统构建　根据 CS/DS，将用户需求转变成用于设计目的的软件或硬件组件，或二者兼有之。在构建过程中，软件工程师根据系统编程技术要求，以计算机编程语言为基础，将用户需求和系统设计技术参数表达成系统逻辑和功能组成架构。

针对Ⅳ/Ⅴ类软件系统而言，这个阶段主要是由

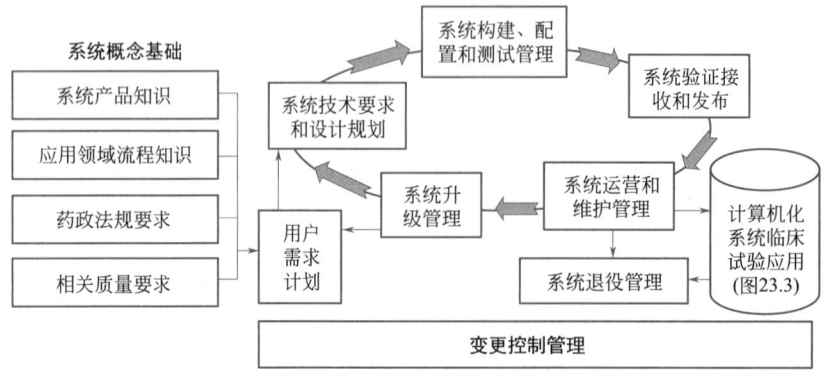

图 23.2　电子临床系统生命周期一般技术/设计和验证运营流程

开发商/供应商负责完成。实际的构建过程需要开发商/供应商与用户合作，按照 URS 的要求和技术指标逐项完成各模块的构建，以确保所有需求都得到满足。这个阶段的检查通常按照设计合格（DQ）的程序进行，而 DQ 计划可以按照 URS 中追踪矩阵描述进行。这个阶段通常需要进行的相关活动及其交付结果包括但不限于：

计划活动	交付成果
构建功能单元	功能技术指标检查列表
构建模块组成	模块技术指标检查列表
构建系统架构	配置/设计技术指标检查列表
编程和模块测试	软件/模块测试报告
设计合格测试	DQ 测试报告
稽查开发商/供应商	稽查报告
准备系统终版描述	系统描述文件（包括软硬件图解）
准备系统装配规程	系统装配规程文件
准备系统文件	系统操作手册和用户指南
……	……

上述计划活动根据实际需要进行，在产品构建中，开发商/供应商必须按照软件开发方法、编程标准和变更控制规程行事。如果只是开发商/供应商自我构建开发系统，在系统完成投入商业运营并有用户签约使用时，开发商/供应商必须保证能提供其合规的文件来证实其在构建开发系统时，严格遵循软件开发方法、编程标准和变更控制规程，并完成所有相关验证测试要求。如果涉及开发商协助完成大量编程程序开发，需要对开发商进行额外的供应商稽查，主要关注其软件生命周期质量管理程序的执行状况，特别是规程的遵循和合规文件的产生等。

（5）系统测试　这个时期的目标是对开发商/供应商完成的系统功能和模块进行测试，以确定其是否可以被接受。随着系统或组成架构的不断建立，计算机系统工程师需要在预设的条件下，对构建的系统或组成架构的功能进行测试，观察和记录构建中的系统或组成构架是否能满足用户及其设计技术要求，并不断修改在测试中发现的任何问题或漏洞，直至满足预设目标。这种测试活动通常有两种方式，即

• 白盒测试　也称为代码测试或构架测试，是建立在源代码知识、设计技术规格细则知识和其他开发文件基础之上进行的。

• 黑盒测试　依据功能技术规格计划开展的测试活动，也被视为功能测试。

对于用户而言，如果供应商评估确认其已经有充分的白盒测试合格证，只进行系统的黑盒测试也是可以接受的。

任何电子临床系统的测试都被分为两个部分：一个是系统构建进行中的供开发商/供应商模块和整体功能测试，称为厂商接受测试（factory acceptance test，FAT）；另一个是系统正式运营状态下的项目测试，称为用户接受测试（user acceptance test，UAT）。前一部分测试是纯粹的系统功能/模块测试，旨在检验所有模块是否装配准确，称为装配合格测试（IQ），模块组合后能正常运行，称为运行合格（OQ/PQ）。这部分测试是在各功能模块达到设计要求后，计算机软件工程师需要将各功能模块组成整合成完整的电子临床系统，其中涉及各功能组成模块装配成整体系统后的测试和调整，修改配置测试中发现的问题，直至系统完成各项功能测试。后一部分是系统正式投入临床试验项目数据系统运营后，在实际项目运行环境中根据方案对数据的要求，按照试验流程设置的用户角色职能、系统数据管理流程反馈问题、用户规程要求和用户数据状态等对系统的实际项目管理进行全面的功能验证，便于在正式收集试验项目数据前能及时发现任何系统中试验数据管理设计不足或问题，并及时修改或调整，直至达到用户的实际需求标准（见 23.4.2 节）。对于不涉及临床试验方案运用有关的电子系统则无须进行与试验方案有关的第二部分验证测试。开发商/供应商负责 FAT 部分的验证测试工作，项目团队涉及测试结果的审核和批准。这个阶段的常见计划活动及其交付结果包括但不限于：

计划活动	交付成果
装配合格测试	装配合格（IQ）测试报告
运行合格测试	运行合格（OQ）测试报告
IQ/OQ 测试审核/核查（如果适用），部分 PQ 测试审核/核查	内部 IQ/OQ 审核/核查报告，部分 PQ 审核/核查报告
更新 IQ/OQ 报告供 QA 批准	批准的 IQ/OQ 报告终稿
建立系统运营计划	运营计划书
性能合格（PQ）测试	性能合格（PQ）测试报告
完成系统描述文件准备	系统介绍文件
用户培训准备	培训资料和培训师到岗
撰写验证报告	验证报告
验证审核和批准	内部稽查报告
……	……

IQ/OQ 测试方案和报告都需要存档保留，便于日后的复原检查。整个测试过程可以包含测试问题记录、测试过程打印资料或测试日志等原始记录文件。每个测试结果及其报告都应由实施测试的人员签名。必要时，需要有测试见证人的证词签名文件或备忘录。在测试过程中，任何不能满足技术指标的测试结果或偏差都应记录在案，之后的原因分析、后续修正或调整措施，以及重新测试需要同时记录备查。

系统运营计划主要用于规定计算机化系统在其实际运营环境中应当采取的实施管理措施。例如，运营

环境中为维护验证状态所必须采取的措施和计划活动，以及相关文件的产生要求，系统用户的培训计划，或其他测试活动需求，如流程验证检验等。

在 IQ/OQ 措施确认各个系统或亚系统功能技术指标达标后，可以进行相关部分的 PQ 测试。相对于 URS 的系统总体 PQ 测试在所有 IQ/OQ 测试完成且通过设计标准后，IQ/OQ 测试报告需要获得审核并批准。之后，构建中的系统才可以按照规程交付给用户或开发商/供应商进行系统总体 PQ 测试，并记录测试结果和完成测试报告。PQ 测试应当在模拟运营环境中进行。根据系统的属性，PQ 测试可以分为监测测试和流程验证测试。前者验证系统功能完全满足 URS 需求，后者检验系统运营管理规程合乎逻辑，例如，有可能由此产生新的验证补丁规程。软件系统只有在完成总体 PQ 测试后方可投入运营。需要注意的是 IQ/OQ/PQ 的测试顺序是合规的关键环节。当关键部分的 IQ 测试完成，才可以开始相应部分的 OQ 测试。除此之外的其他计划活动，不一定需要按照所列顺序进行，平行实施也可以被认可。

系统运营阶段

（6）系统运营和维护　经过验证测试并达到药政标准和用户预设目的的电子临床系统可以投入临床研究项目应用中。系统运营涉及诸多管理活动和质量保证要求（图 23.3）。在实际应用中需要通过建立维护系统运营的标准操作规程和用户预设应用流程环境符合监管要求等方面予以实现。这个阶段需要建立的规程管理包括但不限于：

- 系统的使用和维护程序管理；
- 系统安全/保密和访问控制规程管理；
- 备份和数据文件恢复规程管理；
- 灾难恢复和商务延续规程管理；
- 应急计划规程管理；
- 备件供应和技术支持管理；
- 电子签名的管理
- 系统退役管理；
- 电子数据及元数据审核管理；
- CAPA 规程管理；
- 变更控制和配置规程管理；
- 稽查轨迹规程管理；
- 培训；
- 数据流和周期系统与流程评估；
- 系统文档和检索规程管理。

系统运营使用过程中应制定适宜的控制措施，以防止对数据未经授权的进入、篡改或删除。要维护系统验证状态以确保系统数据的质量和可信性不会发生改变，需要做到：

- 无论是通过软件本身还是储存或传输数据的操作系统，数据只能由授权人员输入或修正。
- 必须建立质量管理体系（QMS）来监督和管理数据输入、改变或修改错误输入，以及创建备份等数据活动，并且系统的安全措施应包括储存数据的程序和设备的访问监控。

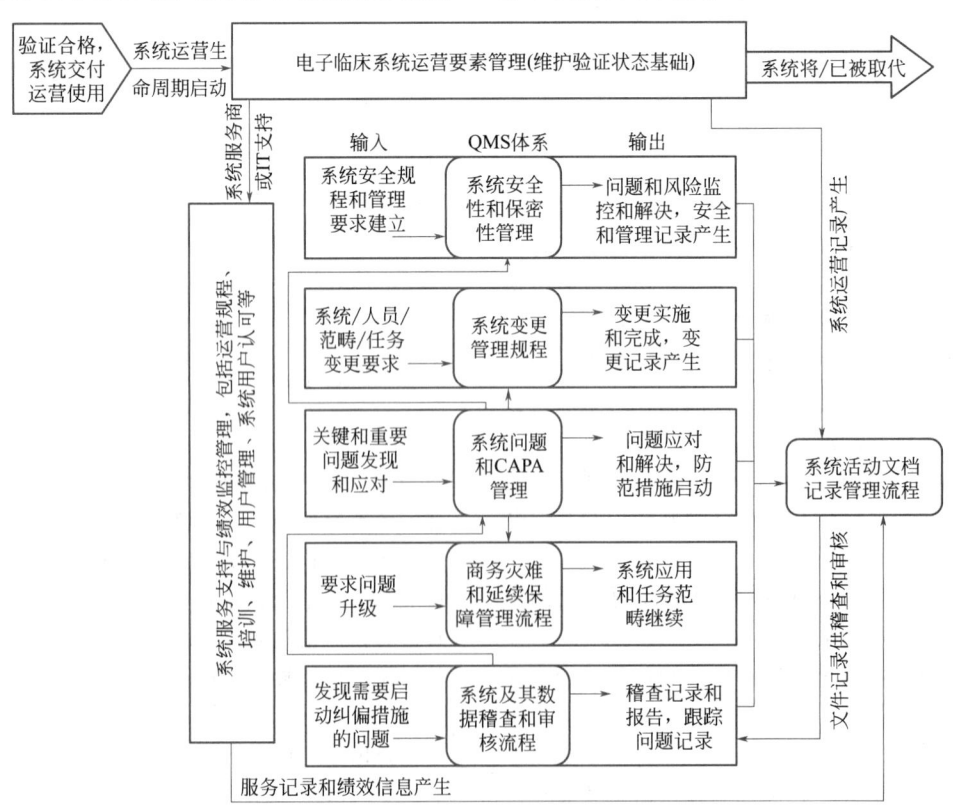

图 23.3　电子临床系统与运营活动间的主要要素流程示意

- 当人工输入数据进系统时，应当复核输入记录的逻辑准确性和数据处理过程的正确性。这种复核可以由人工或经验证的系统电子方式自身审核完成。

- 实时记录用户配置、系统访问权限、网络、服务器、计算机化系统和软件的详细信息，并维护一份实时更新的权限清单，以记录软件、个人计算机系统和网络的用户权限及其在系统中的活动。所有这些活动，系统性能和数据的采集都应是可追踪的，包括那些在系统使用和控制中进行输入或修改，批准或实施其他关键步骤的人员角色的监控。这样的清单应足够详细，以帮助计算机系统验证人员、信息技术（IT）人员、任何外部稽查人员、药政检查人员可以确定用于获取和处理关键数据的系统和软件一直处于安全和受控状态。

- 定期回顾验证计算机化系统，以确定系统是否保持在一个已验证的状态或是否需要再验证。这类回顾验证的方面主要包括配置审核、用户权限审核、回顾变更确认、与服务商协议的重新评估、系统发生过故障修复结果检验、与系统相关的任何偏差情况及其影响评估等。再验证的范围和程度应使用基于风险的方法确定。回顾审核一般包含变更回顾，偏离回顾、系统文件核实、规程事件回顾、培训回顾和 CAPA 有效性回顾等。

有关与维护系统验证状态相关的数据管理和数据质量与可信性管理可以参见临床监查和数据管理等章节的内容。系统验证状态维护是系统用户的主要责任。电子系统投入应用通常会耗时多年，其中可能涉及软硬件的更新和升级、临床试验规程的改善和药政法规变化等。因此，需要对系统的可信性及其数据质量持续维护，并进行变更控制管理，以确保满足药政和系统应用要求。

系统退役阶段

（7）系统退役　一旦不再需要计算机化系统或其组件时，系统或组件应按照已建立并批准的程序进行退役。批准的规程包括变更控制程序和一份正式的退役计划。系统退役涉及两个层面的系统终止运营，即

① 临床试验项目的结束一定伴随着电子临床系统终止数据收集和清理等系统运营活动，这需要涉及失活用户账号、系统界面冻结、不允许数据在系统中的任何进一步加工和处理等。电子临床系统本身仍可以投入其他试验项目的应用。在项目结束阶段，电子临床系统的特殊登录管理仅限于数据报告、结果分析及其相关技术支持。由项目终止而导致的系统下线还会涉及系统后续管理活动，如数据和系统文件的下载、转移存储试验项目数据及其文件，以及交付研究机构试验项目数据供其永久保留等。对于项目结束导致的系统退役应规定在什么情况下可以使用或访问退役系统以及系统下线退役的计划日期。

② 电子临床系统由于新老系统的交替需要，陈旧系统功能不再满足新的法规标准和用户要求等，必须在监控下完全退役下线，有时也称为系统退役或系统报废；其也可以指计算机系统停止继续提供服务的过程。所涉数据、文件、软硬件可能需要永久性地拆卸分解，但其中数据及其文件不能立即销毁，应当按照法规和用户要求保留至规定的时限。对于退役的系统而言，需要建立规程来保证系统中建立的或处理的数据在系统不存在的情况下，仍能按照官方的要求和内部的规程重新恢复与使用。

对于电子系统退役，相关干系人需要建立相应标准操作规程。在系统退役阶段，需要采取的主要步骤包括但不限于：

- 建立数据保存计划，并启动实施行动；
- 确保新的系统或未来需要时，退役系统中的数据能恢复既往系统的数据；
- 保留既往的应用规程；
- 保存核证副本文件（若允许）；
- 保全系统相关文件及其验证证据链；
- 进行保存文档的质量保证核查。

即使系统退役，仍应维护所有相关系统记录的保存时限要求，确保记录的可读性，并保持原电子记录的内容和含义不变。整个系统退役过程应当对采取的任何行动或活动记录在案，并形成系统退役报告，以备药政检查。退役报告应包括所有退役过程的重要活动，数据和计算机化系统的可追踪性，相关退役系统的文档注册或索引信息及其保存地点等。若涉及数据记录迁移至新的电子临床系统或存档，核实和记录所涉流程的准确性和质量保证管理必不可少。新系统对任何迁移数据及其记录的再现能力及其维护是所涉干系人的职责所在。

总之，在制定电子体系的监管措施时，需要对各系统本身的 GCP，人员对系统和数据的接触过程，相关培训，系统数据的编辑轨迹，系统间数据转移的安全性、完全性和准确性，系统的可靠性，如系统运营、维护、数据备份、质控和病毒防护等，进行周密和细致的部署，以确保电子体系的数据符合 ALCOA 标准。

23.1.3　电子临床系统设计审核管理

系统缺陷应当尽可能地在其生命周期的早期就能被发现，因而设计审核和可追踪性管理就是确保系统可以满足设计用途要求的主要手段。电子系统的设计审核包括确认所提出的系统设计和配置适用于其预期用户并符合所有适用的用户和功能需求规范，对开发商/供应商文件的审查（如适用），需确认可以追踪到所提出的设计和配置规范等。在计划设计审核时，需要考虑的要素包括但不限于拟审核的范围和目标、需遵循的审核方法或流程、负责和参与人员确定、预期审核结果等。对于Ⅲ类非配置软件产品，通常用户无须参与设计审核。对于配置产品，用户根据风险管理原则，需要通过开发商/供应商评估过程予以审核，其主要关注

点可以集中在系统相关配置活动上。对于客户定制软件产品，设计审核的重点在于相关技术规格计划的细节程度上是否符合用户需求和功能/配置技术指标上。

一旦系统需求及系统设计和配置被明确和确认，系统开发活动就可以开始（如适用）。开发活动可以作为一个独立的阶段，在完成系统的需求、设计和配置规范后执行。或开发活动也可以在需求被明确和确认过程中反复进行（如采用原型法或快速开发方法）。进行各阶段合格确认时，相关参与人员必须得到相应的培训，并在确认验证活动中，确保作为测试记录的测试记录符合良好文件记录规范要求，并保存在案。这些记录应当包括所有实际测试结果和预期结果之间的偏离，并根据风险评估在继续下一个测试阶段前充分解决存在的偏离和风险问题。

装配合格（installation qualification，IQ）确认也称为安装确认测试，是核实电子系统的单元装配正确无误或符合设计细则要求，即确认计算机化系统，包括软件和相关硬件，已按照书面程序安装和配置在预期的系统测试和生产环境中。这类审核活动是通过检查、检测和其他步骤来实现的，其目的是校正软件和硬件的功能和配置。例如，装配软件程序的计算机硬件具备适当的固件和操作系统，所有的软件组分都存在并且处于合适的环境下，即每个组件都按照生产商或开发商的指导进行安装。

运行合格（operational qualification，OQ）确认也称为功能确认测试，是为了证实软件和硬件功能在预期运行范围内系统组分或模块功能是否符合设计时的功能规范要求，即通过对系统的单个组件或者整个系统组合的功能测试，比较系统的功能是否与功能技术计划（FS）中的要求一致，用以考察系统设施的基本运行功能，及其可重复性、耐用性和可靠性。

性能合格（performance qualification，PQ）确认是系统验证测试的最后一步。它是证实系统在规定的运行环境下，能按照预设的运行要求和用户需求技术规格，完成并执行拟定的应用场景，即根据系统进行的生产活动，证明系统设施对功能、操作条件、人员和作业环境的耐用性和可靠性。PQ确认应在使用环境下，或等同于使用环境的测试环境（包括整体软件和硬件配置方面）下执行。计算机软件的性能确认是对系统功能的总体测试，也是对其在实际临床试验条件下运行时的性能表现进行确认，包括适当的压力/负载/容量测试，以核实系统对于用户需求的满足程度。此外，还应进行适当程度的系统的端到端或回归测试，以确认系统组件在使用环境中成为一个完全配置的系统后，系统性能可靠。

对于开发商/供应商提供的系统，应在他们评估或确认阶段，评估由其提供的计算机化系统的开发过

程控制。对于定制化（如定制代码接口或定制报告工具）和/或需要配置（如在软件中配置安全权限，或在网络架构中配置硬件）的系统应在一个适当的书面的质量管理体系下进行开发。对于这些系统或模块，质量管理体系控制应包括符合书面编程标准的代码开发、用以确认符合编程标准和设计标准的代码审核与开发测试（包括单元测试和模块/集成测试）。

计算机系统软件升级或软件需要重新配置或安装，则需要对系统升级的内容做出评估。依据风险评估的原则，评价是否影响软件的关键运行功能，并做好记录。对于影响关键功能或增加关键功能的升级，则需要对升级部分进行验证审核/确认。重装系统时如果之前做过应用程序的备份恢复确认则不需要再进行验证确认，如果没有应用程序的备份恢复确认，则建议重装后进行关键功能的确认。

如果电子数据由一个系统转移到另一个，包括数据转换为不同格式，那么应证明数据在迁移过程中没有被改变或丢失。当数据转移到另一个介质中，在销毁原始数据之前，必须确认转移后的数据为核证副本。数据迁移的难易程度依据系统复杂性和风险有所不同，所采用的保证数据正确转移的措施应与相应的风险相匹配。迁移后的数据应保持其可用性，并不会改变其内容和含义。迁移过程应保证系统稽查轨迹和电子签名与原数值和/或含义之间的链接不会发生更改。

遗留系统的继续使用应采用用于执行系统运行的正常回顾性文件审核验证，以及再确认数据和信息可靠的方法，证明系统满足继续应用其支持相关GCP流程的要求。如果遗留系统文件需要补充系统文件来满足验证要求，则应建立系统测试的计划与记录。只有遗留系统满足验证要求时，系统才可以继续使用，并需要保持其验证状态，直至系统下线。要注意的是对于遗留系统，由于其年限和独特的特性，可能不具备适用于验证的开发文件和记录。然而，验证策略应基于系统历史使用、维护、错误报告和变更控制系统记录的梳理和正式审核，并与质量保证验证原则一致。这些活动应参照书面的URS。如果历史数据不能够覆盖运行参数的现行范围，或者过去和现行的状态之间曾有过重大变更的，那么回顾性数据不能用于支持现行系统的审核验证。在日益严格的药政标准下，应尽可能避免使用回顾性验证方法，而做到在系统上线前达到验证状态。

23.1.4 电子系统开发追踪管理

系统追踪管理是为了建立系统开发阶段各模块或亚系统间的相互关联性，以确保系统在各验证阶段和总体系统完成都满足用户需求，并能将相关配置或设计要素与用户需求很好地匹配。同时，所有的用户需求审核也可以通过追踪测试或审核活动得到证实，且测试或审核轨迹也可以溯源到相关技术规格要求上。

系统追踪管理亦使得系统生命周期的验证文档管理的合规性更加可行，而这些文件是临床计算机化系统药政检查的必需文件。取决于系统的风险、用途和复杂性，系统追踪程度要求变化不一。例如，非配置产品只需要简单需求和测试间的追踪性文件；复杂的系统可能需要全生命周期的所有验证文件和测试结果记录及其报告，如 URS、FS、CS/DS、风险评估、开发商/供应商评估，以及测试用例记录和报告等构成的一套验证文件。其中有些多种需求可能只需单一技术规程计划及其单一测试，有些多重设计技术规格计划可以与单一需求相关联；有些单个需求点或模块或一项设计技术计划可能需要多次测试活动等。

可追踪性管理可以通过若干矩阵方式构建，包括需求追踪矩阵（requirements traceability matrix，RTM）、自动化软件工具矩阵、表格制作矩阵或文件涵盖参考标准矩阵等。其中作为单独交付或验证交付文件的组成部分的 RTM（表 23.1）可以按照各验证阶段的文件分门别类和相对应地予以建立。

从表 23.1 实验室检测记录案例可见，其编号在 URS、设计文件和测试文件中保持一致，这使得追踪各验证文件及其技术和测试指标较为便利，无须另外建立不同的追踪矩阵。对于非配置软件产品而言，可以只用用户和测试间的追踪矩阵；对于配置软件产品，需要进行用户需求、配置和测试间的追踪矩阵；对于客户定制软件产品，追踪矩阵需要在用户需求和每个技术规格与测试层级上构建。在 RTM 细则用例中，每个矩阵中的需求或功能指标编号，如 U1.1.1、

F2.4.5、D1.1 和 T8.1，可以标识为连接其他部分的编号，或文件内部章节参照编号等。追踪矩阵的起始点是 URS 中条目编号，因而每个需求的描述要尽可能简洁，以助于技术规格和测试矩阵编号可以准确对应。追踪矩阵中的变更编号有助于追踪系统修改版本及其变更影响，其可以对应于其他文件和系统流程的变更，如 SOP 偏离变更控制等。值得指出的是用户需求与各设计文件间并不一定是一对一的关系，一个功能可能相对于不同的需求，或一个需求可以对应多个设计元素；越是关键性需求，对应其编号的测试编号内容细节可能越详尽，也可能对应多个测试技术指标；风险越大的系统可能需要多次和多层级的测试等。在测试计划中，有时需要标明扩展测试范围，以明确测试进行的层级，如单元、接受度或整合等；测试进行的时间段，如开发阶段、测试阶段或运营阶段等；测试进行的场所，如全局或本地等。

追踪矩阵需要在计划阶段就开始建立，如在 URS 准备阶段。开发商/供应商的系统追踪矩阵文件的完善度和合规性可以在进行开发商/供应商评估时予以稽查。一般情况下，用户需求的追踪只需在业务流程控制上进行，如交叉参照 SOP 的要求等。在验证过程中，追踪矩阵也需不停地更新。例如，当功能技术计划发布和测试时，相应的内容需要同时填入追踪矩阵中。一旦追踪矩阵完成，各种相关文件的更新，或是文件的编号（如测试用例的编号）的变更也应随之完成。此时，建立更新后的文件名、文件编号以及修订编号一览表有助于追踪矩阵的管理。

表 23.1　可追踪矩阵示例

ABC 系统需求文件(版本 1.0)	ABC 系统设计文件(版本 1.0)	ABC 系统测试文件(版本 1.0)
需求编号(系统序列 1.0)	设计编号(系统设计 1.0)	测试编号(系统测试 1.0)
实验室检测记录	实验室检测记录	实验室检测记录
1.1　正常值范围	1.1　正常值范围	1.1　正常值范围
1.2　检测值(数字数值)	1.2　检测值(数字数值)	1.2　检测值(数字数值)
1.3　检测单位(文本数值)	1.3　检测单位(文本数值)	1.3　检测单位(文本数值)
1.4　超标警示(混合数值)	1.4　超标警示(混合数值)	1.4　超标警示(混合数值)

ABC 系统 RTM 细则			
客户需求(URS)	设计技术计划		测试技术计划
	功能技术计划(FS)	配置技术计划(CS)	
U1.1.1	F2.4.1	C2.5	T1.1
U1.1.2	F2.4.5	C2.4	T1.2
U1.2.1	F3.1	C1.1	T2.3.1
U1.2.2	F3.2	C1.2	T8.1

23.1.5　电子临床系统的风险管理

有关风险管理的原理、识别、应对，报告等临床监督管理方法可参见第 11 章。电子临床系统的风险管理是一项针对电子临床系统风险进行评估和监控的系统工程。对于现有系统的风险管理应当在已经建立

的风险评估的基础上，定期进行审视和管理。按照 ICH Q9 的要求，质量风险管理应当贯穿于临床试验电子临床系统全生命周期管理的整个过程，其目的在于：

①　增强电子临床系统运用的科学原理，有利于支持申办方的商务过程；

②　理解电子临床系统与受试者的安全性保护、

药物质量和数据可信性的关系；

③ 满足药政事务和用户的要求；

④ 评估项目服务目标、合同、时间表和过程监管措施的表现和对项目完成的影响；

⑤ 确定问题所在和危害，以便做好纠正措施和预防措施（CAPA）计划；

⑥ 确认风险可以管理和容忍的程度，以便采取相应的对策。

在药物研究的过程中，对药物研发有重大影响的电子临床系统包括但不限于运用于药政安全性和有效性申报数据的产生、管理和监控的系统，产生和监管临床前、临床、药物研发和生产的关键参数和数据系统，监控和提供药物供应的数据和信息系统，监督药物召回的数据和信息系统，监督和管理不良事件及其规范记录和报告的系统，以及支持药物警戒的系统等（图23.1）。图23.4总结了电子临床系统风险管理的基本步骤，从中可看出，风险管理的基本过程包括风险严重性的评估、出现风险的可能性分析、实际风险的监测和相关被监测出的风险的防御和纠正等方面。最初的风险评估应当根据商务过程及其风险评估的理解、用户的要求、药政要求和已知的与受试者安全性

密切相关性的功能性作用的评估来启动。任何形式的过去风险评估和经验可以作为参考依据，并不需要重复进行。风险评估的结果应当作为系统开发和维护决策依据，以及建立相关系统标准的参考策略。如果风险评估的结论是潜在的风险在可控制或可接受范围内，则无须进行进一步纠正措施，但监控其保持在可接受范围是必要的。

图23.5展示了风险评估的常见定量方法。是否需要对某项功能或程序做出这种详尽的定量风险评估步骤应当是申办方和药政规范的要求，以及根据临床试验数据的质量和完整性的影响水平作定夺。一旦发现潜在的风险可能影响患者的安全性、产品的质量和数据的可信性，其管理的对策包括但不限于：

- 程序设计的修正；
- 系统设计的修正；
- 外部程序的介入启动；
- 增加程序或过程的细节；
- 增加细节或设计审核次数和等级；
- 增强验证活动的程度和严格性。

无论采取任何方法或措施，管理风险的总目标就是控制风险度在可控和可接受的范围内。

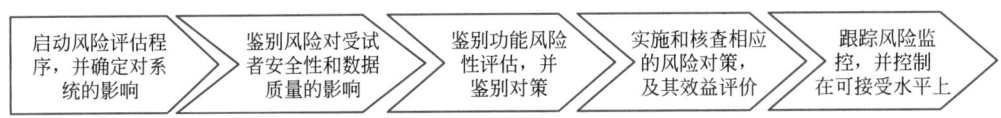

图 23.4 电子临床系统风险管理程序示意

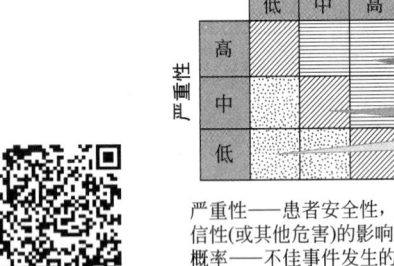

图 23.5

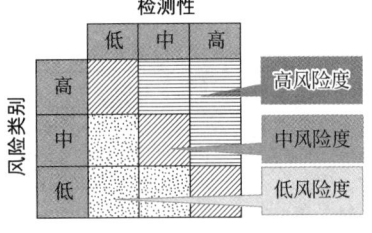

图 23.5 电子临床系统风险评估方法示意（彩图，二维码）

23.1.6 电子临床系统的变更管理

一旦电子临床系统通过性能确认（PQ）测试，它就可以正式交付给临床试验项目管理团队使用。这个过程需遵循项目变更管理规程，也是申办方的责任，确保和维护临床试验中电子临床系统始终处于受控的验证状态，包括建立和实施合规的运营程序、管理程序和计划，并且相应的培训工作也应当完成。电子临床系统的变更管理是维护系统及其流程始终处于验证状态的关键。有些运营和管理程序可能涉及供应商的监督和协助。在这种情况下，维护和监督供应商

的服务质量和合规运营就成为申办方相关部门和项目经理的职责之一。一般来说，供应商需要根据申办方的要求、软件和硬件应用环境的要求和GCP的变化，不断完善其服务宗旨和职责。应用于临床试验项目的电子临床系统与临床试验项目生命周期有关，因为电子临床系统的项目构建和配置必须随着新的试验项目临床方案的要求而变化。电子临床系统及其产生的数据的质量和可信性应当始终按照ALCOA原则予以管理和维护，且需要临床团队定期地稽查和审核系统运行和数据质量情况。图23.6列出了电子临床系统在整个系统生命周期和临床试验项目期间可能涉及的主

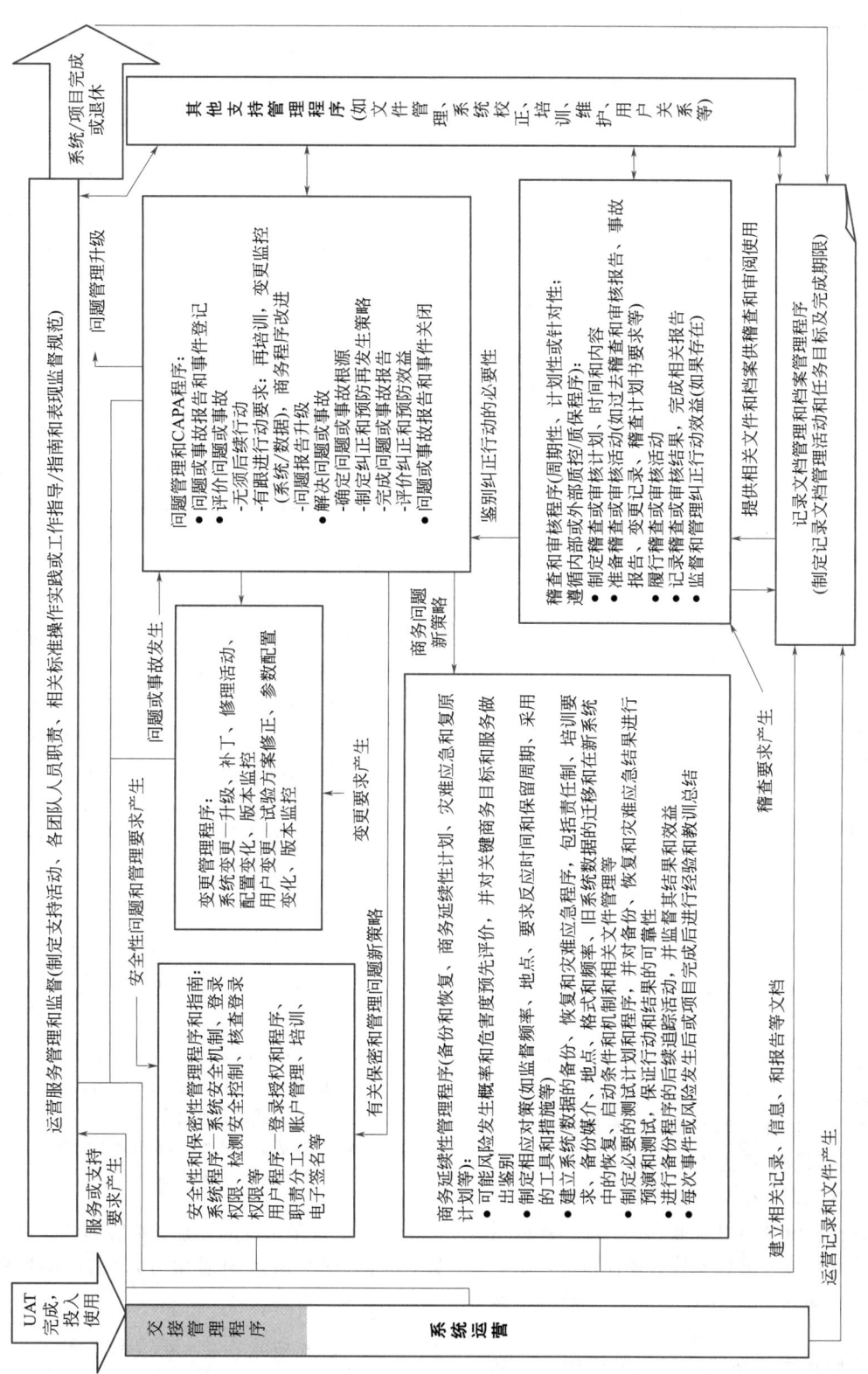

图 23.6 电子临床系统变更管理和监督主要程序示意

要任务和活动变更管理，以及这些任务和活动的相互关系。这些任务和活动变更管理需要根据申办方的商务目的和标准，以及 GCP 的规范而建立相应的标准操作程序、作业指导等操作性文件，以监督和评价整个系统运营期间的环境及其性能表现。同时，及时对出现的失败或问题根源进行分析有助于系统的规范运营和避免错误的再次发生。

电子系统的交付是电子临床系统管理职责从一个系统服务团队移交给另一个项目管理团队的过程。问题管理程序是为了将问题或事故的原因与预期发生的根源直接挂钩的手段，以及能够得到及时解决，以防止问题进一步恶化而影响系统的运营和数据的质量。纠正措施和预防措施（CAPA）程序是一种根据问题根源来调查、理解和纠正问题或事故的措施，以防止它们的再次发生。电子临床系统的 CAPA 程序应当成为申办方整个商务管理的重要策略之一，其原理适用于临床研究的任何方面。变更管理是维护系统及其程序符合规范的关键要素之一。在电子化系统运营过程中，无论所出现的变更建议与哪一方面有关，如软件、硬件、试验方案修正诱发的电子临床系统、系统构架和使用等，都应当对相应的程序或标准操作规范进行正式的有记录的调整，包括评价、授权、记录在案、测试/验证、批准和用例关闭等步骤。在进行变更前，实施变更的风险评估应当完成，以确保商务活动的延续性和系统运营的质量和规范化。商务延续管理对于确保系统和数据记录的完整性及其严谨性十分关键。软件、记录和数据的备份的建立、维护和安全保存以及必要时的恢复程序都需要在实施前予以测试，并记录在案。商务延续计划（BCP）也是确保申办方或临床试验机构在出现突发事件或系统崩溃时能有效而全面地做出反应的策略之一。因此，安全/保密和系统管理的结合能保证电子化系统及其数据在系统运营监督、事故发生或未授权系统操作等方面的有效管理。

变更时不应影响数据的质量和可信性，且不得违反数据隐私的相关规范。系统的退役包括系统的停止使用、系统的关闭、系统的丢弃和有关数据从退役系统中被兼并到新的系统中等方面。所有这些步骤都需要建立严格的标准操作程序和工作指南。记录和数据的保留，以及存档策略是药政规范的要求之一，应当成为申办方、研究机构、伦理委员会和合同研究组织等制定商务策略、标准和工作行为必不可少的组成部分。

从支持电子临床系统在研究机构的使用角度来说，申办方及其相关系统服务商有责任培训研究机构人员熟悉和掌握系统的操作和管理，包括在系统失灵或紧急情况下，研究机构该如何应对等，提供系统的参考手册，确保系统具有保障输入数据的安全性和保密性的功能，管理系统登录权限，建立系统技术或问题咨询服务中心，以帮助研究机构在使用系统的过程中可能遇到的系统技术或管理问题。对于网络化电子系统来说，申办方和系统服务商还必须保证数据传送过程的加密和安全性。一旦系统运行出现问题或故障，系统的开发商和服务提供商（申办方或系统服务商）有责任尽快解决系统的问题或故障，以保障试验数据的完整性和试验过程的延续性。必要时，启动试验项目和/或系统管理的应急措施。申办方及其数据管理部门需要被告知所存在的问题和监督问题/故障的解决及其结果，并做好风险评估及纠正措施和预防措施（CAPA）管理。

23.2　电子系统的技术要求和验证管理

充分的电子系统验证管理需要从源头上保证计算机化系统的功能和性能要求符合药政要求和拟定应用目的，一方面可降低系统重新设计、开发和重新测试的成本，另一方面，参与计算机验证的项目团队，通过对系统性能的深入了解，可使得相关业务的开展更为合理和有效。在计算机化系统的设计和应用中，都涉及技术指标或参数的设置。对这些技术指标或参数的质量管理都与验证步骤相关联，以确认技术指标或参数可以满足设计要求（图 23.7）。这种技术指标或参数与相应验证层级普遍存在于所有电子临床试验系统中，而技术指标或参数本身依据临床试验应用目的的可以以各种形式出现。但无论是小规模、简单、复杂或低风险系统，技术指标或参数都应当通过验证步骤予以确认。

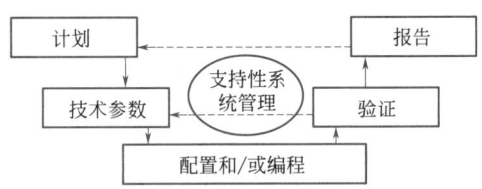

**图 23.7　满足计算机化系统合规和设计
应用目的的管理的通用方法**

其中支持性管理活动包括风险评估管理、设计审核、变更和
配置管理、可追踪性监督和文档管理等

取决于电子系统的类别、风险影响、复杂性和新颖性，图 23.7 展示的通用方法的应用要求会有所不同。

23.2.1　系统技术指标/配置和编程

根据用户需求计划（URS）建立的系统技术计划文件是后续系统开发、验证和维护的基础。系统技术计划的细节程度和种类数量依据不同的系统类别和拟定用途而不同。例如，Ⅲ类非配置软件系统有可能不需要设计技术指标规划文件。这类技术指标计划文件通常应当由系统开发或供应商准备并提供。在采购和使用商用电子临床系统前，申办方应当确认供应商能够提供合规的相关技术文件来支持未来的药政检查和其他相关活动，包括系统风险评估，其他配套技术或规范文件的建立，相关的后续系统的开发、升级和验证活动等。系统配置和编程活动要求依系统类别的不同而不同，其中任何所需配置活动必须在受控和可重复再现的流程中完成，相关软件编程需要按照预设的标准进行，编程代码审核必须结合风险评估管理进行。所有系统技术指标活动都需要在受控管理环境中开展和维护。软件系统产品的类别及其拟定用途是确定系统技术指标/配置和编程生命周期管理方法的依据，具体管理方法需要根据供应商资质和风险评估需要而定。任何系统技术指标计划/配置和/或构建编程是否能支持软件系统的正常运行在系统交付正式应用前都需要通过验证测试活动予以证实。这种验证测试需要按照严格的标准操作规程开展（表 23.2），只有通过验证测试的电子临床系统才可以表明是合规且满足拟应用目的的。

根据软件系统产品类别属性、应用范围和潜在的风险影响程度，上述 OQ 和 PQ 之间的技术指标和验证要求差异较大，应当根据实际需求状况进行调整和管理。在软件系统构建过程中，什么阶段采取哪一种验证测试方法需要在验证计划中明确表述，验证测试结果达到合格要求后才能使软件系统达到可接受标准，并准许其投入实际应用中。按照技术指标计划和验证活动管理，各类软件系统产品的一般管理要求

如下：

（1）非配置软件系统产品（Ⅲ类）管理　这类软件监督及其供应商管理较为简单，通常装配和运营验证测试包含在技术指标审核中，其相当于可以直接进行用户需求测试。同时必要时也需要进行校验管理和供应商质量管理体系的检查（图 23.8）。

这类软件系统不需要进行软件包的验证，但验证关注点主要集中在系统应用层面上，包括但不限于：

① 装配方式正确；

② 基于风险的供应商评估方法；

③ 符合系统要求和应用需求，即系统接受测试能满足应用需求；

④ 用于构建应用功能的语言或宏程序；

⑤ 关键的代数公式和参数；

⑥ 数据符合可信性、准确性和可靠性原则；

⑦ 应用程序的运营规程符合商务流程监管要求；

⑧ 依据风险和供应商质量体系检查确定是否需要进一步测试。

系统供应商的质量管理需要涉及合格软件系统产品的供应和质量保证文件和/或说明文件的提供、产品使用培训、服务支持维护管理等。

（2）配置软件系统（Ⅳ类）管理　由系统服务商提供的商业可租赁或购买的电子临床系统通常需要与标准硬件组分配合，针对特殊临床试验流程的需要在系统应用时进行项目技术参数的配置。这类软件系统构建的管理和评估方法通常含有三个层级的技术指标及其验证要求（图 23.9）。

这类软件系统的关注点贯穿在其整体生命周期

表 23.2　电子临床系统通用验证合格活动一览表

术语	定义	验证活动
设计合格（DQ）	核实所设计的组件或单元适用于所设目的	设计审核，即通过设计计划细节的审阅和对比实现验证核实，应产生审核文件和报告
装配合格（IQ）	核实电子系统的装配正确无误或符合书面批准的技术指标计划要求，其目的是证实软件和硬件的装配和配置正确	通过检查、测试和其他核实步骤来实现验证目的
运行合格（OQ）	核实电子化系统按照书面批准的技术指标要求功能运行正常，即运行程序按照预设或配置的技术指标计划在要求的某种商务运行环境中功能运行正常	通过测试或核实功能指标计划细则验证系统功能运行准确无误，应有验证测试计划文件，并产生审核/测试结果记录和报告
性能合格（PQ）	核实电子系统能按照书面批准的用户需求技术计划，以及商务流程范畴和运营环境，可靠地满足用户对数据输入和输出水平的要求	通过测试或核实程序来完成，其目的在于显示系统能满足拟定应用目的的要求，并达到专属技术指标接受程度的标准

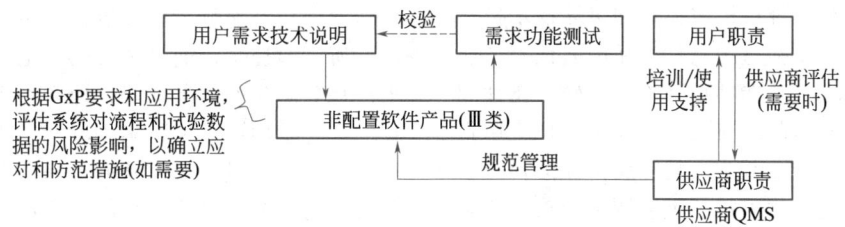

图 23.8　非配置软件系统产品管理示意

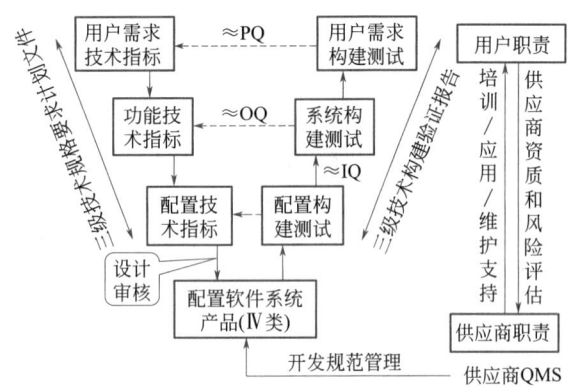

图 23.9　配置软件系统管理示意

中，即计划、设计、测试和维护各环节，其中所产生的各层级文件要求与系统的复杂性和风险影响程度有关，而有些生命周期文件只能由开发商/供应商提供。例如，简单或低风险软件系统可以将功能和配置技术指标文件兼并在一份文件中。这类软件系统产品的验证测试通常包括装配方式正确，标准模块配置编码审核（包括算法程序），系统技术指标配置正确，系统功能技术设置能支持拟定的专属商务流程，基于风险的测试以表明应用软件在测试环境和业务流程中都能按照设计要求运行，以及显示的测试结果能满足用户要求且达到用户接受标准。其中根据系统的需要，装配验证测试可能出现在各类测试层面中。如果有特殊的风险评估需要和开发商/供应商资质或质量问题，可能需要根据实际评估情形增加相关特别验证检测。

系统供应商或开发商的质量管理涉及建立自身质量管理体系，并按照法规和 SOP 要求将质量标准融入系统标准产品中，有良好软件系统的供应和应用服务/维护支持，按照监管要求和/或用户需求提供各级技术规格指标及其测试文件和报告，支持和完成配置编程与验证测试流程、系统应用培训和用户所需系统监管文件的准备与递交等。对开发商/供应商的评估需要证明他们有合规的质量管理体系。

（3）客户定制软件系统（V 类）管理　这类系统客户定制组分与标准化系统相比，共性较少而独特性较多。这类软件系统构建的管理和评估需要从四个层面进行技术指标的计划和验证测试（图 23.10）。

这类软件系统的关注点贯穿在其整体生命周期中，即计划、设计、测试和维护各环节，其中所产生的各层级文件要求与系统的复杂性和风险影响程度有关。例如，简单软件系统可以将设计和组件技术指标文件兼并在一份文件中。这类软件产品的验证测试通常包括装配发生正确，功能和设计构建正确，设计和源代码审核，以及显示的测试结果能满足用户应用目的且达到系统接受标准，其中支持专属商务流程需求的运行正常验证通过组件测试、整合测试和功能测试完成。

从上述各类应用软件的验流程来看，V 模型是较为常见的验证方法。临床试验中各类电子临床系统的验证方法也可以采用此类验证方法，加上相关资质或开发流程合规性的证据。图 23.11 展示了常见三类应用软件的验证方法。

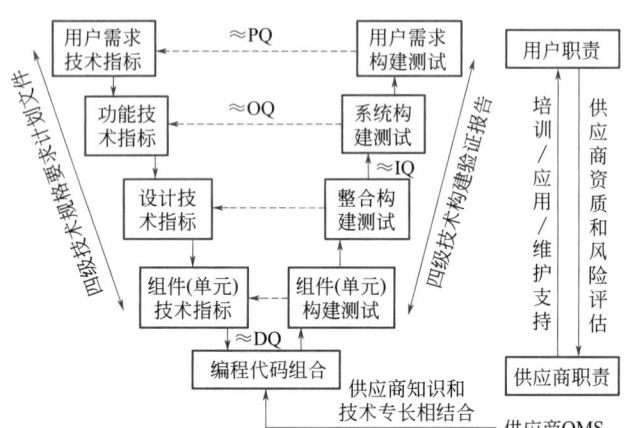

图 23.10　客户定制软件系统管理示意

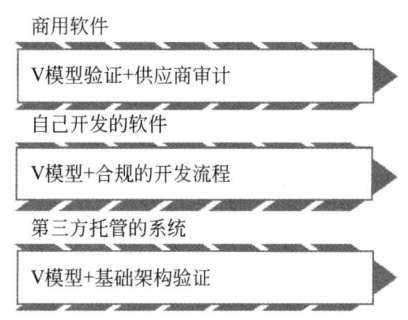

图 23.11　常见三类电子临床应用软件系统的验证方法选择

系统用户决定需要的技术指标计划和验证程度，系统构建阶段和相关文件任务可以分配或外派给有资质的供应商。对于新系统而言，必须拥有更严格的功能和设计指标及其验证测试。合格的系统开发商的质量管理体系应当包括但不限于按照用户的要求和新软件系统的开发/测试的需要，建立各类技术指标计划及其测试标准，准备和提供用户所需监管文件，提供培训和系统应用与维护支持等。

23.2.2　电子临床系统的验证文件

计算机化系统验证包括应用程序的验证和基础架构的确认，其范围与程度应当基于科学的风险评估。风险评估应当充分考虑计算机化系统的使用范围和用途。所谓验证是指通过客观文字记录证据对规定的要求已得到满足的结果认定，即产品实现过程中，有物理的、化学的或其他科学手段和方法所进行的独立观察、测试或测量后所得到的结果证据表明电子系统及其管理的数据已满足规定的准确性和可靠完整的质量要求。这种质量保证可以使得临床试验程序或系统能恒定地产生满足预定特性要求和质量特征的产品和结果。换句话说，计算机化系统的验证就是要建立计算机化系统生命周期管理的一套文件化证据（documented evidence），以确保计算机化系统的开发、运营、操作以及维护等环节自始至终都能够高度满足其预设的各种系统技术标准、使用目的和质量属性，并处于监控下的质量管理规程中；在投入应用直至退役的生命周期中都能高度再现和维护系统的标准和都能符合监管要求。因此，计算机化系统验证并不只是 IQ、OQ 和 PQ，还包括计算机化系统建设的六个阶段，即设计、开发和测试、调试、运营中的合规监管、维护和退役，每个阶段都要求相对应的文档和执行记录。通过计算机化系统的验证，可以对计算机系统的用户需求及其设计规格、安装、运行性能的正确性，以及生产的适用性进行测试和确认，以证实该计算机化系统达到设计要求和技术指标的规定。美国

FDA 对计算机化系统的验证的一般原则就是要通过对目标文档证据的检查来确认软件设计能满足设计的目的和用途，软件运营的实施环境和要求能保持恒定，即确保电子记录的真实性、完整性和保密性的程序和监控符合 GCP 和法规要求。ICH-GCP 对电子化系统的验证要求指建立并记录计算机化系统符合规定要求的过程，以及数据化系统需要持续满足设计要求，直至系统退役或过渡到一个新的系统中。验证方法基于风险评估，考虑系统的预期用途和系统潜在影响受试者保护和试验结果可靠性的可能。因此，当使用电子数据记录系统时，申办方应当能确保系统的合规性，记录任何所发生的活动记录的有效性，运营电子化系统管理 SOP 的健全性，良好的编辑轨迹和系统的安全性保障，以及试验数据有适当的备份程序和管理等。表 23.3 总结了电子临床系统生命周期中主要工作/技术要求与验证管理文件。

表 23.3　电子临床系统生命周期工作/技术要求和验证文件概述

阶段	验证文件	描述
启动阶段	用户需求计划	文件能精确和完整地反映所要求的系统功能和表明完成后的系统必须要达到的目的和途径是什么，并应识别关键数据和数据生命周期控制措施，用于保证数据在产生、处理、传输、审核、报告、存储和检索以及最终处置的过程中的一致性和可靠性。每个用户和每一个功能要求都应当用一个独特的识别号来标定。这个编号会作为验证测试的追踪目标。文件中列出的要求应当尽可能地精准和可测试，并可用于连接每一项要求和用户接受测试脚本的追踪矩阵
	功能技术计划	按照行业标准，这个文件应当准确和完整地解释依据客户定制系统的要求软件设计的细则，即描述系统要做什么和怎么样，包括软硬件的配置等。文件的描述应当尽可能详尽，以便分析师和工程师能理解系统运用的技术操作要求，并从基本软件的全新装配的要求出发为完成系统的配置技术计划打下基础
	配置/设计技术计划	在功能技术计划的基础上撰写的，其是指导 IT 人员和编程代码专家能更好地理解 URS 和 FS 对软件系统设计的技术操作与性能需求的细则性文件，即描述 FS 中设计的功能在系统构建时要做什么和怎么做，包括系统设置和参数的定义、软/硬件的配置与用户和功能需求的匹配性、与每个系统功能需求相匹配的追踪码设置等。配置设计文件是系统装配编程设置的重要基础，系统供应商或开发商负责撰写和需要时向用户提供这类文件。设计技术文件则是针对客户定制的系统软件组分的配置技术文件
	风险评估	对系统支持的业务流程和系统功能各环节所存在的风险及其危害做出评估
	验证计划	按照验证策略，制订验证计划
设计阶段	设计确认	确认系统、设备的设计满足最初设计的意图，并提供文件化的记录
	跟踪矩阵	软件开发过程的两个或多个产品之间关系可以被建立起来的程度，尤其是产品彼此之间有一个前后处理关系。在系统验证中，跟踪矩阵是将系统的设计要求与安装确认相联系，将功能需求与运行确认相联系，将用户需求与性能确认相联系。通过这种联系，确保所有的用户需求都得以满足
装配与审核阶段	装配确认	提供可记录的核查，表明设备/系统的安装已经符合制造商的要求。软件可能会安装于不同的环境，如测试环境、验证环境和生产环境。它们均用于不同的目的。安装确认包括安装要求的核实、设备的技术指标的核查和安装的核查。安装确认应验证系统符合系统设计的规范
	运行确认	将提供依据证明在系统的运行范围内，系统按照预先批准的规格要求运行，是将功能要求的每一个功能做具体的测试。测试包括单元测试和集成测试
	性能确认	提供可记录的核查，确认系统在规定的运行环境中运行时，全部生产工艺活动所发挥的执行和控制等性能，满足事先批准的规格要求
	验证总结报告	对验证过程作最终的总结，特别要有对于验证结果的结论，并说明系统是否处于验证状态
	验证批准文件	对通过验证的系统予以正式批准的文件记录

续表

阶段	验证文件	描述
操作与维护阶段	验证状态维护文件	数据和程序管理,定期审查与变更控制
	用户培训计划	基于系统用户的角色而制订的人员培训计划,包括培训的材料、方式等
	账户管理计划和记录	制订有关用户账户管理的方法、要求与流程,包含权限与职责要求及其记录
	备份恢复测试记录	备份数据库数据的恢复测试记录和报告
	业务持续计划	制订在非正常环境下,业务的可持续开展计划
	灾难恢复计划	灾难发生后,如何尽快恢复业务以及研究数据的恢复
	系统维护记录	系统的日常维护、故障处理,紧急状况的处理等
下线退役阶段	系统下线	系统下线的过程,数据的保存、迁移与归档等

23.2.2.1 用户需求计划

在系统概念阶段,清晰和完整的用户需求理解是系统构建阶段建立行之有效的电子系统发展计划的必要条件,收集用户需求和技术要求的使用范畴及其细节程度应当足以支持系统风险评估,进一步规划系统的技术指标和构架及其验证目标。建立用户需求计划(user requirements specification,URS)是系统用户的责任,是系统开发生命周期中应当很好维护和受控的环节。对于市售或租赁和低风险度的电子系统,用户需求计划文件并不一定需要用户单独制定,但可以是提供给购买或租赁客户的系统合规文件的组成部分。

一份规范的 URS 应当清晰和准确地勾画出构建者要求系统做什么,并受商务流程需求所驱动。URS可以在选择电子临床系统前针对特殊需求解决方案单独建立,如任何Ⅳ类或Ⅴ类软件系统,或一些Ⅲ类软件系统(见 23.2.1 节)。URS 是用户或系统供应商/开发商必须承担的最重要的任务之一,只有对拟应用的商务流程有非常清楚的了解才能提出设计精良的 URS。目前商业化的各类临床试验解决方案电子系统供应商大多根据具体临床试验环节的需求,在构建某类电子临床系统并投入商业化应用前完成建立特殊环节的 URS。一般来说,URS 可能开始无法做到全面周到,特别是Ⅴ类软件系统,需要在后续系统开发和运营阶段不断补充和完善。在准备 URS 文件时,需要考虑的方面通常包括但不限于:

- 运营需求
- 功能需求
- 数据要求
- 技术要求
- 接口要求
- 演算要求
- 环境要求
- 系统性能要求
- 可用性要求
- 安全性要求
- 维护要求
- 药政要求
- 任何电子数据迁移要求
- 稽查轨迹要求
- 错误处理要求
- 系统管理要求
- 质量关键要求
- 报告要求

系统质量关键要求的建立通常需要根据 GxP 法规标准、系统应用环境中受试者安全性、产品质量和数据可信性等若干要素而定。任何系统要求应当确保系统能经得起测试和检查,并满足配置/设计和验证中的可溯源性和设计审核要求。根据电子系统的拟定应用的目的,常见 URS 内容包括但不限于:

(1)引言　这部分一般需要描述谁负责起草文件,谁审核和批准文件,遵循什么法规条例,文件的目的是什么等。如果涉及委托构建和开发,需要对合约状态做出简述,如客户定制开发或外包服务等;如果还涉及其他系统开发文件,可以引述 URS 与其他文件的关联性,有些在其他文件有所阐述的内容无须在 URS 中复述。

(2)概述　这部分应当阐述系统的使用目的和范畴,解析系统需求的原因,应用要求是什么等。例如,系统背景的综合分析,既往和当前系统应用范围的状况,拟开发系统的长远愿景,可以解决的相关商务自动化流程要点和限制,主要效益和目标,适用的 GxP 法规要求等。

(3)运营要求　根据实际需求,这部分要求可以包括但不限于:

① 功能　这些要求是系统能履行商务自动化流程的关键,需要在 URS 中清晰地列出流程/用户要求,包括详尽的功能需求,如所涉角色和/或职能流程要点、计算公式及其科学依据、系统安全性和登录控制的保密性要求、备份以及从备份恢复系统和数据的能力、稽查轨迹、电子签名、输出要求(报告、文

件等）、任务清单或错误信息通告等。因此，需要描述如何保证所有创建、修改或删除电子数据的步骤都将被记录于独立的、计算机生成的稽查轨迹，或其他元数据，或替代的记录，明确该活动的"什么"（如原始输入）、"谁"（如用户 ID）、"何时"（如时间/日期印戳），以及"为什么"（如原因）。

② 数据　指由系统输入、处理、报告、储存和检索的数据，包括所有主数据和其他对系统控制和数据输出最为关键的数据。数据处理要求通常是电子临床系统记录的关键，需要从关键数据和数据流对受试者安全性、试验项目质量和数据可信性角度予以要求，其中包括电子记录的定义、数据的定义（如属性、格式、关键参数、有效数据范围、数据限定和准确性标准、字符集）、所必需的域、数据迁移功能、数据输入和后续编辑、数据的计算或演算、数据备份和灾难恢复、数据保密性和可信性措施、存档要求等。数据流包括系统将要使用的业务流程，以及数据从一个系统到另一个系统或网络组件的物理转移。这种数据应当有数据流和数据流程图文件，以帮助在实际、预定数据流程下评估、提高和控制数据可靠性。

③ 技术　系统技术要求是实现拟开发电子临床系统成功的主要要素之一，需要在 URS 中明确设定技术/IT 要求，不仅要包括软件、硬件要求和与其他系统的接口要求，支持数据流的网络和操作系统环境，也要有能融合和迁移数据的功能，以及未来版本和系统更新的技术设计考虑。例如，系统运营管理和变更控制（启动、登录管理、暂停、恢复、测试、失效备援、稽查轨迹等）、绩效和时效控制要求（需要清晰地量化）、灾难恢复、系统操作失败时应采取的应对措施、系统容量和能力标准、登录操作速度和效率要求（如系统负载或负荷速度、更新页面速度、产生报告速度等）、硬件/估计匹配要求、配置能力等。

④ 接口　系统怎样与其他系统交互与系统接口的友好性和延展性关系重大，亦对系统市场营销影响重大，其中可能涉及但不限于用户接口的友好和便利使用，根据角色灵活变换相应职责或职能管理，与系统融合或兼容的接口，与相应设备的接口（如传感器或制动器等）等。

⑤ 报告　系统报告预设的类型和格式，包括系统自带报告和/或自定义报告的设置要求等。

⑥ 环境计划　随着网络和智能技术的不断发展，电子临床系统的环境要求愈加提高。在 URS 对这方面应当予以明确，例如，应用程序和操作系统的访问控制需要保证仅限于授权用户，便于适应不断变化的复杂网络环境。这方面的要求可能涉及但不限于：

• 系统布局设计、系统物理环境的要求和规划对系统的安全和正常运营有重大影响，如远距离连接或空间限制等。

• 物理环境条件，如温度、湿度、外部干扰、对视频/电磁/紫外线干扰的屏蔽、防灰尘、无菌或高震动环境等。

• 物理安全性，涉及登录监控、网络安全等级等措施要求。这些控制措施可以保证数据各个步骤和事件发生时都能清晰地记录到持久的介质上，并确保对各个步骤和事件的顺序。例如，防止对储存在临时内存上的数据以一种无法记录的方式被修改。

• 供电动力要求，这些可能与配套的硬件设备要求有关，如需要匹配的电压、电流功率、负荷容量、无干扰/不间断动力装置等。

• 其他特殊物理或后勤保障要求等。

⑦ 系统约束性　电子系统技术指标及其运营的约束条件应当在 URS 予以明示，这与系统功能的正常运转关系密切。例如，系统匹配性（与硬件或其他应用软件的匹配，公司战略要求或标准等）、保证数据可追溯至个人的控制措施（如禁止使用共用或通用的登录凭证）、系统可靠性标准、维护或其他故障排除允许的最大时长、法规义务、用户技能等级要求、系统操作方法、预期的生命周期、长期支持服务、系统可用性管理要求等。

⑧ 系统生命周期要求　任何可能影响系统供应商开发生命周期及其后续验证活动的特殊要求也需要在 URS 中有所描述（如果需要）。其中较为关键的是符合系统及其收集数据的质量保证相关要求，但如果在其他系统管理文件中已有提及，并不一定需要在 URS 中呈现。这些方面的要求可能涉及但不限于开发要求（如开发商需要满足的最低标准等）、系统开发项目管理和质量保证规程、强制的设计方法、特殊测试要求、检测数据要求、负荷测试、所要求的模拟规程、产品接受测试规程和标准、交付产品及其交付方式、开发商预期递交的文件（如功能技术指标、测试技术指标、涉及技术指标、用户和维护指南或手册等）、相关工具需求、培训课程要求、存档设备、在交付接受后的支持和维护要求等。

⑨ 药政标准和要求　任何与系统拟用目标有关的药政标准或目标要求如果涉及系统的应用范围和相关系统文件都应当予以概述，如系统的保密和安全措施设置、系统标准文件、用户手册和系统使用、数据审核和系统管理的规程、电子签名要求、受试者信息隐私性保护、数据标准等。

⑩ 词汇表　任何在 URS 中采用的词汇表应当专门列表呈现，便于在后续开发和技术设计中追踪和参考。

⑪ 批准页　由于 URS 是电子临床系统的重要文件之一，严格的审核和批准程序必须建立，这包括以文件批准的形式签署的批准页。这个批准文件可以体现各干系方及其流程的责任人，便于后续药政检查时

参考。任何最终 URS 的批准需要有明确的版本和版本日期，便于后续开发技术规划和交付产品的追踪。

如果 URS 涉及流程描述，最好能用图表加文字描述的形式表述，并能结合对 GxP 关键要求的考虑；所涉及的任何要求和/或法规标准都应当能经得起核实。若涉及无法清楚界定并核实的特殊要求，如一些主观设想，需要在文中予以特别说明。所有要求优先考虑的义务和接受标准应当在最终的批准文件中特别注明。URS 的修改应当按照变更管理的流程进行，并需要在修改稿中附有清楚地显示增加、修改或删除痕迹及其原因的列表。任何重大修改都需要经过重新递交和批准流程。需要注意的是系统配置/设计细节、系统实施细节、系统开发预算、项目时间表等并不需要在 URS 中描述，因为这些方面并不是用户系统要求解决方案的内容。这些内容通常在其他技术和合约文件中会有所体现。例如，技术配置/设计细节一般在与 URS 相配套的系统技术指标计划中描述；系统实施细节完全取决于解决方案系统的实施过程及其相关联的流程要求，在系统需求阶段很难预先设置。

URS 的撰写涉及相关商务流程专家和 IT 技术人员的密切合作。在计划和准备 URS 的过程中，需要注意的流程管理要素包括但不限于：

① 对需要解决的商务流程及其存在的不足之处有共同的理解，特别要考虑如何优化或改善已有流程的自动化过程或不同系统间商务流程的融合（如果需要），这有助于各干系人都知道 URS 中提出的商务要求程度和重点是什么；

② 所有的功能要求尽可能地有可量化标准，便于后续的开发、验证和交付产品的功能评估；

③ 所有要求应当分门别类阐述，并对其中关键要素或要求的描述尽可能详尽和突出，以确保特别技术关注点能集中在关键要求上；

④ 无用的或增色的系统功能尽可能地不要设计在 URS 中，最起码不应作为优先开发考虑点；

⑤ 原始的系统范围要求应当在 URS 和后续的开发或修改中被保留，延续或补充的系统范围应尽可能通过变更管理流程完成，便于系统验收和系统数据的可溯源；

⑥ 避免在 URS 中在单一要求下包含多个要求，这样可能造成系统开发和验证的困扰；

⑦ 所有 URS 讨论和后续开发文件都应当注意保存，特别是涉及新功能建议时，需要将建议人信息保留在案，便于后续构建必要时能知道应当向谁提出进一步澄清或功能实现问题的讨论。

按照 URS 开发新功能系统时，根据 URS 的功能模块设计参数，需要同时建立和撰写系统测试计划及其脚本，为后续验证做好准备；注意收集软件系统与各配套系统或硬件之间的要求，在了解系统应用环境要求的基础上，同时开始建立系统应用的标准操作规程和系统培训材料，便于系统构建完成后能立即推进运营操作阶段的工作。由此可见，URS 中描述的需求需要具有"SMART 特性"，即

• S——specification：每个需求都应有具体标准；

• M——measurable：每个需求都应能够进行测试或确认来证实系统满足用户需求；

• A——achievable：每个需求都是能够实现的，清楚且明确；

• R——repeatable：每个需求的测试结果都是可重复测得的；

• T——traceable：每个需求能够通过设计和测试进行追踪。

23.2.2.2 功能技术计划

电子临床系统的功能技术计划（functional specification，FS）也称为功能设计技术要求文件（functional design specification，FSD），是根据 URS 的用户对业务流程自动化管理需求而建立的一份正式文件。其详尽列出软件产品的所有特性和功能技术规格、接口和性能要求，以满足用户需求。在软件开发过程启动阶段，功能技术计划是系统架构师撰写的主要文件之一，为系统设计和配置规范提供了基础。功能规范应考虑计算机化系统在预期的计算机环境中运行所需的要求，如由供应商提供功能的软件，以及用户业务流程所需的功能无法通过商用现成软件和默认配置满足，需要定制化代码开发的软件。网络基础架构需求也应纳入考虑范围。每个所描述的功能均应可确认。因此，功能技术计划应当包含系统开发人员设计和编程所需的详尽信息。FS 的目的是要很好地建立 URS 与电子系统功能运行程序的关联性，将临床运营专家对临床流程需求理念转化成 IT 技术人员能够理解的系统构建技术语言。在建立 FS 中，需要遵循的撰写原则包括但不限于：

① 需要考虑并清楚地描述出所有可能的约束要素，即系统会遭遇的外部限制，如硬件或软件平台要求、网速、电源、测试、环境和运营限制条件等；

② 注意对技术参数命名规则的一致性；

③ 所涉每一个功能及其设施都应当是可被检测的；

④ 系统内部和外部接口应当清晰地界定；

⑤ 尽可能清晰反映 URS 的技术要求及其相匹配的功能技术规格要求，避免撰写模糊，重复和前后矛盾，使后续系统设计过程中读者和编程人员能准确理解 FS，无须再经常反复咨询文件撰写者；

⑥ 必要时 FS 中可以采用图表解析的方式阐述功能流程和相应技术指标的关联性。

常见 FS 内容要点包括但不限于：

（1）引言　包括的信息有文件的撰写、审核和批准者、文件的目的、文件的合约状态（如果适用）、与其他文件的关系（如 URS）等。

（2）概述　简述 URS 的需求要点，便于关联系统的基本功能技术和接口要求。这部分的内容一般会涉及系统的范围和主要目标；与 GxP 法规相关的参考信息；系统对患者安全性、产品质量和数据可信性的重要性；如果涉及模块组成，可以分解描述，如主系统、亚系统等；拟建系统与其他系统和/或环境的主要（入/出）接口要求；一些假设或限制性因素，如设计、实施或约束要素等，可能与 URS 不一致的方面需要充分表述并尽可能给出应对设想。

（3）功能技术规格　对各个功能模块应当分别予以解析，这包括功能技术及其配套的设施要求、特殊的运行模式要求等。对于功能技术规格设计计划的描述可以从若干方面展开，即

① 各功能或设施的目的，应用场景的细节设计，包括系统内外各模块或系统间的接口等。功能流的输入、输出、关键计算或算法原则和对其他功能或系统或运行环境等的影响需要予以明确。

② 性能设计计划包括功能系统的响应度、指标标准、中心化或分散处理方法及其总处理能力等，这些描述应当尽可能量化和清晰。

③ 安全性和保密性的功能设计包括所选择的软件或硬件失效的应急措施、自检能力、输入值的核查、超时设定、冗余管理、登录限制和监控、数据恢复等。

④ 任何可以做到的配置功能和任何配置的限制。

⑤ 功能需求与 URS 技术要求的可追踪性。

⑥ 输入/输出功能追踪检查，包括实施审核原始电子数据和元数据的程序，如稽查轨迹。

⑦ 电子签名的控制措施。

⑧ 以提示报警条件、失效和数据修改的报警和标志，以帮助发现和审核这些事件。

⑨ 出错情况及其处理，失效管理措施，内嵌登记档案，问题自我诊断管理等。

（4）数据流设计技术　系统中数据流的处理和管理需要通过系统功能技术实现，因而这部分应当对其做出描述，即

① 明确界定根据 URS 描述的数据/流程目标构建复合数据分层方式，如 URS 描述对采集和保存记录文件的需求，FS 需要明确如何通过系统功能技术对其实现复合分层型管理，即文件夹的层级设计，其中的关键参数必须予以明示；

② 规定数据接触控制/监控功能技术在各系统模块中对每个数据点的读/写控制作用，接触功能的实现方法，数据系统功能的速度和更新时间，读/写功能的互锁作用等；

③ 对输入和输出数据值允许范围的调控；

④ 必要字段的调控；

⑤ 有效数据的验证检查；

⑥ 各模块间和各模块内的数据关系判别；

⑦ 数据信息容量、保留时间和数据归档途径；

⑧ 数据可信性和保密性的控制；

⑨ 数据迁移能力的实现。

（5）接口通道功能设计　FS 应概述系统接口功能设计要求，以便明确系统或各模块之间应如何互动，彼此能互为对方提供什么，实现互动需要什么条件等。依据 GxP 的要求，接口的保密性尤为重要。因此，接口功能设计依据其应用环境和功能的变化而不同，即

① 用户接口　角色的不同对系统和模块间接口的功能要求也不一样，如系统管理员、数据管理员、临床监查员、研究者等。为此，根据角色设置的接口外周设施要求，进入或退出接口后的屏幕显示的常见式样、屏幕报告的格式设计、错误处理和报告功能等应当予以阐述；用户角色输入模式也需要明确界定，如键盘和鼠标点击、触屏、借助尖笔头、硬键盘触摸式手写等。

② 与设备的接口　如涉及与传感器和/或外接仪器设备的对接功能。

③ 与其他系统的接口　说明与其他系统链接或数据传导时，系统间互动的属性或时间，方法和监控互动的规则。如果涉及中间媒介或系统的制约，需要在这部分予以注明。

系统接口/通道与系统功能的实现关系密切，涉及当数据传导或输入时，系统内的数据流通道如何建立。例如，数据/文件类别、格式、范围和数据值的含义，数据传输率和系统反应时间等方面与接口通道的关联性需要在这部分解析（如果适用）；试验方案的交流，如草拟、上传、启动审核或实施、在线培训等与用户角色及其职责分工有关；数据共享、创建、保密管理、接触监控、重复输入、使用、存储或删除在系统中的接口通道处理，通过数据参数在系统角色间、系统模块间或系统间的交流，公用数据区域分隔或信息交流，内部数据的接触权限等也与系统角色进入接口后的职责分工和系统功能通道有关。此外，数据错误的处理、恢复和报告也需要通过系统功能的接口区域实现。

（6）非功能属性描述　如果系统设计有一些非功能性技术参数或需求，可以在这部分予以阐述。例如，系统时效性、可靠性、延展性、错误检查、关闭待用、可维护性、后台空间容量、环境变更适应性、适当程度的挑战性测试、在警报条件下能触发报警、无效信号或被修改的数据可以被标记等。例如，边界、范围、限制、无效输入测试等，以确认系统可以

正确地处理不正确的输入或不正确的使用。

（7）环境条件或要求　需要对系统应用的设置环境标准或要求予以讨论，如加密网址、物理环境、其他特殊后台支持或物质要求等。

（8）词汇表　这是任何专业文件都应当包含的部分，有助于读者或相关干系人熟悉文件中的专业术语的含义。

（9）附录　如果需要的话，这部分可以对硬件或软件的具体技术规格参数、业务流程图表、法规要求或标准等予以展示。

23.2.2.3　配置/设计技术计划

系统配置/设计技术计划（configuration/design specification，CS/DS）则是在用户需求和功能技术计划的基础上撰写的，其是指导 IT 人员和编程代码专家能更好地理解 URS 和 FS 对软件系统设计的技术操作与性能需求的细则性文件，即描述 FS 中设计的功能在系统构建时要做什么和怎样做，包括系统设置和参数的定义、软/硬件的配置与用户和功能需求的匹配性、与每个系统功能需求相匹配的追踪码设置等，为系统各功能模块配置编程提供坚实的设施基础。设计参数和配置设置的标准（单独的或整合的）应保证数据可靠性并符合 ALCOA 数据和记录管理实践指南。这个文件应提供一个高水平的系统描述以及系统物理和逻辑架构的概述，并应描绘出系统业务流程和相关工作流和数据流（如果这些内容还没有在其他需求规范文件中描述的话）。在这个阶段的 GDP 贯穿在计算机开发环境中启动和实施管理过程的配置设置和设计控制活动，其不仅包括软件应用程序，也包括操作系统环境。配置设计文件是系统装配编程设置的重要基础，系统开发/供应商负责撰写和需要时向用户提供这类文件。只有当涉及 V 类系统时才会需要制定客户定制的系统组分或单元软硬件配置设计技术计划文件（DS），系统供应商或开发商有责任撰写和提供这类设计技术规格计划。取决于系统的风险、大小和复杂性，CS/DS 可以分别对软件和硬件分层概述，也可以兼并在一起进行阐述。如果只涉及一个方面，可以仅对软件或硬件做出描述。每个 CS/DS 计划应当与 URS/FS 互为参考，并能追踪到 URS/FS 的相关具体技术要求。常见配置/设计技术计划内容可以包括但不限于：

（1）引言　包括的信息有文件的撰写、审核和批准者、文件的目的、文件的合约状态（如果适用）、与其他文件的关系〔如 URS、FS、CS/DS（如果同时有的话）等〕。

（2）概述　取决于系统的复杂性和用户需要，简要界定总体系统，硬件或软件的模块功能或组成需求的配置和/或设计计划的标准或要求，以及相关周边配套设备要求，且可以采用图表和/或流程图的形式

配合描述，但并不需要给出详尽的设计信息。

（3）配置　说明功能设计计划需求的系统或组分配置有哪些，应当如何实现，涉及什么设置或参数，系统特殊界面或接口的配置要求（如出错处理、数据层级、数据检查、系统保密安全性等），设置的配置技术规格的依据何在，在构建相关配置功能和需求时可能会用到哪些工具或方法，与其他系统的关联性或会有什么影响，涉及的基础架构有哪些（如运营系统和分层等），设置的保密性措施等。

（4）软件设计　在可能情况下，软件应当按照公认的设计标准或方法进行设计配置。这一部分内容通常包括但不限于：

① 系统概述　总系统通常包含系列亚系统，亚系统则由不同模块组分组成。这部分内容需要对此做出描述，并简要说明各模块/亚系统的目的和/或功能要求，其中各模块间的所有界面和接口应当具体阐述，包括与外部系统的接口通道等。采用系统图解说明的方式比较常见。

② 系统规范或标准　若存在代码开发的情况，需要描述软件设计规范和相关软件应用程序参数的配置标准，如安全权限、审计追踪配置、数据库和其他配置要素等。此外，系统和配置规范应根据风险包括硬件设计及其配置规范，所有支持性网络架构的设计和配置规范，安全的受保护的计算机独立生成的审计追踪，以追踪系统关键设置的配置变更等。

③ 系统数据　系统数据和主要数据形式的配置需要明确定义，并应以不同形式的分层方式展现简单的数据形式。数据形式可以包括但不限于数据库、动态数据、静态数据、文件集、文档、图表、报告/范本或其他定制文件及其说明等；对这些数据本身的定义描述包括但不限各种数据类别（如整数、浮点数、字母、布尔数学体系、字符串、数据词典等）、数据格式（如数值数据、文本数据、字段长度、日期等）、数据符号（如大于、小于、等于、运算符号、运算公式设置等）、数据批处理程序、数据精准度、数据准确度等。其中每个文档和数据结构的独特性需要清晰表述，如采用正式的数据描述方法等。各类数据可以分门别类予以定义和阐述。

④ 模块描述　这部分的描述可以涉及模块运营代码形式或流程图，与其他系统或模块的接口图示（如果需要），数据错误/故障处理和数据检查，数据或文本选择符号，模块间的数据映射关联性，构成软件模块的数据或文本等。如果涉及亚程序，可以描述进行相关流程的步骤，及每个步骤的输入和输出环节控制，亚程序运营的虚拟代码形式和构成亚程序的数据或文本，相应参数设置要求（如输入参数、输出参数、输入/输出混合参数、每个参数的值传递或引用传递形式等），运算公式或符号，语言环境或转换需

求，编程标准及其参照源，视觉界面设计图样或用例，产生的报告描述或用例，报告的处理，定义与时间控制等。所有的模块描述细节可以单独或与数据描述一起予以展现。

（5）硬件设计　配置的硬件规格及其架构要求应当按照组分及其功能关系予以描述，必要时可以配以注释框图说明。硬件配置需要明确界定主要计算机硬件组成的参数或标准，如中心加工单位（CPU）、内存大小、总线类型、时钟准确性、存储容量、外周配套设备（如果需要）、网络关联性（如屏蔽/筛选要求、连接器指标要求）、配置管理要求（如维护和安全性要求、稽查轨迹等）、输入和输出格式（如数字和/或模拟信号）等。对于硬件设置，需要考虑的要素包括但不限于电流和电压的适用范围、定时需求、接口类型和数量、不间断动力供应能力等。如果硬件配套要求在用户需求计划（URS）中有较为详尽的描述，配置技术计划中不一定需要详尽复述。

（6）词汇表　列出配置文件中存在的词汇表及其定义。

配置技术规格要求内容应当根据系统的具体需求取舍或调整。

23.2.2.4　电子临床系统验证计划

电子临床系统验证全过程通常由验证政策、验证主计划（validation master plan，VMP）和相关系统的专属计算机化系统验证计划所组成，贯穿在电子临床系统生命周期各个阶段，是要显示系统运营和维护所要求的相关指标和参数能够很好地按照预设标准受控运转并管理。验证政策是管理层面的意向和承诺，需要通过验证过程的角色定位和职责分工要求，交付系统的应用目的的规划，系统生命周期中各阶段的标准操作规程/文件模板/流程的制定和实施要求，GxP法规对系统的开发、应用和管理要求的落实，以及文件管理的要求等方面来体现。VMP是开发商/供应商或申办方概述总体验证要求和验证计划的具体内容要求。各计算机化系统的验证计划则是针对具体计算机化系统如何按照用户需求、政策和法规标准完成验证过程的计划文件。

（1）验证主计划（VMP）　一份VMP可以是公司层面的总体验证计划或标准操作规程，也可以是针对若干系统开发和应用管理的验证计划。这种计划是一份描述如何完成验证系统的行为活动、程序和职责的重要工作文件。无论何种形式的验证计划，相关验证活动都应根据验证计划和适当的书面规程执行。一般来说，验证主计划应规定目的、验证策略，包括角色和职责以及将要执行的文件和活动。计划应至少包括范围、风险管理方法、计算机化系统的标准、测试、审核与放行，并应与系统的类型、影响、风险和系统所适用的目的要求相适应，从而决定验证活动目

标和范围。常见 VMP 的内容主要包括但不限于：

① 公司层面的验证管理组织架构形式和相关政策标准。

② 总结计算机化系统验证的策略和目标方向，通常需要从系统的关键性（如质量、合规性和商务需求程度等）、验证状态（如开发、流程控制、维护管理等）、软件类别和系统种类等方面分析着手，根据风险分析结果排序出验证活动的优序级别。

③ 概述设施、系统、设备或流程的涵盖范围，以及这些范围目前状况的描述。例如，软件和硬件组成及其相关系统功能所需的基础设施。这种概述可以以附表清单的形式加以总结，列出已有或拟开发系统清单。

④ 需要进行系统验证时各干系人的角色、职责及总体验证流程。

⑤ 涉及系统开发需要对验证过程的总体要求予以描述，如对拟开发系统应如何界定系统用户，系统用途，监管和功能要求如何与验证的全过程呼应，其中有可能涉及开发商/供应商评价和产品选择的要求，开发商/供应商的资质稽查的要求，包括系统编程代码的结构完整性的完整性，以确认系统或单元设计、编程和验证过程符合用户用途和监管要求，以及相关验证文件满足未来药政检查的要求。

⑥ 涉及系统应用合规性的总体验证要求，需要强调关注的验证关键点，如系统是否符合设计目的、验证的顺序和时间、登录控制和用户管理状况、数据可信性程度、系统权限和安全保密管理、稽查轨迹标准、灾难恢复/备份/数据检索规程、系统维护和变更控制规程及其实施、系统培训等。所有这些都应当要求有文件记录在案，以证实系统的确处于受控管理状态。

⑦ 制定相关验证文件的模板描述及其撰写/审批责任人，验证计划的一般时间节点要求，包括药政范畴（如适用的系统类别界定），不同系统的验证方法及其测试范围，支持性文件的参考和评估等公司管理层面策略和要求，如 SOP、药政规范、现有程序、商务案例等。

⑧ 涉及的变更控制流程管理要求及其实施措施。

⑨ 新系统建立，变更活动或定期审核的计划、要求和时间表等。

⑩ 质量控制和质量保证要求，包括验证活动中的各干系人在其中的职责要求，以及应产生的验证文件或报告标准等。如果出现不合规问题，应当采取的应对和整改措施有哪些。例如，系统管理体系升级、特殊或额外监控措施实施、替换陈旧系统等。

⑪ 描述验证的假设，限制和/或排除标准（如果适用），如供应商应承担的测试责任、网络限制和行为等。

⑫ 列出与现有文件和规程的关联性或参考出处。

（2）计算机化系统验证计划 个案计算机化系统评估和验证的范围与程度应当基于科学的风险评估，并以此为原则建立相关质量管理体系。风险评估应当充分考虑计算机化系统的使用范围和用途。例如：通过 GxP 关键性评估确定验证的范围，通过功能性风险评估确定验证的程度。个案计算机化系统验证计划（computerized system validation plan，CVP）应当能够切实可行且有目标达成，需要特别关注系统的关键要素的可靠性。从验证项目管理的角度来说，验证计划应明确各相关验证流程拥有者和质量部门批准要求，包括需要哪些活动，如何实施，谁负责，活动交付结果，系统被接受应符合哪些要求，生命周期中应如何维持验证状态等，整体计划方案应与 URS、FS、CS/DS、IQ/OQ/PQ 等主要验证测试计划、验证结果评估报告等有关联性，也需要涉及变更控制、培训、验证状态定期检查的要求。常见计算机化验证计划内容包括但不限于：

① 引言 这部分需对系统适用范畴做简要描述，并明确验证流程的目标。同时，规定验证计划本身的审核、维护或更新规程。必要时，可以用图解的形式做出概述。

② 概述 这部分需要对系统商务目的和拟定用途做出描述，并明确拟采取的开发计算机系统的设计和开发方法应符合应用软件工程原则及其标准的检验方法，且在实施过程中满足相关监管要求的验证标准。根据系统类别定义，说明系统架构属性，包括可能涉及的基础设施、风险、复杂性和新颖性特点等；亦应当表明系统拥有者、供应商、用户间的关系，各自的资质和应担负的责任（如果涉及），系统拥有者负责计算机化系统的验证规程符合药政要求。对于测试或运行环境/状况，以及系统及其相关系统所涵盖或不涵盖的状况可以在这部分予以概述。必要时，也可以用图解方式予以阐述。

③ 系统验证组织结构 在验证中，验证团队各干系人的角色及其职责应当予以明确，其中包括验证方案及其文件的责任人、审核人和批准人等，验证测试、核实的实施人员及其责任，验证批准和接受并发布的责任人等；必要时明确需要什么资源支持和/辅助验证过程等。整个验证过程中需要指定主要责任人，诸如：

• 验证项目经理 重要性不言而喻，其负责项目管理和计划，监控各项项目活动、资源和费用，监督项目进展；一旦发现问题，需要及时与质量保证人员沟通，提出和跟踪纠偏和防偏措施，直至问题解决，以确保项目目标能准确达到，并且整个验证过程符合药政要求；同时，项目经理有责任保持和用户或上级主管的交流，及时报告项目进展和问题。

• 质量保证负责人 对验证过程符合药政法规、质量要求和公司政策负责，对验证文件审核和交付结果批准提供必要的支持。一旦系统完成验证后准备投入运行，质量保证负责人需要参与系统发布的批准流程。

• 验证流程负责人和/或系统拥有者 按照系统用户需求，流程/系统责任人负责产生和实施验证文件及其管理，对验证各阶段的完成需要担负审批的责任。

• 主题专家（subject matter experts，SME） 这类专家是那些对某一特殊专业领域有专长或丰富经验和知识的专家级人员（如质量保证、业务规程、IT 技术、自动化建立、运营管理等），并在其熟悉的专业领域起着带头和/或负责人的角色，以确保系统的合规性和满足用户需求。SME 的责任包括但不限于计划和制定验证测试策略、履行审核责任、提出接受标准、选择合宜的测试方法、执行验证测试和审核/评价验证结果等。

• 用户责任人 在开始 URS 之前，用户需要指定一位主要责任人，其负责项目的某一特别领域，负责代表用户审核和批准 URS、FS、CS/DS 及其测试计划等技术文件，并参与和/或监督测试过程及其结果的公正性。用户责任人需要具备一定的拟开发系统的知识，必要时需要接受特别培训以获得这种知识，便于对系统是否合规和满足需求提出正确的见解。

• 开发商/供应商 系统开发商/供应商必须担负交付合格用户需求系统的责任，包括相关文件的撰写（如满足 URS 的 FS、CS/DS 文件的撰写等），执行和支持验证活动的开展，并对按时完成系统构建，支持和管理构建中发生的任何变更控制需求负责。同时，整个计划、构建、测试和实施系统开发周期中，开发商/供应商有责任遵循相关法规和质量标准。开发商/供应商的责任应当通过与用户的合约予以授权和约束。

• IT 支持人员 这类人员通常负责界定或指定匹配硬件设计要求，负责现有系统的匹配性，装配/维护和基础设施的配套等，包括其中所需的文件及其记录的产生和保存。

以上系统组织架构的角色及其职责可以用矩阵表的形式与验证活动相关联，包括相关交付文件和各项任务的责任人等（表 23.4）

表 23.4 系统组织架构中相关交付文件及其相关职责分工

交付文件	主题专家	项目经理	质量人员	开发/供应商	用户责任人①	IT支持人员
URS	R	R	A		W	W
FS	R	R	A	W	A	A
CS/DS	R	R	A	W	A	A

续表

交付文件	主题专家	项目经理	质量人员	开发/供应商	用户责任人①	IT 支持人员
DQ 方案	R	R	A	W	A	A
IQ/OQ 方案	R	R	A	W	A	A
PQ 方案	R	R	A	W	A	A
测试脚本	R	R	A	W	A	R
测试报告	A	E	A	W	A	R
……						

① 也可以是系统拥有者。

W—撰写；A—批准；R—审核。

④ 验证策略/方法　IQ/OQ 测试计划应当概述确保系统组成安装和正确运行所要采取的步骤。这类测试计划要规定查证系统所要求的硬件和软件已按照系统参数和配置文件的要求正确装配的规程。方案中的测试脚本可以作为附件列出，以检验硬件和软件的最低要求和各种状况的配置要求是否已经达到，如投入运行或质量保证（QA）要求等。OQ 测试可能需要若干次才能达到验证计划中规定的检测方法和可接受水平。这部分需要概述满足药政法规要求和确保用户需求目标的策略。这些策略建立需要根据系统风险评估、系统类别与组成、构架分析及开发商/供应商资质评估和选择而定。验证策略一般需要阐述系统生命周期模式、软硬件应用类别、每个项目阶段投入资源和产出结果要素、每个阶段所建立的接受标准、设计审核方法和追踪矩阵方法等方面。系统验证方法通常建立在满足 URS 要求之上，其包括但不限于：

• IQ/OQ 测试计划　例如，IQ/OQ 测试方案需要列出软硬件的组成系统中的各个主要组分，包括版本号和版本日期、软硬件运行的任何环境条件等；对于装配验证审核要求，需要列表并描述每个组分是怎样被装配的，并列出每个组分相应的运行的测试的审核方法。

• PQ 测试计划与用户接受测试（user acceptance test，UAT）方案相似　PQ 的测试脚本应当确保软件功能能够达到可接受的状态，并达到软件开发商的设计要求，即完成的系统满足系统设计和功能要求。所进行的测试应当能反映系统设计和功能要求，并能反过来应验用户要求。PQ 测试应包括根据系统预期用途和在使用环境下的性能要求进行适当的压力/负载/容量测试（如果适用）。

• 相对于 URS 的设计审核计划，如 DQ 方案。

• 测试脚本或测试清单是系统能通过适当测试达到可接受状态的凭证，应当存档备查。

• 采取的系统测试类型需要予以明确，且测试脚本的用例需要依据测试类型需要而定，其包括：

- 常规用例测试，也称为正向用例或能力测试，确认系统能完成应该完成的功能，包括主要警示的诱发、错误信息的警告等。

- 无效用例测试，也称为负向用例或抗性测试，确认系统按照技术规格要求不会做不该做的事。

- 可重复性测试，确认系统可以重复完成其预期应当做的工作。

- 性能测试，确认系统能既快速又有效地完成其应当完成的工作。

- 容量/负载测试，也称为系统压力测试，确认系统能管理其应当负载的高载量工作。当系统资源是流程的关键时，此参数测试必须进行。

- 回归测试，确认系统计算被修改或调整仍能完成其应当做的工作，软件程序中没有发生变更的部分不会对系统的工作产生不利影响。

- 结构性/路径测试，确认根据详尽的程序实现来设计测试用例，即利用程序内部的逻辑结构及有关信息，设计或选择测试用例，对程序所有逻辑路径进行测试。通过在不同点检查程序的状态，确认实际的状态是否与预期的状态一致。

• 测试环境的要求需要在计划中有所描述，如适用于开发商配置或初步测试用的原生态开发环境或编程发生的环境、受控的正式测试环境、系统目标运营环境等。无论任何测试环境，都需要清晰地保存好测试记录，并能从测试记录/报告中区别是哪一个阶段的措施和在哪种环境中进行的。

• 各类测试活动及其文件要求，包括系统问题（bug）的记录、报告和追踪管理、再测试的要求和规程管理等。测试方案和/或测试脚本可以作为附录文件列在验证计划书中。这个验证测试计划应当明确：

- 接受测试活动（IQ/OQ）和实施必须按照预设的测试脚本进行；

- 一般测试执行规程和记录偏差的文件应当包括在每一项测试文件中；

- 接受测试记录应当证明系统硬件和软件组成已经被适宜地装配并配置，且按照系统设计和配置技术参数执行其功能。

• 描述通过验证后系统发布程序；如果涉及回顾性验证则不要求发布程序。

• 说明基础配套设施和应用软件手册的建立规程。

• 界定相关 SOP，包括变更控制管理。

• 规定审核验证文档及其管理规程。

• 明确验证报告的要求。例如，IQ/OQ/PQ 测试报告是对系统的模块、性能与整体运行作全面的总结，对测试中的发现问题作风险评估，并决定是否需要进入下一个阶段/测试等，其中需要包括所有计划的活动，成功或失败以及与执行结果或计划的偏离情况需要予以总结，并解释和解决任何出现的偏离现象。所有测试活动的结果也应在验证总结报告中予以概述，如果这样则无须在每一个测试阶段予以分别总结。

⑤ 验证接受标准和交付文档　给出每个测试的脚本及其各项目阶段/周期测试成功的可接受标准，同时也需要对处理重要偏离的方法明确表述，以评估装配和运行测试是否成功。验证过程需要产生文件和交付的成果可以列表呈现，包括执行、审核和批准的责任人。

⑥ 验证接受的系统投入运营使用的要求与系统维护活动及其相关文件管理有关，需要在这部分予以描述。其中会涉及 SOP 和手册的要求，建立灾难恢复和数据文档管理计划，系统运营管理计划等。此外，用户系统培训和用户手册也是确保系统应用过程中维护验证状态的措施之一，需要明确在系统投入运营前完成相关培训程序和资料，以及手册撰写的准备工作。

有关灾难恢复计划的制订，需要考虑灾难发生时对计算机化系统造成的可能影响，以确保后续系统执行运行能尽快恢复，可能涉及的方面包括但不限于硬件损坏或功能障碍的恢复、软件功能的障碍恢复、网络中断时的数据或系统恢复、数据丢失或泄露时的应对措施等。系统的灾难恢复通常可以按照造成的数据或系统偏差进行处理，或按照系统关键级别建立有序恢复顺序。例如，如何建立通信通路来恢复网络链接，重新安装（或购买）服务器或操作系统，参照服务器参数配置进行采购或重置。如果涉及重新安装系统，可能需要服务供应商的配合，并参考配置列表进行配置，并重新进行相关验证。作为灾难恢复计划的组成部分，大多数申办方会要求建立商务延续计划（BCP），其中需要明确保证商务延续的系统配置和测试等环节要求。在系统常规运行中，BCP 有可能根据实际情况需求进行更新。

所有个案验证计划都应当按照文件审批流程完成文件的签字审批程序。签署批准和执行完成的所有文件都需要存档备查。

23.2.2.5　电子临床系统验证测试报告

按照计算机化系统验证计划的要求，在完成系统验证过程后，应当生成验证报告，其主要关注点应能证实系统能确保患者的安全性、系统的可靠性和相关数据的可信性。验证报告应反映相关联的验证方案要求，并概述验证活动的执行情况，包括在开发、测试和投入使用时遵循的质量保证原则和相关活动措施，支持性文件记录及其参考文献，对所获得结果的评价和结论等。验证报告应记录、审核、分析验证结果，并与预定可接受标准进行比较。同时，验证报告也需要描述、调查和评估任何不符合验证方案和相应书面规程的偏差，并记录可接受或不可接受的论证过程，

即所有在验证/确认测试过程中发生的关键和主要的测试偏差都应被调查。若接受，应进行适当的论证；若不接受，需要修改后重新进行测试，直至可以被接受。验证报告应给出验证结果是否可以被视为成功通过接受标准的结论。必要时，报告应给出针对将来系统监测的建议。只有当验证报告在接受所有验证问题得以解决，并给出接受系统发布的结论时，系统放行才能够进入 GCP 环境的实际运行。验证报告的细致程度取决于系统的风险、复杂性和新颖性。对于低风险或简单系统，不一定需要单独验证报告，但相关验证内容可以包含在总体验证总结文件中。常见系统验证测试报告的内容包括但不限于：

（1）引言和概述　简要阐述相关验证计划要求，且突出自计划批准后产生的变更要求。这部分的主要信息应包含测试总结报告的目的和适用范围、报告撰写、审核和批准的责任人、所用验证方法的总结、相关计划、政策或规程的交叉参考索引等。

（2）范围变更　如果验证方法和计划与原计划有变更，需要说明和给出这种验证范围变更的依据。对于复杂或大型系统，需要提供中心化的正式追踪记录，如风险记录表、措施记录表、问题和解决方案登记表等。

（3）开发商/供应商评价　如果涉及开发商/供应商，需要对其评估活动做出描述，或引述其他来源的相关信息，如稽查报告等。稽查报告的内容无须在这部分复述，可以附载在报告附录中。如果开发商/供应商的文档有缺陷，需要指出已采取了哪些措施来保证文档的合规性。

（4）验证活动总结　总结应当建立在获得文件信息基础之上，如审核或测试结果记录或报告。这部分的内容可以按照各阶段的相关结果分别予以分析总结。

（5）交付结果总结　这部分需要显示验证计划中注明的交付结果及其报告都已经完成并获得批准，这包括系统开发文件、系统技术规格计划及其测试报告、按照运营支持要求的标准操作规程等。

（6）偏离和纠偏措施总结　这部分应当描述任何与验证计划预设要求不符的活动及其结果，解析这种偏离的影响程度和采取的相应纠偏措施。任何亟待解决的纠偏措施需要在这部分予以强调，包括下一步需要应对的问题或采取的步骤等。

（7）符合拟定应用目的声明　这部分需要清楚地表明系统的状态是否已经满足拟定的应用目的，需要注意有亟待解决偏离或纠偏措施时该如何做。

（8）培训　这部分应当确认新流程、新设备或哪些人已经被培训过，这种培训记录需要存档保留。此外，对于系统投入运营后的培训准备可以做出介绍。

（9）维护合规和拟定应用目的状态　这部分应当

概述系统投入运营后，如何维护系统的合规状态。这可以通过引述遵循相关政策和规程，或其他质量管理体系要素等具体计划措施来体现。

（10）词汇表　这部分列出报告中的专属术语及其定义，便于读者熟悉报告中讨论的要点。

（11）附录　任何相关原始报告文件、政策文件、作业指导或标准指南可以在这部分予以附载。

系统验证的总结报告往往只需一份。对于复杂和大型系统，各阶段测试确认报告可以有相应的独立报告，如特殊测试或审核报告（IQ/OQ 测试结果报告）等，便于阶段性构建系统模块或组成的放行。测试总结报告是对系统总体测试计划的结果总结，而各类测试结果报告，如 IQ/OQ/PQ 确认报告则是对系统各阶段配置、运行与性能所做的总结。任何验证报告都需要有系统拥有者和质量保证部门参与的审批流程。

23.2.2.6　电子临床系统证书

一旦系统验证总结报告的结论是系统已满足拟定用途和药政监管要求，可以投入商务运行的话，相关开发/供应商或质量保证人员应当签发电子临床系统合格应用证书。证书需要注明合格系统的版本号和批准日期。如果有有效期的限制，也应当一并注明。当系统升级时，系统证书需要在通过所有相关验证后根据新的版本号重新签发。

综上所述，在系统生命周期中，一套完整的系统验证规程产生的文档包括验证方案、用户需求计划（URS）、风险评估报告、功能设计报告、配置设计报告、设计审查报告、IQ/OQ/PQ 文件（方案、记录和报告）、验证报告、追溯矩阵、偏差记录、变更记录、培训记录等。根据系统属性和方案要求，上述文件记录可以做出调整、兼并和/或增补。

23.3　非传统电子系统程序验证要求简述

临床试验中许多数据采集、加工、管理和分析场合可能需要采用客户定制化电子应用软件系统、单次应用编程技术、工具、宏或其他编码等。这类编程语言与软件的可信性验证与传统的电子临床系统验证有着很大的区别。例如，办公软件电子表格软件（Excel）的应用、统计分析编程、质疑或报告软件等。这些应用程序的共性是需要客户定制，或配置用于独立的编码，模板或其他特殊的传统静态计算机化系统无法应用的数据结果分析或报告。

23.3.1　定制化电子应用系统的用户接受验证简介

定制化电子软件开发完成后，用户需对软件产品投入实际应用之前进行最后一次质量检验活动，以验证开发的软件产品是否符合预期的各项要求，以及用户能否接受的问题。由于它不只是检验软件某个方面的质量，而是要进行全面的质量检验，并且要决定软件是否合格，因此用户接受测试是一项严格的正式测试活动。这一验证需要根据事先制订的计划，进行软件配置评审、功能测试、性能测试等多方面检测。这类用户接受测试可以分为两大部分，即软件配置审核和可执行程序测试，其大致顺序可分为：文档审核、源代码审核、配置脚本审核、测试程序或脚本审核、可执行程序测试。需要注意的是，在开发商将软件递交用户进行用户接受测试之前，必须保证开发商本身已经对软件的各方面进行了足够的正式测试。用户在按照合同接收并清点开发商的递交物时（包括以前已经递交的），要查看开发商提供的各种审核报告和测试报告内容是否齐全，再加上平时对开发商工作情况的了解，基本可以初步判断开发商是否已经进行了足够的正式测试。用户接受测试的每一个相对独立的部分，都应该有目标，即本测试的目的、启动标准（即开始本测试步骤必须满足的条件）、活动（即构成本测试步骤的具体活动）、完成标准（即完成本测试步骤要满足的条件）和度量（即应该收集的产品与过程数据，以及预期的结果等。

进行定制化电子应用软件的用户接受测试的一般流程包括但不限于：

① 软件需求分析　首先需要了解软件功能和性能要求、软硬件环境要求等，并要特别了解软件的质量要求和验收要求；

② 制订用户接受测试计划和项目验收准则　根据软件需求和验收要求编制测试计划，制订需测试的测试项，制订测试策略及验收通过准则，并经过客户参与的计划评审；

③ 测试设计和测试用例设计　根据用户接受测试计划和项目验收准则制订测试用例，并经过评审；

④ 测试环境搭建　建立测试的硬件环境、软件环境等，也可以在委托客户提供的环境中进行测试；

⑤ 测试实施　测试并记录测试结果；

⑥ 测试结果分析　根据验收通过准则分析测试结果，作出验收是否通过及测试评价；

⑦ 测试报告　根据测试结果编制缺陷报告和用户接受测试报告，并递交给客户。

23.3.1.1　配置验收测试

这一步骤的验收中，外包应用软件的开发商通常要提供的相关软件配置内容包括：① 可执行程序、源程序、配置脚本、测试程序或脚本。②主要的开发类文档，如需求分析说明书、概要设计说明书、详细设计说明书、数据库设计说明书、测试计划、测试报告、程序维护手册、程序员开发手册、用户操作手册或项目总结报告等。其中程序维护手册的主要内容包括系统说明和/或程序说明、操作环境、维护过程、源代码清单等，其是为将来用户自行维护、修改和再次开发工作提供有用的技术信息。程序员开发手册的主要内容包括系统目标、开发环境使用说明、测试环境使用说明、编码规范及相应的流程，实际上就是程序员的培训手册，其可供将来用户维护和培训软件应用时参考。③呈现的主要管理类文档有项目计划书、质量控制计划、配置管理计划、用户培训计划、质量总结报告、验证评审报告、相关会议记录（如适用）、开发进度月报（如适用）等。尽管定制化软件项目的大小不同，开发商都应能提供上述的文档内容，但可以根据实际情况进行内容的重新组织和撰写。用户在与开发商签订定制开发协议时，应对上述各类文档的递交时间做出规定，以免日后发生纠纷。

通常，正式的验收审核过程分为5个步骤：计划、预备会议（可选）、准备阶段、审核会议和问题追踪。预备会议是对审核内容进行介绍并讨论。准备阶段就是各责任人事先审核并记录发现的问题。审核会议是最终确定工作产品中包含的错误和缺陷。审核的目标是根据共同制定的审核表，尽可能地发现被审核内容中存在的问题，并最终得到解决。在根据相应的审核表进行文档审核和源代码审核时，还要注意文档与源代码的一致性。在整个用户接受测试执行过程中，文档审核是最为困难的环节，一方面由于市场需求等方面的压力使这项工作常常被弱化或推迟，造成持续时间变长，加大文档审核的难度；另一方面，由于用户对软件开发专业知识的不足，文档审核中不易把握的地方非常多，每个项目都有一些特别的地方，而且也很难找到可用的参考资料。

23.3.1.2 可执行程序验收测试

在文档审核、源代码审核、配置脚本审核、测试程序或脚本审核完成后，需要开始进行执行程序的用户接受测试，其包括功能、性能等方面的测试，每种测试也都包括目标、启动标准、活动、完成标准和度量等五部分。需要注意的是不能直接使用开发商提供的可执行程序用于测试，而要按照开发商提供的编译步骤，从源代码重新生成可执行程序。在真正进行这个用户接受测试之前，下列准备工作应当已经完成，或也可以根据实际情况有选择地采用或增加：

① 软件开发已经完成，并全部解决了已知的软件缺陷；

② 用户接受测试计划已经过评审并批准，并且置于文档控制之下；

③ 对软件需求说明书的审查已经完成；

④ 对概要设计、详细设计的审查已经完成；

⑤ 对所有关键模块的代码审查已经完成；

⑥ 对单元、集成、系统测试计划和报告的审查已经完成；

⑦ 所有的测试脚本已完成，并至少执行过一次，且通过评审；

⑧ 使用配置管理工具且代码置于配置控制之下；

⑨ 软件问题处理流程已经就绪；

⑩ 已经制定、评审并批准用户接受测试完成标准。

用户接受测试步骤一般包括：安装（升级）、启动与关机、功能测试（如正例、重要算法、边界、时序、反例、错误处理等）、性能测试（如正常的负载、容量变化等）、压力测试（如临界的负载、容量变化等）、配置测试、平台测试、安全性测试、恢复测试（如当出现掉电、硬件故障或切换、网络故障等情况时，系统是否能够正常运行）、可靠性测试等。性能测试和压力测试通常可以合在一起进行，且还需要辅助工具的支持。在进行性能测试和压力测试时，测试范围必须限定在那些使用频度高的和时间要求苛刻的软件功能子集中。由于开发方已经事先进行过性能测试和压力测试，因此可以直接使用开发方的辅助工具。也可以通过购买或自己开发来获得辅助工具。具体的测试方法可以参考相关的软件工程书籍。如果执行了所有的测试案例、测试程序或脚本，用户接受测试中发现的所有软件问题都已解决，而且所有的软件配置均已更新和审核，可以反映出软件在用户接受测试中所发生的变化，可以认为软件可执行程序的用户接受测试已经完成。

23.3.2 电子应用表格软件的用户接受测试

Excel 以其易用性和灵活性在各行各业都有十分广泛的应用，但也存在着容易出错，缺乏留痕修改而难以追踪或核实表格数据来源和修改，固有安全性追踪和权限管理缺陷等问题。临床试验也不例外，小到一些基本的计算，汇聚汇总，大到数据管理的简单智能分析，Excel 都是提高工作效率的重要工具。正是由于其灵活性和应用的广泛性，在临床试验数据管理中出现错误的可能性也大大增加，并且对电子表格及其产生的数据进行验证也变得较为困难。如前验证规程所述，Excel 验证的目的就是要获得合理的证据表明电子表格产生的客观数据结果准确、可靠，任何第三方按照相同的指令和方式操作能产生相同的结果，而不是简单地记作为"合格/不合格""是/否""符合预期"或"真/假的"等。这些证据可以包括测试过程的脚本，测试数据，测试结果的打印件或截屏、附照片等。根据电子表格的复杂程度和风险的高低，临床试验应用 Excel 产生的数据及其结果必须准备充足的证据来支持其符合预期的需要，可靠并准确。按照 FDA 电子记录和电子签名的法规原则，Excel 软件本身并不需要进行验证，因为其应用的科学性和可靠性在上市前已经由开发商按照开发验证的规程完成，但需要对采用 Excel 软件创建的电子表格进行验证，以证明创建的电子表格满足应用设计目的，产生的数据及其结果能达到安全性需求和可靠性等。例如，逻辑和物理安全，即数据完整性要求的权限监控，法规需求的数据变更管理。若作为电子记录一部分，还必须符合 GxP 有关计算机 21 CFR Part 11 等相关规定，以及 WHO 数据与记录管理规范指南的要求等。Excel 的一般纯表格工具用途属于 I 类软件范畴，不存在需要对其验证的要求。但由于 Excel 软件本身的安全、逻辑稽查跟踪、限制访问等方面的缺陷，在其进一步深层次地应用于临床试验数据管理时，必须对其工作表格增加必要的技术控制措施，包括其表格流程的验证。这类验证包括：

（1）定制开发宏（Macro）　供一个或多个表格使用。这种定制化开发属于第 V 类软件，需要严格的验证，除了 3Q 验证外，还需要增加设计合格（DQ）确认和源代码审核，并按照"黑盒"程序测试。因为宏被认为是可以执行的一系列代码的封装，相当于一个小程序。

（2）使用第三方软包　这种商业化 Excel 软包增加了 Excel 环境下的技术控制措施，属于第 III 或 IV 类软件，验证确认比较简单，可以进行针对性的 3Q（IQ、OQ、PQ）验证。

一般 Excel 验证程序是：

① 电子表格按照客户需求设计完成后，形成最终电子表格设计，并应锁定表格，停止进行开发。

② 工作表设计（spreadsheet design）锁定后，可以制作用户需求计划（URS）和功能技术计划（FS）。URS 和 FS 可以合二为一成为工作表标准（spreadsheet specification）。制作后需要注明最终的版本号。URS 的主要目的是对已存在的电子表格的详细内容进行追溯，使用户能更好地理解相关电子表格的功能。URS 可以是一个动态文件，当电子表格发生变更时会导致 URS 的版本升级。电子表格的 URS 通常包括的内容有：

- 项目的简要介绍，包括背景和目标等；
- 系统的简单介绍，如用户对象、系统概述（包括使用与功能说明、数据使用、处理、记录、批准程序等）、工作标准的说明（如文件格式、内容要求、使用注意事项等）、术语与文献索引（如适用）；
- 用户基本要求概述，如电子表格的兼容性要求、电子表格工作簿的特性〔如电子表格在工作簿（workbooks）和工作表（worksheets）中的不同应用场景〕、目标用户及其用户需求、内容设计要求（数值数据、文本数据的格式和输入要求及受控状态等）、定义哪些文件可以是 .XLS 或必须是 XLT、数据计算的详细功能和公式等、数据输入和输出的数据流功能

描述（包括数据验证、条件格式、任何数据导入导出等功能）；

- 相关药政监管要求（如适用），如日常使用 SOP、培训及其培训记录要求、电子签名需求和功能；
- 表格应用管理概述，包括表格使用和功能说明、所涉计算功能或公式、电子记录的备份和存储要求、产生的电子记录数据满足数据完整性要求的需求和功能、电子记录备份与存储需求和功能、稽查轨迹需求和功能等；
- 表格应用标准要求，如文件格式与内容简述、电子表格逻辑核查轨迹要求、可能的表格操作位置（如服务器识别，是否应安全性要求而采用其他第三方软件包）、附件使用注意点等；
- 物理和逻辑安全性的应用要求，包括对工作簿、工作表和单元数据的保护的详细要求等；
- 宏功能的要求概述，包括详细的功能类型、VBA 命令、使用或相关错误信息、稽查轨迹接口等；
- 用户培训和使用 SOP 要求；
- GxP 记录与批准签名功能要求，如手工批准或电子批准签名等；
- 其他要求，如术语、打印输出要求、与其他系统输出链接的人员管理控制流程、参考文献等。

③ 工作表的确认包括功能测试、装配合格（IQ）、运行合格（OQ）和性能合格（PQ），这里的 3Q 可以合并为一个文件，只要能证明应用的电子表格可以准确获得计算结果，其装配/运行/性能都达到 URS 要求即可。其中 IQ 主要关注操作系统的版本号和名称准确，区域或语言信息准确，与计算机硬件配置，电子表格的名称、安装位置和命名准确；OQ/PQ 主要是安全性功能测试，如电子表格系统的登录和密码保护，操作系统的权限控制和密码保护，数据更改、删除或重命名受到监控和保护，固定数据单元格不能编辑，活动数据单元格数据文件可以录入或删除，但有稽查轨迹记录和时间印戳等。

④ 功能测试证明在模拟运行环境下，电子表格使用的数据、计算公式、宏是正确的。测试程序和内容与 OQ/PQ 类似，主要是计算与功能的手工测试。这类功能确认测试主要是要证实当不正确数据格式或类型输入时，系统可以显示输入错误等。为了确保数据的有效性和尽可能减少数据输入错误风险，电子表格中的单元格通常会设置允许输入的数据类型或有效数据的取值范围。

⑤ 在实际投入运行前，需要建立一些程序管理规程，以满足数据完整性的要求，如备份/保存程序、系统管理程序（包括登录权限）、日常测试/周期审核/

再确认程序、变更控制/配置管理程序、灾难恢复、记录保留程序、退役与数据迁移程序等。电子表格模板通常需要验证和保护，且可以用作创建任意工作文件表。

对于电子表格数据准确性的测试可以通过手工方法进行核准，如电子表格计算获得的结果记录在电脑系统中，另在纸上用手工或计算器进行手工计算后，比对电子表格的结果是否一致。进行这类手工数据准确性测试时，需要注意测试方案中应选择较为重要或有代表性的数据作为测试数据。对 Excel 表格功能和安全性的测试需要有审批程序，并存档备查。由于 Excel 表格数据的分析属性，这种审批往往都是一次性的。如果需要反复使用经验证过的 Excel 表格，可以考虑将其融入日常操作规程的管理流程中。如果在 eTMF 中保存此类电子表格，需要注意审批和在受控的文件夹中保存，并明确可以使用的经验证的 Excel 版本信息。

从风险管理的角度分析，影响电子表格的安全性、有效性、准确性及完整性的因素为风险要素，对其的风险管控有助于 Excel 应用的有效性和可靠性（表 23.5）。

在使用电子表格时，如需要其记录的数据能满足完整性和可靠性要求，可以考虑采取的技术措施包括：

① 设定数据计算结果的精度要求，确认数据计算公式的正确性，设置数据输入有效性的监控机制和多输入的耦合性，设置错误信息和偏离值的警示等，并在运行前进行验证；

② 配置有电子工作表格的计算机系统需对操作系统设置权限控制，并有屏幕保护程序；

③ 电子工作表格保存在指定的文件夹中，文件夹和文件不得删除和修改；

④ 电子表格采用模板管理方式，每次使用时，使用人员不得在模板中直接使用表格，应当采用另存的方式，重新命名一个 Excel 电子表格进行使用后存档；

⑤ 通常需要采用验证型电子表格模板文件（.xlt），不是一个工作簿文件（.xls），模板文件可以被验证、保护、用作创建多个验证工作表；

⑥ 为每个电子表格建立命名规则，保证每个表格都有唯一标识；

⑦ 如果使用纸质文件作为主文件，Excel 电子文件打印出来后签字需要有第二人复核并确认签字后才能存档；

⑧ 定期备份存储的特定文件夹下的电子表格，并尽可能采用双备份。

一些临床试验单次应用的编程常用于试验项目专属的数据处理和分析中，其分析结果如果用作临床试验的中期或结果分析报告中的话，其编程语言和程序（如 SAS）应进行双人编程管理，并需要在投入实际计算前完成验证测试，以证明编程程序符合用户设计功能要求。这类编程验证方法类似于电子表格的宏功能的编程验证，安装/接受/运行/维护分界并不清晰，

表 23.5 Excel 表格的风险管控

风险因素		风险影响	控制措施/方法
安全性		文件容易丢失	受控文件夹/备份文件
		工作表误删	保护锁定工作表
		接触不受控	权限限制
		表格内容误操作	锁定需保护的数据单元
有效性		造成错误(无效)过程与结果	增加有效性条件,设计有效性格式标准
准确性	设计错误计算公式	计算过程和结果错误	确认和审核计算公式,核对计算结果
	设计错误逻辑判断表达式	结果判断错误	审核逻辑判断准确性,核对判断结果
	文件链接错误	表格功能性错误	在 URS 中提出具体要求,列出详细信息,说明功能与用途,提供检查和确认方法
	图表链接错误		
	公式链接错误		
	宏程序功能性错误		
	VBA 程序与预期功能不符		
	动态文件库链接错误	引入或输出错误数据	增加复核机制
完整性	需求/设计不完整	不能达到预期目的和效果	采取有效控制措施,增强 SOP 培训,制定和实施有效的验证方案

或混为一体。这类编程测试是要了解修改程序是否能正确地实现预定的分析目标，规定一些初始数据试验性地执行这个程序，测试其是否能产生所要的答案，如果发现有误，就检查和修改所编的程序，直至对所有规定的初始数据都能产生预期的结果。所有编程目的、编程代码、测试计划及其测试结果报告等都需要归档保存，以便药政检查。

试验项目孤立 SAS 编程通常是统计师根据 SAP 需要，对经过处理的试验数据经过人工编辑的分析编程程序，以实现所需的报表功能。这类编程通常属于独立程序（independent program）系统，要求进行双人复核，编程审核文件应当归档保存。孤立 SAS 编程的验证依据通常是建立在 GAMP5 Ⅲ 类可配置系统（参见 23.1.1 节）的标准基础之上。一旦编程分析按照统计分析计划完成，最后的分析结果及其报告应当按照系统生命周期定义的标准与编程程序及其验证方法一起归档保存，以便日后药政检查人员可以对整个过程的数据规模、风险程度、数据可信性和程序拟应用目的等进行验证检查。在编程分析计划中，程序的功能或要求应当予以界定并记录在案。如果涉及特殊应用软件的编程要求，如 PK/PD 的数据分析等，在系统操作说明或用户手册中需要清晰地界定其分析编程的应用目的。必要时，还应当建立这类孤立 SAS 编程的标准操作规程或相关的程序标准。

23.3.3　其他电子系统的验证基本要求

作为数据源或直接采集患者数据信息的电子病历系统是临床试验中不可或缺的电子系统之一，其验证要求应当满足药物临床试验药政法规的基本要求。与医疗实践的监管要求有所区别，临床试验中的电子病历系统验证的主要依据是建立在 GAMP5 Ⅳ 类可配置系统中（参见 23.1.1 节）的要求基础上，满足数据质量与可信性的 ALCOA 原则，以及相关国家电子病历系统功能规范基本标准。验证过程相应的验证计划、风险分析和验证报告是电子病历的基本验证文件组成。一般的电子病历验证要点涉及用户管理，如系统服务用户角色与职责权限、病历访问权限；数据稽查轨迹，如可靠的系统操作时间印戳、操作者识别痕迹、操作内容与操作原因等，包括电子病历系统的创建、修改和归档等功能具有追溯功能。如有可能，可以配置经验证过的电子签名功能。如果涉及直接从电子病历系统（作为源数据）采集或传输相关数据至 EDC 系统，需要建立数据传输协议计划，包括系统接口或定制标准、数据导入方式和频率等，整个数据传输或迁移应满足药政监管的验证和维护验证状态的要求，以确保数据传输的质量和可信性。

应用在临床试验中的仪器通常自带报表功能的编辑程序。这类程序一般不要求进行独立计算机化系统验证。这类功能程序通常作为仪器的嵌入程序（embedded program）或整合构件附载在仪器的总体构架中，并在仪器出厂前经过了严格的系统验证，其程序功能应当在仪器功能说明中有清晰的描述。当仪器装配投入运行前，有必要对其功能按照仪器说明标准或特定的系统参数进行验证，包括附载的特殊功能或报表编程程序是否能按照设计要求运行正常。需要了解的是仪器嵌入程序中宏或附件功能有时可以通过调整或修饰以提供试验项目指定的功能，这些功能变更有可能会影响总体系统的安全性或验证结果。此时，有可能需要对嵌入程序的应用建立变更管理和版本控制。新的变更嵌入程序影响需要进行评估，以确定其是否会对经过验证的总体系统运行或功能产生干扰，或验证其变更后仪器用于试验项目特定的数据处理质量及其可信性是否发生重大变化。

有些具有独立功能的编程系统可以整合到其他经过验证的系统中，以便扩大整合系统的输入、数据源的采集，或提供所需的数据输出结果，如 MedDRA 词典自动编码编辑程序等。这类组合程序（integrated program）具有明确或特殊的功能界定，并可以作为某些其他系统的功能补充。此外，这类组合程序系统和拟被整合的其他系统在装置上可以是相互独立的，包括各自的验证和变更管理程序。任何形式的组合程序系统的变更都需要有版本控制。

总之，非传统电子保存编程程序验证是为了证实其数据及其结果的可靠性、受控性和/或权限控制，对于删除功能有严格控制，且有程序审批管理。任何更改均需要有明确的可追溯记录。

23.4　计算机辅助的临床数据收集和管理

临床试验中应用的电子临床系统种类繁多。其中电子病例报告表（eCRF）是一种可记录临床试验项目方案所要求的数据信息的有稽查轨迹的电子记录，其电子媒介称为电子数据采集（electronic data capture，EDC）系统。在临床试验生命周期中 EDC 的地位和作用十分关键，其运营合规性和系统质量与可信性直接关系到药政部门对试验结果的可接受度。因此，EDC 将作为电子临床系统的代表在本章节中予以详尽概述。其他电子临床系统的合规性管理可以从 EDC 的概述中借鉴。

EDC 是一种基于计算机网络的用于临床试验数据采集的技术，通过软件、硬件、标准操作程序和人员配置的有机结合，以电子化的形式直接采集和传递临床数据。这种计算机辅助的数据记录优于纸质过程体现在：

① 可以在数据输入的即刻起自动核查和指出数据错误。包括了逻辑核查功能的 EDC 系统可以核查不符合试验项目数据规范和方案要求的任何数据点。

② 减少错误源环节，在纸质数据记录的临床试验中，数据错误可能出现在许多步骤中，如临床研究协调员输入图表数据在纸质病例报告表时、监查员审阅纸质病例报告表和核对源文件记录时、申办方双输入数据进入操作数据库时等。消除了再次转录纸质病例报告表和重新数据双输入的环节有助于防止这两处可能造成错误的源头，并也减少了相应的人工资源成本。任何减少数据手工输入次数、转录和再输入相同数据的技术在临床试验中的介入都有助于数据质量的提高。

③ 增加新数据输入点的灵活性。对于一些未预料的但又反复出现的某种临床症状或体征，可以较便利地通过增加 eCRF 中数据采集条目来管理。例如，安全性症状评价中，如果有较多受试者经历"尿蛋白"症状，可以在临床试验进行期间对病例报告表中的临床反应症状的条目增加"尿蛋白"选项。纸质病例报告表中的临床反应症状无法做到这一点，因为所有选项都已预先打印在纸质表格中。

④ 改善试验质量控制和质量保证管理。申办方在进行电子临床试验数据管理的过程中建立完善的基于风险考虑的质量管理体系，并遵循数据质量的 ALCOA＋原则，可以有效地保证试验质量和数据可信性。纸质病例报告表过程中一些常见错误在 EDC 系统中完全可以被避免。例如，在某些情况下，数据错误可能只是输入病例报告表中的数据不符合数据标准格式。越早发现和修正这些数据错误，所造成的时间、人力资源成本和数据质量损失就越小。由于 EDC 拥有强大的数据逻辑核查的管理功能，它显然有助于监控数据格式错误的出现；数据稽查轨迹功能自动记录和保留所有数据活动符合临床数据质量原则 ALCOA 的要求；研究机构人员的数据输入和监查员的实时监督在同一平台中交流，可以实现远程同步监查研究机构所收集的数据质量，并使随时和及早纠正研究机构对试验项目数据的错误理解或非依从性现象成为可能。

⑤ 实现数据标准的一体化和简易性。手工书写不工整可能造成对所收集数据的加工错误，研究者对数据点要求解析的不同也可能导致对数据标准的不一致。EDC 简化数据输入，使得非计算机专业的临床研究人员也可以容易地做到标准化的数据收集和管理。任何数据标准或程序标准都有助于改善临床试验质量和保证后续类似试验项目标准的恒定性。申办方对数据标准的要求可以容易地贯彻在所有的临床试验项目中，并不会由于管理人员的变异而有所不同。将

CDISC 标准，如 CDASH 或 SDTM，纳入 EDC 构建中，使得输入和输出的数据都符合 CDISC 标准成为可能。

⑥ 改善申办方与研究者之间的交流和关系。监查员通过 EDC 对数据质量的实时监督和直接和研究者在同一网络平台中的交流更密切了彼此间的互动。由于在监查访问前已经在 EDC 系统中完成了数据的逻辑清理，并根据研究机构的实时招募数据和数据质量问题，监查员可以很容易地确定进行监查访问的时机和在研究机构需要监查的重点。由于 EDC 的广泛应用，依据风险的监查管理方法可以有效改善临床试验监查的质量和效率。

⑦ 满足药监管理的要求和发展趋势。数据质量和真实完整性是对整个临床试验的有效性和安全性进行正确评价的基础，是药品监管科学的核心要素。全球药物监督管理一体化，特别是临床试验数据的分享是目前全球发展的共同愿望和趋势。作为新药上市的组成部分，全球同步申报临床数据结果报告是目前各国药政部门和申办方共同努力的方向，计算机辅助临床数据收集和管理正是这种数据质量监管要求和全球同步申报数据管理体系的组成要素。

23.4.1 电子数据采集系统的特性分析

EDC 系统作为一种计算机化系统，由软硬件及其配套固件和运营环境组成，包括研发和使用人员的资历和培训、设备运行管理（如标准操作程序、维护等）、变更管理和安全保障、后台数据存储要求和管理、不同系统间的数据交换管理及其程序等。对临床试验而言，EDC 比最初设想更具有广泛的作用，它已经不只是试验数据的收集工具，还包含了数据管理和分析功能，进而成为药物临床研发过程中的信息管控中心。因此，有必要对纸质 CRF 与 EDC 的利弊要点做出分析（表 23.6）。

表 23.6 纸质 CRF 和 EDC 利弊比较

	优势	劣势
纸质 CRF	· 有成熟的标准和加工管理程序在案 · 无须经过新的技术培训 · 不受网络或电子技术问题的约束 · 可以灵活地变更或修正	· 获得数据滞后（非同步） · 双输入步骤，增加错误概率 · 数据需要较多人工清理 · 需要有适当的防火储存措施 · 要求有存放空间 · 手工检查费时 · 有印刷和运输成本 · 数据质疑周期较长 · 无法远程审阅和监查 · 所有数据疑问都必须在研究机构现场解决 · 不存在编辑轨迹 · 有翻译或转录问题；无法认读字迹，多语言要求等

续表

	优势	劣势
EDC	• 所有研究小组成员可以同步获得数据 • 无须暂停试验进程等待修正 CRF • 数据自清理在数据输入之际即可开始 • 数据清理工作量降低,整个数据质疑率减少 • 保证所有数据活动有痕迹可查 • 同步数据结果分析以利于做出决策 • 消除纸质 CRF 的递交、存放和监管等人工步骤 • 能够迅速在线冻结或锁定清理数据 • 研究数据可以存放在光盘中,消除了纸张保质的问题	• 要求严格的技术培训 • 需要每周 7 天,每天 24h 的咨询和技术支持 • 可能有硬件和网络连接问题 • 必须满足计算机运用的药政规范 • 如果变更为纸质 CRF 系统的话,现有的数据管理程序和角色分配都需要重新规划

从功能上看,现代的临床试验 EDC 系统已不仅仅停留在数据收集阶段,它已经兼备数据管理和分析的功能。所以,EDC 系统所拥有的特点包括:

① 计算机化系统;

② 适合各种临床试验管理系统间的兼容;

③ 临床试验中临床试验数据的直接收集(从研究机构);

④ 图像化的用户界面;

⑤ 从数据输入之时起数据核查开始;

⑥ 网络化独立平台;

⑦ 数据采集和数据管理系统应当在一个平台中心而不是分为两个不同的独立系统;

⑧ 随时随地可获取数据;

⑨ 既可以在线数据收集和管理也可以在将数据输入中心数据库前离线操作数据收集和管理;

⑩ 保密性和安全性有保障;

⑪ 符合药政监管法规,即验证、电子化记录、电子签名等。

从某种意义上来说,现代的 EDC 概念应该延伸为电子临床数据管理系统(ECDM),即一种扩大化的网络电子技术,它的使用使构建电子化数据收集与数据管理和分析所需的其他功能,以及与临床试验项目管理要点能很好地在同一系统平台中链接而无须另外的临床和/或数据资源。传统的 EDC 过程与现代 EDC 过程的最大区别在于传统 EDC 中数据输入和数据管理是分别在两个系统中完成,而现代 EDC 的数据输入和管理是在一个主数据库系统中进行(图 23.12)。正是传统和现代 EDC 系统的设置差异,使得现代 EDC 系统在若干方面

都比传统 EDC 系统显示了优越性(表 23.7)。

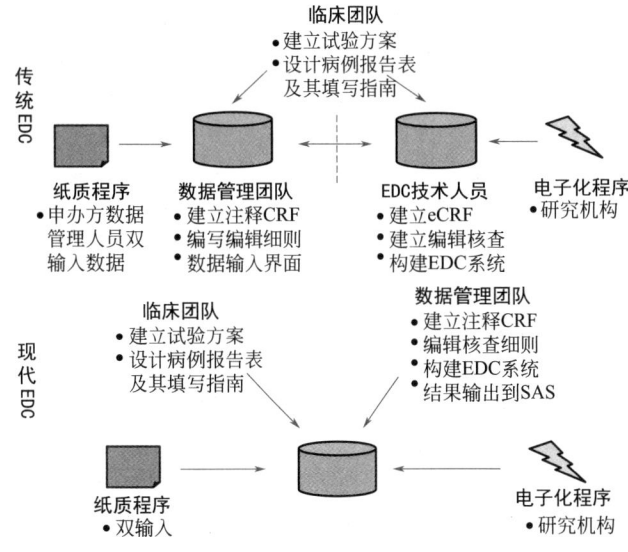

图 23.12　纸质 CRF 和现代 EDC 过程比较

表 23.7　传统 EDC 和现代 EDC 比较

特点	传统 EDC 系统	现代 EDC 系统
数据逻辑核查能做到实时完成,即一旦数据输入,EDC 系统立即进行数据逻辑性核查,发现疑问或不符合要求的数据立即自动生成质疑表	○	●
用户只需要一个网址和账号就可以管理所有临床试验项目,并且可以在不同项目中承担不同角色职责	○	●
实时和远程试验项目监督和管理	○	●
改善申办方、监查员和研究机构之间的实时和直接交流和协调,使依据风险的临床监查管理成为可能	○	●
可以直接将其他试验数据,如实验室检测数据等,直接导入主数据库	◑	●
所有数据输入、管理和报告是在一个主数据库中进行	○	●
数据直接输入数据库	◑	●
实时动态试验数据和受试者招募信息报告	○	●
在同一系统内能完成医学编码需求	○	●
用户需要在终端装载特殊软件,以便与主数据服务器交流	●	○

●—是;◑—取决于配置;○—否。

现代 EDC 模式可以产生中心化的信息和管理环境,不同授权者都可以最大限度地洞察临床试验的实时进程、试验或数据质量风险。将临床数据存储在单一中心数据库中比数据分别存储在多个局部数据库中的安全性管理要容易得多。研究机构也不需要预先下

载特殊的程序来方便研究机构的计算机终端与局部网和中心库的交流。中心主数据库的模式比非中心分散管理更适宜于进行实时性试验项目的进程管理和风险管理，也使得监查员完成同步监查、远程核查和报告数据结果成为可能。此外，现代 EDC 系统的优势还体现在以下几个方面：

（1）减少局部软件维护　在中心数据库环境中，所有人员都与相同的软件和数据库打交道，这样消除了维护不同数据库信息一致性、下载和调节用户终端软件环境的步骤，也消除了确保各个数据库数据点无差异性的步骤。

（2）扩大信息共享　只要研究人员有联网能力和必要的安全性措施，任何用户都可以根据授权的程度共享临床试验实时性信息。

（3）数据采集和管理系统升级的简便化　数据采集和管理的软件更新可以很容易地全球化在线同步实施。

（4）与各种临床试验系统间的兼容性　临床研究首先考虑尽可能获取第一手原始资料，避免数据在多次转录过程中出现偏移或丢失。但在一个完整的临床试验周期，通常需要许多电子系统协同工作，如试验开展之前的财务预算系统、电子临床试验方案设计系统，试验开展过程中的 IVRS/IWRS、临床试验管理系统，试验结束后的电子文档管理系统、电子报批系统等。确保数据能在不同系统间高效、无障碍流动的首要条件是数据流和各种系统间具有良好的兼容性。现代 EDC 系统能够做到数据流的标准化构建，使不同的系统间的数据交换成为可能，进而大大地提高系统间信息传递的便捷性和低成本。

（5）灾难保护　如果研究机构计算机系统出现损坏，任何已递交给中心库的数据仍然无恙。这样有助于研究机构能花费更多的时间和资源在实际的临床试验工作中。

（6）视觉化用户操作界面　几乎全部的临床数据直接来源于研究机构。系统设计的操作界面越是直观简单、易学易用，对研究机构终端用户的要求便越低。这不仅可以降低研究机构用户接受培训的时间，并可提高软件操作的依从性，又可为申办方监控研究机构的数据质量和试验进度提供方便。

（7）网络化独立平台　基于 WEB 的平台便于更快启动临床试验项目，当系统升级或安装补丁程序只需在服务器上安装一次，而无须到每个研究机构终端逐个安装，大大降低运行成本，也为临床试验的正常运行赢得更多宝贵的时间。此外，还可以随时随地获取最新的数据，数据获取和数据报告的数据源均采用相同的数据库，有利于保障报告数据的时效性，便于为决策提供更快捷可靠的数据。

（8）离线和在线数据管理并存　既可以在线数据采集和管理临床数据，也可以在数据导入中心数据库前离线进行数据采集和管理等操作是现代 EDC 系统的另一大特点。考虑到临床试验各研究机构软硬件、网络配置的差异，申办方在筛选研究机构时，可能由于各种原因（如临床试验技术、治疗领域、发病情况、患者分布等）无法过多考虑研究机构的网络情况。在此情况下，提供相同功能的离线版本的 EDC 系统显得尤为重要。既可保证网络条件差的研究机构入选，又不耽误对 EDC 的选用。

（9）保密性和安全性保障　一方面是数据中心的安全性，包括数据中心的资质条件、数据中心配套设施的要求（如备份方法、性能监控、冗余、不间断电源、冷却系统、消防系统、安全监控体系、紧急/灾难性支持服务等）、连贯性计划和访问流程；另一方面是数据安全性，包括用户账号的安全、登录及每次会话对信息的保护、数据访问权限的限制性、电子签名的实施细节、网络安全等。

（10）减少信息人员的负担　由于专业化的中心库模式，研究机构或申办方可以大大降低雇佣信息技术人员的费用和他们的工作量。

（11）可信赖的第三方专业公司的服务　可信赖的专业化的第三方信息软件技术供应商可以减少申办方和研究机构的许多不必要的信息技术负担，他们不仅提供寄宿式数据服务，还解决数据中心安全性和权威性的服务顾虑。需要注意的是申办方和研究机构选择有信誉和财政稳定的 EDC 专业服务商十分重要，这不仅能保证系统验证和运营能力的合规性，也能确保数据库不会由于专业商突然倒闭而造成数据库丢失的窘境。

由于电子临床试验的实施，传统临床试验的数据管理过程正在发生改变，而这些试验程序的变化使得申办方在计划、管理和操作临床试验时也必须做出相应的调整。表 23.8 总结了 EDC 对临床试验项目数据活动的主要益处。电子临床试验技术的发展使得临床试验环境迈向电子化时代成为可能。图 23.13/图 23.14 展示了纸质/电子临床试验程序环境的异同点。从这些图的比较不难看出现代 EDC 无论在技术层面还是临床试验数据管理程序方面都比传统纸质过程的效率和便利性大大提高。

值得注意的是 EDC 系统的采用与否应当在临床试验方案中做出规定，即试验方案应当规定什么数据需要收集和如何收集，什么临床数据采集方式需要采用及其程序要求，以及源数据如何被记录等。例如，纸质 CRF 或 eCRF 用于收集试验数据，电子日志或纸质日志要求患者完成，以及它们的各自采集要求和程序；特制的源文件表格提供给研究机构使用等。

表 23.8　EDC 对临床试验数据管理活动的益处

对象	益处
申办方	<ul><li>节约直接操作费用：质量保证</li><li>- 监查员的效率提高</li><li>- 远程监控和核查</li><li>- 依据风险监控试验质量</li><li>- 研究机构现场访问时间缩短</li><li>- 优化数据传输和核查效率</li><li>由于提前批准上市的获利：柔性但真实</li><li>- 加快数据流程</li><li>- 减少数据疑问</li><li>- 内置报表和定制报表可以降低申报准备资源成本和时间</li><li>- 数据库锁库时间缩短</li><li>既快又好的信息：迅速决策</li><li>- 实时直观所有试验项目的动态和进展</li><li>- 申办方与研究机构间及时交流方案和数据问题</li><li>- 实时总结和报告信息给上层管理部门</li><li>改善全球试验项目的交流和协调</li><li>- 加快试验项目的修正在全球的实施</li><li>- 更广泛和迅速地传达决策和实时问题解答</li><li>- 优化培训程序</li></ul>
研究机构	<ul><li>效率提高（无纸文件递交过程，减少数据再输入或重新输入步骤）</li><li>零客户端系统有利于管理和友好使用</li><li>数据输入（计算机、网络、无下载软件）</li><li>实时筛选受试者记录</li><li>实时查看受试者信息</li><li>警示范围和标识有助于受试者安全性管理和临床判断</li><li>监查频率减少</li><li>在线临床试验方案支持和培训</li><li>易于技术支持</li><li>不同系统控件类型可以有效提高录入数据的质量和可信性</li><li>利于研究机构对药政监管要求的依从性</li></ul>
监查员	<ul><li>效率提高（无纸过程）</li><li>优化数据核查流程</li><li>实时获得试验进展和预估现场试验核查工作量</li><li>依据风险的监查实施</li><li>数据的预核实</li><li>实时试验数据逻辑核查</li><li>更快获得疑问数据的解答</li><li>研究机构现场数据验证和工作量的减少</li><li>与研究机构的在线交流</li><li>及时"冻结"数据</li><li>实时招募状态</li></ul>
数据管理员	<ul><li>免去数据再输入的步骤</li><li>减少需要澄清的数据率</li><li>优化试验项目数据管理流程</li><li>更快获得疑问数据的解答</li><li>更早接触研究机构的数据</li><li>更早鉴别研究机构数据质量问题</li><li>更快锁定数据库</li><li>既快又好完成实时数据分析</li><li>易于整合其他数据资源系统</li></ul>

续表

对象	益处
药政检查人员	<ul><li>稽查轨迹有助于数据溯源稽查</li><li>数据标准化导出有利于药政审核效率和质量</li><li>使临床试验生命周期全程透明化成为可能</li><li>标准化的数据流和数据格式有利于全球临床数据的获取、分析、报告和申报</li></ul>

23.4.2　电子数据采集系统的验证规范管理

电子数据采集（EDC）系统是目前临床试验中最为关键的数据管理系统之一。按照电子临床系统验证原则，市售的计算机硬件系统通常都是已经通过验证确认的合格产品。因此，申办方和用户在采用这些硬件系统时并不要求出具相关验证证据，除非申办方自行发展一个硬件部分。当申办方或用户在临床试验中采用的应用软件是由开发商/供应商提供的话，申办方或租赁者也不需要提供相应的验证证据，但应当确认供应商拥有相应的验证文件和证据，并在药政检查要求时能够提供这些文件和证据。如电子临床系统验证部分（参见 23.2 节）所述，大多数的验证活动都是针对软件及其相应运营环境而展开的，且呈"V"字形。对于 EDC 系统来说，通常需要完成 2 个等级的验证程序。一个是系统本身的开发验证，这个应当由系统供应商负责提供（见 23.2 节）；另一个是针对临床试验项目或方案构建的 eCRF 测试验证，也被称为用户接受测试（user acceptance test，UAT），这个需要用户的数据管理人员在 eCRF 构建后和投入实际数据采集前负责完成。图 23.15 展示了这种二级电子临床系统验证模式。临床试验中数据可信性与系统本身验证合格关系密切。但如果系统在试验项目运行中验证状态的维护不能达到验证标准，即系统对数据采集、演示、清理、审阅、重现和存档没有建立和实施维护验证状态的质量管理体系，这种数据可信性也就失去了可靠的基础。美国 FDA 在电子记录和电子签名指南（FDA，21 CFR Part 11，2003b）中指出，采用经过验证的电子临床系统进行临床研究记录时，电子记录的基本要求就是数据记录程序和控制应当"确保签署者不能轻易地重改签署过的记录"。只有在这种程序和控制下才能符合数据权威性、完整性和非篡改性的电子记录系统验证的最高目标。为了确保这种程序和控制的实现，从事电子临床试验中的人员必须按照被验证的电子临床系统的规范要求行事，"确保准确性、可靠性、一致性的行为和能区别无效或改变的记录"。稽查员也必须比较计算机化系统完成的事宜与文件中要求计算机系统完成的事宜是否有差异，如计算机系统如何被操作和以什么方式验证计算机系统等，以确认系统的维护及验证状态是否符合要求。

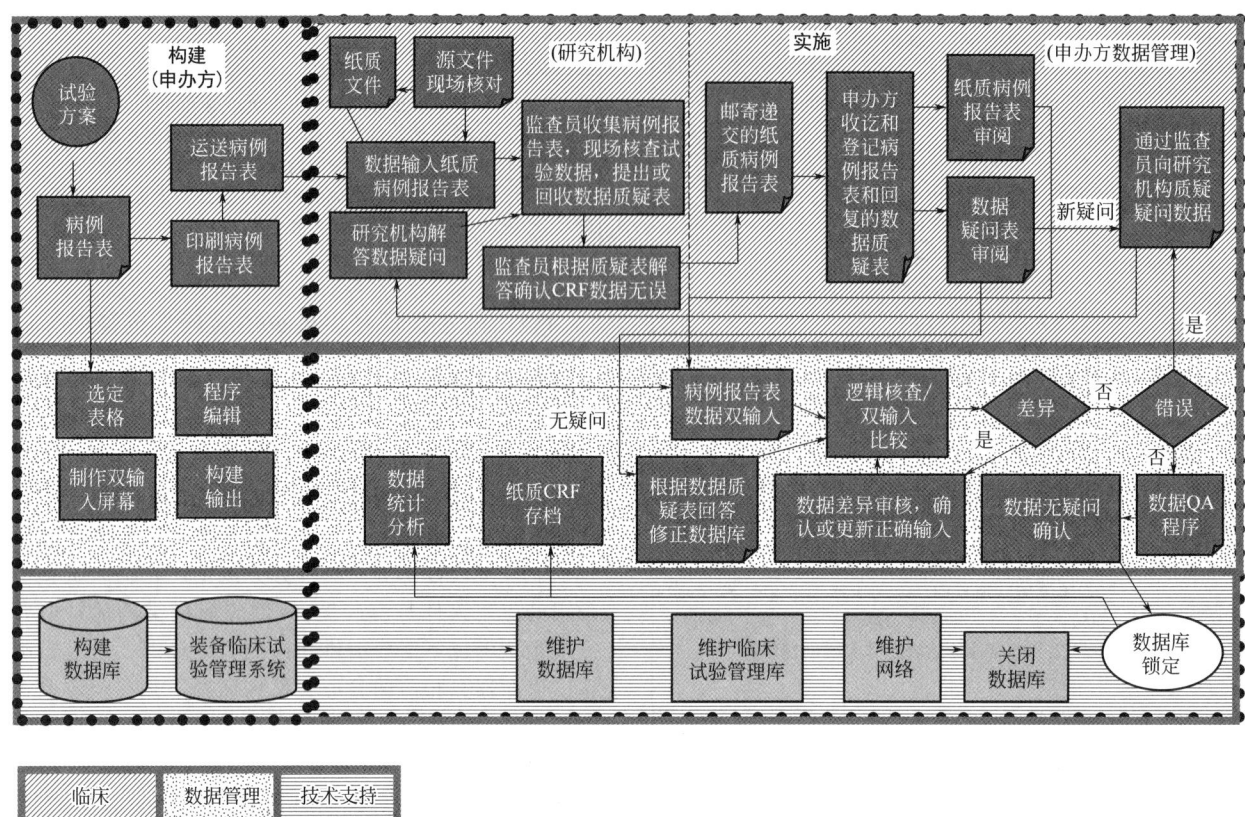

图 23.13 纸质病例报告表临床试验系统程序示意

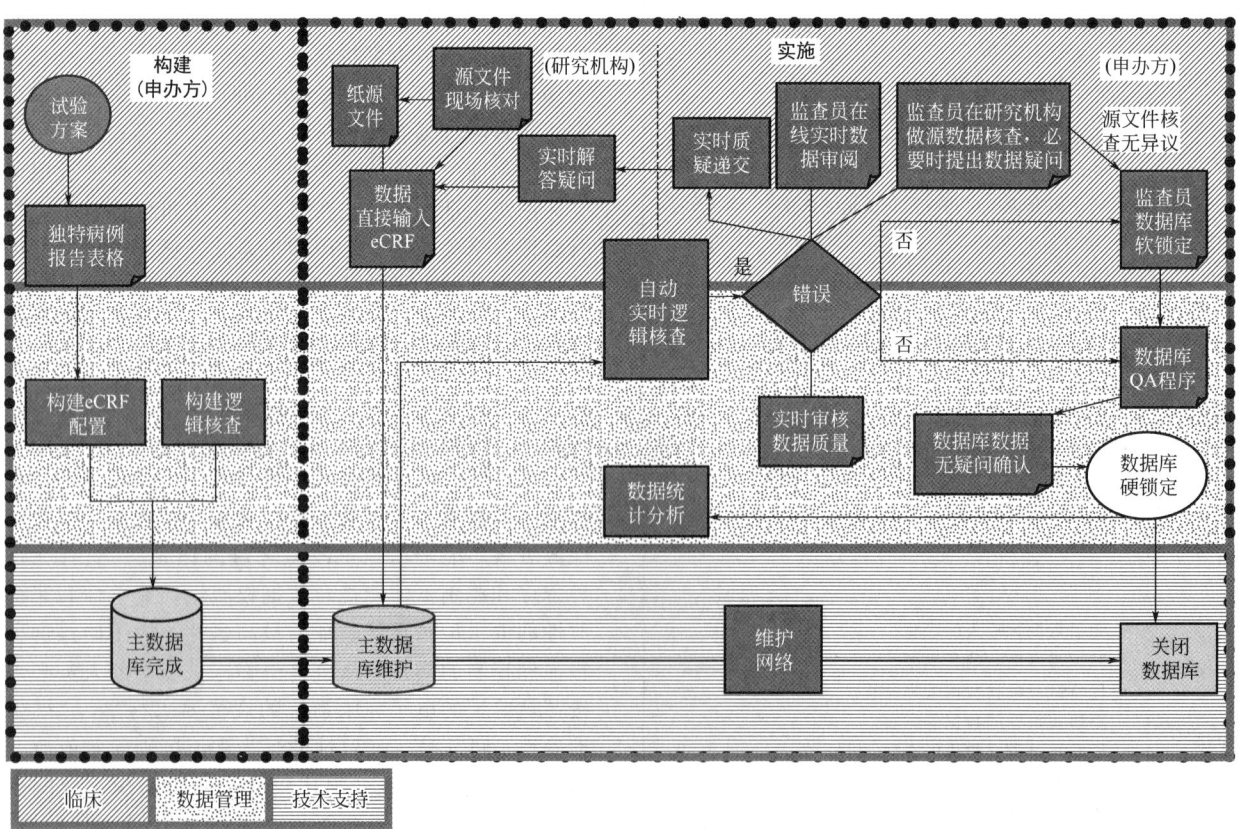

图 23.14 电子病例报告表临床试验系统程序示意

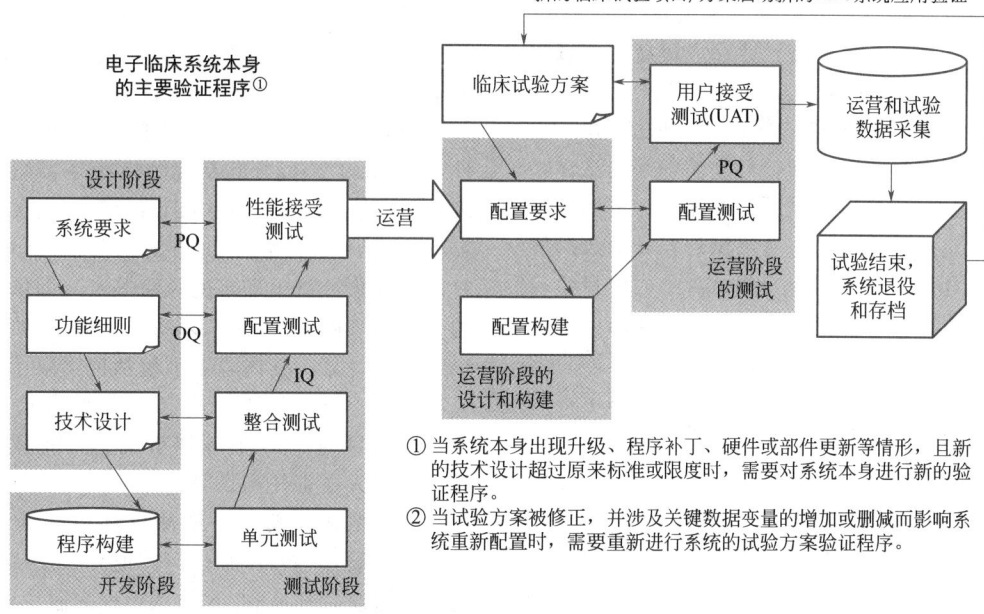

图 23.15　电子临床系统验证模式示意

在进行电子临床试验时，临床项目经理应当制定符合药政要求的保证 EDC 系统操作规范管理的文件。这份文件应当列出 EDC 系统管理基本要素，以便用于临床试验的 EDC 系统可以满足药政规范的验证和运营管理要求。一般来说，由系统供应商提供的 EDC 系统本身的验证文件，包括设计、测试和运营管理的验证文件等，与由申办方的数据管理或项目经理准备的相关试验项目的验证和维护管理细则文件，共同组合成药政必需的 EDC 验证管理和操作规范的主要文件。

在完成试验系统（如 eCRF）构建并准备投入运营前，数据管理员有责任进行系统的用户接受测试（UAT），并确认所有测试结果都符合预设要求，也称为用户验收测试，是 EDC 构建后投入运行前的最后关键步骤之一。这项测试的目的是要证实整个 EDC 系统能有效和准确地收集、生成和处理方案所要求的试验数据，包括有效审核电子数据和元数据的能力，如稽查轨迹、出错处理和符合预定的流程明细表说明等。这种在模拟实际环境中进行的 UAT：①应对试验项目所有的 eCRF、在线指南文本以及逻辑检验逐一测试，以保证系统功能的准确和有效；②应测试各研究机构的网络浏览器以及与主机连接的效能；③应检测 EDC 录入的数据是否准确保存并传送到申办方的数据库，并能准确导出数据结果；④应验证与 EDC 数据交换过程的可靠性。UAT 通常由系统使用者、研究者、数据管理员、监查员等参与，模拟数据输入 EDC 系统，测试系统是否按照设计要求对所有数据正确储存、逻辑核查正确执行、外部数据能与 EDC 系统正确整合。UAT 测试内容主要包括：

（1）数据库测试　UAT 测试内容包括：浏览及录入页面设计，各个访问顺序、访问中的录入表格顺序及每个数据点的顺序，不同用户浏览权限的准确性等。这类测试的文件包括但不限于测试方案、模拟 CRF 和空白 CRF、数据库建库说明、数据库结构报告、UAT 计划与测试报告、数据库界面测试追踪表、数据库界面测试清单等。

（2）逻辑检验测试　测试内容包括方案数据的阈值范围系统能否准确监控，测试质疑的逻辑功能，即能够按照预先设计准确执行数据质疑的触发和关闭。测试时需考虑尽可能多的逻辑情况，用正确和非正确的数据反复测试触发功能。同时要测试质疑信息的文字与预先制定的设计说明文档的一致性。这类测试的文件包括但不限于测试方案、模拟和空白 CRF、UAT 计划与测试报告、数据核查计划、逻辑核查测试追踪表、逻辑核查测试清单等。

（3）外部数据整合测试　测试内容包括外部数据与电子临床系统（如 EDC）整合的正确性，包括医学编码系统、受试者报告结果（ePRO）、互动语音/网络应答系统（IVRS/IWRS）、中心实验室数据等。任何外部数据库或电子临床数据库结构改变后，都应重新进行测试。

在 EDC 及其数据库的测试中，数据管理项目经理统筹整个测试活动和起草或审批测试文件；数据编程员负责建立 UAT 的测试环境，并提供必要的技术支持，并根据 UAT 测试发现的问题对数据库进行必要的修改，以及测试完成后将系统环境发布在运营环境中投入运行维护管理；数据管理员涉及测试数据及其测试脚本的撰写，执行和协调相关 UAT 测试过程的工作，包括邀请和管理非数据管理人员参与 UAT 的测试工作，培训参与测试者，并完成最后的测试报告。UAT 可以根据系统的用户角色定位或者系统性能的类别进行分组，建立 UAT 组。各组之间在一定程度上既相互关联又相对独立，但它们都是测试体系组成的基本单元，应当在测试顺序和流程上按照严格的分工协作规定分别进行。整个测试过程必须按照测试脚本及其规程进行，任何参与测试者不应擅自修改测试脚本和流程，也不应当假设或假想不在测试脚本及其规程中的测试要求。任何不遵循测试规程的行为都会被视为测试失败。对于测试实际结果，测试者需要如实记录，做到观察和描述测试结果，精准详细描述测试画面显示的结果。如果测试结果不同于预设结果，均视为失败，并需要及时找出测试失败的原因，如系统设置问题或文件问题等，便于程序编程员对系统做出相应修改和调整，或测试脚本撰写者修改测试脚本文件。常见测试失败的测试脚本文件原因包括核查计划逻辑不符合方案或不完备，需要更新核查计划；测试脚本中测试执行说明模糊而需更新等。常见测试失败的系统原因包括但不限于：

① 应出现质疑时没有出现；

② 不应出现质疑时出现；

③ 质疑文本不符合核查计划；

④ 质疑没有在应出现处出现；

⑤ 动态访问、页面没有出现；

⑥ 数据无法输入，格式设置不符合脚本要求；

⑦ 数据库设置不符合脚本要求。

所有数据点测试成功，视为测试结束。数据管理项目经理负责完成测试报告的签署批准。任何数据点测试的失败，都需要经修改后对失败数据点进行第二轮或第三轮的测试，直至所有数据点通过测试。

临床试验过程中，一旦系统涉及修改或升级，UAT 程序需要对修改数据点及其关联点进行新的测试。UAT 流程通常包括的步骤有准备测试计划书、目前测试目标/范畴和程序、输入测试数据、执行测试、测试结果记录/分析与合格确认、签署、确认及归档测试结果（图 23.16）。测试的内容包括在试验方案条件下，模拟试验数据输入后系统的输出结果是否与预期的一致，稳定性状况和用户使用系统的便利性（表 23.9），以判断系统的性能是否满足用户的需求。每一步测试内容及结果需要测试人员签字确认并存档。UAT 的级别（如测试的范围与测试的程度）将基于风险分析中确定的风险等级（即依据风险评估的结果）来确定。UAT 计划属于 EDC 项目应用阶段个案验证计划，其内容要求包括但不限于：

（1）引言　简要概述 EDC 系统属性和功能及其项目应用目的、UAT 计划审批、测试参与者和验证质控批准人员责任列表等。

（2）概述　总结系统测试环境的确切和详尽描述，包括硬件、软件和任何其他界面或接口，包括任何测试系统、环境和/或测试规程的假设前提和限制。

（3）UAT 规程　描述 UAT 范围、测试脚本、每个测试目标的测试计划细则、测试系统环境要求和

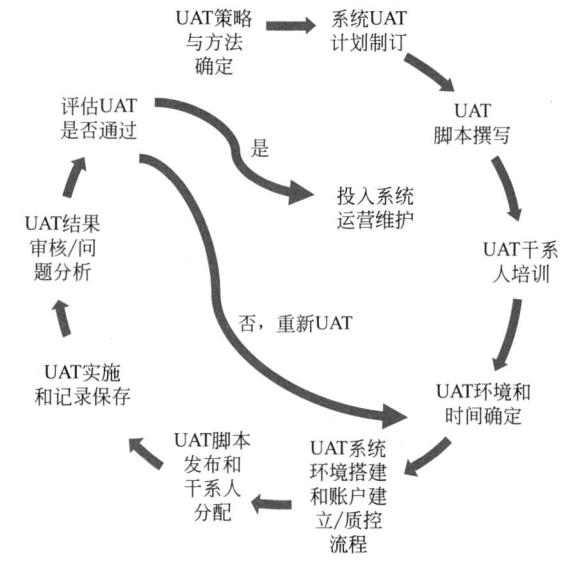

图 23.16　EDC 系统 UAT 管理流程

表 23.9　用户接受测试表示例

试验项目编号：			系统类别：			
申办方：			申办方项目编号：			
测试编号：		测试条目描述：			测试日期：	
测试角色	步骤	输入	预期输出	实际输出	通过否	评注
URL：			测试次数：□　第一次　□　第二次　□　第三次　□　其他			
测试者姓名：		测试者签名：			签名日期：	
测试总结果评注：						
审核/批准者姓名：		审核/批准签名：			签名日期：	

实施测试的程序、步骤和时间表等，包括相应用户干系人在测试中的角色和职责分工列表等。参与测试干系人可以包括质控人员、系统构建员、系统管理员、系统数据库服务员、项目经理、监查员代表、研究机构代表等，这些人员可以从不同角色出发对构建的 EDC 系统进行测评。测试内容可以按照病例报告表内容、事项时间表、逻辑核查要求等若干方面进行。任何在测试中出现的行为错误，或数据问题及其 CAPA 方法需要予以规定。

（4）UAT 风险评估　测试的总体策略应当建立在风险评估的基础上，也就是越关键的数据采集越需要重点测试。概述 UAT 对试验方案关键数据和流程的影响，并依据风险管理的原则分析风险事件概率、风险类别、检出概率和优先顺序等风险评估管理规程，由此制定出对这些关键数据和流程的测试要求和方法，包括测试频率和次数等。一般情况下，需要参照试验方案和病例报告表的设计要求来进行分析。

（5）UAT 接受标准　给出测试活动和/或结果可以接受的标准，以及不能接受时需要采取的措施或再次测试的规程要求，直至达到可接受标准。对于出现测试错误的可接受度需要在 UAT 计划中予以明确，便于测试进程的顺利进行。例如，1 级错误——测试不能继续进行，直至问题被解决；2 级错误——测试可以继续进行，但必须在完成本部分测试前解决；3 级错误——测试可以继续进行，但问题必须在整个测试完成前解决。

（6）例外情况决议规程　如果有特殊情况可用于解决差异和错误，应当予以说明，包括需有适宜批准程序的异常或偏差记录表等。

每一个 UAT 脚本需要有版本控制，以便区别不同版本试验方案和系统更改时的测试。每次 UAT 完成后的测试报告需要有人负责审批签字。整体测试数据点按照 DVP 要求设置。对于测试类型和/或范围可以包括但不限于：

① 系统本身设置参数和功能测试　不同的 EDC 系统在系统本身参数和功能方面的设置会有所不同，如时区变化、电子签名、账户管理等。在 CRF 构建完成后，可能需要根据 EDC 的部署国家/地区，按照申办方的要求对某些系统参数和功能设置基线测试。

② CRF 可填写性测试　所有数据点必须测试，包括角色配置、时区、质疑前缀、签名文本、研究机构及其受试者编号等。

③ CRF 布局架构测试　数据库 CRF 显示必须与现行版 CRF 一致，包括访问信息等。

④ 数据库整合测试　完全按照整合规则和需求进行数据整合测试，如外部数据与 EDC 数据的整合（如适用）。

⑤ 离线工具测试（offline listings）　按照逻辑要求设定。通常按照列表逻辑规则输入测试的受试者数据，进行逻辑核查验证，但并不需要记录具体的测试数字，而是记录符合逻辑的和不符合逻辑的受试者测试结果信息。

⑥ 在线逻辑核查功能测试　根据试验方案数据及其关联性设置。通常按照 DVP 规则设定测试数据，包括符合逻辑的或不符合逻辑的数据、逻辑检查的执行、所有数据的正确储存等。需要详细记录测试数据、录入位置、度量长度、年龄限制、栏位之间的逻辑关系、数据类型以及期待的结果等。数据选择要有代表性，关键数据点的需要进行可接受数据（clean data）→无质疑，以及不可接受数据（dirty data）→质疑的测试，也需要考虑试验进行中所能出现的所有数据情况，如缺失、超范围、临界值、比较日期大小、相同日期、未来日期、不正确值等（图 23.17）。

⑦ 动态访问测试。

⑧ 自动计算公式测试。

⑨ SAE 邮件通知设定（notification）测试。

实际上，通过常规的测试过程要 100% 证明计算机化系统运行功能正常似乎是不可能的。有效的用户接受测试不仅要确认系统整合配置和功能的运营正常，而且要试图检测出计算机化系统中可能存在的功能失调或不足，包括人员职责、程序控制和技术本身等。表 23.10 概述了用户接受测试的常见项目内容。从中可以看出 EDC 的功能和运行测试是用户通过一系列代表各种工作流程的表格数据来确认系统的状况，即对数据的输入、预计输出和实际输出进行测试。预计输出结果的依据来源于系统的设计和功能技术规范文件的要求。所有测试过程应当有尽可能详尽的批注，以便日后稽查人员能够重复测试程序和结果。需要指出的是这一测试原则适用于所有计算机化系统的测试程序。逻辑核查功能是审核数据输入 eCRF 后，如果数据不正确，自动数据质疑表能否实时生成。实际的未答复数据质疑表在 eCRF 系统中可以显而易见，回答完毕和修正过的数据痕迹都保留在稽查轨迹系统中。手工数据质疑表的产生和完成应该与实时数据质疑表的程序一致。对每次测试所用的 EDC 系统版本（eCRF 明细表说明和时间/事项流程表版本、电子咨询台版本、逻辑核查版本等）应当分别存档保存，并确保最后投入运行的版本为最后通过检测的版本。用户接受测试结果应当尽量避免使用模糊不清的结果术语，如"通过"或"未通过"。最好的测试方法是在测试前把期望得到的测试结果清楚地记录在案，测试通过后可记录"测试结果如预期所设"等。如果测试结果未能符合期望值，需要把观察到的结果记录在案，并指出修正错误的措施。在修正系统配置构建后，重新进行测试，直到结果达到预期设计为止。

CRF	Item #	Item	Applicable Form.Fields (Optional)	Visits	Logic	Query Text/Error Message (On Screen)
Adverse Event	1	**Did the subject experience any adverse events?**	AEYN	Annex	AEYN must be present	Response to 'Did the subject experience any adverse events?' is missing. Please provide Yes or No.

数据缺失测试

Reference Item(s)	Error Item	Test Case	ER	Actual Overall Output(P/F)	Query Text (P/F)
	Did the subject experience any adverse events?				
	blank	dirty	Q		
	Yes	clean	NQ		
	No	clean	NQ		

CRF	Item #	Item	Applicable Form.Fields (Optional)	Visits	Logic	Query Text/Error Message(On Screen)
Adverse Event	2.R.1	**Adverse Event**	AETERM AEYN	Annex	If AEYN is Yes, AETERM must be present	The question 'Has the subject experienced any adverse events?' is marked "YES", but the AE Term is missing. Please provide.

条件数据缺失测试

Reference Item(s)	Error Item	Test Case	ER	Actual Overall Output(P/F)	Query Text (P/F)
Has the subject experienced any adverse events?	Adverse Event				
Yes	blank	dirty	Q		
Yes	AAA	clean	NQ		

CRF	Item #	Item	Applicable Form.Fields (Optional)	Visits	Logic	Query Text/Error Message(On Screen)
PE	1	**Weight (kg)**	WEIGHT	Visit1	Weight is expected to be in range of 40-140kg.	The Weight is out of the defined range of 40-140 kg. Please verify that value is entered in kg and consider if a medical history should be noted.

数据范围测试

Reference Item(s)	Error Item	Test Case	ER	Actual Overall Output(P/F)	Query Text (P/F)
	Weight(kg)				
	39.9	dirty	Q		
	40	clean	NQ		
	120	clean	NQ		
	140	clean	NQ		
	140.1	dirty	Q		

图 23.17　不同逻辑数据 UAT 文本案例

表 23.10　用户接受测试常见内容要求一览表

检查编号	测试项目	测试目的描述
Ⅰ　系统检查		
EDC-UAT-001	硬件要求	确认计算机系统是否满足最低基本配置要求
EDC-UAT-002	软件要求	确认计算机系统含有最低基本操作和配置系统要求
EDC-UAT-003	网络要求	确认计算机系统已安装支持最低标准浏览器并可连接互联网
Ⅱ　构建检查		
EDC-UAT-004	监查员权利和角色	确认监查员是否可以正确完成所授权的任务
EDC-UAT-005	临床研究协调员的权利和角色	确认临床研究协调员是否可以正确完成所授权的任务
EDC-UAT-006	浏览功能	检查浏览功能是否工作正常,即输入一位完整的受试者信息的结果
EDC-UAT-007	安全性	检查 EDC 安全性功能是否工作正常
EDC-UAT-008	列表	检查列表功能是否工作正常
EDC-UAT-009	数据质疑	检查 EDC 是否可对疑问数据产生实时质疑
EDC-UAT-010	访问	检查是否各次访问名称符合时间和事项流程表中的规定和一致性
EDC-UAT-011	表格	检查表格名称和每次访问表格顺序是否与时间和事项流程表中描述的一致
EDC-UAT-012	数据点	检查表格中的数据点是否与 eCRF 明细表说明中的描述一致
EDC-UAT-013	电子咨询台	检查电子咨询台功能是否工作正常
EDC-UAT-014	网址	检查是否能显示正确的网址页面
EDC-UAT-015	逻辑核查轨迹	检查 EDC 的逻辑核查轨迹是否工作正常
EDC-UAT-016	评语或未进行	有意识地输入一位受试者的不完全信息并输入评语,"未进行"评语和未知日期和时间。检查 EDC 系统是否能反映出预设的结果(但如果 EDC 系统有预设的选择性答案"未进行"选项,则不用包括在本测试范围内)
EDC-UAT-017	选择钮	检查每一个选择钮的功能
EDC-UAT-018	报告	检查 EDC 报告的报告功能是否工作正常

测试完成后的测试总结要点应当包括但不限于:

① 总结测试的所有项目计划获得及其结果,包括成功或失败情形;

② 总结发现的任何问题或异常,包括偏离预期结果或计划的情形,当出现测试偏差时,需提出令人信服的解释或解决偏差后的结果;

③ 总结对系统的任何修改后的测试结果;

④ 总结对测试的任何修改后的测试结果;

⑤ 列出任何待解决的问题或系统遗留的瑕疵;

⑥ 阐述系统下一步预期升级方向;

⑦ 给出测试结果是否满足方案对数据采集的要求,关键数据和流程的采集和管理需求可以获得满足等测试结论。

测试批准证书需要明确指出 UAT 通过方案数据采集和管理要求,EDC 系统可以投入项目应用中。

从药政检查的结果看,临床试验用系统的测试验证常见的问题可以概括为:①未建立明确的系统测试目的和要求;②不完整的测试过程,如 UAT 前没有充分的程序设计测试、试验研究相关的所有要求未全部被测试、不是所有的逻辑和关键数据点均被测试、工作流设置未测试等;③测试过程未充分记录,如不能追溯/没有客观证据、文件记录欠缺等;④培训不充分,如测试人员不熟悉 SOP、测试流程、测试系统、测试规则,人员职责分工不明确等;⑤系统变更时不测试等。由此可见,系统测试验证必须建立在完整清晰的 UAT 脚本的基础上,并通过严格和可靠测试程序获得高质量的测试数据。所有的测试过程和结果应当具有可追溯性。

如果计算机化系统有升级或修改的必要性的话,根据所涉及的系统的关键性程度的不同,需要对系统进行相应的系统生命周期的维护和支持。除了做好版本管理外,必要时应当对系统进行重新测试和公布。

临床试验常用表 25

临床试验常用表 25(二维码)为用户接受测试项目表样本。用户接受测试通常进行两次。第一次对所有预设项目和内容进行测试。对发现的问题进行修正

临床试验常用表 26

后，再对修正的项目和内容进行二次测试。**临床试验常用表 26**（二维码）列出了用户接受测试失败原因记录样本。只有所有的测试项目和内容都达到预定标准，EDC 系统方可批准投入运行。测试结果和批准文件都必须存档保留，以备稽查。

23.4.3　电子数据采集系统运营的质量管理

一旦计算机化系统的初步验证完成并准备运营时，需要注意的是验证程序并不能就此完结。验证体系还需要包括对系统操作和运营管理程序，以及人员培训和技能的监督，以维护系统验证状态，直至试验项目完成后在系统上的下线。这样才是完整的验证程序，也是确保一个 EDC 系统被全面"体检"的关键所在。为了保证 EDC 应用中电子数据的完整性，计算机化系统应该在与其使用和应用相适应的水平上验证，并应实施必要的控制来保证数据的完整性，包括原始电子数据和任何来自系统的打印文档或 PDF 报告。此方法尤其应该确保实施 GDP 和在数据生命周期中正确地管理数据完整性风险（图 23.18）。

在采用 EDC 系统进行试验项目数据采集中，维护系统验证状态的系统应用涉及数据生命周期的质量管理和风险降低策略，包括但不限于贯穿于以下试验项目数据质量管理步骤的风险控制：

- 数据生成和获取；
- 数据传输；
- 数据处理；
- 数据审核；
- 数据报告，包括无效和非典型数据的处理；
- 数据保存和归档；
- 数据销毁。

当数据流程或具体的数据流程步骤是前后矛盾、主观的、存在偏见、无质量保证措施、不必要的复杂或烦冗、重复的、未规定、没有很好地理解、混合的、基于没有证明的假设和/或没有遵循 GDRP 时，就有可能产生较高数据可信性和完整性的风险。

23.4.4　安全性措施的实施和管理

为了确保系统的安全性、数据的完整性和受试者信息的保密性，常用的 EDC 系统安全性措施应该包括但不限于：

① 每位用户对个人登录账号安全性负责，并且用户应当被要求只是用他/她自己的密码或相关登录识别号进入系统。

② 系统应当对登录密码制定命名规则和要求，并对登录企图的行为有次数限制，并记录未授权的登录企图和行为。

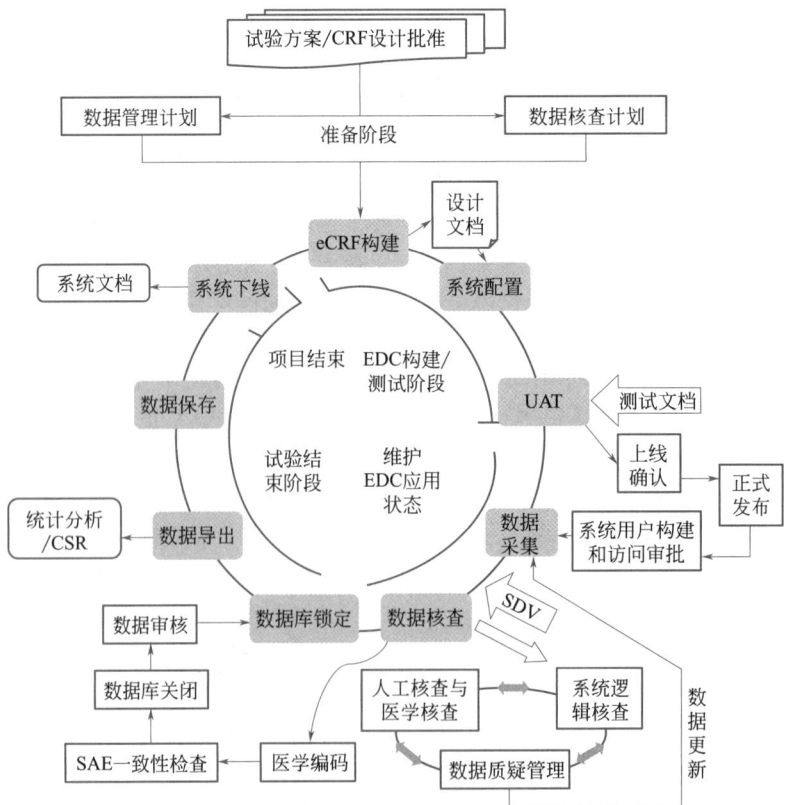

图 23.18　EDC 系统临床试验项目应用生命周期示意

③ 系统的操作规范管理应当建立，包括系统的使用和维护、系统安全性操作要求等，如在用户静默系统操作一定的时间后，系统会自动关闭将用户账户界面。有些系统操作流程可以在具体试验项目运营中做出符合药政法规的适当调整。

④ 系统服务咨询窗应当是系统运营管理的重要组成部分，适用于用户支持与系统的问题（bug）管理，便于用户反映的系统问题得以及时报告和解决。

⑤ 对于第一次登录的用户来说，他/她应当及时更换由 EDC 服务商预设的密码，使之变成只有自己才知道的独特密码。研究机构人员不应当在公共场合使用密码登录 EDC 系统，并保持自己的用户账号和密码不与他人共享。

⑥ 每位系统用户都需要知晓用户权限和职责，如研究机构人员只允许使用自己的用户账号和密码去完成被授权的输入、编辑和签名任务。

⑦ 系统用户可以在试验过程中随时变换自己的密码。并也应被要求在预定的间隔期后及时更换他们的密码。如果密码遗失或被盗窃，用户应当立即联系 EDC 服务台终止原账号的有效性和更换新的账号信息给用户。

⑧ 任何要求使用 EDC 系统的用户必须在签发用户账号和密码前完成与其权限担当相适应的培训，并且培训记录需要记录在案。

⑨ 如果新的用户需要增加或现有用户离开研究机构或不再承担试验项目任务的话，研究机构管理人员应当及时通知监查员或 EDC 技术服务台，以便及时开通或关闭相关账户。

⑩ EDC 系统的电子签名规程和培训要求需要按照药政规范要求执行，且每位行事电子签名的研究者应当知道其签名的意义和责任。

⑪ 如果研究机构在临床试验中要求租赁用于 EDC 目的的计算机，则研究机构有责任放置租赁的计算机于有安保措施的监控环境中。租赁的计算机未经申办方或 EDC 技术服务商的许可，研究机构人员不应以任何理由擅自变更计算机内部配置，或如需维修，必须由指定的代理商进行相关维修服务。

⑫ 如果涉及外部数据的传导和与 EDC 系统的数据整合，数据的电子化传输的安全性管理和传输的数据真实完整性需要验证，并在完成传导整合后按照数据质量规范予以管理。

⑬ 系统数据的定期备份与安全保存规程需要建立，以确保灾难恢复、商务延续等药政要求能够实现。

电子系统的备份方式需要根据实际需要设置，可以分为：①完全备份（full back-up），即无论有无既往备份，所有系统数据内容都完整备份一次，既往的备份内容可能完全覆盖，如每周或每月一次，其主要特点是需要备份时间长，占用资源较多，但恢复数据较为方便；② 增量备份（increment back-up），即在前次完全或增量备份后的新增数据内容备份，如每周或每三天进行一次备份，其主要特点是备份速度较快，但恢复数据时间较长；③差异备份（differential back-up），即前次增量备份后变化部分的备份，如每天或每小时进行一次备份，其主要特点是备份速度快，恢复比较方便。采取何种方式备份及其备份频率，人工还是自动备份由申办方根据系统应用的试验方案项目规程要求或系统功能设置配置选择确定。

此外，编辑轨迹是另一个重要的系统保安防护措施。它为用户的权限管理与定期审查、数据在系统中的输入和输出活动、原数据采集的导入等行为提供了系统内部自动验证途径。编辑轨迹有助于追溯电子记录发生后出现的授权或未授权的数据或记录添加、消除或修改行为。一般来说，编辑轨迹除了数据生命周期的变化轨迹和原因记录外，需要含有对数据进行过任何变动的人员、日期和时间印迹，这样才能确保数据满足 GCP 的要求。

除了计算机化系统的内部安全防范措施外，一些外部安全防范措施也必不可少。例如，网络系统的安全性和保密性措施，硬件系统的安保措施，对用户的系统安全措施的培训，防范和监控外部途径或未授权人员对数据的修改、浏览、复制或报告等程序，记录授权人员及其登录系统的状况，预防、检测和及时消除计算机病毒或其他对系统的有害干扰等。

23.5　电子数据采集系统的试验项目应用规程和管理

EDC 技术的运用从根本上改变了试验项目传统数据管理程序。在传统的数据管理中，监查员和数据管理员在试验项目的开始阶段几乎没有任何事务需要处理，他们都必须等到第一批纸质病例报告表在现场完成源文件核对并转交给数据管理员进行数据双输入后，才开始对试验项目的数据进行审查。整个数据管理程序呈现线性关系（图 23.19），实时数据监查在这种状态下无法完成。数据管理员的大部分数据质量的审查工作都集中在试验项目进行的后期。从最后一位受试者完成试验项目到数据库可以达到锁定标准的时间平均需要 3 个月才能完成。但运用 EDC 技术后，监查员和数据管理员的工作量被平均化在整个试验项目中。整个数据管理程序呈现平行关系（图 23.19）。从第一个受试者试验数据的输入开始，监查员和数据管理员都可以实时性地开始履行他们各自的职责。从最后一位受试者完成试验项目到数据库达到锁定标准的时间平均需要 1~4 周。图 23.20 展示了传统数据管理和 EDC 数据管理技术对工作量和时间曲线影响比较。

由于数据库锁定时间的大幅度缩短（图23.21），申办方可以提前完成临床试验结果报告，进而有可能提早完成新药上市批准程序。这意味着申办方运用EDC技术比传统数据管理程序能提前将新药推出市场而获得市场效益。此外，EDC允许用户在录入数据的同时，自动同步生成各种简单或复杂数据疑问表（图23.22），大大地减少数据管理人员的工作量。每个数据点除了被EDC系统自动核查外，还可能受到监查员的手工源文件核查和/或数据管理员手工数据核对，并对疑问数据发出EDC在线质疑表要求研究机构予以澄清。这种双重数据点质量监查的程序无疑可以大大提高数据的质量和准确性。此外，运用EDC技术，监查员对数据手工清理和产生疑问表的工作量可以减少85%左右。

每一个申办方根据自己的特点和战略都有选择专业技术伙伴的标准。表23.11展示了选择新的EDC技术合作伙伴需要考虑的重要核心方面。

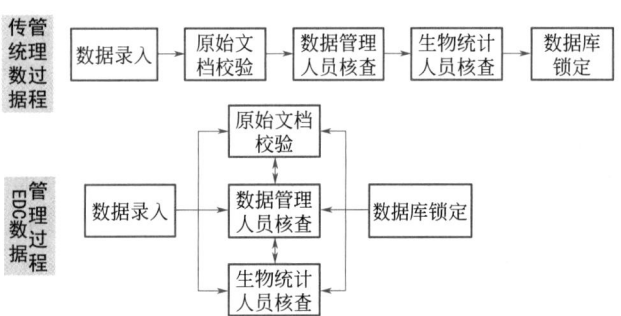

图 23.19　传统数据管理和 EDC 数据管理操作过程比较

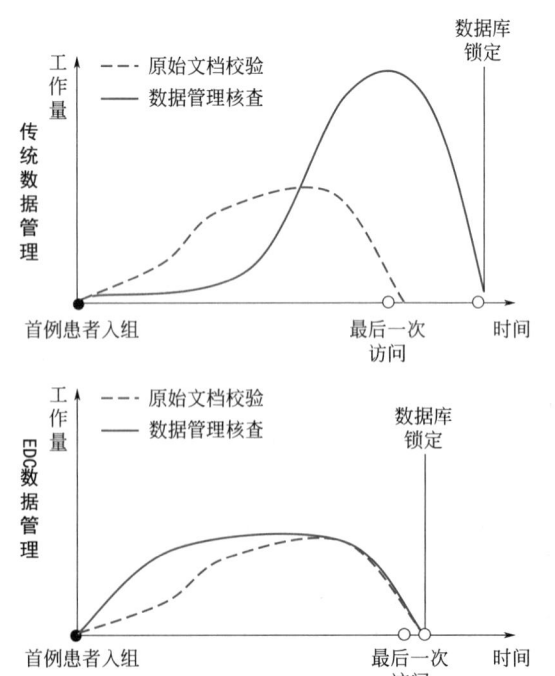

图 23.20　传统数据管理和 EDC 数据管理技术
对工作量和时间曲线影响比较

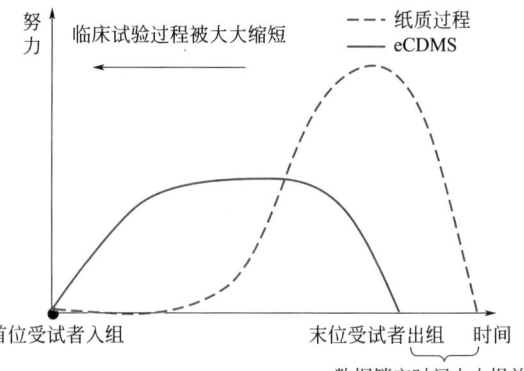

图 23.21　EDC 对数据管理程序投资回报的影响

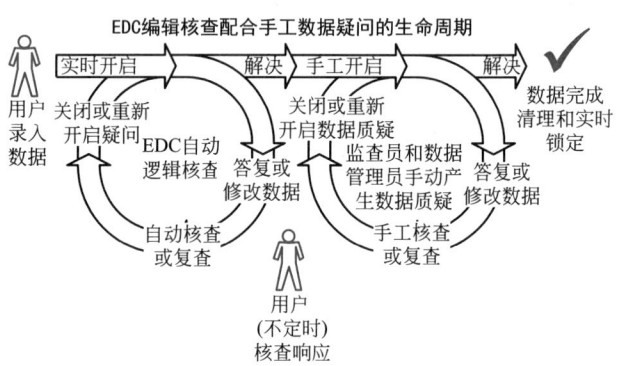

图 23.22　EDC 可视化数据疑问编辑核查
和人工疑问解答过程示意

表 23.11　EDC 专业供应商服务和产品评价标准

评价标准		考虑因素
专业背景		• 临床试验经验 • 软件开发经验 • 专业服务能力 • 国际经验 • 财务稳定 • 客户信誉
药监和标准		• 安全性 • 符合药监电子签名规范 • 符合 ICH-GCP • 符合患者隐私保护规范 • 符合药监部门有关计算机在临床试验中运用的要求 • 符合临床数据交换标准（CDISC）
产品特性	用户	• 使用简便 • 运行稳定 • 在线实时数据核查和修正 • 实时数据审阅 • 实时临床试验管理工具 • 实时报告工具 • 数据导出和导入简便 • 特殊用户要求，比如与客户或其他已有临床试验系统兼容，低宽带连接要求 • 零客户端能力，即无须在研究机构安装和维护软件 • 同时支持在线、离线录入 • 有效管理中心化验室和地方化验室 • EDC 和临床数据管理系统（CDMS）合二为一 • 支持多国语言能力 • 其他可增加价值的特性

续表

评价标准		考虑因素
产品特性	操作	• 易于构建 • 通过连接互联网的任何计算机进行实时访问,便于团队协作 • 一个按钮便可部署研究项目,无须中止系统 • 完善的 SOP、帮助系统和技术支持 • 数百研究机构同时使用的国际研究的支持 • 快速高效地培训所有级别的用户 • 易于更新升级和扩大用户 • "全局库"中存储各种独立表及其组件,便于安全地被重复使用或用于建立标准库 • 基于角色和作业流程的可配置安全性 • 允许录入终端动态添加或隐藏某些字段、表、访问 • 便于客户化要求
	商务规范	• 价格合理 • 合同条款清晰 • 服务层次灵活

23.5.1　EDC 系统的使用管理和角色的责任

申办方是使用 EDC 系统的决策者,而研究机构人员是 EDC 系统使用的主要执行者。研究机构人员在将临床试验数据输入 eCRF 之前,需要将临床试验信息记录在临床试验源文件或受试者原始医疗记录中。按照 ALCOA 及时性的要求,研究机构人员通常被要求在受试者完成相关访问之后的 2～3 个工作日内将源文件信息转录到 eCRF 中;4～6 个工作日内完成答复监查员或数据管理员在 eCRF 系统内提出的数据质疑。

对于 EDC 账户的管理目前常采用的方式为预先

登记制,其具体程序如下:

(1) 申办方用户　申办方用户个人完成相应的培训后,首先需要完成用户账号申请表(表 23.12)。申请表由数据管理相关负责人批准后交给 EDC 技术支持服务人员在 EDC 内建立相关个人账号。然后,将登录号和预设密码通过适当的方式转告给申请用户个人。任何新的临床小组成员或离开试验项目者都必须通过 EDC 技术支持服务人员建立或注销相应的 EDC 账号管理流程。被批准的申办方用户账号申请表应当保留在临床试验项目数据管理 EDC 文档中。

(2) 研究机构用户

① EDC 培训　研究机构人员首先必须接受相关 EDC 使用培训。这种培训可以通过网络会议、网络自学或监查员在监查访问中的面对面培训等形式进行。研究者启动会议通常也是一个给研究机构人员提供集体培训的场所。通常的做法是在启动会议的大会演讲中安排一个有关 EDC 使用原则和意义的纲要性介绍。在大会现场外另外向监查员和研究机构临床研究协调员分别安排相关的专题培训讲座。培训讲座的内容一般可分为 EDC 系统的认知演示和与试验项目有关的 eCRF 系统演示。这种讲座最好是在线 EDC 系统的实际操作演示。任何形式的培训完成后,申办方应当给研究机构培训合格者发放培训合格证书。这种证书应当作为研究机构药政监管文件的一部分存档保留。

② 用户账号管理　完成 EDC 培训的研究机构人员在监查员的协助下完成用户个人账号申请。EDC 技术支持服务人员在收到被批准的申请表并完成相应的个人信息登记后,直接将 EDC 账号信息通知研究

表 23.12　EDC 用户账号申请表样本

下列信息由新用户完成。任何已有用户人员的变更请使用 EDC 用户人员变更管理表			
申办方名称:	研究方案编号:		EDC 项目编号(内部使用):
新用户信息			
姓名:	职务:		电子邮件:
单位地址:			
电话:	传真:		国家或地区:
EDC 账户角色			
申办方用户			
□ 数据管理　□ 项目管理　□ 监查员　□ 安全监督　□ 阅读者　□ 其他_____			
研究机构用户			
□ 研究者　□ 临床研究协调员　□ 数据采集商　□ 阅读者			
研究机构编号:	研究单位名称:		
批准人姓名:	签名:		日期:
说明: (1)申办方新用户需要数据管理总监批准 (2)研究机构新用户需要监查员或申办方项目经理批准			
版本 V1			版本日期:2007 年 1 月 15 日
抄送:申办方用户经批准后,存放于试验项目主文档案/数据管理/EDC 文档 　　研究机构用户经批准后,原件存放于研究机构试验项目文档 　　　复印件存放于研究机构试验项目主文档/研究机构文档			

机构申请人。研究机构人员在完成第一次登录 eCRF 系统并更换个人密码后，可以根据自己被授予的权限开始履行自己的职责。被批准的研究机构人员用户个人账号申请表应当分别在申办方的临床试验项目主文档/数据管理/EDC 文档和研究机构试验项目文档中分别保存。任何新的研究机构人员和离职人员都应当通过相应的程序尽快告知 EDC 技术支持服务人员，以便及时增添和注销相应的 EDC 账号。

无论是申办方还是研究机构，他们在临床试验中对 EDC 数据的责任各不相同。EDC 技术支持服务人员可以根据他们的角色不同，在建立个人 EDC 账户时就有目的地对个人使用权限加以设定。表 23.13 简介了各种 EDC 角色的职责。

表 23.13　EDC 用户常见角色分配和职责

角色描述	职责分配	工作职能
研究机构用户		
研究者	• 数据输入/编辑 • 确保数据的准确性 • 答复数据疑问 • 答复便条留言 • 审阅数据输入 • 审阅试验方案偏离 • 电子签名 • 审阅质疑表 • 增加受试者 • 打印相关受试者 eCRF 报表	研究者、次要研究者
临床研究协调员	• 数据输入/编辑 • 确保数据的准确性 • 答复数据疑问 • 答复便条留言 • 审阅所有数据输入 • 审阅试验方案偏离 • 审阅质疑表 • 增加受试者 • 打印相关受试者 eCRF 报表	临床研究协调员
申办方		
临床数据经理	• 发出质疑表 • 取消质疑表 • 发出便条留言 • 收讫确认便条留言 • 关闭数据质疑 • 增加试验方案偏离案例 • 编辑试验方案偏离案例 • 消除试验方案偏离案例 • 审阅质疑 • 审阅质疑答复 • 审阅源文件审核过的数据 • 审阅关闭的质疑 • 审阅数据输入 • 可以审阅所负责的所有研究机构和受试者信息 • 打印相关报告 • 硬锁定完成的数据 • 输出数据供统计分析	数据管理经理、数据管理人员

续表

角色描述	职责分配	工作职能
监查员	• 源文件核实 • 软锁定审核过的源文件数据 • 发出数据质疑 • 取消质疑 • 使用便条留言 • 收讫确认便条留言 • 关闭质疑 • 审阅和管理试验方案偏离 • 编辑试验方案偏离 • 审阅质疑 • 审阅质疑答复 • 审阅关闭的质疑 • 审阅数据输入 • 能够审阅所有所负责的研究机构和受试者信息 • 打印相关报告	• 监查员 • 地方项目经理（如果其角色为监查员或监查员候补）
稽查员	• 抽查数据与源文件的一致性 • 浏览输入的数据，以判别数据质量和完整性 • 根据权限级别,浏览所有或部分研究机构、研究者或试验项目信息 • 打印相关报告	• 申办方:稽查员 • 伦理委员会:稽查员 • 药政部门:检查员
阅读者	• 浏览质疑 • 浏览质疑答复 • 浏览关闭的质疑 • 浏览数据输入 • 浏览试验方案偏离 • 根据权限级别,可以浏览所有或部分研究机构、研究者或试验项目信息 • 打印相关报告	• 申办方:项目医生、项目经理、安全监督员、项目主管、数据管理总监、公司高层管理人员等 • 研究机构:试验项目高级管理人员等 • 药政事务人员

在对研究机构进行 EDC 培训时，监查员可以预先拟定好 EDC 培训内容清单。这样有助于监查员不会在培训中遗漏必须让研究机构人员掌握的 EDC 内容和步骤。表 23.14 列出了研究机构启动 EDC 系统培训清单示例。这个清单可以作为培训依据保存在申办方的临床试验项目主文档和研究机构试验项目文档中。

23.5.2　电子数据采集系统试验项目应用的准备阶段

eCRF 构建需要建立在方案对数据的需求基础之上。实现试验项目中 EDC 数据收集和管理的步骤有 3 个方面，即

① 数据系统的构建和测试　这主要由申办方或其委托的 CRO 在项目准备阶段完成。申办方需要确认系统供应商在需要时，能提供 EDC 系统本身的验

表 23.14　研究机构启动 EDC 系统培训清单示例

申办方名称：			研究机构名称：	
试验方案编号：		研究机构编号：		培训时间：

下列内容和程序已经在＜申办方＞监查员进行的有关 EDC 系统培训中予以讨论。这个培训是本研究机构启动准备工作的一部分。每一位研究机构人员在完成培训后都应当分别完成这份培训清单，并作为药监活动的文件存放于相关的临床试验文档中（请选择适用的条目）

登录和退出 EDC 系统	回答数据质疑程序
一般安全性政策和密码变换程序	EDC 中与监查员交流功能的使用
EDC 研究相关筛选和招募受试者程序	输入评语程序
EDC 试验项目的解释和浏览	EDC 在线帮助资源
EDC 受试者时间和事件表的解释和使用	EDC 技术支持的联系方式和服务
输入数据程序	EDC 中表格和事件条目的增减
修正数据程序	EDC 中不良事件报告的程序
数据质疑查询 　按受试者查询 　按质疑状态查询 　回答质疑状态查询	EDC 练习和实际系统的区别和使用 　练习系统中增加受试者 　练习系统中与监查员交流 　练习系统中数据状态的审阅

我已经完成上述每一项目的培训，并证实我已经了解和懂得上述每一项内容和程序的含义

研究机构人员姓名：	签名：	日期：	角色：
申办方培训者姓名：	签名：	日期：	角色：

完成上述培训后，您可以获得 EDC 使用授权证书，并将从申办方的 EDC 技术支持服务部收到 EDC 的账号信息。如有进一步的问题，请及时与 EDC 技术支持服务部联系，电话××××××

版本：V2	版本日期：2007 年 1 月 15 日

送交：原件→申办方临床试验项目主文档/数据管理/EDC
　　　复印件→研究机构试验项目文档

证文件，以及选择的系统服务商或 CRO 资质满足药政管理要求。只有当按照试验方案后的试验项目系统 UAT 达到验证标准，EDC 才能投入试验项目的数据采集和管理中。

②研究机构人员使用电子数据系统操作的培训。在采用 EDC 系统开展试验准备阶段，申办方或其委托方所做的相应准备工作包括系统的网络环境、计算机设备、硬件、软件的准备，与 EDC 相关文档及其管理 SOP 的准备，系统操作使用手册和培训资料的准备，并需要对研究机构项目人员进行相应的系统应用培训，确保他们能胜任各自应承担的工作，为保证临床试验 EDC 的顺利实施和质量控制做好准备。

③申办方通过电子数据系统对数据质量的监督。无论是 EDC 系统的服务供应商还是用户自我管理 EDC 系统运营，都应当建立管理 EDC 系统服务、运营和维护的标准操作规程（SOP），并在实际使用和管理中遵循 SOP 以确保数据的质量和完整性。需要建立的 EDC 应用管理的 SOP 领域包括但不限于：

- 系统建立/装置；
- 系统操作手册；
- UAT 规程管理；
- 替代记录方法；
- 计算机用户培训；
- 数据采集和处理；
- 系统运营维护；
- 系统安全性措施；
- 系统或数据修正控制；
- 数据备份、恢复和应急计划；
- 电子临床系统服务商管理；
- 申办方、临床研究机构和相关组织的角色和职责。

结束时数据存档格式和流程需要注意的是在试验项目中所有执行或实施这些 SOP 的记录需要存档备查。

由于 EDC 对于试验数据的质量和可接受度至关重要，在 EDC 应用于试验项目的准备阶段，临床试验团队需要根据试验方案对数据的收集范围和要求，仔细考虑和选择 EDC 系统的基本功能及其验证管理要素（表 23.15）。

表 23.15　电子临床系统基本功能及其验证管理要素

功能规范	验证要素
系统构建	• 系统本身和要求细则文件应当有版本控制 • 具有生成符合临床试验方案的电子临床病例报告表（eCRF）的功能 • 所有与试验项目有关的系统文件都应当有变更控制程序，临床试验中核查轨迹或系统的修正必须依时间发生顺序保留在文档中 • 建立标准库和报告的能力 • 所有系统构建完成和交付临床试验项目运行前，必须完成用户接受测试程序。这一验证的核心是要证明 eCRF 满足试验方案对数据收集的要求。用户接受测试计划必须在系统被进行测试前完成 • EDC 系统测试过程和结果必须按照测试计划进行并记录在案和存档保留。测试结果必须显示系统运行符合"拟定设计计划"要求 • 测试结果合格证书应由专人签署批准，以示负责
系统组成条目	• 根据方案的数据收集要求，EDC 中的数据条目组成在构建中搭建，需要具备 CDISC 化的搭建能力，使数据在输入和输出阶段都能自动满足 CDASH 和 SDTM 的要求 • 稽查或资格确认第三方的软件、服务器和客户支持服务 • 标明或标准化包括在电子记录（栏目/表格）中的数据及其表现形式 • 需要与外部数据系统有数据条目的兼容能力 • 申办方 SOP 的满足
编辑/逻辑核查	• 所有在 EDC 中需要进行的编辑/逻辑核查条目都应当在电子临床试验数据核查计划要求细则中标明，以便它们可以被验证 • EDC 具备构建逻辑核查功能模块，对数据进行实时自动逻辑核查，如数据值的范围、逻辑关系等 • 数据输入编辑/逻辑核查应当仔细构建，因为它们常有助于错误减少和质量改善。这些编辑/逻辑核查通常能发现明显的即时错误或不合理的输入，但不可能阻止无法预料或判断的数值输入错误，或用于证实某种假设推断的数据。这些必须通过源文件核查来发现 • 可以在数据输入的同时自动完成核查并校正错误数据 • 编辑/逻辑核查可以在数据输入之际就开始进行（单主数据库模式），也可以在数据储存在主数据库后进行（双数据库模式）
数据质疑管理	• EDC 应配置临床试验数据质疑产生、发布、关闭的功能模块 • 数据管理员和/或临床监查员经授权后可以通过这个模块将数据质疑发布给研究机构 • 研究机构对有质疑的数据进行确认、解释或更正 • 经授权的数据管理人员/监查员根据答复满意度来决定是否关闭该数据质疑或将答复质疑不符要求的数据再质疑 • 数据质疑记录痕迹应予以保存备查
存档电子数据和支持数据的再现	• 从试验开始就必须计划在必要时如何实现数据，试验有关的文件和试验流程管理行为的重现。电子记录必须做到像纸质记录一样能够保留和随时准备在需要时电子化地再现。世界各国要求不一，如 2～15 年保存时长要求不等。具体保存时长需要参考所在国的药政要求和申办方对电子记录的用途需求 • 随着电子技术的更新，电子记录再现和恢复可能会由于电子硬件、软件或储存技术的不断演变而变得困难。例如，过去常用的 5.25 英寸的扁平式软盘由于计算机驱动器的变革而变得无法找到适宜的计算机认读。选用第三方的电子化技术供应商承担 EDC 服务支持，可以免除此类忧虑 • EDC 系统需要确保数据的完整性，包括任何描述背景、内容和结构的数据。保证数据的完整性特别重要，尤其是当计算机系统需要进行修改时，如软件升级或数据转移等 • 存档的电子记录本身必须具备安全性保护措施，这样可以保持数据的保密性和可靠性 • 所有存档计划、实施文件和再现计划都应当记录在案，以表明试验过程如何被存档和重建电子数据记录场景，以及如何恢复电子记录
电子源文件确认	• ICH-GCP 指出临床试验中的临床发现、观察或其他活动的原始记录及其可靠副本中的全部资料应被妥善记录、处理和保存，它们对于重建和评价试验是必要的。源数据包含在源文件中 • ICH-GCP 也指出当直接将原始观察输入 EDC 系统中，电子记录就成为源文件。例如，电子受试者日志就是一种电子源文件 • 要采取必要措施确保临床数据真实完整性。临床监查员负责对保存在 EDC 系统中的数据进行源数据核查。源数据的确认可借助系统的数据质疑功能完成。对源数据的核查工作，EDC 系统应具备标注的功能 • 研究机构需要建立源文件核查的 SOP • 研究机构需要证实源文件的核查过程与将开始的临床试验项目要求一致
安全性和稽查轨迹	• 所有运用 EDC 进行电子记录的人员都必须经过培训。这种培训必须记录在案 • 一旦 EDC 保存输入的数据后，系统应对所有数据的创建、删改保留稽查轨迹，稽查轨迹不允许从系统中被删除或修改 • 储存试验数据的系统服务器的安全和保密措施和环境必须符合药政规范。最佳的服务器保护措施和环境要求应与银行数据库的安全和保密措施和环境要求相似 • 稽查轨迹必须具备安全性和由计算机直接产生 • 稽查轨迹必须对每一项数据行为进行电子记录，包括数据初始值的原输入、编辑、修改或消除。每一项记录必须能至少显示行为的时间、原因和实施行为的人员 • 系统服务器及其数据库应优先考虑远程或异地备份 • 系统应安装在安全的物理环境中加以管理，诸如对载体接触人员的限制、记录和监控；双电源或 UPS；防震、防火、防水、防热、防潮（非主观的）、防破坏、防盗窃（主观的）等 • 系统应配置安全的网络环境，即确保数据传输的电子网络（如互联网或局域网）环境的安全性，例如，建立防火墙或其他软硬件等以防病毒、木马、黑客、间谍软件入侵等

功能规范	验证要素
登录控制	• 细则应当指明如何控制和限制系统的登录，以及如何管理和控制系统分发和登录数据文件 • 所有用户必须拥有唯一的用户名和密码组合 • 如果电子签名用于控制对系统的登录，应提醒用户在每次需要电子签名的部分或页面都需要完成"签署"步骤 • 如果使用书面签名的程序，可以考虑运用其他方式控制系统的登录，如进入系统数据页面的特殊代码等 • 需保存用户每次登录的日期和时间、IP地址、操作内容和操作者
电子签名	• EDC系统应具有电子签名功能，其适用于要求电子签名的所有电子记录，包括产生、修正、维护、存档、复原或传递的任何形式的电子表格 • 电子签名可采用登录密码和系统随机产生的授权码来实现 • 电子签名与手写签名的关联性和法律等效性应当在被授权用户实施电子签名前声明并确认，被授权的电子签名与其书面手写签名具有同等的法律效力
授权控制	• EDC系统应具备用户管理、角色管理和权限管理功能模块 • 登录号和密码管理必须控制到每一位将使用EDC的用户。必须向每一位用户表明密码的不可分享性和专一性。在用户使用系统前，每一具备电子签名责任的用户必须完成申明步骤，表明同意电子签名法律上等同于手工签名。这份申明应当存放在药政管理的文档中 • 必须有严格的措施和程序控制和管理系统用户的权限和行为
数据管理	• 具备防止核查过或确认过的清洁数据被更改的锁定功能 • 临床数据清理工作完成后，EDC系统应当具备数据库锁定的功能 • 数据导出格式选择 • 储存、导出或转换的数据格式应符合临床试验稽查要求、药品审评要求
运营管理	• EDC系统本身有合格的系统开发验证合格证书及其配套验证文件 • 无论是EDC系统的服务供应商还是用户都应当建立管理EDC服务、运营和维护的标准操作规程（SOP），并在实际使用和管理中遵循SOP • 所有执行或实施SOP的记录需存档备查 • 需要建立变更监控管理流程 • 如遇不可抗力或不可控因素造成EDC系统运行中断时，EDC供应商或用户应有相应的应急预案，并根据服务器和数据库备份配置完成系统网络中断时的本地数据输入保存，使EDC系统在最短时间内能恢复正常运行，并能在恢复运行后上传数据库永久保存 • 有全天候的系统技术支持 • EDC系统使用人员培训合格后才能获得相应的使用权限。培训记录必须存档备查
硬件配置	• 需考虑服务器和终端计算机的条件能满足系统的环境运行要求，如操作系统、数据库管理系统、浏览器、中央处理器（CPU）速率、网络或系统负载配置及其响应速率、硬盘与内存大小、多媒体数据支持功能配置需求（图像、视频、声音等）等 • 硬件的管理应当由相应的标准操作程序进行规范

　　EDC构建需要在首家研究机构启动试验项目前完成。一般来说，专业EDC服务商或申办方数据管理人员可以搭建eCRF平台。由于药政监管和技术要求的复杂性，申办方无须花费额外的人力、时间和财力去发展自己的EDC系统。无论是申办方的数据管理团队还是专业EDC公司协助构建电子试验报告表，内部的管理程序不会有本质性差异。管理EDC系统的数据管理团队通常可分为两类，临床数据管理（CDM）和临床数据服务（CDS）。它们各自的主要任务包括但不限于：

　　（1）CDM

　　① 根据临床小组或申办方需求，提供各项临床试验数据管理活动。

　　② 病例报告形式表的设计和CDS共同建立电子CRF表及逻辑核查表。

　　③ 试验项目启动前准备

　　• 制订项目管理计划和要求；

　　• 召集项目启动前会议，草拟风险要点和项目计划；

　　• 建立相关团队EDC系统账号；

　　• 开始团队培训计划；

　　• 与客户一起召开启动项目会议，明确风险要点、项目计划和分工目标。

　　④ 数据收集管理

　　• 跟踪数据收集；

　　• 实时数据库的整理和分析，即不一致性数据清理；

　　• 实施外部数据的整合（如化验数据、心电图数据）；

　　• 终止各项数据库的活动并锁定数据库。

　　⑤ 医学术语归类

　　• 归类不良事件；

　　• 同期用药等临床试验数据库服务。

　　（2）CDS

　　① 在电子系统构建阶段配合CDM共同建立电子CRF、电子编辑和管理。

　　② 预定数据导入/传送时间表。

　　③ 在研究阶段提供技术支持，特别是在问题出现时制订相应解决方案。

　　④ 支持数据库锁定。

在建立病例报告表之前，项目经理首先必须向数据管理人员递交根据临床试验方案所建立的试验项目访问时间/事件流程表，供临床数据管理人员设计临床试验病例报告表唯一表格（见15.4节），并制订出相应的 EDC 数据表格计划、构建时间计划和 EDC 系统的页面构建方案。在获得申办方临床小组对数据管理人员提出的数据表格计划和系统构建方案的确认后，方可开始构建 eCRF。依据逻辑核查方案构建的数据核查功能模块应当在进行用户在线屏幕审核（OLSR）前完成。在完成试验项目 eCRF 的构建后，应当对 EDC 系统功能的运行进行用户接受测试（UAT）。只有通过质控检查和 UAT 后，EDC 系统才可投入试验项目应用运行中。图 23.23 总结了 EDC 构建的常见过程和平均所需时间。从 EDC 流程

时间表来看，如果构建 EDC 系统平均约需 40 天的话，其中建立 UAT 和临床试验数据采集系统平均约需 23 天。所有批准的构建方案、逻辑核查方案和用户接受测试计划和报告都必须存档保留。一旦 EDC 的构建和测试程序完成，所有的后续更改要求都必须经过变更管理的程序来管理。对 EDC 构建和测试过程中出现的问题及其解决措施都应当记录在案。如果申办方邀请 EDC 专业服务商提供 EDC 系统的构建和管理的话，项目经理应当完成项目交流计划，并在获得参与各方的批准后负责监督和管理交流计划的实施。EDC 构建和测试完成后，申办方应当在项目运营管理的 SOP 规范下，完成 EDC 系统从构建人员到项目管理人员的交接程序，所有相关交接和运营文件也必须保存在临床试验数据管理的档案中。

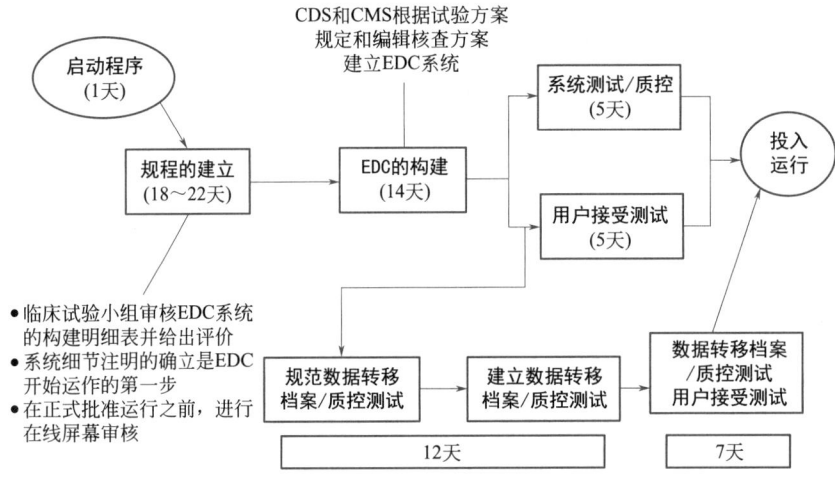

图 23.23　EDC 系统项目应用构建流程示意

23.5.3　电子数据采集系统试验项目应用的实施阶段

临床试验中数据的采集和监查的流程、要求和重要性已在临床试验监查规范和数据管理章节中有所阐述，这里不再赘述，无论采用纸质 CRF 或 eCRF，数据审核方法、管理及其要求不应有本质上的区别。从电子临床系统合规性角度分析，鉴于 EDC 在项目实施阶段的主要用途与试验项目数据有关，其维护 EDC 系统验证状态的关键点不仅涉及系统运营本身的管理，如系统的技术支持、变更控制等，也关系到系统应用的数据采集和处理过程的合规性管理，如数据源及其数据质量的核查、数据流的监控等（详细规程见第 10 章）。在这个阶段，主要在于对 EDC 验证状态维护和系统数据应用的关注，其监控要素包括但不限于：

① 对系统用户的有效技术支持　通常可以由系统供应商或申办方的系统管理团队负责。根据 EDC 系统技术支持的类别，这类技术支持可以分为几个层面予以管理。如果在合理的时间内能够解决的问题，

如忘记密码、权限管理错误、无法连接网络系统等，可以通过系统管理团队的 24 小时咨询服务台予以当场解决。如果涉及咨询服务台无法解决的系统问题，如系统缺陷、用户的特殊数据管理程序要求等，应当及时转交系统管理的后台技术小组尽快予以解决。无论哪种技术支持服务形式，用户与系统供应商在试验开始前需要签署系统技术支持服务协议或合同加以约定。

② EDC 在项目应用中的变更管理　其原因一般来自两个方面，即系统本身的升级或研究方案的修订所导致的数据采集发生变化。变更过程须严格控制，详细记录变更内容、开始日期、结束日期，并确保原有数据无损。变更后的系统需进行充分测试，重新上线时应及时以适当的途径告知所有系统使用人员。

③ 数据输入　试验项目的数据输入管理应当按照 ALCOA 原则加以规范。

④ 数据核查　需要根据项目管理的临床监查计划和数据管理的核查计划进行。对于采用 EDC 技术的临床试验，特别要注意外部数据整合的合规性和准

确性，并在规定时间内完成外部数据库与临床数据库数据转移前后的数据一致性核查。常见的外部数据核查包括实验室数据、电子日志、语音（网络）互动应答系统（IVRS/IWRS）的数据与整合后 EDC 数据库的核查等。

⑤ 安全性数据库核对　安全性数据库亦是一种外部数据库，在临床数据库锁定前也需要注意 EDC 数据库与安全性数据库安全性数据一致性的核查（见 20.2.3 节）。

⑥ 源数据核查　试验项目的源数据确认一般是由临床监查员对试验采集数据和源文件的一致性进行的检查，可以在现场进行，也可以远程进行，并需在 EDC 系统内标注和记录。

⑦ 电子签名　需要提醒的是 EDC 中的有些关键数据，如 SAE 的因果关系判断、实验室具有临床意义的异常值等，都需要研究者签名确认。

⑧ 数据锁定　电子签名后的数据在完成临床核查后，EDC 系统应当能做到暂时性的软锁定，并在系统内做出软锁定标注。EDC 系统一般不应允许对软锁定的电子签名数据做出任何形式的改动；如果出现签名后的任何数据改动，则电子签名无效，软锁定标注应随之消失，意味着监查员和/或数据管理员需要对这些改动数据重新进行核查。

⑨ 医学编码　EDC 中的不良事件、同期用药、病史等需要规范地完成医学编码（见 20.3 节）。医学编码可以通过编码软件自动编码或用人工编码两种形式来完成。如果 EDC 系统不具备医学编码功能，医学编码往往在系统外完成。如果 EDC 具有电子编码功能，或能与外接编码软件系统兼容，首先需要确认电子编码软件系统的验证合规性，整个编码过程需要按照标准操作规程执行。其中对编码数据的质疑应当按照常规数据质疑流程澄清。

如果试验过程中涉及外部数据系统的数据导入临床数据系统 EDC，则需要预先建立数据传输协议，并保证相关数据迁移的 UAT 符合试验方案的要求才能实施数据迁移。

23.5.4　电子数据采集系统试验项目应用的结束阶段

无论是基于纸质 CRF 的临床试验还是 EDC 系统的临床试验，数据库锁定都是临床试验结束的一个重要标志事件。数据库锁定前，必须完成既定的数据库锁定清单中要求的所有任务，同时要最终核实研究者的电子签名（见表 22.8）。临床试验完成后和 EDC 数据库准备进行锁定前，从数据管理的角度来看，需要注意监查和各个角色所需承担的事宜（表 23.16）。

EDC 数据库锁定规程管理应当遵循相关 SOP 执行。当完成了数据库锁定清单的所有任务，核实了研究者的电子签名，完成了数据质量评估，数据库锁定得到批准，方可正式进行整个 EDC 数据库的锁定。此时，需要首先取消所有用户对数据的编辑权限。锁定后的数据可以用作最终分析和归档之用。EDC 系统应当具备解锁功能。如果出现必须开启锁定的 EDC 系统进行必要的数据库数据更改或补充输入时，其解锁条件和流程必须按照预设的解锁条件和相关 SOP 进行。只有迫不得已，一般情况不应允许任意解锁，但若有解锁的必要性，其过程必须谨慎控制，仔细记录。

EDC 数据库数据及其数据文件的存档需要遵循 ICH-GCP 对试验文档要求和所在国试验文档药政规范执行（见第 3 章）。在数据库最终锁定后和 EDC 系统下线前，需要完成对 eCRF 的归档。归档文件应包括整个试验过程中采集到的所有受试者的数据及其稽查轨迹，以确保自数据库创建后，在 EDC 系统中发生的所有数据的录入和修改都有保存和记录，使药政检查中 EDC 的数据及其数据文件符合重现性的要求。EDC 试验数据及其数据文件的归档分为：

（1）研究机构的归档文件　各研究机构受试者的 eCRF 数据，包括稽查轨迹等，申办方应当分别刻制成能永久保存和再现，且无法编辑文件（如 PDF 格式）的存储媒介后交研究机构与其他试验项目源数据/文件一起永久保存。研究机构收到存储媒介后需要确认签收，其签收文件也应归档备查。

表 23.16　EDC 数据库锁定确认清单示例

监查步骤	责任人
所有受试者的病例报告信息都已输入	监查员/研究机构临床研究协调员
所有相关表格或区域数据都已完成源文件核查	监查员/研究机构临床研究协调员
不需要的表格和访问都已在系统中失活	监查员/研究机构临床研究协调员
所有数据点和列表数据都已被审查	临床数据管理经理
所有术语和不良事件归类都已核查过	临床数据管理经理
所有外来数据都已完成兼并和核查	临床数据管理经理
所有数据质疑表(实时或手工的)都已被答复	监查员/临床研究协调员/数据管理经理
研究者电子签名已完成	监查员/临床研究协调员/数据管理经理
修正数据的确认和再签名已完成	临床数据管理经理(需研究小组确认)
数据库锁定准备就绪	临床数据管理经理

（2）申办方的归档文件　申办方在 EDC 应用的试验项目结束和系统下线后，需要按照 GCP 的要求保存所有试验项目相关的试验文件，其中与 EDC 系统及其数据管理有关的试验文档包括但不限于：

- 数据管理计划书和数据管理总结报告；
- 数据核查计划；
- 用于统计分析的清洁数据库；
- eCRF 构建的全套内容，包含 eCRF 表单、逻辑核查、衍生变量等；
- 空白的 eCRF 和注释 eCRF（PDF 格式）；
- 每个受试者完整的 eCRF（PDF 格式）；
- 每一研究机构收到 eCRF 归档的确认函；
- EDC 用户手册、eCRF 填写指南；
- 与 EDC 系统和流程相关的 SOP；
- EDC 系统的验证文件；
- EDC 系统用户接受测试文件；
- 各机构研究者的电子签名声明；
- 研究过程中的 EDC 系统的变更（如系统升级、eCRF 版本升级等）的测试文件与再上线通告；
- 与 EDC 系统恢复有关的文件；
- EDC 系统技术支持服务协议或合同；
- 申办方和研究人员的培训材料与培训记录等培训证明文件；
- 锁定后研究数据的更改记录；
- 稽查轨迹；
- 用户权限历史记录（所有 EDC 系统用户的用户名，访问权限，及其发布、更改或失活的日期）；
- 灾难恢复过程的相关文件；
- 研究过程中的应急计划的相关文件。

23.6　电子临床数据管理的发展趋势

随着电子临床技术不断发展，各类电子源文件系统已逐渐变得十分成熟，应用在试验数据收集、管理、分析和报告等各个领域。整合各类电子系统为一体已成为未来临床试验电子系统的趋势。

23.6.1　电子源文件系统在临床试验中的应用

电子受试者日志或电子病历等新型电子医学技术的运用使研究者能通过电子数据收集技术完成数据记录。这类数据收集过程可被视为"电子源文件"（eSource）的例证。实验室检测数据直接导入 EDC 系统是另一个早已实现的电子源文件事例。这些电子源文件的实现可以消灭数据转录的错误源头，并有助于加速数据的加工和实时获取。ICH 定义电子源文件数据为从一开始就以永久性电子记录的形式收集的原始数据。这里的永久性是指除了原记录外，对任何电子数据作出修改都必须具有稽查轨迹的记录。

不良事件的纸质记录和报告是另一个纸质源文件的案例。在传统临床试验中安全性数据库是一个独立于试验项目主数据库系统的系统。这意味着不良事件必须经历再输入的过程，且在试验项目的数据库锁定前，必须经过双向核查的步骤，即不仅需要确保试验项目的主数据库与源文件的一致，还需要确保主数据库与不良反应数据库的一致。即使主数据库已被源文件核查完毕，任何不良反应数据库与主数据库的事件描述和数据点的差异需要再次产生数据质疑表加以澄清。根据研究机构对数据质疑表的回答，试验项目主数据库或不良反应数据库需要做出相应的修正。电子临床试验中，电子临床系统与安全性数据系统一体化的运用可以消除试验项目主数据库和安全性数据库分别独立存在的现象。此外，目前的临床试验管理系统（CTMS）也需要将各种试验项目统计报表再输入 CTMS 中。电子临床试验一体化数据的管理和交换功能可以使所有的试验项目管理数据，如受试者属性情况、受试者的招募状况、研究机构入组状态等都只需要经过一次输入步骤即可按照申办方的设定自动转切入各种相应的临床试验系统中。图 23.24 展示了未来电子临床试验系统功能的多元性，图 23.25 总结了未来电子临床试验数据管理系统对数据采集和管理的模式。值得提出的是电子临床试验目前所面临的最大挑战在于：

① 药政监管标准的建立；
② 与 GCP 法则的相符性；
③ 电子医疗记录系统的普及性；
④ 电子医疗记录系统对个人隐私性的保护措施。

按照 GCP，研究机构必须保留他们收集的实际数据源文件。这意味着研究者必须对数据拥有直接的控制权。但在电子源文件中，研究者只是拥有一个网络账号，并不能对源文件实施实际性接触。因此，研究者必须能保证他们所用的电子数据库及其管理流程是值得信赖的，如电子数据库拥有严格的权限、程序、监控和环境安全控制，在线电子数据系统通过了严格的验证程序等。

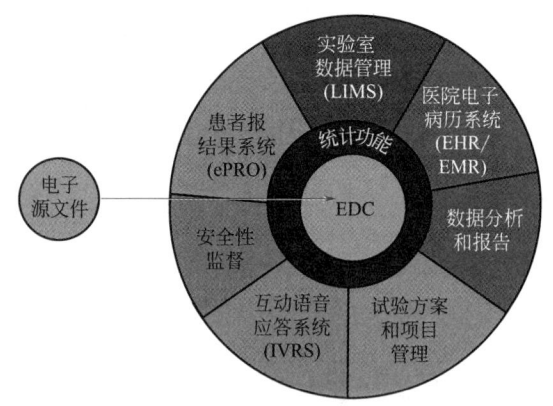

图 23.24　电子临床试验数据采集和管理系统多功能示意

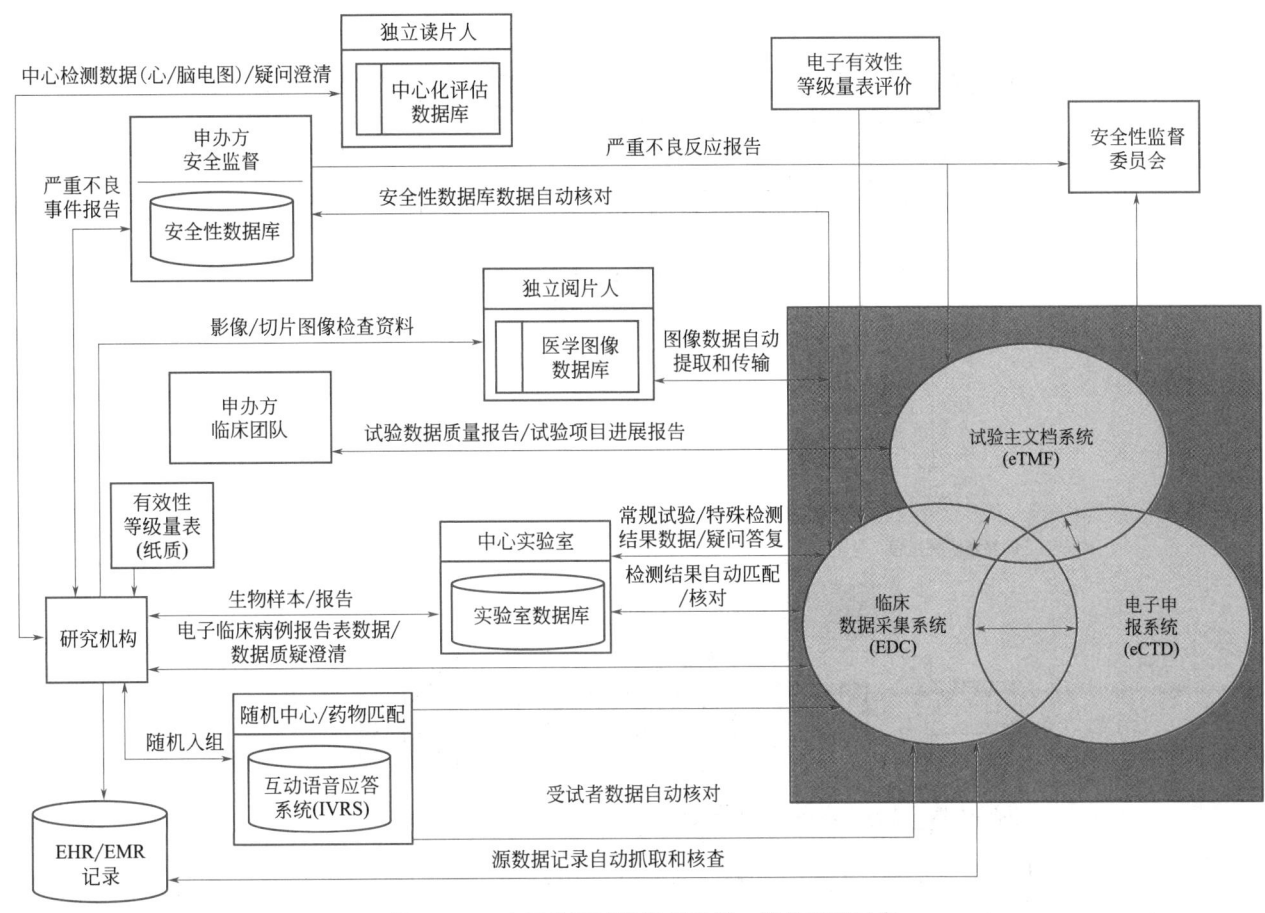

图 23.25　电子临床试验数据系统一体化流程示意

23.6.2　适应性临床试验对电子临床系统的要求

适应性临床试验设计是近年来较为热门的话题。但传统的数据交流程序根本无法胜任适应性临床试验的操作和管理。所谓适应性临床试验设计是指一个试验过程允许按照所收集数据结果和试验过程中的分析结果在临床试验进行过程中对基本设计特性做出修正。从前述讨论可以看出，EDC 技术已经使临床试验的交流过程发生了实质性的改变。一旦这种改变已经在电子临床一体化系统中实施，下一关键成功因素就是如何使新数据能很快地被分析。传统上决策过程依赖于延迟的数据交流系统中的数据变化分析来决定，一般这样的分析也只在所有试验数据收集和清理完毕后才能进行。无论试验成功与否都只有在试验完成之后申办方才能根据试验结果做出判断。现代电子数据技术使分享实时原始数据成为可能，从而让"同步"交流和分析系统的努力成为现实。图 23.26 比较了传统数据系统和电子数据系统在分析和决策过程中的差异。从这两个数据管理过程可以看出，在进行阶段性数据分析时电子数据过程无论在数据收集速度和准确性方面都优于传统数据过程。电子数据过程是实时性的数据收集。如果这个收集、分析和决策过程在整个试验阶段循环往复的话，申办方可以在试验进行过程中根据分析结果作出对试验治疗组别的分配比例进行终止、调整或改变的决定，或对样本规模重新作出估计。所以，任何试验的成败判断都可以通过阶段性分析和结果预测在试验进行中做出。例如，在一项临床试验的进行过程中，原试验方案制定的受试者用药剂量分别为 25mg、50mg、75mg 和 100mg。根据随机入组数据、安全数据和疗效数据分析，数据安全监督委员会（DSMB）做出增加 62.5mg 剂量组别和终止 25mg 和 100mg 剂量组别的决定。这些过程都是在不中断试验进程的情况下完成的（图 23.27）。配合数据管理人员的适应性临床试验的数据分析，临床项目经理有可能利用适应性临床试验设计的结果对药物发放状况及时调整。结合 IVRS 技术，新的 EDC 系统有可能做到在试验过程中完成随机分配的实时调整程序（图 23.28），而这一切试验数据采集、分析和方案修正可以在 2～3 天内完成。显然，未来的电子临床试验环境将会使过去处于分散状态的各个信息系统能被有机地连为一体，而适应性临床试验设计的运用将取决于这种一体化电子临床系统的成功实施。因此，未来的电子临床试验体系将会使临床试验项目运营和管理的模式变得更加动态化，即

① 在预定的时间计划中对进行中的临床试验项目的招募状况可以作出判断和调整；

② 申办方、监查员和药政机构可以实时获得研

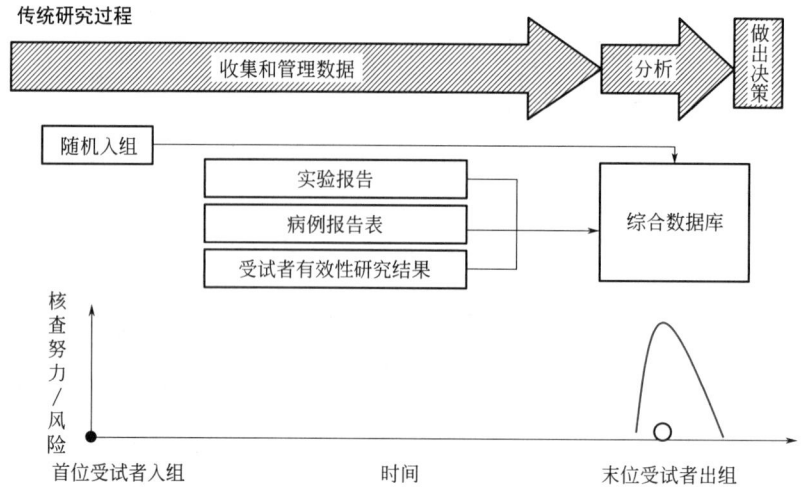

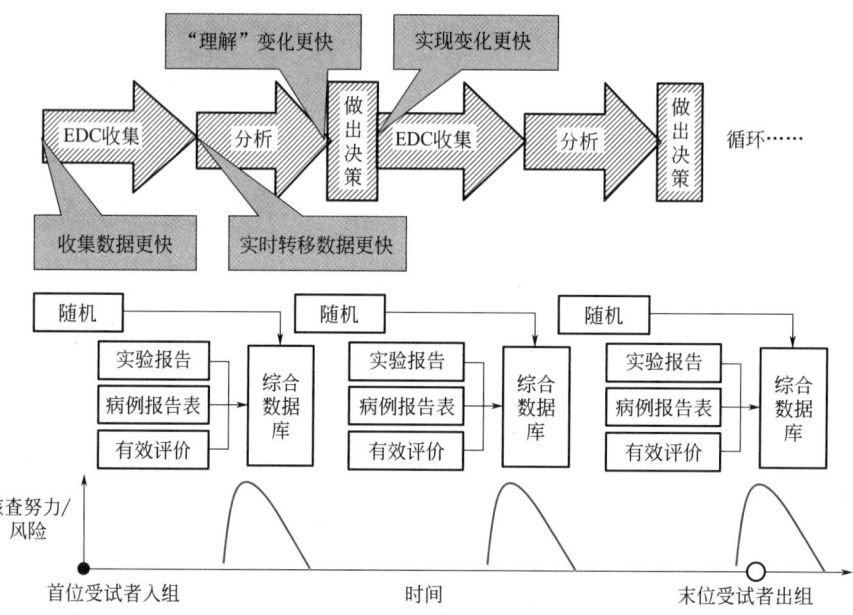

图 23.26 传统和电子数据管理系统在分析和决策过程中的差异比较

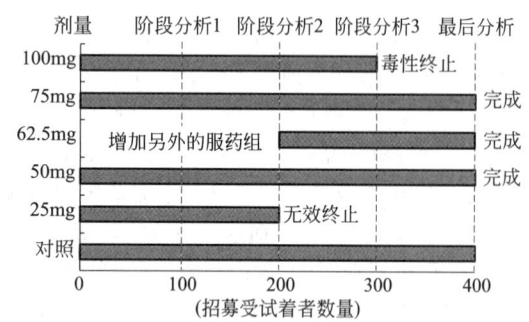

图 23.27 适应性临床试验设计对治疗组别判断的影响

究机构的数据信息；

③ 常态化预测药物供应状态，并在必要时及时作出调整；

④ 监查员和研究机构可以借助实时信息促使受试者对试验项目有更好的依从性；

⑤ 实时安全性监督和跟踪变得更容易；

⑥ 实时分析和报告临床试验数据和进展状态成为可能。

在试验过程中适应性设计不断对数据进行监督和管理，使人们对数据的质量和做出决策时的信心更大，也避免了人们不得不把临床试验信息在不同管理系统中相互转录而导致的低效和易出错。

23.6.3 可视化技术在临床试验中的应用

可视化（visualization）是利用计算机图形学和图像处理技术，将数字数据通过点、线或条等形式转换成图形或图像在计算机荧屏上显现，便于对试验项目的质量、进度和问题等进行直观定量监督和风险管理。可视化分析是大数据分析中不可或缺的分析方式，其将多来源和不同类型的数据库和各种云存储平台数据经过转换或数据交互后，使错综复杂且看起来无法解释和无关联的数据建立起联系，最终以人脑容

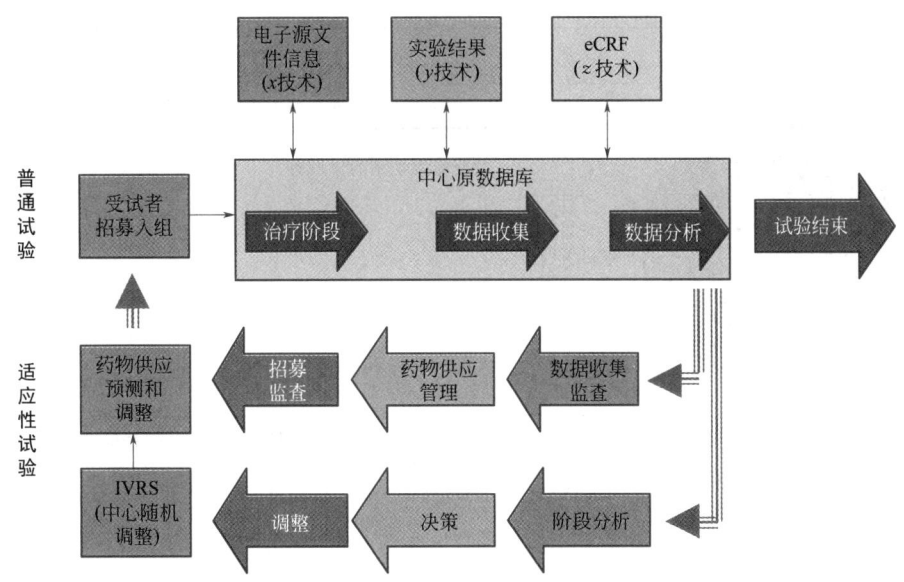

图 23.28　配合适应性临床试验设计对药物供应做出实时调整

易感知的形式展现出来，呈现出直观化、关联化、艺术化及交互性的效果，便于数据分析者洞悉数据及其背后隐含的信息，这大大提高了数据核查的效率和准确率，使实时追踪和清理、分析数据规律特征和潜在风险趋势、依据风险的中心监查、观察和评估试验药物风险-受益成为可能。

23.6.3.1　可视化技术的常用类别和管理

临床试验中可视化技术应用中，根据用户预设的数据类别和范围，借助于系统内建立的数据获取、图形计算和转换程序，进而直观展现数据与临床风险-受益和质量之间的关系。通过查看数据细节、报告表、数据图形，不仅能够辨识新增或异常的数据，还

能实现报告表、图形到数据细节之间的快速链接，并有助于发现异常的安全信号。可视化系统的强大制图功能，能够将统计量整合到统计图形中，用户可根据需要自定义统计量，即使非统计学专业人员也能够快速创建并保存多种类型的统计图形。通过数据可视化匹配，不仅较容易地理解试验信息含义，也有助于发现关键数据模式，探索重要趋势，使数据能成为预测决策的依据。临床试验中，可视化图形/图像的应用可以监控试验项目是否按照计划进展顺利，是否存在任何风险及其与某些因素的关联性，或目前的资源投入与时间表是否合理等。表 23.17 展示了临床试验中常见数据图形类别及其应用范围。

表 23.17　临床试验常见可视化图形/图像类别及其应用范围

类别	图形案例	应用范围
散点图	120kg / 100kg / 80kg / 60kg / 40kg　150cm 160cm 170cm 180cm 190cm 200cm　·female ·male	表示因变量随自变量而变化的大致趋势,用于判断两变量之间是否存在某种关联,如果存在关联趋势,是线性还是曲线的;可用于快速识别离群值
条形图	9 8 7 6 5 4 3 2 1 0　0.0 0.5 1.0 1.5 2.0 2.5 3.0　a b c d	显示在一个或多个分层变量的不同值或类别之间,一个或多个变量的汇总统计量值的大小或比例图,有助于辨别试验时间窗内事件或数据点变化情况或比较试验组别数据间结果或频率差异
线形图	30 25 20 15 10 5 0　1 2 3 4 5 6 7 8	用于描述某指标的发展变化趋势或某变量随另一变量的变迁情况,可用于识别随时间变化的风险-受益结果

类别	图形案例	应用范围
饼状图	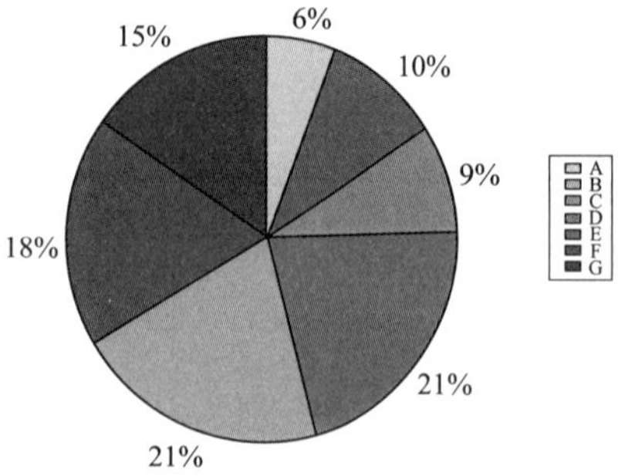	显示一个数据系列中各项的大小与各项总和的比例。例如,受试者性别或年龄在总受试者人群中的比例,或各不良反应发生率与各不良反应发生率的比例等
箱式图	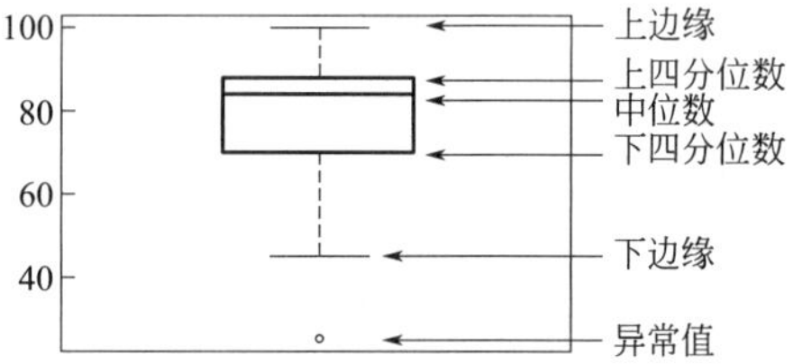	用于描述五类数值频率变量的分布特征,即最小值、最大值、中位数、两个四分位数据,其中方块部分的空间数据分散或集中程度有助于识别离群值、极端值、逸出值等
等高线图	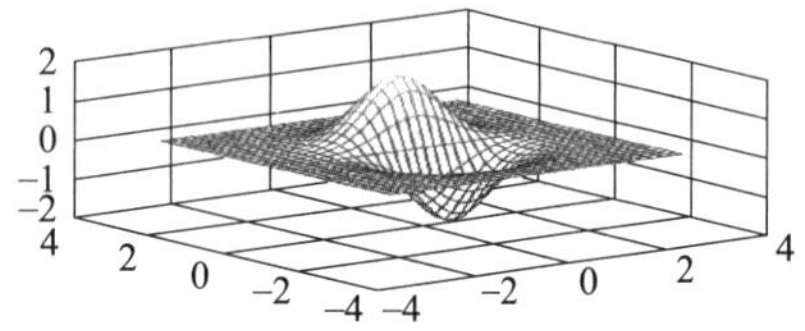	在二维中查看多维关系,等高线元素显示密度区域,在与"颜色"变量一同使用时则显示等高线值
气泡图	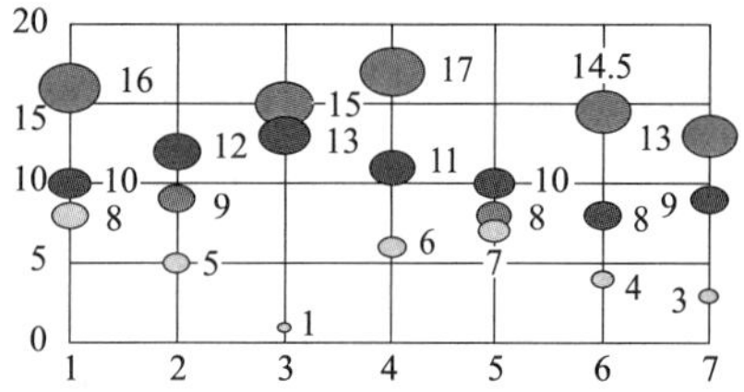	是将点表示为圆圈或气泡的散点图,可以是动态的(随时间变化播放动画),也可以是静态的(不能移动的固定气泡);最多同时查看五个维(x 位置、y 位置、大小、颜色和时间),产生的动画视觉效果使模式和趋势显而易见
树状图	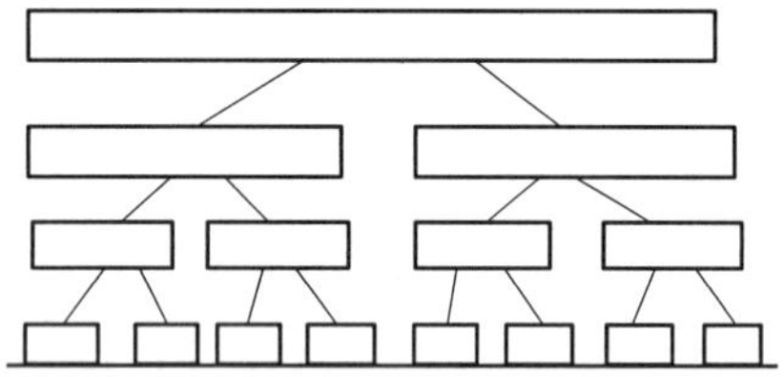	将变量的水平或值显示为较大矩形显示区中的小矩形。矩形大小表示在一个或多个 X 变量的各个水平或值之间,Y 区域中的变量的汇总统计量值。调整各个矩形的大小来表示汇总统计量的值,整体矩形布局中不留任何未使用的空间
马赛克图	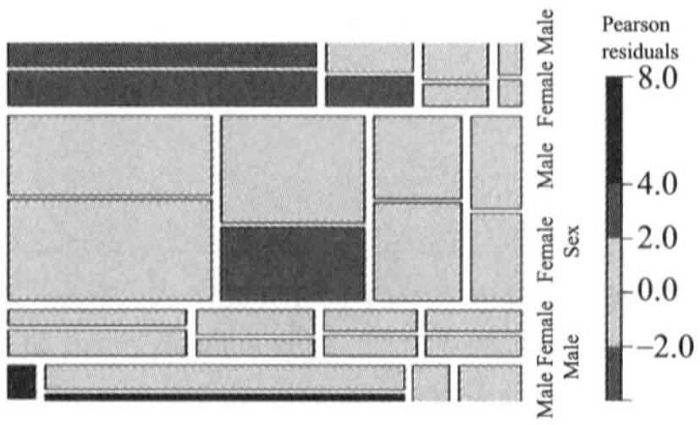	矩形大小的不同反映在变量类别中某个变量(数据点或事件)观测值与另一个变量类别中的同类变量之间的比例或差异
森林图	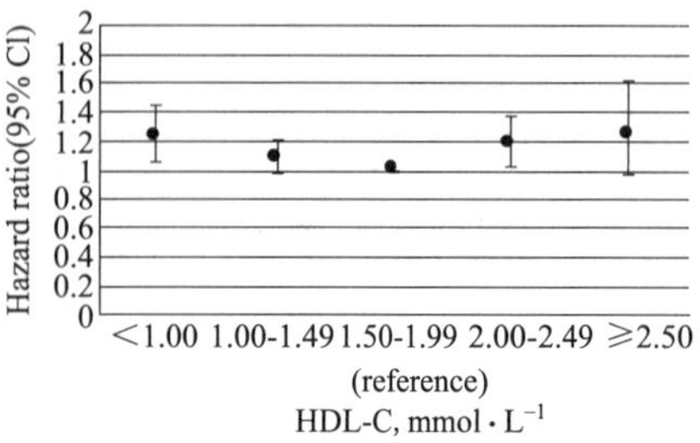	用于表示疗效或安全性相对向度。其在平面直角坐标中,以一条垂直的无效线(横坐标刻度1或0)为中心,用平行于横轴的多条线段描述每个被纳入研究条目的效应量和95%可信区间,用一个菱形或其他图形描述多个研究合并的效应量与可信区间,是荟萃分析图示法之一

续表

类别	图形案例	应用范围
茎叶图		将数组中的数按位数进行比较,将数的大小基本不变或变化不大的位作为一个主干(茎),将变化大的位的数作为分枝(叶),列在主干的后面,这样就可以清楚地看到每个主干后面的几个数,每个数值具体是多少
辐射图	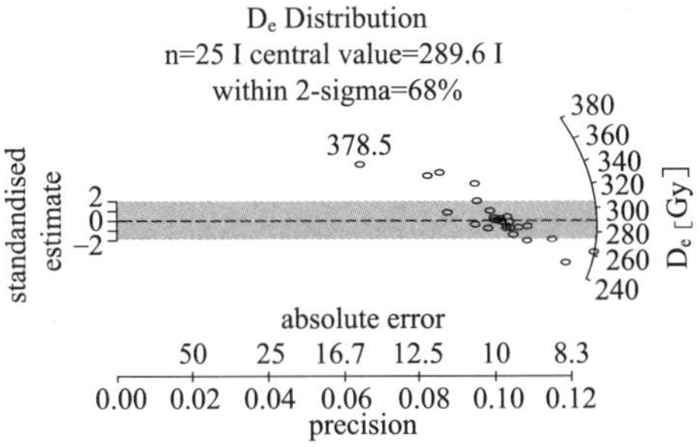	临床医学研究元数据分析中,用于显示具有不同标准差的相同量化估算
瀑布图	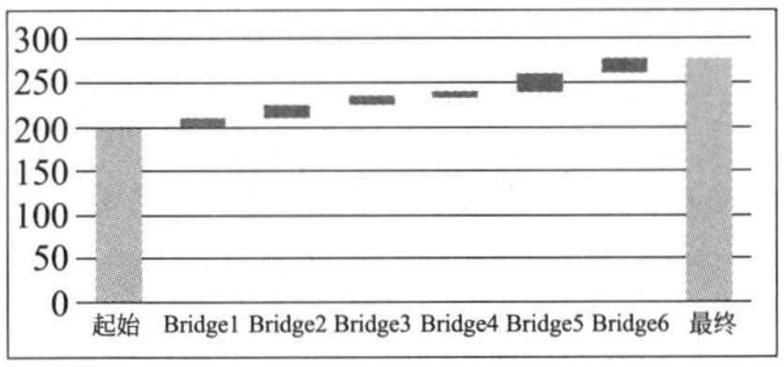	将每一个影响因素或步骤叫作一个网桥(Bridge)。起始数据通过每一个网桥的积累增加会达到一个最终的数据。这图中既能看到由起始数据到最终数据的增加(或减少)值,又能清楚地看到这些增加值(或减少值)是由哪些因素所构成的
热谱图	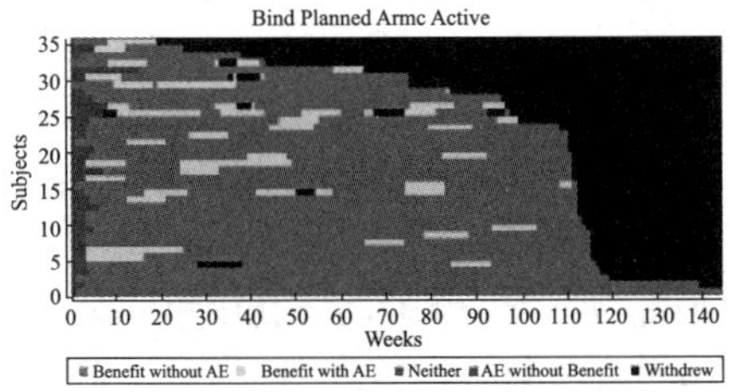	用不同颜色亮点来表示事件的发生频率或风险高低区域,用于数据质量控制和直观展示重点研究对象的差异变化情况

数据量、组成和展现要求对选择可视化图形/图像来代表数据价值和意义有着重要影响。因此,在建立数据可视化过程中,项目经理需要考虑的要素和技术包括但不限于:

(1) 数据可视化目标　需要首先了解所需的数据可视化表述目的或目标,清晰地知道数据的来源和质量,数据报告和可视化报告频率,可视化基本坐标轴选择,并在可视化转换前做好清理和格式化数据。同时,限制出现在可视化报告中的数据以利于引起对关键数据/流程的关注。

(2) 数据可视化工具　临床试验数据量和复杂性会增加可视化技术工具的选择要求,并且更有效地收集和分析数据模式和可视的实时性也很重要。如果可以用简单列表说明试验结果或概念就不一定要建立可视化图表。

(3) 数据量与视觉感　数据可视化后呈现的模型和趋势图形/图像比数据列表对人脑的视觉效果更有效,其可以为观众讲述数据的视觉故事,使得人们更容易对事务结果概念化,并跟随动态化趋势。有时视觉化图形/图像配合相关图表效果更佳。必要时,增加重要视觉条目的色彩差异有助于凸显不同等级的风险或问题数据或目标。

(4) 可视化受众目标　根据数据量确定可视化工具,哪一种可视化图形/图像更能反映所需信息的呈现,也就是需要明确数据可视化结果展现的观众,他们的期望和要求有哪些。例如,监查员更感兴趣辨别研究机构的合规性和招募状况，统计师或数据管理员期望了解数据变量的趋势和偏离影响，医学监察更关注试验产品和受试者的安全性风险参数等。

如同 CRF 一样，建立和维护可视化数据库是可以采纳的管理策略，可视化图形/图像报告模板适用于临床试验的各个检查和评估领域，如人口学信息、实验室检查、生命体征检查、受试者属性分析等，且可以在不同临床试验项目中重复使用，但有些情况下也需要根据方案目标要求和适应证特殊分析的需要做出增减或修改。数据可视化标准管理规程涉及多部门的合作，其基本流程包括但不限于：

（1）项目启动　数据管理在数据可视化准备阶段起着关键作用，其需要从方案要求和数据分析与可视化关联性角度去构建可视化任务模块。根据方案关键数据和流程的目标和试验结果展现的需求，数据管理人员应当从 CRF 数据采集设计着手，与数据编程人员一起规划和完成数据库的构架搭建，其中也涉及确立标准 CDASH/STDM 数据模板、明确外部数据的技术要求、可视化工具的融合、计算公式的应用计划（如果适用）和确保正确招募受试者的监督等。

（2）项目实施　临床试验中可量化数据指标的实时监督和及时数据清理是临床监查员和数据管理员的关键任务，特别是关键数据和流程的数据度量管理，因为这些数据度量质量和准确是可视化结果的关键。数据度量和清理要求涉及试验项目的每个访问、所涉国家/研究机构和受试者的数据层面、数据输入、数据质疑清理和源数据的一致性等。实时的高质量数据有利于可靠的数据可视化图形/图像的快速呈现，并能使项目经理掌控项目存在、遗留、待解决或非依从等质量风险问题。

（3）项目结束　试验数据在临床研究报告中的呈现多与可视化图形/图像相结合。根据方案要求和统计分析计划，数据库锁定后提供的可信数据是临床研究报告可视化呈现的重要基础，也是申办方评估和药政部门审核决策的依据。

值得指出的是将 SDTM 数据集作为可视化分析基础数据较为有利。数据标准化和建立供可视化使用的专属全局数据库是甄别和准备数据过程中最耗时的步骤之一。SDTM 数据集的应用可以减少标准化数据集的重复工作。因此，将 SDTM 流程作为产生可视化分析数据库的标准程序十分必要。从最佳实践来说，这一 SDTM 数据库编程程序在首位受试者入组时就应当开始，但如果在首位受试者入组后，并积累一定数据量后才开始 SDTM 数据集编程程序也是可考虑的策略之一。其他需要注意的是未清理数据会影响编程及其所需的验证要求，因为未清理的原始数据会使后续的 SDTM 数据集效度降低，并可能无法用于 SDTM 数据集的编程中。未清理原始数据的可视化结果无须数据标准化加工，因而展现较为灵活，但需要不同的编程流程，并且其中的数据及其管理流程也不会受到行业标准的认可，如 CDISC 标准或数据质量标准等。在数据可视化规程中，描述所有数据源/目标变量转换为可视化图表的过程追溯文件记录十分关键，以确保数据可追溯性贯穿在整个数据可视化转换过程中。

23.6.3.2　可视化技术在临床试验中的实施领域

临床试验中的可视化工具是一种基于网络的电子临床系统工具，运营这一工具不需要编程和统计学知识即可直接快速地获取存储于数据库中的清理过的数据，以满足数据浏览、报告创建、自定义报告或图形展现的功能。临床试验中，项目经理、数据管理员、数据库程序员、临床监查员、医学监察员、统计师或药政审评专员等可以运营数据可视化接受查询试验项目的受试者入组情况、受试者特征状态，监查数据质量和受试者有效性和安全性状况，并探析数据变化趋势、统计分析特定的数据价值和意义，定制或自定义可视化报告便于及时和准确地对试验药物风险-受益结果做出判断和决策。下列若干试验数据分析领域的可视化技术应用案例可以观察未来可视化图形/图像在试验结果风险-受益分析中的作用和临床意义。

（1）依据风险的临床监查可视化技术应用　依据风险的临床监查的宗旨在于识别风险-受益趋势，获得试验项目全局观，辨别欺诈数据或绩效不佳的研究机构，降低不必要的研究机构监查和源文件核查成本等，因而数据可视化图形/图像功能能满足这一药政监管发展的需求。

遵循 ICH E6（R2）指南要求，试验项目的方案设计及其监督实施规程都应当依照依据风险监督的方法，这要求试验项目中跨部门合作管理，关注方案要求的关键数据/流程质量，其中电子临床系统的应用是实施中心化监查的关键（见 11.3 节）。从依据风险的临床监查原理来说，试验项目的各项试验及其管理参数都可以反映试验项目的质量、风险和合规与否等。项目经理需要应用可视化技术对所负责的项目数据进行深入分析，包括但不限于风险评估、不良反应发生率分析、受试者人群基线和/或治疗期特征收集、受试者访问报告、数据质量评估报告、采用各种可视图形/图像展示各类数据集的平均值/中间值与基线相比的变化等。其中可能涉及统计分析技术的介入，如卡-迈分析曲线等；有些试验项目可能需要特别关注特殊安全性或有效性参数评估，如肝损伤药物的监督（如海化法则）、肾衰竭或功能失调、有临床症状或无症状的淀粉酶或脂肪酶异常等。可视化技术可以在这些方面发挥主动和积极的监控作用。图 23.29 展示了两种可视化技术在某临床试验项目中试验药物风险-

受益评估方面的应用。从这个数据热谱图分析可知，试验药物对不同治疗组别的受试者的受益和风险差异，进一步地深入分析可以获得试验总体统计分析和/或任何受试者的风险-受益比结果。

（2）支持安全性信号检测的可视化技术应用　确认受试者的安全性数据是临床试验医学监察和药物警戒最为关键的关注点之一。在安全性数据分析中，医学监察人员需要识别数据的变化趋势、模式或异常值的临床意义等，为药物安全性决策提供依据。应用可视化图形/图像功能及其相关数据列表，临床监查和

医学监察人员可以实时监督和管理试验项目生命周期中受试者的具有临床意义的安全性数据变化。

有关安全性信号检测和挖掘中可视化技术的应用已在安全性数据分析和信号检测管理中有过详述（见21.4.1 节）。一般来说，运用可视化技术对安全性数据分析可以从如下若干方面展开，即

① 受试者的处置情形分析，如提前退出试验项目的受试者与完成试验访问的受试者比例，特别是由于不良反应发生而导致的退出（图 23.30）。

② 鉴别和定量死亡发生率、严重不良反应发生

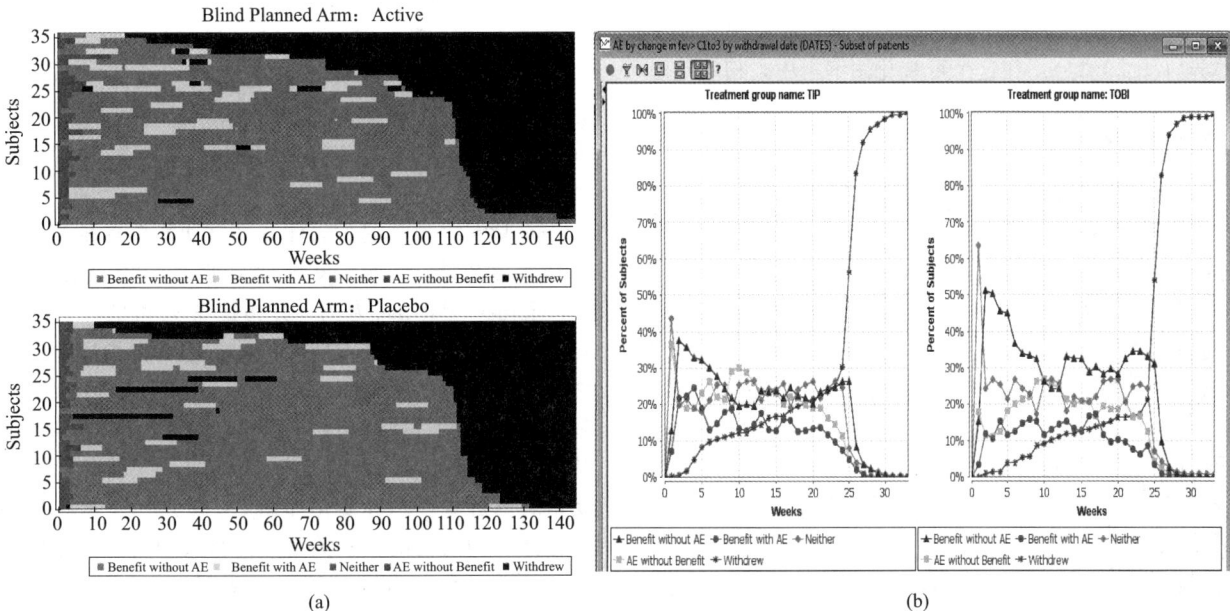

图 23.29　某临床试验项目应用可视热谱图分析试验药物风险-受益比

(a) 热谱图分析；(b) 线形图分析

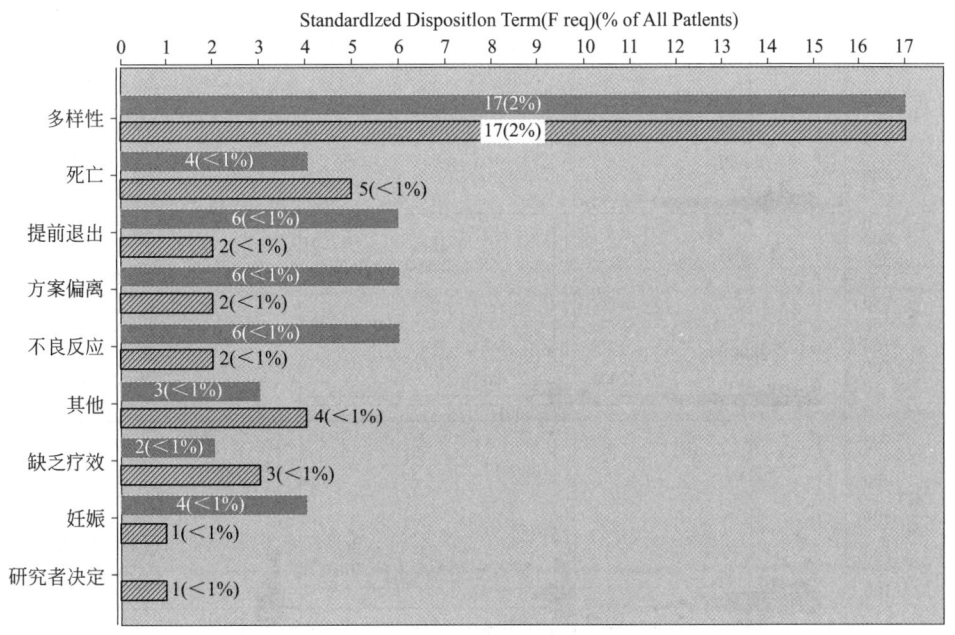

图 23.30　某临床试验项目应用可视化技术分析受试者退出试验项目原因

率、不良反应发生率和风险-受益比变化趋势分析。

③ 不同药物和疾病对受试者在病症状况或体征上反应的不同结果展示。

④ 实验室基线检测结果与治疗期间检测结果的变化比较及其趋势分析，如试验药物诱发肝损伤（海化法则）的信号检测，血红素、血细胞比容和血小板的变化等。

⑤ 病史、同期服用药物和不良事件关联性分析，即确认相应适应证的同期服用药物与不良反应或病史间的交叉关联性等。

例如，应用可视化技术度量不良反应发生的相对危险度，即不良事件发生率在试验组和对照组之间的差异（图 23.31）。在这个可视化图解析中，相对风险

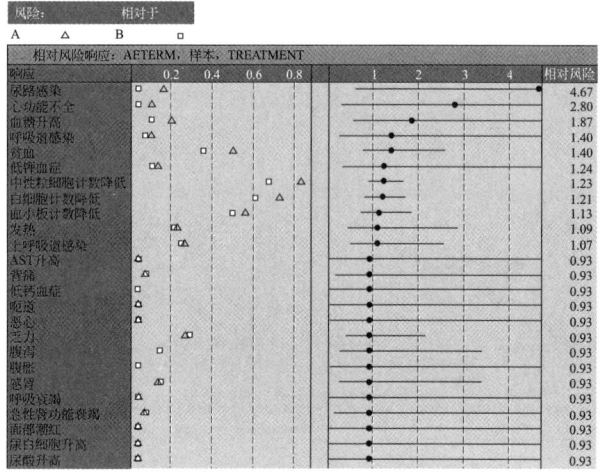

图 23.31 某试验项目治疗组别不良反应发生率及其相对风险

率通常可以通过计算分组变量不同水平的风险比率来得到不同响应值的相对风险。相对风险列表给出响应名称、分组变量每个水平的发生率，以及相对风险比估计值。当分组变量每个水平的发生率相同时相对风险比为 1.0，相对风险比值越偏离 1.0，表明相对风险响应值变异越大。

（3）临床试验数据核查和异常值识别的可视化技术应用　数据缺失，如必填阈值缺失等；数据逻辑一致性核查，如安全性和外部数据核对、关联数据一致性、答案逻辑关系等；方案偏离检查，或不同阈值变量间的数据交叉关联性比对（见 21.4.2 节 EBGM 案例）等是试验项目数据核查管理不可或缺的常见流程。逸出异常值或数据变化趋势（特别是安全性数据）的辨别只能从数据库的受试者汇集数据集中进行，不可能从受试者的个案数据审核中看出问题。

实验室检测数据与人体各器官功能息息相关，而且是客观测量值。以药物性肝损伤（drug-induced liver injury，DILI）为例，其是最常见和最严重的药物不良反应之一。肝毒性评价的常用临床指标包括血液样本中天门冬氨酸氨基转移酶（AST）、丙氨酸氨基转移酶（ALT）、碱性磷酸酶（ALP）和总胆红素（TBIL）水平（见 21.5.1 节）。例如，某试验项目中受试者的肝毒性指标变化如图 23.32 所示，从各检测指标散点图之间的相互关系，分析其中两个指标值间的相互关系和逸出异常值。从图 23.32 中可以看出，受试者♯7001、♯13004 等的 AST 与 ALT 值出现逸出值，受试者♯28001 出现 ALP 值逸出值，受试者

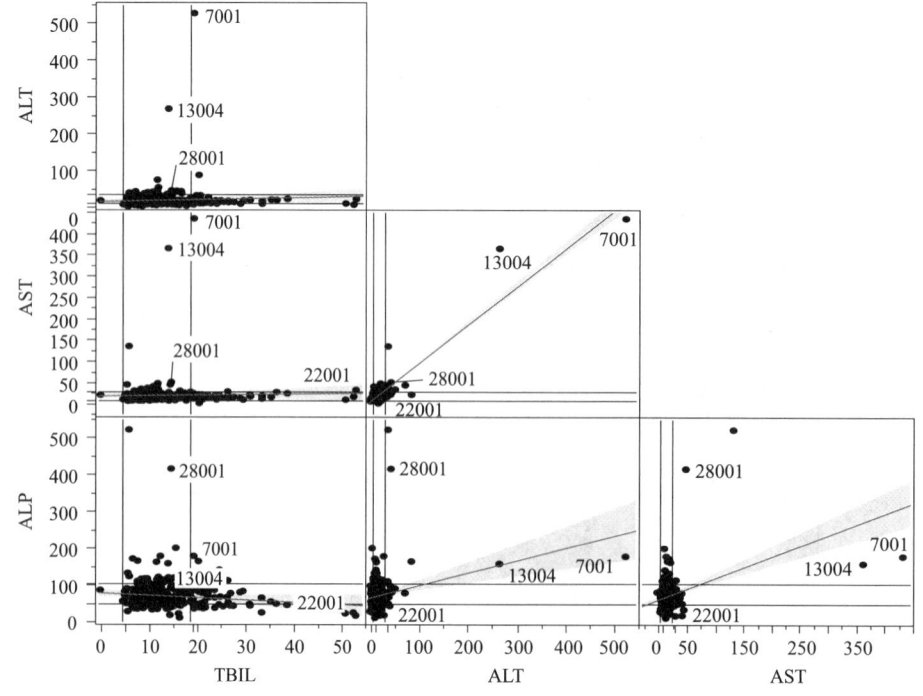

图 23.32 某临床试验受试者 ALT-AST-ALP-TBIL 检测值散点图

＃22001 的 TBIL 结果发生严重偏离。从图中的拟合线可知，AST 与 ALT 之间存在明显的线性关系，ALP 与 ALT、ALP 与 AST 之间也存在一定的线性关系。显然，基于此散点图矩阵，能够同时核查多个指标的离群值，同时亦能分析各指标间的相互关系。

（4）实验室数据分析的可视化技术应用　以某试验项目实验室检查结果的临床意义判断为例，在可视化等高线图像基础上，将散点图与具有颜色变量的等高线图相结合，有助于核查各项检查值及其结果判断是否存在偏离（图 23.33）。图中以血小板检查结果（PLTRES）为横坐标，中性粒细胞检查结果（ANCRES）为纵坐标，其中蓝色代表中性粒细胞检测值异常无临床意义的数据点分布区域，红色为中性粒细胞检测值异常有临床意义的数据点分布区域，绿色为中性粒细胞检测值正常的数据点分布区域。同时，图中还标识了中性粒细胞正常值参考范围的上下限均值（1.87 和 6.79）；若点击右上角红色图例所有检测值异常有临床意义的数据点变为黑色状，其余数据点则变为灰色状，图中所有数据点均在均值参考线左右或以下，没有异常偏离的情况，但有部分受试者的检查值异常偏低（如受试者＃23001 和＃4005），因而有必要将这两位受试者的其他数据作为重点安全性核查对象。当点击红色图例选中所有 ANC 异常有临床意义的数据点时，对应的数据表中的相应行也会随之呈现（图 23.34）。显然，可视化技术可以为实验室数据从图形到对应数据表的交互核查提供便利。

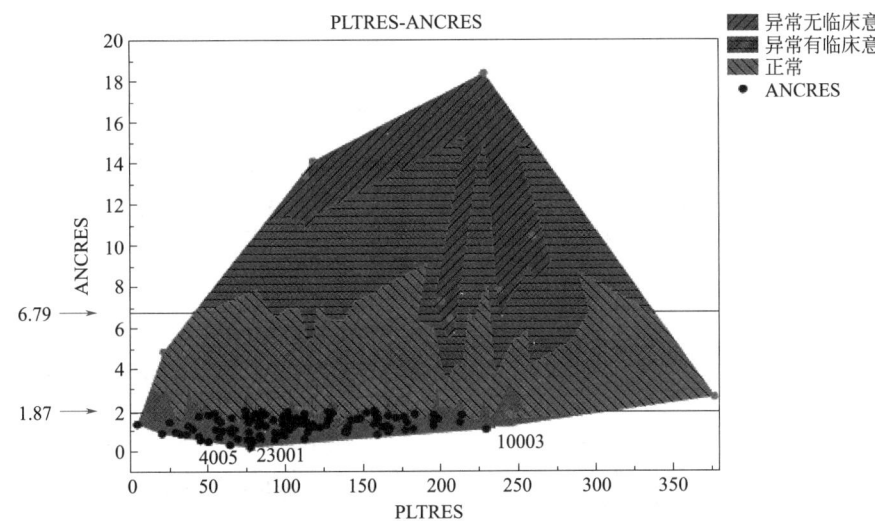

图 23.33　中性粒细胞检测值异常有临床意义的数据图形（彩图，二维码）

图 23.33

	SUBJID	LBBDAT	ANCRES	ANCRES_UT	ANCRES_LOW	ANCRES_HIGHT	ANCCLSIG	ANC临床意义
1	1001	24-Nov-2016	1.74	×10^9/L	2	7	3	异常有临床意义
2	1001	10-Nov-2016	2.59	×10^9/L	2	7	1	正常
3	1001	17-Nov-2016	3.57	×10^9/L	2	7	1	正常
4	1003	29-Nov-2016	3.23	×10^9/L	2	7	1	正常
5	1003	06-Dec-2016	2.96	×10^9/L	2	7	1	正常
6	1003	13-Dec-2016	0.94	×10^9/L	2	7	3	异常有临床意义
7	1004	14-Dec-2016	6	×10^9/L	2	7	1	正常
8	1004	28-Dec-2016	1.01	×10^9/L	2	7	3	异常有临床意义
9	1004	21-Dec-2016	2.55	×10^9/L	2	7	1	正常
10	1006	07-Feb-2017	0.41	×10^9/L	2	7	3	异常有临床意义
11	1006	01-Feb-2017	1.67	×10^9/L	2	7	3	异常有临床意义
12	1006	24-Jan-2017	2.66	×10^9/L	2	7	1	正常
13	1007	25-Jan-2017	1.64	×10^9/L	2	7	3	异常有临床意义
14	1008	13-Apr-2017	0.43	×10^9/L	2	7	3	异常有临床意义
15	1008	06-Apr-2017	2.06	×10^9/L	2	7	1	正常
16	1008	30-Mar-2017	2.26	×10^9/L	2	7	1	正常
17	1009	21-Apr-2017	0.54	×10^9/L	2	7	3	异常有临床意义

图 23.34　中性粒细胞检测值异常有临床意义的数据交互列表

（5）医学监察的可视化技术应用　医学监察在临床试验中对受试者安全性保障起着至关重要的作用。一般来说，除了个案安全性报告评价外，医学监察人员需要对累积盲态试验数据进行定期审核，以确保试验药物的安全性风险仍处于可接受范围，涉及的受试者不会由于继续参与试验项目而受到不必要的安全性风险。

以某临床试验医学监察评估受试者由于实验室检测指标异常而影响受试者安全性，进而需要暂停试验药物服用为例。对试验项目中受试者血液样本的中性粒细胞和血小板水平进行医学监察评估后发现，部分受试者在达到暂停服用指标后并没有继续后续血液样本检测，提示进一步实验室检测跟踪直至目标检测值达到正常值范围后可以恢复用药。例如，受试者＃4012 和＃13002 分别在 V4/V5 达到停药指标之后没有后续的检查结果，需要立即完成后续实验室检测；受试者＃23001 在 V6 访问中中性粒细胞检测结果仍没有达到继续用药的指标，直至 V7 才恢复正常。此时应重点监督和核查在访问 V6 到访问 V7 的这段时间里，受试者是否使用了试验药物。如果发现没有暂停药物治疗，则应记录为方案偏离；其余受试者在下一次给药前中性粒细胞均恢复到可继续用药标准，即 ANC≥1×10^9/L（图 23.35）。

图 23.35

图 23.36

（6）动态监测试验项目全生命周期安全性的可视化技术的应用 智能化的可视化技术使得试验项目全生命周期的动态数据变化检测成为可能。再以威胁生命的 DILI 动态监测为例。某试验药物既往安全性报告显示有患者出现过肝衰竭，包括致死的病例，也有报告 ALT 升高和 TBIL 升高的不良反应，因而有必要在新的试验项目中密切监测受试者 ALT 及 TBIL 的动态变化趋势。在这个试验中，血生化检测结果被转换成可视化气泡图，其中 ALT 水平为 X 轴，TBIL 水平为 Y 轴，图中每个气泡代表 1 例受试者，并用不同色泽代表不同的治疗组别的受试者。以访问或检查日期为时间变量，图 23.36(a) 和 (b) 分别显示了以访问（VISIT）和以检查时间（LBCDAT）为时间变量的可视化气泡图。当点击可视图中"开始/停止"键时，气泡可以随着时间推移或按照访问顺序变动，从而达到动态监控各访问或各个检查时间检查结果的变化情况。在访问为时间变量的气泡图中，可以观察不同时期入组的所有受试者从筛选到出组目标观察值的全部变化过程（图 23.37 V01～V16 访问）。从气泡图中可以监督：

① 试验项目中所有受试者从筛选访问 V01 至最后一例受试者完成最后一次访问所经历的总访问次数（共 16 次）；

② 图 23.36 V01～V02（筛选访问～基线期访问）的分析显示此阶段筛选的受试者数明显多于入组的受试者数，且随着后续访问的继续，试验中的受试者人数越来越少，直到最后 1 例受试者完成最后一次检查；

③ 动态观察所有受试者在试验全过程中 ALT 及 TBIL 的变化情况，异常结果显而易见（如图 23.37 V04/V06/V08/V12）；

④ 查看特定受试者目标（如图 23.37 中受试者♯4006），可以全程定向追踪该受试者所有访问的肝功能检测变量，达到试验项目全生命周期动态监测目标受试者肝功能指标变化的目的。

（7）医学编码的可视化技术应用 MedDRA 编码与临床安全性数据分析已在 20.3.1.5 中进行描述。通常情况下，实验室检测异常或不良事件除了常规的 SOC 或 PT 归类列表分析外，亦可以通过可视化技术功能图表予以展现。MedDRA SMQ 的可视化图表也可用来量化和展示受试者群组经历的不良事件水平或临床疾病发病率等。此外，如果不良事件分析是根据编码术语进行（SOC/PT 等），可视化列表可用于审核是否所有不良事件编码归类都完成等（图 23.38）。

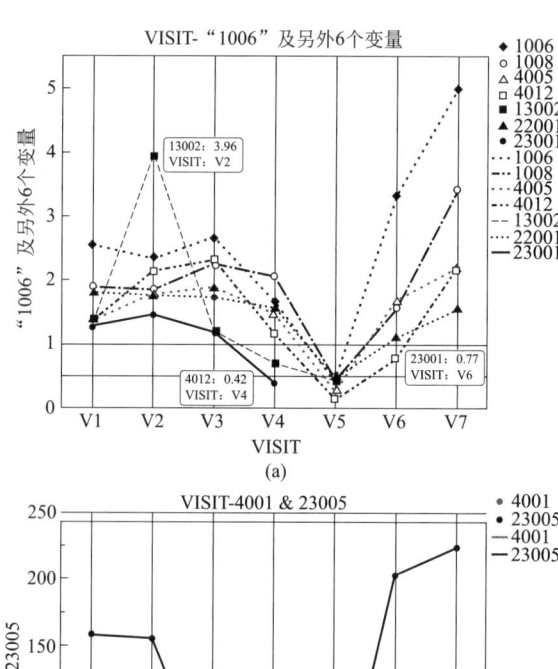

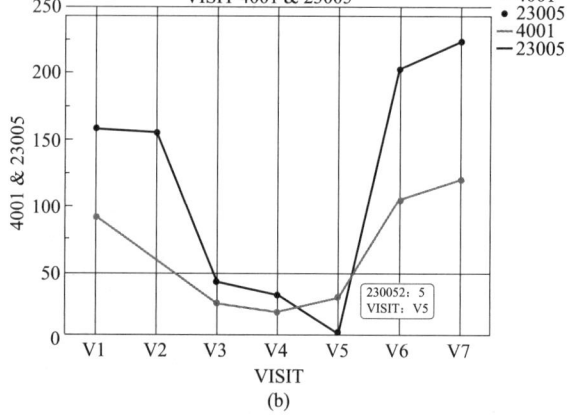

图 23.35 某临床试验受试者试验用药治疗期间实验室检测值变化趋势分析（彩图，二维码）

（a）服药后中性粒细胞检测值变化趋势；

（b）服药后血小板检测值变化趋势

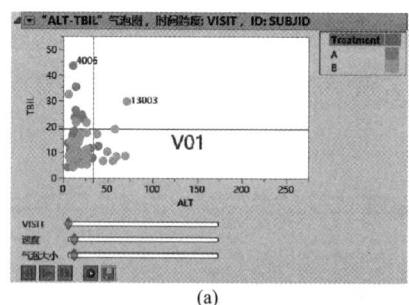

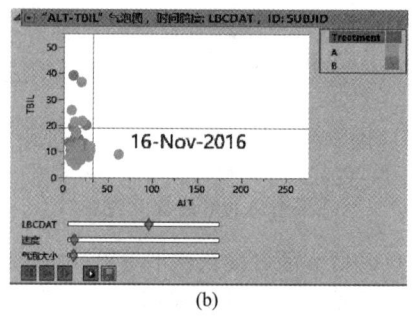

图 23.36 某临床试验所有受试者实验室 ALT-TBIL 检测值气泡图（彩图，二维码）

（a）以访问为变量结果；（b）以检查时间为变量结果

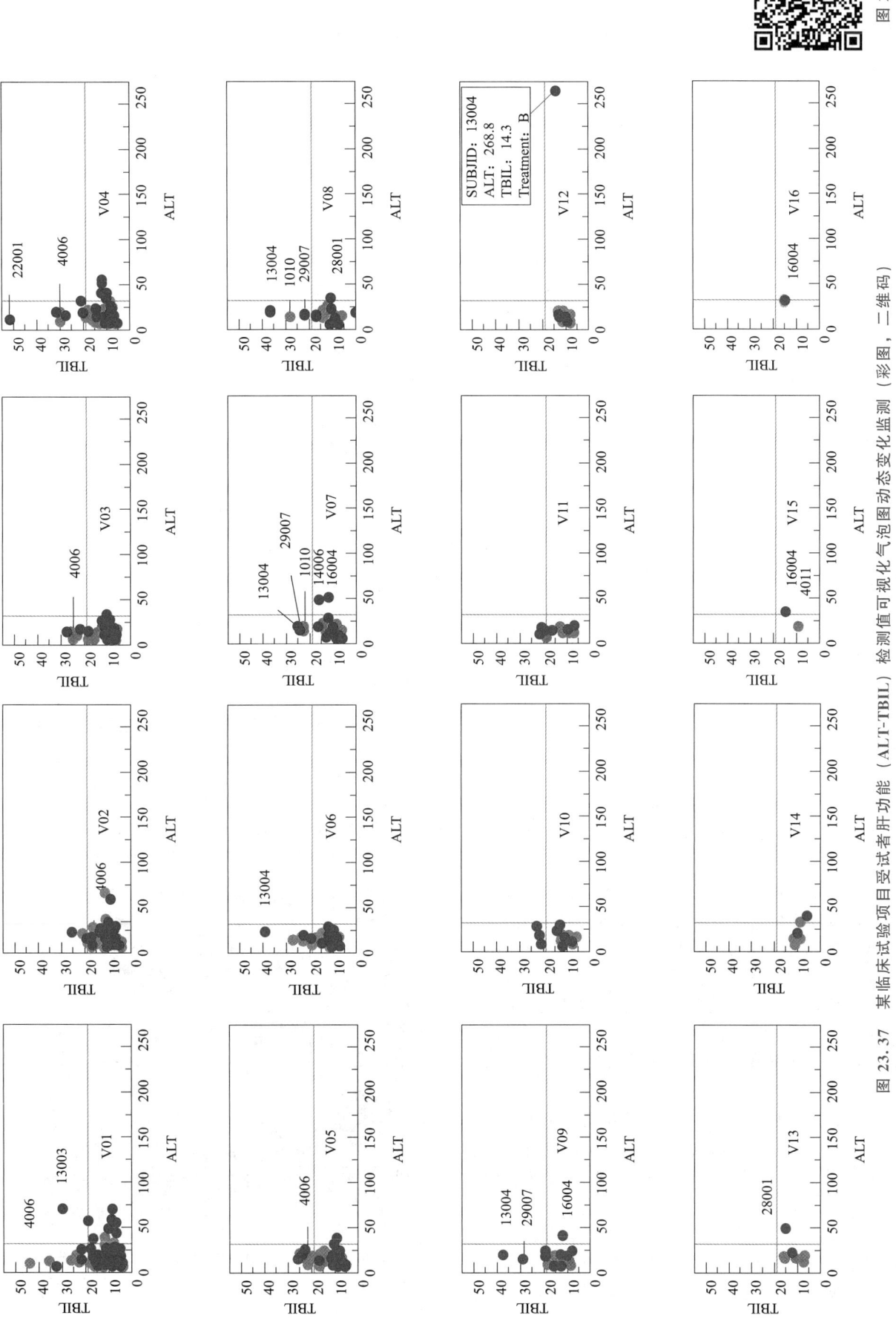

图 23.37　某临床试验项目受试者肝功能（ALT-TBIL）检测值可视化气泡图动态变化监测（彩图，二维码）

图 23.39

（8）试验项目运营管理的可视化技术应用　试验项目运营管理涉及诸多项目质量、进度、方案或 GCP 依从性状况、受试者特征或研究机构项目执行跟踪等方面，可视化图形/图像的应用可以大大提高项目管理的透明度，有助于依据风险的临床监查管理和数据质量的监督。

① 试验项目招募总结　随时掌握试验项目受试者招募是项目经理的首要任务。可视化图形可以作为总结招募进度的工具（图 23.39）。

② 试验项目进度分析　试验项目进度管理对于项目管理而言至关重要，特别是国际多中心项目各国和各研究机构的总体进度监督。可视化技术可以清晰地分析出各国和各研究机构的试验绩效状况，有助于项目经理依据风险的临床监查管理的部署和实施。图 23.40 是可视化技术用于试验项目阶段监督的案例。在这个案例中，不同色彩代表了在试验进度方面存在的风险程度，绿色代表进度符合时间计划，黄色表示进度处于需要密切监控的状态，红色则意味着进度严重滞后于时间计划，需要立即引起关注和投入资源予以支持。图 23.40（b）是可视化技术对试验项目研究机构进度的分析。在这个可视图像中，除了传统的色彩标注进度风险外，还采用了散点图方法，并在图谱中增加了可控线条，任何在可控线以内的研究机构为处于无风险状态（绿色点），黄色和红色点表示研究机构进度的风险等级为需要密切监控和立即关注和支持。如果点击各色彩点，有可能进一步关联查看对应研究机构的其他项目管理参数。

③ 受试者特征基线分析　被招募的受试者特征涉及人口学基本信息，如年龄、性别、身高、体重等因素。通常来说，临床试验项目需要对受试者特征进行分析，便于比较不同治疗组别受试者变量的分布情况，以此可以剖析其与试验药物疗效和安全性的关联性。这类分析常采用可视化图像配合文本参数展示（图 23.41）。图中参数分析表明该试验项目受试者总数为 172 位，年龄最小的为 18 周岁，最大为 57 周岁，全部满足试验要求的≥18 周岁，但其中有 5 位受试者的年龄严重偏离研究人群的平均年龄，这 5 位受试者年龄从小到大依次为 52、52、53、56、57。因此，进行临床监查时不仅需要核查所涉 172 位受试者的关键数据/流程源文件，还应特别关注有年龄偏差的这 5 位受试者的相关安全性和有效性数据。

对受试者身高、体重及 BMI 三个变量的分析由于参考范围的差异，通常需要按性别分层分析。图 23.42 应用可视化图像技术分别呈现了某试验项目

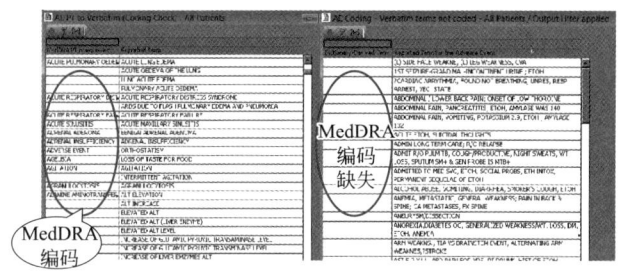

图 23.38　可视化列表检查 MedDRA 编码缺失
应用可视化列表发现某临床试验项目的医学术语有部分编码遗漏

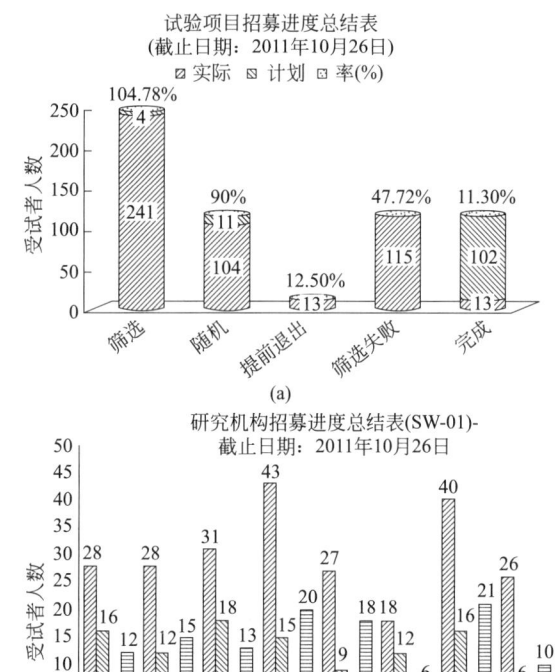

图 23.39　某临床试验项目招募进度可视化图表（彩图，二维码）
（a）项目受试者总招募进度；（b）各研究机构受试者招募进度

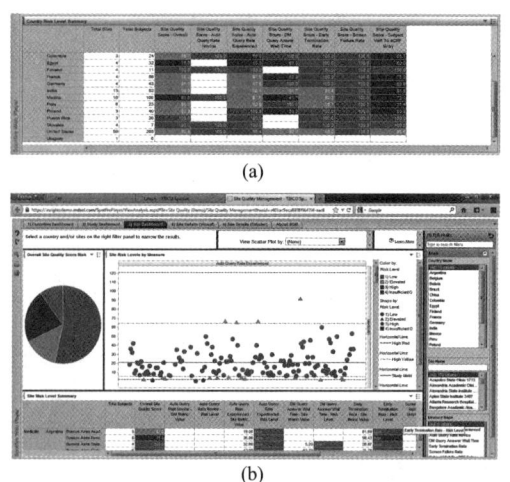

图 23.40　某国际多中心试验项目进度可视化分析
（a）各国层面的进度状况；（b）各国研究机构层面的进度状况

男性和女性受试者的身高、体重及 BMI 分布情况。从图 23.42(a) 中可以看出，在 104 位男性受试者中，有 2 位受试者身高低于 95% 均值下限，其中 1 位体重低于方案要求的不低于 50kg 标准；9 位受试者 BMI 高于 26kg/m²，且其中有 1 位高于 95% 均值上限，这 10 例男性受试者体重或 BMI 可能不符合方案的入选标准，提示需要核查这 10 例受试者的筛选及入组结果。图 23.42(b) 记录的 45 位女性受试者中，有 2 位受试者身高超出了 95% 置信区间，有 1 位受试者体重低于方案要求的不低于 45kg 标准，3 位 BMI 高于 26kg/m²，且其中有 1 位高于 95% 均值上限标准。这 4 位可能不符合方案入选标准的女性受试者应是临床监查和医学评估的重点目标。当对性别分层分析的 BMI 做出进一步解析时，BMI 的散点图在横坐标轴上添加了 45 与 50 的参考线，纵坐标的参考线为 19 与 26（图 23.43）。这样可直观地显示这些可能不符合入选标准的男/女性受试者的分布情况。通过对各位偏离入选标准的受试者的个案探索，可以进一步交叉核查这些体重和 BMI 超标的受试者的其他数据信息。

④ 方案偏离率分析　方案入排标准偏离是临床试验较为常见的方案非依从性问题。有关方案偏离的规范管理在 13.3.2 节中已有论述。应用可视化图像可以使项目经理及其相关干系人直观地发现方案偏离的风险所在（图 23.44），有助于方案偏离的纠正和预防措施的实施和管理。这个方案案例有 9 条入选标准和 18 条排除标准。在这个偏离案例中，试验项目中偏离的每一条入排标准及其所涉受试者人数都可以清晰地呈现。因此，申办方对入排标准偏离率较高的条目应当分析偏离发生的根源，并注意监控这些偏离条目对招募和项目质量的影响，力争降低或避免方案偏离的多次或再次发生。

⑤ 研究机构受试者处置状况分析　受试者在临床试验中所处状态变量通常包括知情同意（ICF）、访问日期（SV）、入排标准（IE）、随机入组（RAND）、访问完成（DS）、早期退出（EW）等多个域表，而这些变量域与研究机构编号（SITEID）或受试者编号（SUBJID）等标识符存在依附关系。可视化技术可以根据项目管理参数的需要，组合和转换这些变量域表与标识符为所需的可视图形/图表。例如，图 23.45 展示了试验项目中受试者知情同意（ICFYN-1）、入排标准筛选合格度（IESR-2）、随机入组结果（RANDYN-3）和完成所有试验访问（DSYN-4）的结果，这些参数都是项目管理需要随时掌握的试验进展信息。从图 23.45 可以看出，所涉试验项目有 50 位受试者签署了知情同意书，其中筛选成功 37 位，随机入组的 23 位受试者中最终完成试验的有 19 位，即 4 位受试者没有完成所有试验访问。如果需要进

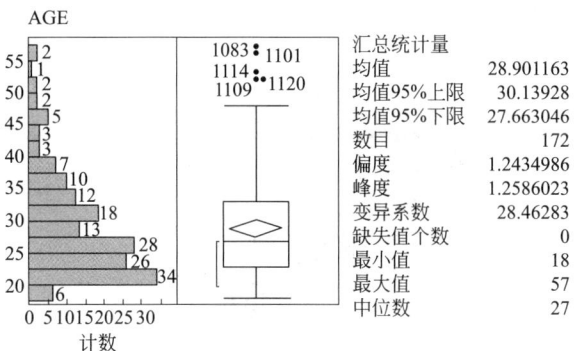

图 23.41　某试验项目可视化技术分析受试者年龄分布状况

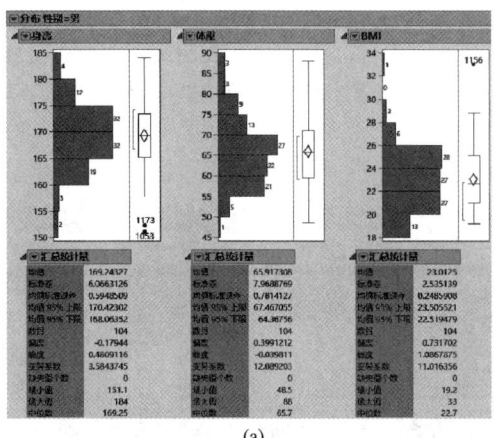

(a)

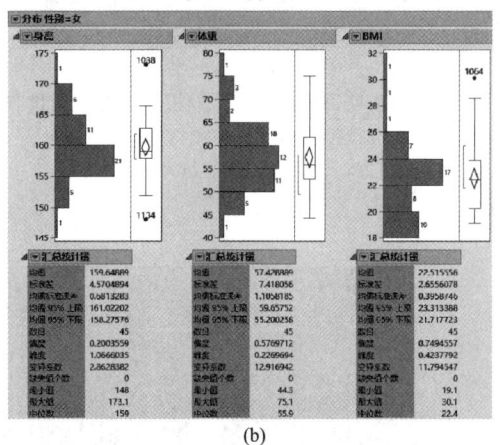

(b)

图 23.42　某试验项目可视化技术分析
受试者身高、体重、BMI 分布情况
（a）男性受试者分布情况；（b）女性受试者分布情况

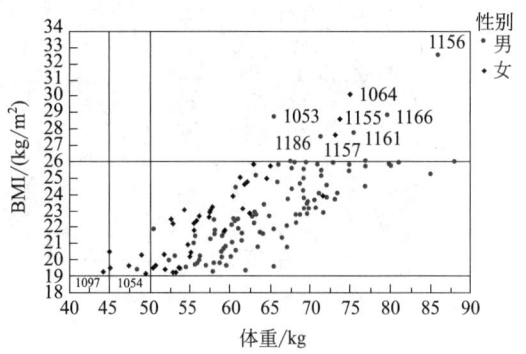

图 23.43　某试验项目可视化技术演示所有受试者
体重与 BMI 分布情况

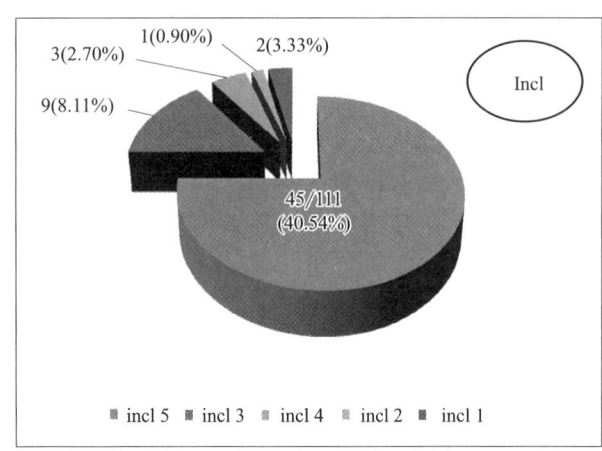
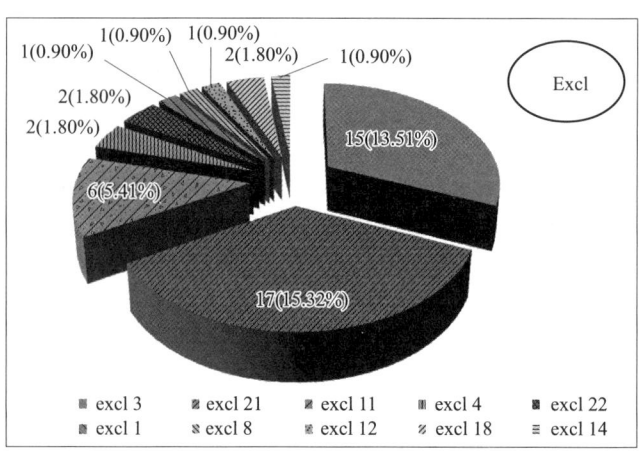

图 23.44　某临床试验项目可视化技术分析入排标准偏离率
其中 Incl/Excl 可视饼状图的数字表示偏离某条入选和排除标准的人数，百分数代表偏离人数占总受试者人数的百分比

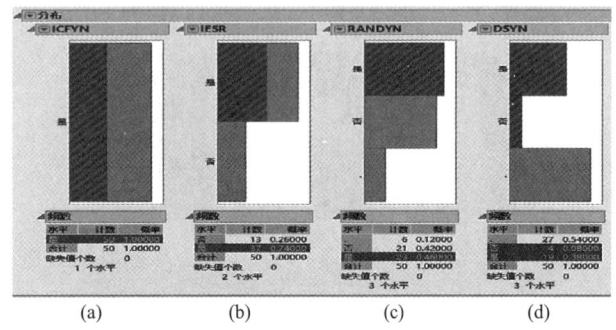

图 23.45　某试验项目可视化技术分析受试者处置状态分布

（a）知情同意状态；（b）符合入排标准状态；
（c）随机入组状态；（d）访问完成状态

一步了解随机入组的每位受试者其他试验参数信息，可以从"RANDYN"可视化图中"是"条形框入手，通过后台构建的关联数据模块交叉核查或评估相关受试者的试验数据信息。同样，这些受试者处置状态可视化图也可以做到相互关联和交叉核实。例如，在 SAND 与 ICFYN 或 IESR 可视化图"是"的条形框中，可以核查所有随机入组的受试者均已签署了知情同意书，并满足入排标准后筛选成功。

受试者从试验项目的早期退出也是研究机构和项目经理必须跟踪和分析的重要项目参数之一。可视化技术有助于列出各种早期退出原因的总体结果，并从中进一步分析各研究机构的退出项目受试者的具

图 23.46

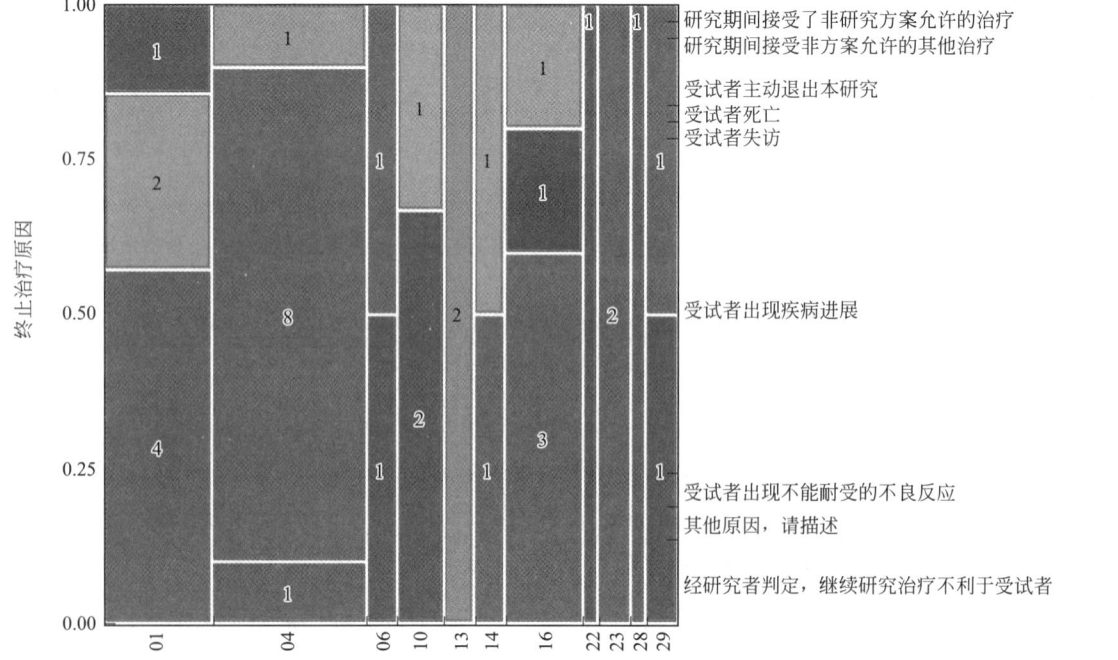

图 23.46　某临床试验项目可视化技术分析研究中受试者早期退出试验原因（彩图，二维码）

体人数/比例，以及退出试验项目原因细节。图 23.46 可视化马赛克图像给出了某临床试验项目可视化图像分析各研究机构早期退出受试者人数及其原因的案例。进一步的统计分析可以进行各研究机构退出原因的中心间差异性检验等。

⑥ 安全性和有效性数据分析　试验治疗组别的安全性和有效性数据在试验项目过程中的实时监督，对于申办方来说意义重大。可视化技术可以有助于随时比较和分析试验项目各治疗组别的有效性和安全性评估结果，从数据波动或变化情况可以评估数据质量风险。同样，对试验项目各治疗组别的深入分析，可以关联审核各治疗组别任何受试者的数据质量（图 23.47）。从图 23.47 案例分析可看见，三个组别在不同项目时段的安全性和有效性评估结果有所变化，其中的原因可以进一步关联分析相应组别的总体或各受试者有关数据及其项目进程文件记录。

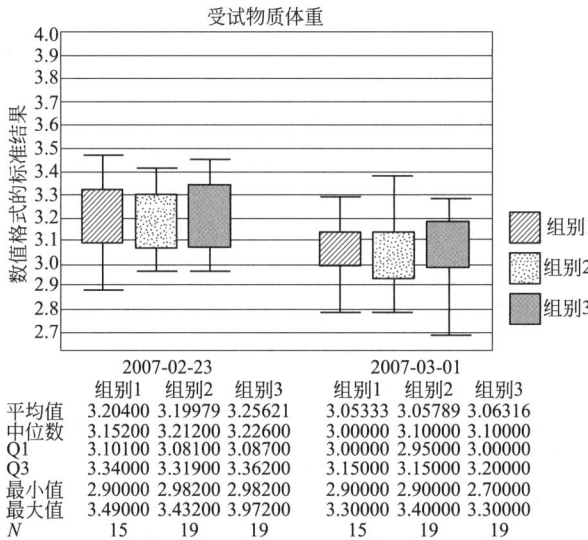

图 23.47　某临床试验项目应用可视化技术分析不同治疗组别安全性和有效性数据

23.6.3.3　试验文档电子系统与电子申报系统的关联应用

临床试验文档规范管理的重要性不言而喻，其管理的细则要求可参阅第 3 章的相关内容。对于申办方来说，临床试验的目的在于其研发的产品申报上市，新药申请（NDA）的电子系统全球目前采用的是电子通用技术文件（eCTD）标准。其中必然涉及如何将药物研发资料信息转换成符合 eCTD 格式要求的过程管

理。从法规指南层面看，ICH E6 和 E3 将试验主文档（TMF）与临床研究报告（CSR）和通用技术文件（CTD）有机地关联起来，其中 ICH M2 对电子系统的数据传输标准和要求有清晰的描述（图 23.48）。

在进行 eTMF 转换成 eCTD 过程中，要注意的关键要素包括但不限于：

（1）文件存储形式的考虑　eTMF 的存储是为后续 eCTD 文件申报打基础。一般情况下，TMF 文件迁移到 eTMF 系统时首先会涉及文件来源及哪些需要迁移，即

① 纸质 TMF 源　以纸质文件形式存在的 TMF 通常需要扫描入库存储（见图 3.6）。

② 既往 eTMF 源　这些存储在电子文档系统中的文件可以继续使用，只要其符合现行电子文档格式和未来申报 eCTD 文档格式要求。

③ 存放在共享文档的 TMF 源　那些存放在共享文件管理系统的 TMF 可能需要按照 eTMF 的文件命名规则重新建立文件体系，再根据需要迁移至 eTMF 系统中。

④ 外部 eTMF 源　通常含有已经产生的试验文件，如 EDMS 或 eClinical 系统等。这些文件需要融合到 eTMF 中，便于后续的 eCTD 申报。

所有 eTMF 文件迁移都需要关注迁移文件的质量，确保产生的临床试验 eTMF 文件满足 GCP 和药政法规对试验文件的要求，特别是药政检查和后续 eCTD 系统对文件申报的要求。在文件迁移的过程中，项目经理需要明确：

① 迁移范畴准备　项目经理需要制订文件迁移计划，使 TMF 与 eTMF，或 eTMF 与 eCTD 间的文件迁移质量和内容都能满足项目或药政申报需求。例如：

• 迁移的文件数量，涉及文件的类别和分类规则的满足度。例如，在迁移前，需要确认哪一个文件版本需要进入 eTMF，如终版文件、旧版本或替代版本，草案或加工中的文件，签署批准文件或有水印背景标识的文件等；哪些存储在其他系统中的文件可以超链接的形式存于 eTMF 或 eCTD 系统中。一旦确认了超链接文件，项目经理必须保证这种超链接在需要时能在 eTMF 或 eCTD 中检索获得或上载显现，并且这种超链接途径需要进行维护管理。

• 作为元数据的 TMF 文件内容的质量是否满足

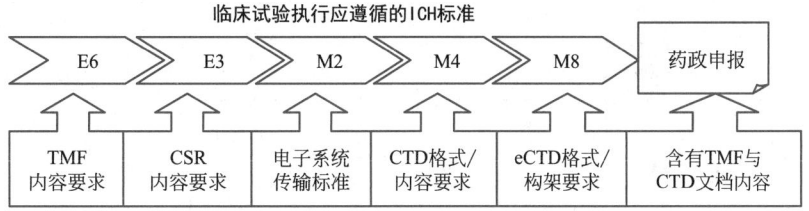

图 23.48　临床试验执行应遵循的 ICH 标准

药政检查和申报要求。这与迁移入 eTMF 系统后的文件质量，之后再上载至 eCTD 系统中的文件质量密切相关。任何数据文件的质量监控可以参照依据风险的管理方法执行。

• 系统内文件类别的标准的一致性。例如，由于 TMF 系统和 eTMF 系统可能由不同开发商或供应商提供而使其中所含文件名称不统一，或 eTMF 系统与 eCTD 系统间文档类别命名可能存在差异，这样可能导致文件迁移时出现遗漏、缺失或无法辨识等质量问题。例如，文件命名颗粒度差异，TMF 系统命名会议文件只有"会议文件"一个文件夹，但 eTMF 细分为"会议议程""会议纪要""会议演讲文件"等；eTMF 笼统地将所有试验方案归纳在方案文件夹中，但 eCTD 系统可能细分为 Ⅰ 期临床试验方案、Ⅱ 期临床试验方案等。TMF 系统的文件命名或编号大多数都是手工建立，但 eTMF 系统往往是系统自动产生。在进行 TMF 与 eTMF 文件迁移时，是否保持或改变 TMF 手工文件命名和编号需要预先做出抉择。所以，准确的 eTMF 文件类别至关重要。在进行迁移前，两个系统间的类别映射质控必不可少。

• eTMF 系统及其迁移数据的验证程度是否达到电子临床系统及其 ALCOA 原则的标准等。例如，按照药政电子签名和稽查轨迹规范，如 FDA 的 21 CFR Part 11 要求，电子系统应当包括安全的和计算机化产生的带有时间标识的稽查轨迹，包括针对独立试验记录、用户数据输入日期和确认签名、建立/修改/消除电子记录的行为记录等。这些稽查轨迹文件应当随电子试验数据一起维护和永久保存在案，使药政检查需要时能再现审核和复制成为可能。这些稽查轨迹记录从 TMF 转换为 eTMF 时还应当继续保持在转换的 eTMF 中。由于这些稽查轨迹记录是自动记载时间标识的，因此，所用增加这些稽查轨迹的日期和时间记录的方法不能在任何系统中手工设置或调整。当无法实现稽查轨迹记录同步转换时，应当另案存档这些 TMF 的稽查轨迹记录，其存储地点、方式和格式应当能供药政检查时核查、质询，并能清晰地追踪 TMF 文件迁移至 eTMF 前的任何数据文件的行

为措施。

② 时间频率管理　TMF 和 eTMF 的文件流程管理关注点及其所涉流程完成的时间点需求有所差异。TMF 文档管理通常需要人员手工操作。例如，纸质文件扫描入 TMF 系统中，QC 审核保存前和保存中的文件质量，手工匹配不同系统间的文件类别和命名的一致性等；eTMF 过程通常由客户定制或预设程序完成，涉及系统的配置和上载文件进入系统的规则制定和执行，建立和实施相关系统验证测试的计划等。eTMF 迁移文件至 eCTD 过程中，文件格式的要求较为严格，涉及文件格式转换、文件准备就绪的时间表及其所涉人员角色和职责的配合度等。因此，数据文件的迁移时间和频率计划可以根据试验项目的文件量、人员对规程和系统的熟悉度、申报时间的规划要求等来确定。

③ TMF/eTMF 与 eCTD 间流程角色与职责分工　药物研发文件通常是由相关研发团队的项目经理或专职文档管理员负责（表 23.18）。在 CTD 申报文件过程中，会涉及药政事务（regulatory affairs，RA）人员、医学撰写专家和药政运营（regulatory operation，RO）人员的参与。医学撰写人员负责完成各类申报文件的准备和撰写；RA 人员负责药政策略和政策以及申报文件的审核；RO 人员负责文件配置、文件协调、系统支持、技术分布、新技术培训和支持，其中 IT 技术人员作为系统支持和维护必不可少，也负责 eTMF 存储文件传输和转换 eCTD 的流程管理、eCTD 文档发布和递交过程的规范管理和 eCTD 递交文件后的内部存储管理等。传统的药政申报是以纸质文件的形式完成。eCTD 系统的递交中会涉及医学撰写完成的文件转化成符合 eCTD 系统格式的文件发布处理和与药政部门 eCTD 接受系统的对接。

（2）文件格式的转换　TMF 中存储的文件有 MS 或 EXCE 格式，也有 PDF 格式。按照 eCTD 模板要求，有些文件需要先完成撰写成 MS 格式存储，再转换为 PDF 格式存储（图 23.49），这会涉及到文件格式的转换需求。

众所周知，eCTD 电子递交流程大体上可以分为

表 23.18　TMF/eTMF/eCTD 间文档转换管理职责分工

角色	TMF/eTMF	CTD 文件撰写	eCTD 计划制订	eTMF/eCTD 文件传输/转换	eCTD 文件构建	eCTD 递交流程	eCTD 文件存储
临床项目经理	R/A	C	A	C	C	I	I
文档管理员	A	C/I	C	A	I	I	A
药政事务人员	I	A	R/A	R	R	R	R
药政运营人员	I	I	A	A	A	A	A
医学撰写人员	C	R/A	C	I	I	C	C
IT 人员	C	I	I	A	A	A	A

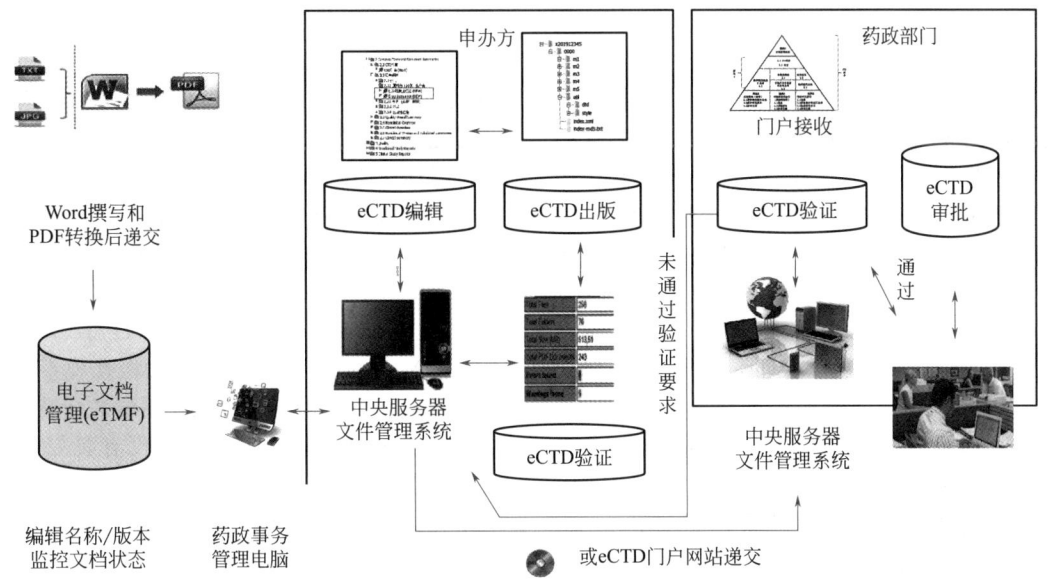

图 23.49　试验文件建立和递交格式转换示意

三个阶段，即

① 撰写　申请方首先要撰写各类资料、数据、实验数据等，这些撰写在药物研发过程中已经逐步完成并存储在 eTMF 系统中。大多数生成的文件类型有 MS Word（如研究报告、总结报告等）或 JPEG 类图片文档（如扫描的实验记录、图谱、批记录等）。

② 文档编辑　将第一阶段的 MS Word 文档进行格式编辑，这期间文档会经历从 MS Word 到 PDF 格式的过程。

③ eCTD 结构化文档生成　这一阶段要求编辑人员根据相关法规将前期 PDF 文件构建为 eCTD 结构化文档，再由申报负责人通过事先建立好的电子传输通道，将申报文件递交至药监部门。

按照 eCTD 药政递交流程的需求（图 23.50），TMF/eTMF 与 eCTD 的主要关联性接口是在其中的 eCTD 的准备阶段。在这个阶段，需要把申报所需的各类信息文件通过电子数据管理系统（EDMS）的途径传输至 eCTD 系统中，为后续的 eCTD 发布和递交阶段的文档编辑做好准备。当 eCTD 递交完成后，所有递交的 eCTD 申报文件也需要归档保存。这个阶段申办方也同样可以在 eTMF 系统中建立 eCTD 申报文件夹，或按照 eTMF 系统要求建立 eCTD 文档系统，以便永久保存药政申报文档。有关 eCTD 的递交流程简述可以参见 30.1.2 节。

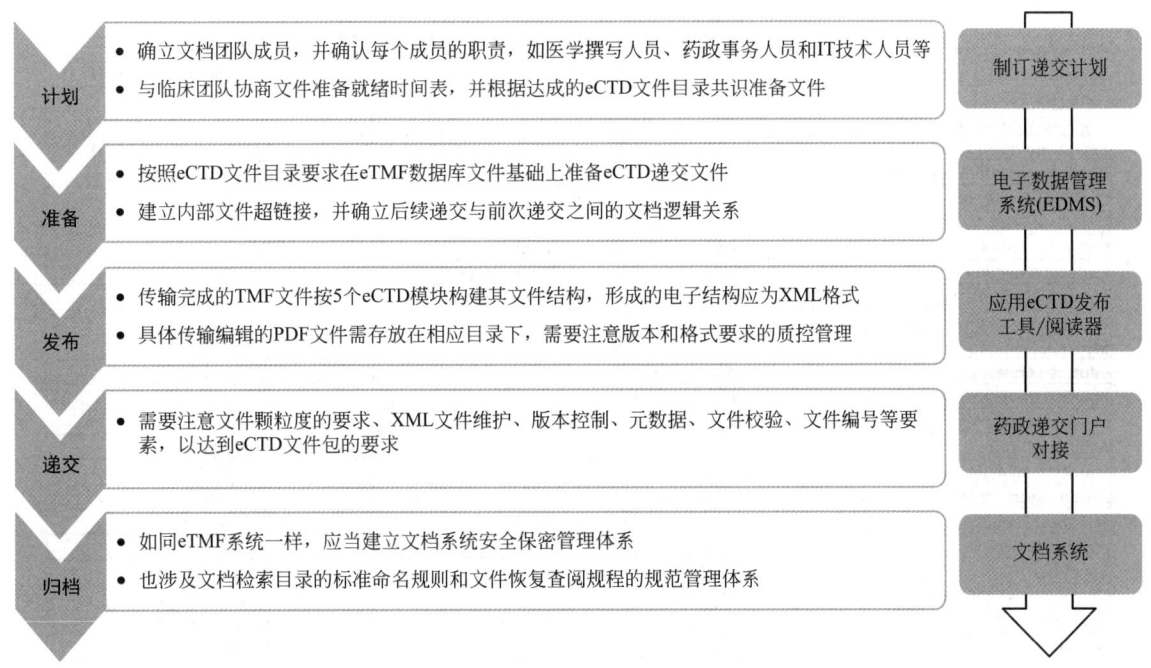

图 23.50　eCTD 递交流程与 eTMF 系统关联性示意

（3）基线递交（baseline submission）　指从其他注册格式，如纸质或其他电子递交格式转换成 eCTD 格式时，需要把既往批准过的文件按照 eCTD 格式再递交一遍。有了基线递交，后续 eCTD 注册中，如果需要参考之前批准的文件，应在 eCTD 系统架构中构建一个关联两种系统文件间的超链接；需要在 eCTD 系统中替换之前批准的文件则需要按照 eCTD 的替换规程完成文件替换（replacement）。这种超链接或替换需要注意的是：

① 如果之前的注册资料格式不是按照 CTD 格式准备的，需要转换成 CTD 格式；

② 从纸质递交直接转到 eCTD，需要把既往的纸质资料扫描成电子版，进行光学字符识别（optical character recognition，OCR）后，再组装成 eCTD 格式。

各国药政部门对基线递交的要求不尽相同，申办方有责任按照递交国家的基线递交要求完成相关药政申报流程。例如，FDA 不鼓励递交，但若有利于审评也接受，如模块 3 文件。当将原为纸质递交的 CTD 转换为 eCTD 格式递交时，以纸质或其他方式递交的申报文件无须再次递交，仅递交新的或变更的信息即可，并需要另起一个序列号；EMA 非强制，但递交也可以接受，多见于 M3，文档格式可以是电子源文档或经过光学字符识别处理的高质量扫描文件；NMPA 建议递交，但不强制。例如，对于已有获批纸质递交药品，首次使用 eCTD 递交补充申请或再注册时，可以对 M1～M3 文档递交采用基线递交方式，文档格式并没有特别要求，可以是书签和超文本链接。对于已获批上市产品，ANDA 或相关 NDA IND 不一定需要基线递交，从其他格式转成 eCTD 需要基线递交。

（4）eTMF 与 eCTD 间的文档管理系统要素　随着药政监管要求的不断提高，需要的药政研发和注册资料种类亦越来越多。因此，没有良好的 eTMF 系统管理会给海量文档存储管理带来困难，后续药政申报所需文件的查找效率亦会低下、混乱，特别是文档安全缺乏保障，文档无法有效协作共享。鉴于此，建立良好的文档管理系统及其映射规程十分必要。TMF 的内容要求在 3.3 节中已有详尽的介绍。例如，主要应用于 GCP 领域的 TMF 参考模式可以增设 ICH 编码信息（参见表 3.6），而这些 ICH 编码信息与 CTD 的模块 5 的章节编码存在着映射关系（图 23.51）。同

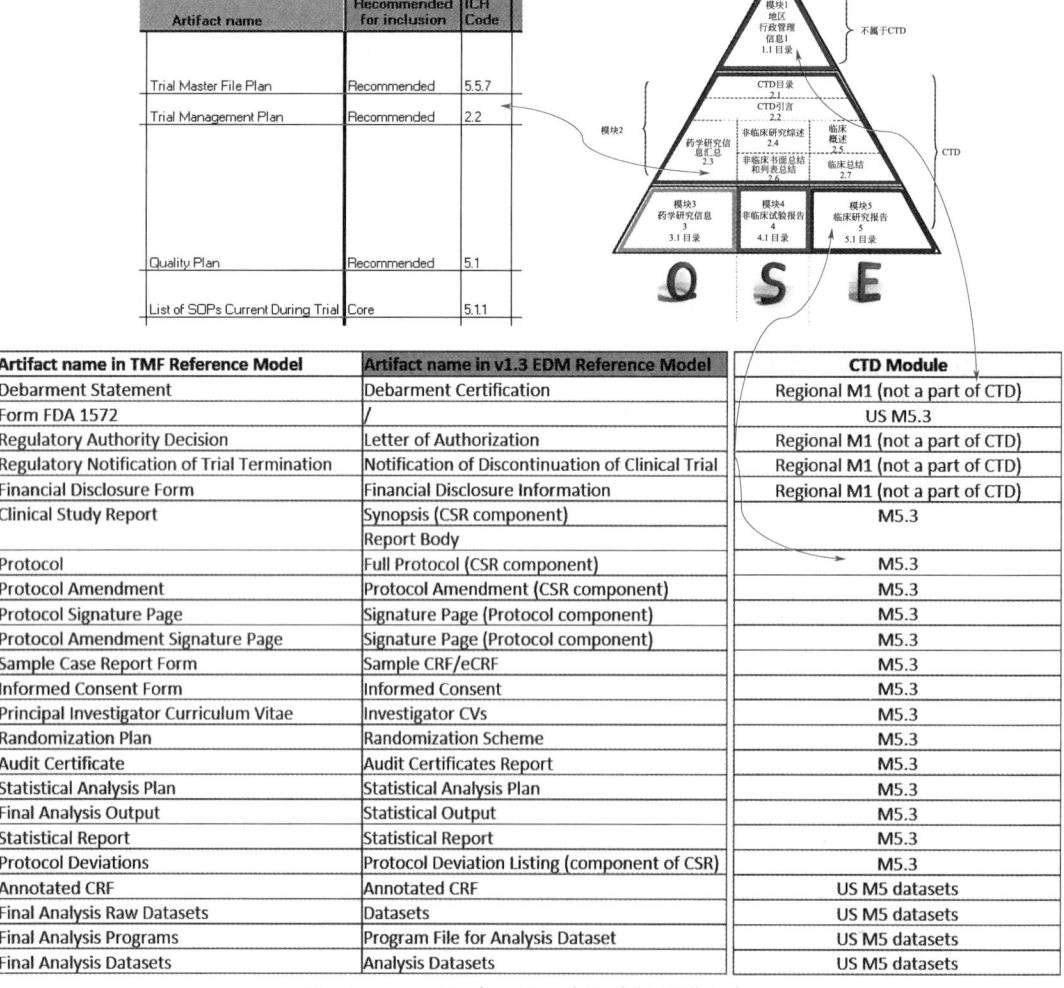

图 23.51　eTMF 与 eCTD 代码映射关联示意

样，如果把 ICH 代码信息构建在 GMP 和 GLP 文件系统的话，后续与 eCTD 的文件转换对接会变得较为容易。在分别构建电子文件和申报系统时，两个系统的代码标准的话可以使得后续的 eTMF 和 eCTD 系统间文件的直接传输转换成为可能。

需要指出的是由于 eCTD 文档格式有严格的标准要求，即 ICH CTD 通过申报文件的组织架构要求〔M4Q（R1）、M4S（R2）、M4E（R2）〕和颗粒度要求〔M4（R4）〕，其中的区域申报要求必须遵循区域专属的申报文件要求。eTMF 文档建立和存储时就应当注意数据文档的格式标准，以减少后续系统间文档转换时的困扰。例如，eCTD 的 M2～M5 文档格式要求符合 ICH 电子认证文档格式及其 PDF 内容规范，特定模块章节属性值的 ICH 元数据要求；M5 数据标准应遵循 CDISC 的 SDTM/ADaM 定义标准，包括医学编码词典标准等；M1 中的产品标签要求满足 HL7 的结构化产品标签格式（structured product labeling，SPL）、信封元素数据与 ICH 元数据的要求等。表 23.19 总结了各类临床试验数据常用转换或传输格式。

表 23.19　各类临床试验数据常用转换或传输格式

格式	描述
CSV	以逗号为分隔符的 ASCII 文本文件，可以使用文本编辑器、文字处理器以及 Excel 电子表格软件编辑
XML	以 ASCII 技术为基础，便于不同系统间结构化信息的转换
SVG	用 XML 描述二维图像的语言程序，有三种图像目标，即矢量图形、图像和文本
XPT	SAS 公司提供的开源格式文件。通常用来递交临床试验和非临床试验数据
Adobe PDF	应用广泛的文本输出格式

从药政申报资料准备流程而言，临床试验数据管理处于申报资料的最上游阶段，即数据收集、评估和分析的阶段，经过编程加工和撰写，使零散的数据成为有骨架、有内容的文件信息，且反映在药政递交的资料中。药政运营的主要职责就是支持药政注册把所有需要递交的资料按照一定的层级、骨架构建起来并进行出版（参见 30.1.2 节）。eCTD 的最大优势就体现在它的电子化形式上，通过网络平台技术可以把数据管理的数据及其文件上传到数据管理系统和/或文档管理系统上进行实时归类、汇总或报告，及时收集下一级所需的信息，实现统一化的数据文档管理。任何上游的数据更改都可以直接通过集中的管理系统反映到下游，很大程度上缩短了中间的沟通时间，同时也减少了在交换数据过程中出现丢失信息等潜在风险。因此，在某种意义上，eCTD 的实施对于数据及其文档管理来说是一种数据加速器。

显然，建立临床试验中各类计算化系统一体化应用平台十分必要。它有助于电子临床体系的创立，简化研究者或申办方使用和管理计算机系统的数量，实现中心实时数据的审阅，便于决策的及时性和整体性。电子临床体系的建立也会大大提高患者的安全性和试验管理效能。总之，电子临床的实施可以改善临床试验的效率和质量，数据标准化的运用可以整合资源的利用。更重要的是在这种环境下的临床试验过程可以实现真正意义上的全球一体化和全球标准化。从长远的意义上看，它将对加快药物研究进程和上市申请审批产生重大影响。

23.6.4　智能化数字技术在临床试验中的应用展望

随着信息技术（IT）的迅速发展和去中心化临床试验（decentrialized clinical trial，DCT）的需求日益增高（也称为远程临床试验或分散式临床试验），智能化数字技术在临床试验中的应用范畴和监管要求已成为当今药物临床研发行业的热门话题和未来趋势。人工智能（artificial intelligence，AI）、机器学习（machine learning，ML）、生物感应（biosensor）穿戴设备的技术应用、远程和移动医疗（telemedicine/mobile health）的发展、数字化健康技术（digital health technology，DHT）平台的出现等使 DCT 的实施成为可能。依据风险的临床监查法规、新兴临床试验设计技术药政指南、新版 GCP 对远程临床试验数据系统的推崇（ICH E6 5.5.3）等也为远程临床试验的应用推广奠定了基础。传统的临床试验运营大多是围绕研究机构为中心现场管理展开，通常被视为中心化临床试验或集中式临床试验（centralized clinical trial，CCT）的管理模式。应用现代智能数字技术的 DCT 则是通过远程医疗和移动平台开展的虚拟式或分散式临床试验管理模式，家庭护理（home nursing）更是涉及其中的关键要素之一。作为实施 DCT 的临床试验分散化平台，分散式临床试验可以直接把受试者数据采集技术与临床研究监督、监测相结合，进而重新定义了临床试验运营管理的端到端服务模式。在分散式临床试验中数据产生和采集更多是以受试者为中心，或非临床试验研究机构场地开展，包括穿戴传感器设备、移动终端发送病变诊疗图片、数据化平台递交受试者报告、无人机配送试验药物、社交媒体（social media）的参与、临床试验数据分析的系统智能化、远程医疗可视化诊疗系统、便利的云计算改善临床试验研究者与受试者间系统网络数据采集与互动的延展性和可及性等（图 23.52）。这些技术的综合应用不仅促使临床试验中电子化系统的一体化，也对智能化远程临床的监管标准和临床试验项目管理模式提出了更高的要求。同时，DCT 的实施可以降

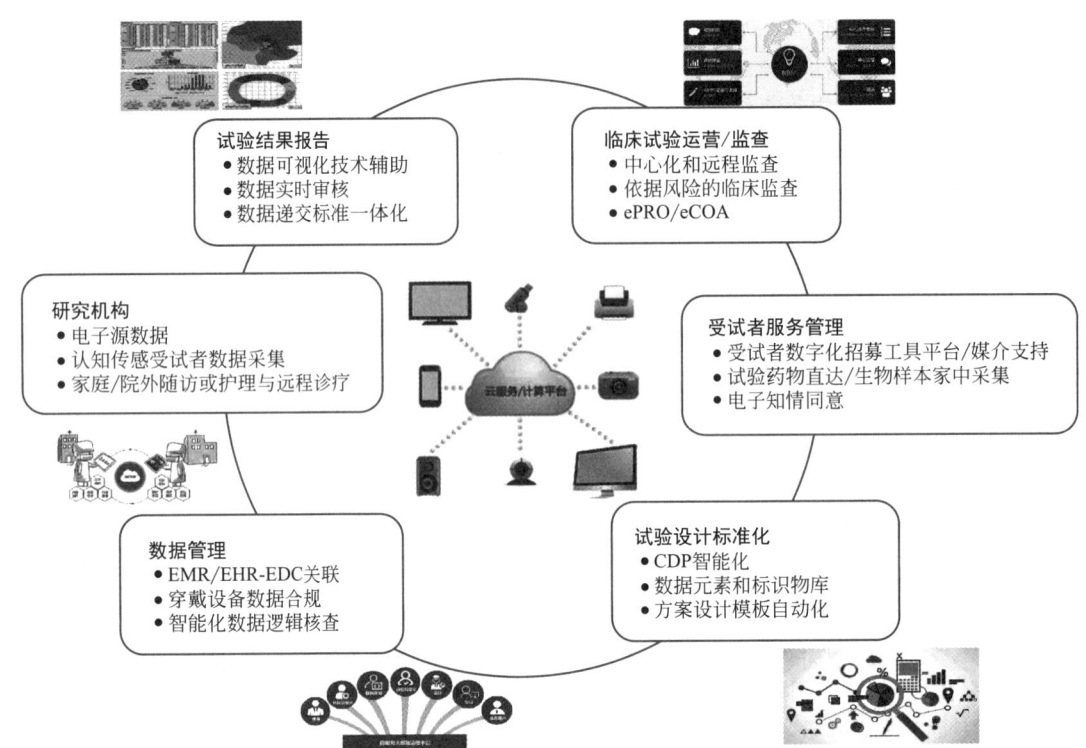

图 23.52　远程临床试验数字技术应用示意

低试验流程、财务和地理位置等因素给临床试验参与者和管理者可能造成的障碍，以及对受试者招募与留置、试验周期、数据质量、试验延续性等方面有积极影响。当前，在风险可控的前提下，混合式或分阶段实施临床试验管理模式，即传统模式＋远程模式，已愈来愈多地应用于临床试验项目实践中。

23.6.4.1　去中心化临床试验数据收集方法的革新

众所周知，传统临床试验的数据采集和分析有着严格的监管规程和验证要求。随着智能化数字技术的应用，远程临床试验数据流将改变大多先来自研究者，后汇集到申办方的方式，变为申办方与受试者间的直接数据采集（direct data capture，DDC）和管理（EMA，2019b）。与当前受试者定期临床试验访问数据采集相比，由传感器硬件组成的DHT，允许连续、间歇、定期或更频繁地远程记录或收集受试者的生理、生活质量或行为数据。例如，无论受试者身处何处（如家中、学校、办公室或户外活动等），都可以采用DHT来直接记录受试者日常生活活动的表现、生活质量、体能、生理、睡眠等数据，诸如血压、体力活动、血糖水平、记忆任务追踪等，甚至包括一些无法通过事后回顾收集的弱势受试者（如婴幼儿、认知障碍者等）信息。其中使用算法可以将这些DHT收集的数据转换为临床研究中感兴趣的临床事件或特征，如高血压事件、震颤、急性低血糖、肺活量指标、膝关节矫形装置提升步数指标等。当把DHT链接到通用计算平台上运行，多个DHT来测量一个或多个

临床特征或事件，并通过现代网络链接的软件应用程序时，这些DHT还可用于监测疗效或生活质量改善结果，如电子临床结果评价（eCOA），包括电子患者报告结果（ePRO）仪器和电子表现结果（ePerfO）仪器等。

在当今临床研究中，远程数据的采集和传输主要经过两种途径（图 23.53）。一种是直接从医疗的EMA/EHR/HIS系统或研究机构电子医疗记录系统中经过计算平台（computing platform）的过度处理，提取临床研究结果分析所需的数据，这种数据采集不经过人工输入数据至EDC中或记录在纸质CRF中，而是直接将HIS系统或电子医疗记录的数据作为eSource直接导入临床数据库（如eCRF中）；另一种是从远离研究者所在的研究机构和/或居家受试者处，经过数字技术辅助收集临床研究数据的采集方式，如ePRO、穿戴设备等。经过这一类采集的临床数据可以传输至研究机构的HIS或电子医疗记录中，也可以直接传输至临床研究数据库（如EDC）中。前一种仍属于中心化（集中式）临床试验运营模式，即受试者需要到访研究机构完成临床研究的相关试验访问，后一种则可视为非中心化（分散式）临床试验运营模式，受试者不需要到访研究机构进行试验访问，可以在任何地方完成临床研究所需的数据采集。也就是说，分散式临床试验数据来源不一定发生在研究机构，而可能直接来自受试者家中或其他受试者的活动地点。直接来自受试者的远程数据采集形式可以在集中临床研究应用，更是分散式临床研究中的主要数据收集形式。去中心化临床试验关注点不再仅仅集中在试验用药物产

生的生化和药理效益和安全性，还需要在试验设计、运营和管理上考虑改善受试者参与感受经历的最佳规程和验证方法上，这一设计源于患者中心化（patient centricity by design，PCbD）的临床试验设计理念和方法（ACRO，2020）将改变和增加临床试验的价值和结果效益。显然，PCbD 设计的临床试验传感器技术、通用计算平台以及数据传输和存储方法的革新（如远程受试者招募，电子知情，远程受试者评估，远程监查，家庭研究护士看护，DDC、DTS、DHT 应用等）正在改变远程获取和分析相关个人临床信息的能力。

DHT 技术设备采集的临床数据通常可以通过网络计算平台直接传输至研究人员、申办方和/或其他授权方的后台数据库，并可以采取适宜的技术处理方法保持盲态或其他需要掩蔽的参数，这些都使得远程采集、传输、监控、评估和报告远离研究机构的受试者数据成为可能，从根本上改变目前中心化（集中式）临床试验的运营模式。这种去中心化（分散式）临床试验运营平台，集数据采集、远程技术、移动通信、工作流程管理等应用程序为一体，不仅可以减轻受试者必须前往临床研究中心完成试验访问的负担，减少申办方源数据审核的要求，也有益于鼓励身体或认知受限、时间不便或地理位置分散的受试者有可能参与临床试验。

23.6.4.2　去中心化临床试验质量因素

DCT 数据互联互通主要依赖于四个重要因素，即：①物理上的联通，主要通过物联网上的系统的联通实现。但通过物联网大部分系统只能进行简单的信息管理，由于缺乏数据和系统标准而无法实现不同系统间的数据互换。②不同系统间尽可能采用统一的数据标准，如 CDISC。具备数据标准的数据在不同系统间的互换能满足相互识别和参照的要求，满足系统间数据的互认互通的基本要求。③系统标准的制定和应用。只有在系统建立阶段就采取统一的系统标准，系

统间的数据互认互通才能做到无须翻译即可相互交流，进而真正实现数据整合。④经过严格验证和维护验证状态的电子临床试验应用于 DCT 中。无论涉及何种用于试验数据采集或结果分析管理的电子系统，都必须严格按照 ICH-GCP 和各国法规指南要求完成电子系统验证及其维护验证状态规程的基本要求，如 ICH-GCP E6、21 CFR Part 11、电子记录和电子签名要求、权限控制和用户识别、编辑和稽查轨迹、变更和版本管理、其他相关本地药政法规等。DCT 的关键试验质量特性（CTQ）包括但不限于：

① 系统间的数据传输、链接或构架基础亦需要关注电子记录的可信性；

② 系统安全性和数据保密性，包括数据流和交互界面的系统验证；

③ 远程传感器检测的精准性；

④ 系统和数据接触控制、稽查轨迹、加密措施、依据风险的验证方法等，以确保所采集和分析的数据及其结果满足 ALCOA 标准、数据可信性要求和系统工具符合设计目的等；

⑤ 患者隐私性及其数据保护的相关法规要求的监管；

⑥ DCT 中的数据流及其数据采集的规程文件的及时归档备查，包括商务延续和备份计划的文件及其测试程序文件等；

⑦ 临床试验中和试验后源文件或电子信息的存储、归档或恢复也是申办方保障数据质量和真实完整性的重要组成部分；

⑧ 如果 DCT 可能会出现装置设备失灵的情况，申办方还必须预先准备好给受试者更换装置设备，或有补救或相等措施来确保试验参与者能继续使用和登录电子系统；

⑨ 数字技术系统的时区设置在国际多中心试验

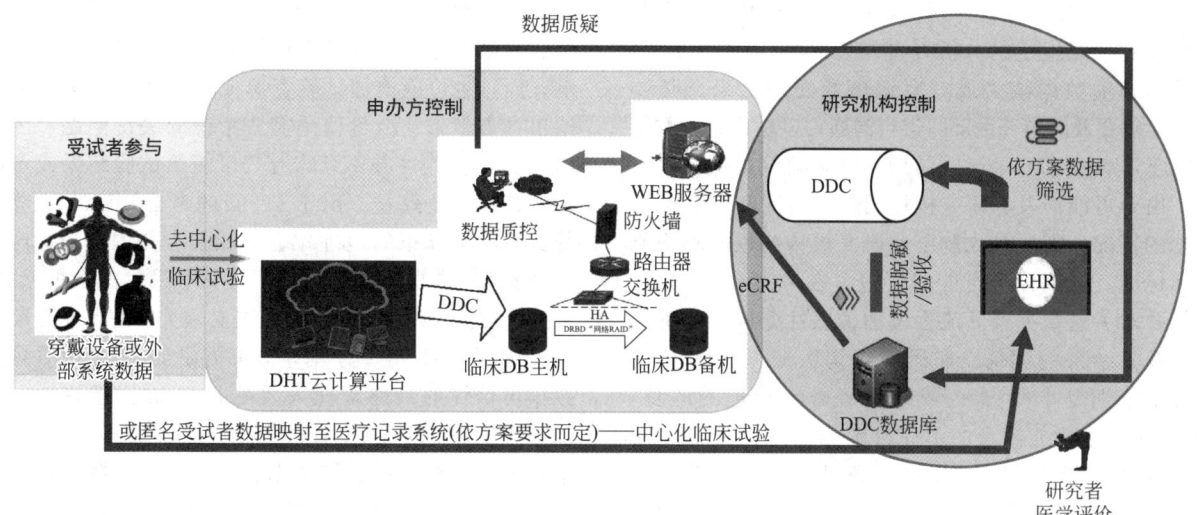

图 23.53　远程临床试验中电子源数据直接采集主要途径示意

项目中较为关键，使其保持时间符合逻辑性对试验数据结果可能有很大影响；

⑩ 新的数字技术系统在 DCT 中的应用还可能要求对相关干系人进行系统而广泛的培训，包括远程临床试验中独特的操作运营规程、设备装置失灵或操作不当导致的不良反应经历等。

由于 DCT 中多种数字技术系统的应用，试验质量和数据可信性涉及的风险因素较传统的临床试验过程要更加复杂和多样化。采用中心化监查方法有助于积极识别和跟踪缺失数据、逸出数据、不一致数据和可能的方案偏离数据等。因此，在 DCT 中，为了预防数据缺失或方案偏离对试验结果质量的影响，有可能需要加强与统计师的密切配合，评估增加的缺失数据对结果的影响。必要时，进行数据列表分析，区分不同类型的研究终点，如 TTE 终点与其他终点，主要与次要的缺失影响，区分不同时间点的缺失和缺失数据处理方法的影响。如果 DCT 方案设计为盲态，但数据审核又需要在非盲状态下进行，可以考虑在试验启动前建立 DSMB 机制（参见 20.7 节），评估上述各类数据缺失或不一致问题对结果的影响，以确保项目团队和数据管理在不破盲的情况下完成数据质量或不利变化趋势的影响判断。DSMB 也可以对有效性效益采用某些统计学可行的方法进行评估。这些预设方法应当在方案或 SAP 中予以明确，并在试验启动前与药政部门充分交流或协商。对于确实无法收集疗效终点的个别情况，应在试验记录中清晰描述未能获得疗效评估的原因。此外，在 EDC 中预设缺失数据的预警阈值，或在试验中设置关键数据总体总结列表（integrated summary listing），并定期提供给医学监察员进行相关医学数据的审核，也有助于尽早发现和解决数据质量问题。如果由于未预期或过多缺失数据问题而导致 DCT 方案的变更，需要注意同时修改数据管理和/或统计分析计划。申办方的 SAP 也应说明如何针对预先指定的分析处理与特殊情况（如疫情）导致的相关数据缺失或方案偏离的处理结果。必要时，还需要及时与药政部门进行沟通，以确保试验数据缺失或方案偏离对试验结果的不利影响降到最低。

由于可能涉及非研究机构的外院访问和家庭医疗数据的情况，需要预先制定非研究机构的数据利用原则和标准，这些标准可能需要包含在方案和/或 SAP 中，并对关键数据及其流程增加敏感性分析，以避免数据及其结果的偏倚。非研究机构医务人员的 GCP 和方案培训是申办方和/或研究者必须承担的职责。任何 DCT 中可能出现的不完整数据的统计处理原则应当预设在 SAP 中。必要时，还可能涉及方案修改基础上的 SAP 修正。其他可能导致 DCT 质量或数据可信性不佳的风险因素包括但不限于：

① 临床试验参与者，如研究者或受试者，不会、消极抗拒或不愿意配合使用或遵循新的使用流程要求，或新流程或设备设施培训不到位，或仍习惯于已建立的传统试验方法。因此，系统设计对受试者的可行性或可及性调研十分必要。

② 数字技术设备或设施的设计不良，或设计上的偏倚可能导致操作或遵循困难。有可能需要考虑在设备设施失灵或操作无法实施时的纸质记录作为替补或备份的试验项目方案。

③ 由于患者所处地理位置的变化而导致设备设施链接不佳、不稳定或无法链接。

④ 由于方案的复杂性和智能技术工具的应用，方案依从性风险可能有所增加，因而数据完整性跟踪报告和提醒功能是数据质量管理的关键。

⑤ 不同数字技术系统间的数据相互传输、转换或提取不畅，如当前 EMR 与 eCRF 间仍然还无法做到无缝链接等。

⑥ 需要考虑伦理审批的可操作性。

⑦ 外包技术服务商数量多，导致管理难度大，特别是涉及非常规服务商对 GCP 理解力和执行力不佳时。例如，持续维护或监控非常规服务商及其设备设施的运营良好状态对项目管理挑战较大。

⑧ 国际多中心试验要求设备设施语言设置的多样化给全球试验项目的实施带来挑战。即使在一个国家和地区，多研究机构参与的临床试验项目也会给申办方带来数百或数千受试者同时设施设备应用管理的挑战，或一家研究机构参与的不同试验项目中申办方采用不同设施设备所带来的多重技术系统的困境。

对于上述 CTQ 和/或风险因素，申办方在临床试验方案设计阶段就应当充分考虑并建立相应的操作管理可行性应对措施。与传统临床试验模式相比，数字技术的革新虽然可以改善临床试验效率、质量和管理模式，但同时 DCT 的设计也会对研究机构、伦理委员会、受试者和药政审批管理等有着不同程度的重大影响，而且也可能增加试验资源成本，因此，DCT 可以给申办方带来什么价值是需要考虑的关键问题，因为 DCT 的可操作性并不意味着其可能给试验结果或产品本身带来价值效益。出于 PCbD 的考虑，DCT 招募的受试者及其分布的地理位置，相关参与国家和地区的法规要求，数据流全生命周期及其所采用的数据系统，数据保护措施在试验设计阶段是必须关注的若干要素。

按照 ICH-GCP 原则，申办方是 DCT 管理质量和数据可信性的最终责任人。在 DCT 方案实施中，可以采用 RBM 的监控方式进行，即识别和理解 DCT 中需要加强监督的关键数据及其流程有哪些，如何尽可能预防或减缓影响关键数据及其流程的风险问题等，可以按照研究机构现场监查活动与数字技术应用的中心监控两个方面进行管理规划,包括受试者依从性和研究者合规性等因素。理论上来说,DCT 中采用的技术有助于监查效率的提升和减缓问题的出现,使试验数据驱动的试验质量和分析快速决策成为可能。但实施过程中,DCT 技术给受试者和研究者带来的新思维与新方法的应用环境或熟练度等方面,有可能给项目管理及其质量把控带来新的挑战。

23.6.4.3 数字技术在临床试验中的应用管理

数字技术预期将成为电子源数据直接采集(eSource direct data capture)方法的主要工具,即允许受试者或研究机构人员以电子方式直接从受试者或其他源数据记录来源来捕获临床研究原始数据,如实验室数据、心电图数据、中心图像读取等,并将其转换或直接传输入经验证的其他电子临床系统,如 EDC 等。从信息技术应用与临床试验的角度而言,DDC 技术采集的数据由终端电子设备直接生成并输入数据库,是当前 EDC 技术和应用的延展。例如,eSource 的 EHR/EMR 可以由研究者在完成受试者病史诊疗记录的同时,经过 DDC 工具将数据直接传输入 EDC,进而可以省去 CRA 对 EDC 数据与 EHR/EMR 间的 SDV。表 23.20 简要归纳了一些未来可能影响传统试验实施及其管理的数字技术应用案例。

表 23.20 远程临床试验数字化技术应用示例

序号	应用领域	技术应用与支持	管理规程评注
1	电子医院系统数据互认互通(electronic health records for clinical research,EHR4CR)	• EMA 指南 - 2019 年 EMA 在全球率先发布了"电子源数据直接采集合规要求"(qualification opinion on eSource direct data capture,DDC)指南,阐明 EMA 从 EHR 直接采集数据用于临床试验系统的观点和要求 - IMI(innovative medicine initiative)资助于 2011 年发起,旨在建立一个强大和可扩展的平台,并符合全球药政法规和数据保护的监管政策与要求,从医院系统直接提取所需数据,进而使 EHR 中患者记录能更便利地应用到其他医学研究。2016 年开始第二阶段开发,主要集中在电子健康记录(electronic health records,EHR)和电子数据采集(electronic data capture,EDC)系统间的数据交换,旨在实现 EHR 系统与临床研究 EDC 系统的互联互通 - 按照数字交换平台的设计,链接 EHR4CR 平台的医院终端需要装配特定的数据采集应用软件,其一般由 3 个步骤组成:①提取医院本地数据库(如 EHR/EMR 系统)的数据。②对接医院本地数据与 EHR4CR 平台的接口,实现医院电子病历数据库与 EHR4CR 平台的互认互通。接口层的主要工作之一是将"EHR4CR 核心术语"与"医院本地术语"进行映射。③EHR4CR 数据集库(data mart,DM),负责存储完全符合 EHR4CR 平台信息模型的数据,并直接向 EHR4CR 大平台的 EDC 提供可识别的数据信息 • CDISC 的 Bridge 模型 由美国国立癌症研究所(NCI)、FDA、CDISC、HL7 标准组织合作建立的生物医学综合领域小组(biomedical research integrated domain group,BRIDG),主要在 CDISC 和 HL7 参考信息模型(reference information model,RIM)间建立映射,加强不同临床信息系统之间的互操作性。BRIDG 模型的 3.2 版本于 2015 年 5 月 24 日被 ISO 标准组织纳入作为临床研究与医疗健康连接的国际标准。目前最新为版本 5.0,除支持医学研究领域外还拓展到生命科学研究领域 • 快速医疗互通资源(fast healthcare interoperability resources,FHIR) FHIR 是建立在通过 HL7 V2、HL7 V3、RIM 和 CDA 标准基础上的数据结构及其标准化规范,既可以作为独立的数据交换标准,也可以与现有广泛使用的其他标准合作,可期望应用于临床试验受试者诊疗电子健康记录,使得支持自动化数字技术平台或系统数据互认互通成为可能。目前在欧盟等国家广泛应用,并已成为推进医疗卫生信息互联互通应用的重要规范之一	
2	新型 EDC	• 直接从 EMR/EHR 采集数据,并经过监查员在线逻辑核查后,经过受试者匿名技术处理而满足隐私性要求,再导入 EDC 系统,供后台数据管理人员做数据处理 • EDC 技术架构和底层数据有革命性的改进	• 消除 CRC 的现场数据输入程序 • 无须现行 EDC 系统的数据逻辑核查程序,因为所有数据都是直接来源于源数据系统(EMR/EHR)
3	电子知情同意(e-consent)	• 通过网络技术手段以电子文件的方式获取参与者/受试者的知情同意过程,包括使用多种电子媒介,如文本、图像、图表、图形、音频、视频、互动网站、人脸识别、生物识别设备和读卡器等 • 有生理缺陷(如视力弱、系统操作不便或能力受损等),或倾向传统方法的受试者,可以在书面或以电子 ICF 形式自愿选择 • 受试者的副本可以是书面或电子文本,并以电子存储设备或电子邮件等方式提供给受试者 • 交互式数字技术平台或系统有助于研究者传递试验方案的信息及要求,有助于受试者理解相关信息 • 电子签名和记录需符合电子签名和电子记录的相关药政要求 (参见 2.3.3 节)	• 可以在研究机构现场或受试者家中远程进行。如果是研究机构现场,研究者需要验证受试者身份后完成电子知情程序;如果在受试者家中,电子系统需要能提供验证受试者或法定代表的方法,并完成知情同意的程序 • 受试候选者通过远程医疗平台远程阅读预先提供的试验项目信息,并可以与研究者进行讨论和提出任何问题,以考虑是否愿意参加临床试验;系统记录和追踪全过程;受试者进行电子签名或纸质签名(根据当地药政法规要求) • 电子知情程序可以通过与研究者现场讨论,或以电子信息、电话、视频或实时聊天等方式实现远程交流,并做好证据及其记录存档管理 • 研究者可以通过点击受试者链接来帮助受试者操作 • 易于操作,可允许受试者在系统中前行、后退、停止和恢复继续等,必要时可以提供超链接

序号	应用领域	技术应用与支持	管理规程评注
4	受试者招募（digital recuitment）	• 借助互联网媒介支持受试者线下招募，包括网络和手机上的社交媒体、适应证受试者群社区、移动互联网推介和线上招募（如公众号、社群、APP 等） • 医院医疗系统的线上招募支持 • 医疗/专业机构的患者数据库设定基本参数或入排筛选模型，进行患者病例分析，以完成人工智能化受试者初筛，后续可能需要人工复核	• 可以连接电子知情同意签署完成受试者招募 • 线下人工受试者服务和智能管理需要预先在项目管理计划中考虑 • 不足之处在于缺乏受试者与研究者的人际接触和人文沟通，可能影响待选受试者的个人感受 • 线下招募可能受到受试者年龄和文化程度的限制 • 互联网广告和试验信息传播迅速，但注册类 DCT 需要获得伦理批准
5	直接配送给受试者（direct-to-subject，DTS）	• DTS 的重要特点是受试者在家就可以参与临床试验，借助可行的电子化数据采集技术，可以完成远程受试者试验数据的远程采集和管理 • 目前可行的 DTS 配送模式包括： 　- 中心存储库或中转站直达受试者家中 　- 中心存储库或中转站先发送研究机构，研究机构再配送受试者家中（与传统配送不同点在于受试者无须到研究机构获取试验物资） 　- 当地药房或中心药房直接发送至受试者家中（需要研究者委托给药房进行配送） • 实施合规性要素： 　- DTP 方案批准和知情同意 　- 温湿度控制的物流和存储，以及温湿度偏差管理 　- 药物收讫或接触限制管理 　- 社交距离和安全距离控制，如无接触流程设计等 • 应关注药物的温湿度控制、冷链、避光、药物包装等药物属性因素。如果出现超温或破损等问题，应有替换试验物资的应急配送措施 • 中心存储库或中转站，或药房的直接配送需要建立除物流配送外的配送管理流程	• 需要建立专属试验物资运送服务商，以确保其熟知 GCP 和临床试验对试验物资运送的合规要求，如只能由受试者收讫，受试者数据隐私保护等 • 直接配送受试者的物流公司需要建立完善的配送流程和药物交接记录，以满足配送过程监控和溯源轨迹的药政要求 • 根据当地法规要求，可能涉及受试者隐私数据的保护。需采取某种管理措施，如受试者签署同意披露其个人信息给物流公司或接受药物的家庭护士 • 特殊药剂（如注射剂）给药的家庭护士配置和培训 • 需要考虑药物存储条件、方案给药设计方式、病症特征、患者年龄、文化程度、地域位置等因素来设计配送模式，以满足不同药物规格、给药方式或药物回收与数量清点等要求 • 未使用或需退还的试验物资需要由家庭医护人员或受试者收集后通过指定的物流服务商寄还给研究机构或中心药房 • 需要通过伦理审批流程 • 受试者应当提前以电子邮件或手机短信等形式告知试验物资即将送达
6	电子源数据（e-source data）	• 最初以电子格式记录的试验数据，其定义可参见 10.1.4.9 节 • 有助于链接医疗健康 IT 数据与临床研究数据，协调 EHR/EMR 数据交换或提取 • 需要考虑处理复杂数据算法的应用，以支持统计分析和数据交叉查验的需要 • 需要考虑互联网技术从传感器（sensor）、可穿戴设备和不同移动设备（mobile devices）终端收集协调时间和频率的数据要求，以及无法联网或网络信号不佳时的数据暂存处理（参见 23.6.4.5） • 可能涉及非 CRF 数据（e-source data）的直接采集或传输入数据库规程和数据标准要求 • 若涉及方案盲态设计，需要考虑 EHR/EMR 和 EDC 关联性的盲态维护程序	• 对试验设计、数据收集和交换、药物警戒、数据安全和隐私管理、参与者技能、资源分配、电子源监管都存在着新的项目管理挑战 • 存在跨平台数据交换和质控的综合管理挑战 • 涉及数据标准化、数据结构化程度、数据交换标准（FHIR、CDISC、或 OMOP）等因素对系统整合和数据交换的挑战，包括数据脱敏的处理 • 可减少不必要的数据人为干预，有助于提高数据质量和真实完整性 • 需要考虑数据保护和隐私性管理规程的建立与实施 • 有利于数据远程监测实践 • 对系统服务器、登录权限与轨迹、定期备份、异地或本地存储、云技术和安全云数据同步应用监控等方面，需要在试验准备阶段就做好规划
7	远程监查（remote monitoring）	• CRA 无须到研究机构现场进行监查访问，而是通过加密的网络系统或平台在线对研究机构进行远程源数据核查（remote SDV），涉及 eSource、EDC、HIS、LIS 等多个研究机构电子系统的研究者电子文件夹的脱敏数据的监查	• 需要研究机构已经建立或开通相应的整合多功能电子系统或平台 • 可以作为中心化监查的组成部分 • 可以采取依据风险的监查原则制定和实施监查管理计划（参见 11.3 节）

续表

序号	应用领域	技术应用与支持	管理规程评注
8	智能数据管理工具（digital DM tool）	多样化智能数字技术工具应用于受试者数据追溯与采集、客观指标评价、受试者依从性跟踪等,诸如 • 应用互联网传感器协助研究者跟踪受试者在治疗及其治疗后各阶段的效益评估,如睡眠活动、运动、计步器、心率计数器等。已有产品获得 FDA 和欧盟 CE 认证后应用在诊疗领域 • 患者日志卡,可自动提醒记录,实时审核 • 每日生命体征检测,如插有通信芯片的血压计或体重秤等,可以嵌入数字护理技术系统支持家庭护理支持 • 远程诊疗平台,使非本地医疗卫生专业人士/外地研究机构参与临床试验受试者评估、外院随访、远程研究、受试者就近匹配医院医护与评估、家庭随访诊疗问询成为可能,对受试者进行访问交流、随访观察、试验用药指导、其他必需诊疗支持更为便捷 • 具有视频、录像、音频、电话会议、SMS 或电子邮件交流等多重功能,可用于采集比较和常规终点数据,涉及医患关系和试验流程重塑,以及培训 • 数字护理技术系统可以达到高保真模拟效果,还可以用于支持和方便家庭医护人员随查查阅相关医护指南来完成即刻护理行为,避免直接的现场护理,进而有助于护理需求人员的自助护理,居家环境的辅助生活支持的需要,以及支持医护人员的自我培训或教育	• 这些用于受试者数据采集的工具可能每日用于常规试验数据采集,因而数据证据的可靠性要求十分关键,有清晰的验证证据必不可少 • 各国对用于临床试验的某些器械设备有 CE 标识的要求 • 需要根据方案要求和本地药政法规的规定选择合适和不同等级的器械设备 • 在器械设备用于试验数据采集时,不良事件的监督,特别是设备失灵或操作不当及其造成的不良事件都应实时监控和报告,不良事件本身还可能有使用后延续监控报告时限的要求 • 与常规医疗器械的数据采集工具的药政指南不同 • 可能需要与其他应用软件、e-source 数据系统或网络工具/平台兼容,以管理试验访问的协调活动和数据管理 • 系统或平台权限控制与编辑轨迹,验证及其主要终点数据的验证颇为关键,并需满足药政监管要求
9	家庭医护（home nursing）	• 不一定是项目团队人员,但需要具备一定的医学护理知识和技能,最好有行医或护士资质(因为涉及受试者的医护职责) • 可以到受试者家中进行必要的医护工作,如给药、培训和协助受试者使用试验设备(如 ePRO 评估、移动传感器及其设备等),进行实验室样本收集、生命体征检测等 • 可以借助数字护理技术系统完成相关家庭护理任务,借助远程诊疗平台与研究者在家庭医护访问时进行交流等 • 服药依从性管理系统,借助人脸识别和服药传感器技术提醒,监督和报告受试者服用依从性	• 可能涉及申办方、研究机构和第三方服务商的三方合约 • 由方案适应证、临床情况和待治疗病症状况来决定是否需要 • 研究者需要授权 • 如需要,应当在方案设计中呈现,并得到药政部门和/或伦理认可 • 家庭护理员需要接受相关 GCP 和方案培训,并在研究者监督下完成家庭访问和相关程序 • 需要在项目管理计划中包含此类家庭医护职责和程序要求 • 家庭医护访问记录或文件需要作为源文件之一归档,并及时与研究机构人员交流分享
10	医学影像评估	• 具有智能化机器自学医学影像判读能力(参见 9.2.6 节) • 需要涉及图像识别的感知智能功能,如高精准病例图像预处理、样本图像切割和提取处理、病理形态提取深度学习模块、基于信息融合的组织量化分析模型等	• 应用于临床试验中的中心影像评估,需要制定中心医学影像评估章程和影像数据传输与管理程序 • 参与中心影像评估的专业医务人员应当无涉试验项目的参与和管理
11	方案设计工具	• CDSIC 标准的方案展现模式(PRM)是数字技术用于构建方案设计工具的基础,还需要结合 ICH E6 的方案核心要素要求,考虑方案参数结构的标准化 • 在方案基础参数架构的基础上,可以考虑通用方案模板中试验参数要求的自动化或手工选择型模板,减少手工撰写工作,以提高方案撰写效率和模板格式的再利用率 • 未来以试验方案设计模板构建的方案有明确的试验时间与事件表,其中的访问事件与 CRF 表格设计有密切关联性,有可能实现方案/CRF 设计无缝衔接的目标 • 方案的主要参数包括主要终点和次要终点目标、入排标准、药物服用方法、禁忌用药、不良事件标准、各访问事件所需诊疗表格等,还可能与项目管理和监查计划模板相关联,进而有达到方案-CRF-PMP 一体化的潜能

在传统患者面对面与研究机构人员交流模式变换成 PCbD 模式中,临床试验相关干系人与患者间关系本质上会发生变化,也减少受试者拜访研究机构的负担。无论是传统还是远程临床试验,都必须遵循相关临床试验法规、指南、指导原则和当地法规要求。申办方和研究者对临床试验职责也不会因为 DCT 中智能化数字技术的应用而改变。目前,围绕着这一变更药政监管法规还没有出台普遍适用的指导性文件,即使 ICH-GCP 在临床试验设计、运营和管理要求方面的变革亦仍在酝酿和准备之中。除了缺乏正式的临床试验法规指南外,DCT 由于涉及某些技术应用超出 GxP 外的法规管理范畴而变得更加复杂,其也影响

着 DCT 活动的开展，如数据隐私性［如 GDPR，参见 4.1.5.3（2）相关内容］，或与医疗记录管理相关的法规指南可能阻止 CRA 接触或审阅非临床研究机构的未经删减的患者病历记录，电子签名法规可能并不意味着允许通过电子知情同意系统（e-consent system）将同意结果正式用于临床试验中。由于某些跨界数字技术的应用界定解析尚不清晰，加上各国药政部门对跨界数字技术应用于临床试验的法规标准亦不尽相同，在进行国际多中心临床试验时，申办方有必要审慎了解各国相关 DCT 数字技术应用的规范要求和应如何采用某些数字技术在临床试验数据采集和管理中，以免增加数据可信性（data integrity）的风险，造成试验数据被拒，或由于不熟悉法规要求而违规。

图 23.54 展示了未来运用 CDISC、HL7 标准、电子医院系统数据互认互通技术进行临床试验和新药申请的电子临床流程示意图。在这个新型数据流中，首先需要在 EMR/EHR 中预设方案需求的目标数据参数，再经过隐私匿名化处理。这些匿名化的数据需要经过受试者身份辨别，以及医疗记录的数据映射转化，进而将研究方案数据直接用数据采集工具（DDC）获取。DDC 获取的数据经过 DDC 数据库（database，DB）的路径存入临床试验数据库中。任何数据质疑经过临床试验数据库和 DDC 数据库的返回途径，经过研究机构的确认后再经 DDC DB→临床数据库途径完成数据质疑更新流程周期。任何经过

DDC DB 获取的数据由于直接来自 EMR/EHR，无须进行源数据一致性的核查，并可作为源数据文件同时存入 ISF 中。数据医学逻辑的审核将成为监查员/数据管理员的关注重点之一。由此可见，在数字技术时代，收集、加工和分析患者和医疗相关信息将在统一的标准下变得既快速又准确，不仅相关资源成本可以降低，数据质量也获得进一步保障。研究者只需按照正常患者病历记录程序完成诊疗记录，无须转抄或转录受试者病历记录至电子病例报告表中。所有试验所需数据可以通过 IT 技术从医院电子病历系统中按照预设程序直接或间接获取后自动传入电子临床数据库中（参见 23.3.3 节验证基本要求）。临床监查员核查源数据记录的工作量极大减少。监查员的现场核查主要集中在试验程序的合规性、那些存在医学逻辑错误的数据，以及那些无法从医疗记录系统中直接获取的源数据上。每一个申办方或项目只需要运用一套临床试验数据采集模式，每一个研究机构也只需要运用一套能互通互认系统，二者之间便可随意交流。从临床试验方案的设计到临床试验报告的申报可以在一套这种电子体系中无间隙地予以完成。与全球药监部门的交流也可在这种有价值的数据交换模式中进行，从而可以减少转移数据时的不必要资源浪费和药政审批时的直接后台源文件的查阅。研究经费的支付也伴随着研究机构的受试者招募进度和试验数据的采集量自动计算后完成支付。

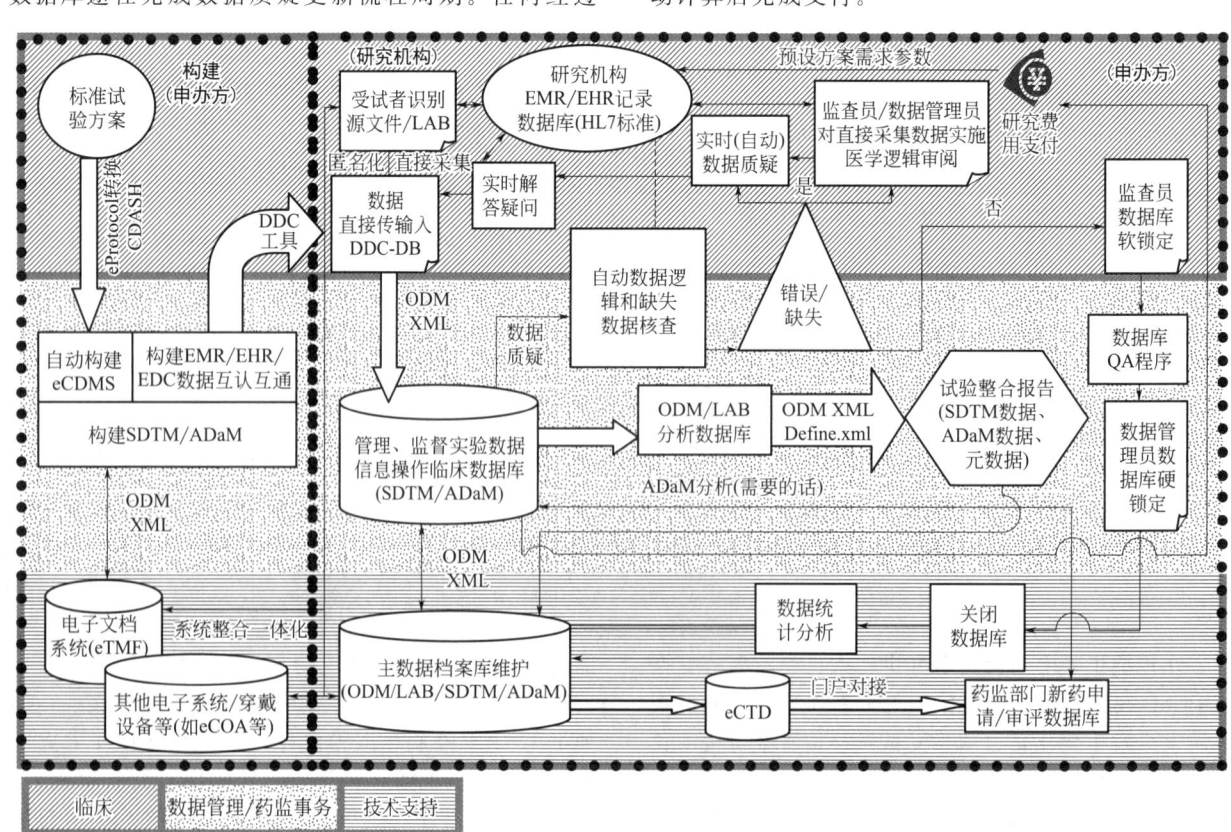

图 23.54　未来电子临床试验程序设想示意

23.6.4.4 数字健康技术在临床试验准备中的考虑要素

移动技术在临床研究中的应用早已获得药政监管的认可（FDA，2017b），使得直接采集临床研究数据有了法规支持的基础。依据风险的临床监查管理也明确在临床研究中直接远程采集临床数据时的规范管理要求。GCP 电子系统管理规范对系统访问控制、数据源、检查和直接从受试者处获取的数据创建的稽查轨迹管理亦有明文规定。如前所述，临床试验的远程直接数据采集（DDC）是指在远离研究者及其相关试验参与者的地方收集临床研究数据的一种数据采集方式。依照美国 FDA 颁布的 DDC 中数字化健康技术（digital health technology，DHT）监管指南定义（FDA，2021b），其是一种将计算平台、网络连接、应用软件和/或传感器用于医疗实践及其相关医疗产品评估临床效益的数字系统的技术，多以硬件（如穿戴设备）和应用软件相结合的形式出现。在许多情况下，DHT 软件可以在通用计算平台上运行，如手机、平板电脑或智能手表等。临床试验可以使用多个 DHT 收集一系列数据信息，包括但不限于临床、生理、心理、行为或功能等受试者数据。由于分散临床试验的运营模式复杂，需要跨功能团队、远程技术人员和供应商等相互协作，以及实施分散式临床试验需要有相关专业知识以及经验的管理者。

目前，大多数临床试验项目仍采用的是混合型试验设计方法，即 CCT 和 DCT 组合临床试验管理模式，其中 DCT 中哪些环节或因素属于 DHT 远程临床试验管理需要在方案及知情同意书中予以明确，最重要的是要确保受试者参与的 DCT/DHT 方案不会出现任何不必要的负担、安全性风险或影响数据真实完整性。在采用 DHT 或计算平台的临床试验方案运营管理计划中，需要考虑和确定的临床运营与数据管理要素包括但不限于：

① 支持 DCT/DHT 的战略的系统功能和验证要求，相关干系方（如 CRO 或特殊服务商）尽早介入管理规划等，以加深对任何可能困境或阻碍的理解，并能尽早引入可靠的特殊专业技能给试验质量提供保障。

② 尽早识别和决定要采集的数据类别，以及由谁管理或控制这些数据。例如，是否有必要采用电子知情同意（e-consent）或电子患者报告结果（ePRO）系统或工具，以减少受试者对研究机构的拜访，或改善受试者依从性和留置等。不能尽早聆听或咨询专业干系人的建议，对试验挑战的应对不力，也可能造成试验准备和实施的时间延误，增加资源成本，造成管理效率的低下等。尽早让试验参与干系人（如 CRO、患者代表、药政部门、第三方服务商或专家等）介入方案设计，可以避免或减少后续实施阶段的方案

修改。

③ 伦理递交和审批要求在 DCT/DHT 中与传统方法相同，但需要确保在伦理递交文件中包含与 DCT/DHT 相关的信息供伦理审核，如方案相关描述、ICF 相关描述、培训脚本、应用数字技术在试验中使用的描述等，如远程医疗应用、穿戴技术设备、电子知情流程、ePRO/eCOA 表格、受试者终端、远程登录 EHR/EMR 装置或设备等。伦理批件中亦需要对批准的数字技术的具体信息明确标识，以确保与方案要求和应用的设施设备相符。必要时，在 ICF 中可以考虑提供系统截屏供受试者参考，试验培训也可以采用录像或其他技术呈现相关应用资料信息。采用数字技术时，伦理审批应当特别关注受试者隐私保护和数据安全性所采取的措施是否满足药政法规和 GCP 的要求。

④ 数据的自动采集和分析，可以降低试验过程中数据转录、监查、质量控制的工作量及其人工成本，特别是远程监查节约监查员的时间与交通成本。因此相较于设备及系统的建立与维护而言，大型和长期临床试验的中心项目管理及其资源成本控制的优势较传统模式明显。

⑤ 数字技术系统与相关方之间在 DCT/DHT 中的数据流管理流程。

⑥ 涉及核心数据的 DHT 和通用计算平台的数据传输在实施前，应当建立良好的数据传输计划，包括数字技术系统的数据监查、质疑和修改如何完成（若适用），哪些属于可以直接采集的数据类别，以确保数据传输质量措施得以建立和实施。

⑦ 鉴于 DHT 数据直接整合至临床数据库的需要，需要预先设置好 DHT 设备数据标准和格式配置，使之能与后台数据库的数据标准一致，便于数据传输后的无缝整合。

⑧ 什么数据采用什么技术完成采集，如远程医疗诊断、穿戴设备等。同时，对哪些数据需要在研究机构现场采集，哪些可以或需要通过 DCT 的远程技术采集需要在方案和/或监查计划中明确。这些数字技术的管理方式和可能的风险不尽相同。

⑨ 对常规或非常规技术手段应用的数字技术管理及其监管要求不同点有清晰的认识，特别是涉及通过系统自动传输源数据到其他系统层面的数据交换方面的合规性和可靠性，可能需要考虑如何做好验证、UAT、备份、应用软件许可等要素的规程管理。

⑩ 原始、标准化或提取数据的存储、发送和接受路径、跟踪完成方式、数据接收频率等，其中对受试者的可能造成的影响最为关键，因为涉及数据的采集与评价可靠性。如果还涉及将受试者数据直接导入 EDC 系统，需要在方案中界定是传输导入还是手工

输入，以及相关的验证或监控规程。

⑪ 可能涉及的设备学习或智能化算法公式有哪些。如果 DCT 参与者（如受试者、研究者、医务人员、药政监控人员等）涉及其他数字技术系统、手机应用、登录要求、远程医疗应用软件或任何技术应用的培训要求，需要在方案中予以明确，并制订出相应的项目管理计划。

⑫ 可能需要的针对患者特殊功能障碍的技术有哪些及其如何实施和管理，如色盲、聋哑人、盲人等，以及可能对数据采集的影响。

⑬ 受试者与相关干系人的交流方式和/或话术标准，如患者与研究者、患者与医护工作者、呼叫中心交流、视频或电话或远程沟通等。

⑭ 在项目管理计划中，需要对支持 DCT/DHT 方案执行的角色与职责阐述清楚。

⑮ 网络连接与通用计算平台或 DHT 配置的应用软件性能标准和正确运行关系密切，DHT 或通用计算平台的任何故障或不畅都可能造成数据不完整或错误。因此，DHT 或技术平台系统验证合格及其在试验过程中维护验证状态应当成为项目准备和实施中的重要关注点之一。

⑯ 特殊 DHT 的设施设备还可能涉及物资供应管理事宜，需要像管理试验用药物管理一样对待。方案设计时就需要对所涉设施设备的型号或技术类别清晰地予以描述。

⑰ 如果试验项目进行过程中出现应用软件版本更新或升级，特别是涉及系统升级导致的 DHT 应用软件不兼容时，或由于方案的修改而需要对数据收集方式做出调整时需要采取的数据管理应对措施。

作为源文件的研究机构 DCT 文件管理应当符合 ALCOA＋原则。例如，关注证据链的完整性和可溯源性，尽可能减少数据缺失，如家庭或外院随访病例记录的溯源性、可读性和完整性，其中有可能涉及核证副本（原始性）的要求，家庭/外院评估记录的同时性要求，家庭/外院生物样本采集和检测的外源性数据溯源和数据验证（准确性）要求等。所有与试验物资供应相关的文档记录都需要保存在相应的试验项目文档（TMF 和 ISF）中。这些文档的管理需要遵循 GCP TMF 规范管理要求，在 TMF 计划中明确描述，包括存储地点、拥有者、接触权限控制、文件收集和/或传送途径与要求（若涉及相关服务商）、归档频率和借阅/归还程序、源文件在家庭医护中产生后如何传输给研究机构/研究者，以及传输的时限、收讫文件后的质控程序等。

23.6.4.5 数字健康技术用于临床试验前需考虑的验证要素

DHT 用于临床试验前需要注意的验证要素主要包括两个方面，即

（1）创新性 DHT 与新药临床研究关联性认可如同临床试验药物适应证设计应与获批上市产品适应证要求相似，在多个临床研究中，用于未来特定人群的合格 DHT 设备（DDT 或 MDDT），在以上市为目的临床研究中，若结合试验药物或医疗器械一起使用，则其使用环境和前提条件，以及受试群体目标需与未来上市后的产品申述相同，即数据来源和测量结果均适用于特定疾病人群。任何创新性的 DHT 应用于临床研究的计划应作为新药创新科学和方法，申办方和其他利益相关者需要就 DHT 收集临床研究数据科学性和可行性，和新药开发设计方案申报资料一起，与药政部门进行充分交流。

（2）DHT 设备组分和系统验证要点 DHT 作为 DDC 的数据采集工具，用于临床研究前的验证程序和结果应符合药政监管要求，以确保用 DHT 采集到的远程临床数据满足数据质量和可信性的要求。DHT 验证参数主要涉及两个基本要素，即

① 查验（verification）。通过检查和提供客观证据确认 DHT 测量的物理参数（如加速度、温度、压力）不会随时间变化而影响其测量的准确性。

② 验证（validation）。通过检查和提供客观证据确认 DHT 测量评估的受试者群体中的临床事件或特征数据满足 DHT 设备或计算平台的设计要求。

查验通常被视为验证过程的一部分。对 DHT 设备和计算平台的应用查验/验证和适用性评价可以先在健康志愿者中进行试验，再在临床研究受试者群体中继续开展。必要时，还需要对病症严重程度不同的受试者进行测试。验证测试参数的设计，取决于 DHT 设计要求或目标患者群体测量结果与医疗产品应用要求的关联性，可以在受控实验室环境、模拟生活环境或自然生活环境中进行。验证测试的宗旨是要证实 DHT 在临床研究中待评估的临床事件或特征（如步数或心率）在所有相关群体中得到的测量结果不仅一致而且适宜合理。要注意的是临床研究中受试者病症的差异可能需要设置的临床评估参数和算法公式也应不同。例如，DHT 用于捕捉健康受试者步态的算法可能不适用于患有帕金森病且步态混乱的受试者。

由于 DHT 作为临床事件或特征评价工具，而不是用于医护需求的医疗器械，国外一些药政部门正在考虑对 DHT 开发商或制造商的 DHT 工具无须遵循医疗器械上市审批标准，但需要经过严格的制造商资质认证和 DHT 验证的监管要求，并可能成为未来 DHT 数据获准用于临床研究数据结果上市申报的前提条件之一，以确保 DTH 满足临床试验应用目的的质量和可靠性要求（FDA，2021b）。因此，申办方在将 DHT 用于临床试验前，应当查验和确认 DHT 开发商或第三方服务商在 DHT 投入正式使用前已经完

成了相关验证程序，并可以在需要时提供所需的检验和验证数据结果报告。一般来说，开发一种依据DHT新方法去采集临床终点数据的设计和应用原则应与临床实践中其他常规医学方法采集的相同终点数据原则相同。另外，申办方应尽早与拟参与临床试验的研究机构，针对 DHT 医疗评价工具在特定临床试验项目中的使用计划及其可行性进行充分交流。在采用 DHT 和计算平台时，可能需要确认的 DHT 主要验证数据包括：

① 涉及传感器的 DHT　主要需要验证确认的是DHT 符合设计性能规范，包括相应的国际性能一致标准（如国际电工委员会 60601-1）和/或识别 DHT潜在故障模式及其原因和影响的分析结果（如 FME-CA）。若 DHT 涉及一些特殊运行要求，还可能需要确认 DHT 可靠工作范围参数，如温度控制范围等。如果临床研究可能涉及使用不同品牌或型号的 DHT传感器时，需要确认各品牌或型号 DHT 测量结果的一致性，以确保用于临床研究时远程采集数据结果满足可比性的要求。根据特定的 DHT 和临床研究属性，验证确认可能需要考虑的因素包括：

• DHT 测量值与临床事件或特征的参考测量值关联的一致性和可靠程度　例如，通过活动仪进行的步长计数与通过观察进行的步长计数差异不显著。

• 评估可能影响测量精度和准确度的因素　例如，可穿戴 DHT 的放置位置不同，其测量结果可能有差异，如左或右手腕、手臂或臀部；或使用时物理环境变化或干扰可能对测量结果有影响，如出现背景嘈杂声或坐在颠簸汽车中有可能对临床事件或相关特征的受试者活动的数据采集造成误读或误判。

• DHT 基线校准操作可靠性的评估　如果DHT 需要受试者在有或没有研究机构人员协助下进行 DHT 校准，应对基线校准程序的操作可行性进行验证，包括适用的校准频率要求等。例如，校准移动应用程序或智能手表的单个步幅，以便计算特定时间间隔内所覆盖的距离。在实际临床研究开始前，还需要对研究者/CRC 和受试者进行必要的培训，以确保对临床特征或相关事件进行准确和精确测量时获得的数据不会因为基线因素而产生偏倚。

② DHT 配备的应用软件　DHT 的应用软件直接涉及从受试者处采集远程数据，并通过各种通用计算平台传输到后台数据库存储，以供临床研究结果分析应用。因此，按照 GCP 电子化计算机系统的监管要求，DHT 应用软件应当与 EDC 应用软件系统验证要求相似，进行预期用途的验证评价。尤其涉及一些视觉、听觉或认知功能临床评价的 DHT 工具或研究者/受试者互动临床评估场景（如 eCOA）时，还可能需要考虑 DHT 应用软件特定功能要素的验证程序，包括但不限于内容验证、结构验证和规范性测试等。

③ 通用计算平台　如果 DHT 软件在通用计算平台上运行，需要评估使用的计算平台运行环境对DHT 应用软件在临床研究中功能执行的影响，如网速参数或限制、断网或网络不畅时采集数据的留存或应急方案、网络安全性保障等，以确保在临床研究中远程数据采集的可靠性和完整性。

④ 网络系统与 DHT 工具的互操作性　临床研究中如何确保系统连接能有效和安全地交换信息至关重要。DHT 设计的数据标准设置是否符合公共数据交换标准，包括与数据源识别相关的标准，与 DHT 应用的可行性和满足 ALCOA 数据标准关系密切。因此，在 DHT 投入应用前，申办方应评估 DHT 的数据传输协议满足互操作性要求，以证明电子系统接口上的交互可以如期进行，确保由此产生的 DHT 测量数据结果的可溯源性、原始性和准确性。

⑤ DHT 适用性评价　DHT 适用性评价的目的是评估临床研究的目标受试者人群是否能够按照方案中指导的方法使用 DHT，其对于确认 DHT 和/或通用计算平台是否适用于拟开展的临床研究方案设计起着非常重要的作用。这一评价应作为 DHT 验证程序的组成部分予以重视。在进行适用性评价时，有些DHT 测试需要考虑并解决受试者的学习能力曲线和在使用 DHT 时可能遇到的操作或控制不当而造成的潜在错误或问题。这些潜在错误和问题需要在实际用于临床研究时，在方案设计和制订临床运营管理计划中予以关注。如同临床研究的受试者入排标准评价，DHT 适用性评价应对拟招募的受试者是否能遵循方案设计要求使用 DHT 及其使用能力做出预判。涉及适用性评价的要素包括但不限于：

• DHT 的设计适用的试验药物临床研究的目标受试者人群，包括老年患者和/或其护理者等；

• DHT 应用中应对和协助受试者使用问题的远程咨询服务支持能力和适应性；

• 评估 DHT 计划的临床研究者可行性和受试者在临床研究中对 DHT 的学习能力曲线，包括在试验过程中用 DHT 采集数据和正确上传能力，受试者正确佩戴 DHT 的操作难易度，DHT 的充电频率、充电行为或上网传输等对受试者产生的预期挑战大小；

• 在试验方案设计中，可以参考既往类似 DHT的临床研究应用数据结果，或 DHT 验证测试中应用环境和性能规范标准的适用性，以评价用于受试者临床事件或特征的可行性。

适用性研究的结果有助于改善 DHT 的设计和功能适应性，提高其在临床研究中的使用满意度和临床研究应用的延展性。由此总结出的数据结果及其使用经验，可供新的临床研究方案借鉴，并写入受试者DHT 使用说明书中，也有助于受试者和研究者 DHT

学习和培训的便利性。

23.6.4.6 利用数字健康技术收集和评价的数据评估临床终点

作为相关研究终点的一部分，在临床试验期间可以采用 DHT 监督和跟踪受试者在居家环境中纵向测量受试者的日常功能和相关生理指标，持续检测受试者体内生物物质（如葡萄糖水平），测量受试者在记忆任务上的主动表现，向受试者发送完成记忆任务的提醒等。试验方案需要概述 DHT 用于临床终点数据测量的原理和合理性，以及相关试验访问时评估试验受试者对医疗产品反应的方法符合常规临床观察实践，其测量结果应尽可能做到可量化和明确可靠，如活动记录仪测量的活动增加、血压变化等。为了达到这些目的，需要考虑的 DHT 在临床方案终点目标设计及其管理要素包括但不限于：

（1）定义明确临床终点　DHT 用于试验终点时，需要在方案或相配套的技术说明文件中对其应用目标予以精准界定，包括：①选择相关 DHT 于某临床研究的依据或原因，包括方案设计终点目标的评估的目标范围、时间、工具类型、量化指标及其他细节与 DHT 选择的适宜性和相关性，如体力活动水平、平均心率、睡眠时间和质量等；②DHT 的基本参数信息，如物理特征、数据输出、测量方法等用于试验终点时，其 DHT 工具的测量与拟评估的终点标准需求的一致性；③DHT 的使用方法，诸如如何佩戴、操作和充电方式等；④DHT 设备中数据隐私与安全保护的措施和保障；⑤DHT 设备的数据采集或统计分析的说明，如用户注释或指南、应用记录解析描述等；⑥与 DHT 设备相关的数据管理的规范流程要求，涉及收集、存储、传输和归档全生命周期。DHT 设备应用于数据收集有可能扩展方案主要终点目标设计的范围和创建出新的目标评估方法，因而有可能需要证明这一技术应用于终点评估的合理性。

若涉及多重组合评估，需要明确各组合数据结果用于评价相同或不同的试验终点目标、各自的评价依据和测量方法等。

当终点目标涉及大量高频数据时，如临床试验期间采集某段或整个时间序列数据等，需要考虑：①如何将试验药物与对照品和统计分析方法进行比较的总体水平汇总指标；②描述缺失数据对结果的潜在风险，以及管理缺失数据对试验结果影响的方法，例如，丢失一天内或一组观察结果、一整天或一整周数据时应该如何处理。

此外，要注意的是 DHT 测量时的临床环境及其相关的临床特征或事件需要在方案中清晰地描述，便于采集的数据标准能尽可能做到一致和准确。例如，体温测量时，坐姿或卧姿测量可能会有不同的结果；血压测量时，左臂/右臂/左手腕/右手腕测量，活动后休息时长要求和不限制可能会有不同的结果。

（2）首次应用的临床终点　在常规临床试验访问时，研究者对受试者生理或体能测量评价通常是瞬间数据结果，并不一定能反映受试者的日常生理或体能水平。DHT 居家使用可以连续性或定时监测受试者的日常生理或体能水平，使进一步了解受试者临床试验全程中功能或体能全面状况成为可能。例如，房室震颤可能在受试者居家时发生并采集到相关数据。在方案设计时，需要对 DHT 测量值与传统方法或设备测量值的比较做出描述。如果存在差异，需要对差异如何影响药物效果予以评估。在设计 DHT 用于临床新终点目标时，申办方需关注的管理规程要素有：

① 相关临床新终点及其 DHT 的使用关联性需要征求或咨询主题专家、临床医生、药政部门、受试者和/或护理人员的建议，以便 DHT 采集的数据支持方案设计新终点得到认可；

② 需要关注 DHT 使用的相关终点从基线到治疗结束时的数值变化。使用 DHT 进行远程数据采集可以进行纵向测量，或主要终点亦可能在临床试验期间采集整个时间序列的数字进行统计分析和比较。

显而易见，建立相关临床终点目标核心数据的最佳监测方法具有一定的挑战性。因此，DHT 首次用于临床试验数据终点采集时，需要对涉及关键终点目标的数据及其测量方法和流程要求做出合理的规划和阐述。必要时，还可能需要提供 DHT 监测终点数据新方法与临床事件或特征相关性的验证证据，以支持其测量结果的可靠性。这些临床方案中 DHT 新方法用于临床事件或特征监测的适用性最好在方案实施前与药政部门进行沟通，以确保 DHT 新方法采集的数据用于支持关键终点目标未来在新药申报阶段获得药政监管的认可。当 DHT 用于临床研究中重复检测非终点目标、非核心数据目标，或终点数据目标不太可能发生显著变化时，则不一定需要对其监测要求做出阐述。例如，居家测量体重与试验访问时测量体重的结果通常不会有很大波动，除非受试者由于患有异常严重的病症而体重变化显著，如晚期恶性肿瘤，且两次试验访问时间间隔较长，或试验注射给药取决于 BMI 因素等。

如果涉及首次 DHT 用于支持主要终点指标评估时，方案设计最好还要在次要辅助终点目标中，有其他较为成熟的临床结果评价工具，如患者报告结果（PRO），以确证受试者在临床研究期间感受和功能的主要终点结果的可靠性。

（3）涉及方案中终点目标设计与管理　在涉及 DHT 采集受试者数据用于临床事件或特征相关的终点目标时，方案设计需要考虑的终点目标应用意义及其相关性管理要素主要包括：

① 涉及的终点目标临床上需要有明确的终点定

义，以是否能获得受试者感觉、功能或生存方面重要数据结果为优先。

② 方案预设的受试者终点应有明确的终点数据采集来源和监测范围，如试验治疗期间受试者平均每日行走步数，便于统计分析，能反映出实际的治疗效益结果。

③ 临床试验效益和安全性判定通常是建立在受试者基线数据的基础上。如何建立 DHT 的基线数据水平或范围，是以早期研究中心现场测量的数据作为基线标准，或居家开始使用时某时间点或时间段作为基线标准，申办方需要在方案设计中予以明确。

④ 如果出现 DHT 使用后出现具有临床意义的终点数据变化，或与既往或验证数据结果不一致的终点数据结果，在方案中应当明确要求研究者对数据变化是否有临床意义或对结果的解析需要建立在医学判断依据的基础上，以便对 DHT 数据结果的统计分析和医学审核提供依据。

⑤ 方案设计的终点目标是否可以支持试验药物适应证未来上市时相关临床目标的申述需要有明确的策略和方向，如临床量表、患者报告结果、住院、减少死亡率等。如果有文献或其他经验证的证据来源，也可以作为支持终点目标应用的依据。

⑥ 尽可能使涉及的终点目标结果能用可靠且可量化的病症严重程度或健康状况（如轻度、中度或重度）来评价，便于获得疾病改变或进展的信息。

⑦ 如果已有医疗产品在临床证据的基础上获得了上市许可，该研究的临床证据也表明了已确定的病症与相应临床终点评价指标或方法的关联性，则可以采用已上市医疗产品作为阳性对照药品，对试验药物用 DHT 对临床事件与特征做出终点目标的临床研究。

以采用 DHT 评估失眠受试者的睡眠参数为例，在设定终点目标后，选择 DHT 使用时需要考虑的项目操作问题包括：

① DHT 进行睡眠参数的分析时，应如何从多导睡眠图中准确识别和比较受试者在设定的时间段中是处于睡眠状态还是醒来状态。

② DHT 采集的评估数据在不同环境条件下是否可以重复，如温度、附近电子设备的干扰等。

③ 需要考虑 DHT 测量若受到其他系列因素影响时可能导致的结果变化，如身体形态、睡姿、肤色、传感器放置的变化、睡眠期间的运动、其他神经或精神状况、其他药物或精神活性物质等。

在这个案例中可以看出，只有对 DHT 与临床终点关联性及其相关操作要点理解和规划清晰，DHT才能够比日记记录的估计更准确地采集和记录睡眠参数。

23.6.4.7 数字健康技术在临床试验中所涉运营操作要素

一旦申办方有计划将 DHT 应用于某项临床试验，首先应确保 DHT 完成了必要的系统验证，其验证结果能与相应试验项目的使用目的一致，以便临床试验后续结果解析可以获得认可。为此，在临床试验中使用 DHT 时，申办方需要在试验方案设计和运营管理计划中考虑的要素包括但不限于：

（1）DHT 使用规程管理中的角色和职责

① 申办方的主要职责　申办方在临床试验中是否采用或如何使用 DHT 起到关键的决策作用，并对最终 DHT 数据质量和可信性负责。因此，申办方的主要职责包括但不限于：

• 制定 DHT 和计算平台应用于临床试验的方案，并明确概述相关应用标准和要求。

• 根据方案设计，对研究者和研究机构人员提供相关 DHT 和通用计算机及平台操作的培训。如需要，可以邀请 DHT 服务商提供培训。

• 要求和监督 DHT 服务商撰写和提供适用于临床研究方案的用户使用说明书。需要时，应当对研究者提供必要的培训。

• 按照方案设计要求，与 DHT 和计算平台服务商一起，建立相应技术援助咨询台或呼叫中心，向研究者和研究机构人员在需要时提供必要的技术支持，给予受试者相关应用操作及其问题解答服务。

• 对 DHT 和/或计通用算平台服务商提供的 DHT和平台服务质量负有确保质量体系运营正常的职责。

• 建立和维护 DHT 和通用计算平台数据流的质量和可信性管理体系。

• 制订风险管理计划，以解决研究者和受试者在采用方案规定的 DHT 或通用计算平台时可能遇到的潜在风险，包括但不限于：

- 临床运营、隐私安全性和伦理合规性相关风险。

- 临床研究中使用的移动应用程序或应用软件功能与 DHT 的其他潜在功能之间的干扰。当允许受试者在临床试验中使用自己的 DHT 或通用计算平台时，这种非匹配性问题会显得非常突出。

- DHT 或通用计算平台物资供应风险监控，如涉及丢失、损坏和更换等问题，以及确保受试者隐私或数据完整性的纠正措施和预防措施（CAPA）计划。

- 受试者在临床研究期间升级或更新 DHT 或通用计算平台（硬件或软件，型号或版本）的变更风险管理。

• 制订医学监察或安全监测计划，主要是实时审核和管理 DHT 测量核心数据缺失或遗漏，以及与受试者安全相关的异常值的及时跟踪、医学判断、治疗等临床措施，如低血糖、心律失常、呼吸暂停等症状。

• 确保 DHT 采集的数据传输或下载至指定永久电子数据库存储的流畅、稳定、实时和完整。

② 研究者的主要职责　研究者对 DHT 按照方案设计要求在试验项目中的正确使用和安全性监控负责，包括对受试者的培训和 DHT 数据的医学评判（如适用）。因此，研究者的主要职责包括但不限于：

• 与受试者就 DHT 和通用计算平台在临床研究项目中应用进行充分的知情同意沟通，包括应用的目的、意义和潜在风险等。

• 培训受试者，使其了解 DHT 将收集哪些数据信息，如何准确收集相关数据信息，以及如何维护 DHT 收集数据的隐私和安全性。

• 在相关研究机构人员职责分工表和伦理申报资料中，明确说明研究机构人员在 DHT 应用中的角色与职责，并确保对涉及 DHT 和通用计算平台的项目人员接受相关培训。

• 监控、跟踪、医治和报告受试者在使用 DHT 中出现的不良反应或安全性问题。

• 确保培训受试者依照方案正确使用 DHT 和通用计算平台。

• 作为受试者源数据的组成部分，对 DHT 源数据负有医学审核和评判的责任（如果方案要求的话）。

③ 临床研究受试者　鉴于 DHT 设备或平台的操作技术要求和操作掌握难易度的不同，受试者的受教育程度、语言沟通和理解力、年龄、对技术学习水平曲线和生理/身体受限程度等都是需要考虑的选择目标受试人群的因素。对受试者而言，临床试验可以通过使用数据采集设备和家庭护理等多种元素来实现。受试者对技术的舒适度和使用程度各不相同，因而其中涉及的技术服务需要确保良好的受试者体验和友善的系统用户界面，包括对患者培训和支持。在一些临床试验中，能否确保受试者可以按照试验方案设计要求操控相关 DHT 设备和/或通用计算平台较为重要，其与直接采集数据的质量、真实完整性和可溯源性密切相关。例如，年龄较大的受试者可能需要具有大文本、按钮或屏幕的 DHT 设备，国际多中心临床试验可能需要不同语言翻译的 DHT 设备或技术平台版本。

（2）DHT 选择依据与临床试验中使用的相关性　在选择用于临床研究的 DHT 时，申办方应考虑拟用 DHT 设备或平台技术与拟研究的病症或感兴趣的目标受试群体的临床事件或特征具有强相关性，这关系到研究方案适应证及其人群目标的选择、研究中 DHT 设备、数据采集便利性和可靠性、临床评估及其数据流的属性和管理规程的制定、受试者自我掌控 DHT 设备的可行性，以及通用计算平台的可靠性和可控性等。例如，连续血糖监测器或商业活动跟踪器的使用、手机/平板电脑/智能手表的应用等。其中需要关注的要素包括但不限于：

① DHT 技术参数和性能规范描述　申办方在试验方案和 DHT 设备或通用计算平台使用说明书中，应概述选用某种 DHT 设备或通用计算平台于临床试验中的原因，以及允许在临床试验中受试者居家使用的计算平台或自己的 DHT 设备时应满足的最低技术参数和性能规范，包括一些必要的 DHT 基本信息，如 DHT 的相关物理特性、使用者需要了解或掌握的数据参数、设备或技术平台的操作关键点操作系统要求（如存储容量大小、传感器要求等）、测量特定临床事件或特征的准确性和精密度标准，以及 DHT 测量临床事件或感兴趣特征信息的原理（如使用加速度计算测量步骤，或使用光容积描记法计算心跳等）。必要时，还需要规定 DHT 设备品牌、型号和/或版本，以及 DHT 设备运行的最低电信技术要求，如宽带或蜂窝网络，并在临床试验启动前对所规定的最低参数标准和性能规范进行测试和评估。如果无法达到预设技术参数和性能规范，申办方应考虑提供统一的 DHT 设备和通用计算平台，以确保受试者在临床试验中使用的 DHT 设备或通用计算平台标准满足方案设计要求，并做到数据基线和采集与传输规程的标准化。当涉及高度专业化或定制化测量要求的临床试验设计时，申办方应该严格限制不符合或不愿满足 DHT 设备或通用计算平台标准的受试者入组试验项目。

② DHT 的设计与操作　DHT 配置的硬件/传感器、适宜的应用软件和/或通用计算平台链接标准化的设计和操作涉及的因素包括但不限于：

• 硬件设备的设计（如材料、尺寸、重量、外观、便携性等）和易用便利性会直接影响受试者穿戴意愿或使用的舒适感，以及使用后在方案规定的时间内完成数据采集及其采集质量和可靠性。其中操作/使用说明和特别关注点应当在研究方案中予以特别描述（供研究者参照），同时还需要提供通俗易懂的使用说明书（供研究者培训受试者和受试者居家使用参照）。

• DHT 设备的电源需求及其参数标准，如电池寿命和充电建议，可能会影响其用于数据采集的可行性和稳定性，以及受试者在方案规定的时间内使用 DHT 完成数据采集的能力和意愿。

• DHT 设备的关联数据库设计，如本地数据存储容量、数据传输频率等。当无法联网或网络传输不稳定时，对于确保数据不会丢失或丢失数据量降至最低至关重要。

• 应用在临床试验中的 DHT 设备应具备报警功能，如当出现电池电量低、信号差、数据未被记录或传输到服务器时，可以及时提醒受试者和/或通知研究中心相关人员，以便采取必要的措施来防止数据丢失和应对数据丢失的风险。

- 如果某些 DHT 设备或技术平台有环境因素的要求时，如对温度或湿度变化敏感，或要求在一定温度范围内使用或不使用时存放，需要在方案和说明书中予以特别强调，并强化培训和提醒研究者和受试者关注。

- 当没有足够的移动宽带（eMBB）、超可靠低时延通信（URLLC）和大容量机器类通信（mMTC）环境时，受试者、研究者和申办方如何确保实时数据的本地留存和完整十分关键。因此，在设计方案运营管理计划时，需要对网络系统的适用性和容量能足以处理从频繁或连续记录中传输或获得的数据量予以充分测试和预判。

- DHT 设备采集和传输的临床研究运行管理应遵循数据隐私和安全防护措施，以防止未经授权访问或外泄 DHT 及其收集的数据。

③ 居家受试者使用 DHT 设备或通用计算平台时的数据传输 当进行分散式临床试验时，受试者通常居家使用 DHT 设备或通用计算平台来采集和传输相关临床所需数据。有些情况下，临床试验中还可能允许受试者使用自己的 DHT 设备来采集或传输所需的临床数据。此时，申办方应评估允许受试者居家使用 DHT 设备或通用计算平台或自己的 DHT 设备的风险。虽然受试者居家使用 DHT 设备或通用计算平台，可以减少受试者往返研究机构访问的负担，也可以降低申办方提供的额外 DHT 设备或通用计算平台的费用，但这些设备或技术平台的稳定性和传输的可靠性对于临床研究中远程数据直接采集的质量有重要影响。受试者自己的 DHT 设备采集的数据结果是否满足方案设计的 DHT 设备测量结果标准、基线标准和后续测量结果的可比性也是需要预判的因素之一。显然，当临床试验涉及高度敏感或非常关键的核心数据远程直接采集时，申办方需要充分评估其使用可靠性及其潜在风险。在某些特定临床研究中，可能不应当允许受试者使用自己的 DHT 设备来采集所需的临床数据。

④ DHT 使用状况和变更监控 临床试验中，受试者有无按照方案要求佩戴或定期链接 DHT，并将远程采集的数据通过计算平台传输至后台数据库是临床监查和数据管理需要关注的要素之一。申办方需要考虑如何监控和跟踪数据库连线的通畅性，以及居家受试者有无按照方案设计要求定时或保持数据正常传输后存储等远程数据流监控环节。在临床试验准备阶段，项目经理和数据管理员应当就此需要建立通过数据库的数据流收集/存储报告机制，以确保 DHT 数据的及时性和完整性。一旦报告系统发现遗漏或缺失远程数据采集问题，相应的警示、跟踪、提醒、纠正和防范等临床监查和数据管理措施需要配套跟进，其

中所涉的 CRC、CRA、数据管理员或中心呼叫服务职责需要在临床研究项目规程管理中予以明确。

在临床试验准备阶段，如有必要，申办方必须考虑出现 DHT 特定型号升级，或方案修改 DHT 数据采集程序或要求时，DHT 和相关通用计算平台的变更应急管理计划，并需要在 DHT 服务商的配合下确保临床试验期间变更应急计划的实施。当 DHT 变更发生时，申办方项目管理人员需要按照变更管理计划对变更过程做好记录，包括但不限于：

- 每个 DHT 更新的时间和性质（可能需和 DHT 设备标签编号挂钩），包括试验项目中用于远程数据收集的通用计算平台（如适用）。

- 评估 DHT 的所有变更是否得到充分的验证，以及与试验项目的关联性，以便确定变更对 DHT 测量临床事件或特征结果的影响度。

- 必要时，DHT 变更可能涉及已采集数据的迁移，以及变更后既往迁移数据与变更后采集数据如何融合，或先分开储存，在后续统计分析时再与其他数据整合处理等数据流措施。

- 若 DHT 变更涉及应用软件特定算法公式或规则时，还需考虑：
  - 锁定软件算法在临床试验的持续时间，或前后算法应用的衔接时间，以避免算法变更使得前后采集数据的统计分析结果出现差异或难以解释；
  - 如果在变更过程中应用软件算法未锁定，数据管理人员需要对采集的前后数据一致性进行审核，以确认数据没有显著差异。

- 在条件允许的情况下，除非存在重大安全性问题，申办方应尽可能延迟或避免试验项目期间 DHT 应用软件或操作系统的变更，或直至某一阶段或项目完成再启动变更后的 DHT 信号处理/解释分析方法的管理计划。
  - 若更新不能被延迟或避免，则应考虑更新后比较前后数据集的分析结果，以证明 DHT 数据采集、演算或分析结果不存在显著性差异；
  - 若分析后发现前后数据结果存在显著性差异，则应在最后的临床研究报告（CSR）中说明如何处理这些差异，以及这些差异对研究结果是否有影响；
  - 若差异对研究结果有影响，需要对产生影响的研究结果做出合理的解释。

⑤ 与 DHT 相关的不良反应及其报告管理 在临床使用过程中，DHT 操作失灵或设备故障可能会导致受试者使用时受伤，进而会产生数据采集不到的风险。例如，腕带过紧或不适宜可能阻塞局部血液供应、腕带过松可能无法测量所需的特征数据，皮肤接触成分可能造成皮肤过敏，局部长久或频繁刺激可能

导致红肿、皮疹或出血等。DHT 制造商或申办方需要根据 DHT 适用性评价的数据结果对这些使用潜在安全性风险因素提出避免或防范措施的建议，并在研究方案与安全性警戒管理计划中做出相应的监控和报告要求，以确保临床试验期间受试者使用的相关风险最小化。一旦在试验项目中发生任何与 DHT 使用相关的不良反应，申办方和研究者应当参照医疗器械临床研究的不良反应监控管理措施，在收到不良反应报告后按照药政法规时限要求，不仅要及时提供 DHT 使用不当或失灵的操作失误问题报告，还需要递交与 DHT 使用造成的不良反应相关的不良反应记录和报告。

⑥ 对 DHT 使用的培训　凡临床试验中涉及相关 DHT 和通用计算平台使用时，都需要对受试者和研究机构项目人员进行适宜的 DHT 和/或通用计算平台使用培训，包括临床数据收集职责分工方面的培训。整个临床试验生命周期中，正确使用 DHT 对于保持数据质量和可信性至关重要。需要时，任何培训资料都可能作为药政或伦理申报资料的组成部分。涉及的相关培训要求需要根据方案设计进行。通用培训原则包括但不限于：

• 申办方负责研究者的培训，研究者/CRC 负责受试者的培训。

• 所有培训应在开始使用 DHT 收集数据前完成。必要时，需要对 DHT 和通用计算平台使用培训效果进行测试（参见 9.2.5.4 节）。所有培训记录、培训测试结果报告和培训证书（如适用）都应留存归档。

• 培训可以在研究者启动会议中进行，也可以在研究机构项目启动访问（SIV）中进行。

• 研究者对受试者的培训应当在发放 DHT 或使用通用计算平台（如适用）前完成，并需要对培训效果进行测试。培训过程和效果测试应当记录在案。

• 在临床试验过程中，如果发现 DHT 应用问题较多或较严重，或出现重大 DHT 变更要求、研究机构人员更新等，需要安排再培训。

受试者错误或不遵守 DHT 或通用计算平台的使用程序有可能造成数据的缺失、偏倚或错误，以及对这些数据统计分析时的处理方案。因此，需要建立出现上述问题时对受试者或研究者必要的再培训触发条件和机制，诸如项目团队成员（如 CRA、PM 或 DM 等）对问题回复、跟踪和解决的敏捷性，或技术支持咨询/呼叫服务台对问题反馈或指导的及时性等。对 DHT 和通用计算平台的管理和培训内容可能涉及以下几个方面：

• DHT 和通用计算平台账户的申请和管理；

• 设置、激活和操作 DHT 和通用计算平台（如适用）；

• 按照方案设计要求，一定时间间隔或连续采集相关数据的操作方法和注意点；

• 上传或同步数据的方法；

• 确保 DHT 采集数据的安全性和隐私性措施；

• DHT 穿戴使用适宜，如位置和持续时间等（如适用）；

• 在使用前或使用后正确清洁 DHT 的步骤和做法（如适用）；

• 涉及与他人共享相同 DHT 和通用计算平台时的做法和注意要点（如适用）；

• 连接无线网络的方法和关注点；

• 处理、收集和报告与 DHT 相关的不良事件（如适用）；

• DHT 信号异常、收到错误警示或通知、设备故障或固件需要更换时的应对措施，包括故障排除和升级未解决问题的程序，以及联系技术支持咨询服务台或呼叫中心的路径和方法信息；

• 验证是否正确使用 DHT，以及是否按计划收集、上传或同步数据。

23.6.4.8　数字健康技术临床试验中数据规范管理

DHT 数据生命周期应符合临床研究数据 AL-COA 原则，对研究者和申办方的记录留存也应满足药政监管对临床试验记录及其文件管理规范的要求。在临床试验期间使用 DHT 记录和传输数据时，从 DHT 获取的相关数据，包括所有相关元数据，应安全地传输到持久的电子数据库存储，并作为临床研究记录的一部分保留在该存储库中。作为研究机构采用 DHT 在临床研究期间收集数据的质控计划，申办方应培训研究者如何教导受试者使用 DHT（如 DHT 的佩戴、操作和充电方式），向受试者解析如何控制对 DHT 或从 DHT 收集的数据的传输和访问权限控制，以确保临床试验数据的隐私性和安全性得到保障。众所周知，研究者对受试者临床评估的数据所属权归研究机构所有，但 DHT 源数据因为直接来源于受试者，大多数 DHT 采集的数据应归属于受试者。在临床试验中，DHT 直接采集的受试者源数据流的存储形式一般有两种，即

① DHT 数据被设置为直接传输和存储在 EDC 系统，则 CRA 无须对直接采集的受试者源数据进行现场源数据核查，这样可以减少 CRA 去研究机构的频次和在研究机构的现场时间。CRA、数据管理员和研究机构人员有更多时间去关注 EDC 系统中来自 DHT 的数据质量和真实完整性，以确保受试者的 DHT 数据采集质量和及时纠正或提醒受试者使用 DHT 采集数据时的错误。

② DHT 数据传输流程被设置为先传输和存储在 EHR/EMR 数据库中，再由 CRC 输入 EDC 系统中，则 CRA 需要对 EDC 系统的数据进行现场源数据核

查，以确保 EDC 系统数据的准确性和真实完整性。研究机构人员对中心电子数据库中来自 DHT 的受试者源数据的质控负有责任。

当 EHR/EMR 临床数据通过 DDC 工具处理后直接传输至后台临床数据库时，由于 EHR/EMR 系统本身大多具备数据输入时的数据逻辑核查能力，研究机构人员只需要关注 EHR/EMR 系统的数据输入和质量，研究者和/监查员在数据直接采集至 EDC 系统前只需要对数据的医学和临床逻辑和正确性予以审核，数据管理员在构建数据库时也可能减少数据逻辑核查编程设置的需求。

有关 DHT 数据临床研究用途，DHT 相关的受试者环境和活动配合要求，以及数据监管保障管理需要在 ICF 中予以阐明。在实际试验过程中，为了确保数据的可溯源性，必要的 DHT 用户注册和权限控制，设备或技术平台登录追踪或账号监控，在某些情况下是必要的，有助于 DHT 数据记录满足溯源性、原始性和实时性管理要求。在整个临床试验过程中，研究者、CRA 和后台数据管理员如何协同管理数据流，包括收集、存储、传输和归档需要在临床监查计划和数据管理计划中阐明。

从本质上看，临床研究中的 DHT 数据应当按照外部数据管理标准执行（EMA，2019b）。因此，无论采用哪一种方式输入或传输 DHT 数据，在实施 DHT 数据传输前，必须依据 GCP 要求建立数据传输协议管理流程，并按照传输协议对 DHT 设备传输数据的可靠性和完整性进行测试，以确保数据传输的准确性和一致性。数据管理员需要建立 DHT 数据核查计划，包括将逻辑核查及数据清理纳入临床研究总体数据管理计划中，以确保 DHT 数据与其他临床数据的逻辑关联性和合理性。

此外，从临床数据质量管理要求的角度，临床试验期间直接从受试者处远程采集数据，以及通用计算平台和数据库的访问控制、数据源可靠性和直接从受试者处获取时，DHT 数据创建的检查或稽查轨迹等相关管理规程属于项目质量管理体系应当考虑的要素。其他需要在使用 DHT 于临床试验时关注的数据管理要素还包括但不限于：

① 申办方应在方案和/或申报给药政监管部门的申报资料中，对记录受试者的 DHT 数据类型做出描述，如可能涉及连续或间歇记录临床研究期间获得的完整数据、汇总数据、样本数据和/或异常数据。

② 在数据管理计划中需要明确，用于支持临床研究终点的 DHT 数据输出，以及相关的元数据，在实际的临床研究数据流中是否可以先传输到一个指定的永久电子数据库存储。这些数据可以采用离散临床事件的形式，作为源文件保存，其中内置的分析算法

程序可用在数据保存后直接进行相关定量分析，如心率、呼吸、步数，或连续记录分析，如心电图等。

③ 如果不采用指定的永久电子数据库作为 DHT 的源数据存储，则需要描述如何产生和存储其他形式的数据源供临床监查或药政检查。

④ 通过 DHT 直接从受试者收集数据时，应采用经过验证的电子数据库存储的数据作为源数据，以便临床研究稽查员或药政检查/审评员可以通过这些源数据对 DHT 数据质量和可信性进行审核。电子数据库中的数据流规程管理需要遵循 ALCOA 原则，确保重建和评估临床研究过程成为可能。

⑤ 通常情况下，试验项目管理中研究者可以将 DHT 作为病例记录的组成部分予以保留，按照方案设计要求，研究者和/或医学监察员应对这些源数据进行所需的专属医学审核和评判。此时，申办方和研究者必须考虑如何保留和确保 DHT 源数据供研究者进行审核。研究者也需要对 DHT 数据的准确性和真实完整性负责。药政检查时，药政部门检查员应当被允许在需要时对研究机构保存的 DHT 源数据进行复制和审核。

需要注意的是当缺乏对照治疗有效性的历史证据时，DHT 收集的数据分析由于无法界定非劣效边界值可能不适用于非劣效性试验设计。在制订方案相关的数据管理计划中，还应明确预设每个相关终点目标定义及其终点来源数据的数据流关联性的管理规程，以及规划统计分析计划时，需要尽可能预先考虑到可能与 DHT 和通用计算平台（如适用）相关的并发事件，以及如何排除这些可能或潜在的并发事件对试验结果分析的影响，以避免由于突发或并发事件造成不必要的数据缺失或分析结果偏倚。

23.6.4.9 数字健康技术设备在临床试验中的物资管理

在 PCbD 中，需要关注家庭医护记录的文档流程，建立研究机构、家庭护理与受试者间信息共享及重要互动交流的触发和维护机制，以确保所有参与方都能符合 GCP、方案和药政监管要求。此外，试验物资直接配送给受试者（direct-to-subject，DTS）和/或直接来自受试者（direct-from-subject，DFS）的管理流程和监控与传统的研究机构管控试验用物资有很大不同，这包括但不限于试验用药物、互联网装置、非药物或辅助医疗产品，如实验室生物样本收集盒、手机或穿戴设备、采集的生物样本发送给实验室或研究机构、试验进行中物资消耗的清点计量（如适用）、试验结束后未用或用过网络装置的退还或销毁等。在某些情况下，其中有些物资管理需要家庭医护人员介入或予以支持。例如，静脉滴注或注射剂可能需要在医护环境中给药，家庭受试者自我服药的风险是必须正视的问题，因而需要家庭护士而不是试验项目人员的介入。这些需要在试验项目准备阶段做好规划。家

庭护士的培训满足 GCP 要求是申办方需要关注的另一个事宜。在某些特殊情况下，如疫情期间，直接配送给受试者试验物资可以得到药政部门的许可。但若作为 DHT 管理组成部分，申办方需建立所涉供应链的严密监控规程，并确保整个 DHT 供应量符合当地法规要求和稳定的供需流程的维护。这些规程包括但不限于：

① 在配送试验物资时，申办方需要意识到某些试验用物资属于受控物资，或要求特殊的光或温控存储措施，因而这些物资的物流管理需要特殊处理，包括运输和存储温控记录、超温时的记录及其应对措施等。

② 如果试验物资有特殊的安全性因素要求，需要在方案或物资管理手册中清晰地予以描述，包括对风险问题的识别，以及出现时应采取的措施等。

③ 这些物资配送流程、存储、服用条件和应用要求在试验方案或相关项目管理计划中应当描述，包括涉及配送中转站或仓储的要求（如适用）等。

④ 涉及研究者、家庭护士和/或受试者知悉的部分需要在发送物资前教育或培训这些干系人，任何培训内容和记录需要归档备案。在配送试验用物资时，需要注意运送给受试者的物资应满足数据保护和患者隐私的相关法规和要求（如适用），如受试者签署知情同意将相关个人信息披露给家庭护士、运输公司或人员等。

⑤ 当需要在 DHT 中连续或多次配送试验物资时，需要建立自动试验物资再供应管理流程，包括首次和再次供应受试者阈值或要求、研究者处方或项目经理发送批准指令确认方式及其管理路径、跟踪记录物资收讫确认、试验物资使用记录和跟踪管理、试验物资只发送给有知情同意（书面或口头同意记录）的受试者等。

对于一些高度专业或定制化监控的 DHT 临床试验而言，对 DHT 设备供应管理应当如同试验药物或中心心电图仪一样进行，其涉及每台 DHT 设备的标签编号、出入库、发放、使用跟踪、回收等环节标准规程的建立和维护管理。一些 DHT 设备在临床研究结束后需要回收和退还给申办方。DHT 的标签编号需要能跟踪到哪家研究机构收到和发放给了哪位受试者，受试者使用时间点（按照方案要求，启动和停止使用时间点等），以及数据远程采集后 DHT-受试者-数据流关联性等信息，以便在数据管理和分析时，若发现 DHT 数据问题可以追踪或查询到数据问题的根源所在，并能及时做出相应的跟踪和应对措施。

在使用 DHT 设备的临床试验过程中，DHT 设备的错误或损坏时有发生，如电池耗尽、设备丢失、传感器或应用软件故障等。申办方在试验项目中必须制定和实施相关监控及应急管理 DHT 和通用计算平台问题的应对措施，包括如何方便监督受试者的错误或报损，如何及时更换无法正常工作的 DHT 设备，如何追踪和处理 DHT 设备在错误或损坏期间备用数据收集和记录等应急管理计划等。申办方需要在临床试验准备阶段做好 DHT 设备物资供应管理计划。在试验项目实施过程中，申办方有责任培训研究者和受试者熟悉报损和更换的流程要求。总体来说，临床研究中使用的每台 DHT 设备都应当能被追踪与溯源，以确保 DHT 设备采集的数据满足 ALCOA 原则，实现有迹可循。

23.6.4.10　DHT 应用于临床研究中的潜在风险管理

临床试验中采用 DHT 或通用计算平台可能产生的项目管理风险主要与临床使用正确与否、数据隐私安全性保障和伦理合规性有关。

（1）临床使用潜在风险　常见的风险案例包括但不限于：

① 有些 DHT 设备可以在不同临床试验中供受试者重复使用。重复使用时，所涉的使用前后清洁要求做到与否，可能对 DHT 电极传感器与身体部位接触点的生理电流波数据采集的敏锐度有影响。有些 DHT 的重复使用或使用不当，还可能造成局部感染等不良事件。在试验方案和 DHT 使用说明书中，申办方需要清晰描述这些潜在风险因素的防范措施要求，并告知研究者和受试者这些风险因素出现时应如何应对和报告。

② 有些 DHT 可能用于监测受试者血液活性物质的浓度波动水平（如血糖仪），其远程采集数据结果可能涉及试验药物给药剂量的调整，或受试者治疗方案的变更（依据方案设计而定）。此种情况中，DHT 监测结果的任何偏倚或错误，都可能导致后续给药剂量或治疗措施的过度、不足或不当风险。对于这类 DHT 的使用，申办方、研究者和伦理委员会都需要高度审慎和密切监控。此种情况下，DHT 本身的可靠性验证和维护临床试验中的验证状态对项目管理而言尤为关键和重要。

（2）隐私和安全性相关风险　申办方、研究者和伦理委员会都应当清楚地意识到，临床试验中 DHT 运行在通用计算平台时，影响 DHT 功能和/或危及受试者个人隐私或数据安全性的网络安全风险是必须避免和防范的风险因素之一。因此，申办方应当按照相关 GCP 电子系统网络信息安全的监管要求，建立和实施确保数据安全传输和存储的风险管理计划。因此，申办方项目管理需要关注和解决的主要风险因素包括但不限于：

① 应当建立和执行相应标准操作规程（SOP）来应对违反 DHT 和通用计算平台，或接触电子数据库存储而发生信息泄露的风险。

② 对于 DHT 或通用计算平台可能涉及多方数据

共享状况时，应当承担建立和监督用户共享数据接触和使用的保密方案或服务条款的职责，明确规定接触、修改数据权限，以及负有最终数据库存储和处理职责的权限等。

③ 应当确保 DHT 和计算平台数据安全保障措施到位，确保静态和动态传输中的数据不会受到未经授权的干预登录访问、数据外泄、恶意篡改或黑客攻击等。

④ 如果在临床研究期间 DHT 或通用计算平台上检测到恶意软件或插件，应及时采取适宜的纠正措施。

（3）伦理规范相关风险　按照 GCP 原则，保障受试者权益（如知情同意过程）是研究者的重要职责之一。伦理委员会亦必须对使用 DHT 的临床试验 ICF 进行合规性审批。有关使用 DHT 的知情同意程序中应关注的风险因素包括但不限于：

① 知情同意程序中除向受试者描述任何常规和合理预见的风险或不适外，必须对与临床试验使用 DHT 相关的可能和合理预见的风险或不适做出概述，包括有关如何减轻最可能发生的潜在风险的管理措施信息。

② 如果需要，ICF 必须包括说明，或另外准备专属声明，在临床试验期间使用 DHT 可能会对受试者，或对胚胎或胎儿（如果受试者怀孕或可能怀孕）造成目前无法预见的风险。如果是另外准备的专属声明，需要依照 ICF 常规程序，要求研究者和受试者同时签名和日期。

③ 知情同意程序应解释 DHT 将收集的信息类型，以及如何使用和监控这些信息。在相关情况下，应告知受试者在 DHT 检测到任何相关体征、症状或异常临床事件（如低血糖或心律失常）时应采取的措施，如需要时如何寻求紧急医疗护理。

④ 知情同意程序应规定谁可以在临床研究期间或之后审阅通过 DHT 收集的数据，如申办方、研究者、受试者、DHT 制造商、其他第三方等，以及在什么时间范围内和如何使用相关 DHT 数据。

⑤ 在使用 DHT 的临床试验中，ICF 应说明保护受试者隐私和数据的措施，以及对这些措施的限制。

⑥ 如果受试者因参与临床试验而可能产生额外费用，如数据使用费或网络平台费用等，ICF 必须解释增加的费用，其中可能包括临床试验期间使用 DHT 或通用计算平台可能导致的试验受试者费用，以及谁需要支付这些费用等。

⑦ DHT 和通用计算平台可能包括最终用户许可方案或服务条款作为使用条件，其中可能允许 DHT 制造商和其他方访问 DHT 收集的个人信息和数据。最终用户许可方案和服务条款中使用条件描述一般涉及复杂的法律或专业语句，申办方和研究者在转换成

ICF 语言时，必须考虑到采用受试者易于理解的语句进行描述。申办方和研究者应确保在知情同意程序中，向受试者解释，根据最终用户许可方案或服务条款，他们的数据可能会被 DHT 或通用计算平台制造商或临床研究之外的第三方共享，并应保证共享数据的安全性，以及不会未经许可地滥用或外泄。

对上述风险因素的监控和防范管理，申办方、研究者和伦理委员会（IRB/IEC）都可以起到积极的监管作用，在方案设计、知情同意书描述、方案临床执行管理、临床监查管理计划、数据流监控程序等方面，各方需要共同把关。伦理委员会审核和监控方案时，应当关注与 DHT 和计算平台相关的风险因素在临床试验实施中的防范，或发生程度是否可控和可接受。

23.6.4.11　数字健康技术应用对临床试验数据流成本和规程管理的挑战

众所周知，DCT 中 DHT 应用后，受试者的可及性扩大，参加临床试验的时间负担减少，也有助于提高研究机构辐射医护区域，进而在整体上可以减少所需研究机构的数量。同时，数据的远程自动采集和后台实时分析，在数据转录、监查、质控等方面，相关数据核查工作量、来往研究机构的时间与交通费用或人工成本都可能降低。但申办方也应当意识到根据采用的数字技术工具或平台，DCT 的总体预算有可能比传统项目运营成本要高。因此，对于数字技术投入和获益比应当做出充分评估和比较，包括综合的智能数字技术系统在所选研究机构的可行性、受试者的可及性调研等。

对于临床运营项目管理而言，临床研究治疗领域和适应证本身变化较多，DHT 的加盟意味着多种不同 DHT 来源的受试者源数据范围和类型使得数据变异性更大，涉及的数据流控制全流程，如传输、数据匿名化与逆匿名化间切换、数据质疑、数据分析、培训和人员管理持续性支持等多层面因素复杂性增加，也使数据支撑体系要比传统临床试验数据库更强大，尤其是从成千上万的受试者数据信息中准确抽取方案所需的数据集要求有更强大的计算平台来驱动。这些变化要求申办方在试验项目准备阶段，特别是方案设计时，要仔细考虑和平衡 DHT 使用的投入和获益比。从数据流质控全流程管理角度分析，涉及的主要成本与规程管理挑战主要包括：

① 数据管理员在构建试验项目数据库时，需要考虑对不同来源和种类的 DHT 源数据做好识别标识，以利于对数据来源、数据问题与信号，以及数据趋势的准确判定。从某种意义上说，数据管理员的资质要求不再是传统概念上的单纯的数据管理职责，无论是数据管理多维度技术，还是 DHT 源数据与传统数据管理组合，都要求传统数据管理员向数据科学管

理员的高度迈进。

② 另一个在准备阶段需要界定清晰的是 DHT 数据审核角色和职责的分工，在相关项目管理计划中需要对医学数据审核、数据逻辑一致性审查和质疑管理流程、数据异常值/逸出值/趋势的监控规程做好统一的数据流审核规划，并加强数据传输错误的监控。申办方和研究机构针对 DHT 受试者数据质控监督和跟进要求需要制定相应的管理规程。

③ 当涉及多重 DHT 应用于一个临床试验项目时，数据标准设置对于统一数据监查管理和后续的分析十分必要。从某种意义上来说，DHT 数据的多重模块化或数据阈值标准差异不仅不利于临床研究数据监查，也可能会给研究者和受试者 DHT 使用便利性和依从性造成困扰。只有更好地平衡和把握标准化和非标准化数据，才能使 DHT 的临床运营和数据管理发挥出真正的价值。

④ DHT 的失灵和设备与网络间的链接是临床研究者经常面临的另一个挑战。例如，受试者自我评估工具或电子日志（如 eCOA 或 eDiaries）产生的都是实时数据。如果 DHT 链接或传输不及时，依赖于事后回顾性补记录的方式也就失去了 DHT 的应用价值。因此，需要在项目准备阶段对各 DHT 服务商、研究机构和项目团队临床监查和数据管理之间的协同管理计划予以重视，特别在统一数据格式标准、DHT 系统用户接受测试（UAT）的严格实施、数据传输协议计划的执行等方面。

⑤ 从项目管理资源成本的角度分析，每增加一个 DHT 使用意味着多增加了一个 DHT 服务供应商管理，相应的内部数据流管理层级，以及与所要求的 DHT 数据采集相关的系统资源、绩效管理人员数量及其人工成本也会随之提高。项目管理需要同时兼顾多家 DHT 服务供应商，包括服务协议、数据流及其运营环境统筹规划和维护，以及项目过程质控管理等全方位，都要求有更高的跨部门、跨职能、跨领域的综合和统筹管理思维和能力。

⑥ 相比较临床研究常规数据管理系统而言，如 EDC、实验室数据管理系统等，DHT 与受试者的关联性更加紧密，因而对申办方采集和存储的受试者个人信息脱敏化（但研究机构能识别受试者身份信息）、数据隐私性与安全性保障，以及数据传输匿名化处理要求更高。所以，数据整合对于每个临床试验所涉各类 DHT 新产生的数据合规性而言是一个挑战，尤其当数据一旦采集就要求经过上述一系列实时处理后整合到后台临床数据库中时。只有做到这一点，才能使临床监查、医学监察、数据管理、统计分析等不同项目功能管理团队成员实时远程查验各自所需的可用数据集。这方面对于 DHT 传感器或穿戴设备而言，由于数据格式和传输方式的不同，加上数据量巨大，实现真正意义上的数据流规范管理要求难度和复杂度都较大。

⑦ DHT 源数据在通用计算平台上的实时归纳、分类和解析对平台技术和分析能力要求较高，不是简单地将数据汇集归纳那么简单，而是涉及较为复杂的提取数据并按照预设的算法规则实现可视化结果的过程。从项目管理的要求分析，不仅需要高超的跨部门项目管理技能，还应具备理解和应用各类数据流整合和分析知识与能力，包括对各种 DHT 服务商的协调管理。例如，DHT 服务商可能对临床试验中数据验证或留存标准不清楚。特别当涉及不同研究机构和受试者在不同时间段的多重数据源的远程采集与归纳要求时，他们对临床试验复杂性理解和配合度欠佳，使项目管理统筹更加不易。

⑧ 项目管理需要花费更多的资源和时间去强化管理力度，培训、引导和监督相应的 DHT 服务商能遵循 GCP 和方案设计要求完成相关数据流的规程管理，以便临床试验过程中能更快和实时地审核源数据，不仅能扩大受试者对临床试验参与度，也能使试验项目交付成果更及时。

显然，在临床试验领域，新型的临床试验远程数据采集中 DHT 源数据增量会成为一种新的交付产品结果形式，从项目启动开始就必须规划完善和准确的数据流管理标准，这也会成为新型临床研究价值体现的必备条件。就 DHT 设备和系统建立与维护成本来说，以试验药物注册上市为目的的大型多中心临床研究项目的整体资源成本，相比于传统小型临床研究而言，使用 DHT 作为远程数据采集的技术工具具有明显的优势。

总之，DCT 的项目管理与传统临床试验项目管理有很大的不同。在项目准备阶段，需要针对方案目标受试者群属性、所需的研究终点目标和医学评估方法等，结合现有技术手段和预算充分考虑数字化技术的优势和局限性，并以此规划出可行的智能化系统/工具/平台模块组合。在项目实施阶段，需要综合考虑试验药物的特性，关键终点数据的获取方式和流程要求，关注数据采集的溯源性、一致性、准确性和受试者便利性因素，根据研究机构所具备的条件灵活选取和监督可行的数字技术应用工具，并做好随时对研究机构和受试者提供所需技术支持的准备，包括协调和帮助设施设备的安装、调试、设置或使用等。可以预计随着 ICH-GCP 对数字技术应用指南的不断健全，各国药政部门相关药政法规的不断完善，以及信息技术的不断发展，智能化数字技术助力临床试验将会在未来临床研究中发挥越来越重要的作用。

（刘　川）

第 24 章

临床试验受试样本的随机化方法和管理

临床试验的本质是评估某一种新药或新方法的效益及其相关的安全性。它有三个重要组成成分：设计、操作和分析。随机化方法则贯穿于这三个组成成分之中。

在临床试验中，随机化方法是随机地（而不是有选择地）分配受试样本到试验组或对照组的过程。它的目的是产生有可比（或相近）特征的两个或多个治疗组，使得这些不同的治疗组在试验开始时有尽可能相似的特征，例如：年龄、性别和其他重要特征（如疾病的严重程度等）。换句话说，这些组在试验开始时，平均年龄应相同，性别比率要接近，总体疾病的严重程度也要相似。只有这样，在试验结束后，如果一组的结果好于另一组，研究人员才能有把握断定一组好于另一组，而且这种好是源于治疗药物的不同，而不是源于在临床试验开始时，受试者疾病的严重程度、年龄或性别的不同。由于统计分析是基于"样本是随机地分配到各个组别"的假设上的。没有这个基本假设，分析的结果是不成立的。在临床试验中，正确地采用随机化方法可以有效地消除选择误差，生成可比的治疗组别，为统计分析提供正确的分析基础。所以，在临床试验中，使用并正确地使用随机化方法十分重要。

24.1 完全随机化方法

完全随机化方法又叫简单随机化方法。它就是将样本随机地（按预设的比例）分配到试验组或对照组。这种分配与其他受试者所在的治疗组别、特征和顺序都无关。它的优点是简单，没人能基于以前的样本组别及相关信息预知以后样本的组别。所以，由此产生的选择误差将会很小。同时，计算机能够容易地生成伪随机数。它的缺点是会有相当大的、不可忽略的概率产生严重的组间不平衡，特别是在小样本的情况下。例如，两个同等概率的治疗组 A 和 B，$n=24$ 时，完全随机地分配后，它们的比是 12：8 或更差的概率约等于 19%。$n=100$ 时，60：40 或更差的概率约等于 2.5%。严重的组间不平衡会使分析能力降低，结果不可靠。只有在大样本的情况下，完全随机化方法才会产生我们能接受

的组间平衡。

在实际应用中，这种大样本受到很大的制约。首先，临床试验很少能达到所需要的那样大的大样本。即使有大样本，对某一特定地区或医疗试验中心也难以确保组间平衡。同时，如果需要做中间阶段分析，完全随机化方法也难以提供在某一时间段上的组间平衡的样本供分析之用。

综上所述，在临床试验中，采用完全随机化方法是弊大于利。因此，一般情况下不提倡使用完全随机化方法。

24.2 变更区组随机化方法

变更区组随机化方法是基于克服完全随机化方法的缺点而改进的随机化方法。它通过损失一定程度的随机性而达到组间各数在各个区组上的平衡。在变更区组随机化中，样本先被划分成大小相同的 b 个区组，每个区组的长度是 km。样本的长度是 $n=bkm$。这里，$m=R_1+R_2+\cdots+R_t$，t 是临床试验中组的个数，$R_1：R_2：\cdots：R_t$ 是各个治疗组之间的分配比。而在每一区组中，分配 kR_i 个样本到第 i 组。这样，当一个区组被全部用于一组样本后，预设的组间的平衡分配比 $R_1：R_2：\cdots：R_t$ 就一定会达到。为了方便起见，可以假设组数 $t=2$，试验组 A、B 之间分配比是 $R_1：R_2=1：1$，$k=2$，$m=R_1+R_2=2$。可见，下面 6 个区组都满足上述要求：AABB、ABAB、BAAB、BABA、BBAA、ABBA。

变更区组随机化方法是将 n 个样本划分成 b 个区组，每个区组以 1/6 的概率取上述 6 个区组之一。

区组	AABB	BABA……
受试者	1234	5678……

从样本的分配方式可以看出，A 的个数和 B 的个数的差在任何时候都小于或等于 2。

变更区组随机化的优点是，当临床试验结束后，如果没有非完整区组存在，则组间个数都将达到预期的平衡。由于每当一个区组完成后，组间个数是平衡的。因此，只要完成一个区组所需的时间不是很长，在临床试验中，某一时间段上的组间平衡是可以达到的。在这样的情况下，如果需要，就完全可以做中间

阶段分析。同时，由于组间个数在变更区组随机化方法下比在完全随机化方法下有更大的概率趋于平衡，分析的效率在变更区组随机化方法下将会更高，精度也更好。与完全随机化方法一样，变更区组随机化方法也可比较容易地在计算机上实现。

变更区组随机化方法的一个缺点是，在非盲试验中，受试者或研究者，基于前面受试者所分配的组别，有很大的概率猜出下一个受试者应分的组别。例如，区组 ABA？一定是 ABAB。区组 AA？？一定是 AABB。也就是说，在同一区组内，有时受试者或研究者能猜出下一个受试者人应分的组别。当然，这种缺陷可以通过双盲的方法或通过区组长度随机化的方式来弥补。变更区组随机化方法的另一不足之处是，如果受试者分重度和轻度两种特征，变更区组随机化方法只能保证 A 和 B 的个数相同或平衡，但不能保证重度受试者的 A 和 B 的个数相同或平衡。

当区组长度很大或无穷时，变更区组随机化方法就等价于完全随机化方法。通常区组长度是 2～4 倍治疗组组别的个数（$k = 2 \sim 4$）。

24.3　分层区组随机化方法

分层区组随机化方法是将受试者的特征加以考虑而改进的变更区组随机化方法。在分层区组随机化中，样本先按特征分层，在每一分层上，使用变更区组随机化方法。因此，当临床试验结束后，在每一分层上，A 和 B 的个数是相同或平衡的。更进一步，由于在每一分层上，A 和 B 的个数相同，总体上，A 和 B 的个数就会平衡。这样，如果把疾病的轻重程度当作特征，通过分层区组随机化方法，当临床试验结束后，不但组间的平衡可达到，而且在各个疾病的轻重程度上，也拥有组间的平衡。从而弥补了变更区组随机化方法的一个缺陷。分层的宗旨是使同一分层内的样本尽可能相同或相似，样本的差异或变化越小越好；而不同分层内的样本尽可能不同，样本的差异或变化越大越好。

分层区组随机化的优点是，当临床试验结束后，如果没有非完整区组存在，则在各个分层特征上（如疾病的轻重程度），组间个数都将达到所期待的组间平衡。进一步说，总体上组间个数也是平衡的。因此，它也具有较高的分析效率和较高精度的分析结果。如同在变更区组随机化方法中所述的那样，在分层区组随机化方法下，如果需要，也完全可以做中间阶段分析。与完全随机化方法一样，分层区组随机化方法也可比较容易地在计算机上实现。

分层区组随机化方法缺点是在临床试验中，有时按各种特征而划分的某些分层上，会有很少的受试者，这将导致试验结束后，这些分层上会有没有使用完的区组。而没有使用完的区组将导致产生不平衡的组间个数。如果有太多的分层特征，导致有很多分层都只有很少的受试者，从而产生许多没有使用完的区组。这时，分层区组随机方法就基本上同完全随机化方法一样了。实际上，如果每一分层都只有一个受试者，分层区组随机方法就是完全随机化方法。分层区组随机化方法同变更区组随机化方法一样，有可猜测性。弥补的方式可参考在变更区组随机化方法中所述。

分层区组随机化方法成功的关键是尽可能地减少没有用完的区组。为了达到这一目的，需要考虑下面几个因素。如果有太多的分层特征，一般不应采用分层区组随机化方法。应用分层区组随机化方法时，重要的一点是，每一分层都要有足够的人，至少要有区组大小那么多的受试者。如果试验中心是分层因素，应将没有多少受试者的小试验中心混在一起当一个试验中心使用。至少是在分析时，按这样的方法去做。为了避免在某一批次或某一时间段上的受试者中产生组间不平衡，分层要足够大才行。在分层区组随机化方法中，由于分层特征被包括在随机过程中并加以考虑，在分析中，应尽量使用分层特征。基于上述原因，一般分层的个数不要大于 8。由于它能容易地在计算机上预先生成，并能克服简单随机化方法的缺陷，因而，人们常常在临床试验中使用这种方法。

24.4　动态适应随机化方法——极小化程序

这种随机化方法，是在各个分层的边缘特征上，而不是在所有的交叉分层上，保持各个治疗组的大小相同或相近。在这种随机化方法下，不要求在所有的交叉分层上都具有组间平衡。

要应用这种方法前，首先要定义能测量"各个组的大小相同或相近"的测度或度量。常用的测度有方差测度、范围测度、绝对值测度等。试验组和对照组达到了组间平衡是指所有的受试者被分配到试验组或对照组后，测度最小。在这种随机化方法下，受试者将以大概率被分配到具有小测度值的组中。

动态随机化方法的优点是，维持试验组和对照组在分层边缘特征上的组间平衡。由于它只维持在分层边缘特征上，而不是维持在各个（交叉）分层上的组间平衡。所以，对分层特征个数的要求，相对于分层区组随机化方法，就要低一些。也就是说，在应用动态随机化方法时，可以考虑更多的分层特征。受试者或研究者也难以基于前面受试者所分配的组别去猜出下一个受试者应分的组别。或者说，有较低的可预测性。同时，由于它能维持在各个分层边缘特征上的组间平衡，它的分析效率也会高一些。

它的缺点是，在计算机上实现要相对难一些。需要有一个分配中心设施。一般来说，人们提倡动态随机化方法，特别是有很多分层特征时。另外，由于是动态的，无法预先生成。

24.5　如何在临床试验中应用随机化方法及实现它的步骤

临床试验要求随机化开始前，需要填写随机化启动申请表、随机化审批表，使用计算机系统的应提供对随机系统的测试报告。每一种随机化方法都有其缺点和优点。在临床试验中，由于受试者被分配试验组还是对照组、如何被分配的，对临床试验的分析和总结、分析结果的可靠性、分析效率的高低都有很大的影响。因此，随机化方法，作为指导受试者被如何被分配的方案，是十分重要的。它的任何失误都有可能导致临床试验的失败。在准备随机化方案时，需要考虑各种因素和临床试验的设计，根据其设计的特点来选择最好的随机化方案。随机化方法的实现一般有下面几个步骤：

① 选择一个合适随机化方法。

② 生成一个不可预测的随机序列分配方案。

③ 隐藏该序列直到随机化分组过程完成，这一般通过信封法或系统编程实现。

④ 按随机化分配方案，分配受试者。一般来说，对于固定概率的随机化方法，受试者的随机分组是由"随机序列"决定的，受试者在该试验（或是某层）的顺序号决定了其被分到哪个治疗组。

⑤ 随机化分配方案的存档与管理。

⑥ 分析阶段，索取随机化分配方案的过程。

在选择合适的随机化方法时，首先必须要了解临床试验设计。是平行试验还是交叉试验，试验盲态与否。并按要求生成随机化的分配方案。此外，随机序列完成后，还需要将受试者编号和药物编号相匹配，其通常由不直接参与受试者治疗的非盲统计师使用 SAS 软件编程产生。即使是开放试验，最好也由非盲统计师产生随机序列。在编制随机序列时，应首先明确是否使用 IWRS，明确试验入组样本量、试验组数以及组间分配比例，受试者编号总量及格式、药物编号总量及格式、是否对失访受试者进行补充、是否需要备用药物编号等细节。有关随机编号与药物编号的匹配管理可以参见 27.2.2 节。

（1）中心化分层随机化方法与中心内平衡分层随机化方法　在分层区组随机化方法中，分层的主要目的是使受试者样本能够更相似，更具有可比性，特别是在各个分层特征因子上。研究机构作为临床试验的重要组成成分，当然是第一要考虑的因子分层特征。

在临床试验中，如果每个研究机构都会有很多受试者，并且研究机构对病症的评估有影响，或者说病

症的评估会因研究机构的研究者或设施等不同而有不同。这时，为了消除或减少试验中心效应，可以把研究机构作为分层因子来考虑。研究机构作为分层因子的随机化方法叫非中心化随机化方

临床试验常用表 27

法或中心内平衡分层随机化方法。由于试验中心是分层因子，当试验结束后，每个研究机构将会有试验组的受试者，也会有对照组的受试者。因此，可以在研究机构这个小范围内对试验组与对照组进行比较。这样的比较，排除了研究机构的中心效应。当综合所有在研究机构上的比较结果后，所得的结果就会与研究机构无关。同时，也可以从样本中估计出研究机构的中心效应。

在实际应用中常常会发现，当试验结束后，总会有一些小的研究机构只有少数几个受试者或受试者都在一个组。当遇到这种情况时，要将这些小的研究机构混在一起，当作一个或几个大的中心处理。

反之，如果每个研究机构不会有很多受试者，或研究机构对病症的评估没有什么影响，就无须把研究机构作为分层因子来考虑。也就是说，需要对所有的研究机构一视同仁。这种随机化方法称为中心化随机化方法。例如，在癌症临床试验中，通常一个研究机构只有一两个受试者，故无法采用中心内分层随机化方法。

（2）其他分层因素　除了中心分层因子以外，也需要考虑其他对疾病的评估有较大影响的因素，从中选出合适的因素，并把它们当作随机化方法的分层因子。例如年龄、种族、性别、疾病的严重程度等。这要通过研发团队内的仔细考虑和讨论来决定。在随机化方法中，应只包括影响大的因素，个数要尽量少。

（3）选择随机化方法　当分层因子的个数确定之后，可以根据其大小决定是用分层随机化方法，或是用动态随机化方法，随机化方法是否需要中心化。如果分层个数不是太多，而且在每个分层上都有一定多的受试者，通常采用分层随机化方法。反之，就要用动态随机化方法。从是否易行的角度来看，应尽可能用分层随机化方法。它应由统计师和研发人员讨论后共同决定。

（4）填写申请生成随机分配方案的表格　一旦随机化方法得到确定，并知道设计类型（并行或交叉）、受试者的分配比、盲与非盲、需要中心化与否这些要求后，研发统计师就可以填写申请生成随机分配方案的表格，交给与此临床试验无关的独立统计师去实现。**临床试验常用表 27**（二维码）给出了随机方法详情可供参考使用。

① 表格要填写的第一部分是药名、预案代号、预案标题、随机数个数、临床统计师、理由、临床试

临床试验常用表 28

验的阶段期、申请日期。

②设计细节
- 设计类型　平行或交叉。
- 盲与非盲　是或否。
- 分层与否　是或否。
- 中心化与否　是或否。

③随机分配方案的接收人　列出接收人员的名字。

④具体参数
- 试验中试验组的个数　数字（如 T）。
- 受试者在各个试验组中的分配比　1：1或1：2等。
- 区组的长度　数字（km，$1<k<5$）。
- 分层的个数　数字（S）。
- 中心的个数。
- 组别的描述。
- 随机数的总数　数字。

（5）生成随机分配方案　与临床试验无关的独立统计师，在收到申请生成随机分配方案的表格后，要检查表格，保证表中的参数填写清楚、正确。然后，在计算机系统中安全保密的，只有少数人能进入的区域上，自己或在程序员的帮助下，生成随机分配方案。在生成正式随机分配方案前，要生成一个非正式随机分配方案，并交给临床试验统计师去检查。在确认没有任何错误并满足临床试验统计师的要求后，才能生成正式的随机分配方案。随机分配方案要一式两份，一份交给下一步负责受试者分配的人员，一份交给药物安全管理人员。

（6）实施随机分配方案　随机分配方案可以用不同的方式来实施。常用的方式有：信封方法、互动语音应答系统（IVRS）、互动网络应答系统（IWRS）。

①信封方法　早期使用的实施随机分配方案的方法。它是把受试者的号码打印在信封上，受试者被分配的用药组的名字或代号密封在信封内。将这些信封送到研发中心。当受试者登记参加临床试验时，按顺序打开下一个信封，并将受试者分配到信封内的用药组。它的缺点是研发中心可以事先打开信封，从而了解用药组的顺序。当临床试验是受盲试验时，也可能破坏试验的受盲性。现在信封方法已很少在临床试验中使用。

②互动语音应答系统　常用的实施随机分配方案的方法之一。它是将生成的随机分配方案存储在语音交换感应系统中。每一研发中心或医生都预发一个自己的密码。每当研发中心有一个受试者时，医生要通过电话联系语音交换感应统。系统会问医生的密码。医生回答自己的密码后，系统会问一些关于受试者诸如性别、年龄、种族的问题。得到答案并将其存

储到系统中后，系统会进一步问临床试验方案中所述的包括和排除条件。得到满足答案后，系统才将受试者的号码和治疗组别分配给受试者。如果治疗药品也是通过同一系统管理的，在分配治疗组别的同时，系统分配相应的治疗药品。可见，互动语音应答系统具有许多信封方法所没有的优点。

③互动网络应答系统　类似于互动语音应答系统，只是交换是通过网络来完成的。

24.6　随机分配方案的存档与管理

随机分配方案是在计算机系统中安全保密的，只有少数人能进入的区域上完成的。完成后，要准备两份随机分配方案（电子的或打印在纸上的）。通过合适安全的方式，一份交给具体执行分配受试者的工作人员去执行，另一份交给药品安全管理人员保存在保险柜里。所有过程与程序的签收文件要存档，有案可查，包括原始文件、计算机运行记录，要永久保存，不可丢失、损坏。随机分配方案生成的计算机工作区域要与其他工作区域完全分开。如果不存在这样的条件，则要将所有与生成随机分配方案的文件复制到光盘上（结果、源程序、运行记录文件）存档，从计算机上清除这些以后，其他人才可以在这个计算机上工作。随机分配方案的存档与管理应由与临床试验无关的专人负责。要有严格的制度保证上述一切，以备药检部门的抽查。

24.7　随机分配方案的揭盲过程

同实现随机化方法一样，随机分配方案的揭盲与发放也要按严格制度执行。当需要揭盲分析时，统计师提出申请。签名同意后才可以将随机分配方案发放给统计师。如果是阶段分析，随机分配方案只能交给与临床试验无关的独立统计师。由独立统计师完成阶段分析。每一个过程的签收文件要存档。**临床试验常用表 28**（二维码）为随机代码揭盲申请表样本。

24.8　应用实例

【例1】　在一个Ⅱ期癌症临床试验中，要比较两种治疗药物 A 和 B。预期要录用 60 个Ⅱ、Ⅲ或Ⅳ期且年龄大于 18 岁的受试者（≤65 岁和＞65 岁），每组 30 人。将有 10 个研究机构参加临床试验。主要终点目标是生存时间。临床试验设计采用平行法。

首先，根据受试者的个数和研究机构的个数确定是用中心化分层随机方法，还是中心内平衡的分层随机方法。由于每个研究机构平均只有 6 个受试者，而且，排除治疗因素后，研究机构本身对癌症受试者的

生存时间影响不会很大。所以，可采用中心化分层随机方法，而不是中心内平衡分层随机方法。同时，由于受试者的年龄（≤65 岁和＞65 岁）和他的病期（Ⅱ期、Ⅲ期、Ⅳ期）都可能对癌症受试者的生存时间有影响，我们应把年龄和病期当作分层特征因子。这里，年龄特征有 2 个水平（≤65 岁和＞65 岁），病期特征有 3 个水平（Ⅱ期、Ⅲ期、Ⅳ期）。按上述两个分层特征因子所划分出的 6（＝3×2）个分层是：

分层一：年龄≤65 岁，病期Ⅱ。

分层二：年龄＞65 岁，病期Ⅱ。

分层三：年龄≤65 岁，病期Ⅱ。

分层四：年龄＞65 岁，病期Ⅲ。

分层五：年龄≤65 岁，病期Ⅳ。

分层六：年龄＞65 岁，病期Ⅳ。

当 $k=2$，区组的长度＝2×2＝4，假定每一分层的受试者都不会多于 30 人，则可在每一分层随机地分配 8 个区组，32 个受试者号码。

下面是一段生成随机分配方案的 SAS 源程序。受试者号码由 3 位数组成，第一个数字表示分层，后面 2 个数是受试者在其分层的号码。第一个数是101，分层增量是 100。

```
options ls＝80 ps＝60;
title1"STRATIFIED RANDOMIZATION SCHEDULE";
title2 "A Randomized, two Arms, Parallel De-
sign Study";

Proc format;
value treat 1='Drug A'
2='Drug B';
run;

proc plan seed＝122707;
factors strata＝8 ordered block＝8 ordered
treat＝4 random/noprint;
output out＝first
treat nvals＝(1 1 2 2)
random;
run;

data first;
set first;
by strata;
retain n;
if first. strata then n＝0;
n＝n+ 1;
patno＝put(strata＊100+ n,z3.);
name＝put(treat,treat.);
run;
```

```
proc print data＝first noobs label split＝"＊";
var patno strata block treat name;
label patno="Patient＊ID"
    strata="Stratum"
    Block="Block"
    treat="Treatment＊Code"
    name="treatment＊name";
run;
```

由上述程序生成的随机分配方案第一、二分层的前 24 个受试者号码如下：

STRATIFIED RANDOMIZATION SCHEDULE

A Randomized, two Arms, Parallel Design Study

Patient ID	Stratum	Treatment Block	Code	treatment name
101	1	1	1	Drug A
102	1	1	2	Drug B
103	1	1	2	Drug B
104	1	1	1	Drug A
105	1	2	1	Drug A
106	1	2	2	Drug B
107	1	2	2	Drug B
108	1	2	1	Drug A
109	1	3	2	Drug B
110	1	3	1	Drug A
111	1	3	1	Drug A
112	1	3	2	Drug B
241	2	1	2	Drug B
242	2	1	1	Drug A
243	2	1	1	Drug A
244	2	1	2	Drug B
245	2	2	1	Drug A
246	2	2	1	Drug A
247	2	2	2	Drug B
248	2	2	2	Drug B
249	2	3	1	Drug A
210	2	3	1	Drug A
211	2	3	2	Drug B
212	2	3	2	Drug B

【例 2】　在一个Ⅰ期临床试验中，要比较两种治疗药物 A 和 B。预期要录用 24 个 18～45 岁的健康志愿者，只有 1 个研究机构参加临床试验。主要终点目标是药物在血液中的含量。临床试验设计采用交叉法。

随机分配应使用变更区组随机化方法。区组的长度＝4。下面是一段生成随机分配方案的 SAS 源程序。

```
Options ls＝132 ps＝60；
title1″RANDOMIZATION SCHEDULE″；
title2″A Single-Dose,Randomized,Two Period
Crossover Study″；
    proc plan seed＝010108；
    factors block＝5 ordered    sequence＝4
random/noprint；
    output out＝second
    sequence nvals＝(1 1 2 2)；
    run；

    data second；
    set second；
    patno＝put(_n_,z3.)；
    if sequence＝1 then do；
    period1＝″A″；    period2＝″B″；
    end；
    else if sequence＝2 then do；
    period1＝″B″；    period2＝″A″；
    end；；
    run；

    proc print data＝second noobs label split＝″*″；
    var patno block sequence period1 period2；
    label patno＝″Patient * ID″
            Block＝″Block″
            Period1＝″Period 1″
            Period2＝″Period 2″
            sequence＝″SEQ″；
    run；
```

由上述程序生成的随机分配方案的 24 个受试者号码如下：

```
        RANDOMIZATION SCHEDULE
         A Single-Dose,Randomized,
           Two Period Crossover Study


Patient                  Period    Period
ID      Block    SEQ       1         2


001     1        2         B         A
002     1        1         A         B
003     1        1         A         B
004     1        2         B         A
005     2        2         B         A
006     2        1         A         B
007     2        1         A         B
008     2        2         B         A
009     3        1         A         B
010     3        2         B         A
```

```
011     3        1         A         B
012     3        2         B         A
013     4        1         A         B
014     4        1         A         B
015     4        2         B         A
016     4        2         B         A
017     5        2         B         A
018     5        2         B         A
019     5        1         A         B
024     5        1         A         B
```

【例 3】 同例 1，只是还要把性别（男、女）包括在因子中。这时共有 12 个分层。如果使用分层区组随机方法，每一分层平均只有 5 个受试者，因此会产生许多没用完的区组，导致 A 和 B 组间的不平衡。下面例证演示了动态随机方法是如何实现的。

有 3 个特征因子：年龄特征有 2 个水平（≤65 岁，>65 岁），病期特征有 3 个水平（Ⅱ期、Ⅲ期、Ⅳ期），性别特征有 2 个水平（男、女）。假设使用绝对值测度。下一个新受试者分配到 A 组的概率是 $d(B)/[d(A)+d(B)]$。这里，$d(A)$ 和 $d(B)$ 是受试者分别分配到 A、B 组在所有因子上的绝对值测度。

第一个受试者，将以 0.5 的概率分配到 A 或 B。因此时 $d(A)=d(B)$。

假设前 24 个受试者的分配情况被表示在表 24.1 中。

表 24.1　极小化动态随机方法中关于组间平衡的测度

因子	A 组	B 组	不平衡度
性别			
男	5	7	2
女	6	6	0
年龄			
≤65 岁	8	9	1
>65 岁	3	4	1
病期			
Ⅱ期	2	2	0
Ⅲ期	5	6	1
Ⅳ期	4	5	1

如果第 25 个是一个 61 岁的Ⅲ期男受试者，则他分配到 A 的情况是：

因子	A 组	B 组	不平衡度
性别			
男	5+1	7	1
女	6	6	0
年龄			
≤65 岁	8+1	9	0
>65 岁	3	4	1

续表

因子	A 组	B 组	不平衡度
病期			
Ⅱ 期	2	2	0
Ⅲ 期	5+1	6	0
Ⅳ 期	4	5	1

他分配到 B 的情况是：

因子	A 组	B 组	不平衡度
性别			
男	5	7+1	3
女	6	6	0
年龄			

续表

因子	A 组	B 组	不平衡度
≤65 岁	8	9+1	2
>65 岁	3	4	1
病期			
Ⅱ 期	2	2	0
Ⅲ 期	5	6+1	2
Ⅳ 期	4	5	1

所以有 $d(A)=3$，$d(B)=9$，$d(A)+d(B)=12$。组间不平衡的测度极小值是 3。这一新受试者分配到 A 组的概率是 $d(B)/[d(A)+d(B)]=3/4$。而分配到 B 组的概率是 $d(A)/[d(A)+d(B)]=1/4$。

（朱元根）

第 25 章

样本的规模与可行性

同所有其他科学试验一样，临床试验在开始实施时，首先要知道其样本的规模大小和可行性，不能盲目进行试验。临床试验要有与试验目的和精度相适应的样本。试验样本要大得足以使有价值的效果试验后在统计上是显著的。同时，也不能太大，导致浪费或使没有临床价值的效果也变得在统计上是显著的。表现在经济方面，没有达到规模的试验也是资源的浪费，因为试验不能提供可供人使用的结果；超过规模的试验则使用了超过需要的资源。表现在伦理方面，没有达到规模的试验，使患者经历了有潜在危害的治疗方法，而又没能如预期那样使人们了解治疗方法的好坏；超过规模的试验则使一部分不必要的患者同样也经历了有潜在危害的治疗方法，或因此而失去其他有益治疗方法。

可通过多种方式或方法对样本的规模或大小进行研究和估计，如置信区间、贝叶斯方法等。而常用的权限方法是通过研究统计检验的权限去决定样本的大小。权限方法与下述几个组成因素有关：

• 参数的假设（$\theta=\theta_0$）统计检验量和相应的概率统计模型。

• 检验的显著水平 α（0.05）。

• 原假设和能反应效果的备择假设。

• 在原假设（$\theta=\theta_0$）下，检验的权限值。

• 计算统计检验权限值所需要的其他参数值或估计值。

首先，看一个例子。

假设一个医药公司研制了一种降压药 A。公司希望通过与市场上的 B 药的对比试验，了解并估计 A 药的疗效，特别是相对于 B 药的疗效。为此，公司做了一个对比试验。录用了 $2n$ 个患者，n 个患者用了 A 药，另外 n 个患者用了 B 药。每个患者在他开始用药前，都记录下了其血压基准线 a_0。用药 60 天后，再测量患者的血压 a_{60}。假设 X 是 A 组患者的 60 天时的血压与其基准线血压值的差，即 $X=a_{60}-a_0$。类似，Y 是 B 组患者的血压差。如果 X 和 Y 服从正态分布，$X \sim N(\mu_0, \sigma^2)$，$Y \sim N(\mu_1, \sigma^2)$。令 x_1，x_2，…，x_n 是 A 组 n 个患者的血压值的差。y_1，y_2，…，y_n 是 B 组 n 个患者的血压值的差。这样，

$\theta=\mu_0-\mu_1$ 就成为我们感兴趣的参数。此时，原假设是 $H_0: \mu_0-\mu_1=\theta=0$；备择假设是 $H_1: \mu_0-\mu_1=\theta=d$。这里，我们采用样本均值的差 $T=\overline{X}-\overline{Y}$ 作为统计检验量。它服从下述正态分布：

$$N(\mu_0-\mu_1, 2\sigma^2/n) \tag{25-1}$$

当 T 的绝对值 $|T| \leqslant C$（C 为一大于 0 的数），倾向于接受原假设 $H_0: \mu_0-\mu_1=0$；反之，当 $|T|>C$ 时，倾向于拒绝原假设 $H_0: \mu_0-\mu_1=0$；$|T|>C$ 也叫拒绝区，C 称为临界值。令 $Z=\sqrt{2/n}(T-\theta)/\sigma$。则 Z 服从正态分布 $N(0, 1)$。

第一类错误 α：当原假设 H_0 成立时，我们错误地拒绝 H_0 的概率 α，图 25.1 灰色部分。即 $\alpha=P\{|Z|>z_{1-\alpha/2}|H_0\}=P\{|T|>\sigma\sqrt{2/n}z_{1-\alpha/2}|H_0\}=P\{|T|>C|H_0\}$，这里临界值 $C=\sigma\sqrt{2/n}z_{1-\alpha/2}$。

第二类错误 β：当备择假设 H_1 为真时，错误地接受原假设 H_0 的概率 β，图 25.1 蓝色阴影部分。即 $\beta=P\{Z<-z_{1-\beta}|H_1\}=P\{T<d-\sigma\sqrt{2/n}z_{1-\beta}|H_1\}=P\{T<C|H_1\}$，$1-\beta$ 定义为权限，或权限 $=(1-\beta)\times100\%$

$$H_0: \mu_0-\mu_1=0 \tag{25-2}$$
$$H_1: \mu_0-\mu_1=d \tag{25-3}$$

图 25.1 展示了临床试验方案设计时统计参数假设检验原理。

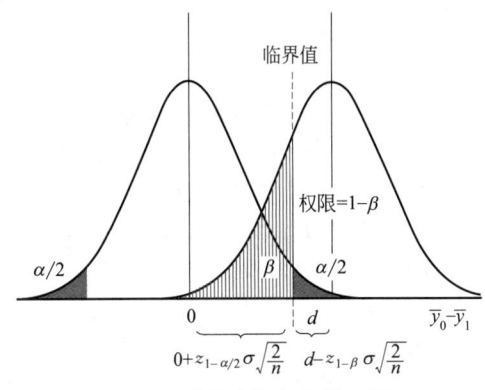

图 25.1 统计参数假设检验原理

对固定的 n 和给定的统计检验量，要使 α 减少，就要付出增加 β 的代价。同样，要减少 β，α 必定增加。要想使 α 和 β 同时减少，只有增加样本的个数 $2n$。

对给定的 d、α 和 β，由临界值与 α 和 β 的关系，n 应满足下述等式：

$$d-\sigma \sqrt{2/n} z_{1-\beta}=\sigma \sqrt{2/n} z_{1-\alpha/2} \quad (25\text{-}4)$$

或

$$n=2(z_{1-\alpha/2}+z_{1-\beta})^2/\Delta^2 \text{（这里 } \Delta=d/\sigma\text{）} \quad (25\text{-}5)$$

当 $\alpha=0.05$ 和 $\beta=0.8$ 时，$z_{1-\alpha/2}=1.96$、$z_{1-\beta}=0.84$，$2\times(z_{1-\alpha/2}+z_{1-\beta})^2=15.68$。因而，$n\approx 16/\Delta^2$。

（1）检验的显著水平 α　在实际应用中，药监部门希望 α 越小越好，这样会提高药品上市的标准，使不好的药品得到药监部门同意的概率很小；而药品生产单位则希望 β 越小越好，使好药被拒绝、得不到药监部门同意的概率很小。在临床试验中，检验的显著水平通常采用 $\alpha=0.05$，β 一般在 $0.1\sim0.2$ 之间，或者说权限 $1-\beta$ 在 $80\%\sim90\%$ 之间。这样的 α 和 β（或权限）广泛地被人们所接受。

（2）原假设 H_0 与备择假设 H_1　这是 Ⅲ 期临床试验必须要在试验方案中给出的。样本的大小，临床试验的成功与否，都和 H_0 与 H_1 密切相关，特别是 H_1，它的给出方式、精确与否，直接影响到样本的规模和大小。通常，原假设 H_0 是我们希望通过试验去拒绝的假设。例如，A 药的生产厂家希望通过试验证明 A 要比 B 好。那么，原假设 H_0 在这时就是 A 和 B 一样。当 $\alpha=0.05$ 且备择假设 H_1 是 A 要比 B 好时，拒绝 H_0 就是意味着我们有 95% 的把握肯定 A 要比 B 好。相对来说，H_1 的选择则要复杂、困难得多。只简单地给出"A 要比 B 好"还不够，要给出"A 要比 B 好"的度量程度，也就是效果的大小。如：$A-B>c$。原因是，样本是由 α 和 β 所确定的。而 β 是随 H_1 的不同而不同。给出数量化的度量 c，才意味着给定 H_1，使估计样本 n 变得可行。

在应用中，要给出这样的数量化的度量，常常需要通过统计师和临床研究人员的讨论而确定。虽然统计师无法决定效果的大小，但统计师应当通过与临床研究人员的讨论，从临床研究人员那里总结、引导出有关效果大小的信息。

（3）检验的权限值　它是在备择假设 H_1 成立时，拒绝原假设 H_0 的概率。药品生产单位希望它越大越好。但当 α 和统计检验量给定后，要增加权限（或减少第二类错误 **β**），只有增加样本的个数 n。鉴于样本的限制，权限一般取 80% 或 90%。

（4）其他与样本大小有关的参数　要估计样本的大小，除了需要知道效果大小外，还常常要了解方差。一般来说，方差可以通过下述几个途径来得到：①通过同一试验药品的前期临床试验的数据来估计；②过去类似患者的临床经验历史资料；③文献资料。一旦上述几个因素确定后，通常可借助一些统计软件计算样本的大小。常用的软件有：PASS、nQuery、SAS、East 等。

样本的估计可按变量类型分成三种：①离散型变量；②连续型变量；③到某一事件的时间。下面将按变量类型来讨论样本的估计问题。

25.1　离散型样本大小的估计

在临床试验中，有时其主目标变量是离散型的，如某一事件发生的百分比。这时，只要知道权限值、显著水平及组别之间差异大小，就可以计算样本的大小。下面将按单样本、多样本情况分别对计算样本的方法进行讨论。

25.1.1　离散型单样本大小的估计

在临床试验中，如果只有一个试验组且主目标变量是离散型的，则其样本大小的估计是属于单样本范畴。例如，在早期癌症临床试验中，人们常常要了解患者对试验药物的反应结果是否要好于患者对某一实用药物的反应结果。此时，如果患者对使用药物的反应结果是 p_0（已知）。那么，原假设 H_0 与备择假设 H_1 就是 H_0：$p<p_0$ 和 H_1：$p>p_1$，这里 p 是患者对试验药物的反应结果（未知）。

【例 1】　在一个 Ⅰ/Ⅱ 期针对某一种癌症的临床试验中，研究人员需要通过对药物 A 的试验决定是否要进一步研发此药。由于目前没有有效的治疗这种癌症的药物，只要患者对药物的有效反应结果大于 5%，则认为有必要进一步研发此药。研发的目标是有效反应结果大于 25%。这时可采用只有一个试验组别的开放式临床试验来达到目的。

此时，H_0：$p<5\%$，H_1：$p>25\%$。如果取检验的显著水平 $\alpha=0.05$，权限值 80%、90%，则可借助上述软件，给出样本大小的估计。以下是一段用于决定样本大小的 SAS 源程序。

```
proc power;
onesamplefreq test=adjz
    method=normal
    nullproportion=0.05
    proportion=0.25
    ntotal=.
    sides=2
    alpha=0.05
    power=0.8 0.9;
run;
```

这里，onesamplefreq 表示这是一个样本的离散型变量问题。test=adjz 表示是渐近正态有修正的 z 检验，检验也可以选择 test=exact（精确二项分布检验）或 test=z（表示是渐近正态无修正的 z 检验）。

method＝normal 表示计算方法是用逼近二项分布的渐近正态分布。计算方法也可以选择 method＝exact（表示用二项分布精确计算方法）。nullproportion＝0.05 是原假设下的反应效果。proportion＝0.25 是备择假设下的反应效果。sides＝2 和 power＝0.8 0.9 给出双边检验与权限值；ntotal＝. 则表明需要求的是样本大小。

这段 SAS 源程序生成的结果是：

The POWER Procedure

Z Test for Binomial Proportion with Continuity Adjustment

Fixed Scenario Elements

Method	Normal approximation
Null Proportion	0.05
Alpha	0.05
Binomial Proportion	0.25
Number of Sides	2

Computed N Total

Index	Nominal Power	Actual Power	N Total
1	0.8	0.804	20
2	0.9	0.903	29

从上面的结果可以知道：当权限值为 80％ 和 90％ 时，样本的大小应分别为 20 和 29。

25.1.2 离散型多样本大小的估计

不同于单样本情况，在临床试验中，如果试验组别的个数大于 1 且主目标变量是离散型的，则其样本大小的估计是属于多样本范畴。

【例 2】 在一个临床试验中，研究人员需要通过对药物 A 和 B 的对比试验决定药物 B 是否要比药物 A 更有效。 如果 A 的有效率为 40％，研究人员预期 B 的有效率要比 A 大 20％。取检验的显著水平 $\alpha＝0.05$，权限值分别为 80％、90％。如果采用平行 1：1 的对比试验，规模应是多大？

此时，$H_0：P_B－P_A＝0$，$H_1：|P_A－P_B|＞0.2$，$\alpha＝0.05$，权限值是 80％、90％。

以下是一段用于决定样本大小的 SAS 源程序。

```
proc power;
twosamplefreq test＝pchi
    dist＝normal
    proportiondiff＝0.2
    refproportion＝0.4
```

```
    groupweights＝(1 1)
    ntotal＝.
    sides＝2
    alpha＝0.05
    power＝0.8 0.9;χ
run;
```

这里，twosamplefreq 表示这是两个样本的离散型变量问题。test＝pchi 表示是 χ^2 检验，检验也可以选择 test＝LRCHI（极大似然比 χ^2 检验）或 test＝FISHER（表示是 FISHER 检验）。dist＝normal 指定分布是正态的。分布也可以选择 dist＝lognormal（正态对数分布）。refproportion＝0.4 是原假设下的反应效果。roportiondiff＝0.2 是备择假设下反应效果的差。groupweights＝(1 1) 是 A 与 B 分配比（1：1）。sides＝2 和 power＝0.8 0.9 给出双边检验与权限值；ntotal＝. 则表明需要求的是样本大小。

SAS 结果是：

The POWER Procedure

Pearson Chi-square Test for Two Proportions

Fixed Scenario Elements

Distribution	Asymptotic normal
Method	Normal approximation
Reference(Group 1)Proportion	0.4
Proportion Difference	0.2
Number of Sides	2
Null Proportion Difference	0
Alpha	0.05
Group 1 Weight	1
Group 2 Weight	1

Computed N Total

Index	Nominal Power	Actual Power	N Total
1	0.8	0.800	194
2	0.9	0.902	260

从上面的结果可以知道，当权限值为 80％ 和 90％时，样本的大小应分别为 194 和 260。

25.2 连续型样本大小的估计

在临床试验中，有时其主目标变量是连续型的。如患者的血压值、血糖水平。这时，只要知道权限值、显著水平及组别之间差异大小，就可以计算样本的大小。下面将按单样本、多样本情况分别对计算连续型样本的方法进行讨论。

25.2.1 连续型单样本大小的估计

在临床试验中，如果只有一个试验组且主目标变量是连续型的，则其样本大小的估计是属于连续型单样本范畴。

【例3】 在一个 I / II 期的临床试验中，研究人员需要通过对降血糖药 A 的试验决定是否要进一步研发此药。只要 2 型糖尿病患者用药 20 周后，用药前与用药后的 HbA1c 值的差大于 0.5，则认为有必要进一步研发此药。这时，我们可采用只有一个试验组别的开放式临床试验来达到目的。

此时，H_0：Diff$=0$，H_1：Diff>0.5。如果取检验的显著水平 $\alpha=0.05$，权限值 80%、90%。下面是一段用于决定样本大小的 SAS 源程序。

```
proc power;
    onesamplemeans test=t
        mean=0.5
        nullmean=0
        stddev=0.8
        ntotal=.
        sides=2
        alpha=0.05
        power=0.8 0.9;
run;
```

这里，onesamplemeans 表示这是一个样本的连续型变量问题。test$=$t 表示是学生分布 t 检验，检验也可以选择 test$=$EQUIV（检验均值相同的两个单边 t 检验）。nullmean$=0$ 是原假设下的均值。mean$=0.5$ 是备择假设下的均值。stddev$=0.8$ 表明标准方差是 0.8。sides$=2$ 和 power$=0.8$ 0.9 给出双边检验与权限值；ntotal$=.$ 则表明需要求的是样本大小。

结果是：

The POWER Procedure
One-sample t Test for Mean

Fixed Scenario Elements

Distribution	Normal
Method	Exact
Null Mean	0
Mean	0.5
Standard Deviation	0.8
Number of Sides	2
Alpha	0.05

Computed N Total

Index	Nominal Power	Actual Power	N Total
1	0.8	0.817	23
2	0.9	0.901	29

从上面的结果可以知道，当权限值为 80%、90% 时，样本的大小应分别为 23、29。

25.2.2 连续型多样本大小的估计

同离散型多样本情况类似，在临床试验中，如果试验组别的个数大于 1 且主目标变量是连续型的，则其样本大小的估计是属于连续型多样本范畴。

【例4】 在一个临床试验中，研究人员需要通过对药物 A 和 B 的对比试验决定药物 B 是否要比药物 A 更有效。如果 A 的有效率为 40%，研究人员预期 B 的有效率要比 A 大 20%。取检验的显著水平 $\alpha=0.05$，权限值分别为 80%、90%。如果采用平行 1：1 的对比试验，规模应是多大？

此时，H_0：$P_B - P_A = 0$，H_1：$|P_A - P_B| > 0.3$。$\alpha=0.05$，权限值是 80%、90%。

以下是一段用于决定样本大小的 SAS 源程序。

```
proc power;
    twosamplemeans test=diff
        dist=normal
        meandiff=0.3
        stddev=1
        groupweights=(1 1)
        npergroup=.
        sides=2
        alpha=0.05
        power=0.8 0.9;
run;
```

这里，twosamplemeans 表示这是两个样本的连续型变量问题。test$=$diff 表示是关于均值差的学生分布 t 检验，检验也可以选择 test$=$diff _ satt（表示是关于均值差的学生分布 Satterthwaite t 检验）或 test$=$equiv _ diff（表示检验均值等同的两个单边 t 检验）。meandiff$=0.3$ 是备择假设下的均值差。groupweights$=$(1 1) 是 A 与 B 分配比（1：1）。sides$=2$ 和 power$=0.8$ 0.9 给出双边检验与权限值；npergroup$=.$ 则表明需要求的是样本大小。

结果如下：

The POWER Procedure
Two-sample t Test for Mean Difference

Fixed Scenario Elements

Distribution	Normal
Method	Exact

	Mean Difference		0.3
	Standard Deviation		1
	Number of Sides		2
	Null Difference		0
	Alpha		0.05

Computed N Per Group

Index	Nominal Power	Actual Power	N Per Group
1	0.8	0.801	176
2	0.9	0.901	235

从上面的结果可以知道，当权限值为 80%、90% 时，样本的大小应分别为 176、235。

25.3　生存时间型样本大小的估计

在癌症临床试验中，人们常常要了解试验药物是否能延长患者的生存时间。此时，其主目标变量是生存时间或者某一固定时间的生存率。它是通过一对变量，时间和在相应时间的状态：是与否（如生存与否）来表示的。时间是正的连续型变量。相应时间的状态是离散型变量：1 常常用来表示不是，0 用来表示是。

【例 5】　在一个临床试验中，研究人员需要通过对药物 A 和 B 的平行 1∶1 对比试验决定药物 B 是否要比药物 A 更有效，更能延长患者的生存时间。如果用药物 A 后的中位生存时间是 20 个月。研究人员预期用 B 后中位生存时间是 30 个月。计划录取患者的时间是 24 个月，跟踪时间是 12 个月。取检验的显著水平 $\alpha = 0.05$，权限值分别为 80%、90%。此时试验的规模应是多大？

按上述假设，$H_0: S_1 = S_2 = 20$，$H_1: S_2 > S_1 + 10$。$\alpha = 0.05$，权限值是 80%、90%。

以下是一段用于决定样本大小的 SAS 源程序。

```
proc power;
    twosamplesurvival test=logrank
        groupmedsurvtimes=(20 30)
        accrualtime=24
        fut=12
        gweights=(1 1)
        sides=2
        ntotal=.
        alpha=0.05
        power=0.8 0.9;
run;
```

这里，twosamplesurvival 表示这是两个样本的生

存时间问题。检验也可以选择 test＝Gehan 或 test＝Taroneware。A 与 B 的中位生存时间是用 groupmedsurvtimes＝（20 30）来表示的。accrualtime＝24 与 fut＝12 分别给出录取患者的时间和跟踪时间。gweights＝（1 1）则给出 A 与 B 分配比（1∶1）。sides＝2 和 power＝0.8 0.9 给出双边检验与权限值；ntotal＝．则表明需要求的是样本大小。

结果是：

The POWER Procedure
Log-Rank Test for Two Survival Curves

Fixed Scenario Elements

Method	Lakatos normal approximation
Form of Survival Curve 1	Exponential
Form of Survival Curve 2	Exponential
Number of Sides	2
Accrual Time	24
Follow-up Time	12
Group 1 Median Survival Time	20
Group 2 Median Survival Time	30
Group 1 Weight	1
Group 2 Weight	1
Number of Time Sub-Intervals	12
Group 1 Loss Exponential Hazard	0
Group 2 Loss Exponential Hazard	0
Alpha	0.05

Computed N Total

Index	Nominal Power	Actual Power	N Total
1	0.8	0.801	396
2	0.9	0.900	530

从上面的结果可以知道，当权限值为 80%、90% 时，样本的大小应分别为 396、530。

SAS 源程序如下。

```
proc power;
    twosamplesurvival test=logrank
        groupmedsurvtimes=(20 30)
        accrualtime=24
        totaltime=36
        gweights=(1 1)
        sides=2
        ntotal=.
        alpha=0.05
        power=0.8 0.9;
    run;
```

会给出相同的结果。

在实际应用中，人们有时会用危险度的方式来描述同样的问题。危险度定义为 $h = \lg(2)/S$，S 是中位生存时间，$\lg$ 是自然对数函数。

此时，例 5 中，A 与 B 的危险度分别为 $h_A = 0.034657$、$h_B = 0.023105$。危险度的比是 $R = h_A/h_B = 150\%$。"研究人员预期用 B 后中位生存时间是 30 个月"这句话完全等价于"研究人员预期 A 与 B 的危险度的比 $R = 1.5$"。或者说，相对于 B，A 的危险度要增加 50%。

这时，$H_0: h_A = 0.034657$，$H_1: R \geqslant 1.5$ 分别为新的原假设和备择假设。

SAS 源程序如下。

```
proc power;
      twosamplesurvival test＝logrank
      hazardratio＝1.5
       refsurexphazard＝0.023105
       accrualtime＝24
       fut＝12
       ntotal＝.
       alpha＝0.05
       power＝0.8 0.9;
run;
```

可以用于求样本在上述原假设和备择假设下的估计值。

它的结果是：

The POWER Procedure

Log-Rank Test for Two Survival Curves

Fixed Scenario Elements

Method	Lakatos normal approximation
Form of Survival Curve 1	Exponential
Form of Survival Curve 2	Exponential
Accrual Time	24
Follow-up Time	12
Reference Survival Exponential Hazard	0.023105
Hazard Ratio	1.5
Number of Sides	2
Number of Time Sub-Intervals	12
Group 1 Loss Exponential Hazard	0
Group 2 Loss Exponential Hazard	0
Alpha	0.05
Group 1 Weight	1
Group 2 Weight	1

Computed N Total

Index	Nominal Power	Actual Power	N Total
1	0.8	0.801	396
2	0.9	0.900	530

结果与前面的完全相同。

（朱元根）

第 26 章

临床研究报告格式和管理

临床研究报告（clinical study report，CSR）是综合描述一项临床研究的总结报告，其应当是一份完整、内容明确、条理清晰、易于审评的报告，通常包含临床及统计描述。CSR 内容通常是由试验项目介绍、方法描述、数据分析展示及结果结论整合而成，其中还包含针对这项研究进行的所有分析的图表结果。在 CSR 正文的末尾通常有附录文件，包括临床试验方案、病例报告表、研究者相关信息、试验药物相关信息、统计信息、受试者数据信息、试验方案相关的统计信息，如试验方案偏差统计或受试者脱落总结，以及相关参考文献等。CSR 中还提供完整的个体患者数据，从而保证必要时药政部门可以对关键分析进行重复。

各个国家和地区的药政管理部门对 CSR 结构和内容的要求略有不同，但大多数都遵循 ICH E3 有关 CSR 构架和内容的指南要求（ICH，1995）。CSR 不只是对临床研究和统计分析的简单总结，它应该对临床研究方案的关键设计特点和研究的方法、计划、实施过程以及结果有清晰并深入的展示和解释，以协助药政部门及其相关审阅人员对临床试验如何进行和试验结果如何获得准确的分析等有明确的认识和理解。报告中所包含的数据和分析方法等应该尽可能详细，使得药政部门在必要时可以重复关键分析。通过阅读 CSR，读者应该可以理解为什么和怎样进行相应的临床试验，收集和分析了哪些数据，从数据分析结果中得出的结论的性质和程度等信息。CSR 是申办方药物开发战略的重要组成部分。按照 ICH 标准和所在国的药监要求，申办方应当制定与 CSR 有关的 SOP 和临床研究报告框架模板。本章拟就 CSR 的准备过程和 ICH 的格式要求作一阐述，希望对即将或计划进行全球申报的申办方在制定其临床研究报告策略时有所借鉴。

26.1 临床研究报告的准备和管理流程

在遵循 CTD 结构的递交文件准备中，CSR 位于 CTD 模块 5 的位置（ICH，2016b）。这些针对单个临床研究的 CSR 提供了递交中临床研究部分的具体信息和数据，为位于模块 2 中的临床有效性总结、临床安全性总结以及临床综述文件奠定了坚实的数据基础。模块 2 中的临床有效性和安全性总结通常是针对多个研究进行的总结，而单个 CSR 则集中针对一项特定的临床研究进行结果报告。CSR 在 CTD 中所处的位置以及和其他 CTD 临床相关文件的关系参见图 26.1。另外 CSR 还经常被作为针对该项临床研究发表的学术文章或在全球不同地区进行临床研究结果披露文件的内容基础，所以撰写高质量的 CSR 是非常有必要的。尤其是目前国内很多正在进行的肿瘤产品研发，有时会使用一个 IIb 期关键性研究来支持产品的上市申请。依据所有临床数据的 CSR 是支持产品上市申请获批的基础，因而 CSR 的重要性显而易见。对于递交用临床文件来说，CSR 从结构和内容上看是相对最为繁多而复杂的。一份包含所有试验结果表格、列表和数字（TLFs）及其相关附录的 CSR 通常会有数千页。因此，组建能够胜任的团队及其专职人员（通常是医学撰写人员）共同负责撰写 CSR 对产品的成功至关重要。

临床研究报告通常由医学撰写人员作为执笔作者，通过与包括项目医学专家、临床药理学家、临床项目经理、统计专家、统计程序员、数据管理专家、药物警戒专家、法规事务负责人、医学事务负责人（上市后研究）等组成的 CSR 撰写项目团队的紧密协作完成。如果 CSR 撰写项目团队中不包括医学撰写人员，则写作及沟通协调的工作也可以由项目医学专家或者项目经理来完成。表 26.1 总结了临床研究报告撰写工作小组的核心成员以及他们在报告撰写过程中承担的主要职责。

无论临床研究项目是按计划予以完成或提前终止，只要有受试者被纳入研究中，申办方都应当完成 CSR 的写作。即使由于某种原因临床试验项目不得不提前结束，申办方也应该完成相应的总结报告（此时可能使用简要报告的形式），以便为后续研究提供必要的基础性信息。需要递交给药政部门的 CSR 应当在完成后交给申办方药政事务部门按照所在国的药政申报程序完成申报。

CSR 的计划、撰写、审阅、修改和批准应当和其他临床试验文件一样进行管理和操作。图 26.2 演

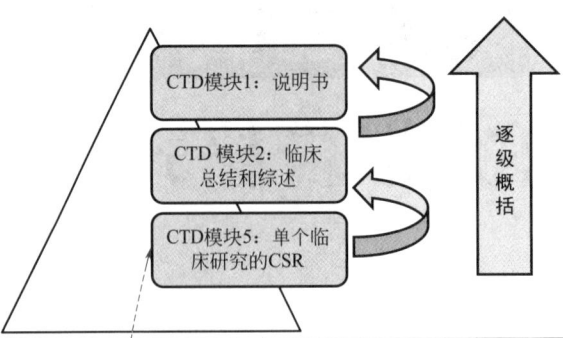

TMF模式中文件名称	CTD模块	ICH E3部分	eCTD STF
各类声明(Debarment Statement)	区域M1 (非CTD部分)	/	/
FDA1572表	US M5.3	/	/
药政授权决定(Regulatory Authorization Decision)	区域M1 (非CTD部分)	/	/
试验终止药政通知(Regulatory Notification of Trial Termination)	区域M1 (非CTD部分)	/	/
财务声明表	区域M1 (非CTD部分)	/	/
临床研究报告(Clinical Study Report)	M5.3	概要(Synopsis) 报告正文(Report Body)	概要(Synopsis) 报告正文(study-report-body)
方案(Protocol)	M5.3	附录16.1.1 (Appendix 16.1.1)	protocol-or-amendment
方案修正版(Protocol Amendment)	M5.3	附录16.1.1 (Appendix 16.1.1)	protocol-or-amendment
方案签名页(Protocol Signature Page)	M5.3	附录16.1.1 (Appendix 16.1.1)	protocol-or-amendment
方案修正版签字页(Amendment Signature Page)	M5.3	附录16.1.1 (Appendix 16.1.1)	protocol-or-amendment
样本病例报告表(Sample CRF)	M5.3	附录16.1.2 (Appendix 16.1.2)	sample-case-report-form
知情同意书(Inform Consent Form)	M5.3	附录16.1.3 (Appendix 16.1.3)	iec-irb-consent-form-list
主要研究者简历(Principal Investigator CV)	M5.3	附录16.1.4 (Appendix 16.1.4)	list-description-investigator-site
随机计划(Randomization Plan)	M5.3	附录16.1.7 (Appendix 16.1.7)	randomization-scheme
稽查证书(Audit lertificate)	M5.3	附录16.1.8 (Appendix 16.1.8)	audit-certificate-report
统计分析计划(Statistical Analysis Plan)	M5.3	附录16.1.9 (Appendix 16.1.9)	statistical-methods-interim-analysis-plan
最终分析结果(Final Analysis Outcome)	M5.3	附录16.1.9 (Appendix 16.1.9)	statistical-methods-interim-analysis-plan
统计报告(Statistical Report)	M5.3	附录16.1.9 (Appendix 16.1.9)	statistical-methods-interim-analysis-plan
方案偏离(Protocol Deviation)	M5.3	附录16.2.2 (Appendix 16.2.2)	protocol-deviations
注释CRF(annotated CRF)	US M5数据集	附录16.4 (Appendix 16.4)	annotated-crf
最终分析原始数据集(Final Analysis Raw Datasets)	US M5数据集	附录16.4 (Appendix 16.4)	data-tabulation-dataset
最终分析编程(Final Analysis Program)	US M5数据集	附录16.4 (Appendix 16.4)	analysis-program
最终分析数据集(Final Analysis Datasets)	US M5数据集	附录16.4 (Appendix 16.4)	analysis-dataset

图 26.1　ICH CSR 和 CTD/eCTD 中其他相关文件的关联关系

表 26.1　临床研究报告撰写工作小组核心成员及职责总结

成员	角色	主要职责
临床医学/科学专家	文件总负责人或审批者	提供 CSR 中的医学和科学解释，通常对该报告负有全部责任
医学撰写人员	作者	协调与 CSR 撰写有关的活动，包括制订计划、起草或完善 CSR，解决撰写中出现意见或建议冲突，完善 CSR 中的医学和科学解释
临床项目负责人或经理	审批者	提供 CSR 中与项目运营操作相关的必要信息（如需要）；作为项目总体责任人审批 CSR
临床药理学专家	作者/审阅者	撰写 CSR 中临床药理学相关的部分（特别是Ⅰ期研究），并确保临床药理学相关的内容是准确和清晰的。如果是Ⅰ期临床研究报告，通常会是审批者之一
药物警戒专家	审阅者	确保 CSR 中的安全性数据和解读准确清晰
统计师	审批者	进行和确保 CSR 中的统计评价和其他数据分析结果准确性
程序员	审阅者	提供数据库整合和数据总结图表设计的计算机程序服务
数据管理员	审阅者	认证和核查 CSR 中的数据
药政事务代表或质量保证代表	审批者	确保 CSR 满足药政指南要求
医学事务负责人	审阅者	支持 CSR 中数据的医学和科学解释（特别是上市后研究）

启动时间点：
通常在研究结束即末位患者末次访问(LPLV)时间点左右

启动时间点：
- 通常在得到统计分析主要结果之后立即开始
- 时间紧急情况下可提前根据方案和统计分析计划进行模拟CSR准备

启动时间点：
- 根据CSR撰写计划在适当时间点组织内部审阅者进行审核
- 根据项目安排事先确定每轮审阅的时长

启动时间点：
当CSR撰写团队就报告内容达成一致，且CSR已经经过质控检查后启动

参与者：
通常由CSR撰写者组织，邀请CSR核心工作团队参加(见表26.1)

参与者：
- 医学撰写者进行初稿撰写
- CSR核心工作团队提供支持

参与者：
医学撰写者及CSR核心工作团队，必要时也包括管理层审阅者、项目牵头研究者

参与者：
通常由CSR撰写者组织，邀请CSR核心工作团队参与

主要活动：
- 确定临床试验研究报告类别/类型及模板
- 计划CSR写作时间表
- 确定临床研究报告团队成员职责
- 确定源文件
- 决定是否需要准备模拟报告
- 确定CSR中需要用到的表格/图表

主要活动：
- 根据确定的模板、源文件(如方案和统计分析计划等)和统计分析结果进行CSR初稿的撰写
- 医学撰写者可酌情在初稿完成前与团队确认CSR重要信息

主要活动：
- 医学撰写组织CSR团队成员对相应CSR草稿进行审阅
- 团队成员根据商定的职责计划进行相应章节的审阅并提出意见
- 医学撰写者整合审阅意见并组织讨论会
- 医学撰写者对CSR草稿进行更新

主要活动：
- 对CSR进行质量控制检查
- 根据商定的职责划分对最终版CSR签字确认
- 发布最终CSR
- 将最终版CSR进行存档
- CSR终稿确定后不得对内容进行任何修改

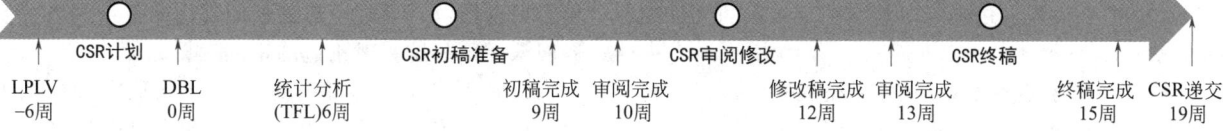

CSR计划　　　　CSR初稿准备　　　　CSR审阅修改　　　　CSR终稿

| LPLV −6周 | DBL 0周 | 统计分析 (TFL)6周 | 初稿完成 9周 | 审阅完成 10周 | 修改稿完成 12周 | 审阅完成 13周 | 终稿完成 15周 | CSR递交 19周 |

图 26.2　临床研究报告准备的一般流程和平均时间表

示了临床试验研究报告完成一般程序。通常 CSR 的管理流程包括启动、撰写初稿、审阅、修改和批准等若干步骤。CSR 准备的时限安排应根据项目的优先等级做出相应规划。若 CSR 成为上市申请递交材料中的限速环节时，通常需要采用最优化的撰写流程来确保高效的交付结果。在这种情况下，撰写者会在获取统计分析主要结果（topline analytic results）前就开始并锁定所有方法学相关内容的章节，得到终版统计分析结果后，撰写者可以根据终版统计分析结果，再集中资源进行结果和结论部分的撰写。总体 CSR

的撰写时间，特别是 CSR 的初稿准备时间不宜过度压缩，这样可以保证团队在较高质量的初稿基础上继续后续的讨论和修改。例如，大型 III 期注册产品临床试验的 CSR 的初稿准备时间一般在 3～4 周左右，通常会安排两轮审阅，包括申办方 CSR 团队、申办方管理团队和主要研究者。当参与审阅的人员较多时，也应提前规定好审阅用时，如每轮审阅在 5 个工作日内完成。同时合理安排文件质量保证审核和终稿的时间安排。一般情况下，大型 III 期注册研究的 CSR 通常可以预期在获得终版统计分析结果后的 2 个月左右完成。根据项目的具体情况，报告撰写的时间安排需要做出相应的调整。

26.1.1 临床研究报告的启动

因为 CSR 的准备工作离不开团队的紧密合作，故而在开始 CSR 的撰写之前应进行启动会议或其他形式的启动程序，如电话或者邮件沟通等，主要目的是使撰写团队成员对 CSR 撰写的时间、步骤和 CSR 撰写项目团队成员责任分工等达成共识。启动会通常商定相关撰写任务包括但不限于：

① 决定 CSR 撰写团队的成员名单以及职责分工。

② 根据项目的紧急程度确定 CSR 撰写的时间安排（包括每个重要步骤的时间安排）以及 CSR 的撰写方法。其中的主要任务包括但不限于：

· 明确 CSR 计划文件的准备，包括 CSR 框架/模拟报告（shell/mock report）的准备、初稿、审阅、更新、再次审阅、终稿过程的分工合作和时间要求。为了确保文件质量，所涉关键步骤的耗时不应过度压缩。

· 针对时间不紧急的项目，通常建议在收到统计结果后开始 CSR 初稿的准备，以避免重复工作；针对时间紧急的项目，建议在统计结果完成之前就已经完成并锁定 CSR 中所有结果不相关的章节；在时间特别紧急的情况下还建议酌情根据统计分析主要结果列表（topline data table/listing/figures）对结果部分进行预估性准备。请注意这种预先的文件准备有可能在正式结果出现之后需要重大修改，故 CSR 撰写项目团队需要商议并决定针对特定项目采取的文件准备方法。

· 讨论并决定在 CSR 撰写过程中需要进行几轮审阅以及每次参与审阅的审阅者。

③ 讨论并决定 CSR 中相关疗效和安全性数据结果分析概述的准备策略和方法流程，尤其是事件描述的撰写，如针对出现死亡、重要不良事件、不良事件导致退出研究，以及事先规定的特殊关注事件的受试者案例。

④ 讨论并决定 CSR 附件的标准、内容和格式要求。

⑤ 确定 CSR 撰写应包含的参考文献或引述文件，包括所涉的临床研究方案和统计分析计划等重要试验文件的修订版本。

对于 CSR 撰写时间表而言，完整版 CSR 的平均完成时间约需 25 周，加速完成报告可以提升到 16 周左右，简要版 CSR 报告通常可以在 8 周左右完成。

26.1.2 临床研究报告初稿撰写

针对时间比较紧急的项目，在数据库锁定之前需完成对 CSR 相关方法学及其与数据不直接相关的章节的撰写，这部分通常被称为 CSR 框架报告或模拟报告。在理想情况下，这部分内容需要在数据库锁定之前被 CSR 撰写项目团队审阅并最终定稿。在后续 CSR 统计分析结果部分的撰写过程中，这部分不需要再进行更新。

CSR 方法学部分应尽可能保持简洁，合理引用临床试验方案和统计分析计划中的内容，无须对所有方法及操作、分析细节进行重复赘述。方法学部分应更为关注在临床研究进行过程中未按照计划执行的部分，并对这些没有按照计划进行的部分进行分析，讨论其对研究本身及其结果解读是否会造成影响。

当收到统计分析结果后开始撰写 CSR 的结果部分。撰写过程中，作者需要和 CSR 撰写团队紧密合作，最好在第一稿形成之前与撰写团队就 CSR 的内容策略（包括结果的展示方法、结论等）进行协商并达成共识，并根据 CSR 撰写团队的统一意见完成结果部分各章节的撰写。

26.1.3 临床研究报告初稿审阅及修改

根据项目的需要以及申办方的 CSR 管理 SOP 要求，CSR 初稿需要经过 CSR 撰写团队、申办方管理团队和/或研究者的审阅。

按照启动会议商定的时间准时发放 CSR 各版初稿给相应的审阅者进行审阅，并提示审阅团队成员要按照时间计划反馈审阅意见。如果某职能部门有多位审阅者，可以要求该部门反馈经整理后的部门统一意见。根据惯例，通常不建议相同部门多位审阅者分别返回未经部门统一讨论过的审阅意见。

CSR 撰写团队要事先商定 CSR 初稿审阅所用方法。传统的审阅方法是由 CSR 作者通过邮件把初稿用文本形式（如 word 版本）或 PDF 文件的形式发给审阅者，这种操作需要作者投入大量的时间来整理合并意见，过程中还容易出现人为疏漏。现代的审阅方法多是使用文件共享平台或软件进行审阅。这两种审阅方法的特点比较如下：

① 使用 Word/PDF 文档进行审阅　较为方便审

阅者直接修改或予以评注，无须安装特殊软件或涉及系统登录或管理权限；但 Word/PDF 文件不能支持多人同时在线审阅，无法自动合并多人审阅意见。

② 使用共享平台或者审阅软件进行审阅　可以实现多人同时审阅编辑，极大提高审阅效率；但需要购买特殊软件，并涉及下载安装和建立系统权限管理规程。

收到审阅者意见之后要首先对所有收到的意见进行汇总整理，清晰、明确，不需要团队讨论的意见可以直接由作者进行修改。需要不同部门进行讨论并决定如何做出修改的共识。这种方式可以以评审意见讨论会的形式进行。负责收集和汇总各方评审意见的 CSR 作者发起并组织讨论。CSR 撰写者通常在会前会向与会者提供需要讨论的问题，便于与会者做好讨论准备，以提高会议效率并能快速达成修改共识。评审讨论会后，撰写者在基于 CSR 团队成员在会议中的共识对 CSR 进行修改，并生成新版修改稿。

26.1.4　临床研究给报告的质量保证要素

临床研究报告是临床研究过程中展示交付结果的一份重要文件，多用于药品注册。CSR 包含了研究计划（研究方案）、实际研究过程、评价方法、数据分析、有效性和安全性结果，并提供临床研究的整体结论。ICH E3 指南建议的 CSR 五点质量要求可以概括为"完整、无歧义、组织良好、易于审阅"和对关键性设计特性的"清晰的说明"。综合 CSR 的药政质量标准和行业质量管理体系研究，CSR 的总体质量因素主要包括以下 3 个方面：

（1）首要质量目标是无歧义

① 数据满足正确、一致、完整和客观的标准。

② 科学和客观性，即不偏倚和较均衡。

（2）重要质量目标是完整、合规和结构清晰

① 显示结构完整性，即数据及结果能够展现整个研究，诸如试验项目计划与管理等，都是基于研究方案和统计分析计划要求完成的，因而所有结果及其结论具有可靠性。

② 内容合规性，即满足药政标准、要求和操作规程。

③ 层次良好性，即报告结构合宜。

④ 传递焦点做到易读性、充分的背景材料及其结论，即方法、数据和医学内容的充分性、合宜的风格、清晰的层次结构、陈述/叙事主线。

⑤ 研究背景与试验项目中的目标/设计/数据/结果描述一致，与其他试验在同一适应证和临床发展的一致性，有研究基础依据和充分可信的结论。

（3）恰当的语言技能和充分的结论

① 语言表述正确性，即数据和结论的可信性。

② 描述一致性，即方法/数据/结论描述不矛盾。

③ 标识清晰性，即对目标、结构描述准确，以及正确和适宜的间隔尺寸。

④ 报告易读性，即吸引和针对关键接受人的目标语言。

⑤ 语言简洁性，即篇幅和细节水平不冗余。

虽然目前 CSR 质量管理尚未建立统一的评价标准，上述总体质量因素的考虑点仍不失为可供参考的质控评价要素之一。

26.1.5　临床研究报告的批准

CSR 撰写者组织相关审阅者对 CSR 终版稿进行进一步审阅，并确认其同意修改版 CSR 的内容。根据 SOP 或研究计划，可以要求研究者对 CSR 修改稿提出修改意见或确认签字。根据 ICH E3 要求，如果涉及研究者签字确认，其签字应被保存在 CSR 附件中。在完成终版 CSR 审批前，质量保证或药政事务负责人员需要对 CSR 终稿文件进行内容及格式的质量审核。完成质量保证审核后，根据申办方的 CSR 审批流程对 CSR 进行审批签字规程管理。一旦完成所有相应审批者签字，CSR 则被视为最终版 CSR，并可以发布和作为递交文件的一部分并且按照申办方规程进行存档。值得指出的是最终版 CSR 产生后不得对 CSR 进行任何形式的内容更改。如果批准后经过申办方讨论仍建议继续修改，则需要按照 CSR 修改流程管理重新启动修改流程和审批程序。

26.2　临床研究报告的内容及格式要求简介

26.2.1　临床研究报告内容简介及其主要参考指南

各国药政监管部门对于临床研究报告的具体内容和格式虽然要求略有不同，但大多数仍是遵循 ICH E3 "临床研究报告的结构与内容"指南要求，其内容组成主要包括封面、摘要、正文、图表及附件等部分。其中临床研究报告的摘要章节主要提供简单概要，既要包括对研究目的方法的简单描述，也要概括研究的主要结果及结论。临床研究报告摘要有的时候需要作为结果公示的文件，所以撰写时要注意该章节可以独立于报告的其他章节单独使用；临床研究报告的正文部分是 CSR 的主体内容，需要引用针对结果的重要分析表格及图示，并对其进行分析描述。其他支持性或附加的表格及图示可以置于 CSR 的专属表格章节中（参见 26.2.2 节描述）。需要注意的是 CSR 正文中应针对未在正文中直接引用，但却对结果了解有帮助的表格清晰标识出位置及编号，便于读者快速定位，并帮助审阅理解。其他临床研究相关的具体内容信息可以收录在 CSR 附录中，CSR 正文里可以对

这些研究相关信息进行交叉引用。图 26.3 展示了临床研究报告各章节之间的关联性。

需要特别注意的是按照 ICH E3 中规定，除了有效性和安全性结果分析与描述外，CSR 应列出和描述所有与入选/排除标准、方案实施、受试者管理和评估有关的重要的方案偏离情况，并在总结报告中对所有方案偏离进行归纳和分类，如不符合入排标准但进入试验、符合退出试验标准但未退出、接受了错误的治疗或不正确剂量、同期用药中有禁止用药等，并需要在总结报告附件中列出有偏离方案的受试者详细情况和原因。按照 ICH E9"临床试验统计原则"的规定，在描述盲法核查时，应在可能的补充文件中写明分析时对偏离方案的处理方法，最好确认任何对试验方案偏离发生的时间、原因及对结果的影响，包括偏离试验方案的频率、类型、缺失值，以及其他问题等均需写入 CSR 中，而且这些因素对试验结果可能产生的影响亦需在试验方案中论述。

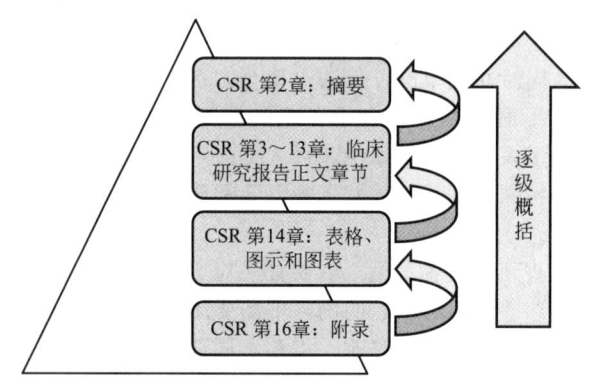

图 26.3　CSR 各主要章节间的关联性

26.2.2　临床研究报告具体结构和内容要求

按照临床试验的性质，Ⅰ 期或 Ⅱ/Ⅲ/Ⅳ 期的 CSR 内容会略有不同。按照 ICH E3 指南要求，CSR 的结构和内容要求见表 26.2。

表 26.2　CSR 的结构和内容

章节序号及名称	内容描述和说明
1. 标题页	标题页呈现的信息有： • 研究标题 • 试验药物/研究性产品的名称 • 研究适应证 • 如标题不明显,简短(1~2 句)描述方案设计方法(平行、交叉、盲法、随机化)、对照(安慰剂、阳性对照、剂量-效应)、持续时间、剂量和患者人群 • 申办方的名称 • 方案标识(代码或编号) • 临床试验的研发分期,如 Ⅰ/Ⅱ/Ⅲ 期等 • 试验起始日期,如首例患者入选或任何其他可证实的定义 • 试验提前终止的日期(若存在) • 试验完成日期,即末位受试者完成试验日期 • 主要或者次要研究者姓名及其隶属机构,或申办方负责的医学专员信息 • 公司/申办方负责人签署的姓名,如公司/申办方中负责研究报告的人员。公司/申办方联络人的姓名,电话号码和传真号码应在本页或申请信中注明,以负责在研究报告审评过程中发现问题时进行联络等 • 声明这项研究是否遵循 GCP,以及数据结果的真实完整性等,包括必需文件的存档 • 报告日期,可根据名称和日期确定同一试验的任何早期报告 　　对于国际多中心临床试验,可以列出国家和地区的名称,以及各个研究机构的研究者姓名(如要求)。即使没有招募到受试者但收到试验药物的研究者也应该列在研究者列表中,可以用星号注解的方式予以说明(如需要)。没有收到试验药物和没有招募到受试者的研究者一般不用列在名单中;也可以只列出牵头研究者的姓名和单位,其余研究者则列在附录的列表中。如果参见国家/地区和研究者的名单较长,也可以将其姓名列表放在第二页
2. 概要	• 应提供临床试验的简要概要,其应包含的要点有试验方案的标题、牵头研究者姓名和研究机构名称(包括国家和地区名)、试验起始和结束日期、临床试验阶段、试验目的、试验主要设计、试验组别受试者人数总结(如入组人数、完成人数、药动学评价人数、安全性评价人数等)、招募入组标准、试验药物管理(如剂型/剂量、服药周期等)、药动学和安全性评价(如需要测定的特殊药动学参数和测定时间、特殊的安全性监督要点、药效学评价(如 s 适用等)、分析方法总结(如药动学或药效学测定方法、测定方法认证的说明、定量测定的限度和动态范围等)、统计方法(如数据的统计方法和比较模式等)、药动学和/或药效学结果、安全性结果(经历 SAE 的受试者人数及其 SAE 原因和有关治疗、非正常实验值结果等)、结论(如给出临床试验结果的重要结论申明,这个申明应当与全面临床研究报告的结论一致)等。概要应使用具体数据来说明结果,而不仅仅是文本或 p 值 • 研究方案纲要应提供总结试验的简要概述 • 列表或文字描述均可,但文字描述应简洁 • 如果试验结果已经发表,可以注明发表的日期
3. 目录	• 每个章节(包括汇总表、图示和曲线图等)的页码或其他定位信息 • 提供的附录、表格及任何病例报告表的列表和位置

续表

章节序号及名称	内容描述和说明
4. 缩略语和术语定义表	应提供一份缩略语表,以及在报告中使用的专门或不常见的术语或测量单位的列表和定义。缩写的术语应该拼写出来,并且在文本中第一次出现时在括号内指明缩写
5. 伦理学	伦理学具体的相关内容包括: • 研究的伦理行为;需要申明"本研究按照《赫尔辛基宣言》的伦理学原则进行和完成" • 独立伦理委员会或机构审查委员会信息,即表明试验方案和修正案均按照所在国家和地区药政要求经过伦理委员会的审查和批准。伦理委员会名单列表可以放在附录中 • 患者知情与同意,即需要说明受试者接受知情同意过程的程序和时间。知情同意书样板可以放在附录中
6. 研究者和研究管理架构	简短描述临床研究管理模式;简要说明临床研究的管理模式或架构,包括各参与团队或人员的角色或作用(不需要涉及具体人员的姓名),如研究者、临床研究协调员、顾问委员会、数据安全监督委员会、终点评价委员会、研究机构、统计师、中心实验室、合同研究组织、管理/监督团队等,以及申办方、合同研究组织、研究机构之间的关系和职责等
7. 简介	可以引用试验方案的引言部分,简要介绍与试验药物有关的病症及其治疗现状,试验方案设计的理念和科学原理,试验药物及其相关类别药物的发展现状,CSR 报告数据的截止日期(如适用);如果申办方曾经完成和递交过中期或其他研究报告的话,可以在这一部分给出报告的关联信息,如标题和递交日期、所报告的早期结论等;如果新的 CSR 是早期报告的延续,可以说明有多少新的研究数据或信息被包括在新的 CSR 中
8. 研究目标	对研究总体目标进行说明,可以直接从试验方案中摘取
9. 研究计划	研究计划部分通常主要包括如下内容: • 整体研究设计和计划。描述临床试验的方法和验证目标,包括试验设计(如平行或交叉设计等)、盲态、治疗组别(如随机或分类入组等)、对照(如安慰剂、阳性对照等)、研究机构数目(如国际多中心、多中心、单中心等)、清洗期(如有)、招募的受试者分布及其人数、治疗期设置、治疗条件设置、剂量/剂量范围/剂量服用间隔等设计原理、剂量调整的条件、筛选访问和其他访问、计划检测或观察的步骤和目标、研究结束后的跟踪(如有)、受试者退出试验的步骤和管理等 • 研究设计相关的讨论,包括对照组的选择 • 研究人群的选择。描述入选和排除标准(应与试验方案描述一致),入组受试者从治疗或者试验中被剔除的前提条件,以及需要跟踪监督他们的时间长度和原因(如需要) • 治疗 　- 试验药物的描述,包括服用途径、频率、服药时间、与食物的关系(空腹与否)、剂量范围等。如果试验药物需要配制,则应当对配制过程及其要求予以说明 　- 分配受试者入组的方法。详细描述随机方法,包括随机编码的产生、分类入组的要求(女性、男性、吸烟与不吸烟等)。随机编码列表可以列在附录中。如果没有随机过程,可以略去这一部分 　- 盲态。盲态过程和要求(IVRS 管理、密封信封、标签条码等技术)、试验药物和对照或安慰剂有否形态、气味或味道的区别,破盲的条件和方法,较难盲态情形(如特殊气味或特殊作用、医疗器械等)的特殊盲态处理或方法等。非盲态试验可以略去这一部分 　- 同期服用药物。试验过程中允许和不允许服用的同期服用药物,或治疗程序 　- 治疗依从性。确保和记录治疗依从性的措施,如药物清点计量、受试者日志、血/尿或其他体液的药物浓度测定等。如果没有或不用采取相应的措施,最好也应予以说明原因或依据 • 药动学程序。可以从试验方案中摘取。描述血样、尿样或其他生物样本的收集方法,总结需要测定或观察的对象、方法、时间、频率和程序等,包括测定样本的服务公司名称、地点和国家等(如适用)。如果只有药效学研究被进行,则这一部分可以按照申办方的要求略去或注明"不适用" • 药效学程序。简要描述药效学的方法和程序,但如果涉及特殊或非标准药效学参数或测定,则最好予以详述。测定和观察的对象、方法、时间和程序等应当予以说明。其他试验方案要求的测定,如生化检测、微生物检测、X 光测定等,可以在此部分中予以描述,或单独列为一项内容予以描述。如果没有药效学研究的话,则这一部分可以按照申办方的要求略去或注明"不适用" • 安全性评价。可以从试验方案中摘取。这一部分主要依据试验方案的描述对安全性评价的方法和程序予以描述,包括评价和观察什么、何时或怎样评价或观察等。临床试验中涉及的安全性评价方面主要有三类,即 　- 不良事件和严重不良事件的观察、记录和报告 　- 化验值评价。实验检测项目,怎样和何时进行检测,以及出现异常值时需要采取的行动等。任何涉及实验检测的中心或地方实验室名称、地点和国家都应该同时说明 　- 其他安全性评价。如生命体征检测结果,即血压、脉搏、温度、呼吸率、ECG 等 如果有外包服务公司进行安全性评价的话,如 SAE 的收集和报告,需要对相关公司的名称或中心评价者的姓名予以说明。安全性评价的结果应该单独成为一个章节予以总结 • 数据质量保证。保证准确、恒定、完整和可靠数据的措施,比如培训、监查程序和方法、指南手册、中心实验室或结果阅读员方法、稽查等。如果涉及稽查措施,应该指明被稽查的研究机构数目,由谁完成稽查。如果 CSR 被稽查的话,也可以予以申明 • 统计方法。讨论受试者样本规模的确定和原理,包括统计学考量因素或其他限制性因素等。如果统计学方法和/或计算方法有理论依据的话,应该列出参考文献。统计计划书的内容可以在此引用,如协变量的调整方法、排除受试者数据在分析之外的原则或统计决策原则等。如果存在中期分析的话,应该同时予以描述 • 研究或计划分析行为的变更。这部分内容是本章节中的重点,描述临床试验开始后研究或计划分析方法的变更,包括改变的时间和变化前后相关数据的处理(如有),需要讨论清楚这些关于研究实施或分析的变化对结果和结果解读是否造成影响。关于统计分析方法的变化应按照数据库锁定前后进行区分报告

章节序号及名称	内容描述和说明
10. 受试者	该部分主要包括以下内容（具体数据分析可与附录中的相应列表相关联）： • 受试者的处置。对所有进入研究的受试者人数进行明确说明，提供随机分组、进入研究治疗和完成研究各个阶段的受试者数目（如筛选失败及其原因，药物质量的时长，同期药物服用状况和可能影响等），以及终止原因（总结停服试验药物的状况和受试者百分比及其原因） • 方案偏离。应描述所有严重和重要方案偏离，并对这些方案偏离在不同治疗组之间的出现情况及其原因进行总结（如不符合入组标准、同期服用非允许药物、服用药物剂量错误等） • 分析数据集。明确各数据分析集的目的、包括的受试者人数，以及受试者排出各数据分析集的原因 • 人口统计学和其他基线特征。总结受试者人口学信息和基线特征，主要包括人口学变量、疾病因素、既往病史、相关既往治疗、伴随治疗等因素的描述 　如果试验方案有若干治疗或对照组的话，可以将上述受试者状况按照治疗组别分别予以总结
11. 疗效评估	Ⅰ期和Ⅱ/Ⅲ/Ⅳ期临床试验CSR的差异性可以体现在本章节中。总体来说，有关疗效评估的要点可以包括但不限于： • 疗效评估分析数据集。明确针对疗效评估共使用多少数据集，这些数据集包括哪些受试者 • 治疗依从性的分析。分析不同治疗组中受试者对治疗方案的依从性，通常从治疗时长和使用剂量两个方面分析 • 疗效结果和个体患者数据列表。针对所有预定的疗效性指标按治疗组别进行分析。按照主要、次要及探索性终点指标的结果进行分组总结 • 在本章节的结尾应提供疗效结论，简明扼要地描述疗效相关的重要结论 　如果该临床研究为Ⅰ期评价药动学或药效学，则在本章节总结药动学或药效学数据分析结果，包括的内容可以有： • 测定过程。测定方法类别、敏感性认证、校正范围、测定的特异性和重复性。如果有外包公司介入，应当指明承担测定的外包公司的名称 • 参数定义和计算。列出所有参数和计算方法的定义，以及相关的演绎参数。用于确定参数的方法和假设等应当予以讨论（如有） • 分析的数据组别。总结排除在分析之外的受试者及其原因，并与附录中的相关图表相关联 • 治疗依从性的确定。可以摘取试验方案中有关确认依从性的定义。如果没有或不需要确定受试者的依从性，应该予以说明。例如，研究机构人员监督受试者服药后，立即抽取血样测定血浆药物浓度等 • 统计分析。描述任何存在的统计分析问题和破盲后统计或分析方法需要做出的调整（如需要）。如果已经在研究计划的统计方法中进行了讨论，则不需要再次描述。退出试验和/或遗失数据的处理方法，多重比较和分析的方法及其相应的统计调整或原因，所用的分析软件等可以同时予以介绍 • 药动学或药效学分析结果。给出观察或分析结果，可以用列表和文字解释或与其他部分出现的图表相关联。如果存在食物、同期服药的影响等可以同时予以阐述 • 药动学或药效学研究结论。准确地给出药动学和/或药效学研究的重要结论 　如果是Ⅱ/Ⅲ/Ⅳ期临床试验，则在本章节应总结试验药物有效性的数据分析结果及其观察结果讨论，包括的内容也可以有但不限于： • 分析数据组别。可以从试验方案中引用。但如果试验方案中没有对分析组别予以定义的话，最好阐述如何建立数据组别的分析评价标准，并对不包括在有效性分析中的受试者状况予以说明和总结（用列表的形式列出他们的状况，如涉及的受试者、访问和观察结果等），不包括的原因和可能对有效性结果的影响也应予以讨论 • 治疗依从性的确定。可以摘取试验方案中的依从性确定定义。如果没有或不需要确定受试者的依从性，应该予以说明（如研究机构人员监督受试者服药并保留有详尽记录。然而，没有专门的衡量临床试验项目中治疗依从性评价的方法） • 统计分析。描述统计方法的依据或原理，破盲后统计或分析方法需要做出的调整（如需要）。如果已经在研究计划的统计方法中进行了讨论，则不需要再次描述。对于过去的统计分析方法可以予以阐述。如果需要调整或修正过去的统计方法的话，可以在此予以阐明。退出试验和/或遗失数据的处理方法，多重比较和分析的方法及其相应的统计调整或原因，所用的分析软件等可以同时予以介绍。统计师通常需要帮助完成这一部分的描述和信息 • 有效性结果。列出和讨论所有观察和/或分析结果，可以用列表和文字解释或与其他部分出现的图表相关联。如果存在食物、同期服用药物的影响等可以同时予以阐述 • 有效性研究结论。准确地给出有效性研究的重要结论（针对主要和次要研究终点）
12. 安全性评价	这部分应包括试验项目进行过程中出现的安全性问题和完整安全数据集分析结果，其内容通常包括但不限于： • 考察药物暴露程度，包括暴露剂量、持续暴露时间以及暴露患者数量，以明确安全性的评估水平 • 不良事件/严重不良事件分类。描述不良事件的类别（按生理系统分类，或年龄/性别/种族/肝肾功能/BMI/抗体状态等亚组分类）、发生率、严重程度及其相应的分析，如发生原因、与治疗的关系、治疗组别之间的发生率比较等。如果可能的话，最好说明不良事件在药物服用后多长时间才出现。讨论由不良事件导致的受试者退出试验项目事件发生率，及每类不良事件导致受试者脱落的数量。如果可能的话，最好对各类试验组别的脱落率进行比较。如果有特别需要关注的不良事件，并且是严重或罕见的，需要专门列出和说明 • 临床样本检测。对实验检测结果予以分析，如发生率、与基线值相比出现的平均变化值、与治疗关系的评价等。如果出现由实验值不正常而导致的受试者脱落事件，应该予以讨论，如实验值不正常的范围、每类治疗组别出现的概率比较等 • 其他安全性参数评价。如生命体征检测不正常结果，包括ECG数据和其他安全性监测数据等。如果出现优于其他安全性参数的不正常而导致的受试者脱落事件，应当予以描述，并比较治疗组别之间出现的差异 • 如果有药物相互作用、药物戒断症、停药反弹效应或药物滥用可能性需要列出并说明 • 安全性结论。总结试验药物总的安全性评价结论，特别是与剂量改变或需要其他药物治疗的情形，严重不良事件和导致脱落和死亡的事件等对患者安全性风险的影响

续表

章节序号及名称	内容描述和说明
13. 讨论和结论	在讨论试验结果意义的基础上,给出临床研究结果的总结论,但不需要复述研究的结果,除非这种描述有助于支持所得出的结论
14. 表格/图示/图表	这部分包括那些未纳入文本的表格、图示和图表。通常包括一项研究中所有统计产出的表格、图示和图表,可以使用图示直观地总结或表达使用表格不太容易理解的结果内容。该章节可以被正文部分的结果描述章节引用。常见的数据表格主要包括但不限于: 14.1　人口统计学数据; • 受试者评价组别表 • 受试者人口学情况特性表 • 受试者病史总结表 • 试验药物开始服用前其他药物治疗情形表 • 服用试验药物依从性表 • 同期服用药物治疗表 • 同期服用非药物治疗表 • 受试者脱落总结表 14.2　疗效数据 14.3　安全性数据 14.3.1　不良事件列表 不良事件列表,包括所有不良事件总结表、按生理系统排列的不良事件总结表、不良事件发生率和严重性排列的总结表、按治疗相关性排列的不良事件总结表 14.3.2　死亡、其他严重不良事件、其他重要不良事件列表 严重不良事件总结表、死亡事件列表、其他重要不良事件叙述表等 14.3.3　死亡、其他严重不良事件、其他重要不良事件叙述,病例描述 14.3.4　异常实验室数值列表 实验检测非正常值总结表,包括非正常实验值发生率总结表(与基线值比较、与非正常基线值比较和/或没有基线值比较)、从基线值到最后观察点间的平均变化值总结表、生命体征检测特性平均变化表(与基线值比较,或从基线值到最后观察点间)、ECG 参数平均变化值表(与基线比较,或从基线值到最后观察点间)等 各种试验项目数据分析得出的图表,或结果曲线图可以列在这一部分。也可以将一些图表列在相应文字讨论或描述部分,这一部分只列出那些没有被列在文字讨论部分的其他图表。这一部分的图表完全依据试验项目的结果和统计分析而得出,没有固定的模式或类别
15. 参考文献	参考文献列表
16. 附录	这一部分列出与试验项目有关的研究信息、病例报告信息和受试者数据信息。这些附录内容依据各个国家和地区的药政监管要求可能有所不同。例如,目前中国国家药品监督管理局对于 CSR 的附录文件有特殊要求。申办方应当根据实际要求和试验项目的需要做出相应的调整。常见的附录内容包括但不限于: 16.1　研究信息 　　16.1.1　批准的试验方案书和试验方案修正书 　　16.1.2　批准的病例报告书样本 　　16.1.3　伦理委员会列表,包括对试验项目的各种批准书 　　16.1.4　研究者及其他中药研究参与者的列表和描述,包括个人简历 　　16.1.5　主要或者协调研究者或申办方负责医学专员的签名(根据监管机构要求而定) 　　16.1.6　如果使用 1 批以上试验药物,接受特定批次试验药物患者列表 　　16.1.7　随机方案和编号 　　16.1.8　稽查证书 　　16.1.9　统计学方法文件 　　16.1.10　实验室间标准化方法和质量保证程序文件 　　16.1.11　基于研究发表的文章 　　16.1.12　报告中引用的重要发表文章 16.2　患者数据列表 　　16.2.1　终止研究患者 　　16.2.2　方案偏离 　　16.2.3　疗效分析中排除的患者 　　16.2.4　人口统计学数据 　　16.2.5　依从性和/或药物浓度数据 　　16.2.6　个体疗效数据 　　16.2.7　不良事件列表 　　16.2.8　按患者列出的个体实验室测量值列表 16.3　病例报告表 临床试验病例报告表;有些国家和地区,如美国、欧盟和日本等,要求将死亡、严重不良事件,由于不良事件而脱落试验项目的 CRF 记录列在这一附录部分,或者指明这些信息一经要求即可提供 　　16.4　个例患者数据列表(如 FDA 要求的试验存档列表)

章节序号及名称	内容描述和说明
中国现行《化学药物临床试验报告的结构与内容技术指导原则》要求的附件内容	1. 伦理委员会批准件 2. 向受试者介绍的研究信息及受试者的知情同意书样本 3. 临床研究单位情况及资质，主要研究人员的姓名、单位、资质、在研究中的职责及其简历 4. 临床试验研究方案、方案的修改内容及伦理委员会对修改内容的批准件 5. 病例报告表（CRF）样本 6. 总随机表 7. 试验用药物检验报告书及试制记录（包括安慰剂） 8. 阳性对照药的说明书，受试药（如为已上市药品）的说明书 9. 试验药物包括多个批号时，每个受试者使用的药物批号登记表 10. 20%受试者样本测试的色谱图复印件，包括相应分析批的标准曲线和QC样本的色谱图复印件，受试者个体的药-时曲线 11. 严重不良事件及主要研究者认为需要报告的重要不良事件的病例报告 12. 统计分析报告 13. 多中心临床试验的各中心小结表 14. 临床研究主要参考文献的复印件

26.3　临床研究报告常见形式

根据国际协调委员会（ICH，2016b）和美国食品药品管理局（FDA，1999a）的指南描述，CSR从格式上通常可以分为完整版CSR和简要版CSR。使用何种形式的CSR进行递交，申办方需要根据ICH指南和相关行业指南，结合项目情况做出决策。ICH E3主要作为完整CSR的撰写依据，FDA 1999年指南为简略CSR提供指导。根据FDA 1999年指南，CSR摘要有时也可以根据需要作为递交文件。完整CSR和简略CSR在内容要求上有所不同。申办方在准备这些文件时需要根据目的和需求做好协调管理。

26.3.1　完整版临床研究报告

在试验药物上市申报情况下，申办方必须向药政部门递交一份完整、内容明确、条理清楚、易于审评的报告。报告应清晰地阐明研究中的关键设计特点的选择过程，以及关于研究计划、方法和实施过程的完整信息，避免对研究过程的描述不够明确。完整版CSR需要遵循ICH E3的报告要求（参见26.2.2节），其适用于申办方的所有临床和人体药理学研究，以支持拟申报适应证的有效性和/或安全性数据分析结果，或其他支持性药物信息（包括药物说明书）的评估。试验药物或生物制品临床研究的完整版CSR的适用性包括但不限于：

① 为剂量建议提供依据的研究，如剂量-效应比较研究等；

② 能直接提供药物效应或作用机制实质性证据的对照研究；

③ 支持药物拟声称结论的对照研究；

④ 从对照研究中获得的其他药物有效的支持性证据，如显示有益趋势，亚组分析显示潜在效应的研究结果等；

⑤ 针对不同适应证（如病症阶段、不同受试者人群等）、不同剂量或给药组合方式的有助于支持拟定药物批准的对照研究；

⑥ 效应评价对照研究中，没有显示有效性的分析结果（如适用）；

⑦ 安全性对照研究。

总之，完整版CSR必须遵循ICH E3要求，需要包括经验证的有效性、药动学分析结果（如有）和安全性数据描述，包括各类变量的相关分析结果的概述总结（TLF）、推论或描述性统计分析等，并需要能显示源于统计分析规程的完整结果输出证据。

26.3.2　简要版临床研究报告

简要版CSR适用于那些并不打算为药物有效性评估或为临床药理提供确切信息的临床研究报告，包括非验证性对照研究、严重缺陷或终止的临床研究，但却可以给审评人员提供足够信息以便对研究结果做出决定，这些信息有助于解决或澄清对研究结果有效性的声称或临床药理描述的疑虑。任何不适合完整版CSR标准的临床试验结果报告递交都可以采用简要版CSR的形式。简要版CSR应含有完整版CSR中的所有安全性数据信息，包括详尽的试验设计及其统计分析结果信息。如果药政部门在审议简要版CSR后要求报告内容必须以完整版CSR的形式呈现，申办方应当改成完整版CSR后再递交。简要版CSR适用的情形包括但不限于：

① 并没有提供药物有效的主要或实质性证据的活性对照临床试验，如安慰剂对照、剂量对照或其他取代设计的临床研究结果作为主要有效的证据；

② 并不是寻求上市批准的相关适应证临床试验；

③ 不是将有效性设计为研究目标的临床试验，或不是为不同适应证而设计的有效性研究，但却有重大的安全性信息，如大型随机或非随机临床试验招募

接近或超过有效性临床试验的样本量，或采集了与有效性相关的数据信息的扩展性应用临床试验等；

④ 非上市目的的剂量或剂型临床研究（为采集实质性有效证据而设计的临床试验除外）；

⑤ 提前终止的临床试验或未完成的临床试验，如实际入组受试者数不到预期招募受试者人数的 1/3 的研究，或因为安全性问题或无效而停止的研究等；

⑥ 对照安全性研究。

简要版 CSR 的构架和内容的要点包括但不限于：

① 标题封面。
② 试验方案纲要。
③ 目录。
④ 缩写和术语定义。
⑤ 引言。
⑥ 研究计划描述：
- 研究设计和计划；
- 治疗组别；
- 统计方法；
- 研究或计划分析行为的改变。
⑦ 受试者和治疗：
- 受试者状况；
- 人口学情况和基线特性；
- 药物管理；
- 药物终止服用。
⑧ 药动学/药效学或有效性评价（如适用）：
- 统计分析结果；
- 参数计算和演绎变量；
- 药动学/药效学/有效性结果。
⑨ 安全性评价：
- 安全性数据概述；
- 安全性结果。
⑩ 结论。
⑪ 参考文献。
⑫ 表格和图表。与上述内容有关的表格和图表，或申办方认为重要的但没有包括在上述文字描述中的表格和图表可以列在此处。

⑬ 附录。依据试验方案的要求，可以选择性地列出附录内容，但通常需要保留的附录包括但不限于试验方案和修正案、病例报告书样本、研究者列表、研究报告批准签名表、受试者安全性数据列表、分析报告、数据差异表等。

除了含有相关安全性结果（总结性 TLF）外，简要版 CSR 也可以包括经验证的有效性和 PK 数据，这些结果可以表格的形式精确呈现，并做出相关分析。

26.3.3 纲要性临床研究报告

纲要性临床研究报告是比简要版 CSR 更精练和简短的临床研究报告。如果申办方不打算继续对药物或生物制品进行临床开发，即终止药物开发后的临床试验结果报告可以用纲要概述的形式向药政部门递交 CSR。如果申办方仍打算继续药物或生物制品的临床开发，例如，虽然终止某一适应证的临床开发，但仍然或转向其他适应证的临床研究而不是完全放弃药物或生物制品的临床开发，则需要采用完整或简要版 CSR 的形式完成 CSR 的撰写和递交。纲要性 CSR 大多关注试验项目的安全性数据的评价结果，以便药政部门对药物或生物制品安全性概貌有所了解。纲要性 CSR 中的临床安全信息多以安全性概述总结文件的方式呈现，其适用情形的案例包括但不限于：

① 不打算寻求上市批准的无关适应证的临床试验；

② 不打算寻求上市批准的评价给药途径的临床试验；

③ 未完成的不完整临床试验，如招募未满预计 1/3 受试者的临床试验，除非终止试验项目的原因是安全性或无效；

④ 不需要递交完整或简要版 CSR 的非对照性临床试验；

⑤ 早期一般Ⅰ期安全性-耐受性临床试验。

如果纲要性报告作为申办方内部交流和保存的临床研究抠要报告，其通常含有较少的文字描述，分析和总结，只列出试验方案纲要、各种必要的图表和有关附录信息（如试验方案和修正案、研究报告批准签名表等）。必要时，在各种图表的前或后，可以给出抠要的文字评注。总之，纲要性 CSR 只是采用充分的数据来简要总结试验结果。其中试验方案需要包含在纲要性 CSR 之中，但是否需要支持性临床信息，如数据结果、分析、CRF 表和附录等附在纲要性 CSR 中应按照实际需求或目标而定。

此外，如果采取依据风险的临床监查管理临床试验，按照新版 ICH E6（5.07）要求，临床试验 CSR 应当包括超过风险质量容忍度（QTL）的风险指标及其阈值对试验结果影响的分析总结，这可以用列表总结的形式结合文字分析概述置于 CSR 的正文中，也可以列表总结在 CSR 的附录中。这些分析总结应当围绕已出现的超过 QTL 范围时所采取的减缓措施或方法，使试验结果质量仍然在可接受水平的分析总结上，相应的合规性问题，如方案偏离或 GCP 违背对试验结果的质量和可信性的影响等，都应当在 CSR 中予以专门论述。

26.4 临床研究报告常见种类

26.4.1 临床研究报告的药政管理目的

药政申报文件中的临床研究报告的类别需要根据

试验产品数据及其分析结果呈现的目的而定，有关键性临床评估综述（clinical overview，CO），临床试验结果的陈述性总结，如临床有效性总结（summary of clinical efficacy，SCE）报告和临床安全性总结（summary of clinical safety，SCS）报告，汇集多个临床试验数据分析结果的有效性综合总结（integrated summary of efficacy，ISE）报告和安全性综合总结（integrated summary of safety，ISS）报告等。临床综述（CO）概述了申报临床数据的关键性分析结果，包括申报资料中呈现的数据结果的简洁讨论和解析，也描述了研究结果如何支持拟定药品说明的结论。ISE 和 ISS 是将与试验药物有关的所有临床试验结果概要性地整合成一份报告，以满足申办方新药申请（NDA）战略的需要。申办方需要根据药政申报的需求和目的，将项目临床评估综述、临床研究结果陈述总结或综合临床研究报告分别体现在药政申报的通用技术文件（CTD）中。所有的临床研究报告的数据及其统计分析基础都应当建立在 CDISC 标准之上，临床研究报告对试验药物有效性和安全性的分析结论构成了上市药品标签说明的依据（图 26.4）。

药政管理流程在药物研发生命周期中，IND 和 NDA 是两个最为关键的申报节点。其中临床综述的撰写质量与申报成败关系密切，但二者的侧重点和撰写依据有所不同。在 IND 阶段，临床综述需要阐明 FIH 临床使用起始剂量的选择和设计依据，明确描述早期（Ⅰ期）和后期（Ⅱ/Ⅲ期）研究和临床开发的总体规划。如果存在其他国家或地区的临床研究结果，可以借此机会向申报所在国药政部门呈现。如果涉及新的临床适应证的 IND，则需要对其科学依据和已获得的临床有效性和安全性结果做出阐述。IND 申报中的临床综述应当建立在临床试验方案、研究者手册和相关临床数据等文件的基础上。在 NDA 阶段，临床综述需要简洁地概述临床数据的关键分析结果，便于药政审评做出正确的决定。因此，临床综述不仅需要阐述和解析有利的临床有效性和安全性验证事实证据，也需要讨论其中的限制和不足，特别是对总体风险-受益比做出评估和分析。如果有多种临床试验数据结果，如新的适应证，数个国家和地区的不同临床试验项目等，可以做出数据分析结果的综合阐述。对已上市药品的真实世界数据或可能其他来源的统计分析结果可以作为支持 NDA 的临床证据。NDA 中围绕有效性和安全性结论的临床总结和综述主要体现在 CTD 的 2.5/2.7 模块中，并直接关系到药品标签的撰写是否可以得到药政部门的认可，而药品标签中适应证相关信息的范围对药品上市后的推广和药物警戒监管要求有直接效应。临床综述中对拟定的药物标签措辞做出的表述需要有相应的支持依据。总体 CTD 撰写临床有效性的药政要求应当遵循 ICH 4E（R2）指南（ICH，2016b）。30.1 节对 CTD 临床总结/综述及其临床数据结果的撰写有详尽的概述。

26.4.2　临床试验阶段的各类临床研究报告

根据临床研究阶段的目的，临床研究报告通常分为最终 CSR、中期分析 CSR 和补充 CSR 等。

（1）最终 CSR　这是在临床试验完成后，即末位受试者末次访问完成后，数据库锁定对临床试验研究终点进行全面统计分析而撰写的最终临床研究报告。大多数最终 CSR 为完整版 CSR。如果符合特殊条件，也可能用简要版 CSR 形式报告。

（2）中期分析 CSR　临床试验进行期间，基于正式的中期分析计划准备的 CSR。中期分析 CSR 与最终 CSR 内容标准完全不同，其只能呈现部分或选择

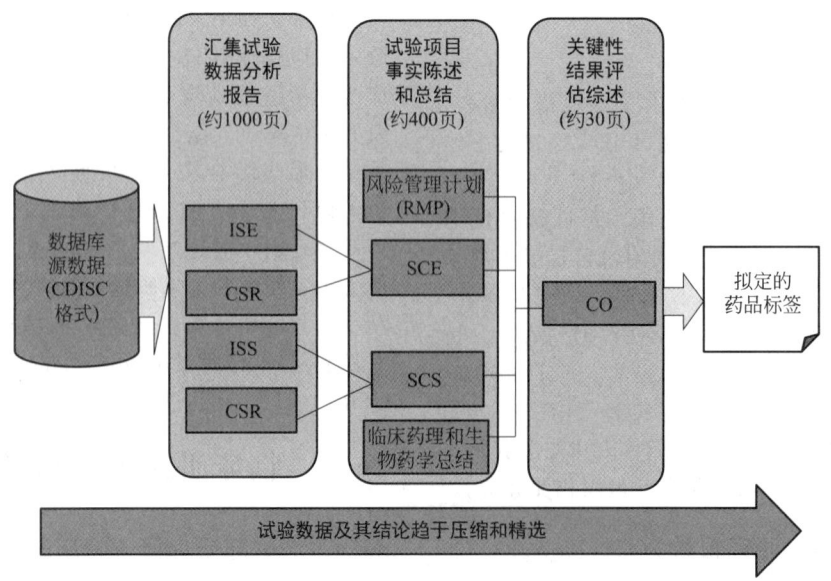

图 26.4　临床研究报告与药品标签的关联性

性的数据结果描述，多为进行中的临床试验中获取的非正式的截止在中期分析前的部分或全部数据。根据临床试验统计分析计划的要求，一项临床试验项目可能会需要多个中期分析 CSR。中期分析 CSR 在形式上通常采用完整 CSR 的形式，也可以用于最终 CSR 的准备基础。

（3）补充 CSR　补充 CSR 是除中期分析 CSR 和最终 CSR 之外的另一种 CSR 形式，一般用于补充说明正式 CSR 之外的具有针对性的临床研究结果分析概述。例如，补充 CSR 可能会提供长期的随访数据、亚人群分析或子研究。一项临床试验可以有多个补充 CSR。补充的 CSR 可以是完整版、简要版或纲要版 CSR，具体取决于要包含在报告中的数据范围。是否包含相关支持性信息在补充 CSR 中，如数据结果、分析结果或附表等，可以视补充 CSR 某项特殊主题的需求而定。补充 CSR 可以参考最终或中期分析 CSR 的内容，但这些内容和结果不会在补充 CSR 中详细重复。例如，某项国际多中心临床试验（MRCT），如果申办方计划利用 MRCT 结果申报某一特定国家或地区的 NDA，可以采用补充 CSR 的形式，对亚组群的有效性和安全性结果与全球结果是否存在异同点进行比对分析，其中的效益趋势和总体有效性比较结果可作为申报药物或生物制品在特定国家或地区上市的重要依据。

（王　楠　朱鸿波）

第 27 章

临床试验用药物供应的准备和管理

临床试验的安全性和试验药物有着密切的关系。准备和管理试验用药物供应的行为构成了临床试验数据质量/可信性和药监依从性的关键组成部分。许多因试验用药物管理不善而导致临床试验申请批准被拒的情形屡见不鲜。在临床试验的过程中，研究者可能认为试验用药物的供应与管理与自己无关，因为有专职的生产部门和供应/药房部门人员负责，而生产部门和供应/药房部门的人员却理解试验用药物由研究者负责发放，因而他们没有对试验药物的进一步责任。这种情形的存在，使得试验用药物在生产完毕后的发送，研究机构的接收、储存和分发环节成为较为松散的管理领域。所以，试验用药物的规范管理不仅仅涉及研究者监督受试者服药后的安全性和监查员在研究机构对试验药物清点计量的监查。从符合临床GMP的药物生产开始，经过符合药监规范要求的药物包装/标签、药物的运输和储藏、受试者收到和服用试验用药物、受试者将多余的药物退还给研究机构、监查员对药物服用记录的监查乃至试验药物的最后销毁，整个试验用药物的供应过程都应当受到严格的规范管理，这对于获得可信的受试者数据都有着重要的现实意义。由于各个国家和地区监管要求的不同，以及申办方和研究机构对这一方面的经验不同，临床试验用药物供应管理标准化规程仍在不断完善中，其中安全正确的储存和准确的药物分发记录对于建立试验用药物管理所必需的基本监管规范十分关键。本章拟从目前普遍采用的一些试验用药物的管理经验角度，对全球化临床试验用药物供应的准备和管理规范做出分析。同时，一些临床试验生物样本收集、处理和运输的管理过程也简要加以讨论。

27.1 临床试验用药物的常规生命周期及其管理概述

试验用药物（investigational product，IP）是指用于临床试验中的试验药物、对照药品和/或安慰剂。按照 ICH-GCP 的定义，试验用药物是一种在临床试验中供试验的或作为对照的活性成分或安慰剂的药物制剂，包括已上市药品以不同于所批准的方式使用或组合（制剂或包装），或用于未经批准的适应证，或

用于收集已批准用法的更多资料。临床试验对照药物（comparator）的定义为临床试验中用作对照的试验药物或已上市药品（即阳性对照）或安慰剂。临床试验用药管理贯穿于整个临床试验过程中，管理过程中所涉各方应谨遵各自在临床试验中的相关职责，按照GCP 和方案要求做好临床试验用药物的管理。总体来说，申办方应当按照 GCP 的总体责任要求对试验用药物管理的规范行为负主要责任。具体来说，申办方负责临床试验用药物的生产准备、包装/标签和发送给研究机构，并对试验用药物的质量负责；研究者负责试验用药物在研究机构内的监督管理，如试验用药物的接收、储存、分发、受试者服用依从性和回收等；物流服务公司负责临床试验用药物管理运输；CRO 受申办方委托履行申办方部分或全部工作，如试验用药物清点等。试验用医疗器械的供应管理可以借鉴试验用药物的准备和管理概述。图 27.1 展示了试验用药物供应生命周期流程环节。在整个试验用药物生命周期中，申办方应当担负最终责任。从图 27.1 中可以看出，临床试验申办方/药物供应人员在试验药物供应链的前半段起着主要的协调和管理作用。试验项目经理和监查员在后半阶段的试验药物供应链管理上，包括 IVRS 的管理，担负着主要的职责。研究者则在试验药物送到研究机构后，开始承担试验药物储存、分发、退还和/或销毁等管理职责。

27.1.1 临床试验用药物生产准备阶段

这个阶段主要包括试验用药物生产、包装、标签、与 IP 包装编号及随机编码匹配制作、IVRS/IWRS 构建 IP 配置机制和生产后的仓储等环节（图 27.2）。在生产准备环节，申办方需要依据试验方案样本量及 IP 给药计划制订药物批量生产计划。试验用药物（包括试验药物、对照药物和安慰剂）的生产条件和过程必须符合 GMP 的基本要求（见 1.2节）。如申办方不具备 GMP 生产条件可委托具有GMP 资质的生产厂家生产试验用药物。生产完成的IP 在提供临床试验使用前，需要获得专职药品检验部门或机构的药物检验报告，表明其符合临床试验用药物的质量标准。申办方根据药物供应计划生产/购买满足供临床试验使用的 IP。在生产 IP 时，申办方

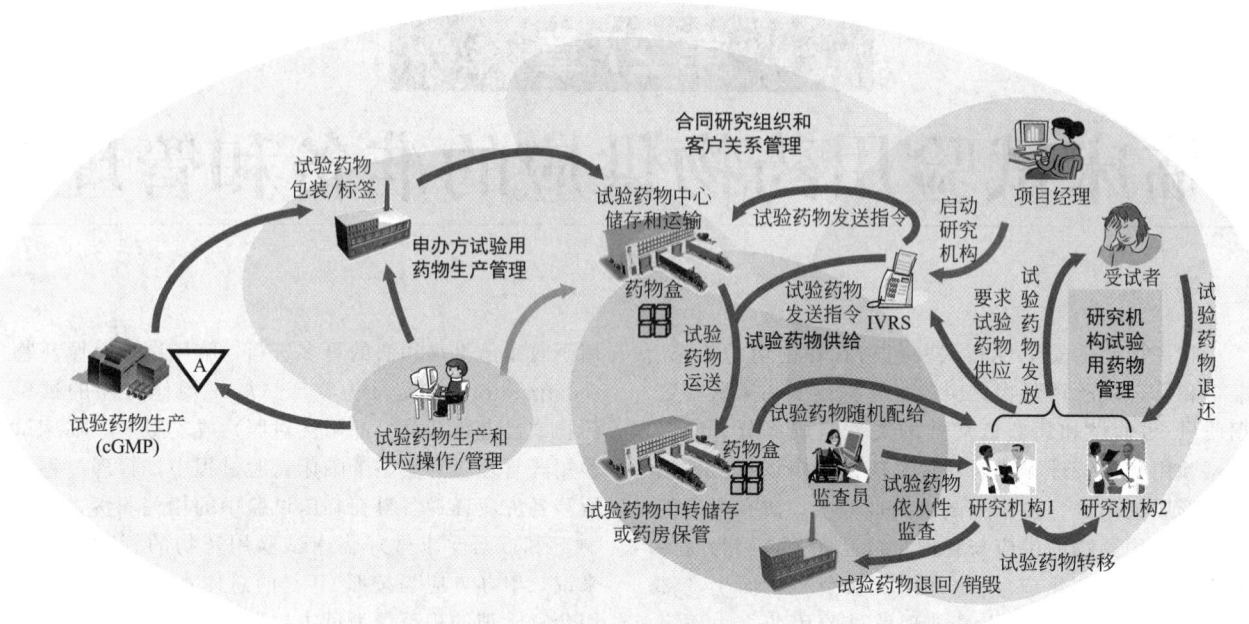

图 27.1 临床试验用药物供应链生命周期流程示意

或受托方生产（或购买）需要注意试验用药物方案设计的要求。例如，如果是双盲试验设计，需要注意试验药物与对照药物或安慰剂在外形、气味和口感等特征上的一致性，这可能涉及对照药品再包衣的需求。所有 IP 的生产记录文件应当保存在案，以备未来药政检查之需。如果是购买对照药品，需要保存对照药品的质检报告、生产厂商的资质文件、正规购买证据等文件，以证明对照药品亦符合临床试验用药质量标准。

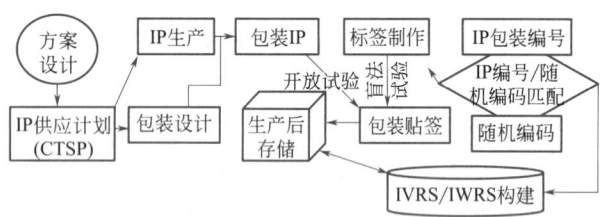

图 27.2 IP 生产准备阶段流程示意
其中 IVRS/IWRS 用于受试者中心随机化与 IP 分配管理

IP 的包装和标签制作也是申办方的职责所在，且必须符合 GCP 的要求，不仅要保证包装材料能满足试验用药物稳定性的要求，且不会影响受试者服用药物的安全性，外包装质材还不易在运输或存储过程中破损。有关 IP 生产准备和包装标签环节的管理要点可以参见 27.2 节介绍。在进行随机双盲临床试验中，IP 标签的制作与药物编盲过程的管理密切相关，涉及包装编号与随机码的匹配、盲底的管理等流程（见 6.1.3 节）。同时，试验项目实施过程中的揭盲机制也需要在盲态试验启动之前建立。制作完成的 IP

包装编号与随机编码的匹配信息需要构建在 IVRS/IWRS 中，以便试验过程中心随机化受试者的 IP 分配管理（图 27.7）。

申办方完成 IP 包装和标签，在项目启动发送至研究机构前，通常需要存储在包装/标签服务商的药品仓库或中心存储库。所有存储 IP 都需要建立相关专属进出仓库记录和仓储库存清点核对档案，并有序存放。存储条件应当参照 GMP 对药品仓储环境和要求予以执行，包括存储温湿度监控设施、报警和摄像监控系统，且要避免外界不利环境的影响，如仓储区保持清洁，有防虫蛀、防鼠、防潮和避免污染等措施。

27.1.2 临床试验用药物物流阶段

根据试验方案和研究机构招募计划，申办方负责制订研究机构首次/再次试验用药物供应量计划，并与随机系统（如 IVRS/IWRS）相关联。项目经理只有在确认所有药政要求文件（伦理和监管部门）都已经获得（参见表 7.18），才能批准研究机构启动，并即刻进入 IP 发货申请程序。中心仓储库管理人员收到项目经理批准发放 IP 申请后，应当按照设立的 IP 出库标准流程管理，做好出库交接文档记录，并进入 IP 运输阶段。

临床试验用药物运输通常涉及按照发货申请单上的需求配送试验用药物从中心存储库至研究机构。临床 IP 运输环节应当遵循《药物运输质量管理规范》（GSP）要求，尤其当涉及运输途中的温湿度控制、冷链运输管理等。有关冷链运输管理要点可参见 10.5.3 节。

在 IP 运输交接过程中，中心存储库、运输物流服务商和研究机构相关人员都需要仔细核对发送单、运输表和接收确认单信息，并遵循设立的发送、运输和接受收规程。所有交接环节都应注意配送和收讫的药名、数量、规格、药物编号、研究机构名称、接收人信息和接收地址等重要信息的准确性和一致性。申办方需要会同中心仓储和物流公司一起在发送 IP 之前告知相关研究机构人员做好接收准备。运送途中的温控记录通常应当做到实时监控，特别涉及冷冻或冷藏条件时应当有运送温度实时记录曲线图作为试验用药物始终处于受控温度状态的证据。如果需要的话，运输公司需要能提供所用温度计校准报告。试验项目结束时试验用药物从研究机构退还至申办方指定的接受仓储库也涉及相同的运输需求和交接验收程序。

27.1.3　研究机构管理临床试验用药物阶段

研究机构接收 IP 人员应当经过适当的培训和研究者授权。当 IP 送到研究机构后，研究机构需要在 IP 收讫、研究机构存储、按照方案配置或分发试验用药物给受试者、管理受试者服用依从性和回收未使用的试验用药物等方面担负应有的职责（图 27.3）。涉及研究机构 IP 管理环节的可能追踪管理表格包括但不限于 IP 收讫表（receipt log）、IP 发放/回收记录表（accountability log）、IP 库存表（inventory log）、IP 退还记录表（return log）、IP 销毁表（destruction log）（如适用）、IP 存储温湿度记录表（storage condition log）、药检证明（assay certificate）、温度记录仪器的校准证书（calibration certificate）、破盲信封等。有些研究机构会把上述某些类别药物管理表格整合在一张表格中。如果这些表格是电子的，在试验结束后应当打印出纸质文件或保存在数据光盘中，并归档在研究机构试验项目文档中。这些表格分别产生于

下列研究机构 IP 管理的环节中，即

（1）收讫管理　当送到研究机构后，负责验收的管理人员需要查验确认试验用药物的要点包括但不限于：

① 试验用药物及其包装是否有破损或缺失；

② 试验用药物包装是否贴有如方案所规定的标签；

③ 运输过程中的温湿度记录，或特殊储存条件是否满足方案要求（如适用）；

④ 运输单上药物名称、数量、批号、规格、包装、标签及其包装编号，以及有效期等信息是否与实际收讫试验用药物和接收确认单信息一致；

⑤ 试验用药物在标签和包装等外形上无差别（如果是盲态试验）；

⑥ 记录收讫日期。

当上述信息被确认无误后，如果发现任何问题，研究机构收讫人员需要按实际状况记录在接收确认单上并签名确认；必要时，可以拒收相关 IP。如果没有发现任何问题，收讫人员亦需要在接收确认单上签名。如果采用 IVRS/IWRS 则应当立即在系统中确认收讫的药物数量及其可接收状态。所有收讫交接文件需要保存在研究机构试验项目文档中。

（2）存储管理　申办方有责任告知研究机构 IP 适宜的存储条件和重新包装的方法（如果涉及的话）。研究机构在接收 IP 后需要做好研究机构存储入库记录。按照 ICH E6（4.6.3），研究机构收讫的 IP 的文件记录包括但不限于当前库存（实时）状态、每位受试者的使用情况、IP 归还给申办方或选择性处理结果、IP 储存条件/温控记录等，所有信息都应包括 IP 收讫和发放日期、数量、批号/序列号、有效日期（如适用）以及分配给每盒/瓶 IP 的唯一的 ID 码等。研究机构负责 IP 存储管理的人员需要研究者的授权，并体现在研究机构职责分工表中。当 IP 抵达研究机构并被接收后，研究者对 IP 的存储、发放、使用、

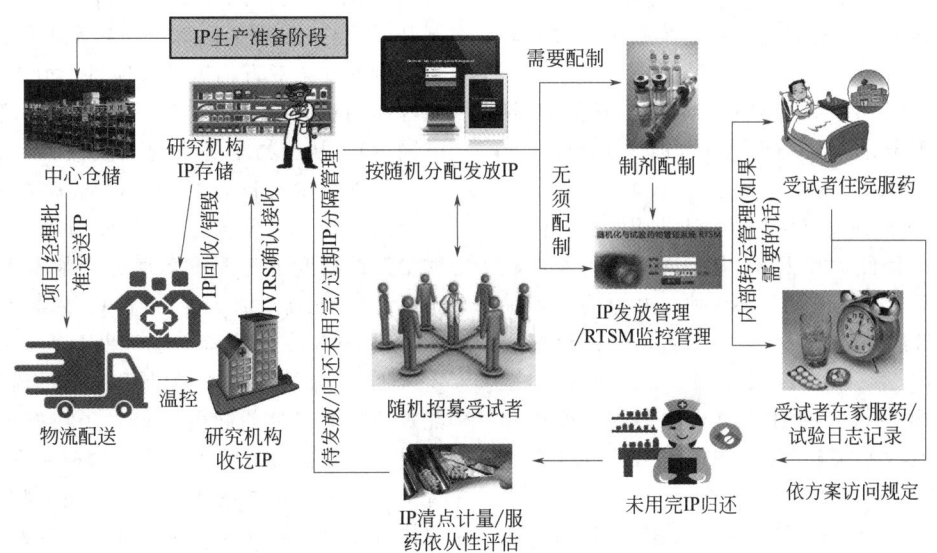

图 27.3　研究机构 IP 管理示意

清点和回收环节符合 GCP 和方案要求负有主要职责，并确保被授权人员对 IP 收讫、存储管理、分发、清点、回收等记录符合 ALCOA 原则。监查员有责任定期核实相关存储记录。一般来说，IP 必须专人、专柜或专区域、专锁保管，标识清晰，出入保管区域都需要有登记流程监控。需要的话，应当存放在有适合空间的药库和特定的光线环境中。根据方案要求，也有可能需要保存在适宜的冰箱和温箱中。必要时，冰箱或温箱也需要能上锁。

任何存储 IP 的药房、区域或设施都应当每天或定时专人负责连续记录在工作日和周末/假期的温度，IP 存储的最高和最低温度（和/或湿度），以确定 IP 存储温湿度符合试验方案要求。在条件许可的研究机构可以为 IP 存储环境配置数字化温湿度监控设备和警报系统，其监控数据结果可以实时传输至计算机系统保存。所有温湿度记录需作为研究机构试验文档的组成部分存档备查。有关 IP 温控异常监督管理流程可参见图 27.12。

对于温/湿度敏感的 IP 来说，确保温/湿控记录仪工作和全天候报警功能正常，以及建立应急处理程序尤其重要。研究机构应当特别监控这类 IP 超温/湿度（超高或低温湿度）情况的出现，这有可能对 IP 的稳定性或治疗效益产生不利影响，也是监查员需要特别关注的风险，包括温/湿控记录文件的核查等。温/湿度敏感 IP 的温/湿控超标对 IP 的风险程度、允许的超温/湿度时长等技术指标应当包括在提供给研究机构的 IP 稳定性描述文件中，并在试验项目启动前对其有专属培训。如果出现 IP 超温/湿度的问题，需要采取的措施包括但不限于：

① 首先需要通过温/湿控记录确认超温/湿时长是否在风险容忍范围内。如果不是，研究机构需要立即核定有多少发出的药物是在超温/湿时长内的，接受这些 IP 的受试者需要立即被告知暂停服用。

② 联系申办方/监查员对 IP 超温/湿风险进行安全性评估，以确定是否允许受试者继续服用或发放后续 IP 给受试者。

③ 研究机构需要立即将超温/湿 IP 与其他 IP 隔离存放（如物理分隔和 IVRS/IWRS 标识分隔），以免后续发放 IP 的混淆。

④ 监查员在收到研究机构 IP 超温/湿控报告后，需要立即告知项目经理和 IP 供应人员，并要求对超温/湿的 IP 进行稳定性或安全性评估，并检测（如果需要的话），以确定这些超标的 IP 是否可以继续服用和发放。

• 如果需要更换新的 IP，监查员必须立即通知研究机构停止发放相关超温/湿 IP，并在 IVRS 中标识终止发放的红色警示；

• 项目经理应当要求监查员完成相关 IP 超标问题报告，并保存在案；

• 研究机构需要尽快退回不能服用的超温/湿 IP 给申办方。

在存储试验用药物过程中，如果出现存储温湿度超出允许范围的情况，临床研究协调员（CRC）应当及时记录超温/湿结果，并确认 IP 是否需要立即单独存放，以防不慎在确定药物稳定性状况前被错误发放给受试者，按照试验药物管理要求报告给申办方的项目经理，并按照研究机构要求确认是否需要递交试验用药物超温/湿存储事件报告给伦理委员会等。如果涉及错发超温/湿 IP 给受试者，研究机构应当递交方案偏离报告给伦理委员会。必要的话，需要重新培训研究机构人员有关 IP 存储温/湿控管理的规程要求。

IP 存储区应当清晰地区隔未发放、回收、不合格的 IP 存放区域。其中回收和不合格的 IP 最好能封箱保管以免误发。不同试验项目的 IP 亦不应混在一个区域或没有清晰标识分隔地存储。

（3）配制管理　有些注射用 IP 可能需要研究者授权的药剂师在使用前按照制剂配方专门配制后供受试者使用。如果遇到这种配制 IP 需求，试验方案通常会有所描述。具体药物浓度换算公式/方法和配制流程可以在试验项目药物管理手册（pharmacy manual）中予以详解（参见 27.4.1 节）。通常的配制程序为：首先配制成浓的药物溶液，再根据受试者当日体重计算总给药剂量后按体重比例取所需的给药剂量稀释定容至目标体积，或直接按照受试者体质指数（BMI）换算成实际所需药物浓度体积后配制。所有配制过程，包括药物浓度换算，都应当如实记录在 IP 配制记录表或药剂配制系统记录中。这种 IP 配制环境应满足医疗机构制剂配制质量管理规范的要求，配制过程所涉操作流程，如称量、混合、稀释、取样、提取、转移或振摇等，应严格按照研究机构的 SOP 和/或试验项目药剂手册进行，并需要做好质控管理。如果 IP 配制涉及盲态要求（单盲、双盲或只对配制药剂师开放），需要预先制定好切实可行的配制设盲规程。例如，某双盲临床试验项目，由于试验药物与对照药品的包装差异（如 IP 粉末装玻璃瓶外观和大小不同等），从药物本身来说无法做到盲态。如果在这个试验项目中有盲态的要求，从获取 IP 开始就应当只有药剂师一人掌控，或 IP 配制后研究者与负责注射给药的研究护士都不知道药剂师发出的 IP 注射剂是试验药物或对照药物，这些要素可能还需要在 IVRS 构建中予以设置。在涉及盲态试验项目中，需要根据方案试验用药物配制和发放的流程设计，考虑配置非盲监查员的必要性。对于需按体重或 BMI 给药时，非盲监查员除了监查药物配制全流程和药物配置浓度计算满足方案要求外，每次药物配制时受试者的体重变化与否和与配制药物浓度的匹配性是特别需要关注的方面。

（4）发放管理　研究者对受试者进行试验药物给药的过程应建立 SOP 予以管理。不需要配制的 IP 可以由研究者处方后，研究者或被授权的研究护士等直接分发给，或配制的 IP 经被授权的研究护士注射给签署过 ICF 并符合入排标准的受试者。对受试者的试验药物的识别信息和发放/服用单位数量应记录在案。如果试验用药物标签有二维码，可以在发放和回收时扫描二维码记录相关信息。如果采用纸质试验药物包装标签，应当确保撕去最外层标签，并将其粘贴在试验用药物发放登记簿上备查。如果涉及盲态药物的发放、回收和清点，需要按照特定的盲态药物供应管理流程行事。常见的发放事务管理包括但不限于：

① 如果涉及单/双/三盲态的试验，对于那些在药物包装外形或规格上无法达到盲态的药物来说，其存储区域属于非盲人员的领域，必须建立管理流程以避免盲态研究者或给药医务人员接触到相关 IP，并在试验过程中做好 IP 发放跟踪记录。

• 如果研究者处方记录是采用医院（研究机构）的常规药物发放管理系统，需要注意试验用药物和对照药物发放数量有差异时，在药物发放管理系统中如何维持盲态管理的方法。例如，按照 BMI 给药时，某注射药物最小给药安瓿瓶为 1 瓶，对照药物包装需要 1.5 瓶，此时药物配制发放数量会有差异。如果是按给药配制数量开出处方，在药物发放管理系统中，所有研究机构项目盲态人员都有可能通过药物发放管理系统被破盲。

• 如果配制好的试验用药物仍然有可能致使受试者被破盲，在特定的给药现场除了非盲研究护士或 CRC 负责给药外，可能还需要注意采取必要的设施或手段在给药时遮蔽受试者视线，如隔离帘或眼罩等。

② 在发放 IP 时，无论是首次还是后续访视的 IP 发放，通常都需要 CRC 仔细核对 IVRS/IWRS 系统上的受试者的基本信息，特别是随机编号与 IP 编号的一致性，并在系统中登记发放的 IP 及其接受相应 IP 的受试者信息；其他需要确认的 IP 信息包括但不限于名称、剂型、规格、有效期、数量或剂量等。

③ 如是按 BMI 给药的 IP，则需要在给药前再次核对受试者当天体重与给药剂量的匹配性。

④ 在发放 IP 给受试者的同时，常常会发放受试者日志卡，并培训或告知受试者 IP 的用法用量、存储要求和受试者日志卡的记录要求。

⑤ 如果涉及 IP 获取和给药不在同一个地点，研究机构内部 IP 转运规程管理需要考虑温控措施和转运工具的设置等因素，并做好相应的记录归档。

⑥ 所有发放信息，如 IP 名称、编号、发放日期、剂量、数量、发放人等都需要记录在研究药物清点计量记录表中（如表 7.14 所示）。

⑦ 如果涉及药房或药品管理员发放 IP，则应当按照研究机构所在医院的药品发放管理规程，做好 IP 库存量的记录。

临床试验过程中，IP 有可能被转移至另外一个已启动的临床研究中，但其中涉及的法规文件和监控程序较为严格和烦琐，必须在申办方的指导和监督下完成，因而一般只适用于昂贵的药物和/或合成困难的药物（参见 27.4.4 节）。此外，在满足药政法规条件前提下，IP 可能发放给特定受试者作为同情试验药物使用，这首先需要药政部门和伦理委员会的批准；如果是研究剩余的药物，研究者只给挑选过的特定患者用药。研究机构也必须将试验药物使用情况报告给申办方，并持续记录和报告不良事件发生的情况。

（5）受试者 IP 服用依从性管理　受试者服用依从性的培训和管理是研究者的主要职责之一。试验方案通常会对 IP 服用方法和要求有详尽的描述。按照 GCP 的要求，试验项目过程中，受试者培训管理的第一步是研究者或经授权的研究护士或 CRC 在发放 IP 之前（如筛选期）或之际（如发放 IP 的访问）培训或告知受试者服用和保存 IP 的方法和要求。对于受试者携带回家服用的 IP 而言，通常需要受试者以日志的方式（纸质或电子日志）记录在家服用 IP 的时间和数量、储存的方法等。所以，受试者日志的完成质量对于 IP 依从性的评估十分关键。在开始正式记录 IP 服用情况前，研究者或 CRC 有责任告知或宣教受试者的日志填写要领，特别是电子日志的输入步骤和要求。有些申办方允许在筛选访问阶段，除了培训受试者填写日志要领外，研究者或 CRC 还可以要求受试者携带日志回家演练日志的填写，并在下一次访问（正式发放 IP 给受试者前）中检查受试者日志完成质量。如果发现任何日志填写或理解错误可以及时予以纠正。受试者正式开始记录 IP 服用日志后，每次的试验项目访问都应当要求受试者递交完成的日志给研究者或 CRC，以便评估 IP 服用的依从性。任何日志填写错误都应当在访问中予以指正。电子日志完成的质量检查可以由研究者或 CRC 远程监控。一旦发现任何遗漏或不正确填写，研究者或 CRC 应当及时联系受试者予以纠正。必要时，研究者或 CRC 需要对受试者重新进行日志填写和服用 IP 的指导和宣教。作为重要的 IP 数据链源文件，监查员必须对日志进行监督核查，并需确认从药房或 IP 管理人员处发放与回收的 IP 数量一致。需要指出的是受试者日志是受试者真实经历和感受记录，研究者或 CRC 不应当不适当地引导受试者违背真实性的原则填写日志。住院受试者可以由经授权的研究护士或 CRC 记录受试者服用 IP 的情况。包括注射制剂在内 IP 发放和受试者服用依从性监督管理在 27.4 节中有较为详尽的介绍。

（6）受试者退换 IP 的清点计量管理　试验方案对 IP 首次发放受试者访问点通常有明确的表述，对后续 IP 的发放时间间隔也会做出规定。一般来说，受试者需在规定的后续访问时将上次访问发放的 IP 包装盒（包括用完的 IP 空包装、未用完的 IP 包装）退回给研究机构，以便能换取新的 IP 包装盒供其继续服用。负责回收 IP 的研究者或 CRC 需要在回收 IP 包装盒的同时，在受试者仍在研究机构时完成受试者日志卡检查，退回 IP 包装盒中未用完药物的数量清点。在核对清点中，若发现 IP 数量有缺失或不一致，需及时询问受试者原因，并如实记录清点计量结果，以便对受试者服药依从性做出判断。所有清点和检查结果应当记录在研究机构源文件中。监查员在现场监查时，会根据研究机构的源文件记录，并对回收 IP 包装盒、IP 服用日志、回收 IP 数量等予以清点计量，发现的任何不一致或疑问有责任向研究机构澄清，并将结果记录在监查报告中。（参见 10.1.4.8）在进行 IP 清点计量时，固体制剂药物（片剂、丸剂、胶囊剂等瓶装或水泡眼药板）需要逐个计数（片数/胶囊数）；IP 为混悬剂或液体制剂时，在分发之前称量瓶重并记录，在返还时再称量瓶重并记录，两者的测量差即 IP 服用/遗失的量；安瓿瓶/小瓶存储的 IP 应当逐个计数。简单地说，IP 服用依从性＝实际使用的 IP 量/应该使用的 IP 量。有关药物依从性的判断常见方法可参见 27.4.3 节。

申办方还需要关注即将或已过期的 IP 的回收和替换，这一点可以从 IVRS/IWRS 中予以监控和管理，同时，也需要提前与研究者进行交流，避免试验进度和受试者安全性受到影响。同样，如果试验项目涉及急救药和基础治疗药物，需要关注药物的用尽及其及时补给，并应当按方案要求进行清点，但一般这类非申办方提供的药物可以视为同期服用药物记录在案。如何管理这些药物应当在方案中有必要的文字来描述。

研究机构应将受试者退回的 IP 包装盒、破损 IP 包装盒或过期/变质 IP 与待发放的 IP 包装盒分隔存储，避免混淆分发的风险发生。监查员在每次监查访问期间应当核实 IP 服用的依从性和清点情况，常见的清点计量方法包括：

① 对 IP 进行实体的和目视计数；

② 检查源文件，如研究者的初始订单；

③ 核实药物清点是否实时记录；

④ 核实研究机构在受试者源文件中记录清点计数的差异并经过核实。

如果试验药物属于国家药政特别管控类药物，研究机构应当按照国家相关法规规定予以管理。一旦监

查员完成 IP 清点计量监查，所有退回 IP 包装盒、破损 IP 包装和/或过期/变质 IP 应当及时封箱保存，便于随时退还给申办方。这个阶段产生的任何 IP 相关文件都应当保存在试验主文档或研究机构项目文档中备查。

27.1.4　回收 IP 管理

按照 ICH-GCP 的要求，申办方必须确保回收每个研究机构所有未使用的试验药物。在 CRC 的协助下，监查员负责落实，项目经理负责监督 IP 的回收事宜。任何回收 IP 在返还给申办方前，监查员都必须完成相关核对清点程序，并最好能亲自完成封箱或监督封箱过程。此外，应当按照申办方的回收规程的要求，向项目经理和 IP 供应管理员递交相关药品回收确认表。在获得项目经理同意后，需要在回收 IP 封箱口处贴好运输标签。有些研究机构可能还要求完成（医院）药品回收记录表，再交由物流服务商运送回申办方指定的回收地点。

当 IP（试验药物或医疗器械）属于异常昂贵药物或来源不易或合成困难时，申办方可以将收回的 IP 经过适当的重新包装后用于其他被药政部门批准的临床试验项目。大多数 IP 会按照申办方 SOP 规定予以销毁。试验用药物的销毁环节是整个临床 IP 供应流程的最终环节。试验药物的销毁通常在试验结束后进行，可以由申办方销毁或其委托的第三方服务商执行，对于不方便退回的 IP，如细胞毒性药物等，申办方也可以委托研究机构就地完成销毁程序。任何形式的销毁都应当在申办方的授权下进行并完成，以确保整个销毁过程符合 GCP 和申办方 SOP 的要求。回收的 IP 销毁过程需要有严格的药品销毁监控记录文件在案，项目经理需要确保这些文件保存在试验主文档中备查。

27.2　管理试验药物的计划和准备

当试验药物从符合临床 GMP（cGMP）环境的生产线上生产完成后，试验药物开始进入临床试验药物供应链程序，直到研究机构将未用的试验药物退给指定的服务商或按照申办方所要求的程序实行销毁。

27.2.1　临床试验药物供应计划

管理试验药物的计划和准备是一个漫长和复杂的过程，有时药物供应会成为启动和维持临床试验项目进展的决定性环节，特别是涉及双盲和国际多中心的试验项目。对于大型国际多中心临床试验项目来说，试验药物供应计划准备应该和试验方案的准备同步开始。图 27.4 总结了从试验药物供应计划到试验药物销毁过程各阶段所涉及的主要环节及其相关任务。在这个试验药物供应过程中，参加试验项目的国家、地区以及研究机构的信息和相关试验项目指标参数，如

受试者人数、试验项目启动和结束时间等，都是完成试验药物供应计划必不可少的信息。所以，只有得到项目经理的协助，试验药物供应经理才能顺利完成试验药物供应计划和目标。试验项目经理在试验药物供应过程的角色作用体现在：

（1）启动阶段

① 明确可能涉及的国家和地区；

② 预期参加的研究机构数量；

③ 出席试验药物供应准备启动会议；

④ 建议和评价各个供应环节计划和协议内容，包括标签设计；

⑤ 协助完成临床试验供应计划（CTSP）书；

⑥ 与地方项目经理保持交流，确保临床试验用药标签被相关国家和地区的药监部门批准；

⑦ 提供各种试验项目预估进程时间表。

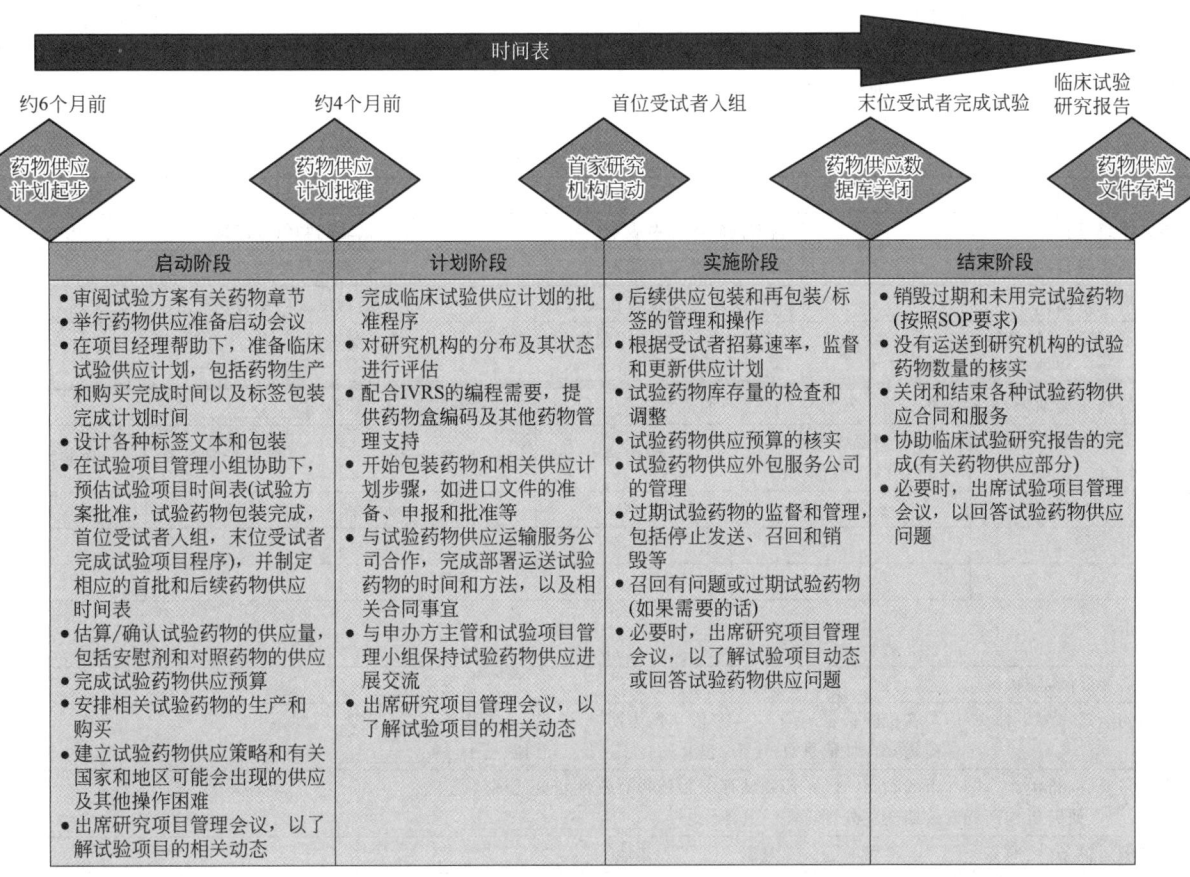

图 27.4　试验药物供应主要环节及其要求示意

（2）计划阶段

① 完成临床试验供应计划书的批准签署及签署日期；

② 提供确定的国家/地区和试验机构名录；

③ 提供预估的招募进度表；

④ 协调 IVRS 的编程和随机编码的完成。

（3）实施阶段

① 及时更新招募进度状况；

② 尽早通知试验供应部门有关增减参加试验项目的国家/地区和研究机构的情况；

③ 协助监督过期药物的状况，并及时通告监查员过期或问题药物的情况；

④ 督促研究机构和监查员停止发放、回收和销毁过期和问题药物；

⑤ 协助监督研究机构药物供应和库存状况，必要

时，参与试验药物再供应的过程。

（4）结束阶段

① 确认所有未用完药物都从研究机构被召回或退回给指定的试验药物回收服务中介公司；

临床试验常用表 32

② 确认回收的试验药物已被销毁，或按照申办方的要求处理，并落实销毁或处理的试验药物数量。

临床试验供应计划（CTSP）是一份针对特定临床试验项目而制定的试验药物供应和服务计划蓝皮书，它应该由试验药物供应协调员或经理负责和项目经理协助完成（**临床试验常用表 32**，二维码）。它含有试验方案中有关试验药物的关键信息，包括但不限于：

① 试验项目参数，如首位或末位受试者入组和出组时间、试验周期、制剂特性、服用频率、受试者

人数招募计划、IVRS 的采用与否等。

② 试验药物标签和包装程序，包括标签和包装设计的批准程序、标签和包装地点或外包服务公司信息、包装规格和要求、标签文本样本等。

③ 试验药物供应要求，包括运送程序、外包服务信息、供应量、运送数量和频率、药物生产批量计划。

根据 CTSP 的信息，试验药物的供应计划可以从开始申请首批或后续药物生产安排程序（表 27.1）开始。试验药物生产部门根据临床供应申请表上的信息，经过一定的审批程序后，可以开始协调试验药物的生产或相关药物的购买，以及包装的准备。显然，

试验药物供应涉及临床试验各个领域的合作，它并不是临床试验管理部门能够单独承担和完成的重任。表 27.2 对试验药物供应中涉及的和需要计划的诸多方面进行了简要总结。在准备双盲临床试验项目时，特别需要注意的是试验药物、安慰剂和/或对照药物应当在制剂外观、味道、口感和其他物理性质方面没有差异。需要注意的是在生产这些试验药物时，任何必要修改药物剂型以保证盲态的行为都必须谨慎，并获得临床前制剂研究小组的充分评估和配合，因为用于临床试验的任何新剂型都必须经过适当的生物利用度的研究。

表 27.1 临床试验药物供应申请表示例

＜申办方名称和标志＞		临床试验药物供应申请表
试验方案编号：	临床供应计划书版本：	试验药物供应经理：
药物计划供应日期：	总共需要供应批量数：	临床项目经理：
受试者编号范围：	需要供应的受试者包装数：	药物供应内部参考号：
本申请适用于:首批药物供应 □　　后续药物供应 □　　取代前批药物供应 □　　样本盒供应 □ 　　　　　　药物有效性变更 □　　其他 □_____		
本申请的药物类别为:试验药物 □　安慰剂 □　对照阳性药物 □　合并试验药物 □　其他□_____		

供应量 （单位/盒）	产品特性 （名称,剂型,剂量）	序列号	生产批号	原料批号	包装批号

其他要求：					
本供应需要伴随:随机编码 □(套数____)　破盲信封 □(套数____)　标签 □(数量____)其他 □					
本供应的运送需要下列文件:药物检验报告 □　GMP 依从性申明 □　备考货单 □ 　　　　　　药物安全性信息页 □　包装质控表 □　其他 □_____					
本供应需要:安排生产 □　市场购买 □　药物储存中心药物有效性变更处理 □ 　　　　研究机构药物有效期变更处理 □　其他 □_____					
本供应的运输条件:冷冻 □　　冷藏 □　　常温 □　　其他 □_____					
申请者姓名：		签名：		日期：	
批准人姓名：		签名：		日期：	
文件存档:原件保留在临床试验项目/试验药物供应文档中					
版本:V1				有效日期:2007 年 2 月 15 日	

表 27.2 临床试验药物供应事务总结

序号	计划事宜	涉及领域/人员	估计时间 （＜FPI）/月
1	协调试验药物供应计划		
1.1	项目信息介绍会议	临床项目经理,试验药物供应	≥6
1.2	确认试验方案已经输入申办方的临床试验管理系统	临床项目经理	≥6
1.3	确认其他与药物管理相关的系统或外包服务(IVRS、EDC 等)	临床项目经理,试验药物供应,外包服务协调员	≥6
1.4	讨论试验项目结束后是否需要继续供应试验药物,如果需要,应如何实施	临床主管,项目医生,市场部,生产部,试验药物供应	≥3
1.5	确保随机编码完成和有关各方均收到随机编码文件(如安全监督、统计分析、药物包装、IVRS、DSMB 等)	统计师,项目经理	≥3

续表

序号	计划事宜	涉及领域/人员	估计时间 (<FPI)/月
1.6	确认所有与试验药物供应有关的文件和信息都已经或可以按时完成,并在需要时予以提供(如 GMP 保证声明、药物质量检验报告、药物安全信息手册、形式发货票、标签等)	项目经理,试验药物供应,药政事务,质量保证,生产质控,药物信息	≥5
1.7	讨论和确定受试者招募原则和招募分类方案	项目经理,统计师,项目医生	≥5
1.8	试验项目相关人员联络信息(项目管理、试验药物供应、统计、项目医生、药政管理、质量保证/控制)	所有相关人员	≥6
1.9	根据试验方案和项目信息,完成 CTSP	试验药物供应,项目经理	≥6
2	**试验药物供应管理**		
2.1	确认和安排试验药物和相关药物供应生产,如急救药物、合并用药、安慰剂等	试验药物供应,生产部门,质控	≥6
2.2	确认阳性对照药物可以购买获得	生产药政管理,试验药物供应	≥6
2.3	确认包装材料的获得或制作流程	试验药物供应	≥6
2.4	协调和完成外包服务的合同和协议	试验药物供应	≥3
2.5	完成试验药物供应的总预算和预算细则	试验药物供应,项目经理	≥5
2.6	完成和获得质量保证的试验药物,包括每批样本留样	试验药物供应,生产部门,质控	≥4
2.7	完成大宗药物或原料购买,以防试验药物稳定性结果不能满足试验项目的需求(如果需要的话)	试验药物供应,市场部门,质控	≥5
2.8	获得每批试验药物的质量分析报告	试验药物供应,项目经理,药政事务,质控	≥3
2.9	计划过期试验药物的处理原则和程序	试验药物供应,项目经理	≥5
2.10	确定试验药物供应和库存状态报告和跟踪系统	试验药物供应,项目经理	≥5
2.11	确保和完成每一步试验药物供应相关文件批准和存档,包括生产、包装、数量核对等	质控/质保,项目经理	进行中
3	**试验药物标签和包装**		
3.1	讨论和设计标签文本	项目经理	≥5
3.2	讨论和设计包装模式(如果是国际多中心临床试验,需要考虑有关国家药监要求)	项目经理,项目医生,试验药物供应	≥5
3.3	讨论和确定在整个试验项目过程中需要多少批的试验药物生产和供应,每次的数量是多少	试验药物供应,项目经理	≥5
3.4	确定标签和包装是否需要翻译,并监督翻译标签的质量和完成	项目经理,药政事务	≥4
3.5	审阅和批准标签文本,以确保符合试验项目进行所在国家和地区的药监规范	药政事务,项目经理	≥3
3.6	批准标签和包装计划,并保留样本	试验药物供应,项目经理	≥3
3.7	确保标签和包装试验药物成品的质量	试验药物供应,质控	≥2
3.8	计划和实施必要时更新标签或再标签的原则和程序——研究机构和/或运送保管中心(当过期药物按照新的稳定性试验数据被批准延长有效性的情况下)	试验药物供应,项目经理,监查员,药物储存中心,研究机构	≥1
4	**试验药物的发放**		
4.1	确定所在国家和地区的试验药物供应量策略(可以用 IVRS 程序监控,包括首次和后续供应)	试验药物供应,项目经理	≥3
4.2	确定和建立中心储存药物基地和发放监控程序	试验药物供应,项目经理,IVRS,药物储存中心	≥3
4.3	确定和建立中转储存药物中心和发放监控程序(如果需要的话)	试验药物供应,项目经理,IVRS,药物储存中心	≥3
4.4	稽查药物存储中心和本地储存中心,以确保其符合所在国家和地区的药监规范(如果必要的话)	试验药物供应,质控,药物储存中心	≥2
4.5	落实试验药物发放文件的准备就绪	项目经理,试验药物供应,药政事务,质控	≥2
4.6	确定需要和不需要试验药物进口许可的国家和地区,以及相应的程序和文件要求	试验药物供应,药政事务	≥5

续表

序号	计划事宜	涉及领域/人员	估计时间(<FPI)/月
4.7	落实试验药物进口许可申请,并确保与试验方案的申请相关联	项目经理,药政事务,所在国项目管理	≥4
4.8	确定和建立整个药物发放监控程序(包括文件要求)	试验药物供应,项目经理,药政事务,质控,药物储存中心	≥5
5	**临床试验项目操作**		
5.1	建立研究机构收讫、发放、退还和转移监控程序(包括文件或表格要求)	项目经理,监查员,药政事务,研究机构	≥2
5.2	确定试验药物计量清点表格和使用指南	项目经理,监查员,研究机构,药物储存中心	≥2
5.3	讨论和确定试验物资供应监督、核查和稽查要求	项目经理,监查员,质控	≥1~进行中
5.4	选择和确定试验药物销毁程序(包括文件和/或表格要求)和/或外包服务公司协议	项目经理,监查员,试验药物供应,药物销毁部门	≥1
5.5	稽查药物销毁服务公司,以确保其符合申办方SOP和所在国家和地区药监规范和/或有GMP证书(如果外包服务公司第一次提供服务的话)	试验药物供应,药政事务,质控,药物销毁部门	试验药物需要销毁前完成
5.6	确保研究机构和试验药物储存中心有药物计量清点、核实和销毁程序(SOP)	监查员,质控,研究机构,药物储存中心	≥1
5.7	与研究机构和试验药物储存中心质控人员讨论和建立试验药物发放和清点的质控程序	监查员,质控,研究机构,药物储存中心	≥1~进行中
5.8	确保收到药物销毁证明/声明(保留在主文档中)	项目经理,监查员,研究机构,药物储存中心,药物销毁部门	进行中
5.9	监查研究机构和试验药物储存中心对药物收讫、发放、清点、退还、转移和销毁程序的实施	监查员,质控,研究机构,药物储存中心	进行中

试验药物供应量的评估通常需要由项目经理主导完成,因为这种评估与试验方案的若干参数有关,如研究机构、受试者和试验项目程序等。由于研究机构一般都需要储备一定数量的试验药物,传统的试验药物供应准备量一般需要比实际需求量要高出50%以上。当受试者招募并未如计划所期待的那样成功时,研究机构中的大部分储备试验药物可能并不会被使用,从而造成很大的浪费。中心化随机和IVRS的运用使得试验药物的供应和监督变得更加直观和容易掌控,试验药物供应准备量一般只需要比实际需求量多10%~15%即可。在预测试验药物需求量时,试验项目中受试者的计划招募人数、试验药物的每日剂量和总的治疗天数是三个基本药物供应量预算参数。如果把试验药物总供应量设为 T、受试者人数设为 n、每日剂量设为 d、治疗总天数设为 t 的话,试验药物供应量的一般预测公式可写作:

$$T = ntd（单位：试验药物剂型，如片剂、胶囊等）$$

(27-1)

例如,某试验药物片剂剂量有四种,即5mg、10mg、15mg和25mg。按照试验方案的设计,各种试验药物片剂的需求量分别被预测如下:

剂量	片/天	服药天数	片剂量	受试者人数	总片剂量	+15%量
25mg	4	42	168	25	4200	4830
15mg	6	42	252	25	6300	7350
10mg	10	42	420	25	10500	12075
5mg	16	42	672	25	16800	19320
				各剂量总片剂量	**37800**	**43470**

在大多数情况下,除了上述因素外,还需要参考包装容量的设计。如果上述25mg试验药物的铝箔水泡眼状包装按每周剂量±1天的供应量来测算的话,每周供应量应含32片25mg试验药物。在这个试验项目中,受试者需服药共6周,所以,每位受试者总共需要192片的25mg药物,25位受试者则需要4800片25mg的试验药物。如果按这个需求量来考虑增加15%的备份供应量的话,需要生产的25mg片剂总量为5520片。在测算液体药物的供应量时,需要首先推算出药物液体的总体积,然后根据每瓶液体药物的体积数测算出总共需要多少瓶液体药物。例如,某液体药物的服用剂量被设定为5mg/kg,受试者的

平均体重为 65kg，受试者每次需要服用药物 325mg。如果液体药物的含量为 15mg/mL，则 325mg 的液体药物的体积约为 21.7mL。按照试验方案的设计，受试者每天需要服药三次，总共需要治疗 42 天，则每位受试者所需的液体药物供应量为：

5mg/kg 剂量组：65mL/天×42 天＝2730mL

液体药物的包装被设定为 80mL/瓶，则每位受试者需要的总瓶数是 35 瓶。在这个试验项目中，招募 100 位受试者所需液体药物的总瓶数为：

5mg/kg 剂量组：35 瓶/受试者×100 位受试者＝3500 瓶

考虑到多 15％ 液体药物的缓冲供应量，这个试验项目需要生产的总液体药物瓶数为 4025 瓶。

如果是国际多中心临床试验的话，可以根据各国和地区过去的招募率状况和/或受试者资源多寡来确定国家和地区试验药物启动供应量水平策略。如果只在一个国家/地区进行临床试验项目，试验药物启动供应量水平可以根据研究机构在相同适应证的临床试验中的招募率状况或受试者资源水平来确定。表 27.3 为某国际多中心临床试验项目中试验药物首次供应水平和后续供应阈值水平计划以及药物储存中心的库存状况总结。后续试验药物供应量可以根据预设的研究机构库存药物量的最低阈值由 IVRS 自动补充（参见 9.2.4 节）。例如，某研究机构被设定首次试验药物的供应量为 6 个药物盒包装。当项目经理激活该研究机构的 IVRS 账号和该研究机构启动后，试验药物储存中心根据预设的试验药物发送规则，自动向该研究机构提供首批试验药物 6 盒。每次受试者被招募并根据 IVRS 的指令收到特定试验药物盒编号后，IVRS 会自动减去该研究机构所拥有的试验药物库存量。如果预设的试验药物再补充供应的最低阈值为 3 盒的话，一旦该研究机构经 IVRS 确认后发放了第 3 盒试验药物后，IVRS 会自动通知药物储存中心或中转储存点向该研究机构补充供应试验药物，使研究机构的试验药物库存水平恢复到 6 盒或其他设定的试验药物库存状态。采用自动再供应机制还是手工监控再供应机制应当由试验项目经理或临床团队在试验项目准备阶段根据实际需求予以确定。

表 27.3　试验药物首次供应水平计划总结表示例

国家和地区	被批准的研究机构数/个	计划受试者招募数/人	每个研究机构平均招募数/人	50mg		100mg		200mg	
				首次供应药物/盒	首次总供应数/盒	首次供应药物/盒	首次总供应数/盒	首次供应药物/盒	首次总供应数/盒
阿根廷	4	24	6	1	4	2	8	5	20
比利时	3	10	3	1	3	2	6	5	15
法国	4	6	2	2	8	4	16	10	40
匈牙利	3	11	4	1	3	2	6	5	15
波兰	2	4	2	1	2	2	4	5	10
中国	11	60	5	1	11	2	22	5	55
俄罗斯	9	56	6	2	18	4	36	10	90
中国香港	5	10	2	1	5	2	10	5	25
英国	2	10	5	1	2	2	4	5	10
美国	21	76	4	1	21	2	42	5	105
总数	64	267			77		154		385
原供应总量/盒				200		480		480	
首次供应全部完成后试验药物的库存总量/盒				127		326		95	

当研究机构试验药物存量达到最低阈值时，自动补充发送试验药物供应量至启动水平	剂量/mg	最低阈值/盒
	50	0
	100	1
	200	1

27.2.2　试验药物的标签制作规范管理

一旦 IP 完成了生产阶段，它们应当首先被运送到包装部门或外包装公司进行标签和外包装的加工。临床试验药物标签和包装的原理是建立在能确保药物包装盒内的物质可以被鉴别，在紧急情况下可以知道和谁取得联系，以及受试者知道如何储存和服用试验药物的要求基础上。在一些涉及基础用药或急救药物的临床试验中，需要注意的是使用这些药物的临床试验标准包装是否沿用原包装应当根据药物属性或其在试验方案中规定而定，规定的基本原则为以避免造成受试者漏服或错服为宜，并应当在方案中予以明确。表 27.4 列出了常见国际试验药物包装标签内容要求。但各国和地区之间对标签和包装的要求可能会有所差别。在实施临床试验药物标签和包装时，项目经理和药政事务人员应当积极配合，以满足所在国家和地区的药监要求。图 27.5 为试验药物包装标签内容的实例。

试验药物标签文本设计通常需要和试验药物包装结合在一起。一般来说，试验药物本身可能会被装在瓶中或 Westvaco 式铝箔包裹［图 27.6(a)］，并按照试验方案的要求发放给受试者。或者按照试验药物发放日程或发放量安排，若干瓶或铝箔包装盒可以被放置在一个纸盒中作为试验药物的最小发放单位包装盒提供给受试者［图 27.6(b)］。根据运送的需要若干发放包装盒被放置在一个大纸盒中作为运输包装提供给研究机构。无论采取多少种包装组合形式，每层包装盒外面都应当贴有相应的药物标签说明［图 27.6(b)］。需要指出的是用于外包装的标签可以根据需要和要求不同于药物最小发放单位包装盒或发放盒上的标签内容。试验药物标签上的药物盒编号通常与随机编号相对应。统计师在完成随机编号的编排后，应当将密封的随机编码信息伴随着药物供应计划单一起交付给包装人员，以便包装服务人员在编排药物标签上的药物盒编号时可以参照随机编码的要求来进行。图 27.7 展示了药物盒编号和对应的随机编码在药物供应管理系统下的运作原理。从这个示意图样本中可以看出：

① 首位受试者来源于研究机构 A，根据随机编码安排被给予有效药物治疗；

② 配送给研究机构 A 的试验药物中对应于治疗药物的独特药物盒编号 102 被分发给受试者；

③ 每位被随机招募的受试者接收一个相应独特编号的药物盒。

标签设计细则图纸如同建筑设计图纸一样。设计完成后需要经过标签认证批准程序。图 27.8 展示了申办方标签的制作、批准和发放过程。每一个新的临床试验项目都应当设计和批准新的标签文本。对待标签的设计、印制和发放过程应当像对待试验药物的生产、包装和发放过程一样严格按照药政规范进行。重新印制已批准的标签文本只有在某些情况下才能进行，这些状况包括：

① 原有标签需要被修改；

② 原有过期药物被批准延长有效期而必须更新标签文本；

③ 原有标签遗失或毁坏；

④ 所印制的标签已用完。

表 27.4　试验药物包装标签的一般要求

- 试验药物的鉴别，包括剂量、剂型、规格、批号等（应当注意双盲试验的要求）
- 包装盒内试验药物的数量
- 研究方案编号或试验标题缩写（用于鉴别所用试验项目）
- 独特的受试者鉴别信息，如受试者编号、受试者姓名缩写、随机编号、研究机构编号等。这个信息可以要求研究机构人员在发放试验药物给受试者前填写完成
- 服用方法指南，包括服用途径、剂量范围、储存和/或处理方法（如果是用于静脉注射的安瓿或细颈瓶，这个信息可以标示在外包装的标签上）
- 有关试验药物"只能用于临床试验目的"的声明
- 生产批号（或用于盲态研究的特殊研究编号）
- 过期日期（或重新测定效价的日期）
- 有关儿童安全性的警告和要求保存的特殊温度和条件，如低温保存 2～8℃、避光等
- 申办方信息
- 研究机构或 24 小时的紧急情况联络电话（如果不准备将紧急联络信息打印在特殊卡片并发放给受试者的话）
- 国家和地区的特殊要求说明

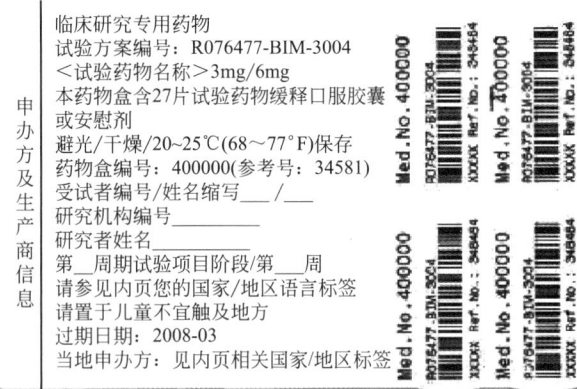

图 27.5　试验药物标签案例

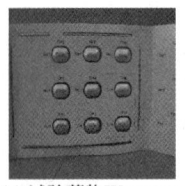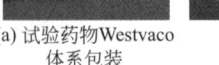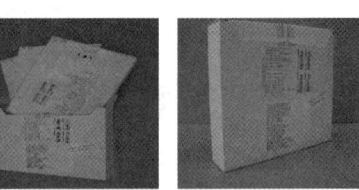

(a) 试验药物 Westvaco　　　(b) 试验药物外包装(内/外包装)
　　　体系包装

图 27.6　试验药物标签和包装案例

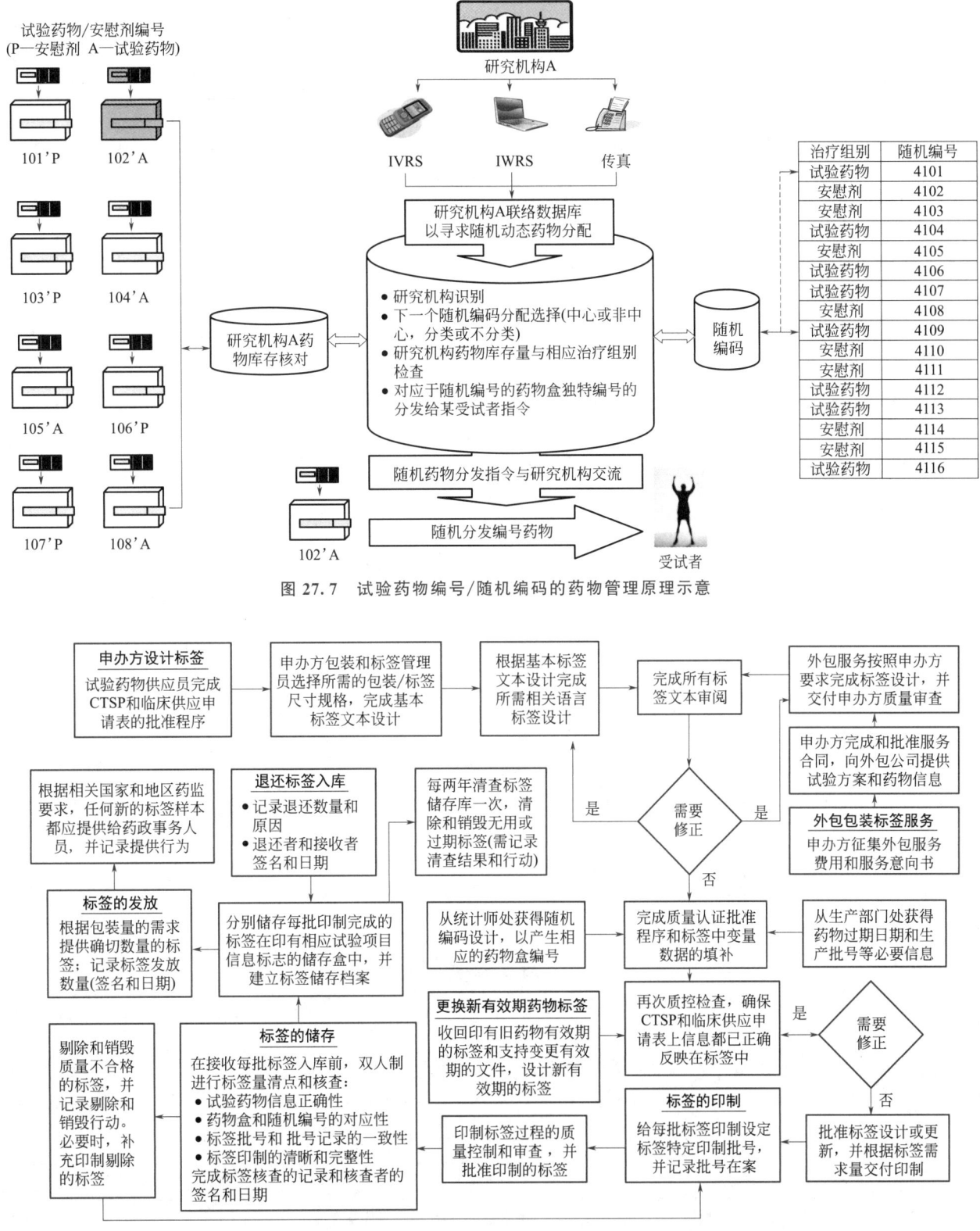

图 27.7　试验药物编号/随机编码的药物管理原理示意

图 27.8　试验药物标签管理示意

这种重新印制标签的过程应当经过批准程序。申办方最好建立严格的标签制作、印制、发放和档案保存的 SOP。在大多数情况下，标签设计细则和认证批准书可以设计成同一文件，也可以批准文与设计细则文件分开。后一种情况在申请认证和批准过程中应当将标签设计细则作为附属文件附录在批准文后。如果是包装和标签专业服务公司提供的服务，所有相关文件和批准书应当在适当的时候交给申办方予以存档保留。标签文件应当保存在试验项目主档案的药物供应项下，所包含的文件有：

① 临床供应计划书和临床供应申请表；

② 相关基本标签和各国专属标签的认证批准文和样本；

③ 随机编码文件；

④ 印制标签质量保证批准文件；

⑤ 标签收讫/发放登记表（表27.5）。

试验药物包装标签的重新标签并不经常发生，因为申办方提供的试验药物在临床试验阶段通常都有足够的有效期。即使试验药物的有效期可能不足以涵盖整个临床试验阶段的时间长度，申办方一般会采取分批生产和提供试验药物的方法来满足临床试验的需

求。但在试验药物有效期被批准延长或缩短的情况下，临床试验中正在使用的试验药物必须重新进行包装再标签。值得提出的是这种试验药物重新包装标签的行为只能发生在正在进行中的某一项临床试验项目本身，也就是说为一项试验项目所作的临床药物供应包装标签不能被重新包装标签后用于其他临床试验。申办方和包装标签服务公司应该建立重新包装标签的SOP。

一般来说，试验药物有效期的监督和责任涉及临床试验团队的各个层次，这些监督和责任具体体现如下：

（1）试验药物供应人员应该对整个临床试验用药的有效期监督负有责任

① 在药物即将过期的情况下，与临床主管或药

表 27.5　药物标签收讫/发放登记表示例

＜申办方名称和标志＞											标签登记表
试验方案编号：				药物供应内部编号：				标签库样本号：			
新印制标签收讫											
标签收讫日期	标签批号	标签类别		1°质量和数量检查				2°质量和数量复查			标签存放地点（行/排/柜）
		新制	重制	质检员签名：				质检员签名：			
				日期	数量	批准	拒绝①	日期	数量	批准	拒绝①	
①评注：											
标签发放											
发放日期		标签批号	发放数量	标签编号范围		发放对象		标签剩余数量		发放者签名	
评注：											
标签回库收讫											
回库日期		标签批号	回库数量	回库来源		库存累计量		标签编号范围		收讫者签名	
评注：											
标签样本											
标签批号		标签语言	使用国家	标签样本（请粘贴标签样本在此）						评注	
存档：原件保留在试验项目主文档/试验药物文档中　复印件保留在试验药物存放库											
版本：V1										版本日期：2007年2月15日	

物供应主管取得联系，以便对药物的重新供应或重新标签做出抉择。

② 在需要延长试验药物有效期的情况下，必须获得有关新的试验药物稳定性试验结果或其他支持有效期延长的文件，如重新药检分析报告等，并得到相应的批准。

③ 协调和管理新的标签的设计、印制和发放。

④ 监督临床药物供应的有效期，并在药物过期的至少 3 个月前通知项目经理。

⑤ 在重新标签获得批准后，统计需要重新标签的药物库存数量和相应的标签数量。如果涉及外包装药物盒标签的话还应当统计需要多少外包盒密封标签条。

⑥ 与药物运送中心取得联系，以便进行过期药物的封存或延长药物有效期重新标签的行为。

⑦ 协助 IVRS 服务公司更新药物有效期的记录和程序。

（2）试验项目经理对所负责的试验项目药物的有效期监督负有责任

① 推算最后一位受试者是否能在药物过期前完成服用药物的试验程序。

② 在不能延长药物有效性的情况下，最晚不能超过药物有效期满的一个月前，项目经理必须协同 IVRS 或药物运送中心关闭即将过期药物向研究机构的发送。

③ 在获得延长药物有效期的批准后，及时与地方项目经理和监查员进行交流，并要求他们对研究机构需要重新标签的药物数量进行统计，以便统计所需的新标签和密封条的数量。

④ 任何误发或服用过期药物的事件都必须要求监查员和研究机构递交详尽的试验方案偏离事件报告，并要求完成纠正行为或应急行动方案。

⑤ 如果需要的话，必须向中心伦理委员会和药监部门报告药物服用违规事件。

（3）监查员对所负责的研究机构使用的药物有效期的监督

① 监督研究机构药物的有效期状况。至少在药物过期前的 3 个月前，与项目经理和试验药物供应人员取得联系，以便协调药物重新供应或重新标签活动。

② 协助清点研究机构需要更新标签和/或密封条的药物或药物盒数量，并以书面的形式报告给项目经理和/或试验药物供应人员。

③ 确保研究机构不会分发即将过期的药物给受试者。

④ 督促研究机构收回已发出的即将过期药物。

⑤ 指导研究机构人员将过期药物专门打包密封，并放置在安全角落，以防止这些过期药物的误发。

⑥ 当监查访问进行时，监查员必须对过期药物

进行数量清点核对，并按照申办方的要求进行退还和销毁过期药物的程序。

⑦ 任何研究机构误发过期药物给受试者，或受试者服用过期药物的行为都应当视为严重试验方案偏离。监查员有责任完成相关的责任调查，及时报告和递交试验方案偏离报告给申办方，以及跟踪和监督研究机构对于过期药物服用的后续纠正行动的落实。

（4）研究机构人员对于受试者用药安全性负有责任

① 必须保证发给受试者的试验药物在下次试验访问之前仍然处于有效期内。

② 如果在下次试验访问之前试验药物会过期，研究机构人员绝对不能发放给受试者。如果不慎发放了，研究者有责任保证受试者不能服用过期后的药物和在药物过期前安排受试者对研究机构的回访，以便收回或更换即将过期的药物。

③ 任何误发或服用过期药物的行为均属于试验方案严重偏离事件，必须及时向伦理委员会和申办方报告。

（5）药政事务人员有责任确保参加试验项目的所在国家和地区遵循药物有效期的管理规范

① 项目经理和/或试验药物供应人员应当及时告知药政事务人员有关药物有效期的状况。

② 在获得延长有效期批准的情况下，应当收集相关支持延长有效期的文件和稳定性研究报告，以便需要时向所在国家药监部门申报。

③ 根据地方药监规范要求，递交新的稳定性数据以获得药监部门的批准，或通知相关药物有效期变更的事宜。

如果试验药物的有效期被批准变化的话，重新包装标签的行为最好在相应的试验药物有效期到期的 3 个月前开始行动。重新包装标签程序应当以书面的形式获得试验药物供应部门主管的批准。如果涉及需要冷冻或冷藏的试验药物的重新包装标签，应当指明试验药物处于不冷冻或冷藏的状况下允许的时间长度。重新包装标签可以在药物储存中心和研究机构的药物存放点进行。图 27.9 总结了重新包装标签的程序。需要指出的是新的标签除了新的有效期信息、药物生产批号或参考号外，其余标签文字信息不应当轻易改变。在进行重新包装标签时，应当遵循的原则通常包括：

① 在进行重新包装标签时，必须遵循所在国家和地区药监规范的要求。

② 带有新有效期的标签最好紧挨着原有标签粘贴，不要覆盖原有标签的任何文字。

③ 如果空间不够，新的有效期标签只能覆盖原有标签的有效期，所有原有标签的其他信息必须呈可视状。

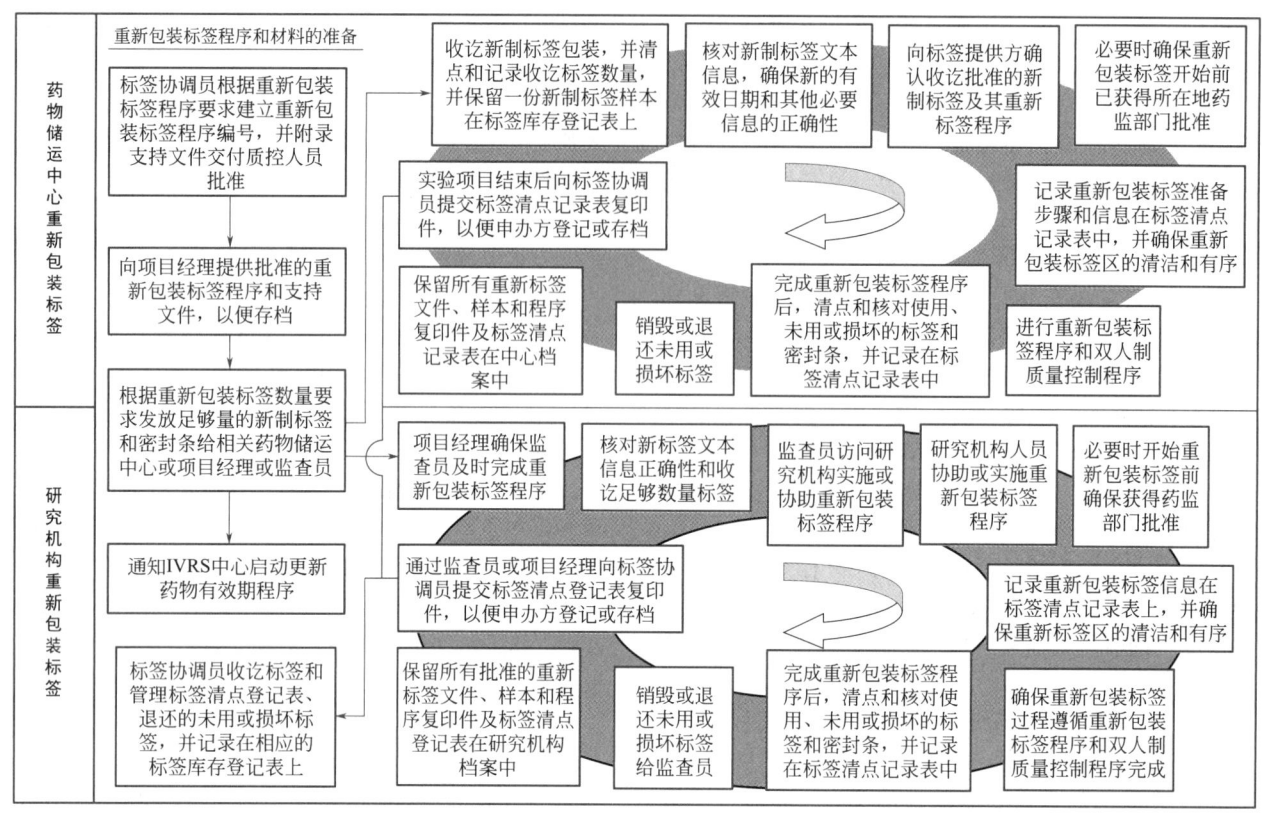

图 27.9 试验药物重新包装标签程序示意

临床试验常用表 33

④ 所有仍在药物储运中心和研究机构的带有原有效期的试验药物都必须完成新有效期标签的更换。

⑤ 所有密封包装的试验药物必须在完成新标签更换后重新贴上密封条。

⑥ 重新包装标签的程序应当清楚地指明试验药物原包装被重新包装标签的程度。

⑦ 如果国际多中心试验使用标签文本的话，重新包装标签程序应当指明新的有效期标签涉及的语言种类。

⑧ 重新包装标签活动应当在没有任何其他药物、标签或杂物的空间区域进行，以免新的包装标签试验药物的污染或混淆。

⑨ 最好不要同时进行多个药物盒的重新包装标签，应该对药物盒进行逐个重新包装标签，以免试验药物盒的混装或混淆。

⑩ 在完成重新包装标签程序前，不应该发送或发放试验药物给研究机构或受试者。

⑪ 应当进行重新包装标签的质量检查，也就是说完成重新标签的人员和质量检查的人员应该是不同的人员。

⑫ 研究机构或药物储运中心通常收到确切数量的新标签。在进行重新标签的过程中，新标签的使用数量和被重新标签的药物包装数量的清点核查应当由监查员或相关质量保证人员完成，并记录在标签清点记录表中（表 27.6），其目的是确保新的标签不会被滥用或误用于不相关的试验项目中或药物包装上。

⑬ 所有重新包装标签的文件、新标签样本和批准的重新标签程序应当存档保留。

27.2.3 试验药物包装与贴签规范管理

试验药物包装盒的设计程序和要求与标签一样，包装盒设计细则必须经过评审和批准步骤，以确保试验药物的包装符合试验方案的要求，与所含内容物的类别、规格和尺寸相匹配。**临床试验常用表 33**（二维码）为包装盒设计细则图纸及其确认批准书样本。只有在包装盒的设计图和程序被批准后，包装标签人员才能开始根据批准的图纸要求制作包装盒，然后完成试验药物包装和标签程序。通常情况下，试验药物的包装分为两种，即

① 初级包装 分装适当数量的试验药物（如片剂或胶囊等）入设定的包装容器或盒中。

② 二级包装 试验药物被装入儿童不易开启包装设置中。

试验用药物有初级和二级包装的区别，前者涉及试验用药物或安慰剂的生产制作后进行包装，后者只是单纯从申办方处接收生产好的试验用药物后，直接进行包装。无论何种形式的包装生产线，其包装环境都需要符合 GMP 的生产洁净度要求。

表 27.6　标签清点记录表示例

<申办方名称/标志>			标签清点记录表
试验项目编号:		重新标签程序号:	药物名称:
本标签清点记录表用于:　药物储运中心　□		研究机构　□	
药物储运中心名称:		药物储运中心地址:	
研究机构编号:		研究者姓名:	国家和地区:

药物重新包装步骤:
- 清点需要重新标签的药物和/或药物盒和收到的新标签和密封条,确保有足够的新标签和密封条用于将要开始的重新标签程序
- 清理重新标签工作区域,保证该区域不混有任何其他药物和标签
- 对于需要冷冻或冷藏的药物,确保它们置于非冷冻或非冷藏温度状态不超过规定的时间长度
- 请粘贴新标签样本在本表的规定区域

重新标签药物状况							
药物批号	原有效期 (年/月/日)	新有效期 (年/月/日)	药物数量	涉及的药物编号		涉及的试验周期/ 访问药物盒	评注
				从	到		

标签状况						
收到的新 标签数量	使用的新标 签数量	用作样本的 新标签数量	未用或损坏的 新标签数量	剩余的新 标签数量[①]	新标签样 本粘贴处	评注
标签						
密封条						
标签						
密封条						

① 剩余新标签数应当等于 0,其计算公式为:
剩余的新标签数=收到的新标签数-(使用的新标签数+样本新标签数+未用或损坏标签数)=0

未用的新标签应当:　就地销毁　□　退还给申办方　□　其他　□_____			
损坏的新标签应当:　就地销毁　□　退还给申办方　□　其他　□_____			
重新标签者姓名:	签名:		日期:
质检者姓名:	签名:		日期:

送交:原件保留在重新标签地点的文档中
　　　复印件交给申办方的标签协调员存档

版本:V1	版本日期:2007 年 2 月 15 日

药物编码的制定通常由非盲药物包装生产人员负责,试验项目监督管理相关人员不得参与其中,以免出现破盲的风险。需要注意的是药物编码的产生与随机编码的产生最好在不同系统中进行,产生后的药物编码也不应与申办方控制的随机编码系统一起存储,以免不慎破盲。在 IVRS/IWRS 中设置药物编码与随机编码的匹配结果只能由非盲药物包装/标签人员负责掌控和执行,非盲统计师需要在两个编码匹配完成后进行现场质控检查。药物编码计划需包括方案名称及编号、编码药物名称、药物包装及标签样稿、编码的计划时间及地点、参与编码的人员角色与分工职责、编码流程规定、质控流程规定、编码后的盲底及药物处理规定等。如同随机编码一样,只有非试验项

目管理人员能出现在药物编码场所。药物编码与贴签团队人员通常由下列人员组成,即盲底编辑人员、贴签人员、封装人员、盲底及剩余标签整理人员、QC人员等。整个药物编码过程都应有特制的规程表格记录药物编码过程并归档保存。参与药物编码和贴签的人员需接受相关编码计划的培训,包括但不限于编码操作方法、随机编码与药物编号匹配方法、贴签操作方法及其注意事项等。图 27.10 归纳的试验用药物包装/贴签流程,表明其管理环节可以归纳为如下几个阶段。

试验药物包装准备阶段

① 药物供应经理根据 CTSP 对试验用药物的包装要求,确认包装生产线的时间表,在包装生产线准备进行试验项目药物包装前,与生产线经理确认并检

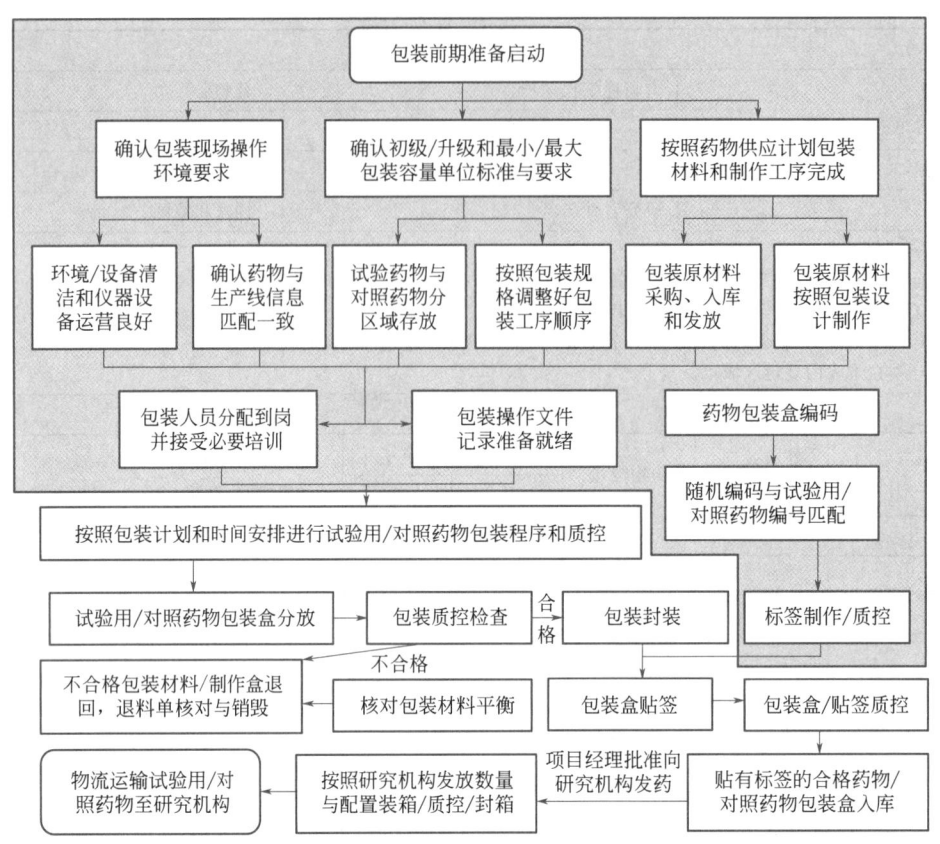

图 27.10　试验用/对照药物包装/贴签流程示意

临床试验常用表 33

查包装生产线的清洁度满足 GMP 要求和包装线设备运营正常。

②　药物包装经理负责制定包装线人员（包括贴标人员）职责配置，包装/贴签过程中使用的工具表格，并与申办方项目经理或药物供应经理根据试验药物属性、包装计划和标签编盲编码/贴签要求等制订培训计划和协调岗前培训事宜，包括培训时间及内容等。根据涉及的初级包装或二级包装需求的不同，人员培训的要求有所差异。

③　负责包装材料采购人员了解包装材料的库存状况。如果需要，启动外采程序及其供应链相关风险管理程序。如果涉及不同批次的标签和包装材料的情形，需按批次进行取样、检验、接收，并在登记表中对采购程序及其质控进行记录，对于不符合要求的标签，可当场拒收、退回并记录。

④　药物供应经理或包装生产负责人对包装材料供应进行确认，负责设计包装盒规格和式样（**临床试验常用表 33，二维码**），并获得项目经理的批准后，安排制作生产包装盒。

⑤　包装前，包装生产经理需仔细检查工作区域、包装流水线及印刷机等设施设备，确保其清洁度达标，并再次仔细确认包装及标签与待包装药物身份的一致性及包装数量是否充足，做好相关生产记录。

⑥　药物供应经理与试验项目经理确认药物最小包装单位和包装形式，并负责监督包装生产经理对包装生产线包装参数的设定和包装生产过程符合特定试验项目的试验用药物包装标准。收到试验用药物和对照药品后，包装生产经理需确保两种不同药物的收讫和存放在不同区域进行，并不应同时在同一包装线进行包装，以避免包装后由于包装外形的相同而影响后续贴签和发放的混淆错误。用于包装和贴标签的材料也应根据临床试验药物种类、剂型、规格等的不同分类放置于不同安全区域；仅限于项目授权人员按照批准和记录的程序发放使用。材料发放时，还应检查所发放的包装、标签与药物要求是否一致。同时，对已使用的标签需实时进行物料平衡管理。

⑦　包装生产经理负责对参与药物包装/贴签的人员进行岗前培训，立足于法规和方案要求，需要特别关注对洁净与卫生要求、包装材料的管理、半成品的管理、成品的打包和贴签等环节的操作要点及注意事项进行培训。

⑧　包装生产经理负责制作或监督指派的专属人员制作药物编码，并与随机编码匹配（参见 6.1.3 节）和印制在标签上。标签制作及其贴签环节规程的质控至关重要，直接关系到药物供应和随机入组后受试者服药的正确性。完成随机编码与药物盒标签编码

匹配后，包装生产经理负责监督将编辑的编码信息录入药物分发监控系统，如 IWRS，以便准确监控药物给研究机构的配送和跟踪研究机构对受试者的药物分发。

试验药物包装生产阶段

⑨ 包装生产经理负责确保正在包装的药物名称和批号应显示在每条包装流水线上，包装线分隔药物与对照品，以减少交叉污染、混淆或替换的风险。

⑩ 包装后由包装质控员对药物包装盒外观和内容物进行检查，检查的内容通常包括但不限于：包装的一般外观、包装盒内含物及其数量准确、包装是否完整无破损、是否使用了正确的产品和包装材料、包装盒上印刷是否正确（如适用）等。

⑪ 包装完成后的药物需及时转运到贴签区域进行相关标签粘贴程序。

试验药物包装盒贴签实施阶段

⑫ 药物随机编码产生后，药物包装经理根据随机编码信息和药物供应计划来编排药物包装盒的标签编码，并通过包装/贴签的生产程序，将药物包装盒编码清晰地印刷在黏度足够的标签上。除此之外，还需准备好纸、笔、胶带等其他贴签过程中可能会用到的物品。

⑬ 在贴签进行前，贴签人员应对药物标签的外观、数量等进行核查，如标签印刷内容是否正确、清晰，药物编号是否连续，黏度是否足够等。标签可根据药物编号大小进行排序，方便后续贴签环节的顺利进行。贴签时，需要根据试验药物属性和储存条件的要求，如需低温环境，在贴签场所设定特定的温度条件。不同组别的不同药物应选择不同贴签区域，以避免药物混淆而影响试验结果。

⑭ 包装生产经理负责培训和监督贴签人员正确操作药物随机编码与药物包装盒号的对应关系。将不同组别的药物标签分别分配给负责粘贴试验药物或对照药物的两组人员。贴签过程按照职责可分成两组或不同时间段贴签小组，分别负责将标签正确粘贴在试验药物或对照药物包装盒上。

⑮ QC 人员对此环节的质控至关重要，包括但不限于：

- 贴签正确性　仔细核对不同组别的标签正确粘贴在相应组别的药物包装盒上，以确保粘贴正确无误。
- 外观复核　包装完成的药物盒外观、封装情况、标签粘贴的位置、标签粘贴牢固程度、标签内容的一致性、包装的完整性等，以确保外观良好且符合随机化与盲法的要求。
- 数量核查　已完成包装药物的数量应满足计划包装数量；且药物、包装及标签数量均应符合物料守恒，出现差异应寻找原因并及时记录原因存档。
- 质控文件　QC 人员对药物编码及贴签过程，可以文字、图片等形式进行记录，记录的内容包括但不限于试验项目名称、方案纲要参数、编码匹配时间

与地点、编码参与人员、贴签参与人员、见证人（如适用）、确认的试验药物与对照药物和包装盒内含物及其数量、分配的药物编码、贴签过程及其质控、药物封装、清点及核查、药物入库、盲底封存、药物寄送、破盲规定、紧急揭盲程序等，QC 人员质控后签名/日期的相关记录文件亦需存档备查。

⑯ 进行贴签时，包装生产经理不要混淆试验用药物与对照药物的贴签在一个区域或同时进行贴签，在试验药物包装盒贴签时要只摆放出用于试验药物包装盒的标签，对照药物包装盒贴签时只摆放出用于对照药物包装盒的标签，以确保试验用药物与对照药物的包装盒标签编码不会发生误贴。

试验药物包装/标签后入库待发阶段

⑰ 如果涉及临床试验盲态要求，还应对各个药物包装外观的一致性及除包装号外其余标签内容是否完全相同等进行检查，包括印刷的标签数量进行复核；未包装的临床试验用药物和包装/标签材料，以及已包装的药物在数量复核期间发现的任何重大差异或异常差异应及时调查并合理地进行解释说明。

⑱ 包装经理负责管理不合格的包装、标签材料及时退回至仓库，过期或废弃的材料应按规定集中销毁，所有环节操作都应记录在案。

⑲ 包装经理负责盲底回收及封存环节管理。编码匹配完成后需将药物分配随机表（内含药物随机编码）密封，由编码人员在信封的骑缝处签名字及编盲日期，一式两份将其作为盲底信封交予申办方管理。申办方在试验启动阶段，有可能需要将其中一份密封信封交给研究机构研究者保存，供紧急破盲之用。如果涉及药物供应电子系统（如 IWRS），编码人员负责将盲底输入电子系统中，并做好相关人员的登录权限设置，以便研究者在紧急揭盲时可以通过 IWRS 完成破盲申请程序。IWRS 也应当能够做到监控和跟踪药物包装服务商和中心存储库的库存量、发送研究机构药物供应量、研究机构药物库存量平衡、研究机构发放受试者试验药物量等。申办方保持的一份盲底信封可供后续统计分析过程中的两次破盲之用。未用完的剩余标签需封存后交给申办方保管或入库保存，切忌遗落在编盲现场。

⑳ 所有环节质控确认无误后，对已完成贴签的试验药物包装盒按照温控要求入库存储。在入库前，可以按照发送每个研究机构的数量需求打包装箱并封箱，也可以将试验药物与对照药物分别入库存放，在发放研究机构前再根据供应数量和配置要求打包装箱并封箱。封箱前需要将箱内内含物清单打印后放入箱内，供研究机构收讫药物供应时确认签名使用。如果涉及信封式编码管理，可以将已完成印刷的随机编码信封封存于箱内，供研究机构破盲时使用。

㉑ 当项目经理批准发送试验药物给某研究机构时，中心存储管理人员需要完成发送试验药物的中心

仓储库发货内部申请和批准程序。按照试验药物供应计划（CTSP）的供应量提供打包后的药物外包装箱，箱内内含物一般包括试验用药物（如适用）、试验药物质检报告、药物收讫/存储和发放流程及相关说明、药物寄送交接表等。

目前国际上普遍要求用于临床试验的药物包装必须是儿童不宜开启包装设置。包装材料的选用应当考虑所在国家和地区的环保要求。研究机构人员在收到包装完整的试验药物后，不应当被允许自行重新包装和标签。任何重新包装的要求都应当获得申办方的批准，由监查员监督执行，并做好相应的记录和档案保

留。如果研究机构收到包装破损的试验药物，应当立即与监查员或项目经理取得联系，或通过 IWRS 要求置换新的试验药物供应。破损的药物包装应当及时退还给申办方，以便他们做出相应的调查和处置，防止类似破损事件的再次发生。

依照试验访问时间的间隔长短确定每个试验药物盒包装内数量规格是试验项目经理在设计包装盒大小之前需要确定的事宜。不然的话，就有可能出现受试者收到的试验药物数量不足以维持到下一次试验访问，或过多的剩余试验药物退还到研究机构的情形。例如，一项临床试验项目有关试验药物的设定如下：

试验程序	访问	筛选	V2	V3	V4	V5	V6	V7	V8	V9	V10	V11
	周	1	2	4	8	12	18	24	30	36	42	48
试验药物分发			×			×		×		×		
药物回收/清点						×		×		×		×

按照原试验方案的设计，受试者需要每天 3 次，每次 2 片服用该试验药物，即每天需服用 6 片试验药物。受试者每次试验访问领取试验药物的数量设定为 3 瓶（总共 540 片试验药物）。按照原先的包装设计要求，每瓶含该试验药物 180 片。试验方案的修正案增加了各试验访问允许的浮动的窗口范围，即

第 2/4/8 周　　　　　±4 天
第 12/18/24/30/36/42/48 周　±1 周

如果按照正常的试验访问间隔来计算的话，受试者在每次领取新的试验药物之间需要服用的药物片剂数量为 504 片。但由于新的试验方案允许访问窗口的存在，即意味着受试者最多可以间隔 13 周，而不是 12 周进行下一次的试验访问。这样，在 V7、V9 和 V11 时，受试者可能需要的最大的药物数量为 13×

7×6＝546 片。显然，原先设计的试验药物包装数量规格不符合试验方案的要求。在这个案例中，每瓶试验药物的包装数量规格应改为 185～190 片较为适宜。过多的剩余药物的退还会造成浪费，因为退还的试验药物不能再继续被使用。所以，试验供应人员在批准试验药物包装数量规格前，必须与项目经理密切交流，以免造成不必要的被动局面。

临床试验用药物包装及标签流程的规范化程度关系到受试者用药的安全性与有效性，也与试验项目结果的可靠性有关。任何存在于药物包装/标签制作、编盲匹配和贴标流程中的不合规风险都可能导致试验用药物及其受试者服用结果的偏倚或失真。表 27.7 总结了存在于药物包装/标签流程中的常见质量风险。

表 27.7　试验药物包装及编盲重要风险控制要素

程序类别	常见风险	预防措施
包装模式的选择	由于剂型因素限制，试验药与对照药(阳性药或安慰剂)无法通过控制外观完全一致来达到盲态目的	① 颗粒剂可通过胶囊法达到双盲目的,但仍需要有相关证据支持该方法对药物的药动学和药效学无影响 ② 如果固体制剂的试验药物与对照药物无法做到外观一致,可以考虑双盲双模拟的方案设计,以达到盲态的目的 ③ 用于试验项目中的对照注射剂若更换内包装可能会导致产品的质量或装量发生改变,加上注射剂包装外观无法一致,因而在试验品生产和包装阶段难以实现盲态。可在实际试验项目中采取其他盲态措施,如双盲双模拟、配制和/或给药盲态等方法达到盲态的目的
药物包装盒编码	随机编码与药物编码不匹配	① 试验药物与对照药物编码分开进行,完成药物编码后,分别将试验药物与对照药物编码一一匹配对应,后台数据库记录匹配清单,或将编码对应列表封存在密封信封中 ② 与随机编码对应的药物编码分别印制在试验药物和对照药物标签上 ③ QC人员仔细检查试验药物编码标签和对照药物编码标签信息的准确性 ④ 试验药物编码标签与对照药物编码标签分别完成试验药物和对照药物包装盒的贴签步骤 ⑤ 贴签完毕的试验药物和对照药物分别存放在药物仓储的不同区域
试验药物与对照药物配置	试验药物与对照药物装箱比例错误	① 按照药物供应计划的研究机构试验药物和对照药物首次或再次供应配比数量,分别从试验药物和对照药物存放区申请相应数量的药物盒,放置于药物外包装或运输包装箱中 ② QC人员在封箱药物运输包装前,对照药物匹配清单,仔细核对试验药物和对照药物标签信息和数量的准确性。确认无误后再核对研究机构邮寄地址信息的正确性 ③ 所有信息确定准确无误,封箱后交予物流管理人员寄送至标识研究机构处

程序类别	常见风险	预防措施
标签文本设计	标签信息设计不完整或不规范	① 确保标签内容撰写满足药政法规对临床试验标签的规范要求 ② 反复核对标签内容是否完善,尤其是对于用法用量、储存条件、有效期等信息须清晰、准确,以助于受试者用药的正确 ③ 如果涉及多语言标签,考虑多层标签的制作形式,并保证试验用药物标签满足相关国家药政法规要求
包装生产	试验药物与对照药物包装混淆	① 不同规格或类别药物包装线分离 ② 对于包装完毕但未贴签的药物需标识区分,做到足够清楚识别药物的名称、批号、数量、规格等信息 ③ 包装完毕后的仓储阶段,试验药与对照药的存储地点应分隔区域或隔层存放
标签印制	标签印刷清晰度不足、信息缺失、黏度不足	① 印刷标签期间对印刷设备进行监测,保证标签材料上的印刷和压纹信息具有独特、易于识别且耐褪色或擦除等属性 ② 使用裁切标签和套印时小心脱机,并及时检查标签的黏度是否符合要求
贴签	标签粘贴错误	① 不同类别或规格药物编码场所区域分离清晰,参与编码人员各司其职 ② 贴签前对参与人员进行全面培训和演练 ③ 在贴签过程中 QC 需全程进行监督和质控检查

试验方案一旦被递交药政部门和伦理委员会并获得批准后,不应轻易修改与试验药物发放相关的试验访问的设定,因为这类修正属于重大试验方案变更,必须经过药政部门和伦理委员会的重新审批。进一步说,未经充分讨论的修改很可能造成所有试验药物包装规格设计和发放配置的无效,给申办方的试验项目带来经济和时间上的损失。

27.3　试验药物的运送、收讫和储藏

27.3.1　运送和放行文件的准备

必要的试验药物或上市药物进口文件或质量保证文件是需要申办方药政人员在运送试验药物或进出口试验药物前协助准备或完成的一些文件。如果试验药物的原药物或剂型生产不是在临床试验项目举行的国家和地区完成的,或者试验药物和阳性对照药物的生产和包装是在不同国家和地区完成的话,生产地的GMP 要求尤其需要予以重视,因为它涉及原药物原料、剂型药物或包装药物进口的药政监督规范。许多国家和地区,特别是在欧美国家,在审批临床试验药物的进口和/或临床试验申请时往往要求递交临床试验药物生产 GMP 保证的申明。申办方应当保留此申明在临床试验项目文档中。表 27.8 列出了这种被包装的临床试验药物供应质量申明样本。如果试验项目需要供应多种剂型或剂量的药物的话,每一种包装的剂型和剂量应当分别提供这类申明。

表 27.8　临床试验药物供应质量保证申明示例

＜申办方名称和标志＞		
临床供应放行质量保证证书		
试验项目编号	试验药物及其包装工作序号	质量保证序号
试验药物批号	原药物性状描述	药物有效期至　　包装药物有效期至
	＜如×××临床项目——150mg 片剂＞	
试验药物供应国家和地区:×××		
兹声明上述工作序号所包括的试验药物和包装药物的生产和产品放行均符合欧盟 cGMP 要求和美国 cGMP 要求。所有生产和质量控制过程都严格按照生产和质量标准完成。按照生产和质控要求获得的产品各项测试结果满足产品细则文件要求和申报给相关药监部门的新药申请中生产和质量控制(CMC)药政规范数据的规定范围		
专控放行者	签名	日期
本申明版本史: 　　　　　　版本　　　　　　版本日期　　　　　　版本状态 　　　第一版(V1)　　2007 年 1 月 15 日　　　原版 　　　第二版(V2)　　2007 年 2 月 10 日　　　增加国家和地区×××		
申明版本:V2.2		版本日期:2006 年 10 月 1 日

临床试验药物检验报告是试验药物完成生产后和被批准发行前必须完成的质量分析步骤之一。许多国家和地区的药监部门和伦理委员会在审批新药临床试验项目申请时都会要求提供这类药物检验报告。每批生产的试验用药物都应该附有相应的药物检验报告。药物检验报告通常是由指定的药检部门或申办方的药检部门通过测试递交的试验药物样本，并根据测试结果而完成的试验药物成分和质控分析报告。这类报告通常含有所用的分析测试手段和仪器设备、相关理化测试结果、药物品性和杂质含量等信息。这类药检报告一般也会附有相关药物生产符合cGMP和所用药物材料均符合临床试验和人体专用要求等声明。这类药检报告必须有质量保证人员的签署才能有效。

在某些国家和地区，药监部门和/或伦理委员会要求申办方在提供试验药物给研究机构或进出口试验药物时必须附有药物安全性数据页（DCSI，见20.4.2节）。这类药物安全性数据页是试验药物理化特性和安全特性的简要总结。表27.9列出了这类DCSI的一般内容。在每份DCSI中，申办方通常会附有非确定性声明，即说明DCSI中所列信息是准确的，但在申办方不可控制的情况下，任何不可预料的结果都可能会发生。小心谨慎地使用将是用户接触和使用药物的优先原则。

大多数国家和地区都需要完成试验药物的进出口许可程序。按照试验项目进行所在国和地区的药监和海关要求，试验药物供应部门应当在项目经理和药政事务人员的协助下，尽量提前做好临床试验药物的进出口文件准备和申请工作。如果准备不充分的话，试验药物的进出口许可批准程序很可能成为阻碍试验项目在某一国家和地区顺利启动的关键因素。备考货单（也称为形式发票）是一些国家在办理试验药物进口许可证时必须预先准备的海关接收单据之一。这类货单应当标明发货商、收货商和/或中间商的名称和地址，以及相关货物包装的药物名称和剂量/剂型，包装规格、批号和有效期等信息，每个规格的单价和总价也应当列在这类货单中。海关在审查试验药物的进口时，会要求出示这类在申请进口许可证时已被批准的备考货单。这类货单一般都要求将货单上所列出的所有药物的药检报告、cGMP保证声明或临床生产批号质量控制记录等文件作为附件列在货单的后面。

总之，试验药物的进出口和放行文件的准备是一个技术性和时间性都较强的药政事务工作，它需要生产和临床等诸多部门的配合和协作。各国和地区的药监部门和伦理委员会对新药申请和临床试验中药物信息的要求也各有不同。申办方在准备国际多中心临床试验过程中，应当预先掌握和准备相关的试验药物供

应必备药监文件和海关要求，特别是试验药物用于非新药申请或新药申请的国家和地区的临床试验时所需完成的特殊药监和法律文件各有不同，以免延误临床试验药物的供应。

表 27.9　药物安全性数据页主要内容简介

部分	名称	内容要点
1	药物和生产商信息	列出药物的通用名、商品名、化学名及其相应名称化学编号，以及生产商的名称、地址、紧急联络电话和一般信息联系电话等
2	药物组成成分	概述主要成分和辅料成分，及其组成比例。如果是注射用粉针剂的话，还应介绍配制成液体注射液的程序和要求
3	有害性信息	介绍药物对健康的不利方面和可能的危害，如对皮肤、眼睛、呼吸、消化等生理系统的接触性危害，以及急慢性作用和致癌性（如果有的话）。如果有特殊警告声明，可以在此列出
4	急救措施	概述当药物接触或危害生理系统时，应当立即采取什么自救或抢救措施
5	灭火措施	阐明药物是否属于易燃易爆物品，如果是，自燃和自爆的温度和条件是什么，应如何防止和如果发生该如何处置
6	事故处置措施	解释当药物被不小心溅出或撒出的情况下该如何防止接触中毒或危害，以及如何处理溅出或撒出的药物
7	处理和储存	介绍在搬运和处理药物时该如何行事，以及药物的储存温度和条件
8	接触控制和个人保护	讲解如何避免不必要的药物接触，以及在处理药物过程中应如何做好防护措施，如呼吸保护、眼保护、皮肤保护等
9	理化性质	列出所知的所有理化性质
10	稳定性和反应性	简介药物的稳定性、不匹配性、有害降解物和有害聚合物
11	毒理学信息	按照生理系统分类简要指明所有已知的毒理学性质和急性或亚急性毒理学性质
12	生源性信息	说明是否有与生源有关的危害性，如降解性或对水的毒性等
13	丢弃方法	解释如何丢弃废弃或未用药物，是否应该按照生物危害制品来处理药物的丢弃等
14	运输要求	说明药物的危害等级以及如何运输、包装和标示药物包装
15	药监信息	归类药物在相关国家和地区的风险和安全类别，以及应遵循的药监条例
16	其他信息	如果存在其他不在上述各部分所罗列的安全性信息之内的信息，可以在这一部分予以阐明

27.3.2　运送和收讫过程的监控

申办方必须保留所有研究物资的运送、收讫或其他相关文件记录。只有在所有药监文件和试验项目准备活动都已完成的情况下，研究机构才能被准许收讫试验药物。申办方在放行试验药物给研究机构之前，除了项目经理确认研究机构的临床试验项目文件和相关准备活动完成外（见表 7.18），试验药物供应人员还应当完成试验药物供应放行的内部批准程序。如果是用 IVRS 来监管药物供应，项目经理只有在研究机构完成所有必需的试验项目和程序的前提下，才能激活相应研究机构的 IVRS 账号。只有研究机构的IVRS 账号被激活，研究机构完成 IVRS 的注册程序，试验药物储运中心才能按照试验方案规定的试验药物供应规则向研究机构发放试验药物。如果涉及进出口程序，还必须遵循相关国家和地区的海关要求和药监规范行事。试验药物的运送应当总是伴随着放行证

明、运送清单和供研究机构人员用的确认收讫单。如果涉及进出口过程，必须附有药检报告、cGMP 保证声明和备考货单等。如果试验项目没有采用 IVRS，试验项目经理还应当准备随机编码密封信函和药物退还和销毁程序和表格。研究机构的收讫确认单可以和放行/运送清单设计放在同一表格中（表 27.10）。设计良好的试验药物运送和收讫清单应当能鉴别所包含的供应物资、药物处理方法、储存条件、有效期信息、运输方法、运输日期、放行者和包装者姓名和日期、每种药物包装盒的数量、批号信息、接收药物的研究者姓名、运送地址和药物盒或受试者随机编号（如果需要的话）等，同时也应该有一个可供研究机构人员反馈临床供应的收讫状况，如药物状态的接收度、供应抵达时的环境控制状况、收讫日期以及数量的复核等。整个发送和收讫表不应该破坏试验项目的盲态要求（如果是双盲试验的话）。

表 27.10　临床供应放行/收讫确认单示例

＜申办方名称和标志＞								临床供应放行/收讫确认单		
试验方案编号：		研究者姓名：					研究机构编号：			
临床供应序号：		要求发货日期：					国家和地区：			
发送者名称和地址				收货者/研究机构名称和地址						
本运送含有下列药物或试验必需物资。 收讫日期：_____/_____/_____（年/月/日） 收讫后请确认下列临床供应的收讫和状态：										
药品名 （药物/试验必需物资）	数量	药物编号	批号	有效期	药物可接收 （包装状况）			环境控制状态 （运输过程中冷冻/冷藏）		
					是	否①	不适用	是	否①	不适用
					☐	☐	☐	☐	☐	☐
					☐	☐	☐	☐	☐	☐
					☐	☐	☐	☐	☐	☐
					☐	☐	☐	☐	☐	☐
① 请评注：										
其他信息,包括处理和储藏要求：										
发货包装者姓名：		签名：				日期：				
发货质检者姓名：		签名：				日期：				
运输方法(请选择所有适用格)：　　航运 ☐　　海运 ☐　　陆运 ☐　　快递 ☐　　其他 ☐_____										
运输日期：		运输追踪号：				发货参考号：				
收货人员完成										
收件人姓名：		签名：				日期：				
送交：请在完成收讫签名后,将本表传真给＜传真号码＞ 　　　原件→研究机构文档/试验供应子文档 　　　复印件→申办方试验项目主文档/研究机构/试验供应										
版本 V1.2								生效日期:2007 年 1 月 15 日		

精确的试验药物数量监查起始于试验药物的运送环节。从药监规范的角度看，试验药物的运送数量和环境的控制应当被严格监督和管理。运送监督不力往往是药监稽查发现的普遍问题。例如，运送临床供应单对供应内容物的描述不清。在一些涉及复杂试验药物包装状况的临床试验中，一个试验药物的包装盒可以供应若干位受试者或若干次试验访问，例如将一位受试者一个月的药物供应量包装在一个药物盒中，而不是按受试者的每次试验访问最小供应量单独包装的状况。如果每位受试者在一个月内需要收到4次试验药物的供应，每次含7片试验药物的话，运送单内容物的标示可以记为每个药物盒"含一位受试者的4次试验访问供应量，每次访问供应量为7片试验药物"。类似的内容物细节应当清楚地列在运送单上，即使药物包装盒是以密封的状态放置在运送纸箱内。在这种以一个包装盒来描述运送内容物的状况下，收货者不可能确认所收讫的药物盒实际数量，但仍可以确认收讫的包装盒的数量和状态。当包装盒被分配给某位受试者并打开分发时，临床研究协调员应当进行药物盒数量的核实。所以，试验药物分发剂量单位的信息最好总是列在运送单上，无论药物盒是瓶装、注射用小瓶或水泡式包装。虽然只列出包装盒的数量可以满足药政规范的要求和粗略核对药物收讫数量的需求，但可能失去受试者访问供应量依从性的信息。这种信息在某些类别的临床试验中十分关键，如需要核对受试者剂量与随机分配相关性的临床试验，或需要收到每一个治疗组别药物的交叉试验。

项目经理或试验药物供应人员必须在试验药物准备运送到研究机构之前通知监查员，以便他/她与研究机构人员进行必要的交流，为即将送到的试验药物供应做好相应的准备。如果在预定的时间内并未收到试验药物的话，研究机构应当立即与监查员取得联系，以便监查员协助查找试验药物的下落。一旦研究机构收到试验药物，也应当与监查员立即联系，或在IVRS中完成药物收讫的确认程序，并确认收到的试验药物包装状态和数量。监查员最好在研究机构收到试验药物的同时安排研究机构的首次监查访问，以便进行试验药物供应状态和数量的核对。不然的话，监查员应当通过电话对研究机构收到的试验药物的状态和数量进行核对，并指示研究机构人员如何正确地保管试验药物，并在下一次的试验监查访问中完成试验药物的监查核对程序。在试验供应可以或需要由监查员或专人运送时，所有程序必须仔细记录在案。安全性和适宜的环境控制必须在运送过程中严格遵循，比如，个人车辆的温度控制可能并不适宜需要特别温度条件的试验药物的储运等。需要注意的是无论采用何种方法供应试验药物给研究机构，试验药物和其他必需的临床供应都应该按照试验方案的要求在研究机构

的第一位受试者被招募之前，或研究机构给随机入组的受试者发放试验药物前送到研究机构。只有在监查员对试验药物通过现场监查访问或电话监查询问进行收讫状态和数量的核查，或临床研究协调员通过IVRS对收讫的试验药物的状态和数量进行确认登记后，研究机构才能按照试验方案的要求分发试验药物给受试者。如果在监查员的核查过程中发现试验药物供应数量和收讫数量存在差异或运送状况不符合要求的情况，研究机构的招募活动可以被要求推迟，直到所有的问题得到解决。

27.3.3 试验药物的储藏监督

试验药物的储藏管理不仅是药物储运中心和研究机构对药物储藏条件的监督，还涉及试验药物在运送过程中环境控制的过程，尤其是一些需要特定温度和湿度储藏条件的试验药物或物质。在运送需要冷冻或冷藏的试验药物时，申办方应当要求试验药物包装和/或储运公司在每个试验供应纸箱内放置温度监督仪。这种温度监督仪可以自动记录整个运输过程中的温度变化状况。当药物装运储存中心和/或研究机构收到试验药物后，可以将温度监督仪取出，并按照温度仪的说明关闭温度记录，查看整个运输过程中的温度状况。图27.11显示了这类试验药物运输温度监督仪的样品之一。研究机构人员可以被要求将温度监督仪寄还给试验药物运输管理人员或协助查看温度监督仪的记录。通过温度监督仪记录的查看，可以清楚地了解试验药物在运输过程中的温度状况，即最高温度、最低温度、平均温度、超过允许最高温度时间或超过允许最低温度时间。如果发

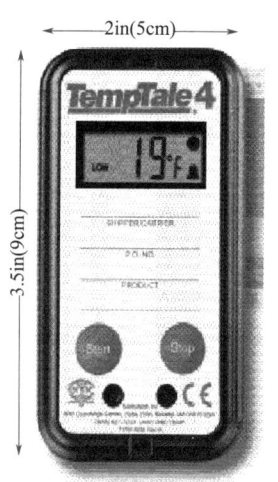

图27.11 试验药物运输
温度监督仪样品

现有超过最高或最低设置温度的状况，试验药物储运人员或研究机构人员应当及时与申办方或监查员取得联系，并做好相应的温度监督仪结果记录，以便申办方对试验药物的可用性与否做出适宜的评估。

确保试验药物在研究机构的正确储藏是研究者依从GCP的职责之一。监查员有责任培训研究者和研究机构人员如何正确保管试验药物和各种与试验药物管理和监督有关的表格记录。研究机构人员也应当建立自己的试验药物管理文件，如温度或湿度记录表等。试验药物在药物储运中心和研究机构的管理维护同样涉及药物储存和使用的安全性，以及环境控制的

适宜性。有关试验药物储存安全性是指试验药物被放置在严格看管的环境下，如上锁的专用药房区域或冰箱，以及专人看管和记录所有储存环境状况和使用等。对于需要特殊温度或湿度条件的试验药物来说，保持符合要求的温度和湿度条件对于保证试验药物的可用性十分关键。图 27.12 展示了试验药物运送和储存温度超过特定要求范围的报告和处理的一般程序。研究机构保证温度/湿度储存条件能力的评价可以作为监查员评价候选研究机构资格的标准之一。这类评价可以通过可行性问题调查表的形式来收集研究机构

运用温度监督仪和冰箱状况的经验（**临床试验常用表 34**，二维码）。在临床试验项目进行过程中，药物储运中心和研究机构的温度和/或湿度记录仪应当每天被查看，并在相应的温度/湿度

临床试验常用表 34

登记表上做好记录（表 27.11）。如果在非工作日不能查看和记录温度和湿度的状况，药物储运中心和研究机构应当事先与申办方进行交流，并做好相应的安排和在环境控制记录程序中予以明确表明。

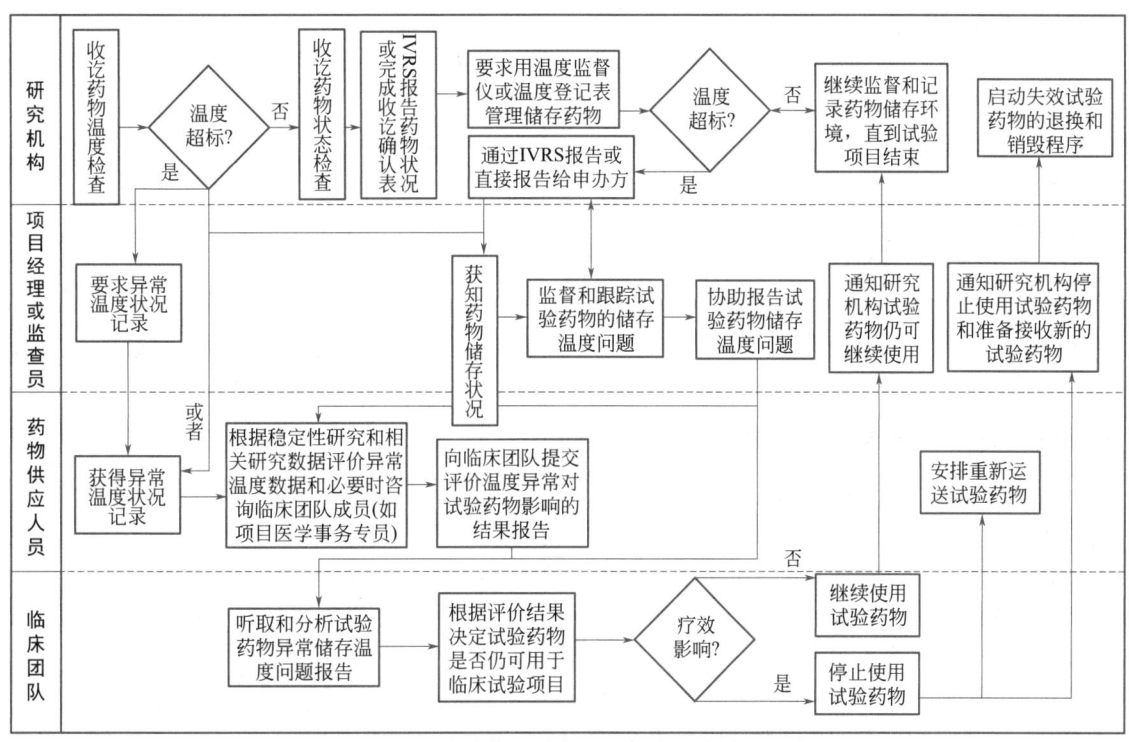

图 27.12　试验药物储存温度异常报告管理示意

表 27.11　　试验药物储藏温度记录表示例

试验药物储存温度记录表①				
（每天查看试验药物的储存温度，每周记录温度变化在本记录表中，除节假日外）				
申办方试验项目编号：				储存温度要求范围：
研究机构名称：		研究机构编号：	研究者姓名：	
日期	温度变化/℃		记录者姓名 首字母缩写	评注
	最低	最高		
① 本表格完成后或在试验项目结束后，需由药物储存中心负责人或药房负责人签名和日期。试验药物应当被储存在规定的温度范围内				
负责人姓名：		负责人签名：	日期：	
温度超出规定范围报告和监督程序： • 请与监查员立即取得联系（电话号码可查阅××××），以确定试验药物是否仍可以被使用 • 增加温度监督频率，直到温度恢复所要求的范围				
文档保存：原件保留在研究机构试验项目文档/试验药物中 　　　　　复印件保留在申办方试验项目主文档/研究机构文档中				
版本：V1.3				版本日期：2007 年 2 月 16 日

27.4 试验药物的管理

27.4.1 试验药物管理手册的准备

在一些涉及需要配制试验药物制剂，或多组分或多药物多阶段治疗的较为复杂的临床试验项目中，如注射剂、抗癌药物治疗等，申办方通常会编辑专门的试验药物管理手册（pharmacy manual）供研究机构有关管理试验药物人员参考之用。如果试验药物管理手册的内容不是很多的话，申办方也可以将其作为监查指南的附录提供给研究机构。表 27.12 展示了临床试验的试验药物管理手册的常见内容。从这个目录可以看出试验药物管理手册对试验药物的配制、服用、储运和销毁等关键方面有较全面的介绍。这种方式有利于保证多中心临床试验中研究机构人员在管理和使用试验药物方面的一致性和严谨性，也可以使由管理和使用试验药物不当所造成的药物安全性风险、试验方案偏离和临床数据无效等人为错误大大减少。从某种意义上来说，试验药物管理手册可以被视为是对试验方案药物描述部分的详细补充。

27.4.2 试验药物的保管和分发管理

当研究物资被运送到药物储运中心和研究机构时，中心负责人和研究者有责任确保所有试验物资相关收讫和退还记录被保留存档。除了试验药物必须储存在适宜的温度和安全的环境中外，试验药物只分发给签署过知情同意书并符合入组条件的受试者也是药物安全性管理的范畴之一。即使药剂师或其他研究机构人员涉及在具体的试验药物的操作程序中，研究者也应该担负起确保所有分发给受试者的试验药物都有详尽的记录，并确保试验药物的安全性和适宜的储藏条件的主要管理职责。监查员有责任在每次试验项目的监查访问中核查试验药物保管和分发记录，并作为衡量研究者承担 GCP 职责的依据之一。

当研究物资被运送到研究机构后，研究者有责任确保所有试验药物或物资的收讫，发放给受试者和受试者退还，以及研究机构退还或现场销毁（在批准情况下）试验药物的行为符合申办方要求和 GCP，以及相关原始记录被存档保留。试验药物库存现状记录应该包括的基本信息有：

- 收讫试验药物的日期、数量、剂型单位和批号；
- 每种试验药物包装单位的数量；
- 每种试验药物包装单位的编号；
- 每种包装单位与相关治疗周期的关联性；
- 分发给受试者的数量和日期；
- 受试者退回的数量和日期；
- 试验药物没有启用的数量；

表 27.12 试验药物管理手册常见内容

部分		内容
1	试验项目概述	对试验方案的主要程序进行简要概述
2	试验药物性状	• 对所有试验药物、对照药物或安慰剂的组成和性状分别予以介绍 • 如果需要的话，可以附载试验药物的研究者手册、说明书等
3	药物管理	对涉及药物管理的各方面分别予以详尽描述。如果试验项目的治疗由若干药物组成，这些药物的管理应该予以分别描述 • 药物收讫和确认程序 • IVRS 对试验药物的管理指南（如适用） • 药物储存要求 • 药物储存温度监督和温度超标的报告程序 • 药物再供应要求程序 • 过期药物的监督和管理 • 药物的退换和销毁程序 • 药物随机分配的原则和要求（如需要） • 药物特殊服用要求和途径（如有） • 药物服用剂量的计算或换算方法，特别是涉及与体重或体表相关的药物剂量服用时 • 涉及药物剂量调整的情况的处理，特别是有 SAE 或肝肾功能失调时需要降低药物剂量的监督和操作
4	药物清点计量	• 对分发药物、回收药物和清点记录药物程序要求予以规范化。如果涉及需要监督多种药物的使用和未使用的话，应该分别予以描述 • 监查员对药物服用依从性的监督和清点计量程序
5	药物配制指南	• 对需要由药剂师配制的药物制备方法和程序予以详尽介绍，特别是注射液的制备。如果涉及多种药物的话，应该分别对它们的配制方法和程序予以阐述 • 如果涉及灭菌或无菌制备要求的话，应当予以阐明
6	试验药物管理表格	列出各种与试验药物管理有关的表格，如药物运送/收讫确认表、药物退换登记表、药物清点计量表、温度监督记录表、药物配制工作表等
7	试验药物给药装置图解	如果服用试验药物的装置与普通药物有所不同的话，应当利用试验药物管理手册予以展示或图解，如注射器装置、吸入式制剂装置等
8	药物包装和标签	如果需要的话，药物包装和标签可以在试验药物管理手册中予以展示或说明
9	其他	• 可以将主要试验药物的分析报告附载在药物管理手册中，以利于研究机构人员更好地了解和掌握试验药物的特性 • 如果要求的话，可以列出一些与药房协议有关的条文或部分，如药房财务利益声明，伦理委员会对特殊试验药物的批准要求和程序等 • 处理特殊药物的药剂师指南，如处理细胞毒药物指南、处理生物危害物质指南等 • 如果申办方对药剂师或药物管理规范、培训和/或程序有特殊的要求，也可以在试验药物管理手册中予以表明

- 试验药物被销毁的数量；
- 试验药物被退还给申办方的数量；
- 试验药物及其包装损坏而无法使用的数量；
- 库存平衡量；
- 任何收讫和平衡差异的解释。

当分发试验药物给受试者时，研究机构必须建立分发登记制度。任何分发试验药物给受试者的事件都应当记录分发的时间、受试者编号和姓名首字母以及分发的数量（见表 7.14）。受试者在家中服用试验药物的依从性可以通过要求受试者完成服用日志的方式予以记录（见表 15.8）。当受试者退还试验药物给研究机构时，所有使用和未使用的试验药物数量应当由临床研究协调员记录在案，并澄清和记录任何试验药物遗失或漏服的情形。一份维护良好的试验药物库存平衡记录表有助于监查员在试验监查访问中有效地评价受试者服用药物的依从性和核对研究机构拥有试验药物的平衡数量。研究机构的试验药物分发记录的基本要素应包括：

- 受试者可鉴别信息（不违反隐私性的前提下）；
- 访问周期或日期；
- 分发单位（如含 50 片胶囊的试验药物一瓶）；
- 分发的单位数量（如 3 包试验药物，每包含 7 片试验药物）；
- 分发的总数量；

- 分发的日期和时间；
- 分发的方式（如直接给受试者或送到病房）；
- 退还给药房或研究机构的试验药物单位数量；
- 退还试验药物的日期和时间；
- 退还给申办方的日期；
- 试验药物平衡量（总数和每位受试者数）；
- 任何非依从性的记录或评注；
- 监查或认证记录的日期和个人签名。

监查员也可以利用 IVRS 的记录作为研究机构试验库存药物状况的依据。每当研究机构收讫、发放或退还试验药物时，都应当被要求通过 IVRS 进行登记。表 27.13 给出了 IVRS 对研究机构试验药物库存现状的记录报告示例，表 27.14 给出了 IVRS 对研究机构分发试验药物给受试者的记录报告示例。在监查或稽查研究机构过程中通常会发现许多临床试验药物管理不善的状况，常见的不规范行为有分发试验药物计量单位或实际的平衡量记录不详、没有记录或分发单位数量与实际不符等。例如，一个试验药物的密封盒含有需按照试验访问时间分若干次分发给受试者的试验药物供应量，但研究机构人员只是记录将试验药物密封盒分发给某位受试者，或只是某位受试者在访问期间收到的药物量，并没有将这两个方面很好地结合在一起予以详尽地记录。这个案例中，正确的记录行为是每次访问分发药物给某位受试者时，都应该将

表 27.13　IVRS 对研究机构试验药物库存现状记录示例

<申办方名称和标志>					
研究机构试验药物库存现状总结					
试验项目编号：			（报告完成时间：××××年××月××日，09:51:08 AM——北京时间）		
研究机构编号	国家和地区	药物盒状态	总数量	药物盒编号	过期日期
001	美国	已分发	5		
				1005	2007/12/15
				1006	2007/12/15
				1501	2007/12/15
				2001	2007/12/15
				2501	2007/12/15
		有待分发	8		
				1003	2007/12/15
				1004	2007/12/15
				1007	2007/12/15
				1008	2007/12/15
				1009	2007/12/15
				3001	2007/12/15
				3501	2007/12/15
				4501	2007/12/15
		不允许分发	2		
				1001	2007/12/15/
				1002	2007/12/15/
总运送药物盒数量：15			总收讫药物盒数量：15		

表 27.14　IVRS 对受试者接收试验药物报告示例

＜申办方名称和标志＞								
受试者药物分发累计报告								
（报告完成时间：××××年××月××日，15:46:27 AM——美国东部时间）								
试验项目编号：						＜IVRS 公司＞项目编号：PQR041		
受试者编号	国家和地区	研究机构编号	研究者姓名	随机入组日期	访问 4日期	药物盒编号	总药物盒分发	紧急再供应药物盒编号

药物密封盒的编码与这位受试者的随机编码联系在一起记录在案，每次分发的试验药物量和每次密封盒分发完后盒内剩余的试验药物量，直至所有密封盒中的试验药物分发完毕给这位受试者。同时，这位受试者在每次访问中退还未服用完的试验药物的剩余数量也必须记录在案。这位受试者如有漏服或遗失试验药物的状况可以通过受试者日志和访问中与临床研究协调员的面对面交流予以确认并记录在案。只有这样才不会造成监查员核对全面试验药物分发记录的困扰。此外，研究机构有时会根据 CRF 的输入或原文件的信息补记试验药物的分发，而不是及时或随时记录试验药物的分发，这种做法不符合 GCP 的操作规范。

涉及药物配制或注射药物的临床试验还应该对药物分发或使用前的配制进行必要的记录。这种记录通常需要研究机构在药物分发给受试者前由负责药物配制的药剂师或指定配制人员完成。这对于监查员确认药物的正确分发操作规范和核对试验药物的库存数量十分重要。表 27.15 显示了这种注射用试验药物配制的记录样本。

表 27.15　临床试验注射药物配制记录表示例

＜研究机构名称＞		××××注射用试验药物配制记录表
试验机构编号：	申办方名称：	试验项目编号：
受试者随机编号：	受试者姓名首字母：	受试者出生日期：
试验治疗周期：	试验治疗天数：	试验药物配制序号：
药师完成部分		
＜试验药物＞小瓶分发数量：		＜试验药物＞小瓶有效期：
分发日期：		配制后药物有效期：
请记录所有分发的药物数量及其细节在药物剂量清点登记表中		
分发者姓名：	分发者签名：	日期：
配制方法： ［描述如何配制试验药物的注射用制剂过程和方法，包括需要的试验药物数量、注射用液体的名称和体积、配制要求等］		
配制时间：_____：_____（24 小时制）	总配制量：_____＜单位＞	
配制者姓名：	配制者签名：	配制日期：
药师评注： 　　　　　　　　　　　　　请将小瓶上的一张标签粘贴在此处		
如果药师只负责分发＜试验药物＞小瓶，不需要完成配制信息部分。在完成分发信息部分后，请将此表连同试验药物一起转交给化疗病房人员。请保留复印件在药房试验项目文档中		
化疗病房完成		
配制/服用信息： 如果配制由药房完成，请不用完成配制信息部分，直接完成服用信息部分即可。**请注意配制后的药物注射液不应当保留在注射器中超过×小时。**		
配制时间：_____：_____（24 小时制）	总配制量：_____＜单位＞	
配制者姓名：	配制者签名：	配制日期：
注射开始时间：	注射者姓名：	注射者签名：
其他评注： 		
请立即按照规定程序处理用完的试验药物。化疗病房应当保留此表格在受试者的病历源文件中		

试验药物用于被批准的试验方案适应证以外的情形（如"紧急状况""关爱使用""专属受试者治疗或供应"等）属于一些例外程序，必须获得申办方的特批和药监部门的许可后才可进行。但由于这类使用研究存在着缺乏严格控制的风险和产生不定结果的可能性而应当严格控制。如果申办方确实需要批准这类研究，并负责提供试验药物给研究者或从财政上支持这类研究的话，申办方必须承担试验药物清点计量管理和报告所有安全性数据的职责。这类试验药物的使用需要在较好的管理和发展策略或计划下进行。这类研究只有在下列特殊情况下才应该予以考虑：

① 要求使用试验药物的受试者已经在医学上被诊断为生命垂危或严重危急状态；

② 有证据显示试验药物对所要求的治疗的疾病状况有效；

③ 缺乏类似有效治疗药物和/或可以耐受的其他治疗措施。

研究者倡导的临床试验（IIT）是一类可能不需要申办方涉及其中的临床研究行为。在这类研究中试验药物的使用有时会超出被批准的适应证范围，或新的受试者人群，也可能不属于申办方的新药发展计划和/或申请策略的组成部分。这类研究需要研究者直接向药监部门和伦理委员会提出申请和批准。如果涉及申办方部分或完全介入其中部分活动，如提供试验药物、支持研究费用等，则需要申办方的批准同意。在合约的条件下，申办方可以要求研究者在试验结束后提供数据结果，或在申办方批准的前提下才能将试验结果予以发表。对于将药物用于非批准适应证并没有得到申办方任何形式的援助（包括药物的免费供应）的 IIT 来说，在未经申办方审阅和批准的情况下不应当擅自将试验结果予以发表。因为这涉及产品知识产权和按照 GCP 原则进行临床试验的行为规范管理和监督的情形。如果申办方提供了试验药物给研究者用于非批准适应证的临床研究，但研究者并未使用或用完所提供的试验药物的话，研究者应当在结束或停止试验项目之后如数退还试验药物给申办方，且不能擅自将试验药物挪为他用或用于其他临床研究及其受试者。此外，研究者希望在临床试验项目结束后继续给患者使用试验药物的情形应当尽量被避免和/或严格控制。如果确有必要，申办方可以采取制定新的后续试验方案或试验方案修正案的形式，且获得药监部门和伦理委员会的批准也是必要的。一旦获得批准留用未用完的试验药物，研究者必须向申办方报告使用情况和记录/报告任何不良事件。只有在这些情况下，试验药物用于非批准适应证的状况才可以得到较好的管理和监督，试验药物的安全性和相关有效性以及安全性的数据可以得到较有序的收集和分析。任何在这类非批准适应证临床研究中所收集到的试验药物安全性数据都应当被包括在申办方安全性更新总结报告中。只要申办方介入了 IIT 项目，无论参与的方式和程度有多少，申办方都应当将这类试验药物用于非批准适应证的临床研究有关的文件和交流记录存档保留，如电话交流报告、备忘录、来往信函、协议、药监和伦理委员会的批文或交流、IIT 试验方案和试验报告、内部讨论纪要和批准件、试验药物提供的详情（包括计量清点）、发表的论文或摘要等。

27.4.3　试验药物的计量清点监查和稽查

试验药物服用的依从性往往会决定申办方试验数据的可靠性。一般来说，国际上大多数国家和地区对涉及发放/退还的 IP 都需要 100％清点计量和核查源文件记录，以评估其服药依从性。特别对于试验药物来说，为了显示其有效性，申办方通常需要证明受试者的药物服用依从率至少达到 80％。试验项目中涉及的急救药物可以按照方案的要求，由申办方直接提供，并记录在案，或依据同期药物发放的管理方法经研究机构药房发放，并需要按照同期药物的管理方式记录在案。无论是申办方提供的急救药物或研究机构药房发放的急救药物，CRC 需要包括在药物发放记录和清点计量中，监查员需要对其信息进行 100％的清点监查。试验药物服用依从性的监督和管理应该从两个方面着手，一个是研究机构对试验药物依从性的操作和监督，另一个是申办方的监查员对试验药物依从性的监查和管理。

27.4.3.1　研究机构对试验药物依从性的操作和监督

研究者可以转移或授权分发试验药物和物资的职责给其他研究机构人员，但接受或被授权的人员必须仍在研究者的监督之下。分发试验药物或物资的人员必须列在研究机构人员职责表上（参见表 7.5）。但无论这种授权如何进行，研究者仍是研究机构中整个试验药物管理的最高责任人。临床研究机构人员对试验药物的分发、监督受试者药物服用和核对试验药物的使用量的监管应当贯穿于整个试验项目的进行之中。在每次受试者的试验访问时，研究协调员有责任对受试者的试验药物依从性状况进行评价和记录，包括计算每次试验访问之间预计消耗的试验药物数量和清点实际服用数量，并询问和澄清任何服药数量不符的情形，且记录在案。如果受试者被要求记录服药数量在日志上的话，临床研究协调员应当核查日志上所记录的药物服用数量。任何日志上的疑问都应当在受试者在场的时候予以澄清。临床研究协调员的这些监督对于防止和改变受试者可能出现的过低或过高服用试验药物的状况有着积极的效果。记录和解释药物数量差异对支持药物依从性行为十分关键，因为不好的受试者依从性记录会造成对研究数据有效性的疑虑。在受试者依从性较差的情况下，可能会导致数据显示人为的有效性低而安全性高的假象结果。同样，如果受试者服用过多的试验药物，试验结果可能会出现有效性好但安全性差的假象。任何一种结果都不利于申办方的新药上市申请。因此，受试者遗忘服药或依从性不佳都应当予以如实记录和解释。特别在交叉设计临床试验和涉及 PK 血样收集的临床试验中，药物服用数量的澄清和核查十分关键。不能识别受试者不正确的服药记录有可能导致研究机构所提供的数据的可用性受到质疑，甚至影响整个试验结果的可信性。例如，在一项交叉单剂量双周期临床试验项目中，受试者被要求在两个周期先后分别服用阳性对照药和/或试验药物。该项试验的目的是要证明试验药物的疗效优于对照药物。共有 5 位受试者参加了该项试验项目，每位受试者在两个周期中分别接受单剂量的对照药物或试验药物。试验项目给受试者提供了对照药物和试验药物各 10 片。然而，试验药物的核查发现只有 4 片对照药物和 5 片试验药物保留在药物库存单上。如果研究机构对其没有详尽的记录和解释的话，可能设想的结果可以有多种，其中一种的可能性是某位受试者多用了一片对照药物。由于这个错误的出现，试验项目的统计结果有可能难以准确指出试验药物有更好的疗效。如果某位受试者的确多服用了对照药物，对照药物的数据结果可能显示较好的疗效，或试验药物和对照药物的疗效差异不显著或较小。相对的药动学的血样分析也可能出现逆转性的结果。由此可见，受试者对药物服用的依从性和临床研究协调员对药物依从性的监督对于试验数据的可靠性有着十分关键的作用。这些都需要研究机构人员对受试者和/或监查员对研究机构人员的培训交流和督促监查来实现。

其他研究机构人员在试验药物管理方面常常会出错的地方是修改药物监督记录。例如，临床研究协调员根据研究机构试验药物库存平衡表的剩余数量来修正试验药物分发登记表上的数量记录，结果导致药物发放或服用数量与其他相关医疗记录和/或病例报告表数据不一致。另一个例证是试验药物的数量清点是根据受试者退还试验药物的数量来进行，而不是试验项目结束时研究机构试验药物库存剩余数量来决定的情形下，药物退还记录没有固定地记录在同一个原文件，而是分布在不同的原文件中。这些情形都可能增加试验药物数量清点出现差异的概率。

对研究机构试验药物的稽查是建立在药物计量文件核查的基础上，即对整个药物的收讫、分发和退还的记录和解释进行全面的核查，包括被分发的试验药物的标签认证。这些文件记录还应该显示整个记录是实时性的记录，即是发生时的记录，并符合良好文件实践的要求。稽查员也应当确认监查员周期性地监查药物计量文件和进行试验药物的清点计量。稽查过程一般集中在药物计量行为和试验物资监管两个方面，也会

查看试验药物是否运送给登记在申报给药监部门报表上的指定或授权的单位或个人，以及监查员监督研究进展，包括试验供应的计量清点和使用的行为和结果。通过稽查发现的常见试验药物管理问题包括但不限于：

① 不完全和不准确的分发记录；

② 随机入组与药物分发编码不符；

③ 药物储存条件错误或监督不力；

④ 不能建立和拥有适宜的药物库存记录，如记录不能识别某一批号药物的收讫；

⑤ 缺乏药物清点计量记录，特别是研究机构之间药物转移的记录；

⑥ 不能很好维护研究过程中的药物分发记录；

⑦ 药物制备程序不正确或不严；

⑧ 药物服用程序或剂量错误，这经常发生在需要剂量换算的注射药物临床试验中；

⑨ 运送记录和分发/清点计量记录显示药物服用数量超过收讫数量；

⑩ 药物服用表和清点计量记录表的药物记录不一致；

⑪ 没有药物分发记录；

⑫ 药物遗失或无清点行为；

⑬ 监查指南要求对源文件药物记录的完整性和准确性进行 100% 核查，但源文件本身未做到完整和准确；

⑭ 合同研究组织未能履行适宜的监督临床研究，特别是试验药物管理、确保研究者对试验方案的依从性和终止严重违规研究者对试验项目的参与。

药监部门往往会针对发现的这些问题对研究机构发出违规 GCP 的警告信。

27.4.3.2　监查员对试验药物依从性的监查和管理

监查员必须对研究机构在试验项目进行中的 IP 管理行为规范负有监管责任，其具体可以采取的措施体现在以下方面：

① 审核研究机构对于 IP 接收、储存、分发、回收和归还给申办方的要求，审核已被授权可以处理 IP 的研究机构人员的相关文件，以及确认药物计量记录的实时性，以确保受试者的安全。

② 检查 IP 储存条件，审阅每次监查访问的受试者专属文件，比较受试者源记录和 IP 日志的一致性，记录在病例报告中的试验药物分发和服用信息准确、完整，并与源文件记录一致。

③ 进行实体和目视检查，包括：

· 在每次访问期间所进行的研究机构药物清点计数和受试者依从性计算；

· 确认受试者按照试验方案的要求服用试验药物；

· 试验药物的现场计量清点与研究机构的收讫、分发和退还记录相符。

④ 在每次访问期间与相关人员交流讨论发现的问题。

⑤ 立即采取行动以确保研究机构实施有效的预防行动计划。

⑥ 在监查报告中记录监查活动和发现的问题。

⑦ 记录在监查访问中未能进行 IP 检查及其原因；并计划在下次访问中进行 IP 清点计数的时间。

⑧ 跟踪所有的差异/问题直到解决。

⑨ 当受试者安全或数据完整性受到损害时立即通知申办方和研究者。

⑩ 在关闭监查访问时，确保所有问题、不足和不一致已被解决。

受试者服药率是衡量受试者药物依从性的标准之一。它也关系到申办方的试验数据的可接受度是否达到要求。服药依从性一般分为三类，即

（1）服药依从率（TAC）　按时服用药物的百分比，其计算方法为

$$TAC = \frac{需要服药次数 - 未服药的次数}{需要服药次数} \times 100\%$$

（27-2）

（2）正确剂量依从率（COD）　服用正确剂量的天数百分比，其计算方法为

$$COD = \frac{服药天数 - 未服用正确剂量的天数}{服药天数} \times 100\%$$

（27-3）

（3）时间依从率（TIC）　按规定的服药期间服用药物的百分比，其计算方法为

$$TIC = \frac{规定服药期间服药次数 - 规定服药期间未服药次数}{规定服药期间服药次数} \times 100\% \quad (27-4)$$

在大多数情况下，临床试验服药的依从性是按服药依从率作为标准。例如，某位受试者于 2007 年 3 月 9 日在试验访问中收到试验药物，当天下午起开始服药。

上午　● ● ● ● ● ● ● ● ● ●
下午　● ● ● ● ● ● ● ● ● ●
　　　1　2　3　4　5　6　7　备用

该受试者于 3 月 17 日上午进行下一次的试验访问。他退还的试验药物卡显示了他服药的状况。由此推算出这位受试者的服药依从性分别为

上午　● × × × × × × ×
下午　× × ● × × × × ●
　　　1　2　3　4　5　6　7　备用

服药依从率（TAC）＝（16-1）/16×100%＝93.7%
正确剂量依从率（COD）＝（8-1）/8×100%＝87.5%
时间依从率（TIC）＝（15-1）/15×100%＝93.3%

药物清点监查访问的频率可以根据研究机构招募受试者的速率来确定，但一般原则为：

① 研究机构的首次药物监查访问可以在首位受试者入组后的两周内进行。

② 后续药物监查访问可以在每四位左右的受试者入组后进行，或者每季度进行一次。

③ 没有受试者入组的研究机构，非盲态监查员应当至少在试验项目结束前对研究机构进行一次药物监查访问。

④ 项目经理应当与非盲态监查员就研究机构的招募状况进行定期交流，并允许非盲态监查员对于受试者的 CRF 信息进行监督，以保证药物监查访问的及时性和准确性。

⑤ 药物清点监查访问应当在负责药物分发、管理或配制的药剂师或指定研究机构人员在场的情况下进行，以便对发现的问题及时予以澄清和当面纠正。

⑥ 药物清点监查程序和要求应当与普通试验监查访问程序一样。

⑦ 在盲态试验项目中涉及非盲态药物监查需求时应按照非盲监查规程执行（参见图 10.11）。

在临床试验项目进行过程中，监查员进行药物清点监查的一般程序包括：

① 完成研究机构监查访问登记表（参见表 7.6）。

② 确认试验药物的储存环境和条件符合试验方案要求。这种确认途径包括：

• 检查试验药物的储存符合研究者手册、研究方案或药物管理手册所描述的环境和条件，以及药物储存温度记录的完整性。如果发现任何不符状况，监查员应当立即与研究机构人员交流和纠正。

• 如果试验项目要求用过的试验药物及其包装必须保留，直到药物数量核查完成或被批准丢弃的话，检查用过的试验药物及其包装的存放条件满足试验方案的要求。

• 试验药物被适当地储存在安全和可限制接触的地方。

• 如果涉及过期药物的话，检查过期药物的存放和封闭状态适宜，所有过期药物的文件和记录完整。在完成过期药物的监查后，监查员应当根据申办方的要求对过期药物的销毁做出相应安排。

③ 确认试验药物的收讫和使用都被研究机构严格监控，并有完整的记录可循，各种相关报表也能及时完成和按照要求递交。

• 检查临床供应/收讫确认表（表 27.10）已由研究机构的相关人员签收，并按照申办方的要求反馈给试验药物供应管理人员和保留在研究机构的文档中。

• 核查试验药物收讫记录、分发记录和现有剩余药物数量的一致性。如果需要的话，应当检查医疗记录、手术记录、出院备忘录或研究者试验药物预订

临床试验常用表 35

单（如果试验药物从药房发出的话）、试验报告药物记录，以及其他源文件记录，以核对试验药物的分发和服用数量。监查员应当清点所有开启过的试验药物包装（包括对照药物或安慰剂）中的剩余或含有的准确药物数量，以比较现有试验药物单位数量和记录上的单位数量是否存在差异。任何差异应当及时与研究机构人员进行沟通，并记录在临床试验监查访问报告或药物清点监查访问报告表（**临床试验常用表 35，二维码**）中。

④ 如果试验药物需要研究机构人员在分发前再调配的话，确认试验药物被准确地配制，分发和给药方法正确。在这种情形下，监查员应当检查或核查以下方面：

• 药物配制记录表（表 27.15）。

• 相关医药记录，包括 CRF 中受试者筛选和分组记录，或试验药物服用页（如果有的话）和 IVRS 的随机确认备忘录，以确保相关信息的一致性。

• 签署的试验药物分发记录表。

• 源文件中试验药物的配制日期、给药日期与受试者的随机日期相吻合。

• 配制后的试验药物给药剂量、途经及其记录符合试验方案的要求。

• 所有再配制药物被存放在规定的温度下，且在规定的配制后时间窗内使用完毕。

⑤ 确认未用完或未试验药物退还和销毁程序符合药监规范和申办方要求，并有完整的记录支持研究机构的 GCP 依从性行为，即

• 研究机构人员能遵循申办方的程序要求适宜地处理受试者退还给研究机构的试验药物。

• 研究机构人员能按照试验项目的程序要求退换试验药物给申办方或指定的代理商。

• 核查受试者退还的药物数量与清点记录相符，包括退还试验药物的受试者的个人信息、退还和访问日期或其他相关记录的真实性和一致性。

• 核查研究机构退还给申办方或药物供应管理部门的药物数量与清点记录相符，确保退还的试验药物单位数量与受试者的退还总量及其相关记录相符，并完成退还试验药物登记表（表 27.18）。

• 与研究机构人员交流销毁试验药物的程序，并协助封存和邮寄待销毁试验药物给相关销毁试验药物服务公司或申办方（如果研究机构不负责销毁试验药物的话），监督或协助完成研究机构销毁试验药物步骤，并完成实验药物销毁记录表（表 27.19），保留所有相关文件在申办方和研究机构的文档中。

• 没有招募任何受试者的研究机构的试验药物退还和/或销毁程序最晚可以与试验项目关闭监查访问同时进行。

⑥ 确认研究机构的库存试验药物适量，足以确保该研究机构招募活动的延续性，即

• 检查试验药物的库存量能够满足研究机构现有被招募受试者和潜在新受试者的用量要求。

• 如果需要的话，协助和培训研究机构人员掌握试验药物供应订购（通过 IVRS 或其他设定途径）的程序。

⑦ 完成药物监查访问后，和常规监查访问相同，在访问结束前监查员应与研究者和研究机构人员进行必要的交流；访问结束后应完成相应的监查报告或药物清点监查报告（**临床试验常用表 35，二维码**）和访问后续信函（参见表 10.16）。这类药物清点监查报告的审阅和批准与常规监查访问报告程序应该保持一致。但如果药物监查访问与常规访问被分开进行的话，常规监查访问报告中有关试验药物的监查部分内容则可以略去。

在某些临床试验中，试验药物的清点监查与 CRF 的药物记录信息的核查密切相关，如药动学的临床试验、注射药物的临床试验等。在这种情况下，监查员除了进行药物数量监查外，还应当对 CRF 的有关信息的源文件进行核查。表 27.16 列出了这类需要和 CRF 的药物信息页联系在一起的试验药物清点监查记录表样本。

监查员发现的任何药物清点监查的差异都必须与研究机构相关人员进行交流，以了解其中的原因，并对不符合规范的程序和错误做出立即或限期纠正的要求。监查员在试验药物的清点核查中发现的问题和差异还应当记录在相应的监查访问报告中，并在相应的试验药物清点计量表或源文件中予以修正。严重的错误、问题和差异必须及时报告给申办方项目经理，以便评价错误或问题对试验数据严谨性的影响。

27.4.4 试验药物的转运、回收和销毁

临床试验药物在研究机构之间的相互转移在临床试验过程中时有发生。但这种转移过程必须经过申办方项目经理的批准，必要时还应当获得区域质量监管人员的许可，在监查员的监督下按照 GCP 的原则进行。表 27.17 为试验药物转运申请批准表的示例。试验药物的转移程序也应当符合 GCP 的试验药物供应的要求。图 27.13 列出了试验药物转移的管理示意图。由于涉及监管要求的差异和进出口的程序，试验药物在研究机构之间的转移不应当发生在不同国家和地区之间，也就是说在国际多中心的临床试验中，研究机构之间的试验药物转移只能在同一个国家和地区中进行，并要求应当具有合理的原因和其他一些前提条件才能批准和进行。这些前提条件包括：

表 27.16　与试验药物清点监查相关的 CRF 药物信息页核查记录表示例

＜申办方名称和标志＞	试验药物清点监查与 CRF 药物信息页核查记录表	
试验项目编号：	研究机构编号：	研究者姓名：
受试者随机编号：	受试者姓名首字母：	监查访问日期：

首次药物剂量分发核查	
CRF 的"试验药物服用表"中首次服用的药物信息与试验方案相符,也和 IVRS 中首次服用记录吻合（如果适用的话） 评注：	是 □　否 □①
IVRS 非盲态记录文件的随机给药日期为	（年／月／日）
试验药物制备工作单上记录的药物首次分发日期为	（年／月／日）
IVRS 的日期与药物首次分发日期吻合 评注：	是 □　否 □①

注射给药核查		
CRF 的"试验药物服用表"中首次注射用药日期与 IVRS 随机给药日期和药物制备表上的日期吻合 评注：	是 □　否 □①	
请记录列在试验药物制备工作单上被分发的注射药物总数量	有效药物数量	
	对照药物或安慰剂数量	
请记录 CRF 的试验药物服用表上注射药物的总数量（试验药物＋安慰剂）		
上述两项药物总数量信息一致 评注：	是 □　否 □①	

口服药物核查	
请记录药物清点计量表中口服片剂的分发总数量 □（如果不适用,请在方框中打钩）	
请记录 CRF 的服用药物页中口服药物片剂的总数量 □（如果不适用,请在方框中打钩）	
上述两项药物总数量信息一致 评注：	是 □　否 □①

药物批号信息			
请记录＜试验药物名称＞注射用药批号信息：	批号 1	批号 2	批号 3
请记录对照注射药物或安慰剂的批号信息：	批号 1	批号 2	批号 3
请记录口服药物的批号信息：	批号 1	批号 2	批号 3

入组分类、解盲和药物分发	
受试者已按照 IVRS 的指令被分配至特定的治疗组别了吗？ 评注：	是 □　否 □①
所有的注射药物（配制后）都在试验方案规定的时间内给受试者注射了吗？ 评注：	是 □　否 □①
研究机构人员确保了受试者的盲态状况吗？ 评注：	是 □　否 □①

① 所有"否"选择,需要对非依从性和任何修正要求予以评注

如果对上列数据有疑问或需要质疑,或 CRF 数据不正确的话,请完成数据质疑程序
- EDC 项目,直接在 EDC 中对数据提问和澄清
- 纸 CRF 项目,请使用＜申办方名称＞的数据质疑表完成提问和澄清程序

CRF 页数	疑问点或质疑要点
例如,第 3 页	药房记录显示受试者 0001 收到 3 次药物供应,但 CRF 记录表明受试者只服用过 2 次试验药物
评注	

表 27.17 试验药物转移申请批准表示例

＜申办方名称和标志＞					药物转移申请批准表
试验项目编号：		研究机构提供方编号：		提供方研究者姓名：	
研究机构接受方编号：		接受方研究者姓名：		国家和地区：	

被转移试验药物信息					
试验药物 （名称/剂型/剂量）	转移数量	药物盒编号或 包装盒编号	访问期 /访问数	药物批号	有效期 （年/月/日）

转移试验药物原因描述：

试验药物接受方名称和地址：
接受者姓名：
研究机构名称：
地址：

电话： 传真号：
运输追踪号： 运输方式：航运 □ 船运 □ 快递 □ 陆运 □ 其他 □＿＿＿＿＿＿

请选择被转移药物状况：
完整随机区组被转移 □（不适用 □） 完整无缺包装被转移 □ 被转运药物在提供方储存适当 □
供受试者使用的整套试验药物包装被转移 □ 包括随机编码密封函 □（不适用 □）
完成转移发送日期：

提供方药物管理员或研究者姓名	提供方药物管理员或研究者签名	日期
监查员姓名	监查员签名	日期

收到的试验药物状态				
状况描述	是	否	不适用	评注
上述药物状况良好	□	□	□	
运输过程环境控制可接受	□	□	□	
伴随转移的随机编码收讫	□	□	□	

收讫日期： 收讫总数量：

接受方药物管理员或研究者姓名	接受方药物管理员或研究者姓名	日期

批准签名		
项目管理经理姓名	项目管理经理签名	日期
质量监控人员姓名	质量监控人员签名	日期

送交：原件保存在研究机构接受方的文档中
复印件一份保存在研究机构提供方和申办方的试验项目文档中
复印件一份保存在申办方试验项目主文档/试验药物供应子文档中

版本：V2.0	版本日期：2007 年 3 月 5 日

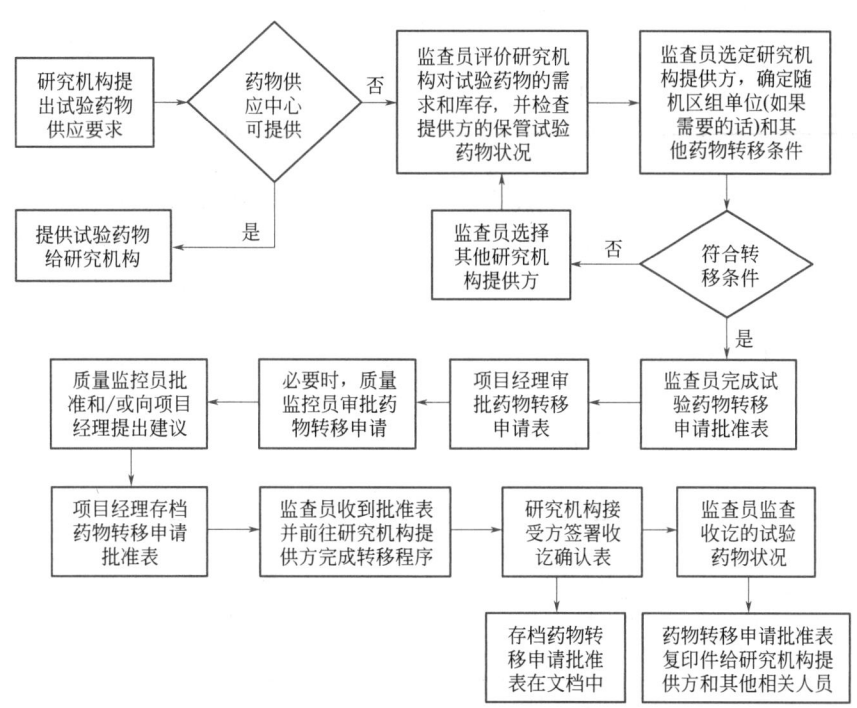

图 27.13　试验药物研究机构间转移管理示意

① 试验药物的转移只在同一个临床试验项目中发生。

② 申办方的药政事务部门和质量控制部门已经同意这种转运的发生和转运后的试验药物的再使用。

③ 当地的试验药物供应或转运中心没有足够的试验药物数量供应。

④ 研究机构接受方来不及等到试验药物供应或转运中心从申办方或中心药物供应中心处收到新的试验药物供应后再提供给该研究机构，或试验药物供应或转运中心由于某些因素，不宜或不能继续从申办方的试验药物供应部门获得新的试验药物供应。例如，试验项目已近尾声、费用问题、剩余的招募率不适合再批量生产新的试验药物等。

⑤ 被转运的试验药物具有充分的有效期供继续使用。

⑥ 被转运的试验药物不需要进行药物包装标签的修改或改变（研究机构专属性标签除外。研究机构专属性标签必须在转运前除去。新的覆盖标签已经被批准和完成）。

⑦ 没有迹象显明试验药物在研究机构提供方被不适当地储存和保管。

⑧ 只有完整无缺的试验药物原包装可以被转移。

⑨ 未分发给受试者的全套试验药物供应原包装应当同时被转移。

⑩ 已被转移过一次的试验药物不能再被转移第二次。

⑪ 对于随机试验来说，研究机构之间试验药物的转移应当以随机区组为单位进行。

当这种试验药物的转移发生时，监查员必须亲临研究机构提供方现场，并完成相应的待转移试验药物的质量和数量检查。任何需要冷冻或冷藏的试验药物在转移过程中必须保持相应的温度和在转运盒中放置温度监督仪装置。提供方的监查员在发出转移药物后，应当及时通知接受方的监查员。研究机构接受方必须像接受新的试验药物供应程序一样完成收讫程序。接受方的监查员可以通过现场监查访问或电话确认被转移药物的收讫、数量和质量状态。如果是通过电话核查的话，监查员应当在下一次的监查访问中对接受的转移药物进行现场核查，并记录任何监查结果在相应的电话记录和监查访问报告中。

任何与试验药物转移有关的文件和批文应当保存在相关的试验项目文档中。一般来说，试验药物转移申请批准表的原件可以保留在研究机构接受方的文档中，复印件可以分别保存在申办方的主文档/试验药物供应子文档、研究机构提供方文档和/或试验药物供应管理部门档案中。

试验药物的回收涉及两个方面，一个是受试者退还试验药物（未用完、未用过或过期的试验药物）给研究机构。研究机构需要在受试者退还试验药物时完成退还药物的清点检查程序，并将退还数量及时记录在试验药物清点计量登记表中（参见表 7.14）。另一个是研究机构将未用的/未用完的和过期药物按照申办方的回收药物程序要求退还给申办方指定的试验药物供应管理部门。研究机构退还试验药物给申办方一般发生在试验药物过期时或试验项目结束后。监查员可以在常规研究机构监查访问和/或试验项目结束检查访问时对待退还的试验药物进行必要的检查，并完成退还试验药物登记表（表27.18），封存和转运退还试验药物包装。退还药物登记表必须和退还药物包装一起转运给申办方指定的试验药物供应管理部门。试验药物退还记录应当可以区别已发放和未发放试验药物状态，及任何破盲或遗失试验药物。已发放和未发放试验药物的区别有助于满足药监规范的评价，使得追溯受试者使用过的试验药物的数量和特殊批号变得容易。对于由于遗失或毁坏而无法退还的试验药物来说，研究机构可以记录在退还药物登记表中并在评注栏中说明原因。但这些信息应当能从有关研究机构的源文件中予以追溯。这样有利于监查

员对整体试验药物数量平衡的核查和试验药物供应管理部门对发放试验药物数量的追踪。一般来说，试验药物数量的清点必须达到95%～100%平衡范围才可认为达到"可接受程度"要求。过大的数量平衡差异必须予以追查和解释。当研究机构退还试验药物程序完成后，监查员应当完成研究机构试验药物数量清点总结表，作为退还试验药物的总结和记录。所有退还药物文件应当分别保留在研究机构和申办方的试验项目档案中。试验药物供应部门收到研究机构的退还药物后，应当及时清点和记录试验药物的状况和数量，并妥善保管好退还药物直到这些退还药物被销毁。

表 27.18　试验药物退还登记表示例

＜申办方名称或标志＞					试验药物退还表
试验项目编号：		研究机构编号：		研究者姓名：	
监查员姓名：		退还日期：		国家和地区：	
退还试验药物信息①					
药物描述 （名称/剂型/剂量）	退还数量	药物盒编号或 包装盒编号	包装状态② 未用　已用	药物批号	评注
			□　　□		
			□　　□		
			□　　□		

① 不能退还的未用、部分使用和过期的试验药物应当登记在上述栏目中，并在评注中说明原因，这包括试验药物、对照药物、安慰剂和急救药物等。这些不能退还药物信息还应该在研究机构的有关源文件中有所记录（如果适用的话）

② 凡没有发放给受试者的试验药物包装属于未用状态；凡已发放给受试者，但受试者没有使用或使用了部分的试验药物属于已用状态

试验药物接受方名称和地址：		
接受者姓名：		
接受方名称：		
地址：		
电话：		
传真号：		
运输追踪号：	运输方式：航运 □　　船运 □　　快递 □　　陆运 □　　其他 □＿＿＿＿＿	
研究机构药物管理员或研究者姓名	研究机构药物管理员或研究者签名	日期
监查员姓名	监查员签名	日期
退还药物状况		
评注		
上述药物状况良好	□	
上述药物有破损	□	
收讫内容物与上述标示不符	□	
收讫日期：	收讫总数量：	
收讫者姓名	收起者签名	日期
送交：原件→申办方试验项目主文档/试验药物供应档案 　　　复印件→研究机构试验项目档案/药物供应档案		
版本：V1		版本日期：2007年4月15日

　　试验药物的销毁是整个试验药物管理的最后一个步骤。依据药监规范和 GCP 的要求，任何临床试验药物不应该在未经批准的情况下转移给其他临床试验使用，提供给没有参加临床试验的患者，或试验项目完成继续提供给受试者或其他患者服用。试验药物的销毁可以由研究机构人员完成，也可以由申办方本身或指定专业服务公司完成。无论采取何种方式销毁试验药物，申办方都应当预先制定和批准试验药物销毁程序。图 27.14 揭示了试验药物销毁的一般程序。像其他试验药物管理程序一样，试验药物的销毁也需要经过申请、检查和批准步骤。表 27.19 为试验药物销毁请求批准表示例。试验药物的销毁通常应当发生在试验项目结束后，这样可以避免由于突发状况而需要继续供应未过期药物的情形。监查员还必须教育和督促研究机构人员将待销毁和退还的试验药物及时封存保管，这样可以确保研究机构人员不会误用或错发这些待销毁或退还的药物给受试者。任何待销毁试验药物都必须首先经过监查员的核查和批准后才能实施试验药物的销毁程序。如果试验药物的销毁由申办方的试验药物供应管理部门或专业

试验药物销毁服务公司承担的话，研究机构可以在监查员完成待销毁药物的清点核查后，按照试验药物退还程序将密封的待销毁试验药物转交给申办方试验药物供应管理部门或专业试验药物销毁服务公司。如果需要等待药监部门的稽查后才能实施销毁程序的话，在监查员核查完成后，应当继续密封包装待销毁的试验药物，并放置在专门的安全区域予以保管。同样，任何销毁试验药物的相关文件应当和其他试验项目药监文件一起存档保留。研究机构完成试验药物销毁程序后，监查员应当签署研究机构试验药物销毁备忘录或证明，表明研究机构已经按照所批准的销毁试验程序全部销毁或移交了试验药物，并连同最后试验药物数量清点核查总结表一起交予研究机构人员存档保留在研究机构的试验项目文档中，复印件交由项目经理保存在申办方的试验项目主文档/研究机构子文档中。

　　需要指出的是上述药物转运、回收和销毁的登记和程序也可以通过 IVRS 来管理和监督，但必要的纸文件签署批准过程在大多数情况下还是必不可少的。

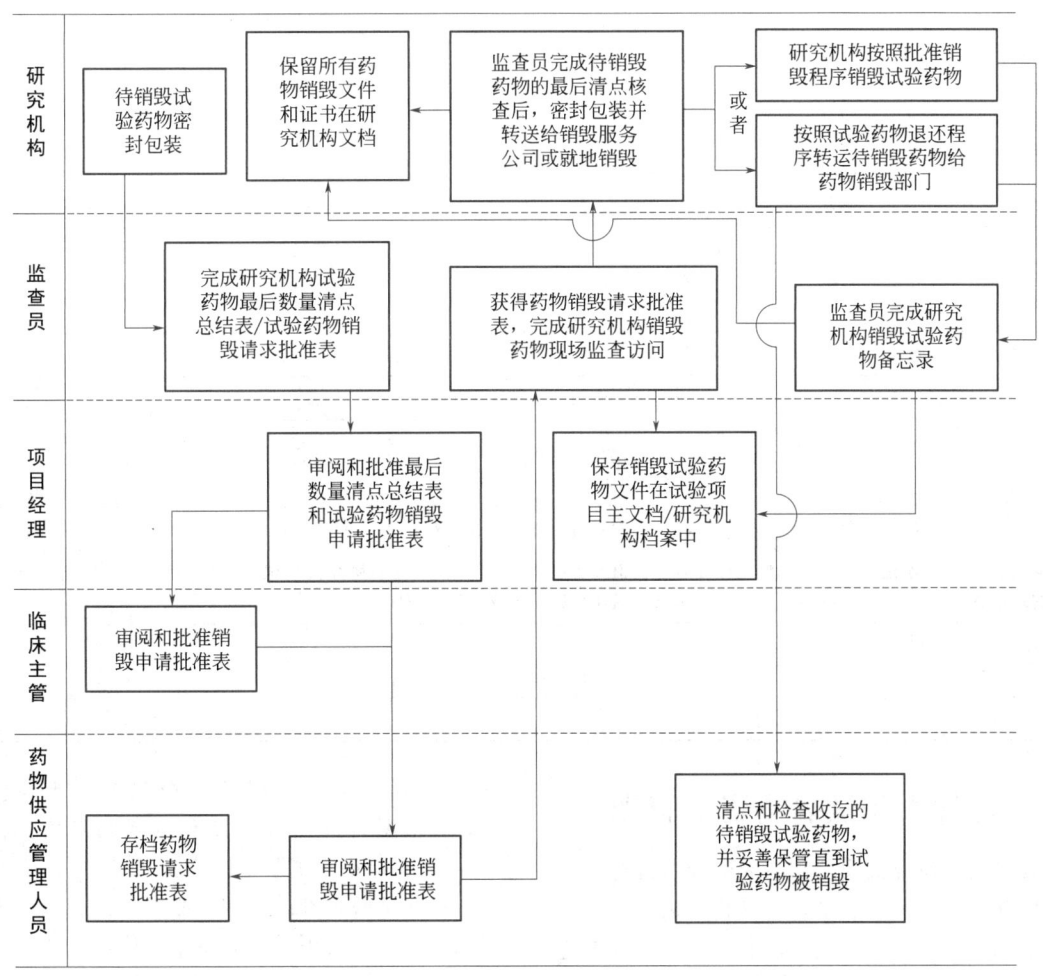

图 27.14　试验药物销毁的一般程序示意

表 27.19 试验药物销毁请求批准表示例

＜申办方名称和标志＞					试验药物销毁请求批准表	
试验项目编号：		研究机构编号：			研究者姓名：	
药房联系者姓名：		药房联系者电话：			药房联系者传真号：	
监查日期：		临床研究协调员姓名/电话：			国家和地区	
监查员姓名：		监查员电话：			监查员传真号：	
监查员完成部分						
待销毁试验药物名称	批号/过期日期	待销毁药物数量		药物盒编号/包装编号	药物总数（单位）	评注
		全瓶	半瓶			

□ 兹证明上述药物已被清点检查完毕

监查员姓名：	监查员签名：	签名日期：

以上部分由监查员完成后，请传真给试验药物供应管理员（传真号××××××××）

试验项目管理人员完成部分

请选择一项批准行动：
□ 上述试验药物可以在研究机构现场按照批准程序予以销毁
□ 上述试验药物应运送到下列地址，由药物销毁专业服务部门按照批准程序予以销毁
销毁服务公司名称和地址：
接受者姓名：
接受方名称：
地址：

电话： 传真号：
运输追踪号： 运输方式：航运 □ 船运 □ 快递 □ 陆运 □ 其他 □_____

试验药物供应员姓名：	试验药物供应员签名：	签名日期：
项目经理姓名：	项目经理签名：	签名日期：
临床主管姓名：	临床主管签名：	签名日期：

以上部分由试验项目管理人员完成后，请传真给研究机构药物管理人员（传真号××××××××）

研究机构药物管理人员完成

兹证明以上药物已按照指令完成销毁程序，完成日期为_____/_____/_____（年/月/日）。

药物销毁者姓名：	药物销毁者签名：	签名日期：

以上部分由研究机构负责药物管理或销毁人员完成后，请传真给药物供应管理人员（传真号×××××）

在研究机构完成试验药物销毁程序后，请监查员签署药物销毁备忘录或相等文件，证明研究机构试验药物的销毁过程符合当地药监要求和申办方的批准程序，且所有试验药物已经从研究机构处退还给申办方或者就地销毁

送交：原件保存在研究机构试验项目/试验药物文档中
　　　复印件保存在申办方试验项目主文档/研究机构/试验药物文档中

版本 V1.2	版本日期：2007 年 1 月 15 日

27.5 生物样本和试验物资的管理

申办方提供给研究机构的与临床试验项目有关的任何试验物资，如监测仪器设备、化验试剂盒、ECG仪、EEG仪等，必须在受试者被招募入组之前送达研究机构手中，不应该在试验项目进行中未经申办方的许可在研究机构之间进行转运和交换。管理和监督这些试验物资的方式应该如同管理和监督试验药物一样，并依据 GCP 原则对任何形式的发放、收讫、退还、转运和交换过程完成必要的文件记录和批准程序。这些试验物资的使用也必须按照相应的操作规范和说明进行，使用过程和结果也应该按照良好文件实践的要求完成记录和存档程序。监查员在对研究机构进行监查访问时必须对试验物资的规范使用、处理、

管理、库存数量和文档的准确性和完整性进行仔细核查。必要时，受试样本的真实性和准确性核查可以通过交叉比对其他有关源文件记录来进行。

在运用试验物资收集或测试任何受试者的生物样本之前，监查员必须确认研究机构人员完全理解试验方案的要求和程序。监查员需要和研究机构人员就试验方案的生物样本的监测范畴进行充分的沟通，这些沟通最好在研究机构的启动监查访问中就开始进行，整个试验过程的持续监督和培训可以使生物样本的监测数据得到很好的保证。这种与生物样本监测管理有关的要点一般包括：

① 所有监测和评价参数必须按照试验方案的要求进行。

② 务必确保每个参数样本的来源的准确性，比如，血浆/血清样本、尿样等。

③ 掌握每个生物参数的分析技术要点和分析仪器/设备的操作。

④ 协调需要地方实验室参与的生物参数评价程序和/或中心实验室介入的样本评价过程。

⑤ 明确储存、收集和运输生物样本的程序要求和注意要点。

⑥ 明确需要空腹检测的样本要求。

⑦ 确保仪器校正和操作程序的规范及其记录的完整。

⑧ 遵循有特殊时间要求的监测点。

⑨ 交流如何与受试者就生物样本收集及其监测程序的风险和承担的义务进行充分沟通。

如果生物样本监测的样本收集盒或仪器是由申办方或合同研究组织提供的话，如中心实验室、项目经理和监查员需要和相关部门和人员共同准备和计划的操作事宜包括：

① 相应的运送或装备需求，如运输文件、进出口海关要求和程序（特别是血液样本）、运输袋、填塞式信封、塑料样本容器、需要冷冻或冷藏运输的特殊容器和胶凝体包袋、形式发票文件、试管架、标签、注射针头及其丢弃收集盒、取样试管、血清试管、尿样容器、储藏试管、棉球、消毒用纸、酒精纸、储藏盒、吸管等。

② 样本取样和运输取样之间时间差的样本保管、储存和协调。

③ 紧急、额外和连续生物样本监测物资的提供要求和研究机构收讫所要求物资之间的时间协调性。

④ 样本试管和/或仪器设备的标签及其规格要求，如预制标签的设计和打印、受试者独特编号或编码的必要性等。

⑤ 功能失调的仪器或设备的应急计划或更换措施。

⑥ 监查员有责任监督生物试剂的有效期。任何过期的生物测试试剂盒应当像处理过期试验药物一样予以销毁。监查员需要与试验物资供应部门合作提前补充或更换新的生物测试试剂盒，并通知监督研究机构过期生物试剂盒的丢弃和销毁。

样本分析要求表通常需要和生物样本一起呈交给中心或地方实验室。当研究机构收到生物样本或物质盒时，通常样本分析要求表也应包括在其中。监查员在培训研究机构人员试验项目程序时，准确完成这类生物样本分析要求表应当成为必不可少的内容之一。这类样本分析要求表的设计需要依据试验方案的要求而定，但一般原则包括：

① 受试者的识别信息，如姓名首字母、随机编号等；

② 治疗期；

③ 访问数及其访问日期；

④ 受试者性别和出生日期（以防同名同姓的情况而混淆样本的归属）；

⑤ 空腹要求（如果需要的话）；

⑥ 研究机构收集或采样的日期和时间；

⑦ 运送样本给中心实验室的日期和时间；

⑧ 中心实验室收讫样本的日期和时间；

⑨ 样本分析的日期和时间；

⑩ 目前的标准正常值范围和警戒值范围（如果适用的话）；

⑪ 测定值单位（如果单位不同的话，应当提供转换公式）；

⑫ 超出正常值范围参数评价指南；

⑬ 样本标签粘贴处；

⑭ 需要给评注或问题解答等留有一定的空间。

这类样本分析要求表最好根据监测的类别和要求加以分类，即每项检测组别采用专门的样本分析要求表，以免造成不同要求的样本收集和评价的混淆。生物样本如果需要被暂时或永久储存，研究机构应当建立生物样本储存制度和储存登记表（参见表 7.13），以便随时定位生物样本和物质的下落。在生物样本和物质管理中，研究机构经常会忽视的一个方面是准确和及时记录生物样本和物质的每一个处理和转交步骤。例如，步骤发生日期和时间、交出和接收经手者姓名、所涉样本和物质名称或内容物等，这些信息有助于样本的追溯和出现问题时的调查。此外，对于生物样本监测结果报告及其评价、评价报告的完成时间、研究者审阅检测报告的要求、问题样本的质疑和回答等方面也需要做出统一的部署，并包括在研究机构试验项目程序培训中。对于特殊样本物质的处理，如放射性样本试剂盒、未标示的生物样本或生物危险品等，需要由监查员向研究机构做出专门的解释和必要的培训。特别是生物有害样本和物质必须带有醒目的特殊标志，并对它们的危害性质和程度以适当的方式予以标注或解释，以利于研究机构人员和相关接触人员的识别和谨慎处理。对这类样本和物质的储存环境、接触人员范围和方式、温度要求等都应当符合所在国家和地区的药监要求和在试验方案或监查程序中予以明确。这类样本物质的丢弃和处理方式应当按照当地的药监规范要求严格管理，并做好相应的文件记录工作。与生物样本和物质有关的文件和记录都必须按照申办方 SOP 的要求分别保留在申办方的试验项目主文档和研究机构的试验项目文档中。

（刘　川）

第 28 章

临床试验经费预算和管理

临床试验项目经费预算是临床试验项目经理在准备临床试验阶段必须完成的计划之一。一般来说，临床试验的经费约占整个药物研究和发展费用的三分之二左右。俗话说"兵马未到，粮草先行"，可以形象地比喻临床试验项目启动和进行与临床试验经费的关系。通常来说，项目经理在试验经费的预算和管理上起着主导作用，他/她不仅需要按照试验方案的访问流程和检测项目来预算研究者经费，还需要通盘考虑其他试验项目的辅助服务、程序和功能领域所需的费用，从而规划出临床试验项目的总经费预算。在财务人员的协助下，项目经理还需要在临床试验项目的进行过程中按照预算经费的计划来管理、控制、调整和付讫试验项目的实际费用。申办方的临床研发部门需要在各个试验项目总预算经费的基础上来筹划药物研发的整体财务策略，并在临床试验项目的进行中，通过对各个项目经费的实际花费来管理、控制和调整申办方药物研发的全局财务目标。临床试验经费管理涉及诸多财务因素和领域，本章仅从项目经理的角度，对临床试验项目研究经费的预算控制和管理进行讨论，以便项目经理懂得和掌握临床试验项目经费预算管理的基本原理。

28.1 公平市场价值原则

公平市场价值（FMV）原则是当今市场经济中所有商品和服务交易应当遵循的准则，医学保健领域也不例外。临床试验作为商品药物研发的必经阶段，更有充分的商业理由对其中所涉及的服务予以合理和/或恰当的经济回报。为了保证公平市场价值在临床试验项目经费预算中的实现，市场部门应当对国内或地区的各项与临床试验服务、过程和程序相关的单位价格进行调研，并提供给财务部门按照市场经济原则制定明确的全国或当地单位价格率。换句话说，任何一项临床研究服务或程序在全国和某一地区都有以下不同价格：

（1）最低市场价格　在全国或某地区范围内提供医药专业某项特殊服务或时间的最低市场价格。

（2）最高市场价格　在全国或某地区范围内提供医药专业某项特殊服务或时间的最高市场价格。

（3）平均市场价格　按照市场专业调研数据得出的医药专业某项特殊服务的平均费用或时间价值。

例如，在临床试验项目进行中，下列程序或服务的单位价格率为

服务项目	最低价格/元	平均价格/元	最高价格/元
常规 ECG 检查（每次）	220	231	276
抽血（每次）	41	42	57
临床研究协调员将数据输入 EDC 中（每小时）	172	198	207
研究者进行受试者中期访问诊断和评价（每次访问）	430	538	624

公平市场价值是指寻求临床试验服务和提供临床试验服务的买卖双方在一定的条件下都愿意接受的服务或商品价格。对于大多数服务来说，公平市场价值可能并不是一个固定的价格，因而这种价格的浮动范围可以代表公平市场价值。申办方的财务部门就是以市场实际单位价格率和其他市场因素作为制定公平市场价值的依据。在制定公平市场价值时，通常需要考虑的因素包括：项目的类型、相关提供服务单位或人员的经验、所要求的服务或工作的范畴、服务或工作所需的时间要求、服务或工作的质量要求、对医务人员的特殊要求等。

公平市场价值适用的范围不仅是临床试验研究，它也包括邀请专家和教授成为某项目的顾问，提供培训、授课或演讲等。对于邀请专家来说，公平市场价

格除了要考虑医药专家提供的服务性质、工作要求范畴和所需花费的时间（如准备、事件的过程、项目完成的期望值等）外，医药专家的专业水平和地位也是衡量公平市场价值水准的重要参考因素。表 28.1 给出了医药专家地位的常见分类。

医药专家的服务活动的酬劳一般可以按每个项目、每天服务（8 小时制）或每小时的市场价格率来支付。全球学术先驱或全国主要学术带头人的市场价格率可能偏向于最高市场价值或超过最高市场价值，区域性或地方医药专家的市场价格率可能在平均市场价值左右。申办方可以根据具体的服务内容，选择相应的适宜价格率予以付出。但每项服务的市场价值的协商结果都应该以合同的形式记录下来，并存档保留，以便作为今后类似服务市场价值率的参考和财务稽查时的凭证。在邀请医药专家作为顾问参与申办方的专项医药项目时，项目经理可以作为申办方的内部邀请程序的启动者。按照申办方的推荐程序，项目经理一般需要对推荐的医药专家提出书面背景介绍和公平市场价值的支付依据（表 28.2）。报请申办方有关主管或部门批准和完成与受邀医药专家的合同后，才能由财务部门予以执行。

对于临床试验项目来说，试验程序和服务的市场价值一般是按照平均市场价格的标准制定的，其中试验程序（如 ECG 检查等）一般按照实际费用的平均价格，研究者的服务价格（如出席试验程序的首次受试者访问诊断等）一般依据每小时医生的咨询费用平均价格标准，临床研究协调员的服务价格，如准备

伦理委员会的申报材料或 SAE 报告的准备等，一般根据临床研究协调员的每小时平均工资标准来确定。但在某些情况下，试验项目的研究者经费可以高于或低于平均市场价格，申办方可以根据实际状况做出相应的调整。这些例外的状况包括：

① 涉及难以招募的特殊受试者群体；
② 类似的试验项目在某一地区同时展开，因而受试者群体的招募变得富有竞争性；
③ 研究机构位于生活指数较高或较低的地区；
④ 试验项目的检测或试验程序或步骤难度较大或较复杂；
⑤ 试验程序或过程要求罕见的技术专长或要求医生或研究者发展特殊的技术来完成。

在进行国际多中心临床试验时，研究者经费的计算通常是建立在申办方所在国的研究者经费标准的基础上，结合试验项目参与国家和地区的货币转换率和生活指数率标准的换算而获得。比如，申办方的某项临床试验的研究者经费预算按照美国的试验经费标准为每位受试者 8687 美元，该项临床试验项目的其他参与国家，包括德国和澳大利亚，根据市场部提供的国际费用分析报告信息，这两个国家的国家因子在某一年份分别为美国的 110% 和 75%。因此，德国的该项临床试验经费预算为每位受试者 9556 美元，澳大利亚为 6515 美元，再分别根据欧元和澳元与美元的兑换率，项目经理可以很容易地换算出该项临床试验研究者经费预算的每位受试者的欧元和澳元价格。

表 28.1　医药专家地位常见分类

地位	定义
全球学术先驱	在全球范围内医药专业的观点和行为对同行都有重大影响的主要学术先驱，他/她在某一专业的医药领域或研究领域是颇有造诣的公认专家。这类人物通常拥有较高的学术地位、极深的专业造诣，发表许多论文，担任许多杂志的编委，且是许多教科书的作者。这类人物还兼职专业协会领导成员和大学董事会的成员，通常的时间都花费在研究和会议等方面。全球这类学术先驱式的人物为数不多
全国主要学术带头人	与全球学术专家类似，但他们的学术影响仅限于某一国家和地区中。在他们的国家和地区，这些人物受到较高的尊重。一般来说，他们的时间也是花在所在国家和地区的研究和会议上
区域性医药专家	较为繁忙的医生、临床学家和研究人员，他们通常与患者有直接的交流，因而有较多有价值的经验。他们常常负责承担重大研究课题、临床试验或是特殊医药领域的治疗或研究中心。这些人物通常在大学兼职，有较多的论文发表。这些人物对新的治疗方法通常持积极态度，对本专业同仁有较大的影响
地方医药专家	与区域性医药专家相似，但通常不承担研究课题、临床试验或治疗或研究中心。他们对新的治疗方法通常持积极态度，对本专业同仁有一定的影响

表 28.2　临床试验公平市场价值评价审评表示例

＜申办方名称和标志＞		临床试验公平市场价值评价审评表
试验项目编号：	项目启动日期：	项目结束日期：
药物名称：	治疗领域：	项目及其费用批准日期：
评价者姓名：	评价日期：	内部项目编号：
送交者：	收件者：	送交部门：

聘请专家姓名：×××医学博士

聘请目的：与×××博士签订顾问协议,聘请他成为临床试验项目×××××的牵头研究者和顾问

项目商务需求描述和目的

(1)本项目要求聘请抗过敏学专家对目前 COPD 治疗现状和趋势提供咨询,并认证研发药物的品牌战略和市场地位

(2)征询专科医生有关 COPD 防治市场,合并治疗和新的临床数据对疾病治疗的意义的建议和观点

聘请专家医学领域

过敏学家 □	心血管学家 □	内分泌学家 □	肝肠病学家 □	肿瘤学家 □	药剂师 □
儿科学家 □	神经学家 □	肺心病学家 ☒	内科学家 □	急诊医生 □	护士 □

聘请专家参与的服务和活动(请在项目旁以"×"标注)

咨询	演讲	销售培训	顾问协议　×	服务协议	其他＿＿＿＿＿

上述专家被聘请的原因[①]

- 全球学术先驱,通过自身的知识、行为和实践对国际同行的观点和医学行为有重大影响
- 在肺心病研究和医学实践领域资深专家
- 发表论文 300 多篇,文摘和会议发言 400 多篇,40 余部著作和书刊作者,各种专业杂志编辑董事会成员
- 负责多项大型和权威的哮喘和 COPD 治疗的国际多中心临床研究项目
- 为××大学医学院肺心病系医学教授和主任

① 请附受聘专家的简历

聘请专家参与药物商务活动的其他方面

需要聘请的多少位专家参加上述活动? 一位	所聘请的专家数量可以满足商务需要:是× 否

请描述如何运用所获得的专家信息来满足商务目的:

(1)从本项目中获得的信息将直接用于未来药物的研究和开发,以及市场营销策略。行政总结和周期性报告将及时向研发和市场部提供

(2)从本项目中获得的信息可用于未来培训申办方销售代表有关 COPD 治疗知识,使他们能掌握药物×××的医学意义以及先进的治疗医学的基本背景

请指出需要为每位受聘专家服务提供多少费用和费用标准依据(如果内容较多,可以另附纸张)

服务提供者	专长	提供范围				服务总费用	服务期限
		地方	区域	全国	其他		
×××博士	肺心病专家			×		75000 元	2.5 年

下列依据和行动用于评价和制定聘请×××博士成为×××××临床试验项目牵头研究者和顾问以及相关费用:

- ＜申办方名称＞公平市场价值指南××××
- 顾问服务费用已经过＜申办方名称＞和×××博士双方充分协商和同意
- ＜申办方名称＞的标准平均每小时专家顾问费用为 550 元/h。×××博士的顾问费用已被同意为 300 元/h(顾问活动不足半日的费用标准)
- ＜申办方名称＞的标准平均全天专家顾问费用为 2000 元/天。×××博士的顾问费用已被同意为 1500 元/天(以 8h 计算)
- ×××博士同意接受上述顾问费用标准,但任何低于此标准的其他费用标准将不能满足他作为顾问职责的要求
- 上述费用仅为×××博士作为受聘顾问的服务费用。作为研究者的临床试验研究者费用不计算在此费用协议中。但×××博士同意接受试验项目的研究者费用标准

上述顾问服务没有与其他服务费用重复或冲突,并可以对药物商务提供真正有意义的价值: 　 是　× 　 否	上述顾问服务标准和要求将记录在与受聘专家的服务合同协议中,包括服务范畴和协议,及其将提供的总服务费用等: 　 是　× 　 否

如果有其他材料和证据可以支持上述聘请专家的理由,请作为附件予以提供

批准者姓名：	批准者签名：	批准日期：

存档:原件保留在申办方试验项目主文档中

　　　复印件保留在法律部、财务部和其他相关部门的相应档案中

版本:V1.0	版本日期:2007 年 1 月 15 日

28.2 临床试验项目成本预算规划的一般考虑

临床试验成本预算是根据方案提出的临床试验终点目标的数据参数及其流程要求而做出的。作为申办方，首先需要规划试验项目的工作范畴（SOW）。根据工作范畴和自身的内部资源现状，申办方可以选择是否需要外包项目工作范畴给 CRO。如果需要外包 CRO 的服务支持，申办方有责任提出项目职责分工表（TOA）。根据 TOA 工作范围的约定，CRO 完成竞标申请书（RFP），经过与申办方的竞标交流和合约商议，达成 CRO 服务费用协议。所以，TOA 是申办方与供应商（CRO）就各团队工作任务的分工协作所达成的一致协议，其中明确规定了各种角色和职责。申办方的项目预算和与 CRO 的最终合同金额是根据 TOA 而来的。有关 SOW 和 TOA 的定义及其制定规程可以参见 31.2 节和表 31.17。

在制定试验项目成本预算中，项目经理必须根据方案设计及其实施目标，了解有哪些主要成本要素涉及其中。一般来说，试验项目成本预算相关的要素包括项目人员成本、时间要求、技术标准和设施应用、项目相关的医护标准和规程应用（包括项目治疗干预方法和手段）、统计分析和数据管理支持、项目质控监查、项目差旅需求、项目会议计划等。整体试验项目成本预算由两个部分所组成，即项目实施与管理总体费用和研究机构费用。在项目成本预算的初期，规划试验项目要做什么（what）、谁来做（who）和什么时候做（when）是 SOW 的基础，围绕基础参数预设的每个任务发生频率（how many）和所涉时长（how long）与成本高低关系密切。为了评估和计划试验项目总体费用的基本参数，项目经理需要寻求与方案相关的系列自设问题的答案，如

① 临床终点要解决的目标是什么？

② 需要多少受试者才能满足试验终点目标分析？

③ 需要多少研究机构参与招募受试者，招募期需要多长？

④ 为了确定安全组和有效性结果需要评估哪些指标？

⑤ 方案要求采用的技术手段或措施（如中心影像、实验室检测等）、治疗（药物或器械）、筛选/招募/评估结果/跟踪随访/数据采集和输入等项目流程步骤，对每位受试者而言花费是多少？

⑥ 谁来执行/协调试验过程，他们的职责/成本/所涉费用有哪些？

⑦ 支持统计分析、项目管理和监查数据的角色是谁，他们的职责/成本/所涉费用有哪些？

⑧ 项目中的差旅和交流费用涉及哪些方面（包括培训项目团队和研究机构人员）？

⑨ 所需的额外技术监测费用是多少（如成像分析、特殊实验室检测、中心心电图）等？

⑩ 需要聘请专家/顾问的话所需费用是多少？

从某种意义上来说，总体项目预算与方案要求采集的数据点多少和试验流程有很大关系。数据采集点少，试验流程简单，费用也就降低；反之则升高。总体试验项目预算中研究机构监查是项目管理费用较高的参数之一，研究者费用通常在总体项目预算中占比较大。有些情况下，受试者招募费用需要额外予以考虑，如医疗成像监测通常费用也比较高，因而应尽可能选择标准医护疗程的监测流程，除非方案有特殊的临床检查数据结果需求。此外，试验项目管理、研究机构协调管理、数据管理和统计分析支持等需要按照全工时（FTE）率来预算，数据管理技术（如 EDC、CTMS、IVRS 等）通常也涉及成本和管理费用，试验项目进展时长对这些参数成本影响较大。所以，项目经理不应过于乐观地低估项目时长和研究机构对招募受试者的影响。试验项目启动前的可行性调研和试验前研究机构资质评估访问与对这些参数的准确预测关系密切。在预调研过程中，临床研究协调员可以帮助项目经理更好地预估某项试验流程或任务所需时间，有经验的研究者可以协助评估按试验方案设计要求每位受试者可能的费用等。

在预算试验项目中，IP 费用的预算必不可少。除了按照实际需要预估 IP 需要外，应当考虑可能出现的 IP 浪费或预留量（参见 27.2.1 节）。这里的 IP 应当包含试验药物、对照药物或安慰剂所需的预算，包括采购、生产、包装/标签、进口、运输、仓储、物流过程中温控设备或防护设备、试验药物辅助给药物资、销毁等。IP 存储和运送费用是 IP 预算的重要组成部分，特别是涉及温控设施要求时其成本较高。需要注意的是任何 IP 都存在有效期的问题，较长项目时长（如两年以上）可能涉及 IP 的重新生产和包装，或标签效期的更换等，这需要结合试验项目计划时长予以综合考虑，以确保长期试验项目受试者招募和 IP 供应的不间断。

其他特殊的成本预算还包括试验项目中可能涉及二次设盲包装或标签及其管理规程的费用、特别委员会（如 DSMB）的运营和管理费用等。试验项目中各类会议预算也必须预估在项目总体成本中，包括会议本身涉及的成本（如差旅、酒店、会议设施等）、会议管理成本（如人员工时费用、管理费用等）。

试验项目实施过程中，由于方案的变更或调整，如受试者招募人数的增加、指标评估的改变或频率的增减、试验时长的增加等都可能使预设成本预算发生改变。此时，申办方应当根据新的试验参数对项目成本预算进行变更，与相关服务供应商（如 CRO、研

究机构、实验室检测等）的服务合约也应当随之变更，以反映公平市场价值的原则。

由此可见，项目预算是一种分配资源的计划，也是一种项目成本控制机制。在制定项目成本预算时应当掌握的基本原则包括：

- 项目成本预算要与项目目标相联系；
- 项目成本预算要以项目需求为基础；
- 项目成本预算要切实可行；
- 项目成本预算应保持一定弹性。

统计师总是对使试验结果把握度最大化感兴趣，申办方追求的是用最少的受试者人数达到最大化试验结果效益，研究者则考虑的是如何更好地展现试验药物效益和安全性。这些都是试验项目成本预算必须兼顾的方面。最后，值得指出的是过低或过高的试验项目预算不会给项目经理带来任何回报，但可能给项目质量造成影响，预测的准确性是试验经理要追求的正确事情，且预算的合理性与试验项目交付结果质量密切相关。在临床试验现实生活中，项目预算很难做到100%准确，项目预算本身其实是一个滚动预测的过程。申办方需要了解预算只是一个计划，有计划就会有变化，因而总预算费用会随着方案调整、时间分布变化和任务范畴的增减而变化。项目经理要掌握的有关预算的唯一一件事就是明确且准确地表明试验项目假设参数。如果参数发生变化或受运营参数的环境影响，预算必须做出相应调整。从某种意义上来说，项目预算是一门艺术，因而有可能出现不准确或一些偏差。财务人员需要学会和理解项目经理的预算艺术，申办方或客户也要知晓项目经理所做的项目预算的依据，不必惧怕项目预算的问题。试验方案的千变万化和难度的不断升高，药政环境和人员的不断变化，所有人都在学习如何更好地做好项目预算的过程中。只有这样，试验项目过程中各方人员才能更好地配合试验项目的目标需求，支持合情合理的预算及其调整，以达到 GCP 要求的试验质量和数据可信性要求。

28.3　临床试验财务计划的管理

临床试验预算管理起始于临床试验经费准备，直至试验项目结束后所有费用付讫完成并关闭申办方的有关财务账户，其中涉及项目经理和各职能部门，包括财务部门的分工合作。图 28.1 为临床试验成本预算计划和管理过程的示意图。从图 28.1 中可以看出，整个临床试验预算管理过程涉及的步骤可概括为：

- 预算和建议临床试验经费；
- 审核和批准临床试验经费预算；
- 协商和管理临床试验协议/合同；
- 付讫和管理/审计研究者和外包合同组织的服务费用；
- 临床试验项目服务合同和经费账号关闭管理。

在进行整个试验项目的经费预算计划时，项目经

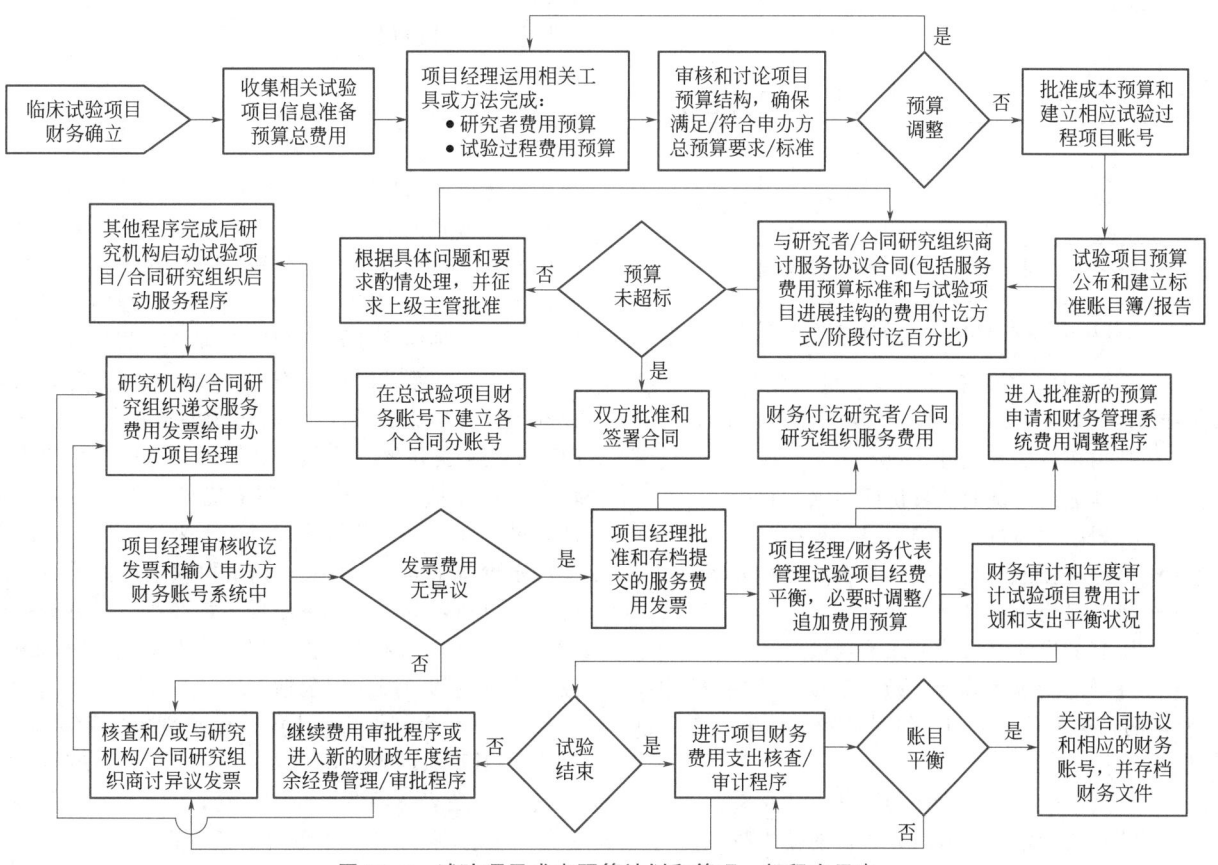

图 28.1　试验项目成本预算计划和管理一般程序示意

理应当知道如何从管理者的角度对整个试验项目运行的大框架的经费操作进行统筹计划。图 28.2 为项目经理需要考虑的临床试验经费预算与试验项目过程关系示意图。从这个示意图中可以看出，研究经费的计划从试验项目的最初准备阶段就开始启动。随着试验项目方案和程序的不断完善，经费预算框架也不断更新和完善。项目经理需要多方面的协助，尽可能获得全面试验项目信息，这样才能更加准确地做好研究经费的预算。在准备国际多中心临床试验项目时，地方因素在试验项目的经费预算中是一项比较复杂的因素。由于各个国家和地区药监规范的差异和生活水准的不同，经费预算不能完全按照申办方所在国的计划行事，必须结合各地的实际环境予以调整和管理。临床试验过程外包是一个较为复杂的过程（参见第 9 章），它要求项目经理清楚地掌握试验项目过程和要求，这样才能对被招聘的外包服务公司（合同研究组织，CRO）的服务计划建议书的合理性（特别是服务费用的计算）做出适宜的判断。

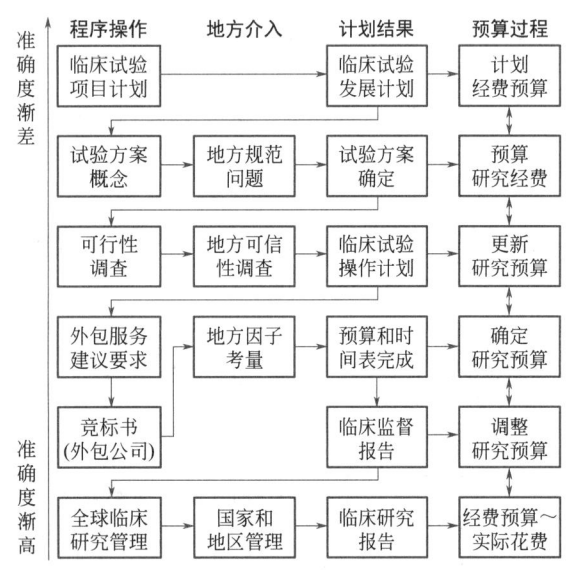

图 28.2 临床试验项目预算与试验项目计划过程关系示意

临床试验项目预算的多寡与试验方案的设计有很大关联性，其中主要费用驱动因素包括但不限于：

- 计划招募的受试者人数；
- 计划进行的试验项目访问次数和程序；
- 计划的试验过程检测项目和程序；
- 试验过程的时间长度和是否有延续方案；
- 研究机构的数量；
- 研究者启动会议的形式和规模；
- 计划的受试者筛选失败人数或比例的费用率，或允许的筛选失败人数与入组受试者人数例折算后的付讫费用率；
- 计划的受试者脱落率和脱落率费用率；
- 监查员和稽查员对研究机构的监查频率；
- 涉及的国家和地区，以及各国和地区允许的

研究机构参与数目；

- 其他服务设施的要求，如 IVRS、ECG、中心实验室、中心数据评价、EDC、外包项目管理、监查和数据管理服务等。

在临床试验的经费管理中，申办方应当建立严格的研究预算批准后改变预算审批程序，这样才能确保研究费用不会过度地超出申办方的财务总预算和目标。对于研究者经费和顾问服务价格的制定必须符合药监规范和要求。过少或过多都是不适宜的，申办方任何形式的变相贿赂应该被视为 GCP 的严重非依从性行为，应受到相应的处分和制裁。研究者为了争夺试验项目而做出任何形式的变相压价行为也是对公平交易市场的扰乱，并无形中降低了其他研究者的市场价值。从长远利益来看，这些行为都很不利于临床研究服务市场的有序和健康发展，也可能损害研究者对受试者安全性的责任感和试验数据的可靠性。药监部门和伦理委员会对于任何形式的非公平市场价值的行为都应该采取相应的措施予以制止，直至暂停或取消试验项目的进行，或取消申办方或研究者从事临床试验的资格。

28.4 临床试验项目经费的策划和管理

临床试验经费预算是申办方、研究者/研究机构和各类 CRO 之间有关支持试验项目进行的财务责任的协议。这种协议应当以书面的形式记录在申办方、研究者/研究机构和各类 CRO 的研究项目合同中。这种经费预算通常是由申办方的项目经理完成，在某些情况下也可以由研究者/研究机构提供，如研究者倡导的临床试验（IIT）。如果合同研究组织被要求承担项目管理过程的话，合同研究组织的项目经理可以代表申办方完成试验项目的预算方案，并在获得申办方的批准后，与研究者/研究机构协商完成研究协议/合同程序。这种协商应该以达到双方悦心服务对方和保持良好工作关系为宗旨，而不应该成为征服对方的途径和手段。申办方需要意识到在评估项目预算报价时，不要只把眼光放在报价数字上，更应该关注为实现方案目标 CRO 提供的整体最优化解决方案的合理性和可行性上，从项目管理意义上来说，优化解决方案比报价数字本身更重要。研究协议的协商需要较高的交流技巧，双方都应该懂得和掌握在适当时机的适宜让步，但又不失各自所需利益的策略。良好临床研究协议协商的一般原则包括：

- 预先计划和准备协议目标或预期协商结果；
- 对事（问题）不对人；
- 清楚表达问题所在和立场；
- 预先鉴别和完成可协商条目；
- 仔细倾听对方顾虑；

- 积极回复对方问题和疑虑；
- 确立"必须要有""想要有"和"最好要有"的协议要点策略；
- 思考和寻求替代途径来达到"必须要有"的协议目标；
- 努力发掘共同兴趣而不是坚持己见；
- 及时总结协商成果；
- 维护平等和友好协商。

签署的临床研究协议具有法律效力，签署双方都有法律义务遵循批准的协议条款。所以，在临床研究协议商讨的过程中，除了项目经理和财务代表外，协议双方都应当聘请法律代表参与协议的协商过程，以确保各自的利益和权限不会受到不应的损失。

临床研究协议应该从保密协议开始（见 9.1 节）。一旦申办方准备向研究者或合同研究组织介绍临床试验项目的具体方案和有关服务费用的协商，首先必须完成的是双方保密协议，即提供方向接受方递交的任何信息，接受方都必须遵循保密原则不得外泄任何与提供方协商的结果，其中包括双方同意的服务费用细则。如果申办方与研究者和合同研究组织之间是第一次合作，双方都应当完成正式研究协议/合同的签署批准程序。正式的研究协议可以分为正文本和附录文本两部分。正文本通常包括双方的义务和责任，以及安全保障条款等，附录文本可以包括服务范围、研究费用率和付费方式或阶段付费百分比协议等。将服务范围和费用协议放在协议/合同附录中的好处在于如果申办方与研究者和合同研究组织今后还有其他合作机会的话，就不需要再经过正式文本的合同签署批准过程，只要补充或修改附录服务范围、费用率和阶段付费协议内容即可，这样可以大大简化后续协议/合同的审批过程。

28.4.1　研究者经费的预算策划和管理

导致临床研究冗长和高耗费延迟的主要因素是研究机构合同以及预算的协商和批准，而研究者经费预算的正确实践有助于临床试验申办方在研究机构入选的关键环节确保公平一致地给研究者付款、降低非公平交易的风险并加快试验启动时间。临床试验项目研究者经费计算由两部分所组成，即

（1）研究方案程序有关的活动　试验方案要求的程序、检测、诊断、受试者疗效评价、实验技术程序等有关的费用。

（2）非研究方案程序有关的活动　不与试验方案要求程序直接发生关联，但属于试验过程必须拥有的间接活动费用，如 CRF 的数据输入、研究项目管理费用、研究者审阅试验方案、伦理委员会申报准备工时费用、临床研究协调员准备受试者试验访问和监查员监查访问工时费用、受试者津贴、邮资费等。

从试验过程涉及的人员来说，研究费用通常包含研究者费用、临床研究协调员费用和其他专业人员（如药剂师等）费用。在计算研究者费用时，需要将研究机构角色的试验方案和非试验方案有关费用分别予以测算，然后汇总相加而得出单位研究者费用。需要指出的是任何研究经费预算都很难做到 100% 准确，从某种意义上来说，经费预算是一门艺术，而不是纯粹的科学。所以，没有绝对的正确或错误存在。根据试验方案的流程和要求，项目经理可能对某一个问题有不同的解释而导致不同的演算结果。项目经理所要做的就是提出自己的演算假设，然后在财务代表的帮助下完善经费预算，最后再与研究者或合同研究组织一起商讨双方都满意的结果。

研究者经费的计算与试验方案的事件和程序流程密切相关，一般可采取的步骤可归纳为：

第一步，估算每位受试者的费用。

第二步，估算筛选失败者所需付的费用。

第三步，估算早期脱落者所需付的费用。

第四步，估算其他研究者费用。

第五步，根据研究机构的招募受试者人数计划，估算每位研究者所需的总费用。

第六步，根据各位研究者的总费用，估算整个临床试验项目中全体研究者总费用。

每位受试者费用与试验方案有直接关系。假设某项临床试验项目的事件和程序如表 28.3。

表 28.3　某临床试验项目的事件和程序

项目	筛选期		治疗期				随访期
访问	V1（筛选）	V2（预备）	V3（基线）	V4	V5	V6	电话联络
周/天	−4～−3 周/−28～−21 天	−2 周/−14 天	第 0 周/第 1 天	第 4 周/第（29±2）天	第 8 周/第（57±2）天	第 12 周/第（85±2）天	V6 后的第 2 周内
知情同意书签署	×						
入选/排除标准审查	×	×	×				
人口学情况检查	×						
病史检查	×						

续表

项目	筛选期		治疗期				随访期
访问	V1（筛选）	V2（预备）	V3（基线）	V4	V5	V6	电话联络
周/天	－4～－3周/－28～－21天	－2周/－14天	第0周/第1天	第4周/第(29±2)天	第8周/第(57±2)天	第12周/第(85±2)天	V6后的第2周内
过去和当前同期服药史	×	×	×	×	×	×	
生命体征检查	×	×	×	×	×	×	
体检	×					×	
体重、身高和体表系数	×						
尿液妊娠检测①	×		×			×	
血液和尿液检测	×					×	
心电图	×						
胸透②	×						
呼吸量测定	×		×	×	×	×	
受试者日志分发		×	×	×	×	×	
受试者日志回收/审阅			×	×	×	×	
急救药物分发/回收(需要的话)		×	×	×	×	×	
试验药物分发		×③	×	×	×	×	
试验药物回收/清点计量			×	×	×	×	
COPD恶化评价			×	×	×	×	
SGRQ评价			×			×	
总COPD症状评价		×	×	×	×	×	
呼吸困难指数评价			×			×	
全球治疗效果评价				×	×	×	
治疗满意度问答						×	
不良事件评价		×	×	×	×	×	×

① 有妊娠能力的妇女受试者。
② 如果过去12个月没有被检查过的话。
③ 只分发安慰剂。

从这个事件和程序流程图的分析可以看出有些程序是研究者必须亲自主持的，有些需要临床研究协调员的帮助。如果以试验方案相关和非相关程序的市场平均价格来推算这项临床试验项目的每位受试者费用的话（表28.4），可以得出每位受试者的费用为10396元。取决于研究机构的地理位置的生活指数，研究机构的管理费（又称人头费）比率通常为每位受试者费用的15％～30％左右。如果18％的管理费被设定在这项临床试验项目的案例中的话，每位受试者费用的总数则为12267元。如果每个研究机构允许的招募受试者人数为25人的话，该研究机构的受试者总费用预算是12267×25＝306675（元）。

表28.4　每位受试者费用预算表示例

程序	次数	单价/元	V1	V2	V3	V4	V5	V6	电话联络	总计/元
试验方案相关程序（研究者和临床研究协调员）										
知情同意书签署	1	126	126							126
入选/排除标准审查	3	160	160	160	160					480
人口学情况检查	1	55	55							55
过去和当前同期服药史	6	45	45	45	45	45	45	45		270
生命体征检查	6	99	99	99	99	99	99	99		594

续表

程序	次数	单价/元	V1	V2	V3	V4	V5	V6	电话联络	总计/元
体检（包括体重、身高、体表系数、病史）	2	248	248					248		496
尿液妊娠检测	3	77	77		77			77		231
血液和尿液收集	2	57	57					57		114
心电图	1	231	231							231
胸透	1	197	197							197
呼吸量测定	5	260	260		260	260	260	260		1300
受试者日志分发/回收/审阅	5	30		30	30	30	30	30		150
试验药物分发/回收/清点（包括急救药物）	5	65		65	65	65	65	65		325
COPD 恶化评价	4	37			37	37	37	37		148
SGRQ 评价	2	56			56			56		112
总 COPD 症状评价	5	38		38	38	38	38	38		190
呼吸困难指数评价	4	43			43	43	43	43		172
全球治疗效果评价	3	50				50	50	50		150
治疗满意度问答	1	12						12		12
不良事件评价	6	60		60	60	60	60	60	60	360
合计/元			1555	497	970	727	727	1177	60	5713
非试验方案相关程序（研究者和临床研究协调员）										
EDC 数据输入（临床协调员，每小时）	6.3	198	198	198	198	198	198	198	66	1254
试验方案/CRF 审阅和准备（研究者，每次）	1	377	377							377
受试者访问准备（临床协调员，每次）	6	344	344	344	344	344	344	344		2064
药政文件/IEC 准备（临床协调员，每次）	1	50	50							50
试验程序准备和维护（包括监查员访问准备/文件存档/设备维护/培训等）	1	200	200							200
IVRS（临床研究协调员，每次）	6	30	30	30	30	30	30	30		180
受试者津贴	6	50	50	50	50	50	50	50		300
合计/元			1249	622	622	622	622	622	66	4425
其他专业医务人员费用										
放射学家（胸透解析，每小时）	1	288	288							288
合计/元			288							288
每位受试者合计/元			3062	1119	2711	1349	1349	1799	126	10396
管理费	1	18%								1871
每位受试者总计/元										12267

　　筛选失败通常是指某位受试者在签署了知情同意书之后，经过医学和试验方案招募标准判断，研究者认为该位受试者候选人不符合入组标准而拒绝其参加试验项目。是否需要提供筛选失败者的费用取决于申办方的决策。有些申办方愿意提供这类费用是为了鼓励研究机构更积极地筛选受试者。筛选失败率的费用一般可以设定为筛选访问程序费用的 $75\% \sim 100\%$。在制定研究机构的筛选失败费用率时，还应当考虑的因素包括是否需要给每个研究机构设定筛选失败预招募成功者比例，如规定每招募成功 4 位受试者付讫一位筛选失败费用率。可付讫的最大筛选失败者人数可以按照预测的筛选失败率或人为限定最大筛选失败者

付讫人数而定，比如在上述试验项目中筛选失败率为25％和每个研究机构允许招募受试者人数为25，则估计每个研究机构可以付讫6位筛选失败者，或者限定最大筛选失败者付讫人数不应超过多少位，比如10位（如果不知道筛选失败率的话）。这种付讫限度的筛选失败与招募比率和最大筛选失败者限额的设定与每个研究机构允许的最大招募受试者人数和/或受试者招募难易程度有关。这样做的目的是防止研究机构不负责任地筛选过多的不符合入组条件的受试者，不仅造成申办方不必要的财务负担，也给试验项目的数据的严谨性带来不利影响。依据上述的假设前提，在上述临床试验项目的案例中，研究机构在符合筛选失败比率要求后可以收到的每位筛选失败率的费用如下：

		预算/元
合计	V1	3062
筛选失败费用付讫率	85％	2603
管理费	18％	469
小计		3072
6位筛选失败者总费用	6人	18429
10位筛选失败者总费用	10人	30720

在这个案例中采用85％的筛选失败付讫率而不是100％的V1访问费用的理由是基于并不是所有的筛选失败受试者都需要经历V1访问的所有程序和检测而做出的。

在预算早期脱落受试者费用时，可以假设每位脱落受试者费用为受试者总费用的50％～80％。要注意的是这样做只是为了预算的方便，并不意味着每位脱落受试者将被付讫受试者总费用的50％～80％。提前脱落受试者费用的实际付讫一般是按照受试者所经历的访问次数来决定的。比如，某位受试者在V3访问次后退出试验项目，则该位受试者费用为（V1＋V2＋V3）的总和。每个研究机构的最大脱落受试者数比例可以像筛选失败者比例的设定一样，在预设提前脱落受试者的百分比的前提下根据每个研究机构允许的招募受试者人数而预算得出。在上述临床试验项目的案例中，每个研究机构的脱落受试者费用预算如下：

		预算
每个研究机构允许招募受试者人数	25	12267元
脱落受试者百分比	25％	6人
每位研究者费用总计		12267元
脱落受试者费用百分比	60％	7360元
每个研究机构脱落受试者总费用	6人	44160元

在这个预算中要注意的是每位受试者总费用已经包括了18％的管理费。所以不需要另外予以追加。

其他研究者经费包括伦理委员会的申请费用、药房管理和配制试验药物的费用、招募受试者的广告费用等。有些研究机构可能还要求申办方付讫试验项目启动费用和试验项目结束后的试验文件储存费用等。在上述案例中其他研究者费用的预算可以如下：

	预算
伦理委员会费用	1500元
药房费用	500元
广告费用	5000元
其他	1000元
小计	8000元
管理费	18％
总计	9440元

在预算得出每个研究机构的研究者总费用之后，根据参加的研究机构总数，可以容易地得出研究者经费的总预算。上述案例的研究者经费总预算是

		预算
每个研究机构的受试者总费用	25人	306675元
每个研究机构筛选失败者总费用	6人	18429元
每个研究机构脱落受试者总费用	6人	44160元
每个研究机构其他研究者总费用		9440元
每个研究机构研究者总经费		378704元
参加试验项目的总研究机构数	20个	
研究者经费总预算		7574080元

在某些情况下，申办方在召开研究者启动会后，由于种种原因而决定停止临床试验项目的进行。在这种情况下，研究机构可以要求申办方付讫研究机构准备试验项目所花费的时间和精力。如果研究机构希望在这种情况下能够得到适当的补偿的话，应该在商讨研究者协议的时候就提出要求，并注明在研究者协议中。这类费用与总的研究者费用相比可能微不足道，但项目经理在计划这类可能出现的研究机构补偿费用时，可以采取研究者和临床研究协调员费用分开计算的方法。比如，在研究协议中明确表明，在研究者启动会议召开后，但在研究机构招募首位受试者入组前，如果由于申办方的缘故需要停止试验项目的话，除了实报实销的费用外，申办方同意向研究机构提供下列费用补偿：

补偿对象	试验项目活动	费用率 /(元/h)	时间 /h	合计 /元
研究者	• 审阅试验方案		2.5	325
	• 准备试验招募活动	130	3	390
	• 出席研究者会议时间		14	1820
	小计			2535
	实际补偿			2500
临床研究 协调员	• 审阅试验方案		3	150
	• 准备受试者的招募		3	150
	• 准备药政试验文件	50	1.5	75
	• 出席研究者会议时间		14	700
	小计			1075
	实际补偿			1050

28.4.2　试验项目经费的总预算策划和管理

在临床试验项目计划过程中，研究者经费预算只是整个试验项目费用预算的一部分。作为项目经理，还需要预算的其他研究经费包括但不限于：

① 受试者费用、额外诊疗费用、项目运营和管理费用、研究机构管理费用、伦理费用等；

② CRO 服务支持费用，包括服务费和运营实报实销费用等；

③ 中心实验室费用；

④ 专业科学服务或顾问咨询费用（如果需要的话），如统计师、医学写作、医学监察等；

⑤ 临床试验用药物/器械供应服务费用，包括试验用物资包装、标签和仓储等；

⑥ 物流服务费用；

⑦ 文件资料翻译费用（如果需要的话）；

⑧ 各类专业委员会和/或研究会议费用；

⑨ 广告宣传费用（如果有的话）；

⑩ 其他实报实销的转嫁费用，如邮资费、打印费、中心广告费用、中心伦理委员会费用等。

研究机构费用加上这些服务费用构成了试验项目的总预算，各类服务支持合约可以作为外包服务主合约的附录附属在主服务框架下。

合同研究组织（CRO）的经费预算需要合同研究组织的配合才能完成。CRO 的服务费用也是合同研究组织服务合同的重要组成部分。如 9.1 节所述，常见的 CRO 合同程序步骤包括：

① 选择合同研究组织；

② 要求 CRO 提供服务建议竞标书；

③ 邀请 CRO 对提出的竞标书进行答辩；

④ 确定 CRO 的选择；

⑤ 对 CRO 进行资格稽查（如果是第一次与该 CRO 进行合作的话）；

⑥ 协商服务合同条款；

⑦ 签署和批准服务合同；

⑧ 监督和管理服务合同。

CRO 合同的协商内容有服务职责范畴（通常按照 TOA 而定）、各项服务的费用、服务费用付讫的方式和/或阶段性付讫的标准、其他专有条款和条件等。CRO 的费用通常包括与各种试验项目活动有关的固定费用，如监查员服务费用、项目管理费用、数据管理费用、统计服务费用等，与各种试验项目专有活动有关的非固定费用，如中心审阅病理切片结果、中心收集和运送实验样本、招募和留置受试者的宣传活动等。所以，CRO 的费用多少直接与试验方案的事件和程序，以及试验项目的时间长短有关，因为 CRO 的服务费用按照提供 CRO 服务的人员在相应的试验项目活动中所需的工作小时数来计算服务费用。在计划 CRO 的费用预算时，首先需要考虑的因素是在整个临床试验项目过程中需要多少时间的 CRO 服务。假如某项临床试验项目的时间历程计划为：

开始阶段 3 个月	进行过程 12 个月	结束阶段 4 个月

进行过程的 12 个月包括 7 个月的招募和 5 个月的试验治疗周期。如果按每天工作 8h，每周工作 5 天来计算的话，每年的日历工时为 2080h，每个月的日历工时为 173h。假设每年有两周的全国节假日的非工作日时间，每年的实际工作时间约为 2000h。这样的话每个月的平均工作时间可以计算为

$$2000 \div 12 = 167 \text{h/月}$$

将这个有效工作时间折算成该项临床试验项目所需的工作时间，可以得出下列结论：

开始阶段 3 个月 （501h）	进行过程 12 个月 （2004h）	结束阶段 4 个月 （668h）

按照这个有效工作时间来计算，表 28.5 列出了 CRO 的费用预算样本。在这项临床试验中，共有 20 个研究机构参加。申办方规定监查员需要对其中 15 家研究机构进行试验前资格监查访问（PSSV），因为他们在过去 12 个月没有接受过任何申办方监查或稽查。PSSV 需要在试验项目启动前的 2 个月前开始。没有参加研究者启动会议的研究机构必须接受监查员的研究机构启动监查访问（SIV），预计有 5 家研究机构需要进行 SIV。所有研究机构都必须接受中期监查访问（IMV）。第一次 IMV 应当在研究机构招募首位受试者后的 2 周内进行，之后每 4～6 周对该研究机构进行一次 IMV。这样的话，每个研究机构需要进行的 IMV 次数约为：

$$12(\text{月}) \times 4(\text{周}) \div 5 \approx 10(\text{次})$$

整个试验项目过程中，总的 IMV 次数为

20（研究机构）×10（次/研究机构 IMV）＝200（次）

需要注意的是实际的监查访问次数有可能并不与预测的访问次数一致。项目经理需要在试验项目进行过程中监督和核实监查员实际完成的监查访问次数。在与 CRO 的服务合同中注明 CRO 的监查访问费用应该根据实际发生的监查访问次数予以付讫。此外，为了防止研究项目进行过程中需要对研究机构进行意外状况或要求的监查访问，项目经理在预设监查访问次数时可以在实际预测次数的基础上增加若干次缓冲监查访问，比如，在这个案例中，可以预设的监查访问次数为 220 次。所有研究机构都必须接受试验项目结束监查访问（CMV），研究机构结束监查访问应当在试验项目完成后的一个月内完成。在合同研究组织的预算合同中，通常都有一项实报实销（pass through）费用，这包括任何合同研究组织人员在执行项目活动中的实际开销费用，比如差旅费、邮资费、任何试验文件材料的复印费，或其他转嫁专业服务公司的实际服务费用（如 EDC 费用）等。实报实销部分的费用在临床试验中不一定会花费，项目经理需要实际的消费发票才予以核准报销。但作为研究经费预算它们应当被尽可能地预先列出，这样才能保证届时不会出现经费不足的被动局面。需要指出的是在 CRO 的经费预算中，固定费用一般可视为在试验项目进行过程中不会发生变化的与实际费用较为相符的费用，非固定费用有可能随着试验项目的进行需要做出相应调整或变化，它属于 CRO 服务范畴的一部分。实报实销费用在试验项目进行过程中不一定会发生，不应该被视为 CRO 的服务费用，而是试验项目的实际操作费用的一部分。但这部分操作费用是通过 CRO 的途径而花费的。这个案例中，实际的 CRO 服务费用为 1382470 元，实报实销费用为 972000 元。

表 28.5　CRO 服务费用预算报价单示例

固定费用							
服务职责	人员职称	责任		服务时间/%	工作时间/h	服务费率/（元/h）	合计/元
		申办方	CRO				
1. 试验文件准备		×					
2. 试验过程管理							
• 管理试验项目（包括试验项目准备、中心实验室、试验项目通讯编辑和发行、监查员管理、研究者费用付讫、试验进展报告、试验研究报告）	项目经理		×	100% 100% 100%	501 2004 668	110	55110 220440 73480
• 协调和进行监查活动 • 协助试验项目准备 • 协助试验数据核查	监查员		×	50% 100% 50%	228 2004 334	90	20250 180360 30060
• 试验样本规模计算 • 统计方法设计 • 试验结果统计分析	统计师		×	110% 0% 70%	551 0 467.6	80	44080 0 37408
• 文件管理和存档 • 研究机构合同管理和付讫	研究助理员		×	15% 25% 10%	75.15 501 66.8	55	4133 27555 3674
3. 研究者启动会议							
• 研究者启动会议准备		×					
• 研究者启动会议出席	项目经理 监查员	×	×	（1人） （3人）	24 24h/人	110 90	2640 6480
						小计	705670

非固定费用						
试验项目活动	费用依据	人员职称	访问时间/次[①]	工作时间/h	服务费率/（元/h）	合计/元
PSSV	15 家研究机构要求 PSSV	监查员	22	330	90	29700
SIV	预计 5 家研究机构需要 SIV（按照申办方 SOP，出席研究者启动会议视为完成 SIV）	监查员	30	150	90	13500
IMV	每个研究机构需要进行 IMV，第一次 IMV 应当在首位受试者被招募后的 2 周内进行，之后每 4～6 周需要进行一次 IMV	监查员	30	6600	90	594000
CMV	所有研究机构需要进行 CMV	监查员	22	440	90	39600
					小计	676800
				合计（固定和非固定费用）		1382470
① 包括监查访问的准备、差旅和现场监查活动和后续跟踪时间						

续表

实报实销				
试验项目活动	费用依据	单位数量	单位价率	合计/元
招募和留置受试者材料印制	需要给每位被招募受试者提供招募和留置宣传材料,3 套材料各需印制 600 份,共印制 1800 份	1800 份	100 元/套	180000
试验文件翻译费	试验方案、CRF、受试者日志等试验文件需要翻译成英文、法文和韩文	—		45000
邮资费	邮寄各种试验文件给研究机构,预计需要 360 次的邮寄,包括国际邮寄(18 月×20 研究机构)。所有邮寄需要挂号和特快专递	360 次	50 元/次	18000
研究者启动会议旅差费	出席研究者启动会议费用,包括飞机票、酒店住宿和就餐费	3 人	3000 元/人	9000
PSSV 旅差费	监查员对研究机构的 PSSV,包括机票、酒店住宿和就餐费等	15 次	3000 元/次	45000
SIV 旅差费	监查员对研究机构的 SIV,包括机票、酒店住宿和就餐费等	5 次	3000 元/次	15000
IMV 旅差费	监查员对研究机构的 IMV,包括机票、酒店住宿和就餐费等	200 次	3000 元/次	600000
CMV 旅差费	监查员对研究机构的 CMV,包括机票、酒店住宿和就餐费等	20 次	3000 元/次	60000
			小计	972000
			总计(费用＋实报实销)	2354470

　　中心实验室的经费预算与试验方案的要求密切相关。例如,在上述的试验项目案例中,试验方案要求进行血液分析和尿液透析分析这两项,而每项检测在试验项目进行过程中各发生两次。同时还要求中心实验室提供呼吸量测定仪、尿液妊娠检测笔及血液和尿液的测试管、针头等装置。中心实验室的费用预算通常需要中心实验室提供。项目经理在审核中心实验室提供的样本分析价格预算时,应当注意比对试验方案中所列出的血液化学各项检测指标与中心实验室提供的清单是否一致。在某些情况下,试验方案要求测定的血液化学指标可能并没有包括在常规血液化学分析清单中,比如要求检测锰离子（Mn^+）的存在,或在某次试验访问中需要而在另次试验访问中又不需要检测脂蛋白的浓度等。这些特殊或细微的检测要求的差异可能对预算有着一定的影响。中心实验室的合同程序步骤与合同研究组织的合同步骤相同。中心实验室费用预算通常由下列几个部分所组成:实际试验检测费用、实验检测物资供应费用、特殊服务费用（如果有的话）、检测样本储存费用、实验物资和样本往返研究机构运输费用、项目管理费用等。

　　表 28.6 列出了中心实验室费用预算样本。在这个中心实验室费用预算合同中,血液化学和尿透析检测样本预测数是按最大可能检测数来预算的,在实际试验过程中,中心实验室只收取相应的实际发生的检测项目费用。所以,项目经理应当在实际的试验项目进行过程中,监督和核对实际发生的检测数量。中心实验室的项目管理费用通常是按月收取的,试验项目延长和缩短都会影响项目管理的费用。在试验方案的入选和排除标准中,有时也会涉及特殊实验项目的检测,这些特殊实验项目可能并不被列在试验项目事件和程序流程图中。比如,在试验项目的招募标准中,要求受试者必须不能是慢性 C 型肝炎病毒携带者和/或吸毒者。虽然在临床试验项目的事件和程序表中并没有检测肝炎病毒和药物滥用这两项,但由于它包括在试验方案的招募标准中,在计划中心实验室血液样本检测项目费用预算时必须增加检测 HCV 抗体和药物滥用筛选的费用。此外,在计划国际多中心临床试验时,还必须注意的一个方面是中心实验室所在的国家和地区。任何国际化中心实验室都有区域性的下属或签约分支实验室,但不可能做到在所有国家都设立分支实验室。有些国家对进出口血液样本有特殊的规定和要求,特别是涉及基因检测的血液样本或特殊疾病的血液样本。在筹划中心实验室程序时,项目经理必须考虑到血液样本进出口的许可证事宜及其相关费用的可能性。如果血液样本不被允许进出口的话,相应的对策应该予以预先设定。在有些情况下,可能会涉及对试验方案进行特殊的修正地方版。如果血液样本被允许进出口但需要特殊的批文许可的话,应该策划好提前申请许可证的程序,以免延误中心实验室样本的测定或造成受试者血液样本的浪费。另一个需要注意的方面是实验样本冷冻或冷藏运输的要求,这不仅涉及实验样本的运输费用问题,还关系到中心实验室负责或协调冷冻或冷藏样本运输过程的能力。

表 28.6 中心实验室检测样本费用预算表示例

检测项目	涉及访问数	单位价格	样本数量	合计/元
1. 试验项目化验				
血液化学检测(全套)	V1,V6	75 元	1300	97500
血液生化检测(全套)	V1,V6	55 元	1300	71500
尿液透析分析	V1,V6	68 元	1300	88400
			小计	287400
2. 试验项目物资供应				
尿液妊娠测试笔		35 元/个	250	8750
血液样本采集装置		30 元/套	3900	117000
呼吸量测试仪		120 元/个	550	66000
			小计	191750
3. 样本储存服务				
血液样本		28 元/个	1300	32500
			小计	32500
4. 特殊服务				
网络结果查询		免费	—	—
5. 实验物资和样本运输				
实验物资(室温)——寄出		免费	—	0
实验物资(冷冻)——寄出		210 元	—	0
血液样本(室温)——寄入		112 元	1000	112000
血液样本(冷冻)——寄入		322 元	300	96600
			小计	208600
6. 项目管理				
项目管理		1280 元/月	12 个月	15000
检测数据库建立				6000
检测数据转移				2800
			小计	23500
			总计	**713750**

专业服务或顾问服务费用是临床试验项目经费预算经常需要考虑的，比如，数据管理和/或统计服务、中心心电图服务、EDC 服务、IVRS 服务、中心数据阅读或评价服务、试验研究报告写作服务等。它们的合同签署过程和费用预算过程与合同研究组织相同。比如，在上述的案例中，申办方要求聘请专业医学作家完成试验研究报告的写作。表 28.7 列出了临床试验研究报告写作服务的费用预算。

药物供应的费用通常与需要的试验药物类别、数量、试验药物包装、标签、中心储存和管理以及运输有关。因此，在预算试验药物经费时，需要考虑的因素通常包括：

（1）试验药物的供应类别 有些试验药物需要申办方自行生产或委托加工，有些需要从市场上购买。

表 28.7 专业临床试验结果报告写作顾问费用预算示例

试验项目活动	费用依据	时间/h	单价/(元/h)	合计/元
发展临床研究报告框架	独立准备,加上 2 次 1h 与申办方的会议回答问题	16	125	2000
整合申办方评注到 CSR 框架草案中	独立完成,加上 2 次 1h 会议确定 CSR 框架	16	125	2000
按照指定的数据库数据分析写作 CSR	独立完成,加上 2 次 1h 与合同研究组织的统计师会议商讨数据分析的表述问题	64	125	8000
3 个轮回 CSR 审阅和按照评注修正 CSR	独立完成,加上 3 次 1h 与申办方和统计师的会议,完善 CSR。预计 3 个轮回后 CSR 应当获得批准	30	125	3750
			总计	15750

常见的试验药物种类有：

① 治疗药物（通常为申办方自行生产或委托加工）；

② 安慰剂药物；

③ 急救药物（如果需要的话）；

④ 对照药物（如果需要的话）；

⑤ 与试验药物组合的药物（如果需要的话）；

⑥ 其他处方药物或物资供应（如液体药物的瓶子、注射剂的给药装备、注射剂相关的配套液体、消毒棉签或纸、装丢弃针头用盒等）。

（2）试验药物的数量　与试验药物数量有关的费用因素有：

① 受试者人数（受试者的随机方式、需要治疗药物和安慰剂的人数等）；

② 包装规格和单位（如每个包装的药物数量、包装的形式、包装材料、包装内外层的配套和与之相配合的标签数量等）；

③ 温度和稳定性数据（例如，如果试验周期长的话，是否需要分批生产药物）。

（3）试验药物的管理　与试验药物管理有关的因素包括：

① 中转储存要求和条件；

② IVRS 随机管理；

③ 运输要求（如运输条件和温度要求、包装盒的大小）；

④ 运输方式（如国际或国内运输、快运和普通运输、从药物储运中心到研究机构的运输、从研究机构返回药物储运中心的运输等）；

⑤ 储存要求和储存时间长短；

⑥ 试验药物回收、异地转移和销毁。

在上述试验项目案例中，试验方案要求共需要招募 500 位受试者，受试者需要服用试验药物或安慰剂共 12 周，以及只服用安慰剂 2 周（见表 28.3）；受试者的服药剂量为每天 2 次，每次 2 片；筛选失败率和早期脱落率都预测为 25%；受试者被按照 1∶1 的比例随机分配到药物治疗或安慰剂治疗组中。按照这些基本参数，试验药物的供应量和费用预算被列在表 28.8 中。如果药物包装和标签，以及储运等服务是专业服务公司提供的话，合同签署要求和过程与合同研究组织要求相同，经费预算可以参照专业服务公司所提供的预算策略加以策划。

表 28.8　试验药物供应费用预算表示例

药物数量										
药物类别	服用人数	25%脱落率	总人数	服用量/(片/天)	服用时间	需要量/片	15%缓冲量/片	需要总量/片	单价/(元/片)	合计/元
研究药物	250	63	313	4	12 周	105168	15775	120943	0.85	102802
安慰剂	250	63	313	4	12 周	105168	15775	120943	0.28	30236
安慰剂	500		500	4	2 周	168000	25200	193200	0.28	48300
									小计	181838

药物包装和标签(外包服务)			
项目	数量	单价	合计/元
包装材料			1100
包装盒生产			5100
项目管理			2500
标签设计和印刷			1600
药物装盒和标签粘贴			1250
药物收讫（按每批计算）	2 批（研究药物和安慰剂）	250 元/批	500
药物仓储（室温）	12 个月	125 元/(月·储存点)	1500
		小计	13500
药物运送服务		125/元	
药物回收		30 元/次	
回收药物清点计量		2(每整盒)/8(每散盒)	
回收药物储存		10(每整盒/月)/100(每散板/月)	
药物销毁		1.35 元/公斤	
		小计	实报实销
		总计	194838(+10000)

研究者启动会议费用通常由三部分组成，出席研究者会议人员（研究机构人员、申办方临床试验项目团队成员和其他与试验项目有关的人员，如监查员、合同研究组织、特邀会议发言者等）的差旅费用（车/船/机票和酒店食宿费用）、会议场地和设备的租赁费用和会议服务公司的服务管理费用（包括会议材料的复印和装订）。研究者启动会议的准备程序可参见 7.7 节。如果会议由会议专业服务公司准备的话，合同签署程序和要求应当和 CRO 的合同签署要求相同。表 28.9 为研究者启动会议费用预算的示例。

表 28.9　研究者启动会议费用预算示例

出席者	人数	费用类别	单价	合计/元
研究机构(20)	40	车船票	2000 元/人	80000
其他人员	6	车船票	2000 元/人	12000
全体	46	酒店住宿(2 晚)	500 元/(人·晚)	46000
全体	57①	餐费(2 天)	250 元/(人·天)	28500
全体	57①	会场租赁(1.5 天)		3500
全体	57①	会议设备		1500
全体		会议服务管理费		4000
			总计	175500

① 申办方 7 人出席会议，但差旅费用为各部门行政开支承担。CRO 的 4 人出席会议，但差旅费用已经包括在 CRO 的实报实销项内。

在分别获得各项费用预算后，项目经理将它们汇总即可得出整个研究项目的总经费预算。上述案例中的研究经费总预算如下：

项目	费用/元
研究者费用	7574080
CRO 费用	2354470
中心实验室费用	713750
CSR 写作顾问费用	15750
研究药物供应费用	204838
研究者启动会议费用	175500
总计	11038388

在各项试验项目预算预估完成后，项目经理可能还需要对预算给出 5%～20% 不等的波动空间。不同申办方或不同项目对此的规定和需求有所差异。如何实际界定和定位这些波动预算，项目经理需要谨慎考虑和处理，可以采取的管理方法有但不限于：①把这些波动预算定义到风险管控范围之内；②适当保守预估到最有可能超出预算的任务当中；③项目交付后相关的预算储备中。但最好不要"一刀切"式地放入"波动预算"或"其他预算"中，以免造成财务和高层管理者的困扰和误解。在完成试验项目经费预算

后，项目经理应当注意保留所有确定公平市场价值的依据、文件和批准件，并在实施过程中确保各项费用的付讫确实按照研究协议的要求和规定执行。临床试验经费的预算可以按照上述原理由手工计算完成，也可以租赁符合国际化标准的研究经费预算软件或数据库来加以计算。研究经费预算软件和数据库需要具备的标准是可提供常见试验程序资料及趋势和预测工具来评估成本效益，确保预算的可预测性和议定出研究者拨款的公平市场价值，实现世界范围内的临床、项目管理、合约和财务专家协同精确地预测项目成本，并有效地管理其研究者预算。同时能为试验管理者和申办主管人员提供文档和显示公平付款价值的可审阅评议，减少潜在的合规性问题。通过基于互联网的平台的研究经费预算系统和数据库可以通过在线和相互协作的环境提供临床试验行业范围信息，包括按照试验方案所建立的试验访问的费用计算，从而有利于缩短谈判周期并促使快速接纳和研究者积极参与。

28.4.3　项目过程中的费用管理

项目经理负责在项目实施过程中对项目预算的实际费用的结算管理。这可以从两个方面进行管理，即合约内容的管理和预算支出的管理。在试验项目中，由于项目管理计划中的预算协议条款的执行通常由各职能部门或 CRO 承担，临床试验合同签署的主体及各种承诺书的法律效力约定必须在签署合约时明确无误。在执行项目预算条款要求和/或服务合约时，项目经理可能会涉及的有关预算管理的合约条款落实包括但不限于：

① 合约的各方及职责；
② 合约经费预算；
③ 试验项目保险在合同中的约定；
④ 受试者和研究者受损害的责任约定；
⑤ 研究者过错应承担的责任；
⑥ 申办方或其代理人失职应承担的责任。

试验项目费用支付与研究机构承担的任务有关。项目经理需要仔细核对各类研究机构的费用明细及其执行后的交付结果。这些研究机构的试验项目的费用可能涉及但不限于试验观察费用、试验用药物或医疗器械发放及管理费用、试验资料档案保管费用、CRC 人员费用、试验材料费用、受试者费用、研究者费用、研究机构伦理费用、各项方案要求的医疗设备检查费用、试验项目管理费用等。在费用结算和支付方面，项目经理可以根据试验项目的数据节点、项目步骤节点或医疗检查节点等进行管理，具体支付方式、比例或支付时间节点应当在预算合约条款中明确约定。例如，约定经费预算中筛选失败、脱落、剔除病例和不合格病例的经费支付方式，具体的检查项目、次数及预计金额（可列出检查或化验明细）的支付方

法。必要时，项目经理需要根据访问期或其他时间详细列出经费的支付明细。

最后，需要提醒的是当项目合约范围发生变更影响到预算时，应当记录和保存好相关变更文件，诸如变更日期、原来的假设参数、修正的假设参数、预算变化影响等，并做好变更后的项目追踪管理。总之，临床试验经费预算需要考虑的因素与试验方案的要求和设计有很大关系。申办方可以根据具体试验方案的要求建立自身的符合基本预算原理的预算方法和工具，并可以制定相应的临床试验经费预算的工作指南。

（刘　川）

第 29 章

临床试验的质量保证和质量控制管理

研究药物在临床发展过程中，药政部门、伦理委员会和申办方都会从不同的角度对临床试验的各个方面进行质量和可信性检查或稽查。检查或稽查的目的与常规监查或质量控制活动不同，它不仅是为了评估临床研究人员在从事研究中的行为，还要检查各个研究团体，如申办方、研究机构或伦理委员会遵循药监规范和他们自身制定的 SOP 的情况。一般来说，药政部门对药物研发过程的监查被称为药政检查，其他部门（如申办方或伦理委员会）对试验项目质量和可信性的第三方评估检查被称为稽查。但二者本质上并无很大差别。药政部门的检查主要是针对申办方、研究机构和伦理委员会而进行的，但有时也会涉及代表申办方承担临床研发任务的合同研究组织。申办方的稽查主要是针对研究机构和合同研究组织，伦理委员会的稽查主要是针对它所负责的研究机构。本章拟就

质量管理体系建立、实施、评价及其改善 GCP 管理展开讨论，以便人们对监控临床试验质量保证和质量控制要素及其对试验质量和可信性的影响有更好的理解。

29.1 临床试验质量管理体系概述

临床试验质量管理体系的基本监管架构都是在国际 GCP 和国家药政法规框架下建立和运行的，涉及质量保证和质量控制两个互为关联和支持的管理体系。临床试验过程中任何干系人都需要遵循已建立的质量规范体系，在试验项目的执行过程中确保自己对试验项目实施或运行的职责履行满足药政和方案的要求，进而使试验结果的质量和可信性可以被药政部门所接受。图 29.1 比较形象地展示了试验药物/器械临床试验质量管理体系的基本监管架构。

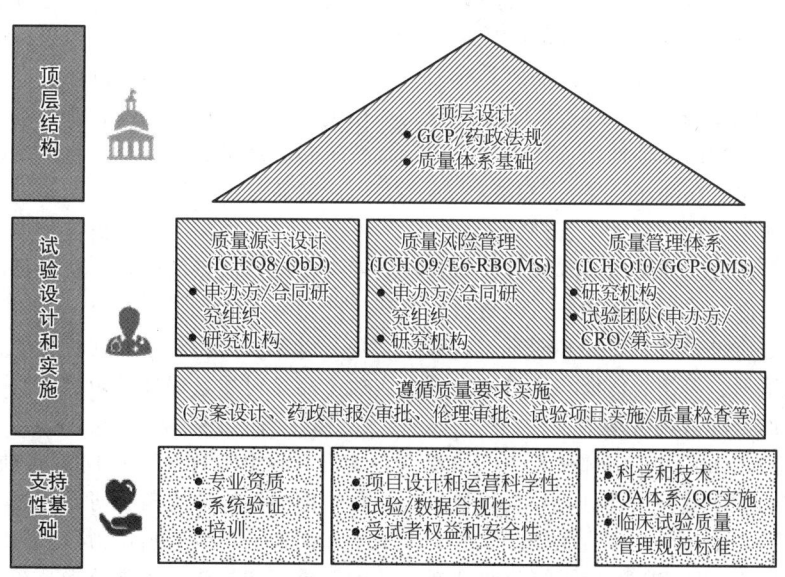

图 29.1 试验药物/器械临床试验质量管理体系的基本监管架构示意

任何企业对质量的追求就是实现其自身组织的过程管理能力，即过程/过程规范的符合度，质量的另一方面反映的是企业最终产品/服务的交付件质量。从受惠于企业的客户角度来说，质量是交付件能满足客户目标需求的满意程度，也是符合客户特定要求的适用性表现（图 29.2）。对临床试验而言就是能使试验结果最终经得起药政检查，并被接受批准。因此，

质量管理的基本原则就是在关注客户需求基础上，建立好供需双方的互利互动规程。在供方需要领导层支持推进过程管理，采取系统方法和技术，并对过程规程不断进行持续改进。最后让数据结果与客户说话。整个过程需要所有利益相关者的参与。有关质量体系的组成要素和层级体系可参见图 1.5。需要记住的是任何质量效益都是需要考虑成本代价的，即为确保和

保证满意的质量而发生的费用以及不符合要求而可能造成的损失。

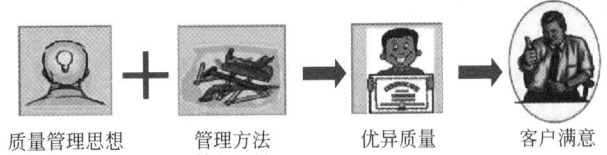

质量管理思想　管理方法　　优异质量　客户满意
　　　　　　　管理工具

图 29.2　质量基本概念示意

在开始讨论质量控制与质量保证的 GCP/药政要求，以及建立相关质量管理体系前，应当对有关质量保证/质量控制术语有所认识，为其贯穿在临床试验全生命周期中并被执行的质量体系建设打下基础。这些常见术语包括但不限于：

（1）质量（quality）　临床研发中的质量属于 ISO 质量体系中的质量定义范畴，是产品或服务的总体特征和特性，多指一组固有交付项目的特性能满足要求的程度，其中通常隐含的或必须履行的需求或期望的程度。这里的固有的（其反义是"赋予的"）是指在某事或某服务中本来就有的，尤其是那种永久的特性；满足要求就是应满足合同、方案、规范、标准、技术文件、图纸等中明确规定的标准要求，通常包含组织者的组织管理及其体系规程、一般习惯，或必须履行的法规、行规、职业标准等。除考虑满足顾客要求外，还应考虑其他相他方，即组织自身利益、原材料供应商和社会利益等多种需求。药品的质量涉及为满足药品安全性和有效性的要求，药品所具有的成分、含量、纯度等物理、化学或生物学特性的程度，以及效益与安全等特性的临床性状。

（2）质量管理（quality management，QM）　质量的指导和控制面向的是实现质量体系管理所需要采取的系统方法，一般包括建立质量政策和确立质量目标、质量计划、质量控制、质量保证和质量改进。所以，质量管理是指确定质量方针、目标和职责，并通过质量体系中的质量策划、控制、保证和改进来实现指导和控制组织质量的全部协调活动。

（3）稽查/药政检查（auditing/inspection）　系统而独立地对临床研究相关活动和文件进行检查，以判断这些相关活动、数据记录/分析/报告是按照试验方案、标准操作规程（SOP）、GCP 和适用的药政法规要求进行的，并确保其准确性和结论的有效性没有受到数据加工的修饰，以及原始数据及其相关内部或阶段性记录、程序或最后报告行为的可信性。这些检查是通过独立的小组或个人代表进行内部或外部的质量保证稽查活动来实现的。

（4）质量方针（quality policy）　是由临床试验组织方最高管理者正式颁布的该组织总质量宗旨和方向。组织的质量方针（有时又称质量政策）是组织内

部各部门和全体人员执行质量职能，以及从事质量管理活动所必须遵守和依从的行动纲领。不同的企业可以有不同的质量方针，但都必须具有明确的号召力。

（5）质量计划（quality plan）　是针对特定的交付产品或事物、项目或合同规定专门的质量体系要素的目标和要求，包括措施、资源和活动顺序的文件。质量计划的内容应规定专门的质量措施、资源和活动顺序，并应与质量手册的要求相一致，或参照手册中适用于特定情况的有关部分。这个计划应是质量体系书面文件的组成部分，亦可视为"质量策划"的一个结果。

（6）质量管理体系（quality management system，QMS）　是指为指导、监控和实施质量管理的组织结构、程序、过程和资源所建立的一套计划和运营所要求的政策、流程和规程及其架构系统，以提高生产者质量管理水平和质量保证能力，满足药物研发的国内外药政法规要求的需要。QMS 整合组织内部的各个流程，并可提供项目运营的流程途径。QMS 可使组织机构识别、权衡、监控和改善最终可导致商务绩效得以提高的各种核心商务流程成为可能。

（7）质量控制（quality control，QC）　是质量管理的组成部分，强调的是在执行产品产生过程中或交付产品的质量要求。具体的是在质量管理体系中为确保试验满足相关质量要求，在操作层面（即所采取的作用技术和活动）按照规定的方法和规程，对所负责的操作或运营行为或交付结果，应采取的符合规范要求的作业技术和活动，以保证这些技术和活动，以及相关行为和交付产品性状符合确定的质量标准。这些技术和活动贯穿在每个药物研发阶段所产生的数据和完成的质量监控活动中，使其满足药政法规要求和标准，并尽可能消除质量监控环境中所有潜在的可引起不合格或不满意的因素。质量控制活动面向的是具体的产品或交付目标，主要是组织内部的生产现场管理，以及人员在整个研究过程的自觉行为方式和对最后产品交付质量保证的影响，它与是否有合同无关。

（8）质量保证（quality assurance，QA）　是质量管理的组成部分，面向的是质量体系中的各个过程，即强调为确保药物研发各过程的进行、数据的产生和文件的记录/报告，符合 GxP 和适用的药政法规的要求而建立或提供的监督系统和程序。其涵盖影响药品质量的所有因素，是为确保药品符合其预设用途，并达到规定的质量要求所采取的所有措施的综合，通常通过查验过程中质量控制和过程中/后稽查来实现，既针对药物研发（包括临床试验过程），也针对数据产生过程（如独立的系统、程序和数据收集方法等）。独立于试验项目的专职人员或小组通过审核研究过程和交付的最终产品质量的生产过程中是否能保证试验的质量规程要求和状态，是否满足药政规

范的期待，并可以被药政部门所接受。质量保证分为内部质量保证和外部质量保证，内部质量保证是组织管理的一种手段，目的是验证组织质量体系是否得到贯穿和执行；外部质量保证是在合同环境中，供应方取得需求方信任的一种手段。因此，质量保证的内容绝非单纯的保证质量，而更重要的是要通过对那些影响质量的质量体系要素进行一系列有计划、有组织的评价活动，为取得组织管理层和需求方的信任而提供充分可靠的证据。

　　从质量管理体系的角度分析，质量控制和质量保证在 GCP 中是最重要的两个要素，其与 GCP 一起与质量管理体系存在着包含和被包含的关系（图 29.3）。从 ICH E6 对质量管理体系的要求分析，申办方负责用书面 SOP 的形式实施和维护质量保证和质量控制体系，以便确保试验的进行、数据的产生、文档记录和报告都符合试验方案、GCP 和相应的监管要求。从质量管理体系的角度来说，质量保证是以质量控制为基础的，没有质量控制就谈不上质量保证。有时，质量控制活动和质量保证活动又是相辅相成的（图 29.4）。

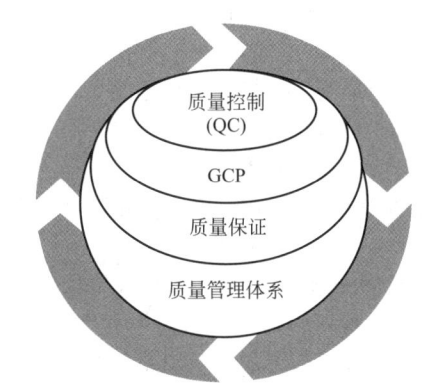

图 29.3　质量管理体系与 GCP 质量要素关系

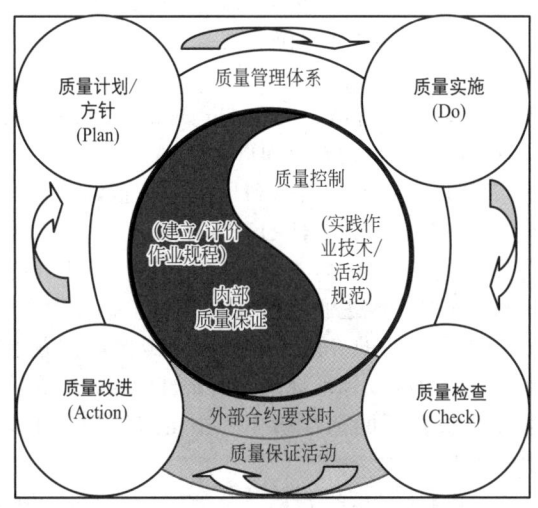

图 29.4　质量管理体系要素关联性示意

　　图 29.4 中包含了全部质量管理工作。要开展质量管理，首先应制定质量方针，同时进行质量策划、

设计并建立一个科学有效的质量管理体系。其中包括设置质量管理组织架构和人员配置，明确其职责权利，为开展质量控制活动和内部质量保证活动提供组织基础。质量控制活动是作业技术和活动，而内部质量保证活动则是为了评估所建立的作业技术和活动的管理体系是否在内部被正确地执行，及其取得的作业成果是否值得信任。质量控制与质量保证两种活动有时是很难明显区分开来的，不应人为地予以切割分开，因为其中所涉所有技术和活动或工作都与质量管理有关。图 29.4 中阴影弧形部分表示的外部质量保证活动是在合同上或法规中有质量保证要求时才发生的。这种由供应方所进行的外部质量保证活动是为了取得需求方的信任。而弧形部分覆盖在质量保证和质量控制上，则形象地说明了外部质量保证只能建立在企业内部质量管理和所涉人员对作业技术和活动的质量标准执行的基础上，也就是说，质量保证体系应建立在质量管理体系基础上。离开质量管理和质量控制，就谈不上质量保证。离开质量管理体系，也就不可能建立质量保证体系。

　　需要特别指出的是组织管理层的支持和介入对建设和设施质量管理体系要求至关重要，也就是说管理层应当建立包括政策、规程和流程在内的质量体系，以满足监管、质量控制和质量保障的期许。这些规程和流程应当清楚地规定角色和责任，以至于所有人员都知道谁在做什么和何时要做。要做到这些方面，管理层有责任规定 QMS 的范畴，提供资源（物力和财力）支持，建立和维护体系，明确人员归属及规范清晰的角色与职责，并在需要时及时做出主要决策。作为 QMS 的部分，管理层也应当建立能采集、量化和分析绩效的程序。这些规程如果运用得当可以使得持续改善成为可能。

29.1.1　戴明环的要素和管理

　　依照 ICH E6 的要求，临床试验申办方应当确保试验每一个方面质量的规程体系应当被实施。为了很好地贯彻执行质量控制和质量保证活动，发现质量工作中的薄弱环节和存在的问题，再采取针对性的质量改进措施，进入新一轮的质量管理循环，国际上有不同的质量管理体系理论，其中较为被人们普遍推崇并遵循的是"戴明环"（也称"PDCA 循环"）原则（图 29.5）。这是美国一代质量管理宗师 William Edwards Deming 经过多年探索和实践证明是行之有效的质量管理经营理念。戴明环起源于 Shewhart 博士于 1939 年发表的《质量管理角度上的统计学方法》一书，其中首次论述了含有三个环节要素的科学流程，即标准（specification）、生产（production）和检验（inspection），任何科学研究（包括产品生产）都应当按照这一科学方法开展实验，并对其中的假设进行检验，因而形成了获取知识或新认知的动态科学循环。在 Shewhart 循环的基础上，Deming 进行了修改，强调了在计划、生产、销售和研究中进行持续互动的重要性，并强调了这些环节应当以产品和服务的质量为目的进行循环，进而形成了戴明环理论。1993年，Deming 博士对戴明环理论进行了再次修改，并称之为学习和改进的戴明环，即 PDSA，其中的 S（study）代表研究评估，具体指质量改进是建立在经过测试或检验所获取的数据、反馈内容等基础上，以评估改进措施是否成功或是否需要进一步改善。在评估中，需要不断考虑还需要哪些改进、需要改进多少、是否达到改进的最终目标、使用新的措施或方法是否使过程或操作变得更加复杂、在改进过程中是否存在未预期的不利事件发生等。显然，S 比检查（check）更加强调研究与学习。之后，不断有学者对 PDSA 内容进行补充和完善，其中日本学者又将之定义为 PDCA，并给出了新的定义，以便在规划步骤中包含更多的思考，如确定目标及制定达成目标的方法，并指出好的管理应当是允许标准能被持续改进，使其能反映客户的期望（包括抱怨），同时还能兼顾下一个流程的要求。由此可见，PDCA 与 PDSA 第三阶段涉及的步骤有所不同，但实现的最终目标是相似的。PDCA 主要用于实现业务流程管理的持续改进，PDSA 包含的内涵更大，因为人们无法通过简单的检查来确认效果，而需要通过一系列的研究和实验来达到持续改进的目的。虽然选用哪一种循环取决于需要解决的问题类型或主题类型。在实现目标的过程中会因其所用的步骤过程而变化。例如，问题解决型管理模式可以采用 PDCA 思路，进行企业创新型的课题研究管理可以考虑 PDSA 的模式。两种方法都应用了科学的统计观念和处理方法，已成为全面质量管理所应遵循的科学程序。在 GCP 领域，就临床试验项目质量管理而言，PDCA 较为常见。分析 PDCA 循环可以得出如下若干特点和实施要素：

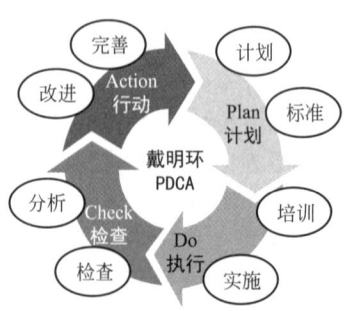

图 29.5　PDCA 要素及其规程示意

（1）PDCA 的四个阶段

① 计划（Plan，P）　质量策划是致力于制定质量目标，并规定必要的运行过程和相关资源以实现质量目标，且根据业务的要求和组织的方针，为提供结果建立必要的目标和过程。质量控制、质量保证和质量改进只有经过质量计划，才可能有明确的对象和目标，才可能有切实的措施和方法。因此，质量计划是质量管理诸多活动中不可或缺的中间环节，是连接质量方针（可能是"虚"或"软"的质量管理活动）和具体的质量管理活动（常被看作是"实"的或"硬"的工作）之间的桥梁和纽带。

② 执行（Do，D）　按照计划各干系人完成一系列独特的、复杂的并相互关联的有着一个共同的明确目标或目的活动。必须在特定的范围、时间、成本预算、质量、资源限定内，依据法律规范完成。

③ 检查（Check，C）　根据方针、目标和产品要求，对过程和产品进行监视和测量，并将执行结果和预期实现的目标进行对比和检查，找出差距。采取必要的措施和手段对实施过程加以控制，例如监查、稽查、审核、CAPA、执行结果与计划的比较、学习回顾、问题讨论以及各种汇报等。

④ 行动（Action，A）　也可称为措施，即总结经验教训，纠正错误，弥补不足；不可掩盖问题错误，不可存储没有解决的问题。并对出现的任何问题应采取措施，以持续改进过程绩效，制定新的质量改进目标。这是 PDCA 四个阶段中最为关键的一环，因为这一环验证制定的规程和标准是否可行，并设置新的改进目标，防止错误重复发生。

（2）PDCA 实施的 8 个步骤

① 分析现状和法规要求，找出需要建立和解决的问题，以及影响问题的各种因素。

② 针对问题和要求，以及确认的预期目标，建立规范管理体系和标准，包括资源和组织架构计划，并针对潜在的影响因素制定应对措施。

③ 按照规划的标准和规程，首先要让所有干系人都了解、掌握和学会标准及其规程的执行要求。

④ 在具体的项目和作业流程中按照计划实施要求去做。

⑤ 定期将实施结果与预期实现的目标进行对比和检查，找出其中的差距和潜在风险。

⑥ 对其中的主要问题和风险进行根源分析，以便实施应对措施或拟定性的解决方案。

⑦ 建立反馈机制，总结经验教训，便于纠正错误和避免风险，改进质量体系的不足。

⑧ 推广成功的经验，针对失败或风险问题制定或重建新的目标或标准规程，新出现的纠正问题或新的潜在风险在新的标准或规程中留待下一个 PDCA 去观察和/或应对。

（3）PDCA 分析的 7 个工具　在 PDCA 的循环的分析过程中，会应用到一些统计分析和处理方法。通过对数据的收集、统计和分析，可以认清问题发生的关键所在，对事项或活动运行中产生的异常风险采取必要的应对措施，使交付结果质量和质量监控持续改进且不断提升。这些常用 PDCA 统计分析工具包括但不限于：

① 图表排除检查法，可用于收集数据，找出主要影响因素；

② 棒状排列图表比较，可用于抓住重点，分析现状，找出问题和主要影响因素，也适用于检查计划执行结果与预期目标的差距；

③ 曲线控制图解法，可用于找出异常，分析现状，找出问题，也适用于检查计划执行结果与预期目标的差距；

④ 直方图比较法，可用于显示分布，分析现状，找出问题，也适用于检查计划执行结果与预期目标的差距；

⑤ 鱼骨图根源分析法，可用于分析各种影响因素，追查根源；

⑥ 流程图观察法，可用于层别分析，以及判断根源可能发生的位置；

⑦ 散点图分析法，可用于查看相关性。

PDCA 循环在质量管理过程中，周而复始，均按照计划→执行→检查→行动的顺序循环往复。即使在大环的一个阶段（如计划阶段 P），也有可能含有四个要素（PDCA）的小环，小环保大环，通过 SOP 的建立和实施而互相促进，推动大循环，上一循环是下一循环的依据，下一循环是上一循环的具体落实（图 29.6）。也就是说，每一件事情应先做计划，计划完了以后去实施，实施的过程中进行检查，检查结果以后，再把检查的发现的经验教训融入下一阶段的实施中，不断推进和改善，这样把保留良好实践和需要改善的要素在下一个循环里面去展开，进而形成一个又一个的 PDCA 循环。在这个循环中，一个循环结束了，有时可能只解决一部分问题，还有问题没有解决，或者又出现了新的问题，再进行下一个 PDCA 循环，依此类推。这种阶梯式的循环上升，推动着体系中各类问题和风险不断解决和应对。所以，PDCA 循环其实是一个持续改善的工具。

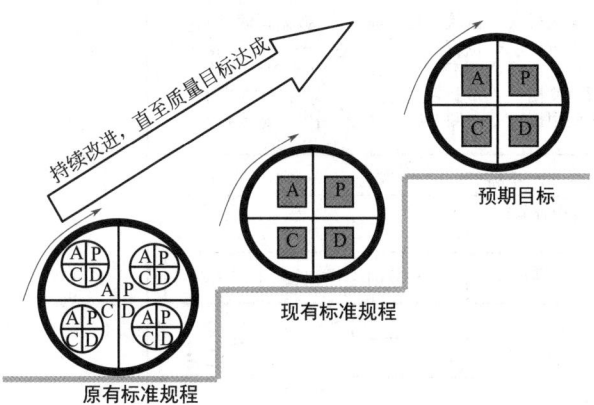

图 29.6　PDCA 大环套小环，互助推进，阶梯式循环上升直至达成目标

在这种 PDCA 周而复始的推进中最重要的是可以避免问题发生的计划（plan），因为计划时就想到哪些方面可能会发生，哪些方面可能不会或不允许发生，如果要发生应怎么避免。当计划实施或问题发生时需要及时检查（check），这样可以在问题刚发生，还没有很明显影响到后续行为结果时就予以纠正（action）。在临床试验实践中，P/C 是 QA/QC 管理的主要要素。对于执行者而言按照计划规程要求实施（do）较为重要。所以，作为 QA/QC 人员，日常做的事情就是做好计划，但计划不一定是撰写在纸上的东西，也可以是执行者内心可以指导其行为的想法。例如，执行者按照计划做一件事时想一想怎么做，出了问题怎么办等。当执行者实施时，及时自我 QC 或系统 QA 检查，一旦发现问题实施纠正和采取预防其再发生的措施。按照这个逻辑程序，无论是 QA/QC 人员，还是计划执行者，都应当紧盯和做好 P/C。例如，每天工作开始想想今天的计划和需要管理或关注的重点是什么，如何实现；可能有什么问题或注意点；任务每一环节完成时想想有没有检查，有哪些地方在下一步或环节需要改进或注意，只有这样才可以确保每一项任务或交付结果的质量。如果只是机械地每天做要求实施的任务或事情，但不去思考实施计划和检查实施结果，就无法达到 PDCA 的标准，久而久之在职业发展道路上只成为专业领域的末路人。

29.1.2　质量管理体系的基本要素

质量管理体系的理念和实践随着公众对质量的要求不断提升和实际管理规程的建立而发展。最初对质量管理体系的要求只是停留在质量检验阶段，即仅对产品的质量事后把关，强调对最终产品的质量检验。但是质量检验并不能提高产品质量，只能把不合格的产品剔除，因而是对产品质量的初级控制。临床试验是前瞻性的生产过程，试验行为和结果检验严重不合规无法通过任何形式进行弥补，意味着临床试验的失败。第二阶段的质量管理体系演变到对生产过程的质量控制，即强调产品质量不是检验出来的，而是依靠生产过程中按照合规的行为规范做出来的，因而需要对产品生产的全过程进行质量控制，也就是对产品生产过程中影响产品质量的所有因素进行控制，这种控制需要通过预设流程实施质量标准和要求，并要求在生产过程中严格执行来实现。这种把质量控制从事后把关提前到产品的生产制造过程，为产品的质量提供了进一步保障。临床试验的质量管理体系传统上基本是依照这种模式进行的。质量管理体系发展的第三阶段是建立并有效实施质量管理体系的阶段，强调产品质量首先是设计出来的，其次才是制造出来的（参见 29.5 节）。这种基于设计的质量管理理念将质量管理从生产制造过程进一步提前到设计阶段，因为产品的生产过程质量控制和最终的质量检验控制无法弥补其设计上存在的缺陷，即产品的最初设计对产品的最终质量有重要影响。从质量管理体系的历史发展可以看出，质量管理体系应当贯穿在产品的整个生命周期中，包括产品开发设计、技术转移、产品生产和产品市场应用各个阶段，需要对影响产品质量的所有因素进行管理，因而对产品的质量有了更为有效的全面保障。临床试验的质量管理体系目前大多是依照这类管理模式而建立和实施的，其中的主要要素包括管理流程、在管理职能中起主要职责的角色/资源管理、合作伙伴关系监督控、风险管理、问题管理、知识管理，以及支持和体现质量管理成功的各种文件或报告等。有关根据良好临床试验方案科学设计所涉及的临床试验全生命周期中的各项流程（参见附页图表"临床试验生命周期图"），配合所需的管理措施与工具，所建立的严谨临床试验实施过程的质量管理规程（SOP），以及参与方对这些 SOP 的审批和实施，包括培训需求、变更管理、解决基本活动不断变化的持续改进措施、最终试验结果的质量检查，以及各类支持和体现质量管理结果的文件或报告等方面在相关章节中已有描述；有关合作伙伴关系的选择和管理可参见第 9 章和第 31 章的相关内容；有关风险管理的质量要素主要集中在战略风险（如质量目标的制定和实施效益）、运营风险（如外包服务和内部职能运营等）、质量风险（如研究者保持与方案主要终点和 GCP 要求的一致性）和合规风险（如满足不同法规要求等），其具体规范管理可参见第 11 章，在此不再赘述。质量管理体系中的问题管理大多关系到临床试验中受试者的伦理权益（安全性、利益或福祉）、试验质量及其数据的科学性和可信性、试验行为对法规

要求的敬畏心、开展临床试验申办方的信任度验收等，对于其中所涉重大问题必须及时记录和调查，迅速报告和通过 CAPA 流程管理予以管理，并需要建立好问题等级阈值与上报通道和流程，以及践行问题趋势分析的方法。存在在每个项目中的问题可能是孤立的，但如果同一个问题存在于多个试验项目中，进而变成了普遍性问题，或某个研究机构的某个项目质量或合规性问题反复发生多次，就应当把这些问题提升到项目风险层面予以重视和管理。有关问题管理的纠正和预防管理参见 29.3 节的描述。

29.1.2.1 质量管理体系的管理职能

ICH Q10 概述了医药企业质量管理体系（QMS）的基本理念和要求，ICH Q8 对医药开发的质量管理体系要求做出了明示，ICH Q9 对医药过程的风险管理体系进行了描述，三个文件总体形成了质量管理体系的基础，适用于药品生命周期的各个不同阶段。按照 ICH 的 QMS 要求，质量管理体系的基本要素是由管理职责、产品生产运营技术规范要求和产品质量的执行和持续改进、质量管理体系的持续改进等组成（图 29.7），其中包括运营技术规范和产品质量的监控系统、纠正措施和预防措施（CAPA）系统、运营技术规范和产品质量管理评价系统、变更管理系统、知识管理系统、风险管理系统等，以及各个要素在产品生命周期不同阶段相对应的质量管理规程要求。质量管理体系的目的在于确保持续稳定地生产出符合预设用途和注册要求的产品，使之满足药企的持续业务发展的追求，符合国内外相关法规标准要求，以及患者与客户的质量至上的需求，因而与为患者提供高质量药品的宗旨一致。

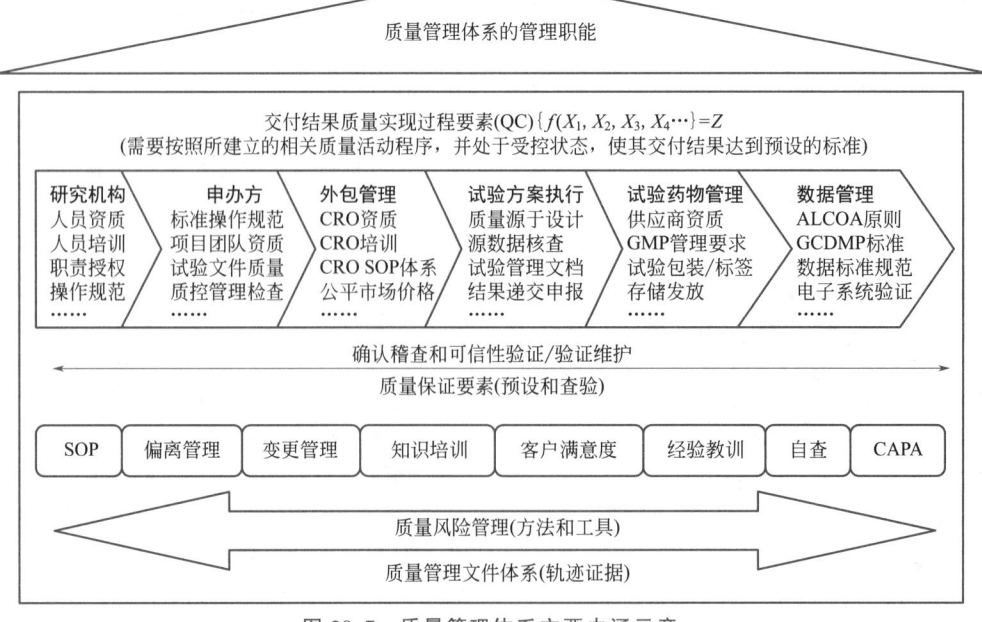

图 29.7 质量管理体系主要内涵示意

质量管理体系的管理职能主要建立在高层管理者所建立的方针、目标、计划、资源管理、质量信念文化、管理评审和系统持续改进要求等基础之上，其应当贯穿整个组织的各个层面，包括合作伙伴，确保参与者的教育、培训和经验能满足项目要求。建立和实施一个能达到质量目标的行之有效的质量管理体系，包括积极主动管理资源，不断调整自我以满足变化中的监管环境和预测所需资源和人才等，并保证其能够持续运行改进是药企管理层的根本职责。高层管理者的作用，参与和承诺对建立和维护这样一个体系必不可少。这些 QMS 的方针、目标和计划应当围绕相应的管理活动需求而建立，以明确为确保既定职责执行相关管理人员和职能部门负责人的质量目标，不同层次人员以及供应商，研究机构及其人员的共同参与并应承担的相应责任。因此，相应的管理活动应通过所建立的 QMS 及其管理者的领导力，各职能部门的分工协作和各级人员的贯彻执行来实现。

管理职能中的资源管理要求配备足够的符合业务活动需求的人员、设备、技能、知识、系统设施和工作环境等，以及为实现质量目标所需的其他必备条件。所有的资源管理都应当围绕交付产品实现过程而设定，适合 QMS 的实施和运行所需，包括设计和开发、商务采购、人事行政、质量控制/放行和过程监控等，并能支持 QMS 有效性的维护和改进。

为了确保 QMS 中的质量信息交流，需要建立有效的沟通交流机制，并保证其有效运行，其中质量和知识培训体系也是沟通交流机制的组成部分。沟通交流机制应有管理文件记录作为证据支持，包括建立书面程序和信息交流流程图（图 29.8）。

的书面标准管理规程，所执行的状况、问题处理结果和应对/改进措施需要记录在案。在总体 QMS 持续改进和管理过程中，各角色担负的职责有所不同，这些职责包括但不限于：

（1）（高层）管理者

① 建立质量方针、目标和文化。

② 建立质量管理评审的具体事宜，包括参与管理评审的层级和所涉部门职能、质量评审的对象、范围和频率等。

③ 定期审评重大质量风险，并做出相应应对和整改策略。

④ 确保 QMS 的适宜性、充分性和有效性。

⑤ 确保管理资源所需的资源充足性。

⑥ 管理持续改进的可能性和系统变更的必要性。

（2）质量管理部门

① 建立书面标准操作规程（SOP）。

② 定期审核 SOP，并评估和进行必要的修改。

③ 定期收集重大/严重质量风险，并提出质量评审建议。

④ 建立定期质量稽查计划，并对稽查中发现的重大/严重问题提出整改和应对措施。

⑤ 提供 QMS 标准和实施的培训。

⑥ 对质量风险趋势做出分析，需要额外管理资源的判断与建议。

⑦ CAPA 评估和应答应对措施。

⑧ 进一步问题整改和 CAPA 执行/跟踪。

⑨ 系统持续改进的建议。

（3）职能部门/项目经理与成员

① 按照程序规定执行，并按照预设时间表汇集评估。

② 提供必要的项目知识、数据标准和操作要求的培训。

③ 及时汇总和报告完整的质量信息和数据。

④ 提供必要的系统和项目质量问题的应对帮助与支持。

⑤ 协助质量部门/人员完成质量风险评估，执行整改措施的完成。

⑥ 及时上报重大质量风险问题。

⑦ 系统持续改进的建议。

质量之功，在质量之外。如果高层领导者的管理思维和指导制定的管理制度，以及公司的文化没有质量思维和要求，或不认同质量文化理念，或表面认可但内心不认同，既没有把质量理念没落实到行动上，也不主动要求和与下属反复沟通，并亲自推动质量文化，如零缺陷理念等，就会出现"这不关我的事""这不是我的错"等常见推诿卸责现象，导致在项目实施过程中缺乏负责、合作、以客户为中心等理念，其交付结果质量可想而知。质量体系持续改进或

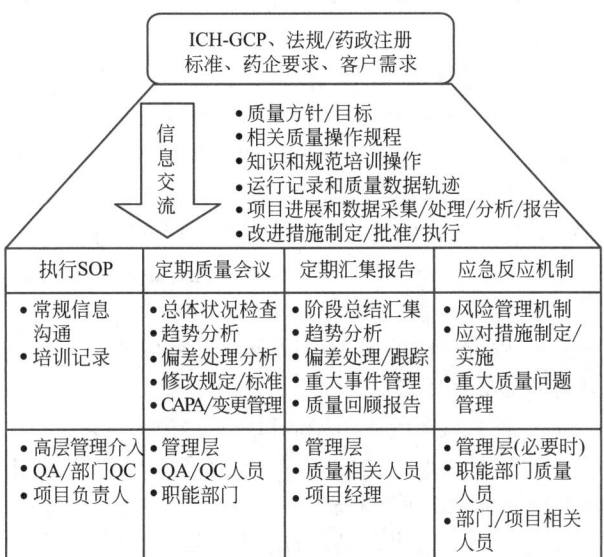

图 29.8　质量管理体系中质量信息交流运行管理示意

针对 QMS 的持续改进与管理评审需要建立相应

变更管理的关注方面一般会涉及执行过程偏离/结果不合格分析、CAPA规程、验证主计划、质量风险应对措施和跟踪管理、客户投诉和满意度调查、定期产品质量回顾、管理和操作程序的评审、GCP培训、内外部运营和操作监督确认、资源资质评估确认、项目质量验收/稽查/药政检查和经验与教训总结等。最后，需要注意的是每项质量检查和持续改进管理活动都应当有记录留存，记录内容应至少包含发现事件时间或质量会议时间、主要问题或议题、所涉人员、发现的具体问题或讨论的内容与结论等。

29.1.2.2　质量管理体系中的管理层审评

成功的企业离不开对质量及其流程体系的建设和持续改进，而体系建设是建立在法规要求、体系运营和项目执行过程中产生的数据和信息分析结果的基础上，持续改进则依赖于如期获得的服务要求或产品质量实现过程中针对风险和问题发现制订的整改计划及其实效改善结果。为了做到持续改进目标，就需要不断记录、监查和/或审核相关业务流程和系统设置与质量目标一致性的契合度，在外包服务中制定和实现满足目标客户/利益相关方的质量期许的承诺，诸如减少无效的时间、重复的劳动、过度地保证质量成本、不合理的或超出法规标准的试验行为和服务要求等，并建立质量体系和项目规程的记录、沟通、上报、归类和分析的管理机制等。在整个质量管理体系（QMS）中，质量控制、质量保证和管理层的承诺和支持构成了不可分割的质量管理验证和评估系统（图29.9）。其中QMS不只是质量保证部门的责任，因为质量保证部门只是"赋能"部门，业务环境和实践才是QMS的基础，而管理层的承诺与支持是确保质量控制和质量保证实践的重要驱动力。领导层承诺和支持表现在显而易见的质量文化倡导、以身作则践行要求的质量行为、为充足资源和投入提供保障、对主动优化流程来提升质量和效率的行为表现出赞赏和鼓励、建立质量问题正式沟通和上报机制等。显然，倡导一种领导层推动的质量文化，注重预防措施和组织内每个人均需对质量负责的氛围，有益于建立和持续改进临床质量管理体系（QMS）。

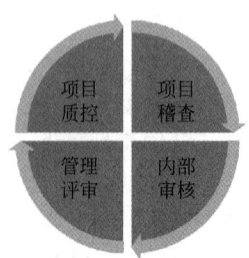

图29.9　质量管理中行为和结果验收与评估机制

因此，在临床试验行为和活动中，职能执行干系人间探讨共同的质量目标、各自的职能目标，以及在质量管理执行中存在的挑战和风险至关重要。由于临床试验细分领域的职能可能存在交叉重叠，各职能部门与人员对QMS的知识、经验及把控的精通程度存在着差异，努力就临床试验的质量管理概念达成一致化、流程化或进行协调需要管理层面的支持。

临床试验中，每位参与试验项目的干系人都对自己执行和交付试验数据和结果负有质量控制的职责；职能部门的质控人员对项目的质量需要建立内审规程来查验试验项目数据及其行为的质量结果；质量保证人员则需要对总体质量体系的建立、质量源于设计（QbD）的实践和质量验收稽查负责。无论规模或运营模式如何，鼓励组织内建立和改进其临床质量管理体系，并将组织内各职能QMS相关联和强调与实践QMS中的多元素去适应多变化的临床试验环境，应当成为公司质量保障的指导原则。只有克服组织中孤立的临床质量措施，才能确保临床试验基本质量目标的实现。在现代临床试验理论和规范管理要求下，运用新理念和技术，如质量源于设计（QbD，参见29.6节）等，或新模式的整合，如依据风险的临床监查（RBM，参见11.4节）等，有助于利用数据、信息、知识和技术去推动基于数据的决策，并实现临床QMS更好地融入试验项目层面的PDCA质量活动中。这一切离不开领导层的介入和支持。

管理评审的目的在于查验质量管理体系和/或项目管理规程体系的适宜性、充分性或有效性，以持续达到质量目标为宗旨，并需要与组织质量战略方向保持一致，通常采取评审会议的形式进行，主要关注点在于公司QMS建设或持续改进需求，总体试验项目质量和交付结果问题和风险，或客户满意度重大反馈等方面，评审频率、架构和内容应根据质量管理体系的成熟度和组织架构的复杂性而定，通常亦与临床试验业务和总体质量管理体系的需求有关。开展管理审评需要有合适的资源予以支持，其审评投入带来的益处应超出维护管理审评所付出的资源。参与人员通常涉及企业总经理、高层管理质量负责人、质量负责人和体系所覆盖的各职能部门负责人或代表。大多数情况下，管理审评的信息来源基础包括但不限于：

- 内部审核或内外部稽查的问题或质量发现结果；
- 客户反馈信息的汇总；
- 质量目标的实现情况和项目完成情况——计划与实际进展比较；
- 重大风险的状态评估和应对措施决策；
- 重大问题的指标，以及相关CAPA及其改进状况的指标跟踪或分析；
- 既往管理审评提出的改进方面的效果；
- 对药政监管部门的承诺；
- 内外部业务环境的变化或挑战状况；
- 质量管理体系改进的建议交流；

- 对重要项目绩效或关键目标指标的评价；
- 对资源挑战的评价和决策；
- ……

经过管理审评，试验项目或质量体系的质量目标是否仍适合有效，或与组织质量战略方向是否一致可以获得评估，并能确认 QMS 和试验项目规程是否依旧满足其目的或计划。任何管理审评发现或得出的质量风险或问题都应当按照 CAPA 方法予以管理。如果需要 QMS 或项目规程改进，需要对其风险预测做出新的评估，以免出现新的风险或问题。通过管理审评，有可能对资源成本及其活动的优序排列做出决策，从而有助于有充足的资源进行关键风险及其应对措施的跟踪和/或管控。

29.1.2.3　质量管理体系中的知识管理

对知识的管理泛指在适当的时间和场合向人们提供正确的信息传授以提高业务绩效和组织效率。人们的知识通常有通过正式和系统的途径获得的显性知识和个人摸索与实践积累的隐性知识（即个人专长）。临床试验的知识信息结构是由知识本身（如法规、SOP、方案等）、试验信息和试验数据所组成，其涉及人员角色及其职责（诸如培训、教学、带教等方式）、项目操作流程（包括绩效评价标准、业务流程、变更管理等）、项目知识储备和应用（如显性、隐性、工具、模板等）、科学进步和发展带来的技术要求和应用的变化（如数据存储和文档库构建、网络技术发展和融入项目管理中、交流方式的更新换代）等方面管理。相关知识信息的应用管理在试验相关操作章节中已有详细描述，知识信息的培训管理是本节关注的要素。

临床试验运营和管理相关干系人对知识和规程的理解和掌握都需要通过不同形式的培训管理来获取、积累和表现，临床试验中的灵活应用知识，以改善和促进知识信息主线服务与试验项目需要质量文化作为基础。临床试验设计和实施、临床监查、数据管理、统计分析和临床研究报告等都离不开专业团队人员的活动。项目管理（如项目经理、QA 人员或 QC 人员等）的重点是去管理事、活动和过程，确保结果达到质量标准和其他绩效要求。通过建立规程要求建立如何将事情做正确的程序，并给予干系人培训，提升岗位胜任力。通过评估干系人的知识水平，进行测验，以达到强制性要求干系人达到岗位培训最低期望要求的目的。例如，对监查员、CRO、研究者、SMO 等人员的培训的目标是要必须使他们能理解和掌握执行基本工作职责的能力，而不是照本宣科。因此，培训后一定要确认受训者的接受程度，如果没有听懂或在实际工作中没有按照培训内容的要求在实践，有可能会成为风险来源，因而需要再次培训。按照 ICH-GCP 的理念，任何新加入研究机构试验项目团队的成员除了需要接受过 GCP 培训外，还应当接受由主要研究者（principal investigator，PI）负责完成的项目培训。只有经过适宜的培训，项目团队干系人才有可能深刻理解职责分工的概念和要求，并承担其相应的工作重任。因此，确保组织架构内的岗位人员通过培训合规，使得原本不具备知识经验技能的员工获取并胜任相关岗位，能够履行期望的职责分工，推动临床试验执行力和效率是培训的最高境界。质量保证部门（QA）在培训上起主导作用，并指定专门的人员负责培训管理工作是资源管理的一部分，其培训计划或方案需经过管理层的审核和批准，并要求参与业务工作的人员都是经过适宜的培训后方能上岗，培训记录亦应存档备查。图 29.10 总结了 QMS 中培训体系所含主要要素。除了 GCP、法规和行为规范标准的培训外，岗位职责与技能、企业文化和质量要求，以及方案操作与实施等实践性培训也应当是总体培训体系中的组成部分，并定期评估培训的实际结果，以便做出相应的调整和改进。

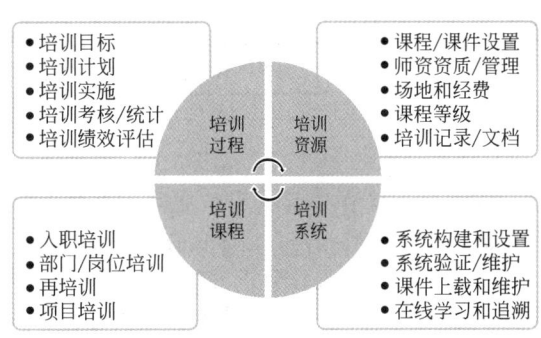

图 29.10　质量管理体系中培训体系建设要素

高质量的培训体系主要由培训目标管理、培训资源管理和培训流程管理三个部分组成（图 29.11）。作为 QMS 的组成部分，企业应当有总体培训框架，包括年度培训计划、岗位特定培训课程要求等。按照培训类型，任何制药企业的培训会针对不同受训对象和与临床研究相关的不同工作属性设置培训内容，即

① 新员工入职培训　通常针对新加入企业的员工设置的课程，以便其能快速熟悉和了解行业的药政标准、公司的基本要求和常用办公系统软件应用或行政事务流程等，诸如公司文化和质量要求、人力行政事务、GCP 标准和知识、国家法规标准和要求、企业 QA 层面的 SOP、职业安全和基本办公技能等。

② 职能部门专业知识和标准操作规程培训　通常与职能部门承担的临床试验角色和职责有关，要求部门员工对法规要求有基本掌握或理解，诸如与部门业务相关的 SOP、与临床研究具体职能相关的国家和行业法规或标准、职能基本技能培训、临床试验方案解析方法、项目管理方法和技能等。

③ 岗位相关培训　通常与岗位上岗的基本要求

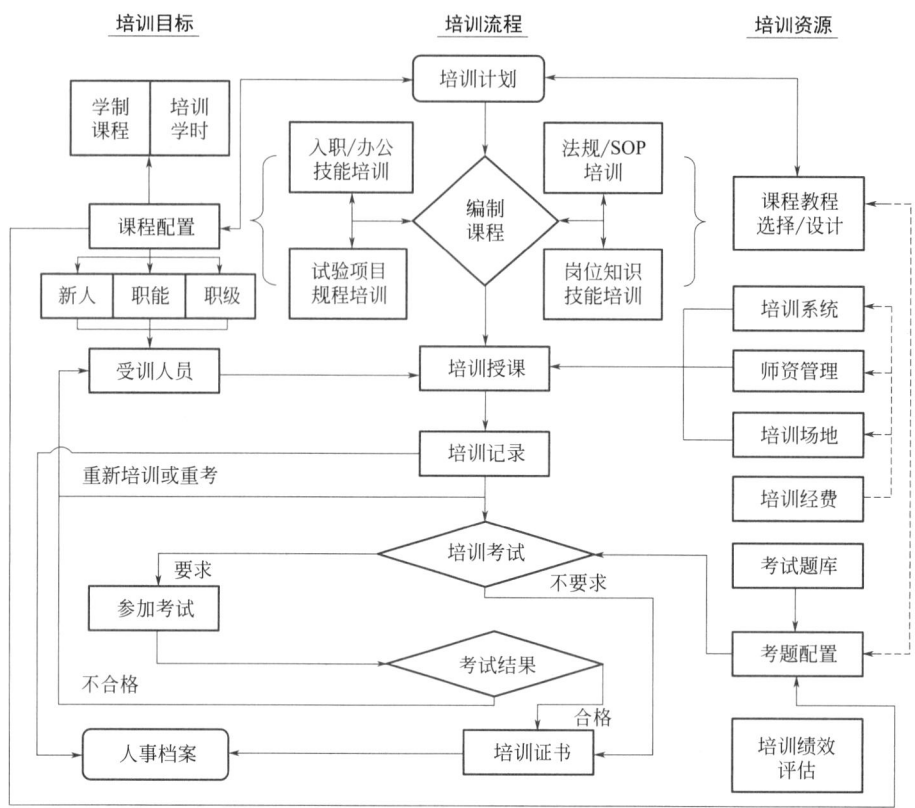

图 29.11   培训体系构建示意

有关，课程包括操作规程或岗位必需的技能/方法，诸如临床监查方法和技巧、临床监查员工作技巧、数据标准和管理规程、统计分析方法、统计编程技巧、药物警戒监督和报告、安全性信号检测和分析、医学监察技能和方法、面试技巧和方法等。

④ 再培训   涉及重新上岗或转岗培训、风险问题纠正和防范的重新教育、年度知识更新培训等，诸如变更计划和实施、修改的 SOP、两年期 GCP 重新培训、试验偏差管理再教育、主要/关键风险或问题纠正和防范、个人自学等。

⑤ 与试验项目相关培训   通常与将执行的试验方案有关，诸如方案培训、治疗适应证领域医学知识培训、临床监查指南培训、项目管理计划培训、试验药物供应管理、SAE 报告规程、医学监察计划、EDC/IWRS 应用等。

⑥ 带教培训通常指具备一定临床试验专业知识和技能的有经验的企业员工在实际临床试验工作或实习场景中，通过言传身教的形式，承担辅导和培训专业知识和技能尚欠佳或对公司文化不熟悉/不了解的企业新员工，为他们讲解有关临床试验项目管理操作技能标准和相关法规或方案要求，指导和纠正他们在实操中的不规范或不到位的思维或行为举止，使他们不会感觉茫然，并能加快达到岗位职责标准的条件和要求。在带教交流和执行试验项目任务的过程中，培训师应及时与受教者保持沟通，询问其承担任务活动的进度及有无遇到困难或困惑，并及时为其解惑排忧，这样才可以让新员工在实际临床试验实践活动中增强职场信心及对企业和培训师的信任感。

有条件的情况下，可以考虑按照岗位职级分别设置不同水平或等级的培训课程和内容。培训系统中的课程应当是受控文件，用专属唯一编号进行管理，便于课程的识别和系统运行维护。培训师资管理应当建立标准操作程序，包括师资资质（学业背景、从业经验、接受过的特殊培训师的培训证书等）的遴选，根据培训需求的调研结果设置的师资标准，培训师课程准备和授课规程要求等。

在某些情况下，培训和再培训需要根据项目中发现的问题随时进行。例如，项目经理发现某位具有 2 年经验的 CRA 的专业技能并不能达到监查计划的临床监查要求，特别是对终点和安全性评估方面的监查非常不到位，质量稽查和项目经理协同监查（co-monitoring，CO-MO）过程中发现了相关问题。由此产生的项目质量令人担忧。此时，质量保证和项目经理不仅仅要关注这些细节，还应当考虑项目整体质量意识可能需要的培训。针对类似的情况，项目经理需要跟监查员的直线负责人沟通，商议 CRA 能力与相关针对性培训等事宜。相关的培训不仅仅要包括 CRA 基本技能的培训，更重要的是要包括针对方案及其监查计划相关要点的培训。在完成相关培训后，密切跟踪 CRA 一到两周的监查绩效表现，如质量控制人员或项目经理对相关 CRA 进行协同监查等，以此观察 CRA 的相关能力是否有所改善。另外，项目经理不能仅仅只针对某一个 CRA 类似的问题去进行相关培训，类似的问题也可能发生在其他 CRA 身上，只是还没有被发现而已。所以，针对方案及其监查计划相关要点的培训要对整个试验团队成员进行，必要时，需要邀请医学监察人员提供相关的培训。

培训绩效的结果可以根据企业的需求从若干方面予以评估，包括但不限于：

① 受训者的满意度可以采用问卷的形式收集反馈，并根据满意度评价课程的效果。如果满意度欠佳，则应从课程内容、程度、师资讲授技巧、与实践的结合密切度等方面分析，以继续改善或提高培训的技巧和/或内容。

② 受训者的掌握程度可以通过书面、口头或计算机化试题形式获得判断，或观察模拟场景或案例分析讨论时受训者的反应。根据获得的知识或技能在应对问题时方法或措施的应用来衡量培训的效果。如果受训者表现满足课程预设要求，表明其基本或熟练掌握所学知识或技能，可以从事相关岗位工作，或可以继续进行下一级别的培训，以确保达到培训预设的阶梯效果。

③ 通过观察或同事的反馈、项目执行绩效参数的评估等方法，可以判断受训者是否满足其所在岗位的知识和技能。在大多数情况下，单纯的课程培训并不一定能使受训者很快达到工作表现范围的预期，仍需要具有一定工作经验导师的言传身教。综合工作表现的绩效可以评估培训和/或带教的效果如何，同时也可以评估培训师或导师的培训效果。

若采用电子系统进行培训管理，系统的功能需要匹配企业的质量管理体系标准和具备必要的培训功能，如员工信息与企业人事管理系统的匹配、受训员工培训矩阵和账户自动管理、自动记录受训课程结果、培训证书归档、自动提醒功能、追踪培训完成情况、培训结果分析和报告功能等。

质量管理体系中的质量风险管理的原理、方法和工具可以参见第 11 章的描述。有关良好文档质量管理的原则、规程和方法可以参见第 3 章的描述。

29.1.3　质量控制的运行原则和管理

质量控制（QC）是在质量保证（QA）系统内采取的操作技术和活动，以查证与试验相关的活动都符合质量要求。依据 ICH E6（5.3.1）要求，质量控制应当运用于临床试验与数据相关的每一个阶段，以确保所有的数据都是可靠的，并且已被正确地处理。这主要应通过制定的临床试验标准操作规程（SOP），确保临床试验自始至终遵循 SOP 的操作规程和试验方案。临床试验的质量控制适用于试验的每一环节，如图 29.12。

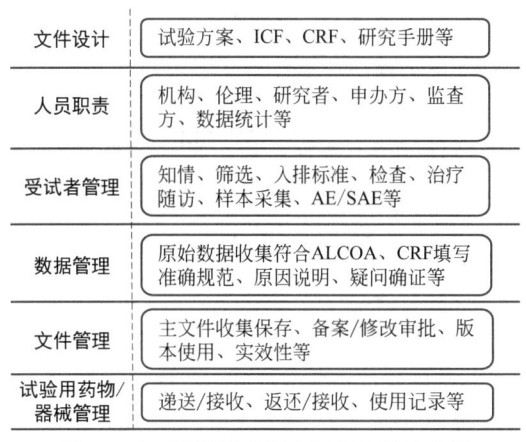

文件设计	试验方案、ICF、CRF、研究手册等
人员职责	机构、伦理、研究者、申办方、监查方、数据统计等
受试者管理	知情、筛选、入排标准、检查、治疗随访、样本采集、AE/SAE等
数据管理	原始数据收集符合ALCOA、CRF填写准确规范、原因说明、疑问确证等
文件管理	主文件收集保存、备案/修改审批、版本使用、实效性等
试验用药物/器械管理	递送/接收、返还/接收、使用记录等

图 29.12　临床试验每个环节的质量控制

质量控制通常由管理临床试验的个人或团队完成。在某些情况下，由于涉及人员的知识或技能的不足而有可能造成质量控制的偏倚。在临床试验过程中，可以通过关键绩效指标来量化试验进行过程中的不同参数以确保质量。通过试验项目设置的关键绩效指标可以进行有效的质量控制，识别质量改善的关键点及其可能的风险度。这通常由 QC 人员对进行中的试验数据进行持续收集和分析。例如，发现有大量缺失数据问题存在，QC 应当及时建议项目团队进行根源调查。不同的原因可能有：①试验方案或 CRF 设计的缺陷，致使少采集一类或几类数据；②不遵循规定的试验方案评价；③不遵循数据录入时效性要求；④研究者有意遗漏数据等。这些问题对试验结果影响程度不一，但都影响整体数据质量和可信性。同时，临床监查员也有着监督临床试验质量及其执行过程合规性的责任，其通过监查绩效指标进行临床研究的质量控制，如源文件和数据的审阅和查证指标等。

对 QC 结果的监控措施可以通过各类试验项目质量和进度报表或报告来进行。比对 QA 预设的质量绩效计划指标与这些报表或报告的参数，可以反映试验的现状，从各类汇集参数分析中亦可以评估试验项目是否存在潜在的问题或风险，如项目时间滞后、数据及时性/准确性/一致性低于预设标准等。及时和准确地改善和纠正这些项目进程中的不足参数有益于后续试验项目质量的提高，直至最终试验数据结果满足真实完整性的要求。常见的各类试验项目监控报表/报告包括但不限于：

（1）项目进展整体情况总结（定期报告）

① 项目总体进展里程总结；

② 项目总体进展中存在的主要和重要问题汇总；

③ 问题解决的办法和措施；

④ 问题处理的结果。

（2）项目总体进展监控措施（试验项目进行的各阶段描述）（定期报告）

① 研究机构筛选报表；

② 研究者启动会议纪要；

③ 伦理审查批准汇总；

④ 合同签署统计汇总；

⑤ 病例筛选与入组报表；

⑥ CRA 监查情况和试验中发生问题的监查报告和记录汇总；

⑦ AE/SAE 发生统计报表；

⑧ 数据管理情况；

⑨ 试验总结情况；

⑩ 试验文件资料保存与归档情况。

（3）各研究机构项目进展监控措施（定期报告）

① 伦理审查批准情况和存在的问题；

② 合同签署情况和存在的问题；

③ 病例筛选与入组情况和存在的问题；

④ CRA 监查出的问题和处理情况；

⑤ AE/SAE 发生与报告及处理情况；

⑥ 数据管理；

⑦ 试验进度总结；

⑧ 试验文件资料保存与归档情况。

（4）项目特殊事件监控措施（非定期报告）

① 突发事件；

② 重大事件；

③ SAE 致残致死；

④ 重大发现；

⑤ 重要安全信息；

⑥ 稽查报告；

⑦ 药政部门现场核查；

⑧ 药政部门飞行检查；

⑨ 研究机构/伦理要求；

⑩ 研究者需求。

29.1.4　质量保证的运行原则和管理

质量保证是为了确保试验所建立的全部计划或系统规程，包括数据的产生、文档记录和报告等，都是按照 GCP、相关监管要求和试验方案要求有计划执行的系统活动。从管理架构上看，质量保证部门和人员应独立于组织架构中其他业务职能部门，不隶属于任何运营职能部门，并直接向申办方的最高管理层汇报。QA 部门主要职能包括但不限于：建立质量管理体系，即制定质量方针、质量手册与计划、标准操作程序等；评估临床试验管理过程是否达到规定的要求，是否按程序执行；严重/重要试验方案偏离管理；CAPA 管理；重要变更管理；内部质量自查和内审；质量年度回顾报告（经验/教训总结）；客户投诉/满意度管理等。QA 部门负责建立的质量体系管理文件包括组织各类规章制度、各部门职责要求及其岗位说明、组织应遵循的质量管理手册、相关业务的标准操作规程（SOP）（参见 1.4 节），并负责提供必要的质量管理体系培训（参见 29.1.2.3 节）、保障申办方的项目质量随时准备好接受药政部门检查等。

QA 与 QC 的相同之处在于二者都是依据 GCP 和监管法规的标准与要求，其目的都是确保临床试验的质量和可信性有所保障。无论是 QA 检查或 QC 监控都需要依据建立在 GCP、法规和试验方案基础上的质量计划，由一定专业资质的人员执行。QA 与 QC 的不同点体现在实施的时间点、针对的质量目标对象、监控和检查点等不同（图 29.13）。在临床试验日常运行中，大部分干系人对 QA 的了解只是基于申办方都普遍建立的质量保证部，当试验项目需要稽查时才有机会与之打交道，因而也就把稽查和 QA 划等号。每当试验项目出问题，就要求质量保证部人员进行稽查。QA 的稽查过程从形式和内容上看与临床监查及 QC 的内容似乎相差无几。有些 QA 人员也误以为做了稽查后，把发现的问题或稽查报告交给临床运营部门也就完成了质量保证任务。久而久之，造成了质量保证部做的事就应该是稽查的错觉。其实不然，作为一个合格的 QA 人员，必须知道如何将稽查中发现的问题联系到体系改善管理，即应有提升稽查发现及其结果到如何改善运营管理以确保质量目标达成，如何避免严重缺陷，如何降低成本和控制风险等具体实践层面上。按照当前 GCP 的要求，QA 至少需要从三个方面介入临床试验项目质量管理中，即质量源

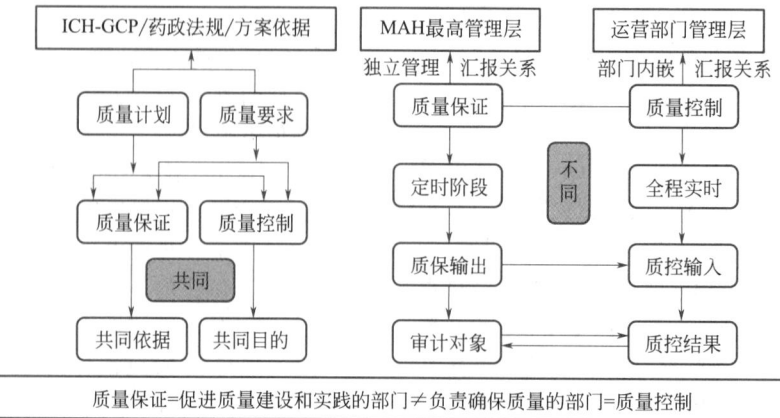

图 29.13　QA/QC 异同点比较

于设计（QbD）的管理（参见 29.6 节），临床试验标准操作规程的建立、培训和维护，以及临床试验项目执行质量的稽查，以达成药政检查质量合规的目标。从广义上来说，QA 是从申办方总体系层面确保质量，即把系统的各要素如组织、过程、流程和资源等有机整合，从而获得对临床运营部门交付项目质量的信任。故 QA 的稽查代表的是部门或申办方体系层面的行为，只是包含的部分 QA 职能之一。总之，除非 QA 的工作能推进临床试验运营结果和效率，否则机械描述法规的 QA 检查点，缺乏系统性整合管理规划设计的格局和视野，只是去现场检查出份报告，要求 CAPA，QA 工作就没有任何价值，因为这些工作 QC 也能承担。

从 ICH-GCP 的定义分析，QA 的本质是采取措施或行为准则（action）来监控试验项目和规程执行的结果。从字面上解析，措施或行为准则（行动）指为连续或重复的行为结果的完成而建立的规范（QbD/QMS），适用于较长时间能完成的事，强调过程（process）规程标准。因此，QA 就是要建立一系列有计划的系统性措施（planned and systematic actions）来确保临床试验的合规性，是一种预防性、提高性和保障性的质量管理活动。QC 的本质是实施行为或动作（activity）来把控所从事的项目任务和交付的项目结果满足 QMS 要求，多指具体短暂个别的行为，强调结果的满足度。因此，QC 是在 QA 这一系列措施中直接通过试验实施的自我动作来把控交付活动结果的质量和/或验证临床试验执行结果是否合规，是一种过程中的不断纠偏性和把关性的质量管理活动。显然，QA 与 QC 本质上存在着差异，行为或动作通常是包含在措施或行动中的；前者的目的是保障（ensure），即确保临床试验的合规性，后者的目的是验证（verify），即验证自我临床试验执行结果是否合规。因此，若想获得质量，唯一的办法是识别出临床试验每个职能环节过程的要求，将每个职能过程管理到位，进而实现预防和促进质量保证的宗旨。

从组织架构上，QC 人员是融合在试验项目运营部门的质量管理人员和项目运营执行人员，承担具体职能执行层面的职责，其直接对项目质量通过个人行为把握和检查进行把关。例如，以方案撰写的质量为例，QA 就是通过一系列有计划的系统性行动，包括事先制定方案撰写的流程（SOP），并确保符合资质要求的人才能够撰写方案，而且要设计 QC 流程来把关，以确保方案的撰写符合法规的要求；撰写中的 QC 则是由另一人（通常是方案撰写者的上级或同事）直接对方案的质量进行内部审核和把关，以验证方案是否符合事先设定的质量标准。简而言之，QA 是体系层面的概念，QC 是操作层面的概念。因此，一旦产品质量出现问题，只有理解和掌握质量的本质是管理问题，就可以较容易从质量问题其实是实现产品交付过程中出现的管理问题的角度予以应对和解决。

从稽查的内涵来看，QC 的稽查可以视为一种内审机制，由运营职能部门的内部其他人员（非项目执行或操作人员）对项目执行质量进行审核。与同为操作层面的审核相比，QA 稽查的本质是系统性和独立性的质量检查（examination）。所谓系统检查（systematic examination）是指系统的各要素（流程和执行人等）都为稽查目标，独立（independent）是指稽查人员独立于被检查的试验项目运营职能部门或单位。其目的是判定或评价（determination/assessment）临床试验执行的合规程度。还以方案撰写过程的稽查为例，如果涉及 QA 检查，则是由独立于方案撰写部门的 QA 人员对方案撰写的各个要素，如撰写人员的资质、撰写流程、质控流程和方案本身的质量进行检查，以判定以上这些环节的合规程度。对于方案的质量管理，QA 与 QC 的区别在于 QA 一般对方案的设计和可操作性提出的疑问多是从方案设计是否违反了 ICH-GCP 的基本原则。即使方案设计不合理，QA 也只是监督整改执行情况。监查员也不会对方案的设计从科学性角度进行质疑，监查员的工作是保证方案得到良好实施。但 QC 人员（如项目经理、项目团队第三人等）可以对方案中潜在的任何风险提出疑问，因为 QC 本身也是项目管理团队的一部分。

稽查是包含在 QA 一系列系统行动中的重要职责之一。但和 QC 不同，除了执行人不同以外，稽查关注的不仅仅是结果（如方案本身的质量），还包括整个执行过程（如方案撰写过程），即是否由正确的人在正确的时间用正确的方法做了正确的事情，并从稽查发现的问题中评价质量管理体系是否需要进一步完善，存在的风险是否意味着试验项目体系的交付合规性及其质量受到威胁。下列一些例证可以较好地说明 QA 与 QC/CRA 在试验项目中质量检查的侧重点的不同，诸如：

① 在试验项目中，对于某些关键步骤，在监查计划和监查报告里都没有制定相应的监查方法，因而会形成一个监查盲区。在有监查盲区的情况下，无论监查员按照申办方的 SOP 和监查计划做得多么完美，整个试验项目质量仍然存在很大风险。此时，QA 的稽查工作成为较为重要的质量监控补充。但项目团队必须意识到对于这个层面的质量管理，运营部门的 QC 人员比 QA 稽查人员更有优势，因为部门的 QC 人员隶属于临床试验运营职能部门，甚至本身就是项目管理人员，因而对临床研究项目管理方面了解更深入，对项目更熟悉。

② 运营部门的 QC 人员对第三方供应商的质量控制职责与 QA 部门有所不同。QA 部门的稽查人员会参与供应商的筛选过程，但在临床试验项目过程中的质量控制则需要更接近和熟悉实际操作环节的运营部门的 QC 人员来实施。

③ 对监查员的工作质量和工作量的管理是项目

经理的职责。QC人员通过检查监查员的工作，了解监查员的具体表现，也是质量控制工作的一个重要部分。这方面的质量检查活动与QA稽查会有一定的交叉，即项目经理对监查员层面的质量管理QC、QA都有涉及。项目经理对监查员的质量管理重在审阅监查报告、把控试验进度和质量，或与监查员一起进行研究机构现场协同监查访问。监查报告是体现监查员对其负责的研究机构试验质量把控的文档工具，倘若研究机构试验项目进展极快或极慢，但监查报告一如既往的和谐，那么有可能是监查员的工作不能暴露问题。如果监查报告错漏百出，错别字或复制的内容都没改过，发现的问题也没有闭环，这只能说明监查员的工作态度或能力存在问题。假如真是如此，风险不可控程度可想而知。这时候只能靠CO-MO或QC/QA稽查来进行现场质量检查管理了。需要理解的是监查员只是QC的手段之一，但不是质量检查的全部或唯一手段；监查员只对自己负责的研究机构质量负责，而QC对临床监查质量的检查会涉及不止一位监查员负责的研究机构。QC对监查员的质量管理在于评估监查员是否按照项目的监查计划开展监查工作、监查员在研究机构的实际工作能力和监查员是否能够承担相应的工作量等，并提出指导性的建议。QA往往是检查监查员监查质量是否满足法规和质量要求，并提出改进建议或报告。

④ 对研究机构的质量管理检查，QC人员与CRA的工作大致相似，也是实时监查临床试验过程中研究者操作是否按照方案进行、核对临床试验数据、确保临床试验合规进行等。CRA在各临床研究机构检查和核对原始资料、检查研究者文件夹、查看设备设施、与研究者进行沟通、清点和评估临床试验用药物等。但QC人员不要将自己变成纯粹的CRA，因为QC人员在各研究机构的质量检查时，应基于质量风险管理理念进行有重点的核查，特别要关注与临床研究结果可靠性和受试者权益保护相关的关键数据及其流程，以及监查员容易忽略的地方，或CRA的监查职责是否满足CRA的能力要求。QC人员重在发现方案执行的系统性问题，并提出预防和改进措施。

对于研究机构的质量监控，QC检查和QA稽查侧重点既有不同又有重叠。例如，研究机构存在研究者或研究团队人员更改换频率大，或者甚至PI都更换了，此时相关研究机构在监管或工作推动上可能会受影响，质量把控跟踪很重要；此外，若某研究机构的总体AE或SAE发生率比整个项目的状况高或低，或比同类型试验高或低，这也是比较突出的风险关注点，因为并不是说AE发生率低就是好事；若某研究机构的入组或PV情况都明显比平均数有差异，这样的研究机构可能需要加强QC检查或QA稽查。QA稽查一般仅针对部分中心进行稽查（有因或常规）。

除了方案依从性检查外，QA稽查往往只指出不符合方案、SOP、GCP或相关法律法规的问题，通过对所有发现问题的分析和归纳，识别出临床试验质量管理系统性问题，从而降低系统性风险，防范系统性错误的发生。QC发现的问题关注在潜在的风险和改进的建议。换句话说，QC发现的一些问题，可能现在还不是真正的不符合GCP的问题，即使是一个小问题，但若不加以注意，也可能会发展成为一个重要或严重的项目质量风险问题。

⑤ QA对内部关键文档进行系统性稽查极为重要，其目的是确认所有试验项目文件保存良好，且达到随时接受药政检查的水平，即应当要求所有项目干系人对关键文档分类和保存要求达标，注意结合试验项目和申办方TMF质量设定目标及其绩效评估的进度，将评价结果纳入项目团队相关人员的绩效考评之中。

QA进行的任何稽查中发现的问题，除了报告给当事人和相关管理层外，不仅需要像QC内审一样要求所涉部门或人员限时纠正，还必须分析这些问题的存在或出现是否与QMS不完善、培训不到位或不足够、试验项目质量设计不充分，或相关项目执行干系人知识和能力不足有关，找出相关根源后需要从体系层面上予以纠正和预防，并跟踪和分析所采取的措施效益是否能对体系质量改善有所帮助。

就试验项目执行者而言，QC要求意味着每个执行试验项目的干系人在所担负的项目任务执行过程中，必须时时刻刻按照质量规程要求和计划目标行事，对其要交付的任务结果负责，其所赋予的每个行为及其产生的数据点对试验结果质量和可信性都有影响。在临床试验中，干系人对自我交付结果质量的QC评估可以通过干系人个人对质量规程依从性的自觉行为和临床监查来实现；对QA而言，在制定了完善质量规程要求后，对项目质量规程的执行状况通常是按照稽查计划中针对任务完成的规程依从性进行查验，这些查验一般都是通过事后留下的记录文件展开评估。只有确认其项目目标完成的过程符合GCP、药政法规、数据ALCOA＋原则和试验方案等要求，才能认为其试验数据及其结果是可以被接受的。在临床试验中，对干系人交付的试验结果质量的QA评估是通过临床稽查或药政检查实现的。无论实施QA或QC程序，当发现试验过程和数据结果有严重或重要问题或风险时，都应当应用CAPA的方法及时对问题或风险采取纠正措施，对其根源进行分析，以改善质量规程要求，尽可能地避免或预防类似的问题或风险再次发生。在努力实现完美结果质量的过程中，往往是通过做错事为代价，即意味着科学地衡量质量体系的运行状况离不开资源成本的投入。虽然用零缺陷的标准来对待工作结果似乎很难做到，仍必须努力做到，只要还有一点缺陷，就要对质量体系和实施管理过程不断予以改善。围绕这些质量文化理念和实践，建立配套的考核机制、公平机制、分配机制、人才机制等，实践推行零缺陷的管理目标仍是可以实现的。

需要注意的是 ISO 9000 关于 QA、QC 和稽查的定义与以上所阐述的 ICH-GCP 中的定义是有所不同的，ISO 9000 侧重申办方管理体系的质量，而 ICH-GCP 侧重的是临床试验项目的质量，而试验项目的质量也是需要建立和实施临床试验运营或操作过程质量体系来实现。

29.1.5　临床试验过程的质量保证要素

随着药物研发技术的不断发展，临床试验的药政要求规范也变得日益复杂和严格，与之相关的临床试验项目过程的质量保证要求也需要适应新的变化而不断完善。通过在临床试验过程中发现和预防可能出现的不规范问题，质量保证活动可以从时间和资金投入上为申办方带来益处。为了做到效益最大化，质量保证活动应当在药物发展的初期，即非临床试验阶段就开始介入，直到临床试验结束（Hulihan，2004）。目前药物行业虽然有 ALCOA 作为数据质量和可信性的原则，但并没有一个普遍认可的质量定量域值标准，各国药政部门采取的试验质量和数据可信性可接受标准也不一致。然而，常用于评估临床试验绩效管理的指标有：

（1）标杆指标（benchmarking index）　这类指标常用于比较与申办方目标相关的总体表现指标，比较申办方内部不同部门间、行业内或跨行业的绩效结果，评估的目的在于理解和评价临床试验业务或组织机构在相关领域规范管理或绩效方面所处的现状或位置，以制定或指导需要改善的方面或应采取的相应措施。例如，利用 EDC 技术的数据管理绩效评估功能，可以比较行业数据管理效率与某申办方数据管理效率

的差异。常用的标杆指标包括：

① 战略性标杆　评估长期战略和为取得成功而需提高效率的一般方法。

② 绩效或竞争性标杆　针对产品和服务的效用或绩效属性，评估在行业中的地位。

③ 职能标杆　按照不同部门或合作伙伴进行比较，以探索改善业务流程的最佳方法或路径（图 29.14）。

④ 内部标杆　用于公司内部间业务或运营管理的绩效指标，如跨国公司不同国家部门间的运营绩效指标比较。

⑤ 外部标杆　对行业或公司外部的运营绩效指标进行分析，以探索最佳规范管理的模式。例如，某试验项目治疗适应证的研究者单位费用，竞标对手 A 给出 80 元/人次，对手 B 为 125 元/人次，公司评估结果是 100 元/人次。

（2）度量指标（metric index）　多见于评价申办方运营各方面的绩效指标，如临床研究协调员（CRC）人员流动率、临床试验项目周期、按时完成临床试验监查访问报告率、SAE 按时报告率、临床试验风险-受益比，临床试验财务投入产出比等。从临床试验质量评估的角度分析，任何可能影响或预估试验质量的试验活动、满足药政法规的试验活动或 QA 活动都可以归属为质量度量指标，一般可以有三类，即结果度量（outcome metrics），如按照方案入排标准的招募受试者合格率等；预测度量（predictor metrics），如试验项目预计 SAE 发生率等；因素度量（contributor metrics），多与流程有关，如为保证试验结果质量和可靠性，需要确保方案偏离率不能大于 5%。

（3）关键绩效指标（key performance index，KPI）　在 11.5（5）中已对 KPI 进行了详细描述，在此不再赘述。一般涉及试验操作或运营结果管理的指

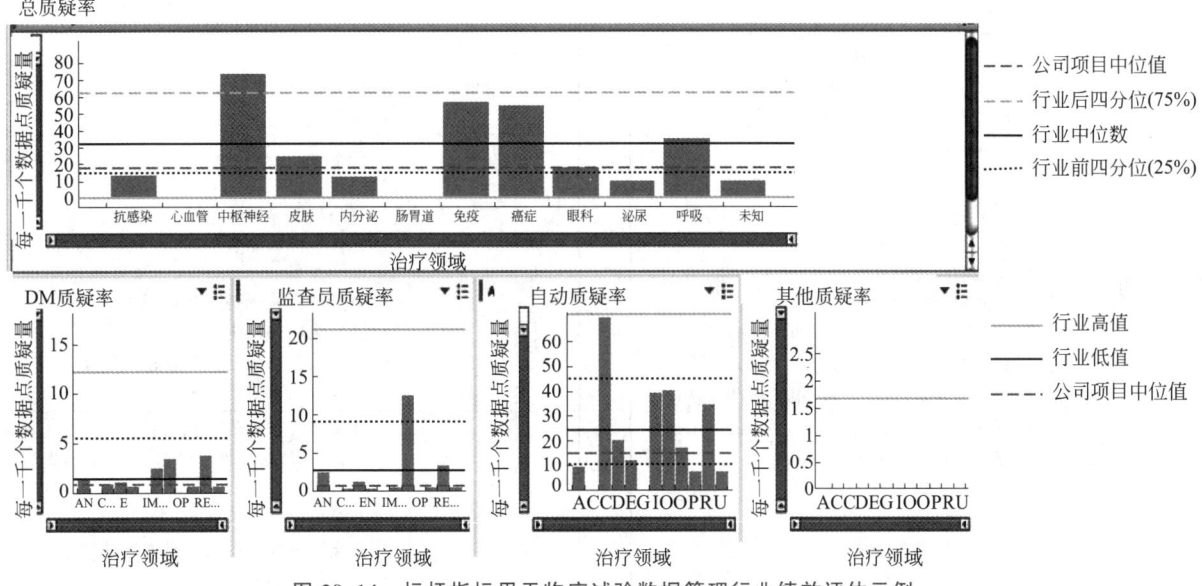

图 29.14　标杆指标用于临床试验数据管理行业绩效评估示例

标可以视为 KPI，但有些情况下，度量指标与 KPI 有可能相互变化。

（4）目标设定指标（process/goal index） 目标设定指标应符合 SMART 特性，即专属性（specific，即有针对目标的细节描述）、可评估性（measurable，即可提供定量或定性的方法对目标进行衡量）、可实现性（attainable，即目标实现是可以达到的）、关联性（relevant，即目标与相关结果指标和/或过程中的其他目标是相关的）和时限性（time bound，需要在一定时间内完成）。目标设定指标与 KPI 的区别在于 KPI 本身不是目标，却是某流程结果的绩效指标，目标设定指标是为改善或达到 KPI 流程质量或效率而设定的目标。例如，为确保试验药物获批上市，需要确保临床试验现场药政核查不能出现严重试验数据质量问题，不超过 2% 的重要问题，<10% 的一般问题。为了达到这个药政检查通过率目标，需要对试验操作和数据质量结果设定若干 KPI。

国际普遍采取的质量保证的主要活动方式是要求药物各个发展环节，包括临床试验过程，建立规范的质量管理体系（QMS），对其进行有效的质量稽查。表 29.1 归纳了在临床试验阶段需要实施质量保证措施和管理的主要领域，而这些方面通常也是质量稽查关注的重点。

表 29.1　临床试验中主要质量保证责任角色及其责任

序号	责任者	质量保证责任领域
1	受试者	• 自愿签署知情同意书 • 遵循试验方案要求的程序 • 配合试验方案的治疗、检查和评价要求 • 不夸大或缩小实际治疗效益和风险 • 提供真实的身份、生物样本和疗效数据 • 试验药物服用/器械使用的依从性
2	申办方和项目经理	• 整个临床研究的质量控制 • 医学专长的保障 • 试验方案和知情同意书的科学设计 • 试验项目过程的管理、数据的处理和记录 • 方案依从性的监督和问题 CAPA • 研究者的选择 • GCP 职责的转移程序 • 受试者的补偿和保险 • 药政部门的申报 • 伦理委员会审批的确认 • 试验用药物的信息 • 试验用药物的生产、包装和标签 • 试验文档和记录的保管和接触控制 • 试验药物的安全性信息 • 不良事件的收集、处理、跟踪和报告 • 试验项目过程的监查 • 非规范行为的举报和报告 • 临床试验病例报告 • 临床试验研究报告 • 人员的培训和发展 • 选用的电子系统符合 GCP

序号	责任者	质量保证责任领域
3	研究者	• 全面负责整个试验诊疗过程和行为符合 GCP 和方案要求 • 方案执行偏离的避免，及时纠正和防范 • 试验药物管理 • 随机招募过程和标准合规 • 知情同意程序 • 严重不良事件的及时报告 • 数据记录、答疑和报告 • 试验用药物/器械安全性报告 • 试验项目的结束和暂停 • 人员资历、培训和分工 • 试验方案和试验过程中 GCP 的依从性 • 试验设备和过程的规范化 • 受试者的医疗监护 • 伦理委员会交流 • 源文件与记录和报告的完整性、准确性和一致性
4	临床研究协调员	• 试验数据输入 EDC 系统中 • 回答数据质疑 • 确保输入的数据与源数据的一致性 • 确保试验文件的完整性和保存 • 试验项目程序的合规性
5	伦理委员会	• 试验项目启动前的试验文件审批 • 试验进行中的 GCP 遵循 • 研究者的资历(简历制度)合规 • 试验项目进行中的质量和安全性审查 • 试验过程中对受试者补偿、胁迫和不规范行为的监督 • 成员组成和职责 • 书面工作和管理程序
6	数据管理	• 数据管理程序 • 病例报告和其他试验文件的设计 • 数据管理计划书、统计分析计划书和数据编程计划书 • 试验文件的跟踪 • 数据标准的实施 • 试验报告记录的纠正规范 • 数据全生命周期的质量监控 • 数据库的建立和规程 • 数据医学编码要求 • 数据质量控制系统 • 计算机系统和软件的验证 • 数据报告程序 • 记录保留 • 数据记录逻辑核查轨迹 • 外部数据的整合和管理 • 电子签名 • 电子数据系统建立和管理 • 随机编码的产生和管理 • 各个数据系统的数据转移和整合 • 统计分析计划和实施
7	药政事务	• 递交文件和报告的内容一致性，语法和文字的正确性，标题和注脚，页数和行距等的无误性 • 药政申报规程管理 • 递交的试验数据结果报告质量 • 文件的签名和日期

序号	责任者	质量保证责任领域
8	质量保证和稽查	• 各种系统的全面审查 • 稽查计划书 • 验证测试的环境（包括硬件和软件） • 系统安全性验证,包括密码、网络权限、功能安全、人员对系统的安全监控、病毒防护 • 灾难或突发事件的应对、系统备份、计算机及其系统的接触监控等 • 验证测试环境,包括相关文件、相应 SOP、使用者手册、系统发展和维护记录和文件 • 验证预设前提,排除条件和限制 • 职责分工规程制度 • 验证数据结果和记录 • 验证计划的实施 • 组织内部 QMS 建立和完善 • 试验项目问题 CAPA • 错误结论和记录 • 各种相关文件 • 培训记录 • 系统档案、档案储存、备份和恢复程序 • 系统方法和变化控制 • 灾难、突发、恢复和应急计划
9	检测实验室	• 质量控制计划 • 质量保证计划 • 计算机验证程序 • 结果接收程序 • 文件记录 • 设备和仪器维护和校正 • 记录维护和保留 • 计算机系统和软件 • 样本处理和储存 • 样本分析和报告 • 结果报告 • 营业执照或许可证 • 软件系统供应商或服务商的验证和管理 • 对试验方案程序的要求和理解
10	合同研究组织	• 组织结构 • 人员和资历 • 经验和培训 • 服务质量控制和保证程序 • 标准操作程序 • 文件记录和档案程序 • 临床试验监督和管理 • 相关设备和仪器 • 项目完成的能力 • 审阅和批准合同程序 • 依从性稽查 • 数据库管理 • 验证和确认需要程序和管理 • 其他与试验项目有关的领域（参阅上述责任者领域）

总之，质量保证的宗旨就是要建立合规的质量管理体系（QMS），以确保临床试验过程中操作及其辅助管理的行为和表现符合规范，并通过跟踪稽查找出差距和需要培训或改进的重点。通过稽查结果的趋势分析，质量保证人员可以向组织管理者提出建立新的

SOP 的建议，或进一步完善现有 SOP 的不足，并为明确各类人员的职责范围和程序管理起到督察作用。

29.2　质量保证技术及其活动的基本方式和策略

质量保证应当按照准备的 QA 计划实施，以评价临床研究计划中的每一步的合规性和质量。QA 计划的建立需要管理层的投入，符合监管要求，通常以试验项目属性为目标设置，涉及各类相关的质量保证检查活动，如稽查服务商、电子档案、数据中心、临床研究机构、中心实验室、电子临床系统等。QA 的持续改善活动是建立在 CAPA 计划基础之上。其中稽查是质量保证的主要手段，是对试验所涉场所和干系人的组织机构、人员、设施、文件、数据、记录、试验药物/器械管理及其他方面的现场考核和质量评估的过程，通常包括三种类别，即

（1）第一方稽查　由自身组织或机构的内部稽查员对自身公司内部的临床研究行为规范是否符合内部要求的质量和标准而进行评价。

（2）第二方稽查　由客户对签约组织进行临床质量行为的评价，以确保合同研究组织或服务商满足合同所规定的行为规范，其中包括 SOP、药政法规和试验方案的执行。简单地说，这是一种第一方（如申办方等）对第二方（如合同研究组织等）进行稽查的形式。

（3）第三方稽查　由外部的稽查员或特邀的第三方稽查员来完成稽查行为。其目的是对临床试验质量和依从性有更加独立和客观的评价。

质量保证的稽查活动通常由药政部门或申办方委托不直接涉及该项临床研究的质量保证专职部门或人员进行，是一种系统的、独立的对临床试验的相关行为和档案的检查，以便于评价临床试验运作过程、数据收集、记录、分析和报告是否遵从试验方案、SOP、GCP 和相关法规。从稽查活动的类别来看，它可以分为：

（1）依从性稽查　又称常规性稽查，是查验临床试验所用的系统、程序或过程是否满足药政部门、法律和公司的政策、规范和指南。这类稽查通常是有计划性地针对某一研究活动而开展。

（2）评价性稽查　评价临床试验过程中遵循已建立的标准程序和执行计划设定目标的能力，或评价合同研究组织或研究机构是否有能力和资格承担某项试验项目，或者他们拥有的运营、程序和质控系统是否符合申办方或药政要求。这类稽查并不一定是针对某一研究活动而开展的，有可能不会像依从性稽查那样细致。这类稽查有可能是随机性稽查或专项稽查。

（3）跟踪性稽查　确认对过去稽查活动中所发现

问题的解决程度和相应的纠正行动的进展结果。这类稽查通常与特定的项目稽查有关。

（4）有因性稽查 由于某种问题或事故的出现，或不良 GCP 行为被举报，需要对相关公司、研究机构或个人的临床试验过程的行为或环境进行检查，以便确认问题或事故的原因及其相应结论的落实。有时这种稽查可能是飞行突击稽查，也被称为意外稽查。

（5）模拟性稽查 向个人或组织提供稽查程序培训，通常是为了使相关组织对计划中的药政检查要求和程序有所了解，以便做好被检查的准备。

图 29.15 展示了如何做出稽查决策及其稽查的一般流程，从图中可见稽查程序的启动和稽查计划的实施管理与试验项目中存在的风险影响程度有密切关联性。

规范化的稽查或检查应当留有评价受检临床试验行为的正式记录，如对药政规范、指南和程序的依从性，受试者安全性和数据质量的可信性等方面的评价记录。它应当是建立在已有的程序和过程规范的基础上进行的，并由独立的符合资质的和经过培训的人员来完成。稽查行为应当有明确的目的性，即确保临床试验科学性、合规性和伦理性且满足 GCP 和 SOP 要求，并判断和记录是否有任何问题或潜在风险的存在。从某种意义上来说，药政部门在审阅新药/器械上市申请时多数是采用逆向思维或决策的方式，即假设试验药物或医疗器械本身是不安全和无效的，甚至还可能是有害的；申办方或研究者提供的数据存在着造假的可能，除非有充分的证据显示并证明试验药物/器械是有效和安全的，以及数据的真实可靠性。因此，申办方有责任向药政部门自我举证来证明其试验过程和数据结果的质量与可信性符合药政法规与方案要求。药政部门再依据申办方递交的经过申办方自我质量保证的申请上市的数据及其文件去检查试验过程的合规性和递交材料的可信性。这是临床试验质量保证的自查与核查的基础。值得指出的是尽管整个临床试验过程对所采用的技术系统有验证要求，但与所应用的技术本身无关，因为技术本身产生的数据不会造假，人为因素与数据的质量和真伪有着极大关系。所以，涉及人为操作过程的数据本身的质量和可信性才是试验结果可以被接受的基础，且所有试验结果的真实完整性证据的证实是申办方的责任。药政部门只有对上述各点做出药政检查的合格判断后，才可能对申报药物/器械信息做出正确决策。由此可见，临床试验稽查和药政检查起着无法替代的作用。

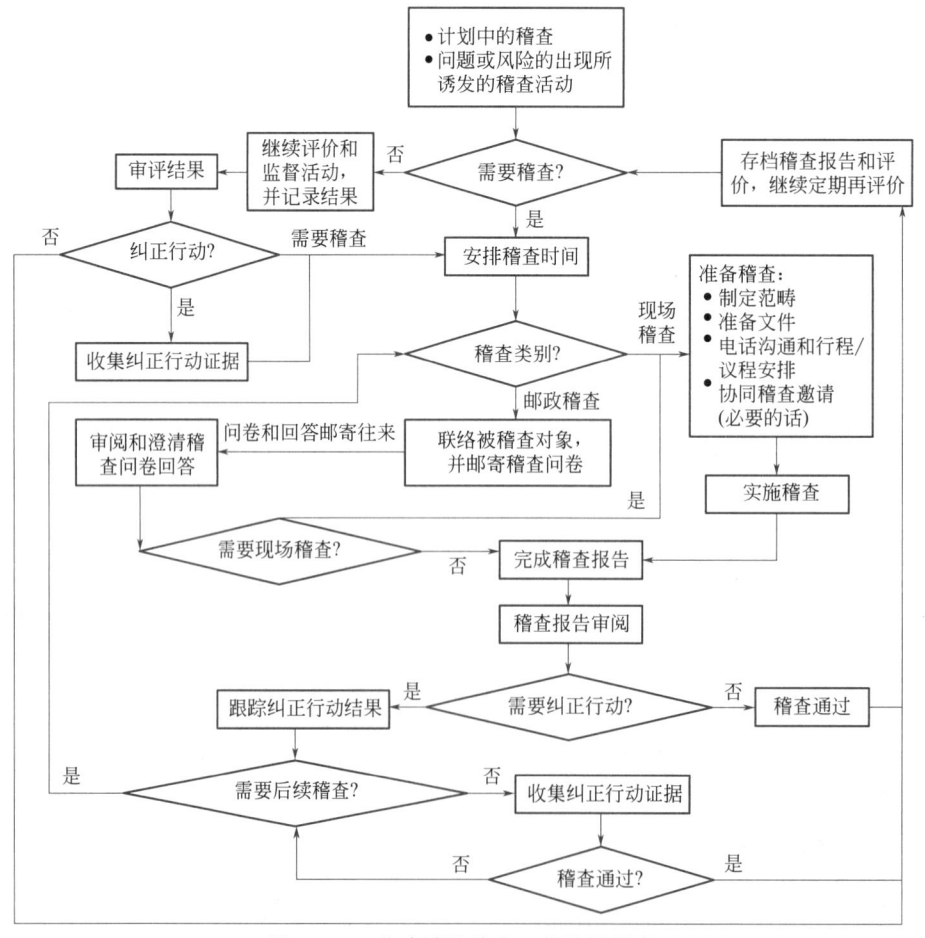

图 29.15 临床试验稽查一般流程示意

稽查的开展通常是依据书面稽查计划来进行的。稽查计划通常需要包括的内容有稽查的目的、待稽查的对象和设备，或环境的目标、稽查使用的工具或手段、稽查的时间、稽查团队成员、稽查结果的报告形式和对象、稽查发现问题后的对策等。任何稽查过程都需要有资质的人员来完成。理想的稽查人员的素质要求应当是在即将开展的试验项目领域有丰富的经验和对被稽查目标的事务环境有所了解，对药政法规和指南有较全面的掌握，对稽查项目的试验方案有所了解，对各种稽查方法或技巧有较好的知识，并且有敏锐的观察和交流信息的能力。稽查常规过程可以简括如下：

（1）观察　在稽查现场注意观察实际行为、记录和环境，而不是设想他们的发生和存在。

（2）问答　稽查员应当自行选择需要查看什么，而不是被动地查看被呈交的记录或文件，并随时根据现况提出问题和倾听回答。

（3）再观察　通过再观察确认答案的正确与否，并且做到对所观察的问题的再确认，以确认整个环境和文件是否真正处于良好的监控状态。

（4）记录　详尽记录所听到和观察到的事务。记录应当尽可能地具体化而不是概括性予以描述。

表 29.2 简要总结了稽查活动的一般过程。

表 29.2　稽查活动一般过程总结表

序号	阶段过程	程序步骤	细则目标
1	准备阶段	稽查团队和责任人员确定	• 根据稽查项目内容选择稽查团队人员 　- 稽查小组负责人 　- 专业领域代表 　- 药政法规/质量保证人员 　- 信息技术人员（如果需要计算机系统稽查的话）
		书面稽查计划制订	• 确立稽查策略（目的、要点和范围） • 建立稽查目标（稽查清单完成） • 查阅相关药监规范、指南文件和/或试验方案及其相关文件 • 准备稽查项目要点和报告模式，以确保报告内容的标准化和完整性 • 建立稽查标准化过程，以提高稽查的效率，培训的简易性和结果的可比性
		与被稽查单位沟通	• 通知被稽查单位稽查事宜，以确保稽查期间必需人员在场 • 协调稽查日期和范围，但只涉及计划和范畴，不披露具体稽查目标 • 确认稽查日程

续表

序号	阶段过程	程序步骤	细则目标
2	稽查实施	介绍会议	• 介绍稽查和被稽查双方人员，以明确双方人员各自的角色 • 明确稽查目的和目标，并确认既往和未来的交流计划 • 讨论稽查日程和计划。应当指出稽查计划和日程可能会由于稽查中的问题发现而调整，这也是稽查员的权利，即可以对稽查议程根据实际情形作出改变
		稽查程序	• 个别责任人员的面谈会议 • 相关文件的审阅，如 SOP，特别要注意文件的版本、版本日期等 • 相关试验文件记录和数据的稽查 • 程序、环境和设备的巡视稽查 • 记录细节和事实
		稽查文件	• 人员状况的信息，包括人员职责、组织机构、培训记录等 • 文件记录和数据的审核 • 对疑问记录和数据的质疑 • 用准确、完整和简洁的描述来记录发现的问题 • 对问题的解决提出建议 • 记录细节和事实
		结束总结会	• 讨论没有获得答案或解决的问题，以便被稽查单位对问题有进一步的澄清或解释 • 讨论跟踪稽查计划 • 展示问题和建议的纠正行动措施/计划 • 给出初步的稽查结果报告
3	稽查总结	稽查结果报告	• 按照稽查记录和稽查条目清单来完成稽查结果报告，并经相关管理人员签署批准后发布 • 限期被稽查单位对稽查发现的问题做出答复和完成纠正措施计划，并落实跟踪稽查 • 一旦完成稽查报告和问题解答，并接受问题答复，可以关闭相关稽查活动，最终签名和日期完成稽查报告，并存档保留

对 SOP 的稽查往往是药政检查的重点内容之一。稽查 SOP 的要点可以归纳为如下几个方面：

① SOP 的版本和有效日期，以及 SOP 页数的是否连贯和完整；

② 包含目的、适用范畴、参考标准和具体程序的 SOP 内容；

③ 每个程序清楚地列出活动的要求、达到的目标、人员角色和责任；

④ 每个程序详尽表明完成目标或任务的步骤及其

要求，或完成目标或任务时需要借鉴的其他相关文件；

⑤ 被稽查单位人员对每项 SOP 培训的详尽记录；

⑥ 相关人员对与其岗位密切关联的 SOP 能否较容易地查阅；

⑦ 所拥有的 SOP 涵盖了被稽查单位所进行或承担的所有业务和活动范围。

稽查活动是整个临床试验过程中的一个自然环节。任何组织被稽查并不一定意味着该组织做错了什么。稽查只是临床试验过程中的一个旅行站，而不是它的终点站。所以，稽查可以对临床研究进程中各个角度的状况进行一次客观评价，它有助于识别被稽查单位在临床程序和质量保证等方面有待改进的不足之处，从而有利于提高被稽查单位的行为规范和市场竞争力，也有利于加强稽查和被稽查单位间的交流和互动关系。坚持行为规范的依从性有助于被稽查组织在稽查部门或人员心目中的形象和声誉，有利于增加市场产品的可信度。在某些情况下，稽查活动只是为药政检查做好准备。在平时的临床试验实践中，文件档案的完善和保留将会对稽查或检查结果带来积极的效果。必须记住任何没有记录的临床试验活动意味着它们从未发生过或不存在，也不会得到任何药政部门的认可和接受。

29.2.1　申办方的稽查

29.2.1.1　申办方自身的稽查

大多数药物公司都会设立独立临床质量保证部门，其目的是为其药物研发各个环节活动的高质量管理提供保障，并秉承药政部门的检查立场，坚持药政要求的最高伦理标准，确保临床数据的科学性、合规性和完整性，从而增加药政部门对申办方在新药申请中的临床研究活动的质量的信心。质量保证部门的成员通常是由各种科学和技术背景的人员组成，他们制定申办方临床活动操作的统一规程和标准，熟知最新GCP 动态，在药政检查管理中起着主导作用。在申办方的临床活动中，这个部门的成员应当积极参与临床研发、药物评价和药政事务等各个方面的工作。在早期的临床试验方案计划、知情同意书的制定和各种项目小组会议中提供必要的指导和建议。通过对临床数据的稽查、记录和追踪试验项目过程中依从性状况，提供相关培训等方法，以增强申办方的临床研究人员对 GCP 的认识。这个部门在申办方的组织结构中，与其他临床研发部门的关系应当处于相对独立和平行的地位（参见图 29.13）。这样才能保证这个部门在全球临床试验相关活动和过程中的稽查和审查行为不受临床研发部门的牵制或约束。在评价临床研究数据质量和完整性的各种活动中，临床质量保证部门的主要任务可以包括但不限于：

（1）制订全球临床研究稽查计划　配合申办方的全球临床研发计划，制订出相应的书面全球稽查计划，特别需要建立申办方重点临床试验项目的稽查目标和针对每一个试验项目的稽查策略。根据申办方的产品策略的变化和试验方案及时调整和更新稽查计划，并保持与相关人员的定期沟通。稽查计划应当包括准备稽查的试验项目编号、稽查计划日期、稽查范畴和委派的项目稽查员姓名等。

（2）参与试验项目方案和知情同意书的审批　稽查计划中的一项重大任务就是参与相关试验方案和知情同意书的审批。在试验方案和知情同意书获得试验方案审阅委员会批准前，临床质量部门成员可以和试验方案审阅委员会一起审阅试验方案和知情同意书，并结合他们的意见或建议，对试验方案和知情同意书从 GCP 角度提出修正建议（见 14.1 节）。

（3）申办方档案文件的稽查　申办方文档是由一系列在临床试验开始前、进行中和结束后所准备、收集和保留的基本文件所组成，其中包括中心管理文档、地方管理文档和研究机构文档等（见 7.3 节）。在进行对研究机构稽查前，临床质量保证部门应当对申办方的文档首先进行检查，以确保主档案中基本试验相关文件的维护符合 SOP 和 ICH 的要求，并可作为稽查研究机构文档的文件完整性、一致性和准确性的基础。表 29.3 列出了与研究机构有关的申办方自身文档稽查的主要文件条目。

表 29.3　申办方文档稽查要点示例

序号	文档稽查条目清单
1	试验方案原版和所有修正版是最后批准的版本
2	伦理委员会对书面试验方案、修正案和知情同意书的书面批准文件
3	研究机构申报伦理委员会的材料
4	所有相关研究人员的简历和相关药政必需表格（如美国 FDA 的 1572 表、财务利益声明表等）
5	有全部严重不良事件报告、安全性通报和年度报告
6	所有安全性报告是按照 SOP 和试验方案的要求完成的
7	所有监查活动的文件和记录齐全
8	所有的监查活动是按照 SOP 和试验方案的要求进行的
9	有文件显示源文件核查已进行
10	有记录显示药物供应、退回、交换和销毁程序，并符合规范
11	有记录显示药物清点计量已进行
12	所有相关研究协议或合同齐全
13	研究者手册、知情同意书、广告、招募材料等样本
14	相关实验室正常数据范围、证书齐全
15	药政部门对试验项目的批准件（如果需要的话）

（4）研究机构的稽查　申办方对研究机构的稽查是为了确保研究者和研究机构人员对试验方案、标准操作规程和药政法规的依从性。

（5）试验研究报告和药政申请文件的稽查　对临床试验研究报告或药政申请文件的稽查涉及临床试验数据和试验结果的核对，以及对通用技术文件（CTD）模式内容的核实。这种稽查是针对将要最后签署的文本文件而进行的。这些稽查的目的是确保药政申请文件内容的准确性和申请版本模式内容描述的规范性和可信性。

（6）系统稽查　系统稽查可以根据申办方的 SOP 定期进行，或根据特殊的要求进行。在临床试验的过程中，一些操作和管理都是按照申办方建立的操作和程序规范进行的。这些有序的程序、标准操作规程（SOP）、人员、设备（包括计算机系统）和环境在实现既定的目标时是否满足 ICH-GCP 要求是稽查的重点。这种与相关临床活动和文件有关的对程序和系统的全面和独立的检查是为了确定这些系统的确设计合理、监控适当、维护和记录等方面都能达到所设定或要求的目标。

（7）合同研究组织（CRO）/外部专业组织的评价　对合同研究组织或外部专业人员/组织的稽查是为了确认他们的程序和系统与药政法规、GCP 和申办方所要求完成的服务项目的 SOP 标准相符。这种稽查往往在申办方确定与从未合作过的某合同研究组织签订服务协议之前是必须要求进行的，也可以由临床团队根据情形对正在提供服务的或曾经有合作关系的合同研究组织提出特殊稽查要求而进行。对他们的资质和服务质量评价可以由申办方稽查小组代表或邀请外部行业专家进行。

（8）药政指南咨询　当申办方临床团队对全球临床规范有疑问或对某些问题需要澄清时，临床质量保证部门代表往往是首先被咨询的对象。这个部门人员也应当熟知各种药监法规的更新或变化，并及时向申办方有关各方通报动态变化，以确保对所回答问题和所制定的 SOP 与现行药政资源信息保持一致。

在这些主要任务中，各项任务大多都已在相关章节中予以了描述。图 29.16 展示了常见文件稽查的一般程序。在进行文件稽查前，临床质量保证部门人员应当向有关人员发出拟稽查文件的准备通知，以确保稽查开始时，相关支持性文件的准备就绪（表 29.4）。

被稽查审阅文件的错误类别可以根据错误的出处被分为两种：

（1）内容性错误　在文件的文字或描述上出现的错误。这种错误意味着所表达的意思或报告结果与事实不符，包括参考文献或注脚的错误、文件原模板或格式的错误、数据遗漏、研究或参考药物名称的错误

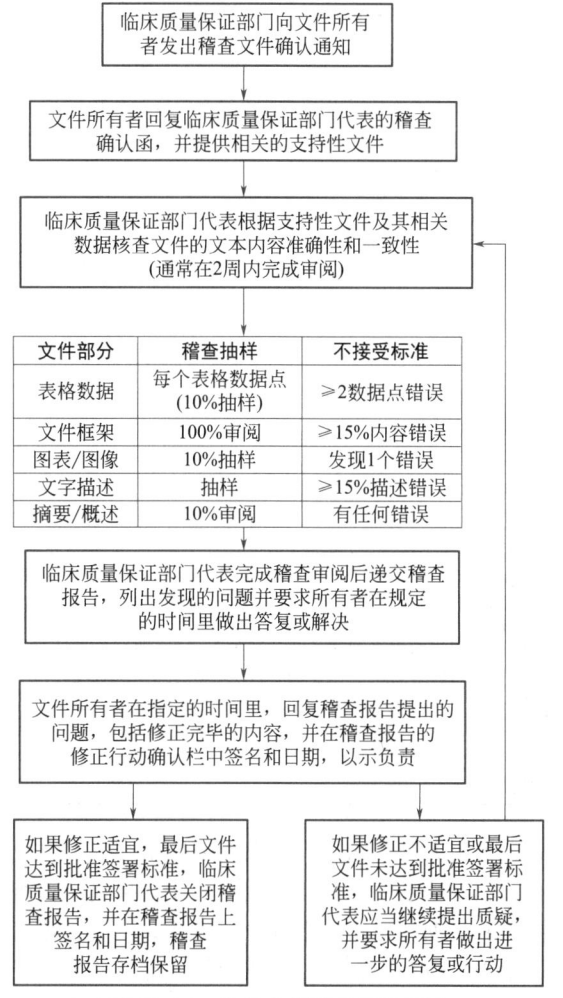

图 29.16　常见文件稽查流程示意

或不一致等。在描述性文字中出现的数字错误属于内容性错误。

（2）数据点错误　在表格中出现的数字或计算错误。以表格形式表达的文字内容的错误，如不良事件总结列表等，应视为数据点错误。

临床质量保证部门代表对文件内容的稽查结果可分为"接受"或"不接受"两类。主要稽查方式是与支持性文件的源数据进行比对。如果各种数据结果表格、图表和相应的描述内容被发现错误率不在规定的范围内的话，所稽查文件可以被视为"不接受"。一旦出现所稽查文件的"不接受"结果的话，文件应当退还给所有者，并要求作出相应的修正。直到文件达到批准签署标准为止，文件稽查的过程才可被视为完成。

文件稽查的结果报告通常应由临床质量保证部门的责任稽查员完成。这份结果报告应列出所发现的问题或要求纠正的事宜。相应的被稽查文件应当作为附件附在稽查结果报告后面。稽查结果报告及其附件经签字后可以分别发送给文件所有者、试验项目经理或主管、医学主管或项目经理等。被稽查的文件所有者在收到稽查报告后通常被要求在规定的时间里必须对

表 29.4　申办方自身文件稽查确认通知示例

＜申办方名称＞	试验项目编号：	
发件人姓名：	收件人姓名：	发件日期：

第一部分：由稽查员完成，并要求在稽查开始前至少 10 个工作日发送给稽查员	
1. 稽查文件种类： 　□ 试验研究报告 　□ 药政申请文件 　□ 其他＿＿＿＿＿	2. 最后文件可以送交稽查员稽查的日期 ＿＿＿＿＿／＿＿＿＿／＿＿＿＿（年／月／日） 最后版本和版本日期：＿＿＿＿＿＿ 估计最后文件的大概页数＿＿＿＿

3. 在稽查审阅中如果有问题需要咨询时，请列出可以回答咨询的联系人

部门	联系人	职务	电话	电子邮件信箱	传真

第二部分：由文件所有者完成。下列所有的源文件应当在稽查审阅前准备好，以便稽查员在审阅相关文件需要时可以有据可查。
（请注明下列何种源文件将被提供，包括文件的版本和版本日期，如果适用的话）

试验方案/修案	□＿＿＿＿＿	临床供应信息	□＿＿＿＿＿		□＿＿＿＿＿
数据列表	□＿＿＿＿＿	受试者随机信息	□＿＿＿＿＿		□＿＿＿＿＿
参考文献	□＿＿＿＿＿	各种数据表格	□＿＿＿＿＿		□＿＿＿＿＿
研究者名册	□＿＿＿＿＿	统计分析计划	□＿＿＿＿＿		□＿＿＿＿＿
临床试验病例报告表，包括数据		临床试验文件夹，包括质量			
质疑表	□＿＿＿＿＿	控制文件	□＿＿＿＿＿		□＿＿＿＿＿
严重不良事件报告	□＿＿＿＿＿	其他（请注明）	□＿＿＿＿＿		□＿＿＿＿＿

注明：所递交的稽查审阅文件必须是最终版本（即准备批准发表的版本） 声明：下列的签名表明所递交的文件为最终文件版本，没有进一步修正的必要（稽查审阅后的要求除外）		
责任人姓名：	责任人签名：	日期：
送交：临床质量保证部门档案		
版本：V1		版本日期：2007 年 2 月 15 日

稽查结果报告中提出的问题和质疑做出答复。完成答复或修正行动后文件所有者也应当在结果报告的相关处签名和日期。文件稽查过程完成后，带有问题答复的结果报告应当保留在临床质量保证部门的项目文档中。此外，临床质量保证部门最好能对各种稽查审阅结果报告进行年度总结，以便对主要质量保证和依从性现状或趋势有所分析。例如，撰写临床试验方案非依从性现状和趋势分析，申办方安全性报告和跟踪非依从性总结报告等。根据这些问题的分析和总结，临床质量保证部门可以和法规培训员或团队一起制定相关培训计划和改善相关程序等，从而进一步改善申办方对 GCP 及其相关药政法规的依从性。

29.2.1.2　申办方对研究机构和合同研究组织的稽查

依据 ICH E6（5.19.1）指南，申办方稽查的目的应当是证实临床试验的行为遵循试验方案、SOP、GCP 和相关监管要求，其应当独立于并且不同于常规的监查或质量控制职能。根据申办方和研究机构或合同研究组织的协议，后二者代表申办方承担试验项目的开展。因此，申办方有权利和义务对他们的临床试验行为进行稽查。众所周知，临床研究要求广泛的资源和活动。作为申办方，通过临床试验获得可靠和有用的数据来支持新药/器械和新的适应证的批准是他们从事药物/器械研发事业的重要环节之一。然而，如果任何国家的药政部门在稽查临床试验活动发现临床试验项目的过程和管理存在种种不合规问题的话，他们必定会对其试验结果的科学性和可信性提出疑问，并可以要求申办方重新进行试验，或针对其中特殊研究过程和结果进行重新分析，从而导致申办方在时间、信誉和资源上的极大损失。所以，申办方的稽查活动是确保研究机构或 CRO 临床试验质量保证的有效监督手段之一。它可以防止并纠正任何可能在萌芽阶段的临床试验不规范行为，以提高药政部门对申办方临床试验数据的信心。此外，监查员对临床试验的规范进行负有主要的责任。从某种意义上来说，稽查活动的开展也是对监查员工作绩效的一种监督。监查员在了解了稽查目的和要求后，也有助于他们在自己的监查工作中有的放矢地要求研究机构临床试验过程的行为规范，从而从根本上控制试验项目的质量和可信性。

根据临床试验被稽查的性质，对研究机构和合同研究组织进行的稽查活动通常可以分为两种：

（1）常规稽查　按照稽查计划对研究机构或 CRO 进行按部就班的稽查，以确保其临床试验行为符合药监部门和试验方案的要求。

（2）有因稽查　有迹象或证据显示研究机构有违背 GCP 或偏离试验方案之嫌。为了确证问题的存在与否或确保问题的解决，稽查员根据要求和稽查规范要求，对研究机构或合同研究组织进行稽查。

在目前依据风险临床监管的大环境下，需要根据

风险要素来确定对哪些项目和数据/文件目标进行稽查。对研究机构和合同研究组织的稽查通常需要由申办方的质量保证部门人员或专职稽查员来承担。如果申办方由于规模太小而没有设立临床质量保证部门的话，可以聘请第三方专职稽查员或合同研究组织来承担稽查合同责任。在这种情况下，常规稽查的活动一般可以外包给专职稽查员来承担，但有因稽查有时会由于时间和事件的突发性而由申办方指定内部独立人员或独立稽查员来进行。对于关键性新药临床试验来说，由于参加试验项目的研究机构数量较多，一般会选择 10%～30% 的研究机构进行稽查。如果是一般性新药临床试验的话，被稽查的研究机构的目标数通常不会超过 10%。如果有较多的研究机构需要被稽查的话，申办方可以考虑根据试验项目进度来开展试验监查。例如，用三步稽查法来完成整个稽查计划，即在试验项目完成 25% 招募目标的时候开始第一阶段的稽查；当试验项目完成 25%～50% 的招募目标时开始进行第二阶段的稽查；在试验项目完成招募率超过 50% 时，可以准备最后阶段的稽查活动。依据风险监控原则，选择进行常规稽查或提高稽查频率或强度的研究机构目标的标准一般为：

① 涉及交付药政部门的关键性临床试验项目；

② 开展较为复杂类型试验项目但经验不足的临床机构；

③ 具有较高试验用药风险的试验项目，如 FIH 临床试验、肝/肾毒性或心血管毒性较强的试验项目；

④ 涉及受试者风险较高的试验项目，如弱势人群受试者、老人或儿童受试者等；

⑤ 有较高或较快招募率的研究机构；

⑥ 未参加过临床试验的新的研究机构，或研究者经验少，既往项目绩效不佳，研究机构人员变动较为频繁；

⑦ 有异乎寻常的有效性和安全性问题或数据问题，如问题较多、绩效指标异常多、AE/SAE 极端值高、问题质疑率高或应答率低；

⑧ 较少临床试验经验、频繁交接工作的临床研究协调员或临床监查员在协助研究机构的试验项目；

⑨ 由合同研究组织负责监查的研究机构；

⑩ 在药政部门进行检查前；

⑪ 临床试验团队或监查员建议。

稽查计划需要依据风险的监控原则进行制订。研究机构或合同研究组织现场稽查的时间一般需持续 1～5 天左右。稽查活动的程序大致可分为：

（1）准备阶段　需要首先了解的主要方案和项目信息包括但不限于试验设计、适应证领域、试验用药、试验安全性和有效性评价流程和方法、设施设备要求、待稽查研究机构的筛选/入组/完成/进行中/提

前退出受试者状况等。在准备访问被选择稽查的研究机构和合同研究组织前，首先需要确定稽查日期，再通过口头和书面的形式知会将被稽查的单位。被稽查的研究机构需要指派专人，一般为临床研究协调员（CRC）或质量保证人员负责接待稽查员的到访，并由其负责协调所有稽查的事宜，如稽查日期/时间协调、稽查房间安排等，并确保稽查项目上需要约谈的人员在稽查当天能够随时待命，以便会见稽查员回答相关的质疑。在条件允许的情况下，进行稽查前的远程或现场文件预审阅。

（2）稽查阶段

① 介绍会议　在抵达研究机构或合同研究组织后，应当与相关人士首先举行介绍会，概述稽查的目的和范畴。

② 稽查对象选取　现场稽查时选取受试者数据变量需要按照稽查前制订的稽查目标进行，在现场稽查时需要根据预设的优先顺序针对受试者变量审阅。例如，同时满足多个优先关注点变量的受试者稽查排序优先，或根据变量重要性优先选择变量审核目标。常见的重要考虑点可以包括但不限于：

a. 至少一位经历安全性事件的受试者，如 SAE、死亡、妊娠、实验室异常值有显著临床意义或没有临床意义等；

b. 至少一位满足研究主要或重要的次要终点的受试者；

c. 至少一位分配到特定组别的受试者；

d. 至少一位分配到特定亚组别的受试者（如有），如研究分层或试验用药分组等；

e. 至少一位出现 PD 的受试者，如严重或较多方案偏离（入排标准、禁忌用药等）；

f. 至少一位涉及弱势群体的受试者，如精神障碍或处于稳定期的精神病患者、青少年等（如适用）；

g. 处于试验项目访问不同阶段的受试者各一位，如早期退出者；

h. 不同试验进展阶段（如早期、中期和后期）入组的受试者各一位；

i. 可以根据 EDC 中数据质疑比率或对比选择，如数据质疑少或没有和数据质疑多的受试者各一位；

j. 至少一组或一位受试者的全套 ISF 文件；

k. 通过既往监查或报告的试验质量或数据可信性目标问题；

以上变量选择的目的在于评价研究机构对方案标准和要求执行合规性，以及数据 ALCOA 原则和伦理满足度。

③ 审阅　审阅研究机构或合同研究组织的试验项目文档是稽查活动的重要内容之一，这包括对所有知情同意书、临床试验病例报告和源文件、研究机构或合同研究组织的中心文档与申办方主文档的准确

性、完整性和一致性，以及严重不良事件的管理和报告、研究药物的管理和处理程序等的审阅。

④ 核实 临床病例研究报告表数据输入和源文件数据记录的一致性和准确性是稽查活动的重点目标之一。此外，对 GCP 和 SOP 依从性的核实是稽查活动的另一主要环节。

⑤ 检查环境和设备 稽查员需对研究机构的试验项目进行环境观察，以确定受试者被诊视的过程和其他试验项目评价过程满足试验方案的要求。其他试验项目程序的执行行为也是稽查评价的活动之一。

⑥ 结束会议 现场稽查结束前，稽查员需要和研究机构或合同研究组织项目主要负责人举行一个小型总结会，讨论和审核在稽查中发现的问题及其落实相关问题的答案、解决方案和措施。

（3）总结阶段 稽查总结报告是稽查员完成现场稽查后必须完成的后续活动之一。根据试验项目的全过程环节，稽查问题的观察可以分别集中在：试验方案、知情同意书、药政文件、伦理委员会文件和程序、研究药物管理、安全性报告、试验方案的遵循、源文件数据可靠性、申办方/监查员的职责、研究者的职责、实验室管理、培训管理等。

稽查过程总是从申办方内部的临床试验项目文件档案的审阅开始，在研究机构现场，稽查可以从检查相关研究机构的文件档案入手，重点关注研究机构的文档内容与申办方的文档内容的一致性。在稽查中主要注意的方面和问题包括在试验项目过程中，完成了哪些步骤和程序、什么时候完成的、谁完成的这些步骤和程序、这些步骤和程序如何被记录存档等。

表 29.5 列出了对研究机构进行稽查的记录表样本。无论是稽查或检查活动，每一次稽查活动都应专门分别记录在新的记录表中。每一位稽查或检查员都需要在相应的签名栏中签名和日期。每一位被会见的

表 29.5 临床稽查记录表示例

＜申办方名称＞	试验项目编号
研究者姓名：	研究机构编号：
稽查或检查日期：	国家和地区：

本记录为稽查 □ 检查 □

稽查或检查的原因：

申办方要求 □　　　药政部门要求 □　　　本单位质量控制人员要求 □

计划内常规要求□　　前次稽查或检查的后续 □　　有因稽查或检查 □

其他(请注明)：

稽查员或检查员姓名、单位和职务	签名和日期

接待本次稽查或检查的研究机构人员：

姓名：＿＿＿＿＿＿＿＿　　　　　职务：＿＿＿＿＿＿＿＿＿＿＿＿

签名：＿＿＿＿＿＿＿＿　　　　　日期：＿＿＿＿＿＿＿＿＿＿＿＿

本次稽查或检查报告储存档案：

申办方的稽查报告在临床质量保证保密档案处：(是/否)＿＿＿＿＿＿＿＿＿＿

研究机构的保密档案保留有检查总结报告(是/否)：＿＿＿＿＿＿＿＿＿＿

稽查或检查报告文件编号：＿＿＿＿＿＿＿＿＿＿＿

稽查或检查后续报告文件编号：＿＿＿＿＿＿＿＿＿＿＿

稽查员或检查员会见的被稽查单位人员姓名和职务	签名	日期

稽查员或检查员要求复印的文件

人员也应当在相应的签名栏中签名和日期。每一份稽查报告都应附注一个独特的识别编号。所有被用于稽查目的而复印的文件都应当记录在案，这样既可以作为文件记录，也可以作为一个清单以确保相应的源文件在复印或使用完毕后都被退还给研究机构。**临床试验常用表 29**（二维码）展示了对研究机构进行稽查的主要稽查条目清单。在稽查报告中，稽查员应当对发现的临床试验行为非依从性问题进行分类（表29.6），并对每一个问题提出修正要求或改正时间表。在规定的时间段后，申办方应当要求监查员或项目经理对稽查报告中的问题做出答复或对解决状况进行跟踪调查，并将调查结果以书面形式记录在稽查报告的相应问题的后续活动栏目中。只有所有的问题都得到解答和解决，稽查报告才能被视为完成。经项目经理和稽查员分别签署后，稽查报告应当被保存在临床试验质量保证部门的项目文档中，而不是申办方的临床

试验项目主档案中。表 29.7 为稽查问题观察和修正答复报告的案例。

　　一般来说，书面稽查结果报告只抄送给对所观察问题负有监督和纠正责任的临床团队成员，如项目经理、监查员、项目主管、项目总监等。是否需要抄送给研究者和其他无关内部人员视相关问题属性和需要而定。申办方通常不希望这些稽查报告在研究机构或公司内部被随意传阅。药政部门，如美国 FDA，通常不会要求检查申办方的稽查报告。如果书面报告由于某种原因需要抄送给研究者的话，申办方通常也会要求研究者在完成纠正行动后退还稽查报告，并无须保留稽查报告在研究机构试验项目文档中。监查员对任何在稽查过程中发现的问题都负有协助和监督研究机构限期解决的职责，以确保研究机构

表 29.6　稽查观察问题等级表

序号	类别	类别描述
1	严重问题	对关键数据的有效性或可信性，对受试者安全性，或药政部门对试验项目设备、研究程序、研究机构环境或试验过程可能存在较严重、不接受或质疑风险的问题。这些问题可能会导致药政部门拒绝未来药物上市申报批准，并会提出改正要求。这些问题必须要求做到限期纠正
2	重要问题	所发现的问题可能不会对试验设备、过程、数据、环境或程序的接受度产生影响，但显示了非常显著的违背 SOP 或 GCP。所以还是有可能造成药政部门对这些问题提出修正要求。这些问题也必须要求做到限期纠正
3	一般问题①	所发现的问题可能不会对试验设备、过程、环境或程序的接受度产生影响，但却表现出对 SOP 或 GCP 的违背。这些问题要求最好限期纠正
4	程序问题	与 SOP、指南或工作规程有关的问题，这些方面的步骤或内容可能不适宜、不一致或不完整，其应当被建议适时补充或调整

① 如果一般问题多次或反复发生，有必要将其升级为重要问题。

表 29.7　临床试验稽查问题观察和修正答复报告示例

	临床质量问题类别	研究者责任
1	问题等级	重要问题
	问题描述	临床研究协调员用铅笔记录源信息，并用白色修改液涂抹错误之处
	SOP/ICH	ICH4.2.3
	答复/纠正行动计划	该研究机构将由监查员×××在下次监查访问中（2007 年 1 月 31 日）就 GCP 内容对相关试验程序重新进行培训
	行动负责人	监查员×××
	答复日期	2006 年 12 月 26 日
	预计纠正完成日期	2007 年 2 月 1 日
	完成结果	
2	临床质量问题类别	源文件数据可靠性
	问题等级	重要问题
	问题描述	临床试验病例报告页被用作为源文件，并且这些页没有审阅签名和日期
	SOP/ICH	ICH4.9.2
	答复/纠正行动计划	研究机构将被告知需要签署所有源文件和日期。监查员在下一次的监查访问中（2007 年 1 月 31 日）应完成一份备忘录，并保留这份备忘录在研究机构文档中
	行动负责人	项目经理×××
	答复日期	2006 年 12 月 26 日
	预计纠正完成日期	2007 年 2 月 1 日
	完成结果	

的临床试验行为满足 GCP 和药政规范，为药政部门的检查做好最佳准备。监查员应当将所有纠正结果都在稽查报告的后续结果栏目中做出记录。

对于有因稽查而言，并不一定需要告知研究者和合同研究组织真正的稽查原因。如同常规稽查一样，稽查员除了稽查大多数的临床试验情况和环境，还应当特别注意被怀疑或质疑有非常规或不一致性行为的方面。监查员可以被要求和稽查员一起参加这种稽查活动，特别是涉及严重 GCP 违背情形的时候。对有因稽查结果而言，常见的稽查结果包括但不限于：

① 如果没有发现所怀疑的问题，一些稽查结果和报告可以依照常规稽查报告的程序完成；

② 如果没有发现所怀疑的问题但还是不能做最后确定的话，申办方可以指派第三方进行后续复查，或要求伦理委员会或药政部门协助检查；

③ 如果确实发现所怀疑的问题的话，视问题的严重程度，申办方应当做出申诫或暂停招募活动，甚至关闭研究机构等处理行动。

如果存在特别严重的问题，则应当向药政部门和伦理委员会通报。申办方的临床质量保证人员必须会同项目主管、药政代表、质量保证主管一起就事件的性质、结果和采取的纠正措施等做出专门报告并呈报给有关上级主管部门。

29.2.2　伦理委员会对研究机构的稽查

中心伦理委员会有时会对研究机构进行访问或稽查。由于他们通常与所审批的研究机构不在相同或邻近的城市或地区，或想要确证研究机构的临床试验行为符合 GCP，伦理委员会的代表会对研究机构进行常规或有因稽查。一旦发现严重违规或欺诈行为，伦理委员会有责任及时向药政部门通报，并根据情节严重程度对研究机构做出暂停或终止临床试验项目的决定。申办方通常不会参加伦理委员会的稽查，但研究机构的 CRC 有义务在伦理委员会通知研究机构这种稽查后立即通报申办方的监查员和项目经理，并在稽查完成后将稽查结果告知监查员和项目经理。伦理委员会的稽查程序与申办方或药政部门的检查程序类似。但大多数情况下，伦理委员可能更着重于 GCP/SOP 和试验文档的稽查。

29.2.3　药政部门对申办方和伦理委员会的稽查

29.2.3.1　药政部门检查的一般原则

各个国家都设有药物管理部门，它的使命就是保护公共健康利益和确保研究药物和医疗器械在被批准上市前的研究中所呈现出的有效和安全数据的质量值得信赖。在评价申办方递交的药物/器械安全性和有效性声明中，药政部门必须系统地审核所有的关键数据点，以确保数据的有效性和获得数据过程的科学性

和可信性。要做到这一点，药政部门应当建立一个体系来检查临床研究中的实际行为。药政部门在检查中，需要充分评估以下方面：

① 受试者的权利、安全性和福祉是否得到充分保护；

② 伦理委员会、申办方、合同研究组织和研究者在进行临床试验中对于坚持和维护药政规范、指南、GCP 和试验方案方面做得如何；

③ 支持新药/器械有效和安全结论的数据的真实完整性如何。

申办方、伦理委员会或研究者必须允许药政部门的检查员或代表在合理的时间和方式下检查和复印与新药/器械研究有关的所有记录，包括进入或检查药物/医疗器械生产、加工、装配或包装等场所，或药物/医疗器械使用或植入的研究机构病房等。特别是在研究机构进行检查时，研究者必须充分配合药政部门的要求，提供所有可鉴定受试者的记录。一般情况下，研究者可以不用揭示受试者的个人隐私信息。但如果在特别的情况下需要某位受试者的更详尽的信息资料，或有理由怀疑受试者记录并不真实的情况，或不代表实际的结果的话，药政部门可以要求研究者披露受试者的全部信息。如若不然，药政部门可以有理由怀疑受试者签署知情同意书的真实性，或研究者递交给申办方或伦理委员会的数据或报告有所隐瞒、不完全、不准确、伪造或有误导。值得提出的是各个国家在检查临床试验行为时采取的策略有所不同，但都应在 GCP 和 ICH 的标准下进行。本节的讨论是建立在美国和欧盟常用检查要求和方式的基础上。实际的药政部门检查规范还需要各个国家的药政部门根据本国的实际现状加以调整或补充。

由于临床试验项目的数量庞大，各国药政部门不可能对所有申报的临床试验项目都进行检查。他们选择检查的临床试验项目主要针对重要的新药/器械研究，或由于申办方、合同研究组织、伦理委员会或研究者不佳的既往临床规范行为记录或不良报告而使得药政部门对所申报的数据产生怀疑。药政部门的检查类别有：

（1）常规检查　又称研究项目导向检查。大部分检查属于此类，其并不意味着受检单位在临床试验过程中做错了什么。这类检查一般是随机性地选择进行，主要针对以下内容。

① 试验药物/器械为关键性研究的项目（Ⅲ期临床试验较多）。因为这类试验项目的结果往往会成为批准研究药物/器械未来治疗某种适应证的依据。

② 现有产品新的适应证的临床研究。

③ 为要求降低药物的风险等级或转化为非处方药物所进行的临床研究。

（2）有因检查　针对研究数据可信性或受试者保

护有疑问或举报的检查。

（3）探索性项目检查　药政部门建议的各种改善行业或某一领域规范的探索性项目，药政部门进行结果评估检查。这种检查具有教育或特殊目的等特质，检查评估结果可用于趋势或差异性分析。

药政检查的主要审查领域包括但不限于：文件管理（包括 SOP）、项目管理、研究用药/器械或试验物资供应管理、档案建立及其管理、试验行为及其监测、法规申请、实验室规范、药物警戒的依从性、质量保证体系及其实施、试验主文件管理、数据和统计规范和管理、报告撰写的规范性和管理、培训标准和档案、计算机化系统规范和管理、合同研究组织或专业服务提供商的药政规范及其连带责任等。

由于药政部门的检查并没有事先的时间约定，它可以发生在临床试验进行的过程中，也可以在研究结束多年后，如药政部门正在审批药物/器械上市申请的临床试验数据时。所以，研究者或申办方等应当随时做好被检查的准备。这种准备只有通过平时对相关文件和程序的完善、准确和严谨等强化措施来实现。监查员、项目经理和申办方临床质量保证人员是实现这种强化准备的最佳人选，他们在常规的临床试验工作中就应当不断提醒自己和所监督的对象，并养成良好的工作习惯，且对各个领域倾心关注。

药政部门对申办方、合同研究组织、研究者或伦理委员会的检查程序并无本质差别，但检查内容重点可能有所不同。对即将进行的检查事件，药政部门通常会以检查通知的方式告知对方，如美国 FDA 482 表。药政部门一般会提前几天、几周或几小时通知受检单位。由于药政部门的法律权威性，受检单位不能以任何理由拒绝任何形式的检查。

在药政部门检查结束时，检查员会与被检查单位的负责人，如研究者或临床质量保证部门代表等举行检查结束会议，以总结检查发现的问题。检查结果通常还会以检查观察结果报告的方式转告受检单位，比如美国 FDA 483 表。在检查报告中检查员应当只记录发现的事实和发生的对话，而不需对问题和对话做出个人判断分析。检查报告的内容通常包括（但不限于）药政检查员和谁有对话、讨论了什么、检查发现了什么、研究者或质量保证代表的答复是什么、需要采取哪些纠正措施等。

受检单位人员对于被发现的问题可以在结束会议时予以解释或收到检查报告后再以书面的形式正式答复。在现场检查结束会议上研究机构/研究者对问题的澄清有可能改变药政检查员对检查发现问题的判断。如果检查员当场接受研究机构的澄清，还有可能不用列在最终完成的药政检查报告中提出的发现问题中。任何列在药政检查报告中的发现问题，研究机构

都必须在限定的时间内做出答复。如果检查发生在研究机构的话，研究者应当记住将检查报告的复印件提供给申办方。申办方可以协助研究者应对检查报告中的问题答复。药政部门在收到受检单位的问题答复后，视问题答复的满意度来决定是否可以关闭检查案例。检查结果报告和受检单位的答复会作为药政部门的检查档案保留在药政部门的文档中，其对未来相关药物/器械的上市审批或申办方的申请可接受度有影响。美国 FDA 对于检查结果的分类如下：

（1）无行动要求（NAI）　大约 20%～30% 的检查结果属于此类。它表明受检单位没有被发现违规行为。检查员会以书面的形式解释检查结果。受检单位也无须对其做出答复。

（2）志愿行动要求（VAI）　大约 60%～70% 的检查结果属于此类。它表明受检单位的行为或实践存在某些轻微瑕疵，并对研究结果的质量和可信性有影响。这种研究质量和可信性是指数据的真实完整性和/或受试者的权益。检查员会以检查报告的形式通知受检单位所发现的问题；受检单位有时需要对问题做出书面解释和答复。后续再检查行动可能发生，以确定所发现的问题已获得解决。

（3）官方行动要求（OAI）　大约 3%～9% 的检查结果属于此类。它表明受检单位被发现较明显的违规行为。药政部门将对其采取药政或其他处罚措施；受检单位必须对问题做出限期答复或解决。后续重新检查行动必不可少。

29.2.3.2　药政部门对申办方的药政检查和应对

申办方对于药政部门的检查应当特别重视。在日常的临床试验工作中，每一位临床试验团队成员都必须把 GCP、当地药政规范和 SOP 原则切实贯彻在临床试验项目管理的每一环节中。为了药政检查的顺利进行，申办方的每一位成员都需要懂得公司对待这种检查的目标和要求。虽然在保证临床试验的质量和受试者权益方面，药政部门和申办方都有着共同的目标，药政部门和申办方在进行检查的角色上却有着不同。申办方需要向前来检查的药政部门代表提供必需的文件和对检查员的问题做出解答，以表明申办方在临床试验中坚持和维护药政规范、指南和标准操作程序，确保所递交数据的质量和可信性，以及保护受试者的权利、安全性和福祉。对于申办方来说，药政部门的检查完成后没有提出进一步的行动要求就意味着申办方在药证规范依从性方面能满足法规要求。在药政检查中，检查员所观察到的所有问题应该尽量在检查期间予以解释和答复，这样检查员会把现场结果记录在检查报告中。即使不能立即解决和答复，也应当在检查结束后尽快以书面的方式予以解释和答复。任何问题都不应当存在无法解决的情形。只有在解决和答复都令人满意的情况下，检查员才不会在检查报告

的结论中提出进一步的后续行动要求。然而，如果申办方的答复和解决不能令检查员信服或检查员认为所发现的问题属于严重问题的话，药政部门都将会采取进一步的行动要求。可能出现的药政处罚结果如下：

① 申办方被告知所申报的用于支持某药物/器械上市或治疗新的适应证的研究数据不能被接受，或试验必须被重新进行；

② 有必要进行进一步的检查和调查；

③ 终止或暂停正在进行的研究项目或新药申请；

④ 可能发生召回或没收药物产品的情况；

⑤ 按照有关条例或法律对严重违规者可能做出行政处罚或法律制裁。

一旦出现这些不利情形的话，不仅申办方的形象会受到影响，在财务方面也可能遭受损失，因为药政部门通常会对严重违规行为予以高额罚款的惩戒。进一步说，申办方不仅在时间和资源的投入上都造成极大浪费，而且在研究药物的申报和批准方面也会受到重创，从而可能导致最终市场机遇和利润的损失。

为了达到申办方对待药政检查的最佳目标，申办方应当在平时就注意 SOP 的健全和实践。这是为药政检查打下良好基础的关键，因为在日常工作中如果没有建立良好的临床实践习惯，在药政部门检查到来时也不可能显示对药政规范依从的良好记录和文件。

从某种意义上来说，试验结果的高质量和可信性不是靠稽查或药政检查获得的，也不可能通过规范的质量管理体系来实现。质量是符合资质的人员按照预设的规范标准和要求去行动才能取得的结果。这些日常的 GCP 管理应围绕下列若干方面：

① 遵循和建立与 GLP、GMP、GCP、PV 和计算机化系统有关的良好规范和指南；

② 遵循和建立申办方的质量管理体系和 SOP；

③ 经过培训的合格临床团队人员按照法规和方案要求执行试验过程和数据管理；

④ 及时报告和调查 SOP 的偏离和违规事件；

⑤ 建立完整和准确的档案记录系统，包括人员培训和简历。

国际上药政检查一般主要集中在四个领域，即《药物非临床研究质量管理规范》（GLP）、《药品生产质量管理规范》（GMP）、《药物临床试验质量管理规范》（GCP）和《药物警戒质量管理规范》（GPVP）（见第 1 章和第 21 章相关内容）。计算机化系统的验证和检查分别贯穿在这四类领域中（参见第 23 章相关内容）。这些领域与新药/器械研发和上市过程都有着密切的关联。表 29.8 简述了这四类检查的范畴。

总的来说，药政部门对临床试验过程的检查所应用的主要标准和依据是 ICH-GCP、药政部门颁布的药

表 29.8 四类药政检查简要概述表

	GLP	GMP	GCP	PV
药政申报检查	新药申请中由于涉及临床前数据有可能导致 GLP 检查	在新药或已上市药物申报新的适应证被批准前，药政部门可能会检查药物的生产、分析测试和/或包装线和设备环境。其目的是评价用于新药的原材料、成分生产/包装过程和分析测试方法的规范程度；也可以为了验证生产、分析和质量控制要求与申报材料中所描述的标准是否一致。如果申办方不能通过这种批准前检查的话，其新药申请不会被批准，或直到必要的纠正措施已取得成效才能获得批准	在新药临床试验数据被申报给药政部门后，药政检查员有可能对申办方进行现场检查。这包括对申办方内部、承担临床试验项目的临床研究者、合同研究组织和伦理委员会的检查。如果检查不能获得满意结果的话，新药申请有可能被拒绝或要求进一步重复或补充新的临床数据	这类检查可能会由申报给药政部门的文件信息有疑问而引起。例如，申办方递交给药政部门的周期性安全性信息更新报告所含的信息与过去的报告有出入或必要的信息量不足
常规检查	GLP 实验室有可能定期地被药政部门检查，以确保它们仍然符合 GLP。此外，药政检查也可以针对某项完成的研究项目进行	常规 GMP 检查是周期性地被进行，以确保申办方是在按照药政规范进行管理和操作。这类检查也可能与新药申请的审批有关	对申办方的常规 GCP 检查可以在任何时候进行，无论有否申报、举报或疑问存在的情形。检查员也可能对临床研究机构进行类似的常规检查	对申办方的常规 PV 检查可以在任何时候进行，无论有否申报、举报或疑问存在的情形。这类检查可能是检查申办方安全性监督机制的程序，也可能包括在药物临床试验项目的 GCP 检查中进行
有因检查	这类检查可能由于在常规检查中发现严重违规行为而发生，或由发现所申报的材料中有可疑的数据而引起。这类检查有可能不会事先通知	这类检查可能由于在常规检查中发现严重违规行为而发生，或由发现所申报的材料中有可疑的数据而引起。这类检查有可能不会事先通知	这类检查常常由对某种药物试验或产品出现投诉所引起，或对所申报的数据有疑问而发生	这类检查常常由对某种药物试验或产品出现投诉所引起，或对所申报的安全性数据有疑问而发生。比如不按时申报加速安全性报告，不递交安全性药物文件，或患者直接联系药政部门提出投诉

监政策、指南和/或规范。药政部门通常也会制定药政部门内部的 SOP 来规范各类检查的程序和要求。这些 SOP 指导检查员必要的细节去确定被检查对象是否按照 ICH-GCP 原则、规范和指南，及其受检单位制定的 SOP 行事，以确保临床试验行为的科学性和申报临床数据的可信性，以及保护受试者的权利、安全性和福祉。

在药政检查员检查时，临床质量保证部门或其代表在接待过程中起着重要的作用。实际上，这个部门或代表主要负责整个检查的协调，协助检查过程的进行和答复检查员的问题等。图 29.17 展示了药政检查对申办方的一般检查过程。药政检查员通常会在检查之前通过电话、信件、电子邮件或传真等形式通知受检单位。在检查员即将抵达受检单位前，临床质量保证代表需要告知受检单位人员药政检查人员的检查事宜和注意事项。在检查员初抵检查现场时，临床质量保证代表应当做到以下几点：

① 迎接检查员并验证他/她的身份证明；

② 引导检查员在预先安排好的场所休整和准备检查事宜；

③ 接收检查员出示的检查通告；

④ 确定检查员此次检查的重点，其中可能包括环境的巡视检查；

⑤ 向检查员概述受检单位的现状；

⑥ 联系或预约需要在检查过程中提供协助的有关人员前来。

在整个检查过程中，临床质量代表应当自始至终陪在检查员左右，以便协助检查员的要求，及时提供、答复或协助答复检查员的问题或文件索求。当检查员向有关人员询问问题或索取信息或文件时，被询问人最好要在临床质量保证代表在场的情况下对问题做出答复。如果无法做到临床质量保证代表的在场，事后应当完成书面报告，记录与检查员的交流和问题的答复，并递交给临床质量保证代表备案。如果检查过程需要若干日完成的话，在每天检查活动结束后，临床质量代表应当与受检单位主管部门回顾当天的检查活动情况，并规划第二天的检查活动期望要求。如果检查员提出任何疑问，临床质量保证代表应当及时和受检单位的有关人员沟通，或与他们一起商议如何对问题做出适宜的回复。在每次问题答复后，临床质量保证代表都应当将关键问题的讨论和答复记录在案，并反馈给相关人员和存档保留。如果检查员需要巡视有关环境设备，临床质量保证代表应当通知将被巡视的部门负责人或代表陪同检查员完成巡视过程，以便解决检查员在巡视过程中出现的任何问题或状况。

在药政部门的检查过程中，由于药政部门的法律权威性，检查员可以要求检查任何形式的与临床药物研发活动有关的信息和文件。然而，人员记录信息，除了培训和简历信息外，财务、销售和价格等市场信息被认为是受检单位的个体保密信息，且不属于临床试验活动的范畴，一般不宜向检查员提供。此外，除非在特殊的状况下，临床质量保证部门对研究者或合同研究组织等进行的稽查报告一般也不必主动出示给检查员审阅。

在检查员检查过程中，受检单位人员有许多场合可能与检查员会面。显然，受检单位人员与检查员的互动对检查成功与否有直接影响。在这些场合中，受检单位人员应注意的事项如下：

（1）与检查员的直接面对面会议　必须注意的是检查员的关注点可能与受检单位人员的关注点有所不同。他们都会娴熟地提出技巧性的问题。在检查员提问时，被询问人员应当尽量做到以下几点：

① 仔细聆听每一个问题，必要时在回答前复述

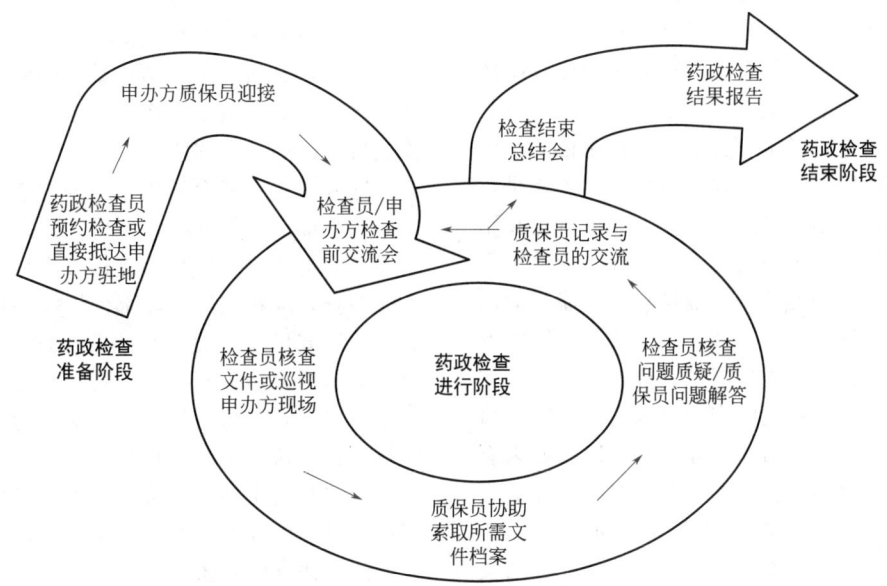

图 29.17　申办方的药政检查一般程序示意

所提的问题，以确定所问的问题，或要求澄清问题的核心。

② 准确回答每一个问题。如果不知道答案，切记告知检查员将核实或查询问题的答案后再予以回复。告知主观臆想、推想或不确定的答案是回答检查员问题的大忌。

③ 回答检查员的问题时，最好直接切中答案，且不应当主动地予以过多的解释或提供不相干的信息，以免产生更多的疑问或问题。回答问题时也应当尽量做到直截了当，不拖泥带水。

④ 与检查员会面时，不应在检查员提供的任何文件或声明上签名，除非临床质量保证代表或受检单位主管授权这样做。

⑤ 与检查员交流时，应当做到礼貌、合作、实事求是和专业化。

（2）巡视现场 面对面会议所应遵循的原则同样适合巡视现场检查的情形。最好要求临床质量保证代表和现场负责人一起陪同检查员的巡视。

（3）数据审核提问 检查员在检查过程中，有权要求审阅原始文件及其相关文件，必要时复印这些文件。相关人员在回答有关文件询问时，应遵循面对面会议的原则，在提供文件前确定所需文件的要求。在提供了需要的文件后，如果发现有其他相关的文件，应该告知临床质量保证代表，并由其决定是否需要补充提供给检查员。任何文件的提供最好都通过临床质量保证代表来协调，包括复制文件的提供。如果检查员要求文件的复印的话，复印者最好复制两份，其中一份送交给检查员，另一份应当留作受检单位的检查文件档案。原始文件必须保留在被检查公司的档案中，检查员只能保留复印文件文本。在复印文本递交给检查员前，如果受检单位有信息财产保护条例要求的话，临床质量保证代表应当记住在复印文本上盖戳"保密"字样。

（4）结束会议 在每天工作日结束前，临床质量保证代表应当与受检单位的有关人员商讨被检查出的问题，并及时收集信息以备对这些问题的解答之用。在检查员结束稽查前，通常都会召集受检单位的主管部门人员举行结束检查总结会议。这个会议主要是讨论和澄清任何被检查出的疑虑或问题。任何讨论和结论都会被检查员如实地记录在检查总结报告中。如果没有发现任何主要问题的话，一般检查员可能不会向受检单位递交检查结果报告。如果有无法当场解答的问题，或被认为是较为主要的问题，检查员会记载在检查结果报告中。受检单位应当在规定的期限内对检查结果报告中的问题做出书面答复。在美国，如果有递交检查结果报告（FDA483 表）的需求，检查员会在离开受检单位前将相关报告交予临床质量保证代表。在欧盟和日本，这种检查结果报告是在检查结束后以检查总结报告的形式提供。

（5）检查后续行动 当药政检查员提出受检单位有不符药政临床行为规范问题时，临床质量保证代表应当会同有关人员和主管人士审阅和商讨这些问题及其解答，以确定是否需要采取必要的纠正措施并明确问题解决责任归属。此外，对于检查结果报告中的所有问题最好应当按照 SOP 的要求，在规定的期限内向药政部门递交书面回答。

29.2.3.3 药政部门对研究机构的药政检查和应对

药政部门对研究机构的检查通常有三种情况，研究项目导向检查、研究者相关检查和生物等效性项目检查。概括这三类检查的原因不外乎以下几点：

- 数据可靠性和完整性核查；
- 关键性临床试验项目的承担者；
- 研究者对 GCP 的依从性或有不良 GCP 记录或报告；
- 研究者承担的试验项目超出他/她本人的专长范围；
- 研究者同时承担了许多研究项目或招募了大量的受试者；
- 审核部门举荐检查；
- 受试者或患者有较多的投诉，因而需要确定受试者的权利和安全性是否受到合理保护；
- 申办方或伦理委员会通报研究机构的有关问题；
- 研究者所呈报的安全性或有效性数据与相同试验项目的其他研究者的数据差异较大；
- 研究机构完成受试者招募速度比预计时间表快得多；
- 媒体曝光；
- 地理区域因素。

研究项目导向检查主要是针对重要的新药上市申请案例。申办方主要依赖这些临床试验项目的研究结果作为支持其新药上市治疗某种病症的依据。那些贡献较多临床研究数据（招募较多受试者或承担较多试验项目）的研究机构通常会成为药政部门检查的对象。这种检查一般会发生在申办方递交新药上市申请后的药政部门审批期间。所以，申办方通常会按照药政部门的选择研究机构检查标准先行对相关研究机构进行稽查，或在获知药政部门即将检查之前委派监查员前往研究机构协助做好被检查的准备。上述与研究者有关的因素构成药政部门检查研究者的选择标准。

生物等效性项目检查是针对生物等效性临床试验项目而言。这类试验项目与其他临床试验相比较为简单，所涉及的文件和源文件数据也较少。从事非处方药物研发的申办方及其研究机构往往会成为药监部门检查此类研究的对象。

FDA 对临床研究机构现场检查时试验原始记录

文件的评估要求有具体标准，这些标准要求清晰地列在 FDA 颁布的药政检查员手册中。概括地说，这些标准要求包括：

（1）原始记录

① 描述研究者原始记录的组成、状况、完整性、易读性。

② 确定记录是否充分，以便确认受试者的存在并参与了试验项目。

③ 确定记录包含：

• 方案要求的受试者进入临床研究时的观察、信息和数据；

• 方案要求的受试者暴露于试验药物的记录；

• 受试者参与研究期间的观察和数据，包括实验室报告、发生的非相关疾病，以及其他可影响试验药物药效的因素；

• 研究中心中参与收集和分析数据的关键人员的身份信息。

（2）病历报告表（CRF）

① 描述 CRF 获取并录入数据的流程：

• 谁获得数据，谁记录数据；

• 数据源，如数据从其他文件转录或者数据直接录入 CRF；

• CRF 数据是否修改，如果有修改，是谁修改的，修改的原因，研究者是否知晓。

② 核对 CRF 与原始记录，确定是否：

• 受试者符合入排标准；

• 实验室记录中进行了方案规定的实验室检查，包括 ECG 放射、眼检等；

• 所有的 AE 都有记录并报告；

• 研究者评估 AE 的程度并记录与试验药物是否相关，包括预期的 AE；

• 记录并报告合并治疗。

③ 确定研究者向申办方报告了所有中止试验的受试者及其原因。

④ 审查知情同意书和知情同意过程。

准备药政检查的最佳策略是从启动临床试验项目开始之际就严格按照 GCP 和 SOP 要求行事。当获知药政检查员将前来检查时，CRC 首先应当通知申办方有关药政部门的检查事宜，并将所有研究文件集中放置和管理。CRC 还应当核查所有研究文件的完整性、准确性和有序性。在检查期间，一旦检查员需要任何文件审阅，CRC 可以既方便又迅速地找出。这也是衡量和观察研究机构对临床试验项目管理水平的指标之一。

药政检查通常从检查员与研究机构联系并预约双方都方便的检查日期开始（图 29.18）。对于常规检查来说，通常会提前 1～2 周的时间预约检查日期。

但如果是研究者有关检查，特别是涉及受试者安全性和 GCP 规范疑虑时，这种检查的预约时间可能较短或没有任何事先的预约而直接进行（在特别紧急和严重的情况下）。研究机构应当在获知药政检查后立即与申办方取得联系，以便申办方可以协助研究机构对即将到来的检查做好准备，并安排监查员或质量保证代表在检查当天能够告知研究机构自己的去处，便于研究机构在回答药监问题前必要时能及时与他们沟通。研究机构人员还应该完成 GCP 稽查记录表，并根据检查议程安排研究机构相关人员在场待命，必要时协助研究者对问题进行答复。药政检查员抵达研究机构时，应当主动向研究机构接待人员，如研究者或 CRC 等，出示自己的身份证明和药政部门的检查通告信函。如果检查员没有或忘记出示这些证明文件的话，研究机构人员应当主动要求检查员出示这些证明文件，并注意这些证明文件是否仍在有效期内。研究机构人员应当复印检查员的身份证明或其他证明文件，并和检查记录表一起存档保留。研究机构人员还应当养成记录检查情形的习惯。在检查期间可以指派专人作为速记员来记录检查当天发生的情形，如记录检查员的身份牌号码和交流对话内容等。这些记录可以在事后与申办方进行交流，并储存在研究机构的试验项目文档中。研究者在药政检查期间起着关键的作用。任何与试验项目有关的问题或疑虑通常都要求研究者予以回答，因为研究者对所有临床试验文件和数据的签名意味着他/她愿意承诺对试验项目的质量和可信性负责。研究者可以邀请相关人员对检查员的问题进行协助回答。但这并不意味着如果有不规范行为被发现后，对违规事件的处罚或处理会由当事人而不是研究者来承担。当事人的责任可以由研究机构内部根据内部规范予以处理。药政检查员可以在检查报告中记录与其他人员的交流情况，但任何问题的主要责任一般都应由研究者承担。在检查开始之际，研究者可以对研究机构的人员在试验项目中的角色和行为状况做出概述性介绍。在检查进行过程中，研究者对检查员的接待和问题的回答应当采取积极合作和真诚的态度，并协助有关文件或档案的获取，但最好不要让检查员自己随意找寻文件档案。对问题或疑虑的回答应当做到直截了当，最好不要提供不必要的过多无关信息，以免造成进一步的疑虑和问题。研究者应当教育研究机构人员不要轻易对任何问题回答"我不知道"或"我不清楚"，特别是有关角色的职责和试验项目工作程序的质疑，而是表明"我去核实一下再告诉您"或"我帮您查一下"等。如果试验项目已经结束或相关主要责任人员已离开研究机构的话，研究者应当能够在检查期间尽所有的可能及时联系到他们，以便必要时检查员要求与他/她的会面交谈或其

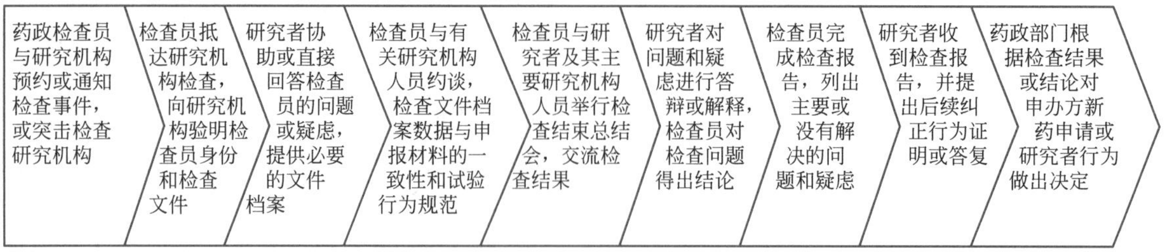

| 药政检查员与研究机构预约或通知检查事件，或突击检查研究机构 | 检查员抵达研究机构检查，向研究机构验明检查员身份和检查文件 | 研究者协助或直接回答检查员的问题或疑虑，提供必要的文件档案 | 检查员与有关研究机构人员约谈，检查文件档案数据与申报材料的一致性和试验行为规范 | 检查员与研究者及其主要研究机构人员举行检查结束总结会，交流检查结果 | 研究者对问题和疑虑进行答辩或解释，检查员对检查问题得出结论 | 检查员完成检查报告，列出主要或没有解决的问题和疑虑 | 研究者收到检查报告，并提出后续纠正行为证明或答复 | 药政部门根据检查结果或结论对申办方新药申请或研究者行为做出决定 |

图 29.18　研究机构的药政检查一般程序

他形式的交流。在欧美国家，药政检查员的廉洁规范要求严格，一般研究机构对检查员的招待只是停留在提供茶水或咖啡水平上，任何形式的餐饮款待都被视为行为不当，并会受到药政部门的行政处罚。质量体系文件中有任何弄虚作假都被药政部门视为欺诈行为。任何弄虚作假事件都会导致药政部门的调查。如果药政检查发现下列情况通常会被视为造假：

- 记录的内容是某一没有发生的事件或观察内容；
- 在某一事件或观察内容发生之前做出记录；
- 提前填写某一事件或观察内容的日期；
- 不提供原始数据；
- 未经批准，使用、记录别人的观察资料。

对研究机构的药政检查重点主要集中在试验项目规范行为和数据可靠性方面。药政检查员对试验项目行为规范检查的侧重点在于核查：

- 谁负责做什么；
- 每个人被授权限的程度和职责表现如何；
- 试验项目专项检查在何地完成；
- 各类数据如何被记录和记录在什么地方；
- 试验物资供应和清点记录的完整性怎样；
- 申办方及其监查员与研究者如何进行沟通；
- 监查员对试验项目进展的监督行为和结果如何。

由此可见，检查员对于申办方和监查员与研究机构之间的互动是检查的内容之一。这种互动包括保留在研究机构文档中的监查员监查访问活动记录，监查员与研究机构间的信件或电子邮件往来，及其他交流文件或备忘录。有关监查中文件和交流记录要求都可以进一步参阅有关试验文档和临床监查章节中的内容描述。

对数据可靠性的检查通常采用抽查 10%受试者样本的方式进行。如果出现数据的不一致性，则逐步增加抽查比例，直至核查所有受试者样本。这种检查的目的主要是核对研究机构的源文件记录与申办方递交的数据结果的一致性，以及研究机构数据记录的真实完整性。对于源文件数据记录来说，检查员通常会特别对受试者的知情同意书、原始实验室检测数据、

受试者的病史记录、受试者的诊断记录、受试者的入组标准的正确性、同期服用药物与试验方案许可要求的吻合性、严重不良事件报告与支持性文件和数据来源间的完整性进行重点检查。

检查员根据研究机构检查活动工作量的多少来调整检查所需时间长短，其可以为一天或数天。检查完成时，检查员通常会与研究者及其主要研究机构人员举行检查结果总结会。在会上，检查员会列出检查中发现的问题或疑虑。这也是研究者对疑虑或列出的稽查问题进行澄清的最后机会。检查员会针对检查中未能解决的问题或不满意的答复提出检查报告，并可以根据问题的性质要求研究者对其限期纠正或进一步答复。研究机构在收到药政部门的检查报告后，应当及时提供一份报告复印件给申办方或监查员。必要时，申办方和监查员可以协助研究机构完成检查报告所提问题的书面答复。研究机构应当把检查报告妥善地保留在研究机构的临床试验质量文件档案中。当其他申办方在选择研究机构承担新的临床试验项目过程中了解到某研究机构曾接受过药政检查的话，申办方通常会要求研究机构提供一份检查报告的复印件。

如果研究机构被发现存在较多的行为规范或数据可信性问题的话，申办方的申报数据的质量和可信性可能会连带受到质疑，并会直接影响药政部门对申办方新药申请的批准结果。在药政检查中发现的问题半数以上都与研究者"严重违背"GCP 中对临床试验记录要求相关。表 29.9 列出了经检查发现的常见 GCP 违背事件案例。被查出的研究者本人也会由于众多的问题或屡教不改的不良记录而受到药政部门的行政处罚。这些处罚包括限制研究者参与临床试验的数量，不能作为主要研究者而只能担负次要研究者的角色参与临床试验，或者被列在终身禁止参加临床试验的黑名单上。通常这种黑名单会公布在药政部门的网站上。有些申办方在选择研究机构过程中，会要求项目经理确认被选择的研究者没有被列在药政部门的黑名单上。某些国家和地区还会对犯有严重不良记录的研究者处以罚款，甚至判监入狱。

表 29.9　常见 GCP 违背事件示例

序号	常规试验项目过程	序号	计算机系统运用
1	原始设计文件版本丢失	1	对计算机系统没有系统审核或验证
2	各种试验进程列表、流程图等不完整或不存在	2	既往系列系统模板构建管理文件不完整
3	临床试验人员培训记录不充分	3	与非验证的其他系统共享数据
4	最新版本文件和实际实施文件版本不一致	4	不能提供用户授权和权限控制清单列表
5	漏报或不报 SAE，或 SAE 报告跟踪体系没有建立，药物安全性数据库不存在及其与试验数据库核对程序不健全	5	登录密码相互借用、知晓，或写在明显的地方，特别涉及电子签名的地方由他人代理执行
6	源文件建立不当，或不存在源文件，或有意删除或隐瞒源文件信息或证据	6	没有系统的使用、校正和维护记录，或操作/维护记录不符合规范
7	多人受试者实验记录来源于同一受试者，或实验样本或心电图痕迹异常	7	缺乏源文件或医疗记录来支持计算机系统中的记录和数据
8	支持文档不符，如节假日会议记录或访问安排等	8	没有用户培训记录
9	试验文档不全或不存在	9	系统手册不全或缺乏
10	受试者日志笔迹或填写异常	10	缺乏系统的标准操作和管理程序
11	研究护士或临床协调员代替研究者完成应由研究者完成的决策或试验记录	11	系统操作、维护和管理要求与系统手册或技术文件不符
12	修改评价量表或日志，以使不合格受试者变得合格	12	系统使用前没有验证程序来确保数据质量和完整性
13	篡改数据，如医生手记有造假之嫌（笔迹不符，日期异常，记录内容、模式和笔的颜色高度相似等），缺乏合理住/出院或转诊文件	13	系统没有数据库或文书来支持所输入数据的记录保留，或系统没有编辑轨迹或修改轨迹监控功能
14	试验记录与正式记录不一致	14	电子签名确认文件不规范或缺乏
15	使用针对具体临床试验的患者记录，或篡改/修正针对性患者记录	15	离队或调职研究人员的系统登录权限没有被及时注销或更改
16	试验招募宣传或患者使用材料没有伦理委员会审批，受试者合理报酬或补偿程序没有申报伦理委员会审批，实施记录不规范或不健全	16	不同计算机系统间的数据转移和整合质量和完整性保证的支持性文件不全或不存在，或使用前没有进行验证
17	在同一研究机构对同一患者进行多次随机分配	17	缺乏系统的应急和备份程序和管理
18	试验方案和程序要求不清楚	18	系统数据库安全性措施和管理不规范
19	受试者在不同研究机构同时参与多个试验项目	19	系统内受试者信息隐私/保密性管理缺乏或不健全
20	研究机构人员职权不清，研究者监督不力	20	系统操作和管理人员职权不清和监督不力

　　无论是申办方还是研究机构都必须在临床试验项目的起始阶段就建立准备被本国或国际药政检查的理念。要做到这一点，首先应当对世界各国的药监规范和指南有所了解，特别是那些与申办方和研究机构的主要项目和领域特别相关的规范和指南。如果准备开展国际临床试验项目的话，应当选择要求最严格的规范和指南作为操作标准目标。其次，着手建立和健全如何达到依从所选择规范和指南要求目标的策略。在策略制定的过程中，最好征求相关专业人士的意见或建议，以及采纳专家学者的见解和知识。当这些策略标准建立和试行后，对其进行评价性稽查，以便完善相应的培训计划或修改活动。评价性稽查活动最好应通过第三方稽查的方式完成，这样可以保证稽查结果的独立性和权威性。一旦策略性标准建立完成后，应当对所有相关团队和人员进行培训。大规模的培训完

成后，最好建立"培训培训员"制度，以确保后续标准改善或新人员加入时的再培训。策略性标准在实施过程中应当通过依从性修正计划不断对其进行定期性审查，以保证临床试验过程的标准和实践更加符合客观环境和实际需求。应当注意的是定期性审查和修改的过程也应当遵循修正标准和计划的可控程序来实现。这种建立和改善操作标准和计划的过程最好能成为完善规范程序（即建立 SOP）的关键组成步骤。所有的建立和修正活动都必须保留文件记录。必须记住药政检查的重要方面包括审阅制度的建立和改善计划的进程。没有文件记录和批准计划的存在意味着没有任何活动曾经发生过，并可能导致药政部门质疑临床试验行为规范的真实性，或产生不利于受检单位的药政检查结果决定。

29.3　质量保证中的纠正和预防措施及管理

29.3.1　纠正和预防措施的一般概述

ICH E6（5.20.1）指出对于任何不合规性行为，都应当促使申办方立刻采取行动来确保其合规性，并应确保所采取的努力与偏差的严重程度相匹配。这里所指的不合规性等同于与标准要求的不一致性，也是对一项规定的不履行结果，即对要求或期望的规定，明确的标准、计划、规程或方案，强制性要求的GCP等不依从的行为后果或偏差（不合规性），也意味着偏离已经核准的指令或已经确立的标准或规定。因此，必须采取必要的措施和手段来纠正和预防临床试验中存在的这些不履行或不一致性行为。简单的问题纠正或解决并不能满足CAPA的要求。从质量管理理论来说，纠正措施和预防措施（corrective action and preventive action，CAPA）才是质量保证的重要组成部分，其是建立在根源分析的基础之上的。CAPA中的纠正措施是指针对已存在的不一致或不期望的缺陷或其他异常情况，为消除其根本原因所采取的各种措施，以防止其重复出现（recurrence）；预防措施是指针对潜在的不一致或不期望的缺陷或其他异常情况，为消除其根源所采取的各种措施，以防止其发生（occurrence）。换句话说，纠正措施是解决已出现的问题的一种过程，从而获得防止问题再次发生的解决办法。要采取纠正措施必须先要有一个现存问题。预防措施是前瞻性地根据数据的趋势和风险来发现潜在故障并防止它们的发生。最早要求建立CAPA体系源自GMP。当前的GCP也把其作为质量保证的重要措施之一，药政部门普遍要求作为临床试验最终责任者的申办方应当为此制定一种识别、纠正和预防关键问题的机制规程。当然，任何问题的出现都需要首先采取临时措施防止其进一步恶化，在查清根源后，有的放矢地再采取纠正措施和预防措施，三者之间对问题的管理维度略有不同，分别表现为：

采取措施	针对目标	问题类别	启动时间点	预后结果
纠正 （correction）	问题直接原因 （direct cause）	已发现的问题	问题直接原因发现后	纠正问题
纠正措施 （corrective action）	问题根本原因 （root cause）	已发现的问题	问题根本原因验证后	纠正和防止再发生 （recurrence）
预防措施 （preventive action）	问题根本原因 （root cause）	潜在的问题	潜在问题根本原因验证后	防止发生 （occurrence）

CAPA是质量持续改善的核心，其中根源分析及其纠正和预防措施是质量体系建立目的的基础。需要了解的是并不是每个偏离或稽查发现的问题都需要进行根源调查，因为这些调查需要耗费大量资源。如同PD管理一样，应根据发现问题的关键度等级来确定是否有必要开展根本原因调查。只有那些被判定为最关键的偏离或稽查发现的风险才需要分配资源来进行根源调查。如果进行了根源调查，就必须寻找出纠正措施，以及可能的预防措施。是否需要采取纠正措施可以扪心自问一些问题来寻找答案，如问题是否会再次发生、如果发生是否可接受、如果可接受则是否确实需要进行根源调查等。一旦确定需要展开CAPA的根源调查，应指定CAPA调查负责人，如QA、项目经理或专职调查员等，制订完成根源调查的项目计划以及各个重要阶段的指标和调查完成的标准时间表。这些计划和时间表需要考虑调查的紧急性和质量，权衡到期日期，并确保通知所有干系人配合即将开展的调查，以及设定干系人参与的期望等。最终完成调查时应以完整故事的形式报告根源调查行动及其结果，其中包括向相关干系人清楚地阐明纠正措施，如需要做什么，为什么要这样做，希望达到什么目标等。

CAPA被视为持续改进期许（图29.19）。如果只是针对不一致或异常情况采取一些修正行动，使其恢复到原状，或为伤害提供援助等，不属于CAPA规程范畴。因为简单的修正（correction）无法消除根源，有可能再次发生。此时的修正行动只是修复、重做或调整出现的问题或异常情况，它与现有不一致性的处置相关。CAPA的持续改进目标是找出并消除根源防止其再发生或预防其发生而采取的有效措施。显然，建立一套到位的潜在偏离记录系统对于发现质量问题来说是必要的，尤其对于那些影响试验项目结果的最关键数据/流程问题，由于其需要贯穿在整个试验项目中，应受到长期质量保证的重点关注；对于那些不怎么关键的情况或不需要较长期质量保证关注的小问题，可以通过简单的修正行动来解决它们。在临床试验中，关键数据/流程方面的问题产生的风险严重度影响巨大，需要加强对相关节点的偏离监测（参见11.2节），如数据质量和完整性、受试者安全性、研究效率和对药政法规的承诺等方面的检查和偏离监测。进行偏离记录时要紧扣偏离的重要信息，包括详细记录发生的所有一切（人物、时间、地点等），如偏离出现、发现和报告的日期，偏离的描述，立即采取的措施以及产生的结果/后果，偏离哪些或哪个已经核准的指令或已经确立的标准，任何已知的影响（如对患者安全、数据完整性、监管/合规性的承诺等），录入偏离发现时获得的观察发现和原始数据等，对其发生的原因应当做出调查后获得而不是进行推测，以便进行追踪和趋势分析。对于偏离的记录及其后续调查和应对措施需要以偏离报告的形式

记录在案。需要注意的是虽然一些问题仅仅因为不一致性不属于已确立标准或规程的偏离，但还是应当予以记录，并定期审查这些大小问题在质量体系中的变化趋势。小问题的累积记录可以发现发生的频率，在其形成一定趋势前了解其中的潜在变异影响。

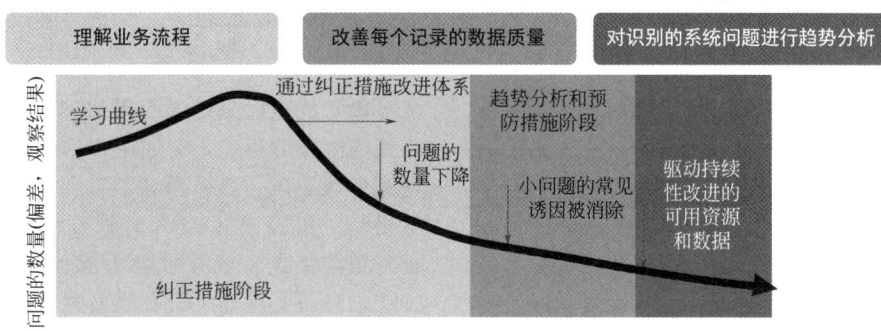

图 29.19　CAPA 持续改进的目标期许

29.3.2　根源分析方法概述

任何质量问题或偏离就好比"杂草"的表面症状，CAPA 的根源调查是要彻底消除"杂草"问题的下面的"根部"部分才能避免其再"发芽"或问题的扩散。对根本原因的分析通常应采用因果关系图来展开，从关系图中可以看出原因是结果的产生者，或结果是原因导致的结局（图 29.20）。在调查根源时要注意的是有些情况下，根源可能不只是单一的，而是多种因素存在。在这种情形下，在有限资源的情况下

需要对其中一个或若干最根本或重要的原因做出 CAPA。

在进行 CAPA 根源分析中，常用的根源分析技术工具有多种，其各有优缺点，并用于识别过程为何没有达到预期目标。这些工具包括但不限于：

（1）5 问法　这种方法又可以称为"剥笋法"，即使用提问的方法来逐层探究某一特定问题的因果关系（图 29.21）。一般情况下，5 次重复提问，应该能够弄清根本原因。但提问的专业性和技巧很重要，一个未经培训的提问者会使答案超出所问控制范围而导

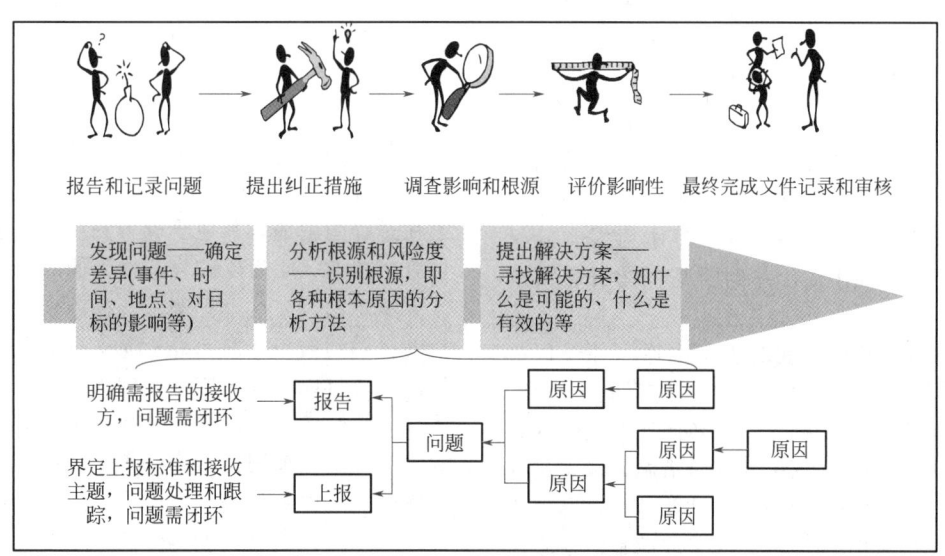

图 29.20　CAPA 及其根源调查流程示意

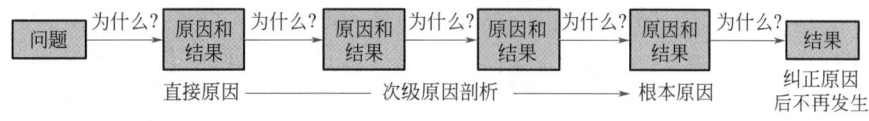

图 29.21　5 问法流程

致很难制订针对性的 CAPA 计划。

上述案例图示中，对于根源可能较为简单的问题，或对众多复杂原因分析中的每条根源分析较为适用。

在进行 5 问法过程中，首先需要向相关人员清晰地陈述所发生的事情或问题，使他们能了解要了解和分析的问题是什么，即使对不熟悉该类问题的人员也是如此。要做到完美的 5 问法，需要掌握的步骤要点包括：

① 把握现状　在这一环节的第一步是需要知道"需要了解什么"。之后，需要设法阐明问题所在，即对问题有更清楚的认识，通常需要问到"实际发生了什么"和"什么应发生"等；在了解了问题核心之后，有可能需要对问题进行分解至最小单元要素，最小单元要素的判断标准通常是"对这个分解要素还需要了解什么"或"有其他问题存在吗"等；在分解到最小要素后，就需要开始分析这些问题和要素的原因要点，并对问题的发展趋向做出判断，诸如涉及谁、什么时间、发生频次、问题大小、哪个要素更关键或影响更大等。

② 原因调查　从表观上看，导致问题发生的直接原因比较容易看出，但这不一定是问题的根本原因。如果原因较为明显，可以采用相应的技术方法去验证其是否为根本原因，如果不明显，需要剖析潜在的原因或相似事件的原因，以此作为确定直接原因的基础。常用的自我判断提问包括但不限于："问题为什么发生""是否可以看出直接原因""如何验证直接原因""如何核实潜在原因"等。对问题根本原因的判断方法可以通过一些基本技术予以确认，诸如如果处理了原因能否防止问题再发生，如果不能其可能只是直接原因，而不是根本原因，需要进行深挖下一级的原因，并再去验证下一级原因及其纠正后能否防止再次发生，直至找出根本原因，并能做到处理后可以防止再发生。在整个根本原因查验过程中，需要不断问为什么，并判断是否能引起新的问题。

③ 解决和纠正问题　在获得根本原因并予以处理后，需要对涉及的任务交付或管理流程做出跟踪，确保从系统上或规程上的确可以避免问题或风险的再发生。对直接原因需要采取一些临时措施，以防进一步恶化或扩大，直到根本原因能够被处理，才是解决和防止问题再发生的根本所在。对采取的临时措施需要关注其是否会遏制问题的恶化，或直到永久解决措施实施前的有效性。

④ 预防再发生　杜绝根本原因是预防再发生的关键，并需要及时总结经验教训，以免根本原因的再现。

（2）时间线解析　用于分析导致意外情况的事件

和条件的时间线，其可以清楚地描述特定事件中何时发生了什么，但不利于趋势或文化诱因的分析，如图 29.22。

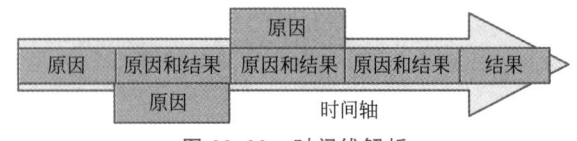
图 29.22　时间线解析

（3）故障树分析（因果树）　一种自上而下、推论性的故障分析法，它使用布尔逻辑法分析系统的某种意外状态，一般采用"和"与"或"表示关联性。如果是"和"，则 CAPA 时只要针对其中一个采取纠正和预防措施，就有可能消除问题的出现；如果是"或"，则需要对其中所有原因做出应对才能消除问题的再现，如图 29.23。

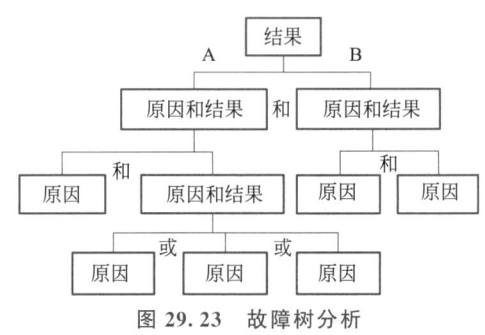
图 29.23　故障树分析

这个方法的优势在于能清晰地展现出导致意外情况的因果关系，但可能较难运用逻辑法到人际事务过程中。在因果树图分析中，通常应当先从高阶层过程分析着手，随着解析调查的继续，再加入更多细节，便于帮助人们了解应该发生什么或发生了什么。然后，可以采用菱形图示来表示细节描述过程中需要做出决策或关键性步骤，进一步连接各关联步骤，并继续在过程图中加入其他步骤直到可以确定错误发生的位置。图 29.24 为以试验药物为例的因果树根源分析步骤示意图。在这个案例中，根源模块分析列表显示新的试验药物包装商未经资质稽查，药物标签制作管理流程还可能涉及完成标签的入库和获取环节（参见表 27.5/表 29.10）。因此，有必要在试验药物贴签流程中进一步增加制作完成标签管理细节步骤作为原因分析的深层因素。

（4）鱼骨图（Ishikawa 图）　显示某一特定事件诱因的因果图。由 Kaoru Ishikawa 于 1990 年创建。其特点是简洁实用，深入直观。它看上去有些像鱼骨，问题或缺陷（即后果）标在"鱼头"外。在鱼骨上长出鱼刺，上面按出现机会多寡列出产生问题的可能原因，有助于说明各个原因之间如何相互影响。鱼骨图的基本类型有三种，即

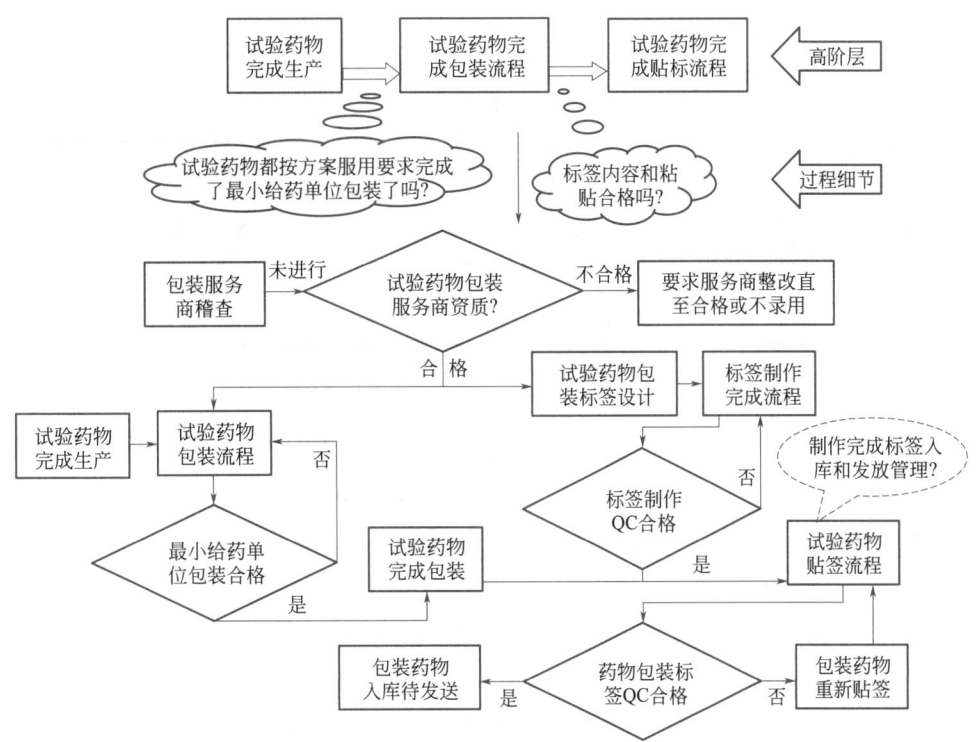

图 29.24　试验药物包装标签差错因果树根源分析步骤示意

① 整理问题型　各要素与特性值间不存在因果关系，而是结构构成关系。

② 原因型　鱼头在右，特性值通常以"为什么……"来写。

③ 对策型　鱼头在左，特性值通常以"如何提高/改善……"来写。

具体制作鱼骨图的步骤可以简述为：

① 查找要解决的问题；

② 把问题写在鱼骨的头上；

③ 召集干系人头脑风暴，以便共同讨论问题出现的可能原因，尽可能多地找出问题；

④ 把相同的问题分组，在鱼骨上标出；

⑤ 根据不同问题征求大家的意见，总结出正确的原因；

⑥ 拿出任何一个问题，研究为什么会产生这样的问题；

⑦ 针对问题的答案再问为什么，这样至少深入五个层次，即连续问五个问题；

⑧ 当深入到第五个层次后，认为无法继续进行时，列出这些问题的原因，然后尽可能多列出若干（如至少 20 个）解决方法。

在制作过程中，如果某种原因可同时归属于两种或两种以上因素，则以关联性最强者为准。必要时考虑"三现主义"，即现时到现场看现物，通过相对条件的比较，找出相关性最强的要因归类；确定大要因（大骨）时，若是现场操作问题一般从"人力/设备/物料/方法/测量/环境"着手，管理类问题一般从

"人力/事务/时间/地点/物料"层别分析，应视具体情况决定；大要因必须用中性词描述（即不说明好坏），用方框框起来，中、小要因必须使用价值判断（如……不良）；中要因跟特性值、小要因跟中要因间有直接的原因-问题关系，小要因应分析至可以直接提出对策；绘图时要保证大骨与主骨成 60°夹角，中骨与主骨平行。图 29.25 展示了第二种鱼骨图的基本架构。图中原因记录在箭头上。这个方法的优势在于能够迫使调查人员考虑不同类别的原因，因果间的关联性在大区域模块中清晰显现，并且各原因之间相对独立，但充分原因和必要原因间可能会出现混淆。

鱼骨图既可预先规划也可作为预后工具对某问题的所有根源做出分析。在分析中，可以对问题造成影响的架构及其要素分别做出主次原因的辨别。相对于其他方法来说，在鱼骨图分析中很大程度上需要依赖于团队人员的头脑风暴。所谓头脑风暴（brain storming）是指在短时间内为获得大量创意，召集团队成员、主题专家或相关方人员，采用自由式、循环式或默写式的团队开发讨论方式，集思广益，从各种不同角度找出不同问题的不同原因或构成要素、解决方案或建议，整个过程需要引导者进行引导。头脑风暴时，应尽可能多而全地找出所有可能原因，而不仅限于自己能完全掌控或正在执行的内容。对人的原因，宜从行动而非思想态度面着手分析，并注意不可打断他人的发言，不批评不反对，防止真相被扼杀。图 29.26 展示了头脑风暴管理及其方法流程。在这个过程中，要求团队人员集思广益，先确立可能的类别

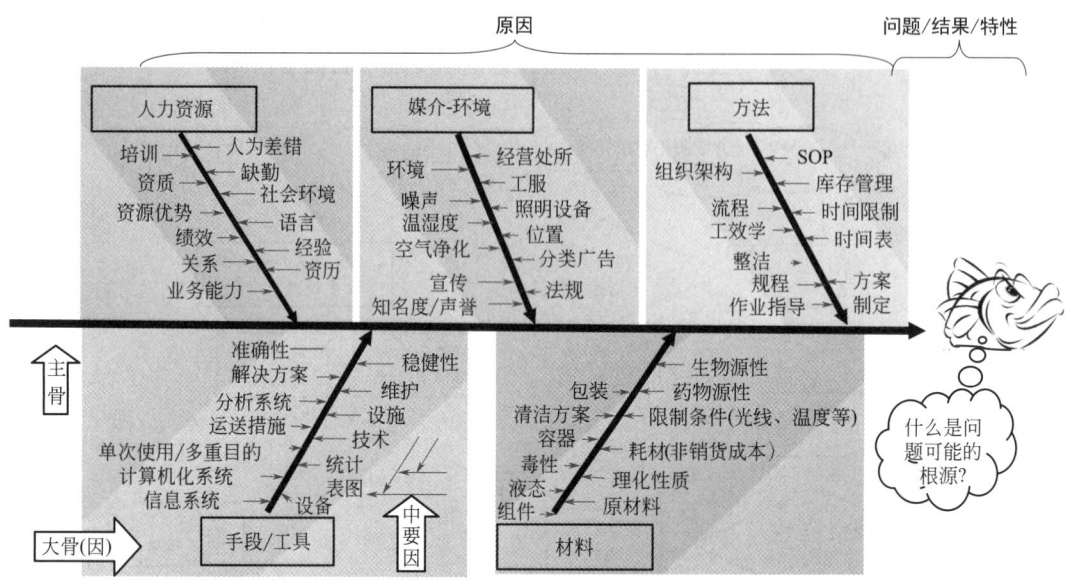

图 29.25 CAPA 鱼骨图分析基本原理示意

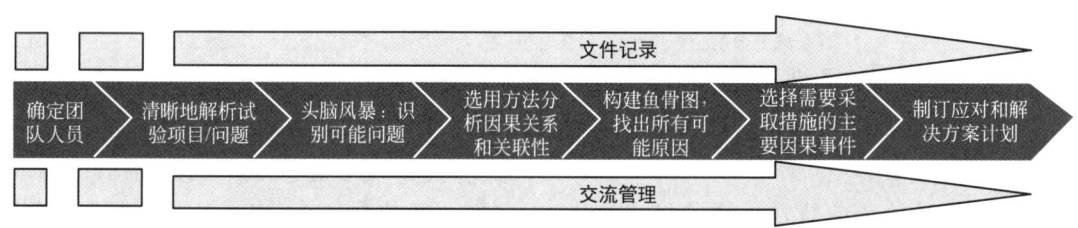

图 29.26 头脑风暴管理流程示意

模块，再尽可能多地提出各模块中所有潜在的原因及其后果，关联性可以在后续评判中再予以解析。各类别模块中的原因分析不一定要求相等，即使后续关联性分析使某类别模块空置也无妨。在这个过程中，最重要的是要最终识别根本原因及其潜在影响，并记录在案。

还是以药物包装标签出错为例来解析如何应用鱼骨图进行根源分析。在这个案例中，其根源分析的管理流程包括但不限于：

（1）根源分析团队建立

① 由药物供应管理经理、项目经理、药物包装和标签供应商项目经理、质量保证代表和临床运营主管组成根源分析小组，其中试验项目经理总负责。

② 各方人员头脑风暴，提出了诸多可能的原因。

（2）根源归类分析

① 将各潜在原因分别列在预设的类别模块中（表 29.11）。

② 判定这些可能原因中哪些是最为可能的根源。这种判定需要有事实根据，如文件支持其提出和识别的依据、通过问卷调查得出、工作现场考察等。

（3）原因关联性评价

① 决定需要最可能的根源及其需要采取的措施。

② 对每一个需要采取措施的决策依据记录在案。

③ 识别哪些原因是重要根源，并为此设想 CAPA 计划。

④ 判定其中哪些需要进一步详细调查原因，必要时需要与所有问题或事件干系人进行当面交流。

（4）做出鱼骨图

① 用鱼骨图的方法总结根源分析结果，其中可以解析每一个原因可能导致的实践后果。必要的话，可以在鱼骨图中增加所涉的二级原因分析。

② 通过原因分析列表可以画出二级鱼骨根源图。这个案例中通过二级鱼骨根源分析，可以进一步归结到仓储差错和供应商问题作为主要根源（图 29.27）。

③ 按照严重性、出现频率、排列法等，排列这些原因的重要性和解决优先顺序。

（5）根源解决方案制订

① 在决策的基础上，制订明确和针对性的 CAPA 计划，其中需要指定负责人、交付时间表、措施和/或改进可接受标准（表 29.10）。

② 在 CAPA 完成并达到接受标准后，需要按照预设规程完成相关 CAPA 报告，并需要关闭 CAPA 案例，存档备查。

表 29.10　试验药物包装标签出错根源列表分析示例

项目名称：					项目编号：
申办方：		服务商：			服务商项目编号：
试验药物名称：		试验药物剂型：			试验药物规格：
试验药物包装数量：		计划完成日期：			项目经理：

序号	潜在原因	相关性检验	原因关联性	潜在根源（是/否）	采取措施/负责人/目标日期
根源分析模块：人力资源					
1	员工培训（缺失、不足等）	审阅培训计划管理	受训人员；现行 SOP 应用管理和已知性	否	N/A（不适用）
2	人力不足（工作量过于饱和等）	审阅排班管理	人力资源与工作量匹配；没有额外工作	否	N/A
3	仓储差错或错误存储（混装、流程等）	包装现场巡视，与员工面谈	现场存在相似的标签；员工每天都会接触到其他标签	是	负责人：领班经理目标日期：立即措施：加强审核贴标活动和现场组织安排验收标准：未来 2 个月内无贴标错误事件发生评注：
4	供应商错误	与 QC 检验和仓储人员面谈	新的供应商还未经资质稽查；按照统计方法实施的常规监控不适用	是	负责人：领班经理目标日期：下月开始措施：稽查供应商；加强审核未来监控流程验收标准：稽查合规报告，新流程实施并跟踪评注：
根源分析模块：方法					
根源分析模块：媒介-环境					
根源分析模块：手段/工具					
1	缺失控制单元	批记录和维护文件	审核过的日常检查记录；没有观察到的偏离问题记录	否	N/A
2	监控设备失灵	批记录和维护文件	在设备使用记录中没有看见偏离问题记录	否	N/A
3	设备系统验证缺失	审核验证文件	审核验证文件：合规	否	N/A
4	陈旧监控设备	审核维护文件	设备过于陈旧，但维护文件显示功能运营仍正常	是	制订取代计划，但不作为优先措施
5	贴标仪器不匹配	与现场人员面谈	N/A（与现场人员交流后确认仪器能满足需要）	否	N/A
根源分析模块：材料					

根源措施实施结果可接受：□ 是　□ 否	如果否，不可接受条目和理由：	
本 CAPA 案例达关闭标准：□ 是　□ 否		
项目经理姓名：	项目经理签名：	签名日期：
药物供应经理姓名：	药物供应经理签名：	签名日期：
药物供应 QC 员姓名：	药物供应 QC 员签名：	签名日期：
文档:试验主文档→试验药物管理		版本:2.1　版本日期:2011 年 11 月 2 日

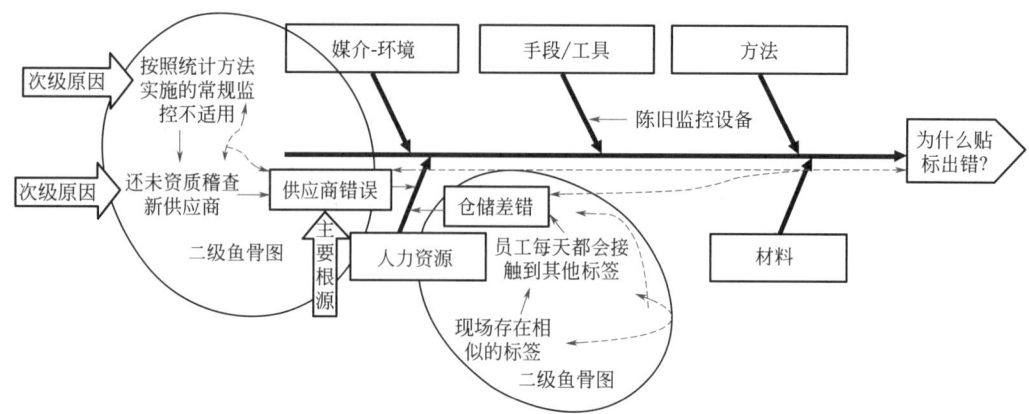

图 29.27 试验药物包装标签差错根源鱼骨图分析案例

CAPA 根源分析可应用于临床试验项目的流程、功能失调、非合规事件、方案偏离、不利行为结果等方面，用于评估、减缓和/或改善试验项目质量、药政标准依从性、受试者伦理合规性、用户或客户要求未达标、商务流程缺陷等问题和风险。根源及其关联性评价过程中可以采用综合分析工具或方法，如 5 问法、2/8 原则、权重平衡法、趋势分析法、排列法、排除法等，并避免责备文化，以选择出最需要采取应对措施的关键根源。此外，在制定和审核纠正和修正措施时，需要同时考虑到纠正和修正措施所带来的效益是否会造成任何不利后果，也就是要考虑到：

① 哪个控制措施起作用和/或哪个不起作用？

② 变更当前控制措施是否比创建一个新的更具性价比？

③ 变更控制措施是否会引入更多人为差错？

只有在确定所采取的措施不会造成更多或更大不利后果后才应当采纳和实施新的纠正措施。一旦在某试验项目环节或规程中实施 CAPA 措施，需要关注相关过程中也可能存在类似的根源风险。显然，举一反三或其他项目借鉴相同 CAPA 在 GCP 领域中应用十分必要。

由此可见，不是所有问题或风险都有必要采取

CAPA。例如，如下但不限于一些特定因果关系因素可能适合不采取措施的策略：

① 诱因再次出现/发生的风险非常低；

② 诱因超出组织的控制/影响范围；

③ 其他修正行动/CAPA 已将风险降得足够低；

④ 实施的成本超过风险缓解的成本。

为了更好地追踪问题风险及其根源纠正，建立完善的 CAPA 事件追踪表不失为一个项目管理的可行方法。一个良好的 CAPA 管理表格需要包含的主要要素有项目信息或编号、项目负责人信息、CAPA 的启动日期、CAPA 编号、问题描述、问题来源、暂时控制、纠正措施及其活动、根源分析和负责人、纠正措施及其责任人和计划完成日期、预防措施及其负责人和计划完成日期、CAPA 计划预计完成日期、实际完成情况和日期、决策有效性验证计划、决策有效性验证实施和日期、CAPA 关闭日期、相关人员签名、归档信息等。

了解哪种 CAPA 能最有效地防止问题再次出现将有助于区分 CAPA 的优先次序。例如，在图 29.28 中，三个分支 A/B/C 都是产生问题的根源。由于两个分支亚层的"和"字关系，一个是"或"关系，只要纠正和预防分支 A 或 B/C 的一个亚层根本原因就有可能纠正和预防问题的再现。分支 B 的次亚层的

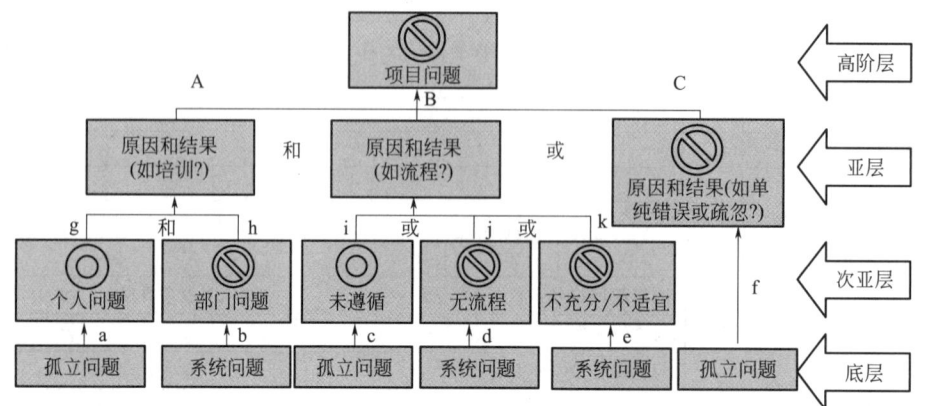

图 29.28 CAPA 选择策略分析示意

"或"字关系，意味着三个原因中的任一个都可能造成分支 B 的问题发生或再现，即如果只减缓或消除次亚层三个原因中的任一个原因都不可能减缓或消除分支 B 的问题再现或发生；分支 A 次亚层是"和"字关系，因而只要减缓或消除次亚层两个原因的任意一个就有可能减缓或消除分支 A 的问题或风险发生或再现。分支 A/B/C 都有底层根本原因存在，对底层原因 b/d/e 采取措施，次亚层 h，j 和 k 的结果不会发生。分支 A 中减缓或消除原因 b 或 g 都有可能减缓或消除亚层问题或风险诱因的出现，进而高阶层问题和风险也可以减缓或消除。此时，有必要选择对减缓或消除原因 b 和 g 的资源成本较低的方法。在这个案例中，由于减缓或消除分支 A 诱因的成本比分支 B 要少，选择最有效防止问题再次出现或发生的措施应当优先建立在分支 A 的 CAPA 策略上。

对于 CAPA 结果是否有效需要通过有效的检验而不只是验证活动来衡量，因为一般的验证仅是用来证明采取了措施，但不能提供所采取的措施有否成功消除或减轻原因的证据。例如，人为错误可能是现象或结果，但背后的根本原因可能与流程设计不合理、培训不到位、新人到岗、人员或资源不足、监督管理不到位、监管计划不明确、沟通不流畅、职责不清等有关。所以，评估有效性是检验一个 CAPA 项目成功的关键，通过证明有效性，诱因的消除也得到了证明，而诱因消除是获得持续性改进的必要途径。需要指出的是有效性检验需要以数据为驱动，任何个人意见或者主观性不能代表成功或失败。这种检验是要以数据作为证据来评估过程是否如预期的那样起作用，并产生了适合的结果，并且这种结果产生的效益是什么等。CAPA 有效性检验的特征表现为 SMARTS，即

• 特异性（specific）　拟开展的有效性检验方法有针对性地详细描述 CAPA 数据产生结果或拟采取的措施，以及用于采集数据的方法或明确责任人。

• 可测量（measurable）　能确认措施已完成，并以数据证据驱动有效性的检验标准，且有记录显示有效性的措施以及相对应采取的具体应对行动。

• 有成果（achievable）　CAPA 在要求的时间限内完成，数据结果清晰表明了在领导层支持和资源/责任人的行动下的成效。

• 相关的（relevant）　应当包含针对根本原因的措施来消除或减轻的结果，并有效防止再次发生。

• 适时的（timely）　需要有足够的和合理的时间来获取用于检查事件是否再次发生的数据。

• 持续的（sustainable）　针对根本原因采取的措施有长期效用，并注意受其他因素影响时可能发生的变化影响。

总之，应尽可能确保建立有效且高效的 CAPA 策略和实施结果，如果 CAPA 不能使过程达到切实改善且高效，似乎可以被省略。

29.3.3　质量保证中的稽查报告管理

任何稽查报告的目的都是改善质量管理体系，不了解问题或风险所在，就不可能解决其对质量及其结果的影响。因此，稽查报告是 CAPA 策略制定的基础和实施 CAPA 的依据。稽查报告撰写方式应当以问责而非责备语句为主导。在责备文化环境中，关注点在寻找根源的"人物"，而不是所有诱因，并为了解决发现的问题和风险，惩罚和批评人员会成为主调，进而有可能导致如果人们犯了错，会尽量掩盖或避免被发现或告发；在问责文化环境中，聚焦过程/系统中的弱点是诱因，而对其条件的改变会使员工的行为改变，责备员工和不花时间了解他们犯错的原因将使管理者忽略意外情况的诱因。只有问题和风险的发现才能视为进行体系或质量规程改善的一个机会，亦为日后试验项目不再发生或不需要再次处理相同问题奠定基础，进而有可能营造鼓励人们对改善体系和质量出谋划策的良好氛围，并知道如何应对或防范再次犯错。任何试验项目的无意人为差错永远无法根除，CAPA 管理可以降低这些差错出现，特别是应关注和避免严重或重要差错的发生。了解严重或重要人为差错的风险根源尤为重要，因为根源与人为环境关联性分析有助于评估某类差错发生的频率可能有多高，或当发生差错时，有哪些到位的规程可用于监测和/或快速修正出现的差错，并迅速评估某个人为错误是否会使研究机构或试验项目质量处于危急的情形。任何试验项目的有意人为错误则属于科学行为不端，如临床试验中故意伪造、篡改或删除研究数据或记录等（参见 13.3 节）。无意偏离差错与科研不端行为的相同点在于两者都有可能损害研究的科学有效性，区别在于科研不端行为不仅仅背离了 GCP 原则和方案要求，还违反了科学准则和职业道德。前者可能是参与试验项目研究机构人员的问题，也可能是申办方或受试者等其他方面的因素所致，而科研不端行为的责任主体是实施不端行为本人。在某些情况下偏离差错是可谅解的，但科研不端行为是绝不可接受的。

稽查报告的最终目标是报告中提出的问题能形成一幅连贯的图像，使得稽查能得到总体的确切结论。为了做到这一点，在准备稽查报告撰写前，需要确保的素材包括但不限于：

① 已经批准的程序和撰写稽查报告的模板。

② 按照稽查计划和清单将发现的问题分类。

③ 所有稽查计划和清单已经完成或附有标示为"不适用"的原因。

④ 报告中将提出的稽查问题已被稽查者回答或解释。如果没有，在撰写报告前获得澄清。

⑤ 所有稽查笔记和支持性文件在正式成文调查

结果前已得到，而这些文件对拟提出的每一项调查结果都是确证性的支持性证据。

⑥ 所有调查结果结合成一体，没有重叠或矛盾的结果。

一般来说，稽查报告内容格式需要包含的要素有：

① 摘要 简要解释稽查的行为、结果、主要发现的问题、结论和建议，以便高层管理决策者能立即知道他们需要进一步参阅哪些部分。

② 术语和缩写 解释所用的所有技术术语和缩写，以便非专家读者也能理解报告内容。

③ 试验项目简要概述 需要把试验方案纲要列在报告中，便于读者和管理层了解稽查的目标范围，包括适用的法规标准，方案的基本要求和规程要点等。

④ 参与人员 列出所有涉及的稽查员、被稽查人员和组织，以及他们的角色和职责。

⑤ 背景和目的 解释为什么要进行这次稽查，所得结果可能影响什么决策或政策。

⑥ 范畴和方法 解释稽查了什么，稽查所用的方法，包括技术、程序、清单、访谈、根源分析方法等。如果涉及最接近稽查目标或内容的标准，需要予以引用，如为法规，应当详细指出具体法规条款。

⑦ 发现的问题和建议 需要描述每一项所发现的问题及其风险等级、重要性，建议的解决方案和每一项问题对未来决策或试验结果的影响度，并解释决定所发现问题等级评价的原理。

- 当描述发生了什么时要详尽，做到按事件发生的顺序，描述事实，要保持客观，并复核所有位置的名称、日期、时间和数据等。

- 当描述什么是应当发生的时，需要具体参考已确立的数据、规程及其名称标准，并适当引用相关内容。

- 如果涉及人员角色，要尽可能避免分配责任或者引用相关人员的姓名，仅当需要描述咨询人员或决策人员时才提及姓氏。多数情况下以列出职位、部门和职责为优先选择。

- 当涉及事件时，应尽可能描述发生了什么事件，包括所有涉及的设备或材料等。

- 若涉及事件发生的时间时，需要具体说明日期、时间、次数和频次等，避免模糊用词，如"这种情况在过去发生了许多次"。

- 若涉及事件发生地点时，应尽可能描述事件发生时的具体位置，或意外事件所有相关方所处的位置等。

- 若知道原因，需要描述导致问题或情况发生的行为或行动，并在可能情况下给出例证。

⑧ 结果 分析问题可能带来的影响，或实际损害，或问题持续可能造成的潜在风险。这种分析最好能联系潜在影响对研究数据（主要终点、重要次要终点、安全性）质量和可信性的影响；对受试者安全性/权益/健康产生的潜在风险；对公众健康可能的影响；对法规要求的违背或方案偏离的严重性等。需要分析问题是与流程管理相关，还是人员培训或执行不到位所造成，问题是否需要上升到风险层次。如果是持续性或反复发生，多个问题关联性高，或系列缺陷性问题有可能需要从系统风险改善的角度予以对待。

⑨ 结论 总结稽查撰写过程结束后的结论、未来行动和问题解决方案的建议等。

⑩ 纠正和修正措施建议 根据稽查结论，稽查报告可以提出如何纠正和修正发现的问题，包括根源分析、应对方法、谁负责跟踪和实施措施、何时需要完成措施及其评价效果等。这部分如果作为单独的CAPA管理计划文件撰写，则不需要包含在稽查报告中，但可以交叉引述供参考。

在撰写稽查报告时，应忽略不必要的细节而只报告需要概述的问题关键要点，因为过多细节会隐藏重要的信息。对问题的描述也需要简明扼要，以尽可能确保读者能容易读懂报告，并使他们能很快得出想要的结论为目标。例如，下列简明的案例概述，能使管理层很快决定是否需要进一步审阅其他相关规程文件或采取什么CAPA策略，或是否已有足够的信息做出决策。

稽查报告问题描述案例：

由于下列主要问题的发现，ABC公司所递交的数据规范性和可信性存在严重问题，目前不宜被接受：

① 所有系统均缺乏签署过的生效文件。

② 不符合21 CFR Part 11所要求的电子签名。

③ 没有办法证实电子临床应用程序遵循了21 CFR Part 11的验证要求。

④ 在ABC技术要点中没有自动软件和数据库构建过程的验证文件。

⑤ 没有充分或缺乏相关培训记录。

⑥ 没有药政法规关注的质量体系或专注管理规范数据的组织架构所必备的系统生命周期体系。

⑦ 过多依赖3位具有有限的知识技能和接受过不充分内部培训的人员，这意味着管理他们的一位关键人员的离职有可能将整个组织及其客户置于质量风险的境地。

如果稽查中有邀请相关技术专家的支持，应确保在撰写时对发现问题的界定和解析继续寻求他们的指导，并在发出报告前请这些专家审确认和审核。任何稽查报告中涉及的问题都需要按照风险等级划分程序进行风险分级判断（表29.6），便于稽查报告与后续非依从性应对，整改和惩罚的行为保持一致。任何问题的等级划分应当首先根据其对于受试者安全的风险，然后是对规范或关键数据的风险程度。这些问题的等级评价结果应当与被稽查者进行交流，并告知不同等级意味着什么。在完成稽查报告后，应尽快通过审批并分发给相关人员，以确保发现的问题能尽快和及时得到解决。通常分发完成的稽查报告的时间点是在稽查后的 2～4 周内，分发范围以确保受到报告影响的所有内部各方都能收到报告并了解所发现的问题为宗旨。如果需要将发现的问题部分发给被稽查者以寻求答复的话，则没有必要分享报告的全部内容给被稽查者。

被稽查者对稽查报告所阐述的问题答复应当包括造成问题的根本原因分析和解决问题的 CAPA 计划。按照 CAPA 策略原则，根本原因分析需要针对所鉴别的问题或事件的实际根源，而不只是针对直接的表观现象提出解决问题的方法。任何纠正措施需要分析纠正和消除问题的直接原因，并恢复控制的短期行动方案；预防措施应要求预防未来同样的问题再次发生的长期行动方案，并应适用于组织中所有受到影响的方面（表 29.11）。

表 29.11　纠正和预防措施方案关键要素

类别	关键要素
什么	涉及什么药物/器械临床研究 哪些有问题，什么样的问题或风险 涉及什么不良行为或非合规数据
谁	涉及哪些人，项目团队人员、内部人员、客户、委托方、供应商、项目管理，其姓名和/或职位
何时	什么时候发生的，日期和时间 研究的哪一阶段 研究生命周期的哪一部分期间
何地	哪一个单位，地区和部门 出现非依从事件的研究机构或单位 有不足结果或数据的地点
如何	"什么"或"谁"会受到怎样的影响 对受试者安全性、SAE 等的影响 对试验质量和数据可信性等的影响
多少	所涉研究项目、受试者、研究者等 被涉及多长时间；有多少研究项目受到影响；有多少受试者受到影响等 对试验结果和试验药物有效性与安全性结论的影响有多大

当收到稽查报告并被要求对其中涉及的问题做出解答时，任何被稽查者都应当认真且积极地对待。对稽查报告答复采取消极，避而不答，避重就轻，拖延，或有意答非所问的策略或做法都是不明智的。一般情况下，对稽查报告的答复应当在收到报告后不晚于 30 天内予以回复。因为任何长时间的延误回复都意味着问题和风险的积累，可能会造成更多的伤害，

且原本的发现问题以促进持续改进的意义也失去了。在准备回复稽查报告问题时，可以邀请相关的专家协助给予答复。对稽查问题的答复，需要注意提供适当根源分析，因为任何缺乏根源分析的答复可能是不完全或完全错误的，往往可能不会被稽查提问者所接受。同时，稽查问题的回复以谴责某人和试图声称再培训，或开除某人作为解决方案的答复也是不可取的，因为这从根本上违背了 CAPA 期许的精髓。例如，与受试者安全性相关的研究机构问题必须建立防止个人失职的具体防御措施，而不只是再培训研究机构人员加强受试者安全性管理的做法。从某种意义上来说，任何"再"字的出现本身就可能意味着原有体系或措施的失灵，必须重塑体系或措施才可能是根本解决之道。任何个人的失职往往是组织内部缺陷的征兆，在稽查答复中应寻求如何使组织运营更合理和稳健的根源分析及其应对措施。此外，对稽查问题根源分析及其应对措施的答复需要被稽查者跟踪，直至问题被解决。CAPA 的跟踪需要以记录的形式存档备查，包括需预期跟踪的日期，以证明纠正和预防措施已按照承诺得到执行。同时，对问题解决的有效检查的预期和实际日期也需要记录在案，以确保所承诺的 CAPA 实际上已经解决了原来稽查所发现的问题。

良好的书面记录和及时的稽查报告与答复是稽查员和被稽查单位之间的交流渠道，也是双方管理层之间对管理要求做出的承诺。被稽查单位管理部门有明确的职责重视发现的质量和安全性的问题。没有被稽查者管理部门的承诺，所发现的问题不会被重视，风险将会增加，最后会导致临床研究的严重失败。当稽查报告发现的问题得到解决并关闭案例跟踪后，所有的稽查笔记、发现的问题、稽查报告、稽查证书和稽查答复都应当按照要求签名后存储在质量保证部门或稽查小组的试验项目质量保证文档中。如果记录是电子版文件，需要确保它们有稽查轨迹并得到保护。利用稽查问题、观察结果、纠正和预防措施等数据来进行趋势分析，并揭示出未来需进行更多稽查的更深层的问题。

在进行问题或风险分析时，要运用逻辑思维和批判性思维的方式对待发现的问题，尽可能了解问题的全貌，学会判断面临的是单一问题还是系统问题，采取自我发问的方式深入思考或剖析问题的根源所在，诸如自问假如不是这样那应该是怎样或发生什么，真正的问题是什么等，进而引申出问题可能的影响，或是否构成即刻或潜在的风险，以及应该采取的应对或防范措施建议。当发现诸多问题或风险时，要学会对问题或风险样本的取舍，针对关键和/或重要问题进行深入评估，并找出改正、减缓或避免措施。诚信和尊重事实是稽查行为的基础，随着稽查问题挖掘事实的不断深入，有时问题的属性也可能发生变化，如开

始认为是严重问题，但最后却是一般问题，反之亦然。所有对问题或风险的建议或解决方案都应以支持申办方质量目标为基础。因此，无论何时何地，对稽查问题的判断都应当以法规、指南、方案、SOP、行业标准等为准绳，不能以稽查员自我喜好或期望值为依据。

29.4 电子临床试验系统的稽查/检查

在当今的临床试验实践中，计算机化系统被广泛地运用在许多方面，许多重要的研究记录，如临床试验病例报告表、电子日志、心电图记录等，都已开始使用电子化而不是纸质系统（图 29.29）。这些系统符合 GCP 和法规电子临床系统要求，以及系统应用的数据安全性直接关系到所获得数据质量、可信性和药政可接受度。无论临床试验中采取何种电子化系统都不会改变遵循 GCP 和药政法规的基本原则，以及确保患者安全性的宗旨。因此，临床稽查的目标也越来越多地关注到用于 GCP 的临床试验、医学治疗和诊断的计算机化系统中。药政检查最关心的要点莫过于电子记录系统是否可以不经监控地登录和轻易不留痕迹地修改或销毁数据，以及操作和管理这些系统的人员资质。显然，构建和管理完善的计算机化系统质量体系，以防止可能出现的欺诈行为和严格地培训使用者符合计算机化系统的监管要求十分重要（参见4.3.1 节）。电子临床系统在临床试验中的应用质量保证检查要素可以从四个方面来衡量（图 29.30），其中证据链质量要素是稽查电子化系统所关心的中心，其他三个要素可以通过分别稽查临床试验的管理和操作步骤文件记录来监控。例如，SOP、作业指导和程序规范的制定，人员培训及其培训记录的执行，系统规范过程的记录文件，稽查轨迹的建立，临床试验病例报告和源文件的一致性，数据质疑表或历史和更新系统文件的保留等。

在检查电子化系统临床试验的 GCP 依从性时，药政检查的四大期许体现在：

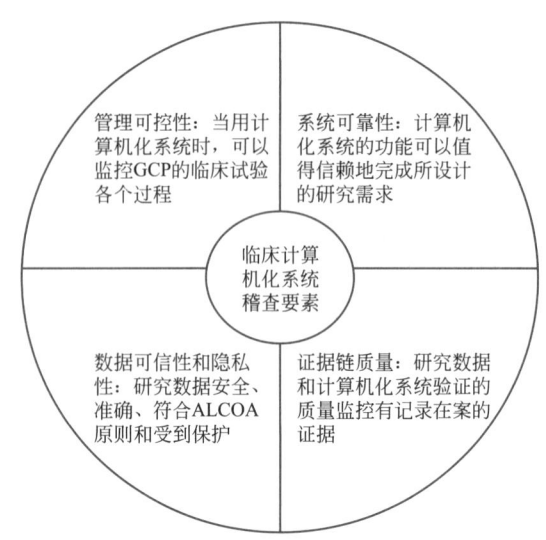

图 29.30 电子临床系统质量保证检查的四大要素

① 管理规范的工作程序、计算机化系统和规范的电子数据采集都处在的可监控的情形下，电子签名和电子记录符合规范；

② 任何硬件和软件系统都通过了验证，并以可靠的维护方式在试验过程中保持运行，直到所要求的工作和结果完成；

③ 数据的可信性和真实完整性在试验项目运行和数据保存期都能做到，系统的隐私性、逻辑核查轨迹和系统的登录权限也都符合保护健康信息规范；

④ 稽查或检查中所有工作程序、系统记录和数据质量保证文件都有案可查和有章可循，相关证书、文件齐全。

对电子临床系统的药政管理重点通常在工作程序方面。计算机化系统在投入应用前都已通过验证规程，因而监管的关键就集中在操作和管理这些系统工作程序的建立、实施和运行依从性标准上。总体来说，临床试验的电子化过程的稽查主要关注点是整体规范化的计算机化系统，即

（1）人员

① 具备监管法规、指南、行业 GXP 的相关知识。

② 通过培训和实践经验获得相应资格。

③ 了解受试者的权利、安全保障和福祉。

④ 详细明确的岗位职责要求和程序规范实施。

（2）程序或步骤

① 书面操作规范和步骤

· SOP 内容和结构的规范性；

· SOP 审查和批准记录；

· SOP 修正和版本轨迹；

· SOP 公布和归档步骤。

② SOP 培训范例或记录

· 培训和实施记录；

· 岗位职责要求和人员资历记录；

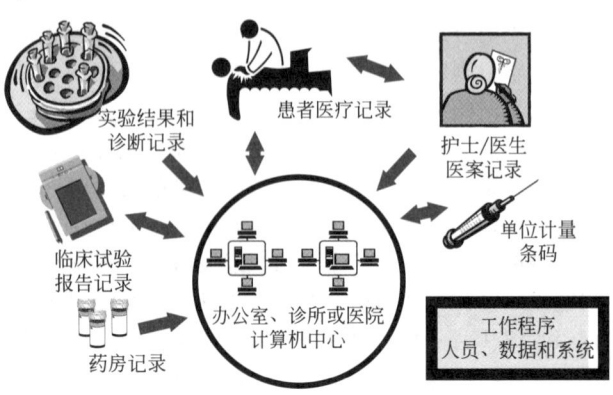

图 29.29 计算机系统用于医学实践

- 人员操作记录。

③ 人员熟悉度的考察。

④ 手册、工作簿、模板及其执行证据，包括系统和人员工作量及资源分配的合理性。

⑤ 采用的监管标准，如 IEEE、NMPA、ISO、GAMP5 等。

⑥ 验收管理证据。

⑦ 所接收的质控建议或评注记录

- 质控程序和体系标准；
- 质控记录方法和报告；
- 质控的独立性；
- 质控建议的实施和回应轨迹。

（3）软件

① 自主开发与采纳他人系统，以及相应的验证证据。

② 软件开发生命周期的质控和证据，即需求分析、设计流程、代码开发标准、测试程序和结果档案、安装运营管理、再测试程序和结果档案、实际实施监管程序、运营/维护/升级程序和管理和退役程序和管理等。

③ 软件开发采用的标准和验证证据，包括源代码标准及其审查。如 IQ、OQ 和 PQ 证书，文件或报告（参见 23.2.2.4 节相关内容）。

④ 受控环境的管理，如变更控制、测试深度、归档、运营需求等。

⑤ 系统能力成熟度模型集成分析或相似评估

- 电子记录的需求；
- 签名和用户身份识别需求和管理；
- 稽查轨迹要求和管理；
- 安全和保密性要求和标准；
- 版本轨迹和管理。

（4）硬件

① 明确的网络配置和标准。

② 计算机系统的简要描述。

③ 孤立与运营环境的联系（如局域网、广域网等）的要求。

④ 标准化设计和实施。

⑤ 开发的平台和能力及其相关流程的标准。

⑥ 供应商评估证据。

⑦ 受控环境的监管，如记录表、修改的监控等。

（5）环境和运营

① 系统的网络化或孤立性。

② 系统的安全、隐私和保密标准和管理，以及紧急状况下的应对。

③ 系统数据的备份管理。

④ 系统文档编排方式与标准监控。

⑤ 涉及两个或多个计算机化系统数据转移时，转移程序的验证管理及其证明文件，以及数据转移的完整性、安全性和可靠性的验证文件或报告。

⑥ 系统构建和实际运营间的衔接和管理程序的合理性和规范性。

计算机化的周边操作环境决定了药政检查应以何种标准规范为基础。对于计算机化系统本身的稽查而言，首先需要确定的是待稽查的系统内某项关键性数据的功能目标，这可以通过系统开发程序（SDP）来选定待稽查的系统功能目标。如果在稽查中发现功能与设定标准有偏离现象，则应当扩展至其他功能目标进行稽查，以便确定所发现的偏离是否为系统偏离，还是局部现象。此外，通过开发程序中或运营中记录或报告的问题，或暂时性关闭或召回系统功能的行为，以及在稽查中发现的问题，和这些问题的关键性与复杂性，也可以对计算机化系统的功能和可靠性作出判断。比对系统的手册或技术指标文件与输出/入结果，观察系统的整体运行，审阅系统的文档记录，以及向操作人员或技术人员提问也是计算机化系统稽查的常用手段。采用何种稽查手段或程序依据所运用的计算化系统属于专业服务商开发并提供商业支持的系统、自行配置的系统或定制开发的系统而有所不同。有目的地对计算机化系统进行完美的稽查的关键在于对系统的开发过程和整体要求有所了解。其中包括涉及的开发过程是否

- 符合 GAMP5；
- 符合逻辑路径；
- 特定的且有完整的文档记录；
- 所定义的程序或活动有记录在案，使人们可以清楚地认识；
- 有 IQ/OQ/PQ 证据；
- 程序批准或改动批准健全；
- 操作人员较熟悉。

在 GCP 的环境中，影响电子化数据完整性的主要临床过程活动有以下几个方面，稽查这些活动的进行过程和环境是检验电子系统数据程序和管理 GCP 依从性的重要组成部分：

① 数据采集（装置/系统）；

② 数据计算/转换（程序）；

③ 数据转移（网络、光盘、磁带、传真、电子邮件）；

④ 数据库管理（合同研究组织/申办方/研究机构，中心服务器安全性）；

⑤ 研究相关的标准工作程序建立（SOP/工作指南）；

⑥ 系统的构建管理（质量计划、风险分析和用户接受测试）；

⑦ 电子数据的编辑授权和轨迹（电子签名、数据安全性/隐私性和逻辑核查）；

⑧ 申办方和研究机构对 GCP 及其验证性依从性

临床试验常用表 30

临床试验常用表 31

的角色和职责。

在计算机化系统中，人员和 SOP 是实现计算机化系统软件应用的关键。例如，在工作程序中如何完成临床试验的输入或随机入组记录由 SOP 来规范，但具体的操作需要经过人员培训来实现。软件的运用还需要有硬件系统和数据库设施，有时也要求由网络的支持作为传送交流平台。在进行计算机化系统的稽查时，符合药政规范的软件运用及其平台设施的构建和运行往往由信息技术支持人员来完成。在完成过程中，一系列的构建规范文件应当按照 SOP 的要求被建立和批准，并保留在项目文档中以备检查。这些文件应当能证明计算机化系统的平台构架中的所有方面都符合规范要求而被构建和完成，并已达到可以启动运行的水平。与纸质文件相同，临床试验中的任何电子化文件都必须按照 GCP 和 SOP 要求无条件地予以存档。

对计算机化系统本身的验证稽查应当建立在审阅完整的验证计划和/或报告的基础上（参见表 23.3）。同时，还必须对计算机化过程中的 SOP 及其工作文件进行全面的稽查（FDA，2007a）。验证程序中对职责分工的检查，如各步骤要求的依从性、按需求分工的合理性、审查和批准程序的清晰性、人员资历和职责的明确性等，是增加对系统开发过程整体认识的首要步骤。对验证计划稽查的具体范围包括但不限于逐条核实：

① 系统验证计划中所提供的验证范围；

② 验证计划的背景和简要概述；

③ 系统运营结果的标准和超标范围；

④ 验证的具体步骤和结果活动报告，包括验证程序中所发现的任何与设计有所偏差的功能或数据点，这些偏离对关键试验结果可信性的影响和风险程度，验证结果的公布和存档等。

需要指出的是申办方和用户在采用市售硬件系统时并不要求出具相关验证证据（如 IQ、OQ 和 PQ 文件），除非申办方自行研发一个硬件部分。如果申办方或用户在临床试验中采用的软件是由专业服务商完成的话，申办方或用户也不需要提供所用软件本身的验证证据，但应当确认专业服务商拥有相应的验证文件和证据，并在药政检查要求时，专业服务商能够提供这些文件和证据。但采用专业软件运用于临床试验项目的有关 PQ 验证证据，也就是用户接受测试（UAT，参见 23.4.2 节相关内容）文件则是申办方或用户的责任，因为只有他们才能够知道所设计的 eCRF 应用程序在临床试验项目中是否符合试验方案的实际需求。这就是说每个试验项目的 eCRF 系统在投入运行前，都必须完成相应的 UAT 程序，以确定相关 eCRF 系统在对应试验方案的数据采集和管理中运行可靠，数据采集的质量和标准能够达到预期结果，并足以满足药政规范的基本要求。所有 UAT 文件必须保留在试验项目的电子化程序文档中。此外，有关计算机化系统的培训信息、程序或 SOP 及其实施证据、终端用户和技术手册等文件记录的完整性也是验证用户管理和运营计算机化系统规范化程度的衡量标准。

除了上述 UAT 程序的稽查外，在实际的稽查电子化系统过程中，稽查员的验证要点还会关注：

① 在工作程序中谁负责管理计算机化系统和数据流程；

② 在工作程序中计算机化系统用于什么；

③ 在计算机化系统中，系统质量验证的构建和用户接受文件的记录；

④ 计算机化系统中的程序或设备变更、测试和维护的记录；

⑤ 操作环境中人员培训记录和与之相配套的 SOP 的建立。

由申办方或合同研究组织在临床试验中提供的计算机化系统的 GCP 验证应由申办方或合同研究组织负责。研究者对这些系统的责任是保证所有相关人员在使用系统前都获得相应的培训证书，并确保系统环境的安全性和操作程序的规范性。由于电子化系统具有自动逻辑核查的功能，在使用电子化系统记录受试者的医疗状况（包括受试者人口学信息）时，稽查/检查员需要通过相应的医疗源记录等手段来证明受试者个人的确存在，并核实受试者的病史和化验或诊断源记录上的记录已被准确地输入电子化数据系统中。表 29.12 展示了药政检查对 GCP 化仪器系统依从性的检查要点。如果受试者需要操作或使用其中某些系统的话，研究机构人员有责任在自身获得培训后，培训受试者学会和掌握相关系统的操作使用，如电子日志、互动语音应答系统或电子化疗效评价工具系统等。

在临床试验构建和运用电子化系统时，平台构建和软件运用的系统所有者应当对临床试验中所用系统的 GCP 依从性状态有充分的了解。在确定某项临床试验项目采用计算机化系统后，按照 GCP 和 SOP 规范要求完成电子化数据质量保证评价表（**临床试验常用表 30**，二维码）、相应软件运用系统的 GCP 风险分析（**临床试验常用表 31**，二维码）和系统软件运用自查条目清单（表 29.12），这样做有助于为试验项目未来可能发生的稽查和检查活动做好准备。药政检查就是通过这些计划或风险分析表等文件证据来确认这些电子系统符合 GCP 质量要求。图 29.31 显示了临床试验过程中纸质或电子系统产生的各类文件和数据与受试者安全性风险程度的关系。从图 29.31 中可

表 29.12　研究机构使用的 GCP 化仪器系统的检查要点示例

＜申办方名称＞		＜试验项目编号＞	
研究者姓名：		研究机构编号：	
稽查/检查员姓名：		稽查/检查日期：	
GCP 化计算机化系统的仪器或设备:EKG□　　EEG　□　　化验仪　□　　X 衍射仪　□　　其他　□＿＿＿＿＿			
生产厂家：	模式编号：		系统编号：
相关仪器的计算机化系统具备下列要素		是	否
操作这些仪器的人员有培训记录		□	□
拥有相应的操作和支持人员的系统 SOP、指南或手册		□	□
拥有系统装配记录		□	□
拥有系统校正记录		□	□
最近一次的校正日期为＿＿＿＿＿/＿＿＿＿/＿＿＿＿(年/月/日)			
拥有系统维护记录		□	□
最近一次维护日期为＿＿＿＿＿/＿＿＿＿/＿＿＿＿(年/月/日)			
拥有操作失败或错误纠正行动记录		□	□
配有专人负责该系统		□	□
姓名＿＿＿＿＿＿			
如果上述要点有"否"的话,请提供相应的解释和相关的跟踪和解决方案评语:			
该仪器的 GCP 化系统已被下列人员验证可用于临床试验项目(项目编号)中: 研究机构授权人姓名:　　　　　　签名:　　　　　　日期: 申办方审核员姓名:　　　　　　　签名:　　　　　　日期:			
存档:申办方试验主文档-实验室文件			
版本:V1		版本日期:2007 年 1 月 15 日	

以看出越贴近受试者的数据所承担的安全性风险越高。在临床试验过程中，对这些数据及其电子采集系统的稽查评价可以根据风险程度的高低制定不同等级的稽查要求和标准，即越是接近高风险度的数据采集系统申办方和研究者越需要把握验证程序的完整性和规范性，稽查员也越需要对这些计算机化系统的验证文件和报告予以仔细和全面的检查，为确保未来药物适应证的治疗数据的可靠性和准确性打下良好的基础。这也是药政规范和 GCP 特别重视和强调规范计算机化系统在临床试验中运用的缘由所在。以临床试验中应用的心电图仪为例，其产生的受试者心电图数据直接来源于受试者本人，因而受试者心电图表数据（包括基线校准参数）最为关键；研究者对心电图仪的操作（包括仪器操作培训）相对于心电图仪采集的受试者心电图表数据而言，虽然对心电图仪的受试者数据产生有控制作用，但并非直接接触受试者本人；虽然心电图仪的日常维护质量对心电图仪数据的准确性有影响，但相对于心电图仪从受试者直接采集的图表数据和研究者对心电图仪的操作而言，其贴近受试者本人数据的距离相对略逊；心电图仪的操作和管理手册是上述心电图要素中离受试者数据采集最远的要素。因此，这个案例中，数据安全性风险程度可以排序为：心电图仪采集的受试者数据＞研究者操作心电

图仪＞心电图仪维护管理＞心电图仪操作手册。如果按照这个数据风险度排序，对于药政检查而言，任何受试者相关的心电图表数据的错误或不合规都会被视为严重问题，因为这些数据直接关系到试验结果的可信性；相对于受试者心电图表数据而言，研究者操作差错被视为重要问题；心电图仪维护和操作手册缺失视在试验项目中数据风险的重要性而言，可能会被作为一般问题处理。此外，心电图仪的计算机辅助设备直接与受试者数据采集、结果绘制和报告有关，其中的任何差错检查发现的问题都应被视为严重或重要风险等级。当临床试验方案心电图检测并不是主要或关键次要核心数据时，上述心电图数据风险程度有可能也随之减弱。

在临床试验中，统计分析系统（SAS）有时也被包括在计算机化系统的验证规程中。一般来说，试验数据的统计方法已经在试验方案中有描述，临床试验的统计分析计划（SAP）及其相对应的统计编程细则（SPS）对统计方法有更详尽的计划。SAS 程序一般为一次性使用的程序系统，并没有像其他电子化系统那样拥有对系统支持和维护的要求。它的编程标准文件应当包括适当的文字描述，最少应包含三个方面，即编程后数据输入、数据运算和数据输出。在实际的数据分析前，数据管理人员通常都会对编辑

接近受试者程度

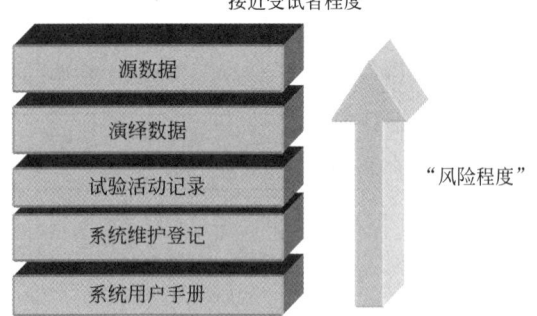

"风险程度"

源数据
演绎数据
试验活动记录
系统维护登记
系统用户手册

图 29.31　临床试验数据对受试者安全性风险程度评价

表 29.13　电子化系统拥有者和稽查员的工作策略简述表

必须"做到"	不要"做到"
系统拥有者 • 知道系统构建和用户接受测试文件内容 • 懂得系统测试策略 • 掌握最新的系统状态信息 • 有可操作的系统备份程序 • 遵循变更控制 SOP 和登记变更系统制度 • 保留所有系统记录和登记文件 • 能清楚解释操作人员如何操作和使用系统	**系统拥有者** • 不要重建遗失的文件 • 不要与检查员或稽查员争论问题 • 不要志愿分享过去解决的系统问题故事 • 不要分享稽查报告内容，只是提供稽查登记表供审阅 • 不要在质量保证人员不在场的情况下与检查员或稽查员会面
质量保证稽查员 • 检查系统构建和用户接受测试文件的完整性，以确认在验证计划书中所列检查项目都已完成并已体现在验证报告中 • 审阅测试报告和测试计划以确认检查项目的完成 • 检查失败测试描述和这些失败结果如何被处理 • 检查测试描述的可溯源性。是否所有用户要求的测试都完成 • 审阅备份记录磁带和系统登记表 • 检查系统使用人员的培训记录	**研究机构接待员** • 不要忘记完成稽查登记表 • 不要让稽查员单独巡视场所 • 不要与稽查员争论 • 不要传播过去的稽查或检查结果 • 不要忘记检查使用手册或材料处于更新状态 • 不要假设培训记录已存档

的统计分析程序进行测试（类似于 UAT 过程，参见 23.3 节）。这种统计编程程序和测试记录报告，包括数据输入和数据结果等，应当与 SAP 和 SPS 一起存档保留，以备稽查或药政检查，也可能当临床试验研究报告申报时被要求作为分析结果的证据一并出示。

在准备稽查文件前，如果发现某些文件或记录遗失或遗漏，被稽查单位人员可以采用备忘录的方式对遗漏或遗失加以说明，但切不可重建或补建遗漏或遗失的文件。表 29.13 总结了电子化系统拥有者和稽查员对系统必须/不要采取的工作策略。

在电子化系统的工作程序中，人员对系统的操作和管理是保证电子化系统能够实现其最大设计价值的重要因素，而人员的行为直接受到相关 SOP 的约束和指导。表 29.14 列出了与确保电子化系统符合药监 GCP 标准操作规范有关的主要稽查要点。

表 29.14　电子化系统 SOP 的主要稽查关注点

序号	SOP 领域	需要稽查的要点
1	系统的建立/构建 （包括软件、硬件的描述和特殊用途，以及与物理环境的关系）	• 系统已被正确地装置或构建了吗？ • 系统的建立程序和文件过程适宜吗？ • 谁承担计算机系统软件的构建、开发和验证？ • 软件系统可以或已经被修正了吗？如果有，谁完成的和怎样完成的？ • 验证程序的文件如何被保存？ • 系统对申办方所承担的商务的总体风险是什么？应由什么 GxP 来监控？ • 系统是否拥有良好的生命周期(SLC)管理程序
2	系统的操作手册	• 是否有如何在工作和研究中使用系统的指南？ • 谁负责系统的操作？ • SOP 是否存在？在计算机系统的操作中是否遵循 SOP
3	验证和功能测试	• 系统功能运行与手册或用户指南所描述的相符吗？（功能测试报告） • 系统功能满足实际工作和研究的需求吗？（验证测试） • 证明的确完成测试过程和测试记录结果的确存在且被存放在何处？ • 验证程序是否适宜
4	数据收集和处理 （包括存档、稽查轨迹和风险评估）	• 研究者满足药政规范对试验数据的要求的主要责任体现在什么方面？ • 研究者在电子化系统的临床试验中的主要职责是什么？ • 电子化系统改变了研究者进行临床研究的方式和原则了吗？ • 系统收集或加工哪一类研究数据？ • 谁和怎样采集、检查和修正数据？ • 谁被授权可以编辑数据？ • 当研究者修正数据时，申办方是否可以知晓或察觉？

续表

序号	SOP 领域	需要稽查的要点
4	数据收集和处理（包括存档、稽查轨迹和风险评估）	• 研究者如何确保 EDC 系统中的数据完整性？ • 系统记录中谁编辑数据，什么时间编辑和为什么编辑数据（编辑核查轨迹）？ • 如果数据遗失或出错，对患者的风险和研究机构的严谨性会产生什么影响？ • 系统数据如何被储存以满足保留要求？ • 系统数据存档是通过中心服务商，还是保留在 CD 或其他形式的媒介储存？ • 当其他分析设备与计算机系统直接连接时，数据可以被正确地传递、处理和整合吗？ • 原数据被直接导入电子化系统还是从纸质源文件输入？它们的准确性如何？ • 是否能找到 EDC 数据的纸质文件记录，特别是当申办方对数据提出疑问，而研究机构做出答复后，能否发现可以支持数据修正的纸质文件记录，包括证实数据真实性和可靠性的研究者签名？ • 如何确认研究者已经审阅和批准所输入 EDC 中的数据，包括数据质疑的答复和修正？是否有按照申办方所要求的相关书面签名的存在？ • 电子化系统中的受试者数据的隐私性能否得到保障和遵循？ • 电子记录的源文件是否存在，并已被确认其与电子记录的一致性和准确性
5	系统维护	• 谁为系统提供技术支持和服务？ • 当系统需要被更新或替代时，如何保护数据的严谨性？ • 系统的停止使用或退役程序是否建立？是否合理
6	系统安全措施	• 数据安全性和保密性如何得到保障，是否符合药政要求和 GCP？ • 系统如何被保护？ • 需用户登录账户和密码才能进入系统的管理程序吗？ • 有系统登录授权人员的记录吗？ • 电子签名符合药监规范吗？ • 系统有病毒和侵入保护措施吗？ • 系统被放置在保安严密的场所还是数据中心？ • 系统的物理环境安保措施是否达到最高标准（如银行系统一样）
7	变更控制	• 谁可以或被授权变更系统？ • 在变更后采取什么测试方法和记录来验证仍然满足工作和研究需求？ • 变更记录的存档过程符合规范吗？ • 错误及其修正登记被适当地保留了吗？ • 任何人对数据的修正可以被很好地监控吗？
8	数据备份/恢复和应急计划	• 系统灾难恢复和备份程序管理是否建立？ • 谁和如何负责备份系统数据？ • 如果出现问题或灾难性事件，如何恢复系统的操作和运行
9	替代记录方法（在系统无法运行时）	• 如果系统失活或无法连接使用的话，该如何应对？ • 需要再次使用纸质方法吗？如果是，在研究中采用什么样的纸质记录和如何管理和协调？ • 离线记录和在线系统数据如何实现统一
10	用户培训	• 谁培训用户熟悉系统功能？培训程序和内容适宜吗？ • 培训有记录吗？通过记录可以清楚地知道谁、何时和何地已经受到什么样的培训吗？ • 有针对当前研究项目的培训吗？ • 系统更新后有更新培训吗？ • 是否有提供简易用户指南页以帮助用户对系统的使用
11	申办方、研究机构和其他组织在临床试验的电子化系统运用中的角色和作用	• 谁负责系统在临床试验中的使用？ • 申办方、临床合同组织还是研究机构提供系统的使用？ • 谁测试系统，并负责记录测试结果在案？ • 谁对系统拥有"系统管理员"的权限？ （注：申办方不允许对收集原数据系统拥有管理权）

在电子化系统的稽查/检查过程中，稽查员/检查员可以要求登录电子化系统实际考察所采集的数据的准确性、一致性和药政的规范性等。申办方有责任向稽查员/检查员提供相关的仅供阅读的登录账号。稽查员/检查员应当经过电子化系统的适当培训后才能被允许进入电子化系统实施稽查行动。否则，对电子化系统没有任何知识的稽查员/检查员即使进入电子化系统，也无法达到所期待的稽查/检查目的。在稽查员/检查员进行电子化系统的"浏览"检查过程中，研究机构人员或电子化服务商最好能伴随其身旁，并对电子化系统的程序和所记录的数据有充分的了解，以便随时回答稽查员/检查员的计划或即兴问题。所

给予的答案应当尽量做到直截了当、简明清晰和准确无误，以免造成稽查员/检查员更多的疑惑和衍生出其他问题。如果稽查员/检查员需要复制或提取部分电子化系统的数据或信息，研究机构或系统服务商应当对所提取的数据或信息予以核准和记录。在完成稽查/检查程序后，研究机构人员可以要求销毁不用作检查报告证据的所复制或提取的数据或信息，以确保试验数据的安全性和唯一性。

可以预见，如果在电子临床试验稽查中发现电子记录或签名等方面不符合药监规范和可信性要求，药政部门可能提升稽查等级对系统进行更详尽的评价。同样，对申办方根据电子化记录和签名所递交的新药申请数据也可以予以拒绝。

29.5 临床试验中数据管理质量评估指标概述

临床试验数据是整个临床试验开发过程的核心，是临床试验最重要的产出，是分析、递交、审评和批准药物上市的基础。因此完善的数据质量管理体系十分重要。ICH-GCP 5.1.1 也指出，申办方负责按照书面标准操作规程来实施维护质量保证和质量控制体系，以保证临床试验的实施和数据的产生、记录和报告均遵循试验方案、GCP 和适用的监管要求。如4.1.1 节所述，临床试验数据质量及其合规性管理涉及不同职能干系人的参与，如 CRA、DM、研究者、研究协调员等。其中所涉各方都需要建立相应的质量控制和质量保证的管理规程及方法。就临床试验数据管理而言，建立和实施质量管理体系首先需确立质量方针和目标。数据管理的基本质量方针和目标是保证数据满足 ALCOA 原则；ICH E6 将临床试验数据管理质量保证定义为：为保证试验的进行和数据产生、留档（记录）以及报告都符合 GCP 和适用的监管要求所建立的所有有计划、成体系的行为。质量保证的作用在于按照法规制定的质量保障系统，检查干系人是否按照既定环节程序做事，并定期评估现有流程制度是否能满足当前质量方针和质量目标，及当前法规的最低质量限度要求。数据管理质量控制的作用在于

按照试验方案和内部质量运行系统培训流程中的每个干系人，使他们在日常数据管理工作中能切实照章行事，并检查他们是否按照统一质量标准要求完成各自的职责工作。采用戴明环流程对数据管理质量进行评估，是持续改进数据管理质量保障体系的重要措施之一。通过考核质量评估指标来评估各阶段数据管理工作的质量，可以确保试验项目顺利进行，也有利于改善数据管理流程，促进临床试验跨部门的完美沟通和合作（陈朝华等，2011）。目前，国际上对于数据管理的质量绩效指标尚未形成一个数据管理领域的共识标准。按照试验项目生命周期，本节主要针对数据管理的各环节主要步骤应建立的质量评估体系做出归纳概述，其目的不在于建立一套普遍适用的临床试验数据管理质量保障体系，而是期望通过应考虑的主要要素和关键评价指标案例，供数据项目管理的数据质量体系建立和评估借鉴或参考。

29.5.1 试验项目启动阶段的数据管理质量评估

任何试验项目启动阶段的数据管理工作都主要围绕着数据管理相关文件的撰写、CRF 设计、数据库构建等步骤。遵循数据管理可信性原则（参见4.2.2.2 节），试验启动阶段的数据管理各环节的质量好坏会影响到后续试验实施过程中数据采集、处理、分析和报告等环节的质量高低。

（1）数据管理文件及其文档管理 ICH-GCP 对试验主文档有明确的要求（参见 3.4 节）。数据管理作为试验项目管理的重要组成部分，其数据文档质量对于试验项目质量和可信性有着关键的作用，试验结果再现、试验数据证据链的完整性和数据管理规程的合规性都可以通过数据管理文档得以证明。此外，根据试验项目的类型和方案设计的需求，数据管理文件的撰写质量直接影响到试验过程中数据的采集和处理结果质量，其中数据管理计划（DMP）尤为关键（参见 22.3.1 节），其他数据管理文件，如数据核查计划书、数据库编程计划文件等，都是依据 DMP 的指标设置而展开的。表 29.15 概述了主要数据文件撰写及其文档管理质量的主要评价指标。

表 29.15 主要数据文件撰写及其质控要点

序号	指标	定义	目的	评价结果	建议标准及达标要求
1	DMP 撰写的时限性	DMP 在数据管理工作开始之前完成并获批准	DMP 生命周期跨越整个临床试验过程，开展的数据管理工作都应是在 DMP 的规定下展开的	是/否	建议"是"，并采用标准模板和保存所有版本 DMP
2	DMP 审批规程	DMP 及其修改版本在实施前需要经过相关管理层的审阅和批准	任何方案的更新都可能影响 DMP 数据管理流程的变更，因而需要随之更新和重新培训（如必要）	是/否	建议"是"，并保存所有版本 DMP

续表

序号	指标	定义	目的	评价结果	建议标准及达标要求
3	DMP 模板标准化	需要根据法规要求建立 DMP 撰写管理 SOP 及其模板	确保所有项目间 DMP 内容和要求的一致性和标准化	是/否	建议"是",并采用标准模板和保存所有版本 DMP
4	DMP 培训	对 DMP 中的数据管理要点和规程进行培训	根据 DMP 开展数据管理工作,使相关人员对其角色及其职责要求有所了解	是/否	建议"是",并对培训记录存档保留
5	数据管理文档的完整性	在试验进展阶段的相关文件是否已经完备	• 按照试验主文档质量原则,评估数据文件的完整性 • 依据 GCP 试验文档质量要求和 ALCOA 完整性原则,评估临床试验数据管理文档的质量依从性	是/否	• 达标要求为"是",并保存完整的记录文件 • 可参照 GCP 规定的 TMF 要求进行评估,如研究方案、eCRF、CRF 填写指南、数据审核指南、SAE 一致性核查计划、研究方案偏离、更新记录等
6	数据审核报告的完整性	在试验进展阶段的任何用于数据审核的列表及说明	反映试验过程中数据质量的评估结果	是/否	达标要求为"是",并保存完整的记录文件
7	文档、软件等的更新记录	对所有相关的文档、软件(数据库、医学编码、编码字典等)的更新要求有具体记录	试验进程中文件和软件等流程和工具的变更管理的合规性及其对数据质量的影响	是/否	达标要求为"是",并保存完整的记录文件
8	参与人员的简历和更新记录	对所有参加试验的相关人员保留一定格式的简历,并定期更新	所有参与临床试验人员的职责和资质满足 GCP 要求	是/否	达标要求为"是",并保存完整的记录文件
9	对应数据点的源数据核查(SDV)记录	如果要求 100% SDV,数据库中收录的数据应有对应的 SDV 记录	按照 ALCOA 原则,评估数据库数据的准确性和与源数据的一致性	是/否	达标要求为"是",并保存完整的记录文件。如预先定义选择性 SDV,应同时记录样本选取的要求和完成情况
10	临床人员对 TMF 质量的 QC 率	临床试验文档检查应当作为临床操作人员的常规行为,与文档质量影响密切关联	根据临床人员(PM/CRA/CRC,不包括文档管理员)的 QC 频率评估 QC 对 TMF 的检查质量	时间频率	如果临床人员对 TMF 进行 QC 的频率<季度/次,一般可以接受;=季度/次则视为基线检查频率;>6 个月/次则对 TMF 质量管理存在重大风险
11	与研究机构文档管理相关的严重/重要稽查问题百分比	对所有试验文档进行稽查后发现,以评价研究机构文档的质量好坏	试验文档存在严重/重要问题风险的比例	实际百分比	如果存在严重/重要文档问题的检查比例<5%,则可以视为文档质量在可接受范围内;<3%则管理质量较好,>10%则表示文档不合格
12	文件归档	试验过程中和数据库锁定后,数据管理员及时整理项目相关的所有数据管理文件的完整性和及时性	• 确保文档符合 ALCOA 原则和标准,并有日期的署名 • 项目管理质量的指标之一	是/否	达标要求为"是",并保存完整的文件

（2）试验方案与 CRF 设计　试验方案是整个临床试验最重要的核心文件，作为数据管理的工具，直接关系到整个临床试验数据采集及其流程操作的执行（参见 14.2 节）。按照方案设计的数据采集及其数据质量的好坏亦与临床试验结果的成败相关。此外，CRF 的设计也影响着后续数据库的构建和试验项目的启动时间。按照运营管理的要求，试验项目数据库的构建并投入使用必须在首家研究机构启动前完成，

因而 CRF 的设计批准的时间应当早于数据库构建开始的时间（参见表 15.2）。CRF 的设计应严格遵循试验方案的设计，且收集的数据点应满足统计分析计划（SAP）的要求，收集过多会造成不必要的数据收集和数据清理工作，过少则无法满足方案设计及其统计分析的需求，两种情形都对试验项目数据结果质量有不利影响。为了确保 CRF 设计的质量，需要考虑的主要评价指标包括但不限于表 29.16 所示。

表 29.16　CRF 设计需要考虑的主要质控要点

序号	指标	定义	目的	评价结果	建议标准及达标要求
1	方案及 CRF 的审核批准	试验方案是指导试验项目的关键性文件,CRF 是试验项目数据采集工具,二者都需要在试验数据库构建启动前完成审批	确保方案设计的科学性和 CRF 设计的正确性,并满足统计分析计划的需求	完成时间点	根据首家研究机构启动和/或首位受试者入选要求的项目管理时间点倒推,并确保所有文件保持完整
2	方案首次批准后修订更新次数及每次修改数量	• 反映原方案设计的科学严谨性、实操可行性和质量 • 由前期设计考虑不全面所造成	力求减少方案修正次数,有利于降低相关项目管理的运营成本,如 CRF 修改、数据库修改、监查计划修改、试验项目周期延长等	次数	≤1 次,应力求整个试验期间方案修订次数及每次具体修订数量最小化,最佳修订 0 次
3	病例报告表设计的及时性	病例报告表是否在第一位受试者入选前获准启用	病例报告表设计及启用的及时性	是/否	达标要求为"是",并保存完整的记录文件
4	CRF 设计的效率	方案定稿到 CRF 定稿的时间间隔天数,因为 CRF 设计周期长影响项目进度	反映数据管理人员及其相关干系人协同工作的效率	天数	达标要求依据数据管理 SOP 规定的标准天数而定,并保存完整的记录文件
5	CRF 修订次数	CRF 投入应用后,非方案修正因素造成的 CRF 修改	体现原 CRF 设计的质量,次数越少证明 CRF 设计的质量越高	次数	达标要求为 0 次,并保存完整的记录文件
6	CRF 翻译准确性	• CRF 语言翻译的准确性进行质量控制 • CRF 翻译错误直接影响数据的真实性和统计分析结果	国际多中心试验项目涉及不同语言 CRF 的应用	实际百分比	达标要求为 QA 检查后达 100%,并保存完整记录文件
7	CRF 数据设计标准的采用	标准结构化的 CRF 采集数据(如 CDASH)便于后期数据的处理(如匹配、整合、趋势分析等)和共享	简化数据库设计和数据核查,同样简化统计分析时处理数据的效率	是/否	力求为"是",并采用行业通用的 CDISC 标准

（3）数据采集系统的建立和验证　CRF 设计完成后，数据采集系统及其数据库构建启动。纸质 CRF 环境的数据采集只涉及后台数据库的构建，电子 CRF 环境的数据采集除了后台数据库的构建，还涉及前台数据采集界面的设计。商业化的 EDC 系统本身的系统验证应由开发商或服务供应商负责（参见 23.2 节）。应用于试验项目的数据系统的建立及其验证质量保证是数据管理团队的责任，只有经验证合格的临床数据管理系统才能投入具体的临床试验项目中使用。在构建数据采集系统时，可以考虑的主要技术和管理指标包括但不限于表 29.17。

表 29.17　数据采集系统构建主要质控和验证要点

序号	指标	定义	目的	评价结果	建议标准及达标要求
1	数据标准采用度	使用数据标准的模块数占病例报告表模块总数的百分比	单个临床试验项目执行数据标准的程度	实际百分比	力求 100%。实际百分比越高表示数据采集标准化程度越好,但因 CDISC 也在不断完善和发展中,某些治疗领域的疗效指标尚不能全部涵盖,因此应依据实际情况尽量采纳标准化设计
	数据标准的采用	在病例报告表设计中是否采用 CDISC 标准	数据采集的标准化程度	是/否	力求为"是",并采用行业通用的 CDISC 标准
2	供应商资质稽查	满足药政法规电子系统管理标准的系统供应服务商	确保电子临床系统及其运营环境的合规性	有/无	达标要求为"有",并需要保存完整的稽查报告文件,包括系统开发相关管理文件及其验证文件、测试文件、验证总结报告、验证状态维护文件等

序号	指标	定义	目的	评价结果	建议标准及达标要求
3	数据稽查轨迹功能	具备完整的数据稽查轨迹记录功能,且稽查轨迹不能修改或删除	确保系统满足 GCP 基本要求	有/无	达标要求为"有",且能以电子文件的形式完整导出供存档
4	系统权限控制	系统登录人员对系统的操作权限根据角色职责要求而设定,且有轨迹记录	确保系统满足 GCP 基本要求	有/无	达标要求为"有",且能以电子文件的形式完整导出供存档
5	数据备份功能	具备项目执行过程中数据库定期备份及结束后完整的数据库备份及存档功能	满足商务延续和灾难恢复的 GCP 要求	有/无	达标要求为"有",备份数据库的地点也应符合药政法规要求,并保存完整的相关文件
6	用户支持	系统服务商对系统运营提供相应技术支持,根据问题严重程度设置不同等级的应答和解决方案标准以及完善的用户支持管理流程	确保系统运营和相关各类系统问题能得到迅速和有效解决,不影响试验项目的系统运营及其数据管理质量和进展速度	有/无	达标要求为"有",且需要设置用户支持反馈时限的要求,并保存相关完整文件
7	电子病例报告表(eCRF)培训	eCRF 用户名单对应授权用户开启之前的培训记录的百分比	所有用户在授权使用前获得系统培训	实际百分比	达标要求为 100%,并保存完整的记录文件
8	用户权限管理准确率	正确授权用户数目/实际授权用户数目　在规定时间内取消授权的用户/实际取消授权用户总数	系统用户按照角色授权及时获得系统使用权限,并在任务完成后及时取消权限	实际百分比	达标要求均为 100%,并保存完整的记录文件

（4）数据采集层面的数据库建立　项目层面数据库的建立和验证是指数据库程序员设计 eCRF 的过程，同时设计系统支持的在线核查逻辑、自动计算程序等。数据库建立的两个主要依据文件分别为数据库说明文件（database specification）和数据核查计划（data validation plan，DVP）书（参见 22.3.3 节）。CRF 定稿后，数据管理员根据 CDASH 标准起草数据库说明文件，旨在对每一个变量进行命名，确定每个变量的格式，编辑选择性变量定义编码词典（coded dictionary），定义衍生数据的计算公式等，从而为构建数据库打下基础。经审批后的数据库说明文件可以用于 eCRF 界面的构建，同时针对每个变量编写数据核查计划，形成数据核查计划书。根据数据核查计划书撰写用户接受测试文件，测试应该涵盖数据核查计划书中的所有逻辑条件、动态设置、自动计算公式设置、邮件通知设置、离线核查工具测试等（参见图 22.3）。撰写的测试数据应该全面，符合数据库要求的和不符合数据库要求的、符合逻辑设定的和不符合逻辑设定的，尤其是临界值的情况，都应该涵盖在测试数据中。在构建数据库时，可以考虑的主要质量指标包括但不限于表 29.18。

表 29.18　数据库构建和验证主要质控要点

序号	指标	定义	目的	评价结果	建议标准及达标要求
1	数据库运行环境的稳健性	数据库运行环境受诸多因素影响,如网络、服务器、停机时间及安全备份配置等	投入试验项目运行的系统稳健性直接关系到数据采集和处理的质量,应避免出现服务器不稳定,经常性的页面崩溃;测试环境验证通过的核查逻辑,发布到正式环境中无法响应等情况	是/否	达标要求为"是",不用测试合格并保存完整的记录文件
2	数据库用户接受测试(UAT)	在数据库启用前完成和通过了 UAT,并有完整的测试内容、判断标准及测试记录和结果报告存档在案	数据库满足药政验证要求	通过/失败	• 达标要求为"通过",并保存完整的记录 • 未经用户接受测试(UAT)的数据库不能在生产环境启用
3	通过数据库的质控	通过事先定义的质控标准来检验数据库是否符合设计要求	数据库设计达到预期质量标准	是/否	达标要求为"是",并保存完整的记录

续表

序号	指标	定义	目的	评价结果	建议标准及达标要求
4	数据库应用培训	• 数据库搭建完成并投入试验项目应用前,需要完成数据库系统输入或填写指南手册 • 服务商或数据管理员应当向用户提供应用数据库培训,并发培训证书	• 使试验项目采用系统及其数据库后,相关干系人掌握正确进行数据输入和处理的规程,确保数据质量和可信性 • 试验项目数据采集和输入过程中,便于用户自学掌握系统及其数据库应用要求	实际百分比	• 达标要求为100%,即所有相关人员都接受并通过培训,并保存完整的培训记录和证书 • 实际系统及其数据库运营过程中,数据输入错误率和不熟悉数据库应用的人员百分率反映了培训效果的好坏
5	数据库文件模板	在试验项目中应用标准化文件模板,在模板基础上做出个性化调整,并根据应用反馈对模板进行持续的更新升级	提高数据管理工作的效率和规程及其相应文件的合规性,包括数据库说明文件、DVP、UAT文件等,确保数据库搭建的效率和准确性	是/否	达标要求为"是",并保存完整的文件,包括应用文件的审批文件
6	数据库仓储功能	数据管理系统或EDC系统建立标准化数据仓储库,包括配套的动态条件、逻辑核查程序、自动计算程序、标准数据集或数据阈及其标准	节约数据库设计时间和人力成本,使直接或反复调用标准化或既往数据集,数据阈或数据标准模板成为可能	有/否	达标要求为"有"并保存完整的相关文件和验证证据
7	数据库设计效率	从CRF设计批准到数据库上线的时间间隔	在同一个数据管理系统和相似试验项目数据量前提下,反映数据管理人员的数据库设计效率和建库人员对系统功能的熟练程度	天数	• 根据数据管理相关SOP,预设数据库从启动设计到上线时间轴 • 天数越短,效率越高,越有益于项目进度的加速
8	每次最终项目表格需要重新设置运行的次数	因设置有误导致多次调整最终表格设置的次数	• 最终试验项目表格设置及其编程应当按照统计分析计划的要求运行 • 任何导致多次调整设置的结果是SAP或编程规程有误的结果	实际次数	• 理想结果是0次重新设置运行 • 允许重新调节运行最终表格的基线次数通常设为1次,若最终表格设置调节≥2次,则应视为表格设置及其编程质量有问题
9	数据库设计的时效性	在首家研究机构或首位受试者入组前,数据库搭建完成	保证试验项目数据采集和录入的应用和及时性	时间点	达标要求为满足项目管理计划的项目启动时间点,并保存所有相关文件
10	数据库UAT次数	UAT通过的总次数反映了数据库设计的质量和准确率,也与DVP设计和测试数据撰写的质量有关	反映数据库设计质量好坏,避免数据库上线后非方案修正因素导致的频繁修订的风险和数据库配置错误的出现	次数	一般数据库的测试次数为3~4次较为合理,如测试次数过多,则说明数据管理人员整体水平不高
11	数据库说明文件	按照CDASH规则变量命名规则文件,便于数据在国际的传递和转换	提高数据结构的标准化程度,有益于数据统计分析,数据交换和数据共享	实际百分比	达标要求为100%,百分比越高越好,并保存完整的文件
12	数据库权限管理	• 用户系统分配权限的管理,如只有经过培训和项目相关角色分配后,并经申请和授权才能拥有数据库登录账号 • 权限开通和有效期与用户在试验项目中的参与时间一致	• 满足GCP和药政法规有关电子系统的基本要求 • 有助于有效管理和监控用户的系统及其数据库应用轨迹 • 使数据溯源性和时间印戳轨迹记录成为可能	实际百分比	• 达标要求为100%,并保存完整的相关文件 • 任何未经培训或授权的用户账号,或用户离开项目后仍有登录或操作痕迹的比率越高,权限管理的不合规性越高
13	数据库非常规修订	数据库上线后,非方案或CRF修正因素导致的数据库结构、逻辑核查及计算程序的修订	• 反映数据库设计的质量和可靠性,也直接影响数据录入、存储、处理和管理的质量 • 避免由于数据库修订而导致的数据迁移,其可能造成数据遗漏、数据移位或数据丢失	次数	达标要求为0次,并保存完整的相关文件,包括数据库结构、逻辑检查及计算程序在内,实际次数越低表示数据库设计越准确,质量越高

29.5.2　试验项目实施阶段的数据管理质量评估

试验项目实施阶段的数据管理工作主要包括数据接收与录入、数据核查清理、执行医学编码、外部数据传输和一致性核查等，其中 ALCOA 原则贯穿于所有数据管理环节中，直接影响着数据的质量和可信性。

（1）数据输入　纸质 CRF 的试验项目涉及记录在 CRF 中的数据接收程序，常见的接收的方式通常有传真、常规邮件、快递，或由监查员完成 SDV 后直接收讫并转交给数据管理人员进行数据录入。无论采取何种接收方式，接收人员以及接收确认方式，都应事先在数据管理计划或其他文件中详细说明。采用 eCRF 的试验项目，不存在数据接收程序。无论哪一种数据接收方式，都需要经过验证并被批准上线的数据库系统进行数据输入。纸质 CRF 的数据输入质控

方式依据录入方式而定，通常有：

① 独立双录入数据库完成后，由未参与录入的数据管理人员做一致性比对，解决一录和二录中不一致数据；

② 一录数据作为默认值，系统在二录数据与一录数据不一致时跳出提示，此时二录人员需要认真核查 CRF 中数据后再录入，二录数据保存后会覆盖掉一录数据；

③ 数据单次录入后，由未参与录入的人员将录入的数据与原始数据进行比对，任何数据不一致都需要仔细核对后确认正确的数据。

采用 EDC 系统的试验项目，由临床研究协调员（CRC）将原始病历收集的数据通过网络 CRF 页面在线输入（web entry）EDC 的数据库。表 29.19 归纳了设置数据输入阶段的质量指标时可以考虑的质控因素。

表 29.19　数据输入结果质控要点

序号	指标	定义	目的	评价结果	建议标准及达标要求
1	个案数据输入的及时性	• 每一访问数据的实际输入日期与访问数据产生日期间隔时间 • 行业通用默认原则是受试者访问日后 3～5 个工作日完成数据输入；数据质疑回复为收到质疑后 7～10 个工作日	• 满足 ALCOA 原则的及时性 • 避免滞后数据录入或输入造成的数据准确性偏差或数据丢失而影响数据质量 • 有助于方案偏离或数据遗漏问题的及时纠正 • 有可能反映出研究者或机构人员不够重视项目，或机构人员不足	实际及时输入百分比	• 在规定时间窗内输入的数据占试验项目应输入的总数据比例，力求接近 100% • 越短说明数据录入越及时
2	数据录入错误率（仅限于纸质病理报告表）	• 数据库锁定前对 10% 的样本量进行数据质量评估，最低不少于 5 例，最高不超过 30 例 • 在双录入时只需确认一录和二录间没有差异即可。但 DM 在进行数据核查时，会计算数据录入错误率和出现错误的种类，评估数据录入员的 KPI	• 满足 ALCOA 原则的准确性，评估数录入质量 • CRF 填写的清晰性或易读性可能影响数据录入错误率，因而可以间接反映 CRF 的填写准确率（如是，需要在出现高错误率时查找 CRF 填写易读性是否为根源） • 反映数据录入员的工作效率和质量	实际错误百分率	• 达标要求为"数值变量不一致应小于 0.2%；文本变量不一致应小于 0.5%；关键数据（研究方案确定的重要数据）可要求 0% 错误率" • 如果错误率超出允许范围，或发现某些严重错误，可以扩大样本量直至 100%QC
3	经转录数据的准确性（纸质病例报告表）	经质控比对纸质病例报告表内容和数据库内容，变量不一致的比例	依据 ALCOA+ 准确性、完整性和一致性原则，评估数据自纸质病例报告表转录至数据库的质量	实际百分比	达标要求为"对数据库数据进行 100% 质控，比对纸质病例报告表数据内容和数据库内容，数值变量不一致应小于 0.2%；文本变量不一致应小于 0.5%"
4	总体受试者信息及时录入率	已开始录入数据的受试者数目／实际入组的受试者数目	按照 ALCOA 同时性要求，评估入组受试者数据及时进入数据库的比例	实际百分比	• 力求接近 100%，根据数据管理计划确定的数据录入时间窗及时录入数据至数据库 • 可按照研究机构、参与国家和项目整体分别计算
5	研究数据及时录入率	已经录入的数据点数量／所有发生并预期录入的数据点总数	按照 ALCOA 同时性要求，评估预期数据及时录入数据库的比例	实际百分比	• 力求接近 100%，根据数据管理计划确定的数据录入时间窗及时录入数据至数据库 • 可按照研究机构、参与国家和项目整体分别计算

续表

序号	指标	定义	目的	评价结果	建议标准及达标要求
6	未及时录入数据的数量	所有已经发生、预期录入但尚未录入的数据点总数	未及时录入数据的数量和具体内容	实际数目	• 力求接近"0"，根据数据管理计划确定的数据录入时间窗，及时录入数据库。一般对整个试验进行统计，并列出未及时录入的数据点名称 • 直接显示未及时录入的数据，方便现场针对性监查
7	数据输入周期	• 每一个访问数据的实际输入日期减去访问发生的日期 • 可作为评价研究机构数据质量与试验项目绩效指标关联性指标 • 可嵌入 EDC 系统功能中，供设置周期指标用	• 体现数据输入的效率和数据的实时性 • 根据具体试验情况，实际周期越短，说明数据输入效率越高，实时性越好 • 可作为新研究机构遴选指标之一	实际周期数	• 建议 EDC 项目须在访问之后平均周期不超过一周内完成数据输入 • 可以按照研究机构、参与国家和试验项目整体分别设置和计算

（2）数据逻辑核查和清理　在纸质 CRF 试验项目中，研究者将受试者试验访问产生的原始数据记录在受试者病历记录中，临床研究协调员（CRC）再转录到纸质 CRF 中，临床监查员对照纸质 CRF 进行源数据核查（source data verification，SDV）后，将纸质 CRF 复印件或扫描件寄送至数据管理录入员进行数据库系统的数据录入。数据录入完成后，由其他数据管理员进行数据逻辑核查，对有疑问的数据点，通过纸质数据质疑表的形式要求研究者予以解答（参见图 23.13）。

在电子 CRF 试验项目中，研究者也需要将受试者试验访问产生的原始数据记录在受试者病历中，数据输入 EDC 由 CRC 完成。临床监查员和数据管理员可同时在线审核数据。临床监查员还需要进行研究机构现场 SDV。除电子系统可以按照预设的数据逻辑关系自动对疑问数据质疑外，数据管理员还可以按照数据核查计划手工核查试验数据，并对有疑问的数据点通过 EDC 数据质疑功能向研究者发送数据质疑，由研究者予以解答后确认数据的正确性，或修改错误的数据（参见图 23.14）。数据管理员可以在线评价数据输入质量和答疑的进度，和/或在医学监察员的协助下对数据分布趋势或离群值进行评价。无论何种数据清理程序，表 29.20 展示了需要考虑的数据清理主要质量指标。

表 29.20　数据逻辑核查质控要点

序号	指标	定义	目的	评价结果	建议标准及达标要求
1	数据质疑率	• 数据库所有质疑的数量/所有已输入的数据点总数 • 可以将质疑类别进行分类分析和比较，如方案/CRF 设计、CRF 填写指南的培训、伦理规程、项目执行等	• 体现试验项目数据整体或个别质量，相关研究机构对方案，诊疗规程把握和理解，执行评价的指标 • 可以评价数据录入质量，例如，监查员核查 CRF 数据记录与原始数据一致性时，发现较多问题后，说明录入质量存疑	百分比	• 并没有一个固定的质疑率指标，需要根据方案的复杂性进行具体预设 • 该指标过低或过高均提示项目可能存在数据质量问题 • 可以根据研究机构、国家、试验整体、特定数据点或特定访问分别计算
2	解答数据质疑的效率	• 设定一个理想回复的天数，如 7 天，再将在理想回复天数内的质疑回复数除以总需要回复的数据质疑数 • 计算数据质疑回复天数的方法是回复质疑的日期与质疑发出日期间隔的天数，取平均值	• 体现了研究机构回复质疑的效率 • 满足数据管理计划或其他文件中应对数据质疑回复的时间窗要求	百分比	• 达标要求为在规定时间窗内 100% 按时回复 • 回复数据质疑的时间窗通常是 7～10 个工作日内
3	质疑解决周期	每一个质疑发出的日期减去该质疑关闭的日期，取平均数	体现数据管理工作的效率	实际周期	• 实际周期越短，说明效率越高 • 建议解决数据质疑的目标周期为 2 周。可以根据研究中心、国家和试验整体分别计算

续表

序号	指标	定义	目的	评价结果	建议标准及达标要求
4	研究机构回复质疑的时间	每一个质疑发出的日期减去该质疑答复的日期,取平均数	体现研究机构回答质疑的效率	实际周期	• 根据具体试验情况,实际周期越短,说明数据答疑效率越高,实时性越好 • 与数据录入周期要求相似,建议一周内完成答疑。可以根据研究中心、国家和试验整体分别计算
5	所有 eCRF 中,每页数据质疑的数量	超过预设数据质疑的比例	通常在试验 CRF 构建和设置前,需要根据项目和治疗领域属性对每页允许的数据质疑设定上限阈值。若超过上限值,则说明 CRF 填写指南描述和/或研究机构对数据采集输入管理质量有问题	实际百分比	• 可以根据项目属性设置具体数据质疑数量 • 一般允许基线超标比例<0.05%,若达到<0.01%视为上乘,>0.05%应当引起临床运营或数据管理人员的警觉
6	无须数据修改的质疑比例	所有质疑答复中,无须数据修改的质疑数量/所有质疑的总数	依据 ALCOA 准确性原则,评估数据质疑回复的质量	实际百分比	不能简单依据实际百分比来单方面判断数据管理的准确性,但这个指标是对比在相同的数据管理环境下,不同数据管理人员的操作差异
7	数据人工审核周期	• 每一个数据点人工质疑发出的日期与该数据点录入数据库的日期间隔 • 实际周期越短,说明效率越高	• 体现人工审核数据的及时性和效率 • 人工审核周期的长短应规定在 DMP 中,绩效评估可根据达成情况进行 • 数据人工审核不及时会造成不能及时发现数据质量风险,如安全信号趋势、研究机构操作问题等	天数	• 数据管理的人工审核周期会依据具体试验情况预先定义,建议 4 周内发出人工审核产生的数据质疑 • 不同类型的试验项目或同一项目的不同进展阶段以及数据量的多少,数据人工审核周期通常有差异。例如,一致性评价项目或疫苗类集中入组的项目可以 1~2 周/次,入组进度较慢的项目可以 3~4 周/次,而在项目锁库阶段 1~2 天就要进行一次人工审核
8	无效或错误质疑比例	无效质疑(不应出现)或错误质疑(内容有误)占所有质疑的比例	• 体现数据录入及核查清理工作的质量 • 数据录入员对 EDC 系统使用不规范导致生成大量无效质疑,系统核查逻辑错误导致生成大量错误质疑	实际百分比	• 达标要求为 0,表示所有数据质疑都为有效质疑 • 这个比率越低,数据质疑管理的有效率越高
9	再质疑比例	初次发送质疑所得回复未解决疑问而再次发出相同或类似质疑的例次占质疑总数的比例	• 体现质疑的质量及研究机构答疑的质量 • 数据管理员撰写的质疑文本含糊不清,或研究者无法理解问题要点而未对质疑进行合理澄清	百分比	• 最佳比例≤1% • 该指标越低表明质疑效率越高 • 可以按照研究机构、参与国家和项目整体分别计算
10	数据核查清理的早期质控	在项目启动初期,抽取一定比例完成试验的受试者,由数据管理员进行数据质控检查,如质疑的类别分布趋势、质疑的发送和关闭是否合理,质疑文本的撰写是否合适等,对能力未达标的数据管理人员进行再培训,对问题较多的研究机构进行再培训等	• 试验项目越早进行数据质控,越有益于发现数据和研究机构操作问题,便于及早纠正和防范问题的进一步发生 • 项目结束阶段再进行数据质控,可能造成许多问题数据无法改正,使总体数据质量下降	有/无	达标要求为"有",并保存完整的文件证据

序号	指标	定义	目的	评价结果	建议标准及达标要求
11	数据核查清理稽查轨迹（audit trail）	• 所有离线数据核查清理工作应有文件记录，具有可溯源性 • EDC系统具有完整的逻辑核查轨迹记录功能，并能打印存档	满足ALCOA的溯源性要求，即系统和源文件都有稽查轨迹可循	有/无	达标要求为"有"，并保存所有稽查轨迹文件

（3）外部数据管理 试验项目中的外部数据是试验数据的重要组成部分，其管理质量的好坏直接影响试验数据结果的质量和统计分析的准确性。外部数据可以作为主要疗效指标或主要安全性评价指标，也可以用于受试者筛选、监测日常安全和生活质量、趋势分析等。高质量的外部数据的产生和传输有益于总体数据结果的一致性、便利性和及时性。无论外部数据来源何处，最终都会被传输给申办方或整合到申办方数据库中，此过程的传输质控有助于消除数据传输和整合过程及其结果可能存在的潜在风险。因此，外部数据管理的主要质量指标包括但不限于表29.21所示。

表29.21 外部数据管理的主要质量指标

序号	指标	定义	目的	评价结果	建议标准及达标要求
1	外部数据供应商资质审查	对外部数据供应商的资质、组织机构、技术能力、人员简历和素质、质量管理体系、相关GCP经验等进行全面考察和评估	确保外部数据供应商的资质和能力满足试验项目的要求	有/无	首次合作需要进行全面的资质审查，并保存完整的审查报告 有外部供应商选择和管理SOP 建立外部数据供应商数据库，保存相关审查报告，优优选供应商之用
2	外部数据供应商沟通计划	在DMP或单独起草的文件中描述与外部数据供应商沟通计划的相关信息	明确各方主要负责人员及其联系方式，包括数据传输计划书起草时间点、数据传输时间点等	有/无	建立与供应商的沟通机制、问题升级机制和服务监督管理及评估机制等
3	外部数据管理SOP	除了数据管理SOP必须包含外部数据管理的规程外，DMP中还应当建立针对方案需求的外部数据管理要求和流程	确保外部数据与临床试验数据整合无误，包括外部数据传输、数据一致性核对、外部数据独立维护和处理等	有/无	• 作为外部数据供应商合规性及其选择的评价标准之一 • 根据方案外部数据的需求建立相关管理规程
4	数据传输计划	• 针对外部数据库数据导出和临床试验数据库的管理计划，包括规定所需传输的变量、变量名、传输格式、传输方式（邮件、传真等）、传输加密方式、传输频率，明确无效值、缺失值、不完整数据处理方法及标示方式等	• 满足ALCOA原则的准确性、一致性和完整性 • 满足电子系统药政法规验证和维护验证状态的要求	有/无	• 试验项目启动前外部传输计划建立并批准 • 建立外部数据传输的UAT管理规程，并验证合格通过 • 保存所有相关完整数据
5	完整的经认可的外部数据	在数据库锁定时，全部最终版本的外部数据已收到	依据ALCOA+完整性和可信性原则，评估外部数据整合的质量和可信性	实际百分比	达标要求为100%
6	外部数据验证错误率	针对IVRS、中心实验室、严重不良事件等外部数据，计算外部数据与数据库数据不匹配的数据点数量/验证中对比的所有数据点数量	外部数据和数据库对比的匹配程度	实际百分比	达标要求为"0"，一般可以分别通过修改研究机构录入错误或外部数据源错误解决不一致的数据点，可分别统计并作为数据质量分析的依据
7	数据传输测试	• 外部数据和临床数据的整合有系统直接整合和通过SAS数据整合两种方式 • 在正式数据传输前采用模拟数据或实际数据进行测试	• 保证数据传输的准确性 • 确保系统的整合或SAS程序准确性 • 如未通过测试或未进行过测试，在试验项目实际数据传输时，可能会出现外部数据的变量名、数据格式不符合要求、数据重行等问题，严重影响数据质量	通过/失败	达标要求为"通过"，并保存所有相关完整文件

续表

序号	指标	定义	目的	评价结果	建议标准及达标要求
8	外部数据管理出错次数	数据传输结果出现传输数据错误的次数或频率	在传输测试通过后，实际试验项目数据传输仍存在外部传输数据的错误，如非一致性、数据遗漏或缺失、变量及其变量名不合规、破盲等	次数	• 达标要求为 0，并保存所有相关错误列表及其纠正措施文件 • 次数越低，传输质量越高 • 重要的外部数据管理质量标准之一
9	一致性核对	外部数据经过任何形式的处理后，都要与原数据文件进行一致性比对	编程人员应编辑外部数据与数据库数据一致性核查的 SAS 程序，程序代码应经过复核，以确保外部数据传输质量和统计分析结果的准确性	有/无	• 达标要求为"有" • 每次数据传输完成后，都需要根据建立的一致性核查规程进行核对，并保存完整的一致性核查文件及其相关程序文件
10	关键变量的选择	• 包括在数据传输计划中的关键外部数据变量，如申办方代码、项目或方案代码、研究中心代码，受试者鉴别码、访问编号、样本编号等 • 选择一组充分的关键变量可以确保不匹配数据无法加载，以及不同项目或不同受试者、同一受试者不同试验访问的数据无法进行匹配	• 关键变量是明确受试者试验访问记录或观测值唯一性的描述性数据，是数据一致性核查、数据库匹配整合的关键 • 不充分的关键变量选择，导致一致性核查时无法对数据进行一对一匹配 • 提高外部数据核查和整合过程的准确性和整体质量	有/无	达标要求为"有"，并保存完整的相关文件

（4）医学编码管理　医学编码是有效性和安全性数据管理的重要组成部分，涉及不良事件、医学诊断、医学病史、合并用药等术语或名称的科学和准确报告，便于数据的统计分析、分组和报告，实现数据的标准化和交流共享。也影响未来批准上市药品标签在有关药物疗效和安全性描述中的准确性。医学术语的标准化已成为当今医疗保健和医药研发的关注要素之一。因此，医学编码主要质量评价指标包括但不限于表 29.22。

表 29.22　医学编码质控管理要点

序号	指标	定义	目的	评价结果	建议标准及达标要求
1	医学编码错误率	随机抽取不少于 100 条人工编码数据（整个临床试验少于 100 条时，需全部核查），进行 QC，计算编码错误的术语数量/QC 的所有编码术语数量	依据 ALCOA 准确性原则，评估数据医学编码的质量	实际百分比	达标要求为<5%，对于关键数据（研究方案确定的重要数据，例如 SAE）可以要求 0% 错误率。如果错误率超出允许范围，或发现某些严重错误，可以扩大样本量直至 100% QC
2	编码词典版权	申办方及其服务外包单位均拥有所用医学编码词典的授权证书	国际通用的医学编码词典，如 MedDRA，WHO Drug 都有版权费用要求，未经授权使用，存在潜在的法律纠纷风险	有/否	需要在临床试验项目购买词典版权，并用于医学术语编码中
3	医学编码规程	根据医学编码 SOP，撰写试验项目用医学编码规程，对医学编码所使用的词典、分工和职责、编码的规则进行规定	• 满足 ICH M1 标准要求 • 编码试验项目规程中医学编码员不熟悉编码规则而产生编码不一致等问题	有/否	建立编码 SOP 和规程指南模板，供医学编码人员撰写试验项目用编码手册用
4	医学编码周期	每条医学术语执行人工医学编码的日期与其录入数据库的日期间隔，取平均数	体现医学编码团队处理医学编码术语的效率	实际周期数	• 建议人工编码在数据录入的 1 周内启动 • 间隔时间越短，说明实时性越好，数据管理效率越高

（5）试验项目管理与数据管理质量关联性　部分试验项目管理绩效指标可以直接通过数据管理系统中的数据质量指标或参数达标与否来呈现。这些可用于试验运营和进度管理绩效的主要数据管理质量评价指标包括但不限于表 29.23 所示。

表 29.23 数据项目管理及其质量控制要点

序号	指标	定义	目的	评价结果	建议标准及达标要求
1	数据库启用到首位受试者初次访问（FPFV）的周期	数据库启用日期减去 FPFV 的日期	研究机构的准备情况和 CRA 的协调	实际间隔天数	达标要求为"数据库启用必须在首位受试者初次访问之前"。实际间隔越接近说明研究机构准备得越及时,效率越高
2	末位受试者末次访问（LPLV）到数据库数据锁定的周期	数据库数据清理完成的日期减去 LPLV 的日期	• 体现数据管理工作的效率、临床管理团队数据核查清理效率和研究机构数据录入和答疑效率 • 若试验过程中数据管理规程的执行较好,LPLV 后剩余的数据清理工作不会积压较多,进而数据库锁定时间较快	实际间隔时间	• 根据具体试验的复杂程度,可以规定一般可行的周期,例如 EDC 临床试验 3～4 周,纸质病例报告表临床试验可使用最后一页病例报告表收回的周期;5～6 周 • 实际间隔越短,说明数据管理效率越高
3	源数据核查（SDV）	数据库锁定前经原始文件核查的数据点占所有数据点的百分比	依据 ALCOA 原始性和准确性原则,评估数据库采集的数据是否经核查证实能体现原始文件内容	实际百分比	实际百分比越接近 100%,表示核查范围越完整、真实性越有保障。要求达到 100%
4	数据 SDV 质量	• 方案要求的主要终点指标及其相关的关键数据点和流程合规性需要进行 100%核查 • SAE 数据和知情同意数据及其流程亦需要进行 100%核查 • 非关键性数据可以按预设抽查比例 SDV 核查 • 数据更新后纸质 CRF 试验项目在锁库前需要再次抽查,EDC 数据需要进行在线逻辑核查和人工核查	确保数据满足 ALCOA 原则的质量和可信性要求	数据错误率	• 最佳关键数据达标要求为 100% • 最低达标要求为数值变量错误小于 0.2%;文本变量错误应小于 0.5% • 选取一定范围的数据进行 QC,记录发现的数据错误,计算 QC 发现的错误数据点/所有核查 QC 的数据点数量 • 如果错误率超出允许范围,或发现某些严重错误,可以扩大样本量直至 100%QC
5	SDV、审核和冻结（指除去修改权限）的比例	选取一定范围的数据（如20%）,用已经标记完成的 SDV,审核冻结的数据点数量/所有已录入数据库的数据点数量	数据管理工作进行的状态以及完成的比例	实际百分比	• 力求接近 100%以保证实时性。如>97%较好,>95%合格,>90%需要整改 • 试验过程中,可以根据具体试验进度设置相应的指标
6	完整的受试人群	数据库收录的受试者数目与签署知情同意书受试者数目的百分比	按照 ALCOA 原则,评估试验数据的完整性	实际百分比	达标要求为 100%,有些临床试验不收集筛选失败的受试者,其需另外计算
7	完整的病例报告表	收录的病例报告表数目与受试者实际发生的研究活动产生的数据数目的百分比	依据 ALCOA＋原则,评估实际发生的研究数据的完整性	实际百分比	达标要求为 100%。也可以使用方案规定的访问数目或病例报告表页数进行计算
8	完整的经处理的数据库数据	在数据库锁定时,待处理的数据质疑的数目,未经编码的名词数目,未确认的缺失数据数目	依据 ALCOA＋完整性原则,评估数据管理活动全部完成的质量	实际数目	达标要求为各项均为 0
9	数据审核 QC 错误率	选取一定范围的数据（如20%）进行第三方 QC,记录所有在常规数据审核过程中未发现的数据错误,计算 QC 发现的错误数据点数量/所有 QC 的数据点数量	常规数据审核的质量,并且也可以体现数据整体质量	实际百分比	达标要求为"数值变量不一致应小于 0.2%;文本变量不一致应小于 0.5%;关键数据（研究方案确定的重要数据）可以要求 0%错误率"。如果错误率超出允许范围,或发现某些严重错误,可以扩大质控样本量直至 100%QC

续表

序号	指标	定义	目的	评价结果	建议标准及达标要求
10	临床试验管理系统的统一比对	在数据库锁定时,所有记录受试者信息的各种临床试验管理系统已经达到信息一致,如 CTMS、IVRS、临床试验数据库等,如入选受试者数目、访问次数及项目、受试者结束状态等信息一致	满足 ALCOA＋和可信性、一致性原则要求	实际百分比	达标要求为各系统均为 100％一致
11	临床试验数据库和安全性信息数据库的比对	在数据库锁定前,依据一致性原则所有报告和记录的严重不良事件数目及信息一致	满足 ALCOA＋准确性和可信性的一致性原则要求,并符合药政安全性管理要求	实际百分比	达标要求为 100％一致,包括严重不良事件的例数和报告,包括每一例事件的主要描述及重要内容
12	数据库备份	是否具备临床试验中的定期数据库备份及结束后的完整的数据库备份及存档	依据数据可信性原则,所有临床试验数据可实现重现	是/否	达标要求为"是",并保存完整的记录文件

29.5.3　试验项目结束阶段的数据管理质量评估

当完成受试者招募和按照方案的诊疗评估后,试验项目进入结束阶段,数据管理也启动数据及其数据系统的最后管理任务,包括但不限于数据锁库前的终审、数据库锁定准备和锁定规程、数据导出供统计分析用,以及数据质量的综合评估或数据总结报告的撰写与批准等。试验结果报告撰写的数据基础来源于高质量的数据管理规程的执行。

（1）数据审核会议　在数据库锁定前,数据管理员与申办方、项目经理、统计师、医学人员、研究者等需要就尚未解决的数据问题、数据导出的准备工作,或数据集的最终划分确认进行商议。数据审核会议需要关注的主要质量评价指标包括但不限于表 29.24。

表 29.24　数据审核会议关注的主要质控要点

序号	指标	定义	目的	评价结果	建议标准及达标要求
1	与会人员要求	根据方案涉及的主要干系人和数据管理相关 SOP,需要确认参会人员名单	确保数据审核会议的决议是有效的	是/否	达标要求为"是",并保存完整的会议议程、参与人员名单、讨论的文件、会议决议纪要等完整文件
2	方案偏离列表	• 在数据审核会议前,数据管理员应确保方案偏离列表已经递交医学监察员审核并得到审核意见 • 根据方案要求找出可能影响数据集划分的方案偏离条目,并在数据审核会议上进行讨论	• 方案偏离列表直接影响数据集的划分,从而影响项目统计结果的准确性 • 方案偏离列表准备不充分或数据不准确,影响数据统计分析集的划分	是/否	达标要求为"是",并保存完整的文件
3	数据集的划分	根据 SAP 的数据集定义和方案偏离列表,讨论并确定全分析集、符合方案集、安全性分析集等的受试者数据划分,即哪些数据可以纳入或剔除什么数据集	• 确保与方案和 SAP 的数据集要求一致 • 确保统计分析结果的科学性和准确性	有/无	达标要求为"有",并保存完整的文件
4	揭盲决议	对盲态临床试验项目,数据审核会议决议需要把控揭盲与否的决议,包括清楚记录是否同意揭盲、揭盲步骤及揭盲日期	满足 ICH E9 的盲态试验项目管理要求	有/无	达标要求为"有",并保存完整的文件
5	锁库决议	根据数据库管理 SOP 和数据清理结果,以及数据集划分决议,对数据库锁定的预期时间点做出决定,并需要对可能解锁的条件或标准根据实际项目做出说明	确保数据库锁定满足 ICH-GCP 和 E9 的要求	有/无	达标要求为"有",并保存完整的文件

（2）数据库锁定 当数据库的处理流程均已完成，并满足锁定标准时，经申办方或数据主管批准后，数据管理员需要根据预设的锁库时间开始执行数据库锁库程序。数据库锁定后的解锁也需要遵循数据管理SOP。任何解锁的要求，都应经相关职能部门主要人员的商议其必要性和申办方或项目主管的审批。表29.25演示了有关数据库锁定过程中应关注的主要质控要点。

（3）锁库后的其他数据规程管理 数据库锁定后的数据管理工作还包括数据导出及传输、数据管理总结报告的撰写和批准、数据管理报告的准备、数据管理文件的整理归档、数据资料的刻盘供药政申报递交、准备申办方稽查和药政检查等，其中的质量评价指标包括但不限于表29.26。

表 29.25 数据库锁定过程管理关注要素

序号	指标	定义	目的	评价结果	建议标准及达标要求
1	数据录入率	实际录入数据量/应录入数据量	体现数据库数据的完整性和数据管理的质量	实际百分比	达标要求为100%
2	数据管理质量检查	预设锁库条件和标准，数据库锁定前，数据管理QC人员对具体项目的数据管理进行质量控制评估，检查数据量依项目要求而定	确保数据库数据满足AL-COA原则，即符合质量和可信性要求	实际百分比	• 力求达标为100% • 预设QC合格率如发现重大问题，应扩大QC范抽查围
3	锁库清单	锁库清单是锁库过程最重要的文件之一，只有完成锁库清单中的所有工作才能执行锁库动作	确保所有锁库条件或标准都已满足要求 避免日后解锁的风险	实际完成百分比	达标要求为100%，并保存完整的文件
4	锁库后的解锁	• 锁库后由于数据管理的疏忽或未发现的重要数据输入遗漏而不得不解锁重新输入遗漏数据 • 解锁的必要性必须充分评估和批准	• 验证数据质量审核的可靠性，并有助于评估试验报告中数据的质量及其数据质量管理问题 • 正确配置数据库的锁库条件，能大大降低锁库出错的概率 • 任何解锁事件都应记录申请解锁方、解锁原因、解锁批准方、数据修改方、发生质量问题的数据、解锁时间、修改结果和重新锁定时间	次数	• 达标要求为0，并保存完整的文件 • 如提前锁库，表明试验中数据质量控制管理较为理想，0次解锁是基本标准，解库≥1次说明数据质量控制存在问题。解锁次数越多，意味着数据质量管理不佳
5	从数据库锁定到主要数据结果获得时间间隔	数据库锁定后，主要数据结果（top line results）的获得时间	根据试验项目的复杂性和统计分析及其编程计划的规范性，主要数据结果在数据库锁定后的导出快慢反映了数据管理和统计分析间的协调质量，也是统计分析计划及其执行力的结果	实际天数	需要根据试验项目属性及其复杂性做出预设调整。实际所需天数越短越理性。例如，若设置7天为理性的平均间隔天数，若<7天则主要数据结果获得加快，>7天则需要在统计分析程序或能力上做出努力
6	主要研究者签字确认	数据库锁定经主要研究者签字确认的受试者病例报告表数目与所有受试者数目的百分比	GCP的依从性，临床试验收录的受试者数据必须经主要研究者审阅认可	实际百分比	• 达标要求为100%，并保存完整的文件 • 如果出现研究者签字<98%的情形，试验数据结果合规性会受到质疑

表 29.26 数据库锁定后管理活动主要关注要素

序号	指标	定义	目的	评价结果	建议标准及达标要求
1	数据管理总结报告	对试验项目过程中的数据管理规程执行和质量做出总结	体现试验项目数据管理的质量和合规性	有/无	达标要求为"有"，并保存完整的文件
2	资料递交	按照预设过程，数据管理员整理EDC数据，并刻盘后递交给申办方和研究机构	确保数据完整性满足药政要求	有/无	达标要求为"有"，并保存完整的文件

续表

序号	指标	定义	目的	评价结果	建议标准及达标要求
3	项目备忘录	对项目中出现的问题由于特定原因不能执行或解决的,需要以备忘录的方式记录在案	体现没有按照方案和数据管理计划行事的问题,是数据管理质量风险之一	份数	• 达标要求为 0 • 项目备忘录中详细说明事件经过 • 数目越少越好
4	稽查发现的问题及其记录	• 稽查中发现的数据管理问题,需要包括问题类别、严重程度、改正和预防措施,以及跟踪结果 • 严重和重要问题需要有闭环管理要求	• 评估数据质量及其可信性的满足程度 • 任何稽查发现的问题应完整记录在稽查报告中,并提出改正预防措施及解决时限和结果期望	问题类别分级和条目	• 目标为未发现严重数据管理问题,没有或尽可能少的重要问题 • 稽查过程发现的问题越少说明数据管理质量越高
5	研究报告中的数据勘误	数据库锁定后发现数据有问题,但又不必解锁的情况,需要在研究报告中添加数据勘误	对试验结果报告及递交的药政申报的数据质量有直接不良影响,力求勘误数据点个数为 0	个数	• 达标要求为 0,并保存完整的文件 • <10 条视为可接受范围,>10 条则数据库锁定前的质量监控应受到质疑 • 力求勘误数据点越少越好
6	CSR 草案初稿到终稿的反复修改次数	临床研究报告(CSR)从初稿到终稿的修改次数	CSR 初稿修改次数越多,意味着 CSR 框架设置和数据分析描述准备不充分,医学撰写对试验统计分析结果和试验方案结果的期望值间的关联性把握不足	实际次数	需要根据试验项目及其数据分析/解析的复杂性而定。理想状态以 CSR 初稿到终稿经过 3 次修改为界,1~2 次通常视为可以接受,>3 则撰写能力和对试验结果解析的质量需要改进
7	药政检查发现及记录	如果经历药政检查,记录发现的问题、问题的严重程度、改正预防措施及结果	满足药政申报的数据质量要求程度	实际严重程度及条目	• 目标为药政检查中没有发现严重(critical)和重要(major)数据管理问题 • 如果有问题发现,应完整记录数据管理问题、改正预防措施和解决时限和结果等
8	CAPA 计划在规定时间内完成并被稽查人员接受	CAPA 回复的频次和时间	表明被检查方对稽查问题风险纠正的能力,以增加稽查方对试验质量风险预防的信心	次数或时间	• 如果 CAPA 计划在规定时间内首次回复就被稽查人员接受,则视为较好 • 能满足 CAPA 回复的时间规定是满足基本要求的基础 • 如果 CAPA 回复被稽查人员次数拒绝接受和要求修改(如>2 次),则通常会对被稽查方的 CAPA 提出不满

29.6 质量源于设计的理念和实施管理

传统的质量管理实践是在实施过程中要求做好质量控制(QC),任务完成验收时进行质量保证(QA)检查。质量源于设计是把 QA 理念和要求融入设计准备阶段(图 29.32),其中所涉及的产品生产工艺包含药品制造生产和临床研发生产流程等相关方面。这意味着质量管理的理念经历了从被动应对到主动出击的策略演变,即要求药品质量监管的控制点要逐渐前移,从过去单纯依赖事后最终产品检验,到对生产过程的质量控制,再到产品的设计和研究阶段的控制,

其中最新转变点就是目前大家普遍知晓的质量源于设计(quality by design,QbD)理念。临床试验的质量管理也是如此,即预设临床试验质量管理规程,要求人们按照这些规程实施试验项目过程后,对执行行为及其产生的数据结果进行检查验收,以确保试验项目的质量符合 GCP、药政法规和试验方案的要求。随着质量风险管理理念和方法的发展(参见第 11 章相关内容),在研发药物/器械临床试验准备和计划阶段,申办方也逐步开始将质量保证的思维和技术方法融入整个试验药物/器械研发生命周期中,在临床试验设计和实施过程中,把工作的重点放在那些可能影响试验成功的"重大错误"上,采取必要的措施预防和避免与关键数据和流程相关重要风险产生的负面影

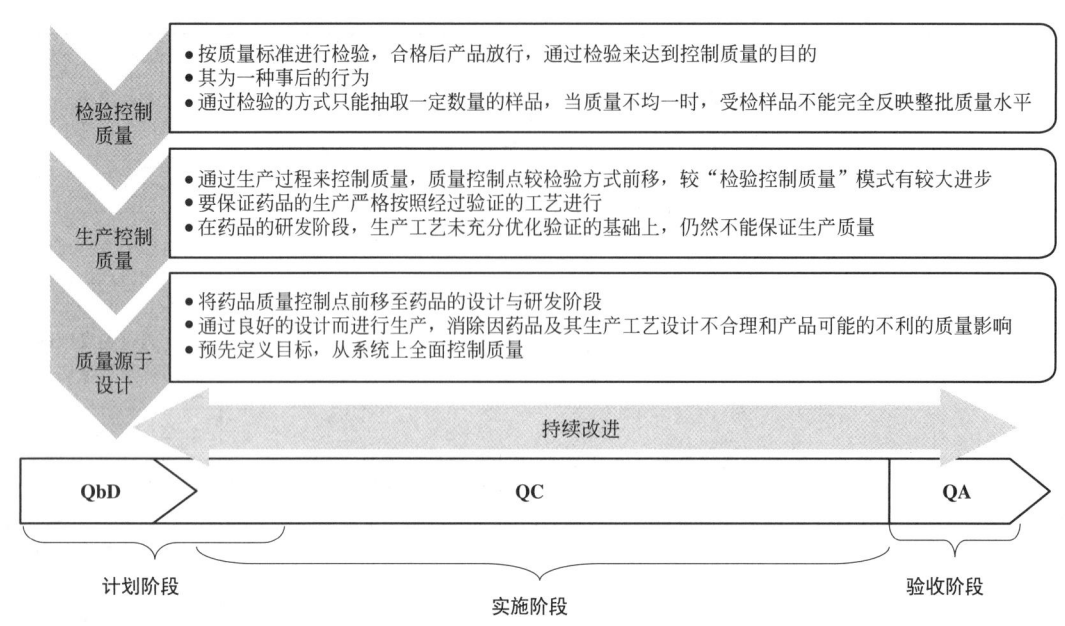

图 29.32　质量管理概念的演变

响，进而使系统性的质量保证及其风险的评价、控制、沟通和考查规程能够贯穿在临床研发的全生命周期中。

29.6.1　质量源于设计的药政法规基础

QbD 概念来源于 ICH Q8/Q9/Q10。ICH Q8 明确了质量源于设计是在可靠的科学和质量风险管理基础之上，预先定义好目标，强调对产品与工艺的理解及工艺控制的一个系统的研发方法，其目标在于设计良好的研究减少系统错误，其中重点在试验方案和病例报告表（ICH，2009b）；ICH Q9 提出了质量风险管理的理念和要求，指出应集中资源针对高风险方面，如试验方案的依从性、数据质量和可信性、人体研究受试者的保护等，所有相关努力主要通过临床监查的实施（ICH，2005b）；ICH Q10 则规范了药物质量体系的标准，明确所要求的监控要素，并应当"说您所要做的，做您所说的，证明它，改善它"（ICH，2008）。按照 ICH QbD 的要求，可以概括出如下若干应当贯穿在药物/医疗器械研发全生命周期中的理念和原则，即

（1）质量指标的产品概貌（quality target product profile，QTPP）　在药物/器械研发中，应确保药物/器械安全、有效的质量特征概貌。它是研发药物/器械最终需要取得的质量标准。这种质量标准或质量目标能够确保预期的药品/器械质量，并最终保证药品的有效性和安全性。

（2）关键质量属性（critical quality attributes，CQA）　关系到影响产品质量（药物/器械安全性、有效性和质量密切相关）的关键特征。只有产品的某种理化、生物学或微生物学性质或特征保持在一个合理的区间分布内，才能确保预期产品的质量和临床安

全性及有效性。

（3）关键工艺参数（critical process parameter，CPP）　在药物/器械研发工艺中，可能涉及一个或多个工艺参数，其对关键质量属性有决定性的影响。例如，试验方案设计的科学质量和/或试验实施规程的合规与可信性决定了药政审批对试验结果的可接受度。因此，相关关键工艺参数应予监控，以保证这个工艺能生产出符合预期质量的产品。

（4）试验设计（design of experiment，DOE）　研发过程中结构化和组织化质量确定无疑会影响工艺属性的变量之间关系，包括科学安排试验和分析试验数据的数理统计方法。

（5）设计空间（design space，DS）　这涉及输入的变量（如质量控制、人员资质等）和已被证明可提供质量保证的工艺参数的多维组合和相互作用。

（6）关键材质属性（critical material attribute，CMA）　为达到目标产品质量，材质（如人员、方案、试验药物/器械及其质量、实验室检验方法、统计和数据管理规程参数等）的所有属性，如物理、化学、生物、生物药剂性质等，都必须限定且控制在一定范围内，或在一定范围内分布。

综上所述，QbD 从源头上强化注册监管，也就是若要确保药品/医疗器械质量和安全，从研发开始就要考虑最终上市产品的质量管理，且必须贯穿于药品/医疗器械整个生命周期，对其研发、生产、工程、质量保证、上市、退市等进行系统和规范化的管理。在 GCP 的 QbD 过程中，要求申办方以试验方案设计作为预定目标的起始点，基于完善的科学和质量风险管理，强调对方案实施程序和试验结果中质量标准和规程要求的建立，并在试验项目计划—实施—核查—

行动的周期中，实时或接近实时地贯穿质量管理理念，检测和纠正过程中出现或发现的问题，并系统性地利用现有数据和资料，允许优先安排有限的资源投入或关注可能有较大风险或最为关键的环节。一旦 QbD 真正成为试验设计和临床运营的基本工作方式，试验数据及其结果过程质量和可信性可以进一步得到保障。QbD 过程需要多职能部门的协调合作，并且需要将持续性系统程序改进贯穿于整个临床试验生命周期的质量系统中。由此可见，良好的试验药物/器械质量既不是通过检验注入到产品中的，也不是依靠生产出来的，而是在设计时依据质量理念和要求所赋予的，而要获得良好的设计，必须增加对试验药物/器械的认知及其对研发全过程的控制。质量源于设计的理念加强了在对客户提供药物的过程中对安全性、有效性的保证，同时也对生产质量的大幅度改善提供了机会。

29.6.2　质量源于设计的规范管理

规划和实施 GCP 的 QbD 可以采用戴明环（PDCA）方法（图 29.33）。基于这个封闭的循环机制，良好的 QbD 管理需要多方面的临床质量管理系统（clinical quality management system，CQMS）的协调和赋能，这需要采取的计划、措施或行动包括但不限于：

① 从源头上控制缺陷，在计划阶段就引入影响预期目标的质量风险管理计划；

② 优化试验设计流程，如试验方案设计、医学和临床操作流程、临床操作的监管等；

③ 通过反馈机制来检查风险减缓计划的实施，必要时改善风险减缓计划和持续改进措施；

④ 实施更为有效的监管，增加试验中变更控制的监管信心和降低潜在风险；

⑤ 更集中于依据风险的质控计划和跟踪检查成果对试验质量影响的措施和行动，其中涉及的主要核心管理要素包括但不限于临床试验流程、资源（角色和职责）、风险管理、合作伙伴、知识和技能管理、问题 CAPA、质量文件交流和经验教训管理等。

这些原则的实现需要建立在管理层和组织对质量的支持和承诺，对整个临床试验及其项目的理解和管理规程，以及持续改进计划和决策的基础之上。

要做到依据风险管理的 QbD 规划，需要根据既往试验项目的经验和教训，在项目计划阶段按照质量风险管理模式，申办方项目团队组织跨职能部门一起评估试验中的潜在风险，评估哪些风险可能影响受试者安全和/或数据质量，其中最重要的是要明确涉及支持主要和相关次要试验终点的核心数据和核心程序的要素，并在项目层面和/或方案层面进行定义，同时制订在整个试验生命周期中的方案层面进行评估和监管的行动计划。图 29.34 简述了 QbD 在临床试验生命周期中的应用流程。从这个流程中可以看出，QbD 实践关键点都是围绕着方案关键质量特性（critical to quality factors，CTQ）及其相关的重要风险点展开的。每个项目结束后的经验教训总结有助于不断改善试验项目的质量。

申办方用在 QbD 中评估和管理风险的工具通常可以采用风险评估分类表（RACT，参见 11.4.1 节）或失败模式和效应分析法（FMEA，参见 11.2.3 节）。一般来说，涉及方案核心数据和程序的要素包括但不限于：

① 有关受试者安全性和有效性的主要终点和支持性重要次要终点数据及其数据流程；

② 有利于保护受试者安全、治疗、伦理的步骤；

③ 有助于加强数据质量的步骤；

④ 确保获得可信结果的数据和步骤。

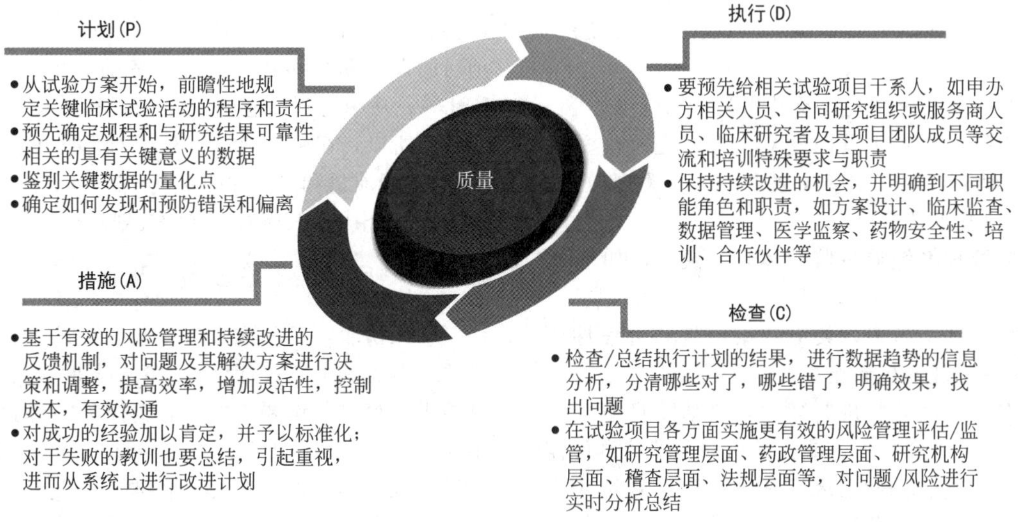

计划（P）
- 从试验方案开始，前瞻性地规定关键临床试验活动的程序和责任
- 预先确定规程与研究结果可靠性相关的具有关键意义的数据
- 鉴别关键数据的量化点
- 确定如何发现和预防错误和偏离

执行（D）
- 要预先给相关试验项目干系人，如申办方相关人员、合同研究组织或服务商人员、临床研究者及其项目团队成员等交流和培训特殊要求与职责
- 保持持续改进的机会，并明确到不同职能角色和职责，如方案设计、临床监查、数据管理、医学监察、药物安全性、培训、合作伙伴等

质量

措施（A）
- 基于有效的风险管理和持续改进的反馈机制，对问题及其解决方案进行决策和调整，提高效率，增加灵活性，控制成本，有效沟通
- 对成功的经验加以肯定，并予以标准化；对于失败的教训也要总结，引起重视，进而从系统上进行改进计划

检查（C）
- 检查/总结执行计划的结果，进行数据趋势的信息分析，分清哪些对了，哪些错了，明确效果，找出问题
- 在试验项目各方面实施更有效的风险管理评估/监管，如研究管理层面、药政管理层面、研究机构层面、法规层面等，对问题/风险进行实时分析总结

图 29.33　GCP 中 QbD 管理与实施

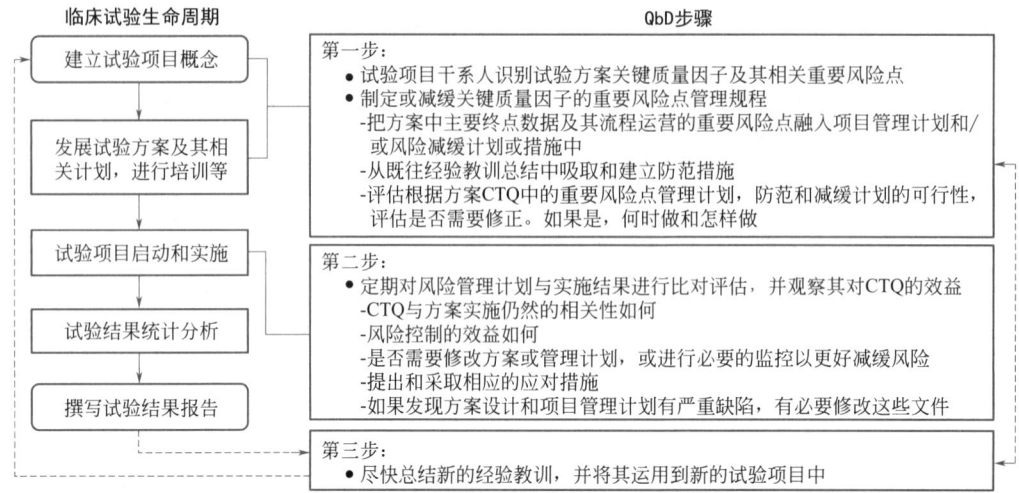

图 29.34   QbD 在临床试验生命周期中的应用流程

因此，在评估潜在风险对 QbD 的可能影响时，项目团队应当列出实现方案核心数据和流程目标的可能阻碍或风险，即哪些是关键质量因子，也可以视为项目绩效指标（study performance indicator，SPI），采取什么策略和措施能行之有效地监控和改善这些关键因子或指标方面对试验质量的影响。CTQ 或 SPI 需要根据项目适应证不同而设置，并随不同疾病适应证和试验阶段而变化，其应当在项目或试验开始阶段确立。如果涉及外包服务，还需要与服务商和研究机构分享要求。这些 CTQ/SPI 应以试验方案要求为基础，以一些自我设限的问答为起点，如什么方面是自我弱点，如若要成功什么可能出错或什么必须不能出错，如何监督或知道正在接近或达到目标，什么活动或流程最为复杂而需要特别或加强关注，是否有类似的经验或规程条例可以借鉴等，逐步扩展到涉及方案关键终点指标的数据及其流程要素。在试验项目准备阶段，可以考虑建立 QbD 管理的环节包括但不限于：

① 方案撰写和试验流程设计，如入排标准、禁忌/同期用药、试验用药给药流程、试验用器械使用/植入流程等；

② 知情同意和赞同流程及其相关存档记录；

③ 试验数据采集工具的建立，尤其是确保关键数据及其流程的管控，如源文件、CRF、关键数据/流程的数据完整性监督等；

④ 数据管理系统质量监控体系的建立，如 EDC 或数据库；

⑤ 试验项目实施中，关键数据质量和可信性验证规程及变更管理的机制建立；

⑥ 药物安全性监督机制建立，诸如不良事件和严重不良事件识别和报告、缺失的访问和随访事件监督、缺失的实验室检查/临床评估程序而导致结果无从判定、治疗/研究中断造成关键试验安全性评估数据缺失、死亡或 AE 导致的退出试验项目等；

⑦ 相关涉及关键数据、检测或评估程序的手册或指南建立；

⑧ 申办方对第三方服务商的支持及其运营管理的合作和监督责任；

⑨ 相关重要培训内容的确认和实施，如方案培训等。

在试验项目实施阶段，继续维护和执行 QbD 计划，有助于确保试验结果质量和可信性的提高，这些 QbD 实践包括但不限于：

① 通过一些监查/稽查技术或工具持续维护评估和监查 QbD 计划的实施状况；

② 及时回应 CAPA 中提出的风险和问题，并跟踪解决方案结果；

③ 实施全试验项目中的信息与更新经验教训的分享管理，确保试验准备阶段的 QbD 计划仍然可适用于项目执行过程中。

在试验项目结束阶段，对 QbD 的最佳回应是进行经验教训的回顾性总结管理，包括研究机构和内外部项目团队成员的 KPI、试验方案的 SPI、试验过程的 KPI 等，从中得到的感悟有益于后续试验项目的最佳实践。所以，在试验项目过程中对那些可能影响关键数据/流程质量和可信性的要点实施 QbD 管理，可以有助于 CTQ/SPI 及其应对措施的规划和更好的 QbD 实践。

29.6.3   质量源于设计的应用例证

临床试验项目的成败与试验方案设计的质量息息相关（参见图 4.7），因而试验方案的设计是试验项目结果质量的关键要素之一。美国临床试验改革计划小组（Clinical Trials Transformation Initiative，CTTI）是 FDA 和杜克大学组建的专业团队，其目的在于研究和促进临床试验质量和效率的最佳实践。他们的临床试验质量调研发现仅对临床试验进行监查并不足以保证试验质量，因为由于试验设计的问题，10％的 IND 没有入组到一个符合试验要求的受试者；25％的Ⅲ期临床试验步骤与评估的主要终点指标无关；在所有完成的Ⅰ～Ⅲ期临床试验中，平均有2～3次的方案修改，其中1/3的修改是可以避免的。从某种意义上来说，临床试验中的"质量"就是要避免出现影响药政决定的重大错误。显然，用于改善质量的成本很高，而简单地追求"最高"质量并没有实际意义，因为有些情况下追求完美使得成本与收益不相匹配。CTTI 曾就 QbD 理论和实施做过深入探讨（Clinical Trials Transformation Initiative，2015），指出在试验方案设计阶段，就应当全面评估试验项目的 CTQ 因子，不同的试验方案设计和适应证会有不同的 CTQ 因子。所有参与试验项目的干系人对 QbD 的过程和结果都有着不同程度的贡献和影响。因此，本节以试验方案设计为例，剖析质量源于设计在方案设计及其实施中的考量要素。为了获得设计良好的试验方案，减少试验过程中的修改频率，受试者招募的可行性和试验评估的科学性等，需要考虑的方案质量要素包括但不限于图 29.35 所示。

同样，按照方案设计的终点目标，采集什么样的

关键数据及其数据管理流程需要通过建立高质量的病例报告表来实现。需要考虑的病例报告表设计的质量要素包括但不限于图 29.36 所示。

有关方案要素设计的关键质量因子可以参见 14.2 节。有关病例报告表设计的关键流程质量因子可以参见 15.2 节。与上述质量要素相关的试验方案和数据管理 CTQ 因子在方案设计和实施中的质量风险影响的考虑包括但不限于：

（1）入排标准　清晰和适宜的入排标准能确保招募入组的受试者群体的可行性，过于宽松或模糊不清的入排标准描述可能导致各研究机构入组受试者的非同质化问题严重，过严的限制入组标准也可能局限未来试验药物/器械可能的市场适应证应用。所以，每一条入排标准都应当依据试验终点适应证效益所需特殊人群的可适用性予以评估，即界定清晰和可量化标准的受试者人群（如心房颤动或糖尿病），排除具有不安全性风险的受试者人群目标，避免对有效性评估有矛盾的受试者，限制对试验药物作用有矛盾或试验评估流程有冲突的其他药物或治疗应用等。鉴于此在评估招募标准的 CTQ 因子对方案实施的风险影响时需要考虑：

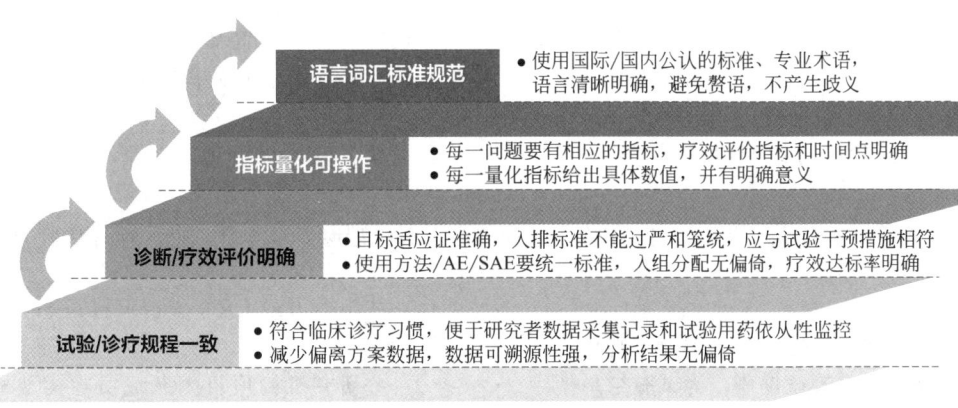

图 29.35　方案质量要素

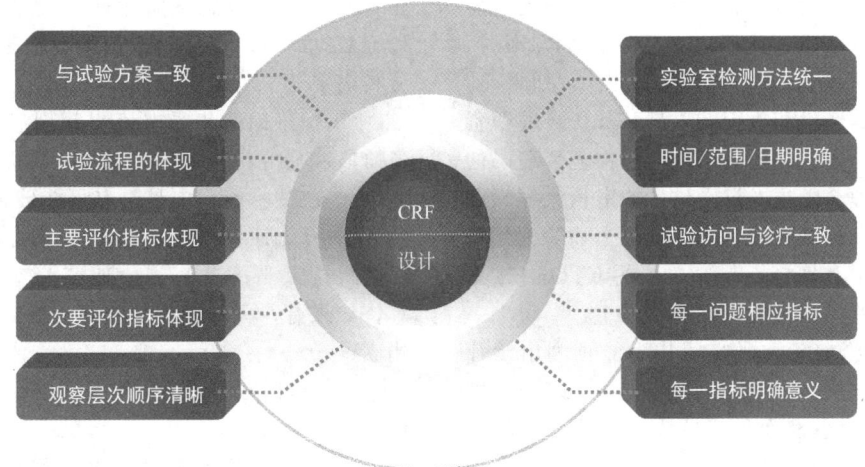

图 29.36　病例报告表设计的质量要素

① 方案应对理想的试验参与人群和参与的可能风险有详细说明，并且这些说明都反映在受试者招募标准中。同时，所有的招募标准都是保证试验项目所需的特殊试验受试者群体的招募。

• 如果不招募这类特殊人群会对试验结果造成什么后果？

• 如果招募了不符合标准的受试者，对试验结果又有什么影响？

• 在诊疗的受试者人群中常规可接受标准是什么（包括方案适应证的病症或排除在外的伴随病况因素）？

• 需要其他步骤来平衡受试者组别，或确保亚组人群的充分招募。

② 试验药物如果被批准上市，在接受该药物的现实世界人群中能否产生相同有效性和安全性效益？

③ 确认研究者对执行入排标准的可行性有任何建议或是否接受。

④ 需要鉴定受试者满足招募条件的特殊标准，如富集试验设计，或受试者需要关注的安全性问题，如禁忌用药或治疗程序禁忌等。

⑤ 确认谁负责产生或报告受试者满足招募标准的数据，这些数据怎样记录在案。

⑥ 确认任何招募标准是否需要涉及研究机构之外的第三方支持。如果是，应采取什么措施来确保招募信息的传递以保证招募的及时性。

⑦ 有关入排标准审核的时序与招募/随机/治疗需要考虑的因素。

⑧ 有无任何方法或试验参与者的特征可以确认受试者随机后不符合招募标准，确认监控这种不符合标准的措施已经建立。

（2）随机化 临床试验中的随机化是为了避免选择受试者和评估药物或治疗效益偏倚，为试验结果统计推论提供有效的基础。随机化的可信性取决于申办方和研究机构的行为方式，包括随机码的产生和编程、随机入组招募的受试者、按照随机盲态分配试验用药物给受试者服用等。所以，在制定试验方案时，首先需要确定试验项目是否属于随机设计，如果是，确认负责随机编码产生和执行的人员及其各自的职责分工、随机编码的方法、随机编码与药物包装编码的匹配和盲态化处理、随机入组受试者的审核流程、随机差错的管理和监控规程等。为了确保上述随机化关键质量因子的产生和实施，需要关注的CTQ对方案设计和执行质量的风险影响包括但不限于：

① 在方案实施前确认研究机构不能预测出治疗分配组别的管理方法；

② 区组随机大小设置及其后续与试验药物的匹配能避免试验中的无意破盲；

③ 建立必要的监控措施或方法来确保随机分配

受试者和给药能按计划行事，如IVRS构建和运维，以及随机算法的科学性和准确性；

④ 在随机入组阶段已经基本了解了受试者的状况，但治疗分配入组和给药还没有开始前，现行的随机管理方法是否有可能引入偏倚的风险；如果有，怎样才能主动应对；

⑤ 确认申办方和研究机构采取的措施应当可以确保受试者按照分配的治疗组别持续地接受相应的治疗，并同时能做到盲态；

⑥ 如果受试者的治疗组别被破盲，应有相应的知情撤销程序或措施管理应对。

（3）盲态法 临床试验的盲态管理也是为了最大程度地降低参与试验的干系人在试验管理、受试者治疗和结果评估或数据解析方面的潜在偏倚。预设的对照管理应当考虑预防破盲和应对可能的破盲事件的发生。在试验相关盲态准备和实施中，任何参与编盲或非盲监查/审核的项目团队成员，无论是申办方或研究机构人员，都应当与其他需要保持盲态的试验项目团队人员隔离，避免交流，或需要额外的防范措施，以防不经意的破盲事件发生。因此，方案盲态设计和实施质量中需要规划和维护的CTQ因子的风险影响包括但不限于：

① 确定试验方案需要盲态设计，以及采取措施来避免这种盲态设计的偏离对试验结果解析的风险影响。

② 有明确的规程管理方案盲态设计和实施，包括盲态和非盲态人员角色及其职责分工、盲态与非盲态流程的区别监控管理等，其中需要确保一个试验项目中：

• 一些申办方或CRO人员保持盲态，另一些人处于非盲状态；

• 一些研究机构项目团队成员在需要时保持盲态，但另一些可以是非盲状态；

• 要求非盲数据用于数据监查或分析审核，如非盲监查员对盲态试验用药物的清点计量、PK/PD研究数据管理、DSMB或调整型临床试验的中期数据分析需要等。

③ 揭盲标准和要求流程管理应当在试验项目准备阶段和研究机构启动前准备就绪，并需要确认：

• 在试验流程中是否有可能破盲的环节；

• 有无任何特殊的检测结果可能需要申办方和研究机构人员的非盲态，如实验室数据、不良反应等，如果有，标准操作规程或方案特殊处理程序有无建立；

• 项目管理计划中对预防破盲或揭盲的措施是什么；

• 涉及部分盲态时，如何做到治疗或入组分配的盲态监控和处理；

• 涉及试验效益评价时，如果评价人员需要保持盲态，应如何操作管理，并需要建立与非盲状态的研究者区别管理流程；

• 数据库建立时，确认部分盲态数据或非盲数据能更好地被分别保存的方法。

④ 确保盲态维护的规程和监控管理需要在项目启动前准备就绪，并需要确认：

• 非盲人员负责维护与管理研究药物管理；

• 非盲人员必须参与制剂配置或调整，以及给药过程，如试验用注射药物等；

• 涉及双模拟的试验设计时，盲态的保持和管理。

⑤ 以上必需措施在方案和辅助项目文件中有明确和一致的描述，并能及时交流和培训申办方、CRO 和研究机构项目团队人员。

⑥ 如果发现破盲，负责采取措施和记录的人和应对要求需要在项目启动前完成。

（4）对照类型　临床试验对照类型的设置和认可直接影响着受试者对试验项目的参与意愿，亦关系到相关干系人（如患者、药政部门和医疗保险支付者等）对试验结果的认知和可靠性的信任。方案中对照类型的设置需要符合需求场景和科学要求，也关系到试验用药物/器械研究结果的临床统计比较的均衡需要，而这个均衡性还需要得到参与的受试者和研究者的认可。所以，方案设计和实施中需要考虑的 CTQ 因子对试验结果质量风险的影响包括但不限于：

① 依照方案设计的对照类型，有没有可能在试验实施过程中诱发偏倚。

② 如果采用史料对照的方法，试验方案设计是否足够相似而能利用结果数据进行二者间的数据比较。

③ 如果采用了空白或安慰剂对照，这种对照方式对受试者的风险最小化在研究计划中有无清晰的监控措施。

④ 如果采用交叉治疗设计，其中的交叉对照对受试者安全性的影响，或交叉设置比较的科学性需要有足够的证据予以保证。

⑤ 对照用药物的来源合规性和质量保障，以及应采取的保证充足和及时供应的措施和步骤有无建立。

⑥ 对照组别采用的标准医护，可以至少或相当于试验所在国（地）已经建立或常用的方法。

⑦ 除了方案规定的治疗组别外，也还有其他一些常规医护技术手段可供受试者选择，并需要在方案或知情同意书中清楚地予以描述。

⑧ 需要明确方案规定的一些禁忌治疗方法也可能是"常规医护"的组成部分。

• 违规使用这些方法可能对试验效益评价会有什么影响。

• 伦理需对这种禁忌"常规医护"技术方法的需求有合理性的判定。

⑨ 试验方案、研究计划或知情同意对治疗失败的处理有无清晰的描述，特别是替代治疗、跟踪和管理规程计划。

（5）数据量化　取决于药物/器械开发策略和适应证的属性，试验设计变化多端。但能符合试验终点需求和满足相关干系人需要的最小数据集应当是与采集什么样的数据有关，也关系到根据方案设计的病例报告表、数据管理和统计分析的工作量和复杂性、监查等相关临床运营的项目管理任务范畴等。因此，有必要知道哪些数据点对解决试验终点目标最为关键，这些关键数据点又涉及哪些试验流程，这些关键数据点和流程应如何产生、收集、处理和报告。如果方案设计涉及探索性试验终点，需要了解其与主要和次要试验终点间的区别是什么，对试验或产品未来发展的意义或影响是什么，因为探索性终点数据的采集并不会对方案终点目标结果有所贡献，有可能属于数据采集的额外任务。因此，需要关注的方案设计和实施中涉及数据质量的 CTQ 风险因素包括但不限于：

① 确认方案中要求的每一个数据点有无分层或分类收集的必要或需求，例如，按照项目受试者分层、终点目标或安全性相关数据点分类等。

② 数据采集、处理和报告的方法需要在方案中清楚地描述，其中涉及的数据标准及其统计分析方法与数据管理流程及其任务配置密切相关。

③ 确认所有方案中要求的数据哪些需要记录在病历报告表（CRF）或其他数据采集工具中，其中的源数据界定、数据转录、数据输入、数据处理等流程及其管理要求需要明确，包括可能涉及的数据管理工具，如 EDC、电子病历记录、电子患者报告结果系统等。

④ 是否需要第三方管理或维护关键数据及其流程，如中心实验室、电子病历记录、ePRO 等。如果是，需要预先建立相关数据库传输和/或整合规范管理流程，包括电子系统的验证和维护验证状态。

⑤ 数据统计分析计划（SAP）应当在方案设计阶段开始准备，首位受试者入组之前审批完成。SAP 与试验数据结果的质量关系密切，也建立在数据采集、数据监查、数据管理、数据分类、数据编程等规程实施质量的基础之上。

⑥ 数据管理计划（DMP）需要按照 SAP 和方案的要求在数据库上线和首位受试者入组前完成，这是数据质量的重要基础。

⑦ DMP 需要与临床监查计划的关键数据点和流程监查质量要求保持一致，包括方案偏离的追踪、安全性数据监督等。

⑧ 需要了解数据出错的可能性是否存在，如果存在可能在哪些地方可能出错，出错的概率有多大，应如何防范和应对，这是依据风险的临床监查的基础。

⑨ 需要明确数据点采集中出错的风险容忍度有多大，明确对试验结果的影响度有多大，这为依据风险的临床监查计划和数据管理质量指标的制定提供指导。

⑩ 在数据采集开始前需要确定哪些数据点可以有较大的出错容忍度，如探索性试验终点，哪些有较为严谨的差错限度，如主要和关键次要试验终点。

⑪ 如果方案设计探索性试验终点，需要评估这些探索性终点必要性。任何探索性终点的消除都可能简化数据采集和报告资源成本，也降低研究机构的数据管理工作量。

⑫ 需要建立如何培训研究机构人员理解和掌握CRF要求的关键数据点采集管理的实施方案，并确立和执行试验中及时评估和监控的管理机制，对其中人员角色及其职责分工需要明确。必要时，需要咨询或指导研究机构人员对源数据和文件质量标准的理解和建立，并在试验过程中，做好评估源数据/文件一致性和符合质量标准的核查。

（6）终点目标 试验方案对主要和重要的次要终点目标的定义描述必须非常清晰，其中包括终点数据应如何收集和报告，这有助于指导多中心试验项目中各研究机构数据采集的一致性，减少对终点数据分析造成困扰的数据错误，增强药政部门对试验结论的信心。在设计终点目标时，应特别注意终点目标需采用客观可量化指标，这些指标及其检测或评估方法最好是标准化的且被普遍认可的临床指标，在操作性和实用性上比较确定。相关主要终点数据的支持证据有可能是外部数据，如实验室检测数据报告等，这些外部数据的质量和可信性尤为重要；在某些试验项目中，还可能涉及无偏倚的终点评估委员会对终点数据的审核，此时终点委员会的评判标准、组成和流程管理章程，是主观指标（如死亡）还是客观指标（如疼痛评分），驱动终点评判的因素等需要在方案或终点委员会中描述。对方案终点目标设计质量的判断标准可以是：①相关终点目标是否能回答试验项目想解决的科学问题；②终点目标对患者医护是否具有临床意义的影响；③是否能提供未来继续研究的基本构成要素；④主要终点目标的属性的清晰性，如定义描述、可评价性、怎样评价和谁评价或确认终点目标的达成（如研究者、中心评价、第三方介入等）。如果涉及多重主要终点目标，首先需要确认多重主要终点的必要性，即明确和清楚描述各主要终点目标直接与试验项目科学问题相关的必要性，对试验项目统计分析和试验成败的影响。有关多重主要终点目标的利弊可以参

见 14.2.1 节。如果用到患者自报告结果工具（ePRO）来收集终点目标数据，工具的验证、应用和管理、采用 ePRO 的风险和益处需要讨论清楚。显然，涉及的终点目标 CTQ 因子的风险影响考虑应包括但不限于：

① 主要终点目标能否从试验组别数据中获得验证。

② 这些主要终点目标已得到药政部门和临床研究者的认可，满足患者的医疗需求，和/或在产品未来上市后也可能获得医保支付的接受。

③ 确认终点目标相关的评价方法和/或过程的复杂性，和/或结果评估与变量解析密切相关，这些因子会影响到项目管理和资源投入规划。

④ 如果涉及"软"终点目标，诸如人为主观评价，是否有评估偏倚产生的可能性。如果有，考虑建立评估的统一标准和减低潜在偏倚最小化的措施或方法，包括提问话语术的设计，并需要做好培训。

⑤ 确认关键终点目标评估标准和报告方法与管理措施的统一化，特别是涉及终点指标数据来自外部数据。

⑥ 如果终点目标评估涉及第三方中心评估或专业委员会（如终点评估委员会），需要关注：

• 设置的终点评估流程有无过度或过低评估的可能性；

• 谁负责制定终点评估的标准，以及在试验过程中的时间点进行终点指标评估的规则；

• 设置终点指标评估标准流程后，培训相关干系人对终点指标的评估标准和要求，包括终点指标评估结果的报告流程要求；

• 设置研究机构如何将终点事件发送给终点评估委员会成员的标准流程；

• 终点指标评估需要盲态的话，应采取的措施、流程或方法是什么；

• 对于由事件驱动的终点指标评估，需要明确项目团队成员应如何监控关键事件结果的报告率，这可能牵涉到终点事件评估标准在试验过程中的调整或方案修改；

• 如果终点事件报告率低于预设值，应采取什么补救措施来确保试验结果的统计置信限的要求或项目结论可接受。

⑦ 如果方案设计了 ePRO 方法来支持终点目标的评估，相关工具的选择、应用、系统验证、版权许可等临床试验事务性和监管要求需要在项目启动前安排妥当，这直接关系到 ePRO 作为试验结论是否可被药政部门认可。

• 如果试验涉及盲态设计，设置的 ePRO 数据采集、处理和报告措施或流程是否会影响结果评估的偏倚？

• 如果试验是非盲态设计，ePRO 的应用有什么其他特别的考虑？

（7）支持终点设计和数据可信性的程序　主要流程的执行、关键数据的采集和受试者安全性的有效监督的质量取决于试验项目的规程计划和实施行为是否能保持一致。在项目过程中，主要资源应当集中在预防主要项目程序的错误发生、支持关键数据的采集和报告管理、确保受试者安全性的措施监督上等。显然，项目经理需要明确告知项目团队成员什么程序对于采集用于试验终点目标分析的关键数据至关重要，以及哪些是非关键性流程和数据。对于关键数据的主要流程质量要求，项目经理必须确保各研究机构执行的一致性，或在允许的特别预设的风险波动阈值范围内。也就是说，有些试验方案程序和数据不会严重影响试验数据的分析、结论的可接受性和/或受试者的安全性，这些程序或数据的一般差错或不一致性行为通常是在可容忍限度内的。因此，支持重要终点目标数据及其程序执行的 CTQ 因子对试验结果质量和可信性的风险影响考虑点包括但不限于：

① 有无必要性或可能性将数据采集的流程简化，易操作和统一标准，以确保关键数据的采集和报告在各研究机构中保持一致性成为可能。

② 理解在实施方案界定的评估中什么样的差错可以构成重要的方案偏离，也就是对数据结果分析或受试者安全性监督有致命的风险，并在方案实施中采取依据风险的监查措施加强对这些差错的查处和及时纠正。

• 在数据采集中，哪些差错是不能容忍的关键点或环节？

• 哪些差错是比较容易发现或检出，便于能迅速采取措施弥补、修正和预防？

• 需要建立什么措施或机制来防范这些关键点或环节的差错？

• 在特殊领域或程序中有较大的至关重要差错存在，需要采取哪些措施来弥补，并加强防范和管理？

• 采集试验终点的时间窗需要在方案中明确。如果出现超窗观察和报告，或在一个时间窗出现多个有差异的事件判断应如何处理？

③ 有些数据，如主要终点判断、SAE 等，需要更及时记录和交流，便于调整试验设计，或终点评估委员会，或 DSMB 能对其做出及时判断和决策。

④ 仔细评价在试验流程或可容忍出错的环节中可以消除的重复或不必要的流程控制点，便于更好地完成主要终点目标的数据采集和提高试验质量。

（8）试验用药物/器械处理和服用　试验用药物/器械（IP）的生产、存储、运送、发放和服用需要有适宜的监控规程，以确保 IP 及其使用依从性的质量能满足药政监管的要求，使得试验项目结论的可信性亦能经得起检查。在试验项目执行过程中，治疗干预的有效性和安全性评价结果的可接受性前提是所做的治疗干预是按照方案描述的规定执行。因此，方案对 IP 的描述除了常规要求外，还应包含任何在处理和使用 IP 时需考虑的特殊点（如适用）。如果 IP 的使用与特殊的安全性问题有关，方案应详尽概述如何识别和管理这些风险问题，特别是在发放 IP 给受试者前，研究机构需要采取什么措施或方式告知受试者（如受试者日志的记录要求），并密切监控受试者的 IP 使用。涉及需要整合 IP 使用数据与试验结果评价时，需要明确哪些 IP 数据必须输入和如何记录在 CRF 中，解析为什么这些 IP 数据较重要。同时，也需要向研究机构人员强调这些重要 IP 源数据记录的要求和必要性。例如，植入性医疗器械的植入程序信息对于试验结果的分析和报告很关键，申办方和研究机构都需要建立专门的植入流程的操作步骤环节记录规范，并存档备查。对于一些诊断试剂的临床试验，样本的处理方法和管理流程很关键，因而需要详尽记录，并经得起查核。如果方案有 IP 剂量调整的设计，需要明确调整剂量的条件、方法和流程，如谁负责判断和做出决策调整剂量，通过什么方式通知研究者剂量调整的需要（如果涉及第三方判定的话），并在试验过程中对这些调整剂量数据严格监查和核实。

在试验项目准备计划中，研究机构对试验用药物的管理需要规划好药物管理流程与职责分工，诸如收讫、存储、分配、发放、配制、回收、清点、保管、销毁、退还、温控或超温处理、药物管理人员的资质/授权和培训等环节。这些也是临床监查或稽查关注的要点，体现研究机构试验用药物管理的规范性程度。例如，药物标签的设计和贴标合规性，药物有效期监控，药物随机盲态管理规程所涉申办方、研究机构项目成员和监查员间的不同职责分工等。试验物资的储存位置和环境条件，或运输环境条件亦需要在试验项目准备阶段做好规划，尤其涉及药物需要隔离时，还需要预设好隔离位置和隔离环境条件等。对这些试验用物资规划的执行检查需要从项目总体状况核查和受试者用药水平/状况两个层面开展。

所以，IP 的 CTQ 因子对试验结果质量的风险影响需考虑但不限于：

① 在试验项目准备阶段，需要采取措施来保证合格的受试者在项目启动和进行中能收到和持续收到相应的 IP。

② 有无可能出现 IP 发放或使用差错的风险。如果有，应采取什么措施来预防其发生。

③ 需建立 IP 发放和使用的质量监督机制或方法来识别、审核和及时改正 IP 相关的问题。

④ 在项目启动前，所有项目团队成员都需要了解如果出现 IP 使用差错，哪些类别的错误不会影响试验项目的分析和报告，哪些对试验结论有至关重要的影响，并需要依据风险的监查方法，对这些重要 IP 风险予以监控和防范。

⑤ IP 的包装标签和编号与随机码的匹配需要确保无任何差错，并通过严格和科学的程序予以确定和管理。这些需要申办方建立 SOP 予以管理，在具体方案中有可能需要设立特别的作业指导来保障 IP 生命周期的规范管理。

⑥ 临床试验监查计划需要详尽描述有关 IP 的使用和清点计量的记录细节需要详尽到什么程度，包括对研究机构的 IP 记录要求。

⑦ 需要预估在试验开展的各研究机构可能存在哪些潜在的与 IP 使用管理相关的风险或问题，以及应对这些风险或问题的措施。

⑧ IP 有无存储和处理条件的特殊要求和限制，如 IP 稳定性、温湿度、续航寿命（某些医疗器械）等。如果有，如果出现这些方面的差错，其风险容忍度是多少？避免或应对这些风险是否建立？在试验过程中如何执行（如谁负责、如何做）？如果容忍度低但确实发生了，对相关联的试验项目数据及其结果的影响度是多少？如果影响度很大，应如何应对或弥补差错？

⑨ 在试验项目过程中，建立了什么必要的评估措施或方法来支持持续性的 IP 安全性评估或判断，或研究或监查计划是否对这些措施或方法有清晰的指导性描述？

⑩ 如果医疗器械装置出现功能失调，研究机构的记录要求和报告机制是否建立，包括由医疗器械失灵造成的不良事件的发生。

⑪ 如果受试者使用 IP 无效，应如何处理和保护受试者的权益？这种无效益结果应由谁和如何判断和记录？判断标准是否已建立？

⑫ 如果涉及 IP 的现场配制后给药，配制方法和标准流程需要在试验项目启动前建立，并在试验过程中严格执行。临床监查计划对此需要提出特别关注的标准和要求。如果这种配制涉及单盲或双盲设计，需要在项目启动前就建立好相应的配制者非盲态、监查员非盲态、数据管理员非盲态的与盲态管理者分隔可行性操作措施。

根据 GCP 和质量源于设计的原理，CAPA 管理过程也应该做到从始至终。临床试验干系人对风险的了解越多，就能更好地通过识别风险来改进偏差管理过程，因而 CAPA 管理的各环节的质量源于设计实践要求应尽可能做到：

- 更好地偏离记录 = 较好地影响记录
- 较好地影响记录 = 较好地纠正
- 较好地纠正 = 更好的识别风险的能力
- 更好的识别风险能力 = 最佳的 CAPA 预后效果

总之，QbD 的理念和管理实践取决于质量管理体系和试验启动前的质量指标或预期的监控规划，试验过程中的质量指标的实施和实时监查，以及发现问题后的及时纠正，而不是完全依赖于事后检查来纠正或弥补质量差错。只有把 QbD 规范管理和实施真正落实在试验项目的管理和实践中，试验质量和数据可信性必然可以得到极大的提高。

（刘　川）

第 30 章

临床试验国际药政事务管理和申报要求

创新的化学药物、生物药物和医疗器械的研发和批准上市为全球人类健康生活品质带来了根本性的变化。如何使医药企业更快地向市场推出研发的并证明确实安全有效的药物/医疗器械已成为一个全球性的药政话题，其中药政法规的制定和实施起着关键性的作用。ICH 所倡导的药物临床数据申报格式标准化正在成为各个国家和地区药政部门药物/医疗器械审评要求和程序的重要标准，并已普遍被世界大多数国家和地区所采纳。为了迎合这些国际性的药政要求，全球药品上市许可持有人（marketing authorization holder，MAH）依法对药品的安全性、有效性和质量可控性负全责，生产企业则依照委托生产合同的规定就药品质量对上市许可持有人负责。药品上市许可持有人制度起源于欧美国家，通常指拥有药品技术的药品研发机构、科研人员、药品生产企业等主体，通过提出药品上市许可申请并获得药品上市许可批准件，并对药品质量在其整个生命周期内承担主要责任的制度。在该制度下，上市许可持有人和生产许可持有人可以是同一主体，也可以是两个相互独立的主体。在 MAH 制度下，那些不具备相应生产资质的研发机构、自然人等主体，得以通过合作或委托生产的方式获得药品上市许可，有效保护了其研发积极性，同时也有利于减少重复建设、提高产能利用率。各个 MAH 企业的药政专家和临床事务人员亦都面临着满足和支持全球药物/医疗器械药政申报和批准的挑战。每位在药物研发中担负着一定责任的人员需要全面了解和掌握满足全球药政要求的药品生产、药物临床前安全性、药品质量和临床研究行为，以及为达到这些目标所需付出的时间、努力和经费等。在目前的情况下，全球各国和地区在某些药政规范方面都在努力以求达成某种程度的共识。然而，医药领域仍然在积极地寻求加速途径来减少新药研发和审批的时间和费用。除少数国家外，全球大多数国家药政部门都已建立了加快审批 NDA/IDE 申请的流程，并开放接受非本国临床数据作为本国药政申报的依据。要做到这一点，全面理解相关国家药政法规和指南以及如何有效地实施其中的内在关联步骤十分必要。需要提醒的是药政事务管理涉及药物研发和生产等多学科、多部门综合性管理，其中的

环节或步骤远比本章节的简述要复杂得多。本章只是从临床试验项目管理的视角出发，对欧美日等国家和地区的药政的概貌、药政要求、申报要求及其药政运营环境进行简述，供有志于涉及药政申报在内的统筹化试验项目管理人士参考。有关中国药政管理和申报要求不在本章节的讨论范畴之内，其详情可查阅有关中国药政部门的文件和网站信息。由于国际药政规范的动态变化，各个国家和地区的药监审批要求也在不断调整之中。因此，本章所介绍的有关主要国家和地区药政环境的信息仅作为参考之用，在实际操作过程中应当以相关国家和地区的药政审批程序的最新要求作为实施的依据。

30.1 ICH 的通用技术文件

通用技术文件（common technique document，CTD）是 ICH 为统筹药物质量、安全性和有效性信息总结和分析结果于统一共识的文件格式中，供药政审批流程所用，进而可以实现药政审批质量规范管理（ICH，2016）。其广泛应用使得药政电子申报标准化成为可能，也消除了在各国递交过程中，各申请方不得不针对各 ICH 国家药政主体对申报信息格式做出不同格式变化的烦琐要求，其优势可以归纳为：

- 为医药企业与药政部门之间的药政管理信息的审核和全球交流提供了方便；
- 使试验药物/器械的研究数据的建立、审阅、终生管理和存档的一体化规程成为可能，进而避免关键数据和风险的遗缺；
- 报告的格式、图表的格式和内容、档案和词汇名称和格式一致，方便纸质或电子化的全球同步申报；
- 临床试验数据的分析，化学生产和质量控制的描述，上市批准和非临床数据信息的递交都在统一框架下完成；
- 简化药政部门之间的药政信息交换成为可能。

在使用 ICH 的 CTD 时，申请方需要了解的要点包括：

- 指南只是一个申报格式文件，规范了在新药申请时需要在药物注册申请中呈现的信息结构；
- 指南并没有指出哪些研究是必须需要用来支持申请，以及如何设计或进行相关研究；

• 申请方不应当修改整个 CTD 信息构架，在不同国家和地区可能有不同的当地药政要求，应根据实际需要灵活增添相关内容信息，尤其是模块 1 的内容要求；

• CTD 中的数据信息必须是清晰和不矛盾的，足以方便基本数据的审阅，能使审阅者很快了解申请的内容；

• 任何首次使用的缩写和术语都应当予以注解或定义，并确保在整个 CTD 文件中保持一致；

• 参考文献的编排应当按照 1979 年温哥华呈交生物医学杂志手稿统一格式要求进行；

• CTD 对文件格式，包括字体、字形、纸张大小、页数编排、边缘空白距离等，都有专门的规定，并且还给出了可供申请方总结数据分析结果时使用的各种报表的格式，一旦文件最初采用了某种格式，那么这个格式必须用于所有后续的报告中。

CTD 准备与递交时间应当贯穿在 IND/NDA 过程中（图 30.1）。ICH M4 对 CTD 的格式和内容总体要求有详尽的描述，但 IND 和 NDA 阶段的 CTD 文件内容要求略有差异（参见 26.4.1 节描述）。由于 CTD 是向国家药政部门递交的医药产品上市注册申请文件的申报格式，其中的信息包含了医药产品从非临床到临床研发的所有过程和结果信息，包括早期研发、生产、质量控制和管理数据结果。CTD 格式申报资料的电子化组织形式是 eCTD，ICH M8 是针对 eCTD 电子申报要求的总体指南。整个 CTD 申报资料信息涉及医药企业多部门的协作。在 IND 阶段，采用 CTD 格式模板作为基础申报文件，有利于后续药物/器械研发信息资料的充实。随着临床研究的持续进行，临床研究结果的不断获得，非临床研究结果的不断补充，以及 CMC 体系的不断建立和完善，到了 NDA 阶段 CTD 文件内容应当能够达到药政申报的要求。即使试验药物/器械批准上市，上市后的继续临床和非临床研究，以及 CMC 的更新，还可以在 NDA CTD 的基础上补充或更新申报资料，完成上市后的补充/更新/新适应证或治疗的 NDA 申报。

通用技术文件（CTD）由五个模块组成（图 30.2）。

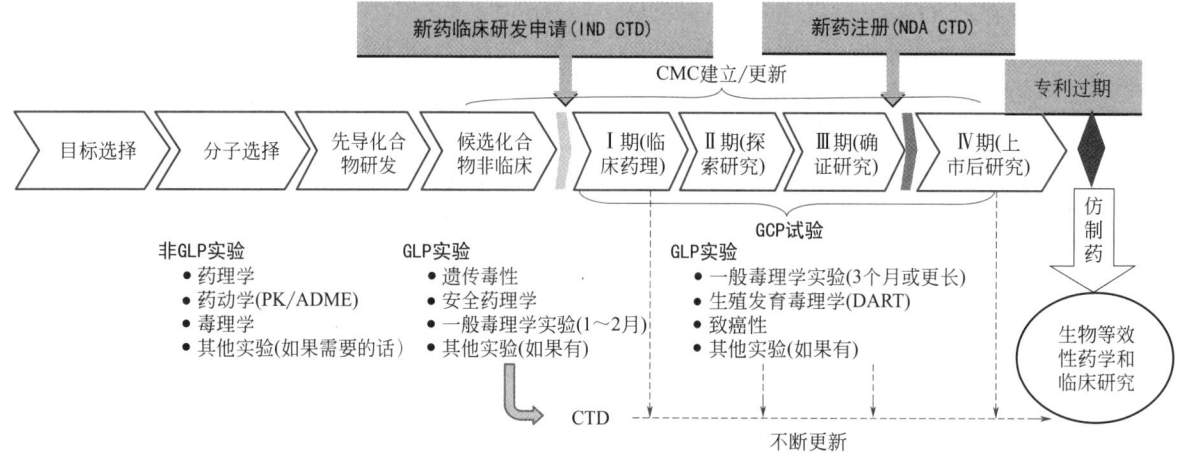

图 30.1 CTD 格式申报贯穿在 IND/NDA 过程中

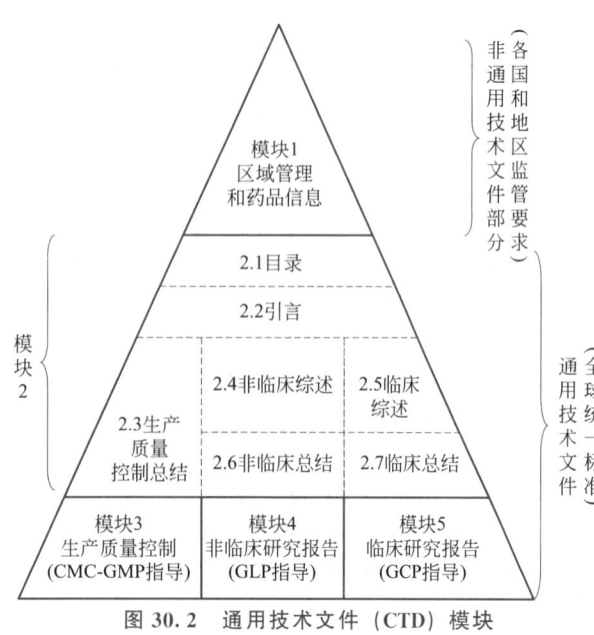

图 30.2 通用技术文件（CTD）模块

30.1.1 CTD 模块格式和内容介绍

CTD 共有 5 个模块，其格式和内容要求分别如下。

（1）模块 1 为区域管理和药品信息 这个模块含有的信息含有每个国家或地区药政监管部门的管理和要求、申报药品的基本信息，以及风险和受益评价描述。所以，它被视为国家或区域性的专属性或特定性文件部分。例如，国家和地区要求的申请表格、文件，或适合所在国家和地区的标签说明建议等。这一部分是药品审评申报资料的统领，有助于提高药政审评人员和申报药企的沟通效率。由于这个模块是国家和地区专属性信息，CTD 对这个模块并没有提出具体的规范和要求。表 30.1 为主要国家/区域药政部门对 CTD 模块 1 的内容要求比较。

表 30.1　主要国家/区域药政部门对 CTD 模块 1 的内容要求比较

FDA	EMA	MHLW	NMPA
1.1　申请表,包括目录、申报表格(如 365h,FDA 1571 表)和封面信函	1.0　说明函/目录	1.0　目录	1.0　说明函
1.2　说明函,如患者信息、专利信息、财务声明等	1.1　申请表	1.1　申请表	1.1　目录
1.3　行政区有关信息	1.2　行政信息	1.3　已批准证明文件的复印件	1.2　申请表
1.4　参考资料,如授权书	1.3　产品信息	1.4　专利情况	1.3　产品信息相关材料,包括说明书(研究药物和上市后药品)、包装标签(研究药物和上市后药品)、产品质量标准和生产工艺/制造及检定规程、临床试验相关资料(如方案、ICF、IB 等)
1.5　申请状态	1.4　专家评注	1.5　药品开发信息,如发现及研究起源、背景信息以及开发信息等	
1.6　沟通交流	1.5　各类申请的特殊要求	1.6　国外应用状况	
1.7　快速通道	1.6　参考资料	1.7　类似药品的清单	
1.8　特殊临床研究方案评估请求	1.7　环境分析评估	1.8　说明书草案(标签样稿)	1.4　申请状态(如适用)
1.9　儿科管理信息	1.8　孤儿药市场专属权相关信息	1.9　通用名称文件	1.5　加快上市注册程序申请(包括特别审批/特殊审批/优先审评审批等)(如适用)
1.10　争议解决	1.11　药物警戒	1.10　特定审核文件摘要,如有毒/有害药物成分审评数据	
1.11　信息修正(Q/S/E)	1.12　临床试验相关信息	1.11　上市后研究计划	1.6　沟通交流会议
1.12　其他往来信件,如环境分析豁免	1.13　儿科用药相关信息	1.12　附件清单	1.7　临床试验过程管理信息(如适用)
1.13　年度报告,包括一般研究计划	对问题的回应	1.13　其他	1.8　药物警戒与风险管理
1.14　宣传资料,包括标签信息、IB 等	1.14　附加信息(一般适用集中审评外其他审评程序)		1.9　上市后研究(如适用)
1.15　风险管理计划,如 RAMP、REMs 等			1.11　上市后变更(如适用)
1.16　上市后研究			1.12　申请人/上市许可持有人证明性文件
1.17　专利商标名			1.13　小微企业证明文件(如适用)
1.18　治疗指南或紧急使用特许			1.14　申报资料真实性声明
1.19　初始临床试验新药申请的原研药计划			
1.20　药政检查信息			

　　有些国家和区域有可能需要在递交 eCTD 时附上说明函,其内容要求略有差异,主要包括但不限于:

　　① 申请方递交的每个序列的说明,即 CTD 模块 1 的 1.0 节等。

　　② eCTD 申报资料说明函包括以下内容:

　　• CTD 模块 1 说明函所要求的内容。

　　• 负责本次递交序列注册事务的联系人信息。

　　• 本次递交的序列不适用的文档清单或说明(如适用)。

　　• 本次递交序列验证的相关信息,诸如:

　　- 验证工具及其版本信息。

　　- 验证报告中的警告信息的说明(如适用)。

　　• 病毒检查声明(递交的 eCTD 申报资料提前进行病毒检查)。

　　(2) 模块 2 为模块 3～5 的综述和总结　这个模块含有质量全面总结、非临床概述、非临床书面总结、临床概述和临床总结。通常还需要对药物属性作一简短的介绍(约为一张纸的内容),包括药物类别、作用机制、建议的临床用途等。这一模块的主要部分如下:

　　① 模块 2.3 部分生产质量控制总结是对模块 3 的各项研究报告信息的综述和总结,并需要强调研究药物的关键参数及其对超出规范的部分作出相应的解释或论证,并可以整合模块 3 信息与其他模块的支持信息作为关键问题的讨论重点,如杂质对毒理学结果的影响等。必要时,需要交叉提供其他模块卷宗或页码的信息。这一部分不应当包含任何在模块 3 或其他

部分没有的信息/数据/论证等。这一部分的信息应当足以供药政审核官员对模块 3 的信息做出总体审核,化学药物的总结内容文字部分一般不超过 40 页,而生物制品的总结的文字部分不应超过 80 页(图表除外)。这一部分的内容顺序可以参见表 30.7。

　　② 模块 2.4 部分的非临床研究综述和模块 2.6 部分非临床文字和列表总结应对模块 4 中的临床前数据及其解析,以及这些数据与临床发现的相关性做出全面的陈述(表 30.8)。临床前发现与研究药物的安全性使用和药物质量的关联,进行这些研究的 GLP 环境、药理学、药动学和毒理学的研究信息等都应当在这一部分中予以综合评价。模块 2.4 部分的内容一般不应超过 30 页,其内容顺序可以概括为:非临床试验战略或非临床药物发展计划概述;药理学文字总结;药动学文字总结;毒理学文字总结;综合文字总结和结论。需要时,模块 2.4 部分可以讨论所参照的相关指导原则,以及非临床试验策略/GLP 依从性,并对于药物质量属性、临床试验结果或相关产品中发现问题的相关性进行说明。

　　在模块 2.6 非临床文字和列表总结(表 3.8)中,体外或体内药理学、药动学和毒理学研究结果、所用动物种类、给药途径和周期应当以列表的形式予以总结,并配以相应的文字讨论。讨论应以先体外研究再体内研究综述为顺序。如果有可能的话,还应对动物的年龄、性别和代谢物相关情况予以讨论。所有的动物实验研究和整体结果信息(如动物暴露记录

等）应当与人体最大耐受剂量相关联，并以给药剂量从小到大顺序排列。动物种类和服药途径的研究结果可以按照如下顺序予以介绍：

动物种类顺序	服药途径顺序
小鼠	打算用于人类的给药途径
大鼠	口服
仓鼠	静脉注射
其他啮齿目动物	肌内注射
兔类	腹膜内注射
狗类	皮下注射
非人类灵长类动物	吸入式
其他非啮齿目哺乳动物	局部用药
非哺乳动物	其他

模块 2.6 部分的内容一般应当在 100～150 页范围内，其实验列表总结应当按照给予的列表格式完成。

③ 模块 2.5 临床研究综述和模块 2.7 临床研究总结应对模块 5 中的各种临床研究的计划和结果，包括对各类别关键临床研究设计决策及其临床数据作出分析和综述，对有关新产品安全性数据和风险-受益评价的临床发展和有效性评价做出关键评价的总结等（表 30.9）。临床综述和临床总结的区别点在于临床综述着重对临床数据的分析评价，即数据结论的意义，以及临床发现的简要阐述和讨论，而不是数据的简单重复；临床总结主要关注临床信息的详细总结，重点在于所观察到的有用数据的总结概述。临床综述（模块 2.5）和总结（模块 2.7）的要点包括但不限于：

a. 模块 2.5 部分的临床综述是 CTD 中对临床数据进行分析评价的部分，重点介绍药物临床数据的结论和意义，而不是数据的重复总结，介绍证据支持程度和局限性，以及对拟定用途的受益和风险评估等。其综述的宗旨是要通过文字综述来体现研究结果如何能支持未来上市医药产品的说明书。这一部分的临床综述需要概述项目的研发背景及开发思路，分析药物的风险及受益，并分析结果的证据支持及可能的局限性。例如：

• 模块 2.5.1 部分是医药产品开发依据的描述，可以结合申请方的 TPP 和/或 CDP 的规划（参见 14.1.1 节和 14.1.2 节），总结支持药品开发用于目标适应证的科学背景，描述目标适应证特定临床/病理生理及其治疗未满足的医药市场情况。对于拟申报的医药产品来说，这一部分需要界定产品的药理学分类，简述目标人群的现有治疗手段，介绍临床开发项

目，包括进行中和计划进行的临床试验、使用国外临床试验数据的计划等，使药政部门能理解医药产品的总体研发思路。

• 模块 2.5.2 是对医药产品的生物药剂学研发结果进行综述，包括对所有可能影响拟上市剂型有效性和/或安全性的生物利用度相关重要问题的分析评价，以及提供剂型确定的思路和依据。例如剂型/规格的匹配性，拟上市制剂与临床试验用制剂的差别，食物对药剂暴露的影响等。

• 模块 2.5.3 部分通常是 I 期临床试验结果的综述，可以简要总结各临床研究项目的主要目的，列出所有临床药理学研究（表 30.2），并基于此对所有相关数据进行分析（表 30.3）。需要注意的是一些药物存在着临床药理的 PK/PD 相互作用，因而将 PK 和 PD 结果放在一起而不是分别综述从药物综合属性来说通常具有指导意义。例如，可以作为临床相关的 PK 与其他药物或其他物质的相互作用予以综述。这部分综述的目的是基于对所有相关数据进行分析，使药政部门能理解相关数据如何支持所得结论的阐释。

• 临床有效性综述（模块 2.5.4）是对药物用于目标人群有效性相关 II/III 期临床数据的分析评价（表 30.3）。有效性综述的目的是在分析所有相关数据（包括支持结论和不支持结论的数据）的基础上，使药政申报人员能认同相关数据的阐释可以作为拟定医药产品适应证和说明书的证据。试验药物有效性综述分析需要对每个申报适应证分别做出阐述，并对试验设计的重点与特殊点进行分析，这些可以在单项研究和来自多个关键试验或合并分析基础上获得，或试验药物有效性的综述可以按照终点目标的细分进行归类，如抗肿瘤药物的总生存期（OS）、无进展生存期（PFS）、最佳总体缓解（RECIST）、靶病灶的大小变化、健康相关生活质量和效用值等。对于不同研究间、研究内不同亚组间结果的相似性与差异性的临床意义需要做出解析。有效性综述的目的是在综合分析并证明所研究的受试者及其拟定适应证间是否存在差异的基础上，包括讨论药品上市后预计接受治疗的人群，可以证明如果试验药物获得上市批准，研究组别有效性的结论能否推广至目标人群。但对于拟长期使用的药品，应当在综述中对耐药产生的情况做出评估。有效性的综述可以从试验设计、受试人群特征、非劣效分析敏感性、界值、统计分析方法、不同研究间和亚组间结果的相似和差异、每个适应证所观察到的有效性、长期有效性、耐药、最佳血药浓度范围、

表 30.2　临床药理学研究总结表示例模块

项目编号和分期	研究目的	研究设计	剂量和给药方案	计划和实际入组受试者人数

效应大小的临床意义、替代终点、特殊人群有效性等方面予以阐述。

表 30.3　CTD 模块 2.5 的临床研究综述要点

模块 2.5	综述要点
2.5.3.2 药动学(PK)	• 试验药物吸收速率和程度(C_{max}, t_{max}, AUC_{inf})、分布、与血浆蛋白结合、代谢、排泄研究结果 • 比较健康受试者和患者的 PK 异同点 • 分析与内在和外在因素相关的 PK 结果,包括药动学随时间(剂量)的变化、立体化学对 PK 结果的影响、剂量相关性 • 临床相关的 PK 与其他药物或其他物质的相互作用,如由肝酶诱导/抑制引起的 PK 相互作用、增加/减少吸收、新陈代谢增加/减少、增加或减少排泄等
2.5.3.3 药效学(PD)	• 试验药物的作用机制信息 • 药效起始和/或消除研究结果 • 有利和不利的药效学作用与剂量或血药浓度的关系(如剂量-效应或浓度-效应关系、血液学的参数影响等) • PD 对拟定给药剂量和给药间隔的支持,与其他药物或其他物质具有临床相关的 PD 相互作用 • 特殊生物标志物的临床意义 • 潜在的药物效应的遗传差异
2.5.4.1 相关试验适应证有效性评价结果	基于Ⅱ/Ⅲ期所有相关研究数据(无论是阳性或阴性)分别进行分析,诸如对被认为与有效性评价相关的研究进行确认(即安慰剂对照和阳性对照的关键研究或主要疗效试验),对与有效性评价没有相关性的但充分且良好对照的临床研究做出解析或说明 • 对于所建议的可用于监督药物疗效的血药浓度和最佳血药浓度范围的支持性数据分析结果 • 涉及提前终止的临床研究对有效性的影响 • 涉及长期疗效研究或合并疗效数据时期有效性影响分析
2.5.4.2 试验设计的影响	• 通过关键试验方案设计的列表总结和文字分析,描述其共性和不同的影响要素及其特点 • 研究设计和终点判断的依据的汇总分析 • 试验设计发生变更时的影响,如终点评估或计划分析的时间安排不同,患者选择对象、研究持续时间、对照组或终点选择的差异等 • 采用替代终点设计时,合理性及其与有效性的关联性需要充分论证
2.5.4.3 统计分析方法	• 所应用的主要统计方法对研究人群(如 ITT 集)有效性评估的影响 • 对各个关键试验独立进行数据集的有效性评估分析,而不是多研究数据的合并分析,以证明每一个关键的试验结果都具有说服力。如果已经完成了有效性数据合并分析,应当对其合并策略做出充分解释 • 研究间的结果比较,包括人群分析、所有研究间有效性结果分析、亚组间结果比较等 • 采用非劣效性试验统计方法证明试验药物的有效性时,应按照 ICH E10 要求,对支持性证据进行敏感性分析,以论证非劣效界值选择的合理性 • 其他可能对试验有效性结果的统计分析方法有影响的考虑因素还包括原始方案设计的重大修订,包括终点评价和分析计划、任何计划外分析的依据、缺失数据的处理程序、多个终点的校正等

续表

模块 2.5	综述要点
2.5.4.4 受试人群特征	• 对汇集临床研究受试者群体的相关特征及其均衡性进行分析或亚组分析,如人口特征、区域分布、疾病分期、其他潜在的重要协变量(如性别分布、年龄、吸烟习惯、一般生理情况或疾病阶段)等,以证明试验药物各项研究间和各类受试者群体间临床试验有效性结果的相似性、特异性和/或差异化 • 任何被排除或剔除在关键研究之外的重要患者群体都应该被列出,并解释为什么排除或剔除这些群体在外 • 弱势群体,如入组的儿童和老年病患受试者应按照 ICH E11 和 E7 的要求予以综述,包括表明儿童或老年人(65 岁以上)的人数比例
2.5.4.5 有效性分析结论	• 对单项或整合多项近似试验项目的主要有效性结局,次要有效性结局和三级有效性结局,或亚组分析分别做出阐述 • 长期使用有效性、耐受性和成瘾性问题 • 通过药物有效性的数据多方位分析,可以充分向药政部门显示有效性结论的可靠性

• 临床安全性综述(模块 2.5.5)包含所有获得的安全性数据的研究(Ⅰ～Ⅲ期),以及所有安全性数据的分析评价,以作为支持和证明拟定的说明书的依据(表 30.4)。对安全性的综述可以从暴露、药理学分类相关、常见/非严重/严重/特殊/长期用药的不良事件和不良反应、长期安全性、各研究和亚组间的相似和差异、与给药方案的关系、处理方式等方面展开。

表 30.4　临床安全性综述目录示例

> 2.5.5　安全性概述
> 2.5.5.1　与药理作用机制有关的不良事件
> 2.5.5.2　有关动物毒理学和药品不良事件信息
> 2.5.5.3　受试者群体暴露程度
> 2.5.5.4　不良事件
> (4.1)不良事件总览
> (4.2)常见不良事件
> (4.3)严重不良事件总览
> (4.4)死亡病例
> (4.5)因不良事件终止治疗病例
> (4.6)多次给药的不良事件总览
> (4.7)按照伴随服用××药物,剂量调整的不良事件亚组分析
> (4.8)提高耐受性案例
> 2.5.5.5　剂量
> 2.5.5.6　长期安全性
> 2.5.5.7　药物依赖性、药物滥用、用药过敏案例
> 2.5.5.8　特殊安全性问题
> 2.5.5.8.1　儿童用药
> 2.5.5.8.2　老年用药
> 2.5.5.8.3　肝损害
> 2.5.5.9　药物相互作用
> 2.5.5.10　基础疾病对用药安全性的影响
> 2.5.5.11　全球上市安全性经验
> 2.5.5.12　安全性总结

- 药物/器械适用的治疗适应证结论，但需要注意：

◆ 如果数据来源不同人群，需要综合汇总后的结果，并对数据处理方式的影响予以解释；

◆ 如果药物/器械未来上市拟用人群与研究人群不同，应从拟用人群的角度进行受益和风险评估；

- 任何重要的安全性风险发现，都应从"未满足的医疗需要"或"替代治疗方案的局限性"等方面予以权衡；

- 在描述剂量-效应和剂量-毒性关系和最佳剂量范围时，需要站在患者角度分别对治疗背景、受益、风险和风险-受益比方面做出评估分析；

- 当存在特殊群体的有效性或安全性时，需要对未来上市后的适应证人群做出适当规划；

- 注意已知的或潜在的药物/器械相互反应风险，这可能会涉及到上市药品的标签说明撰写的方式或措辞。

在得出风险-受益结论时，还应对临床研究中任何偏离药政监管建议或指南的影响，以及获得数据的局限性做出探讨。如果涉及未解决的风险或安全性问题，应当解释为什么这些问题不应被视为不批准的因素，并提出解决计划或自我完善建议。

模块 2.5 部分的撰写应保持简洁，可以交叉引用模块 2.7 和 CSR 中呈现的数据。这一部分应对研究设计的质量和结果，及其 GCP 的依从性进行分析，并就临床发现，包括临床应用的限制（如缺乏某类受试者群体数据或缺乏与相关有效药物的比较等）作出简要综述，讨论和评价风险-受益结果和结论，包括在临床试验过程中遇到的特别的安全性和有效性问题，以及如何解决和评价这些问题。如果需要的话，还可以对处方用药信息的重要和不寻常的方面予以讨论。这一部分的临床综述一般不应超过 30 页。

b. 模块 2.7 部分的临床总结（表 30.9）是针对临床信息的详细总结，既包括单个 CSR 中的信息，也包括跨多项研究进行的总结。这一部分需要对人体 PK 和 PD 的临床评估结果做出总结，可以通过单项和各研究结果之间的比较和分析方式进行，重点关注实际有效数据。这一部分的撰写技巧也应保持简洁，并可以交叉引用模块 5 各个 CSR 中已经详细呈现的数据，包括跨研究分析的总结和临床信息的翔实总结等。

在生物药剂学依据及其各类分析方法总结，可以进行临床研究间结果的比较与分析（模块 2.7.1.3），如考虑：

- 剂型和工艺变更对体外溶出度和 BA 的影响的相关证据以及 BE 相关结论；

- 食物对生物利用度的影响；

- 溶出度与生物利用度之间的相关性；

- 不同剂量之间的生物利用度比较；

- 生物利用度比较研究中，就各剂型、对受试者

内和受试者间变化性的来源进行分析；

- ……

临床药理学总结（模块 2.7.2）是 I 期临床试验的结果总结，应对各研究间结果的比较与分析做出描述，PK/PD 和相关体内外数据分析作出总结，以便能演绎出药物剂量-效应关系及其剂量选择的结论，包括（但不限于）：

• 临床药理学研究背景和综述（模块 2.7.2.1） 这一部分的总结宗旨是为药政审评人员提供临床药理学研究的概要，因而不需包括各研究的详细信息。

- 药动学　健康受试者、患者和特殊人群的比较 PK/PD 关系，包括标准参数的最佳估值和变异来源；使用人体细胞、组织或相关材料的 PK 研究结果（如 P450 的体外研究、体外代谢稳定性、转运体抑制研究、人体血浆结合研究、特殊细胞层或血脑屏障研究等）；内在因素（如年龄、性别和种族等）和外在因素（如环境因素、饮食习惯等）对 PK 和 PK/PD 影响的分析；吸收、分布、代谢的速率和程度，包括药物体外代谢和体外药物相互作用研究及其临床意义；代谢物药理和毒理活性；药物排泄速率和途径；药物立体化学结构问题；临床相关药物相互作用和药物-食物相互作用；单次给药和重复给药 PK 的比较；群体 PK 分析；剂量-效应或浓度-效应关系等。如果准备利用国外临床数据申请海外上市申报，需要表明所获得的临床研究 PK 数据可以外推到新地区，即符合 ICH E5 的要求。

- 药效学　药物作用机制；药物或活性代谢物对血药浓度的有利和不利药效作用（即 PK/PD 相关性）；药物剂量、服药频率和服药周期的药效学基础；药效学的遗传差异；涉及人体体内渗透性（如肠吸收、通过血脑屏障）、蛋白结合、肝脏代谢的研究结果，基于代谢的药物相互作用等。

• 单项临床研究结果总结（模块 2.7.2.2） 通过提供所有临床药理学研究的列表，对其中重要结论进行简要的叙述性描述，类似于期刊文章的摘要，其中的叙述可以引用模块 5 各研究完整报告的结果，或采用电子超链接与模块相关研究报告相关联。可能涉及的单项临床研究包括但不限于基础 I 期研究总结、特殊人群研究总结（如老年人、青少年、健康人群、肝肾功能异常人群等）、不同种族人群研究总结（如亚裔人群、非洲裔人群等）、药物相互作用研究总结、相关特定主题的研究总结（如对心电图影响的研究等）、健康受试者及患者人群的群体 PK/PD 分析等。

• 研究间结果的比较与分析（模块 2.7.2.3） 通常使用文本和表格客观陈述，通过各类 I 期临床研究结果分析，需要体现出体外药物代谢和相互作用研

究结果的临床意义（如药物暴露量与疗效的关系、药物暴露量与安全性的关系、药物暴露量与血液学参数的关系等），其中临床 PK 研究结果（如药物 ADME 的 PK 分析等）、对单次与多次用药研究的比较、内外因素影响总结（如药物相互作用，药物-食物相互作用等）、群体 PK 分析（如西方国家受试者分析、亚裔受试者分析、群体 PK 结论等）等能支持后期临床研究的剂量选择、药物剂量-效应关系和特殊人群用药决策提供依据。如果体外研究、PK、PD 研究数据间存在不一致的情形，可以在这一部分予以总体讨论。任何打算运用海外数据支持某国药政申报的临床研究，还可能需要讨论所涉及的数据桥接问题。

• 特殊研究（模块 2.7.2.4）　涉及临床微生物或免疫学研究的分析总结，或其他特殊类型药物相关的特殊类型数据的研究，如免疫原性临床研究、特异性免疫反应的蛋白质产品测定等。如果有临床微生物学方面的临床研究，如表征临床微生物活性谱的体外研究等，需要在这个部分予以总结。任何用于评估来自世界不同地区（不在临床有效性研究背景下）的细菌菌株的体外易感性的研究结果应在此总结。对于免疫原性潜在临床相关性的分析总结尤为重要。这些研究总结需要简要概述不同类型的抗体分析方法，列出分析方法性能的相关信息（如灵敏度、特异性、可靠性、效能等），以及抗体反应的发生率、滴度、反应开始和持续时间的数据。如果适用的话，需要对抗体形成与基础疾病、合并药物、剂量、疗程、给药方案和剂型的关系做出总结。用于慢性疾病且长期治疗的药物，还应分析和总结治疗中断对抗原性影响的所有数据。

药物临床有效性数据分析和评价总结（summary of clinical efficacy，SCE，模块 2.7.3）针对每个适应证应单独提供一个总结文件，相似适应证的文件可以考虑合并为一个总结文件，且清晰概述仅涉及与有效性评价相关的研究项目疗效结果（通常为 Ⅱ/Ⅲ 期研究），其中所涉的安全性研究结果在模块 2.7.4 中讨论。总结顺序为先提供关键研究的结果（充分、控制良好、验证性），再列出支持有效性的研究结果（如探索性研究）。其他包含疗效终点数据的研究（如结果相冲突的研究）应针对不同适应证，不仅需要单独提供临床有效性总结，也应当对各研究间的结果进行比较分析。这一部分的内容总结可以概括为：

• 背景及概述（模块 2.7.3.1）简要总结该药相关的疾病流行病学数据、现有疗法、试验药物的适应证及临床开发情况（表 30.2）；简要介绍各临床研究的设计与人群（表 30.2）；简要综述用于有效性评价的对照研究的设计（包括设计的关键特征）；也可酌情包括支持性临床研究（Ⅰ/Ⅱ 期）的综述以提供全面人用经验总结等。概述方式可用表格呈现，要素可

以视需要而包含主要有效性终点、研究设计、研究目标、患者人群状态、治疗方案（剂量、给药途径、治疗持续时间）、患者例数、数据截止日期、研究状态等。如果临床试验项目仍在进行中，一般不会纳入模块 2.7.3 的有效性总结中，但应视具体项目而决定是否将其纳入临床安全性总结。

• 单个研究结果（模块 2.7.3.2）部分分别总结单个研究的结果，如主要、次要、探索性、有效性结果，各适应证对患者或特殊患者群体在有效性和剂量方面的关系等。一般应以表格方式列出，对重要研究结果需要进行叙述性描述，可以摘自 CSR 的摘要部分。此外，也可以包含亚组分析的数据结果，如年龄、性别、种族、肿瘤类型、既往治疗线数、肝损/肾损等。单个研究结果总结可以为模块 2.7.3.3 多个研究结果比较与分析打下基础。

• 多个研究结果比较与分析（模块 2.7.3.3）是汇集多项研究结果进行比对这些研究间结果的一致性或不一致，可以是不同研究数据的合并或汇总分析，也可以交叉引用临床研究报告（CSR）中的信息，为最终有效性结论提供依据（表 30.5）。所有比较应当以试验有效性人群的人口统计学和其他基线特征为基准，诸如研究受试者疾病特征（如严重程度、持续时间）和既往治疗情况，以及研究的纳入/排除标准，不同研究间或研究组间的研究人群基线特征的差异等；应注意纳入关键有效性分析的研究人群与预计上市后接受该药物治疗的总体患者人群间的差别。对于研究脱落的受试患者数量、退出时间（治疗或随访期间设定的研究日或访问）和停止原因等因素对有效性评估的影响需要加以分析。如果要显示申报的治疗效应在所有的相关亚群间是否一致，可以包含人口统计

表 30.5　多项研究结果汇集总结目录示例

2.7.3.3　研究间结果的比较与分析
（1）研究人群
（1.1）关键入排标准
（1.2）人口学基线统计数据和疾病特征
（1.2.1）人口学汇集统计
（1.2.1）基线疾病特征
（1.3）受试者分配
（1.3.1）关键研究及其汇总数据整合分析
（1.3.2）支持性研究
（1.3.3）治疗依从性分析
（2）汇集研究有效性结果比较
（2.1）主要终点
（2.2）次要终点
（2.3）支持性有效性终点
（2.3.1）生活质量终点
（2.3.2）形态学终点
（3）亚组结果比较
（4）样本大小和有效性分析集
（4.1）关键研究及其汇总数据整合分析
（4.2）支持性研究

学因素（年龄、性别和种族）、内在和外在因素（疾病严重程度、既往治疗、伴随疾病、酒精、烟草、体重）、特别关注因素（老年人、儿童人群）等方面。进行研究间的有效性比较总结时，可以参考 ICH E5（种族因素）、ICH E9（临床试验的统计原则）和 ICH E10（临床中对照组的选择）等指南原则进行分析。若有篇幅限制，可将分析细节呈现在模块 5.3.5.3 中。

· 推荐药物剂量相关的临床信息分析（模块 2.7.3.4）包含剂量-效应数据分析的结果总结，剂量-效应或浓度-效应关系（包括剂量-血中药物水平关系）所有数据的完整总结和分析（如靶点结合率等），可以交叉比对模块 2.7.2.2 单项研究结果总结的数据及 CSR 中有关疗效评估信息。任何推荐剂量都需要有充足的选择依据。若年龄、性别、种族、疾病等因素引起剂量-效应关系差异，应详细描述这类特殊亚组的剂量-效应数据。

· 疗效持续性和/或耐药性（模块 2.7.3.5）给出药物有效性可维持时长信息，提供获得长期有效性数据的人群和暴露时间（如缓解持续时间、总生存期等），以及可能的耐药性结果分析总结。

· 疗效总结（模块 2.7.3.6）在综合有效性数据总结结果的基础上，提出试验药物效应结局。

药物临床安全性数据分析和评价总结（summary of clinical safety，SCS，模块 2.7.4）不应当只针对单项安全性研究结果，而需要整合单项研究，因为整合结果往往更有可能发现安全性趋势。按照 ICH E3 原则，临床安全性总结可以从三个层面展开总结，即

· 暴露程度（剂量、持续时间、患者数量、患者类型），从数据库角度考量安全性评估的程度；

· 较常见不良事件和实验室检查的变化，应当进行确定和分类，并总结其发生情况；

· 严重不良事件和其他重要不良事件，并总结其发生情况，应当考察这些事件随时间变化的频率，特别是可能长期使用的药物。

如果涉及特殊人群和特殊情况下的安全性分析，需遵循 ICH E5 定义的"内在因素"与"外在因素"进行考量。这一部分的安全性总结基础是建立在：

· 研究药物类别的不良反应经历特点；

· 监督特殊不良反应的方法；

· 可能影响药物临床安全性评价的动物毒理学或药物质量的研究信息；

· 受试者群体的特征和接触药物和对照治疗安全性的关联；

· 常见和非严重的不良事件；

· 严重不良事件，包括与药物的关系、化验结果的相关性证据等；

· 不良事件或严重不良事件在患者群体或特殊群体中的发生率或差异；

· 不良事件与剂量、剂量范围和服药周期的可能关联性；

· 预防或管理不良事件的建议或方法；

· 过量药物反应、依赖性、药物反跳现象或滥用可能性问题；

· 上市后药物安全性经历（如果存在的话）。

如果是单项临床研究的安全性结果总结，可以考虑的方式有针对任何一个出现的特殊或特定不良事件模式进行描述或分析，特别是当某项特定不良事件发生率在参与汇总的各项研究中相差很大时，或大多数相关安全性数据来源于少数研究时，或不同研究纳入的受试者人群特征差别很大时。当进行多项临床研究的数据进行安全性数据总结时，需要考虑的汇集原则包括设计相似（如剂量、持续时间、不良事件的确定方法、人群等相似）的研究适合数据合并，也可以采用对照研究或对照研究的亚组分析来确定较常见不良事件。无论是开展单项或多项临床研究的安全性总结，都应对受试患者参与的所有研究中发生的罕见事件加以关注。

临床书面和图表总结对模块 5 中的临床信息和任何批准上市后的信息做出详尽的列表陈述。各种临床研究结果的比较和分析应当建立在事实而不是推论的基础上。临床总结的多寡取决于信息量的多少，一般应当在 50～400 页的范围内（图表除外）。

值得指出的是 CTD 模块 2 中非临床试验和临床综述与研究者手册中的非临床和临床部分信息描述应有关联性（表 30.6）。

表 30.6　研究者手册与 CTD 内容的关联性

研究者手册(IB)(ICH E6 格式)	CTD 模块 2 信息综述
1 目录	
2 摘要	
3 引言	
4 物理、化学和药学特性和处方	2.3 质量总体综述
5 非临床研究	2.4.1 非临床试验策略概述
5.1 非临床药理学	2.4.2 药理学
5.2 动物体内药动学及药物代谢	2.4.3 药动学

研究者手册(IB)(ICH E6 格式)	CTD 模块 2 信息综述
5.3 毒理学	2.4.4 毒理学
6 人体内作用	
6.1 人体药动学及药物代谢	2.5.3 临床药理学
6.2 临床安全性和疗效评价	2.5.4/2.5.5 有效性和安全性
6.3 上市后经验	2.7.4.7 上市后数据
7 资料概要及研究者指南摘要	
7.1 非临床部分	2.4.5 综合性综述和结论
7.2 临床部分	2.5.6 风险-受益评估结论

（3）模块 3 为生产质量控制总结　这一模块应当列出化学药物和生物药物的原料物质、制剂生产和质量控制（CMC）的各项研究报告，其与模块 2.3 部分的 CMC 总结相互关联。它应当包括的内容顺序为：

- 3.1 目录；
- 3.2 数据部分
- 3.2S 部分——药物原料（drug substance）；
- 3.2P 部分——药物产品（drug product）；
- 3.2A 部分——辅料信息和附加成分安全性评价；
- 3.2R 部分——任何针对各国或地区所要求的信息（regional information），如生产批记录（美国需要）或试验方案验证总结（欧洲需要）；
- 3.3 部分——关键参考文献（references）。

表 30.7 总结了化学药和生物药 S 和 P 部分的内容顺序。这一部分必须对 GMP 的遵循和分析测试程序作出详尽描述，使得整个过程按照描述可以在必要时能被重复实现。所描述的程序必须要经过验证，并且验证研究的结果也必须列出。与化学药不同，生物药都是产品专属性的，任何细胞株构建、生物药原料的流程开发（包括细胞株选择克隆、原料生产和纯化等）、生物药产品生产、涉及其中的分析和质量控制，以及最终产品的包装和发送等环节都需要根据其专属性予以描述。对于生物药来说，其工艺流程决定了最后产品的性状，所以质量控制必须贯穿在整个生产流程中。此外，生物药结构和生产工艺通常较为复杂，涉及的影响因素较多，诸如分子大小、异质性、分子高级结构、细胞发酵、无菌操作、病毒减活等方面，这些在 CMC 内容上都需要有所概述。

表 30.7　质量总结（模块 2 和模块 3）内容要点顺序

部分 S	部分 P	内容顺序	模块 2	模块 3
		目录		3.1
		引言——数据构架(22-intro)(32-body-data)	2.2	3.2
		质量总体总结(23-qos)	2.3	
		药物原料(23s-drug-sub)(32-drug-sub)	2.3. S	3.3
		药物原料一般信息(32s1-gen-info)	2.3. S. 1	S. 1
化学药物				
×		命名,包括正式名称、简称、化学名、公司代码、化学登记号等		S. 1.1
×		结构,包括结构式、立体化学、分子量等		S. 1.2
×		一般性质(列表展示理化和其他性质)		S. 1.3
×		药物原料生产	2.3. S. 2	S. 2
×		生产商,包括名称、地址、职责(含合同商、生产商、检测机构和设施等)		S. 2.1
×		生产过程及其控制描述		S. 2.2
×		流程图(包括重量、产量范围、中间体、溶剂、试剂等)		S. 2.2.1
×		序列流程描述(包括关键步骤和流程控制、设备和操作条件等)		S. 2.2.2
×		再加工论证		S. 2.2.3
×		原料控制,包括流程和质量控制中的材料,生物材料的来源、生产和性质		S. 2.3
×		关键步骤和中间体控制		S. 2.4
×		关键步骤:CPP、IPC 和接受标准,包括数据论证		S2.4.1
×		中间体:质控		S2.4.2
×		流程验证和/或评价,包括无菌加工和灭菌		S. 2.5

续表

部分	内容顺序		模块
×	生产流程建立：主要报告和/或建立和生产批次的生产场地变更		S.2.6
×	药物原料性质	2.3.S.3	S.3
×	结构和其他特性解析，特别是异构体和多晶体		S.3.1
×	杂质，包括无机、有机和残留溶剂，杂质分析，控制和接受标准		S.3.2
×	药物原料控制	2.3.S.4	S.4
×	药物原料性状		S.4.1
×	分析程序		S.4.2
×	分析程序验证		S.4.3
×	批分析，包括注册批次和代表性批次		S.4.4
×	性状论证，如检测条目、分析程序和标准等		S.4.5
×	参考标准品，诸如代表性流程的制备、CoA、存储条件和目的等	2.3.S.5	S.5
×	容器封闭体系，包括主包装材料论证、来源和技术指标与检定	2.3.S.6	S.6
×	药物原料稳定性	2.3.S.7	S.7
×	稳定性总结和结论，包括类型、方案和结果/数据，以支持存储条件和保质期/再检测数据		S.7.1
×	批准后稳定性试验方案和承诺		S.7.2
×	稳定性数据		S.7.3
×	药物产品（23p-drug-prod）（32p-drug-prod）	2.3.P	
×	药物产品描述和组成（23p1-desc-comp）（32p1-desc-comp）	2.3.P.1	P.1
×	组成：所有成分、单位量信息、功能/属性		P.1.1
×	相关调整稀释剂		P.1.2
×	容器和封闭类型		P.1.3
×	药物开发（23p2-pharm-dev）（32p2-pharm-dev）	2.3.P.2	P.2
×	药物产品成分（药物原料和赋形剂）		P.2.1
×	药物产品：与赋形剂匹配性，关键理化性质		P.2.1.1
×	赋形剂：选择、浓度和性质		P.2.1.2
×	药物产品（剂型开发、理化和生物性质）		P.2.2
×	配方开发：临床与建议配方间差异，体内外比较研究		P.2.2.1
×	过时性：论证（如果需要的话）		P.2.2.2
×	理化性质		P.2.2.3
×	生产流程开发（包括优化和关键步骤，关键临床批次流程与建议流程间的差异）		P.2.3
×	容器封闭系统（包括适宜性）		P2.4
×	微生物属性（包括非灭菌产品和灭菌产品）		P2.5
×	匹配性：浸透、匹配和萃取		P.2.6
×	药物产品生产（23p3-manuf）（32p3-manuf）	2.3.P.3	P.3
×	生产商（包括名称、地址和职责、含合约服务商、生产商、检测单位或设备）		P.3.1
×	批生产		P.3.2
×	生产过程及其控制描述		P.3.3
×	目前步骤、材料、关键流程和中间体/终产品控制流程图		P.3.3.1
×	生产和规模概述		P.3.3.2
×	原料再加工论证		P.3.3.3
×	关键步骤和中间体控制（包括标准和质量控制要求）		P.3.4
×	流程验证：关键步骤		P.3.5
×	赋形剂控制（23p4-contr-excip）（32p4-contr-excip）	2.3.P.4	P.4
×	赋形剂性状		P.4.1
×	分析程序		P.4.2
×	分析程序验证		P.4.3
×	性状论证		P.4.4
×	人体或动物来源赋形剂		P.4.5

续表

部分	内容顺序		模块
×	新的赋形剂(完整 CMC 细节在 A.3 中)		P.4.6
×	药物产品控制(23p5-contr-drug-prod)(32p5-contr-drug-prod)	2.3.P.5	P.5
×	药物产品性状		P.5.1
×	分析程序		P.5.2
×	分析程序验证		P.5.3
×	批分析		P.5.4
×	杂质性状		P.5.5
×	性状论证		P.5.6
×	参考标准品(23p6-reg-stand)(32p6-reg-stand)	2.3.P.6	P.6
×	容器封闭体系(23p7-cont-closure-sys)(32p7-cont-closure-sys)	2.3.P.7	P.7
	主包装材料的现状和识别		P.7.1
	容器完整性		P.7.2
	功能性次级包装成分		P.7.3
×	药物产品稳定性 R 区域信息和 A 信息(23p-drug-prod)(32p8-stab)	2.3.A	P.8
×	设备和设施	2.3.A.1	
×	稳定性总结和结论	2.3.A.2	P.8.1
×	批准后稳定试验方案和承诺	2.3.A.3	P.8.2
×	稳定性研究数据	2.3.A.4	P.8.3
	附录(32a-app)		A
×	设备和仪器附录(名称、生产商)(23a5-fac-equip)(32a1-fac-equip)	2.3.A.5	A1
×	外源因子的安全性评价(名称、剂型、生产商)(32pa2-advent-agent)	2.3.A.6	A2
×	辅料(23a7-excip)(32a3-excip)	2.3.A.7	A3
×	区域性信息(23r-reg-info)(32r-reg-info)	2.3.R	R
生物药物			
×	生物药原料生产		S.2
×	生产商,包括名称、地址、职责(含合同商、生产商、检测机构和设施等)		S.2.1
×	生产过程及其控制描述,包括所有步骤和中间体的流程参数和控制的流程图		S.2.2
×	生物药物原料控制		S.2.3
×	来源和起始原料的控制,包括来源、选择依据和证书、细胞底物的性状史和传代史等		S.2.3.1
×	细胞库系统,性状和检测:MCB/WCB 细胞库,包括流程规模、传代和限制、存储条件和地点、预期寿命、MCB/WCB/EPC 的全套检测方法,并应符合国家药典要求		S2.3.2
×	关键步骤和中间体的控制		S.2.4
×	流程验证,包括验证方案和报告、关键流程控制和限制的选择依据、病毒除去和灭活等		S.2.5
×	生产流程建立,包括变更及其原因、确定杂质影响的不同分析检测数据的比较、非临床和/或临床研究结果(如果需要的话)		S.2.6
×	生物药物原料性质		S.3
×	结构和其他性质解析		S.3.1
×	解析一级、二级和高级结构的各种方法,翻译后的构型		S.3.1.1
×	化学反应修饰,包括对边链的解析		S.3.1.2
×	生物活性、纯度和免疫化学性质		S.3.1.3
×	分析结果,包括数据和色谱图		S.3.1.4
×	杂质		S.3.2
×	产品相关物质,包括双聚体、降解、异构体的电荷状态、疏水性、翻译后杂质、化学修饰产品(如游离修饰基团、未偶合蛋白质等)		S.3.2.1
×	流程相关物质,包括宿主细胞蛋白、残余 DNA、内毒素、残余添加剂、无机/有机/残余试剂等,以及相关的潜在毒性		S.3.2.2
×	杂质分析方法和流程		S.3.2.3
×	控制和接受标准		S.3.2.4
	关键参考文献(33-lit-ref)		3.3

生物药 CMC 的模块 3 中 3.2.S.2 部分需要根据原料的专属性做出阐述和提高报告（参见表 30.7 中的参数），其中涉及生物药物生产流程及其控制的流程图描述（模块 3.2.S.2.2）可以包括但不限于的信息有：

- 细胞培养和收获，包括细胞浓度、体积、pH、培养时间、维护时间和温度等，描述培养规模、培养基、其他添加剂、主要设备、参数和中间体浓度、接受标准等；
- 纯化和修饰反应，包括体积、pH、标准加工时间、维护时间、温度、洗脱信息、分馏选择、存储等，描述分离原理、规模大小（如与发酵匹配的规模）、缓冲液、材料和试剂、再加工标准、各步骤间的转移物质、运输和存储条件等；
- 填料、存储和运输，包括填料流程、流程控制和接受标准、存储的容器密闭系统和运输条件等。

生物药产品的模块 2.3 和模块 3.2.P 部分，要求和 R/A 信息与化学药内容及其顺序一致，且需要根据产品专属性做出阐述和报告。

支持模块 3 内容的相关 ICH 指南有 M4Q、Q1、Q2、Q3、Q6（化学药物专属）、Q5A～E 和 Q6B（生物药物专属）。

（4）模块 4 为非临床安全性（毒理研究）报告

这个模块含有非临床研究报告。从目录部分就可以了解有哪些非临床研究报告和每一项非临床研究报告在通用技术报告中的内容。这些研究报告中所列出的非临床数据应当与相关的临床试验结果相关联，所有支持非临床研究的文献和附录也应当被列出。模块 2.4 部分与模块 4 的内容密切相关，属于非临床研究的文字总结，模块 2.6 部分是模块 4 各种动物和毒理研究结果总结及其列表。这个部分的介绍顺序被总结在表 30.8 中。

表 30.8 非临床报告（模块 2 和模块 4）内容要点顺序

内容顺序	模块	
	4	2
目录	4.1	2.1
研究报告——引言(42-study-rep)	4.2	
非临床研究综述(24-nonclin-over)		2.4
非临床试验策略		2.4.1
药理学		2.4.2
药动学		2.4.3
毒理学		2.4.4
综合性综述和结论		2.4.5
参考文献清单		2.4.6
非临床研究总结(26-nonclin-over)		2.6
非临床研究引言		2.6.1
药理学(421-pharmacol)	4.2.1	
药理学简要总结	×	2.6.2
主要药效学(4211-prim-pd)	4.2.1.1	×
次要药效学(4212-sec-pd)	4.2.1.2	×
安全药理学(4213-safety-pharmacol)	4.2.1.3	×
药效学药物相互作用(4214-pd-study-interact)	4.2.1.4	×
讨论和结论(可以在各研究中阐述或集中阐述)	×	
表格和图表(可以在各研究中呈现或集中列出)	×	
药理学列表总结(可以在各研究中呈现或集中列出)	×	2.6.3
药动学(422-pk)	4.2.2	
药动学简要总结	×	2.6.4
分析方法和验证报告(如果独立的话)(4221-analyt-met-val)	4.2.2.1	×
吸收(4222-absorp)	4.2.2.2	×
分布(4223-dsitrib)	4.2.2.3	×
代谢(4224-metab)	4.2.2.4	×
排泄(4225-excr)	4.2.2.4	×
药动学药物相互作用(4226-pk-drug-interact)	4.2.2.6	×
其他药动学研究(4227-other-pk-stud)	4.2.2.7	×
讨论和结论(可以在各研究中阐述或集中阐述)	×	
表格和图表(可以在各研究中呈现或集中列出)	×	
药动学列表总结(可以在各研究中呈现或集中列出)	×	2.6.5
毒理学(423-tox)	4.2.3	

内容顺序	模块 4	模块 2
毒理学简要总结	×	2.6.6
单次给药毒理学（按照种属、给药途径排列）（4231single-dose-tox）	4.2.3.1	×
重复给药毒理学（按照种属、给药途径、给药周期排列，包括支持性的毒代评估）（4232-repeat-dose-tox）	4.2.3.2	×
遗传毒性（4233-genotox）	4.2.3.3	×
体外（42331-in-vitro）	4.2.3.3.1	
体内（包括支持性的毒代评估）（42332-in-vivo）	4.2.3.3.2	
致癌性（包括支持性的毒代评估）（4234-carcigen）	4.2.3.4	×
长期研究（按照种属、剂量寻找试验等排列）（42341-lt-stud）	4.2.3.4.1	
短期和中期研究（42342-smt-stud）	4.2.3.4.2	
其他研究（42343-other-stud）	4.2.3.4.3	
生殖和发育毒理学（包括剂量寻找试验和支持性毒代评估等）（4235-repro-dev-tox）	4.2.3.5	×
生育能力和早期胚胎发育（42351-fert-embryo-dev）	4.2.3.5.1	
胚胎-胎仔发育（42352-embryo-fetal-dev）	4.2.3.5.2	
围产期（42353-pre-postnatal-dev）	4.2.3.5.3	
幼龄动物（42354-juv）	4.2.3.5.4	×
局部耐受性（4236-loc-tol）	4.2.3.6	×
其他毒理研究（如果有的话）（4237-other-tox-stud）	4.2.3.7	×
抗原性（42371-antigen）	4.2.3.7.1	
免疫毒性（42372-immunotox）	4.2.3.7.2	
机制研究（如果没有在其他地方的话）（42374-mechan-stud）	4.2.3.7.3	
依赖性（42374-dep）	4.2.3.7.4	
代谢物（42375-metab）	4.2.3.7.5	
杂质（42376-imp）	4.2.3.7.6	
其他（42377-other）	4.2.3.7.7	
表格和图表（可以在各研究中呈现或集中列出）	×	
讨论与结论		×
毒理学列表总结（可以在各研究中呈现或集中列出）	×	2.6.7
关键文献索引（43-lit-ref）	4.3	

在模块 2.6.6/2.6.7 中，需要把进行过的毒理学研究结果列表呈现。整个模块 2.4/2.6 和模块 4 可以根据实际进行的非临床研究情况从模板格式里增加或删除一些条目板块。在相关列表中，一张表格可以包括多项试验的结果，或可以在多张表格中提供一项试验的结果，其目的就是要确保药政审评人员能够从综述和总结列表中获得足够详细的信息。

（5）模块 5 为有效临床研究报告　这个模块对各单项临床研究结果报告和相应信息的详细呈现都提出了详尽的要求。每一项研究报告的地位可以通过主要研究目的来判断。对于多目的的临床研究应当与其他相对应的研究相关联。对于未进行的临床研究部分应当在相应的部分列出"未进行"或"不适用"等字样。所有临床研究的文献和附件也应当被列出。模块 5.3.5 应包含所有针对相关试验药物开展的有效性和/或安全性临床试验的研究报告，包括针对拟定和非拟定适应证的所有已完成和正在进行的研究，其中

- 以确定有效性为主要目的、有助于证实有效性的药效学（PD）研究，应列入模块 5.3.5.1。
- 非对照临床研究（模块 5.3.5.2）含有那些因某些原因（如伦理）无法进行对照的临床研究，如安

全性研究等。

- 多个研究的数据分析结果（模块 5.3.5.3），有效性综合总结（integrated summary of efficacy，ISE）和安全性综合总结（integrated summary of safety，ISS）报告可以列在此处。通常模块 2.7 部分会给出单个临床总结（SCE/SCS）。但若分析的内容太多，或涉及多项临床试验的有效性和安全性结果总结，且无法在模块 2.7 的临床总结文件中详尽报告，则应将详尽的报告放置于模块 5.3.5.3；或若桥接分析报告因篇幅太长，无法纳入模块 2.7 临床总结，则应纳入模块 5.3.5.3 中。

- 其他临床研究报告（模块 5.3.5.4）可以包括与所申报适应证相关研究的中期分析报告、在其他地方没有报告的安全性对照研究报告、与所申报的适应证无关的对照或非对照研究报告、正在进行研究的报告、在模块 5.3.5.1 中未纳入的已发表的药物临床经验报告。然而，如果文献对于论证或证实有效性很重要，应将其纳入模块 5.3.5.1 中。

除了多项研究数据的分析报告（模块 5.3.5.3）是一份包含多项临床研究结果外，其余 3 个部分都是一份报告含一个研究结果。表 30.9 给出了模块 2 和模块 5 有关临床研究报告的内容概要。

表 30.9　临床研究报告及其相关信息（模块 2/模块 5）内容及其顺序

模块 2.5	模块 2.7	模块 5
2.5　临床研究综述目录（25-clin-o-ver） 2.5.1　医药产品开发依据	2.7　临床研究总结目录（27-clin-sum）	5.1　临床研究报告目录 5.2　所有临床研究列表总结（52-tab-list） 5.3　临床研究报告（53-clin-stud-rep）
2.5.2　生物药剂学综述	2.7.1　生物药剂学依据及其相关分析方法总结 2.7.1.1　背景和综述 2.7.1.2　单项研究结果总结 2.7.1.3　研究间结果的比较与分析 2.7.1.4　附录	5.3.1　生物药剂学研究报告（531-rep-biopharm-stud） 5.3.1.1　生物利用度研究报告（5311-ba-stud-rep） 5.3.1.2　比较生物利用度和生物等效性研究报告（5312-compar-ba-be-stud-rep） 5.3.1.3　体内和体外相关性研究报告（5313-*in-vitro-in-vivo*-corr-stud-rep） 5.3.1.4　人体应用生物分析和分析方法报告（5314-bioanalyt-analyt-met） 5.3.2　使用人体生物材料的药动学研究报告（532-rep-stud-pk-human-biomat） 5.3.2.1　血浆蛋白结合研究报告（5321-plasma-prot-bind-stud-rep） 5.3.2.2　肝代谢和药物相互作用研究报告（5322-rep-hep-metab-interact-stud） 5.3.2.3　其他人体生物材料研究报告（5323-stud-other-human-biomat）
2.5.3　临床药理学综述（Ⅰ期）（overview-clin-pharm） 2.5.3.1　临床药理学概述 2.5.3.2　药动学 2.5.3.3　药效学 2.5.3.4　特殊研究 2.5.3.5　内外要素对 PK/PD 影响 2.5.3.6　暴露-反应关系	2.7.2　临床药理学总结（Ⅰ期）（summary-clin-pharm） 2.7.2.1　背景和综述 2.7.2.2　单项研究结果总结 2.7.2.3　研究间结果的比较与分析 2.7.2.4　特殊研究（例如：免疫原性研究、临床微生物学研究） 2.7.2.5　附录	5.3.3　人体药动学研究报告（Ⅰ期）（533-rep-human-pk-stud） 5.3.3.1　健康受试者 PK 和初级耐受性研究报告 5.3.3.2　内在因素 PK 研究报告 5.3.3.3　外在因素 PK 研究报告 5.3.3.4　群体 PK 研究报告 5.3.4　人体药效学研究报告（534-rep-human-pd-stud） 5.3.4.1　健康受试者 PD 和 PK/PD 研究报告 5.3.4.2　患者 PD 和 PK/PD 研究报告
2.5.4　有效性综述（Ⅱ/Ⅲ期）（overview-clin-efficacy） 2.5.4.1　相关试验适应证有效性评价结果综述 2.5.4.2　试验设计的影响 2.5.4.3　统计分析方法 2.5.4.4　受试者人群特征汇集 2.5.4.5　有效性分析结论	2.7.3　临床有效性总结（Ⅱ/Ⅲ期）（sum/summary-clin-efficacy） 2.7.3.1　临床有效性背景和概述 2.7.3.2　单项研究结果总结 2.7.3.3　研究间结果的比较与分析 2.7.3.4　推荐剂量相关的临床信息分析 2.7.3.5　疗效持续性/耐药性 2.7.3.6　疗效总结 2.7.3.7　附件	5.3.5　有效性（Ⅱ/Ⅲ期）和安全性报告（Ⅰ～Ⅲ期）（535-rep-effic-safety-stud） 5.3.5.1　与申报适应证相关的对照临床研究报告 5.3.5.2　非对照临床研究报告 5.3.5.3　多项研究数据分析报告，包括任何正式的概述分析（ISS/ISE）、阶层分析（亚组报告）和桥接分析 5.3.5.4　其他临床研究报告，包括其他可能的统计分析结果报告或真实世界研究报告
2.5.5　安全性综述（Ⅰ～Ⅲ期）（overview-clin-safety） 2.5.6　受益与风险结论（Ⅰ～Ⅲ期） 2.5.6.1　治疗背景 2.5.6.2　当前治疗手段 2.5.6.3　受益 2.5.6.4　风险 2.5.6.5　风险-受益比评估 2.5.6.6　附录 2.5.7　参考文献	2.7.4　临床安全性总结（Ⅰ～Ⅲ期）（sum/summary-clin-safety） 2.7.4.1　药物暴露 2.7.4.2　不良反应 2.7.4.3　临床实验室评价 2.7.4.4　生命体征/体检结果和其他安全性观察结果 2.7.4.5　特殊人群和情况下的安全性 2.7.4.6　上市后数据 2.7.4.7　附录 2.7.5　参考文献（sum/literature-references） 2.7.6　单项研究摘要（sum-synpo-sis-indiv-studies）	5.3.6　上市后经验报告（536-postmark-exp） 5.3.7　临床试验病例报告表和各个患者列表（537-crf-ipl） 5.4　文献索引（54-lit-ref）

需要指出的是，模块 2.5/2.7 和模块 5 的四级目录的内容（如模块 2.5.3.*x*、模块 2.7.3.*x*、模块 5.3.3.*x*）需要根据实际试验药物的临床研究目标和项目研究终点属性做出归类和分析，尤其是模块 2.5

综述和模块 2.7 总结需要按照实际有效数据分析结果制定其目录及其描述内容主题。模块 5.3.5.3 内容如果比较简洁，通常可以用模块 2.7.3/2.7.4 取代。但若需要特别详细的报告，特别是要呈现过长过多的分析表格时，则应当保持在模块 5.3.5.3 中。为了避免出现 5 级以上编号情况，可以按照序号章节的方式 1、2、3……进行撰写。模块 2、3、4 和 5 适用于所有国家和地区，不能任意更改。

此外，在 IND/NDA 申报中，递交给药政监管部门的文件及其所含数据的一致性，如药品说明书、研究者手册、试验方案、研究计划（M1）、数据集、临床研究报告（M2/M5）等。在编辑 CTD 各模块文件时，需要注意的几个数据溯源性的管理要点有：

- 模块 2 有篇幅限制，可交叉引用模块 5 数据，但需注意引用准确、具体且到位；
- 模块 2.5 里引用的所有参考文献和模块 2.7/模块 5 中引用的重要参考文献，需要在模块 5.4 中全部递交，可以采用从模块 2 文件末尾的参考文献列表中的超链接外链接到模块 5.4 的参考文献文件；
- 可链接到之前序列递交过的数据，无须重复递交；
- 一个申请多个适应证，需要有多个模块 5.3.5 章节，若一个 CSR 覆盖多个适应证，选择最合适的模块 5.3.5 放置，在另一个模块 5.3.5 中做交叉引用。

任何被批准的修正方案均应当按照编号序列包括在内。

30.1.2　CTD/eCTD 的药政运营管理主要要素简述

ICH 建立药品注册技术要求的目的就在于使药政申请方能够采用统一的注册内容格式标准，以提高新药研发、注册、上市的效率。其中常见的一些与 CTD/eCTD 相关的专业术语定义包括但不限于：

（1）通用技术文件（CTD）　全球药政申报必须遵循的药政申报文件模板和资料信息组织构架要求，由 ICH 在 M4 指南中明确统一标准并发布，共由 5 个模块组成。详情参见 30.1.1 节描述。

（2）电子通用技术文件（electronic common technical document，eCTD）　电子化的 CTD 递交格式，采用可扩展标记语言将 CTD 资料以电子化形式进行组织、传输和呈现，ICH M8 对其电子系统标准与要求有明确规定。

（3）扩展标记语言（extensible markup language，XML）　在电子计算机中，标记指计算机所能理解的信息符号，通过此种标记，计算机之间可以处理包含各种的信息比如文章等。它可以用来标记数据、定义数据类型，是一种允许用户对自己的标记语言进行定义的源语言。它非常适合网络传输，提供统一的方法来描述和交换独立于应用程序或结构化数据。在互联网环境中，其是一种跨平台的、依赖于内容的技术，也是当今处理分布式结构信息的有效工具。简言之，它是一种用于标记电子文件使其具有结构性的标记语言。XML 由 XML 元素组成，每个 XML 元素包括一个开始标记＜，一个结束标记＞，以及两个标记之间的内容。XML 基本结构包括声明、根元素和子元素。XML 声明是 XML 文档的第一句，定义 XML 中的文档类型（document type definition，DTD），即规定进行程序间的数据交换而应建立的关于标记符的语法规则，其目的在于确保 eCTD 骨架文件的合法性，如元素和属性使用是否正确等。良好格式的 XML 文档必须有一个根元素，就是紧接着声明后面建立的第一个元素，其完全包括文档中其他所有的元素，且应当作为起始标记要放在所有其他元素的起始标记之前，其他元素都是这个根元素的子元素。根元素的结束标记要放在所有其他元素的结束标记之后。

（4）根元素（root element）　在 XML 文档结构中，必须有一个元素是所有其他元素的父元素，该元素称为根元素。例如，在 XML 文档中，紧跟在声明后的元素＜xml＞代表了文档的根，其他所有元素都是在该元素的基础上进行延伸或拓展的。由于该元素是 CML 文档的最外层元素，按照 W3C 规范中的定义，因此称之为根元素。

（5）子元素（daughter element）　在根元素上延伸或拓展的结构性标识语言。

以上 XML 中结构声明、根元素和子元素的关系可以呈现为图 30.3。

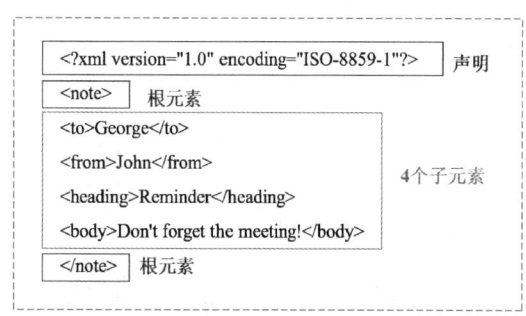

图 30.3　XML 中结构声明，根元素和子元素的关系

（6）文档类型定义（document type definition，DTD）　一种特殊文档，它规定、约束符合标准通用标示语言（SGML）或 SGML 子集 XML 规则的定义和陈述。在 XML 中可以自定义标记，DTD 中描述的基本部件是元素和属性，其中元素表示一个信息对象，属性表示这个对象的性质，其负责确定 XML 文档的逻辑结构，也就是界定信息对象，数据库表结构与记录的关系。XML 文件的 DTD 可以看成一个或者多个 XML 文件的模板，由元素、元素的属性、元素的排列方式、元素包含的内容等要素组成。

（7）信息摘要算法（message-digest algorithm，

MD5） 一种被广泛使用的密码散列函数，用于产生一个文件对应的数字指纹，即校验和（checksum）。数据文件被传输前通过 MD5 计算这个数据文件得到 32 位校验和，并把数据文件与原始校验一起发送给数据接收方，而接收方在收到了数据文件之后，可将接收到的数据文件通过 MD5 计算得到一个新的校验和，然后将新的校验和与原始的校验和进行比对，如果两个校验和相同，就可以确认数据文件在传输过程中没有发生任何变化，因为数据文件的任何一个字符的改变都会导致前后校验和不同。因此，使用 MD5 信息摘要算法产生的文件校验和可以确保信息传输的完整性和一致性。MD5 具有以下特点：

① 压缩性 对于任意大小的数据文件，通过算法所得的 32 位校验和都是固定的。

② 容易计算 MD5 标准是公开的标准，开源的软件，可很容易地从原数据计算出校验和。

③ 抗修改性 对原数据进行任何微小的改动，即使只修改一个字符，计算所得的校验和都会有不同。

④ 强抗碰撞 在已知原数据和其校验和的情况下，是非常困难地找到具有相同校验和且具有意义的数据，如捏造数据等。

由于 MD5 算法的这些特性，通过 MD5 计算校验和的方式确保数据文件的完整性的方法已经被 FDA 等监管部门所接受。

（8）叶元素（leaf element） eCTD 骨架文件的一部分，是在序列中递交的单个文件的引用地址、显示名称、校验和及生命周期操作等信息的集合（图 30.9）。

（9）研究标签文件（study tagging files，STF） 用以提供在 eCTD 骨架文件中没有包含的关于研究主题和研究报告的信息，例如研究全称、研究 ID、研究使用的种属、给药途径、研究时长、控制类型等（图 30.4）。

（10）颗粒度（particle count，PD） eCTD 中颗粒度主要针对允许包含的数据/文件规模指数范围，即最小的独立数据/文件单元所允许包含内容的元素或整个 XML 文档。以数据为中心的文件的特点是结构相当规范、数据颗粒度好。换句话说，数据/文件中最小的独立单元是颗粒度数据元素或属性，很少或者没有其他混合内容。简单来说，数据/文件颗粒度就是用于表示某数据集或递交文件数据元素组成的最小单元。

eCTD 是在 CTD 内容的基础上延伸而来的，其主要包含两个方面的事务，即 CTD 撰写及其格式管理和电子递交规程管理。药政运营管理主要负责电子 CTD 递交的相关事务，涉及从 CTD 撰写格式完成直到 eCTD 递交完成的整个过程。CTD 撰写的文档形式多为 Word 文档，eCTD 的电子文档主要包括 Word 文档转换成的 PDF 文档、JPEG 图片文档和 XML 文件等；eCTD 申报的电子结构通过 XML 构架实现，因而具有结构化、存储和传输信息的功能。XML 文件是纯文本文件，任何能处理纯文本的软件都可以打开 XML。电子递交有光盘递交和电子门户递交两种方式，国际上较普遍推荐的是电子门户递交。目前电子递交尚处于单向状态，即申请人仅通过指定的药政申报门户网站途径向药政审评机构递交申报文档，审评机构的意见回复等由另外的方式传达给申报人。整个 eCTD 电子文档的制作、编辑、发布和验证等操作都需依赖于编辑工具软件完成，如撰写涉及 Word 软件、编辑涉及 PDF 软件、发布通过 eCTD 发布软件、验证由 eCTD 验证软件、eCTD 浏览软件和 eCTD 文档管理软件支持等。申请方的药政运营人员在完成申报后，大多还需要担负递交完成后的申报文件的归档职责（图 30.5）。

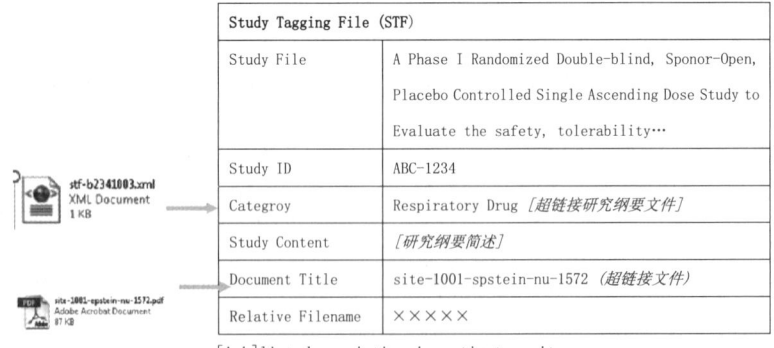

Study Tagging File (STF)	
Study File	A Phase I Randomized Double-blind, Sponor-Open, Placebo Controlled Single Ascending Dose Study to Evaluate the safety, tolerability…
Study ID	ABC-1234
Categroy	Respiratory Drug *[超链接研究纲要文件]*
Study Content	*[研究纲要简述]*
Document Title	site-1001-spstein-nu-1572 *(超链接文件)*
Relative Filename	×××××

• [ich]list-deescription-investigator-site

图 30.4 研究标签文件示例

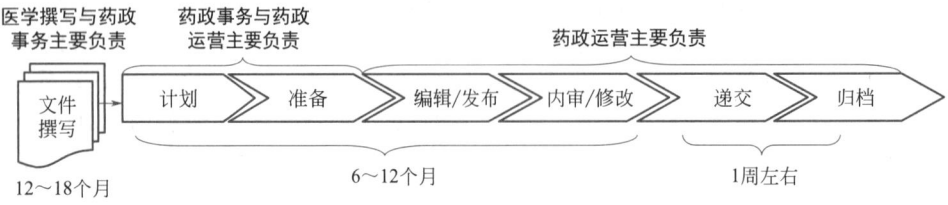

图 30.5 CTD/eCTD 药政运营管理流程

（1）计划阶段　申报文档撰写过程主要是汇集各方资料、数据和实验记录等，进行申报资料撰写。一般生成的文件类型有 Word 文档和 JPEG 图片文档。完成后或撰写进行同时，递交的计划阶段可以开始，其主要任务是建立相关研发药物药政申报文档团队及其章程，其中可能涉及药政事务（regulatory affairs，RA）（包括药政注册）、医学撰写、药政运营（regulatory operation，RO）和信息技术（IT）人员等参与。其目的在于建立和启动 eCTD 递交计划，包括药政运营人员（含药物文档团队人员）角色和职责配置、递交策略和文件内容的制定、递交文件目录的共识、文件准备

就绪时间表、准备的文件类别和数量等。文件准备和撰写的事务需要落实到具体的人员或团队。药政事务和/或药政运营项目管理人通常负责牵头和管理整个递交项目的流程，制定文件分模块准备和内部审阅的策略和流程，并与相关领域人员协商确定时间线。值得指出的是在制作 eCTD 计划时，特别是首次递交 eCTD 文件，就应当对 eCTD 架构的全貌要素做出管理考量，诸如元数据、颗粒度、小节标题、语言翻译需求等要素（图 30.6）。例如，当申报药物有多种剂量时，是包含在一个 eCTD 文件包中，还是每个剂量形成一个 eCTD 文件包，两种方式各有利弊，需要权衡后统筹考虑。

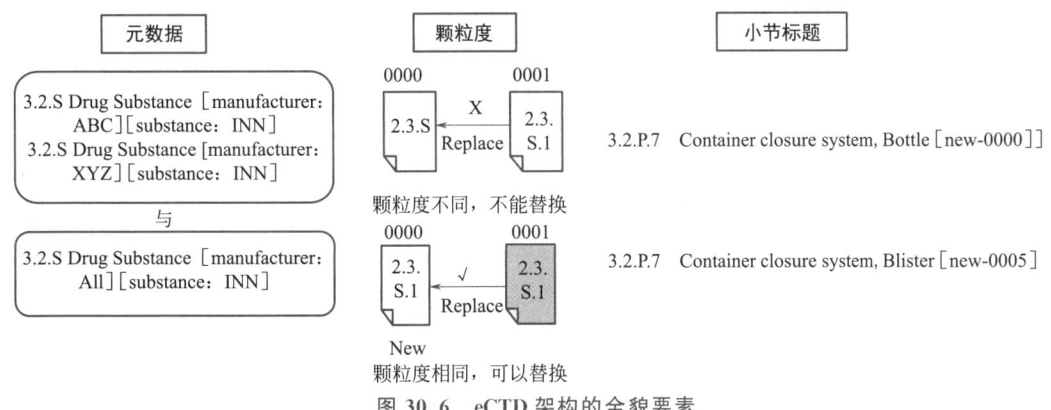

图 30.6　eCTD 架构的全貌要素

（2）准备阶段　这个阶段与前续 CTD 撰写相关联，主要涉及文档整理和结构建立，即撰写完成的文档进行格式编辑，如文档从 Word 格式转变为 PDF 格式等事宜。一旦相关文件撰写完成，药政递交运营小组首先需要根据递交计划完成相关文件的系统建立准备，包括接收上传的 PDF 文件，CTD 文件颗粒度和模板进行审核，元数据、文件编号和版本号、研究标签文件（STF）信息等控制，确定其能满足 eCTD 的递交参数要求。这个阶段所汇集的文件必须是已经获得批准的文件，并需具有版本号和版本日期。建立 eCTD 内容和递交发布时，需要考虑准备的主要要素包括：

- 跨国家和区域的文档重用，如全球主核心文件（master core dossier）；
- 文档标准命名约定；
- CTD 文件创建模板及其术语标准；
- 所需技术内部流程变更要求；
- 叶文件的处理，例如，名称应简洁明了，使审阅者不用看内容就能知悉内容范畴，如＜title＞Oral Single Dose Rat Toxicity Study＜title＞；
- 收集、维护和管理元数据；
- 文档目录；
- 书签和超文本链接导致额外的质量控制验证；
- 生命周期管理，即从一个序列递交与新的或更新的另一个序列间的关联性。

需要注意的是元数据分为两种，即信封元数据和 ICH 元数据，其中每次递交相关的信封元数据，各个国家定义不同。例如图 30.7。

信封元数据的申请类别中，美国 FDA 的新药申请为 NDA，欧盟 EMA 为 MAA；递交类型属于药政活动类别，如首次递交、补充申请、新适应证、药学年度报告、安全性更新报告、再注册、基线报告等；序列表示递交的序列类型及其编号，如首次递交、回复、撤回、格式转换等。ICH 元数据命名的细微差别会导致申报文件的结构变化，例如图 30.8。

EU Module 1 DTD Version 3.0	
Evelope for EMA	
Identifier(UUID):	c3ac0ae6-f07e-4ead-8f35-403429361d5b
Submission type:	Marketing Authorisation Application
Submission Mode:	Single
Tracking Number(s):	EMA/H/C/000123
Submission Unit Type:	Initial
Applicant:	XXX Pharmaceuticals, Inc
Agency:	EMA-European Medicines Agency(EU-EMA)
Procedure:	Centralised Procedure
Invented Name:	Ibuprofen
INN:	Ibuprofen
Sequence:	0000
Related Sequence:	0000
Submission Decription:	New Drug Application

图 30.7　信封元数据示例

节点	ICH元数据[①](特定章节属性值)
2.3.S；3.2.S	Substance；Manufacturer
2.3.P；3.2.P	Product name；Dosage form；Manufacturer
2.7.3	Indication
3.2.A.1；3.2.A.2	Manufacturer；Substance；Dosage form；Product name
5.3.5	Indication

① 上述元数据源于eCTD ICH 3.2.2 版本 DTD

- m2-common-technical-document-summaries
  - m2-3-quality-overall-summary
    - m2-3-s-drug-substance [manufacturer：▨] [substance：▨]
      - Drug Substance - ▨▨▨▨▨▨▨ [new]

图 30.8　ICH 元数据命名示例

因此，ICH 元数据属性值设定时需谨慎，申请者对 ICH 元数据进行更新时，必须同时递交该属性对应的全部申报资料的内容变更。在根据需要制定的递交目录要求时，启动转化 CTD 文件（如 Word 文件）至 eCTD 文件（如 PDF 文件）的流程，诸如文件的内容目录结构生成（如文件版本控制、文件规范命名、XML 文件自动生成和维护、文件 MD5 校验等）、内部链接、书签、文档间交叉引用（指向单个文件）等技术事宜。一些临床试验或药物信息需要从 eTMF 系统中提取（参见 23.6.3.3 节）。其他需要启动和完成的 eCTD 递交事务还包括但不限于建立和填写用户项目基本信息，根据递交的国家和区域准备相关特殊文件和文件标准、质量审核等。对于出版数据集的准备，注册运营人员需要按照模块从各个相关领域完成文档构建、整理和/或翻译（如需要）等流程，以确保文件处于准备就绪状态（即处于批准状态），以及导出可递交的 eCTD 文件包等。

按照 eCTD 的文件输出命名规则，文件夹中显示的名字可以含小写字母 a～z 和数字 0～9，数字与文本间没有空格，允许数据集文档应用短横线（-）、文件模式符号（如 .pdf），如 20198890-report-body.pdf，不应当是 study 101，clinical-overview 等。中国药政部门还允许下划线"＿"在文件名中出现。eCTD 文件包由文件输出名和叶元素名组成。叶元素名是显示在 XML 中的名称，其对语言没有限制，要求能简单清楚地概括文件的主题。需要明确的是 eCTD 申报文件构架不是简单的电子版（如 PDF 格式文件）申报资料堆叠，而是按照 eCTD 骨架结构整理成文件集合体，并将生成的文件集再按照其文件属性或类别配置成各种文件（图 30.9）。递交给药政部门后通过读取配置文件，可以识别出 eCTD 申报文档的全部内容并进行电子审阅。例如，在一个 eCTD 格式的申报文件中，主文件名为"ctd-123456"，其中"123456"为药政部门分配的申请号。在主文件序列下，有不同数字命名的若干个子文件，这些数字为递交序列号，代表不同批次的递交，如递交序列号"0000"代表第一次递交，即初始递交，后续递交序列号依次递增。每个递交序列号文件下包含 6 个子文件夹和 2 个文件，其中 6 个子文件夹分别为 M1～M5 资料文件夹和"util"定义文件夹，2 个文件分别为

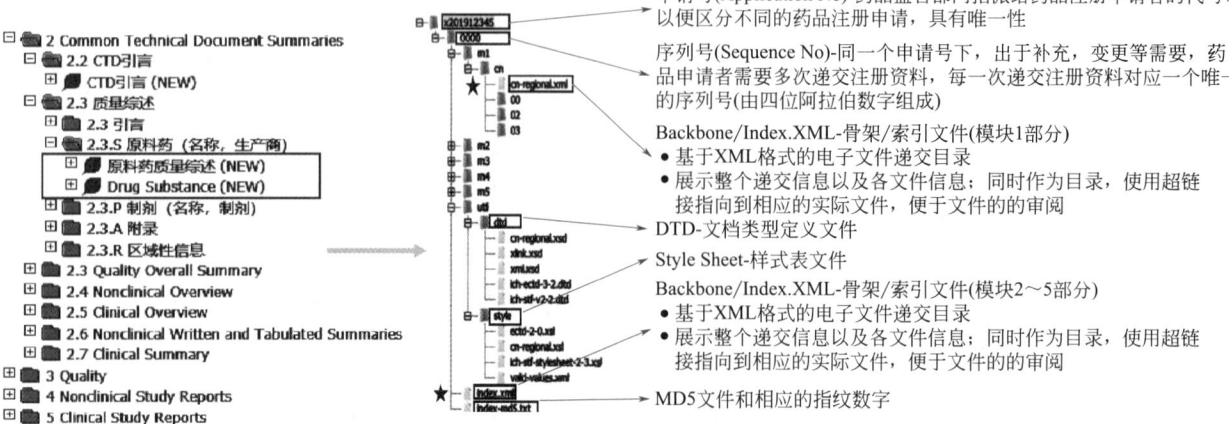

图 30.9　eCTD 文件输出名与叶元素名

整个文档 XML 架构文件"index. xml"和 MD5 校验文件"index-md5. txt"。M1～M5 资料文件夹是 eCTD 申报的评审资料主体，"until"文件夹包含 DTD 文件夹和样式表（Style）文件夹，与另外 2 个文件共同成为申报资料电子结构化的基本必需文件。

eCTD 中每个文件识别符以 MD5 值呈现，其由 32 位数字以及字母组成。每一个文件都有属于自己的 MD5 值。文件有任何更新都会引起该文件的 MD5 值更新。递交前的验证工具将通过验证文件的 MD5 值，确保文件在传输到药政部门的过程中没有任何变动和损害。

对于文件夹的命名，ICH 工作组已在 eCTD 技术规范文件做出明确要求。文件夹结构及其命名规则是单个文件夹的名称最大长度不应超过 64 个字符（包括文件模式符号）。超链接文件夹或文件路径名最大允许长度为 230 个字符，如 File Path:\\application\submission\sequence\m2\22-intro\introduction. pdf。

在转化纸质文件（Word）至 eCTD 的 PDF 文件时，需要注意纸质文件层面的页面总体要求，如果转化后的 PDF 的页面标准不符合要求，递交时有可能会被拒收。这些常见的 Word 文件总体要求包括但不限于页面大小、页眉页脚、页边距、字体、字体颜色、字号、参考文献格式等；对 Word 文件的样式要求会影响段落格式、文本目录、图表目录、书签等的布局。纸质文件的其他要求还包括内链接和外链接标识及其专属颜色（如蓝色）等（图 30.10）。在生成 PDF 文件时，要注意的要素包括但不限于：①超链接（文档之间）和书签及其属性要求。这些超链接可能位于不同页的相关章节、文献、附件、表格及图，必要时可以创建超链接进行导航。外部链接涉及不同模块间的链接，如模块 2 的总结文件到模块 3～5 的超链接，临床试验报告到相应附件中的超链接等。需要注意的是为避免超链接失效或定位错误，不应在申报资料中创建跨申请超链接。②建立便于快速预览模式。③一份超过 500MB 的颗粒度文件需要拆分成两个文件，两个文件间需要有关联性。④扫描件需要采用光线识别字符（OCR）技术实现。⑤注意 PDF 版本、页面方向、页码、加密与否、文件大小等技术规范要求。某些 eCTD 发布（publishing）软件自带简单的 PDF 功能，如果没有则需要用专业的 PDF 插件来实现纸质至 PDF 的转化。在对 PDF 文件编辑完成后，所编辑文件的 MD5 值会发生变化，与其在 XML 中的 MD5 值不同，可以用 eCTD 生成系统对 XML 中的 MD5 值进行更新，使文件 MD5 与 XML 中该文件的 MD5 一致。

在准备流程的后期增减文件时，与原定目录的统一性需要引起重视，内容引用或关联性的细节不明确，撰写格式不符合后续出版的延续要求，如字体、颗粒度、文件格式变化等，都可能使递交准备过程延误和出版验证时遭遇技术问题，进而导致药政项目时间延后或内容质量出现纰漏。因此，eCTD 准备和递交流程的优化管理有助于质量控制，确保药政申报的时间和过程的通畅性，特别是涉及不同国家和区域的申报规程。

（3）发布阶段　eCTD 发布是根据相应法规要求，将满足格式要求的 PDF 文档结构化，即构建 eCTD 结构化文件。eCTD 的出版发布通常需要专业 eCTD 出版应用系统或软件将文件出版为 eCTD 格式。这里的格式泛指基于元数据架构创建并整理完成的 eCTD XML 文件递交骨架，包括文件属性、视图、书签、文件系统内链接、外部文件超链接等。常见 eCTD 数据/文件格式有五种，即 .pdf、.xml、.xpt、.txt 和 .xsl。

对于 eCTD 递交者和接收者而言，确定递交的资料信息在产品生命周期中的位置至关重要。接受者通常允许递交者能对初始递交文件进行补充、修正或变更。eCTD DTD 通过使用操作属性为申报文件提供生命周期的递交管理功能，其常规的四种数据/文件生命周期的类型列在表 30.10 中。每一个文件都具有各自的生命周期，并显示在 XML 中。所以，在准备发布的 eCTD 文件时，需要确保 eCTD 中文件生命周期及其文件顺序和相应的位置配置正确，以及在 eCTD 系统中完成包含管理信息在内的所有文件的构建，其中需要确认针对递交国家和区域所用 eCTD 模板的正确性。相关数据文档系统（如 TMF）需要作为准确配置 eCTD 文件的基础系统。

表 30.10　eCTD 生命周期类型

新文件（New）	用于在一个申请中从未递交过的文件
替换文件（Replace）	用于在一个申请中,新版本的文件替换上一个版本的文件
删除文件（Delete）	用于隐藏之前递交中不再需要审阅的文件
附属文件（Append）	用于为一个文件添加相附属的文件（较少应用）

出版的 eCTD 文件中，5 大模块（M1～M5）应当完全按照 CTD 结构的目录格式呈现，相关的递交 PDF 文件应存放在相应目录下，且满足相关文件版本和格式的具体要求。例如，eCTD 的五个主要模块可以根据实际文件类别和需求，分为一个或多个子元素（可简单理解为文件夹层级结构），每一个子元素

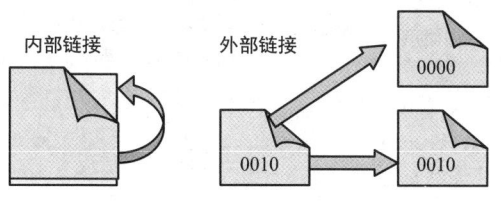

图 30.10　eCTD 文件超链接示意

均具有唯一的代表 CTD 目录位置的元素标识符。每个子元素内可以创建多个叶元素，叶元素和其属性可用于递交某个文件，属性"xlink：href"用于确定实际文件的相对位置和文件名。每个叶元素对应于一个文件的引用，一个或多个叶元素可以构成目录元素。eCTD DTD 定义了元素和叶元素的不同属性，如位置标识符（ID）、语言（xml：lang）、校验和、操作（operation）、标题（title）等。此外，eCTD 中还设置有扩展节点（node extension）元素，供申请者自定义目录元素之用，便于扩展技术规范中既定的 eCTD 目录元素结构，实现将多个叶元素在自定义目录元素下组合显示功能。各国对扩展节点的应用要求有所差异，需要在申报时参阅各国和地区的最新相关指南要求（表 30.11）。了解文件和叶元素的差异对成功构建 eCTD 非常重要。通过样式表或者 eCTD 浏览软件查看 eCTD 文件时，内容文件组织的表现形式是以 index.xml 文件中的叶元素组织为基础的。文件夹结构和下层文件可以通过 XML 主干中所引用文件架构查看。申请人在每次递交一份文件时，需要通过所处相应子元素的多个叶元素确认其在 eCTD 的位置。某些重复文件的引用功能可以跨序列或跨申请使用，只要引述该文件的叶元素"xlink：href"属性能够设置和描述准确。但不同国家或地区药政部门对文件重复使用的规定不同，申请者在递交 eCTD 前需要仔细咨询或了解要求。当 eCTD 文件列出的属性值并不足以支持某些药政监管需求时，如 M4 和 M5 中的研究文件，可以通过研究标签文件（STF）提供额外的信息。STF 可提供 eCTD DTD 中没有的标题元素和属性，如完整的研究标题、动物种属、给药途径、给药时间、对照类型等。但并不是所有国家对 STF 都有要求（表 30.11），如 FDA 要求提供 STF，欧盟和日本都未有要求。

除了上述 CTD 模块的构建要求各国有差异外，电子递交时每个模块下文件夹的数量也会有所不同，即有文件颗粒度的差异。文件颗粒度的多少与使用的 eCTD 版本有关。对模块 2.3 和模块 3 来说，ICH 建议的文件颗粒度取决于准备递交文件时所使用的 eCTD 的版本，而模块 4 和模块 5 文件颗粒度相同。目前国际现行的 eCTD 版本标准是 V3.2.2。CTD 各模块文件颗粒度不可随意更改，一旦选择了文件颗粒度大小，则在整个申请过程和生命周期中都应遵从这种选择。

一般来说，eCTD 发布系统分为单机版和专业服务版两种类型，前者系统购置或租赁成本较低，安装和操作便捷，无须配置服务器等软硬件，可按所需次数购置，适用于申报产品数量较少的申请者。专业服务版系统多为专业服务商提供，可以购置后在申请者自己的服务器上安装，或采用服务商的 SaaS 方式配置，可用于需要多国家、多产品和多用户申报需求的申请者。这些 eCTD 发布系统的最低配置要求包括但不限于：

- PDF 编辑功能 具备修改、设置 PDF 文件格式、超链接、书签、缩放方式和目录等功能；
- eCTD 发布功能 编制满足 eCTD 法规要求的 XML 骨架文件，上传申报文档至骨架文件，生成递交文件；
- eCTD 审阅功能 支持与监管机构一致的资料审阅功能，保障申报资料质量；
- 权限管理功能 可根据项目需求灵活配置用户权限；
- 编辑核查追踪功能 对用户行为、资料编制情况、文件使用及编辑情况等能进行实时留痕记录。

药物临床试验或新药注册申请时，eCTD 格式申报资料包含大量非临床试验和临床试验原始数据，与数据相关的申报文件资料一般包括原始数据库、分析数据库以及相应的数据说明文件、数据审阅说明、程序代码和注释病例报告表等。这些数据主要集中在 M4 和 M5 文件夹。这些数据质量和可信性不仅应当符合 ALCOA 原则（参见 4.2.2 节），还必须满足 CDISC 数据标准（参见图 4.4）。

需要注意的是出版的准备递交的 eCTD 文档内容及其格式必须满足拟递交国家和区域的专属性要求。出版系统或 PDF 编辑工具是这个阶段必备的设备。eCTD 出版系统应当有进行电子系统技术验证的能力，并且这种电子系统结构还需要能验证后续递交与前次递交之间的文档逻辑关系（如基线递交，见 23.6.3.3 节），以确保递交质量和过程的一致性、延续性和可靠性。所有出版的文件及其出版过程都需要

表 30.11 当前主要国家药政部门对扩展节点和研究标签文件使用规定

元素	NMPA	EMA	FDA	MHLW
扩展节点 （node extension）	• 允许使用 • 使用范围仅限于 BLA CTD 3.2.R 节	• 允许使用 • 使用范围为 M4 和 M5	不允许使用	原则上不允许使用，特殊情况下需预先与监管机构协商
研究标签文件 （study tagging files）	• 允许使用 • 使用范围为 M4 的 4.2.X 节和 M5 的 3.1.X~5.3.5.X 节	未做特定要求	• 允许使用 • 使用范围为 M4 的 4.2.X 节和 M5 的 5.3.1.X~5.3.5.X 节	未做特定要求

经过质量控制规程管理。

（4）内审和修改阶段　这个阶段也可以作为发布阶段的组成部分，涉及注册事务和相关领域人员对出版文件进行内部质控和验证，必要时对文件进行必要的修改和补充。eCTD 申报资料制作完成后，首先需要对文档质量进行查验，以确认文档文档格式和内容的合规性。只有符合验证确认文档格式标准满足 eCTD 申报资料的药政标准，才有可能被药政审批机构接收。对 eCTD 文档编辑的质控主要关注的是其文件格式的规范性（表 30.12）。为此，药政运营团队需要建立文件递交前检查 eCTD 技术格式的质控和/或验证管理流程。

对 eCTD 出版后的验证标准分为六类，共 149 项，即基础识别、文件/文件夹、ICH 骨架文件、区域性管理信息、研究标签文件（STF）和 PDF 分析。任何一类出现问题，根据问题的严重程度，不同国家或地区在系统中显示结果不同（表 30.13）。

对于高和中两类问题提示需要申请方在递交前予以解决，否则即使递交，也不可能通过药政部门的递交验证标准。如果"警告（中）"标识实在无法解决，需要在递交文件中给出详尽的分析说明。对于"提示"问题，也尽可能地予以调整。在 eCTD 发布并递交后，如果出现文件格式不符合递交标准等问题，递交文件会被药政 eCTD 系统拒绝接收。一旦收到此类拒收通告，药政运营管理人员需要对文件重新进行审核和调整后再次递交，直至申报递交成功。需要注意的是当进行全球申报递交时，各国或地区的药政部门验证标准会有所不同。申请方需要根据递交的目标国家和地区在递交前做好相应的内部验证程序。大多数情况下，eCTD 质控验证功能多与 eCTD 发布系统融为一体，也有可独立部署特殊功能的应用软件。无论何种方式进行质控验证，其常见的基本功能验证要求包括但不限于：

① PDF 文件质控　在 word 文件转换成 PDF 文件后，需要对 PDF 文件进行质控验证，检查文件大小、版本、加密情况、书签、内部链接等内容，确保 PDF 文件的规范性。在 PDF 发布和递交前，还需要验证 PDF 是否存在无效链接，是否有未 OCR 的页，是否被损坏等。

② eCTD 文件验证　需要按照申报国家/地区 eCTD 的接受标准进行申报资料的验证，并产生验证报告，即

· 报告文件/文件夹的合规性和质量，如相关技术文件是否存在、文件夹名字是否正确、是否存在空文件夹等；

· M1 相关信息，如信封信息、M1 XML、M1 DTD/Schema 等；

· ICH 相关信息，如 ICH DTD、Index XML 等；

表 30.12　eCTD 文档格式规范质控要点示例

序号	项目	要点
1	版本	1.4、1.5、1.6、1.7 或 PDF/A-1、PDF/A-2
2	文档大小	单个文件不超过 500MB
3	字体类型	字体标准，如中文——宋体、英文——Times New Roman
4	字号	· 正文——不小于小四号字 · 表格——不小于五号字 · 目录——小四号字 · 脚注——五号字
5	字体颜色	· 正文——黑色 · 超文本链接——蓝色或黑色带蓝色框
6	页面方向	以合适的方向显示页面
7	页面大小	打印区域应同时适合 A4 纸(210mm×297mm)和信纸(8.5in❶×11in)
8	页边距	· 装订页边距至少应保留 2.5cm，其余的页边距应至少为 1.0cm · 页边距中不得出现页眉和页脚信息及页码脚
9	页眉和页脚	包含一个简略说明主题的唯一的页眉或页脚
10	扫描纸质文档生成的 PDF 文档	以 300 点/英寸(dpi)的分辨率扫描文件 经光学字符识别软件转换
11	压缩图像	· 使用 JPEG 2000 压缩彩色或灰度图像，并使用 JBIG2 压缩单色图像 · 选择无损压缩
12	图像颜色匹配	使用 ICC 配置文件进行颜色匹配
13	文档导航	单个文件超过 5 页，需提供对应的目录(正文目录、表格目录、图表目录)和书签
14	页码	· 文件的第一页应编号为第 1 页 · 因文件太大需要拆分时，第二个或后续文件应在第一个或前一个文件的页码基础上连续编号
15	初始视图设置	PDF 文件的初始视图应设置为书签和页面。如果没有书签，则应该对初始视图仅设置为页面。缩放和页面布局应设置为默认值
16	优化	优化 PDF 文件
17	安全	不包含安全设置或密码保护

表 30.13　不同国家或地区在系统中显示的不同严重程度示例

国家/地区	严重性级别
美国	High Medium Low
欧盟	P/F(Pass/Fail) BP(Best Practice)
中国	错误　警告　提示信息

---

❶ 1in＝2.54cm。

- STF/扩展节点，如是否满足药政要求，是否正确添加 STF/扩展节点，是否可以接受 STF/扩展节点等；

- 内容的完整性，如特定的递交类型，应该包含必须递交的文件等。

③ eCTD 更新功能验证：一旦药政部门 eCTD 验证标准有更新，所应用的 eCTD 功能亦需要及时验证 eCTD 系统的更新功能，以确保 eCTD 文件的合规性。

（5）递交阶段 药政运营管理人员对 eCTD 资料包进行光盘刻录后，递交给药政审评部门，或通过药政 eCTD 申报递交门户网站进行在线递交。只有当递交传输通过电子传输通道或者物理媒介将申报文件安全递交到药政审评机构，并确认被成功递送和接收，才能视为完成递交。国际上 eCTD 递交序号略有不同，也就是说各国药政部门对创建新的申请编号或者新的序列号要求不一样，如美国是由 6 位阿拉伯数字组成（如 201203）、欧盟是药品通用名小写以"-"相连接（如 generic-name）、日本是由 9 位阿拉伯数字组成，如 123456789 等。药政部门收到 eCTD 递交文件后进行技术验证和审评，只有通过后才能进入药政部门的审评系统，并指定审评官进行内容审评。使用 eCTD 递交申报资料后，针对此药品的所有后续递交，包括补正回复、发补回复、补充申请等，都应使用 eCTD 进行递交，不应再使用原纸质方式进行递交。递交的一套 eCTD 模块申报资料光盘应当尽可能使用一张 DVD 光盘而不是多张 CD 光盘进行。由于颗粒度的限制可按照模块进行适宜的拆分，除非单个模块大小超过光盘容量限制，否则不建议将单个模块的递交文档拆分到多张光盘上。在使用多张光盘递交申报资料时，须将模块一文件夹与 index. xml、index-md5. txt 文件放置于第一张光盘中递交。如果递交未通过则会返回到前述的内审和修改阶段，技术问题解决后再次递交（参见图 23.49）。药政部门在审评过程中，对递交的注册资料内容进行审阅，如有任何问题会向申请方提出问询。收到药政审评问询后，申请方需针对问询问题准备回复材料，如补正、发补，并重新经过申报递交程序完成答复问卷的回复。

需要提醒的是各国或地区对递交的 eCTD 申报资料可能有不同的电子签章要求。递交前药政运营团队需要对此要求参考具体的所在国家或地区药政指南文件行事。未按要求进行电子签章的 eCTD 申报资料会被拒收。

完成格式调整和质控后的 eCTD 申报文件可以开始药政申报递交环节。常见的递交方式为电子门户网站或物理介质递交。目前 EMA 和 FDA 仅接受电子门户网站递交，PMDA 原则上接受电子门户网站递交，特殊情况下也接受物理介质（如 CD-R/RW、DVD－RAM/R/RW 等）递交（表 30.14）。使用电子门户网站递交，需要预先申请递交账号，递交前还需要完成递交测试；使用物理介质递交（如光盘），只要将 eCTD 格式文件按要求刻录到介质后，通过邮寄或现场递交的方式递交给相关药政机构即可。欧美日的电子门户网站递交过程可以简要归纳如下。

① 欧盟电子递交 若采用 CESP 递交，一般有 5 步，即：a. 申请人在线注册、申请账号。b. 药政部门通过邮件发送测试环境注册确认函。c. 在测试环境中发送 eCTD 文件。测试步骤有助于验证文件放置位置，超链接/书签等导航，元数据有效性和 STF 等信息的准确与否，以提高申请方递交的通过率和药政部门接收 eCTD 文件的接受正确率。d. 药政部门通过邮件发送真实环境注册确认函。e. 申请人正式递交 eCTD 文件。收到系统自动发送的接收通知函（message delivery notification，MDN）则表示整个 eCTD 递交步骤完成。若采用 Web Client 递交，步骤与 CESP 递交大体一致，差异在于在测试环境递交的 eCTD 测试文件并不是必需的。只有当申请方在注册账号时勾选了测试信息才要求完成这一步骤。

② 美国电子递交 FDA 提供 2 种方法供申请人选择完成 ESG 递交 eCTD，即 WT 途径或 AS2 途径。eCTD 文件小于等于 7.5GB 则可以选择 WT 网站递交，而大于 7.5GB 的申报文件则应选择 AS2 网站递交。二者的递交过程通常包括：a. 获取 FDA 单位数字证书；b. 向 FDA CDER 或 CBER 以邮件形式申请预分配申请号；c. 发送申请 ESG 测试账户邮件到

表 30.14 全球主要国家/地区目前 eCTD 药政申报递交方式比较

项目	EMA		FDA		PMDA	NMPA
递交方式	常用电子递交门户（ESG）	Web Client	电子递交门户（electronic submissions gateway，ESG）		门户网站或物理介质	光盘
			WebTrader(WT)	Applicability Statement 2(AS2)		
适用范围	eCTD	NeeS，更适合 eCTD 容量较少的申请	门户网站递交，适用于文件容量较小的申请	通过网关软件系统与 FDA 接收后台对接递交	所有 eCTD	所有 eCTD
文件大小	≤25GB	3~4GB	≤7.5GB	>7.5GB	—	—

ESGHelpDesk@fda.hhs.gov；d. 收到测试账户设置成功和测试链接邮件；e. 测试环境下递交 eCTD；f. FDA ESG 发送 MDN，确认测试环境通过；g. 发送邮件申请真实环境（Production System）ESG 账号；h. 正式递交 eCTD；i. FDA ESG 发送 MDN，确认递交完成。在线传输文件越大，对传输软硬件与环境配置要求就越高，因而 AS2 方式的递交使用环境和软件配置要求比 WT 高。

③ 日本电子递交　与欧盟和美国相比，日本 PMDA 门户网站递交没有测试环节要求，其步骤包括：a. 获取数字证书；b. 注册 Gateway 账户；c. 创建申请账号；d. 递交 eCTD；e. PMDA 递交系统发送接收通知确认函，递交完成。

如果申请方需要全球申报递交，则需要组建全球药政文档团队（global dossier team，GDT），其成员主要由医学撰写和药政注册人员组成，递交活动通常需要在目标递交日期前 12～18 个月开始（包括 CTD 撰写时间在内）。GDT 的目的是协调和实施首轮注册，维护复杂的文档计划及其递交活动，以及按照全球药政策略建立递交核心递交包（master core dossier），以作为各国药政递交的基础文件。全球文档团队的主要交付成果是完成和递交的最初上市申请的文件计划，以及为后续配套国家所需提供的主文件计划（通用全球目录）。依据全球递交计划和团队的总协调，由于各国家和地区药政申报要求的不同，还需建立各自的药政文档团队（RDT），其递交活动启动时间也是在目标递交日期前 12～18 个月。GDT 的目的是根据主文件计划，协调和实施区域国家特殊递交计划并完成递交，以及撰写各国和地区对模块 1 和 CMC 的差异要求文件。区域药政运营团队的交付成果以完成国家专属递交或区域核心递交包为标准。

（6）存档阶段　申请方递交成功后，通常会在一周内将递交文件副本保存并归档。无论递交是否顺利通过药政部门验证标准，药政部门通常都不会退还递交的文档给申请方。这种情况下，如果申请方未及时锁定并归档递交的申报文件，一旦不经意地对递交文档格式、文件名称或内容等做出改动，会影响后续递交申报文件与已递交文件的延续性和一致性。递交文档管理需注意遵循保密原则，便于日后检索查询和调用，并做好文档系统的权限管理。文档管理规程应当按照 TMF 的要求进行（参见第 3 章相关内容）。

eCTD 的递交是建立在若干电子系统和文档标准的基础之上的，主要包括但不限于：

① ICH M4/M8（CTD/eCTD M2～M5 文件夹）需要符合电子认证文档格式及其 PDF 内容规范的要求，实现申报资料电子审阅的标准化。

② ICH M2　电子数据 XML 递交交换标准，实现电子系统之间数据递交交换标准的规范化。

③ CDISC（eCTD M5：CDASH/SDTM/ADaM）遵循药物词汇的数据要素和标准要求，也就是符合数据采集/处理/分析标准的定义。

④ HL7［eCTD M1：结构化产品标签（structured product label，SPL）］递交文件安全性数据的编码归类，实现 eCTD 药品标签注册的格式化和标准化的规范标准，包括 ISO/HL7-ICSR、ICH E2B-ICSR 等。

所以，要真正执行完善的 eCTD 递交，需要药政事务与药政运营的密切配合，所涉技术设备的配套及其规范应用管理，相关人员也需要有完备的知识结构和质控等，其中涉及的关键要素包括但不限于：

① 平台/系统/工具的建立和运营，如文档管理系统/共享驱动程序建立和运营、文件传输专线/服务器运用、eCTD 出版软件、撰写模板/专有 Word 编辑/查验工具/PDF 集成/转换工具/OCR 工具和 CA 电子签章等。

② 组织结构和人员配置，其中涉及建立药政运营团队或 eCTD 专业人士与外包服务商对接，内部外部沟通，相关人员的 eCTD 培训，使其了解药政规范标准、熟悉 CTD/eCTD 的指南/技术标准、掌握相关 eCTD 技术及其工具应用，并遵循相关系统操作流程要求行事。同时，需要做到组织内明确分工及其规程管理，如撰写、审阅内容的人员和职责、收集和/或追踪文件的角色分工，以确保药政递交计划的准确实施。

③ 关键关联要素质控管理，如颗粒化文件的撰写需要在准备阶段就做好规划，否则后期加工会导致返工而影响效率，严重时会导致无法按时递交。这一点可以参考 ICH M4（R4）中的具体要求。文件格式整理，如文件属性、视图、书签、相关链接（包括内部链接和外部链接）是 eCTD 准备阶段就需要关注的要素之一，这些方面后期再做加工，不仅影响效率，也会导致无法按时递交，或无法递交成功。此外，递交前的内审验证质控至关重要，只有通过电子验证才可被受理，包括技术文档验证，如 index/MD5 等，任何"错误"均会导致申报资料的拒收。

④ CTD 整体文件的质控管理直接关系到后续药政审批的成功与否。例如，模块 1 是否有相关人员或专家的签名，相关证明性文件或说明性文件等；模块 2 特别需要审阅不同模块文档间超链接的完整性和准确性；模块 3 中 CMC 信息的准确性，以及与各模块结构及元数据信息的关联性和准确性等；模块 4 和 5 需要关注结构及其元数据的正确性，如 STF、文件目录、元数据等，拟递交数据集与格式的正确性，以及所有临床/非临床数据的完整性等。

⑤ 相关流程的建立及其培训，如文件生命周期管理及审批流程等。通常情况下，药政运营经理应当准

备文档递交和验证追踪表格和签署确认表的应用等。

此外，eCTD 中心平台中的已获批准的资料应当成为唯一递交文件来源，其中可以主要含三个部分，即包含标签注册、递交审阅、递交跟踪、递交存档和数据管理的 eCTD 系统，递交文档管理系统（包含资料收集、资料分析和资料定义表等功能），以及语言与更新管理系统（支持多语言文件，并能快速配置而无须更换代码）。

纸质 CTD 和电子 CTD 递交系统的主要不同要素有所差别（表 30.15）。在整个 eCTD 准备、编辑、出版和递交的生命周期中，技术支持必须从文件撰写开始，直至出版递交完成，其中需要的主要配套系统技术或工具要求可以概括如下：

① 项目管理工具与系统　用于试验项目管理人员管理和跟踪项目，如 CTMS 系统；试验文档管理和维护系统，如 eTMF 或 eCTD 文件管理系统等。

② 文件撰写和管理系统　用于试验结果报告的撰写或满足后续出版要求的撰写工具，如合适的文件格式、标记文档间的交叉引用的管理工具或技术、方便控制版本变化和文档格式转化工具（WORD→PDF）、统一的撰写模板等。

③ eCTD 文件构建系统　用于整理相关文件成为 eCTD 文件层级和结构，以便进一步地出版应用。

④ eCTD 文件翻译系统或技术工具　用于全球申报时可以翻译或转换不同语言要求的文件，可与撰写、翻译至出版全过程联动，实现全过程一体化的需求。

⑤ eCTD 文件出版系统　采用符合 eCTD 出版需求的系统或软件工具，如可以完成 xml 骨架、MD5 校验和 schema 文件，方便 PDF 文件格式整理的软件，以及 eCTD 技术验证软件等，以便完成 eCTD 出版程序。

⑥ eCTD 递交系统和技术工具　可用于适合读取和审阅 eCTD 递交材料的软件、光盘刻录软件/系统等，便于完成药政申报程序。

⑦ eCTD 递交后归档系统　用于 eCTD 申报后递交序列文件和注册资料的内部归档。

根据申请方组织架构和药政递交的需求，药政运营管理可以设置若干角色各司其职，特别是涉及全球申报的申请方。其中所涉角色包括但不限于：

① 递交出版管理人员　可以负责发布合规的电子和纸质递交材料，出版 IND、NDA、临床试验申请、持证商变更、补充申请、定期安全更新报告、安全报告，管理非重大申请递交等。其中的文件格式和转化需要 IT 人员的参与或支持。

② 药政运营计划人员　主要负责递交工具的选择和管理，递交资源分配或配置，相关资源管理和协调等。

③ 药政递交管理人员　通常需要 IT 技术专家的参与，并需要协调出版团队和职能部门之间的递交任务。

④ 项目监控管理人员　管理和协调药政递交系统运营和策略制定，如业务管理支持，出版工具、文档管理系统（DMS）、注册系统等的监控，整合新的和现有的关键系统的战略规划和技术方向，制定/实施全球或国家/区域（电子）递交标准和策略，优化流程/构建部门之间合作模式，与相关内部和外部人员共同协调递交流程和技术互动等。

⑤ 递交文档管理人员　负责所有药政递交电子申请文件和纸质文件的存档，并负责处理和追踪内部和药政部门所有问题问询，以及所有法律请求等。

⑥ 药政运营辅助支持人员　协助和支持临床报告出版的相关事务，包括临床研究报告、遗留文档、风险管理计划、递交发送的电子媒介刻录等。

药政递交事务也涉及跨部门的协助和管理。通常情况下，需要各职能部门通力合作，才能使递交文件准备就绪（submission readyness）。要求各职能部门或专职医学撰写人员完成并交付给 RO 用于递交的文件包括：CTD 各模块内容终稿，包括正确的标题和文件名、满足药政部门技术文件要求的文件，如无加密文件、正确的 PDF 版本、书签完整、内部超链接等。药政运营可以由申请方自建团队，购买应用软件和相关文档管理系统进行运营和管理，也可以全部由

表 30.15　纸质和电子 CTD 递交体系要求不同点归纳

项目	纸质递交	eCTD 递交
递交形式	纸质形式，分成不同卷	电子形式，将电子文件（大部分为 PDF）文件存放在 eCTD 的文件夹结构中，并刻录成光盘或网络门户直接递交
注册资料组织形式	按照 CTD 结构或者"资料"组织递交	M1～M5 严格按照 ICH 和各国药政部门 CTD 结构内容要求
对后续补充、变更申请影响	不方便文件追溯	首次递交是 eCTD，后续递交也必须是 eCTD，且遵循 eCTD 序列管理要求
审评格式要求	纸质＋书签页＋标签纸或隔页纸	大部分为 PDF，需符合 eCTD 文件格式要求，需要有大量书签页、内部和外部超链接，以方便审阅

外包专业服务商予以支持和协助，或部分外包服务支持和协助，即申请方和专业服务商配合一起完成所需运营管理，如部分颗粒文件格式检查/优化外包，企业内部做最终出版；或颗粒文件检查/优化内部做最后出版部分外包。无论谁承担技术支持和服务，都需要制定相关质控 SOP 和支持性文件来确保药政申报的质量和可信性。

30.2　欧盟临床试验药政监管体系简述

30.2.1　欧盟的药政监督管理架构

欧盟负责制药行业总体事务的机构是欧盟委员会企业理事总会下属的药品部，采取局长负责制，其工作目标是高标准地保护公众的健康，建立一个统一的欧洲药品市场，创造一个稳定且可预见的药品创新环境。药品部的职能是在现实条件下，保持、更新并简化欧盟药事法规；起草新的法规；支持各成员国上市许可证决定的互认；确保药品有适当的标准，保护消费者权益；提供立法指南，保证欧盟相关法规的良好执行。药品部通过对批准药品及药品监督提出授权提议、对禽畜类食品中兽药最大允许残留规定提出授权提议、起草执行欧盟规程的详细指南等方式加速决策过程。药品部的对外政策是促进与 ICH（人用药品注册技术要求国际协调会）、VICH（兽药注册技术要求国际合作协调会）国际标准及《欧洲药典》一体化进程；和第三国就互认协议进行谈判、磋商；促进欧盟候选国加入。药品部还负有信息技术方面的任务，通过建立远程信息处理网、追溯系统、药品不良反应监测报警及价格的数据库，促进药品主管部门的合作，加速制药行业内部及对公众的信息传播。

欧盟委员会（European Committee，EC）架构包括 28 位来自各主要成员国代表的理事团（college of commissioners），负责药品/医疗器械方面的立法，EC 法规政策的推行实施，在 EMA 科学评判的基础上授权全欧范围内的上市授权以补充 EMA 无法涵盖的区域限制，监督 EMA 的相关药政活动等；其下 30 多位总监督官（directrorate-general，DG）负责技术

层面的事务管理，如医药产品和食品的安全性，协调递交到委员会的药品科学评价意见以完成中心上市审批授权，以及产品的质量、安全性和有效性的监督指导，代表欧盟国家参与欧盟内外的各类专业和药政组织、事务协商或会议等。EC 专家委员会秘书处负责具体的运营管理，执行理事长负责制。

欧盟委员会下的监督药品科学审评的欧洲药品管理局（European Medicines Agency，EMA）于 1995 年 1 月 1 日正式开始运行，负责制定相关医药管理指南，研究中和上市申请科学评价等工作，包括药品使用的安全性和有效性，协调、监督、检查 GMP、GLP、GCP，并在欧盟内部促进科学技术的发展和交流 EMA 与各欧洲国家药政机构（NCA）密切合作，在欧洲地区构建一个行之有效的药政管理协作网，EMA 负责以中心评价的程序对拟上市药物的安全性和有效性做出科学和统一标准的评价，NCA 主要负责上市后药物在本国的药政监督。EMA 管理委员会由各成员国的药政部门的一名代表（包括冰岛、列支敦士登和挪威的观察员各一名）、两名欧盟委员会的代表、两名欧洲议会的代表、两名患者组织的代表、一名医生组织的代表、一名兽药组织代表组成，连同委员会常务理事及副常务理事共 30 余人，执行理事长（excutive director）负责制，其接受 EC DG 卫生和食品安全性部门的药品处领导。EMA 科学委员会下设 7 个专家委员会（图 30.11），其中人用药品委员会（CHMP）在欧盟范围内的药物监管方面起着很重要的作用，其成员构成是每个成员国一位代表（药政部门和专家）和一位欧盟委员会的代表，主要承担职责有管理人用药品注册审评中各种科学及技术方面问题、对药品进行上市申请的科学评估（MAA）以及向 EC 提出最终审评结论报告、药品上市后对药品进行监督管理、对各成员国对药品的不同意见作出公断、保证药品的质量安全有效、对每个进入中心程序的药品出版欧洲公众评估报告（European Public Assessment Report，EPAR）、为药品增加产品特点概要（specific product conspectus，SPC）、提出标签和包装要求、评估程序上的细节问题、帮助制药公司研究开发新药提

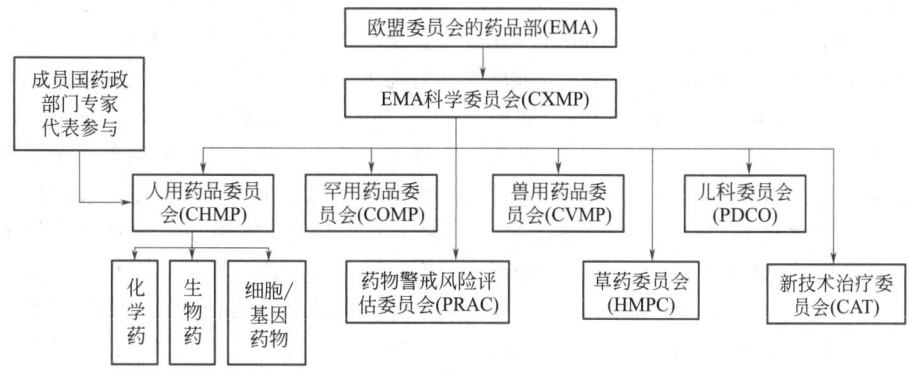

图 30.11　欧盟 EMA 科学专家委员会架构

供帮助、为制药行业制定技术性及管理性的指南和/指导方针或指南、通过国际合作保证药品的规范化等。当没有欧洲指南可以参照或缺乏适当的详细信息，或当申请方选择偏离现有指南时，CHMP 负责提出适用的科学建议。某些情况下，CHMP 提供一种紧急安全限令（urgent safety restriction，USR），通知卫生保健专业人士药品使用上可能发生的变化。需要时也会向欧盟委员会报告产品的暂停或撤市。欧盟各成员国的国家医药监督管理部门（National Competent Authority，NCA）属于欧盟的三级药品/医疗器械管理层面，服从 EMA 的决定，主要成员通常由 EMA 管理理事会和科学委员会提名。NCA 有权对非中心化的上市申请予以审评授权，管理和批准通过国家互认机制的医药产品，医药产品在所属国上市后的质量、安全性和有效性应用监督管理，以及对各国医药产品的临床试验实行自己的监管政策。NCA 是 EMA 专业评审员和/或专家资源的重要网络组成部分。

30.2.2　欧盟药政监管规范体系

30.2.2.1　欧盟临床试验药政管理法规体系

欧盟药品管理法规大体由 3 个层面组成，即

（1）法令和法规（regulations）　大部分由欧洲议会和欧盟理事会颁布实施，少部分由欧盟委员会颁布实施。法令/法规是欧盟用于建立统一药事法规的法律框架。EC 发布的法规是强制要求欧盟成员国必须立即执行的立法文件。

（2）药政规程和指导文件（directives）　由欧盟委员会依据有关法令和法规而颁布实施的药品注册监督管理程序和指南，如 GCP 指南。欧盟各成员国需要按照所属国的适用性融入其国家层面法规中予以实施。因此，成员国对指导文件的要求和执行由于国情要求差异有可能存在着复杂的不协调统一情形。

（3）技术指南（guidelines）　由 EMA 颁布实施的一些技术性指南和对一些法规条款作出的技术注释，不是法律上强制条文，多与监管和科学方面的专家共识有关，属于推荐执行的参照监管文件。

其中与药品管理相关的法规分为 10 卷，即

① 人用药品法令、法规。

② 人用药品注册管理办法——申请方须知　此卷分为 3 部分：a. 上市许可证申请程序；b. 注册申请卷宗的格式及内容；c. 注册法规的指南文件。

③ 人用药品指南书　其含 6 个部分：a. 质量部分；b. 生物制品部分；c. 非临床部分；d. 临床有效性和安全性部分；e. 综合事务部分；f. 植物药指南部分。

④ 人用药品及兽药的 GMP 指南　其包括 3 个部分和 19 个附录，这三部分为：a. 药品 GMP 基本要求，共 9 章；b. 活性成分作为起始物料的基本要求；c. GMP 相关文件，与 GMP 相关的一些其他文件也包

含在其中，如 GMP 检查程序以及包含 EU 格式和程序的信息更新交流，GDP 等。

⑤～⑧ 与兽药法令法规和指南有关。

⑨ 药品安全的持续监控。

⑩ 临床试验。

目前在欧盟国家进行临床试验的最大特点主要体现在所有的临床试验程序和行为都必须统一在欧盟临床试验法规要求原则下。2014 年，欧盟颁布了人用医药产品临床试验和取代 2001/20/EC 指导（Clinical Trial Regulation，CTR）（EMA，2014b），其目的是统一既往欧盟颁发并正在执行的一系列临床试验指南。这个法规对医药产品临床试验的实施给出了具体的操作运营标准和要求，共由 19 章 99 条款和 7 个附录所组成，每个章节的内容主要包括：

（1）一般原则　指出该法规只适用于欧盟境内所开展的临床试验，但不包括非干预性的临床研究，界定了临床试验中常用术语定义，并指出临床试验应遵循的伦理和数据真实可靠性原则。

（2）临床试验授权规程　明确临床试验开始前必须按照法规要求进行科学和伦理审批，规范临床试验申请的递交规程管理标准、审评的责任人角色及其职责分工、审评的标准范畴和各成员国应担负的适用于本国特殊药政要求的审评标准和职责范围，包括审评人的资质、弱势群体的特殊考虑和审批报告要求等，并对临床试验审评决定、申请撤销、再申请和申请方在欧盟成员国间的扩展申请程序都做出了明文描述。

（3）临床试验实质性修改的授权规程　如同临床试验申请授权规程一样，当临床试验计划有重大修改时，对其的审批规程要求、审评标准和范围、审评决定方式和规范、对成员国做出的审评决定的验证方法和要求、审批报告要求等予以了明确描述。

（4）申请文件　对临床试验申请的数据和语言要求等做出了规定。

（5）受试者保护和知情同意　要求临床试验必须遵循伦理的通用原则，并对知情同意书的主要内容要素、撰写标准、弱势受试者群体（如丧失行为能力的人、未成年或老年人、妊娠或哺乳妇女等）的知情同意要求等做出了规范管理标准，以及提出适用于紧急情况下完成知情同意程序的建议。

（6）临床试验启动/结束/暂停/早期终止　明确规定了临床试验生命周期的各环节管理要求，包括试验结束后的结果报告和更新试验结果报告内容等。

（7）临床试验中安全性报告　规定了安全性报告电子数据库标准，研究者向申办方报告 AE/SAE，申办方向药政部门报告 SUSAE 的要求，向药政部门递交年度安全性报告的管理规范及其报告安全性报告时应遵循的受试者隐私保护，以及所涉试验产品安全性

报告的技术考虑。

（8）申办方开展和监督临床试验、培训、行为规范和支持性试验文件　分别描述了临床试验中方案和GCP遵循的要求、监查要求、所涉临床试验程序的利益相关者、研究机构和研究者的角色及其职责要求等，对试验药物的追踪、存储、回收和销毁做出了规定，也对临床试验严重违规性的报告、受试者安全性的报告义务、试验中紧急安全性措施、研究者手册内容、试验信息记录/加工/处理/存储、试验主文档及其归档等给出了清晰的管理规范。

（9）试验药物的生产和进口　规范了试验药物的生产和进口程序标准要求。

（10）标签　对试验药物的包装和标签要求做出了规定，包括放射性药物的处理要求、标签的语言要求和管理试验药物的人员职责要求等。

（11）申办方和研究者　描述了申办方、合作申办方、主要研究者和申办方法律代表的角色和职责，以及应承担的法律责任等。

（12）伤害赔偿　简述了临床试验受试者遭受试验伤害时申办方和研究者应采取的应对措施。

（13）成员国的监督、药政检查和监控　指出了欧盟成员国发现违反临床试验法规要求时应采取的纠偏措施，对临床试验进行药政检查的要求和欧盟对各成员国和临床试验的监控方法等。

（14）信息技术基础设施　简要描述了欧盟网络接口，数据库及其功能的标准和要求。

（15）成员国间合作　涉及国家层面的交流事宜，包括药政机构和委员会的支持行为，临床试验协调和咨询小组介入等管理方面。

（16）费用　指出涉及临床试验相关活动费用收讫应遵循透明、合理和公平等原则。

（17）实施行为和授权行为　指出了临床试验委员会的授权及其操作管理规程要求。

（18）其他条例　指出本法规不影响国家法律明文禁止或限制的可能影响受试者安全的特殊医药产品类别的应用或销售，如动物或人体细胞等，并描述了本法规与其他欧盟法规的关系、数据保护、处罚及民事和刑事责任等。

（19）最后条例　按照原欧盟临床试验指南（EC，2001）递交的临床试验项目仍然有效，回溯期为本法规自颁布之日起的前三年。同时，也规定了本法规正式实施前的过渡期时效和强制生效时间点。

在欧盟临床试验法规的附录中，列出了首次临床试验申报的文件内容要素、实质性临床试验修改的申报文件内容要素、SAE 安全性报告内容要素和标准、临床试验结果报告的内容要素、试验药物及其辅助医药产品的标签标准和要求等。

按照欧盟临床试验法规要求，IND/NDA 申报的CTD 第一部分的内容应由 EMA 通用要求文件和依据各国需要的国家要求文件两部分所组成。前者主要包括临床试验类别、治疗或公共健康利益的阐述、受试者风险或不利分析、IMP/AMP 的生产和进口要求描述、标签规划、研究者手册等；后者通常包含知情同意书、赔偿或补偿安排计划、招募安排计划、数据保护法则、受试者和研究机构的适配性原则、伤害保险计划、生物样本分析计划等。

欧洲国家政府药政部门和独立伦理委员会的申报程序并不统一，有些国家可以同时申报，但有些国家也可以按照要求先后申报；一些国家需要先申报伦理委员会，再申报药政部门，有些国家正好相反；有些国家有全国伦理委员会和地方伦理委员会，有些国家只有全国伦理委员会；有些国家需要向欧盟成员国的区域伦理委员会申报后再向地方伦理委员会申报。这种局面导致各成员国之间申报批准的时间差异较大。研究药物/器械进口和试验物资出口，及其伦理委员会的要求差别也导致启动临床试验的批准时间受到较大牵制。所以，在欧盟成员国家进行临床试验需要极大的经验和协调努力。这也是欧盟通过各种尝试统一欧盟成员国临床试验过程和标准的意义所在。欧盟所有新的药政指南都是在旧的指南文件基础上修改后形成新的版本。目前，其他指导欧盟临床试验规范的主要文件包括：

• 欧盟《药物临床试验质量管理规范》（EU GCP），2005 年发布（Dir. 2005/28/EC），2020 年有最新更新。

•《首次人体临床试验指南》（更新版），更新了申办方应采取哪些策略来识别和减缓首次人体临床试验的安全性风险，如停止研究的判断标准、动态试验数据审核建议等，并提出了有关剂量设计和综合监控措施的建议，如如何管理不良事件，如何决定高一等级剂量水平给药的建议等。新指南要求自 2018 年 2 月起实施。

• 临床试验中电子源文件的要求（reflection paper on expectations used in clinical trials），2007 年发布（EMEA/505620/2007）。

•《欧盟接受在第三国开展的临床试验申报欧盟上市申请的策略》（EMEA strategy paper：acceptance of clinical trials conducted in third countries，for evaluation in marketing authorisation Applications），2008 年发布（EMEA/228067/2008）。

•《采用欧盟以外国家进行药物临床试验向欧盟药政部门申报上市申请的伦理和 GCP 要求》（reflection paper on ethical and GCP aspects of clinical trials of medicinal products for human use conducted outside of the EU/EEA and submitted in marketing authorisation applications to the EU regulatory authorities），2012 年发布（EMA/121340/2011）。

•《临床试验中依据风险的质量管理要求》（reflection paper on risk based quality management in clinical trials），2013 年发布（EMA/269011/2013）。

•《药物警戒规范指南》（guideline on good pharmacovigilance practices，GVP），2014 年发布（EMA/838713/2011）（参见 21.1.3 节）。

•《欧盟寻求科学咨询和方案支持指南系列（Ⅰ～ⅩⅥ）》（European Medicines Agency Guidance for applicants seeking scientific advice and protocol assistance，2014 年发布（EMA/691788/2010 Rev. 7）。

•《临床试验法规和通用数据保护法规条例间的相互关联性问答》［EDPD opinion 3/2019 concernting the questions and answers on the interplay between the clinical trials regulation（CTR）and general data protection regulation（GDPR）］。

•《法规下知情同意工作指导原则》（article 29 working party guidelines on consent under regulation 2016/679）。

•《通用数据报告法规的适用领地指导原则》

（guideline 3/2018 on the territorial scope of the GDPR）（2019 年 11 月 12 日）。

•《生物类似药品指南》（guideline on similar biological medicinal products），2014 年发布（CHMP/437/04 Rev 1）。

•《与临床试验主文档（纸质和/或电子）管理、稽查和药政检查相关的 GCP 要求》［reflection paper on GCP compliance in relation to trial master files（paper and/or electronic）for management，audit and inspection of clinical trials］，2015 年发布（EMA/INS/GCP/636736/2012）。

•《识别和减缓医药产品首次人体和早期临床试验风险策略指导原则》（guideline on strategies to identify and mitigate risks for first-in-human and early clinical trials with investigational medicinal products），2017 年发布（EMEA/CHMP/SWP/28367/07）。

《欧盟临床试验指导原则》于 2004 年正式在所有欧盟国家实施（表 30.16）。其主要目的是保护受试

表 30.16　欧盟临床试验指导要点总结

主要要点	标题	相关指南
1. 临床试验受试者保护	1. 范畴 2. 定义 3. 临床试验受试者保护 4. 弱势群体临床试验 5. 丧失议事能力而无法进行知情同意的成人参加临床试验	向药政部门要求临床试验授权、实质性修正通知和临床试验结束宣言的指南
2. 独立伦理委员会	6. 独立伦理委员会 7. 单一观点 8. 详尽指南	向伦理委员会申请药物用于人体临床试验批准的文件和申请格式指南
3. 启动临床试验	9. 临床试验的启动	
4. 临床试验的进行	10. 临床试验的进行	• 在欧盟进行药物人体临床试验的 GCP 原则指南（Dir. 2005/28/EC） • 药物人体临床试验试验主档案和存档实践指南（EMA/INS/GCP/636736/2012）
5. 信息交换	11. 信息交换 12. 临床试验暂停或违规	• 欧洲临床试验数据库（EudraCT 数据库） • 药物人体临床试验遵循 GCP 原则的药政检查规程指南
6. 生产和进口	13. 研究药物的生产和进口 14. 标签	• 委员会指导修正（原版 1991 年 6 月，91/356——人体药物 GMP 原则和指南：2002 年 6 月） • 用于人体临床试验的药物生产和/或进口授权的申请表内容和基本格式（2002 年 7 月） • 药物人体使用的 GMP 原则补遗 13（2002 年 7 月）
7. 药政检查	15. 药物 GCP 和 GMP 依从性认证	• 查验药物人体临床试验 GCP 的检查员资格指南（2002 年 6 月） • 查验药物人体临床试验 GCP 依从性的药政检查规程指南（2002 年 6 月） • 认证用于临床试验的研究药物 GMP 依从性检查员资格指南（2002 年 6 月）
8. 不良反应经历	16. 不良反应经历的报告 17. 严重不良事件的报告 18. 有关报告的指南	• 药物人体临床试验出现的不良事件报告的采集、认证和呈报指南（2003 年 4 月，ENTR 6101/02 • SUSAR 欧洲数据库指南（2003 年 4 月，ENTR 6101/02）
9. 一般条款	19. 一般条款 20. 科学和技术进步的采纳 21. 承诺程序 22. 应用 23. 强制执行 24. 重点	

者权益、安全性和福祉，使临床试验行为能更好地符合《赫尔辛基宣言》，并为临床试验领域所要求的 GCP/GLP/GMP 提供法律基础。在此之前，欧盟各国临床试验标准和要求差异较大。此指导文件的颁布使欧盟所有成员国都执行同一个临床试验伦理和科学质量标准，从而使临床试验过程的 GCP 标准、伦理审批（国家药政部门和伦理双重审评）、弱势人群知情同意的强化、临床试验方案修正应遵循的程序、安全性报告要求、试验结果通过 EudraCT 的公开透明化（即使试验结果是阴性的）等方面，如文件要求、药监递交程序、批准的时间表和安全报告等，变得更加标准化和统一性。同时，临床试验质量保证程序也被极大地简化。例如，一旦临床试验药物经某一成员国的授权质控人员批准放行，其他成员国就不需要再进行质量检查或测试。《欧盟临床试验指导原则》适用于所有欧盟成员国和欧洲经济区成员国。需要提醒的是，如前所述，欧盟的指导文件（directives）需要融入各成员国的国家法律条文中，才能成为可实施的法规要求，因而在欧盟各国的实施环境中会存在某种程度的不同。除了临床试验指导外，欧盟还颁布过其他一些重要的临床试验管理规范。例如，2003/94 的研究药物的 GMP 规范、95/46 的数据保护原则等。

欧盟对于接受境外临床数据一贯持积极支持态度，并愿意接受按照 ICH E5 开展的全球临床试验用于欧盟药品上市申请。EMA 指出无论临床试验在何处进行，欧洲经济共同体（EEA）人用药品的 MAA 申请中包括的所有临床试验都必须按照欧盟 2001/83/EC 指令附件 1 中的要求进行，即

- 在 EEA 内进行的临床试验必须符合 EMA 临床试验法规（Directive 2001/20/EC）；
- 在 EEA 外进行的临床试验必须遵循与 EAA 制定的相同道德原则，包括遵守 ICH-GCP 和《赫尔辛基宣言》。

作为 ICH 的创始国，通过对境外临床试验数据的案例分析，EMA 确定对境外临床试验数据外推结果的接受难易度取决于 3 个要素，即医学实践、疾病定义和研究人群相关方面。这些是 EMA 判断境外临床数据是否可以作为支持上市申请的重要基础。

30.2.2.2　欧盟药政检查管理概貌

欧盟对药物研发科学性和质量可信性的药政监管主要从四个方面药政检查管理展开。EMA 所设的检查处含有人用和兽用两类药品检查的协调机构，其负责人用药品委员会或兽药委员会药品注册申请相关的 GMP、GCP、GLP、GPVP（统称 GxP）检查或相关事宜的协调工作，以确保符合 GxP 及质量保证系统的要求。EMA 没有自己独立的专职检查员，现场检查由各成员国的专职检查员承担。欧盟检查的特点是检查与产品注册的批准从制度上形成一个整体，批准

前检查是集中审评产品注册的先决条件。GxP 药政检查的宗旨在于：

① 检查并确认注册申请中所提供资料是否可靠、准确并符合 GCP 的要求，包括资料获取方式合理又合法；

② 检查并确认试验药物和上市药品符合 GMP 及欧盟的法律和法规；

③ 系统审核质量管理体系的运作，并检查申请方的具体文件和记录，深入了解质量体系的实施情况；

④ 审核和确认 MAA 审评中正副审评官在资料审评中提出的各种问题；

⑤ 调查审评报告中提到的各种缺陷项；

⑥ 检查并确认临床 GCP 的监视情况且符合要求；

⑦ 检查和确认上市后药品管理仍然符合欧盟法规/规程的质量标准和要求。

欧盟药政检查的对象可以是上市许可持有人企业、研究机构、医院、实验室设施、伦理委员会、CRO、药品包装或经销商等，检查通常发生在 MAA 批准前，MAA 批准上市后，或有非合规事件发生或报告时，检查的通用规程可以参见 29.2 节。检查的主要内容大体包括如下几个方面。

（1）GMP 检查　当申请方向 EMA 递交 MAA 时，必须接受对其的 GMP 检查。如是欧盟范围内的企业，由其主管药品管理部门进行检查；欧盟以外的企业，由进口药品所在国家的药品主管部门进行检查。特殊情况下，欧盟委员会药品部门也可委托欧盟进行检查；如系互认协议所在国的企业，欧盟药品主管部门一般认可欧盟或互认协议方进行检查的结果。EMA 不进行 GMP 检查，凡属集中审评的药品，由成员国以 EMA 的名义进行检查，负责 GMP 检查的主管部门出具 GMP 合格证词，或将不符合 GMP 的信息输入欧洲 GMP 数据库。因此，经欧盟成员国药品监管部门 GMP 检查合格的企业，即可认为符合欧盟 GMP 标准。GMP 的检查每两年需进行一次。此外，欧盟法规并不强制要求对原料厂进行定期的 GMP 检查，但如果有需要也会进行 GMP 检查，使用符合 GMP 要求的原料药是制剂生产企业的责任。

（2）GCP 药政检查　欧盟对 GCP 的检查包括 MAA 批准前的 GCP（临床试验数据结果获取、管理、分析和报告的合规性）检查，即检查并确认符合临床试验规范的要求，上报的临床试验资料真实有效。GCP 的检查由药政部门根据实际状况或需求而定，可以是针对 MAA 审批而进行的，针对某一过程或疑问而展开的有因检查、飞行检查或随机检查。MAA 批准后的 GCP 检查主要包括扩大适应证在内的

第 2 类变更，即特殊监护责任、跟踪措施或药品安全持续监控责任的履行情况等。

（3）GLP 药政检查　主要是检查临床前研究数据和质量是否符合 GLP 原则，包括人用药品和兽药的各种注册申请的 GLP 检查。检查形式主要是申报前检查、有因检查、随机检查、有针对性的检查等。

（4）GPVP 药政检查　是药品安全持续药政监控检查的重要措施之一。欧盟对于药物警戒有详尽的规范要求（参见 21.1.3 节）。为确保集中审批产品销售许可证持有人履行药品安全持续监控的责任，人用药品委员会可要求进行药品安全持续监控的检查，其目的是确认上市许可持有人有适当的人员、系统、设施，能满足对集中审批产品上报资料中有关安全的信息是可信和准确的，以排除 MAA 审评中存在的各种疑虑，确保审评前和上市产品的安全性进行有效监控的要求，确保药品安全持续监控系统的运行符合要求，帮助上市许可持有人不断改进药品质量和安全性管理，并强化管理措施。这类检查可以是常规的，也可能是有因检查或飞行检查，检查结果将反馈给上市许可持有人，受检查人员或组织可以对检查报告的问题做出说明。对上市许可持有人的药品安全持续检查的选择目标标准是基于其既往的检查产品的结果、对检查结果的回复跟踪需求、PV 质量管理体系的健全和指标评估跟踪需要等。

作为药品安全持续监控体系的监管要求，欧盟理事会的法令明文规定其成员国和需要申请欧盟上市的非成员国的上市许可持有人必须建立药品持续安全监控系统，以收集药品不良反应的信息，对药品的各种不良反应进行评估并在必要时采取措施。企业也必须建立并实施药品持续安全监控报告系统，以便必要时采取适当的措施。临床试验过程中，申办方必须按照要求通过 CTIS 系统（参见 30.2.5 节）递交年度安全报告，即关于临床试验中试验药物安全状况的年度报告，以供 EMA 和各成员国药政部门通过年度报告内容的评估来充分监测试验药物的安全状况。当怀疑出现危及公众健康的情况时，上市许可持有人可向人用药品委员会的审评人员或相关成员国发送紧急安全报告，并立即采取措施变更、召回或暂停使用该药品。欧盟委员会可能对集中审评程序批准的产品采取紧急安全措施。集中审评程序药品的持续安全监控资料由欧洲药品管理局输入欧洲药品不良反应监管网。

按照欧盟的药物警戒管理规程要求（参见 21.1.3 节），上市许可持有人在建立药物警戒体系时，需要关注的体系要素包括但不限于：

- 加速报告管理规程；
- 与安全性相关的数据及其文件源头监督管理，以及执行到位证据链，如定义、系统、文件记录、归档、存档等；
- 符合 E2B 的 ICSR；
- 医药编码规程管理；
- 确保安全性监督和管理体系的完全性；
- 源文件核查不一致的处理规程及其执行记录，如管理凌乱、处理不当、欺诈等行为；
- 试验药物的盲态、分发、互动语音应答系统、清点计量、安全性记录和报告规程健全，执行轨迹证据经得住检查；
- 药品全生命周期安全性数据库的建立、管理、维护标准操作规程及其实施记录齐全；
- 无重大缺失的临床试验安全性报告和遗漏的上市后研究不良事件；
- 建立网络患者支援程序，如上市后产品支援呼叫系统；
- 综合报告管理规程，如药品安全性周期更新报告（DSUR 或 PSUR）；
- 严重不良事件/药物不良反应报告流程的清晰、准确和执行轨迹可溯源，从国家药政部门、伦理委员会、申办方到研究者；
- 相关药物警戒电子系统的验证及其维护验证状态的管理规程和证据；
- 外包药物警戒管理的全方位质量体系监管。

上市许可持有人（MAH）在建立 GPVP 体系并准备药政检查中，需要对药品安全性相关的所有文件做好归档和标识管理，如安全性通告信、清单表、列表等；药物警戒系统详尽说明，如带有名称的组织架构图、培训、质量管理系统、标准操作规范、简历、岗位描述等；与药品有关的规范列表数据和文件，如产品报告、案例报告分类表、安全性事件周期汇集总结表、15 天报告、E2B、编码归类、周期药物更新报告、发展安全性更新报告、风险管理计划申报等；与安全性监督管理的标准操作规范，如 SAE 报告、年度报告管理规程、风险管理计划制订规范、信号检测管理程序、数据挖掘管理体系、安全性数据库管理等。在 GPVP 药政检查中，PV 监查员通常会要求查验组织架构图、培训记录、标准操作规范、各个案例文档、特殊问题汇集列表或报告、源数据列表、不良事件类别总结报告或列表、安全数据库及其验证文件、安全理事会或管理委员会章程及其会议纪要、合同中有关药物警戒服务协议、上市许可持有人的合作伙伴协议、与安全性管理相关的商务延续计划、相关质量保障计划和活动记录等。

30.2.2.3　欧盟临床试验数据发布指南

欧盟于 2019 年发布了有关人用医药产品临床数据发布的要求（EMA，2019a）。EMA 是全球第一个为支持药物上市申请（MAA），要求制药企业向公众公开所递交的新药临床试验数据的药政机构，其目的在于：

① 增加公众对 EMA 科学和决策过程的信任和信心；

② 避免不必要的重复性临床试验，促进和鼓励医药产品的创新和研发；

③ 鼓励创新和开发新药；

④ 公开化科学数据使得 EMA 审核科学数据的科学委员会能独立再评价所递交的临床数据，便于其对医药产品的受益和风险作出决策，这也能满足公共健康效益的需求。

按照这个指南要求，EMA 可以在其临床数据网站对外公布医药企业向 EMA 递交的集中审评程序 MAA 资料中的临床数据，但发布的临床数据仅限于通过欧盟集中审评程序后 CTD 相关医药产品信息。需要查看这些数据的人员应首先申请并建立 EMA 的临床数据网站账户。这些临床数据通常包括：

① 临床综述，涉及临床数据的关键分析，包括临床试验的结论和含义（CTD 2.5）；

② 临床总结，即有关递交的所有临床信息的详尽总结（CTD 2.7）；

③ 临床研究报告的三个附录，即试验方案、病例报告表和用于数据分析的统计方法文件（CTD 5.3）。

任何与 MAH 商务有关的核心信息不应包含在发布的临床数据中。需要说明的是鉴于欧盟个人数据保护法规的要求，发布临床报告的相关数据前 EMA 需要采取匿名化技术手段，对其中的患者、研究机构、申办方和报告信息等进行数据脱敏处理。虽然欧盟认为临床数据不属于商务保密信息（CCI），但临床研究报告中的有些信息可能含有商务保密信息。因此在发布临床数据前，EMA 会与申办方沟通，并确保商务保密信息的脱敏（图 30.12）。

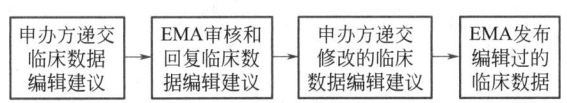

图 30.12　EMA 编辑临床数据发布程序示意

30.2.3　欧盟临床试验登记网站 EudraCT 数据库简介

按照欧盟委员会的要求，目前所有在 EU/EEA 境内开展临床试验项目的上市许可持有人需要通过 EudraCT（European Union Drug Regulating Authorities Clinical Trial）网站注册登记拟开展的临床试验项目，即申请方把临床试验注册资料递交给欧盟成员国之前，需要先在 EudraCT 上完成申请和注册。除此之外，还必须在临床试验结束后将试验结果输入 EudraCT 数据库中。这个数据库是根据欧盟指令 Directive 2001/20/EC 建立起来的，由 EMA 负责建立、维护和协调管理，用于拟在欧盟开展临床试验的申请方登记相关临床试验项目及其数据结果信息。这个数据库包含的临床试验数据信息有：

① 欧盟/欧洲经济区（EU/EEA）地区和国家 Ⅱ～Ⅳ 期成年人的临床试验项目概述，以及承担试验项目的研究机构信息；

② 参与欧盟儿科研究计划（paediatric investigation plan，PIP）的 EU/EEA 地区和国家中研究机构开展的儿科临床试验；

③ 不在 EU/EEA 境内的研究机构参与的上市许可持有人开展的儿科临床试验信息；

④ 临床试验机构在或不在 EU/EEA 境内，商定的 PIP 部分内容；

⑤ 临床试验数据结果综述信息；

⑥ 在 2007 年 1 月 26 日之前完成的药物临床试验结果综述信息（删减部分数据字段），前提是该药物最终获得上市许可。

EudraCT 不包括的临床试验信息有：

① 非干预性药物临床试验（如对于上市药物的观察性研究）；

② 外科手术、医疗器械和精神治疗临床试验的信息；

③ 所有临床试验机构均在 EU/EEA 境外的临床试验信息，除非试验是商定的 PIP 的一部分时，这些临床试验才会在 EudraCT 中展示；

④ 潜在受试者欲参与 EudraCT 中相关试验项目的过程管理；

⑤ 非英文的浏览功能和网页内容的展示。

申请方输入 EudraCT 的临床试验结果总结的内容和详尽程度需要按照欧盟委员会的指南及其技术指导原则的要求，一般包括试验项目目的、设计、流程、主要结果和结论等。值得一提的是，EudraCT 并不保存用户输入的临床试验，而是提供给用户 XML 格式的文件，这个文件包含了用户输入的所有数据。用户需自己把这个 XML 格式的文件存到本地盘中。在 EudraCT 数据库查询信息时，每次最多可以 text 格式文件下载 50 个试验信息。

为了通过 EudraCT 注册申请以获得一个独一无二的 EudraCT 编号，申请方需要填写的试验项目信息包括：

① 临床试验申请方的组织名称、国家和地区；

② 临床试验的临床协议编号（protocol number）；

③ 申请方个人的姓名；

④ 邮箱地址：EudraCT number 发到这个邮箱；

⑤ 安全码（security code）；

⑥ 是否开展儿科研究计划；

⑦ 是否在欧盟或是欧洲经济区（European economic area，EEA）以外的国家实施 PIP；

⑧ 哪些欧盟成员国参加临床试验。

一旦申请方在 EudraCT 网站上填好了表格，产生的 EudraCT 编号会通过电子邮件发送给申请方。这个 EudraCT 编号是试验项目的身份识别代号，在药物研发和后续申请文件中的很多地方都会用到，例如后续的安全性数据报告等。EudraCT 编号的格式为 YYYY-XXXXXX-NN，其中 YYYY 为 EudraCT 编号产生的年份，XXXXXX 是 6 位数的序列号，NN 两位数的校验码。

EudraCT 编号产生的同时，EudraCT 也会生成临床试验申请表格。除了生成 EudraCT 编号外，申请方还可以利用 EudraCT 创建、保存 XML 或是 PDF 格式的临床试验文件，以及上传临床试验资料，在 EudraCT 上准备、完成、验证递交给欧盟成员国的临床试验资料。EudraCT 数据库对外公开，公众可以通过该网站查询 EudraCT 数据库内的大部分信息。目前，EudraCT 已成为 WHO 临床试验登记机构协作平台中（ICTRP）一级登记平台之一，并为其提供临床试验结果数据。对于儿科临床试验结果，完成后 6 个月方可公示，其他临床试验结果则要在完成后 12 个月公示。

EudraCT 中的信息最初由负责临床试验的上市许可持有人或组织机构提供，包括的试验项目基本要素有临床试验方案相关信息和临床试验结果综述信息。EU/EEA 境内实施的临床方案相关信息是申请方向成员国药政部门递交的临床试验申请的组成部分，并由药政部门将该信息录入至 EudraCT 数据库中，并补充临床试验批准文件及相关伦理委员会的审批信息。对于在 EU/EEA 境外实施的临床试验，方案相关信息由负责临床试验的上市许可持有人或组织机构提供。临床试验方案相关信息包括试验方案设计、方案修正案信息、申办方信息、临床试验药物信息、治疗领域、试验状态（批准、开始、暂停、正在进行中、完成或终止状态等）。药政检查报告信息等也都需要储存在这个数据库中。临床试验结果综述信息由在 EU/EEA 境内外临床试验的申办方、上市许可持有人或 PIP 负责人提供，并输入至 EudraCT 数据库，包括试验基本信息、受试者处置、基线特征、试验终点、不良反应、补充信息、综述附件等。需要指出的是申办方、上市许可持有人或 PIP 负责人必须对 EudraCT 中信息的完整性和准确性负责。

30.2.4 与欧盟药政部门的沟通和交流程序

申请欧盟药政部门的临床试验许可程序是在完成药物研发临床前所要求的研发要求，并确认可以准备进入人体临床试验阶段后的必经之路（图 30.13）。任何准备递交药物药政申请前，需要经历的药政活动通常包括五个方面，即：

① 临床试验申请递交（必做项）。

② 申请与 EMA 和相关国家药政主体提供科学咨询的方式进行交流，以便为药物临床研发战略决策的确立提供依据。尽早与 EMA 进行科学咨询交流，或相关国家药政部门的科学咨询交流有助于确立药物研发策略的方向，以及临床方案终点指标及其数据分析能满足未来药政上市授权（MAA）的要求。

③ 进行儿科研究计划的递交，其是欧盟要求的药政申报组成部分，除非获得 EMA/PDCO 的豁免。由于欧盟的儿科药物地位的授予较为复杂，且又是 EMA 儿科药物研发的药政要求必不可少的组成部分，儿科药物研发规划应当尽早在药物开发周期中启动。

④ 孤儿药物资质获准申请（如适用），也是与 EMA 交流药物研发战略决策的主要途径之一。孤儿药物的资质获得有利于未来上市后排他性市场销售地位的巩固和专利期延长。

⑤ 优先审评（PRIME）申请（如适用）。这种优先审评地位的授予有助于强化药物在研发过程中与药政部门的互动交流。

30.2.4.1 欧盟科学咨询和方案援助计划

临床试验科学咨询是欧盟药物研发药政管理程序中申请方自觉自愿的环节，可以在药物临床研发的不

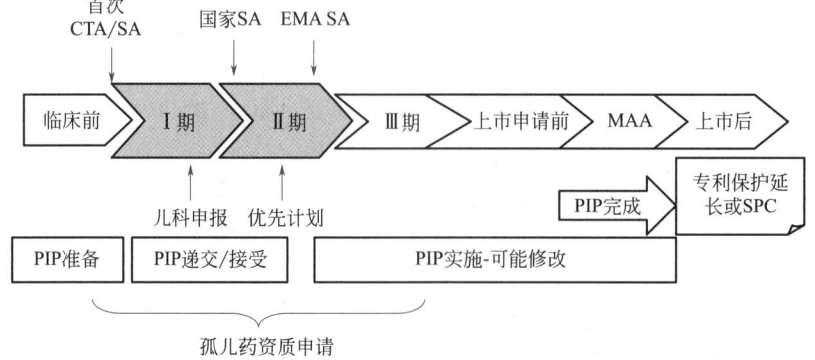

图 30.13 欧盟临床试验申报活动示意

同阶段根据需要向 EMA 和/或相关成员国药政部门提出申请。需要申请何种类型的科学咨询取决于药物开发阶段、研究项目复杂性、疾病领域和其他必要因素。科学咨询不是药物受益和分析的预评估，也不能保证药物未来能获得上市许可。例如，CTA 递交前，MAA 递交前，新适应证或新剂型/配方临床试验前，或上市后临床再研究等。科学咨询的形式和内容需要根据实际状况予以制定，如不同的临床开发阶段、试验项目的复杂程度、疾病治疗领域、各国药政管理要求和环境、特殊药物研发规划（儿科/孤儿药/未满足医疗需求）等不同情况，申请方所需要的科学咨询目的、内容和策略都应有所不同。科学咨询的类别通常包括 EMA/CHMP 科学咨询、特定成员国（NCA）科学咨询和平行 EMA/NCA 科学咨询，即

① EMA/CHMP 科学咨询　代表了欧盟不同成员国的共识药政建议和观点，在药物临床试验后期特别需要，如 Ⅱ 期结束后和 Ⅲ 期开始前等。

② 国家层面科学咨询　申请方可以选择特定的国家药政部门（NCA），如英国 MHRA 等，其咨询结果代表的是该特定国家的药政建议和观点，在药物临床试验早期普遍会采取这类科学咨询策略。

③ 平行 EMA/NCA 科学咨询　即咨询 EMA 的建议和观点，也与相关成员国药政部门进行交流，以求解决在药物研发过程中能同时满足各药政部门不同标准或要求的问题。

良好的药政科学咨询可以增加药物临床研发的成功概率，既可以增加临床试验战略决策的预见性和准确性，也能够降低后续药政申报不获认可的风险，尤其对临床试验的方案设计和目标的适用性较为关键。药政部门的科学咨询应当主要针对研发药物的非临床、质量控制和临床研究的科学事务方面，包括药物警戒计划和风险管控计划等。若仅涉及药政事务方面的咨询最好不要与科学事务咨询混在一起进行，以免失去或混淆拟研讨的科学问题焦点。对于那些不包含在欧洲法规指南中的临床研究问题，或缺乏明确标准要求，或申办方需要有所偏离相关欧盟指南的临床试验设计或操作等，需要包含在科学事务咨询中。虽然科学咨询有时不一定对未来 MAA 审批有法律约束力，但申办方遵循科学咨询的建议仍不失为开展临床试验的必要方面。如若不然，申办方可能需要对在临床研发中不遵循科学咨询的建议或观点的行为或结果提出有力的论证依据。

与 EMA CHMP 的科学和专业事务的沟通可以通过两种形式的流程进行，即科学咨询（scientific advisor，SA）和方案援助（protocol assistance，PA）流程。前者主要对创新药物和首次递交欧盟临床试验和

上市申请的申请方，后者是科学咨询的特殊形式，用于罕见病治疗药物开发计划的讨论和交流，孤儿药物的地位需要欧盟委员会的审核批准。一旦被授予，上市许可持有人可以提出方案援助会议。两种流程都可以由申请方在产品开发初期或递交 MAA 申请前，或上市后要求与 EMA 审评专家以科学咨询或方案援助会议或书面方式进行交流。科学咨询和方案援助交流主要用于：

① 正在开发的创新药物，并且欧盟对这些药物没有相关指南或指导原则文件，或有关指南或指导原则不充分；

② 研发者在试验药物开发中需要偏离现行的科学指南；

③ 研发者对医药法规了解甚少；

④ 重要效益符合打算开发的孤儿药物适应证的范围；

⑤ 临床效应优于或类似其他药物。

SA/PA 讨论材料的内容可以包括但不限于：

① 议题概述摘要（briefing document），其中需要包括拟讨论和咨询的科学和专业问题，申请方对某些问题的思考和立场，准备征询 EMA 的研发计划。会议上的所有讨论和沟通交流都是基于这份摘要的内容展开的。这份概述摘要的格式可以采用 EMA 推荐的模板。

② 试验方案。

③ 研究者手册。

④ 申请方拟参加人员名单。

⑤ 其他相关试验药物介绍和试验项目文件。

SA/PA 交流的议题概述摘要文件应包含的内容有：

① 内容目录　包括图表、缩略语列表等。

② 总结概述　简介疾病治疗领域概况，产品基本信息及其质量开发的描述，非临床和临床研发简况，全球药政部门对开发产品的监管状况，需求科学咨询的原因等。

③ 会议目的阐述。

④ 申请方拟讨论的问题及其自我立场表述（Q&A）　所有问题都应与 SA/PA 范畴保持一致。所列问题应当以短句问答形式表述，便于清晰和准确地理解问题；所列问题可以按照需要咨询或评价的内容序列排序。每个问题之后需要列出申请方对问题的自我立场或判断，以寻求对这些立场和判断的科学评价。这些是讨论会上的交流重点。其中申请方的立场代表了申请方独立的论证，对问题的自我解析或判断需要注意前后因果的连贯及其建议要点，其他对问题的解析方式可以包括各种建议方法的优势和劣势讨

论，可能的后果和实际达到相关目标的措施等。整个部分可以与其他部分和附录交叉参照，以支持申请方的论证。一般来说，问题讨论内容长度以 1～3 页为宜。

⑤ 相关药政和质量背景信息　这部分应当总结产品开发计划的综合科学状况，详尽提供相关全面信息，以及关键讨论要点。需要注意的是对所列问题的自我判断也应当在申请方立场部分有充分的论述。这一部分也可以考虑引述与拟讨论问题或咨询要点有关的直接或间接信息。其他细节可以包括在附录中提供的试验方案、研究报告、研究者手册等文件中。必要时，可以采用表格或图表的形式概述。

⑥ 参考文献　列出与问题和论证有关的参考文献。如果有些文献在会前无法获得或还没有准备好而无法列出，需要注明，并在要求时应当确保能够提供。

⑦ 附录　可以附上与拟讨论问题有关的其他信息文件，如试验方案、研究者手册、研究报告、过去的咨询建议或评注、相关药政指南、孤儿药物获准文件、与上市申请有关的文件（如果适用的话）、关键的或重要的文献复印件（PDF 格式）、申请方的顾问或 CRO 合约/协议等。

SA/PA 流程都是首先由申请方提出咨询要求申请信（letter of intent）发起。如果要求递交前开展沟通会议，要求信和议题材料初稿需要在提出会议日期的 7 周前发出；如果不需要开展递交前会议，则需要在会前 3 周发出。预期的 EMA 科学咨询工作小组（scientific advice working party，SAWP）的会议日期列在 EMA 网站科学咨询项下，申请方可以从中选择期望的会期，并将会议要求信和议题材料通过邮件（sa _ submissions@ema.europa.eu）发送给 EMA 秘书处，其在收到会议请求和会议文件后，负责协调 CHMP 人员进行进一步的评估，并就议题材料提出问题。申请方对所提问题进行答复并递交完善的议题材料后，由秘书处进一步与 CHMP 进行协调和评价。一旦确定需要举行面对面或电话会议进行讨论，CHMP 会指派一位内部正副审评官负责与申请方沟通具体的会务事宜。表 30.17 列出了整个科学咨询程序的时间安排，从中可以看出其分为两个阶段，即计划准备阶段（如果需要讨论会议约 7 周，不需要讨论会议约 3 周）和评价阶段（如果决定继续要求讨论会议约 70 天，不再要求会议约 40 天）。正式讨论会议前夕申请方还应至少在会议前 5 天通过邮件（scientificadvice@ema.europa.eu）递交会上准备咨询和讨论的议题材料或文件。需要提醒的是 EMA 重申会上的科学观点代表了药政部门参与人员的个人观点，不代表 SAWP 或 CHMP 的最后意见。

表 30.17　科学咨询和方案援助程序时间表

日历天数	步骤行动
计划准备期——要求递交前交流会议	
约提前 45 天	• 申请方递交要求 SA/PA 申请表和议题摘要初稿给 EMA 秘书处 • EMA 秘书处将申请表和议题摘要初稿转交给 SAWP 指定的两位协调员 • 如果需要的话,协调员会提出与重要受益相关的问题(只针对方案援助申请)
约提前 45 天至递交前会议日期	递交前会议组织 • SA 或 PA 要求递交 • SAWP 指派内部人员进入下列流程: 　- 科学证据的审核,如科学记录搜寻(既往或进行中的 MAA),包括查询现有的 EPAR、既往的咨询记录和文献检索等 • 其他专家或患者代表的确认
递交前会议日	递交前会议 • 与 EMA 秘书处举行递交前会议 • 转交摘要文件评注列表(list of comments,LoA)给申请方,讨论并确认需要向 SAWP 提出的问题清单。这份 LoA 是 EMA 准备的,其目的在于改善 SA/PA 要求的效力 • 确认特别需要哪类专家支持 • SAWP 咨询(临时召集)
约提前 5 天	修改的议题摘要确认 • 申请方修改议题摘要文件,并可以提出新的问题 • 递交修改的议题摘要文件给 EMA 秘书处 • 科学咨询可能向申请方提出进一步的问题或建议
约提前 3 天	电子议题摘要终稿确认 • EMA 秘书处确认终稿符合要求
约提前 3 天	递交 • 申请方将确认的文件包通过 Eudralink 递交给秘书处和指定的协调员 • 确认的 SA/PA 要求由秘书处转交给 SAWP 和相关工作部门人员
计划准备期——不要求递交前交流会议	
约提前 20 天	• 申请方递交要求 SA/PA 申请表和议题摘要初稿给 EMA 秘书处 • EMA 秘书处将申请表和议题摘要初稿转交给 SAWP 指定的两位协调员 • 如果需要的话,协调员会提出与重要效益相关的问题(只针对方案援助申请)
约提前 15 天	议题摘要文件确认 • SAWP 指派内部人员进入下列流程: 　- 科学证据的审核,如科学记录搜寻(既往或进行中的 MAA),包括查询现有的 EPAR、既往的咨询记录和文献检索等 • 其他专家或患者代表的确认 • 如果需要,EMA 向申请方书面反馈对议题摘要文件的批注
约提前 5 天	修改的议题摘要确认 • 申请方修改议题摘要文件,并可以提出新的问题 • 递交修改的议题摘要文件给 EMA 秘书处 • 科学咨询可能向申请方提出进一步的问题或建议

续表

日历天数	步骤行动
约提前 3 天	电子议题摘要终稿确认 · EMA 秘书处确认终稿符合要求
约提前 3 天	递交 · 申请方将确认的文件包通过 Eudralink 递交给秘书处和指定的协调员 · 确认的 SA/PA 要求由秘书处转交给 SAWP 和相关工作部门人员
	评价期
约 +20 天	· 协调员将他们的最终评价报告递交给 EMA 秘书处 · 秘书处将报告移交给 SAWP、相关工作小组、其他专家和/或 COMP(PA 需要)/PDCO 审阅 · EMA QA 人员:科学记录搜寻(既往或进行中的 MAA),查询现有的 EPAR、既往的咨询记录和文献检索等
约 +30 天	SAWP · 首次对报告进行讨论,主要集中在有争议的问题 · SAWP 确认是否应采用 40 天的咨询方式,还是需要邀请申请方进行讨论会议,即 70 天程序 · 如果是 70 天程序,讨论会上申请方提出的问题讨论点可以被 SAWP 接受并反馈给申请方 · 申请方也可以向 EMA 书面提出没有列在讨论点上的其他问题,在讨论会召开前递交给 EMA · 任何申请方对开发计划的修改或变更都需要在讨论会召开前告知 EMA/SAWP · SAWP 可以要求申请方只是书面回答问题。在这种情况下,SAWP 可以在问题列表中标注出需要书面回答的问题,并反馈给申请方。这种情况 70 天程序规则仍适用
	评价期——70 天程序 (需要讨论会)
约 +60 天	SAWP · 申请方和 SAWP 讨论会 · 协调员在讨论会结束前呈现初步结论 · 协调员呈交讨论会结果给 SAWP
约 +63 天	· 各协调员发送联合报告给 EMA 秘书处 · SAWP 通过书面程序接受将提供给申请方的联合报告和建议信函 · CHMP/SAWP/EMA 同行评议(内容的一致性和合规性)
约 +70 天	CHMP · CHMP 批准建议信函,并发送给申请方 · 如果是 PA 事项,CHMP 对重大效益问题做出回复
	评价期——40 天程序 (无须讨论会)
约 +33 天	· 各协调员发送联合报告给 EMA 秘书处 · SAWP 通过书面程序接受将提供给申请方的联合报告和建议信函 · CHMP/SAWP/EMA 同行评议(内容的一致性和合规性)
约 +40 天	CHMP · CHMP 批准建议信函,并发送给申请方 · 如果是 PA 事项,CHMP 对重大受益问题做出回复

一般来说,在讨论会后的两个工作日,申请方应通过 EMA 秘书处向 SAWP 递交一份会议纪要,后者会将这份纪要存档在申请方的记录文件夹中。有关 SA/PA 流程的详尽工作流程和文件要求可以查阅 EMA 网站。EMA 对递交前会议的重要性极为重视,特别是首次递交申请的申请方、中小型药企、对特殊产品或治疗方法需要寻求指导的上市许可持有人,因为递交前会议有助于申请方:

① 介绍他们的开发计划,并收到药政部门的反馈;

② 在科学咨询会上可以准备要提出的问题和要求,逐条与药政部门交流,以便得到各个问题所期望的答案;

③ 可以在会议上甄别出其他问题咨询科学建议;

④ 对规程标准和要求得到较为详尽的解析;

⑤ 可以提出超出科学咨询范围之外的药政监管问题;

⑥ 使药政部门审评人员能了解申报内容,并建立联系渠道。

在 SA/PA 交流中,申请方可以与 CHMP 讨论或交流的内容包括但不限于:

① 任何质量议题,可以涉及生产、制剂、化学药物或生物药物检测方面;

② 任何非临床方面,如与试验药物活性有关的毒理和药物研究、动物模型等;

③ 任何临床方面,如首次人体临床试验、患者或健康志愿受试者参与的实用性、临床药理、关键性研究的终点选择、剂量探索、有效性评价指标、生物等效性研究、受益探索问题 (PA 咨询)、评价某适应证有效性和安全性的试验设计与现有治疗相比有重大的临床效益、儿科研究或老年人研究、上市后风险管理计划等;

④ 试验方法学问题,如生物标志物作为替代终点、统计检验、数据分析、模拟或模型设计、调整型临床试验设计、探索性策略等;

⑤ 整体开发策略的可接受度,如支持上市申报的开发策略、有条件上市批准的策略、特殊豁免情形的授权策略、通过文献检索临床前实验/临床试验结果的采用、儿科产品开发策略、桥接策略、安全性数据库、风险管理计划等;

⑥ 特殊类型药物或治疗的更广泛和通用科学咨询事务,这类特殊类型药物或治疗可以涉及产品类别、治疗适应证的扩大或新的表达系统的应用等;

⑦ 评价开发中的特殊适应证的医药产品能否满足某项药政法规豁免条件或有条件批准上市范畴等;

⑧ 评价所建议的安全性和有效性数据要求或方

法在相关医疗标准方面可能使患者从处方用药到非处方用药转变的可能性；

⑨ 对某些医疗器械的辅助医疗装置或部件的接受度、适用性和可行性；

⑩ 特殊药政审批程序的讨论，如同期用药、加速审批、儿科研究计划等。

上市后 SA/PA 要求一般与但不限于下列事务有关：

① 新制剂或剂型；

② 新适应证；

③ 生产工艺改进或更新；

④ 上市后临床研究；

⑤ 上市后特别药政要求或后续措施（与 CHMP 达成的协议有关）。

以上各点可以根据需要分别提出若干问题及其自我解析和建议。

需要注意的是 CHMP 提出的任何建议具有约束力，如果申请方不遵循 CHMP 的建议则需要对其行为作出合理说明。在准备与 CHMP 进行交流前，申请方需要对药政部门可能对临床试验规划或方案提出不同意见做好充分回复准备，其中对可能与 CHMP 不同建议的规划或方案的问题需要提供充分的支持性依据，或以不同方案来满足药政部门的要求有所准备，以争取与药政部门达成共识。若在 IND 阶段科学问题未能得到很好解决或达成共识，则对后期注册存在潜在风险。因此，申请方需要在开展临床研究的同时，对疾病、医疗实践、产品属性和相关数据进行更为详尽的了解和准备合理的依据资料，便于在 NDA 前会议上充分展示，为解决与药政部门 NDA 注册方面的差距，并对注册数据可接受性达成共识。如果新的数据可能影响前期规划或开发策略，则需要根据药政部门的建议和反馈进行及时调整。为此，申请方应综合开发策略和目标产品的研究结果概括，定期审查和评估新的数据信息的科学性和可靠性，并积极主动地保持与药政部门沟通的透明性，使其调整策略以降低对 NDA 注册的任何潜在风险成为可能。

30.2.4.2 儿科和孤儿药物申报

欧盟制定儿科研究计划（PIP）药政要求是为了改善儿科药品与成人药品能同时上市获批。如果药物有效成分有专利，儿科用新药的上市成功可以获得专利期延长 6 个月的红利。即使非专利儿科药物开发成功并获批上市，包括新的儿科用适应证、新的儿科用制剂或给药途径等，都可以获得儿科用药开发数据补充保护证书（supplementary protectction certificate，SPC）。除非获得 EMA/PDCO 的豁免或延缓申报的许可，申请方向 EMA 递交 CTA 申请时必须包含 PIP

的资料信息。一旦 PIP 申报资料递交后，申请方就必须如约完成儿科用药的开发，否则有可能影响后续同步开发的试验药物上市授权申请（MAA）的获批。

孤儿药的资质授予适用于罕见病治疗药物（参见 30.6 节）。欧盟的孤儿药资质地位是依据 EMA/COMP 的审评和推荐而获得的，通过集中审评程序完成申报和审批。虽然 EMA 的孤儿药申请可以和美国 FDA 的申请同步进行，但孤儿药资质的评判标准国际上并不相同，因而有时 EMA 授予孤儿药，美国 FDA 不一定认可为孤儿药。在申报 EMA 孤儿药前，申请方可以通过 SA/PA 程序与 EMA 就相关孤儿药资质标准展开交流对话。通常这类申报费用比常规药物申报要低，且必须采用集中审批（CP）的程序进行（参见 30.2.6.1）。获得这类批准的申请方在递交 MAA 或已有 MAA 的延续申请时，需要同时递交一份孤儿药维护报告。孤儿药的 MAA 可以申请加速审批或常规 MA 程序。孤儿药维护报告需要在 MAA 形式审查通过后递交。这份维护报告内容包括但不限于：

① 当前诊断、预防或治疗病症的现状，或可能的投资回报；

② 当前病症威胁生命或伤害身体的情形；

③ 已有的诊断、预防或治疗病症的其他方法；

④ 孤儿药重要医学受益的评判（如适用）。

欧盟 COMP 负责审核这份报告。通过审核孤儿药维护报告，EMA 可以评估该药品是否仍应当保持孤儿药的地位，以及市场排他性的益处。孤儿药维护报告的模板可以从 EMA 网站上下载。

按照 EMA 的药政规程，如果一个治疗常规病症的药品被开发出新的孤儿药适应证，其上市授权申请（MAA）可以与普通药物不同，其商品名也可以和含有相同成分的非孤儿药名称不同。如果是孤儿药的儿科用新药获批上市，其会在孤儿药市场排他性保护期 10 年的基础上再增加 2 年保护期。

30.2.4.3 EMA-FDA 平行科学咨询规程

EMA 和美国 FDA 建立了一个面向申请方的平行科学咨询规程（parallel scientific advice，PSA）。其目的是提供一种机制，使得 EMA 对新药申请进行评价时，FDA 审评人员也可以同时与申请方交换有关创新药物在开发阶段科学问题的评注和建议。这些互动有助于增进两个监管机构与申请方之间在新药物生命周期的开始阶段的交流，从而进一步加深对药政决策基础的理解，有助于优化产品开发，并避免不必要的重复检测或不必要的各种检测方法。该规程遵循欧盟委员会、EMA 和 FDA 建立的有关保密协议和严格的审评及会议规程。通常来说，FDA 和 EMA 草拟回复申请方问题的答案列表，并相互交流申请方对问题的初步回复。申请方需要在 SAWP 会议前发送修改的会议问题/答案文件。有关这个规程的一般原则和目的已经公布在 EMA 和 FDA 网站上。图 30.14 展示了 PSA 程序及其时间进程。这个 PSA 程序的实施原则可以概括如下。

① PSA 程序只有在申请方自愿要求的情况下才会启动。在特殊情况下，EMA 或 FDA 也可以启动这个与申请方全面合作的 PSA 程序。这里的申请方是指美国 IND 的申请方，或递交了 NDA 或 BLA 的申请方，或可能是 EMA MAA 的申请方。

② PSA 要求应当主要针对医药产品开发中的特殊问题，申请方希望同时获得 EMA 和 FDA 两个机构的更多科学建议。

③ PSA 规程应当着眼于共享信息和观点方面。达到统一和增加聚焦点是 PSA 流程可能的益处。经过 PSA 交流会议，申请方应该能够了解 EMA 和 FDA 对所讨论的开发计划的各自要求和观点，如果要求和观点不同，其差异的原因何在。

④ PSA 的适用对象包括重要的医药产品，特别是那些正在研发的但却缺乏开发指南或指导原则的适应证药物，或即使有指南或指导原则存在，EMA 和 FDA 的指南要求有很大不同。此外，生物类似药、有显著临床安全性或动物毒性的药物或独特生产问题的产品都是可以进入 PSA 的候选产品。既往有过 PSA 规程的药物还有抗肿瘤药物、抗感染药物、罕见病治疗药物、儿科用药、心血管药物，以及上市后承诺进行临床试验的药物等。

⑤ 能够进入 PSA 规程的药物评价数量有限。每个 PSA 程序只集中一项提出的特殊开发问题，并不意味着同一产品有延续 PSA 评价可能性。

⑥ 申请方应当在 PSA 程序中参与 EMA 和 FDA 出席的联席会议。此外，在需要时，两个机构会分别与申请方举行会前或会后申办方电话或视频会议，以便进一步讨论申请方的问题。

⑦ 申请方通常应当在 PSA 要求中只集中特别重大的问题或疑虑。这类 PSA 问题或疑虑可以参照 FDA 发布的产品开发生命周期 "重大事件" 事项，如 II 期试验介绍后需关注的问题等（参见 30.3.4 节）。

⑧ 希望对某个产品进行 PSA 规程的申请方应当向两个监管机构发送一份相同的 PSA 申请，发给 EMA 的邮箱地址为 emainternational@ema.europa.eu，FDA 的是 OC-OIPEurope@fda.hhs.gov。在这份申请中，申请方应当提供的信息包括：a. 开发产品信息；b. 为什么与 EMA 和 FDA 审评人员的讨论有助于产品的开发；c. 要求澄清的特殊问题；d. 期望的会议目的；e. 明确授权两个监管机构可以全面交换相关产品的所有信息，包括商务保密信息（如 FDA 法律界定）。

PSA 申请并不能保证 PSA 程序要求会被批准。

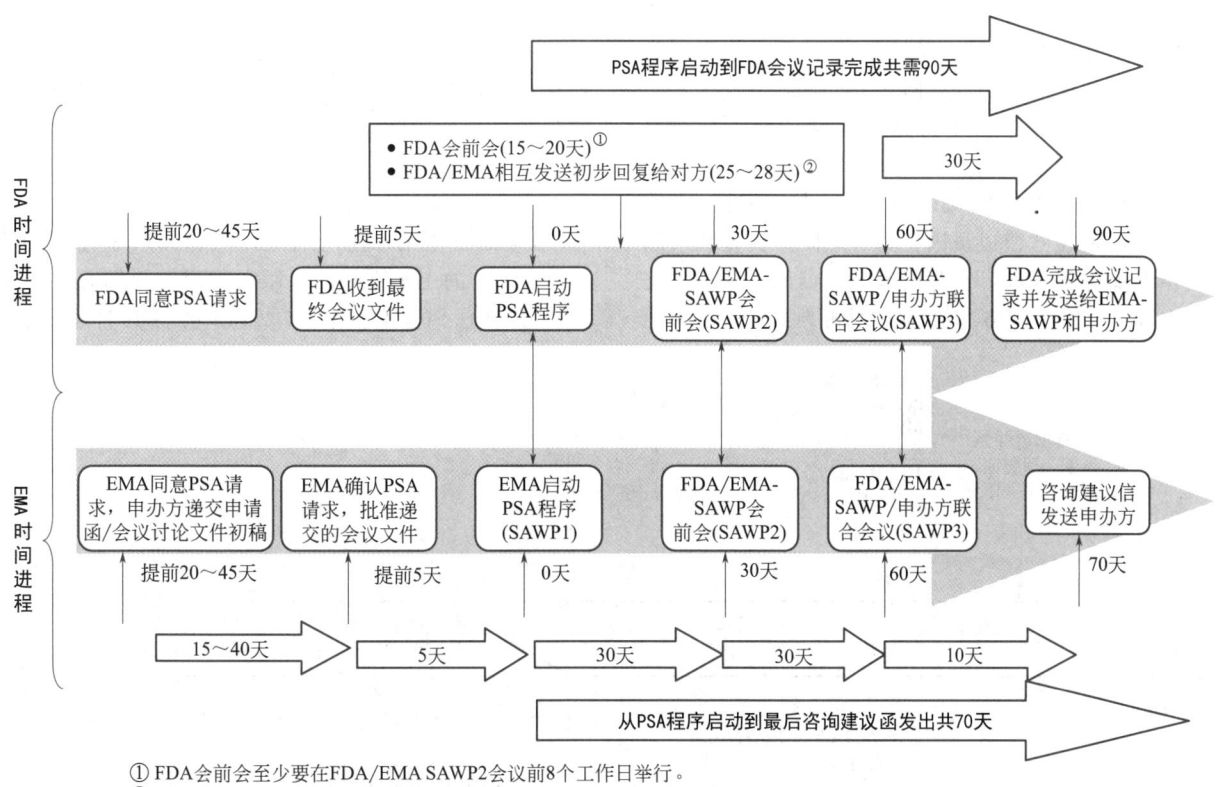

① FDA 会前会至少要在 FDA/EMA SAWP2 会议前 8 个工作日举行。
② FDA/EMA 相互发送初步回复给对方要在 FDA/EMA SAWP2 会议前 2～3 天。

图 30.14　PSA 程序及其时间进程示意

从图中可见启动整个流程的准备时间为 2～3 个月，图中时间进程均为预估时间

由于各种原因，EMA 和 FDA 可以一方或双方拒绝参与申请的 PSA 程序。如果 PSA 程序没有获得批准，申请方可以按照 EMA 和 FDA 各自的正常程序规则，再分别向 EMA 和 FDA 寻求科学咨询。若 EMA 和 FDA 接受这类咨询顾问要求，来自一方的少数专家可以被要求参与另一方的讨论。如果 EMA 和 FDA 都同意 PSA 请求，申请方会收到来自两个监管机构的确认电子邮件，并告知各自机构的主要联系人信息。PSA 程序一般相当于 EMA SAWP 的 70 天程序时间表和 FDA 的 B 类会议时间表。由于两个监管机构进行科学咨询会议的时间表有所不同，通常 PSA 会期会在确认后 60 天左右举行。各自的联系人负责与申请方协调会期及其相关事宜，包括背景信息的会前递交时间表等。

PSA 程序结束后，各个监管机构将维持各自的有关药物研发和上市申请的监管决定。每个监管机构会按照通用程序和时间表，向申请方就 PSA 中涉及的问题或疑惑反馈独立的咨询建议。需要指出的是申请方有可能收到两个监管机构在联合讨论后对 PSA 问题做出不同的观点陈述、决定和建议。此外，PSA 程序不会影响 EMA 和 FDA 对申报审评按照各自国内正常程序做出的回复和决定。

30.2.5 欧盟临床试验申报流程和活动

欧盟的临床试验申请（CTA）审批流程通常从申请方联系药政部门提供相关药物临床试验信息并获得欧盟接受确认开始，这一程序至少需要在临床试验首位受试者首次试验访问（FPFV）前的 3～6 个月开始启动。其中需要结合 EudraCT 申请流程，与药政部门的启动交流会议，CTA 申请资料包的递交和药政部门审核通过等环节（图 30.15）。其中 CTA 申请包的内容要求在欧盟成员国中略有不同。大多数采纳欧盟指导文件的标准，有些国家，如英国（GR）、比利时（BG）、罗马里亚（RO）、西班牙（ES）、匈牙利（HU）、波兰（PL）等，有自己国家的特定内容要求，芬兰（FL）的 CTA 模式与其他欧盟成员国也不同，意大利（IT）无法通过欧盟 CTA 申报网关完成申报流程。

自 EMA 临床试验监管条例（536/2014）开始实施（参见 30.2.2.1）以来，临床试验信息系统（clinical trial information system，CTIS）具备当今电子系统的最高安全标准，是一个确保在 EMA 范围内临床试验数据对公众开放透明的公共网站，也是在 EMA 递交临床试验信息的单一入口。CTIS 已成为申请人与药政监管部门间有效的协同交流工具，诸如支持和维护在临床试验全生命周期内监管部门与申请人的日常业务流程、工作互动功能、文档管理和报告功能等。CTIS 按照角色不同主要分为申请人、监管部门和公共网站 3 个区域模块，其各自有自己的登录窗口。这些区域的主要用途是：

① 申请人工作区　可供商业和非商业申请人使用，其支持临床试验数据的准备、汇编和递交，以供药政部门审评。申请人用户只能在系统中查阅到 EMA 或各成员国对其递交文件评估的最终结果。

② 药政监管工作区　可供欧盟药政主管部门、伦理委员会、欧盟委员会和欧洲药品管理局（EMA）使用，其支持成员国和欧盟委员会评估与监督临床试验的活动。EMA 或各成员国用户只有当申请人完成其申报资料递交确认后，才能审阅到相关资料信息。

③ 公共网站　可供患者、医护人员、科学家、临床研究协会、媒体和公众成员访问，其支持在欧盟可以公开获取的临床试验数据，符合 EMA 临床试验相关监管条例（536/2014）中规定的透明度要求。

CTIS 根据用户注册的工作区域模块来控制用户访问 CTIS 的工作空间的权限。如果一个账户在 6 个月内没有任何动作/活动，CTIS 会将其自动删除。

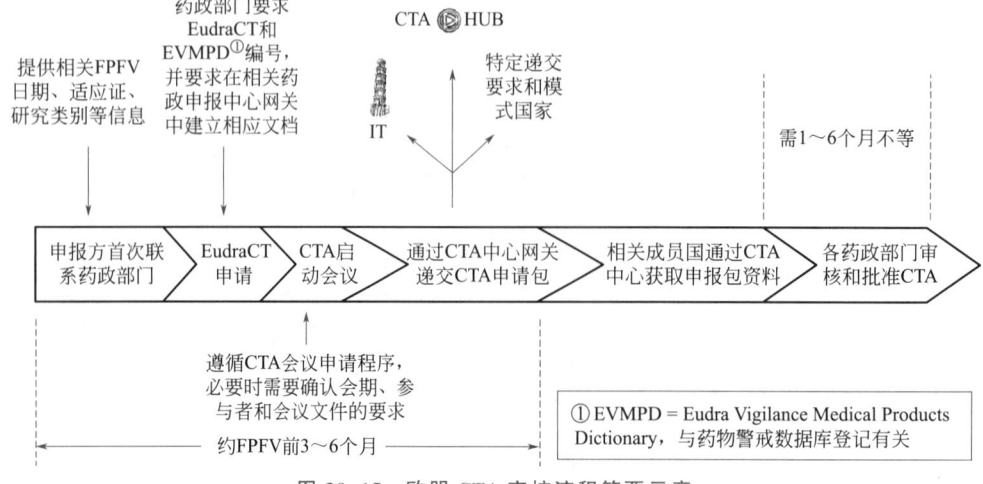

图 30.15　欧盟 CTA 审核流程简要示意

CTIS 存储的数据按照不同类别分类，主文件的某些部分需要作为附件上传至 CTIS，如说明函/信、临床方案信息、产品信息（如 IMPD 质量、安全和疗效）、儿科研究计划、支付费用证明、知情同意书、年度安全报告、RFI 文件等。此外，CTIS 与 EMA 监管的其他数据库/系统间有一定程度的相关数据和临床试验必要文档交换和互动，诸如：

① 身份访问管理（identity access management，IAM）是管理 EMA 所属的 EMA 系统个人账户中央登录系统。凡需要访问 EMA 任何系统（包括 CTIS）前都需要在 IAM 完成用户注册登记，所包含信息主要是用户相关的数据信息，如姓名、电子邮件或用户 ID 等。

② 门户平台（SharePoint）是 CTIS 中存储用户记录和文件的中央存储库。通过这个门户网站，用户可以根据需要查看和下载获得授权的相关文件。

③ 医药产品数据库　与 EMA 药品警戒数据库（EudraVigilance，XEVMPD）相链接，可以从数据库中向授权用户提取其所查询的相关研究产品质量数据信息。需要查询相关数据信息前，用户应当填写相应的临床试验档案查询申请表，获得批准后方可进行查询。

④ 单位管理服务（organization management service，OMS）属于一种单位/公司信息的中央数据库，可供 CTIS 用户查询和展现单位/公司的名称和地址的详细信息。当有新的 CTIS 用户注册登记后，CTIS 自动将相关信息存储在 OMS 数据库中。如果用户需要创建一个新单位或更新现有单位的细节，必须递交变更请求。

　　申请人用户在 CTIS 中可以按日期、字母顺序排列、通知/警告的类型或标题或欧盟 CT 编号对相关信息进行查询，以及在"通知/警告"页面顶部的查询功能输入 EU CT 号码或年度安全报告 ID 来浏览有关特定临床试验的信息。

　　无论在什么地方进行临床试验，欧盟要求包含在临床试验申请中的所有试验项目必须遵循 GCP 和 Directive 2001/83/EC 的更新版要求实施。这意味着：

① 在 EU/EEA 境内开展的临床试验必须遵循欧盟临床试验法规（如 536/2014）行事。

② 在 EU/EEA 境外开展的临床试验必须满足欧盟临床试验制定的法规和伦理原则要求行事，包括遵循 GCP 和《赫尔辛基宣言》。

　　在欧盟临床试验指导下，任何准备在欧盟进行临床试验的申办方必须有欧盟的法律代表常驻欧盟。图 30.16 简要地展示了临床试验的基本程序。除了数据库保存的数据外，欧盟药政部门在必要时可以要求申办方提供进一步的其他临床试验信息。欧盟临床试

验核心申请材料适用于所有临床试验的申报，其包括但不限于：

① 欧盟指导临床试验申请号（EudraCT number）。

② 欧盟指导临床试验申请表。

③ 试验方案，包括申请国家语言的试验方案纲要。

④ 研究者手册。

⑤ 科学建议总结文件（如果有的话）。

⑥ 申办方相关信息。

⑦ 如果申请方不是申办方，申办方签发的申请方可以代表申办方的授权书或法律代表证书。

⑧ 财务相关信息文件。

⑨ 相关试验设施和人员信息。

⑩ 试验药物相关文件，如：

- 化学、药学、临床前和临床数据（包括相关专家报告和总风险-受益比）总结；
- 书面通用技术文件格式材料；
- 可以全面（如果是第一次申报）或简化（有过去的批准的信息可参考）总结；
- 按照药证申报指南完成；
- 试验产品文件（investigational medicinal product dossier，IMPD），包括化学原料、生产、产品、质量控制、非临床研究结果（如药理、毒理、PK/PD 等）、临床经验等信息；
- 对照品信息；
- 产品性质总结；
- 所有进行中的试验概述；
- 试验药物生产许可证；
- 试验药物生产质量证书；
- 试验药物分析检验合格报告；
- 病毒安全研究报告（特别对于生物药品来说）；
- 标签样本；
- 其他与试验产品相关的药政必需文件。

⑪ 风险-受益评估文件。

对于创新药物的临床试验，欧盟通常建议在临床

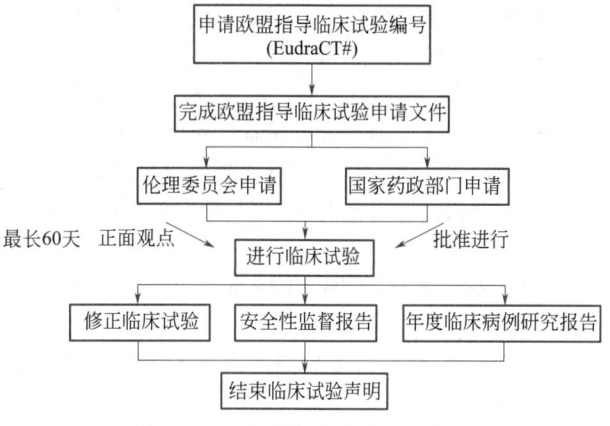

图 30.16　欧盟临床试验开展程序

试验申报（CTA）前，申请方应当与欧盟 CHMP 有一个递交前的科学咨询会议。其目的是给试验方案的科学性和可行性做出科学评议，主要着眼点在试验药物的研发策略上，让申请方有机会当面向药政审批部门就试验项目做出口头陈述，但不是支持 MAA 申报的数据预评价。申请方需要在线申请递交前科学咨询会议要求，并与 CHMP 商议会期和会前需要递交的信息资料等。

在临床试验项目申请过程中，欧盟临床试验指导对有些程序做出了具体要求，但并不是所有的欧盟成员国都严格遵循这些要求。例如，任何临床试验审批过程不得超过 60 天，即从收到有效申请材料到给出正式答复的时间周期为 60 天。在这一周期内，伦理委员会或药政部门可以要求申请方递交补充或对试验方案问题进行解答，其中等待答复的时间需要从 60 天中扣除。基因治疗、体细胞治疗或含有遗传性修饰器官的药物临床试验的审批最多可以延长到 90 天。任何实质性的临床试验方案修正、提前结束或终止试验项目都需要向所在国的药政部门和伦理委员会通报，审批或通报的时间要求分别为：①实质性修正审批，35 天（补遗表格 2）；②提前终止试验通报，15 天（补遗表格 3）；③试验结束通报，90 天（补遗表格 3）；④试验报告总结递交，1 年（E3 概述格式）。

需要注意的是欧盟成员国之间仍然保留着一些地方国家要求的差异，例如，患者信息页、保险证书、广告、临床试验供应标签、研究者申报详情或有些试验项目文件需要被翻译成当地语言文字（如知情同意书、试验项目方案总结）等。每个国家还是需要分别递交药监申请和批准。但在一些国家中心伦理委员会（CEC）将取代药政部门的作用，如意大利等。

按照 EMA 临床试验的责任要求，申办方对试验药物的安全性有义务进行监督和报告，负责确保 PV 系统和规程符合 EMA 标准，所有相关安全性数据和事件记录、收集、评估和报告都遵循 GPV 要求，试验中需要及时通知伦理委员会和主管部门对试验项目有影响的数据结果，包括 SUSAR 报告按照时限要求（7 天或 15 天，表 20.6）递交给药政部门、伦理委员会和所有参与试验项目的研究者，与试验项目程序相关的非预期的严重不良反应等。按照 EMA 要求，申办方还可能被要求每 6 个月更新递交 SUSAE 列表给药政部门和伦理委员会，包括全球研究项目中的 SUSAE。在临床试验中，任何新的研究所获重要风险-受益比信息也必须及时报告给 EMA，如 15 日内递交动物研究的重要数据结果等。对于 SUSAE 报告，EMA 要求申办方不应降低研究者给出的相关判断结果，欧盟要求临床试验的申办方必须对批准进行

的临床试验递交年度进展和安全性报告。如果在欧盟的多个国家同时展开某一临床试验项目的话，试验阶段安全性年度报告（DSUR）必须按照 ICH E2C 和 CIOMS Ⅷ 要求执行，报告的截止日期以参加该项目的欧盟多国研究机构中第一个被批准的欧盟国家的批准日期为准，锁库日期为一年周期的最后一天。所有项目的年度报告应当在年度截止日期后的 60 天内完成递交。在报告周期开始时包含在研究者手册的安全性信息可以作为 DSUR 的参考信息。对于试验药物向欧盟成员国进口程序，临床试验指导规定任何在欧盟国家从事进口、生产和配制药物的公司或服务商都必须拥有生产授权书或许可证。任何批号的药物都必须经过拥有资质证书的质检人员（quality personal，QP）检验批准后才可放行。当试验药物生产不在欧盟成员国中完成时，申办方必须向欧盟成员国的药政部门提供等同于欧盟要求的 GMP 质量保证声明。必要时，质检人员可以对这些非欧盟国的生产线场所进行稽查。非欧盟国与欧盟国之间的互相承认协议可以作为显示与欧盟具有等同 GMP 质量保证声明的依据。例如，瑞士与欧盟之间签署有此类协议，这意味着瑞士生产的试验药物或出口这些试验药物给欧盟成员国可以自动获得 GMP 证书的资格。在临床试验指导的统一框架下，任何一个药证部门的药政检查结果都自动获得其他欧盟成员国的认可，并且 GCP 和 GMP 的药政检查是申办方和研究机构必须接受的程序，这类检查范围通常包括：研究机构、实验室、任何承担试验项目的第三方、生产基地、申办方驻地等（参见 30.2.2 节）。

30.2.6 欧盟新药市场授权审批程序和活动

药品在欧洲经济区上市批准可通过两种方式进行，国家授权方式和集中授权方式。集中授权方式对应的是针对整个欧盟市场的集中审评程序。这种方式批准后的药品被视为通过 EMA 的上市许可，即可在所有欧盟成员国市场自由流通和销售。国家授权方式对应的注册程序还包括非集中审评程序、各成员国之间的互认程序和成员国自主的成员国审批程序。

30.2.6.1 集中审评程序

集中审评程序（centralized procedure，CP）是药品在欧盟各国能获得批准上市的重要注册审批程序。其法律依据包括欧盟理事会第 2309/93/EC 号法规、欧盟理事会第 93/41/EC 号法令和第 2001/83/EC 号指令、第 EEC/726/2004 号指令（对第 2001/83/EC 号指令有关集中程序的修订）。集中审评程序涵盖所有生物技术及其他高科技工艺制备的人用药品，即适用于集中审评的药品类别主要有如下两大类：

（1）第一类——生物药品（bioloics） 这类药品

只能通过集中审评程序，而不能够采用其他审批程序。

① DNA重组技术产品；

② 原核生物和真核生物，包括转化的哺乳动物细胞基因工程表达产品；

③ 杂交和单克隆技术产品；

④ 细胞治疗和组织工程类产品；

⑤ 生物类似物药品。

（2）第二类——新药（innovative medicinal products） 含有新活性物质的药品可根据申请方的意愿和要求选择集中程序申请，即这类新药可以采用集中程序申请，也可以采用非集中程序申请。所谓新活性物质是指一种新的化学性、生物性或放射性药用活性物质，具体地说若符合以下三种情况的物质可以被视为新活性物质：

① 已获上市许可药品的同分异构体，或其同分异构体的混合物、复合物、衍生物，或盐类化合物，其安全性和有效性与已批准上市的母体化学物质有着明显的差异；

② 某一生物制品已被欧盟批准为医药产品，但当其分子结构、来源物质的特性或制造过程发生明显改变时，这种变化了的生物制品属于新活性物质；

③ 一种放射性核素或配体的放射药用物质，过去没有被欧盟批准为药品，或连接分子与放射性核素的偶联方式未被欧盟批准过。

根据上述定义，以下几类药品属于上述集中审评程序中第二类新药范围：

① 符合药用活性物质的化学药品，或含有新的活性成分药品；

② 药品组方中增加或去除某一（些）已知活性物质的药品；

③ 来源于生物技术的药品，包括这种生物技术被EMA认为具有重要创新性；

④ 含有以前未使用过的辅料，新的适应证、新的规格、不同的剂型、组分含量的定量改变的药品；

⑤ 含有新的若干个已知活性成分组成新的复方配伍制剂；

⑥ 不同的给药途径，或采用一种EMA认为的创新性的给药方法或途径的药品；

⑦ 生物利用度改变，或药动学参数发生改变的药品；

⑧ 具有重要临床意义的新的治疗适应证的药品；

⑨ 放射性药品，包括以放射性核素为基础的药品且同时被认为是具有重要治疗意义的药品；

⑩ 从人血液中提取而加工制成的新药；

⑪ 新的制药工艺，或药品的制造过程和/或工艺被认为是重大的技术改革；

⑫ 尚未被欧盟各成员国批准上市的含有新活性物质的人用药品；

⑬ 植物制品。

此外，其他必须经过CP的具体药物类别列在表30.18中。

表30.18 必须经过欧盟集中审评程序审批的药物类别

序号	药物类别	评注
1	基因药物	不适用于Regulation（EC）No 726/2004 Article 3（3）界定的基因制品
2	孤儿药物	—
3	抗艾滋病药物	不包括诊断性试剂、HIV感染预防剂、治疗临床并发症的HIV治疗剂
4	抗癌药物	不包括预防/治疗副作用的制剂、诊断性试剂、减少风险或预防癌症的制剂、治疗癌症疼痛的制剂
5	抗糖尿病药物	不包括预防性制剂、诊断性制剂、治疗糖尿病专属性并发症的制剂
6	抗神经退化（痴呆症）药物	—
7	抗神经紊乱药物	不包括预防这类疾病的药物、诊断性试剂、症状治疗制剂
8	治疗自身免疫疾病及其他免疫障碍药物	—
9	抗病毒性药物	—
10	罕见病治疗药物	包括含有新的有效成分药物、从未在欧盟批准上市的药物
11	定位为孤儿药的药物	包括新的治疗、科学或技术变更的药物

其他创新药物申请方也可以选择向EMA递交集中审评申请（图30.17）。如果原研药是经过CP完成的，其后续的仿制药申请方可以自动或选择进入CP的申请审批流程［参见30.2.7（3）］。在完成临床试验并取得令人满意的风险-受益结果后，申请方或上市许可持有人应直接向EMA递交欧盟市场授权申请（marketing authorization application，MAA）。集中审评由EMA CHMP负责具体实施。整个审评过程的协调和审评报告草案起草由CHMP指定的正/副审评官负责。他们自行或召集其他专家共同完成审评后，起草出评估报告的草案。制药公司在计划递交中心化程序的新药申请的一年半之前就应该开始与EMA联系，以确认申报新药类别是否符合集中审评程序的标准和要求。欧盟集中审评程序的审批时间总共为277个工作日，其中的若干主要时间点列在表30.19中。

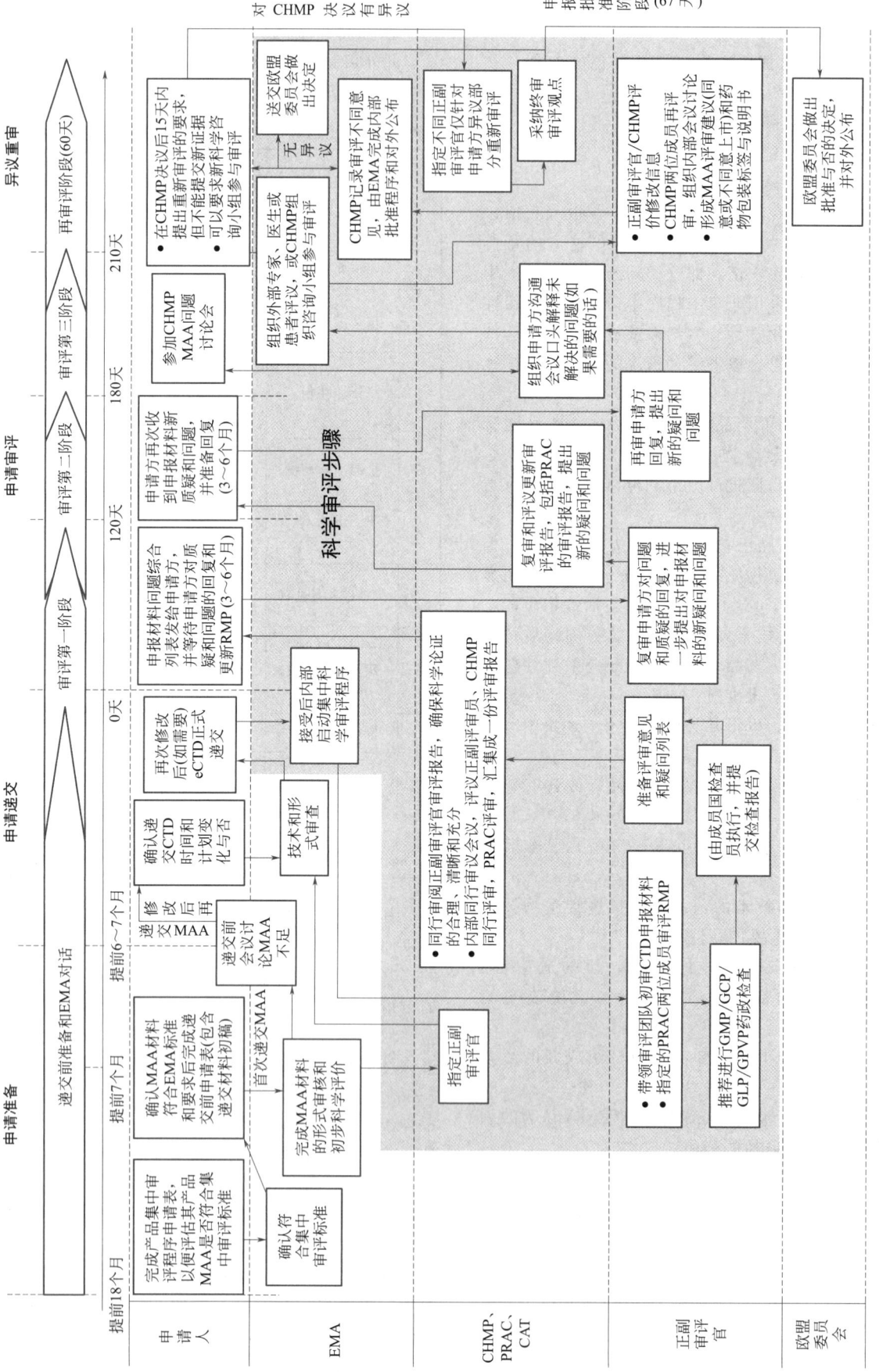

图 30.17 欧盟集中审评新药上市申请（MAA）程序示意

表 30.19　欧盟集中审评程序主要活动预估时间点

天数	评审活动
1	审评程序开始
80	CHMP 成员及 EMA 收到正副审评官的评估报告,包括同行审议部分,同时可以把无保密部分的评估部分送交申请方(说明报告只是初步结论,仅作为信息参考,尚不代表 CHMP 态度)
94	PRAC 审评员发出 RMP 审评报告,主要关注点是计划的药物警戒、风险减缓措施和准备的问题列表。EMA 也可以发送 PRAC 审评报告给申请方
100	正副审评官,其他 PRAC/CHMP 成员及 EMA,同行评议成员提供审评意见
107	更新的 PRAC RMP 审评报告和列表发送给 CHMP、正副审评官、同行审评员、PRAC 和 EMA
115	CHMP 成员及 EMA 收到正副审评官列出的已与同行审评员讨论过的有关问题列表草案(包括 CHMP 建议和科学评议),同行评议总体观点,PRAC RMP 审评概述及其建议,供内部讨论会议用
120	EMA 交给申请方问题列表,综合结论及对科学数据的总体观点;如需要,正副审评官可以对最初评估报告做出说明(等待申请方回复时间不计算在审评时间内) 最晚到 120 天,CHMP 应接受 GMP/GLP/GCP/GPVP 药政检查的要求(如需要)。药政检查程序启动
121	申请方递交回复后正副审评官重启审评程序。申请方可以递交修改过的英文版药物属性总结、标签和药品说明书、宣传页样品
157	CHMP、PRAC 成员和 EMA 收到正副审评官和 PRAC 审评员的联合回应审评报告。EMA 发送联合报告给申请方,并清楚地表明仅作为信息参考,不代表 CHMP 的观点。如果报告内容涉及药政检查,EMA/QRD 小组需要在 165 天与申请方代表会面(不是必需的),阅阅英文版的产品信息
160	PRAC、CHMP 和 EMA 发出对 RMP 的审评意见
166	PRAC 审评员在 PRAC 会议上介绍对 RMP 内容的审评结果,包括其他成员的评议,然后联系正副审评官反映在 PRAC 会议上对成员评议和联合审评报告的讨论。PRAC 采纳 PRAC 审评员的审评概述和 180 天将发出的问题列表建议
170	CHMP 成员收到正副审评官、EMA 和其他 CHMP 成员的反馈评估意见的截止日。正审评官将整合各种评议和观点,形成一份亟待申请方答复的问题列表草案
180	CHMP 对问题列表的接受与否,是否要求申请方做口头解释的讨论及决定。如需要口头解释,审评日程表将暂停,让申请方准备口头解释 药政检查报告终稿递交给 EMA,正副审评官(180 天是最后报告接收截止日) CHMP 接收问题列表,并将总体审评结论和科学数据的审批发送给 EMA
181	EMA/CHMP/正副审评官重新开始审评申请方回复,或与申请方会议,听取其口头解释(如需要)
194	正副审评官和 PRAC 审评员评价申请方的回复,包括 RMP 修改文件,形成最后联合审评报告
200	PRAC、CHMP 和 EMA 审批评估报告
210	CHMP 意见和 CPMP 评估报告发布

续表

天数	评审活动
<215	申请方通过 Euralink 向 EMA 递交 25 种语言的 EMA 产品信息和附录 A 要求的信息
229	成员国通过电子邮件反馈对产品信息的语言修改意见
<225	申请方向 EMA 递交 25 种语言的修改产品信息总结、附录Ⅱ、标签及包装、宣传页和附录Ⅳ等信息(按照要求)
<225	申请方对 EMA、CHMP 的不批准表示异议,向 EMA/CHMP 要求重审
<260	欧盟常务委员会草拟完成委员会决议
<277	EPAR 公布文稿与正副审评官、CHMP 和申请方讨论终稿措施(保密部分)
277	欧盟决定公布,并发布在欧盟人用医药产品注册网站上

　　从图 30.17 中可以看出欧盟集中审评程序包含 4 个阶段,即

　　(1) 申报资料的准备阶段　为了评估其产品是否符合集中审评程序的评价标准,申请方需要完成的主要步骤包括:

　　① 申请方首先需要填写集中审评程序申请表,以便判断其产品是否可以申请集中审评程序。这一步骤可以按照 SA 的环节流程进行,最好在正式递交 MAA 前 7~18 个月进行。

　　② 在确认符合集中审评程序标准,申请方仔细选择申报递交日期后,申请方需要发送标注有集中审评程序-MAA 申报字样的电子邮件和递交前申请表给 EMA (pa-bus@ema.europa.eu)。申请表含有 MAA 的申报材料文件包。这一步骤需要在正式递交 MAA 前的 7 个月启动并完成。

　　③ EMA CHMPA/PRAC/CAT 在收到递交前申请表后,会由欧盟秘书处对申报文件进行形式审查,指定的正/副审评官负责对申报材料做出初步的科学审评。

　　④ 正/副审评官完成初审后,会按照 SA 流程与申请方商议召开递交前会议(参见 30.2.4.1)。递交前会议有助于申请方的递交材料能更好地满足法规和药政审评的要求。这个步骤需要在正式递交前 6~7 个月开始,直至完成正式递交。

　　⑤ 申请方在递交前会议后与 EMA 再次确认递交日期和材料十分必要,任何推迟或取消递交也需要及时向 EMA 再次发送递交前申请表(pa-bus@ema.europa.eu),并标注变更告知和新的递交计划日期。这一步骤应当在正式递交前 2~3 个月启动,直至完成正式递交。

　　在申报准备材料中,申请方需要确认是否需要含有 PIP 资料信息,以及这些资料信息的完整性和合

规性。

（2）申报资料的递交阶段　申请方的申报材料应当以 eCTD 的格式通过 EMA 的电子申报门户网站递交给 EMA。EMA 在收到递交的 eCTD 后，会对申报材料内容做出技术形式审查，任何不符合科学审评基本要求的方面，EMA 都会及时与申请方交流，并要求限时补充。在递交申报材料中，申请方可以提出两个拟批准药品商品名称供 EMA 名称审核小组（name review group，NRG）审核。NRG 最终会选择其中一个商品名供 EMA 终审。

（3）申报资料的审评阶段　MAA 集中审评程序由 CHMP 及其指定的正副审评官负责实施，必要时需要邀请 PRAC 对风险管理计划，或 CAT 对先进治疗技术或产品做出审评。这一审评阶段所需总时长为 210 工作日，其中：

① 初步审评和提出内容质疑与问题（第一阶段审评，120 天）　正副审评官及其领导的审评团队是这个阶段的主审官，PRAC 的两位成员负责审评 RMP，CAT 成员负责审评涉及现代新技术的内容。初步审评完成后，正副审评官可以建议 EMA 对申请方进行 GMP、GCP、GLP 和/或 GPVP 的药政检查，通常这类检查由成员国的专职药政检查员完成，并需将检查报告递交给 CHMP 及其正副审评官。正副审评官在初审和汇集各方审评意见的基础上，撰写申报材料的质疑和问题列表（list of questions，LoQ），并递交给 CHMP 进行第一阶段的同行审评。CHMP 举行第一阶段内部审评会议，汇集各方审评报告和质疑/问题列表后，形成一份审评报告。按照集中审评流程反馈第一阶段审评报告给申请方。申请方需要在规定的期限内（3～6 个月）回复对申报材料的 LoQ，以及修改 RMP。

② 复审申请方对质疑的回复和提出新的质疑或问题（第二阶段审评，60 天）　正副审评官对申请方对质疑和问题的回复，以及申请方的任何补充材料进行复审，并可能提出新的质疑和问题（list of questioning issues，LoI）。CHMP 对正副审评官的新的质疑和问题，以及未解决的问题再次进行同行审评后，更新审评报告，包括提出的新的质疑和问题，再次反馈给 CHMP 同行审评后，形成复审报告发给申请方，并要求其限期对其中的新的质疑和问题做出答复。

③ 再审申请方对复审的质疑和问题的回复（第三阶段审评，30 天）　正副审评官再审申请方的第二次回复。如果仍有未满意答复或疑惑，在 CHMP 的组织下，可以邀请申请方参加审评会议，以便申请方进行口头解释。如有必要，EMA 可以邀请外部专家、医生和/或患者参与问题的讨论，或 CHMP 组织咨询小组参与审评。在此基础上，CHMP 再次召集内部审评会议，汇集各方意见后给出审评结果建议，同时，对上市产品的包装和标签说明做出终审意见后，一并反馈给 EMA。EMA 负责将审评中的不同观点或不一致意见形成报告后，通过 EMA 网站对外公布和写入 EPAR 中，其中包括同意或不同意申报产品上市的结论。

在初审和复审的之间，以及复审与再审之间，都需要等待申请方对审评的质疑和问题做出解答。EMA 给予的这两段申请方回复质疑和问题的允许时长为 3～6 个月，并不算在审评的总时长 210 天之内。

异议重审：如果申请方对 CHMP 的不批准建议有异议，可以在 CHMP 建议公布后的 15 天内提出重新审评的请求。CHMP 可以重新指定正副评审官对不批准的建议进行审评。这个阶段的审评只针对申请方对决定有异议的内容，不需要对整个申报全部重审；申请方也不能补充新的信息或材料作为论证对异议部分进行解释。申请方也可以要求组成新的科学咨询小组参与重审。CHMP 通常会采纳重审建议作为终审结论报告给 EMA。EMA 再递交给欧盟委员会做出批准与否的决定。这个重审环节需要在 60 天内完成。

（4）申报资料的批准　欧盟委员会在收到 EMA/CHMP 的终审建议后的 67 天左右，做出批准或不批准 MAA 产品上市的决定，并公布所有相关信息和决定在欧盟人用医药产品注册网站上。

申请方可以在递交 MAA 申请后的任何时间点提出撤销申请的请求。若获得 EMA 的接受则会将撤销信息在 EMA 的网站上公布。集中审评程序是药品迅速进入整个欧盟市场最有效率和最迅捷的途径。向 EMA 递交一份申请，一次性集中审评，一次批准授权，意味着批准药品可以直接进入欧盟成员国和欧洲经济区（EAA）国家冰岛、列支敦士登和挪威，包括统一标准的药品商品名和药品信息说明，如药物标签、药品说明书等。但从另一个角度讲，集中审评程序的风险也很大。如果药品一旦经由集中审评程序未获批准，那么该产品不仅很难有机会通过其他审批程序获得上市许可，甚至现有的已经获得的成员国上市许可，或通过互认程序获得的一系列上市许可，都有可能受到负面影响。集中审评程序批准的上市许可证的有效期为 5 年。申请方要在许可证失效前的 9 个月提出延期申请。

30.2.6.2　非集中和互认审评程序

凡不属于或不打算集中审评的上市申请药品，只需要在一个或少数欧盟国家申请上市批准的药品，或在参照成员国中早日上市成为关键要素，可以采用非集中和互认审评程序（decentralised and mutual procedure-human，DMh），其都是国家药政上市授权的管理机制。DMh 是建立在欧盟互认协议（Mutual Agreement）基础之上，分为两个阶段，即第一阶段为递交申请和受理，第二阶段是互认审评。在这个程序中，申请者将申请材料递交到一个或多个成员国，当其中一个成员国正在对其进行审查，则其自动成为参照成员国（reference member state，RMS），其余关联成员国（concerned member state，CMS）可将其暂时搁置，等待参照国对该产品的详细评估报告；或将申请同时递交到多个拟上市成员国，并选择其中一个作为参照国，其余成员国根据参照国的评估报告进行审核，在获得第一个成员国的市场授权后，参照国就需将报告的副本发往所有相关国家，其他国家在收到批准报告副本后，应在 90 天内审核、承认参照国的决定，并颁发产品特性概述相同的上市许可证。申请方负责选择和指定 RMS 和 CMS。互认程序所涉及的其他成员国通常要认可第一个成员国批准的决定，并颁发产品特性概述相同的上市许可证，除非有充分理由来否决。所谓的充分理由就是怀疑该产品的安全性、有效性或质量可控性存在严重问题，这些问题有可能对患者的健康造成危害。互认程序并不像集中程序那样有自己独立的审批机构、程序和技术要求，它是以成员国审批程序为基础的。互认程序的互认审批分别在各成员国的药品审批部门进行。如有国家不同意参照国的批准意见时，特别是涉及公众安全性风险时，DMh 协调小组应当在 60 天内完成协调和达成共识协议。如若不然，可以要求 EMA CHMP 进行仲裁。一旦委员会做出决定，它对所有相关成员国都具有约束作用，相关成员国必须根据这一决定撤销、颁发或变更上市许可证。因此，在欧盟有关药品管理文件中常常把非集中和互认程序归入成员国程序项下，而不单独列成为一个独立申请类别。有关非集中和互认审评程序的管理规程可以参阅欧盟颁布的《非集中和互认程序最佳规范管理指南》（CMDh，2020）。

欧盟成员国任何国家的上市许可证可作为向其他欧洲国家申请互认的支持性文件。在运用互认程序时，有下述两种情况：

① 当一个药品已在一个成员国获得市场销售许可之后，就可以采用药品的互认程序申请在其他成员国上市；

② 医药产品从未在欧盟诸国获得上市许可，首次申请上市时，申请方除了向某一成员国申请之外，同时还要向其他一个或多个成员国提出互认的申请。

互认程序的基本要求是向各成员国所递交的申报材料和文件必须完全一致。互认程序原则上是 90 天内完成，所需时间最多为 300 天左右。90 天是指上述互认程序的第一种情况；300 天是指上述互认程序的第二种情况。这一程序主要适用于大多数常规仿制药品。此程序使药品能迅速从一个成员国市场进入其他成员国市场。互认程序具有较大的适用范围，传统

草药的简化申请也可采用互认程序，其优势在于不像集中程序那样，一旦被否定，则该药的欧盟上市之门就被关闭了。互认程序产品的上市许可有效期为 5 年，如果 MAH 想再注册，必须在该药有效期满前 6 个月向原核发上市许可的主管国家药政部门提出申请，并递交有关药品安全性、有效性和质量方面的资料以及定期安全更新报告（PSUR）。一旦获得再注册，该药的上市许可将永远有效。此外，通过集中审评程序审批的药物只能拥有一个药物商品名，而通过互认程序审批的药物在不同国家可以以不同的商品名形式出现。其药品说明书也需要符合非集中和互认程序批准的内容格式统一发布。

30.2.6.3　单一成员国审评程序

成员国审批程序属于非集中程序的一种。如果 MAH 只打算将药品销往某一成员国，则执行单一成员国审评的程序（national procedure），向某一欧盟成员国递交相关申报材料，该成员国的药政部门负责对药品进行审批，当其获得批准后，即可上市销售。如果说集中审评程序强制的是欧盟药品审批标准的协调性和统一性，而成员国审评程序则突出的是各成员国药品审批标准的独立性和差异性。由此可见，欧盟药品审批实际上是上述统一性和独立性的结合。因此，药品的成员国审评程序需要按各国医药法规及其最新的技术要求递交相应的报告资料。

对于已有市场授权的药物产品（如非专利药物），可以通过互认程序完成审批过程。对于不符合中心化审批程序标准的新药，且又没有市场授权批准的药物产品，可以通过非中心化审批程序完成新药上市批准过程。欧盟互认和非中心化程序协调小组（CMD）负责协调这两个程序的进行。图 30.18 简介了互认程序和非中心化程序的审批过程。特定欧盟成员国的选择由申请方自行确定。当互认程序中 MAA 的申请从特定国家撤销后，需要知会 CMD；当非中心化审批程序中 MAA 申请在 120 天前从特定国家撤销后，无须知会 CMD，但在 120 天后撤销时，需要知会 CMD。在整个审评过程中，当出现特定成员国家和相关成员国家意见不一致时，或申请方对审评结论持不同观点时，CMD 需要采取必要的程序来协调和调解分歧。必要时，可以转交给 CHMP 作仲裁评价。CHMP 的仲裁评价结论适用于欧盟所有成员国。

非专利药物的审批不能运用成员国程序来完成，而必须采取互认或非中心程序步骤完成审批步骤。任何同一产品在不同成员国间的延伸申请，或为统一成员国之间药物说明/标签有关适应证的审批，或为满足某成员国的特殊药政要求而作出的相关国家 MAA 均属于成员国程序范畴。成员国程序要求的申报材料和审批时间因国家药政要求差异而不同。欧盟各成员国药政审主管部门的网页提供了各自成员国药品审

的相关法规、申报程序以及技术要求。根据这些官方网站信息，可以检索或查询到相关成员国的药品上市审批状态或流程要求。

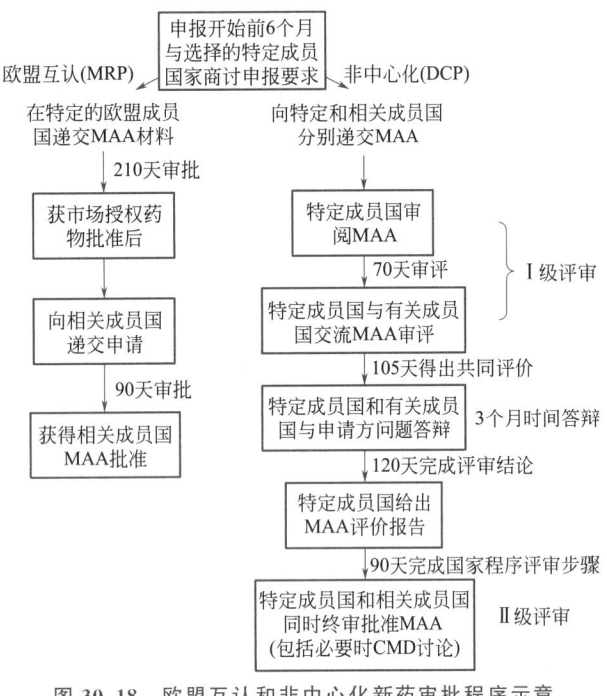

图 30.18　欧盟互认和非中心化新药审批程序示意

30.2.7　欧盟申报资料递交要求简述

欧盟集中审评程序和大部分非集中审评程序都要求采用 CTD 格式文件撰写，所有的申报材料必须采用 eCTD 格式，通过欧盟电子申报门户网站完成申报递交。EMA 在审核所递交的申报材料后，可以要求额外的资料信息或补充文件。额外或补充文件在发送给 EMA 时，还需要同时抄送正副审评官。申报的 CTD 材料包括：

① CTD 模块 1～5 完整版，包括有效原料药主文档（ASMF）公开部分（如适用）；

② CTD 模块 1～2 额外若干份（文本版的电子格式），包括英文版产品特性总结、标签及产品说明书（按照 EMA 的要求供正副审评官及其团队人员审评用）；

③ EMA 负责和协调内部发送 CTD 各部分内容给相关审评人员。

CTD 模块 1 是区域专属信息。欧盟要求的内容主要包括：

① 封面信函；

② 各类管理性表格，如 MAA 申请表及其附录、有关背景信息的各类表格、再申请表格及其附录，包括 MAH 和申请方角色和职责、法律代表信息等；

③ 产品信息，如药物信息总结、研究者手册、药品说明书、标签信息、包装样本信息、产品质量控制文件、既往的科学咨询信息、参考文献等；

④ 其他与产品特性相关的信息资料，如 RMP、要求进行儿科研究计划等。

模块 2～5 与 ICH 模块要求一致。有关 eCTD 递交的药政递交要求可以参考《EMA 集中审评上市申报程序用户指南》（European Medicines Agency pre-authorisation procedural advice for users of the centralised procedure，EMA/821278/2015，2020 年版）。需要说明的是欧盟药品注册申请可以分为两大类别：一是提供和药品安全性、有效性和质量可控性有关的全部研究或文献资料，即上述提及的"完整版"，适用于创新药物和生物药物的全套资料的申请、固有应用药品的申请、固定组方的复方制剂的申请等；二是仅提供全套资料中的一部分申报资料即可，一般称之为"简化申请"，适用于仿制药、传统草药药品简化注册申请等。

在欧盟完整版申报材料中，安全性、有效性和质量可控性三个科学内容并不是一定要求全部提供试验研究结果的。根据产品的具体情况，上述的部分研究内容可以用文献资料代替。实际上，在欧洲药品注册的申报资料中常常或多或少有一些文献资料以补充试验研究内容之不足。这样导致了欧洲的药品申报资料既有研究内容又有文献资料。因此，在欧盟药品注册管理法规文件中，全套资料的完整申请这一类别项下又分出亚类别：混合资料为主，辅以试验研究内容。其中所涉及文献申请的条件需要按照欧盟的严格界定执行。

（1）固有应用药品的申报资料　所谓固有应用药品是指某产品所包含的活性成分作为药品在欧盟已广泛使用至少 10 年（按第一次使用具有文献记载之日算起），但不包括临床研究的应用时长。这类固有应用的药品在欧盟主要有两类，已超过专利期的药品或非专利药品，以及相当数量的传统药品（包括传统草药）。这类药品虽在市场作为医药产品而销售或使用，但它们并未经药品管理部门审批而成为"上市许可"的医药产品。欧盟有关药品法规明确指出，"医药产品"并不等于"上市许可的医药产品"。需要注意的是长期广泛固有应用申报通常应依据其应用的某一适应证目标为界，如果需要申报另一适应证，就需要提供新适应证的研究资料及其必要的安全性数据。在申报这类药品时，还需要在申报资料中提供该药品"广泛使用"的证明资料或文件，其中可以用正式版的科技文献资料代替药理学、毒理学和临床医学的实验研究内容，但药学研究资料一般不得使用文献代替。由于其申报资料主要为文献资料，故固有应用药品的申请也称为"文献申请"。

固有应用药品的申请可以通过成员国程序、互认程序和集中程序进行申报，其申报资料组成仅需要递交 CTD 模块 1、模块 2 和模块 3 三部分申报资料，模块 4 和模块 5 的内容则用文献资料取而代之。由于固有应用药品申请主要依靠科技文献，那么所提供的文献应当全面、准确。为了证明所提供文献的全面性，应当在申报资料中说明检索和收集文献的方法、范围和取舍原则，而且文献资料要客观公正，既要有"正确"有利的，也应有"负面"不利的（如果确有此类文献），不仅将有关文献全文罗列出来，而且要在文献的基础上递交相应的文献综述。

（2）固定组方药品的申报资料　按照欧盟的标准，复方药品是一种新的特殊的药品，需要一个复方药品完全是另一个新药，并不因为其中含有成分均是已知且上市的药品而减免申报内容，也就是说，如果组合药品所含的已知成分目前尚未组合使用，则除了需要每一种成分的药效学和毒理学研究数据外，还应提供有关组合使用的各成分之间相互作用的药理学和临床试验结果，但不必提供有关单一成分的文献资料，并按照完整版申报资料完成独立申报。因此申请复方制剂药品上市许可的技术要求和难度明显大于单一化合物组方的药品。这些要求是针对化学药上市许可而制定的。对于植物药（草药）复方制剂，欧盟的药品管理政策法规不同于化学药复方制剂。欧洲各国的植物药制剂多由单味植物药组成，组成的药味多为 2～3 种植物药。按照欧盟的标准，不超过 5 味药的植物药复方制剂被视为一个整体或一味药来进行审批，而不必做拆方和各药味之间相互作用的药理学实验研究；超过 5 种单药组成的复方草药制剂则需要提供相互作用的药理学研究数据来证明其安全性。有些欧盟成员国（如法国）规定：如果组成植物药复方制剂的各单味药是已批准上市或被官方药典或专论所收载，那么其组方可以按这些成员国审评程序进行简化申请，且不必提供药理、毒理和临床研究资料。

（3）简化注册申请　按照欧盟法规（修订版 2001/83/EC，10.1a），如果申请的药品符合下述两个条件中的任意一个要求，那么申请方可以不必提供完整版的 CTD 申报资料，即可以不包含药理毒理试验结果或临床试验结果，即

① 申请的药品与相关成员国已许可的药品本质相似，并且原药品 MAH 同意将原药品的毒理、药理和/或临床资料用于所述申报药品的评价。此种药品简化申请也叫知情同意申请。

② 申请的药品与欧盟已批准的药品本质相似，该药品欧盟已批准其上市销售不少于 6 或 8 年（基于其递交日期），且申报资料完整，也在提出申请的成员国上市。此种药品简化申请也称为仿制药申请。

上述两种类型的申请都适用于仿制药的上市申请，涉及参考已批准的药品（即原研药）的申报资料内容，且所涉参比药品应当是仍在市场应用的，并没有因安全性问题被退市。所谓本质相似药品是指药品

中的活性物质/成分在质和量上是完全相同的，相同的药物剂型和生物等效。因此，这类药品申请的审批需要申请方提供质量信息和生物等效性临床研究数据，以证明仿制药完全等同于原研药。这意味着简化注册申请方可以参照按全套资料申请而获得上市许可的原研药的完整版申报资料，包括补充申报资料。前面提到的全程序申请、文献申请或固定组方制剂申请的申报资料一般均是全套、完整的申报资料，而且所有的相关资料都在这些原药品的档案资料中。仿制药申请和知情同意申请也可以参考这类审批药品的申报资料。例如，MAH 申请某个已上市的药品新适应证、增加规格、改变剂型或不同辅料等，该原研药在申请上市许可时已提供了全套申报资料，只要提供补充申报资料即可按照简化注册程序申报。与美国 FDA 不同，EMA 没有法定的参比制剂，但这并不意味着在欧洲开发仿制药不需要参比制剂。根据 2001/83/EC 指令，参比制剂是指根据相关要求经审评在欧盟获有关成员国批准上市的药品，其资料应按照 CTD 格式和要求递交（包括药学、临床前和临床研究等相关信息），且已在欧洲至少上市销售 8 年的药品。鉴于欧盟是由多成员国组成，因此没有统一的参比制剂目录，申办方可以根据审评方式的不同，选择不同的参比制剂。此外，若申办方的目标成员国没有相应的参比制剂上市，则可选择已被欧盟委员会或其他成员国监管部门批准上市的参比制剂展开研究。凡经过集中审评程序上市的参比制剂，仿制药申请自动按照集中审批程序进行，申请方需与 EMA 提前进行沟通，且所使用的参比制剂信息需列入药品的公开评估报告中。凡经过非集中审评程序上市的参比制剂，申请方需要申请并说明产品满足以下条件即可选择集中审评程序：①具有显著的治疗新颖性、科学性或者技术创新性；②产品在整个欧盟范围上市后对患者是有意义的。对于生物等效性临床试验的参比（对照）药品而言，同一个活性物质的不同盐、酯和衍生物不一定是"本质上相似"的两个药品。这种情况必须提供所申请药品和已上市药品具有相同的安全性和有效性的证据。简化申请药品的非活性成分（辅料）可以与原研药品不同，但必须保证申请的药品与原研药品相比，不产生重大安全性和有效性的变化。本质上相似不包括生物制剂，因为生物大分子物质（如蛋白质）要证明它们在化学上、药学上相似、并具有生物等效性，是非常困难的。

简化申请的申请途径是集中程序、互认可审评程序或成员国申请，取决于原研药的审批程序，即原研药 MAA 时是采用的哪种申请程序，简化申请也需采用同样的申请程序，因为原申报途径可能会有较为完整的药品申报资料。如同创新药的集中审评程序，在仿制药的集中审评流程中，EMA 负责对仿制药的上

市许可申请进行技术审评，CHMP 在 210 天内给予审评意见和评估报告。材料审核通过后，申报方需在 46 天内递交相关资料。CHMP 形成最终报告并递交欧盟委员会及各成员国，欧盟委员会决定是否同意上市许可。通过该程序上市的药品可以在欧盟各成员国中自由流通和销售。非集中审评的互认可审评程序适用于申请在数个欧盟成员国同时上市，且也不属于强制集中审评程序范畴的仿制药，或已经在至少一个欧盟成员国获准上市，且希望在其他成员国获得同样批准的仿制药。这类审评通常以首个批准仿制药的国家为参照成员国，同时向参照国和意向成员国递交申请。参照成员国通过申请后，即可在参照成员国及意向成员国境内销售使用该药品，审评流程在 90 天内完成。若成员国之间出现争议，则由 CHMP 进行仲裁。在成员国审评程序中，如果仿制药仅计划在意向成员国上市，且该产品不属于强制集中审评程序范畴的仿制药，则申报方可以通过成员国审评程序向意向成员国递交申请，由意向成员国药政部门依照其法规和技术要求对仿制药进行审评，通过后即可在该成员国境内销售使用。简化注册申请要求上市不少于 6 或 8 年与药品专利和上市申报资料的数据保护期有关。

30.2.8　欧盟特殊上市审批简述

有一些医药产品，由于未满足的医疗市场患者的需求、公共健康的利益，药政部门可以授予特殊的人用药品批准上市的地位，称之为优先审评规程（PRIME scheme）。能获得重要审评地位的药物，EMA 会在申报的早期阶段就加强与申请方的咨询指导，如尽早指定主审官，指派专职药政联络人等；根据早期临床数据对未满足医疗市场需求的药物开发策略、方法和方向予以优化开发的支持性指导，如与主审官尽早举行启动会议，邀请各方审评专家对开发计划和药政策略做出指导，在关键开发重大事件节点举行 EMA 和 NCA 的联席科学咨询交流等，并在后期的评审阶段及时和加快做出决策等。欧盟的主要药政审批规程类别包括：

（1）有条件批准上市（conditional marketing authorization）　虽然临床数据不完整或未达到上市授权正常批准所需的数据结果，由于医疗市场的急迫需求，其药物上市申请仍然可以获得提前批准。但欧盟的这种有条件批准会要求 MAH 承诺一定的特别药政义务，如在一年内补充完整的临床试验数据以达到获批标准，否则欧盟可撤销这个批准。有条件批准上市可以使药品能早日提供给缺乏治疗手段的患者。这类有条件批准的先决条件是打算治疗、预防或诊断严重伤害或威胁生命的疾病，满足特殊公众健康利益，较为有益的风险-受益比，或可以作为罕见病用药的药品等，且 MAH 能保证继续收集和递交临床数据供

EMA 进一步评估和做出药政决策。有关有条件上市批准的前提条件已在表 30.20 中概述。有条件批准上市销售的数据不完整申报只能局限在只有临床部分的数据信息还没有完全完成。不完整的非临床和/或质量数据的申报应当在充分授权和仅用于紧急情况下以应对公众的健康威胁时才能考虑。

有条件批准的有效期为一年，之后可以在完成相关要求药政活动特别义务的基础上申请年度延续。例如，MAH 必须要完成正在进行的临床试验或启动新的临床试验（作为特别义务的组成部分），以完善并确认有益的风险-受益比。此外，MAH 有义务采集、整理和报告药物警戒数据，在年度延续申请时供欧盟 CHMP 评估是否继续满足有条件批准的标准。欧盟可以按照法规要求采取必要的药政措施来管理那些没有承担相应的特别义务要求的 MAH。

对于打算申报有条件上市批准的 MAH 应当在申报前 6～7 个月与 EMA 进行 SA/PA 交流，并按照 MAA 集中审评程序递交有条件批准上市要求的申请表，在 MAA 申报资料中做出说明，并在 CTD 模块 1 的 1.5.5 部分阐述申请的判断依据，包括为满足有条件上市批准计划进行的或会开展的新的临床试验项目。这些描述可以交叉参考申请中的相关部分内容。

（2）特殊情况上市批准（marketing authorization under exceptional circumstances）　特殊情况上市批准需要申请方与药政部门充分交流有关医药产品有效性和安全性的评估结果，包括药品使用和采取的措施。这类产品的 MAH 在药物研发早期就应当尽早寻求 EMA 对其产品特殊情况上市批准的科学指导（SA），特别是无法提供完整数据的建议，并在递交前会议中对此类 MAA 的适宜性做出充分讨论。

此类申报的申请方至少在正式递交 MAA 前 6 个月，应按照集中审评程序与 EMA 沟通交流，并表达特殊情况上市批准申请的意愿，在 MAA 申请表中清楚地描述其申报的适宜性。如果申请方认为特殊情况上市批准理由充分合理，应当在 CTD 模块 1.5.2 中阐述：

① 无法提供正常使用条件下非临床或临床有效性和安全性的完整数据的理由；

② 所涉及的不完整非临床或临床有效性或安全性数据清单；

③ 特殊情况批准的依据评判；

④ 开展特殊程序/义务的详尽计划信息，如安全性程序、研究计划、处方或管理条件、产品信息等。

拟开展的程序或义务需要按照人用医药产品风险管理指南（GPV 模块 V，参见 21.1.3 节）的要求描述。CHMP 在审评后会对是否授予特殊情况上市批准做出决断。即使授予了特殊情况上市批准，一旦有条件上市批准变得更适宜，原先的特殊情况上市批准

就会改为有条件上市批准。表 30.20 比较了有条件上市批准与特殊情况上市批准的差异。

表 30.20　有条件上市批准和特殊情况上市批准比较

有条件上市批准	特殊情况上市批准
• 在完整数据获得之前批准上市以解决未满足医疗需求的市场。完整的临床数据在上市批准后仍需要按照时间规定提供 • 未提供完整数据的医药产品是打算用于治疗、预防或诊断严重危害或威胁生命的病症，并满足以下标准： 　- 有益的风险-受益比 　- 申请方有能力提供完整的临床数据 　- 未满足的医疗需求 　- 立即市场应用的受益大于仍有待收集数据的相关可能风险 • 批准有效期为一年，之后每年需要根据特别义务和风险-受益比进一步确认是否延续； • 一旦递交完整数据，可以转变成标准上市批准	• 尚没有有效性和安全性的完整数据，但仍然适于授予特例上市批准 • 不能提供在正常使用条件下获得完整的有效性和安全性数据，因为： 　- 适应证是罕见病，申请方有理由无法如预期提供完整的证据 　- 按照现有科学知识，完整信息不可能获得 　- 采集这些信息有违医药伦理普遍可接受的原则 • 首次批准有效期为 5 年，但之后每年需要再评估完成的特别义务情况，以及风险-受益比数据的影响 • 通常不可能获得完整版的数据文件，因此不可能变成标准上市批准

任何特殊情况上市批准的药品属性总结，包装说明书等都应当清楚地说明上市批准是基于某些特殊的情况，并需要每年审核。特殊情况上市批准的再续与正常上市批准规则相同，即在批准后的第五年需要重新申请特殊情况的无限期延续，除非 EMA 在 MAA 批准时要求增加一个五年延续审评，以便对药物警戒报告中的风险-受益比信息做出进一步的评判。

（3）加速审评（accelerated assessment）　要求加速审评程序的申请方应当判断其医药产品符合大多数公共健康利益，改善现有治疗措施，满足未满足的医疗需求标准，属于医药创新技术等。基于这个要求、所呈现的科学判断和正副审评官的推荐，CHMP 做出最终决定。有关递交给加速审评药物有效性和安全性的证据要求与其他申报要求相同。一旦 CHMP 接受加速审批的要求，整个科学审评的时间将缩短为150 天，其中三个评审阶段的时长分别为 90＋30＋30天。申请方有可能在审评的第 90 天收到需要答复的问题列表（LoQ）。由于现代治疗医药产品（CAT）可能涉及更多的科学审评需要，其加速审批的阶段总时长不会变化，但阶段审评会变成 2 阶段（120＋30 天）。

在递交加速审批要求前，申请方应当咨询科学咨询（SA）的指导，以确保递交要求的及时性和准确性。与 EMA 的递交前会议应当在正式递交 MAA 前6～7 个月就开始进行，并应当在会上与来自 CHMP、PRAC 或 CAT 的审评员和 EMA 充分讨论加速审批的合理性和申报材料的内容完整性，并需要呈现申请

方在 MAA 中包含的数据及其风险管理计划，以确保递交 MAA 资料时所有数据及其文件证据足以充分支持加速审批的要求。加速审批程序要求适用于所有MAA 药品。所有加速审批的判断和要求需要以书面文件（5～10 页）的形式呈交。有关加速审批的标准和详尽要求可以参见 EMA 有关指导原则（EMA，2014a）。

30.2.9　欧盟上市后上市许可持有人的药政义务和责任

EMA 获准药品上市后，MAH 既拥有了药品市场的所有权，也需要按照药政要求承担相关的责任和义务（图 30.19）。例如，根据 ICH E2D 的要求，MAH 对所有可疑不良反应必须在收到报告后规定的时限内完成药政递交程序，即有效的 SAE 在收到后15 天内递交，有效的 AE 在收到后 90 天内递交。

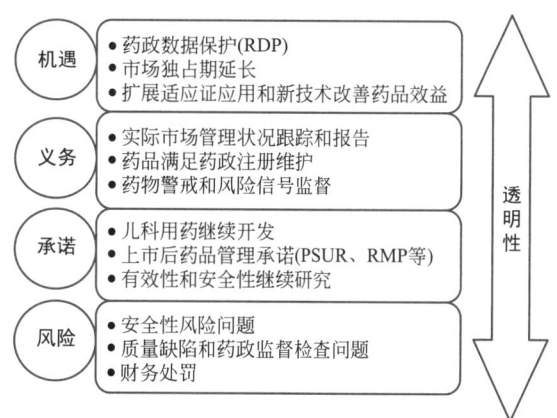

图 30.19　欧盟药品上市授权后的药政期许

30.2.9.1　上市许可持有人的机遇

从药品管理角度，欧盟不像美国 FDA 采取药品上市许可的药品专利链接制度，而是对药品注册过程中的知识产权管理采取其他的配套制度。例如，一个上市药品能否合法地被仿制取决于该药品专利期和申请上市许可时所申报研究资料的"数据保护期"是否已过期。"数据保护期"是 EMA 对新药原创者知识产权的一种保护措施，即处于数据排他期（data ex-clusivity）中的药品，其仿制药递交的上市申请不应获得批准。药品专利保护属于一种排他性市场独占性保护（marketing protection），其仿制药亦不能获得上市申请批准。其中欧盟的试验数据保护制度和专利保护期延长（补充保护证书）制度，相比较其他国家而言，能提供新药更长的试验数据保护期。即现行的"8＋2＋1"试验数据保护方案。该方案可以给予MAH 新化学实体全世界最长的试验数据保护期，最长可达 11 年。因此，仿制药申请除了考虑专利期是否到期之外，还需要考虑该药的"数据保护期"是否到期。由于欧盟没有统一的司法制度，欧盟成员国对

"数据保护期"的规定时限不同，有的是 6 年，有的是 10 年。因此，原创药专利权人应当在每个成员国的司法制度下寻求帮助。对于多数欧盟成员国而言，可以在诉前和诉中提出临时禁令以获得快速救助。欧盟的药政数据排他性保护或市场保护条例要点包括：

① 8+2 年药物产品市场排他性保护，即从某个药品上市申请批准之日起 10 年内，EMA 不得批准含有同样新化学实体药品的上市申请；

② 8 年数据保护，即从首个药品上市申请批准之日起 8 年内，EMA 不应该接受含有相同新化学实体药品的上市申请；

③ 8+2 年数据和市场保护（儿科药物）；

④ 在+2 年的期间内，非专利药物申请可以被递交审批并获得批准，但市场销售只有到 10 年保护期过后才可以开始；

⑤ +1 年新适应证的市场保护（如果与现有治疗相比有显著临床意义的话），即在新药仍处于数据保护期间内，如果该新药增加了新的适应证，则可以额外获得 1 年的市场独占期；

⑥ 1 年有广泛使用的新适应证的保护；

⑦ 1 年非处方药（OTC）转换保护，即如果该新药从处方药转换成了非处方药，则可以额外获得 1 年的数据保护期；

⑧ 生物药物有 4 年的数据保护期和 12 年的市场保护期；

⑨ 孤儿药有可能获得 10 年或 12 年的市场保护；

⑩ 儿科药物可以申请额外 6 个月的排他性保护期。

因此，欧盟的数据保护制度给 MAH 的市场独占期带来了很好的药物研发投入回收比（return of investment，ROI），也使 MAH 有更多的动力不断改善药品质量、适应证和新技术，因为任何新的药品改良，如新剂型、新配方等，都可能延长市场数据保护期。

30.2.9.2　药品上市后的药政承诺管理要求

欧盟对药品上市后的药政活动承诺跟踪管理较为严格，其中包括药物风险管理计划（RMP）、上市药物安全性研究（post authorization safety studies，PASS）和上市后药物有效性研究（post authorization efficacy studies，PAES）等。EMA PRAC 负责监督和管理所有上市后药品的 PV 活动。

欧盟对上市后药品的药物警戒监督管理是较为严格的监管程序要求之一（参见 21.1.3 节）。在 MAH 递交医药产品 MAA，包括成员国审评程序时，EMA 会要求 MAH 同时递交欧盟风险管理计划（EU-RMP），特别是那些有重大风险-受益比疑虑的医药产品。那些没有 RMP 的医药产品，EMA 会要求以 MA 重大变更的方式补充递交。

RMP 包括的内容主要有 4 个方面，即

① 根据 ICH E2 原则的要求，概述药品已知和潜在风险的细节；

② 针对面临的药品风险，如何防范或降低药品对患者的风险，并制订出行之有效的相应药物警戒计划和程序；

③ 规划更多药品安全性和有效性知识信息的研究计划；

④ 建立风险减缓措施、程序目标和要求，以及对措施结果有效性的评估方法。

RMP 是一份贯穿于医药产品生命周期中的需要不断更新和修改的文件。MAH 负责更新任何获得的新的信息到 RMP 中，并需要按照 MA 监管程序要求向 EMA 递交更新版 RMP，递交通常发生在：①EMA 或成员国药政部门要求时；②有新剂量、生物技术生产工艺，或服用途径发生变更时；③适应证发生重大改变时；④有新的重要安全性风险，或额外药物警戒计划发生重大改变，或风险管理最小化措施变更时；⑤当 RMP 做出重大修改时，特别是新信息导致风险-受益比发生重大变化，或重要的药物警戒或风险减缓计划重大事件节点到达时。如果 RMP 变更源自 PSUR 的结果，RMP 也可以随着 PSUR 一起递交给 EMA。有关上市后药品的药物警戒管理程序和实践方法可以参见第 21 章的相关内容。EMA 要求的上市后 RMP 内容包括但不限于：

① 相关药品简要概述；

② 相关药品安全性属性，如适应证和目标人群的流行病学信息分析、非临床研究安全性分析、临床试验暴露量信息分析、临床试验中非研究人群分析、上市后应用经验、EU 安全性特征的补充信息、已知和潜在安全性风险、安全性问题结论等；

③ 药物警戒计划，包括上市后安全性研究结果；

④ 上市后有效性研究计划及其结果；

⑤ 风险最小化措施，包括相关活动有效性的评估；

⑥ RMP 的总结；

⑦ 其他（如附录）。

上市后安全性研究或风险管理措施效果评估研究都是降低风险措施的重要组成部分，可以通过进一步的上市药物安全性研究（PASS）完成。这类 PASS 的目的包括但不限于：

① 证实过去未确认的安全性疑虑；

② 识别任何新的安全性风险；

③ 进一步确认可能的和已鉴别的风险与药物的关联性；

④ 确认正常使用情况下已知安全性的性质；

⑤ 有无扩大患者使用群体和区域的必要性；

⑥ 需要量化已知的不良反应，并鉴定相应的风

险因素；

⑦ 开展上市后药物的临床研究，包括观察性试验、注册性试验、群组研究、病案对照研究等；

⑧ 评估风险管理措施的效度和效力；

⑨ 有必要开展系统的干预性研究，如随机对照性临床试验（RCT），或非干预性研究，以进一步评价授权上市药物的安全性；

⑩ 可以是 MAH 主动要求进行的，也可以是药政部门要求开展的。

为了更好地监督药物授权上市后的安全性，EMA 在欧盟大部分国家建立了许多不同规模的欧盟药物警戒中心网。

如果 MAH 有上市后开展儿科用药研发的承诺，需要继续对这些临床研究不间断地予以进行，并定期按照承诺报告要求与 EMA 就临床研究进展状况及其结果进行交流。

30.2.9.3　药品上市后的实际市场运营状况监督和报告

MAA 获批后的三年内，MAH 必须维持至少在一个 EU/EAA 国家中的药品销售，并对集中审批的药品向 EMA 递交定期监督报告，如按照 ICH E2C（R2）主要针对风险性药品的 PSUR 等。这个递交要求在获批后立即开始，与是否上市无关。开始时每 6 个月一次，直至上市后两年。之后两年每年一次，再后每三年一次。MAH 的核心安全性数据库信息应当作为 PSUR 的基础信息。如果 MAH 在 MAA 获批后的三年内没有真正投放市场，或上市后的药品连续三年不再出现在市场上，EMA 可以终止相关药品的上市授权许可有效性。如果由于安全性、有效性或质量问题，MAH 停止在任何一个国家的市场销售或召回，都必须及时报告给 EMA 和/或欧洲国家药政部门这种停止、暂停或召回的原因。

一般来说，EMA 或国家药政部门首次上市授权的效期为 5 年，有条件批准的药品为 1 年。在每次效期到达前，MAH 有责任提前至少 9 个月提出延续上市授权注册再申请（renewal）。EMA 或国家药政部门会根据更新资料信息，对药品的风险-受益比进行再评价，以确定是否可以对再注册申请予以继续授权。如果有安全性的担忧，这种再注册授权期通常会限制在新的 5 年期内；如果没有安全性的担忧，上市授权的再注册可以获得无限制期限的有效期。EMA 的药物警戒风险评估委员会（PRAC）不仅对经集中审评获批的药品再注册申请，也对 MRP/DCP 和国家审批的再注册药品的药物警戒管理活动及其风险状态有监督和建议权。按照 EMA PV 药政指南要求（参见 21.1.3 节），MAH 有责任建立上市后药品的药物警戒风险监督管理体系（参见 21.2 和 21.3 节），包

括安全性风险信号检测的监督（参见 21.4 节）。

如果某上市药品出现非常严重的安全性担忧，EMA PRAC 可以提出紧急安全限令（urgent safety restrictions，USR）限制其应用，并要求 MAH 立即采取相应的紧急措施防止安全性风险的进一步扩大。例如，要求 MAH 在 24 小时内更改药品安全性信息条文，广泛与药品应用利益相关者进行交流和培训，并在 15 天内递交相关变更药品使用的申请。如果出现药品质量问题，MAH 有责任报告给 EMA 和相关国家药政部门，并可能需要启动后续的召回活动。

作为 EMA 的药政文件维护管理要求之一，MAH 有责任保持药政文件始终处于更新状态，即任何形式的药品状态变化，如影响质量、安全性或有效性的重大事件或变化，增加新的适应证，或 MAH 地址变化等，都应当及时和/或定期向 EMA 和/或相关国家药政部门递交更新报告。

如果 MAH 没有遵循或完成相关承诺和义务活动，EMA 可以启动药政处罚措施。例如，有证据表明 MAH 违反承诺和义务，EMA 可以处罚其不超过上一年度营业额 5% 的罚款；如果违反行为仍在进行中，每天的定期罚款额度一般不会超过其平均日常营业额的 2.5%。EMA 会根据 MAH 违反情况及其结果的严重程度与其信誉度来评估实际的处罚力度和金额。

MAH 的义务、承诺及其风险分析结果对公众而言都是公开的信息，以实践 EMA 相关信息透明性的药政标准。因此，所有 MAH 的义务、承诺和药品风险度结果都会公布在 EMA 的相关网站信息中，如 AE 报告、MAH 与 EMA CHMP、PRAC、PDCO 或 COMP 等进行的交流沟通会报告、会议纪要、EPAR 报告文件、RMP 总结报告、PIP 决定、孤儿药资质总结报告等。当然，这些网站披露文件和信息不会涉及相关商业保密信息或违法数据保护条例。

30.3　美国 FDA 临床试验药政监管体系简述

30.3.1　美国 FDA 药政监管架构

美国食品药品管理局（FDA）是美国历史最悠久的保护消费者组织之一，隶属美国健康福利部，其监督管理的产品包括：食品、人用药品、人用生物制品、兽用药品、化妆品、医疗器械、放射性机电产品（包括手机、微波炉等），以及烟草产品等。FDA 局长由美国总统提名并经参议院表决批准。2019 年 FDA 实施了机构改革，FDA 总部划分为 8 个中心组织和 13 个总部办公室（图 30.20，架构信息截止日期 2020 年 6 月 30 日）。为履行监管职责，FDA 在全国各地设立了许多下属派出机构，其总人数约为

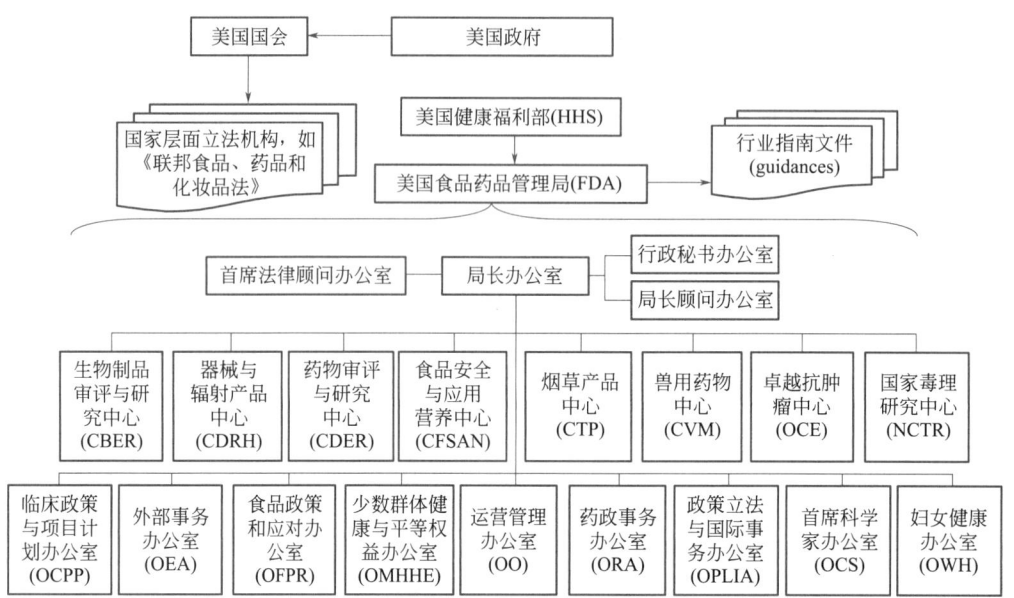

图 30.20　美国 FDA 组织架构示意

4500，约占 FDA 总人数的三分之一。

与临床研究药物密切相关的 FDA 部门是 CDER。从目前 FDA CDER 部门职能划分来看（截至 2019 年底的架构），CDER 的审评机制是按照疾病类型分类来划分的。药品研究与审评中心（CDER）目前含有 13 个办公室，分别是：中心主任办公室、对外交流办公室、法规依从办公室、行政项目办公室、仿制药办公室、医学政策办公室、总务办公室、新药办公室、药品质量办公室、规管政策办公室、战略项目办公室、药品警戒与流行病学办公室和转化医学办公室。CDER 的主要任务是审评研发药物的临床试验申请（IND）、新药上市申请（NDA）、非处方药（OTC）、仿制药（ANDA）、植物药和治疗性生物药（BLA），如体内单克隆抗体、细胞激素类、生长因子、酶体、免疫调节剂、血栓溶解剂、来自动物或微生物的蛋白质（包括重组生物品）、非疫苗性的免疫产品等；审核处方药和非处方药的标签与说明书信息的准确性；建立药物生产的标准规范。其中新药办公室是 CDER 最大的部门，细分为 12 个职能部门（表 30.21）。

表 30.21　FDA CDER 的新药办公室职责分工

职能部门	科室
药物审评Ⅰ部	① 心血管和肾病药物处（DCaPP） ② 血液药物处（DHP）
药物审评Ⅱ部	① 代谢和内分泌药物处（DMER） ② 肺部、过敏和风湿药物处（DPARP）
药物审评Ⅲ部	① 皮肤和牙科药物处 ② 胃肠道和先天性代谢缺陷症药物处 ③ 骨科、生殖和尿道药物处
药物审评Ⅳ部	儿科和妊娠妇女健康药物处

续表

职能部门	科室
抗感染性疾病部（OID）	① 抗感染药物处 ② 抗病毒药物处 ③ 抗感染性疾病药理和毒理处（DPD-ID）
神经科学部（DN）	① 麻醉药、成瘾性药和止痛药物处（DAAP） ② 神经药物Ⅰ处（DN1） ③ 神经药物Ⅱ处（DN2） ④ 神经科学药理和毒理处（DPT-N） ⑤ 精神药物处（DP）
非处方药部（ONPD）	① 非处方药物Ⅰ处（DNPD1） ② 非处方药物Ⅱ处（DNPD2）
抗肿瘤疾病部（OOD）	① 实体肿瘤药物Ⅰ处（DO1） ② 实体肿瘤药物Ⅱ处（DO2） ③ 实体肿瘤药物Ⅲ处（DO3） ④ 血液恶性肿瘤药物Ⅰ处（DHM1） ⑤ 血液恶性肿瘤药物Ⅱ处（DHM3） ⑤ 血液肿瘤毒理学处（DHOT）
特殊医药部（OSM）	① 医学影像和放射医学药物处（DMIRM） ② 眼科药物处（DO）
治疗性生物制品与生物类似药部	
临床结果评价部	
标签策略小组	

这些职能部门及其分部按照疾病类型分类，分别负责相应疾病治疗化学药物和治疗性生物药品的 IND/NDA/BLA 审批。CDER 通过负责保证上市药品的安全性和有效性，以及药品内在质量的可靠性、功效与说明书、标签的相符性来促进和保障人们的健康。除药品上市前的监管外，上市后药品高品质的监

控与跟踪也是 CDER 的任务之一。此外，与临床试验有关的统计分析和临床药理职能部门归属转化医学办公室管辖；上市后的药品安全性监控由药物警戒与流行病学办公室负责；药政检查主要由外派办公室的专职检查员执行，法规依从办公室科学研究分部负责总协调和管理这些药政检查的计划制订和实施；CBER 主要负责疫苗、血浆和血液制品审评，即任何用于防止、处理或治疗人体伤病的病原体、治疗血清、毒素、抗毒素或类似物、预防性疫苗、血液制品、细胞/基因治疗类生物制品等。其他治疗性创新生物制品归 CDER 审评。

30.3.2　FDA 临床试验药政监管规范

美国主要药品监管文件由法规和法案（regulations/acts）、指南（guaidance for industry）和指导原则（guide）三级结构组成。其中法规和法案是药企必须遵循的法律要求，指南虽然对药企没有法律效力，却是 FDA 要求行业必须遵循的行为准则，FDA 会按照指南要求审评和检查药物研发过程和上市后的监管规程及其实施行为，以确保药品的高品质。但如果药企有更科学或高于指南的标准，也可以不执行 FDA 的指南，并与 FDA 探讨其可行性。指导原则多用于 FDA 审评人员参考的，在审评中作为衡量标准的政策性文件，起到审评标准统一和过程透明的作用。

药品审评与研究中心（CDER）一直致力于建立高标准的统一药品审评标准，并定期更新和发布系列指导行业规范行为和规程的指导文件：政策和程序手册（manual of policies and procedures，MaPPs），涉及的专题有临床研究（IND）、药物申报（NDA）、仿制药（ANDA）、各类电子临床系统标准等上市前后的审评和质量监控要求，为全球药政监管的科学性和规范性起到了积极引领和推动作用。

美国 FDA 允许递交非 IND 的国外临床试验数据支持美国 NDA 的上市申请。在 1997 年颁布的全球临床试验标准下，在国外进行的临床试验必须显示遵从 ICH E6 原则。按照美国 21CFR 312.120 的描述，接受海外临床试验数据的首要条件是相关临床试验必须按照 GCP 要求进行，并可以通过 FDA 的现场药政检查来验证研究数据。在 21CFR 312.106 中指出，如果非 IND 的海外数据符合以下条件，FDA 可以仅基于海外数据的上市申请：

① 适用于美国人群和美国医疗实践；

② 研究是由有公认能力的临床研究人员进行的；

③ 无须经过 FDA 进行现场药政检查就可以认为数据有效，或 FDA 认为有必要进行现场药政检查，则 FDA 可以通过现场药政检查或其他适当方式来验证数据。

美国 FDA 指出上述要求可能根据药物的性质和所考虑的数据灵活性地应用上述接受海外临床数据的政策。2001 年 FDA 还特别发布了接受海外临床研究的上市申请指南，重申在符合 21CFR 312.120（c）（1）、21CFR 312.814（a）/（b）中规定的条件下，FDA 法规允许接受海外临床研究数据，以支持对人用药品或生物制品或医疗器械的上市许可申请。根据这些 FDA 的政策，所有计划获得美国上市批准的海外研究药物的全球临床试验都应当按照美国研究药物申请（IND）要求进行，并可以根据 FDA 的药监法规来审查和作为国外临床试验数据接受的前提条件之一。必要时，FDA 需要派稽查员前往国外研究机构或申办方机构或采取其他相应的措施进行药政检查，以确认国外数据的有效性。由于国外的伦理委员会并不需要遵从美国 FDA 的药监法规要求，通常在进行国际多中心临床试验时，只要国外的伦理委员会的工作章程是按照 ICH-GCP 的规范进行，FDA 可以豁免新药申请中有关伦理委员会要求。任何这种形式的豁免依据是国外临床试验在某种情况下，可能不符合美国联邦药监法规的要求，但必须满足 ICH-GCP 的标准规范。美国 FDA 的主要新药临床试验必须遵循的药监规范和文件包括：

（1）**法规和法案**　美国最重要的与药品有关的法案和法规是《联邦食品、药品和化妆品法》（Federal Food，Drug and Cosmetic Act，FDCA）和《联邦监管法规》（Code of Federal Regulations，CFR）。美国国会近年来通过的诸多法案虽侧重点不同，但都是对这两个法规和法案条款的修改或补充。

FDCA 属于美国联邦法典第 21 专题中的第九章，是对食品、药物、医疗器械的法规规定，共由 9 卷组成，即

① 第一卷　短标题（1～99 部分）；

② 第二卷　定义（100～169 部分）；

③ 第三卷　禁止法和处罚（170～199 部分）；

④ 第四卷　食品（200～299 部分）；

⑤ 第五卷　药品和器械（300～499 部分）；

⑥ 第六卷　化妆品（500～599 部分）；

⑦ 第七卷　一般权利（600～799 部分）；

⑧ 第八卷　进出口（800～1299 部分）；

⑨ 第九卷　其他（1300 部分至结束）。

CFR 是美国联邦政府各行政部门在联邦公报上发表的各类永久性规定的法典文件汇集，其内容按年度更新，其中第 21 专题是针对食品和药品的管理法规（即 21CFR），可以通过美国政府办公室网站下载。其由三大章组成，即

① 第 Ⅰ 章　FDA（1～99 部分）和 HHS（100～1299 部分）颁发的管理规定；

② 第 Ⅱ 章　药物强制管理局（DEA）和司法部

临床试验常用表 2

部分的管理规定（1300～1399部分）；

③ 第Ⅲ章　司法部所属全国药品控制政策办公室颁发的管理规定。

与临床试验相关的 CFR 法规包括但不限于：

① CFR 21 第Ⅰ章 A 部分——总则

- 第 11 部分：电子记录；电子签名；
- 第 21 部分：隐私保护；
- 第 50 部分：保护人类受试者；
- 第 54 部分：临床研究者财务利益公开；
- 第 56 部分：伦理委员会；
- 第 58 部分：非临床实验室研究的良好实验室操作规范。

② CFR 21 第Ⅰ章 D 部分——人用药品

- 第 310 部分：新药；
- 第 312 部分：研究药物申请；
- 第 314 部分：FDA 上市新药批准申请；
- 第 315 部分：诊断用放射性药品；
- 第 316 部分：罕见病药品；
- 第 320 部分：生物利用度和生物等效性要求。

③ CFR 21 第Ⅰ章 F 部分——生物药品

- 第 600 部分：生物药品总论；
- 第 610 部分：一般生物药品标准；
- 第 660 部分：实验室检测诊断物质的其他标准；

④ CFR 21 第Ⅰ章 H 部分——医疗器械

- 第 812 部分：研究医疗器械豁免；
- 第 814 部分：医疗器械上市前批准；
- 第 822 部分：上市后监控。

（2）行业指南文件　根据 CFR 标准和要求，FDA 还颁发了一系列与药物临床试验有关的行业指南。这些指南由两部分组成，一是直接采纳 ICH 的指导原则文件，另一类是 FDA 自己制定的指导性文件。虽然这些指南不具有法律效力，但从 FDA 历年来的药政检查披露的问题和上市申请不被批准的原因分析多与这些指南中的建议和要求有关。任何申请方对指南要求的抱怨或不合理申述，都会对其合理性和可信性进行重新更严格的检查和评估，除非申请方能提出足以说服 FDA 审评人员的科学证据。

ICH 的一级和二级指导文件，如 ICH E6——GCP、ICHE2 系列、M1、M4/M8 等在相关章节都有描述，在此不再赘述。FDA 的指南文件涉及临床试验过程的各个方面，其中包含若干临床试验申报中必须填报的表格，如与 IND/NDA 有关的申请表格：FDA 1571 表——研究新药申请（IND）、FDA 1572 表——研究者声明、FDA 3454 表——临床研究者财务利益和安排声明、FDA 3455 表——临床研究者财务利益和安排公开表等。

研究新药申请表格是新药申请（IND）材料的组成部分。每一个研究机构的主要研究者必须完成一份 1572 表，次要研究者需要列在表中，并附上相应的个人简历（参见表 8.10）。每一位被列在 1572 表中的研究者或次要研究者都需要完成相应的财务利益表（参见表 2.1）。财务利益公开的目的在于澄清研究者是否存在任何利益冲突，即

① 与研究结果有关的补偿；

② 研究药物知识产权利益（如专利）；

③ 任何形式的与申办方研究有关的其他利益；

④ 研究者或研究机构有关的其他主要类别的付讫［比如，设备、其他研究经费（与申请中的正常试验项目研究者经费无关）或咨询费用等］。

根据 CFR 21 第Ⅰ章 A-54 部分的要求，这份财务公开表需要在试验项目开始前完成收集，并在试验项目进行中（如果有变化发生）或结束时和结束一年后再分别收集一次，以了解研究者是否存在与试验项目有关的财务利益变化状况。根据这些财务公开制度，FDA 可以评价研究者的财务利益是否会影响到研究的可靠性，是否有必要采取进一步的措施来限制或降低可能的试验数据偏差等。试验方案实施的地址和有关承担试验方案检测工作的中心实验室和伦理委员会信息也必须列在 1572 表中。任何研究机构的研究者变化都需要在 30 天内通过 1572 表修正的形式递交和通知 FDA。从某种意义上来说，1572 表是研究者与 FDA 的临床试验协议，它表示研究者：

① 愿意遵从 FDA 的药政法规；

② 遵循试验方案的程序要求；

③ 愿意履行研究者职责；

④ 愿意承担和监督临床试验过程行为合规性；

⑤ 完整和准确地向受试者提供知情同意书；

⑥ 及时向申办方报告不良事件；

⑦ 学习和理解研究者手册内容；

⑧ 确保所有研究机构团队人员明确他们的义务和职责，并理解试验方案的要求；

⑨ 满足伦理委员会的要求。

IND 申请的主要申请表是 FDA1571 表，这个表含有 27 条需要回答、选择或填写的条目，可以从 FDA 网站上下载。任何试验项目方案的修正或研究药物新的适应证研究都可以通过 IND 更新申请的方式与 FDA 进行交流。对于知情同意书来说，它可以以所在国的语言形式编辑或从英文版中翻译，但必须满足 FDA 所要求的 ICH-GCP 有关 ICF 内容要素的规定（见**临床试验常用表 2**，二维码）。

在临床试验结果报告（CSR）中，通常需要提供

有关研究者及其伦理委员会、参加临床试验的研究机构主要人员及其专业、招募到的受试者人数等信息。

这种信息总结一般可以作为附录之一列在 CSR 中（表 30.22）。

表 30.22　临床试验研究者和伦理委员会信息一览表示例

主要研究者及其所属研究机构	伦理委员会	其他参与者及其角色		专业/培训经历	受试者招募人数
[研究者姓名(学位)] [所属医院、医学院或其他] [地址:门牌号码,街道名称,城市,省份,邮编,国家]	[伦理委员会名称] 主席:[姓名和学位] [地址:门牌号码,街道名称,城市,省份,邮编,国家]	[姓名(学位)] [姓名(学位)] [姓名(学位)]	[次要研究者] [临床研究协调员] [其他专家]	[专业领域(如心血管、药剂师、护理等]	[列出总的招募入试验项目的受试者人数]

30.3.3　美国临床试验注册网站简述

临床试验注册制度是指在临床试验准备实施和进行中需要在公共数据库公开试验方案信息，并跟踪和报告试验结果。这不仅可以增加试验信息的透明度、减少偏倚，而且有利于促进申办方对试验质量的责任感进而提高试验结果的可信度，并提高未满足医疗需求的患者对新的治疗手段和方案的知情权和选择权。美国的临床试验注册网站是美国国立医学图书馆（NML）与美国 FDA 共同负责建立和维护的，其宗旨为：①向医疗卫生人员、患者和社会大众提供临床试验的查询服务；②向申办方、机构和医学科研人员提供临床试验的注册服务；③为申办方和研究者及时掌握相关学科临床试验的开展情况及具体信息提供方便，进而避免重复试验和研究资源的浪费。作为世界上最重要的临床试验注册机构之一，美国临床试验网站是一个免费注册和查询的开放型临床试验资料库。任何在美国开展药物或医疗器械临床试验的申办方都被要求将其试验信息在这个网站登记注册，在世界各地开展的临床试验也被鼓励在这个网站登记注册，否则未来试验结果的发表有可能被国际顶尖的医药科学期刊拒稿，并在美国 FDA 的上市申请被拒绝。

美国临床试验网站要求在其数据库注册的临床试验必须符合伦理和当地法规。登记人对信息录入的准确性负责。任何需要在美国临床试验网站登录试验方案信息的单位或个人都需要首先申请开通网站账户。在临床试验网站的注册账号（protocol registration system，PRS）有两种，即单位账号和个人账户。申请后 2 个工作日内，网站管理人员会以电子邮件告知申请方账户开通信息，申请方即刻可以登录临床试验网站开始进行试验方案信息的注册和填报。

临床试验网站要求注册人填写的信息主要包含方案的背景资料，随着试验的推进，还需要及时更新相关方案更新和进展简况。网站的语言要求是英文，所有必须填报的内容均以星号（*）标注。主要方案背景资料内容包括：

（1）试验方案简介　各类识别编号（identity，ID），包括申办方的方案唯一编号（organization's unique protocol ID）和/或其他方案的识别标识号（secondary ID），如方案在其他机构的登记号、美国国立卫生研究院（National Institute of Health，NIH）授权号等。

（2）试验项目名称　包括可以用在公开场合的简称名（brief title）、缩写名（acronym），例如，简称为心脏搭桥术（heart bypass surgery），缩写名则为 HBS，以及全名（official title），即申办方给予的试验方案正式名称。

（3）研究类型（study type）　需要在干预性研究、观察性研究、拓展性应用 3 个选项中选择一个适合注册方案的研究类型。这三种研究类型的界定分别为：

- 干预性研究（interventional）　是指方案设计为应用试验药物干预受试者治疗选择的人体研究，如随机、非随机、对照、开放、盲态等多种干预措施，并对其治疗效益和安全性进行评估。

- 观察性研究（observational）　是患者非随机化且自然状态下按照某种特征分组和接受诊断与治疗，研究者不对患者治疗选择和措施人为设置处理或干预因素，仅对患者的特征进行观察、记录，并对结果进行描述和对比分析，同时受试对象接受何种处理因素或同一处理因素的不同水平也不是由随机化而定的。

- 拓展性应用（expanded access）　指患有危及生命且尚无有效治疗手段，但又不符合方案入排标准而不能参与临床试验的患者，可在开展临床试验的机构内使用尚未批准上市的药物或医疗器械的活动和过程（参见 30.3.5 节）。研究者需要对活动及其过程做好记录。所有"非方案"的试验都属此类研究，包括单病例新药研究、试验意外、同情使用、在研新药用于治疗的应急使用等。

如果该临床试验是 FDA 注册的试验项目，则需进一步填写是否为 801 款临床试验，即符合美国公共法 110-85 第 8 卷第 801 款关于"可应用的临床试验"定义的试验，以及是否延迟公开登记信息。如试验方案是经 FDA 批准的 IND，或临床研究器械豁免（investigational device exemption，IDE）申请，则需要填写 IND/IDE 序列号以及该序列号的颁发部门等信息。其他需要填报的与试验管理相关的信息包括：

（1）试验项目审批信息

① 伦理委员会评审　此项是必填信息，其包括：a. 方案的审批情况，如申请尚未递交、递交并待定、递交并批准、递交并免审、递交但未获批准以及无须递交评审委员会批准等；b. 伦理委员会授予的方案序列号；c. 伦理委员会名称；d. 伦理委员会的隶属关系，如独立中心伦理、某医院的本地伦理委员会等；e. 伦理委员会的信息。

② 数据监督委员会　如果试验项目建立了数据监督委员会，如数据安全监督委员会（DSMB），需要填入相关要求信息。

③ 其他监督部门信息　如果试验是非美国 FDA 审批的项目，或由某国际卫生组织支持的项目，需要填入这些国际或国家组织的名称及其相关信息。

（2）试验干系人信息　任何试验项目的责任方、主办方和/或合作方信息需要在网站系统中披露。这里的责任方指试验项目的申办方（商业化的注册试验）或研究者（非商业化的研究者发起研究 IIT），包括名称或姓名、地址和联系信息等；主办方指支持临床监查或数据管理等运营操作的组织信息，如 CRO 等；合作方指为方案、资金、统计分析、仪器等提供协助或支持的组织信息，这些信息多适用于 IIT 研究。

（3）研究机构信息　参与试验的研究机构和研究者信息要求在网站系统中公布，便于患者在需要时联系研究机构或研究者要求参加试验。这些信息包括各研究机构的名称、地址、招募状况（recruitment status）、研究机构联系人信息、试验总联络人信息，如姓名、职务和联系方式（电话或 e-mail）等。

（4）方案概述　这个部分是必填项目，需要按照网站系统的要求对方案纲要信息和参数做出总结和说明，一般不宜超过 5000 字符。应包括的主要方案信息有：

• 主要试验终点和次要终点目标（objectives）；

• 试验所处的阶段（phase），如 Ⅰ 期、Ⅱ 期、Ⅲ 期、Ⅳ 期、上市后等；

• 干预类型（intervention model），如随机、对照、双盲等；

• 试验组别（number of arms），如试验组、对照组等；

• 受试者选择标准（eligibility），提供目标人群来源（study population description）、抽样方法（sampling method）、入排标准（eligibility criteria）、性别（gender）、年龄范围（age limits）、是否接受健康志愿者（accepts healthy volunteers）等；

• 盲法（masking），如双盲、单盲、第三方盲、开放等；

• 干预分配（allocation），如试验组剂量分配、对照组剂量分配等；

• 研究类别（study classification），如注册性研究、研究者发起的研究等；

• 受试者招募人数（enrollment），计划的招募受试者人数；

• 研究条件（conditions），简述研究针对主要疾病或健康状况，疾病名称或健康状况等；

• 关键词（key words），说明研究方案的最佳词汇或短语。

（5）相关信息（related information）　需要提供研究方案的参考文献和相关的网络链接。

观察性研究需要从模型种类（observational study model）、观察时间点（time perspective）、生物标本存放形式（biospecimen retention）、受试者招募人数（enrollment）、分组数（number of groups/cohorts）等方面做出说明。此外，试验启动后临床试验注册网站登记者还需要按照网站系统的要求，定期更新试验项目的进展状况。相关需要定期更新的信息包括：

① 试验状况（status）　对于招募进行中的试验项目，需要定期更新招募状况（overall recruitment status），如尚未招募（not yet recruiting）、招募人数（recruiting）、筛选人数（enrolling by invitation）；对于尚未开始招募或完成招募的试验项目，需要标明目前不招募（not recruiting）；对于完成的试验项目，需要标注试验已结束（completed）；对于暂停或撤销的试验项目，需要标明招募暂停（suspended）、招募终止（terminated）或招募取消（withdrawn）。只有招募状况为"招募中"或"尚未招募"时，申办方的联系方式才会在网站公布。对招募状况为"暂停""终止""取消"或"完成"的试验项目，需给予简短说明；对于已经进行了临床检查的项目，需要标注试验记录核查日期（record verification date），即最近一次的临床核查日期。

② 拓展性应用状况　当试验药物或器械在临床试验方案外进行拓展性应用时，需要表明拓展性应用是可行（available）、不再可行（no longer available）、暂时不可行（temporarily not available）、获得上市批准（approved for marketing）。

申办方在临床试验注册网站注册相关临床试验信息最迟不得晚于开始招募后的 21 天内。参加美国 IND 申报的临床试验，所有美国研究机构信息和非美国研究机构信息应当包括在注册信息中。

利用 FDA 临床试验注册网站也可以查询相关药物/医疗器械的临床试验信息。在网站主页检索界面，可通过适应证或疾病（condition or disease）、临床试验编号（NCT number）、药物名称（drug name）、申办方（investigator name）、参与国家（country）等关键词进行基本检索。这个网站的高级检索（advanced search）功能可以查询的信息包括基本信息检索、受试者选择标准、目标检索、地区、其他条件等，从中可以查询到的信息包括：

（1）基本信息（basic information）　可以采用与基础检索相同的关键词和研究类型（study type）、研究结果（study results）、招募状态（recruitment status）三个其他检索词进行检索。其中研究类型又分为干预型研究、观察型研究和拓展性应用三类；研究结果包括有研究结果和没有研究结果两种；招募状态含有计划但尚未招募、招募中、指定招募、扩展可行的试验项目、关闭的试验项目招募状态（如未招募、已完成状态、招募终止、招募暂停、已撤销、暂时不可行、不再可行以及已被批准上市的试验项目）。

（2）受试者选择标准（eligibility criteria）　有年龄和性别两种检索选择，前者可以依据具体年龄，也可依据网站划分标准选择儿童（新生儿～17 岁）、成人（18～65 岁）、老年（>66 岁）进行检索，后者可以选择男性、女性或所有人群。

（3）目标检索（targeted search）　这部分可以将临床试验按照试验属性进行分类检索，如介入治疗/干预措施（intervention/treatment）、试验标题/缩写（title/acronym）、终点评价指标（outcome measure）、申办方/合作方（sponsor/collaborator）和临床试验编号（NCT number）。

（4）地区（location）　这部分的检索可以查询参与某项试验项目的国家或地区，主要的检索关键词有国家（country）和位置字段（location terms），其中位置字段用于缩小与国家、州、城市或距离以外的与定位相关的检索。

（5）其他条件（additional criteria）　这部分可以检索不同试验的分期（phase）、资金来源（funder type）等信息，包括研究开展时间、完成时间，或研究首次公布时间、末次修改时间等时间范围检索所需的临床试验信息。

总之，FDA 的临床试验注册网站可以登载发布相关试验项目的详细信息，包括临床试验方案摘要、研究目的概述、研究总体设计、试验分期、样本量、试验药物及给药方案、试验流程、评价指标、受试者筛选入组及排除标准等。按照最新 FDA 指南（FDA，2020），医药产品的创新进步和临床试验过程的透明度取决于在临床试验网站递交过程的合规。某些临床试验必须注册登记，并且此类临床试验的摘要结果信息通常必须在试验初始完成日期的一年之内递交。违背网站登记的行为包括未将所要求的临床试验登记和/或结果信息递交到临床试验数据库，向数据库递交了虚假误导性信息，未递交或故意向 FDA 递交虚假声明等。如果不遵循递交的药政要求，FDA 将追究责任方和递交者的责任，包括民事罚款；在网站上发布

违规通知，并将此类通知转告美国 NIH；列入公司的企业检查报告（EIR）；采取法律措施等。

30.3.4　与 FDA 的沟通和交流程序

与 FDA 的沟通类型主要有行政会议和沟通，其为 FDA 与外部人员就 FDA 管辖范围内事务进行临时或线下双向沟通。监管方面沟通，涉及 FDA 法规、指南文件和建议的交流；产品申请会议，分为 A/B/C 类会议，为研发药物与注册评审期间关键时间点与 FDA 审评团队人员的正式会议；公共行政诉讼程序，包括咨询委员会会议、监管方面公众听证会、公共研讨会、调查委员会、证据听证会等。本节主要讨论的沟通交流程序集中在产品申请方面的相关会议。

在 IND 申报前，临床试验进行过程中和 NDA 前后，适当地与 FDA 举行面对面的会议讨论有助于减少申请方对药物临床研究的盲动性，尽早听取 FDA 对药物研发及其初步成果的意见和建议，为申请方对研发药物的发展方向作出决策提供第一手依据。这类会议还有助于申请方咨询在 IND/NDA 准备中遇见的一些无法解决的主要问题，寻求试验进展中存在的困惑或难题的指导或建议，帮助 FDA 审评人员尽早熟悉包括在 IND/NDA 中的信息内容。通过这些申报预备会、进程讨论会或阶段总结商讨，申请方还可以与 FDA 讨论其产品是否符合特殊审批程序的标准和研究策略（如优先审批、加速审批、快速通道或突破性疗法）。FDA 鼓励申请方尽早与他们咨询和商讨临床试验的具体问题或事项，特别是涉及治疗危及生命、未满足医疗需求或先进的医疗技术应用等。在临床前或临床早期，申请方通常利用与 FDA 交流或会议，协商讨论临床研究的设计和策略问题，必要时 FDA 还会邀请外部专家参与商讨；临床试验进程中，申请方通常利用与 FDA 的交流或会议，探讨试验中出现的关键风险和问题，商讨后期和申报中临床研究的重点方向和策略，以便协助新药审批进展速度；在药物/器械 NDA 申报前，申请方利用与 FDA 的交流，确保 NDA 申报内容符合药政审批的要求，探讨临床研究报告结果与药品说明书信息的匹配性，商议继续临床研究的方向和策略，或如果能获批上市应继续开展哪些进一步临床研究等。所有的会议中心都会围绕着会议前申请方递交的会议概述摘要文件（briefing book）中列出的信息和问题，以及与其相关的安全性问题或各种科学、医学或药政事务问题等。这些会议的原则是申请方与 FDA 之间利用会议就有关试验药物/器械的科学和医学问题进行自由、详尽和开诚布公地交流。所有的会议申请都应当由申请方通过其产品申报递交的审评部门联络人进行商议和安排。申请方在提出会议要求时，需要注明 IND 编号、序号或 NDA 编号、会议的目的、拟讨论的具体事宜和目标、会议

议程、特殊的问题或疑虑、建议的会议日期等。有关各审评部门咨询会议的联络人员信息可以查阅 FDA 网站获得。FDA 与申请方会议的类别分为五类，即

（1）A 类——最紧急类　需要立即举行，否则会阻碍药物研发计划。此类会议的常见活动包括临床试验暂停讨论、解决涉及安全性的生产关键路径上出现的争议或困惑、行动后跟踪会议、临床研究的特殊方案评议（SPA）等。会议要求可以在 FDA 确认要求后 30 天内举行，会议日期确认通常在 FDA 收到会议要求的 14 左右发出。申请方通常需要在会议举行 2 周前将有关文件递交给 FDA。FDA 对申请的初步回复不迟于会议日期前 2 个日历日。会议形式有面对面、电话会议、视频会议、仅书面回复等。FDA 根据会议申请方的诉求评估后确定适当的会议形式。

（2）B 类——常规类　这类会议往往是在 IND 前到 NDA 前的过程中重大事件阶段的必需会议，如 IND 前咨询会议、NDA/BLA 前咨询会议、突破性疗法认定、风险评估和降低策略、紧急使用授权前会议、REMS 计划讨论会议、上市后要求讨论会议等。申请方应尽可能就试验项目设计、运营和策略方向提出各类具体的困惑或问题。在确认会议要求后的 60 个日历日内，FDA 会安排会议进行，其会议确认会在收到会议要求后 21 天左右告知申请方。FDA 通常会给每一个新药申请（NDA/BLA）一次此类会议机会，除非有必要将特殊问题分开讨论，如同一药物的两个适应证同时进行临床试验。申请方通常需要在会议举行 4 周前将有关文件递交给 FDA。FDA 对递交的会议文件初步回复（如有）不迟于会议日期前 2 个工作日。

（3）B 类（EoP）　药物临床研发主要节点与 FDA 就临床试验展开沟通交流的会议，如某些 I 期临床试验结束后会议、II 期临床试验结束后会议、III 期前会议等。FDA 对会议确认会在收到会议要求后 14 天左右告知申请方，其会议确认会在收到会议要求后 21 天左右告知申请方。在确认收到会议要求后的 70 个日历日安排会议，会议资料递交时间不迟于会议计划日期前的 50 天。FDA 对会议申请的初步回复不迟于会议日期前 5 个日历日。申请方对 FDA 初步回复做出答复不迟于收到初步回复后 3 个日历日。

（4）C 类——最不紧急类　凡不符合 A 和 B 类标准的其他会议，如 NDA 批准被暂缓，申请方要求与 FDA 讨论新的临床研究来进一步提供新药有效性和安全性的证据，申请方计划对已批准药物的生产工艺进行重大改变等。在收到会议要求后的 75 个日历日内，FDA 会安排会议进行，其会议确认会在收到会议要求后 21 天左右告知申请方。申请方通常需要在会议举行前 47 天将有关文件递交给 FDA。FDA 对会议申请的初步回复不迟于会议日期前 5 个日历日，申

请方对 FDA 初步回复作出答复不迟于初步回复后 3 个日历日。此类会议可以变为仅书面答复（written response only，WRO）的形式。WRO 一般会在会议要求收到后的 60 天内发送给申请方。

（5）D 类——细分问题类（narrow issues）　当申请方有 2 个专属焦点话题，并需要 3 个或以上审评部门给出意见或建议时，可以申请这类细分问题会议。FDA 对这类会议要求在收到会议要求后 14 天内向申请方确认会议的申请诉求。在会议要求收到后的 50 个日历日内，FDA 会安排会议或发出 WRO。

（6）互动会议（interact meeting）　这是 FDA 为早期研发设置的当申请方遇到独特挑战性问题时可以要求召开的沟通会议。FDA 对这类会议在收到会议要求后的 21 天左右告知申办方是否接受会议申请。在会议要求后的 75 个日历日内，FDA 会安排会议或发出 WRO。这类会议诉求对化学类和生物类药物（CDER/CBER）的申请均适用。

在申请各类会议时，申请方需要递交的会议申请资料包括但不限于：

- IND 申请编号（如有）；
- 产品名称；
- 化学名称，已确定的名称和/或结构；
- 拟定的监管途径，如 505（b）（1）、505（b）（2）等；
- 拟定的适应证或产品研发背景；
- 申请的会议类型；
- 会议目的简述和/或预期专属目标/结果清单。
- 儿科研究计划（如适用）；
- 复方制剂信息（如适用）；
- 建议的会议日期和时间（如上午或下午）；
- 按照议题分类的问题初稿或拟讨论的问题清单（如适用）；
- 申请方拟出席人员名单（包括角色和职责）；
- 希望出席会议的 FDA 官员名单（如有目标人选的话）；
- 要求文件可以发给 FDA 的大约日期。

与 FDA 会议时，申请方一般不需要演示申请资料重复内容的 PPT，应着重关注相关问题澄清的沟通和交流，以确保双方在会议结束前就结果或行动事项达成共识。表 30.23 归纳了申请方与 FDA 会议的主要类别及其会议目的。

按照 FDA 的要求，任何会议都需要提前预约申请。第一次预约会议从联系相关项目管理人员或治疗领域联络人员开始，以便建立首次 IND 前会议文档。一旦文档开通，申请方可以开始完成并递交会议要求表格至中心文件库（central document room）中。会议要求审核通过后，FDA 会指派药政事务项目经理（RPM）为与申请方的对接联络人，并负责协调会期

及其相关会议资料的接收。如果涉及非美国本土申请人，还需要完成海外访客表的登记。申请方应保持与 RPM 的密切联系，任何会议安排的变化，如议题、参会人员、会议设备要求等，都需要在会前及时告知。一旦与 RPM 商议和确定好议题问题和参会人员，不应在会中临时增加新的讨论问题或议题。所有希望得到 FDA 评注或答复的问题都应当是申请方已有设想答案的问题，而不是只期望 FDA 回答的问题。

表 30.23　FDA 主要药政审评会议类别

类别	会议名称	会议目的	简称
A	关键路径（critical path）讨论	对停滞开发药物继续进行开发的讨论会议（过去称之为"特殊考虑"会议）	CP
A	特殊方案医学（special protocol medical）审核	只适用于审核方案医学设计的会议。按照现代法案（modernization act）第 119 部分的要求，如果申办方或申请方提出这类会议的合理书面要求，FDA 应与申办方或申请方就临床试验设计或样本规模方面达成共识举行会议商议，以便为试验药物有效性声称的主要目标提供重要基础。递交给相关审评编码的拟讨论的特殊方案应当附带"特殊方案审核"备忘录说明。FDA 会在收到特殊方案 45 天内审核该方案，并向申办方或申请方反馈书面答复。如果申办方或申请方在审阅了 FDA 的答复后仍然希望召开会议，申办方或申请方可以递交 A 类书面会议要求	SPM
A	特殊方案药理/毒理（special protocol pharm/tox）审核	只适用于方案药理学和毒理学部分的审核。按照现代法案第 119 部分的要求，如果申办方或申请方提出合理的书面会议要求，FDA 应与申办方或申请方就临床试验设计和样本规模方面进行会议商议，以便为试验药物有效性声称的主要目标提供重要基础。FDA 会在收到特殊方案 45 天内审核该方案，并向申办方或申请方反馈书面答复。如果申办方或申请方在审阅了 FDA 的答复后仍然希望召开会议，申办方或申请方可以递交 A 类书面会议要求	SPX
A	特殊方案化学（special protocol chemistry）审核	只适用于化学部分的审核。按照现代法案第 119 部分的要求，如果申办方或申请方提出合理的书面会议要求，FDA 应与申办方或申请方就临床试验设计和样本规模方面进行会议商议，以便为试验药物有效性声称的主要目标提供重要基础。FDA 会在收到特殊方案 45 天内审核该方案，并向申办方或申请方反馈书面答复。如果申办方或申请方在审阅了 FDA 的答复后仍然希望召开会议，申办方或申请方可以递交 A 类书面会议要求	SPC
B	IND 前会议（pre-IND）	在正式递交首次 IND 前，申办方或申请方可以要求与 FDA 举行会议，以审核和就支持人体临床试验的动物研究设计达成共识。IND 格式及其 Ⅰ 期临床试验设计、范围和目标也可以在会上展开讨论（21CFR 312.82）	P-IND
B	Ⅰ 期结束会议	申办方或申请方可以在早期 Ⅰ 期临床研究结束后要求与 FDA 举行会议（21CFR 312 子部分 E 或 21CFR 314 子部分 H），以便审核 Ⅰ 期临床试验数据，并就 Ⅱ 期临床计划达成共识（21CFR 312.82）	EOP1
B	Ⅱ 期结束或 Ⅲ 期前会议	会议目的是审核 Ⅱ 期临床试验数据，以确定是否试验药物足以安全进入 Ⅲ 期临床试验，评价 Ⅲ 期临床试验计划及其方案，并识别有无其他支持未来上市申请（NDA）的其他信息需要在后期临床研究中予以验证（21CFR 312.47）	EOP2
B	NDA 前/补充会议	会议目的是要 FDA 审评员熟悉拟递交的 NDA 信息资料内容，讨论统计分析的适宜方法和 NDA 中应采用的数据格式，以评估申办方或申请方依赖的那些临床使用是否合宜和监控良好，并对任何主要未解决问题展开讨论（21CFR 312.47）	P-NDA
C	OTC 专论反馈（OTC monograph feedback）会议	任何非 A 类或 B 类会议的讨论 OTC 专论相关问题反馈	560FB
C	90 天会议	当新化学药物或已上市药物重要适应证的 NDA 递交后的 90 天，申请方可以要求与 FDA 审评员进行会议。会议目的是讨论申请的一般进展和审评状况问题，通常为电话会议，会议可以就过去尚未交流过的但已识别的申请问题或缺陷展开讨论[21CFR 314.102（c）]	90DAY
C	广告/推销宣传	任何非 A 类或 B 类的讨论广告或市场营销问题的会议	ADPRO
C	生物药/生物等效性会议	任何非 A 类或 B 类讨论相关生物药或生物等效性问题的会议	BIOEQ
C	化学会议	任何非 A 类或 B 类讨论化学问题的会议，这些问题没有在 EOP2IND 前和 NDA/BLA 前会议讨论过	CMC
C	合规性会议	任何非 A 类或 B 类讨论合规性问题的会议	COMPL
C	电子递交	任何非 A 类或 B 类讨论药政申请递交电子媒介问题的会议，与所涉方法或结果无关	ELECT
C	审核结束会议	当 FDA 完成申请审核，并发出批准或批准信后，申请人可以要求与 FDA 审评员进行会议，以讨论在申请批准前需要采取什么进一步步骤或措施[21CFR 314.102（d）]	EOR
C	指南会议	任何非 A 类或 B 类讨论适用指南的会议。例如，有关终点设计的指南会议	GUID

续表

类别	会议名称	会议目的	简称
C	标签会议	任何非 A 类或 B 类讨论药物标签或说明书问题的会议	LABEL
C	Ⅳ期会议	任何非 A 类或 B 类讨论Ⅳ期临床试验问题的会议	PH_4
C	药理/毒理会议	任何非 A 类或 B 类讨论药理学和毒理学问题的会议	PHTOX
C	安全性问题会议	任何不属于关键路径的讨论安全性问题的会议	SAFTY
C	其他会议	任何非 A 类或 B 类,且不适用预设 C 类定义的会议	OTHER
D	细分问题会议	适用于任何需要 3 个或以上审评部门针对 2 个细分问题给出建议或指导的会议	NI
—	互动会议	解决在早期研发阶段,申请方遇到独特挑战性问题时的会议	INTERACT

注：申请方泛指负责递交药政申报的主体者，通常为药企或 MAH；申办方泛指组织，运营和管理临床试验项目的责任主体，可以是药企、MAH、研究者、药企代理或个人。申请方可以为与申办方相同的责任主体，也可以不是相同责任主体。

申请方需要慎重和认真准备与 FDA 会面会议预期讨论材料文件，以达到预期会议目的和效果是申请方极为重要的目标。会议材料的内容可以包括但不限于：

• 申请编号（如有）。

• 产品名称，包括化学名称（如已确定）和/或结构。

• 拟定监管途径［如 505（b）（1）、505（b）（2）等］。

• 拟定适应证或产品研发背景。

• 申请的会议类型。

• 会议目的说明。

• 会议概述摘要文件（briefing book），其中需要包括拟讨论和咨询的科学和专业问题，申请方对某些问题的思考和立场，准备征询 FDA 的研发计划和策略，建议问题清单等。会议上的所有讨论和沟通交流都是基于这份摘要的内容展开的。这份概述摘要的撰写要点可以参考 30.2.4.1 节中的讨论。

• 试验方案。

• 研究者手册。

• 儿科研究计划（如适用）。

• 复方制剂信息（如适用）。

• 建议的会议议程。

• 确认的申请方拟参加人员名单及其职位。

• 支持讨论的数据，如会议前获得的任何非临床、临床和/或 CMC 研究数据及其结果分析等。

• 其他相关试验药物介绍和试验项目文件。

概述摘要内容顺序最好能按照议题及其讨论问题顺序组织撰写。无论是电子或纸质会议资料递交，都应当按照预定日期及时递交，包括 FDA 要求的文件复印件分数（纸质）。如果没有如期收到会议商议的资料，FDA 可以延期或取消预约的会议。FDA 对任何会议申请通常会在 14 天左右给予同意与否的通知。如果同意，FDA 会以书面通知的形式，告知会议日期、地点、持续时间、预期 FDA 参与人员名单及其职位。如果不同意，FDA 会在书面信函中给出理由（图 30.21）。会议进行中，可以力争对讨论的问题结果和共识形成实时会议纪要，并争取在会议结束前获得双方的认可。每次 FDA 会议后，申请方和 FDA 会相互交流会议纪要。FDA 可以参考申请方的会议纪要来补充 FDA 的纪要，也可以不同意申请方纪要的部分内容。各类 FDA 会议纪要都会由 FDA 在会议后 30 个日历日发送至申请方。最后的会议纪要应以 FDA 给出的纪要终稿为准，并存档保留，以便后续与 FDA 交流时参考或作为凭证。

图 30.22 总结了从 IND 前到 NDA 申报过程中申请方与 FDA 可能需要举行各类讨论会议的时间点。其中 IND 前咨询规程是为了鼓励和促进 CDER 审评人员与申请方之间就新的治疗方案（包括药物、生物药物和医疗器械等）尽早展开交流而设立的。这个规程咨询的议题围绕试验数据用于支持申报的问题展开，包括但不限于人用药物试验、非临床药理和毒理设计、药物活性研究、用于药物治疗的动物模型选择的合理性、药物研发计划、对药物安全性和有效性的药政要求、药物生产质量控制等，以便申请方在规划

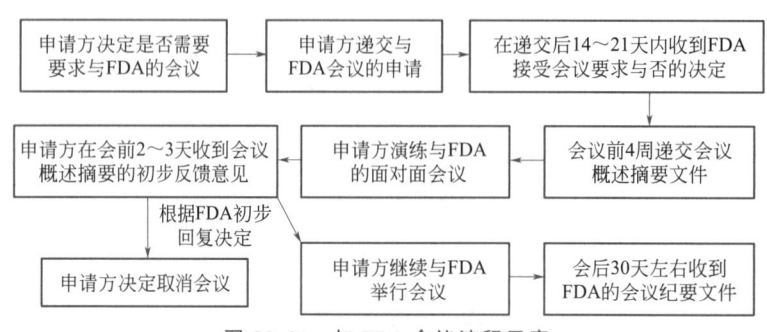

图 30.21 与 FDA 会议流程示意

和实施相关研究时可以将药政部门就临床前和临床研发计划的建议考虑其中。IND 申请方可以在 IND 阶段的任何阶段咨询 FDA 的建议和指导，这包括 IND 申报递交前要求召开 IND 前咨询会议。Ⅱ期临床试验结束后会议和 NDA 前会议是 FDA 规定所有临床研究药物必须进行的会议，申请方可以根据需要申请并周密计划这些与 FDA 的交流会议。根据 21CFR 312，FDA 规定申请方必须与 FDA 在 IND 前、Ⅱ期结束后和 NDA/BLA 前举行交流会议，这些重要会议（B类）的目的和讨论要点包括但不限于如下几个方面。

（1）IND 前咨询会议　IND 递交前 FDA 强力建议举行 IND 前咨询会议，主要讨论要点会围绕着临床试验相关的安全性问题，其中可能影响安全性的试验药物 CMC 问题会成为关注的重点之一，因为药物属性、来源、生产方式和流程、辅料、剂型、给药途径、质量、纯度、效价等都有可能引起早期临床试验的不同程度安全性风险，或成为临床试验暂缓的理由。因此，在 IND 前咨询会议上，FDA 会与申请方一起评价：

① CMC 方面　试验药物原料和产品的属性、质量纯度与剂量及其效价等。

② 非临床试验结果　非临床药理和毒理研究计划的结果，重点会关注首次人体剂量的合理性依据、目标器官的安全性、潜在毒性影响、剂量-效应问题和其他特别的安全性问题等。

③ 临床设计要素　剂量爬坡计划的合理性、首

次人体剂量的安全性、目标受试者群体的安全性、安全性警戒和报告机制、PK/PD 设计和实施计划的科学性和可操作性等。

此外，还会涉及药物研发计划的启动时间和目标的合理性，特别是如果试验药物有寻求快速通道审评，或研究药物拥有新的作用机制或疾病靶目标有可能成为突破性治疗药物时，更需要 FDA 的尽早介入，并对临床研究方案设计的合理性、整体临床研发计划和策略科学性与安全性的关联做出评估和建议。申请方需要在计划召开 IND 前会议至少 6～7 个月前开始准备 IND 前会议，包括会议概述摘要文件的准备、会议宣讲演练等，在 IND 前会议至少 4 周前向 FDA 递交会议预期讨论文件资料，即

① 会议请求和会议信息；

② 日期、时间和参会者；

③ 会议概述摘要文件（briefing book）；

④ 总结所有已完成的数据（CMC、临床前药理/毒理等）；

⑤ 药物生产规划，包括药物性质的数据资料，所建议的质控规范；

⑥ 提出早期开发计划和策略；

⑦ 提出可能使用的试验方案等试验项目文件；

⑧ 按学科分类的需要与 FDA 讨论和建议的具体问答（如药物生产和质控、临床前和临床等）。

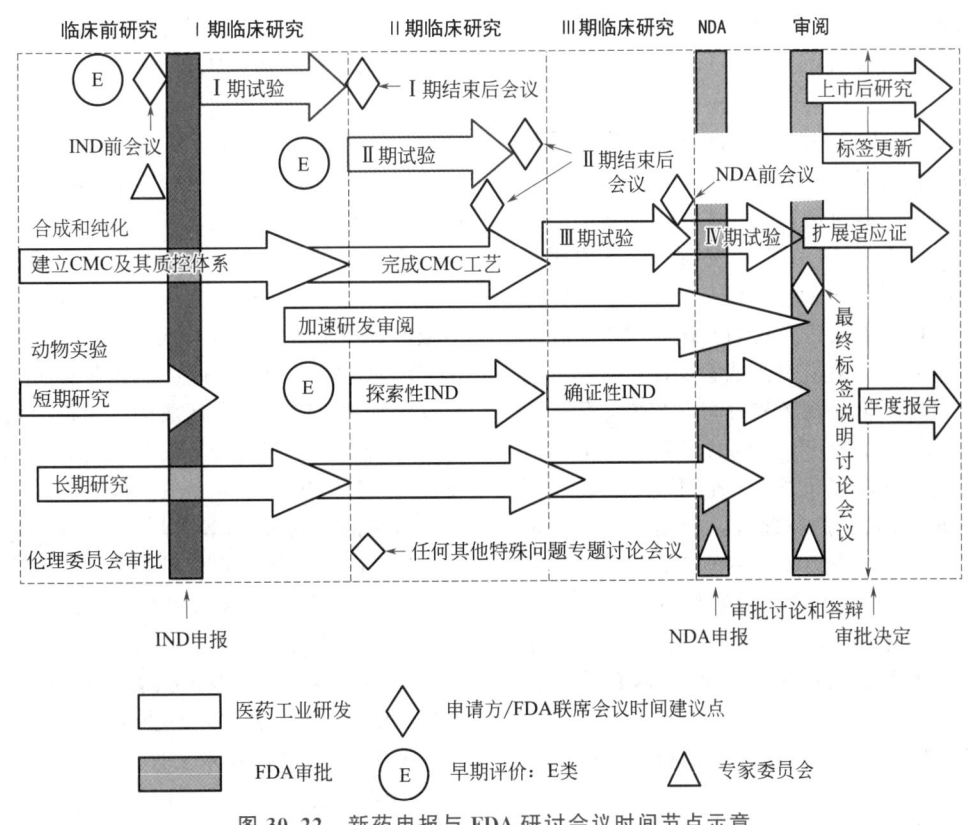

图 30.22　新药申报与 FDA 研讨会议时间节点示意

（2）Ⅱ期结束后会议（EOP2）　在Ⅱ期临床试验完成以后，FDA 强烈建议申请方在开始Ⅲ期关键性临床试验之前申请 EOP2 会议（B 类会议），或Ⅲ期临床试验准备开始前举行这个会议，尤其是那些申报 NME、生物技术药物、生物药物、天然药物、先进技术开发的剂型、药械联合给药系统等的申请方。EOP2 有助于帮助申请方概述Ⅰ/Ⅱ期临床研究结果，以评价试验药物的前期研究结果是否支持进一步开发计划和方案，鉴别可能存在的安全性风险、科学问题和其他有待解决的困惑或问题，确保后续Ⅲ期为 NDA 目的能产生更有效的数据，使后期临床试验的成功率最大化。申请方应当利用 EOP2 会议使 FDA 同意其观点，即Ⅱ期临床试验的完成已经构成了进入Ⅲ期临床试验的充分基础。在Ⅰ/Ⅱ期临床试验结果中，申请方需要证明：

① 安全性　有充分的非临床和临床安全性数据来支持Ⅲ期临床试验所建议的剂量、服用途径、所用制剂、试验周期和患者群体。

② 有效性　有充分的有效性证据来支持开始关键的确证性Ⅲ期临床试验。例如，在早期临床试验中获得的与预期适应证相关的剂量-效应关系后，其剂量范围对安全性、生物标志物和概念性验证的影响，而这些影响通常可以在Ⅰ期临床试验完成和第一批患者暴露-效应试验和/或Ⅱb 期临床试验（如患者剂量范围试验）之后观察获得。

③ 临床药理学　有充分的 PK/PD 数据来支持开始Ⅲ期临床试验，并可能就 NDA/BLA 前需要完成的其他非临床研究达成共识。

EOP2 会议中，与会者还会讨论Ⅲ期临床试验计划的合理性或试验方案及其修正（如有）的合理性和可能性，而这种修正有可能影响过去已经达成的研发策略共识，以利于未来 NDA 中适应证和标签说明设计，并对Ⅲ期临床试验的有效性和安全性终点、临床检测标准和统计评价方法达成新的共识。对Ⅲ期临床试验方案的交流通常都会集中在试验设计、对照方法的选择、主要终点评价的定义和时间点、统计分析方法及其主要/次要终点成功和失败的标准、安全性数据库配置及其安全性监控计划、其他可能延续临床试验的计划（如儿科用药等）。此外，根据需要，申请方可以提出未来药品上市标签草案的建议。

EOP2 会议对任何生产和质量控制的讨论将是非临床部分的重要议题之一，并可能涉及未来商业化生产能力的问题。通常需要讨论与 CMC 有关的内容包括但不限于：

① 生产过程的质量监控、杂质影响、分析方法的确立；

② 用于临床、非临床、PK/PD 研究和准备

NDA/BLA 的剂型与试验结果的关联性，特别是特殊给药系统的容器/封闭体系组成的影响；

③ 与扩大商业生产规模有关的关键问题，如生产中灭菌流程、验证流程和各类容器密闭的诱发检测，如阀、泵、筒式注射器、制动器等；

④ 支持Ⅲ期研究和未来 NDA/BLA 的稳定性试验方案及其结果的科学性和合理性；

⑤ 任何改变Ⅱ期用药的主要生产变更与临床试验的关联性，包括生产地变更，以及变更的合理性，讨论是否需要进行相应的匹配性测试或桥接研究等；

⑥ 生物制品需要评价效价的稳定性、检测流程及其检测方法的验证、流程验证、与产品相关的生物活性杂质的影响、未来支持上市产品的细胞库属性的确认等。

为了能够充分利用 EOP2 会议与 FDA 进行沟通，在会议开始一个月之前申请方应向 FDA 递交一个会议讨论资料文件：

① 会议请求和会议信息（60 天）；

② 日期、时间和参会者；

③ 会议概述摘要文件（briefing book）；

④ 总结所有更新的有效性和安全性数据（临床、CMC、药理/毒理等）；

⑤ 药物生产及质控规程及其相关数据；

⑥提出Ⅲ期临床试验开发计划，包括是否需要和何时计划开始其他适应证或儿科应用开发；

⑦ 提出可能使用的药物标签；

⑧ 按学科分类的需要与 FDA 讨论和建议的具体问答（如药物生产和质控、临床前和临床等）。

EOP2 会议后，在Ⅲ期临床试验中如果出现新的可能影响药物研发规划的新问题，需要进行后续会议，以探讨 EOP2 会议后需要做出变更的重大问题，或解决有碍未来 NDA/BLA 审批的问题。

（3）NDA/BLA 前会议　FDA 极力建议在 NDA 申报前，申请方应当举行与 FDA 进行充分交流的会议（B 类），特别是那些需要加速审批的药物。这个会议会评估 EPO2 会议达成的共识进展情况，以及所要求的研究目标和有待解决的问题是否如期完成，并反映在 NDA/BLA 的申报资料中。NDA/BLA 会议交流和讨论的问题包括但不限于：

① 讨论 NDA 申报资料的格式和内容是否足以作为 NDA 上市批准的实质性证据，并就 NDA 申报的格式和内容达成共识。

② 使 FDA 同意申请方的观点，即有充分的证据支持 NDA 的申报和试验药物的批准上市，即

• 所有的申报技术文件（即药理/毒理/生产/质控/微生物/人体药动学/临床统计等）都符合药政要求。

• 临床有效性　设计合理和对照的临床试验及

其真实结果能支持医学治疗的有效性。

• 临床安全性　数据分析充分支持有利的风险-受益比。

• 药物 CMC 达到药政监管对药品质量的要求。

③ 讨论预期发布的药物说明书描述与试验结果报告的一致性。

④ 建议优先审评的可能性（如适用）和交流审评的特殊需求。

⑤ 交流其他相关临床计划议题，如其他进行中的临床试验、不完全的试验结果、国外研究数据、其他与 NDA 申报无关的适应证研究，临床结果统计的合理性（如主要和次要终点、遗漏数据的处理、亚组分析等）。

⑥ 确认生产及其质控已达到 CMC 标准，即

• 有关药物稳定性研究计划，未来商业药物与Ⅲ期药物的生物等效性，NDA 中生产/质控内容的适宜性等；

• 确保支持 NDA/BLA 所要求的程序和任务都已完成或协调到位，包括 DMF 持有人或其他合约服务商或供应商能全面和及时合作；

• 用于Ⅲ期临床试验和最终上市产品的生产、制剂和包装之间的关联性，确保 EOP2 会议达成共识的任何匹配或桥接研究已经完成；

• 确认递交材料中包含 EOP2 会议同意的稳定性研究方案及其结果数据；

• 确认所有设施（如生产、检测、包装等）都已随时可接受 NDA/BLA 的药物检查。

⑦ 探讨任何其他需要引起 FDA 或申请方注意的仍然存在的问题，可能的问题或药政审评问题，以及后续继续临床研究（如Ⅳ期）和安全性监督管理的必要性和实施措施计划等。例如，仍在进行中的临床试验、国外临床试验数据、不完整的试验结果、没有包括在 NDA 中的其他适应证研究计划、儿科研究计划、稳定性数据、统计方法的合理性风险管理计划等。

NDA/BLA 前会议不会涉及可能导致拒绝接受的相关申报资料问题。如果申请方需要与 FDA 举行 NDA/BLA 前会议，所有会议讨论材料需要在至少会前 4 周递交，会议讨论资料包括但不限于：

① 会议请求和会议议程计划；

② 预期讨论的会议概述摘要文件（briefing book）；

③ 会议日期、时间和参会者；

④ CTD 综述和总结文件；

⑤ 药物包装和说明书样本；

⑥ 后续临床、非临床开发计划和风险管理计划 REMS 等（如适用）；

⑦ 问题和自我答案。

对于与 FDA 的 NDA 前会议概述摘要文件应当集中在所完成的关键临床试验数据结果总结、拟建议的上市适应证、用于临床试验及其未来上市的药品生产信息、优先审评要求或孤儿药要求的讨论（如适用）、拟递交的 NDA 格式计划、递交时间表等。FDA 设置各类药物申报过程中的会议目的是给申请方一个向药政监管部门阐述、交流和咨询药物研发及其结果的机会。因此，申请方应当视这些药政会议为自己主导的会议，确保在会上充分提出自己的问题和计划，对药物研发过程中的关键点做好总结归纳，使得申请方的药物研发思路、计划和策略与药政部门达成共识成为可能，也为今后的药物临床研究应对措施提供依据。在结束与 FDA 的重要会议前，申请方必须确认所有期望咨询的问题和疑惑都已在会中得到解答，即对每一个关键问题的答复可以向 FDA 参会者复述确认，以确保能准确反映在会后的纪要中。

除了上述 FDA 要求必须举行的重大事件会议外，其他一些根据实际需求在 IND/NDA/BLA 申报期间，申请方有可能申请的其他会议包括：

（1）Ⅰ期临床试验结束后会议（EOP1）（A/B/C 类）　如果申请方涉及加速审批药物的申报，FDA 建议在Ⅰ期临床试验结束后应当举行 EOP1 会议，尤其是运用替代终点的临床试验且希望得到加速审批的药物，如运用替代终点肿瘤缩小作为有效性指标的抗癌药物临床试验，已经授予快速通道审评的新药等。在 B 类 EOP01 会议上，申请方可以与 FDA 讨论Ⅱ期设计的合理性，并探讨Ⅱ期提供了实质性有效安全证据后申报 NDA 上市批准的可能性。一般 NDA 申报的申请方可以根据需要与 FDA 商议 EPO1 会议的必要性和预期讨论的问题。

（2）临床研发阶段的其他可能会议（A 类或 C 类）　申请方可以根据需要向 FDA 提出会议申请。

（3）NDA 申报后的其他可能会议　申请方根据 NDA 申报过程的需要，可能还需要申请标签说明讨论会议、FDA 专家咨询委员会听证会前预备会议或专家咨询委员会听证会等。标签说明会是申请方与 FDA 在 NDA 前会议后，就未达成共识的标签说明的词语的准确性和合理性进行进一步的商议。药物标签说明不能与 FDA 达成一致，申请方的 NDA 不能获得最终批准。

（4）专家委员会　药物专家咨询委员会（drug advisory committee，DAC）制度是 FDA 设立的协助 FDA 审评 NDA 的重要技术手段（参见 30.3.6 专家委员会内容）。按照 FDA 的要求，对于所有新分子实体和初始生物制品上市申请都必须召开专家委员会会议。否则 FDA 必须提供书面解释说明不召开会议的原因。这个委员会为独立的 FDA 特聘专家小组，通常由医学专业领域专家和生物统计专业人员等组成，必要时还可能邀请患者/消费者代表和工业界代表（无投票权）参加，为 FDA 监管产品的开发和评价相

关科学、技术和政策事项提供独立的科学和医学专家建议。当 NDA 申请涉及新的一类药物、有重大安全性问题、有效性结论或风险-受益分析存在争议或疑虑、药物涉及较为广泛的公众保健利益、FDA 和申请方就研究结果存在较大分歧意见、处方药物转为非处方药物等情况时，FDA 通常会召集专家委员会举行听证会。FDA 作为会议主持人并做开幕致辞，申请方和 FDA 代表在会上分别阐述各自的观点和对问题的解析，必要时也会有患者代表发言，之后会有专家顾问与会议发言人的问答交流。会议的内部讨论和决议阶段通常只限于专家委员会成员参与。这类听证会会在整个 IND/NDA/BLA 申报过程中的任何阶段举行，就与药物研发和评价有关的科学技术事务、各类临床研究问题等进行独立咨询、交流和征求建议。专家委员会在 NDA 审评中起着重要的作用。专家委员会的会议一般包括公开和内部讨论两大环节，即

① 公开听证会　所有专家咨询会议都包含这部分议程，会议期间主要听取申请方对所讨论的事项或问题做出口头解释，会上有关讨论资料会呈现给与会人员参考。

② 半公开委员讨论会　委员会讨论未解决的公开问题，未经会议主席的同意任何局外人不允许参加。

③ 内部数据介绍说明　申请方向委员会揭示不可公开的机密信息、资料和问题。

④ 内部委员会审议　在会议主席的主持下，以非公开的会议形式由委员会成员进行内部讨论，并形成决议，递交给 FDA/CDER 参考。

根据 NDA 申报药物的属性和 DAC 开会的可能性分析，申请方应该为 DAC 会议早做规划准备，或主动要求 FDA 召开 DAC 会议，不应等到 FDA 通知后才开始准备，以免准备时间匆忙而影响 DAC 会议效果。由于 DAC 会议中 DAC 成员、FDA 和申请方代表会就 NDA 数据进行科学讨论，申请方需要从根本上理解 DAC 会议的必要性，对所递交的每个数字、每句话、每条结论均细致推敲和审慎撰写，充分且诚实地面对数据及其结果，并应当从 DAC 成员和 FDA 思维背后的逻辑角度出发，角色互换式地自我思考、预测提问和解答，因为任何数据及其结论都有可能在会上被放大而引发问题、质疑和讨论。一般来说，FDA 必须在举行听证会前的至少 15 天向社会公众公布其会议计划，在会前不晚于 2 个工作日公布相关背景材料，但往往幻灯片要到会前几个小时才会公布。公布的会议资料信息包括但不限于：

① 会议相关信息，包括网络会议拨入信息、会议议题、FDA 需要委员会讨论的具体问题清单、参会人员名单、委员会成员利益冲突声明、豁免回避可参与投票声明等。

② 参会人员名册，诸如参会 DAC 成员详细信息，包括姓名、任期、学位、专业、职业资格、工作信息等；还有会议主持人、FDA 参会人员、会议主持人和其他相关人员等，并列明哪些人可以投票，哪些人没有投票资格。

③ 申请方递交的会议材料，诸如产品的背景资料和演示幻灯片等。

④ FDA 拟用的会议材料，诸如 FDA 视角的背景资料和幻灯片等。

⑤ DAC 会议议程，诸如开放环节部分，包括：主持人进行参会人员介绍和利益冲突声明（10min）；FDA 开场讲话（15min），申请方陈述其观点和要点（50min），FDA 陈述观点（40min），申请方与 FDA 陈述后的问题澄清（20min）；公开讨论/答辩环节（1h）；闭门环节部分，即参会 DAC 成员的内部讨论和投票环节（约 1h）。在每次问题答辩后，申请方代表最好能对 FDA 的观点和建议做出高度概括，以便在会议纪要中能准确反映出双方讨论的论点和结论。

任何人不需要报名就可以参与听证会的旁听。如果 DAC 会议取消或时间调整，FDA 也会在官网及时公布，但通常不会公布取消/调整的原因。为保证公正、公平、公开透明原则，FDA 允许参会者在会议期间拍照、录音、录像，前提是这些行为不会干扰会议的进行。通过 FDA 公布的信息，申请方应了解谁是本次 DAC 会议的参会成员，并从公开信息中查询这些参会成员的教育背景、工作背景、专业背景状况、行事风格和关注领域等信息，以及在以往 DAC 会议上的投票和讨论情况等。值得提醒的是如果认为 DAC 成员可能对产品信息了解有限，申请方有必要在会议介绍资料中迅速补充必要的相关背景信息，这些可能有助于预测 DAC 参会成员的可能投票倾向和会议最终结果。此外，当涉及事关备受瞩目的公共事件时，患者团体、行业协会、行业其他监管机构、竞争对手以及媒体代表等都可能出席 DAC 会议。为此，申请方还需要分析这些受众对结果的可能作用，尽可能地评估、协调和管理好各利益相关方的预期及影响。必要时，也可以酌情请相关方在 DAC 上做出呼吁或陈述。

对于 FDA 来说，每一个与申请方举行的外部咨询会议前，FDA 都有一个内部准备会议程序，以便对申请方讨论的问题答复进行内部沟通，力求对问题答复达成 FDA 的内部共识（图 30.23）。FDA 一般会在会前 24～48h 反馈给申请方。

如果涉及 FDA 同意的滚动递交，除了每次与 FDA 面对面交流会议外，更多的是会议后或每次会议间隔期间，申请方与主管审评员的线下交流。由于临床试验结果分析的动态性质，有时面对面交流会议达成的共识纪要有可能根据需要有所调整或修改。这

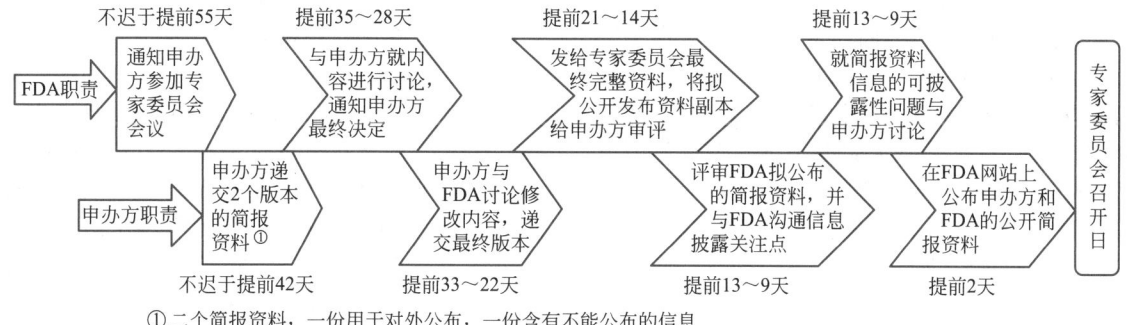

图 30.23　FDA 专家委员会准备流程节点

些调整或修改的共识并不会以会议纪要的形式呈现，大多是线下交流邮件、确认的电话记录或备忘录等形式。滚动递交的频率/次数、每次递交的内容范围和/或递交形式及其要求都需要在面对面会议交流中予以确认。

无论是准备与 FDA 的 IND/NDA 问题现场讨论或 DAC 交流会议，申请方的策略计划制订颇为关键，其主要要素包括但不限于：

① 确定需要传递的核心信息　明确需要围绕会议各个环节想要传递的核心信息和申请方立场，并通过针对性地制作演示和答辩策略，使讨论或答辩战术目标的有的放矢成为可能。

② 指派专人负责会议准备的全生命周期　这位专人最好由经验丰富的注册高管担任，授予在准备过程中的领导权，确保各职能团队和资源的优先调配，直至会议的成功召开和答辩完成，其对于高质量地完成战略规划和战术实现十分关键。

③ 配备具备资质要求的申请方参与成员　参与会议的成员不仅应包含现场参会的主要成员，指派现场会议总指挥官负责协调演讲和/或回答问题等事宜，现场演示和演讲成员，回答问题的主要成员，还需要考虑相关准备会议的成员，如后勤支持成员负责会议硬件设施、网络环境的保障，并指定专门的成员熟悉演示幻灯片内容和顺序，能够根据现场需要，快速和冷静地在需要时迅速找到并展示出来。必要时可以邀请外部专家（KOL）、顾问或合作伙伴代表参加。所有参与成员需要明确职责分工，尤其需要细分演示和问题回答任务，落实到每个小项的主题负责人和后备成员，便于现场的统一协调管理。任何在 FDA 和 DAC 会议前的会前造势宣传或无关议题准备的想法不应成为申请方的策略之一。

④ 会议材料准备充分和论据夯实　申请方应意识到会议介绍的背景材料应数据充分、论据夯实、简明扼要、整体结构和条理清晰且易于理解，以及涵盖信息尽可能全面。演示的幻灯片应重点突出，阐述明确，直击核心问题和信息。除了演示幻灯片外，还需要准备备用幻灯片用于解答可能被问到的问题。因此，从浩瀚的 NDA 数据资料中精炼申报材料（包括

演示幻灯片），省略无关紧要的内容，并保持前后一致十分必要。对于 FDA 或 DAC 专家最可能关注问题的回复应当直面详述（如 NDA 数据及其结果是否满足所在国的医疗实践标准等），需要有充分和夯实的证据支持，不应当避重就轻或一带而过。

⑤ 会前演练的必要性　虽然 NDA 数据是最重要的，但申请方代表在会上的一言一行都会被所有 FDA 和 DAC 与会者看在眼里，记在会议记录中，并可能影响会议进程的顺利，甚至左右会场的气氛。若要确保这类会议的成功和最佳效果，会前认真准备和反复演练十分必要。演练中和会议前，申请方总指挥官应提醒所有现场成员了解会议过程的每一个细节和注意点，包括会议座位排序和会场礼仪，如回答问题前自报姓名、除非对方的问题不清晰或较长外，不要无端重复别人的问题等。只有做到这些，才能确保申请方成员现场表现专业谦逊，给与会者印象深刻，避免会议现场成员有失水准。这类演练应根据会议内容的复杂度和需求提前 1～2 周开始，而不是在会前 1～2 天才开始演练，便于尽可能早和多地暴露出缺陷或不足而予以改进。如果可能，可以邀请外部专业顾问参加模拟讨论和指导，内部再进行多次反复多场路演，以便完全模拟讨论会或听证会的环境。在会前 1 天最好有一次最终路演，以便确保会议准备和参会行为的万无一失。

每次会议 FDA 官网除不提供录音录像外，会议的全文会议记录、会议纪要及会议背景信息等会议相关材料都会在会前和会后官网专栏位置中陆续公布。在 FDA 公布会议纪要前，申请方最好能尽快递交自己的会议纪要供 FDA 参考。FDA 会议纪要记录任何与参会者商议的主要成果，澄清异同点和 FDA 的立场，需要的话还会列出 FDA 要求的任何后续行动要求。FDA 的官方会议纪要通常会在会议结束后 30 天内发出。除了会议的形式之外，与 FDA 交流的其他方式还包括书面信函往来、电子邮件、电话沟通、电话会议、IND 申请修正文件的递交、争议决议文件等。在这些交流方式中，FDA 也会及时地对申请方

拟议的监控临床试验加以评论，这将构成 FDA 未来确定药品安全性和有效性判断的基础。此外，在Ⅰ期或Ⅱ期临床试验结束后，FDA 也会根据收到的试验结果信息撰写书信，对Ⅰ期或Ⅱ期临床方案是否适宜予以评注。对于 FDA 信函中提及的任何问题，申请方应尽量做出回答。需要提醒的是 IND 申请方对新药研发负有全责。FDA 通过交流提供药政建议，并对研发过程进行必要的监督。FDA 会尽最大可能满足会议要求。但有时由于 FDA 人力资源的限制或其他事务优先顺序，申请方的面对面交流会议要求有可能会被拒绝、延期或取消，建议为电话会议，或对有关问题做出书面答复等。

除了上述 A/B/C 类会议外，FDA 还会有一些即席需求会议。例如，当申请方完成 NDA/BLA 递交，并被 FDA 接受和开始审评后，FDA 有可能根据审评中累积出现的重大问题，邀约申请方召开中期交流（mid cycle communication，MCC）或会议，以便讨论和澄清这些审评中出现的不解问题。通常，这个 MCC 由 FDA 发出，会在预定会期的两周前通知申请方。例如，6 个月优先审评的 MCC 可能在 3 个月左右，10 个月的常规审评可能在 5 个月左右邀约申请方召开。如果 FDA 没有审评问题需要澄清，也可以不要求召开 MCC。在某些情况下，FDA 也可能会邀约申请方召开后期交流（late cycle communication，LCC），以便对发现的审评重大问题进行口头澄清或解答。这类 LCC 通常也是 FDA 发起，时间不会晚于优先审评完成时间目标的 2 个月或常规审评完成时间目标的 3 个月前通知申请方。如果需要召开咨询委员会会议，FDA 不会晚于会期的 12 日历天前通知申请方。

有关生物类似药的 FDA 会议形式和要求与常规药物药政审评会议略有区别。表 30.24 总结了不同情形下于 FDA 举行的生物类似药开发交流会议。

表 30.24　FDA 主要生物类似药开发交流会议

会议类别	主要目标	会议要求回复	会期	费用	会议纪要
首次咨询会	交流生物类似药开发计划和试验设计等	FDA 收到会议要求和会议概述摘要文件（briefing book）后 21 天内回复会期	通常在收到和确认会议要求后的 90 个日历日内举行	免费	会后 30 天内发出
Ⅰ类会议	交流停滞的生物类似药开发计划问题	FDA 收到会议要求和会议概述摘要文件（briefing book）后 14 天内回复会期	通常在收到和确认会议要求后的 30 个日历日内举行	已交年费才会接受会议要求	会后 30 天内发出
Ⅱ类会议	交流研究中个别问题，可以包括只审核相关数据	FDA 收到会议要求和会议概述摘要文件（briefing book）后 21 天内回复会期	通常在收到和确认会议要求后的 75 个日历日内举行	已交年费才会接受会议要求	会后 30 天内发出
Ⅲ类会议	深入审核和交流研究报告	FDA 收到会议要求和会议概述摘要文件（briefing book）后 21 天内回复会期	通常在收到和确认会议要求后的 120 个日历日内举行	已交年费才会接受会议要求	会后 30 天内发出
Ⅳ类会议	讨论生物类似药上市申请的格式和内容	FDA 收到会议要求和会议概述摘要文件（briefing book）后 21 天内回复会期	通常在收到和确认会议要求后的 60 个日历日内举行	已交年费才会接受会议要求	会后 30 天内发出

30.3.5　美国临床试验申请程序

任何美国新药都要经过从 IND 到 NDA 的药政审批生命周期过程。其中研究新药（IND）审评是联系新药临床前研究与临床研究的中间环节。当试验药物的申办方认为其已具有足够的临床前数据证明该药是安全时，就可准备向 FDA 递交新药临床研究申请。在 IND 申报前，申请方通常需要申请与 FDA 的 IND 前咨询会议，以确保 IND 申报资料符合 IND 审评的药政要求。IND 审评主要侧重于安全性审评，其目的是确保新药临床研究的安全性，以避免给临床试验受试者带来不必要的风险。通过 IND 审评的试验药物可以启动早期临床试验，直至Ⅱ期临床试验完成后，申请方与 FDA 再次会晤，讨论Ⅲ期临床试验的可行性。Ⅲ期临床试验是连接 IND 申报阶段通向新药申请（NDA）上市的最后环节。NDA 前会议后，FDA 对 NDA 进行最终审评并做出是否同意上市的决定。图 30.24 展示了美国创新药物从临床前走向获批上市的 IND/NDA 前会议时间和路径。据 FDA 统计分析，每 5000 种进入临床前研究的化合物，仅有 5 种左右能进入人体试验阶段，最终仅有 1 种化合物获得上市许可。有关临床前研究要求和Ⅰ～Ⅲ期临床试验属性可参见第 5 章描述。

30.3.5.1　研究新药的分类

美国 IND 主要包括两种类型，即

（1）商业性 IND　指以获得新药上市许可为目的而申请开展的临床试验，包括Ⅰ～Ⅳ期临床试验。商

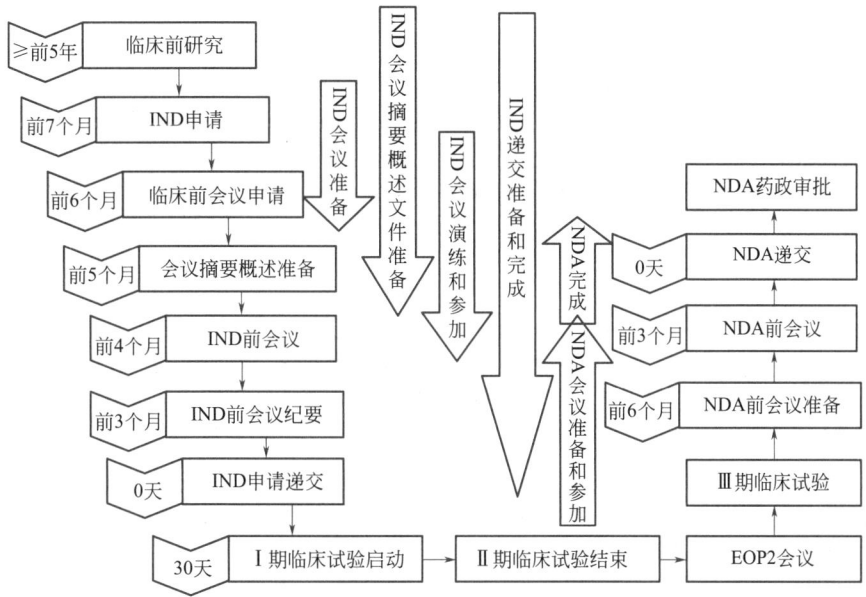

图 30.24　美国创新药获准上市的 IND/NDA 前会议时间和路径

业性 IND 里面还包含有"探索性 IND"（exploratory IND）或"筛查性 IND"（screening IND）在内，这类 IND 通常作为递交的第一个申报文件以支持对新药开展Ⅰ期最初阶段探索性临床研究，其所涉及的受试者人数非常有限，并不带有治疗或诊断的目的。一旦完成探索性阶段并开始全面研发阶段，申办方需要终结或撤销这种探索性 IND，而改用传统的 IND 程序继续药物临床试验。首次 IND 申请的重点应该放在总体研究计划和针对性的人体研究试验方案。

（2）非商业性 IND　目的是非商业性学术研究，通常由政府机构、科研院所或研究医生提出这类申请。该研究旨在研究未上市药物或上市药品对特定人群的疗效，新适应证尝试，上市与未上市药物组合应用疗效验证，或为无药可治的患者提供未经批准的药物治疗等。

FDA 收到的 IND 申请大多数属于非商业性 IND。从 IND 研究性质来看，IND 的属性种类有三种，即

（1）治疗 IND　为证明试验药物在治疗严重或立即威胁生命的病症方面具有潜在效益而需要进行临床试验的申请。当医疗领域没有满意的治疗性药物或治疗手段来治疗某种疾病，或有治疗严重或威胁生命的疾病需求时，申办方递交在受控临床环境下对药物进行疗效和安全性临床试验申请，需要经过 FDA 的审

评许可。申办方可以根据这种试验结果申请药物新适应证的药政上市许可批准。

（2）紧急使用 IND　拓展性应用（expanded access）是紧急使用 IND 的一种情况，也称为同期使用，属于美国早期接触计划（EAP）的组成部分（参见 30.7 节）。按照 CFR21 312.23 或 312.20 条款，当出现来不及递交 IND 申请的紧急情况时，可以允许 FDA 授权研究者或医生提供试验药物给危急病症的患者。只有当使用试验药物前没有时间递交 IND 的医学紧急情况下，FDA 可以批准完成 IND 程序前提供试验药物供患者治疗使用。这种 IND 通常为一次性有效 IND。如果时间允许，申办方或研究医生需要通过特殊申请程序递交 FDA 紧急使用 IND 申请，获得批准后方可使用（表 30.25）。此类 IND 适用于那些不符合试验方案入排标准，或没有其他已批准的临床试验可供其选择参加，但确有需要的危急患者，以及在个别情况下如果出现来不及申报，但医生必须用药治疗危急患者的情况。在拓展性 IND 或方案批准下，申办方或研究医生必须在用药后的 30 天内将有关信息报告总结递交给 FDA，所有 SAE 需要按照安全性报告标准完成报告递交，包括拓展性试验信息在当年的 FDA 药物研究年度报告中。如果治疗完成和 FDA 通告已超过一年，则不需要包括拓展性 IND 在年度报告中。

表 30.25　拓展性应用 IND 类别

拓展性 IND 类别	药企申请主要表格	医生申请主要表格	备注
个案患者 IND[①]（非紧急使用）个案患者方案[②]	电子递交 1571 表和 1572 表，IRB 批准	3926 表，要求授权函（LOA），邮件递交	FDA 收到申请后 30 天和 IRB 批准，可以开始治疗

续表

拓展性 IND 类别	药企申请主要表格	医生申请主要表格	备注
紧急使用个案　患者 IND 紧急使用个案　患者方案	电话联系 FDA；授权后 15 个工作日递交 1571 表和 1572 表	要求授权函（LOA），直接电话联系 FDA 相关部门；FDA 批准后 15 个工作日内递交 3926 表	一旦获得电话批准或其他快速交流方式批准，可以立即使用。授权后 5 个工作日内通知 IRB
中等规模人群 IND 中等规模人群方案	电子递交 1571 表和 1572 表，IRB 批准	1571 表和 1572 表，LOA，邮件递交	FDA 收到申请后 30 天和 IRB 批准，可以开始治疗
治疗 IND 治疗方案	电子递交 1571 表和 1572 表，IRB 批准	—	FDA 收到申请后 30 天和 IRB 批准可以开始治疗

　　① IND 请求：在已有 IND 递交申请方名下，增加一个新的 IND 试验方案。在 FDA 收到拓展性应用要求的 30 天后，可以开始治疗，除非 FDA 提通知申请方可以开始。在 30 天等待期后，中等规模人群 IND，一旦生效，新的患者可以入组，并立即开始治疗。

　　② 方案请求：在已有 IND 递交申请项下，递交一个新的试验方案。只要 FDA 收到方案，且获得 IRB 批准，可以已递交 IND 治疗方案的豁免开始治疗受试者，其同样受到 IND30 天的等待期要求。

　　（3）研究者 IND　由科研所、大学、研究机构或研究医生发起和实施的出于研究目的的非商业性临床试验。这类临床试验可以被称为研究者倡导的临床试验（investigator initiated trial，IIT）。在研究者 IND 获得批准后，研究者可以给患者服用或发放所批准的 IND，这个药物可以是未获批准上市的药物，或已获批准上市的药品。这类 IND 实施要求和标准与商业目的申请的 IND 相同。

　　上述拓展性临床应用实施的前提条件包括但不限于：

　　① 拓展性临床试验药物或医疗器械的使用需基于已有临床试验观察可能使受试者受益，但又不符合方案入排标准，或患者由于临床试验机构已按临床试验方案完成病例的入选，不能通过参加已开展的临床试验获得该药或医疗器械的使用。

　　② 患者和研究者或医生都愿意参加，而且在美国只有研究者或医生才能递交个人患者试验新药扩大使用申请。有些国家可以允许申办方提出拓展性 IND 申请。

　　③ 申办方愿意提供药物或器械。

　　④ 患者的医生确定没有可比的或令人满意的治疗可用于诊断、监测或治疗患者的疾病或病症。

　　⑤ 患者无法在另一个 IND 或试验设计下获得该试验药物/器械。

　　⑥ 使用临床药物/器械可能发生的风险小于疾病可能带来的风险。

　　⑦ 经药政部门确定，有足够证据证明临床药物或医疗器械的安全性与有效性，以支持其在特定情况下的使用。

　　⑧ 提供该试验药物或医疗器械的扩大使用不会对支持上市批准的启动、行为或临床试验的完成带来干扰，或者影响扩大使用潜在的发展。

　　研究者或医生必须就拓展应用做好患者的知情同意工作，帮助患者完全了解该试验药物的情况，并确保安全使用试验药物。一般情况下，只要研究者或医生向药政部门申请给某个无药可治的患者同情使用某种试验药物，且申办方或生产商也愿意提供这种试验药物，药政部门通常不会反对单个患者的治疗用药。在美国，FDA 收到拓展性应用 IND 申请 30 天之后，IND 被认为可以有效开始使用该药物治疗病患者，或者 FDA 会更早通知医生申请获得批准，并会授予一个特殊 IND 批准号。一旦研究者或医生获得这个特殊 IND 批准号，应当立即将此 IND 号码提供给药物或医疗器械的申办方或供应商，以便申办方或供应商能及时将药物或医疗器械提供给研究者或医生。如果治疗使用没有得到允许，FDA 将电话通知医生该决定，并随后有一封书面信函说明 FDA 拒绝请求的原因。

　　需要注意的是研究者 IND 不能取代医药企业以商业目的的 IND 申请，但医药企业可以在研究者许可的情况下，采用从中获得的试验结果数据来支持商业 IND 的申报。采用这些研究者 IND 试验结果的前提是所开展的临床试验必须满足 GCP 和相关法规要求，并在需要时接受药政检查的验收。这类 IIT 研究由于需要使用医药企业生产的药物，研究者有可能需要医药企业的财物支持，例如赞助试验药物等。这种研究者 IND 对医药企业的益处在于：

　　① 有助于获得相关新适应证的初步信息；

　　② 有助于医药企业与研究者建立特殊的关系；

　　③ 可以节省医药企业对药物临床研究的费用（如果研究者无须医药企业对 IIT 研究提供大量财物支持）；

　　④ 可以为医药企业开展某些适应证人群或组合治疗效益临床研究的探索指明方向；

　　⑤ 有助于为医药企业对未来药物临床研究的方向和同类研究奠定进一步开发的基础或提供依据。

　　这种研究者 IND 对医药企业的不利因素包括：

　　① 由于研究者拥有 IND 的所有权，医药企业对整个研究过程无法掌控；

　　② 研究的有利成果的归属问题有可能造成某种程度的法律和财务纠纷（如果医药企业对这种研究者

IND 提供一定程度的财务资助);

③ 医药企业对研究者发表研究结果的意愿和行为无法律约束力;

④ IIT 所出现的新的不良反应或 SUSAE 会影响研究者手册或药物标签中安全性信息的声明。

如果医药企业对 IIT 进行了资助, 且期望对有利的研究结果有所掌控, 包括发表权, 可以在与研究者签署的 IIT 合作协议中注明经过商议的有关成果归属和结果发表的限制性条款。

对于研究者 IND 申请方来说, 其 IND 申请中的一些信息研究者本身并不拥有, 但在申请研究者 IND 时, 可以在获得原 IND 申请方的许可下, 在其研究者 IND 中引述参考原 IND 的相关信息, 如毒理和药理研究、CMC 或递交的 DMF 信息等。研究者 IND 申请方需要递交原 IND 申请方的授权信函来表明已获得许可。这类授权信函至少要表述的含义包括:

① 研究者 IND 申请方应表明其申请中的有关试验药物知识产权的信息已经在过去某个递交的 IND 申请中有综述和总结;

② FDA 审评员可以审阅已经递交的相关 IND 申请信息, 但不用披露给当前 IND 申请方相关信息, 以确定引述参考的信息是否足以支持当前 IND 申请的需求。

例如, 研究者 IND 申请方打算从试验药物生产商处获得试验药物, 那么原 IND 的 CMC 和非临床信息可以被研究者 IND 引述参考 (在授权信函已经获得的情况下), 也可以引述原生产商递交的 DMF 文件作为参考。FDA 会在收到研究者 IND 申请的 30 天内做出是否需要其他信息的决定。

无论哪一种类别的 IND 申请, 相应的试验药物都应当严格地限制在 IND 所提出的临床试验项目的范畴内使用, 而不能用于其他非 IND 准许的目的。通过 IIT 研究所得出的临床结果可以作为科学研究成果予以发表, 但不能作为医药企业商业目的药物标签声明和宣传。只有在 FDA 新药申请 (NDA) 批准的基础上, 这些研究成果才能用于商业目的的药物标签声明和宣传。

30.3.5.2　研究新药申报资料要求

当申请方申报研究新药临床试验申请时, IND 申请必须含有的信息主要涉及三个领域:

① 动物药理和毒理研究　临床前数据能够使 FDA 评估试验药物用于人体的初期验证试验时是否安全, 也可以包括一些既往人用临床经验。

② 生产及其质控信息　有用于药物原料生产和成品剂型相关的成分、生产、稳定性和质量控制的数据信息, 并可以用于评估申请方具有适宜的能力来确保生产和供应质量稳定的批量试验药物。

③ 临床试验方案和研究者信息　需要详尽的用于开展预期临床试验的方案, 并可以评价这些药物是否对接受用药治疗的受试者会有不必要的安全性风险。承担和监督试验药物使用的临床研究者的资质信息, 以评估这些研究者是否能胜任临床试验的重任。另外从研究受试者获取知情同意的承诺、接受伦理委员会审评试验项目的承诺和遵循新药研究法规要求的承诺。

美国的 IND 申请必须采用 CTD 格式文件, 这有利于与后续 NDA 申报内容直接相关联。FDA 要求 IND 递交需要按照 eCTD 格式要求完成。按照 CTD 格式要求, 表 30.26 展示了 FDA IND 申请需要包括的基本信息。

表 30.26　美国 IND 申报资料基本信息要求

CTD 模块	序号	内容	用途说明
模块 1	1	首页函 (通常是 1 页纸以内)	用于 IND 申请在 FDA 内部的审评分类和流程索引, 应包括的信息有 • 申请识别符:首次研究新药(IND)申请 • 简述预期的研究类型和项目标题 • 研究新药的名称及其拟定的制剂 • 研究的病症或病况 • IND 生产商名称和联系信息(如适用) • 申报日期 • 已有的 IND 申请参考(如适用) 首页函收件人通常是新药办公室审评科主任, 需要 IND 申请负责人签名
模块 1 行政管理表格	2	FDA 1571 表	该表包含 IND 申请的行政管理信息,可以按照 IND 申请指南的要求完成
		FDA 1572 表	该表作为承担 IND 申请的临床研究的研究者声明,可以按照 FDA 的申办方、临床研究者和 IRB 信息指南要求完成
		FDA 3674 表	该表作为遵循临床试验网站数据库报告相关数据结果要求的证明文件
		FDA 3926 表	适用于拓展性 IND
		FDA3454 表/3455 表	财务声明证书和财务披露声明(如 FDA 要求的话)
		FDA3500A 表	只用于 IND 过程中的 SAE 报告(MedWatch 表)。临床试验开始前申报不适用

续表

CTD 模块	序号	内容	用途说明
模块 1	3	总体研究概貌	总结药物/临床研究依据或合理性,预期研究的适应证,药物评价遵循的一般方法,未来或第一年拟进行的临床试验种类,以及风险评估,包括非临床数据、过去人体经验和相关药物信息,以及相关专利、证书和声明文件、环境分析报告等
模块 1	4	研究者手册(IB)	IND 申办方需要提供研究者手册给研究者;被授权参考已有生产商 IND 申请的 IIT IND 申请不要求递交 IB。IB 应随着开发计划的进展并有新的信息而更新(参见 7.6 节)。
模块 2	5	目录	IND 申请目录应足以使 FDA 审评员能既快又容易地追溯到申请中的相关内容,可以以章节和页数的形式呈现信息位置
模块 1 或 2	6	引言声明和总体研究计划(通常是 2~3 页)	这一部分描述研究新药的总体计划和概貌,包括药物名称和性质、剂型、活性成分信息、药理类别、给药途径等,也需要概述临床开发计划,包括预期的研究目的、计划周期、全球研究规划等,以帮助 FDA 对未来研发规划需求有所了解。在首次递交 IND 申请时,详尽的开发计划可能并不完善,会受到后续许多因素的影响。因此,IND 申请方应当对此作出声明,并提供未来临床开发计划的简要说明
模块 2/3	7	化学、制备和质量控制信息(CMC)	• 综述和总结 CMC 研究和实施计划,包括试验药物、对照剂、安慰剂信息,试验药物供应和包装计划,GMP 依从性声明。模块 1 中有可能包含部分综述性简述、药物标签,以及相关与 CMC 有关的证书等 • 应包含的最基本数据信息有试验药物的结构鉴定(DS 部分)、试验药物的配方组成(DP 部分)、合成路线和生产工艺(DS 和 DP 部分)、分析方法和建议的杂质限度(DS 和 DP 部分)、初步的稳定性数据(DS 和 DP 部分)
模块 2/4	8	临床前研究药理和毒理信息	综述和总结药理学、毒理学、微生物学等研究及其研究报告,包括 GLP 依从性声明,有关动物研究人员签署的数据准确性和可安全用于人体的总结性声明等
模块 5	9	临床方案	与临床部分内容相关
模块 2/5	10	既往试验用药物人体试验经验	如果有,与临床内容相关
模块 2/5	11	其他信息	某些 IND 申请可能需要其他特别信息,如药物依赖性、成瘾可能性(如精神类药物)、放射性药物的辐射吸收量计算、儿科研究计划或其他开发计划(如评价 IND 的安全性研究及其设计),该 IND 为今后 NDA 提供支持性资料的可行性等。如果没有,这个部分信息不用提供
模块 1/2/3/4/5	12	其他相关信息	如果 FDA 有特殊要求,与 IND 申请审评有关的其他相关信息需要包含在内,以及既往 IND 前会议纪要、各类承诺书,如保证在试验前获取受试者知情同意书、获得伦理批准、遵从相关 IND 各项管理规定、遵循 GCP 要求等

递交原始 IND 申请给 FDA 时,申请方需要提供三份 IND 申请文件（一份原件,两份复印件）。如果不要求 IND 申请附属有关临床研究者财务利益声明,申请方仍需要在临床研究者参与临床试验前收集这些财务信息。如果需要豁免海外研究者财务利益声明表格的收集,需要获得 FDA 的批准。一旦收到 IND 申请,FDA会以 IND 收讫确认函的形式告知申请方收到的日期。

美国临床研究可豁免 IND 申请要求的 3 个最常见情形是:

① 某些已获上市批准药物的限制性临床研究条件;

② 生物利用度或生物等效性研究;

③ 涉及被认为在某些临床研究中使用是安全的放射性药物。

如果申请方不确定其 IND 申请是否满足豁免条件,可以咨询 FDA 负责审评其产品的审评人员或查阅相关 IND 豁免标准（criteria for exemption）指导原则。

为了避免重复工作,既往递交的 IND 或 NDA 信息可以在新递交的 IND 中引述参考,例如,某一个相同研究药物的后续 IND 申请,可以直接引述参考前面递交的 IND 申请信息。含有新的或修正试验方案计划的后续 IND 申请应当建立在前期 IND 申请的基础上,并需递交支持后续 IND 申请的新信息。每一次 IND 申请通常都会被 FDA 授予一组 6 位数字的序列编号。申请方在首次 IND 申请时,可以在 FDA IND 编号后按照申报先后顺序设置申请方自我申请序号,例如首次申请为 0000 号,每一后续 IND 申请都会在前次 IND申请序号的基础上增加一位连续数字编号,如 0001、0002、0003……。当国外医药企业申请美国 IND 时,申请方必须向 FDA 提供身居美国本土的法定代表人或联系者的姓名、地址和电话等（1571 表第 16~19条）。需要强调的是 FDA 不要求在 IND 申报时提供临床病例报告表或知情同意书样本。然而,一旦 FDA 要求提供的话,申办方应当立即予以递交。

30.3.5.3　研究新药申请审评程序和维护

申请方递交 IND 申请并被接受后,FDA 重点审查试验药物的安全性问题,包括与安全性密切相关的药物生产及其质控方面,并规定 30 天内给出批准与否的答复。但通常情况下，申请方还是会在 IND 申请递交后和临床试验开始前，与相关审评科室审评人员确认。对于 Ⅰ 期临床试验的 IND 申请来说，FDA 的审评重点在于研究药物的安全性。

对于 Ⅱ 和 Ⅲ 期 IND 申请来说，FDA 的评判重点将包括临床研究的科学质量和研究者获得满足药监规范标准的临床数据的可信性。图 30.25 展示了 IND 审评及其同意与否的规范管理流程。概括地说，FDA 用于衡量试验药物是否满足 IND 可行性和未来可获得 NDA 批准的常见七项原则包括：

① 研究方案含有明确和清晰的研究目的声明；

② 研究方案和结果报告中的建议和实际分析方法总结相符；

③ 研究设计使得与对照药物的有效比较成为可能，以便为药物疗效提供定量评价的依据；

④ 受试者疗效反应（有效性和安全性）的评价方法定义清晰和可靠；

⑤ 研究报告提供了充分的研究设计、过程和分析的细节；

⑥ 受试者的随机入组有最小的偏差概率；

⑦ 有相应的措施来降低受试者、疗效评价者和数据分析的偏差（如双盲法等）。

由于 IND 申请递交前申请方与 FDA 审评人员已经有了密切和有效的交流，使得 FDA 对递交的 IND 申请审评效率大大提高。如果 FDA 对审评结果满意，在收到 IND 申请资料后的 30 天内未做出暂缓临床研究的决定，申请方就可以立即开展临床研究。对同种药品的后续临床试验，在 IND 申请递交后不必等候

30 天，申办方可以立即开始临床试验。值得注意的是，FDA 实际上不会不批准 IND 申请，而仅在风险和设计合理性方面提出"反对"意见。FDA 对于 IND 申请的决定可以概括为：

（1）试验暂缓决定　若 FDA 不相信或不能肯定某临床试验不会给受试者带来不合理的风险，FDA 会在收到 IND 申请后的 30 天内，首先电话告知申请方暂缓决定，之后再向申请方发出暂缓书面通知，解释暂缓原因。申请方必须解决暂缓通知中提出的担心原因或问题，直至 FDA 满意申请方的解决措施或结果后会撤销暂缓决定。

（2）信息不足通知　若 FDA 认为 IND 申报资料有欠缺，但不足以严重到需要暂缓的程度，FDA 会通知申请方 IND 申报资料的不足，需要补充递交，同时申办方可以在补充不足资料的同时开始进行临床试验。

通常来说，FDA 对计划的或进行中的临床试验发出暂缓决定的原因不外乎包括：

（1）Ⅰ 期临床试验

① 人体受试者会或可能会有不合理和重大伤害或致病风险。

② IND 中列出的研究者由于其科学背景和进行 IND 要求的临床试验经验不符合要求。

③ 研究者手册信息有误导、错误或资料不全。

④ IND 申请没有包含足以评价参与 IND 试验项目的受试者风险的信息。

⑤ IND 申请的试验药物显示有生殖毒性的风险或胚胎发育毒性的风险，因而对参加临床试验的育龄男性或女性有生殖功能受损的潜在风险，除非试验方

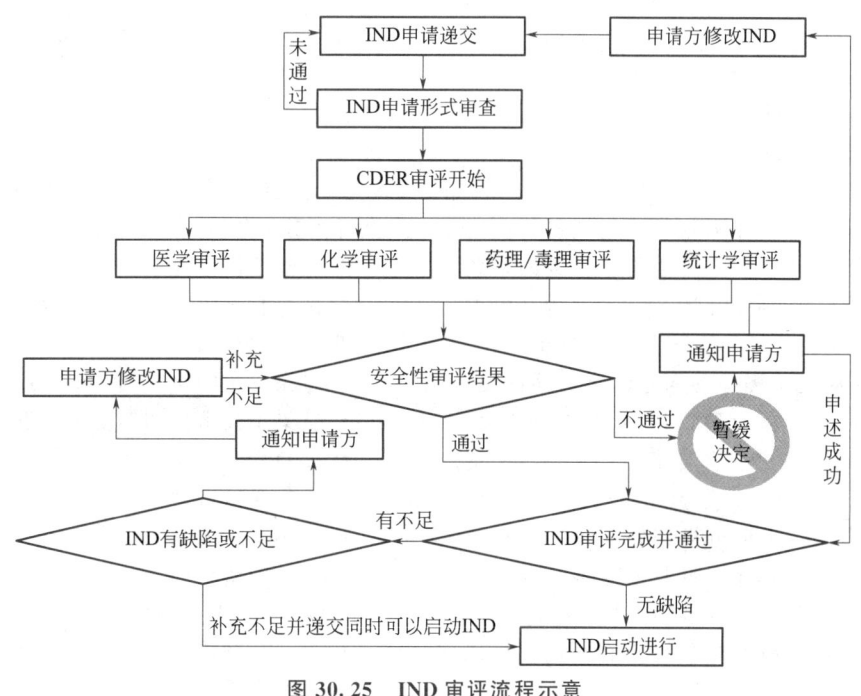

图 30.25　IND 审评流程示意

案限制某类性别受试者的参与。

（2）Ⅱ/Ⅲ期临床试验

① 上述Ⅰ期临床试验的相同的任何情况。

② 试验方案或计划在设计方面明确有缺陷，无法满足其声称的研究目标。

（3）拓展性临床试验方案

① 允许拓展应用的相关标准不能令人满足。

② 拓展应用 IND 申请或拓展方案不符合拓展 IND 递交要求。

（4）其他适用于任何临床试验的可能原因

① 上述Ⅰ/Ⅱ/Ⅲ期临床试验所描述的理由。

② 有合理的证据显示管理不良或混乱的临床试验正在干扰或阻碍相同或另一个管理有序和监控良好的临床试验的招募、开展或完成。

③ 试验药物供应量和供应能力明显不足以支持临床试验项目的正常开展。

④ 既往已经有一项或多项管理良好的临床试验显示正在递交的 IND 缺乏有效性。

⑤ 其他进行中的、已经获批的相同适应证的，或治疗相同患者群体的药物可以满足需要，或这些药物比 IND 有更好的风险-受益比。

⑥ 有相同患者群且治疗相同适应证的药物已经获得上市批准。

⑦ 尽管申办方管理试验项目良好，但却不积极地尽职尽力地寻求研究药物的上市批准。

⑧ CMC 和临床前数据并不足以支持 IND 的继续进行，如药物质量有严重缺陷；药理或毒理数据不足以支持预期的试验给药设计（如剂量、给药途径、给药周期等）；毒理研究过程不符合 GLP 质量要求；没有关键的毒理研究数据支持人用试验药物的安全性；既往发现的试验药物毒性并没有在试验方案的安全性评价计划中有较好的监督管理计划；试验药物具有无法预测的急性毒性反应风险，但方案仍然设计所有受试者同时给药，且没有考虑交错给药等。

即使 FDA 认为 IND 预期开展的或继续进行的临床试验并不符合公众利益，FDA 会要求暂缓的临床试验停止继续招募，而不是停止已经接受试验药物的受试者继续服用试验药物。凡是被 FDA 暂缓的 IND，申请方应当对暂缓决定中提出的问题给予书面回复，并重新递交。一旦收到所有暂缓问题答复的递交，FDA 会在 30 个工作日内完成答复审评，并决定申请方的答复是否可以接受。如果暂缓问题都得到令人满意的解决，FDA 会通知申请方撤销暂缓令，申请方可以继续启动临床试验进行；如果暂缓问题没有解决，FDA 会发出新的解释信函告知不能解除暂停指令的原因；如果 IND 申请方对暂缓令有异议，可以向 FDA 提出申述。FDA 会在 30 天内做出并通知申

请方是否撤销暂缓的决定。如果同意撤销暂缓决定，FDA 会首先电话通知申请方，之后在 5 天内发送书面撤销函。临床试验可以在电话通知当日开始进行。如果 IND 申请所涵盖的所有临床试验被暂缓一年以上，FDA 会将相应的 IND 申请作为失活状态处理。只有 FDA 通知暂缓令得以撤销，IND 申请方才能恢复或启动临床试验的进行。

对于任何申报的 IND 的维护和更新，申请方需要完成的事项包括但不限于：

（1）IND 修正或补充　针对任何在临床试验进行过程中出现的变化，任何计划进行的未包含在已递交 IND 的新的临床方案，以及任何影响受试者安全、改变试验规模或科学质量的方案修改都需要向 FDA 递交补充和更新申请。例如，临床试验方案修正或信息修正［如更新 1572 表（新的研究者信息、伦理委员会信息）］、增加剂量、延长给药时间、显著增加受试者人数、新的毒理、化学或其他技术信息、临床研究的终止等。这种更新临床试验方案或信息也需要符合并完成伦理委员会的程序要求，即

① 通常试验方案修正需要经过伦理委员会的批准方能实施；

② 对于需要即刻消除受试者安全性风险的研究方案修正，可以先行予以实施，再立即报告给 FDA 和伦理委员会；

③ 任何新的研究者信息必须在他们启动临床试验项目后的 30 天内报告给 FDA。

如果申请方希望 FDA 对申报的 IND 修改或补充做出评注或回复，需要在递交修改的 IND 时予以说明，并提出明确期望 FDA 答复的问题。

（2）年度安全性更新报告　在 IND 申请生效之日起的每年度日期 60 天内完成并递交研究期间安全性更新报告（DSUR），其内容包括：

① 研究的标题和目的，受试者人群，完成、仍在进行或尚未开始等。

② 计划的总受试者人数和截至报告之日起实际受试者招募人数。

③ 简述任何研究成果。

④ 研究状态（如进行中、完成、未开始、终止等）和进展总结。

⑤ 过去一年的研究总结信息：

- 常见不良事件和严重不良事件总结列表；
- IND 安全性报告年度总结；
- 死亡受试者列表；
- 脱落受试者列表；
- 临床前研究列表；
- 生产/微生物变化；
- 下一年度研究计划或研究计划更新；
- 研究者手册更新；

- 重大研究方案更新；
- 国外市场发展或更新，如上市批准、撤回、市场暂停等。

（3）IND 安全性报告　FDA 要求试验药物和上市药品不良事件都需应按照要求时限递交安全性报告，其包括自愿报告严重的上市后的不良反应、产品质量问题、产品使用错误、任何可疑的在 FDA 监管下使用的药物或生物制品出现的治疗不等效/失效等问题。美国 IND 的临床试验研究中，研究性新药或生物药使用的严重不良反应的强制报告，应该按照 21CFR 312.3.2 所描述的要求行事，并使用 FDA 3500A 表格进行报告和递交。有关年度安全性更新报告（DSUR）、SAE 报告（FDA 3500A 表）和/或安全信息等的概述可参见 20.4 节。有关 IND 中 SAE 的报告要求信息可查阅 MedWatch Web site 网站。

申请方不遵循 IND 启动后的药政要求，FDA 会采取药政终止 IND 行为，这些行为措施包括：

（1）失活　如果申请方在申请 IND 后的两年内都没有按计划进行临床研究，或该 IND 的临床试验被中止超过一年或者申请方自愿要求的情况下，FDA 便会将此 IND 列为"失活状态"（inactive status）。一旦 IND 被置于"失活状态"，所有临床研究者都必须被通知到，并按照 21CFR 312.30 的要求将临床研究用药品退还给申请方或立即销毁，如果是 FDA 的决定，申办方会收到 FDA 的书面通知。如果申办方仍想保持 IND 有效，应在 30 天内向 FDA 说明保持该 IND 有效的理由。一旦失活，申办方不需要递交失活的 IND 年度报告。如果申办方想恢复失活的 IND 在进行临床试验，需要将修正的 IND 申请，包括修改的方案重新递交 FDA。FDA 在 30 天没有提出异议，申办方可重新开始临床试验。

（2）撤销　申请方也可以向 FDA 提出申请撤销 IND 的申报，并完成相应的终止研究机构临床试验活动和研究药物供应的步骤。如果由于安全性的原因 IND 被撤销的话，申请方有责任将安全性原因通知研究者和伦理委员会。

（3）终止　FDA 在下列情况下可以要求申请方采取终止 IND 的行动来结束临床试验的进行。

① 研究药物的安全性存在极大的风险；
② 化学、制备和质量控制不能满足药政要求；
③ 临床试验的进行没有按照试验方案进行；
④ 研究药物被作为商业用途推销；
⑤ IND 及其修正或报告含有不真实的信息，或欠缺资料；
⑥ 申请方不能按时递交年度安全性更新报告；
⑦ 不能依从不良事件报告规范；
⑧ IND 处于无活动状态达 5 年以上。

如果申请方收到 FDA 的终止书面通知，可以在 30 天内提出书面解释或改正，或要求与 FDA 会面商议。如果 FDA 不接受申请方的解释或改正，会书面再次告知不接受的原因，申请方可以在 10 日内再提出一次申述。如果申请方没有在 30 天内回复 FDA 则相应的 IND 必须停止。

30.3.6　美国新药上市批准管理

在美国药品上市销售需要经过上市前审批过程，其中包括新药申请（NDA）、生物药申请（BLA）、仿制药申请（ANDA）和非处方药（over-the-count，OTC）。NDA 是医药企业向美国 FDA 申请批准研发药物在美国上市而必须经历的关键步骤之一。FDA 一般都需要至少 2 个充分和很好监控的 Ⅲ 期确证性临床试验的真实数据结果来批准一个新药适应证的 NDA 申报。所以，NDA 的申报资料应当围绕着证明药物能提供确切的医疗效益、相关风险-受益比在可接受范围内、药物生产的稳定性和可靠性、所获的所有相关数据的质量和可信性符合监管要求等。按照 FDA 的标准，新药均需要经过新药上市申请审批，其划分类别如下：

① 新分子实体（new molecule entity，NME）系指新的分子结构（包括生物大分子），从未在美国上市的活性成分。

② 新的细胞、蛋白质或新技术生物制品。

③ 原批准药品相同化学成分的新盐基或新酯基　系指新的活性成分、已上市产品的新盐结构或新酯结构等，属于新化学实体（new chemical entity，NCE）。

④ 原批准药品的新配方组成　包括新的剂型。

⑤ 原批准药品的新适应证　包括处方药转非处方药使用。

⑥ 新剂型、新给药途径、新规格（单位含量）　包括处方药物转非处方药。

⑦ 两种或两种以上原批准药品的新组合　系指新的组合产品。

⑧ 原批准药品的新生产工艺或厂家　系指新的配方或新的生产厂家。

⑨ 原批准的处方药品转换为非处方药。

⑩ 已在市场销售但未获得 NDA 批准的药品　这类药品是由历史或特殊原因所造成。

30.3.6.1　新药上市申请审批

NDA 审评是美国药品上市前的重要环节。NDA 审评的最主要目的是确保上市药品的安全有效和质量可控。按照 21CFR 第 Ⅰ 章 D 类第 312 部分有关 NDA 分类标准，NDA 的种类通常包括：

（1）传统 NDA　申请方拥有申报药物的知识产权，并能按照法规要求完成所有非临床、临床和生产质量控制的研究，提供全套 NDA 申报资料（CTD 模块1~5），其包含：

① 全面的非临床和临床安全性和有效性报告（CTD模块2/4/5）；

② 全面的化学、制备和质量控制报告（CTD模块2/3）；

③ 批准的标签说明书。

（2）非传统NDA 申请方没有申报药物的知识产权，即：

① 申请方从公共资源获得的非临床和人体安全性和有效性信息没有拥有权；

② 申请方拥有部分非临床、临床、人体安全性或有效性的信息，以及生产/质控和标签信息的所有权；

③ 根据人类长期使用的药物历史信息。

（3）简要NDA（参见30.3.7节） 仿制药，或一些NDA补充或更新申请属于这类NDA，即申请方提供：

① 显示与参比药品生物等效的研究报告；

② 新的或补充化学、制备和质量控制报告或信息；

③ 与参比药品相同的标签说明；

④ 没有违反参比对照药品专利或原专利无效的证据。

依据上述NDA类别的划分，美国新药的申报途径主要有三种，即：

（1）505（b）（1） 凡属于NME/NCE的药物多用于这类传统NDA申报途径，即所申报资料包含的所有安全性和有效性数据都来自申请方开展的药物研发研究，或是针对NDA目而设计和进行的研究，主要适用于的申报类型有创新药、详尽的CMC、临床前、FIH研究、临床药理学、Ⅱ/Ⅲ期临床试验（包括多剂量或MRCT）。

（2）505（b）（2） 主要适用于NME/NCE保护延长期的传统和非传统NDA申报两类，即取决于已有NME/NCE的安全性或有效性数据状况，或必要的安全性和有效性数据补充等。大多数505（b）（2）申请主要适用的类型有对先前批准的药品有所更改［如新适应证、新剂量、新配方、新剂型、新给药途径、新组合、给药方案、活性成分（如不同盐）等］、已有药物的前体药物、可供参考的获知安全性和有效性信息、PK桥接研究（评估新产品与批准的参比产品）、食物效益影响研究（如为口服制剂）、关键性生物等效性研究、要求进行的稳定态研究、在某些情况下的复方药品的活性成分有更新或复方新产品研究、不属于505（j）申请范畴的变更、Rx/OTC变更等。这类途径的目的是避免不必要的既往进行过或已经获批药物的重复研究，使得药物获批更便捷和降低研发费用。

申请505（b）（2）之所以受到业界的青睐，是因为其申请：

① 可采用先前批准的资料而且新药申请所需的数据大大减少；

② 包含的安全性和有效性资料信息不一定来自申请方所进行的药物研发研究；

③ 可以包含的安全性或有效性资料信息是申请方引用的研究，或不是针对申办方NDA而设计和进行的研究，或已有某品种的NDA申请者为了新的或补充NDA申报需要而进行的部分桥接研究等；

④ 可使用已发表的文献或其他有关该产品先前使用的信息（若有详细的支持信息），以及相关机构以前发表的安全性和有效性结论，亦可以对先前未获批准的NDA上市的产品进行追溯。

申请人必须递交不同程度的新的临床数据以支持505（b）（2）申请。例如，对于已批准药物的新剂型的申请只需要递交能够支持生物等效性的药动学（PK）研究，而对于开发具有不同PK曲线或给药方案的处方的申请则需要递交临床数据以证明其有效性。对于新的患者群体或适应证变更的申请也需要有效性数据。如同505（b）（1）类似，505（b）（2）申请若符合快速审评标准，或是针对未满足的医疗需求的新疗法，申请方则可以申请快速通道审评，一旦被认可也同样受到FDA优先审评，并且可以在申办方递交完整的申请之前增加与FDA审评部门的接触，和/或在开发中对上市申请的部分进行审评，即滚动递交，进而可大大缩短审评时间。近年来，还有505（b）（2）申请药物获得合格传染病产品（QIDP）、孤儿药和突破性疗法认定。

FDA对505（b）（2）申请审批的一个关键考虑因素是评估上市药物的可用数据与新申请的适应证和拟给药方案之间的差距，如所递交的数据是否涵盖了新申请的药物暴露水平、暴露时间、给药途径和预期的患者人群。当然，在505（b）（2）化合物的非临床或临床开发过程中发现的任何新问题，都需要在NDA递交的数据中有所解析。对于任何NDA来说，即使是公认简单的申请有时也会发生延迟审评时间。例如，基于已上市很久的产品的申请，由于涉及新剂型、新处方和新复方产品等变更，可能只需要药动学数据就能获得批准，但由于与化学/生产或非临床/临床安全性有关的问题而导致审评时间较长。此外，递交有效性数据并获得批准的505（b）（2）申请有可能可获得若干年市场独占权（取决于获批药物的属性和/或专利情况）。

（3）505（j） 凡NME/MCE保护失效的药品适用于简化NDA（仿制药）的申报，即欲申报制剂在API、剂型、给药途径、标签、质量、检验、适应证上都和已批准上市的药品一样，其他适用的申报类型有空腹或餐后生物等效性研究、粘贴性PK研究（如贴剂）、特殊的皮肤生物等效性研究等。NCE失效多指专利过期、失去排他性保护、引入的重复 NCE 药品、在 180 天后排他性保护首位仿制药申报等。

按照 ICH M4 和 M8 指南，FDA 要求所有 NDA 申报料需要按照 CTD 格式撰写，并通过 FDA 药政申报门户网站以 eCTD 方式递交。除了 CTD 模块 1 外的美国药政要求外，模块 2~5 的内容与 ICH CTD 一致，表 30.27 列出了美国 CTD 主要内容要求。

在 NDA 中，FDA 付费表 3397 是根据美国国会批准的 FDA 处方药申请者付费法案（PDUFA）的要求而设计的。根据这个法案 FDA 可以向制药商/申报者收取一定的审评费用，其主要包括三部分，即申请费、生产设施费和产品费。法案同时也规定，PDU-FA 费用只针对新药申请（NDA）阶段收取有关费用，而对于研究新药（IND）临床试验申请的申报资料的审评是不收取相关费用的。PDUFA 条款中也指出，当免除费用的决定有助于公众健康和安全、费用收取会给药品创新带来障碍，或者所收费用超过审评成本时，FDA 可做出免除、削减或退还收费的决定。

新药生产和有效药物成分的 GMP 监管可以参阅 21CFR 210 和 211 部分的表述。如果 NDA 的申请方是国外医药企业，FDA 要求在申请表上必须列出身居美国的代表机构或人员的姓名、地址和联系电话等。如果申请药物是一个全新药物，药物名称还必须在递交 NDA 申请材料之前获得美国采纳名称机构（USAN）的批准。

如果在 NDA 中引述了 IND、药物主文档（DMF）和其他申请材料，申请方应当在申请表中予以注明，可以采用的格式为：

文件类别	（IND、NDA、DMF）
文件编号	×××××
文件标题或主题	标题或主题全名
文件章节信息	章节、页数、日期等

NDA 应当包括一封确认 FDA 与申请方之间协议和理解备忘录的首页信函，其中可以引述相关会议或信函往来的信息，和/或申请方需要向 FDA 表达的与申请有关的重要信息等。

除了与申请方进行 NDA 前交流会议外，CDER 内部审评人员在审评新药时也会展开广泛的内部交流讨论。例如，医学审评人员在分析临床数据时可能与申请方得出不同的结论，这时医学审评人员就需要与

表 30.27　美国 NDA 申请 CTD 主要内容要求

主要内容	模块
Ⅰ 国家专属药政要求	1
首页信函	1
1. NDA 表（IND、NDA、DMF 列表） 　• FDA365h 表 　• 付费表（FDA 3397 表） 　• 财务声明/证书（FDA 3454/3455 表）	1
2. 专利信息和专利证书	1
3. 申请总结	1
4. 研究者手册	1
5. 市场保护要求	1
6. 处方信息——药品样本和标签	1
7. 风险管理，如效益风险评估管理计划（BRAMP）、风险评估和降低策略计划（REMs）等	1
8. 禁令声明书	1
9. 药政检查用文件	1
10. 年度报告，包括一般研究计划	1
11. 职责转移声明	1
12. 其他行政信息等（如适用），如 GCP 声明、申报状态、沟通会议纪要、特殊审批通道、特殊方案评价要求、儿童用药管理计划、争议解决方案、书信往来、环境分析豁免、宣传材料等	1
Ⅱ 技术数据部分	2/3/4/5
13. 目录	2
14. 风险-受益概述总结	2
15. 化学、制备和质量控制部分	2/3
16. 非临床药理学和毒理学部分	2/4
17. 微生物学研究部分（如适用）	2/4
18. 临床试验数据部分	2/5
19. 药物滥用/依赖性和过量信息	2/5
20. 安全性数据更新报告	5
21. 病例报告表和表格	5

统计学审评人员进行探讨，了解从统计学角度如何看待两种结论的影响。同样，药理学审评人员可能与统计学人员进行密切交流，探讨药品长期动物实验造成潜在致癌性的统计学意义。当药品审评结束时，各学科审评员分别写出一份审评小结，交由部门负责人进行汇总分析，并汇集整理成统一的审评报告，供最终做出是否批准上市决定的参考。

NDA 评审是最严格、耗时的过程，而且只有很小比例的试验药最终能允许进入了市场。FDA 根据申请药物的治疗特性，在审批程序上分为标准审评（standard review，SR）和优先审评（priority review，PR）两类。通过递交形式审查并被 FDA 确认接受后，FDA 的标准新药审批时间是 10 个月，但对非常重要的"能够在治疗、诊断或疾病预防上比已上市药品有显著优势或改进的药物"的 NDA 在 6 个月内完成审批。无论哪种审批通道，其审批路径相差无异。图 30.26 展示了新药审评的通用流程。从这个流程示意图中可以看出，NDA/BLA 审评过程分为 5 个阶段。

（1）立题管理　当申请方递交完成 NDA 后，FDA 工作人员需要首先做出形式审查，即确定递交的申请是否符合 NDA 立题立卷管理要求（主要是格式、呈现形式、内容框架等方面）、内容章节完整性

（如 CTD/eCTD 格式要求的章节内容是否存在等）和相关要求的申报资料清单一致性等，并不会涉及任何技术层面的判断，如是否与上次会议纪要共识及其要求一致等，以便确定需要进行的审评工作范围和在审评期间可能提出的主要形式问题。如果发现任何缺陷都会告知申请方；告知的同时会说明此缺陷对审评结果的可能的影响。这类形式审查只局限在文件格式，由于临床试验的动态性质，既往面对面会议纪要的共识或要求有可能在实际操作过程和后续主审官的交流中有所修改或调整。一般来说，IND 阶段的技术审评和建议通常属于大的原则。例如，统计学提出临床试验设计应以优效设计为主。但在试验操作过程中，由于特定对照药的不可获得性或服药伦理等问题，在与审评员交流后有可能调整类似的对照药为阳性对照，并由于这个调整而需要修改为非劣效设计。只要统计学仔细慎重设定非劣效界值，并参考临床要求和评注，这类调整或修改有可能是可以接受的。这种调整或修改不可能体现在原会议纪要中。既往会议纪要或后续与 FDA 的交流，并根据实际操作需求对试验运营做出的调整或修改属于技术审评的范畴。除了形式审查外的任何递交资料的审查都应视为技术审评，应当由 FDA 的审评员根据既往交流史记录，在审评中

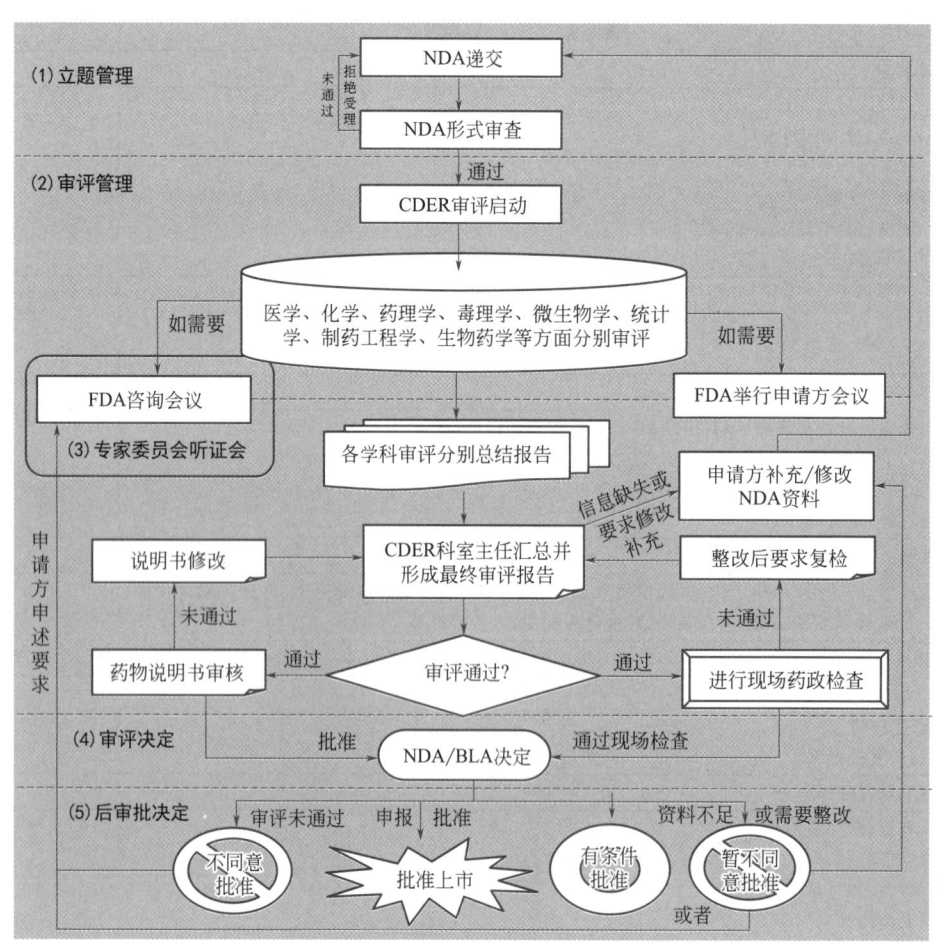

图 30.26　FDA NDA 审评流程示意

对递交内容或调整修改是否适宜做出判断，并保持与申请方的交流和问题澄清。

一旦通过形式审查，在 IND 阶段就开始负责的审评小组人员需要继续进行 NDA/BLA 的技术审评。按照 FDA 的审评规程，相关审评科室会指定审评组的项目经理和主要审评员。当审评人员需要特殊专业经验而审评组人员又不具备时，可寻求专家咨询意见。在某些情况下，外部专家（如特殊政府雇佣人员）可参与审评。在立题审评阶段，审评人员应将发现的任何明显缺陷告知申请方，并且要求申请方澄清或完善。根据 FDA 的立题审评原则，申请方如果没有改正严重申请缺陷则可能导致拒绝受理 NDA 或 FDA 可能通过立题审评函告知申请方。在立题审评阶段，申请方及时回复 FDA 的要求有助于推动 NDA 受理及其审评进展。FDA NDA 审评组的审评计划通常在立题初期就会按照审评内容的难易度、审评资源及其工作量的多少制订。遵照审评计划行事可以确保审评程序的高效，且可减少在审评周期结束时需要更多资源解决审评难题的情况发生，但这个审评时间表可以根据 CDER 的工作量和其他更重要的或优先审评需要而调整，也会因为要求申请方补交或修改 NDA 文件而延期。审评组的主要审评步骤及其时间表通常会告知申请方。

（2）审评管理　一旦 NDA 被接受受理，NDA 的各个部分审评需要由多个专业的审评团队按照一定的法规要求和技术评价标准进行。例如，临床试验部分由医学专家审评，非临床信息部分由相关专业人员（药理学、毒理学、药动学、微生物学等）评价，化学、制备和质量控制部分由化学家评审。统计师对 NDA 中所用的统计方法进行评价，并向医学专家提出有关临床数据的可信限和结果推论的依据。在整个审评中，医学专家起着整合所有评价结论的领导作用。FDA 的 NDA 审评通常是相同或不同专业的审评人员和/或受邀专家咨询人员之间进行联合审评，审评中发现的问题也是相互间共享。一般来说，审评员顺序签名审评意见而完成各内容的审评后，主要审评结论和建议均呈现和代表第一级审评人员的意见。一旦被上一级审评人员审查并签字后，第一级审评意见就是最终意见。在 CDER 上一级审查人员撰写审评概述，汇总各专业审评意见，并提出自己的建议，以形成最后的 NDA 审评报告。在 CBER 上一级审查人员并不被要求一定要提出审评意见，但当不同意第一级审评人员的发现或结论时除外。在审评过程中，如果审评人员对申报资料有较多疑问或问题需要澄清，审评部门有可能组织与申请方的审评交流会议，以便申请方有机会对疑问或问题做出口头解释。

需要提醒的是审评人员在审评的任何阶段都有可能要求申请方补充申报资料，为此申请方应当随时做好准备这类要求并及时回复。在审评前期，要求申请

方补充的申报资料，以及在申报前商定的修正资料，如在 NDA/BLA 前会议要求递交的资料等，审评人员会与其他申报资料一起进行全面审评。但对审评后期递交的补充资料的审评，由于 FDA 审评工作量巨大，特别是审评后期审评资源的波动性，后期审阅所有补充资料的可能性有很大的不确定性，在某些情况下也可能只有在补充或修正的内容针对申请中已知的缺陷时才会仔细审评。根据 PDUFA 的规定，如果申请方在审评最后 3 个月递交较大的修正资料，有可能会使其申请资料的审评时间延长 3 个月。这种延长涉及的因素较多，包括但不限于补充资料的内容量、FDA 的工作量和资源、已知的可影响批准且在修正中未提及的其他缺陷的状况等。因此，申请方应在递交时和审评前期尽可能递交完整的申报资料。除非 FDA 审评部门提出，申请方应减少审评中的自我修正或补充递交，以促进 FDA 以最有效率的方式完成综合审评。

如果所发现的科学或医学问题通过上述途径仍无法获得解决的话，FDA 可以要求申请方提供新的证据或修正 NDA 申请。在审评阶段，审评人员可以根据审评内容的评估和问题，提出对申请方进行药政检查的要求（GLP/GMP/GCP）。FDA 会委派检查员对生产基地、试验合同实验室和选择的临床研究机构进行稽查。这个检查事件通常会发生在 NDA 审批的过程中，如 10 个月的常规标准审评的 5～6 个月时间左右。药政检查后完成的检查报告会成为 NDA 申报资料的组成部分，供审评人员参考。

（3）专家委员会（drugs advisory committee meeting，DAC）听证会　由于申报药物的新颖性或试验的复杂性，FDA 在审评中发现的问题可以和申请方直接进行沟通，也可以递交给相关专家委员会评估，并需要专家成员对审评予以建议或投票表决［参见 30.3.4（4）］。FDA 的 DAC 通常根据治疗领域需要分为各类专家委员会，现有不同领域的 DAC 三十多个，其中对应药物审评和研究中心（CDER）相关的药物领域委员会 18 个，如癌症专家委员会（oncology DAC，ODAC）、外周和中枢神经系统药物专家委员会（peripheral and central nervous system DAC，PC-NSDAC）、心血管及肾病药物专家委员会（cardiovascular and renal DAC，CARDAC）等。DAC 听证会是对新药的有效性、安全性、目标人群等存在争议的问题以会议讨论的方式，为 FDA 提供专业性意见。专家委员会会议也可以是针对标签说明修改的建议，增加临床试验的建议（上市前或上市后），或进行上市是否应该获得批准的建设性投票等，为 FDA 未来撰写药品说明书（package insert）的准备工作提供支持。这种需要召开专家委员会听证会的决定大多数会由审评部门负责人在审评前期，根据审评的具体需要而提出，并会在决定后的第一时间告知申请方。召开

DAC 会议的可能性因 NDA 药物和治疗领域而异，其原因主要包括但不限于：①试验药物是一个新分子实体，特别是同类药物的首个申请时，需要确证批准新药的标准；②临床试验设计采用了新的临床或替代终点，需要与专家交流对其是否应当批准的意见；③当某些 NDA 药物属于未满足临床需求（unmet medical needs，UMN）的类别，但其临床数据尚未完善，导致 FDA 需要确证是否具备灵活性的批准条件；④申报资料反映出药物或生物制品存在较为显著和重大的安全性和/或有效性的问题，或风险-受益评估问题；⑤如果申报获得批准，有可能明显引起药品或生物制品在疾病的诊断、治愈、缓解、治疗或预防上的公共卫生问题；⑥需要对 NDA 药物的目标适用人群做出充分讨论，为 FDA 批准 NDA 的药品说明书提供依据。这一点的药政审批基础是 ICH E5 的原则，亦关系到 NDA 批准上市后临床实践中实际使用依据的监管要求等。无论 DAC 会议还是 FDA 的结论一般可以做到与理性预判一致，因为所有结论通常都是以判例法和各项药政规范为基础。虽然 DAC 的评估建议对 FDA 没有约束力，FDA 亦没有责任必须采纳专家委员会的意见或建议，但在考虑 FDA 的最后审评结果时很大程度上会考虑和尊重专家委员会的意见，特别是有关医学或风险管理方面的建议。但也偶有 FDA 并未采纳 DAC 建议的情形。此外，所有审批意见流程全部都会以公开方式向社会呈现。因此，在整个 IND 过程（如方案设计和实施）中注重与 FDA 保持充分沟通，在 NDA 申报阶段准备整套申报资料时，仔细研究 FDA 对于类似药物的批准意见，跟踪和研读同一时期同类药物 DAC 会议及会议纪要，把 FDA 可能质疑的问题都尽量阐述清楚十分重要。

这类在审评前期就提出的 DAC 听证会一般由 FDA 主导。如果一个 NDA 药物有效性和安全性都非常好，且 FDA 提不出任何问题，那么 FDA 也有可能取消 DAC 听证会的举行。在这类听证会议筹备期间，FDA 会与申请方密切合作，力争会议结果富有成效，并使双方都可以从会议中获益。

在 FDA 审评部门已将其 NDA 申报资料在会前递交给专家委员会成员审阅后，申请方不应再呈交新的数据重大修正文件（勘误表或页除外），因为这样会使得 FDA 审评人员没有足够的时间在会前对新的数据进行审评和思考，尤其是会前向专家成员发布听证会背景资料有严格的程序和时间表要求，临时性的呈交也会造成 FDA 无法在已递交的申报资料中更换申请方新数据文件的困境。根据专家委员会听证会所提出的建议，FDA 可能会要求申请方在限定时间内递交更多的数据或分析结果供审评部门做出进一步审评。申请方按时递交这些补充或修正的数据结果有利于其申报资料的审评效率和进程能按照审评计划顺利推进。

（4）审评决定 在汇集 NDA 申报资料、各科审评小结报告、专家咨询听证会建议、药政检查报告及其评议结果和申请方递交的补充或修正申报资料的基础上，审评小组负责人会通过内部审评会议的讨论而形成对申报药物安全性、有效性和生产质量控制的综合审评结论，并以此完成审评报告。最终审评报告会对申报药物的风险管理、药物说明书的描述和上市后需要开展的进一步研究事项做出阐述。

根据医学和科学审评结论，申请方递交的药物说明书信息将会被审阅。审评初步通过的结论和审评报告有助于 FDA 对 MAH 的药物说明书内容描述的准确性和与药物研究结果的一致性做出判断。必要时，审评人员会与申请方就说明书文字描述的措辞和表述方式进行讨论，以便完善药品说明书，使其达到可被批准的标准。药品说明书内容直接关系到 MAH 未来上市药品的市场推广和宣传，以及营销策略的实施，因而 MAH 通常对说明书的内容描述都应持专业理念和审慎的态度。药物说明书的讨论通常是在审评的最后时段，因而 FDA 和申请方之间的讨论应当清晰且高效率，以满足 PDUFA 规定的审评时限要求，即在有限的时间里解决药品说明书内容方面的问题。申请方若为了支持药物说明的说辞而在此时再递交大量新的支持数据显然是不明智的，应该通过清晰且有力的已递交论据来解释和说服 FDA，不应对药物说明书进行大量修改。值得提醒的是在这个阶段的拖延而使 FDA 延误 PDUFA 规定的完成审评时限，有可能会触发 FDA 不得不采取审评风险管理的机制，这会给申请方带来更大的压力。此外，在药品说明书被正式批准并收到 FDA 批准函前，申请方不宜在市场预宣传中使用说明书的说辞，因为直到批准前说明书内容均可能发生变化。批准前的药品说明书宣传是违反 FDA 法规的行为。

在准备最终审评报告时，审评部门的审评项目组长会从其专业角度汇总各专业审评的建议结论，并加上自己的判断及其依据概述。审评报告最后还需要审评科室主任在项目组长汇总报告的基础上，给出审评结论，以及相应的概述建议，并明确批准后应关注的问题。作为审评报告签字批准流程的组成部分，审评科室主任最后还需出具同意审评项目组长意见的声明，或如有必要撰写不同意的理由文件。审批结论的签批权归审评部部长所有，在其签批审批结论时，除了上述各签署批准文件外，也需要包括部长撰写的审评概述。值得注意的是，FDA 审批新药上市的重要考量因素是以患者获益的临床价值为中心和公平性。当然，某些情况下未满足的临床需要（UMN）会优先于目标人群的考虑。例如，以 FDA 批准某抗新型冠状病毒口服药为例，临床试验中并没有包括打疫苗的染疫人群，在审批时申请方主动要求召开的 DAC 会议中，与会专家特别提到应当将目标人群扩大到接受过疫苗的染疫人群，FDA 最终同意扩大该药品的目标人群。

NDA 审评的结果通常有三种，即拒绝受理、批准和不批准。FDA 拒绝受理 NDA 的常见理由有：①FDA356h 表不完整；②申请格式不规范；③按照药监规范（21CFR 314.50），申请内容有一项或若干项遗漏；④生产设备未达到药政检查要求；⑤环境评价不完整或没有充分的信息可满足豁免标准；⑥非英文申请材料中翻译部分完整或不准确；⑦没有有关试验项目 IRB 和知情同意书依从性的声明；⑧药物已被其他 NDA 或 ANDA 涵盖。

FDA 不批准 NDA 的常见理由包括但不限于：

① 化学、制备和质量控制因素：

- 化学、制备和质量控制不能确保药物的质量、纯度、生物利用度和稳定性等；

- 化学、制备和质量控制的认证不符合要求。

② 安全性、有效性和生物利用度因素：

- 没有足够的信息显示药物按照标示的服用方法是否安全；

- 结果显示药物按照标示的方法服用不安全；

- 缺乏充分的证据显示按照标示的方法服用药物可以达到预定的治疗效果。

③ 没有生物利用度或生物等效性的数据。

④ 药政依从性因素：

- 标签说明不真实或有误导嫌疑，或不符合药政规范；

- 遗漏必需的相关研究报告或其他信息；

- 有不真实数据存在；

- 没有按照 GLP 要求进行必要的非临床研究；

- 临床试验没有按照伦理委员会和知情同意的规范进行；

- 申请方拒绝接受药政检查。

在审评决定阶段，FDA 会发出以下可能行动信函给申请方：

① 不批准信函　列出 NDA 中的不足，解释为什么不被批准。

② 有条件批准信函　指出药物可以被批准，但若干不足和标签修正完成前不能获得正式批准。申请方可以在获得不可以批准和可以批准信函的 10 天内提出答复。

③ 批准信函　完全批准申请方的药物在美国上市。

如果出现拒绝受理或拒绝批准的情形，申请方可以在纠正 FDA 所指出的不足/问题和补充材料后重新提出 NDA。

重新申报的类别有两种，即

① Ⅰ类重新申报　这类申报一般不含有新的数据，

需要在收到拒绝通知的 2 个月内提出。常见的情形包括定案的打印标签说明、标签草案、安全性证据补充（不包括大量的新信息）、同意进行Ⅳ期临床试验的计划、新的认证数据、稳定性更新数据、最新批号药物产品的检测通过信息、对过去申报的数据进行了少量重新分析的信息、其他少量澄清性质的信息等。

② Ⅱ类重新申报　这类申报含有新的数据或更广泛的更新内容，需要在收到拒绝通知后的 6 个月内提出。这类申报信息可能需要专家委员会的听证。任何涉及重新药政检查的重新申报均属于Ⅱ类重新申报。

（5）后审批决定　在审评结论做出后，申请方如果不同意 FDA 的审批决定，可以提出申述，或建议召开专家委员会听证会解决不同意见的争执。对于需要进一步修改的暂缓批准决定，申请方应当积极修改申报资料，以便后续审评周期的审评结果的改善能达到 FDA 的批准要求。这一点可以通过安排审评结论下发后的电话会议或会议讨论存在的缺陷来实现，或进行审评科室与申请方间的补充或修改资料递交前会议，以避免申请方回复不完整的情况发生。即使 NDA 获得批准，无论是否有任何附带的获批条件和要求，申请方都应当对 FDA 的目的有清晰的认识，清楚地知道试验药物存在的缺陷和 FDA 期望的答案，并进一步投入资源和做好后续继续研发和上市后药品警戒管理。

被批准之后，药品的标签可能进行变更，内容包括药物副作用的新信息。FDA 要求上市后 MAH 仍需要递交个案安全性报告和定期安全性更新报告，医生或患者也可以向 FDA 报告有关药物的严重不良事件。非预期的严重非验证不良事件报告都应反映在上市后不良反应报告（定期安全性更新报告，periodic adverse drug experience report，PADER 或 PSUR）。FDA 要求这个报告在获批的 3 年内，每季度都需要递交，3 年后年度递交，其内容主要包括报告周期内的安全性事件描述、总结和分析、已递交的 15 天警戒报告分析、美国发生的非预期和预期 SAE/AE、自上次报告以来因安全性原因采取的措施或修改文件的更新（如药品说明书）等（参见 21.3 节）。为此，MAH 需要制定上市后监测、接收、评估和报告的 SOP，任何自发或非自发国内外非预期 SAE 需要完成 15 天内加速报告。引起更严重、超出预期副作用的药物在必要的情况下 FDA 可以要求从市场撤市。

FDA 以按 PDUFA 规定日期内完成上市申请的处理和审评，以及正式书面审评结论为审评绩效目标。需要提醒的是在正式审评结论做出之前，申请方在与 FDA 的任何交流中，均应意识到其申报资料的审评结论尚未做出，且最终结论是不具有可商讨性的。

需要指出的是申请方是准备和递交 NDA/BLA，并保证递交资料的质量和满足药政要求的最终责任人。NDA/BLA 的申报资料的撰写和整合准备不只是药政事务部门及其人员独自承担的事，应当需要申请方所有相关部门及其人员的介入和支持。作为申请方药政申报的常规流程，药政事务的申报项目经理负责协调和审核来自 CMC、非临床、临床药理、临床和药物警戒部门的相关总结报告，并负责归纳和总结，或确保 CTD 的模块 2 主要内容的准确性，以及完成模块 1 的内容要求。同时，考虑到上市申报的需求，药政事务项目经理还需要邀请药物标签说明和市场部门的相关人员，对申报的药物标签及其各类市场宣传资料的内容进行讨论和撰写，以确保这些资料的内容与 CTD 中的研究报告结果信息一致。

需要提醒的是在进行国际多中心临床试验时，虽然法规要求可能相同，但由于医疗实践的差异，仍有可能造成国际多中心试验设计及其结果在不同国家或地区成败的差异，因而需要在不同国家或地区设计试验方案终点指标时予以关注，例如，当前 FDA 要求的标准治疗手段不仅仅是化疗，若临床试验设计或入排标准仍采用过时的标准治疗手段，则在 NDA 审批或 DAC 会议上势必很难有说服力而不能获得 NDA 批准。某阿片拮抗剂试验药物显效的前提条件是受试者需服用一定剂量的阿片类药物。临床上，欧盟对阿片类药物的用药量通常较低，而美国却非常高。显然，简单地将与美国相同的临床试验方案照搬至欧盟时必然导致根本无法实施。实际结果是当标有阿片类药物剂量的临床试验方案在美国获得成功时，其在欧盟的试验结果却是无效。因此，在一个国家或地区成功的临床试验案例或临床试验方案有可能无法照搬到另一个国家或地区。要避免这种差异带来的失败，申请方必须充分做好前期的调研准备工作，如法规的学习，医疗实践差异的了解，尤其必须密切关注药政监管所在国的标准治疗手段（standard of care），甚至通过Ⅱ期临床试验的尝试来甄别Ⅲ期临床试验成本的概率。忽视这些药政和实践差异，准备或探索工作不到位，即使Ⅲ期设计再精良，其结果都可能事与愿违。

30.3.6.2　新药上市审评机制分类

在 NDA 的审评过程中，根据新药研发的属性，FDA 制定了相应的加快和特殊审评程序。这些特殊和加快审评程序包括：

（1）E 类药物审评　按照 21CFR 312 部分 E 亚类标准，凡准备用于治疗威胁生命和严重衰弱性疾病的药物（如艾滋病等）属于此类药物范畴。建立这类药物加速审评体制是为了促进治疗严重疾病的有效药物能更快问世造福患者。由于患者患有威胁生命的疾病，即使新药有较大的安全性风险也被认为是可接受的。凡是研发这类新药的医药企业一般都会在研发早期，如 IND 递交前和Ⅰ期试验结束后，就积极邀请 FDA 及其专家委员会的介入，并主动咨询和请教 FDA。如果Ⅱ期的试验数据仍显示效益，通常会采取

治疗性 IND 策略增大接受药物使用的患者群。这类药物通常需要进行Ⅳ期临床试验来进一步评价风险、效益和最佳服用方案。

（2）特殊试验方案评价（SPA）（FDA，2002a）　有三类试验方案需要接受 FDA 的特殊试验方案评价程序。

① 致癌性试验方案　如果在动物研究中发现有致癌性的药物进入临床试验阶段后，需要在Ⅱ期临床试验结束后就致癌性试验方案计划与 FDA 的药物生物药物评价和研究中心（CDER 或 CBER）进行充分的讨论，以便获得 FDA 对致癌性试验方案的评价和认可。这种致癌性试验方案评价的要求需要至少在正式提出申请前的 30 天用信函的方式预先告知 FDA 有关部门。申请方也需要向 FDA 同时递交有关背景资料，以便审评员在收到致癌性试验方案之前能对有关信息有大致的了解。

② 稳定性试验方案　一般来说，标准稳定性试验性方案都是依据 ICH 指南而建立的。如果出现与 ICH 指南不符的特殊稳定性试验方案，申请方需要向 FDA 提出特殊试验方案评价的要求。在要求之前，申请方应当确保试验方案已经充分完成，有关生产程序、制剂和包装等与未来上市的药物产品没有很大的区别。

③ 临床试验方案　凡是希望运用临床试验的结果来作为未来药物有效性声称主要依据的试验方案需要经过 FDA 的特殊试验方案评价程序。申请方需要与 FDA 有关部门就试验方案的设计举行会议来讨论试验方案的设计和回答审评员对试验方案的问题。但如果 FDA 已经熟悉或了解临床试验方案的设计理念和方向，FDA 也可以不举行会议讨论或答辩而完成特殊试验方案的评价程序。这种特殊试验方案的评价通常需要在Ⅱ期临床试验结束或Ⅲ期临床试验之前举行。

SPA 程序一般需要由申请方首先提出。在 SPA 要求中，申请方应当明确提出试验方案有待咨询的问题，包括有助于 FDA 理解和评价研究目的和计划的信息，以及有关试验设计和方法的依据、试验预期结果等信息。FDA 会在 45 天之内完成有关评价，以确认试验方案满足科学和药政要求。这种特殊试验方案评价程序可以使医药企业在投入更大财力和物力研究新药之前获得药政部门对试验方案的理解和帮助。一旦试验开始，FDA 不会接受对试验方案进行特殊试验方案评价的程序。

（3）优先通道药物审评　建立优先通道药物评审制度是为了加速治疗现有治疗措施无法治愈（即未满足的医疗需求），严重或威胁生命的疾病，或可以改善严重疾病后果，或医疗市场急需的药物研发，并给予这类药物优先审评的便利。这里所指的严重或威胁生命的疾病通常指按照临床判断标准，如果不给予相应的治疗，患者的生命受到威胁、日常生活功能丧失、健康状况日趋下降、病灶会向越来越恶劣的方向

发展。例如，艾滋病、获得性免疫缺陷综合征、阿尔茨海默病、心绞痛等疾病都构成"严重的状况"。而对于炎症性肠病、哮喘、风湿性关节炎、糖尿病、抑郁症等通常可以得到较好控制的慢性疾病而言，在某些情况下也会产生严重的后果。一个药品是否适用优先审评程序，不仅取决于其是否用于危重患者，还取决于它是否能对"严重的状况"的某一方面加以治疗。FDA 遵循的判断标准主要包括：

① 如果一种药品能够对特定疾病症状有效果，就认为是在对"严重的状况"加以诊治；

② 如果审评认为，一种诊断制品有助于对严重症状的诊断或检测，而且得到科学数据的有力支持，那么就可以认为是对严重状况的治疗；

③ 如果审评认为，一种预防制品能预防严重的症状，并有合理的科学研究支持，那么可以认为是对严重状况的治疗；

④ 如果药品能缓解治疗疾病时产生的严重副作用，如服用免疫抑制剂带来的严重感染，那么也被认为是对严重状况的治疗。

根据美国食品药品管理局现代化法案的要求，FDA 在确定是否授予药物申请适用于优先审评程序时，还会判断其是否有可能弥补目前无法满足的医疗需要，并要求申请方提供诸多的研究信息以证明这一点。所谓能满足目前未满足的医疗需要多是指：①已有的治疗方法不满足现实病患治疗之需，即当没有合适的治疗方法，显然是医疗需要无法满足的情况；即使存在已有的治疗方法，仍会在审评时要考虑相对更

为复杂的因素，去判断替代的新药是否能对症状有显著的改善、是否能形成新的组合治疗方法、是否能给对已有药物无应答或无耐受性的患者以改进、是否能对已有治疗药物毒性和耐受性等方面有所改进。②有证据表明药物有弥补目前无法满足医疗需要且需要紧急治疗的可能性，即申请方在人体试验开始之前有充足的研究数据和判断指标，其通过严谨和科学的药理以及动物模型研究数据获得，通过临床前阶段的数据来确定药物是否有弥补目前无法满足医疗需要的可能，更多的是一种理论上的推演，而进一步的药物临床试验数据应能证明药物有望弥补目前无法满足的医疗需要。③有长期社会医护的需要。FDA 会根据临床试验数据对申报药物和已有药物的治疗效果加以直接比较。

FDA 对于符合优先通道审评的 NDA 审批时间通常为 6 个月，标准审阅的 NDA 为 10 个月。标准审阅适用于治疗效益与已有药物相似的 NDA 申请，通常情况下，FDA 会在收到 NDA/BLA 药物的优先通道申请后的 60 天内做出接受或拒绝授予药物优先通道审评的决定，并以信函的方式通知申请方。收到拒绝受理的申请方可以要求与 FDA 举行一次讨论会，以明确不被批准的理由。待拒绝受理理由的问题得到解决后可以重新提出申请。优先通道药物的申请可以根据动物研究的数据和在递交 IND 申请时就向 FDA 提出。优先通道药物的讨论也可以在 IND 递交前和 NDA 递交前的 FDA/申请方联席会议上进行。

针对上述几种审评机制，FDA 设置了四种新药的优先通道审评机制，表 30.28 比较了这四种机制的要素，从中可以概括出其主要特点如下。

表 30.28　四类药物优先通道审评机制比较

项目	快速通道	突破性疗法	加速批准	优先审评
评判标准	用于治疗严重疾病且临床或非临床数据显示具有填补临床未满足需要的药物，或药物被指定为符合要求的抗感染药物	用于治疗严重疾病且初步临床试验数据显示比现有疗法具有明显改善重要临床终点表现的药物	用于治疗严重疾病和具有填补临床用药空缺，且应用替代终点或中间临床终点判断就可显示效益的新药	用于治疗严重疾病，且一旦获得批准对现有疗法的安全性或有效性具有显著改善的药物，可以是首次新药申请，也可以是已上市药品的疗效补充申请
申请程序	申办方申请	申办方申请	申办方可申请，或 FDA 决定	申办方可申请，但 FDA 在审评申报资料时决定
申请时间	可在递交临床试验申请（IND）同时或之后递交。但最好不晚于 NDA/BLA 前会议递交	可在递交临床试验申请（IND）同时或之后递交，但不晚于 Ⅱ 期临床试验结束会议	申请方应在新药研发过程中与 FDA 审评人员沟通	在递交 NDA 或 BLA 时，或递交相关补充申请时
FDA 回应时限	在申请收到后的 60 个自然日内作出是否同意纳入快速通道开发和审评的决定	在申请收到后的 60 个自然日内作出是否同意纳入突破性疗法开发和审评的决定	在收到要求后的 60 个自然日做出接受与否的决定	在收到要求后的 60 天向申请方发出接受通知
特点	FDA 加强研发指导，滚动式审评，且不要求一次性递交全部材料，允许边补充材料边审评	FDA 高层管理人员的支持承诺，资深人员从 I 期开始介入，加强研发指导，且不要求一次性递交全部材料，允许边补充材料边审评，同时享有所有快速通道优惠政策	基于替代终点或中间临床终点作出审评决定；上市后确证试验失败有可能撤销批准	6 个月内完成审评

（1）快速通道（fast track） 快速通道针对的是治疗严重疾病且目前临床用药空缺的药物。快速通道可以基于临床前数据而做出。确定药物是否有治疗严重疾病的判断要素可以从生存或日常生活能力等方面做出。如果这些病症不治疗会恶化到更为严重的状况，如艾滋病、阿尔茨海默病、心力衰竭、癌症、癫痫、抑郁症、糖尿病等。填补未满足医疗需求可以定义为目前对病症尚没有治疗措施，或比已有治疗方案有更好的效益。

任何可以治疗或预防没有治疗措施病症的药物都属于填补未满足医疗需求的药物。如果有治疗措施，进入快速通道的药物应显示比现有治疗有优势。例如，

① 对严重病症预后或严重预后改善显示优效结果；

② 避免现有治疗措施的严重副作用；

③ 改善严重病况的诊疗，因为早期诊断可以改善预后结果；

④ 降低现有治疗措施的临床主要毒性，这些毒性经常导致患者终止治疗；

⑤ 能应对出现的或预期的公共健康需求。

如果药物被授予快速通道，申请方可以得到下列一些药政审评益处：

① 更频繁地与 FDA 举行会议，讨论药物研发计划和确保相应数据的采集能满足和支持药物批准的需要；

② 更多地可从 FDA 的书面交流中得到 FDA 对试验设计和生物标志物应用的建议；

③ 如果相关标准也满足的话，快速通道药物可以同时符合加速审批和优先审评的标准；

④ 滚动审评，即完成一部分 BLA 或 NDA 的申报内容，FDA 就审评一部分，而不是像 FDA 通常采取的传统审评方法，即等到所有 NDA/BLA 每一部分都完成后再一起审评。

快速通道必须由申请方提出申请。申请可以在药物开发过程的任何时间提出。一旦批准，FDA 与申请方的早期和频繁交流会贯穿在整个药物开发和审评过程中。频繁的交流有助于申请方药物研发的问题可以很快解决，导致药物能早日获批并送到患者手中。

（2）突破性疗法（breakthrough therapy） 突破性疗法针对的是那些目前没有治疗方法和治疗效益比现有疗法有明显改善的药物，FDA 可以授予优先开发关注和审评。如果相关标准都符合，突破性疗法或快速通道的药物同样亦符合加速审批的标准。突破性疗法和快速通道区别在于突破性疗法是治疗严重或威胁生命疾病的药物，初步的临床证据表明药物在临床重要终点治疗比现有治疗有显著改善。快速通道也是治疗严重或威胁生命疾病的药物，其非临床或临床数据显示了该药物应对未满足医疗需求的严重疾病的治疗潜力。突破性疗法包含所有加速审批的特性，其判定标准可以基于主要临床终点的初步临床证据，其对病症改善效果优于目前已有的治疗方法。

确定研发药物是否比现有疗法有重大改善取决于治疗效果的幅度标准，包括效果的维持时长和所观察的临床结果的重要性。一般来说，初步临床证据应当显示比现有疗法有明显优势。为了获得突破性疗法的认可，临床重大终点通常需要涉及那些可检测的结果终点，如对不可逆的发病率或死亡率，或代表严重病症后果的症状的终点。判断不可逆发病率或死亡率或严重症状的标准包括：

① 可以用替代终点的终点效益；

② 可以作为临床效益预测的替代终点或中间临床终点；

③ 若替代终点不可作为可接受的标准，也可以应用药代生物标志物，但这些标志物必须对内在疾病的治疗效益是具有重要临床意义的；

④ 与现有疗法相比，显著改善安全性参数且又显示临床疗效，如较低的抗肿瘤药物剂量限制性毒性等。

如果药物被批准作为突破性疗法开发和审评，申请方可以获得的益处在于表 30.29。

突破性疗法要求由申请方提出，如果申请方没有要求突破性疗法，FDA 可以建议申请方考虑突破性疗法的申请。FDA 的建议通常是基于：①如果在审评申请方递交的数据和信息后（包括初步临床证据），FDA 认为药物开发计划符合突破性疗法的标准；②有待完成的药物开发计划可能由于突破性疗法的授

表 30.29 获准突破性疗法新药审评

阶段	临床	生产	药政
IND	• 支持创新性临床设计和灵活的申报方法 • 支持加速临床开发 • 准备加速上市申报	• 药品加速生产优惠政策 • 创新性风险减缓优惠政策 • 生产设施早期准备	• 优先药品命名 • 拓展性使用计划
NDA/BLA	• 准备上市后临床承诺或要求	• 药物稳定性数据 • 药物市场投放策略 • 上市后补充材料 • 准备接受上市后承诺/要求	• 优先审评 • 滚动递交/审评

予而受益。

因为突破性疗法的最初目的是尽可能有效地支持药物快速上市批准提供证据，FDA 不认为突破性疗法的要求应当在 NDA/BLA 递交后再提出。

（3）加速批准（accelerated approval）　加速批准是为加速审批治疗严重或威胁生命的病症的，且比现有治疗更有益处的药物而设计的。加速批准适用于病程较长和预期临床效益的时间较长的病症，接受替代终点或中间临床终点效益作为判断手段有助于预期这类疾病的预后结果。

药物研发往往需要几年的时间才能知道其是否可对患者的生存、感知或功能有真正的疗效。早在 1992 年，FDA 就颁布了加速审批的法规，允许治疗严重病症的未满足医疗需求的药物可以根据替代终点获得批准。这个法规使得 FDA 批准治疗优势的药物更快。2012 年，美国国会又通过了《FDA 安全性改革法案》（FDASIA）。这个法案修改了《联邦食品、药品和化妆品法案》（FDCA）的规定，允许 FDA 对可以治疗严重病症且解决未满足医疗市场需求的药物采取加速审批的方式，即这种批准可以根据药物对替代终点或中间临床终点的效益而做出。

可以作为加速审批的替代终点包括实验室检测指标、放射影像、生理症状或其他可以预期临床效益的检测值，但不是临床效益本身的检测指标。中间临床终点是检测可以合理预期药物临床效益的治疗效果，如不可逆发病率或死亡率的治疗效果等。

采用替代终点或中间临床终点可以节省药物批准流程的时间。加速批准的药物即使在批准上市后，FDA 仍可以要求申办方进行上市后临床试验以确认药物的临床效益。如果进一步的试验结果不能证明预期的临床效益，FDA 可以撤销其上市批准。例如，与其等待药物可以延长肿瘤患者生存期的效果，FDA 可以依据药物使肿瘤缩小的证据对药物做出批准。因为肿瘤缩小可以合理地作为预测真正临床效益的标志物。显然，根据肿瘤缩小的批准时间比等待患者实际更长生存期要快得多。申请方仍然需要进行临床研究来证实肿瘤缩小实际上可以预期患者生存期更长。这些研究可以通过 Ⅳ 期确证性临床试验来证实。一旦确证性临床试验证实了临床效益，FDA 可以关闭这项继续研究的要求。如果试验不能证实临床效益，或显示足够的临床效益能抵消药物风险，该药物批准可以撤销，或药物标签说明需要重新标注。

（4）优先审评（priority review）　优先审评是为了促进和加速在治疗严重的或威胁生命的病症中未满足的医疗需求的药物开发和审评。按照 PDUFA 标准，优先审评适用于所有新分子化合物 NDA 和 BLA、CMC 补充申请或有效性补充申请，包括过去曾收到拒绝审评的申请。1992 年，在 PDUFA 规定中，FDA 同意设定特殊目标来改善药物审评时间和建立审批时间双轨制，即标准审评和优先审评。优先审评意味着 FDA 在接受申请并启动审评程序后，对审批结果做出决定的时间为 6 个月。相对于标准审评的 10 个月而言。优先审评地位会引起对该药审评的关注和资源集中，因为药物一旦快速获批，可以早日提供能显著改善治疗、诊断或预防严重病症的安全或有效的药物。这种显著改善疗效或安全性意味着（但不限于）：

①有证据显示治疗、预防或诊断病症的效益明显增加；

②消除或显著减少与治疗相关的药物反应；

③有证据表明可以扩大患者依从性，进而导致严重病症治疗的改善；

④给新的患者亚群安全性和疗效带来益处。

在递交相关优先审评药政申请资料时，申请方需要提供证据证明所开发药物能治疗严重的或威胁生命的疾病，有可能满足目前无法满足的医疗需要。因此，申请方必须对严重的状况及无法满足的医疗需要加以确证，并说明在研究开发过程中，特别是在临床试验中，药物显示了充分的这些潜能效益和安全性证。为了便于 FDA 的药政审评官无须再去四处搜寻相关的信息，申请资料应当包括所有的讨论及支持文件，但文件数量也并非越多越好。例如，对于治疗尚无有效治疗手段疾病的药物申请而言，就无须太多的解释性或支持性文件；而对于那些针对已有治疗手段疾病的药物申请而言，在优先审评申请时就需要提供更多的解释性或支持性文件。构成对优先药物申请以支持的任何数据和研究报告，如果在 IND 申请时未曾递交，那么应在优先审评申请时予以补交；如果相应的数据资料在 IND 申请时已递交，那么在优先审评申请时无须再次递交，只需说明这些资料在 IND 申请资料中的位置即可。申请方无须提供临床数据或其他资料和对那些众所周知的医学知识予以佐证。FDA 通常会在 60 日内对优先审评申请作出回应。如果 FDA 批准其申请，那么在批准信上会说明适用于相关药品申请的优先审评程序，并指明申请方应设计和完成的临床试验，以证明产品能满足目前无法满足的医疗需要。同时，FDA 亦会建议申请方在药物研发过程中的设计方案策略和要素，使能够满足优先审评所需数据资料的需要。如果 FDA 认为优先审评申请不具备，或申请方设计方案不能符合优先审评的要求，那么将作出不批准优先审评申请的决定，并在不批准信上解释拒绝的原因。

FDA 决定每个申请药物的审评地位。然而，申请方可以表达优先审评的意愿。优先审评批准不会影响临床试验进行的时长。优先并不意味着会改变科学/医学审批标准，或获批必需证据的质量要求。如果相关标准得到满足，任何药物，包括已经进入快速通道、突破性疗法或加速批准的药物，都可能被授予优先审评。

30.3.7　简要和补充新药申请的要求

简要新药申请（ANDA）是专门针对原研药专利已过期的非专利药物（仿制药）的审批而设立的。美国 ANDA 以及审评相关法规政策已经形成了完整的体系，主要由 1984 年颁布的《药品价格竞争和专利期修正案》（也称为 Hatch-Waxman 修正案）、联邦法规中跟仿制药相关部分，以及与 ANDA 直接相关的资料和指导原则组成。Hatch-Waxman 修正案将生物等效性作为批准药品仿制药品的基础。在这一法案框架下，每项新药申请批准上市后，会被作为参照药物列入"经治疗等效性评价批准的药物"（approved drug products with therapeutic equivalence evaluations）中，即橙皮书（orange book）。

橙皮书是 FDA 依据《联邦食品、药品和化妆品法案》（FDCA），收录批准的基于安全性和有效性数据并结合专利与市场独占信息的药品目录，其中包括所有专利和市场专营保护信息。橙皮书主要由四个部分组成，即：①FDA 批准上市的处方药；②因未收录于现行 OTC 药品目录而必须通过 ANDA 或 ANDA 审批才能上市的那些已批准的非处方药；③由生物制品评价和研究中心根据《联邦食品、药品和化妆品法案》第 505 章批准的药物；④因出口或军事用途而未上市销售过的、已撤市的、在停止销售后撤回批准的但不是因为安全性和有效性问题的已批准药品名录。橙皮书包含批准药品的可替代原研药的信息，包括该新药的药品活性成分、药品或使用方法与适应证的专利。橙皮书数据库能向感兴趣的利益相关者提供治疗等效性的仿制药和原研药的可替代性产品信息，也可以及时地为药剂师和患者提供仿制药替代原研药的参考和依据。橙皮书也可以通过手机版应用程序获得相关信息。橙皮书的药品信息更新较快，其中每日更新（网站和手机 APP）包含仿制药批准和专利信息，每月更新（网站、手机 APP 和出版物）包括新药批准、独占期、申请人变更、活性成分、停售药品（discontinued）、规格、剂型、给药途径、治疗等效性编码（TE Code）或商品名等信息，每年三月出版的年度更新（网站、手机 APP 和出版物）会将过去一年中批准的新药信息更新。治疗等效性（TE）编码表明该药品是否可替代原研药。在治疗等效性药物的目录中，列出了经批准的具有药学等效和生物等效的药品，并且在标签规定的条件下给药，可以预期其与参比制剂具有相同的临床疗效和安全性；对于药学等效性的药品，分别按照剂量相同（identical amounts）、活性成分相同、剂型相同和给药途径相同类别列出。

按照橙皮书治疗等效性的定义，仿制药在相同的试验条件下以相同的剂量给药，其与对照药品的吸收速率和程度没有统计学差异。如果橙皮书评级某仿制药为"A"，则表示其可替代原研药，即仿制药具有治疗等效性，没有已知/可疑的生物等效性问题，或可以通过体内或体外研究解决实际或潜在的生物等效性问题。A 级又细分为 AB、AA、AN、AO、AP 和 AT，其中第二个字母提供其他信息，如剂型。若评级为 AB，则表示药品有充分的体内和/或体外证据证明，其实际或潜在生物等效性问题已得以解决。如果橙皮书评级某仿制药为"B"级，则表明其不可替代原研药，即不具有治疗等效性，或现有的生物等效性证据尚未解决实际或潜在的生物等效性问题。B 级又包括 BX、BC、BE、BN、BP、BR、BS 和 BT，其中第二个字母提供其他信息，如剂型。若评级为 BX，则表示药品尚未有充分的生物等效性证据证明其实际或潜在生物等效性问题已得到解决。为了避免仿制药与原研药在疗效上出现偏差，在橙皮书中 FDA 规定了相同化学成分药物的参比制剂和/或参照标准（reference standard，RS）的上市药品，仿制药只能将该参比制剂作为评价体内或体外治疗等效性的标准药物，以获得 ANDA 批准。仿制药与参比制剂应具有相同的活性成分、剂型、规格、给药途径和说明书。FDA 将参比制剂分为药学参比制剂（reference listed drug，RLD）和生物等效性参比制剂（reference standard，RS）。对于多规格药品，橙皮书一般选择最高规格作为参照标准，当原研 RLD 不可用且有多个批准的仿制药时，通常会选择仿制药市场领先者作为参照标准。

在仿制药申请上市时，无须重复进行安全性和有效性研究，只需要证明其与橙皮书中作为参照的原研药的生物等效性，即可向 FDA 递交 ANDA，而无须重复原研品牌药物费用高昂的临床试验来确定安全性和有效性。也就是说，仿制药申请不要求包括临床前和临床 I～Ⅲ期有效性和安全性临床试验数据来支持非专利药物的安全性和有效性，但必须提出证据来显示仿制药与原研药的生物等效性。有关生物等效性的临床试验设计和原理可参阅第 16 章。根据 Hatch-Waxman 修正案，原研药公司可以获得专利期限的延长，以弥补 FDA 审查专利药的时间，并获得了一定的市场独占期。FDA 的仿制药办公室（OGD）由直属办公室和四个下属办公室组成，主要负责仿制药申请的审评审批，为业界提供有关仿制药的各种临床、科学和法规事宜的指导和监管；确保 FDA 履行《仿制药企业付费法案》（Generic Drug User Fee Act，GDUFA）审查承诺；开展并管理研究以支持 GDUFA 监管科学计划。与医生、药剂师、患者和患者维权组织等外部利益相关方进行交流，以对仿制药不良事件或治疗不等效的报告展开调查等。

30.3.7.1 仿制药申请的审批规程简介

ANDA 审评审批内容主要由化学/微生物审评、生物等效性审评、标签审评和现场核查四个部分组成。只有这四部分审评内容全部通过才可获得 AN-DA 批准。当申请方申请一个新的 ANDA 时需要首先要求 FDA 预授予一个 ANDA 编号。如果已有 AN-DA，可以继续采用原编号。FDA 对仿制药的审评（QbR）策略主要依据科学和风险的化学、制备及质控审评的方法，主要关注点在于确保仿制药质量的药物属性。

在申请方递交 ANDA 之前，可以与 FDA 有几种形式的沟通交流，主要包括但不限于：

① 公民请愿（citizen petition）　通常用于参比制剂无法获得的情形，申请方向 FDA 递交书面申请，要求 FDA 采取或不采取某项行动，一般 FDA 需要在 150 天内回复。例如，立项阶段 FDA 橙皮书中指定的参比制剂（reference listed drug，RLD）市场上无法采购，可以通过公民请愿要求指定 RS，但是公民请愿时间比较慢，且必须等待程序结束后 ANDA 才可以递交，一般不宜轻易使用。

② pre-ANDA 会议　仿制药申报前会议申请一般只针对复杂仿制药的关键临床问题、方法描述注意事项等。复杂仿制药是指含有复杂活性成分、复杂处方和复杂给药途径、复杂药械组合产品（如自动注射器、计量吸入剂）和其他复杂释药方式或不确定问题。这些复杂的仿制药即使在产品专利和独占权不再阻碍仿制药批准之后，其对于仿制药药企仍具有一定的挑战性，导致部分仿制药领域缺乏竞争。通过 pre-ANDA 计划，可以帮助仿制药药企致力于竞争尚不充分的领域，以期提高研发回报率。pre-ANDA 会议类型包括：药物研发会议（product development meeting）、递交申请前会议（pre-submission meeting）、审评中期会议（mid-review cycle meeting）。值得注意的是这类 pre-ANDA 会议大多数会被 FDA 拒绝。鉴于 FDA 审评人员时间有限，一般 FDA 会提前书面回复问题，如果申请方对书面回复不接受，可召开会议。但会议中 FDA 回复的内容还是会与书面回复的内容一致。

③ 受控沟通函（controlled response correspondence，CRC）　也称为问答式审评（question based review，QbR）。针对仿制药研发阶段遇到的化学、制备与质量控制问题，重点在于审查药物的关键质量属性（critical quality attributes，CQA）。这些问答可通过 CRC 方式邮件咨询 FDA，咨询内容包括 BE 指南、申请指定 RS、辅料用量问题（每次不超过 3 个辅料）、针剂/滴眼剂是否 Q1/Q2 等同（同一药品每次不超过 3 个配方）和涉及质量的 CMC 问题（如稳

定性方案设计、产品外观等属性问题），其中递交 CMC 相关的 CRC 申请，需要包括前期与参比制剂的比较研究等信息。FDA 通常会在收到递交日期后的 2 个月内回复。通过这种方式可有效指导作为 ICH 通用技术文件（CTD）一部分的质量综述（QOS）的内容和格式，使申请方通过 QOS 即可直接递交 QbR 问题的答案，避免重复递交和回答审评问题，极大地减少了审评时间以及最大限度地减少与长周期审批相关的低效、耗时的环节，特别是在审评普通药品的情况下。

当 FDA 接受了 ANDA 递交后，仿制药办公室（OGD）会向每个 ANDA 申请方指派一位专职药政项目经理（regulatory project manager，RPM），负责与申请方的沟通或接受申请方与 ANDA 申报进度有关的系列问题的咨询。此外，RPM 的其他职责包括在完全回应（complete response，CR）缺陷函出具之前告知申请方，签发批准函或者暂时批准函，并在批准信/暂时批准信（tentative approval，TA）寄出之前通知申请方等。申请方递交 ANDA 后，OGD 的审批流程及其结果包括：

① 由文档审核项目经理（filing review project manager，FRPM）负责对递交文件进行立卷审查，即完整性和适宜性审核。FRPM 将根据法定的原则来决定接受还是拒绝申请。这一审核程序的完成最大期限是 60 天，即如果申请被接受，FDA 会把申请归档，并书面通知申请方。

② 如果审核过程中发现 1 个主要（major）缺陷，或 10 个及以上轻微（minor）缺陷，FDA 会直接签发 CR 缺陷函。如果轻微缺陷少于 10 个，FRPM 签发信息修改要求函（information request，IR），此份 IR 必须在 7 个工作日内反馈给 FDA。否则，FDA 视为放弃申报而发出 CR 缺陷函。申请方对 IR 有疑虑可以与 FRPM 联系。

③ 如果申请被拒绝，FDA 会以书信的形式通知申请方并告知原因；申请方可以在 30 天之内以书信的形式要求和 FDA 进行非正式的会议，讨论 FDA 是否应该将申请归档。

- 如果会议讨论结果为修改后接受或接受申请，申请方可以要求 FDA 将申请归档（通过修正或者不修正缺陷）。FDA 根据申辩将申请归档，归档日期为申请方要求非正式会议后第 60 天。

- 如果通过非正式会议 FDA 拒绝归档，申请方需要对申请进行修正后重新递交申请；若初审通过，申请方会收到 FDA 的接受函（acknowledgement letter），以示申请完成立卷审查阶段，接受函中会注明 ANDA 开始审核的目标日期（target action date，TAD）。

- 如果 FDA 发现 ANDA 不符合接受要求时会电话通知申请方，申请方可以从下列选择中对拒绝申

请采取措施，即：a. 撤回 ANDA 申请；b. 对 ANDA 申请中的缺陷进行修改；c. 不采取任何行动，FDA 会拒绝申请；d. 对 FDA 的 RTR、TA 信息、CR 缺陷函、变更类别、拒绝授予 pre-ANDA 会议等评审结果不服，可申请复议（request for reconsideration）。复议需通过 eCTD 形式作为 ANDA 的修订递交，同时邮件提供一份副本给项目经理。复议如果被驳回，申请方可以选择更上一级的申述。

通过立卷审查的 ANDA，进一步的药政审核由 OGD 指派的学科项目经理（discipline project manager，DPM）完成，其负责审核完成后签发非质量相关（BE 和标签信息）IR 和学科审评函（discipline review letter，DRL）。如距审核时长超过目标日期 2 个月，DPM 可以直接签发 IR 和 DRL，并提前通知申请方；如少于或接近目标日期 2 个月，DPM 会将相关缺陷信息汇总给 OGD，后者负责统一签发 CR 缺陷函给申请方。全部 ANDA 审评通过后，由 FDA 药品质量办公室（OPQ）所属的药政业务项目经理（regulatory business project manager，RBPM）负责签发所有与质量相关的（CMC 和微生物部分）IR 和 DRL。当完成审核少于目标日期 2 个月时，RBPM 通知 OGD RPM 可能的 IR 或 DRL。如果申请方对 CR 缺陷函有不同意见或疑惑，可在收到 CR 缺陷函后 10 天内通过 FDA 电子安全通道（electronic safety gateway，ESG）递交 CR 拒绝函后会议申请，以便与 FDA 讨论和澄清提出的相关缺陷问题，为发补做好准备。这个会议一般为电话会议，每个 CR 只能有一次会议申请机会，FDA 会在收到申请后 30 天内召开会议，或给予书面回复。会议后 30 天内提供会议纪要。如果申请方对会议纪要有异议，可在收到后 10 天内提出。

在完成相关生物等效性研究之后，ANDA 申报文件信息内容与上市批准与否影响密切。表 30.30 总结了 ANDA CTD 申请需要提供的必要信息。

表 30.30　美国 ANDA CTD 申请主要内容简介

1. 首页信函　　　　模块 1	20. 原料控制　　　模块 2/模块 3
2. 申请表（ANDA 356h），包括有关处方药/非处方药状态声明　模块 1	① 有效成分
	a. 原料生产商信息
3. 费用表（FDA 3794 表-GDUFA）　　　模块 1	b. Ⅱ类 DMF 授权信或合成
4. GCP 依从性声明（FDA 3674 表）　　　模块 1	c. COA 明细说明和药物原料生产测试结果
5. 既往会议纪要等　　　模块 1	d. 分析应用证书
6. 申报基本信息，显示与参比药相同的信息　模块 1	e. 原料（API）生产检测明细说明和数据
7. 财务证明和声明（FDA3454/3455 表）　　　模块 1	f. 参考标准和检测样本信息
8. 专利信息　　　　模块 1	g. CFN 编号
① 描述	② 非活性成分
② 专利过期日期，包括处于第几阶段的声明	a. 非活性成分来源
9. GDEA（非专利药物监督规范）/其他　　　模块 1	b. 检测明细说明（包括鉴定和特性）
① 授权信（美国机构）	c. COA 供应商（细则和检测结果）
② 不聘用 FDA 限制性个人和公司声明（原签署件）	d. 分析运用证书
③ 确认声明列表（原签署件）	21. 生产设备描述　　　模块 2/3
10. 非专利药物和专利药物比较　　模块 1	① 设备地点
① 使用条件	② CGMP 证书
② 有效成分	③ CFN 编号
③ 服用途径	22. 外包检测和实验室公司　　　模块 2/3
④ 剂型	① 详细地址
⑤ 剂量	② 职能
11. 标签　　　模块 1	③ CGMP/GLP 证书
① 4 个草案复印件（每一剂量和包装）	④ CFN 编号
② 1 原专利药物标签和 1 原专利药物包装标签	23. 生产和加工指南　　　模块 2/3
③ 比较二者不同注解和解释的标签	① 生产程序描述（包括微生物检控，如果有）
12. DMF 授权信函（如适用）　　　模块 1	② 准备大量生产的主生产批号记录及其设备（不多于 10×试产批号）
13. 环境影响分析声明　　　模块 1	③ 如果是灭菌产品，无菌装药/终端灭菌
14. 风险管理文件，包括风险管理计划或风险减缓或控制计划（如适用）　模块 1	④ 过滤器认证（如果无菌灌装）
	⑤ 再加工声明
15. 参考文件，如 DMF 参考权利的声明	24. 内加工记录　　　模块 2/3
16. 商品名要求声明	① 实施批号记录复印件（抗生素/3 批号），如果通过发酵生产的大批药物，及其设备，包括包装记录（包装和标签程序），批核对和标签核对
17. 体内生物利用度和等效性豁免的声明（如适用）	
18. 总体质量总结（从原料和产品两个方面）　模块 2	② 内加工控制——细则和数据
19. 成分和组成声明　　　模块 2/3	25. 容器　　　　模块 2/3
① 单位成分和批剂型	① 容器/封闭系统总结（如果采用新的树脂，请提供数据）
② 适当的非活性成分	② 成分细则和检测数据（Ⅲ类 DMF 参考）

③ 包装设计和大小

④ 容器/封闭测试

⑤ 供应来源和供应商地址

26. 完成产品剂型质控　　　　　模块 2/3

① 测试细则和数据

② 完成产品剂型分析证书

27. 完成产品剂型稳定性　　　模块 2/3

① 递交的方案

② 批准后承诺

③ 有效期限

④ 递交的稳定性数据

　　a. 3 个月加速稳定性数据

　　b. 稳定性记录批号(与检测批号相同)

28. 样本——可获得性和鉴别声明　　模块 2/3

① 药物原料

② 完成产品剂型

③ 相同批号

29. 非临床研究数据,通常只包括对质量和安全性有影响的物质分析(ICH Q3A 和 ICH Q3B),如杂质、残留溶剂、过滤物、赋形剂等　　　　　　　　　　　　模块 4

30. 生物利用度和生物等效性　模块 2/模块 5

① 决定生物等效性的关键临床数据总结

② 生物药剂研究及其相关分析方法的总结

③ 制剂数据相同证据(比较所有剂型剂量的溶出度)

④ 用于生物等效性研究的药物批号

⑤ BE 试验文件(方案、ICF、伦理批件等)

⑥ 研究类别(选择下列相应的研究类别)

⑦ 安全性报告(3500A 和年度报告)

(1)研究类别:透皮给药系统

① 体内 PK 研究

　　a. 研究符合生物等效性标准(90% CI 或 80%～125%, C_{max}, AUC)

　　b. 体外崩解度

c. 递交数据文档(计算机系统)

② 黏度研究

③ 皮肤刺激/敏感性研究

(2)研究类别:体内 PK 研究(空腹/饱食/少食)

① 研究符合生物等效性标准(90%CI 或 85%～125%, C_{max}, AUC)

② 递交的数据文档(计算机媒介)

③ 体外崩解度

(3)研究类别:含临床终点的体内生物等效性研究

① 适当地定义生物等效性终点(临床团队评价)

② 结果总结符合生物等效性标准[90% CI(+/-20%)或 80%～120%]

③ 结果总结显示(样本和对照)疗效优于安慰剂/对照剂($P <$ 0.05)(临床团队评价)

④ 递交数据文档(计算机系统)

(4)研究类别:鼻腔给药药物

① 溶液[体外研究(剂量/每揿给药量均匀性,每滴/药物微粒大小分布,喷雾方式,喷雾几何形状,喷头充填与再充填,渐弱参数]

② 悬浮液

　　a. 体内 PK 研究

　　• 研究符合生物等效性标准(90% CI 或 80%～125%, C_{max}, AUC)

　　• 递交数据文档(计算机系统)

　　b. 具有临床终点的体内生物等效性

　　• 适当地定义生物等效性(临床团队评价)

　　• 总结结果符合生物等效性标准[90% CI(+-20%)或 80%～125%]

　　• 总结结果显示(样本和参照药物)疗效优于对照/安慰剂($P <$ 0.05)

　　• 递交数据文档

c. 体外研究(剂量/每揿含量均匀性、滴/药物微粒大小分布、喷雾方式等)

(5)研究类别:局部用药可的松(血管收缩剂研究)

　　a. 实验性研究(ED_{50} 确定)

　　b. 关键性研究(研究符合生物等效性标准,90% CI 或 80%～125%)

30.3.7.2　美国仿制药的一般评判要求

根据美国 FDA 新药申请 505(b)的标准,如果药品获得批准,NDA 药品可能随后成为参比制剂(RLD);根据 505(j)的规定,申请方递交 ANDA 时必须达到药学等效,再达到生物等效,才能被视为和 RLD 药品治疗等效。这意味着生物等效性研究是通过相对生物利用度的方法,比较仿制药和参比制剂的体内行为,以验证二者间的药学等效,即仿制与参比药品含有相同的活性成分、相同的规格、相同的剂型和给药途径,有相似的说明书,并在鉴别、规格、质量、纯度和效力方面符合相关的要求。因此,ANDA 的申请方应当尽可能和适宜地应用药典的相关标准要求,尝试重复建立 RLD 的重要质量特性。当必要的信息不可获得时,可以尝试依靠体外的溶出试验确保批间一致性。药政可以接受的一些生物等效性评估方法包括:

① 相对生物利用度试验(BE),检测血浆、血液或尿液等体液中的药物活性物质或一种、多种代谢产物;

② 比较性的人体药效学研究(PD);

③ 比较性的临床试验;

④ 结合生物药剂学分类系统(BCS)的体外溶出度试验。

通过 505(b)(2) 申请 ANDA 是申请方较为快捷获得上市批准的途径之一。505(b)(2)豁免仿制药的 BA/BE 通常是建立在两个主要 FDA 的药政标准上,其一是根据 FDA 对行业的指导原则——《基于生物药剂学分类系统的即时释放固体口服制剂豁免体内生物利用度和生物等效性研究》,只要制剂中使用的辅料不显著影响主药的吸收,BCS 1 类(高溶解度高渗透性)和 BCS 3 类(高溶解度低渗透性)药物可不需要进行体内 BA/BE 试验;其二是根据 21CFR 320.22(b)——《体内生物利用度或生物等效性的豁免标准》的条款,药品的 BA/BE 可以自证豁免。根据这两个标准,不同剂型的仿制药(如速释、缓释、有效性/安全性变化或复合组分变更等)的 BA/BE 试验设计策略和类型选择决策应做出需要的调整(Freije et al., 2020)。在这些情况下,申请方应提供足够的理由说明拟上市的仿制药与 RLD 之间的任何差异，如成分及组合物、适应证、稳定性、配制说明、pH 值和渗透压、递送体积、输注速率等，对临床安全性和有效性的潜在影响是什么。食物效应研究涉及几乎所有 505（b）（2）口服给药产品，无论其如何变化一般都需要评估食品对新药 BA 的影响。例如，在一些速释（IR）和调释（MR）的 ANDA 申报中，申请方通常还会进行空腹和餐后条件下的 BE 研究（试验品 vs RLD）。根据《食物影响生物利用度和餐后生物等效性研究的行业指南》，采用 505（b）（2）的 ANDA，药政部门通常建议进行空腹条件下的 BA/BE 研究（试验品 vs RLD）和新产品的食物效应研究（空腹 vs 餐后）。

依据 FDA ANDA 新规（FDA，2022），ANDA 的批准与否取决于申请方寻求的与仿制药用途申请相关 RLD 的专利或排他性保护是否仍有效。因此，申请方必须在 ANDA 申报中提供与橙皮书所列专利相关信息，尤其需要递交 FDA 要求的四个特别认证声明文件之一，即

- 第 1 阶段声明：橙皮书中没有相关专利；
- 第 2 阶段声明：相关专利已过期；
- 第 3 阶段声明：虽有专利，但专利期即将期满；
- 第 4 阶段声明：专利是无效的，或制造、使用、销售药品不侵犯专利权。

如果所列 RLD 专利应用范围没有列出申请方寻求批准的用途，申请方递交的声明需要表述专利应用范围与寻求的批准用途不同。如果申请方认为橙皮书没有列出申请方寻求批准的 RLD 的专利信息，则需要证明类似的专利信息还没有被橙皮书所列 NDA 拥有者递交。在向 FDA 递交 ANDA 申报资料之时，附有第 4 阶段声明的申请方应当向 NDA 拥有者和每个相关专利人及时发送有关第 4 阶段声明的通知函，包括 ANDA 申请方有关专利无效、无法执行或不会侵权的法律和事实依据的说明文件。如果 NDA 拥有者或专利人不认同 ANDA 申请方的观点，则需要在收到说明文件的 45 天内启动专利侵权法律措施，ANDA 待批准状态通常会在收到通知函之日起保留 30 个月的时间，或者依据法院判定的时限，供专利人或 NDA 拥有者完成相关法律诉讼程序。如果申请方在发出说明文件后的 45 天内收到专利方的法律行动文件，则需要在收到文件的 14 天内以书面的形式告知 FDA。如果专利方没有在 45 天的期限内采取任何专利法律措施，ANDA 申请方在 45 天时限后应及时递交一份说明专利方没有采取任何法律行动的修正函。因此，及时告知法院和/或专利方的法律行动决定，以及申请方及时递交专利说明修正函，对 FDA 决定 ANDA 批准的时间点有重要影响。

药政部门对于两种药品间展开的生物等效性研究，到底接受哪种实验方法，取决于多种因素，包括活性成分的特性、药品的特点以及开展研究的资源可及性。不管药品在哪种体液（血液、血浆、尿液）中能够检测到有意义的浓度，BE 研究都应该是首选。有关生物等效性临床试验的设计、方法和实施描述可以参见第 16 章的内容。递交 ANDA 或补充申请，申请方必须递交体内 BE 和 BA 的数据，或通过直接检测药品在体内的 BA 数据，或递交能让 FDA 批准减免 BA 试验的证据。补充申请涉及生产场地或生产过程的变更，或者处方、剂量的变化、超出原先批准的范围，或在说明书中增加新的适应证。最后一种情况可能需要进行临床试验。一般认为如果观察到 BA 中有超过 25% 的批内或批间差异，需要体内的试验来进行批次的质量确认。生产过程中的任何变化，包括产品处方或剂量的变化、超出 NDA 或 ANDA 中所建议的变化以及说明书中增加新适应证，或新给药剂量的变化也需要体内 BA 试验。FDA 对仿制药是否应进行 BE 临床确认研究的考虑要素简述如下：

（1）对患者进行对照观察

① 该药物表现出低的治疗比率；

② 该药需要仔细的剂量滴定；

③ 生物等效性会产生不良的预防或治疗效果。

（2）PK 因素证明该药物分子

① 从消化道局部位点吸收；

② 吸收不好；

③ 受首过效应影响；

④ 需要快速溶解和吸收方可有效；

⑤ 在胃肠道的特定部分是不稳定的；

⑥ 在治疗范围内或附近受剂量依赖性动力学影响。

（3）物理化学因素证明该药

① 在水或胃液中具有低溶解度；

② 从一种或多种剂型中缓慢溶解；

③ 粒度和/或表面积影响 BA。

（4）表现出某些物理结构特征会影响 BA，例如多晶型或溶剂化物

① 制剂中辅料与活性成分的比例很高；

② 具有可能受到亲水性或疏水性辅料和润滑剂存在/不存在影响的 BA。

如果仿制药与参比药在剂量、给药途径、剂型、参考复方制剂中一个活性成分等方面有改变，或组合产品中某一个有效成分被取代，申请必须首先向 FDA 裁决管理部门递交适应性请愿书，以获得对申请方递交 ANDA 的许可。FDA 会从仿制药安全性和有效性的影响方面做出评估。任何 ANDA 在递交前，这种适应性评估请愿都必须获得 FDA 批准。对于希望依靠已经批准的适应性请愿书作为 ANDA 申请的

基础的申请方，可以通过确认已经批准的请愿书中引用的参考药物作为 ANDA 的基础。按照 21CFR 10.30 或 314.93 规定，在 ANDA 材料中必须包括 FDA 对请愿书的裁决编号（docket number）和证明 FDA 的请愿书的批准文件的复印件。

ANDA 的药监规范与 NDA 相同，都必须遵循 21CFR 314 的要求和申报程序，采用 CTD 格式文件撰写和 eCTD 格式要求递交。图 30.27 展示了仿制药 ANDA 的申报流程要点，其中仿制药专利信息的判定（即专利挑战程序）是 FDA 监管仿制药的专利核心机制之一。也就是说在专利链接制度下，如果仿制药申请上市时声明被仿原研药专利无效或仿制药未侵犯原研药的专利，则启动专利挑战程序。FDA 将该信息通知原研药专利权人，而原研药专利权人需要在 45 天内决定是否提起侵权诉讼，并启动 30 个月的遏制期，在遏制期内继续对仿制药进行审评，但暂不批准上市。只有在遏制期届满或仿制药申请人胜诉时，FDA 才会批准仿制药上市，并另外向首个挑战成功的仿制药申请人准许 180 天的市场独占期。对于仿制药生物等效性研究，申请方需要尽可能提供完整的生物分析研究数据和临床数据的内容，这对于 FDA 审批 ANDA 十分关键。生物分析报告应包括的主要信息有：

① 完整的生物分析方法学验证结果参数，如样本稀释对准确度和精密度的关联性数据、分析物和内标稳定性数据、回收率数据等；

② 涉及所有研究受试者的分析原始数据（等效或不等效）；

③ 需要选择至少 20% 受试者的系列分析色谱图；

④ BE 研究中采用的生物标准操作规程。

在递交生物分析报告前，申请方有必要熟悉 FDA 生物分析方法验证指南，有助于确保申请方能提供 FDA 审评需要的生物分析验证方法数据。在总结临床数据时，申请方也应按照 FDA ANDA 内容和格式指南要求，递交 BE 和安全性相关的所有信息（FDA，2019b）。总结报告应包括所进行的所有生物等效性研究，无论是等效或不等效结果。FDA 推荐了一些特殊产品和 BE 试验的总结格式，这些推荐 BE 研究的总结表格和模板类别有：

① 体外喂食管检测生物等效性总结（bioequivalence summary tables for *in vitro* feeding tube testing）；

② 比较临床终点生物等效性研究总结表（comparative clinical endpoint bioequivalence study summary tables）；

③ 模型生物等效性数据总结表（model bioequivalence data summary tables）；

④ 体内局部皮肤可的松生物等效性研究总结表和数据集递交用 SAS 转录格式表格（topical dermatologic corticosteroids *in vivo* bioequivalence study summary tables and SAS transport formatted tables for dataset submission）；

⑤ 体外结合生物等效性研究总结表和数据集递交用 SAS 转录格式表（*in vitro* binding bioequivalence study summary tables and sas transport formatted tables for dataset submission）；

⑥ 药物原料和药物产品杂质列表和性质总结表（summary tables for the listing and characterization of impurities and justification of limits in drug substance and drug products）；

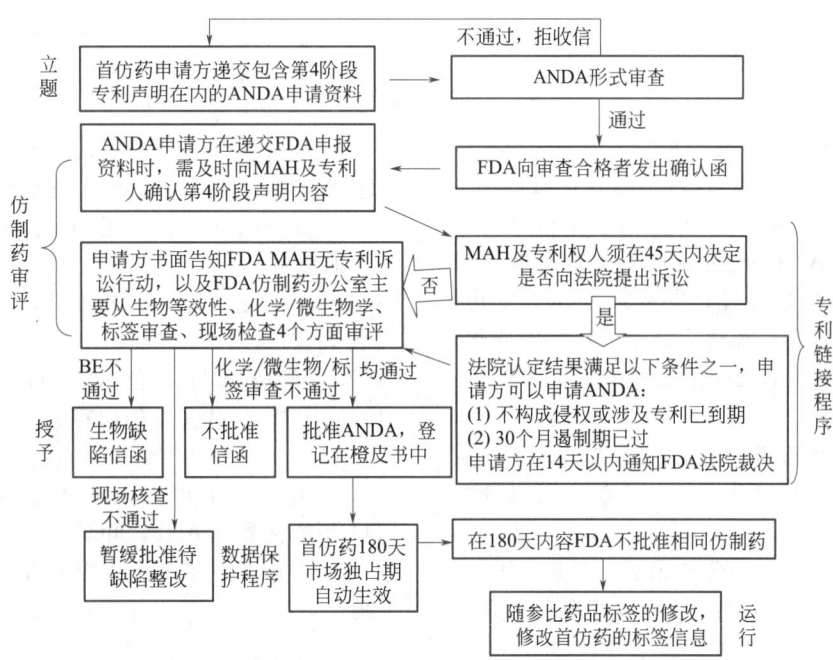

图 30.27　FDA 首仿药/仿制药审评程序示意

⑦ 模式生物等效性数据总结表（model bioequivalence data summary tables）；

⑧ 水溶性喷鼻剂生物等效性总结表（bioequivalence summary tables for aqueous nasal spray products）；

⑨ 生物等效性临床研究总结表和制剂表（BCS-based study summary and formulation tables）；

⑩ 药房大包装灭菌保证表（pharmacy bulk package sterility assurance table）；

⑪ 刺激性/致敏性/黏性研究总结表（irritation/sensitization/adhesion study summary tables）；

⑫ 加压剂量吸入剂产品生物等效性总结表（bioequivalence summary tables for pressurized metered dose inhaler products）。

有关 FDA 推荐的总结表格模板和递交要求也可以在 FDA 网站中查询。申请方也需要递交扫描的原文件总结，而不是文本格式的 PDF 文件或 Word 文本，否则 FDA 可以拒绝受理 ANDA。若某些特殊类别药物在生物等效性研究中出现偏离产品专属性指南要求的情形，申请方需要在 ANDA 中对偏离的依据和合理性做出解释。此外，申请方必须包括在 ANDA 中的关键信息还包括但不限于：

① 应当提供 BE 临床研究中方案及其修正方案（包括修改内容及其修改原因）、伦理批准件及其批准日期、知情同意书等。

② 对于经历 SAE、死亡或妊娠的受试者，需要提供书面描述及其完整的跟踪细节，便于 FDA 能全面审评申报仿制药的安全性。特别是妊娠跟踪细节。如果在申报时跟踪细节尚不完全，申请方需要在获得新的信息后尽快提供给 FDA，如妊娠妇女生产婴儿信息等。

补充新药申请（SNDA/sBLA）是美国 FDA 收到的较多的药品补充申请，这些申请大多为医药企业完成 NDA 批准后，由于生产或环境的变化而必需更改或修正原有 NDA 申请，也可以为对 ANDA 的补充申请。常见的 SNDA 原因包括：①药物成分或组成的变化；②生产厂地的变化；③生产程序的变化；④药物性质的变化；⑤增加适应证；⑥包装的变化；⑦标签的变化；⑧其他有关变化。

所有 SNDA 的申报都必须附有适当的支持性数据。在 SNDA 中，按照变化的性质不同，可以分为以下几种：

（1）重大变化　关系到药物识别、剂量、质量、纯度或效价的变化，对药物的服用和管理有重大影响。由于这类变化涉及有效性和安全性，MAH 需要申请加快审批程序。所以在 SNDA 的申报中应当注明"要求加快审查以便优先批准"的字样（一般批准时间为 6 个月左右）。这类变化只有在获得 FDA 批准后才能予以实施。

（2）一般变化　可能涉及药物识别、剂量、质量、纯度或效价，但对于药物的影响和造成的不利影响很小。这类 SNDA 的审批结果可以分为"30 天后变化有效"（CBE-30）或"变化即将有效"（CBE-0）。这类变化必须在实施前申报给 FDA。

（3）轻微变化　对有效性和安全性一般没有影响，可以先实施，然后在年度报告中予以阐明。

30.3.7.3　ANDA 被拒的常见原因简述

FDA 拒绝 ANDA 申报或批准的原因有多种，其中较为重要的是相关 BE 研究信息表数据的完整性。若不完整，FDA 将会拒绝接受 ANDA 的申请。BE 研究信息表提供了关于研究类型和研究机构地址的重要信息，一般应包含在 2.7 模块中和 BE 总结表中。例如，要求的相关样本储藏和长期储藏的数据信息，即

① 长期稳定性所包含的天数应该等于或者大于样本需要储藏的时间；

② 长期储藏稳定性所包含的温度应该在样本的储藏温度范围之内或者小于样本的储藏温度范围。

FDA 拒绝接受 ANDA 的理由通常体现在申请资料中有不容易被修复的缺陷，包括但不限于：

① 申请材料中申请表（FDA 356h 表）没有完成。

② 申请材料没有按照 21CFR 314.50 和 314.94 要求的形式。

③ ANDA 申请材料没有按照 FDA 要求的 eCTD 格式书写并递交电子版本。

④ 没有缴纳 GDUFA 费，如

• 申请人没有缴纳 GDUFA 费或者在递交申请后 20 之内没有缴纳 GDUFA 费；

• ANDA 采用了 Type Ⅱ API DMF，并被确定由于没有缴纳 GDUFA DMF 费而不能够被采用；

• ANDA 申请采用了一个没有缴纳 GDUDA 设施费的设施；

• 申请方是欠款设施的拥有人或者和拥有人有关联。

⑤ 申请材料不包含 505(b)、505(j)、507 和 314.50 及 314.94 要求的内容。

⑥ 境外的申请方缺少指定的美国代理机构，如

• 境外的申请方没有指定的美国代理机构，FDA 拒绝接受其 ANDA 申请；

• 申请方不在美国境内或者在美国境内没有商业地址，FDA 356h 表等需要美国境内的律师、机构或者授权的办公室共同签署。

⑦ 申请材料不包含完整的环境评价表或者无条

件排除声明。通常，FDA 将会拒绝接受任何的不提供环境评价或者无条件排除声明的 ANDA 申请。

⑧ 引用一个悬而未决的适宜性请愿书作为递交的基础，如

• 申请方递交或参考了一个悬而未决的适应性请愿书的复印件，FDA 将会拒绝 ANDA 申请，原因是缺少递交的合法基础，只有当请愿书被 FDA 批准后，适应性请愿书才成为 ANDA 申请的合法基础；

• ANDA 申请所涉及的产品可以和被仿制的产品不同，根据 FD CA 法案中 505(j)(2)(C)部分递交要求变更的适应性请愿书。

⑨ 申请材料的英文翻译不准确和不完整。

⑩ 申请材料不包含非临床研究按照 GLP 要求进行的声明，或缺少没有按照 GLP 要求的解释。

⑪ 申请材料不包含每个临床研究都符合公共机构审查委员会（IRB）条例的声明；或没有按照这些条例开展研究但是申请不包含为什么没有按照条例的声明。

⑫ 申请材料所涉及的产品被申请方已经批准的新药申请或仿制药申请包含。

⑬ 申请材料按照 505(b)(2)申请递交，但是是仿制药，应该按照 505(j)批准。

⑭ 仿制药是按照 FDA《公共卫生服务法案》（42 U.S.C. 201 et seq）及其相关子章程 F 授权的产品。

⑮ 在 505(b)(2)申请或 ANDA 中，仿制药含有与某种药品相同的活性成分，如

• 仿制药是 1984 年 9 月 24 日前按照 505(b)法规获批的；

• 依据 FDA 314.108(b)(2)及法规 505(c)(3)(D)(ii)和(j)(4)(D)(ii)，仿制药拥有 5 年市场独占期权益，除非 5 年独占期已经结束，或 5 年独占期还有 4 年以上，以及按照 314.50(i)(1)(i)(A)(4)或 314.94(a)(12)(i)(A)(4)法规条例，ANDA 含有专利无效或非侵权的证据。

ANDA 中 CMC 部分的信息缺陷或不准确可能会成为 FDA 拒绝接受的原因。这些 CMC 方面的要求应当引起申请方的足够重视。常见的 CMC 申报资料缺失或不足而被 FDA 拒绝接受的情形包括但不限于：

（1）原料药　不管是在 ANDA 中还是在原料药 DMF 申报信息中，作为原料药的 API 没有遵循 ICH Q11 指南的原则要求和/或无菌保障的数据缺失。

（2）非活性辅料　出现非活性辅料的用量超过了 FDA 非活性辅料数据库的用量的标准，并且没有在申请资料中进行合理性的研究。例如，在注射剂、眼科制剂和耳用制剂中添加有例外的非活性添加剂；微量元素铁元素每天的摄入量没有遵循 21CFR 73.1200(c)的标准，超过 5mg 等。如果出现这种超过限度的情形，申请方需要：

① 递交完整的毒理/药理学研究信息；

② 引用 CDER 已经批准的某个特殊药品；

③ 引用 FDA 的某个受控沟通回复（CRC）。

（3）有药品稳定性问题　如果仿制药稳定性研究中批量和研究要求没有满足相关药政标准，FDA 会拒绝接受 ANDA 的申请。例如：

① 稳定性研究所用的批次数量和研究时限没有满足的 ANDA 的要求。一般来说，申请方需要递交 3 个中试规模批次或 2 个中试规模批次和一个小规模批次的稳定性数据，数据需要包括至少 6 个月的长期和加速的稳定性数据。如果 6 个月的加速试验显示显著的变化或失败，申请方应递交 6 个月的中间条件的数据。每个稳定性研究的起始时间和每个取样时间都要提供作为支持 6 个月稳定性研究要求的证据。

② 容器朝向没有满足 ANDA 申请的要求。对于液体制剂（如眼用、耳用和注射制剂等）等，如果在稳定性研究试验中没有采用倒置或者平放，使内容物和容器/密封系统充分接触来模拟最坏的稳定性条件，从而造成缺失此类稳定性数据。

（4）包装数量和制剂稳定性数据　如果该申请不能满足包装于计划上市销售的容器/密闭系统的最少量（阈值）的成品药，FDA 将会拒绝 ANDA 申请。这种药品包装阈值需要根据某种特定的剂型而定的。对于口服固体制剂而言，ANDA 所能接受的用于销售的在容器/密封系统内的固体口服制剂最小包装量为 100000 单位，除非申请方获得了一份可以使用较小包装量的 FDA 预先许可。为了保证 ANDA 申请所用的包装数量能满足药政申报的最低要求，申请方需要注意满足 3 个基本要素，即

① 每一个含有组成整体包装总数是包材物料平衡中列出的包装配置，并都应提供加速稳定性实验数据。稳定性研究需参考 FDA 指南，以及国际协调会 ICH 指南的 Q1D 新药原料药及制剂稳定性检测括号法及矩阵法设计。

② 容器/密闭系统信息应该在 ANDA 3.2.P.7 部分提供。如果采用了括号或者矩阵设计原则，应包括由于括号和矩阵稳定性研究排除在外的内容的容器/密封系统信息。

③ 全部产品包装中每一个包含产品的包装规格的容器和包装盒的标签应该在 ANDA1.14.1 部分中。

有关适宜的支持性稳定性结果，申请方可以递交 6 个月的控制室温度的稳定性数据（在建议的批量包材中开展）来代替加速数据，并需要在批量保证标签上提供声明，以确认其 6 个月内批量包装单位的稳定性数据的真实可靠性。

当固体口服制剂包装剂量单位少于 100000 时，申请方需要通过证据表明，所参照药品拥有罕见病用

药豁免，或所参照药品为受管制原料药，且用于申报的批次规模相当于商业批次规模，并承诺上市后生产规模放大后会在批准的 ANDA 基础上递交相关补充申请。FDA 认为原料药本身并不能作为生产包装小规模批次的充分依据。

对于非口服制剂而言，依据参比药物标签上规定的灌装体积，ANDA 申报中递交的每个小瓶包装规格不应小于药品生产批次 10%。

（5）批记录 如果生产批记录没有包含在 ANDA 中，FDA 会拒绝接受 ANDA。商业批的空白批记录和中试规模所实施的批记录都要递交，还包括任何伴随的调整表。此外，商业批空白的或者实施的批记录、非英语国家的批记录都应翻译成英文，且申请方必须保证原记录及其翻译件的准确和完整性。

（6）原料药分析方法和制剂分析检验的方法验证/确认报告 如果 ANDA 中缺失分析检验方法验证/确认报告，FDA 将不会接受 ANDA。这些内容应当分别包含在 CTD 3.2.S.4.3 和 3.2.P.5.3 部分中，如果这些方法存在于《美国药典》（USP）中，对于 USP 分析方法的确认也应该递交。对于外部来源所用的方法也要递交确认报告，例如 Type Ⅱ API DMF 持有人提供的验证方法和报告，除非这些方法在申请方内部进行了全部重新验证。如果进行了任何内部的方法验证，分析过程的验证应包含在 CTD 两个部分的任一部分中（即 3.2.S.4.3 或 3.2.P.5.3）。任何内部替代 USP 方法的验证方法需要和 USP 方法进行对比，以来证明内部方法的可靠性和正确性。此外，如果 ANDA 递交不是电子递交，申请方需要递交 3 份相关 API 和制剂产品的所有验证/确认报告。

（7）刻痕与使用条件 如果 RLD 和在递交 ANDA 之前未经 FDA 审查和批准的受试药物的刻痕不一，即功能性刻痕和 RLD 不一致，FDA 会拒绝 ANDA。刻痕的规格要求是为了有利于剂量滴定和当无刻痕药片需要分割时，患者无法确保其剂量的分割准确性而造成患者给药方案的困扰。按照 FDA 的刻痕指南描述，仿制药的刻痕要和 RLD 的刻痕完全一致，并证明受试药品的给药方式和 RLD 的推荐给药方式需一致。例如，如果 RLD 10mg 片剂的刻痕可以给药 5mg 的剂量（即标签说明支持 5mg 剂量），而受试药品没有刻痕就无法给出 5mg 的剂量，因为此时 ANDA 的申请方也无法证明受试药品的给药方式和 RLD 的推荐给药方式一致。反之，如果 ANDA 涉及的药物（如 10mg）有刻痕而 RLD 10mg 片剂没有刻痕，并且说明书中没有推荐对于 5mg 的给药剂量，则受试药品提供了一个潜在的在说明书中没有的 5mg 的给药剂量，这可以被视为新的给药方案。此时，ANDA 的申请人无法证明受试产品只以和 RLD 推荐的给药剂量给药。

同理，如果注射剂的装量体积和 RLD 有差异，FDA 将拒绝此注射剂 ANDA 的申请。ANDA 注射剂产品应该含有和 RLD 相同的浓度和每瓶相同的总药量。FDA 认为与 RLD 的装量体积（总药量）的差异造成了剂量的改变，因而是不允许的。在递交 AN-DA 之前，剂量的改变需要通过递交适应性请愿书的形式获得 FDA 的预先批准。

（8）可能和安全性/疗效相关的包装和标签的差异 如果 ANDA 包含了可能和安全性/有效性相关的包装和/或标签与 RLD 的不同，FDA 将会拒绝 ANDA。一般情况下，如果 RLD 的包装包含特定的标签以确保正确地使用，受试样本应该和 RLD 具有相同的标签和包装。

根据美国 21CFR 314.94(a)(4)，ANDA 提出的标签中必须包含一个声明，说明在产品说明书中建议的具体适应证/使用方法已经在 RLD 标签说明中批准。但是，也可以有一些例外，例如，作为 ANDA 递交基础的被批准的适应性请愿书允许产品说明书和 RLD 有差别。需要指出的是仿制药任何其他未经预先批准的使用变更条件的情形 FDA 通常都不会接受。例如，使用一个分散胶囊剂型作为申报基础，但生产出的胶囊不能用与 RLD 相同的用法服用，或提出每剂量活性成分量或给药方案均与橙皮书收录 RLD 标签说明中的阐述不一致等。

在 ANDA 资料中，有关微生物学研究设计和结果的缺陷亦会成为 FDA 拒绝的理由。例如，对于终端灭菌和无菌工艺灌装的药品，常见的 ANDA 申请数据信息应包含所有的无菌保证验证研究内容，包括但不限于：

① 终端灭菌产品
- 仿制药终端灭菌工艺验证；
- 仿制药容器和密封系统除热原验证；
- 仿制药的容器-密封系统完整性验证。

② 无菌灌装产品
- 除菌滤膜（细菌滞留研究）验证；
- 起始原料药、产品接触设备、成分、容器和密封系统的无菌验证；
- 产品容器和密封系统的除热原验证；
- 无菌灌装/灌装线/车间验证（培养基灌装/工艺模拟）；
- 包装容器-密封系统完整性验证。

③ 对于药房散装包装，申请方需要包含相关药房散装包装无菌保证表在 CTD 模块 1 的 1.14.1.4 中。如若不然，FDA 有可能会拒绝 ANDA。

仿制药临床生物等效性试验结果无缺陷是 FDA 审批仿制药的重要判断标准之一。一旦出现仿制药临床 BE 试验下列情形，FDA 通常会认为其属于失败的 BE 临床试验或有缺陷的 ANDA 资料递交，较难获得批准。

① 如果只有一个失败的体内 BE 研究在 ANDA 中递交，FDA 将会拒绝 ANDA。即使 BE 试验失败，申请方也必须包含失败的 BE 研究的相关信息在 ANDA 资料中。如果此情况发生在高度差异的药品中，申请人可设计重复实验，并且运用参比平均法（refer-ence-caled average，RSA）分析。此外，申请方需要参照对特定药品临床试验的 BE 指南或指导原则，或咨询相关药政部门。

② 如果 ANDA 的体内 BE 研究采用了一个没有理由的非 FDA 建议的替代 BE 研究，其 ANDA 不会被接受。申请方需要在 ANDA 中包括合理的辩解，包括对于和 FDA 建议的指南有区别的方法的辩解、数据（Module 2.7 和 Module 5）和适当的参考文献。

③ 有些 ANDA 产品无须递交体内 BE 研究数据支持其申报。例如，根据 21CFR 320.22（b）（1），注射剂和眼科及耳用液体制剂可以免除 BE 研究，它们的制剂可以看作和 RLD 具有 Q_1/Q_2 相似性。如果 FDA 通过调查发现样本和 RLD 的处方不同而无法满足 BE 豁免所需的 Q_1/Q_2 相似性，其 ANDA 会被拒绝。例如，眼科液体制剂需要在 CTD2.7 模块中包括 BE 表比较眼用溶液的物理化学数据，以便在 ANDA 审评中为 BE 豁免提供支持。这些数据应该包含与受试样本和 RLD 相关的关键的数据。如果这个表格数据被省略了，整个 ANDA 会被拒绝，除非判定受试的处方和 RLD 是具有 Q_1/Q_2 相似性。

④ 对于任何推荐的仿制药溶出试验需要有正确的数据对比结果。如果在 ANDA 中有证据证明体外溶出的数据不合理，或补充研究被省略，其申请会被 FDA 拒绝。如果在相关 BE 指南中包括对于受试样本和 RLD 溶出研究的重要的细节指导原则，申请方还可能需要考虑包括任何增加的剂量 BE 豁免所需的信息或补充溶出研究设计。常见补充溶出研究包括：

- 乙醇致剂量突释；
- 具有功能性刻痕的半片溶出曲线；
- 在相关产品 BE 建议中所描述的任何其他产品相关的溶出试验。

⑤ 如果 ANDA 中 BCS 1 类的药物属于 BA/BE 豁免范畴，申请方需要同时递交所需的支持材料。如若不然，FDA 会拒绝 ANDA。这类药物的 BA/BE 申请要求可以参照 FDA《基于 BCS 的速释制剂的体内 BA/BE 研究豁免》指南中的要求。

⑥ 基于 FDA OGD 的临床审核部或药品质量办公室等部门的审核意见，在某些临床方案设计的缺陷也可能成为拒绝 ANDA 的理由，例如：

- 体内 BE 的考量、BE 研究的终点设计或统计数据及其分析方法的设计等。例如，不恰当或不充足的临床终点、不恰当的适应证、不适宜的样本采集、在 PK 样本中测定活性药物和活性代谢物失败、采用了不恰当的患者群体或允许不合适的同期治疗存在等。

- 在临床研究中不包含参加临床研究的个体患者的病例报告表。申请方应递交至少随机选择的 10% 参加测试的全体个体患者病例报告表。同时，应该包括所有的由于各种原因被剔除的个体患者病例报告。此外，按照 21CFR 314.50（f）（2），还应提供每一个在临床试验中死亡的或者由于任何原因没有完成试验过程的个体患者病例报告数据，包括服用对照药或者安慰剂的患者。

⑦ 对于药械组合的仿制药，需考虑装置相似性原则。如果受试药物所用的装置和 RLD 的装置不充分相似，其相关 ANDA 可能会被拒绝接受。任何用于药物服用的装置应该和 RLD 尽可能相似，从而确保不用重新培训医务人员，以确保患者的安全性和正确的给药方式。同时，这样做也能确保按照使用说明书描述的相同条件下，仿制药的药效特征、操作原则和重要的设计特征能保持不变。此外，在 ANDA 中，说明书里的患者指南应该和 RLD 的指南一致。

30.3.8　生物药物许可申请

生物制品属于药品类，因此美国药品法规 FDCA 也适用于监管生物制品。如同化学药物的研发流程，若初步实验室和动物研究表明生物药物人体研究应用较为安全，生物药物可以像其他药物一样按照 21CFR 312 的要求，经过 IND 申请批准后开展人体临床试验。如果研究产生的数据显示产品安全有效，申请方可以编辑成生物药物许可申请（BLA）资料递交给 FDA。经过 BLA 审评规程，生物药物获批后 FDA 会授予生物制品上市批准许可。目前，FDA 对治疗性生物药品的监管类别包括：

① 体内用单克隆抗体；

② 细胞因子、生长因子、酶制剂、免疫调节剂和溶解血栓剂；

③ 动物或微生物来源的治疗用蛋白制剂，包括重组产品（不包括凝血因子）；

④ 其他非疫苗治疗性免疫治疗剂。

30.3.8.1　生物药品上市许可审批

美国 FDA 对生物药物的生产及其质量控制，非临床研究和临床研究要求与化学药物有所不同。在大多数情况下，生物药物设计的生产工艺流程和质量控制比化学药物要复杂得多。BLA 的申请资料需要用 CTD 格式撰写，eCTD 方式通过 FDA 的药政申报门户网站完成递交。在 BLA 申报中，安全性和纯度评价必须包括常用于生物制品生产的细胞底物的存储和检测中，效价检测由于生物制品的复杂性和异质性也必不可少。生物药物的 CTD 内容主要包括：

国家专属药政管理信息——模块 1

① 首页信函：提供申请方和生物药物的基本信息，如生物药品医药企业名称、地址、联系方法、药物的名称、申报理由、与 FDA 的协议或讨论要点（如果有）、有关关键文件表述等。

② 相关申请表格，如 FDA 356h 表等。

③ 费用表（FDA 3794 表——PDUFA）。

④ 财务证明和声明（FDA3454/3455 表）。

⑤ 研究者手册。

⑥ 申报资料概述，包括药物和制剂描述、药物说明书解释、药理类别、药物使用的科学性、临床益处、国外市场史等。

⑦ 风险-受益未来计划。

⑧ 专利信息和专利证书。

⑨ 生物药品标签信息。

⑩ 不聘用 FDA 公布的限制个人和公司声明。

⑪ GCP 依从性声明（FDA 3674 表）；

⑫ 既往会议纪要等。

⑬ 其他行政信息等（如适用），如 GCP 声明、申报状态、沟通会议纪要、特殊审批通道、特殊方案评价要求、儿童用药管理计划、争议解决方案、书信往来、环境分析豁免、宣传材料等。

CMC 部分——模块 2/模块 3

⑭ 目录；

⑮ 化学、制备和质量控制综述和总结；

a. 药物原料。对原料性状标准的描述，其中包括但不限于：

• 一般信息，如生产场地和设备部署图，包括产品、人员、设备、废物、空气流通状况等；

• 特殊系统信息，包括水、暖气、蒸汽和空调系统、计算机系统的状况等；

• 污染和交叉污染问题，包括简要描述设备和程序清理、使用过的试剂处理和其他清理程序标准状况等；

• 生产场地许可证书。

b. 生物药物产品。

c. 生物药物稳定性。

d. 生产质量研究总结（用于临床试验的产品批列表）。

e. 化学研究报告：

• 化学、制备和质量控制信息，包括药物原料、药物产品、研究制剂、环境评价（如空气、设备、容器体系、内加工质控、稳定性、无菌要求等），对于基因产品来说，需要提供细胞株或库描述、单克隆抗体性质和构建等；

• 样本信息，需提供原料和产品样本以便 FDA 认证生物药物的特性；

• 分析方法认证报告，包括影响药物原料特性

的每一关键程序或因素的认证研究，如繁殖、收获、纯化、灭活、微生物和无菌加工、国际参考标准、分析方法描述等；

• 包括常用于生物制品生产的细胞底物的存储和安全性和纯度评价，以及效价检测。

非临床研究部分——模块 2/模块 4

⑯ 药理学研究。

⑰ 毒理学研究。

⑱ 微生物研究。只有抗生素类生物药物才需要完成这部分信息，包括药物微生物生理学的作用生化机制、抗菌谱、抗药性机制（如果有的话）和微生物实验室效价测定方法及其结果等。

临床研究部分——模块 2/模块 5

⑲ 人体药动学和生物利用度。

⑳ 临床综述、总结和报告。

㉑ 安全性更新报告。

㉒ 临床试验病例报告表数据及其信息。

㉓ 其他临床数据及其信息。

㉔ 参考文献。

一旦对 BLA 申报资料审评完毕，并且认为新的生物药物的受益大于风险，试验数据获得结果符合 GCP 和监管要求，FDA 会颁发批准函（approval letter）。其中非商业机密的部分 FDA 会像化学药品一样，对外公布在橙皮书中。FDA 公开的药品批准文件（drug approval package）含有批准函、医生用药品说明书、患者用药品说明书、FDA 评审文件（包括医学、化学、药理学、统计学等方面的批注）、其他管理性文件等。如果 FDA 认为 BLA 存在一些问题，但申请方只要解决仍可获得批准，FDA 会做出"可批准"（approvable），如药品说明书信息不足、化学生产控制程序需要改善等。如果 BLA 申报资料存在严重问题，FDA 会做出"不批准"（not approvable）的决定。

30.3.8.2　生物类似药上市许可申报要点简述

生物类似药和生物制品一样，也要经过严格的审批规程，以确保其的有效性、安全性和质量可靠。生物类似药的开发目的是显示与已获 FDA 批准上市的生物参比药品的生物相似性，并不是需要独立建立生物类似药的安全性和有效性效应。FDA 对生物类似药的审批，亦主要是通过生物类似药与 FDA 批准的参比产品在安全性、纯度、效价（安全有效）等方面高度相似，且也没有显著的临床疗效差异。所谓生物参比药品是指已获 FDA 批准的某一生物药品，被用作生物类似药的对照产品。这个参比药品在上市前已经递交过所有证明其安全有效的相关数据，并已被 FDA 认可后获批上市。一般来说，显示参比药品安全有效的数据信息也包括治疗适应证的临床试验数据信息。没有显著临床差异意味着与参比药品相比在临床安全性、制剂纯度和效价（安全有效）方面没有显

著性差异。这可以通过人体药动学研究、药效学研究、临床免疫原性研究和临床试验来证明。

生物类似药申请方负责设计、收集、管理、分析和报告与参比药品相比较的所有必需数据信息以证明二者间的相似性。可比较的数据信息需要包括各个方面采集和评估的数据信息，从详尽的分析性质数据（结构和功能）、动物研究比较，到临床研究比较等。最终研究结果并不是要产生与参比药品完全一样的非临床和临床数据集，而是应当显示生物类似药与参比药品有高度的相似性，且也没有显著的临床差异，因而可以依据参比药品的安全性和有效性证据对生物类似物做出批准的决定，这使得生物类似药申请方不需要进行耗费不菲且耗时颇长的临床试验，导致其产品能更快速地获批上市，以便给患者更多的治疗选择和降低患者的治疗费用。

生物类似药申请必须包括能显示生物类似药与参比药品比较的所有数据，包括：

① 分析研究显示生物类似药与参比药品高度相似，尽管临床无活性的成分略有差异。

② 动物研究，包括毒性评估，没有显示显著差异。

③ 比较分析研究都显示生物类似药结构和功能与参比药品无差异，这有助于支持两个产品间的高度相似。

④ PK/PD 结果参数的类似性可以证明二者间的相同。

⑤ 临床研究足以证明生物类似药在所治疗的适应证方面，其安全性、纯度和效价与参比药品相同。这通常需要包括免疫原性、药动学（PK），在一些情况下还需要药效学（PD）和临床研究结果的比较分析。

⑥ 参比药品已有的安全性信息可以帮助生物类似药的安全性管理。例如，已知参比药品可能产生不利结果的免疫反应，FDA 很可能要求对生物类似药的免疫反应做出更为严格的评估。

除了上述数据外，作为可以与参比药品交互应用的生物类似药申请还需要包括下列数据信息以证明：

① 预期可交互应用的生物类似药能对任何患者产生与参比药品一样的临床结果。

② 患者在生物类似药与参比药品之间的服用转换，且服用一次以上的生物类似药不会增加安全性风险，或降低有效性，就如同没有在两个药品间转换的参比药品服用者结果一样。

参比药品获批的适应证可以作为生物类似药相同适应证批准的依据，尽管生物类似药可能并没有直接对相关适应证进行过临床研究。也就是说，如果总体证据表明生物类似药至少在一个适应证方面和参比药品相似，那么生物类似药申请方不需要对其他适应证

直接开展临床试验，而是可以利用参比药品获批的其他适应证数据和信息来申请生物类似药其他适应证的应用许可。FDA 称这个概念为"外推法"，其对于简化审批程序，以较低的成本提供生物类似药上市，以及患者应用选择十分有利。因为生物类似药开发计划的目的与参比药品开发计划不同，从科学的角度看，没有必要要求生物类似药对所有相同病症的适应证像参比药品一样全部进行临床试验验证。在生物类似药研发期间，FDA 会协助生物类似药申请方在制订其产品研发计划中确定哪些数据对于支持外推法是必需的。

外推法可以应用于生物类似药申请中所有递交的数据，其是建立在参比药品过去批准的经过临床试验验证的安全性和有效性的参数及其潜在风险问题，以及每个适应证的各种科学因素的知识累积和综合考虑基础之上。需要指出的是外推法并不是简单支持生物类似药可以应用未经过临床研究的适应证或其他患者群体的假设，生物类似药申请方在做出这种外推适应证应用许可申请时，必须给出科学的判断依据来支持这种外推应用的要求。这些科学判断因素包括参比药品在所获批准适应证的作用机制、PK/PD 属性、有效性和安全性参数及其结果、免疫原性等各方面知识。FDA 会对所有生物类似药的数据进行审评，以判断与参比药品相比二者间是否存在任何显著差异，而这些差异是判断能否影响相关适应证或患者群体应用的科学基础。如果没有差异，生物类似药对其他未经临床研究的适应证或患者群体治疗的应用申请才有可能获得批准。

30.3.9 非处方药的上市管理

FDA 对非处方药（OTC）主要是监管可以作为 OTC 产品的药物成分和 80 多个治疗类别的产品标签，并发布 OTC 专论（monographs）列出这些成分及其类别，也对所有市售 OTC 成分的安全性、有效性、标签规范做出描述和规范要求。列入美国 OTC 专论系统的非处方药上市无须经过上市前审批。未列入专论系统的药物，或与 OTC 专论标准有差异的 OTC 药品，若想申请上市可以经过的途径有：①向 FDA 申请要求列入专论系统；②先申请作为新处方药上市，销售多年后无重大安全性疑虑则可以申请转为非处方药；③按照仿制药申请程序上市。具体哪条途径较为合适，需要 MAH 综合考虑药品本身的有效性、安全性、市场经验和市场战略等多重因素。

30.3.10 药品专利保护和市场专营保护

药品研发成功上市的标准要求充分体现药品是一种高度专业性的产品，其中研发过程需要耗费大量的财力、人力、时间，而一旦药品被研发出来，其生产

和仿制的成本将变得相对低廉。所以，付出高昂研发成本的创新原研药与后发的仿制药之间的知识产权冲突显而易见。对于原研药 MAH，以专利权为代表的知识产权保护带来的市场独占期是能够回收研发成本并获取合理回报的保障，只有合理保护知识产权，才能不断刺激创新研发的动力；同时，为了获取超额的市场回报，原研药 MAH 往往倾向于利用知识产权以阻止仿制药进入市场。对于仿制药 MAH，如果没有创新药物的不断被批准上市，仿制便成为无根之木或无源之水。为了早日推进仿制药进入市场获利，仿制药 MAH 有时会冒着侵权的风险。因此，药品行业不但是高度依赖于知识产权保护的领域，而且也是知识产权冲突较为凸显的领域。

美国 FDA 药品专利链接简称专利链接，是在药品注册审批过程中，将仿制药的上市申请审批与相应的药物专利确权和侵权的程序关联起来，即将药品行业知识产权冲突中的专利争议与药品上市许可进行"链接"，将专利争议从仿制药上市后提前到仿制药上市前，在平衡兼顾原研药 MAH、仿制药 MAH 和公众利益的基础上，力图减少仿制药上市后的专利争议及其对公众利益造成的影响。其中，药品上市前的争议解决制度是建立药品专利链接制度的核心。因此，全球各国都建立了药品知识产权管理制度，设立了包括专利保护期延长制度、试验数据保护制度、试验豁免制度、强制许可制度等一系列制度。按照 FDA 制定的 Hatch-Waxman 法案，美国构建了以简化仿制药上市审批、橙皮书制度、药品专利链接、3～12 年的试验数据保护、Bolar 例外条款、最长 5 年的专利保护期延长等为核心的药品专利保护体系。药品专利属于法律层面的保护，由美国专利商标局（Patent Trademark Office，PTO）负责管理。橙皮书中的有效专利信息的提供及其准确性由申报方负责，NDA 或补充申请批准之日起 30 天内递交专利信息。上市后的再注册专利，如药物成分、药品或用途被授予专利等，需要在专利批准后的 30 天内报告给 FDA。这类专利申报必须用 FDA 3542 表或 3542a 表完成才能列入橙皮书。如果申请方在 30 天内递交了所需的专利信息，但 FDA 通知申请方表格信息不完整或该专利信息不符合要求，申请方必须在 FDA 通知后 15 天内再递交可接受的更新表格。列在橙皮书中的专利可能会受到第三方的专利挑战，但 FDA 不能作为在法庭上解决专利争议的中间人/裁判。

市场专营保护期是 FDA 根据《食品、药品和化妆品法案》（FDCA）和相关联邦管理法的有关条款授予 MAH 的市场专营保护权益，属于行政保护，与专利无关。其宗旨在于补偿药品经过漫长的研发和审批过程而失去的专利保护时间，以利于鼓励创新药的研发，确保新药在规定时间内不受市场竞争的影响。

FDA 根据新药审批和研发的时间长短，授予具体的市场专营保护期。这类市场专营保护期原则为：

① 新化学实体（NCE） 5 年内不受理 505（b）(2)或 ANDA，适用于从未以单药或复方药上市或批准过 NCE，可以在第 4 年递交专利挑战申请。

② 新生物制品（BLA） 4 年数据排他性保护和市场 12 年独占期。

③ 额外的临床研究 授予 3 年额外独占期，适用于由申请方开展的新的、必要的临床研究以支持新剂型、新给药途径或新适应证的批准，不包括生物等效性试验，即 FDA 3 年内不受理任何经批准的新剂型、新给药途径或新用途的 ANDA 或 505（b）（2）。

④ 孤儿药 用于罕见病适应证的药品享有 7 年市场独占期，即 FDA 7 年内不受理治疗同一疾病或病症的药品的任何其他申请，包括 ANDA 和 NDA。

⑤ 抗生素激励计划（generating antibiotic incentives now，GAIN） 对获得合格传染病产品（qualified infectious disease product，QIDP）认定的药品获得额外 5 年的独占期（个别情况除外）。

⑥ 儿科研究 为开展儿科研究的药品，在现有专利和独占期的基础上增加 6 个月独占期。这个保护期是在有效专利或保护期基础上再延续，即连接在期尾的保护期，相当于现有专利或保护期的延长。

⑦ 仿制药市场独占期——180 天

• 专利挑战 授予首个 ANDA 申请方（即首仿药企业）成功挑战目录中专利的权利（具有专利第 4 阶段声明认证）。

• 竞争性仿制疗法（competitive generic therapy，CGT） 根据 2017 年颁布的《FDA 再授权法案》（FDARA），如果某种药品的仿制药竞争不充分，则该药品的仿制药申请可得到 CGT 资格认定。

因为市场专营保护不是专利的延长，使其与专利期保护时间会有所重叠。过期失效的专利和保护期不会在橙皮书中。因此，橙皮书中所列有些药品有不同日期的专利和专营保护期，有的药品有专利但没有专营保护期，有的药品有专营保护期但无专利。有些新药的市场专营保护期可能少于药品本身的专利期，这种专利期和保护期的重叠对 MAH 来说也就没有实际意义了。例如，某药品的批准日期为 2020 年 3 月 6 日，FDA 给予的 NCE 5 年保护期，到期为 2025 年 3 月 6 日，但该药的专利保护期为 2027 年 9 月 6 日。新药申请通常无须专门向 FDA 申请市场专营保护，其会在 FDA 批准时自动酌情授予，并可以在橙皮书中查阅。

30.4 日本药政监管体系简述

作为日本政府的重要组成部分，厚生劳动省（Minstry of Health，Labor and Welfare，MHLW）

负责改善和促进社会福利、社会安全和公共健康事务。厚生省的架构包括：

① 本部　秘书处、11 个局、计划和审查总管等。

② 附属研究所　检疫站、国立健康科学研究所、国立感染性疾病研究所、国立人口和社会安全研究所等。

③ 委员会　社会保险委员会、药事与食品委员会、保健委员会、医学伦理委员会、癌症控制委员会等。

④ 地方分支机构　地方厚生局和县立劳动局等。

⑤ 外部组织　社会保险代理处、中央劳动关系委员会等。

MHLW 负责日本药政管理事务，其中专家咨询机构药事与食品卫生审议局（Pharmaceutical Affairs and Food Sanitation Council，PAFSC）负责处理临床试验与上市后安全监测，包括审批与核发许可证，并对最终是否批准其上市提出专家意见；卫生政策局负责促进研究与开发、生产和销售政策，制定相关医药产品研发和生产的指南和监督执行，包括制药企业的相关职能管理。PAFSC 分为不同的层级，最高一级是 PAFSC 总会，总会下设 2 个分科会，即药事分科会（Pharmaceutical Affairs Committee）与食品卫生分科会（Food Sanitation Committee）。药事分科会职责包括对药品、医疗器械等领域的重大问题进行审查和讨论，对重要药学问题的检验与评价。在药事分科

会下又根据具体的专业和业务设立了 17 个委员会及 22 个委员分会。其中，新药第一委员会（First Committee on New Drugs）和新药第二委员会（Second Committee on New Drugs）主要与新药的审查有关。新药第二委员会负责讨论有关抗病毒药、化疗药、抗恶性肿瘤药、血液制品和生物制品的问题；新药第一委员会负责其他治疗类别药品的问题。非处方药委员会（Committee on Non-prescription Drugs），负责有关非处方药和仿制药的审查。

2004 年 4 月 1 日，由国立健康科学研究所的药品与医疗器械审批中心、药品研究组织 OPSR/KIKO 以及医疗器械中心合并成立了新的独立行政法人管理机构，即药品与医疗器械药政机构（Pharmaceutical and Medical Devices Agency，PMDA），其主要由三个职能部门构成，分别负责公共援助、各类药政审核和安全性事务（图 30.28）。MHLW 劳动大臣任命的 PMDA 理事长负责 PMDA 的日常运营。PMDA 内设 3 个主要办公室：①新药评价办公室，分为咨询部门，负责注册战略、申报文档审核和研究设计支持等；科学审阅部门，负责审阅 CTD 的第一和第二部分以及研究结果，并协调外部专家审阅会议等；②合规稽查办公室，负责源数据的审核和 GCP 与 GLP 药政检查；③GMP/QMS 药政检查办公室，负责 GMP 的药政检查。

MHLW 授权 PDMA 主要负责药物/医疗器械的

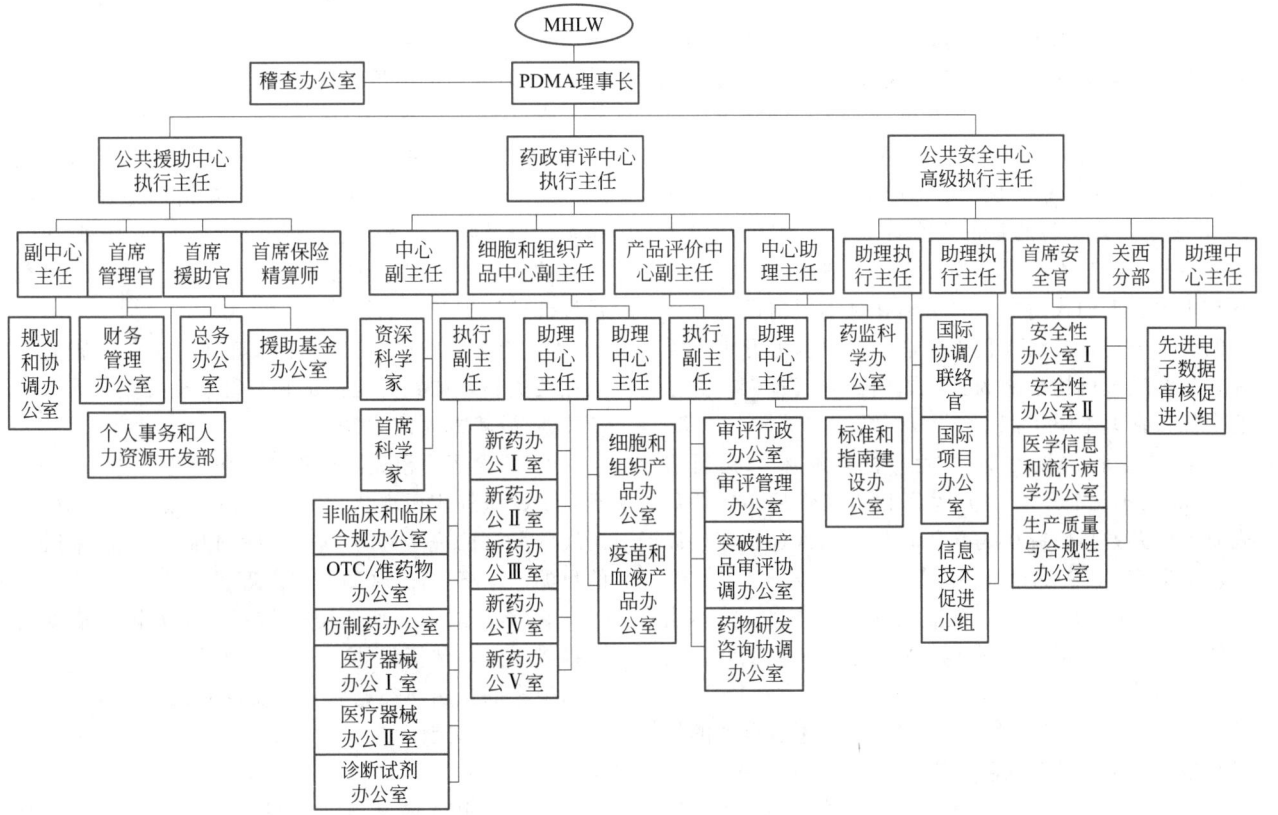

图 30.28　日本 PDMA 组织架构示意

上市审评，并与 MHLW 一起共同负责管理药物和医疗器械全生命周期的各个环节，诸如研发咨询、非临床与临床事务、药政申请递交审核、审评建议、上市后监督等方面，其与药物审评和监督相关的主要职责包括但不限于：

① 新药、医疗器械和再生医药产品事务研发相关咨询，并对收集的相关医药及其产品信息进行研究或分析。

② 临床试验相关咨询。

③ 药政审批事宜，如上市前药物/医疗器械审核、上市后药品评价和再评价等。

④ GLP/GCP/GPSP（Good Post-marketing Study Practice）合规性评价，包括各类药政检查、安全性检测等。特别是当药物不良反应引起医护风险，或出现重大公共感染事件时为公众提供援助，负责对申请审批的临床数据质量和可信性进行药政检查等事务。

⑤ GMP/QMS/GCTP 药政检查等，包括相关许可证颁发的技术审核等。

⑥ 一些药品标准的制定，如《日本药典》等。

另一个支持 MHLW 和 PMDA 药物申请审阅和批准的独立药政管理组织是国立传染病研究所（National Institute of Infectious Diseases，NIID），其主要负责药物批准前的药物质量检测评估、药物与《日本药典》标准要求的审核和药物生产批次放行的国家检测等。

日本政府是 ICH 组织创始国家之一，其药政部门要求药物/医疗器械临床研究规程都必须遵循 ICH QSEM 系列指南要求，申办方执行和递交的临床试验数据标准必须符合 CDISC 标准。如果涉及海外申办方需要向 MHLW 申请开展注册临床试验（非 IIT 试验项目），为了防范试验药物的安全性风险，MHLW 要求海外申办方在日本的分部递交申请，或委托一家在日本有本地法人的代理机构（包括在日本国内设有办事处的海外公司）或法人代表申请临床试验的开展。委托的这类代理机构被称为日本国内试验管理人，其主要责任包括但不限于：

① 支持和协助在日本完成相关临床试验通告（clinical trial notice，CTN）程序和实施管理，包括代表海外申办方与研究机构和药政部门的沟通交流，以及从 IND 到 NDA 的全程跟踪管理等；

② 试验药物的全生命周期管理，即进口、日本当地的试验包装和标签管理（如适用）、当地存储和发放监控管理等；

③ 试验药物安全性监控管理，包括不良事件的治疗和报告，按照试验保险条款实施理赔（如需要）等；

④ 临床试验项目实施全生命周期管理和监查，以满足 MHLW 的相关临床试验法规、GCP 标准和试验方案要求；

⑤ 试验文档管理；

⑥ CTN 相关的其他申请办理，如变更申请、临床试验中止申请、研发终止申请等；

⑦ 培训和提供日本药政法规信息给委托海外申办方，以确保委托方能理解和及时提供相关药政申报资料。

在申办方开展药物/医疗器械临床试验前，凡涉及健康志愿者或患者参加的每个试验方案都需要以 CTN 的方式递交 PMDA 审批。但生物等效性临床试验不要求申办方递交 CTN。PMDA 采用的是 30 天默许审核制，即递交 IND 申请后的 30 天内，如果没有收到 PMDA 的质疑或暂缓即意味着审核通过。PMDA 不会提供正式的批准函。如果对 CTN 有质疑，PMDA 会向申请方提出问题，申请方需要以书面答疑的形式在收到问题后的一周内回复 PDMA 的质疑。所有申请主要文件及其 PDMA 的问题答复都需要采用日文撰写和作答。申请方需要递交的 CTN 内容包括但不限于：

① 申请表。

② 既往与 PMDA、FDA 或 EMA 举行会议交流的会议纪要（如有）。

③ 临床研究科学和伦理基础及其依据资料，诸如：

• 日本国内试验药物适应证的治疗方法或药物应用现状；

• 相关适应证患者人数预估（如涉及罕见病）；

• 新的治疗方法或药物应用的必要性。

④ 临床前的研究资料概述及报告，如药理学试验、毒性研究、PK/PD 试验等。

⑤ 拟开展的临床试验项目的相关文件资料和实施方法的阐述，包括试验方案、知情同意书、CRF 样本，以及临床试验结果数据（如有，或 IB 概述），如有效性、安全性、耐受性、人体 PK/PD、试验剂量设计的依据和适当性等。

⑥ 特殊杂质或特别药理、安全性或毒理研究方法相关资料，如致突变性试验及管理相关资料等。

⑦ 最新版的日文 IB。

⑧ 试验药物相关信息资料，包括但不限于来源、研发史、海外应用现状、对预期适应证的预期效果、研发状况（已完成/正在进行/计划开展）、临床试验的目的、CMC 信息（如适用）等。

⑨ 临床试验中其他用药最新的相关科学依据的资料或概述，包括附件、药品说明书、文献等，如细胞株生产的蛋白质类物质及其质控相关资料等。

⑩ 参考文献。

日本 PMDA 鼓励申请方在 CTN 申报前，重视与其面对面临床试验咨询沟通会议或咨询交流。递交

CTN 申请时，相关试验药物的信息，如临床、非临床、CMC 等可以研究者手册（IB）内容形式作为主要证据递交。相关 CMC 信息由于可能涉及商业机密信息，并不会在 IB 中有详尽描述，诸如特殊理化属性、药性、制剂工艺、药物成分和质控等信息需要在咨询沟通时另文告知 PMDA，以确保 CTN 递交后的 30 个日历日无异议通过。如果 PMDA 对 CTN 申报资料有质疑，申请方应当尽快按照时限要求予以书面回复，以免延误 CTN 的审核批准。药物／医疗器械临床研发期间亦应当保持与 PMDA 的咨询或交流沟通。PMDA 会对最后递交的资料进行科学审核，并对审核结果给出评审建议，最后批准决策由 MHLW 做出（图 30.29）。

日本 PDMA 根据申请方咨询类别的权重大小优化排序会议申请。按照 PMDA 的权重系数，PMDA 将药物／医疗器械研发咨询会议分为不同研发阶段会议和类别，如

- 极为优先——Ⅰ 期前，NDA 前会议，创新药／医疗器械；
- 最优先——EOP2 会议；
- 优先——新的给药途径；
- 常规——新适应证；
- 一般——其他阶段。

由于临床咨询总是 PMDA 的优先事务，有关 CMC 的咨询申请可能需要较长的批复时间。日本原创新药、医疗器械、细胞和组织类产品、处于"种子阶段"的早期产品开发及其必需临床试验的药政科学

咨询一般较受 PMDA 的重视。申请方可以要求 PM-DA 以书面咨询回复的形式解答其问题，也可以要求与 PMDA 举行面对面的咨询／交流会议，对申请方的问题予以讨论答复。会议形式和会议资料的准备和申请方与欧美药政部门举行的会议相似。申请方对药物研发科学咨询会议的内容有选择权，PDMA 咨询会议时长一般为 2h。申请方与 PDMA 的会议通常需要提前 2～3 个月前开始和启动准备程序（图 30.30）。在申请方递交 CTN 申请前需约谈 PMDA 和交流会议申请事宜。在这个面谈中，PMDA 不会对具体的数据或文件资料做出任何形式的审核，整个过程也不会有官方会议记录，只是口述 PMDA 的意见。根据申请前约谈，申请方可以对递交 CTN 资料进行最终调整后再完成会议申请程序。在递交会议申请后的 5 个工作日内，会收到 PMDA 的日期确认；收到确认日期后的 15 个工作日内，完成相关费用支付，不晚于会议前 5 周递交会议所需相关资料文件。如果 PM-DA 认为有必要，会在会议日期前 4 天反馈申请方 PMDA 对资料文件及问题的观点或意见。在会议日双方可以就申请资料及其问题进行充分交流。申请方如果对 PMDA 的咨询答复有不同的想法或不同意，可以在 PMDA 的会议上予以探讨。如有必要，PM-DA 会组织后续讨论会议，以便进一步澄清或解答申请方对咨询答复的疑虑。这类会议的会议纪要通常由 PMDA 起草，并会在定稿前征求申请方的评注。通常会议结束后 1 个月左右，PMDA 会发出对申报资

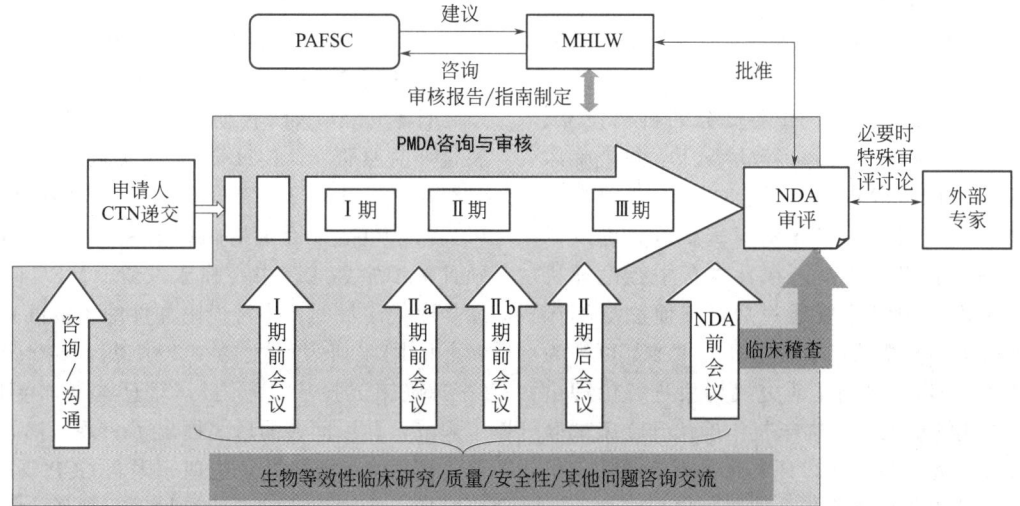

图 30.29　日本主要临床研发咨询类别及审批机制

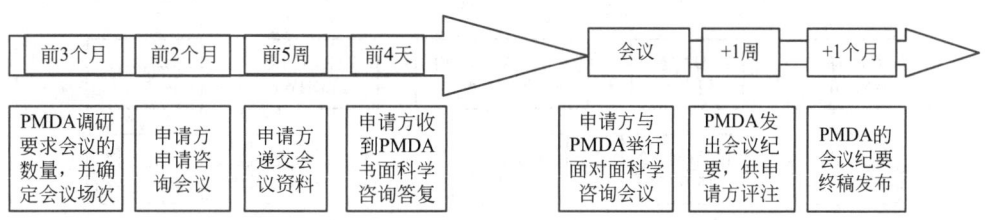

图 30.30　与 PMDA 举行科学咨询会议时间表

料问题答复的咨询会议纪要。

日本的 IND 申请通常称为临床试验通告（clinical trial notification，CTN）。从递交 CTN 到临床试验启动通常的流程可以简单地表述为图 30.31。

CTN 的申报资料需要包括临床试验的基本科学依据概述，临床试验方案（日文版，英文版可以作为参考附上）、知情同意书（日文版）、研究者手册（日文版）、基础 CMC 信息（如基本属性数据、有效期数据、存储要求、简单生产加工信息等）。PMDA 对 CTN 的审评通常从接受申报资料开始 30 天左右完成，后续问题补充资料审评需要 14 天左右。如果对 CTN 有任何问题需要申请方补充资料或解答，PMDA 会在审评的 30 天内提出，包括要求申请方根据新的补充资料或问答更新 CTN 申报资料。只要在 30 天内没有收到 PMDA 的询问或问题，则表示 CTN 申报审评完成。PMDA 完成审评后会通报 MWHL，MWHL 不会另文通知，申办方可以开始研究机构的合同签署和 IRB 审批程序。申办方在试验过程中发生任何重大试验信息修改、试验完成、试验终止和/或药物研发终止等信息都需要及时与 PMDA 交流。按照日本药政法规的要求，任何重大试验变化信息都需要在变更前通告药政部门，如主要研究者（PI）变更、试验周期延长、新增研究机构、显著受试者人数增减、实质性方案修改等；其他非重大变化必须在变更后的 6 个月内通报 PMDA，如研究机构退出、辅助（coordination）或次要研究者（sub-investigator）退出、研究者或次要研究者职位变化、次要研究者增减、受试者人数略微调整或受试者发放数调整、研究机构信息变化等。

日本 GCP 对临床试验审查委员会的机构设立、委员会构成等有详细的规定。多数情况下，每个临床机构都设置了临床试验审查委员会（IRB），因而临床试验开展前都需要经过 IRB 的审查批准，也可以由临床机构的院长做出判断。在日本有中心伦理机制，主研临床机构 IRB 审查通过后，其他参与临床试验的各临床机构只要认可中心伦理的批准都可视为被批准。从 CTN 申请到确定研究机构后进行伦理申报批准，大约需 2 个月。从临床机构确认到临床试验结束所需各种试验项目文件，日本几乎所有的临床机构都使用临床试验流程相关文件的统一模板。

对于药物申报审评而言，新药 I 室主要负责肠胃

道药物、皮肤类药物、免疫抑制药物、激素类药物、代谢类药物和其他未归类药物等；II 室主要审评心血管药物、抗衰老药物、抗帕金森病药物、生殖类药物、泌尿类药物、复方药物、放射类药物、体外诊断试剂、功能性测试试剂、造影剂等；III 室主要集中在中央或外周神经类药物、麻醉类药物、感觉器官类药物、尼古丁类产品等审评；IV 室负责的产品包括抗生素类、抗病毒类（不包括艾滋病病毒）、抗真菌类、抗原生菌类、抗过敏类、抗呼吸类和抗感染性疾病类药物；抗肿瘤药物归属于 V 室审评；疫苗和血液类产品审评室负责细胞/组织加工过的产品、基因治疗产品、生物制品和生物类似药的生物-CMC 及质量控制工艺、生物医疗器械等；细胞和组织相关产品审评室负责疫苗、抗毒血浆和相关血液产品等。PMDA 的审评通常由中心部门指定的审评组负责人牵头，旗下有 2 位审评小组长，分别负责资料审评和申办方药政咨询事务，小组成员通常由 1 位 CMC 审评官、1 位药理审评官、1 位药动审评官、2 位毒理审评官、2 位临床医学审评官、1 位生物统计师组成。临床试验的药政咨询可以通过面对面会议交流进行，按照制订的咨询流程与申办方相关问题进行讨论和交流，交流后都会产生相应的交流记录。在审评中如必要，可以召集外部专家进行专家咨询交流会。审评完成后，PMDA 负责向 MHLW 递交审评结果报告，供 MHLW 对产品批准决定参考。

日本 MHLW 对境外临床试验数据支持日本上市申请持开放态度。在 1985 年 ICH E5 发布前，MHLW 曾表示如果满足基本 GCP 条件，药政部门可以接受任何境外临床数据，但某些重要的临床研究必须在日本进行，如 PK 研究、II 期人群量效关系研究和 III 期对照研究。ICH E5 正式实施后，MHLW 表示只要从科学和程序上符合要求，可以接受任何境外临床数据，包括关键 III 期临床研究。日本 PMDA 亦鼓励日本参加全球多中心临床试验（MRCT），并以此逐步取代序贯的、小规模附加性的桥接试验，以加快新药的同步研发和上市。2007 年，MHLW 发布了《全球临床试验基本原则》，对日本参加 MRCT 做出了规范，并以问答的形式提出了一系列具体要求和建议，包括必须严格符合伦理原则和 GCP 要求，PMDA 能对任一参加临床试验的机构进行现场检查等。如果种族因素的差异会影响研究药物在日本人群的疗效和

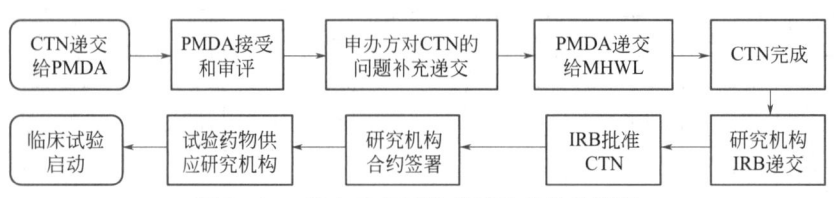

图 30.31　递交 CTN 到临床试验启动的流程

安全性，MHLW 建议在开展 MRCT 之前需要在日本人群中进行Ⅰ期临床试验或药动学研究（如单次给药安全性试验和药动学试验），并根据这些数据选择最适当的临床试验策略，以帮助排除日本人群可能特有的安全性问题。对于国外已上市但日本未上市的新药，从监管角度来看，可能也会要求开展纳入日本人群的桥接试验。在试验方案设计时，应与日本研究者交流，根据日本临床医疗的现状，可能需要对入排标准或临床评价做出调整。当然，所有方案定稿前，应当与 PMDA 交流，以便对方案设计达成共识，并形成终审方案。PMDA 亦建议日本参加全球的剂量探索试验，为将来是否以同样的剂量加入全球Ⅲ期验证性临床试验提供科学依据。2012 年，MHLW 再次发布了《全球临床试验基本原则（参考案例）》，作为 2007 年指南的补充。PMDA 再次强调和鼓励日本参与早期探索性临床试验，尽早积累日本人群的试验数据。在评估临床试验结果时，应对有效性和安全性的整体结果和日本亚组结果进行一致性评估，以确定有无明显差别。对于日本参加 MRCT 中遇到的许多具体情形，如联合用药无早期日本研究结果，对照药在日本尚未批准，或对照药在日本的用法、剂型或适应证不同，居住在日本之外的日本人参加临床试验，大型终点临床试验中日本病例数可能偏少，MRCT 中日本病例数较少可能影响长期安全性评估等，该补充指南均给予了详细的分析并提出可能的解决方案。2014 年，MHLW 发布了《全球临床试验前日本Ⅰ期临床试验的基本原则》指南，规定了在参加 MRCT 前需要进行日本人种Ⅰ期临床试验的基本原则，即：①在参加 MRCT 之前，如果试验药物的人体耐受性确证几乎不存在种族差异，可以考虑不进行日本人的Ⅰ期临床试验；如果试验药物的人体耐受性尚未得到确证，且估计在日本人中安全性风险较大，则需要先进行日本人的Ⅰ期临床试验。②是否需要先进行日本人Ⅰ期临床试验时应根据试验药物特性、药动学特征、药效学特征，以及已知的安全性信息等做出评估。③无论是否先期进行日本人Ⅰ期临床试验，应考虑在 MRCT 中有足够的日本病例数，并进行药动学测试和安全性监测。

对于孤儿药和罕见病药物，MHLW 会根据情况采取更为宽松的境外临床数据的接受度。为此，MHLW 对孤儿药的开发和市场独占性颁布了相关优惠政策。早在 1993 年，日本药政部门修订了药事法，规定了孤儿药的认定标准。按照 MHLW 的日本孤儿药政策规定，孤儿药申请需要满足 3 个条件：①患病人数少于 50000 人（4/10000）；②孤儿药的适应证是没有其他合适治疗手段的罕见病（包括艾滋病）；③开发计划基于合适的理论基础，有较高的开发成功率。一旦获准 MHLW 授予的孤儿药地位，申请方可以获得的激励政策有：财务激励，包括享受药政部门给予的研究开发费用的税务优惠、资金补贴，减少申请费、减税补贴；行政激励，包含开发协助、加速审批和市场独占期；获得药政优先咨询和优先审评的资质，而且市场独占期从常规药物的批准上市后的 8 年期延长到 10 年期。日本孤儿药认定和协助机构分别是 MHLW、PMDA 和日本医药研究院。

在 NDA 前，申请方通常需要递交拟批准药品的名称（日文和英文）申请。PDMA/MHLW 要求所有 NDA 都必须以 CTD 格式递交，其中模块 1 和 2 必须是日文形式，模块 3～5 可以是日文或英文形式。NDA 审评程序通常分为两类，即

（1）全面审评程序　通常适用于创新药物的药政上市审评，或需要邀请外部专家参与科学咨询指导的药政审评，如创新药、新适应证或新给药途径等。

（2）内部审评程序　通常适用于不需要外部专家参与评价的药政上市申报审评，如新配方、生产方法的变更等。

图 30.32 展示了 PDMA/MHLW NDA 的简要审批流程。NDA 递交后如果 PMDA 需要与申请方召开递交内容交流讨论会议，通常会在递交后的 2～4 个月间举行；NDA 审评中 GCP 合规性药政检查和 GMP 药政检查一般会分别在递交后的 3～9 个月和 3～6 个月举行。PMDA 的专家会议根据需要每个月都会举行，审评部会和药事分科会主要通过召开会议的方式进行审评工作，但会议频率不同，第一和第二新药部会每年大约各举行 8 次新药审评会议，分别在 1、2、4、5、7、8、10、11 月份进行；处方药部会每年在 2、5、8、11 月份举行 4 次会议；药事分科会

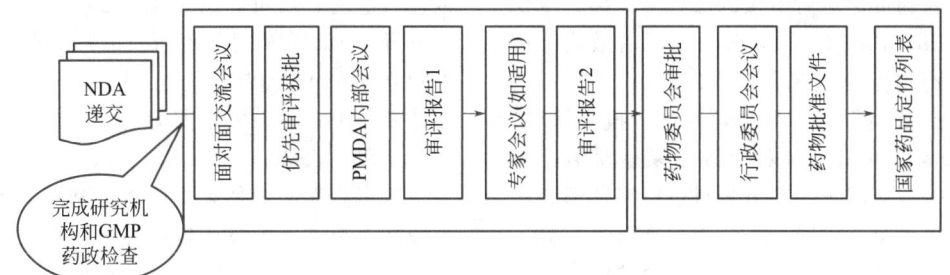

图 30.32　PDMA/MHLW NDA 审批示意

每年举行 4 次会议，时间大致在 3、6、9、12 月份；行政会议通常每季度一次，分别在 3、6、9、12 月份举行，NDA 批准文件通常在行政会议批准后发布，分别在 1、4、7、10 月份公布。标准 NDA 的审批时长为 12 个月，优先审批时长为 9 个月。

在 NDA 内部审核前，PMDA 需要完成临床试验数据质量和可信性的药政检查，总体药政监查时长约需 4～8 个月。一般来说，NDA 资料递交后，PMDA 选定需要进行现场药政检查的试验机构名单。一旦检查目标确定，申请方/临床试验管理人需要递交所要求的资料信息供药政检查之用。递交的资料信息通过审核后，PMDA 会发出现场药政检查通知函。按照药政检查时间计划，PMDA 完成相关研究机构现场药政检查程序。所涉药政检查不仅需要确认医疗机构的临床试验记录文件，也包含伦理委员会、CRO 和 SMO 等临床试验执行机构的质量管理体系及其运营管理记录文件，在书面核查中还会包括申办方保存的记录和日本国内试验管理人等的相关合约和记录文件。同时，PMDA 还需要对申请方进行 GMP 现场药政检查。如果检查后对其中问题仍需要澄清，PMDA 可以发出需要确认的问题事项复查通知函。对药政检查中的问题有歧义，可以邀请外部专家讨论，其所形成的决议及 PMDA 药政检查报告供 PMDA/MHLW 审议参考。

日本的 PMDA 非常重视专家对审评的辅助作用。在 PMDA 的审评阶段，受邀的外部专家负责解答 PMDA 提出的技术问题，并且参加专业审评讨论。日本对专家咨询的公开性提出了具体的要求，咨询过程中的所有文件都要公开，包括专家资质背景的公开、咨询会议信息的公开、咨询文件的公开、专家利益冲突声明的公开、专家咨询意见和审评结论的公开。与美国不同的是日本专家审议会的会议过程和 PMDA 专业审评会议过程并不向公众开放，而美国则规定除非涉及隐私权、商业秘密情况，专家委员会的会议过程必须向公众开放，同时允许公众参加会议并发表意见。

在审评结束后，PMDA 将形成的审评报告递交给 MHLW 医药管理局的审查管理科。在这一阶段，由 MHLW 下设的 PAFSC 进行进一步评价。根据不同申请进一步征求审评部会和药事分科会的咨询意见，其中向新药部会递交的新药申请分为两种，一种是需要递交给新药部会进行审议的品种，简称"审议品种"（deliberation products），如含有新有效成分的医药品、新给药途径的医药品、新复方制剂等；另一种是直接向新药部会报告的品种，简称"报告品种"（report products）。审评部会将审评结果递交给药事分科会会长，一般情况下，药事分科会以审评部会的意见作为其审议意见。并对最终是否批准其上市提出专家意见。之后，医药管理科根据审议会的综合建议和 GMP 检查情况形成"审议结果报告"（report on the deliberation results），做出上市许可的最终决定，并由 MHLW 大臣签发。关于专家在审评决策中的作用，日本与美国监管机构均明确表示只作为审批参考，专家的意见对药政批准并无约束力，且美国和日本的专家意见都要在药政部门网站上公布，最后的审评结论也要公布。

当海外申办方的 NDA 获批后，其试验管理人结束业务代理前，需要向 PMDA 报告其日本国内试验管理人研发业务结束，所涉登录 PMDA 官网信息和 jRCT 等录入数据库工作需要移交给日本申请方。同时，所管理的试验项目 TMF、试验药物等应当返还给申办方。

MHLW 也制定有加速审批机制，包括优先审评（9 个月审批时长）、突破性疗法（6 个月审批时长）和滚动申请机制。滚动审评被视为一种前置药政审批的药政咨询机制。NDA 申请方对药物优先审评资质的申请一般需在 NDA 阶段提出。如果满足优先审评标准，PMDA 会在 NDA 递交后的 1～3 个月左右授予。获得优先审评资质的 NDA 药物一般完成 PMDA 审评的时长比常规被审评药物要短，申请方也可以随时与 PDMA 就各类临床和科学问题进行充分和密切的交流和讨论。日本获得优先审评药物的判断标准与世界各国药政部门基本一样，即从目标适应证的对生命影响的严重程度（如严重威胁或致命病症、病症恶化不可逆转而影响日常生活质量）和药物的医疗效益程度（如未满足的医疗需求、不可替代的新治疗方法、比当前治疗药物有非常优势的疗效等）两个方面予以判断。MHLW 制定的突破性疗法药物需满足新的作用机制药物、显著改善临床有效性、在日本进行的全球首发 FIH 药物或 POC 临床研究等，并且在全球研发中日本的研发进程不能显著落后于其他国家，属于未满足的医疗需求药物或尚无治疗措施和方法的创新药物等标准。通常这类突破性疗法药物的地位在早期临床试验阶段（如 I 期）就可被 MHLW 认定，在 III 期临床试验结束前接受滚动申报，以加速 NDA 的批准时限。在这类药物的审评过程中，指定的 PMDA 咨询官负责随时接受申请方的问题，交流和提供技术指定。突破性治疗药物获批后，有可能被授予的市场排他性保护期延长至 10 年，药物价格也可以比一般药物溢价高出 10%～20%。

日本 MHLW 对新药研发的数据保护法规的出发点建立在知识产权保护上。根据 2007 年 MHLW 颁布的新药上市后的复审期为 8 年，其他类别药品的再审查期限见表 30.31。

再审查期限内如果要申请仿制药上市，需要提供与新药上市同等的试验资料方可获得批准；再审查期限后，提供 BE 资料即可；批准的新药，MAH 必须在 3 年内报告不良反应。

表 30.31　日本其他类别药品数据保护再审查期限

药品类别	再审查期限
孤儿药、儿童用药	10 年
创新药	8 年
新给药途径	6 年
新适应证	4～6 年

在新药批准上市前，申请方必须在药物质量（GQP）、药物警戒（GVP）和上市后研究管理规范（GPSP）方面完善管理体系，并获得 MHLW 的认可后才能获得 MAH 许可资质。MHLW 的 GCP 药政检查按照 ALCOA 原则进行，通常集中在日本本土的研究机构试验文件和行为进行检查，包括非临床的 SOP 执行、各类研究方案与报告的科学性、源数据的质量和可信性、临床 SOP 和 GCP 基本文件的完整性和一致性等。对于创新药的 GCP 检查通常会选择 4 个研究机构进行，新的适应证临床试验一般会选择 2 个研究机构进行，优先审评的试验药物检查标准和判断与常规药物相同。所有的 GCP 药政检查都可能涉及申请方本身质量体系和文件等方面的检查。GMP 药政检查亦是 NDA 批准前必查项之一。除了本土生产场地的 GMP 药政检查外，还可能涉及海外生产场地和文件的 GMP 药政检查。所有新药、生物药和放射性药物的 GMP 药政检查通常由 PMDA 检查员完成，其他类药物的 GMP 药政检查、日本本土的 CMC 可以由所属管辖地的药政检查人员进行，海外 CMC 由 PDMA 检查员完成。依据日本的法律规定，公众有权要求公开相关药物信息。申请方的药物上市申请文件在药物被批准前可以不向外公开，但批准后信息可以或在被要求时予以公开。但若出于公众安全，申请方权利或其他法律利益的考虑，某些信息可以不予公开，如需保密的生产方法、检测方法或关键技术参数等。

日本药物警戒药政监管机制与全球主要国家药政管理相似。根据日本《药品医疗器械法》和《药品医疗器械法实施规则》，日本药物安全报告主要由 PMDA 监管，申请方需要向 PMDA 递交相关临床试验报告，内容包含试验药物的有效性和安全性、临床试验实施计划书和临床试验方案中所有涉及的药物，以及相关临床试验不良反应报告。在临床试验阶段，申办方负责向监管部门递交 SUSAR 和 DSUR 报告，其中涉及死亡或死亡危险的 SUSAR 需在 7 天内报告，其他 SUSAR 需在 15 天内报告，涉及死亡或死亡危险的 SAR 需要在 15 天内报告，日本境外安全性事件的报告期限为 15 天内。所有上述报告都应包含在 DUSR 中。此外，申请方的药物安全报告应从递交 CTN 之日起，直至试验药物上市获批，或递交终止开发申请之日止，获取信息日是根据海外申办方或日本国内试验管理人获取信息的日期，以日期较早一方为准。此外，如在双盲临床试验中发生 SUSAR，向 PMDA 申报时需要揭盲后再完成相关报告递交，但研究机构的报告仍需维持双盲状态报告。

任何创新药物和部分仿制药上市前都需要制订风险管理计划（RMP）或安全性管理计划（safety management plan，SMP），并递交给 PMDA 审核和获得 MHLW 的最终认可，尤其是有条件批准上市药物更需要有完善的 RMP。临床试验 CTN 中，如果涉及临床试验管理人，需要在服务合约中事先明确管理人对 RMP 或 SMP 的职责要求。申办方负责建立和监督上市后药品自发 AE 报告规程、PSUR、早期信号检测和挖掘机制，必要时可以开展上市后临床试验。上市后 4～10 年药政部门会对药物警戒及风险状况进行再评估，以期最大限度地减缓药物风险对公众健康的影响。日本的 RMP 内容通常要求包括相应药物的安全性属性、药物警戒计划和风险减缓措施计划等。有关安全性属性描述需要包含所有重要的已知安全性风险，重要的可能风险和由信息缺失造成的可能未知风险等；在药物警戒计划中，需要按照 ICH E2 的要求对 ICSR 报告做出规定要求，包括 ADR 信息的采集途径、上市后观察性研究计划或临床流行病研究计划等；在药物风险减缓措施计划中，需要描述对个案风险应采取的减缓措施计划，包括药品说明书或患者用药指南的方式、与医护人员（HCP）交流方式和措施、与患者交流的方式和管理、对特定医生进行专属培训管理等措施。RMP 是一个动态文件，因而需要定期回顾审核，以便进一步更新药物风险管理措施。经 MHLW 批准的上市药品 RMP 会公布在日本 MHLW 的官方网站中。MHLW 明确要求新药上市后的前 6 个月是早期药品警戒监督的关键期（early post-marketing phase vigilance，EPPV）。按照 EPPV 要求，当新药投放市场后，每家接受新药供应的医院在接受药物前必须完成相关药物警戒要求培训，之后定期接受更新培训。申请方在前 2 个月的每 2 周期间，必须通过医院拜访、HCP 信函、宣传页或电子邮件等方式向相关医护人员提供药品安全性信息，并要求他们及时反馈 ADR 报告给申办方或 PMDA/MHLW，6 个月的后 4 个月这类安全性信息教育频率可以调整为至少每个月一次。6 个月之后需要每 2 个月向 PMDA 递交更新的安全性信息报告。申办方向 PMDA 递交安全性报告通过 PMDA 安全性报告门户网站完成，PMDA/MHLW 在收到公众和医院自发报告、申办方报告后进行相关 ICSR 和/或汇集报告评估，再反馈给申办方，并通过各种渠道及时向公众和业界通告严重安全性风险问题。PMDA 对药品安全性风险的监控贯穿在药品全生命周期中。

总之，日本药政部门没有什么类别的国外临床数据可以被接受的基础指南或特别法律文件，但对境外数据（包括 MRCT）用于 NDA 申报的关注点与欧美药政部门的重点差异不大，都关注伦理准则，对 GCP 合规、临床试验数据的质量和可靠性有非常严格的要求，并且规定可以根据需要开展现场检查。但欧美更关注临床试验整体数据，即方案设计是否合理，其整体结果是否基于合理的科学和统计学设计，能否充分证明药物的安全性和有效性，而日本则更关注日本人群的药动学特征，日本人群亚组的临床试验结果是否和整体结果一致。

30.5 医疗器械申请

医疗器械是指单独或组合应用的仪器、设备、机器、器具、用具、机械、植入物、装置、体外试剂或其他类似或相关产品（包括组成、组件、配件、附件、软件或零件等），这类器械应用目的在于对人类或动物疾病，以及身体状况进行诊断、治愈、治疗、减轻、康复或预防，可能影响人体或动物的功能或结构。与药物最大的区别在于医疗器械不是通过代谢过程来达到相关的治疗目的，也不企图通过人体或动物体内外化学过程而达到其主要目的。辐射性产品为具有辐射安全的仪器或设备，如诊断 X 光机、X 射线系统、激光仪、CT 仪、核磁共振仪、超声波诊疗仪等。放射产品无论是内服还是外用也都受到 FDA 的管制。任何这类产品的上市都需要经过 FDA 的审批规程，其生产过程需要符合 FDA 要求的生产商对产品制造和产品性能建立科学标准，并对产品产生的任何故障及其相关不良反应实施跟踪和报告制度。

1976 年美国国会正式通过了《食品、药品和化妆品法案》修正案，加强了对医疗器械进行监督和管理的力度，并确立了对医疗器械实行分类管理的办法。这是国际上第一个国家立法，并规定由政府行政部门对医疗器械进行监督管理。在后续的 30 多年间，美国国会又先后通过了《医疗器械安全法案》（SMDA）、《乳腺 X 线设备质量标准法案》（MQSA）、《FDA 监管现代化法案》（FDAMA）、《医疗器械申报费用和现代化法案》（MDUFMA）、《医疗器械申报费用稳定法案》（MDUFSA）、《FDA 修正法案》（FDAAA）等一系列规定，在 1976 年修正案的基础上又增加了许多内容，始终确保法规与医疗器械发展相适应。

30.5.1 美国医疗器械的监管和法规体系

21CFR 第 I 章 H 部分（800～1299 部分）为医疗器械的法令，按照产品要求不同分为 4 个子章节，分别为

（1）子章节 H 医疗器械，包括各类医疗器械和诊断试剂的上市审批、质量控制、生产规范、市场管理等方面的法规标准和要求。

（2）子章节 I 乳腺造影质量标准法案（第 900 部分）。

（3）子章节 J 辐射健康，包括各类电子产品，具有射线原理的器械，如超声波产品、离子射线产品、光波产品、微波和射频产品等的管理要求和法规标准。

（4）子章节 L 美国食品药品管理局依照某些其他的法案执行的法规。

在这些子章节中，对医疗器械监管的不同环节，如对标识、厂商、召回的权限、质量体系章程、医疗设备分级程序、性能标准形成的程序等内容分别进行了规定，均用"第××××.××××节"这种法规代码的形式表示。对于通用概念性内容，在法规代码后一般会给出详细的描述，包括定义、使用目的、一般要求和原始出处；而对于具体的医疗器械项目，则列出其通用项目名称、定义、分类、要求及原始出处。

在美国，医疗器械的上市前审批由 FDA 总部进行统一管理，虽然有一部分产品可由第三方机构进行审评，但最终的批准权还是在 FDA 总部。FDA 器械和放射产品健康中心（CDRH）下设六个办公室（图 30.33，架构信息截止日期 2020 年 6 月 30 日），负责不同种类、不同领域医疗器械和诊断试剂的审评和监督管理，主要负责下列工作：

① 对科研或临床用途的医疗器械申请进行审批；

② 收集、分析并处理医疗器械和辐射性电子产品在使用中有关安全性和其他经验的信息；

③ 为辐射性电子产品和医疗器械建立 GMP，以及性能标准，并组织实施；

④ 对医疗器械和辐射性电子产品的合规性进行监管；

⑤ 为小规模医疗器械生产企业提供技术性及其他非经济性帮助。

上述小规模医疗器械企业是指其年销售额或总收入低于 1 亿美元的医疗器械企业，可以享受首次递交 PMA/BLA、补充申请、补充申请座谈会或 PMA 年度报告等费用减免的福利。医疗器械审评和质量办公室是 CDRH 的超级职能部门，主要负责各类医疗器械及其诊断试剂的上市申请和批准。

FDA 对医疗器械实行分类管理，并根据医疗器械分类专家委员会的建议对所有新申报的医疗器械产品进行详细分类，在定期公布这些分类结果在医疗器械数据库的同时，每年还会对法规代码库进行更新。器械分类专家委员会由科学家、工程专家和临床专家，以及消费者和工业组织推荐的候选人组成，其中消费者和工业组织代表没有投票权。根据风险等级和管理程度，FDA 把医疗器械分成三类（参见 33.1

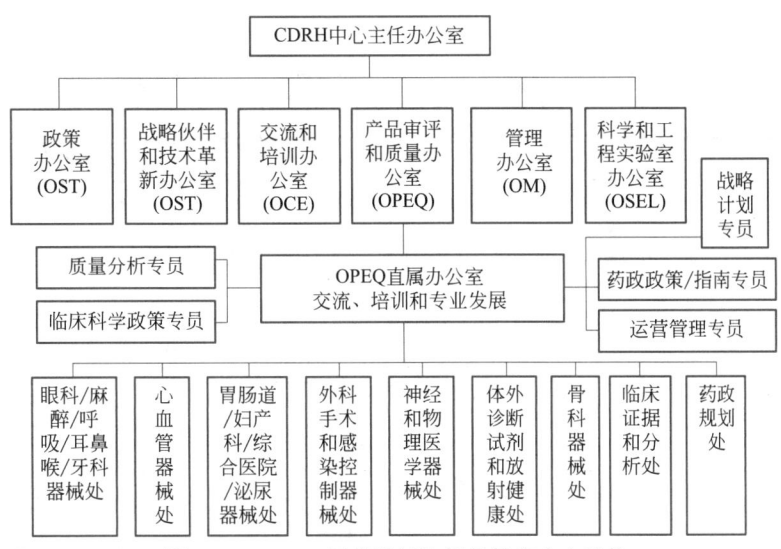

图 30.33　FDA 医疗器械和辐射健康中心架构

节），其中Ⅰ类只需要普通监管，大部分Ⅱ类需要普通监管加特殊监管，小部分Ⅱ类和所有Ⅲ类需要上市许可审批后，普通监管加特殊监管。当医疗器械所有者获得新的产品信息证据或发现有关器械上市前归类不正确，FDA 可以通过一定的药政程序重新划分该医疗器械的归类。

30.5.2　美国医疗器械上市审批规程简述

任何打算在美国销售医疗器械的生产企业必须提前 90 天报告 FDA 相关计划，其称为上市前通告（premarket notification，PMN）或 510K。这使得 FDA 能确认相关器械应归属已经界定的三种类别的哪一类。首次上市销售的医疗器械或对医疗器械进行重大改变或可能影响器械应用安全性或有效性的产品都需要获得 FDA 的批准，其中的器械变更可以涉及设计、材料、化学组成、能源、生产工艺或应用目的等方面。申请方对医疗器械 510K 或 PMA 产品递交类型可以包括以下几类：

① 新建（de novo）分类要求；

② PMN（510K）——上市前通告途径；

③ 上市前批准（PMA）途径——属于传统或标准化 PMA，也可以按照与 FDA 商议的产品研发协议途径；

④ 人道主义器械豁免：适用于人道主义用途器械的上市申请、罕见病应用等，包括 PMA 类似的豁免申请（如有效性豁免、基于可能受益的豁免）等。

图 30.34 展示了医疗器械药政申报及其注册审批流程，从图中可以概括出各类医疗器械产品的注册形式和审批过程如下：

（1）豁免上市前通告的产品　Ⅰ类产品和少量Ⅱ类产品属于豁免上市前通告（PMN）的产品，这类

产品上市无须经过 FDA 审批，只需生产企业确认其产品符合相关普通监管规定，如产品说明书、标签和包装标识符合 21CFR 801、809、812 的要求，产品设计和生产符合 21CFR 820 的要求等，并由生产企业向 FDA 递交保证其产品符合 GMP 的备案表后，这类产品就能够上市销售。

（2）需要进行上市前通告（510K）的产品　指通过对拟上市产品与已上市产品在安全性和有效性方面进行比较后，得出实质性等同（substantial equivalence，SE）与否结论，并根据结论发给申请方判断确认信，这是拟上市医疗器械产品可以获得合法销售的法规路径之一。在美国，已上市产品是指满足下列条件之一的产品：

① 1976 年 5 月 28 日前合法上市的；

② 从Ⅲ类被重新划分到Ⅱ类和Ⅰ类的；

③ 经过 510K 审查被认定为实质性等同的。

申请方应根据拟申请上市产品的情况在产品上市 90 天前向 FDA 提出不同的 510K 申请并报送相关资料，FDA 在收到申请方递交的 510K 申请和相关资料后，首先会返回给申请方一封收到申请的确认信，并给予该申请一个申请编号。通过形式审查并确认接收的申请资料，器械审评部门会开始进行实质审评，并作出是需要申请方补充资料还是出具判断信。如需要补充资料，则以官方书面方式通知申请方需补充何种资料。待申请方按要求补充完申报资料后，审查部门会重新开始进行一个为期 90 天或 30 天的审查过程，根据补充资料及原申报资料的综合情况对该 510K 申请做出最终判断。这类产品通常要由申请方递交资料证明其与已上市产品实质性等同（SE）与否，经过 FDA 审查并取得 510K 确认信后方可上市销售。绝大多数Ⅱ类产品属于需要进行上市前通告（510K）的

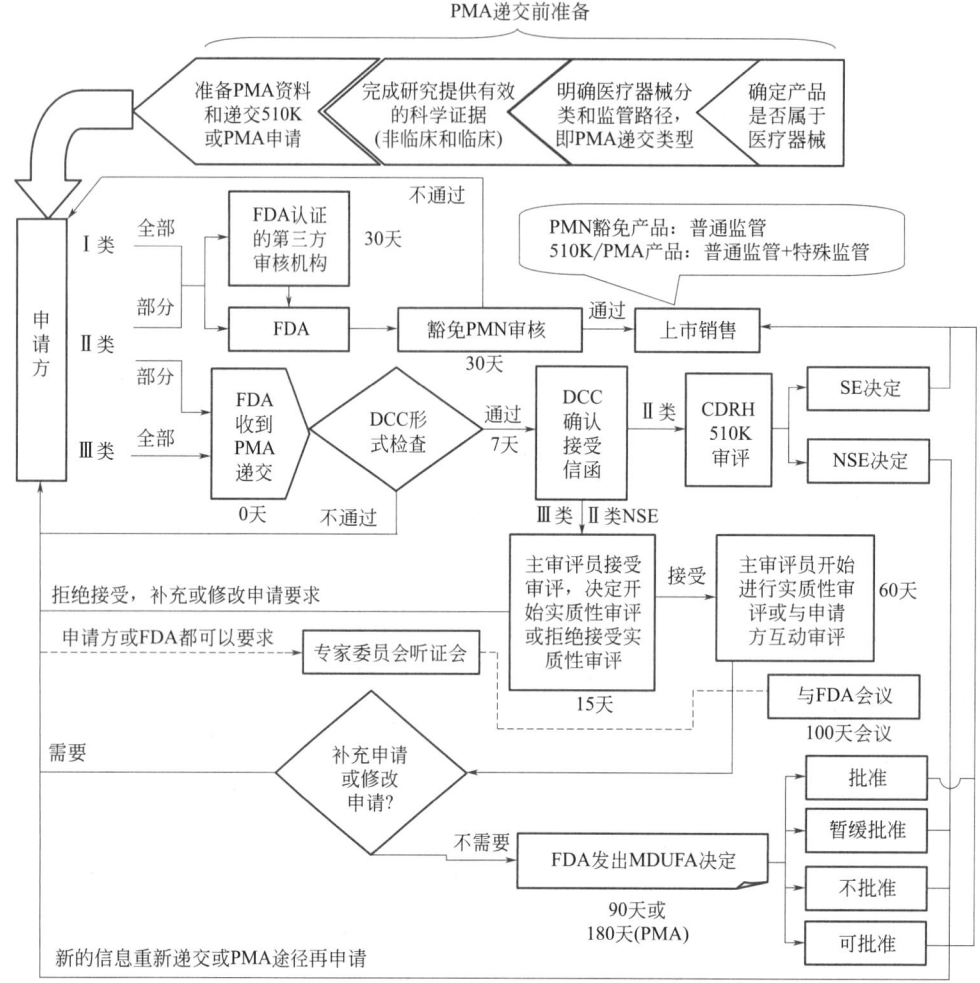

图 30.34 美国医疗器械上市申请及其审批流程示意

产品。实质性等同（SE）是指拟上市产品与已上市产品相比，在安全性和有效性方面达到了相同水平。与已上市产品进行对比后，达到下列标准之一的则被认为达到实质性等同：

① 具有相同的预期用途及技术参数；

② 具有相同的预期用途和不同的技术参数，但不会引起安全性、有效性方面的问题，而且递交给FDA的信息能够证明与已上市产品具有相同的安全性和有效性。

实质性等同并不意味着新的产品和已上市产品完全一样。在做出确认是否为SE产品时，FDA首先会确立新的和已上市产品有相同预期用途，以及技术性质不同不会造成安全性和有效性的问题。然后，FDA通过审评用于评估技术性质和功效数据的科学方法，再确定器械是否像已上市产品一样安全有效。这些功效数据可以从若干方面予以评估，如临床数据，非临床基本功效数据，包括工程功效数据、灭菌性、电磁匹配性、软件验证、生物匹配性等。

上述 SE 判断结果通常只有两种情形，即

① 若 FDA 判断为与已上市产品实质性等同，则发给申请方一封实质性等同（SE）的确认信。申请方收到此类 SE 确认信（即 510K 信）后，就可以开始上市销售该产品了。

② 若 FDA 判断为与已上市产品不是实质性等同（not substantial equivalence，NSE）结果，FDA 则发给申请方一封确认申请的器械不属于实质性等同的确认信（510K 信）。如果 FDA 确定器械是 NSE 产品，申请方可以做出的选择有：

• 重新递交另一个 510K 新数据；

• 通过新建分类标准流程，要求对 NSE 产品进行 Ⅰ 类或 Ⅱ 类归类；

• 递交重新分类申请；

• 递交上市前批准（PMA）申请。

无论申请方收到 FDA 哪种结果的判断性，医疗器械的 510K 流程审评就此完成了。

（3）需要进行上市前批准（PMA）的产品 类似于 NDA/BLA 审批流程，部分 Ⅱ 类和所有的 Ⅲ 类产品均需要经过 PMA 规程批准后方可合法上市，申

请方必须按照 21CFR 814.20 的要求向 FDA 提出 PMA 申请并报送相关资料。其中涉及的环节包括：

① 立题管理　申请方在确定产品类别和准备完成 510K 或 PMA 申请资料后，可以向 FDA 递交新的 PMA 申请和 PMA 补充申请。新的 PMA 申请是指申请方递交从未被 FDA 批准过的 Ⅱ/Ⅲ类产品上市申请；PMA 补充申请则是申请方拟对一个已批准 PMA 申请的产品进行影响安全性和有效性应用的变更而提出的申请。无论哪一种申请递交，都首先需要经过 CDRH 文件管控中心（document control center, DCC）的形式检查。DCC 收到 510K 或 PMA 申报后，会给每个申报案例分配一个唯一识别码（也称为 501K 编号或 K 编号）。这个编号以 K 字开头，K 字后面的 6 位数字中的前 2 位数字表示申请收到的年份，后四位数字代表本年度中的申报序数。DCC 对申报文件进行形式检查主要围绕两个方面开展，即申请方已经完成相关的申报费用缴费，以及电子申报资料内容和格式符合要求。其中任一项的缺陷都有可能导致申报资料被归为暂缓接受的状态。DCC 会在收到递交资料后的 7 天内向申请方发送暂缓与否的信函通知，即

• 如果形式检查通过，DCC 会向申请方发出书面接受申报通知，信中标明申请收到的日期和申报识别码，这预示着 510K 或 PMA 可以开始进入实质性审评。

• 如果形式检查发现问题或缺陷，DCC 会向申请方发出书面暂缓接受立题的通知，信中表明暂缓的原因和需要解决的问题或缺陷。申请方在 180 个日历日内解决暂缓接受函中的问题或缺陷后重新递交，或要求重新讨论或者复审。如果在 180 天内没有收到申请方的回复，FDA 会视为申报资料自动撤销。申请方在 FDA 撤销立案后仍可以通过 510K 或 PMA 的递交途径重新递交新的申请。需要在解决 FDA 拒绝通知中提出的问题或缺陷后重新申请。

② 审评规程　在申请确认函发出后，CDRH 根据器械类别和医学属性指派一位主审评员，开始对 510K 申请进行审评，其会在递交后的 15 天内向申请方发出接受审评的结果通知。如果拒绝接受审评，申请方可以在 180 个日历日内全面解决拒绝接受通知中的问题或缺陷后重新递交。如果没有在 180 个日历日中重新递交，FDA 会视为该申请已经撤销，并从审评系统中删除。删除后申请方仍可以按照 510K 申请途径递交新的申请。一旦接受 501K 申请，即开始进行实质性审评。

在实质性审评中，主审评员会根据申报资料的内容和医学属性邀请相关专业人员从行政、科学、医学和法规层面进行审评。需要的话，也会要求专家委员会参与审评。专家委员会审查后会向 FDA 递交一份针对该 510K 或 PMA 的建议及做出这些建议的依据报告，FDA 会综合上述审查结果做出最终结论。在实质审评期间，主审评员对 510K 申请资料进行综合审评，或以与申请方的互动审评方式进行，这种互动交流大约会在收到 510K 申请后的 60 个日历日内开始。实质互动交流通常有两种方式：

• 电子邮件或电话表明 CDRH 需要通过互动审评的方式解决任何有待解决的缺陷；

• 申报审评暂缓直到收到其他需要补充递交的信息。

510K 或 PMA 实质性审评的结果有两种，即

• 如果主审评员选择继续采用互动审评的方式，就表示主审评员已经确认有待解决的缺陷可以在 MDUFA 规定的时间里得到解决，因而没有必要将审评置于暂缓状态；

• 在实质性审评中，主审评员可以要求申请方补充递交其他必需的信息，这些补充信息可以直接发送给主审评员或器械审评中心，所有递交给器械审评中心的信息都必须以电子复印件（e-copy）的形式发送。

有关 FDA 医疗器械实质审评和互动审评的详尽要求，可以参见相关 FDA 指南〔FDA and Industry Actions on Premarket Notification（510K）Submissions：Effect on FDA Review Clock and Goals 和 Types of Communication During the Review of Medical Device Submissions〕。

如同 NDA 审评过程一样，在 PMA 审评过程中，FDA 也会根据实际需求邀请专家顾问参与审评，并提供审评建议。

此外，在 PMA 审评过程中，申请方可以在递交 PMA 后的 100 天内要求召开与 FDA 的沟通交流会，讨论有关审评中可能出现的问题。这个会议可以由申请方发出，也可以由 FDA 提议。如果申请方有重大的更新数据、详尽的新的分析或重大的过去没有申报但后来补充的数据信息，应当在 PMA 申报后的 70 天内以申报修改的方式递交，为此 FDA 可以将 PMA 的审评时长延续到 180 天。任何 100 天会议的要求应当在递交 PMA 申请后 70 天内，或修改申报递交后的 70 天内提出，以便有 30 天的时间让 FDA 做好会议准备。在要求会议时，申请方应当注明期望召开的会议类型（面对面、电话或视频会议）、预期出席人员、可能的会议日期和议题等。FDA 在收到会议要求后，会与申请方一起商议具体的会议安排。

③ 审评决定　FDA 的时间目标是在 90 天（Ⅱ类）或 180 天（Ⅲ类）发出 MDUFA 审批决定。这个时间是按照 FDA 收到 510K 或 PMA 申请到做出最终决定的日历时间，不包括另外信息需要申请方补充递交的时间。CDRH 对 PMA 的审批决定有批准、暂

缓批准或不批准，即

• 若未发现该 PMA 申请具有 21CFR 814.45 中规定的任意一种拒绝批准的情形，则 FDA 将为申请方发送一份批准（approval）该 PMA 申请的信件，并会按照 21CFR 814.82 的规定增加对该 PMA 批准后的要求。

• 若 FDA 认为只有在某些申请信息补充完善的情况下则可以满足批准标准，会向申请方发出暂缓批准的信件，信件中列出 FDA 要求申请方提供的信息或为获得批准要求申请方符合的条件。申请方在收到该信件后可按照信件要求修正，之后反馈给 CDRH，或申请再审查，或撤销该 PMA 申请的答复。

• 若认为该 PMA 申请具有 21CFR 814.45 中规定的一种或几种拒绝批准的情形，则 FDA 将给申请方发送不批准信件，不批准信件中包括申请中存在的缺陷及其适用依据，以及如果仍希望批准，申请方应采取的措施。申请方在收到不批准信件后可向 FDA 做出按照信件要求修正该 PMA，或申请再审查，或撤销该 PMA 申请的答复。

• 若认为该 PMA 申请基本达到批准标准，但仍需要对申报的内容有澄清或略作修改的必要，但并不会影响产品的安全和有效应用，FDA 会做出有条件批准（approvable）的决定。申请方需要在规定的时间内澄清或完成 FDA 所要求的申报内容的修改，或相关应尽责任。

④ 申报修正和重新递交　在 PMA 申请已被立题之后，申请方可以对尚未做出最后决定的 PMA 申请或补充申请主动进行修改，但重新递交时应说明修改的原因；也可以按照 FDA 的要求修正 PMA 申请或补充申请中的任何信息，以便于 FDA 或专家委员会可以继续维持审批程序。在回复修改 PMA 或补充申请要求时，申请方需要以有效的电子复印件的形式做出回复，回复中的信息应包括：

• 申请方姓名；
• 510K 申请编号；
• 标注 510K 其他信息递交字样；
• 列出修改的内容及其理由（如适用）；
• 列出 FDA 其他补充信息要求日期；
• 以有序的方式回复所要求的信息。

根据申请方的回复，CDRH 也会做出下列不同的判定：

• 申请方根据暂缓或不批准信函要求递交了 PMA 修正，且经过审查符合相关要求，FDA 会发给申请方 PMA 批准信，一般在该批准信内 FDA 会按照 21CFR 814.82 的规定增加对该 PMA 批准后的要求。

• 申请方未在 180 天内以书面形式对 FDA 发出的书面修正、暂缓批准或不批准信函进行答复，或以书面形式通知 FDA 已撤销该 PMA 申请，FDA 将会做出申请方已经撤销该 PMA 的决定。

• 如果申请方按照暂缓批准或不批准信函的要求递交了修正，但在法规中依然有拒绝批准的根据；或申请方以书面形式通知 FDA 将不递交要求的 PMA 修正或补充资料，FDA 将会做出拒绝批准该 PMA 的决定。

• 对于暂缓或不批准的审批决定，申请方亦可以向 FDA 要求举行审评交流会或专家委员会听证会，以便对不同意决定的理由做出口头解释，以便专家顾问在了解申请方解释后能做出客观的科学建议。FDA 在会后会根据会议讨论结果做出最终审批决定。

如果 FDA 没有在 100 天内做出 II 类 MDUFA 审批决定，FDA 会向申请方发出缺失 MDUFA 交流的告知函，并说明需要会议解决的主要尚待解决的审评议题，或其他无法使 FDA 做出最后决定的原因，以及预期完成的日期。

如果 PMA 申请或补充申请被撤销，或 PMA 申请或补充申请被拒绝批准后，申请方可以对上述申请再次递交，但应与 21CFR 814.20 或 814.39 的要求一致，并且包括第一次递交时分派的 PMA 编号和申请方再次递交该申请的原因。

（4）可以经过第三方（third party）审核的产品　为了加快部分医疗器械产品完成美国市场的准入，FDA 在麻醉、心血管、临床化学、牙科、耳鼻喉、肠胃、整形外科、常规设备、血液学、免疫学、微生物学、神经学、产科、眼科、病理学、物理治疗学、放射学和毒物学等 15 类产品范畴中，抽取了部分 I 类和 II 类需要完成豁免 PMA 或 510K 申报方能进入美国市场的医疗器械产品，授权给了遍及全球的十几家专业机构进行第三方审核。这些产品不属于植入式、支持或维护生命设备，且不需要进行人体临床研究，约占 60% 的 I/II 类产品美国市场份额。第三方机构一般在 30 天内对申请方递交的市场准入文件进行初步审核，并将审核意见反馈给 FDA。第三方机构完成审核后会将其审核意见、建议以及申报文档转交给 FDA。按照法规的要求，FDA 必须在 30 天之内作出是否颁发市场准入许可的决定。若 FDA 无补充问题的要求，则会在 30 天之内（一般是 15 天）颁发市场准入许可。对于这些可由第三方审核的医疗器械，申请方仍然可以向 FDA 直接申请市场准入审核，而并非必须要经由第三方机构审核。

需要指出的是 FDA 通常不会在 510K 批准前进行生产设施的药政检查。申请方在 510K 批准后立即开始市场销售其产品的同时，仍需要随时准备好接受 510K 批准后 FDA 的质量体系的药政检查。对于 PMA 申请，FDA 会在批准前进行相关 GMP/GCP/GLP 的药政检查。

30.5.3　医疗器械申报文件内容基本要求

医疗器械上市前批准申请（PMA）就如同 NDA 一样，是 FDA 监管和审批医疗器械上市许可申请的管理手段。不符合Ⅲ类医疗器械药政上市标准意味着其不能满足 PMA 的上市要求，因而不能上市销售。美国医疗器械 PMA 申请的方式包括：

（1）传统 PMA 申请　递交全套 PMA 申报资料，包括器械描述、预期用途、非临床和临床研究、病例报告表、生产方法、标签等信息。在传统 PMA 中，完整的 PMA 申请可以一次性递交给 FDA，这种 PMA 适用于器械已经进行了临床验证，或已经在其他国家获批的产品。

（2）模块化 PMA（modular PMA）申请　将 PMA 完整内容分成若干部分或模块，每一个组成在完成后尽快分别递交给 FDA，如临床前、临床、生产质量控制等，随着时间的推进，FDA 最终可以得到完整的 PMA。这种递交方式适用于仍处于临床早期的产品，但不适用于已经接近完整 PMA 递交的产品，或器械设计处于变动状态或很可能改动的产品。这种递交形式需要从开始就对 PMA 框架规划与 FDA 达成共识，如针对Ⅲ类器械的临床试验（IDE）实施与 PMA 申请流程的时间表、模块划分及其支持申报和审评应包含的内容信息等。在收到模块化 PMA 申报资料后，FDA 会分别对其进行审评，使得申请方在审评过程中能及时收到对申报资料的评注。当最后一个模块 PMA 递交后，FDA 能更快做出 MDUFA 决定。

（3）产品开发方案（product development protocol，PDP）申请　产品开发方案是将器械上市批准、临床评价及其相关上市批准必需的信息评价融合在一个监管规程中。这个方法适用于技术标准已经较为成熟的器械产品。PDP 流程使得产品拥有者一旦与 FDA 达成协议，可以对其产品的上市批准拥有更大的可预见性。通过 PDP 规程，申请方可以与 FDA 在产品开发早期就能达成协议，即获得 FDA 对产品上市批准需要哪些安全性和有效性数据信息给出方向性和策略性的建议。这种在开发早期与 FDA 的互动有助于器械拥有者在规范其资源投入前能了解和针对 FDA 的关注要点进行部署。PDP 规程的本质是就产品设计和开发活动的具体过程目标，为实现目标预期进行的活动及其交付结果，以及这些结果验收可接受的标准等与 FDA 形成共识。PDP 的申请方必须按照预设时间表及时向 FDA 报告重大事件结果的进展状况，以及取得的重要数据信息，以便获得 FDA 对重大事件数据的及时审评和建议。PDP 的所有者可以按照自己的开发计划实施 PDP，并保持与 FDA 的沟通。

30.5.3.1　上市前批准申请文件要求

在医疗器械上市前批准申请中，申请方可以通过 PMA、模块 PMA 或 PDP 的途径进行申请，也可以要求 FDA 重新划分申报的Ⅲ类产品为Ⅰ类或Ⅱ类产品后按照 510K 途径申报。FDA 并没有一个预设的 PMA 申请内容模板。总体来说，PMA 应包括科学证据有实验室研究（如性能等）、非临床试验（如动物、生物相容性、体外模拟实验等）和临床试验（如对照、真实世界、上市后数据、患者选择等）三个方面的证据。根据 PMA 产品的特性，申请方需要适时调整 PMA 的申报内容所需的资料，但通常需要包含的申报信息包括但不限于：

① 首页函　通常需要对申报方和产品信息有一个简要概述，包括申请原因、适用的监管标准等。

② 目录　便于 FDA 审评员能很快了解申报资料的内容、所在 PMA 文件中的页数等。

③ 各种 PMA 适用表格　如 CDRH PMA 申请表（FDA 3514 表）、MDUFA 费用表格（FDA 3601 表）、适应证应用说明表（FDA 3881 表）、研究者财务证明或披露声明表格（FDA3454/3455 表）、符合 FDA 临床试验数据库合规要求的证明（FDA 3674 表）等。

④ 引言

• 简要阐述申报器械应用的治疗领域的病症或病况诊断、治疗、预防治愈或减缓的方法或程序，概述器械市场的现状和发展历史；

• 美国与国外市场现状和历史，包括所涉国家应用、不良经历总结、与安全性或有效性有关的撤销情况及其原因等；

• 非临床和临床研究的综述，包括每个研究的目标、试验设计的描述、数据采集和分析的方法、结果及其结论（阳性、阴性或无结论）。

⑤ 各类研究真实性和准确性声明。

⑥ 器械产品的性状概述，例如：

• 原材料和组成文件，包括原材料的性状、组成的图纸、质量控制程序等；

• 中间产品和初级组装文件，包括性状、主要部分及其图纸、线路要求、配制要求、生产程序和方法、设计技术参数、质量控制程序等；

• 最后产品文件，包括性状、相应的图纸和主件规格、线路要求、配制要求、生产程序和方法、设计技术参数、质量控制程序等；

• 与基本要求和统一标准的匹配性，包括适用于器械产品的相关统一标准的列表。

⑦ 生产、核查和测试记录以及相关报告　显示所有记录文档程序和性状要求都符合所要求的规范。

⑧ Ⅲ类器械总结和证明　概述申请器械有效安全的证据，包括非临床实验室研究和临床人体研究两个部分的综合概述，其中

• 实验室研究总结给出申报器械的性状、功效参数、安全性及其作为支持申报适应证应用证据的关联性。这种总结需要从器械描述和物理概述两个方面予以总结，包括：器械检测设计要求简述，如适应证应用、型号、附件等；电磁匹配和电力安全性等（如适用）。

• 非临床实验室研究总结应包括微生物、毒理学、免疫学、生物匹配性、压力、有效期和其他实验室或动物研究结果。包括每个实验都符合 GLP 要求的声明。

• 临床研究总结应包括入排标准、目标受试者群体人口学特征、研究周期、安全性和有效性数据、不良反应及其综合征、患者终止概述、器械失灵及其替换情况、各受试者报告数据表格（包括死亡病例、早期退出试验概述、统计分析结果、器械应用的禁忌证和注意事项等）。所有已经有的 IDE 临床研究都需要包括在内。临床研究部分需要包括所有临床试验符合 GCP 要求的声明。

• 如果来自一个研究者的数据作为支持 PMA 的情况，需要显示单一研究者的数据信息足以支持安全有效应用的依据，并能确保试验结果是可重复的。

⑨ 合规性声明　列出在进行非临床和临床研究中遵循并符合相关法规、行业标准等的声明，并说明是哪些标准或特殊控制指标等。

⑩ 预期使用的包装、标签和说明，包括所有器械标签和说明的样本、装配指南、用户手册、文献、广告等。

⑪ 灭菌和有效期信息（如适用）。

⑫ 生物匹配性　如果器械的组件会直接或间接与人体组织接触，需要评估组织接触材料的生物匹配性。

⑬ 软件信息　需要按照器械的相关应用领域描述软件的药政或行业验证要求，以及采取的验证方法和结果，包括可能涉及的网络安全性方面的信息。

⑭ 器械及其组成部件的样本（如 FDA 要求）　如果这种递交不切实际，申请方可以说明器械的存放地址，便于 FDA 在需要时可以前去检查和检测。

⑮ 功效研究报告　包含各类实验室研究、非临床试验和临床试验的各类方案设计、研究报告等文件。

• 实验室　包括实验室检测结果以支持申报适应证结果。

• 非临床　动物研究结果，包括动物种类、实验方法、结果分析和结论。

• 临床　包括临床方案、试验终点目标、统计分析方法等。需要有试验结果讨论、统计分析和结论。

⑯ 研究结论　需要讨论所获得的数据信息如何能构成器械在预期应用中安全有效的科学证据。结论讨论必须呈现与器械相关的风险-受益分析结果，包括器械对健康的不良影响、任何建议的批准上市后进一步研究或警戒措施等。

⑰ 风险分析报告　产品使用有关的风险和对保健和安全保护所带来的益处分析，以及风险-受益结论等。

⑱ 其他 FDA 要求的信息。

⑲ 环境评估声明　如果器械与已上市类别和用途相同，这类声明通常可以忽略。但需要在特殊监管要求部分予以简述。

⑳ 安全性总结　各类器械不良事件及其器械缺陷、操作不当或失灵造成的不良反应事件列表信息及其分析等。

㉑ 参考文献和适用的标准或指标等。

申请方通常需要递交 6 份完整的 PMA 资料，如果需要专家顾问参与审评，FDA 有可能要求递交额外的全套 PMA 文件。商品保密或商业秘密或财务信息必须包括在所递交的所有 PMA 文件中，并可以在 PMA 申报资料中标注出商业秘密或财务信息。如果有些信息并没有包括在 PMA 中，申请方必须予以说明未列出这些信息的原因。这种说明需要单独作为 PMA 的部分，并在目录中有所体现。所有 PMA 的技术部分的数据信息要做到能足以使 FDA 对器械批准与否做出判断。

需要指出的是根据 1991 年 CDRH 和 CBER 之间的谅解备忘录，有部分医疗器械由 CBER 负责执行审批管理，这些器械的例证包括：

• 与生物试剂共同使用的质量评价（QA）试剂；

• 用于许可的生物制品的血浆去除机；

• 用于血库的仪器、软件及数据管理系统；

• 用于供体筛查检测的试剂，如乙型肝炎病毒表面抗原（HBsAg）、乙型肝炎病毒核心抗体（HBc）、丙型肝炎病毒（HCV）等；

• 血红细胞试剂；

• 用于 HIV-1/2 和 HTLV-Ⅰ/Ⅱ检测的试剂；

• 填充 RhoD 的注射器/采血管；

• ……

30.5.3.2　上市前通告申请文件要求

按照 FDA 器械上市前通告（PMN）的申报要求，需要递交 510K 申报的申请方的基本特征包括：

① 美国国内设计、制造、生产和引入医疗器械进美国市场的生产商，但不包括为他人加工的合同生产商。

② 医疗器械技术规格设计开发者的信息。虽然可以委托他人或生产商代为加工生产产品，但在准备上市销售产品前，设计开发者需要完成 510K 的递交

审批流程。

③ 进行标签变更的再包装或重新标签者，但只有当重新包装会改变标签或影响器械的应用状况，或重新标签有可能造成应用手册的修改，如增加新的预期用途、消除或增加警告语、禁忌证等时才需要递交申报。

④ 运营方式显著影响原器械或已上市器械的安全性和有效性应用的运营商，但只有其管理器械方式，如调整灭菌方式等，可能改变器械的应用状况时，才需要递交 510K 申请。

⑤ 器械的海外生产商/出口商，或海外公司驻美国代表/出口商，其计划将医疗器械引进美国市场销售。

根据医疗器械产品的属性及其审批状况，FDA 将 PMN 申报类型分为传统 510K（traditional 510K）、简化 510K（abbreviated 510K）和特殊 510K（special 510K）三个类型。表 30.32 比较了这三种类型的特点。

以传统 510K 申报文件内容要求为例，美国医疗器械上市申报的基本文件内容包括：

（1）首页函　应包括的信息有

① 申报日期和标识 510K 申请（传统、简化或特殊）。

② 申请方名称、地址、电话、传真、e-mail，510K 拥有者（如果非申请者）、联系人信息（如果适用）。

③ 申请编号（如果有）。

④ 器械通用名和商品名，包括型号。

⑤ 器械类别及其类别中的种类，如果尚未归类，需要有一份说明。

⑥ 申请 510K 的原因，如未有上市过的新的器械。如果是改进器械，需要概述修改的原因，并与过去的情形 510K 申请编号关联，并标明申请的器械是配件还是可以直接销售的成品。

⑦ 声称 SE 的批准上市器械的识别符，如商品名、成品代码等。

⑧ 每个生产器械产品的生产场地注册号、名称、地址（如适用），包括外包商、灭菌或包装服务等。

⑨ 符合任何一条特殊监管的标准（如有）。

（2）申请方的信息。

（3）目录。

（4）MDUFA 费用表格（FDA 3601 表）。

（5）CDRH PMA 申请表（FDA 3514 表）。

（6）适应证应用说明表（FDA 3881 表）。

（7）510K 总结或声明文件　总结撰写格式和内容要求可以参阅 FDA 21CFR 807.92；声明撰写格式和要求可以参阅 FDA 21CFR 807.93。

（8）真实性和准确性声明　所有 510K 必须包括所有递交信息是真实、准确和没有遗漏的声明。可以在首页函或单独成文。

（9）财务证书或披露声明。

（10）合规性声明　列出在进行非临床和临床研究中遵循并符合相关法规、行业标准等的声明，并说明是哪些标准或特殊控制指标等。

（11）行政总结和与已上市产品比较　应能提供足以理解申请数据和信息的细节，需要和 PMA 中的相关内容相关联。一般总长度不宜超过 15 页。其含有的信息至少应包括：

① 预期适应证。

② 器械描述。器械描述包括器械的功能原理、基本的科学基础、重要的物理和功效性质、参数和测

表 30.32　三种 510K 申报比较

项目	传统 510K	简化 510K	特殊 510K
适用情况	• 不适用于特殊 510K 和简化 510K • 拟上市产品第一次进入市场 • 对产品预期用途有重大改变或具有新的预期用途	• 特殊监管要求已经确立 • FDA 已有指南要求 • 相关标准已被 FDA 认可	• 对已经批准的产品进行改变,但改变不涉及对产品预期用途和科学技术产生重大影响 • 摘要信息是基于设计控制的
要求递交资料	• 一般信息,包括产品名称、生产单位和灭菌单位名称、地址、注册号及产品分类 • 摘要与证明,包括摘要、真实性及准确性声明、预期用途声明 • 器械描述,包括原理、操作及包装 • 标签标识样稿 • 已上市产品信息 • 对比实验信息,包括对实质性等同的判定 • 分析性能数据,包括体内、体外以及生物相容性研究等内容 • 灭菌信息,包括有效期 • 软件确认	• 与 FDA 颁发的标准或指南一致性的总结资料 • 与 FDA 颁发的标准或指南一致的符合性声明	• 包括风险分析和设计验证在内的设计控制总结资料 • 关于设计控制的符合性声明以及关于产品变化的情况说明
审批时限	90 天	90 天	30 天

试等，包括应用、操作原理、能源大小、组成、器械设计要求简述（如型号，附件等）和其他有助于理解器械的信息，如实验室、非临床动物研究或临床试验数据及其结果（如适用）。如果是配件或辅助部件，需要指出辅助或配置的器械类别。

③ 物理描述应有工程图纸，标识图表、照片等在内的技术参数，包括内部和外部的、装配的和未装配的、部件和总装、长度、宽度、直径、重量等，以及功效数据。

作为510K申报资料中的器械总结信息，需要确保下列要素包括在内：

① 含有器械所有者的姓名、地址、电话、传真、联系人信息和总结完成的日期。

② 包括器械名称、商品名或通用名、类别。

③ 与已上市器械实质等同的属性概述总结。

④ 包括未来标签或促销材料的描述，如器械功能、构成器械的科学基础、重要物理和功效特性，包括设计、所用材料、物理性质等。

⑤ 预期用途，包括诊断、治疗、预防、治愈或减缓病症或病况的一般描述，以及受益群体。如果与已上市产品相比有所差异，需要说明为什么这种差异不会影响器械的安全性和有效性应用。

⑥ 器械技术特性的总结。如果与已上市产品有相同技术特性，做出比较；如果不同，提供技术特性的不同点在哪里。

⑦ 如果SE确认是非临床功能数据评价的依据，需要包括非临床测试的简要讨论，包括这些测试结果是怎样确定SE的结果的。

⑧ 如果SE确认是临床功能数据的评价依据，需要有临床测试的简要讨论，包括这些结果会怎样支持SE确认结果。讨论需要包含接受测试的受试者描述、测试获得的安全性和有效性数据的讨论、不良反应和综合征的分析等。

⑨ 非临床和临床验证的结论，显示器械是安全有效，比已上市产品有优势。

⑩ 确认已经包括上述所列的所有相关信息，确认其满足下列标准：

- 510K要求的主体信息；
- 不含有任何夸张或不实际的声称；
- 不含有任何原始数据；
- 不含有任何商业机密信息；
- 不含有可以申报患者身份的信息。

（12）实质性审评讨论 阐述申报器械与已上市器械间的详尽比较，如预期适应证、技术参数、功效指标（包括测试结果）等，以支持申报器械的SE结论。

（13）预期用途声明和使用标签与说明 如说明书、服务手册、使用指南、广告和/或促销材料、标签说明终稿设计样本等，能反映器械的适应证特性、临床设置、目标受众人群、解剖部位等，且需要与未来上市标签描述、广告和使用说明一致。

（14）灭菌和有效期信息（如适用）。

（15）生物匹配性 如果器械的组件会直接或间接与人体组织接触，需要评估组织接触材料的生物匹配性。

（16）软件信息（如适用） 需要按照器械的相关应用领域描述软件的药政或行业验证要求，以及采取的验证方法和结果，包括可能涉及的网络安全性方面的信息。

（17）电磁匹配和电力安全性 若器械涉及电源应用，需要评估电磁匹配性。

（18）功效测试——实验室 包括实验室检测结果以支持申报适应证结果。

（19）功效测试——非临床 动物研究结果，包括动物种类、实验方法、结果分析和结论。

（20）功效测试——临床 包括临床方案、试验终点目标、统计分析方法等。需要有试验结果讨论、统计分析和结论。

（21）510K总结或声明 说明类别（Ⅰ/Ⅱ类），作为实质性等同的依据等，可以视为申请方向FDA宣传其产品能满足安全性和有效性的证词。

（22）针对申报器械类型的指南文件（如有）。

需要注意的是510K中器械性状指标与已上市产品的类似性或差异的比较可以从下列方面予以考虑，即

- 预期用途
- 适应证
- 目标受益人群
- 生理解剖部位
- 应用场景（如医院、家庭、急救中心等）
- 所用能源和/或输出能量
- 所涉人体因素
- 设计
- 功效
- 符合的标准
- 材料
- 生物匹配性
- 与环境和其他器械的匹配性
- 灭菌要求
- 电力安全性
- 机械安全性
- 化学安全性
- 热能安全性
- 辐射安全性

进行功效描述时，需要包括工程测试规模、方式、方法及其结果参数和应用场景等，包括实验室检

测标准、设计验证、人体因素、动物测试、临床研究和临床试验等结果。

30.5.4 医疗器械临床试验申报及其药政管理要求

支持 PMA、PDP 或重新分类请求的临床研究需要遵循 FDA 研究器械豁免（investigational device exemption，IDE）的监管规范及其要求。在美国，有 10%～15% 的 Ⅱ 类产品在申请上市前通告（510K）及全部 Ⅲ 类产品在申请上市前批准（PMA）时，都必须递交临床研究或临床试验资料。美国医疗器械临床试验必须遵循 GCP 原则和要求，其需要依据的法规要求有医疗器械的联邦法典总则（A 部分）及相关医疗器械章节（H 部分）的描述（参见 30.3.2 节）。如果国外的受监管的部分 Ⅱ 类和 Ⅲ 类医疗器械临床试验数据适用于美国人群体，且其能递交符合 GCP 标准的临床试验数据结果，医疗器械临床试验申请（IDE）有可能获得 FDA 的接受和批准。

对于需要递交临床研究资料的产品，根据其风险程度的不同，又分为具有重大风险的器械（significant risk device）和不具有重大风险的器械（non-significant risk device）。这两者之间的标准可以概述如下：

（1）具有重大风险的器械　按照美国 21CFR 812.3 的定义，具有重大风险的器械泛指植入人体、用于支持或维持生命，对于诊断、治疗、减轻或处理疾病有重要作用或者防止人体健康受到损害的器械。这类器械的临床试验申办方拟进行临床试验，应当按照 21CFR 812.20 的要求向 FDA 递交一份完整的 IDE 申请的同时，还需要按照 21CFR 812.25 和 21CFR 812.27 的要求向伦理委员会（IRB）递交临床研究计划和预先研究报告。

FDA 在收到发起人递交的 IDE 申请后，将会通知发起人收到申请的日期，并给予该 IDE 申请一个编号；IRB 在收到申办方递交的临床研究计划和预先研究报告后，会对这些资料进行审查，并有权作出批准、要求改进和拒绝批准的决定，且这些决定都将同时抄送给 FDA。通常 FDA 会根据 IRB 的建议并依据 21CFR 812.30 的规定在 30 日内作出批准、有条件批准、拒绝批准或撤销批准的决定，并书面通知申办方。如申办方对拒绝批准或撤销批准的通知有异议，可以依据 21CFR 第 16 部分的规定要求举行相关听证会。

（2）具有非重大风险的器械　具有非重大风险的器械泛指除具有重大风险器械以外的器械，此类器械进行临床研究不必向 FDA 递交 IDE 申请，只需按照 21CFR 812.2(b) 的要求，直接向 IRB 递交简略 IDE 申请，同时需要提供拟进行临床研究的器械不具有重大风险的判断依据。如果 IRB 不同意并且认为该器

械具有重大风险，申办方必须在 5 个工作日内将此信息报告给 FDA，FDA 如果评估该器械为具有非重大风险的器械，并且在此问题上与 IRB 进行沟通并取得一致意见，将会批准这个 IDE 申请。

与药物临床试验要求相同，医疗器械的临床试验过程也必须遵循患者隐私性保护、信息安全性保护、研究者职责规范、试验过程与数据符合 ALCOA 原则等。在开始进行医疗器械临床研究之前，向 FDA 递交的 IDE 申请的主要内容包括但不限于：

① 申办方的名称和地址；

② 相关 PMA 申请药政表格；

③ 研究目的，包括医疗器械的名称、可能用途和研究目的及其周期等；

④ 过去完成的研究报告（如果有的话），包括所有过去完成的临床、动物和试验检测，发表过的文章，所有发表或未发表的不良信息，伦理委员会或 FDA 要求公布的其他主要信息，评价有效性和安全性的未发表过的信息总结，非实验室数据等信息；

⑤ 风险分析，包括受试者可能受到的风险描述和分析，以及如何降低这些风险；

⑥ 医疗器械的描述，包括对每个重要组成、成分、性质、操作原理和研究中可能的变化予以描述。

⑦ 完整的试验方案或其修正方案；

⑧ 医疗器械生产、加工、包装、储存和装备的方法，设备和控制要求描述；

⑨ 研究者签署的遵循 GCP 要求执行试验方案的声明；

⑩ 参与的研究机构目录列表；

⑪ 审批试验方案的伦理委员会名称、地址和审批伦理成员列表，以及伦理委员会有关试验方案的审批决定声明；

⑫ 承担部分临床研究的研究机构（除了上述之外）的名称和地址；

⑬ 医疗器械使用收费标准，并解释为什么收费并不构成商业销售行为（如果需要）；

⑭ 类别排他性或环境评估声明，如表明"在 IDE 下收讫的医疗器械只打算用于临床试验，有关废物会得到控制，排到环境中的废物量可以合理地认为是无毒的"；

⑮ 医疗器械临床试验标签样本；

⑯ 知情同意书样本和有关供受试者使用的材料信息；

⑰ 其他 FDA 要求审阅的 IDE 申请相关信息。

一旦 IDE 申请被 FDA 和/或 IRB 批准后，申办方必须按照 GCP 和 FDA 相关法规要求，对临床试验的实施和过程管理担负应有的责任。申办方依据临床试验结果向 FDA 递交 PMA 后，FDA 有权对开展临

床试验的研究机构及其相关参与方开展临床试验全过程的药政检查，以确认试验结果的质量和可信性都满足 GCP 和 FDA 法规的要求。

在临床试验进行过程中，任何一个被批准的临床试验方案的实质性修改都应当按照 21CFR 812.35 的要求，向 FDA 或 IRB 递交相应的修改信息，并只有在获得 FDA 或 IRB 对修改方案的批准后，申办方才能够按照批准的修改方案继续进行临床试验。

医疗器械的临床试验程序要求必须遵循 GCP 原则，对于医疗器械临床试验的工作报告来说，医疗器械的报告时间要求与药物临床试验略有不同，其具体要求如下：

（1）未预期不良器械缺陷　在收到缺陷造成的不良事件报告后的 10 个工作日内，需要递交报告给 FDA、伦理委员会和其他研究者。

（2）伦理委员会批准撤销　在收到伦理委员会撤销批准通知的 5 个工作日内，应当报告给 FDA、其他伦理委员会和研究者。

（3）FDA 批准撤销　在收到 FDA 撤销批准通知的 5 个工作日内，应当报告给所有伦理委员会和研究者。

（4）参与临床试验研究者及其地址列表　每 6 个月需要向 FDA 递交一次更新列表（适用于严重风险的医疗器械临床研究）。

（5）试验进度报告　在常规的间隙或至少每年一次，需要向所有伦理委员会报告一次。对于具有严重风险的医疗器械临床研究，申办方还必须向 FDA 递交研发中进度总结报告。

（6）召回和医疗器械丢弃　在收到退回、修理或丢弃医疗器械的要求后的 30 工作日内应当向 FDA 和伦理委员会报告。

（7）最终报告　在完成和终止有严重风险的医疗器械临床研究后的 30 个工作日内，申办方应当通知 FDA 和所有有关伦理委员会，并在 6 个月内递交最终总结报告给 FDA、伦理委员会和参与研究者。对于非严重风险类器械临床研究来说，申办方需要在结束或终止器械临床试验后的 6 个月内向伦理委员会递交最后报告。

（8）没有知情同意书而使用试验用医疗器械　在收到这种使用案例报告后的 5 个工作日内，应当报告给 FDA。

（9）严重风险类医疗器械判定　在收到伦理委员会判定医疗器械为具有严重风险器械而不是非严重风险类医疗器械后的 5 个工作日内，应当报告给 FDA。

（10）其他报告　FDA 和伦理委员会可以要求提供准确、完整和进行中的临床试验项目其他信息。

美国 FDA 要求申办方在试验项目结束后，上述记录或报告应当被保存至少 2 年。

30.5.5　医疗器械上市后监管

FDA 要求器械生产商保证产品是在符合 GMP 要求的条件下生产出来的。在产品上市后，FDA 会通过质量体系检查、建立追溯制度、安全性监控报告、药政处罚等手段来进行监管。

（1）质量体系检查　对于 Ⅰ 类产品，FDA 一般每四年检查一次质量体系；对于 Ⅱ、Ⅲ 类产品，FDA 一般每两年检查一次质量体系。但若发现问题，FDA 可随时对生产企业进行进一步检查。并且，FDA 可通过发警告信、扣押产品、强制召回产品等手段进行行政处罚，还可以通过新闻媒介影响生产企业。对于质量体系的检查，常见的监管措施或手段包括但不限于：

① 医疗器械的注册和列表登记　除非有药政规范特别豁免，拥有或经营供人类使用的医疗器械生产的个人或公司都必须完成药政注册程序，其生产的产品必须能反映在药政部门的医疗器械列表中。这一要求也适用于任何重新包装、重新标签、进口器械的代销商等。

② 符合 GMP　涉及生产的医疗器械商必须要确保通过 GMP 药政检查的认证才有资质进行医疗器械的生产。

③ 药政规范检查　药政部门指派的检查员应当可以无条件地进入和检查任何医疗器械生产现场及其生产线、仓库或加工、包装、储运车间。生产商必须允许药政检查员查阅设备和文件记录和档案，以及相关的研究数据等。

（2）建立追溯制度　美国 21CFR 821 规定，对于在非住院使用的用于支持、维持或延长生命的设备或永久植入性设备，如心血管永久起搏电极、人工心脏瓣膜、直流除颤器等，或某些永久性植入性器械的使用，或药政部门指定的特殊器械的使用，产品生产商和销售商应当建立有效的产品追溯制度，包括从生产商或经销商（包括批发商、零售商、租赁商、其他商业企业、设备使用单位和得到许可的从业者）到医院，直至患者的发放渠道及使用记录等这一系列环节都是可追溯的，以便在需要召回或替换的紧急情况，或器械出现问题的情况下能确保公众的安全。这种使用追踪程序和记录的管理体系的健全和质量已经成为上市后药品安全和质量药政检查的重要内容之一。

（3）安全性监控报告　美国 21CFR 803 规定了安全性监控报告制度，要求医疗器械的制造商、进口商和使用单位，有责任按照药政规范的时间要求及时向药政部门报告任何与医疗器械使用相关的严重不良事件，包括死亡和严重受伤，或正在引起并可能造成的死亡和严重伤害事件的医疗器械，必须建立和维护不良事件档案，并向 FDA 递交详细的报告。同时，还要求医疗器械分销商也要保留不良事件记录。如果不良事件是由于医疗器械功能不当或失调造成的，应当加强对这些器械的监控。一旦类似的不良事件再次由于器械功能不当或失调而发生，应当采取必要的药政和行政干预措施。这些常见的不良器械事件报告类别包括但不限于：

① 30 天报告　在获悉可报告的不良事件后，生产商或经销商应当在收到事件报告后的 30 天内用 FDA 3500A 表格向药政部门递交不良事件报告。

② 5 天报告　在收到需要医疗干预以防止对患者造成进一步生理伤害的不良事件后，生产商或经销商需要在 5 个工作日内向药政部门递交不良事件报告。

③ 基线报告　当某一器械类型或家族第一次涉及不良事件时，应当和不良事件报告一起同时采用 FDA3417 表格递交基线报告。这类报告可以按器械类型（每一个类型一份基线报告）或器械家族（每一个家族一份基线报告）予以递交。

④ 补充报告　一旦获得进一步的未报告过或新的不良事件补充信息，生产商或经销商应当完成不良事件补充报告。

⑤ 年度报告　每一个生产商、进口代理商或经销商都必须递交年度安全性报告，概述在过去一年中所递交过的医疗器械不良事件报告（MDR）数量或没有收到或递交过不良事件报告的医疗器械。

除了上述安全性报告制度外，美国还有公众通报制度，即医疗器械生产商必须将可能造成公共保健危害的器械瑕疵报告及时通报公众，并建立完善的产品召回、维修、替换或相关的退赔程序。在严重事件发生的情况下，药政部门可以责令有关生产商限期召回或替换有问题的器械产品，直至吊销相关医疗器械的生产许可。

（4）药政处罚　医疗器械所有者若发现已上市的医疗器械的质量问题，需要采取有力的措施加强对问题产品的召回管理，避免造成进一步的伤害。而美国 21CFR 810 则规定了 FDA 在监管过程中具有召回权的程序，即一旦发现医疗器械很可能导致严重不利于健康的后果或致人死亡，FDA 可以下达停止销售令。在命令下达之后，生产商可以按照 21CFR 810.11 的规定申请规章听证，规章听证可能会做出维持停止销售、修改停止销售和通告命令或强制要求生产企业召回医疗器械的决定。一旦 FDA 向生产商发出了强制召回的命令，那么，所有已经流入市场的医疗器械均应当被召回，以保证不对人体健康造成更大的伤害。对严重不良器械监管行为的常见药政处罚措施包括：

① 药政要求强制召回　药政部门要求生产商或经销商立即从市场上收回有害、可能有害或杂牌医疗

器械产品。这种行动体现对公众安全和产品安全信心的责任感。这种召回行动可以由药政部门要求，或生产商或经销商自发进行。

② 公共经济处罚　药政部门对于严重违反医疗器械药政规范的生产商或经销商可以处以经济罚款。

③ 警告信　当药政检查中发现的问题属于严重药政违规事件时，药政部门可以向生产商或经销商发出严正的警告信函，要求在规定的时间内予以纠正或改进。如果没有做到，后续的药政处罚措施会更加严厉。

④ 没收　法庭诉讼是另一条药政部门可以寻求的强制要求收回市场上有问题器械的手段。一旦器械产品被没收，任何人或公司都不能在未得到法庭许可的情况下开启或取回被没收的产品。法庭通常会给被没收器械产品拥有者 30 天申诉期。如果拥有者对法庭的行动没有任何申述，被没收器械产品将被予以销毁。被没收器械拥有者可以对法庭的处罚提出申诉，并要求开庭裁决。拥有者也可以要求法庭批准将被没收产品经过一定的药政程序变成符合相关药政法规的合格产品，或交付一定的保证金来确保他/她会履行法庭要求采取的相应行动。

⑤ 引戒法　引戒法是药政部门对未在规定的时间内修正或改进违规行为的生产商或销售商采取行政处罚措施之前发出正式警告的手段之一。这种引戒程序给生产商或销售商一个机会来说服药政部门不要采取相关的行政处罚措施。

⑥ 终止处罚　药政部门采取的最严厉处罚是终止器械公司继续生产、包装或经销严重违规的医疗器械产品。

⑦ 法律制裁　药政部门对严重违反法规的公司或个人可以提出刑事诉讼而将他们绳之以法。

30.6　孤儿药申请

许多发病率低但威胁生命的罕见病治疗一直是人们关注的问题之一。美国 FDA 定义在美国患病人数（不是发病人数）只涉及 20 万人或以下的疾病被视为罕见病，或涉及患者群虽然可能有 20 万以上，但没有充分的理由预期研发费用在药品上市后 7 年内可以从市场营销中收回的病症或医疗状态。欧盟定义孤儿药为治疗患病率为每 1 万人中病患人数不到 5 位的药物。这类罕见病往往也是尚没有令人满意的治疗药物或治疗方法可以提供给患者，或这种新的治疗方法可以给患者带来显著的改善或治疗效益。显然，这些病症由于患者群较少，药物市场相对较小，医药企业对它们的研发投入也较少。为此，日本、欧盟和美国都先后建立了针对小众病症患者群药物开发的药政优惠政策（Haffner，1998），如研发公司税收惠利、产品上市后 7 年绝对排他性保护、国家专项经费资助、

NDA 申请费用予以极大的优惠（最高可达 1/2 的折扣）等。这些优惠政策建立的目的就是鼓励医药企业对这类罕见病治疗药物研发的投入，并保证他们研发这类药物的投资能有所回报。欧盟对孤儿药可以采取 PA 规程和 MAA 审评需要通过集中化审评机制，FDA 采用优先通道完成审批流程。欧盟对孤儿药有 10 年的市场排他性保护，如果涉及儿科孤儿药，还可以额外增加两年的市场保护期。在美国有 7 年的绝对排他性保护。FDA 还指出如果被批准的孤儿药不能满足市场需求的话，可以批准另一个治疗同类罕见病的药物。虽然孤儿新药申请有绝对排他性保护，但孤儿适应证的研发并没有排他性保护。也就是说，医药企业可以竞争性地寻求具有相同适应证的孤儿新药申请。如果两个药物的治疗适应证或药理机制极为相似，先递交的孤儿药申请将会获得优先批准，而后递交的孤儿新药申请的医药企业如果不能证明其孤儿药与前者有本质区别或独特性的话，其孤儿新药申请有可能被否决。但如果二者可以显示有显著的不同，两个孤儿新药申请都可以获得批准。此外，如果医药企业在收到新药申请批准后，不能保证药物的市场足量供应的话，其孤儿药的排他性保护有可能失去。

虽然药政政策鼓励孤儿药物的研发，对这类药物的药政审批除了在审批程序和时间上被视为优先快速药物审批类别外并没有与其他药物有区别，相反在某些方面可能更严格。在药物研发过程中，符合 GCP 的临床试验程序也是必不可少的环节之一。对于孤儿新药的有效性和安全性是临床试验需要验证的重点，并显示所治疗的罕见病或医疗状况目前没有治疗方法或可以改善已有的治疗效果。孤儿新药申请的主要内容包括：

① 有关申办方要求研发药物被视为治疗罕见病或医疗状况的孤儿药声明。

② 申办方信息。

③ 罕见病或医疗状况的概述，及其申请药物的适应证或用途，以及治疗的必要性描述。

④ 孤儿药及其科学原理的描述，包括过去非临床研究数据、临床研究数据和其他相关证据等（无论有利、不利或未定论证明都可以包括在内）。这些描述可以用图表或总结的方式予以呈现。

⑤ 临床研究方案，包括研究背景和意义等。

⑥ 如果申办方的孤儿药与已经批准的药物相似的话，需要解释为什么新建议的药物在临床上优于已存在的药物，如不良反应经历、优势的生物利用度、优势的活性等。

⑦ 提供所治疗的罕见病或医疗状况人群在接受拟批准的孤儿药治疗后的医疗益处。

⑧ 总结美国或国际同类药物的药政审批或市场状态。

⑨ 含有研发申办方就是孤儿新药申请方本身，并打算实际生产和销售该孤儿药的声明。

30.7 试验药物早期接触计划

临床试验药物早期接触计划（EAP）是一项给患有慢性或严重的恶性疾病，或立即威胁生命的疾病，或目前没有令人满意的其他治疗选择，或有无法满足的医疗需求来治疗的病症的患者服用未被批准的试验药物的医药提供计划。这些患者并不一定是参加有关研究药物临床试验项目的患者，或不符合临床试验招募标准但又需要试验药物治疗的患者。与临床试验不同之处在于这类患者使用试验药物的方式，可能并不像临床试验一样是系统地采集有效性和安全性信息的模块，而是个别或少数特定患者的接触和零散信息的收集和评价模块，但仍需要遵循安全性监督程序，如知情同意、伦理委员审批、不良反应和年度报告要求等。试验药物早期接触计划需要在医疗紧急或特殊情况下才予以启动，同时还需要获得药政部门的 IND 批准。实施试验药物早期接触计划的最大挑战包括：

① 保证药物供给在严格的监控之下；

② 确保伦理学的标准和药政规范过程；

③ 有效和及时地收集运用结果数据和不良事件的信息；

④ 对众多地区或国家试验药物早期接触计划实施的有效监督和管理；

⑤ 对每个计划案例的有效管理及其资源利用；

⑥ 成本高昂试验药物的长期、充足和/或免费供应。

目前，全球各国实施的早期接触计划方式和种类繁多，常见的名称有：早期接触计划（early access program，EAP）、以患者名义的计划（named patient program，NPP）、同期供应计划（compassionate supply program，CSP）、拓展性使用计划（expanded access program，EAP）、法国 ATU 计划、美国紧急治疗 IND（需要建立在试验方案的基础上）等。

30.7.1 欧盟药物早期接触计划管理简述

欧盟的药政法规包括了若干项鼓励患者早日接触研究新药的政策。这类早日接触的申请都需要通过集中化审评规程，涉及的审评机制包括：

（1）优先药物（priority medicines，PRIME）规程 欧盟为支持未满足医疗市场需求的治疗药物的开发而制定的规程。通过 PRIME 规程，申请人不仅可以接受加速审评的待遇，还可以与 EMA 在药物开发早期就建立与审评人员的交流渠道。PRIME 计划的操作标准可以归纳为：

① 机制类别　支持药物开发规划。

② 入选标准　与加速审评相同，重点在于未满

足医疗需求的研发药物。

③ 申请时间。

• 在开发期间，基于初步临床证据（概念验证阶段）；

• 微型、中小型医药企业和学术机构可以在概念验证阶段申请，但需要在获得 FIH 临床试验结果后。

④ 主要特点。

• 早日辨别加速审批的候选药物；

• 在研发早期指派正副审评员；

• 强化和集中 CHMP 和科学咨询工作组，以及其他相关科学委员会和 EMA 的科学和药政支持；

• EMA 中指定专职联系人。

（2）加速审评　主要针对与公众健康利益有重大关联的研发药物的上市审批，尤其是创新药物。加速审评计划的操作标准可以归纳为：

① 机制类别　支持早期接触计划。

② 入选标准　与主要公众健康利益密切相关的药物，尤其是用于未满足医疗需求的创新药物。

③ 申请时间。

• 在递交 MAA 前 6～7 个月，需要告知 EMA 有申请加速审批的意向；

• 递交前 2～3 个月，要求加速审评；

• 其他途径：如果过去已经授予 PRIME 药物，可以在 MAA 前再次确认加速审评的标准。

④ 主要特点　MAA 审评时间可以减少到 150 天或以下（与标准 210 天相比）。

（3）有条件上市授权　与完整数据获得一起，可以获得 EMA 的上市授权。但如果上市后申请方没有按照 EMA 的条件要求，在规定的时间内完成所要求的进一步验证条件，或验证结果不符合上市授权标准，EMA 可以撤销上市授权。有条件上市授权的操作标准可以归纳为：

① 机制类别　支持早日接触计划。

② 入选标准　治疗严重伤害或威胁生命的病症药物，包括孤儿药物和急救药物。其需要满足的标准为：

• 有益的风险-受益比；

• 申请方能够在上市授权后提供完整的试验数据；

• 符合未满足医疗需求标准；

• 虽然额外的数据仍有待递交和评估，但立即上市授权的效益大于风险。

③ 申请时间

• 在开发期间尽早通过 SA/PA 机制进行讨论；

• 在递交 MAA 时要求；

• 也可以 CHMP 在 MAA 审评后提出建议。

④ 主要特点

• 早日将患者急需药物上市授权（尽管临床试验尚不完整）；

• 在上市授权后的规定时间内需要完成完整的临床数据递交和审评。

（4）同期使用　允许未经上市授权的药物用于未满足医疗需求的患者，其操作标准可以归纳为：

① 机制类别　支持早日接触计划。

② 入选标准　未上市授权的药物。

• 慢性、严重伤害或威胁生命的病症在欧盟内没有批准过令人满意的治疗措施；

• 针对目标患者群，而不是单个患者；

• 经过集中化 MAA 或临床试验审评规程；

• 符合必需或选择集中化审评规程的标准。

③ 申请时间　CHMP 决定同期使用，不能由申请方提出，需要与国家药政部门协调。

④ 主要特点

• 有益于患严重病症的但又没有令人满意的或无法符合临床试验入选标准的患者；

• CHMP 向成员国推荐，以便统一使用、药物发放和目前受试者群体的条件。

上述各类优先药物审评规程可以组合应用，例如：

① 在 MAA 时按照加速审批的规程；

② 在临床试验期间，接受 CHMP 同情使用的建议；

③ 在完整数据获得前被授予有条件上市授权。

30.7.2　美国药物早期接触计划管理简述

REMS 计划中规定的由于风险因素而无法使用试验药物的患者有可能通过试验药物早期接触计划获得试验药物的治疗。药政部门对药物的上市批准主要还是依据系统临床试验的数据采集信息来作出评判。目前，美国和欧盟许多国家都有相关的早期试验药物接触计划药政规范来管理这类非上市药物的患者服用审批程序。早期接触计划的药物类别大多为危及生命较为严重的心血管、抗艾滋病和抗癌药物，或者治疗某些难于招募受试者的罕见疾病药物。这类计划的益处体现在：

① 在风险可控的基础上，向生命垂危但又没有其他治疗选择的患者提供另一项可以自主决定他们保健方式的途径；

② 这类治疗性 IND 有效地填补了试验药物的后期发展与试验药物获得批准和被广泛使用前疑难病症无药可选的间隙；

③ 对于还没有被研究的其他适应证来说，此类计划有利于研究药物培养新的适应证群体的前期运用尝试。

但同时也需要清楚地认识到由于有效性和安全性

信息的不足，这类试验药物早期基础计划存在着可能有害或无效等未知风险。所以，当患者被推荐进入早期接触计划时，患者首先需要被详尽地告知所有研究药物信息，使他们能衡量未知风险与可能健康效益的关系。药政部门在审批这类早期接触计划的申请时，通常会评价是否有足够的有效性和安全性证据支持EAP申请，是否有依据可以得出早期接触的试验药物治疗可以有效，并相对于患者疾病风险而言，不会给患者带来不合理的和显著的风险，或有从Ⅰ、Ⅱ和Ⅲ期临床试验大量运用实例的基础上得出的风险-受益分析结果来支持更严格的要求条件下可以确保早期接触试验药物的合理性。欧盟的此类申请程序所需要的文件主要包括详尽的合理性要点或文件、相应的数据或信息、有效性和安全性评价结果、质量保证措施、风险管理计划等。美国于2009年10月启动的各类试验药物早期接触计划的新的药政要求主要包括：

（1）个别患者早期接触计划　其涉及

① 需要申请医生确定可能的风险不会大于患者疾病本身的风险；

② 药政部门需要确定在现有IND的申请中，患者无法获得相应的治疗选择；

③ 符合紧急医疗需求的程序状况，即没有时间做出IND的书面申请，或特许批准使用；

④ 在具备其他安全防护措施前提下，紧急治疗可能只限于一个疗程，或者特殊批准治疗和紧急治疗都要求对使用过程采取特殊监督和结果的专项报告，或者要求将每个个案汇总形成一项中等规模的患者群体IND申请。

（2）中等患者群体IND的早期接触计划　其涉及

① 这类试验药物大多为

• 首次被研发和/或治疗罕见疾病；

• 正在研发的药物适应证很难招募到足够的患者完成系统临床研究；

• 由于患者不符合进行中的临床试验的招募标准，但又需要试验药物的治疗；

• 由于种种原因（如毒性等）已从市场上撤销或没有被批准上市，但却发现对特定疾病适应证可能的益处大于疾病风险本身。

② 有充分的证据显示所给予的剂量和治疗周期具备一定的安全性。

③ 有初步的历史记录显示其治疗的有效性。

④ 必要时，需要递交合理的解释来支持相关的药物为何不能被开发，或患者为何不能被招募进入临床试验。

⑤ 需要采取一定的安全性监督措施，如年度报告审阅，以确定是否有必要继续进行相应的早期接触

计划程序，或是否需要递交治疗性IND来进行系统的临床研究。

（3）治疗性IND或临床试验方案的早期接触计划　其涉及

① 这类试验药物多为处于临床试验中的药物，并处在寻求上市批准的过程中，或所有的临床试验项目都已完成。

② 由医药企业发起，并建立在审慎的临床试验方案和程序支持基础上。

③ 有充分的证据显示药物的有效性和安全性，即

• 有Ⅲ期临床试验数据或Ⅱ期临床试验数据来支持严重疾病的治疗；

• 有Ⅲ期或Ⅱ期临床研究来支持对立即威胁生命的疾病治疗，但也可能基于较多的初步临床证据来支持对立即威胁生命的疾病的治疗。

④ 需要有更多的安全监督措施来支持这类试验药物的早期接触。

显然，早期接触计划涉及患者、医生、药物研发公司、伦理委员会和药政部门的共同协作和参与。对于患者来说，由于他们本身的几近绝望的疾病状态和无药可选的窘地，十分渴望有新的治疗机会保留生命。但由于患者或医生有限的药物信息资源，特别是不可能像药政部门那样接触到许多尚未公布但又有效的试验药物的信息，使得患者很难有机会了解开发中的新药有效性和安全性状况，并可能对试验药物存在着某种程度的不真实期待。此外，患者有可能无法承担，保险公司也不愿承担高昂的医疗费用。这些与标准医疗实践不同的状况都需要伦理委员会、药政部门和医药企业的介入。

医生在整个过程中起着关键性的作用。他们需要根据患者的病情来确定是否真的没有适当的治疗药物或满意的医疗方法而必须选择试验药物的早期接触计划，并且确保患者的可能风险不会大于其疾病本身。当他们知道或了解可以对严重或威胁生命的试验药物产生疗效的信息后，他们需要向患者作出介绍，并在患者同意后帮助患者启动整个试验药物早期接触计划程序，包括与医药企业的联络和完成相应的申请程序的文件准备。在开始早期接触计划后，还必须肩负相关的治疗评价和安全监督的职责，包括不良事件的报告和结果报告等。但医生有时也并不一定知道或了解详尽的试验药物有效性或安全性信息。医生在早期接触计划中的某些费用有可能不能得到完全的补偿。此外，医生还必须对早期接触计划中的医疗保险问题有所考虑。

对于研发药物的医药企业来说，他们必须有积极的态度愿意提供试验药物进入早期接触计划，并协助医生做好治疗和安全监督必须的要求程序和职责。比

如，涉及中等或大规模早期接触计划时，可以申请治疗 IND 程序，并提供试验方案，提供经费，承担监督和管理的职责等。医药企业还需要考虑用于此类目的的试验药物特殊包装和标签要求。如果涉及特殊的剂量要求，还必须确保生产的质量控制程序符合 GMP。但医药企业必须认识到早期接触计划可能需要投入大量的时间、人力和经费。由于早期接触计划的性质和规模所产生的结果不一定能帮助他们获得足够的证据来获得试验药物的上市批准，除非他们运用治疗性 IND 的程序来完成早期接触计划。进入早期接触计划的试验药物，可能经历的药政审批通常有"特许早期使用""加速审批"和"最后批准"三个阶段。早期接触计划中可能产生的未预料的安全性风险等试验数据对整个药物申请计划会产生何种影响应当包括在医药企业研究药物研发和市场策略的考量之中。此外，对于罕见和特殊疾病领域来说，医药企业可能需要一定的努力来建立与医生们的交流和工作关系渠道，并对这类临床经验不足的医生提供必要的药政、临床试验程序和要求的培训。由于患者源在早期接触计划中的过早耗尽，可能不利于日后常规 IND 临床试验的受试者招募。其他需要考虑的行政因素还包括对早期接触计划的试验药物的临床试验保险事务。

对于药政部门来说，保障患者最佳利益和平衡他们的效益与安全性关系是摆在首位的考量因素之一。药政部门在审批此类申请时应当确认相关患者确实无法在所审批的其他 IND 临床试验项目或试验方案中获得积极的治疗。为此，在确保相同药物的临床试验继续完成的前提下，药政部门有必要投入一定的人力和物力资源来保证这类试验药物早期接触计划的审批程序。由于面对的严重威胁生命的疾病治疗的患者群体，对这类试验药物的审批时间必须比常规药物申请审批更快。参考已有的有效性和安全性数据，或有力的药理学研究证据将有助于药政部门加快对早期接触计划作出批复。

对于伦理委员会来说，由于早期接触计划可能涉及的是试验药物直接治疗患者，而不是进行临床研究的要求，相应的审批难度和判断标准需要分别或专门建立，并应与临床试验的要求有所不同。过高估计其中的风险是伦理委员经常会面临的挑战。所以，对于早期接触计划的审批，伦理委员会应当需要更多的人员审阅和讨论，而不应按照加速审批的程序只要求少数伦理委员会成员参与其中。此外，保证患者的权益和监督他们的安全性是伦理委员会对早期接触计划实施过程应当担负的职责之一。早期接触计划完成后如果受益和风险都在理想的范围内，如何保证患者继续有机会获得试验药物的治疗也是在整个计划中所涉各方需要考虑的因素之一。

试验药物早期接触计划在药物研发过程中的启动时间考量需要根据试验药物的具体地位和性状作出策略性的判断（图 30.35）。值得注意的是有些药物在其他国家或地区已经获得批准上市，但在某些国家和地区还未批准上市，或正处在临床试验阶段。对于那些尚未上市的国家或地区来说，有些国家或地区的药政部门可以允许通过这种早期接触计划的方式向特殊患者群体提供相关未批准上市药物。它也可以被医药企业作为药物提前进入未开发地区市场、提前上市或与特殊地区或领域医生建立联系的策略之一。例如，某种抗癌药物已完成 III 期临床试验，尚有 3～6 个月才可被批准上市，但癌症患者急需该药挽救他们的生命，或收到其他国家或地区许多要求供应此种药物的呼声。这时医药企业可以启动早期接触计划的程序。在某些情况下，由于 II 期临床试验的良好结果，医药企业可以在常规 III 期双盲临床试验结束后紧接着启动开放式临床试验延续阶段，使所有受试者在常规 III 期临床试验之后都可以无偿接受试验药物的有益治疗，直到试验药物被批准上市。这种方式有利于采集试验药物长期安全性信息。同样，运用早期接触计划原则，在盲态对照 III 期临床试验进行的同时，医药企业也可以单独平行启动另一项开放式临床试验来采集相关药物的安全性信息。医生和医药企业可以运用早期接触计划作为申请已批准上市药物的用于所批准的适应证之外的疾病治疗的手段之一。医生也可以利用这类早期接触计划作为确保紧缺或昂贵试验药物供应不断的手段之一。由于各国对试验药物早期接触计划的规范和管理不尽相同，有些国家还有着特殊的许可证或进口程序要求，有些国家（如美国）允许在某些情况和批准的前提下对使用早期接触计划药物的患者收取一定的药物和治疗费用等。因此，所有试验药物早期接触计划的医生或医药企业应当咨询相关国家或地区的要求，并在实施过程中遵循相应的申请程序和义务。

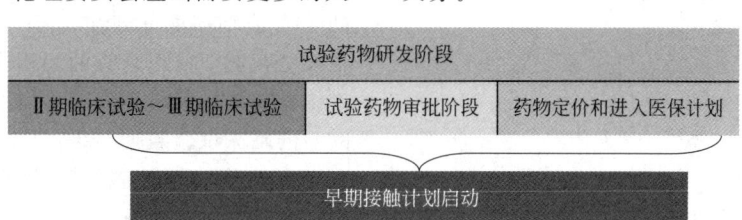

图 30.35　试验药物早期接触计划启动阶段考量示意

临床试验常用表 40

30.8　药政注册策略计划简介

药政策略发展计划（regulatory strategic development plan, RSDP）是在 TPP 和 CDP 的基础上（参见 14.1.2 节描述），为确保 CDP 能满足药政部门申报要求，合理利用现行法规标准，与药政监管机构进行有效交流和高效合作，理性管理药政风险而建立的药政策略计划书面文件（模板案例参见**临床试验常用表 40**，二维码）。这个计划用于指导候选药物从首次人体临床研究直至药政部门上市申请批准，包括批准后的全生命周期药政注册策略和管理要素。RSDP 应当根据适应证战略规划来制定各个市场区域的关键药政监管战术，如快速通道申报策略、罕见病注册策略、药政部门交流互动计划、未来药品标签考虑等，包括可能存在的注册风险或障碍及其应对措施或降低风险对策等。随着药物开发和市场策略的调整，RSDP 有可能需要做出相应的变更，因而是一份前瞻性的动态文件，通常由申请方药政事务部门负责起草、修改、维护和执行，一般当试验药物进入Ⅱ期临床试验阶段后启动建立机制，并根据申请方的战略规划，可以邀请商务管理、研发团队和公司相关管理部门人员参与与支持。

RSDP 的内容通常包括但不限于：

- 药物概述；
- 临床开发计划概述；
- 药政指南/药政部门反馈或申报条件；
- 生物标志物/伴随诊断（如适用）；
- 药政策略/评价和风险（按照拟申报国家或区域描述）；
- 儿科战略（如适用）；
- 申报计划/药政部门交流计划；
- 相关文件超链接；
- 附录。

药物概述通常是研发药物的行政管理概述总结，包含的信息有：

适应证目标	来自 TPP
关键临床研究	来自 CDP
特殊药政通道计划	孤儿药、突破性药物……
申报/审评类别	快速通道　优先审评　加速审评 常规审评
预计申报日期	
预计批准日期	
关键市场目标	
关键重大事件	
药政成功概率分析	美国
（regulatory	欧盟
probability of	日本
success, RPTS）	中国
	……

在规划 RSDP 药政策略时，需要针对所选择的申报药物类别和审评途径来计划药政注册流程战术，这需要对相关国家的药政申报政策和途径，以及政策变化与最新趋势有所了解，如欧盟的 EPAR、FDA 的快速通道标准等，并需要参考既往或同类产品的药政经验与教训和竞争产品的药政申报数据等，如同类产品或既往产品的药政专家听证会记录和评注等。根据药物 TPP 的市场策略和 CDP 适应证目标，未来的拟上市药品的标签内容描述亦需要从药政策略的角度做好准备。此外，还需要注意即使正常批准上市后可能出现的上市后药政承诺的策略。

对于每一个关键适应证的临床试验，需要根据 CDP 描述在 RSDP 中做出纲要性概述，如试验设计、主要试验终点和关键次要终点目标、受试者人群目标、试验规模和周期、试验药物剂量和服法等（表 30.33）。相关支持性临床研究也可以列表的形式在 RSDP 中展示，如试验名称、试验目标、试验计划/进行中/完成状态、试验结果等。这些支持性临床研究可能有助于药政申报中的安全性数据声明、特殊人群用药扩展、相关 CMC 变更要求的需要等。

对于主要市场药政注册策略，应当按照区域模块分别予以评价和分析，特别是新兴市场（emerging markets）的策略，如亚太地区、东欧或拉丁美洲等，其是申请方全球药政和市场策略的有益补充。这些分析可以从总体建议及其依据等方面予以阐述。例如，全球的 CDP 提出了全球标准的主方案设计（master protocol）、伦理考虑、基本的分析方法和可能的受试者招募分配策略等，用于指导和支持全球主要国家的药政申报策略。当亚太地区国家需要作为扩展性地区加入全球临床试验时，有可能需要在招募扩展或延伸策略方面针对相应地区的药政目的而特别设计国家/地区专属计划。这些扩展性计划可以作为总体 CDP/RDSP 的组成部分予以描述，也可以按照不同地区或国家作为各自的附录予以明确列出，如韩国专属招募扩展计划，其中包括数据分析描述、可能的药政注册递交针对性计划等。

区域药政成功率的分析是建立在 TPP 的市场和药政战略计划的基础上，并从潜在的风险程度或可能阻碍评估入手，以识别出可能的注册风险点和应对措施。实施针对风险的应对措施后可能的药政注册成功率的改善最好能设置为可量化的评价指标，如从原来的 85% 成功率提升到 95% 等（表 30.34）。相关的评估和分析需要给出合宜的解析或评注，所采取的应对措施也需要较为具体地予以描述。例如，来自美国和欧盟的临床试验数据结果需要用于亚太地区国家的药政上市申报，如中国。其原因在于当前的药政政策是中国药政部门接受直接来自海外的临床试验数据用于中国新药上市申请，但中国药政申报受阻的风险可能

表 30.33　药政注册策略计划项目概述示例

××××药政注册策略计划[①]		
TPP:×××××	CDP:×××××	
全球药政主管:	美国药政协作负责人:	欧盟药政协作负责人:
其他地区药政协作负责人:	版本/版本日期:	
适应证	非小细胞肺癌	
关键临床研究	方案编号-ABCYYY2(OPA-1)	
特别注册类别目标	突破性治疗	
申报/审评类型目标	优先审评	
申报日期计划	MAA:2015/04/20 US FDA:2015/08/20	
预期批准日期	MAA:2017/10(CHMP 反馈),2017/12(CHM 决定) US FDA:2017/09	
主要目标市场	欧盟,加拿大,美国,俄国,比利时,日本[②]	
下一个重大事件	MAA 批准	
药政成功率	MAA:95%　FDA:75%	

① 亚太地区（包括中国）目前不在药政注册计划内。

② 2017 年 Q3 之后再计划评估日本注册递交风险和成功率。

表 30.34　美国药政注册风险和成功率分析示例

识别的药政注册风险及其减缓计划总结表				
研发药物名称或编号:		药政注册项目经理:		制定日期:
目标适应证:多发性硬化症		目标市场国家/地区:美国,欧盟,瑞士		
以下药政注册风险及其应对风险计划是根据与国家药政部门交流后获得的反馈而制定的,其建立在相关药物研发规划的市场和临床目标计划之上				
TPP 版本:2.0	TPP 版本日期:2015/04/15	CDP 版本:2.0	CDP 版本日期:2015/07/30	
CDP 参照内容部分:适应证/有效性声明(基线成功率设为 85%)				
国家/地区	**识别的 注册风险**	**获批成功率 (基线为 85%)**	**依据/评注**	**减缓风险计划**
美国			不适用 ×××按照计划于 2017 年 10 月获批。请参阅 2016 年版成功率分析评估	
总成功率				
欧洲——瑞士	xxx	−5%	• 试验项目符合预期 • 药政部门提出潜在安全性结果(或有效性)问题可能限制批准 • 注意到 yyy 亚组分析差异	
		+5%	• 已有 3 个多发性硬化症治疗药物获批	
		+15%	整合试验数据结果显著优效	
总成功率		95%		
欧盟	yyy	−10%	• 未遵循 p 值药政指南 • 注意到 zzz 亚组分析差异	
		+5%	不批准复发多发性硬化症治疗	
		−5%	非标准化递交资料包 • 部分解答了匹配性要求 • ××标志物组结果可能不被主审员认可(中等概率) • 总有效率数据有可能不被 CHMP 接受(中等风险) • 其他可能不被欧盟批准的一些风险,如×××	
• 总成功率		75%		
版本:5.1				版本日期:2017 年 7 月
文档归属:×××项目试验主文档/药政事务管理				

来自药物种族差异的风险，以及药政部门对海外数据解析的接受程度。这些需要通过与中国药政部门或中国药政专家会议的交流后才可能制定出更有针对性的策略。因此，申请方药政事务人员需要：①积极准备专家咨询会议，尽可能在药政部门会议前收集专家的问题或疑虑，并在中国药政申报资料中对提出的问题做出全面和细致的解答。②积极准备桥接临床试验，作为对申报资料的补充或有条件批准上市后的承诺。③在欧美临床试验数据结果报告中尽可能增加华人亚组分析，以展示试验药物没有种族差异的风险或风险可控。④纳入中国药政事务人员到全球药政事务管理小组中，以利于中国药政事务人员能更快熟悉和掌握全球药政事务策略和临床数据解析和申报讨论。同时，中国药政事务人员应当按照中国药政部门的申报要求，建立独立的药政事务运营管理章程，以免受到不必要的有别于全球药政申报战术的影响。⑤更新全球药政问答列表，便于中国药政申报小组成员在回答中国药政部门问题时参考。⑥规划好药政种子文件的产生流程，包括格式和类别（IND/NDA），或必要时整合不同试验文件或报告于一体，以提高中国药政注册的效率和精准性。

虽然 TPP 对所有可能的市场目标人群有所规划，但 CDP 产生的实际试验数据结果揭示的是某一特定靶标人群的应用市场，而药品上市后的包装标签是根据 CDP 的具体试验项目结果产生的。因此，RSDP 需要从监管要求角度的评估和潜在的影响对标签撰写准备做出规划。对可能引发的风险最小化计划或风险管理计划的重要安全性问题的总结，是药政注册过程中必须考虑的上市后药物风险管理计划的组成部分。欧美的药政部门对药物风险管理计划的标准和要求略有不同（参见 21.1 节描述），需要根据具体的药品属性和上市申请时药政部门的建议做出具体且详尽的药物安全性风险控制或减缓计划。RSDP 对上市后的重要药政承诺需要根据实际需要更新和维护，其中需要对各类潜在或存在的风险做出列表，以及药政部门对这些风险的监控要求和申请方的上市后的药政承诺分别予以追踪记录，如所属国家药政部门名称、可能的风险和药政承诺、风险概率大小（高/中/低）、相应

的应对或减缓计划，包括可能开展的上市后临床研究等（如临床药理研究、药物相互作用研究、临床安全性研究、流行病学研究或注册性研究等）（表 30.35）。在某些情况下，RSDP 还需要考虑和包含药物辅助成分的风险或安全性管理计划，如原辅包供应商的合规性监控、与申报所在国药典标准的一致性、药品质量标准复核等。

如果申请方有开发儿童用药的计划，需要在 RSDP 中予以阐述。欧盟国家对儿童患者用药的研究多有强制性要求，是否可以豁免这些儿童用药临床研究需要与所在国药政部门进行讨论。在 RSDP 中，建议依据 ICH 的儿童年龄分组或自定义，分别列表展示是否准备和怎样开展相关临床研究，如早产新生儿、新生儿（1 个月）、婴儿（1～6 个月）、婴幼儿（6 个月～3 岁）、儿童（3～13 岁）、青少年（14～17 岁）等。儿童临床研究计划可以分别列出开展的依据，或要求豁免或延后的缘由等。如果开展儿童临床研究，需要列出儿童适应证计划、准备开展的国家或地区、研究受试者对象组、临床研究的类别（如临床药理、儿童制剂质量等）、临床研究的名称及其描述、研究起始和完成日期计划等。

如果准备特殊审评资格或通道，需要在 RSDP 中做出表述，如计划申报的国家或地区、申报类别（如突变性药物、快速通道等）、药政申报交流计划和状态、申报计划时间或节点、相关评注或战略调整说明、主要时间节点、与药政部门的沟通或交流计划、交流部门、计划日期、主要议题、其他评注或说明等。例如，准备把所有相关安全性数据整合成一个 ISS 报告后递交给药政部门，哪些试验的安全性数据需要整合，依据有哪些，整合的目的与未来药品标签和市场受益患者目标的关联性是什么等。

申报计划是 RSDP 的核心信息，这些是依据 TPP 的市场启动策略和 CDP 的临床研究时间表而制定的，其中的申报资料的申报和准备（NDA/MAA）策略，需要所有试验药物研发团队的共同合作才能实现。这些申报计划信息应包括但不限于表 30.36。

如果 RSDP 是一份国际注册计划，需要注意和解

表 30.35　上市后可能药政承诺计划总结表示例

药政主体国家	可能上市后药政承诺	概率（高/中/低）	应对计划
FDA[①]	青少年免疫毒性研究，PK/PD 研究	高	同意并列在上市后研究计划中
FDA[①]/EMA	5 年期 5000 患者参加的安全性试验	高	在申报中主动建议
EMA	儿童研究计划——同意开展 PIP 试验	高	同意延缓申报和开展 PIP
FDA/EMA	妊娠注册登记研究，1 年婴儿跟踪	中	

① 参阅 FDA 的上市批准函要求描述。

表 30.36　药政申报计划信息示例

主要市场区域	申报日期	预期批准日期	申报类别	流程/审评类别	批准类别	评注或说明
申报策略依据：						
申报策略调整解析：						

析不同地区或国家的监管要求的差异，并可能贯穿在整个药物开发和市场生命周期中。

作为一份药政事务管理计划文件，RSDP 亦需要在项目执行过程中做好实际计划运营跟踪记录和总结表，包括每一个与相关国家或地区药政部门的互动交流活动及其结果，以便定期向申请方管理层和各项目相关团队进行交流汇报。例如，

药政互动反馈记录/报告例证：

CHMP 科学咨询

- CHMP×××科学咨询：2010/6（见会议议程和纪要）
- CHMP×××科学咨询：2014/9（见会议议程和纪要）

欧盟成员国科学咨询

- 德国：2015/7/20（见会议议程和纪要）
- 丹麦：2015/9/15（见会议议程和纪要）

EMA 递交前会议计划在 2016 年 9 月 15 日举行。

与欧盟主审员和副主审员的交流会议计划在 2016 年 1 月 15 日举行。后续跟进会议计划在 2016 年 3 月 3 日举行。必要时，与主审员和副主审员的问题澄清会议在 2017 年 6 月 6 日举行。

上述各项会议问答和纪要参见本报告附录×。

总之，药政注册策略计划是研发药物总体项目管理计划的一部分，需要结合 TPP 和 CDP 的规划目标完成制定，临床开发计划及其时间表通常也需要配合或围绕研发药物上市许可持有人的未来市场目标而制定和开展，其中市场策略计划和时间目标是药政注册计划的重要依据。虽然药政事务在 RSDP 制定中起着重要的主导作用，但仍需要整个研发团队的共同努力和协作才能完成计划目标。

30.9　基因治疗药物的全球药政法规简述

基因治疗药物近年来方兴未艾，并随着分子生物学研究的日益深入发展，已成为各国主要药物研发的关注重点之一。基因治疗是指在体外或体内应用转基因或转录等方面的应用技术，将外源正常基因（如特殊的重组核苷酸片段）导入、增加、删除或更换靶细胞的遗传物质（如一段特定的遗传核苷酸序列）或嵌入宿主基因组，以调节、纠正或补偿因基因缺陷和异常引起的疾病，使其恢复正常而达到治疗目的，或纠正遗传缺陷或增强患者纠正或抵御疾病的能力。其中如果涉及细胞治疗部分则是泛指利用患者自体（或异体）的成体细胞（或干细胞）的特性，采用生物工程方法获取和/或通过体外扩增、特殊培养等处理后，产生的特异性功能强大的细胞，回输体内后，从而达到对组织、器官进行修复的治疗方法。基因治疗药品类别通常包括由质粒 DNA、病毒（如腺相关病毒，adeno-associated virus，AAV）或细菌载体（如李斯特菌属等）构成的基因治疗药品，以及经基因修饰的细胞产品，如修饰的 T 细胞（CAR-T），干细胞等。国际上第一个获批上市的基因治疗药物是 2012 年被欧盟批准的腺相关病毒 AAV1-脂肪酶基因（Glybera），其用于治疗先天性脂肪酶缺陷症。各国对基因治疗产品名称不尽相同，例如，欧盟统称为先进疗法药物（advanced therapeutic medicinal products，ATMP），美国 FDA 视为再生医学先进疗法（regeneration medicine of advanced therapeutics，RMAT）、再生疗法等，也有的利益相关者统称为细胞和基因治疗（cell and gene therapy，CGT）类别等。

在美国，质粒 DNA/病毒载体/细菌载体载有的遗传物质，患者自我细胞基因产品（即截取患者自我细胞，经遗传工程学修饰后，通常以病毒为载体再返回患者体内）被视为基因治疗产品。这些产品受到 FDA 生物制品评价和研究中（CBER）细胞、组织和基因产品办公室的监管审评。近年来，FDA 发布的有关基因治疗产品的药政法规包括但不限于：

- 《FDA 审查员和申办方指南：人类基因治疗研究和新药申请（IND）及化学、制备和质量控制（CMC）信息的内容和审查》［guidance for FDA, reviewers and sponsors：content and review of chemistry, manufacturing and control（CMC）information for human gene therapy investigational new drug applicaint（INDs）]。

• 行业指南：《人类基因治疗研究用药新药申请（IND）的化学、制备和质量控制（CMC）信息内容和审评要点》[chemistry，manufacturing and control（CMC）information for human gene therapy investigational new drug application（IND），2018]。

• 行业指南：《确定基因疗法、载体疫苗和相关病毒或微生物制品环境评估的需求和内容》（determing the need for and content of environmental assemmens for gene therapies，vectored vaccines and related recombinant viral or microbial products，2013）。

• 《人用体细胞治疗和基因治疗指南》（guidance for human somatic therapy and gene therapy，1998）。

• 行业指南：《细胞和基因治疗产品的效价检测》（potency tests for cellular and gene therapy products，2017）。

• 行业指南：《研究用细胞和基因治疗产品的临床前评估》（preclinical assessment of investigational cellular and gene therapy products，2016）。

• 行业指南：《基于病毒或细菌的基因治疗和溶瘤产品的脱落研究的设计和分析》（design and analysis of shedding studies for virus or bacteria based gene therapy and oncolytic products）。

• 行业指南：《细胞和基因治疗产品的早期临床试验的设计考虑》（considerations for the design of early phase clinical trials of cellular and gene therapy products，2017）。

• 行业指南：《基因治疗临床试验——观察受试者的迟发性不良事件》（gene therapy clinical trials—observing subjects for delayed adverse events，2019）。

• 行业指南：《给予人类基因治疗产品后的长期随访》（long term follow-up after administration of human gene therapy products，2018）。

• 行业指南：《用于严重情况的再生医疗产品的加速计划》（expedited programs for regenerative medicine therapies for serious conditions，2017）。

• 行业指南：《在产品生产和患者随访期间基于逆转录病毒载体的人类基因治疗产品中有复制能力的逆转录病毒检测》（testing of retroviral vector-based human gene therapy products for replication competent retrovirus during product manufacture and patiet follow-up，2018）。

• 行业指南：《血友病的人类基因治疗》（human gene therapy for herrophilia，2018）。

• 行业指南：《罕见病的人类基因治疗》（human gene therapy for rare diseases，2018）。

• 行业指南：《视网膜疾病的人类基因治疗》（human gene therapy for retinal disorders）。

• 行业指南：《根据罕见病药物的法规解读基因治疗产品的同一性》（interpreting sameness of gene therapy products under the orphan drug regulations，2018）。

在欧盟，基因治疗、体细胞治疗和组织工程产品统称为先进治疗医疗产品（ATMP），这些往往都是复杂的科学驱动性研发产品，要求在创新性的生产工艺流程下生产，并属于个体化的患者治疗药品，与其他生物技术医药产品受到相同的监管要求。欧盟近年来发布的与基因治疗药品管理有关的法规主要包括但不限于：

• 《基因治疗药品的质量、临床前和临床指南》（quality，preclinical and clinical aspects of gene therapy medicincal products）。

• 《基因治疗药品环境风险评估的科学要求指南》（guidance on scientific requirements for the enviromental risk assessments of gene therapy medicinal products）。

• 《先进治疗医疗产品安全性和有效性跟踪及其风险管理指南》（guidance on safety and efficacy follow-up and risk management of advanced therapy medicincal products）。

• 《基因治疗药品首次临床使用前需要进行的非临床研究》（non-clinical studies required before the clinical use of gene therapy medicinal products）。

• 《基因转移载体意外生殖系统传播的非临床试验指南》（guidance on non-clinical testing for incident genital transmission of the gene therapy medicinal products）。

• 《接受基因治疗药品的患者随访》（follow-up of patients administered with gene therapy medicinal proudcts）。

• 《关于插入诱变产生的临床风险管理的意见书》（reflection paper on management of clinical risks deriving from insertional mutagenesis）。

• 《临床试验中研究用先进治疗药品的质量、非临床和流程要求指南》（guidance on quality，non-clinical and clinical requirements for investigational advanced therapy medicinal products in clinical trials）。

• 《含基因修饰细胞的药品的质量、非临床和临床指南》（guidance on quality，non-clinical and clinical aspects of medicinal products containing genetically modified cells）。

• 《针对先进治疗药品的生产质量管理规范指南》（guidance on good manfactuing practice specific to advanced therapy medicinal products）。

• 《关于先进治疗药品可比性考虑的问题和答

复》（questions and answers on comparability considerations for advanced therapy medicinal products）。

　　由于基因治疗通常能够在临床试验早期观察到治疗效益，因而药政部门更多的关注点在于长期持久性和安全性，以及产品的质量问题等。根据产品的属性和有记录的非临床研究相关数据，涉及细胞和基因产品临床安全风险因素包括但不限于：

　　• 抗原特异性 T 细胞输注可能造成的心血管系统炎症或死亡风险；

　　• 自体免疫、脱靶或在靶脱瘤的风险或遗传不稳定性的影响；

　　• 化疗药物潜在的相互作用或异常免疫反应风险，如细胞因子严重不良反应、神经毒性；

　　• 细胞或基因产品的递送方法，其有可能涉及载体或病毒类型对体内效应的影响，在非靶体内组织中的发布，非靶组织中病毒的复制或存留可能造成的影响；

　　• 可能造成的插入突变或致癌性风险；

　　• 转基因或免疫原性相关风险。

　　例如，以 AAV 基因治疗药物为例，常见的临床安全性风险包括：

　　• 载体的环境风险、脱落风险、复制型病毒的可能性或体内重组变化。

　　• 基因组学风险　基因组的变更风险，如插入诱变或生殖系传播等。

　　• 转基因的风险　诸如表达变异、毒性或组织特异性表达变化等。

　　• 临床症状风险　可能产生临床状况的诱导或变化等。

　　• 临床症状风险可能产生临床状况的诱导或变化等。

　　以上这些潜在的产品临床风险应对措施在研究方案设计中应提出相应的观察、监控和管理方法，在药政申报交流中也需要与药政部门进行充分的沟通，以促使药政部门与申请方在方案与安全性风险管理措施方面达成共识。

　　国际上，主要国家药政部门对于基因治疗药物的批准多是按照生物制品的框架进行审批的，即要求质量可控性（GMP）、产品安全性和有效性（GCP）（表 30.37），其中质量和生产工艺，以及相关上市后的生产工艺的变更，无论对于药政部门还是上市许可持有人而言都是巨大的挑战。欧美等主要国家药政部门更是提供突破性治疗/优先审评机制、有条件批准上市，或罕见病审批标准来鼓励此类转化治疗药物的尽早上市，并制定了此类特殊豁免无须获批即可上市的规程要求，以造福于患者。从药政审批考察点分析，主要关注点在产品药学一致性和工艺可比性评估、临床试验合规性、临床数据质量和真实完整性、产品的长期持久性和安全性、产品质量对临床效益和安全性的潜在影响等方面。一般来说，基因治疗药物只有在没有批准治疗的情况下，才可允许进行研究性治疗尝试。即使是个体化治疗方案，也要求制定最可行的、安全有效监控标准（GMP/GCP）。

表 30.37　主要国家/地区基因治疗药物的药政法规要求

国家/地区	适用审批渠道/法规	基因治疗产品要求	审批规程
美国 FDA	• 公共卫生法案 • 儿科法 • 孤儿药法 • 用户收费法	• 个性化治疗：如属于超级罕见病而开发的一种治疗方法，但无意申请上市批准 • 建议根据 21CFR 312 中"永久 IND"要求执行 • 具有突破性疗法的认定特征，任何潜在替代或中间终点的早期沟通交流，以及支持加速审批和满足上市后要求的潜在途径	• 生物制品/细胞和基因治疗 • 皆在治疗、改善、逆转或治愈某种验证基本的再生医学治疗药物，并初步临床证据表明该药物有潜力满足此类疾病或病症未满足的医疗需求
欧盟 EMA	• ATMP 法（1397/2007） • 授权和监督人用和兽用医疗产品的集中审评规程和建立欧洲医药机构（EC726/2004）	• 适用于 ATMP 的特殊产品属性技术要求，包括依据风险的管理、可溯源性、长期追踪、GCP/GMP 监控等 • 欧盟医院豁免（hospital exemption，HE）2001/83/EC：各成员国国家药政部门负责监督和审评，因而各国对该法规的解释不仅相同，多由国家和本地使用的"第二标准"监控此类产品 • 通过 HE 提供的 ATMP 必须以非工业化方式非常规制备，用作个体化定制基因治疗产品 • 与现有质量相比，有限制治疗优势或可使无治疗选择的患者受益，基于早期临床数据，药物必须显示出其具有使医疗需求未满足的患者受益的潜力	• 集中审评 • 由 CHMP 或先进治疗委员会（CAT）负责审评并提供建议 • PRIME 启动会议和多学科科学建议是关键性促成因素 • 邀请其他利益相关方，如卫生技术审评机构的参与，方便他们在关键研发节点提出科学建议 • 未经欧盟集中审批的 ATMP 可在各成员国批准并提供建议 • 在申请时确认加速审评的可能性

续表

国家/地区	适用审批渠道/法规	基因治疗产品要求	审批规程
日本 MHLW/PMDA	• 再生医学促进法案（RMPA-MHLW） • 药品和医疗器械法案（PMDA）	• 按照 RMPA 法案，建立医院/临床再生医学管理标准，适用于私人诊所和临床研究 • 申请需要提供证据 • PMDA 的法规框架根据再生医学属性及其产品而建立，并有相应的审批机制 • 可以根据早期可预期的有效性和有限的安全性信息（如替代终点或探索性研究结果）有条件或限时批准上市，上市期间需进一步确认疗效和安全性 • 在一定时间内（最长 7 年）需要重新再注册，并递交有效性和安全性的确认证据，以便获得正式批准或撤市 • 风险-受益依据	• 医院/诊所必须递交再生医学临床研发计划给药政部门审批 • PMDA 有加速审评或有条件批准机制，并要求建立上市后安全性监管措施，包括事先获得患者知情同意的要求 • 药品用于治疗急需创新疗法的疾病 • 实质性的申请前咨询 • 优先咨询（2 个月→1 个月），优先审评（12 个月→6 个月）
拉丁美洲和南美洲地区	• 监管环境各式各样 • 巴西于 2019 年建立了 ATMP 的监管法规，包括药政注册豁免框架	• 巴西药政部门（ANVIS）发布指南，对细胞和基因治疗做出规范管理要求，ARMP 属于此类新治疗产品及其治疗手段的监控产品 • 阿根廷在细胞和基因治疗产品领域的监控也比较活跃	• 巴西对再生医学产品的豁免标准是治疗产品必须是以非常规方式产生的，用于治疗可能立即造成患者生命风险，并属于未有同类或可取代治疗方法存在于医疗领域中的病症
亚太地区	• 监管环境各式各样	• 澳大利亚、韩国、马来西亚、泰国、新加坡对 ATMP 有监管法规	• 没有特殊的豁免法规条例

从临床实践考量出发，基因治疗的临床试验的独特性表现在：

（1）一次性治疗　不会有再次治疗可能造成的风险，但可能丧失剂量和效价探索的机会。这种治疗的益处在于可能产生持久应答，不需要多次干预或终身治疗。

（2）直接用于患者的首次人体研究　由于给药前患者对药物的反应信息较少，使安全性风险概率增加，同时也为患者提供了即刻受益的机会。

（3）存在既存抗体　如果适用，需要用药前抗体的筛查测定，使部分患者有可能不符合治疗标准，但对照组中有可能入选抗体阳性的患者作为比较。

（4）可能具有强烈的临床免疫反应　一些不利的临床免疫反应（如抗载体或抗转录基因反应，或自动免疫性反应等），或脱靶效应、细胞因子风暴等，需要有较严谨的应对方案或措施，以降低患者的安全性风险，一旦管理得当，这种风险-受益特征有可能更有利于基因治疗药物的应用。如果预测有这种临床反应，需要进行较小规模的临床试验验证，往往这种临床试验设计需要较为新颖的思维和方法。例如，罕见病的基因治疗可能需要设计有别于传统的新临床终点指标，较少使用安慰剂对照，较多采用非传统对照的试验数据，如历史资料对照或患者自身对照等。

（5）病症的遗传原因清晰　如果存在，可能需要进行相关基因筛查，且这种筛查与生物标志物的利用密切相关。

基因治疗的成败首先取决于基因载体的效率与安全性，其中需要考虑和关注的关键难点或挑战在于如下若干方面：

（1）剂量　滴度测定是一个主要问题，一些 ATMP 的变异性大，或测定方法的多变性，在不同临床研究中无法建立剂量效应的关联性。临床中，需要依据实际载体基因组批次值（滴度）或基于表观载体基因组的需要配置和完成给药剂量。有些情况下，还需要考虑患者体重换算给药量。由于载体治疗物质的生产或容量的限制，有时剂量并不总是与毒性或有效性相匹配。此外，由于载体排泄的结果，可能导致无效重复给药。

（2）纯度　ATMP 的变体、空衣壳、内毒素或残渣控制等问题使纯度质量保证难度增大，细胞衍生产品的杂质、异质性或有限的纯化工艺流程对纯度有一定影响。载体纯度有时会表现在载体具有高抗原载量，而可能使有效剂量降低。

（3）效价　测定方法较为复杂或多变，其中转染（如载体的感染性大小）、表达（如载体能否产生目标蛋白质或 mRNA）和功能（如载体产生的蛋白质是否具有预定功能）以相同测定方法予以证明的难度大。评估效价的最关键点是质量属性，即评估批量释放和稳定性，其中需要定量且具有特异性较为重要。一般来说，体外效价检测是用于基因治疗产品的制剂放行检验和稳定性检测的理想方法。

（4）样本检测　采样量较小而可以用于检测的物质有限，也导致有些国家或地区要求特定检测的可行性受限。其他可能的问题包括标准测定的局限性，如种族差异、灵敏度低、变异性高或技术可用性低、临床实践差异性等。此外，改善 ATMP 产品属性的分析技术有益于提高检测质量保证的可比性。

（5）质量标准的制定　由于临床研究中患者的人数较少，造成制定可用于质量标准的数据有限，以至于制备或检测标准制定难度较大。基于风险管理的理念，需要强有力的科学和分析技术及其依据作为支持。

（6）可比性　由于基因物质含量和检测量受限，有可能造成每批次的生产变更变化大，保留样本也可能受限，处方变更在个体化治疗中更是必需的，使 ARMP 可比性受到影响，因而需要对重大变更或进一步支持分析研究结果可比性做出临床桥接的考量。

（7）成分　有些 ATMP 需要动物源性成分，有些原料可能不是 GMP 质量标准的，增加生产商记录与质量保证的难度，以及额外负担。制剂配方的稳定性、低温或超低温保存的要求对基因治疗产品成分的生存能力或活性效价有一定的影响。

（8）生产能力/产量/规模　需要考虑上市后的大规模生产和稳健工艺要求，但由于 ATMP 的诸多局限性，诸如由于复杂的生物制品生产工艺流程而造成

的不确定变异性等，使其面临巨大挑战。有些产品必须个性化设计和微量生产，导致产品批次间质量可控性难度增加，对临床效益影响大。

（9）临床供应　多数 ATMP 有特殊温控要求（如通常要求 −80℃），因而在 ATMP 的运输和存储方面要求高，在制定制剂生产点贴标时需要有灵活的标签内容要求。此外，由于 ATMP 的特殊生产和定制化要求，一般需要按需生产和供应。有些产品稳定性或有效期短（可能只有十几个小时），要求即产即用，对长途转运、存储和受试者用药时限都是挑战。

（10）监管协调　各国和地区定制能力差异大，监管指南要求变化多，监管的灵活性要求高，也给全球统一监管协调带来挑战。

此外，任何基因治疗产品的临床研究或尝试都应当仔细收集和共享数据，尤其是当用于超级罕见病患者时。如果治疗结果令人鼓舞，应当鼓励开发者进行临床试验来进一步确证试验结果的科学性和可行性，并推荐寻求上市许可，以获得更广泛的应用。

（高　蓉）

第 31 章

临床试验的项目管理和运营操作

临床试验项目管理和运营/操作是临床试验项目执行过程中为达到项目目标在一定时间段内而进行计划、组织、指导、监督和控制所有可利用资源的实践过程，包括对人员、时间、经费、效率的管理，以及对工作结果、进展和质量的监督。从另一个角度看，临床试验的项目管理是为了实现两个目标，即：①以技术和文件的方式对计划进行交流，然后通过计划和实际表现结果绩效的比对来了解和管理项目的状态；②对项目团队人员的管理技能发展提供协助，使他们能更好地完成和管理各自的职责和目标。无论何种形式的项目管理都需要前瞻性的管理技能、良好的协商和交流技巧，以及有效的分析技术，因为项目管理者需要将试验项目所涉及的各个方面统筹成一个整体，其中包括人员、财务和技术成分等方面。进一步说，临床试验项目管理和操作技能兼有理科和文科双重特性。所谓临床试验项目管理的理科特性是指在临床试验项目过程中，它需要通过各种图表、数学计算、医学知识、科技技能等诸多技术方面来管理和操作试验项目的完成；而文科特性是指项目经理必须学会和掌握法规、法学、伦理、人事/人际关系、语言和文字技能、风险管理、交流互动和组织因素等方面来协调和达到试验项目的目的。前者可视为临床试验项目的硬技能，而后者属于软技能。所以，项目管理可以定义为项目管理者将知识、技能、工具和技术运用于所负责的项目中，以满足或超满足项目规划的需要和预期。显然，临床试验项目的管理和操作不会有一个固定的模式供人们仿效，但其中的一些基本原则、方法和技术手段可以在各个试验项目的特定环境中通过适应性的调整而成为既定目标的有效管理工具。本章将从临床试验项目经理的角度，对临床试验项目管理中经常需要运用的一些原则、方法和技巧予以经验性的总结。有关临床试验经费预算管理、合同研究组织合同管理和试验项目过程管理等内容，可以分别参阅有关章节。需要提醒的是从事临床试验项目管理的人只应当把本章所探讨的临床试验项目管理和操作方法作为一种经验参考，在实际工作中需要结合自己的心得和实际环境拟定出适合自己风格和工作环境要求的临床试验项目管理和操作的有效技能。

31.1 临床试验项目管理和操作的特性和范畴

31.1.1 项目管理的主要角色作用

临床试验的项目经理可以分为需要协调管理跨部门或跨国家/地区职能在试验项目中发挥最大化职责的临床试验经理（clinical trial manager，CTM）和只是负责研究机构层面或本地试验项目运营的临床项目经理（clinical project manager，CPM），其不会作为 R 负责跨部门或跨国家/地区项目的运营管理，但会作为辅助角色协助或支持 CTM 在项目管理中起着 C 和 I 的职责（参见 31.1.4 节）。对于申办方来说，大多数的相关项目任务可以自己完成，但仍有一些会超出自我运作能力而需要寻求外包服务的项目任务。在一个试验方案中的试验项目，各个项目有着共同的结果目标或需要集体的智慧能力来实现一个共同的项目目标。如果各个专项项目间存在着这种共同目标、委托人和被委托人、技术或资源的情形，项目经理对项目的管理方式采用项目任务包（portfolio of projects）的方式比较容易调配和管控（参见 31.2.2 节），而不是视其为单个项目（a project）予以管理（表 31.1）。因此，临床试验的项目管理应当着眼于专项项目的相互依赖的关联性管理，这样才是有助于确立管理试验方案目标的最佳方式。

表 31.1 临床试验专项/综合项目管理及其任务包管理比较

类别	综合项目管理 （programs）	专项项目管理 （projects）	任务包管理 （portfolios）
管理范围	综合项目有较为广泛的任务范畴，并由于多方协作而会产生更多重要效益结果，如Ⅲ期临床试验方案项目	专项项目有明确的目标，任务范围随交付产品生命周期需求而被详尽阐述，如临床试验项目中的数据管理项目	任务包具有具体细化任务的商务目标，并可能随着项目或组织的战略目标的改变而变化，如数据管理中的逻辑核查质疑

续表

类别	综合项目管理 （programs）	专项项目管理 （projects）	任务包管理 （portfolios）
变更 管理	项目经理必须预期在项目实施过程中来自项目团队内部或外部的变更或偏离，并按照项目管理计划做好应对措施	项目经理需要为项目方案修改而引起的变化做准备，并管理和监控这种变化以确保交付质量不受影响	任务包责任人应当对大环境变化有敏感性，并不断监督这种变化对任务包的影响，并确保任何变化措施不会影响任务包质量
计划 管理	项目经理需要建立试验项目的总体项目规划，并为各专项项目任务的具体计划方向提供指导	项目经理需要不断根据综合项目规划建立专项项目任务生命周期的目标计划	任务包责任人建立和维护具体任务的必要流程，并应按照要求不断向项目经理交流总体任务进展状况
实施 管理	项目经理需要管理和协调各专项项目及其项目经理/人员，并为各专项项目方向满足总体项目规划和药政期望负责	项目经理需要管理专项项目团队成员及其职责，以保证满足总体项目目标	任务包负责人管理或协调任务包所涉人员的职责和交付
评价 管理	按照项目总体满意度，交付质量及其成果效益等方面评价	按照交付产品的质量、时间表、费用控制、客户满意度等方面评价	按照任务包的总体绩效评价
监督 管理	项目经理监控总体项目中各专项项目进展满足总体项目规划目标，以确保总体试验目标、时间表、预算和交付结果满足客户和药政要求	项目经理负责管理和监控专项交付产品及其服务质量，合规性和/或试验项目的药政结果	任务包负责人负责总绩效和价值指标符合项目要求

　　临床试验项目管理的生命周期与试验项目本身一样，拥有启动、发展、实施和结束阶段（图31.1）。在启动阶段，项目经理需要建立项目概念和目标，并对各个阶段可能涉及的目标任务做出整体规划；在发展阶段，项目经理应当筹划各个阶段的时间表、费用，以及进行资源的评估，并制定基线标准，以便对项目过程进展状况做出比较；在实施阶段，项目经理需要管理和控制项目的进展和结果，并在必要时对项目做出及时调整；在结束阶段，项目经理需要完成项目结果、经验和教训的总结，对整个试验项目的相关文件做好归档和保存，并对各项资源（特别是人力资源）做出重新调整。因此，总体上来说，贯穿在项目管理中的宏观水平要素主要包括4个方面。

　　（1）项目管理程序　在试验项目的各个阶段，涉及各类试验文件和系统工具的选择、准备和批准实施，各种标准操作规程和流程的设定，依照方案设计项目时间表的规划，资源的调配和评估，验收标准的

建立，风险管理规划的制定等。其中大部分内容已在相关章节有详尽描述，如试验方案管理、CRF设计及其管理、试验设计和试验前期准备等。这些与申办方需要进行哪些研究任务/活动，以利于将研发的药物/医疗器械带入市场的策略有关。

　　（2）职能管理程序　在试验项目的各个阶段，涉及相关职能部门（包括可能的外包服务）及其项目团队成员的选择和评估，各职能成员的角色和职责分工与到岗，各职能运营章程及其关联性的建立，外包服务的合约签订，与职能相关的试验项目及其数据标准的确定和实施等。具体的各职能要求及其运行管理已分别在各相关章节有详尽描述。这些建立在方案设计和所涉资源程序规划的基础之上。

　　（3）财务管理程序　试验费用直接关系到项目运行质量和可行性。在项目准备阶段，根据方案设计确定项目预算是项目管理的首要任务之一。在项目实施和结束阶段，都涉及项目重要事件的监督及其相应付款节点的管控。此外，由于方案修改或试验项目不可控因素

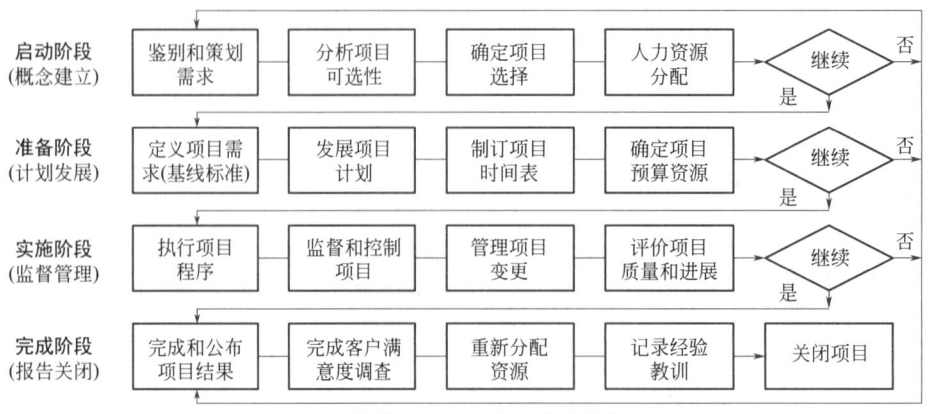

图31.1　临床试验项目管理生命周期示意

的出现，有可能需要对预算和结算节点进行调整或修改。这些与项目人员、设备和流程需求计划有关。

（4）任务包管理程序　临床试验的目的是推动申办方产品的药政审批上市，而要获得试验产品批准上市离不开试验项目中各个职能环节的交付质量及其可信性。显然，试验药物/器械的研究各任务包能否充分满足药政上市批准的要求至关重要。众所周知，药政申报的数据及其文件建立在试验过程中的 ALCOA＋原则基础上（参见第 3 章和第 4 章相关内容），而这些过程都是由各类任务包的轨迹和交付结果所组成。这些任务包贯穿在整个临床试验项目运营过程中，涉及申办方、研究机构、伦理委员会、第三方实验室及其参与人员的角色与职责。

需要注意的是职能管理和财务管理属于运营管理范畴，其与项目管理有所不同。运营涉及对试验项目活动实施的具体操作，所涉及的活动操作过程会重复发生，这些活动直接产生交付产品，因而运营管理需要对产生结果的商务流程或操作过程进行管控。在项目生命周期中，项目管理与职能（运营）管理在许多节点相互融合关联。例如，试验方案设计涉及多方合作的项目管理，对方案的执行却涉及运营管理的活动；项目监查计划与临床监查活动，前者属于项目管理职责，后者则为临床运营管理；药政策略制定需要药政事务的项目管理思维，但按照药政策略准备申报材料和完成申报是药政运营的例证；临床试验中的 CAPA 管理从本质上看是一种改善临床运营或试验项目操作流程的项目管理手段。显然，项目管理是依据试验方案要求而产生的临时性需求，不同试验方案的项目管理需求都是唯一性需求；运营管理是始终存在的永久性需求，是存在于任何试验项目中的重复性流程，其是按照项目管理计划中的任务包及其资源配置，按照标准操作规程的要求去努力实现交付产品的过程管理。因此，项目经理需要具备项目管理和运营管理的双重知识和技能，才能较好地完成和保障试验项目的交付目标和结果质量。

试验申办方/CRO 的组织架构和企业文化对临床试验项目的运营环境和方式有很大影响。组织架构是影响资源可用性和执行项目方式的环境因子。表 31.2 总结了常见的组织架构形式，其主要包括以下几类。

表 31.2　组织架构与试验项目管理资源的可用性

项目特征	职能导向架构	混合型架构（职能→项目导向）			项目导向架构
		弱混合	中间状	强混合	
项目经理权威性	几乎没有	有限	低/中	中/高	高/绝对
资源可用性	几乎没有	有限	低/中	中/高	高/绝对
控制项目预算	职能性经理	职能性经理	混合	项目经理	项目经理
项目经理角色	兼职	兼职	部分全职	全职	全职
项目经理支持人员	兼职	兼职	兼职	部分全职	全职
不确定性	低	低	低/中	中/高	高
项目持续时间	短	短/中	中	中/长	长
项目规模	小	小/中	中	中/大	大
项目技术复杂度	标准	中	中	中/高	高

（1）职能导向架构　属于传统性架构，成员按照专业技能需求组建，每个部门独立于任何其他部门完成相应工作任务，项目执行范围受到人员职能的限制。例如，负责临床试验各职能的人员分别集中在不同的部门，如临床部、数据管理部或统计分析部等，各职能部门由项目经理负责本职能部门的人员任务职责。在项目过程中，人员有时是身兼数职，既是项目经理，又是监查员。对项目进展情况的收集和协调在各部门间分别进行。这类架构的基本形式如图 31.2。

（2）职能和项目导向混合型架构　弱混合型架构有较多的职能导向组织特征，项目管理更多地起到协调员或稽查员的角色作用，并没有发挥真正的项目经理的职责；强混合型架构有更多的项目导向的组织特

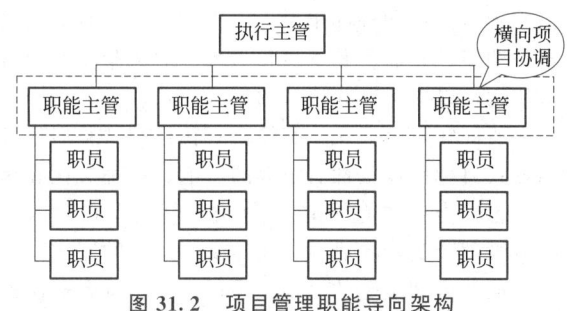

图 31.2　项目管理职能导向架构

征，全职项目经理对项目规划和执行实施指导和管理有较大的权威性，并有全职的试验项目辅助成员协助管理和介入试验项目的实施；中间状混合型架构虽然没有具有权威性的全职项目经理，但却开始要求成员

兼职项目经理介入和管理一些试验项目活动。例如，项目经理或其他职能管理兼职多样工作任务，在一项试验项目中，一人需承担项目经理、临床监查、数据管理等多项职能，或在一项试验项目中为项目经理，另一项试验项目承担监查员的角色等。这类基本架构形式如图31.3。

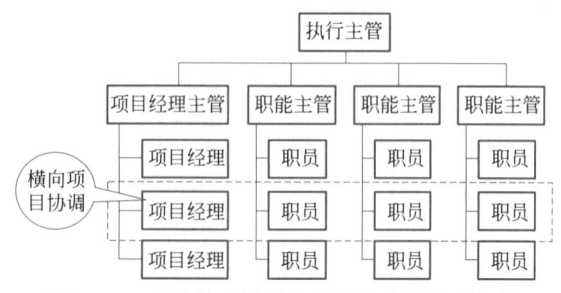

图 31.3 项目管理职能和项目导向混合型架构

（3）项目导向架构 职员按照专业职能分门别类，可以来自各职能部门，各成员在项目管理中各司其职，项目主管属于全职角色，辅助和协调项目成员全力介入和管理试验项目活动。这种架构对于试验项目的管理和协调多职能活动比较有利，也能在保证试验项目质量中发挥更多的作用。这类基本架构形式如图31.4。

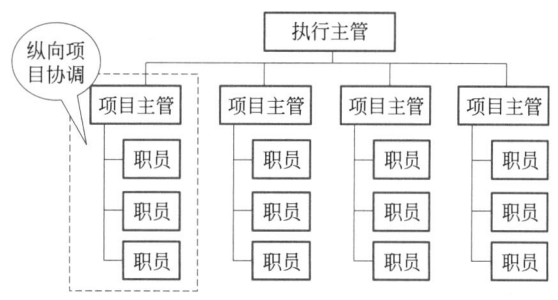

图 31.4 项目管理项目导向架构

任何试验项目实施过程中，都会涉及不同人员或多方组织的介入（统称为干系人），他们的所作所为对试验项目的绩效和完成质量均可能有不同程度的正向或负向影响。在试验项目过程中，项目管理的作用就是要确认内部和外部干系人的需求，以及对他们的要求和期望，并监督和管控各干系人对试验项目规程的依从性，以确保试验项目的最终成功。

众所周知，企业文化和风格对执行的试验项目能否满足其目标和规范性有很大的影响。这种文化和风格一般也称为"文化规范"，这类"规范"包含着有良好的管理和实施项目目标的体系，适宜的完成项目时拟采取的可被接受的措施或手段，以及符合资质的且在促使项目任务完成中发挥作用或影响的决策人或执行者等。当试验项目涉及外包服务时，试验项目的运营质量和结果会受到分属不同文化、风格和人员技能水平的企业管理的影响。因此，申办方有必要全面评估外包服务组织架构的效能和质量管理体系，以及

执行项目管理的项目经理及其主要团队成员的知识和技能，以确保试验项目管理能满足申办方、药政法规和方案设计的要求。

31.1.2 项目经理的基本知识要求

无论在哪个阶段的管理程序，项目经理应知道如何能将整个工作划分成若干模块，这种化整为零的方式有利于更合理地制订项目目标和各个阶段的职权范畴。在明确了工作分解结果后，项目经理可以按照各个工作单位的要求和目标，列出需相应采取的方法，所需要完成任务的工具和相关的文件准备和建立。在各个阶段所需的资源（人力、物力和财力）各不相同，作为项目经理，其日常工作就是处理项目管理周期中各种与临床试验项目有关的资源与事务（图31.5）。从上述四大要素内涵和图31.5涉及的细分管理范畴可以预见，虽然项目管理不需要具备所涉各方面的全能精通才干，但需要了解和应用的知识和技能范畴包括但不限于如下几个方面。

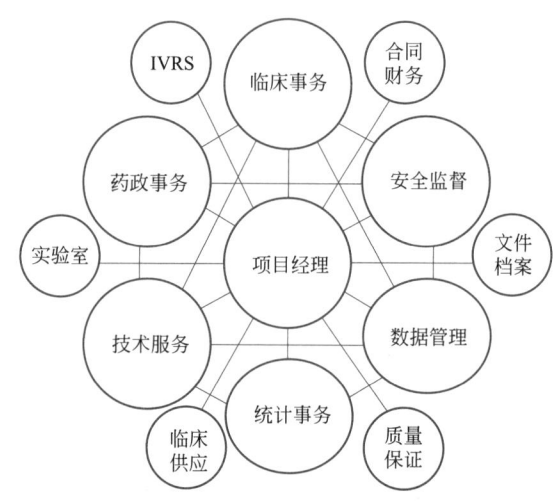

图 31.5 项目经理在临床试验过程中的统筹管理范畴

（1）人力资源 项目团队的成员职能配置、能力和交付成果绩效评估、方案培训和操作规程指导与监控都涉及人力资源管理。由于临床试验是多职能范畴的知识和技能应用，试验项目团队成员组成多由来自内部各职能部门人员临时组建而成的团队，不仅涉及跨部门的合作，还需要外部团队的协作与支持，如研究机构和CRO等。因此，人力资源管理不仅需要较好的组织协调能力和团队领导能力，还应当有较高的交流和沟通技巧，以及具备团队协作互动精神。

（2）时间管理 试验产品能否早日递交上市申请并获得批准关系到申办方的市场成败和药物/器械研发投资回报率。任何试验项目都需要建立严格的时间计划表（参见31.2节）。任何介入试验项目运营和操作的成员，都需要竭尽全力达成时间计划，其中项目管理的监督和推动力尤为重要。一旦发现时间计划无

法达成目标，合理地调整时间表及其相应资源调配是项目经理的必备能力和职责之一。

（3）财务管理　试验项目预算与申办方本身的方案设计及其内部资源配置、研究机构和各类 CRO 商议方案执行任务目标和范围、签约服务合约、试验项目实施重要事件完成的支付，或方案设计或项目任务的变更导致的预算及其相关财务事务的调整等有关，这些都离不开娴熟的财务管理与方案执行关联性的管控，也是项目经理的必备技能之一（参见第 28 章有关内容）。不适宜的项目预算，或不合理地扣压研机构和 CRO 的服务费用表面看似乎在财务上有利可图，实际上对于项目数据及其相关试验规程依从性、任务完成的合规性，或试验质量和可信性可能带来的风险极大（参见图 9.4）。

（4）法律知识和管理　试验项目涉及的合同种类繁多，对合约条款的商议和承诺需要建立在法律标准的基础上完成和履行，因而项目管理者需要对合约条款的可操作性在签署前有充分的评估，避免合约签署后出现违约而成为被告的风险。虽然试验项目中由于试验设计、环境或条件的改变可以修改合约，但签署的合约成为了法律文件后，合约所涉各方需要对其有敬畏心。项目经理在项目执行过程中，需要引导团队成员熟悉合约中规定的职责和要求，并监督按照合约要求完成项目任务。此外，由于临床试验用药物安全性和有效性的不确定性，受试者的安全性风险需要从法律的层面予以防范。因此，与保险公司的临床试验保险合约是申办方必须在试验项目启动前完成的项目管理文件之一（参见 9.2.7 节）。

（5）外包服务管理　试验项目的外包服务不可避免，其中不仅涉及法律合约，还与非申办方团队人员管理及其项目质量监控，以及外部有效交流与合作有关。项目经理对外包服务的有效管理是其必备的管理技能之一（参见第 9 章相关内容）。

（6）风险管理　项目管理三要素是任务范畴、时间和资源（图 31.6）。其中任何要素存在的潜在风险对试验结果质量和可信性都会产生不同程度的影响。这三要素是临床试验项目过程中的相辅相成的整体，贯穿在临床试验过程中的各个方面，三个方面各自存在着不同程度的质量风险，并从总体上对交付的试验结果质量都有着直接或间接的影响。按照 ICH E6 的要求，申办方有责任识别、评估、控制、应对和报告关键数据及其流程的风险，这涉及试验项目的两个层面，即系统层面（如标准操作规程、计算机系统、人员等）和临床试验层面（如试验设计、数据收集、知情同意过程等）。项目经理在项目启动前需要制定或在医学监察（和/或药物警戒）的支持下制订风险管理计划，如试验方案风险-受益管理计划（参见 20.1.4 节）、试验用药物/器械的安全性风险管理计划（参见 20.4.1 节）、依据风险的临床监查计划（参见 11.4.3 节）等，并在项目开展过程中按照风险规划做好纠正和预防的工作，保证最终交付的项目质量能获得药政部门的接受。

（7）交流管理　试验项目涉及内部和/或外部团队分工协作，其中的沟通技巧和交流能力至关重要。在项目团队中，来自各职能部门的成员为实现试验项目的目标而一起努力。此时项目经理有效和准确地向所有干系人传递项目要求和执行信息，认真接受项目反馈及及时纠正项目可能的问题或风险十分重要。作为项目经理，积极、清晰和有效的沟通交流和问责文化，而不是一味地谴责个人错误的交流方式，有益于团队合作，鼓励建设性意见和更好的互帮互助的氛围。一个好的项目经理需要具备 35% 的项目概述和目标要求的知识，65% 的与人交流的技巧能力。

（8）质量管理　无论是质量控制或质量保证措施，都是围绕着试验项目的方案执行及其结果可信性的需求而建立和展开的。项目经理需要确保试验项目实施过程中，团队成员能自觉遵循方案设计及其相关标准操作规程的要求，以使关键数据及其流程能满足 GCP 和药政法规的标准（参见第 29 章相关内容），其终极目标是使交付的试验药物/器械药政申报能获得认可和批准。从图 31.6 分析可以看出，在与项目质量管理相关的三要素中，项目管理计划所建立的时间进度模型可以用作与实际时间进度比较的依据；按时间段和范围资源分配的项目预算，可以用作与实际项目结算结果的比较基础；项目任务范围说明书、工作分解结构（WBS）和相应的 WBS 词典，可以用作管控交付结果的依据。

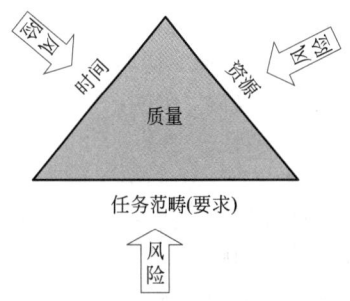

图 31.6　项目管理内涵本质关系示意

（9）项目整合管理　临床试验项目所涉的跨部门合作和多学科技术及其工具的介入，使得项目经理必须学会和管理日渐更新的科学发展、复杂的方案设计及其实施要求，以及不断更新的药政法规和建立的数据标准等，这不仅有如上所述的人员和规程等管理，更多的是要面对多学科的技术革新发展及其应用，如计算机化系统的应用或多系统间数据传输的需求、医学影像技术的应用、更为复杂和科学的试验方案设计方法、不断变革的数据标准及其管理技能的要求等。

在试验项目中，这些多方面技术及其工具、规程和方法的有效整合，既能满足试验方案及其实施的需求，也能符合变更中的法规要求，对于任何一位项目经理而言都更富有挑战性。

项目管理的主要目的就是要最有效地利用各种资源和服务，以最佳的时间和最合理的费用来满足试验项目的目的和要求。因此，无论在整个试验项目中还是在各个子项目工作中，项目经理必须始终牢记项目质量三个内涵要素的相互关系和重要性（图9.4），并通过协调这些内涵要素来管理和操作试验项目交付目标和管控潜在风险，以保证试验项目的质量。为此，项目经理需要根据项目管理的三要素原则，采用一整套原理、方法、工具和技术来有效管理在特殊和独特项目和/或研究机构环境中的既定目标的工作任务。综合临床试验全生命周期的各阶段管理要求，项目经理应当学会建立和管控的目标包括但不限于：

（1）指标性目标　需要清晰地阐述项目里程碑目标，如完成时成本费用可控范围、预期的完成时间、期待的试验结果及其验收标准、可能涉及的资源或资产需求及其可能的限制等，需要有开始和截止事件点，明确具体的时间点，可视化的表达方式，并需要树立指标的敬畏心，诸如

- 时间性目标
- 成果性目标
- 约束性目标
- 财务性目标
- 方案及其文档目标
- 其他方案要求特别目标

（2）管理性目标　需要包括具体的技术参数和拟采用的标准等，确保相互之间目标和标准的一致性，并建立目标的权威性文化，诸如

- 项目范围（包括工作包）
- 人力资源计划
- 监查计划
- 项目时间计划
- 质量保证/控制
- 医学监察计划
- 项目预算
- 风险计划
- 沟通计划
- 培训计划
- 外包采购/合约执行
- 数统管理计划
- 安全性监控计划
- 整合要求

（3）跟踪性目标　需要考虑如何管理计划和实际结果的差异，并建立里程碑跟踪目标管理规程，诸如

- 变更监控和报告
- 控制范围变化
- 成本控制
- 交付结果
- 质量跟踪
- 风险控制
- CAPA管理

任何试验项目的完成都离不开战略目标（goals）的建立和战术目标（objectives）的实施。战略目标一般是总体策略方向，有时较为笼统，可能并不明确和不可量化，可以视为一种所期望达到的愿景（vision）。例如，人们常说"走吧"，但并没有说"走"去哪里。战术目标通常有比较明确和精准的结果要求，且大多可量化，可以视为一种为实现愿景而担负的使命（mission）。例如，临床试验的ALCOA原则是达到试验结果质量和可信性的期望，在试验项目实施过程中，需要根据方案设计的终点目标要求制订具体的临床监查计划，并通过源文件核查和质量指标等常见的技术手段或方法来确保试验结果满足药政可接受度。因此，项目经理在所管理的每个试验项目中，都需要在申办方的总体目标基础上，结合试验药物/器械的开发规划、试验方案的设计终点及其所涉试验成功的关键影响因素，从项目管理的战略角度和职能管理的战术层面做好并发挥试验项目的管理技能和领导力。项目管理中的管理技能是项目经理的基本职责所在，其只是监督和确保项目成员日常工作活动和/或行为的规范性，而领导力是要求项目经理还应当能激励和促使团队成员能有更高的项目愿景观，更高的项目绩效标准和发挥超过常规标准的个人意愿和使命感。从某种意义上来说，如果试验项目管理仅仅是对项目成员遵循依从性的影响，即团队成员虽然遵循要求和/或指令行事，但从内心并不一定同意或明白要求执行的观点，这种管理只是达到了项目经理的最低基本技能要求。

31.1.3　项目管理的实践技能与素质

众所周知，项目经理通过项目管理计划，合理运用与整合项目生命周期中的各个环节规程来实现项目目标。因此，从管理技能的广义角度分析，为了获得和应用上述临床项目管理知识和技能，一位项目经理需要具备的基本素质主要体现在四个方面（图31.7），而这四个基本要素在实际工作中相互印证和交叉融合，项目经理对四要素的个人知识及其应用技巧是保质保量完成项目目标的重要基础。

（1）项目管理思维　项目管理的三要素为资源、时间和任务范畴，每一个要素的执行质量与项目交付的完成质量有关，其中不乏涉及各类风险。项目经理需要在项目计划和实施过程中，根据方案的设计和实施要求把握和管理好这三要素（参见31.1.2节）。

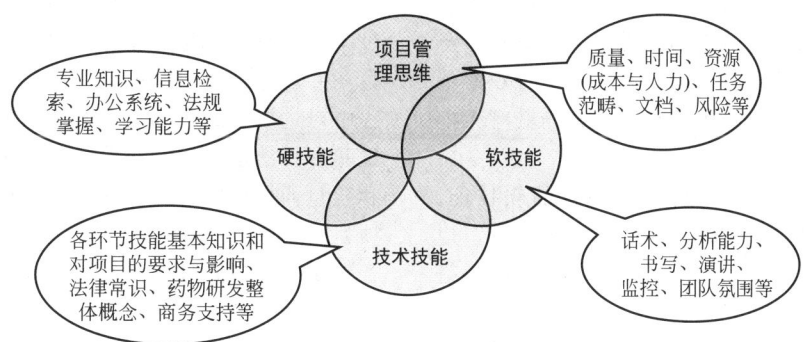

图 31.7　项目经理个人综合素质要求

（2）技术技能　超出临床试验项目管理知识范围的知识和能力的建立与试验项目灵活管理、具备战略目标和计划思维、延伸到跨部门知识和技能的把控有关。由于科学和技术的因素而出现的试验项目过程中步骤优先性、商务支持、时间表、资源和项目过程的变化等支持与监控离不开其他各类技术知识和法规要求的掌握、风险管理、领导和管理技才能、分析和解决问题能力、制定目标和卓越远见能力；建立合理程序的能力等也都是这些技术技能的具体表现。

（3）软技能　临床试验中最重要的软技能包含五个要素，即主动行为能力、领导影响力、决策性的思维方式、成果导向的思维和行为方式、坚忍不拔的毅力和作风等。

① 主动性　指人在工作中不惜投入更多的精力，善于发现和创造新的机会，提前预测事情发生的可能性，并采取行动，从而提高工作绩效，避免问题的发生或创造新的机遇。这里强调的是要有结果和预见性，不只是简单的积极行动，也代表了一种工作态度和追求。主动性表现为：a. 不会自觉完成工作，即需要他人督促；b. 会主动行动，即主动行动自觉投入更多努力，不需要他人督促，只要分配职责就会自觉投入时间去做；c. 主动思考，快速行动，即及时发现机会和问题快速做出反应；d. 未雨绸缪，提前行动，即不会等到问题发生，而是提前规划行动方案和规避问题与预定解决方案，甚至创造出机会。

② 影响力　指个人施加影响的能力，即试图说服、劝服、影响他人、留下印象、让他人支持自己观点的能力。这种影响力实质上是一种让他人对结果认同的领导力，意味着即使没有权力去要求别人做任何事，但别人还是愿意听从行事。但上司对下属的影响因受到地位环境的因素而不能被视为具有影响力。一个人和外部进行能量和信息交互的磁场越大，其影响力亦越大。影响力的表现行为通常有：a. 不能清晰地表达，即不仅不能影响他人，还容易被人影响，属于盲从者或从众者；b. 具有直接说服能力来施加影响，即通过讲述理由、证据、事实等来直接说服对方接受自己的观点，并能在影响别人的过程中据理力

争；c. 能换位思考，即用别人的角度去说服和解决对方的问题；d. 能采取综合策略去说服和解决复杂的问题和影响他人，或通过微妙的手段来使别人接受自己的观点。这是影响力的最高境界。

③ 概念思维　所谓概念思维是指一种识别表面上没有明显联系的事情之间内部联系本质特征的能力，即面对不确定现象的时候，能找到里面的要害，一语道破。这是管理才能的重要素质之一。这要求项目经理擅长结构化思考，或学会正确的思考方式。值得指出的是思考本身比思考内容要重要得多。只有良好和强大的思维分析才能驱动成功。这种概念思维通常可以表现为：a. 从不想清楚，也不弄明白目标要求，即从不思考，也不理解为什么，只是单纯按照指令行事；b. 可以进行简单类比思维，即根据自己过去的经验，对某个行为进行类似的复制；c. 具备触类旁通的思维模式，即能运用复杂概念能力，通过客观规律，以点带面或举一反三地思考或行事；d. 可以做到深入浅出地思考与分析，即不仅能将复杂事务一眼看出或分析出关联性，还能高度总结成简单易懂的概念，并让他人理解。

④ 成果导向　泛指拥有完成某项任务，或在工作中追求卓越成就的愿望。如果只对自我的定位是随遇而安或小富即安，不愿从事具有挑战性的工作，不可能在专业发展道路上取得成功。为了达到成果导向的目标，项目经理还应当具有强烈表现自己的能力，并不断为自己树立成就标准。只有目标追求越远大，则前行动力越足。成果导向的表现形式通常包含：a. 乐于安于现状，即不追求个人技术或专业的进步。即使用好的绩效管理的方法也无法使其提高积极性，直线经理反而要花很多精力盯着其工作绩效。b. 始终追求更好，即努力将工作做得更好，或努力达到更优秀的标准。这类人的天性喜欢将工作做得更好，以达到设定的标准为其宗旨，因而绩效管理能充分发挥其作用。c. 自愿预设个人挑战性目标，即绝不需要为其设定目标，而是自己给自己设立富有挑战性的目标，并为达到目标而不懈努力。d. 拥有冒险探索精神，即在仔细权衡代价和收益后，即使有经过评估的

风险，也不畏惧，并为获得更大的成就而做出某种决策和行动。需要注意的是对于第四类因素的管理，不应盲目去赌这个人以后是否会成功，而应通过观察他的成果导向是否达到第三级表现形式来判断其有无前行成功的可能性。

⑤ 坚韧性　坚韧性是项目经理必备的软技能。其泛指在艰苦或不利情况下，仍能克服自身困难，以努力实现目标，以及当面对他人的敌意时，还能保持冷静和稳定的状态，且忍受这种压力。这是一个人取得成功的基础，即没有坚持，没有经过困难和磨炼，不可能走向成功。坚韧性的一般表现形式包括：a. 稍微遇到点压力就选择放弃，或频繁跳岗换职，即受不了批评或不同声音，挫折感和承受压力度低。即使一个人很聪明，成就导向强，概念思维好，但无法接受一点挫折，则其仍不可能成事。b. 具有压不垮的姿态，即能始终保持良好的体能和稳定的情绪，并顶住压力工作。一个人即使能像老黄牛一样勤勤恳恳，但惧怕担责而不能对结果负责或逃避，则不可能把事情和事业做好。c. 不仅能压不垮，还能干得成，即不仅能在艰苦环境中顶住压力，还能干好和干成充满挑战的任务目标。d. 乐观精神，化压力为动力，即能通过建设性方式消除他人的敌意或保证自我情绪稳定，不受制于压力，或还能把压力解除，甚至能把压力化为动力，自觉解除压力才是项目经理坚韧性的追求目标。坚韧性是一个人能否取得成功的底蕴，其越厚实越能走向成功。任何困难在第一类人眼里都是过不去的坎，而在第三/四类人眼里却是人生的常态。

以上五个要素不同程度地会体现在试验项目进行中所展现出的管理技能和应对困境和风险的态度。具备良好的五个软技能要素的项目经理在某些情形出现前就能采取前瞻性的步骤解决可能的需求和问题，能运用所掌握的药物发展过程知识和所授予的权限对试验项目过程做出决策，诸如积极寻求事实、数据或专家观点来指导试验项目的决策或行动方案等。

除此之外，项目经理的个性特征也是保证试验项目成功的重要软技能基础因素之一。良好的个性包括诚实、热情而稳定的精神状态、持有乐于服务的态度、自信、沉稳、勇于进取和领导的精神、聪慧好学、平易交际沟通、良好的教育背景和工作经验等。人际交流技巧也是项目经理重要的软技能表现之一，包括交流清晰，知道如何倾听意见和建议，并能提供对他人来说易懂和有用的信息。具体的行为表现可以通过话术、文件、书信和邮件撰写技能。

（4）硬技能　程序操作技能和专业知识的应用取决于对规程和显现知识的学习和应用，这包括专业知识和技能的掌握，如医学和临床知识等，药物研发信息及其属性的学习和掌握，理解临床试验项目事务运作。对细节的把握和管理是建立在专业知识和规程理解的基础之上，在试验项目中具体的行为表现可以通过维护完整和详尽计划、会议纪要和协议等的记录档案，并能记住项目关键计划和绩效参数，便于项目过程中对进展、问题和风险有清醒的认识和把控。整个试验项目的运营过程都是由每个细小环节行为的累积和质量而构成的，对这些细节失误或忽略有可能造成项目的失败。

试验项目管理的领导力是要让团队成员能认同项目标准和要求，即从内心对要求执行的观点和规则有敬畏和尊重感，甚至能做到无论公开行为或内心深处都把这种要求化为内在信念和自觉行为。这种通过书面或语言沟通传递信息，进而改变或说服项目成员对项目规程的态度、理念、目标或其他个人行为的转变是项目经理领导技能的最佳境界。临床试验项目团队是由少数有互补技能，愿意为了共同的目的、业绩目标和方法，并可以相互承担责任的成员所组成的群体。因此，项目经理的领导力技能需要通过以下（但不限于）几个方面来体现：

① 发展技能　对行业及其技术有充分的了解，持续维护自我专业技能成长和提高，并帮助团队成员技能和知识的发展。其中管理才能的培养和应用在项目管理中尤其重要，这涉及从不会自觉完成项目任务，逐步养成主动完成项目任务行为，再到主动思维，快速行动，直至未雨绸缪，提前行动。

② 关注结果　明确和指导目标绩效的实现标准，不断关注自我和团队成员实际项目重要事件和交付结果，并对试验项目的关注热情始终如一。

③ 构建团队　具有构建和协商交流技巧，以及客户优先的意识。在项目过程中，创建内外部职能间的合作和互为负责的氛围，以获得项目共赢的结果。

④ 管控复杂性　充分交流项目绩效目标，组织、计划和监督多重项目活动，人员支持和资源介入的科学性、合理性和协调性，并具备有效应对变更的管理能力，对某些模糊情形有一定的容忍耐心，并维护持续的观察和清醒的判断力。对于管控复杂性而言，管理概念思维较为重要。刚开始承担项目管理职责时，有可能对其中的规程和要求想不明白，弄不清楚，经过逐步学习和实践会演变成对项目管理的规程与要求简单类比应用。但项目经理学会对规程和要求的触类旁通和深入浅出的应用才是管控复杂性事务的最高境界。

⑤ 决策担当　能坚持商务优先的判断力，展现对关键决策能力，判断和应对措施的决断力，并对行为结果勇于担责。

⑥ 领导影响力　通常通过对团队的影响力引导和管理来展现，而影响力的实现首先需要有较好的演讲和说服话术能力，从不能清楚表达到可以直接说服需要经过不断自我能力的提升，而换位思考的领导思

维更有助于创造团队的相互协作支持的氛围，综合策略的才能是发挥领导影响力的最高境界。

⑦ 人员培训 只有项目经理本身对方案和规程要求有深刻的理解和把握，才能为团队人员专业素质的不断成长和发展创造条件和环境。

⑧ 着重结果 需要督促自身和团队成员实现对项目进程目标和完成时间表的承诺。

⑨ 团队建设 应当能在试验项目的框架下为不同职能的部门之间和团队成员间创造一种合作、相互信任和各尽其职的环境，以期达到共同的目标。

⑩ 协调管理技能 应当能同时组织、计划和监督多项活动、人员和资源。

⑪ 决策胆略 在授权范围内，能够展现自己的能力、判断和才干，对试验项目的问题和目标做出果断决策，并勇于对所付出的行动负责。要做好这一点，结果导向思维很重要。只有明确目标，才能知道团队需要如何努力达到目标。对于目标的实现，安于现状、追求更好、自设挑战性目标、在不违背基本原则条件下敢于冒险做出决策是项目经理决策胆略的四个不同层级方面。

⑫ 筹谋战略支持 为战略目标的实现，懂得创建适宜的团队战术的方法和协作技能，以支持和努力保证项目交付质量和可信性。必要时，能从高层管理或其他相关干系人处获得支持或援助，以便维护试验项目按照预定目标进展顺利。

综合项目经理的知识积累及其应用能力、领导力和管理软硬技能的表现，可以作为评价项目经理的未来职业发展潜力的标准。执行力是项目经理最基本的素质要求。这样的项目经理既没有明显不足，也没有明显优势，但能在自己擅长领域把事情按照要求和绩效目标执行到位。与执行型项目经理相比，守成型项目经理需要在影响力、坚韧性、领导力、管理才能和结果导向思维方面有所建树和突破。这种项目经理适合从事成熟性或自我熟知领域业务的日常管理工作，但只能稳扎稳打和逐步发展壮大。创新型项目经理在领导力和管理才能等各方面应当达到素质要求的最高境界，其适合负责开拓性、创新性强的工作，亦可以起到领域或事务带头人的角色。这类人虽然聪明、活跃，但对重复性高、一成不变的工作容易缺乏耐心。因而，当面对常规运营工作局面时，可能不如守成型人员做得好。简言之，项目经理在试验项目中需要学会和应对环境约束，履行好计划、组织、领导、监控、资源、时间、协调方面的职责，才能无愧于项目经理的职位。有关各类目标的操作和运营规程已经在项目的各个环节、所涉角色和职责的章节中分别予以了描述，在此不再赘述。除了上述项目经理应具备的个人素质外，外在环境和条件的配合也十分重要，例如，公司管理层对试验项目的支持，其他配套服务和

产品的保障，所在国家和地区经济和市场的强大需求和药政环境等，这些也是保证临床试验项目得以顺利开展和成功的必备条件。

31.1.4 项目管理中的分工合作模式

临床试验项目的圆满完成离不开不同临床试验细分专业领域职能人才的分工合作。任何试验项目的团队成员往往来自不同专业背景的各个职能部门，这些成员受各自所在部门经理和项目经理的双重管辖。由于成员组成的临时性，并在项目的各个阶段扮演不同的角色，而项目的任务又很紧迫，项目经理需要了解和面对的组织架构的管理特点可以描述为但不限于：

① 临时性 项目团队有明确的起止时间，但在结束之前，项目成员需要密切协作。项目经理要帮助团队成员克服临时性带来的负面影响，并在很短时间内将他们整合成一个整体，以适应临床试验市场的机遇和需要。

② 前瞻性 试验项目的历经时间并非短期，且成果并非临时，有市场质量和组织发展的要求。项目经理需要在项目启动前建立项目的管理计划，制订各项绩效目标，并支持和把控项目成员在实施项目计划和目标中的可能问题和风险，使项目质量和可信性风险降到最低。

③ 目标性 项目团队的明确目标是项目经理可以利用的唯一优势，也是项目成员需要努力达到的。

④ 开放性 项目不同阶段的成员变化较大。项目成员进入项目的时间可能不同，因此项目经理管理的人员构成会不断变化，但项目经理必须在项目启动之前就做好人力资源规划，预计到一切可能的变化特定要求和目标（虽然可能未知），其中人员变化有可能造成项目质量不稳定，因而不断强化和（再）培训项目计划和绩效目标在开放性的项目环境中必不可少。

⑤ 多样性 项目成员来自不同职能背景的部门。虽然项目资源是一次性消耗资源，在试验项目不同阶段资源需求亦不尽相同，且成本费用有着不确定性，但怎么利用目标性营造一种归属感，将这些人团结到项目中，是对项目经理资源管理的新挑战。

⑥ 计划性 试验项目的计划性较强，在实施过程中受外界因素影响和依赖性较大，这要求项目经理需要具备灵活性，不断完善和调整适宜的目标计划，及时纠正和防止可能导致项目失败的问题和风险，规划和支持好团队分工和协作，并避免利益冲突十分关键。

⑦ 渐进性 其创造的产品、服务或成果存在不确定性，在项目进展过程中，需要人们不断克服各种非可控因素的干扰，使项目目标渐进明晰，直至完成。

⑧ 科学性 通过图表、数学计算和其他技术工具来支持项目管理的计划和目标的进展状况，采用合理而科学的图表工具对于项目数据结果质量和可信性是项目经理和项目成员的必备技能。

⑨ 生命性 无论项目成功与否，其成果转化，或提供经验教训是项目生命构成产品生命的组成部分，也是试验项目帮助人类健康的意义所在。每个项目成员对此都有贡献。

⑩ 艺术性 由于项目成员的背景不同，在项目执行中成员间的人际交流技巧，项目经理的组织和协调能力，遇到问题和矛盾时的交流和协商技能，解决冲突的方法都是项目艺术性的体现。

由于临床试验项目的上述特点，管理职责分工原则 RACI 可以比较好地应用在试验项目管理中。RACI 采取矩阵的表现形式。一般来说，横轴放置项目所涉人员所在的职能部门，竖轴放置项目的各个子流程，在部门和子流程的交点即为该部门需要在该子流程中投入的人员角色职责分工（表 31.3），而这些人的角色及其作用描述如下。

表 31.3 RA（S）CI 职责分工表

项目	项目经理	项目助理	项目总监	监查员	药政经理
活动 1	R		C		A
活动 2	A	R		I(S)	C
活动 3	RA		I		I
活动 4	C	(S)			RA
活动 5	R	I	C	A	A

① 负责者（responsibility，R） 是一个具体任务完成和担负总负责协调的角色，即承担职责的人是任务中较高层级的负责人，对任务负最终责任的角色。"R"负责将其牵头的工作分解给相关的 A、S、C 与 I。

② 实施或批准具体任务或文件的责任者（accountability，A） 是承担授权职责的负责人，需要担任一定的任务指导和执行，即具体执行职责的角色，负责配合"R"完成指标的工作。在项目中承担责任人 A 要向承担负责的人 R 报告。在子任务中，A 负责批准与布置任务，具有目标导向，负责确定目标，是确定子任务目标牵头者，并分担总负责者 R 所承担任务目标的完成情况责任。对于同一任务，R 或 A 可指定多个"S"（需要的话）。

③ 咨询对象（consultability，C） 涉及会被咨询、提供决策意见或协助职责完成的角色，是最后决定或行动之前必须咨询的人，可能是上司或外人，通常采用双向沟通模式，咨询时需为 A 提供充分必要

的资讯。

④ 被告知者（informed，I） 在决策做出后或职责完成后会被告知或抄送结果的角色，以便跟踪或协助后续事宜，但却不必向他/她咨询或征求意见。可能是同部门、外部门或外单位、各阶层或后续计划者，告知时往往是单向沟通模式。

其中对于 C 角色的协助职责而言，也可以单独列出或增加支持角色（supporting，S），此时 RACI 被视为 RASCI，即有支持工作任务完成的成员。此时的 S 角色为提供技能支持，或在完成任务中承担支持或辅助作用的人员。例如，数据管理中数据经理负责试验项目的总体数据工作（A），也需要数据管理员辅助或支持具体的数据管理任务（S），如建库、数据逻辑审核等。其中有些职责需要从申办方和研究机构两个方面同时执行，这就需要申办方和研究机构分别指派具体责任人实施责任所在。如果涉及临床运营和数据管理方面的话，则可以在项目经理的总负责下，临床运营和数据管理任务分别由相关职能团队成员对此负责。任何涉及项目执行的人员，包括支持角色，对项目的质量都负有质控的责任（R）。

需要注意的是在一项具体的任务和分解任务转包的过程中，责任（R）和职责（A）相互融合，有时还互为一体。RACI 责权分工表比较好地展示了试验项目每个任务流程中涉及人员的关系，如负责、执行、汇报、征求意见、指导执行、知晓等。同时，每个子流程中的 R、A、C、I 又自成一单元，不同子流程中的 R、A、C、I 并不一定存在或不能体现其关系。此时作用范围扩展到人与人的关系。例如，作为一个整体的临床试验方案项目，申办方负有最终的质量责任（R），申办方的项目经理有责任按照 WBS 的划分规则，将试验项目分解成不同职能的任务模块，如临床监查、数据管理、统计分析等，在分工职能模块和监督各职能模块项目计划制订和实施中，项目经理的职责（A）就是确保申办方的最终质量目标能够实现，各职能模块的职能项目管理计划满足 GCP、方案和项目管理总体计划的要求，这里面就包含着项目经理负有责任（R）的含义。当申办方把临床监查职能模块外包或委派给他人时，意味着把临床监查职责（A）外包给第三方或分配给申办方的临床运营部门，委派者仍然保持着监控最终质量的责任（R），接受委派者承担着某些职能任务的职责（A）。在接受职责委派后，接受方的项目经理承担起完成委派项目职能模块任务的责任（R），接受方项目经理本人对其中的任务职责有全部（如果全部由自己承担）或部分（如果继续分配部分职能任务给他人）责任，这里的 R 和 A 可能融为一体。换句话说，在接受职责委派任务的过程中，项目经理是这个职责模块的责任

者（R），也是职责接受者（A）。作为责任者（R），对任务分配的责权分工是以 RACI 或 RCI 顺序排列，对于职责接受者，任务责权分工可以是 RACI（如果继续分配任务给他人），也可以是 ARCI（既是接受委派任务的接受者，也是委派任务的负责人或执行者）。显然，每一位接受任务的接受者（A 或 S），或项目任务执行人都负有最终的责任（R），无论这个责任是被转包或委派获得的（A），还是自己必须执行完成的，都意味着任何形式的试验项目任务完成过程中，责任（R）为大。虽然职责（A）可以转移，但责任（R）是不能转移的。例如，王总是李经理的老板，李经理是吴某的上司。当试验项目被分配给李经理团队（A 和/或 R）完成时，李经理要吴某完成其中一些任务。那么吴某作为接受者（A）就是这些任务的直接责任人（R）。为完成任务吴某可能需要李经理授予其额外的权力（A），故李经理还是这个任务的最终职责负责人（R）。如果没有完成，吴某会受到李经理的批评，李经理则受到王总的问责。图 31.8 展示了 RACI 环节中的相互关联性。所以，从 RACI 关联中可以看出每个部门承担了多少任务，每个人承担了多少任务，每个环节投入了多少人，是否有足够的人来承担所有的任务，所有这些信息都可用来判断项目人力资源配置状况，以支持项目经理决策。

当项目出现问题需要请教他人、汇报高层管理者或调查根源时，会涉及项目经理或执行者询问相关项目团队成员或质量保证人员，这时咨询（C）的需求显现出来。被咨询到的人有责任（R）按照问题的内涵及时予以回复。采取不理睬或不作答的忽略或怠慢态度都是对工作的不负责任（R）或不作为，也无助于问题的及时解决和项目时间表的顺利进行。当然，项目经理提出问题时必须做到问题明确，或对问题有初步分析后提出若干可能解决方案选择供被咨询人确认。采取直接把收到的问题转发或问答题形式没有自己的分析/解析或想解决的思维指导也是项目经理不作为的表现。此外，需要对项目作出评审意见的人亦属于被咨询对象（C）之列。及时对审评做出答复和决策也是负责任（R）的行为之一。对于项目的目标任务和要求标准还必须及时告知和培训（I）项目团队相关人员，使项目团队成员对项目目标和要求能有

共识，在项目管理者的引导或影响（S/R）下能有明确的方向和目标，承担好自己所担负的项目任务责任（A/R）和对自己的交付质量负责（R）。一旦项目出现问题，项目经理必须及时告知（I）或协助（S/R）相关人员如何应对和及时改正（A/R）。

制定试验项目 RACI 中，如果一项工作需要细化职责分工，则应当按照如下流程建立 RACI 列表：

① 具体描述相关工作内容，如评价、计划、撰写、记录、操作、检测、准备、收集、批准、更新、执行等，避免只列入简单的工作，如参加会议等。

② 准备参与者的职责清单，即确认需介入的人员、职位或部门，列成 RACI 矩阵上端横向水平栏目。

③ 准备工作任务的具体细化分工，即确认各项具体工作内容，列成 RACI 矩阵前端纵向水平栏目。

④ 建立角色与责任的关联性，初步建立 RACI 表。先选择少数决策者 R/A，再排出需要参与、决策、咨询和/或知会的人员（C/I）。

⑤ 召集所有参与人员，召开 RACI 沟通交流会议，说明、沟通并解决矩阵图中在流程/次流程、活动/次活动、人员/职位角色及 RACI 责任分配中的问题与建议，以便达成最后共识。

⑥ 表格分析与检查，分别对角色与职责分工进行评估和调整，确认工作分工职责落实到位，避免在项目执行过程中出现推诿、等待等不利局面。

a. 横向分析，即对做某一工作项目的角色分配做分析。

• 如果没有 R，意味着工作没人领导、督促或总负责，可能出现完成过程中，所有成员都等着要批核、被咨询、被告知、没人把工作当成自己的或配合或支持行事，除了 A 外。当一个任务找不到 R 角色时，则出现缺口；当一个任务有多个 R 角色时，则出现交叠。

• 如果没有 A，缺乏具体负责完成某一工作任务的人员。A 在一些情况下，是没法独立完成任务的，还需要往更下阶层分配或辅助选任，并权责相符。

• 如果太多 C，需要评估真的需要咨询这么多人吗？过多的咨询介入意味着时间流失和成本增加；如果需要上级主管对具体工作任务的审核批准，可以

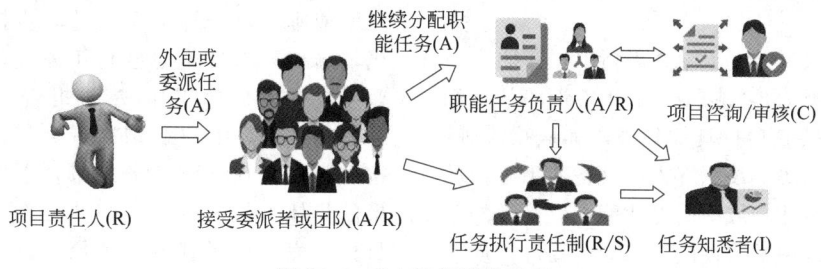

图 31.8　RACI 关联性示意

作为咨询角色列在 RACI 表中。

- 如果太多 I，选择需要被正式或定期告知的人员，应当以实际的工作需求为基准确认，以提高工作效率和试验项目的保密性。

b. 纵向分析，即针对各个人或部门的责任分配状态做确认分析。

- 如果太多 R，会造成最终没有人负全责的情形，或决策重叠等问题。每个模块任务最好有且只有一个 R 角色，这是 RACI 的一般原则。如果任务过大，一个人没法全权负责完成，可以考虑进一步拆解或简化任务模块，便于更好地管理。

- 如果是满格，需要确认是否真正需要全员介入，C 可否变为 I，或 I 可否取消等。

- 如果没有 A 和 R，意味着具体工作任务没有负责和监督。如果这涉及部门的直线而非职能职位，应考虑废除或增强这个角色/职位的功能。

- 如果太多 A，需要考察是发生在同一职能部门，还是不同职能部门，授权是否适当。临床试验中不同职能部门完成不同的工作任务，各职能部门需要各自指派专人负责（A）；但同一职能部门对同一项目任务有一人以上负责，则可能是不合理的。这种情况下，有些 A 可退为 S、C 或 I。

⑦ 共识 RACI 表的归档和执行，一旦职责分工表确认完毕，需要在试验项目层面公布并归档保存，并通知所有相关干系人和部门知悉此事。同时，在项目计划中需要制定执行职责表的起始时间。

⑧ 项目执行中的后续强化追踪，在项目过程中，需要强化 RACI 责任图解，及强化责任观，确保 AR-CI 关系的正常运作，并鼓励参与人员遵守各自应有的角色及其职责。如有需要，则在过程中可以调整或修改角色及其职责分工。

在建立 RACI 责权分工表时，通常责权分工选择原则是

- 一个项目单元中，要求负责人 R/A 有且仅有一个；
- 细分任务执行人 A 可以有多个，负责人 R 可以兼任执行人 A；
- 执行人 R/A 不兼任 I，以保证对项目评价的客观性；
- 执行人 R/A 不兼任 C，以保证建议的独立性和客观性。

从某种意义上来说，在 RACI 规划中，A 职责人的角色更为重要，因为他/她承担着 R 负责的某一细分专业领域的临床试验项目具体任务，如数据管理、统计分析、药物警戒等。A 职责人应具备熟悉组织的运作与企业文化、专业领域中的专业能力、管理的基本及更高知识与管理中的软性因素（如情商等特质）。同时，在项目完成过程或交付后，A 职责人不能站在一个自以为"进可攻、退可守"的位置以模糊责任或争功诿过，如 A 说自己无须担责（R），或只是协调者等。试验项目中，尽管 R 负全责，但不一定对细分专业知识和技能无所不能，此时需要发挥领导能力，而不是微管理职责。前者表现为对细分专业任务的授权和信任，仅对总体质量和计划进度做好监控和把握，后者意味着事事时时不放心，干预过多。在试验项目过程中，应尽量把 A 与 R 的阶层往下推，推到资格和资源将出现谷底前为止。否则就会出现资深人员日理万机的窘境。

总之，尽管试验项目的 RACI 对责权有明确的分工，但在项目中还应对每一个成员的职责要求有清楚的描述，便于成员对自身任务的负责（responsibility）。在授权职责（accountability）的基础上，成员的接受意味着他/她内心接受事情要达到的结果，即对成败负责（R）。成员的负责任态度是 R，即尽职尽责，而员工对授权任务的职责 A 可以理解为爱岗敬业。

31.2　项目管理计划制订方法概述

31.2.1　项目管理中的工作包管理规划

在进行临床试验项目管理计划过程中，项目经理应首先建立工作分解结构图（WBS）（Knutson et al.，1991）。WBS 是用于界定项目特殊任务/交付结果的任务导向层级架构，将一个项目分解成易于管理的几个部分或几个细目，其金字塔结构可用于解析完成项目工作范围所需的所有主要要素，在任务分配层面上追踪和记录时间、人员角色及其职责，以及可交付结果而实施的工作。WBS 每下降一层就意味着对项目工作更详尽的定义，最后构建成一份层次清晰且可具体操作的和实施的工作依据。WBS 可以建立在既往项目模板或合约的基础上，是试验项目要做什么的计划工具，其应包含全部项目范围，且不包含项目范围以外的工作。它的建立有助于认清与准备项目目标有关的各项工作需求、成本或费用、时间和资源需求预估的准确性，并可为这些工作的完成提供验收标准。在规划 WBS 中，应尽可能将主要需交付的母任务分解成若干可管理的子单元，其中每个单元模块都由具体可交付的事务和管理目标所组成，并随着分解至一定程度，可以预估出相应的时间周期及其资源成本，被分解至无法进一步拆分的最小单元应当清晰地列出具体的最终任务应呈现的可评估的绩效结果和完成的工作成果/报告等。WBS 中每个任务是离散的，上层结构以可交付的结果为导向，或按照工作流程分解任务结果，下层结构为可交付结果的具体工作内容，或按照工作内容划分具体交付目标，完成了子任务（下层）就完成了母任务（上层）。在 WBS 基础上，制订出每层级工作的需求范

畴，明确跨部门职能成员的各种职责，以及各项工作之间的相互关系，并可对项目中可能影响成功的关键点做出分析。图 31.9 为临床试验项目管理计划一般程序分层流程图（hierarchical structure）。从图中可看出，在制订项目管理计划过程中首先需要将整个项目程序分解成若干小型且可控单元，这样有助于项目费用、时间和资源预估的准确性，明确各项次级任务的目标、资源分配和完成质量的验收标准。所以，WBS 可视为交付结果导向的项目分配组别单元分解图，每个下一层分解单元细化程度比上一层单元逐步详尽，直至成为不用再进一步分解的更加可管理的具体交付成果（图 31.10），其中的资源和任务分配可以依照 RACI 原则进行，WBS 分解的最小任务单元原则一般可以有：①不可再分；②80h 以内；③信息透明；④独立责任；⑤4～6 层分解；⑥敏捷纵切等。或具有一定意义的且无须中断即可交付完成的事务/报告等。

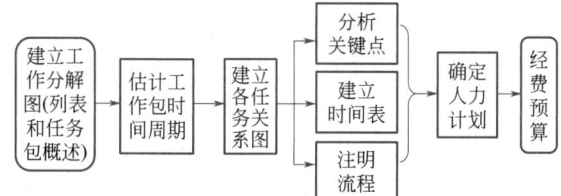

图 31.9 试验项目管理计划示意

如果把项目流程分解以列表的形式（非图解）表示的话，亦可以采用编码树的方式把每个条目的任务依次递进编码成任务表（tabular view）。这种编码方式可以由多位码构成，即上层向下层用多位码编排，要求每项工作条目有唯一的编码，诸如

 1000 项目
- 1100 次级项目
  - 1110 一级包
    - 1111 二级包
      - ⋯⋯

或者采用间隔码的方式从上层往下层编排，也要求每项工作编码为唯一的，诸如

 1.0 项目
  1.1 项
   1.1.1 概述
    1.1.1.1 工作包
     1.1.1.1.1 费用/资源单位

上述 WBS 构架设计可以通过自上而下或自下而上两种方式来完成。在自上而下的方式中，首先确定次级项或项目的关键单元，并由此将大的任务模块分解成若干个系列单元，再把每个系列单元划分成与之相关的次级小单元，依次分解循环直至达到具体的费用或资源单元为止。在这个架构中，应考虑设计可以导向将综合项目项的范围、成本和进度加以整合，并

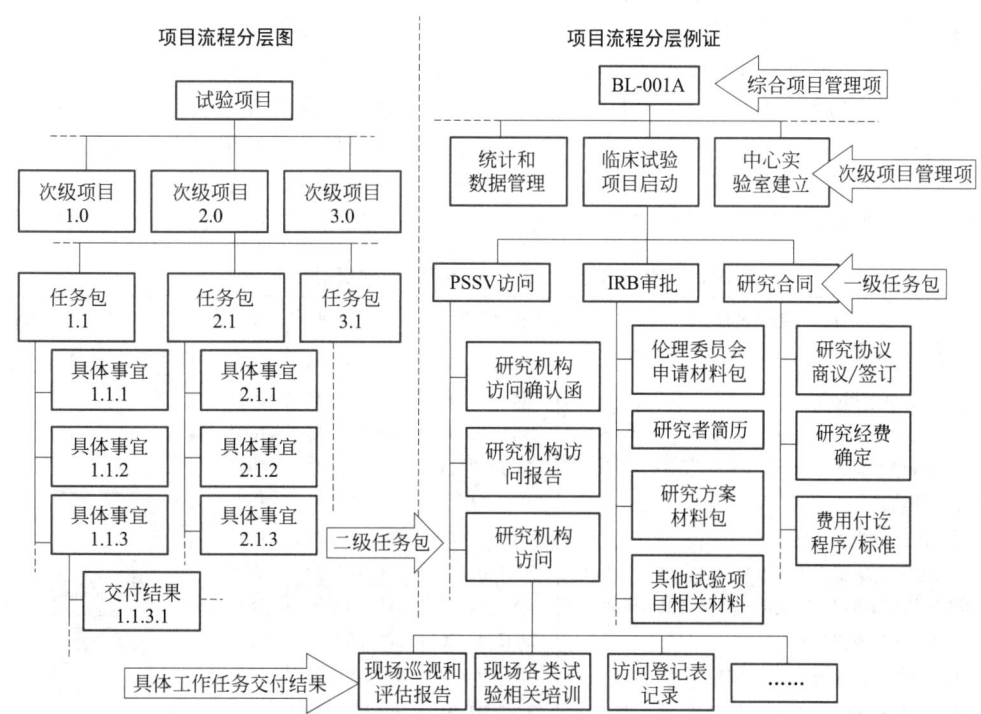

图 31.10 临床试验项目流程分层示意

这个金字塔结构的 WBS 中综合项目项是根据药物研发计划批准的某一个临床试验项目；次级项目项包含着与试验项目任务相关的各职能细分专项，为了完成项目的总目标这些次级项目项都必须完成；一级任务包是次级项目项内所包含的细分子任务，属于为完成次级项目项的要求必须承担和完成的任务步骤；二级任务包是为完成一级任务包项下包含的若干任务可能涉及的具体事宜；具体任务交付结果包是最小任务单元，内含为了完成二级任务包的事宜要求必须完成或交付的具体工作成果或报告。

把它们与职责相比较，以测量绩效。次级项目项应控制账户（control account）设置在 WBS 中选定的管理节点上，即按照职能部门或工作属性划分，每一个控制账户模块可以包括一个或多个工作包，但是每一个工作包只能属于一个控制账户。在自下而上的方式中，首先要尽可能地甄别出最底层的必须完成的所有特殊任务或交付成果的项目工作组成部分，为后续项目成员配置做好准备，然后将这些具体的各个任务或目标分类聚集，以形成按照项目分类划分的次级项或项目关键单元。无论采用何种方式，规划每项任务或目标时必须注意确定主次目标，并确定项目计划中的目标和 CDP 大目标方向一致。有了目标，就需要搞清楚接下来该怎么做了，这时候需要落实的中心关注点就要引入另一个关键法则——6W3H 法则，即清晰地阐述：

- 做什么（what） 确定需要做哪些任务、事项和技术目标（包括指标、管理和跟踪目标），诸如任务范畴的具体内涵是什么，项目经理和团队通过技术目标的规划和建立来回答要取得的这些目标内涵。

- 为什么做（why） 明确了解工作开展的目的、理由和优劣势，可以采用 SWOT 方法分析出项目的优势、弱势、机会和威胁等要素（案例参见图 31.25），以助于项目经理明确目前试验项目的地位、状态和切入点等。

- 什么时候做或多久做完（when） 明确完成的时间表，需关注 4 个关键指标：项目周期、完成期限（即启动和结束时间）、路线图和关键节点。没有期限的目标等于没有目标设定。通过完成目标内涵时间进度表，项目经理可以进一步定义计划流程的走向，回答每个工作要素需要多长时间来完成，何时执行，什么资源和财产需要采用。

- 谁来做（who） 谁完成和/或协助拟定的目标内涵，以及资源和可利用性计划。项目经理需要决定

谁来完成工作任务，负责每个工作内容的组织单位应当相应地融入 WBS 中。

- 在哪里做（where） 方案中的项目实施及其完成的地点和环境，项目经理需要统筹规划和考虑研究机构、合同外包或中心实验室检测等支持试验项目目标完成的资源有哪些资质要求，并拟选择的支持或辅助单位及其环境或技术设施等是否能满足项目需求。

- 哪一个（which） 需要明确工作的首先顺序，并制订解决问题和工作关联性的重大对策。这一点可以和 what 相关联。

- 多少（how much） 需关注的两个关键指标：投资回报率（ROI）和各周期或里程碑节点预算。项目经理应当规划出履行项目任务需要花费多少经费。如果投入产出比不划算，需要考虑是否仍按照原目标计划实施，或如何调整和改变目标计划来改善 ROI。

- 怎样做和如何评估（how） 确定各项行动方案和任务目标如何进行及其行动的顺序步骤，与 which 相关联。这些可以通过工作分解结构，项目经理通过建立 WBS 来达到技术目标，也就是必须完成的任务清单及其监控标准。在确立了方案策略、目标、资源和时间后，项目经理需要建立相关方案指标的绩效指标、关键数据及其流程的执行工具和实施方法，如各类项目管理计划、时间表、绩效评估标准和评价时间点或频率、各类任务目标的交付结果方式或交付结果的质量验收标准和方法等。

- 多少（how many） 需指出拟完成的工作量是多少，这与时间（when）和资源成本有关联。

项目经理必须理解所有项目都不是为做而做的，不同试验周期阶段的重点也会不同。因此，上述项目分解流程图解可以用表 31.4 的方式表述。

一个规划良好的 WBS 有助于明确项目相关的所

表 31.4 临床试验项目工作分解结构列表总结示例

WBS	任务或活动名称	开始日期	结束日期	周期	1月份	2月份	3月份	4月份
1.1	统计和数据管理	2007/01/04	2007/03/04	60天				
1.1.1	试验方案统计设计	2007/01/04	2007/01/23	20天				
1.1.1.1	试验方案统计部分完成	2007/01/04	2007/01/13	10天				
1.1.1.2	统计计划书完成	2007/10/14	2007/01/23	10天				
1.1.2	病例报告设计	2007/01/14	2007/03/04	46天				
1.1.2.1	非重复病例报告页设计	2007/01/14	2007/01/25	12天				
1.1.2.2	根据试验方案确定病例报告全内容和内容流程	2007/01/26	2007/01/30	5天				
1.1.2.3	根据病例报告设计完成电子化病例报告构建	2007/01/26	2007/03/04	38天				
1.1.2.3.1	构建电子病例报告表	2007/01/26	2007/02/21	31天				
1.1.2.3.2	电子病例报告表用户接受测试	2007/02/22	2007/03/03	10天				
1.1.2.3.3	电子病例报告表构建认证批准	2007/03/04	2007/03/04	1天				
……	……							
……	……							
2.1	临床试验项目启动	2007/03/05	2007/04/10	35天				
2.1.1	PSSV访问	2007/03/05	2007/03/24	20天				
……	……							

有任务及其交付标准，避免某些项目任务细节目标和交付结果被忽略的情形，也是评估和预算项目资源成本和时间的依据，并使相关项目团队成员清晰地理解他们在整个项目中的角色、职责和自己的工作对项目成败的影响，改善成员间的交流和合作文化，进而更加关注于需要完成的项目交付结果质量。

在完成 WBS 规划中，项目经理针对最下层的工作任务交付结果还需要建立相关工作范畴（scope of work，SOW）、任务包（working package，WP），以及这些任务包的细则。在建立任务包范畴和细则的同时，人力资源的归属和职责也需相应做出描述。表 31.5 为工作任务包列表案例。

表 31.5　临床试验项目工作任务包概述和相关细则示例

试验项目名称: Ⅲ期临床试验 COPD			项目经理:××××	
项目编号:BL-001A			建立日期:2006/12/01	
项目任务包概述				
	次级项目	责任人	任务包内涵	具体完成文件或程序
Ⅰ	建立关键试验项目文件	×××	1. 写作、修改和批准试验方案 2. 写作、修改和批准知情同意书	• 试验方案书 • 知情同意书
Ⅱ	统计和数据管理	×××	1. 编辑和批准病例报告表 2. 建立和批准数据库 3. 验证数据库	• 病例报告表 • 数据库构建 • 数据库验证计划和报告
Ⅲ	研究项目启动	×××	1. 筛选研究机构 2. 完成 PSSV 访问 3. IRB 审批完成 4. 研究机构合同批准和实施	• 候选研究机构名单 • PSSV 访问和访问文件 • IRB 审批材料 • 签署和批准的合同
Ⅳ	CRO 和中心实验室建立	×××	1. 筛选 CRO/中心实验室 2. 要求服务建议标书 3. 收集和评估标书 4. 进行竞标答辩 5. 进行 CRO/中心实验室资格稽查 6. 签订合约	• 候选 CRO/中心实验室名单 • 候选 CRO/中心实验室竞标书 • 稽查报告 • 选择的 CRO/中心实验室评估报告 • 签署的合约
……	………			………
项目任务包细则				
任务包序号:Ⅰ-1		责任人:×××	任务包名称:写作、修改和批准试验方案	
任务包概述		通过审阅科学文献、Ⅱ期临床试验的结果报告和与药政部门就Ⅱ期临床试验结果的讨论纪要来完成Ⅲ期临床试验方案的设计和批准程序		
具体完成形式		完整的Ⅲ期临床试验方案,包括研究背景和合理性、研究目的、研究设计、试验风险和受益评价方法等主要部分		
任务完成行为要求		试验方案必须按照 SOP-012(临床研究方案)的要求程序完成。批准签署人必须包括负责临床事务的副总裁、药政事务和质量保证部门的负责人		
任务包完成依据		Ⅱ期临床试验结果已足以确定临床试验的疗效和剂量范畴,并可为Ⅲ期临床试验设计合理性奠定基础		
任务包完成时间		试验方案的完成日期为 2007 年 1 月 15 日		
任务包序号:Ⅰ-2		责任人:×××	任务包名称:写作、修改和批准知情同意书	
……		…………		

31.2.2　项目管理中的时间分解管理规划

临床试验工作分解结构图（WBS）中的时间网络图有两类，即

（1）箭指活动型（activity on arrow，AOA）　在这个时间计划方法中，按照活动之间的依赖关系排列它们之间的先后次序，以及估计完成每项活动的时间。这些工作可以归纳为 5 个步骤，即

① 确定完成项目必须进行的每一项必需活动，完成每项活动都产生事件或结果。

② 确定活动完成的先后次序。

③ 绘制活动流程从起点到终点的图形，明确表示出每项活动及其他活动的关系，用圆圈表示事件，用箭线表示活动顺序方向，这样可以得到如图 31.11 所示的箭向流程图（AOA，又称 PERT 网络图）。

④ 估计和计算每项活动的完成时间。

⑤ 借助包含活动时间估计的流程图，项目经理

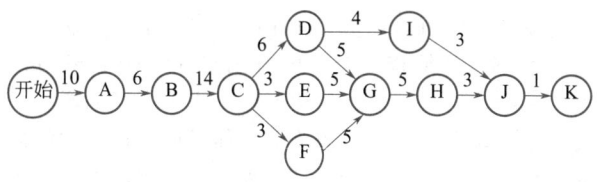

图 31.11　箭向流程图

能够制订出包括每项活动开始和结束日期的全部项目的日程计划。在关键路线上应避免或减少缓冲或滞后时间，沿关键路线的任何延迟都直接延迟整个项目的完成期限。

（2）节点活动型（activity on node，AON）这个方法可以手工或应用软件构建。建立 AON 图（图3.12）可以（但不一定）从起始节点开始。这个起始活动周期为 0。后续的每个活动都是从这个启动节点出发，并用箭头连接。例如，在图示中 a 和 b 活动的前期都起源于起始活动。其次，c 和 d 的前期活动是 a，它们的节点都来自 a。e 活动来自 b 和 c，所以其指向箭头都来自 b 和 c，其中 c 是关键步骤，表明 e 活动的开始主要依赖于 c 活动的完成。活动 i 有 d 作为前期活动，所以用箭头连接这些活动。同理用箭头连接 e 到 g。因为在 f 或 g 后没有活动发生，故这两个活动都连接到完成节点。

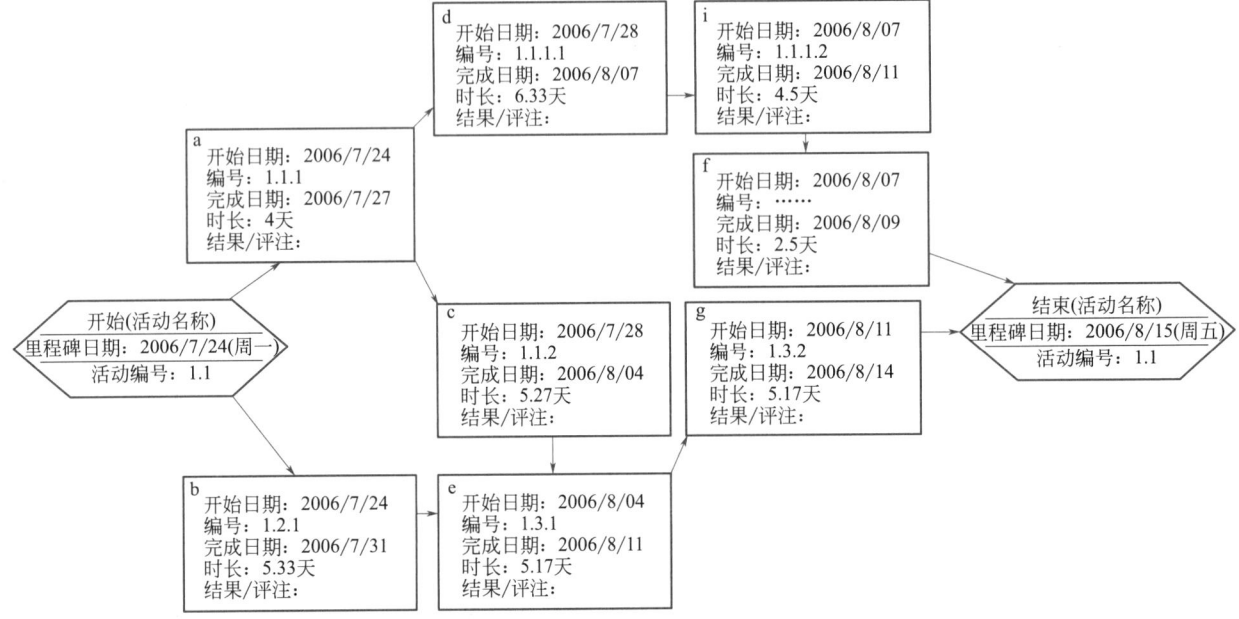

图 31.12　节点活动时间网络图

在 WBS 分析时，时间周期的估算对于计划整个项目进度或里程碑十分关键。利用时间网络周期图可以展示较多的项目信息，最为常见的包括但不限于与时间相关的活动名称、预期的周期时长、最早开始时间（ES）、最早结束时间（EF）、滞后开始时间（LS）和滞后结束时间（LF）及可能的滞后间隔等。在决定时间周期流程网络图中，如果不考虑其他可能的影响因素，关键路径是耗时最长的活动时间。在图 31.12 中，路径 aceg 约 20 天，路径 beg 约 16 天，路径 adif 约 18 天。因此，路径 aceg 在这个情形中耗时最长，可以被视为关键路径。需要注意的是当出现其他干扰因素时，周期时长有可能不是唯一影响工作任务完成周期的因素，关键路径有可能发生变化。例如，图 31.12 中，d 和 f 由于受外界因素的限制有可能比预计完成时间要长 3～4 天的话，此时有关键路径可能变成 adif。

从表 31.4 和图 31.12 中可以看出，试验项目的时间流程结构可以用优先次序图解法表示。在这个时间流程中，总是有一个起始时间点和一个结束时间点，其中的所有活动都依从先后时间顺序发生，并不会超出起始和结束总时间范围。如果把上述的时间周期流程运用到临床试验项目计划中，临床试验时间周期规划的基本原则可以归纳如图 31.13。

在这个时间表计划中，可以采用三点式方法进行预估，即最乐观预估（EF－ES），最悲观预估（LF－LS），转换到实际时间表中时可以采用平均或最可能时间预估 [（EF－ES）＋（LF－LS）] /2，这样可以给任务完成时间留有余地（参见 11.2.3.2 节）。在这个基本时间周期中，从 ES 到 EF 的过程通常可以用前行导向的方法予以推算，即从起始时间点开始，由左至右和/或从上到下顺序将项目活动的发生予以关联，即 ES＋计划周期＝EF，或后续日期的推算用 LF＋滞后周期＝LS 来获得。当后续日期有多项前序日期可供选择时，采用前序日期中最晚的完成日期作为后续日期的最早起始日期。例如，在下列的前行导向顺序时间图解中（图 31.14），任务 E 中的 EF 和 LF 分别为第 9 和 16 天，其后续日期 LS 的选择应为第 16 天。

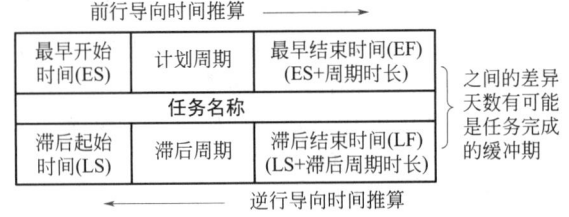

图 31.13　临床试验时间周期规划基本原则

这个项目过程的总时间为 18 天。

在逆行导向时间推算方法中，可以将最后一项任务的滞后完成时间（LF）作为最后任务的最早结束时间（EF），然后以从右至左、自上而下的顺序将项目活动的发生时间予以逆向推算和关联，即 LF－计划周期＝LS，或前序日期的推算用 LF－滞后周期＝LS 来获得。当前序日期有多种后续日期可供选择时，采用后续最小起始日期作为前序日期的最晚完成日期。例如，用逆行导向法对上述时间序列进行分析，设定任务 H 的最后完成日期为第 18 天，由此根据每项任务的周期天数推算出整个项目任务完成所需的起始和结束时间。对于任务 B 来说，后续起始日期的选择有 2 种，即任务 D 的第 3/10 天（浮动天数 LF－EF 或 LS－ES＝7 天）和 F 中的第 3/11 天（浮动天数 LF－EF 和 LS－ES＝8 天）。所以，任务 B 的完成日期为第 3/10 天。这个案例中的浮动天数的大小意味着项目完成有否充分的缓冲时间可利用，即一项任务可以延后开始而不会影响项目的最终完成日期的时间量。一般浮动时间的关系有：

- 浮动天数＞0 时，项目任务完成有缓冲时间可利用（如任务 B、D、E 和 F）；

- 浮动天数＝0 时，项目任务完成没有缓冲时间可利用，按时完成对于整个项目十分关键（如任务 A、C、G 和 H）；

- 浮动天数＜0 时，项目任务可能落后于预定的时间要求。

例如，按照图 31.14 的时间节点分析方法，这个案例中开始和结束日期属于里程碑节点，故都没有周期时长（时长为 0）。通过简单的计算，可得出如下结果：

- $LF_A - EF_A = 7 - 7 = 0$
- $LF_C - EF_C = 13 - 13 = 0$
- $LF_G - EF_G = 16 - 16 = 0$
- $LF_B - EF_B = 10 - 3 = 7$
- $LF_D - EF_D = 13 - 6 = 7$
- $LF_E - EF_E = 16 - 9 = 7$
- $LF_F - EF_F = 13 - 5 = 8$

从图中计划天数可以预见，活动 B、D、E 都可以滞后 7 天而不会影响工作任务的重要事件完成天数，活动 F 有滞后 8 天而不会影响工作任务的重要事件完成天数。相对于活动 G 而言，D 和 F 的滞后时间分别为 7 天和 8 天。显然，活动 F 路径对工作任务的完成更为关键。

在推算项目工作时间周期时，可以根据专家的经验和判断对时间预估做出决策，但这种方式的不确定性较大；也可以运用类比的方法做出决策，即根据以往的经验和前期临床试验项目的绩效来预估当前项目的各项工作任务的时间表。此外，每一项目周期的长短与试验药物的类别、研究疾病的复杂性、治疗受试者群体资源的多寡、临床试验团队、研究机构人员对药物研究的经验、受试者招募人数、参与试验项目的研究机构数量等因素都有着密切的关系。

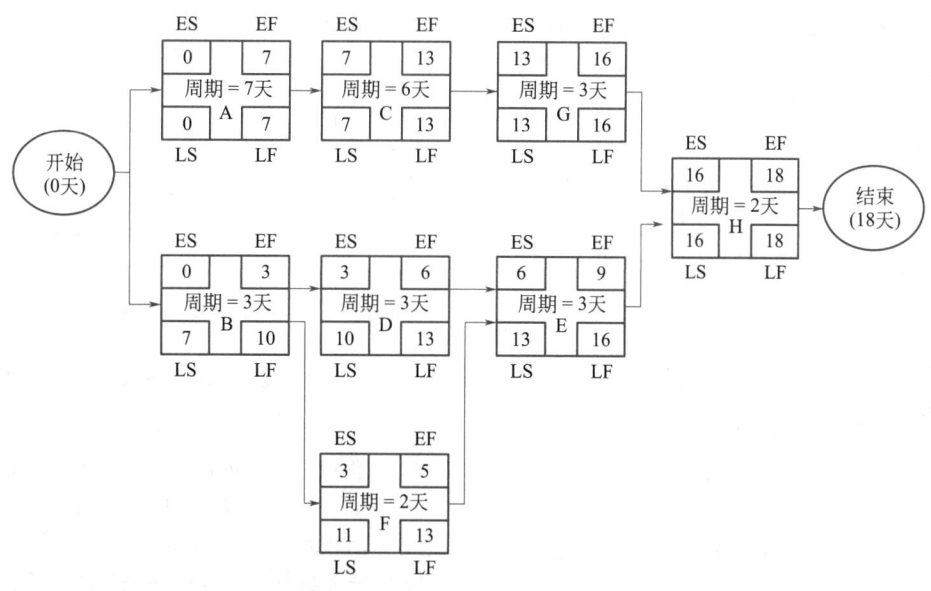

图 31.14　前行导向顺序时间图

31.2.3　项目管理计划中的逻辑关系网络图

在规划各项次级项目任务过程中，明确各项任务包间的相互逻辑关系或相互依附性十分必要。它有助于理顺各项任务包的优序排列，为制订切合实际的项目程序时间表提供依据基础。这种任务包的逻辑关系

可以采用手工或计算机产生，也常被称为甘特（Gantt）图。常见的任务包逻辑顺序包括三种形式（图 31.15），相互之间的依附关系（图 31.16）有：

（1）领先型　前项任务完成前后项任务就已经开始的逻辑依附关系。在图 31.16 中，前项任务与后项任务间重叠一个时间单位，可以记作 FS－1。例如，

SAE 发生后的报告有时并不能一次完成，首次 SAE 报告的递交开启了 SAE 报告的流程。如果首次 SAE 报告信息不全，不能视为 SAE 报告的完成，必须有 SAE 后续报告作为首次 SAE 报告缺失信息的补充。

（2）迟滞型　后项任务的启动在前项任务完成后并不立即开始的逻辑依附关系。在图 31.16 中，前项任务与后项任务间相差一个时间单位，可以记作 FS+1。例如，研究机构伦理申报资料准备完毕，并不一定意味着可以立即得到伦理委员会的审批，需要等到伦理委员会召开伦理审核会上才有可能接受试验项目申报资料的审核。

（3）顺序型　后项任务在前项任务完成后立即开始的逻辑依附关系。例如，CRF 设计完成与数据库建立。

（4）平行型　两项任务同时开始但不一定同时结束的逻辑依附关系。例如，CRF 与 ICF 设计可以在方案完成后同时开始。

（5）平等型　两项任务可以不同时开始但同时结束的逻辑依附关系。例如，研究机构启动在先，受试者筛选和招募入组在后。一旦所有受试者入组完成，研究机构招募任务完成。

（6）并联型　两项任务前一项任务完成，后一项任务也同时结束的逻辑依附关系。例如，在准备 IND 申报材料中，仍然缺失有关毒理学研究结果。当毒理研究报告完成后，整个 CTD 准备工作也就完成，并可以开始下一环节的递交任务。

在关联任务包相互依附关系中，需要避免两种任务包依附关联性的错误规划。一是循环往复的依附关系，因为这类任务包无法确定哪个任务是起点，哪个是终点，属于没有终结点的死循环任务包［图 31.17(a)］。由此得出，在工作包中落实前后顺序，或同样工作包的重复次数后的去向十分必要。二是一个任务包呈现吊挂式，即只有前续起点，但没有后续终点。也就是说这类

任务项中有一个任务包无终点抓手，就像一个挂钩一样悬挂在空中，因而无法确定交付结果评估绩效［图 31.17(b)］。显然，需要确保吊挂式工作包中前者有后续终点连接。总之，在计划实验项目时，项目经理首先需要对项目的内涵做出定义，并在此基础上建立项目的构架及其关系，并估算项目的时间和费用。在完成综合评价和资源平衡项目计划后，项目经理应当寻求项目计划的批准或认可，并及时将项目计划的内容予以公布。

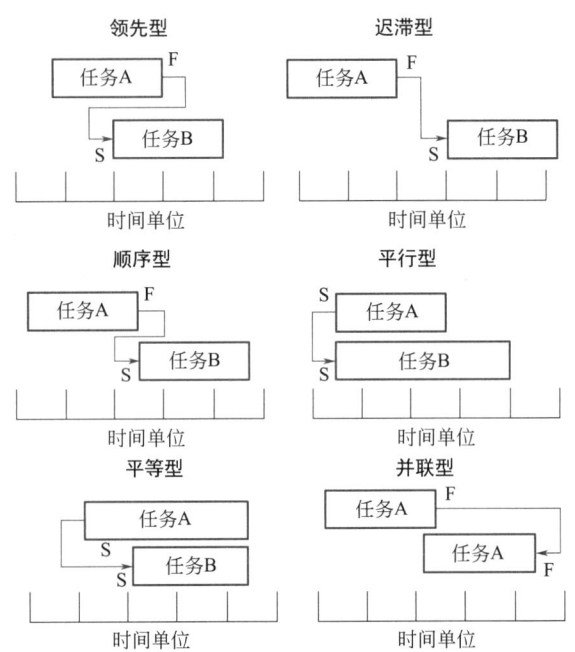

图 31.16　常见任务包逻辑依附关系
S—开始；F—结束

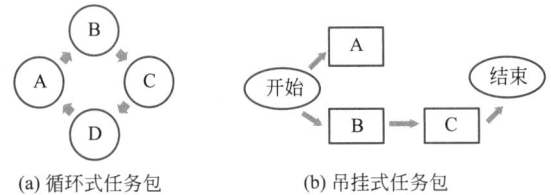

(a) 循环式任务包　　(b) 吊挂式任务包

图 31.17　任务包错误依附关联图

31.2.4　时间顺序逻辑关联性管理和关键路径的控制

试验项目时间进程的分析关键在于鉴别出项目过程中关键步骤所在，这样可以对人力资源的分配和经费的趋势做出较好的调整和准备。在分析项目进程时间时，首先需要明确什么任务应该先开始、什么任务可以同时开始或调整开始的时间、什么任务之间存在着顺序型关系、什么任务可以暂缓开始等。任务顺序型关系是整个项目完成步骤的关键点，因为前项任务的按时完成直接涉及后项任务能否按时开始，从而对项目的整体时间的依从性有着重要影响。图 31.18(a) 给出了这种项目时间分析和管理原理程序。在这个原理分析图中，可以看出确定任务包间的关系，并由此产生时间图解

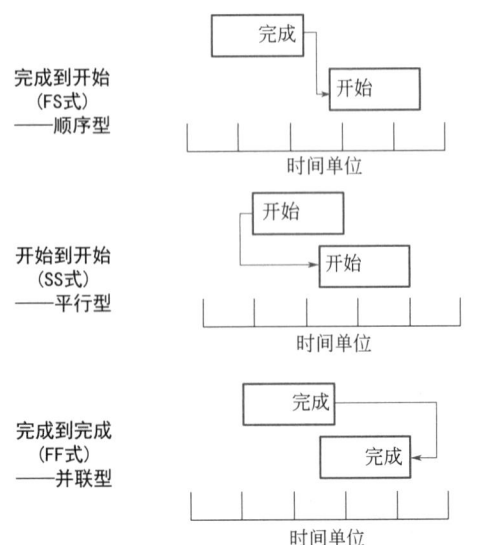

图 31.15　常见任务包逻辑顺序关系

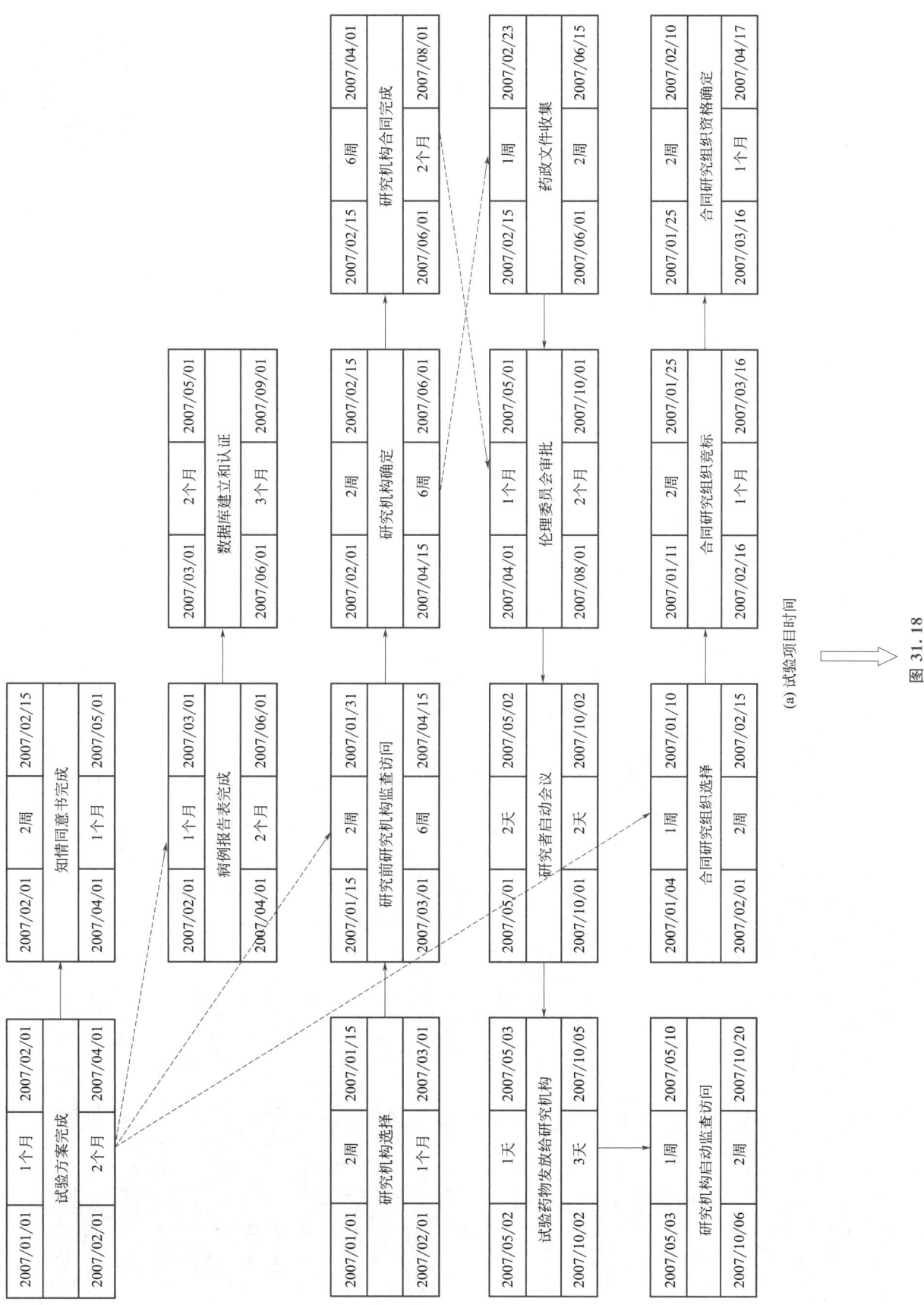

2007/01/01	1个月	2007/02/15
	试验方案完成	
2007/02/01	2个月	2007/04/01

2007/02/01	2周	2007/02/15
	知情同意书完成	
2007/04/01	1个月	2007/05/01

2007/03/01	1个月	2007/05/01
	数据库建立和认证	
2007/06/01	3个月	2007/09/01

2007/02/01	1个月	2007/03/01
	病例报告表完成	
2007/04/01	2个月	2007/06/01

2007/02/15	6周	2007/04/01
	研究机构合同完成	
2007/06/01	2个月	2007/08/01

2007/01/01	2周	2007/05/01
	研究机构选择	
2007/02/01	1个月	2007/03/01

2007/01/15	2周	2007/01/31
	研究前研究机构监查访问	
2007/03/01	6周	2007/04/15

2007/02/01	2周	2007/02/15
	研究机构确定	
2007/04/15	6周	2007/06/01

2007/02/15	1周	2007/02/23
	药政文件收集	
2007/06/01	2周	2007/06/15

2007/05/02	1天	2007/05/03
	试验药物发放给研究机构	
2007/10/02	3天	2007/10/05

2007/05/01	2天	2007/05/02
	研究者启动会议	
2007/10/01	2天	2007/10/02

2007/04/01	1个月	2007/05/01
	伦理委员会审批	
2007/08/01	2个月	2007/10/01

2007/05/03	1周	2007/05/10
	研究机构启动监查访问	
2007/10/06	2周	2007/10/20

2007/01/04	1周	2007/01/10
	合同研究组织选择	
2007/02/01	2周	2007/02/15

2007/01/11	2周	2007/01/25
	合同研究组织竞标	
2007/02/16	1个月	2007/03/16

2007/01/25	2周	2007/02/10
	合同研究组织资格确定	
2007/03/16	1个月	2007/04/17

(a) 试验项目时间 ⇨

图 31.18

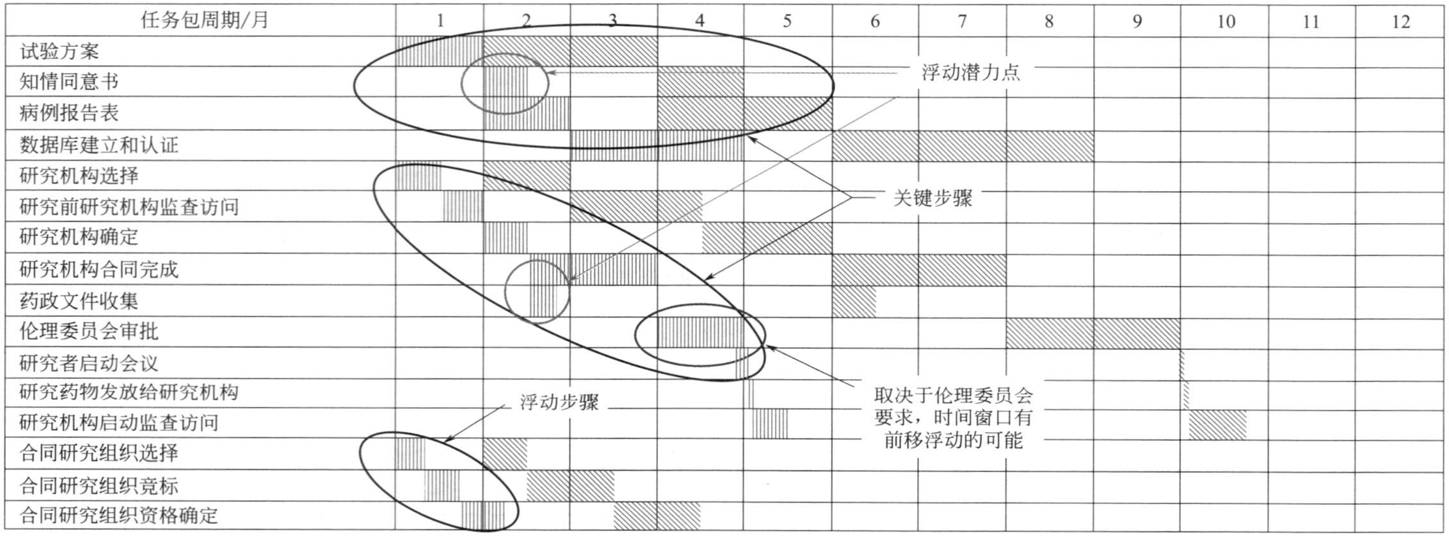

图 31.18

（b）按照试验项目时间计划完成的时间进展流程表（▤ 表示ES和EF，▨ 表示LS和LF时间段）

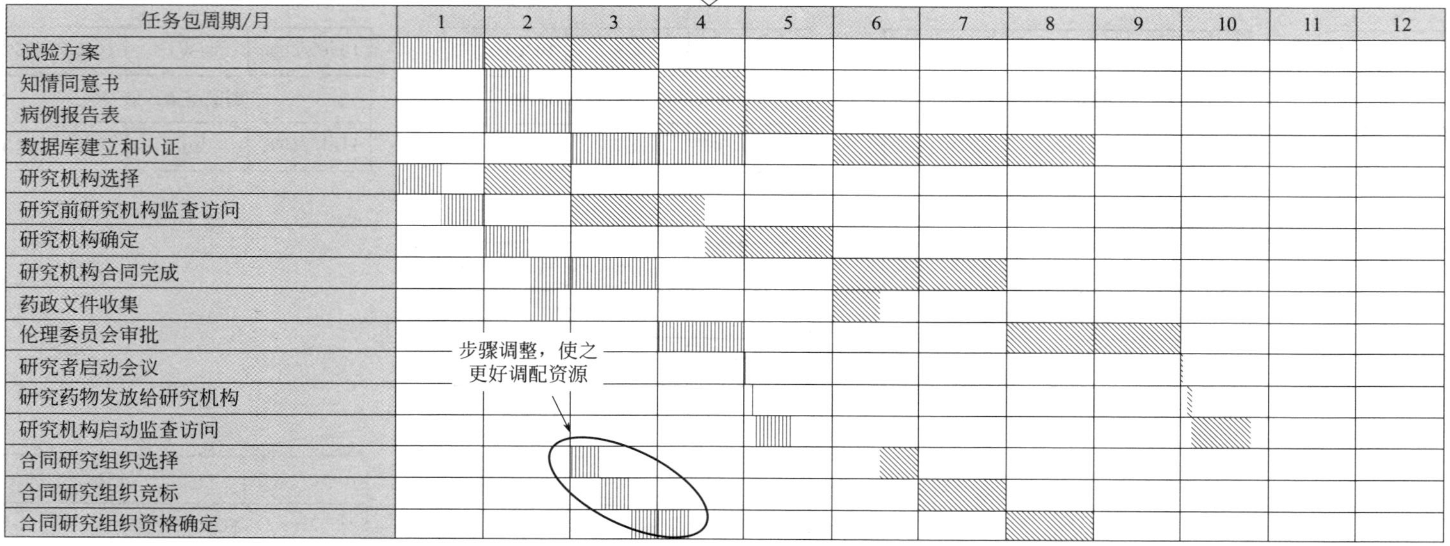

（c）调整后的试验项目关键时间进程管理和流程分析示意（彩图，二维码）

图 31.18　试验项目关键时间进程管理和流程分析示意（彩图，二维码）

表，对于澄清项目的整体概貌是项目经理需要完成的第一步。通过时间图解表的完成，项目经理可以很好地平衡项目时间和资源，并可对以下要点有所了解：

①　整个试验项目的时间长度是多少。

·　最早可以开始的任务时间在何时。

·　最早可以完成的任务时间在何时。

·　最晚可以完成的任务时间在何时。

②　各任务包要什么时候开始。

③　整个项目任务步骤中有多少可以调整的灵活时间环节。

·　错过某项时间约定对整个试验项目的时间表有什么影响。

·　最晚时间不会对项目时间的整体完成日期产生负面影响。

·　最晚可以完成且对后项任务的开始或完成不会产生负面影响的任务时间。

·　在可以完成和必须完成时间之间的缓冲或浮动时间量有多大。

在图 31.18 的甘特图案例中，临床试验项目启动的关键步骤涉及试验方案、知情同意书和临床试验病例报告表的完成，以及研究机构的选择程序。试验方案、临床试验病例报告表和相关数据库的建立有顺序型逻辑依附关系，而这些关系受试验方案书的完成所限制 [图 31.18(b)]。前项任务的完成直接关系到后项任务能否按计划启动并完成。所以它们之间构成了试验项目按时启动的关键步骤。虽然知情同意书与试验方案有顺序型依附关系，但与病例报告表的完成呈平行依附关系。与试验机构的启动呈迟滞型依附关系。所以知情同意书的完成相对于研究机构启动来说有较大的完成浮动空间。这里的浮动点是指从最早启动日期可以被延后的活动，其总体项目完成时间不会因此延后而受影响的时间点。考虑到知情同意书是伦理委员会申请的必需文件之一，在这个案例中的知情同意书可以完成的时间窗实际上远比 2 周要大得多。类似的任务依附关系存在研究机构选择、研究机构合同协议、药政文件收集和伦理委员会审批中。这些任务的按时完成都直接关系到研究机构能否按时被启动，其中药政文件的收集有一定的完成浮动空间。研究机构合同完成和伦理委员会审批之间并不一定存在着顺序关系。因为并不是所有的研究机构的伦理委员会都要求只有在研究机构合同完成后，才能开始申报伦理委员会的审批程序。对于无此要求的研究机构来说，伦理委员会的审批可以提前启动。如果这样的话，研究机构合同完成和伦理委员会审批的时间关系可以变成平行型或领先型状态。从合同研究组织的选择到最后的合同研究组织确定在整个试验项目的时间窗口中为浮动性质。它们与研究机构的选择步骤呈平行型关系。也就是说，这些步骤可以根据临床试验团队的人力资源状况予以调整，或推延启动。在人员资源不足的情况下，这些程序可以被调整到药政文件收集完成后才开始启动。这样使研究机构选择步骤过程与合同研究组织选择过程的关系变成顺序型关系 [图 31.18(c)]，并有利于项目经理可以集中有限的人员资源先行完成关键步骤程序。

在项目任务时间网络图完成后，项目经理需要优化项目活动的资源分配方案，可以考虑的策略包括但不限于：

①　根据方案操作需要，标识出项目的关键路径，以明确项目活动的重点；

②　若想计划或尽量缩短项目完成时间和/或节省成本时，就需要把考虑的重点放在关键路径上。

在分析决定试验项目完成时间表的关键路径中，项目经理需要将待调整的步骤汇集在一起（表 31.6），便于确认哪些路径可以内部资源解决，哪些仍然需要外包服务支持，或这些关键路径的调整需要从哪些方面考虑等。

试验项目启动关键路径案例分析：根据上述时间表和关键路径关联性分析方法的描述，假设表 31.5 中的各项任务完成所需天数如表 31.7 所示，则可以得到图 31.19 的项目启动路途图。

以试验项目重要事件首位受试者首次试验项目访问为关键目标点，从图 31.19 分析可以判断，从方案完成后的若干平行任务事件中，各路径所需任务目标完成天数分别为：

ICF 完成＝14 天

CRF 至数据库上线＝35 天

研究机构资质访问至伦理批准＝28 天

CRO 选择至合约签署完成＝56 天

方案执行至 FPFV＝84 天

显然，在这个案例中 CRO 介入试验项目支持项目运营所需时间最长，会成为 FPFV 能否早日达成的关键。此时，在关键路径中的这一项任务成为关键任务。因此，集中资源和设法在保证质量的前提下简化 CRO 选择和签约时间应当成为项目经理的重要关注点和努力目标。可以考虑的策略包括但不限于：

①　方案纲要完成，而不是最终批准方案就开始 CRO 的选择；

②　配置充足内部资源评估标书，使之完成日期缩短；

③　多家候选 CRO 资质稽查可以同步同时进行，而不用等到所有 CRO 答辩完成后才开始逐个进行；

④　加快签约日程。

经过以上时间表、任务关联度及其关键路径的分析，项目经理最后可以获得在团队内外常用的交流项目关键重要事件时间表（表 31.8），以供制订项目管理计划之用，诸如外包服务竞标、内部跨部门职能协作、研究机构受试者招募和治疗/随访总时长计划（筛选、入组、随访时间点）、相关项目流程管理资源配置（监查、医学撰写、数据管理、统计分析）等。

表 31.6 关键路径资源分析表示例

编号	主要路径关键点分析	注意要点
1	部分依附性任务包有重叠任务	• 人员计划是否显示有足够资源可利用 • 中期工作完成是否没问题
2	打破依附性，并重新排列任务	相关风险是否可接受
3	把工作包分解成可以平行操作的二级工作包	人员计划是否表明有足够的资源可利用 涉及内部团队资源，不会产生额外费用
4	重新排布资源从浮动点到关键点	• 任务是否由资源驱动 • 是否有正确的技能和时间可利用 • 非关键路径是否不会变成关键点
5	移动浮动任务框，寻找可以解决重叠工作窗的可能性……	确定不会与任何其他资源冲突
6	延长任务周期(在可能浮动时间窗内)，以减轻人员工作量……	兼顾编号1的注意点，不要超过最晚时间点 可能需要调整路径和时间表
7	在任务包间非线性地调配资源……	如果资源在项目过程和后期可以空间可操作的话，尽量保持最低工作量
8	调配任务给有时间多余的人员……	需要运用综合分析技术
9	打破依附性，使任务尽快开始，或结束延后……	接受商务风险
10	增加人员，超时工作，改进或引入新技术或流程……	接受商务风险　　　需要产生额外费用
11	减少任务范畴，或推后项目结束日期……	需要客户同意
12	授权加班，增加班次，增加人员，外包工作……	是否需要批准额外的预算
13	除去障碍……	优先度是否足够高
14	减少工作范畴……	项目客户是否要批准
15	……	……

表 31.7 某试验项目工作任务包完成时间预估列表示例

试验项目名称：Ⅲ期临床试验 COPD			项目经理：××××	
项目编号：BL-001A			建立日期：2006/12/01	
项目任务包概述				
	次级项目	责任人	任务包内涵	具体完成文件或程序
Ⅰ	建立关键试验项目文件	×××	1. 写作、修改和批准试验方案(28 天) 2. 写作、修改和批准知情同意书(14 天)	• 试验方案 • 知情同意书
Ⅱ	统计和数据管理	×××	1. 编辑和批准病例报告表(14 天) 2. 建立和批准数据库(14 天) 3. 验证数据库(14 天)	• 病例报告表 • 数据库构建 • 数据库验证计划和报告
Ⅲ	研究项目启动	×××	1. 筛选研究机构(7 天) 2. 完成 PSSV 访问(14 天) 3. IRB 审批完成(7 天) 4. 研究机构合同批准和实施(7 天)	• 候选研究机构名单 • PSSV 访问和访问文件 • IRB 审批材料 • 签署和批准的合同
Ⅳ	CRO 和中心实验室建立	×××	1. 筛选 CRO/中心实验室(5 天) 2. 要求服务建议标书(3 天) 3. 收集和评估标书(21 天) 4. 进行竞标答辩(7 天) 5. 进行 CRO/中心实验室资格稽查(14 天) 6. 签订合约(7 天)	• 候选中心实验室名单 • 候选中心实验室竞标书 • 稽查报告 • 选择的 CRO/中心实验室评估稽查报告 • 签署的合约
……	……			………

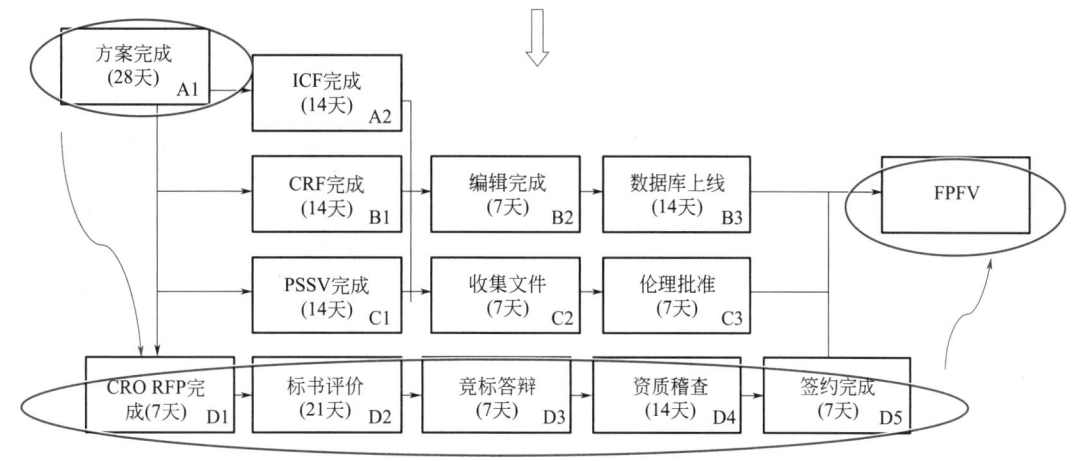

图 31.19　试验项目启动关键路径分析示意

其中从方案撰写到 FPFV 路径中最耗时的天数是 84 天＝12 个日历周＝16 个工作周＋4 天

表 31.8　常见项目临床运营管理目标任务重要事件时间表示例

序号	任务目标	依附关联	周期	预期完成日期
1	试验方案概念			2009-08-31
2	试验方案定稿	1	6 周	**2009-10-12**
3	临床项目运营计划		6 周	2009-11-23
4	研究机构选择	2	12 周	2010-01-4
5	研究者会议			**2010-01-15**
6	数据库上线	3	12 周	2010-01-15
7	首位受试者首次访问	5	4 周	**2010-02-1**
8	50％机构启动		4 周	2010-03-1
9	末位受试者首次访问	6	36 周	2010-10-8
10	末位受试者末次访问	8	12 周	**2010-12-31**
11	最后一份 CRF 收讫	9	4 周	2011-01-28
12	数据库核对完成	10	5 周	2011-03-4
13	数据库锁定	11	2 周	**2011-03-18**
14	临床研究报告	12	8 周	2011-05-13
15	申报递交	13	4 周	**2011-06-10**

注：表中的粗体日期为最为重要的重要事件完成目标日期。

总之，在建立时间网络图时，项目经理需要明确项目时间表主要用于计划拟进行的项目活动的时间表和满足所涉时间重要事件的日期预设，其中的关键途径是项目活动进程中的关键时间路径。因此，首先确定完成项目所需的所有关键活动至关重要。一般来说，虽然时耗最长的路径可以被视为关键路径（参见 31.2.2 节的分析），时间表甘特图中浮动点有时有助于关键路径的调整。在资源分配发生矛盾时，可适当调动非关键路径上活动的资源去支持关键路径上的活动，以便最有效地保证项目的完成进度。采用这种时间网络（PERT）分析法所获结果的质量很大程度上取决于事先对活动事件的预测，若能对各项活动的先后次序和完成时间有较为准确的预测，则通过这种分析法可大大提高项目时间规划的准确性，为缩短项目完成的时间助力。

31.2.5　项目里程碑和重要事件管理

试验项目里程碑计划或重要事件计划是申办方关注的关键项目任务节点或完成时间节点（表 31.8），或与客户之间在合约中达成的重大任务节点计划或时间节点共识。从本质上讲，试验项目里程碑其实是试验项目实施过程中重大阶段开始或截止的事件节点，因而需要以明确的具体日期或比率形式体现，并以可视化的表达方式让项目团队干系人对其都有明确的认识，且作为任务目标在所负责的职责中努力实现。需要指出的是试验项目的重要事件并不一定等同于里程碑事件，有些重要事件指标本身就是里程碑事件指标，如受试者招募率。大多数情况下，试验项目的若干个重要事件完成达到一个里程碑节点。例如，首位受试者入组通常被视为试验项目的里程碑事件，之前的试验项目准备过程中需要有若干试验项目重要事件的达成，如研究机构选择和签约、伦理审批、合同研究组织的签约等。之后每一位受试者的招募入组都很重要，对受试者招募里程碑事件指标率节点达到 25%、50%、75% 或 100% 有重要贡献（与服务合约支付节点有关），试验项目过程中发生的重要事件，如受试者继续招募入组、项目管理计划完成并获批、监查员完成 SDV 率达标、SAE/SUSAR 伦理和药政报告及时率或准确率、数据库上线、数据库数据审核完成及达到锁库标准等都属于试验项目的重要事件指标。这些虽不一定构成里程碑事件节点，对里程碑事件计划的达标却息息相关。里程碑计划或重要事件节点需要申办方的项目经理审核批准，对其中节点的变更需要提出合理的理由后重新审批。里程碑节点计划通常也会体现在与客户的服务合约中，亦与客户合约款项的支付相结合。重要事件达标率通常会体现在各类项目管理计划中，多与项目成员的绩效挂钩。在项目实施过程中，里程碑和重要事件的监控是项目经理的重要职责之一，在项目管理计划中必须要有按照里程碑节点计划或重要事件达标率跟踪的措施，并在项目进展交流会中要求各职能部门人员报告试验项目进展状况，便于掌握项目总体里程碑节点或重要事件达标率的进展结果。在项目的风险管理计划中，对关键的项目里程碑节点或重要事件达标率由于某种原因而无法按时完成时应当有相应的应对或补救措施。有关关键里程碑节点指标和/或重要事件指标风险管理的方法可以参见 11.3.4 节中的描述。表 31.9 列出了里程碑事件项目监控评估表示例。

表 31.9 试验项目里程碑事件评估表示例

试验项目名称：					试验项目编号：		
试验项目类型：		项目启动日期：		试验项目级别：		试验项目经理：	
试验项目申办方：				试验项目CRO：			
1. 里程碑事件							
事件代码	子代码	里程碑事件条目		类型	里程碑达标	状态	评估日期
M1.1	M1.1-1	……		强制项	□ 是 □ 否		
				建议项	□ 是 □ 否		
2. 事件状况		检查内容	里程碑状态	涉及方	应对措施	责任人	关闭时间
M2.1		……	● 红色预警 ● 黄色观察 ● 绿色正常				
	M2.1-1						
3. 评估评注		里程碑偏离风险分析		书面证据记录	评注日期		评估人
M2.1							
	M2.1-1						
4. 评估结论				评估分值	通过否		跟踪结论
					□ 是 □ 否		
	M2.1-1				□ 是 □ 否		
总体里程碑事件节点达标率：							
里程碑事件评估不通过标准：							
评估结果报送方：				评估结果抄送方：			
评估人签字：				签字日期：			
项目经理签字：				签字日期：			
文件存档：							版本/版本日期

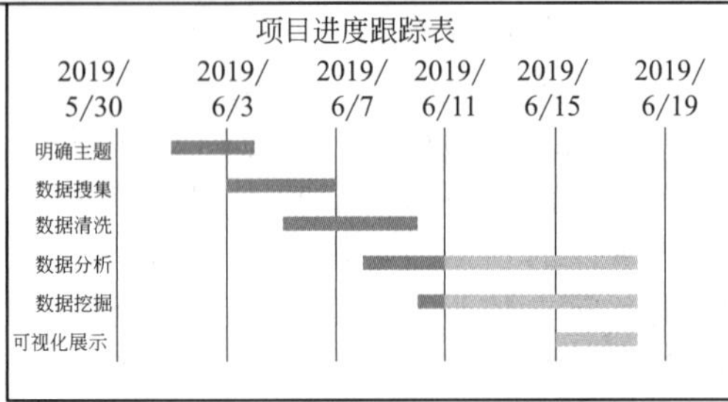

图 31.20 甘特图演示项目进展示例

项目计划进度一览表

申办方名称：
项目名称： 项目编号：
项目经理：
日期：××××/××/××-××××/××/×× 开始日期： 开始周期：

任务	起始日期	已完成进度/天[①]	未完成进度/天	完成百分比/%
确立主题	2019/6/1	3	0	100
文献收集	2019/6/3	4	0	100
数据处理	2019/6/5	5	0	100
数据分析	2019/6/8	3	7	30
策略制定	2019/6/10	1	7	12.5
结果展示	2019/6/15	0	3	0

项目进度跟踪表

| 2019/5/30 | 2019/6/3 | 2019/6/7 | 2019/6/11 | 2019/6/15 | 2019/6/19 |

明确主题
数据搜集
数据清洗
数据分析
数据挖掘
可视化展示

①进度单位可以根据实际需要设定，如天数、百分比等。

对于试验项目中的时间节点进展情况，可以采用时间列表和/或甘特图的方式予以展现，其中甘特图可以采用不同色泽或明暗分隔表示项目任务的时间与进度现状（图31.20），直观清晰的效果有助于项目经理了解项目各项任务的全貌。

如果里程碑/重要事件节点没有达标或因故需要调整，项目经理应当在项目进度报告中做出解释或分析。例如，招募进度没有按照预设招募计划完成（表13.5），项目经理应当将预设的招募计划时间表与实际招募现状时间表在项目进展汇报中以表格或可视化图表的形式呈现，并分析滞后对项目里程碑结果的影响，提出需要的支持与应对措施等。

31.3 试验项目的人力资源计划管理

众所周知，试验项目团队具有临时性、开放性和多样性等多种特征。因此，项目经理在组建来自各职能部门成员的项目团队时有责任把项目目标、要求和规程清晰地予以解析，使团队成员能了解自己在项目中的角色和职责。根据试验项目团队的属性，试验项目团队从建立初期的磨合到默契合作，最后到完成任务要经过的历程通常不外乎以下五个阶段：

（1）项目团队形成阶段 在这个阶段，项目经理需要带领项目成员知晓项目属性、目标、规程和标准。根据方案复杂程度和/或成员的知识与能力的差异，这个阶段团队成员的学习曲线陡峭度和延展性会有不同，但都需要团队成员在学习后对自己在项目目标的任务、时间和质量应尽的职责要求做出承诺。项目经理在这个团队形成阶段的主要作用是指导团队成员尽快熟悉方案及其所涉流程设计要求，尤其是关键数据和流程可能存在的风险与应对措施。团队成员在项目经理的引导下，对项目目标的接受是保质保量完成项目任务的第一步。

（2）试验团队调整阶段 在这个阶段，团队项目成员有可能根据试验方案的修改而不断调整配置和任务目标，各团队成员需要学会调整自己在项目中的位置，积极理解和配合由于方案需求对角色与职责的调整。在这个团队不稳定阶段项目经理的主要作用是维持对项目团队项目目标和任务结局的引导，并强化团队成员对项目的归属感和责任感。显然，对试验项目目标和任务结局的不断澄清，以及激发团队成员在项目中的团队意识和积极参与是最终取得项目成功的基础。

（3）项目团队成型阶段 在这个阶段，团队成员应开始学会融入相互协作分工的团队氛围，对项目目标和任务结局也都在积极介入并努力发挥着自己的作用和影响力，各团队成员间的相互支持应该是此阶段团队关系结果的主要特色之一。项目经理在这个团队规范阶段也应当是团队成员的重要一员，不仅继续领导和管理项目向目标和任务的里程碑方向推进，也需要亲自参与其中某些关键环节和风险管控决策和应对措施中。

（4）项目团队成果阶段 在这个阶段，团队成员有能力和意愿按照方案目标及其所涉规程的要求，不断交付所承担的任务结果，整个团队应该充满着成就感，各成员间应对由于相互协作而取得的结果质量深感自豪。项目经理需要及时总结和不断肯定项目团队交付的任务结果，直至总体试验项目圆满完成。项目经理在这个团队成熟表现阶段，要最大限度地授权给团队成员，作为项目团队的代表不仅需要确保按时交付所承担的任务结果，还应对客户或上级主管交付的试验项目的质量和可信性负责。

（5）项目团队解散阶段 在这个阶段，团队成员实现了项目目标，并圆满完成和交付了高质量的任务职责。项目经理需要及时做好相关经验与教训的总结，并与相关成员交流其在项目中的长处和仍有待改善的不足能力，便于成员在未来新的项目团队中继续成长和贡献。项目经验和教训的总结文件应当及时归档保存，供日后相似项目管理的参考。

无论是总体试验项目经理，还是职能项目经理，其各自的项目团队的磨合和成熟阶段并无本质差别，但在各自承担的目标任务及其交付结果上的要求会有不同。根据方案特点和承担次级任务项的属性，各级项目经理需要按照角色和职责的要求不断调整项目团队建设的方式和管理规程，使项目团队的运营管理不仅能满足GCP的标准要求，也能适应方案设计的目标任务。

31.3.1 试验项目人力资源需求分析

当试验项目任务包列表（如表31.4所示）拟定完成后，就需要开始考虑资源配置的事宜。在资源配置过程中，项目经理可以采取的管理步骤可以包括：

① 首先需要根据任务包列表，将各项任务细分为可量化的交付结果单元，即

· 进一步按照总体时间表计划拟定各项交付结果的完成日期表（表31.10）。

· 任务包单元列表应当与二级项目项、工作任务包和时间里程碑日期计划相呼应。

② 其次需要考虑的资源配置要素有：

· 各次级项目项和一级任务包在职能部门资源分配中各占资源百分比是多少？其中有些任务包有可能就是项目经理承担的，因而需要评估其在各细分任务中的工作量。

· 这些资源百分比处于整体试验项目中的哪些时段（表31.11）？采用甘特图时间表的方式可以更加直观分析整体项目中各职能资源的时间分布结果（表31.12）。

③ 最后，需要物色承担各任务包人员配置或小组成员选择。

· 所涉任务量和交付结果内部资源的支持度是多少？

• 如果无法由内部资源完成，需要的外包服务支持度需多大？

• 在确定各单元任务的责任人后，还需要考虑是否需要二级项目团队成员的介入。

• 可能的成本资源是多少？

• 在选择项目职能成员时，需要注意相关成员在承担试验项目中的工时率是多少（表31.13），其与职能部门人事招募计划和项目人员支持的匹配度密切相关。

表 31.10　目标任务包分析示例

任务导向	任务目标	交付工作包	计划完成日期
医学撰写事务	撰写、审核和批准关键试验项目文件	试验方案	2009/1/30
		知情同意书	2009/2/15
		研究者手册	未定
数据管理领域	根据试验方案，建立数据文件撰写/批准、数据库建立和数据管理模式的设定	CRF 设计	2009/2/20
		数据采集系统设计	2009/3/15
		数据库验证	2009/3/30
		数据管理计划书	2009/3/1
		数据分析编程	待定

与次级项目项和/或一级任务包匹配

与二级任务包或具体交付任务包匹配

• 与时间计划表中的里程碑或重要事件日期匹配
• 与整体计划中的信息比较有否差异

这些任务包的团队成员是谁

表 31.11　任务包资源配置分析列表示例

二级任务	配置	工作包	完成周期
试验项目启动	30%	试验方案、CRF、ICF	1Q,2009
数据管理	25%	数据管理计划书，EDC 输入规则	1Q,2009
研究机构启动	50%	研究机构资质认定，监管文件准备，试验项目启动	1Q～2Q,2009
伦理启动	40%	研究机构伦理文件准备，伦理批准跟踪	2Q～3Q,2009
中心实验室启动	20%	中心实验室选择，实验流程确定和文件准备，研究机构试验流程培训	1Q～2Q,2009
总计	165%		

表 31.12　任务资源时间分配甘特图

二级任务	配置	1Q,2009	2Q,2009	3Q,2009	4Q,2009
试验项目启动	30%				
数据管理	25%				
研究机构启动	50%				
伦理启动	40%				
中心实验室启动	20%				
总计	165%	125%	110%	40%	

表 31.13　试验项目人力资源配置分析列表示例

成员姓名	工作量	部门代表	角色/责任
<项目经理>	100%	临床试验操作和管理	小组负责人，总体管理，操作和协调试验项目的进行
<数据管理员>	30%	临床试验数据管理	数据管理，确保 CRF 数据和数据库数据的完整、规范和准确
<药政事务员>	10%	药政事务	药政文件审阅，确保符合药监规范和 GCP 要求
<药物供应员>	20%	临床药物供应管理	负责和协调药物供应，药物随机分发体系的建立，包装和标签
<质量保证员>	20%	质量保证	保障稽查临床试验质量和规范
<合同研究组织项目经理>	50%	×××公司(外包公司)	协助监查试验项目的进行，代表合同研究组织定期向申办方交流试验项目进展状况、问题和成果
总计	230%		

31.3.2　临床试验团队章程和资源管理

试验项目的核心要素是团队成员的相互信赖与扶持，并接受同一任务目标和行事规范去实现团队和自我价值。所以，一个良好团队的特征表现为有共同认可的明确目标、合理的分工与协作、相互间的信任和支持、良好的信息沟通与民主氛围、积极的参与度、高度的凝聚力和自觉的学习与培训能力。任何形式的临床试验团队的章程都应围绕这些团队特征来制定相应的责任团队的目标宣言和文件。这种章程需要的内容通常包括：使命声明、目的和工作职责描述、主要目标和时间表、成员组成及其职责和权利细则、交付成果要求、项目风险评价、资源/财务/和质量计划、交流计划等。

团队使命声明需要对所应担负的责任予以明确阐述。表 31.14 给出了这种团队部分章程的内涵示例。需要注意的是项目小组的使命需要与申办方临床试验团队构建一致。完成目标和完成时间的内容需要与甘特图中的主要任务时间点相符，例如，表 31.14 中的完成目标和完成时间叙述与图 31.18 中的时间计划一致。项目经理对出现的与整个项目时间甘特图中的不一致性都需要做出相应的核实、修正或调整。此外，完成目标中的任务也应该在项目经理制定的任务包概述及其细则计划中有所表示。例如，表 31.14 中的完成目标列在表 31.5 的任务包举例中。

各种临床试验团队或小组的人力资源分配和管理是团队或小组经理的职责之一。项目经理在进行人力资源配置计划中，需要注意由于各个角色分工不同，其工作量也有区别。在前面的临床试验团队管理中，项目经理在若干个试验项目小组中都担当着一定的角色。作为项目经理的上级主管在分配这种多角色和责任给某一个人时，自然人的最大工作承受量是需要考虑的因素之一。无谓地增加人员的工作量，并不一定表示人员的工作效率会有所提高。以项目经理为例，他/她在科学指导小组、数据管理小组、研究管理小

表 31.14　临床试验项目团队部分章程示例

使命声明：
科学指导小组成员对写作、审阅和批准关键临床试验项目文件负有全面的责任。特别是小组成员应对下列工作内容，完成目标和完成时间负责：

项目小组	使命	完成目标	完成时间
科学审评委员会	写作、审阅和批准关键临床试验项目文件	试验方案	2007/2/1
		知情同意书模板	2007/2/15
		研究者手册	待定
		统计分析计划	待定
		临床试验病例报告表	2007/3/1

必要时，科学指导小组会将遇到的问题、项目范畴变化或任何与试验项目有关的建议及时通报给主管领导或相关人员，并进一步对所担负的任务和目标内涵方面采取及时交流、积极合作和适宜决策

团队管理职责措施：
本团队使用下列手段来管理交流、决策、行动、问题、进展和项目范畴变化

团队管理措施	责任人	递交对象	递交频率
团队章程			
团队状况报告			
会议日程/纪要			
问题/采取对策记录			
2008 年决策要点和评判标准			
风险评价和修正计划			
2008 年主要任务目标			
2008 年主要任务完成时间表			

团队表现评判标准：
根据下列结果对本团队的效率和成效进行评判
- 实际成效与年度操作计划和经费（结余经费、按时按量完成目标及其质量效益）
- 按时完成主要任务目标和决策要点
- 解决项目问题，从而避免任务时间表的拖延
- 每周会议纪要和行动及其结果的实施状况
  - 团队每周会议定在每周一上午 9:00—10:00 在 A 会议室举行。会议可以电话的形式进行，其会议电话的号码是×××××××××。会议应由项目经理×××主持。作为会议主席的职责，会议主席应当提前一周邀请特邀代表出席会议，会前一天项目经理应当递交会议议程，会后 48 小时内完成会议纪要。任何会议决议和问题解决行动都必须在下一次会议中予以追踪，以确保问题的解决和行动的落实

组、研究监查小组、法律事务小组和财务小组都承担着一定的责任（表31.15）。合理地将项目经理的各种角色平均地分布在整个试验过程中，而不是集中在试验过程的某一阶段，才可能有效地确保试验项目过程的质量。超负荷的工作有可能造成人员不得不加班加点地完成工作。从理论上来说，经常性地超时工作并不一定能带来更大的工作效率。只有在短期的情况下，它才能创造效率。也就是说只有当人员知道超时工作有一个时间限度和具体的合理缘由的情况下，加班工作才会有效率。如果超时工作成为人员生活的一部分，它就不再会创造效率和生产率。例如，如果一个人每天工作12个小时，一周工作6天的话（72小时），按照88%的效率来计算的话，这个人的有效生产率为72×88%＝63.4。如果这个人不得不每周工作7天，每天工作12小时的话（84小时），他的工作效率将会变成77%，这个人的有效生产率则为

84×77%＝64.7。虽然多工作了12个小时，但有效工作小时只增加了1.3小时（Knutson，1991）。显然，长期的超负荷工作量必然会影响到临床试验项目的管理效率和结果质量。

在表31.15的案例中，项目经理的工作量在第一和第二季度较第三和第四季度忙碌，即在试验项目的准备阶段项目经理的工作与试验项目启动后相比较为繁忙。在这个试验项目中，这位项目经理的工作量从图解中看似乎没有达到最大，也就是说他/她还应该有潜力承担另外的工作或另外一个试验项目的任务。当然，个人工作能力和负荷潜力还需要结合具体的工作环境、个人素质和项目的复杂性等因素予以综合考量。由此可见，运用甘特图解法，至少可以从理论上较为清楚地分析出某人在一定时间段内工作量的分布状况，并可根据工作量的流程量及时调整（增加或减少）任务包的内容或人员/人力的分配等。

表31.15　试验项目经理工作量分析表示例

小组名称	承担工作量	工作职责	活动周期
科学指导小组	30%	试验方案,知情同意书,IB,统计分析计划书	1Q,2007
数据管理小组	25%	试验报告书,数据库建立和认证,数据管理计划书	1Q~2Q,2007
研究管理小组	100%	协调和负责临床试验项目的活动和过程	1Q~4Q,2007
研究监查小组	40%	管理和监督监查员对临床试验项目过程的监查,以及研究机构的行为规范	2Q~4Q,2007
法律事务小组	20%	协调研究机构合同及合同研究组织合同的协商和签署过程	2Q,2007
财务小组	20%	审查和批准合同付讫和试验项目进行中研究机构和合同研究组织递交的报销和服务付费单据	2Q~4Q,2007
总计	185%		

项目经理工作量甘特图解分析					
小组名称	承担工作量	1Q,2007	2Q,2007	3Q,2007	4Q,2007
科学指导小组	30%				
数据管理小组	25%				
项目管理小组	100%				
项目监查小组	40%				
法律事务小组	20%				
财务小组	20%				
总计	185%	75.5%	85.5%	53%	53%

31.4　临床试验项目管理和操作的控制

一旦试验项目计划完成，如何有效地管理和操作所拟定的计划，使之顺利地高质量完成就成为项目经理的关键职责之一。从项目管理的角度看，项目控制是要对在项目执行达到项目目标过程中的关键影响因素进行直接控制，即从项目开始，首先要了解目前项目环境的状况或位置，然后需要根据现状制订如何到达终点的策略和计划，在实施这些策略和计划中需要

对交付或验收指标进行评估，这些评估主要涉及资源评估（如计划与实际基准，或变更度及其根源等），确认控制限度（如风险影响度和容忍度等），再进行达到实际项目目标的调整或修正（如果需要的话），直至项目任务完成。一般来说，试验项目规划在实施过程中一定会由于各种因素或突发事件和要求的出现而要做出相应的调整。图31.21给出了项目管理和控制的常见程序。从这个示意流程图中可以看出，在适当的时间点对整个试验项目的数据日期和进展状况进行分析有助于了解计划和实际的差异，从而可以对关

键因素，即人员、时间和经费做出及时调整和补充。表 31.16 为项目进展报告示例。在项目进展报告中，对于存在的问题、风险和结论是必需阐明的主要方面，以便上级有关部门对整个项目的概貌有一个清晰的了解，也有利于为项目经理需要提出的计划修正方案提供必要的依据和准备。在分析项目行为趋势和/或变量时，一些项目状态的数据信息可以成为项目经理对项目好坏状况引起注意的信号，这些信号包括：

- 各项目完成日期是否不断推延；
- 各项目费用增加是否比计划完成的工作要快得多；
- 各项目的质量有否恶化的迹象；
- 负值浮动天数是否增加；
- 人员流动或更换率是否偏大；
- 所有的项目步骤是否变成关键环节。

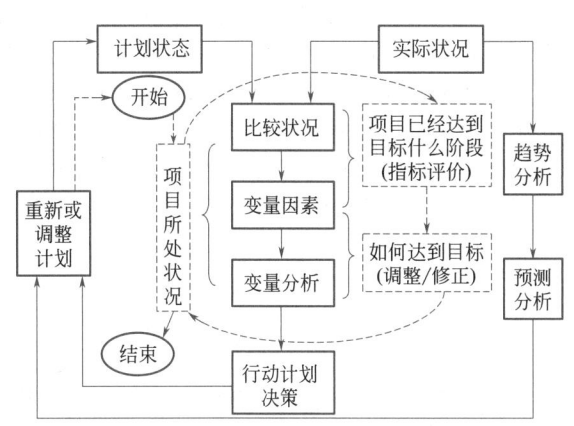

图 31.21　试验项目管理和控制流程示意
其中虚线表示项目控制的主要环节流程，
实线表示其中涉及的步骤要素。

表 31.16　项目进展报告示例

申办方名称：							项目进展报告	
项目名称：		项目编号：			项目经理：		报告日期：	
服务对象：		联系人姓名：			联系人电话：		联系人 e-mail：	
团队成员：								
总 WBS 序号和标题：								
		完成次级项目/部分			未完成/延缓次级项目/部分			
任务 WBS 号	负责人员	计划开始日期	计划完成日期	实际完成日期	未开始		实际开始日期	完成/%	估计完成日期
					是	否			
问题/风险				建议/修正行动					
1.				1.					
2.				2.					
报告人姓名：		报告人签名：			签名日期：				

　　总体分析上看，在试验项目生命周期中，项目管理涉及项目周期的各个流程环节，包括：①启动流程，即被授权项目权限、角色和职责；计划流程，即建立和完善项目范畴、目标和要求完成项目的行动方案等。②实施流程，即完成项目流程的工作任务，以满足项目验收的目标要求；监督和管控流程，即追踪、审核和监管项目过程的质量和行为，以及绩效价值和质量，必要的话，还需要注意变更管理和风险应对措施等。③关闭流程，即项目结束阶段所需的所有活动流程。这些环节需要跨部门职能成员的团队协作，项目经理在其中的领导和中心管控职责不言而喻。

31.4.1　对试验方案的理解和把握

　　项目经理对试验方案有很好的理解，并将方案的主要数据及其流程关注点规划到试验项目管理计划中，对试验项目的准备和实施有着非常关键的指导意义。对试验方案的审核，项目经理应当主要关注试验的可行性操作和管理等要素，如样本量的大小关系到研究机构和临床操作资源的难易度，研究机构的数量和地理位置亦关系到试验招募速率的快慢，所涉研究机构的启动程序的难易与试验项目的时间进度相关，方案描述的临床操作的医学合理性，相关试验程序操作的合理性（如抽血点和时间点安排），相关数据采集及其处理流程的监控规程等。这些方案所涉操作层面的要素还涉及试验预算和资源等把控。试验方案主要终点目标所涉及的数据点及其相关流程亦是项目经理首先必须掌握的关键方案要素之一（参见 11.4.2 节和 14.2.1 节描述）。临床监查计划（CMP）、数据管理计划（DMP）、统计分析计划（SAP）、医学监察计划（MMP）和相关项目培训计划都应当围绕方案主要终点数据及其流程做出管理规划，以确保试验项目实施、数据采集和质量管理能达到所期望的结果。对试验方案的理解和其对试验项目运营管理的关联性分析可以从以下几个方面进行，即

（1）试验方案的设计和目标的清晰性 在解读方案设计和目标时，需要关注的要素包括但不限于：

① 方案是最新版本 项目经理准备试验项目管理规划时首先必须确认手中的方案版本是拟用于试验项目实施的最新版本，这关系到监查指南、CRF数据采集点（pCRF/eCRF）及其数据库构建、药物安全性和有效性监督和评估规程、统计分析方法等项目管理计划的准备效率且能满足方案的设计目标。

② 方案标题清晰和准确 方案标题应当能清晰和准确反映试验方案的设计（参见图14.10），这有益于参与试验项目的相关人员从方案标题上就能一目了然地理解试验的设计方法，进而亦容易入手准备各项相关试验实施过程的管理计划，项目经理凭借试验标题表述也能清晰地关联和说出试验方案的设计和流程管理要点。

③ 试验方案的安全性和有效性终点评估要求 试验方案要求的安全性和有效性终点及其监测/评估方法或流程直接关系到试验结果的质量及其成败。项目经理需要对其中的关键数据点有清晰的认识，并提炼出这些数据点及其流程要求，以便在制订试验项目管理规划，包括方案培训计划时，对各职能部门所承担的任务目标作出部署和监控管理，各职能部门也需要根据这些关键数据点和监测方法要求做出管理和实施计划。有些方案要求的特殊评估方法可能需要项目经理制订出针对性的标准检测和评估流程计划，并做好启动这些评估前的培训。例如，多中心临床试验项目的中心影像评估需要根据方案要求制订针对性的影像检测、收集、判断和报告的统一规程文件（参见9.2.6节描述）。

④ 方案反映药政部门要求 方案设计的内容和研究方向已经反映或容纳了药政部门的要求，相应的方案数据结果目标也能符合未来药政申报准备的管理要求。

⑤ 项目目标/依据/活动清晰表述且明确可行 方案的主要终点目标和相关的支持主要终点目标的次要终点目标合理，所涉数据采集和主要管理流程等活动都清晰地表述在方案中，并且明确可行。例如，某试验方案描述收集受试者人群眼表泪液时，统一规定收集症状较为严重的一只眼睛的泪液样本。若两眼症状一样，选择左眼。但在实际医疗实践中，两只眼睛症状一样时，医生通常哪边方便就采集哪边的泪液，左右眼分泌的泪液并无医学上的差异。如果按照方案的规定，在操作上可能造成研究者临床采集左眼泪液的

不便或不习惯，而造成一些没必要的方案偏离。

⑥ 试验项目具备科学标准基础 总体试验项目都有可靠的科学依据支持，相关标准也符合药政和业界标准。例如，某试验方案的排除标准描述"经肾盂造影或CT检查证实结石主体位于肾盏憩室"和"经肾盂造影或CT检查证实结石主体位于肾下盏，同时肾下盏肾盂夹角小于30度"。虽然这两条排除标准的科学性定义明确，但在常规CT报告中基本没有结石具体位置，肾下盏肾盂夹角参数大多数为研究者目测，这会导致方案要求的原始数据的科学证据不足，且难以追溯。

⑦ 既往试验项目经验借鉴 项目经理需要对自己所在公司或业界的相同适应证或作用机制的药物临床研究有所了解，以期分析出拟开展的试验项目与过去曾做过的试验项目的相似性，哪些既往试验项目的过程和结果有助于项目经理准备和管理准备中的试验项目等。如果公司有既往试验项目经验教训数据库，则更有利于项目经理快速提炼出所需的参数和管理关键点。

⑧ 试验周期和规模 根据试验方案所描述的试验周期（Ⅰ/Ⅱ/Ⅲ/Ⅳ期）和规模，项目经理可以评估所需试验资源及其规程管理范围的需求和工作量。

⑨ 受试者入组前的限制性要求 在受试者签署知情同意书之前，有些试验项目会对受试者的既往药物服用、体质检查结果（如组织切片、医学影像片等）或病史等方面有所限制或特殊要求，这些要素与受试者招募难易程度有关。项目经理需要了解清楚后在进行试验项目可行性调研时加入研究机构资质调查问题中，以助于受试者招募速度和受试者源规模的预估，也需要在试验项目启动前对这些关键要素向研究机构人员进行培训，以避免可能出现受试者招募的方案偏离。例如，某评价手术器械性能的试验方案，在试验事件与时间流程表中标识受试者的尿液培养在筛选期-14～0天完成，但在实际的临床实践中，术前筛选基本不做尿液培养，通常唯有手术当天才会开具尿液培养单，而尿液培养需要3～5天才能出检验结果，受试者不可能等着尿液培养结果出来后才开始手术。这种筛选操作要求与实际临床实践的偏离会导致方案要求与临床研究机构常规程序的矛盾，并造成大量的方案偏离。

⑩ 试验访问活动的频次和内容合理性 通常试验方案会对每次受试者需要进行的试验访问拟完成的访问活动和要求做出详尽描述。医学撰写人员对这些访问活动和要求的临床试验项目可操作性并不一定了解，项目经理作为项目运营管理的专业人员在完成方案终稿前应仔细审核并提供可行性建议。试验访问活动过于繁多虽然可以收集到更多的试验数据，但可能不利于研究机构人员在有限的访问时间里保质保量地

完成这些活动。例如，某临床适应证项目在一次试验访问中要求受试者完成 5 项 PRO 的调研问卷回答。作为项目经理首先需要判断这 5 项的必要性，如从 PRO 的评估角度对拟开展的试验项目的意义和重复性状况、是否真有必要每次都要完成 5 项 PRO 的填报、对受试者的依从性影响、研究机构人员在一天的试验访问需要完成的试验活动量是否合理、若只选择其中的 2 项或 3 项是否会对试验结果产生重大影响等。

（2）试验诊疗措施/流程与试验项目管理的关联性　试验方案有关试验药物和医疗程序的描述与试验项目管理规程的建立密切相关，项目经理在了解这些方案描述后需要考虑的主要管理事务包括但不限于：

① 试验药物管理　试验方案对试验用药物、对照药物、急救药物、辅助用药物和/或合并用药的要求应做出清晰的描述，包括用药频次、给药方法或途径、是否有禁忌或限制性条件等。对这些信息的掌握，加上受试者招募总人数的统计学设计、治疗组别受试者人数的比例信息，有助于项目经理对试验用药物/对照药物/急救药物需求量做出预估，其涉及试验药物生产准备、采购、临床试验用药物包装和标签、存储、方法等环节的规划管理。对辅助或合并用药要求的知识和掌握有助于项目经理计划试验实施过程中的培训和监控目标，或相应药物的市场采购或应用的可行性。例如，某临床试验方案要求在服用试验用药物或对照药物前，需要先给予某种增强免疫功能的疫苗。这种疫苗国外有销售，但尚未在国内获批。国内也有获批的同品种疫苗销售，但国内生产的疫苗产生的一种不良反应会干扰试验用药物的疗效判断，这种不良反应在国外生产的疫苗中没有发生记录。如果项目经理不关注或不了解这种国内外疫苗产品间的安全属性差异，只是单纯地认为可以获得国产疫苗用于试验项目，则当辅助用疫苗用于受试者时，有可能产生不宜于受试者的安全性风险，也对试验结果判断的可靠性不利。

② 试验项目中的医疗程序与常规医疗实践的差异　试验方案对受试者的诊疗方法与标准医疗方法的差异是项目经理需要关注的要素之一，其涉及研究者在实施方案诊疗中的依从性和防范方案偏离管理措施的制定。同时，试验方案对有效性和安全性诊断和评估的方法与标准医疗方法的差异过大，也可能影响试验用药物未来上市后药品应用标签用语和市场推广。例如，当进行一项医疗器械性能评价的临床试验时，方案规定评价应由受试者主管医生评价。这种脱离临床实际的临床评价在研究分工上较不合理。器械操作人和评价人的不一致，临床评价结果意义不大。医疗实践中，医疗器械性能评价通常是谁使用谁评价。大部分医疗机构多是专业治疗师操作器械对患者进行康复治疗，而非主管医生；或者当涉及盲态评价，也可能造成器械操作与性能评价人为相同人员而破盲的风险。

③ 特殊试验项目环节或诊疗合理性的项目管理　方案设计的用药前洗脱期设计有可能影响受试者的病患稳定性，甚至危及生命。如治疗呼吸类病症的试验药物方案禁忌哮喘患者在洗脱期服用常规治疗药物，只允许使用急救药物。因而，洗脱期对受试者参与试验项目意愿的影响、在临床试验项目执行中的可操作性和伦理审批时的挑战等是项目经理在准备方案阶段需要仔细评估，给出可行性管理或调整方案设计建议的要点之一。同理，方案设计中如果存在实施时的诊疗不合宜、运营操作或评估技术难点等，项目经理在方案准备阶段应当征询医学专家或研究者的意见，以便及时指出或提出调整建议，避免试验项目启动后实施不可行、无可避免的方案偏离过多等问题。例如，某术后镇痛试验药物的临床试验方案，要求手术刀口的长度应约为 5cm，而不是较为明确地大于或小于 5cm；试验用药物后的术后镇痛等级为中度疼痛或以下［采用受试者自我评价的疼痛等级度量表，参见 15.2.4（4）内容描述］。但在临床试验项目实际操作过程中发现，现实医疗实践中，手术中的刀口长短通常不会用标尺去度量，大多数参与临床试验项目的研究机构的手术记录也不要求记录刀口大小，或研究者目测后只简单地记为 4cm 或以下；受试者由于刚刚经过手术也无法完成或准确描述出自我疼痛程度评估，或由于每人对疼痛耐受或感知度的差异，根本不可能做到满足疼痛等级量表评估标准的自我评估；刀口长短的不统一也会影响术后疼痛的程度等。这些在方案设计时并没有细致咨询医疗实践和评估临床试验项目操作可行性的做法，导致试验中出现大量的方案偏离受试者数据，对试验结果质量和可信性产生不利影响。虽然试验项目执行中的方案修改可以调整或改正这些问题，但实施前的合宜地执行可行性评估和建议，无论是在方案科学性、实施效率和降低非合规性行为或数据结果等方面都是有益的。

（3）受试者保护的考量　符合临床试验伦理要求的管理是项目经理最为重要的关注要素之一。在学习试验方案时，需要评估试验项目中受试者的效益、风险和参与试验项目的负担有哪些，这些要素与受试者招募、伦理审批、知情同意书描述的准确性、受试者留置和依从性等方面密切相关，也会涉及监查计划指南的撰写、研究机构与监查员对知情同意过程的文件记录和监查要求。例如，当方案设计安慰剂作为对照时，项目经理需要评估安慰剂的应用在所选择的适应证受试人群中是否可接受、伦理是否存在风险、受试者的效益和安全性有何影响等。有些情况下，试验方案的医疗方法的设计还会牵涉与病症医疗领域的标准医疗措施的矛盾或改良等事宜，其可能影响试验项目的实施可行性和医疗病症治疗行业标准的应用风险。试验药物的安全性与否是试验伦理必须评估的重要因素之一，这些安全性数据通常来自临床前研究和/或前期临床试验结果，会体现在研究者手册、药物安全性信息等试验文件中。根据药物安全性的属性，伦理委员会需要对试验药物的风险-受益比做出审评，也是项目经理考虑有无必要在试验项目过程中设立独立数据安全监督委员会（DSMB），或如何加强试验药物安全性监督管理的依据之一。所有上述受试者保护的考量都涉及项目经理对受试者保护、伦理委员会申报和交流管理的规划，或可能遭遇的伦理问题挑战应对策略之中。

（4）受试者招募和留置　试验项目的受试者招募和留置对项目经理而言始终是巨大的挑战。项目经理需要分析方案对受试者招募要求的描述和试验过程中受试者的义务要求，以做好这些受试者管理的规划和实施，即

① 方案对受试者要求的描述与受试者管理的关联性　试验方案对受试者招募目标的设置，如受试者人数、对受试者群的接触可行性和分布度、受试者参与的意愿、招募时间窗、受试者在试验项目中留置的时间长短和需承担的任务难度和数量、参与的研究机构分布和数量等因素，是项目经理衡量方案受试者招募和留置合理性的重要指标之一，其直接关系到试验项目实施所需资源和试验进度时间表真实性的管理。试验访问频次和时间设置也影响受试者和研究机构人员的便利性和可接受度，以及试验访问窗的依从性。每个试验方案对试验访问日期间隔的设置都会考虑到试验药物作用机制、对人体生理或生物参数的变化影响、药物有效性与安全性的维持属性等因素。在不影响试验药物有效性和安全性评估准确性的前提下，方案对中长期试验项目的访问日期通常也可能设置访问日期浮动时间窗，如±3 天、±7 天等，以便增加试验访问日期的灵活性。除非万不得已，方案最好不要设计会对受试者或研究机构人员管理所有不便或较为复杂的给药时间表或途径，或一些访问规程及其任务活动频次较高、不便或令人不适的情形等。项目经理需要在项目管理计划中充分考虑如何化解、应对或降低这些不便或不适对试验项目实施可能带来的不利影响，如资源调配、激励措施、留置策略或研究者项目费用增加等。研究机构访问环境的舒适性和试验人员的友善性是项目经理在选择研究机构和培训试验方案时需要关注的因素之一。

② 受试者日志要求的管理计划　如果试验方案要求受试者完成试验日志，项目经理需要考虑如何有效地管理受试者日志（参见 15.2.6 节），包括日志内容的设计、日志的要求和完成指南、研究机构人员对受试者日志填报的培训和填报的跟踪指导、临床研究协调员（CRC）在每次受试者访问时交流和审核日志填报质量的规程要求、监查员对日志质量和数据完整性监查的要求、日志的归档管理等。

③ 分析方案入排标准合理性　试验方案的受试者入排标准设置直接影响受试者的招募质量和试验项目进度。过于宽泛的入排标准会增加入组受试者的医疗评估的基线噪声，过于严苛会增加受试者招募的难度和招募窗的延长（参见 14.2.4 节相关内容）。项目经理需要根据试验项目可行性调研结果，特别是受试者群的状况和适应证的标准，会同相关项目医学管理人员（包括研究者）对入排标准的合宜性做出判断和设计。每一条入排标准的清晰和合理十分重要，例如，若需要排除活动性乙型肝炎，需要同时注明乙型肝炎的定义，如血清 HBV DNA 大于 2000IU/ml。

入排标准流程可操作性的清晰也是项目经理需要关注的。例如，方案要求对妊娠妇女做出检查，则检查方法学要求需要明确，如采用血妊娠检查还是尿妊娠检查方法，其关系到在实际项目准备阶段应当考虑如何落实和实施检查物资的事宜。同样，入排标准记录要求也需要明确和可溯源。例如，方案可以接受既往组织切片报告数据作为入排标准的判断，则应当明确可以接受受试者知情同意书或项目筛选日期前多久的组织切片报告；排除半年内发生心肌梗死等病症，则需要明确要求提供既往病史涵盖至少半年的心脏病史记录。

鉴于每个试验项目的独特性，简单地直接采用既往试验方案的入排标准并不一定是方案入排标准设置的明智之举。在试验项目实施过程中，还需要根据受试者招募质量和项目招募进度，必要时要求对入排标准做出适宜调整或修改。对于直接影响主要试验终点的关键数据及其流程的入排标准，还需要在方案培训中予以强调。受试者入组试验项目治疗组别后，何时可以启动效益和安全性评价流程及其评估方法，以及受试者很可能需要在试验项目中留置的周期或时长，项目经理需要根据方案的要求做好预设统筹安排。必要时，需要制定特殊的诊疗评估标准操作规程供培训和指导试验项目的实施之用。

④ 入组受试者留置管理　作为受试者招募和留置策略组成部分，项目经理还需要根据方案需要，考虑申办方是否需要提供或给予哪些受试者招募支持，招募广告的内容和形式设计，受试者会有哪些费用产生，或是否需要给受试者何种形式的补偿等。受试者招募广告必须在向公众或患者对象群发布前获得伦理委员会的批准，并作为获批的试验文件归档保存。凡涉及受试者费用或补偿内容的信息，需要在知情同意书中有所体现，以便事先获得伦理委员会的批准。对于某些危重病患或未满足医疗市场的试验药物，需要考虑如何和何时在试验项目结束后和/或药物尚未批

准上市前，能继续维护受试者的用药需求。这类试验药物通常采用的策略是在常规试验项目结束后，继续桥接开展相关开放式或选择性目标受试者群体入组临床试验，便于获益受试者在药物获批上市前能继续接受试验药物的有效治疗。这类后期临床试验的设计最好能与常规临床试验设计同时进行，这样试验运营流程的标准、试验药物维持供应管理、不同试验阶段衔接连续性和试验数据采集管理方法等都比较容易统筹规划管理。

（5）试验药物安全性监控要求　临床试验方案有专门的章节对药物安全性状况做出概述，包括如何监督、处理和报告 AE/SAE 的原则性指导建议等。申办方也会在研究者手册中对试验药物的动物和人体应用安全性数据结果予以总结。临床试验参与者必须清醒地意识到试验药物的安全性是临床试验必须严格监控的重点，也是项目经理需要在项目管理计划中提出安全性监控实施要求，具体的安全性监控执行流程和方法通常会通过药物警戒管理计划（药物警戒部门人员负责，参见 20.2 节）、临床监查指南（项目经理和监查员负责，参见 10.4 节）、试验项目风险管理计划（医学或药物警戒部门人员负责，参见 20.4.1 节）等项目文件来规划和实施。已知的试验药物不良反应及其潜在安全性风险需要在受试者的知情同意书中予以描述，项目经理应当将其作为知情同意书撰写质控的标准之一。

① 预期 AE/SAE 发生率管理　项目经理在指导和管理试验药物安全性计划制订时，首先必须了解拟开展试验的药物 AE/SAE 预期发生率和不良反应类别/数量是多少，其涉及药物警戒和/或医学监察资源成本的配置、受试者可能风险的防范、临床试验保险协议（参见 9.2.7 节）等方面。在试验方案中，对药物临床试验不良反应定义，哪些可能出现的不良反应类别需要记录和报告，哪些不需要应当有明确的界定[参见 14.4.2（19）]。这些有助于项目经理制定、指导和管理药物不良监督和报告流程，培训研究机构人员采集、记录和报告，监查员监查和跟踪不良事件记录和报告，药物警戒人员构建安全性数据库，数据管理人员计划不良反应数据核查规则，统计人员制订安全性统计分析计划等。根据试验方案、研究者手册和试验药物安全性核心数据库信息，项目经理和药物警戒或医学监察人员一起需要建立试验药物已知不良事件列表，并要求纳入试验药物不良反应管理计划中，便于研究机构和监查员在收到不良事件报告时能判断其是预期还是未预期的不良反应及其类别，尤其涉及 SUSAE 时，必须要求启动预设的快速不良事件报告机制（参见表 20.6）。在管理不良事件时，项目经理和医学监察人员需要区别受试者已有病史及其衍生的临床症状与新兴不良事件间

的区别，已有病史的恶化通常被视为新兴不良事件，除非试验方案有特别的定义和处理要求描述。对于 SUSAE 报告，项目经理也需要预设报告伦理委员会和警示参与研究者的规程（参见表 20.43），并确保试验项目过程中对其的执行。

② 不良反应与盲态关联性　临床试验中受试者经历严重不良事件时，研究者可能需要了解受试者的入组类别，以便制订相应的救治方案。如果临床试验是盲态设置，研究者有破盲的需求。为此，项目经理需要在临床试验项目启动前，制定好有关受试者盲态随机编码的破盲规程（参见 6.1.3 节相关内容），并在试验项目启动前培训研究者如何进行临床试验项目中的破盲管理。此外，如果试验方案有建立 DSMB 监督和管理试验安全性评估的需求，项目经理还需根据方案的要求，承担组织和管理相关 DSMB 的事务（参见 20.7.1 节），包括审批 DSMB 章程、监督 DSMB 按照章程协调数据管理人员定期提供 DSMB 所需数据表格和 SAE 报告的审阅，以及传达或执行 DSMB 对试验项目进行与否的决定。

③ 临床试验保险要求的设置　作为临床试验受试者安全性伦理保障的良好实践，临床试验保险可以确保当受试者遭受严重不良事件伤害时，可以获得某种程度的伤害赔偿（参见 9.2.7 节）。项目经理在临床试验项目启动前，需要确定可以提供受试者适当补偿和治疗的临床试验保险协议的签署，并在出现受试者由于严重不良事件而受到伤害时，临床试验保险协议的理赔事宜。

（6）人力资源的管理计划　不同周期和不同规模的临床试验所需支持项目开展的人力资源也不尽相同。项目经理需要在方案范畴和规模设计的基础上，考虑和管理以下几个方面的临床试验人力资源，即

① 完成试验项目所需的人员及其资质评估　根据方案所需受试者人数和试验项目的时间长度，预估需要邀请的研究机构数量（参见 13.1.2 节）；在研究机构数量确定后，研究机构和研究者资质（参见 8.1.2 节）是第二个需要评估的参数；一旦明确了研究机构和研究者资质，在方案要求的适应证要求下，拟定可能的研究机构名单和数量，并对这些候选研究机构/研究者进行可行性调研（参见 8.2 节）。在评估主要研究者资质时，除了研究者的专业和临床试验经验背景外，必须关注研究者是否有时间或精力承担起应尽的试验项目正常监督管理职责。在申办方的内部管理团队资源规划上，需要根据方案涉及的职能角色、任务范畴和时间要求，按照项目管理的规划原则，做好职能人力角色的配置和职责分配（参见 31.3 节）。此外，试验方案在实施前，通常需要针对方案的内容要求向相关人员进行培训，如方案培训、医学知识培训、临床监查要求培训、数据质疑管理培

训、SAE 报告流程培训、特殊流程培训（如实验室检测、EDC 等）、药物供应管理培训等，这些培训可能是在研究者启动会议上进行，也可能需要在研究机构启动访问时或试验项目实施过程中进行。为此，作为项目管理计划的部分，项目经理需要对这些相关培训及其培训师角色做出分配规划。如果培训师并不在试验项目管理团队成员中，项目经理应当特别邀请其他相关技术人员分享所需培训内容，如实验室样本管理程序可能需要外包中心实验室技术人员提供相关培训。

② 药物供应管理的特殊要求　由于试验药物的属性，有时方案会对药房环境要求、配制制剂方法和流程标准、药物发放和回收、药物清点计量做出特别要求，项目经理需要根据这些特别要求，就药物供应管理做好规划。例如，粉针剂通常需要药房配制后发放给受试者注射使用，特殊的配制步骤、浓度换算、盲态维持等并不一定会在方案中详尽描述。项目经理需要从这些药物供应的特性提炼和预设药物配制供应的操作流程。有些情况下，虽然方案要求是单盲（受试者盲），但由于试验和对照药物明显存在着差异，如瓶装大小不同、液体药物颜色差异等，有可能需要药房经过预处理或特殊的配制设盲流程后才能给受试者。有些双盲临床试验由于试验药物和对照药物的差异明显，还需要设置盲态监查员和非盲态监查员分别对研究机构进行现场监查，前者通常负责试验文件完整性、过程行为和源数据核查，后者一般只负责盲态试验药物的清点计量（参见图 10.11）。这些试验药物供应和管理的特别流程，如果试验方案只是概述性描述了药物的属性和供应总体要求，项目经理应当在项目管理计划中要求试验药物管理管理人员把相关药物配制、发放、盲态维持管理和/或存取特殊要求等在试验药物供应管理手册中予以明确计划。必要时，需要在项目启动前，对这些药物供应管理的特殊流程进行培训。有关试验用药物的管理可以参见 27.4 节相关内容。

试验药物回收要求需要在方案中明确，便于项目经理对这一环节从资源上做出规划。如果方案中药物配制、发送管理或服药流程过于复杂，项目经理需要注意是否有可能造成人为错误的风险，并制订相应的监控和应对措施。在药物的清点计量方面，项目经理在临床监查指南中，需要考虑从药物计数流程上是否可以快速体现受试者不慎错误服药的情形。

③ 特殊试验药物治疗效益评估　若方案对治疗效益的评估有特殊的要求，如需要第三方独立盲态医学评估，或有特殊专长或跨医学领域的医学专家参与，项目经理需要对此做好预设安排。例如，方案需要中心医学影像评估，则项目经理需要为此建立独立中心医学影像评估委员会，制定评估流程和章程，收集、影像二次编盲和评估后的揭盲（如适用）、送检、评估和报告等管理流程（参见 9.2.6 节描述）。采用 COA 方法评估治疗效益的方案设计，项目经理需要考虑如何在多中心的试验项目中标准化 COA 量表评估问题和方法，是否需要设立独立评估人员对受试者进行 COA 评估（参见 9.2.5 节）和提供 COA 使用培训等。如果在非心血管试验项目中，需要监控试验药物对心脏功能的影响，则中心心电图流程和邀请心血管医学专家作为第三方评估人员是项目经理应当在试验启动前的项目管理计划中必须完成的程序之一（参见 9.2.3 和 20.5 节描述）。

④ 卫星研究机构或次要研究者的限制。如果中心研究机构需要有其卫星研究机构（satellite site）参与临床试验，项目经理需要对卫星研究机构的资质和人员进行评估。即使其符合参与临床试验的资质，也需要在总体项目方案、规程管理及其相关培训中对卫星研究机构做出与中心研究机构相同的要求。有些情况下，卫星研究机构只是给中心研究机构提供某项特殊试验方案要求的检测或评估流程，为此，项目经理需要根据实际要求，对其也做出资质评估，并纳入试验项目流程监督管理中。对临床试验的次要研究者（sub-investigators）的资质要求，也应当与主要研究者相同，并需要对次要研究者可以在试验项目中承担的职责在研究机构人员职责分工表中明确。

（7）仪器设备和检测要求的考量　试验方案通常对试验项目中所需的仪器设备有特殊要求，或只是对生物样本检测提出要求，项目经理需要根据方案的描述，统筹规划相关仪器设备和/或检测设施的管理要求。常见的这类考虑要素包括但不限于：

① 具备所要求的仪器设备评估　如果方案对病症诊疗有特殊的仪器设备要求，有时可能涉及仪器型号和技术参数标准的要求，项目经理需要予以重视。这些特殊仪器设备标准对多中心试验项目的检测或临床评价结果的质量和可信性有影响。不同型号或技术参数的仪器设备，尤其是一些重要的病症评价设备，如核磁共振弹性成像仪，在基线范围，操作要求对结果变化的影响度、仪器设备的运营环境与仪器稳定性等，产生的成像数据及其结果质量和可比较性会有差异。

② 中心实验室与本地实验室管理　方案对生物样本的检测往往会规定应采用中心实验室还是本地实验室，其中有可能涉及关键数据的获取和其对试验结果的影响。如果涉及主要试验终点的临床数据，通常建议采用中心实验室进行生物样本的检测。如若不然，项目经理应当从试验数据结果质量和可信性角度提出要求。对于关键终点数据的实验室检测异常值，项目经理在项目准备阶段，需要与医学监察人员、申

办方上层管理人员和主要研究者共同商议和评估中心化评估的必要性，若决定中心化评估，则需要建立清晰的评估指南。

中心实验室与本地实验室的选择和管理方法不同，如果方案没有明确指出，项目经理在项目培训中需要专门提醒相关项目人员和研究者区别和避免实验室样本管理的错误。详尽操作和监查管理流程可以参见 9.2.2、10.1.4.6、10.5、27.5 节的描述。实验室有无足够的检测仪器及其他相关设备满足试验方案及其样本检测要求，也是项目经理需要预先评估的实验室管理事宜之一。

需要注意的是有些生物样本的检测可能有时效性。所以，在实验室检测中，如果涉及实验室关闭期间或节假日需要生物样本检测的情形，项目经理需要做出预案流程或特殊安排。另外，需要注意的是生物样本的存储，通常情况下，生物样本的采集管类别会根据方案和检测的需求分为多种，如检测样本管、备用样本管、不同试验访问采集的样本管、不同检测目的使用的样本管等。项目经理在预设试验样本采集管时，需要关注这些不同采集样本管的标识和区别，以免研究机构人员采集样本后的误用或混用。生物样本的存放空间/设备和记录是项目经理需要在试验项目前的研究机构资质访问中予以评估的方面。对于大型多中心多受试者样本的试验项目，中心实验室的样本存放空间一般不会出现问题，但本地实验室或研究机构的样本存储空间可能有限，这是项目经理可能会忽略的方面。对于研究机构对试验样本采集、存储和预处理记录，项目经理在试验项目启动前需要作为试验项目专用表格予以设计（如果采用申办方或 CRO 的表格）或审阅（如果采用研究机构或实验室的表格），确保记录模板所含信息能满足试验方案和实验室检测需求（参见 10.5.2 节）。

③ 试验用物资和/或生物样本的运输管理　试验方案一般不会对试验用物资或生物样本的物流管理做出特别要求，除非有温湿度控制的需要。项目管理计划中这些方面的计划及其实施管理需要有所体现。有关试验用药物管理可以参见 10.1.4.8、27.1.3、27.3 节，样本温控管理可以参见 10.5.3 节。

除了上述与方案有关的试验项目操作分析或考虑要素外，其他可能涉及的对方案执行质量相关的项目管理质量要素还包括但不限于：

• 试验项目管理角度差异　各类试验项目中的角色由于所处地位和角度的差异，对试验项目管理的期望和要求会存在差异，进而有可能导致项目管理中理念和要求的不一致，影响交付结果的质量和进程。例如，申办方期望试验项目优先和速度优先，研究机构强调质量优先和合规性为导向，研究者可能希望试验流程操作简单方便和常规医疗工作为主。对试验项

目的期望而言，申办方大多希望要五星级快捷服务和低廉价格的投入，研究机构通常要求高素质和负责任的 CRA/CRC 加入以确保高质量项目交付结果，研究者希望尽可能少精力获得高质量的数据结果。为此，项目经理需要在这些理念、期望和关注点不一致之间平衡各方诉求起着十分重要的作用。

• 项目经验　CRO、申办方和研究机构有过项目合作经验有助于对同类试验药物的项目操作期望，各自的项目团队和管理人员及其技能的熟悉度，各自的质量管理体系的健全和执行力，一些数据表单的重复或略微调整使用等方面都较为有益。

• 交流计划　与相关试验项目成员及其上级主管领导的接触和交流渠道是否建立，这需要在项目交流计划中明确，有助于项目运行过程中的协作和问题应对的流畅性。

• 项目预算　有合理和适宜的项目预算，或申办方的项目预算和合约价格合理性符合市场公平价值原则（参见 28.1 节），以满足试验项目运营的财务和其他目标的实现。除了正常的项目预算外，试验项目中通常还会出现临时性的或突发性的项目运营管理或需求费用，如患者医护管理、培训需要、研究者关系维护费用、市场开发和维护费用等。项目经理在规划项目预算时总是应当考虑额外的突发费用需求的可能性，也可以在最初的项目费用中预设一定百分比的预算用于这些目的。

• 特殊受试者招募程序　针对有些特殊病症人群，有可能需要评价是否存在任何医疗常规操作可以在签署知情同意书之前进行的情形，或是否允许重复筛选受试者，如果允许，具体的操作流程和研究机构人员对其的受训应怎样设置，或是否存在特定访问中的检查项供不同受试者群体选择（如针对老年、幼儿、门诊患者等）。如果需要这些特殊受试者招募程序，方案中必须有清晰和明确的流程要求和方法描述。项目经理需要根据这些特殊方案设计做好相应的特殊项目管理规程计划。

• 特殊报销程序　注意项目运行中是否存在或会发生第三方支付报销的可能性及其应对措施，如受试者自我采购或研究机构开具处方对照或急救药物的报销，特殊或紧急情况下非研究机构实验室样本采集或检测的费用报销等。

• 项目合约条款　在试验项目服务合同中，项目经理尤其需要注意是否存在不合理或霸王条款，包括有关不确定或模糊术语。这些可能对签署合同的双方都会产生不利稳定协作或高质量服务或运营管理的潜在风险。

• 计划外费用　对计划外试验访问、额外的实验室检测、受试者伤害赔付或计划外的广告等，有些方案及其管理合约中可能并没有明确是否需要预先获

得申办方批准后方可实施。项目经理对于这些情形需要在项目管理准备阶段提出如何管理这些试验活动，如是否需要预先批准、批准流程、批准或无须批准时的操作方法和后续管理，相关活动可能涉及的额外费用处理等。

• 数据采集系统　如果试验方案指出试验项目需要采用 EDC 系统，项目经理和数据管理计划需要对 EDC 的供应商选择及其管理、研究机构应用培训和监督管理、数据管理流程等方面，在项目管理计划或数据管理计划中做好规划。

• 特殊流程标准化　如果试验方案设计包含了特殊流程和效益/安全性评估，项目经理需要关注是否涉及不同于常规的试验项目活动，以满足试验项目的开展，或有没有特殊的报告或其他管理规程要求。有些情况下，有可能需要建立特殊的项目活动操作规程。例如，试验项目需要对受试者的皮肤病灶康复状况做出评估，摄影技术往往必不可少，如何保证摄影标准的统一，包括相机选择、光圈参数要求、摄影背景和场景、被摄者的位置/体位要求、摄影角度或离病症的距离、相片的摄后处理或标识等，需要通过试验项目摄影标准专属操作规程予以标准化，并需要对研究机构操作人员进行必要的培训。

总之，对于项目经理对试验方案的精准把握和充分理解，并能有机地融入相应的相关项目管理计划中十分关键。只有充分的方案管理准备，才能确保试验过程中实施行为活动的有条不紊，避免或降低问题和风险状况连绵不断的局面出现，也是质量源于设计（QbD）的具体实践（参见 29.6 节），以及保障试验质量和数据结果可信性的必要前提条件。

31.4.2　试验项目启动和计划管理

当项目经理完成 WBS 和 SOW 规划后，在项目准备阶段，启动和计划流程环节是最重要的管理职责之一。在这些环节中，项目经理应当记住的最重要职责目标是确立正确的计划环境及其资源出处，即确定哪些项目任务需要外包，哪些可以自己内部成员承担；整合各跨部门职能的项目计划为总体项目规划；根据方案要求明确客观指标的采用，以建立实际里程碑和其他项目交付标准或目标。同时，还需要确保项目团队成员对项目方案及其操作要求的理解和掌握，并对项目目标方向有共识。有关外包服务管理的一般原则可以参见第 9 章的相关内容。

31.4.2.1　试验项目准备阶段的职责分配

准确的 SOW 目标是实现跨部门协作和/或内外部资源应如何联合规划并成功合作共事的基础。需要提醒的是 SOW 中的时间表和交付目标最好是可量化指标，其中的关键绩效指标（key performance indictor，KPI）更是量化项目质量和交付任务进度监控的

重要依据。设置的 KPI 需要贯穿整个试验项目过程。在可能的情况下，项目经理还可以尝试着对某些关键数据及其流程建立 QbD 规程。与项目绩效指标（SPI）（参见 29.6.2 节）主要关注方案主要终点达标标准不同，KPI 是临床试验项目管理领域常见追踪标准，在项目计划环节项目经理需要根据方案涉及的关键数据及其流程需求和相应运营环节和所涉职能的 SOP 要求而确立。表 11.23 为若干与研究机构项目运营风险有关的 KPI（也可视为研究机构绩效指标 SPI）示例，表 29.23 列举了临床试验数据质量管理方面的 KPI。简言之，项目经理在试验项目准备阶段的启动和规划 KPI 管理涉及的主要活动包括但不限于：

① 试验项目资源分析，为项目管理计划打好基础。

② 项目运营可行性调研和参与国家/研究机构确认。

③ 研究机构的选择、签约和启动。

④ 外包服务商选择、考察、签约和管理。在项目启动前需要完成签约的外包服务合约包括但不限于中心实验室检测服务、其他中心服务（如中心心电图服务、中心影像服务等）、临床监查或数据管理等 CRO 服务、项目相关专业委员会服务（如 DSMB、终点判定委员会等）、临床供应服务、物流服务、顾问服务等。

⑤ 各类试验项目文件起草、审阅、批准和发布，如方案、ICF、IVRS、MP、PV 计划、终点指标评价标准和方法、数据管理、统计分析等。

⑥ 试验用物资供应规划、生产、包装、标签、使用说明文件等供应管理。

⑦ 试验运营方式的决策，如纸质或电子数据采集工具运用、远程依据风险的监查方法的采用等，这些有可能对试验项目的人员配置和预算有影响。

⑧ 试验数据采集工具，系统和流程的建立，验证和启用准备。

⑨ 试验项目数据库建立。

⑩ 参与国家和研究机构的药政事务流程管理。

⑪ 试验项目预算和时间表计划，以及其他必要的项目管理计划。

⑫ 项目团队成员的组建和协调分工计划。

⑬ 试验项目培训计划，包括研究者启动会议等。

上述各环节要素及其 KPI 要求可分别参阅相关章节内容描述。虽然试验项目 KPI 是在项目准备阶段制定的，但会涉及项目运营和结束阶段的监控和验收标准，如受试者筛选和招募率、数据监查和清理率、数据库锁定和分析时间表、研究机构关闭清单等。

如果需要外包服务的支持，相关 KPI 要求还需

要与服务商和研究机构分享（参见表9.2）。在明确SOW和KPI后，项目经理应当准备项目任务招标文件（参见9.1节），其中依据SOW而设立的项目职责分工表（task of assignments，TOA）是明确申办方和CRO在项目过程中各自责任范围划分的重要书面文件之一，其清晰地表述了角色及其授权职责的互助分工协议计划，CRO的竞标书中支持项目角色部署，资源工时与费用评估，关联交付结果要求，以及相应项目支持建议都是依据试验方案和TOA的要求而来的（表31.17）。有关TOA内容的具体例证可参见**临床试验常用表5**（二维码）。项目经理需

临床试验常用表5

要清楚地知道TOA是良好项目竞标质量的关键，也是优质项目管理计划的基础，因为任何项目交付结果和项目KPI都是依据TOA而建立的。任何参数或要求的不准确或缺乏清晰的交付结果要求都可能导致应标参数的偏倚，导致反复多次的无效标书修改，费用低估而造成试验启动后的反复变更合约职责分工和费用增加，或产生过多的计划外服务要求，最终可能对项目质量产生严重影响。

表31.17　项目职责分工表示例

项目	任务描述	责任主体			备注说明
		X　　　主要责任			
		（X）　　辅助支持责任			
		V　　　最终审核和批准			
		申办方（A方）	CRO（B方）	研究机构	
A	生物等效性试验				N/A
A1	可行性调研	（X）	X		
A2	试验文件准备、审核和定稿	X	（X）		
A3	研究机构管理		X		
A4	项目管理	X	（X）		
A5	伦理递交	（X）	（X）	X	
A6	研究机构资质监查访问（SQV）	V	X		
A7	研究机构启动监查访问（SIV）		X		
A8	研究机构中期监查访问（IMV）		X		
A9	研究机构关闭监查访问（SCV）		X		
A10	临床总结报告	X/V	（X）		

31.4.2.2　试验项目受试者招募计划管理

临床试验项目中受试者招募一直是项目管理的关注重点之一。项目经理在项目准备阶段通常应做好受试者招募进度的预测工作，以便为项目资源配置和时间表制订做好准备。即使在实际项目执行过程中，预测的受试者招募进度曲线可能与实际招募进度曲线不相符，但仍可以为项目经理调整试验项目管理策略，修改受试者招募方法和里程碑时间表提供依据。有关受试者招募的一般策略和方法在13.1节中已有概述。本节的关注点主要集中在试验项目计划阶段，项目经理如何做好受试者招募预测。

影响临床试验项目受试者招募的因素较多，项目经理在制订招募计划时需要对这些因素的潜在干扰与否和应对措施予以分析。常见受试者招募的影响因素包括但不限于：

（1）试验方案因素　试验方案的主要参数与达到终点目标的统计意义关系密切，这些参数对受试者招募计划的关联性可以参见14.2节的内容介绍。这些因素有

① 目标受试者群体；

② 清洗、治疗和随访期；

③ 可评价的受试者目标人数；

④ 预期的筛选失败率；

⑤ 预期试验早期退出率。

（2）招募因素　试验项目过程中，受试者招募的难易度与项目运营管理规划的周密性和准确性、方案执行的难易度、受试者本身状况的适用性和参与研究机构的受试者资源、研究者的能力与积极性等都有关系。这些因素有：

① 试验项目的复杂性；

② 发现符合入排标准的受试者源难易度；

③ 受试者自愿参与试验项目的难易度；

④ 试验项目风险-受益比对受试者的吸引度；

⑤ 竞争研究项目。

在制订和实施招募计划时，项目经理必须对研究机构可能的受试者源数量有理性的认识，特别对一些难以招募的受试者群。例如，一个临床试验项目计划招募乳腺癌靶点双阴性的受试者，即雌激素受体 ER 阴性、孕激素受体 PR 阴性的受试者，在制订招募计划前，项目经理应对各研究机构的受试者源规模和对招募速率的影响进行评估。在实施招募过程中，各研究机构拥有的受试者库和就诊人数与招募速率和难易程度关联性很大。每月有乳腺癌受试者就诊人数为 3000 人和每月只有 500 人的研究机构在完成受试者招募计划上难易程度显然不同。前者可供选择的受试者库人群数显然比后者有明显优势。考虑到试验方案入排标准的限制，前者可能较容易完成招募指标，并在项目过程中不断保持稳定的招募速率，后者也许在招募初始阶段能很快达到受试者招募目标，但在项目过程中维持与前者有相同的受试者招募速率显然是不可能的。因此，项目经理在制订和实施受试者招募计划时，对受试者招募的各类影响因素需要根据适应证和研究机构受试者库及其稳定源做出切合实际的评估。

（3）操作因素 各国对试验项目的药政管理程序和要求、各类伦理审批的程序和要求对受试者招募人数和招募窗长短计划的影响不言而喻，研究机构地点的便利性和研究机构人员的友善度等与受试者的参与和慰留都有关联。试验药物的运输要求和物流公司的配置条件与能力，尤其是特殊温控条件要求的满足度，亦影响着研究机构和受试者的参与。此外，试验药物或器械使用的学习曲线对研究者和受试者参与积极性和配合度有影响。这些因素有：

① 参与国家数；

② 参与研究机构数量和地点；

③ 药政和伦理批准快慢对招募期的影响；

④ 临床供应的运输对招募期的影响；

⑤ 药物/器械操作的技术难易度。

（4）其他因素 医学突发性的社会事件或当地政治环境显然对受试者招募和留置有着直接影响。有些适应证的季节性发作特点在制订受试者招募计划中需要予以考虑。这些因素有：

① 社会-政治环境；

② 自然灾害或突发性疫情；

③ 节假日或宗教；

④ 季节变化。

一般来说，国家药政审批程序对所在国的招募启动影响比较好预测，但伦理审批的要求和时间变数直接制约着受试者的招募启动。所以，项目经理在预测总体受试者招募启动时，必须考虑相关研究机构伦理审批的时间快慢。在对研究机构进行试验项目可行性调研时，应当同时咨询各研究机构的可能承担受试者招募数和每月可招募人数。这样，在进行总体受试者招募人数和进度计划时可以较为准确地做出预测。表 13.4 展示了国际多中心临床试验项目时，对各国研究机构可能的招募启动和进度的预测案例。依据同样的原则，项目经理可以对所负责的研究机构招募启动和进度做出预测（表 31.18）。受试者招募启动日期和进度计划与规划试验项目的受试者招募期长短密切关联。从表 31.18 的预测可以看出，多中心临床试验项目的受试者招募不是所有参与的研究机构统一从某天算起的一刀切方式进行预估，需要结合各研究机构的伦理审批日期、首位受试者的预计筛选日期，配合各研究机构预估的每月招募受试者人数建立较为合理的招募进度计划曲线。试验项目的受试者招募窗天数采用这种方法确定，当最后一位受试者入组完成，其最后一次试验访问日期就可以根据方案设计确定。受试者招募窗天数加上最后一位受试者完成访问构成了试验方案在研究机构开展的总时长（参见 14.2.5 节）。

表 31.18 试验项目受试者招募计划表示例

项目	招募期/周								
	1	2	3	4	5	6	7	8	9
机构 1	伦理批准 FPFV 2	2	3	5	5	10	4	5	LPFV 4
机构 2	伦理批准 FPFV 5	5	5	5	5	5	5	4	LPFV 4
机构 3			伦理批准	FPFV 5	3	3	4	4	LPFV 4
机构 4					伦理批准 FPFV 2	2	3	3	LPFV 4
机构 5		伦理批准 FPFV 4	4	4	4	4	4	4	LPFV 4
总计	7	11	12	19	19	24	20	20	20

31.4.3　试验项目实施和监控管理

项目启动后的成功推进是建立在项目团队成员对流程有共识和努力实践的基础上。项目经理应担负的项目管理主要任务及其 KPI 设置包括但不限于：

• 研究机构启动和维护管理，以及方案依从性和数据质量监控；

• 招募受试者管理；

• 项目培训管理；

• 数据采集及其质量，以及后续处理监控；

• 涉及跨部门职能的协调统筹管理；

• 临床供应管控；

• 试验项目行为和数据质量监查；

• 各类外包服务商的项目质量管理；

• 项目里程碑监查监控；

• 医学监察和支持协调；

• 药物警戒协调和报告管理；

• 药政部门和伦理委员会交流协调管理；

• 项目变更控制管理；

• 项目风险应对管理及其 CAPA 管理；

• 审核试验项目里程碑是否按照项目计划推进，如果不是，如何改善或调整项目计划；

• 负责建立或补充项目启动阶段没有计划的项目文件，更新项目文档等；

• TMF 管理和相关系统监督管理；

• 试验项目保险及其随项目进展而调整保险条款管理；

• 各类项目委员会管理，如 DSMB、终点评价委员会等。

上述各项管理目标要素及其 KPI 要求可分别参阅相关章节内容描述。项目经理在项目实施进程中的管理方式主要通过项目进程会议交流、预设的项目进度汇报要求和试验文档的审阅和管理来实现（参见 29.1.3 节）。项目进程会议和汇报有助于同步项目进度和问题，了解工作重点的结果及其下一步的方向。项目助理需要对任何项目会议的日程和议程安排预先做出邀请，使会议参与人提前收到邮件通知会议的目的和内容框架；会议进行中，项目经理的主持需开宗明义，控制时间，总结时应重复关键信息，确认下一步核心目标任务清单；会议结束后，项目经理需要对会议讨论待解决的问题进行跟踪，并应当将会议内容以纪要的形式通告所有会议参与者，并将会议记录归档。项目汇报可以分为项目进展周报和里程碑进展汇报，有助于项目经理与申办方管理层的报告。

31.4.3.1　试验项目的变更管理

在项目执行过程中，由于试验方案修改，受试者招募的不顺畅导致的项目时间或重要事件延误，不佳 TOA 设计导致的客户超合约服务需求，法规政策的变化，申办方试验项目策略的调整，或一些无法掌控的突发或风险问题出现等因素，项目变更控制是项目经理面临的最为常见的挑战之一。通俗地说，试验项目变更控制意味着预设的试验项目质量管理体系（QMS）中某一元素的改变所必经的程序或相应项目文档记录做出修改或调整。当对 QMS 的任何一个元素做出改变时，必须考虑相关改变对体系中其他元素的影响。从图 31.22 展示的试验项目活动变更管理的一般流程中，可以演绎出变更控制的步骤涉及的环节有：

（1）鉴别变更　以 TOA 为标准依据，当申办方

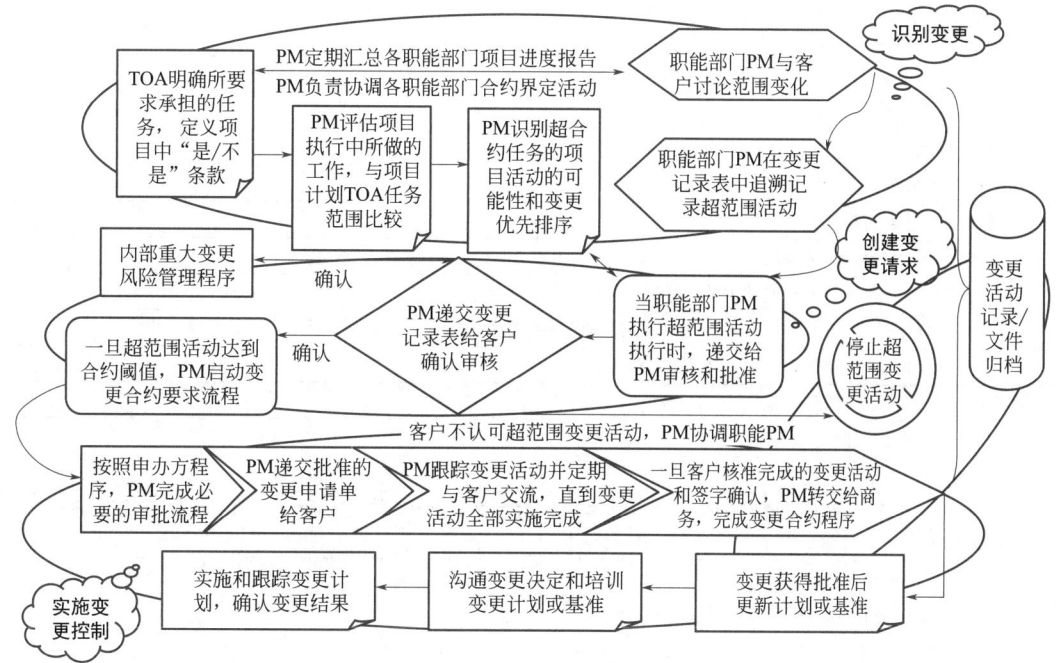

图 31.22　临床试验项目活动变更管理流程示意

与客户的服务内容超出合约界定范围时，职能部门PM应当及时记录这种变更活动的发生，按照正常的业务程序在现有项目管理体制下执行，并在执行这些超范围活动的同时及时报告给项目PM。

（2）优序变更顺序　职能部门和PM需要根据项目需要的轻重缓急排列变更活动的先后顺序，并需要及时与客户进行确认交流。优序变更顺序可以按照常规风险优先排序原则进行，或变更实施难易程度决策法，即

① 按照依据风险的管理方法，评估变更活动的风险系数，如果不做出变更对项目体制或结果的风险有多大，系数越高越应当尽快实施变更（表31.19）。

② 实施变更难度系数，根据做出该变更的容易程度决定。难度大的变更活动需要谨慎对待，并对其他项目元素的影响也可能较大。

如果超出现有资源体系的超范围活动变更，且是试验项目急需的任务，PM应当立即与客户进行确认后，再调整/补充资源能力，通常可以是先实施后补充变更协议（除非在原有服务合约中有约定）。

（3）确定其他受影响的程序/文件　任何重大影响都需要评估是否会对其他项目程序及其相关文件产生影响，如涉及方案修改等。如果是的话，项目经理需要根据影响程度上报部门负责人、医学撰写人员或QA/QC层面人员并要求其介入。必要的话，需要成立变更风险评估小组，对任何重大变更进行统一评估、部署和实施管理，包括撰写文件、审批、发布、

培训和执行等。

（4）实施变更　当这些变更活动累积到一定阈值，或超过服务合约约定的限度时，项目经理可以按照内部商务变更管理流程操作规程，启动商务服务合约变更程序。

无论是职能部门还是PM，在记录、执行和沟通超范围项目活动，按照RACI原则，负责签约的商务人员都应当被同时告知或参与客户的交流，以便他们能更好地担负后续的变更合约管理职责。所以，正像QMS管理要求职能部门和质量体制共同努力一样，变更控制的商务与职能人员支持之间的合作也应在QMS管辖之中。

临床试验项目中，常见的超合约范围活动直接与项目预算增减有关，其包括但不限于：

• 项目假设的变化，如研究机构数量增减、受试者人数增减、时间表变化等，其中筛选或招募入组受试者人数的变化会涉及相应监查和数据管理资源和工作量的增减；

• 服务范畴变化，如角色和/或职责增减；

• 职能服务的增减变化，如增加医学监察或医学撰写支持；

• 新的项目活动，如面对面会议、中期锁库数据分析；

• 试验方案的修改而导致CRF数据记录的增减，如变更唯一CRF页或全部CRF页等；

表 31.19　优先变更排序系数表

RFC	定义	权重
高度	药政检查中发现的关键/主要问题	10
高度	新的/修正或缺失的全球监管法规	10
高度	稽查/评估中发现的关键问题	9
高度	新的/修正或缺失地方监管要求(国家专属)	9
高度	导致与标准/监管要求不一致的不正确或缺失信息	9
高度	新的/修正的终版监管指南	8
高度	从稽查/评估中发现的主要问题	7
高度	从严重偏离根源调查中鉴别的CAPA	7
高度	战略或高度影响的改善举措	7
中等	从趋势分析根源调查中得出的CAPA	6
中等	导致与规程不一致的不正确或缺失信息	6
中等	所需的澄清(不是全错,但由于大多数用户/步骤的误解而致实施错误并导致不一致风险,需要修正)	5
中等	地方要求(非监管、外部驱动的商务要求、业界标准)	5
中等	药政检查中的其他问题/推荐	4
中等	稽查/评估中的其他问题	4
中等	较低影响的改善举措	4
低度	需要澄清(不是全错,但有某些用户的误解。增加案例。大多数可能源于常见问题,虽然最好能修正,但不需要一定修正)	3
低度	高度有价值的想法/最好有	3
低度	略为修正,如拼写错误、URL、错误记录系列代码等	2
低度	低价值想法/最好有	1

注：RFC＝risk factor change（风险因子变更度）。

• 数据管理和统计分析要求的变化，如列表/表格/图表（LTF）的增减、数据管理或统计分析工具租赁费用的增加等；

• 药物警戒管理活动变化，如 SAE 报告数量比预期 SAE 报告数量增加等。

出现重大变更需求时，项目经理或有关项目人员应按照内部试验项目变更管理流程要求提出并完成变更要求表（表 31.20）。变更要求表经审批后，按照变更管理流程实施项目目标变更相关活动。

当计划增加研究机构数量时，由于可能影响总体项目预算，项目经理需要审慎考虑的要素包括但不限于：

• 新的研究机构是取代还是补充现有研究机构；

• 新的研究机构需要多少时间才能加入项目运营，这影响 PM 对新增费用的监督、研究机构管理、药政文件维护等；

• 需要增加多少 PSSV、SIV、IMV 和 COV；

• 需要增加多少 CRA；

• 谁负责甄别和选择新的研究机构；

• 谁负责与新的研究机构商议合约；

• 如果新增研究机构在海外国家，这些研究机构可以用中心还是本地伦理审批试验项目，谁负责递交相关国家的药政申请。

当涉及试验项目时间表变化时，项目经理应当意识到改变项目时间表会影响所有服务条款，尤其是资

表 31.20　试验项目变更要求表示例

申办方名称：			变更要求表
试验项目名称：		项目编号：	
项目属性：□内部项目　□外包项目	变更范畴：□合约(预算或时间)□其他		
变更缘由：□费用管理　□时间表管理　□合约管理　□风险管理　□资源管理　□其他			
要求者姓名：	要求者单位：	要求者 e-mail：	
要求来源：□内部人员　□外包 CRO　□研究机构　□科学顾问		要求者电话：	
试验项目变更信息			
试验项目：□Ⅰ期　□Ⅱ期　□Ⅲ期　□Ⅳ期　□IIT		部门/公司：	
项目经理姓名：	项目财务编号：	变更编号：	
变更要求日期：	客户信息：		
变更建议			
基线描述：			
变更描述：			
变更合理性基础：			
变更活动			
WBS 编号：	涉及活动：		
WBS 编号：	涉及活动：		
WBS 编号：	涉及活动：		
其他参考信息：			
变更要求决策			
允许变更活动涉及范围：□变更合约　□变更 QMS　□变更方案　□变更项目管理计划			
变更要求决策：□批准　□暂缓　□补充信息　□追踪　□其他			
变更活动追踪结果描述：			
内部审批者姓名：	内部审批者签名	签名日期：	
客户审批者姓名：	客户审批者签名：	签名日期：	
文档：□试验项目主文档　□研究机构试验项目文档			
版本：2.1		版本日期：2009 年 10 月 25 日	

源预算，因而充分评估（但不是依赖自动计算公式）是否需要额外的时间完成试验项目十分必要。在时间表延长实施前与客户确认时间表的调整很重要。项目经理需要考虑的相关时间要素包括但不限于：

- 预估需要延期多长时间，如项目前、招募中、后续、关闭、统计、报告撰写分别需要多少时间；
- 涉及多少额外的监查访问；
- 需要多少额外的项目管理时间；
- 延长的时间是否会涉及管理费用的通货膨胀；
- 哪些项目活动受时间表延长的影响。

对于试验项目而言，由于时间表的延长，项目经理及其团队成员的工作量和任务范围都会发生变化，这些与试验项目有关的试验项目活动包括但不限于：

- 试验费用支付管理；
- 客户项目电话会议频次；
- 与客户面对面会议频次；
- 内部项目会议频次；
- 受试者招募和医学监察时间延长；
- 临床监查频次；
- SAE热线和药物警戒监督报告；
- 电子临床系统（如EDC）应用租赁时间；
- 各类项目专业委员会管理和支持，如DSMB等；
- 数据库维护管理；
- 服务商管理；
- 项目管理支持；
- 项目资源及其成员支持；
- 数据管理；
- 伦理交流频次；
- 试验项目通讯发布次数；
- ……

需要注意的是相关试验项目干系人确认变更影响因素是必要的，诸如确认项目任务范围变化、相应项目管理的变化，或与其他项目控制管理流程整合等。当变更活动涉及服务范畴后角色职责变化时，批准的WBS有可能也需要做出相应调整，如方案修改由谁来做、谁进行审核、谁负责递交给药政或伦理、是否有新的或调整的时间表等。项目经理在评估项目活动完成情况时，需要确认已消耗的相关活动和时间仍在计划预算范围内。如若不然，则需要调整项目管理计划或启动变更程序。当涉及申办方外包试验项目服务时，CRO的商务人员与申办方商议并签署变更合约前，需要和相关职能运营部门和/或项目经理或客户确认必要的项目变更信息，以便核实所有预算变更的合理性。此外，任何长期合约的变更应当确认费用浮动幅度，特别是依据支付时间表的费用单位条款，并明确表述在变更合约中。

除了项目活动增加外，也有可能由于申办方改变试验药物开发或未来市场策略而减少试验项目的评估目标，这时有可能出现项目活动条款或频率减少的情况。这些亦属于变更活动的范围，需要调整或修改服务变更合约。

在临床试验项目进行过程中，项目操作和管理人员的变更时常会发生。如何保证人员的变更不影响试验项目的顺利进行，也就是离职人员和接任人员的顺利交接及工作进程的平稳过渡，是项目经理必须谨慎处理的事宜之一，以保证试验项目的顺利和继续进行。一般情况下，接任人员首先需要在接手前熟读和了解方案等试验文件，包括但不限于：

① 试验方案，重点关注入排标准、试验访问流程、试验药物与对照品、疗效指标等。

② 知情同意书，重点关注患者受益要素、安全性风险要点、试验补贴及发放方式，以及当前的受试者补贴发放状况等。

③ 需要执行的相关项目标准操作规程和方案特定的规程操作手册或条例等。

④ 监查计划，特别关注其中对关键数据及其流程的监查要求、研究者源文件的来源和记录要求，以及监查计划对这些的监查要求及其执行情况等。

⑤ CRF填写指南要点及相关数据监查的统计列表和报告，必要时，需要接受EDC培训等。

⑥ 研究者手册，重点关注其中的不良反应描述，以便评价监查员和研究者在判断治疗后出现的不良事件与试验药物关联性的判定是否合理。

⑦ 试验项目物资计划，包括实验室样本检测供应、试验用药物供应、其他项目相关特定物资供应等。

⑧ 项目相关委员会组成和章程，特别关注项目委员会的各类会议纪要、决策落实和跟踪事项等。

离职人员需要向接任人员清楚地交代试验项目所处的状态和有待立即做出决策的关键活动，并和接任人员一起共同在交接项目中工作一定时间，使接任人员尽快熟悉即将承担的试验项目的背景、现状和未来方向。重点关注但不限于：

① 所有试验流程和进展与预设时间表的一致性或差异现状，如研究机构启动、受试者招募、相关特别流程的登记备案。

② 项目团队涉及的部门及其职能分工，如PI、次要PI、CRC、CRA配置等，了解研究机构职责分工表和团队成员职责分工表有助于项目的接任人员更快熟悉项目团队成员，为项目管理的顺利交接和有效地维持顺利运营打下基础。

③ 项目关键节点或里程碑时间轴现状是交接应关注的重点之一，诸如

• 各研究机构已立项结果和未立项时间计划，包括伦理审查时间及进度和现状，以及未立项研究机构伦理递交需要的资料准备状况，预约时间（如需要）和流程要求（如签名盖章、资料模板要求）等；

• 对于刚启动的项目，需要了解所需合同的签署状况，如合同条款内容、签署时间计划、签署时间计划等；

• 对于已经启动或正在进行中的项目，需要了解项目进展、预计和实际时间差异、研究者费用支付现状，特别是里程碑付款的时间节点；

• 任何项目会议已进行和拟进行的状况，包括会议时间、会议签到表要求、会议纪要的阅读等。

④ 试验项目的各类管理计划和表格是否已经建立、存放位置，以及后续需要跟进的计划和表格时间点等，如保密协议监查计划、监查报告、各类培训记录（若有）、团队人员任务分工授权表、研究者签字样张、研究者履历、电子签名声明函、样本交接表、物品交接表等。

⑤ 项目进展状况是交接时需要特别关注的要点之一，包括但不限于：

• 各研究机构计划招募受试者数和实际已经完成的受试者数（与合同约定比较），如筛选数、筛选失败数、随机入组数、提前退出数、完成数、发生 AE/SAE 人数、方案偏离情况汇总等；

• 监查报告和 PD 的汇总情况，从中可以判断试验项目存在哪些质量风险，以及需要密切跟进的项目问题和分析趋势。

• 试验数据质量监查情况，包括已完成和待完成的 SDV 数量、监查问题的跟踪和应对措施状况等。

⑥ 安全性报告是项目经理必须密切跟进和关注的项目管理要点之一，在交接时，需要清晰地交接 AE/SAE 的报告、汇总和转归情况，包括 SAE 的上报及时性和完整性、SAE 报告的文档、需要继续跟进的 SAE 报告等。

⑦ 检查试验项目文档的完整性和需要跟进的事务等。

所有的交接程序和文件应当做好文档记录和保留。表 31.21 列出了试验项目交接工作表样本。值得提出的是按照 GCP，尽管是项目管理者的变更，但所有在项目中承担过职责的人员（前任、离职和现任）名单、角色和参与试验项目的时间长度（起始和结束日期）都应当清楚地标明和保留在试验项目的文档中。为申办方承担试验项目的合同研究组织也应记录人员名单、职务或角色和参与时间长度，并保存在试验项目的主文档中。

31.4.3.2　项目过程中研究费用管理和评估

有关研究经费的预算方法可以参阅第 28 章的讨

论。在试验项目进行过程中，对研究经费实际花费的管理和控制是项目经理需要倾心的主要工作之一。前述的时间进度表计划和研究费用之间往往存在一定的转换关系，且亦涉及的变量因素诸多，但经费花

临床试验常用表 36

费管理的基本原理都是围绕着对若干关键收益价值数据进行分析（Knutson，1991）（**临床试验常用表 36**，二维码）。例如，项目时间的延迟有可能造成完成时间的推后，相应的人力资源成本费用也就需要增加，并涉及合约变更的需求。显然，试验项目收益价值分析的目的是要明确目前项目费用的整体状况，并对未来项目完成时的费用前景做出预测。常见的收益价值分析数据包括：

• 完成任务的实际成本（actual cost for work performed，ACWP）；

• 计划任务预算成本（budgeted cost of work scheduled，BCWS）；

• 完成任务预算成本（budgeted cost of work performed，BCWP）；

• 完工预算（budget at completion，BAC）；

• 完工预估（estimate at completion，EAC）。

按照这些收益价值的基本概念，常见的收益分析方法有：

• 任务完成时的实际费用变量（cost variance，$CV=BCWP-ACWP$）；

• 任务完成时的实际费用表现指数（cost performance index，$CPI=BCWP/ACWP$）；

• 任务完成时的费用预算变量状况，即进度偏差（schedule variance，$SV=BCWP-BCWS$）；

• 任务完成时的进度表现指数（schedule performance index，$SPI=BCWP/BCWS$）；

• 计划任务完成后估计的最后实际费用，即完工估算（estimate at completion，$EAC=BAC/CPI$）；

• 完成时的费用预算表现指数（to complete performance index，TCPI）；

• 费用预算改善指数（improvement index，$II=TCPI/CPI$）。

在完成收益价值分析后，对于预算表现的结果来说，出现的结果一般有：

• $BCWS>BCWP$，项目进度晚于计划；

• $BCWS=BCWP$，项目进度计划平衡；

• $BCWS<BCWP$，项目进度超越计划。

对于实际花费的表现结果来说，出现的结果一般有：

表 31.21 临床试验项目交接工作表示例

＜申办方名称和标志＞	项目交接工作表

项目标题：

项目名称：	项目编号：	项目总负责人：

项目性质：Ⅰ期□　Ⅱ期□　Ⅲ期□　Ⅳ期□

　　受试者人数：　　　　　　　研究机构数量：　　　　　　　参加国家数量：

目前项目经理姓名：	目前项目经理离任日期/过渡周期：
接任项目经理姓名：	接任经理预期过渡起始日期：
接任项目经理预期完成过渡日期：	实际完成项目接任过渡日期：

下列交接条目如果不适用，请注明"不适用"。如有必要，可以加添另外的交接任务条目

离任者必须完成的任务	完成日期
准备状态报告（请标明已经完成的任务、有待完成的任务，包括主要任务及其完成时间窗、解决或待解决的问题、内部资源/有关信息、项目小组或联系人员信息等）	
综述状态报告和向接任者阐明存在的问题，确保下一步/优先步骤的要点和责任	
与接任者共同出席项目团队工作会议（请标明需出席的会议名称和次数）	
向接任者交接所有的项目文件如下： 　　（请分别列出交接文件目录） 　　（请分别列出有关经费账号信息） 　　（请分别列出有关合同研究组织或服务商信息）	
完成接任者无法有效接替完成的试验项目进度或进展报告	
通知有关人员有关项目交接过渡事宜	
向接任者提供必要的支持，以确保对项目要求的完全掌控	
其他（请注明）	
接任者必须完成的任务	**完成日期**
审阅主要项目文件（试验方案、协议、合同、SOP、病例报告表、研究者手册等）	
审阅有关项目相关档案（监查计划、各种项目管理和进展登记表、指南等）	
参加项目管理和决策，或项目有关的培训（如果有必要）	
与离任者共同出席项目会议，直到离任者离去和接任者正式接替项目管理和操作职责	
参加项目进展状态汇报和审查会议	
通知有关各方项目管理和操作人员的变更和生效日期，并对内部团队成员的联络表进行更新	
向主管部门和人员交流任何出现的过渡问题	
必要的话，变更或增加接任者的姓名到有关试验项目文件中	

过渡计划/项目转移确认
通过下列的签名，离任者确认项目责任已经成功地按照上述要求转移给接任者。接任者确认已经完全理解和开始承担项目的管理和操作职责

接任者姓名	接任者签名	日期
离任者姓名	离任者签名	日期
主管者姓名	主管者签名	日期

存档：原件保留在试验项目主文档中
　　　核证副本保留在地方文档中（如果适用的话）

版本：V1	版本日期：2006 年 10 月 15 日

- BCWP＞ACWP，项目实际花费仍在预算范围内；
- BCWP＝ACWP，项目实际花费与预算平衡；
- BCWP＜ACWP，项目实际花费超出预算范围。

在每个财务报告周期，对 SPI 和 CPI 的计算可以

有效地评估预算和实际花费的趋势。理想状态下，它们的价值应该等于1，这意味着实际费用花费与预算费用平衡。如果它们的价值小于1的话，则表明项目进度落后于计划范围（SPI）或实际花费超出了预算范围（CPI）。如果它们的价值大于1的话，则说明项目进度超出计划范围（SPI）或实际花费未超出预算范围（CPI）。值得指出的是单一周期的SPI和CPI的计算并没有实际意义，但一系列的这种CPI和SPI信息的累积则有助于分析计划或实际费用的趋势。如果用周期作为 x 轴和表现指数值（CPI或SPI）为 y 轴的话，可以显示出试验项目进度或预算和实际进度或费用表现的趋势，从而得出整个试验项目进度或费用的状况是否仍处于可控范围之内，或有任何不利表现的趋势。图 31.23 展示了某项试验项目综合费用和预算的实际状况。这是一个为期 18 个月的临床试验项目，其 BAC 为 125475 元，总 BCWS 等于 97775 元，总 BCWP 等于 62630 元，总 ACWP 等于 68542 元。从这个图解案例获知的收益价值信息有 $SV = BCWP - BCWS = 62630 - 97775 = -35145$（比较计划完成所需花费与计划预算需要的费用。由于呈现负值，说明任务的完成落后于计划，即项目进度可能落后时间计划）。

$CV = BCWP - ACWP = 62630 - 68542 = -5912$ 元（比较计划需要的费用与实际花费的费用。由于是

负值，说明实际付出的费用比计划的要多，即试验项目的付出费用超出预算计划）。

$CPI = BCWP/ACWP = 62630/68542 = 0.914 = 91.4\%$（实际完成与计划进度的比值。由于小于 100%，说明项目进度表现相对于费用表现而言略微逊色。在大多数情况下，如果 CPI 在 0.90～1.05 范围内，即使超出预算范围，也还可以接受，即费用超支状况还在可控制或调整范围内。如果低于可控 CPI 范围的话，需要加强试验项目质量和进度的管理。如果高于可控 CPI 范围的话，相对于项目费用表现而言，项目进度表现较为满意）。

$SV = BCWP - BCWS = 62630 - 97775 = -35145$ 元（比较实际进度与计划进度间的费用花费差异。由于是负值，说明实际费用预算在完成进度时超过计划预算）。

$SPI = BCWP/BCWS = 62630/97775 = 0.641 = 64.1\%$（实际完成进度与计划完成进度的比值。由于小于 100%，试验项目进度低于计划期望。如果大于 100%，试验项目进度表现高于计划期望）。

从上面的初步分析，可以获知该项目截至目前试验进度落后于计划，但项目费用花费仍在可控制范围，换句话说，费用表现较好，即完成的任务单位所付出的费用在预算范围，但进度表现未能满足计划目标。

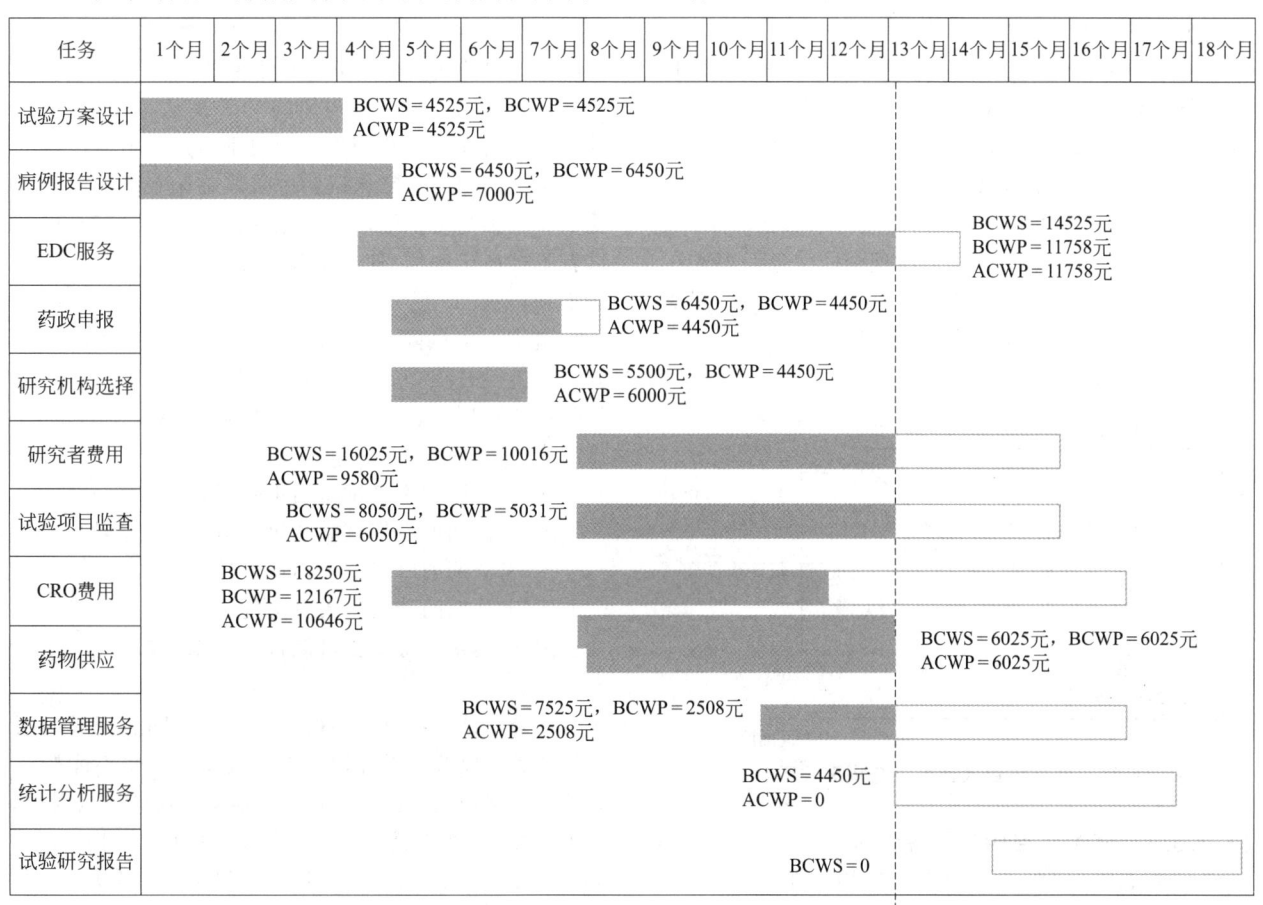

图 31.23　临床试验项目综合预算和实际费用统计

对于试验项目目前和未来费用的收益价值预测分析包括：

完成项目计划费用花费百分比＝BCWP/BAC＝62630/125475＝0.499＝49.9%（说明目前计划花费的费用占总预算的百分比）。

完成项目实际花费百分比＝ACWP/BAC＝68542/125475＝0.546＝54.6%（说明目前实际花费占总预算的百分比）。

目前完成项目表现指数（TCPI）＝剩余的任务量的计划费用/剩余的实际费用＝（BAC－BCWP）/（BAC－ACWP）＝（125475－62630）/（125475－68542）＝62845/56933＝1.104（由于大于1，说明目前试验项目剩余的任务量超过需要实际支付的费用范围，即原预算可能不足），EAC＝BAC/CPI＝125475/0.914＝137281元（说明在试验项目结束时按照目前的进度和费用状况，预测的总费用值）。完成项目任务时的费用变量状况，即完工偏差（VAC）＝BAC－EAC＝125475－137281＝－11806元（由于变量费用价值为负值，说明在试验项目结束时，按照目前的费用花费和进度可能需要追加一定的费用）。

完成试验项目还需要的实际费用估算，即完成项目估算（ETC）＝EAC－ACWP＝137281－68542＝68736元（说明按照目前的进度和费用花费状况，完成剩余任务还需要的总费用状况）。

完成剩余试验项目任务还需要的预算费用，即剩余任务预算成本（BCRW）＝BAC－BCWP＝125475－62630＝62845元（说明按照目前的进度和计划费用状况，完成剩余任务还需要的总预算状况）。

上述周期/收益价值的各种关系被总结在图31.24中。因此，项目结束后，项目经理会同财务经理要在项目合约预算和实施中核算的基础上，对项目全部费用进行决算，包括各个生命周期阶段支付的费用等。

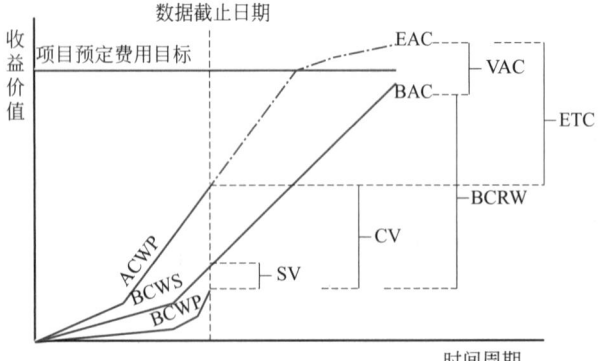

图31.24　试验项目收益价值与周期关系示意

31.4.3.3　试验项目中的风险管理

有关风险管理的基本原理和应用已在第11章中有详尽的描述。项目经理应从试验项目管理的角度，加强项目可能存在的风险及其应对措施的意识和管理

技能，但不一定需要预设好所有项目风险，也无法做到预设好所有的项目风险。为了使项目能够顺利地开展，风险管理计划需要在有了方案后开始设定。计划中要包含各个职能部门干系人列出的项目相关的风险、试验的关键数据点和相应的风险，应对相关风险的行动计划，以及风险无法避免而造成的结果的改善/整改计划。风险管理计划是一个动态更新的文件，项目经理无法在项目初期想到所有的风险，项目组成员应当在整个试验项目过程中协助和支持项目经理不断发现新的风险，更新风险计划。如果申办方已经建立了风险管理计划和风险登记表或字典，项目经理可以参照既往资料信息，基于方案的特点建立一个尽量全面的新的风险管理计划。如果申办方没有类似风险因子数据库可供参考，项目经理可以带领团队成员基于大家的既往经验，先初步建立一个风险管理计划，再在项目运行的过程中不断充实和更新。

临床试验中存在的直接与试验受试者相关的潜在已知伤害将可能用于研究者根据受试者状况做出是否适合参与试验项目的决定，而这些风险-受益比平衡性评估的基础应建立在：①直接与受试者有益的预期风险-受益比的评估，即尽可能大的受益和尽可能少的风险；②与现有的治疗措施比较，对受试者来说参与相关试验项目并没有治疗上的不利影响；③受试者参与试验项目的预期受益越大，则可容忍的风险度也越高，即风险-受益比始终在可接受的范围内。实际上，这些临床试验受益与风险的平衡从某种程度上，反映了医药界对试验药物治疗组别治疗价值可比性的不确定性。因而，临床试验中采取临床平衡的原则为受试者的参与提供了清晰的伦理道德基础，即要求受试者不会由于服用/使用试验用药物/器械而产生较大的不利影响。

基于上述风险-受益比平衡原则，项目经理在试验项目进行过程中，应当利用各项风险监督工具和报告收集的数据，在医学监察、数据管理和统计分析人员的支持下密切关注：

- 未预期的不良试验结果数据；
- 未预期的良好试验结果数据；
- 未预期的（严重）不良事件发生；
- 未预期的涉及重大风险的问题；
- 方案或资源变更可能带来的影响。

此外，试验项目不能按照预定的时间表完成或招募受试者，或者由于种种原因致使试验项目不能按时启动或数据锁定等都是项目经理需要关注的风险因素。有研究表明常见试验项目延误风险因素包括但不限于：

① 伦理委员会审阅和批准（51%发生率）　伦理委员会的延误大多是由于申请材料准备不充分，由于会议议题较多而导致申报的试验方案不能被讨论或延

迟到下次会议审评，或由对试验方案的疑问较多所引起。有些伦理委员会的会期间隔较长，一旦不能在预定的伦理委员会会期中予以通过，研究机构对试验项目的启动日期必定被延误。

② 受试者招募和入组（33％发生率）　由于受试者招募比预期困难，或试验项目的可行性研究不充分，都有可能对整个试验项目的时间表造成影响。高招募率的研究机构与低招募率的研究机构招募受试者速率行为可以相差 10 倍之多。由此可见，只要能准确地统计各研究机构的招募状况，有利于及时地发现研究机构存在的招募困境，并做出相应的战略调整。有资料显示招募技术的运用可以影响受试者入组意愿达 3.5％～11.5％（Wise Investment Survey，2003）。所以，在试验项目计划早期就对招募技术予以重视和投资将有利于防止和/或弥补研究机构招募受试者困难的局面。

③ 合约的法律审核（26％发生率）　在有些情况下，由于研究机构法律顾问专业性和时间的限制，同时承接多项试验项目的研究机构的合约审核可能成为项目能否快速启动的关键。项目经理对于这些研究机构的合约法律审核程序事先应当做好调研，并筹划在研究机构启动时间计划中。

④ 合同和预算协商与批准（22％发生率）　申办方和研究机构或 CRO 的服务条约的协商，尤其是服务费条款，往往由于各自的立场或角度差异而无法达成共识，进而延误项目启动的正常时间表。申办方对项目参数把握度摇摆和不确定性，有时会成为项目预算协商的障碍。反复往来的变更项目管理计划参数，不合理的超合约服务活动要求，或不符合市场公平交易原则的项目预算都是延误项目合约批准或启动的关键要素。

⑤ 方案设计和修正（21％发生率）　在项目准备阶段中不断修改方案设计，或在不提供终稿方案的情况下迫使项目团队开始搭建项目管理系统或计划，都可能致使项目团队的努力付出功亏一篑，也造成不得不重新开始项目管理体系搭建和规划，进而延误试验项目的时间表计划。试验项目执行过程中，方案的多次修改亦会造成项目进展无法按时间里程碑计划顺利进行。

传统的试验 QA/QC 管理对试验项目中发现的问题不分风险大小平等对待与处理，采用质量风险管理（QRM）方法（参见 11.4 节）则是按照潜在的风险影响度和发生率大小（预期或未预期）对风险的关注、积极防范和处理实施优序排列管理（参见 11.2.4 节），尤其是涉及关键数据/流程的风险问题。项目经理可以采用的风险管理工具有风险矩阵分析列表（如表 11.21 案例）、项目进展总结或评估表（如 11.3.4 中的案例分析）、风险核查清单分析列表（如表 11.19 案例）、鱼骨图分析法［参见 29.3.2（4）］、优势/劣势/机会/威胁分析法（SWOT 分析法）。在 SWOT 分析法中，前两项优势和劣势与申办方内部具备的竞争因素有关，后两项机会与威胁表明了外部存在的因素对申办方业务发展的影响。无论何种情况，机会与威胁总是伴随着优劣因素共同存在的。对它们做好详尽分析有利于申办方制定出符合自身利益需求和发展的经营战略。对内部因素的分析可以通过质量体系及其实施表现、人员资质及其行为表现、临床试验监查和稽查结果、试验数据质量评估、各类综合汇集数据及其报告等方面展开，对外部因素的分析多是建立在法规政策分析、业务类别的环境、竞争对手的状况调查及其绩效报告、市场调研报告的基础上。评估完成后，将各类因素分别填写至 SWOT 矩阵图中，从重要性、影响度和紧急度三个维度，按照预设的常见分值评估表（表 31.22）对每个因素进行评分和排序。其中的重要度指四个因素（优势、劣势、机会和威胁）中所占权重率，紧急度指四个因素所存在问题或风险状况需要解决或应对的迫切性，影响度指四个因素对质量或绩效可能产生的结果有利或长久影响性大小。根据风险因素分析，可以得出四个不同的战略方向（图 31.25），即

（1）增长型战略（SO）　试验项目的优势和机遇均较显著，应当在项目运营中采取较为主动进攻的策略，即主要关注如何最大限度地配合项目优势，并利用外部有利机遇，使这两种有利因素都趋于最大化。

（2）扭转型战略（WO）　虽然项目本身有不利因素，但外部环境给项目的成功创造了机会，需要采取调整策略，扬长避短，其目的是努力使弱点趋于最

表 31.22　SWOT 评估优序分值表

维度		分值等级	维度		分值等级	维度		分值等级	总和排序
重要度	5	非常重要	影响度	5	非常大的影响	紧急度	5	非常紧急	根据 3 项的评价合计分数总和做出优先排序
	4	很重要		4	很大影响		4	很紧急	
	3	重要		3	大影响		3	紧急	
	2	不重要		2	不太影响		2	不紧急	
	1	很不重要		1	很小影响		1	很不紧急	

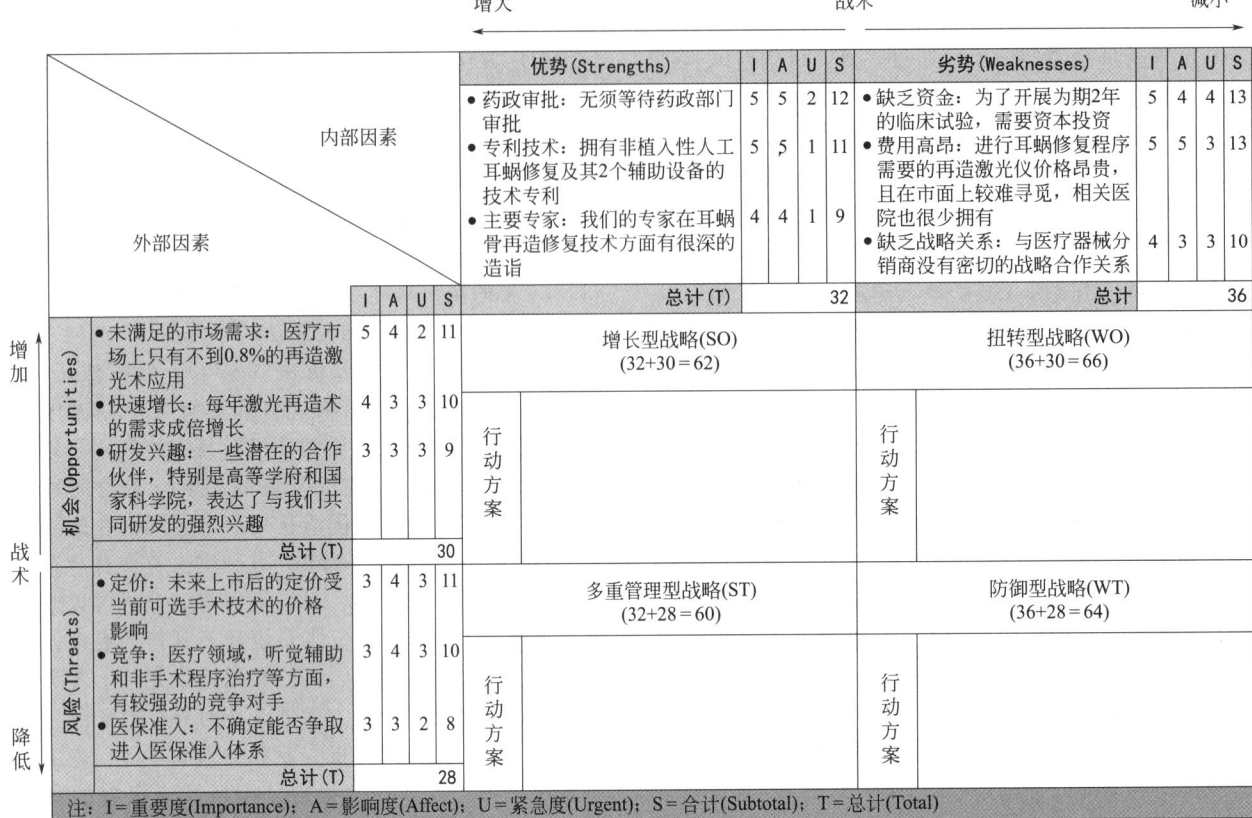

图 31.25　SWOT 风险矩阵分析法案例
从 SWOT 分析中得出该项目管理应采取 WO 战略

小，使机会趋于最大，也就是考虑如何积极利用外部机会来弥补项目本身的弱点。可能需要考虑与外部专家或服务商的合作等。

（3）多重管理战略（ST）　虽然有项目优势，但外部环境可能对项目成功带来不利，需要主动调整项目管理策略，即着重考虑如何最大限度地利用项目优势来抵消外部因素对项目成功的冲击，目的是努力使优势因素趋于最大，使威胁因素趋于最小。可以采取多种管理并进和动态调整战术的方式，并注意观察何种措施较为有利且可以继续保持，以便充分利用优势来降低外部威胁因素的干扰。

（4）防御型战略（WT）　项目本身属性和外部环境对项目成功都不利，这时必须考虑项目生存为第一优选，不仅要严密监控外部环境或竞争对手的动向对项目造成的可能干扰，还需要采取较为保守的管理措施或综合性技术管理手段来弥补项目优势上的不足，目的是努力使这些不利因素都趋于最小。

经过评分后，可以根据 SWOT 矩阵评估出项目处于何种状态，将对项目发展有直接的、重要的、大量的、迫切的、久远的影响因素优先排列出来，将间接的、次要的、少许的、不急的、短暂的影响因素排列在后面，并以此做出战略规划及其战术实际

路径图。在确定了项目战略方向后，相应的战术行动计划也就应运而生了。SWOT 分析因人而异，需要根据具体环境和条件进行分析，其涉及的范围因素可能会很广。因此，进行分析时应当尽可能地挖掘事实和数据，否则分析就会变得很笼统，由此制定的战略亦会缺乏依据而成为没有价值的战略方案，相应的战术措施对结果效益会有局限性或造成偏倚。此外，SWOT 是动态的，需要随着项目的进展持续重新评估和修改，以确保时效性。值得提醒的是 SWOT 分析对项目经理而言，并不是项目成败判断的唯一标准，仍需要结合其他分析工具和手段做出综合判断。

其他项目管理评定方法还包括试验项目运营主体质量管理体系的成熟度、方案管理规程的完善性、项目经理的经验和团队成员的责任感等，这些方面相关计划制定及实施有助于降低项目运营的风险。试验项目运营主体和/或项目经理可以从下列一些方面来判断所负责的试验项目中存在的风险高低，并采取相应的改善措施来加强项目主要风险的监控和应对管理（表 31.23）。

在项目运营过程中，鉴于项目进程的时间敏感性，项目经理可以采取风险管理的简化程序——二步法进行风险管理，即

表 31.23　试验项目风险水平判断要素

类别	因素	程度/水平	风险度
项目体系	• 项目管理框架和程序成熟度 • 项目管理架构清晰和明确 • 项目运营监控力度 • 项目管理目的清晰度	低 ↓ 高	高 低
项目人员	• 项目经理经验 • 项目成员经验 • 对相关产品和技术的知识 • 项目成员的参与度 • 项目成员对公司或团队的归属感	低 ↓ 高	高 低
	• 项目成员的离职率 • 项目成员的兼职率 • 项目经理的兼职度 • 涉及有较多的人员、单位或用户,跨区域	低 ↓ 高	低 高
项目属性	• 项目产品和技术的成熟度 • 项目规程的完善度 • 项目计划的可靠性 • 技术和质量要求度 • 既往项目的经验 • 客户的配合度 • 团队的专业性	低 ↓ 高	高 低
	• 项目方案的复杂性 • 运营程序或系统对项目影响度	低 高	低 高
组织建设	• 建立的工作和技术标准完善度 • 组织政策的成熟度 • 职能/职权分工明确 • 管理层的领导力 • 良好的组织文化	低 ↓ 高	高 低
项目职能	• 工作职能描述清晰度 • 负责和执行人员分工明确性 • 工具使用的正确性 • 工具应用的足够度 • 项目工作监管度	低 ↓ 高	高 低
	• 项目工作相互依赖性	高	高

（1）风险甄别和评估　甄别和归类可能存在的项目风险，包括项目限制因素和不确定性所在，并评估这些风险存在的条件和对项目行为或结果的影响，从而发展出相应的减缓风险的应急计划。

（2）风险应对和控制　应用建立的项目管理程序来减缓风险，即降低风险发生率和影响度，并运用系统和定量方法来跟踪风险的踪迹，从而在风险出现时，按照应急计划及时采取应对措施。

项目经理需要意识到对项目风险的响应有时不一定能降低风险，还可能导致新的或次生风险的产生。如果风险应对措施不奏效，项目经理需要有相应的权变措施，再根据权变措施继续应对风险，如此循环直至风险减缓至可容忍限度内。此外，风险发生的可能性和影响可能随时间发生变化。因此，有必要对计划结果和实际结果的差异和风险趋势做出分析，这有助于提示风险影响试验项目的结果。只有临床试验项目的风险变得在可控范围内，临床试验的顺利完成和质量保证才有可能实现。一旦发现项目风险，项目经理或相关干系人应当及时记录在风险登记表中（表 31.24）。例如，在月度项目进展汇报会上，发现受试者招募速度低于预期计划，项目经理根据预设的落后进度百分率风险指数，评估出此时已经发生的低受试者招募率对试验项目进度的影响颇为关键。所以，这项风险因子在影响度和发生概率两个指标上都应当标示为"高"，即

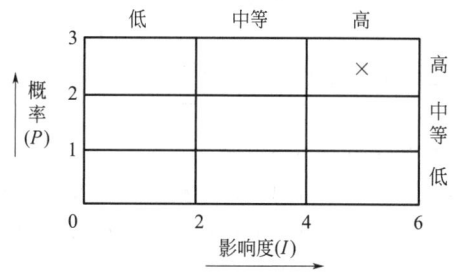

表 31.24　试验项目风险登记表示例

项目名称：				项目承担方名称：			项目编号：	
申办方名称：				项目经理：			内部文件#	
风险序号	负责人	风险名称	风险影响说明①	应对措施	风险可能性（1~5）	影响程度（1~5）	风险状态	风险趋势	记录人
1									
2									
3									
归档：试验主文档/项目管理						版本/版本日期：1.2/2014 年 1 月 30 日		

① 需指出 WBS 任务编号及其项目可识别影响因素和影响结果。

在这个案例中，为了有效地防止受试者的招募落后于计划进度，可以在与研究机构签署的参加临床试验项目协议中明确表明，研究机构在试验项目启动后

的 4 周内必须达到的受试者招募速率为 2.7 位受试者/周。否则，该研究机构计划的受试者招募人数可以重新划归给其他研究机构。作为监督这一指标的措

施，项目经理应当对每个研究机构的周招募速率报告予以密切注视，并与研究机构和监查员进行及时交流和提出指导建议。作为风险控制的有效步骤，在前4周招募期结束后，仔细审阅和分析每个研究机构的招募状况，并对每个研究机构的招募率进行相应的调整。对于调整后的招募状况，项目经理可以采取继续在下两周的时间内监督招募速率的策略，以确定招募风险的纠正效果。有关项目经理应对风险威胁的计划管理可参见表11.9的案例分析。

项目风险管理应当贯穿在试验项目全生命周期中。试验准备阶段的风险管理计划是项目经理必须完成的重要项目文件之一（参见11.4.1节），其是一个根据具体试验项目而量身定制的综合试验风险管理计划，对整个试验过程中每一个职能部门可能存在的影响方案关键数据及其流程的重要风险提出前瞻性的甄别、评估和管理步骤要求。项目过程中项目经理可以借助一些风险管理工具来管理甄别的项目风险，诸如RACT等。

31.4.3.4 临床监查活动质量的评估管理

在监查访问中，一些看似不起眼的临床监查运营问题有可能是研究机构存在较大质量风险或监查员工作不到位或不称职的信号，项目经理应当对其引起足够的重视，诸如：

① 某研究机构有较多的电话给申办方或CRO，咨询方案问题或需要澄清方案描述，可能预示着对该研究机构的方案培训和理解不到位。

② 对某研究机构产生的数据质疑内容和数量较高，可能是由源数据转录质量不佳或经验不足，或对CRF数据要求不清楚所致，也可能与监查员对数据标准要求或质疑用词不清有关。

③ 研究机构有较高的筛选失败率，可能意味着对入排标准的把握或理解有问题，也可能是招募较慢

的原因（若是可能需要修正方案）。

④ 与其他研究机构相比，某研究机构方案偏离率偏高，可能说明该研究机构遵循GCP和方案行为存在偏差，CAPA措施管理不到位。

⑤ 对既往标注的"纠偏措施"没有跟进或改善，意味着研究者没有很好履行其GCP要求的职责，或对措施落实存在阻碍或问题，或跟进CAPA行动不力。

⑥ 经常缺失或需要重新预约研究机构监查访问，意味着监查员组织协调能力可能存在不足，或研究机构不配合。

⑦ 研究机构投诉较多，意味着对监查员工作满意度低，或研究机构与监查员间的合作意愿差。有时也可能是由研究机构人员不满监查员不断追踪但研究机构又想回避回答的问题所致。

⑧ 反复声称无法接触医疗记录或电子医院记录完成源文件核查的工作，意味着监查员准备工作和与医院协调沟通存在问题，对研究机构的数据溯源质量无法保证。

⑨ 缺乏或不经常与项目经理或直线经理进行交流，表明没有很好地监督监查员的工作，也缺乏团队合作精神，或是项目经理没有尽到对项目团队的管理职责。

⑩ 监查报告或后续跟进信函或行为质量欠佳或不按时完成，说明监查员培训、责任心和经验存在严重不足，并对研究机构的质量管理有较大的风险。

项目经理对试验项目的全面质控起着至关重要的作用，如受试者招募、试验文档、外包管理监控、临床运营监督等。除了试验过程的SOP制定、规划和执行外，在试验项目启动前建立关键流程和角色职责的特殊质控指标，并在试验实施过程中跟踪管理对于保证试验项目质量有促进作用（表31.25）。

表31.25　试验关键流程质量监控指标示例

指标	未达标	基线指标	高于预期	指标类别	评注
在SOP时间要求内完成并递交监查报告	<90%	90%	100%	监查质量	可以根据试验项目监查的数据点和监查规模大小调整
随试验药物（IP）发放基本文件无缺失或修改的百分比	<85%	85%	>85%	文档质量	可以根据项目研究机构数量而调整
当50%受试者随机入组时，尚未招募任何受试者(0)的已启动研究机构数量	<5%	5%	>5%	研究机构或选择质量	以FPFV入组为判断起始点
CRO项目成员交接率	>15%	15%	<15%	外包服务质量	可以按照整个试验项目的时长，或预设的季度试验项目管理报告为节点。交接率越低，表明CRO稳定性越好，质量保证性越大
CRO项目实际预算偏离最初报价的变化率	>5%变化	5%	<5%变化	CRO服务质量	除非试验项目方案有重大修改，试验项目中的报价变更通常应尽可能地少。最初的CRO报价准确性反映了其对GCP服务的理解力和临床试验流程的执行力

续表

指标	未达标	基线指标	高于预期	指标类别	评注
整个试验项目中服务合约变更次数	>2	0~2	<2	CRO 服务质量	除非方案修改而导致试验项目内容的增减,或由外界不可控因素导致试验周期变化等,无理由的合约变更越少,说明 CRO 最初报价的科学性和准确性越好,其服务品质的可靠性越值得信赖。也一定程度反映了申办方项目经理对试验项目预算的把握度和审核质量
方案预期的受试者完成试验全流程人数	<95%	95%~99%	100%	数据质量	受试者留置率越高,试验所需供分析的数据量越多
不会剔除 PP 数据集的无方案偏离的受试者人数	<95%	95%~99%	100%	数据质量或受试者管理质量	被剔除的受试者人数越少,方案执行依从性和质量越好
TMF/eTMF 的完成率和合格率	<85%	86%~95%	>95%	文档质量	根据季度 TMF QC 检查报告的无错误率结果,可以分为项目总体和研究机构 ISF 层面分别统计

　　项目经理对监查员临床监查活动的绩效和工作质量的评估可以通过若干途径进行,即

　　(1) 直接接受反馈　通过问卷、面谈或拜访从研究机构人员处了解情况,或从项目团队其他成员或同事交谈中获悉。其中问卷调查是通过直接向研究机构或项目团队成员发送绩效评价调查表来了解和衡量监查员的能力、满意度和绩效 (表 31.26)

　　(2) 绩效指标　按照监查计划中对临床监查的期望标准制订监查绩效指标。需要注意的是有时这些指标呈现的并不一定是唯一的研究机构质量或监查员绩效概貌,但可以作为收集综合信息做出评估的依据,如从项目管理系统 (CTMS、EDC 等) 中检查监查员的工作量及其质量,或从各类工作报表或报告中予以评估。表 31.27 为追踪监查员绩效报告的示例,表中的绩效评分可以直接从 CTMS、EDC 和各类研究机构项目进度报告中产生。

表 31.26　监查员工作评估表示例

请根据您与项目监查员×××的交往感受,完成下列临床监查调查问卷表。在答复问卷问题时,请在您认为适宜的答案上选择。您的回复有助于提高我们临床监查服务的质量。此问卷可以是无记名方式回复。请接受我们对您的关注和支持的敬意和感谢!

请标明完成表格人的角色(填入"×"):＿＿＿＿＿研究者　＿＿＿＿＿研究护士　＿＿＿＿＿CRC

评价等级

专业性　　　　　　　　　　　优秀　良好　一般　有待改进
　　及时回复电话询问和迅速回访　□　□　□　□
　　对问题和/或要求的回复　　　　□　□　□　□
　　对有待解决问题的认证跟进　　□　□　□　□
　　与研究机构人员有适宜的互动/交流　□　□　□　□

方案知识
　　对方案规程充分了解　　　　　□　□　□　□
　　对方案相关问题能提供适宜的帮助　□　□　□　□
　　对申办方流程熟悉　　　　　　□　□　□　□

监查技能
　　具备 ICF、GCP 和国家药政指南知识　□　□　□　□
　　能仔细和全面审核 CRF 录入的数据　□　□　□　□
　　能充分协助 SAE 报告　　　　□　□　□　□
　　有效的解决问题能力　　　　　□　□　□　□

治疗专长
　　有足够的相关治疗领域的知识　□　□　□　□

　　请标明您评价的 CRA 是:×××　　×××　　××　　×××　　×××

　　　　　　　　完成日期:＿＿＿＿＿＿(年/月/日)
　　　　　　　　涉及的方案编号:＿＿＿＿＿＿
　　　　　　　　涉及的研究机构名称/编号:＿＿＿＿＿＿
　　　　　　　　评价表完成者姓名(选择):＿＿＿＿＿＿

表 31.27　监查员监查绩效追踪总结表示例

方案名称：				方案编号：			监查员绩效追踪表		
申办方名称：				项目经理姓名：			内部项目编号：		
项目启动日期（FPFV）：			项目结束日期（LPLV）：			汇总截止日期：			

基本方案参数：52 周试验周期，每本 CRF3000 数据点，每页 CRF 约 50 数据点，共 60 页 CRF

研究机构编号	监查员	到研究机构次数	每位受试者 SDV 平均时间/h	所负责研究机构受试者入组#	受试者筛选数	筛选成功率/%	至今可评价受试者#	每次监查访问的间隔天数/天	每页 CRF 的数据质疑率	从 IMV 至监查报告完成平均天数/天	监查报告平均质量（1~5）
1	John	1	3	10	12	83%	100%	46	2.0	5	4
2	John	7	3	25	35	72%	80%	30	2.5	7	3
3	John	8	3	13	15	87%	90%	15	0.9	6.5	4
4	Amy	24	3	34	76	45%	71%	20	1.5	16	3
5	Amy	2	3	5	15	33%	67%	25	2.0	10	2
6	Amy	11	3	12	24	50%	32%	16	2.0	8	4
7	Amy	12	3	7	17	41%	100%	24	0.5	5	4
8	Mary	16	3	5	9	56%	100%	16	0.8	4	3
9	Mary	10	3	6	11	55%	95%	30	1.1	6	3
10	Jones	3	3	1	8	12.5%	100%	24	0.7	3	5

评注：至今为止，John 的监查绩效较好，因为他有较高的筛选成功率和可评价受试者人数，数据质疑率比预期的高，监查报告完成速度较快，且平均报告质量评分好

文档：试验项目主文档/临床监查

版本：2.2　　　　　　　　　　　　　　　　　　　　　　　　　　版本日期：2009 年 10 月 15 日

（3）稽查报告　稽查通常是检查临床监查质量好坏的重要手段。从稽查报告中发现的问题可以评价监查员是否胜任其岗位职责，及其监查成效是否能确保试验项目数据质量和行为规范符合方案或 GCP 要求。

（4）协同监查访问　这是直接观察和评价监查员的工作能力、现场应对经验和监查知识与技能高低的常用方法，也可以作为有经验的项目经理或资深监查员现场指导或辅导监查员临床监查的方法。选择什么研究机构进行协同监查的原则或标准可以参照药政检查的标准（参见 29.2.1.2 节描述），或者项目经理根据监查员经验或研究机构的既往项目评估系数做出选择。协同监查可以作为新科监查员的培训手段，或稽查计划或项目管理计划的目标之一。例如，选择的研究机构每年进行 1~2 次协同监查，并且每次这类协同监查需要有明确的方向和计划达成的目标，如更好检查监查员工作方式，了解或感受反馈问题较多的研究机构情况，或与研究机构建立更好的相互合作关系等。如果这类协同监查的目的是检查监查员的工作的话，协同监查完成后需要向当事人提供一份评价反馈，指出哪些方面做得比较好，哪些方面需要改进等。

（5）监查报告审核　每次的监查报告审核都可以看出监查员的责任心、监查绩效和质量、分析和解决问题的能力等是否能满足监管要求和申办方的期许。

（6）质量监督考察　也称为绩效评价访问，常作为评价监查员工作质量和总体绩效水平的有效工具。一般来说，对 CRO 监查员进行工作绩效和能力评估是临床试验领域的标准实践。这类访问是申办方作为内部监督管理流程的组成要素。例如，FDA 要求一旦发现研究机构或监查质量存在严重问题，通常会要求申办方在 CAPA 计划中建立评价研究机构临床试验行为和质量和/或评价负责临床监查的监查员的工作质量的监督机制，并定期反馈，逐渐改善。这类质量监督考察通常与中期监查访问同时进行，由资深项目经理或质量保证人员，或与项目无关的第三方专职质量评价员承担。评价员在研究机构现场访问中对监查员的行为和工作方式进行观察，有时也会在受监督的监查员完成监查访问后自己再进行一次监查访问。这类质量监督考察完成后需要撰写一份评价报告，指出不足或需要改进的方面，并可以把培训和/或职业指导规划作为受监督的监查员提高职业能力的措施之一。任何对受监督的监查员的反馈需要直接与当事人进行交流。同时，由于涉及员工的绩效管理，人力资源部门介入其中有时是必不可少的。一旦当事人存在

较为重大的缺陷，人力资源部门需要对当事人的能力建设作出规划，以及跟踪绩效改进计划的成效，或者介入其中一个方面。作为质量保证的组成部分，取决于内部评价员的资源，这类评价可以每年进行一次，或每三年进行一次。监查员能力缺陷的培训涉及面较广泛，不仅有项目层面的专业培训，如治疗领域知识、方案关键数据和流程的把握等，也有一些软技能的培训，如交流技巧、有效的倾听、解决问题能力、结果导向分析能力、有效且精准的写作能力、商务礼仪、积极主动而非被动应对的工作方式等。

临床监查在试验项目中起着质量控制的重要作用，但项目经理应当意识到临床监查并不能防止试验中出现的所有差错，也不能预防试验中的欺诈行为，这些情形是试验参与者的不慎或有意而为之。临床监查工作要确保的是通过监查努力，尽可能多地发现和纠正数据和试验行为的错误或不合规，特别是关键数据及其流程的质量风险，在研究者的责任心和质量保证与稽查机制配合下，以达到确保试验结果的有效性和正确性的目的。

31.4.4　项目管理与项目完成/交付结果数据

项目交付时限是大多数项目经理最头疼的问题。项目订单超合约要求、项目人员频繁更换、项目人员经验良莠不齐等，使项目经理不得不处处忙于"救火"。"救火队员"似乎成了大多数项目经理的群体特征。从临床试验项目任务交付目标分析来看，试验项目全生命周期中项目订单基本在前期已经确定（图31.26）。

一般来说，责任心或能力不强的项目经理，把任务目标订单交给项目团队成员后，习惯成为旁观者，也不在需要时施以援手，基本坐等任务交付。如果想要项目保质保量和按时交付，项目经理必须往前跨出一步，从源头上掌控项目要求并认真跟踪和落实项目成员对目标订单任务的完成，其需要掌控的基本要素包括但不限于：

（1）在成员资质的选择和培训上，尽量做到项目匹配度的"门当户对"　这是保证项目成功的实质基础。所谓"门当户对"，就是项目成员知识和技能、

专业水平、项目理解度与接受度、团队对项目要求的期望值等都有清晰的一致性了解，并对项目要求有自觉自愿遵循的意愿。如果项目经理不仅自己专业知识和技能储备不够，也不愿意不断学习以提升自己的水平，或对项目质量要求有一种"事不关己，高高挂起"的姿态，或只是把自己圈在试验方案的自我理解和把握内，不愿花费时间和精力对项目成员的培训和监控做出任何举动，结果必然是项目进展和交付出现问题后，不得不忙于"救火"，最终伤害的必是自己领导的项目交付。

（2）任务交付认可工作应在生产前完成　这个认可，包含了可行性项目管理计划的制订和遵照执行、执行者在量产过程中的质控意识和行为等。除了及时制止任务执行者的自负、意淫的操作行为外，要用"可量化"绩效指标来监控任务的完成数据和文件质量。从某种意义上来说，交付结果认可工作不仅考验项目管理计划设计的可行性和标准化，也检验执行人员对方案和管理规程及其相关技术管理的认知与能力。临床试验技能的相关要求、标准化、项目管理计划严谨和依从、运营操作的质控等方面落地与否、项目成员对方案关键数据及其流程、监控工具、项目执行行为分析的认知深不深，都直接影响着项目交付质量和运营效率。

项目经理不应盲目地认为自己只是设计项目管理计划，运营执行管理只是项目组其他相关成员的事。项目规程管理的目标应是"管生还要管养"，保证计划在运营现场和过程中的保质保量操作的同时，还要保证交付结果在无论经过谁的手都能满足方案和法规的基本标准要求。

（3）所有项目组成员都需培养自己的专业能力项目经理及其成员都应具备良好的学习和沟通能力。通过项目执行实践经验的不断累积、项目团队间的充分交流、相关项目方案背景资料或信息的检索和把握等方式，都是增强自身专业能力的方式和途径，其中方案的关键数据及其流程要求解析、执行难点或风险点分析与应对、研究机构及其人员现场状况、产生/记录/处理和报告数据流的构成（瓶颈环节）、绩效合格率、标准工时、生产效能等要素，对于临床试验项

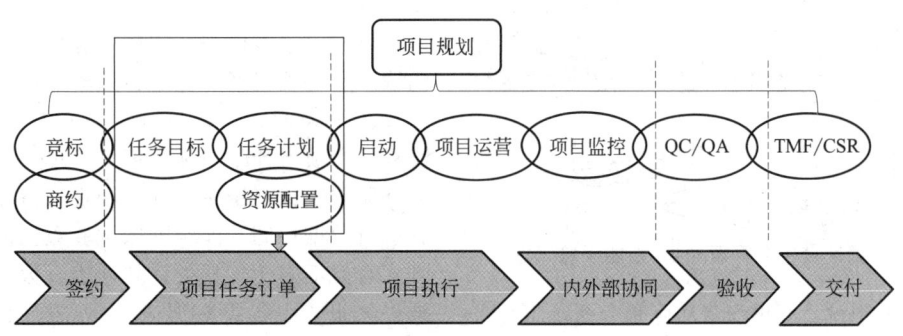

图 31.26　临床试验项目订单至交付流程示意

目管理实践者而言十分重要。

（4）项目质量管理体系建设　交付结果质量参差不齐，往往是项目计划及其执行过程的行为及其数据真实的反映。大多数项目中项目管理计划不健全、执行或监控不到位或不负责任都应视为项目质量管理体系的问题。质量不是"检验出来"的，项目经理或质控人员只做判官，或只会说"不"，而对项目成员行为或知识技能的欠缺不予教导，必然会造成项目管理品质的风险。

优质的项目经理要求的知识结构和管理技能涉及面广（图31.27）。在试验项目中，项目经理除了面对合约中资源及其成本的财务要求，还得面对QC/QA的质疑。当面对一些客户合约或计划片面追求项目时间，与交付品质挂钩的绩效要求忽略或视而不见时，缺乏进取心的项目经理会不自觉地忽略或降低品质要求，只关注影响财务指标（如激励奖金）的相关要素，进而也会降低项目经理对项目成员的方案执行和数据质量监控的重视度。项目管理中，质量标准要求需前置到项目管理计划中，也就是人们常说的质量源于设计（QbD），包括但不限于方案制定、操作规程或章程、执行计划要求与监督、协助项目成员控制和保证执行与交付质量等，从根本上为项目主要成员的资质和执行力提供保障，这样才有可能保质保量地完成项目交付。如果项目执行部门设置QC专职人员或小组，不仅要参与到项目执行管理过程中，还要对项目执行效率、问题风险把控、主要项目文件交付品质、项目质量稽查通过建立的质量体系予以监控。同时，公司层面的QA不应只成为第三方项目稽查工具，从根本上建立QbD的质量保证体系，对PM和项目成员提供必要的专业知识和技能培训，监控重要项目问题或风险的整改和预防措施的落实等都应成为质量管理体系的组成部分。这些都是督导和管理项目经理及其项目团队成员更好成长和提高专业服务技能的必要保障，也是提升项目执行的品质延伸管理和高效率处理项目问题和风险的重要措施。

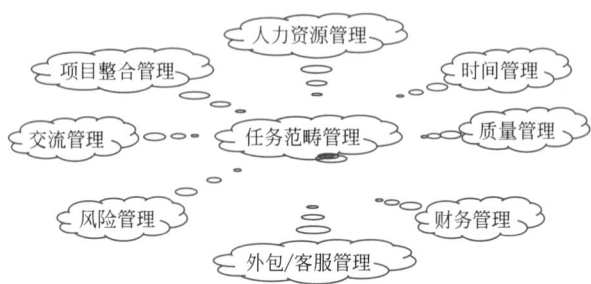

图31.27　项目管理所涉主要管理知识/技能领域示意

从某种意义上来说，交付改善实际是个系统工程，与项目运营部门的专业能力、项目管理规划的制定、项

目成员的能力和配合度、行业供求关系的科学性认知和合规敬畏度环境、客户内外部跨部门职能的配合，以及项目执行者自身的能力、素质、沟通技巧等因素均有关联。因此，临床试验项目交付不是项目经理及其相关项目成员的单打独斗，是整体项目团队及其体系的优化和改善的结果。因此，项目管理人员对试验项目数据在其中扮演的角色需要从下面若干方面予以重视：

（1）不可成为被数据"忽悠"的项目管理者　项目经理必须意识到不用数据武装自己的工作都不能称为一个专业的项目管理者。但只把数据简单地堆积在一起进行数据分析就以为自己懂得应用大数据进行项目管理也是不切实际的。项目经理认清自己如何应用综合数据及其管理工具进行项目数据发现和挖掘才能使数据在项目管理中发挥真正的作用。麦肯锡全球研究所曾对大数据做出以下定义，即一种规模大到在获取、存储、管理、分析方面大大超出了传统数据库软件工具能力范围的数据集合，具有海量的数据规模、快速的数据流转、多样的数据类型和价值密度低四大特征。项目管理者必须意识到项目进程数据属于大数据的范畴，只有认真仔细地挖掘那些有用的数据才是项目管理者真正要做的一件事。

在外人看来项目经理是一个很酷的职业，在项目管理中"权高位重"，需要掌握多方面的知识和技能，并指挥着试验项目中的各方人马。但在通往优质项目管理者的阳光大道上，只有项目经理自己清楚其中真正的艰辛和苦楚。就好比享受美食的人从来也不需要考虑厨师的艰辛，只有厨师自己心里清楚无数次烟熏的试错。项目管理者在心里也明白无数次与数据的亲密接触才能碰撞出专业项目管理人的特征之一，即能理解数据，不被数据"忽悠"。

（2）项目数据挖掘和应用　项目经理需要从三条线来挖掘和分析项目数据，即

① 从方案中导入　方案设计参数是临床试验项目管理的重要依据，也是项目经理必须掌握的管理灵魂（图31.28）。这组数据掌握体现项目经理的专业知识和技术能力、项目管理能力、商务沟通能力和专业施展的耐心，是临床试验项目数据管理的基础。只有真正具备这一技能的项目经理才能凌驾于临床试验项目管理领域，做到眼光独到、游刃有余、刚柔并济。可以说这组数据是临床试验项目管理链及其能力的输入，是项目经理竞争力强弱的体现。

② 从项目日常运营导入　项目数据运营的基本流程包含项目计划→项目任务清单→数据采集和数据流→质控→数据记录、处理和报告→数据汇集→数据分析→数据存储。涉及临床试验数据流的挖掘工具或方式有但不限于：任务计划列表、数据产生记录、数据采集报告、各类数据表格/列表/图表（TLF）、数据汇集分析技术、数据信息正常/异常发现和挖掘工

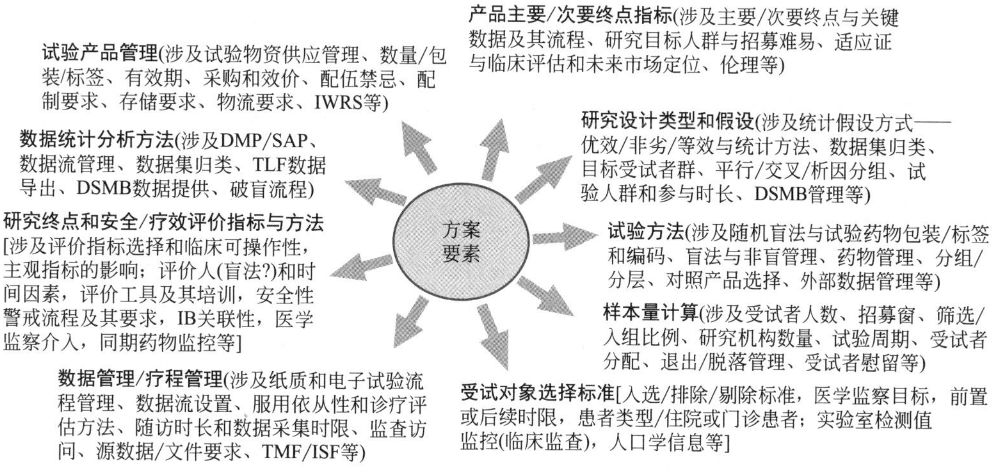

产品主要/次要终点指标(涉及主要/次要终点与关键数据及其流程、研究目标人群与招募难易、适应证与临床评估和未来市场定位、伦理等)
试验产品管理(涉及试验物资供应管理、数量/包装/标签、有效期、采购和效价、配伍禁忌、配制要求、存储要求、物流要求、IWRS等)
研究设计类型和假设(涉及统计假设方式——优效/非劣/等效与统计方法、数据集归类、目标受试者群、平行/交叉/析因分组、试验人群和参与时长、DSMB管理等)
数据统计分析方法(涉及DMP/SAP、数据流管理、数据集归类、TLF数据导出、DSMB数据提供、破盲流程)
方案要素
研究终点和安全/疗效评价指标与方法[涉及评价指标选择和临床可操作性，主观指标的影响；评价人(盲法?)和时间因素，评价工具及其培训，安全性警戒流程及其要求，IB关联性，医学监察介入，同期药物监控等]
试验方法(涉及随机盲法与试验药物包装/标签和编码、盲法与非盲管理、药物管理、分组/分层、对照产品选择、外部数据管理等)
样本量计算(涉及受试者人数、招募窗、筛选/入组比例、研究机构数量、试验周期、受试者分配、退出/脱落管理、受试者慰留等)
数据管理/疗程管理(涉及纸质和电子试验流程管理、数据流设置、服用依从性和诊疗评估方法、随访时长和数据采集时限、监查访问、源数据/文件要求、TMF/ISF等)
受试对象选择标准[入选/排除/剔除标准，医学监察目标，前置或后续时限，患者类型/住院或门诊患者；实验室检测值监控(临床监查)，人口学信息等]

图 31.28 项目方案数据与项目管理关联性应用

具或平台等。这些数据体现了临床试验人兢兢业业、日复一日、年复一年的项目运营管理的成果和业务能力。根据方案参数设计要求，一个优质项目经理要做的不仅仅是每天的核对和追踪项目任务列表要素，重要的是拥有“火眼金睛”，洞察这组数据变异的来源和计划的不正常波动，以及可能对项目交付质量带来的风险或影响。这组数据不仅构成项目进程总成本的来源，亦是项目质量的核心和持续发展的能力体现，更是项目经理及其项目团队管理水平高低的监督标尺。显然，项目经理对此不能视而不见。

③ 从商务采购数据对合约预算策略获得　专业项目管理者不可只闷头关注项目进程数据，需要以主人翁和局内人的视角去收集和获得产品交付及其相关资源效益比信息；更不可狭隘地只管项目输出的实际成本价，需要明白项目任务实现后的人员工时利用率或效能与收益价。

从申办方的要求，项目目标、交付结果、资源成本、资源价格、实际成本预算规划是项目经理必备的数据基础；作为合同研究组织，除了上述因素，还涉及服务合约和采购价格的因素。因此，项目经理不仅应了解商务合约的项目任务目标，还需要走进财务和商务的圈内，从商务那儿获得合约采购策略的灵感，从财务那儿获得完工百分比及其效能收益的水平（图 31.29）。

（3）和财务人员一起审视内部资源和/或外部合约数据　项目经理与财务人员的配合往往在项目管理流程中被忽略，其结果必然是项目交付成果与项目财务指标和项目收益结果的脱节。如果要避免这种分离现象的出现，项目经理和财务人员需要密切合作，共同针对某些项目数据进行预判和分析，即

① 项目目标要求与实际项目完工数据　项目经理必须对项目任务目标有清晰的了解，这样才能对内部项目资源成本或外部合约价格有充分的评估。当项目合约签署和生效启动，财务人员首先会在内部建立财务项目立项，按照项目完工百分比的假设，项目经理需要根据实际项目执行可行性，做出项目实际预算，并在项目运营过程中定期汇总和调整项目完成关键数据，以及人员工时利用率等。财务人员根据项目

业务审核批准
签署合约
签约生效
合约签署
商务人员
合约商议
合约价格+任务清单
重新审核批准
交付
项目完工百分比/收益率
项目财务立项
资源配置
业务未审核通过
退还重审
项目启动
项目执行/运营
交付报告/质控结果
项目管理计划

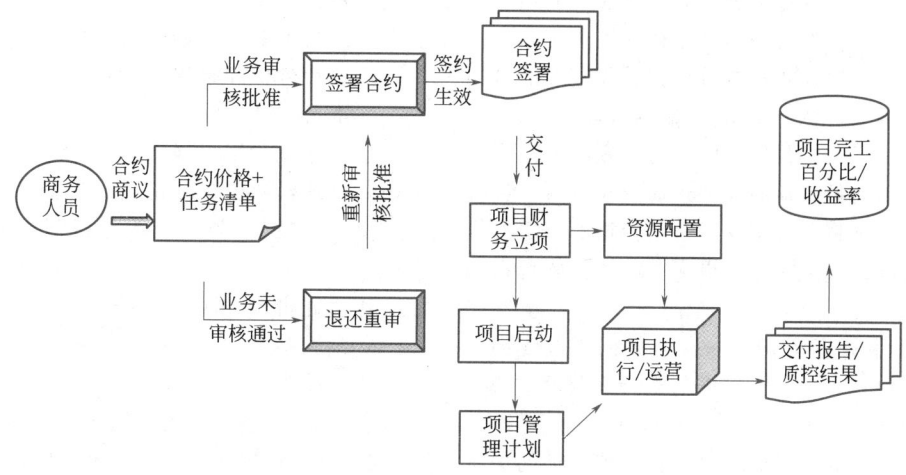

图 31.29 项目管理中的数据挖掘和分析应用

资源成本，可以测试出项目投入产出人员效能，并据此测算出项目收益率。项目经理需要根据项目的收益率进一步控制，调整和提升项目人员效能，并为项目人员激励和管控目标的设置或调整提供依据。不理解如何在保证项目质量的前提下更好地管理项目人员效能，再精准的项目运营数据汇总分析也无济于事，进而还有可能给项目执行效率和交付质量带来潜在的误导或更大的风险。

② 项目年转化率占整个合约服务费用的比重　假设临床试验行业 CRO 的项目合约年转化率平均为 30%，即当年签署的合约服务费用收益理论上来说在当年可以变现成 30% 项目收益，其余的会在项目进行的后续年份逐步实现，直至项目完成。财务和项目管理人员需要擅长做这类数据拆分分析。利用层层剥皮法可以进行这类拆分分析。例如，将项目启动阶段细分成不同完成时间节点，诸如研究机构立项、研究机构伦理批准、研究机构启动、特殊药政审批（如遗传办）、研究机构启动会议、相关项目人员项目培训、首位受试者筛选和/或入组成功等。财务人员可以根据这个项目合约转化率来测算项目的人员成本，制订公司人员招募计划，指导商务客户项目订单额等。项目经理也需要清楚地意识到项目在保证质量的前提下尽可能提前完成关键项目指标数据有助于提升项目年转化率。这是项目经理综合管理水平的体现，比重的多少也会直接影响 CRO 公司在临床试验领域的地位以及商务在客户竞标中的市场说服力。所以项目经理必须关心合约服务费用的转化率在合约价格里的比重，继而关心公司的临床试验专业服务活动对药物研发市场的影响。

（4）和商务一起评估项目合约数据　商务人员在客户项目竞标中，需要分享询价、比价获得的合约价格信息给项目负责人或相关被授权项目管理人员，才能使项目内部资源成本投入或外部合约采购价格真实合理。对于合同研究组织来说，项目合约采购价格获得的合理性和客观性是商务人员的职责所在，但项目经理需要对其中所涉合约价格的制定适宜性负责，二者充分和透明交流，以及相互尊重至关重要。大部分临床试验合约谈判商务人员天天面对合约采购价格，但不明白其中项目任务的价值原则，再辛勤的劳作也可能造成项目管理的低价值困扰，进而影响日后项目任务的交付质量。项目经理不仅对合约价格的决定有影响，对项目服务的收益率作用更大，其主要体现在以下两个方面：

① 降低项目服务资源成本　这个数据既包含商务的销售成本，也包括项目实施中的人员运营投入成本，其对于商务和项目管理人员来说是个永恒话题，也是公司需要对商务和服务流程做真正价值验证的关键数据。当项目经理能不断提升项目成员的人工效能，才可能实现合约订单中项目服务资源成本降低的目标，进而使合约服务费用的收益率有更大的改善。换句话说，商务成本里有多少百分比是销售成本，还真不一定是商务能说了算的。只有项目经理能提升项目人员的工时利用率，降低项目销售服务资源成本才有可能达成目标。

② 销售价格　像所有销售从业人员一样，临床试验商务人员永远关心服务合约销售价格及其与交付产品的关联性，并在市场销售活动的合约商谈中讨价还价，除了层层剥皮分析合约服务成本，还需要参照合约销售定价加上项目经理在项目管理中达成的实际项目实施资源成本，以便反推合约采购成本的目标，原来剥皮的方法得到的数据随着实际人员效能的提升得到优化，商务人员开始又回到合约采购价格以履行专业商务人员的职责，拿出专业商务人员的撒手锏评估合约采购成本新目标的合理性，制定采购策略。显然，其中离不开 PM 的项目管理效能绩效的贡献。

总之，项目经理对试验项目各项数据的深度挖掘和分析，以及与财务和商务指标的联动是高级项目管理的必修之课。一旦做到并做好这些项目交付数据的应用，项目管理者不仅能成为临床试验专业的优秀操盘手，更会成长为临床试验行业的经营管理佼佼者。

31.4.5　试验项目结束或关闭管理

试验项目完成或因故提前结束后，项目经理有责任按照申办方的 SOP 对试验项目施行结束或关闭程序。有关临床试验项目结束后，研究机构的关闭活动程序和关闭监查访问可参阅第 12 章的内容。在试验项目结束阶段，项目经理需要统筹协调和管理的事务及其 KPI 设置包括但不限于：

① 数据库锁库程序管理：
- 数据整合、核实和验证；
- 数据库清理/锁库/发布；
- 验证审核会议，安全性数据库一致性核实；
- 数据导出；
- 系统下线和数据库文件存档。

② 统计分析和报告。

③ 准备 CSR。

④ 临床试验结果报告发布。

⑤ 本地药政管理和伦理要求。

⑥ 临床供应核实（退还和销毁药物，设备退还等）。

⑦ 研究机构关闭。

⑧ 试验结果发表安排。

⑨ 药政管理/伦理交流。

⑩ 试验经费结算和关账。

⑪ TMF 内容审核、存档和/或移交。

⑫ 经验教训总结。

经验教训的总结对于任何项目而言都很重要，以便后续试验项目管理的借鉴。这类总结可以采用匿名或公开的方式进行，分别对团队成员个人和团队感受评分，便于分析成员对项目进行评价，整理项目优劣要点，以及形成项目状态与问题的共识。任何问题都应当按照 CAPA 的管理规程进行分析（参见 29.3 节）。分析后的问题总结可以采用类似 SWOT 的原则予以总结（图 31.30）。

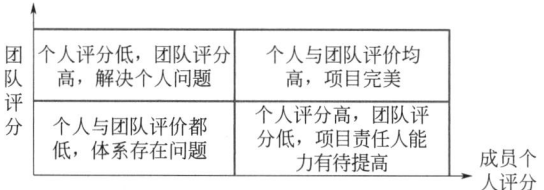

图 31.30　项目经验教训评估分析示意

在分析总结的基础上，项目经理可以将项目成功经验提炼成规律并归档在知识库中，将失败的教训找出原因后制订改善措施，跟踪改进成功后可以转化为经验归档在知识库中。任何项目问题的讨论应当从项目管理体系本身或架构原因去分析，而不应针对个人行为的得失。同时，项目经理应当跟踪改善措施结果，直至达到预设目标并归档相关文件后，才能启动最后的关闭步骤。项目教训的改进方法及其结果应当以项目总结报告的形式呈现并归档。

一般来说，申办方本身试验项目结束或关闭阶段需要考虑的要素有项目完成的进度和时间表状况、财务状况（预算和实际）、人员动向和相关物资的重新利用等。图 31.31 总结了项目活动结束或关闭的一般程序过程。

从这个一般程序中可以看出，试验项目结束和关闭行动的类别可以分为：

（1）项目活动本身任务范畴的结束　需要检查试验项目是否满足预订的目标和相关文件的齐全与否，清理和复核一系列的任务包范畴和/或 WBS 报告和财务结果，包括进行账号的关闭等。最后的项目状况报告也应当完成。项目总结报告的常见内容包括：

① 行政总结：项目任务范畴概述、服务对象满意度综述、项目状态综述（从管理层次分析项目的结果）和项目过渡和结束计划（未来继续服务的过渡计划和关闭程序后续过程的概述等）。

② 有关项目技术计划和结果的细节。

③ 项目进展和时间表状况：分析主要延误或加速方面的状况。可以通过甘特图的形式对计划行为和实际行为结果进行比较。

④ 财务问题：总结所有 WBS 账目的付讫状况，以及任何未付款项状况。对于最后 WBS 的审核程序来说，应当对每一项 WBS 的 BAC、EAC 和 VAC 予以总结，并可以在附录中列出项目收据、支持性文件和报销核查程序等。

⑤ 行政或合同层面的结束和关闭计划及其实施状态。

⑥ 附录：任何需要用图表或流程图解释的文件和其他支持性文件，如收据复印件或账目核查结果报告等。

（2）外包合同或服务协议的结束　一旦合同服务范畴的完成，或服务条件或环境的消失，与合同研究组织或服务商的试验项目服务合同或协议可以视为终止或结束。一旦合同或协议进入结束程序，所有已完成、未完成和待完成的合同服务条目均需要进行必要的核查，所有支持试验项目服务的技术文件应当无条件地转交给申办方存档保留，任何财务付讫也应当尽快清账完毕。必要时，可以对合同研究组织或服务商进行程序和财务的稽查。所有原合同、修正或补充合同书都应当存档保留。任何新的或后续服务要求可以通过续签或重签服务合同或协议来完成。

（3）管理层面的结束　当项目活动本身任务范畴和合同服务协议均已完全结束，试验项目可以进行管理层面的最后关闭程序。在最后的管理层面结束时期，所有项目文件必须转移至永久保留的文件档案馆，项目人员可以被遣散或重新分配，项目物资被重新分配利用。通常情况下，需要进行经验和教训总结，以及奖励和致谢等。表 31.28 为项目结束检查列表案例。一般来说，只有当列表上的所有条目都被标明为完成时，一项试验项目才能被视为真正意义上的结束，或正式关闭。

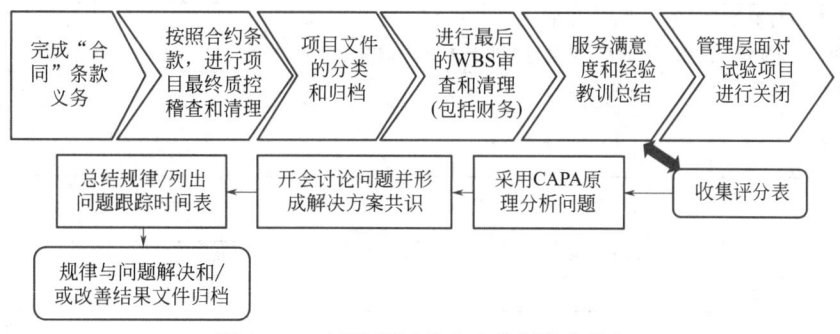

图 31.31　试验项目结束或关闭程序示意

表 31.28 试验项目终止检查条目列表

＜申办方名称和公司＞				试验项目终止检查条目列表		
项目名称：		项目编号：		项目经理：		
项目结束计划日期：		项目结束检查日期：		项目结束实际日期：		
当所有文件和程序都已完成后,下列条目才可以选择"是"。如果选择"否",必须予以说明。必要时,可以增加检查条目						
I	**内部检查条目——项目**			是	否	不适用
1	任何任务都已按照要求完成,并没有待解决项目			☐	☐	☐
2	内部文件或证明都已签署完毕,并存档			☐	☐	☐
3	没有任何内部尚待完成的条目或行动			☐	☐	☐
4	所有的费用都已按照 WBS 规划付讫给相应各方			☐	☐	☐
5	所有的工作包和工作订单都已完成			☐	☐	☐
6	任何未完成的工作包都已记录在案,并有适宜的理由			☐	☐	☐
7	管理部门已被通知,项目人员可以接受新的任务			☐	☐	☐
8	管理部门已被通知项目,设备可以重新被其他项目运用			☐	☐	☐
9	项目计划已经与支持性数据和文件一起存档			☐	☐	☐
10	剩余的项目物资已被处理完毕			☐	☐	☐
11	其他_____			☐	☐	☐
12	其他_____			☐	☐	☐
评注：						
II	**外部检查条目——项目**					
13	有关剩余任务的问题已经与项目干系人达成协议			☐	☐	☐
14	外部文件或证明都已签署完毕,并已交付和存档			☐	☐	☐
15	所有各方均已知道即将终止项目活动			☐	☐	☐
16	有关各方的项目设备都已交还或处理完毕			☐	☐	☐
17	有关各方对合同和财务结束事宜都已达成一致,并无异议			☐	☐	☐
18	稽查和维护程序已经启动			☐	☐	☐
19	其他_____			☐	☐	☐
20	其他_____			☐	☐	☐
评注：						
III	**内部检查条目——人员**					
21	项目团队承诺对剩余项目任务的责任			☐	☐	☐
22	剩余任务和责任的动力和热情仍然存在			☐	☐	☐
23	有关人员的奖励已经完成			☐	☐	☐
24	项目人员都已被重新分配任务或告知重新分配的方式			☐	☐	☐
25	其他_____			☐	☐	☐
26	其他_____			☐	☐	☐
评注：						
IV	**外部检查条目——人员**					
27	所有努力都已做出以确保项目人员对任务的兴趣和热情			☐	☐	☐
28	对剩余项目的责任已达成协议和承诺			☐	☐	☐
29	人员调配问题已与项目责任者讨论并做出了安排			☐	☐	☐
30	关键项目人员和负责人仍然对可能的项目后续或清理事务有义务			☐	☐	☐
31	有关申办方和外部项目经理之间的关系和交流方法已经建立			☐	☐	☐
32	其他_____			☐	☐	☐
33	其他_____					
评注：						
检查者姓名：		检查者签名：		日期：		
存档:原件保留在项目主文档中						
版本:V1				版本日期:2006 年 10 月 15 日		

在试验项目结束后，项目经理有必要对项目成员的能力和交付质量分别做出评价，申办方管理层也应对项目经理的能力和项目总体质量两个维度做出评价。对个人能力的评价有助于干系人职业发展的规划和提升，对项目质量的评价有助于根据干系人的绩效和贡献做出奖励决定。个人能力和绩效两方面的评价分值可以作为一个人承担某项职位的综合评价依据。表 31.29 列举了对临床监查员和项目经理进行能力和交付质量两个维度评估的标准。

表 31.29　项目管理能力和绩效评价标准示例

项目管理能力评价(50%)				项目交付结果质量评价(50%)		
项目计划(30%)	领导力(10%)	程序把控(30%)		客户满意度(10%)	项目交付结果及其质量(50%)	
	人员管理(10%)			跨部门协调成果绩效(15%)		
	专业技能(10%)			质量稽查结果(10%)		
	预算管理(10%)			药政检查结果(15%)		

项目经理绩效评价						
评价标准	不满足最低标准	需要进一步改进	满足行为标准	超过行为标准	远远超过行为标准	绩效百分比或总分值
	1	2	3	4	5	
单位交付质量	85%的项目在QC稽查中没有严重和重要问题	95%项目在中心QC稽查中没有严重问题	所有项目在中心QC稽查中没有重要或以上问题	所有项目在公司QA稽查中无严重和重要问题	所有项目都无严重和重要问题,通过药政检查	
单位交付业绩	对业绩和期许一点都不敏感,缺乏主动进取性	有积极完成单位业绩的行动和结果,但需要监督和指导	有自我按时完成单位业绩指标的能力	有超额完成单位业绩的能力	比预期超额完成20%以上	
风险管理	没有风险意识和计划,对紧急障碍和情况无应对能力	有风险意识和计划,但无应对能力,或需要监督和指导	有应对风险的计划和能力,并得到客户认可	理解科学/技术问题导致优先度、时间表、资源和环境的变更,有灵活和相应的自调个人特质应对风险	对风险有预见性,防范或应对能力强,使对团队项目质量没有影响	
评判思维	缺乏自我评判能力,对决策和行动措施没有计划性	决策和行动有计划性,但执行不力,需要监督	主动寻求事实、数据或专家意见来指导决策或行动措施	主动分析事实、数据或专家意见,提出决策或行动措施,并能提出防范和改进建议,得到客户接受	不仅主动提出决策和行动措施,而且带领的团队成员评判思维较强	
自发性	没有任何自发动力和态度	虽然有自发和积极态度,但需要他人督促	有积极的态度,当问题出现时能及时圆满解决	采取主动步骤在不良状况出现前去满足业务需求或解决问题	很强的积极态度,带领的团队成员的自发性较高	
eTMF时限性	80%的文件都能在收到后的一周内递交	90%的文件都能在收到后的一周内递交	所有文件在收到后的一周内递交	所有CRA的文件都能在收到后的2天内转入TMF	单位内所有CRA的TMF时限性管理都满足超行为标准	
eTMF正确性	95%的文件在QC稽查中没有问题	98%的文件在中心QC稽查中没有问题	所有文件在中心QC稽查中没有问题	所有文件在公司QA稽查中无问题	所有文件在药政检查中无问题	
eTMF完整性	试验文件的缺失在质控时大于5%	试验文件的缺失在质控时在3%~5%之间	试验文件的缺失在质控时在1%~3%之间	试验文件的缺失在质控时低于1%	试验文件在质控时无缺失	
复杂事务管理	无构建、采纳和遵循业务流程的综合能力	构建、采纳或遵循业务流程,以确保目标和进度的完成,但计划性和主动性不够	呈现自我能力、判断和才能的自信,对行动措施有担当	创造合作环境和单位内和之间的相互责任感,以达到共赢目标	培养单位成员能有条不紊地组织、计划和监督多重任务	

项目经理绩效评价					
评价标准	不满足最低标准	需要进一步改进	满足行为标准	超过行为标准	远远超过行为标准	绩效百分比或总分值
	1	2	3	4	5	
人际交往技巧	没有灵活性和克服紧急障碍的说服能力	自身沟通无障碍	维护团队成员专业技能的不断成长及其扶持相互发展	乐意倾听和提供别人易于理解和有用的信息	以身作则,引领单位成员与客户沟通零障碍	
目标性/预见性	单位经营目标和项目计划不完整,风险管理意识和计划弱	建立单位经营目标和项目计划,但执行管理混乱,记录不全	90%团队项目按计划进展,风险管理计划目标90%实现	100%团队项目按计划进展,风险管理计划目标100%实现	单位目标、绩效和质量佳,单位项目经理能自觉分担并完成目标和绩效指标良好	
项目支持	对组织、计划和监督职责意识性不强,也没有任何自发动力和态度	能支持单位成员的业务需求,但需要从高层管理和其他人员处得到所需的支持和投入度	不断关注自己和支持单位成员对实际项目进程和完成情况的状况	能迅速完成任务	单位项目经理对项目成员的辅导和支持	
商务协助	不支持商务需求,也不能辅助支持公司商务与客户交流	能主动积极支持商务需求	主动积极支持商务需求,辅助和支持与客户的商务交流,70%的部门/项目客户有重复订单	单位项目经理都能有能力并主动和积极支持商务需求,90%的单位项目客户有重复订单	不仅90%的单位项目客户有重复订单,还能主动获取新客户意向订单50%能成交	
团队成员工作细节把握	对项目团队成员的工作质量不掌握,不跟踪,无法随时答复管理层的询问	虽掌握团队成员的工作进展,但对工作质量没有监督和评估,对CRA项目问题不提供帮助和分析	对团队成员工作进度和质量有掌握,对CRA的文档及其质量及时检查,对CRA的困难和问题积极解决	随时注意团队成员工作进度、质量和问题,对CRA有定期培训,对CRA工作有辅导和支持	对团队CRA的工作进度、质量和文档有严格的项目监督管理计划,跟踪记录清晰和详尽,对CRA关爱和业务支持有成效	
项目管理能力	对药物临床研发流程不能理解,对客户业务标准和要求不理解,客户反映不能及时完成项目目标	理解药物临床研发流程和客户业务标准及要求,能完成客户项目目标,但无法自主解决和预见可能项目问题和风险	理解药物临床研发流程和客户业务标准及要求,客户反映能及时完成项目目标,并自主解决和预见可能项目风险	理解药物临床研发流程和客户业务标准及要求,客户反映能对自主项目趋势和未来研发提出有益建议	深刻理解药物研发流程和客户业务标准及要求,客户反映能给他们提供满意决策和策略	
项目时间节点	对时间表和期许一点都不敏感	对时间表和期许有关注,但不够主动,预见性差	有按时完成的能力	能克服阻碍和困难,有证据显示想方设法按时完成时间表,同时保证项目质量	对时间表完成提前,并且超出客户预期	
项目质量	公司内部稽查,不能按时保质完成PMP,项目发现严重和重要问题	公司内部稽查,PMP虽能按时完成,但发现项目有重要或以下等级问题	公司内部稽查,PMP按时保质完成,项目只有若干轻微问题	通过公司稽查,无严重和严重问题发现,轻微问题不超过5个	通过药政检查,无严重和重要问题发现	
客户管理	对客户投诉和反馈没有任何回应,淡漠、滞缓	对客户投诉和反馈有反馈,但缺乏自发和积极态度	对客户投诉和反馈态度积极,能在3天内对客户做出回复和措施计划	很强的积极态度,必要时还有CAPA,跟踪投诉问题直至解,能很快做出回复和措施计划,并能设法补救	项目质量获得客户赞许,无客户投诉	

续表

项目经理绩效评价					
评价标准	不满足最低标准	需要进一步改进	满足行为标准	超过行为标准	远远超过行为标准	绩效百分比或总分值
	1	2	3	4	5	
PMP 执行力	没有灵活性和克服紧急障碍的能力，身为项目经理，却不出席客户项目会议，不支持和辅导项目成员与客户的交流和沟通	能按照 PMP 计划执行，但需要另外的监督指导，虽然与客户项目有交流，但不能按时递交项目汇报总结给相关人员	拥有灵活性和能很快调整自己，95% 保质保量完成 PMP 目标和计划	具备灵活性和相应的自我调节特质。PMP 执行中 100% 的目标和计划做到保质保量	不仅保质保量，还能预见问题和风险，给他人做出辅导和榜样	
SOP 依从性	没有系统完成公司要求的 SOP 培训	有齐全的 SOP 培训记录，并理解 SOP 的要求，但在项目执行中仍有不遵循 SOP 的问题	在项目执行中遵循 SOP 的程序规范，所有 SOP 要求的记录规范、完整和及时	在项目准备阶段就能主动规划遵循的 SOP 及其规范要求，并能对团队成员培训，在项目执行中确实遵循，项目稽查无重大 SOP 违背问题	不仅严格遵循 SOP 的规范要求，还能对 SOP 执行的问题主动做好 CAPA，并跟踪直至问题解决，在之后的 3 次稽查中都不再出现相同问题	
客户交流技巧	缺乏自我辩护能力，总是与人争辩，且总是强调客观原因	能做到有则改之无则加勉，但不能主动和客户沟通	能主动积极与人沟通（内部和外部），交流时能做到有理有节	能倾听和耐心地与人交流，并能完美解决问题	总是呈现极强的和合理的说服力，并能改变客户的不利印象	

监查员绩效评价					
评价标准	不满足最低标准	需要进一步改进	满足行为标准	超过行为标准	远远超过行为标准	绩效百分比或总分值
	1	2	3	4	5	
试验文档管理	项目文档管理混乱，没有目标性	项目文档管理 85% 满足质量要求	95% 负责的项目文档管理质量好，完整性、及时性和准确性好	不仅项目管理文档质量和规范性好，还能主动协助项目经理建立项目文档目录	申办方、公司和研究机构的文档管理在所有稽查中零缺陷	
伦理申报支持	所负责研究机构伦理流程不清楚，申报材料准备无计划性	所负责的研究机构伦理资料准备齐全，时间上无延误，但会前沟通不到位	所负责的研究机构的伦理申报准备和会前沟通充分，无延误	能主动协助项目经理和研究机构沟通伦理申报的准备和会议工作	申办方和研究机构之间伦理申报沟通流畅，无缝衔接，并受到客户赞许	
监查报告质量	不能保质保量完成监查报告，监查流程管理和计划性差	所有监查报告符合 SOP 和模板要求，但递交延误，存档不及时	所有监查报告符合 SOP 和模板要求，递交准时，存档及时	所有监查报告质量、及时性和归档均佳，对后续问题跟进及时，有 CAPA 计划，措施和结果清晰	能主动和研究机构或申办方商议监查问题，从客户的角度提出整改建议，并取得明显改进，收到客户赞许	
实验室监查能力	不清楚实验室监查流程、目标和要求，不积极寻求指导	清楚实验室监查流程和目标，但监查要求和技巧需要接受监督和指导	实验室监查能力满足监管和方案要求，监查报告和结果质量好，归档及时	能协助项目经理建立实验室监查要求和目标的监查计划，并能主动辅导新人掌握监查技巧	实验室监查部经得起药政部门的验收	
机构监查技巧	没有清晰监查计划和目标，与研究机构沟通交流有障碍	监查计划、目标和实施良好，但与研究机构交流和说服力欠佳	监查计划清晰，报告满足项目要求，交流顺畅，申办方和研究机构无抱怨	监查文件齐全，规范性好，与研究机构和申办方交流无障碍	在保质保量完成监查的同时，所有后续稽查和药政检查零异议	

续表

	监查员绩效评价					
评价标准	不满足最低标准	需要进一步改进	满足行为标准	超过行为标准	远远超过行为标准	绩效百分比或总分值
	1	2	3	4	5	
研究机构沟通能力	对监查中的监查问题沟通和交流无意识，也无跟进行动，监查交流记录不清楚和不全	能按照监查计划完成监查交流，但需要监督和指导	能无障碍地与研究者和临床研究协调员交流，每次监查前、中、结束前和后续跟进交流计划性和实施得当，记录清晰	能主动协助项目经理建立监查计划和交流计划，并主动建立和实施项目的所有交流和文件文档管理	能主动指导他人掌握交流技巧，与研究机构人员关系融洽，受到一致好评	
源文件核查正确率和完整率	85%公司稽查无错误	90%公司稽查无错误	95%的公司稽查结果无错误	100%公司稽查结果无错误	能零失误通过药政检查验收	
机构现场问题处理的及时性和把控力	对现场问题未及时识别、及时发现，也没有风险意识加以重视或解决，也不及时向项目经理汇报	对出现问题有解决意识，但没有解决方案和措施，需要得到监督和指导	能自己主动解决现场问题，做好记录归档，并及时向项目经理汇报	不仅及时主动解决现场问题，还能主动向项目经理汇报，协助和客户沟通，并提出解决方案	有项目管理技能和意识，协助项目经理与客户沟通，实施解决方案，得到客户赞许	
对试验风险的预见性和处理力	没有项目风险意识，不了解项目风险计划及其管理措施	了解项目风险所在，但无预防和解决能力，需要监督和指导	对项目风险出现能及时解决，并做好客户沟通和记录	能协助项目经理建立项目风险计划，分析风险和实施管理	不仅自己对风险有意识和解决技巧，还能指导和支持项目其他成员及时防范和解决风险	

31.4.6　临床试验中跨部门的项目管理

一项临床试验方案的项目管理通常涉及跨部门功能协作的综合性试验任务，诸如临床监查、数据管理、统计分析、实验室检测、物流运输、药物供应、医学撰写、医学监察、药物警戒、质量保证等各个细分专业领域。从英文的词义解析看，project（项目）是涉及建立独立或特定项目或服务的所有管理工作，program（项目）是指以协调的方式对相关的一组项目进行管理。各个具体细分领域的试验任务管理，如试验项目中的数据管理、药物警戒等，可视为专项项目管理（project management）。所以，从某种意义上来说，一项 project（项目）可能是也可能不是 program（项目）的一部分，但 program 一定含有若干个 projects。例如，一项试验方案可以视为一个总体项目（project），但其中涉及的跨部门任务可以在各部门中分解成各个部门的管理项目（project），但综合在一起进行管理的试验项目则是跨部门项目（program）管理。从中文字面上看，担负跨部门项目管理的项目经理虽然也被称为项目经理，但这个项目经理应当是 clinical program manager（CPM）或 clinical trial manager（CTM），不是 clinical project manager（CPM）。各职能部门负责本部门方案执行的项目经理却是 clinical project manager。

从项目管理的角度分析，project 和 program 在项目团队人员管理关系上有明显的不同。前者通常为直线型（vertical）的，在一个部门框架内形成上下级的垂直汇报体系（pyramid structure），后者是扁平或叠加（superimposed）型的，涉及不同职能人员，除了有本部门直线经理的管理外，在项目中还需要向项目（program）经理汇报或听从任务分配或安排，属于跨部门混合型管理体系（biometric structure）。"biometric"原指用数理统计方法对生物进行分析，用于生物研究时多指对生物体（一般特指人）本身的生物特征来区分生物体个体的计算机技术。在项目管理领域，演绎含义多指在需要中心协调管理的整体运维体系下，以完成一项试验方案项目的共同战略目标和效益的试验项目各职能模块的统合管理（biometric management），也称为综合协调项目管理（program management）。因此，在统合项目管理中，项目经理本质上是从各职能部门"借"资源（团队成员），跨职能领域的各类临床试验专业知识和技能人员组合成一个项目团队，而且在一个项目方案共同目标下，所有项目任务都是通过跨部门的协作活动去完成，所属试验方案项目完成，统合项目团队成员分散回到各自的职能部门，待新的方案项目需要又组成不同成员的统合项目管理团队（表 31.30）。在统合管理的项目团队中，项目经理对项目成员不存在行政隶属的直线管理关系，只是对项目质量和项目计划目标的完成负有横向管理责任，项目团队成员对各自承担的专项任务的计划目标保质保量完成，反映了项目经理纵向管理职责的成就。

表 31.30　试验项目统合管理利弊比较

有利点	不利点
• 有共同的项目团队奋斗目标 • 可以设置团队标识，以增加归属感和忠诚度 • 使得成员个人在其职能领域继续发展成为可能 • 个别人员变化不会对项目完成造成危害 • 允许去中心化决策和授权团队能不受常规直线管理职责的限制解决项目问题 • 有灵活的人力资源调配和组织架构，也有益于不同职能的交流效率 • 提升大规模复杂项目运营效率 • 各职能部门间项目活动协调更容易 • 通过项目层面关键点的审核和决策使维护项目监控和质量成为可能 • 改善管理层对多项目的管理掌控	• 弱化权威性，并造成双重汇报线 • 可能在直线和统合管理者间产生不利竞争和权益冲突，如个人事务优先度、工时利用率与实际项目标准要求等 • 要求有更强的人际交流技巧进行有效管理和沟通 • 成员或项目经理可能受组织架构体系的影响需要应对不同活动方向或指令 • 与直线经理的管理人员的方式有很大不同 • 有限的授权来奖赏表现突出的成员绩效 • 有限的授权增加人员冲突和不良绩效解决的困境

虽然统合项目经理对成员没有完全的奖惩授权，试验项目受到申办方的总体嘉奖也意味着项目成员的良好绩效和贡献价值得到肯定和鼓励。统合项目经理也可以通过与成员的直线经理保持及时沟通和/或向其直线经理或部门提名来认可或鼓励有突出绩效表现和卓越价值的项目团队成员。在项目实施过程中，统合项目经理（CPM）创造良好的团队氛围，从项目团队组建阶段就执行透明化项目目标管理实践，项目进行中实时监控和及时跟踪交流是实现完美跨部门综合协调管理的关键。在临床试验项目生命周期中，各主要职能部门及其人员的角色与职责分工可以参阅5.3节描述。在试验项目各阶段，所涉主要职能角色的职责包括但不限于：

（1）临床运营

① 准备阶段　深刻理解方案，为制订临床监查计划和研究机构选择标准做准备；进行研究机构选择和启动前访问及其报告，准备和辅助伦理申报准备，研究机构管理准备，药物供应阈值和频率设定，主导外部服务商的选择标准和评估流程等。如果涉及特别项目委员会，如 DSMB、终点判定委员会、试验指导委员会、中心影像判定委员会等，临床运营需要根据委员会的实际任务范围和目标要求，负责组织委员会的构建、相关委员会章程的建立和在项目过程中支持相关委员会的运营。若需要，这些项目委员会的组建和运营管理工作可以邀请医学事务人员的协助和支持。各委员会的运营启动应当在项目准备阶段完成。

② 实施阶段　根据试验监查计划，进行研究机构监查访问及其报告、SDV、试物资使用清单计量、试验文档管理、试验运营和数据质量与合规性监督、CRA 及其项目管理、研究机构管理、第三方试验项目服务商管理、试验项目质控；维护和支持项目各类委员会运营规程的执行等。

③ 结束阶段　负责研究机构关闭监查访问及其报告、试验物资清点/回收/退还/销毁、试验项目后研究机构义务交流、试验文档的最终确认和回收、与研究机构就试验文档长期保存的安排做好协商、协助研究机构完成伦理委员会项目结束或关闭的申报工作、确保研究机构收到其试验项目受试者数据光盘（如采用 EDC）供存档备查、研究机构项目财务清算等；协助各类项目委员会的总结报告和关闭流程的顺畅；协助和确保各类试验项目系统的关闭和下线，以及相关数据库数据的保存有条不紊。

（2）医学撰写

① 准备阶段　完成核心文件设计，诸如方案、知情同意书、研究者手册、受试者日志卡、相关评估表、入排审核表等。必要时，为项目团队成员提供相关医学和临床背景，以及方案关键要点的培训。

② 实施阶段　若需要，完成方案或相关试验文件修改等。

③ 结束阶段　根据统计分析报告结果和各类试验项目运营汇集列表，完成临床研究报告（CSR）的撰写。

（3）医学事务

① 准备阶段　根据方案设计，完成医学监察计划和医学数据审核计划的制订，为医学编码做准备；根据申办方研发药物的需求，制订相关目标产品开发规划（TPP）和/或临床开发计划（CDP）策略；根据方案设计要求，建立或监督项目专项的评估计划和外包服务管理，如中心医学影像评估计划和外包服务等；代表申办方与主要医学领域学术带头人（KOL）等就方案的医学设计的科学性和合理性进行咨询和交流。

② 实施阶段　根据 MMP 进行医学监察及其报告，如入排标准预审或评估、医学事件评估、方案医学问题咨询、PD 审核等；根据 MRP 和数据管理员提供的预设列表，进行医学数据列表审核及其报告，如受试者个体数据列表、安全性总结列表或整合医学数据列表等；进行数据编码的医学审核和不良事件的因果关系判断或评估；参与、执行或监督相关专项评估规程的管理，如中心医学影像评估等；代表申办方维护和执行与 KOL 的专业咨询和交流。

③ 结束阶段　完成医学监察最终报告、安全性数据汇总列表审核、医学编码终审等；如需要，参与数据库锁定前的数据审核会议，并就数据库质量和审

核提供医学评注或建议，审核临床研究报告（CSR）中医学事件部分，以确保内容描述符合医学专业标准；确保相关项目专项评估总结报告质量和数据完整性。

（4）药物研发

① 准备阶段 向医学撰写者和药政事务专员提供所需的前期研发资料，如药物属性信息、药物作用机制研究报告、非临床药理和毒理研究报告、非临床药效学和药动学研究报告等，向药物供应管理员提供临床试验药物稳定性文件等；试验药物生产并根据方案要求的试验用药物需要数量，向药物供应管理者提供试验用药物供包装和标签之用。

② 实施阶段 提供临床前相关新药物研究报告或更新报告、药物稳定性新研究数据报告。如果需要，负责新批次试验用药物生产供临床试验项目使用。

（5）数据管理

① 准备阶段 根据方案完成数据管理计划和数据审核计划的撰写、CRF 设计、数据库和/或 EDC 系统构建，并确保在首家研究机构启动试验项目前达到 EDC 系统上线标准，包括 UAT、e-CRF 模块设置或配置、CRF 填写指南撰写、EDC 系统的上线及其账号设置管理等。如果涉及外部数据整合，需要制订数据传输计划，包括外部数据定义、传输规则、模拟（dummy）数据测试等。

② 实施阶段 负责试验项目中 EDC 系统的管理和维护，试验数据的逻辑审核、清理和质疑；按照外部数据传输计划，监督和完成外部数据的传输流程，并确保外部数据在独立数据库中的存储，或临床数据库整合的质量满足数据管理规范要求；支持项目经理汇总相关项目进展数据列表等。

③ 结束阶段 负责数据库最终数据的清理、质疑和质控，EDC 系统下线前的各类维护和管理任务、EDC 数据库数据的刻盘，以便提供给各研究机构存档；外部数据的最终传输和确认管理，诸如确认安全性数据库/临床数据库/其他数据库（如 IWRS 数据库）的一致性核对等；根据 SAP 导出数据库数据集，以便完成各类数据 TLF；参与试验项目数据库锁定前的数据审核会（如需要）；准备和执行数据库锁定的相关规程任务，执行试验项目中产生的各类数据文件归档管理，如 e-CRF、DMP、DVP、填写指南、外部数据、数据集等；如需要，负责锁库的数据库解锁和再锁定流程管理；完成数据管理总结报告等。

（6）统计分析

① 准备阶段 根据方案需要，计算满足方案要求的样本量，制定统计分析计划（SAP），包括但不限于各类数据集的定义、缺失或逸出值的处理原则等，完成随机编码的建立，并提供给药物供应部门完成与药物包装盒编号的匹配和 IWRS 的设置等；需要时，参与紧急揭盲流程、方案偏离管理计划和盲态管

理计划的审核等。

② 实施阶段 根据方案设计和项目需求，进行数据中期分析及其报告等。

③ 结束阶段 负责 TLF 列表的统计分析和统计分析报告的完成；如需要，参与数据库锁库前的数据审核会议，并从统计分析的角度，就数据集分类和数据纳入问题给出建议或评注。

（7）药物警戒

① 准备阶段 根据方案和项目要求制订药物警戒管理计划，建立安全数据管理系统数据库，完成特定安全性数据管理工具的引进和按照，如 WHODDE 和 MedDRA 等，确定安全性报告模板，如 SAE 报告模板、DSUR 模板等。

② 实施阶段 负责安全性数据库的维护，SAE 的审核与评估，并根据所在国家的药政法规要求在规定的时限内完成 SUSAE 上报和 DSUR 的准备与递交等。

③ 结束阶段 负责安全性数据列表的最终确认，安全性数据库与临床数据库一致性核对，各研究机构安全性数据刻盘（如要求），DSUR 的撰写和递交。

（8）药政事务

① 准备阶段 负责药政申报资料准备和递交，与药政部门的沟通，所在国家或地区要求的特殊程序审批、备案和/或药政注册公示平台登记等。

② 实施阶段 维护相关药政注册网站，与药政部门保持项目进展或问题咨询交流畅通。若需要，完成试验项目的补充申报。

③ 结束阶段 汇集各种试验药物的数据资料，包括但不限于生产质量、临床前研究和临床研究等，按照药政申报的要求和 CTD 模板，完成药政申报资料的撰写和递交，并主导与药政部门的申报交流。

（9）药物供应

① 准备阶段 按照方案设计制订药物供应计划，根据随机计划构建药物发放系统，如随机编码与药物包装和编码的匹配、IWRS 的构建等；在研究机构启动前确保完成设计及监督管理药物包装和标签规程，并协调好药物仓储及其库存记录的管理、试验药物从中心仓储处发往各研究机构的准备工作等。

② 实施阶段 维护 IWRS 对试验用药物的供应管理，监督和跟踪试验用药物从中心存储的发送与回收，确保药物稳定性更新数据应用于试验药物的标签更新，并监督临床运营和/或监查员完成研究机构药物有效性期延长标签的现场更新，负责即将过期药物不会从中心存储和/或研究机构发出等。

③ 结束阶段 负责所有试验物资的回收入库，需要时，监督和管理试验物资销毁。

（10）外部采购

① 准备阶段 按照方案设计需要和内部资源能

力的匹配，启动和完成外包服务商的选择、考察、招/投标、合约等程序，如 CRO、SMO、中心实验室、物流、临床试验保险、受试者招募、特定设备供应等，对已有设备或物资进行必要的维护检查、校准、和配置等。需要时，完成对照药物、安慰剂、急救药物等试验项目必需的物资采购及其质量文件的准备等。

② 实施阶段　根据项目需要，完成项目外包变更合约的签署和批准等。

③ 结束阶段　执行各类外包合约的清算收尾管理流程等。

（11）法律事务

① 准备阶段　确定所有涉外服务或协助的合同模板类别，启动和完成合约审批，为项目的药政注册或研究机构注册等准备所需的公司法务文件等。

② 实施阶段　如需要，审核新的或更新的项目合约等。

③ 结束阶段　汇集试验项目的各类法律文件，并转交给项目经理归入项目 TMF。

（12）质量保证

① 准备阶段　根据申办方的 SOP 和试验项目的要求，制订质量保证和/或稽查计划，确立试验项目所需的 SOP 文件，审核相关试验文件、作用指导及其项目管理表格符合方案和法规要求，需要时，参与供应商资质的审核等。

② 实施阶段　按照试验项目质量保证计划进行项目稽查，并根据各类稽查报告中的问题进行问题CAPA 跟踪，直至问题解决或改善等；监督和管理项目风险，确保试验项目结果质量和可信性满足药政法规和试验方案设计要求。

③ 结束阶段　根据项目质量保证计划的需要，进行试验项目结束前质量检查，审核各类自查/机构质控/第三方稽查的检查报告，确保各类与试验项目相关的 CAPA 关闭；如果涉及药政检查要求，负责组织、接待和管理药政检查的全过程，包括检查问题的澄清、答复和总结等。

（13）财务管理

① 准备阶段　参与试验项目总体项目预算的审核和合同审核（财务部分），并根据申办方和所在国家财务法规要求，制定项目费用资金往来及核销等相关规定。

② 实施阶段　负责试验项目相关费用支付和核销等管理。

③ 结束阶段　进行试验项目的费用和合同财务条款的结算。

需要指出的是项目经理必须意识到，根据申办方的临床试验组织架构和方案设计的需求，上述各职能人员的角色和职责应当根据实际范畴界定和要求而变化。各职能部门可以根据试验项目的规模大小，在职能部门内部成立专项项目小组，并指派一名专项项目经理（project manager，PM）代表职能小组参与项目团队的项目管理和交流，或指定专人承担相关专项职能任务目标。各职能专项项目经理或专人负责制订各自的项目计划，如 DMP、DVP、PVP、MP、SAP、MMP 等，定期向项目经理（clinical program manager，CPM）汇报各自职能的项目进展和质量事务。虽然并不要求项目经理成为通晓各职能模块技能的全才，或不一定要求知晓各专项领域的具体操作细节，为了做好涉及跨部门的项目管理，项目经理有必要对临床试验中所涉部门的主要职能的知识有所了解。只有这样，才能在项目管理计划准备和实施中，对各职能项目经理递交的专项项目管理计划是否符合方案要求，或与总体项目管理计划的主要参数匹配度做出审核或判定，如关键数据点及其流程、时间或预算等。只要能抓住或关注专项项目文件和/或管理计划的核心要素（表 31.31），密切监督和跟踪项目进展与计划的差异及其分析变化趋势和原因，各类问题对项目质量和进程的影响，以及对项目交付的风险，项目经理能够对项目质量和项目绩效指标管理更加有的放矢，并完成和达到方案设计及其药政申报的要求。有关方案偏离（PD）跨部门职能管理的规程要点分析可以参见 13.3.2 节。

表 31.31　项目经理对主要职能角色职责管理和专项项目文件审核要点

专项领域	管理/关注要点
临床运营	• 方案:归纳试验方案主要终点目标的关键数据及其相关流程,确保这些参数包含在各类专项项目管理计划的核心监控目标中,各项相关任务目标和服务合约参数目标的一致性,并密切跟踪项目执行中的监控与管理依从性 • 方案修正案:及时评价方案修正条目对已获批准并正在执行的 ICF、CRF 和药政/伦理申报,或其他相关药政要求备案/登记更新的可能影响,以及对所涉外包服务任务的变更、项目时间表和项目/研究机构预算等影响,以确保服务合约更新和团队职能角色对变更任务目标的理解和执行 • 知情同意书(ICF):评价 ICF 内容满足 ICH-GCP 和相关法规要求,方案修正对受试者权益和安全性的影响,关注伦理重新批准和受试者重新签署更新 ICF 的操作流程,并需要建立各研究机构伦理审批 ICF 和受试者签署 ICF 的记录文档等 • 临床监查计划(MP):确认方案关键数据及其流程监查目标及要点、源文件类别及其监查要求等重要项目质量管理目标和参数都包括在监查计划文件中(参见 10.4 节描述)

专项领域	管理/关注要点
数据管理	• 数据管理计划(DMP)：评价 CRF 中数据采集和管理与方案、统计分析计划(SAP)设计、数据审核计划(DVP)和临床监查计划(MP)的主要数据点核查目标和要求、数据管理项目时间表和交付结果与项目总体目标一致，数据管理流程和数据库管理能满足数据质量和可信性标准，包括外部数据与临床数据的整合和/或传输，在数据流程中 ALCOA 原则得以体现 • 数据管理团队：确认数据管理团队项目经理或专人知晓试验项目的关键数据关注点，以及项目时间表，任何项目变更和项目进程都应当及时相互沟通；与数据管理团队密切配合，确保数据采集、输入、质疑回复等相关数据活动都在既定时间和质量计划上，要求数据管理员及时审核采集的数据，提醒或标识任何数据活动的延误，如数据输入或数据质疑回复缓慢等 • 重要数据管理文件审核：项目中实时审核数据管理人员提供的各类 TLF，并与其他项目监管报告交叉比较，如监查访问报告等，以便及时和准确地评价试验/数据质量，关注的关键数据点、数据信号及其风险趋势等。根据或汇集各类数据管理文件做出项目进展的总体汇报文件或报告 • (e)CRF 构建：参与 CRF 设计和系统/数据库测试，确保数据点采集完整性和质量满足方案和 SAP 的要求 • 数据管理流：确认项目团队相关人员知晓项目进行中预设 CRF 管理流程、预期数据采集和回收周期、数据报告或数据问题等 • 医学编码：协调数据术语管理员与相关医学事务人员就编码问题能进行及时沟通交流，必要时，协助进行编码报告的审核
统计分析	• 统计分析计划(SAP)：试验项目管理文件(PMP)的组成部分。确认随机计划和 SAP 与方案、药物供应计划、CSR 的要求和描述一致，以及 SAP 的统计分析结果能满足 CSR 的需要。这些文件在试验项目准备阶段结束前或首位受试者入组前完成，尤其是随机编码计划完成需要配合药物包装和标签的时间表；SAP 可以在试验项目实施中随方案修改而修改，但必须在数据库锁定前最终签署定稿；注意 SAP 与 DMP 和 DVP 中重要参数保持一致；注意缺失数据、逸出值和/或异常值等数据参数的管理要求和试验项目操作的合理性；了解各类数据集定义及其与受试者招募计划的匹配。必要时，对 SAP 中的主要参数及其收集要求给项目团队相关人员提供培训 • 统计团队交流：确保统计师及时收到重要项目参数计划和进展状态参数报告，包括但不限于计划招募时间表、方案修正和其他任何项目变更等；协调统计师在需要时能与项目团队其他成员就项目任何问题进行交流，包括邀请参加项目会议、数据审核会议、依据风险的项目监查计划的制订及实施，以及与外部客户的互动沟通等 • 文件审核：需要时，从临床运营角度审核、评注或确认统计分析报告草案和最终 TLF 表格
医学事务	• 医学事务管理：医学事务文件，如医学监察计划(MMP)和医学数据审核计划(MRP)、中心医学影像评估规程或章程等，需要在首家研究机构启动完成撰写和审评，并在项目启动前培训研究机构和项目团队相关成员 • 医学监察计划(MMP)和医学数据审核计划(MRP)：确认医学监察和审核的关键医学数据满足申办方项目管理的需要，并与方案预设的目标一致；确认 MMP 和 MRP 中的医学数据审核要点与方案中的关键数据及其流程要求一致；协调数据管理团队能按照 MMP/MRP 计划定期提供相关数据列表供医学监察员评估 • 团队交流管理：要求医学监察经理或代表定期在项目进展或质量会议中介绍或汇报医学数据的审核问题或风险，以及数据质量风险的变化趋势；及时通报项目团队成员有关试验项目的重大医学事件和数据关注点，以及数据问题对项目质量和数据问题采取的措施或对项目结果的影响，如培训 CRA 有关关键数据及其流程、应对和避免方案偏离的关注点等 • 关键试验项目质量管理：实时与医学监察员交流，主要关注重要方案偏离、入排标准偏差或不合规、AE/SAE、违禁用药或治疗、重点数据或安全性风险对试验结果的影响或变化趋势等，并需要密切跟踪出现的紧急医学事件，协助应对和解决方案的落实，从根源上防范医学事件或不合规数据的再次发生，以确保和改善试验质量和数据可信性 • 医学数据审核：协调相关项目成员和确认医学监察员及时审核医学数据，并按照 MMP 要求跟踪和解决医学数据问题记录中的医学问题；确认所有经审核过的医学数据及其结果准确完整地反映在 CSR 中；协调和确保医学编码审核符合法规和项目时间表要求 • 方案依从性管理：确认 CRA 及时报告研究机构项目操作行为的偏离事件，督促研究机构人员及时输入 EDC 数据，数据管理员按计划提供相关医学数据列表，以便能全面和及时汇集各方方案依从性信息，向申办方或主管经理汇报方案依从性状况，以确保试验项目开展满足药政法规要求
药物警戒	• 药物警戒事务管理：确认相关药物警戒管理文件，如 SAE 报告和交流计划等，在方案准备阶段完成前完成，以便方案中有关 SAE 的监督和管理流程描述能够与药物警戒计划要求一致，以及在研究机构启动会议上可以向研究者/CRC 和 CRA 培训；如果涉及需要向研究者发出安全性信息更新或警告通告时，确保通告内容的准确性和及时性，以及所涉各方都能及时收到或被告知更新的安全性信息，包括伦理委员会的通报备案、研究者手册的更新和重新发布等 • 项目安全性监督管理计划(SMP)：评价 SMP 是否满足药政法规要求，确认 SMP 中预期 AE/SAE 的描述与研究者手册(IB)和方案中的已知信息一致，安全性数据采集、报告流程和时间表满足药政法规和申办方 SOP 要求，如 SUSAE 报告、DSUR 报告和递交等 • 安全性数据库管理：协调和确保安全性数据库上线符合项目时间表计划要求，监督和管理安全性数据库与临床数据库间一致性核对流程的按时完成 • 团队交流：确认 CRA 和研究机构项目团队人员知悉 SAE 报告要求，并及时沟通由方案修改、服务范畴目标变更或药政法规更新所带来的药物警戒信息标准和要求的变化，特别是涉及 ICF 修改或补充信息时，与受试者的交流及时和准确性；保持与药物警戒团队项目经理或代表的密切沟通，确保 SAE 报告和药政递交，研究机构伦理递交满足药政法规要求，并及时汇集药物警戒信息作为项目进展管理报告的重要组成部分

续表

专项领域	管理/关注要点
药物警戒	• 临床监查监督管理：要求和监督 CRA 收集 SAE 所有信息，必要时参与检查 SAE 报告信息的完整性和及时性，确认 CRA 对 SAE 及其报告信息的现场监查率达 100%，以支持药物警戒人员完成高质量的 SAE 报告及其递交；评估 AE/SAE 与试验药物的因果关系判断的合理性，必要时跟踪药物警戒和/或 CARAE/SAE 报告信息向研究机构提出疑问 • 安全性报告管理：按照 SMP 时间表，监督和审核 DSUR 报告及其递交满足药政法规要求，确保其中包括安全性数据信息的准确性
医学撰写	• 医学文件事务管理：协调临床运营、统计分析、数据管理、药物警戒等各方对方案关键数据及其流程的理解，并在试验结束阶段汇集各方项目相关信息呈现在试验项目审核会，以及准确无误地纳入数据 TLF 和 CSR 中 • 试验项目文件管理：协调和确认所有 TLF 中包含的数据信息准确和完整反映在 CSR 中，包括 PD 和 SAE 列表等；协调相关各方及时签署和批准方案、方案修改、CRF/CRF 修改、EDC 上线、ICF/ICF 修改、研究者手册修改、项目管理计划及其时间表、各类报告和/或手册撰写或修改等，以确保试验项目文档的完整性和合规性 • 临床研究报告（CSR）必需文件管理：协调所涉各方及时和完整地递交相关项目文件，供 CSR 之用，如 CSR 附录必需文件、研究者简历、伦理批件、研究机构列表等项目管理性文件等
药物供应	• 药物供应计划（DSP）：评估 DSP 是否满足方案设计要求，特别是用药量供应的准确性，药物包装/标签和运送流程符合药政法规和药物属性要求，防范过期药物发放受试者的风险措施得当，获得新的药物稳定新数据后药物标签更新过期信息和包装重新贴标流程的合规性和可操作性，对监查员监督和管理试验用药物的要求准确无误 • 试验用药物供应量管理：确认所需试验药物供应量，首次发放研究机构试验药物和再次供应量阈值计算正确 • 药物包装和标签：确认和监督随机编码和药物包装盒编码匹配流程操作的合规性及及时性 • IWRS 管理：协调和监督 IWRS 构建满足方案和药物供应计划的要求，确认 IWRS 构建满足试验方案和项目管理要求，特别是对过期药物和盲态维护的控制，并在上线前有充分和合规的 UAT 规程，监督 IWRS 在试验实施过程中的维护满足试验项目的需求 • 盲态管理：确认在试验项目启动前盲态程序和破盲程序已经准备就绪，并向研究机构和相关项目成员提供培训，在试验过程中得到切实实施。任何破盲事件都准确记录、报告和归档
实验室检测	• 实验室检测管理：确认实验室生物样本检测分析、方法及其报告满足方案设计要求，确立检测异常值结果审核和报告流程适宜，包括研究者审核、临床意义判断（CS/NCS）及其医学依据记录要求；审核实验室样本管理手册描述清晰，包括样本预处理、样本存储和转运等环节，实验室物资供应量充分且合理，检测试管标识清晰，特别要注意关键检测值判断与 IB 和方案标准的一致性，并确认 CRA 和医学监查员知悉这些标准要求 • 实验室检测数据管理：如果涉及实验室检测数据传输，确认和监督数据传输协议计划的建立和实施满足药政法规要求；若涉及盲态和非盲实验室检测数据的区别管理需要，监督和确保盲态和非盲数据在试验过程中的维护得到良好执行
质量管理	• 质量管理：需要注意把握 QC/QA 间的不同，各自的职责关注点有差异。从 GCP 的要求分析，每个试验项目至少需要有 QC 监控计划，是否需要 QA 监控计划取决于申办方的 QMS 体系、方案和申办方对项目管理监控的要求；评价项目所采用的 SOP 和制订的项目记录或追踪表格是否满足方案和 GCP 要求 • 质量控制和质量保证计划（QCP，QAP）：确认涉及试验项目的 QC 和 QA 管理计划都紧扣方案关键数据及其流程的质量和真实完整要点，满足药政法规检查的要点，稽查关注点和频率，范围是否适宜，有无问题或风险分级分析和 CAPA 规程要求及其措施等。QC 稽查应当更多关注试验项目问题的解决和跟踪，QA 除此之外，还需要从 QMS 的角度分析问题可能的原因何在，是否会造成或导致项目质量风险，从根本上应对、解决和预防项目问题与风险

　　在总体项目管理中，加强项目团队的透明度和交流是关键，常用的方法、手段和交流方式包括但不限于各种定期项目进度汇报或质量分析会议，如内部项目会议、申办方与外包服务商间的会议、申办方与研究机构项目成员的交流会议、网络会议、电话会场、现场面对面会议等，常用项目管理质量控制及其管理报表工具案例可以参见 29.1.3 节，如各类定期报表和报告、邮件沟通、项目简报等。项目管理的交流途径和方法应当包含在项目交流计划中。作为项目经理，追踪试验项目中出现或汇集的问题也是必不可少的管理手段之一，对于其中严重/重要问题的记录都应当努力跟踪和直到解决为止（表 31.32）。即使对于一般问题，也应当密切关注其变化趋势，防范问题累积或升级。为此，项目经理必须有清醒的意识，临床试验是团队合作的项目，任何质量问题都是贯穿在整个项目研发过程中，丝毫不能含糊应对。很多时候即使一些小的质量问题开始可能会觉得无所谓，但若对其忽略，小问题可能会引申出新的问题，积累下去还可能会成为大的问题或风险而难以解决或应对。作为前瞻性的项目属性，无法解决的质量问题的累积或升级可能最终会导致试验项目质量无法达到方案设计和 GCP 的要求，即使没有数据造假的问题，试验项目合规性的重大风险亦可能迫使整个项目以失败告终，或在试验质量与可信性方面大打折扣。显然，在涉及跨部门职能协作的试验项目中，项目经理的专业度、知识技能和责任心在把控项目总体质量和可信性方面起着至关重要的作用。

表 31.32 项目经理对项目问题或风险管理矩阵表示例

序号	项目阶段	风险/影响度	事件描述	问题归属	报告日期	预期解决日期	是否需升级处理	升级汇报人	评注
1	开始阶段	严重（红色）	项目经理报告研究机构被给予错误数量和配置的试验药物（没有按照首发药物计划）	项目总监（PD）	××	××	是	QA/申办方医学主管	重新培训药物供应管理员；已纠正，换发正确药物，追回错发药物；尚未发放试验药物给受试者，评估对结果无影响
2	进行阶段	严重（红色）	项目经理报告某受试者被发放错误试验药物	项目总监（PD）	××	××	是	QA/申办方医学主管	已纠正，收回错发药物，重发正确药物；由于受试者只错服 2 次剂量，评估对试验结果影响有限
3	进行阶段	一般（绿色）	监查员漏查和报告实验室异常值，研究者对异常值判断依据不清未做处理	PM	××	××	否	QC/直线经理	已重新培训，需要对后续监查质量密切跟踪，避免再出现
4	进行阶段	重要（黄色）	项目经理报告原CRA离职交接未遵循项目管理计划要求，导致新任 CRA 对项目问题不清楚	项目总监（PD）	××	××	是	QA/临床运营负责人	项目经理对交接规程管理不善，已重新培训和介绍新 CRA 项目交接任务列表
5	结束阶段	重要（黄色）	DM/CRA 报告错发其他研究机构的eCRF 光盘给某研究机构	PM	××	××	是	QA/DM总监	已纠正，取回错发光盘，重新发送正确光盘

31.5 临床试验中的项目管理计划

临床试验常用表 37

项目经理作为试验项目团队的负责人，主要职责是协调和管控项目全生命周期各项项目目标，任务交付和进程的保质保量完成。项目经理的主要职责已经在**临床试验常用表 37**（二维码）中予以总结。项目中完成的所有工作都有一个模式，这个模式就是"先计划，再去做"。这里的计划是要确定项目的执行、监控和结束方式，其内容会因项目所在的应用领域和复杂程度而异。这里的去做是指在执行过程中每时每刻都要对项目执行情况与原先的计划进行比较，如果与计划产生偏离，就要做出纠正措施，让一切重新符合预期。因而，项目管理计划可以是概括或详细的，而每个组成部分的详细程度取决于具体项目的要求。项目管理计划应是一项足够强大和严谨的综合试验流程规划，用于确定所有项目工作的基础及其执行方式，它仅开展一次或仅在项目的预设点开展，并可以应对不断变化的项目环境。这种敏捷性和延展性有利于随项目进展产出更准确的信息。为了达到这一宗旨，项目管理计划需要对每项任务的执行和交付做出基准要求，即至少应规定项目的范围、时间和资源成本方面的基准，以便据此考核项目执行情况和管理项目绩效。在确定基准之前，可能要对项目管理计划进行多次更新，且这些更新无须遵循正式流程。若一旦确定了基准，就只能通过实施整体变更控制过程进行更新。在这种情况下，如果需要进行变更，应提出变更请求以待决定。这一过程将形成一份项目管理计划。在项目结束之前，该计划需要通过不断更新来渐进明细，并且这些更新需要得到监控和批准。

在制订临床项目计划范畴时，项目经理首先需要做出项目范围书面计划，即评估拟开展的试验项目是否成功的标准。这可以按照试验项目执行过程中需要做出的关键管控数据/流程和/或进度汇报或书面概述的基本要点做好计划（参见 29.1.2 节），便于试验项目实施中质控管理与计划/实际结果的比较报告的呈现。依据试验方案的常规要素，项目范围计划可从项目概述、项目规程、项目限制和项目假设基础等方面着手，制订出的有关项目计划要点包括但不限于：

① 项目目的 表明临床试验项目的目的和/或宗旨，如临床试验方案的终点目标是什么，其中的关键数据及其实现流程是哪些，这些试验方案的目标可否量化，风险有哪些等。此外，需要的话还应结合项目的商务需求和未来市场目标等。

② 项目设计　明确试验方案设计及其终点临床验证涉及的范畴和实施规程，可能涉及需要什么样的研究机构经验和绩效监控标准，需要对其中关键或重要验证环节进行培训等。

③ 项目内涵　所包括的专属治疗组别、观察对象或特殊目标，包括受试者群体招募难易、试验项目竞争状况怎样等。

④ 项目时间　计划试验项目持续的时间和主要完成阶段时间表，可能需要考虑临床试验的时间表是否合理，关注临床试验的主要重要事件和时间的关联性等。

⑤ 项目终点　建立试验项目进行或不进行的决定的点和标准，如中期分析，或终点评价，或独立数据安全监督机制等，并量化项目成功的满足标准和项目完成的交付结果。

⑥ 项目费用　需要多少人力资源和经费，包括所涉人员在临床试验项目中的责权怎样分配，有无内部可用资源和需要哪些外部支持等。

⑦ 项目决策　阐明试验项目决定的依据和过程优先性的基础；考虑如何通过项目进展报告对项目质量和进度有所了解，建立完善的交流计划等。

⑧ 项目风险　阐明试验项目可能的问题、限制和障碍，尤其是关键数据及其流程的管理，并依据风险制订试验监查计划和/或风险管理计划等。

简而言之，项目经理在项目计划及其实施中的中心协调、管理和维护作用十分关键。值得指出的是项目经理在规划项目计划时，首先应当评价临床试验运营中公司的成功因素有哪些，并知道如何充分利用有利因素使项目成功，以及弥补或寻找外援克服或避免可能影响项目成功的不利因素或风险。在制订项目计划和分配任务职责时，项目经理和项目组成员都要懂得如何评估任务的合理性，即使出现不合理的情况，应通过再协商而不是拒绝的方式进行调整和协调。此外，还需要注意资源和优先性平衡，不要使成员承担任务超出其所能担当的能力，特别是在资源紧缺的情况下，并切忌过度承诺。在项目运营中，需要对项目计划持续进行再评估、再平衡或调整，确保项目计划切合实际运营状况。任何项目计划都应当通过审批程序使其成为可执行计划，在项目执行过程中做好交流、跟踪监控和变更管理，项目计划及其实施文件需要归档保存。

项目经理需要记住有效地制订项目计划的要素包括：

- 参数　建立项目的质量、时间、资源分配和费用参数，并确保这些参数的实用性；
- 计划　发展一个可以量化和承诺的计划；
- 简单　保持项目计划、规程和报告直接、清晰和精准；

- 批准　确保项目计划的正规和透明；
- 准确　确保所递交的所有信息都是准确的；
- 成员　切记人的因素处于至关重要的地位；
- 归责和权限　把项目和成员的授权、责任与绩效期望相关联。

项目管理计划可以作为监督、分析、协商和记录项目范畴执行与变更，以及时间、人员和费用承诺的基础。在此基础上形成的基线可以作为测量进展、评估变异和决定预防和修正措施的依据。项目管理计划可以运用列表和图表比较计划与实际绩效，减少不必要的文字描述，使得报告更加有效和直观。同时，它也留下了稽查轨迹和变更文件，便于项目经理和团队成员及其客户能在项目评估过程中及时了解进展状况和需要变更的原因。在制订和执行项目计划中有效的交流是必不可少的，这种交流应当发生在项目团队、客户和/或管理层之间。执行中管理计划的标准记录模式可以成为项目的关键数据，为未来项目结果验收和/或后续计划所利用。所以，切莫丢弃完成和既往的 WBS 和网络图，因为下一个项目可能遇到相同的问题和步骤。

项目经理通常隶属于临床运营部门的人力资源，作为跨部门职能成员组成的试验项目团队的总负责人，按照方案研究终点目标的数据及其流程的需求，在制订项目管理计划前，首先需要对总体项目职能分工职责有所了解。特别是涉及外包服务合约时，无论是申办方的项目经理还是 CRO 的项目经理都应当熟悉项目外包合约的服务条款细则（表 31.17），诸如哪些试验项目职能由谁承担、某特殊职能职责包含什么任务范畴、相应的工时规划是多少等，这些与后续的项目管理计划的质量和完整性密切相关。在项目管理计划制订过程中，除了参与本身负责的临床运营部分的管理计划制订外，如临床监查计划、项目运营预算和时间表，还应要求和协调其他职能经理和/或成员完成相关细分职能运营的管理文件，如数据管理计划、统计分析计划、药物警戒计划、药物供应管理计划等。这些管理计划不应是独立存在的，在试验项目中应当根据具体方案实施要求相互融会贯通，互为一体地加以运用。从项目管理的总体要求来看，这些管理计划的组成包括但不限于：

（1）专项项目管理计划

① 任务范畴管理计划　通常与方案终点目标和一些运营标准操作规程相关，用于界定和制订试验项目任务范围，包括关键数据的定义、国家和研究机构层面的项目活动、医学和安全性监督、监督和控制相关任务的流程规范要求等。这类任务范畴管理计划可能分布在不同的职能管理计划中，如临床监查计划、数据管理计划、药物警戒计划等。

②　需求管理计划　针对方案设计目标和质量要求，规范应如何采集、记录、处理、分析和报告试验项目数据和文件的管理，如随机编码计划、医学编码计划、中心影像评价管理流程、数据管理活动、EDC完成指南等。

③　进度管理计划　通常以时间表的形式，为编制、监督和控制项目里程碑活动时间而建立的标准规程。

④　成本管理计划　针对方案要求的项目活动程序和管理需求，以项目预算的形式呈现，为试验项目费用的规划、配置和成本控制管理做好准备。

⑤　质量管理计划（参见第 29 章相关内容）　试验项目的质量控制和质量保证都是围绕着方案设计来展开的，其中包括组织机构的质量方针、方法和标准的实施，涉及申办方、研究机构和 CRO 的质量管理体系文件和标准操作规程。项目经理需要按照试验项目的需求，选择性地应用 SOP 和制订规范文件于试验项目中，诸如临床监查标准操作规程、项目稽查计划等，尤其是当风险或问题出现时实施 CAPA 程序来应对和保证质量的稳定性是项目经理必须具备的基本技能之一。

⑥　资源管理计划　这类计划有助于指导项目资源的分类、调配、分配和管理，涉及申办方是否有足够的资源来开展试验项目，是否需要或需要哪些外包服务来支持项目的开展。其中的一部分人力资源计划需要结合 WBS 的时间和预算计划予以制订和管理，一部分外包服务计划应当通过外包 CRO 的竞标和服务监督管理程序实现。

⑦　沟通管理计划（参见 31.6 节相关内容）　项目开展过程中，项目团队成员间信息交流通畅与否直接关系到试验项目的质量和成败。试验项目沟通交流计划可以规范试验项目信息的交流方式、沟通渠道，包括交流频率和时间、各类项目会议计划、问题升级管理等。这个计划可以是临床监查计划的组成部分，也可以是独立的项目团队的交流管理文件。例如，申办方与 CRO 高层管理沟通会议（如面对面或电话会议，每年 2 次）、项目进度交流会议（如周会/启动和锁库阶段、月会/项目进行阶段等）；月度报告（如各种计划/实际项目进度参数总结列表或报告、重要问题或风险分析等）和经费追踪等。

⑧　安全监督和报告计划（参见第 20 章相关内容）　试验项目过程中安全性警戒管理是 ICH-GCP 和各国药政部门的主要监管要求之一，通常也是试验方案安全性管理章节的重要内容。安全性监督和报告计划包括但不限于试验项目 AE/SAE 数据采集、SAE事件监督和报告流程指南、年度安全性报告计划和试验项目药物警戒计划等。项目经理在项目管理文件中必须确保这些安全性监督和报告计划的健全和实施的有效性。

⑨　风险管理计划（参见第 11 章相关内容）　这是较为重要的项目管理计划文件之一，需要根据方案设计的关键数据及其流程要求进行规划，通常可以融合在临床监查计划中。在依据风险的临床监查和QbD 质量管理过程中，这个计划是指导项目团队成员如何安排与实施风险管理活动的重要文件。

⑩　采购管理计划（参见第 9 章和 31.6 节相关内容）　试验项目的外包服务、中心实验室检测服务、试验物资流服务等都需要采购管理。除了申办方的外包服务管理标准操作规程外，试验项目中需要根据具体的外包项目服务需求来制订采购管理计划。在某些情况下，这个计划需要和其他一些管理计划相结合，如 EDC 租赁不仅涉及与 EDC 服务商的系统采购服务，还涉及系统验证等质量管理要求、执行和管理EDC 系统运营的服务支持管理等。

⑪　试验药物供应管理计划（参见 27.2.1 节）　试验药物供应规程的合规性直接关系到试验数据结果的科学性和可靠性，涉及按照 GMP 标准生产试验药物、正规渠道购买对照药品的管理、试验药物的包装和标签过程管理、随机编码与药物包装盒编号的匹配、药物存储和运输、药物发放、药物清点计量、药物配制（如适用）、药物供应全过程的盲态管理、药物回收和销毁、药物供应相关文件记录和报告等。涉及试验药物供应过程的人员不仅有申办方代表、第三方专属服务商人员，还有研究机构的研究者和临床研究协调员（CRC）等。

⑫　数据管理计划（DMP）和统计分析计划（SAP）（参见第 22 章相关内容）　这部分的管理计划通常是由数据管理部门的项目经理负责建立和维护。作为临床运营的项目经理，不需要掌握和参与数据管理和统计分析的技术和操作细节，但应当关注计划中涉及的方案关键数据及其流程，试验结果报告要点是否与方案要求和试验药物的研发目标相吻合，从临床运营的角度支持与落实的环节和数据点涉及哪些方面，与临床监查计划的契合度会影响项目管理的培训目标和要求等。

⑬　医学监察计划（MMP）和/或医学审核计划（MRP）（参见第 32 章相关内容）　相关医学监察和/或医学数据审核管理亦涉及跨部门合作，这些管理计划通常是由医学监察管理人员制订。临床运营的项目经理需要关注这些计划是否能满足试验方案的需要，有无涉及试验关键观测数据点的医学审核要求，并考虑临床运营管理的配合应如何实施。

⑭　实验室生物样本管理手册（参见第 9 章相关内容）　这类与生物样本采集、预处理、存储、转运和分析相关的管理规程手册通常由实验室项目经理制定和维护，应当成为项目管理计划的组成部分。例如，中心实验室样本管理手册、中心心电图检测管理规程手册、IWRS 管理手册、EDC 操作手册等，这些

与方案实施相关的各类手册对于试验数据管理质量，以及数据结果采集过程的合规性非常重要。

⑮ 试验文档管理计划（参见第 3 章相关内容）　试验文档管理计划可以单独成为一个项目专项计划文件，也可以包含在其他项目管理计划文件中，如临床监查计划、质量管理计划等。试验文档质控报告可以由项目团队文档管理员按照预设时间点（如季度）向项目经理汇报。

⑯ 相关方参与计划　试验项目团队成员来自各职能部门、研究机构和/或 CRO。其中需要哪些参与方在项目计划阶段，项目经理就需要根据 WBS 及其资源配置计划予以谋划。同时，为了保证这些项目干系人的参与，针对他们制订相应的培训计划必不可少，这应当成为支持相关方参与计划的重要组成部分。此外，试验项目中有可能需要专业的顾问或委员会来支持方案要求的特殊数据评价或程序，或弥补申办方技术资源的不足。这些特殊委员会需要在试验项目参与过程中制订其运行管理计划，保证试验数据及其流程评价结果的质量和可信性，如数据安全监督管理委员会章程计划、试验项目终点评价规程等。这些顾问或委员会有可能直接参与决策试验项目的执行策略或方向。

（2）试验项目基本参数和比较标准

① 范围基准　一般由经过批准的范围说明书、工作分解结构（WBS）和相应的 WBS 库组成，用作建立新的试验项目基准的基础，或比较计划与实际运营绩效的依据。

② 进度基准　这包括试验项目中进程时限和入组速度（计划与实际比较）等，常用一些经过批准的规划进度模型或评估工具来进行计划与实际里程碑时间点结果的比较。

③ 成本基准　试验项目中的成本预算通常是建立在既往类似或相同项目经验的基础上，在服务合约中通常会有明确的标识和审批。在具体试验项目中，经过批准的、按时间段和人力资源分配的项目预算可以作为与实际试验项目费用结算结果进行比较的依据。

在进行项目预算管理时，项目经理必须在原合约预算计划基础上，根据实际项目作出适当的计划调整，实时监控试验进度或重要事件，定期检查项目应付款与实际付款的情况，评估差异对项目或利益相关方的财务影响，并做好预算预警和/或计划调整事务，以确保项目成本能维持或回归到正常水平上。

（3）试验项目辅助管理计划

① 变更管理计划　试验项目中的变更活动不可避免，如何管理变更、应急及灾难恢复及商务延续计划是质量体系管理的重要组成部分。在项目实施过程中，项目经理应当遵循这些质量管理要求制订相应的试验项目报告管理程序，诸如在整个项目期间如何正式审批和采纳变更请求等。这类变更管理计划可以包含在项目监查计划中，也可以与医学监察或数据管理等管理计划相结合。

② 配置管理计划　试验项目的数据证据链完整性是 ALCOA 原则的基本诉求。因此，试验项目通常对如何记录和更新项目的源数据及其文件记录，如何审核相关源数据和文件记录，如何更新试验数据和文件等都会制定质量和可信性的规范程序和标准要求，通过这些试验结果和/或交付服务的准确性和可信性管理计划的实施和监督，进而确保药政部门可以接受试验药物的有效性和安全性结论。这类配置管理的审核程序是通过临床监查和数据审核等环节来实施的。

③ 绩效测量基准　在总体项目范围、进度和成本计划基础上，项目经理需要制订相应的验收标准或试验项目行为活动的绩效指标，便于管理试验项目执行的质量和可信性，确保其满足 GCP、药政法规和试验方案的要求。

④ 项目生命周期管理计划　试验项目生命周期体现在各个项目方面，如试验数据生命周期、试验项目运营生命周期、电子临床系统生命周期等，这些描述各类系统在项目中，从开始到结束所经历的一系列阶段的质量把控管理，影响试验结果的可靠性和 GCP 的依从性。

⑤ 开发方法　临床试验阶段的管理方法是药品/医疗器械研发生命周期的重要组成部分。试验药物/器械产品、服务或成果的开发方法，如生物样本检测验证方法、电子系统系列验证和维护验证状态文件等，涉及产品研发过程中预测、迭代、敏捷或混合型等研发模式的应用管理。在临床试验应用中，项目经理亦需要关注这些相关系统或方法证据文件的合规性和科学性。

⑥ 管理审查　试验项目中的任何步骤或环节都需要有审批、评估和监督的管理计划流程，这些流程有些是标准操作规程中已有规范的，有些是方案执行特有的。一般来说，确定项目经理和相关方审批项目文件或启动、审查项目进展的时间点，以考核绩效是否符合预期，或者确定是否有必要采取预防或纠正措施等是项目管理过程中必不可少的规程。这些过程需要有书面的管理章程和基准指标作为绩效或结果考评的依据。

综上所述，可以看出项目管理计划其实是由一系列职能管理计划文件所组成，涉及跨部门和职能间的交叉职责及其管理。在计划开展国际多中心临床试验项目时，项目经理需要关注试验方案在所参与的各个国家或区域的可行性，如对照药应用的合理合规性、国家/区域文化对知情同意或临床诊疗不同可能造成的项目操作影响，临床实践常规的一致性、各国/区域法规要求的差异化、生物样本采集规程的规定差异化、相关试验项目时间表在各国/区域的可行性（包括国家药政部门批准和伦理流程时间）、入排标准在各国/区域的合理性等。这些主要方面的要求和标准的差异会导致需要修订国家/区域专属亚方案，而这些亚方案的产生和实施有可能影响作为国际多中心统一方案标准下产生的数据结果在各国/区域药政审评的可接受度。

显而易见，项目管理计划构成了项目章程的主体，经过批准的这份项目章程应当明确项目与组织战略目标之间的直接联系，确立项目的正式地位，展示项目团队对项目的承诺。这类项目章程一旦被批准，就标志着项目的正式启动，项目经理获得了使用组织资源的授权，并成为项目运营管理的基准执行者。任何项目章程的修改只有在提出变更请求，经整体变更控制过程批准后才能变更并实施。项目管理计划涉及的要素和内容颇为广泛，其中都已经不同程度地在相关章节中有过描述，在此不再赘述。根据方案设计的要求，下列项目管理计划的内容可以增减，即

① 项目概述　简述试验方案纲要和项目管理计划的目的等。

② 项目基本参数　根据需要可以包含项目时间表、预算、招募计划等信息。

③ 项目范畴和任务　这是经过核准的 WBS 计划转化而来的项目时间、预算和任务目标的项目计划，涉及相关职能角色在项目中的职责和交付结果要求，并也明确指出应遵循的相关 SOP 及哪些药政法规指南和参考文件等。

④ 项目团队和研究机构信息　可以分别列出申办方、CRO、研究机构及其人员的组成、角色与职责、联系信息等。

⑤ 监查计划及其培训计划　根据方案终点目标的需求，明确临床源数据和文件的监查程序、监查目标、监查频率等计划；需遵循的监查一般和特别原则；可以利用的监查工具；各类监查访问的具体程序和内容要求；特殊数据点的监查规程和要求，如实验室数据、试验用药物/器械清点计量、病例报告表的收讫和递交（纸质 CRF）、方案偏离（PD）、受试者日志等。

⑥ 源文件核查计划　对源文件类别和核查要求做出明示。

⑦ 受试者招募和留置计划。可以包含具体的招募和留置计划措施，监督和报告招募进展的流程，招募风险应急计划等。

⑧ 实验室样本处理规程　这通常由检测实验室提供，包含样本预处理、样本采集管及其样本运输实验室检测前的存储要求及其管理、实验室检测结果和报告的管理流程等。

⑨ 项目交流计划　这可以作为监查计划的一部分，也可以单独成为一个管理计划，包含试验项目团队成员间的交流和沟通流程，如项目进展汇报、项目月度总结会议规程和实施细节、项目问题升级报告流程等。项目交流计划是项目成功的关键，因为它能够确保项目过程中的所有干系人都能及时知晓项目要求和进展信息。

⑩ 项目风险管理计划　在依据风险的临床监查设计中，这个计划与临床监查计划融为一体，明确关键数据及其流程的界定和监查标准、依据风险的临床监查流程细则、监查方式、参与人员、风险数据的报告要求、预设风险类别及其应对措施计划、未预期风险的处理规程等。

⑪ 试验用药物/器械的管理手册（IMP）　这应当包含有关试验药物包装/标签的描述，试验药物运输、授权、存储、发放、回收和销毁的管理程序。如果涉及需配制药物，还应当明确配制方法、流程、赋形剂标准、计算/换算公式（如果需要的话）、试验药物的清点计量程序和方法等；如果涉及特殊的盲态药物/器械管理要求，需要在管理手册中尽可能地详述。

⑫ 特殊研究项目程序指南　对于试验项目中的某些特殊程序，如中心影像评估流程、DSMB 规程、PRO 评估等，需要包含在项目管理计划中。这些文件通常由特殊委员会专家小组制定和发布，项目经理有责任培训团队有关成员熟悉、遵循和执行这些特殊项目程序。

⑬ 质量控制和质量保证计划　试验项目的质量控制计划通常由项目团队或运营部门制订和实施，包括需要参照执行的 SOP 版本。项目保证计划一般需要 QA 或外部专业稽查组织提供和实施。项目经理需要在项目准备期间，按照申办方对项目的 QA/QC 期望，建立和协调这些管理计划。例如，需要项目稽查时，项目经理需要确保稽查计划在项目启动前就应当准备就绪，项目团队成员对稽查计划安排提前知悉，便于按照 QA 的要求在项目过程中随时准备就绪，并能在稽查执行时配合 QA 人员的要求工作。一旦发现问题，需要从 QC 的角度予以应对和解决，从 QA 的角度分析根源和纠正与预防措施。

⑭ 文档管理计划（TMFP）　涉及项目特殊文件的建立、伦理递交文档的流程管理、试验主文档和研究机构项目文档的管理要求等，其中文档管理人员角色、职责、文件收集、目录建立、质控、扫描、归档、借阅和检索等环节的管理流程是项目管理计划的主线。

⑮ 数据管理计划（DMP）　其详细、全面地规定并记录某一特定临床试验的数据管理任务和流程管理要求，包括人员角色、工作内容、操作规范等，由数据管理团队负责在试验方案确定、第一位受试者入组

前完成，并可能需要随着方案的修改，试验过程中实际操作等因素更新或修改。

⑯ 统计分析计划（SAP）　其由试验统计师根据方案终点目标的要求，对试验数据如何进行数据集划分、统计分析和分析结果报告做出规范，其中包括列表、图表和表格的数据集统计分析的要求，为撰写试验结果报告提供科学依据。

⑰ 试验安全性管理计划　通常由药物警戒团队制订，对试验药物安全性数据的收集、处理和报告流程给出规范管理标准，特别是 SAE 的收集、跟踪和报告，年度安全性数据的总结等。

⑱ 医学监察（MMP）和/或医学审核（MRP）管理计划　通常由医学监察人员撰写，对试验项目中的医学支持方式、人员职责、受试者入组资质的依从性评估，有效性和安全性数据医学判断等提供明确规范管理要求。

⑲ 源文件和/或工作模板　有些试验项目由于方案设计的特殊性，项目数据信息可能无法在常见的受试者病史记录中体现。在这种情况下，项目经理需要考虑设置特别的源文件模板，用于实时记录受试者状况及其所需的试验数据。如果涉及外包服务，合约模板内容也应当是项目经理关注的要点之一。

⑳ 其他相关试验项目文件　根据方案的特殊需求，项目经理还需要制定一些项目专属的管理流程文件，如 ePRO 的使用和培训手册、终点评估委员会的评估流程、中心实验室样本检测准备手册等。

这些项目管理计划文件可以在一份管理计划文件中体现，也可以包含在不同的相关项目职能管理文件中，有时还会伴随着有一些管理试验项目的工具、报告模板、表格、手册或专属列表清单等，用于项目实时行为和活动的监控记录文件。这些工具模板有些是申办方固有的通用文件（虽然可能需要根据方案实施要求略作调整），有些是由于方案设计的特殊需求而特别设计的。项目经理有责任让项目成员熟悉和在试验项目执行过程中应用这些工具或模板。

31.6　试验项目的外包服务管理

各类项目服务供应商（统称为 CRO）的服务范围、业务属性、签约规程和质量管理关注点在第 9 章和第 10 章都有不同程度的描述。在临床试验领域，CRO 为拿到试验项目故意隐藏某些费用以降低总价。项目启动后在试验项目方案参数没有重大变化的情况下 CRO 再追加费用，申办方却不想多付出的情形常有发生，这样项目受到影响甚至搁置也很常见。合同前申办方占据主动，合同签署后由于申办方不想拖延项目进度而不得不妥协，即 CRO 占据主动，因而影响项目的情况屡见不鲜。这些都是项目经理在项目准备和签约外包服务阶段需要注意把关的方面。有关

CRO 的选择和评估管理可以参见 9.1 节。

在披露任何信息给 CRO 前，签署保密协议必须是双方实质性接触的第一步。在选择合作伙伴过程中，申办方可以根据方案设计需求和/或合作战略目的，准备一个信息需求书（request for information，RFI）来收集 CRO 的基本信息，这是一个初筛阶段。RFI 基本用于了解 CRO 的组织架构、业务能力和质量体系，诸如公司信息及其架构（如名称、成立时间、注册地、法人、经营范围、核心成员、人员组成、组织架构图、地址、电话、网址、主要客户等）、公司业务能力和范畴（如负责的项目数目、临床阶段、时间、治疗领域等）、持续发展体系和运营能力、财务概况、项目资源管理、质量体系、数据隐私性政策和要求、计算机化系统体系管理、培训体系、临床运营管理、统计分析能力和管理、数据管理和能力、中心随机和药物供应管理、中心影像/病例评估管理、中心实验室管理、医学撰写能力及其管理、药物警戒管理、各类专业委员会建立和管理等。有些情况下，还可能要求有客户经验推荐的背调。这类信息可用于 CRO 资质调研，作为申办方与 CRO 建立战略合作伙伴决策的依据。RFI 除了 CRO 需要简要介绍公司的业务能力和管理体系外，还需要提供对试验项目的具体运营操作的管理计划和对项目的理解与技术建议方面的信息，诸如 CRO 的价目背景参数、项目资源成本预算、项目时间计划、项目招募预计、预算总结分析、项目管理人力资源计划及其能力介绍等，这类申请书通常与竞标具体试验项目有关。

如果考察的合同研究组织是申办方的优先选择对象，即双方有长期合作的意愿或是申办方优选外部服务供应商，可以考虑进行进一步的竞标报价阶段。在这一阶段，申办方会要求若干家 CRO（如 3～5 家）完成竞标建议书（request for proposal，RFP）。RFP 通常包括了产品介绍、项目介绍、试验方案基本的项目设想和假设、项目执行的假定期限、所需要的服务范围、报价格式、项目计划书格式等信息，请 CRO 基于 RFP 来报价和递交标书。通常要留给 CRO 两周时间充分思考、调研和报价。有详细 RFP 的情况下收集的报价便于在同样的假设下客观比较 CRO 对项目的理解和费用，避免各自报价太随意和差别较大，增加申办方自己工作量的麻烦。RFP 上的信息体现了 CRO 自身的专业性和对项目的理解，可以来自前期的调研，来自和 CRO 的初步考察和讨论，来自和医生及专家的讨论，来自和行业朋友的讨论。有时候，申办方的项目并不确定要做，只是探讨一些可行性，需要做预算，这种情况也可以找 CRO 做一般性探讨，也可以找 CRO 提供大致费用估算（ballpark estimate），CRO 也是乐于提供的。在收集若干 CRO 的初步估算报价后，申办方可以做出平衡预算。此

时，项目经理需要考虑在平衡预算的基础上，给予一定比例的上限浮动，以便试验过程中意外情况发生时使用。值得提醒的是如果在申办方做不做试验项目都不确定的情况下就找 CRO 提供详细报价，甚至要求进行研究方案或调研可行性是非常不专业的，是对公平市场原则不尊重和对他人的不礼貌，会被看作利用 CRO 的免费劳动，应尽量避免。要求 CRO 完成 RFP 的报价时限通常为 2～4 周，然后申办方可以组织各个 CRO 参与投标答辩会，邀请 CRO 将其标书主要内容汇集于一套幻灯片上，并邀请 CRO 负责相关项目执行的项目经理候选人、各辅助部门的项目执行人和中上层领导参与答辩，这种答辩最好面对面进行。答辩内容一般会要求 CRO 陈述其基本信息/SOP/经验、对项目的理解、执行计划、建议、执行项目人员经验、项目执行时间里程碑、预算、预计的困难和解决方案、项目组的构成和组织、沟通。在这个过程中可以对其质疑、询问，就自己关心的问题和 CRO 讨论。基于上述对 CRO 的基本信息和经验、项目理解情况、答辩会情况、团队情况、费用情况进行综合评估后，选择 1～2 家 CRO 再进行价格细节商议，探讨出合适的价格并确定一家后便可以进入合同签署的过程了。在项目议价的过程中，要尽量采用技术议价的方式，如大包或每位受试者花费的方式议价，而非粗暴地用预算或要求折扣去压价。CRO 报价通常按照服务内容所估计花费的时间计算费用，决定总价的因素包括小时单价和小时数量。可以要求小时单价整体给折扣，更多的是和 CRO 逐项探讨小时估计是否合理。仔细看每个 CRO 的报价，都能发现一些估计时间过于保守的情况。一旦发现这种情况应当尽量提出来和商议出合理的数目。例如，研究机构监查拜访之前的准备工作，CRO 估计的时间可能是 1～3h，之间的差异达 3 倍之多。若乘以拜访总次数得出的总费用的差别会较大。如果项目经理对项目和监查经验丰富，可以提出合宜的理由而能把访问时间商议到 1～1.5h，由此产生的总费用可以降低较多。通常，CRO 对这种合理的价格压缩也会理性地予以接受。如果只是一味地压价，如直接要求给 30% 折扣，正规的 CRO 由于质量体系标准的实施要求，通常很难申请到这么大比例的折扣。即便申请到了，日后合约变更或执行过程中的服务折扣，如每页 CRF 数据点 100% 数据核查改为 50% 等，可能会给试验质量和数据可信性带来风险，而且对今后的双方合作和变更合约要求等，从心态上会造成很大的困扰或限制。在某些情况下，申办方与 CRO 间的技术议价可以视为是一种更高层面的战略议价。例如，当申办方未来有很多试验项目时，可以和 CRO 商议更大程度的总额折扣或购量折扣（volume discount）。在合同签署中，则要注意合同需详尽、科学。明确双方职责和如何配合，确定

一个明确的有一定挑战性但努力后又能达到的时限；明确对质量的承诺；明确项目人员和资源的配备，项目人员需要审阅简历并面试；项目人员更换的流程；双方沟通的频率和层次；风险控制；项目奖惩方法等。试验项目合同本质上是一种双方的约定，因而申办方有较大价值的试验项目时，所选择的 CRO 一定要考虑其实力和信誉，以免在试验项目实施过程中和交付结果的不尽如人意。

总结相关外部服务商管理要求的描述，申办方对外部供应商的风险管控不外乎三个维度，即法规/监管、外部协作和内部管控，这是确保申办方临床试验生命周期合规性的重要基础。

（1）法规/监管 药物研发是对未知的一个探索，药政监管部门颁布的指南或指导原则通常是一种纲领性通用文件。各类药物或医疗器械属性及其治疗领域间的差别极大，在药政指南原则的框架下，申办方需要建立通用试验规程的 SOP，制订具体试验方案实施计划。在开发药物研发过程中，ICH-GCP 和国家临床研究相关法规指南是申办方必须遵循的临床试验行为规范的重要依据，如 GCP、相关受试者隐私和数据安全性保护要求、伦理审查要求、数据管理和递交标准等。如果申办方外包试验方案实施给 CRO，项目经理必须清楚地意识到 CRO 擅长完成具体实验操作环节，但对申办方的整体药物开发规划和试验药物/医疗器械属性可能缺乏系统认识，而且基于保密原则，申办方也不一定会将药物全面信息告知 CRO。通常情况下，CRO 只能基于自身经验和了解到的信息来设计试验方案，并按照方案描述要求实施试验项目。因此，申办方在整个方案设计及其实施过程中，仍必须把握总体方向，建立专业科学团队和注册可行性评估机制。必要时还可以聘请专业的第三方顾问给予专业和中立的评议。申办方必须始终牢记按照法规/监管要求，其是临床试验质量的最终责任人，尽管可以委托或转移临床试验的某些事务职责（accountability）给研究机构/研究者、CRO 和第三方服务商，但质量责任（responsibility）是不可委托或转移的。为此，项目经理有责任承担申办方的质量监控职责。

（2）外部协作 申办方选择外部供应商时其关注点应该放在选择与需求相匹配的 CRO。如第 9 章所述，申办方需要建立一个科学全面的 CRO 评估体系，从若干方面对其进行评估，如质量管理体系、团队成员经验和稳定性、成功案例、历史数据、设备运行状态、供应商管理机制等。除了 CRO 资质、管理体系和成功经验之外，在匹配性上还应考虑 CRO 是否优先排期、配备的项目经理和团队成员的经验，以及是否有良好的沟通机制等方面。对 CRO 的价格考虑主要通过符合市场公平交易原则和法律要求的合同签署

及其执行依从性来实现，如申办方与研究机构/研究者的临床研究合约、申办方与 CRO 的委托合同服务合约、CRO 在申办方授权范围内的与其他参与方签署的再委托服务支持合约、申办方的临床试验保险合约、研究机构或申办方与第三方签署的服务合约等。申办方在选择 CRO 时，应优先考虑在技术上、质量保证上和时间上能否满足项目要求，以及出现意外的保障机制。在以上都能满足的情况下，价格因素才是需要考虑的因素之一。在各类合约中，项目经理应当确保与其他主体间的关系和职责划分，并切实监督按照法规和合约要求执行。详尽科学的委托合约应当能明确双方资质和如何配合，如项目人员和资源的匹配、项目人员更换的流程、项目人员的资质要求等，明确对质量的合理承诺，包括风险管控及其应对措施等，以及双方的沟通规程，如沟通频率和层次。项目经理应当根据项目进度和质量风险，做好临床试验现场协调拜访和问题解决的方法，切实履行好实施监督的责任。对于研究机构及其主要研究者的资质和能力评估与监督也是项目经理/监查员的重要责任之一。通过签署权责明确的委托协议，监控研究机构/研究者遵守临床试验的法规、方案和合约的执行，尤其是涉及关键数据及其流程的数据记录和报告，以及必要试验文件的产生和存留符合 ALCOA＋原则。值得指出的是申办方委托 CRO 时切忌成为甩手掌柜，这样会使试验质量和数据可信性出现管理偏倚和违规等风险。申办方在委托 CRO 后建立专业管理团队和项目管理机制十分必要。申办方项目经理对法规的精准理解，对方案的透彻掌握，在项目实际执行过程中，可以对方案实施中可能出现技术难点或风险、人员失误、试验物资问题、跨部门协作障碍等可能影响关键数据及流程的问题作出预判和及时应对，这些离不开申办方和/或 CRO 所建立的项目精细化管理流程。

（3）内部管控　项目经理首先要明确各类管理机制。如在项目启动会上，召集相关干系人明确和统一项目的研究目标、可能的实施风险、交付标准和实验周期等。在项目实施过程中，建立预设的项目进展汇报或沟通机制，如进展会议等，来评估项目是否按期进行，讨论遇到的技术难点、关键人员离职的影响、重大项目问题或风险的影响等重大因素以及解决方案。同时，项目经理还需要对项目预算与时间表和项目交付结果进行实时验收。这些方面主要通过建立各类标准操作规程及其操作指导文件来实现，如试验方案、研究者手册、研究者与受试者之间交流的知情同意书、临床试验监查 SOP、数据管理 SOP、统计分析 SOP、针对试验方案的临床监查计划指南、数据管理计划、统计分析计划、药物警戒计划、知情同意流程管理 SOP 等。尽管申办方通常都会建立临床试验的 SOP，但在具体临床试验项目中，还需要根据

方案需求建立专属项目方案的操作管理规程，如中心医学影像评估管理流程、中心实验室样本采集和处理流程、试验药物供应管理手册、试验项目文档目录等。项目经理必须掌握试验方案关键数据及其流程的分析思维方法，确保在制订试验方案相关的项目管理计划时能围绕方案的具体需求和流程，而不只是生搬硬套 GCP 原则条文行事。临床试验实施过程中，临床监查行为及其报告质量，以及定期项目管理交流是试验项目内部质量和可信性管控的重要手段，项目经理、监查员和其他利益相关者的良好实践是保证试验项目成功的关键。

作为项目经理，如同申办方自我运营项目管理关注点一样，在准备选择和签约 CRO 前，需要从与方案匹配的项目管理需求角度：①首先考虑好各参与方要执行的具体任务或活动是什么（表 31.17），包括按照 RACI 原则定义好内部和外包成员或职能部门各自不同的角色职责（参见 31.1.3 节）等，所涉及的任务或活动范围和时间关联性如何（参见 31.2.2 和 31.2.4 节），以及人员矩阵分配（参见 31.2.1 节）；②外包中的合作关系监管架构如何建立（参见 31.3.2 节），决策机制是什么；③确认了工作和任务范围后，需要考虑应遵循的 SOP 有哪些（如列出 SOP 目录作为项目管理计划的组成部分等），并注明执行的是申办方的或 CRO 的，包括对培训的管理要求；④一旦确定了任务和人员职责，CRO 选择和评估规程管理可以参见第 9 章的相关内容；⑤CRO 和研究机构选择完成后，需要评估申办方、CRO 和研究机构项目参与人员需要完成哪些 GCP 和方案相关的培训（即制订培训课程纲要），以及如何进行这些培训；⑥在与 CRO 和研究机构交流方案项目管理要求时，应当涉及在合作关系下拟开展的项目活动会存在哪些风险（参见 31.4.3.3 节），相关风险的交流或沟通机制是什么（预知风险和未预期风险出现时），如规定风险记录表（参见表 11.8）、计划风险管理计划（参见 11.4.1 节）和沟通交流计划（表 31.34 案例）等，并制订好相应的应对措施和交流渠道，包括问题上报流程等；⑦在与 CRO 商议具体的项目任务或活动职责时，申办方项目经理应当明确各方对质量和合规方面的期望，如果需要有特殊的项目关注点或特定事件的需求，尤其需要予以细化规则，如制订质量风险管理计划（参见表 11.9）、临床监查计划（CMP）（参见 10.4 节）、数据管理计划（DMP）（参见表 22.1）等；⑧在项目实施过程中，除了常规的临床监查和项目交流管理外，还应当建立项目关键绩效指标（KPI）（参见 31.4.2、31.4.3、31.4.5 相关内容）和/或关键质量指标（KQI）（参见表 11.23 示例），并有相应的监督和回顾性分析报告流程［参见 29.1.4 节（1）~（4）举例］；⑨在项目结束时，需要

关注试验记录及其文档的保存和维护管理（即纸质与电子化文档管理）（参见3.5节），以备未来的药政检查之用。

除了上述各关注点外，项目预算是项目经理需要特别监控的试验项目要素之一，也是检验项目经理对方案的项目管理理解和把握能力的试金石之一。从某种意义上来说，在各职责分工明确的前提下，CRO能否提出公平市场价值（FMV）的报价不仅考验项目经理的对试验项目需求的把握和判断能力，也涉及CRO的职业操守和道德等因素。例如，为了争取申办方某试验项目订单，不排除有CRO提供的研究机构相关研究者费用报价（也称过手费，参见28.4.2节）偏低的情况，因而导致总体费用在竞标中凸显"优势"而中标胜出。然而筛选中心伊始，明显发现其所报的研究机构费用预算无法被研究机构接受，导致无法获得研究机构的批准而参加相关试验项目。如果进行合约变更，粗略估计申办方的项目预算总体会增加双倍，甚至更多。此时，申办方的项目经理需要立即与其主管进行汇报，并对是否需要及时更换CRO，重新招标，或要求现CRO尽快提供接近现实的报价变更做出决策。发生这种情况，除CRO的职业操守和能力出现问题外，申办方的代表也有监管不力的责任。如果在试验项目准备阶段，申办方能明确各自的职责分工（表31.17），项目经理对方案执行的相关参数能预先做出适宜的判断，CRO能根据实际公平市场价值进行竞标，而不是为在标价上获胜而刻意隐藏某些费用，这些试验项目中的价格变更并不会发生，除非试验方案的主要参数发生了显著修改（参见图9.4图解）。一旦发生这些情况，申办方可以考虑采取的措施包括但不限于：

① 在目前预算的情况下，修正CRO协议的报价系统，将研究者费用与服务费严格区分，以最大程度地满足公平市场价值（FMV）和实际情况。

② 如果以上难以奏效或对CRO的诚信与能力产生怀疑或担忧，建议与相关CRO合作至中心遴选和启动完毕终止，同时开始邀请诚信和能力皆好的另一家CRO入局，但需谨慎，有条理地实施，在最大限度不影响时间表的情况下，申办方会有些没有预计的预算支出。

③ 即刻终止与目前CRO的合作，选另一家CRO并重新开启招标，项目会出现停滞，预算超支，并给申办方在研究机构的信誉造成影响，但从项目质量保障和避免后续有更多不可预期价格变更要求出现等角度考虑，更符合申办方的自身利益，特别是当申办方正在开发价值不菲或对其发展尤为关键的研发药物时。

无论做出何种选择或决策，申办方需要果断和直接。如何实施管理可以根据实际情况做出调整。

如果涉及申办方试验项目的全外包服务支持的情形，早期CRO介入可以从方案纲要的起草开始，邀请CRO医学策略与撰写人员加入，必要时需要统计师和药政注册人员支持。一旦方案纲要或方案初稿完成，需要项目经理的介入，以便完成相关项目预算和时间表的规划。后续团队人员的介入可以根据关键试验路径的分析（表31.6）及其资源需要（参见31.3节相关内容），在方案基本完成后临床监查、数据、医学监察、药物警戒等相关人员正式助力项目开展。

从申办方签约CRO的项目管理角度，其管理品质在试验项目中是研究机构与申办方间试验产品交付结果的命运共同体。申办方项目经理应当在项目进行中对CRO实施全面监督管理（图31.32）。有研究表明申办方借助CRO的支持，在项目质量绩效上没有显著差异，但在研发完成速度上有较大提升。由于申办方和CRO对试验产品的知识结构和管理技能不同（表31.33），彼此间如何能更好地相互支持和分工协作是试验项目成功的关键。因此，选择什么类别和属性的CRO是申办方必须认真考虑和对待的重要策略。为此，在选择服务供应商CRO时，项目经理需要了解和考察的关键特质应包括但不限于：

- 具有熟练技能和知识的专业人员；
- 有效的交流管理程序；
- 能集中资源优势在关键目标和结果上；
- 不会经常有令人意外的举措和行为；
- 能及时回复质疑和按时交付结果；
- 具备创造性思维；
- 责任心、职业操守、专业素质和口碑强；
- 能遵循时间表和预算计划；
- 诚信守约；
- 有较好的合规体系和行为记录；
- 团队协作氛围好，容易合作共事；
- 能较为灵活处理商务问题，却又不违背原则和规范；
- 预期能主动解决困局。

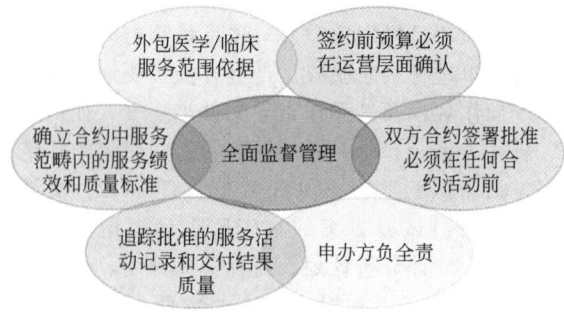

图31.32 全面监督管理CRO要素示意

表 31.33　申办方和 CRO 彼此业务强项的比较

申办方	CRO
可以给试验项目带来的知识和核心竞争力包括： • 试验产品的科学知识 • 试验产品的研发目标和里程碑计划 • 相关产品领域的专业知识和技能 • 既往的产品医疗治疗经验	可以给试验项目提供的服务和知识包括： • 临床试验项目管理的专长 • 相关产品及其治疗领域的经验 • 丰富的人力资源和项目运营保障 • 更广泛的地理分布或区域布局支持 • 细分专业领域的特长

项目经理应当在项目准备和启动阶段与 CRO 清晰地交流申办方的预期标准，在项目实施过程中密切监督行为和交付结果，并及时做好项目评估交流。从申办方与 CRO 历史合作数据分析，大部分外包合作失败的案例都是由申办方与 CRO 的合作与预期差异较大，项目规划和监督不足所致。在某些情况下，即使好的 CRO 也有可能做砸项目，略逊的 CRO 也可以交付好的项目结果。一个项目由什么样的干系人负责和执行，是否有足够人手做或配合，以如何的态度做和是否有完善的运营管理机制直接决定了试验项目的成功与否。选到合适的 CRO 只是项目成功的一小部分，申办方合理管理 CRO 则是决定成败的更大因素。这要求申办方本身要有完善的管理 CRO 的 SOP 和管理规程，项目经理也要有专业性和责任感，其管理的基本思路要做到既严格要求，又适当激励和充分信任。家长式管理、斥责性/不尊重/高傲式管理或放任自流式管理都会给试验项目结果带来危害。理想的项目管理最后达成的结果是既把项目做得好，又能够和 CRO 建立良好互信且享受这种合作带来的成功满足感和克服困难的乐趣。因此，如第 9 章内容所述，在管理 CRO 时，首先要有一个合理的详尽的合约来规范双方的职责分工（TOA）与合作，明确的结果导向的条款，承诺和奖惩，锁定资源，有效的风险管理策略，较高强度的沟通模式等。项目执行过程中，对 CRO 要求和监督处处紧扣合约要求去做，这样始终让自己处在一个道义上合理的局势，对 CRO 提要求才有底气。一味地或经常要求 CRO 做超出合约外的任务，会给相互的信任和合作造成不利影响。申办方与 CRO 间的合作和信任应当从项目准备阶段开始，如项目启动会或与 CRO 的第一次沟通开始就要建立相互信任的合作关系，项目过程中表达对 CRO 的充分理解和感谢，自始至终都保持着良好的尊重与合作关系，时常鼓励而不是训斥 CRO，把他们的人员视为申办方自己的人，使其把项目当成自己的项目，形成合力才能有利于项目。如果能建立与 CRO 高层的战略合作和沟通机制，如定期与 CRO 有不同层次的沟通，从项目层面到中/高层，可以引起 CRO 高层管理人员对项目的充分重视，以获得更好的团队和公司整体层面的支持。在项目遇到困难的时亦可以得到 CRO 较大的支持和投入资源去克服困难。

要有效地管理 CRO 需要申办方相关干系人，特别项目经理不仅对药物临床试验方案设计颇为了解，也熟悉临床试验过程的各个方面和项目/CRO 的基本运营，掌握各项工作的人员素质的需要和时间投入。例如，项目经理只了解临床监查，对数据管理和统计分析一无所知，往往在制订数据统计计划和时间表时给数据统计留出的预算和时限根本无法支持正常的工作。在与 CRO 合作的不同阶段，即开始、中期和后期，项目经理分别需要采取不同强度的项目监督管理模式。例如，开始阶段需要较多的沟通，中期灵活调整沟通方式，收尾阶段根据项目数据状况可能又需要增加沟通频次。此外，仔细审阅 CRO 递交的进度报告或监查报告，在项目进度汇报会上仔细询问或答复操作细节及其问题与相应应对措施，到 CRO 工作现场做协调拜访，或与 CRO 一起进行研究机构协调监查访问等，都是了解 CRO 实际工作情况的重要手段。

与 CRO 的接触通常应当在内部 SOW 外包任务范畴确认后，计划项目启动前 3～6 个月开始进行。如果是首次合作或结束合作史已超过两年，申办方需要对答辩中选的 CRO 进行资质调查，包括规模、经验、人员能力、质量体系、软硬件、核心成员等方面。与符合资质的 CRO 商议合约条款时，申办方应当明确项目职责分工，对责任和结果有合理的 SPI/KPI 标准和要求，且应避免用预算去压价或折扣，或一口价大包等可能对项目质量造成潜在不利影响的做法。

在试验项目外包服务实施过程中，由于方案参数修改或某些不可控因素的发生（除刻意事先隐瞒服务项和实际费用的非职业道德行为），应当允许 CRO 合理地进行非协议形式的合约变更（change order）。由于合约变更的重新签署涉及申办方与 CRO 审批的冗长法律程序和时间成本，可以考虑事先在主法律合约中约定小额金额合约变更的条件、频率、合同金额变更范围、审批流程等。例如，如果出现必需的服务金额变化超过 20 万美元，或试验周期延长 3 个月以上等属于重大合约变更，必须完成合约变更的审批程序。鉴于项目进展的动态属性，任何小于此预定条件的服务金额变化要求可以约定暂不需启动服务金额的合约变更程序，但应当按照合约变更标准的变化进行实际记录和审批，特别是需要获得申办方项目负责人的书面同意承诺或批准，为后续的合约变更提供依据。当累计并达到预设条件后，可以再按约定进行服务金额和范围的合约变更程序，以免对服务的连续性产生影响。项目经理在其中需要管理好每一个小的变更及其申办方共识，尽量避免对试验的执行产生影响，并实时与申办方和商务交流进行沟通。所有形式的沟通内容和结果都应当记录并存档备案。

申办方和项目经理必须意识到 CRO 认证和项目活动管理是双方合作的过程，应留出适宜的时间和遵循质量优先的原则。CRO 认证结果不仅是决定是否与其合作，更是确定未来与其合作中需要配备的资源和管理策略。对供应商 CRO 的资质认证需要从以下几个方面展开，即

① 财务和法律　评价其可持续性发展性、数据隐私性、财务和独立性；

② 运营管理能力　评价其运营和药政监管活动能力，包括但不限于专家、资源、质量体系、项目管理等；

③ 技术和计算机系统　评价其 IT 系统安全性，验证和灾难恢复和商务延续体系；

④ 质量管理体系（QMS）健全　评价其科学规程、质量管理系统、CAPA 运行机制、设备和分析方法建立和验证管理等。

31.7　项目管理的交流及其项目会议管理

31.7.1　项目管理中的交流管理

项目经理可以通过项目准备阶段建立的监督管理工具和报表流程对 CRO 实施试验项目过程进行全面监督管理。这些工具、文件和报表流程包括但不限于：

（1）项目体系和管理工具及文件　这类项目管理交流工具包括试验方案、质量管理计划、相关项目运营计划、各职能分工职责列表（RACI）、工作范畴计划或列表（如 WBS、SOW、TOA 等）、各种项目管理章程（如 DSMB 章程等）、需要执行的 SOP（如是遵循申办方的 SOP，还是执行 CRO 的 SOP）等。

（2）项目交流途径和工具　项目进行过程中，交流沟通效率至关重要。一般来说，当人们在传递某种想法或信息时，其信息传输的流程通常涉及发送、传递和接收三个环节，其中信息的发送、传递和接收均可能有一个衰减过程。例如，发送人并一定能 100% 清晰表达想说的事，或传递信息在发送人处有可能信息传递衰减达 20%，即只说清楚了 80%；接收人由于某种因素的干扰，可能听明白发送人传递的信息 60%，或不一定 100% 理解或接受，如只理解并接受了其中的 40%。鉴于记忆力的限制和时间的推移，接收人最后可能只记住了 20%。因此，交流计划的书面文件有助于清晰表达项目经理对项目的总体要求和目标，也有助于相关干系人在项目执行过程中有章可循。同样，沟通后及时完成交流记录同样有助于发送人和接收人之间对任务的理解和共识能保持一致，

以及对记忆的维持能做到完整与持久。临床试验中，项目管理计划中的交流计划应明确交流方式及其定义、应用场景要求、相关干系人及其记录方式与要求、沟通内容类别及其时间敏感性要求等。这些项目较为有效的沟通与交流方式可能涉及常规项目进展电话会议、项目启动会议或现场拜访交流，申办方和 CRO 的首次接触会议、临时会议或口头交流、函件/传真、电子邮件、特殊媒体工具（如微信）等（表 31.34）。

（3）项目交流计划　试验项目的成功离不开项目团队中各职能及其成员间的互动交流的成功。申办方项目团队成员间，与研究机构团队成员和 CRO 团队成员间的协作沟通是获得这些成功的必要前提。所有项目干系人都有责任确保交流信息的准确性和及时性。作为交流的重要工具之一，项目交流计划的主要内容应当包括但不限于：

① 主要项目人员联系信息，并应明确各自角色与职责。

② 会议交流计划：各自计划日期和会议时间表（包括议程和纪要）。一般来说，项目过程中，各类项目相关会议有项目首次接触会议、项目启动会议、项目准备和计划阶段的各类会议、项目实施中的定期进度总结会议、项目结束阶段各类会议等。这些会议计划应当在交流计划中有所体现。每个重要项目会议都应有会议纪要产生，包括电话会议、网络会议、面对面现场会议等。会议纪要除记录会议讨论要点外，应当列出需要解决和跟踪的行动措施，包括谁负责行动措施、针对的问题和事项是什么、如何跟踪行动措施、何时应该完成项目措施、怎样验收和关闭行动措施针对的问题或事项等。

③ 试验项目中，交流计划需要规定：

• 电子邮件交流时的主题名称的规范写法，如项目名称缩写＋项目编号＋主题词……。

• 明确主送（to）和抄送（cc）人员。一般情况下，应要求主送人员必须对邮件内容做出回复，抄送人员不一定需要回答，但做出响应和建议也无妨。

• 需要明确如果邮件往来讨论问题多少次以上，项目经理或发起人应当主动召集面对面沟通或相关成员的会议商议，因为此时高效率的应对项目问题，而不是无谓的重复往来邮件交流，已成为当务之急。

• 需要明确任何紧急事件或需要立即应对的事项应该以电话首先沟通，邮件跟进的方式进行。

• 对项目团队成员由于不在办公室而不能及时回复邮件信息的情形，交流计划需要规定在缺席时邮件系统自动回复"外出"信息，并标明后备援助人员的联系信息。这种外出信息需要标明时效日期。

• 所有与项目事项或问题解决有关的电子邮件都需要作为项目往来信函归档保存。

表 31.34　试验项目沟通/交流管理计划示例

申办方名称：				CRO 名称：	
项目名称：		项目编号：		CRO 内部编号：	
申办方项目经理：		CRO 项目经理：		第三方项目经理：	
申办方联系信息	电话：	电子邮件		传真	
CRO 联系信息	电话：	电子邮件		传真	
第三方联系信息	电话：	电子邮件		传真	

沟通/交流方式					
方式	应用场景界定①		方式	应用场景界定	
电话会议			项目启动会议		
临时会议			函件/传真		
电子邮件			特殊媒介工具		

	会议名称	会议方式	会议模板	会议频率	会议参与者	会议负责人
各类会议	项目首次沟通	☐ 网络 ☐ 面对面 ☐ 电话	（链接模板,包括议程和纪要等）			
	项目评审					
	项目启动					
	项目内部沟通					
	培训计划					
	试验药物供应					
	项目进展					
	项目质量					
	……					

沟通/交流内容					
类别	适用方式	适用场景	责任人	时间敏感度
研究方案讨论				
项目进度汇报（内部）				
方案偏离讨论				
医学监察评估				
稽查准备/实施				
培训				
项目问题/风险讨论				
药政部门会议准备				
盲态审核				
……				

① 包括沟通用途和对象,如内部交流、与研究者交流、用于第三方服务商交流等。

④ 电话交流是项目中最为常用的交流工具。交流计划需要对电话交流后的记录方式和归档要求做出明示。例如,电话交流备忘录（参见表 7.8）、电话后紧随一份电子邮件作为凭证记录等。

⑤ 对于电子邮件和/或电话确认邮件描述为"紧急"问题或事件的内容,应明确要求回复的时限,如紧急问题（重大 GCP 或严重 PD 等）,必须在不晚于 1 个工作日内应答等。"应急"字样应规定在邮件的什么显著位置标示;非紧急邮件应当在 3 个工作日内应答等。

⑥ 在交流计划及其项目团队成员联系表中，需要列出除了日常工作的问题交流流程联系人，以及相关人员不在岗时的后备人员外，还应注明紧急情况和问题升级情况下的交流路径和流程，以及人员联系信息等，包括常规项目团队间交流路径与流程，以及出现项目风险和难以解决问题时的解决方案和交流升级的规程细则，诸如

• 研究机构与申办方或CRO的交流路径与流程，例如，

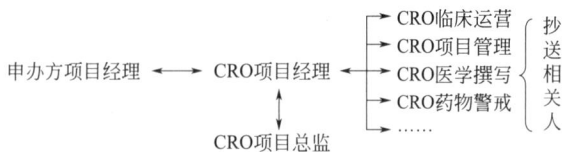

• 申办方与服务供应商间的交流路径与流程，例如，

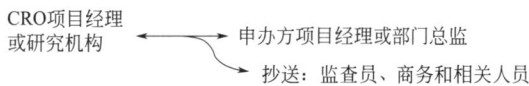

• 紧急情况下的交流路径和流程，例如，

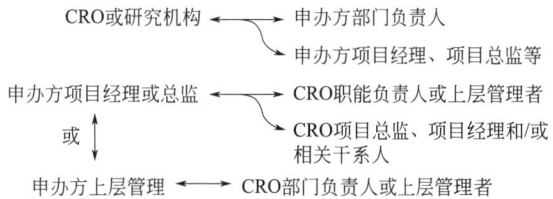

• 问题或风险升级交流路径和流程，例如，

CRO或研究机构 → 申办方部门负责人
　　　　　　　　　→ 申办方项目经理、项目总监等

申办方项目经理或总监 → CRO职能负责人或上层管理者
　　　　或　　　　　　　→ CRO项目总监、项目经理和/或相关干系人

申办方上层管理 → CRO部门负责人或上层管理者

• 有些项目交流可以直接与职能部门发生关系，如数据管理人员直接向研究机构提出数据质疑，或申办方项目经理或数据管理经理直接与CRO或CRO数据管理负责人交流数据相关问题等。

⑦ 需要列出有些时间敏感性项目事件的交流路径和流程，这些特殊时间敏感性事件依项目需求而定。例如，方案修订时的交流范围和对象和时间要求，严重不良事件交流流程和要求，致医疗专业人员信函的交流路途和时间要求，项目重大问题的交流要求，项目进度的交流方式、范围和时间频率等。

⑧ 需要明确每种交流类型交流时的主送和抄送对象。

⑨ 如果试验项目设置有电子交流文件平台或文件管理系统，项目经理需要在交流计划中告知所有项目成员如何使用和管理这类平台和系统，并对这类平台和系统的登录、权限控制等做出规范管理。

⑩ 项目团队成员需要接受详尽的交流计划运营和管理培训。

（4）常规项目进展电话会议　项目经理在试验项目执行过程中，会定期召开项目进展总结会议，会上各职能人员所做的项目进展状况列表或报告是项目交流计划的组成部分。29.1.2节中将各类项目质量和进度报表或报告作为QC管理措施之一。项目经理必须记住试验项目信息在项目团队成员中及时、充分且透明的交流是项目取得成功的关键要素之一。

31.7.2　项目管理中的主要会议管理

为了达到与CRO的有效沟通，申办方可以从但不限于以下若干基本方面入手：

① 沟通前，做好会议议程，确认沟通目的、参会人员和预期达到的效果；

② 沟通后，准备会议纪要，并及时传达给相关人员确认和执行；

③ 定期跟踪和检查前次沟通中确认事项的进展；

④ 提高沟通人员的技巧和专业度，例如，实验操作方面的沟通由技术人员负责，合规问题由质量部门和注册申报人员负责；

⑤ 提高沟通的商务礼仪。

无论是项目启动阶段、进行阶段或结束阶段，项目经理都需要通过各类项目进展汇总表格和会议来及时掌握项目进展和质量问题，这些会议包括但不限于项目准备或进展的季度/月度/周会议（视项目管理计划而定），涉及各阶段的进展汇报或工作报告交流等，这些会议可以是面对面的现场会议，也可以是电话会议。每次会议都应当有会议纪要，与会者需要就项目进展或质量问题进行汇总报告，平时的工作邮件或工作记录等也应当作为项目管理的重要文件存档备查。对于项目进展和质量问题报告应当按照项目和/或职能分工做出分解，所有主要问题都应当有清晰的特性描述，越详尽越有利于项目经理和质量管理人员掌握和分析存在的问题，以及应对措施的制订及其监督跟踪结果。所谓特性描述泛指标准化、可量化或普遍认可的目标、指标或任务范畴。所有的进展或质量问题描述最好能与相关负责人、协助人或监督人相关联，这样有利于结果和/或问题的特性或属性归属。项目管理负责人员对项目进度负责，有责任监督和评价项目协助人员的绩效指标完成状况；项目管理协助人员应当服从项目负责人的领导，按照项目管理计划分配的职责保质保量完成项目任务，在具体项目执行中，项目协助人也可以变成所负责的项目任务的负责人；项目监督人员依据项目特性及其标准要求，定期评估项目进展及其问题对项目交付结果的质量影响。在项

目执行过程中，项目负责人员也可能兼任项目监督职责。在项目进展和质量问题会议上，需要明确汇报的内容格式要求，如计划与实际进展时间表的比较，关键管理及其问题的分析，关键交付阶段的验收标准及其结果，重要项目监控点的质量问题等。综上所述，主要的项目进展或质量监控会议包括但不限于：

（1）项目交接会议（hand-off meeting）　当申办方需要外包临床支持服务时，CRO 的商务完成相关合约签署前后，需要向项目经理传达申办方对项目的服务要求范围。项目经理需要根据方案设计和合约需求，再向各个职能部门提出人员配备计划要求。在与各职能部门交流中，项目经理和商务专员需要就方案和合约的基本要求作出阐述，以便各职能部门和项目经理能就人员配置达成共识。此类会议可以根据申办方的管理流程，由商务或项目经理负责组织召集。

（2）项目启动会议（kick-off meeting）　项目经理在项目启动前必须召开项目启动会议，所有参与项目职能的成员应当受邀参加这一会议。这个启动会议可以是项目经理第一次邀请所有相关成员参加的正式试验项目会议。在项目启动会议上，项目经理或医学专员应当向团队成员分享试验产品和方案相关的技术要求说明，以达到项目成员对项目目标共识的目的。在启动会议上，项目经理需要清晰地表达：

① 概述项目及其目标的背景，包括方案的培训、关键数据及其流程的强调、重要操作流程的介绍等。

② 描述项目具体运营要求如何做，讨论和解决项目启动前和运营中需要完成的事项，尤其需要分析潜在的项目管理重点风险和关键路径，可能存在的各类问题及其行动计划，如物流、监查、进展汇报协调、培训计划、可能风险应对措施等。

③ 介绍需要哪些职能部门和角色参与，各自的职责分工要求是什么，明确试验时间表目标和各成员的角色与职责，获得相关成员的理解和承诺，以及项目实施过程中的人员交接规程管理，包括所涉外包服务的人员分工、交流渠道、问题升级途径等。

④ 指出跨部门或跨职能或与外包服务商的协作方式与流程，即团队内部和外部的协作方式与参与时间点，并建立下一步和/或未来相关项目工作计划与沟通途径与频率等。

⑤ 对拟参与的研究机构信息需要有明确的概述。涉及多中心研究机构参与时，还需要分析研究机构选择的策略或与方案要求相关的重要关注点考量，并对 CRA 分配及其职责要求做出明示，便于 CRA 及其他相关项目人员了解所负责的研究机构状况和项目执行的潜在问题或风险，需要明确参与的研究机构立项、伦理、启动和招募计划时间表，包括对资料准备、递交时间点、预计伦理批准时间点、药物供应、特殊环节审批要求等重要启动环节及其影响因素做出归纳，

明确项目需要立即启动的步骤和后续的步骤顺序，即说明项目应当从何处入手，按照难易程度对研究机构做出分类等，便于团队人员了解具体要求，诸如从某日开始直至某日需要完成的项目任务等具体工作目标和交付结果等。

⑥ 根据前期研究项目可行性调研结果，需要对各研究机构计划启动日期和受试者招募数以列表形式展示，最好能具体到招募期长短、每个月的计划进度等，并阐述招募进度的把控管理和要求，以及对招募低于计划时的风险应对计划。这样做有益于项目实施过程中与实际时间和进度做出比对，便于及时掌握项目进展节奏。

⑦ 对涉及的所有项目管理计划做出展示，包括责任人、相关定义（如适用）、完成时间、流程要求（如适用）、内容要点和管理关键点等，如方案偏离管理计划、医学数据审核计划、试验药物供应规程（如涉及盲态和非盲态时怎样区别，包括给药或配药注意点）等。

⑧ 特别需要对监查计划要点做出阐述，包括关键数据及其流程、源文件类别界定及要求、监查频率、关键监查条目或目录清单、现场监查关注重点、监查报告要求、监查问题处理流程、整体监查交付结果的具体标准和要求等。

⑨ 需要对试验项目过程中应遵循的法规或 SOP 做出概述，特别是 SAE/SUSAE 的确认和报告流程等。

⑩ 项目执行过程中的各类进展交流会议及其报告要求与模板。

⑪ 对项目的风险管理需要专门做出概述，便于项目团队成员理解和掌握风险管理关注要点及其应对措施，包括但不限于项目招募进展缓慢时需要和可能采取的补救措施（包括节点分析）；对项目环节中影响关键数据及其流程的风险点和因素做出阐述，便于各项目参与方能预设应对计划；明确项目中风险交流路径，风险程度的管理职责和交流/报告机制；项目问题和风险的界定；明确关键问题和重要风险的 CAPA 计划。例如，受试者招募风险及其控制措施，试验用药物风险管理及其控制措施，受试者依从性风险及其控制措施，研究机构启动缓慢风险及其应对措施。

⑫ 如有必要，需要对存在的方案执行问题及其解决方案做出汇总分析，以及其他尚待解决或进一步评估的因素。

项目经理通过会议努力显示领导力和提高项目团队凝聚力很重要。项目启动会议时间一般为一天或半天。此外，组织内部从商务到项目运营部门的项目交接会议，也可以作为项目启动会议予以管理。

（3）首次接触会议　一旦项目签约给某家 CRO

服务供应商，申办方和服务商之间首次举行的项目交接会议/电话会议是双方沟通交流项目交付事宜的具体计划安排，彼此介绍项目中的角色和职责的重要环节，并特别需要注意界定好职责分工、流程、沟通和报告要求等。这个会议也常视为建立稳固项目协作关系的工具和重要环节。在首次接触会议上，申办方和CRO的各自项目干系人都应全数出现，会上清晰地明确项目目标和各自职责范围，如何实现项目目标的步骤和要求，怎样和何时开始启动项目交流计划和时间表（如日常沟通方式、电话会议频次、e-mail、后备联系人交流方法等），商议彼此项目启动和运营的准备文件和采取的准备措施的差异，以及彼此对项目工作规范的期望和交付结果要求等。

（4）研究机构项目启动会议或研究者项目会议

尽管在 PSSV 和 SIV 中，监查员会按照项目监查计划要求对研究者及其团队相关人员进行方案交流和培训，项目在研究机构正式启动前，举办所有和主要研究机构的研究者和主要团队人员参与的项目启动会议，是申办方与研究者进行良好沟通和建立工作关系的重要环节。研究者启动会议通常是较为正规的大型研究者沟通培训会议（参见 7.7 节），参与试验项目的所有研究机构主要人员都会受邀参加。项目启动会议有可能与 SIV 监查访问结合在一起，也有可能是只针对若干个研究机构或一个研究机构召集的项目沟通培训会议，其目的在于完成方案培训，试验用药物和物资的交接，研究机构项目文档的建立和完善，项目团队成员与研究机构人员交流规程的协调等。这类研究机构项目启动会议应当在获得伦理批准之后，试验用药物/器械已经送达研究机构，与研究机构的服务合约签署完成后才能进行。项目经理是这类项目启动会议的主要领导者。在准备和举行项目启动会议时，项目经理需要协调和管理的事务包括但不限于：

① 会议参与人员　明确与研究机构项目团队和人接洽现场会议的举行，需邀请研究机构和机构项目团队的谁参与会议，申办方或 CRO 什么角色需要出席会议，各自在会中承担的角色和任务如何分配，会议的时间和地点安排，整个会议培训链需要准备就绪。

② 会务安排　需要明确应当准备在会上打印提供什么和多少资料，如幻灯片打印版 N 份、CRF 样本、知情同意书样本、口袋小卡片、启动会签到表、研究者授权表＋研究者签名样张、研究中心拜访签到表、研究者简历空表、药物资料交接单等；会务所需的软硬件，如电脑、投影仪、激光笔、U 盘、启动会幻灯片；会场布置与安排，如早餐、水果、小礼物、姓名牌和放置位置、主要参会人员的接待和迎接、会场导向标识等。

③ 启动会议前确认事务　项目经理应当组织演练和沟通在会上准备的介绍程序，可能试验方案关键点和难点问题的应答，对相关研究机构的进度计划、监查计划、启动会后病例收集计划等在会前与项目团队人员进行再次交流，并需要确认机构试验资料备案状况，必要时，进行研究机构主要人员的拜访，再次邀请其参加启动会，与机构有关人员交流，请求其协助完成机构现场的安排和再次邀请研究机构相关参会人员，或其他试验项目资料或物资的落实，如试验用药物交接等。

④ 培训会议主要内容　小型项目启动会议的目标针对性比较强，大多是直接围绕方案设计及其实施流程展开，其中

• 对方案的介绍主要集中在试验项目目的、入排标准、知情同意要求、主要诊疗流程、试验用药发放/服用/回收、同期用药规定、AE/SAE 标准和报告要求、访问窗计算和受试者依从性要求等；

• 监查计划的要求，包括 SD 的类型和相关试验记录的要求、试验用药物/器械的使用和展示（如果需要的话）、CRF 的填写主要指南要求等；

• 任何与试验方案相关的问题解释等。

凡为监督项目进行/进展和监督 CRO 绩效而建立的监控流程和绩效评估标准都属于监督流程和报表工具，如 KPI、监查报告、稽查报告、项目进度报表、风险管理计划及其发现问题报告（如 PD 总结列表）、CAPA 报告等。这些工具也应当有助于风险鉴别、根源分析、应对措施管理等。一些监控报表的工具在 29.1.3 节中有所描述。

总之，申办方与 CRO 间的关系通常通过彼此的工作合约/项目授权范畴来体现，项目经理需要理解双方合约中相关项目交付质量协议或质量描述的要求，懂得项目成功是建立在相互信任和支持、项目交流计划的有效渠道和成功实施的基础上，任何项目运营手册都应围绕在项目操作水平上。对 CRO 的监督管理通常通过项目监查或稽查手段来实现，各类项目报表和监督管理工具在项目管理中都是项目经理的得力帮手。

（刘　川）

第 32 章

临床试验的医学监察

医学监察是临床研究过程的重要组成部分。ICH E6（R2）明确指出临床试验中申办方应指定合格的医学人员，随时为试验有关的医学问题提供咨询或支持。如有必要，可为此目的签约外部医学专家以顾问的方式担任。从最初的研究设计到最终的研究结束，医学监察员以自身的医学专业知识为试验项目提供支持，如为研究机构和研究团队成员提供与试验方案执行有关的医学支持，协助监督试验受试者数据的完整性，在整个研究期间及时评价安全信息的完整性，并识别可能与研究治疗相关的安全性风险趋势等。本章拟就医学监察员在临床试验中的具体职责担当做出概述。

32.1 医学监察在临床试验各个阶段的作用和职责

医学监察在确保临床试验项目受试者的安全性、数据可信性和试验合规性、评估采集的有效性数据和从累积的临床数据挖掘临床试验安全性风险信号等方面起着不可或缺的作用，其具体的职责包括但不限于：

① 根据方案和项目需要，对一些试验文件提供医学审核和建议。

② 解答来自研究机构、CRA 和研究团队成员有关试验方案的医学问题。

③ 协调试验项目成员以确保医学信息的一致性。

④ 提供试验项目安全性问题的建议。

⑤ 审核高度严重实验室警示检测值（high panic lab alert）/安全性信号检测。

⑥ 受试者合格性确认。

⑦ 方案偏离评估管理。

⑧ SAE 医学评估及其编码审核。

⑨ 数据医学审核，包括各类列表审核、汇总审核和个体受试者列表审核等。

⑩ 紧急医学事件处理（24 小时）。

⑪ 试验项目安全性参数和有效性趋势分析。

⑫ 其他支持性角色，诸如

• 从医学要求角度，支持 CRF 构建、DVP 撰写、PD 参数设立等；

• 医学撰写完成的文件，如方案、ICF、DSUR/PSUR、CSR、IB 等；

• 项目可行性研究调研，提供医学评估建议；

• 培训，治疗领域和方案医学要求。

医学监察的作用始于临床试验的设计阶段，并贯穿在试验方案实施的全过程。在实施医学监察中，首先必须在医学监察计划（MMP）中建立清晰的流程和目标任务，如医学数据审核、方案偏离审核、入排标准审核、实验室警示检测值审核等，其中供审核的医学数据报表主要包括安全性数据列表（safety data listing）、受试者状况总结表（patient profile listing）和试验汇总数据总结列表（summary data listing），每一种数据结果列表给出不同视角的数据分析，其中所有列表数据都应从相关试验项目数据系统汇总导出。在计划和实施医学监察职责前，需要学习和参照的试验主要文件及其工具包括但不限于试验方案、有关试验药物或治疗的医学信息资料（如 IB、核心安全性信息等）、EDC 登录账号、CRF 完成指南、相关试验适应证所用医疗标准或医学行业标准（如 CTCAE、RECIST 等）、试验团队名单等。审核前后涉及的数据及其审核文件都需归档保存。

按照 ICH E6（R2）的要求，药政部门会更严格要求申办方对试验药物安全性进行充分的监督。申办方将医学监察职能外包给 CRO 或医学监察合作伙伴已成为一种常态。因此，一些申办方正在采用混合外包模式进行医学监察的管理，即将临床监察功能外包给 CRO，但通过使用医学监测技术保留医学监察功能。这种混合方法使申办方能够有效地收集数据，同时有效地识别和解决来自众多临床数据库的安全信号，并展示对供应商充分的监督。

需要指出的是医学监察与医生临床关注点有所不同（表 32.1）。医学监察员必须避免任何可能被解释为行医的举措。医疗监察不能向任何人，如急诊室医生、医疗顾问、保健医生、药剂师、研究人员，以及受试者等，就受试者在临床试验中接受的医疗护理提供建议。

临床试验中的研究者，既有医生行医的角色要求，也要承担试验研究者的角色，只有做好临床和研究双重角色的平衡，才能从根本上保证受试者安全

表 32.1 临床安全性事件管理中医学监察与临床角色职责的比较

临床角色以及研究者角色及其职责	医学监察角色及其职责
主要关注点：受试者安全性风险 • 受试者有无立即的危险 • 根据临床状况采取合宜的医疗管理措施，如毒性治疗管理等 • 提供相应的临床转移推荐：急症救护、返回常规医疗等 • 跟踪和密切观察受试者预后状况 • 甄别是否为不良事件，以及是否采取相应临床措施 • 判断事件是否需要立即报告，报告给谁（依据方案和安全性监督计划而定） • 根据项目管理计划，评估是否符合项目退出或中止标准 • 判定不良事件是否符合 SAE	主要关注点：试验项目和数据合规性，以及受试者的安全。医学监察协助研究者 • 甄别不良事件和严重不良事件，以及评价是否符合项目退出或中止标准 • 确定研究者是否遵循所有安全性事件报告要求通报和追踪不良事件 • 按照项目计划书的要求处理药物相关毒性

（伦理要求）和数据完整可靠性（科学/合规要求）。而医学监察的角色是协助研究者完成数据的记录和通报，并按照项目计划书的要求处理药物相关毒性，确保数据的完整性和受试者的安全。

32.1.1 临床试验计划和准备阶段

在临床试验计划和准备阶段，医学监察员可以参与完整的临床开发计划的规划，包括方案及其医学判定规程的制定、适应证选择，以及从医疗市场角度，对未来试验药物的市场应用和推广规划提出建议。

在方案设计过程中，医学监察员需要就入选和排除标准提供建议，即哪些因素使受试者有资格参加试验，哪些因素应取消受试者参加试验的资格。医学监察员还权衡试验终点的设定以及研究方案的疗效和安全性评估方法在医疗实践中可行性，包括如何确定药物的疗效以及评估和收集预期或非预期的不良事件等。以临床试验终点的确定为例，在临床试验中，选择合适的研究终点对于准确评估研究药物的安全性和有效性至关重要。但有些试验药物可能存在多个可用于评估疾病状态以及研究药物的治疗效果的终点指标。例如，在癌症临床试验中，总生存率、客观缓解率和疾病进展时间等通常被视为评估研究药物有效性的主要临床终点。总生存率被认为是证明临床疗效的金标准终点，但它也存在一些缺点，如需要长期随访、需要更多的受试者等。考虑到众多因素，医学监察员可以从方案设计的需求和后续试验项目可操作性的角度，如癌症类型、分期、治疗目的、研究终点的临床意义、与总生存期之间的相关性、相关疾病的预期生存期、监管部门的原则以及临床操作的可行性等，对方案的研究终点指标提出建议。

除了方案设计外，医学监察员还就其他关键试验项目文件提供医学支持，如知情同意书、病例报告表、风险控制计划、可行性研究调查表、安全监控计划、数据验证计划、统计分析计划等。对于这些文件的审核，医学监察员的关注点和其他相关职能部门干系人有所不同。例如，知情同意书的撰写和审核，临床运营人员的关注点在于描述是否与研究方案相符，

是否清晰地描述了受试者的权利和义务，以及相关主要试验流程要求是否符合相关国家法规的要求等；而医学审核的重要关注点在于药物安全性的描述是否符合相应药物的属性，医学用词是否适合受试者理解等。

32.1.2 临床试验实施阶段

在试验开始前，医学监察员有责任对项目团队成员就试验方案中有关试验主要终点的医学关注点进行培训，包括方案及其试验药物的医学背景，适应证的常见或特殊医疗措施或方法，详尽讨论研究程序和申办方对临床试验的医学期望等，使试验团队成员，特别是临床项目管理和监查人员对方案的执行质量的管理和把握有更好的理解和把控，包括每个试验团队成员都清楚自己的角色和职责。

一旦试验项目开始，医学监察员必须为研究机构项目团队成员提供必要的医学支持，包括但不限于：

① 持续维护和继续培训研究机构项目团队成员，必要时需参与研究者启动会议对研究者提供必需的与方案相关的医学培训；

② 在各类培训和项目实施过程中，回答与研究方案相关的医学问题；

③ 作为主要联系人，回答研究机构项目团队成员对入排标准判定，以及对于整个试验项目相关安全问题；

④ 需要时审核入组受试者的入排标准判断的正确性；

⑤ 审核所有严重不良事件（SAE）及其安全信息的完整性，包括 SAE 因果关系判断的合理性；

⑥ 在受试者因医疗紧急情况需要解盲时提供医学支持；

⑦ 从医学角度审查和判断方案偏离事件对试验结果的影响；

⑧ 审查受试者临床数据集，以确定整个试验项目数据的趋势及其风险，以及试验结束后关键数据的审核；

⑨ 审查采用医学词典（如 MedDRA/WHODrug）

对不良事件术语、病史以及同期用药编码的一致性和准确性；

⑩ 审核临床研究报告、数据分析和相关法规递交文件中有关医学部分的描述和数据结果的医学准确性和科学合理性；

⑪ 必要时，可以代表申办方在与药政部门的方案讨论或试验结果报告交流会议中，就方案的医学数据的科学性和合理性、试验药物的安全性等问题做出咨询和/或答复。

32.2　医学监察员职责的具体执行

32.2.1　医学监察计划

为了保证临床试验医学结果的质量和可信性，每一项试验项目都应当建立医学监察计划（medical monitoring plan，MMP）及其管理流程。医学监察计划应在试验项目第一位受试者筛选之前完成审批并开始实施。如果试验方案发生修改，或出现需要特别关注的安全性事件，有可能需要医学监察计划做出相应的调整修改，以反映医学监察任务和活动的变化。重新审批后按照新的医学监察计划实施。MMP 完成并批准后，需要作为项目管理计划的组成部分与项目团队成员分享。MMP 的撰写、审批、签署和培训程序与其他项目文件实施规程相同。MMP 的内容描述应当围绕试验方案的要求展开，其主要议题形式和内容包括但不限于：

① MMP 封面页　审批和更新史说明。

② 方案纲要　列出方案纲要主要信息，便于项目团队成员了解方案的主要终点目标和关键次要终点目标，主要的医学数据及其流程要求，以及能比较 MMP 与方案的匹配性。

③ 试验项目医学监察要求的描述　应当详尽概述医学监察员在临床试验执行过程中的角色及其职责，以及执行相关医学支持工作应遵循的流程和采用的工具；明确界定哪些安全性数据、汇总数据和个人受试者数据应被审核及其审核频率；界定关键医学事件和诱发个案受试者数据审核的时间点；如果医学监察工作部分或全部由外包医学支持服务商承担，医学监察计划应该与合同条约保持一致，并清晰地表述在项目执行过程中申办方和外包服务商医学监察员的责任分工；描述当申办方与 CRO 就医学监察交流和/或所发现的问题需要升级时，升级流程应如何启动和实施。表 32.2 为医学监察的职责分工表示例。

④ 每个医学监察列表和参数要点及报告要求的详尽描述　包括每个汇总数据总结、安全性总结列表和个体受试者数据审核的内容细则要求和审核频率，或其他重要医学事件列表报告（如 PD、入排标准审

表 32.2　医学监察计划中职责分工表示例

任务条目	CRO	申办方
1. 受试者入选资质评价和/或全面审核		
·　招募入组前		
·　招募入组后		
2. 开展医学交流与培训		
·　回答方案相关的医学和临床问题		
·　治疗领域与方案的医学培训		
·　医学监察相关工作流程培训		
3. 参与药政部门会议		
·　回复药政部门提出的问题		
·　参与药政部门会议的准备和出席会议		
4. 方案撰写与修改（与医学相关的设计审阅）		
·　文件审核		
·　文件批准		
5. 方案偏离医学审核		
·　制定方案偏离标准		
·　发生方案偏离审核受试者是否继续试验项目		
·　方案偏离审核及建议		
6. 相应检测审核（如实验室数据结果、肺活量检测仪、ECG、其他检测结果等）		
7. 定期医学数据审核		
·　汇总数据导出结果和列表（即各类列表或图表）		
·　个体受试者数据集		
·　安全性数据列表		
·　疗效数据列表数据审核		
·　其他导出结果（如适用）		
8. 医学编码审核（AE/病史/同期服用药物）		
9. 其他医学监察任务（不包括组织/主持/出席医学电话会议；进行项目报告审阅，如 DSUR、PSUR、CSR 等）		
10. 工作小时外的医学咨询/紧急医学咨询或全天候(24/7)医学监察		

核、实验室警觉报告等）的参数与频率等。每一项数据审核列表中的数据点都应当包含变量值、分析描述和相应的建议或措施（如需要）。

·　除了上述安全性数据列表的数据审核外，医学监察员会被要求对临床数据库的编码进行审核或质量控制（QC）检查。术语的编码通常由数据管理员完成，因而需要医学监察员定期审核医学和治疗术语

编码的准确性。医学监察员对编码的审核或 QC 检查的时间点应当预先确定，并在 MMP 中予以明确。

• 如果 CRO 提供正常工作时间外的医学咨询服务或 24/7 医学监察支持，需要按照紧急医学监察服务条款的要求在计划中描述，诸如 X 小时待命流程。

⑤ 其他特别关注的医学审核议题，诸如医学审核及其报告撰写的要求，报告分发的对象，医学监察报告中有关主题描述的标准，其他相关职能或管理委员会（如 DSMB、终点判定委员会等）的互动或交流，或信息共享方式与频率等。

⑥ 附录，通常列出试验项目中需要的各类工具、报表或记录模板等，如医学监察相关人员联系信息、医学监察报告模板、受试者资质评估表、PD 审核跟踪表、医学咨询支持记录表等。

如果有电话医学咨询服务支持（24/7）的需求，申办方需要将项目专属免费咨询电话信息预先打印。在研究机构和/或受试者告知卡（patient alert card, PAC）上，PAC 上除了医学咨询呼叫中心电话号码外，最好还能附上相应研究者的电话联络信息。研究者有责任培训受试者如何使用 PAC 上的信息，当有问题时如何联系研究者或与医学呼叫中心联系交流。医学撰写支持服务可以根据申办方的试验项目管理计划，由医学专员直接与受试者或研究者交流，也可以通过呼叫中心交流。医学咨询呼叫中心应当安排具有医学/临床经验背景的医学专员轮值当班（如果是 24/7 医学监察支持的话），并对轮值医学专员的电话联系信息有清晰的掌握，如办公室电话号码、非工作时间的紧急联络电话号码、手机号码等。通常情况下，呼叫中心的轮值医学专员应当安排 2 位，一位作为主要医学咨询专员，另一位作为后备（back-up）医学咨询专员。轮值医学专员应当熟悉方案设计的基本要求，对试验项目的进展基本信息也有所了解，诸如试验项目的启动日期、计划的首位受试者招募日期、相关研究机构的研究者信息等，并在案桌上配有试验项目的关键文件，包括但不限于医学咨询支持计划、试验方案、研究者手册、安全性管理计划、揭盲计划、禁忌药物或治疗列表、其他相关必备试验项目文件清单等，以便与研究者或受试者交流时查询之用。

申办方需要建立医学专员支持试验项目医学咨询的 SOP 和/或医学咨询呼叫中心管理规程 SOP。一般情况下，呼叫中心接线员可能并不具备医学和临床知识背景，但需要接受过 GCP 和试验方案的基本知识的培训。接线员需要接受基本电话交流礼仪和话术培训，并知道在与通话者接触交流的第一时间中需要了解和记录哪些对方基本信息，如姓名、参与的试验项目、联系方式信息等，避免在挂线后需要再次联系对方时失联。在接到受试者医学咨询电话时，如果不能

提供医学咨询支持，根据呼叫中心的 SOP 和回复问题规程要求，需要立即转接或连线轮值医学专员予以解答与方案相关的医学问题，或可以告知对方稍后会联系对方解答咨询的医学问题。如果采用后者回复医学咨询问题，应当对回电的时限有明确的规定，并告知对方。有关受试者 SAE 治疗或临床诊疗相关的医学问题应当由研究者予以回复。如果涉及国际多中心临床试验项目，医学咨询呼叫中心还需要考虑国家/地区呼叫中心地理区域和语言要求的配置。呼叫中心每日的通话记录都需要做好存档和质控，并定期与医学监察负责人和/或项目经理进行汇报。轮值医学专员在回复研究者或受试者有关方案医学问题时，需要了解问询者的问题来源的基本信息，诸如相关的方案设计环节、受试者入排标准状况、同期服用药物相互反应、经历的不良事件、药物过量服用的治疗措施、其他紧急安全性问题等。在与研究者或受试者交流后，也需要详尽记录交流的内容，如问题及其答复、参考的试验项目文件类别（如方案或 IB）等。如果医学咨询问题与 SAE 有关，医学专员需要按照 SAE 报告的要求记录所有已知的 SAE 信息，并立即转告研究者、项目经理和药物警戒部门人员继续跟进和完成 SAE 报告要求。如果通话者是研究者，则需要告知其 SAE 报告的职责及其报告流程要求。如果轮值医学专员涉及 SAE 报告中受试者破盲或需要揭盲的情形，则应当遵循的管理规程包括但不限于：

① 确认报告者的电话和传真号码，记录破盲或揭盲的原因，并告知研究者试验项目有关破盲或揭盲的管理和报告程序要求；

② 收集受试者的详尽信息；

③ 如果涉及破盲，立即联系申办方项目负责人和项目经理，并配合项目管理规程完成相关破盲记录文件归档；

④ 如果涉及揭盲，立即联系负责揭盲的主要人员，并遵循揭盲计划中紧急揭盲的管理流程行事；

⑤ 通告要求揭盲人员有关揭盲结果信息；

⑥ 完成整个医学揭盲咨询的交流记录，并归档保存。

如果紧急医学咨询者是受试者或其亲属，交流的医学专员需要尽快通知研究者有关医学咨询事件的交流情况和结果。如果涉及受试者寻求生理或病理的医学诊疗建议，或咨询与受试者紧急安全性处理事务有关，医学专员应当告知问询者立即联系其主治医生或研究者予以诊断治疗，或去附近的医院就医诊疗。

医学咨询电话交流的详尽信息应当在一个工作日内通过邮件或传真告知项目经理。如果电话交流记录不能在一个工作日内完成，则需要将主要信息总结后告知项目经理。完整的医学咨询电话报告应当在完成

并签署后的五个工作日内递交给项目经理。

32.2.2　医学相关问题的沟通

医学监察员的职责与临床监查员（CRA）行为有差异。作为申办方与研究机构间的主要联系人，临床监查员监查和处理研究机构遵守 ICH-GCP、国家相关法规和临床试验方案要求的行为和产生的试验数据质量与可信性，但不能代表医学监察员回答方案相关的医学问题，如入排标准的判断、不良事件可能对受试者造成的安全性风险、方案偏离对试验数据结果的医学结果影响等。在整个试验项目过程中，根据试验方案要求，医学监察员为研究机构项目团队提供与方案执行和安全相关的任何医学问题咨询的支持等。CRA 可以把监查中发现的相关方案医学问题记录后，转交给医学监察员做出解答。医学监察员在答复这些问题后，需要把这些医学相关问答记录在医学问题追踪表中（Q&A log，表 32.3），其记录要点需要咨询 5W 原则，即谁来做、做什么、什么时候做、如何做、在哪里做，以供试验团队人员或研究机构人员日后参考。

需要指出的是试验项目中的医学交流需要围绕申办方对相关医学工作任务的描述展开。医学监察员通

临床试验常用表 41

常需要支持和解答研究者和/或申办方及其项目团队成员有关与试验开展相关的医学问题。这些问题可能与项目药物有关，涉及方案或安全性相关问题等，可以通过电话传真/电子邮件等方式在工作时间内联系医学监察员，也可先通过电话联系医学监察员进行咨询，再在电话讨论后追发一封电子邮件，以确认并总结讨论内容。医学监察员在收到问题后应按照医学监察计划中规定的时间要求做出回复，并应注意将重要的电子邮件保存归档。所有问题及其回复与解答应当记录在医学监察追踪记录表中。如果后续有类似的问题再次出现，则回复可以根据实际需要重新措辞，并应避免针对特殊情况的具体问题采用通用答复的方式予以应对。在大多数临床试验中医学问题追踪表由临床运营或医学监察员维护，在大型临床试验中，医学问题追踪表会与临床记录表分开维护。这种情况下，医学问题追踪表通常由医学团队维护。所有医学问题追踪表，都应当按照 GCP 文档管理规范要求保存在相应的试验主文档中。具体的医学问题追踪表的追踪和维护要求应当在 MMP 中明确。

表 32.3　临床试验医学问题追踪记录列表示例

国家	机构名称/编号	所涉受试者编号	问题来源①	问题类别②	问题描述	提问日期	答复或推荐措施	实施责任人	答复者姓名和时间	解决结果	医学评注

① 1—CRA；2—安全性数据列表；3—个人数据导出；4—累积数据列表；5—数据质疑；6—其他。
② 1—PD；2—SAE；3—入排判断；4—方案医学操作；5—同期用药；6—实验室检测；7—其他。

32.2.3　临床数据的医学审核

医学监察职责中的一个重要任务是医学数据审核，由于该职责的复杂性，一般情况下会有一个专门的医学审核计划（medical review plan，MRP）来描述医学数据审核的职责、审核的类型和频率，以及发现问题后的沟通渠道（临床试验常用表 41，二维码）。MRP 是医学监察的重要职责之一，由医学监察员负责该计划的撰写，需经过项目管理团队、药物警戒专员、数据管理以及统计团队成员的审核和批准，以确认相关干系人就医学数据审核所需要的报告和数据点定义的详细信息，以及就数据输出的最终内容、格式和频率等达成共识，便于试验项目团队对关键试验数据的医学监控标准和实施要求能保持一致。其目的在于展现医学监察进行临床质量监督和风险控制的方法，并可以作为医学监察的工具，收集完整和实时的安全性信息，辨识可能影响或干扰试验治疗的风险趋势，用于支持和协助申办方/CRO 与研究者之间在

试验医学数据质量和受试者安全性等方面的有效交流和管理。必要时，医学监察也涉及向项目团队和研究者提供与试验行为有关的医学和科学问题的纠偏和防偏措施建议。试验项目实施过程中，相关数据结果导出表格应由数据统计管理人员（数据管理员和统计编程员）按照约定的数据输出格式负责产生后提供，供项目团队和/或医学监察员审核。MRP 的执行流程需要在项目团队成立之初就开始准备，其要经历筹备、规划和准备就绪三个环节（图 32.1），执行审核过程中不同干系人的角色和职责分工有所不同（表 32.4）。

尽管临床试验的项目经理是项目的主要负责人，医学数据审核仍需要整个试验项目团队成员的密切分工合作，这样才能高质量地完成医学审核事务。表 32.4 列出了医学数据审核各临床专业领域人员的职责分工，其中医学监察员需要有一定的医学背景知识和临床实践经验。

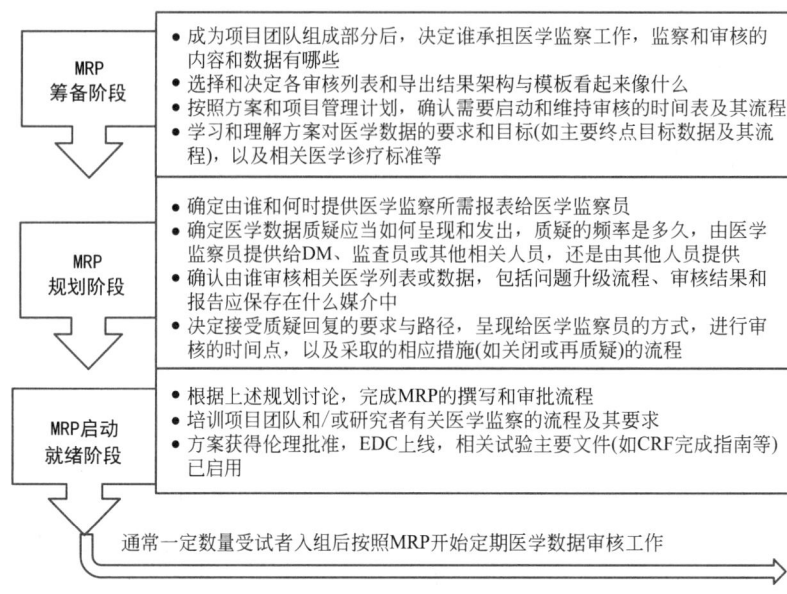

图 32.1 医学审核计划准备阶段主要工作流程

表 32.4 医学数据审核各职能部门的职责分工

部门人员	参与的计划	参与的工作
医学监察员	• 医学审核计划（MRP）的撰写和定稿 • 确定各类列表或图表的输出格式	• 完成相关医学数据审核 • 根据汇总数据列表，对安全性信号和风险趋势做出分析报告 • 根据发现的问题产生医学数据质疑，并跟踪质疑结果的解决 • 通知项目团队或升级识别的医学问题/风险及其趋势 • 维护医学数据问题跟踪矩阵表，并定期与项目团队交流 • 培训项目团队相关医学知识和要求
数据管理员	• 审核 MRP，重点关注 PD、合规性、逻辑性等 • 按照数据输出格式要求构建相关数据列表并按项目管理计划定期导出数据表格	• 提供列表和表格 • 产生和发出医学数据质疑，并跟踪质疑完成情况 • 质疑跟踪维护
数据编程员	• 确认 MRP 中对医学数据的审核要求和输出的表格格式 • 按照数据输出格式要求编辑数据导出程序	• 编辑需要的列表/表格 • 编程/修改相关编辑程序
临床监查员	• 确认 MRP 中医学数据的关注点 • 收集相关方案操作的医学问题，并咨询和跟踪医学监察员答复 • 审核相关医学数据源文件，以确保其质量和可信性	• 帮助医学监察员和研究中心沟通，以解决医学监察员的医学数据质疑 • 医学数据源文件核查 • 将医学监察员发现的问题和趋势及时通知研究中心
项目经理	• 审核和批准 MRP • 协调医学审核要求与数据管理/编程间的相关列表的产生，如 PD • 确保 MRP 与其他项目管理计划（如临床监查计划、数据管理计划、数据核查计划、数据编程计划、药物警戒计划等）的要求一致	• 跟踪和审批监查员和医学监察员的医学数据质疑及其答复 • 确认临床监查报告中医学相关问题的解决和风险预防 • 支持医学监察与其他职能部门之间的协作和沟通 • 审核 MRP 中的医学监察要点与方案要求一致 • 审核和批准医学数据审核报告（MRR） • 按照项目进展，定期或按需召集项目团队人员交流和讨论医学数据问题和风险
药物警戒员	• 审核 MRP 中有关安全性部分内容 • 确认 MRP 与药物警戒计划中有关安全性数据的监督要求一致	• 与医学监察员就发现的安全性信号和趋势及时沟通和处理 • 撰写和递交与医学数据或事件相关的安全性报告 • 确认定期安全性报告或风险管理报告包含相关医学安全性数据及其结果分析

由此可见，医学监察涉及跨部门合作，项目经理在其中的领导和协调作用较为关键，医学监察员在其中担负着医学专业主导的重要职责。

临床数据的医学审核是从医学角度对累积的数据集或列表进行审核，以确定和澄清医学相关数据的疑虑或数据的不一致，以及分析数据安全性问题和趋势等。临床数据的医学审核只是数据医学疑虑清理的一部分，有助于保证试验数据质量及其风险监控管理，但并不能取代常规的数据清理工作。表 32.5 总结了临床数据的医学审核的不同类别和应用范围。

表 32.5　不同类型的临床数据的医学审核比较

列表	定义	目的	应用范围	审核示例	审核频率建议
个体受试者数据（individual patient profile）	按照受试者排列的详尽试验数据，使每位受试者的关键医学数据同时被审核和评估。一般为 PDF 或 Excel 格式文件	可以依据受试者病史和其他事件或评估标准对试验数据进行合理判断	除了有安全性系统各点外，另外要有按照 CRF 核对受试者，如列在治疗结束或项目结束页上的受试者，受试者用药页与有效性页交叉对比，与有效性 AE 交叉对比等	· 人口学特征 · 筛选数据 · 病史 · 体检或生命体征检查 · 心电图 · 既往或同期服用药物 · 试验同期用药物剂量调整 · 有效性评估 · 实验室检测值 · 筛选/治疗/项目结束	· 每位受试者数据列表 · 当 X% 受试者达到某个时间点或受试者需要增加 · DMC 评估前 · EOT
安全性数据列表（safety data listing）	按照数据列表排列详尽的试验数据，如 AE、Labs、Vital 等，使所有受试者的类别数据可以同时审核。可以以 Excel 格式呈现	按照总体试验项目中受试者数据进行整体判断，使得项目范围的数据采集为直观的视觉判断较为直观	· 识别没有报告过的 AE/SAE · 识别未预期的安全性趋势的可能性。虽然可能没有列在概述性数据总结列表中 · 评价禁忌总药物的服用	· AE/SAE 总结列表（按 SOC 和 PT 排列） · 特殊关注的 AE/SAE(AESI) 或 TEAE · 症状严重性排序 · 由于 AE 而提前退出试验项目 · 同期服用药物 · 与药物相关的 AE/SAE · >3×ULN 或按照方案规定的阈值限度 · ECG>QTc 预设阈值 · 特殊的实验室检测结果 · 重点病例总结分析，如死亡或危及生命，SUSAR，AE 导致的早期退出 · DMC 会议及建议（如适用）	· 月度 · 或取决于数据传输频率
汇总数据列表（summary data listing）	按照日期总结试验数据的列表，通常列出符合一定预设标准的受试者信息，如 3 级不良反应百分率，需引起警觉的超标实验室检测值，高 AE 发生率等	对安全性和有效性趋势可以做出整体判断，特别是大型试验线性数据列表中无法检测出的数据趋势	进行中的试验项目安全性，有效性，可行性和合规性审核	· 总体 AE 总结（所有治疗关联性），按速减或速增发生率排序 · 有 AE 的受试者比例（严重/非严重，SOC/PT），可以按 AE 强度与治疗关联性发生率排序 · 有 SAE 的受试者比例(SOC/PT)（治疗相关） · 按照 SOC/PT 排列的 AE 受试者与筛选数（治疗相关） · 按照 SOC/PT 排列的 AE 受试者与治疗死亡比例（治疗相关） · 按照 SOC/PT 排列的 AE 受试者与治疗同期接触药物时间的比例 · 与治疗相关由 AE 导致早期退出试验的比例 · 症状发生时间与同期药物服用相关的比例 · 受试者退出状况总结列表[如筛选数，筛选后随机数，筛选失败数，PD 总结表，导致退出治疗的原因] · 提前退出率（相对于达 5 个实验室检测值/ECG） · 主要退出治疗由治疗相关项目出关联性 · 人口学统计-组别平均值，中值，SD，实验室范围 · 从基线相对于偏离值的检测值级别（绝对值或百分比） · 关键检测范围 · 有效性评估	· 月度 · 季度 · 或取决于人群率或预设风险

32.2.3.1　个体受试者数据审核

个体受试者数据审核是针对受试者个人信息资料中预设的关键个体受试者数据而进行的审核。受试者个体汇总数据列表包含一套从临床数据库导出的选择数据，按照受试者顺序排列。所有数据都与特定受试者有关，因而可以将数据与不同属性结果相关联，如实验室逸出值、不良事件等，并可以进行数据交叉检查（病史/AE/同期用药/药物剂量调整等）。从受试者CRF中导出的专属受试者个体状况列表有益于理解受试者的状况。这项检查通常按照MRP的要求在一个预设的时间点进行，如在所有受试者完成了第n周的试验访问后，或在包括了第一批X名受试者后等，用于检查个体受试者数据的一致性和医学上的合理性。它还用于确认是否按照研究的要求完整地记录了受试者的数据。个体受试者数据审核不能代替临床监查和数据管理团队进行的数据核查或数据清理活动。理想情况下，个体受试者数据审核应该在数据监控和数据清理之后进行。以某抗肿瘤试验药物项目为例，常见的个体受试者状况列表审核包括但不限于：

- 人口学数据
- 既往如肿瘤史
- 既往诊断和治疗程序史
- 既往全身抗肿瘤治疗史
- 既往肿瘤放疗史
- 病史
- 12导联ECG
- 超声心动图检查数据
- 肿瘤解剖分析报告
- 体检和生命体征检查报告
- 脑核磁共振检查报告
- CT报告
- 入排标准记录单

- 受试者出院报告
- 试验项目结束表
- RECIST评价表
- 同期服用药物
- 不良反应记录表
- 常规实验室检测结果报告
- 全血免疫学检查报告
- 生存生活质量评估表
- 电话随访记录表

32.2.3.2　安全数据列表审核

安全数据列表审核是对关键安全性数据点的审核，以确定试验药物安全性趋势或风险信号，便于做出是否需要更详细或进一步跟踪和分析。这类审核通常定期或在预先定义的时间点进行，其审核内容包括但不限于各类列表，诸如不良事件、病史、停药原因、合并/同期用药等。在审核过程中，医学监察员会对与医学相关的数据不一致、缺失数据和医学上不可信的数据进行完整性查询，以便随时纠正数据问题；或对试验数据及其质量进行评估，以便判断试验结果成功的概率有多少。必要时，在试验项目结束前能对可能存在的方案设计缺陷或项目管理不足进行纠正，如对研究人员或临床团队进行额外培训、与项目团队讨论方案修正的必要性和可行性、更新相关项目管理文件等，以便降低试验项目失败的风险。对试验项目安全性数据总结列表进行分析的方法可以包括但不限于：

① 按照受试者接触试验用药物/研究产品的程度，包括接触的时长、剂量、浓度等。

② 按照治疗后出现的症状/体征（treatment emergent signs and symptoms，TESS）。在用文字描述总体出现的AE后，还需要对每一个高风险AE列表予以详尽分析（图32.2）。

③ 按照实验室检查结果分析，包括实验室基线

	受试者人数n(%) ①	
事件 (PT术语)	研究药物组 $n=200$	安慰剂组 $n=135$
肌肉痛	48(24%)	26(19%)
头痛	32(16%)	16(12%)
高血压	30(15%)	3(2%)
恶心	22(11%)	12(9%)
水肿	18(9%)	13(10%)
疲倦	18(9%)	19(14%)
胸闷	14(7%)	12(9%)

①%=n/N。事件按照研究药物组频率递减顺序排列。鉴于样本数规模，统计学差异比较不能完成。高血压的频率显著差异，可以进行统计学分析。

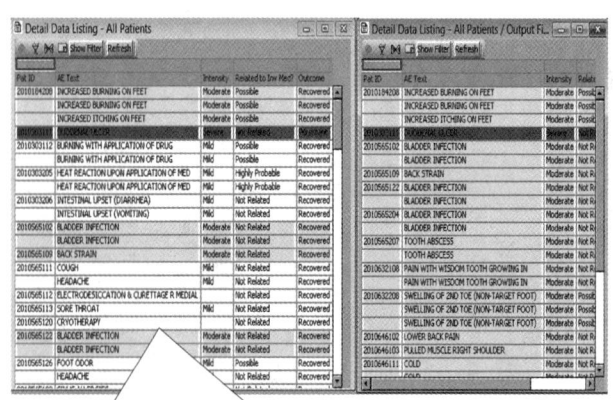

根据预设预警机制，不同风险的实验室检测值被标以不同色泽。若需进一步审核，可以点击数据栏后打开相关图表进行分析。

图32.2　某临床试验受试者不良事件发生率总结与列表示例

与治疗后实验室检测比较，特别是具有临床意义的实验室检查变化、随时间变化的实验室检测值异常变化等（图 32.3）。必要时，需要列出每一位有临床意义的实验室检测值异常变化的总结和分析等。

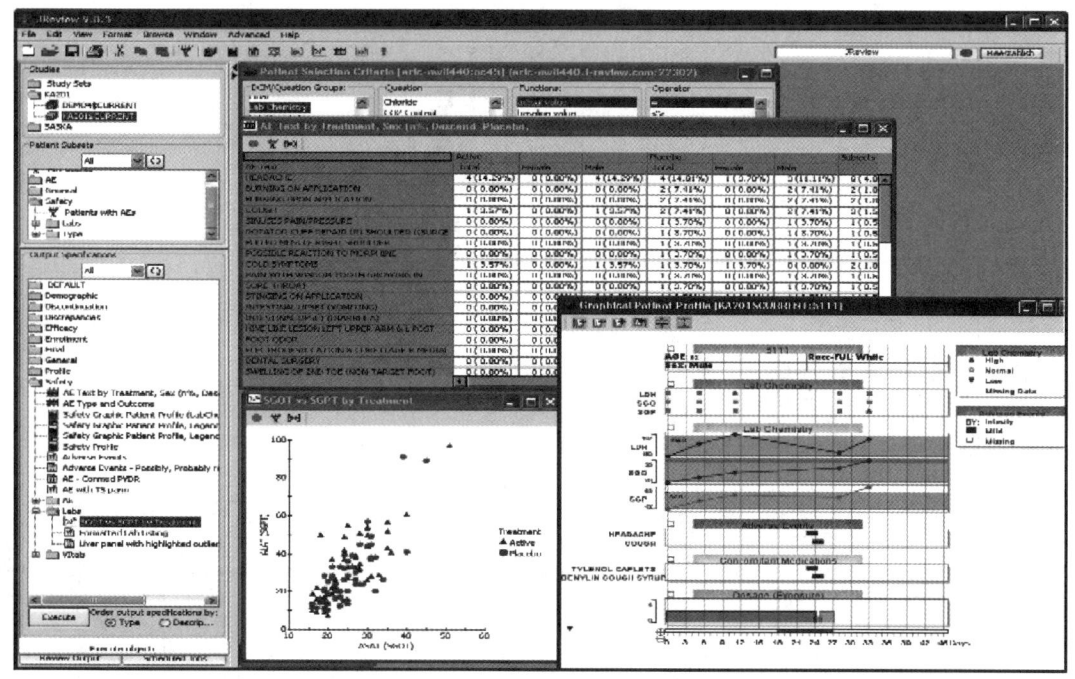

图 32.3　安全性数据审核列表示例

在这个案例中，从实验室检测值坐标图中可以辨别出异常值。点击异常值后可以进入相应受试者的相关生理指标或其他检测值状况，也可以把有异常值范围的所有受试者同时调出来审核和评价。

32.2.3.3　汇总数据列表审核

汇总数据列表通常包括受试者分布、基线特征、不良事件和治疗相关不良事件列表，严重不良事件列表，以及有效性数据列表（如果是单臂研究）等（图 32.4）。汇总数据列表的分析角度可以包括但不限于：

- 与基线比较；
- 与剂量关联性；
- 与给药时间关联性；
- 与治疗后 AE 发生率关联性；
- 是否符合预期，包括类别、发生率、严重度、死亡关联性等；
- 特殊 SAE；
- 有效性总结，如 ORR 预期、不一致结果（与基线比较）、有效性数据的合理性等；
- ……

汇总数据列表审核通常以表格、图表和列表的形式呈现供医学监察员用，以确定可能影响受试者群安全性、研究进度、疗效或研究完整性的潜在问题。汇总数据审核需要跨部门专业人员共同协作完成，通常由医学监察员、生物统计代表、统计程序员和数据管理代表等组成。汇总数据审核有助于确定数据变化趋势、异常值或逸出值分析［参见 21.4.2（3）②案例］、与方案相关数据的符合性，目的是确保药物的安全性在临床研究数据中得到准确的表示，研究的疗效数据足以解决主要假设（以及关键的次要假设等），研究人员遵守了研究方案和执行了良好的临床操作规范。

定期对数据导出结果进行审核（如列表和图表）可以及时辨别试验项目可能的安全性风险信号或趋势，或医学相关性异常情形的甄别，或缺失数据与不可信数据的确认，以及对受试者利益和结果的影响等。

上述安全性数据审核和汇总数据审核都属于这些定期数据列表医学审核类别。数据导出结果列表参数要求应在 MMP 中予以描述。审核后产生的专属表格应当存档保留。

32.2.3.4　医学数据审核总结报告

按照医学监察计划，在试验项目过程中，每次医学数据审核完成后，都需要医学监察员及时完成医学数据审核总结报告（medical review report，MRR）（表 32.6），并递交给相关干系人参考和跟踪，如项目团队主要成员、项目经理或申办方代表等。该报告应含有所列数据的详细信息，包括数据截止日期、总结的受试者人数和数据输出/列表的规范。此外，还应列出每份报告的审查结果清单，以及跟进/解决审查结果的建议等。

(a)

受试者招募状况	n(%)
筛选受试者数	
筛选失败受试者数	
随机入组受试者数	
接受治疗受试者数	
中止治疗受试者数	
AE	
病症恶化	
受试者撤销ICF	
其他	
早期退出试验项目	
死亡	
受试者退出	
其他	

(a) 受试者招募状况汇总表，可以利用项目经理汇总结的同类表格，作为医学审核受试者数量的基础

(b)

基线属性	n(%)
年龄（最大、最小、中值）	
年龄≥65岁	
性别n(%)：男性	
女性	
ECOG状况：0级	
1级	
2级	
筛选期肿瘤分期：I期	
II期	
III期	
IV期	
......	
既往治疗线：3线	
+3线	
......	
MSI-H/dMMR①：是	
否	
未知	

① MSI-H/dMMR—微卫星高度不稳定(MSI-H)/错配修复缺陷(dMMR)的实体瘤

(b) 受试者筛选期基线数据汇总，为试验项目中受试者诊疗变化比较提供基础数据

(c)

AE类别n(%)	n(%)
TEAE①	
TRAE②	
严重TEAE	
治疗相关SAE	
3~5级TEAE	
治疗相关3~5级AE	
免疫相关AE	
导致治疗周期延误的TEAE	
受试者永久停止用药的TEAE	
导致死亡的TEAR	

① TEAE = 治疗后出现的AE
② TRAE = 治疗相关AE

(c) TEAE和TRAE的医学审核汇总数据列表

(d) ≥3级的AE列表

PT	CTCAE分级	N(%)	治疗相关	SAE
心脏疾病—窦房结异常	4	1(3.1)	Y	Y
皮肤和皮下组织疾乱—皮疹	3	1(3.1)	Y	N
血液和淋巴系统疾乱—				
淋巴细胞降低	3	1(3.1)	N	N
中性粒细胞降低	4	1(3.1)	N	N
白细胞降低	3	1(3.2)	N	N
血小板降低	4	1(3.1)	N	N
血管素乱—高血压	3	1(3.1)	N	N
感染—腹部感染	3	1(3.1)	N	Y
肺部感染	3	1(3.1)	N	Y
免疫系统乱—嗜红细胞性网状细胞增多	3	1(3.1)	N	Y
代谢和营养紊乱—低钠血症	3	1(3.1)	N	Y

(d) 依据CTCAE症状分类，可以将一定等级的TREA(如≥3级或≥5级)汇总数据分别列表呈现(按照MedDRA编码)，便于做出医学审核判断

(e) 治疗相关SAE列表

SOC/PT	相关SAE总数	至少有一个治疗相关SAE的受试者人数			
		2级N	3级N	4级N	总数N(%)
任何治疗相关SAE	X	X	X	X	X
血液和淋巴系统疾乱—自身免疫性全血细胞减少症	X	X	X	X	X
溶血性贫血	X	X	X	X	X
呼吸、喉部、纵膈胸膜素乱—肺炎	X	X	X	X	X
耳部和内耳素乱—眩晕	X	X	X	X	X

(e) 任何SAE都必须进行医学审核，并将它们按照CTCAE分级或等级列出，汇总后的治疗相关SAE有助于判断安全性风险状况和可能趋势

(f)

有效性评价列表	n(%)
评价标准	
ORR	
PR	
CR	
SD	
PD	
未知	

(f) 根据方案适应证定义，对汇总数据项目的有效性及其评价医学审核及其呈现

(g) ≥3级免疫相关AE列表(irAE)

SOC/PT	n(%)	SAE(n%)	≥3级
所有irAE	X	X	X
血液和淋巴系统疾乱—自身免疫性全血细胞减少症	X	X	X
溶血性贫血	X	X	X
呼吸、喉部、纵膈胸膜素乱—肺炎	X	X	X
咳嗽	X	X	X
皮肤和下皮层组织素乱—丘斑疹	X	X	X
瘙痒	X	X	X
内分泌素乱—甲状腺功能减退	X	X	X
甲状腺功能亢进	X	X	X
全身素乱和注射部位问题—发热	X	X	X

(g) 根据方案适应证目标药物属性，列出需要医学审核特别关注的不良事件。这些需要特别关注的数据点和列表式要求，准备阶段就向数据管理员提出数据点和表式要求，便于在数据库报告建设阶段就制定好需要特别提数的相关数据，供试验项目中进行医学审核和趋势分析

(h)

(h) 受试者与治疗周期最佳总响应/进展图表展现医学汇总数据结果

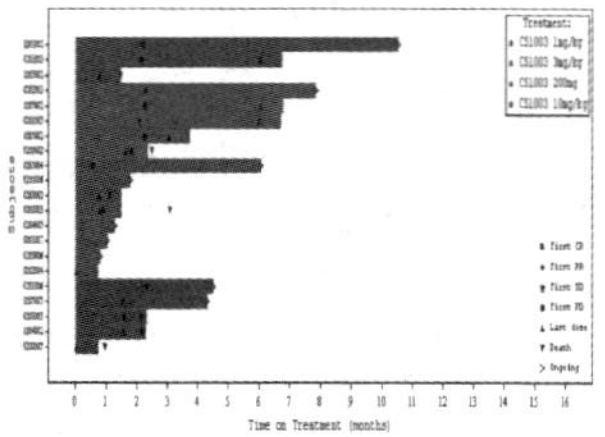

除了数据列表外，可以采用可视化图表来展现医学汇总数据的结果

图32.4 汇总医学数据审核各种列表与图表应用案例

需要根据方案终点目标要求和药物属性做出列表和计划选择。

表 32.6　医学数据审核总结简报示例

申办方名称：		试验方案编号：	
试验项目名称：			
CRO 项目编号	审核日期		审核数据截止日期
项目经理姓名		主要医学监察员姓名	
参与审核的团队成员名单：			

[DATE]产生的总结数据审核或列表结果由医学审核团队审核。

数据截止日期为[DATE]。在此日期前，临床试验数据库的相关数据包括了已被招募/随机的[n]受试者,占总招募/随机受试者人数[n]比例,其中已完成试验项目的受试者为[n]人。

本次审核的特别导出结果包括下列监查活动报告：

[列出所有审核过的报告/列表]

问题总结：

数据结果的审核导致下列问题的发现和纠正措施的建议(如下表所列)。[可以根据需要增减项]

报告名称	发现的问题	评注	建议措施(如有)
例如:[全部 AE 总结]	[药物相关 AE 百分比比预期高]	[招募的受试者人数不足和大多数受试者来自一个研究机构]	[将进行监督]

审核细节描述：

审核结论[可以按需修改]：

(1)需要升级的重大问题有……

(2)对数据的初步审核后给出的建议如下：

主送：		
抄送：		
项目经理姓名：	项目经理签名：	签名日期：
医学监察员姓名：	医学监察员签名：	签名日期：
文档管理:试验主文档/项目管理/医学监察		
版本×.×.×		版本日期××××年××月××日

32.2.4　受试者入选资格审核

受试者入选资格审核包括入组前和入组后审核。对于影响关键数据结果的入排标准需要预设判断流程，预防不合格的受试者被随机入组。如果入排标准较为复杂，还可能需要建立中心审核机制，具体的做法包括但不限于：

- 研究机构筛选，递交医学监察员审核；
- 需要全面预审核体检和实验室检测数据；
- EDC 数据的列表功能，预设并提取必需的数据点，或建立自我必需的工具；
- 建立研究机构和 CRA 的沟通机制，对入排标准的接受和拒绝标准交流程序和表格应用。

在 MMP 中应当就研究机构招募新的受试者前获得医学监察员审核和推荐的流程及其职责（如适用）做出描述。在试验项目筛选阶段，判断受试者是否符合方案的入排标准而被招募入组是研究者的责任，医学监察员在其中只是起到协助的作用，并不能代替研究者做出最终的决定。例如，在一些入排标准较为复杂的试验（如抗肿瘤药物试验）中，为了尽量避免不符合标准的受试者入组，或减少研究者对入排标准判断的时间，医学监察员可以根据研究机构提供的一些受试者病史和/或检查背景信息，向研究者提供一些必要的入排标准预判建议。这些背景信息包括但不限于病史记录、既往和同期用药、体检或生命体征检查结果、实验室检测结果、其他检测结果等。例如，某研究脑瘤药物治疗效益的试验方案中规定受试者在入组前服用可的松类药品或抗癫痫治疗应当予以排除，并不允许有方案入选标准的豁免或例外情形出现。为此，医学监察员需要对每位受试候选者的用药记录和病史进行预审，以便协助研究者对受试者的入组与否做出判断。当要求招募前医学监察负责人批准受试者入选时，需要与主要研究者签署相关同意协议，此时需填报专属入选资质评价表，受试者的入选需要由医学监察负责人和研究者共同签字。根据方案设计，医学监察员可能还需要培训和关注在洗脱期和试验药物服用期对这些排除标准或禁忌用药或治疗的管理。

入组后符合试验方案标准的资质审核是在受试者被随机入组后进行的，其通常在受试者既往用药或治疗史的基础上，对试验中禁忌用药和/或既往/同期用药/治疗数据等及其与试验终点目标影响的关联性进行医学审核，并结合受试者安全性风险的可能性做出判断。如果医学监察员涉及这类招募后受试者资质评估，需要在 MMP 对其流程做出描述。这类对每一位已入组受试者资质数据的审核或抽查的医学审核流程启动的时间点和定期审核时间间期应根据 MMP 中预设的时间点而定，如随机入组日期起开始，每月审核一次等，或预设的时间窗内（从招募到随机日期间）。当受试者随机化入组后，医学监察员通常需要审核的数据点包括但不限于：病史、既往或同期用药、预设的体检和/或生命体征检查结果、相关实验室基线检查结果、筛选访问时的入选/排除标准、任何临床或医学诊疗记录或报告等。在某些方案实施过程中，根据试验项目管理计划的要求，医学监察员可能需要对已入组的受试者是否符合入排标准进行复审，或根据 CRA 发现的入排标准违背案例进行医学判断。任何与研究者的决定不相符的结论，医学监察员需要及时向申办方和研究者提出，并给出与研究者判断不同的依据，供研究者参考。在综合考虑医学监察员的建议和相关依据资料后，是否需要纠正已入组受试者的入排标准判断的决定仍需要由研究者做出。如果医学监察员发现某位受试者未满足入排标准，则会以数据质疑的形式向研究者进行质疑，以确认是否存在方案入排标准偏离的状况。一旦确认，应按照方案偏离管理及其报告的处理规程进行处理，并报告给相关人员。

32.2.5 方案偏离的医学监察

方案偏离（PD）定义为在临床试验过程中所出现的未遵循独立伦理委员会（IRB/EC）审核并批准的试验方案而实施试验项目过程的任何行为，无论是计划内的还是计划外的，或遇到方案偏离后的情况涉及是否能够继续治疗等，此时的偏离被视为方案医学偏离（medical protocol deviation），因为需要医学上评估决定。PD 审核离不开团队协作，且应当明确医学在其中应承担的职责要求。具体的操作流程包括但不限于：

① 试验启动前，熟悉方案描述，关注关键数据及其流程，提出主要方案偏离标准及其判断方法。

② 按照申办方 PD 管理要求，临床试验开始前：

• 医学监察员需要与 PM 一起拟订方案偏离管理计划及其评估标准、报告流程和记录要求，供项目实施过程中医学审核参考；

• 数据管理员需要在构建试验数据库时，根据

PD 管理计划中规定的 PD 数据标准和识别要求，对试验项目过程中需要提供的 PD 总结表进行预设，以便根据试验项目进展汇报时间表提出 PD 总结报告。

③ 试验过程中，医学监察员按照 MMP 时间要求给出 PD 判断结果及其医学建议。

④ 及时与申办方、PM 和研究机构交流严重和重要 PD 事件，并给出医学判断依据和应对建议。对 PD 采取的任何措施都需要与研究机构充分交流。

⑤ 跟踪 PD 管理结果和记录在案。

对方案偏离审核的关注点通常集中在入排标准、禁忌治疗或药物服用、试验药物剂量调整、终止治疗的原因、错误入选治疗组别等。CRF 记录与源文件证据一致性和准确性审核是关键，特别要关注主要有效性和安全性终点关联性，及 PD 对试验结果的影响度。必要时，应当在试验方案中预设重要的入排标准值，如高血压上限、肝功能上限标准等。有关方案偏离的临床运营管理可以参见 13.3.2 节。MMP 应当对试验进行过程中或定期审核方案偏离的流程做出描述。虽然不建议申办方实施相关的偏离或豁免流程，但在某些特殊情况下申办方不得不建立这个流程，则需要在方案及其方案偏离管理计划中描述，包括这一过程中的项目升级审核程序的建立和遵循要求，以便确保应对相关情况的处理。试验开始后，医学监察员对方案偏离的医学监察可以有三种管理形式，即

（1）定期方案偏离的医学审核　按照医学监察计划，医学监察员定期对试验项目中方案偏离事件的类别进行定性分类分析，如严重方案偏离、重要方案偏离、一般方案偏离，并对其中的整改期望提供医学支持，以及评估受试者的安全或研究完整性是否因此受到影响。

（2）持续性方案偏离医学审核　按照试验项目管理计划的要求，某些试验项目中的方案偏离需要医学监察员的持续支持。此时，研究团队成员可以通过电子邮件将相关信息发送给医学监察员，以评估受试者的安全性或研究完整性是否受到损害。

（3）实时方案偏离的医学审核　医学监察员如果在审核受试者数据时，如入排标准、实验室检测值、心电图监测数据、受试者个人信息列表、安全数据列表、SAE 等，监察到方案偏离状况，可以通过电子邮件的形式与相关人员进行沟通，并通知项目团队相关人员，便于做好后续医学支持和跟踪应对措施。

所有严重/重要方案偏离事件，必须由研究机构按照当地法规的要求通知伦理委员会/监管机构。

32.2.6 相关实验室检测值审核及其警示监察

MMP 中对试验项目中相关实验室检测或检查的流程及其关键数据点（如实验室生物样本检测数据结果、ECG 检查、脑电图检测、肺活量检测等）的医

学审核应当予以描述，包括是否需要提供实验室数据警示并做出实时审核，或其他安全性参数的审核，特别是对于高风险异常值（high panic alert value）需要做出阈值限度规定。如需要，项目经理应要求项目中心实验室或其他服务商通过传真/电子邮件/电话方案向医学监察员和/或研究者实时传输选择的或标注的实验室检测结果。医学监察员审核检测数据，并与研究机构人员/研究者就受试者的临床状或任何需要/计划采取的措施进行交流，如提出问题、进一步调查或评估、转诊、给予治疗等。评价检测结果的临床相关性和临床意义，以及确定启动相关的临床措施是研究者的职责所在。所有涉及此项任务的活动和交流都应当存档保留。此外，医学监察员亦需要维护相关评价追踪记录表。此外，通常与适应证病症相关的实验室检测值不一定报告为 AE，除非方案规定。

需要与实验室检测值做交叉审核的试验项目数据值包括生命体征检查结果、AE、病史，同期服药等。对于一些显现临床症状的病症，医学监察员需仔细核对源文件记录，并确保 CTCAE 等级报告的正确性。一般说来，实验室检测异常值被认为具有临床相关性的常用判断原则包括但不限于：

- 有伴随临床症状；
- 要求调整试验用药（如剂量调整或暂停等）；
- 要求新的同期治疗或改变目前同期治疗（如剂量增减、中止等）；

- 研究者判断相关。

图 32.5 为实验室检测值常用分析方法的示例。在这个示例中，检测结果的可视化图表及其实验室检测值离散点数据可以与基线值相比，进而检测出异常值或逸出值。一旦发现这些异常或逸出值，可以进一步关联受试者状况列表，并开启每个相关个案详尽数据，包括同期服用药物关联性的观察等。

为了保护受试者的安全，在临床试验开始之前，医学监察员应当要求中心实验室设定实验室严重超标检测值预警机制（high panic lab alert）和跟踪方法，如表格记录、系统自动通告、预设实验室正常值范围、超标等级（＋、＋＋、＋＋＋）及其判断流程和应对措施等。这个机制的建立直接关系到受试者的安全性管理的质量和效率，并可能与入排标准、终止受试者和安全性信号监督有关。为此，试验项目的干系人，如项目经理、CRA、医学监察员和药物警戒人员都应当熟悉方案适应证病患的生理或生物指标、临床医学判断标准等，并在试验项目启动前设立好预警机制。在试验项目实施中，CRA 需要仔细核查实验室异常检测值，尤其是检测逸出值需要特别关注（图 32.6），并递交医学监察员介入审核与评估。同时，按照方案和安全性管理计划要求，保持良好的研究机构的沟通和及时与研究者交流，获得风险确认和有疑问时主动与医学监察员进行交流。有关 CRA 对

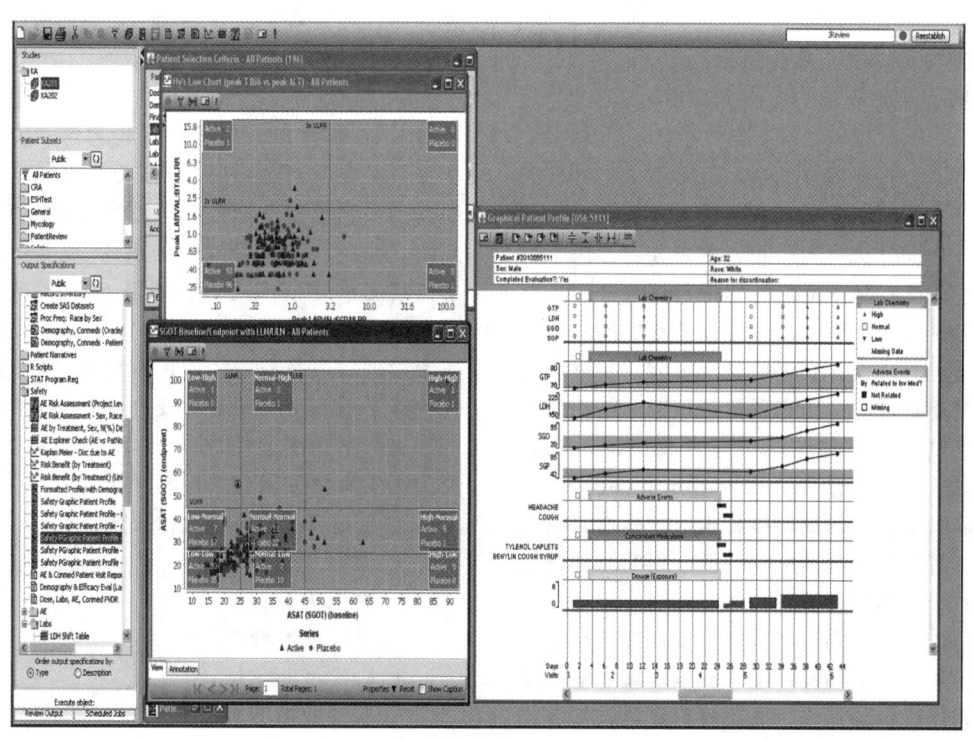

图 32.5　实验室检测异常值分析方法示例
在这个案例中，显示在实验室检测值坐标图中的所有检测不良比较容易识别出超正常警示值的个案。
点击需警示的检测值，可以审核其他检测值是否异常。

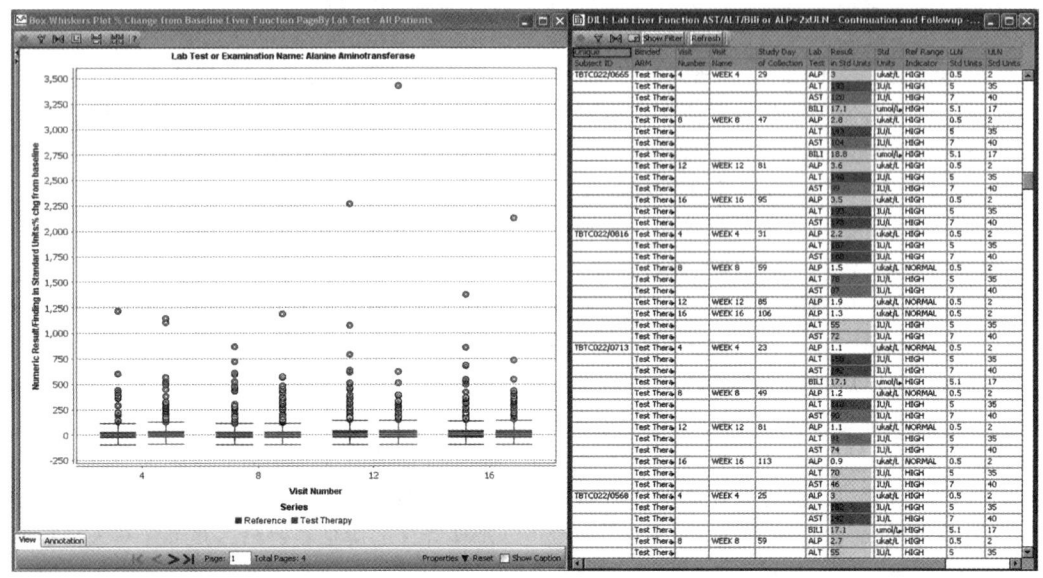

图 32.6 与基线相比实验室逸出值分析示例
右边列表中的检测值按照预设的正常值比较分类（色泽标识），异常值按照变化大小标识不同色泽。
左边的坐标图中异常或逸出变量点可以直观地观察到。

实验室检测值的监查要素可以参见 10.1.4.6 节。此外，项目经理和监察员应当根据方案和医学监察员制定的关键实验室检测数据预警要求，培训研究者和 CRC 有关实验室检测数据报告为 AE 的一般原则，即

- 相比较基线而言，新的或显著恶化的检测阈值；
- 有明显临床症状，且可以与检测值相关联；
- 具有临床相关性，无论是否与试验药物有关；
- 达到常见毒性标准阈值；
- 方案预设的特殊事件或阈值；
- 用不同方法都验证与疾病恶化相关的参数。

一旦设定了实验室预警机制，与实验室正常检测值范围相比，该系统在受试者的实验室检查结果达到一定的异常值范围时会自动通知相关研究者、医学监察员和临床监查员。异常值范围通常包括符合入排标准中相关的实验室检查异常、符合停药标准的实验室检查异常、医学上认为有安全性风险可能需要采取行动的实验室检查异常等。研究者收到预警系统的通知后，应分析受试者的具体情况并采取相应的行动措施。医学监察员的作用是提醒研究者该事件的发生，确保研究者采取了合理的处理措施来保护受试者的安全。例如，一些病症或毒性反应的医学判断原则或标准的掌握有助于医学监察员对临床症状与实验室检测的关联性判断。假设某临床试验方案要求设定与海化法则相关的异常数据值预警系统，一旦受试者的肝功能检查符合海化法则的标准，或出现可疑药物性肝损害的风险，实验室检测值警示系统就会及时通知研究者，研究者分析受试者的情况后发现该事件符合药物性肝损害的可能性较大，决定终止试验药物的治疗并

积极治疗肝损害。医学监察员和研究者同时收到该预警通知，医学监察员及时和研究者沟通该事件，确保研究者采取了适当的行动。

32.2.7 严重不良事件的医学监察

医学评价在整个临床试验安全性监控中起着重要的作用，其中包括监督严重不良事件（SAE）的医学评价和处理。有关临床试验中 SAE 属性分析，尤其是因果关系的判断管理及其流程，20.1.3 节已有详述。临床试验中，大多数申办方的药物警戒管理团队负责 SAE 的处理、分析和报告程序，其中也需要医学背景的专员对 SAE 的因果关系及其与受试者安全性和试验结果安全性数据的影响做出医学分析和临床判断。因此，药物警戒中的医学/临床判断也属于医学监察的重要范围之一。如果 SAE 管理相关任务已列在试验项目药物警戒计划中，并对 SAE 角色及其职责管理，以及报告流程也有要求和描述，则不要求作为医学监察员的职责重复列在 MMP 中。

从医学角度全面评估 SAE 的影响程度，需要涉及的医学审核方面包括但不限于：

- 对临床数据可信性的影响；
- 预期/未预期；
- 因果关系；
- 描述的准确性；
- 医学判断依据；
- 事件数据的医学质疑；
- 事件术语的编码；
- 实验室检测值，诊疗评估，病史，产品机制和既往安全性风险点，适应证患者群等关联性。

临床试验项目启动前，医学监察员需要参与 SAE 处理程序的设计、审核和批准。在临床试验过程中，医学监察员参与 SAE 病例数据的医学审核，确保叙述和查询 SAE 记录和报告的准确性与完整性，包括 SAE 判定的合理性、SAE 标准的吻合性、AE/SAE 描述的准确性、等级划分的正确性、临床处理的合理性等。医学监察员还需对 SAE 因果关系进行医学判断和预期评估。如果判断结果与研究者不一致，需要在 SAE 报告（如 CIOMS）中详尽描述其判断依据或理由（参见 20.1.3 节）。

在进行医学数据审核时，医学监察员需要注意 AE/SAE 关联数据的交叉审核，如同期服用药物或治疗、提前退出理由、药物服用记录、病史、体检、ECG、死亡报告、实验室检测和病史记录等，以确保数据的完整和一致。为此，需要关注的要点有：

① 受试者的病史信息及其基线数据对于 AE/SAE 判断较为重要，其不仅关系到受试者是否符合入排标准，也为后续临床检查的数据结果比较奠定了基础。只有已有病史或 AE 恶化或新 AE/SAE 发生，才应对其做出等级划分。有些同期药物的服用可能意味着已有病史的恶化或换用药物治疗，因而病史需要交叉审核的数据涉及 AE/SAE、入排标准、同期用药、安全性风险评价等。例如，既往肿瘤治疗史，如外科手术、放射治疗和全身治疗等应当仔细审核，以确保受试者满足入排标准和试验用药。

② 与临床症状相比，其事件术语的合理性和准确性、对 AE 发生的具体部位或细节需要充分且合理，如水肿与外周性水肿、皮疹与职业性痤疮代表了完全不同的临床诊断结果。

③ AE/SAE 的等级划分如果临床上无法匹配到相应的医学标准，如检查肿瘤诊断的 TNM 分级，可以按照 CTCAE 原则（参见 20.1.3.1 节）进行，并需要有适宜的临床支持性数据。但需要注意的常见术语标准（common terminology criteria，CTC）的严重度与受试者的临床背景情况有关，如中度高钾血症可能对于肾衰竭或服用洋地黄的受试者来说是致命的。此外，如果方案对等级记录有要求，也可能需要在 CRF 中采集等级数据。此时，医学审核 CRF 设计时需注意方案与 CRF 医学数据记录要求的一致性。

④ 试验药物剂量调整是否符合方案要求进行且合理，并与 AE/SAE 相关联。例如，针对报告的 AE 采取的措施记录为永久停用或剂量下调试验药物，则药物剂量记录与治疗结束数据是否与此一致。

⑤ AE/SAE 要求其他治疗药物干预，则需要核对同期药物数据的一致性，包括事件本身及其与药物服用起始与结束时间的合理性。这类医学审核的观察点可以考虑的方面包括但不限于：

a. 与入排标准关联，并注意洗脱期药物服用的管理要求，以及特殊药物的禁忌和疾病关联性，如脑恶性肿瘤与抗癫痫用药通常不应同时服用。

b. 如果受试者服用同期药物，则需要关注出现下列任一种临床症状有可能不属于 AE，即

- 后续 AE 与相关适应证管理的合理性；
- 适应证列在无病史下可预防；
- 相关适应证或诊断在既往病史中被列为仍存在。

c. 如果在试验期间或疾病存在期间用药发生变化，则

- 监查试验是否有相关适应证的 AE 存在；
- 如果病史报告诊断病症不存在，也没有列出 AE，或没有列出相关预防适应证，那么应当仔细查询研究机构。

d. 服药方式的合理性，如非口服肝素（heparin）的服用是否合理和必要等。

一般情况下，适应证治疗不列为同期用药。任何禁忌用药的出现都可能属于 PD 事件。

⑥ AE/SAE 因果关系的判断临床上需要有医学证据支持其合理性。尤其要注意的是如果研究者对 AE/SAE 因果关系判断与研究者手册中的记载出现不一致时，研究者应当在受试者病史记录中给出医学判断依据。监查员需要仔细核对这类医学判断记录的存在与否，如有医学疑问，可以咨询医学监察员获得进一步的医学专业支持和/或与研究者确认。

⑦ 如果终止参与试验项目原因的记录为撤销知情同意或研究者医学决定，则需要特别留意相关 AE 数据，确保这些行为结局不是由 AE/SAE 造成的，并正确地记录在相关源文件和 CRF 中。

⑧ 死亡是临床病症的结果，而不是死亡本身。因此，需要仔细审阅死亡报告，找出其中的病症诊断术语，并正确地记录在 CRF 中。其中对死亡相关数据，如死因、死亡日期与其他相关支持性证据关联性是医学审核的重要点，以确保死因已被清楚地记录和报告，相关数据链证据都完整准确。需要注意的是，在临床试验中，死亡信息应当与 AE/SAE 数据进行 SDV 一致性核对，包括试验药物的剂量、相关治疗措施、试验终止原因等数据信息。

⑨ 当有实验室检测异常值显示具有临床意义时，需要关注研究者对其是否判定为 AE/SAE，采取的治疗措施是否反映在相关 CRF 数据记录中。

⑩ 注意严重性（seriousness）和严重度（severity）的定义差异（参见 20.1.3.1 节定义），严重度不一定意味着严重性，其在判断 AE 和 SAE 中不应混淆。

有关 AE/SAE 类别列表需要根据方案要求、安全性风险管理计划和统计分析有关安全性数据要求予

以描述（参见 20.6 节）。对不良事件的医学审核可以通过安全性数据列表审核和汇总数据列表进行，诸如：①将汇总的不良事件按最高频率排序并交叉表格比较；②发现高风险比例点时可以点击数据点展开，以便进一步对详尽列表进行比对分析；③挖掘 AE 表格条目，并关联性列表做横向对比分析；④按照事件发生日期进行兼并，如 AE/同期用药时间，以分析其中的关联性或数据缺失；⑤将病史/基线与治疗后的数据进行比较，以便发现任何漏报或报告不准确/不完整的 AE/SAE 等。

32.2.8　医学编码的医学监察

临床试验不良反应术语与同期药物名称在试验项目中通常需要按照 GCP 要求进行相关医学术语的医学编码工作。医学数据编码员在申办方的组织架构中不尽相同，有些在数据管理部门设置相关岗位，有些将医学编码和质控职责分开管理，如编码由数据管理员完成，质控交给医学部门的医学监察员负责，或编码和质控都由药物监察员负责，药物警戒专员也会涉及 AE/SAE 术语的医学编码职责。有关医学编码的详尽描述可以参见 20.3 节。医学监察员有责任对医学编码的医学归类准确性及其编码质量进行审核。如果在数据管理计划或药物警戒计划中已经规定了医学监察员在医学编码流程及其质量控制中的作用，则无须在 MMP 中另做规定要求。申办方可以把医学术语编码和/或质控工作外包给 CRO 的医学监察员完成。此时，在 MMP 中应当对申办方与 CRO 在医学术语编码中的角色与职责分工做出明确划分和规定，并按照外包服务合约的规程进行管理。

医学监察员对医学编码的质控在于保证医学编码的准确性和一致性。在这一过程中，项目经理应当要求数据编码员定期发送预设的编码列表给医学监察员。数据编码员或医学监察员负责根据选用的 MedDRA 和 WHODrug 版本对相关医学术语进行低位术语（LLT）归类，并进一步根据所建立的编码惯例，完成优选术语（PT）和系统器官分类（SOC）的归类。在质控阶段，医学监察员需要对这些编码的准确性进行审核，确保医学术语的 LLT 最接近核心术语的含义，判断药品代码和 ATC 代码的选择是否适当，

医学编码的准确性，原始文本与编码术语的一致性，是否存在缺失编码术语，并检查术语事件日期有无重叠，如开始/结束日期，以防医学术语的重复报告。如果发现编码错误、不一致或不准确，医学监察员会将需要澄清的编码数据问题发送给编码员，编码员做出数据问题澄清和更改后，需要再次将列表递交给医学监察员进行最终质控审核（参见图 20.15）。

32.2.9　其他要素的医学监察

除了上述几类临床试验数据需要进行医学审核外，根据方案的需要，还有一些试验数据有可能需要医学监察的支持。这些方面包括但不限于：

（1）试验结束或治疗结束（end of treatment，EOT）页的关联性审核　通常在 CRF 的试验结束页上，会要求研究者提供受试者提前退出或结束试验项目的原因、日期，以及其他支持性数据。这些有可能与试验中的 AE/SAE、死亡、有效性等信息有关，因而应当予以审核，以确保数据都清楚地被报告和相关数据证据链完整。

（2）病症的临床诊断　审核疾病诊断的准确性，如 TNM 分级，包括既往全身治疗和治疗线通常需要详尽审核。进行这种审核时，有时需要交叉检查病症分层标准（如适用）。这些可能关系到受试者符合方案入排标准和在试验中的治疗效益与安全性。

（3）试验治疗及其药物服用　在一些复杂试验项目中，应当对试验用药进行审核，包括调整剂量和服用时间的评估，确保剂量的精准。必要时，剂量调整或暂缓服用需要和 AE 或试验治疗终止交叉核对（试验用药措施关联性）。服用剂量是方案实施合规性及其结果可靠的关键点，尤其是抗肿瘤药物。

总之，随着 ICH E6 更加鼓励申办方利用先进电子技术和分析方法来跟踪和实施临床试验项目，以确保受试者的安全性和数据质量的提高。对于医学监察而言，这意味着医学监察员有更大责任来承担试验药物安全信号的监测和趋势挖掘职责，并对其中风险信号及时采取必要的减缓和预防措施，使临床试验受试者安全性得到更好的保障，也有助于试验结果质量和可信性得到极大改善。

（史青梅）

第 33 章

医疗器械和体外诊断试剂的临床试验药政要求和管理

医疗器械临床试验的基本目的是评价受试产品的安全性和有效性，并保证临床试验结果真实和可靠。虽然医疗器械和药物在临床试验的要求和管理上有相似的地方，但由于医疗器械在其性状、应用和临床功能上和药物存在着较大的差异，所以医疗器械和药物在临床试验要求、管理和设计方面有所不同。本书前面的大部分内容详细讲述了药物临床试验的药政要求和管理。本章中和药物临床试验相似的部分，如医疗器械临床试验的监查等不在此重复讨论。本章侧重点在于医疗器械和体外诊断试剂的临床试验药政要求、管理以及和药物临床试验的异同，以便为读者提供一个国内和国外对医疗器械和体外诊断试剂临床试验的设计、要求和管理的基本概述。

33.1 医疗器械的定义和分类

医疗器械是指单独或组合应用的仪器、设备、机器、器具、用具、机械、移植物、植入物、装置、体外试剂或其他类似或相关产品，包括组成、组件、配件、附件、软件或零件等，其应用目的在于对人类或动物的身体状况进行：

① 病症预防、诊断、治疗、治愈、监护或者缓解；

② 损伤或残疾的诊断、治疗、监护、缓解、康复或者功能补偿；

③ 影响人体解剖结构或生理功能的检验、研究、替代、调节或支持；

④ 妊娠控制；

⑤ 生命的支持和维护；

⑥ 通过对来自人体的样本进行检查，为医疗或者诊断目的提供信息。

其用于人体体表及体内的作用不是用药理学、免疫学或代谢的手段获得，但可能有这些手段参与并起一定辅助作用。依据医疗器械的结构特征、医疗器械使用形式和医疗器械使用状态，医疗器械通常可以按照下列标准予以分类：

（1）医疗器械结构特征和使用形式　其包括无源医疗器械和有源医疗器械，即

① 无源医疗器械包括药液输送保存器械；改变血液、体液器械；医用敷料；外科器械；重复使用外科器械；一次性无菌器械；植入器械；避孕和计划生育器械；消毒清洁器械；护理器械、体外诊断试剂、其他无源接触或无源辅助器械等。

② 有源医疗器械是依靠电能或其他能源而不是直接由人体或重力产生的能源来发挥其功能的医疗器械。其包括能量治疗器械；诊断监护器械；输送体液器械；电离辐射器械；实验室仪器设备、医疗消毒设备；其他有源器械或有源辅助设备等。有源器械失控后往往可对人体造成一定的损伤，其损伤程度可分为轻微损伤、中等损伤或严重损伤。

（2）医疗器械使用状态　根据使用中对人体产生损伤的可能性和对医疗效果的影响，医疗器械使用状况可分为接触或进入人体器械和非接触人体器械，即

① 接触或进入人体医疗器械　其使用时限可分为暂时使用、短期使用、长期使用。这类医疗器械接触人体的部位通常体现在皮肤或腔道、创伤或体内组织、血液循环系统或中枢神经系统等。这类医疗器械依据医疗目的和使用手段又可进一步分为：

a. 外科侵入医疗器械，即借助外科手术，这类医疗器械全部或部分通过体表侵入体内，其接触的部位有：

• 血管，作为管路向血管系统输入的医疗器械侵入血管或与血路上某一点接触；

• 组织/骨/牙质，侵入组织、骨和牙髓/牙质系统的器械和材料；

• 血液循环，接触血液循环系统的医疗器械。

b. 植入器械，即任何借助外科手术，医疗器械全部或者部分进入人体或自然腔道中，并在手术过程结束后长期留在体内，或者这些医疗器械部分留在体内至少 30 天。

c. 重复使用外科器械，即用于外科手术中进行切、割、钻、锯、抓、刮、钳、抽、夹或类似的手术过程，不连接任何有源器械，通过一定的处理可以重

新使用的医疗器械。

② 非接触人体医疗器械　其对医疗效果的影响程度分为基本不影响、有间接影响或有重要影响。这类医疗器械不直接或间接接触患者的身体。

③ 表面接触医疗器械　这类医疗器械与人体接触的部位只限制在：

a. 皮肤，即仅接触未受损皮肤表面；

b. 黏膜，即仅与黏膜接触；

c. 损伤表面，即只与伤口或其他损伤体表接触。

在医疗器械分类中，常用的术语包括：

（1）预期目的　这是指产品说明、标签或宣传资料标明的医疗器械使用可产生的作用。

（2）风险　这是导致人体受伤害的危险发生的可能性及伤害的严重程度。

（3）使用期限　医疗器械的使用长短需要通常视医疗目的而定，可分为

① 暂时　即医疗器械预期的连续使用时间在 24 小时以内；

② 短期　即医疗器械预期的连续使用时间在 24 小时以上 30 日以内；

③ 长期　即医疗器械预期的连续使用时间超过 30 日；

④ 连续使用时间　即医疗器械按预期目的，没有间断地予以使用而发挥实际的医疗作用。

按照药政标准，医疗器械通常被分为 3 类，即

（1）Ⅰ类医疗器械　属于一般控制类医疗器械产品，即风险小或无风险的只需要普通监管，如医用手套、压舌板、拐杖、眼镜片、胶布等，这类产品约占全部医疗器械的 30％左右。FDA 对Ⅰ类绝大部分产品只需进行注册、列名和实施 GMP，产品即可进入美国市场，极少数Ⅰ类产品连 GMP 也豁免，只需向FDA 递交豁免上市前通告（PMN）（参见 30.5.2 节内容）后，产品即可上市销售。

这些器材只要经过下列一些普通监管就可以确保其功效与安全性，即

① 生产设施的登记，并遵循 GMP 要求，包括所有记录保存；

② 遵循上市前通告规程要求；

③ 禁止销售掺假、粗制滥造、错误标识或不当标示的产品销售；

④ 禁止不合格产品销售；

⑤ 符合医疗器械分类目标标准和合规的标签及其说明；

⑥ 必须报告 FDA 有关危害性、修理、置换等事项；

⑦ 限制某些器材的贩卖、销售与使用。

对Ⅰ类产品，器械所有者向 FDA 递交相关 PMN

资料后，FDA 只进行公告，并无相关证件发给所有者。

（2）Ⅱ类医疗器械　泛指产品进行注册和列名后，在普通监管的基础上还要实施标准监管或特殊监管，以保证质量和安全有效性的医疗器械产品，这类产品约占全部医疗器械的 62％。FDA 只对少量的Ⅱ类产品豁免上市前通告（PMN）程序，其余大多数产品均要求进行上市前通告 510K 审批程序（参见30.5.2 节）。生产企业须在产品上市前 90 天向 FDA提出申请，通过 510K 或 PMA 审批后，产品才能够上市销售。在上市后常规使用中需要进一步以监控来保证它们的安全性和有效性的医疗器械，或没有足够的信息存在而不得不建立特殊的监控机制来保证它们的安全性和有效性。特殊监管是在普通监管的基础上，采取针对产品属性的监管措施，例如：

- 增加特殊标签或标识要求；
- 执行强制性的性能标准要求；
- 实施上市后的监测管理；
- 实行患者使用登记；
- 递交要求的上市前数据；
- 上市后的安全性监督；
- 使用患者登记规程；
- 符合 FDA 的指南等。

国际上Ⅱ类医疗器械产品还被进一步划分为Ⅱa类和Ⅱb类。所谓Ⅱa类医疗器械产品是指与人体有相互接触，但这种接触只局限于人体自然管口，如口腔、耳道、鼻腔等。这些器械通常用于诊断或创口处理等。Ⅱb类医疗器械是指需要第三方认证的产品。这些器械可能部分或全部需要插入或植入人体内，也可能改变体液的生物或化学成分（Schnoll，2000）。附录3 列出了常用的划分医疗器械类别的流程示意图。

（3）Ⅲ类医疗器械　泛指具有较高潜在风险或可能引起伤害或疾病的，或是支持或维护生命的，或植入体内的，并需要上市前批准（premarket approval，PMA）管理的医疗器械产品，如人工心脏瓣膜、心脏起搏器、人工晶体、人工血管、子宫内器材、婴儿保温箱等。这类产品约占全部医疗器械的 8％。FDA对此类产品采用上市前批准制度（参见 30.5.2 节），生产企业在产品上市前必须进行注册和列名后，向FDA 递交 PMA 申请资料，证明产品质量符合要求，在临床使用中安全有效。部分Ⅲ类产品还是 PMN，即需要实施 GMP。只有当 FDA 做出批准 PMA 的决定后，该器械产品才能上市销售。

对Ⅱ和Ⅲ类器械产品，所有者须递交 PMN 或PMA，FDA 在公告的同时，会给企业以正式的市场准入批准函件，即允许企业以自己的名义在美国医疗器械市场上直接销售其产品。至于申请过程中是否到企业进行现场 GMP 药政检查，则由 FDA 根据产品

风险等级、管理要求和市场反馈等综合因素决定。

除了依据器械的风险来分级之外，FDA 把现有医疗器材产品依照器材的医疗领域用途（medical specialty "panels"）分类（表 33.1）。

需要了解的是上述只是一个粗略的分类。申请方在申报具体一个器械时，需要仔细查询其产品属于哪一类，以及是否能获得豁免，并应通过找出其相对应的法规编号填报在申报资料中。

表 33.2 列出了医疗器械分类常见判定标准。在进行医疗器械的临床试验和产品申报中，应注意的医疗器械具体分类的基本原则包括：

- 应主要依据其预期使用目的和作用进行，即按照风险程度及其结果来区分。同一产品如果使用目的和作用方式不同，分类应该分别判定。
- 当某一医疗器械与其他医疗器械联合使用时，它们应被分别分类。其中医疗器械的附件分类应与其配套的主机分离，即根据附件的情况单独予以分类。
- 作用于人体几个部位的医疗器械，根据风险高的使用形式和使用状态进行分类。
- 控制医疗器械功能的软件可以与该医疗器械按照同一类别进行分类。
- 如果一个医疗器械可以适用两个分类，应采取最高的风险运用予以分类。
- 监控或影响医疗器械主要功能的产品，其分类需与被监控和影响器械的分类一致。

对于较为复杂和难于类定的医疗器械的分类，建议在准备药政申报前与有关药政部门进行充分的咨询和磋商。

表 33.1　医疗器械应用领域分类

领域编号	医疗专业领域	适用法规（21CFR）
73	麻醉类（Anesthesiology）	Part 868
74	心血管类（Cardiovascular）	Part 870
75	化学类（Chemistry）	Part 862
76	牙科类（Dental）	Part 872
77	耳鼻喉类（Ear，Nose and Throat）	Part 874
78	胃肠道和泌尿类（Gastroenterology and Urology）	Part 876
79	一般和整形外科类（General and Plastic Surgery）	Part 878
80	一般医院类（General Hospital）	Part 880
81	血液类（Hematology）	Part 864
82	免疫类（Immunology）	Part 866
83	微生物类（Microbiology）	Part 866
84	神经类（Neurology）	Part 882
85	妇产科类（Obstetrical and Gynecological）	Part 884
86	眼科类（Ophthalmic）	Part 886
87	骨科类（Orthopedic）	Part 888
88	病理类（Pathology）	Part 864
89	物理治疗类（Physical Medicine）	Part 890
90	放射类（Radiology）	Part 892
91	毒理类（Toxicology）	Part 862

表 33.2　医疗器械分类判定表

接触或进入人体器械 A			1——暂时使用			2——短期使用			3——长期使用		
使用形式			皮肤/腔道	创伤/组织	血循环/中枢	皮肤/腔道	创伤/组织	血循环/中枢	皮肤/腔道	创伤/组织	血循环/中枢
无源器械 A	1	药液输送保存器械	2	2	3	2	2	3	2	3	3
	2	用于改变血液体液器械	—	—	3	—	—	3	—	—	3
	3	医用敷料	1	2	2	1	2	2			
	4	外科器械（侵入）	1	2	3	2	2	3	2	3	3
	5	重复使用外科手术器械	1	1	2	—	—	—	—	—	—
	6	一次性无菌外科器械	1	2	3	2	2	3	2	3	3
	7	植入器械	—	—	—	—	—	—			3
	8	避孕计生器械	2	2	3	2	3	3	3	3	3
	9	消毒清洁器械	2	2	2	2	2	2	2	2	2
	10	其他无源接触器械	1	2	3	2	2	3	2	3	3

有源器械 B		使用形式	1——轻微损伤	2——损伤	3——严重损伤
有源器械 B	1	能量治疗器械	2	2	3
	2	诊断监护仪器	2	2	3
	3	输送体液装置	2	3	3
	4	电离辐射器械	2	3	3
	5	其他一般有源器械	2	2	—

续表

非接触人体器械 B					
无源器械 A	使用形式		1——基本不影响	2——有间接影响	3——间接重要影响
	1	护理设备	1	2	—
	2	体外诊断试剂	1	2	3
	3	其他辅助器械	1	2	—
有源器械 B	使用形式		1——基本不影响	2——有间接影响	3——间接重要影响
	1	实验室仪器设备	1	2	—
	2	消毒设备	1	2	—
	3	其他辅助设备	1	2	—

注：1. 表中符号"－"表示没有这种分类。
　　2. 标题栏中的数字或者符号是此栏目的代号。人体部位的代号依次分别可用："1""2""3"等。例如：某无源短期接触组织外科侵入器械代号为：AA4-22。

33.2　医疗器械临床试验药政要求和管理

医疗器械技术文件是医疗器械生产商必须建立和保留的技术文件之一，它可以证明医疗器械产品满足药政法规的要求。医疗器械技术文件应当在申报药政审批之前完成，它包含的基本要素应当包含在上市前通告（510K）或 PMA 申报资料中（参见 30.5.3 节）。

33.2.1　临床试验的必需文件和步骤

医疗器械上市许可的临床有效性和安全性证据可以通过医疗器械临床评价和医疗器械临床试验验证两种方式获得（图 33.1）。医疗器械临床评价是指申请方通过临床文献资料、既往临床经验数据、既往临床试验等信息对产品是否满足使用要求或适用范围来确认医疗器械理论原理、基本结构、性能等要素，按器

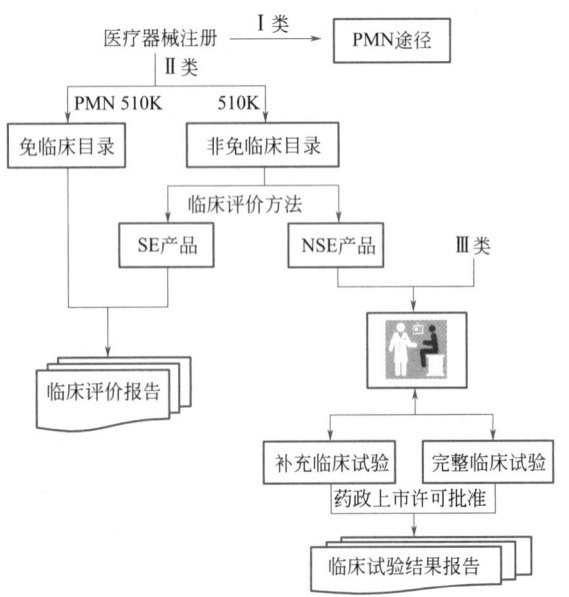

图 33.1　医疗器械上市许可数据证据获得途径示意

械所有者要求使用时的临床安全性及性能与已上市产品是实质性等同的。510K 的申报资料基本可以按照临床评价的途径完成临床应用上市许可的申请。通过临床评价应当能够使 FDA 确认：

- 在正常使用条件下，产品可达到预期性能；
- 与预期受益相比较，产品的风险可接受；
- 产品的临床性能和安全性与已上市产品具有实质性等同的适宜证据支持。

临床评价中引用的临床文献资料应当是能够充分说明产品预期临床使用效果的学术论文、专著以及文献综述；既往临床经验数据，或任何进一步的临床研究结果，上市后监督研究、相同或类似器械的临床使用生成数据能够显示实质性等同的性状。

临床评价适用于豁免进行临床试验的产品（Ⅰ/Ⅱ类）。这些产品作用机制明确，设计定型，生产工艺成熟，已上市的同品种医疗器械临床应用多年，且无严重不良事件记录，申报的产品不会改变常规用途，因而通过临床评价能够证明通告的医疗器械应用是安全有效的。对于实质性等同产品可以进行同品种比对，即通过对同品种医疗器械临床试验或临床使用获得的数据进行分析评价，或递交过去用于同类或类似医疗器械产品申报并获得批准的临床试验资料，进而证明通告的医疗器械是安全有效的；也可以递交过去进行的或在海外进行的并用于注册的临床试验数据结果来证明申报产品的安全有效性。

医疗器械临床试验验证是指对拟申请注册的医疗器械在拟定的临床试验使用条件下进行安全性和有效性确认或验证的过程。其中的临床试验使用环境与实际医疗环境基本相同，因而能提供最客观的安全性和有效性证据（部分Ⅱ类和所有Ⅲ类）。任何高风险的Ⅲ类产品必须进行完整临床试验，部分Ⅱ类和部分非高风险产品可以进行补充临床试验，将已上市的类似

产品作为对照品，通过临床试验来验证该医疗器械与已上市产品的主要结构、性能等要素具有实质等同性，同样可以安全有效地应用。无论采用哪一种临床试验方法，申请方在开展临床试验前都应当与药政部门充分沟通，以确保与药政部门就临床试验设计、实施和数据采集要求等达成共识。

与药物临床试验的原则和规范相同，医疗器械的临床试验也应当遵循 GCP，符合《赫尔辛基宣言》原则和相关国家和地区的相关法规，以确保受试者的权益和临床试验的科学性，以及数据的质量和可信性。显而易见，试验方案的规范设计是实施医疗器械临床试验的重要一环，它会直接影响试验预期目标能否达到，试验结果是否准确可信。在进行医疗器械临床试验项目前，药政部门和伦理委员会对试验方案及其他相关文件的审批是必须完成的关键步骤之一。只有在获得药政部门和伦理委员会的批准后，申办方才能在选定的研究机构启动临床试验项目的开展。临床试验方案一旦批准确定下来，研究者必须严格按照方案设计要求进行临床试验。申办方派出监查员或稽查员对试验项目进行监督与稽查也都应当以试验方案为依据。

与药物临床试验一样，保护受试者权益也是医疗器械临床试验必须遵循的重要原则之一。在对受试者实施临床试验项目步骤前，研究者必须完成受试者知情同意程序，向受试者详细介绍试验目的、研究方法、受试者在试验中可能获得的治疗利益和可能遭受的各种不良反应的风险。只有在受试者完全自愿的前提下签署知情同意书后，他们才可以被允许进入临床试验项目步骤。医疗器械知情同意书的准备应当以受试器械的产品特性、功能及临床试验方案为依据，其具体内容包括：

• 临床试验的目的、背景，包括医疗器械的背景和可以进行临床试验依据；

• 临床试验步骤和过程，如受试者参加临床试验项目所需的时间、试验中涉及的项目检查及频度、标本的总量等。

治疗性医疗器械产品应当有明确的适应证或适用范围，目前试验治疗病症的其他诊疗方法或可选择的其他医疗器械，以及阐明试验过程可能对受试者产生的受益和风险，以便受试者对所患疾病的诊治方法有更全面的了解，能更实事求是地决定是否参加试验。有关知情同意书的内容要点及其知情同意过程的要求可以参见 2.3.3 节描述。

研究者手册是申办方在准备有关医疗器械产品进行人体临床试验前必须完成文件之一，它向研究者提供了有关受试医疗器械已有的临床与非临床信息，其中主要包括：

• 所有有关医疗器械产品的信息及研究结果；

• 医疗器械的医疗使用信息和用途；

• 医疗器械的适应证及禁忌证；

• 医疗器械的化学性能、物理性能及使用参数，以及使用注意事项；

• 医疗器械已有临床资料，包括国内或国外所做的所有临床试验的结果、有效性和安全性数据等；

• 医疗器械上市后的安全性和使用情况。

有关研究者手册的内容要点可以参考 7.6 节概述。

申办方在发放试验用医疗器械给研究者前，还必须完成药政规范要求的药政文件，如个人简历（参见表 8.10）、药政表格（如 FDA1571/1572 表）、财务申明（如 FDA3454/3455 表）等。临床试验过程中的质量管理、试验数据监查和遵循 ALCOA 原则要求、医疗器械不良事件报告等与药物临床试验相同，可以参考相关章节。

33.2.2 临床试验方案设计的一般考量

临床试验方案是医疗器械临床试验的主要文件，主要由申办方制定完成，在方案实施前也需要与主要研究者共同商讨其临床合理性和可行性。与药物临床试验方案设计的基本原则相同，医疗器械的临床试验方案也应当包括临床试验的背景、医疗器械产品的机制、特点与试验终点目标、产品的适应证或功能、临床试验的项目内容和目的、总体设计（包括成功和失败的可能性分析）、临床评价标准、临床试验持续时间及其确定理由、每个适应证的临床试验样本量及其确定理由、选择对象范围（包括必要时对照组的选择）、选择对象数量、不良反应预测及应当采取的措施、临床性能的评价方法和统计处理方法、受试者知情同意书、各方承担的职责等内容。器械临床试验的目的也是根据试验目的和器械的预期效应设定，评价能反映器械作用于受试对象而产生的各种效应指标。因而，在试验方案中亦应明确规定各评价指标的观察目的、定义、观察时间点、指标类型、测定方法、计算公式（如适用）、判定标准（适用于定性指标和等级指标）等，并明确规定主要评价指标和次要评价指标。有关试验方案的基本设计要素及其评价指标概述可以参见 14.2 节。医疗诊断器械指标（如诊断试剂等）与药物临床评价指标存在较大的不同，其分为定性和定量检测两类，前者包括灵敏度、特异性、ROC 曲线下面积、预期值、似然比、检测一致性（如阳性/阴性一致性、总一致性、Kappa 值等）；后者与药物评价指标类似，可以采用回归分析的斜率、截距或相关系数等。与药物临床试验设计原则相同，随机对照双盲也是医疗器械临床试验设计的金标准，其基本原理可以参见 6.1 节。对医疗器械临床试验的特性，FDA 曾发布的器械试验方案设计需要考虑的基本要素指南包括（FDA，2007b）：

（1）对照组的设立　医疗器械设置对照的目的是比较新器械与对照器械或药物两组治疗结果的差别有无统计学显著意义。医疗器械对照品的选择一般原则包括：

① 多考虑阳性对照，极少情况下选择阴性对照。

② 对照品应为行业内广泛接受的。

③ 对照品已经注册上市。因为未上市产品的临床效益通常未知，会影响药政部门对试验器械产品结果的接受度。

④ 对照品的注册效期仍然有效。

⑤ 首选同原理或实质等同的对照品。在没有相同对照品的情况下，尽可能选择原理相近的对照品。

⑥ 与药物对照品选择类似，应当首先考虑标准治疗或诊断标准作为金标准的选择。

⑦ 注意医疗器械临床试验的生物爬行效应。医疗器械临床试验采用非劣效对照设计较为常见。如果采用的对照品效益在另一项临床试验中也是通过非劣效对照设计得出的，就有可能导致多次试验后得出的非劣效结果与安慰剂相差无几。为了避免这种爬行效应，在某些医疗器械试验设计中有可能需要加入安慰剂，对照品必须首先优效于安慰剂，试验结果才更可靠。

由于临床治疗中所获得的疗效可能由器械引起，也可能由非器械的因素，如休息、个体差异、安慰剂效应、疾病或症状自愈、季节因素等。因此，如同药物临床试验一样，医疗器械临床试验也需要设立对照组，便于将治疗因素与其他因素带来的试验效应在试验组和对照组间实现均衡分布。从统计学的角度分析，当 A 器械与 B 器械治疗结果出现差别的概率小到一定程度时，如 <5% 或 <1%，即前者 95% 或后者 99% 的差别是器械之间的差别所引起，可以证明当 $\alpha = 0.05$，A 优于 B 由器械因素引起的可能性为 95%，仍有 5% 假阳性的可能性；若 $\alpha = 0.01$，则 A 优于 B 的假阳性只有 1% 的可能性。当用 β 值来分析器械试验中假阴性误差时，即 A 器械与 B 器械二者之间实际上存在着器械本身的差别，但在器械临床试验中由于区别这种差别的方法不够灵敏或能力有限而区别不出来，统计学上允许假阴性误差不能超过 20%，即 β 值一般定为 0.1，不能 >0.2。$1-\beta$ 为试验中区别两种差别的能力，即获得 A 优于 B 这一结果的把握度，如 $\beta = 0.2$，则 $1-\beta = 0.8$，说明 A 优于 B 的把握度为 80%。在临床试验设计中 α 值定得愈小，A 器械优于 B 器械的显著意义愈大，假阳性愈小，但需要的病例数愈多；β 值定得愈小，$1-\beta$ 值就

愈大，A 器械优于 B 器械的把握度就愈大，但病例数也就需要愈多。通常器械临床试验中 α 值可定为 0.05，β 值定为 0.2，已能满足统计学要求。由上可见，只有在设立对照组的条件下才能评价两器械之间出现疗效的差别是否为假阳性误差，是否具有统计学显著意义以及判定这种显著意义的把握度有多大。

按照 ICH E10 的描述，临床试验的对照类型有几种（参见 6.1.2 节），其中适用于器械临床试验对照类型通常包括：

① 阳性对照　器械阳性对照原则上应选同一家族器械中公认较好的品种。新器械上市后为了证实对某种病症具有优于其他器械的优势，可以选择特定的适应证和选择对这种适应证公认最有效的器械，有些情况下可以和试验器械不同原理、不同家族但具有类似功能的器械作为对照，但需要预先与药政部门进行商议，以便对采用这种对照品时的试验设计和数据采集标准达成共识。

② 空白对照　空白对照不应用于急、重或有较重器质性病变的患者，常用于轻症或功能性疾病患者。如果器械作用较弱时，一般只能选中、轻度功能性疾病患者为对象进行治疗。为确定器械本身是否有肯定的治疗作用，宜选择空白对照，只有证实试验药显著优于空白对照组时，才能确认器械本身的药效作用。

③ 安慰剂对照　单纯的安慰剂对照在大多数情况下不符合伦理的标准。但如果采用析因组合法，如标准疗法＋试验组与标准疗法＋安慰剂，或标准疗法＋阳性治疗对照，可以解决单纯安慰剂的伦理限制，但可能有试验疗法的效益被掩盖在标准疗法的"噪声"中的风险。

④ 多重对照　相当于药物临床试验的多臂试验设计，根据器械试验方案设计的需要而定，可以为试验器械组合，或试验器械单组与多重对照组别或对照组合对比的设计。

⑤ 外部对照　目标值法是外部对照法中较为常见的应用于医疗器械临床试验的对照方法之一。这种方法通过评价试验单组别主要评价指标的结果是否在指定的目标值范围内，从而得出试验器械有效性/安全性的结论。在医疗器械非随机对照临床试验中应用特别多。在美国 FDA 对医疗器械审评中，目标值法在某些医疗器械临床试验中的应用已被认可，并将其作为 RCT 不适合时的替代方法之一。当试验器械技术比较成熟且对其适用病症有较为深刻的了解时，或者当设置对照在客观上不可行时，如试验器械与现有治疗方法的风险受益过于悬殊、设置对照在伦理上不可行、现有治疗方法因客观条件限制不具有可行性等，方可考虑采用单组目标值设计。目标值法可以分为定量目标值，即用数字表示的目标值，以及定性目

标值，即不能用数字表示但却可通过一些非量化的属性或指标属性进行比对。目标值法包括的对照类型有：

a. 客观性能标准（objective performance criteria，OPC）　如果存在所研究领域临床认可的、国内/国外公认的该器械的主要疗效/安全性评价指标及其评价标准，那么可以此评价标准作为目标值，并根据该目标值计算临床试验所需样本量，进行符合该目标值的单组试验。试验结果的评价，同样应采用主要评价指标的点估计值和单侧可信区间，并将它们与相应目标值进行比较。一般要求点估计值及其单侧可信区间界限均分别不低于（或不高于）OPC 的靶值和单侧可信区间界限。但通常，更侧重单侧可信区间界限间的比较，如果单侧可信区间界限不低于（或不高于）OPC 的单侧可信区间界限，即可认为医疗器械的有效性（或安全性）达标。

b. 性能目标（performance goal，PG）　从大量历史数据库（如文献资料或历史记录）的数据中得到的一系列可被广泛认可的性能标准，这些标准可以作为说明某些器械的安全性或有效性的替代指标或临床终点。通常目标值由靶值和单侧可信区间界限（通常为 95％单侧可信区间界限）组成，其中单侧可信区间界限最为重要。

前四种对照受试者来源于与试验组受试者同一个临床试验设置环境，并应当随机分配加入试验组和对照组，而最后一种外部数据对照设置中，受试者来自不同试验设置环境的受试者群体，因而需要有一定的受试者数据采纳限制或特殊标准，以便这种对照结果的可比性具有科学性和可信性。这些标准可以作为说明某些器械的安全性或有效性的替代指标或临床终点。

（2）随机化概念　随机化理论和实践要求同样适用于医疗器械临床对照试验中各组病例的分配。随机化是指将病例分配进入试验器械组或对照器械组不以人们的意志为转移，完全按照随机编排的序号入组。其目的为排除分配误差，使病例或试验对象均匀分配到各试验组，以减少受试者招募和数据分析的偏倚。器械临床试验常用的随机方法包括：

① 完全随机化设计（completely randomized design）　先把受试对象随机分组，组数和处理数相同，然后对每一组施行一种处理。

② 区组设计　一个区组（block）就是一组试验个体，这些个体在试验之前就被认为在会影响反应的某些方面很类似。区组设计当中，将个体随机指派到各处理的这个步骤，是在每个区组里面个别执行的。区组随机化适用于小样本临床试验。小样本临床试验的试验组与对照组病例分配按 1∶1 分组为宜。区组随机表每排 20 个数码均按 1∶1 均匀分配至两组。

③ 配对设计（matched pairs design）　配对设计只比较两项处理。先选取成对的受试对象，同一对中的两个要尽量接近。然后利用随机化把两个处理分别指派给每一对当中的两个受试对象。有时候配对设计中的"对"实际上只包含一个受试对象，只是分时间先后分别接受两个处理随机数字化。

试验用器械应根据生物统计学专业人员产生的随机分配表进行编码，以达到随机化的要求。研究者不得随意改变按照试验用器械随机编号的受试者入组顺序，以免破坏随机化效果。有关随机规程的原理和项目管理要求可以参见 6.1.1 节的详述。

此外，由于医疗器械的特性，临床试验也有采用非随机的试验设计，但统计师需要对非随机状态下受试者招募偏倚做好控制管理。有关非随机化的概念可以参见 6.1.5 节。

（3）盲法试验　随机化与盲法相结合，可有效避免处理分组的可预测性，控制对受试者招募和分组的选择和结果分析的偏倚。有关盲法的管理规程和实施方法可以参见 6.1.3 节的详述。根据临床试验盲态程度的要求不同，盲法可分为完全设盲、不完全设盲和不设盲。在很多情形下，基于器械及相应治疗方式的固有特征，在许多情况下完全设盲是不可行的，这时需要采取一些特殊的项目运营管理措施来确保试验的随机盲态状态。例如：

① 当试验器械与对照器械存在明显不同时，难以对研究者设盲。此时，可以采取单盲方法，即对受试者设盲，使其不知晓被分入试验组或对照组，同时采用第三方盲法对试验诊疗结果进行评判，如采取中心阅片程序、中心实验室程序、独立第三方评价委员会等，或盲态数据审核。

② 当试验器械形态与对照器械存在明显不同且主要评价指标来自影像学数据时，难以对研究者和评价者设盲，此时，可以采取的手段为尽量对受试者设盲，和/或采用盲态数据审核，即在影像数据提供给评价者之前进行受试者影像数据的编盲，避免第三方评价者在判读影像数据时不会由于知晓受试者的器械类别而产生偏倚。评价者完成影像读片后，再揭盲影像数据的编盲，以便后续试验总体数据的整合分析。上述由于器械的固有特征而不对研究者和评价者设盲，但仅对相关判读数据二次设盲的情形，被视为不完整设盲的临床试验设计，或称为第三方盲态设计。

③ 当试验组治疗方式（含器械）与对照组存在明显差异时，不可能做到对受试者、研究者、评价者设盲，只能采取不设盲的试验设计，为最大程度地减少偏倚，可考虑采用以下方法：a. 在完成受试者筛选和入组前，受试者和研究者均不知晓分组信息（即分配隐藏）；b. 在伦理许可的前提下，受试者在完成治疗前，不知晓分组信息；c. 采用盲态数据审核。

无论采用何种盲态方法，申办方都需要在试验方案中对采用的完全设盲、不完全设盲或不设盲的设计理由进行论述，并详述控制偏倚的具体措施，如采用可客观判定的指标以避免评价偏倚、采用标准操作规范以减小实施偏倚等。

（4）临床试验设计类型　临床试验的类别包括平行、交叉、析因等多种（参见6.2节）。医疗器械的临床试验主要用平行对照试验的方法来进行，即同时设试验组与对照组，将病情类同的患者随机盲态分配为2组（试验组与对照组）或分3组或3组以上，如试验用器械1组，对照用器械2组或2组以上，也可以设对照用器械1组，试验用器械则以不同规格或不同使用途径分为2组或3组等。在试验方案设计时，应当考虑如何最大限度地将影响诊疗判断因素进行剥离。图33.2给出了某医疗器械设计中未剥离各种影响因素而对试验结果可能造成的干扰。从图中案例可以看出试验设计中影响因素的剥离是确保研究对象及其疗效同质性的重要手段之一，即通过各种方法加以控制并削弱其影响因素的干扰，采用的方法包括但不限于明确入排标准、中止标准、剔除标准、对照设计、调控受试者生理/病症基线或生活饮食、统一产品使用方法和标准等，使同一研究中的处理因素始终保持一致，也就是所谓的处理因素的标准化，同时要确保研究的样本有代表性。

图 33.2　影响因素未剥离对器械临床试验结果影响的举例

按照图33.2中影响因素的分析，在案例中可以采取的剥离措施包括但不限于伦理考虑增加入组服药统一标准（种类/剂型/剂量）、增加入组前服用止痛药物治疗者排除标准、合理排除合并用药的影响、使多因素转变单因素等。

（5）医疗器械使用方法与疗程　临床试验方案中设计使用方法与疗程应以原理、主要功能或动物实验作为理论基础，并以目前境内外上市的器械使用方法与疗程为参照。同时，也需要注意医疗器械评估流程与医疗实践环境的可行性。例如，脑卒中患者住院规定天数为14天，但试验用医疗器械要求的残肢康复治疗周期评为16天。由于与常规诊疗时间不一致，导致最后出组数据人为缺失。此外，如果涉及药械联合使用而观察效益指标的情况，需要考虑的器械使用与效益评估的因素间的影响和关联性，如药物作用与仪器混合疗效的作用，如何变为单因素；自愈作用与仪器混合疗效的作用，如何变为单因素；生理个体差异与仪器治疗的作用等。

（6）安全性评价（体外诊断试剂除外）　国际上对医疗器械安全性的评价标准与药物不良事件和严重不良事件原则和要求相同，即常见的安全性指标包括：

① 不良事件　包括AE和SAE、与器械相关的AE/SAE、并发症等。

② 器械缺陷　这是医疗器械特有的安全性评价指标，包括器械失灵、操作不当、功能失常等，需要在病例报告表中做出专门记录。由器械缺陷造成的AE/SAE需要按照安全性报告流程管理。

③ 实验室检测　多与基线检测值相比，也需要研究者评估实验室检测异常值的临床意义（参见21.5.1节）。

④ 生命体征检查　也需要与基线检测结果相比（参见21.5.3.4）。

任何临床试验中出现的不良事件都必须及时向申办方和药政部门报告。研究者也需要对相关不良事件是否与器械（试验器械与对照器械）有关做出评价。一旦研究者做出与试验器械有关的评判，相应不良事件必须被包括在申办方不良事件统计报告中。医疗器械临床试验不良事件的评定标准分为5类，即与器械有关、可能与器械有关、也许与器械有关、可能与器械无关和与器械无关。

由于医疗器械固有特征，临床试验方案设计需要考虑的要点还包括但不限于：

① 器械的工作和作用原理　可能与产品性能/安全性评价方法有关。

② 使用者技术水平和培训　部分器械可能需要对使用者进行技能培训后才能被安全有效地（规范）地使用。例如手术复杂的植入器械等。在临床试验设计时，需考虑使用这类器械所必需的技能，研究者技能应能反映产品上市后在预期用途下的器械使用者的技能范围。

③ 学习曲线　部分器械使用方法新颖，存在一定的学习曲线时，需考虑在方案中设计学习曲线时间内应收集哪些信息，以及在统计分析中报告分析这些结果。例如，明确定义哪些受试者数据是学习曲线时间段的一部分。如果学习曲线陡峭，可能会影响产品说明书的相关内容和用户培训需求。

④ 人为因素　有些器械的主观指标可能会受到研究者个人因素的影响，因而需要对这类试验指标评价规程和要求标准化，并还应对标准化评价规程和要求进行培训和考核，考核成绩合格后方可参加试验的评价工作。在器械临床试验过程中，对器械使用相关的人为因素的研究可能有助于指导器械的设计或使用

说明书的制定，以使其上市后更安全，更有效，或让受试者或医学专业人士更容易使用。

在设计医疗器械的临床试验方案或程序管理中，还必须注意的是受试器械的发放和回收管理，其中包括相关器械的包装和标签资料、器械的供应及保存程序、器械跟踪与处置程序和器械回收程序等。有关这方面的临床试验程序管理与药物临床试验的包装、标签、保存、使用清单管理等规程相同，可以参考第 27 章的相关内容详述。表 33.3 列出了医疗器械临床试验方案应当反映的要素纲要（NMPA，2022）。

临床试验方案的实施和质量保证与药物临床试验的标准和要求相同，ALCOA 原则也同样适用于医疗器械的临床试验。申办方有责任制定严谨的临床试验标准操作规程（SOP），并在管理和操作临床试验中予以严格执行。

表 33.3　医疗器械临床试验方案要素简介

一、申办方信息

二、研究机构信息

三、临床试验目的和内容

　(1)目的：应提出需要解决的主要问题和辅助问题，体现实施者对产品的定位，体现产品的预期用途、适应证或者功能。换句话说就是验证器械的预期用途、功能及在适应证使用上的安全性和有效性；评估风险和预期的不良事件；通过数据收集和统计分析来评价医疗器械特定假设是否成立。

　(2)试验内容：简述试验设计、数据收集、分析方法、结论解释。

四、临床试验的背景资料

　可以包括疾病发生率、发生因素、目前主要的治疗方法及其优劣势、设备作用机制和结构，包括技术参数和设备已进入具备进行临床试验的条件等。

五、产品的特点、结构组成、工作原理、作用机制、产品特点与试验范围，如适用人群、地域、病种、门急诊住院等。

六、产品的适应证与禁忌证、使用条件和方法、注意事项，如目标患者选择、使用部位、与人体接触方式和时间、器械安置保护以及具体操作时应注意的问题等。

七、总体设计

　要体现设计的科学性、完整性和数据的真实可靠性。

　(1)试验设计

　① 试验目的：如验证器械的预期用途、功能及在适应证使用上的安全性和有效性等。

　② 试验方法选择及其理由：阐述试验设计及其依据，随机、对照、盲法、平行、交叉；多中心/单中心等。

　③ 减少、避免偏倚的措施：简述随机化方法和步骤，如设盲方法、揭盲方法和紧急情况下破盲方法；随机化与盲法相结合，有效避免处理分组的可预测性，控制对受试者分组的选择偏倚；控制临床试验过程中和解释结果时产生偏倚等。

　④ 主要终点和次要终点的选择及其理由：为证明终点的科学和可靠性，阐述检测变量的理由及其评估，记录和分析的方法和步骤安排；说明用于研究变量的检测设备及其用于监督、维护和校准的装置情况（如适用）。

　⑤ 试验用医疗器械和对照用医疗器械/对照诊疗方法（若有）：例如，

　试验用医疗器械：名称　　型号　　生产厂家

　对照用医疗器械：名称　　型号　　生产厂家

　⑥ 受试者选择（包括必要时对照组的选择），应包括但不限于入选标准、排除标准、停止试验/试验治疗的标准和程序（如病情、患者坚持退出、SAE、研究认为应停止的情况）、入组时间（预计开始入组和完成入组的大致时间）、临床试验的预期总体持续时间及其确定理由（如从第一例入组到最后一例出组结束试验需要持续的天数）、每位受试者的预期参与持续时间，包括随访次序和期限说明（从 ICF 签署到出组）、临床试验所需的受试者入组配置方法和数量、退出受试者的数据收集类型和时间点考量，以及随访步骤（如适用）等。

　⑦ 有效性评价方法，如有效性参数的说明、评价、观察目的和方法、观察时间点、记录和分析有效性参数的方法和判定标准，包括主要和次要指标、辅助指标、其他患者感受与接受程度等；测定资料、医生评定、患者主诉等。

　⑧ 安全性评价方法，如安全性参数的说明、评价、观察目的和方法、判定标准、计算公式、记录和分析安全性参数的方法和时间选择等，包括临床、实验室检查、生命体征、不良反应程度和与受试产品的关系，SAE 定义及其报告处理与随访等。

　(2)试验流程：①试验流程图；②用械规范；③试验实施(方法、内容、步骤等)。

　(3)监查计划(详尽的监查计划应当在项目管理计划中的监查指南中阐述)。

　(4)合并治疗(如用药)规范。

八、统计学考虑

　(1)统计学设计、方法和分析规程、缺失值和异常值处理。

　(2)样本量的计算：①总样本量；②每病种临床试验例数及其确定理由；③在多中心临床试验中，每个临床试验机构的最低和最高的受试者数量及理由；④分析数据集与受试者剔除标准。

　(3)临床试验的显著性水平和把握度。

　(4)预期脱落率。

　(5)临床试验结果的合格/不合格标准。

　(6)基于统计学理由终止试验的标准和理由。

　(7)所有数据的统计方法，连同缺失、未用或错误数据(包括中途退出和撤出)和不合理数据的处理方法。

　(8)报告偏离原定统计计划的程序。

　(9)纳入分析中的受试者的选择标准及理由。

（10）验证假设时排除特殊信息及其理由（如适用）。

九、数据管理

只需原则性描述，详尽的数据管理可以在数据管理计划中呈现。

十、风险-受益分析

（1）受益可能性分析。

（2）风险可能性分析。

十一、临床试验的质量控制

列出各试验参与者的角色及其职责所在，详尽的质量控制可以体现在项目管理计划中。例如，

① 申办方。负责培训、产品合格无障碍，建立 SOP、筛选研究机构和研究者程序。

② 研究者。资质达标且须经过培训，负责医学疾病诊断、试验场地符合试验需求、抢救措施齐全。熟练掌握器械操作方法和了解其性能。操作前监查器械情况，试运行情况须良好，治疗前再对受试者进行检查，及时规范完整真实记录数据。

③ 监查员。监查质控，保障受试者权益，保证试验过程规范、数据真实可靠。

④ 机构与伦理。审查监督。

十二、临床试验的伦理问题及知情同意

（1）伦理方面的考虑，应当描述伦理原则和要求，可能涉及知情同意、随机分配、安慰剂使用、数据检测、科学研究的正当性等。

（2）试验方案的审批，对伦理审批方案做出规定，如试验启动前，试验方案包括方案的任何修改须经过伦理委员会的审查批准。

（3）知情同意过程和知情同意书文本。知情同意书文本可以作为附录列出，也可以另文撰述。

十三、对不良事件和器械缺陷报告的规定

（1）不良事件：不良事件定义，收集记录的时限，ICF 签署后直到试验出组时刻对 AE 进行观察/收集/记录；定期报告给申办方、主要研究者、研究机构、伦理委员会；器械缺陷一经发生及时报告给申办方、主要研究者和伦理委员会等。

（2）严重不良事件：SAE 定义，描述按期规定救治追踪和报告要求，包括哪些情况可以不用视为 SAE，如择期手术等。

（3）如果有用药或治疗禁忌，或特殊 AE/SAE 需要特别关注或记录报告，应当在此列出，包括重要的预期不良事件，如严重/非严重、与器械相关/不相关、可能发生率和预防方法等。

（4）列出报告程序、联系人信息；给出 SAE 报告的时限要求和报告途径。

十四、临床试验方案的偏离与临床试验方案修正的规定。

十五、直接访问源数据、文件。

十六、临床试验报告应涵盖的内容。

十七、保密原则

如受试者的信息保密，不可随意泄露不相关的人员；发表结果将患者身份信息隐去。

十八、试验结果发表约定

简要描述试验结果发表的限制和要求，如是否允许擅自发表。如果允许，由谁、什么时间、允许发表的内容范围等。

十九、各方承担的职责。

二十、其他需要说明的内容。

33.3　医疗器械和药物临床试验的主要区别

医疗器械临床试验和药物临床试验的目的都是评价受试产品的安全性和有效性。临床试验中应维护受试者权益，同时要保证临床试验结果真实和可靠。但医疗器械和药物在临床功能、应用和性状上都存在着较大的差异，所以在临床试验管理方面的重点也有所不同。表 33.4 总结了医疗器械和药物临床试验的差异点。根据国际 GCP 和相关国家/地区药政法规的更新要求，申办方必须注意依据所在国最新的药政要求特点准备和实施医疗器械临床试验程序。总之，在进行医疗器械的临床试验前，申办方必须完成药政申报的程序，并获得准许其进行临床试验的批文。在临床试验进行过程中和结束后，临床试验的规范和要求与药物临床试验相同。

表 33.4　医疗器械和药物临床试验异同点比较

临床试验	医疗器械	治疗药物
共同点		
临床试验开展条件	• 遵循 GCP 原则 • 遵循伦理原则 • 需要按照临床试验方案实施试验 • 临床试验设计基础无效假设验证 • 申办方是试验质量最终责任人 • 所有不良事件都需要记录在案 • 严重不良事件需要 100% 源文件核查，并按照规定时限报告	• ALCOA 原则适用 • 需要制订临床监查计划 • 临床试验启动前需要药政申报 • 临床试验开始前需要伦理批准 • 所有 SAE 都需要按照规定限时报告 • 有上市前和上市后临床试验 • 临床试验设计都需要遵循重复原则

续表

临床试验	医疗器械	治疗药物
不同点		
产品特点	• 复杂的构造与设计 • AE 可能来源于器械故障与操作失误 • 器械性能特征是生产商预期的 • 只有少数Ⅱ类和所有Ⅲ类高风险医疗器械临床试验申报药政部门 • 产品更新换代快,2～3 年	• 多为化学结构化合物 • AE 只来源于生理或化学反应 • 所有临床试验都需要申报药政部门 • 药物的有效性和安全性在临床试验阶段未知或不确定 • 产品上市后生命周期长,10～20 年
文件准备	• 申报临床试验 IDE • 该产品注册产品标准或相应的国家、行业标准 • 该产品具有自检报告 • 该产品具有国家药政部门会同授权质量技术监督机构出具的产品型式试验报告,且结论为合格 • 部分受试产品为首次用于植入人体的医疗器械,需要应当具有该产品的动物实验报告 • 市场上尚未出现的第三类植入体内或借用中医理论制成的医疗器械,临床试验方案应当向医疗器械技术审评机构备案	• 申报临床试验 IND • 所有药物都需要提供临床前研究资料 • 所有试验药物都需要提供试验用药物生产及其质量控制资料 • 经国家授权药检部门检验合格的药品质量检验报告
临床试验分类	• 医疗器械临床评价是指通过文献资料、既往临床试验资料或临床应用信息等现有数据来完显示该医疗器械理论原理、基本结构、性能等要素能保证安全性有效性。其适用范围为风险较低、制造工艺稳定、产品设计上没有大的改动,既往已经积累了大量安全性和有效性数据的产品,或同类产品已上市,其安全性和有效性已获得认可 • 医疗器械临床试验是指通过临床试验来验证该医疗器械与已上市产品的主要结构、性能等要素是否实质性等同,是否具有同样的安全性、有效性。其适用范围为同类产品已上市,其安全性、有效性需要进一步确认的医疗器械。或市场上尚未出现过,安全性、有效性有待确认的医疗器械	• 临床试验分为Ⅰ、Ⅱ、Ⅲ、Ⅳ期 • 生物等效性试验:是指用生物利用度研究的方法,以药动学参数为指标,比较同一种药物的相同或者不同剂型的制剂,在相同的试验条件下,其活性成分吸收程度和速率有无统计学差异的人体试验
临床试验设计	• 临床试验验证一般要求设计对照组,原则是选择作用原理及适用范围相似的产品进行对照。同时也应进行盲法设计。若无法做到盲态,也可以进行开放性试验 • 有些器械临床具有其特殊性,也可以不设计对照组,只进行自身对照或历史对照	• 药物临床试验必须是随机、盲法、对照试验
试验特点	• 治疗领域的产品跨度大 • 产品临床试验流程差异大 • 产品有效性一定程度上依赖研究者操作 • 试验设计相对简单,随机双盲有时不可能	• 试验设计较为复杂 • 试验周期较长 • 产品临床试验流程差异少 • 支持产品上市的注册临床只是药物临床研究的一部分
不良事件管理	• 由于器械缺陷,操作失误或功能失灵等事件,需要分别予以记录和报告。其造成的不良事件按照不良事件流程处理	• 只涉及药物引起的不良事件

33.4　体外诊断试剂临床试验的药政要求和管理

33.4.1　体外诊断试剂临床试验分类及样本要求

体外诊断试剂是指可单独使用或与仪器、器具、设备或系统组合使用,在疾病的预防、预测、病症诊断、治疗监测、预后观察、健康状态评价以及遗传性疾病的预测过程中,用于对人体样本(各种体液、细胞、组织样本等)进行体外检测的试剂、试剂盒、校准品(物)、质控品(物)等。

体外诊断试剂按照其管理办法分为三类。按照低风险管理的第一类体外诊断试剂包括:

• 一般培养基(不用于微生物鉴别和药敏试验);
• 样本处理用产品,如溶血剂、稀释液、染色液等;
• 临床检验仪器用产品,如校准品、质控品、参比液、清洗液等;
• 临床检验医学试验用标准品、质控品等。

按照中等风险管理的第二类体外诊断试剂包括:

• 用于蛋白质检测的试剂;
• 用于糖类检测的试剂;

- 用于激素检测的试剂；
- 用于酶类检测的试剂；
- 用于酯类检测的试剂；
- 用于维生素检测的试剂；
- 用于无机离子检测的试剂；
- 用于药物及药物代谢物检测的试剂；
- 用于自身抗体检测的试剂；
- 用于微生物鉴别或者药敏试验的试剂；
- 用于其他生理、生化或者免疫功能指标检测的试剂。

按照高风险管理的第三类体外诊断试剂包含以下的试剂：

- 与致病性病原体（如乙肝、丙肝、梅毒、艾滋病、结核等）抗原、抗体以及核酸检测相关的试剂；
- 与血型、组织配型相关的试剂；
- 与人类基因检测相关的试剂；
- 与遗传性疾病相关的试剂；
- 与麻醉药品、精神药品、医疗用毒性药品检测相关的试剂；
- 与治疗药物作用靶点检测相关的试剂；
- 与肿瘤标志物检测相关的试剂；
- 与变态反应（过敏原）相关的试剂。

对于第二和三类体外诊断试剂而言，凡属于首次注册或补充原注册中涉及的主要原材料、反应模式或临界值等改变，申办方均需要进行临床试验加以验证。

体外诊断试剂临床试验样本量的确定通常是由申办方或临床研究者根据产品临床使用目的，与该产品相关疾病的临床发生率等来确定。在符合指导原则有关最低样本量要求的前提下，还应符合统计学要求。用于罕见病、特殊病种及特殊情况的体外诊断试剂临床试验的样本量在合理的范围内可以酌情予以降低或调整。

33.4.2　体外诊断试剂技术文件的要求

诊断试剂的生产商有责任建立和完善诊断试剂的技术文件，显示诊断试剂产品符合所要求的药政规范。技术文件应当在申报药政审批前完成，并保存在相应的文档中备查。诊断试剂的技术文件的主要要素包括：

- 产品的一般描述，如名称、性状、规格、用途等；
- 质量控制体系的管理文件；
- 设计信息，包括基本物质的性状测定、产品用途的特点和局限性、生产方法、设计图纸、组成/

线路/装配流程（如适用）等；

- 人体组织或从人体组织衍变的物质的来源，及其状态信息（如适用）等；
- 相关产品的操作示意图或说明；
- 风险分析报告，包括产品使用的风险和对保健和安全保护益处的分析或评估等；
- 灭菌或特殊微生物信息，包括采取的程序说明和清洁状态要求等；
- 包装和标签文件，包括所有标签的复制件，以及使用说明或指南；
- 设计认证报告，包括质量测试结果，相关设计参数，与其他设备连接时的操作程序要求等；
- 与基本要求和统一标准的匹配性，包括适用于诊断试剂产品的相关统一标准列表；
- 产品应用效果评价数据，包括适应证，以及通过相关参比测定系统对比得出的结论等；
- 稳定性数据（如适用）；
- 生产、药政检查、稽查、测试的结果报告，显示所有记录程序和性状都符合相关规范要求。

33.4.3　体外诊断试剂临床试验的设计原则

体外诊断试剂临床试验方案设计和实施都应遵循《赫尔辛基宣言》及其伦理准则，并依从 GCP 原则。所有临床试验在开始前都必须获得伦理委员会的批准。研究者应考虑临床试验用样本，如血液、羊水、胸腔积液、腹水、组织液、胸积液、组织切片、骨髓等的获得或试验结果对受试者的风险性，应递交伦理委员会的审查意见及受试者的知情同意书。如果涉及基因类遗传物质的检测，还应当专门设置适用于基因检测的知情同意书（参见 2.3.4 节）。

对于新体外诊断试剂产品而言，选择适当的研究对象，将新体外诊断试剂与诊断相同疾病的金标准（gold standard）试剂进行盲法同步比较是体外诊断试剂临床试验常用的策略之一。所谓金标准是指目前公认的最可靠、最准确、最好的诊断方法，也称标准诊断方法。临床上常用的金标准有组织病理学检查（活检、尸检）、手术发现、影像诊断（CT、核磁共振、彩色 B 超）、病原体的分离培养以及长期随访所得的结论。金标准一般是特异性诊断方法，可以正确区分"有病"和"无病"。对用于早期诊断、疗效监测、预后判断等的体外诊断试剂产品，在进行与金标准的比较研究的同时，还必须对研究对象进行跟踪研究。在研究开始时，研究者应明确研究对象的入选标准、随访标准和随访时间。参加临床试验的研究单位应满足 GCP 要求，满足临床试验最低样本量、临床预期用途、相关疾病的流行率和统计学要求。诊断试剂临床试验方案的内容要素通常包括但不限于：

- 试验背景，包括国内外已批准类似产品现状。

- 产品基本信息，如试验体外诊断试剂产品名称、包装规格、检验原理、主要组成成分、配套仪器，以及试剂、产品特点等。
- 预期用途，应涵盖试剂盒的检测方法、检测物，说明试剂盒的用途、适用人群、适应证、使用方法、使用条件。例如，试剂盒采用××方法，可对××标本中××进行检测。
- 诊断试剂的组成、来源、制备方法或检出原理简述。
- 试验的方法，内容和目的。
- 试验设计概述，如设计类型、检测指标、试验对象入排标准、剔除标准、退出标准及其程序、研究样本、数量及分组方法、样本跟踪研究、选取的对照试剂/方法及其理由、不一致结果确认方法（如适用）及其选择理由、质控、结果的统计分析方法。
- 研究程序描述，包括研究机构选择，伦理审批，研究群体、样本收集及其要求等。
- 临床试验流程图及采用的操作方法/内容/步骤、试验样本入选要求以及试验持续时间等。例如：试验采用盲法、对比试验设计，采用对照试剂和考核试剂同时进行盲法检测，试验结束后揭盲，对不符标本进行复检；根据对照试剂检测结果将受试标本分为病例组（阳性组）和对照组（阴性组）等；试验样本主要选取何种病例作为入选病例、样本类型为何种、临床试验持续时间几个月等。
- 样本采集、保存和运输方法。
- 临床评价指标及其可接受标准（如适用），以及确定依据。
- 试剂检测操作流程及其质控要求概述。
- 试验伦理要求，如知情同意、伦理审批、知情豁免（如适用）等。
- 试剂盒性能评价和统计分析，包括临床评价指标和标准等。
- 对照用诊断试剂的描述（如适用）。
- 临床监查计划和质量控制要求。
- 安全性监督和管理要求及其说明，包括不良反应/严重不良反应定义和报告程序及要求、不良反应预测及其应对措施（如有），风险-受益比分析（如适用）。
- 数据管理及其统计要求以支持试剂盒的性能，包括样本量要求及其确定依据、样本量分配或亚组样本量要求（如适用）、样本剔除标准、统计分析方法、不一致结果或离群值分析方法，分析普遍采用的灵敏度、特异度、准确度、Kappa值、相关系数、线性回归分析、可靠性、效益评价等；
- 临床试验伦理问题及其知情同意。
- 试验方案偏离和修正规定。
- 同意直接访问源数据和文件的标准及说明。
- 保密原则。
- 试验各方责任描述。
- 结果发表。
- 其他需要说明的内容。
- 参考文献。

参加体外诊断试剂临床试验的受试者一般被分为两组，即一组为用金标准确定为患有某病的病例组，另一组为用金标准证实无该病的患者或正常人群。后者通常被作为对照组。病例组应包括该病种的不同病例，如症状典型和非典型的，病程早、中、晚期的，病情轻、中、重型的，不同年龄层次的等，以便能反映该病的全部特征。对照组应包括确定无该病的患者，且易与本病相混淆疾病的病例。

体外诊断试剂试验一般采用观察性研究，同步盲法测试法是体外诊断试剂临床试验常见的研究方法之一，即比较考核试剂检测结果与已上市同类产品和/或临床诊断标准之间的一致性。在这个方法中，经金标准确定的病例与对照组中的受试者样本同步接受"新的检验项目"产品的测定，将测定结果与金标准判定的结果进行比较，计算"新的检验项目"产品测定结果与金标准判断结果符合或差异程度的统计学指标，再根据这些指标对新产品进行评价。此类研究可以为评价单一时间点采集样本的检测结果与对照标准判定结果的一致性（称之为横断面研究）。在试验操作的全过程和判定试验结果时，采用盲法（尽可能用双盲法）是保证诊断试验结果真实可靠的关键。另一种同步盲法检测是通过治疗前后多个时间点采集标本的检测结果的比较，并结合病例临床状态来确定评价产品临床性能（称之为纵向数据研究），以证明被测物检测结果的变化与病情发展、治疗效果的相关性。还有一种常见的体外诊断试剂临床试验手段为"已有同品种批准上市"体外诊断试剂产品的临床比较研究，即选择已批准上市体外诊断试剂产品，采用进行临床研究的产品与已批准上市产品针对临床样本进行对比试验的方法来证明新体外诊断试剂产品与已上市产品的等效性。在选择对比试剂时，应当尽可能选择目前临床普遍认为效果和质量最好的产品。同时应充分了解所选择产品的技术信息，包括方法学、临床使用目的和范围、主要性能指标、标准品或校准品的溯源情况、推荐的参考值（参考范围）等，以利于对试验结果的科学的分析。如果出现对比试验研究中测定结果不符的样本情况，可以采用金标准或其他方法再次进行确认试验，以便对临床研究结果做出正确的判断。

体外诊断试剂临床试验的受试者群招募需要根据方案要求及其实际需要设计，最好来自试剂预期用途的目标人群，即具有某种症状、体征、生理、病理状态或某种流行病学背景类似情况的患者，以减少入组受试者的选择偏倚而导致临床试验结果不能反映 IVD 应用场景的真实情况。此外，如同药物临床试验一样，在招募受试者时应注意排除可能对检测结果产生干扰的受试者或易与目标状态相混淆的病例等。若采用同步盲法测试法，可以将受试者组别分为用金标准确定为有某病症的受试者和经金标准确定或有临床证据证实无该病的受试者或健康受试者，将两组病例混合并编盲开展临床试验。采用这种受试者招募方法在病例收集过程中能够富集阳性受试者病例，但各种病例的构成与临床真实世界场景相差较大，有高估产品的临床诊断性能的风险。其他方法可以是招募患有某一疾病的疑似病例受试者，将其进行编盲检验诊断试剂的临床结果，并可以将结果与临床诊断标准（或已上市同类产品）进行比对。这种方法不存在针对性地收集阳性病例，阳性病例数量取决于阳性病例在适用人群中的占比，且各种病例的构成与临床真实世界场景较为相符，能比较好地反映产品临床的实际性能。

当出现体外诊断试剂产品性状或质量发生变更的情况时，根据变更情况可能对产品性能带来的影响，需要采用变更前诊断试剂产品与变更后体外诊断试剂产品进行对比试验的方法，以证明变更后的体外诊断试剂产品达到变更前产品的质量水平。

对于进口注册体外诊断试剂产品来说，由于目标人群种属和地域的改变，可能影响其产品的某些主要技术指标和有效性。申办方或临床研究者应考虑不同国家或地区的流行病学背景、病原微生物的特性，不同种属人群所适用的参考值或参考范围等诸多因素，进行具有针对性的临床研究。

33.4.4　体外诊断试剂临床试验程序的特点和要求

体外诊断试剂的临床研究机构应是从事人类健康或疾病预防、诊断、治疗以及流行病学调查等活动的医疗卫生单位，而且所研究的体外诊断试剂产品应该在其所从事的专业范围以内。临床研究机构除了需要拥有一定专业专长的技术人员外，还必须具有与研究试剂相适应的仪器设备和条件，以确保相关临床试验能满足药政规范和 GCP 的要求被完成。

体外诊断试剂临床试验申办方应当根据产品特点及其临床使用目的，邀请流行病学、统计学、临床医学、检验医学等方面专业人员参加，并综合不同地区人种、流行病学背景、病原微生物的特性等因素选择研究单位。在临床研究开始前，申办方应在临床研究人员的配合下完成相关临床研究的预试验，并对相关临床研究人员进行专业培训，使其熟悉并掌握受试体外诊断试剂产品的性能，研究所需仪器的要求和操作方法等。

如同药物临床研究一样，体外诊断试剂产品的临床试验也需要经过伦理委员会的审批步骤。由于体外诊断试剂产品的特性，在审阅体外诊断试剂临床试验的伦理要素时应当注意临床研究用样本的获得途径及其研究结果，对于例外情况，如客观上不可能获得受试者的知情同意或该临床研究对受试者几乎没有风险，可以申请豁免受试者的知情同意书，但临床研究者应提供有关伦理事宜的说明。此外，体外诊断试剂产品的临床试验应注意受试者的个人隐私性和数据结果的保密性，以防止受试者因检测结果而受到不应有的歧视或伤害。

在进行体外诊断试剂临床试验前，受试者必须和参加药物临床试验步骤一样，完成知情同意书的交流和签署程序。有关知情同意书的内容和程序要求应当从伦理学的角度，按照临床试验方案的要求予以完成。体外诊断试剂临床试验的试验方案也应当和药物研究的试验方案一样，在临床试验开始前被完成，并获得伦理委员会的批准。治疗性诊断试剂产品还应有明确的适应证或使用范围。

体外诊断试剂临床试验的试验报告表设计必须涵盖所有临床试验的信息，包括日期、受试者姓名首字母缩写、性别、年龄、病例号/门诊号、临床诊断、试验原始数据、试验人员、考核人员、负责人签字等内容。

适合于体外诊断试剂临床试验参考的研究者手册应根据目前相关诊断试剂的历史经验总结，尽可能详尽介绍诊断试剂的研发背景、体外诊断试剂产品概述、体外诊断试剂的说明书、体外诊断试剂的产品标准、体外诊断试剂的检验报告，或体外诊断试剂安全性信息等。

鉴于体外诊断试剂的特殊性，申办方在开展临床试验前，应当特别注意培训研究机构人员熟悉相关诊断试剂产品知识、背景和操作程序要求，诊断试剂产品的目标测试物或诊断的疾病对象标准、目标测试物或疾病的总体发病率概况、相关金标准或公认的较可靠监测手段及其方法，以及目前市场上是否有同类产品及注册情况等。在临床试验启动开始前，申办方应当确保研究机构收到相关试验用诊断试剂物质的供应，主要包括试剂、文件（方案、原始数据记录表、使用说明书、协议）或其他物资等。有时需要自行提供一些试验耗材，如加样枪头、吸管等。所有试验用物资的分发和消耗都应当准确记录并存档保留，以备监查员的监查或有关部门或人员的稽查。

体外诊断试剂临床试验的监查跟踪可以依据试验进度的不同而进行。在试验阶段的前期，监查员应当在试验正式开始后 1～2 周内进行第一次监查访问，并了解试验进度、对试剂的初步评价，以便在结果不甚理想时及时或尽早对试验方案予以调整或改进。在试验进行过程中，监查员需要对试验进度进行及时跟踪。进度跟踪一般 1～2 周拜访 1 次，特殊情况提高频率。监查员或稽查员对体外诊断试剂临床试验的监查要点包括档案资料的填写及保存情况、确认原始数据的准确性和完整性、可靠性、试验记录的准确性和完成性，没有任何遗漏、不符合不留痕修改。对于仪器设备的监查主要针对仪器保养、维修、校正、监测记录和原始资料保持等情况。值得指出的是影响诊断试验临床试验进度的主要因素是阳性样本难以收集。当遇到这种状况时，需要及时调整阳性样本的收集策略，如加大从其他医疗机构的收集量，或在试验单位之间调剂；如属罕见病种，收集标本确实非常困难，可考虑降低阳性样本数。无论采取任何试验方案的调整策略，申办方都需要在相关试验方案或结果报告中给出充足理由并先行申报。同时继续收集阳性样本并试验，以备在补充申报时再提供报告。

体外诊断试剂临床试验结束后，监查员应当在完成试验项目结束程序的同时，注意回收未用完的体外诊断试剂。对临床试验中诊断试剂的使用、分发、销毁、储存条件和清点程序等监管应当与药物临床试验中对试验药物的监管规范一样实施。此外，申办方需要按照药政注册申报要求完成试验结果报告，并按照药政申报的程序要求递交药政部门予以审批。

总之，无论医疗器械还是体外诊断试剂的临床试验，都必须严格遵循国际 GCP 要求进行。只有这样才能保证试验结果的科学性、可靠性和严谨性，并确保受试者的权益和安全性得到充分的保障。

（刘　川）

参考文献

Abelson M B，Loeffler O，2003. Conjunctival allergen challenge：models in the investigation of ocular allergy. Curr. Allergy Asthma Rep，3：363-368.

ACRO，2020. Bringing the trial to patient-a quality-by-disign manual for decentrialized clinical trials. September，2020.

Amidon G L，Lennermäs H，Shah V P，et al.，1995. A theoretical basis for a biopharmaceutics drug classification：the correlation of *in vitro* drug product dissolution and *in vivo* bioavailability. Pharmaceutical Research，12：413-420.

Anastasia I，2006. Dose-finding in Oncology—nonparametric methods. Springer，46-58.

Anderson D L，2007. International Patient Recruitment. Regulatory guidelines，customs and practices. Thomson Healthcare，1-281.

Arant B S，1978. Development patterns of renal function maturation compared to the neonate. J. Pediat，92：705-712.

Babb J，Rogatko A，Zacks S，1998. Cancer phase I clinical trials：efficient dose escalation with overdose control. Statist Med，17 (10)：1103-1120.

Bachenheimer J F，2004. Good recruitment practice：working to create the bond between study and subjects. Applied Clinical Trial. 13 (4)：56-59.

Balaam L N，1968. A two-period design with t^2 experimental units. Biometrics，24，61-73.

Beecher H J，1955. The Powerful placebo. JAMA，159 (17)：1602-1606.

Berg M J，1999. Drugs and smoking. J Gend Specif Med，2：27-30.

Berger V W，2005. Selection bias and covariate imbalances in randomized clinical trials. Chichester：John Wiley & Sons.

Berger V W，Exner D V，1999. Detecting selection bias in randomized clinical trials. Control Clin Trials，20：319-327.

Biomarkers Definitions Working Group，2001. Clinical Pharmacology & Therapeutics. 69 (3)：89-95.

Bland M，2004，Cluster randomized trial in medical literature. Med Res Methodology，4：21.

Bogenberger J M，DeLeon T T，Arora M，et al.，2018. Emerging role of precision medicine in biliary tract cancers. NPJ Precision Oncology，2：1-9.

Bortot P，Giovagnoli A，2005. Up-and-down experiments of first and second order. J Statist Plann Inference，134 (1)：236-253.

Bradford L D. 2002. CYP2D6 Allele Frequency in European Caucasians，Asians，Africans and Their Descendants. Pharmacogenomics，3：229-243.

Burt T，Yoshida K，Lappin P，et al.，2016. Microdosing and other phase 0 clinical trials：facilitating translation in drug development. Clin Trans Sci，9：74-88.

Center for Drug Evaluation and Research，FDA，2005. Guideline for conducting a clinical safety review of a new product application and preparing a report on the review.

CDISC，2011a. Clinical data acquisition standard harmonization (CDASH). version1. 1.

CDISC，2011b. Study data tabulation model metadata submission guidelines (SDTM-MSG). final 1. 0.

CDISC，2013. Study data tabulation model implementation guide (SDTM IG)：human clinical trials. version 3. 2

Chan A W，Tetzlaff J M，Gotzsche P C，et al.，2013. Spirit 2013 explanation and elaboration：guidance for protocol of clinical trials. BMJ (Online)，346，e7586.

Chapman P，Hauschild A，Robert C，et al.，2011. Improved survival with vemurafenib in melanoma with 1514 BRAF V600E mutation. N Engl J Med，364：2507-2516.

Chow S C，1999. Individual bioequivalence-a review of the FDA draft guidance. Drug Info J，33：435-444.

Chow S C，Liu J P，2000a. Design and analysis of bioavailability and bioequivalence studies. 2nd ed. New York：Revised and Expanded Dekker.

Chow S C，Shao J，Ho H H，2000b. On statistical analysis for placebo-challenging designs in clinical trials. Stat Med，19：

1029-1037.

Chow S C，Shao J，Wang H，2002. Individual bioequivalence testing under 2×3 designs. Stat Med，21：629-648.

Chow S C，Shao J，Wang H，2003. Statistical tests for population bioequivalence. Statistical Sinica，13：539-554.

Clinical Trials Transformation Initiative，2015. CTTI quality by design project-critical to quality factors principles documents. The CTTI Partner Group.

Cobert B，2007. Manual of drug safety and pharmacovigilance. Jones and Bartlett Publisher.

Cobert B，Biron P，2008. Practical drug safety from A to Z. Jones andBartlett Publishers. Sudbury，MA，USA. 385-387.

Collins J M，Grieshaber C K，Chabner B A，1990. Pharmacologically guided phase Ⅰ clinical trials based upon preclinical drug development. J Natl Cancer Inst，82（16）：1321-1326.

Co-ordination Group for Mutual Recognition and Deccentralized Procedures-Human，2020. Best practise guide for decentralised and mutual recognition procedures.

De Franco E，Flanagan S E，Houghton J A L，et al.，2015. The effect of early，comprehensive genomic testing on clinical care in neonatal diabetes：an international cohort study. Lancet，386（9997）：957-963.

Drug Information Association，2011，Computerized systems in clinical research：current quality and data integrity concept.

Du X，Tang F，Liu M，et al.，2018. A reappraisal of CTLA-4 checkpoint blockade in cancer immunotherapy. Cell Research，2018，28（4）：416-432.

Echt D S，Liebson P R，Mitchell L B，1991. Mortality and morbidity in patients receiving encainide，flecainide，or placebo. N Engl J Med，324：781-788.

Edwards L D，1991. Summary of survey results on including women in drug development. PMA. In Development Series，New Medicines for Women，Dec. 22-28.

EFPIA and RPhMA，2013. Principles for responsible clinical trial data sharing.

EMA，2007a. Guideline on strategies to identify and mitigate risks for first-in-human clinical trials（CTs）with investigational medicinal products.

EMA，2007b. Reflection paper on expectations for electronic source documents used in clinical trials.

EMA，2010. Reflection paper on expectations for electronic source data and data transcribed to electronic data collection tools in clinical trials.

EMA，2012. Reflection paper on GCP compliance in relation to trial master files（paper and/or electronic）for management，audit and inspection of clinical trials.

EMA，2013a. Guideline of good distribution practice of medicinal products for human use（2013/C，343/01）.

EMA，2013b. Reflection paper on risk based quality management in clinical trials.

EMA，2014a. CHMP guideline on the scientific application and the practical arrangements necessary to implement the procedure for accelerated assessment.

EMA，2014b. Regulation（EU）♯536/2014 of the European Parliament and of the Council of 16 april 2014 on clinical trials on medicinal products for human use，and repealing directive 2001/20/EC.

EMA，2016. General data protection regulation（GDPR）.

EMA，2017. Guideline on strategies to identify and mitigate risks for first-in-human clinical trials（CTs）with investigational medicinal products.

EMA，2018. Guideline on the content，management and archiving of the clinical trial master file（paper and/or electronic）.

EMA，2019a. European medicines agency policy on publication of clinical data for medicinal products for human use.

EMA，2019b. Qualification opinion on eSource direct data capture（DDC）.

Ette E，Williams P，2007. Pharmacometrics. Hoboken：John Wiley & Sons，Inc.

FDA，1987. Supplementary suggestions for preparing an integrated summary of safety information in an original NDA submission and for organizing information in periodic safety updates.

FDA，1990. Guideline on drug development in the elderly.

FDA，1997. Code of federal regulation，section 21，part 11. Electronic records；electronic signature.

FDA，1998. Applications for FDA approval to market a new drug；pediatric use information，code of federal regulations，21 CFR 314. 55.

FDA，1999a. Guidance for industry，submission of abbreviated reports and synopses in support of marketing applications.

FDA，1999b. Guidance for industry—population pharmacokinetics，U. S. department of health and human services，center for drug evaluation and research and center for biologics evaluation and research.

FDA，2000. Guidance for industry—waiver of *in vivo* bioavailability and bioequivalence studies for immediate-release solid oral dosage forms based on a biopharmaceutics classification system.

FDA，2001. Guidance for industry—statistical approaches to establishing bioequivalence.

FDA，2002a. Guidance for industry. Special protocol assessment.

FDA，2002b. General principles of software validation；final guidance for industry and FDA staff.

FDA，2003a. Guidance for industry—bioavailability and bioequivalence studies for orally administered drug products—general considerations.

FDA，2003b. 21 CFR 11；guidance for industry on electronic records，electronic signature，scope and application.

FDA，2004. Guidance for industry and FDA staff-premarket assessment of pediatric devices，U. S. department of health and human services，center for devices and radiological health and center for biologics evaluation and research.

FDA，2005. Guidance for industry：estimating the maximum safe starting dose in initial clinical trials for therapeutics in adult healthy volunteers.

FDA，2006a. Establishment and operation of clinical trial data monitoring committees for clinical trial sponsors.

FDA，2006b. Draft guidance of industry：drug interaction studies-study design，data analysis，and implications for dosing and labeling.

FDA，2006c. Guidance for industry，investigators and reviewers exploratory IND studies.

FDA，2007a. USFDA guidance for industry—computerized systems used in clinical investigations.

FDA，2007b. Design controls of the quality system regulation，21 CFR 820，Subpart C.

FDA，2009. Patient-reported outcome measures：use in medical product development to support labeling claims.

FDA，2012a. Enrichment strategies for clinical trials to support approval of human drugs and biological products.

FDA，2012b. Specifications for preparing and submitting summary level clinical site data for CDER's inspection planning.

FDA，2013a. Guidance for industry：electronic source data in clinical investigations.

FDA，2013b. Guidance for industry format and content of proposed risk evaluation and mitigation strategies（REMS），REMS assessments，and proposed REMS modifications.

FDA，2013c. Guidance for industry：oversight of clinical investigations—a risk based approach to monitoring.

FDA，2013d. Design considerations for pivotal clinical investigations for medical devices guidance for industry，clinical investigators，institutional review boards and food and drug administration staff.

FDA，2014. Providing regulatory submissions in electronic format—standardized study data.

FDA，2015. Study data technical conformance guide：guidance for industry providing regulatory submissions in electronic format—standardized study data. version 2. 1.

FDA，2017a. Use of real-world evidence to support regulatory decision—making for medical devices.

FDA，2017b. Use of Electronic Records and Electronic Signatures in Clinical Investigations Under 21 CFR Part 11-Questions and Answers.

FDA，2018a. Expansion cohorts：use in first-in-human clinical trials to expedite development of oncology drugs and biologics.

FDA，2018b. Study data technical conformance guide.

FDA，2018c. Master protocols：efficient clinical trial design strategies to expedite development of oncology drugs and biologics.

FDA，2019a. Risk evaluation and mitigation strategies：modifications and revisions.

FDA，2019b. Guidance for industry ANDA submissions—content and format of abbreviated new drug applications.

FDA，2020. Civil money penalties relating to the clinicaltrials. gov Data Bank.

FDA，2021a. Core patient-reported outcomes in cancer clinical trials.

FDA，2021b. Digital health technologies for remote data acquisition in clinical investigations，guidance for industry，investigators and other stakeholders.

FDA，2022. Good ANDA submission practices，guidance for industry.

Fisher R A. 1947. The design of experiments. 4th ed. Oliver and Boyd Edinburgh.

Franco E D，Flanagan S E，Houghton J A L，et al.，2015. Articles the effect of early，comprehensive genomic testing on clinical care in neonatal diabetes：an international cohort study. Lancet，386：957-963.

Freidlin B，Simon R，2005. Evaluation of randomized discontinuation design. J. Clin. Oncol，23：5094-5098.

Freije I，Lamouche S，Tanguay M，2020. Review of drug approved via the 505（b）（2）pathway：uncovering drug development trends and regulatory requirements. Ther Innov Reg Sci，54（1）：128-138.

Gait J E，Smith S，Brown S L，2000. Evaluation of safety data from controlled clinical trials：the clinical principles explained. Drug Information Journal. 34：273-287.

Gezmu M，Flournoy N，2006. Group up-and-down designs for dosing finding. J. Statist Plann Inference，136（6）：1749-

1764.

Gharaibeh M N, Greenberg H E, Waldman S A, 1998. Adverse drug reactions: a review. Drug Information Journal, 32: 323-338.

Goldsmith M A, Slavik M, Carter S K, 1975. Quantitative prediction of drug toxicity in humans from toxicology in small and large animals. Cancer Res, 35 (5): 1354-1364.

Goldstein I, Lue T F, Padmna-Nathan H, et al., 1998. Oral sildenafil in the treatment of erectile dysfunction. New Engl J Med, 338: 1397-1404.

Gotay C C, Moore T D, 1992. Assessing quality of life in head and neck cancer. Quality of Life Research, 1: 5-17.

Guarino R A, 2004. The new drug application, content and format//New drug approval process. 4th ed. Marcel Dekker, Inc, 101-171.

Haffner M E, 1998. Orphan drug development—international program and trial design issues. Drug Information Journal, 32: 93-99.

Henley S J, Anderson R N, Thomas C C, et al., 2017. Invasive cancer incidence, 2004—2013, and deaths, 2006—2015, in nonmetropolitan and metropolitan counties—United States. MMWR Surveill Summ, 66 (14): 1-13.

Herbst R S, Gandara D R, Hirsch G F, et al., 2015. Lung master protocol (Lung-MAP)-a biomarker-driven protocol for accelerating development of therapies for squamous cell lung cancer: SWOG S1400. Clin Cancer Res, 21 (7): 1514-1524.

Hinkelmann K, Kempthorne O, 1994. Design and analysis of experiments: vol I introduction to experimental design. New York: Wiley.

Horstmann E, McCabe M S, Grochow L, 2005. Risks and benefits of phase I oncology trials. 1991 through 2002. New Eng J Med, 352: 895-904.

Hulihan E, 2004. Quality Assurance. In Guarino, RA (ed) New Drug Approval Process. Marcell Dekker, New York. 511-522.

Hyman D M, Puzanov I, Subbiah V, et al., 2015, Vemurafenib in multiple nonmelanoma cancers with BRAF V600 mutations. N Engl J Med, 373 (8): 726-736.

ICH, 1993. Tripartite guideline E7—studies in support of special populations: geriatrics.

ICH, 1994. Tripartite guideline E4—guideline on dose response information to support drug registration.

ICH, 1995. Tripartite guideline E3. Structure and content of clinical study reports E3.

ICH, 1996. Tripartite guideline E6. Guideline for good clinical practice: consolidated guideline.

ICH, 1998a. International conference on harmonization tripartite guideline E5 ethnic factors in the acceptability of foreign data.

ICH, 1998b. Guidance on statistical principles for clinical trials. Federal Registry. 63, 179: 49583-49598.

ICH, 2000. Guidance for industry—E11 clinical investigation of medicinal products in the pediatric population.

ICH, 2004. Tripartite guideline E2E—guidance for pharmacovigilance planning.

ICH 2005a. Tripartite guideline E14—the clinical evaluation of QT/QTc interval prolongation and proarrhythmic potential for non-antiarrhythmic drugs (step 4).

ICH 2005b. Tripartite guideline Q9—quality risk management.

ICH, 2005c. Tripartite guideline S7B. The non-clinical evaluation of the potential for delayed ventricular repolarization (QT interval prolongation) by human pharmaceuticals.

ICH, 2008. Tripartite guideline Q10—pharmaceutical quality system.

ICH, 2009a, Tripartite guideline M3 (R2)—guidance on nonclinical safety studies for the conduct of human clinical trials and marketing authorization for pharmaceuticals.

ICH, 2009b. Tripartite guideline Q8 (R2)—pharmaceutical development.

ICH, 2016a. Tripartite guideline E6. Integrated addendum to ICH E6 (R1): guideline for good clinical practice E6 (R2).

ICH, 2016b. Tripartite guideline M4 (R4). organization of the common technical document for the registration of pharmaceuticals for human use.

ICH, 2016c. Tripartite guideline M4E (R2). Guideline on enhancing the format and structure of benefit-risk information in ICH efficacy.

ICH, 2017. Tripartite guideline E18—genomic sampling and management of genomic data.

ICH, 2019. Tripartite guideline E8—guideline on general considerations of clinical trials.

ICH M2 EWG, 2020. Electronic common technical document specification.

Inoue L Y T, Thall P F, Berry D A, 2002. Seamlessly expanding a randomized phase II trial to phase III. Biometrics, 58:

823-831.

ISPE，2008. GAMP5：a risk-based approach to compliant GxP computerized systems. ISPE Headquarters/The GAMP Editorial Review Board.

Johnson B M，Song I H，Adkison K K，et al. ，2006. Evaluation of the drug interaction potential of aplaviroc，a novel human immunodeficiency virus entry inhibitor，using a modified Cooperstown 5 + 1 cocktail. J Clin Pharmacol，46：577-587.

Jula A，Mamiemi J，Huupponen R，et al. ，2002. Effects of diet and simvastatin on serum lipid，insulin，and antioxidants in hypercholesterolemic men. J Am Med Assoc，287：598-605.

Kenward M G，Jones B，1987. A log linear model for binary crossover data. Appl. Statis，36：192-204.

Klepper M J，Cobert B. 2011. Drug Safety Data. Jones & Bartlett Learning，MA USA.

Klincewicz S L，Clark J A，Arnold B D C，et al. ，1999. Globalization of the safety sections of the periodic safety update report. Drug Information Journal，33：887-898.

Kosorok M R，Shi Y，DeMets D L，2004. Design and analysis of group sequential clinical trials with multiple primary endpoints. Biometrics，60：134-145.

Kradjian S，Gutheil J，Baratelle A M，et al. ，2005. Development of a charter for an endpoint assessment and adjudication committee. Drug Information Journal，39：53-61.

Kraiczi H，Jang T，Ludden T，et al. ，2003. Randomized concentration-controlled trials：motivations，use，and limitations. Clin. Pharm and Therapeutics，74：203-214.

Knutson J，Bitz I，1991. Project management：how to plan and manage successful projects. Amacom，NY.

Ledford H，2013. "Master protocol" aims to revamp cancer trials. Nature，498 (7453)：146-147.

Liang B A，Mackey T K，Lovett K M，2013. Illegal "no presecription" internet access to narrow therapeutic index drugs. Clin Ther，35 (5)：694-700.

Liu J P，Chow S C，2002. Bridging studies in clinical development. J Biopharm Stat，12：357-369.

Liu J P，Hsueh H M，Chen J J，2002. Sample size requirement for evaluation of bridging evidence. Biomet J，44：969-981.

Loudon K，Sullivan F，Donnan P，et al. ，2015. The PRECIS-2 tool：designing trials that are fit for purpose. BMJ，2015：350：h2147.

Mahaffey K W，Tardiff B E，Granger C G，1998. Disagreement between site investigators and clinical event committees is common and can affect trial results. J Am Coll Cardiol，31 (suppl A)：184A.

Majaverian P，Vlasses P H，Kellner P E，et al. ，1988. Effects of gender posture and age on gastric residence time of an indigestible solid：pharmaceutical considerations. Pharmaceutical Res，5 (10)：639-644.

Mazumdar M，Liu A，2003. Group sequential design for comparative diagnostic accuracy studies. Statistics in Med，22：727-739.

Medical Records Institute，2002. Toward an electronic patient record.

Meibohm B，Beierle I，Derendorf H，2002. How important are gender differences in pharmacokinetics? J Pharmacokinet Pharmacodyn，41：329-342.

McCune S K，Mathis L L，Cocchetto D M，et al. ，2006. Safer，better，more appropriate：clinical trial design for pediatric drug labels. Drug Info J，40：185-196.

Moore N，2016. Lessons from the fatal French study BIA—10-2474. BMJ，05：18.

Nahata M C，1993. Pediatrics//Dipiro J T，Talbert R L，Yee G C，et al. ，Pharmacotherapy，a pathophysiologic approach. 3rd ed. Appleton & Lange，77-86.

National Cancer Institute，2017. Common terminology criteria for adverse events. version 5. 0.

O'Quigley J，Pepe M，Fisher L，1990. Continual reassessment method：a practice design for phase I clinical trials in cancer. Biometrics，46 (1)：33-48.

O'Quigley J，2006. Theoretical study of the continual reassessment method. J Statist Plann Inference，136 (6)：1765-1780.

Organization for economic cooperation and development (OECD)，2007. Establishment and control of archives that operate in compliance with the principles of GLP.

Perez E A，Romond E H，Sumam V J，et al. ，2007. Updated results of the combined analysis of NCCTG 1505 N9831 and NSABP B-31 adjuvant chemotherapy with/without trastuzumab in patients with HER21506 positive breast cancer. J Clin Oncol，25：65 (suppl 185，abst 512).

Pocock S J，1977. Group sequential methods in the design and analysis of clinical trials. Biometirka，64：191-199.

Rane A，1992. Drug disposition and action in infants and children//Yaffe S J，Arand A J V. Pediatric pharmacology，therapeutic principles in practices. New York: Sanders, 10-12.

Rebecca K, 2005. CDISC and standards for clinical research. NIH Roadmap Steering Committee.

Robaina J C G, Machín S, Fernández-Caldas E, et al., 2003. Skin tests and conjunctival and bronchial challenges with extracts of *Blomia. tropicalis* and *Dermatophagoides pteronyssinus* in patients with allergic asthma and/or rhinoconjunctivitis. International Archives of Allergy and Immunology, 131: 182-188.

Saluja B, Li B V, Lee S L, 2014. Bioequivalence for orally inhaled and nasal drug products. Springer New York, 13: 369-394.

SCDM, 2000. Society for clinical data management. Good clinical data management practices, version 1. Society for Clinical Data Management, Hillsborough, NJ.

Schmieder R E, Klingbeil A U, Fleischmann E H, et al., 2005. Additional antiproteinuric effects of ultrahigh dose candesartan: a double-blind, randomized, prospective study. J Am Soc Nephrol, 16: 3038-3045.

Schnoll L, 2000. Medical device directive. In "the regulatory compliance almanac". Paton Press, 89-118.

Shah R R, 2005. Drugs, QT interval prolongation and ICH E14: the need to get it right. Drug Safety, 28: 115-125.

Signer E, Fridrich R, 1975. Gastric emptying in newborns and young infants. Acta Paediat Scand, 64: 525-530.

Simon R, Rubinstein L, Boris F B, 1997. Accelerated titration design for phase I clinical trials in oncology. J Nat Cancer Inst, 89 (15): 1139-1147.

Simon R, Maitournam A, 2004. Evaluating the efficiency of targeted designs for randomized clinical trials. Clin Cancer Res, 10: 6759-676.

Simon R M, Paik S, Hayes D F, 2009. Use of archived specimens in evaluation of prognostic and predictive biomarkers. J Natl Cancer Inst, 101 (21): 1446-1452.

Society for Clinical Data Management (SCDM), 2013. Good clinical data management practices.

Spilker B, 1991. Guide to clinical trials. New York: Raven Press.

Spilker B, 1996. Guide to Clinical trials. Lippincott-Raven.

Stampfer M J., 1985. A prospective study of postmenopausal hormones and coronary heart disease. N Engl J Med, 313: 1044.

Storer B E, 1989. Design and analysis of phase I trials. Biometrics, 45: 925-937.

Storer B E. 1993. Small-sample confidence sets for the MTD in a phase I clinical trial. Biometircs, 49: 1117-1125.

Storer B E. 2001. An evaluation of phase I clinical trial designs in the continuous dose-response setting. Stat. Med, 20: 2399-2408.

Sun D, Gao W, Hua H, et al., 2022. Why 90% of clinical drug development fails and how to improve it? Acta Pharm Sinica B, 12 (7): 3049-3062.

Sung L, Feldman B, 2006. *N*-of-1 trials: innovative methods to evaluate complementary and alternative medicines in pediatric cancer. J Ped Hemat/Oncol, 28: 263-266.

Sung L, Tomlinson G A, Greenberg M L, et al., 2007. Serial controlled *N*-of-1 trials of topical vitamin E as prophylaxis for chemotherapy-induced oral mucositis in paediatric patients. Europ J Cancer, 43: 1269-1275.

Thomson Corporation, 2004. A survey of 306 European investigator sites. Thomson CenterWatch.

Tighiouart W, Aandr'e R A, 2006. Dose finding in oncology—parametric methods. In Naitee Ting. Dose finding in drug development. Springer, 59-72.

TransCelerate Biopharma Inc, 2013. Position paper: risk-based monitoring methodology.

UNICEF/UNDP/World Bank/WHO, 2005. Operational guidelines for the establishment and functioning of data and safety monitoring boards. Special programme for research and training in tropical diseases (TDR).

US Department of Health and Human Service, 1996. 45 CFR Parts 160 and 164: standards for privacy of individually identifiable health information; Regulation text; security standards for the protection of electronic protected health information; General administrative requirements including, civil money penalties: procedures for investigations, imposition of penalties, and hearings.

U. S. Department of Health and Human Services, 1999. Food and drug administration. Center for drug evaluation and research (CDER). Center for biologics evaluation and research (CBER). Guidance for industry: submission of abbreviated reports and synopses in support of marketing applications. Rockville (MD).

Vaidya A B, Vaidya RA, 1981. Initial human trials with an investigational new drug (phase 1 and 2): planning and management. J Postgrad Med, 27: 197-213.

Walle T, Walle U, Cowart T D, et al., 1989. Pathway selective sex differences in metabolic clearance of propranolol in human subjects. Clin Pharm Ther，46（3）：257-263.

Walton M K，Powers，J H，Hobart J，et al.，2015. Clinical outcome assessments：conceptual foundation—report of the ISPOR clinical outcomes assessment-emerging good practices for outcomes research task force. Value Health，18（6）：741-752.

Wei C M，Wang S Q，Yang J B，2016. Role of pharmacokinetics in the starting dose calculation of first-in-human clinical trial of investigational new drugs. Chin J Clin Pharmacol，32（24）：2341-2344.

Wise Investments Survey，2003. Clinical trial recruitment best practices and performance benchmarks. Veritas Medicine.

World Health Organization，2016. Data integrity guidane：good data and record practice.

World Medical Association，2013. Declaration of Helsinki：ethical principles for medical research involving human subjects. JAMA，310（20）：2191-2194.

Wright P，Haybittle J，1986. Designing clinical trials forms to collect the right data//Glenny Hand Nelmes P. Handbook of clinical drug research，ACRPI. Blackwell Scientific，Oxford，247-270.

Yuan R，Madani S，Wei V，et al.，2002. Evaluation of P450 probe substrates commonly used by the pharmaceutical industry to study in vitro drug interactions. Drug Metab Dispos，30（12）：1311-1319.

Zee B C，2006. Planned equivalence or noninferiority trials versus unplanned noninferiority claims：are they equal? J Clin Oncology，24：1026-1028.

陈峰，夏结来，刘玉秀，等，2018. 临床试验统计学. 北京：人民卫生出版社.

陈朝华，黄钦，邓亚中，等，2011. 临床试验数据管理质量评价指标体系. 药学学报，50（11）：1374-1379.

秦璐，刘水，赵娣，等，2019. 美国 FDA 批准的抗肿瘤靶向药物早期临床试验设计与研发策略. 中国新药杂志，28（2）：129-134.

刘雅莉，谢琪，刘延葆，等，2016. 临床试验百年历程概述. 中国循证医学杂志，16（11）：1241-1249.

孙华龙，徐钢，李卫，等，2011. 数据管理相关文件及记录清单. 药学学报，50（11）：1365-1366.

王进，陈刚，张彤，等，2014. 创新药物的零期临床试验. 中国临床药理学与治疗学，19（4）：476-480.

吴阶平医学基金会，中国胸部肿瘤研究协会，2018. 真实世界研究指南.

赵延延，许毓君，王杨，等，2017。两阶段设计在医疗器械非随机临床试验中的应用，中国卫生统计，34（6）：877-880.

中国国家药品监督管理局，2022. 医疗器械临床试验质量管理规范.

中国国家药品监督管理局药品审评中心（CDE），2020. 药物临床试验数据递交指导原则，附录 3.

临床试验招募策略
计划总结表

项目	内容描述
第一阶段： 招募开始前活动	
项目启动会议	• 申办方项目经理、辅助招募专家和/或专业招募服务公司成员组成的团队成员开会讨论详尽的患者招募计划。计划将着重于与招募项目计划、准备和实施有关的时间表，以及可能面临的招募挑战和必要时应当采取的应急计划
研究者会议	• 招募小组成员参加研究者会议，并就招募和留置受试者计划向与会者宣讲，使研究者掌握招募计划的重点和了解招募团队可以向研究机构和受试者提供的有关招募和留置受试者的协助服务
战略研究品牌和信息	• 招募团队小组设计和编辑与试验项目有关的招募宣传材料，如海报、宣传彩页、手册、传单等，以及相应的图像设计、战略信息和独特的易于辨认的标志物 • 一切设计、信息和标示物都以试验项目的目标患者群体和他们所关心的事务为目标，并充分考虑到种族和文化因素
研究机构需求评价	• 招募团队成员负责对研究机构需求的评价主要分两个方面： - 通过与研究机构的交流评估各研究机构可能面临的问题和鉴定特殊的患者招募挑战 - 了解各研究机构过去运用的招募策略，这些策略的效果以及什么样的招募和留置工具或手段对他们的招募和留置努力有所帮助 • 上述信息将被汇总供招募小组成员分析，以确定各研究机构目前所期待的特殊招募需求 • 针对评估结果与研究机构研究协理员进行沟通，并最大限度地帮助和满足他们的招募需求
第二阶段：招募热身活动准备	
研究机构欢迎和招募计划启动包	• 研究机构欢迎包用于向研究者和临床研究协调员介绍招募计划和他们可以得到的各种辅助支持服务 • 欢迎包内容包括： - 来自申办方或专业招募合同服务公司的欢迎信，信中解释招募团队在试验项目中的作用 - 专门针对试验项目而设计的光盘，其中包含了有助于研究者和临床研究协调员更深入地了解招募关键环节和概念的培训资料和自学幻灯片介绍，如患者参加临床试验的动力、他们做出决定的因素、招募挑战和良好顾客服务原则等。这些培训内容是在研究机构需求评价的结果基础上而专门设计制作的。培训介绍不仅列出各种可能的问题，也提供相应的可供研究机构实时运用的对策
监查员招募工具包	• 监查员在连接申办方和研究机构方面起着关键的作用。用招募相关的工具或信息来装备监查员，可以使他们能更好地协助各研究机构的招募工作 • 监查员招募工具包有助于监查员在整个试验项目的招募阶段能把招募工作作为重点来抓，也可以向他们提供一些与研究机构讨论招募计划和问题时可以运用的技巧和工具。招募工具包的内容物可以有： - 招募计算工具和计算器 - 带有试验项目标示的笔和便签 - "向研究机构询问的主要 10 个问题" - 招募问题技巧 - 研究机构招募和留置受试者计划 - 有关患者招募和留置的参考文献或手册（如果有的话） • 各个国家和地区招募和留置受试者的主要要求和规范（如适用）
研究通信	• 研究通信可培养研究机构的试验项目意识和建立研究机构和申办方之间的交流渠道。同样，它也可以使研究机构人员及时掌握试验项目的重要更新、细节变化、问题解答和试验动态等 • 研究通信可以电子版或纸质打印形式每月发送给各研究机构
医生推荐专项计划	• 医学社团的联络已被证明是一个可以通过直接推荐患者的方式扩大招募能力的有效策略，尤其在医疗体系相对分散和有限研究机构资格资源的国家和地区。一般来说，大多数患者在决定是否参加临床试验时主要依赖他们的主治医生的推荐和建议。所以，针对试验项目适应证的医学专门领域的宣传教育和计划是一项值得推荐的措施 • 撰写和发表医生宣传材料（如研究专项介绍幻灯片、医生教育手册、医生推荐信模本和入选/排除标准卡等） • 举办和协调专项会议（如区域介绍会、午餐介绍会、网络讲座、医生晚宴会等）

续表

项目	内容描述
	第三阶段：需要伦理委员会批准的招募活动
招募专项包	• 编撰和发展可供研究机构用于教育可能的受试者的研究专项招募材料十分重要。这种材料可以使可能的受试者了解有关临床试验项目和他们参加的利益。根据试验项目适应证要求，应该发展针对受试者人群的试验项目招募材料 • 根据研究内容和信息，编撰便于研究机构运用和受试者接受的招募专项包，其内容包括： 　- 研究和研究机构专用的欢迎受试者材料 　- 大型展示型海报 　- 彩色小型宣传单 　- 彩色折叠式患者手册 　- 患者推荐信样本
专业社团联络计划	• 专项患者招募联络计划是针对研究单位、研究机构管理组织和协调服务组织的计划。招募小组的专业社团联络专家将进行广泛的研究，以建立与试验项目适应证患者有关的各个研究机构相关社团组织的全面联系。招募小组成员将在此基础上联系这些组织以确保试验项目宣传资料在各组织成员中的张贴和分发。此外，招募小组成员也将出席有研究机构参加的区域/地方相关适应证疾病和治疗专题会议或讨论 • 招募小组将帮助协调研究机构社团或独立研究机构的事件。特别是确保所参与的研究机构能在这些事件中建立展台或联络站，安排演讲机会，提供研究相关的材料在这些事件场合上的分发，以及他们可用来预筛选受试者的工具 • 在联络各个专业医疗社团前，应建立这些将被联络的社团的名单
研究机构访问策略	• 招募小组社团联络专家和研究机构社团一起工作，协助他们分发研究相关材料，为他们提供演讲机会，以建立相互信任关系。这些个人联络访问针对地方组织、诊所和直接向试验项目适应证患者提供服务的组织 • 联络专家也将帮助临床研究协调员发展和/或重新制订各个研究机构的招募计划 • 招募小组成员将选择若干个最具招募挑战性的研究机构进行联络访问。每次访问应有总结报告和对访问结果进行评估，以便对这种访问做出及时的调整和改进。访问报告应当递交给项目经理
目标广告计划	• 为了增加试验项目在相关医学社团的知名度，招募小组成员将研究和准备有针对性的媒体广告计划。传统上来说，广播一直是联络少数群体的有效媒体工具之一。根据试验项目的对象不同，可以考虑使用不同类型音乐电台等形式 • 媒体专家应制订一个专门的广告放置计划并负责对这个媒体计划的管理。媒体广告的播放或张贴位置应根据听众或观众在目标区域的分布而定，媒体广告的购买将根据广告的可获得时段及其费用而定 • 研究机构或招募专业公司可成立免费电话应答中心，以便对自荐、推荐和询问电话的数量和内容进行准确的记录
针对患者的网络宣传	• 网络广告可有效地向试验项目潜在受试者及其家属提供信息，因为他们会经常通过网络来搜寻他们所患疾病的治疗机会 • 有关研究信息的网络广告的网址最好与疾病协会或治疗组织协会相关联，也可以建立专门的网址，这种网址应可以通过相应适应证术语的检索而查获 • 招募小组应聘请专业人员对网络广告的设计理念、艺术工作和传递信息做出规划，也可以协助某一研究机构建立自己的专门化信息专栏或网址
研究专项网址	• 由于越来越多的患者依靠网络工具研究他们的疾病状况和治疗选择，临床试验专门网络已成为联络潜在受试者的基本工具。这类网络可向这些潜在受试者、他们的家属和医务工作者提供教育和试验项目信息 • 有针对性地建立特殊的网址，并使用当地语言可以更好地吸引相关国家和地区患者群。此外，有目的地在相同的网址上附设含有基本研究信息的其他语言的预筛选菜单页也是一个较为有效的国际多中心临床试验的招募措施 • 这类研究网址登载有在线预筛选问题选择菜单，其有助于患者自我鉴别他们是否符合某项研究项目的招募条件。这种筛选患者的初步信息将会被自动在线送往申办方设立的筛选中心，以便有关人员进一步审阅入组条件。一旦发现可能的招募对象，筛选中心会将信息推荐给相应的参加试验项目的地方研究机构 • 作为目标广告工具，这种网址可以与各种其他相关网址相关联以扩大搜索功能。此外，网址链接也可以以电子通知的方式送达给相关患者和专科医生
患者快递 e-信息	• 通过战略伙伴关系的建立，专业招募公司可以与具有影响的公共网络公司或具强大搜索功能的网站，并可以将电子信息通知服务直接发给自我鉴别的受试者和他们的医护人员。这些特殊网址相连的电子邮件可向潜在的受试者提供专门的研究信息，并直接将"点击联络"功能与研究项目网址和免费电话中心号码相连接 • 自我鉴别的患者已经完成了健康问答卷，并选择愿意收到有关疾病、可能的治疗选择等研究信息和广告。所以，研究相关的信息可以通过这类患者快递 e-信息并附有点击联络的方式予以招募宣传。这类电子邮件也可以链接到专门的研究网站，以进一步提供教育材料、研究信息和相关研究机构的联络信息 • 通常，专业招募公司向每个人发送三次电子通知。然而，对第一次通知就予以了答复的个人将不会收到后续通知 • 专业招募公司应该建立有专门的受试者人群数据库。所以他们在发送这类电子信息时会更有针对性，通常会选择居住在参加试验项目的研究机构附近的患者，例如选择居住半径范围为 25 千米的患者等

续表

项目	内容描述
招募电话接受中心	• 这是一类专门为筛选和管理所有与研究有关的咨询所设立的中心热线电话。这类咨询是由患者看见或听见相关广告、研究网站、社区推广活动和患者电子通知而引起的 • 这类电话中心的工作时间通常为 24/7/365。所有工作人员应该有一定的医务保健知识,并掌握相关试验项目的筛选参数 • 预选受试者通常应当被电话中心在预筛选后的 24 小时内推荐给相应的研究机构,并收到一份欢迎信函,其中包括有研究相关手册、研究机构联络信息和研究机构地点的交通图 • 这类电话中心需要专业服务公司和申办方的联合,相关电话联络程序和电话问答文本应该预先设定 • 这类电话中心活动的招募成功数据结果应当定期被审阅,以便对这类招募策略的成果进行有效性的评价和分析未来运用的前景 • 这类电话中心可以提供热情的电话转接和代表研究机构预约患者访问时间等多种便利服务

世界各国和地区临床试验药监和伦理委员会审批程序和时间一览表

国家或地区	伦理委员会(EC)批准时间估计(中心或地方伦理委员会)	药政部门(HA)批准时间估计	申报顺序[平行,先后(EC→HA 或 HA→EC)]	其他可能影响临床试验启动日期的因素(仅供参考)	估计总时间(从所在国家/地区收到试验方案到首位受试者招募入组)	评注
欧洲						
奥地利(Austria)	申报后 35 天	35 天,不发布书面批准书	先后(EC→CA),但可以申报 EC 后几天就递交 HA 申请,不用等待 EC 的批准后再申报 HA	与医院和附属研究机构签订合同,只有待地方 EC 批准后才可开始合同协商过程,通常需要 3~8 周完成合同程序(取决于医院类别)	3~5 个月	
比利时(Belgium)	Ⅰ期:2~3周 Ⅱ~Ⅲ期:4~6周	Ⅰ期:2~3周 Ⅱ~Ⅲ期:4~6周	平行		Ⅰ期:4~5周; Ⅱ~Ⅲ期:6~8周	
保加利亚(Bulgaria)	1 个月	1 个月	先后(EC→HA)	HA 批准后 10 天获得最后批准文件;进口许可申请 5 天;所有其他启动程序 2 周	3.5~4 个月	
克罗地亚(Croatia)	1~2 个月	2 个月	先后(EC→HA)	进口许可申请 2 周	4.5 个月(夏季+1 个月)	需要在递交药监申请前完成与研究机构的财务协议书
捷克(Czech Republic)	8 周	8 周	平行	研究机构启动程序(3 周),签署协议(4 周)	3~4 个月	
丹麦(Denmark)	6~8 周	6~8 周	平行		3~4 个月	启动程序(2~3 周)
爱沙尼亚(Estonia)	5 周	60 天	平行	进口许可申请(3 天),其他启动程序(3 周)	11~12 周	
芬兰(Finland)	3~9 周	40 天(最多 60 天)	平行	与研究机构、药房和实验室签署合同或协议需 1~3 个月	8~13 周	
法国(France)	35 天	60 天	平行	进口许可申请(2 周),医院合同/协议签署(4~6 周)	16~18 周	
德国(Germany)	70 天(多中心试验项目),40 天(单中心试验项目)。以上时间为 EC 对递交试验方案和文件无异议;如果有问题的话,审批时间将会延长	40 天(HA 无问题);另外延长 90 天(HA 有问题,取决于对问题的解答时间)	平行	所有启动程序完成——合同被 EC 批准,研究者签署(0~2 周,取决于研究机构数量)	74 天(多中心试验项目),44 天(单中心试验项目)——如 EC 和 HA 没有问题,批准试验的话	

续表

国家或地区	伦理委员会(EC)批准时间估计(中心或地方伦理委员会)	药政部门(HA)批准时间估计	申报顺序[平行,先后(EC→HA或HA→EC)]	其他可能影响临床试验启动日期的因素(仅供参考)	估计总时间(从所在国家/地区收到试验方案到首位受试者招募入组)	评注
希腊(Greece)	约2个月	约2个月	平行	在 HA 批准后完成财务协议(2~4周)	4~5个月	需要希腊当地保险证明
匈牙利(Hungary)	60天	60天	平行	有些医院在收到 HA 和 EC 批准后才签署合同或协议(另外的2~3周或以上)	14~18周	
冰岛(Iceland)	1个月	6~8周	平行		2个月	
爱尔兰(Ireland)	30~85天	60天	平行		4个月	
意大利(Italy)	6周(中心EC);10~12周(其他类别EC)		平行	需要另外2~6周完成合同/协议批准	4~5个月	只要完成 EC 申请即可,但药监部门需注册备案
拉脱维亚(Latvia)	1个月	1~2个月	平行申报,先后批准(EC→HA)	合同完成2~4周	3个月	
立陶宛(Lithuania)	1个月	1~2个月	平行申报,先后批准(EC→HA)	合同完成2~4周	3个月	
荷兰(Netherlands)	3周(Ⅰ期);8周(Ⅱ~Ⅲ期)	3周(Ⅰ期);8周(Ⅱ~Ⅲ期)	平行		3周(Ⅰ期);8周(Ⅱ~Ⅲ期)	不需要 HA 批准,但需要备案。EC 批准即可
挪威(Norway)	通常6周,最多60天	通常35天,最多60天	平行	与医院的合同协商可以和 EC/HA 审批平行进行,其他启动程序完成1~2周	13~15周(如果EC/HA 没有问题)	
波兰(Poland)	至多60天	60天	平行		3~4个月	
罗马尼亚(Romania)	45天	45天(HA 通常在 EC 批准后的若干天内批准申请,法律规定需要批准后45天内发出批准函)	平行	签署合同——2周 进口许可申请——不定(取决于供应商) 获得血液样本出口许可——1周,可以与合同程序平行进行 其他启动程序3周	最少2个月	
葡萄牙(Portugal)	2个月(中心EC)	2个月	平行	EC 批准后2~3周	3.5~4个月	
俄罗斯(Russia)	4~6周	10~12周	平行	签署合同——2~3周 进口/出口许可申请——2周	约16周	
塞尔维亚(Serbia)	6~10周	60天	平行		3个月	
西伯利亚(Siberia)	30天	60天	先后(EC→HA)	合同协商和签署批准:30~60天 进口许可申请:15~30天	5~6个月	
斯洛伐克(Slovakia)	2个月	2个月	平行	合同——2周	4个月	
西班牙(Spain)	70天	2.5个月	平行(HA 申报可以在 EC 已经认证完成申报文件后进行)	2~4周后完成合同并启动研究机构	4~4.5个月	

续表

国家或地区	伦理委员会(EC)批准时间估计(中心或地方伦理委员会)	药政部门(HA)批准时间估计	申报顺序[平行，先后(EC→HA 或 HA→EC)]	其他可能影响临床试验启动日期的因素(仅供参考)	估计总时间(从所在国家/地区收到试验方案到首位受试者招募入组)	评注
瑞典(Sweden)	一般1个月	30~60天(取决于文件质量)	平行		3~5个月	
瑞士(Switzerland)	30天	30天	先后(EC→HA)	2周(完成启动程序和合同签署)	约74天(如果EC/HA没有问题)	
英国(United Kingdom)	60天	35天(无书面批准提供)	平行	地方EC和R&D申报可以与中心EC同时进行,但地方EC只有在中心EC批准后才会做出决定	3~4个月	
乌克兰(Ukraine)	6~8周	6~8周	平行	在HA批准4周后可获得研究药物和物质进口/出口许可	10~14周	HA和中心EC 8月份休假
南美洲						
阿根廷(Argentina)	2~8周(地方或中心伦理委员会)	3个月	平行申报。在第一个研究机构被EC批准后可以申报HA	所有药物和非药物物资需要进口许可证申请,需要2~3周时间完成进口许可申请(取决于服务公司经验)	通常4~6个月。有些治疗领域(如癌症)获得HA批准较快,有些时间较长(如儿童临床试验)	
巴西(Brazil)	2个月(先地方伦理委员会,然后国家伦理委员会)	2个月	先后(EC→HA)	进口许可申请(2~3周)	约6个月	
智利(Chile)	地方或中心伦理委员会2~8周,区域伦理委员会4~12周(取决于审阅的试验方案数量)	1个月	先后(地方EC→区域伦理委员会和HA)	进口许可申请(药物和非药物)2~3周,取决于服务公司经验	3~5个月(2月份所有活动停止)	
哥伦比亚(Colombia)	3~6周	7~10周	先后	2~3周	3~4.5个月	
哥斯达黎加(Costa Rica)	6周	6周	先后	进口许可申请(1周),其他启动程序2周	4.5个月	为了获得EC批准信,必需递交签署的研究合同或协议
危地马拉(Guatemala)	6周	6周	先后	进口许可申请(1周),启动程序完成2周	4.5个月	
墨西哥(Mexico)	6周	4周	先后	进口许可申请4周;海关放行程序4周;其他启动程序1周	5个月	
巴拿马(Panama)	6周	6周	先后	进口许可申请1周,其他启动程序完成2周	4.5个月	
秘鲁(Peru)	4~5周(IRB和IEC申报可以平行进行)	2~3个月	先后	2~3周	3~4个月	

续表

国家或地区	伦理委员会(EC)批准时间估计(中心或地方伦理委员会)	药政部门(HA)批准时间估计	申报顺序[平行,先后(EC→HA或HA→EC)]	其他可能影响临床试验启动日期的因素(仅供参考)	估计总时间(从所在国家/地区收到试验方案到首位受试者招募入组)	评注
亚太地区						
澳大利亚/新西兰(Australia/NewZealand)	平均 50 天	8 天	先后(EC→HA)	与医院和附属研究机构的合同需要 2~4 周完成。合同过程可以先后或平行与伦理委员会审批过程进行,取决于伦理委员会/医院要求	2~4 个月	
中国内地(China)	只有 HA 批准后才可申报 EC。EC 需 1~2 个月	7~9 个月	先后(HA→EC)	进口许可申请。合同协商可以和 EC 审批同步进行	10~12 个月	为了满足全球时间表,需要在全球计划试验项目启动前 12 个月,着手向 HA 递交试验方案初稿和其他技术数据文件
中国香港地区(Hong Kong area,China)	4~8 周	4~8 周	平行	HA 批准后进行进口许可申请(3 天)	3~4 个月	
印度(India)	8~12 周	12 周	平行	进口药物许可申请(10 天);生物样本出口许可申请(在收到 HA 批准后需 2~4 周)	14~16 周	
印度尼西亚(Indonesia)	1 个月	3 个月	先后(EC→HA)		4~5 个月	
以色列(Israel)	2~4 周	30 天	先后(EC→HA)	2~5 天(收到形式发票后)	12~14 周或以上	
韩国(South Korea)	2~6 周	4~8 周	平行	研究机构合同/协议和研究者启动会议(2~4 周)	3~5 个月	
马来西亚(Malaysia)	卫生部的中心EC(8~10 周);其他 EC(4~6 周)	4~6 周(进口许可只有在获得第一份伦理委员会批准函后才能发放)	平行	合同审阅 0~6 周;合同签署批准 2 周;药物进口许可申请最少 1~2 周	3~4 个月(如果HA/EC 没有问题的话)	
菲律宾(Philippine)	1~2 个月	1~3 个月	平行		4~5 个月	
新加坡(Singapore)	1~2 个月	2~3 个月	先后(EC→HA)		4~5 个月	
中国台湾地区(Taiwan area,China)	2~3 个月	常规审批:2~3 个月快速审批:约 1 个月(只针对 US IND 试验项目)	平行	2~4 周完成启动程序	5 个月	
泰国(Thailand)	0.5~2 个月	3~4 个月	平行	在获得药监批准后,申请药物进口许可(2~3 周)	4~5 个月	
土耳其(Turkey)	地方和中心EC 需要先后申报。地方 EC 批准通常需 6~8 周	5~7 周(MOH-中心EC)	先后(EC→HA)	进口许可申请 2~3 周;研究药物进口运输 2~3 周,其他启动程序 4~6 周	4~6 个月	

续表

国家或地区	伦理委员会(EC)批准时间估计(中心或地方伦理委员会)	药政部门(HA)批准时间估计	申报顺序[平行，先后(EC→HA或HA→EC)]	其他可能影响临床试验启动日期的因素(仅供参考)	估计总时间(从所在国家/地区收到试验方案到首位受试者招募入组)	评注
非洲						
摩洛哥(Morocco)	6周	2个月	先后(EC→HA)	进口许可申请3~4周	4~5个月	
南非(South Africa)	2个月[私营EC每月举行会议；学术机构每8周(2个月)举行会议]	4个月	平行	研究机构启动程序——4周；HA批准——获得进口许可	5~6个月	冬季活动效率不如夏季
突尼斯(Tunisia)	1个月	1~3周	先后(EC→HA)		3~4个月	
北美洲						
加拿大(Canada)	2~3个月	30天	平行	进口许可申请(6周)，所有其他启动程序8周	4个月	
美国(USA)	2周~4个月	30天	先后(HA→EC)	2周	2个月	

医疗器械产品分类
方法流程图

A 非植入性器械

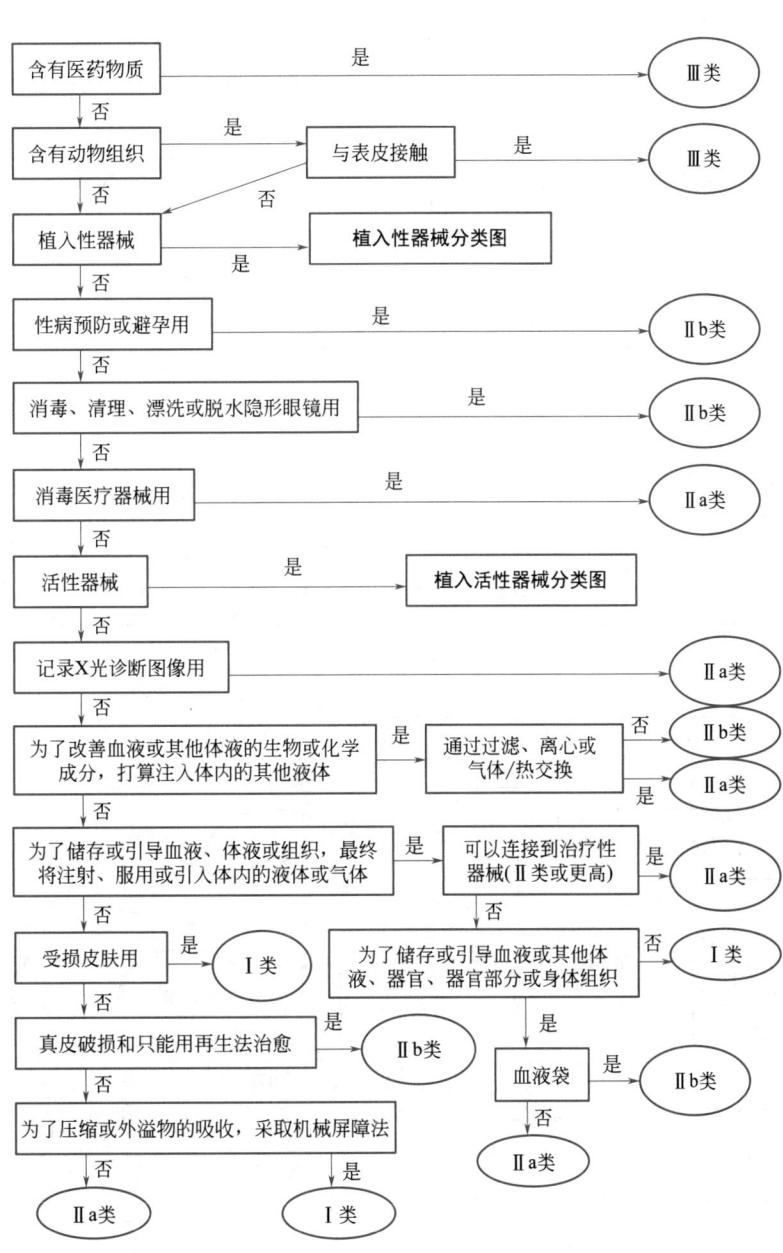

B　植入性器械

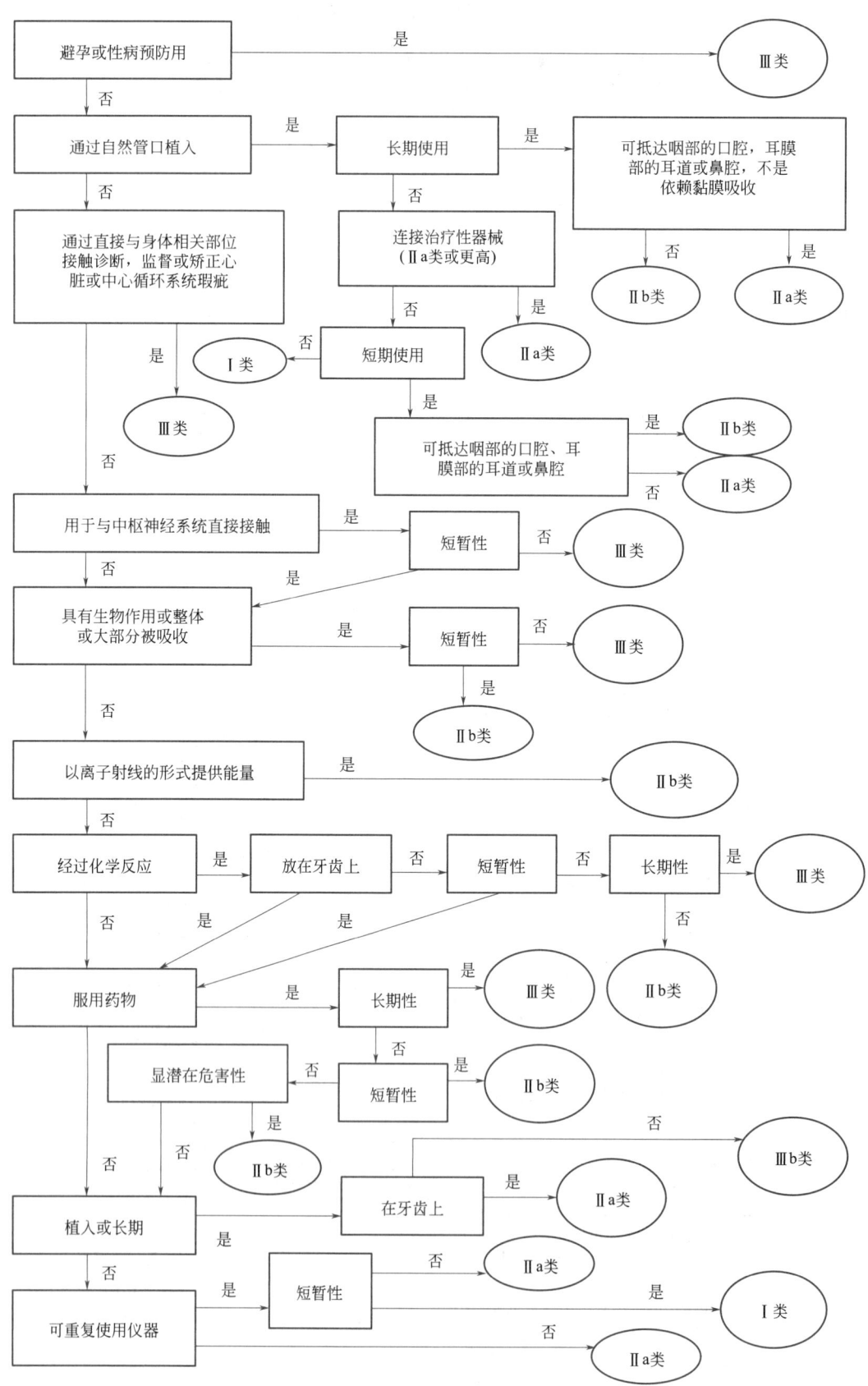

C　活性器械

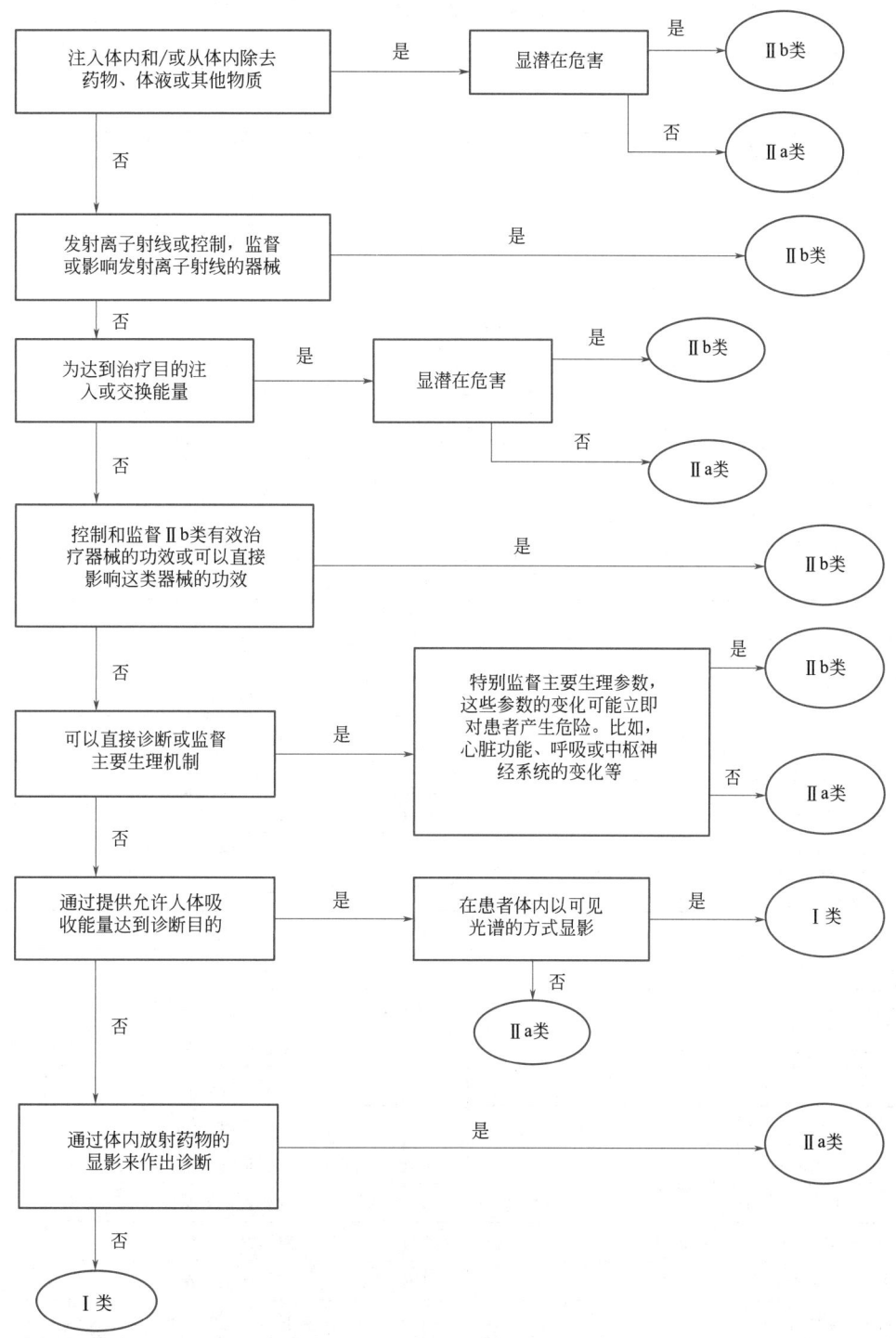

中英文术语对照

英文	缩写	中文
abbreviated new drug application	ANDA	简要新药申请
academic site		学术性基地
accelerator-mass spectrometry	AMS	加速器质谱仪测定法
acceptance quality level	AQL	可接受质量水平
accessible		可触性
accurate		准确性
acknowledgement letter	AL	接受函
active comparator		有效治疗药物
active substance master file	ASMF	有效原料药主文档
activities of daily living	ADL	日常生活活动
activity on arrow	AOA	箭指活动
activity on node	AON	节点活动
actual cost for work performed	ACWP	完成任务的实际成本
adaptive design		适应性设计
add-on design		组合法
absorption，distribution，metabolism，elimination		ADME 试验
adverse drug/device experience	ADE	药物/器械不良经历
adverse drug/device reaction	ADR	药物/器械不良反应
adverse event	AE	不良事件
adverse event reporting system	AERS	不良事件报告系统
adverse event specific interest	AESI	特别关注的不良事件
aggregated clinical data review	ACDR	汇总临床数据审核
aggregated weight-of-evidence approach		集合证据加权法
alanine aminostransferase	ALT	丙氨酸转氨酶
allele		等位基因
alternative reported outcome	AltRO	替代报告结果
analysis data model	ADaM	分析数据集模型
anatomical therapeutic chemical classification	ATC	解剖治疗化学分类
annotated case report form	aCRF	注释病例报告表
annual safety updated report	ANUR	年度安全性更新报告
anticipated therapeutic dose	ATD	预期治疗剂量
apparent permeability		似渗透性
artificial intelligence	AI	人工智能
aspartate transaminase	AST	天冬氨酸转氨酶
attributable		溯源性
audit		稽查

英文	缩写	中文
audit trail		稽查轨迹
available		可取性
backward translation		反向翻译
bar code		条形码
battery		系列数
Bayesian analysis	BA	贝叶斯分析法
Bayesian confidence propagation neural network	BCPNN	贝叶斯置信传播类神经网络法
Bayesian optimal interval	BOIN	贝叶斯最优区间法
benefit-risk management	BRM	受益-风险管理
big stick design	BSD	大棒设计
bilirubin		胆红素
bioequivalence	BE	生物等效性
biologic license application	BLA	生物药物许可申请
biomarker		生物标志物
biomedical research integrated domain group	BRIDG	生物医学研究综合领域小组
blinded reading		盲读法
block urn design	BUD	区组瓮式设计
blood urea nitrogen	BUN	血尿素氮
body mass index	BMI	身体质量指数
body surface area	BSA	体表面积
breast cancer resistant protein	BCRP	乳腺癌耐药蛋白
brush border membrane of proximal tubule cells of kidney		肾脏近管细胞的刷状缘膜
brush border membrane of small intestine enterocytes		小肠上皮细胞的刷状缘膜
budget at completion	BAC	完工预算
budgeted cost for the remaining work	BCRW	剩余任务预算成本
budgeted cost of work scheduled	BCWS	计划任务预算成本
budgeted cost of work performed	BCWP	完成任务预算成本
business continuity plan	BCP	商务延续计划
canalicular membrane of hepatocytes		肝细胞小管膜
capillary endothelial cells of blood-brain barrier		血脑屏障的毛细管内皮细胞
case report form	CRF	病例报告表
case report tabulation data definition specification	CRT-DDS	病例报告表格数据定义细则
categorical covariate		分类协变量
causality relationship		因果关系
cell and gene therapy	CGT	细胞和基因治疗
central administration file	CAF	中心管理档案
Center for Drug Evaluation and Research	CDER	药物评价与研究中心
centralized clinical trial	CCT	中心化临床试验
centralized procedure	CP	集中审评程序
challenge design		激将法
change control		变更控制
chemistry,manufacturing and control	CMC	化学、制备和质量控制

续表

英文	缩写	中文
citizen petition		公民请愿书
clinical data acquisition standard harmonization	CDASH	临床数据获取协调标准
clinical data management	CDM	临床数据管理
clinical data management system	CDMS	临床数据管理系统
Clinical Data Interchange Standards Consortium	CDISC	临床数据交换标准协会
clinical data service	CDS	临床数据服务
clinical document archive	CDA	临床文件档案
clinical endpoint	CEP	临床终点
clinical good manufacture practice	cGMP	临床药品生产质量管理规范
clinical outcome assessment	COA	临床结果评价
clinical quality management system	CQMS	临床质量管理系统
clinical reported outcome	ClinRO	临床报告结果
clinical research coordinator	CRC	临床研究协调员
clinical research monitor or associate	CRA	临床研究监查员
clinical research organization	CRO	临床研究组织
clinical study report	CSR	临床研究报告
clinical trial application	CTA	临床试验申请
clinical project manager	CPM	临床项目经理
clinical trial authorization	CTA	临床试验批准
clinical trial information system	CTIS	临床试验信息系统
clinical trial management system	CTMS	临床试验管理系统
clinical trial manager	CTM	临床试验经理
clinical trial simulation		临床试验模拟
clinical trial supply plan	CTSP	临床试验供应计划
close-out monitoring visit	CMV	结束监查访问
cluster randomization		整群随机
Code of Federal Regulations	CFR	联邦监管法规
cohort study		群组研究
cold-chain transportation		冷链运输
commercial-off-the shelf	COTS	成熟的商业化系统
Committee for Advanced Therapies	CAT	先进治疗委员会
Committee for Medicinal Products for Human Use	CHMP	人用药品委员会
Committee for Medicinal Products for Veterinary Use	CVMP	兽用药品委员会
Committee for Orphan Medicinal Products	COMP	孤儿药品委员会
Committee on Herbal Medicinal Products	HMPC	草药药品委员会
common technique document	CTD	通用技术文件
common terminology criteria	CTC	常见术语标准
common terminology criteria for adverse events	CTCAE	常见不良事件术语标准
companion diagnostics	CD	伴随诊断检测
company core data sheet	CCDS	公司核心数据表
company core safety information	CCSI	公司核心安全性信息
comparative observational study		比较观察研究

续表

英文	缩写	中文
complete response	CR	完全回应
computerized system validation plan	CVP	计算机化系统验证计划
computer telecom integration	CTI	计算机电信集成
computing platform		计算平台
concerned member state	CMS	关联成员国
concentration-controlled design		浓度控制设计
concomitant medication	CM	同期用药
concurrent control		同步对照
confidentiality agreement	CDA	保密协议
configuration		配置
contemporaneous		同时性
continual reassessment method	CRM	连续重新评估法
continuous covariate		连续协变量
contract research organization	CRO	合同研究组织
controlled response correspondence	CRC	受控沟通函
coordination group for mutual recognition and decentralized procedures human	CMD(h)	欧盟互认和非中心化程序协调小组
core safety information	CSI	核心安全性信息
core safety data memo		核心安全信息备忘录
correct dosing compliance	CDC	正确剂量依从率
corrective action and preventive action	CAPA	纠正措施和预防措施
cost performance index	CPI	费用表现指数
cost variance	CV	费用变量
Council for International Organizations of Medical Science	CIOMS	国际医学科学组织委员会
covariate		协变量
creatinine clearance		肌酐清除率
criticality analysis	CA	危害性分析
critical material attribute	CMA	关键材质属性
critical process parameter	CPP	关键工艺参数
critical quality attributes	CQA	关键质量属性
critical to quality	CTQ	关键质量特性
crossover ascending study dose		交差逐渐上升剂量
crossover design		交叉设计法
cytochrome		细胞色素
data and safety monitoring board	DSMB	数据安全监督委员会
data backup		数据备份
data clarification form/data correction form	DCF	数据核实表
data clean	DC	数据清理
data integrity	DI	数据可信性
data management plan	DMP	数据管理计划
data management report	DMR	数据管理报告
data monitoring committee	DMC	数据监督委员会

续表

英文	缩写	中文
data programming plan	DPP	数据编程计划
data quality assurance	DQA	数据质量保证
data query	DQ	数据质疑
data recovery		数据复原
data transfer agreement	DTA	数据传输协议
data validation	DV	数据核查
data validation plan	DVP	数据核查计划
dear health practicer community	DHPC	致医疗专业人士信函
decentralized and mutual recognition procedure-human	DMh	非集中和互认审评程序
decentrialized clinical trial	DCT	去中心化临床试验
dechallenge		去激法/逆转法
dedicated site		全职型基地
design of experiment	DOE	试验设计
design qualification	DQ	设计合格
design space	DS	设计空间
design that uses toxicity and efficacy as endpoints		毒性/疗效终点设计法
designated medical event	DME	特异性医学事件
developmental core safety information	DCSI	发展中核心安全性信息
development international birth date	DIBD	研发国际诞生日
digital health technology	DHT	数字化健康技术
direct data capture	DDC	直接数据采集
direct form subject	DFS	直接来自受试者
direct to subject supplies	DTS	直接配送给受试者
direct-from-subject	DFS	直接来自受试者
direct-to-subject	DTS	直接配送给受试者
discipline project manager	DPM	学科项目经理
discipline review letter	DRL	学科审评函
disease area target product profile	DTPP	疾病领域目标产品规划
disposition	DS	受试状态
disproportionality analysis	DA	比例失衡分析法
dose-escalation	DE	剂量递增
dose finding		剂量寻找
dose-limiting toxicity	DLT	剂量限制性毒性
dose range		剂量范围
dose-related adverse reactions		剂量相关的不良反应
double blind		双盲法
drug accountability	DA	药物计量清点
drug advisory committee	DAC	药物专家委员会
drug-drug interaction	DDI	药物相互作用
Drugs Advisory Committee	DAC	专家咨询委员会
drug-induced-liver injury	DILI	药物性肝损伤
drug master file	DMF	药物主文档

续表

英文	缩写	中文
dry powder inhaler	DPI	干粉吸入剂
early access program	EAP	早期接触计划
early post-marketing phase vigilance	EPPV	早期上市后警戒
earned value		收益价值
eClinical process		电子临床流程
eClinical trial		电子临床试验
edit check	EC	逻辑核查
edit trail		编辑轨迹
effects analysis	EA	效应分析法
efflux ratio	R_E	量比例
electrocardiogram	ECG	心电图
electronic case report form	eCRF	电子病例报告表
electronic clinical data management	ECDM	电子临床数据管理
electronic data capture	EDC	电子数据采集
electronic health records for clinical research	EHR4CR	电子医院系统数据互认互通
electronic hospital record	EHR	电子医院记录
electronic informed consent	EIC	电子知情同意书
electronic medical record	EMR	电子医疗记录
electronic safety gateway	ESG	电子安全通道
electronic source document	eSource Document	电子源文件
electronic system		电子系统
elements to assure safety use	ETASU	确保安全使用要素
emergency letter		应急信函
empirical Bayes geometric mean	EBGM	经验贝叶斯几何均数
end of treatment	EOT	治疗结束
endpoint evaluation and adjudication committee	EEAC	终点评价和判定委员会
enduring		永久性
enrichment		富集法
escalation with overdose control	EWOC	过量用药控制递增法
eSource data		电子源数据
explanatory design		解释性设计
explanatory trial		解释性试验
estimate at completion	EAC	完工估算
estimate to complete the project	ETC	完成项目估算
eSystem		电子体系
European Medicines Agency	EMA	欧洲药品管理局
European Pharmacovigilance Database	EVDBMS	欧盟药物警戒数据库
European Public Assessment Report	EPAR	欧洲公共评估报告
European Risk Management Plan	EU-RMP	欧盟风险管理计划
European Union Marketing Authorization Application	EU MAA	欧盟市场授权申请
evidence-based medicine	EBM	循证医学

英文	缩写	中文
exchange mechanism standards	EMS	交换机制标准
expanded access		拓展性应用
exploratory investigational drug application	eIND	探索性研究药物申请
exposure	EX	试验药物接触
extended-period design		延长周期设计法
extensible markup language	XML	扩展标记语言
extensive metabolizer		强代谢者
factorial design		因子设计
factory acceptance test	FAT	厂商接受测试
failure mode	FM	失败模式
failure mode and effect analysis	FMEA	失败模式和影响分析
failure mode and effect and criticality analysis	FMECA	失败模式和影响与危害分析
fair market value	FMV	公平市场价值
fast healthcare interoperability resources	FHIR	快速医疗互通资源
fast track designation		快速通道药物审评
feasibility research		可行性研究
filing review project manager	FRPM	文档审核项目经理
first-in-human study	FIH	首次人体试验
first patient in	FPI	首位受试者入组
first patient out	FPO	首位受试者出组
first-time-in-man	FTIM	首次人体试验
Fisher information matrix		费歇尔信息矩阵
fixed dose design		固定剂量法
fixed effect		固定效应
flexible clinical trial		灵活性临床试验设计
flexible dose escalation		灵活性剂量梯度法
Food and Drug Administration	FDA	美国食品药品管理局
food effects	FE	食物影响作用
forced titration design		强制性剂量梯度法
forced expiratory volume in 1 s	FEV_1	用力呼气量
forward translation		前向翻译
fractional dosing-finding	FDF	分段剂量探索法
full analytic dataset	FAS	全分析数据集
functional design specification	FDS	功能设计技术要求
functional specification	FS	功能技术计划
gamma poisson shvinker	GPS	伽玛泊松缩减法
gas chromatograph	GC	气相色谱仪
gas chromatograph-mass spectrometry	GC-MS	气相色谱-质谱联用仪
geometric ratio	GMR	几何均值比
global dossier team	GDT	全球药政文档团队
glucuronosyl transferase		葡糖醛酸转移酶

英文	缩写	中文
good automated manufacturing practice	GAMP	药品自动化生产质量管理规范
good clinical practice	GCP	药物临床试验质量管理规范
good clinical data management practice	GCDMP	药品临床数据质量管理规范
good data and record practice	GDRP	药品数据和记录质量管理规范
good documentation practice	GDP	药品文档质量管理规范
good engineering practice	GEP	药品工程质量管理规范
good laboratory practice	GLP	药物非临床研究质量管理规范
good manufacture practice	GMP	药品生产质量管理规范
good pharmacovigilance practice	GVP	药物警戒质量管理规范
good post-marketing study practice	GPSP	药品上市后研究质量管理规范
group sequential design	GSD	成组序贯设计
harm		危害
Hawthorne effect		霍桑效应
hazard		危险
health care practicers	HCP	医疗工作者
health insurance portability and accountability act	HIPPA	健康保险携带和责任法案
health level 7	HL 7	HL 7 卫生信息交换标准
health related quality of life	HRQL	健康相关的生活质量
high level group terms	HLGT	高位组术语
high level term	HLT	高位术语
high performance liquid chromatograph	HPLC	高效液相色谱仪
high performance chromatograph-mass spectrometry	HPLC-MS	高效液相色谱-质谱联用仪
historical control		历史对照
hospital information system	HIS	医院信息系统
human equivalent dose	HED	人体等效剂量
hypothalamic-pituitary-adrenal axis	HPA	下丘脑-垂体-肾上腺轴
identity access management	IAM	身份访问管理
immunne-related adverse events	irAE	免疫相关不良反应
inclusion and exclusion criteria	IE	入选和排除标准
independent data and safety monitoring board	DSMB	独立数据和安全性监督委员会
independent data monitoring committee	IDMC	独立数据监督委员会
Independent Review Board/Ethic Committee	IRB/EC	独立伦理审查委员会
independent safety data committee	ISDC	独立安全数据监督委员会
index		指数
individual case safety reports	ICSR	个案药品不良反应报告
inducer		诱发剂
inductively coupled plasma-optic emission spectrometer	ICP-OES	电感耦合等离子体发射光谱仪
information component	IC	信息要素
information request	IR	信息修改要求函
inhibitor		抑制剂
in-house monitoring activities		内部监查活动
inspection		药政检查

续表

英文	缩写	中文
installation qualification	IQ	装配合格
integrated quality and risk management plan	IQRMP	综合质量和风险管理计划
integrated summary of efficacy	ISE	有效性综合总结
integrated summary of safety	ISS	安全性综合总结
intent-to-treat	ITT	意向性治疗
inter-compartment clearance Q		房室间清除率常数 Q
interactive voice response system	IVRS	互动语音应答系统
interactive web response system	IWRS	互动网络应答系统
interim analysis		中期分析
interim monitoring visit	IMV	中期监查访问
intermediate metabolizer		中间代谢者
international birth date	IBD	国际诞生日
International Conference on Harmonization	ICH	国际协调会议
International Federation of Pharmaceutical Manufactures and Association	IFPMA	国际药物生产协会联盟
international normalized ratio	INR	国际标准化比值
International Standardization Organization	ISO	国际标准化组织
inter-subject variability		个体间差异
intra-subject variability		个体内偏差
investigational device exemption	IDE	研究器械豁免
investigational new drug	IND	研究新药
investigational product	IP	试验用药物
investigational site		研究机构
investigator		研究者
investigator's brochure	IB	研究者手册
investigator study file	ISF	研究者文件夹
investigator initiative trial	IIT	研究者倡导的临床试验
in vitro to in vivo correlation	IVIVC	体内-体外相关性
key performance indicate	KPI	关键绩效指标
lab data model	LAB	实验室数据模块
laboratory information management systems	LIMS	实验室信息管理系统
last patient in	LPI	末位受试者入组
last patient out	LPO	末位受试者出组
last of carryover forward	LOCF	后续接转
late cycle communication	LCC	后期交流
legible		可读性
lethal dose	LD	致死量
liquid chromatograph	LC	液相色谱仪
liquid chromatograph-mass spectrometry/mass spectrometry	LC-MS/MS	液相二级质谱仪
lowest level terms	LLT	低位术语
machine learning	ML	机器学习
Maintenance and Support Services Organization	MSSO	维护和支持服务组织

英文	缩写	中文
marketing authorization application	MAA	市场授权申请
marketing authorization holder	MAH	上市许可持有人
mass spectrometry	MS	质谱仪
matched pairs parallel group design		配对平行法
maximum mean central tendency		最大平均中心倾向
maximum tolerated dose	MTD	最大耐受剂量
mean		均值
medical coding		医学编码
Medical Dictionary for Regulatory Activities	MedDRA	监管活动医学词典
medical history	MH	病史
medical monitor	MM	医学监督官
medical monitoring plan	MMP	医学监察计划
medical review plan	MRP	医学审核计划
message digest algorithm	MD5	信息摘要算法
metadata		元数据
metered dose inhaler	MDI	定量吸入剂
mid cycle communication	MCC	中期交流
minimal anticipated biological effect level	MABEL	最低预期生物效应水平
minimum effective dose	MED	最低有效剂量
minimum intolerable dose	MID	最低非耐受剂量
minimum observed difference	MOD	最低观察差异
modified toxicity probability interval	mT-PI	改良毒性概率区间法
molecular imprinting polymer	MIP	分子印迹技术
monitoring plan	MP	监查计划
monitoring visit	MV	监查访问
monitoring visit report	MVR	监查访问报告
multidrug resistance proteins	MDRP	多药耐药性蛋白
multiple ascending dose	MAD	多次给药剂量渐升法
multiple drug resistant	MDR	多种药物阻抗剂
multi-item Gamma Poisson Shrinker	MGPS	多项伽马泊松缩减法
N-acetyl transferase		N-乙酰基转移酶
narrow therapeutic index	NTI	窄治疗指数
narrow therapeutic range	NTR	窄治疗范围
nasal spray	NS	鼻腔喷雾剂
National Competent Authority	NCA	国家医药监督管理部门
national formulary	NF	国家处方集
National Institute of Infectious Diseases	NIID	国立传染病研究所
new Chemical entity	NCE	新化学实体
new drug application	NDA	新药申请
new molecule entity	NME	新分子实体
no action indicated	NAI	无行动要求
non-dose-related adverse reactions		剂量不相关的不良反应

英文	缩写	中文
nonlinear mixed-effects modeling		非线性混合作用模型
no-observed-adverse-effect-level	NOAEL	未见不良反应剂量
no-observed-effects-level	NOEL	未见效应剂量
non-inferiority design		非劣性设计
non-interventional study	NIS	非干预性研究
non-randomization control trial	NRCT	非随机对照试验
non-serious adverse event	NSAE	非严重不良事件
non-serious adverse reaction	NSAR	非严重不良反应
non-unique trade names		非独特商品名
not substantial equivalence	NSE	非实质性等同
null hypothesis		无效假设
objective performance criteria	OPC	客观性能标准
observational trial		观察性试验
observer reported outcome	ObsRO	观察者报告结果
occurance of disease and drug utilization study		病症发生率和药物利用研究
official action indicated	OAI	官方行动要求
Oncology Drugs Advisory Committee	ODAC	癌症药物专家委员会
on-site monitoring activities / field monitoring		现场监查活动
open label		非盲法
operational data model	ODM	操作数据模型
operational qualification	OQ	运行合格
opinion leader		学术带头人
optical character recognition	OCR	光学字符识别
organic anion transporter	OAT	有机阴离子转运蛋白
organic anion transporter polypeptide	OATP	有机阴离子多肽转运蛋白
organic cation transporter	OCT	有机阳离子转运蛋白
organization managment service	OMS	单位管理服务
original		原始性
out of specification	OOS	检验结果偏差
overall survive	OS	总生存率
Paediatric Committee	PDCO	儿科委员会
paediatric investigational plan	PIP	儿科研究计划
parallel ascending study dose		平行递增剂量
parallel control		平行对照
parallel scientific advice	PSA	平行科学咨询规程
parent drug/pro-drug		母体药物
particle count		颗粒数
part-time site		兼职型机构
patient centricity by design	PCbD	设计源于患者中心化
patient demographics	DM	患者人口学信息
patient reported outcome	PRO	患者报告结果
performance goal	PG	性能目标

续表

英文	缩写	中文
performance observation outcome	PerfOs	绩效观察结果
performance qualification	PQ	性能合格
per protocol	PP	符合方案
periodic safety update report	PSUR	定期安全性更新报告
personal identification number	PIN	个人识别代码
P-glycoprotein		糖蛋白
Pharmaceutical and Medical Devices Agency	PMDA	日本药品和医疗器械药政机构
pharmaceutical authorized efficacy study	PAES	上市后授权有效性研究
pharmaceutical activity dose	PAD	药理活性剂量
pharmacologically guided dose escalation	PGDE	药理指导剂量递增法
pharmacovigilance	PV	药物警戒
PV risk assessment committee	PRAC	药物警戒风险评估委员会
phase Ⅰ		Ⅰ期
phase Ⅱ		Ⅱ期
phase Ⅲ		Ⅲ期
phase Ⅳ		Ⅳ期
phase 0		0期
phenotype		表型
physical examination	PE	体检
physiological-based pharmacokinetic modeling		生理性药物代谢动力学模型
picture archive and communication system	PACS	影像存储与传输系统
placebo		安慰剂
polymorphism		多态型
poor metabolizer		弱代谢者
population-based modeling		群体模型
population bioequivalence	PBE	群体生物等效性
population pharmacokinetics		群体药动学
positron emission tomography	PET	正电子发射显像
post-authorization efficacy study	PAES	上市后有效性研究
post-authorization safety study	PASS	上市后安全性研究
post-marketing clinical study		上市后临床研究
post-marketing observation study	PMOS	上市后观察研究
post-marketing surveillance	PMS	上市后监测
post-treatment adverse event	PTAE	治疗后不良事件
power		可信度
pragmatic design		实用性设计
pragmatic randomized control trial	pRCT	实用性随机对照试验
pragmatic trial		实际环境试验
preferred terms	PT	优先术语
preferred name	PN	首选药名
preliminary hazard analysis	PHA	初步危害分析法
premarket approval	PMA	上市前批准

英文	缩写	中文
premarket notification	PMN	上市前通告
pre-study site visit	PSSV	研究前研究机构监查访问
primary objective or primary endpoint		主要目标或主要终点
principal investigatov	PI	主要研究者
protected health information	PHI	保护健康信息
probability		概率
probe drug		探针药物
professional study subject		职业研究受试者
profile		简况
proforma invoice		形式发票
proforma invoice		备考货单
proforma invoice		估价发票
proforma invoice		试算发票
prognosis		预后
program evaluation and review technique	PERT	规划评价和审核技术
proof of mechanism	POM	作用机制验证
proof of principle	POP	作用原理验证
proof of concept	POC	作用概念验证
proportional reporting ratio	PRR	比例报告率
prospective study		前瞻性研究
protected health information	PHI	受保护的个人健康信息
protocol assistance	PA	方案援助
protocol deviation	PD	方案偏离
QTc prolongation		QTc 波延长
qualified person	QP	质控专员
quality assurance	QA	质量保证
quality by design	QbD	质量源于设计
quality control	QC	质量控制
quality management system	QMS	质量管理体系
quality monitoring		质量监查
quality of life	QoL	生活质量
quality risk management	QRM	质量风险管理
quality target product profile	QTPP	质量指标的产品概貌
quality tolerance limit	QTL	质量容忍度
question based review	QbR	问答式审评
random effects		随机效应
randomized control trial	RCT	随机对照试验
randomized withdrawal design		随机撤药法
rating scale		等级量表
real world evidence	RWE	真实世界证据
real world study	RWS	真实世界研究
receptor occupancy	RO	受体占有率

续表

英文	缩写	中文
re-challenge		再激发/回转法
recommended phase Ⅱ dose	RP2D	推荐Ⅱ期剂量
reconciliation of serious adverse event data		严重不良事件数据核对
reference-scaled average bioequivalence	RSABE	参比制剂校正的平均生物等效性
reference information model	RIM	参考信息模型
reference listed drug	RLD	参比制剂
reference member state	RMS	参照成员国
reference product		参比产品
reference safety information	RSI	参考安全性信息
reference standard	RS	参照标准
regional dossier team	RDT	区域药政文档团队
registry trial		登记性试验
regulated clinical research and information management technique committee	RCRIM	监管临床研究和信息管理技术委员会
regulatory affairs	RA	药政事务
regulatory business project manager	RBPM	药政业务项目经理
regulatory operation	RO	药政运营
regulatory probability of success	rPTS	药政成功概率
regulatory project manager	RPM	药政项目经理
regulatory strategic development plan	RSDP	药政策略发展计划
remote monitoring visit	RMV	远程监查访问
replicated design		复式设计法
reporting odds ratio	ROR	报告概率比
request of information	RFI	信息需求书
request for proposal	RFP	竞标建议书
request for reconsideration		申请复议
requirements traceability matrix	RTM	需求追踪矩阵
residual effect		残余效应
respective study		回顾性研究
return of investment	ROI	投入回收比
risk assessment categorization tool	RACT	风险评估分类工具
risk-based monitoring	RBM	依据风险的监查
risk-based quality management	RBQM	依据风险的质量管理
risk breakdown structure	RBS	风险分解架构法
risk evaluation and mitigation strategy	REMS	风险评价和降低策略
risk factor change	RPC	风险因子变更度
risk indicator	RI	风险指标
risk priority number	RPN	风险优序系数
risk ranking and filtering	RRF	风险等级过滤法
risk threshold	RT	风险阈值
run-in period		预备期
safety factor	SF	安全系数

英文	缩写	中文
safety Monitoring committee	SMC	安全监督委员会
safety set	SS	安全性数据集
safety signal		安全信号
schedule performance index	SPI	进度表现指数
scientific advisor	SA	科学咨询
scientific advisor working party	SAWP	科学顾问工作组
scope of work	SOW	工作范畴
schedule variance	SV	进度偏差
screen failure rate		筛选失败率
secondary objective or secondary endpoint		次级目标或次要终点
self-error correction	SEC	自明性错误修正
serious		严重性
serious adverse event	SAE	严重不良事件
serious, unexpected and associated adverse event	SUAAE	严重的、未预期的和与研究药物相关的不良事件
serious unexpected suspected adverse reaction	SUSAR	严重未预期可疑不良反应
severity		严重度
shadow chart		影子记录
Share Point		门户平台
single ascending dose	SAD	单次给药剂量渐升法
single blind		单盲
single case design/n-of-1 design		个案试验法
single-stage dose up-down design		单阶段剂量升降法
site closeout visit	SCV	研究机构关闭监查访问
site initiation visit	SIV	研究机构启动监查访问
site management organization	SMO	研究机构管理组织
site performance index	SPI	研究机构绩效指数
site qualification visit	SQV	研究机构资质监查访问
Society of Clinical Data Management	SCDM	临床数据管理协会
source document review	SDR	源文件审核
source data verification	SDV	源数据核查
source data		源数据
special protocol assessment	SPA	特殊试验方案评价
specific product conspectus	SPC	产品特点概要
standard for exchange of non-clinical data	SEND	非临床数据交换标准
standard operational practice	SOP	标准操作规程
standard protocol items: recommendations for initiative trials	SPIRIT	标准方案要素：临床试验推荐
SOP deviation		标准操作规范偏离
SOP violation		标准操作规范违规
standardized MedDRA query	SMQ	标准化 MedDRA 分析检索
statistical analysis plan	SAP	统计分析计划
statistical analysis report	SAR	统计分析报告
statistical programming specification	SPS	统计编程细则

续表

英文	缩写	中文
steering committee		指导委员会
stratified randomization		分层随机
structure model		结构模型
study data tabulation model	SDTM	研究数据列表模型
study performance indicator	SPI	项目绩效指标
study quantitative level	SQLs	项目量化水平
study tagging files	STF	研究标签文件
sub-investigator		次要研究者
subject		受试者
subject characteristics	SC	受试者属性
subject matter expert	SME	主题专家
submission data standard	SDS	申报数据标准
substantial equivalence	SE	实质性等同
substance use	SU	成瘾物质使用
substrate		底物
summary of clinical efficacy	SCE	临床有效性总结
summary of clinical safety	SCS	临床安全性总结
surrogate endpoint		替代终点
supplementary protection certificate	SPC	补充保护证书
supplement new drug application	sNDA	补充新药上市申请
suspected unexpected associated	SUA	疑似非预期不良反应
suspected unexpected serious adverse reaction	SUSAR	可疑非预期严重不良反应
system life cycle	SLC	系统生命周期
system organ class	SOC	系统器官分类
system validation		系统验证
taking compliance	TAC	服药依从率
target action date	TAD	审核目标日期
tentative approval	TA	暂时批准信
targeted medical event	TME	目标医学事件
target product claims	TPC	目标产品宣称
target product profile	TPP	目标产品规划
task of assignments	TOA	项目职责分工表
term coding of adverse event		不良事件术语归类
therapeutic index	TI	治疗指数
three arm trial		三臂试验
time-to-event	TTE	时间-事件
timing compliance	TIC	时间依从率
titration design		剂量梯度法
to complete performance index	TCPI	完成时的费用预算表现指数
topline data analysis		主要数据分析
trade name	TN	商品名
transdermal drug delivery system	TDDS	经皮给药系统

续表

英文	缩写	中文
transfected lines		感染株
transporters		输送因子
transporter		转运蛋白
treatment-emergent adverse event	TEAE	治疗中出现的不良事件
treatment emergent signs and symptoms	TESS	治疗中出现的症状和体征
trial mater file	TMF	临床试验主文档
trial risk assessment	TRA	试验风险评估
triple blind		三盲法
trough concentration		最低血药浓度
two arm trial		双臂试验
two-sequence dual design		二系列重复设计法
two-stage dose up-down design		双阶段剂量升降法
typical value		典型值
unexpected adverse device event	UADE	未预期的不良医疗器械事件
unique CRF page		唯一病例报告页
United State Adopted Name	USAN	美国采纳名称
unmet medical needs	UMN	未满足临床需要
urgent safety restriction	USR	紧急安全限令
Uppsala Monitoring Center	UMC	乌普萨拉监测中心
US pharmacopeia	USP	美国药典
up-front payment		预付费用
user acceptance testing	UAT	用户接受测试
user requirements specification	URS	用户需求计划
validation master plan	VMP	验证主计划
variability		变异性
variance		方差
variance at completion	VAC	完工偏差
visual analogue scale	VAS	视觉模拟评分法
vital signs	VS	生命体征检查
voluntary action indicated	VAI	志愿行动要求
volume of distribution in peripheral compartment V_2		外房室分布容积 V_2
World Health Organization	WHO	世界卫生组织
WHO Drug Dictionary	WHODD	世界卫生组织药品词典
WHO Drug Dictionary Enhanced	WHO DDE	世界卫生组织药品扩展版词典
WHO Drug Global	WHODG	世界卫生组织全球药物词典
WHO Herbal Drug Dictionary	WHOHD	世界卫生组织草药词典
work breakdown structure	WBS	工作分解结构图
work guidelines	WG	工作指南
work instructions	WI	作业指导

索引

0 期临床试验 174，175
3+3 设计法 228，229
510K 1223
5 问法 1081
6W3H 法则 1260
A+B 设计 231
ALCOA+原则 67，117
AUC 167
CRF 的结构要素 608
CRF 的设计 604
CRF 区域和字符布局 610
CRF 填写指南 653
CRF 质量评价 601
FDA 研究器械豁免 1231
GCP 92
GCP 违背 524
ICH 元数据 1135
IND 前咨询会议 1179
Lasagna 规则 514
MD5 1134
NDA/BLA 前会议 1180
RACI 原则 199
Zelen 设计法 242
Ⅰ类医疗器械 1346
Ⅰ期临床试验 174
Ⅰ期临床试验 580
Ⅰb 期临床试验 181
Ⅱ/Ⅲ期临床试验 583
Ⅱ类医疗器械 1346
Ⅱ期结束后会议 1180
Ⅱ期临床试验 174，182
Ⅱa 期临床试验 183
Ⅱb 期临床试验 183
Ⅱ期推荐剂量 229
Ⅲ期临床试验 175，183
Ⅲb 期临床试验 184
Ⅳ期临床试验 175，184

A
癌症疫苗 171
安全监督 1316
安全数据列表审核 1336
安全信号 718
安全性监督 401
安全性监督和报告 377
安全性监督计划 763
安全性警戒 715
安全性评价 568
安全性数据 93
安全性数据库 737
安全性数据列表 1329

安全性综合总结 986
安全药理学 162
安慰剂 32
安慰剂对照 210

B
白盒测试 875
伴随用药 388
伴随诊断检测 341
包装标签编码 346
备份恢复测试 888
备忘录 273
备用计划 464
本地管理文档 266
本地实验室 331
编码工具 742
编码字典 740
编盲 215
变更管理 882，1285，1317
变更监控 955
变更控制 130，875
变更区组随机化 961
标杆指标 1061
标签 1084
标准操作规程 23，843
标准化 115
标准化 MedDRA 分析查询 754
标准硬件 874
标准值范围 719
标准治疗对照 210
标准治疗加安慰剂对照
试验 222
表观分布容积 167
病例报告表 374，595，1113
病例报告表格数据定义细则 99
病例对照研究 219
病例入组合规 377
补充新药申请 1208
不可接受数据 853
不良反应 717，955
不良事件 716，717，730，
857，1352

C
财务管理 199，1251
采购管理 1316
参比值 719
参考安全性信息 763
参数法 229
操作数据模型 95
差异备份 913

产品开发方案申请 1227
长半衰期药物 666
长期毒性试验 164
长期战略合作伙伴 330
常规稽查 1068
常规检查 1072
常见肿瘤学不良事件
评价标准 723
超敏反应 164
成本管理 1316
成组序贯设计 238，239
成组增减法 228，229
程序问题 1071
持久性 124
持续改进 1080，1111
初步危害分析法 455
传感器 951
传统 510K 1229
传统 PMA 申请 1227
次要疗效指标/次要终点 571
次要目标 557
次要药效学 162
刺激性 165

D
达峰时间 167
代谢酶 703
戴明环 1049，1111
单臂研究 223
单病例研究 243
单盲法 214
单模拟技术 215
单一成员国审评 1163
单组设计 222
档案保管 81
低位术语 741，743
底物 706
递增设计 230
电子档案保管 81
电子化系统 1092
电子记录 81，116，132
电子临床试验主文档 66
电子临床体系 871，874，881
电子签名 116，133
电子数据采集 901
电子数据管理 128
电子通用技术文件 937
电子应用表格 898
电子源记录 81
电子源数据 116，395，946
电子源文档 113

调整性设计 240
定期回顾验证 879
定制化电子软件 897
动态随机 209
毒代动力学 162
毒理研究 163
度量指标 1061
队列研究 219
对照法 210
对照类型 1115
对照药物 989
多肽疫苗 171
多中心试验 218

E
儿科研究计划 1154

F
法规和法案 1171
法令和法规 1144
法律和财务事务 194
法律事务 1311
法律知识和管理 1251
方案纲要 546，578
方案关键要素 555
方案偏离 282，524，531，
1340
方案设计 1112，1113，1300，
1349，1356
方案依从性 378
方法学验证内容 161
仿制药 1202，1214
仿制药申请 1165，1191，1203
访视时间窗 567
非参数法 228
非处方药 1191
非集中和互认审评程序 1162
非连续变量 609
非劣性法 242
非临床数据交换标准 99
非临床药动学实验 162
非盲法 217
非盲监查员 391
非配置软件系统 873，885
非商业性 IND 1185
非随机法 217
非预期 717
非重复性表格 633
分层区组随机化 962
分层随机 208
分类变量 609

分散式临床试验　941，943
分析检测仪器　435
分析数据集　864
分析数据集模型　98
风险　728
风险-受益比　727
风险报告　467
风险等级过滤法　455
风险定量分析　458
风险定性分析　454
风险概率　455
风险管理　451，881，958，
　　1292，1316
风险核查清单分析　1293
风险监控　461
风险交流　465
风险矩阵分析　1293
风险可检测度　455
风险控制　462
风险类别优序排列　462
风险频率　452
风险评估　454，887
风险评估分类工具　483
风险审核　466
风险威胁　464
风险严重度　455
风险优序系数　486
风险阈值　478
风险阈值视觉系统　480
风险甄别　453
风险指标　478，495
风险质量容忍度　452，461
封闭系统　875
服务商评价和选择　323
服务协议签署　323
服务协议完成　323
复合指标　574
复合终点　574
富集法　233

G

概念表　546
概念验证　538，547
干预性临床试验　218
干预性研究　1173
甘特图　460，1263，1271
纲要性临床研究报告　985
高变异药物　666
高位术语　741，744
高位组术语　741，745
个案试验法　243
个案药品不良反应报告
　　725，773
个别服务外包　330
个人数据　34
个体受试者数据审核　1336

根元素　1133
根源分析　1084，1086
跟踪矩阵　887
工作范畴　1261
工作分解结构图　1258
公平市场价值　1029
功能技术计划　876，887，890
功能性服务分包　330
供应商管理　960
沟通管理　1316
孤儿药　1154，1214，1219，
　　1233
固定组方药品　1165
固有应用药品　1164
故障树分析　1082
关键绩效指标　495，1061，
　　1282
关键流程　433
关键路径资源分析表示例　1268
关键路线　459
关键数据　373，375，433，1117
关键质量特性　1111
关键质量因子　1112
观察报告结果　352
观察性临床试验　218
观察性研究　1173
管理规程　62
管理评审　1054
管理职责分工　1256
归类编码　741
规避风险威胁　463
国际临床数据交换标准协会　9
过敏反应　164

H

海氏法则　827
合并用药　388
合同管理　377
合同事务管理　199
合同研究组织　54，321，322，
　　329，1068
合约变更　1323
核心数据表　768
核证副本　112，121，394，445
赫尔辛基宣言　7，10，32，89，
　　93
黑盒测试　875
横断面研究　218
厚生劳动省　1214
互动网络应答　343
互动语音应答　343
化验物资供应　337
患者报告结果　352，560，575
汇总数据列表　1337
汇总数据总结列表　1329
混合体系　875

霍桑效应　215

J

机动法　238
基本文件　52
基本文件规范　266
基础软件　873
基线递交　940，1138
基因改造的癌细胞疫苗　171
基因检测　339
基因治疗　1241
基因治疗法　169
基因治疗药物　1241
基因组研究　336
基于规则的设计　228
基于模型的设计　229
基准范围　718
基准记录　116
绩效观察结果　353
稽查　1048，1063
稽查报告　1087
稽查轨迹　117，875
激将法　241
极大极小设计法　223
急性毒性试验　163
集中审评程序　1158
集中式临床试验　941
计算机化系统　113，128，129，
　　871，875，1092
计算机化系统验证计划　894
计算机系统　129，874
计算平台　949
技术指南　1144
剂量递增　225，226
剂量递增法　695
剂量对照　210
剂量范围　225，226
剂量关联性　726
剂量探索　225
剂量梯度法　225
剂量梯度设计　226
剂量限制性毒性　179，691
加速滴定法　228，230
加速批准　1201
加速审评　1167，1235
家庭医护　947
监查报告　428
监查访问　272，404
监查访问报告　378
监查计划　432
监查任务清单　417
监查要素　378
监查员　16，197，373，403，
　　505，530
监管活动医学词典　723
减缓风险　463

简单随机　208
简化510K　1229
简化注册申请　1165
简要版临床研究报告　984
简要新药申请　1202
建立药品质量标准　162
健康保险携带和责任法案　90
箭指活动型　1261
交叉法　219
交接程序　1289
交流管理　1251
接受风险　463
揭盲　216
节点活动型　1262
结合毒性发生时间的剂量递增设
　　计　229
结合疗效/毒性终点的剂量递增
　　设计　229
解剖治疗化学分类　760
解释性设计　256
紧急揭盲　865
紧急使用IND　1185
进度管理　1316
警示监察　1340
竞标建议书　1319
纠正措施　1080

K

开放法　217
开放系统　875
开盲法　217
抗体治疗法　169，170
科学不端行为　524
科学咨询　1150
可触性　125
可接受数据　853
可接受质量水平　496
可靠性　126
可配置软件　874
可取性　125
可视化技术　924
可信性　89
可执行程序验收测试　898
可重复性　126
客观性能标准　224，1351
客户定制软件系统　874，886
客户定制硬件　874
空白对照　210
控制过量用药的剂量递增法　231
快速通道　1200
扩展标记语言　1133

L

篮式试验设计　244
冷链运输　442
离线核查　851
历史对照　211

利益冲突　33
连续变量　609
连续数据　394
连续重新评估法　231
联邦监管法规　1171
疗效评价　567
疗效指标　566
临床安全性总结　986
临床报告结果　352
临床策略　188
临床监查　373，376
临床结果评价　351，575
临床结局指标　572
临床开发计划　539
临床评价干扰因素　561
临床评价偏倚的控制　561
临床前动物实验　174
临床试验保险　368
临床试验方案　535，547，553
临床试验方案修正　549
临床试验方案修正书　592
临床试验方法学　1
临床试验纲要　547
临床试验监查　330
临床试验申请　1156
临床试验团队章程　1273
临床试验网站　1173
临床试验信息系统　1156
临床试验药物供应计划　994
临床试验主文档　53
临床试验主文档参考模式　63
临床试验注册制度　1173
临床数据服务　919
临床数据管理　919
临床数据获取协调标准　98，846
临床数据交换标准协会　95
临床数据库　737，858
临床系统生命周期　128
临床研究报告　937，975
临床研究协调员　203，403
临床药效学　168
临床意义　335，718
临床有效性总结　986
临床运营　680，1309
临床质量管理系统　1111
伦理合规性　377
伦理设计　577
伦理委员会　18，44，263
伦理学　30
伦理原则　11
逻辑核查　875
逻辑检验测试　907

M

慢性毒性试验　164

盲底　215
盲法　561，1351
盲态编码　865
盲态法　214，1114
盲态监查员　391
酶抑制剂　707
酶诱导剂　707
美国食品药品管理局　1169
密码信封　348
免疫检查点抑制剂　170
免疫系统调节剂　171
面标管理　323
模块　875
模块化 PMA 申请　1227
模式法　726
目标设定指标　1062
目标值　223
目标值对照　211

N

内部审评程序　1219
内源性药物　668
纽伦堡法案　6

O

欧盟互认协议　1162
欧盟临床试验指导　1146
欧洲药品管理局　1143

P

排除标准　561，562
排除法　726
培训计划　1317
培训体系　1055
配对对照　211
配对平行分组法　219
配对设计　1351
配置/设计编程技术要求　876
配置/设计技术计划　887，892
配置软件系统　873，885
配置验收测试　897
偏倚　561
平台复合式试验设计　246
平行科学咨询规程　1154
平行设计法　219
破盲　216
普通监管　1223，1346

Q

启动监查访问　404，405
器械缺陷　1352
嵌入程序　901
桥接研究　253
清除率　167
清点计量　1017
清晰性　118
区组　219
区组设计　1351

区组随机　208
区组随机法　219
去激法　726
去中心化临床试验　941
权变措施　1295
权限控制　875
全方位外包　330
全局评价指标　573
全面审评程序　1219
群体药动学　697

R

人力资源　1250
人力资源计划　1271
人体等效剂量　227
人体相应剂量　693
人用药品注册技术要求国际协调会议　8
人员效能　1302
任务包　1261
任务范畴管理　1315
妊娠事件报告　737
日期变量　609
溶瘤病毒疗法　171
溶血性　165
入排标准　380，561～563，1113
入选标准　561，562
入组　380
软件验证　113

S

三臂试验　212
三级（探索性）疗效指标　572
三级终点　572
三盲法　214
伞式试验设计　244，245
筛选　380
商业性 IND　1184
上市后监督　175
上市前批准　1346
上市前通告　1223
上市前通告申请　1228
上市许可审批　1223
设计合格　885
设计确认　887
申办方　12，321，1068
生活质量　355
生命体征检查　381
生命周期　128，1137
生物标志物　576
生物等效性　662
生物等效性临床试验　663
生物等效性试验　662
生物类似药　1184，1212
生物利用度　166，168，661
生物爬行效应　1350

生物统计师　196
生物样本　274
生物样本管理　1316
生物样本检测　330，383
生物药剂学分类　676
生物药品上市许可　1211
生物药申请　1191
生物药物制剂　168
生物制品　1211
生殖毒性试验　166
剩余风险　464
失败模式和影响与危害分析法　455
失访　382
时间挂钩法　726
时间管理　1250
时间网络图　1261
时间线解析　1082
实验室检测　1352
实验室数据　337
实验室信息管理系统　335
实验室原始记录　439
实验室原始记录质量要素　439
实验数据交换标准　97
实用性设计　256
实证性　126
市场独占性保护　1167
市场专营保护　1213
试验方案　373，1276
试验风险评估　482
试验疗程　565
试验目标　556
试验文档　378
试验文档管理　1317
试验项目结束　501
试验项目经费预算　1029
试验项目里程碑计划　1269
试验项目运营管理　1276
试验药物编号　1001
试验用药物　388，989，1117
试验用药物原则　12
试验主文档　506，937
适应性临床监查　488
适应性设计　239，240
适应性试验设计　559
适用性评价　951
手工核查　851
手工医学编码　742
手写签名　116
首次接触会议　1327
首次人体临床试验　692
首次人体试验　178，225，691
受控术语　99
受试者鉴别　274
受试者留置　519
受试者日志　617

受试者筛选　273
受试者隐私　34
受试者招募　507
受试者招募计划　1283
受试者状况总结表　1329
树突细胞疫苗　171
数据/记录文件核查　377
数据　116
数据安全监督委员会　239，778
数据安全性　958
数据保护　90，113
数据保护期　1167
数据备份　117
数据标准　862，960
数据采集　565
数据传输协议　856，960
数据单元　394
数据单元标识符　395
数据电文　116，133
数据管理　116，191，198，
　330，1310
数据管理报告　860
数据管理计划　845，867，1316
数据管理员　403，505
数据规范　956
数据核查　855
数据核查计划　850
数据核实表　855
数据互认互通　945
数据互认互通技术　948
数据监督委员会　778
数据接触　91
数据可信性　111，115
数据库　852
数据库测试　907
数据库解锁　861
数据库锁定　861，858
数据量化　1115
数据流　959
数据流程　337
数据审核会议　859
数据生命周期　116
数据说明文件　864
数据脱敏　92
数据隐私　92
数据域　116
数据再质疑　855
数据直接采集　945
数据指标分类　609
数据质量　117
数据质量保证　142
数据质量管理体系　843
数据质量和可信性原则　12
数据质疑　855
数据质疑率　868
数据主体　34

数据最小化采集　91
数值变量　609
数字化健康技术　941，949
双臂试验　212
双盲法　214
双模拟技术　215
溯源性　118
随机　346
随机编码　346，1001
随机撤药法　236
随机代码　865，866
随机对照　214
随机对照试验　218
随机法　208
随机分配　380
随机化　961，1114，1351
随机交叉对照试验　211
随机招募　274

T
探索性目　558
探索性项目检查　1073
特殊510K　1229
特殊安全性试验　164
特殊监管　1223，1346
特殊情况上市批准　1166
特殊试验方案评价　1198
剔除　382
剔除标准　561
体格　381
体外诊断试剂　1355
替代报告结果　353
替代指标　572
通用计算平台　951
通用技术文件　9，937，
　1119，1133
通用数据保护法案　41
同期对照　210
同期使用　1185，1235
同期用药　388
同情使用　1173
同时性　119
同源配对　211
统合管理　1308
统计分析　578，1310
统计分析计划　848，1316
头脑风暴　1083
突破性疗法　1200
退出　382
退役管理　131
脱落　382
拓展性应用　1173，1185

W
外包服务　1316
外包服务范畴和技术指标　322
外包服务管理　1251，1319

外部采购　1310
外部对照　211
外部数据　856
外部数据整合测试　907
完工百分比　1301
完全备份　913
完全随机化设计　1351
完整版临床研究报告　984
完整性　123
微剂量研究　176
唯一表格　633
维护运营　131
未见不良反应剂量　227
未满足的医疗需要　1199
文本变量　609
文档管理　59
文件格式　938
文件化证据　887
文件校验法　857
文献申请　1164
稳态血药浓度　168
无缝试验　249
无序分类　609
无治疗对照　210
物资管理　957

X
吸入制剂　669
析因设计　222
洗脱期　220
系统核查　851
系统开发生命周期　128
系统器官分类　741，745
系统软件　874
系统下线　888
系统验证　875，950
系统验证测试报告　896
细胞毒素治疗法　169
细胞基因治疗法　170
细胞免疫治疗法　169
显著性差异　718
现场监查　471
相关实验室检测值审核　1340
项目管理　192，330，336，
　1247，1315
项目绩效指标　1112
项目交付　1299
项目交接会议　1327
项目交流计划　1324
项目交流途径和工具　1324
项目结束　504
项目进展电话会议　1326
项目进展总结　1293
项目经理　195，403，505，
　530，1247
项目年转化率　1302

项目启动会议　1327，1328
项目数据　1300
项目团队　188，273
项目文档　266
项目文件明细　284
项目整合管理　1251
项目职责分工表　324，1283
效果　256
效果研究　255
效益　256
效益研究　255
效应指标　566
心电图检测　343
心脏安全性监测　774
新药临床研究申请　1184
新药上市申请　1191
新药上市审评　1198
新药申请　1191
信封保密　311
信封元数据　1135
信息　116
信息需求书　1319
信息摘要算法　1133
性能合格　880，885
性能目标　224，1351
性能确认　887
虚拟中心实验室　331
需求管理　1316
需求追踪矩阵　881
选择研究者　301
血药浓度-时间曲线下面积　167
血药浓度对照法　243
循证医学　219

Y
亚急性/亚慢性毒性试验　163
严重不良事件　730，858，1342
严重不良事件数据的核对　737
严重程度　723
严重疾病　1198
严重未预期可疑不良反应　718
严重问题　1071
严重性　723
研究标签文件　1134
研究费用管理　1289
研究机构　203，1068
研究机构拜访　377
研究机构关闭监查访问　502
研究机构绩效指数　487，495，
　496
研究机构文档　266
研究机构选择　299，376
研究机构资质监查访问　313
研究计划　373
研究监查　193
研究目标　584

研究数据列表模型　97
研究者　15，203，403，530
研究者 IND　1186
研究者倡导的临床试验　542
研究者启动会议　290
研究者手册　286
研究者依从方案声明　283
研究终点　570，584
验证　950
验证计划　887
验证批准文件　887
验证主计划　893
验证状态维护文件　887，888
验证总结报告　887
阳性对照　210
阳性药物对照　210
样本检测　336
药动学　162，167
药理相关剂量研究　177
药理研究　162
药理指导剂量递增　228
药理指导剂量递增法　230
药品编码词典　759
药品编码原则　761
药品分类原则　760
药品临床数据质量管理规范　101，845
药品生产质量管理规范　20
药品文档质量管理规范　51
药品与医疗器械药政机构　1215
药品专利保护　1167，1213
药物安全监督　192
药物包装　1084
药物包装盒编码　865
药物单一归属法　726
药物定量法　726
药物定性法　726
药物非临床研究质量管理规范　21
药物服用依从率　1017
药物供应　1310
药物供应管理　19，13168
药物核心安全性信息　763
药物警戒　715
药物警戒管理　1148
药物警戒计划　764
药物警戒数据库　858
药物警戒员　403
药物临床试验质量管理规范　4
药物清除半衰期　167
药物清点　279
药物清点监查　1019
药物稳定性研究　162
药物相互作用　703
药物研发　161，1310
药物研发周期　174

药物依赖性试验　166
药物早期接触计划　1234，1235
药物制剂的质量研究　161
药物转运蛋白　708
药效学　162，167
药学等效性　662
药学研究　161
药政部门　1072
药政策略发展计划　1238
药政规程和指导文件　1144
药政检查　1048，1073
药政审评会议　1177
药政事务　1310
药政事务　190
药政事务管理　199
药政运营管理　1134
业务持续计划　888
叶元素　1134
一般问题　1071
一般药理学实验　162
一致性　124
一致性确认法　726
医疗器械　561，1222，1345
医疗器械数据标准　99
医学/科学事务　188
医学编码　846，932，1344
医学监察　189，729，1329
医学监察计划　1316，1331
医学监察员　403
医学审核计划　1316，1333
医学事件术语归类编码　740
医学事务　1309
医学术语　743
医学数据审核总结报告　1337
医学问题追踪表　1333
医学影像　363
医学影像评估　947
医学专员　195，505
医学撰写　1309
医院信息系统　335
依据风险的监查计划　488
依据风险的临床监查　449
依据风险的质量管理　482
遗传毒性试验　165
遗传物质检测　43，337
异源配对　211
因果关系　718，725
隐私性　90
应对触发计划　464
应急补助规划　464
应急计划　464
应用软件　874，951
影像存储与传输系统　363
"影子"病历记录　394
"影子"记录　399
用户接受测试　142，846，852，

905，960
用户培训计划　888
用户需求　884
用户需求计划　876，887，888
优势/劣势/机会/威胁分析法　1293
优先审评　1201
优先术语　741
优先通道药物审评　1198
优先药物　1234
有条件批准上市　1166
有条件上市授权　1235
有效性数据　93
有效性综合总结　986
有序分类　609
有因稽查　1068
有因检查　1072
鱼骨图　1082，1084
鱼骨图分析法　1293
预测生物标志物　233
预防措施　1080
预后生物标志物　233
预期　717
预试验　679
元数据　116，1135
原始数据　394，864
原始性　120
原则　1049
源数据　393
源数据核对　471
源文件　393
源文件核查　470
源文件记录　204
源文件审核　471
远程监查　470，946
远程临床试验　941
运行合格　880，885
运行确认　887

Z

灾难恢复　896
灾难恢复计划　888
再激法　726
在线逻辑核查　853
责任原则　11
增量备份　913
窄治疗指数药物　667
账户管理计划　888
招募率　516
遮蔽技术　215
真实世界研究　219，255
真实世界证据　257
真实世界证据试验　219
整群随机　209
正常值范围　719
证据链　445

症候不良事件　354
症候不良作用　724
知情同意　36，378，959
知情同意申请　1165
知情同意书　337，577
知情同意原则　12
知识管理　1055
直接来自受试者　957
直接配送给受试者　946，957
直接数据采集　942，949
职责分工　271
指导原则　1171
指南　1171
指示性生物标志物　233
制剂处方及工艺研究　161
质量　89，279，1048
质量保证　194，1048，1058，1063，1311
质量标准　59，561
质量方针　1048
质量风险管理　1293
质量管理　90，1048，1049，1251，1300，1316
质量管理规范　111
质量管理体系　138，1047，1048，1054，1062
质量规范管理体系　117
质量计划　1048
质量监控　445
质量控制　1048，1057
质量控制和质量保证原则　12
质量评估指标　1096
质量体系文件　24
质量研究　161
质量要素　329
质量源于设计　483，1109，1111，1300
治疗 IND　1185
治疗随访　381
治疗性抗体　171
致癌试验　165
致医疗专业人士信函　767
滞后期效应法　726
中期分析　239
中期监查　408
中心管理文档　266
中心化临床试验　941
中心监查　472，476
中心监查员　197
中心实验室　331，334，337，437
中心随机　209
中心心电图　342
中心影像评估　367
中央大随机　216
中止　383

中止标准 561
终点定量指标 570
终点目标 952
终点评价和判定委员会 778
终点现场核查 378
终止 382
终止标准 561
终止规则 239，783
种族因素 253
重复法 218
重要问题 1071
主方案设计 248
主要疗效指标 570

主要疗效指标/主要终点 570
主要目标 557，570
主要药效学实验 163
主要终点 570，571
注释 CRF 622
驻点式外包 330
专家委员会 1181，1195
专业实验室 331
专属实验室 331
转移风险 463
转运蛋白 704
装配合格 880，885

装配确认 887
追踪矩阵 881
准确性 123
资源成本 1302
资源管理 1316
子元素 1133
自动核查 851，853
自明性错误修正 855
自身癌细胞疫苗 171
自身对照 211
自身配对 211
综合协调项目管理 1308

综合质量和风险管理计划 482
组合程序 901
组合法 222
最大（峰）血浆药物浓度 167
最大耐受剂量 179，228
最大耐受剂量 691
最低预期生物效应水平 227
最高推荐起始剂量 693
最佳设计法 223
最小化风险措施 766
最小随机化 209
作业指导 25